SOINS INFIRMIERS

MÉDECINE CHIRURGIE

Tome **3**

Sharon L. **Lewis**, RN, PhD, FAAN
Shannon Ruff **Dirksen**, RN, PhD
Margaret McLean **Heitkemper**, RN, PhD, FAAN
Linda **Bucher**, RN, PhD, CEN
Ian M. **Camera**, RN, MSN, ND

ÉDITION FRANÇAISE

DIRECTION SCIENTIFIQUE

Céline Gélinas • Cécile Michaud
Mélanie Bérubé • Louise-Andrée Brien • Cécile Trochet

DIRECTION PÉDAGOGIQUE

Yvon Brassard

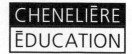

CHENELIÈRE
ÉDUCATION

Soins infirmiers
Médecine Chirurgie, tome 3

© 2011, 2007, 2004, 2000, 1996, 1992, 1987, 1983 by Mosby, Inc., an affiliate of Elsevier Inc.

Traduction et adaptation de : *Medical-Surgical Nursing: Assessment and Management of Clinical Problems* de Sharon L. Lewis, Shannon Ruff Dirksen, Margaret McLean Heitkemper, Linda Bucher et Ian M. Camera © 2011 Elsevier (ISBN 978-0-323-06580-1)

This edition of *Medical-Surgical Nursing: Assessment and Management of Clinical Problems*, 8th by Sharon L. Lewis, Margaret M. Heitkemper, Shannon Ruff Dirksen, Linda Bucher and Ian M. Camera is published by arrangement with Elsevier Inc.

© 2011 **Chenelière Éducation inc.**

Conception éditoriale : Brigitte Gendron
Coordination éditoriale : André Vandal
Édition : Laurence Baulande, Valérie Cottier, Maxime Forcier, Nancy Lachance, Olivier Lagueux, Karine Nadeau, Martine Rhéaume
Coordination : Sabina Badilescu, Benoit Bordeleau, Audrey Boursaud, Martine Brunet, Caroline Côté, Chantal Lamarre, Lyne Larouche, Suzanne Lavigne, Johanne Lessard, Johanne Losier, Mélanie Nadeau, Catherine Nicole, Julie Pinson
Recherche iconographique : Rachel Irwin, Patrick St-Hilaire, Bernard Théoret
Traduction : Jean Blaquière, Claudie Bugnon, Nicolas Calvé, Isabelle Dargis, Marie Dumont, Catherine Ego, Christiane Foley, Jules Fontaine, Louise Gaudette, Geneviève Lachance, Alex Langlois, Suzanne Legendre, Lucie Martineau, Anne-Marie Mesa, Lucie Morin, Julie Paradis, Éthel Perez, Mélissa Perez, Laurence Perron, Marie Préfontaine, Geneviève Ross
Révision linguistique : Catherine Baron, Chantale Bordeleau, Nicolas Calvé, Marie-Claude Rochon, Anne-Marie Trudel
Correction d'épreuves : Catherine Baron, Isabelle Dowd, Marie LeToullec, Catherine Nicole, Maryse Quesnel, Marie-Claude Rochon, Martine Senécal, Nicolas Therrien, Zérofôte
Conception graphique : Dessine-moi un mouton
Adaptation de la conception graphique : Protocole communications d'affaires
Conception de la couverture : Josée Brunelle et Micheline Roy
Impression : TC Imprimeries Transcontinental

**Catalogage avant publication
de Bibliothèque et Archives nationales du Québec
et Bibliothèque et Archives Canada**

Vedette principale au titre :

Soins infirmiers : médecine chirurgie

Traduction de la 8e éd. de: Medical-surgical nursing.
Comprend des réf. bibliogr.
Pour les étudiants du niveau collégial.

ISBN 978-2-7650-2612-9 (v. 1)
ISBN 978-2-7650-2613-6 (v. 2)
ISBN 978-2-7650-2614-3 (v. 3)

1. Soins infirmiers. 2. Soins infirmiers en chirurgie. 3. Diagnostics infirmiers.
I. Lewis, Sharon Mantik. II. Brien, Louise-Andrée. III. Brassard, Yvon, 1953- .

RT41.M4314 2011   610.73   C2011-940738-8

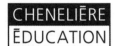

5800, rue Saint-Denis, bureau 900
Montréal (Québec) H2S 3L5 Canada
Téléphone : 514 273-1066
Télécopieur : 514 276-0324 ou 1 800 814-0324
info@cheneliere.ca

ISBN 978-2-7650-2614-3

Dépôt légal : 2e trimestre 2011
Bibliothèque et Archives nationales du Québec
Bibliothèque et Archives Canada

Imprimé au Canada

2 3 4 5 6 ITIB 18 17 16 15 14

Nous reconnaissons l'aide financière du gouvernement du Canada par l'entremise du Fonds du livre du Canada (FLC) pour nos activités d'édition.

Gouvernement du Québec – Programme de crédit d'impôt pour l'édition de livres – Gestion SODEC.

AVANT-PROPOS

Cette édition de *Soins infirmiers – Médecine Chirurgie*, que Chenelière Éducation présente fièrement, est la traduction et l'adaptation de la 8e édition de *Medical-Surgical Nursing* de Lewis, Dirksen, Heitkemper, Bucher et Camera, publié par Elsevier. Les enseignantes et les étudiantes francophones ont la chance d'avoir accès, dans leur langue, à cet ouvrage réputé quelques semaines seulement après sa parution aux États-Unis.

Dans leur 8e édition, les auteures américaines ont voulu rendre le texte plus accessible tout en s'assurant de conserver la rigueur scientifique qui a toujours caractérisé cet ouvrage. Cette préoccupation incontournable a aussi guidé l'équipe de la présente édition française.

L'adaptation du contenu américain a, en outre, été entreprise de manière à refléter le plus possible l'environnement et les pratiques les plus contemporaines des milieux de soins québécois. De plus, comme en témoignent les nombreuses références appuyant les diverses affirmations, une grande attention a été portée à la rigueur et à l'exactitude des contenus scientifiques.

Fidèle à l'orientation donnée à la collection Soins infirmiers, déjà illustrée par *Soins infirmiers – Fondements généraux* de Potter et Perry, ce *Soins infirmiers – Médecine Chirurgie* accorde une importance majeure au développement du jugement clinique. Cette édition est résolument axée sur l'apprentissage des étudiantes et comprend un ensemble de moyens qui les amènent à établir des liens entre la théorie et la pratique. Chaque chapitre fourmille ainsi d'occasions d'exercer leur esprit critique.

La démarche de soins constituant une composante essentielle de l'activité professionnelle de l'infirmière, l'ouvrage recense un grand éventail de situations cliniques. En effet, l'équipe pédagogique propose différentes situations de santé, inspirées pour la plupart de situations réelles. Dans ces mises en contexte, les analyses des données amènent les étudiantes à se familiariser avec un plan de soins et de traitements infirmiers et un plan thérapeutique infirmier, les préparant ainsi à ce qu'elles devront appliquer en milieu clinique.

Cet effort pour aiguiser la pensée critique et le jugement clinique se retrouve aussi dans le guide d'études qui accompagne le manuel. Il contient, pour sa part, plus de trente situations de santé réalistes, qui sont tantôt simples, tantôt complexes.

En résumé, la présente édition de *Soins infirmiers – Médecine Chirurgie*, qui a mobilisé plus de 200 spécialistes américaines et plus de 100 chercheuses, enseignantes ou praticiennes québécoises, reflète le mieux possible l'état actuel des connaissances. Il ne nous semble pas présomptueux d'affirmer qu'il s'agit de l'ouvrage le plus au cœur de la pratique infirmière.

Mélanie Bérubé   Céline Gélinas
Yvon Brassard   Cécile Michaud
Louise-Andrée Brien   Cécile Trochet

REMERCIEMENTS

La conception de l'ensemble didactique *Soins infirmiers – Médecine Chirurgie* est le résultat des efforts et de la collaboration d'une équipe imposante d'adaptatrices et de consultantes sous la direction de cinq directrices scientifiques. À ces personnes s'ajoute l'équipe de rédaction pédagogique. Sans leur connaissance du milieu des soins infirmiers québécois et de l'enseignement, cette réalisation n'aurait pu être possible.

Cette nouvelle édition n'aurait pu paraître sans le travail des traductrices, des réviseures et des correctrices qui ont assuré, tout au long de la rédaction, le niveau élevé de qualité que requiert un texte destiné à la formation collégiale et universitaire.

De même, sans le professionnalisme d'une équipe éditoriale compétente déterminée à produire un ouvrage qui réponde aux attentes des enseignantes et des étudiantes, ce manuel n'aurait pu voir le jour tel que vous pouvez l'apprécier actuellement.

Chenelière Éducation tient à remercier chaleureusement toutes les personnes qui, par leur talent, leur intelligence, leurs efforts et leur rigueur, ont rendu possible la publication de cet ouvrage et participent au succès de l'entreprise.

ÉQUIPE DE RÉDACTION

DIRECTION SCIENTIFIQUE

Mélanie Bérubé, inf., IPA, M.Sc., CSI(C)

Conseillère clinique en soins spécialisés pour les secteurs de la traumatologie et des soins critiques à l'Hôpital du Sacré-Cœur de Montréal, elle a également exercé le même rôle à l'Hôpital général juif dans le secteur des soins critiques et de la chirurgie cardiaque. Conseillère associée à la Faculté des sciences infirmières de l'Université de Montréal et chargée d'enseignement à cette même université, elle détient un diplôme postmaîtrise d'infirmière praticienne spécialisée en soins intensifs (*Acute Care Nurse Practitioner*) de l'Université de Toronto et une certification en soins intensifs de l'Association des infirmières et infirmiers du Canada.

Louise-Andrée Brien, inf., M. Sc.

Professeure invitée à la Faculté des sciences infirmières de l'Université de Montréal, elle est responsable des cours liés aux soins critiques pour le programme de baccalauréat en sciences infirmières. Détentrice d'une certification en soins infirmiers en neurosciences du Centre universitaire de santé McGill et d'une maîtrise en sciences infirmières (option formation) de l'Université de Montréal, elle s'intéresse aussi à la formation infirmière et interprofessionnelle en soins de fin de vie auprès de clientèles non oncologiques.

Céline Gélinas, inf., Ph. D.
(Sciences infirmières / Mesure et évaluation)

Professeure adjointe à l'École des sciences infirmières de l'Université McGill, elle est également chercheuse au Centre de recherche en sciences infirmières à l'Institut Lady Davis pour la recherche médicale de l'Hôpital général juif de Montréal. Détentrice d'un doctorat sur mesure en sciences infirmières et en mesure et évaluation de l'Université Laval, elle a réalisé un stage postdoctoral en sciences infirmières à l'Université McGill. Son expertise de recherche se situe dans le domaine de la mesure, de l'évaluation et du soulagement de la douleur auprès de la clientèle adulte de soins intensifs. Elle enseigne le contenu de l'examen clinique depuis plusieurs années dans le cadre de cours universitaires et de programmes de formation continue.

Cécile Michaud, inf., Ph. D.
(Sciences infirmières)

Professeure agrégée et directrice du programme de formation spécialisée en soins de première ligne à l'École des sciences infirmières de la Faculté de médecine et des sciences de la santé de l'Université de Sherbrooke, elle est aussi professeure associée à la Faculté des sciences infirmières de l'Université de Montréal. Elle dirige le Groupe de recherche de l'axe des pratiques professionnelles exemplaires du Centre de recherche de l'Hôpital Charles LeMoyne et assume la coresponsabilité de l'équipe sur le transfert des connaissances du Groupe de recherche interuniversitaire sur les interventions en sciences infirmières du Québec.

Cécile Trochet, M.D., M. Sc.

Professeure adjointe à l'École des sciences infirmières de la Faculté de médecine et des sciences de la santé de l'Université de Sherbrooke, elle coordonne l'enseignement des sciences biomédicales au baccalauréat en sciences infirmières et dans la partie prédoctorale du programme de médecine. Dès 1999, elle s'implique activement dans la mise en place des cours de sciences biologiques en utilisant l'approche par problèmes. Collaboratrice du Centre de pédagogie des sciences de la santé de l'Université de Sherbrooke, elle participe activement au développement de la formation des infirmières praticiennes spécialisées en soins de première ligne, dans son axe médical, en étroite collaboration avec le Département de médecine de famille.

DIRECTION PÉDAGOGIQUE

Yvon Brassard, inf., M. Éd., D.E.

Pendant près de 30 ans, il a œuvré dans le milieu de l'enseignement des soins infirmiers au collégial. Auteur de deux volumes sur la rédaction des notes d'évolution au dossier et d'un ouvrage sur les méthodes de soins, il a aussi participé à l'adaptation québécoise du volume *Soins infirmiers* (Potter & Perry, 1re et 2e édition), a assuré la direction pédagogique de la troisième édition *Soins infirmiers – Fondements généraux* et a rédigé le *Guide d'études* qui l'accompagne.

ADAPTATION DE L'ÉDITION FRANÇAISE

Sylvie Beaudoin, B. Sc.

Détentrice d'un baccalauréat en biochimie de l'Université de Montréal, elle possède 12 années d'expérience en recherche clinique. Étant spécialisée en cancer du sein et faisant actuellement partie de l'équipe du Groupe de recherche en cancer du sein du Centre de recherche du Centre hospitalier de l'Université de Montréal, elle y assume la responsabilité du contrôle de la qualité de la recherche clinique.

Maryse Beaumier, inf., M. Sc., Ph. D. (c)

Professeure régulière au Département des sciences infirmières de l'Université du Québec à Trois-Rivières, elle est aussi candidate au doctorat en santé communautaire à l'Université Laval. Spécialiste du soin des plaies et des soins aux personnes âgées, ses champs d'intérêt sont l'organisation des soins de santé et le travail en interdisciplinarité. Elle assume également la direction du conseil d'administration de l'Association canadienne du soin des plaies et est membre facultaire de l'Institut pour la gestion et la prévention des plaies.

Sylvie Bélanger, inf., M. Sc., CSIO(C)

Conseillère clinicienne spécialisée (volet hématologie-oncologie) à l'Hôpital du Sacré-Cœur de Montréal, centre hospitalier suprarégional affilié à l'Université de Montréal, elle assume aussi la fonction de présidente de l'Association québécoise des infirmières en oncologie.

Dalila Benhaberou-Brun, inf., M. Sc.

Infirmière diplômée d'État (IDE) de France, elle obtient ensuite un baccalauréat en sciences à l'Université de Montréal, puis une maîtrise en sciences biomédicales de cette même université. Elle s'est intéressée, à l'Hôpital du Sacré-Cœur, à l'évaluation du rythme circadien de la mélatonine chez les infirmières de nuit souffrant de troubles du sommeil. Après avoir œuvré dans la fonction publique, elle est, depuis 2005, rédactrice spécialisée en santé et en recherche clinique.

Anne Bernatchez, inf., M. Sc., IPSPL

Infirmière praticienne spécialisée en soins de première ligne au Centre médical Med, elle détient une maîtrise en sciences infirmières de l'Université du Québec à Chicoutimi. Enseignante au Cégep André-Laurendeau, elle s'est notamment intéressée à une approche pédagogique novatrice en soins infirmiers, intégrée dans un milieu clinique, aidant l'étudiante à faire une évaluation clinique approfondie des clients.

Mélanie Bérubé, inf., IPA, M.Sc., CSI(C)

Conseillère clinique en soins spécialisés pour les secteurs de la traumatologie et des soins critiques à l'Hôpital du Sacré-Cœur de Montréal, elle a également exercé le même rôle à l'Hôpital général juif dans le secteur des soins critiques et de la chirurgie cardiaque. Conseillère associée à la Faculté des sciences infirmières de l'Université de Montréal et chargée d'enseignement à cette même université, elle détient un diplôme postmaîtrise d'infirmière praticienne spécialisée en soins intensifs (*Acute Care Nurse Practitioner*) de l'Université de Toronto et une certification en soins intensifs de l'Association des infirmières et infirmiers du Canada.

Luc-Étienne Boudrias, inf., M. Sc., CSI(C)

Titulaire d'une maîtrise de la Faculté des sciences infirmières de l'Université de Montréal, il est un spécialiste du développement du rôle de l'infirmière clinicienne en traumatologie. Il a travaillé au Centre de recherche interdisciplinaire en réadaptation du Montréal métropolitain, et il est actuellement conseiller en soins infirmiers de cardiologie à l'Hôpital du Sacré-Cœur de Montréal et infirmier en soins critiques pour la compagnie Skyservice Aviation.

Patricia Bourgault, inf., Ph. D. (Sciences cliniques)

Infirmière et détentrice d'un doctorat en sciences cliniques (spécialisation en sciences infirmières) de l'Université de Sherbrooke portant sur la douleur chronique, elle occupe un poste de professeure agrégée à l'École des sciences infirmières et dirige le microprogramme de deuxième cycle en gestion de la douleur à la Faculté de médecine et des sciences de la santé de l'Université de Sherbrooke. Ses recherches portent sur la douleur chronique, de sa reconnaissance à son soulagement en passant par son dépistage, et ce, autant en première, deuxième que troisième ligne.

Carole Cormier, inf., B. Sc., M. Éd., ICP(C)

Conseillère en soins spécialisés (périnatalité, gynécologie et pédiatrie) à l'Hôpital Charles LeMoyne et instructrice en réanimation néonatale, elle a été auparavant infirmière-éducatrice en soins des nouveau-nés à l'Hôpital Royal Victoria, affilié au Centre universitaire de santé McGill. Elle s'intéresse au développement professionnel pour le personnel infirmier travaillant en périnatalité (unité de soins intensifs néonataux, postpartum, salle d'accouchement).

Manon Coulombe, inf., M. Sc., ICSP(C)

Titulaire d'une maîtrise en sciences infirmières de l'Université de Montréal et détentrice d'une certification de l'Association des infirmières et infirmiers du Canada en soins palliatifs, elle occupe le poste d'infirmière pivot en soins palliatifs à l'Hôpital Maisonneuve-Rosemont de Montréal.

Josée Dagenais, inf., M. Sc.

Conseillère clinicienne spécialisée (volet médecine) à l'Hôpital du Sacré-Cœur de Montréal, centre hospitalier affilié à l'Université de Montréal, et détentrice d'une maîtrise en sciences infirmières de l'Université de Montréal, ses compétences visent les soins aux personnes atteintes de maladie chronique, particulièrement en néphrologie et en pneumologie, de même que les soins en gériatrie.

Clémence Dallaire, inf., Ph. D. (Sciences infirmières)

Titulaire d'un doctorat en sciences infirmières et professeure titulaire à la Faculté des sciences infirmières de l'Université Laval, elle enseigne notamment le savoir infirmier aux premier et troisième cycles. Ses travaux de recherche portent sur l'organisation des soins et des services, l'analyse et la description des fonctions infirmières, et l'adoption de politiques saines. Elle est l'auteure d'articles de vulgarisation, en plus d'avoir codirigé deux volumes sur les soins infirmiers. Son plus récent ouvrage est un outil pédagogique visant une meilleure connaissance du savoir infirmier.

Danièle Dallaire, inf., M. Sc.

Professeure de clinique à la Faculté des sciences infirmières de l'Université Laval, elle est titulaire d'une maîtrise en sciences

infirmières décernée par l'Université Laval. Elle occupe également un poste d'infirmière clinicienne spécialisée en soins critiques au Centre hospitalier universitaire de Québec. Son expertise touche principalement la traumatologie et les soins intensifs.

Lise Fillion, inf., Ph. D. (Psychologie)

Infirmière et professeure titulaire à la Faculté des sciences infirmières de l'Université Laval, elle est aussi psychologue en psycho-oncologie au Centre hospitalier universitaire de Québec–Hôtel-Dieu de Québec (CHUQ-HDQ) et chercheuse régulière au Centre de recherche du CHUQ (axe cancer). Elle est également membre de l'équipe de recherche en soins palliatifs de la Maison Michel-Sarrazin.

Catherine Forbes, inf., M. Sc., CSN(C)

Infirmière clinicienne spécialisée en neurologie à l'Hôpital général juif de Montréal, elle occupe la fonction de coordonnatrice clinique auprès des personnes ayant subi un accident vasculaire cérébral. Elle est aussi chargée de cours au baccalauréat en sciences infirmières à l'Université de Montréal. Ayant d'abord travaillé en réadaptation puis aux soins intensifs, elle se consacre maintenant aux soins des personnes ayant eu un accident vasculaire cérébral, et ce, de leur admission jusqu'à leur congé de l'hôpital.

Isabelle Gaboury, Ph. D. (Santé des populations)

Détentrice d'un doctorat en santé des populations de l'Université d'Ottawa, elle a fait un stage postdoctoral à la Faculté de médecine de l'Université de Calgary. Elle s'intéresse principalement à l'interprofessionnalisme dans le système des soins de santé ainsi qu'aux approches complémentaires et parallèles en santé.

Antoinette Gimenez-Lambert, inf., M. Éd.

Infirmière, titulaire d'un diplôme d'hygiène hospitalière de l'Université de Rouen, d'un diplôme de stratégie globale d'hygiène hospitalière de l'Université de Lyon et d'une maîtrise en pédagogie des sciences de la santé de l'Université Paris XIII, elle est coconceptrice et chargée de cours dans le microprogramme et le DESS en prévention et contrôle des infections de la Faculté des sciences infirmières de l'Université de Montréal depuis 2004.

Johanne Hébert, inf., M. Sc., Ph. D. (c)
Infirmière depuis plus de 20 ans et coordonnatrice de l'Unité de recherche en sciences infirmières du CHUQ, elle détient une maîtrise en sciences infirmières de l'Université Laval. Ses champs d'intérêt en recherche portent sur l'oncologie, et plus précisément sur l'infirmière pivot en oncologie et son rôle de soutien. Ses études doctorales traitent des besoins des personnes atteintes de cancer à la phase de survie.

Catherine Houle, inf., B. Sc.
Infirmière clinicienne diplômée de l'Université de Sherbrooke, elle occupe actuellement un poste d'assistante infirmière-chef au Département de chirurgie générale du CHUS. Elle s'intéresse à l'amélioration de la qualité des soins.

Marie-Claude Jacques, inf., B. Sc., Ph. D. (c)
Infirmière clinicienne et candidate au doctorat en sciences infirmières à l'Université de Sherbrooke, elle y est également professeure chargée d'enseignement à l'École des sciences infirmières de la Faculté de médecine et des sciences de la santé. Elle a cumulé plusieurs années d'expérience comme infirmière clinicienne auprès de toxicomanes et d'itinérants atteints d'un trouble mental grave.

Manon Lacroix, inf., M. Sc., IPSPL
Infirmière praticienne spécialisée en soins de première ligne, elle détient une maîtrise en sciences infirmières, option infirmière praticienne en soins de santé primaires de l'Université d'Ottawa. Au cours des vingt dernières années, elle a exercé majoritairement en CLSC. Professeure à mi-temps en sciences infirmières à l'Université du Québec en Abitibi-Témiscamingue et pratiquant à titre d'infirmière praticienne dans un CLSC du nord-est ontarien depuis 2003, ses domaines d'intérêt portent sur les soins de première ligne et sur la santé communautaire.

Renée Létourneau, inf., B. Sc.
Étudiante à la maîtrise à l'Université de Sherbrooke, elle occupe actuellement le poste d'assistante infirmière-chef au Département de chirurgie générale du CHUS. Elle s'intéresse à l'amélioration de la qualité de vie chez des clients atteints de maladie chronique.

Marie-Chantal Loiselle, inf., M. Sc., Ph. D. (c)
Professeure à l'École des sciences infirmières de l'Université de Sherbrooke et étudiante au doctorat en sciences infirmières, elle a une longue expérience à titre d'infirmière clinicienne spécialisée en dialyse rénale. Elle s'intéresse à l'autogestion de la santé, à la prise de décision partagée et aux interventions de soutien à la décision. Sa thèse doctorale porte sur ces thèmes chez les clients atteints de maladie rénale chronique devant faire le choix d'une thérapie de suppléance rénale.

Géraldine Martorella, inf., Ph. D. (c)
Conseillère en soins spécialisés dans les domaines de la chirurgie et de la traumatologie pendant plusieurs années, elle est actuellement professeure en sciences infirmières. Ses intérêts portent sur le développement d'interventions novatrices pour le soulagement de la douleur aiguë et chronique, particulièrement dans le contexte périopératoire.

France Paquet, inf., M. Sc.
Conseillère en pratique clinique au Centre universitaire de santé McGill, elle a occupé les fonctions d'infirmière clinicienne à la Clinique de fibrose kystique pour adultes de l'Institut thoracique de Montréal du Centre universitaire de santé McGill, puis d'infirmière clinicienne spécialisée en soins respiratoires. Elle s'intéresse notamment aux soins infirmiers respiratoires, aux soins à la famille et aux soins vasculaires.

Vitalie Perreault, inf., M. Sc.
Après cinq ans d'enseignement en soins infirmiers au collégial, elle est maintenant responsable de la formation clinique à la Faculté des sciences infirmières de l'Université de Montréal. Ayant une vaste expérience clinique de soins critiques liée principalement à la cardiologie, à la pneumologie et à la radiologie, elle possède également une expérience de recherche clinique en pneumologie, en électrophysiologie et en radiologie.

Karine Philibert, inf., B. Sc.
Infirmière bachelière diplômée de l'Université de Colombie-Britannique et spécialisée en santé mentale, en éthique et en soins interculturels, elle enseigne au Collège de Bois-de-Boulogne et au Cégep du Vieux-Montréal. Elle occupe également un poste de chargée de cours à l'Université de Sherbrooke, où elle poursuit une maîtrise en sciences cliniques.

Suzanne Provencher, inf., B. Sc. N.
Infirmière clinicienne spécialisée en fertilité, elle occupe le poste d'infirmière-chef au Centre de fertilité de Montréal. Elle compte quinze années d'expérience en infertilité et en fécondation *in vitro*.

Hugues Provencher-Couture, M. Sc., IPSC
Infirmier praticien spécialisé en cardiologie au Centre hospitalier universitaire de Sherbrooke, il s'est joint à l'équipe de chirurgie cardiaque en décembre 2008. Il détient une maîtrise en sciences infirmières et un diplôme de spécialisation complémentaire en cardiologie.

Annabelle Rioux, M. Sc., IPSPL
Infirmière praticienne spécialisée en soins de première ligne, elle fait partie de la toute première cohorte d'étudiantes à la maîtrise en sciences infirmières formées à l'Université de Montréal. Elle travaille comme IPSPL au CLSC Châteauguay du Centre de santé et de services sociaux Jardins-Roussillon depuis le printemps 2010 et enseigne également à l'Université de Montréal.

Jean-Dominic Rioux, M. Sc., IPSC
Infirmier praticien spécialisé en cardiologie à la clinique d'insuffisance cardiaque du CHUS–Hôtel-Dieu, il assume également un rôle régional en Estrie comme infirmier pivot en insuffisance cardiaque. Il est chargé de cours dans le cadre de la formation des infirmières praticiennes spécialisées en soins de première ligne à la Faculté de médecine de l'Université de Sherbrooke et, depuis 2005, il y est également moniteur en sciences biomédicales.

Danielle Soucy, inf., M. Sc., ICMC(C)
Infirmière conseillère en soins spécialisés pour les programmes généraux et Famille-Enfance-Jeunesse au Centre de santé et de services sociaux Champlain, elle est membre du comité des relations publiques de l'Ordre régional des infirmières et infirmiers de la Montérégie et membre du comité d'examen de certification en médecine/chirurgie à l'Association des infirmières et infirmiers du Canada.

Pierre Verret, inf., M. Sc., CSIO(C)
Détenteur d'une maîtrise en sciences infirmières et d'une certification en oncologie, il est chargé d'enseignement et responsable de la formation « Examen clinique » à l'Université Laval. Son expertise porte sur l'évaluation des besoins biopsychosociaux des enfants atteints d'un cancer et de leurs proches, ainsi que sur les effets à long terme de la maladie et des traitements chez les jeunes guéris.

ÉQUIPE DE CONSULTATION

Lara Aziz, inf., B. Sc., M. Éd.
Louiselle Bélanger, inf., B. Sc.
Ines Chamakhi, M.D.
Mélanie Charron, inf., B. Sc.
Françoise Côté, inf., Ph. D.
Josée Dagenais, inf., M. Sc.
Sylvie Desjardins, inf., M. Sc.
Michel Doré, inf., B. Sc.
Sylvie Dubé, inf., B. Sc.

Diane Dubreuil, inf., B. Sc.
Hélène Gagné, inf., B. Sc.
Nancy Gagné, inf.
Céline Gélinas, inf., Ph. D.
Christine Genest, inf., Ph. D. (c)
Roger Godbout, Ph. D.
Caroline Gravel, inf., M. Sc.
Suzanne Lachance, inf., M. Sc.
Jocelyne Lacroix, inf. clin.

Marjolaine Landry, inf., Ph. D. (c)
Nathalie Nadon, IPS, M. Sc.
Diane Nault, inf., M. Sc.
Margot Phaneuf, inf., Ph. D.
Ernest Prégent, M.D.
Jean St-Louis, M.D., CM
Louise Sylvestre, RN
Sébastien Touchette, inf., CSI(C)
Angèle Venne, inf., B. Sc.

ÉQUIPE DE RÉDACTION DE L'ÉDITION AMÉRICAINE

Sharon L. **Lewis,** RN, PhD, FAAN
Shannon Ruff **Dirksen,** RN, PhD
Margaret McLean **Heitkemper,** RN, PhD, FAAN
Linda **Bucher,** RN, PhD, CEN
Ian M. **Camera,** RN, MSN, ND

Richard B. Arbour, RN, MSN, CCRN, CNRN, CCNS, FAAN
Critical Care Clinical Nurse Specialist
Albert Einstein Medical Center
Philadelphia, Pennsylvania

Margaret W. Baker, PhD, RN, CNL
Assistant Professor
University of Washington School of Nursing
Seattle, Washington

Barbara Bartz, MN, RN, CCRN
Nursing Instructor
Yakima Valley Community College
Yakima, Washington

Audrey J. Bopp, RN, MSN, CNS
Assistant Director, School of Nursing
University of Northern Colorado
Greeley, Colorado

Linda Dantino Bouffard, DNP, FNP, MSN
Director of Cardiovascular Programs
Humana Healthcare
Louisville, Kentucky

Elisabeth G. Bradley, RN, MS, ACNS-BC, CCRN, CCNS
Clinical Leader, Cardiovascular Prevention Program
Christiana Care Health System
Newark, Delaware

Lucy Bradley-Springer, PhD, RN, ACRN, FAAN
Associate Professor
University of Colorado School of Medicine
Mountain Plains AIDS Education and Training Center
Denver, Colorado

Linda Bucher, RN, PhD, CEN
Professor, School of Nursing
College of Health Sciences
University of Delaware
Newark, Delaware
Staff Nurse, Emergency Department
Virtua Memorial Hospital
Mt. Holly, New Jersey

Jormain Cady, DNP, ARNP, AOCN
Nurse Practitioner
Virginia Mason Medical Center
Department of Radiation Oncology
Seattle, Washington

Ian M. Camera, MSN, ND, RN
Professor
Holyoke Community College
Holyoke, Massachusetts

Deborah Castellucci, RN, MPA, CCRN-CMC
Clinical Nurse Specialist
Thomas Jefferson University Hospital
Philadelphia, Pennsylvania

Olivia Catolico, PhD, RN
Associate Professor, Department of Nursing
Dominican University of California
San Rafael, California

Anne Croghan, MN, ARNP
Nurse Practitioner
Seattle Gastroenterology Associates
Seattle, Washington

Judi Daniels, PhD, ARNP
Course Coordinator
Frontier School of Midwifery and Family Nursing
Richmond, Kentucky

Shannon Ruff Dirksen, RN, PhD
Associate Professor
College of Nursing and Health Innovation
Arizona State University
Phoenix, Arizona

Rose Ann DiMaria-Ghalili, PhD, RN
Associate Professor
College of Nursing and Health Professions
Drexel University
Philadelphia, Pennsylvania

Angela DiSabatino, RN, MS
Manager, Cardiovascular Clinical Trials
Christiana Care Health Services
Newark, Delaware

Laura Dulski, MSN, CNE, RNC-HROB
Assistant Professor
West Suburban College of Nursing
Oak Park, Illinois

Mary Ersek, PhD, RN, FAAN
Associate Professor
University of Pennsylvania
Philadelphia, Pennsylvania

JoAnn Grove, RN, EIS
Case Manager
Pueblo Community Health Center
Pueblo, Colorado

Peggi Guenter, RN, PhD, CNSN
Managing Editor for Special Projects
American Society for Parenteral and Enteral
Nutrition
Silver Spring, Maryland

Debra Hagler, PhD, RN, ACNS-BC, CNE, ANEF
Clinical Professor
College of Nursing and Health Innovation
Arizona State University
Phoenix, Arizona

Deborah Hamolsky, RN, MS, AOCNS
Nurse Clinician, Educator
Helen Diller Family Cancer Center
Carol Franc Buck Breast Care Center
University of California—San Francisco
San Francisco, California

Carol M. Headley, RN, DNSc, CNN
Dialysis Case Manager
Veterans Affairs Medical Center
Memphis, Tennessee

Margaret McLean Heitkemper, RN, PhD, FAAN
Professor and Chairperson, Department of
Biobehavioral Nursing and Health Systems
Elizabeth Sterling Soule Endowed Chair
in Nursing
School of Nursing
Adjunct Professor, Division of Gastroenterology
School of Medicine
University of Washington
Seattle, Washington

Teresa E. Hills, RN, MSN, ACNP-BC, CNRN
Neurosurgery/Neurotrauma Critical Care
Nurse Practitioner
Christiana Care Health Systems
Newark, Delaware

Christine R. Hoch, MSN, RN
Nursing Instructor
Delaware Technical and Community College
Newark, Delaware

Joyce A. Jackowski, MS, FNP-BC, AOCNP
Nurse Practitioner
Fairfax Northern Virginia Hematology
and Oncology
Arlington, Virginia

Vicki Johnson, PhD, RN, CUCNS
Assistant Professor
University of Alabama School of Nursing
at Birmingham
Birmingham, Alabama

Jane Steinman Kaufman, MS, RN, ANP-BC
Clinical Associate Professor
University of North Carolina—Chapel Hill
School of Nursing
Chapel Hill, North Carolina

Judy Knighton, RegN, MScN
Clinical Nurse Specialist—Burns
Ross Tilley Burn Centre
Sunnybrook Health Sciences Centre
Toronto, Ontario, Canada

Catherine N. Kotecki, RN, PhD, APN
Associate Dean
Thomas Edison State College
Trenton, New Jersey

Nancy Kupper, RN, MSN
Associate Professor
Tarrant County College
Fort Worth, Texas

Jeffrey Kwong, DNP, MPH, ANP-BC, ACRN
Instructor
University of Colorado School of Medicine
Division of Infectious Diseases
Clinical Education Coordinator
Mountain Plains AIDS Education
and Training Center
Denver, Colorado

Carol A. Landis, DNSc, RN, FAAN
Professor and Vice Chair for Research
Department of Biobehavioral Nursing
and Health Systems
University of Washington
Seattle, Washington

**Cheryl A. Lehman, PhD, RN, CRRN-A,
RN-BC, CNS**
Associate Professor, Clinical
Acute Nursing Department
University of Texas Health Science Center,
San Antonio, Texas

Janet Lenart, RN, MN, MPH
Senior Lecturer
School of Nursing, University of Washington
Seattle, Washington

Sharon L. Lewis, RN, PhD, FAAN
Research Professor
Castella Distinguished Professor
School of Nursing
University of Texas Health Science Center
at San Antonio
San Antonio, Texas

Kathy Lucke, PhD, RN
Associate Dean for Academic Affairs
University at Buffalo School of Nursing
Buffalo, New York

**Nancy J. MacMullen, PhD, RNC-HROB,
APN/CNS, CNE**
Interim Chairperson
Governors State University
University Park, Illinois

Margaret (Peggy) J. Malone, RN, MN, CCRN
Clinical Nurse Specialist, Critical Care
St. John Medical Center
Longview, Washington

Brenda Michel, RN, EdD, MS, CDE
Professor of Nursing
Lincoln Land Community College
Diabetes Educator
Southern Illinois University School of Medicine
Springfield, Illinois

De Ann Fisher Mitchell, PhD, RN
Professor of Nursing
Tarrant County College
Fort Worth, Texas

Teri A. Murray, PhD, RN
Robert Wood Johnson
Executive Nurse Fellow
Dean, School of Nursing
Saint Louis University
St. Louis, Missouri

Sherry Neely, MSN, RN, CRNP
Associate Professor
Butler County Community College
Butler, Pennsylvania

Janice A. Neil, RN, PhD
Associate Professor
East Carolina University
College of Nursing
Greenville, North Carolina

Casey Norris, BSN, MSN, PCNS BC
Pulmonary Clinical Nurse Specialist
Easet Tennessee Children's Hospital
Maryville, Tennessee

Patricia Graber O'Brien, MA, MSN
Former Instructor, College of Nursing
University of New Mexico
Clinical Research Coordinator
Lovelace Scientific Resources
Albuquerque, New Mexico

DaiWai M. Olson, PhD, RN, CCRN
Assistant Professor of Medicine/Neurology
Duke University Medical Center
Durham, North Carolina

Rosemary C. Polomano, PhD, RN, FAAN
Associate Professor of Pain Practice –
Clinician Educator
University of Pennsylvania
School of Nursing
Philadelphia, Pennsylvania

Cory Shaw Retherford, M.O.M, L.Ao.
Traditional Chinese Medicine practitioner
Private practice
Research Assistant
School of Nursing
University of Texas Health Science
Center—San Antonio
San Antonio, Texas

Kathleen Rich, PhD, RN, CCNS, CCRN-CSC, CNN
Cardiovascular Clinical Specialist
La Porte Regional Health System
La Porte, Indiana

Dottle Roberts, EdD(C), MSN, MACI, RN, CMSRN, ONSC-C
Nursing Instructor
South University
Columbia, South Carolina

Sandra Irene Rome, RN, MN, AOCN
Hematology/Oncology Clinical
Nurse Specialist
Cedars-Sinai Medical Center
Los Angeles, California

Kathleen Rourke, BSN, ANP, ONP-C
Orthopedic Nurse Practitioner
Harvard Vanguard Medical Associates
West Roxbury, Massachusetts

Marilee Schmelzer, PhD, RN
Associate Professor
The University of Texas at Arlington College
of Nursing
Arlington, Texas

Maureen A. Seckel, RN, APN, MSN, ACNS, BC, CCNS, CCRN
Clinical Nurse Specialist Medical Pulmonary
Critical Care
Christiana Care Health System
Newark, Delaware

Virginia (Jennie) Shaw, MSN, RN
Associate Professor
University of Texas Health Science Center
School of Nursing
San Antonio, Texas

Maura M. Sheridan, BSN, CRNA
Clinical Site Coordinator
Roxanna Canon Arsht Ambulatory Surgery
Christiana Care Health Services
Wilmington, Delaware

Anita Shoup, RN, MSN, CNOR
Clinical Nurse Specialist
Swedish Medical Center
Seattle, Washington

Barbara Sinni-McKeehen, MSN, ARNP, DNC
Dermatology Nurse Practitioner
Bay Pines VA Health Care Center
Bay Pines, Florida

Sarah C. Smith, RN, MA, CRNO, COA
Nurse Manager
University of Iowa Health Care
Deptartment of Nursing, Eye Clinic
Iowa City, Iowa

Colleen R. Walsh, RN, MSN, ONC, CS, ACNP-BC
Faculty, Graduate Nursing
University of Southern Indiana
College of Nursing and Health Professions
Evansville, Indiana

Deirdre D. Wipke-Tevis, RN, MSN, PhD
Associate Professor, Coordinator
of CNS Area of Study
Sinclair School of Nursing
University of Missouri
Columbia, Missouri

Juvann M. Wolff, RN, ARNP, MN, FNP
Senior Lecturer, Clinical Faculty
University of Washington
School of Nursing
Lake Forest Park, Washington

Russell G. Zaloniz, RN, MSN
Assistant Professor of Nursing
San Antonio College, Department
of Nursing Education
San Antonio, Texas

Meg Zomorodi, RN, PhD
Clinical Assistant Professor
University of North Carolina—Chapel Hill
School of Nursing
Chapel Hill, North Carolina

CARACTÉRISTIQUES DE L'OUVRAGE

Traduction de la 8ᵉ édition anglaise

Cette édition de *Soins infirmiers – Médecine Chirurgie* de Lewis, Dirksen, Heitkemper, Bucher et Camera est la traduction de la toute dernière édition américaine parue en 2011. De ce fait, elle reflète les plus récentes avancées dans le domaine des sciences infirmières. À l'instar de la version américaine, l'édition québécoise a été réalisée en portant une attention particulière à la lisibilité du texte afin d'en faciliter la compréhension.

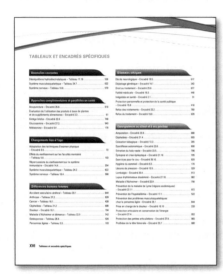

Tableaux et encadrés spécifiques

Une liste complète des tableaux et encadrés spécifiques, présentée par sujet, constitue un outil de référence rapide. Elle comprend :

- Anomalies courantes
- Approches complémentaires et parallèles en santé
- Changements liés à l'âge
- Différences hommes-femmes
- Dilemmes éthiques
- Enseignement au client et à ses proches
- Évaluation et interventions en situation d'urgence
- Examens paracliniques

- Génétique et pratique clinique
- Histoire de santé
- Pharmacothérapie
- Plan de soins et de traitements infirmiers
- Pratique fondée sur des résultats probants
- Processus diagnostique et thérapeutique
- Promotion et prévention
- Soins infirmiers transculturels
- Thérapie nutritionnelle

OUVERTURE DE CHAPITRE

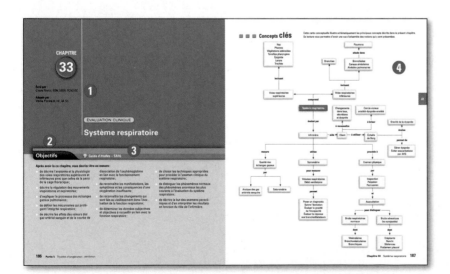

❶ Noms des auteures et des adaptatrices

Les noms des auteures de l'édition américaine et des adaptatrices du chapitre de l'édition en langue française figurent sur la page d'ouverture de chacun des chapitres. Ces dernières sont toutes issues du milieu des soins infirmiers québécois et canadien (professeures, chercheuses, cliniciennes).

❷ Objectifs d'apprentissage

Les principaux objectifs d'apprentissage mettent en évidence les aspects essentiels présentés dans le chapitre concernant les divers systèmes, les pathologies les affectant et les interventions infirmières appropriées.

❸ Renvois au *Guide d'études*

Un guide d'études propose des situations d'apprentissage favorisant l'appropriation des connaissances et le développement du jugement clinique.

❹ Concepts clés

Une carte conceptuelle présente la schématisation des principaux concepts abordés dans le chapitre. En un coup d'œil, la lectrice a une vue d'ensemble des notions essentielles et des liens qui les unissent. Ce réseau de concepts peut facilement être utilisé comme outil de révision des notions apprises à la lecture du chapitre.

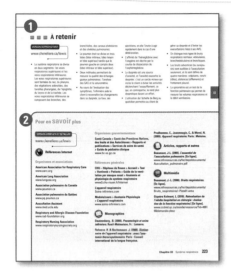

FERMETURE DE CHAPITRE

❶ À retenir

Cette rubrique résume les principaux points à retenir et facilite la révision des connaissances présentées dans le chapitre. Une version reproductible est consultable au www.cheneliere.ca/lewis pour celles qui voudraient se bâtir un outil de révision en vue de la préparation aux examens.

❷ Pour en savoir plus

Cette rubrique propose une série de références pertinentes (sites Web, ouvrages, revues scientifiques, articles scientifiques, etc.) aux lectrices qui désirent approfondir certains aspects traités dans le chapitre. Une version plus détaillée peut être consultée au www.cheneliere.ca/lewis et permet d'accéder, d'un seul clic, aux sites Web mentionnés.

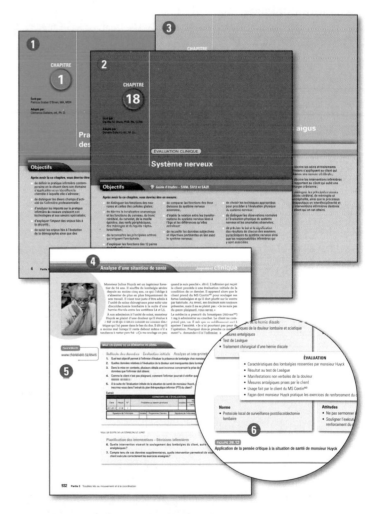

ORGANISATION DU CONTENU

❶ Chapitres généraux

Ces chapitres présentent des concepts généraux constituant une base théorique en soins infirmiers.

❷ Chapitres *Évaluation clinique*

Ces chapitres exposent les notions d'anatomie et de physiologie, d'antécédents de santé, de diagnostics et celles liées aux responsabilités des infirmières. Dans ces chapitres, les outils mnémotechniques PQRSTU et AMPLE sont utilisés pour structurer la démarche de cueillette des données au cours de l'évaluation clinique.

❸ Chapitres *Interventions cliniques*

Ces chapitres s'organisent autour de la démarche de soins et présentent les différentes pathologies, leurs manifestations cliniques, ainsi que les interventions devant être maîtrisées par l'infirmière.

Les problèmes de santé présentés dans les plans de soins et de traitements infirmiers (PSTI) s'inspirent des diagnostics infirmiers de la NANDA International.

❹ Analyse d'une situation de santé

Tous les chapitres *Interventions cliniques* se terminent par la présentation d'un cas clinique réaliste abordant une des pathologies étudiées. À l'aide de questions, les étudiantes sont amenées à développer leur jugement clinique en expérimentant les étapes de la démarche de soins afin de planifier les interventions requises, et de préparer ou de modifier, s'il y a lieu, un plan thérapeutique infirmier (PTI).

❺ Solutionnaire

Les réponses aux questions de la section *Mise en œuvre de la démarche de soins* sont présentées au www.cheneliere.ca/lewis.

❻ Application de la pensée critique à la situation de santé

En lien avec le cas clinique présenté dans l'*Analyse d'une situation de santé*, la figure *Application de la pensée critique à la situation de santé* résume l'essentiel des connaissances, des expériences, des normes et des attitudes qu'une infirmière doit démontrer à l'étape de l'évaluation clinique. En s'appuyant sur les composantes de la pensée critique, l'infirmière fait ainsi preuve de jugement clinique et de compétence.

① Capsules de jugement clinique

Des capsules de jugement clinique proposent de courtes situations cliniques amenant la lectrice à mettre en relation ses connaissances, la théorie et la pratique clinique. L'exercice que requiert la formulation des réponses à ces questions favorise le développement des compétences en matière de pensée critique. Le solutionnaire est présenté au www.cheneliere.ca/lewis.

② Tableaux, encadrés, figures

Des centaines de tableaux, d'encadrés et de figures résument ou complètent les connaissances essentielles présentées dans ce manuel, ce qui permet de mieux en soutenir l'apprentissage.

③ Alerte clinique

Des alertes cliniques en marge soulignent des aspects particuliers que l'infirmière doit considérer au moment de l'application de certains soins, ce qui lui permet d'assurer sa sécurité ou celle du client.

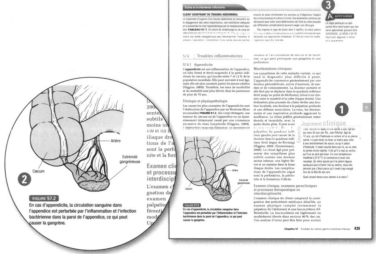

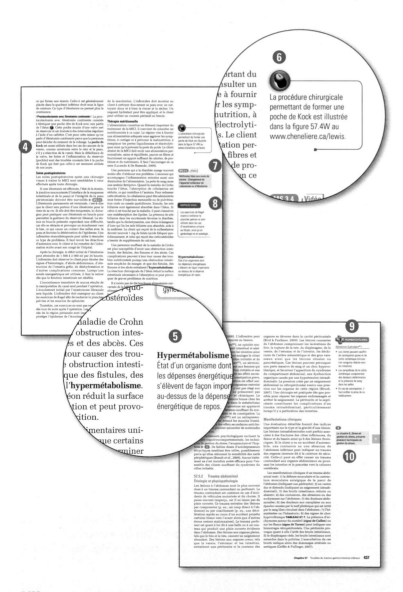

④ Termes en gras

Les termes en caractères gras indiquent qu'ils sont définis dans le glossaire, à la fin du manuel.

⑤ Mots définis en marge

Des mots surlignés en jaune dans le texte sont définis en marge afin d'aider à la compréhension du texte en un coup d'œil. Ces mots sont également définis dans le glossaire.

⑥ Renvois au Web

Ces renvois en marge dirigent la lectrice vers du matériel complémentaire qu'elle peut consulter au www.cheneliere.ca/lewis. Aussi, dans la zone destinée aux étudiantes, il est possible de consulter des tableaux, des figures, des encadrés, des vidéos et des animations qui guideront leur apprentissage et permettront d'approfondir leurs connaissances.

⑦ Renvois aux méthodes de soins

Ces renvois présentés en marge réfèrent au guide *Méthodes de soins 2*. Certaines méthodes de soins filmées sont également proposées au www.cheneliere.ca/lewis.

⑧ Rappelez-vous

Cette rubrique présentée en marge propose un rappel des connaissances déjà acquises par l'étudiante, lui permettant ainsi de les associer au sujet abordé dans le chapitre.

⑨ Pharmacovigilance

Ces rubriques présentées en marge visent à prévenir l'étudiante de spécificités de certains médicaments ou la met en garde quant à leur utilisation.

⑩ Renvois aux autres chapitres

Au fil du texte, des renvois guident la lectrice vers d'autres chapitres qui présentent plus spécifiquement des aspects abordés dans le texte.

REPÉRAGE FACILE

Un texte aéré, une hiérarchie de titres logique, une utilisation pédagogique de la couleur sont autant de moyens utilisés pour faciliter la lecture et la navigation dans le texte et le chapitre.

Les couleurs des tableaux et des encadrés thématiques permettent de faire le lien avec les composantes et les champs de compétences cliniques de l'infirmière décrits dans la *Mosaïque des compétences cliniques de l'infirmière – Compétences initiales* de l'OIIQ.

Bleu	Tableaux et encadrés généraux
Vert	Composante professionnelle / évaluation-interventions
Rouge	Composante fonctionnelle / scientifique-interventions
Orangé	Composante fonctionnelle / scientifique
Ocre	Composante fonctionnelle / éthique-déontologie
Bleu acier	Composante professionnelle / interventions

Bleu

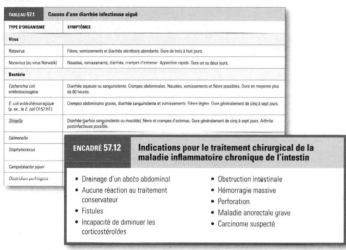

Vert

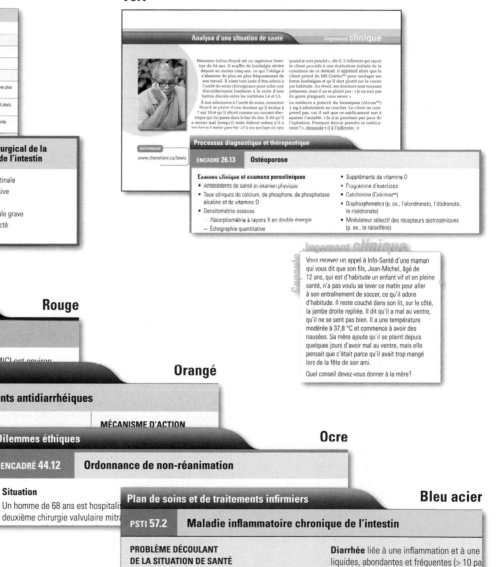

FIN DU MANUEL

❶ Glossaire

Le glossaire propose la définition de près de 2 000 termes dont la compréhension soutient l'acquisition des connaissances.

❷ Références

Les références bibliographiques utilisées pour appuyer les notions abordées dans le manuel sont répertoriées par chapitre. Elles permettent d'approfondir les notions présentées et témoignent de la rigueur scientifique des contenus.

❸ Index

Un index de plus de 5 000 termes facilite et accélère la consultation du manuel.

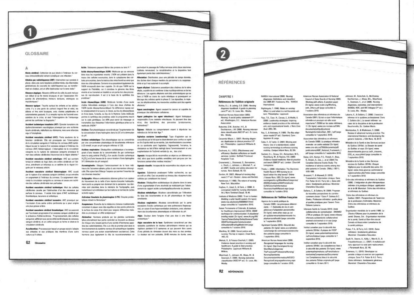

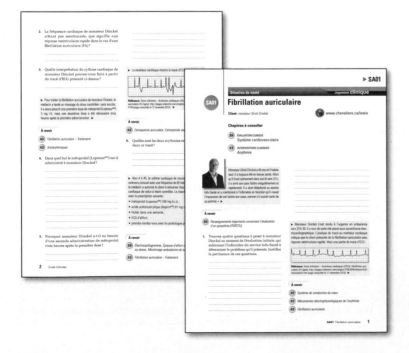

GUIDE D'ÉTUDES

Un outil pédagogique exclusif et unique !

Le *Guide d'études* accompagne le manuel et propose une série de situations d'apprentissage présentant des cas cliniques réalistes qui amènent l'étudiante à revoir et à appliquer les connaissances présentées dans les chapitres concernés. Le solutionnaire est présenté au www.cheneliere.ca/lewis.

MÉTHODES DE SOINS 2

Le guide *Méthodes de soins 2* offre 37 méthodes décrites étape par étape. Abondamment illustrée, chaque méthode est accompagnée de justifications scientifiques qui soutiennent la démarche proposée.

Toutes les méthodes de soins ont été élaborées en collaboration avec l'Association québécoise d'établissements de santé et de services sociaux (AQESSS), et elles ont été harmonisées avec ses méthodes pour faciliter l'intégration des futures infirmières dans les milieux cliniques.

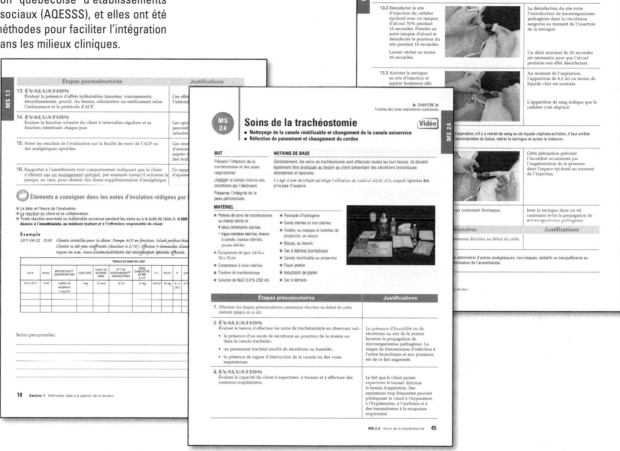

Vidéos *Méthodes de soins 2*

Une nouvelle série de vidéos illustre les principales méthodes présentées dans *Méthodes de soins 2*. Ces vidéos, réalisées spécialement pour accompagner notre ouvrage, sont présentées en exclusivité au www.cheneliere.ca/lewis.

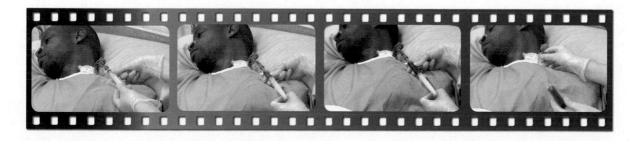

TABLEAUX ET ENCADRÉS SPÉCIFIQUES

Plan de soins et de traitements infirmiers

Pratique fondée sur des résultats probants

Processus diagnostique et thérapeutique

Promotion et prévention

Soins infirmiers transculturels

Thérapie nutritionnelle

Table des matières

PARTIE 11

Troubles liés aux mécanismes de régulation et de reproduction

CHAPITRE 59

Écrit par : Ian M. Camera, MSN, ND, RN
Adapté par : Manon Lacroix, IPSPL

CHAPITRE 60

Écrit par : Brenda Michel, RN, EdD, MS, CDE
Adapté par : Manon Lacroix, M. Sc., IPSPL

CHAPITRE 61

Écrit par : Ian M. Camera, MSN, ND, RN
Adapté par : Anne Bernatchez, inf., M. Sc., IPSPL

CHAPITRE 66

Troubles du système reproducteur de l'homme 856

Écrit par : Shannon Ruff Dirksen, RN, PhD
Adapté par : Suzanne Provencher, inf., B. Sc.

PARTIE

12 Troubles urinaires et rénaux

CHAPITRE 67

Système urinaire. 898

Écrit par : Vicki Y. Johnson, PhD, RN, CUCNS
Adapté par : Marie-Chantal Loiselle, inf., M. Sc.

CHAPITRE 68

Troubles rénaux et urologiques 938

Écrit par : Vicki Y. Johnson, PhD, RN, CUCNS
Adapté par : Marie-Chantal Loiselle, inf., M. Sc.,
Josée Dagenais, inf., M. Sc.

Soins périopératoires

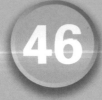
Écrit par :
Janice A. Neil, RN, PhD

Adapté par :
Géraldine Martorella, inf., Ph. D. (c)

INTERVENTIONS CLINIQUES

Soins préopératoires

Objectifs

 Guide d'études – SA05, SA13

Après avoir lu ce chapitre, vous devriez être en mesure :

- d'expliquer les objectifs et les contextes courants de la chirurgie ;

- de procéder à l'évaluation infirmière préopératoire ;

- d'interpréter les données relatives à l'état de santé préopératoire du client et au risque opératoire ;

- d'analyser l'objectif et les composantes d'un consentement éclairé à une chirurgie ;

- d'examiner le rôle de l'infirmière dans les préparations physique et psychologique du client à la chirurgie ainsi que dans la communication des informations au client ;

- d'établir l'ordre de priorité des responsabilités de l'infirmière en matière de préparation du client à une chirurgie le jour même de l'intervention ;

- d'expliquer les types de médicaments préopératoires courants et leurs fonctions ;

- de tenir compte des éléments inhérents à la préparation préopératoire des clients âgés.

Concepts clés

Cette carte conceptuelle illustre schématiquement les principaux concepts décrits dans le présent chapitre. Sa lecture vous permettra d'avoir une vue d'ensemble des notions qui y sont présentées.

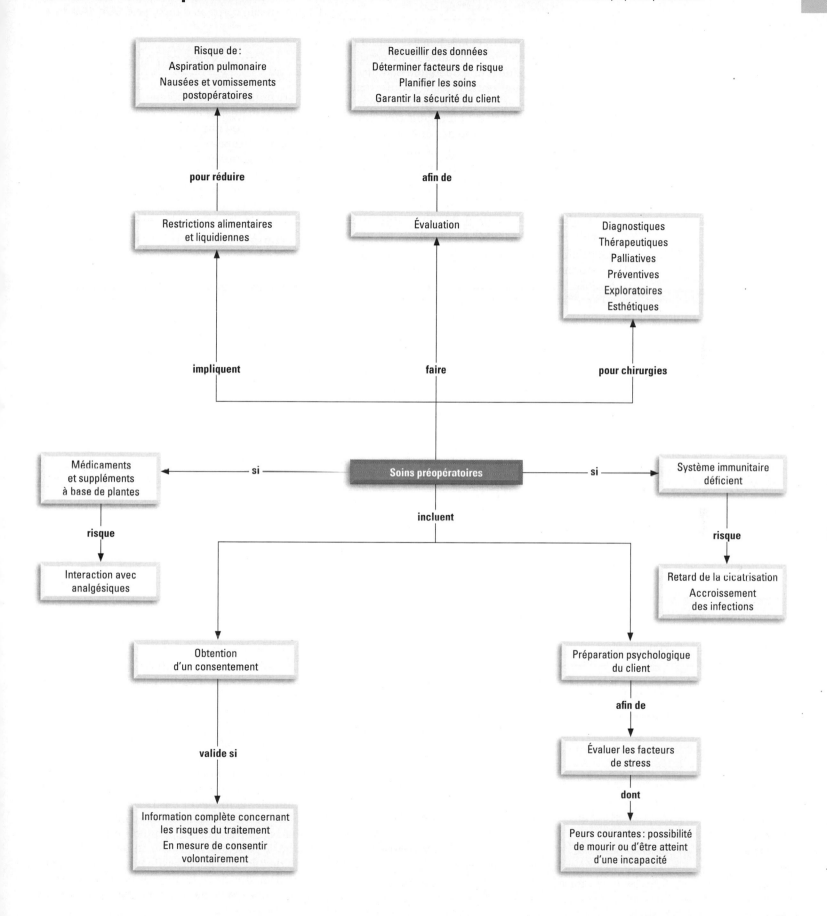

46.1 | Expérience chirurgicale : phase préopératoire

La chirurgie désigne l'art et la science de traiter les maladies, de soigner les blessures et de corriger les difformités à l'aide d'une opération et d'instruments. L'expérience chirurgicale requiert une interaction ouverte et dynamique entre le client, le chirurgien, l'anesthésiste et l'infirmière. Une chirurgie peut être effectuée à l'une des fins suivantes.

- Diagnostic : détermination de la présence ou de l'étendue d'une maladie (p. ex., une biopsie d'un nœud lymphatique) ;
- Traitement : élimination ou guérison d'une maladie (p. ex., l'ablation d'un appendice rompu, d'un kyste ovarien bénin) ;
- Palliation : soulagement des symptômes sans traitement (p. ex., la section d'une racine nerveuse [rhizotomie] afin d'éliminer la douleur ; la colostomie afin de contourner une obstruction inopérable des intestins) ;
- Prévention : à titre d'exemple, excision d'un grain de beauté avant qu'il ne devienne malin ou ablation du côlon d'un client atteint de polypose adénomateuse familiale (rectocolique) afin de prévenir le cancer ;
- Exploration : examen chirurgical visant à déterminer la nature ou l'étendue d'une maladie (p. ex., la laparotomie) ;
- Amélioration esthétique : à titre d'exemple, réparation d'une cicatrice de brûlure ou reconstruction d'un sein après une mastectomie.

Jugement clinique

Myriam Sancerre, 27 ans, est atteinte d'une tumeur maligne à la moelle épinière au niveau dorsal. La tumeur fait une pression médullaire causant une douleur constante. Le neurochirurgien désire procéder à une laminectomie décompressive.

Selon vous, quel est le but de cette opération ?

Le nom d'une intervention chirurgicale est souvent formé par l'ajout d'un suffixe particulier au nom d'une partie du corps ou d'un organe **TABLEAU 46.1**.

46.2 | Contextes chirurgicaux

Une chirurgie peut être soigneusement planifiée (chirurgie non urgente ou élective) ou elle peut résulter d'une situation imprévue qui exige une intervention rapide (chirurgie d'urgence). Qu'elle soit urgente ou non, une chirurgie peut être effectuée dans divers contextes. Le contexte dans lequel une telle intervention peut être faite de façon sûre et efficace dépend de la complexité de la chirurgie, des complications possibles et de l'état de santé général du client.

Les équipes interdisciplinaires chirurgicales ont pu observer que les programmes accélérés de prise en charge (chirurgie *fast track*) présentent de nombreux avantages sur le plan du rétablissement et du stress chirurgical (Kehlet, 2006). Le but de ces programmes est de diminuer la morbidité et la mortalité. Les composantes d'un programme accéléré de prise en charge dans lequel l'infirmière joue un rôle crucial sont (Pasero & Belden, 2006) :

- l'éducation préopératoire du client ;
- l'utilisation de nouvelles stratégies anesthésiques, chirurgicales et analgésiques dans le but de réduire la réaction au stress chirurgical, la douleur et l'inconfort ;
- la réadaptation postopératoire intensive incluant la nutrition et la mobilisation précoces ;
- la prise de décision basée sur des résultats probants concernant les soins habituels (drains, cathéters, surveillance).

Dans le cas d'une chirurgie qui nécessite un séjour hospitalier, les clients qui ne sont pas déjà hospitalisés sont généralement admis à l'hôpital le jour même de l'intervention (admission le jour de la chirurgie). Les clients qui sont déjà hospitalisés le sont généralement en raison d'une maladie aiguë ou chronique.

La majorité des interventions effectuées sont des chirurgies ambulatoires (chirurgies d'un jour et court séjour). Un grand nombre de celles-ci sont faites à l'aide de techniques peu effractives (p. ex., une laparoscopie) et sont décrites dans les chapitres du présent ouvrage qui traitent des interventions chirurgicales visant des troubles médicaux précis. Une chirurgie ambulatoire peut être effectuée dans les services d'urgence, les cliniques d'endoscopie, les cabinets de médecin, les cliniques privées de chirurgie ou les cliniques externes de chirurgie des hôpitaux. L'intervention peut être effectuée sous anesthésie générale, régionale ou locale. Elle dure moins de 2 heures et nécessite un séjour postopératoire de moins de 24 heures. De nombreux clients rentrent chez eux dans les heures qui suivent

TABLEAU 46.1	Suffixes décrivant les interventions chirurgicales	
SUFFIXE	**SIGNIFICATION**	**EXEMPLE**
-ectomie	Excision ou ablation	Appendicectomie
-lyse	Dissolution ou destruction	Adipolyse
-rraphie	Réparation ou suture	Herniorraphie
-scopie	Examen interne par la vue	Endoscopie
-stomie	Abouchement d'un conduit à la surface de la peau	Colostomie
-tomie	Ouverture ou incision	Trachéotomie
-plastie	Correction ou reconstruction (de la forme)	Mammoplastie

l'intervention, accompagnés d'un proche aidant responsable.

Les clients et les médecins préfèrent généralement la chirurgie ambulatoire. Ce type de chirurgie nécessite généralement peu d'examens paracliniques et peu de médicaments peropératoires et postopératoires. De plus, elle réduit l'exposition du client aux infections nosocomiales. Elle permet au client de vivre sa convalescence à la maison, ce qu'il apprécie, et elle coûte généralement moins cher au système de santé.

Quel que soit l'endroit où l'intervention est pratiquée, le rôle de l'infirmière est essentiel, car elle doit préparer le client à la chirurgie, lui prodiguer des soins pendant celle-ci et faciliter son rétablissement après l'intervention. Pour accomplir efficacement ces tâches, l'infirmière doit détenir certaines informations élémentaires:

• Elle doit connaître la nature de l'affection qui rend la chirurgie nécessaire et tout processus pathologique concomitant.

• Elle doit évaluer la réaction du client au stress de l'intervention.

• Elle doit analyser les résultats des examens paracliniques préopératoires appropriés.

• Elle doit déterminer les risques et les complications possibles de l'intervention chirurgicale et tout trouble médical concomitant qui devrait figurer dans le plan thérapeutique infirmier (PTI).

L'infirmière qui s'occupe du client avant l'intervention ne sera probablement pas la même que celle qui sera en salle d'opération, à la salle de réveil, à l'unité de soins intensifs chirurgicaux ou à l'unité de chirurgie. La communication et la consignation des résultats d'évaluation préopératoire importants sont donc essentielles pour assurer la continuité des soins et la sécurité du client **FIGURE 46.1**.

Les soins infirmiers préopératoires décrits dans le présent chapitre s'appliquent à la préparation de tout client qui doit subir une chirurgie. La préparation nécessaire à des interventions chirurgicales particulières (p. ex., abdominale, thoracique ou orthopédique) est présentée dans les chapitres du manuel qui traitent de ces interventions[a].

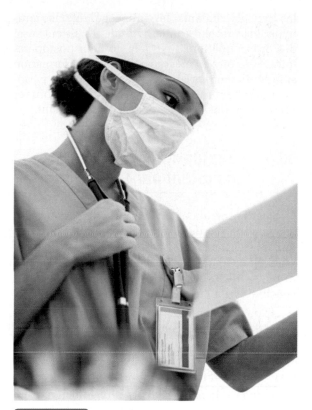

FIGURE 46.1

La consignation des résultats d'évaluation préopératoire est essentielle à la continuité des soins et à la sécurité du client.

l'infirmière dans une clinique externe de chirurgie ou de préadmission, ou encore dans un centre de chirurgie ambulatoire. Le lieu de l'entrevue et le temps qui reste avant la chirurgie détermineront la longueur et l'exhaustivité de l'entrevue. En effet, certains centres hospitaliers ne planifient plus la tenue d'une rencontre préopératoire, et l'entrevue se fait alors au moment de l'admission du client (la veille ou le matin de la chirurgie) à l'unité de chirurgie, même dans le contexte de chirurgies majeures. Les informations importantes doivent être consignées et communiquées aux autres professionnels de la santé afin d'assurer la continuité des soins et la sécurité du client.

Les principaux objectifs de l'entrevue préopératoire sont:

• d'obtenir des renseignements sur la santé du client;

• de fournir et de clarifier des informations sur la chirurgie prévue, entre autres sur l'anesthésie;

• d'évaluer l'état émotionnel du client et son degré de préparation à la chirurgie, notamment ses attentes relatives aux résultats de l'intervention.

L'entrevue permet également au client et à son proche aidant de poser des questions sur la chirurgie, l'anesthésie et les soins postopératoires. Généralement, les clients posent des questions sur la prise de leurs médicaments réguliers, tels que

46.3 | Entrevue avec le client

Avant sa chirurgie, le client peut rencontrer divers professionnels de la santé. Quelle que soit la source des renseignements à son sujet, l'une des tâches les plus importantes de l'infirmière est l'entrevue préopératoire. Cette entrevue peut être faite par

[a] Pour obtenir plus d'information sur une classification des interventions chirurgicales, voir le tableau 39.1 de *Soins infirmiers: fondements généraux* (Potter & Perry, 2010).

les hypoglycémiants, les anticoagulants, les antihypertenseurs et les antiarythmiques. Ils ont aussi des préoccupations liées à la douleur postopératoire. Pour être en mesure de fournir l'information et le soutien nécessaires pendant la période périopératoire, l'infirmière doit connaître les besoins et préoccupations du client et du proche aidant.

46.4 | Évaluation préopératoire du client par l'infirmière

L'objectif général de l'évaluation préopératoire est de recueillir des données qui permettront de déterminer les facteurs de risque et de planifier les soins pour garantir la sécurité du client pendant toute la durée de l'expérience chirurgicale. Les objectifs spécifiques de l'évaluation sont :

- de déterminer l'état psychologique du client et les facteurs culturels et ethniques qui peuvent influer sur l'expérience chirurgicale, afin de favoriser l'utilisation de stratégies d'adaptation pendant l'expérience chirurgicale ;

- de déterminer les facteurs physiologiques qui ont un lien direct ou indirect avec l'intervention chirurgicale et qui peuvent contribuer aux facteurs de risque opératoire ;

- d'établir des données de base qui serviront de points de comparaison entre les phases préopératoire et postopératoire ;

- de déterminer et de consigner le champ ou la région opératoire ;

- de déterminer les médicaments prescrits, les médicaments en vente libre et les suppléments à base de plantes que prend le client et qui pourraient entraîner des interactions médicamenteuses susceptibles d'influer sur les résultats de la chirurgie ;

- de consigner les résultats de toutes les analyses de laboratoire et tous les examens paracliniques préopératoires dans le dossier du client et de les communiquer aux professionnels de la santé appropriés ;

- de déterminer si le client a obtenu suffisamment d'informations du chirurgien pour prendre une décision éclairée concernant sa chirurgie et de vérifier si le formulaire de consentement a été signé par le client et attesté par un témoin.

46.4.1 Données subjectives
Évaluation psychosociale

Une chirurgie est un événement stressant, même quand l'intervention est relativement mineure. Les réactions psychologiques et physiologiques à une chirurgie et à une anesthésie peuvent révéler la réaction au stress (p. ex., une pression artérielle élevée ou une fréquence cardiaque élevée). La réaction au stress permet au corps de se préparer à répondre aux exigences de la période périopératoire (Kehlet, 2007). Cependant, un état de stress prolongé peut s'avérer néfaste au rétablissement (Kehlet, 2006 ; Pasero & Belden, 2006).

De trop nombreux facteurs anxiogènes ou des réactions excessives à ceux-ci peuvent amplifier l'état de stress, ce qui peut influer sur le rétablissement du client. De nombreuses caractéristiques influent sur la sensibilité du client au stress, notamment son âge, ses expériences passées avec la maladie et la douleur, son état de santé actuel et son statut socioéconomique. La détermination des facteurs de stress perçus ou réels d'un client aidera l'infirmière à le soutenir pendant la phase préopératoire de façon que le stress ne se transforme pas en détresse et n'affecte pas le rétablissement du client. Il est essentiel d'utiliser un langage simple ou courant et d'éviter le jargon médical afin que le client comprenne bien ce que sont le consentement à la chirurgie et l'expérience chirurgicale. Cela permettra aussi de réduire son anxiété préopératoire.

Le rôle de l'infirmière dans la préparation psychologique du client à la chirurgie consiste à évaluer les facteurs de stress qui peuvent avoir des effets négatifs sur sa chirurgie **ENCADRÉ 46.1**. Elle doit clarifier les attentes et communiquer toute inquiétude aux membres appropriés de l'équipe chirurgicale, particulièrement si la préoccupation nécessite une intervention plus tard au cours de l'expérience chirurgicale. Puisque le client peut être admis quelques heures seulement avant sa chirurgie ou encore directement au bloc opératoire (chirurgie ambulatoire) depuis son domicile, l'infirmière doit être capable d'évaluer très rapidement les facteurs émotionnels et psychologiques impliqués dans la réaction de défense au stress, les plus courants étant l'anxiété, la peur et l'espoir.

Anxiété
La plupart des gens sont anxieux avant une chirurgie, car ils ont peur de l'inconnu. C'est une réaction normale et un mécanisme naturel de survie. Toutefois, un degré élevé d'anxiété réduit les capacités cognitives, décisionnelles et adaptatives. Des études effectuées auprès de clients ayant subi des chirurgies diverses ont démontré que l'anxiété préopératoire influençait la douleur postopératoire (Caumo *et al.*, 2002 ; Vaughn, Wichowski, & Bosworth, 2007).

L'anxiété peut découler d'un manque de connaissances, par exemple ne pas savoir à quoi s'attendre pendant l'expérience chirurgicale ou être incertain des résultats de la chirurgie. Elle peut être due à des expériences passées ou à des expériences vécues par d'autres qui sont relatées par des amis ou des médias. L'infirmière pourra aider le client

ENCADRÉ 46.1   Évaluation psychosociale du client en phase préopératoire

Changements de situation

- Déterminer les réseaux de soutien du client, notamment la famille, les autres proches aidants, les groupes, les services disponibles dans la communauté, ainsi que les orientations religieuse et spirituelle.
- Définir son degré actuel de maîtrise de soi, de prise de décision et d'autonomie.
- Considérer l'impact de la chirurgie et de l'hospitalisation et leurs effets possibles sur son mode de vie.
- Déterminer la présence d'espoir et d'anticipation de résultats positifs.

Inquiétudes relatives à l'inconnu

- Déterminer les préoccupations particulières du client, ainsi que son degré d'anxiété et ses peurs.
- Déterminer ses attentes relatives à la chirurgie, aux changements de son état de santé actuel et aux effets sur sa vie quotidienne.

Inquiétudes relatives à l'image corporelle

- Déterminer les relations ou les rôles sociaux actuels ainsi que l'image de soi du client.
- Déterminer les changements perçus ou possibles dans ses rôles sociaux ou ses relations et leur impact sur son image corporelle.

Expériences passées

- Passer en revue les expériences passées de chirurgie, d'hospitalisation, de douleur et de traitement du client.
- Déterminer ses réactions face à ces expériences (positives et négatives).
- Déterminer ses perceptions actuelles de l'intervention chirurgicale par rapport aux expériences passées et aux informations d'autres sources (p. ex., l'opinion d'un voisin sur une expérience chirurgicale personnelle).

Lacune des connaissances

- Déterminer la quantité et le type d'informations préopératoires nécessaires au client.
- Évaluer sa compréhension de l'intervention chirurgicale, notamment la préparation, les soins, les interventions, les activités préopératoires, les restrictions et les résultats attendus.
- Déterminer la précision de l'information qu'il a reçue, notamment de l'équipe de soins, de la famille, des amis et des médias.

à gérer son anxiété en l'informant sur ce qui l'attend. Cela se fait généralement sous forme de séances d'information ou par l'intermédiaire d'un CD didactique avant le jour de la chirurgie. Si le client a besoin d'informations supplémentaires ou semble trop anxieux, il faut en informer le chirurgien.

Le client peut ressentir de l'anxiété quand les interventions chirurgicales entrent en conflit avec ses croyances religieuses ou culturelles. Il faut notamment déterminer, consigner et communiquer les croyances religieuses et culturelles du client relatives aux transfusions sanguines ou aux autres traitements. Un client peut, par exemple, refuser toute transfusion de sang. L'équipe devra respecter son choix, même si cette décision pourrait provoquer sa mort.

Peurs courantes

La peur d'une intervention chirurgicale peut avoir de nombreuses causes. La plus courante est la possibilité de mourir pendant la chirurgie ou de souffrir d'une incapacité permanente à la suite de la chirurgie.

Le client peut devenir craintif quand il apprend les risques de l'intervention, pendant le processus de consentement éclairé. D'autres peurs peuvent être liées à la douleur, au changement de l'image corporelle ou aux résultats d'une intervention diagnostique.

| **Peur de la mort** | La peur de la mort peut être extrêmement néfaste. Si le client a très peur de mourir, l'infirmière doit en informer le médecin. Celui-ci peut décider de reporter la chirurgie jusqu'à ce que la situation s'améliore, car l'attitude du client et son état émotionnel influent sur sa réaction au stress et donc sur les résultats de la chirurgie.

| **Peur de la douleur** | La peur de la douleur et des malaises pendant et après la chirurgie est très courante. Si cette peur semble excessive, l'infirmière doit en informer l'anesthésiste ou le chirurgien afin qu'il discute aussi de ces inquiétudes avec le client. Dans certaines études, il a été observé que la peur de la douleur (catastrophisme de la douleur) contribue à l'augmentation de l'intensité de la douleur et à une reprise ralentie des activités (Roth, Tripp, Harrison, Sullivan, & Carson, 2007 ; Sullivan *et al.*, 2009). Il s'agit de rassurer le client en lui mentionnant que les infirmières surveilleront son état, que des médicaments anesthésiques et analgésiques seront administrés au cours de la chirurgie, et qu'il pourra demander des médicaments après la chirurgie s'il ressent

Capsule Jugement clinique

Marion est âgée de 30 ans. Elle est admise en chirurgie d'un jour pour l'ablation d'un kyste cutané à l'épaule droite soupçonné de devenir potentiellement malin, éventualité qu'elle connaît très bien. La chirurgie se fera sous anesthésie locale. Aucune personne de son entourage n'a eu une telle chirurgie auparavant. Marion a déjà subi une amydalectomie sous anesthésie générale alors qu'elle était âgée de trois ans.

Parmi ces données, y en a-t-il qui peuvent laisser croire, selon vous, que Marion montrera des signes d'anxiété reliée à la chirurgie à venir ?

de la douleur. Des médicaments hypnotiques (p. ex., le midazolam) qui permettront au client de ne pas se rappeler le déroulement de la chirurgie peuvent également lui être administrés. Il est important d'expliquer au client que ces médicaments aident aussi à réduire l'anxiété après la chirurgie **FIGURE 46.2**.

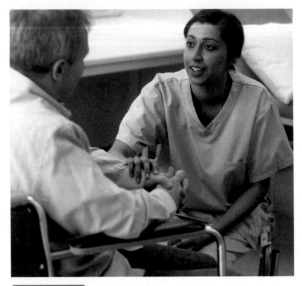

FIGURE 46.2

Pendant une entrevue préopératoire, l'infirmière peut calmer l'anxiété du client en lui expliquant que des médicaments lui seront administrés s'il ressent de la douleur après la chirurgie.

| **Peur de la mutilation ou de la modification de l'image corporelle** | La peur de la mutilation ou de la modification de l'image corporelle peut être présente, qu'il s'agisse d'une chirurgie majeure, telle qu'une amputation, ou mineure, telle que le traitement chirurgical d'un oignon (hallux valgus). Certaines personnes peuvent trouver répugnante la présence d'une cicatrice sur le corps, même petite, et d'autres peuvent craindre la formation d'une chéloïde (bourrelet fibreux se formant sur une cicatrice). L'infirmière écoute et évalue les inquiétudes du client à ce sujet en adoptant une attitude ouverte et neutre.

| **Peur de l'anesthésie** | La peur de l'anesthésie est liée à la peur de l'inconnu, et peut être due à des expériences personnelles passées ou à des récits d'expériences désagréables. Elle peut découler d'une anesthésie antérieure ou d'informations sur les dangers ou les complications (p. ex., une lésion cérébrale, une paralysie). De nombreux clients craignent également de perdre la maîtrise d'eux-mêmes sous l'effet de l'anesthésie. L'infirmière qui perçoit ces craintes en informe l'anesthésiste immédiatement pour qu'il puisse en discuter avec le client. Elle pourra aussi rassurer le client en lui mentionnant qu'une infirmière et un anesthésiste seront à ses côtés pendant toute la durée de la chirurgie.

| **Peur d'une perturbation du mode de vie** | La peur d'une perturbation du mode de vie et de la vie quotidienne peut être présente à divers degrés. Il peut s'agir de la peur d'une incapacité permanente ou de l'incapacité de faire ses activités quotidiennes pendant quelques semaines. Le client peut s'inquiéter de la perte de ses rôles sociaux, professionnels et familiaux, de la séparation d'avec sa famille et de la façon dont celle-ci gère la situation. Il peut également avoir des inquiétudes financières liées à la perte anticipée de revenus.

Il peut être utile de discuter de ces peurs et inquiétudes avec le proche aidant, un travailleur social, un conseiller spirituel ou culturel, ou un psychologue pour que l'infirmière puisse fournir un soutien supplémentaire au client face à cette expérience.

Espoir

La plupart des facteurs psychologiques liés à la chirurgie semblent être négatifs, mais l'espoir constitue un élément positif (Sanatani, Schreier, & Stitt, 2008). Il peut être le meilleur outil du client pour faire face à la situation. Sans espoir, le client n'aura peut-être pas l'attitude positive nécessaire à un rétablissement rapide et complet. Certaines chirurgies sont attendues avec impatience, par exemple celles qui permettent de réparer (chirurgies plastiques de cicatrices de brûlures), de reconstruire (remplacement total d'une articulation pour réduire la douleur et améliorer le fonctionnement) ou de sauver et de prolonger la vie (réparation d'un anévrisme, transplantation d'un organe). L'infirmière évalue si le client éprouve de l'espoir et s'il s'attend à des résultats positifs, et, dans l'affirmative, elle peut le féliciter et l'encourager dans cette voie.

Passé médical

L'infirmière interroge le client sur ses troubles de santé passés et actuels ainsi que sur les chirurgies qu'il a déjà subies. Les directives suivantes sur l'évaluation préopératoire des antécédents médicaux et d'autres données subjectives du client aideront à le questionner sur des troubles précis.

Il s'agit d'abord de déterminer si le client comprend la raison de la chirurgie. Par exemple, le client qui doit subir une arthroplastie totale du genou peut mentionner que la chirurgie est nécessaire en raison de la douleur croissante et du manque de mobilité. Les raisons de toute hospitalisation passée, notamment les chirurgies passées, et leur date sont consignées. Tout trouble relatif à ces interventions doit également être noté, par exemple l'infection d'une plaie ou une réaction à un médicament.

Il faut questionner les femmes sur leurs antécédents menstruels et obstétricaux. Cela inclut la date des dernières menstruations et le nombre de grossesses. Une adolescente peut être gênée de répondre aux questions sur la fonction reproductrice en présence de ses parents ou tuteurs.

L'infirmière peut trouver un moment opportun pour lui poser ces questions.

Les problèmes héréditaires peuvent influer sur les résultats d'une chirurgie. Ils doivent donc être inclus dans la collecte des données sur les antécédents familiaux. Il est possible de déterminer la présence de certaines maladies héréditaires en interrogeant le client et le proche aidant sur les antécédents médicaux de la famille. Les antécédents familiaux de maladies cardiaques et endocriniennes doivent être consignés. Par exemple, si un client mentionne des antécédents familiaux d'hypertension, de décès dû à un trouble cardiaque soudain, d'infarctus du myocarde ou de coronaropathie, il est possible que ce client ait une prédisposition ou une affection semblable. Il faut également recueillir de l'information sur les antécédents familiaux d'effets indésirables de l'anesthésie ou de troubles engendrés par celle-ci. La prédisposition génétique à l'**hyperthermie maligne** (de l'anesthésie) est désormais bien documentée (Eacsu, 2006). Des mesures peuvent être prises pour réduire les complications liées à cette affection (Malignant Hyperthermia Association of the United States, 2008) ▶ **47** .

Médicaments

Il faut consigner les prises régulières et intermittente de médicaments, y compris de médicaments en vente libre et de suppléments à base de plantes. De nombreux centres de chirurgie ambulatoire demandent aux clients qui se présentent pour une chirurgie d'apporter leurs médicaments afin de permettre l'évaluation et la consignation du type de médicaments et de leur posologie. Il est possible de demander à la pharmacie, soit directement, soit par l'intermédiaire du client, le profil pharmacologique informatisé. Ceci contribue à diminuer le risque d'erreurs. Il faut également interroger le client sur le respect de sa pharmacothérapie afin de cerner d'autres problèmes éventuels liés à la prise de médicaments ou aux interactions médicamenteuses.

Il faut aussi tenir compte des interactions entre les médicaments prescrits dans le contexte périopératoire, tels que les opioïdes et les médicaments prescrits pour certaines maladies chroniques (p. ex., les maladies cardiaques, l'hypertension, la dépression, l'épilepsie, le diabète). Par exemple, les tranquillisants peuvent amplifier l'effet des opioïdes et des barbituriques, des agents qui peuvent être utilisés comme anesthésiques. Les antihypertenseurs peuvent prédisposer le client à un choc causé par l'effet combiné du médicament et de l'effet vasodilatateur de certains anesthésiques. Pendant la période périopératoire, il peut être nécessaire d'adapter la posologie de l'insuline ou des hypoglycémiants oraux ou de changer le type de médicaments en raison d'un métabolisme accru, d'un apport calorique réduit, du stress et de l'anesthésie. L'aspirine, le bisulfate de clopidogrel

(Plavix^MD) et les anti-inflammatoires non stéroïdiens (AINS) inhibent l'agrégation plaquettaire et peuvent entraîner des complications liées au saignement postopératoire. Le chirurgien demandera au client d'interrompre la prise de ces médicaments avant la chirurgie. La durée de cette interruption dépend du médicament et du client. Un client qui suit une anticoagulothérapie à long terme (p. ex., à la warfarine) présente une situation particulièrement complexe. Selon la décision du médecin, ce client peut:

- continuer son traitement à la warfarine;
- interrompre son traitement à la warfarine pendant un certain temps avant et après la chirurgie;
- interrompre son traitement à la warfarine et commencer un traitement à l'héparine pendant la période périopératoire.

La stratégie choisie sera déterminée en fonction des caractéristiques du client, de la nature de l'intervention chirurgicale et de son déroulement (Daley, Taylor, & Aycinena, 2008).

Les médicaments et les suppléments à base de plantes peuvent interagir avec les anesthésiques. Cela peut accroître ou diminuer l'effet physiologique désiré. Il est important de poser au client des questions précises sur sa consommation de suppléments à base de plantes et de suppléments alimentaires, car leur utilisation est très répandue. De nombreux clients ne pensent pas à inclure les suppléments à base de plantes dans leur liste de médicaments. Ils croient que ces suppléments sont « naturels » et qu'ils ne présentent aucun risque durant la chirurgie **TABLEAU 46.2**.

La consommation excessive de vitamines et de plantes médicinales peut avoir des effets indésirables sur un client au cours d'une chirurgie, tels que des changements de pression artérielle, des effets sur le cœur, des changements électrolytiques, un réveil retardé après l'anesthésie et l'inhibition de l'agrégation plaquettaire (American Society of Anesthesiologists [ASA], 2003; Steele, Nielsen, & Klein, 2005). Un client qui prend des anticoagulants ou des médicaments inhibiteurs de l'agrégation plaquettaire ainsi que des suppléments à base de plantes peut subir un saignement postopératoire excessif qui risque de nécessiter son retour en salle d'opération (ASA, 2003; Chan, 2008). Le **TABLEAU 46.2** présente les effets de certaines plantes médicinales qui sont une source de préoccupation pendant la période périopératoire.

Il faut également demander au client s'il consomme de la drogue, du tabac ou de l'alcool. Dans l'affirmative, en fait-il une consommation excessive

46

RAPPELEZ-VOUS...

Plusieurs éléments doivent être considérés pour réaliser l'entrevue, notamment le fait que celle-ci requiert des habiletés en communication et repose sur l'utilisation de techniques de relation d'aide.

47

Le chapitre 47, *Interventions cliniques – Soins peropératoires*, traite entre autres de l'hyperthermie maligne.

Jugement clinique

Capsule

Monsieur Lauréat Côté, 62 ans, doit être opéré sous anesthésie rachidienne pour méniscectomie au genou gauche. Il prend de la propanthéline (Pro-Banthine^MD) pour traiter un ulcère gastroduodénal, des sennosides (Senokot^MD) lorsqu'il est constipé et du sumatriptan (Imitrex^MD) en cas de migraine aiguë.

Lequel de ces médicaments peut, selon vous, aggraver un saignement postopératoire?

TABLEAU 46.2	Effets des plantes médicinales et des suppléments en période périopératoire
PLANTE MÉDICINALE OU SUPPLÉMENT	**CONSIDÉRATIONS PÉRIOPÉRATOIRES**
Ail	Peut augmenter les saignements, particulièrement chez les clients qui prennent des anticoagulants.
Chou palmiste nain	Peut avoir des effets additifs avec d'autres traitements hormonaux.
Échinacée	Peut causer une inflammation du foie si elle est utilisée avec certains médicaments.
Gingembre	Peut augmenter les saignements, particulièrement chez les clients qui prennent des anticoagulants.
Ginkgo	Peut augmenter les saignements, particulièrement chez les clients qui prennent des anticoagulants.
Ginseng	Peut augmenter les saignements, particulièrement chez les clients qui prennent des anticoagulants; peut augmenter la fréquence cardiaque ou la pression artérielle (P.A.); peut provoquer l'hypoglycémie.
Grande camomille	Peut inhiber l'activité plaquettaire et augmenter les saignements.
Hydraste du Canada	Peut augmenter la P.A. et les enflures.
Kava	Peut prolonger les effets de certains anesthésiques ou anticonvulsifs; peut causer des dommages au foie.
Millepertuis	Peut prolonger les effets des anesthésiques.
Réglisse	Certaines préparations peuvent causer l'augmentation de la P.A., de l'enflure ou un déséquilibre électrolytique.
Valériane	Peut prolonger les effets de certains anesthésiques ou anticonvulsifs; peut causer des dommages au foie.
Vitamine E	Peut augmenter les saignements, particulièrement chez les clients qui prennent des anticoagulants; peut affecter la fonction thyroïdienne; à forte dose, peut augmenter la P.A. des personnes qui ont déjà une P.A. élevée.

Source : Adapté de ASA (2003).

Les interventions cliniques auprès des clients en situation d'intoxication, de surdose ou de sevrage de stimulants ou de dépresseurs sont présentés dans le chapitre 12, *Troubles liés à une substance*.

ou a-t-il une dépendance envers ces substances ? Outre le tabac et l'alcool, les substances les plus susceptibles d'être consommées de façon excessive sont les opioïdes, la marijuana, la cocaïne et les amphétamines. Il est suggéré de poser des questions directes sur la consommation de ces substances. Il est important de porter une attention particulière aux réponses du client et de demander des précisions, s'il y a lieu. Par exemple, si un client répond qu'il fait une consommation modérée d'alcool, il faudrait lui demander ce qu'il entend par consommation modérée. L'infirmière informe aussi que la consommation peut influer sur le type et la quantité d'anesthésique qui sera nécessaire au cours de la chirurgie. La plupart du temps, quand les clients se rendent compte que ces substances peuvent interagir avec les anesthésiques, ils répondent honnêtement sur leur consommation.

L'alcoolisme chronique met en danger le client qui doit subir une chirurgie en raison des dommages causés par l'alcool aux poumons, au tube digestif et au foie. Une fonction hépatique réduite prolonge le métabolisme des anesthésiques et modifie l'état nutritionnel, ce qui augmente le risque de complications postopératoires. De plus, un sevrage alcoolique peut se produire au cours d'une longue chirurgie ou de la phase postopératoire. Cela peut mettre la vie du client en danger, mais peut être évité grâce à une planification et à une prise en charge appropriées ▶ **12**.

Tous les éléments des antécédents pharmacologiques doivent être consignés et communiqués aux professionnels de la santé qui s'occupent du client pendant la période périopératoire. La posologie des médicaments que le client devra prendre avant et après la chirurgie relève de l'anesthésiste, mais il faut vérifier si tous les médicaments du client sont bien indiqués, apporter les modifications nécessaires à leur administration et faire le suivi du client afin de déterminer les interactions et les complications possibles.

Allergies

L'infirmière doit également demander au client s'il a des intolérances ou des allergies à des médicaments. L'intolérance aux médicaments cause généralement des effets secondaires qui sont désagréables pour le client, mais qui ne mettent pas sa vie en danger. Ces effets peuvent inclure les nausées, la constipation, la diarrhée ou des **réactions idiosyncrasiques** (qui diffèrent des effets attendus). Une allergie réelle à un médicament produit de l'urticaire **FIGURE 46.3** ou une **réaction anaphylactique**, ce qui peut causer des troubles cardiopulmonaires (p. ex., l'hypotension, la tachycardie, des bronchospasmes). La détermination des intolérances et des allergies du client aux médicaments permettra d'assurer son bien-être et sa sécurité. À titre d'exemple, l'anesthésiste doit être informé des antécédents d'allergie aux sulfamides, puisque cette substance est contenue dans certains anesthésiques. Toute intolérance ou allergie à un médicament doit être consignée. Le jour de l'intervention, le client doit porter un bracelet signalant cette allergie.

L'infirmière doit aussi questionner le client sur ses allergies non médicamenteuses, notamment alimentaires et environnementales (p. ex., au latex,

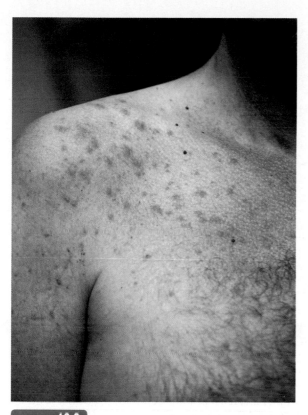

FIGURE 46.3
Un client présente une crise d'urticaire.

au pollen, aux animaux). Le client qui a des antécédents d'allergie est plus susceptible de subir des réactions d'hypersensibilité aux médicaments administrés pendant l'anesthésie. L'American Academy of Allergy, Asthma, and Immunology (2007) recommande que les éléments suivants soient dépistés au moment de l'évaluation des risques d'allergies au latex :

- la dermite de contact ;
- l'urticaire (de contact ou autre) ;
- les réactions à des aérosols ;
- les antécédents de réactions qui indiquent une allergie au latex ;
- les facteurs de risque.

Les facteurs de risque de l'allergie au latex incluent des expositions multiples et prolongées aux produits à base de latex, comme dans le cas des professionnels de la santé et des travailleurs de l'industrie du caoutchouc ▶ **14**. Les autres facteurs de risque incluent les antécédents de rhume des foins, d'asthme et d'allergie à certains aliments (p. ex., l'avocat, la banane, la châtaigne [marron], la pomme de terre et la pêche) (Association of periOperative Registered Nurses [AORN], 2008).

Évaluation des systèmes

La dernière composante du passé médical du client est l'évaluation de ses systèmes corporels. Il s'agit de poser des questions précises afin de confirmer la présence ou l'absence de toute maladie. Des troubles médicaux antérieurs peuvent indiquer des parties du corps qui devront être examinées plus attentivement au cours de l'examen physique préopératoire. Quand l'infirmière évalue le client avant le jour de la chirurgie et qu'elle combine l'évaluation de ses systèmes corporels avec les informations obtenues sur son passé médical, elle peut déterminer si des analyses de laboratoire préopératoires particulières sont nécessaires. Elle doit aussi mentionner cette information au professionnel de la santé approprié.

Système cardiovasculaire

La fonction cardiovasculaire (CV) est évaluée pour déterminer la présence de maladies ou de troubles antérieurs (p. ex., une coronaropathie, une prothèse valvulaire cardiaque). Cela permettra de surveiller l'état CV du client pendant la chirurgie et la période de rétablissement. Pendant l'examen de la fonction CV, il s'agit de repérer des antécédents de troubles cardiaques, notamment d'hypertension, d'angine de poitrine, d'arythmie, d'insuffisance cardiaque et d'infarctus du myocarde, et de demander au client s'il suit un traitement pour un de ces troubles CV (p. ex., s'il prend des médicaments). Dans l'affirmative, il faut vérifier la fréquence du traitement et son efficacité, et s'informer si le client est suivi par un cardiologue. S'il a subi un infarctus du myocarde ou si un stimulateur cardiaque ou un défibrillateur automatique implantable lui a récemment été installé, il faut consulter un cardiologue avant l'intervention.

Le cœur du client fera l'objet d'une surveillance continue pendant l'intervention et après celle-ci, à la salle de réveil, si cela est indiqué. Les signes vitaux enregistrés avant l'intervention serviront de valeurs de référence pendant la période périopératoire. Au besoin, les temps de coagulation et de saignement du client doivent être consignés dans son dossier avant la chirurgie, ainsi que les autres résultats de laboratoire. Par exemple, les concentrations de potassium sérique d'un client qui suit un traitement diurétique doivent être mesurées avant l'intervention. Si le client a des antécédents d'hypertension, l'anesthésiste peut administrer des médicaments vasoactifs afin de maintenir une pression artérielle adéquate pendant la chirurgie. Si le client a des antécédents de cardiopathie congénitale, rhumatismale ou valvulaire, des antibiotiques prophylactiques sont généralement administrés avant la chirurgie pour réduire le risque d'endocardite infectieuse ▶ **44**.

La **thromboembolie veineuse (TEV)** postopératoire, qui inclut la thrombose veineuse profonde et l'embolie pulmonaire, est une source de préoccupation dans tous les cas de chirurgie. Les clients qui présentent un risque élevé de TEV sont ceux ayant des antécédents de thrombose, de troubles de

14

Le chapitre 14, *Génétique, réaction immunitaire et transplantation*, traite de l'allergie au latex.

Le chapitre 44, *Interventions cliniques – Troubles inflammatoires et structuraux du cœur*, présente les interventions cliniques en présence d'endocardite infectieuse.

coagulation sanguine, de cancer, de varicosités, d'obésité, de tabagisme, de défaillance cardiaque ou de maladie pulmonaire obstructive chronique (MPOC) (AORN, 2008). L'immobilité et le positionnement du client pendant l'intervention chirurgicale sont aussi des facteurs de risque de TEV. Pour les chirurgies plus longues, des dispositifs de compression séquentielle sont généralement appliqués sur les jambes du client en préopératoire.

Système respiratoire

L'infirmière interroge le client sur toute maladie ou infection respiratoire récente ou chronique. Une infection des voies respiratoires supérieures peut entraîner l'annulation ou le report d'une chirurgie non urgente, car une telle infection peut accroître le risque de bronchospasme, de laryngospasme, de diminution de la saturation en oxygène et de troubles de sécrétions respiratoires. Les antécédents de dyspnée au repos ou à l'effort, de toux (sèche ou productive) ou d'hémoptysie (crachement de sang) sont également documentés pour l'anesthésiste et le chirurgien.

Si un client a des antécédents d'asthme, l'infirmière devra l'interroger sur son utilisation de corticostéroïdes et de bronchodilatateurs par voie respiratoire ou orale, ainsi que sur la fréquence et les facteurs déclenchant ses crises d'asthme. Le client qui a des antécédents de MPOC et d'asthme présente un risque élevé de complications pulmonaires postopératoires, notamment d'**hypoxémie** et d'**atélectasie**.

Il faut encourager les fumeurs à arrêter de fumer au moins six semaines avant l'intervention pour réduire le risque de complications respiratoires peropératoires et postopératoires, mais cela peut leur être difficile dans une telle période de stress (Ordre des infirmières et infirmiers du Québec [OIIQ], 2006). Plus le nombre de paquets-années (correspond à la consommation de 1 paquet de 20 cigarettes par jour pendant 1 an, soit 365 paquets) du client est élevé, plus celui-ci présente un risque de complications pulmonaires pendant ou après la chirurgie. Les troubles susceptibles d'influer sur la fonction respiratoire ou de la compromettre, tels que l'apnée du sommeil, l'obésité et les déformations vertébrales, thoraciques et des voies respiratoires, doivent aussi être consignés et signalés au personnel approprié. Des analyses de la fonction respiratoire et une gazométrie du sang artériel (GSA) de base peuvent être exigées avant l'intervention, selon l'examen clinique.

Système nerveux

L'évaluation préopératoire des fonctions neurologiques comprend l'évaluation de la capacité du client à répondre à des questions, à suivre des directives et à avoir des pensées ordonnées. Une ouïe et une vision altérées peuvent modifier les réactions du client et sa capacité à suivre des directives pendant l'évaluation périopératoire. Les capacités du client à être attentif, à se concentrer et à réagir de façon appropriée en phase préopératoire doivent être consignées afin d'établir des valeurs de base qui serviront de point de comparaison pendant la phase postopératoire.

La fonction cognitive revêt une importance particulière pour le client qui doit se préparer à subir une chirurgie et pour l'équipe qui doit effectuer la préparation préopératoire dans un contexte ambulatoire. Si des déficits sont notés, une évaluation détaillée doit être effectuée afin de déterminer leur étendue et les corrections possibles avant l'intervention. Si les déficits ne peuvent être corrigés, un tuteur ou une personne détenant un mandat en cas d'inaptitude (procuration) pour soins de santé doit participer au processus afin d'aider le client et de donner son consentement éclairé pour la chirurgie.

L'évaluation préopératoire de la fonction cognitive de base d'un client âgé est particulièrement importante pour les évaluations peropératoire et postopératoire (Clayton, 2008). Le client âgé peut avoir des facultés mentales intactes avant l'opération, mais il est plus susceptible d'être affecté qu'un jeune adulte par les agents stressants de la chirurgie, la déshydratation, l'hypothermie, l'anesthésie, les adjuvants et d'autres médicaments souvent prescrits en phase postopératoire. Ces facteurs peuvent favoriser le **délirium postopératoire**, un état qui peut être incorrectement considéré comme de la sénilité ou de la démence. Les résultats préopératoires sont donc extrêmement importants comme points de comparaison pour la phase postopératoire.

Durant l'évaluation du système nerveux, le client est questionné sur tout antécédent d'accident vasculaire cérébral (AVC), d'accident ischémique transitoire (AIT) ou de lésion de la moelle épinière. L'infirmière lui demande également s'il souffre de maladies du système nerveux, telles que la myasthénie grave, la maladie de Parkinson et la sclérose en plaques, et elle s'informe des traitements suivis.

Système génito-urinaire

Il s'agit de déterminer quels sont les antécédents de maladies des reins ou des voies urinaires du client, telles que la glomérulonéphrite, une maladie rénale chronique, ou des infections à répétition des voies urinaires. L'état actuel de la maladie et le traitement utilisé doivent être consignés. Le dysfonctionnement rénal est associé à diverses modifications physiologiques, notamment des déséquilibres liquidiens et électrolytiques, des coagulopathies, un risque accru d'infection et une mauvaise cicatrisation des plaies. De plus, les reins métabolisent et excrètent de nombreux médicaments. Une détérioration de la fonction rénale peut donc modifier la réaction aux médicaments et rendre l'élimination de ceux-ci imprévisible. Des analyses de la fonction rénale, telles que la concentration de créatinine et

Délirium postopératoire:
Perturbation cognitive de début brutal, survenant habituellement dans les 24 à 48 heures postopératoires.

d'azote uréique dans le sang, sont couramment demandées avant une opération, et les résultats doivent apparaître au dossier du client avant qu'il aille en chirurgie.

Si le client a des troubles de miction (incontinence, rétention), l'infirmière doit le consigner et le signaler à l'équipe périopératoire. Un homme peut présenter des changements physiques, tels qu'une hypertrophie de la prostate, qui peuvent nuire à l'insertion d'un cathéter urinaire pendant la chirurgie ou empêcher la miction après l'intervention.

Dans le cas d'une femme en âge de procréer, il faut déterminer si elle est enceinte ou pense l'être. Si elle pense être enceinte, il faut effectuer l'examen de laboratoire approprié et en informer immédiatement le chirurgien, parce que la mère et le fœtus ne doivent pas être exposés à des anesthésiques au cours des trois premiers mois de la grossesse.

Système tégumentaire

L'infirmière interroge le client sur ses antécédents de troubles cutanés et évalue la condition actuelle de la peau, particulièrement au site de l'incision, en recherchant des éruptions, des altérations ou d'autres troubles cutanés **FIGURE 46.4**. Un client qui a des antécédents de lésions de pression aura peut-être besoin d'un matelas thérapeutique pendant la chirurgie. Les troubles cutanés peuvent influer sur la cicatrisation postopératoire.

Système locomoteur

Les troubles musculosquelettiques et de mobilité doivent être consignés, particulièrement dans le cas d'un client âgé. Si le client souffre d'arthrite, l'infirmière vérifie et documente toutes les articulations touchées. Une mobilité réduite peut influer sur le positionnement et le mode de déplacement du client pendant et après la chirurgie.

Il peut être difficile d'effectuer une **rachianesthésie** si le client ne peut fléchir adéquatement sa colonne lombaire pour permettre l'insertion de l'aiguille. Si le cou est touché, il peut être difficile d'intuber le client et de dégager ses voies respiratoires. Le jour de la chirurgie, le client doit apporter avec lui toute aide de locomotion, telle qu'une canne, un déambulateur (communément appelé marchette) ou des béquilles. La douleur postopératoire est souvent également due à la douleur musculosquelettique chronique et au positionnement pendant la chirurgie.

Système endocrinien

La personne souffrant de diabète présente un risque particulier de subir des effets indésirables de l'anesthésie et de la chirurgie. L'hypoglycémie, l'hyperglycémie, l'acidocétose, les troubles cardiovasculaires, le retard de cicatrisation et l'infection sont des complications courantes du diabète pendant la période périopératoire. Des analyses de glycémie sérique ou capillaire devraient être effectuées le matin de la

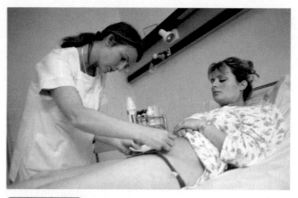

FIGURE 46.4

Avant l'opération, l'infirmière évalue la condition actuelle de la peau, particulièrement au site de l'incision.

chirurgie pour déterminer les concentrations de base. Il est important de vérifier auprès du chirurgien ou de l'anesthésiste si le client doit prendre sa dose normale d'insuline ou d'hypoglycémiant oral le jour de la chirurgie. Les anesthésistes modifient la dose normale d'insuline en se basant sur l'état actuel du client et sur ses habitudes de régulation de sa glycémie. Quelle que soit la prescription d'insuline préopératoire, la glycémie du client sera évaluée régulièrement et ajustée, au besoin, avec de l'insuline ordinaire ou régulière (à action rapide, de brève durée).

Il faut aussi déterminer si le client a des antécédents de dysfonction de la glande thyroïde. L'hyperthyroïdie et l'hypothyroïdie exposent le client à un risque chirurgical en raison des modifications de la vitesse métabolique. Si le client prend un médicament de substitution des hormones thyroïdiennes, il faut demander à l'anesthésiste si ce médicament doit être administré le jour de la chirurgie. Si le client a des antécédents de dysfonction thyroïdienne, des analyses de la fonction thyroïdienne peuvent être demandées.

La personne atteinte de la **maladie d'Addison** doit également faire l'objet d'une attention particulière pendant la chirurgie. Si le client interrompt soudainement sa prise de corticostéroïdes de substitution, il peut subir une crise addisonienne. De plus, il peut être nécessaire de lui administrer une dose supplémentaire de corticostéroïdes par voie I.V. pour pallier le stress de la chirurgie (Yalamarthi, 2008) ▶ **61**.

Système immunitaire

Si le client a des antécédents de déficience du système immunitaire ou prend des médicaments immunosuppresseurs, cela doit être inscrit dans son

En marge droite:

Jugement clinique

Monsieur Winston Crawford est âgé de 41 ans et est diabétique de type 1. Il sera opéré aujourd'hui pour une discoïdectomie lombaire. Sa glycémie de 7 h 30 est de 3,6 mmol/L. Il s'injecte habituellement six unités d'insuline Humulin-R^MD avant le déjeuner.

Devrait-il recevoir sa dose d'insuline le matin de sa chirurgie ? Justifiez votre réponse.

Maladie d'Addison : Destruction progressive des deux glandes surrénales qui ne sont plus en mesure d'assurer la synthèse habituelle d'hormones.

61

La corticothérapie et ses effets dans le traitement des troubles endocriniens sont abordés dans le chapitre 61, *Interventions cliniques – Troubles endocriniens*.

dossier. La dose de corticostéroïdes utilisés dans ces médicaments peut être réduite avant la chirurgie. Un système immunitaire déficient peut entraîner un retard de cicatrisation et accroître le risque d'infections postopératoires (Neil, 2007). Si le client souffre d'une infection aiguë (p. ex., une infection aiguë des voies respiratoires supérieures, une sinusite aiguë, la grippe), la chirurgie non urgente est souvent reportée. Le client qui souffre d'une infection chronique, telle que l'hépatite B ou C, le sida ou la tuberculose, peut subir une chirurgie si cela est indiqué.

Toutefois, pendant la préparation du client à la chirurgie, les mesures de prévention de l'infection ne visent pas seulement la protection du client, mais aussi celle du personnel soignant (Neil, 2008) ▶ **15**.

Système gastro-intestinal

L'infirmière doit déterminer l'état du client aux niveaux liquidien, électrolytique et nutritionnel. Elle doit aussi vérifier la présence d'un trouble hépatique.

| États liquidien et électrolytique | Il s'agit de savoir si le client a souffert récemment de troubles qui augmentent le risque de déséquilibres liquidiens et électrolytiques, tels que des vomissements, une diarrhée ou une préparation préopératoire des intestins. Par exemple, la chirurgie peut être planifiée plus rapidement pour un client qui souffre d'une cholécystite et qui vomit depuis plusieurs jours. Il faut aussi déterminer si le client prend des médicaments qui modifient son équilibre liquidien et électrolytique, tels que des diurétiques. Les concentrations d'électrolytes sériques sont souvent évaluées avant une chirurgie. Certains clients doivent restreindre leur consommation de liquides pendant un certain temps avant une chirurgie. Si celle-ci est retardée, ils peuvent souffrir de déshydratation. Un client déshydraté ou qui présente des risques de déshydratation peut nécessiter un apport supplémentaire de liquides et d'électrolytes avant ou pendant la chirurgie. Bien qu'il soit nécessaire de déterminer les antécédents et les enjeux actuels liés à l'équilibre liquidien préopératoire de tout client, cela est particulièrement important dans le cas des personnes âgées. En effet, celles-ci ont une capacité réduite d'adaptation qui laisse une petite marge de sécurité entre l'hyperhydratation et la sous-hydratation.

| État nutritionnel | Les carences nutritionnelles comprennent la suralimentation et la dénutrition, qui sont toutes deux assez longues à corriger. Toutefois, si l'équipe de soins périopératoires sait qu'un client souffre d'une carence nutritionnelle, elle pourra lui prodiguer des soins plus personnalisés. Par exemple, si le client est très maigre, l'équipe doit en être informée pour pouvoir lui proposer un matelas thérapeutique (sur lequel les points de pression de tous les clients sont toujours protégés) sur la table d'opération **FIGURE 46.5**. Si l'équipe sait qu'un client souffre d'obésité morbide

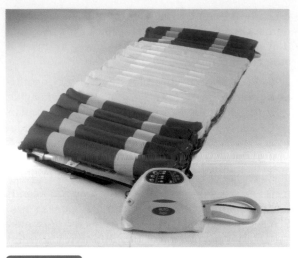

FIGURE 46.5
Matelas thérapeutique

(indice de masse corporelle [IMC] > 40 kg/m^2), elle aura le temps de se procurer le matériel particulier nécessaire (p. ex., des instruments plus longs pour la chirurgie abdominale, un lit plus grand pour la phase postopératoire) ▶ **55**.

L'obésité représente un risque supplémentaire de complication périopératoire car elle influence les systèmes cardiovasculaire et respiratoire. De plus, elle rend l'anesthésie et l'accès aux champs opératoires difficiles (Ide, Farber, & Lautz, 2008). Elle favorise la **déhiscence** voire l'**éventration**, l'infection d'une plaie et l'hernie incisionnelle après l'opération. Les tissus adipeux sont moins vascularisés que d'autres types de tissus. Il est possible que la personne obèse se remette plus lentement de l'anesthésie parce que l'anesthésique inhalé est absorbé et emmagasiné dans les tissus adipeux, de sorte qu'il prend plus de temps à être éliminé du corps.

Les carences nutritionnelles nuisent au rétablissement après une chirurgie. Les personnes obèses et celles qui sont très maigres peuvent aussi souffrir de carences protéiques et vitaminiques. En cas de trouble nutritionnel grave, la chirurgie peut être reportée. Les carences nutritionnelles en protéines et en vitamines A, B et C sont particulièrement graves, car ces substances sont essentielles à la cicatrisation (Campos, Groth, & Branco, 2008). Des suppléments nutritifs peuvent être administrés au client qui souffre de dénutrition pendant la période périopératoire. Les personnes âgées présentent un risque de dénutrition et de carence liquidienne (Clayton, 2008).

Il faut déterminer les habitudes alimentaires qui peuvent influer sur le rétablissement postopératoire si le client reste à l'hôpital après l'opération. Par exemple, il faut savoir si un client consomme beaucoup de café ou de boissons gazeuses contenant de la caféine. Dans de nombreux cas, l'interruption de la consommation de ces boissons avant et après l'opération peut causer de graves céphalées de sevrage (Johns Hopkins Health Information Library, 2008).

15

Des directives de prévention des infections sont présentées dans le chapitre 15, *Infections et infection par le virus de l'immunodéficience humaine.*

55

Les besoins particuliers des clients obèses devant subir une chirurgie sont traités dans le chapitre 55, *Interventions cliniques – Obésité.*

Déhiscence : Ouverture de la ligne de suture d'une plaie.

Éventration : Protrusion des intestins due à un relâchement (spontané, postopératoire ou traumatique) de la musculature.

Ces céphalées peuvent être confondues avec des céphalées post-ponction lombaire si les informations préopératoires n'ont pas été recueillies. Les boissons à base de caféine données au client après l'opération, si possible, préviendront les symptômes de sevrage.

Système hépatique

Le foie joue un rôle dans l'homéostasie du glucose, le métabolisme des lipides, la synthèse des protéines, le métabolisme des médicaments et des hormones ainsi que dans la formation et l'excrétion de la bilirubine. Le foie détoxique l'organisme de nombreux anesthésiques et adjuvants. Le client atteint d'un trouble hépatique peut présenter un risque accru d'anomalies de la coagulation et de réactions indésirables à des médicaments pendant la période périopératoire. La présence d'une maladie du foie doit être envisagée s'il a des antécédents d'ictère (jaunisse), d'hépatite, de consommation excessive d'alcool ou d'obésité.

Modes fonctionnels de santé

L'évaluation de chaque mode fonctionnel de santé permet de recueillir des données subjectives précieuses sur l'état physique et l'état psychologique du client ainsi que sur ses valeurs et croyances culturelles concernant les soins de santé qu'il reçoit. L'**ENCADRÉ 46.2** présente les questions qu'il faut poser au client ou au proche aidant, s'il y a lieu, avant la chirurgie.

Histoire de santé

ENCADRÉ 46.2 | **Client en phase préopératoire**

Perception et gestion de la santé

- Que vous a expliqué le médecin au sujet de votre chirurgie ?
- Avez-vous déjà subi une chirurgie[a] ?
- Avez-vous ou un membre de votre famille a-t-il déjà eu des troubles liés à l'anesthésie[a] ?
- Fumez-vous[a] ? Dans l'affirmative, combien de paquets par jour ? Depuis combien d'années ?
- Souffrez-vous d'une maladie chronique[a] ?
- Prenez-vous des médicaments[a] ? Êtes-vous allergique à des médicaments, à des aliments ou au latex[a] ?
- Consommez-vous de l'alcool ou de la drogue ? Si oui, quelle est votre consommation habituelle ?

Nutrition et métabolisme

- Quelle est votre taille et quel est votre poids ?
- Avez-vous pris ou perdu du poids récemment[a] ?
- Avez-vous certaines préférences alimentaires ou y a-t-il des aliments que vous n'aimez pas[a] ?
- Éprouvez-vous des difficultés à mâcher ou à avaler[a] ?
- Prenez-vous des vitamines[a] ou des suppléments à base de plantes[a] ?
- Avez-vous des problèmes de cicatrisation[a] ?
- Avez-vous déjà eu des troubles au foie[a] ?

Élimination

- Avez-vous des troubles de constipation[a] ?
- Avez-vous des troubles de miction[a] ?

Activités et exercices

- Avez-vous des antécédents d'hypertension ou de maladie du cœur[a] ?
- Avez-vous des antécédents d'essoufflement, de toux, d'hémoptysie, de maladie pulmonaire obstructive chronique (MPOC) ou d'asthme[a] ?
- Avez-vous une infection des voies respiratoires supérieures[a] ?
- Avez-vous des troubles musculosquelettiques pouvant limiter votre positionnement pendant la chirurgie ou votre degré d'activité après la chirurgie[a] ?

- La mobilité de votre cou est-elle limitée[a] ?
- Avez-vous besoin d'un appareil ou d'un dispositif spécial pour marcher[a] ?

Sommeil et repos

- Avez-vous des troubles du sommeil[a] ?
- Prenez-vous des somnifères ou utilisez-vous un appareil de ventilation spontanée en pression positive continue[a] ?
- Ronflez-vous ?

Cognition et perception

- Portez-vous des lunettes, des verres de contact ou une aide auditive[a] ?
- Comment décrivez-vous votre tolérance à la douleur ?
- Quelles méthodes de soulagement de la douleur trouvez-vous efficaces ?

Perception et concept de soi

- Quels sont vos sentiments à l'égard de cette chirurgie ?
- Votre perception de vous-même ou de votre corps a-t-elle changé[a] ?

Relations et rôles

- Cette chirurgie causera-t-elle des problèmes relatifs à vos rôles sociaux ou à vos relations[a] ?
- Bénéficierez-vous du soutien dont vous pensez avoir besoin après votre congé de l'hôpital ?

Sexualité et reproduction

- Pensez-vous que cette chirurgie aura un impact sur votre vie sexuelle[a] ?

Adaptation et tolérance au stress

- Quels sont vos sentiments à l'égard de cette chirurgie ?

Valeurs et croyances

- Y a-t-il un conflit entre la chirurgie prévue et votre système de valeurs ou de croyances[a] ?

[a] Si la réponse est affirmative, demandez au client d'expliciter.

TABLEAU 46.3	Échelle de l'état de santé des clients de la Société canadienne des anesthésiologistes
CLASSIFICATION	**DÉFINITION**
P1	Client en bonne santé.
P2	Client atteint d'une maladie systémique légère.
P3	Client atteint d'une maladie systémique grave.
P4	Client atteint d'une maladie systémique grave qui représente un danger constant pour sa vie.
P5	Client moribond qui ne survivrait probablement pas sans l'intervention chirurgicale.
P6	Client déclaré en mort cérébrale dont les organes sont prélevés à des fins de don d'organes.

Source : Merchant *et al.* (2009).

46.4.2 Données objectives
Examen physique

Les antécédents médicaux et les résultats de l'examen physique de chaque client admis en salle d'opération doivent être consignés au dossier. Cela peut être fait à l'avance ou le jour même de la chirurgie par plusieurs personnes qualifiées, notamment des infirmières, des infirmières praticiennes spécialisées, des médecins, des assistants médecins ou des anesthésistes. Ce dossier permettra à l'anesthésiste d'attribuer au client un classement de l'état de santé qui servira pour l'administration de l'anesthésique **TABLEAU 46.3**. Ce classement, qui est un indicateur du risque préopératoire du client, peut influer sur les décisions périopératoires.

Une évaluation de l'état de santé et un examen physique du client doivent être effectués avant la chirurgie **TABLEAU 46.4**. L'infirmière lit l'information déjà consignée dans son dossier, notamment

TABLEAU 46.4	Évaluation de la santé et examen physique du client en phase préopératoire[a]
SYSTÈME ET ANALYSES	**POINTS À ÉVALUER**
Système cardiovasculaire	• Vérifier la présence de troubles aigus ou chroniques, notamment d'angine (de poitrine), d'hypertension, d'insuffisance cardiaque, d'infarctus récent du myocarde, de maladie rénale et de diabète. • Déterminer la consommation de tout médicament (p. ex., l'aspirine) ou supplément à base de plantes (p. ex., le ginkgo) qui peut influer sur la coagulation. • Déterminer si le client a un stimulateur cardiaque ou un défibrillateur automatique implantable. • Examiner et palper le client afin de déterminer la présence d'œdème (y compris l'œdème déclive), en notant la partie touchée et la gravité de l'œdème. • Examiner les veines du cou afin de déterminer la présence de distension. • Mesurer la pression artérielle de base aux deux bras. • Ausculter et palper les pouls apical, radial et pédieux de base pour connaître la fréquence et les caractéristiques des pulsations (comparer les deux côtés).
Système respiratoire	• Déterminer la présence de troubles aigus ou chroniques ; noter la présence d'une infection, d'une MPOC ou d'asthme. • Évaluer les antécédents de tabagisme, y compris le temps écoulé depuis la dernière cigarette fumée et le nombre de paquets par année. (N'oubliez pas que même s'il est préférable de ne pas fumer avant une opération, il peut être difficile pour le client d'arrêter pendant cette période d'anxiété.) • Déterminer la fréquence respiratoire (F.R.) de base, l'amplitude et la régularité de la respiration. • Observer si le client tousse, a de la difficulté à respirer (dyspnée) et utilise ses muscles respiratoires accessoires. • Ausculter les poumons pour déterminer si les bruits respiratoires sont normaux ou anormaux (adventices).

TABLEAU 46.4

Évaluation de la santé et examen physique du client en phase préopératoire [a] *(suite)*

SYSTÈME ET ANALYSES	POINTS À ÉVALUER
Système nerveux	• Déterminer l'orientation du client dans le temps, l'espace et la reconnaissance des personnes. • Vérifier si le client a eu des changements récents de son état mental, s'il est distrait ou incapable de fixer son attention ou s'il tient des propos incohérents. • Déterminer les antécédents d'AVC, d'accidents ischémiques transitoires ou de maladies neurologiques (p. ex., la maladie de Parkinson, la sclérose en plaques).
Système génito-urinaire	• Déterminer la présence d'une maladie antérieure ou d'une infection. • Déterminer la capacité mictionnelle. • S'il y a lieu, noter la couleur, la quantité et les caractéristiques de l'urine. • S'il y a lieu, déterminer si la cliente est enceinte.
Système endocrinien	• Déterminer si le client souffre de diabète. • Déterminer si le client présente des antécédents de dysfonction thyroïdienne ou hormonale. • Évaluer la glycémie capillaire, s'il y a lieu. • Noter les prescriptions habituelles d'insuline, d'hypoglycémiants, d'hormones thyroïdiennes ou encore de corticostéroïdes.
Système tégumentaire	• Déterminer tout trouble actuel ou antérieur de la peau (p. ex., les lésions de pression, l'eczéma). • Déterminer l'état de la peau; noter la présence de sécheresse, d'ecchymoses ou de lésions. • Déterminer la présence d'éruptions cutanées, de furoncles ou d'infection, particulièrement dans la région du champ opératoire prévu. • Examiner les muqueuses et faire le test du pli cutané pour vérifier le degré d'hydratation. • Évaluer la température et la coloration de la peau.
Système locomoteur	• Déterminer les points de pression cutanés et osseux. • Évaluer les limites de l'amplitude articulaire et de la force musculaire. • Évaluer la présence de douleur articulaire ou musculaire. • Évaluer la mobilité, la démarche et l'équilibre du client.
Système gastro-intestinal	• Déterminer les habitudes de consommation des aliments et des liquides, et tout changement récent de poids. • Déterminer les habitudes d'élimination des selles, y compris la date des dernières selles. • Évaluer la présence de dentier et de pont dentaire (les dentiers ou les dents lâches peuvent être déplacés pendant l'intubation). • Peser et mesurer le client. • Passer en revue les antécédents de consommation excessive d'alcool. • Inspecter la couleur de la peau et la sclère des yeux pour détecter tout signe d'ictère.
Système immunitaire	• Déterminer la présence de tout trouble immunodéficitaire ou auto-immun. • Évaluer l'utilisation de corticostéroïdes ou d'autres médicaments immunosuppresseurs.
Analyses de laboratoire et examens paracliniques	• Passer en revue toutes les analyses de laboratoire et tous les examens paracliniques effectués avant l'opération.

[a] Pour obtenir des informations plus précises sur les évaluations et les analyses de laboratoires connexes, voir les chapitres portant sur les systèmes corporels particuliers.

les antécédents médicaux et les résultats de l'examen physique, afin d'optimiser son évaluation. Tous les résultats doivent être consignés et toute information pertinente doit être immédiatement communiquée au chirurgien ou à l'anesthésiste.

Analyses de laboratoire et examens paracliniques

Il s'agit d'obtenir et d'évaluer les résultats des analyses de laboratoire et des examens paracliniques demandés avant l'intervention **TABLEAU 46.5**. Par exemple, si le client prend un médicament antiplaquettaire (p. ex., de l'aspirine), un profil de coagulation peut être demandé; si un client suit un traitement diurétique, il faudra peut-être évaluer sa concentration de potassium dans le sang (kaliémie); si une cliente est en âge de procréer, il faudra demander un test de grossesse; si un client prend des antiarhytmiques, il faudra probablement faire un électrocardiogramme (ECG) préopératoire. Dans le cas d'un client diabétique, une surveillance de la glycémie devra être effectuée.

Idéalement, des analyses préopératoires doivent être demandées en fonction du passé médical et des résultats de l'examen physique. De plus, les analyses préopératoires peuvent être faites quelques jours avant la chirurgie à des endroits autres que le lieu de la chirurgie. L'infirmière doit vérifier si tous les résultats des analyses de laboratoire et des examens paracliniques ont été envoyés à l'établissement où se fera la chirurgie et s'ils apparaissent au dossier du client. L'absence des documents nécessaires peut entraîner le report ou l'annulation de la chirurgie.

TABLEAU 46.5	Analyses de laboratoire et examens paracliniques préopératoires courants
ANALYSES ET EXAMENS	**ÉVALUATIONS**
Gazométrie du sang artériel, saturométrie	Fonctions ventilatoire et métabolique; état de l'oxygénation
Glycémie	État métabolique, diabète
Azote uréique et créatinine du sang	Fonction rénale
Radiographie pulmonaire	Troubles pulmonaires, hypertrophie cardiaque, insuffisance cardiaque
Hémogramme: globules rouges (GR), hémoglobine (Hb), hématocrite (Ht), globules blancs (GB), formule leucocytaire	Anémie, état immunitaire, infection
Électrocardiogramme (ECG)	Maladie cardiaque, arythmie, anomalies électrolytiques
Électrolytes	État métabolique, fonction rénale, effets secondaires diurétiques
Gonadotrophine chorionique humaine (hCG)	Grossesse
Examen de la fonction hépatique	État du foie
Temps de prothrombine (TP), temps de thromboplastine partielle (TTP), rapport international normalisé (RIN)	État de coagulation
Examen de la fonction pulmonaire	État pulmonaire
Albumine sérique	État nutritionnel
Groupe sanguin et compatibilité	Disponibilité du sang pour une transfusion (pour une chirurgie non urgente, possiblilité de prélever le sang à l'avance)
Analyse d'urine	État rénal, hydratation, infection des voies urinaires

CLIENT EN PHASE PRÉOPÉRATOIRE

Les interventions infirmières préopératoires découlent de l'évaluation infirmière et doivent refléter les besoins particuliers du client. Les préparations physiques seront déterminées par la chirurgie à effectuer et les procédures d'usage liées à celle-ci. L'information préopératoire donnée au client peut varier selon le contexte préopératoire (clinique externe ou de préadmission, admission la veille ou le matin de la chirurgie, salle d'attente de la salle d'opération).

Information préopératoire

Le client a le droit de savoir à quoi il peut s'attendre et comment il peut participer efficacement à l'expérience chirurgicale (Pasero & Belden, 2006). L'information préopératoire augmente sa satisfaction et peut atténuer ses peurs, son anxiété et son stress pré et postopératoires. Cette information peut aussi réduire les complications, la durée de l'hospitalisation et le temps de convalescence après le congé, car le client est en mesure de gérer ses soins et de promouvoir son rétablissement. Les infirmières ont démontré, depuis de nombreuses années, que la préparation et l'enseignement préopératoires peuvent donner des résultats positifs significatifs pour soulager l'anxiété et favoriser le rétablissement des personnes devant subir une chirurgie (Oshodi, 2007b). Il existe une grande variété d'interventions de ce type répertoriées dans les écrits qui utilisent divers outils écrits et audiovisuels. Pour le moment, l'approche de groupe semble aussi bénéfique et moins coûteuse (Oshodi, 2007a).

Dans la plupart des établissements, le client doit se présenter quelques heures seulement avant l'heure prévue de l'intervention chirurgicale. L'information préopératoire lui est généralement donnée dans le bureau du chirurgien ou à la clinique de préadmission chirurgicale et elle est répétée le jour de la chirurgie. Cependant, certains hôpitaux ont abandonné la mise en place de rendez-vous en préadmission et la seule préparation est celle qui est donnée à l'admission du client, la veille ou le jour de la chirurgie. Après une chirurgie ambulatoire et une période de surveillance postopératoire qui varie selon ses progrès et le type d'intervention subie, le client retourne généralement à la maison. L'information concernant le congé doit être donnée à tous les clients. Cette information doit comprendre des renseignements orientés vers la sécurité du client. De la documentation écrite, audiovisuelle ou encore électronique peut être remise au client et au proche aidant pour qu'ils puissent la consulter à la maison .

Lorsque l'infirmière donne de l'information préopératoire à une personne plusieurs jours avant l'intervention, elle doit trouver le juste milieu entre ne pas en dire suffisamment, de façon qu'il soit mal préparé, et en dire trop, de façon qu'il se sente submergé (Sandberg, Sharma, Wiklund, & Sandberg, 2008). En observant et en écoutant attentivement la personne, elle pourra généralement déterminer la quantité nécessaire d'informations à lui transmettre. Il ne faut pas oublier que l'anxiété et la peur peuvent réduire les capacités d'apprentissage.

Les informations préopératoires données au client doivent aussi être communiquées aux infirmières qui prodiguent les soins postopératoires afin qu'elles puissent évaluer ce que le client a compris et éviter les répétitions. Puisque le temps disponible pour la communication de l'information peut être limité, le travail d'équipe est généralement privilégié. Par exemple, la communication de l'information peut commencer en clinique externe et se poursuivre

de façon plus détaillée aux diverses phases et en fonction des connaissances et des croyances ou inquiétudes de la personne. Il faut évaluer ce que le client a compris et combler toute lacune. Lorsque l'infirmière s'aperçoit que le client a des croyances facilitant l'expérience chirurgicale et le rétablissement, elle peut les renforcer aux diverses étapes du cheminement. L'infirmière chargée du congé du client doit lui donner des directives écrites et des informations supplémentaires sur la convalescence et s'assurer qu'il a bien compris les consignes postopératoires. De plus, il est important d'indiquer un numéro de téléphone pour que le client ou ses proches puissent communiquer avec une personne-ressource. Les infirmières qui donnent des soins à domicile aux clients qui ont reçu leur congé peuvent aussi leur donner de l'information s'ils désirent en savoir plus. Il est suggéré d'évaluer ce que le client désire savoir et de donner priorité à ces préoccupations.

Généralement, l'information préopératoire comprend trois types d'informations : l'information sensorielle, celle portant sur le déroulement et celle portant sur l'intervention elle-même **ENCADRÉ 46.3**. Il est possible que des clients de cultures, d'antécédents et d'expériences variés souhaitent obtenir différents types d'information. L'information sensorielle concerne ce que le client verra, entendra et sentira (odorat et toucher) pendant la chirurgie. Par exemple, l'infirmière peut lui dire qu'il fera froid dans la salle d'opération, mais qu'il peut demander une couverture chaude, que les lumières seront très brillantes dans la salle d'opération ou qu'il entendra plusieurs bruits inconnus et sentira des odeurs particulières. Les clients qui veulent obtenir de l'information sur le processus ne souhaitent pas nécessairement de détails précis, mais ils désirent connaître le déroulement général du processus. Cette information comprend leur transfert dans la salle d'attente, les visites de l'infirmière et de l'anesthésiste avant le transfert à la salle d'opération ainsi que le réveil ou la récupération à la salle de réveil. L'information sur les interventions médicales et infirmières concerne les détails précis que les clients veulent généralement avoir. L'infirmière peut, par exemple, mentionner au client qu'un cathéter I.V. sera installé lorsqu'il sera dans la salle d'attente et que le chirurgien marquera le champ opératoire à l'encre indélébile (AORN, 2008) **FIGURE 46.6**.

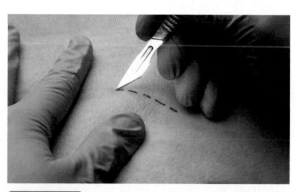

FIGURE 46.6

L'endroit de l'incision est délimité au feutre indélébile par le chirurgien.

Toute information donnée au client est consignée dans son dossier. L'**ENCADRÉ 46.3** présente un guide d'information du client et du proche aidant sur la préparation préopératoire ▶ **4**.

RAPPELEZ-VOUS...

Tout usager des services de santé et des services sociaux a le droit d'être informé sur son état de santé, de manière à connaître, dans la mesure du possible, les différentes options qui s'offrent à lui ainsi que les risques et les conséquences généralement associés à chacune de ces options avant de consentir à des soins le concernant (L.R.Q., c. S-4.2, art. 8).

Un exemple de la documentation remise au client avant une chirurgie d'un jour est présenté dans l'annexe 46.1W, au www.cheneliere.ca/lewis.

4

Les principes d'apprentissage et d'enseignement sont abordés dans le chapitre 4, *Enseignement au client et à ses proches aidants.*

ENCADRÉ 46.3   **Préparation préopératoire**

L'enseignement au client et à ses proches sur la préparation préopératoire devrait porter sur les aspects suivants :

- rassurer le client ;
- impliquer le client dans la gestion de l'expérience chirurgicale ;
- promouvoir son rétablissement postopératoire.

Les trois catégories d'information suivantes sont à inclure dans le plan d'information préopératoire.

Information sensorielle

- La salle d'attente préopératoire peut être bruyante.
- Les solutions de nettoyage et les médicaments peuvent être froids et dégager une odeur particulière.
- Il peut faire froid dans la salle d'opération. Une couverture sera fournie sur demande.
- Il peut être difficile d'entendre ce que dit le personnel en salle d'opération en raison des masques. Si quelque chose n'est pas clair, il faut poser des questions.
- La table d'opération sera étroite. Une sangle de sécurité sera fixée autour des genoux du client pour assurer sa sécurité.
- Les lumières de la salle d'opération peuvent être très brillantes.
- Le client éveillé en salle d'opération entendra peut-être des bruits d'appareils de surveillance. Même chose pour le client qui se réveille à la salle de réveil.
- Le client peut ressentir de la douleur à la région opérée en postopératoire.
- Le client peut sentir le pansement. S'il est prévu qu'il ait un drain ou tout appareillage pouvant être ressenti, l'infirmière devrait le lui indiquer de façon simple en en justifiant les avantages.

Information sur l'intervention

- Préopératoire (unité de soins). L'infirmière doit indiquer au client :
  - ce qu'il faut apporter et le type de vêtements qu'il faut porter au centre de chirurgie ;
  - tout changement de l'heure de la chirurgie ;
  - les restrictions relatives à l'ingestion d'aliments et de liquides ;
  - la préparation physique nécessaire (p. ex., la préparation des intestins ou de la peau).
- Préopératoire immédiat (salle d'attente/salle d'opération). Le client est informé au sujet de :
  - l'insertion de tubulures I.V. ;
  - la procédure d'administration de l'anesthésie ;
  - le champ ou le côté opératoire prévu sera marqué avec de l'encre indélébile.
- Postopératoire immédiat (salle de réveil). Le client est renseigné concernant :
  - la présence de l'infirmière ;
  - le but de l'évaluation fréquente des signes vitaux ;
  - le soulagement de la douleur et les autres mesures visant à assurer le bien-être du client.
- Postopératoire (unité de soins). L'infirmière :
  - informe le client de l'importance de se lever de façon précoce et de se mobiliser, de tousser et de respirer (spirométrie) profondément après l'intervention ;
  - peut faire une démonstration et demander au client de la répéter.

Information sur le déroulement

- Déroulement général de l'expérience chirurgicale (peropératoire) :
  - Le client est informé de la procédure dans l'aire d'admission.
  - Concernant la salle d'attente préopératoire, la salle d'opération et la salle de réveil, il faut l'avertir qu'à chaque endroit, son nom lui sera demandé et son bracelet sera vérifié.
  - Il faut expliquer que le client sera ensuite transféré et préciser, si possible, dans quelle unité de soins.
  - Il est important de mentionner la présence possible d'appareils et de dispositifs, tels que des appareils de surveillance et des cathéters centraux, à la salle d'opération et à la salle de réveil.
- Dans la salle d'attente :
  - Il faut encourager le client et le proche aidant à poser des questions ou à communiquer leurs inquiétudes.
  - Le proche aidant peut généralement rester dans la salle d'attente préopératoire jusqu'à la chirurgie.
  - Le proche aidant peut voir le client après son congé de la salle de réveil ou possiblement dans la salle de réveil quand le client est réveillé.
  - Le personnel de la salle d'opération avertit le proche aidant quand la chirurgie est terminée.
  - Le chirurgien vient généralement discuter avec le proche aidant après la chirurgie.

Information générale sur les soins postopératoires

Le client doit également recevoir de l'information particulière relative à sa chirurgie. Il est considéré comme le membre le plus important de l'équipe de rétablissement postopératoire (Pasero & Belden, 2006). Par exemple, un client qui doit subir une arthroplastie totale du genou portera peut-être un dispositif d'immobilisation après la chirurgie et un client qui doit subir une importante neurochirurgie doit être averti qu'il se réveillera à l'unité de soins intensifs.

Tous les clients doivent recevoir des directives concernant la respiration profonde, la toux et la mobilisation précoce après l'intervention. Cela est essentiel, car les clients peuvent refuser de faire ces exercices postopératoires si leur utilité ne leur a pas été expliquée et s'ils n'ont jamais fait d'exercices préparatoires avant l'intervention. S'il doit y avoir des tubes, des drains, des appareils de surveillance ou du matériel particulier après la chirurgie, il faut prévenir le client et le proche aidant et leur expliquer que ce matériel permet de prodiguer des soins en toute sécurité. L'information individualisée peut comprendre le mode d'utilisation d'un spiromètre d'incitation ou d'une pompe d'analgésie contrôlée par le patient (ACP).

En ce qui concerne la douleur postopératoire, il est important de vérifier les attentes par rapport à l'intensité de la douleur qui sera ressentie et à son soulagement, et recadrer certaines attentes ou moduler certaines croyances au besoin. Certaines croyances des clients peuvent en effet entraver la prise de médicaments et la communication de la douleur aux professionnels, comme la peur de déranger. Manias et ses collaborateurs (2005) ont observé une communication déficiente entre les infirmières et les clients (chirurgies diverses incluant la chirurgie cardiaque). Ainsi, les infirmières n'avaient pas un portrait fidèle de la douleur et son traitement était sous-optimal. Une communication adéquate doit être encouragée entre les professionnels de la santé et les clients afin que le traitement puisse prendre place (Manias, Botti, & Bucknall, 2006). Il faut donc rassurer les clients et les encourager à demander une mesure analgésique (Manias *et al.*, 2006).

L'infirmière montre au client comment utiliser une échelle d'intensité de la douleur comme l'échelle numérique (p. ex., de 0 à 10, où 0 = aucune douleur et 10 = la pire douleur ressentie) et insiste sur l'importance de demander des analgésiques avant que la douleur soit trop intense, en général inférieure à 4 sur 10. Le client doit bien comprendre comment évaluer l'intensité de sa douleur et comment celle-ci sera soulagée (Odom-Forren, 2007) ▶ 10.

Information propre à la chirurgie ambulatoire
Le client en chirurgie ambulatoire ou le client hospitalisé le jour de la chirurgie doit recevoir des informations avant son admission. Dans certains centres de chirurgie ambulatoire, un membre du personnel appelle le client la veille de la chirurgie pour répondre à des questions de dernière minute et vérifie si le client est bien informé. Chaque centre de chirurgie a des politiques et des procédures qui permettent de diriger et d'effectuer cette communication au moment voulu.

Le client doit obtenir des informations élémentaires telles que l'heure d'arrivée au centre de chirurgie et l'heure de la chirurgie. Le client doit généralement se présenter une à deux heures avant l'heure prévue de la chirurgie pour permettre au personnel d'effectuer l'évaluation préopératoire et de remplir les documents nécessaires. Il doit aussi obtenir des informations relatives à la journée de l'intervention, par exemple son inscription, le stationnement, ce qu'il doit porter et apporter, ainsi que la nécessité d'être accompagné d'un adulte responsable qui le ramènera à la maison après la chirurgie.

Pour garantir des conditions d'hygiène générale et une préparation adéquate à la chirurgie, le chirurgien peut exiger que le client prenne une douche ou subisse un lavement préopératoire ou il peut imposer des restrictions alimentaires et liquidiennes. Dans le passé, il était demandé aux clients qui devaient subir une chirurgie non urgente de ne rien ingérer par la bouche à partir de minuit la veille de l'intervention (*nil per os* = N.P.O.) **ENCADRÉ 46.4**. Les directives actuelles de la Société canadienne des anesthésiologistes sont beaucoup moins strictes **TABLEAU 46.6**. Les protocoles peuvent varier si le client doit subir une anesthésie locale ou si l'intervention doit avoir lieu en fin de journée. Le protocole de chaque établissement chirurgical concernant l'ingestion par la bouche doit être suivi. Si les raisons de ce protocole sont expliquées au client, celui-ci comprendra mieux son importance (Crenshaw & Winslow, 2008).

Les restrictions alimentaires et liquidiennes visent à réduire le risque d'aspiration bronchique ainsi que le risque de nausées et de vomissements postopératoires. Le client qui n'a pas respecté ce protocole peut voir sa chirurgie reportée ou annulée. Il

est donc très important qu'il comprenne et respecte ces restrictions.

Préparation légale à la chirurgie
La préparation légale à la chirurgie consiste à s'assurer que tous les formulaires nécessaires ont été correctement signés et figurent au dossier, et que le client et le proche aidant comprennent bien l'intervention prévue. Les formulaires courants de consentement comprennent ceux qui traitent de l'intervention chirurgicale et des transfusions de sang.

Les autres formulaires possibles sont le testament biologique et le mandat en cas d'inaptitude ▶ 11.

Consentement à la chirurgie
Pour qu'une chirurgie non urgente puisse être effectuée légalement, le client doit volontairement signer un consentement éclairé en présence d'un témoin. Le **consentement éclairé** est un processus de prise de décision active qui se fait par consensus entre le bénéficiaire de soins et le fournisseur de soins. Pour que le consentement soit valide, trois conditions doivent être respectées **ENCADRÉ 46.5** :

- Premièrement, il doit y avoir une description adéquate du diagnostic, de la nature et du but du traitement proposé, des risques et des conséquences du traitement proposé, de la probabilité de réussite du traitement, des autres traitements possibles, des avantages et des risques des autres traitements et du pronostic si le traitement n'est pas effectué.

- Deuxièmement, le client doit montrer qu'il comprend clairement l'information présentée avant de recevoir les médicaments sédatifs préopératoires.

- Troisièmement, le bénéficiaire de soins doit donner volontairement son consentement. Il ne doit pas être persuadé ou forcé de quelque façon que ce soit et par qui que ce soit de subir cette chirurgie.

Le médecin est la personne qui a la responsabilité d'obtenir le consentement du client au traitement chirurgical. L'infirmière est souvent témoin lorsque le client signe le formulaire de consentement. Elle peut alors défendre les intérêts du client en vérifiant s'il (ou le proche aidant) comprend l'information présentée dans ce formulaire ainsi que les conséquences de ce consentement et si son consentement à la chirurgie est vraiment volontaire. Si le client ne comprend pas bien la procédure opératoire, le chirurgien est averti afin qu'il puisse donner des informations supplémentaires. Le client doit également savoir qu'il peut retirer son consentement en tout temps, même s'il a signé le formulaire.

Si le client est mineur, inconscient ou mentalement inapte à signer le consentement, un représentant légalement désigné ou un membre responsable de la famille peut donner l'autorisation écrite [a].

Une réelle urgence médicale peut justifier la dérogation à l'obtention d'un consentement. Quand un traitement médical immédiat est nécessaire pour préserver la vie ou éviter une invalidité grave et que le client est incapable de donner son consentement, le plus proche parent peut le faire à sa place. S'il est impossible de joindre le plus proche parent, le médecin peut effectuer le traitement sans consentement écrit. Une note est alors ajoutée au dossier qui explique la nécessité médicale de l'intervention. Dans le cas d'une urgence médicale où le consentement ne peut être obtenu,

---

[a] Le site www.educaloi.qc.ca contient de l'information juridique sur le consentement du client au traitement chirurgical.

RAPPELEZ-VOUS…

Une douleur mal soulagée peut entraîner un prolongement de la convalescence du client (retard de sa guérison et de sa réadaptation).

Les questions de nature éthique et juridique reliées aux soins en fin de vie sont abordées dans le chapitre 11, *Soins palliatifs et soins de fin de vie*.

L'interprétation des données subjectives et objectives issues d'une évaluation complète de la douleur est discutée dans le chapitre 10, *Douleur*.

ENCADRÉ 46.4 | **Combien de temps le client doit-il s'abstenir de boire avant une chirurgie non urgente ?**

Question clinique

Les clients adultes qui subissent une chirurgie non urgente sous anesthésie générale (P) et qui boivent des liquides clairs jusqu'à deux heures avant la chirurgie (I) plutôt que de ne rien ingérer par voie orale après minuit (C) ont-ils un taux plus élevé de régurgitation ou d'aspiration (O) ?

Résultats probants

- Revue systématique des essais cliniques aléatoires
- Recommandations concernant le jeûne préopératoire de la Société canadienne des anesthésiologistes

Analyse critique et synthèse des données

- Deux essais cliniques aléatoires (n = 2 270) de participants adultes qui ne sont pas à risque d'aspiration (une personne à risque désigne une personne enceinte, obèse, âgée ou souffrant de troubles gastriques).
- Paramètres évalués : durée du jeûne, type et volume de liquides permis, taux de régurgitation ou d'aspiration.
- Mesures prises : volume, pH et concentrations du contenu gastrique postopératoire en colorant marqueur.
- Aucune donnée n'a indiqué un risque accru de régurgitation ou d'aspiration parmi les clients qui ont ingéré des liquides jusqu'à deux heures avant la chirurgie.

Conclusions

- Dans le cas des clients qui sont considérés comme n'étant pas à risque, il peut être approprié d'ingérer des liquides clairs jusqu'à deux heures avant la chirurgie.
- Les clients ont mentionné avoir moins ressenti la soif ou la sécheresse de la bouche et n'ont pas eu plus de nausées ou de vomissements.
- L'aspiration pulmonaire est une complication rare de l'anesthésie moderne.

Recommandations pour la pratique infirmière

- L'ancienne directive de n'ingérer aucun aliment ou liquide par la bouche après minuit ne s'applique plus à tous les clients.
- Les directives concernant l'ingestion d'aliments ou de liquides par la bouche doivent être adaptées à chaque client.
- Les clients qui ne présentent pas de risque de régurgitation ou d'aspiration peuvent ingérer des liquides clairs jusqu'à deux heures avant la chirurgie.
- Le risque de régurgitation ou d'aspiration (p. ex., une personne enceinte en travail, obèse, âgée ou ayant des antécédents de troubles gastriques) doit être inclus dans l'évaluation préopératoire.
- Il faut faire davantage d'études sur des directives sûres d'ingestion préopératoire pour les clients qui présentent un risque élevé (de régurgitation ou d'aspiration).

Références

American Society of Anesthesiologists (ASA) (1999). Practice guidelines for preoperative fasting and the use of pharmacologic agents to reduce the risk of pulmonary aspiration : Application to healthy clients undergoing elective procedure. *Anesthesiology*, *90*, 896.

Canadian Anesthesiologists' Society (CAS) (2006). *Guidelines to the practice of anesthesia* (revised edition). [En ligne]. www.cas.ca (page consultée le 30 avril 2009).

Crenshaw, J., & Winslow, E.H. (2008). Preoperative fasting duration and medication instruction : Are we improving ? *AORN Journal*, *88*(6), 963.

Stuart, P.C. (2006). The evidence base behind modern fasting guidelines. *Best Practice & Research Clinical Anaesthesiology*, *20*(3), 457.

P : population visée ; I : intervention ; C : comparaison ; O : (*outcome*) résultat.

l'infirmière chargée des soins peropératoires doit généralement rédiger un rapport d'incident puisqu'une telle procédure ne correspond pas à celle généralement suivie par l'établissement.

Préparation le jour de la chirurgie

Rôle de l'infirmière

La préparation le jour même de la chirurgie varie énormément si le client est hospitalisé ou s'il est en chirurgie ambulatoire. Les responsabilités infirmières juste avant la chirurgie sont de donner les dernières informations préopératoires au client, d'évaluer et de communiquer les résultats pertinents, de vérifier si toutes les demandes de préparation préopératoire ont été exécutées et de s'assurer que tous les dossiers et les rapports complets accompagnent le client en salle d'opération. Il est particulièrement important de vérifier la présence d'un formulaire de consentement signé, des résultats des analyses de laboratoire et des examens paracliniques,

des antécédents médicaux et des résultats de l'examen physique, des notes de toute consultation, des signes vitaux de base et des notes complètes des infirmières **FIGURE 46.7**. Il faut mettre un bracelet d'identification au client et, s'il y a lieu, un bracelet d'allergie **FIGURE 46.8**. Si le client est hospitalisé, l'infirmière s'assure qu'il est adéquatement préparé pour la chirurgie en ce qui a trait à l'hygiène (douche préopératoire, nettoyage spécifique du site, shampooing, ongles) et rasage du site opératoire. Si le client est en chirurgie ambulatoire, il (ou le proche aidant) doit partager la responsabilité de la préparation physique préopératoire.

Dans un hôpital, il peut être exigé du client qu'il porte une chemise d'hôpital sans sous-vêtements, tandis que dans un centre de chirurgie, il lui sera permis de garder ses sous-vêtements, selon la nature de l'intervention chirurgicale à effectuer. Le maquillage est interdit pour permettre l'observation de la couleur de la peau. Le vernis à ongles et les ongles artificiels doivent

Dilemmes éthiques

ENCADRÉ 46.5 — Consentement éclairé

Situation

Vous êtes dans la salle d'attente préopératoire et discutez avec une cliente de la chirurgie qu'elle s'apprête à subir. Il vous semble évident que cette adulte en possession de ses moyens n'est pas entièrement informée des autres traitements possibles bien qu'elle ait déjà signé le formulaire de consentement.

Considérations importantes

- Le consentement éclairé à des soins exige qu'un client ait une information complète sur le traitement proposé et ses conséquences possibles, ainsi que sur les autres traitements disponibles et leurs conséquences possibles.
- Les risques et les avantages de chaque traitement doivent aussi lui être expliqués afin qu'il puisse évaluer les choix de traitements.
- Un autre élément important du consentement éclairé est la possibilité d'obtenir des réponses à ses questions sur les divers traitements possibles et leurs résultats potentiels.
- Le consentement éclairé est un processus continu qui nécessite une évaluation et des discussions périodiques. Ce n'est pas une simple séance de signature d'un document.
- Lorsqu'il s'agit de soins médicaux, l'infirmière agit à titre de représentante et de témoin au moment de la signature du client. C'est le médecin qui est responsable de discuter du consentement éclairé avec ce dernier.

Questions de jugement clinique

- À votre avis, que devriez-vous faire ensuite ?
- Quel est votre rôle en tant que défenseure des intérêts de cette cliente dans le processus de consentement éclairé ?
- Que devriez-vous faire si la cliente mentionne qu'elle ne veut aucune information sur l'intervention chirurgicale ou sur les autres interventions possibles ?

être enlevés pour permettre l'évaluation du retour capillaire et la saturométrie (aussi appelée oxymétrie de pouls [ou pulsée] ou sphygmo-oxymétrie). Tous les objets de valeur du client doivent être remis au proche aidant ou mis en lieu sûr selon le protocole de l'établissement. Si le client préfère ne pas enlever sa bague, celle-ci peut être fixée sur son doigt avec du ruban adhésif pour éviter qu'il ne la perde. Toutes les prothèses ou orthèses, notamment les dentiers, les verres de contact et les lunettes, sont généralement enlevées pour éviter qu'elles soient perdues ou endommagées et parce qu'elles gêneraient la surveillance de la condition du client. Si un appareil de **galvanocautérisation** doit être utilisé pendant la chirurgie, les bijoux de perçage corporel doivent être enlevés par mesure de sécurité. Le client peut garder ses aides auditives pour mieux suivre les instructions. Les lunettes et les aides auditives doivent être remises au client dès que possible après la chirurgie.

Il faut encourager le client à aller aux toilettes avant l'administration de médicaments préopératoires si ceux-ci peuvent perturber l'équilibre et accroître le risque de chute durant le déplacement vers les toilettes. Il est conseillé que le client urine avant son transfert vers la salle d'opération pour éviter l'élimination involontaire d'urine quand il sera sous anesthésie et réduire la possibilité de rétention d'urine au début de la période de récupération postopératoire.

Médicaments préopératoires

Des médicaments sont utilisés pour diverses raisons avant une intervention chirurgicale. Un client peut recevoir un seul médicament ou une combinaison de médicaments. Les benzodiazépines sont utilisées pour leurs propriétés sédatives et amnésiques. Les anticholinergiques sont parfois administrés pour réduire les sécrétions. Les opioïdes peuvent être donnés pour calmer la douleur et réduire l'utilisation d'anesthésiques peropératoires. Les antiémétiques peuvent être administrés pour réduire les nausées et les vomissements.

Les antibiotiques, les gouttes ophtalmiques et les médicaments réguliers prescrits sont d'autres médicaments qui peuvent être administrés avant une intervention chirurgicale. Les antibiotiques peuvent être administrés pendant toute la période périopératoire à un client qui a des antécédents de cardiopathie congénitale ou valvulaire pour éviter l'**endocardite infectieuse**. L'administration d'antibiotiques en préopératoire peut aussi commencer à l'induction de l'anesthésie. Ils peuvent aussi être nécessaires dans le cas d'une chirurgie qui présente un risque de contamination de la plaie (p. ex., une chirurgie gastro-intestinale)

Thérapie nutritionnelle

TABLEAU 46.6 — Recommandations relatives au jeûne préopératoire[a]

INGESTION DE LIQUIDES ET D'ALIMENTS	PÉRIODE MINIMALE DE JEÛNE (h)
Liquides clairs (p. ex., de l'eau, du thé ou du café sans lait, des boissons gazeuses, du jus de fruits sans pulpe)	2
Lait maternel	4
Lait d'origine animale ou végétale, y compris les laits maternisés	6
Repas léger (p. ex., une rôtie et des liquides clairs)	6
Repas normal (peut comprendre des aliments frits ou gras, de la viande)	8 ou plus

[a] Pour les clients en bonne santé et de tous âges devant subir une chirurgie non urgente (sauf les femmes enceintes en travail).

Source : (Merchant et al., 2009)

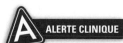

ALERTE CLINIQUE

Avant l'administration de tout médicament sédatif au client, il faut vérifier si toutes les étapes de la préparation préopératoire ont été suivies en utilisant une liste de vérification préopératoire, et s'assurer que le client n'a pas besoin de parler au chirurgien ou à l'anesthésiste.

EXIGENCES PRÉOPÉRATOIRES	INITIALES	JOUR DE LA CHIRURGIE	INITIALES
Taille _____ Poids _____		Champ ou côté chirurgical marqué O SO	
Isolement ? O N Dans l'affirmative, type _____		Bracelet d'identité porté par le client O N	
		Bracelet signalant une allergie, porté par le client O SO	
Allergies consignées au dossier		Heure des signes vitaux _____	
Signes vitaux (initiaux)		Temp. _____ Pouls _____ F.R. _____ P.A. _____ Ox. de pouls _____	
Temp. _____ Pouls _____ F.R. _____ P.A. _____ Ox. de pouls _____		**Préparation physique**	
Examen du dossier		N.P.O. depuis _____	
		Glycémie capillaire O SO Résultat : _____	
Antécédents médicaux et résultats d'examen physique consignés au dossier		Préparation préopératoire de la peau O SO	
Antécédents médicaux et résultats d'examen physique des 30 derniers jours O N		Douche, lavage, rasage	
Formulaire de consentement éclairé signé en présence d'un témoin figure au dossier O SO		Maquillage, vernis à ongles, faux ongles, faux cils retirés O SO	
		Port d'une chemise d'hôpital O SO	
Consentement signé pour une transfusion sanguine éventuelle O SO		**Objets de valeur O ou N**	
Groupe sanguin et compatibilité O SO		Dentier _____	
Plaque d'identité sur le dossier O N		Perruque ou postiche _____	
Ancien dossier demandé et envoyé O SO		Lunettes _____	
Résultats des examens paracliniques		Verres de contact_____	
Hb/Ht _____ SO		Aide auditive _____	
TP/TTP/RIN _____ / _____ / _____ SO		Prothèse ou orthèse _____	
Autres analyses de laboratoire :		Bijoux _____	
Radiographie des poumons _____ SO		Perçage avec bijou _____	
ECG _____ SO		Vêtements _____	
Examen final du dossier		Rangement des objets de valeur : Alliance fixée avec du ruban adhésif : O SO	
Autres formulaires joints :		Miction/cathéter Heure : _____	
		Administration de médicaments préopératoires Heure _____ SO	
Heure d'entrée à la salle d'opération _____ Date _____ Transport à la salle d'opération par _____ Vérification finale _____		Administration d'antibiotiques préopératoires Heure _____ SO	

O : Oui ; N : Non ; SO : Sans objet

FIGURE 46.7

Liste de vérifications préopératoires

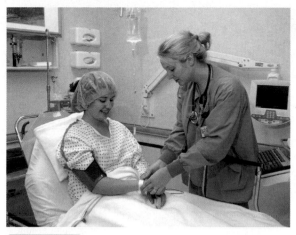

FIGURE 46.8

Au cours de la préparation préopératoire, l'infirmière effectue un contrôle de sécurité qui consiste à s'assurer que la cliente porte un bracelet d'identification avant son entrée en salle d'opération.

ou après laquelle l'infection de la plaie pourrait avoir de graves conséquences (p. ex., une chirurgie cardiaque ou de remplacement d'une articulation). Les antibiotiques sont généralement administrés par voie I.V. avant l'intervention (de 30 à 60 minutes avant l'incision chirurgicale). Des bêtabloquants sont parfois administrés aux clients qui souffrent d'hypertension ou de coronaropathie

pour réguler la pression artérielle ou réduire les risques d'infarctus du myocarde et d'arrêt cardiaque (London, 2008). Les personnes diabétiques doivent aussi faire l'objet d'une surveillance étroite et peuvent recevoir de l'insuline pendant la phase préopératoire (Brendle, 2007). Le **TABLEAU 46.7** présente les médicaments préopératoires courants et leurs fonctions.

Les gouttes ophtalmiques sont généralement administrées avant l'intervention au client qui doit subir une chirurgie de la cataracte ou une autre chirurgie de l'œil. Le client peut avoir besoin d'une combinaison de gouttes ophtalmiques à des intervalles de cinq minutes. Il est important d'administrer ces médicaments selon la prescription et au moment voulu pour bien préparer l'œil à la chirurgie. Il sera également important d'assurer la sécurité du client en raison d'une vision réduite causée par ces médicaments.

Les médicaments que prend régulièrement un client pour le maintien de sa santé ou le traitement d'une maladie peuvent être pris ou non le jour de la chirurgie. Afin de bien informer le client et d'éviter toute confusion sur les médicaments à prendre, l'infirmière doit lire attentivement les ordonnances préopératoires et questionner le chirurgien ou l'anesthésiste pour dissiper tout doute.

Les médicaments préopératoires peuvent être administrés par voie orale, I.V. ou sous-cutanée. Les médicaments oraux sont administrés avec une petite gorgée d'eau de 60 à 90 minutes avant le transfert du client en salle d'opération, à moins d'indication contraire. Les injections par voie sous-cutanée (p. ex., l'insuline) et

Pharmacothérapie

TABLEAU 46.7	Médicaments préopératoires couramment utilisés	
CLASSE	**MÉDICAMENTS**	**FONCTIONS ET EFFETS**
Antibiotiques	• Céfazoline (Ancef^MD)	Prévenir les infections postopératoires.
Anticholinergiques	• Atropine (Isopto Atropine^MD)	Réduire les sécrétions orales et respiratoires.
	• Scopolamine (Tran-Derm Scop^MD)	Prévenir les nausées et les vomissements.
Antidiabétiques	• Insuline (Humulin-R^MD)	Stabiliser la glycémie.
Antiémétiques	• Métoclopramide (Reglan^MD) • Dropéridol (Droperidol^MD)	Augmenter la vidange gastrique.
	• Ondansétron (Zofran^MD) • Dimenhydrinate (Gravol^MD) • Prochlorperazine (Sandoz Prochlorpérazine^MD)	Prévenir les nausées et les vomissements.
Benzodiazépines	• Midazolam (Midazolam Injection^MD) • Diazépam (Valium^MD) • Lorazépam (Ativan^MD)	Réduire l'anxiété, apaiser la douleur ; effets amnésiques.
Bêtabloquants	• Métoprolol (Lopresor^MD)	Traiter l'hypertension.

TABLEAU 46.7	Médicaments préopératoires couramment utilisés *(suite)*	
CLASSE	**MÉDICAMENTS**	**FONCTIONS ET EFFETS**
Antagonistes des récepteurs H$_2$ de l'histamine	• Famotidine (Pepcid^{MD}) • Ranitidine (Zantac^{MD})	Réduire la sécrétion d'acide chlorhydrique, augmenter le pH, réduire le volume gastrique.
Opioïdes	• Morphine • Fentanyl (Fentanyl^{MD})	Soulager la douleur pendant la phase préopératoire.

les médicaments par voie I.V. peuvent aussi être administrés après l'arrivée du client dans la salle d'attente préopératoire ou en salle d'opération. Le client doit être informé des effets prévus de ces médicaments, tels que la somnolence.

Transport en salle d'opération

Si le client est hospitalisé, le personnel de la salle d'opération envoie du personnel le chercher à sa chambre avec une civière pour le transporter en chirurgie **FIGURE 46.9**. L'infirmière aide le client au moment du transfert de son lit à la civière, relève les

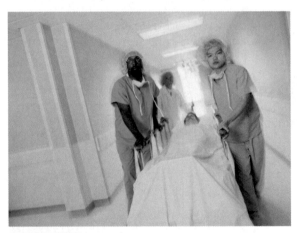

C'est le personnel de la salle d'opération qui assure le transport du client de sa chambre à la salle d'opération.

côtés du brancard et s'assure que le dossier complet et tout le matériel préopératoire demandé (p. ex., des dispositifs anti-embolie) accompagnent le client. Dans de nombreux établissements, il est permis au proche aidant d'accompagner le client dans la salle d'attente.

Dans un centre de chirurgie ambulatoire, le client peut être transporté en salle d'opération sur une civière ou en fauteuil roulant. Si aucun sédatif ne lui a été administré, il peut même marcher, accompagné, jusqu'à la salle d'opération. Dans tous les cas, il est important d'assurer la sécurité du client pendant le déplacement ou le transport. La méthode de déplacement ou de transport utilisée ainsi que le nom de la personne qui transporte le client en salle d'opération sont consignés au dossier. L'infirmière est responsable du transfert des informations à l'infirmière qui reçoit le client. Cela permet de s'assurer que toute l'information pertinente sur le client a été échangée (American Society of PeriAnesthesia Nurses [ASPAN], 2008). Bien que son intervention chirurgicale puisse sembler plus bénigne, le client en chirurgie ambulatoire peut aussi ressentir beaucoup d'anxiété, surtout pendant l'attente préopératoire. L'infirmière pourra encore rassurer le client grâce aux informations qu'elle donne (Gilmartin & Wright, 2008).

Il faut indiquer au proche aidant l'endroit où il pourra attendre le client pendant la chirurgie. De nombreux hôpitaux disposent d'une salle d'attente près de la salle d'opération ou de la salle de réveil où le personnel de la salle d'opération peut communiquer l'état du client au proche aidant. Le personnel peut venir dans cette salle pour informer le proche aidant de la fin de la chirurgie et le chirurgien peut venir discuter avec lui après l'intervention.

Soins infirmiers transculturels

CLIENT EN PHASE PRÉOPÉRATOIRE

Lorsque l'infirmière évalue l'état d'un client ou lui prodigue des soins préopératoires, elle doit tenir compte des facteurs culturels. Par exemple, la culture détermine généralement le mode d'expression de la douleur, les attentes de la famille et la capacité d'exprimer oralement ses besoins. Dans certaines cultures, la famille doit participer à la prise de décisions. Par exemple, de nombreuses femmes ou personnes âgées peuvent s'en remettre à leur famille pour décider de subir ou non une intervention chirurgicale. Une telle décision doit être respectée. Si le client et sa famille ne parlent pas français, il est essentiel de faire appel aux services d'un interprète qualifié. Au Québec, la Loi sur les services de santé et les services sociaux a pour objectif de favoriser l'accessibilité à des services de santé et des services sociaux, dans leur langue, pour les personnes des différentes communautés culturelles du Québec. Cet objectif a mené les établissements québécois à implanter des mesures afin de fournir des interprètes pour les personnes qui ne parlent pas le français ▶ **2**.

2

Les soins qui tiennent compte des facteurs culturels sont traités dans le chapitre 2, *Compétences culturelles et inégalités en santé.*

CLIENT EN PHASE PRÉOPÉRATOIRE

De nombreuses interventions chirurgicales sont effectuées sur des clients âgés de plus de 65 ans[a]. Ce type d'intervention nécessite une évaluation attentive. Les interventions couramment effectuées sur des personnes âgées incluent la chirurgie de la cataracte (extraction du cristallin), les chirurgies coronarienne et vasculaire, la chirurgie de la prostate, l'**herniorraphie**, la **cholécystectomie** et la réparation ou le remplacement d'une articulation.

L'infirmière doit être particulièrement attentive quand elle évalue et soigne une personne âgée qui doit subir une chirurgie. Un événement qui a peu d'effet sur un jeune adulte peut être accablant pour elle. Une personne âgée a généralement des réactions psychologiques plus intenses à une chirurgie et à une hospitalisation prochaines. Elle peut associer l'hospitalisation à un déclin physique et à une perte de santé, de mobilité ou d'indépendance. Elle peut avoir peur de ne jamais sortir de l'hôpital ou d'être transférée dans un établissement pour personnes âgées après l'hospitalisation. L'infirmière joue un rôle déterminant dans l'atténuation de ses anxiétés et de ses peurs ainsi que dans le maintien ou le rétablissement de son estime de soi pendant l'expérience chirurgicale.

La personne âgée présente des risques élevés de complications liées à l'anesthésie et à la chirurgie (Clayton, 2008). En général, le risque de complications postopératoires augmente avec l'âge. Il est important de tenir compte de l'état physiologique ou des maladies du client et non seulement de son âge pendant la planification des soins. Le risque chirurgical d'une personne âgée est lié au vieillissement et aux changements physiologiques normaux qui compromettent le fonctionnement des organes et réduisent la capacité de réserve ainsi que la capacité d'adaptation du corps au stress. Cette capacité réduite à réagir au stress, souvent aggravée par une ou plusieurs maladies chroniques, et la chirurgie elle-même augmentent le risque de complications.

[a] Le tableau 39.3 de *Soins infirmiers : fondements généraux* (3e éd.) présente les facteurs physiologiques prédisposant la clientèle âgée à des complications au cours d'une chirurgie (Potter, 2010).

Durant la préparation de la personne âgée à une chirurgie, il est important d'obtenir ses antécédents médicaux et ses résultats d'examen physique. Les analyses de laboratoire préopératoires, un ECG et une radiographie pulmonaire peuvent jouer un rôle important dans le choix du type d'anesthésie. Le médecin de premier recours du client n'est généralement pas le chirurgien. De plus, il arrive souvent que plusieurs médecins participent aux soins du client. Il s'agit de coordonner les soins et les prescriptions des médecins concernant le client.

De nombreuses personnes âgées ont des déficits sensoriels. Elles peuvent avoir une vision et une ouïe réduites et être sensibles aux lumières vives si elles ont des troubles oculaires. Leurs capacités cognitives et leurs processus mentaux peuvent être lents ou déficients. Leurs fonctions sensorielles et cognitives doivent être évaluées et consignées. Leurs réactions physiques sont généralement ralenties par des troubles de mobilité et d'équilibre. En raison de tous ces changements, il peut leur falloir plus de temps pour effectuer les analyses préopératoires et comprendre les instructions préopératoires. Ces changements nécessitent également une attention particulière afin d'assurer leur sécurité et d'éviter les blessures.

Il est important de tenir compte du rôle du proche aidant de la personne âgée. En raison du nombre croissant de chirurgies en clinique externe et de la durée réduite de l'hospitalisation postopératoire, le proche aidant joue un rôle important dans la communication des informations et la continuité des soins à la personne âgée.

Si la personne âgée vit dans un établissement de soins de longue durée, le transport entre cet établissement et le lieu de l'intervention doit être coordonné pour que la personne arrive à temps pour sa préparation à la chirurgie. Si le client ne peut signer lui-même le formulaire de consentement à la chirurgie, un représentant légal du client doit être présent pour le faire à sa place.

Les pertes et les changements (perçus ou réels) découlant de l'intervention chirurgicale peuvent être une source supplémentaire de stress pour le client. Il peut mal réagir s'il sent que son indépendance, son mode de vie et son estime de soi sont menacés. Il faut donc apporter un soutien particulier à la personne âgée et au proche aidant pour les aider à traverser l'expérience chirurgicale.

Herniorraphie : Traitement chirurgical de la hernie de la paroi abdominale. La hernie de la paroi abdominale est une saillie d'une petite partie du contenu de l'abdomen à travers sa paroi.

Cholécystectomie : Ablation chirurgicale de la vésicule biliaire. Elle peut se faire par laparotomie ou par laparoscopie.

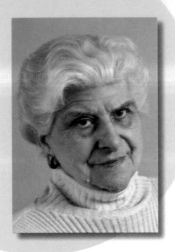

Madame Thérèse Fortin est âgée de 83 ans. À la suite des informations et recommandations fournies par l'orthopédiste, elle a finalement accepté de subir une ostéotomie pour hallux valgus bilatéral. Malgré son âge avancé, elle désire être opérée pour les deux pieds en même temps, l'opération se faisant sous anesthésie régionale dite bloc de cheville.

La cliente est lucide et s'exprime clairement. En clinique de préadmission, elle dit à l'infirmière que l'orthopédiste lui a bien expliqué la procédure chirurgicale et les précautions à prendre en postopératoire pour la marche. Cependant, l'infirmière décèle quand même une certaine anxiété face à la chirurgie, car madame Fortin lui confie qu'elle a des craintes quant à l'anesthésie et aux suites possibles de l'opération comme la difficulté à marcher et la douleur. ▶

MISE EN ŒUVRE DE LA DÉMARCHE DE SOINS

Collecte de données – Évaluation initiale – Analyse et interprétation

1. Quelles questions l'infirmière devrait poser à madame Fortin pour évaluer adéquatement ses connaissances sur le type d'anesthésie qui sera utilisé pour la chirurgie qu'elle subira ?

2. Madame Fortin dit qu'elle a des craintes par rapport à la marche après sa chirurgie. Deux points peuvent engendrer des craintes au sujet des déplacements après une ostéotomie pour hallux valgus. Qu'est-ce que l'infirmière doit alors faire préciser à la cliente ?

SOLUTIONNAIRE

www.cheneliere.ca/lewis

▶ L'infirmière a décelé que madame Fortin ne savait pas exactement en quoi consistait l'anesthésie régionale dite bloc de cheville. Elle juge qu'il est crucial de ne pas négliger ce point et décide de déterminer un plan thérapeutique infirmier (PTI), même si la cliente a un statut ambulatoire. ▶

MISE EN ŒUVRE DE LA DÉMARCHE DE SOINS

3. Comment formuleriez-vous le problème prioritaire décelé chez madame Fortin ? Inscrivez votre réponse vis-à-vis du numéro 1 dans la section *Constats de l'évaluation* de l'extrait du PTI de la cliente.

Extrait

CONSTATS DE L'ÉVALUATION

Date	Heure	N°	Problème ou besoin prioritaire	Initiales	RÉSOLU / SATISFAIT			Professionnels / Services concernés
					Date	Heure	Initiales	
2011-03-30	10:00	1						

Signature de l'infirmière	Initiales	Programme / Service	Signature de l'infirmière	Initiales	Programme / Service
		Préadmission			

4. Quel autre problème prioritaire peut être ajouté concernant les craintes de madame Fortin ? Inscrivez votre réponse vis-à-vis du numéro 2 dans l'extrait du PTI de la cliente.

Extrait

			CONSTATS DE L'ÉVALUATION						
Date	Heure	N°	Problème ou besoin prioritaire	Initiales	RÉSOLU / SATISFAIT			Professionnels / Services concernés
					Date	Heure	Initiales	
2011-03-30	10:00	1						
		2						

Signature de l'infirmière	Initiales	Programme / Service	Signature de l'infirmière	Initiales	Programme / Service
		Préadmission			

▶ Madame Fortin pleure et pense même à reporter sa chirurgie, car elle a vraiment peur des complications postopératoires, particulièrement en ce qui concerne ses déplacements. Elle sait qu'elle devra utiliser un déambulateur, qu'elle ne pourra mettre tout son poids sur ses pieds et qu'elle devra porter une sandale spéciale pendant quatre à cinq semaines. Les explications de l'infirmière n'ont pas réussi à dissiper les craintes de la cliente. ▶

Planification des interventions – Décisions infirmières

5. Vérifiez que les réponses aux questions 3 et 4 sont bonnes. Émettez une directive infirmière pour chacun des problèmes prioritaires formulés dans l'extrait du PTI de la cliente. Inscrivez vos réponses vis-à-vis des bons numéros.

Extrait

			CONSTATS DE L'ÉVALUATION						
Date	Heure	N°	Problème ou besoin prioritaire	Initiales	RÉSOLU / SATISFAIT			Professionnels / Services concernés
					Date	Heure	Initiales	
2011-03-30	10:00	1						
		2						

			SUIVI CLINIQUE				
Date	Heure	N°	Directive infirmière	Initiales	CESSÉE / RÉALISÉE		
					Date	Heure	Initiales
2011-03-30	10:00	1					
		2					

Signature de l'infirmière	Initiales	Programme / Service	Signature de l'infirmière	Initiales	Programme / Service
		Préadmission			

▶ L'infirmière de la clinique de préadmission ne reverra pas madame Fortin puisque cette dernière sera opérée en chirurgie d'un jour.

Évaluation des résultats – Évaluation en cours d'évolution

6. Comment l'infirmière peut-elle déterminer si les problèmes prioritaires inscrits dans l'extrait du PTI sont résolus ?

Application de la pensée critique

Dans l'application de la démarche de soins auprès de madame Fortin, l'infirmière a recours aux éléments du modèle de la pensée critique pour analyser la situation de santé de la cliente et en comprendre les enjeux. La **FIGURE 46.10** résume les caractéristiques de ce modèle en fonction des données de cette cliente, mais elle n'est pas exhaustive.

Vers un jugement clinique

Connaissances

- Hallux valgus
- Ostéotomie
- Caractéristiques de l'anesthésie régionale dite bloc de cheville
- Complications postostéotomie
- Particularités de la convalescence après une ostéotomie pour hallux valgus
- Considérations gérontologiques en chirurgie
- Éléments sources d'anxiété chez un client devant subir une chirurgie

Expérionooo

- Soins aux clients âgés
- Expérience en chirurgie orthopédique
- Expérience personnelle de chirurgie
- Soutien et relation d'aide

ÉVALUATION

- Connaissances de madame Fortin sur sa chirurgie
- Points d'enseignement retenus par la cliente sur les conséquences de sa chirurgie
- Précision des craintes anticipées quant à la douleur et à la difficulté de marcher
- Attentes de madame Fortin face à sa chirurgie

Normes

- Consignes locales quant aux particularités des chirurgies
- Respect des conditions au consentement

Attitudes

- Ne pas banaliser les craintes de la cliente
- Ne pas rassurer faussement par des phrases comme : « Tout va bien aller »

FIGURE 46.10

Application de la pensée critique à la situation de santé de madame Fortin

■ ■ ■ À retenir

- Une chirurgie peut être effectuée pour des fins diagnostiques, thérapeutiques, palliatives, préventives, exploratoires ou esthétiques.

- L'objectif général de l'évaluation préopératoire est de recueillir des données qui permettront de déterminer les facteurs de risque et de planifier les soins pour garantir la sécurité du client pendant toute la durée de l'expérience chirurgicale et assurer son rétablissement optimal.

- Le rôle de l'infirmière dans la préparation psychologique du client à la chirurgie consiste à évaluer les facteurs de stress qui peuvent avoir des effets négatifs sur sa chirurgie.

- La peur la plus courante est la possibilité de mourir pendant la chirurgie ou de souffrir d'une incapacité permanente à la suite de la chirurgie.

- Les plus grands risques sont associés aux erreurs, il est donc important de bien identifier le client et de communiquer les renseignements le concernant au personnel du bloc opératoire.

- Les médicaments et les suppléments à base de plantes peuvent interagir avec les anesthésiques, et accroître ou diminuer l'effet physiologique désiré.
- Un système immunitaire déficient peut entraîner un retard de cicatrisation et accroître le risque d'infections postopératoires.

- Les restrictions alimentaires et liquidiennes visent à réduire le risque d'aspiration bronchique ainsi que le risque de nausées et de vomissements postopératoires.
- Pour qu'un consentement soit valide, des conditions doivent être respectées : le client doit avoir reçu et compris toutes les informations

ainsi que tous les risques et conséquences du traitement proposé, et être en mesure de consentir volontairement, sans subir de pression de l'entourage personnel et professionnel.
- Le risque chirurgical d'une personne âgée est lié au vieillissement et aux changements physiologiques

normaux qui compromettent le fonctionnement des organes et réduisent la capacité de réserve ainsi que la capacité d'adaptation du corps au stress.

Pour en savoir plus

VERSION COMPLÈTE ET DÉTAILLÉE

www.cheneliere.ca/lewis

 Références Internet

Organismes et associations

Association of periOperative Registered Nurses
www.aorn.org

Corporation des infirmières et infirmiers de salle d'opération du Québec
www.ciisoq.ca

Operating Room Nurses Association of Canada
www.ornac.ca

Organismes gouvernementaux

Portail Québec > Citoyens > Guide Santé > Chirurgies d'un jour > Consignes préopératoires
www.gouv.qc.ca

Références générales

Infiressources > Banques et recherche > Soins infirmiers spécifiques > Soins > Soins en chirurgie
www.infiressources.ca

 Monographies

Rémond, C. (2007). *Surveillance infirmière en pré et postopératoire* (3ᵉ éd). Rueil-Malmaison, Fr. : Lamarre.

 Articles, rapports et autres

Bouffard, L. (2008). *Le domaine des soins infirmiers périopératoires : Continuum de soins en fonction des infirmières.* Montréal : Ordre des infirmières et infirmiers du Québec.
www.oiiq.org

Bouffard, L. (2008). *Les soins infirmiers périopératoires : Lignes directrices pour les activités des infirmières auxiliaires en salle d'opération.* Montréal : Ordre des infirmières et infirmiers du Québec.
www.oiiq.org

Bouffard, L. (2007). *Évaluation de la situation de la fonction d'infirmière première assistante en chirurgie : document de référence.* Montréal : Ordre des infirmières et infirmiers du Québec.
www.oiiq.org

Evans, K.G., & Henderson, G.L. (2006). *Le consentement : Guide à l'intention des médecins du Canada,* 4ᵉ éd. Ottawa : Association canadienne de protection médicale.
www.cmpa-acpm.ca

Ordre des infirmières et infirmiers du Québec et Corporation des infirmières et infirmiers de salle d'opération du Québec (2007). *Plan de relève et de rétention des infirmières en salle d'opération.* Montréal : OIIQ.
www.oiiq.org

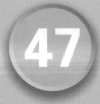
Écrit par :
Anita Shoup, RN, MSN, CNOR
Maura M. Sheridan, BSN, CRNA

Adapté par :
Géraldine Martorella, inf., Ph. D. (c)

INTERVENTIONS CLINIQUES

Soins peropératoires

Objectifs

≫ Guide d'études – SA05

Après avoir lu ce chapitre, vous devriez être en mesure :

- de différencier les fonctions des diverses salles du service périopératoire et du bloc opératoire ;

- de décrire la tenue vestimentaire exigée pour pénétrer dans chacune d'entre elles ;

- d'expliquer les rôles et responsabilités des membres de l'équipe chirurgicale interdisciplinaire ;

- d'établir l'ordre de priorité des besoins du client qui doit subir une intervention chirurgicale ;

- d'examiner le rôle que doit jouer l'infirmière en soins peropératoires pendant la préparation à l'intervention chirurgicale ;

- de respecter les principes de la technique aseptique utilisée dans le bloc opératoire ;

- d'expliquer l'importance des mesures se rapportant à la sécurité du client, à la sûreté de l'équipement et à celle de l'anesthésie ;

- de distinguer les types d'anesthésie courants et leurs modes d'administration.

Concepts clés

■ ■ ■ Cette carte conceptuelle illustre schématiquement les principaux concepts décrits dans le présent chapitre. Sa lecture vous permettra d'avoir une vue d'ensemble des notions qui y sont présentées.

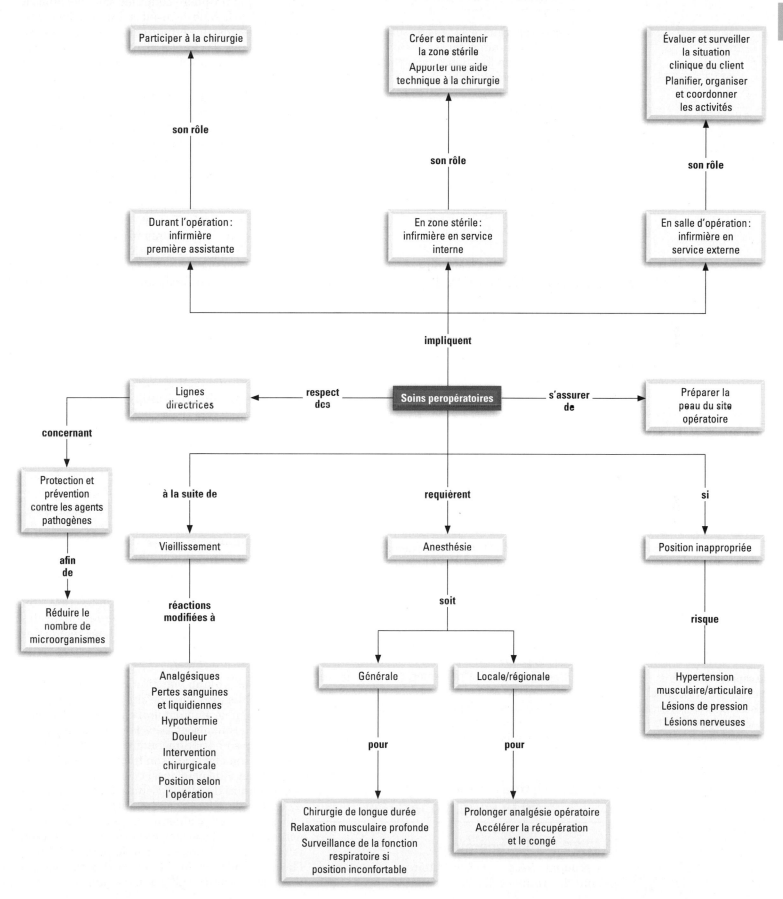

47.1 | Expérience chirurgicale : phase peropératoire

En phase **peropératoire**, le type de soins infirmiers à fournir est déterminé par les besoins du client, lesquels varient en fonction de son état de santé et du type d'intervention chirurgicale prévu. C'est pourquoi, pour fournir des soins infirmiers à un client qui doit subir une intervention chirurgicale, l'infirmière doit posséder, outre ses connaissances en sciences infirmières, des connaissances approfondies dans d'autres domaines. Ces connaissances portent sur l'anesthésie, sur la pharmacologie et sur la chirurgie. Elle doit notamment connaître la nature des diverses interventions chirurgicales. Celles-ci lui permettront de surveiller la réaction du client aux divers agents stressants associés à l'intervention chirurgicale.

Autrefois, les interventions chirurgicales se pratiquaient dans une salle d'opération en centre hospitalier. Les progrès réalisés dans le domaine de la chirurgie et de l'anesthésie ainsi que les nouveaux modes de distribution des soins de santé ont modifié la façon de pratiquer les interventions chirurgicales et l'endroit où elles se pratiquent. À l'heure actuelle, une diminution du nombre d'interventions chirurgicales nécessitant une hospitalisation et une hausse du nombre des chirurgies ambulatoires sont observées, qu'elles soient pratiquées à l'hôpital, en clinique externe ou en cabinet médical. L'intervention en clinique externe est évidemment de plus courte durée et concerne des clients en meilleure santé.

L'ophtalmologie, la gynécologie, la chirurgie plastique, l'otorhinolaryngologie, la chirurgie orthopédique et la chirurgie générale sont les spécialités de la chirurgie pour lesquelles la demande d'interventions chirurgicales est la plus élevée. Compte tenu du vieillissement de la population, le nombre de certains types de chirurgie, notamment la chirurgie de la cataracte et les remplacements articulaires, risque d'augmenter rapidement.

L'infirmière doit retenir que toute intervention chirurgicale présente des risques de complications, peu importe où elle est pratiquée. Le client et les soignants conservent les mêmes besoins et les mêmes craintes. L'infirmière doit préserver l'**asepsie** en salle d'opération, se tenir au courant des nouvelles technologies et assurer la sécurité des soins au client.

Asepsie : Ensemble de mesures prises pour éviter l'introduction de microorganismes exogènes dans le champ opératoire.

47.2 | Conditions physiques de la salle d'opération

47.2.1 Bloc opératoire

Les normes liées au bloc opératoire et ses enceintes sont déterminées par le ministère de la Santé et des Services sociaux du Québec, ainsi que par Agrément Canada. Le bloc opératoire est une enceinte à atmosphère contrôlée souvent située à proximité de la salle de réveil et des soins intensifs, permettant ainsi une étroite collaboration entre les équipes. Ainsi, le client peut être transféré rapidement en salle de réveil ou en salle d'opération en cas de complications.

La configuration du bloc opératoire permet aussi de réduire les risques de contamination croisée. L'équipement ainsi que les fournitures propres et stériles ne circulent pas aux mêmes endroits et aux mêmes moments que l'équipement et les fournitures contaminés. Les fournitures chirurgicales sont déplacées à partir des zones stériles, comme l'entrepôt des fournitures stériles, vers la salle d'opération et les zones voisines, comme la salle de décontamination des instruments de chirurgie (Association of periOperative Registered Nurses [AORN], 2009a). Le bloc opératoire comprend principalement la salle d'attente et la salle d'opération.

47.2.2 Salle d'attente

Aussi appelée aire d'attente, aire d'admission, aire d'observation ou encore aire de congé, la salle d'attente est une section particulière à l'intérieur ou à côté du bloc opératoire. Ses dimensions varient en fonction de la configuration de l'hôpital ; il peut s'agir d'une zone centrale pouvant accueillir de nombreux clients ou d'une petite salle aménagée immédiatement à côté de la salle d'opération réservée à un type particulier d'intervention chirurgicale.

Dans la salle d'attente, plusieurs soins peuvent être initiés, comme le réchauffement du client, l'administration d'antibiotiques prophylactiques et la pose de jambières à compression intermittente. Bon nombre d'interventions mineures peuvent y être pratiquées, comme l'insertion d'un cathéter intraveineux (I.V.) ou intraartériel (I.A.), ou encore l'enlèvement des plâtres. Certains types d'anesthésies régionales peuvent aussi y être pratiqués, par exemple l'anesthésie épidurale.

Cette salle a une vocation différente selon la clientèle. Elle peut être une aire d'admission ou de congé (clientèle ambulatoire) ou une aire d'attente (clientèle hospitalisée). Dans la salle d'attente, l'infirmière en soins périopératoires identifie le client et évalue son état avant son transport vers la salle d'opération. Elle peut aussi consulter l'évaluation préopératoire du client. Cette salle lui permettra d'observer le client avant et après l'intervention chirurgicale et d'évaluer le temps de récupération nécessaire avant son congé vers le domicile ou son retour à sa chambre. Cette salle permet d'éviter l'hospitalisation et de réduire considérablement la durée de séjour du client ambulatoire.

Le client peut éprouver de l'anxiété lorsque vient le moment de se séparer de ses proches, avant son entrée en salle d'opération. Dans certains hôpitaux, un membre de la famille peut rester avec le client dans la salle d'attente jusqu'à son entrée dans la salle d'opération, ce qui contribue à atténuer son anxiété.

47.2.3 Salle d'opération

La salle d'opération est une enceinte distincte des autres services de l'hôpital, autant sur le plan géographique, environnemental que bactériologique **FIGURE 47.1**. Il s'agit d'une zone à accès restreint. L'attention accordée à la configuration, à l'emplacement et au contrôle de l'atmosphère de la salle d'opération contribue à prévenir les risques de propagation des poussières et microorganismes pathogènes en suspension dans l'air et à assurer la sécurité et le bien-être global du client.

Il existe plusieurs mesures de prévention. Les systèmes de ventilation dotés de filtres et les dispositifs de régulation du débit d'air permettent de réduire au minimum la production de poussières. Une pression d'air positive est maintenue dans les salles pour éviter que l'air des corridors ne s'infiltre dans la salle d'opération. Le rayonnement UV produit par les appareils d'éclairage ultraviolet réduit le nombre de microorganismes pathogènes en suspension dans l'air. Dans la salle d'opération, il n'y a aucune surface collectrice de poussières. Le mobilier est facile d'entretien et simple à déplacer afin de faciliter la circulation des clients, du personnel et de l'équipement, tout en permettant une application stricte des techniques d'asepsie. L'équipement est vérifié régulièrement pour détecter les défectuosités, et l'éclairage est réglable pour l'adapter aux besoins de visibilité des champs opératoires des diverses chirurgies. La température est habituellement maintenue entre 20 et 24 °C et le degré d'humidité est réglé à plus de 50 % pour le confort du client et de l'équipe, mais aussi pour éviter que le milieu soit propice à l'incubation et à la prolifération bactériennes.

Un système de communication permet l'échange de messages de routine et d'urgence (Phillips, 2007 ; Rothrock, 2007). Les visiteurs et les membres du personnel non nécessaires ne sont pas admis dans la salle d'opération afin de préserver l'intimité du client et les conditions d'asepsie, de même que pour empêcher les distractions et le bruit excessif **FIGURE 47.2**.

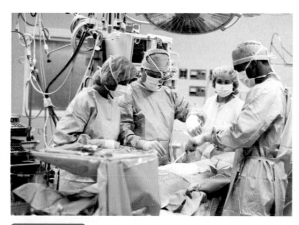

FIGURE **47.2**
Le caractère complexe de la chirurgie exige de limiter l'accès des membres du personnel et des visiteurs à la salle d'opération.

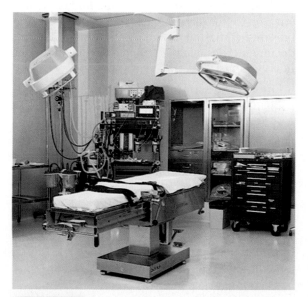

FIGURE **47.1**
Salle d'opération typique

47.3 | Équipe périopératoire

47.3.1 Infirmière en soins périopératoires

Le rôle de l'infirmière en soins périopératoires change à mesure que la technologie, les techniques chirurgicales et les lignes directrices en matière de soins de santé évoluent. Les infirmières en soins périopératoires peuvent avoir deux rôles différents, liés soit au service externe, soit au service interne, qui font appel à des fonctions différentes. Certaines activités peropératoires propres à chaque rôle sont présentées à l'**ENCADRÉ 47.1**.

Infirmière en service externe

L'**infirmière en service externe** centre ses activités sur la coordination des soins périopératoires. Selon l'Ordre des infirmières et infirmiers du Québec (OIIQ) (2008a), elle a une fonction multidimensionnelle et globale. Elle évalue et surveille

En service externe

- Prépare et coordonne les soins infirmiers peropératoires.
- Aide à préparer la salle d'opération.
- Utilise les techniques d'asepsie dans toutes les tâches qu'elle doit accomplir.
- S'assure de respecter les techniques d'asepsie et vérifie que les autres en font autant.
- S'assure que le matériel nécessaire est aseptisé (si besoin est) et à portée de main.
- Vérifie le fonctionnement de l'équipement mécanique et électrique ainsi que les conditions du milieu.
- Consulte le dossier du client et y consigne les données pertinentes.
- Identifie le client.
- Évalue l'état physique et psychologique du client.
- Admet le client au bloc opératoire.
- Aide à transférer le client sur la table d'opération.
- Assure la sécurité du client pendant son transport et sa mise en position.
- Aide à la pose des dispositifs de surveillance.
- Aide à l'induction de l'anesthésie.
- Aide à recouvrir le champ opératoire.
- Documente les soins peropératoires.
- Note, identifie et envoie les échantillons de tissus et les cultures aux services appropriés.

- Mesure les pertes de sang et de liquides.
- Note les doses de médicaments administrés, y compris les doses d'anesthésiques locaux.
- Coordonne toutes les activités en salle d'opération avec les membres de l'équipe chirurgicale, le personnel soignant et les services.
- Compte les compresses, les aiguilles, les instruments et les petits dispositifs médicaux.
- Accompagne le client transféré à la salle de réveil.
- Informe le personnel de la salle de réveil des soins à prodiguer au client.

En service interne

- Aide à la préparation de la salle d'opération.
- Se désinfecte, s'habille et se gante, et aide d'autres membres de l'équipe chirurgicale à faire de même.
- Prépare la table d'instruments et s'assure que l'équipement aseptisé fonctionne bien.
- Aide à recouvrir le champ opératoire.
- Tend les instruments au chirurgien et aux assistants en prévoyant leurs besoins.
- Compte les compresses, les aiguilles, les instruments et les petits dispositifs médicaux.
- S'assure de respecter les principes d'asepsie et vérifie que les autres en font autant.

Décompte (ou compte) chirurgical: Action par laquelle on compte avant (compte initial), pendant et à la fin de l'intervention chirurgicale (compte final) les compresses, les instruments, le matériel pointu, tranchant ou coupant (PTC) et tout autre article.

l'état de santé du client. Elle planifie, organise et coordonne les activités dans la salle d'opération de l'arrivée du client à son transfert. Dans le cas d'une anesthésie locale, elle assure la surveillance directe du client (OIIQ, 2008a).

Avec les autres membres de l'équipe peropératoire, l'infirmière en service externe prépare la salle d'opération avant l'arrivée du client. Habituellement, l'infirmière en service externe est la première personne que le client rencontre à son arrivée à l'hôpital ou pendant son transport de l'unité des soins intensifs vers la salle d'attente. Elle doit veiller sur le client pendant toute la durée de son intervention chirurgicale, assurer sa protection, lui parler et lui prodiguer des soins physiques (Boyle, 2005). Elle doit aussi évaluer son état et déterminer si d'autres tâches s'imposent avant le début de l'intervention chirurgicale pour que le plan thérapeutique infirmier (PTI) du client soit bien respecté. Elle doit veiller à son bien-être physique, le réconforter et le renseigner sur l'intervention chirurgicale prévue. Elle doit aussi informer les proches du client et répondre à leurs questions. Ce travail est surtout important dans les services de chirurgie ambulatoire, où les proches et le

personnel sont peu en contact les uns avec les autres et où une grande partie des soins préopératoires et postopératoires reviennent aux proches. L'infirmière en service externe doit consigner tous les soins infirmiers prodigués au client, que ce soit dans un dossier électronique ou un dossier manuscrit. Son rôle se distingue de celui des autres membres de l'équipe peropératoire en ce qu'elle doit documenter les évaluations, les diagnostics et les interventions.

Infirmière en service interne

L'**infirmière en service interne** exerce à l'intérieur de la zone stérile. Son rôle consiste à créer et à maintenir la zone stérile. Elle a des activités d'aide technique au chirurgien et elle participe aux **décomptes (ou aux comptes) chirurgicaux**. Ses fonctions sont complémentaires à celles de l'infirmière première assistante qui seront décrites plus loin (OIIQ, 2008a).

Le **TABLEAU 47.1** présente des interventions infirmières se déroulant à chaque étape de l'intervention chirurgicale.

Étant donné la pénurie importante d'infirmières au Québec, la Corporation des infirmières et

TABLEAU 47.1	Exemples d'activités infirmières se déroulant pendant l'expérience chirurgicale	
PHASE PRÉOPÉRATOIRE	**PHASE PEROPÉRATOIRE**	**PHASE POSTOPÉRATOIRE**
Évaluation initiale	**Mise en œuvre**	**Évaluation continue**
Domicile/clinique/salle d'attente • Commencer l'évaluation préopératoire. • Planifier des méthodes d'enseignement appropriées aux besoins du client. • Faire participer les proches à l'entrevue. **Unités des soins chirurgicaux** • Compléter l'évaluation préopératoire. • Coordonner les renseignements à fournir au client avec le personnel infirmier. • Établir un plan de soins. **Bloc opératoire** • Identifier le client. • Évaluer l'état de conscience, l'intégrité de la peau, la mobilité, l'état émotionnel et l'autonomie fonctionnelle du client. • Vérifier le champ opératoire. • Revoir le dossier. **Planification** • Planifier des soins qui tiennent compte des valeurs, des habitudes, de l'origine ethnique, de la culture, de la capacité de fonctionner et des capacités du client pendant la période périopératoire. • Vérifier que toutes les fournitures et tout l'équipement nécessaires à l'intervention chirurgicale sont prêts dans la salle d'opération, qu'ils fonctionnent bien et qu'ils sont stérilisés, si nécessaire.	**Maintien de la sécurité** • Maintenir l'intégrité du champ stérile. • Compter les compresses, aiguilles, instruments et dispositifs médicaux, et s'assurer qu'ils ont tous été récupérés. • Mettre le client dans une position qui assure un bon alignement fonctionnel, qui expose le champ opératoire et qui prévient les blessures. • Prévenir les blessures chimiques causées par l'usage de solutions de lavage chirurgical, de préparations pharmaceutiques ou autres produits. • Vérifier le bon fonctionnement des équipements électriques, des appareils au laser et de l'équipement émettant des radiations. • Administrer les médicaments appropriés en toute sécurité. **Surveillance physique** • Surveiller et noter les variations des signes vitaux. • Évaluer la perte de sang. • Évaluer l'excrétion urinaire, si c'est nécessaire. **Surveillance psychologique** • Fournir un soutien émotionnel au client. • Se tenir près du client ou le toucher durant les interventions et l'induction de l'anesthésie. • S'assurer que l'intimité du client est préservée. • Informer les autres membres de l'équipe soignante de l'état émotionnel du client.	**Postanesthésie/congé** • Surveiller les réactions immédiates du client à l'intervention chirurgicale. • Évaluer la douleur du client. • Surveiller l'ABC : les voies respiratoires (*airway*), la respiration (*breathing*) et la circulation (*circulation*). • Surveiller et documenter les signes vitaux et l'état de conscience. • Administrer les médicaments appropriés en toute sécurité. **Bloc opératoire** • Évaluer l'efficacité des soins infirmiers à la salle d'opération en fonction des critères du client. • Déterminer le degré de satisfaction du client au sujet des soins prodigués durant la phase périopératoire. • Évaluer les effets des produits utilisés sur le client à la salle d'opération. • Déterminer l'état psychologique du client. • Aider à planifier le congé. **Domicile/centre hospitalier** • Demander au client ce qu'il pense de l'intervention qu'il a subie : effets des anesthésiques, répercussions sur l'image corporelle, immobilisation. • Déterminer ce que pensent les proches de l'intervention chirurgicale.

infirmiers de salle d'opération du Québec et l'OIIQ se sont réunis afin d'élaborer un *Plan de relève et de rétention des infirmières de salle d'opération* qui inclut le partage d'activités avec les infirmières auxiliaires. L'OIIQ (2008b) a publié des lignes directrices pour les activités des infirmières auxiliaires en salle d'opération. Elles sont également présentées sur le site Web www.oiiq.org.

47.3.2 Équipe chirurgicale
Chirurgien

Le chirurgien est le médecin qui pratique l'intervention chirurgicale. Ses principales fonctions consistent à :

• établir le bilan médical préopératoire, pratiquer l'examen physique, juger si l'intervention chirurgicale est nécessaire, choisir le type d'intervention à pratiquer, prescrire les examens préopératoires, peser les risques et examiner les solutions de rechange à la chirurgie avec le client et ses proches ;

• assurer la sécurité du client et fournir des soins chirurgicaux à la salle d'opération ;

• fournir des soins médicaux postopératoires au client.

L'assistant-chirurgien, qui peut être médecin, vient en aide au chirurgien pendant l'intervention chirurgicale. Ses fonctions consistent à tenir les écarteurs chirurgicaux servant à exposer la zone opérée, à assurer l'hémostase et à faire les points de suture. Dans certains cas, notamment dans des centres hospitaliers universitaires, l'assistant-chirurgien est un résident en chirurgie qui peut réaliser certaines parties de l'intervention chirurgicale sous la supervision du chirurgien.

Dans certains hôpitaux, l'assistant-chirurgien est un infirmier ou une infirmière ayant une certification spécifique décernée par l'OIIQ (2008a) avec la collaboration du Collège des médecins du Québec.

Infirmière première assistante en chirurgie

Le rôle et les responsabilités de cette infirmière peuvent aussi être définis dans les lignes directrices de l'hôpital. L'OIIQ (2008a) décrit le rôle ainsi : « [E]n collaboration avec le chirurgien et sous sa supervision, l'infirmière première assistante en chirurgie prend une part active à l'intervention chirurgicale. Elle ne doit jamais assurer en même temps des fonctions liées en service interne. » Pour plus d'informations, consulter le document intitulé *Évaluation de la situation de la fonction d'infirmière première assistante en chirurgie* publié par l'OIIQ en 2007 et présenté au www.oiiq.org.

47.3.3   Équipe d'anesthésie

L'équipe d'anesthésie désigne le groupe de personnes chargées d'induire et de maintenir une anesthésie, et comprend l'anesthésiste ainsi que l'inhalothérapeute. Il existe aussi, dans certains pays, des infirmières anesthésistes dont le rôle est expliqué dans l'**ENCADRÉ 47.2**. L'anesthésiste pratique l'anesthésiologie, qui est une spécialité de la médecine qui étudie :

- le traitement des clients inconscients ou insensibilisés à la douleur et au stress émotif causés par un acte médical ou chirurgical ;
- la protection des fonctions et organes vitaux soumis au stress de l'anesthésie, d'une intervention chirurgicale ou d'un acte médical ;
- le soulagement de la douleur ;
- la réanimation cardiorespiratoire ;
- les soins respiratoires ;
- le traitement des clients en phase critique dans des unités de soins spéciaux.

Anesthésiste

L'anesthésiste, ou anesthésiologue, est chargé d'administrer des agents anesthésiques pour supprimer la sensibilité à la douleur pendant l'intervention chirurgicale **FIGURE 47.3**. Après l'intervention, il doit maintenir le client dans un état de confort durant sa période de récupération. Il pourra, par exemple, décider de prescrire l'installation d'une pompe d'analgésie contrôlée par le patient (ACP) comme mode d'analgésie postopératoire. Il peut aussi être appelé à prodiguer des soins à l'unité des soins intensifs (American Society of Anesthesiologists [ASA], 2009a).

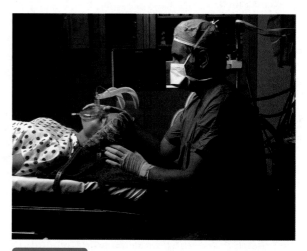

FIGURE 47.3
Un anesthésiste en salle d'opération

Inhalothérapeute

L'inhalothérapeute est un professionnel paramédical spécialisé dans les soins du système cardiorespiratoire. Il a la responsabilité de soutenir les fonctions vitales (respiration, circulation) et de maintenir la température ainsi que l'apport en oxygène durant l'intervention chirurgicale.

Avant et durant l'intervention chirurgicale, tous les membres de l'équipe (infirmière en service externe, infirmière en service interne, chirurgien, assistant-chirurgien, anesthésiste) doivent travailler en collaboration pour que le client bénéficie de la meilleure qualité de soins possible.

ENCADRÉ 47.2   **Infirmière anesthésiste**

L'infirmière anesthésiste est une infirmière qui a suivi un programme d'études en anesthésie (au minimum une maîtrise) et a obtenu un permis d'exercice. Bien que le sujet ait été abordé par les ordres professionnels, ce rôle de pratique avancée n'existe pas pour l'instant au Québec et est plutôt assuré par l'inhalothérapeute. Cependant, il y a des infirmières anesthésistes ailleurs dans le monde, par exemple en Europe, en Afrique et aux États-Unis. Les fonctions de cette infirmière consistent entre autres à :

- faire l'évaluation préanesthésique et la documenter ;
- élaborer et mettre en œuvre un plan de soins d'anesthésie ;
- choisir la méthode d'anesthésie ;
- choisir, obtenir et administrer les anesthésiques, médicaments adjuvants et solutés ;
- choisir et poser des dispositifs de surveillance effractive et non effractive ;
- maintenir les voies respiratoires ouvertes ;
- intervenir en cas d'urgence et de réveil ;
- autoriser le congé du client de la salle de réveil ;
- prescrire, administrer des traitements analgésiques et les modifier au besoin ;
- intervenir en cas d'urgence en dégageant les voies aériennes et en administrant des solutés ou des médicaments d'urgence ;
- assumer les responsabilités faisant partie de son champ de compétence.

Source : Adapté de American Association of Nurse Anesthetists (2009).

CLIENT AU BLOC OPÉRATOIRE

La démarche de soins au bloc opératoire s'inscrit en continuité avec la démarche initiée en soins préopératoires. Toutefois, de nombreux clients ne peuvent bénéficier de soins aussi bien planifiés puisqu'ils subissent leur intervention dans un contexte d'urgence. La démarche doit donc cibler les principaux éléments pour assurer la sécurité du client – tant psychologique que physique – ainsi que la prévention des complications. Cette démarche commence par l'accueil du client où l'infirmière se nomme et explique son rôle, puis demande au client de se présenter et de décrire l'intervention qu'il subira. Elle se poursuit par l'identification du client à l'aide de son bracelet d'identité, de sa carte d'hôpital et de son dossier.

Elle se complète par l'évaluation psychosociale, l'examen physique et l'examen du dossier, qui mèneront à l'admission du client. Cette démarche permettra d'établir des soins personnalisés en préopératoire ainsi qu'en peropératoire et postopératoire. La collecte des données permet de mieux connaître les antécédents médicaux du client, son état de santé actuel, sa santé cardiorespiratoire et d'évaluer les risques d'infections et de complications.

Évaluation psychosociale

Il est impératif de connaître, le plus tôt possible et avant l'intervention chirurgicale ou l'anesthésie, les inquiétudes du client et ses expériences antérieures de chirurgies. Cette évaluation commence souvent à l'unité de chirurgie, mais dans le cas de chirurgies d'urgence, par exemple, le client peut ne pas avoir eu l'occasion d'exprimer ses préoccupations. Il est aussi important de relever les particularités culturelles qui pourraient influencer l'expérience chirurgicale du client ▶ **2**. À titre d'exemple, le

témoin de Jéhovah peut refuser de subir une transfusion sanguine. Pour le musulman, la main gauche est impure; les médicaments et traitements doivent donc être administrés de la main droite. Certains autochtones d'Amérique exigent que les tissus excisés chirurgicalement soient conservés pour pouvoir les enterrer selon un rite particulier. Les tatouages et le perçage corporel ont des significations particulières dans certaines cultures. Il faut parfois avoir recours aux services d'un interprète quand le client parle une langue étrangère **FIGURE 47.4**. Le plan de soins personnalisés doit aussi tenir compte des besoins spirituels, des attitudes, des modes d'expression de la douleur, des croyances et des pratiques en matière de santé.

Examen physique

Un examen physique complet doit être pratiqué durant la préparation préopératoire ▶ **46**. La liste préopératoire est utilisée par l'infirmière pour assurer le suivi de l'évaluation. Certaines données de départ sont particulièrement importantes pour les soins infirmiers peropératoires. Certains éléments comme les signes vitaux, la présence de troubles sensitifs et l'état de conscience serviront de références afin d'estimer l'évolution de l'état du client. D'autres éléments tels que l'âge, les antécédents médicaux (maladies, troubles auditifs ou visuels), la présence de douleur, la taille et le poids permettent d'ajuster les interventions (administration de médicaments, soulagement de la douleur, installation sur la table d'opération, modes de communication) et d'assurer le confort du client (p. ex., la chaleur), de prévenir les infections (p. ex., l'intégrité et la propreté de la peau) et d'estimer les risques (allergies, dernier repas, utilisation de produits à base d'herbes médicinales).

Préparation psychologique du client

L'infirmière doit connaître les activités qui seront réalisées lorsque le client sera transféré au bloc opératoire, ainsi que ses préoccupations, car elle doit lui expliquer le déroulement de l'intervention et le rassurer sur les procédures. Elle sera ainsi en mesure de répondre aux questions du client et de le rassurer s'il est anxieux. Voici le type de questions d'ordre général que le client peut lui poser: «Qui est à la salle d'opération?», «Quand serai-je endormi?», «Quand le chirurgien arrivera-t-il dans la salle?» «Quelle région de mon corps sera exposée?», «Est-ce que j'aurai froid?», «Quand me réveillerai-je?» Les questions précises sur l'intervention chirurgicale ou l'anesthésie peuvent être adressées au chirurgien ou à l'anesthésiste.

Les traitements complémentaires et les médecines douces comme le toucher thérapeutique, l'aromathérapie, la musicothérapie, l'imagerie guidée et même la vidéo comptent parmi les thérapies utilisées en chirurgie. Ces méthodes peuvent servir à apaiser l'anxiété,

Jugement clinique

En raison de multiples fibromes utérins qui provoquent des saignements abondants, Madame Josée Lamothe, 39 ans, doit subir une hystérectomie. Elle est accueillie à l'aire d'attente puis en salle d'opération. Infirmière, préposée aux bénéficiaires, anesthésiste et chirurgien sont très gentils avec elle. Cependant, aucun de ces intervenants n'a vérifié l'identité de Josée sur son bracelet.

Que pensez-vous de cette négligence?

46

L'ordre de priorité des responsabilités de l'infirmière en matière de préparation du client à une chirurgie est présenté dans le chapitre 46, *Interventions cliniques – Soins préopératoires*.

2

Les stratégies congruentes au portrait culturel dans la démarche de soins infirmiers sont présentées dans le chapitre 2, *Compétences culturelles et inégalités en santé*.

Jugement clinique

Monsieur Cristobal Roncero est âgé de 40 ans. Il travaille dans le domaine de la construction depuis 22 ans. C'est sans doute ce qui explique le développement d'une hernie discale lombaire entre les vertèbres L4 et L5, pour laquelle il doit donc subir une discoïdectomie. Il a un tatouage montrant un condor aux ailes déployées et couvrant toute la région lombaire. Il craint qu'une cicatrice vienne déformer son tatouage.

Qu'en pensez-vous?

FIGURE 47.4

Un client a recours aux services d'une interprète.

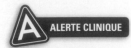
Avant que le client soit inconscient, il faut :

- confirmer l'identité du client en lui demandant son nom et en le comparant à celui inscrit sur son bracelet ;

- vérifier avec le client s'il sait quel est le type d'intervention chirurgicale prévu et sur quelle partie de son corps elle doit être pratiquée, et s'assurer qu'il a donné son consentement ;

- comparer les numéros d'identité de l'hôpital inscrits sur le bracelet du client et dans son dossier.

à favoriser la détente, à soulager la douleur et à accélérer le processus de cicatrisation (Rothrock, 2007). Dans certains établissements, ces techniques sont utilisées avant l'entrée en salle d'opération. Dans d'autres, comme dans les cliniques de chirurgie ambulatoire, c'est à l'arrivée du client en salle d'attente **ENCADRÉ 47.3**.

Préparation physique du client

Une deuxième évaluation physique a lieu à l'entrée ou avant l'entrée en salle d'opération pour s'assurer de la préparation complète du client. L'infirmière doit revoir les données mentionnées précédemment et signaler les anomalies et changements. Elle doit vérifier si le client a retiré ses objets de valeur ou prothèses. Elle

doit revoir les derniers apports de nourriture ou de liquide, s'assurer que les médicaments préopératoires prescrits ont été administrés et veiller au confort du client, en lui fournissant une couverture chaude ou en corrigeant sa position si nécessaire. La plupart des hôpitaux exigent le port d'un bonnet recouvrant complètement les cheveux pour entrer dans le bloc opératoire. Cette mesure vise à réduire les risques de propagation de microorganismes infectieux associée à la chute de cheveux. Une antibiothérapie prophylactique peut être amorcée de 30 à 60 minutes avant l'incision chirurgicale, souvent à l'induction de l'anesthésie. L'**ENCADRÉ 47.4** décrit l'objectif visé par la phase preopératoire immédiate selon l'OIIQ (2008a).

Approches complémentaires et parallèles en santé

ENCADRÉ 47.3   **Musicothérapie**

La musique est un outil thérapeutique ancien dont les bienfaits ont été reconnus par Platon.

Résultats probants

Plusieurs études ont décrit les effets bénéfiques de la musique sur le stress, l'anxiété et l'humeur. La musique a même été comparée à l'administration d'une prémédication (p. ex., le midazolam) et a contribué à diminuer davantage l'anxiété (Bringman, Giesecke, Thörne, & Bringman, 2009). En salle de réveil, elle semble aussi contribuer au bien-être des clients en couvrant les bruits habituels de l'unité (Fredriksson, Hellström, & Nilsson, 2009). Dans un contexte ambulatoire, la musique, avant et pendant la chirurgie, semble influencer la réponse au stress des clients (Leardi, Pietroletti, Angeloni, Necozione, Ranalletta, & Del Gusto, 2007).

Recommandation pour la pratique infirmière

- Pour être efficace, la musique doit être appropriée à la situation. La musique a divers effets physiologiques.

- Il est bénéfique de laisser choisir sa musique au client. La musique d'autres cultures est souvent très efficace.

- La musique est un outil peu coûteux, n'ayant aucun effet indésirable connu.

- La musique est une méthode d'autosoins facile à utiliser pour le client.

Référence

PasseportSanté.net (2011). [En ligne] www.passeportsante.net/fr/Therapies/Guide/Fiche.aspx?doc=musicotherapie_th (page consultée le 23 février 2011).

ENCADRÉ 47.4   **Soins préopératoires immédiats**

Objectif

Au terme de la période préopératoire immédiate, le client est installé, les tables sont montées, le compte chirurgical initial est effectué, le matériel requis est disponible et l'équipement nécessaire est prêt et en bon état de marche. Tout est donc en place pour que le chirurgien procède à l'intervention chirurgicale.

Préparation du client

La préparation du client débute dès son arrivée au bloc opératoire et comprend les activités relatives à l'accueil, à l'évaluation et à la préparation à l'intervention chirurgicale. C'est durant cette étape que l'identité du client est vérifiée tout en confirmant la nature de l'intervention chirurgicale ainsi que le site opératoire. La préparation du client permet de procéder à l'évaluation de son état de santé et des risques opératoires qu'il présente afin d'adapter l'organisation physique et matérielle de la salle d'opération en fonction de ses besoins et du type d'intervention qu'il doit subir.

Organisation de la salle d'opération

Cette étape permet de mettre en place les divers appareils de monitorage, d'installer le client de façon appropriée et de préparer le site opératoire. La période préopératoire immédiate est aussi axée sur l'organisation de la salle.

- Le service externe comprend l'organisation et la planification des activités de la salle d'opération en fonction du protocole opératoire adopté par l'établissement pour le type d'intervention chirurgicale que doit subir le client. Ainsi, le matériel approprié est préparé, le fonctionnement des appareils est vérifié et l'équipement spécialisé susceptible d'être utilisé durant l'intervention chirurgicale est rassemblé.

- Simultanément, en service interne, une partie de la zone stérile est préparée : les instruments et le matériel stériles requis pour l'intervention chirurgicale sont rassemblés et organisés avant l'arrivée du chirurgien.

Source : Adapté de OIIQ (2008a).

CLIENT EN SOINS PEROPÉRATOIRES

Préparation de la salle d'opération

Avant le transport du client à la salle d'opération, l'infirmière en service interne doit préparer la salle de manière à préserver l'intimité du client, assurer sa sécurité et prévenir l'infection. Toute personne pénétrant dans la salle d'opération doit être en tenue de chirurgie (pantalon, chemise, masque, lunettes de protection, bonnet ou cagoule) **FIGURE 47.5**. L'infirmière doit s'assurer que tous les appareils électriques et dispositifs mécaniques fonctionnent bien. Elle utilise les techniques aseptiques pour ouvrir les emballages d'instruments chirurgicaux et placer les instruments sur la table d'opération (AORN, 2009j). Les compresses, aiguilles, instruments et petits dispositifs médicaux (cartouches d'agrafes chirurgicales, raccords universels) sont comptés pour s'assurer qu'ils seront tous récupérés à la fin de l'intervention chirurgicale (AORN, 2009d).

Durant la préparation de la salle d'opération et l'intervention chirurgicale, les fonctions des membres de l'équipe chirurgicale sont bien claires. L'infirmière en service interne doit protéger l'asepsie des mains du chirurgien et lui tendre la blouse et les gants stériles. Elle ne touche qu'aux objets se trouvant dans le **champ stérile FIGURE 47.6**. L'infirmière en service externe reste dans le **champ non stérile** et effectue les tâches pour lesquelles le contact avec le client et des objets non stériles est permis. Tous les membres de l'équipe chirurgicale doivent s'assurer que les principes d'asepsie chirurgicale sont respectés et prendre les mesures correctives nécessaires si la stérilité du **champ opératoire** est compromise (Rothrock, 2007).

Transport du client à la salle d'opération

Lorsque le client a été bien identifié et que la salle d'opération est prête, le client est transporté à la salle d'opération. Avant de transférer le client d'une civière à la table d'opération, il faut verrouiller les roues de la civière et travailler avec suffisamment

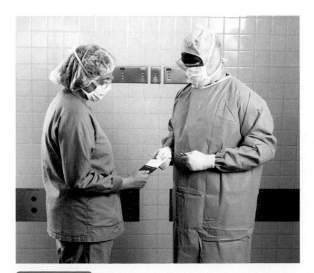

FIGURE 47.5

Toute personne qui entre dans la salle d'opération doit porter la tenue de chirurgie.

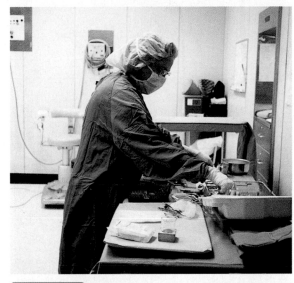

FIGURE 47.6

Un champ stérile est créé avant l'intervention chirurgicale.

de personnes pour soulever le client, guider les déplacements et empêcher les chutes accidentelles. Après avoir placé le client sur la table d'opération, il faut bien serrer les sangles de sécurité autour de ses cuisses. Les électrodes d'appareils de surveillance (p. ex., les électrodes pour électrocardiogramme [ECG]), un brassard de tensiomètre, un saturomètre et un cathéter I.V. sont ensuite habituellement posés, si cela n'a pas été fait en salle d'attente.

Brossage et tenue vestimentaire à la salle d'opération

Le brossage des mains et des avant-bras est une mesure d'asepsie chirurgicale que doivent respecter tous les membres de l'équipe chirurgicale de la salle d'opération (infirmière en service interne, chirurgien, assistant-chirurgien) (AORN, 2009e ; Barclay, 2009) **FIGURE 47.7**.

Ce type de brossage des mains sert à réduire les risques de prolifération de microorganismes pathogènes ainsi qu'à prévenir la prolifération de la flore bactérienne normale sous les gants et la blouse chirurgicale. Le type de savon utilisé doit être un antiseptique à large spectre. Les mains doivent être frottées vigoureusement pendant au moins deux minutes à l'aide d'une brosse chirurgicale stérile spécialement conçue à cet effet. Le **brossage chirurgical des mains** doit se faire à partir du bout des doigts jusqu'aux coudes en maintenant toujours les mains plus haut que les coudes pour éviter que la mousse savonneuse et l'eau coulent de la région déjà nettoyée (mains et doigts) vers la région non lavée (en haut des coudes) (AORN, 2009e ; Rothrock, 2007).

Une fois que les mains sont brossées, les membres de l'équipe peuvent entrer dans la salle d'opération pour enfiler une blouse et des gants chirurgicaux. Étant donné que les blouses et les gants sont stériles, les personnes qui se sont brossé les mains et ont enfilé des gants stériles peuvent manipuler et préparer tout le matériel stérile qui sera utilisé pendant l'intervention.

Champ stérile : Espace exempt de microorganismes et pouvant recevoir des objets stériles.

Champ non stérile : Espace qui n'est plus exempt de tout germe microbien.

RAPPELEZ-VOUS...

Le lavage des mains chirurgical est différent du lavage des mains habituel.

Principes de base de l'asepsie chirurgicale

Les principes d'asepsie chirurgicale doivent être respectés afin de prévenir les risques d'infection de la plaie chirurgicale. Il faut d'abord créer et préserver un champ stérile. Le centre de ce champ stérile correspond au site de l'incision chirurgicale. Les objets du champ stérile sont entre autres l'équipement et les instruments chirurgicaux qui ont été stérilisés au préalable.

Les membres de l'équipe chirurgicale doivent comprendre certains principes de base pour appliquer les techniques d'asepsie. Toute infraction compromet la sécurité du client et accroît le risque d'infection postopératoire. L'**ENCADRÉ 47.5** présente les principes de base de l'asepsie chirurgicale.

Les membres de l'équipe chirurgicale doivent aussi respecter les lignes directrices de l'établissement relativement à la protection contre l'exposition aux agents pathogènes transmis par voie sanguine (AORN, 2009f). Ces lignes directrices soulignent l'importance des mesures de prévention contre la transmission d'agents pathogènes, des dispositifs techniques, des méthodes de travail, de l'équipement individuel de protection comme les gants, les blouses, les tabliers, les bonnets, les visières, les masques et les lunettes de protection ▶ **15**.

Préparation physique du client

L'inhalothérapeute ou encore l'infirmière en service externe doit préparer le client à l'anesthésie. Dans les cas d'anesthésie locale ou régionale, l'infirmière en service externe assure la surveillance clinique du client. Lorsque le client subit une anesthésie générale, l'inhalothérapeute doit rester à ses côtés pour assurer sa sécurité et aider l'anesthésiste. Il peut avoir comme fonctions de noter la pression artérielle et d'aider à maintenir les voies respiratoires ouvertes.

L'infirmière en service externe peut être appelée à placer des dispositifs de surveillance utilisés pendant l'intervention chirurgicale (p. ex., une sonde urinaire, des électrodes pour ECG).

Considérations relatives à la sécurité

Toute intervention chirurgicale, peu importe le lieu où elle se pratique, peut exposer le client à des blessures, à des infections, à des traumatismes physiques causés par la position chirurgicale ou l'équipement utilisé, ou à des effets physiologiques postopératoires. L'infirmière doit s'occuper de tous les aspects de la sécurité du client en salle d'opération ; celui-ci est souvent affaibli par les effets de l'anesthésie.

La fumée produite par les interventions au laser peut contenir d'infimes quantités d'hydrocarbures (acétone, isopropanol, formaldéhyde, cyanure, entre autres). Les agents contaminants en suspension dans l'air peuvent irriter les voies respiratoires et avoir des effets mutagènes et carcinogènes. Les ventilateurs d'extraction de fumée permettent de réduire les risques d'exposition (AORN, 2008b). Il faut porter une attention particulière lors de l'utilisation du matériel d'électrochirurgie afin de prévenir les brûlures (AORN, 2009g).

Un protocole universel vise à prévenir les erreurs de préparation du champ opératoire, de technique chirurgicale et de choix du type d'intervention chirurgicale. Il a été établi dans le cadre d'une initiative amorcée par l'Organisation mondiale de la Santé (OMS), (2009). Il comprend une liste de contrôle à utiliser dans les salles d'opération à trois moments : avant l'induction de l'anesthésie, avant l'incision de la peau et avant que le client quitte la salle d'opération. Cette liste constitue la pierre angulaire d'un projet d'envergure visant à rendre plus sûres les interventions chirurgicales

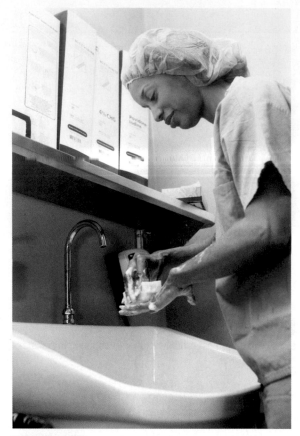

15

Les infections nosocomiales sont abordées dans le chapitre 15, *Infections et infection par le virus de l'immunodéficience humaine*.

FIGURE 47.7

Une infirmière se brosse les mains.

ENCADRÉ 47.5	Principes de base de l'asepsie chirurgicale

- Tout le matériel entrant dans le champ stérile doit être stérile.

- Tout objet stérile entrant en contact avec un objet non stérile devient contaminé.

- Tous les objets contaminés doivent être immédiatement mis à l'écart du champ stérile. S'il s'agit d'un petit objet (p. ex., un emballage de fil non ouvert), il doit être mis à l'écart du champ stérile et distingué des autres objets stériles (c'est-à-dire recouvert d'un drap stérile). Lorsque le champ opératoire tout entier est contaminé, il faut le refaire avec du nouveau matériel.

- Les membres de l'équipe chirurgicale qui ont procédé au brossage chirurgical des mains doivent porter une blouse et des gants stériles ; lorsqu'ils sont en tenue de chirurgie, la partie de la tenue qui est réputée stérile est la partie antérieure, située entre le thorax et le niveau de la table ainsi que les manches, jusqu'à 5 cm au-dessus des coudes.

- Il faut maintenir une distance de sécurité entre un champ stérile et un champ non stérile.

- Seul le dessus des tables est réputé stérile ; les objets se trouvant en dessous de ce niveau sont réputés contaminés.

- Les côtés d'un emballage stérile sont réputés contaminés dès que l'emballage est ouvert.

- Les microorganismes se lient à des particules en suspension dans l'air et pénètrent dans le champ stérile en même temps que les grands courants d'air.

- Les microorganismes se déplacent par capillarité dans les tissus humides et causent la contamination.

- Les microorganismes pathogènes se logent sur les cheveux, la peau et les voies respiratoires. L'équipe et le client doivent donc porter une tenue permettant leur recouvrement optimal.

pratiquées dans toutes les régions du monde (Anesthesia Patient Safety Foundation, 2008) .

Positionnement du client sur la table d'opération

Le positionnement du client, qui est une étape importante de la préparation de toute intervention chirurgicale, suit habituellement l'administration de l'anesthésique. L'anesthésiste doit indiquer quand le positionnement peut commencer. La position du client doit permettre l'accès au site chirurgical, l'administration des anesthésiques et la surveillance de l'anesthésie ainsi que le maintien des voies respiratoires ouvertes . En positionnant le client sur la table d'opération, il faut :

- assurer l'alignement fonctionnel ;
- empêcher une pression indue sur les nerfs, les protubérances osseuses, les lobes d'oreille ou les yeux ;
- favoriser l'amplitude de la cage thoracique ;
- maintenir la circulation veineuse et artérielle ;
- préserver l'intimité du client ;
- observer des mesures particulières si le client souffre de céphalées, de douleurs ou de malformations.

Il faut aussi vérifier la position des extrémités, fournir des oreillers pour le soutien et obtenir l'aide physique ou mécanique nécessaire pour éviter de faire des efforts inutiles ou de causer des pressions indues pour le client (AORN, 2009h).

Le client peut être placé en position de **décubitus dorsal**, en position de **décubitus ventral**, en position latérale (**position de Sims**), en position gynécologique ou en position assise. La position de décubitus dorsal, la plus courante en chirurgie, est utilisée pour les interventions à l'abdomen et les chirurgies mammaires. La position de décubitus ventral est adoptée pour les interventions à la région dorsale (p. ex., la laminectomie). La position gynécologique est utilisée pour certains types d'interventions aux organes pelviens (p. ex., l'hystérectomie par voie vaginale).

Peu importe la position que doit prendre le client sur la table d'opération, il faut faire preuve d'une grande prudence pour éviter les blessures. La transmission de la conduction nerveuse est interrompue, la sensibilité est abolie par l'anesthésie et le client est donc insensible à la douleur, à l'inconfort ou aux pressions exercées sur les nerfs, les muscles, les os et la peau. Une position inappropriée risque de causer une hyperextension des muscles ou des articulations, des lésions de pression, des lésions nerveuses ou d'autres lésions.

L'anesthésie générale provoque une dilatation périphérique des vaisseaux sanguins. Les changements de position peuvent causer une accumulation de sang dans une partie du corps. Si la tête de la table d'opération est relevée, le volume sanguin augmentera dans la partie inférieure du torse et la circulation dans la partie supérieure pourrait être compromise. L'**hypovolémie** et une maladie cardiovasculaire peuvent compromettre davantage la circulation sanguine. L'infirmière en service externe doit faire preuve de prudence en positionnant le client sur la table d'opération. Elle assurera sa surveillance pendant toute la durée de l'intervention chirurgicale (Rothrock, 2007).

Préparation du site opératoire

Le but de la préparation de la peau est de réduire le nombre de microorganismes susceptibles de migrer sur la plaie chirurgicale. Cette tâche est généralement confiée à l'infirmière en service externe.

La peau est préparée en désinfectant la zone autour du site opératoire à l'aide d'un antimicrobien hypoallergène à large spectre. La région est nettoyée en faisant des mouvements circulaires. En tout temps, la désinfection doit s'effectuer de la région propre (site de l'incision) vers la région considérée comme moins propre (périphérie). Une zone assez grande autour du site opératoire est nettoyée afin d'assurer une meilleure protection et d'être préparé à toute éventualité pouvant survenir pendant l'intervention (AORN, 2009i ; Centers for Disease Control and Prevention, 2005).

Après la préparation de la peau, les membres de l'équipe chirurgicale considérés comme stériles recouvrent le site chirurgical de champs stériles. Seul le site de l'incision reste exposé.

Après l'intervention chirurgicale

En observant attentivement le déroulement de l'intervention chirurgicale, l'anesthésiste se prépare à la fin de l'opération. Il administre divers types et diverses doses d'anesthésiques de façon à réduire le plus possible leurs effets à la fin de l'intervention chirurgicale et permettre une meilleure surveillance des fonctions physiologiques dans la salle de réveil.

L'anesthésiste ou l'infirmière en service externe accompagne le client durant son transport à la salle de réveil. Un compte rendu de son état et de l'intervention chirurgicale est fourni à l'infirmière qui l'accueille à l'entrée de cette salle.

La liste de contrôle de la sécurité chirurgicale de l'OMS est présentée dans la figure 47.1W au www.cheneliere.ca/lewis.

Les différents positionnements du client lors de l'opération sont illustrés dans la figure 47.2W au www.cheneliere.ca/lewis.

Capsule Jugement clinique

Le petit Danny est âgé de cinq ans et il doit subir une amygdalectomie.

Dans quelle position sera-t-il placé sur la table d'opération ?

47.4 | Anesthésie

L'anesthésie a pour objectifs d'abolir les réflexes à divers stress et de protéger le client des complications qui y sont associées (Fukuda, 2006). L'art et l'exercice de l'anesthésie ont beaucoup progressé au cours des 20 dernières années. Les dispositifs de surveillance ont grandement évolué ainsi que les agents et leur mode d'administration. L'anesthésie régionale (qui est parfois effectuée à l'aide d'un cathéter épidural servant au soulagement des douleurs postopératoires) a l'avantage d'accélérer le rétablissement du client. L'utilisation d'agents à action rapide est une autre façon de promouvoir une récupération plus rapide des effets de l'anesthésie dans la période postopératoire immédiate et une implication plus précoce du client dans son rétablissement (Pasero & Belden, 2006) ▶ **48**.

La technique et les agents d'anesthésie sont choisis par l'anesthésiste de concert avec le chirurgien et le client. Mais il revient à l'anesthésiste de décider quel type d'anesthésie subira le client. Parmi les

48

Les soins requis en période postopératoire sont présentés dans le chapitre 48, *Interventions cliniques – Soins postopératoires*.

facteurs dont il faut tenir compte, citons l'état physique, mental et émotionnel du client au moment de l'anesthésie, les allergies et antécédents de douleur, la compétence de l'anesthésiste et d'autres facteurs comme la durée de l'intervention chirurgicale, la position chirurgicale, le champ opératoire et le congé prévu. Le refus du client de subir une anesthésie constitue une contre-indication absolue à l'anesthésie et à l'administration de tout anesthésique.

L'anesthésiste doit obtenir le consentement du client à l'anesthésie, rédiger les ordonnances de médicaments à administrer avant et après l'intervention chirurgicale, et décider du type d'anesthésie à administrer. L'état de santé du client est classé selon l'échelle de classification de l'état de santé des clients recommandée par la Société canadienne des anesthésiologistes (SCA) (Merchant et al., 2009), qui est fondée sur l'état physiologique du client, peu importe le type d'intervention chirurgicale pratiquée. Cette classification est réalisée grâce à une échelle allant de 1 à 6 ; plus la cote est élevée, plus le risque de complications peropératoires est élevé. La méthode de la SCA (Merchant et al., 2009) permet de définir l'état du client immédiatement avant le début de l'intervention chirurgicale.

Types d'anesthésie

Quatre niveaux de sédation ont été décrits sur un continuum (ASA, 2009a) : 1) la sédation légère, où le client répond normalement ; 2) la sédation/analgésie modérée (sédation consciente), où les fonctions cardiovasculaires et respiratoires sont maintenues ; 3) la sédation/analgésie profonde, où le client est difficile à stimuler ou à réveiller ; 4) le niveau d'anesthésie où le client requiert une ventilation assistée.

Il existe trois types d'anesthésie : 1) l'anesthésie générale, où il y a perte de sensation et de conscience, relaxation des muscles squelettiques, suppression possible des fonctions cardiovasculaire et respiratoire ainsi que suppression des réponses autonome, endocrine et somatique ; 2) l'anesthésie régionale, où il y a perte de sensation dans un région du corps sans perte de conscience lorsqu'un nerf spécifique ou un groupe de nerf est bloqué (épidurale, rachidienne, bloc de nerf périphérique) ; et 3) l'anesthésie locale, où il y a perte de sensation sans perte de conscience (topique, sous-cutanée) **TABLEAU 47.2**.

Anesthésie générale

L'anesthésie générale par perfusion I.V. et les nouveaux anesthésiques par inhalation ont l'avantage d'accélérer le début de la sédation, et d'avoir une durée d'action diminuée, ce qui permet de réduire les effets secondaires et, par le fait même, d'accélérer le congé de la salle de réveil ou du service de chirurgie ambulatoire.

L'anesthésie générale est le mode anesthésique privilégié pour pratiquer des interventions chirurgicales de longue durée, lorsqu'il est nécessaire d'obtenir une relaxation musculaire profonde ou d'exercer une surveillance de la fonction respiratoire, de même que lorsqu'il faut positionner le client d'une façon inconfortable en raison du point d'incision. L'anesthésiste opte aussi pour cette méthode lorsque le client est trop anxieux, lorsqu'il

TABLEAU 47.2	Classification des types d'anesthésie selon leurs effets
TYPE D'ANESTHÉSIE	**EFFETS ASSOCIÉS**
Anesthésie générale	• Perte de sensibilité et de conscience • Hypnose, analgésie et amnésie • Relâchement des muscles squelettiques • Dépression possible des fonctions respiratoire et cardiovasculaire • Suppression de la toux, du réflexe pharyngé et nauséeux, des vomissements, et dépression du système nerveux sympathique
Anesthésie régionale • Anesthésie rachidienne • Anesthésie caudale • Anesthésie épidurale • Anesthésie par voie I.V. • Anesthésie par blocage nerveux (interscalène, axillaire, infraclaviculaire ou supraclaviculaire, poplité, fémoral, sciatique)	• Perte de sensation dans la région innervée sans perte de conscience • Blocage d'un nerf particulier ou d'un groupe de nerfs par l'administration d'un anesthésique local
Anesthésie locale • Anesthésie par agent topique • Anesthésie par infiltration • Anesthésie par voie intradermique (I.D.) • Anesthésie par voie sous-cutanée (S.C.)	• Perte de sensation sans perte de conscience • Anesthésie par agent topique, anesthésie par infiltration, par voie intradermique (I.D.) ou voie sous-cutanée (S.C.) • Agent anesthésique en aérosol ou administré à l'aide d'un nébulisateur
Sédation consciente	• Effets semblables à ceux obtenus par anesthésie générale ; utilisation de sédatifs (p. ex., les benzodiazépines) et d'opioïdes à faible dose sans faire intervenir d'agents administrés par inhalation • Réduction de l'anxiété, induction de l'analgésie et de l'amnésie • Pas de perte de conscience et respiration sans aide • Association possible avec une anesthésie régionale ou locale • Souvent utilisée pour le interventions mineures ou diagnostiques (p. ex., la coloscopie)

Source : Adapté de ASA (2009c).

y a des contre-indications à l'utilisation d'autres types d'anesthésie (locale, régionale), lorsque le client ne collabore pas en raison d'une intoxication, d'un manque de maturité, de son état émotionnel, d'une blessure à la tête ou de son incapacité à rester immobile pendant une certaine période de temps. Les phases de l'anesthésie générale sont résumées au **TABLEAU 47.3**.

L'anesthésie générale peut être induite par injection I.V., inhalation de gaz anesthésiques, ou une combinaison des deux techniques. La méthode la plus courante, qui fait intervenir des adjuvants, est appelée **méthode équilibrée**. Le **TABLEAU 47.4** présente les anesthésiques les plus courants, leurs avantages, leurs inconvénients et les interventions infirmières qu'ils nécessitent.

TABLEAU 47.3	Phases de l'anesthésie générale		
PRÉ-INDUCTION	**INDUCTION**	**ENTRETIEN**	**ÉMERGENCE**
Description			
Début de l'administration des médicaments préopératoires, préparation du point d'accès I.V. ou I.A., pose des dispositifs de surveillance (p. ex., des électrodes pour ECG)	Début de l'administration des médicaments rendant le client inconscient ; pose des dispositifs servant à maintenir les voies respiratoires ouvertes	Exécution de l'intervention chirurgicale (client inconscient) ; prise de mesures pour maintenir ouvertes les voies respiratoires	Période correspondant avec la fin de l'intervention chirurgicale ; préparation au réveil du client et retrait des dispositifs servant à maintenir les voies respiratoires ouvertes
Classes de médicaments dont l'usage est prévu			

• Benzodiazépines
• Opioïdes
• Antibiotiques
• Prophylaxie de l'aspiration
  – Inhibiteurs des récepteurs H_2 (p. ex., la ranitidine [Zantac^MU])
  – Neuroleptiques anti-émétiques (p. ex., le métoclopramide [Reglan^MD])
  – Anticholinergiques (p. ex., la scopolamine [Transderm-V^MD])
	• Benzodiazépines
	• Opioïdes
	• Barbituriques
	• Hypnotiques
	• Gaz volatils
		• Benzodiazépines
		• Opioïdes
		• Barbituriques
		• Hypnotiques
		• Gaz volatils
			• Agents d'inversion
			  – Anticholinergiques
			  – Anticholinestérases
			  – Sympathomimétiques
			  – Inhibiteurs des opioïdes antagonistes (au besoin)
			  – Inhibiteurs des benzodiazépines (au besoin)
			  – Opioïdes d'appoint (au besoin)
			  – Antiémétiques (au besoin)

Rôle de l'anesthésiste			
• Évaluation préanesthésique • Planification des soins anesthésiques • Surveillance du point d'accès I.V. ou I.A. • Confirmation de la prophylaxie antibiotique • Administration des médicaments servant à prévenir l'anxiété et la prophylaxie de l'aspiration	• Administration des médicaments appropriés • Surveillance des voies respiratoires • Positionnement du client sur la table d'opération	• Surveillance de l'état physiologique du client • Administration des médicaments et mesure des liquides (ingesta)	• Inversion de l'action des inhibiteurs neuromusculaires • Évaluation du retour de tous les réflexes protecteurs • Retrait des dispositifs servant à maintenir les voies respiratoires ouvertes • Évaluation des douleurs et de la récupération
Rôle de l'infirmière en soins peropératoires			
• Fin de l'évaluation préopératoire • Vérification des consentements à l'intervention • Confirmation de l'identité du client, du type d'intervention et du site d'intervention	• Aide à la pose des dispositifs de surveillance (effractive et non effractive) • Maintien des voies respiratoires ouvertes	• Réglage de la position du client si nécessaire • Surveillance de la sécurité du client	• Application des pansements • Protection du client pendant toute la période du retour des réflexes • Préparation du transfert du client à la salle de réveil

Source : Adapté de AORN (2008a).

TABLEAU 47.4 — Anesthésiques servant à l'anesthésie générale

MÉDICAMENTS	AVANTAGES	INCONVÉNIENTS	INTERVENTIONS INFIRMIÈRES
Agents administrés par voie intraveineuse			
Barbituriques			
• Thiopental (Pentothal^{MD}) • Méthohexital (Brevital^{MD})	• Induction rapide ; durée d'action de moins de 5 minutes, ce qui, habituellement, laisse place à peu d'effets postopératoires.	• Peuvent avoir des effets indésirables sur la fonction cardiaque (p. ex., la dépression cardiaque), ou causer de l'hypotension, une dépression respiratoire. • Thiopental : libération d'histamine • Méthohexital : excitation/ mouvements involontaires	• Surveiller l'apparition de nausées postopératoires chez les clients sensibles aux barbituriques et sujets aux nausées et vomissements déclenchés par l'histamine.
Hypnotiques non barbituriques			
• Étomidate (Amidate^{MD})	• Produit peu de changements sur la fonction dynamique cardiovasculaire ; utilisé chez le client dont la fonction hémodynamique est instable ; seulement une légère dépression respiratoire ; aucune libération d'histamine.	• Associé à des effets indésirables : myoclonie, nausées et vomissements, hoquet, inhibition de la fonction corticosurrénale.	• Surveiller les contractions musculaires passagères (myoclonie), les nausées et les vomissements, le hoquet, l'hypotension et l'hypoglycémie.
• Propofol (Diprivan^{MD})	• Idéal pour les interventions ambulatoires de courte durée en raison du délai d'action rapide, de la clairance métabolique ; peut servir à induire et à prolonger l'anesthésie.	• Peut causer une bradycardie ou d'autres arythmies, de l'hypotension ; autres effets possibles : apnée, phlébite transitoire, nausées et vomissements, hoquet. • Peut causer une hypertriglycéridémie.	• Surveiller l'apparition d'hypotension postopératoire et de bradycardie. • Doser les triglycérides sériques toutes les 24 heures dans le cas d'une sédation durant plus de 24 heures.
Agents administrés par inhalation			
Liquides volatils			
• Isoflurane (Forane^{MD}) • Desflurane (Suprane^{MD}) • Sevoflurane (Ultane^{MD}) • Halothane (Fluothane^{MD})	• Tous permettent d'obtenir un relâchement des muscles squelettiques. • Isoflurane : pas de hausse d'irritabilité ventriculaire ; néphrotoxicité et hépatotoxicité nulles ; résiste à la décomposition métabolique. • Desflurane : délai d'action et éveil rapides, couramment utilisé dans les services de chirurgie ambulatoire ; dysfonction cognitive peu importante après l'intervention. • Sevoflurane : effets cardiovasculaires et respiratoires prévisibles, action rapide ; sert de préférence pour l'induction par inhalation parce qu'il n'irrite par les voies respiratoires. • Halothane : peut causer une bronchodilatation.	• Tous provoquent une dépression respiratoire, une hypotension et une dépression cardiaque. • Isoflurane : éventuel syndrome d'hémodétournement ; peut ne pas convenir aux clients souffrant de maladies coronariennes. • Desflurane : très aromatique ; peut ne pas convenir aux clients souffrant de maladies coronariennes. • Sevoflurane : associé au delirium précoce. • Halothane : peut causer une excitabilité ventriculaire, une hépatotoxicité.	• Évaluer et soulager les douleurs au début de la période de récupération postanesthésique ; surveiller l'apparition d'effets indésirables comme la dépression cardiopulmonaire, l'hypotension et la dépression respiratoire prolongée ; surveiller les nausées et les vomissements.

TABLEAU 47.4	Anesthésiques servant à l'anesthésie générale *(suite)*		
MÉDICAMENTS	**AVANTAGES**	**INCONVÉNIENTS**	**INTERVENTIONS INFIRMIÈRES**
Agent gazeux			
• Oxyde nitreux	• Potentialisation de l'action des agents volatils, donc accélération de l'induction et réduction de la posologie totale et des effets indésirables ; pouvoir analgésique élevé.	• Faible effet anesthésique ; s'administre rarement sans autre agent, doit être administré avec de l'oxygène pour prévenir l'hypoxémie ; à éviter chez les clients ayant des antécédents marqués de nausées et de vomissements.	• Surveiller les effets toxiques (aucun effet toxique, sinon très peu aux concentrations thérapeutiques) ; à éviter chez les clients souffrant d'une insuffisance médullaire.
Anesthésique dissociatif			
• Kétamine (Ketalar^MD)	• Peut s'administrer par voie I.V. ou I.M. ; puissant analgésique et amnésique.	• Peut provoquer des hallucinations et des cauchemars, une hausse de la pression intracrânienne et intra-oculaire, de la fréquence cardiaque ainsi que de la pression artérielle.	• Prévoir l'administration d'une benzodiazépine en cas d'agitation ou d'hallucinations ; le calme est essentiel durant les soins postopératoires.

Agents administrés par voie intraveineuse

Presque toutes les anesthésies générales de routine commencent par l'administration d'un agent I.V., que ce soit un somnifère hypnotique, un anxiolytique ou un agent dissociatif. Administrés au début de l'anesthésie, ces agents provoquent un sommeil agréable et déclenchent des effets rapides que le client juge plaisants. L'administration d'une dose unique procure des effets pendant quelques minutes, ce qui permet la mise en place d'un masque laryngé ou d'un tube endotrachéal nasal. L'anesthésiste administre ensuite les agents inhalés ou les agents I.V.

Grâce au perfectionnement récent des somnifères hypnotiques et des opioïdes intraveineux, l'anesthésie générale par voie I.V. est très souvent utilisée. Tous les médicaments sont administrés par voie I.V., ce qui ne rend plus nécessaire l'administration d'agents par inhalation. Toutefois, l'anesthésiste doit parfois maintenir les voies respiratoires ouvertes (pour la pose du masque laryngé ou l'intubation endotrachéale) et administrer un mélange d'oxygène et d'air par le tube endotrachéal nasal.

Agents administrés par inhalation

Les anesthésiques inhalés constituent la pierre angulaire de l'anesthésie générale. Ce sont des liquides volatils ou des gaz. Les liquides volatils sont administrés à l'aide d'un vaporisateur de conception particulière, après avoir été mélangés à de l'oxygène. Le mélange gazeux est administré à l'aide du circuit ou de l'appareil d'anesthésie. Les gaz résiduels sont rejetés à l'extérieur de l'établissement à l'aide d'un système d'évacuation par aspiration.

Les agents administrés par inhalation pénètrent dans l'organisme par les alvéoles pulmonaires. Leur facilité d'administration et leur élimination rapide en font des agents prisés. Ces agents ont toutefois l'inconvénient d'irriter les voies respiratoires. Chaque agent a ses propriétés et est associé à un certain degré d'irritation pour les voies respiratoires. Parmi les complications possibles, citons la toux, le **spasme laryngé** (contracture de la musculature du larynx), le **bronchospasme**, la production accrue de sécrétions et la dépression respiratoire (Kossick, 2005). De nouveaux agents, moins solubles (p. ex., le desflurane [Suprane^MD]), accélèrent l'induction de l'anesthésie et la récupération après l'anesthésie générale.

Après l'anesthésie par voie I.V., les agents administrés par inhalation sont introduits à l'aide d'un tube endotrachéal ou d'un masque laryngé. Le tube endotrachéal permet de surveiller la ventilation, de maintenir les voies respiratoires ouvertes et d'empêcher l'aspiration. Le masque laryngé constitue une solution non négligeable pour le client ayant des troubles respiratoires, mais celui-ci ne permet pas d'isoler la trachée aussi bien que le tube endotrachéal. Les complications liées au tube endotrachéal ou au masque laryngé sont surtout celles que cause leur pose ou leur retrait : échec de l'intubation, lésions aux dents et aux lèvres, laryngospasmes, œdème laryngé, maux de gorge postopératoires, enrouement causé par des lésions ou l'irritation des cordes vocales ou des tissus périphériques.

RAPPELEZ-VOUS...

Les substances volatiles sont éliminées de l'organisme par les poumons. Les exercices respiratoires en postopératoire aident à éliminer les anesthésiques inhalés.

Adjuvants de l'anesthésie générale

L'anesthésie générale s'obtient rarement par un anesthésique unique. Les médicaments ajoutés aux anesthésiques introduits par inhalation (qui ne sont pas les agents d'induction I.V.) sont appelés **adjuvants**. Ces agents servent à provoquer une perte de conscience, l'analgésie, un relâchement musculaire et une perte de contrôle du système nerveux autonome (SNA). Parmi les adjuvants, il y a les opioïdes, les benzodiazépines, les inhibiteurs neuromusculaires (ou relaxants musculaires) et les antiémétiques. Il est important de connaître l'action de ces médicaments, qui sont souvent utilisés en association ; ceux-ci peuvent avoir des effets synergétiques ou antagonistes. Les adjuvants permettent d'obtenir divers degrés de sédation ou des effets pharmacologiques supérieurs à ceux obtenus par l'administration d'anesthésiques seuls. Le **TABLEAU 47.5** présente les adjuvants les plus courants, leurs fonctions durant l'anesthésie, leurs effets indésirables et les interventions infirmières qu'ils nécessitent.

Anesthésie dissociative

L'**anesthésie dissociative** permet de bloquer des voies nerveuses associatives et des voies sensorielles. Le client peut sembler catatonique et amnésique, mais il ressent une profonde sédation qui dure jusqu'à la phase postopératoire. La kétamine (Ketalar^MD) sert souvent d'agent dissociatif. Administrée par voie I.V. ou I.M., la kétamine est un puissant analgésique et amnésique. Elle est utilisée chez les asthmatiques pour obtenir une bronchodilatation ainsi que chez les victimes de traumatismes pour augmenter la fréquence cardiaque et maintenir constant le débit cardiaque. La kétamine étant un dérivé de la phénylcyclohexylpipéridine (PCP), elle peut provoquer des hallucinations et des cauchemars, ce qui limite son utilité. Le midazolam est réputé efficace pour réduire ou éviter le risque d'hallucinations associé à la kétamine. Il importe d'éviter les bruits et les déplacements lorsqu'une anesthésie dissociative est administrée en salle de réveil (Hodgson & Kizior, 2009).

Pharmacothérapie

TABLEAU 47.5	Adjuvants de l'anesthésie générale		
AGENTS	**FONCTIONS DURANT L'ANESTHÉSIE**	**EFFETS INDÉSIRABLES**	**INTERVENTIONS INFIRMIÈRES**
Opioïdes			
• Citrate de fentanyl (Sublimaze^MD) • Citrate de sufentanil • Chlorhydrate d'hydromorphone (Dilaudid^MD) • Chlorhydrate d'alfentanil (Alfenta^MD) • Chlorhydrate de rémifentanyl (Ultiva^MD) • Chlorhydrate de méthadone (Métadol^MD) • Chlorhydrate de mépéridine (Démérol^MD)	• Induction et maintien de l'anesthésie ; réduisent les stimuli en provenance des terminaisons des nerfs sensitifs ; assurent l'analgésie durant l'intervention chirurgicale et la récupération en salle de réveil.	• Dépression respiratoire, stimulation possible du centre du vomissement, bradycardie et vasodilatation périphérique possibles (s'ils sont administrés en association avec des anesthésiques) ; associés à une incidence élevée de prurit, autant pour l'anesthésie régionale que l'anesthésie par voie I.V.	• Mesurer le rythme et la fréquence respiratoires, surveiller la saturométrie et maintenir l'intégrité des voies respiratoires en cas de vomissements. • Utiliser les ordonnances collectives d'antiprurigineux et d'antiémétiques. • Neutraliser la dépression respiratoire sévère causée par la benzodiazépine en administrant de la naloxone (Narcan^MD) ; l'emploi de cet agent s'opposera aux effets analgésiques.
Benzodiazépines			
• Midazolam (Versed^MD) • Diazépam (Valium^MD) • lorazépam (Ativan^MD)	• Sont utilisées pour la réduction de l'anxiété préopératoire et postopératoire, l'induction et le maintien de l'anesthésie, l'induction de l'amnésie, le traitement du délirium. • Peuvent servir pour une sédation d'appoint à l'anesthésie locale, à l'anesthésie régionale ou à la sédation consciente.	• Effet synergique avec des opioïdes ; augmentent le risque de dépression respiratoire ; autres effets possibles : hypotension et tachycardie, sédation ou confusion prolongée.	• Surveiller le niveau de conscience ; évaluer la dépression respiratoire, l'hypotension et la tachycardie. • Réagir à la dépression respiratoire sévère causée par les benzodiazépines en administrant du flumazénil.

TABLEAU 47.5	**Adjuvants de l'anesthésie générale** *(suite)*		
AGENTS	**FONCTIONS DURANT L'ANESTHÉSIE**	**EFFETS INDÉSIRABLES**	**INTERVENTIONS INFIRMIÈRES**
Inhibiteurs neuromusculaires			

• Agents dépolarisants : succinyl-choline (Anectine^{MD})
• Agents non dépolarisants :
  – Vécuronium (Norcuron^{MD})
  – Pancuronium
  – Bromure de pancuronium
  – Doxacurium (Nuromax^{MD})
  – Rocuronium (Zemuron^{MD})
	• Facilitent l'intubation endotra-chéale ; favorisent le relâchement des muscles squelettiques de façon à faciliter l'accès au champ opératoire ; l'inversion des effets des agents non dépolarisants est habituellement pratiquée à la fin de l'intervention chirurgicale par l'administration d'un agent anticholinestérase (p. ex., la néostigmine, la pyridostigmine).	• Apnée reliée à la paralysie des muscles respiratoires ; les effets des agents non dépolarisants peuvent se prolonger au-delà de l'intervention chirurgicale ; les agents d'inversion peuvent ne pas supprimer totalement les effets, confusion et nausées ; récurrence de la faiblesse musculaire et hypothermie.	• Si le client est intubé, surveiller le retour de la tonicité, le niveau de conscience et la ventilation-minute (VM).
			• Maintenir les voies respiratoires ouvertes ; surveiller le rythme et la fréquence respiratoires jusqu'à ce que le client soit capable de tousser et qu'il récupère la force musculaire qu'il avait avant l'intervention ; s'assurer d'avoir sa disposition des agents non dépolarisants et du matériel de réanimation cardiorespiratoire d'urgence.
			• Surveiller la température, le degré de force musculaire.

Antiémétiques			
• Ondansétron (Zofran^{MD}) • Dolasétron (Anzemet^{MD}) • Granisétron (Kytril^{MD}) • Métoclopramide (Reglan^{MD}) • Prochlorpérazine (Sandoz prochlorpérazine^{MD}) • Chlorhydrate de prométhazine (Histantil^{MD}) • Scopalamine (Transderm-V^{MD}) • Diphenhydramine (Benadryl^{MD})	• S'opposent aux effets émétiques des agents administrés par inhalation et des opioïdes ; empêchent les nausées et vomissements causés par la libération d'histamine, la stimulation vagale, les troubles vestibulaires et l'intervention chirurgicale (p. ex., les interven-tions abdominales et interventions par laparoscopie).	• Peuvent causer céphalées, étourdissements, irritations au point de perfusion I.V., dysphorie, dystonie, sécheresse de la bouche, dépression du système nerveux central.	• Surveiller la fonction cardiopul-monaire du client, le niveau de conscience, ainsi que la capacité de bouger ses membres.
Divers			
• Dexaméthasone (Decadron^{MD})	• S'oppose aux effets émétiques des agents administrés par inhalation et à l'action des opioïdes.	• Peut causer de l'insomnie, de la nervosité, un ballonnement abdominal.	• Surveiller l'apparition possible d'effets secondaires.

Anesthésie régionale et anesthésie locale

L'anesthésie régionale, appelée aussi anesthésie par bloc nerveux, est obtenue à l'aide d'un anesthésique local injecté dans un nerf central (p. ex., un nerf rachidien) ou un groupe de nerfs (plexus nerveux) qui desservent une région déterminée éloignée du point d'injection. Les blocs nerveux peuvent être utilisés pour l'anesthésie peropératoire, l'analgésie postopératoire ou le diagnostic et le traitement de douleurs chroniques. L'anesthésie locale permet l'interruption temporaire de la propagation des signaux le long des nerfs en modifiant l'introduction du sodium dans les cellules nerveuses, c'est-à-dire en bloquant les canaux sodiques qui transmettent l'influx nerveux. Selon la quantité et la concentration de l'anesthésique local, survien-dront, dans l'ordre, une interruption de la transmis-sion des influx du SNA, une inhibition des influx sensoriels et une inhibition des influx moteurs, ce qui a pour résultat le blocage du SNA, l'anesthésie et une paralysie des muscles squelettiques dans la région du nerf affecté.

L'anesthésie locale et l'anesthésie régionale ont toutes deux l'avantage de prolonger l'analgésie post-opératoire, sans perturber les fonctions cognitives, et d'accélérer la récupération et le congé du client

(Silverstein, Steinmetz, Reichenberg, Harvey, & Rasmussen, 2007). Les clients ne pouvant pas subir d'anesthésie générale en raison de troubles concomitants ont donc des solutions de rechange qui permettent d'accroître leur sécurité. L'anesthésie locale et l'anesthésie régionale ont certains inconvénients : difficultés techniques, gêne au point d'injection, risques d'injections intravasculaires accidentelles (ce qui entraîne une hypotension réfractaire), arythmies et risques de spasmes. Enfin, il est difficile de coordonner avec précision la durée d'action de ces agents anesthésiques avec la durée de l'intervention chirurgicale.

Lors d'une chirurgie ambulatoire, l'infirmière peut être appelée à assister le médecin qui effectue une anesthésie par bloc nerveux. Par conséquent, elle doit connaître les médicaments, leurs modes d'administration, et leurs effets secondaires. Au cours de l'évaluation initiale du client, l'infirmière doit lui demander si lui-même ou un parent par le sang ont déjà subi une anesthésie locale lors de laquelle se sont manifestés des effets indésirables.

Bon nombre de clients signalent qu'ils sont allergiques à des anesthésiques locaux. Il existe effectivement des réactions allergiques reconnues, mais elles sont rares. Les réactions allergiques sont le plus souvent attribuables à des additifs ou à des agents de conservation contenus dans les médicaments. Par ailleurs, bon nombre d'anesthésiques locaux sont mélangés à des solutions à base d'adrénaline. S'ils sont absorbés par les tissus ou administrés par mégarde par voie I.V., ils risquent d'entrer dans la circulation générale et de provoquer une tachycardie, une hypertension et un sentiment de panique. Les anesthésiques locaux se répartissent en deux familles : les amino-esters, qui ne sont presque plus utilisés, et les amino-amides. Il est très rare qu'un sujet soit allergique à la fois aux amino-esters et aux amino-amides. Il est ainsi important de savoir avec précision quels sont les agents anesthésiques que le client a déjà reçus et quels ont été ses symptômes afin de pouvoir choisir un agent de la famille appropriée.

Modes d'administration

Les anesthésiques locaux sont injectés, administrés à l'aide d'un nébulisateur ou appliqués directement sur la peau. Les agents à action locale (crèmes, onguents, en aérosol ou liquides, gouttes) s'appliquent avec ou sans compression, directement sur la peau, les muqueuses ou un orifice. La crème EMLA^{MD}, qui sert à l'anesthésie topique, est un mélange de prilocaïne et de lidocaïne qui s'applique sur le champ opératoire de 30 à 60 minutes avant le début de l'anesthésie.

Chaque fois que l'infirmière prépare une personne à subir une anesthésie régionale, elle doit s'assurer de la disponibilité, en cas d'urgence, d'équipement de soins respiratoires, de médicaments d'urgence, d'un moniteur cardiaque et d'un défibrillateur pour prodiguer des soins spécialisés d'assistance cardiorespiratoire. L'administration par voie I.V. ou l'absorption excessive de bupivacaïne risque de causer une dépression cardiaque, une arythmie grave ou un arrêt cardiaque. Selon des travaux de recherche récents, l'administration d'une émulsion de gras est recommandée pour prévenir l'arrêt cardiaque lié à la toxicité de la bupivacaïne (Morrell, 2007).

Les **anesthésies par bloc nerveux** les plus courantes sont entre autres le bloc du plexus brachial, le bloc de Bier, le bloc du plexus fémoral, le bloc du plexus axillaire, le bloc du plexus cervical, le bloc du nerf sciatique, le bloc de cheville et le bloc rétrobulbaire. Les chances de succès de l'anesthésie régionale peuvent être accrues en aidant le client à conserver sa position, en surveillant ses signes vitaux au cours du blocage nerveux, en administrant de l'oxygène ou en utilisant, selon les directives de l'anesthésiste, une technique ou un dispositif facilitant l'anesthésie (imagerie à ultrasons, stimulation nerveuse, garrots). À titre d'exemple, le bloc de Bier nécessite la pose d'un garrot pneumatique double pour assurer la sécurité du client.

Anesthésie rachidienne et anesthésie épidurale

L'anesthésie rachidienne et l'anesthésie épidurale sont deux types d'anesthésie régionale. L'**anesthésie rachidienne** consiste à injecter un anesthésique local dans le liquide céphalorachidien de l'espace sous-arachnoïdien, d'habitude sous L2 car l'identification du site et son accès y sont plus faciles **FIGURE 47.8**. L'anesthésique local se mélange avec le liquide céphalorachidien ; le degré d'anesthésie obtenu est fonction de l'étendue de la diffusion de l'anesthésique. Comme l'anesthésique local est administré directement dans le liquide céphalorachidien, l'anesthésie rachidienne bloque les fonctions autonomes, sensorielles et motrices. Le blocage des fonctions autonomes entraîne une vasodilatation et éventuellement une hypotension. Le client ne ressent aucune douleur et est incapable de bouger ses extrémités. La durée de l'anesthésie rachidienne varie en fonction de l'anesthésique utilisé et de la dose administrée. L'anesthésie rachidienne peut servir aux interventions des extrémités (p. ex., les remplacements articulaires), les chirurgies gastro-intestinales basses, les chirurgies de la prostate et les chirurgies gynécologiques (Burkard, Olson, & Vacchiano, 2005).

L'**anesthésie épidurale** consiste à injecter un anesthésique local dans l'espace épidural, entre deux vertèbres thoraciques ou lombaires. L'anesthésique n'entre pas dans le liquide céphalorachidien ; il se lie aux racines nerveuses qui entrent dans la moelle épinière et qui en sortent. Administré à faible dose, l'anesthésique local inhibe les fibres des nerfs sensitifs, mais non les

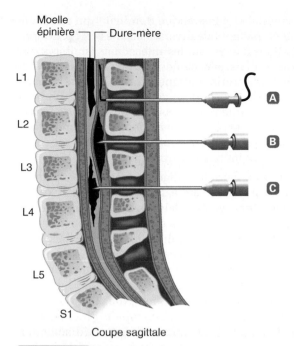

Moelle épinière — Dure-mère

L1
L2
L3
L4
L5
S1

A Cathéter épidural
B Anesthésie épidurale à injection unique
C Anesthésie rachidienne

Coupe sagittale

FIGURE 47.8

Lieux où doivent se situer la pointe de l'aiguille et l'injection de l'anesthésique par rapport à la dure-mère – **A** Cathéter épidural. **B** Anesthésie épidurale à injection unique. **C** Anesthésie rachidienne. (Sites d'injection les plus courants : entre L4 et L5, entre L3 et L4 et entre L2 et L3.)

l'anesthésie épidurale pendant la période peropératoire et l'analgésie postopératoire par la suite. Ce type d'analgésie postopératoire s'obtient par l'administration de faibles doses d'un anesthésique local en association avec un opioïde (Burkard *et al.*, 2005). L'anesthésie épidurale est souvent utilisée en obstétrique et en chirurgie vasculaire des membres inférieurs (p. ex., les arthroplasties de la hanche et du genou).

Le client peut opter pour une anesthésie rachidienne ou épidurale ; il restera ainsi conscient. Il peut aussi opter pour une anesthésie locale avec sédation, ou une anesthésie générale. Le délai d'action de l'anesthésie rachidienne est plus court que celui de l'anesthésie épidurale. La durée de l'anesthésie rachidienne ou de l'anesthésie épidurale peut être prolongée en posant un cathéter à demeure permettant l'administration de doses supplémentaires d'anesthésique. Il faut surveiller attentivement l'état du client et être attentif à l'apparition de signes d'inhibition du SNA : hypotension, bradycardie, nausées et vomissements. L'anesthésie épidurale agit moins sur le SNA que l'anesthésie rachidienne. Le bloc nerveux réalisé à une hauteur trop élevée risque de provoquer des difficultés respiratoires et l'apnée (Burkard *et al.*, 2005). Les autres complications de l'anesthésie rachidienne ou épidurale sont les céphalées post-ponction lombaire, les dorsalgies, une lésion au nerf isolé et la méningite. Une équipe de recherche a observé un lien entre l'anesthésie épidurale et la diminution, en postopératoire, de l'incidence de la résistance à l'insuline chez les clients insulino-résistants en préopératoire (Donatelli *et al.*, 2007).

fibres des nerfs moteurs. Administré à forte dose, il inhibe à la fois les fibres des nerfs sensitifs et les fibres des nerfs moteurs. L'anesthésie épidurale peut être l'unique anesthésie nécessaire à une intervention chirurgicale. L'installation d'un cathéter dans l'espace sous-arachnoïdien permet

Considérations gérontologiques

DURANT L'INTERVENTION CHIRURGICALE

De nos jours, les anesthésiques sont plus sûrs et leur mode d'action est plus prévisible. Mais chez la personne âgée, le délai d'action, le pic d'activité et la durée des médicaments sont grandement altérés, peu importe la voie d'administration. Voilà pourquoi la posologie des anesthésiques administrés à la personne âgée doit être bien adaptée. Les changements physiologiques accompagnant le vieillissement peuvent modifier les réactions aux anesthésiques, aux pertes et aux remplacements de sang et de liquides, à l'hypothermie, à la douleur, à l'intervention chirurgicale et à la position. Il faut surveiller étroitement la réaction postopératoire de la personne âgée et évaluer son degré de récupération avant de la transférer de la salle de réveil à l'unité de soins chirurgicaux.

Après une intervention chirurgicale, beaucoup de personnes âgées ressentent une diminution de leur capacité de communiquer et de suivre des directives en raison d'une altération de la vision ou de l'audition. Par conséquent, les directives données en salle d'opération doivent donc être claires et précises, surtout si la

sédation préopératoire a été effectuée chez une personne souffrant d'un déficit sensitif. En raison d'une perte de sensibilité à l'inconfort et à la pression aux régions vulnérables et une perte de l'élasticité de la peau, la personne âgée est plus sujette aux blessures causées par le ruban, les électrodes, les couvertures chauffantes ou refroidissantes et par certains types de pansements. Par ailleurs, l'action combinée des diverses solutions de préparation de la peau des parties déclives risque de causer l'apparition rapide de brûlures ou d'éraflures.

Tous les membres de l'équipe chirurgicale doivent faire preuve d'attention et de vigilance durant la préparation et la mise en position de la personne âgée qui, souvent, souffre d'ostéoporose ou d'arthrose. Le mauvais alignement, une pression ou toute autre agression subie par les articulations arthritiques ou une région du corps insensibilisée par un anesthésique peut provoquer des lésions et une incapacité de longue durée. La personne âgée est aussi très sujette à l'hypothermie périopératoire. Il faut être très prudent lors de l'utilisation de divers articles ou dispositifs de réchauffement.

47.5 | Complications graves pouvant survenir en salle d'opération

14

Les troubles se transmettant sur le mode autosomique dominant sont présentés dans le chapitre 14, *Génétique, réaction immunitaire et transplantation.*

Le protocole thérapeutique établi par la MHAUS est présenté dans la figure 47.3W au www.cheneliere.ca/lewis.

Certaines complications peuvent survenir au cours de l'intervention chirurgicale. Certaines sont prévisibles (arrêt cardiaque chez une personne dont l'état est instable, perte de sang considérable au cours d'une chirurgie traumatologique); d'autres sont imprévisibles et nécessitent une intervention immédiate de la part de tous les membres de l'équipe chirurgicale. Les réactions anaphylactiques et l'hyperthermie maligne sont deux types de complications postopératoires.

47.5.1 Réactions anaphylactiques

L'**anaphylaxie** est une réaction allergique grave accompagnée de difficultés respiratoires et circulatoires mettant en danger la vie de la personne. Les premières manifestations cliniques de l'anaphylaxie peuvent être masquées par l'anesthésie. En cas d'anaphylaxie, l'anesthésiste peut avoir recours à une série de médicaments, comme des anesthésiques, des produits sanguins et des substituts de plasma sanguin. Comme tout agent administré par voie parentérale peut déclencher une réaction allergique, il faut faire preuve de vigilance et intervenir rapidement. Toute réaction anaphylactique provoque une hypotension, une tachycardie, des bronchospasmes et éventuellement un œdème pulmonaire. De nombreuses réactions allergiques périopératoires sont causées par des antibiotiques et le latex.

L'allergie au latex est un problème de taille dans les salles de soins périopératoires compte tenu de l'utilisation de gants, de cathéters et d'autres dispositifs contenant du latex de caoutchouc naturel. Les réactions au latex de caoutchouc naturel sont nombreuses et vont de l'urticaire à l'anaphylaxie en passant par des symptômes immédiats ou apparaissant à tout moment pendant l'intervention chirurgicale. Chaque établissement doit établir des protocoles à suivre pour garantir un milieu exempt de latex aux personnes sensibles (AORN, 2009b).

47.5.2 Hyperthermie maligne

L'**hyperthermie maligne** est un trouble rare se caractérisant par une rigidité musculaire pouvant entraîner la mort. Elle survient chez les personnes vulnérables exposées à certains anesthésiques. La succinylcholine (Anectine^MD), surtout lorsqu'elle est administrée avec des agents volatils par inhalation, semble être le principal élément déclencheur. Mais d'autres facteurs comme le stress, la chaleur ou un traumatisme peuvent être aussi en cause. L'hyperthermie maligne survient généralement durant une anesthésie générale, bien qu'elle puisse se produire pendant la période postopératoire. Ce trouble est attribuable à un caractère

héréditaire autosomique dominant qui s'exprime génétiquement de diverses façons ▶ **14**. Les prédictions fondées sur les antécédents familiaux sont utiles, mais peu fiables. La principale cause de l'hyperthermie maligne est un défaut du mécanisme de transport du calcium dans la cellule, ce qui provoque une augmentation des contractions musculaires, l'hyperthermie, l'hypoxémie, l'acidose lactique et des perturbations des fonctions hémodynamique et cardiaque.

L'hyperthermie maligne se manifeste habituellement par la tachycardie, la tachypnée, l'hypercapnie et l'arythmie ventriculaire, mais ces manifestations ne sont pas spécifiques à ce trouble. En règle générale, l'hyperthermie maligne est diagnostiquée après que toutes les autres causes d'**hypermétabolisme** ont été écartées. L'élévation de la température corporelle n'est pas un signe précoce de l'hyperthermie maligne. À défaut d'avoir été diagnostiquée et de procéder à une intervention rapide, l'hyperthermie maligne peut provoquer un arrêt cardiaque et la mort. Le traitement de référence consiste à administrer rapidement du dantrolène sodique (Dantrium^MD). Cet agent ralentit le métabolisme, réduit la contraction musculaire et intervient dans le catabolisme associé à l'hyperthermie maligne (Hodgson, 2009). Le protocole thérapeutique établi par la Malignant Hyperthermia Association of the United States (MHAUS) est souvent affiché dans la salle d'opération (MHAUS, 2008) .

Pour prévenir l'hyperthermie maligne, il est important de consigner minutieusement les antécédents familiaux et de surveiller de près l'apparition de ses signes durant la période périopératoire. La personne réputée ou présumée sujette à l'hyperthermie maligne peut subir une anesthésie, à condition que des mesures de précaution soient prises pour réduire au minimum les risques. Elle doit être informée au sujet de ce trouble afin que les membres de sa famille puissent subir des tests de dépistage génétique.

47.6 | Techniques nouvelles et futures

Les progrès de la technologie et des techniques chirurgicales donnent naissance à de nouvelles stratégies de préparation chirurgicale. À titre d'exemple, l'**hypothermie thérapeutique**, soit la réduction délibérée de la température corporelle, permet de ralentir le métabolisme, qui, à son tour, réduit le besoin d'oxygène et d'anesthésique. Cette technique est particulièrement utile en neurochirurgie et pour certaines interventions en chirurgie traumatologique.

L'échocardiographie transœsophagienne (ETO) sert à étudier la fonction ventriculaire et l'étanchéité des valvules cardiaques et à déceler l'embolie gazeuse veineuse au cours de l'intervention chirurgicale.

Moins effractive, moins coûteuse, provoquant moins de complications, l'ETO tend à remplacer le cathéter artériel pulmonaire pour l'examen de la fonction hémodynamique durant l'intervention chirurgicale. L'anesthésie régionale guidée par ultrasons permet de visualiser un nerf ou un plexus nerveux de façon à effectuer un blocage nerveux avec plus de précision, ce qui réduit les effets secondaires et accroît le degré de satisfaction du client.

Les chirurgies peu effractives sont de plus en plus pratiquées par endoscopie. L'incision chirurgicale est plus petite, la perte de sang moins importante, les douleurs postopératoires moins intenses et le délai de récupération plus court. La chirurgie sans transfusion devient la norme. Diverses techniques servent à réduire au minimum la perte de sang durant et après l'intervention chirurgicale, et à éviter ainsi la transfusion de sang. Citons entre autres les traitements pharmacologiques et les techniques permettant de réduire la valeur de l'hématocrite, les agents hémostatiques favorisant la coagulation, les instruments chirurgicaux et techniques chirurgicales permettant de repérer et de réprimer les hémorragies internes, et de limiter la perte de sang.

Par exemple, le Voluven^MD, une solution à base de fécule synthétique, s'administre par voie I.V. à titre de substitut du plasma sanguin et peut servir durant et après une intervention chirurgicale. Les substituts du plasma sanguin servent à compenser une certaine partie de la perte de sang et à permettre aux érythrocytes de continuer à fournir l'oxygène aux tissus. Il existe aussi de nouvelles solutions de rechange aux transfusions de sang, comme l'administration périopératoire d'érythropoïétine (Procrit^MD) qui accroît le nombre des érythrocytes. Des travaux de recherche sont actuellement en cours pour mettre au point un transporteur d'oxygène synthétique (p. ex., le PolyHeme^MD).

La chirurgie robotisée est désormais une réalité. Le nombre de chirurgies robotisées ne cesse d'augmenter. Les interventions par laparoscopie utilisant un robot sont très variées : la cholécystectomie, les plasties courantes du canal cholédoque, les interventions du grêle, les interventions de réanastomose tubaire, les greffes d'artère mammaire interne et les chirurgies thoracoscopiques vidéo-assistées. Les récents progrès technologiques ont donné naissance à la **téléchirurgie** (appelée aussi chirurgie à distance), c'est-à-dire la réalisation d'une intervention chirurgicale à distance du champ opératoire. Le chirurgien exécute les gestes chirurgicaux en manœuvrant des manettes dont les mouvements sont transmis au bras d'un robot placé à côté de l'opéré. La téléchirurgie permet au chirurgien de pratiquer des interventions dans des endroits du monde où il n'existe pas de chirurgiens ayant leurs compétences. Elle permet aussi de pratiquer des interventions dans des endroits dangereux, comme un champ de bataille.

Analyse d'une situation de santé — Jugement **clinique**

Suite du chapitre 46

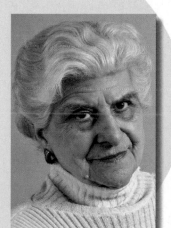

Cinq jours après sa rencontre avec l'infirmière de la clinique de préadmission, madame Fortin se présente à l'unité de chirurgie d'un jour à 8 h 30. L'infirmière qui reçoit la cliente prend connaissance de l'extrait du plan thérapeutique infirmier (PTI). Pour faire suite au premier problème prioritaire qui y est indiqué, elle vérifie à nouveau les connaissances de la cliente sur le type d'anesthésie qui sera utilisée (anesthésie régionale dite bloc de cheville). À 8 h 45, elle réalise que madame Fortin explique bien dans ses mots les caractéristiques de cette anesthésie. Visiblement elle démontre qu'elle a compris les explications qui lui ont été données.

Pour le problème prioritaire numéro 2, vous demandez à l'orthopédiste de venir rencontrer la cliente pour la rassurer quant aux craintes qu'elle a exprimées. Il est 9 h 30 lorsque le chirurgien rencontre madame Fortin au bloc opératoire, et cette dernière dit être très contente, car ses appréhensions sont dissipées.

À la lumière de ces nouvelles données, ajustez l'extrait du PTI de madame Fortin.

MISE EN ŒUVRE DE LA DÉMARCHE DE SOINS

Extrait

CONSTATS DE L'ÉVALUATION								
Date	Heure	N°	Problème ou besoin prioritaire	Initiales	RÉSOLU / SATISFAIT			Professionnels / Services concernés
					Date	Heure	Initiales	
2011-03-30	10:00	1			2011-04-04	08:45	G.M.	
		2						

Extrait

SUIVI CLINIQUE								
Date	Heure	N°	Directive infirmière		Initiales	CESSÉE / RÉALISÉE		
						Date	Heure	Initiales
2011-03-30	10:00	1				2011-04-04	08:45	G.M.
		2						

Signature de l'infirmière	Initiales	Programme / Service	Signature de l'infirmière	Initiales	Programme / Service
		Préadmission			
Gina Martel	G.M.	Chirurgie d'un jour			
		Bloc opératoire			

Application de la pensée critique

Dans l'application de la démarche de soins auprès de madame Fortin, l'infirmière a recours aux éléments du modèle de la pensée critique pour analyser la situation de santé de la cliente et en comprendre les enjeux. La **FIGURE 47.9** résume les caractéristiques de ce modèle en fonction des données de cette cliente, mais elle n'est pas exhaustive.

Vers un jugement **clinique**

Connaissances
- Fonctionnement d'une unité de chirurgie d'un jour et d'une salle d'opération
- Fonctions et responsabilités de l'infirmière en service interne et en service externe
- Ostéotomie
- Caractéristiques de l'anesthésie régionale dite bloc de cheville
- Complications postostéotomie
- Éléments sources d'anxiété chez un client devant subir une chirurgie

Expérience
- Soins aux clients âgés
- Expérience en chirurgie orthopédique
- Expérience personnelle de chirurgie
- Soutien et relation d'aide
- Expérience en salle d'opération et en chirurgie d'un jour

ÉVALUATION
- Connaissances de madame Fortin sur sa chirurgie
- Points d'enseignement retenus par la cliente sur les conséquences de la chirurgie et les soins postopératoires
- Précision des craintes anticipées (difficulté et douleur à la marche)
- Attente de madame Fortin face à sa chirurgie

Norme
- Consignes locales quant aux particularités des chirurgies

Attitudes
- Ne pas banaliser les craintes de la cliente
- Ne pas rassurer faussement par des phrases comme : « Tout va bien aller »

FIGURE 47.9

Application de la pensée critique à la situation de santé de madame Fortin

■ ■ ■ À retenir

www.cheneliere.ca/lewis

- L'infirmière en service externe évalue et surveille l'état de santé du client, et elle planifie, organise et coordonne les activités dans la salle d'opération depuis l'arrivée du client jusqu'à son transfert.
- Le rôle de l'infirmière en service interne consiste à créer et à maintenir la zone stérile, en plus d'effectuer des activités d'aide technique à la chirurgie.
- L'infirmière première assistante prend une part active à l'intervention chirurgicale en collaboration avec le chirurgien et sous sa supervision.
- Des lignes directrices strictes doivent être rigoureusement respectées par le personnel de la salle d'opération.
- Les lignes directrices visent la protection contre l'exposition aux agents pathogènes transmis par voie sanguine, et soulignent l'importance des mesures de prévention contre la transmission d'agents pathogènes.
- Une position inappropriée du client sur la table d'opération risque de causer une hyperextension des muscles ou des articulations, des lésions de pression, des lésions nerveuses ou d'autres lésions.
- Le but de la préparation de la peau du site opératoire est de réduire le nombre de microorganismes susceptibles de migrer sur la plaie chirurgicale.
- L'anesthésie générale est l'anesthésie privilégiée pour pratiquer des interventions chirurgicales de longue durée, lorsqu'il est nécessaire d'obtenir une relaxation musculaire profonde ou d'exercer une surveillance de la fonction respiratoire, de même que lorsqu'il faut positionner le client d'une façon inconfortable en raison du point d'incision.
- L'anesthésie régionale et l'anesthésie locale ont toutes deux l'avantage de prolonger l'analgésie postopératoire sans perturber les fonctions cognitives, et d'accélérer la récupération et le congé du client.
- Les changements physiologiques accompagnant le vieillissement peuvent modifier les réactions aux anesthésiques, aux pertes et aux remplacements de sang et de liquides, à l'hypothermie, à la douleur, à l'intervention chirurgicale et à la position.

Pour en savoir plus

www.cheneliere.ca/lewis

 Références Internet

Organismes et associations

Association des Anesthésiologistes du Québec
www.aaq-quebec.ca

Association québécoise de chirurgie
www.chirurgiequebec.ca

Corporation des infirmières et infirmiers de salle d'opération du Québec
www.ciisoq.ca

Références générales

Soins-Infirmiers.com > Module / Cours > Anesthésiologie > Consultation d'anesthésie
www.soins-infirmiers.com

 Monographies

Roewer, N. (2010). *Atlas de poche d'anesthésie*. Paris : Flammarion médecine-sciences.

Samama, G. (2008). *L'infirmière de bloc opératoire en vidéochirurgie*. Paris : Maloine.

 Articles, rapports et autres

Bouffard, L., & Durand, S. (2008). *Le domaine des soins infirmiers périopératoires : continuum de soins et fonctions infirmières*. Montréal : Ordre des infirmières et infirmiers du Québec.
www.oiiq.org

Bouffard, L., & Durand, S. (2008). *Les soins infirmiers périopératoires. Lignes directrices pour les activités des infirmières auxiliaires en salle d'opération*. Montréal : OIIQ.
www.oiiq.org

Centre hospitalier universitaire de Québec (CHUQ) (2009). *La tenue vestimentaire au bloc opératoire*. Québec, Qc : CHUQ.
www.chuq.qc.ca

Schreiber, R., & MacDonald, M. (2008). Infirmières anesthésistes certifiées. *Infirmière canadienne, 9*(3), 26-31.

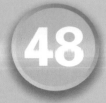
Écrit par :
Christine R. Hoch, MSN, RN

Adapté par :
Géraldine Martorella,
inf., Ph. D. (c)

Soins postopératoires

Objectifs

 Guide d'études – SA05, SA13

Après avoir lu ce chapitre, vous devriez être en mesure :

- d'établir l'ordre de priorité des responsabilités infirmières au moment de l'admission des clients à la salle de réveil ;

- d'établir l'ordre de priorité des responsabilités infirmières dans la prévention des complications postopératoires du client à la salle de réveil ;

- d'utiliser les données de l'évaluation infirmière initiale pour la prise en charge du client après son transfert de la salle de réveil à l'unité de soins chirurgicaux ;

- d'expliquer l'étiologie des troubles postopératoires possibles ;

- d'expliquer l'évaluation et la gestion des soins infirmiers portant sur les troubles postopératoires possibles ;

- de distinguer les critères de congé des soins postopératoires de phase I et ceux de phase II.

■ ■ ■ **Concepts clés**

Cette carte conceptuelle illustre schématiquement les principaux concepts décrits dans le présent chapitre. Sa lecture vous permettra d'avoir une vue d'ensemble des notions qui y sont présentées.

48

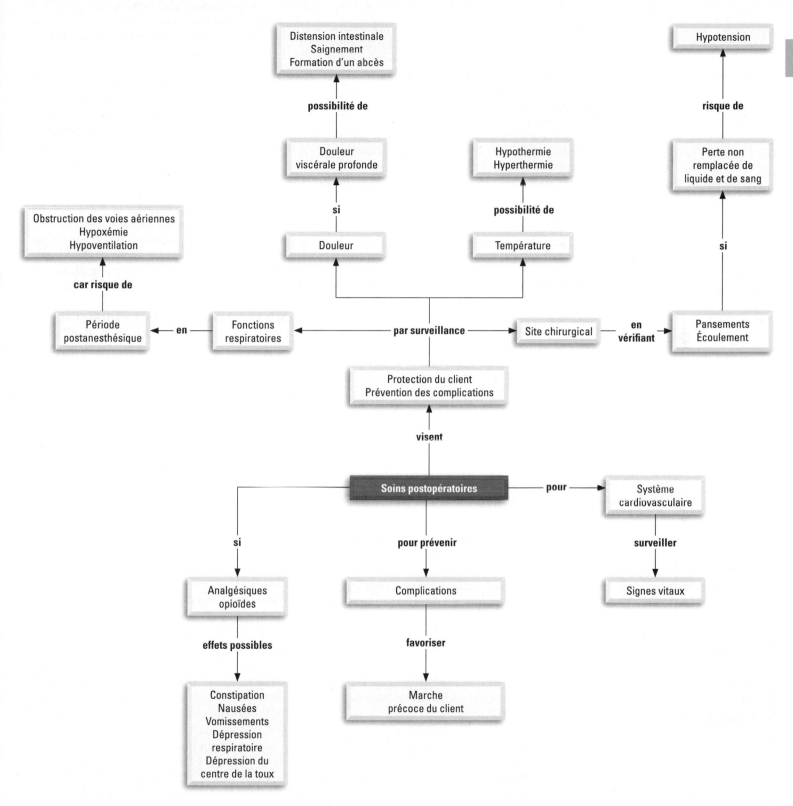

48.1 | Expérience chirurgicale : phase postopératoire

La période postopératoire commence immédiatement après l'intervention chirurgicale. Ce chapitre traite des caractéristiques générales des soins infirmiers postopératoires. La plupart de ces soins visent : 1) la protection du client qui a été exposé à un risque physiologique pendant la chirurgie ; 2) la prévention des complications pendant que le client se remet de l'intervention. Certaines complications possibles liées à la chirurgie présentées dans ce chapitre sont traitées comme des troubles cliniques dans d'autres chapitres.

48.2 | Soins postopératoires

La période de récupération du client tout de suite après l'intervention est supervisée par une infirmière de la salle de réveil. La salle de réveil est généralement située à proximité de la salle d'opération, afin de réduire la durée du transport du client immédiatement après la chirurgie et de faciliter le travail du personnel d'anesthésie et de chirurgie. Les soins postopératoires sont divisés en deux phases qui offrent divers degrés de soins afin de répondre aux besoins des clients, qui varient notamment selon les types de chirurgies, les contextes chirurgicaux et les degrés d'anesthésie (American Society of PeriAnesthesia Nurses [ASPAN], 2008). La phase I se déroule généralement à la salle de réveil et la phase II à l'unité de soins chirurgicaux ou ambulatoires.

Le chapitre 33, *Évaluation clinique – Système respiratoire*, traite de la saturométrie.

Admission à la salle de réveil

L'admission initiale du client à la salle de réveil est assurée par l'anesthésiste et l'infirmière de la salle de réveil. Ce travail commun facilite le transfert des soins à la salle de réveil et aide à déterminer la phase qui correspond au client.

Progression dans la salle de réveil

La progression du client dans les phases de soins postanesthésiques dépend de son état. Si l'état du client est stable et que ce dernier récupère bien en salle de réveil (phase I), il peut rapidement progresser vers la phase II et être transféré à l'unité de soins chirurgicaux. Ce type de progression concerne autant les clients hospitalisés pour une chirurgie majeure que les clients de soins ambulatoires. Dans certains cas, généralement en chirurgie ambulatoire, le type de chirurgie et la condition du client permettent un transfert accéléré (*fast-track*), qui consiste à admettre directement en phase II le client qui a eu une anesthésie générale, régionale ou locale (ASPAN, 2008). Le transfert accéléré réduit le temps de récupération total, la morbidité, la durée du séjour à l'hôpital et les coûts d'hospitalisation (Kehlet & Wilmore, 2008). Bien que ces modes de prise en charge accélérée permettent des économies de temps et d'argent, la sécurité du client doit être le principal facteur qui détermine le lieu et la phase des soins postopératoires.

Évaluation initiale de la phase I

À l'admission du client à la salle de réveil, l'anesthésiste fera un rapport oral à l'infirmière. L'**ENCADRÉ 48.1** résume le contenu d'un rapport complet d'admission en salle de réveil. Quand le client est en salle de réveil, les soins prioritaires sont, entre autres, la surveillance des fonctions respiratoire et circulatoire, de la douleur, de la température et de la plaie chirurgicale (ASPAN, 2008). L'**ENCADRÉ 48.2** présente les éléments clés d'une évaluation à la salle de réveil.

L'évaluation doit commencer par l'ABC, soit l'examen des voies aériennes (*airway*), de la respiration (*breathing*) et de la circulation (*circulation*) du client. Pendant l'évaluation initiale, il faut déterminer les signes d'une oxygénation et d'une ventilation insuffisantes **ENCADRÉ 48.3**. Tout signe de trouble respiratoire exige une intervention rapide.

La saturométrie (aussi appelée oxymétrie de pouls ou sphygmooxymétrie) est commencée, parce qu'il s'agit d'une méthode non effractive pour surveiller la saturation en oxygène de l'hémoglobine et ainsi l'apport en oxygène de l'organisme ▶ **33**. La plus grande utilité de cette mesure est de fournir un avertissement précoce d'hypoxémie et de changements de la gazométrie du sang

---

ENCADRÉ **48.1**	**Rapport d'admission en postanesthésie (salle de réveil)**

Informations générales
- Nom du client
- Âge
- Anesthésiste
- Chirurgien
- Intervention chirurgicale

Antécédents du client
- Indication de chirurgie
- Antécédents médicaux, médications, allergies

Gestion peropératoire
- Médicaments anesthésiques
- Autres médicaments reçus avant et pendant l'opération

- Perte de sang
- Perfusion totale liquidienne, y compris les transfusions sanguines
- Débit urinaire

Déroulement de l'opération
- Événements ou réactions anesthésiques imprévus
- Événements chirurgicaux imprévus
- Signes vitaux de base et plus récents, et surveillance des variations
- Résultats des analyses de laboratoire peropératoires

artériel. Toutefois, cette mesure ne semble pas diminuer les complications après l'anesthésie (Pedersen, Hovhannisyan, & Moller, 2009).

Des études observationnelles récentes indiquent que la surveillance de la pression transcutanée de gaz carbonique ($PtcCO_2$) est un indicateur plus précis de la dépression respiratoire (Kopka, Wallace, Reilly, & Binning, 2007).

Les écarts entre les électrocardiogrammes préopératoire et postopératoire doivent être consignés et évalués. L'infirmière doit mesurer la pression artérielle (P.A.) et la comparer avec les mesures de base. Une surveillance effractive (p. ex., la surveillance artérielle) peut être effectuée au besoin. De plus, la température corporelle, le remplissage capillaire et l'état de la peau (p. ex., la couleur, l'humidité) doivent être évalués. Tout signe de circulation insuffisante nécessite une intervention rapide.

L'évaluation neurologique initiale porte sur le degré de conscience, l'orientation et les états sensoriel et moteur du client ainsi que sur la taille, la symétrie et la réactivité de ses pupilles. Le client peut être éveillé, somnolent mais facilement stimulé, ou endormi. Puisque l'ouïe est le premier sens à revenir au réveil, l'infirmière doit expliquer toutes les activités au client dès son admission à la salle de réveil. S'il a subi une anesthésie régionale (p. ex., spinale, épidurale), il peut encore avoir un blocage sensoriel ou moteur.

L'évaluation du système rénal s'appuie sur la mesure des ingesta et des excreta, ainsi que sur l'équilibre liquidien. Tous les liquides administrés au cours de l'intervention doivent être notés dans le rapport d'anesthésie. L'infirmière doit noter la présence de tout cathéter intraveineux (I.V.), de toute solution d'irrigation et de perfusion ainsi que de tout dispositif d'élimination, notamment les cathéters et les drains de plaie. Les perfusions I.V. doivent être administrées conformément aux ordonnances postopératoires.

L'infirmière doit examiner la plaie chirurgicale et noter l'état des pansements ainsi que le type et la quantité d'écoulement. Elle doit suivre les ordonnances postopératoires portant sur les soins de la plaie chirurgicale. Toutes les informations obtenues au moment de l'évaluation d'admission doivent être consignées dans le dossier de la salle de réveil sur un formulaire portant sur les soins postanesthésiques et postopératoires.

Après avoir fait l'évaluation initiale, l'infirmière doit poursuivre la surveillance, constamment mettre à jour son analyse des données cliniques et intervenir. Il s'agit d'un processus continu. Elle doit aussi consigner la réaction du client aux interventions. Les soins donnés à la salle de réveil visent à déterminer les troubles présents et possibles qui

peuvent découler de l'anesthésie et de l'intervention chirurgicale, et à intervenir de façon appropriée. Les normes de pratique de l'American Society of PeriAnesthesia Nurses (ASPAN) guident la pratique des soins infirmiers liés à l'anesthésie pendant toute la période périopératoire, particulièrement la période postanesthésique immédiate. L'Operating Room Nurses Association of Canada (ORNAC) a aussi publié récemment des normes concernant les soins infirmiers au bloc opératoire (ORNAC, 2009). La **FIGURE 48.1** présente les troubles postopératoires possibles. Les pages suivantes traitent de ces troubles et des interventions infirmières pertinentes pour le client à la salle de réveil ou à l'unité de soins chirurgicaux.

ENCADRÉ 48.2   Évaluation initiale à la salle de réveil

Voies respiratoires
- Perméabilité
- Voie orale ou nasale
- Tube endotrachéal

Respiration
- Fréquence et amplitude respiratoires
- Bruits respiratoires auscultés
- Oxymétrie de pouls
- Oxygène d'appoint

Circulation
- Surveillance de l'électrocardiogramme (fréquence et rythme)
- Pression artérielle
- Température
- Remplissage capillaire

- Couleur de la peau
- Pouls périphérique

État neurologique
- Degré de conscience
- Orientation
- États sensoriel et moteur
- Taille et réaction des pupilles

Système génito-urinaire
- Ingesta (liquides, irrigations)
- Excréta (urinaire, écoulement des drains)

Site chirurgical
- Pansements, écoulement

Douleur
- Incision
- Autre

ENCADRÉ 48.3   Signes cliniques d'une oxygénation insuffisante

Système nerveux central
- Nervosité
- Agitation
- Contraction musculaire
- Convulsions
- Coma

Système cardiovasculaire
- Hypertension
- Hypotension
- Tachycardie
- Bradycardie
- Arythmies

- Remplissage capillaire lent
- Saturation réduite en oxygène

Système tégumentaire
- Peau rouge et humide
- Cyanose

Système respiratoire
- Effort respiratoire accru ou absent
- Utilisation des muscles accessoires
- Bruits respiratoires anormaux
- Gazométrie artérielle anormale

Système urinaire
- Débit urinaire < 0,5 ml/kg/h

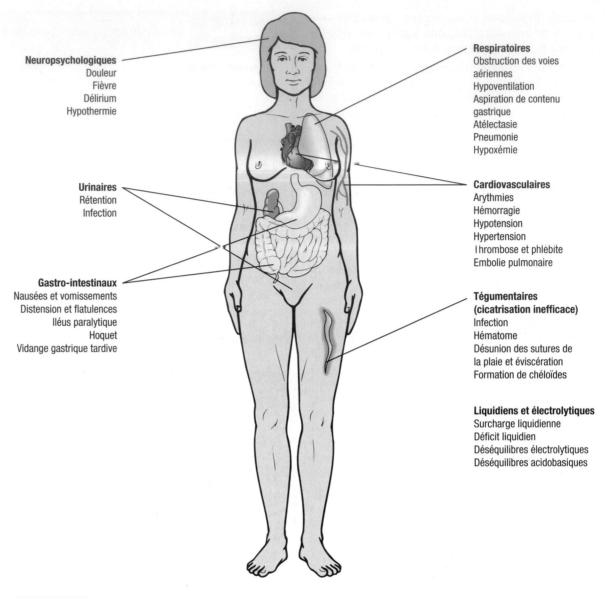

Neuropsychologiques
Douleur
Fièvre
Délirium
Hypothermie

Urinaires
Rétention
Infection

Gastro-intestinaux
Nausées et vomissements
Distension et flatulences
Iléus paralytique
Hoquet
Vidange gastrique tardive

Respiratoires
Obstruction des voies
aériennes
Hypoventilation
Aspiration de contenu
gastrique
Atélectasie
Pneumonie
Hypoxémie

Cardiovasculaires
Arythmies
Hémorragie
Hypotension
Hypertension
Thrombose et phlébite
Embolie pulmonaire

**Tégumentaires
(cicatrisation inefficace)**
Infection
Hématome
Désunion des sutures de
la plaie et éviscération
Formation de chéloïdes

Liquidiens et électrolytiques
Surcharge liquidienne
Déficit liquidien
Déséquilibres électrolytiques
Déséquilibres acidobasiques

FIGURE 48.1

Troubles postopératoires possibles

48.3 | Troubles respiratoires possibles

Étiologie
Salle de réveil

Au cours de la période postanesthésique immédiate, les causes les plus courantes de troubles respiratoires sont l'obstruction des voies respiratoires, l'hypoxémie et l'hypoventilation **TABLEAU 48.1**. Les clients à haut risque sont entre autres ceux qui ont subi une anesthésie générale, sont âgés, ont des antécédents de tabagisme, ont une maladie pulmonaire, sont obèses ou ont déjà subi une chirurgie des voies respiratoires, du thorax ou de l'abdomen. Toutefois, tout client qui a subi une anesthésie peut avoir des troubles respiratoires.

L'obstruction des voies respiratoires est souvent causée par la langue du client **FIGURE 48.2**. La base de la langue s'affaisse vers l'arrière contre le palais mou et elle bloque le pharynx. Ce trouble est plus prononcé en position couchée et chez le client qui est très endormi après une chirurgie.

L'**hypoxémie**, qui désigne une pression partielle de l'oxygène dans le sang artériel (PaO_2) inférieure à 60 mm Hg, se caractérise par une variété de signes et de symptômes cliniques non spécifiques, allant de l'agitation à la somnolence, de l'hypertension à l'hypotension et de la tachycardie à la bradycardie. La saturométrie indiquera une saturation faible en oxygène (moins de 90 à 92 %). Dans ce cas, l'hypoxémie doit être confirmée par la gazométrie du sang artériel.

La cause la plus commune d'hypoxémie postopératoire est l'atélectasie. L'**atélectasie** (affaissement des alvéoles) peut être due à une obstruction bronchiale causée par des sécrétions retenues ou par des mouvements et une amplitude respiratoires réduits. Elle peut aussi être due à la combinaison de l'anesthésie générale et des concentrations élevées d'oxygène d'appoint. L'atélectasie se produit quand le mucus bloque les bronchioles ou quand la quantité de surfactant alvéolaire (la substance qui garde les alvéoles ouvertes) est réduite **FIGURE 48.3**. Quand l'air est bloqué par le bouchon muqueux et finit par être absorbé, les alvéoles s'affaissent. L'atélectasie peut affecter une partie ou un lobe entier d'un poumon.

Parmi les autres causes d'hypoxémie à la salle de réveil, mentionnons l'œdème pulmonaire, l'embolie pulmonaire, l'aspiration et le bronchospasme. L'**œdème pulmonaire** est causé par une accumulation de liquide dans les alvéoles. Il peut être dû à une surcharge de liquide, à une défaillance du ventricule gauche ou à une obstruction des voies aériennes, à une septicémie ou à une aspiration prolongée.

L'aspiration du contenu gastrique dans les poumons peut nécessiter une intervention respiratoire d'urgence. Elle peut aussi causer un laryngospasme, une infection ou un œdème pulmonaire. Placer le client en position latérale permet de prévenir ces conséquences graves.

Le **bronchospasme** est dû à l'augmentation de la tonicité du muscle lisse bronchique, qui cause la fermeture des petites voies aériennes. De l'œdème

TABLEAU 48.1	Complications respiratoires courantes immédiatement après l'opération		
COMPLICATION ET CAUSE	**MÉCANISMES**	**SIGNES**	**INTERVENTIONS**
Obstruction des voies respiratoires			
Affaissement de la langue vers l'arrière	• Flaccidité musculaire associée à une ↓ de la conscience et aux relaxants musculaires	• Utilisation des muscles accessoires • Respiration ronflante • ↓ du passage de l'air	• Stimulation du client • Déplacement de la mâchoire inférieure vers l'avant • Soulèvement du menton • Intubation endotrachéale
Rétention des sécrétions épaisses	• Stimulation des sécrétions par les anesthésiques • Déshydratation des sécrétions	• Respiration bruyante • Gros crépitements	• Aspiration • Respiration profonde et toux • Hydratation I.V. • Physiothérapie thoracique
Laryngospasme	• Irritation causée par le tube endotrachéal (TET) ou des gaz anesthésiques • Plus susceptible de survenir après le retrait du TET	• Stridor • Rétraction sternale • Détresse respiratoire aiguë	• Oxygène (O$_2$) • Ventilation à pression positive • Relaxant musculaire I.V. • Lidocaïne • Corticostéroïdes
Œdème laryngé	• Réaction allergique aux médicaments • Irritation mécanique causée par l'intubation • Surcharge liquidienne	• Semblable au laryngospasme	• O$_2$ • Antihistaminiques • Corticostéroïdes • Sédatifs • Intubation possible
Hypoxémie			
Atélectasie	• Obstruction des bronches causée par la rétention des sécrétions ou la ↓ du volume pulmonaire	• ↓ des bruits respiratoires • ↓ de la saturation en O$_2$	• O$_2$ humidifié • Respiration profonde • Spirométrie de stimulation • Mobilisation précoce

TABLEAU 48.1	Complications respiratoires courantes immédiatement après l'opération *(suite)*		
COMPLICATION ET CAUSE	**MÉCANISMES**	**SIGNES**	**INTERVENTIONS**
Œdème pulmonaire	• Surcharge liquidienne • ↑ de la pression hydrostatique • ↓ de la pression interstitielle • ↑ de la perméabilité capillaire	• ↓ de la saturation en O_2 • Petits crépitements • Infiltrats sur la radiographie pulmonaire	• Oxygénothérapie • Diurétiques • Restriction des liquides
Embolie pulmonaire	• Thrombus délogé du système veineux périphérique et logé dans le système artériel pulmonaire	• Tachypnée aiguë • Dyspnée • Tachycardie • Hypotension • ↓ de la saturation en O_2 • Bronchospasme	• Oxygénothérapie • Assistance cardiorespiratoire • Anticoagulothérapie
Aspiration	• Inhalation du contenu gastrique dans les poumons	• Tachypnée inexpliquée • Bronchospasme • ↓ de la saturation en O_2 • Atélectasie • Œdème interstitiel • Hémorragie alvéolaire • Défaillance respiratoire	• Oxygénothérapie • Assistance cardiaque • Antibiotiques
Bronchospasme	• ↑ du tonus des muscles lisses avec fermeture des petites voies aériennes	• Respiration sifflante (*wheezing*) • Dyspnée • Tachypnée • ↓ de la saturation en O_2	• Oxygénothérapie • Bronchodilatateurs
Hypoventilation			
Dépression respiratoire	• Dépression médullaire due aux anesthésiques, aux opioïdes ou aux sédatifs	• Respiration superficielle • ↓ de la fréquence respiratoire, apnée • ↓ de la pression partielle de l'oxygène dans le sang artériel (PaO_2) • ↑ de la pression partielle du gaz carbonique dans le sang artériel ($PaCO_2$)	• Stimulation • Administration d'antagonistes des opioïdes et des benzodiazépines • Ventilation mécanique
Faible tonus des muscles respiratoires	• Blocage neuromusculaire • Maladie neuromusculaire		• Inversion de la paralysie • Ventilation mécanique
Restriction mécanique	• Plâtre ou pansement serré, position ou obésité empêchant l'expansion pulmonaire		• Élévation de la tête du lit • Repositionnement • Desserrement des pansements
Douleur	• Respiration superficielle pour éviter la douleur au site opératoire	• ↑ de la fréquence respiratoire • Hypotension • Hypertension • ↓ de la $PaCO_2$ • ↓ de la PaO_2 • Signalement de douleur par le client • Défense musculaire	• Thérapie analgésique opioïde à dose réduite • Thérapie aux anti-inflammatoires non stéroïdiens • Approches complémentaires et parallèles en santé (p. ex., la musicothérapie, l'imagerie mentale dirigée)

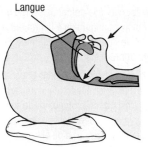
Langue

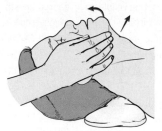

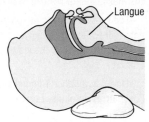
Langue

Langue obstruant les
voies respiratoires

Soulèvement manuel de
la mâchoire inférieure
pour dégager les
voies respiratoires

Voies respiratoires dégagées

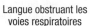
FIGURE 48.2

Étiologie et dégagement des voies respiratoires obstruées par la langue du client

se forme dans les voies aériennes, ce qui cause l'accumulation de sécrétions. Le client présente les signes suivants : la respiration sifflante (*wheezing*), la dyspnée, l'utilisation des muscles accessoires de la respiration, l'hypoxémie et la tachypnée. Le bronchospasme peut être causé par l'aspiration (fausse route des aliments ou des liquides ou succion à l'aide d'un appareil), à l'intubation endotrachéale ou à la libération d'un médiateur chimique provoquée par une réaction allergique ▶ **14**. Bien que tout client puisse subir un bronchospasme, celui-ci est plus courant chez les clients souffrant d'asthme et de maladie pulmonaire obstructive chronique (MPOC).

L'**hypoventilation**, une complication courante à la salle de réveil, se caractérise par une diminution de la fréquence ou de l'amplitude respiratoire, l'hypoxémie et l'augmentation de la pression partielle du gaz carbonique dans le sang artériel ($PaCO_2$), aussi appelée **hypercapnie**. L'hypoventilation peut être due à une dépression (diminution de la sensibilité) du centre respiratoire (causée par l'anesthésie ou les analgésiques) ou à un faible tonus des muscles respiratoires (découlant d'un blocage ou d'une maladie neuromusculaire), ou encore à une combinaison des deux.

Unité de soins chirurgicaux

Les causes communes des troubles respiratoires postopératoires à l'unité de soins chirurgicaux sont l'atélectasie et la pneumonie, notamment après une chirurgie abdominale ou thoracique. La formation de bouchons muqueux et la production réduite de surfactant après l'opération sont directement

liées à l'hypoventilation, à la position couchée constante, à une toux inefficace et à des antécédents de tabagisme. Les sécrétions bronchiques augmentent quand les voies aériennes ont été irritées par l'abus de tabac, par une infection ou une maladie pulmonaire aiguë ou chronique et par la sécheresse des muqueuses causée par l'intubation, l'inhalation d'anesthésiques et la déshydratation. Sans intervention, l'atélectasie peut entraîner une pneumonie si des microorganismes se développent dans le mucus stagnant et une infection survient.

14

Le chapitre 14, *Génétique, réaction immunitaire et transplantation*, traite des réactions allergiques.

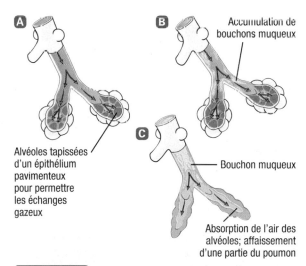

FIGURE 48.3

Atélectasie postopératoire – **A** Bronchioles et alvéoles normales. **B** Bouchon muqueux dans les bronchioles. **C** Affaissement des alvéoles dû à l'atélectasie causée par l'absorption de l'air.

Soins et traitements infirmiers

CLIENT ATTEINT DE TROUBLES RESPIRATOIRES

Collecte des données

Pour effectuer une bonne évaluation respiratoire, l'infirmière doit évaluer la perméabilité des voies aériennes, la symétrie de la cage thoracique ainsi que la profondeur, la fréquence et les caractéristiques de la respiration. Pour évaluer la symétrie du mouvement thoracique, elle doit poser doucement une main sur la pointe du sternum (appendice xiphoïde). Une respiration ralentie ou un mouvement thoracique ou abdominal réduit pendant le cycle respiratoire peut indiquer une mauvaise ventilation. L'infirmière doit aussi déterminer si le client utilise ses muscles

Capsule Jugement clinique

Monsieur Gérald Saindon est âgé de 64 ans. Il est à la salle de réveil après un double pontage coronarien. L'auscultation pulmonaire a permis d'identifier des bruits bronchovésiculaires d'intensité moyenne (A), et des murmures vésiculaires faibles et graves (B). Ces bruits sont représentés de cette façon :

(A) i = e   (B) i > e ratio 3:1

Qu'est-ce que cela signifie ?

abdominaux ou accessoires pour respirer. L'utilisation visible de ces muscles peut indiquer une détresse respiratoire.

Les bruits respiratoires doivent être auscultés sur les faces antérieure, latérales et postérieure du thorax. Une faible quantité ou une absence de bruits indique une circulation d'air réduite ou entravée.

Une surveillance régulière des signes vitaux, entre autres l'oxymétrie de pouls, et une évaluation respiratoire complète permettent de détecter des signes précoces de troubles respiratoires. L'hypoxémie, quelle qu'en soit la cause, peut se manifester par une respiration rapide ou haletante, l'appréhension, l'agitation et un pouls rapide ou filiforme.

Les caractéristiques des expectorations ou du mucus doivent être consignées au dossier. Le mucus de la trachée et de la gorge est normalement incolore et de consistance fluide. Les expectorations des poumons et des bronches sont normalement jaunâtres et épaisses.

Analyse et interprétation des données

L'analyse et l'interprétation des données du client qui souffre de troubles respiratoires postopératoires sont, entres autres :

- un dégagement inefficace des voies aériennes ;
- une respiration inefficace ;
- des échanges gazeux déficients ;
- un risque d'aspiration ;
- une complication possible : l'hypoxémie ;
- une complication possible : la pneumonie ;
- une complication possible : l'atélectasie.

Interventions cliniques

À la salle de réveil, les interventions infirmières visent à prévenir et à traiter les troubles respiratoires. Un positionnement adéquat du client est essentiel pour faciliter sa respiration et protéger ses voies aériennes.

Quand le client est réveillé, il est généralement placé en décubitus dorsal, et la tête du lit est élevée. Cette position favorise l'expansion thoracique en diminuant la pression exercée par le contenu abdominal sur le diaphragme.

L'oxygénothérapie est utilisée si le client a subi une anesthésie générale ou si l'anesthésiste le demande. L'oxygène est administré avec une canule nasale ou un masque facial. Il favorise l'élimination des gaz anesthésiques et aide à répondre à la demande accrue en oxygène due à la diminution du volume sanguin ou à l'augmentation du métabolisme cellulaire. Si le client a besoin d'une aide respiratoire postopératoire, un ventilateur mécanique est utilisé.

L'infirmière doit encourager le client à respirer profondément pour faciliter les échanges gazeux et favoriser le réveil. Quand le client est plus réveillé, les techniques de respiration profonde et de toux aident à prévenir l'affaissement alvéolaire et à déplacer les sécrétions respiratoires vers les plus grandes voies aériennes d'où elles seront évacuées. Il faut demander au client de respirer profondément 10 fois par heure quand il est réveillé. Un spiromètre est utile pour recueillir des données visuelles de l'effort respiratoire. Le client effectue la respiration diaphragmatique ou abdominale en inhalant lentement et profondément par le nez, en retenant l'air pendant quelques secondes puis en l'exhalant lentement et complètement par la bouche. Ses mains doivent être placées sur ses côtes inférieures et son abdomen supérieur. Cela lui permet de sentir son abdomen se soulever pendant l'inspiration et descendre pendant l'expiration.

Une toux efficace est essentielle au mouvement des sécrétions.

S'il y a des sécrétions dans les voies respiratoires, la respiration profonde les déplace généralement vers le haut et stimule le réflexe de la toux sans effort volontaire du client. Les sécrétions peuvent alors être expulsées. Une couverture roulée ou un oreiller placés sur la plaie supporteront l'incision et aideront le client à tousser et à expulser ses sécrétions **FIGURE 48.5**.

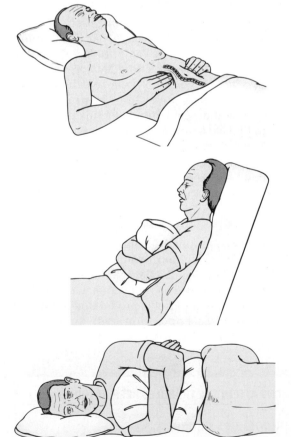

FIGURE 48.5

Façon de soutenir la plaie pendant les exercices de toux

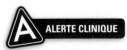

ALERTE CLINIQUE

L'infirmière doit placer le client endormi en position latérale de sécurité afin de garder ses voies aériennes ouvertes et de réduire le risque d'aspiration en cas de vomissements **FIGURE 48.4**.

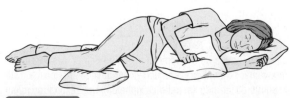

FIGURE 48.4

Position du client pendant qu'il se remet de l'anesthésie générale

L'infirmière doit changer la position du client toutes les heures ou toutes les deux heures afin de favoriser l'expansion thoracique complète et d'augmenter l'oxygénation dans les deux poumons. Il est très important que le client s'assoie dans une chaise et marche dès que le médecin donne son approbation. Des analgésiques doivent lui être administrés régulièrement, car la douleur de la plaie chirurgicale peut inciter le client à éviter la mobilisation, la respiration profonde et la marche. L'infirmière doit aussi rassurer le client en lui disant que ces exercices ne feront pas céder les sutures. Une hydratation adéquate, par voie orale ou parentérale, est essentielle pour maintenir l'intégrité des muqueuses et garder les sécrétions liquides afin de faciliter leur expulsion.

Le **TABLEAU 48.1** présente d'autres interventions infirmières appropriées pour des troubles respiratoires particuliers.

48.4 | Troubles cardiovasculaires possibles

Étiologie
Salle de réveil

Au cours de la période postanesthésique immédiate, les troubles cardiovasculaires les plus courants incluent l'hypotension, l'hypertension et les arythmies. Les clients les plus susceptibles d'avoir ces complications sont ceux qui ont déjà des troubles de la fonction respiratoire, des antécédents de maladie cardiovasculaire, ou encore ceux qui sont âgés ou affaiblis.

L'hypotension se manifeste par des signes d'**hypoperfusion** (diminution de la circulation sanguine) des organes vitaux, notamment le cerveau, le cœur et les reins. L'hypoperfusion, l'hypoxémie et l'**hypovolémie** se manifestent par des signes cliniques de désorientation, de perte de conscience, de douleur thoracique et d'oligurie. Une intervention rapide est nécessaire pour éviter les complications néfastes de l'ischémie ou de l'infarctus cardiaque, de l'ischémie cérébrale, de l'ischémie rénale et de la nécrose intestinale.

La principale cause d'hypotension dans la salle de réveil est la perte non remplacée de liquide et de sang, qui peut provoquer un **choc hypovolémique**. Toute chirurgie comporte des risques d'hémorragie. La désunion d'une cautérisation ou d'une suture peut entraîner une importante perte de sang. Puisqu'une hémorragie est le plus souvent interne, les signes en sont les changements du niveau de conscience et des signes vitaux. Si des changements sont détectés, le traitement sera axé sur le rétablissement du volume circulatoire. Si l'organisme ne réagit pas à l'administration de liquide, un dysfonctionnement cardiaque doit être considéré comme la cause de l'hypotension.

Un trouble cardiovasculaire primaire (p. ex., un infarctus du myocarde, une tamponnade cardiaque ou une embolie pulmonaire) entraîne une chute marquée du débit cardiaque. Un dysfonctionnement cardiaque secondaire est dû à l'**effet chronotrope négatif** et à l'**effet inotrope négatif** des médicaments, tels que les bêtabloquants, la digoxine ou les opioïdes. Les autres causes d'hypotension comprennent la résistance vasculaire systémique réduite et les arythmies. L'hypertension, couramment observée dans la salle de réveil, est généralement due à la stimulation du système nerveux sympathique qui peut être provoquée par la douleur, l'anxiété, la distension de la vessie ou des troubles respiratoires. L'hypertension peut aussi être due à l'hypothermie et à une hypertension préexistante. Elle peut également être observée après une chirurgie vasculaire ou cardiaque en raison d'une revascularisation.

Dans la salle de réveil, les arythmies ont généralement une cause déterminable autre qu'une lésion au myocarde. Leurs principales causes sont l'hypoxémie, l'hypercapnie, les déséquilibres hydroélectrolytiques et acidobasiques, l'instabilité circulatoire et une maladie cardiaque préexistante. Les arythmies peuvent aussi être dues à l'hypothermie, à la douleur, au stress de la chirurgie et à de nombreux agents anesthésiques.

Unité de soins chirurgicaux

Dans l'unité de soins chirurgicaux, les déséquilibres liquidien et électrolytique postopératoires peuvent contribuer aux troubles cardiovasculaires. Ils peuvent être attribuables à la combinaison du stress de la chirurgie (une réaction normale du corps), des pertes excessives de liquide et de l'administration insuffisante de liquide I.V. L'état liquidien du corps influe directement sur le débit cardiaque.

La rétention de liquide entre le deuxième et le cinquième jour après la chirurgie peut être due à la réaction au stress. Cette réaction sert à maintenir le volume sanguin et la P.A. La rétention de liquide est causée par deux hormones sécrétées et libérées par l'hypophyse – l'hormone antidiurétique (ADH) et l'hormone corticotrope (ACTH) – et par l'activation du système rénine-angiotensine-aldostérone. La libération d'ADH entraîne la réabsorption accrue d'eau et l'élimination réduite d'urine, ce qui accroît le volume sanguin. L'ACTH stimule la corticosurrénale à sécréter du cortisol et, à un degré

Jugement clinique

Capsule

Lars Anderson, âgé de 30 ans, a été opéré pour appendicectomie. Il est en salle de réveil depuis 30 minutes. Ses derniers signes vitaux sont les suivants : P.A. 108/76, P 104 (filant), R 26, T°R 36,7 °C, SpO$_2$ 89 %. Sa peau est moite et froide, et il est plus pâle qu'à son arrivée de la salle d'opération.

Est-ce plausible de suspecter une hémorragie interne ? Justifiez votre réponse.

Choc hypovolémique :
Diminution de la masse sanguine circulante dont la conséquence principale est une baisse du retour veineux et du débit cardiaque.

17

La régulation de l'équilibre hydrique est décrite dans le chapitre 17, *Déséquilibres hydroélectrolytiques et acidobasiques*.

45

Le chapitre 45, *Interventions cliniques – Troubles vasculaires*, traite, entre autres, de la thromboembolie veineuse.

Jugement clinique

Capsule

Madame Gergana Kiriakova, âgée de 52 ans, pèse 90 kg. Elle est présentement à l'unité des soins intensifs, ayant subi une crâniotomie à la suite d'un anévrisme cérébral disséquant. Elle porte une sonde vésicale et sa diurèse horaire est calculée. Dans le dernier quart de travail de 8 heures, la sonde vésicale de la cliente a drainé 216 ml.

Cette quantité est-elle acceptable ? Justifiez votre réponse.

moindre, de l'aldostérone. La perte de liquide due à la chirurgie réduit la perfusion rénale, ce qui stimule le système rénine-angiotensine-aldostérone et provoque une libération importante d'aldostérone. Les deux mécanismes qui augmentent la sécrétion d'aldostérone entraînent une rétention notable de sodium et de liquide, ce qui augmente le volume sanguin ▶ **17**.

Pendant cette période de rétention des liquides, il peut se produire une surcharge liquidienne si les liquides I.V. sont administrés trop rapidement, si le client a une maladie chronique (p. ex., cardiaque, rénale) ou s'il est âgé. Les déficits liquidiens dus à une déshydratation préopératoire non traitée, à des pertes de sang peropératoires ou au remplacement lent ou inadéquat des liquides peuvent causer la diminution du débit cardiaque et de la perfusion des tissus. Les pertes postopératoires dues au vomissement, au saignement, au drainage des plaies ou à l'aspiration (succion) peuvent aussi contribuer aux déficits liquidiens.

L'hypokaliémie peut être due à des pertes de potassium par les voies urinaires et gastro-intestinales. Elle se produit quand le potassium n'est pas remplacé dans les liquides I.V. De faibles concentrations de potassium sérique influent directement sur la contractilité du cœur et peuvent entraîner la diminution du débit cardiaque et de la perfusion des tissus. Le remplacement du potassium est généralement de 40 mEq/jour. Toutefois, il ne faut pas l'administrer avant d'avoir évalué la fonction rénale. Généralement, un débit urinaire d'au moins 0,5 ml/kg/h indique un fonctionnement rénal adéquat.

L'état cardiovasculaire dépend également de la perfusion des tissus ou de la circulation sanguine. En période postopératoire, la réaction au stress du client contribue à augmenter la coagulation en raison de la production accrue de plaquettes. De plus, l'anesthésie générale cause la vasodilatation périphérique, qui peut endommager le revêtement vasculaire interne. Une **thromboembolie veineuse (TEV)** peut se former dans les jambes en raison de l'inactivité, de la position du corps et de la pression, qui entraînent toutes une **stase veineuse** et une hypoperfusion. La TEV, qui est particulièrement commune chez les personnes âgées, obèses et non mobiles, est dangereuse, car elle peut causer une embolie pulmonaire. Un client qui a des antécédents de TEV est plus à risque d'embolie pulmonaire. Un client qui se plaint de tachypnée, de dyspnée et de tachycardie peut être victime d'une embolie pulmonaire, surtout s'il est déjà en oxygénothérapie. Les autres signes possibles sont l'agitation, la douleur thoracique, l'hypotension, l'hémoptysie, les arythmies et des signes d'insuffisance cardiaque. La thrombophlébite superficielle est une complication désagréable, mais moins menaçante, qui peut se produire dans une veine de la jambe en raison d'une insuffisance veineuse ou dans une veine du bras en raison de l'irritation causée par les cathéters ou les solutions I.V. Si un morceau de caillot est délogé et se rend aux poumons, il peut causer un infarctus pulmonaire d'une taille proportionnelle à celle du vaisseau où il se trouve ▶ **45**.

La **syncope** (perte de conscience) est un autre trouble qui reflète l'état cardiovasculaire. Elle peut indiquer un débit cardiaque réduit, un déficit de liquide ou des anomalies de la perfusion cérébrale. La syncope est souvent due à l'hypotension orthostatique quand le client marche. Elle touche plus souvent les personnes qui sont âgées ou qui ont été immobiles pendant une longue période. Normalement, quand le client se lève rapidement, les barorécepteurs artériels réagissent à la baisse résultante de P.A. en stimulant le système nerveux sympathique, ce qui produit une vasoconstriction et maintient la P.A. Ces fonctions sympathiques et vasomotrices peuvent être réduites chez un client âgé, non mobile ou en période postanesthésique.

Soins et traitements infirmiers

CLIENT ATTEINT DE TROUBLES CARDIOVASCULAIRES

Collecte des données

Le facteur le plus important de l'évaluation cardiovasculaire est l'observation fréquente des signes vitaux. Ils sont normalement vérifiés toutes les 15 minutes en phase I, ou plus souvent jusqu'à ce qu'ils se stabilisent, puis à des intervalles plus espacés. L'infirmière doit comparer les signes vitaux postopératoires avec ceux mesurés en périodes préopératoire et peropératoire pour déterminer à quel moment ils se stabilisent

à des valeurs qui sont normales pour l'état du client. Les observations suivantes doivent être signalées à l'anesthésiste ou au chirurgien :

- une P.A. systolique inférieure à 90 mm Hg ou supérieure à 160 mm Hg ;
- une fréquence du pouls inférieure à 60 batt./min ou supérieure à 120 batt./min ;
- une diminution de la pression différentielle (différence entre les pressions systolique et diastolique) ;

- une diminution graduelle de la P.A. pendant plusieurs mesures consécutives;
- un changement du rythme cardiaque;
- une différence notable avec les mesures préopératoires.

La surveillance cardiaque est recommandée pour les clients qui ont des antécédents de maladie cardiaque et pour tous les clients âgés qui ont subi une chirurgie majeure, qu'ils aient ou non des troubles cardiaques. L'infirmière doit mesurer soigneusement les pouls apical et radial. Elle doit signaler tout déficit ou toute irrégularité.

L'évaluation de la couleur, de la température et de l'humidité de la peau fournit des informations utiles à la détection des troubles cardiovasculaires. L'hypotension accompagnée d'un pouls normal et d'une peau rosée, sèche et chaude est généralement due aux effets vasodilatateurs résiduels de l'anesthésie et requiert seulement une observation continue. L'hypotension accompagnée d'un pouls rapide ou faible et d'une peau pâle, moite et froide peut indiquer un choc hypovolémique et requiert un traitement immédiat.

Analyse et interprétation des données

L'analyse et l'interprétation des données du client qui souffre de troubles cardiovasculaires postopératoires sont, entres autres:

- un débit cardiaque réduit;
- un volume liquidien déficitaire;
- un volume liquidien excessif;
- une perfusion inefficace des tissus périphériques;
- une intolérance à l'activité;
- une complication possible: le choc hypovolémique;
- une complication possible: la thromboembolie veineuse.

Interventions cliniques

Salle de réveil

Dans la salle de réveil, les interventions infirmières visent la prévention et le traitement des troubles cardiovasculaires. Le traitement de l'hypotension doit toujours commencer par l'oxygénothérapie pour favoriser l'oxygénation des organes. L'infirmière doit écarter les erreurs de mesure de la P.A. et évaluer l'état du volume sanguin. Elle doit inspecter la plaie chirurgicale pour déterminer si la perte de volume est due à un saignement excessif. Puisque la cause la plus commune d'hypotension est la perte de liquide, un bolus I.V. peut être administré pour normaliser la P.A. Le dysfonctionnement cardiaque primaire peut nécessiter une médication. La vasodilatation périphérique et l'hypotension peuvent nécessiter l'administration de vasoconstricteurs pour normaliser la résistance vasculaire systémique.

Le traitement de l'hypertension vise à déterminer et à éliminer la cause sous-jacente à la stimulation du système nerveux sympathique. Ce traitement peut inclure l'administration d'analgésiques, l'aide à l'élimination d'urine et la correction des troubles respiratoires. Le réchauffement corrigera l'hypertension causée par l'hypothermie. Si le client a une hypertension préexistante ou a subi une chirurgie cardiaque ou vasculaire, un traitement médicamenteux visant à réduire la P.A. s'avère généralement nécessaire.

Puisque la majorité des arythmies observées à la salle de réveil ont des causes connues, le traitement vise l'élimination de celles-ci. La modulation des facteurs physiologiques impliqués corrigera l'arythmie, dans la plupart des cas. S'il s'agit d'une arythmie mettant la vie en danger (p. ex., la tachycardie ventriculaire), il faut appliquer les techniques de réanimation cardiorespiratoire.

Unité de soins chirurgicaux

Pendant la période postopératoire, l'infirmière doit consigner soigneusement les données concernant les ingesta et excreta, et assurer la surveillance et le suivi des résultats de laboratoire en fonction de leur évolution (p. ex., les électrolytes, l'hématocrite). Ses responsabilités relatives au traitement I.V. sont cruciales pendant cette période. L'infirmière doit être particulièrement attentive aux symptômes qui indiquent un remplacement trop lent ou trop rapide des liquides. Elle doit absolument faire une évaluation continue des complications possibles liées à l'administration I.V. de potassium, telles qu'une arythmie cardiaque qui met la vie en danger et une douleur au site de perfusion.

La marche précoce du client est l'intervention infirmière générale la plus importante pour prévenir les complications postopératoires. La marche est un exercice qui:

- augmente le tonus musculaire;
- améliore les fonctions gastro-intestinale et urinaire;
- stimule la circulation, ce qui prévient la stase veineuse et la TEV et accélère la cicatrisation;
- augmente la capacité vitale et maintient une fonction respiratoire normale.

Les recommandations courantes de prévention de la TEV pour un client qui subit une chirurgie majeure incluent l'administration d'héparine de bas poids moléculaire (HBPM) ou d'héparine non fractionnée à faible dose (HNFFD) (Association of periOperative Registered Nurses [AORN], 2007). Les recommandations pour le client qui présente de multiples facteurs de risque de développer une TEV (p. ex., un client à mobilité réduite, âgé, ayant des antécédents de TEV) comprennent l'administration de HBPM ou de HNFFD en combinaison avec l'utilisation de jambières à compression intermittente ▶ **45**. Le client qui présente un risque élevé de saignement devrait utiliser un dispositif de compression intermittente jusqu'à ce que le risque de saignement diminue. Quand ce risque a diminué, une prophylaxie médicamenteuse peut être ajoutée ou substituée (Geerts et al., 2008).

L'infirmière peut prévenir la syncope en modifiant lentement la position du client. La transition vers la marche peut être effectuée en élevant d'abord la tête du lit pendant une à deux minutes, puis en aidant le client à s'asseoir, les jambes pendantes, tout en surveillant la fréquence et la qualité de son pouls (p. ex., fuyant, bondissant).

Si aucun changement n'est noté ou si le client ne se plaint pas, l'infirmière peut commencer à le faire marcher en surveillant continuellement son pouls. Si elle note des changements de pouls ou des étourdissements, elle doit l'aider à s'asseoir sur une chaise à proximité ou par terre. Il doit rester ainsi jusqu'à ce que sa P.A. et son pouls se stabilisent et indiquent un

Capsule Jugement **clinique**

Monsieur Lawson Bennett est âgé de 43 ans. Il a été opéré pour exérèse de tumeur gastrique maligne. En préopératoire, sa P.A. était de 124/78, son pouls à 84 régulier et sa respiration à 20/min. Ses derniers signes vitaux en salle de réveil sont maintenant de 110/90, sa pulsation est toujours régulière à 118/min et sa respiration à 24/min.

Devriez-vous aviser le médecin de ces changements? Justifiez votre réponse.

48

45

Les avantages de l'utilisation des jambières à compression intermittente sont présentés dans le chapitre 45, *Interventions cliniques – Troubles vasculaires.*

rétablissement. L'infirmière peut alors l'aider à retourner dans son lit. Les étourdissements peuvent être inquiétants, autant pour l'infirmière que pour le client, mais la syncope ne présente pas de réel danger physiologique. Toutefois, une chute peut causer des blessures et des mesures doivent être prises pour assurer la sécurité du client.

48.5 | Troubles neurologiques et psychologiques possibles

Étiologie
Salle de réveil

Après une opération, l'**agitation au réveil** est la modification neurologique qui soulève le plus de préoccupations. Ce phénomène peut se manifester 15 à 30 minutes après la chirurgie par des comportements tels que la nervosité, l'agitation, la désorientation, la combativité et des cris (Hudek, 2009 ; Lepouse, Lautner, Liu, Gomis, & Leon, 2006). Ce phénomène peut toucher tout type de population, particulièrement les clientèles pédiatrique et gériatrique, même si la sédation était légère. En général, les épisodes d'agitation au réveil se résolvent assez rapidement. Les facteurs de risque incluent : l'âge, le type d'anesthésie, le niveau d'anxiété, l'intensité de la douleur, les pertes sanguines et les antécédents médicaux (Hudek, 2009). La distension de la vessie, un blocage neuromusculaire résiduel ou la présence d'une sonde endotrachéale sont aussi associés à cet état (Lepouse *et al.*, 2006). L'hypoxie devrait être le premier élément à surveiller.

Un autre problème postopératoire est le réveil tardif. Heureusement, la cause la plus commune de réveil tardif est l'action prolongée des médicaments, notamment des opioïdes, des sédatifs et des anesthésiques inhalés, plutôt qu'une lésion neurologique. L'anesthésiste peut prédire le réveil normal en se basant sur les médicaments administrés pendant la chirurgie.

12

La reconnaissance et la prise en charge du *delirium tremens* sont traitées dans le chapitre 12, *Troubles liés à une substance.*

Unité de soins chirurgicaux

Deux types de troubles cognitifs postopératoires sont observés : le **déficit cognitif postopératoire** (DCPO) et le délirium postopératoire. Le DCPO est un déclin de la fonction cognitive (p. ex., la mémoire, la capacité de se concentrer) pendant des semaines et des mois après la chirurgie. Il touche presque exclusivement le client âgé. Il est lié à la durée de l'anesthésie, aux complications peropératoires et aux infections postopératoires (Newman, Stygall, Hirani, Shaefi & Maze, 2007). Le **délirium postopératoire** est aussi plus commun parmi les clients âgés, mais il peut se produire à tout âge. Il peut être dû à une variété de facteurs psychologiques et physiologiques, notamment :

- les déséquilibres liquidien et électrolytique ;
- l'hypoxémie ;
- les effets des médicaments ;
- le manque et la privation de sommeil ;
- l'hypertension sensorielle.

Selon le DSM-IV (American Psychiatric Association [APA], 1994), le délirium se caractérise par :

- la perturbation du niveau de conscience de son environnement caractérisée par une diminution de la capacité à se concentrer, à soutenir ou à modifier son attention ;
- l'atteinte cognitive (troubles de mémoire, troubles du langage, désorientation) ou le désordre perceptuel (hallucination, illusion ou interprétation erronée) qui ne sont pas causés par une démence préexistante ou évolutive ;
- l'apparition du problème dans une courte période de temps (heures ou jours) et la tendance à la fluctuation des symptômes au cours d'une journée.

L'**ENCADRÉ 48.4** présente les interventions infirmières auprès des clients présentant des signes précoces de délirium.

Le client peut également souffrir d'anxiété et de dépression après une opération. Ces états peuvent se manifester chez tout client qui a perdu une partie ou une fonction du corps, ou encore qui a une autonomie réduite pendant le processus de rétablissement et de réadaptation. Les chirurgies radicales qui entraînent des modifications des fonctions corporelles ou les résultats chirurgicaux qui révèlent un mauvais pronostic peuvent causer des réactions psychologiques plus prononcées.

Le ***delirium tremens*** est causé par le sevrage alcoolique postopératoire. C'est une réaction caractérisée par l'agitation, l'insomnie, des cauchemars, l'irritabilité et des hallucinations auditives ou visuelles ▶ **12**.

ENCADRÉ 48.4	Interventions infirmières auprès des clients présentant des signes précoces de délirium

- Documenter l'état cognitif (attention, langage, orientation, comportement verbal et moteur).
- Évaluer et consigner les signes vitaux et neurologiques.
- Vérifier le bilan liquidien et le fonctionnement intestinal.

- Faire un examen physique sommaire (asymétrie des mouvements, globe vésical, ballonnement).
- Vérifier les résultats des examens para-cliniques et la liste des médicaments prescrits et administrés dans les dernières 24 heures.

Source : Bélanger, Coulombe, Wanis, & Roch (2009).

CLIENT ATTEINT DE TROUBLES NEUROLOGIQUES ET PSYCHOLOGIQUES

Collecte des données

L'infirmière doit évaluer le degré de conscience, l'orientation et la mémoire du client ainsi que sa capacité à suivre des directives. Elle doit déterminer la taille, la réactivité et la symétrie de ses pupilles. Elle doit aussi évaluer son cycle veille-sommeil et ses états sensoriel et moteur. Si l'état neurologique du client est modifié, elle doit tenter d'en déterminer les causes possibles. Si le client était mentalement alerte avant la chirurgie et a des déficiences cognitives après l'intervention, elle doit soupçonner un délirium ou un DCPO.

Analyse et interprétation des données

L'analyse et l'interprétation des données du client qui souffre de troubles neurologiques et psychologiques postopératoires sont, entres autres :

- une perception sensorielle perturbée ;
- un risque de blessures ;
- un risque de délirium ;
- une communication orale déficiente ;
- de l'anxiété ;
- une réaction ou une adaptation inefficace ;
- une image corporelle perturbée ;
- la peur.

Interventions cliniques

Salle de réveil

L'hypoxémie est la cause la plus commune d'agitation postopératoire dans la salle de réveil. L'infirmière doit alors porter son attention sur l'évaluation de la fonction respiratoire. Quand l'hypoxémie a été exclue comme cause de l'agitation au réveil et que toutes les causes possibles ont été analysées, la sédation peut aider à maîtriser le client agité et à assurer sa sécurité ainsi que celle du personnel soignant. L'agitation au réveil a généralement une durée limitée. Il doit avoir disparu avant que le client n'obtienne son congé de la salle de réveil. La cause la plus commune de réveil tardif est l'action prolongée des médicaments ; cet effet s'estompe généralement avec le temps. Au besoin, l'action des benzodiazépines et des opioïdes peut être renversée avec des médicaments antagonistes.

Tant que le client n'est pas réveillé et capable de communiquer efficacement, l'infirmière a la responsabilité de défendre ses intérêts et d'assurer sa sécurité en tout temps. Elle doit relever les ridelles du lit, bien fixer les cathéters I.V. et le tube endotrachéal (TET), vérifier la présence de bracelets d'identité et d'allergie, et surveiller l'état physiologique du client.

Unité de soins chirurgicaux

Pour prévenir ou traiter le délirium postopératoire ou un DCPO, l'infirmière doit examiner les facteurs qui sont reconnus pour contribuer à ces états. Le maintien des fonctions physiologiques normales est important, notamment les équilibres liquidien et électrolytique, une nutrition adéquate, un sommeil suffisant, le soulagement de la douleur, un fonctionnement adéquat des intestins et de la vessie ainsi qu'une marche précoce. L'infirmière peut aussi utiliser des aides particulières, telles qu'une horloge, un calendrier et des photographies pour orienter le client.

Elle doit tenter de prévenir ou de limiter les troubles psychologiques du client pendant la période postopératoire en lui offrant un soutien adéquat. Elle doit l'écouter, lui parler, lui donner des explications, le rassurer et encourager la présence ainsi que le soutien de son ou de ses proches aidants. Elle doit observer et évaluer son comportement afin de déterminer s'il a une réaction normale, anormale ou excessive à une situation de stress. La reconnaissance du *delirium tremens* présente une difficulté particulière. Tout comportement anormal ou perturbé doit être immédiatement signalé pour qu'un diagnostic et un traitement puissent être établis.

L'infirmière doit discuter avec le client de ses attentes relatives aux activités et à l'aide nécessaire après le congé de l'hôpital. Le client et le proche aidant doivent participer à la planification du congé et obtenir l'information et le soutien nécessaires à la prise de décisions éclairées sur la continuité des soins.

Jugement clinique

Capsule

Madame Marie-Lourdes Deltor, âgée de 77 ans, a été opérée pour une réduction de fracture à la hanche gauche. Elle a dû être opérée sous anesthésie générale, l'anesthésie rachidienne n'ayant pas réussi. Madame Deltor dit qu'elle est à l'hôpital et que c'est le mois de mars (ce qui est vrai), car l'école va bientôt commencer pour les enfants.

Diriez-vous que la cliente est orientée dans le temps et l'espace ? Justifiez votre réponse.

48

48.6 | Douleur et inconfort

Étiologie

Bien qu'il existe un grand nombre d'analgésiques et de techniques de soulagement de la douleur, la douleur pose un problème constant. La douleur aiguë postopératoire pourrait être à l'origine de douleurs persistantes et même chroniques (Kehlet, Jensen, & Woolf, 2006). Elle est aussi une source importante de peur pour le client dans la salle de réveil et pendant la période postopératoire. La douleur postopératoire est causée par l'interaction d'un certain nombre de facteurs physiologiques et psychologiques. La peau et les tissus sous-jacents ont été endommagés par l'incision et la rétraction pendant la chirurgie. De plus, des spasmes musculaires réflexes peuvent se produire autour de l'incision. L'anxiété et la peur, parfois liées à l'anticipation de la douleur, créent une tension et augmentent davantage le tonus et les spasmes musculaires. Le positionnement pendant la chirurgie ou l'utilisation de dispositifs internes tels qu'un TET ou des cathéters peut aussi être une source de douleur. L'effort et le mouvement associés à la respiration profonde, à la toux et à la marche peuvent aggraver la douleur en créant de la tension au site de l'incision.

L'incision des viscères ne provoque aucune douleur, mais la pression exercée sur ceux-ci en provoque. Une douleur viscérale profonde peut donc indiquer la présence d'une complication telle qu'une distension intestinale, un saignement ou la formation d'un abcès.

La douleur peut contribuer aux complications, telles qu'un trouble immunitaire ou de coagulation, et elle peut retarder le retour des fonctions gastrique et intestinale normales. Elle augmente également le risque d'atélectasie et de détérioration de la fonction respiratoire (Dunwoody, Krenzischek, Pasero, Rathmell, & Polomano, 2000).

Soins et traitements infirmiers

CLIENT ÉPROUVANT DE LA DOULEUR

Collecte des données

L'autoévaluation du client est l'indicateur le plus fiable de la douleur (Dunwoody *et al.*, 2008). Puisque cela n'est pas toujours possible dans la salle de réveil, l'infirmière doit aussi observer d'autres signes de douleur chez le client (p. ex., la crispation du visage ou des membres, l'agitation, des changements des signes vitaux, la diaphorèse). Il est important de déterminer le site de la douleur. Le site de l'incision sera sans doute douloureux, mais il peut y avoir d'autres causes de douleur, telles qu'une vessie pleine.

Analyse et interprétation des données

L'analyse et l'interprétation des données du client qui éprouve de la douleur et de l'inconfort sont, entres autres :

- la douleur aiguë ;
- l'anxiété.

Interventions cliniques

Les interventions les plus efficaces pour le soulagement de la douleur postopératoire comprennent l'utilisation d'une variété d'analgésiques. Les opioïdes I.V. offrent le soulagement le plus rapide. Les médicaments sont administrés lentement et sont dosés de façon à permettre un soulagement optimal en réduisant le plus possible les effets secondaires (Layzell, 2008). L'anesthésie épidurale, l'analgésie contrôlée par le patient (ACP) ou le blocage anesthésique régional peuvent procurer un soulagement plus durable.

Le soulagement de la douleur postopératoire est la responsabilité de l'infirmière, car le chirurgien rédige généralement ses ordonnances d'analgésiques et d'autres mesures visant à assurer le bien-être du client avec la mention au besoin (p.r.n.). Pendant les premières 48 heures ou plus, les analgésiques opioïdes (p. ex., la morphine) sont nécessaires pour soulager la douleur modérée à grave. Deux analgésiques (p. ex., un opioïde et un anti-inflammatoire non stéroïdien [AINS]) peuvent être administrés en combinaison afin d'utiliser la plus faible dose de médicaments et de limiter les effets secondaires (Ead, 2008). Après cette période, à mesure que l'intensité de la douleur diminue, des analgésiques non opioïdes, tels que les AINS, peuvent suffire. La sensibilisation des clients, mais aussi des équipes de soins, face à l'importance du soulagement de la douleur est importante. D'ailleurs, grâce à des interventions éducatives, des degrés d'intensité moindres de la douleur

chez les clients, une diminution de la perturbation des activités en général (incluant la marche et le sommeil) et un rétablissement accéléré ont déjà été observés (Bédard, Purden, Sauvé-Larose, Certosini, & Schein, 2006).

L'administration d'analgésiques doit être faite au moment opportun afin qu'ils agissent pendant les activités qui peuvent être douloureuses pour le client, telles que la marche. Bien que les analgésiques opioïdes soient souvent essentiels au bien-être du client après l'opération, ils ont des effets secondaires. Leurs effets les plus communs sont la constipation, les nausées, les vomissements, la dépression respiratoire, la dépression du centre de la toux et l'hypotension. Avant d'administrer tout analgésique, l'infirmière doit d'abord évaluer la nature de la douleur, y compris le site, la qualité et l'intensité, de préférence sur une échelle de 0 à 10. S'il s'agit d'une douleur au site de l'incision, l'administration d'un analgésique est appropriée. Si la douleur est située dans la poitrine ou une jambe, un médicament pourrait masquer une complication qui doit être signalée et consignée. S'il s'agit d'une douleur due à des gaz intestinaux, les opioïdes peuvent l'aggraver. Il est important d'évaluer régulièrement la douleur, surtout après l'administration d'un analgésique (Bucknall, Manias, & Botti, 2007). Si l'analgésique ne soulage pas la douleur ou rend le client excessivement léthargique ou somnolent, l'infirmière doit le signaler au médecin et demander une modification de la prescription ▶ **10** .

L'**analgésie contrôlée par le patient (ACP)** et l'analgésie épidurale sont deux méthodes de soulagement de la douleur. L'ACP procure une analgésie immédiate et maintient une concentration constante d'analgésique dans le sang. Le client s'administre lui-même des doses prédéterminées d'analgésiques. Cela peut être fait par voie I.V., orale, épidurale ou transdermique. Cette dernière procure un soulagement à court terme de la douleur (Polomano, Rathmell, Krenzischek, & Dunwoody, 2008). L'ACP offre des avantages tels que la marche précoce, un meilleur soulagement de la douleur que l'analgésie p.r.n. et une meilleure satisfaction du client (Hudcova, McNicol, Quah, Lau, & Carr, 2006) ▶ **MS 1.1** .

L'**analgésie épidurale** désigne la perfusion d'analgésiques opioïdes à l'aide d'un cathéter placé dans l'espace épidural qui entoure la moelle épinière. Elle permet de livrer des médicaments directement aux récepteurs des opiacés dans la moelle épinière ▶ **MS 1.2** . Elle peut être administrée en bolus intermittent, en perfusion continue ou contrôlée par le client. Cette technique permet la circulation d'une concentration constante de médicament et la réduction de la dose totale utilisée. L'analgésie

10

La mesure de la douleur, les soins et les traitements infirmiers associés à son soulagement sont présentés dans le chapitre 10, *Douleur*.

MS 1.1

Méthodes liées à la gestion de la douleur : *Analgésie contrôlée par le patient (ACP)*.

MS 1.2

Méthodes liées à la gestion de la douleur : *Analgésie épidurale continue*.

épidurale est de plus en plus utilisée pour soulager la douleur postopératoire. Des travaux de recherche ont montré qu'elle soulage mieux la douleur et donne de meilleurs résultats fonctionnels que l'ACP par voie I.V. (Hutchinson, 2007).

La douleur aiguë de la chirurgie nécessite l'utilisation d'analgésiques. De plus, il existe des approches complémentaires et parallèles pour soulager la douleur, telles que le repositionnement, le massage et la respiration profonde. Les traitements non pharmacologiques, tels que la musicothérapie, l'imagerie guidée et l'aromathérapie, se sont aussi révélés utiles dans le traitement de la douleur en association avec des analgésiques (Kim *et al.*, 2007 ; Nilsson, 2008). La musique aurait des effets sur les niveaux d'ocytocine et faciliterait aussi la relaxation des clients (Nilsson, 2009).

48.7 | Variations possibles de la température

48.7.1 Étiologie

Les variations de température pendant la période postopératoire fournissent des informations précieuses sur l'état du client **TABLEAU 48.2**.

48.7.2 Hypothermie

L'**hypothermie** désigne une température corporelle centrale inférieure à 36 °C. Elle se produit quand la perte de chaleur excède la production de chaleur. La perte de chaleur peut être due à l'utilisation de liquides de perfusion froids et à l'inhalation de gaz non réchauffés (Good, Verble, Secrest, & Norwood, 2006). Bien que tous les clients présentent des risques d'hypothermie, les personnes âgées, affaiblies ou intoxiquées ont un risque plus élevé. De longues chirurgies et l'administration prolongée d'anesthésiques causent la redistribution de la chaleur corporelle de l'intérieur vers la périphérie. Le client est alors plus susceptible de souffrir d'hypothermie. Dans certains cas (p. ex., une chirurgie orthopédique), des liquides I.V. réchauffés sont utilisés. Après l'intervention, ces clients ont une température centrale plus élevée, moins de tremblements et un temps de récupération plus court (Hasankhani, Mohammadi, Moazzami, Mokhtari, & Naghgizadh, 2007).

Les complications possibles de l'hypothermie sont : une fonction immunitaire affaiblie, des saignements, des troubles cardiaques, une mauvaise cicatrisation, un métabolisme des médicaments déficient ainsi que de la douleur et des tremblements postopératoires (Good *et al.*, 2006). Les tremblements peuvent accroître la consommation d'oxygène, la production de gaz carbonique ainsi que le débit cardiaque, et ils peuvent nuire considérablement au bien-être du client.

48.7.3 Fièvre

La fièvre peut apparaître n'importe quand pendant la période postopératoire **TABLEAU 48.2**. L'infection d'une plaie est souvent accompagnée d'une fièvre qui atteint un pic en après-midi ou en soirée, puis diminue le matin. Les voies respiratoires peuvent être infectées à la suite d'une stase des sécrétions dans les régions d'atélectasie. Les voies urinaires peuvent être infectées à la suite de l'introduction d'un cathéter. Une thrombophlébite superficielle peut se produire au site de perfusion I.V. ou dans les veines de la jambe. Dans ce dernier cas, elle peut produire une élévation de température de 7 à 10 jours après la chirurgie.

La fièvre, la diarrhée et les douleurs abdominales peuvent être des signes d'une infection nosocomiale causée par le *Clostridium difficile*. Un client qui reçoit des antibiotiques pendant une certaine période est susceptible d'être infecté par cette bactérie.

Une forte fièvre intermittente accompagnée de grands frissons et d'une diaphorèse est un signe de **septicémie**. Cela peut se produire n'importe quand en période postopératoire, car des microorganismes pathogènes ont pu être introduits dans le sang pendant l'intervention, particulièrement dans les voies gastro-intestinales ou génito-urinaires. Une septicémie peut aussi se développer ultérieurement à partir de l'infection d'une plaie ou des voies urinaires.

TABLEAU 48.2	Signification des variations de la température postopératoire	
TEMPS ÉCOULÉ DEPUIS LA CHIRURGIE	**TEMPÉRATURE**	**CAUSE POSSIBLE**
Jusqu'à 12 h	Hypothermie à 36 °C	Effets de l'anesthésie, perte de chaleur corporelle pendant la chirurgie
Premières 48 h (1er et 2e jours)	Légère élévation : jusqu'à 38 °C	Réaction inflammatoire au stress de la chirurgie
	Élévation modérée : supérieure à 38 °C	Congestion pulmonaire, atélectasie, déshydratation
Après les premières 48 h (3e jour et après)	Élévation modérée à forte : supérieure à 37,7 °C	Infection (p. ex., une infection de la plaie, une infection urinaire, une infection respiratoire)

CLIENT PRÉSENTANT DES VARIATIONS DE TEMPÉRATURE

Collecte des données

L'évaluation fréquente de la température du client est importante pour détecter l'hypothermie ou une fièvre en période postopératoire. La température peut être prise par voie buccale, axillaire, tympanique ou rectale **FIGURE 48.6**. La couleur et la température de la peau doivent aussi être évaluées. L'infirmière doit observer si le client présente des signes précoces d'inflammation et d'infection qui peuvent précéder une fièvre. Cela permettra le traitement rapide de toute complication possible.

Analyse et interprétation des données

L'analyse et l'interprétation des données du client qui présente une variation de température sont, entres autres :

- l'hyperthermie ;
- l'hypothermie ;
- le risque de perturbation de la température corporelle.

Interventions cliniques

Le **réchauffement passif** (c'est-à-dire des tremblements) d'un client en hypothermie élève son métabolisme basal. Le réchauffement actif comprend l'application d'un dispositif de réchauffement externe, entre autres une couverture, un aérosol chauffé, un appareil de chauffage par rayonnement, un appareil de chauffage à air chaud soufflé et un matelas d'eau chaude. Pendant l'utilisation de tout appareil de réchauffement externe, la température corporelle doit être vérifiée aux 30 minutes et il faut faire attention de ne pas endommager la peau (ASPAN, 2008). L'oxygénothérapie administrée par des pinces nasales ou un masque permet de répondre à la demande accrue en oxygène due à l'augmentation de la température corporelle. En général, les opioïdes suppriment rapidement les tremblements (p. ex., la mépéridine [Demerol^MD]) ▶ **52** .

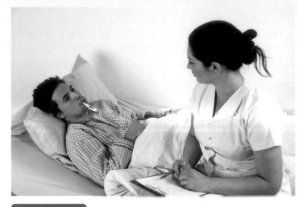

FIGURE 48.6

Il est important que l'infirmière conserve le même mode de prise de température du client pendant toute la période critique en soins postopératoires.

En ce qui a trait à la fièvre postopératoire, l'infirmière peut jouer un rôle préventif, diagnostique ou thérapeutique. Elle doit mesurer la température du client toutes les 4 heures pendant les premières 48 heures après l'intervention, puis toutes les 8 heures si aucun trouble n'apparaît. Les sites de la plaie et de la perfusion I.V. doivent être maintenus dans des conditions rigoureuses d'asepsie. Il faut favoriser le dégagement des voies respiratoires par la toux et la respiration profonde ainsi que l'utilisation d'un spiromètre. Si une fièvre apparaît, une radiographie pulmonaire peut être faite. Selon la cause présumée de la fièvre, il faut faire des cultures de la plaie, des expectorations, de l'urine ou du sang. Si la fièvre est due à une infection, un traitement antibiotique doit être commencé dès que les résultats des cultures sont connus. Si la température corporelle est supérieure à 39,4 °C, des médicaments antipyrétiques et des mesures de refroidissement du corps peuvent être utilisés.

52

Le chapitre 52, *Interventions cliniques – Soins en cas d'urgence*, présente de plus amples informations au sujet du traitement de l'hypothermie.

48.8 | Troubles gastro-intestinaux possibles

Étiologie

Les nausées et les vomissements sont les complications postopératoires les plus courantes (ASPAN, 2008). Les troubles gastro-intestinaux entraînent de nombreuses hospitalisations imprévues de clients ayant subi une chirurgie d'un jour et des congés retardés de l'hôpital, en plus d'engendrer l'insatisfaction chez les clients relativement à leur expérience chirurgicale. De nombreux facteurs de risque ont été associés aux nausées et aux vomissements, entre autres le sexe (les femmes), les antécédents de mal des transports ou de nausées et de vomissements postopératoires, l'effet des anesthésiques ou des opioïdes, ainsi

que la durée et le type de chirurgie (ASPAN, 2008 ; Murphy, Hooper, Sullivan, Clifford, & Apfel, 2006). La vidange gastrique tardive et le péristaltisme ralenti causés par la manipulation des intestins pendant la chirurgie abdominale contribuent également aux nausées et aux vomissements, tout comme une reprise trop précoce de l'alimentation après la chirurgie.

La distension abdominale est un autre trouble courant causé par le péristaltisme réduit. Elle peut être due à la manipulation des intestins pendant la chirurgie et à une ingestion limitée d'aliments avant et après l'intervention. Après une chirurgie abdominale, la motilité du gros intestin peut être réduite pendant une période de 3 à 5 jours, mais la motilité de l'intestin grêle se rétablit dans les 24 heures. L'air avalé et les sécrétions gastro-intestinales peuvent s'accumuler dans le côlon, ce qui produit de la distension et des douleurs dues au gaz. Si la motilité de l'intestin grêle ne se rétablit pas, le client est à risque d'**iléus paralytique** qui constitue une urgence.

Le hoquet désigne des spasmes intermittents du diaphragme causés par l'irritation du nerf phrénique, qui innerve le diaphragme. Les sources postopératoires de l'irritation directe du nerf phrénique peuvent être la distension gastrique, l'obstruction intestinale, le saignement intra-abdominal et un abcès sous-phrénique. L'irritation indirecte du nerf phrénique peut être produite par des déséquilibres hydroélectrolytiques et acidobasiques. L'irritation réflexe peut provenir de l'ingestion de liquides chauds ou froids, ou encore de la présence d'une sonde nasogastrique. Le hoquet ne dure généralement pas longtemps et il disparaît spontanément. Il est parfois persistant, mais a rarement des conséquences sur l'état du client.

Iléus paralytique : Arrêt provisoire du péristaltisme.

Soins et traitements infirmiers

CLIENT ATTEINT DE TROUBLES GASTRO-INTESTINAUX

Collecte des données

L'infirmière doit questionner le client sur d'éventuelles sensations de nausées. S'il vomit, il est important de déterminer la quantité, les caractéristiques et la couleur du contenu gastrique. Il faut examiner l'abdomen du client pour déterminer la présence d'une distension et de bruits intestinaux. Puisque ces bruits sont parfois absents et souvent réduits immédiatement après une opération, il faut ausculter les quatre quadrants pour déterminer leur présence, leur fréquence et leurs caractéristiques. En plus des bruits intestinaux normaux et de l'absence de distension, le retour à la motilité normale des intestins est généralement accompagné de flatulences.

Analyse et interprétation des données

L'analyse et l'interprétation des données du client qui souffre de troubles gastro-intestinaux sont, entres autres :

- les nausées ;
- le risque d'aspiration ;
- le risque de déficit du volume liquidien ;
- le déséquilibre nutritif : une nutrition inférieure aux besoins du corps ;
- une complication possible : les déséquilibres liquidien et électrolytique ;
- une complication possible : l'iléus paralytique ;
- une complication possible : le hoquet.

Interventions cliniques

Les nausées et les vomissements postopératoires sont traités avec des médicaments antiémétiques. Dans la salle de réveil, des liquides peuvent être donnés par voie orale selon les indications et la tolérance. Le client sera hydraté par voie I.V. jusqu'à ce qu'il soit capable d'ingérer des liquides par voie orale. L'infirmière doit aussi prendre des mesures pour éviter l'aspiration si le client vomit quand il est encore sous l'effet de l'anesthésie. Pour éviter l'aspiration, elle doit placer le client en position latérale de sécurité et avoir un appareil d'aspiration prêt à être utilisé à côté du lit. Les approches complémentaires et parallèles pour traiter les nausées et les vomissements incluent l'imagerie mentale dirigée, la musicothérapie, l'aromathérapie, les divertissements, la rétroaction biologique et l'acupuncture (Mamaril, Windle, & Burkard, 2006 ; Nunley, Wakim, & Guinn, 2008).

Selon la nature de la chirurgie, le client peut recommencer l'alimentation dès le retour du réflexe pharyngé (nauséeux). Le client qui a subi une chirurgie abdominale ne doit normalement rien ingérer par la bouche tant que des bruits intestinaux indiquant le retour du péristaltisme n'ont pas été entendus. Dans ce cas, il faut lui administrer des perfusions I.V. pour maintenir l'équilibre des liquides et des électrolytes. Une sonde nasogastrique peut être utilisée pour décomprimer l'estomac afin de prévenir les nausées, les vomissements et la distension abdominale. Des soins réguliers à la bouche sont essentiels au bien-être du client et à la stimulation de ses glandes salivaires quand il n'a rien ingéré par la bouche ou quand il a une sonde nasogastrique. Quand l'ingestion orale est permise, le client peut commencer à boire des liquides clairs tout en continuant à recevoir la perfusion I.V., généralement à un débit réduit. S'il tolère bien l'ingestion orale, la perfusion I.V. peut être arrêtée et l'alimentation solide peut être rétablie progressivement jusqu'à ce qu'une alimentation normale soit tolérée.

La distension abdominale peut être évitée ou réduite par la marche précoce et fréquente, qui stimule la motilité intestinale. L'infirmière doit examiner régulièrement le client pour vérifier le rétablissement du péristaltisme intestinal, qui est indiqué par le retour des bruits intestinaux et des flatulences (ou gaz). La sonde nasogastrique doit être clampée ou l'appareil d'aspiration doit être arrêté pendant l'auscultation de l'abdomen. Quand les bruits intestinaux ont recommencé, le retour à une alimentation normale favorisera également le rétablissement du péristaltisme normal.

L'infirmière devra peut-être encourager le client à expulser ses gaz et lui expliquer que cela est nécessaire et souhaitable. Les douleurs provoquées par les gaz, qui sont généralement plus prononcées de deux à trois jours après l'intervention chirurgicale, peuvent être soulagées par la marche et le changement fréquent de position. Le positionnement du client sur le côté droit permet aux gaz de monter dans le côlon transverse et facilite leur libération. Des suppositoires ou des comprimés (docusate sodique) peuvent être prescrits pour stimuler le péristaltisme du côlon et l'expulsion des gaz et des selles.

> **RAPPELEZ-VOUS…**
>
> Pour s'assurer de l'absence de bruits intestinaux, l'auscultation doit durer au moins cinq minutes.

48.9 | Troubles urinaires possibles

Étiologie

Un débit urinaire plus faible (de 800 à 1 500 ml) est probable dans les premières 24 heures après une chirurgie, peu importe l'apport de liquide. Ce faible débit est dû à la sécrétion accrue d'aldostérone et d'ADH causée par le stress de l'intervention, à la restriction liquidienne avant la chirurgie et à la perte de liquide due à la chirurgie, au drainage et à la diaphorèse. Le débit urinaire augmente normalement le deuxième ou le troisième jour, quand le liquide circule, et la réaction immédiate au stress s'estompe.

Pour diverses raisons, une rétention urinaire aiguë peut se produire en période postopératoire. L'anesthésie inhibe le système nerveux, y compris l'arc réflexe de miction et les centres supérieurs qui influent sur celui-ci. Cela permet à la vessie de se remplir plus que normalement avant que le client sente le besoin d'uriner. L'anesthésie entrave également la miction volontaire. Les anticholinergiques et les opioïdes peuvent aussi nuire à la capacité d'amorcer la miction ou de vider complètement la vessie.

La rétention urinaire est plus susceptible de se produire après une chirurgie de l'abdomen inférieur ou du bassin, car les spasmes ou la défense des muscles abdominaux et pelviens nuisent à la fonction normale de ces muscles dans la miction. La douleur peut modifier la perception et empêcher le client de sentir que sa vessie est pleine. L'immobilité et la position couchée sont probablement les facteurs qui nuisent le plus à la miction. La position couchée réduit la capacité de relâcher les muscles du périnée et le sphincter externe.

L'**oligurie** (débit urinaire inférieur à 30 ml/h ou inférieur à 500 ml/24 h) peut être un signe d'insuffisance rénale. C'est un trouble postopératoire peu courant, mais grave. Il peut être dû à une ischémie rénale causée par une perfusion rénale inadéquate ou une fonction cardiovasculaire déficiente.

Soins et traitements infirmiers

CLIENT ATTEINT DE TROUBLES URINAIRES

Collecte des données

L'infirmière doit examiner la quantité et les caractéristiques de l'urine du client en période postopératoire. Elle doit noter la couleur, la quantité, la consistance et l'odeur de l'urine. Le cas échéant, la perméabilité de la sonde à demeure doit être vérifiée; le débit urinaire doit être d'au moins 500 ml/24 h. La plupart des clients urinent dans les six à huit heures qui suivent une chirurgie. S'il n'y a aucune miction, l'infirmière doit tenter de confirmer que la vessie est pleine. Au cours de l'évaluation, elle doit tenir compte de l'ingestion de liquide pendant et après la chirurgie et déterminer la présence d'un globe vésical (p. ex., une distension palpable au-dessus de la symphyse pubienne, un malaise quand une pression est appliquée sur la vessie ou un besoin pressant d'uriner). Pour éviter un cathétérisme inutile, le volume d'urine contenu dans la vessie peut être mesuré à l'aide d'un échographe vésical portable (Altschuler & Diaz, 2006).

Analyse et interprétation des données

L'analyse et l'interprétation des données du client qui souffre de troubles urinaires sont, entres autres :

- une miction déficiente ;
- une complication possible : la rétention urinaire aiguë.

Interventions cliniques

L'infirmière peut faciliter la miction en plaçant le client dans une position normale, soit en position assise pour les femmes et debout pour les hommes. Elle peut rassurer le client sur sa capacité à uriner et utiliser des techniques telles que laisser le client dans l'intimité, faire couler de l'eau, faire boire de l'eau au client ou lui verser de l'eau chaude sur le périnée. La marche, idéalement vers les toilettes, ou l'utilisation d'une chaise d'aisance peuvent aussi favoriser la miction.

Le chirurgien prescrit généralement un cathétérisme vésical toutes les six à huit heures si le client n'a pas uriné. Si l'introduction d'un cathéter s'avère nécessaire, il est préférable de faire un cathétérisme intermittent afin de réduire le risque d'infection associé aux sondes à demeure.

Capsule
Jugement clinique

Madame Deltor est revenue dans l'unité de soins chirurgicaux à 13 h 45. Il est maintenant 23 h 45 et la cliente n'a pas uriné depuis 10 heures.

Identifiez le signe objectif qui confirmerait que madame Deltor présente de la rétention urinaire.

48.10 | Troubles cutanés possibles

Étiologie

Une chirurgie comporte généralement une incision à travers la peau et les tissus sous-jacents. Une telle incision endommage la barrière protectrice de la peau. La cicatrisation de la plaie est donc une des principales préoccupations pendant la période postopératoire.

Un état nutritionnel adéquat est essentiel au processus de cicatrisation. Les acides aminés sont facilement disponibles pour ce processus en raison des effets cataboliques des hormones liées au stress

(p. ex., le cortisol). Le client qui s'est bien nourri avant l'intervention chirurgicale peut tolérer les restrictions alimentaires postopératoires pendant plusieurs jours. Toutefois, le client qui a des déficits nutritionnels préexistants liés à une maladie chronique (p. ex., le diabète, la colite ulcéreuse, l'alcoolisme) est davantage sujet aux troubles de cicatrisation. L'obésité nuit aussi à la cicatrisation abdominale. La cicatrisation est également un sujet de préoccupation dans le cas de la clientèle âgée. Si le client est incapable de satisfaire ses besoins nutritionnels après l'opération, il peut être nourri par voie entérale ou parentérale pour favoriser la cicatrisation.

L'infection d'une plaie peut être due à sa contamination par trois sources principales : 1) la flore exogène présente dans l'environnement et sur la peau ; 2) la flore orale ; 3) la flore intestinale. L'incidence de l'infection des plaies est plus élevée parmi les clients qui souffrent de malnutrition ou d'immunosuppression, ceux qui sont âgés, ou encore ceux qui ont fait un séjour prolongé à l'hôpital ou qui ont subi une longue intervention chirurgicale (de plus de trois heures). Les clients qui subissent une chirurgie intestinale, notamment après une lésion traumatique, présentent un risque particulièrement élevé d'infection. Celle-ci peut toucher l'incision entière et se propager dans les couches de tissus profonds. Un abcès peut se former localement ou l'infection peut se propager, comme dans le cas d'une péritonite. Les signes d'infection d'une plaie ne deviennent généralement apparents qu'entre trois à cinq jours après l'opération.

Les signes locaux sont entre autres la rougeur, l'œdème ainsi qu'une douleur et une sensibilité accrues au site de l'incision. Les signes systémiques sont la fièvre et la leucocytose.

Une accumulation de liquide dans une plaie peut créer de la pression, nuire à la circulation et à la cicatrisation, et favoriser l'infection. C'est pourquoi le chirurgien peut placer un drain dans l'incision ou faire une nouvelle incision à côté de la première pour permettre le drainage. Il peut utiliser un drain en caoutchouc flexible qui s'écoule dans un pansement ou un cathéter rigide fixé à un drain Hemovac^MD ou à un autre dispositif d'aspiration faible.

Jugement clinique

Monsieur Léopold Richmond, âgé de 47 ans, a subi une colectomie du colon descendant. Il est hypertendu et est traité pour des arythmies cardiaques. Son IMC est de 32.

Identifiez le facteur qui peut nuire à la cicatrisation de sa plaie abdominale.

Soins et traitements infirmiers

CLIENT AYANT DES PLAIES CHIRURGICALES

Collecte des données

L'évaluation infirmière de la plaie et du pansement requiert une connaissance du type de plaie, des drains insérés et de l'écoulement attendu selon le type de chirurgie. Tout type de plaie produit généralement une petite quantité de liquide séreux. Si un drain est inséré dans la plaie, il peut y avoir un écoulement modéré à abondant. Par exemple, une incision abdominale qui est drainée produit normalement une quantité modérée de liquide sérosanguin pendant les premières 24 heures, tandis qu'une herniorraphie inguinale produit normalement une petite quantité de liquide séreux pendant la période postopératoire.

En général, le liquide drainé est d'abord sanguin (rouge), puis sérosanguin (rose) et finalement séreux (jaune clair). L'écoulement diminue normalement après quelques heures ou quelques jours, selon le type de chirurgie. L'infection d'une plaie peut être accompagnée d'un écoulement purulent. La désunion des sutures d'une plaie peut être précédée d'un écoulement soudain de liquide brun, rose ou transparent.

Analyse et interprétation des données

L'analyse et l'interprétation des données du client qui présente des plaies chirurgicales sont, entres autres :

- le risque d'infection ;
- une complication possible : la mauvaise cicatrisation.

Interventions cliniques

Quand il y a un écoulement sur un pansement, l'infirmière doit consigner le type, la quantité, la couleur, la consistance et l'odeur de l'écoulement. Le **TABLEAU 48.3** présente le type d'écoulement attendu en fonction du type de drainage. L'infirmière doit aussi évaluer l'effet des changements de position sur l'écoulement. Tout écoulement excessif ou anormal ou tout changement important des signes vitaux doit être signalé au chirurgien.

L'incision est généralement couverte d'un pansement tout de suite après la chirurgie. S'il n'y a aucun écoulement après 24 ou 48 heures, le pansement peut être enlevé et la plaie peut rester à l'air libre. Si le pansement opératoire initial est plein, la politique de l'établissement détermine si l'infirmière peut le changer ou simplement ajouter un pansement par-dessus.

Au moment d'un changement de pansement, le nombre et le type de drains doivent être notés. Il faut alors faire attention de ne pas déplacer les drains. Le site de l'incision doit être examiné attentivement. La région des sutures peut être légèrement rouge et enflée, ce qui est une réaction inflammatoire normale. Toutefois, la couleur et la température de la peau autour de l'incision doivent être normales. Les signes cliniques d'une infection incluent la rougeur, l'œdème, la douleur, la fièvre et une hyperleucocytose (nombre accru de globules blancs dans le sang). S'il s'agit d'une cicatrisation de première intention, si l'écoulement est nul ou faible et s'il n'y a aucun drain, une seule couche de pansement suffit ou aucun pansement n'est nécessaire. En présence de drains, d'écoulement modéré à abondant et de cicatrisation autre que de première intention, un pansement multicouche est utilisé ▶ **13** .

Jugement clinique

L'infirmière qui a changé le pansement abdominal de monsieur Richmond a inscrit la note d'évolution suivante au dossier : *13 :45 Pansement changé au côté gauche de l'abdomen. Pansement antérieur souillé ++ de pus jaunâtre nauséabond.*

Que pensez-vous de cette note ?

13

Le chapitre 13, *Inflammation et soin des plaies*, traite des soins et traitements en interdisciplinarité touchant la cicatrisation.

TABLEAU 48.3	Écoulement prévu des sondes, drains et cathéters			
SUBSTANCE	QUANTITÉ PAR JOUR	COULEUR	ODEUR	CONSISTANCE
Cathéter à demeure				
Urine	De 800 à 1 500 ml pendant les premières 24 h ; débit minimal prévu : 500 ml/24 h	• Transparente, jaune	Ammoniac	Liquide
Sonde nasogastrique / Sonde de gastrostomie				
Contenu gastrique	Jusqu'à 1 500 ml/j	• Pâle, jaune verdâtre • Sanguin après une chirurgie gastro-intestinale	Sure	Aqueuse
Drain Hemovac^{MD}				
Écoulement de la plaie	Variable selon la méthode (peut diminuer au cours des heures ou des jours)	• Variable selon la méthode (peut être d'abord sanguin ou sérosanguin et devient séreux)	Même que celle du pansement	Variable
Drain de Kehr (en T)				
Bile	500 ml	• Jaune vif à vert foncé	Acide	Épaisse

48.11 | Congé de la salle de réveil

Le choix du lieu de transfert du client dépend de l'état de celui-ci, de l'accessibilité au suivi médical et des complications postopératoires possibles. La décision de donner un congé de la salle de réveil est fondée sur des critères écrits. L'**ENCADRÉ 48.5** présente des exemples de critères de congé. Un système de pointage objectif, comme l'Aldrete ou le Post Anesthesia Discharge Scoring System (PADSS) peut aussi être utilisé pour évaluer l'état général du client et déterminer s'il est prêt à quitter la salle de réveil (Ead, 2006). Le client doit, généralement, se voir attribuer un **indice de réveil postanesthésique (IRPA)** de 9 ou 10 avant d'obtenir son congé de la salle de réveil[a]. Avec une note de 8, une observation supplémentaire est nécessaire (Aldrete, 2007). Si l'état du client ne s'est toujours pas amélioré après deux ou trois heures, le séjour sera plus long. Avec une note de 7, le chirurgien peut alors décider de transférer le client dans une unité de soins intensifs (Aldrete, 2007). Aldrete (1998) a ajouté cinq autres critères d'évaluation pour les clients des soins ambulatoires. Il a ainsi créé l'**indice de réveil postanesthésique pour la chirurgie ambulatoire (IRPACA)**[b].

ENCADRÉ 48.5	Critères de congé de la salle de réveil et de la chirurgie ambulatoire

Critères de congé de la salle de réveil

- Le client est réveillé (vérifier les données initiales préopératoires sur l'état cognitif).
- Il présente des signes vitaux de base ou stables.
- Il n'y a pas de saignement ou d'écoulement de plaie excessif.
- Il n'y a pas de dépression respiratoire.
- La saturation en oxygène est supérieure à 90 %.
- Le rapport a été transmis.

Critères de congé de la chirurgie ambulatoire

- Tous les critères de congé de la salle de réveil sont satisfaits.
- Il n'y a pas eu d'administration d'opioïdes I.V. depuis 30 minutes.
- Le client a peu de nausées et de vomissements.
- Une miction a été faite (selon l'intervention pratiquée ou la prescription).
- Le client est capable de marcher, selon l'âge et s'il n'y a pas de contre-indication.
- Le client est accompagné d'un adulte responsable.
- Les consignes écrites de congé ont été remises au client et comprises.

[a] Pour obtenir plus d'information sur un système de pointage permettant d'évaluer le rétablissement postanesthésique du client selon l'IRPA, voir le Tableau 39.11 dans *Soins infirmiers : fondements généraux* (Potter & Perry, 2010).

[b] Pour obtenir plus d'information sur un système de pointage permettant d'évaluer le rétablissement postanesthésique pour le client des soins ambulatoires selon l'IRPACA, voir le Tableau 39.12 dans *Soins infirmiers : fondements généraux* (Potter & Perry, 2010).

Transfert à l'unité de soins chirurgicaux

Avant de donner au client son congé de la salle de réveil vers l'unité de soins chirurgicaux, l'infirmière doit faire un rapport à l'infirmière qui le reçoit. Ce rapport résume les périodes opératoire et de postanesthésie. Il doit aussi mentionner l'endroit où la famille ou les proches aidants attendent.

L'infirmière qui reçoit le client à l'unité de soins chirurgicaux doit aider le personnel de transport de la salle de réveil à déplacer le client de la civière au lit. Il faut faire attention de ne pas déplacer les cathéters I.V., les drains, les pansements et les appareils de traction. Pour faciliter le transfert du client et assurer sa sécurité, le personnel doit être en nombre suffisant et peut utiliser une alèse, une planche ou encore une toile de transfert.

L'infirmière doit observer les signes vitaux et comparer l'état du client au compte rendu de la salle de réveil. Elle consigne alors les informations relatives au transfert, puis effectue une évaluation plus approfondie **ENCADRÉ 48.6**. Elle exécute les prescriptions postopératoires et elle prodigue les soins infirmiers appropriés.

48.12 | Chirurgie ambulatoire : soins postopératoires de phase II et d'observation prolongée

La chirurgie ambulatoire représente 70 % de toutes les interventions chirurgicales en Amérique du Nord (Gilmartin & Wright, 2007). Elle offre de nombreux avantages, notamment une plus grande commodité pour le client, un plus faible taux d'infections nosocomiales et des coûts réduits. Les clients de chirurgie ambulatoire incluent ceux qui reçoivent des soins postopératoires de phase II et d'observation prolongée.

Les nausées, les vomissements et les douleurs postopératoires sont des troubles importants après une chirurgie ambulatoire. Ils peuvent entraîner un délirium, un séjour prolongé à la salle de réveil, un congé tardif, une réadmission, un retour tardif aux activités habituelles et une satisfaction réduite du client (Gundzik, 2008 ; Janssen, Kalkman, & Grobbee, 2008).

48.12.1 Congé de la chirurgie ambulatoire

Le client qui quitte un établissement de chirurgie ambulatoire doit être mobile et alerte afin de pouvoir prendre soin de lui-même quand il retourne à la maison **ENCADRÉ 48.5**. Les nausées, les vomissements et les douleurs postopératoires doivent être maîtrisés. Pour obtenir son congé de l'unité, le client doit présenter un état stable et avoir

Collecte des données

| ENCADRÉ 48.6 | **Évaluation infirmière et soins au client au moment de l'admission à l'unité des soins chirurgicaux** |

- Noter l'heure de retour du client à l'unité et évaluer ses voies respiratoires, sa respiration et sa circulation.
- Mesurer les signes vitaux, y compris la saturation en oxygène.
- Évaluer l'état neurologique, y compris le degré de conscience et de mouvement des extrémités.
- Évaluer la douleur :
  - dernière dose et type d'analgésique ;
  - intensité de la douleur.
- Évaluer la plaie, le pansement et les drains :
  - type et quantité d'écoulement ;
  - brancher les drains à un dispositif de drainage par gravité ou par aspiration (selon les prescriptions).
- Évaluer la couleur et l'apparence de la peau.
- Évaluer l'état urinaire :
  - heure de miction ;
  - présence de cathéter, perméabilité et débit total ;
  - distension de la vessie ou besoin urgent d'uriner.
- Positionner le client de façon à dégager les voies respiratoires et à assurer son confort et sa sécurité (lit en position basse, côtés du lit relevés).
- Vérifier la perfusion I.V. :
  - type de solution ;
  - quantité restante de liquide ;
  - perméabilité et débit ;
  - condition du site d'insertion et taille du cathéter.
- Placer la cloche d'appel à portée du client et placer le client de façon qu'il puisse l'utiliser.
- Vérifier la présence d'un haricot (bassin réniforme) et de mouchoirs.
- Déterminer l'état émotionnel et le soutien.
- Vérifier la présence d'un proche aidant : orienter le client et le proche aidant dans l'environnement immédiat.
- Vérifier et exécuter les prescriptions postopératoires.

retrouvé un degré de fonctionnement proche de celui qu'il avait avant l'opération. Quand il l'obtient, lui et son proche aidant doivent recevoir les informations appropriées au type d'anesthésie et de chirurgie subies. Ils doivent aussi recevoir de la documentation écrite à ce sujet. Le client ne peut pas conduire et doit être accompagné d'un adulte responsable. Un suivi de l'état du client sera fait par téléphone et toute question ou préoccupation particulière pourra alors être discutée.

L'infirmière doit évaluer si le client est prêt pour son congé et quels sont ses besoins en soins médicaux à domicile. Il est important de déterminer la disponibilité des proches aidants (p. ex., la famille, les amis) ainsi que l'accessibilité à une pharmacie pour les ordonnances, à un téléphone en cas d'urgence et à un suivi médical.

48.12.2 Planification du congé et du suivi médical

La préparation du client à son congé est un processus continu qui commence à la période préopératoire et se poursuit tout au long de l'expérience chirurgicale. Un client informé est préparé au déroulement des événements et il prend graduellement

Un document d'information visant à aider les clients à soulager la douleur à domicile, à la suite d'une chirurgie, est présenté dans l'annexe 48.1W au www.cheneliere.ca/lewis.

6

Le continuum des soins auprès des clients qui obtiennent leur congé de l'hôpital est traité dans le chapitre 6, *Soins communautaires et soins à domicile*.

en charge ses soins postopératoires. À l'approche du congé, l'infirmière doit s'assurer que le client et tout proche aidant ont reçu les informations suivantes :

- les soins de la plaie et la réfection des pansements, y compris les recommandations concernant le bain ;
- les actions, les effets secondaires possibles et la posologie de tout médicament ;
- les activités permises et défendues ainsi que le moment où diverses activités peuvent être reprises en toute sécurité (p. ex., la conduite automobile, le travail, les relations sexuelles, les loisirs) ;
- les restrictions ou les modifications alimentaires ;
- les symptômes qui doivent être signalés (p. ex., la fièvre, l'écoulement accru de la plaie, la douleur non soulagée de la plaie, des malaises dans d'autres parties du corps) ;
- la date et le lieu du suivi médical ;
- les réponses à toute question ou préoccupation du client ;
- les coordonnées de l'infirmière ou de l'unité de soins qu'il peut rejoindre en cas de complications.

Après leur congé, les clients peuvent demander de l'aide pour diverses raisons, notamment la douleur non soulagée, le besoin de conseil sur les

médicaments ainsi que le suintement et le saignement d'une plaie. Des instructions complètes concernant le congé épargneront au client et au proche aidant des inquiétudes inutiles (Williams, 2008). Il est important de leur fournir des instructions écrites pour appuyer les informations orales ⬤. L'infirmière doit consigner au dossier toutes les instructions de congé données au client et au proche aidant. Pour le client, la période postopératoire continue jusqu'à la période de rétablissement. L'évaluation du client après son congé peut être faite par un suivi téléphonique ou à domicile. De plus en plus, des clients qui ont de nombreux besoins en matière de soins obtiennent leur congé de l'hôpital. Ils peuvent être transférés dans un établissement de soins de transition ou de longue durée ou quitter pour leur domicile ▶ **6** . Quand ils retournent directement à leur domicile, ils doivent prendre leurs soins en charge, avec l'aide de leur famille, de leurs amis ou de professionnels de la santé communautaire. Ces soins peuvent comprendre les changements de pansements, les soins de la plaie, d'un cathéter ou d'un drain, la prise d'antibiotiques ou une physiothérapie continue. En travaillant avec la gestionnaire de cas, le cas échéant, l'infirmière peut permettre la transition sûre des soins du milieu hospitalier au milieu communautaire ou familial.

Considérations gérontologiques

CLIENT EN PÉRIODE POSTOPÉRATOIRE

Le client âgé demande une attention particulière. Il a une fonction respiratoire réduite, notamment en ce qui a trait à sa capacité de tousser, sa compliance thoracique et son tissu pulmonaire. Ces déficiences de l'état pulmonaire entraînent une augmentation de l'effort de ventilation et une diminution de la capacité d'éliminer les médicaments. Avant de laisser un client âgé sans supervision étroite, il faut surveiller attentivement ses réactions aux anesthésiques et évaluer l'élimination postopératoire de ceux-ci. La pneumonie est une complication postopératoire courante chez le client âgé.

La personne âgée a une fonction vasculaire réduite en raison de l'athérosclérose et de l'élasticité réduite de ses vaisseaux sanguins. Sa fonction cardiaque est souvent compromise, et ses réactions compensatoires aux changements de pression et de volume du sang sont limitées. Son volume sanguin est réduit et elle est exposée à l'hypertension. Ses paramètres cardiovasculaires doivent être surveillés attentivement tout au long de la chirurgie et de la période postopératoire.

La personne âgée peut être affectée par la toxicité des médicaments. Sa perfusion rénale est normalement réduite, ce qui diminue sa capacité d'éliminer les médicaments par les reins. Sa fonction hépatique réduite cause également un ralentissement du métabolisme des médicaments et une augmentation de l'action de ceux-ci. Ses fonctions rénale et hépatique doivent être attentivement évaluées pendant les soins postopératoires pour éviter la surdose et la toxicité des médicaments (Clayton, 2008).

La détermination des changements de l'état mental est une partie importante des soins postopératoires de la personne âgée. Le

délirium postopératoire est commun parmi cette clientèle (de 15 à 53 %) (Silverstein, Timberger Reich, & Uysal, 2007). Des facteurs tels que l'âge, des antécédents d'abus d'alcool, des capacités cognitives affaiblies connues, l'hypoxie, une perturbation métabolique grave, l'hypotension et le type de chirurgie semblent contribuer au délirium postopératoire. Même si ces facteurs de risque sont connus, le délirium postopératoire de la personne âgée est mal compris (Silverstein *et al.*, 2007). Les anesthésiques, notamment les anticholinergiques et les benzodiazépines, augmentent le risque de délirium. Il peut être difficile de soulager la douleur d'un client âgé en raison de déficiences cognitives préexistantes, de troubles de communication et de changements physiologiques possibles qui influent sur le métabolisme des médicaments (Clayton, 2008). Le client âgé peut hésiter à demander des analgésiques. Il peut penser que la douleur est une conséquence inévitable de la chirurgie et qu'il doit la tolérer. L'infirmière doit bien évaluer la douleur d'un client qui n'en signale aucune. Certaines personnes âgées sont réticentes à l'idée d'apprendre à utiliser un appareil d'ACP. Harding et ses collaborateurs (2010) ont d'ailleurs développé un outil pour évaluer la facilité d'emploi des modalités d'ACP par les clients ayant subi une chirurgie, car le soulagement de la douleur repose sur une bonne compréhension de la méthode et une utilisation adéquate de l'appareil. Le recours aux analgésiques doit être encouragé. Il faut expliquer au client et au proche aidant que la douleur non traitée nuit au rétablissement.

Les professionnels de la santé qui travaillent auprès des personnes âgées recommandent une approche globale et multidisciplinaire de soins pour tous les besoins en santé de cette clientèle. Cette même approche utilisée en période périopératoire auprès de cette clientèle peut améliorer les résultats de la chirurgie et réduire ses risques.

Suite du chapitre 47

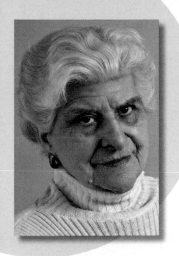

Madame Fortin[a] est maintenant en salle de réveil même si elle n'a pas eu d'anesthésie générale. Ses deux pieds sont complètement recouverts de pansements. Celui au pied gauche est souillé de sang frais de la grandeur d'une pièce de 10 ¢ alors que celui au pied droit est propre. En préopératoire, les signes vitaux de la cliente étaient les suivants : P.A. 138/78, P 70 irrégulier, R 20, SpO₂ 95 %, T° 36,9 °C. À son arrivée en salle de réveil, l'infirmière a noté ces valeurs : P.A. 110/62, P 90 irrégulier, R 26, SpO₂ 90 %, T° 36,8 °C. Quinze minutes plus tard, ils indiquent une P.A. à 108/66, une pulsation à 92 irrégulière, une respiration à 24/min, une SpO₂ à 91 % et une température de 37,1 °C. Le saignement au pansement a progressé d'un centimètre par rapport à ce qu'il était.

MISE EN ŒUVRE DE LA DÉMARCHE DE SOINS

Collecte des données – Évaluation initiale – Analyse et interprétation

1. En plus des signes vitaux, deux autres signes objectifs indiqueraient que la plaie chirurgicale au pied gauche continue de saigner. Lesquels ?

2. Selon l'indice de réveil postanesthésique pour la chirurgie ambulatoire (IRPACA), quelle donnée de la mise en contexte guiderait l'infirmière dans la décision de laisser madame Fortin quitter la salle de réveil ?

3. À la suite de l'analyse des données obtenues pendant le séjour de la cliente en salle de réveil, un problème de *saignement au pied gauche* devrait-il être ajouté à l'extrait du plan thérapeutique infirmier de madame Fortin ? Justifiez votre réponse.

Extrait

			CONSTATS DE L'ÉVALUATION					
Date	Heure	N°	Problème ou besoin prioritaire	Initiales	RÉSOLU / SATISFAIT			Professionnels / Services concernés
					Date	Heure	Initiales	
2011-04-04	12:00	3	Saignement au pied gauche	J.V.				

Signature de l'infirmière	Initiales	Programme / Service	Signature de l'infirmière	Initiales	Programme / Service
Jovette Beaulieu	J.V.	Salle de réveil			

Planification des interventions – Décisions infirmières

4. À ce stade-ci de l'histoire, l'infirmière devrait-elle permettre que madame Fortin quitte la salle de réveil ? Justifiez votre réponse.

Évaluation des résultats – Évaluation en cours d'évolution

5. Qu'est-ce qui indiquerait que le problème prioritaire numéro 3 est résolu ?

Application de la pensée critique

Dans l'application de la démarche de soins auprès de madame Fortin, l'infirmière a recours aux éléments du modèle de la pensée critique pour analyser la situation de santé de la cliente et en comprendre les enjeux. La **FIGURE 48.7** résume les caractéristiques de ce modèle en fonction des données de cette cliente, mais elle n'est pas exhaustive.

---

[a] La situation de santé de madame Fortin est introduite dans le chapitre 46, *Soins préopératoires*, et se poursuit dans le présent chapitre.

Vers un jugement **clinique**

Connaissances (N.B. : Certains éléments retrouvés ici sont les mêmes que ceux du chapitre 47.)
- Fonctionnement d'une unité de chirurgie d'un jour et d'une salle de réveil
- Fonctions et responsabilités de l'infirmière en salle de réveil
- Éléments de surveillance postostéotomie
- Complications postostéotomie

Expériences
- Soins aux clients âgés
- Expérience en chirurgie orthopédique
- Expérience personnelle de chirurgie
- Expérience en salle de réveil et en chirurgie d'un jour

ÉVALUATION
- Signes vitaux de la cliente
- Progression et caractéristiques du saignement au pansement du pied gauche
- Présence ou absence d'œdème aux pieds
- Douleur aux pieds

Norme
- Respect des indices de réveil postanesthésique pour la chirurgie ambulatoire (IRPACA)

Attitudes
- Ne pas minimiser le saignement au pansement du pied gauche
- Ne pas tarder à aviser en cas de progression du saignement
- Anticiper les complications postopératoires possibles, même rares

FIGURE 48.7

Application de la pensée critique à la situation de santé de madame Fortin

■ ■ ■ À **retenir**

VERSION REPRODUCTIBLE

www.cheneliere.ca/lewis

- Les soins infirmiers postopératoires visent la protection du client et la prévention des complications.

- Les soins prioritaires pour le client en salle de réveil consistent en la surveillance des fonctions respiratoire et circulatoire, de la douleur, de la température et du site chirurgical.

- Au cours de la période postanesthésique immédiate, les causes les plus courantes de troubles respiratoires sont l'obstruction des voies aériennes, l'hypoxémie et l'hypoventilation.

- La principale cause d'hypotension dans la salle de réveil est la perte non remplacée de liquide et de sang, qui peut provoquer un choc hypovolémique.

- Le facteur le plus important de l'évaluation cardiovasculaire est l'observation fréquente des signes vitaux.

- L'hypoxémie est la cause la plus commune d'agitation postopératoire dans la salle de réveil.

- La marche précoce du client est l'intervention infirmière générale la plus importante pour prévenir les complications postopératoires.

- Une douleur viscérale profonde peut indiquer la présence d'une complication telle qu'une distension intestinale, un saignement ou la formation d'un abcès.

- Les effets les plus communs des analgésiques opioïdes sont la constipation, les nausées, les vomissements, la dépression respiratoire, la dépression du centre de la toux et l'hypotension.

- La rétention urinaire est plus susceptible de se produire après une chirurgie de l'abdomen inférieur ou du bassin, car les spasmes ou la défense des muscles abdominaux et pelviens nuisent à la fonction normale de ces muscles dans la miction.

- La chirurgie ambulatoire offre de nombreux avantages, notamment une plus grande commodité pour le client, un plus faible taux d'infections nosocomiales et des coûts réduits.

Pour en **savoir** plus

VERSION COMPLÈTE ET DÉTAILLÉE

www.cheneliere.ca/lewis

 Références Internet

Organismes et associations

American society of PeriAnesthesia Nurses
www.aspan.org

Association of periOperative Registered Nurses
www.aorn.org

Corporation des infirmières et infirmiers de salle d'opération du Québec
www.ciisoq.ca

Operation Room Nurses Association of Canada
www.ornac.ca

Société française d'anesthésie et de réanimation
www.sfar.org

Références générales

Infiressources > Banques et recherche > Soins infirmiers spécifiques > Soins > Soins en chirurgie
www.infiressources.ca

 Monographies

Drain, C.B. (2008). *PeriAnesthesia Nursing: A Critical Care Approach* (5th ed.). St. Louis, Mo.: Saunders.

Rémond, C. (2007). *Surveillance infirmière en pré et postopératoire* (3e éd). Rueil-Malmaison, Fr: Lamarre

 Articles, rapport et autres

Bouffard, L. (2008). *Le domaine des soins infirmiers périopératoires : continuum de soins en fonction des infirmières.* Montréal : Ordre des infirmières et infirmiers du Québec.
www.oiiq.org

Bouffard, L. (2008). *Les soins infirmiers périopératoires : lignes directrices pour les activités des infirmières auxiliaires en salle d'opération.* Montréal : Ordre des infirmières et infirmiers du Québec.
www.oiiq.org

Bouffard, L. (2007). *Évaluation de la situation de la fonction d'infirmière première assistante en chirurgie : document de référence.* Montréal : Ordre des infirmières et infirmiers du Québec.
www.oiiq.org

Evans, K.G., & Henderson, G.L. (2006). *Le consentement : guide à l'intention des médecins du Canada* (4e éd.). Ottawa, Ont. : Association canadienne de protection médicale.
www.cmpa-acpm.ca

Ordre des infirmières et infirmiers du Québec (OIIQ) et Corporation des infirmières et infirmiers de salle d'opération du Québec (2007). *Plan de relève et de rétention des infirmières en salle d'opération.* Montréal : OIIQ.
www.oiiq.org

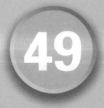
Écrit par :
Linda Bucher, RN, PhD, CEN
Maureen A. Seckel, RN, APN,
MSN, ACNS, BC, CCNS, CCRN

Adapté par :
Mélanie Bérubé, IPA, M. Sc.,
CSI(C)

INTERVENTIONS CLINIQUES

Soins en phase critique

Objectifs

Après avoir lu ce chapitre, vous devriez être en mesure :

- de reconnaître la possibilité qui s'offre aux infirmières québécoises en matière de certification en soins critiques ;

- de sélectionner les interventions cliniques appropriées pour donner les soins requis aux clients en phase critique ;

- de concevoir des stratégies pour intervenir auprès proches des clients en phase critique ;

- d'expliquer comment la surveillance hémodynamique guide le processus thérapeutique en interdisciplinarité des clients en phase critique ;

- d'expliquer les objectifs, les indications et le fonctionnement des dispositifs d'assistance circulatoire de même que le processus thérapeutique en interdisciplinarité qui leur est propre ;

- de distinguer les indications et les modes de ventilation mécanique ;

- de choisir les interventions cliniques appropriées selon les soins à donner à un client intubé ;

- d'expliquer les principes de ventilation mécanique et le processus thérapeutique en interdisciplinarité, ainsi que les interventions infirmières pour les clients ventilés mécaniquement.

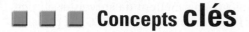
Cette carte conceptuelle illustre schématiquement les principaux concepts décrits dans le présent chapitre. Sa lecture vous permettra d'avoir une vue d'ensemble des notions qui y sont présentées.

49

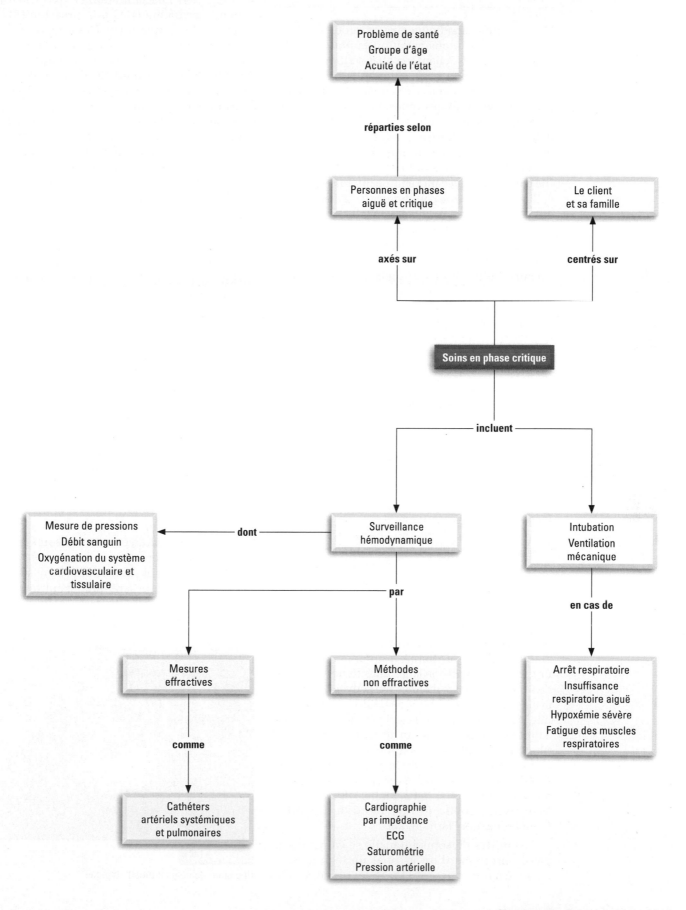

49.1 | Pratique infirmière en soins critiques

L'Association canadienne des infirmières et infirmiers en soins intensifs définit la pratique infirmière en soins aux clients en phase critique comme une spécialité axée sur le soin des personnes présentant des problèmes de santé qui menacent le pronostic vital, et qui repose sur un modèle de soins centrés sur le client et la famille (ACIISI, 2009). Les soins destinés aux clients atteints de maladies graves sont continus, intensifs et assistés par la technologie. Les infirmières de cette spécialité collaborent avec une équipe interdisciplinaire, et il leur incombe de coordonner les soins destinés aux clients. Elles doivent effectuer la planification, la coordination et l'implantation des soins requis de concert avec l'équipe interdisciplinaire, et ce, afin de répondre aux besoins physiques, psychosociaux, culturels et spirituels du client et de la famille. L'infirmière spécialisée en soins aux clients en phase critique assure également un équilibre entre le besoin d'un environnement hautement technologique et celui de la vie privée, de la dignité et du confort.

49.1.1 Unités de soins pour les clients en phase critique

Les unités de soins pour les clients en phase critique sont conçues pour répondre aux besoins particuliers des clients en phases aiguë et critique. Les soins de nature critique sont généralement donnés dans les unités de soins intensifs (USI), de soins intermédiaires et de soins coronariens. Toutefois, il est de plus en plus fréquent d'avoir à prodiguer des soins à des clients en phase critique, peu importe l'unité dans laquelle ils sont hospitalisés. À ce sujet, la mise sur pied d'équipes d'intervention rapide assure l'administration de soins avancés par des équipes spécialisées habituellement composées d'une infirmière spécialisées en soins critiques, d'un inhalothérapeute et d'un médecin intensiviste ou d'une infirmière praticienne spécialisée. L'équipe donne rapidement les soins urgents aux clients instables dans toutes les unités de soins. Les clients manifestent souvent des signes avant-coureurs et subtils de détérioration (p. ex., une légère confusion, une tachycardie) dans les six à huit heures précédant un arrêt cardiaque ou respiratoire. Le fait d'offrir rapidement des soins critiques en présence de signes précoces de détérioration a contribué à réduire les taux de mortalité chez ces clients (Chamberlain, Donley, & Maddison, 2009; Jolley, Bendyk, Holaday, Lombardozzi, & Harmon, 2007).

Les unités de soins intensifs se caractérisent par la présence d'un arsenal de technologies biomédicales en constante évolution. Ces biotechnologies permettent de surveiller en permanence l'électrocardiographie (ECG), la pression artérielle (P.A.), la saturation en oxygène (SpO_2), le débit cardiaque (D.C.), la pression intracrânienne et la température. Des appareils de surveillance plus avancés permettent la mesure de l'index cardiaque, du volume d'éjection systolique (V.E.S.), de la fraction d'éjection, de la pression partielle téléexpiratoire en CO_2 ($PETCO_2$) et de la consommation tissulaire en oxygène (O_2). Les fonctions organiques des clients peuvent être soutenues en continu par un ventilateur mécanique, un ballon de contrepulsion intraaortique (BCPA), un dispositif d'assistance circulatoire (DAC) ou un appareil d'hémofiltration. Il est possible de voir l'aspect typique d'une unité de soins intensifs à la **FIGURE 49.1**.

Les unités de soins intermédiaires assurent la transition entre les unités de soins intensifs et les unités de soins généraux ou le congé hospitalier (Ecklund & Dambaugh, 2009). En général, les clients de l'unité des soins intermédiaires sont exposés à un risque de complications graves, mais ce risque est moindre que chez les clients des soins intensifs. Parmi les clients des unités de soins intermédiaires figurent ceux qui doivent subir des interventions cardiaques effractives en laboratoire d'hémodynamie (p. ex., la pose d'une endoprothèse coronarienne ou *stent*), ceux qui attendent une greffe cardiaque, ceux qui doivent recevoir des doses stables de vasopresseurs par voie intraveineuse (I.V.) (p. ex., de la norépinéphrine [Levophed[MD]]) ou qui sont en sevrage d'une **ventilation mécanique** prolongée. Ce type d'unité de soins permet la surveillance en continue de l'ECG, de la P.A., de la saturation en O_2 et de la $PETCO_2$ en fin d'expiration. Les unités de soins intermédiaires permettent de donner des soins infirmiers de nature aiguë ou critique à une population de clients à risque dans un environnement sécuritaire, mais moins envahissant que les unités de soins intensifs.

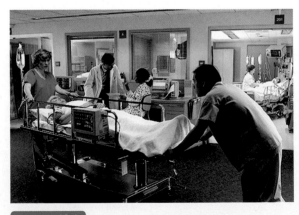

FIGURE 49.1

Une unité de soins intensifs typique

49.1.2 Infirmière auprès des clients en phase critique

L'infirmière en soins critiques a de solides connaissances en anatomie, en physiologie, en physiopathologie et en pharmacologie ; elle a acquis des compétences avancées en matière d'évaluation ainsi que des habiletés pour la manipulation des technologies biomédicales sophistiquées. Cette infirmière procède à une surveillance régulière et fréquente des paramètres physiologiques des clients (p. ex., la P.A., l'ECG). Cela lui permet de reconnaître rapidement les complications et d'intervenir sans délai pour promouvoir la guérison et le rétablissement des clients. L'infirmière doit aussi offrir un soutien psychologique au client et à sa famille. Pour être efficace, elle doit savoir communiquer et collaborer avec tous les membres de l'équipe interdisciplinaire (p. ex., le médecin, la nutritionniste, la travailleuse sociale, l'inhalothérapeute, l'ergothérapeute).

L'infirmière auprès des clients en phase critique fera face à des considérations éthiques dans l'exercice de ses fonctions auprès des clients **ENCADRÉ 49.1**. La détresse morale suscitée par la perception que les soins puissent paraître futiles ou inutiles entraîne, dans certains cas, une grande fatigue émotionnelle ou un épuisement professionnel. C'est pourquoi il est important que tous les membres de l'équipe soignante évoluent ensemble en harmonie dans un environnement de travail sain et respectueux.

L'Association des infirmières et infirmiers du Canada (AIIC) offre une certification dans la spécialité des soins intensifs pédiatriques et pour les adultes. Cette certification permet à l'infirmière de développer davantage ses compétences dans une spécialité ou un domaine de la pratique infirmière en respectant des normes précises de cette spécialité ou de ce domaine de pratique. Pour obtenir la certification, l'infirmière doit posséder un droit d'exercice d'une province canadienne, avoir de l'expérience dans la spécialité visée et réussir un examen écrit.

Les infirmières en pratique avancée qui détiennent un diplôme de deuxième ou de troisième cycle universitaire (maîtrise ou doctorat) (Hamric, 2009) s'impliquent aussi dans les soins aux clients en phase critique. Elles exercent différentes fonctions : chargée de l'enseignement aux clients et au personnel, experte-conseil, gestionnaire, chercheuse ou experte clinique. Actuellement, au Québec, le seul titre reconnu pour l'infirmière en pratique avancée est celui d'infirmière praticienne spécialisée.

Dilemmes éthiques

ENCADRÉ 49.1	**Non-divulgation d'information**

Situation

Une femme âgée de 64 ans a été admise dans une unité de soins intensifs après un accident vasculaire cérébral aigu. Elle est maintenue en vie grâce à l'utilisation d'un ventilateur mécanique et ne peut pas communiquer. Un électroencéphalogramme et une imagerie par résonance magnétique ont été faits. Le médecin n'a pas informé la famille des résultats de ses examens ni de ses chances de survie. Le mari de la cliente vous interroge au sujet du pronostic de son épouse. Dans quelle mesure pouvez-vous renseigner le mari ?

Considérations importantes

- Dans une unité de soins intensifs, la confidentialité peut poser un problème important pour le client gravement atteint. Les clients ont souvent de nombreux visiteurs, mais les membres de l'équipe interdisciplinaire ne peuvent transmettre l'information qu'à la personne désignée d'un point de vue légal.

- Il arrive souvent aux infirmières d'éprouver un sentiment d'impuissance lorsqu'elles doivent rectifier les perceptions des clients ou de leur famille alors que ceux-ci ont reçu des informations erronées.

- Il faut vérifier si le client dispose de directives préalables ou d'un mandat en cas d'inaptitude.

- En l'absence de directives préalables ou de mandat en cas d'inaptitude, il faut désigner le plus proche parent en vertu de la loi.

- Les infirmières doivent être au courant de la portée de la loi régissant leur pratique en ce qui a trait à la transmission de l'information. En général, les infirmières peuvent offrir un enseignement au client et à sa famille au sujet d'une maladie ou d'une pathologie, de son évolution générale de même que sur les traitements. Toutefois, dévoiler le diagnostic et le pronostic excède le cadre de la pratique infirmière.

Questions de jugement clinique

- Comment répondre à la demande d'information du mari ?

- Quelles démarches est-ce que l'infirmière peut entreprendre pour aider la famille à accéder à l'information souhaitée ?

- Au Québec, comment est déterminé le plus proche parent d'un point de vue légal pour participer au processus de décision ?

Les soins et traitements infirmiers pour les personnes en fin de vie sont expliqués dans le chapitre 11, *Soins palliatifs et soins de fin de vie*.

Les lésions de pression sont abordées dans le chapitre 13, *Inflammation et soin des plaies*.

Sepsie : Propagation de microorganismes pathogènes dans la circulation sanguine.

49.1.3 Client en phase critique

Trois raisons motivent généralement l'admission des clients dans une unité de soins critiques. Tout d'abord, un client peut être physiologiquement instable et requérir de ce fait le jugement clinique avancé et expert de l'infirmière et du médecin. Deuxièmement, le client peut être exposé à un risque de complications graves et exiger une surveillance étroite et des interventions effractives fréquentes. Troisièmement, le client peut avoir besoin d'un soutien infirmier intensif et complexe en lien avec l'utilisation d'une polypharmacothérapie I.V. (p. ex., des sédatifs, des thrombolytiques, des médicaments nécessitant un ajustement posologique fréquent) et des technologies biomédicales sophistiquées (p. ex., une ventilation mécanique, une surveillance hémodynamique et de la pression intracrânienne, une hémofiltration en continu) (American Association of Critical-Care Nurses [AACN], 2010).

Les clients en phase critique peuvent être classés selon le type de problèmes de santé (p. ex., neurologiques, pulmonaires) ou selon leur groupe d'âge (p. ex., en néonatalogie, en pédiatrie). Ils peuvent également être classés selon l'acuité de leur état (p. ex., un état critique instable ou un état critique stable). Parmi les clients couramment soignés dans les unités de soins critiques figurent ceux qui sont atteints de détresse respiratoire, ceux qui ont subi un infarctus du myocarde ou qui présentent une atteinte neurologique aiguë, ou encore ceux qui requièrent des soins à la suite d'une chirurgie cardiaque ou d'autres interventions chirurgicales majeures (p. ex., la greffe d'un organe). De plus, les unités de soins critiques de traumatologie et de grands brûlés permettent de donner des soins aux clients qui ont subi des blessures graves. Les clients pour qui le pronostic est connu et dont la survie n'est pas possible ne sont généralement pas admis dans les unités de soins pour clients en phase critique. À cet effet, par exemple, les unités de soins intensifs ne sont pas utilisées pour donner des soins aux clients dans un état comateux persistant ou pour accompagner le client dans le processus de mort naturelle. Par contre, même si tout est tenté pour soigner les clients afin qu'ils survivent, les taux de mortalité sont plus élevés dans les unités de soins intensifs que dans les autres unités. Aux États-Unis, il est estimé qu'environ 10 % des clients décèdent dans les unité de soins intensifs (Brown & Sullivan, 1989) et qu'environ 20 % des clients qui ont été hospitalisés à l'unité de soins intensifs décèdent au cours de leur séjour à l'hôpital (Wong, Crofts, Gomez, McGuire, & Byrick, 1995). En général, il s'agit de clients âgés présentant des comorbidités (p. ex., une maladie rénale ou hépatique, une obésité) et dont le séjour à l'unité de soins intensifs est de longue durée. Des compétences en soins palliatifs et en soins de fin de vie sont requises chez les infirmières en soins critiques ▶ **11** .

Problèmes courants des clients en phase critique

Les clients en phase critique sont à risque de nombreuses complications et de problèmes spécifiques. De fait, ces clients sont généralement confinés au lit, et cette immobilité les expose à un risque élevé de thromboembolie veineuse et de problèmes cutanés ▶ **13** . L'emploi de multiples dispositifs effractifs les prédispose également aux infections nosocomiales. La **sepsie** et le syndrome de défaillance multiorganique peuvent s'ensuivre. Un apport nutritionnel adéquat revêt une importance cruciale chez les clients en phase critique. Parmi les autres problèmes, il convient de mentionner l'anxiété, la douleur, la difficulté à communiquer, les altérations de la perception sensorielle et les perturbations du sommeil.

Nutrition

Souvent, les clients en phase critique sont admis avec des maladies qui entraînent soit des états hypermétaboliques (brûlures, sepsie), soit des états cataboliques (p. ex., une insuffisance rénale aiguë). Parfois, certains présentent aussi de graves problèmes de malnutrition (p. ex., des maladies cardiaques, pulmonaires ou hépatiques chroniques). Lorsque des soins sont donnés aux clients en phase critique, d'importantes questions doivent être posées sur le plan de la nutrition. Il faut notamment se demander qui, quand et comment alimenter (p. ex., par quelle voie d'administration), et quoi offrir (Bankhead *et al.*, 2009 ; Stapleton, Jones, & Heyland, 2007). La meilleure façon de répondre aux besoins nutritionnels des clients en phase critique sera déterminée en collaboration avec les médecins et les nutritionnistes. Un lien est établi entre la sous-alimentation et un taux de mortalité et de morbidité plus élevé. L'un des facteurs qui contribuent à la sous-alimentation du client est la fréquente interruption de l'alimentation entérale afin de procéder à l'administration des médicaments ainsi qu'à des examens et des procédures multiples.

L'objectif premier du soutien nutritionnel est la prévention ou la correction des déficits relatifs à la nutrition. Pour atteindre cet objectif, il importe d'instaurer sans délai l'alimentation entérale (apport calorique par voie gastro-intestinale) ou l'alimentation parentérale (apport calorique par voie I.V.) (McClave *et al.*, 2009). L'alimentation entérale préserve la structure et la fonction de la muqueuse intestinale, et elle empêche le passage

Jugement clinique

Monsieur Irwin Rogers, 34 ans, est hospitalisé à l'unité des soins intensifs neurologiques à la suite d'un trauma crânien. Il est somnolent, mais il n'est pas intubé. Comme il a fait un arrêt cardiaque, il est sous monitorage continu d'ECG. Il porte une sonde vésicale à ballonnet et reçoit des médicaments I.V. Un saturomètre est installé en permanence au majeur gauche.

À quelles infections nosocomiales monsieur Rogers est-il exposé ? Nommez-en deux.

des bactéries de la flore intestinale à travers la paroi de l'intestin vers la circulation sanguine. De plus, l'alimentation entérale précoce contribuerait à prévenir les complications et à abréger le séjour hospitalier en plus d'être moins coûteuse que l'alimentation parentérale (Hutchinson, 2008 ; McClave *et al.*, 2009) ▶ 54.

L'alimentation parentérale est utilisée lorsque la voie entérale ne permet pas un apport nutritionnel adéquat ou quand elle est contre-indiquée. Ces contre-indications sont, par exemple, l'iléus paralytique, la péritonite diffuse, l'obstruction intestinale, la pancréatite, l'ischémie mésentérique, les vomissements incoercibles et les cas graves de diarrhée.

Anxiété

L'anxiété est courante chez les clients en phase critique, et ses principales sources résident dans la menace perçue ou réelle à l'intégrité physique, la perte de contrôle sur les fonctions corporelles et la peur suscitée par cet environnement inconnu. De nombreux clients et leurs proches se sentent mal à l'aise dans une unité de soins intensifs en raison de la complexité des appareils, des niveaux de bruit et d'éclairage élevés, du sentiment d'isolement et de l'activité incessante. La douleur et le manque de sommeil exacerbent l'anxiété, tout comme l'immobilisation, la perte de contrôle et la difficulté à communiquer.

Pour tenter de diminuer leur anxiété, l'infirmière doit encourager les clients et leurs familles à exprimer leurs préoccupations, à poser des questions et à énoncer leurs besoins. Elle inclura le client et ses proches dans tous les échanges en leur expliquant le rôle des appareils et le but des interventions. Structurer l'environnement immédiat du client permet aussi de réduire son degré d'anxiété. Par exemple, les proches sont encouragés à apporter des photographies et des articles personnels. De plus, l'emploi judicieux d'anxiolytiques (p. ex., le lorazépam [Ativan^{MD}]) et de thérapies complémentaires de soins (p. ex., l'imagerie mentale dirigée, les massages) peut atténuer le stress déclenché par l'anxiété (Woods, 2007).

Douleur

L'évaluation et le soulagement de la douleur sont primordiaux chez les clients en phase critique. Plus de 50 % de ces clients souffrent de douleurs modérées à sévères (Puntillo *et al.*, 2001). Un contrôle inadéquat de la douleur va souvent de pair avec un certain degré d'agitation et d'anxiété, ce qui peut mener à des complications pulmonaires, cardiovasculaires ou neurologiques chez le client. Les clients en phase critique exposés à un risque élevé de douleur sont ceux qui souffrent de problèmes de santé associés à des processus ischémiques, infectieux ou inflammatoires, ceux qui sont immobilisés, ceux qui portent plusieurs dispositifs effractifs, dont le tube endotrachéal,

de même que ceux qui requièrent des interventions fréquentes (Arbour, 2007). De plus, certaines procédures de soins donnés par les infirmières peuvent causer de la douleur, notamment la mobilisation (changement de position), le changement de pansement, le retrait de drains et la succion endotrachéale (Puntillo *et al.*, 2001).

L'autoévaluation du client constitue la mesure la plus valable de la douleur (International Association for the Study of Pain [IASP], 1979 ; Loeser & Treede, 2008). Autant que possible, l'infirmière doit questionner le client sur la présence et l'intensité de la douleur. Les échelles d'intensité de douleur (p. ex., une échelle numérique de 0 à 10, une échelle descriptive, une échelle de visages) peuvent être utilisées. Il peut être utile d'avoir des outils portatifs ou visuels afin que le client puisse voir l'échelle et pointer son niveau de douleur sur celle-ci. Un simple oui ou non par hochement de la tête représente une autoévaluation valable. Le client devrait être questionné à trois reprises avant de conclure qu'il est incapable de fournir son autoévaluation de la douleur (Kwekkeboom & Herr, 2001). S'il est impossible d'obtenir l'autoévaluation du client, ce qui est fréquent aux soins intensifs, le recours à des indicateurs comportementaux pour la détection de la présence de douleur est recommandé (Herr *et al.*, 2006). Des échelles comportementales ont d'ailleurs été conçues pour cette clientèle, et le Critical-Care Pain Observation Tool (CPOT) (Gélinas, 2010) de même que le Behavioral Pain Scale (BPS) (Payen *et al.*, 2001) sont suggérés dans les lignes directrices de l'American Society for Pain Management Nursing (ASPMN) pour les clients ventilés mécaniquement ou inconscients en phase critique (Herr *et al.*, 2006) ▶ 10.

La douleur doit être soulagée pour tous les clients chez qui la présence d'une douleur est soupçonnée (trauma postopératoire, maladie associée à la douleur, procédures reconnues pour être douloureuses) (Herr *et al.*, 2006). Des doses régulières ou en perfusion continue d'agents analgésiques devraient être privilégiées plutôt que des doses administrées au besoin. Pour une analgésie rapide, le fentanyl est recommandé, et ce, particulièrement chez les clients hémodynamiquement instables. Pour une analgésie intermittente ou à action prolongée, la morphine ou l'hydromorphone seront de meilleures options (Jacobi *et al.*, 2002).

Sédation

Des agents sédatifs et anxiolytiques sont administrés aux clients en phase critique pour différentes indications, notamment :

49

L'alimentation entérale et l'alimentation parentérale sont abordées dans le chapitre 54, *Interventions cliniques – Troubles nutritionnels.*

Le CPOT ainsi que d'autres échelles de la douleur sont présentés dans le chapitre 10, *Douleur.*

Jugement clinique

Madame Angélina Corbeil est âgé de 70 ans. Elle est hospitalisée aux soins intensifs chirurgicaux à la suite d'un triple pontage coronarien. Actuellement, elle se plaint d'une douleur évaluée à 6 sur 10 au site opératoire. La cliente peut recevoir une dose de morphine 5 mg dans 15 minutes.

La dose à recevoir peut-elle être devancée ? Justifiez votre réponse.

- le traitement de l'anxiété et de l'agitation causées entre autres par une difficulté à communiquer, le bruit, une stimulation excessive et le manque de sommeil;
- la nécessité de faciliter la ventilation mécanique;
- la diminution de la consommation en oxygène;
- l'augmentation de la tolérance aux différentes thérapies effractives;
- la prévention d'un syndrome de sevrage chez les clients qui consomment de l'alcool ou des drogues.

Cependant, pour réduire l'anxiété, il importe d'utiliser la médication de façon complémentaire à d'autres interventions comme une réorientation fréquente, des mesures visant à assurer le confort, un soulagement adéquat de la douleur et la diminution des stimuli de l'environnement. De plus, les causes physiologiques de l'anxiété et de l'agitation doivent être résolues avant d'administrer des agents pharmacologiques (p. ex., une hypoxémie, une hypoglycémie, une hypotension). Enfin, les agents sédatifs ne devraient en aucun temps être utilisés comme méthode de contention (Jacobi *et al.*, 2002).

Dans les unités de soins intensifs, la sédation est souvent administrée en continu. Le midazolam est recommandé pour la sédation à court terme (24 à 48 heures) et le lorazépam (Ativan^MD) pour la sédation à long terme (plus de 48 heures). Cette recommandation provient du fait que le midazolam est associé à un éveil plus lent à la suite de l'arrêt des agents sédatifs ainsi qu'à une durée prolongée de ventilation mécanique. Le propofol (Diprivan^MD) est quant à lui privilégié chez les clients qui requièrent une évaluation neurologique fréquente, étant donné sa courte durée d'action. Des échelles de sédation doivent être utilisées pour déterminer les niveaux de sédation voulus et pour aider à titrer le dosage des agents sédatifs. L'échelle de sédation-agitation de Richmond (Richmond Agitation-Sedation Scale [RASS]) (Sessler *et al.*, 2002) **TABLEAU 49.1**, ainsi que la Sedation-Agitation Scale (SAS) (Riker, Picard, & Fraser, 1999) sont deux échelles de sédation possédant de bonnes propriétés psychométriques. Le niveau de sédation désiré dans les unités de soins intensifs correspond souvent à l'état d'un client calme s'éveillant facilement, et doit faciliter un cycle éveil-sommeil normal. Toutefois, certains clients ont besoin d'un niveau de sédation plus profond, notamment ceux qui sont difficiles à ventiler. Le niveau de sédation désiré

devrait être déterminé dès le début de l'administration des agents sédatifs et régulièrement par la suite, selon l'état du client. De plus, il est recommandé de procéder à l'arrêt quotidien des agents sédatifs, c'est-à-dire de procéder à un arrêt de la sédation, de façon à prévenir la sédation prolongée et les effets indésirables comme la prolongation de la ventilation mécanique et de la durée de séjour en soins intensifs (Jacobi *et al.*, 2002; Kress, Pohlman, O'Connor, & Hall, 2000).

Altération de la communication

L'incapacité de communiquer provoque de la détresse chez le client qui, en raison des sédatifs administrés ou du tube endotrachéal qui encombre sa trachée, est incapable de parler. Dès la moindre intervention, il est nécessaire d'expliquer au client le déroulement des événements en cours ou de ceux qui se produiront. Lorsque le client est incapable de parler, il faut envisager d'autres moyens de communication, par exemple un tableau de pictogrammes, un carnet de notes, une ardoise magnétique ou un clavier d'ordinateur. Lorsque l'infirmière s'adresse au client, elle doit le regarder directement et faire des gestes de la main, selon le cas. Si la barrière de la langue pose problème, le recours à un interprète devient nécessaire.

La communication non verbale est importante. L'environnement des soins critiques se caractérise souvent par beaucoup de touchers liés aux interventions et peu de touchers réconfortants. Pour leur part, les clients manifestent différents degrés de tolérance au toucher, habituellement en lien avec certaines particularités culturelles et l'histoire personnelle de chacun. Un toucher réconfortant est à promouvoir pendant les interventions effectuées auprès du client. Selon le cas, la famille peut être encouragée à toucher l'être cher et à lui parler, même si ce dernier ne semble pas réagir ou est comateux.

Altération de la perception sensorielle

Des anomalies aiguës et réversibles de la perception sensorielle sont souvent observées chez les clients en phase critique. L'amalgame des anomalies affectant leur état mental (p. ex., des hallucinations, une brièveté de la capacité d'attention, une perte de la mémoire récente), leur comportement psychomoteur (p. ex., une agitation, une léthargie) et leur cycle éveil-sommeil (p. ex., une somnolence diurne, une agitation nocturne) a longtemps été appelé à tort **psychose des USI**. Le client qui manifeste ce type d'anomalies ne souffre pas forcément de psychose, mais plutôt de délirium. La prévalence du délirium chez les clients des USI peut atteindre 80 % (Ouimet, Kavanagh, Gottfried, & Skrobik, 2007). Quatre facteurs de risque principaux sont reconnus pour prédisposer les clients en phase critique au délirium, soit une histoire d'hypertension, l'alcoolisme, la sévérité de

TABLEAU 49.1	Échelle de sédation-agitation de Richmond (RASS)	
NIVEAU	**DESCRIPTION**	**DÉFINITION**
+ 4	Combatif	Est très agressif, constitue un danger immédiat pour l'équipe soignante.
+ 3	Très agité	Tire, arrache les tuyaux ou les cathéters, ou se montre agressif envers l'équipe.
+ 2	Agité	Effectue des mouvements fréquents sans but précis ou désynchronisation du ventilateur.
+ 1	Ne tient pas en place	Est anxieux ou craintif, mais a des mouvements orientés, peu fréquents, non vigoureux, non agressifs.
0	Éveillé et calme	
– 1	Somnolent	N'est pas complètement éveillé, mais reste en éveil avec contact visuel à l'appel (supérieur à 10 sec.).
– 2	Légère diminution de la vigilance	Reste éveillé brièvement avec contact visuel à l'appel (inférieur à 10 sec.).
– 3	Diminution modérée de la vigilance	Effectue un mouvement quelconque à l'appel (p. ex., l'ouverture des yeux), mais n'établit pas de contact visuel.
– 4	Diminution importante de la vigilance	N'effectue aucun mouvement à l'appel, réagit par un mouvement quelconque à la stimulation physique (friction non nociceptive de l'épaule ou du sternum).
– 5	Ne peut être réveillé	Aucun mouvement à l'appel ou à la stimulation physique (friction non nociceptive de l'épaule ou du sternum).

Source : Adapté de Chanques, Jaber, Barbotte, Verdier, Henriette, Lefrant, *et al.* (2006).

la maladie et l'administration d'agents sédatifs induisant un état comateux. Aussi, parmi les facteurs environnementaux qui contribuent au délirium figurent le manque de sommeil, l'anxiété, la surcharge sensorielle, la douleur et l'immobilisation. De leur côté, certaines conditions pathologiques comme l'instabilité hémodynamique, l'hypoxémie, l'hypercapnie, les déséquilibres électrolytiques et les infections graves précipitent parfois le délirium. Enfin, certains médicaments (p. ex., les sédatifs [benzodiazépines], le furosémide [Lasix^MD], les antimicrobiens [aminosides]) ont été associés à des épisodes de délirium (Devlin *et al.*, 2008) ▶ **22**.

Les infirmières doivent détecter les signes de délirium chez les clients et intervenir de façon à améliorer leur état mental et leur collaboration au traitement. Il existe des outils pour évaluer le délirium en phase de soins critiques. Il s'agit de la méthode diagnostique de la confusion en unité de soins intensifs (Confusion Assessment Method for the ICU [CAM-ICU]) (Ely *et al.*, 2001) et de la liste de contrôle du dépistage du délirium aux

soins intensifs (Intensive Care Delirium Screening Checklist [ICDSC]) (Bergeron, Dubois, Dumont, Dial, & Skrobik, 2001), tous deux accessibles à l'adresse www.icudelirium.org (Sona, 2009). De plus, l'infirmière doit considérer le rôle de certains facteurs physiologiques (p. ex., l'optimisation de l'oxygénation et de la perfusion, et la correction des déséquilibres électrolytiques) au moment de l'évaluation du délirium. Plusieurs interventions peuvent aussi être mises en place pour prévenir ou traiter le délirium. Par exemple, l'utilisation d'horloges et de calendriers peut contribuer à orienter le client. La présence de la famille contribue également à réduire son anxiété. Enfin, les agents neuroleptiques sont souvent prescrits (p. ex., l'halopéridol [Haldol^MD]) chez les clients affectés par l'hyperactivité, l'insomnie ou des hallucinations (Devlin *et al.*, 2008).

La surcharge sensorielle entraîne parfois de la détresse et de l'anxiété chez le client. Les niveaux de bruits ambiants sont particulièrement élevés dans les unités de soins critiques (Friese, 2008). Il est possible de limiter le bruit et d'aider le client à

22

Le phénomène du délirium est expliqué en détail dans le chapitre 22, *Interventions cliniques – Démence et maladie d'Alzheimer.*

La méthode diagnostique de la confusion en unité de soins intensifs (CAM-ICU) peut être consultée dans l'encadré 49.1W au www.cheneliere.ca/lewis.

interpréter les bruits qui ne peuvent être évités. Le bruit provenant des conversations se révèle particulièrement stressant, surtout lorsque celles-ci concernent le client et se tiennent en sa présence sans qu'il puisse y participer. Une façon d'éliminer cette source de stress consiste à trouver un endroit approprié pour discuter de l'état du client ou, lorsque c'est possible, à l'inclure dans la discussion.

L'infirmière peut également réduire les niveaux de bruits en interrompant la sonnerie du téléphone, en réglant les alarmes selon l'état du client et en éliminant celles qui sont superflues. Elle peut, par exemple, désactiver l'alarme de P.A. lorsqu'elle manipule la canule artérielle et la réactiver une fois la procédure terminée. De même, elle désactivera les alarmes du ventilateur durant l'aspiration endotrachéale. En terminant, il est aussi de mise de limiter les appels à l'interphone et tous les bruits superflus dans les zones réservées aux soins des clients.

Perturbations du sommeil

Presque tous les clients en phase critique éprouvent des perturbations du sommeil. Ils ont parfois de la difficulté à s'endormir, ou leur sommeil est interrompu en raison du bruit, de l'anxiété, de la douleur et des incessantes vérifications et interventions thérapeutiques. Les perturbations du sommeil constituent un important facteur de stress dans les unités de soins intensifs. Elles contribuent au délirium et peuvent nuire au rétablissement (Friese, 2008). Il est possible de structurer l'environnement afin de favoriser le cycle éveil-sommeil des clients. Regrouper les activités dans le temps, réserver des périodes de repos, atténuer l'intensité de l'éclairage la nuit, ouvrir les rideaux le jour, effectuer la surveillance des paramètres physiologiques sans déranger le client, limiter le bruit et prodiguer des mesures de confort (p. ex., des massages du dos) sont quelques-unes des stratégies envisagées pour favoriser ce cycle. Des benzodiazépines (p. ex., le témazépam [Restoril^{MD}]) et d'autres agents du même type (p. ex., la méthotriméprazine [Nozinan^{MD}]) peuvent également être prescrits afin d'induire et de maintenir le sommeil (Lehne, 2010) ▶ .

49.1.4 Considérations liées à la famille

Pendant une maladie grave, les soins concernent non seulement le client, mais aussi sa famille en raison des liens étroits qui les unissent. La famille joue un rôle indispensable dans le rétablissement du client et, à ce titre, elle fait partie de l'équipe soignante. Elle contribue au bien-être du client pour les raisons suivantes :

- elle assure au client un lien avec sa vie personnelle (p. ex., des nouvelles des proches, du travail) ;
- elle le conseille au moment des prises de décisions ayant trait à sa santé ou elle prend les

décisions, si le client est inapte à les prendre lui-même ;

- elle peut participer aux soins et aux activités de la vie quotidienne (p. ex., le bain, l'aspiration buccale) ;
- elle procure une aide positive et attentionnée.

Pour bien prendre soin de l'être cher, la famille a besoin des conseils et de l'appui de l'infirmière. Avoir un proche ou un être cher hospitalisé dans une unité de soins critiques est difficile, voire épuisant, sur les plans physique et émotionnel. Parmi les problèmes auxquels la famille doit faire face, il convient de mentionner l'anxiété générée par l'état de santé et le pronostic de l'être cher, de même que les inquiétudes au sujet de sa douleur ou d'autres inconforts. De plus, la famille éprouve souvent de l'anxiété au sujet des enjeux financiers liés au manque à gagner durant la maladie. Le cas échéant, l'infirmière fera appel à une travailleuse sociale.

La routine quotidienne de la famille est perturbée lorsqu'elle apporte son soutien à l'être cher hospitalisé. Parfois, la famille se trouve loin de la maison et du réseau social formé des amis et d'autres membres de la famille. Les proches du client en phase critique vivent souvent une situation de crise, et c'est pourquoi des soins centrés sur le client et sa famille s'avèrent essentiels. Pour prodiguer des soins centrés sur la famille, il faut avoir acquis des compétences en gestion de crise. Il est important de collecter des données auprès de la famille et d'intervenir, au besoin. L'écoute active, la réduction de l'anxiété et le soutien pendant les manifestations de désarroi ou de colère (Davidson, 2009) sont autant d'interventions possibles. L'infirmière doit savoir reconnaître les sentiments qu'éprouve la famille en plus d'accepter et d'appuyer ses décisions. Au besoin, elle consultera les autres membres de l'équipe soignante (p. ex., l'aumônier, le psychologue, l'infirmière praticienne) pour aider la famille à s'adapter à la situation. Par leur portée, les soins centrés sur la famille peuvent avoir une influence sur l'évolution clinique du client en phase critique.

Les principaux besoins de la famille du client en phase critique sont des besoins d'information, de réconfort et de proximité (Leske & Pasquale, 2007). Le manque d'information génère beaucoup d'anxiété chez la famille. L'infirmière doit vérifier si la famille comprend bien l'état du client, son plan de soins et son pronostic, et elle lui fournira les renseignements nécessaires. De plus, l'infirmière demandera à la famille de désigner un représentant qui se chargera de transmettre l'information entre l'équipe soignante et la famille.

La famille a besoin d'être rassurée au sujet des soins donnés au client en phase critique et des prises de décisions le concernant. L'équipe de soins doit lui offrir la possibilité de participer au

Des stratégies pour favoriser le sommeil sont présentées dans le chapitre 9, *Sommeil et troubles du sommeil.*

processus décisionnel. Si le client a déjà fait part de ses directives de fin de vie ou s'il dispose d'un testament biologique, la famille doit veiller à ce que ses souhaits soient respectés. Lorsque les clients se trouvent dans l'impossibilité de prendre des décisions concernant leur santé, ils ont déjà peut-être signé un mandat en cas d'inaptitude, et la personne désignée doit participer à la planification des soins de ce client. L'infirmière invitera la famille à rencontrer les membres de l'équipe de soins. L'équipe évaluera alors s'il est approprié d'inviter la famille à assister aux tournées ou aux rencontres multidisciplinaires. La famille trouvera du réconfort et composera mieux avec les problèmes si elle voit que l'équipe de soins garde espoir, qu'elle est attentionnée et compétente, que les décisions font l'objet de délibérations et que sa contribution est valorisée.

La famille du client en phase critique a besoin de maintenir ses contacts avec celui-ci. Il est maintenant démontré que la limitation des visites n'apporte aucun bénéfice au client en phase critique, ni à sa famille (Davidson, 2009 ; Leske & Pasquale, 2007). Il faut réévaluer les politiques des unités de soins intensifs à l'égard des heures strictes de visite. À cet effet, l'ACIISI (2009) recommande de fournir aux membres de la famille l'accès opportun et sans restriction au client en respectant leur besoin d'intimité, et ce, dans la mesure où l'environnement et la situation clinique le permettent. Les besoins ainsi que les préférences du client et de sa famille doivent par conséquent être évalués et être considérés au moment d'établir le plan de soins.

La première fois que la famille rend visite au client, il est important de la préparer à cette expérience en lui décrivant brièvement l'aspect du client et des lieux (p. ex., les appareils, le bruit) (ACIISI, 2009). Il faut accompagner la famille lorsqu'elle entre dans la chambre et observer les réactions, tant du client que de ses proches. L'infirmière invitera ces derniers à participer aux soins du client, s'ils le souhaitent. Dans certaines unités de soins intensifs, la zoothérapie ou la présence d'un animal domestique sont parfois permises au moment des visites. Les bienfaits de ces interventions (p. ex., la réduction de la P.A. et de l'anxiété) surclassent de loin les risques (p. ex., la transmission d'une infection de l'animal au client) et elles devraient être considérées dans les politiques de visites (Cullen, Titler, & Drahozal, 2003).

En plus des visites habituelles, des résultats de recherche (Duran, Oman, Abel, Koziel, & Szymanski, 2007 ; Meyers *et al.*, 2000) ont montré que les familles des clients qui subissent des interventions effractives (p. ex., l'insertion de cathéters centraux) et des manœuvres de réanimation cardiorespiratoire (RCR) souhaitent que le personnel soignant leur laisse le choix d'être présentes ou non au chevet, même lorsque l'issue est négative. En autorisant la présence des familles, l'infirmière les aide à prendre clairement conscience de l'état du client, à réduire leur niveau d'anxiété, à apaiser leurs craintes, à renforcer leur solidarité vis-à-vis de l'être cher et à faciliter le processus de deuil dans les cas de décès. Ainsi, l'ACIISI (2005) recommande la mise en place de politiques et de procédures pour permettre aux membres de la famille d'être présents durant les interventions effractives et la RCR.

Soins infirmiers transculturels

CLIENTS EN PHASE CRITIQUE

Offrir des soins qui tiennent compte de la culture des clients en phase critique et à leur famille peut représenter un défi pour les professionnels de la santé. Souvent, ces derniers accordent la priorité aux besoins physiologiques du client, en négligeant l'influence que peut avoir sa culture sur son expérience de santé. Lorsqu'elle donne des soins aux clients en phase critique, l'infirmière doit prêter attention au sens que donnent les diverses cultures à la maladie, à la santé, à la douleur, à la fin de la vie, à la mort et au deuil ▶ **2**.

Aviser certains clients qu'ils vont mourir afin de les aider à se préparer à la mort empiète parfois sur le rôle culturel de la famille. Pour d'autres, une discussion sur le niveau d'interventions, c'est-à-dire sur le fait de déterminer si le client doit recevoir des traitements pour le garder en vie ou non, constitue une excuse juridique pour ne pas donner les soins requis.

Les rituels entourant la fin de la vie et la mort varient d'une culture à l'autre. Les familles peuvent faire diverses demandes, qui vont de laisser la fenêtre ouverte pour que l'esprit de la personne décédée puisse s'envoler à donner un dernier bain à la personne décédée. L'infirmière doit tout tenter pour comprendre et respecter les traditions culturelles de la famille lorsqu'elle donne des soins à un client mourant. Plusieurs facteurs influent sur la façon de chacun d'exprimer sa peine à la suite de la perte d'un être cher. Parmi ces facteurs se trouvent le lien qui unit la personne endeuillée et la personne décédée, le fait que la perte ait été subite ou, au contraire, prévisible, le réseau social dont dispose la personne endeuillée, les expériences passées à cet égard, les croyances religieuses et les valeurs culturelles de la personne. L'infirmière doit faire preuve de tact dans ses échanges avec les clients mourants et leurs familles. Il peut être utile de demander au client et aux membres de sa famille s'ils aimeraient recevoir de l'information sur des points précis et qui ils aimeraient avoir auprès d'eux (Medina & Puntillo, 2006).

2

Les facteurs culturels qui influent sur la santé et les soins sont détaillés dans le chapitre 2, *Compétences culturelles et inégalités en santé.*

49.2 | Surveillance hémodynamique

La **surveillance hémodynamique** englobe la mesure de pressions, du débit sanguin et de l'oxygénation du système cardiovasculaire et tissulaire. Aux unités de soins critiques, l'infirmière procède à des mesures hémodynamiques effractives (à l'aide de cathéters) et non effractives (avec des appareils externes). Les paramètres couramment mesurés sont les pressions artérielles systémique et pulmonaire, la pression veineuse centrale (PVC), la pression de l'artère pulmonaire bloquée (P.A.P.B.) (aussi connue sous le nom de pression artérielle pulmonaire d'occlusion [P.A.P.O.] ou *wedge*), le débit cardiaque, l'index cardiaque, l'index du volume d'éjection systolique et la saturation en O_2 de l'hémoglobine du sang artériel (SaO_2) et du sang veineux (SvO_2). À partir de ces paramètres, l'infirmière peut obtenir plusieurs autres valeurs, dont la résistance artérielle systémique et pulmonaire, la teneur du sang en O_2 de même que l'apport et la consommation en O_2. Lorsque l'infirmière rassemble ces paramètres, elle peut dresser un tableau de l'état hémodynamique du client et de l'effet des traitements en fonction du temps (tendance). Il est important de mesurer tous les paramètres en portant une attention à la précision technique. Des données imprécises pourraient être à l'origine d'un traitement superflu ou inapproprié.

39

La structure et les fonctions du cœur sont expliquées dans le chapitre 39, *Évaluation clinique – Système cardiovasculaire*.

49.2.1 Terminologie hémodynamique
Débit cardiaque et index cardiaque

Le débit cardiaque (D.C.) est le volume de sang en litres éjecté par le cœur en une minute. L'index cardiaque est la mesure du D.C. ajustée selon la surface corporelle (SC). Il s'agit d'une mesure plus précise de l'efficacité avec laquelle le cœur exerce son effet de pompage. Bien que de légers changements puissent survenir d'un battement à l'autre, en général, les ventricules gauche et droit pompent le même volume de sang. Le volume éjecté à chaque battement cardiaque est appelé **volume d'éjection systolique (V.E.S.)**. Comme l'index cardiaque, l'index du volume d'éjection systolique (I.V.E.S.) est la mesure du V.E.S. ajustée en fonction de la SC. Ce sont le D.C. et les forces qui s'opposent à la circulation sanguine qui déterminent la P.A. La résistance vasculaire systémique (opposition rencontrée par le ventricule gauche) ou la résistance vasculaire pulmonaire (opposition rencontrée par le ventricule droit) forment la résistance à la circulation sanguine offerte par les vaisseaux. La précharge, la postcharge et la contractilité déterminent le V.E.S. et, par conséquent, le D.C. et la P.A. L'infirmière doit connaître ces notions et ces interrelations. De plus, elle doit comprendre les effets des interventions visant à agir sur ces paramètres. Les formules et les valeurs normales des paramètres hémodynamiques courants sont présentées au **TABLEAU 49.2** ▶ **39**.

TABLEAU 49.2	Paramètres hémodynamiques au repos	
INDICATEUR		**VALEUR NORMALE**
Précharge		
Pression auriculaire droite (PAD) ou pression veineuse centrale (PVC)		2 à 8 mm Hg
Pression de l'artère pulmonaire bloquée (P.A.P.B.) ou pression auriculaire gauche (PAG) (aussi appelée *wedge*)		6 à 12 mm Hg
Pression artérielle pulmonaire diastolique (P.A.P.D.)		4 à 12 mm Hg
Postcharge		
Résistance vasculaire pulmonaire $= \dfrac{\text{(Pression de l'artère pulmonaire moyenne [P.A.P.M.] – P.A.P.B.)} \times 80}{\text{D.C.}}$		Inférieure à 250 dynes/sec./cm^5
Index de résistance vasculaire pulmonaire $= \dfrac{\text{(P.A.P.M. – P.A.P.B.)} \times 80}{\text{Index cardiaque}}$		160 à 380 dynes/sec./cm^5/m^2
Résistance vasculaire systémique (RVS) $= \dfrac{\text{(Pression artérielle moyenne [P.A.M.] – PVC)} \times 80}{\text{D.C.}}$		800 à 1 200 dynes/sec./cm^5
Index de résistance vasculaire systémique (IRVS) $= \dfrac{\text{(P.A.M. – PVC)} \times 80}{\text{Index cardiaque}}$		1 970 à 2 390 dynes/sec./cm^5/m^2
Pression artérielle moyenne (P.A.M.) $= \dfrac{\text{Pression systolique + 2 (pression diastolique)}}{3^a}$		70 à 105 mm Hg

TABLEAU 49.2	Paramètres hémodynamiques au repos *(suite)*	
INDICATEUR		**VALEUR NORMALE**
Pression de l'artère pulmonaire moyenne (P.A.P.M.) = $\dfrac{\text{Pression artérielle pulmonaire systolique (P.A.P.S.)} + 2 \text{ P.A.P.D.}^a}{3}$		10 à 20 mm Hg
Autres		
Volume d'éjection systolique (V.E.S.) = $\dfrac{\text{D.C.}}{\text{Fréquence cardiaque}}$		60 à 150 ml/batt.
Index du volume d'éjection systolique (I.V.E.S.) = $\dfrac{\text{Index cardiaque}}{\text{Fréquence cardiaque}}$		30 à 65 ml/batt./m^2
Fréquence cardiaque (F.C.)		60 à 100 batt./min
Débit cardiaque (D.C.) = V.E.S. × F.C.		4 à 8 L/min
Index cardiaque = $\dfrac{\text{D.C.}}{\text{Surface corporelle (SC)}}$		2,2 à 4 L/min/m^2
Saturation de l'hémoglobine du sang artériel en oxygène (SaO_2)		95 à 100 %
Saturation de l'hémoglobine du sang veineux mélangé en oxygène (SvO_2)		60 à 80 %
Saturation de l'hémoglobine du sang veineux central en oxygène ($ScvO_2$)		70 à 80%

^{a} Cette formule est une approximation parce qu'elle ne tient pas compte de la fréquence cardiaque. Le moniteur cardiaque tient compte de l'aire sous la courbe de pression et de la fréquence cardiaque pour calculer la P.A.M. et la P.A.P.M.

Précharge

La précharge correspond à l'étirement des fibres du ventricule à la fin de la diastole. Elle est influencée par la compliance du ventricule et par le volume diastolique. Malheureusement, il est difficile de mesurer ce volume. Il peut cependant être estimé à partir de diverses pressions. La précharge ventriculaire gauche est appelée pression télédiastolique ventriculaire gauche. La P.A.P.B. reflète la pression télédiastolique ventriculaire gauche dans des conditions normales (absence de dysfonction de la valve mitrale, d'anomalie intracardiaque ou d'arythmie). La PVC, mesurée dans l'oreillette droite ou dans la veine cave, à proximité du cœur, équivaut à la précharge ventriculaire droite ou à la pression télédiastolique ventriculaire droite en l'absence de dysfonction de la valve tricuspide, d'anomalie intracardiaque ou d'arythmie.

La loi de Frank-Starling permet d'expliquer les effets de la précharge et énonce que plus une fibre myocardique est étirée durant le remplissage, plus elle raccourcit durant la systole et plus sa force de contraction est grande. À mesure que la précharge augmente, la force générée pendant les contractions subséquentes augmente ; ainsi, le V.E.S. et le D.C. augmentent. Plus la précharge est élevée, plus l'élongation des fibres myocardiques est importante et plus le myocarde aura besoin d'oxygène. Donc, les augmentations du D.C. amenées par une augmentation de la précharge nécessitent un apport supplémentaire d'oxygène au myocarde. Il faut se rappeler que le changement du V.E.S. associé à la précharge se produit en raison de l'étirement et de la contraction du muscle cardiaque. Toutefois, la valeur obtenue ne correspond pas à une mesure directe de l'étirement du muscle. Elle correspond plutôt à la pression au moment de l'étirement maximum (en fin de diastole) **TABLEAU 49.2**. Cette pression donne une indication indirecte du degré d'étirement et du volume contenu dans les ventricules. Une perte du volume circulant (p. ex., une hémorragie, une diurèse importante) et la vasodilatation diminuent la précharge, et l'administration de liquides l'accroît.

Postcharge

La postcharge fait référence aux forces qui s'opposent à l'éjection ventriculaire. Ces forces incluent la résistance artérielle systémique, la résistance offerte par la valve aortique de même que la masse et la densité du sang circulant. Sur le plan clinique, bien que les mesures des paramètres hémodynamiques n'incluent pas tous les éléments de la postcharge, la résistance vasculaire systémique et la pression artérielle sont des indices de la postcharge ventriculaire gauche. De même, la résistance vasculaire pulmonaire et la pression artérielle pulmonaire sont des indices de la postcharge ventriculaire droite. Un accroissement de la postcharge entraîne souvent une réduction du D.C. L'administration d'un vasodilatateur (p. ex., la milrinone [Primacor^MD]) abaisse la postcharge, ce qui peut aider à rétablir le D.C et à diminuer les besoins myocardiques en O_2.

Résistance vasculaire

La résistance vasculaire systémique (RVS) est la résistance du lit vasculaire systémique. La résistance vasculaire pulmonaire (RVP) est la résistance du lit vasculaire pulmonaire. Ces deux paramètres reflètent la postcharge telle que décrite précédemment et peuvent être ajustés en fonction de la surface corporelle par des mécanismes de vasoconstriction **TABLEAU 49.2**.

Contractilité

La contractilité fait référence à la force des contractions du myocarde. La contractilité augmente lorsque la précharge reste inchangée et que le cœur se contracte plus énergiquement. L'épinéphrine (adrénaline), la norépinéphrine (Levophed^MD), l'isoprotérénol (Isuprel^MD), la dopamine (Intropin^MD), la dobutamine (Dobutrex^MD), les agents digitaliques, le calcium et la milrinone accroissent ou améliorent la contractilité. Ces agents sont appelés **inotropes positifs**. La contractilité diminue avec les **inotropes négatifs**. À titre d'exemple, il est possible de citer certaines substances, dont l'alcool, les inhibiteurs des canaux calciques et les bêtabloquants, ainsi que certaines conditions cliniques, notamment l'acidose. Un accroissement de la contractilité entraîne une hausse du V.E.S. et des besoins myocardiques en O_2. Il n'existe pas de mesures cliniques directes de la contractilité cardiaque. En mesurant la précharge gauche (P.A.P.B.), le débit cardiaque, la pression artérielle et la fréquence cardiaque du client et en analysant les résultats, l'infirmière estime indirectement la contractilité. Si la précharge, la fréquence cardiaque et la postcharge demeurent constantes et que le débit cardiaque change, c'est que la contractilité a changé. La contractilité diminue en présence d'insuffisance cardiaque.

49.2.2 Principes de surveillance effractive des pressions

Dans les unités de soins critiques, les professionnels de la santé utilisent des cathéters pour mesurer les pressions artérielles systémique et pulmonaire. Il est possible d'observer les éléments qui composent un système typique de surveillance effractive de la pression artérielle à la **FIGURE 49.2**. La canule insérée dans l'artère radiale est reliée au capteur de pression par une tubulure rigide (faite d'un matériau non dilatable). Le capteur convertit l'onde de pression en un signal électronique. Il est relié par un câble au moniteur cardiaque qui amplifie, conditionne, affiche et enregistre le signal. Les robinets branchés aux tubulures permettent le prélèvement d'échantillons de sang artériel et les procédures de calibration et de remise à zéro nécessaires au bon fonctionnement du capteur. Un système d'irrigation comprenant un sac de solution de NaCl 0,9% sous pression, une tubulure et un dispositif de rinçage est branché au système de surveillance effractive de la P.A. Le système d'irrigation assure la purge lente et continue (environ 3 ml/h) du système et permet le rinçage rapide des tubulures. Les cathéters, les tubulures, les systèmes d'irrigation et les capteurs utilisés pour la surveillance des pressions sont jetables.

Les dispositifs de surveillance des pressions doivent être mis à niveau et calibrés à l'air ambiant. Des ajustements sont également effectués pour

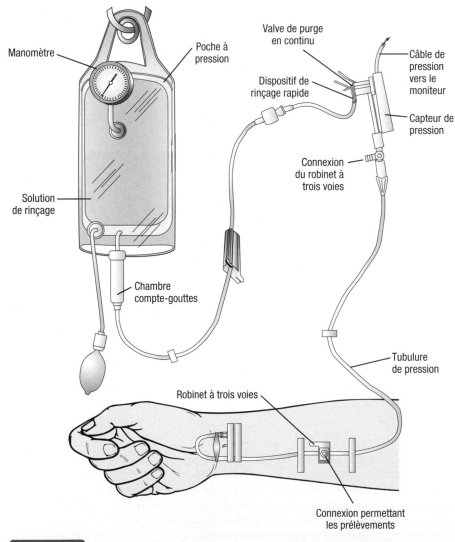

Manomètre

Poche à pression

Valve de purge en continu

Câble de pression vers le moniteur

Dispositif de rinçage rapide

Capteur de pression

Connexion du robinet à trois voies

Solution de rinçage

Chambre compte-gouttes

Tubulure de pression

Robinet à trois voies

Connexion permettant les prélèvements

FIGURE 49.2

Éléments d'un système de surveillance effractive de la pression artérielle optimiser la réponse dynamique et ainsi obtenir des données plus précises. La mise à niveau repose sur le positionnement du capteur à pression de façon à ce que le point de référence zéro se situe au niveau de l'oreillette du cœur. Le robinet se trouvant le plus près du capteur est habituellement utilisé comme point de référence zéro. Le niveau de ce robinet est ajusté à la hauteur de l'oreillette au moyen d'un repère externe, l'**axe phlébostatique**. Pour situer l'axe phlébostatique, l'infirmière trace deux lignes imaginaires lorsque le client est en décubitus dorsal **FIGURE 49.3**. Elle trace la première ligne, à l'horizontale, de manière à ce qu'elle traverse le milieu du thorax, à mi-chemin entre ses faces externes antérieure et postérieure. Elle trace la seconde ligne, à la verticale, vis-à-vis du quatrième espace intercostal au niveau du sternum. L'axe phlébostatique se trouve à l'intersection de ces deux lignes imaginaires. Une fois l'axe phlébostatique établi, l'infirmière trace une marque sur le thorax du client à l'encre indélébile. Elle place alors le robinet le plus près du capteur de pression au niveau de l'axe phlébostatique. Elle fixe ensuite le capteur en place au moyen de ruban adhésif au thorax du client, au niveau de l'axe phlébostatique, ou elle le fixe à une tige à soluté. Dans ce dernier cas, l'infirmière utilise une barre sur laquelle se trouve un niveau ou un rayon lumineux infrarouge intégré au système de capteur pour s'assurer que celui-ci est bien situé à l'axe phlébostatique.

La calibration confirme que lorsque la pression à l'intérieur du système est à zéro, le moniteur affiche zéro. Pour effectuer la calibration, l'infirmière ouvre le robinet de référence à l'air ambiant (fermé au client) et observe le moniteur jusqu'à ce qu'il affiche zéro. Cela permet au moniteur d'utiliser la pression atmosphérique comme référence (niveau zéro du capteur). Il faut procéder à la calibration du capteur immédiatement après l'insertion du cathéter artériel, lorsque le capteur a été déconnecté du câble de pression, lorsque le câble de pression a été déconnecté du moniteur ou lorsque l'exactitude des valeurs affichées est mise en doute, sinon aux 8 à 12 heures.

Pour optimiser les caractéristiques de la réponse dynamique, l'infirmière vérifie que l'équipement reproduit sans distorsion un signal qui change rapidement. Elle effectue un **test de réponse dynamique (test de l'onde carrée)** toutes les 8 à 12 heures ou quand il y a lieu de douter de l'exactitude des valeurs affichées, comme c'est le cas lorsque le moniteur affiche une courbe anormale ou que la valeur de la pression artérielle systolique obtenue au brassard diffère de plus de 20 mm Hg de celle obtenue par la canule artérielle. Le test de réponse dynamique s'effectue par un rinçage rapide des systèmes de surveillance des pressions et par la vérification que le moniteur cardiaque reproduit un signal sans distorsion **FIGURE 49.4**.

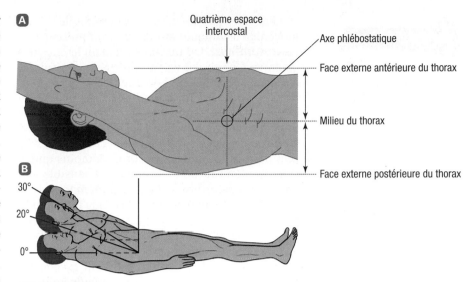

FIGURE 49.3

Établissement de l'axe phlébostatique – **A** L'axe phlébostatique est un repère externe utilisé pour situer le niveau de l'oreillette chez les clients en décubitus dorsal. L'axe phlébostatique se définit par l'intersection de deux lignes imaginaires : l'une, verticale, à travers le quatrième espace intercostal au niveau du sternum, et l'autre, horizontale, à travers le milieu du thorax, à mi-chemin entre les faces externes antérieure et postérieure du thorax. **B** Lorsque la tête de lit du client allongé sur le dos est redressée, l'axe phlébostatique demeure au même point anatomique en s'élevant graduellement par rapport au niveau du plancher. Il faut donc repositionner le capteur de pression et le robinet qui sert à la mise à zéro lorsque la tête de lit est élevée pour qu'il demeure au même niveau que l'axe phlébostatique.

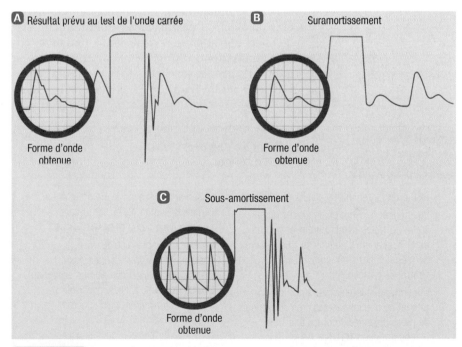

FIGURE 49.4

Test de réponse dynamique – **A** Courbe optimale : le test de réponse dynamique produit 1 à 2 oscillations avant le retour à la courbe de P.A. **B** Courbe aplatie : le test de réponse dynamique ne produit pas d'oscillation avant le retour à la courbe de P.A. **C** Courbe hyperdynamique : le test de réponse dynamique produit plus de 2 oscillations avant le retour à la courbe de P.A.

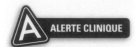

ALERTE CLINIQUE

Positionnement du robinet servant de point de référence zéro

- Indiquer l'emplacement de l'axe phlébostatique sur le thorax du client au moyen d'un marqueur à l'encre indélébile.

- Repositionner le robinet servant de point de référence zéro à l'axe phlébostatique dès que la position du client change avant d'effectuer une lecture.

- Prendre en compte que les capteurs de pression placés plus haut que l'axe phlébostatique donneront des lectures faussement basses, tandis que les capteurs de pression placés à un niveau inférieur à l'axe phlébostatique donneront des lectures faussement élevées.

Les étapes de l'obtention des mesures de P.A. au moyen de techniques effractives sont présentées à l'**ENCADRÉ 49.2**. Les infirmières notent les mesures obtenues à partir des valeurs affichées au moniteur cardiaque et de l'impression de tracés. Ce sont les lectures en fin d'expiration (pour éviter l'effet du cycle respiratoire sur les pressions) des tracés imprimés qui sont les plus précises (Becker, 2005). L'infirmière placera le client en décubitus dorsal à plat pour les premières lectures. À moins que la P.A. du client ne soit extrêmement sensible aux changements orthostatiques, les mêmes valeurs sont généralement obtenues, et ce, que la tête du lit soit surélevée (jusqu'à 45°) ou que le client soit à plat. La plupart des études contestent l'exactitude des valeurs obtenues chez les clients placés en décubitus latéral, mais elles estiment exactes les lectures obtenues chez les clients placés en décubitus ventral (Nohrenberg, Moseley, & Sole, 2009). Il n'est pas nécessaire de repositionner le client pour chaque lecture de pression. Toutefois, il faut déplacer le robinet servant de point de référence zéro pour l'ajuster à l'axe phlébostatique **FIGURE 49.3B**.

49.2.3 Types de surveillance effractive des pressions

Pression artérielle

De nombreuses circonstances justifient la surveillance en continu de la pression artérielle chez les clients, notamment l'hypertension ou l'hypotension aiguës, l'insuffisance respiratoire, un état de choc, une atteinte neurologique, une intervention coronarienne effractive, l'administration en continu d'agents vasoactifs (p. ex., du nitroprussiate de sodium [Nipride^MD]) et des prélèvements fréquents pour des gazométries du sang artériel. Des cathéters de plus petit calibre et de longueur moindre sont utilisés pour canuler une artère périphérique (p. ex., un calibre 20 et de 3 à 5 cm pour l'artère radiale) comparativement à l'artère fémorale (p. ex., un calibre 18 et de 16 cm). L'insertion du cathéter se fait par approche percutanée au moyen d'un cathéter régulier ou avec un système de guide intégré. Après l'insertion, un pansement occlusif stérile est appliqué et des sutures sont parfois effectuées par le médecin afin de maintenir le cathéter en place (Becker, 2005). Il est important d'immobiliser le cathéter au point d'insertion afin d'empêcher que le cathéter ne se déplace ou ne se plie.

Mesures

Le cathéter artériel est utilisé pour obtenir les pressions artérielles systolique, diastolique et moyenne **FIGURE 49.5**. Les limites des alarmes de pression doivent être réglées en fonction de l'état du client et être activées au moniteur. Les tracés de pression varieront selon l'état du client. En présence d'insuffisance cardiaque, la pente d'ascension systolique peut être plus lente, tandis qu'en présence d'hypovolémie, la pression systolique varie beaucoup pendant la ventilation mécanique, diminuant durant l'inspiration. Il est recommandé d'observer simultanément les tracés d'ECG et de pression en présence d'arythmies. Les arythmies qui réduisent significativement la pression artérielle sont plus urgentes que celles qui ne provoquent qu'une légère baisse de l'amplitude systolique.

Complications

Les cathéters artériels peuvent engendrer différentes complications, dont une hémorragie, un hématome, une thrombose, un **vasospasme**, une altération neurovasculaire du membre distal, une infection et une embolie (Ordre des infirmières et infirmiers du Québec [OIIQ], 2005). L'hémorragie peut survenir lorsque le cathéter se déplace ou que les tubulures se déconnectent. Pour éviter cette grave complication, des robinets de type Luer-Lock doivent être utilisés, la forme de l'onde artérielle doit être constamment vérifiée et les alarmes doivent être en fonction. Si la pression diminue (p. ex., si une tubulure se déconnecte), l'alarme de basse pression retentit immédiatement et permet à l'infirmière de corriger rapidement le problème.

L'infection est un risque qui accompagne tout cathéter effractif. Pour limiter le risque de contamination et d'infection lié au cathéter, l'infirmière doit inspecter le point d'insertion pour déceler tout signe d'inflammation et surveiller chez le client les signes d'infection systémique tels qu'une leucocytose, la tachycardie et l'hypotension. Elle doit changer la tubulure et le sac d'irrigation sous pression de même que le capteur de pression toutes les 96 heures. Si une infection est soupçonnée, le cathéter est retiré et le médecin peut procéder à la

---

ENCADRÉ 49.2 | **Mesure effractive des pressions au moyen de cathéters**

- Expliquer l'intervention au client.

- Positionner le client en décubitus dorsal à plat ou, selon le cas, surélever la tête de lit à un angle d'au plus 45°. La mesure peut également s'effectuer en décubitus ventral, le cas échéant.

- Confirmer que le point zéro (port du robinet se trouvant le plus près du capteur de pression) coïncide avec l'axe phlébostatique **FIGURE 49.3**. Si le robinet de référence n'est pas fixé au thorax du client, il faut le fixer à une tige à soluté, au niveau de l'axe phlébostatique.

- Observer le tracé sur le moniteur et en vérifier la qualité. Effectuer un test de réponse dynamique **FIGURE 49.4**.

- Obtenir une impression du tracé, si possible, et mesurer les pressions systolique et diastolique de fin d'expiration **FIGURE 49.5**. S'il est impossible d'obtenir une impression du tracé, immobiliser le tracé sur l'écran du moniteur cardiaque et utiliser le curseur pour mesurer la pression en fin d'expiration.

- Noter rapidement les mesures de pression et inclure au dossier l'impression du tracé sur laquelle a été indiquée la mesure de la pression.

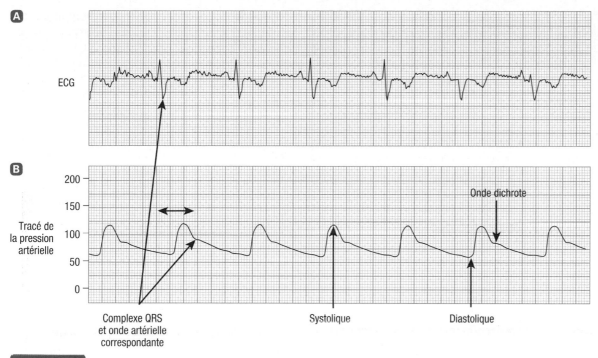

A ECG

B Tracé de la pression artérielle

Onde dichrote

Complexe QRS et onde artérielle correspondante

Systolique

Diastolique

200
150
100
50
0

49

FIGURE 49.5

Mesures des pressions enregistrées simultanément – **A** Tracé d'électrocardiogramme (ECG). **B** Tracé de la pression artérielle systémique. La pression systolique est la pression maximale. L'onde dicrote correspond à la fermeture de la valve aortique. La pression diastolique est la valeur la plus basse, avant la contraction myocardique. La pression moyenne est calculée par le système de surveillance.

réinstallation d'un nouveau cathéter dans une autre artère.

La présence d'un thrombus autour du cathéter, la libération d'un embole, un spasme ou l'occlusion de la circulation par le cathéter peuvent entraîner une atteinte circulatoire. Avant d'insérer un cathéter dans l'artère radiale, l'infirmière ou le médecin procède au **test d'Allen** pour confirmer que la circulation cubitale vers la main se fait adéquatement. Au cours de ce test, une pression est appliquée simultanément sur les artères radiale et cubitale. L'infirmière demande au client d'ouvrir et de fermer la main à plusieurs reprises. La main devrait blanchir. Puis, la pression sur l'artère, cubitale est relâchée, tandis que la pression sur l'artère radiale est maintenue. Si la main ne redevient pas rosée en l'espace de six secondes, c'est que l'artère cubitale est dysfonctionnelle et il est alors contre-indiqué d'utiliser l'artère radiale pour insérer le cathéter.

Pour maintenir la perméabilité du cathéter et limiter la formation de thrombus, le système d'irrigation continue doit être vérifié aux heures afin de confirmer que le manchon à pression est gonflé à 300 mm Hg, que le sac d'irrigation n'est pas vide et que le système administre de 3 à 6 ml par heure. En raison du risque de **thrombocytopénie** liée à l'héparine, la solution physiologique héparinée comme solution d'irrigation n'est plus d'emblée utilisée (Nohrenberg *et al.*, 2009).

Une fois le cathéter inséré, l'infirmière doit évaluer toutes les heures les signes neurovasculaires à la portion distale par rapport au point d'insertion. Un membre dont la circulation artérielle est compromise sera froid et pâle, et le remplissage capillaire demandera plus de trois secondes. Des signes et symptômes d'atteinte neurologique pourraient également être observés (p. ex., une paresthésie, une douleur, une paralysie). L'atteinte neurovasculaire peut entraîner la perte d'un membre, il s'agit donc d'une situation d'urgence.

Cathéter de l'artère pulmonaire

La surveillance de la pression de l'artère pulmonaire oriente les interventions auprès des clients en phase aiguë qui présentent des problèmes cardiaques, pulmonaires et des problèmes complexes de volémie intravasculaire **ENCADRÉ 49.3**. La pression de l'artère pulmonaire diastolique (P.A.P.D.) et la P.A.P.B. sont des indicateurs sensibles de la fonction cardiaque et de la volémie. La P.A.P.D. et la P.A.P.B. augmentent en présence d'insuffisance cardiaque et d'hypervolémie, tandis qu'elles diminuent en présence d'hypovolémie. L'administration de liquides en fonction de la P.A.P.D. et de la P.A.P.B. permet de rétablir l'équilibre liquidien tout en évitant une correction exagérée ou insuffisante du problème. En ce sens, la surveillance des P.A.P. permet une manipulation thérapeutique précise de la précharge, ce qui assure

Thrombocytopénie: Affection caractérisée par une quantité anormalement faible de plaquettes dans le sang. Puisque les plaquettes sont nécessaires à la coagulation, un nombre peu élevé peut engendrer une certaine fragilité à la formation d'ecchymoses ou une tendance aux saignements.

Indications et contre-indications du cathétérisme de l'artère pulmonaire[a]

Indications

- Syndrome de détresse respiratoire aiguë
- Insuffisance respiratoire aiguë chez les clients atteints d'une maladie pulmonaire obstructive chronique (MPOC)
- Tamponnade cardiaque
- Suivi clinique des clients avec atteintes cardiovasculaires (p. ex., une insuffisance cardiaque, une régurgitation mitrale, des shunts intraventriculaires)
- Hypotension réfractaire à la réanimation liquidienne
- Traitement de contrepulsion par ballon intraaortique
- Polytraumatismes ou brûlures majeures
- Infarctus du myocarde compliqué (p. ex., une insuffisance cardiaque, un choc cardiogénique, une rupture du septum ventriculaire)
- Déséquilibre liquidien peropératoire chez des clients à haut risque (p. ex., des antécédents cardiaques)
- États de choc graves (p. ex., un choc septique, un choc hypovolémique)

Contre-indications

- Coagulopathie
- Stimulateur cardiaque endocardique
- Endocardite
- Prothèse valvulaire tricuspidienne ou pulmonaire

[a] Cette liste n'est pas exhaustive.

Coagulopathie : Maladie due à un dysfonctionnement de la coagulation sanguine.

Thermodilution : Méthode de mesure du volume sanguin par l'injection d'un bolus de soluté dans l'oreillette droite, ce qui entraîne des variations rapides de la température du sang intracardiaque et permet de mesurer le débit cardiaque (vitesse d'éjection du sang hors du ventricule).

le maintien du débit cardiaque sans exposer le client à un risque d'œdème pulmonaire.

Le cathéter de l'artère pulmonaire (p. ex., un cathéter de Swan-Ganz) sert à mesurer les P.A.P., y compris la P.A.P.B. Le cathéter de l'artère pulmonaire standard est un cathéter de calibre 7,5 French et de 110 cm de longueur muni de 4 ou 5 lumières **FIGURE 49.6**. Lorsqu'il est adéquatement positionné, l'orifice de sortie de la lumière distale (extrémité du cathéter) se trouve dans l'artère pulmonaire. Ce port sert à surveiller les pressions de l'artère pulmonaire et à prélever des échantillons de sang veineux (p. ex., pour évaluer la saturation veineuse en O_2). Un ballonnet relié à une valve externe entoure le port de la lumière distale. Le gonflement du ballonnet sert à deux fonctions : 1) il permet au sang circulant d'entraîner le cathéter en aval, vers les capillaires pulmonaires ; 2) il permet de mesurer la P.A.P.B. Il est possible de noter la présence de une ou deux lumières proximales dont les orifices de sortie se trouvent dans l'oreillette droite. La lumière dont l'orifice de sortie est dans l'oreillette droite sert à mesurer la PVC, à injecter des liquides pour déterminer le débit cardiaque, à administrer des liquides et des médicaments de même qu'à prélever des spécimens sanguins. Le cas échéant, la deuxième lumière proximale permet l'administration de liquides et de médicaments, et elle sert à effectuer des prélèvements sanguins. Une **thermistance** se trouve à proximité de l'extrémité distale du cathéter et est reliée à un raccord externe. Ce dispositif sert à vérifier la température du sang (température centrale) et il permet de mesurer le débit cardiaque par **thermodilution**.

En plus de ces caractéristiques standards, certains cathéters de l'artère pulmonaire comportent des caractéristiques spécialisées. L'une de ces caractéristiques est une électrode auriculaire ajoutée pour enregistrer l'ECG auriculaire ou pour stimuler le cœur. Une autre caractéristique est l'inclusion d'un capteur à fibre optique à l'extrémité distale pour mesurer la SvO_2. Un autre type de cathéter de l'artère pulmonaire procure une mesure en continu du V.E.S. ainsi que du débit cardiaque. L'introducteur (Cordis[MD]) du cathéter de l'artère pulmonaire comporte généralement un port latéral dans lequel des solutions I.V. de même que des produits sanguins peuvent être administrés à haut débit, étant donné son calibre important. La plupart des cathéters sont munis d'une gaine de plastique reliée à l'introducteur. Ceci permet de pousser le cathéter ou de le retirer tout en assurant sa stérilité. C'est généralement le médecin qui effectuera ces manipulations.

Insertion du cathéter de l'artère pulmonaire

Avant l'insertion du cathéter de l'artère pulmonaire, l'infirmière doit évaluer certains paramètres tels que les électrolytes, l'équilibre acidobasique, l'oxygénation et le coagulogramme. Tout déséquilibre, notamment l'hypokaliémie, l'hypomagnésémie, l'hypoxémie ou l'acidose, peut rendre le cœur plus irritable et accroît le risque d'arythmie ventriculaire durant l'insertion du cathéter. La **coagulopathie** accroît quant à elle le risque d'hémorragie. Avant l'insertion, l'infirmière doit préparer le moniteur, les câbles et les solutions de rinçage et de perfusion. De plus, elle calibre le système à l'axe phlébostatique. Le médecin explique l'intervention au client et obtient son consentement

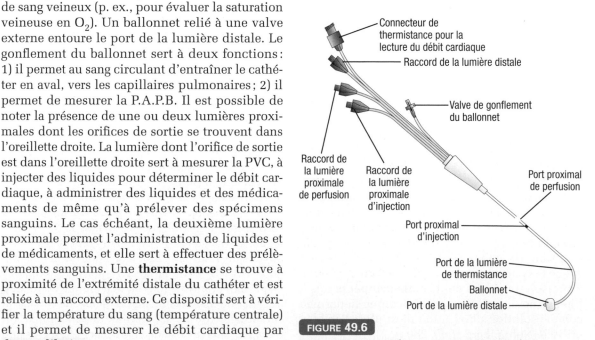

FIGURE 49.6

Illustration d'un cathéter comportant cinq lumières

éclairé. Puis, l'infirmière place le client en décubitus dorsal à plat. Le cathéter de l'artère pulmonaire est ensuite inséré par voie percutanée au moyen d'un guide dans des conditions d'asepsie chirurgicale. Les veines jugulaire interne, sous-clavière, antécubitale ou fémorale sont les points d'insertion habituels à partir desquels le cathéter est introduit dans le système veineux jusqu'au cœur droit.

L'insertion est guidée par l'observation en continu des courbes de pression sur le moniteur, à mesure que le cathéter progresse dans le cœur jusqu'à l'artère pulmonaire **FIGURE 49.7**. Lorsque l'extrémité du cathéter atteint l'oreillette droite, le ballonnet est gonflé avec le volume d'air recommandé (habituellement de 1 à 1,5 ml d'air). Puis, le cathéter « flotte » à travers la valve tricuspide jusqu'au ventricule droit, puis à travers la valve pulmonaire jusqu'à l'artère pulmonaire. L'infirmière doit surveiller l'ECG tout au long de l'insertion à cause du risque d'arythmie, particulièrement au moment où le cathéter atteint le ventricule droit. Une fois que le tracé typique de la P.A.P.B. a été observé, le ballonnet est dégonflé et la courbe de l'artère pulmonaire reprend sa forme à l'écran. Après l'insertion, la position du cathéter est confirmée au moyen d'une radiographie pulmonaire. Pour maintenir le cathéter en place, celui-ci est fixé à la peau au point d'insertion au moyen de sutures et d'un pansement occlusif stérile. L'infirmière doit également noter au dossier le repère correspondant au point de sortie du cathéter.

Mesures des pressions de l'artère pulmonaire

L'infirmière surveille habituellement les pressions systolique, diastolique et moyenne de l'artère pulmonaire. Sur la courbe de pression de l'artère pulmonaire, la systolique est la pression maximum, et la diastolique, la pression minimum. La pression artérielle pulmonaire moyenne correspond à la moyenne pondérée en fonction du temps. Étant donné que l'extrémité de la lumière permettant la mesure de l'artère pulmonaire est dans la cavité thoracique, les pressions intrathoraciques influent sur la pression de l'artère pulmonaire. Afin d'obtenir des données précises, les mesures de la P.A.P. doivent être prises à la fin de l'expiration.

Pour obtenir la P.A.P.B., le ballonnet est lentement gonflé avec de l'air (sans excéder la capacité du ballonnet) jusqu'à ce que la courbe de pression de l'artère pulmonaire adopte celle de la P.A.P.B. **FIGURE 49.8**. Avant le gonflement, la courbe de pression de l'artère pulmonaire sur le moniteur est semblable à un tracé de pression artérielle. Il est possible de noter un pic systolique distinct, une onde dicrote et un creux diastolique. À mesure que le tracé adopte la forme d'une courbe de pression de l'artère pulmonaire bloquée, le tracé change de forme et d'amplitude. En général, la courbe de la P.A.P.B. se caractérise par deux ondes positives de faible amplitude, les ondes a et v. L'onde a coïncide avec la contraction auriculaire. Elle est suivie de la portion x descendante, qui correspond à la relaxation auriculaire. Parfois, il est possible d'observer

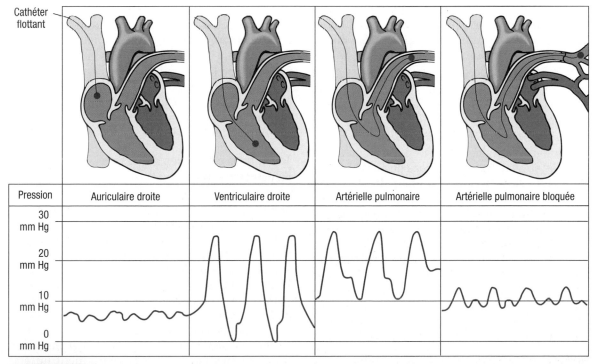

FIGURE 49.7

Position du cathéter de l'artère pulmonaire durant les étapes successives de son insertion et formes caractéristiques des ondes de pression correspondantes

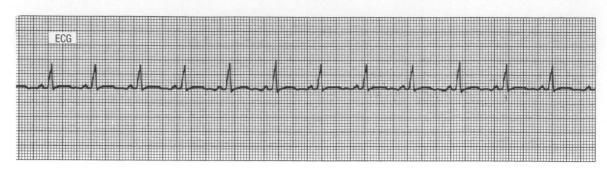

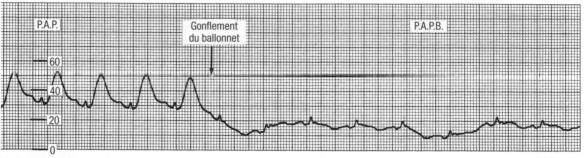

ECG

P.A.P.   Gonflement du ballonnet   P.A.P.B.

60

40

20

0

FIGURE 49.8

Durant le gonflement du ballonnet, changement de forme de l'onde de la pression de l'artère pulmonaire correspondant à la pression de l'artère pulmonaire bloquée (*wedge*) – L'infirmière gonfle le ballonnet tout en observant le moniteur au chevet pour vérifier le changement de la forme de l'onde. Gonflement du ballonnet (flèche) chez un client dont la pression de l'artère pulmonaire bloquée est normale.

une onde c après l'onde a, ce qui indique la fermeture de la valve mitrale. L'onde v s'observe durant l'intervalle entre les ondes T et P de l'ECG. Elle coïncide avec l'afflux de sang dans l'oreillette gauche, lorsque la valve mitrale est fermée et que le ventricule se contracte. La portion y descendante suit l'onde v et coïncide avec la vidange de l'oreillette gauche au moment où la valve mitrale s'ouvre et que le ventricule se remplit.

Au moment de la mesure de la P.A.P.B., le ballonnet ne doit pas être maintenu gonflé pendant plus de 4 cycles respiratoires, soit 8 à 15 secondes (Alspach, 2006). L'artère pulmonaire pourrait se rompre si le ballonnet est maintenu gonflé pour une trop longue période, s'il est trop gonflé ou s'il est entraîné en aval dans un vaisseau de petit diamètre. Ce phénomène est soupçonné lorsque la courbe affichée à l'écran du moniteur prend spontanément la forme d'une courbe de P.A.P.B. (*wedge*), lorsqu'il faut moins de 1 ml pour obtenir une courbe de P.A.P.B., ou lorsqu'une P.A.P.B. d'amplitude exagérée (*overwedge*) est obtenue sur le tracé **FIGURE 49.9**. La mesure des données hémodynamiques doit idéalement se faire à partir de l'impression de tracés des courbes de pression. S'il est impossible d'obtenir la version imprimée des tracés, les données hémodynamiques sont obtenues à partir du moniteur.

Mesures de la pression veineuse centrale ou de l'oreillette droite

La pression veineuse centrale est une indication de la précharge ventriculaire droite. Pour l'obtenir, la lumière proximale du cathéter de l'artère pulmonaire, située dans l'oreillette droite, est utilisée. Il est également possible de la mesurer au moyen d'un cathéter veineux central placé dans la jugulaire interne ou dans la sous-clavière. La PVC est une pression moyenne obtenue en fin d'expiration, et la courbe est semblable à celle de la P.A.P.B. **FIGURE 49.10**. Bien que la pression artérielle diastolique et que la P.A.P.B. soient des indicateurs plus sensibles de la volémie, la PVC donne aussi une idée des problèmes potentiels à cet égard. Une PVC élevée indique une insuffisance ventriculaire droite ou une hypervolémie, tandis qu'une PVC basse indique une hypovolémie.

Techniques effractives de mesure du débit cardiaque

Le débit cardiaque est souvent mesuré chez les clients qui présentent une instabilité hémodynamique. Au repos, le débit cardiaque normal se situe entre 4 et 8 L par minute. L'index cardiaque représente le débit cardiaque ajusté en fonction de la surface corporelle, et il varie de 2,2 à 4 L/min/m². Le débit cardiaque et l'index cardiaque diminuent, par exemple, en présence d'états de choc (cardiogénique, hypovolémique, etc.) et d'insuffisance cardiaque. Dans des conditions normales, le débit cardiaque augmente à l'effort. Les augmentations du débit cardiaque au repos indiquent un état hyperdynamique qui s'observe souvent en présence de fièvre ou au cours des premières phases de la sepsie.

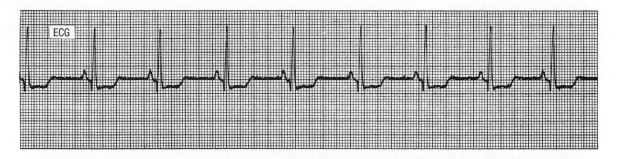

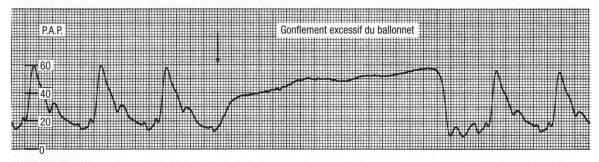

FIGURE 49.9

Gonflement du ballonnet (flèche) chez un client présentant une pression pulmonaire bloquée élevée. Gonflement excessif du ballonnet – Le danger associé à un gonflement excessif du ballonnet est que l'artère pulmonaire se rompe sous l'effet de la pression exercée par le ballonnet.

Le cathéter de l'artère pulmonaire permet de mesurer le débit cardiaque par thermodilution intermittente ou par la méthode en continu. Avec la méthode intermittente, il faut injecter rapidement (débit supérieur à 4 sec.) sans contrecoup un volume fixe (de 5 à 10 ml) de soluté physiologique salin ou de solution dextrosée 5 % dans l'eau, à la température ambiante (entre 18 et 25 °C) (Nohrenberg *et al.*, 2009). La thermistance détecte les différentes températures du sang, et le débit cardiaque est calculé à partir de l'aire sous la courbe de température. Plus l'aire sous la courbe est grande, plus le débit cardiaque est faible et, à l'inverse, plus l'aire sous la courbe est petite, plus le débit cardiaque est élevé **FIGURE 49.11**.

Cette procédure est répétée trois fois à une ou deux minutes d'intervalle. L'infirmière rejette toute

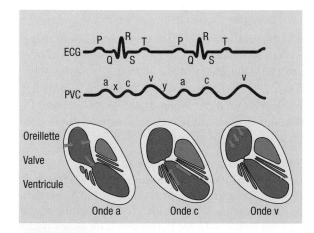

FIGURE 49.10

Schéma de la courbe et des événements du cycle cardiaque – Les activités du cœur engendrent les ondes a, c et v de la pression veineuse centrale. L'onde a représente la contraction auriculaire. La pente descendante x coïncide avec le relâchement auriculaire. L'onde c correspond à la fermeture de la valve tricuspide durant la systole ventriculaire. L'onde v représente le remplissage auriculaire. La pente descendante y coïncide avec l'ouverture de la valve tricuspide et le remplissage du ventricule.

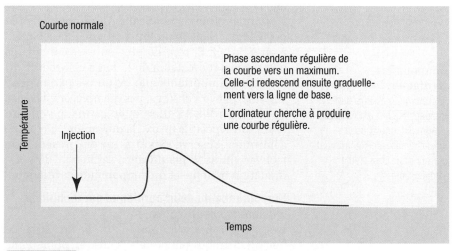

FIGURE 49.11

Courbe de débit cardiaque normal – Le débit cardiaque est calculé à partir du changement de température dans l'artère pulmonaire lorsqu'un volume fixe de solution est injecté à une température connue dans le port proximal situé dans l'oreillette droite. L'infirmière doit observer la courbe durant l'injection pour s'assurer qu'elle est régulière.

mesure du débit cardiaque qui ne présente pas une courbe normale. Elle obtient le débit cardiaque en effectuant la moyenne de trois mesures acceptables (écart de 0,5 L ou moins).

La méthode en continu repose sur l'utilisation d'un cathéter de débit cardiaque à échangeur thermique. Ce cathéter de l'artère pulmonaire contient une fibre thermique localisée dans l'oreillette droite. Cette fibre émet un signal toutes les 30 à 60 secondes qui permet l'échange de chaleur avec le sang lorsque celui-ci passe dans le ventricule droit. La thermistance située à l'extrémité du cathéter dans l'artère pulmonaire décèle le changement de température. Un moniteur spécial placé au chevet du client affiche les mesures numériques du débit cardiaque toutes les 30 à 60 secondes et donne un aperçu du débit cardiaque moyen des 3 à 6 dernières minutes. La méthode en continu élimine le recours aux bolus de liquide, réduit le risque de contamination et permet une évaluation continue de la tendance du débit cardiaque. La fiabilité de la méthode de surveillance en continu du débit cardiaque a été démontrée dans le cadre d'études comparatives avec la méthode de surveillance intermittente (Nohrenberg *et al.*, 2009).

Il est possible de calculer la RVS, l'index de RVS, le V.E.S. et l'index du V.E.S. chaque fois que le débit cardiaque est mesuré. Les formules qui permettent de calculer ces paramètres sont présentées au **TABLEAU 49.2**. Une augmentation de la RVS (supérieure à 1 200 dynes/sec./cm^5) indique une vasoconstriction parfois attribuable à un état de choc, à l'hypertension, à une libération accrue ou une administration d'épinéphrine ou d'autres agents vasoactifs, ou à une insuffisance ventriculaire gauche. Une RVS basse (inférieure à 800 dynes/sec./cm^5) indique une vasodilatation qu'il est possible d'observer dans les états de choc (p. ex., un choc septique, un choc neurogénique) ou pendant l'administration de médicaments qui réduisent la postcharge. Dans la pratique clinique, les changements du V.E.S. sont de plus en plus considérés comme des indicateurs de la force contractile du cœur plus importants que les autres paramètres. Un V.E.S. élevé s'observe, par exemple, en présence de bradycardie, à l'effort et au cours de l'emploi d'inotropes positifs (p. ex., la dopamine). Un V.E.S. diminué s'observe quant à lui en présence de tachyarythmie, d'insuffisance cardiaque, de vasodilatation extrême et de **tamponnade cardiaque**.

Surveillance du débit cardiaque par technique minimalement effractive

Les progrès dans le domaine de la surveillance hémodynamique ont permis la mise au point d'une approche minimalement effractive pour l'obtention du débit cardiaque. Cette technologie repose sur l'emploi d'un détecteur spécialisé qui se fixe à un système effractif de pression artérielle standard et à un appareil placé au chevet du client (moniteur

Vigileo^{MD}). Le débit cardiaque, l'index cardiaque, le V.E.S., l'I.V.E.S. de même que la variation du V.E.S. sont alors mesurés toutes les 20 secondes.

Surveillance hémodynamique non effractive : cardiographie par impédance

La cardiographie par impédance (CGI) est une méthode non effractive, continue ou intermittente, utilisée pour mesurer le débit cardiaque et évaluer la volémie intrathoracique. Fondée sur les principes de l'**impédance** (résistance à la propagation du courant électrique [Ω]), la CGI utilise quatre séries d'électrodes externes pour transmettre un courant de haute fréquence et de basse amplitude similaire à celui utilisé dans les moniteurs d'apnée. Le sang est un excellent conducteur d'électricité (impédance plus faible) et le débit sanguin pulsatile modifie l'impédance électrique. La CGI mesure le changement de l'impédance (dΩ) dans l'aorte ascendante et le ventricule gauche dans le temps (dt), et elle est représentée par la formule dΩ/dt. Ωo est la mesure de l'impédance moyenne des liquides thoraciques. Les paramètres hémodynamiques fondés sur l'impédance (D.C., V.E.S. et RVS) sont calculés à partir des éléments Ωo, dΩ/dt, de la P.A.M., de la PVC et de l'ECG.

Les principales indications de la CGI incluent :

- le dépistage précoce des signes de dysfonction pulmonaire ou cardiaque ;
- la différenciation entre les causes cardiaques et pulmonaires de dyspnée ;
- la détermination des causes et le traitement de l'hypotension ;
- la surveillance après le retrait d'un cathéter de l'artère pulmonaire ou la justification de la pose d'un cathéter de l'artère pulmonaire ;
- l'évaluation des résultats et le suivi clinique liés à la pharmacothérapie, et le diagnostic du rejet après une greffe cardiaque.

La CGI est contre-indiquée chez les clients qui présentent un œdème généralisé ou une accumulation de liquide dans le troisième espace, car l'excès de volume liquidien nuit à la précision des signaux.

Saturation veineuse en oxygène

Les cathéters centraux et le cathéter de l'artère pulmonaire peuvent tous deux inclure des détecteurs pour mesurer la saturation en O_2 de l'hémoglobine du sang veineux. La saturation en O_2 du sang à partir du cathéter de l'artère pulmonaire est appelée saturation en oxygène du sang veineux mélangé (SvO_2). De même, la saturation en O_2 du sang veineux à partir d'un cathéter veineux central est appelée saturation en oxygène du sang veineux central ($ScvO_2$). L'échantillon de sang collecté à partir de l'artère pulmonaire permet d'estimer la saturation veineuse en oxygène à partir du sang veineux provenant de l'ensemble des organes, alors que l'échantillon de sang collecté à partir d'un cathéter veineux central

Tamponnade cardiaque : Compression du cœur qui peut être due à un épanchement péricardique compressif, une bulle parenchymateuse comprimant le cœur droit, associée à l'emphysème.

ou de l'oreillette droite n'inclut pas le sang veineux issu de la perfusion du cœur. L'une ou l'autre est utile pour déterminer l'oxygénation tissulaire. La SvO_2 et la $ScvO_2$ reflètent l'équilibre dynamique entre l'oxygénation du sang artériel, la perfusion tissulaire et la consommation tissulaire en O_2. Ces mesures sont aussi utiles pour déterminer le statut hémodynamique et la réponse aux traitements ou aux interventions lorsqu'elles sont analysées en tenant compte de la saturation artérielle en O_2 **TABLEAU 49.3**. Les valeurs normales de la SvO_2 et de la $ScvO_2$ au repos se situent entre 60 et 80 %.

L'infirmière évalue avec attention les baisses et les augmentations de la SvO_2 et de la $ScvO_2$. Une baisse de la SvO_2 ou de la $ScvO_2$ pourrait indiquer une diminution de l'oxygénation artérielle, un débit cardiaque faible, un taux d'hémoglobine bas ou une augmentation de la consommation ou de l'extraction de l'oxygène. Si la SvO_2 et la $ScvO_2$ diminuent en deçà de 60 %, l'infirmière devra déterminer lequel de ces paramètres est en cause. Les changements de l'oxygénation artérielle (p. ex., une surveillance de l'oxymétrie de pouls [saturométrie] ou des résultats de la gazométrie du sang artériel) de même que le débit cardiaque et la perfusion tissulaire seront alors évalués. L'infirmière effectue cette évaluation en notant tout changement

de l'état de conscience, de la force et de la qualité des pouls périphériques, du retour capillaire, du débit urinaire de même que de la couleur et de la température de la peau. Si l'oxygénation artérielle (mesurée par la PaO_2 et la SaO_2), le débit cardiaque et le taux d'hémoglobine restent inchangés, une baisse de la SvO_2 ou de la $ScvO_2$ indique une augmentation de la consommation ou de l'extraction d'oxygène qui pourrait signifier une accélération du métabolisme ou un accroissement de la douleur, de l'activité motrice ou de la fièvre. Si la consommation d'oxygène augmente sans être accompagnée d'un apport correspondant en O_2, une quantité plus élevée d'oxygène sera extraite du sang, et la SvO_2 et la $ScvO_2$ continueront de chuter (Becker, 2005).

L'augmentation de la SvO_2 ou de la $ScvO_2$ est également importante sur le plan clinique et pourrait indiquer une amélioration de l'état du client (p. ex., une augmentation de la saturation artérielle en O_2, une amélioration de la perfusion, un ralentissement du métabolisme) ou, au contraire, signifier la présence d'une complication (p. ex., une sepsie). En présence de sepsie, l'extraction de l'O_2 par les cellules n'est pas adéquate, ce qui entraîne, en phase tardive, une augmentation de la SvO_2 ou de la $ScvO_2$.

Les interventions infirmières doivent être guidées par les changements de la SvO_2 et de la $ScvO_2$.

TABLEAU 49.3	Interprétation clinique des mesures de la SvO_2 et de la $ScvO_2$[a]	
MESURE DE LA SvO_2 OU DE LA $ScvO_2$	**PROCESSUS PHYSIOLOGIQUE EXPLIQUANT LES CHANGEMENTS DE LA SvO_2 OU DE LA $ScvO_2$**	**ANALYSE ET INTERPRÉTATION CLINIQUES DES DONNÉES**
SvO_2 ou $ScvO_2$ élevée (80-95 %)	• Augmentation de l'apport en oxygène • Diminution de la demande en oxygène	• Client recevant plus d'oxygène que nécessaire pour son état clinique • Anesthésie, entraînant la sédation et une diminution de l'activité musculaire • Hypothermie, abaissant la demande métabolique (p. ex., durant la circulation extracorporelle) • Choc septique en phase tardive, diminuant la capacité des tissus à utiliser l'oxygène au niveau cellulaire • Fausse lecture causée par la position du cathéter de l'artère pulmonaire dans un capillaire, c'est-à-dire en position bloquée (SvO_2 seulement)
SvO_2 ou $ScvO_2$ normale (60-80 %)	• Apport et demande métaboliques en oxygène normaux	• Apport et demande en oxygène équilibrés

SvO_2 ou $ScvO_2$ diminuée (inférieure à 60 %)	• Diminution de l'apport en oxygène causée par :
	  – hémoglobine basse
	  – saturation artérielle faible (SaO_2)
	  – débit cardiaque faible
	  – augmentation de la demande en oxygène
		• Anémie ou saignement avec instabilité hémodynamique
		• Hypoxémie résultant d'une baisse de l'apport en oxygène ou d'une maladie pulmonaire
		• Choc cardiogénique causé par une insuffisance ventriculaire gauche
		• Demande métabolique en oxygène excédant l'apport en présence de circonstances stimulant l'activité musculaire et le métabolisme (Ces circonstances incluent des états physiologiques, notamment les frissons, les convulsions et l'hyperthermie, et certaines interventions en soins infirmiers pendant lesquelles le niveau de stress du client augmente.)

[a] Les valeurs de la $ScvO_2$ sont en général légèrement plus élevées que celles de la SvO_2.

Source : Adapté de Urden, Lough, & Stacy (2010).

À ce sujet, si, par exemple, la fréquence cardiaque du client augmente au moment de la mobilisation, mais que la SvO_2 ou la $ScvO_2$ reste stable, il sera possible de conclure que le client a toléré la procédure. Au contraire, si la SvO_2 ou la $ScvO_2$ chute, c'est que la procédure n'a pas été tolérée par le client et elle devrait être effectuée le moins souvent possible jusqu'à l'amélioration de l'état de la personne.

Dans bien des cas, lorsque le niveau d'activité ou le métabolisme augmentent, la fréquence cardiaque et le débit cardiaque augmentent aussi, et la SvO_2 et la $ScvO_2$ demeurent constantes ou varient légèrement. Toutefois, chez les clients en phase critique, il n'est pas rare que certaines circonstances rendent impossible toute augmentation substantielle du débit cardiaque. Ce phénomène survient notamment en présence d'insuffisance cardiaque, de choc, d'arythmies ou à la suite d'une greffe cardiaque. Dans de tels cas, la SvO_2 et la $ScvO_2$ peuvent être des indicateurs utiles de l'équilibre entre l'apport et la consommation en O_2.

Complications liées à l'utilisation du cathéter de l'artère pulmonaire

L'infection et la sepsie sont des problèmes graves associés au cathéter de l'artère pulmonaire. Des principes stricts d'asepsie chirurgicale doivent être appliqués au moment de l'insertion du cathéter de même que pendant le changement de pansement et des tubulures qui s'y rattachent. Le site d'insertion doit être recouvert d'un pansement occlusif stérile. Il est également nécessaire de désinfecter la peau, conformément au protocole de l'établissement, au moment du changement du pansement, habituellement au moyen d'une préparation de chlorhexidine. L'infirmière doit surveiller les moindres signes d'infection locale et systémique chez le client (p. ex., une rougeur et un exsudat au site d'insertion, une fièvre, une leucocytose). Le cathéter de l'artère pulmonaire doit être retiré au moindre signe d'infection. Pour réduire le risque d'infection, le sac d'irrigation sous pression, la tubulure, le capteur à pression et les robinets rattachés au cathéter sont changés toutes les 96 heures. De plus, l'infirmière et le médecin doivent s'assurer que le cathéter est retiré dès que la surveillance hémodynamique n'est plus requise.

L'**embolie gazeuse** est un autre risque associé au cathéter de l'artère pulmonaire. Pour prévenir cette complication, l'intégrité du ballonnet du cathéter est vérifiée avant son insertion. Après l'insertion, la rupture du ballonnet ou l'injection d'air dans l'une ou l'autre des lumières, y compris dans la lumière d'un ballonnet percé, peut provoquer une embolie gazeuse. L'infirmière peut réduire le risque d'un tel événement en aspirant d'abord dans la lumière du ballonnet pour vérifier l'absence ou la présence de sang et en injectant uniquement le volume d'air requis dans le ballonnet pour mesurer la P.A.P.B. Si du sang est aspiré à partir de la lumière du ballonnet

ou si l'air injecté ne revient pas de façon passive dans la seringue, il faut apposer une étiquette sur le cathéter (p. ex., « Ne pas utiliser ») et aviser le médecin. De l'air peut également s'introduire dans le cathéter si les raccords ne sont pas étanches. À cet effet, des connexions vissables sont privilégiées sur toutes les tubulures et les capteurs de pression. De plus, les alarmes correspondant aux limites inférieures de pression ciblées sont activées, ce qui permettra à l'infirmière de constater rapidement une déconnexion.

Le client porteur d'un cathéter de l'artère pulmonaire est exposé à un risque d'infarctus pulmonaire ou de rupture de l'artère pulmonaire susceptibles de découler :

- de la rupture du ballonnet qui peut libérer de l'air ou des fragments qui causeront une embolie ;
- d'un gonflement prolongé du ballonnet qui peut nuire à la circulation sanguine ;
- d'un cathéter qui avance en position bloquée et entrave la circulation sanguine ;
- d'un thrombus qui peut se former et causer une embolie.

Pour réduire ces risques, l'infirmière ne gonflera jamais le ballonnet au-delà de sa capacité (habituellement 1 à 1,5 ml d'air). Elle surveillera également de façon continue la forme des courbes générées par la pression de l'artère pulmonaire pour déceler des signes d'occlusion du cathéter, de déplacement ou de position bloquée. Ainsi, le tracé de la courbe de l'artère pulmonaire sera déformé si le cathéter commence à s'occlure et il ressemblera à une courbe de P.A.P.B. si le cathéter se retrouve en position bloquée. Dans ce dernier cas, le médecin, ou une infirmière formée, doit immédiatement repositionner le cathéter. Enfin, pour réduire le risque de formation d'un thrombus ou d'un embole, le cathéter de l'artère pulmonaire est irrigué en permanence au moyen d'une perfusion lente de soluté physiologique salin (similaire au cathéter artériel).

Des arythmies ventriculaires s'observent parfois au moment de l'insertion ou du retrait du cathéter de l'artère pulmonaire, ou encore si l'extrémité se déplace dans le ventricule droit à partir de l'artère pulmonaire et irrite la paroi ventriculaire. Dans ce cas, il sera impossible pour l'infirmière d'obtenir une lecture de la P.A.P.B. Le médecin devra alors repositionner le cathéter. Après, une radiographie sera effectuée pour confirmer sa position.

Surveillance non effractive de l'oxygénation artérielle

La **saturométrie** (ou oxymétrie de pouls) est une méthode de surveillance non effractive continue qui permet de déterminer le taux de saturation pulsatile en oxygène (SpO_2). La surveillance de la SpO_2 peut réduire la fréquence des prélèvements pour obtenir une gazométrie du sang artériel. La

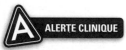

ALERTE CLINIQUE

Complications associées au cathéter de l'artère pulmonaire

- Pour éviter de provoquer une embolie gazeuse, l'infirmière fermera toujours le cathéter vers le client en clampant la tubulure ou en plaçant le robinet en position appropriée chaque fois que la tubulure sera débranchée.
- Pour éviter l'infarctus pulmonaire ou la rupture de l'artère pulmonaire, l'infirmière ne laissera jamais le ballonnet gonflé pendant plus de quatre respirations, soit 8 à 15 secondes (sauf au moment de l'insertion).

SpO_2 se situe normalement entre 95 et 100 %. Il est parfois difficile d'obtenir des mesures précises de la SpO_2 chez les clients qui souffrent d'hypothermie, qui reçoivent un traitement vasopresseur I.V. (p. ex., la norépinéphrine) ou qui sont hypoperfusés. L'infirmière peut alors envisager d'autres endroits que les doigts pour placer le saturomètre (p. ex., le front, le lobe de l'oreille) ▶ **33**.

L'oxymétrie de pouls est souvent utilisée pour évaluer l'efficacité de l'oxygénothérapie. Une baisse de la SpO_2 indique une oxygénation inadéquate du sang dans les capillaires pulmonaires. Il est possible de corriger la situation en augmentant la fraction de l'oxygène inspiré (FiO_2) et en réévaluant la réponse du client par la suite. De même, la SpO_2 est utilisée pour vérifier si le client tolère les diminutions de la FiO_2 et s'il répond aux interventions. Par exemple, si la SpO_2 a tendance à diminuer lorsque le client est placé en décubitus latéral gauche, il est préférable de choisir d'autres positions.

33

La saturométrie est traitée en détail dans le chapitre 33, *Évaluation clinique – Système respiratoire.*

49

Soins et traitements infirmiers

CLIENT SOUS SURVEILLANCE HÉMODYNAMIQUE

La collecte des données sur l'état hémodynamique du client nécessite l'intégration de divers paramètres provenant de nombreuses sources et l'établissement de leur tendance dans le temps. Des observations infirmières complètes en lien avec l'examen physique procurent d'importants indices sur l'état hémodynamique du client. Dans un premier temps, des données concernant l'aspect général du client, son état de conscience, la couleur et la température de sa peau, ses signes vitaux, ses pouls périphériques, le retour capillaire et le débit urinaire sont recueillies. Le client paraît-il fatigué, faible, épuisé ? La réserve cardiaque peut être trop basse pour soutenir un niveau d'activité minimal. Une peau pâle et froide et des pouls faibles peuvent indiquer une baisse du débit cardiaque. L'altération de l'état de conscience reflète parfois des problèmes de perfusion ou d'oxygénation cérébrale. La surveillance du débit urinaire, quant à elle, donne une idée de la qualité de la perfusion rénale. De plus, à l'auscultation, les bruits intestinaux seront hypoactifs, voire absents, si la perfusion du tractus digestif est diminuée. Chez un client qui saigne et entre en état de choc, la pression artérielle peut demeurer stable au début, puis sa peau deviendra de plus en plus pâle et froide en raison de la vasoconstriction périphérique. En revanche, la peau du client en choc septique peut demeurer chaude et rosée, alors que la tachycardie et l'instabilité de la pression artérielle s'installent. L'accélération de la fréquence cardiaque est fréquente chez les clients en phase critique dont l'état est précaire et qui se trouvent en situation de stress. Il faut se souvenir que la tachycardie soutenue fait augmenter la demande myocardique en O_2 et peut entraîner, si elle persiste, une défaillance cardiaque.

L'infirmière en soins critiques devra toujours établir les liens entre les données collectées à l'examen physique et les données obtenues par des technologies biomédicales (p. ex., l'ECG, la pression artérielle, la pression de l'artère pulmonaire, la SvO_2 et la $ScvO_2$). Les paramètres hémodynamiques pris isolément sont rarement utiles. En ce sens, l'infirmière doit observer les tendances et évaluer le tableau clinique global afin de déceler les signes avant-coureurs de complications et intervenir avant leur apparition.

49.3 | Dispositifs d'assistance circulatoire

Les **dispositifs d'assistance circulatoire (DAC)** mécaniques, comme le ballon de contrepulsion intraaortique (BCPA) et les dispositifs d'assistance ventriculaire (DAV) gauche ou droite, réduisent le travail du cœur et améliorent la perfusion des organes chez les clients atteints d'insuffisance cardiaque lorsque la pharmacothérapie ne suffit plus. Le type de dispositif utilisé dépend de l'ampleur et de la nature du problème cardiaque. Les DAC fournissent un soutien provisoire dans trois types de cas cliniques : 1) les ventricules (gauche, droit ou les deux) nécessitent un soutien à la suite d'une lésion aiguë (p. ex., après une chirurgie cardiaque) ; 2) le client doit être stabilisé avant une chirurgie cardiaque (p. ex., une réparation d'une rupture du septum) ; 3) le client dont le cœur est défaillant est en attente d'une greffe cardiaque. Tous les DAC réduisent le travail des ventricules, accroissent la perfusion myocardique et augmentent la circulation. Le DAC le plus couramment utilisé est le BCPA.

49.3.1 Contrepulsion par ballon intraaortique

La **contrepulsion par ballon intraaortique (BCPA)** procure une assistance circulatoire temporaire au cœur défaillant en réduisant la postcharge (grâce à une réduction de la résistance vasculaire lors de la systole) et en augmentant la pression diastolique aortique, ce qui donne lieu à une amélioration du débit sanguin coronarien. Les indications cliniques du BCPA sont décrites dans l'**ENCADRÉ 49.4**.

Le BCPA est constitué d'un cathéter sur lequel se trouve un ballon de forme allongée, d'une pompe qui permet son gonflement et son dégonflement ainsi que d'une console qui comprend des commandes de sécurité intégrées et qui sert à synchroniser le gonflement du ballon avec le cycle cardiaque **FIGURE 49.12**. Le cathéter est inséré par voie percutanée ou chirurgicale dans l'artère fémorale. De ce point, le cathéter

Indications et contre-indications du traitement de contrepulsion par ballon intraaortique[a]

Indications

- Angine instable réfractaire (après l'échec de la pharmacothérapie)
- Brève période de transition précédant la transplantation cardiaque
- Infarctus aigu du myocarde accompagné de l'un ou l'autre des éléments suivants de façon à procéder sans délai à la coronarographie ou à la chirurgie cardiaque correctrice :
  - Anévrisme ventriculaire accompagné d'arythmies ventriculaires
  - Rupture aiguë du septum ventriculaire
  - Dysfonction aiguë de la valve mitrale
  - Choc cardiogénique
  - Douleur rétrosternale réfractaire, avec ou sans arythmies ventriculaires
- Périodes pré-, péri- et postopératoires de chirurgie cardiaque (prophylaxie préchirurgicale, échec du sevrage de la circulation extracorporelle, insuffisance ventriculaire gauche à la sortie de la circulation extracorporelle)
- Interventions cardiaques à haut risque

Contre-indications

- Atteinte cérébrale irréversible
- Coagulopathie majeure (p. ex., une coagulopathie intravasculaire disséminée)
- Maladie terminale ou incurable affectant plusieurs systèmes ou appareils organiques majeurs
- Anévrismes de l'aorte abdominale et thoracique
- Insuffisance aortique de modérée à sévère
- Maladie vasculaire périphérique généralisée (p. ex., une maladie aorto-iliaque) qui peut empêcher l'installation du ballon et est considérée comme étant une contre-indication relative ; le médecin peut alors procéder à l'insertion sans guide

[a] Cette liste n'est pas exhaustive.

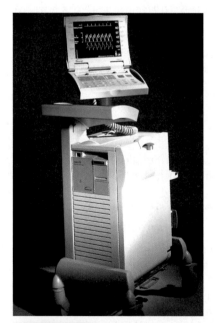

FIGURE 49.12

Appareil de contrepulsion par ballon intraaortique

est avancé à contre-courant vers le cœur de façon à ce que le ballon se retrouve dans l'aorte thoracique descendante, juste en dessous de l'artère sous-clavière gauche et au-dessus des artères rénales **FIGURE 49.13**. Une fois le cathéter en place, une radiographie est effectuée pour confirmer sa position. Un système pneumatique gonfle de façon cyclique le ballon avec de l'hélium au début de la diastole (immédiatement après la fermeture de la valvule aortique) et le dégonfle juste avant la systole suivante. L'ECG est le principal déclencheur utilisé pour le gonflement et le dégonflement du ballon. Le dégonflement coïncide avec la pente ascendante de l'onde R (du QRS), tandis que son gonflement est réglé avec l'onde T. L'onde dicrote du tracé de pression artérielle sert à ajuster la synchronisation. Le traitement par BCPA est appelé contrepulsion parce que le gonflement du ballon survient à l'opposé de la contraction ventriculaire. Le rapport d'assistance fourni par le BCPA est habituellement de 1:1 durant la phase aiguë du traitement. Cela signifie qu'à chaque battement cardiaque survient un cycle gonflement-dégonflement du BCPA.

Effets de la contrepulsion

En fin de diastole, lorsque le ballon est complètement gonflé, le sang est propulsé avec force en distal vers les extrémités et en proximal vers les coronaires et les principales ramifications de la crosse de l'aorte. La pression artérielle diastolique augmente (augmentation diastolique), ce qui entraîne une hausse de la pression de perfusion des coronaires et de la perfusion des organes vitaux. La hausse de la pression de perfusion des coronaires améliore le débit sanguin myocardique, ce qui permet de diminuer l'ischémie cardiaque. Le ballon est rapidement dégonflé juste avant la systole. Cela

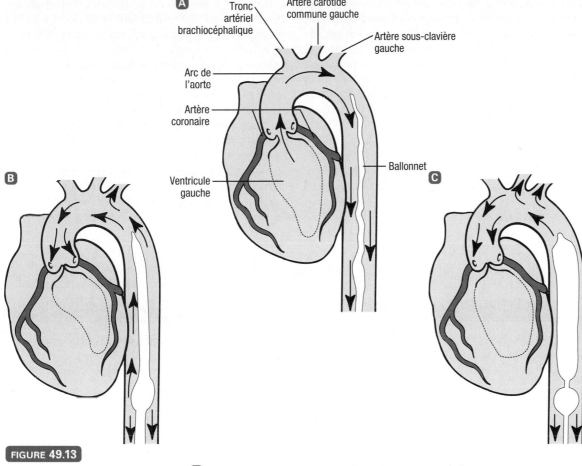

A Tronc artériel brachiocéphalique

Artère carotide commune gauche

Artère sous-clavière gauche

Arc de l'aorte

Artère coronaire

Ventricule gauche

Ballonnet

B

C

FIGURE 49.13

Contrepulsion par ballon intraaortique – **A** Durant la systole, le ballon est dégonflé, ce qui facilite l'éjection du sang vers la périphérie. **B** Au début de la diastole, le ballonnet commence à se gonfler. **C** En fin de diastole, le ballon est totalement gonflé, ce qui augmente la pression aortique et accroît la pression de perfusion coronarienne qui aboutit à une augmentation du débit sanguin coronarien et systémique.

crée un vide qui entraîne une chute de la résistance vasculaire aortique. Ainsi, la pression aortique à l'éjection ventriculaire gauche diminue (réduction de la postcharge) et le ventricule gauche se vide plus facilement et plus complètement. Comme avec toutes les autres méthodes de réduction de la post-charge, le volume d'éjection systolique augmente, alors que la consommation myocardique en O_2 diminue. Les effets hémodynamiques du traitement par BCPA sont résumés à l'**ENCADRÉ 49.5**.

Complications liées à la contrepulsion par ballon intraaortique

Des lésions vasculaires, notamment le délogement d'une plaque d'athérome, la dissection aortique et l'obstruction de la circulation distale, sont fréquentes au cours du traitement par BCPA. La formation de thrombus et d'emboles exacerbe le risque d'atteinte circulatoire aux extrémités. La pompe du BCPA peut également provoquer une destruction des plaquettes et causer une thrombocytopénie. L'atteinte nerveuse périphérique s'observe dans

---

ENCADRÉ 49.5   **Effets hémodynamiques de la contrepulsion**

Effets du gonflement durant la diastole

- Augmentation de la pression diastolique (peut excéder la pression systolique)
- Augmentation de la pression à la base de l'aorte durant la diastole
- Augmentation de la pression de perfusion coronarienne
- Amélioration de l'apport myocardique en oxygène :
  – Diminution de l'angine
  – Diminution des signes électrocardio-graphiques d'ischémie
  – Diminution de l'ectopie ventriculaire
- Amélioration de la pression de perfusion systémique
- Amélioration de l'apport systémique en oxygène

Effets du dégonflement durant la systole

- Diminution de la postcharge
- Diminution de la pression systolique maximale
- Diminution de la consommation myocardique en oxygène
- Augmentation du volume d'éjection systolique :
  – Amélioration de l'état de conscience
  – Amélioration de la perfusion périphé-rique et donc de la chaleur de la peau
  – Augmentation du débit urinaire
  – Ralentissement de la fréquence cardiaque
  – Diminution des pressions de l'artère pulmonaire, y compris de la P.A.P.B.
  – Diminution des crépitants à l'auscultation

certains cas, particulièrement lorsqu'une dissection artérielle est effectuée pour procéder à l'insertion. S'il se déplace, le ballon peut obstruer les artères sous-clavière gauche, rénales ou mésentériques et entraîner ainsi un pouls radial faible, voire absent, une réduction du débit urinaire ou l'affaiblissement ou la disparition des bruits intestinaux. De plus, les clients traités par BCPA sont sujets à l'infection. L'apparition de signes locaux ou systémiques d'infection justifie le retrait du cathéter (Quaal, 2005). Pour prévenir ces complications, il importe de collecter des données en lien avec l'hémodynamie et avec les appareils cardiovasculaire et neurovasculaire toutes les 15 à 60 minutes, selon l'état du client **TABLEAU 49.4**.

Bien que rares, des complications d'ordre mécanique peuvent également survenir. À cet effet, la désynchronisation du gonflement du ballon peut entraîner une augmentation de la postcharge, réduire le débit cardiaque, augmenter la demande myocardique en O_2 et causer une ischémie myocardique. Il faut immédiatement reconnaître ces complications. Si le ballon fuit, la pompe s'arrêtera automatiquement. Le cathéter doit alors être rapidement retiré pour éviter la formation d'un embole. Les signes de fuite sont une augmentation de la pression diastolique moins efficace, le déclenchement fréquent des alarmes signalant une fuite de gaz et le reflux sanguin dans le cathéter. Une dysfonction du ballon ou de la console déclenche les

TABLEAU 49.4	Complications potentielles de la contrepulsion par ballon intraaortique
COMPLICATIONS POTENTIELLES	**SOINS ET TRAITEMENTS INFIRMIERS**
Infection localisée causée par le cathéter	• Appliquer une technique aseptique stricte au moment de l'insertion et pendant les changements de pansements. • Appliquer des pansements occlusifs sur le site d'insertion du cathéter.
Pneumonie associée à l'immobilisation	• Changer le client de position toutes les deux heures en veillant à ne pas déplacer le cathéter. • Si le client a besoin de physiothérapie respiratoire par percussion, éviter de provoquer des interférences à l'ECG ou de changer le stimulus de gonflement du ballon en mode pression.
Trauma artériel infligé au moment de l'insertion ou du déplacement du cathéter	• Repérer les pouls périphériques et faire une marque sur la peau au point d'impulsion avant l'insertion du ballon afin de pouvoir les comparer après l'insertion du cathéter. • Après l'insertion du cathéter, évaluer la perfusion des extrémités supérieures et inférieures au moins toutes les heures. • Mesurer le débit urinaire au moins toutes les heures (l'occlusion des artères rénales provoque une grave diminution du débit urinaire). • Observer la forme des ondes de pressions artérielles pour déceler tout changement subit. • Maintenir la tête du lit à un angle d'au plus 30°. • Ne pas fléchir la jambe du côté où le cathéter est inséré au niveau de l'aine. • Immobiliser la jambe du côté où le cathéter est inséré afin de prévenir toute flexion en glissant un drap sous le matelas, ou en appliquant une contention à la cheville ou un immobilisateur au genou.
Thromboembolie causée par un trauma, obstruction du débit sanguin par le ballon en aval du cathéter	• Administrer de l'héparine en prophylaxie, si elle est prescrite. • Vérifier les pouls périphériques, le débit urinaire et l'état de conscience au moins toutes les heures. • Vérifier la perfusion, la sensibilité et la mobilité aux deux jambes au moins toutes les heures.
Complications hématologiques causées par des dommages aux plaquettes par l'effet de contrepulsion (p. ex., une thrombocytopénie)	• Vérifier les résultats du coagulogramme, de l'hématocrite et de la numération plaquettaire.
Hémorragie au point d'insertion	• Vérifier la présence de saignement au point d'insertion au moins toutes les heures. • Rester à l'affût des manifestations d'hypovolémie à chaque vérification des signes vitaux.
Fuite ou rupture du ballon	• Vérifier la présence de sang frais ou séché (tâches brunes) dans la tubulure d'hélium raccordé au cathéter toutes les heures. • Se préparer au retrait urgent du ballon et à une possible réinsertion.

alarmes de sécurité intégrées et entraîne automatiquement l'arrêt de la contrepulsion.

Le client porteur d'un BCPA doit demeurer relativement immobile. Il peut être positionné en décubitus latéral ou dorsal, la tête du lit ne pouvant pas être surélevée à plus de 30°. Le client reçoit parfois une assistance respiratoire et il est souvent porteur de plusieurs cathéters. Conséquemment, il peut être difficile de lui trouver une position confortable. Le client aura de la difficulté à dormir et se sentira anxieux. Ainsi, il est essentiel que sa douleur soit soulagée, qu'il reçoive une sédation adéquate et que des soins de la peau de même que des mesures de confort lui soient donnés.

Le médecin décide de diminuer le soutien prodigué par BCPA quand l'état du client s'améliore. Cela signifie que l'assistance circulatoire fournie par BCPA est graduellement réduite. Le sevrage suppose une réduction du rapport de contrepulsion de 1:1 à 1:2 et de la réévaluation de l'état clinique du client. Si les paramètres hémodynamiques restent stables, le rapport peut passer de 1:2 à 1:3, jusqu'au retrait du cathéter de BCPA. Le cycle gonflement-dégonflement est maintenu jusqu'au moment où le cathéter est retiré, même si le client est stable. Cela réduit le risque de formation de thrombus au pourtour du cathéter.

49.3.2 Dispositifs d'assistance ventriculaire

Le **dispositif d'assistance ventriculaire (DAV)** procure un soutien à court et à long terme au cœur défaillant et permet une plus grande mobilité au client que le BCPA. Les DAV sont insérés dans le circuit sanguin pour soutenir ou remplacer l'action du ventricule. Certains DAV sont implantés par voie interne (p. ex., le péritoine), d'autres, par voie externe. Un DAV typique permet la dérivation du sang de l'oreillette ou du ventricule gauches vers le dispositif, puis vers l'aorte. D'autres DAV procurent une aide ventriculaire droite ou biventriculaire **FIGURE 49.14**.

L'incapacité de sevrer le client de la circulation extracorporelle (CEC) après une chirurgie cardiaque constitue l'une des principales indications du DAV. Les DAV viennent aussi en aide aux clients qui présentent une insuffisance ventriculaire causée par un infarctus du myocarde et aux clients en attente d'une greffe cardiaque. Un DAV est un dispositif temporaire qui permet de soutenir en tout ou en partie la circulation, jusqu'à ce que le cœur se rétablisse ou qu'un donneur ait été trouvé. Le site d'insertion des canules dépend du type de dispositif utilisé. Pour aider le cœur droit, des canules sont insérées dans l'oreillette droite et l'artère pulmonaire. Dans le cas de DAV gauche, des canules sont habituellement insérées dans l'oreillette gauche et l'aorte. L'insertion directe de canules

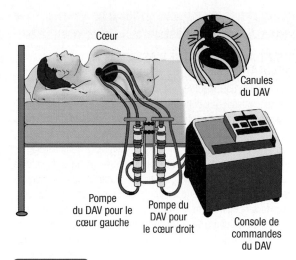

FIGURE 49.14

Diagramme schématique d'un dispositif d'assistance biventriculaire (DABV)

dans l'oreillette et les gros vaisseaux s'effectue au bloc opératoire et exige une sternotomie.

Il est indispensable de bien sélectionner les clients en vue d'un traitement par DAV. Parmi les indications de ce traitement figurent l'incapacité de sevrer le client de la CEC, un choc cardiogénique en soins postopératoires de chirurgie cardiaque, la transition vers le rétablissement ou la transplantation cardiaque et l'atteinte de la classe IV de la New York Heart Association chez des clients pour qui le traitement pharmacologique a échoué ▶ **42**. Les contre-indications relatives au traitement par DAV incluent la surface corporelle inférieure à 1,5 m², l'insuffisance rénale ou hépatique non liée à un événement cardiaque et les comorbidités limitant l'espérance de vie à moins de 3 ans (Fleck & Hargraves, 2005).

49.3.3 Cœur artificiel implantable

Depuis 10 ans, environ 160 greffes cardiaques sont effectuées au Canada chaque année (Fondation des maladies du cœur, 2008 ; Institut canadien d'information sur la santé [ICIS], 2007). Toutefois, la demande en cœur excède de loin l'offre. La recherche sur les DAC mécaniques a mené à la mise au point d'un cœur artificiel entièrement implantable qui permet de soutenir l'appareil circulatoire de l'organisme. Ce dispositif prend la relève du cœur défaillant des clients qui ne sont pas de bons candidats à la greffe et à qui aucun autre traitement ne peut être offert. Un des principaux avantages du cœur artificiel, comparativement à la greffe cardiaque, est qu'il est plus économique, tant sur le plan de l'intervention elle-même que des pharmacothérapies. Les clients n'ont pas besoin de traitements immunosuppresseurs et échappent ainsi à leurs effets inévitables à long terme. Toutefois, ces clients ont besoin d'une anticoagulation pour le reste de leur vie (Abiomed, 2007).

42

La classification fonctionnelle de la maladie cardiaque de la New York Heart Association est présentée dans le chapitre 42, *Interventions cliniques — Insuffisance cardiaque.*

CLIENT AVEC DISPOSITIF D'ASSISTANCE CIRCULATOIRE

Le client chez qui un BCPA a été installé requiert des soins infirmiers très spécialisés. Des données complètes en lien avec le système cardiovasculaire doivent fréquemment être recueillies. Ces données incluent la mesure des paramètres hémodynamiques (p. ex., les pressions artérielles et de l'artère pulmonaire, le débit cardiaque, l'index cardiaque, la résistance vasculaire systémique, le volume d'éjection systolique), l'auscultation du cœur et des poumons et l'interprétation de l'ECG (p. ex., la fréquence, le rythme). Des données doivent également être collectées à intervalles réguliers pour déterminer la qualité de la perfusion tissulaire (p. ex., la couleur et la température de la peau, l'état de conscience, le retour capillaire, les pouls périphériques, le débit urinaire, les bruits intestinaux). Le traitement par BCPA devrait permettre l'amélioration de ces paramètres.

Les soins infirmiers du client porteur d'un DAV ressemblent à ceux du client porteur d'un BCPA. L'infirmière doit notamment observer chez le client l'apparition de signes de saignement, de tamponnade cardiaque, d'insuffisance ventriculaire, d'infection, d'arythmie, d'insuffisance rénale, d'hémolyse et de thromboembolie. Contrairement au client porteur d'un BCPA qui doit rester alité et dont les changements de position sont limités, le client porteur du DAV est plus mobile et requiert un plan d'activités. Dans certains cas, les clients porteurs d'un DAV peuvent retourner à la maison. La préparation en vue du congé est complexe et exige un enseignement détaillé sur le dispositif et le matériel (p. ex., les chargeurs de piles). De plus, les clients doivent pouvoir compter sur un proche aidant ayant reçu l'enseignement et qui est en mesure de manipuler adéquatement le matériel.

Idéalement, les clients porteurs d'un DAC se rétabliront grâce à l'amélioration de leur état ventriculaire, à une transplantation cardiaque ou à l'implantation d'un cœur artificiel. Toutefois, de nombreux clients décèdent ou la décision de retirer le dispositif est prise et la mort s'ensuit. Le client et ses proches ont besoin d'un soutien émotionnel. L'infirmière peut faire appel à d'autres intervenants, au besoin, notamment une travailleuse sociale ou un prêtre (ou tout autre représentant religieux demandé par le client).

49.4 | Maintien de la perméabilité des voies respiratoires supérieures

Jugement clinique

Monsieur Guy Marcil est âgé de 56 ans. Il a subi une grave contusion du tronc cérébral à la suite d'un accident de motocyclette. Il présente de la décortication et obtient un score de 4 sur 15 à l'échelle de coma de Glasgow.

Une intubation endotrachéale est-elle nécessaire dans son cas ? Justifiez votre réponse.

Le client en phase critique a souvent besoin d'un dispositif pour assurer la perméabilité de ses voies respiratoires. Un tube inséré dans la trachée, qui passe à travers les voies respiratoires supérieures et les structures laryngées, se substitue aux voies respiratoires naturelles. Le tube est introduit par la bouche ou par le nez, en amont du larynx (**intubation endotrachéale**), ou par une ouverture pratiquée dans le cou, c'est-à-dire l'orifice de **trachéotomie**. Chez les clients en phase critique, il est plus fréquent d'avoir recours à l'intubation endotrachéale (ET) qu'à la trachéotomie, car elle s'effectue de façon plus rapide et sécuritaire au chevet du client. Les indications de l'intubation ET sont, entre autres, l'obstruction des voies respiratoires supérieures (p. ex., causée par des brûlures, une tumeur ou un saignement), l'apnée, le risque d'aspiration, l'incapacité d'éliminer les sécrétions et la détresse respiratoire. Les éléments du tube ET sont décrits à la **FIGURE 49.15**.

La trachéotomie, qui est une intervention chirurgicale, est considérée lorsque le recours à un dispositif pour maintenir les voies respiratoires supérieures perméables s'annonce prolongé. Il n'existe aucun consensus toutefois sur le moment idéal pour effectuer la trachéotomie chez le client qui a besoin d'un tube ET. Selon les données de la recherche, une trachéotomie précoce (après 2 à 10 jours d'intubation avec un tube ET) aurait des avantages, notamment une diminution du taux de pneumonie, de la durée du séjour à l'USI et du taux de mortalité par rapport à la trachéotomie tardive, surtout si la ventilation mécanique doit durer plus de 10 à 14 jours (Hsu, Chen, Chang, Jerng, Yu, & Yang, 2005 ; Rumbak, Newton, Truncale, Schwartz, Adams, & Hazard, 2004). Les protocoles varient selon les clients, les médecins et les établissements ▶ **34**.

49.4.1 Tubes endotrachéaux

Dans le cas de l'intubation orale, le tube ET est introduit par la bouche dans la trachée et entre les cordes vocales à l'aide d'un laryngoscope ou d'un bronchoscope. Dans le cas de l'intubation ET nasale, le tube ET est introduit par le nez, dans le nasopharynx et entre les cordes vocales à l'aveugle (sans voir le larynx). L'intubation ET orale est privilégiée dans la plupart des cas d'urgence, car l'accès aux voies respiratoires est ainsi rapidement assuré. Comparativement à l'intubation par voie nasale, un tube de plus gros diamètre est utilisé pour l'intubation orale. Le tube ET de plus gros calibre réduit la résistance à l'écoulement de l'air associée à ce dispositif, ce qui diminue le travail respiratoire. Il est aussi plus facile d'aspirer les sécrétions et de procéder à la bronchoscopie par

34

Les tubes de trachéotomie et les soins infirmiers connexes sont décrits dans le chapitre 34, *Interventions cliniques – Troubles des voies respiratoires supérieures.*

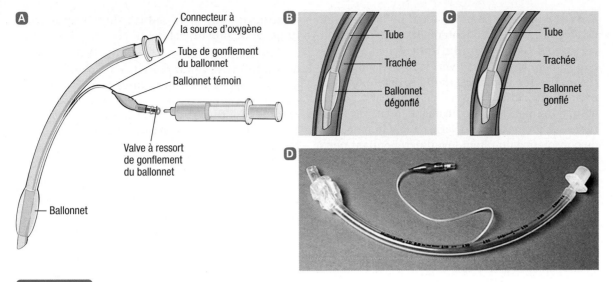

FIGURE 49.15

Tube endotrachéal – **A** Parties d'un tube endotrachéal. **B** Tube en place et ballonnet dégonflé. **C** Tube en place et ballonnet gonflé. **D** Photo du tube avant insertion.

fibre optique, au besoin. Il est possible d'avoir recours à l'intubation ET nasale lorsque la manipulation de la tête et du cou comporte un risque (trauma de la moelle épinière), bien que l'équipement spécialisé disponible de nos jours (vidéolaryngoscope [GlideScope^MD], bronchoscope) rende l'intubation orale plus facile dans ce contexte.

L'intubation ET orale comporte des risques. En effet, il peut être difficile d'introduire le tube en raison de particularités anatomiques externes (p. ex., un cou court, une mobilité réduite du cou, de longues incisives) ou internes (p. ex., un œdème ou un trauma des structures). Il y a également un risque d'ébrécher ou de déloger des dents durant l'intervention. De plus, après l'intubation, la salivation augmente et la déglutition est difficile. Le client peut aussi obstruer le tube ET en le mordant. Pour éviter cela, l'infirmière aura recours à la sédation et à une pièce buccale empêchant de mordre le tube (*bite block*) ou à une canule oropharyngée. Il faut fixer en place le tube ET à l'aide de ruban adhésif que l'infirmière colle sur le visage ou avec un dispositif de fixation commercial. La pièce buccale est généralement placée au pourtour du tube ET. Les soins buccaux deviennent ainsi compliqués, étant donné l'encombrement de la cavité orale. Pour contrer ce problème, l'infirmière utilise des dispositifs d'hygiène buccale de moindre dimension ou pédiatriques pour le brossage des dents, les soins buccaux et l'aspiration des sécrétions dans la cavité orale.

L'intubation nasale est contre-indiquée chez les clients présentant des fractures au visage ou des fractures présumées à la base du crâne, de même qu'après des interventions chirurgicales au crâne. L'intubation par le nez provoque de l'inconfort chez certains clients, car le tube fait pression sur le septum nasal, tandis que d'autres le préfèrent parce qu'il permet d'éviter la pièce buccale et facilite l'hygiène buccale. Il faut toutefois savoir que les tubes ET nasaux sont plus sujets à se plier que les tubes oraux. Le travail respiratoire est aussi plus important que pendant une intubation orale, car le tube est de plus petit diamètre et il est plus long, augmentant ainsi la résistance à l'écoulement de l'air. Ces caractéristiques du tube ET rendent également plus difficile l'aspiration et l'élimination des sécrétions. Enfin, l'intubation nasale a été associée à un taux accru de sinusites et de pneumonies acquises sous ventilateur (American Thoracic Society & Infectious Diseases Society of America, 2005).

49.4.2 Technique d'intubation endotrachéale

Sauf si l'intubation ET est urgente, le médecin ou la personne qui pratique l'intubation doit obtenir le consentement éclairé du client avant la procédure. Le client et sa famille seront avisés de la raison de l'intubation ET et des étapes de la procédure. Il leur sera également expliqué que la présence du tube empêchera le client de parler, mais que d'autres moyens de communication seront mis à sa disposition. Il faut aussi prévenir le client qu'il est possible que l'infirmière utilise des contentions dans un objectif de sécurité.

L'infirmière doit s'assurer que tous les clients intubés et ventilés mécaniquement ont un ballon insufflateur manuel (p. ex., de style AMBU^MD) branché à l'oxygène ainsi que le matériel d'aspiration disponible au chevet, et veiller à ce qu'un accès veineux soit prêt. Le ballon insufflateur manuel est pourvu d'un réservoir qui se remplit d'oxygène et qui permet d'insuffler au client des concentrations élevées d'oxygène (près de 100 %). Plus le ballon est dégonflé et gonflé lentement, plus la concentration d'oxygène administrée augmente. L'infirmière assemble et vérifie l'équipement utilisé, retire les prothèses dentaires complètes ou partielles du client (en vue de l'intubation orale) et lui administre les médicaments prescrits, selon le cas. La prémédication varie en fonction de l'état de conscience du client (éveillé, répondant peu à la stimulation) et la nature de l'intervention (urgente ou non urgente).

L'intubation à séquence rapide (ISR) consiste en l'administration rapprochée d'agents sédatifs et d'un agent bloqueur neuromusculaire au moment de l'intubation d'urgence afin de réduire chez le client les risques d'aspiration, la combativité et les traumas **TABLEAU 49.5**. L'ISR n'est pas indiquée chez les clients comateux ou en arrêt

TABLEAU 49.5	Intubation à séquence rapide (8 P)	
DESCRIPTION DES ÉTAPES	**MÉDICAMENTS**	**TEMPS**
Étape 1 : **P**réparation • Matériel, médicaments et personnel requis		• Avant et jusqu'à − 5 min
Étape 2 : **P**réoxygénation • Oxygène à 100 % grâce à un ventimasque ou à l'AMBU^MD		• − 5 à − 3 min
Étape 3 : **P**rétraitement • ↑ pression intracrânienne et réponse adrénergique • ↑ pression intracrânienne, bronchospasme • Prévention de ↑ pression intracrânienne et fasciculations • Prévention de la bronchorrhée associée à l'administration de kétamine	• Fentanyl 1,5 à 3 mcg/kg I.V. en 30 sec. • Lidocaïne 1,5 mg/kg I.V. en 30 sec. • Rocuronium 0,06 à 0,1 mg/kg I.V. en bolus ou vécuronium 0,01 mg/kg I.V. en bolus • Atropine 0,02 mg/kg I.V. en bolus ou ipratropium 2 ml par nébulisation	• − 5 à − 3 min • − 5 à − 3 min • − 3 à − 1 min • − 3 à − 1 min
Étape 4 : **P**aralysie et sédation • Sédation – Instabilité hémodynamique – Trauma crânien – Pression intracrânienne augmentée – Bronchospasme, hypotension • Paralysie	• Étomidate 0,2 à 0,3 mg/kg I.V. en bolus • Fentanyl 1 à 7 mcg/kg I.V. • Propofol 0,5 à 1,2 mg/kg I.V. en bolus • Kétamine 1 à 2 mg/kg I.V. en bolus • Succinylcholine 1,5 mg/kg I.V. en bolus • Rocuronium 0,6 à 1 mg/kg I.V. en bolus	• − 15 à 0 sec. • − 2 à −1 min • − 15 à 0 sec. • − 1 min • 0 sec. • 0 sec.
Étape 5 : **P**rotection des voies aériennes • Pratiquer la manœuvre de Sellick		• + 15 sec.
Étape 6 : **P**assage du tube • Intubation orotrachéale		• + 45 sec.
Étape 7 : **P**osition du tube • Capnographe et auscultation		• + 60 sec.
Étape 8 : **P**lan B • Exemples : AMBU^MD/Combitube^MD, masque laryngé, cricothyroïdotomie chirurgicale, intubation rétrograde, stylet lumineux, anesthésie		• Plus de 60 sec.

Source : Adapté de Têtu (2006).

cardiaque (Mace, 2008). Il faudra avoir recours à un sédatif hypnotique amnésiant (p. ex., le midazolam) pour diminuer la réponse de stress associée à l'intubation ou si le client est agité ou combatif. Un opioïde à action rapide est administré (p. ex., le fentanyl [Sublimaze^MD]) pour atténuer la douleur occasionnée par la laryngoscopie et l'intubation. Un agent bloqueur neuromusculaire (p. ex., la succinylcholine [Anectine^MD]) sera administré pour induire une paralysie des muscles squelettiques. De l'atropine pourra aussi être utilisée pour réduire la production de sécrétions. L'infirmière doit surveiller de près l'oxygénation du client durant l'intervention au moyen de l'oxymétrie de pouls.

Pendant l'intubation par la bouche, le client est placé en décubitus dorsal, la tête en extension et le cou en légère flexion (comme pour renifler). Cette position permet de bien voir les cordes vocales en alignant dans le même axe la bouche, le pharynx et la trachée. Pour l'intubation nasale, il est parfois nécessaire de vaporiser un anesthésique de même qu'un vasoconstricteur local dans les voies nasales (p. ex., la lidocaïne [Xylocaine^MD] avec épinéphrine) afin de prévenir les traumas et les saignements. Avant de procéder à l'intubation, le client reçoit de l'oxygène au moyen du ballon insufflateur manuel pendant trois à cinq minutes. Aucune tentative d'intubation ne doit excéder 30 secondes. De plus, le client doit être ventilé entre les tentatives à l'aide du ballon insufflateur manuel avec O_2 à 100 %.

Après l'intubation, le ballonnet du tube ET est gonflé, et la position du tube est confirmée pendant que le client est ventilé manuellement à l'aide du ballon insufflateur manuel avec O_2 à 100 %. Un détecteur de pression partielle télé-expiratoire en gaz carbonique (PETCO$_2$) est habituellement utilisé pour confirmer le positionnement adéquat du tube en mesurant la quantité de CO_2 chassée des poumons. Le détecteur est placé entre le ballon insufflateur manuel et le tube ET, et l'infirmière vérifie le changement de couleur (indiquant la présence de CO_2) ou la valeur numérique apparaissant sur le **capnogramme**. Si aucune détection de CO_2 ne survient, c'est que le tube est dans l'œsophage et il faut recommencer l'intubation (Nagler & Krauss, 2008). L'infirmière ausculte l'épigastre pour confirmer l'absence d'insufflation d'air dans l'estomac ainsi que les poumons pour percevoir les bruits respiratoires bilatéraux. Elle observe également le thorax pour vérifier si le mouvement de la paroi thoracique est symétrique. De plus, la SpO$_2$ doit être stable ou en amélioration. Si tout indique que le tube ET est adéquatement positionné, celui-ci est fixé selon le protocole propre à l'établissement **FIGURE 49.16**. L'infirmière aspire les sécrétions dans le tube ET et le pharynx, et

elle insère une pièce buccale empêchant de mordre le tube, au besoin. Il faut ensuite demander immédiatement une radiographie pulmonaire au chevet pour confirmer que le tube ET est bien positionné, soit entre 3 et 5 cm au-dessus de la carène chez l'adulte. Cette position permet au client de bouger le cou sans déplacer le tube ni faire entrer ce dernier dans la bronche souche droite. Une fois que la confirmation radiologique du positionnement adéquat du tube est obtenue, l'infirmière inscrit au dossier sa position par rapport aux lèvres ou aux dents (habituellement 21 cm chez la femme et 23 cm chez l'homme) ou par rapport au nez (repère de profondeur) (St. John & Seckel, 2006). Enfin, il est recommandé de couper la portion excédentaire du tube pour réduire l'**espace mort**.

Le tube ET est ensuite relié à de l'air humidifié, à une source d'oxygène ou à un ventilateur mécanique. Il faut obtenir les gaz artériels dans les 25 minutes qui suivent l'intubation pour vérifier l'oxygénation et l'état ventilatoire. La surveillance continue de l'oxymétrie de pouls procure également une estimation utile de l'oxygénation artérielle. L'infirmière analyse les résultats des gaz artériels et les tendances de l'oxymétrie de pouls et, au besoin, elle avise le médecin de même que l'inhalothérapeute pour que les changements qui s'imposent sur le plan de l'oxygénation et de la ventilation soient apportés.

Capnogramme : Tracé indiquant les variations de la pression partielle de CO_2 au cours du cycle respiratoire.

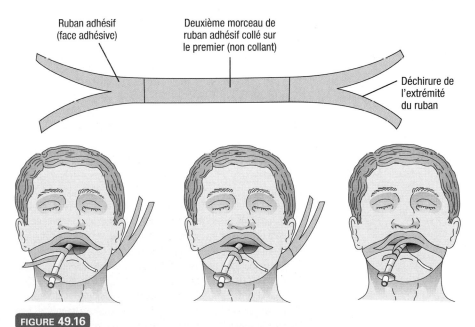

FIGURE 49.16

Exemple de protocole de fixation du tube endotrachéal à l'aide de ruban adhésif :
1. Nettoyer la peau du client avec de l'eau et un savon doux.
2. Éliminer l'huile de la peau avec de l'alcool et laisser sécher.
3. Appliquer un produit adhésif pour que le ruban tienne mieux. (Au moment du retrait du ruban, il faudra utiliser un dissolvant antiadhésif.)
4. Placer une pellicule hydrocolloïde sur les joues pour protéger la peau fragile.
5. Fixer le ruban adhésif en suivant l'illustration.

CLIENT VENTILÉ MÉCANIQUEMENT

Les interventions à mettre en œuvre auprès d'un client ventilé mécaniquement relèvent souvent à la fois de l'infirmière et de l'inhalothérapeute. Les responsabilités infirmières peuvent inclure une partie ou la totalité des éléments suivants :

- maintenir le positionnement adéquat du tube ET ;
- maintenir le gonflement approprié du ballonnet ;
- surveiller l'oxygénation et la ventilation ;
- maintenir la perméabilité du tube ;
- évaluer la présence de complications ;
- effectuer des soins buccaux et assurer le maintien de l'intégrité cutanée ;
- favoriser le confort et la communication.

Maintien du positionnement adéquat du tube endotrachéal

L'infirmière doit vérifier au moins toutes les deux à quatre heures si le tube ET est toujours bien positionné. S'il s'est déplacé, il pourrait se retrouver dans le pharynx, dans l'œsophage ou dans la bronche souche droite (ne ventilant alors que le poumon droit).

L'infirmière doit demeurer à l'affût d'une possible asymétrie dans le mouvement de la paroi thoracique et procéder à une auscultation pour confirmer la présence de murmures vésiculaires bilatéraux. Si le tube ET n'est pas bien positionné, la situation est urgente. Le cas échéant, l'infirmière demeure auprès du client, s'assure de maintenir les voies respiratoires perméables et prodigue une ventilation assistée à l'aide du ballon insufflateur manuel. Elle demande également rapidement l'aide requise pour procéder au repositionnement du tube. Si le tube n'est pas repositionné, les poumons reçoivent une quantité minime, voire nulle, d'oxygène ou le volume courant entier est acheminé vers un seul poumon. Ce dernier élément expose le client à un risque de **pneumothorax**.

Maintien du gonflement approprié du ballonnet

Le ballonnet est un manchon flexible gonflable qui encercle la paroi externe du tube ET **FIGURE 49.15**. Le ballonnet à haut volume et faible pression stabilise et scelle le tube ET dans la trachée, et il empêche la fuite des gaz respiratoires. Toutefois, le ballonnet peut endommager la trachée. Pour éviter ce phénomène, le ballonnet est gonflé avec de l'air, et la pression générée à l'intérieur de celui-ci est mesurée. La perfusion artérielle trachéale normale est estimée à 30 mm Hg. Pour assurer une perfusion trachéale adéquate, la pression du ballonnet est donc maintenue entre 20 et 25 mm Hg (St. John & Seckel, 2006). La pression du ballonnet est mesurée après l'intubation, puis de façon régulière (toutes les huit heures) à l'aide de la technique de volume occlusif minimal (VOM) ou de la technique de fuite minimale (TFM).

Les étapes de la technique VOM pour le gonflement du ballonnet sont les suivantes : 1) chez un client ventilé mécaniquement, placer un stéthoscope sur la trachée, gonfler le ballonnet en ajoutant de l'air jusqu'à ne plus entendre le passage de l'air au moment de la pression inspiratoire maximale (à la fin de l'inspiration

administrée par le ventilateur) ; 2) chez le client qui respire spontanément, gonfler le ballonnet jusqu'à ne plus entendre de bruit après une respiration profonde ou après une inhalation au moyen du ballon insufflateur manuel ; 3) à l'aide d'un manomètre, vérifier que la pression du ballonnet se situe entre 20 et 25 mm Hg ; 4) noter la pression du ballonnet au dossier. S'il est impossible de maintenir une pression adéquate du ballonnet ou si des volumes d'air plus grands sont nécessaires pour maintenir le ballonnet gonflé, ce dernier pourrait présenter une fuite ou il pourrait y avoir une dilatation de la trachée au niveau du ballonnet. Dans de tels cas, l'infirmière demandera au médecin de replacer ou de changer le tube ET.

La technique TFM est semblable à la technique VOM à une exception près. Une petite quantité d'air est retirée du ballonnet jusqu'à ce qu'une légère fuite d'air soit entendue à l'auscultation au moment de l'inspiration maximale. Les deux techniques visent à prévenir le risque de dommages à la trachée résultant d'un ballonnet trop gonflé.

Surveillance de l'oxygénation et de la ventilation

L'infirmière surveille étroitement l'oxygénation du client porteur d'un tube ET en évaluant l'état clinique, les gaz artériels, la SpO_2 ainsi que la SvO_2 ou la $ScvO_2$. Elle restera à l'affût des manifestations cliniques d'hypoxémie, notamment les changements de l'état de conscience (p. ex., la confusion), l'anxiété, un teint grisâtre et des arythmies. Les gaz artériels prélevés à intervalles réguliers (surtout la PaO_2) et la SpO_2 continue procurent des données objectives sur l'oxygénation. Des valeurs moindres sont attendues chez les clients présentant certaines pathologies comme une maladie pulmonaire obstructive chronique (MPOC). Les cathéters de l'artère pulmonaire ou les cathéters centraux qui permettent la mesure de la SvO_2 ou de la $ScvO_2$ fournissent aussi une indication indirecte de l'oxygénation du client **TABLEAU 49.3**.

Parmi les indicateurs de la ventilation, il convient de mentionner l'état clinique, la $PaCO_2$ et la $PETCO_2$. L'infirmière vérifiera auprès du client la fréquence et le rythme respiratoires, de même que l'utilisation des muscles accessoires de la respiration. Le client qui présente une hyperventilation respirera rapidement et profondément, et il pourrait éprouver un engourdissement ou un picotement péribuccal ou périphérique. En présence d'hypoventilation, il aura tendance à respirer superficiellement ou lentement, et son teint pourrait être grisâtre. La $PaCO_2$ est le meilleur indicateur de l'hyperventilation (une baisse de la $PaCO_2$ et une augmentation du pH indiquent une alcalose respiratoire) ou de l'hypoventilation (une augmentation de la $PaCO_2$ et une baisse du pH indiquent une acidose respiratoire) alvéolaire.

La surveillance de la $PETCO_2$ s'effectue par l'analyse des gaz expirés directement au niveau du circuit client-ventilateur (analyse sans prélèvement d'échantillon ou *mainstream*) ou par le transport d'un échantillon de gaz au moyen d'un tube de petit diamètre jusqu'à un moniteur au chevet (analyse avec prélèvement d'échantillon ou *sidestream*). La surveillance continue de la $PETCO_2$ permet d'évaluer la perméabilité des voies respiratoires et la respiration elle-même. De plus, des changements graduels de la $PETCO_2$ accompagnent parfois une augmentation (p. ex., une sepsie, une hypoventilation) ou une diminution de la production de CO_2

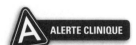

ALERTE CLINIQUE

L'infirmière doit s'assurer que le tube ET reste en place en confirmant que la position du tube par rapport aux lèvres ou aux dents demeure inchangée au repos, de même que durant les soins, les changements de position et le transport du client.

Pneumothorax : Présence d'air dans la cavité pleurale.

(p. ex., une hypothermie, une baisse du débit cardiaque, une acidose métabolique, un blocage neuromusculaire). Chez les clients qui présentent des rapports ventilation-perfusion normaux, la $PETCO_2$ peut servir à estimer la $PaCO_2$, la valeur de $PETCO_2$ étant en général de 1 à 5 mm Hg inférieure à la valeur de la $PaCO_2$. Toutefois, chez les clients qui présentent un espace mort anormalement volumineux ou un compromis sérieux du rapport ventilation-perfusion, la $PETCO_2$ ne permet pas d'estimer la $PaCO_2$ avec certitude (Nagler & Krauss, 2008).

Maintien de la perméabilité du tube endotrachéal

L'aspiration des sécrétions ne doit pas se faire de façon routinière. Il faut plutôt en évaluer la nécessité périodiquement. Les indications de l'aspiration sont :

- la présence de sécrétions visibles dans le tube ET ;
- l'apparition soudaine d'une détresse respiratoire ;
- une aspiration soupçonnée du contenu gastrique ou de sécrétions ;
- l'augmentation des pressions inspiratoires maximales ;
- la présence de bruits respiratoires adventices à l'auscultation de la trachée ou des bronches ;
- l'accélération de la fréquence respiratoire ou une toux persistante ;
- une baisse soudaine ou graduelle de la PaO_2 ou de la SpO_2.

Deux méthodes d'aspiration sont recommandées : la technique d'aspiration fermée (TAF) et la technique d'aspiration ouverte (TAO). La TAF repose sur l'emploi d'un cathéter d'aspiration protégé par une gaine de plastique et branché directement au circuit client-ventilateur **FIGURE 49.17**. Avec la TAF, l'oxygénation et la ventilation sont maintenues durant

Tube d'irrigation pour lavage salin

Bouchon

Cathéter

Commande au pouce pour l'aspiration

Pièce en T modifiée pour le circuit respiratoire

Circuit respiratoire

Gaine de cathéter

Vers la source de vide

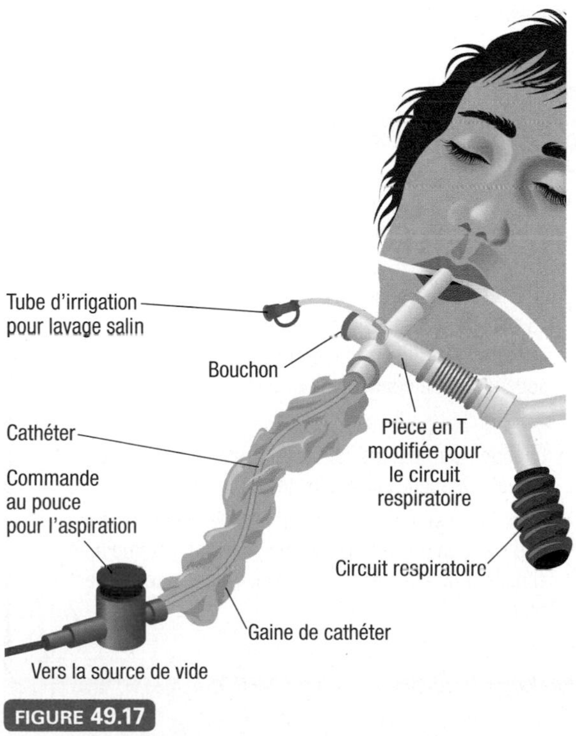

FIGURE 49.17

Système d'aspiration trachéale fermée

l'aspiration, et l'exposition de l'équipe soignante aux sécrétions du client est réduite. La TAF est à privilégier chez les clients qui ont besoin d'un degré élevé de pression positive en fin d'expiration (PEP) (supérieure à 10 cm de H_2O) et de taux élevés de FiO_2, qui présentent des sécrétions pulmonaires sanguinolentes ou infectées, qui requièrent des aspirations fréquentes ou chez qui la TAO entraîne une instabilité clinique (St. John & Seckel, 2006).

Les complications potentielles de l'aspiration incluent l'hypoxémie, le bronchospasme, l'augmentation de la pression intracrânienne, les arythmies, l'hypertension, l'hypotension, des lésions aux muqueuses, le saignement pulmonaire, la douleur et l'infection (Arroyo-Novoa et al., 2008). Il faut surveiller étroitement le client avant, durant et après l'aspiration. Si le client ne tolère pas l'aspiration (p. ex., une baisse de la SpO_2, une hausse ou une baisse de la pression artérielle, une toux persistante, l'apparition d'arythmies), il faut cesser l'aspiration et procéder à une hyperventilation au moyen d'un ballon insufflateur manuel avec O_2 à 100 % ou à une hyperoxygénation en utilisant la fonction « O_2 à 100 % » sur le ventilateur mécanique. Si une TAF est effectuée, la deuxième option sera utilisée, car l'infirmière doit éviter le plus possible de débrancher le client du circuit du ventilateur mécanique. Il faut prévenir l'hypoxémie en hyperoxygénant le client avant et après chaque aspiration, et en limitant la durée de l'aspiration à 10 secondes ou moins. Il n'y a aucune différence quant à l'issue du traitement selon que l'hyperventilation ou l'hyperoxygénation est utilisée pour prévenir l'hypoxémie induite par l'aspiration (Oh & Seo, 2003). L'hyperoxygénation sera privilégiée à l'hyperventilation chez le client avec hypertension intracrânienne de façon à éviter l'ischémie cérébrale qui pourrait être causée par une constriction des vaisseaux sanguins à la suite d'une diminution de la $PaCO_2$. L'infirmière surveillera les tendances quant à l'oxygénation tout au long de la technique d'aspiration au moyen des mesures de SpO_2 ou de SvO_2 et de $ScvO_2$, si ces derniers paramètres sont disponibles ▶ **MS 2.2** .

Parmi les causes d'arythmies associées à l'aspiration figurent l'hypoxémie susceptible de précipiter l'ischémie myocardique, la stimulation vagale causée par l'irritation de la trachée et la stimulation du système nerveux sympathique causée par l'anxiété, l'inconfort ou la douleur. Les arythmies peuvent prendre la forme de tachyarythmies et de bradyarythmies, d'extrasystoles et d'asystolie. Il faut cesser l'aspiration dès l'apparition de la moindre nouvelle arythmie. L'infirmière doit éviter d'aspirer trop fréquemment les sécrétions des clients qui souffrent d'hypoxémie ou de bradycardie prononcées.

Des lésions à la muqueuse trachéale peuvent résulter de pressions d'aspirations excessives (supérieures à 120 mm Hg), d'une insertion trop vigoureuse des cathéters ou des caractéristiques mêmes des cathéters d'aspiration. La présence de filets de sang ou de fragments de tissus dans les sécrétions aspirées peut être le signe d'une lésion à la muqueuse trachéale. Les lésions de la muqueuse accroissent le risque d'infection et de saignement, particulièrement si le client reçoit des anticoagulants (St. John & Seckel, 2006).

Les sécrétions sont parfois épaisses et difficiles à aspirer en raison d'une

MS 2.2 ⏵Vidéo

Méthodes liées à la fonction respiratoire – *Aspiration des sécrétions par la canule trachéale.*

Jugement clinique

Monsieur Marvin Lyman, 30 ans, est devenu quadriplégique à la suite d'un mauvais plongeon dans sa piscine. Il respire à l'aide d'une trachéotomie. Des murmures vésiculaires sont entendus à l'auscultation et le client arrive à expulser un peu de sécrétions blanchâtres.

Les sécrétions devraient-elles être aspirées par la trachéotomie ? Justifiez votre réponse.

49

Clapping : Technique de physiothérapie respiratoire qui vise à faire décoller les sécrétions bronchiques par une série de percussions du tronc avec la main placée en forme de cuillère, le client étant positionné de façon que le déplacement des sécrétions soit assisté par la force gravitationnelle.

hydratation insuffisante, d'une humidification inadéquate, d'une infection ou de l'impossibilité d'accéder à la bronche souche gauche ou aux voies respiratoires basses. Il est possible de liquéfier les sécrétions en favorisant l'hydratation du client (liquides par voie entérale ou I.V.) et en augmentant le taux d'humidité des gaz inspirés. Il n'est pas recommandé d'instiller du soluté physiologique salin dans le tube ET, car cette procédure a été associée à des diminutions de la SpO_2 durant les aspirations. De plus, le soluté physiologique salin ne permet ni de liquéfier ni de diluer les sécrétions, car il n'a aucune propriété mucolytique (Restrepo, Brown, & Hughes, 2010). Si une infection est à l'origine des sécrétions épaisses, le client doit recevoir l'antibiothérapie qui s'impose. Le drainage postural, le *clapping* (ou drainage postural avec percussion) et les changements de position du client toutes les deux heures peuvent contribuer au drainage des sécrétions vers les voies respiratoires supérieures.

Soins buccaux et maintien de l'intégrité cutanée

La mise en place d'un tube ET oral oblige le client à garder la bouche ouverte, et ses lèvres, sa langue et ses gencives doivent être humidifiées toutes les deux à quatre heures au moyen de bâtonnets imbibés d'eau stérile ou d'une solution de bicarbonate de sodium pour empêcher l'assèchement de la muqueuse buccale. Une bonne hygiène buccale contribue au confort, tout en prévenant les lésions gingivales et la formation de plaque dentaire **ENCADRÉ 49.6**. Il faut donner des soins méticuleux pour prévenir les lésions cutanées au visage, aux lèvres, à la langue et aux narines occasionnées par la pression exercée par le tube ET ou la pièce buccale, ou par la méthode utilisée pour fixer le tube ET au visage du client. À cet effet, le tube ET doit être changé de côté de la bouche et fixé de nouveau toutes les 24 heures et au besoin (Day, 2011a). La tâche de repositionner et de fixer le tube ET peut se partager entre l'infirmière et l'inhalothérapeute, ou être réservée à l'inhalothérapeute.

Pour le client intubé par voie nasale, il faut retirer le ruban adhésif ou les cordons souillés et nettoyer la peau autour du tube ET au moyen de compresses ou de tampons imbibés de soluté physiologique salin. Chez le client intubé par voie orale, il faut retirer la pièce buccale (le cas échéant) et le ruban adhésif ou les cordons souillés. L'infirmière en profite pour procéder à l'hygiène buccale et replacer le tube ET de l'autre côté de la bouche. La pièce buccale (selon le cas) est par la suite replacée, et l'infirmière vérifie de nouveau que le ballonnet est bien gonflé et que le tube est à la bonne place. Le tube ET est de nouveau fixé selon le protocole de l'établissement **FIGURE 49.16**. Si un support est utilisé pour maintenir le tube ET en place, il faut desserrer les courroies et masser la zone sous les courroies avant de les rattacher. Si le client est anxieux ou qu'il ne coopère pas, il est alors recommandé d'être assisté par une deuxième personne afin de prévenir l'extubation accidentelle. L'infirmière vérifiera chez le client le moindre signe de détresse respiratoire tout au long de l'intervention.

Confort et communication

Des clients ont affirmé que l'intubation est un facteur de stress majeur dans les unités de soins critiques (Lusk & Lash, 2005 ; Thomas, 2003). Le client intubé éprouve de l'anxiété parce qu'il est incapable de communiquer et ne sait pas à quoi s'attendre. Lorsqu'un client est intubé, la communication est une expérience frustrante pour le client lui-même, sa famille et le personnel infirmier. Pour communiquer plus efficacement avec le client, l'infirmière utilisera diverses méthodes (voir la section « Problèmes courants des clients en phase critique » du présent chapitre) (Happ, Tuite, Dobbin, DiVirgilio-Thomas, & Kitutu, 2004).

En raison de l'inconfort physique associé à l'intubation ET et à la ventilation mécanique, il faut souvent administrer des analgésiques et des sédatifs au client jusqu'à ce qu'il n'ait plus besoin du tube ET. Le client peut avoir besoin de morphine, de lorazépam (Ativan^MD), de propofol ou d'autres sédatifs pour diminuer son anxiété et soulager l'inconfort lié à la présence du tube ET. L'infirmière doit évaluer l'efficacité de ces agents à procurer un niveau de confort acceptable au client. De plus, elle doit envisager l'instauration de méthodes de soins complémentaires (p. ex., la musicothérapie, l'imagerie).

ENCADRÉ 49.6 | **Soins de la cavité buccale chez le client ventilé mécaniquement**

Mesures générales

1. Rassembler le matériel requis.
2. Se laver les mains et revêtir l'équipement de protection.
3. Expliquer la technique au client et à sa famille, si elle est présente.
4. Procéder à l'hygiène buccale au moyen de brosses à dents souples pédiatriques ou pour adultes au moins deux fois par jour en brossant délicatement afin de nettoyer les dents et d'éliminer la plaque.
5. Utiliser des bâtonnets imbibés d'eau stérile ou d'une solution de bicarbonate de sodium pour procéder à l'hygiène buccale toutes les deux à quatre heures. Les seuls clients chez qui il est recommandé d'utiliser du gluconate de chlorhexidine 2 % deux fois par jour sont ceux qui viennent de subir une chirurgie cardiaque.

6. Appliquer un hydratant buccal sur la muqueuse orale et sur les lèvres à chaque procédure de soins de la cavité buccale.
7. Aspirer fréquemment la cavité buccale et le pharynx. La **FIGURE 49.18** présente un exemple de tube endotrachéal qui permet d'offrir une aspiration sous-glottique continue ou intermittente.

Noter :

- Changer tout le matériel d'aspiration buccale et la tubulure d'aspiration toutes les 24 h.
- Rincer le système d'aspiration buccale non jetable avec une solution de soluté physiologique salin stérile après chaque utilisation et le placer sur un papier absorbant propre.

Source : Adapté de Day (2011a).

49.4.3 Complications liées à l'intubation endotrachéale

Les deux principales complications de l'intubation ET sont l'**extubation non planifiée** et l'aspiration. L'extubation non planifiée (expulsion du tube ET hors de la trachée) constitue, dans certains cas, un événement catastrophique et nuit au bon rétablissement du client. L'extubation non planifiée est parfois due au retrait du tube ET par le client lui-même, ou alors elle est accidentelle (résultat d'un faux mouvement ou d'une intervention). En général, l'extubation non planifiée est évidente (le client tient son tube ET à la main). Dans d'autres cas, l'extrémité du tube ET se trouve au niveau de l'hypopharynx ou de l'œsophage, et l'extubation n'est alors pas aussi apparente.

L'infirmière est responsable de prévenir l'extubation non planifiée en s'assurant que le tube ET est bien fixé et en le surveillant, de même qu'en le maintenant en place durant tout repositionnement, traitement ou transfert. Pour exercer un meilleur contrôle, elle devra parfois recourir à l'analgésie et à la sédation, de même qu'à des contentions, pour immobiliser les mains du client. Lorsque des contentions sont utilisées, il faut expliquer au client et à ses proches qu'il s'agit d'une mesure de sécurité. L'infirmière doit réévaluer régulièrement la nécessité de maintenir le client sous contentions et suivre les politiques de l'établissement à cet effet.

En cas d'extubation non planifiée, l'infirmière demeure au chevet du client et demande de l'aide. Les interventions visent à assurer la perméabilité des voies respiratoires du client, à soutenir la ventilation (habituellement grâce à une ventilation au moyen du ballon insufflateur manuel avec O_2 à 100 %), en s'assurant d'obtenir l'aide appropriée pour réintuber le client immédiatement (au besoin) et en fournissant à ce dernier le soutien psychologique nécessaire.

L'aspiration représente un risque potentiel pour le client porteur d'un tube ET. Le tube ET passe par l'épiglotte ainsi maintenue en position ouverte. Le client intubé est donc incapable de protéger ses voies respiratoires contre l'aspiration. Le ballonnet trachéal ou endotrachéal à haut volume et faible pression ne peut empêcher totalement le passage des sécrétions buccales ou gastriques vers la trachée. Il arrive aussi que des sécrétions s'accumulent au-dessus du ballonnet. Lorsque le ballonnet est dégonflé, ces sécrétions peuvent s'écouler vers les poumons. Ainsi, certains tubes ET ont été confectionnés pour permettre l'aspiration continue des sécrétions au-dessus du ballonnet **FIGURE 49.18**.

L'intubation orotrachéale (par la bouche) stimule la salivation, mais la déglutition étant difficile, l'infirmière doit souvent aspirer les sécrétions contenues dans la cavité buccale. Un cathéter d'aspiration de type Yankauer^MD (semi-rigide) ou un cathéter stérile à usage unique est utilisé à cette fin. Parmi les autres facteurs qui contribuent au risque d'aspiration figurent le gonflement incomplet du ballonnet, la posture du client et une fistule trachéo-œsophagienne. Le client porteur d'un tube ET est exposé à un risque d'aspiration du contenu de son estomac. Même si le ballonnet est bien gonflé, il faut veiller à prévenir les vomissements susceptibles d'entraîner l'aspiration. Peu après l'intubation d'un client, il arrive souvent qu'un tube orogastrique (OG) ou nasogastrique (NG) branché à une source de succion de faible intensité et intermittente soit installé. Le tube OG est préféré au tube NG, car il permet de réduire le risque de sinusite. De plus, l'infirmière doit s'assurer que la tête de lit est surélevée à un minimum de 30 à 45° chez tous les clients intubés et chez les clients qui reçoivent une alimentation entérale, à moins de contre-indications médicales (AACN, 2008).

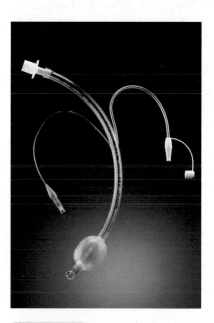

FIGURE 49.18

La sonde Hi-Lo Evac^MD permet une aspiration sous-glottique continue. La présence d'une lumière dorsale au-dessus du ballonnet rend possible l'aspiration des sécrétions de la région sous-glottique.

49.5 | Ventilation mécanique

La ventilation mécanique consiste à faire pénétrer dans les poumons un volume d'air dont la FiO_2 se situe à 21 % (air ambiant) ou plus à l'aide d'un appareil, puis à lui permettre d'être expulsé. La ventilation mécanique n'a pas de visée curative. Elle soutient les clients jusqu'à ce qu'ils retrouvent

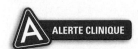
ALERTE CLINIQUE

Surveiller les signes d'extubation non planifiée :

- le client parle ;
- l'alarme de basse pression du ventilateur retentit ;
- les bruits respiratoires sont atténués ou absents ;
- le client manifeste une détresse respiratoire ;
- le client présente une distension gastrique.

51

La ventilation mécanique auprès des clients atteints d'insuffisance respiratoire aiguë est abordée en détail dans le chapitre 51, *Interventions cliniques – Insuffisance respiratoire et syndrome de détresse respiratoire aiguë.*

la capacité de respirer de façon autonome. Elle peut aussi servir de transition vers la ventilation mécanique permanente ou jusqu'à ce que la décision d'arrêter l'assistance respiratoire soit prise. Les indications de la ventilation mécanique sont, entre autres, l'apnée ou la menace d'apnée, l'insuffisance respiratoire aiguë ▶ **51**, l'hypoxémie sévère et la fatigue des muscles respiratoires (Burns, 2008 ; Pierce, 2007). Il faut accorder aux clients atteints de maladie pulmonaire chronique et à leurs proches la possibilité de discuter de la question de la ventilation mécanique avant qu'une maladie respiratoire terminale ne se manifeste. L'équipe de soins encouragera les clients, particulièrement ceux qui sont atteints de maladie grave ou chronique, à aborder le sujet avec leur famille et leurs proches aidants, et le médecin veillera à établir le niveau de soins selon le résultat de leurs discussions. La décision quant à l'utilisation, à l'abstention ou à l'arrêt de la ventilation mécanique mérite réflexion et doit respecter les souhaits du client et de sa famille. En cas de désaccord entre l'équipe de soins, le client ou ses proches quant au plan de soins, il est possible de consulter le comité d'éthique de l'établissement.

49.5.1 Types de ventilation mécanique

Les deux principaux types de ventilation mécanique sont la ventilation en pression négative et la ventilation en pression positive.

Ventilation en pression négative

La **ventilation en pression négative** repose sur l'emploi d'appareils qui enveloppent le thorax ou le corps et l'entourent d'une pression sous-atmosphérique ou négative intermittente. Le poumon d'acier a été la première forme de ventilation en pression négative et a connu un essor durant l'épidémie de poliomyélite. L'application d'une pression négative intermittente au pourtour de la paroi thoracique entraîne une expansion du thorax qui réduit la pression intrathoracique. L'air entre par les voies respiratoires supérieures qui se trouvent à l'extérieur de la cavité étanche. L'expiration est passive ; l'appareil interrompt le cycle inspiratoire et permet la rétraction du thorax. Ce type de ventilation est similaire à la respiration normale en ce sens que la diminution des pressions intrathoraciques provoque l'inspiration alors que l'expiration est passive. La ventilation en pression négative procure une ventilation non effractive puisqu'elle ne nécessite pas de tube ET.

Il existe plusieurs ventilateurs à pression négative portatifs pour les clients non hospitalisés qui sont atteints de maladies neuromusculaires, de troubles du système nerveux central, de maladies

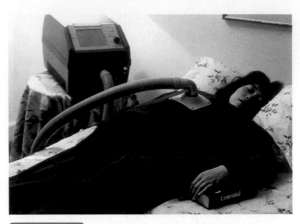

FIGURE 49.19

Une cliente sous respirateur à pression négative

ou de traumas à la moelle épinière et de MPOC **FIGURE 49.19**. Les ventilateurs à pression négative sont peu utilisés chez les clients en phase critique.

Ventilation en pression positive

La **ventilation en pression positive (VPP)** est la principale méthode utilisée chez les clients en phase critique **FIGURE 49.20**. Durant l'inspiration, le respirateur insuffle l'air dans les poumons sous l'effet d'une pression positive. Contrairement à la respiration spontanée, la pression intrathoracique augmente au moment de l'inspiration plutôt que de diminuer. L'expiration se fait passivement comme dans l'expiration normale. Les modes de VPP sont catégorisés en deux groupes : la ventilation à volume contrôlé et la ventilation à pression contrôlée.

Ventilation à volume contrôlé

Avec la **ventilation à volume contrôlé** (ou volumétrique), un volume courant (VC) prédéterminé est administré à chaque inspiration, et la pression requise pour assurer chaque respiration varie selon les facteurs de compliance et de résistance du système client-respirateur. Par conséquent, le VC est constant d'une respiration à l'autre, mais les pressions ventilatoires varient.

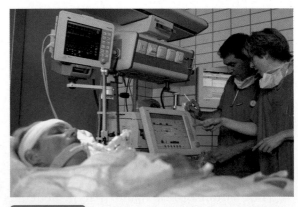

FIGURE 49.20

Un client est ventilé mécaniquement.

Jugement clinique

Revenez à la situation mentionnée à la page 114 de ce chapitre et qui concerne monsieur Guy Marcil.

À votre avis, le client devrait-il être sous ventilation mécanique ? Justifiez votre réponse.

Ventilation à pression contrôlée

Avec la **ventilation à pression contrôlée** (ou barométrique) la pression inspiratoire maximale est prédéterminée, et le VC administré au client varie selon la pression sélectionnée et les facteurs de compliance et de résistance du système client-respirateur. Il faut ainsi porter une attention particulière au VC pour prévenir une hyperventilation ou une hypoventilation non désirées. Par exemple, à ce sujet, lorsque la respiration du client n'est pas synchronisée avec celle du ventilateur, la limite de pression peut être atteinte rapidement et le VC administré sera insuffisant. Initialement, la ventilation à pression contrôlée servait uniquement chez les clients stables qu'il fallait sevrer du respirateur. De nos jours, cette technique est utilisée pour les clients en phase critique (Burns, 2008 ; Pierce, 2007).

49.5.2 Réglages du ventilateur mécanique

Les réglages des ventilateurs mécaniques permettent d'établir la fréquence, l'amplitude et d'autres caractéristiques ventilatoires **TABLEAU 49.6**. Les réglages dépendent de l'état du client (p. ex., la gazométrie du sang artériel, le poids corporel, l'état de conscience, la force musculaire). Le ventilateur est réglé le plus précisément possible pour correspondre au type de respiration du client. Les réglages sont vérifiés et ajustés fréquemment, jusqu'à l'obtention d'une ventilation optimale. Certains réglages agissent à titre de mécanisme de sécurité pour alerter le personnel en cas de problèmes respiratoires. Il est important de maintenir toutes les alarmes du ventilateur en fonction en tout temps. Les alarmes avisent le personnel de situations potentiellement dangereuses, notamment lorsqu'il y a une dysfonction mécanique, la présence d'apnée, une extubation non planifiée ou une asynchronie entre la respiration du client et le ventilateur **TABLEAU 49.7**. Sur de nombreux ventilateurs, les alarmes peuvent être temporairement désactivées ou suspendues pendant une période allant jusqu'à deux minutes, le temps d'effectuer une aspiration ou un test, alors que le personnel se trouve dans la chambre. Après cette période, les alarmes se réactivent automatiquement.

49.5.3 Modes de ventilation à volume contrôlé

Les diverses méthodes par lesquelles le client et le ventilateur interagissent pour l'obtention d'une ventilation efficace portent le nom de modes de ventilation. Le mode de ventilation sélectionné se fonde sur le travail respiratoire que peut ou doit fournir le client. Le travail respiratoire fait référence à l'effort inspiratoire nécessaire pour vaincre la force élastique des poumons et la tension superficielle alvéolaire, ainsi que la résistance des voies aériennes. Le mode est déterminé en fonction de l'état ventilatoire du client, des efforts respiratoires de ce dernier et de la gazométrie du sang artériel. En général, les modes de ventilation sont dits contrôlés ou assistés. En mode contrôlé, le respirateur assure tout le travail respiratoire, tandis qu'en mode assisté, le travail respiratoire est partagé entre le ventilateur et le client. Les modes de ventilation volumétrique, comme la ventilation contrôlée, la ventilation assistée contrôlée (VAC) et la ventilation assistée contrôlée intermittente (VACI), sont utilisés depuis longtemps chez les clients en phase critique. Depuis peu, les modes de ventilation barométrique, comme l'aide inspiratoire (AI) et la ventilation à rapport inversé en pression contrôlée (VRI), sont de plus en plus employés (Burns, 2008 ; Pierce, 2007). Une description de ces modes de ventilation se trouve à l'**ENCADRÉ 49.7**.

Ventilation assistée contrôlée

Avec la ventilation assistée contrôlée (VAC), le ventilateur administre un VC prédéterminé à une fréquence prédéterminée. Lorsque le client déclenche une respiration spontanée, le ventilateur perçoit une diminution de la pression intrathoracique, ce qui le conduit à administrer le VC prédéterminé. Le client peut respirer plus rapidement que la fréquence prédéterminée, mais pas plus lentement. Ce mode a l'avantage de permettre au client un certain contrôle sur la respiration tout en lui assurant une forme d'aide. La VAC est utilisée chez les clients atteints de diverses pathologies, notamment les troubles neuromusculaires (p. ex., le syndrome de Guillain-Barré), l'œdème pulmonaire et l'insuffisance respiratoire aiguë. Le client ventilé en mode assisté-contrôlé présente un risque d'hypoventilation ou d'hyperventilation. Le client qui respire spontanément à une fréquence plus rapide que celle prédéterminée peut hyperventiler, alors qu'il peut hypoventiler s'il est apnéique ou affaibli et que le volume ou la fréquence programmés sont trop bas. Ainsi, ces clients requièrent une collecte des données et une surveillance rigoureuses de leur état ventilatoire, y compris une surveillance de la fréquence respiratoire, des résultats de la gazométrie du sang artériel, de la SpO_2 et de la SvO_2 ou de la $ScvO_2$. Enfin, il est également important d'adapter la sensibilité ou la force de pression négative requise pour déclencher une respiration en fonction de l'état du client. À ce sujet, si le client éprouve des difficultés à déclencher une respiration, son travail respiratoire s'en trouvera accru et il peut se fatiguer ou présenter une asynchronie avec le ventilateur (le client « combat » alors le respirateur).

TABLEAU 49.6 Réglages de la ventilation mécanique

PARAMÈTRE	DESCRIPTION
Fréquence respiratoire (F.R.)	Nombre de respirations par minute administrées par le ventilateur ; le réglage habituel se situe entre 6 et 20 R/min.
Volume courant (VC)	Volume de gaz administré au client à chaque respiration insufflée par l'appareil ; le volume habituel se situe entre 6 et 10 ml/kg.
Concentration d'oxygène (FiO$_2$)	Fraction de l'oxygène inspiré (FiO$_2$) fournie au client ; peut être réglée entre 21 % (air ambiant) et 100 % ; généralement ajustée de façon à maintenir une PaO$_2$ supérieure à 60 mm Hg ou une SpO$_2$ supérieure à 90 %.
Pression positive en fin d'expiration (PEP)	Pression positive appliquée par l'appareil en fin d'expiration ; le réglage habituel se situe à 5 cm de H$_2$O.
Aide inspiratoire	Pression positive appliquée pour diminuer l'effort inspiratoire du client ; le réglage habituel se situe entre 6 et 18 cm de H$_2$O.
Rapport inspiration/ expiration (I:E)	Durée de l'inspiration (I) par rapport à la durée de l'expiration (E) ; le réglage habituel est de 1:2 à 1:1,5, sauf si une ventilation à rapport inversé est souhaitée.
Débit et temps inspiratoires	Vitesse à laquelle le VC est administré ; le réglage habituel se situe entre 40 et 80 L/min et la durée est de 0,8 à 1,2 sec.
Sensibilité	Effort fourni par le client pour déclencher une respiration administrée par le ventilateur ; le déclenchement se fait par pression ou par débit ; le réglage habituel pour le déclenchement par pression se situe entre 0,5 et 1,5 cm de H$_2$O sous la pression de base, et pour un déclenchement par débit, entre 1 et 3 L/min sous le débit de base.
Limite de pression haute	Cette limite fixe la pression maximale que le ventilateur peut générer pour administrer le VC ; lorsque la limite de pression est atteinte, le ventilateur arrête la respiration et rejette le volume non administré dans l'atmosphère ; le réglage habituel est de 10 à 20 cm de H$_2$O au-dessus de la pression inspiratoire maximale qui est habituellement en deça de 30 cm de H$_2$O.

Source : Adapté de Urden, Lough, & Stacy (2010).

TABLEAU 49.7 Alarmes de ventilation mécanique et causes de leur déclenchement

ALARMES	CAUSES POSSIBLES
Limite de pression haute	• Sécrétions, toux ou réflexe de vomissement • Asynchronie client-respirateur (le client combat le ventilateur) • Condensation (eau) dans les conduits • Conduits pliés ou comprimés (p. ex., le client mord son tube ET) • Augmentation de la résistance (p. ex., un bronchospasme) • Compliance diminuée (p. ex., un œdème pulmonaire, un pneumothorax)
Limite de pression basse	• Débranchement complet ou partiel du ventilateur • Accès compromis aux voies respiratoires (p. ex., une extubation complète ou partielle) • Fuite du ballonnet du tube ET ou de la canule de trachéotomie (p. ex., le client essaie de parler ou produit des sons)
Apnée	• Arrêt respiratoire • Sédation excessive • Changement de l'état du client • Accès compromis aux voies respiratoires (p. ex., une extubation complète ou partielle)

TABLEAU 49.7	Alarmes de ventilation mécanique et causes de leur déclenchement *(suite)*
ALARMES	**CAUSES POSSIBLES**
Volume courant, ventilation minute ou fréquence respiratoire élevés	• Douleur, anxiété • Changement de l'état du client • Condensation excessive dans les conduits (lecture faussée)
Volume courant ou ventilation minute bas	• Changement dans les efforts respiratoires du client (p. ex., une fréquence et un volume) • Client débranché, branchement mal ajusté ou fuite dans le circuit • Fuite du ballonnet du tube ET ou de la canule de trachéotomie (p. ex., le client essaie de parler ou produit des sons) • Débit de gaz insuffisant
Défectuosité du ventilateur ou avertisseur de pile faible	• Dysfonction de l'appareil • Appareil hors tension (déconnecté) et pile interne non chargée

Source : Adapté de Pierce (2007).

ENCADRÉ 49.7	Modes de ventilation mécanique

Modes à volume contrôlé

• Ventilation assistée contrôlée (VAC) et ventilation obligatoire assistée (VOA)

Exigent la programmation d'une fréquence, d'un VC, d'un temps inspiratoire et d'une PEP. La sensibilité du ventilateur est également programmée et lorsque le client déclenche une respiration spontanée, l'appareil lui fournit le VC programmé au complet.

• Ventilation obligatoire intermittente (VOI) et ventilation assistée contrôlée intermittente (VACI) synchronisée

Exigent la programmation d'une fréquence, d'un VC, d'un temps inspiratoire, d'une sensibilité et d'une PEP. Entre les respirations obligatoires, le client peut respirer spontanément à son propre rythme et selon son propre VC. Avec la VACI, le ventilateur synchronise les respirations obligatoires avec celles du client. De plus, une aide inspiratoire est généralement programmée pour soutenir le client pendant les respirations spontanées.

Modes à pression contrôlée

• Aide inspiratoire (AI)

Procure une inspiration amplifiée à un client qui respire spontanément. Le niveau de pression inspiratoire, la PEP et la sensibilité doivent être programmés. Lorsque le client déclenche une respiration, un apport gazeux lui est administré selon le niveau de pression présélectionné, et la pression est maintenue tout au long de l'inspiration. Le client respire spontanément et, par conséquent, le VC, la fréquence ainsi que le temps inspiratoire dépendent de ses efforts respiratoires.

• Ventilation à rapport inversé en pression contrôlée (VRI-PC)

Allie la ventilation à pression contrôlée et un rapport I:E inversé. Les niveaux de la pression, de la fréquence, du temps inspiratoire (1:1, 2:1, 3:1, 4:1) et de la PEP doivent être programmés. L'allongement des temps inspiratoires peut donner lieu à une auto-PEP. L'auto-PEP peut être un effet positif des rapports inversés. Certains médecins utilisent la pression contrôlée sans rapport inversé. Des temps inspiratoires habituels sont alors utilisés, et la fréquence, le niveau de pression et la PEP sont programmés.

• Ventilation à relâchement de pression

Fournit deux niveaux de pression positive continue (BiPAP) comportant des dépressurisations rapides intermittentes et permet la respiration spontanée tout au long du cycle respiratoire. Les limites de pression haute et basse ainsi que la durée de l'application de ces pressions doivent être programmées. Le VC n'est pas programmé sur le ventilateur et dépend des niveaux de pression, de la compliance, de la résistance et de l'effort respiratoire spontané du client.

Autres manoeuvres ventilatoires

• PEP

Crée une pression positive en fin d'expiration et rétablit la capacité résiduelle fonctionnelle (CRF). Le terme PEP est utilisé lorsqu'une pression est appliquée en fin d'expiration pendant la ventilation mécanique en pression positive.

• CPAP

Semblable à la PEP, la CPAP rétablit la CRF. Cette pression est continue durant la respiration spontanée. Le client ne reçoit pas de VC prédéterminé.

Source : Adapté de Day (2011c).

Ventilation assistée contrôlée intermittente

Avec la ventilation assistée contrôlée intermittente (VACI), le ventilateur administre un VC prédéterminé selon une fréquence prédéterminée, laquelle est synchronisée avec la respiration spontanée du client. Le client peut respirer spontanément entre les respirations administrées par le ventilateur. Ainsi, le client reçoit la FiO$_2$ préréglée durant les respirations spontanées, mais il détermine lui-même la fréquence et le volume de ses respirations. Ce mode de ventilation diffère de la VAC par le fait que toutes les respirations ne sont pas du même volume. Ce mode est utilisé durant la ventilation continue et durant le sevrage du ventilateur. La VACI peut aussi être combinée à l'AI (décrite ci-dessous). Les avantages potentiels de la VACI incluent une meilleure synchronisation client-ventilateur, une pression inspiratoire moyenne moindre et la prévention de l'atrophie musculaire à mesure que le client assume une part plus grande du travail respiratoire.

La VACI comporte toutefois des inconvénients. Si la respiration spontanée ralentit alors que la fréquence préréglée est basse, l'aide respiratoire pourrait être insuffisante. Seuls les clients qui respirent spontanément et à un rythme régulier peuvent utiliser une VACI à fréquence lente. Le sevrage de la VACI demande une surveillance étroite et peut prendre plus de temps, car la fréquence respiratoire spontanée augmente graduellement. Les clients sevrés de la ventilation mécanique avec le mode VACI peuvent aussi présenter une plus grande fatigue musculaire associée aux efforts respiratoires spontanés.

49.5.4 Modes de ventilation à pression contrôlée

Aide inspiratoire

En aide inspiratoire (AI), une pression positive est appliquée aux voies respiratoires uniquement durant la phase inspiratoire alors que le client respire spontanément. Avec cette modalité, le client doit être en mesure d'amorcer la respiration. Un niveau préréglé de pression inspiratoire positive est sélectionné de manière à ce que la vitesse du débit d'air circulant soit plus grande que le débit d'air généré au moment de l'inspiration du client. Chaque fois que le client déclenche une respiration, l'appareil perçoit l'effort spontané et insuffle rapidement l'air au début de la respiration, puis un débit variable pendant le cycle respiratoire. En AI, le client détermine la durée inspiratoire, le VC et la fréquence respiratoire. Le VC dépend du niveau de pression et de la compliance pulmonaire. L'AI est utilisée comme mode de ventilation continue et de sevrage. Elle peut également se combiner à la VACI durant le sevrage. L'AI n'est pas utilisée comme seul mode d'assistance ventilatoire durant une insuffisance respiratoire aiguë en raison du risque d'hypoventilation. Les avantages de l'AI sont, entre autres, un plus grand confort pour le client, une diminution du travail respiratoire (parce que les efforts inspiratoires sont facilités), une baisse de la consommation d'oxygène (parce que le travail inspiratoire est réduit) et l'augmentation de la tolérance à l'effort (parce que le client fait travailler ses muscles respiratoires).

Ventilation à rapport inversé en pression contrôlée

La ventilation à rapport inversé en pression contrôlée (VRI PC) combine la ventilation à pression contrôlée et un rapport inspiration/expiration (I:E) inversé. Le rapport I:E fait référence à la durée de l'inspiration sur la durée de l'expiration. Cette valeur est normalement de 1:2. Avec la ventilation à ratio inversé, le I:E est tout d'abord réglé à 1:1 et peut progresser jusqu'à 4:1. Avec la VRI, une pression positive prolongée est appliquée, ce qui accroît le temps inspiratoire. La VRI favorise l'expansion progressive des alvéoles atélectasiées. La brièveté du temps expiratoire exerce un effet de type PEP, ce qui prévient l'affaissement des alvéoles. Étant donné que la VRI impose un mode respiratoire non physiologique, le client requiert l'administration de sédatifs combinés ou non à des agents bloqueurs neuromusculaires. La VRI est indiquée chez les clients atteints d'un syndrome de détresse respiratoire aiguë (SDRA) qui continuent de présenter une hypoxémie réfractaire malgré une augmentation des niveaux de la PEP. Toutefois, les clients ne répondent pas tous à la VRI en présence de problème d'oxygénation.

Ventilation à relâchement de pression

La ventilation à relâchement de pression permet la respiration spontanée à n'importe quel moment durant le cycle respiratoire avec une pression positive continue (CPAP) préréglée et des dépressurisations de courte durée. La CPAP est ajustée (pression élevée, pression basse) en fonction de l'oxygénation du client, alors que la durée des dépressurisations est réglée (temps long, temps court) en fonction de son état ventilatoire. Le VC n'est pas un paramètre réglé et dépend du niveau de CPAP, de la compliance pulmonaire, de la résistance des voies respiratoires et des efforts respiratoires du client. Ce mode s'adresse aux clients atteints du SDRA qui requièrent des niveaux élevés de pression pour permettre un recrutement alvéolaire. L'un des avantages de ce mode de ventilation est qu'il permet la respiration spontanée. Cela peut réduire le recours à la sédation profonde ou aux agents bloqueurs neuromusculaires.

Ventilation spontanée en pression positive continue

La ventilation spontanée en pression positive continue (CPAP) rétablit la capacité résiduelle fonctionnelle et est semblable à la PEP. Toutefois, avec la CPAP, la pression est exercée de façon continue durant la respiration spontanée, ce qui empêche la pression dans les voies respiratoires de tomber à zéro. Par exemple, si la CPAP est de 5 cm de H_2O, la pression dans les voies respiratoires durant l'expiration est de 5 cm de H_2O. Durant l'inspiration, une pression négative de 1 à 2 cm de H_2O est générée par le client, ce qui ramène la pression inspiratoire à 3 ou 4 cm de H_2O. Le client qui reçoit une VACI avec PEP bénéficie du mode CPAP lorsqu'il respire spontanément. La CPAP est couramment utilisée dans le traitement de l'apnée obstructive du sommeil. Elle peut être administrée de façon non effractive au moyen d'un masque étanche ou au moyen d'un tube endotrachéal ou trachéal. La CPAP accroît le travail respiratoire, car le client doit expirer avec force contre la CPAP. Par conséquent, elle doit être utilisée avec prudence chez les clients présentant une fonction cardiaque compromise, parce que l'augmentation constante de la pression intrathoracique peut diminuer le débit cardiaque.

Ventilation en pression positive biphasique

La ventilation en pression positive biphasique (BiPAP) procure deux niveaux de pression positive tout en permettant l'administration d'oxygène. Un niveau plus élevé de pression positive est administré durant l'inspiration. Il s'agit d'un soutien non effractif administré par masque facial complet, masque bucco-nasal ou masque nasal. Comme pour l'AI, qui est administrée grâce à un tube endotrachéal ou trachéal, le client doit être capable de respirer spontanément et de coopérer à ce traitement. Parmi les indications de la BiPAP figurent l'insuffisance respiratoire aiguë chez les clients atteints de MPOC et d'insuffisance cardiaque, de même que l'apnée du sommeil. Elle peut également servir après l'extubation pour prévenir la réintubation. Les clients en choc dont l'état de conscience est altéré ou dont les voies respiratoires sont encombrées par des sécrétions ne sont pas de bons candidats à la BiPAP (Burns, 2008).

Autres modes

Les avancées technologiques dans le domaine de la ventilation mécanique ont conduit à la mise au point d'autres modes de ventilation à pression contrôlée. Toutefois, étant donné que ces options ne sont pas standardisées, leurs noms et leurs caractéristiques sont spécifiques aux fabricants. De plus, la supériorité de ces modes n'a pas été établie.

Entre autres exemples, il est possible de mentionner la ventilation en pression à volume contrôlé et la ventilation assistée à pression adaptative (automode).

49.5.5 Autres manœuvres ventilatoires

Pression positive en fin d'expiration

La pression positive en fin d'expiration (PEP) est un paramètre de réglage qui permet l'application d'une pression positive aux voies respiratoires inférieures durant l'expiration. Normalement, durant l'expiration, la pression dans les voies respiratoires atteint zéro. Le recours à la PEP permet de conserver l'expiration passive, mais la pression diminue jusqu'à un niveau prédéterminé, souvent entre 3 et 20 cm de H_2O. Avec la PEP, le volume pulmonaire durant l'expiration et entre les respirations est plus grand que la normale. Cela accroît la capacité résiduelle fonctionnelle et améliore souvent l'oxygénation grâce au maintien de la surface disponible pour les échanges gazeux, engendré par la persistance du volume pulmonaire à la fin de l'expiration passive. Les mécanismes par lesquels la PEP accroît la capacité résiduelle fonctionnelle et l'oxygénation incluent la ventilation accrue des alvéoles maintenues ouvertes, la ventilation des alvéoles précédemment atélectasiées et la prévention de l'affaissement alvéolaire tout au long du cycle respiratoire.

La PEP est ajustée pour que l'oxygénation s'améliore sans compromettre l'hémodynamie. Ce phénomène représente la valeur de PEP optimale. Souvent, une PEP de 5 cm de H_2O (appelée PEP physiologique) est utilisée à titre prophylactique pour remplacer le mécanisme glottique, pour aider à maintenir une capacité résiduelle fonctionnelle normale et pour empêcher l'affaissement alvéolaire. Une PEP de 5 cm de H_2O est également utilisée chez les clients qui ont des antécédents d'affaissement alvéolaire durant le sevrage. La PEP améliore les échanges gazeux, la capacité vitale et la force inspiratoire durant le sevrage.

En revanche, l'auto-PEP n'est pas délibérément réglée sur le respirateur, mais résulte plutôt d'un temps expiratoire inadéquat. L'auto-PEP s'ajoute à la PEP qui a été réglée par le professionnel de la santé. Cette PEP additionnelle peut entraîner un accroissement du travail respiratoire, un barotraumatisme et une instabilité hémodynamique. Toutefois, avec certains modes de ventilation (VRI-PC), l'auto-PEP est souhaitable. Les interventions visant à limiter l'auto-PEP incluent l'analgésie et la sédation, l'utilisation d'un tube ET de grand calibre et de bronchodilatateurs, la réduction du temps inspiratoire ainsi que le ralentissement de la fréquence respiratoire. En réduisant l'accumulation d'eau dans le circuit du ventilateur par des vidanges fréquentes ou par l'utilisation de circuits chauffés, il est possible de limiter l'auto-PEP. Chez les clients dont le temps expiratoire est bref et dont les voies respiratoires se referment rapidement (p. ex., une MPOC, l'asthme), le réglage de la PEP peut contrebalancer l'auto-PEP en entrouvrant les voies respiratoires à l'expiration de manière à empêcher l'air de rester emprisonné.

En général, le but principal de la PEP est de maintenir ou d'améliorer l'oxygénation tout en limitant le risque d'intoxication à l'oxygène. La FiO$_2$ peut souvent être réduite lorsque la PEP est augmentée. Cette modalité est indiquée lorsque les poumons sont atteints d'une maladie diffuse, en présence d'hypoxémie grave ne répondant pas à une FiO$_2$ supérieure à 50 % et au moment d'une perte de compliance ou d'une fibrose. Elle est utilisée en cas d'œdème pulmonaire pour fournir une contrepression qui s'oppose à l'extravasation des liquides. La PEP est un paramètre ventilatoire souvent utilisé en présence de SDRA. Toutefois, la PEP est contre-indiquée ou doit être utilisée avec une extrême prudence chez les clients qui présentent des poumons très compliants (p. ex., une MPOC), une maladie pulmonaire unilatérale ou non uniforme, une hypovolémie et un débit cardiaque faible. Dans ces cas, les effets indésirables de la PEP peuvent être plus importants que les avantages.

Compensation automatique du tube endotrachéal

La compensation automatique du tube ET est un réglage d'appoint conçu pour surmonter la résistance du tube endotrachéal. Plusieurs ventilateurs l'offrent actuellement. La compensation automatique du tube augmente durant l'inspiration et diminue durant l'expiration. Pour la régler, il s'agit d'entrer le diamètre interne du tube ET du client et le pourcentage désiré de compensation. La compensation automatique du tube peut accroître l'auto-PEP chez les clients atteints de maladies obstructives. Elle doit donc être utilisée avec prudence chez cette population (Unoki, Serita, & Grap, 2008).

Ventilation à haute fréquence

La ventilation à haute fréquence (VHF) repose sur l'administration d'un petit VC (habituellement de 1 à 5 ml/kg de poids corporel) à des fréquences respiratoires rapides (de 100 à 300 R/min) pour tenter de recruter et de maintenir le volume pulmonaire, de même que pour réduire le shunt intrapulmonaire. L'un des avantages de la VHF serait sa capacité de faciliter les échanges gazeux tout en réduisant le risque de **volutraumatisme**. La VHF est largement utilisée dans les unités de soins intensifs néonataux et pédiatriques. Son emploi chez les adultes est encore expérimental et se limite aux clients atteints de SDRA (Rose, 2008). Les clients qui reçoivent la VHF doivent être sous sédation ou parfois être curarisés pour supprimer toute respiration spontanée.

Oxyde nitrique

L'oxyde nitrique (NO) est une molécule gazeuse fabriquée à l'intérieur des vaisseaux, et il participe à la régulation du tonus vasculaire pulmonaire. L'inhibition de la production de NO entraîne la vasoconstriction pulmonaire et, à l'inverse, l'administration de NO par inhalation en continu entraîne une vasodilatation pulmonaire. Le NO peut être administré par le tube ET ou de trachéotomie, ou au moyen d'un masque facial. À l'heure actuelle, le NO est utilisé chez les clients atteints de SDRA afin de corriger l'hypoxémie en améliorant le rapport ventilation-perfusion, comme outil de dépistage diagnostique de l'hypertension pulmonaire, durant l'intervention cardiaque percutanée de même que durant ou après la chirurgie cardiaque.

Décubitus ventral

Le décubitus ventral consiste à installer le client sur le ventre **FIGURE 49.21**. Ce changement de position améliore le recrutement pulmonaire grâce à divers mécanismes. La gravité inverse les effets du liquide dans les sections de poumons dépendantes lorsque le client passe de la position dorsale à la position ventrale. De plus, cette position permet au cœur de

Volutraumatisme : Lésion pulmonaire diffuse secondaire à la surdistension des parois alvéolaires (pression transalvéolaire élevée).

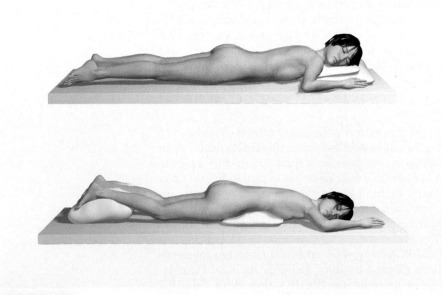

FIGURE 49.21

Cliente installée en décubitus ventral

reposer sur le sternum, dégageant ainsi les poumons et contribuant à l'uniformisation des pressions pleurales. Le décubitus ventral est une mesure thérapeutique d'appoint relativement sécuritaire (même si elle est exigeante pour le personnel infirmier) utilisée pour améliorer l'oxygénation des clients en phase critique en présence de lésions pulmonaires aiguës ou de SDRA (Abroug, Ouanes-Besbes, Elatrous, & Brochard, 2008) ▶ **51**.

Oxygénation par membrane extracorporelle

L'oxygénation par membrane extracorporelle est une autre forme d'assistance pulmonaire pour le client atteint d'insuffisance respiratoire aiguë. Elle est utilisée fréquemment en pédiatrie et en néonatalogie, mais son emploi se répand de plus en plus chez la population adulte. L'oxygénation par membrane extracorporelle est une forme de circulation extracorporelle qui repose sur l'extraction partielle du sang d'un client au moyen de cathéters de gros calibres, l'infusion d'oxygène et l'extraction du CO_2 à travers une membrane, après quoi le sang est réinjecté au client. Ce traitement intensif nécessite une anticoagulation systémique, et il est habituellement de courte durée. Une équipe de spécialistes compétents dans l'utilisation de cette technologie, y compris un perfusionniste, est nécessaire en permanence au chevet du client.

49.5.6 Complications liées à la ventilation en pression positive

Même si la ventilation mécanique est parfois essentielle au maintien de la respiration et de l'oxygénation, elle peut entraîner des effets indésirables. Il est souvent difficile de distinguer les complications de la ventilation mécanique de celles de la maladie sous-jacente.

Système cardiovasculaire

La ventilation en pression positive peut affecter la circulation à cause de la pression inspiratoire moyenne accrue transmise dans la cavité thoracique. L'augmentation de la pression intrathoracique entraîne une compression des vaisseaux thoraciques, ce qui occasionne une diminution du retour veineux vers le cœur, une diminution du volume télédiastolique ventriculaire gauche (précharge), donc une baisse du débit cardiaque et une hypotension. La pression inspiratoire moyenne se trouve encore plus augmentée si la PEP est augmentée (supérieure à 5 cm de H_2O) de façon à améliorer l'oxygénation.

Si les poumons sont non compliants (p. ex., à cause d'un SDRA), les pressions inspiratoires ne se transmettent pas aussi facilement au cœur et

aux vaisseaux sanguins. Ainsi, les effets de la ventilation en pression positive sur le débit cardiaque diminuent. À l'inverse, en présence de poumons compliants (p. ex., un emphysème), un risque accru de transmission des pressions inspiratoires élevées et d'effets indésirables sur l'hémodynamie est noté.

L'effet indésirable de la ventilation en pression positive sur le retour veineux est accentué par l'hypovolémie (p. ex., une hémorragie) et la réduction du tonus veineux (p. ex., une sepsie, un choc neurogénique). Le rétablissement et le maintien du volume sanguin circulant contribuent beaucoup à minimiser les complications cardiovasculaires.

Système respiratoire

Barotraumatisme

Lorsque les pressions inspiratoires augmentent, le risque de barotraumatisme s'accentue. Les clients dont les poumons sont compliants (p. ex., une MPOC) sont exposés à un risque plus élevé de barotraumatisme. Cela s'observe lorsqu'une augmentation des pressions inspiratoires provoque une distension des poumons et une rupture des alvéoles ou des bulles d'emphysème sous-pleurales. Les clients dont les poumons sont rigides (p. ex., un SDRA) qui reçoivent des pressions inspiratoires et des PEP élevées (supérieures à 5 cm de H_2O) et les clients qui présentent des abcès pulmonaires causés par des agents pathogènes nécrosants (p. ex., des staphylocoques) sont aussi à risque de barotraumatisme.

De l'air peut alors s'échapper dans l'espace pleural à partir des alvéoles ou de l'espace interstitiel et y demeurer emprisonné. La pression pleurale augmente peu à peu et affaisse le poumon, ce qui cause un pneumothorax ▶ **35**.

Avec la ventilation en pression positive, un pneumothorax simple peut se transformer en un pneumothorax sous tension pouvant menacer la survie du client si l'air inspiré pénètre dans la plèvre et qu'il arrive difficilement à être expulsé. En présence d'un pneumothorax sous tension, le médiastin et le poumon controlatéral se trouvent comprimés, ce qui réduit le débit cardiaque et la ventilation pulmonaire. Le pneumothorax constitue une urgence médicale et doit, par conséquent, être traité rapidement.

Le **pneumomédiastin** commence habituellement par une rupture d'alvéoles et l'échappement d'air dans l'espace interstitiel pulmonaire. Le mouvement progressif de l'air s'observe dans le médiastin et les tissus sous-cutanés du cou, et un pneumothorax s'ensuit dans bien des cas. La survenue d'un emphysème sous-cutané inexpliqué justifie une radiographie pulmonaire immédiate. Le

51

49

L'utilisation du décubitus ventral est abordée dans le chapitre 51, *Interventions cliniques – Insuffisance respiratoire et syndrome de détresse respiratoire aiguë.*

35

Les manifestations cliniques du pneumothorax sont expliquées dans le chapitre 35, *Interventions cliniques – Troubles des voies respiratoires inférieures.*

pneumomédiastin et l'emphysème sous-cutané sont parfois trop légers pour être décelés à la radiographie ou à l'examen physique avant la formation d'un pneumothorax.

Volutraumatisme

Le concept de **volutraumatisme** associé à la ventilation en pression positive fait référence à une lésion pulmonaire qui survient lorsqu'un volume courant important est utilisé pour ventiler des poumons non compliants. Le volutraumatisme occasionne des lésions alvéolaires et, par conséquent, l'accumulation de liquide et de protéines inflammatoires dans les espaces alvéolaires. Chez les clients atteints de SDRA, une ventilation à petit volume plutôt qu'une ventilation en pression est habituellement privilégiée pour protéger les poumons (Burn, 2005). À cet effet, une diminution de la mortalité chez les clients atteints de SDRA a été démontrée lors de l'utilisation de volume courant de 6 ml/kg et moins (The ARDS Network, 2000).

Hypoventilation alvéolaire

L'hypoventilation alvéolaire est parfois causée par des réglages inappropriés du ventilateur, des fuites d'air provenant des conduits du ventilateur, du pourtour du ballonnet du tube ET ou du tube de trachéotomie, des sécrétions pulmonaires et un faible rapport ventilation-perfusion. Un petit volume courant ou une fréquence respiratoire lente réduisent la ventilation minute, ce qui provoque l'hypoventilation. Un ballonnet non étanche ou un tube mal fixé peuvent entraîner des fuites d'air et réduire le volume courant administré. Un taux de VACI trop bas chez un client qui ne peut pas respirer spontanément de manière adéquate entraîne l'hypoventilation, l'acidose respiratoire et d'autres complications liées à l'acidose (p. ex., des arythmies). La présence de sécrétions pulmonaires trop abondantes peut aussi entraîner une hypoventilation. Il est possible de prévenir ce phénomène en mobilisant le client aux deux heures, en effectuant la physiothérapie pulmonaire dans les zones où les sécrétions sont plus abondantes **FIGURE 49.22**, en encourageant la respiration profonde et l'expectoration, et en procédant à l'aspiration des sécrétions, au besoin. De l'atélectasie peut également survenir. Celle-ci pourra être corrigée par l'augmentation du volume courant et en ajoutant une PEP par petits paliers ainsi qu'un nombre prédéterminé de soupirs aux réglages du ventilateur.

Hyperventilation alvéolaire

L'**alcalose respiratoire** peut survenir si la fréquence respiratoire ou le volume courant sont trop élevés (hyperventilation mécanique), ou si le client en ventilation assistée respire plus rapidement que la fréquence respiratoire programmée. Il est facile de surventiler un client en mode VPP. Les clients sont particulièrement à risque lorsqu'ils présentent une hypoventilation alvéolaire chronique avec une

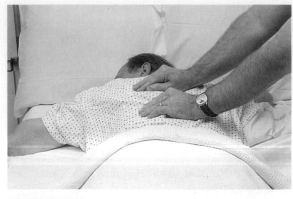

FIGURE 49.22
Position des mains pendant la percussion de la cage thoracique en physiothérapie pulmonaire

rétention du CO_2. Par exemple, le client atteint d'une MPOC peut présenter une élévation chronique de sa $PaCO_2$ (acidose) hypercapnique et une rétention compensatoire des bicarbonates par les reins. Lorsque le client atteint d'une MPOC est ventilé, l'objectif thérapeutique vise à rétablir les valeurs de base de la $PaCO_2$ et non les valeurs normales standards. Si le client atteint d'une MPOC retrouve une $PaCO_2$ normale standard, il présentera une alcalose en raison de ses réserves de bicarbonates. Ce type de client pourrait passer d'une acidose respiratoire compensée à une dangereuse alcalose métabolique. L'alcalose complique le sevrage du ventilateur, car les centres de la respiration sont inhibés de façon à rétablir un pH normal. De plus, si l'alcalose débute soudainement, elle peut entraîner d'autres conséquences graves, dont l'hypokaliémie, l'hypocalcémie et des arythmies. Une irritabilité neuromusculaire, des convulsions, le coma, voire le décès, peuvent aussi survenir. L'hyperventilation peut habituellement être prévenue chez le client atteint d'une MPOC par la programmation d'un temps inspiratoire bref et d'un temps expiratoire plus long.

Si l'hyperventilation n'est pas associée aux réglages du ventilateur mécanique, il faut en déterminer la cause et la traiter. Les causes possibles sont notamment l'hypoxémie, la douleur, la peur, l'anxiété ou la compensation d'une acidose métabolique. Les clients qui combattent le ventilateur ou dont la respiration n'est pas synchronisée éprouvent peut-être de l'anxiété ou de la douleur. Si le client est anxieux et s'il a peur, il peut être utile de le placer en position assise et de lui donner des indications verbales pour l'aider à ralentir sa fréquence respiratoire et ainsi obtenir une meilleure synchronisation avec le ventilateur. Si ces mesures échouent, le fait de ventiler manuellement le client au moyen d'un ballon insufflateur manuel avec O_2 à 100 % peut ralentir la respiration.

Le plan de soins et de traitements infirmiers pour un client sous ventilation mécanique est présenté dans le PSTI 49.1W au www.cheneliere.ca/lewis.

Pneumonie acquise sous ventilateur

Le risque de pneumonie nosocomiale est particulièrement élevé chez les clients ventilés mécaniquement, car le tube ET ou de trachéotomie court-circuite les mécanismes de défense normaux des voies respiratoires supérieures. Un piètre état nutritionnel, l'immobilité et la pathologie sous-jacente (p. ex., une immunosuppression, des insuffisances viscérales) rendent en outre le client plus sujet à l'infection. La pneumonie acquise sous ventilateur (PAV) est une pneumonie qui apparaît 48 heures ou plus après l'intubation ET. Elle affecte de 9 à 27 % de tous les clients intubés, la moitié de ces cas se manifestant dès les 4 premiers jours de ventilation mécanique. Les conséquences associées à l'apparition d'une PAV sont graves. De fait, les clients affectés ont une durée de séjour hospitalier plus longue et présentent un taux plus élevé de mortalité (American Thoracic Society & Infectious Diseases Society of America, 2005).

Chez les clients qui présentent une PAV précoce (dans les 96 premières heures de ventilation mécanique), les cultures d'expectorations révèlent souvent la présence de bactéries Gram négatif ou Gram positif (p. ex., *Escherichia coli, Klebsiella, Streptococcus pneumoniæ, Hæmophilus influenzæ*, les souches sensibles à la cloxacilline de *Staphylococcus aureus*). Les agents pathogènes associés à la PAV tardive incluent des agents résistants aux antibiotiques tels que *Pseudomonas æruginosa,* et *S. aureus* résistant à la cloxacilline. Ces agents pathogènes abondent dans les milieux hospitaliers et dans les voies digestives des clients, et ils se propagent de diverses façons, notamment par l'équipement respiratoire contaminé, un lavage des mains inadéquat, des facteurs environnementaux, comme une piètre aération ou une circulation importante d'individus, et l'incapacité relative des clients de tousser et d'expectorer. De plus, la colonisation de l'oropharynx par des agents Gram négatif est un facteur prédisposant à ce type de pneumonie.

Les signes cliniques évocateurs d'une PAV sont, entre autres, la fièvre, l'augmentation de la numération leucocytaire, des expectorations purulentes et nauséabondes, des crépitants ou des ronchi à l'auscultation de même que des infiltrats pulmonaires à la radiographie. Le client est traité par antibiothérapie après que les prélèvements de culture nécessaires ont été effectués par aspiration trachéale ou par bronchoscopie, et lorsqu'il y a évidence d'infection .

Les lignes directrices sur la prévention de la PAV incluent : 1) surélever la tête de lit à un minimum de 30 à 45°, à moins de contre-indications médicales ; 2) ne pas changer d'emblée les conduits du ventilateur ; et 3) utiliser un tube ET muni d'une lumière dorsale au-dessus du ballonnet pour permettre l'aspiration continue des sécrétions de la région sous-glottique (AACN, 2010) **FIGURE 49.18**. La prévention inclut aussi un lavage des mains efficace avant et après l'aspiration, dès que l'infirmière manipule les pièces du ventilateur et après tout contact avec des expectorations. Elle doit porter des gants pour intervenir auprès du client et changer de gants entre les interventions (p. ex., après avoir vidé le sac de drainage de la sonde urinaire et avant d'administrer un médicament I.V.). En dernier lieu, l'infirmière et l'inhalothérapeute doivent toujours procéder à l'évacuation de l'eau qui s'accumule dans les conduits du ventilateur du côté opposé au client.

Déséquilibre hydrosodé

Une rétention liquidienne progressive s'observe souvent après 48 à 72 heures de ventilation en pression positive, surtout avec l'utilisation d'une PEP. Le phénomène est associé à une baisse du débit urinaire et à une augmentation de la rétention de sodium. Les changements de l'équilibre liquidien sont parfois attribuables à une baisse du débit cardiaque qui, en retour, entraîne une réduction de la perfusion rénale. Cela a pour effet de provoquer la libération de rénine qui stimule la production d'angiotensine et d'aldostérone, et qui s'accompagne d'une rétention de sodium et d'eau. Il se peut aussi que les changements de pression intrathoracique soient associés à une baisse des taux de peptide natriurétique auriculaire, également propice à la rétention du sodium. Une légère rétention hydrique s'observe aussi avec la ventilation en pression positive. Il y a moins de perte hydrique accessoire par les voies respiratoires, car les gaz provenant du ventilateur sont humidifiés avec de l'eau réchauffée à la température corporelle. De plus, la réponse de stress s'accompagne, entre autres, d'une libération d'hormone antidiurétique et de cortisol qui contribuent à la rétention du sodium et de l'eau.

Système nerveux

Chez les clients victimes d'un trauma craniocérébral, la ventilation en pression positive, surtout avec une PEP, peut nuire à la perfusion sanguine cérébrale. L'augmentation de la pression positive intrathoracique diminue le retour veineux en provenance de la tête et provoque une distension des jugulaires. Le client peut présenter une augmentation de sa pression intracrânienne en raison du mauvais retour veineux et de l'augmentation du volume cérébral. Ainsi, l'infirmière peut atténuer les effets de la ventilation en pression positive sur la pression intracrânienne en surélevant la tête de lit et en maintenant l'alignement de la tête.

Système gastro-intestinal

Les clients ventilés mécaniquement sont soumis à un stress en raison de la gravité de leur état, de

Divers bruits pulmonaires, dont les crépitants et les ronchi, peuvent être entendus dans des animations au www.cheneliere.ca/lewis.

Les exercices isométriques consistent en une contraction musculaire sans raccourcissement et sans déplacement des articulations. Ils permettent d'augmenter le poids, le tonus et la force musculaires tout en étant bien adaptés au client immobilisé.

l'immobilité et de l'inconfort associé au ventilateur. Ceci expose le client ventilé à un risque d'ulcères de stress et d'hémorragies digestives. Les clients qui souffrent déjà d'un ulcère ou ceux qui prennent des corticostéroïdes présentent un risque encore plus grand. Tout type d'atteinte circulatoire, y compris la réduction du débit cardiaque provoquée par la ventilation en pression positive, peut contribuer à l'ischémie de la muqueuse gastrique et intestinale, et accroître le risque de translocation bactérienne à partir du tube digestif.

Les lignes directrices préconisent l'emploi systématique d'une prophylaxie contre les ulcères gastroduodénaux chez les clients sous ventilation mécanique (Institute for Healthcare Improvement, 2010). La prophylaxie contre les ulcères gastroduodénaux inclut l'administration de bloqueurs des récepteurs H_2 de l'histamine (p. ex., la ranitidine [Zantac[MD]]), d'inhibiteurs de la pompe à protons (p. ex., l'ésoméprazole [Nexium[MD]]) et la nutrition entérale pour réduire l'acidité gastrique et le risque d'ulcères de stress et d'hémorragies.

Une dilatation gastrique et une dilatation intestinale sont aussi parfois observées en raison de l'accumulation de gaz dans le tractus digestif à cause de l'air avalé. L'irritation causée par le tube ET peut faire en sorte que le client avale beaucoup d'air, ce qui entraîne une dilatation gastrique. La dilatation gastrique ou intestinale peut exercer une pression sur la veine cave, réduire le débit cardiaque et empêcher le mouvement normal du diaphragme durant la respiration spontanée. L'élévation du diaphragme résultant d'un iléus paralytique ou d'une dilatation intestinale entraîne une compression des lobes pulmonaires inférieurs. Ce phénomène favorise l'atélectasie et compromet la fonction respiratoire. Il sera nécessaire de procéder à une décompression de l'estomac en insérant un tube nasogastrique ou orogastrique.

De plus, l'immobilité, la sédation, la diminution de la perfusion organique, le fait que le client ne prenne rien par la bouche, l'utilisation d'analgésiques opioïdes et le stress contribuent à ralentir le péristaltisme. L'incapacité du client à expirer la glotte fermée peut rendre la défécation difficile. Par conséquent, le client ventilé mécaniquement est exposé à un risque de constipation, et il est important d'instaurer un traitement favorisant le transit intestinal le plus rapidement possible.

Système musculosquelettique

L'infirmière doit contribuer à maintenir la force musculaire et à prévenir les problèmes inhérents à l'immobilité . Elle peut notamment améliorer la tolérance du client à l'exercice en administrant des analgésiques de façon à soulager adéquatement la douleur et en favorisant une bonne nutrition. De plus, la mobilisation précoce et progressive est à privilégier, selon l'état du client. Les données de

Les différentes responsabilités des infirmières, des infirmières auxiliaires et des préposés aux bénéficiaires pour un client ventilé mécaniquement sont expliqués dans l'encadré 49.2 W au www.cheneliere.ca/lewis.

la recherche ont récemment démontré que l'utilisation d'un protocole de mobilisation précoce permet au client d'atteindre un niveau fonctionnel supérieur à son congé de l'hôpital, et de diminuer la durée du délirium ainsi que le nombre de jours de ventilation mécanique (Schweickert et al., 2009). Celui-ci peut être mobilisé au fauteuil et même marcher grâce à l'utilisation d'un ventilateur portatif (Perme & Chandrashekar, 2009). L'infirmière enseignera au client des exercices passifs et actifs comportant des mouvements axés sur le maintien du tonus musculaire des membres supérieurs et inférieurs. Les mouvements simples, comme l'élévation de la jambe, la flexion du genou, les exercices isométriques du quadriceps ou les cercles avec les bras, peuvent convenir. Elle veillera enfin à prévenir les contractures, les lésions de pression, le pied tombant et la rotation externe des hanches et des jambes en encourageant l'adoption de postures appropriées et l'utilisation d'orthèses.

Besoins psychosociaux

Le client ventilé mécaniquement éprouve souvent un stress physique et émotionnel. En plus des problèmes propres à tout client en phase critique décrits en début de chapitre, la personne ventilée mécaniquement est incapable de parler, de manger, de bouger et de respirer normalement. Les tubes et les appareils occasionnent de la douleur, de la peur et de l'anxiété. Les activités de la vie quotidienne comme manger, éliminer et tousser deviennent extrêmement compliquées.

Les clients ventilés mécaniquement ont un besoin immense d'être rassurés, ce qui va de pair avec quatre autres besoins : celui d'être informés, de retrouver un certain contrôle, de garder espoir et de faire confiance. Ces besoins nécessitent une attention particulière, car en les comblant, l'infirmière procure un sentiment de sécurité aux clients. Ainsi, les clients doivent participer aux prises de décisions dans la mesure du possible. L'infirmière doit également entretenir l'espoir et établir un lien de confiance avec le client et ses proches (Hosmanek & Sole, 2009).

Les clients sous ventilation en pression positive ont habituellement besoin d'analgésie (p. ex., du fentanyl) ou de sédation (p. ex., du propofol) pour permettre une ventilation optimale. Toutefois, il est important de déterminer les causes sous-jacentes à l'agitation ou à l'anxiété du client ventilé mécaniquement avant d'administrer des analgésiques ou des sédatifs. Parmi les problèmes courants susceptibles d'entraîner de l'agitation ou de l'anxiété chez le client figurent la ventilation en pression positive elle-même, les déficits nutritionnels, la douleur, l'hypoxémie, l'hypercapnie, les médicaments et les facteurs de stress associés à l'environnement (p. ex., le manque de sommeil). Le délirium peut aussi survenir. Malheureusement,

le délirium est un marqueur d'insuffisance cérébrale associée à un séjour prolongé et à un taux de
mortalité plus élevé. Les clients hospitalisés dans
une unité de soins intensifs sont particulièrement
sujets au délirium (Pandharipande, Jackson, & Ely,
2005) et c'est pourquoi il est important de le reconnaître précocement et de le traiter ▶ 22 .

Parfois, il est nécessaire de **curariser** le client au
moyen d'un agent bloqueur neuromusculaire
(p. ex., le cisatracurium [Nimbex^{MD}]) pour permettre
une meilleure synchronisation avec le ventilateur
et ainsi améliorer l'oxygénation. Il faut se rappeler
que le client curarisé peut entendre, voir, penser et
ressentir. C'est pourquoi l'infirmière lui administrera des analgésiques et des sédatifs I.V. en concomitance. La surveillance des clients qui reçoivent
ces médicaments pose un défi. L'évaluation du
client se concentre sur la réponse motrice au
moment de la stimulation nerveuse périphérique,
sur les signes physiologiques découlant de l'activation du système nerveux autonome (p. ex., les larmes, la diaphorèse, l'augmentation de la fréquence
cardiaque et de la pression artérielle) et pouvant
être associés à la douleur et à l'anxiété ainsi que sur
la synchronisation avec le ventilateur. Un neurostimulateur est utilisé pour procéder à la stimulation
nerveuse périphérique. Quatre impulsions électriques successives (*train of four* ou TOF) sont acheminées vers un nerf périphérique par l'intermédiaire
d'électrodes afin de provoquer des contractions
musculaires **FIGURE 49.23**. Le nombre de contractions musculaires variera selon le pourcentage de
blocage neuromusculaire. Habituellement, l'objectif
est d'entraîner une ou deux contractions sur quatre.
Un indice mesuré en continu à partir de
l'encéphalogramme (BIS) peut aussi guider le traitement analgésique et sédatif chez ces clients.
L'administration d'agents bloqueurs neuromusculaires en doses excessives peut prédisposer le client
à une curarisation prolongée et à une faiblesse musculaire qui persistera après leur arrêt.

Beaucoup de clients conservent peu de souvenirs de leur passage à l'unité de soins intensifs,
tandis que d'autres se rappellent tous les détails.
Même s'ils semblent endormis, ou s'ils sont sous
sédation ou curarisés, les clients demeurent parfois
conscients et il faut toujours s'adresser à eux
comme s'ils étaient éveillés et alertes.

Bris mécanique ou débranchement de l'appareil

Les ventilateurs mécaniques peuvent se débrancher
ou mal fonctionner. Lorsque les alarmes sont activées, elles permettent au personnel de reconnaître
la présence de problèmes **TABLEAU 49.7**. La plupart
des décès consécutifs à un débranchement accidentel du ventilateur surviennent lorsque l'alarme
de basse pression a été désactivée. Le type de
débranchement le plus fréquent se produit entre le

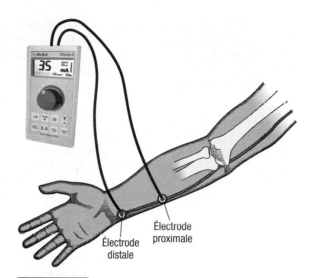

FIGURE 49.23
Positionnement des électrodes d'un neurostimulateur
le long du nerf cubital

22

Les soins et les traitements
infirmiers pour les clients
atteints de délirium sont
présentés dans le chapitre 22,
*Interventions cliniques –
Démence et maladie
d'Alzheimer.*

49

Curariser: Administrer
une substance naturelle ou
de synthèse dont l'effet est
semblable à celui du curare
et qui est employée au cours
des anesthésies pour relâcher
les muscles.

tube ET et l'adaptateur permettant la connexion
avec le circuit du ventilateur mécanique.
L'infirmière doit vérifier régulièrement l'étanchéité
des raccords. Elle s'assurera que toutes les alarmes
sont en fonction en tout temps et le notera au dossier. Toutefois, il est possible de mettre les alarmes
sur « pause » (sans les inactiver) durant l'aspiration
des sécrétions ou l'arrêt de la ventilation
mécanique.

Plusieurs facteurs peuvent aussi nuire au bon
fonctionnement du ventilateur. Bien que la plupart
des établissements disposent de génératrices d'urgence en cas de panne de courant et que certains
modèles récents soient dotés de piles de réserve,
le courant peut toujours venir à manquer.
L'infirmière doit envisager la possibilité de ventiler
manuellement les clients dépendants d'un ventilateur. Si, à un moment ou à un autre, l'infirmière
détermine qu'un ventilateur est défectueux (p. ex.,
une interruption de l'apport en oxygène), elle doit
débrancher le client de l'appareil et le ventiler
manuellement au moyen d'un ballon insufflateur
manuel avec O_2 à 100 % jusqu'à ce que le ventilateur ait été remis en fonction ou remplacé.

49.5.7 Thérapie nutritionnelle chez un client ventilé mécaniquement

La ventilation mécanique et l'hypermétabolisme
associé au problème de santé de nature critique
contribuent parfois à une nutrition inadéquate. La
présence d'un tube ET rend impossible l'alimentation normale. Certains clients porteurs d'une
trachéotomie peuvent manger normalement, une
fois que leur condition respiratoire le permet. Des
tests de déglutition et une consultation en ortho-
phonie permettront de déterminer si le client est

prêt à s'alimenter. Pour se nourrir, le client porteur d'une trachéotomie doit pencher sa tête légèrement vers l'avant afin de faciliter la déglutition et de prévenir l'aspiration. L'alimentation se limite dans certains cas à des aliments mous (p. ex., des purées, des glaces) ou à des liquides épaissis.

Chez les clients qui risquent de ne pas pouvoir s'alimenter pendant trois à cinq jours, l'infirmière, en collaboration avec l'équipe interdisciplinaire, procède à une évaluation des besoins nutritionnels et doit veiller à commencer rapidement l'alimentation entérale, soit dans les 24 à 72 heures suivant l'admission (McClave et al., 2009). En effet, l'hypermétabolisme associé au problème de santé de nature critique, aux polytraumatismes, à une chirurgie de même qu'à l'anxiété, à la douleur et au travail respiratoire accru augmente considérablement la dépense calorique. À cet effet, les taux sériques de protéines (p. ex., l'albumine, la préalbumine, la transferrine, les protéines totales) sont habituellement à la baisse. De plus, les clients en phase critique subissent de fréquentes interruptions de leur alimentation entérale à cause des interventions que nécessite leur état, des soins infirmiers de base et d'une mauvaise absorption qui se révèle par des résidus gastriques importants (O'Meara et al., 2008). À long terme, une nutrition inadéquate rend le client ventilé mécaniquement plus sujet à une piètre oxygénation secondaire à l'anémie et à une tolérance moindre à l'effort, étant donné l'affaiblissement secondaire des muscles respiratoires. Le sevrage de la ventilation mécanique peut également être retardé et la résistance aux infections diminuée, ayant pour effet de ralentir le rétablissement (Stapleton et al., 2007).

L'alimentation entérale par l'intermédiaire d'une sonde gastrique de petit calibre est habituellement la méthode privilégiée pour répondre aux besoins caloriques des clients ventilés mécaniquement.

Pour confirmer que la sonde gastrique est bien positionnée, l'infirmière : 1) aura recours à un contrôle radiographique qui devra être analysé par le médecin avant son utilisation initiale ; 2) fera une marque au point de sortie de la sonde et surveillera cette marque régulièrement ; 3) s'assurera que des contrôles radiographiques sont effectués régulièrement ; et 4) procédera à des aspirations du contenu gastrique (Bourgault, Ipe, Weaver, Swartz, & O'Dea, 2007). L'auscultation (après injection d'air) n'est pas considérée comme une méthode fiable pour vérifier le bon positionnement des sondes gastriques, étant donné la possibilité de faux positifs.

L'infirmière, en collaboration avec l'équipe interdisciplinaire, doit porter une attention à la teneur en glucides des préparations administrées aux clients ventilés mécaniquement. Le métabolisme des glucides peut faire augmenter les taux sériques de CO_2. Or, la charge de CO_2 qui en résulte exige une ventilation minute plus élevée qui, en retour, peut accroître le travail respiratoire. Une nutritionniste doit être consultée pour aider l'équipe de soins à déterminer les besoins nutritionnels du client.

49.5.8 Sevrage de la ventilation mécanique et extubation

Le sevrage représente le processus par lequel le recours au ventilateur est diminué afin de laisser le client recommencer à respirer spontanément. Le processus de sevrage diffère selon que les clients ont besoin d'une ventilation de courte durée (inférieure ou égale à trois jours) ou de longue durée (supérieure à trois jours). Chez les clients qui ont besoin d'une ventilation de courte durée (p. ex., après une chirurgie cardiaque), le processus de sevrage est habituellement linéaire. Chez les clients susceptibles d'avoir besoin d'une ventilation mécanique prolongée (p. ex., les clients atteints d'une MPOC qui manifestent une insuffisance respiratoire), le sevrage se fera souvent en dents de scie. L'utilisation d'une ventilation non effractive peut être une bonne option pour ces clients **ENCADRÉ 49.8**. La préparation au sevrage commence dès l'instauration de la ventilation mécanique et elle met à contribution tous les membres de l'équipe (p. ex., l'infirmière, le médecin, la nutritionniste, l'inhalothérapeute et le physiothérapeute) ainsi que le client et sa famille.

Le sevrage s'effectue généralement en trois phases : la phase de présevrage, la phase de sevrage et l'évaluation des résultats. La phase de présevrage ou d'évaluation permet de déterminer la capacité du client à respirer spontanément. L'évaluation du client durant cette phase repose sur plusieurs paramètres respiratoires **TABLEAU 49.8** et non respiratoires. La surveillance des paramètres en cours de sevrage doit inclure des critères visant à évaluer la force musculaire (force inspiratoire négative) et l'endurance (volume courant spontané, capacité vitale, ventilation minute et indice de respiration superficielle rapide). Il faut en outre que le client soit exempt de crépitants et de ronchi importants à l'auscultation, et que la radiographie pulmonaire ne démontre pas d'infiltrations étendues. Parmi les facteurs non respiratoires, il convient de mentionner l'évaluation de l'état neurologique du client, ses paramètres hémodynamiques, son bilan hydroélectrolytique et acidobasique, son état nutritionnel et son taux d'hémoglobine. Pour appliquer le protocole de sevrage, il est important que le client soit alerte, bien reposé, bien informé et relativement peu souffrant ou anxieux. Cela ne signifie pas l'arrêt complet des analgésiques ou des sédatifs ; l'infirmière doit plutôt ajuster la posologie pour

Pratique fondée sur des résultats probants

ENCADRÉ 49.8 | **La ventilation non effractive permet-elle de sevrer efficacement les clients de la ventilation mécanique ?**

Question clinique

Les clients ventilés mécaniquement (P) séjournent-ils moins longtemps à l'USI et à l'hôpital (O) si le sevrage se fait en ventilation non effractive (I) plutôt qu'en ventilation effractive (C) ?

Résultats probants

- Revue systématique des essais cliniques aléatoires

Analyse critique et synthèse des données

- Il a été réalisé 12 essais cliniques aléatoires (n = 530) ayant regroupé des adultes en phase critique sous ventilation effractive. La plupart de ces clients étaient atteints d'une maladie pulmonaire obstructive chronique.
- Le sevrage en ventilation non effractive n'a exercé aucun effet sur les échecs ou sur la durée du sevrage.
- Comparativement au sevrage en ventilation effractive, le sevrage en ventilation non effractive a réduit la mortalité, le nombre de cas de pneumonie acquise sous ventilateur, la durée de la ventilation effractive, la durée totale de la ventilation ainsi que la durée du séjour à l'USI et à l'hôpital.

Conclusion

- Comparativement au sevrage en ventilation effractive, le sevrage en ventilation non effractive comporte de nombreux avantages pour les clients.

Recommandations pour la pratique infirmière

- Déterminer si le client est prêt pour un sevrage du ventilateur.
- Consulter l'équipe de soins (médecin et inhalothérapeute) au sujet des diverses options de sevrage, y compris la ventilation en pression positive non effractive au moyen d'une lunette nasale ou d'un masque facial.
- La ventilation non effractive préserve la faculté de parler et de tousser du client. La préservation de sa capacité de communiquer peut contribuer à réduire son anxiété et à faciliter ses soins.

Référence

Burns, K.E., Adhikari, N.K., Keenan, S.P., & Meade, M. (2009). Use of non-invasive ventilation to wean critically ill adults off invasive ventilation : Meta-analysis and systematic review. *BMJ, 338*, b1574.

P : Population visée ; I : intervention ; C : comparaison ; O : (*outcome*) résultat(s).

TABLEAU 49.8 | **Critères de sevrage**

Préparation au sevrage

La possibilité de commencer le sevrage devrait être envisagée pour tous les clients ventilés mécaniquement qui sont atteints d'insuffisance respiratoire et qui répondent aux critères ci-dessous. L'utilisation de ces critères doit être individualisée en fonction des besoins de chaque client.

1. Correction de la cause sous-jacente de l'insuffisance respiratoire
2. Oxygénation adéquate
   - PaO_2/FiO_2 supérieure à 200
   - PEP inférieure ou égale à 5-8 cm de H_2O
   - FiO_2 inférieure ou égale à 40-50 %
   - pH entre 7,35 et 7,45
3. Stabilité hémodynamique
   - Absence d'ischémie myocardique
   - Absence d'hypotension cliniquement significative (traitement par vasopresseur absent ou minimal)
4. Capacité du client à déclencher un effort inspiratoire

Évaluation en vue du sevrage

PARAMÈTRE	SIGNIFICATION	VALEUR NORMALE	CRITÈRE DE SEVRAGE
Fréquence respiratoire (F.R.) spontanée	• Fréquence respiratoire, nombre de respirations/minute	12-20 R/min	Inférieure à 28 R/min
Volume courant (VC) spontané	• Quantité d'air échangé durant la respiration normale au repos ; mesure de l'endurance musculaire	7-9 ml/kg	Supérieur ou égal à 5 ml/kg

TABLEAU 49.8   *Critères de sevrage (suite)*

PARAMÈTRE	SIGNIFICATION	VALEUR NORMALE	CRITÈRE DE SEVRAGE
Ventilation minute (V_E)	• Volume courant multiplié par la fréquence respiratoire ; par exemple : 0,350 (VC) × 28 (F.R.) = 8,8 L/min	5-10 L/min	Inférieure ou égale à 10 L/min
Force ou pression inspiratoire négative (FIN ou PIN)	• Degré de pression négative qu'un client peut générer pour déclencher les respirations spontanées. • Mesurée par l'inhalothérapeute : Après occlusion complète de la valve inspiratoire, un manomètre à pression est branché au tube ET ou à la bouche pendant 10 à 20 sec., ce qui permet d'évaluer les efforts inspiratoires négatifs générés.	– 75 à – 100 cm de H_2O	Supérieure à – 20 cm de H_2O (Plus le chiffre est négatif, meilleur est le critère de sevrage.)
Pression expiratoire positive	• Mesure de la force musculaire expiratoire et de la capacité de tousser • Mesurée par l'inhalothérapeute : Après occlusion complète de la valve expiratoire, un manomètre à pression est branché au tube ET ou à la bouche pendant 10 à 20 sec., ce qui permet d'évaluer les efforts expiratoires positifs générés.	60-85 cm de H_2O	Supérieure ou égale à 30 cm de H_2O
Indice de compliance, fréquence, oxygénation et pression (CROP)	• Indice mixte complexe à calculer. C_{Dyn} × FIN × (PaO_2/PAO_2)/F.R. C_{Dyn} = Compliance PaO_2/PAO_2 = Ratio d'oxygénation de l'O_2 artériel/O_2 alvéolaire	Non applicable	Supérieur à 13
Indice de respiration superficielle rapide (F.R./VC)	• Fréquence respiratoire spontanée divisée par le volume courant (en litres). Par exemple : 30 (F.R.) / 0,400 (VC) = 75/L	60-105/L	Inférieur à 105/L
Capacité vitale (CV)	• Inspiration maximum, puis mesure du volume d'air durant l'expiration maximale forcée ; mesure de l'endurance des muscles respiratoires ou de la réserve, ou des deux ; nécessite la collaboration du client.	65-75 ml/kg	Supérieure ou égale à 10-15 ml/kg

Sources : Adapté de Collective Task Force facilitated by the American College of Chest Physicians, American Association of Respiratory Care, & American College of Critical Care (2001) ; Day (2011d).

que le client se sente confortable, sans manifester de somnolence excessive. À cet effet, le fait d'ajuster le dosage des agents sédatifs selon une échelle de sédation peut s'avérer utile.

Il est recommandé d'effectuer un test de respiration spontanée (TRS) chez les clients qui semblent prêts pour l'extubation. Un TRS doit durer au moins 30 minutes, mais ne pas excéder 120 minutes. Il peut être effectué sur tube en T ou sous ventilation mécanique par la programmation d'un niveau de pression minimale en mode CPAP ou en AI. Si le test est bien toléré, le client peut être extubé. Si le client ne tolère pas le TRS, il faut en déterminer la cause (facteurs réversibles ou contributifs) et revenir à un mode de ventilation qui permet la conservation de l'énergie. Un TRS sera répété plus tard. Une autre méthode repose sur le recours à l'AI, à la CPAP, ou aux deux, sans VACI. L'AI permettrait un conditionnement progressif des muscles respiratoires et conviendrait particulièrement aux clients déconditionnés ou atteints de problèmes cardiaques. L'utilisation d'un protocole de sevrage réduit le nombre de jours de ventilation mécanique en promouvant le dépistage précoce des clients prêts à être sevrés .

Le sevrage est habituellement effectué durant la journée, tandis que le client demeurera sous ventilateur la nuit pour faciliter le sommeil. Le mode utilisé pendant le repos doit être stable, ne pas occasionner de fatigue et soutenir le client de façon à ce qu'il soit confortable. Peu importe le mode de sevrage utilisé, tous les membres de l'équipe interdisciplinaire doivent être au courant du plan de sevrage. De plus, indépendamment de la méthode

Un exemple de protocole de sevrage est présenté à la figure 49.1W au www.cheneliere.ca/lewis.

choisie, il faut laisser les muscles respiratoires du client se reposer entre les tests de sevrage. S'ils sont fatigués, ces muscles peuvent mettre 12 à 24 heures à se rétablir.

Le client en sevrage et ses proches ont besoin d'un soutien psychologique continu. L'infirmière doit leur expliquer le processus du sevrage et les garder informés des progrès. Le client sera placé en position assise ou semi-assise pour plus de confort. Ses signes vitaux et ses paramètres respiratoires sont également notés au début du sevrage pour permettre d'évaluer sa tolérance. À cet effet, durant le test de sevrage, il faut surveiller étroitement tout signe ou symptôme qui pourrait indiquer une intolérance et justifier l'interruption du test (p. ex., des signes comme une tachypnée, une tachycardie, des arythmies, une désaturation soutenue [SpO_2 inférieure à 91 %], une hypertension ou une hypotension, une agitation, une diaphorèse, une persistance d'un volume courant inférieur à 5 ml/kg, des changements de l'état de conscience; des symptômes comme une dyspnée, de l'anxiété). L'infirmière doit en outre prendre des notes sur l'évolution du client tout au long du processus de sevrage et sur les réactions du client et de ses proches.

Le sevrage se conclut soit par une extubation, soit par une suspension de celui-ci si le client présente des signes d'intolérance. Chez le client qui est prêt à être extubé, l'infirmière aspire les sécrétions (p. ex., dans l'oropharynx, dans le tube ET) avant et pendant le retrait du tube ET. La procédure d'extubation s'effectue habituellement en collaboration avec l'inhalothérapeute. Il faut demander au client de prendre une respiration profonde et, au maximum de l'inspiration, le ballonnet est dégonflé et le tube est retiré d'un seul mouvement. Après l'extubation, il faut encourager le client à respirer profondément et à tousser. L'infirmière procédera à une aspiration nasopharyngée, au besoin. De plus, de l'oxygène est administré au client par ventimasque, et des soins naso-oraux sont effectués. Il faut surveiller avec une attention particulière les signes vitaux, l'état respiratoire et l'oxygénation du client fréquemment dans l'heure qui suit l'extubation et, par la suite, selon le protocole de l'établissement. Si le client ne tolère pas l'extubation, il faut parfois procéder à une réintubation immédiate.

49.5.9 Ventilation mécanique permanente

L'emploi des ventilateurs mécaniques n'est pas exclusif aux unités de soins intensifs. De fait, ceux-ci peuvent être utilisés à domicile ou en établissements de soins prolongés chez les clients qui présentent une atteinte neurologique irréversible (p. ex., une blessure médullaire) ou qui sont en phase terminale. Les restrictions budgétaires auxquelles sont contraints les hôpitaux ont conduit à une réduction des séjours et à la possibilité d'offrir aux clients des traitements hautement technologiques à domicile comme la ventilation mécanique (Ecklund, 2006). La réussite de la ventilation mécanique à domicile dépendra en partie d'une collecte des données et d'une planification des soins rigoureuses effectuées avec le client et ses proches avant le congé.

L'utilisation de ventilateurs à pression négative et à pression positive peut être envisagée à domicile. Les ventilateurs à pression négative ne nécessitent pas le positionnement d'un tube dans les voies aériennes et sont moins complexes à utiliser. Il existe plusieurs types de petits ventilateurs à pression positive portables (à piles) qui peuvent être fixés à un fauteuil roulant ou être placés sur une table de chevet. Les réglages et les alarmes de ces ventilateurs sont plus simples à utiliser que ceux des ventilateurs standards utilisés dans les unités de soins critiques.

La ventilation mécanique à domicile comporte des avantages et des inconvénients. Le fait que le client soit à la maison élimine une part des effets de la fatigue sur la dynamique familiale qu'impose le contexte hospitalier. Le sentiment d'impuissance qu'éprouve la famille lorsqu'elle apprend qu'une ventilation mécanique permanente est nécessaire se trouve souvent contrebalancé par la possibilité de participer aux soins du client à la maison. À domicile, le client est aussi parfois capable de prendre part à plus d'activités de la vie quotidienne qui s'organisent autour d'un horaire individualisé. De plus, comme le ventilateur est de plus petite taille, le client a plus de facilité à se déplacer. Enfin, un autre avantage important associé à la ventilation mécanique à domicile est la réduction du risque d'infections nosocomiales.

Parmi les inconvénients de la ventilation mécanique à domicile, il convient de mentionner les problèmes liés à l'équipement, les dépenses, le stress et la fatigue des proches de même que les besoins complexes de ces clients. Les clients ventilés mécaniquement sont généralement plus dépendants et ont besoin de beaucoup de soins infirmiers, du moins au début. Certains produits à usage unique ne sont pas remboursables, et il faut évaluer attentivement les ressources financières lorsqu'une ventilation mécanique à domicile est envisagée. Une rencontre avec l'équipe qui participera aux soins à domicile sera organisée avant le départ du client du centre hospitalier afin d'assurer une transition optimale. Cette rencontre permettra, entre autres, de planifier le soutien à la famille. Celle-ci peut sembler enthousiaste à l'idée de prendre soin de l'être cher à la maison, mais elle mesure parfois mal les sacrifices qui devront être faits sur les plans financier et personnel. À cet effet, l'infirmière doit encourager les membres de la famille à envisager un recours à des services de répit pour éviter le surmenage.

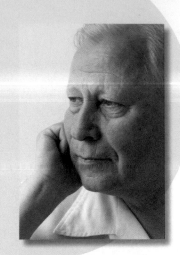

Monsieur Gratien Dallaire, âgé de 65 ans, est hospitalisé à l'unité de cardiologie pour angine instable. Il est diabétique de type 2 depuis 15 ans. Il a fumé deux paquets de cigarettes par jour pendant 28 ans, mais il a réussi à arrêter son tabagisme il y a 3 ans. Une coronarographie a confirmé un blocage de l'artère coronaire droite à 100 %, de l'artère circonflexe à 30 %, du tronc commun à 60 % et de l'artère interventriculaire antérieure proximale à 00 %. Une consultation en chirurgie cardiaque a été demandée.

Il reçoit une perfusion I.V. d'héparine (25 000 unités d'héparine dans dextrose 5 % 250 ml) à 10 ml/h, et une autre de nitroglycérine (nitroglycérine 50 mg dans dextrose 5 % 500 ml) à 10 ml/h (33 mcg/min) à augmenter de 5 ml (16 mcg/min), au besoin. En fin de journée, monsieur Dallaire a présenté des douleurs rétrosternales (DRS) à deux reprises en l'espace d'une heure. Le dernier résultat du purpura thrombopénique thrombotique (PTT) est de 71 sec. Le client est sous un protocole d'héparine dont voici un extrait : ▶

THÉRAPIE DE MAINTIEN [a]				
TCA (sec) (temps de céphaline)	Bolus (unités) (selon le poids en kg)	Arrêt de perfusion (min)	Taux de changement ml/h (u/h) (1 ml = 100 u)	TCA postchangement ou reprise de la perfusion
< 50	Voir tableaux 1 et 2 (non présentés ici)	--	↑ 1 (↑ 100 u)	6 heures
50-59,9	--	--	↑ 1 (↑ 100 u)	6 heures
60-85,9	--	--	0	Lendemain a.m.
86-95,9	--	--	↓ 1 (↓ 100 u)	Lendemain a.m.
96-119,9	--	--	↓ 1 (↓ 100 u)	6 heures
120-124,9	--	60	↓ 2 (↓ 200 u)	6 heures
> 125	**Aviser le médecin, arrêt de la perfusion pendant 2 heures**			

[a] L'extrait du protocole d'héparine mentionné dans cette analyse est tiré du protocole appliqué au CSSS du Sud-Ouest–Verdun. Certains aspects de la situation clinique décrite ont été volontairement mis de côté dans le seul but d'alléger et de raccourcir le présent exercice. Pour vous aider à trouver les réponses à certaines questions relatives au problème de santé du client, en plus du présent chapitre, consultez le chapitre 41, *Interventions cliniques – Coronaropathie et syndrome coronarien aigu*, et le chapitre 43, *Interventions cliniques – Arythmie*.

MISE EN ŒUVRE DE LA DÉMARCHE DE SOINS

Collecte des données – Évaluation initiale – Analyse et interprétation

1. Quels sont les quatre facteurs de risque qui ont contribué à l'apparition du problème coronarien de monsieur Dallaire ?

2. Quelles sont les données à recueillir en rapport avec l'évaluation des DRS que monsieur Dallaire a présentées ?

3. Citez trois autres données à évaluer en lien avec les DRS du client.

4. Pourquoi une consultation en chirurgie cardiaque en vue d'un pontage coronarien est-elle justifiée pour monsieur Dallaire ?

Planification des interventions – Décisions infirmières

5. Augmenterez-vous le débit de la perfusion de nitroglycérine ? Justifiez votre réponse.

6. Quelle valeur hémodynamique devrez-vous vérifier avant de modifier le débit de la perfusion de nitroglycérine ? Justifiez votre réponse.

7. D'après le dernier résultat du PTT, quel devrait être le débit de la perfusion d'héparine ?

Évaluation des résultats – Évaluation en cours d'évolution

8. Puisqu'il n'y a pas eu de changement dans le débit de la perfusion d'héparine selon le protocole utilisé pour monsieur Dallaire, le PTT doit-il être réévalué dans six heures ? Justifiez votre réponse.

9. Si monsieur Dallaire ne présente pas de DRS en recevant une perfusion I.V. de nitroglycérine, est-il encore nécessaire de continuer à évaluer ce point ? Justifiez votre réponse.

▶ Monsieur Dallaire sera opéré demain pour un pontage aortocoronarien (PAC) sur l'artère coronaire droite et un double pontage mammaire coronarien (PMC) sur l'artère interventriculaire antérieure (IVA) proximale et le tronc commun. Aucun pontage ne sera fait sur l'artère circonflexe.

Le client a reçu l'information concernant sa chirurgie lors de l'enseignement préopératoire et le chirurgien lui a expliqué les détails des pontages, compte tenu de la gravité des blocages artériels. Cependant, c'est en soirée qu'il pose les questions suivantes : *« Je sais que j'aurai un pontage mammaire, mais je n'ai pas très bien compris que c'est. Je ne sais pas non plus pourquoi on n'en fera pas sur une autre artère dont j'ai oublié le nom. On m'a également dit que j'irais aux soins intensifs, mais j'étais tellement préoccupé par les complications possibles que j'ai oublié bien des détails des soins qu'on me donnera et de la surveillance que les infirmières feront. »* ▶

Collecte des données – Analyse et interprétation

10. Comme monsieur Dallaire dit qu'il n'a pas très bien compris ce qu'est un pontage mammaire coronarien, quelle explication lui donnerez-vous à ce sujet ?

11. Qu'est-ce qui justifie le recours à un pontage mammaire coronarien sur l'artère interventriculaire antérieure proximale bloquée à 80 % et sur le tronc commun bloqué à 60 % plutôt qu'un pontage veineux avec la saphène ?

12. Dans le cas de monsieur Dallaire, pourquoi le chirurgien ne fera-t-il pas de pontage sur l'artère circonflexe ?

13. Pour le suivi de l'évolution de la situation de santé de monsieur Dallaire, quel problème prioritaire trouvez-vous à la suite de l'analyse des nouvelles données de cet épisode de la mise en contexte ? Dans la section *Constats de l'évaluation* de l'extrait du plan thérapeutique infirmier (PTI) de monsieur Dallaire, ajoutez votre réponse aux autres problèmes déjà inscrits, vis-à-vis du numéro 4.

Extrait

CONSTATS DE L'ÉVALUATION									
Date	Heure	N°	Problème ou besoin prioritaire	Initiales	RÉSOLU / SATISFAIT			Professionnels / Services concernés
					Date	Heure	Initiales	
2011-04-14	15:00	2	DRS					
		3	Préparation prépontage coronarien	AM				
2011-04-14	19:00	4						

Signature de l'infirmière	Initiales	Programme / Service	Signature de l'infirmière	Initiales	Programme / Service
Adèle Marceau	A.M.	Cardiologie			
		Cardiologie			

▶ Monsieur Dallaire a été opéré ce matin. Il est maintenant à l'unité des soins intensifs, intubé et ventilé mécaniquement et branché à un stimulateur cardiaque externe. Il a un soluté de NaCl 0,9% + KCl 20 mEq à 60 ml/h, et la perfusion de nitroglycérine I.V. est toujours en cours. Le niveau de soulagement visé pour la douleur postopératoire du client est de 3 sur 10 à l'échelle numérique.

L'infirmière suit les ordonnances médicales suivantes:

- Fentanyl 500 mcg dans 100 ml de NaCl 0,9% à 10 ml/h
- Si douleur pendant la perfusion, administrer « entre-dose » de Fentanyl de 25 mcg I.V. en bolus q. 5 min p.r.n. (maximum de 100 mcg, au total) ▶

MISE EN ŒUVRE DE LA DÉMARCHE DE SOINS

Analyse et interprétation

14. Qu'est-ce qui pourrait expliquer le fait que monsieur Dallaire ait un stimulateur cardiaque externe?

15. Quel est le but de la perfusion de nitroglycérine I.V. en soins postopératoires dans le cas de monsieur Dallaire?

Planification des interventions – Décisions infirmières

16. Monsieur Dallaire quantifie sa douleur actuelle à 5 sur 10. Qu'allez-vous faire?

▶ Voici les plus récents résultats des analyses de laboratoire pour monsieur Dallaire:

- Kaliémie: 3,4 mEq/L
- Magnésémie: 0,6 mmol/L
- Azote uréique sanguin: 14 mg/dl
- Créatininémie: 1,2 mg/dl
- Isoenzymes (CK-MB): 4,8%

- CK totale: 182 U/L

Le client a présenté des extrasystoles ventriculaires. Comme il a subi un pontage mammaire coronarien, l'ordonnance médicale suivante est appliquée: Dextrose 5% 500 ml + NTG 50 mg à 12 ml/h post-pontage mammaire. Cesser Jour 1 à 8:00 si CK-MB normaux. ▶

MISE EN ŒUVRE DE LA DÉMARCHE DE SOINS

Évaluation en cours d'évolution – Analyse et interprétation

17. Comment les résultats des analyses de laboratoire doivent-ils être interprétés?

18. Qu'est-ce qui explique les extrasystoles du client?

19. Que signifient les valeurs normales de l'azotémie et de la créatininémie?

20. Connaissant les antécédents médicaux de monsieur Dallaire, quelle autre valeur de laboratoire serait-il pertinent de connaître?

Planification des interventions – Décisions infirmières

21. Que décidez-vous de faire à propos du soluté avec nitroglycérine? Justifiez votre réponse.

22. Nommez deux interventions infirmières pertinentes à ce moment-ci et justifiez-les.

▶ Vers 20 h 45, monsieur Dallaire s'agite et garde les yeux grands ouverts, comme s'il paniquait. Il bouge la tête de droite à gauche, gémit et cherche à atteindre son tube endotrachéal. Son épouse est à son chevet et elle doit parfois lui retenir les mains pour l'empêcher de manipuler ses nombreux tubes. Il a reçu une dose de sédatif il y a 40 minutes.

Les ordonnances de sédation rapide sont les suivantes: Halopéridol (Haldol^MD) 1 mg I.V. stat. et Lorazépam (Ativan^MD) 0,5 mg I.V. stat. Si l'agitation persiste, répéter q. 30 min jusqu'à régression des signes et symptômes et aviser le médecin à nouveau après 3 doses.

Analyse et interprétation

23. Pour le suivi de l'évolution de la situation de santé de monsieur Dallaire, quel problème prioritaire identifiez-vous à la suite des nouvelles données de cet épisode de la mise en contexte ? Dans la section *Constats de l'évaluation* de l'extrait du PTI de monsieur Dallaire, ajoutez votre réponse aux autres problèmes prioritaires déjà inscrits, vis-à-vis du numéro 6.

Extrait

CONSTATS DE L'ÉVALUATION

Date	Heure	N°	Problème ou besoin prioritaire	Initiales	RÉSOLU / SATISFAIT			Professionnels / Services concernés
					Date	Heure	Initiales	
2011-04-14	15:00	2	DRS					
		3	Préparation prépontage coronarien	AM				
2011-04-14	19:00	4						
2011-04-15	15:00	5	PAC (coronaire drte) + PMC double (IVA et tronc commun)	J.M.				
		6						

Signature de l'infirmière	Initiales	Programme / Service	Signature de l'infirmière	Initiales	Programme / Service
Jackie Malouin	J.M.	Soins intensifs			
		Soins intensifs			

Planification des interventions – Décisions infirmières

24. Que ferez-vous pour apaiser l'agitation de monsieur Dallaire ?

Application de la pensée critique

Dans l'application de la démarche de soins auprès de monsieur Dallaire, l'infirmière a recours aux éléments du modèle de la pensée critique pour analyser la situation de santé du client et en comprendre les enjeux. La **FIGURE 49.24** résume les caractéristiques de ce modèle en fonction des données de ce client, mais elle n'est pas exhaustive.

Vers un jugement **clinique**

Connaissances
- Anatomie et physiologie de la circulation coronarienne
- Physiopathologie de la coronaropathie
- Caractéristiques d'une DRS et des arythmies
- Particularités de la pharmacothérapie et du traitement chirurgical des coronaropathies
- Types de pontage et soins spécifiques postopératoires
- Complications postopératoires
- Éléments de surveillance d'un client intubé
- Fonctionnement d'un stimulateur cardiaque

Expériences
- Expérience en cardiologie
- Expérience en soins intensifs
- Soins aux clients intubés
- Habileté à prodiguer des soins selon des protocoles établis
- Interprétation des bandes de rythme d'ECG
- Administration et surveillance des perfusions I.V.

ÉVALUATION
- Caractéristiques des DRS présentées par monsieur Dallaire (méthode PQRSTU)
- Type d'arythmie et fonctionnement du stimulateur cardiaque
- Degré de connaissances du client sur l'intervention chirurgicale et les soins postopératoires
- Paramètres de surveillance spécifique à un pontage aortocoronarien
- Résultats des analyses de laboratoire (PTT, isoenzymes, CK-MB et autres applicables à monsieur Dallaire [glycémie, K+ et Mg++ entre autres])
- Signes d'agitation
- Suivi de l'application des différents protocoles (protocole de suivi de l'héparinothérapie, soulagement des DRS et de l'agitation postopératoire)

Normes
- Respect des protocoles locaux :
  - Nitroglycérine
  - Héparine
  - Ordonnances de sédation rapide
- Sécurité du client intubé

Attitudes
- Se montrer disponible pour satisfaire le besoin de connaissances de monsieur Dallaire
- Adopter une attitude apaisante face au risque d'extubation

FIGURE 49.24

Application de la pensée critique à la situation de santé de monsieur Dallaire

■ ■ ■ À **retenir**

- La pratique infirmière en soins critiques est une spécialité axée sur le soin des personnes présentant des problèmes de santé qui menacent le pronostic vital, et qui repose sur un modèle de soins centré sur le client et la famille.

- Les clients en phase critique peuvent être classés selon le type de problèmes de santé, le groupe d'âge ou l'acuité de leur état.

- La surveillance hémodynamique englobe la mesure de pressions, du débit sanguin et de l'oxygénation du système cardiovasculaire.

- Aux unités de soins en phase critique, l'infirmière procède à des mesures hémodynamiques effractives (grâce à des cathéters) et non effractives (avec des appareils externes).

- Les cathéters artériels peuvent engendrer différentes complications, dont une hémorragie, un hématome, une thrombose, un vasospasme, une altération neurovasculaire du membre distal, une infection et une embolie.

- Les indications de l'intubation endotrachéale (ET) sont, entre autres, l'obstruction des voies respiratoires supérieures, l'apnée, le risque d'aspiration, l'incapacité d'éliminer les sécrétions et la détresse respiratoire.

- L'intubation ET orale est privilégiée dans la plupart des cas d'urgence, car l'accès aux voies respiratoires est ainsi rapidement assuré.

- L'intubation nasale est contre-indiquée chez les clients présentant des fractures au visage ou des fractures présumées à la base du crâne, de même qu'après des interventions chirurgicales au crâne.

- L'intubation est un facteur de stress majeur dans les unités de soins en phase critique. Le client intubé éprouve de l'anxiété, car il est incapable de communiquer et ne sait pas à quoi s'attendre.

- Les deux principales complications de l'intubation ET sont l'extubation accidentelle ou non planifiée ainsi que l'aspiration.

- La ventilation mécanique soutient les clients jusqu'à ce qu'ils retrouvent la capacité de respirer de façon autonome.

- La ventilation mécanique peut aussi servir de transition vers la ventilation mécanique permanente ou jusqu'à ce que la décision d'arrêter l'assistance respiratoire soit prise.

- Le client ventilé mécaniquement est incapable de parler, de manger, de bouger et de respirer normalement.

- Le sevrage de la ventilation mécanique représente le processus par lequel le recours au ventilateur est diminué afin de laisser le client recommencer à respirer spontanément.

49

Pour en savoir plus

VERSION COMPLÈTE ET DÉTAILLÉE

www.cheneliere.ca/lewis

 Références Internet

Organismes et associations

American Association of Critical-Care Nurses
www.aacn.org

Canadian Association of Critical Care Nurses
www.caccn.ca

Canadian Critical Care Society
www.canadiancriticalcare.org

Canadian Intensive Care Foundation
www.cicf.ca

Regroupement des infirmières et infirmiers en soins intensifs du Québec
www.riisiq.qc.ca

Références générales

Critical Care Medicine Tutorials
www.ccmtutorials.com

Infiressources > Carrefour des rubriques > Carrefour clinique > Soins critiques

Infiressources > Banques et recherche > Soins infirmiers spécifiques > Soins > Soins intensifs

Infiressources > Banques et recherche > Soins infirmiers spécifiques > Soins > Soins critiques
www.infiressources.ca

 Monographies

Barkley, T.W., & Myers, C. (2008). *Practice guidelines for acute care nurse practitioners.* St. Louis : Saunders.

Bouthillier, N., & Delisle, S. (2009). *La petite mémoire des soins critiques : guide de dépannage.* Montréal : Les Éditions quelconques.

 Articles, rapports et autres

St-Pierre, L., Alderson, M., & St-Jean, M. (2010). Le travail infirmier en unité de soins intensifs adultes vu sous l'angle de la psychodynamique du travail. *L'infirmière clinicienne, 7*(1), 9-23.

Écrit par :
Maureen A. Seckel, RN, APN,
MSN, ACNS, BC, CCNS, CCRN

Adapté par :
Luc-Étienne Boudrias,
inf., M. Sc., CSI(C)

INTERVENTIONS CLINIQUES

État de choc, syndrome de réaction inflammatoire systémique et syndrome de défaillance multiorganique

Objectifs

Après avoir lu ce chapitre, vous devriez être en mesure :

- d'établir un lien entre la physiopathologie et les manifestations cliniques des divers types de choc : cardiogénique, hypovolémique, obstructif ou distributif ;

- de comparer les effets de l'état de choc, du syndrome de réponse inflammatoire systémique et du syndrome de défaillance multiorganique sur les principaux systèmes de l'organisme ;

- de comparer les soins en interdisciplinarité, la pharmacothérapie et les interventions infirmières relatives aux divers types de choc ;

- de décrire les interventions infirmières à appliquer auprès d'un client atteint du syndrome de défaillance multiorganique.

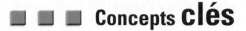 **Concepts clés**

Cette carte conceptuelle illustre schématiquement les principaux concepts décrits dans le présent chapitre. Sa lecture vous permettra d'avoir une vue d'ensemble des notions qui y sont présentées.

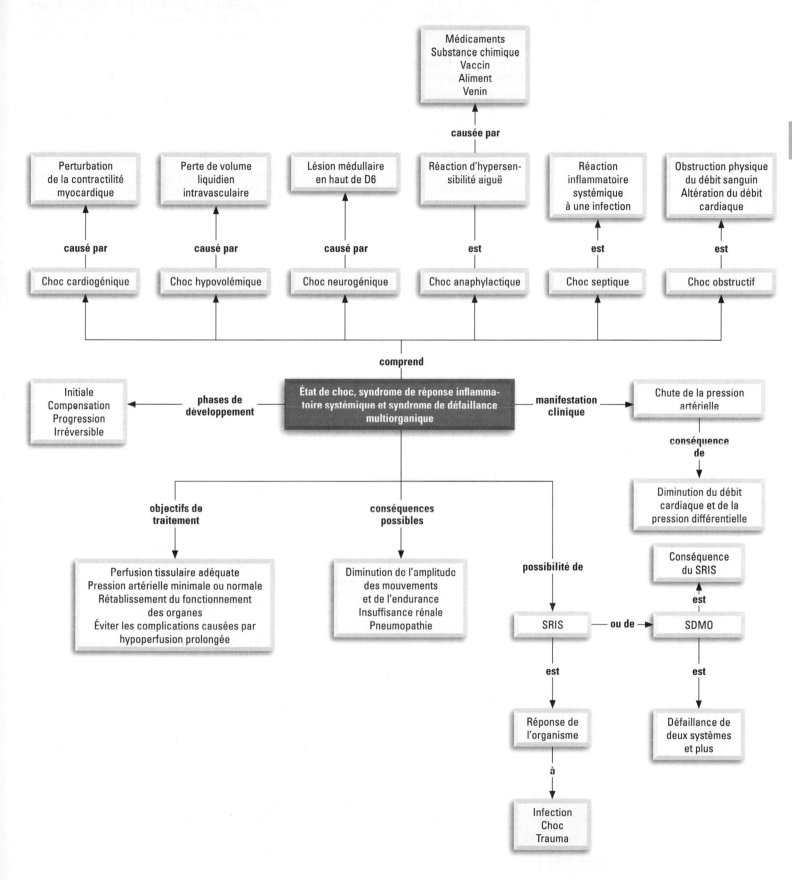

50.1 | État de choc

L'état de choc, le syndrome de réponse inflammatoire systémique (SRIS) et le syndrome de défaillance multiorganique (SDMO) sont des troubles graves et interreliés. La **FIGURE 50.1** présente les liens qui unissent ces troubles.

L'**état de choc** est un syndrome qui se caractérise par une diminution de l'irrigation des tissus et du métabolisme cellulaire. Il en résulte un déséquilibre entre l'apport et la demande en oxygène et en nutriments. L'échange d'oxygène et de nutriments au niveau cellulaire est essentiel à la préservation de la vie. Un état d'hypoperfusion cellulaire se traduira par une demande en oxygène et en nutriments dépassant les réserves présentes dans la microcirculation.

50.1.1 Classification

Il existe quatre types d'état de choc : le choc cardiogénique, le choc hypovolémique, le choc distributif et le choc obstructif (Gallagher, 2009 ; McLean & Zimmerman, 2007) **TABLEAU 50.1**. Bien que la cause, la présentation et les soins et traitements diffèrent pour chacun des types, le mécanisme physiopathologique d'hypoperfusion cellulaire, quant à lui, est semblable.

Choc cardiogénique

Le **choc cardiogénique** apparaît lorsqu'une perturbation systolique ou diastolique de la contractilité myocardique entraîne une diminution du débit cardiaque (D.C.). Les causes du choc cardiogénique sont répertoriées au **TABLEAU 50.1**. La diminution du remplissage ventriculaire en diastole entraînera une réduction du volume d'éjection systolique. Malgré les traitements disponibles, le taux de mortalité des clients qui subissent un choc cardiogénique est élevé et se situe entre 50 et 85 % (Gowda, Fox, & Khan, 2008 ; Reynolds & Hochman, 2008).

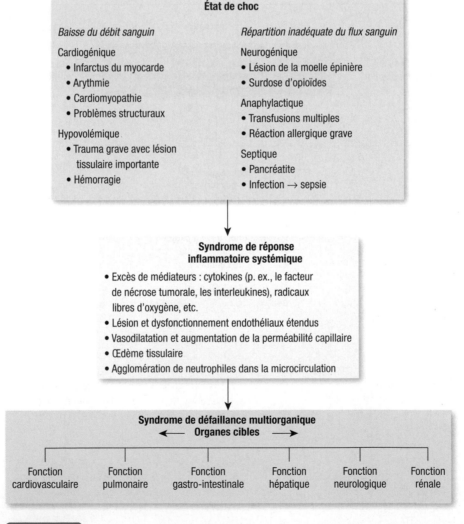

FIGURE 50.1

Lien entre l'état de choc, le syndrome de réponse inflammatoire systémique et le syndrome de défaillance multiorganique

TABLEAU 50.1	Classification et facteurs précipitants des divers types d'état de choc		
CHOC CARDIOGÉNIQUE	**CHOC HYPOVOLÉMIQUE**	**CHOC DISTRIBUTIF**	**CHOC OBSTRUCTIF**

• Dysfonctionnement systolique : incapacité du cœur à pomper le sang (p. ex., infarctus du myocarde, cardiomyopathie, trauma fermé du thorax, hypertension systémique ou pulmonaire grave, dépression myocardique causée par des troubles métaboliques)
 • Dysfonctionnement diastolique : incapacité du cœur à se remplir pendant la diastole (p. ex., tamponnade cardiaque, hypertrophie ventriculaire, cardiomyopathie)
 • Arythmie (p. ex., bradyarythmie, tachyarythmie)
 • Problème structurel (p. ex., sténose ou régurgitation valvulaire, rupture du septum interventriculaire, pneumothorax sous tension)
	• Hypovolémie absolue :
	  — Hémorragie externe (p. ex., saignement consécutif à un trauma, à une chirurgie ou à une hémorragie digestive)
	  — Perte d'autres liquides organiques (p. ex., vomissements, diarrhée, diurèse excessive, diabète insipide, diabète de type 1 ou 2)
	 • Hypovolémie relative :
	  — Accumulation de sang ou de liquide organique (p. ex., occlusion intestinale)
	  — Déplacement de volume liquidien organique (p. ex., brûlure, ascites, sepsie)
	  — Hémorragie interne (p. ex., fracture d'os longs, rupture splénique, hémothorax, pancréatite aiguë)
	  — Vasodilatation majeure (p. ex., sepsie)
		• Choc neurogénique :
		  — Conséquence hémodynamique d'une lésion médullaire ou d'une maladie qui touche la moelle épinière au niveau de la vertèbre D6 ou au-dessus
		  — Rachianesthésie
		  — Dépression du centre vasomoteur (p. ex., douleur aiguë, médicaments, hypoglycémie, trauma)
		 • Choc anaphylactique :
		  — Réaction d'hypersensibilité (allergique) à un agent sensibilisant (p. ex., produit de contraste, sang ou produit sanguin, médicament, morsure d'insecte, anesthésique, aliment ou additif alimentaire, vaccin, substance présente dans l'environnement du client, latex)
		 • Choc septique :
		  — Infection (p. ex., pneumonie, péritonite, infection des voies urinaires, infection respiratoire, chirurgies majeures, instrumentations effractives comme une sonde à demeure)
		  — Clients vulnérables (p. ex., personnes âgées, clients atteints d'une maladie chronique comme le diabète, la néphropathie chronique et l'insuffisance cardiaque, clients immunodéprimés, clients souffrant de malnutrition ou clients avec déficits cognitifs)
			• Obstruction physique entravant le remplissage ventriculaire ou la circulation, ce qui provoque une diminution du débit cardiaque (p. ex., tamponnade cardiaque, pneumothorax sous tension, syndrome de compression de la veine cave supérieure, syndrome du compartiment abdominal, embolie pulmonaire)

50

L'incapacité du cœur à pomper le sang hors des ventricules est appelée **dysfonctionnement systolique**. Ce dysfonctionnement touche principalement le ventricule gauche, car c'est dans ce dernier que la pression systolique et les résistances sont les plus élevées. Lorsque le ventricule droit est atteint, le débit sanguin vers la circulation pulmonaire est réduit. La cause la plus courante de dysfonctionnement systolique demeure l'infarctus aigu du myocarde (IAM). Le choc cardiogénique est la cause principale de décès chez les personnes victimes d'un IAM (Gowda, Fox, & Khan, 2008 ; Reynolds & Hochman, 2008).

La **FIGURE 50.2** présente le mécanisme physiopathologique du choc cardiogénique. Que l'événement déclencheur soit un dysfonctionnement myocardique, un problème structurel (p. ex., un trouble valvulaire, une rupture du septum interventriculaire) ou une arythmie, la réponse physiologique demeure la même. Le choc cardiogénique entraînera une mauvaise irrigation tissulaire et une défaillance du métabolisme cellulaire.

Les premiers symptômes du choc cardiogénique s'apparentent à ceux de l'insuffisance cardiaque en décompensation aiguë ▶ 42 . La réponse physiologique entraînera l'apparition de symptômes tels que la tachycardie, l'hypotension et une diminution de la pression artérielle différentielle (P.A. diff.), correspondant à un rapprochement des valeurs de la pression artérielle diastolique (P.A.D.) et de la pression artérielle systolique (P.A.S.). L'augmentation de la résistance vasculaire systémique (RVS) entraînera une intensification du travail cardiaque et, par conséquent, une augmentation de la consommation d'oxygène par le myocarde. Le faible D.C. (inférieur à 4 L/min) et le faible index cardiaque (inférieur à 2,5 L/min/m^2) sont attribuables à l'incapacité du cœur à pomper le sang dans l'organisme. L'examen clinique révélera une

42

L'insuffisance cardiaque en décompensation aiguë est étudiée dans le chapitre 42, *Interventions cliniques – Insuffisance cardiaque*.

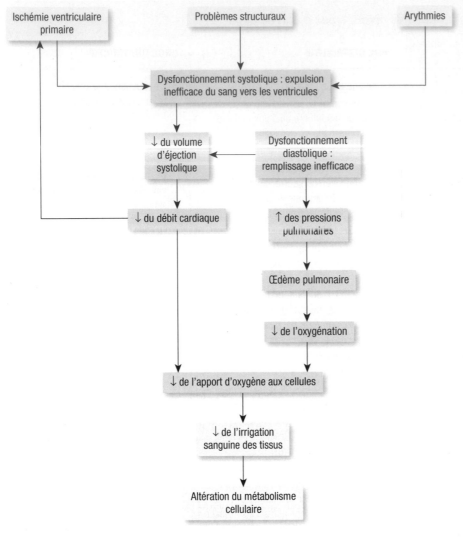

FIGURE 50.2

Physiopathologie du choc cardiogénique

Dans la figure :

- Ischémie ventriculaire primaire
- Problèmes structuraux
- Arythmies

→ Dysfonctionnement systolique : expulsion inefficace du sang vers les ventricules

→ ↓ du volume d'éjection systolique

Dysfonctionnement diastolique : remplissage inefficace

→ ↓ du débit cardiaque

→ ↑ des pressions pulmonaires

→ Œdème pulmonaire

→ ↓ de l'oxygénation

→ ↓ de l'apport d'oxygène aux cellules

→ ↓ de l'irrigation sanguine des tissus

→ Altération du métabolisme cellulaire

Vous pouvez entendre des râles crépitants dans une animation présentée au www.cheneliere.ca/lewis.

tachypnée et la présence de râles crépitants à l'auscultation en raison de la congestion pulmonaire. Le profil hémodynamique du client révélera une augmentation de la pression capillaire bloquée (P.A.P.O.) et de la résistance vasculaire pulmonaire (RVP) **TABLEAU 50.2**. Le **TABLEAU 50.3** présente les analyses de laboratoire indiquant un état de choc, et le **TABLEAU 50.4** décrit les manifestations cliniques que présente un client en état de choc, notamment cardiogénique.

Il sera également possible de noter des symptômes d'hypoperfusion périphérique (p. ex., la cyanose, la pâleur, la diaphorèse, la peau moite et froide, la diminution du remplissage capillaire). Une diminution de la perfusion rénale causée par une baisse de la pression artérielle (P.A.) entraînera aussi une rétention d'eau et de sodium ainsi qu'une réduction de la diurèse. L'infirmière devra rester attentive aux signes d'anxiété, de confusion et d'agitation, conséquences d'une mauvaise perfusion cérébrale. Les

examens paracliniques qui aideront à poser un diagnostic de choc cardiogénique comprennent les tests de laboratoire (p. ex., les enzymes cardiaques, la troponine, la peptide natriurétique de type B), l'électrocardiographie (ECG), la radiographie pulmonaire et l'échocardiographie.

Choc hypovolémique

Le choc hypovolémique survient lorsqu'il y a une perte de volume liquidien intravasculaire **TABLEAU 50.1**. Au cours d'un choc hypovolémique, le volume circulant est insuffisant pour remplir l'espace vasculaire. Cette perte de volume peut être de nature absolue ou relative. L'**hypovolémie absolue** survient lorsqu'il y a perte liquidienne observable d'origine hémorragique ou gastro-intestinale (p. ex., les vomissements, la diarrhée), ou résultant du drainage d'une fistule, d'un **diabète insipide** ou encore d'une diurèse importante. L'**hypovolémie relative** se caractérise par le mouvement d'un certain volume liquidien qui quitte l'espace intravasculaire vers l'espace extravasculaire (p. ex., l'espace interstitiel ou intracavitaire aussi appelé troisième espace). Ainsi lorsqu'une quantité importante de liquide provenant de l'espace intravasculaire se déplace vers l'espace interstitiel à cause d'une augmentation de la perméabilité capillaire, il s'agit d'hypovolémie relative. Une telle situation se retrouve dans les cas de sepsie et de brûlures.

Au cours d'un choc hypovolémique, le volume sanguin ou plasmatique diminue. Que la perte de volume soit absolue ou relative, les réponses physiopathologiques du choc sont similaires. Une diminution du volume intravasculaire provoque une réduction du retour veineux vers le cœur, une diminution de la précharge, du volume d'éjection systolique et du D.C. **TABLEAU 50.2**. Cette cascade d'événements a pour effet d'entraîner une diminution de la perfusion des tissus et un dysfonctionnement du métabolisme cellulaire **FIGURE 50.3**.

La réponse physiopathologique à une perte importante de volume dépend d'un certain nombre de facteurs, dont la gravité de la blessure, de l'agression primaire ou secondaire, l'âge du client ainsi que de son état de santé général. Cependant, le tableau clinique de l'état de choc hypovolémique reste identique **TABLEAU 50.4**. Une évaluation globale des réserves physiologiques peut renseigner l'infirmière sur la capacité compensatoire du client. En général, l'organisme tolère une perte liquidienne allant jusqu'à 15 % du volume sanguin total, soit environ 750 ml. Au-delà de cette valeur (de 15 à 30 %), le système nerveux sympathique (SNS) réagit en entraînant une augmentation de la fréquence cardiaque (F.C.), du D.C. ainsi que de la fréquence et de l'amplitude respiratoires. À mesure que le choc progresse, le volume d'éjection systolique, la pression veineuse centrale

TABLEAU 50.2		Conséquences de l'état de choc sur les paramètres hémodynamiques[a]									
TYPE DE CHOC		**F.C.**	**P.A. diff.**	**P.A.**	**RVS**	**RVP**	**PVC**	**P.A.P.**	**P.A.P.O.**	**D.C.**	**SvO$_2$ / ScvO$_2$**
Choc cardiogénique		↑	↓	↓	↑	↑	↑	↑	↑	↓	↓
Choc hypovolémique		↑	↓	↓	↑	↑	↓	↓	↓	↓	↓
Choc distributif	Choc neurogénique	↓	↓	↓	↓	~	↓	↓	↓	↓	↓
	Choc anaphylactique	↑	↓	↓	↓	~-↑	↓	↓	↓	↓	↓
	Choc septique	↑	↓	↓	↓	~↑	↓	↑~↓	↓	↑~↓	↓~↑
Choc obstructif		↑	↓	↓	↓	↑	↑	↑~↓	↑	↓	↓

↓ : diminution ; ↑ : augmentation ; ~ : aucun changement ; D.C. : débit cardiaque ; F.C. : fréquence cardiaque ; P.A. : pression artérielle ; P.A. diff. : pression artérielle différentielle ; P.A.P. : pression artérielle pulmonaire ; P.A.P.O. : Pression artérielle pulmonaire d'occlusion ; PVC : pression veineuse centrale ; RVP : résistance vasculaire pulmonaire ; RVS : résistance vasculaire systémique ; SvO$_2$: saturation du sang veineux mélangé en oxygène ; ScvO$_2$: saturation du sang veineux central en oxygène.

[a] Les paramètres hémodynamiques doivent être interprétés en fonction de la problématique de santé sous-jacente puisque ces paramètres sont très variables d'une problématique à l'autre.

Examens paracliniques

TABLEAU 50.3	État de choc	
EXAMEN	**RÉSULTAT**	**SIGNIFICATION**
Érythrocytes (décompte érythrocytaire, hématocrite, taux d'hémoglobine)	Normal	Demeure normal en cas d'état de choc en raison de l'hypovolémie relative et du dysfonctionnement systolique ; révèle un choc hémorragique avant le remplacement liquidien.
	↓	Révèle un choc hémorragique après le remplacement liquidien lorsqu'un liquide autre que le sang est utilisé.
	↑	Révèle un choc non hémorragique provoqué par une hypovolémie relative et une hémoconcentration réelles.
Produit de la dégradation de la fibrine (PDF)	↑	Sert à dépister la coagulation intravasculaire disséminée (CIVD). La CIVD aiguë peut survenir de quelques heures à quelques jours après l'agression (p. ex., l'état de choc).
Taux de fibrinogène	↓	
Numération plaquettaire	↓	
Temps de thromboplastine partielle (TTP) et temps de prothrombine (TP)	↑	
Temps de thrombine	↑	
D-dimères	↑	

TABLEAU 50.3   État de choc *(suite)*

EXAMEN		RÉSULTAT	SIGNIFICATION
Créatine kinase (CK)		↑	Indique une atteinte à un groupe musculaire (p. ex. un trauma, un infarctus du myocarde) en réponse à une atteinte cellulaire ou à une hypoxie. Les CK-MB sont les marqueurs musculaires spécifiques au muscle cardiaque.
Troponine		↑	Augmente pendant un infarctus du myocarde.
Azote uréique du sang (BUN)		↑	Indique un dysfonctionnement rénal causé par une hypoperfusion ; peut également être consécutif à un catabolisme cellulaire (p. ex., un trauma, une infection).
Créatinine		↑	Indique un dysfonctionnement rénal causé par une hypoperfusion ; constitue un meilleur indicateur de la fonction rénale que l'azote uréique du sang.
Glycémie		↑	Aux stades précoces de l'état de choc, la glycogénolyse est accrue en raison de la stimulation du système nerveux autonome et par la sécrétion de cortisol ; une insulinorésistance se développe.
		↓	Survient lorsque les réserves de glycogène sont épuisées ; à mesure que l'état de choc progresse, le risque d'insuffisance hépatocellulaire est accru.
Électrolytes sériques	Sodium	↑	Survient aux stades précoces de l'état de choc, car la sécrétion accrue d'aldostérone entraîne une réabsorption du sodium par les reins.
		↓	Peut être d'origine iatrogènique lorsqu'une quantité excessive de solution hypotonique est administrée après une perte liquidienne.
	Potassium	↑	Survient lorsque le potassium intracellulaire est libéré dans l'organisme à la suite de la mort cellulaire ; survient également dans les cas d'acidose lorsque le client souffre d'insuffisance rénale aiguë.
		↓	Survient aux stades précoces de l'état de choc, car la sécrétion accrue d'aldostérone entraîne une excrétion de potassium par les reins.
Gaz artériels sanguins	Alcalose respiratoire		Survient aux stades précoces de l'état de choc ; est consécutive à l'hyperventilation.
	Acidose métabolique		Survient plus tard au cours de l'état de choc, lorsque les acides organiques, dont l'acide lactique, s'accumulent dans le sang en raison du métabolisme anaérobique.
Déficit basique		> –6	Indique une production d'acide causée par une hypoxie.
Hémocultures		Prolifération de micro-organismes	Certains microorganismes peuvent proliférer dans l'organisme d'un client en état de choc septique.
Acide lactique		↑	Augmente généralement après une hypoperfusion marquée ou une mauvaise utilisation de l'oxygène par les cellules ; est un sous-produit du métabolisme anaérobique.
Enzymes hépatiques (glutamate pyruvate transaminase [SGOT], sérum glutamo-oxalacétique transaminase [GPT], γ-glutamyl-transférase [GGT])		↑	Une élévation indique la destruction des cellules hépatiques, caractéristique du stade de progression de l'état de choc.

| TABLEAU 50.4 | Manifestations cliniques des principaux types d'état de choc |

CHOC CARDIOGÉNIQUE	CHOC HYPO-VOLÉMIQUE	CHOC DISTRIBUTIF			CHOC OBSTRUCTIF
		CHOC NEUROGÉNIQUE	CHOC ANAPHYLACTIQUE	CHOC SEPTIQUE	
Fonction cardiovasculaire [a]					
• Tachycardie • ↓ de la P.A. • ↑ du temps de remplissage capillaire (TRC) • ↑ de la consommation d'oxygène par le myocarde • Avec ou sans douleur thoracique • Pâleur • Peau moite et froide	• ↓ de la précharge • ↓ du volume d'éjection systolique • ↓ du TRC • Pâleur • Peau moite et froide	• ↓ de la P.A. • poïkilothermie • Bradycardie • ↓ de la RVS • ↓ de l'irrigation cutanée • Peau froide ou chaude • Peau sèche	• Douleur thoracique • Déplacement liquidien vers le troisième espace • Bouffées de chaleur • Prurit • Urticaire • Œdème de Quincke	• ↓ ou ↑ de la température • Dysfonctionnement myocardique • Dilatation biventriculaire • ↓ de la FeVG • ↓ de la RVS • Peau chaude et rouge puis froide et marbrée	• ↓ de la P.A. • ↓ de la précharge • Pâleur • Peau moite et froide
Fonction respiratoire					
• Tachypnée • Râle crépitant • Cyanose • Râle continu • Dyspnée • Œdème aigu du poumon	• Tachypnée	• Dysfonctionnement relatif au niveau de la lésion médullaire	• Dyspnée • Essoufflement • Œdème du larynx et de l'épiglotte • Sifflement respiratoire • Stridor • Rhinite	• Hyperventilation • Hypoxémie • Insuffisance respiratoire • Syndrome de détresse respiratoire aiguë • Hypertension pulmonaire • Râle crépitant	• Tachypnée • Dyspnée
Fonction gastro-intestinale					
• ↓ des bruits intestinaux • Nausées ou vomissements	• Absence de bruits intestinaux	• Dysfonctionnement intestinal	• Œdème des lèvres et de la langue • Crampes et douleurs abdominales • Nausées • Vomissements • Diarrhée	• Hémorragie digestive • Iléus paralytique	• ↓ ou absence de bruits intestinaux
Fonction neurologique					
• Altération de l'état de conscience • Anxiété • Désorientation • Agitation	• Altération de l'état de conscience • Anxiété • Désorientation • Agitation	• Flaccidité paralysie en aval de la lésion • Absence momentanée de réflexes	• Altération de l'état de conscience • Anxiété • Désorientation • Sensation de mort imminente • Goût métallique	• Altération de l'état de conscience • Anxiété • Désorientation • Agitation	• Altération de l'état de conscience • Anxiété • Désorientation • Agitation

50

CHOC CARDIOGÉNIQUE	CHOC HYPO-VOLÉMIQUE	CHOC DISTRIBUTIF			CHOC OBSTRUCTIF
		CHOC NEUROGÉNIQUE	CHOC ANAPHYLACTIQUE	CHOC SEPTIQUE	
Fonction rénale					
• ↑ de la réabsorption du sodium et de l'eau • ↓ du débit sanguin rénal • ↓ de la diurèse	• ↓ de la diurèse	• Rétention urinaire	• Incontinence	• ↓ de la diurèse	• ↓ de la diurèse
Examens paracliniques[b]					
• ↑ des marqueurs cardiaques • ↑ du peptide natriurétique de type B • ↑ de la glycémie • ↑ de l'azote uréique du sang • Électrocardiogramme (p. ex., l'ischémie cardiaque) • Échocardiogramme (p. ex., un dysfonctionnement ventriculaire gauche) • Radiographie pulmonaire (p. ex., un infiltrat pulmonaire)	• ↓ de l'hématocrite • ↓ de l'hémoglobine • ↑ des lactates sériques • ↑ de la densité urinaire • Déséquilibre électrolytique		• Leucocytémie • ↑ des lactates sériques	• ↑ ou ↓ des leucocytes • ↓ des plaquettes • ↑ des lactates sériques • ↑ de la glycémie • ↑ de la densité urinaire • ↓ du sodium urinaire • Hémocultures positives	• Variables selon la cause de l'obstruction

[a] Le **TABLEAU 50.2** décrit le profil hémodynamique complet du client en état de choc.

[b] Le **TABLEAU 50.3** présente les résultats des examens paracliniques indiquant un état de choc.

(PVC) et la P.A.P.O. diminuent, et ce, en raison de la réduction du volume de sang circulant. Le client en choc hypovolémique peut présenter des symptômes d'anxiété, puis des signes d'oligurie, en raison de la diminution de l'irrigation cérébrale et rénale. À ce stade, le dysfonctionnement tissulaire peut être réversible si l'hypovolémie est corrigée par un remplacement liquidien (p. ex., des cristalloïdes ou des colloïdes). Une perte de volume supérieure à 30 % peut engendrer la défaillance des mécanismes compensatoires, et il est alors impératif de remplacer le volume perdu par l'administration de produits sanguins (p. ex., de l'albumine, des culots globulaires). La défaillance d'autorégulation de la microcirculation et la destruction irréversible tissulaire surviennent lorsque la perte liquidienne dépasse 40 % du volume sanguin (Kolecki & Menckhoff, 2009 ; Tuggle, 2008). Les examens paracliniques couramment effectués

dans les cas d'un choc hypovolémique comprennent l'analyse sériée des taux d'hémoglobine et d'hématocrite, des électrolytes, du lactate, des lactates sériques de la gazométrie du sang artériel (GAS) et de la saturation du sang veineux central en oxygène ($ScvO_2$) ainsi que la mesure horaire de la diurèse **TABLEAU 50.3**.

Choc distributif

Choc neurogénique

Le **choc neurogénique** est un phénomène hémodynamique apparaissant dans les 30 premières minutes suivant une lésion médullaire au niveau D6 ou au-dessus, et pouvant persister jusqu'à 6 semaines après le trauma. Ce type de lésion provoque une perte temporaire des influx du système nerveux sympathique (SNS), affectant le tonus vasocontricteur des vaisseaux et la régulation de la fréquence cardiaque. (D'autres manifestations,

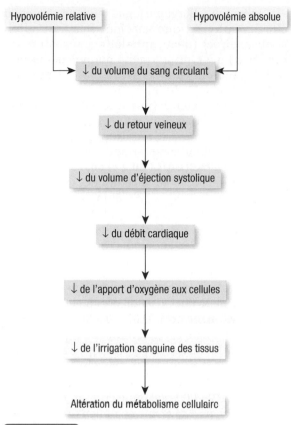

FIGURE 50.3

Physiopathologie du choc hypovolémique

non hémodynamiques, sont décrites plus loin). La vasodilatation et la bradycardie qui s'en suit causent une hypoperfusion tissulaire et, conséquemment, une diminution du métabolisme cellulaire **FIGURE 50.4**.

L'anesthésie spinale peut également bloquer la transmission des influx nerveux provenant du SNS. Une dépression du centre vasomoteur et du bulbe rachidien causée par la prise de certains médicaments (p. ex., les opioïdes, les benzodiazépines) peut aussi entraîner la diminution du tonus vasoconstricteur des vaisseaux sanguins périphériques et provoquer un choc neurogénique **TABLEAU 50.1**.

Les manifestations cliniques les plus courantes du choc neurogénique sont l'hypotension, causée par la vasodilatation massive, et la bradycardie, causée par une stimulation du système nerveux parasympathique non compensée par le SNS (Weaver, Marsh, Gris, Brown, & Dekaban, 2006). Au cours d'un choc neurogénique, l'organisme est parfois incapable de contrôler sa température, ce qui, combiné à la vasodilatation, favorise la perte de chaleur. Au début, la peau du client sera chaude, en raison de la vasodilatation, mais à mesure que la chaleur se dissipe, le risque d'hypothermie augmente. Par la suite, la température corporelle variera selon la température ambiante (**poïkilothermie**). Quelle que soit sa température, la peau demeure habituellement sèche, par

absence de sudation en raison de la perte des influx du SNS. Les **TABLEAUX 50.2** et **50.4** décrivent plus en détail les manifestions cliniques que présente un client en état de choc neurogénique.

Même si le choc spinal et le choc neurogénique surviennent souvent chez un même client, ce sont deux troubles distincts. Le choc spinal est transitoire et se produit à la suite d'un grave trauma de la moelle épinière peu importe le niveau de la lésion. Le choc spinal se caractérise par la perte de toute l'activité nerveuse volontaire et réflexe, sensorielle et motrice, ainsi qu'une paralysie flasque, à partir du niveau de la lésion et en dessous (Weaver *et al.*, 2006).

Jugement **clinique**

Fabrice Hétu a 19 ans. Il a été amené à l'urgence à la suite d'un accident de la route causé par un excès de vitesse. D'après le médecin, Fabrice présenterait une lacération de la rate résultant de contusions abdominales. Le client commence à s'agiter, il est pâle, sa peau est froide et moite, le temps de remplissage capillaire est de 5 secondes.

À quel type de choc ces manifestations cliniques font-elles penser?

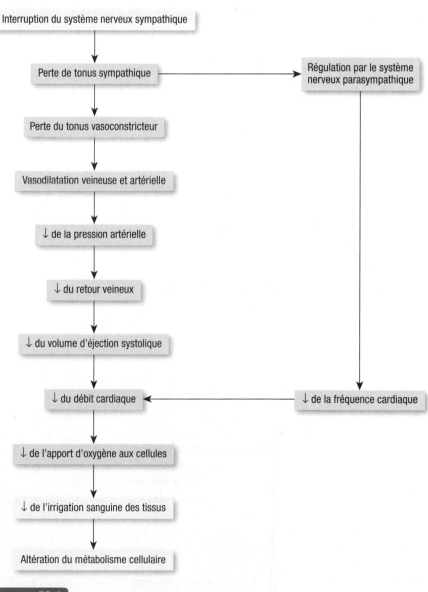

FIGURE 50.4

Physiopathologie du choc neurogénique

Choc anaphylactique

Le **choc anaphylactique** est une réaction d'hypersensibilité (allergique) aiguë à un agent sensibilisant (p. ex., un médicament, une substance chimique, un vaccin, un aliment, du venin). Ce type de réaction peut être fatal s'il n'est pas renversé à temps. Normalement, la réaction est immédiate et provoque, dans tout l'organisme, une vasodilatation majeure, la libération de médiateurs vasoactifs et une augmentation de la perméabilité capillaire. À mesure que la perméabilité capillaire augmente, le liquide présent dans l'espace vasculaire s'échappe vers l'espace interstitiel. Le choc anaphylactique peut entraîner une insuffisance respiratoire aiguë, causée par un œdème laryngé ou un bronchospasme (stridor), et une instabilité hémodynamique, en raison de la vasodilatation systémique (Byrant, 2007 ; Kemp & deShazo, 2008). Les manifestations cliniques sont foudroyantes et comprennent notamment les étourdissements, la douleur thoracique, l'incontinence, la tuméfaction des lèvres et de la langue, la respiration sifflante ainsi que le stridor. La peau du client connaît également des modifications qui peuvent être révélatrices avec les symptômes suivants : bouffées de chaleur, prurit, urticaire et œdème de Quincke. De plus, le client devient parfois anxieux, désorienté, et peut éprouver une sensation de mort imminente.

14

Le choc anaphylactique est abordé dans le chapitre 14, *Génétique, réaction immunitaire et transplantation.*

La réaction allergique aiguë qui peut mener au choc anaphylactique survient à la suite d'un contact direct (peau, inhalation, ingestion ou injection) avec un antigène auquel le client a préalablement été sensibilisé (allergène) **TABLEAU 50.1**. L'administration parentérale d'un allergène est la voie la plus susceptible de provoquer l'anaphylaxie. Toutefois, l'ingestion, l'inhalation et le contact direct (topique) sont aussi susceptibles de provoquer une réaction anaphylactique. Les **TABLEAUX 50.2** et **50.4** décrivent les principales manifestations cliniques que présente un client en état de choc anaphylactique. Il est primordial d'agir de façon rapide et décisive pour empêcher que la réaction anaphylactique ne progresse vers le choc anaphylactique ▶ **14**.

Choc septique

La sepsie est une réponse inflammatoire systémique de l'organisme à une infection documentée ou soupçonnée **ENCADRÉ 50.1**. Dans 10 à 30 % des cas de sepsie, l'étiologie est inconnue. La sepsie **sévère** quant à elle se caractérise par une sepsie compliquée par la défaillance d'un organe ou d'un système. Les données épidémiologiques canadiennes démontrent que plus de 75 000 personnes présentent un diagnostic de sepsie sévère avec un taux de mortalité qui varie entre 18 et 30 % et de 30 à 40 % lorsqu'il s'agit d'un choc septique (Poirier & Jobin, 2010).

ENCADRÉ 50.1	Critères diagnostiques de la sepsie

Infection, documentée ou soupçonnée, et présence de certains des symptômes suivants :

Variables générales

- Fièvre (température > 38,3 °C)
- Hypothermie (température centrale < 36 °C)
- Fréquence cardiaque > 90 battements/min
- Tachypnée
- Altération de l'état mental
- Œdème considérable ou excédent liquidien (> 20 ml/kg sur 24 heures)
- Hyperglycémie (glycémie > 8,0 mmol/L) sans que le client ne soit diabétique

Variables inflammatoires

- Leucocytose (décompte leucocytaire > $12,0 \times 10^3$ cellules/µl)
- Leucopénie (décompte leucocytaire < $4,0 \times 10^3$ cellules/µl)
- Numération leucocytaire normale dont plus de 10 % sont immatures
- Élévation du taux de protéine C-réactive puis diminution après 48 h
- Élévation de la procalcitonine

Variables hémodynamiques

- Hypotension artérielle (P.A.S. < 90 mm Hg, pression artérielle moyenne [P.A.M.] < 70 mm Hg, ou une diminution de la P.A.S. de plus de 40 mm Hg)

Variables relatives au dysfonctionnement organique

- Hypoxémie artérielle (pression partielle de l'oxygène dans le sang artériel / fraction d'oxygène inspiré [PaO_2/FiO_2] < 300)
- Oligurie (diurèse < 0,5 ml/kg/h pendant au moins 2 heures malgré une réanimation liquidienne adéquate)
- Augmentation de la créatininémie > 1,5 mg/dl
- Valeurs anormales relativement à la coagulation (rapport international normalisé > 1,5 ou temps de thromboplastine partielle > 60 s)
- Iléus (absence de bruits intestinaux)
- Thrombocytopénie (décompte plaquettaire < $1,0 \times 10^5$ cellules/µl)
- Hyperbilirubinémie (bilirubinémie > 4 mg/dl)

Variables relatives à la perfusion tissulaire

- Hyperlactatémie
- Diminution du remplissage capillaire ou marbrures cutanées

Source : Adapté de Dellinger *et al.* (2008).

Le **choc septique** est une sepsie impliquant une hypotension sévère et une perfusion tissulaire inefficace malgré une réanimation liquidienne. Le choc septique peut être déclenché par des bactéries Gram négatif ou Gram positif. Certains parasites, champignons et virus peuvent aussi provoquer une sepsie et, éventuellement, un choc septique (Cheek, Rodgers, & Schulman, 2008 ; Powers & Jacobi, 2006). La **FIGURE 50.5** présente la physiopathologie du choc septique.

Lorsqu'un microorganisme pénètre dans l'organisme, ce dernier déclenche les réactions inflammatoires et immunitaires normales. Cependant, dans les cas de sepsie ou de choc septique, la réponse de l'organisme est excessive. Il se produit une augmentation exagérée de la réponse inflammatoire, de la cascade de coagulation ainsi qu'une diminution de la fibrinolyse ▶ **37** . Les endotoxines provenant de la paroi cellulaire du microorganisme stimulent la libération de cytokines, dont le facteur de nécrose tumorale (TNF), l'interleukine 1 (IL-1) et d'autres médiateurs pro-inflammatoires qui agissent par l'intermédiaire de médiateurs secondaires tels que le facteur d'activation des plaquettes, l'IL-6 et l'IL-8 (Bridges & Dukes, 2005 ; Schlichting & McCollam, 2007) ▶ **13** . La libération du facteur d'activation plaquettaire déclenche la formation de microthrombi et l'obstruction des microvaisseaux. L'effet combiné des médiateurs endommage l'endothélium, en plus de produire une vasodilatation, une augmentation de la perméabilité capillaire, l'agrégation des neutrophiles et des plaquettes ainsi que leur adhésion à l'endothélium.

Le choc septique a trois principaux effets physiopathologiques : la vasodilatation, la modification du débit sanguin et la dépression myocardique. Le client peut être normovolémique, mais présenter des signes d'hypovolémie relative ainsi qu'une hypotension à cause de la vasodilatation aiguë. De plus, il y a diminution du débit sanguin dans la microcirculation,

Capsule **Jugement clinique**

En prévision d'une ablation circonférentielle des veines pulmonaires comme traitement de la fibrillation auriculaire paroxystique, monsieur Hans Ackermann, 60 ans, a subi une scintigraphie cardiaque avec l'iode 123 comme radiotraceur. Pendant l'examen, il a présenté un sifflement respiratoire, des bouffées de chaleur, de l'anxiété et des crampes abdominales.

À quel type de choc ces manifestations vous font-elles penser ?

50

13

Les différentes phases de la réponse inflammatoire sont décrites dans le chapitre 13, *Inflammation et soin des plaies.*

37

Le mécanisme de la cascade de coagulation est expliqué dans le chapitre 37, *Évaluation clinique Système hématologique.*

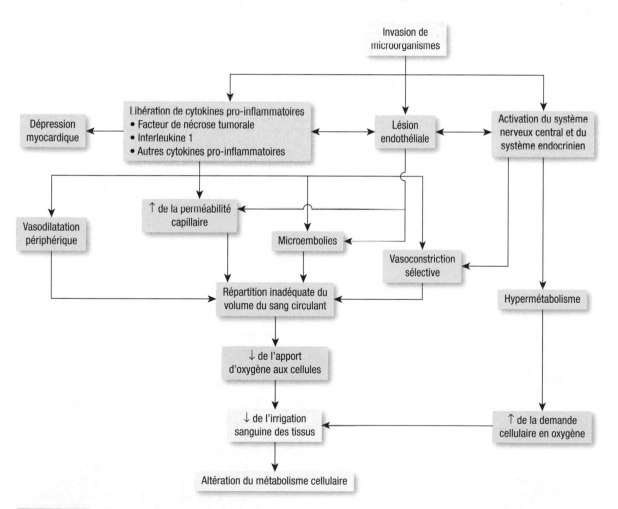

FIGURE 50.5

Physiopathologie du choc septique

57

Le syndrome du comparti-ment abdominal est étudié dans le chapitre 57, *Interventions cliniques – Troubles du tractus gastro-intestinal inférieur.*

RAPPELEZ-VOUS...

Le pouls paradoxal se carac-térise par des battements cardiaques de moindre amplitude au moment de l'inspiration et d'amplitude plus forte à l'expiration.

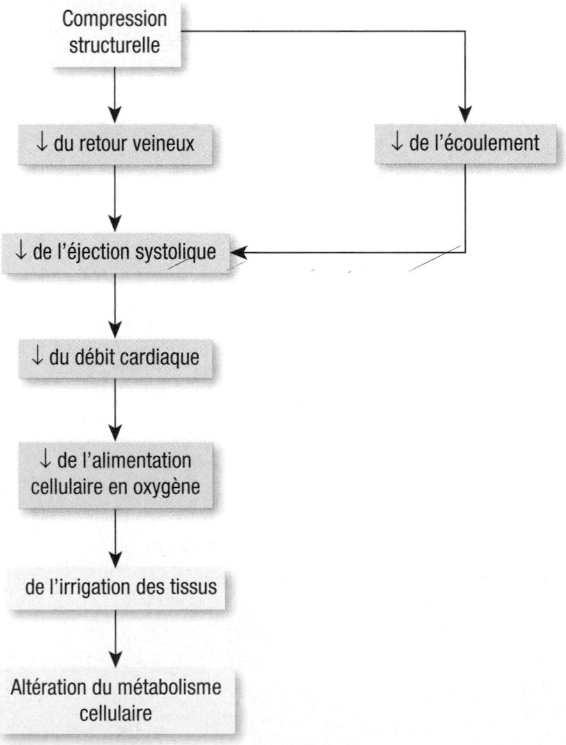

entraînant une mauvaise oxygénation et une **hypoxie** tissulaire. Tout porte à croire que la combinaison du TNF et de l'IL-1 ait un rôle à jouer dans le dysfonctionnement myocardique observable en cas de sepsie. Au cours des premiers jours suivant l'agression initiale, la **fraction d'éjection** diminue, et en réaction à cette diminution, les ventricules se dilatent pour maintenir un volume d'éjection systolique suffisant. La fraction d'éjection s'améliore et la dilatation myocardique se résout normalement en 7 à 10 jours. La persistance d'un D.C. élevé ainsi que d'une faible RVS pendant plus de 24 heures est inquiétante, car elle est souvent associée à une aggravation de l'hypotension et au développement du SDMO. La perfusion coronarienne et le métabolisme cardiaque ne sont généralement pas affectés en premier en cas de choc septique (Bridges & Dukes, 2005).

En plus de la défaillance cardiovasculaire qui accompagne la sepsie, il n'est pas rare de constater une insuffisance respiratoire chez le client souffrant d'une sepsie ou d'un choc septique. Initialement, le client présentera une hyperventilation, phénomène compensatoire qui entraîne une diminution importante de la $PaCO_2$ et une alcalose respiratoire (révélée par la GAS). Une fois les mécanismes de compensations épuisés, le client développe une acidose respiratoire.

FIGURE 50.6

Physiopathologie du choc obstructif

Près de 50% des clients atteints de sepsie sévère développeront une lésion pulmonaire (LPA)/SDRA (Sevransky, Levy, & Marini, 2004). Chez ces clients, l'intubation et la ventilation mécanique sont nécessaires. Parmi les autres signes du choc septique, il y a notamment une détérioration neurologique, une diminution de la diurèse ainsi que le dysfonctionnement gastro-intestinal, dont l'hémorragie digestive et l'iléus paralytique. Les **TABLEAUX 50.2, 50.3** et **50.4** décrivent les manifestations cliniques du choc septique.

Choc obstructif

Le **choc obstructif** survient lorsqu'il y a une obstruction physique du débit sanguin dans la circulation systémique et une altération du D.C. **FIGURE 50.6**. Le choc obstructif peut être la résultante d'un obstacle au remplissage diastolique du ventricule gauche par une compression directe (p. ex., la tamponnade cardiaque, le pneumothorax sous tension, le syndrome de compression de la veine cave supérieure). D'autres causes peuvent aussi entraîner un choc obstructif, dont le syndrome du compartiment abdominal au cours duquel une pression abdominale accrue compresse la veine cave inférieure, entraînant une diminution du retour veineux vers le cœur (Gallagher, 2009; McLean & Zimmerman, 2007) ▶ 57.

La présence d'une embolie pulmonaire ou d'un thrombus dans le ventricule gauche provoque aussi une diminution du D.C. puisque l'obstacle empêche alors le passage du sang provenant du ventricule droit et de l'artère pulmonaire vers l'oreillette gauche, puis le ventricule gauche, et enfin son expulsion dans la circulation systémique.

Le client atteint d'un choc obstructif présentera des manifestations cardiovasculaires telles que l'augmentation de la postcharge, l'augmentation de la précharge et par conséquent la diminution du D.C. Les autres manifestations cliniques du choc obstructif sont la distension des veines jugulaires et la présence d'un pouls paradoxal. La reconnaissance des signes précoces du choc obstructif, son évaluation rapide ainsi que le traitement immédiat sont essentiels à la survie du client.

50.1.2 Phases de l'état de choc

En plus de comprendre la physiopathologie sous-jacente au type de choc dont le client est atteint, le monitoring et la démarche de soins visent à le situer dans le « continuum » du choc. Ce continuum débute avec la phase initiale qui concerne essentiellement le niveau cellulaire. Cette première phase n'est généralement pas apparente. À cette étape, le fonctionnement du métabolisme cellulaire passe du mode aérobie au mode anaérobie, qui est à l'origine de la production de l'acide lactique. L'acide lactique est un déchet de l'organisme éliminé par le foie. Cependant, ce processus nécessite de l'oxygène, lequel est insuffisant en raison de la diminution de la perfusion tissulaire. Il y alors accumulation d'acide lactique dans le sang. Les phases cliniques du choc sont imbriquées et sont au nombre de trois : la phase de compensation (initiale), la phase de progression et la phase irréversible (Garretson & Malberti, 2007 ; Tuggle, 2008).

Phase de compensation

Au cours de la phase de compensation, l'organisme met en marche différents mécanismes de compensation nerveux, hormonaux et biochimiques selon le type de choc, en vue de limiter les conséquences du métabolisme anaérobique et afin de préserver l'homéostasie **FIGURE 50.7**. Les principales manifestations cliniques que présente le client reflètent le déséquilibre entre l'apport et la demande en oxygène **TABLEAU 50.5**.

L'une des principales manifestations cliniques de l'état de choc est la chute de la P.A., en raison de la vasodilation massive et de l'augmentation de la perméabilité des capillaires. L'hypovolémie relative qui en résulte provoque une diminution du D.C et de la P.A. diff. Les barorécepteurs présents dans les sinus carotidien et aortique répondent immédiatement en stimulant le SNS, lequel provoque une vasoconstriction ainsi que la libération d'épinéphrine et de norépinéphrine, de puissants agents vasoconstricteurs endogènes. Le débit sanguin aux organes vitaux, dont le cœur et le cerveau, est préservé alors que la circulation vers les organes non vitaux (p. ex., la fonction rénale, la fonction digestive, la fonction pulmonaire) est dérivée ou interrompue (*shunt*).

En réponse à la diminution du débit sanguin, le système rénal active la cascade rénine-angiotensine avec la production de rénine. Cette dernière est responsable du clivage de l'angiotensinogène avec production d'angiotensine I, laquelle est ensuite convertie en angiotensine II grâce à l'enzyme de conversion de l'angiotensine ▶ **67**. L'angiotensine II est un vasoconstricteur puissant dont l'effet est à la fois artériel et veineux, entraînant ainsi l'augmentation de la P.A. et du retour veineux vers le cœur. L'angiotensine II est également responsable de l'activation du cortex surrénalien, lequel sécrète l'aldostérone qui augmente la réabsorption du sodium et de l'eau par les reins ainsi que l'excrétion du potassium. La réabsorption accrue du sodium augmente l'osmolalité sérique et stimule alors la sécrétion de l'hormone antidiurétique (ADH ou vasopressine) par la neurohypophyse. L'ADH accentue la réabsorption de l'eau par les reins, ce qui accroît davantage le volume sanguin circulant. Cette augmentation du volume

sanguin circulant entraîne une augmentation du D.C. et de la P.A. (Garretson & Malberti, 2007).

La dérivation (*shunt*) de la circulation sanguine a également des conséquences sur d'autres systèmes. En effet, la diminution du débit sanguin vers le tractus gastro-intestinal perturbe la motilité et ralentit le péristaltisme. Le risque d'iléus paralytique et de translocation bactérienne (migration de bactéries des intestins vers la circulation sanguine) est alors accru. Le manque d'irrigation cutanée rend la peau moite et froide, excepté au stade précoce de l'état de choc. En effet, en raison de son état hyperdynamique, le client aura plutôt la peau chaude et présentera même des bouffées de chaleur (Bridges & Dukes, 2005 ; Gallagher, 2009).

Au niveau pulmonaire, le *shunt* est à l'origine de manifestations cliniques importantes dont l'accentuation de l'espace mort chez le client ▶ **51**. L'**espace mort** pulmonaire correspond à tout l'espace ventilé mais non perfusé et contenant la partie d'air inspirée qui ne participe pas à l'échange gazeux. L'augmentation de cet espace mort aboutit à une perturbation du rapport ventilation/perfusion (V_A/Q_C). Certaines régions pulmonaires ne seront pas suffisamment irriguées en raison d'une diminution du débit sanguin. La saturation du sang artériel en oxygène (SaO_2) diminue, ce qui entraîne une augmentation compensatoire de la fréquence et de l'amplitude respiratoires.

La réponse myocardique à la stimulation du SNS et à l'augmentation de la demande en oxygène est une augmentation de la F.C. et de la contractilité myocardique. Celle-ci s'accompagne d'un accroissement de la consommation d'oxygène par le myocarde. Il se produira une vasodilatation des artères coronaires en réponse à cette hausse de la demande en oxygène.

Durant la phase de compensation, l'organisme est en mesure d'offrir une réponse multisystémique et compensatoire à la perturbation de la perfusion tissulaire. Si le traitement de la cause est initié à ce stade de l'état de choc, le client devrait se remettre sans séquelles, ou très peu. Toutefois, si la cause n'est pas traitée et que l'organisme n'est plus en mesure de compenser, alors le choc évolue vers la phase de progression.

Phase de progression

La phase de progression de l'état de choc apparaît lorsque les mécanismes compensatoires ne suffisent plus **FIGURE 50.8**. À ce stade de l'état de choc, l'intervention est primordiale afin d'éviter le SDMO. Les caractéristiques de ce stade sont notamment la diminution continue de la perfusion cellulaire et l'augmentation de la perméabilité des capillaires consécutive à cette diminution. L'augmentation de la perméabilité capillaire entraîne une fuite des protéines et du liquide intravasculaire vers l'espace interstitiel.

51

Les manifestations cliniques du *shunt* sont présentées dans le chapitre 51, *Interventions cliniques – Insuffisance respiratoire et syndrome de détresse respiratoire aiguë.*

67

Dans le chapitre 67, *Évaluation clinique – Système urinaire*, la cascade rénine-angiotensine est expliquée plus en détail.

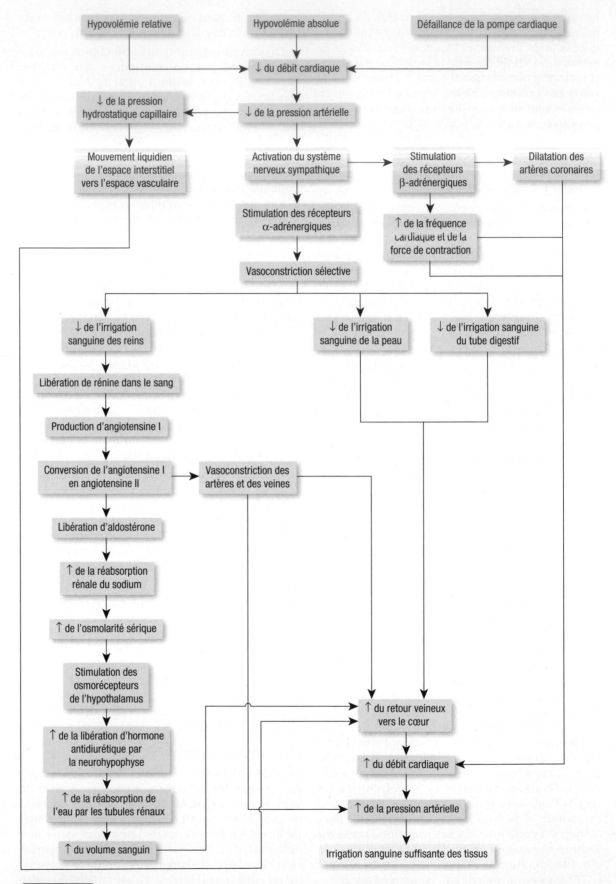

FIGURE 50.7

Phase de compensation : synthèse des différents mécanismes de compensation

TABLEAU 50.5	Manifestations cliniques relatives aux diverses phases de l'état de choc		
PHASE DE COMPENSATION	**PHASE DE PROGRESSION**	**PHASE IRRÉVERSIBLE**	

Fonction cardiovasculaire

• Réponse du SNS:
  – Libération d'épinéphrine ou de norépinéphrine, lesquelles provoquent une vasoconstriction
  – ↑ de la consommation d'oxygène par le myocarde
  – ↑ de la contractilité
  – ↑ de la F.C.
• Dilatation des artères coronaires
• ↓ de la P.A. diff.
• ↓ de la P.A., mais suffisante pour irriguer les organes vitaux (p. ex., le cœur, le cerveau)
	• ↑ de la perméabilité capillaire → œdème interstitiel systémique
	• ↓ de la D.C. → ou ↓ de la P.A., ↑ de la F.C.
	• Pression artérielle moyenne < 60 mm Hg (ou ↓ de la P.A. systolique de 40 mm Hg)
	• ↓ de l'irrigation coronarienne → arythmie, ischémie myocardique, infarctus du myocarde
	• ↓ de l'irrigation périphérique → ischémie des extrémités, ↓ du pouls et ↓ du remplissage capillaire
		• Hypotension grave
		• ↓ D.C.
		• Bradycardie; rythme cardiaque irrégulier
		• ↓ de la P.A., insuffisante pour perfuser les organes vitaux

Fonction respiratoire

• ↓ du débit sanguin vers les poumons:
  – ↑ de l'espace mort physiologique
  – ↑ du déséquilibre ventilation-perfusion
  – Hyperventilation
	• SDRA
	  – ↑ de la perméabilité capillaire
	  – Vasoconstriction pulmonaire
	  – Œdème interstitiel pulmonaire
	  – Œdème alvéolaire
	  – Infiltrats diffus
	  – ↑ de la fréquence respiratoire
	  – ↓ de la compliance pulmonaire
	• Râles crépitants gras
		• Hypoxémie réfractaire grave
		• Insuffisance respiratoire

Fonction gastro-intestinale

• ↓ des réserves sanguines
• ↓ de la motilité
• Diminution des bruits intestinaux
• ↑ du risque d'iléus paralytique
	• Vasoconstriction et ↓ de l'irrigation → colite ischémique (p. ex., l'estomac, l'intestin grêle et le gros intestin, la vésicule biliaire, le pancréas)
	  – Ulcération
	  – Hémorragie digestive
	  – Translocation des bactéries digestives
	  – Malabsorption des nutriments
		• Colite ischémique

Fonction hépatique

	• Incapacité à métaboliser les médicaments et les déchets • Mort cellulaire (↑ des enzymes hépatiques) • Ictère (↓ de la clairance de la bilirubine) • ↑ de l'ammoniac et du lactate	• Changements métaboliques causés par l'accumulation de déchets dans l'organisme (p. ex., l'ammoniac, le lactate, le dioxyde de carbone)

PHASE DE COMPENSATION	PHASE DE PROGRESSION	PHASE IRRÉVERSIBLE
Fonction neurologique		
• Orientation dans le temps, l'espace et vis-à-vis des personnes • Agitation, crainte, confusion	• Altération de l'état de conscience • Apathie ou agitation • ↓ de la réponse aux stimuli	• Absence de réaction • Aréflexie (absence de réflexes) • Pupilles dilatées qui ne réagissent pas aux stimuli (lumière et accommodation)
Fonction rénale		
• ↓ du débit sanguin rénal • ↑ de la rénine, ce qui entraîne la libération d'angiotensine (un vasoconstricteur) • ↑ de l'aldostérone, ce qui entraîne la réabsorption du sodium et de l'eau • ↑ de l'hormone antidiurétique, ce qui entraîne une réabsorption de l'eau	• Tubules rénaux ischémiques → nécrose tubulaire aiguë • Oligurie • ↑ du rapport azote uréique du sang / créatinine • ↑ du sodium urinaire • ↓ de l'osmolalité et de la densité urinaires • ↓ du potassium urinaire • Acidose métabolique	• Anurie
Fonction hématologique		

	• Coagulation intravasculaire disséminée (CIVD)
	   — Formation de micro-thrombi dans la microcirculation
	   — Consommation de plaquettes et de facteurs de coagulation
		• Progression de la CIVD

Peau		
• Peau chaude et rouge (stade précoce du choc septique) • Peau froide et pâle	• Peau moite et froide	• Peau marbrée, cyanosée
Température corporelle		
• Normale ou anormale	• Sepsie : hypothermie ou hyperthermie	• Hypothermie
Résultats clés des tests de laboratoire		
• ↑ de la glycémie • Alcalose respiratoire avec hypoxémie (↑ pH, ↓ PaO_2, ↓ PCO_2)	• ↑ des enzymes hépatiques : glutamate pyruvate transaminase (SGOT), sérum glutamo-oxalacétique transaminase (GPT), γ-glutamyl-transférase (GTT) • ↑ du temps de saignement • Thrombocytopénie	• ↓ de la glycémie • ↑ de l'ammoniac, du lactate et du potassium • Acidose mixte

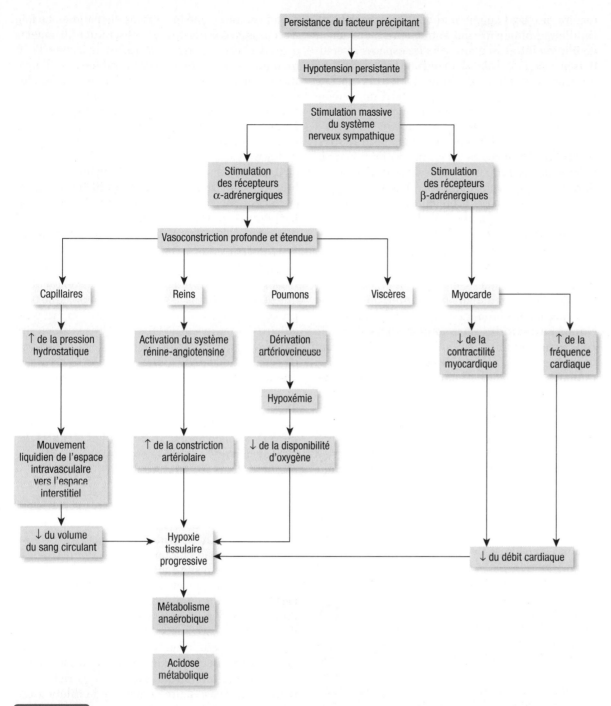

FIGURE 50.8

Phase de progression : stade au cours duquel les mécanismes de compensation n'arrivent pas à maintenir la perfusion des organes vitaux.

En plus de causer une diminution du volume de sang circulant, cela occasionne un œdème interstitiel dans tout l'organisme. Le client peut alors développer un **anasarque**. La diminution du volume intravasculaire a également des conséquences sur les organes (p. ex., le foie, la rate, le tractus gastrointestinal, les poumons) et les tissus périphériques en diminuant davantage leur perfusion.

Le système respiratoire est souvent le premier à montrer des signes de défaillance. Déjà au cours de la phase de compensation, l'irrigation des poumons est réduite. En réponse à cette diminution du débit sanguin et à la stimulation du SNS, une vasoconstriction artériolaire pulmonaire a lieu, ce qui augmente la pression artérielle pulmonaire (P.A.P.). Au fur et à mesure que la pression du système vasculaire pulmonaire augmente, la pression dans les capillaires diminue, ce qui a pour effet d'aggraver la perturbation du rapport ventilation / perfusion (V_A/Q_C). Un autre élément important de la défaillance

Anasarque : Hydropsie du tissu cellulaire, principalement du tissu sous-cutané, caractérisée par un gonflement général du corps et des membres.

respiratoire est l'augmentation de la perméabilité capillaire pulmonaire qui entraîne un mouvement de liquide intravasculaire vers les espaces interstitiels provoquant d'abord un œdème interstitiel, une bronchoconstriction, une diminution de la capacité résiduelle fonctionnelle et plus tard un œdème alvéolaire et la diminution de production de surfactant. L'effet combiné de la vasoconstriction et de la bronchoconstriction entraîne une perturbation accrue des échanges gazeux, une diminution de la compliance ainsi qu'une aggravation de la perturbation du rapport ventilation/perfusion (V_A/Q_C). Le client présentera alors les manifestations cliniques suivantes : une tachypnée, des râles crépitants et une augmentation générale de l'effort respiratoire.

Le système cardiovasculaire est sans doute l'un des plus gravement affectés pendant la phase de progression de l'état de choc. En effet, la diminution du D.C. entraîne une diminution de la P.A. et de la perfusion coronarienne, cérébrale et périphérique. Le moindre changement dans l'état de conscience du client est un indicateur important de la progression de l'état de choc. L'hypoperfusion prolongée, consécutive au déplacement du volume de l'espace vasculaire vers l'espace interstitiel, entraîne une ischémie des extrémités avec affaiblissement des pouls périphériques. D'autres manifestations cliniques telles que des arythmies, une ischémie myocardique et même un IAM peuvent être associées au dysfonctionnement myocardique causé par l'hypotension. En résumé, c'est tout le système cardiovasculaire qui se détériore.

L'hypoperfusion prolongée affecte également le système rénal et entraîne une ischémie des tubules rénaux. La nécrose tubulaire aiguë qui en découle cause généralement une insuffisance rénale aiguë, qui peut encore être aggravée avec l'administration de médicaments néphrotoxiques (p. ex., certains antibiotiques, anesthésiques et diurétiques) 69. Les manifestations cliniques observées chez le client souffrant d'hypoperfusion rénale sont l'anurie et une élévation concomitante de l'azote numérique du sang (BUN) et de la créatinine plasmatiques. L'acidose métabolique apparaît lorsque les reins sont incapables d'éliminer les acides (surtout l'acide lactique) et de réabsorber le bicarbonate.

Le système gastro-intestinal est aussi touché par l'hypoperfusion prolongée. La muqueuse intestinale qui agit comme un écran protecteur devient ischémique puisque le débit sanguin diminue dans le tractus gastro-intestinal. Cette ischémie augmente les risques de développer des ulcères gastriques et des hémorragies digestives. Le risque de translocation bactérienne vers le système sanguin aussi est accru. Par ailleurs, l'hypoperfusion du tractus gastro-intestinal peut réduire la fonction d'absorption des nutriments par le système gastro-intestinal.

D'autres systèmes sont affectés par l'hypoperfusion prolongée. La perte des capacités fonctionnelles

du foie entraîne une insuffisance hépatique. Le foie n'est plus en mesure de métaboliser les médicaments et les déchets de l'organisme (p. ex., le lactate, l'ammonium). L'accumulation de bilirubine dans l'organisme cause un ictère. Au fur et à mesure que les cellules hépatiques meurent, le taux sérique des enzymes augmente, dont le GPT, le SGOT et la GTT. Le foie n'est en outre plus en mesure de jouer son rôle dans l'immunité. Ainsi, les bactéries provenant du tractus gastro-intestinal, en raison du phénomène de translocation, ne sont plus éliminées par les cellules de Kupffer. Elles sont plutôt libérées dans la circulation sanguine, augmentant ainsi le risque pour le client de souffrir d'une bactériémie et plus tard d'une sepsie (Cheek, Rodgers, & Schulman, 2008).

Le dysfonctionnement du système hématologique additionné aux effets sur les autres systèmes rend le tableau clinique encore plus complexe. En effet, une défaillance dans le système hématologique peut provoquer chez le client une coagulation intravasculaire disséminée (CIVD). La CIVD se caractérise par la consommation des plaquettes et des facteurs de coagulation suivie d'une fibrinolyse. Les conséquences d'une telle défaillance ont pour effet de provoquer une hémorragie diffuse pouvant provenir de plusieurs sites anatomiques comprenant le tractus gastro-intestinal, les poumons ainsi que les sites d'injection et de ponctions ▶ 38. Les résultats des tests de laboratoire d'un client atteint de CIVD sont présentés dans le **TABLEAU 50.3**.

Phase irréversible

La phase irréversible correspond au dernier stade de l'état de choc. À ce stade, il y a exacerbation du métabolisme anaérobique due à la diminution de la perfusion, elle-même consécutive à la vasoconstriction périphérique et à la diminution du D.C. **FIGURE 50.9**. L'accumulation d'acide lactique dans l'organisme augmente la perméabilité ainsi que la dilatation des capillaires. L'augmentation de la perméabilité capillaire amplifie le mouvement du liquide intravasculaire et des protéines plasmatiques vers l'espace interstitiel. La vasoconstriction du réseau microvasculaire veineux et la dilation des artérioles provoquent une stagnation sanguine dans le lit capillaire. La perte de volume sanguin intravasculaire aggrave l'hypotension, la tachycardie et la diminution du débit sanguin coronarien. Une mauvaise circulation sanguine coronarienne amène une détérioration de la dépression myocardique et subséquemment une diminution accrue du D.C. Finalement, le client est à très grand risque de subir une ischémie cérébrale puisque le débit sanguin au cerveau n'est plus suffisant.

À ce stade de l'état de choc, le client présentera une hypotension et une hypoxémie graves. Les insuffisances hépatique, pulmonaire et rénale entraîneront une accumulation de déchets dans l'organisme, dont le lactate, l'urée, l'ammoniac et

RAPPELEZ-VOUS...

La biotransformation des médicaments a lieu principalement dans le foie qui oxyde et transforme la plupart des substances toxiques.

 38

La CIVD est étudiée plus en détail dans le chapitre 38, *Interventions cliniques – Troubles hématologiques.*

69

La nécrose tubulaire aiguë est étudiée dans le chapitre 69, *Interventions cliniques – Insuffisance rénale aiguë et insuffisance rénale chronique.*

le dioxyde de carbone. La défaillance d'un seul organe aura des conséquences sur d'autres systèmes. Lorsqu'un client atteint la phase irréversible de l'état de choc, le potentiel de rétablissement est peu probable puisqu'il y a apparition du SDMO et que les mécanismes compensatoires ont été totalement épuisés **TABLEAU 50.5**.

50.1.3 Examen clinique et examens paracliniques

Il est impossible de déterminer si un client est en état de choc à l'aide d'un seul examen paraclinique. Le processus diagnostique doit débuter avec une collecte de données approfondie (selon les méthodes PQRSTU et AMPLE) de l'histoire de l'événement actuel (l'anamnèse) ainsi que de l'examen physique. L'histoire de l'événement actuel peut être obtenue du client lui-même, de sa famille ou bien d'un proche. Les antécédents médicaux et chirurgicaux ainsi que le cours des événements récents (p. ex., une infection des voies respiratoires supérieures, chirurgie, une douleur thoracique, un trauma) sont des renseignements précieux à recueillir.

Au cours d'un état de choc, la diminution de la perfusion tissulaire entraîne une élévation du taux sérique de lactate dans l'organisme ainsi qu'un déficit basique (soit la quantité de base requise pour normaliser le pH). Ces résultats de laboratoire indiquent généralement une augmentation du métabolisme anaérobique. Le **TABLEAU 50.3** présente d'autres résultats de tests de laboratoire associés à un état de choc.

Les autres examens paracliniques essentiels comprennent notamment l'ECG à 12 dérivations, le monitoring continu du rythme cardiaque, la radiographie pulmonaire, l'oxymétrie pulsée et le monitoring hémodynamique (p. ex., la P.A., la PVC et la P.A.P. à l'aide d'un cathéter de Swan-Ganz) ▶ **49** .

50.1.4 Processus thérapeutique en interdisciplinarité

La reconnaissance précoce des symptômes de l'état de choc et l'initiation des traitements représentent sans doute le facteur de réussite le plus important de la prise en charge d'un client en état de choc. Une intervention rapide initiée dès les premiers stades du choc peut ainsi empêcher le passage vers la phase de progression ou encore la phase irréversible.

Une prise en charge réussie comprend les étapes suivantes :

- La reconnaissance des clients à risque d'état de choc ;
- L'interprétation des données de l'anamnèse et de l'examen physique ainsi que des résultats cliniques pour l'établissement du diagnostic ;
- La détermination et le traitement de la cause de l'hypoperfusion tissulaire en vue de l'éliminer ou, du moins, d'en limiter les conséquences ;

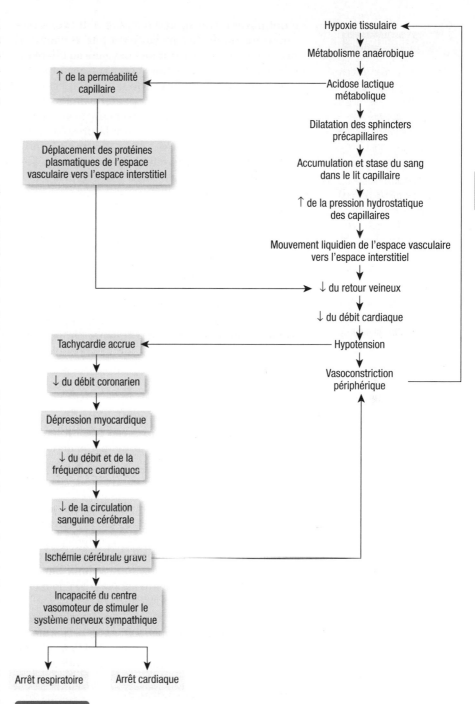

FIGURE 50.9

Phase irréversible : stade au cours duquel les mécanismes de compensation ne fonctionnent plus ou sont inefficaces. Ce stade mène au syndrome de défaillance multiorganique.

- La prévention de la défaillance des organes principaux et des organes secondaires ;
- La dispensation des soins multisystémiques basés sur les résultats probants.

Avant toute intervention, il est impératif de s'assurer que les voies respiratoires du client sont ouvertes et dégagées. L'évaluation primaire par l'ABCDE est sans doute l'approche la plus sécuritaire dans l'évaluation initiale du choc. Une intubation endotrachéale sera nécessaire afin

49

Le chapitre 49, *Interventions cliniques – Soins en phase critique* porte notamment sur la surveillance hémodynamique.

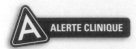
d'optimiser le transport d'oxygène, si les voies respiratoires naturelles ne suffisent pas. Il peut être nécessaire d'administrer de l'oxygène au client ou de procéder à la ventilation mécanique par pression positive pour maintenir une saturation égale ou supérieure à 90 % (pression partielle de l'oxygène dans le sang artériel [PaO_2] supérieure à 60 mm Hg) et éviter l'hypoxémie. En outre, la pression artérielle moyenne (P.A.M.) et le volume sanguin circulant peuvent être rétablis grâce au remplacement liquidien et à une pharmacothérapie.

Oxygène et ventilation

Le transport de l'oxygène dépend du D.C., de l'hémoglobine et de la SaO_2. Les divers moyens qui permettent d'améliorer le transport de l'oxygène visent à la fois à augmenter l'apport en oxygène et à en réduire la demande. L'apport peut être augmenté : 1) en améliorant le D.C. à l'aide du remplacement liquidien ou de la pharmacothérapie ; 2) en augmentant l'hémoglobinémie par la transfusion de concentrés globulaires ; 3) en augmentant la SaO_2 grâce à l'administration d'oxygène et à la ventilation mécanique.

La démarche de soins infirmiers devrait être orientée vers la conservation de l'équilibre entre l'apport et la demande en oxygène. L'infirmière doit ainsi organiser les soins et traitements de façon à espacer les interventions susceptibles d'augmenter la consommation d'oxygène du client (p. ex., l'aspiration endotrachéale, le changement de position du client). Le monitoring continu de la $ScvO_2$ et de la saturation du sang veineux mélangé en oxygène (SvO_2) à l'aide respectivement d'un cathéter veineux central et d'un cathéter dans l'artère pulmonaire, est utile puisqu'elles révèlent toutes deux l'état de l'équilibre dynamique entre l'apport et la demande en oxygène. L'interprétation de ces valeurs, parallèlement aux résultats de la SaO_2, du D.C., de l'hémoglobine et de la consommation d'oxygène, permettra à l'infirmière d'évaluer la réponse du client au traitement ou aux diverses interventions initiées.

Remplacement volémique

Tous les types d'état de choc, à l'exception des états de choc cardiogénique et neurogénique, se caractérisent par une diminution du volume sanguin circulant. Le traitement du choc obstructif comprend la désobstruction ou la réduction de l'obstruction. La pierre angulaire du traitement des chocs hypovolémique, anaphylactique et septique est la réanimation liquidienne (remplacement liquidien) par l'administration du bon liquide de remplacement. Avant d'entreprendre une réanimation liquidienne, l'infirmière doit insérer deux cathéters intraveineux (I.V.) de gros calibre (de 14 à 16) dans les veines cubitales antérieures, de préférence. Les cristalloïdes (p. ex., une solution physiologique salée) et les colloïdes jouent un rôle primordial au cours d'une réanimation liquidienne **TABLEAU 50.6**.

L'utilisation d'une solution plutôt qu'une autre demeure encore controversée. À ce jour, les cristalloïdes isotoniques (p. ex., une solution physiologique salée) sont utilisés comme solutions dans le traitement initial du choc. La solution de lactate Ringer doit être utilisée avec précaution dans tous les types de choc puisqu'une insuffisance hépatique occasionnerait une incapacité du foie à transformer le lactate en bicarbonate. Le taux sérique de lactate s'en trouverait alors augmenté. Les solutions hypertoniques peuvent être administrées dans certains cas pour accroître le volume circulant (Johnson & Criddle, 2004). Les colloïdes sont d'excellents liquides d'expansion vasculaire puisque la taille de leurs molécules leur permet de demeurer dans l'espace vasculaire plus longtemps que les autres. Malgré cet avantage, les colloïdes sont très coûteux, et aucune donnée probante n'a permis de démontrer que ce liquide de remplacement améliore significativement la santé du client (Dellinger *et al.*, 2008 ; McLean & Zimmerman, 2007).

Le choix du liquide de remplacement repose aussi sur les caractéristiques et la quantité de liquide perdu ainsi que sur l'état actuel du client. Si l'état hémodynamique de ce dernier ne répond pas après l'administration de 2 à 3 L de cristalloïdes, il faudra alors considérer la transfusion sanguine et le monitoring invasif à l'aide d'un cathéter veineux central ou l'insertion d'un cathéter Swan-Ganz mesurant la P.A.P. (Dellinger *et al.*, 2008 ; Townsend, Schorr, Levy, & Dellinger, 2008). Au moment de la réanimation liquidienne, l'utilisation d'un brassard à P.A. ou d'un cathéter artériel (canule artérielle) est indiquée pour surveiller la P.A. de façon étroite et évaluer ainsi la réponse du client au traitement. L'insertion complémentaire d'une sonde vésicale à demeure aidera, en outre, à surveiller le statut du client face à la réplétion volémique.

Les deux principales complications graves à la suite de l'administration de larges quantités de liquides sont : l'hypothermie et la coagulopathie. Une multitude de moyens peuvent être mis en œuvre pour protéger le client de l'hypothermie. L'administration de solutions I.V. préalablement chauffées ou l'utilisation d'un réchauffeur de solutés (de type Hotline[MD]) durant la réanimation sont parfois utiles. Par ailleurs, l'infirmière doit garder en tête que dans les concentrés globulaires, il n'y a aucun facteur de coagulation ; par conséquent, le client qui les reçoit devient à risque de développer une coagulopathie. Le remplacement subséquent des facteurs de coagulation manquants est donc nécessaire en fonction de la situation clinique du client ainsi que de l'étude de son groupe sanguin. Lorsque l'hypotension est réfractaire malgré la réanimation liquidienne et les valeurs normales de

TABLEAU 50.6	Réanimation liquidienne dans le traitement de l'état de choc		
TYPE DE SOLUTION	**MÉCANISME D'ACTION**	**TYPE D'ÉTAT DE CHOC**	**RECOMMANDATIONS POUR LA PRATIQUE INFIRMIÈRE**
À base de cristalloïdes			
Isotonique			
• NaCl 0,9 % (solution physiologique salée) • Soluté de lactate Ringer	• Reste principalement dans l'espace intravasculaire, ce qui augmente le volume dans cet espace.	• Au départ, sert au remplacement liquidien pour traiter la plupart des types de choc.	• Surveiller attentivement le client en raison des risques de surcharge liquidienne ; est contre-indiqué chez un client atteint d'insuffisance hépatique.
Hypertonique			
• NaCl 1,8 %, 3 % ou 5 %	• Reste principalement dans l'espace intravasculaire, ce qui provoque une augmentation rapide du volume.	• Au départ, peut être utilisé pour augmenter le volume liquidien dans le traitement du choc hypovolémique.	• Surveiller attentivement le client en raison des risques d'hypernatrémie, dont les symptômes incluent la désorientation et les convulsions. • Le cathéter central est la meilleure façon de procéder pour la perfusion de NaCl ≥ 3 %, car ce type de solution est caustique.
Sang et dérivés sanguins			
• Concentrés de globules rouges • Plasma frais congelé • Plaquettes • Cryoprécipités	• Remplace le volume de sang perdu ; augmente la capacité de transport de l'O_2. • Remplace les facteurs de coagulation. • Aide à arrêter l'hémorragie causée par la thrombocytopénie.	• Est utilisé pour traiter les chocs septique et hypovolémique.	• Employer les mêmes précautions que pour les autres types de transfusion sanguine ou de produits sanguins.
À base de colloïdes			
• Hétastarch (Voluven^{MD}) • Pentastarch (Pentaspan^{MD})	• Composé d'amidon qui agit à titre de solution de remplissage ; est au moins aussi efficace que l'albumine ; son effet osmotique dure jusqu'à 36 heures.	• Est utilisé pour traiter tous les types de choc, sauf les chocs cardiogénique et neurogénique.	• Est jusqu'à 50 % moins cher que l'albumine. • À utiliser avec précaution chez un client atteint d'insuffisance cardiaque, d'insuffisance rénale ou de trouble de saignement (en raison de son effet antiplaquettaire).
• Albumine humaine (5 %), protéines plasmatiques (5 % d'albumine par 500 ml de solution physiologique salée)	• Peut augmenter la pression colloïde osmotique plasmatique ; il y a augmentation rapide du volume.	• Est utilisé pour traiter tous les types de choc, sauf les chocs cardiogénique et neurogénique.	• Surveiller le client en raison des risques de surcharge liquidienne ; de légers effets secondaires peuvent apparaître, dont les frissons, la fièvre et l'urticaire ; est plus coûteux que les autres colloïdes.
• Dextran (dextran 40 ou dextran 70)	• Polymère de glucose hyperosmotique ; les dextran 40 et dextran 70 provoquent une augmentation semblable du volume, mais le dextran 70 offre une plus longue durée d'action.	• À utiliser avec précaution en raison des effets secondaires, dont la réduction de l'adhésion des plaquettes et la dilution des facteurs de coagulation.	• Les risques d'hémorragie sont accrus. • Il est important de surveiller attentivement le client en raison des risques d'allergie et d'insuffisance rénale aiguë.

la PVC (8 à 12 mm Hg), un vasopresseur (p. ex., la norépinéphrine [Levophed^{MD}], la dopamine [Chlorydrate de dopamine^{MD}]) ou un inotrope (p. ex., la dobutamine) peuvent être ajoutés au traitement. Le premier objectif de la réanimation liquidienne demeure le rétablissement de la perfusion tissulaire, et c'est pourquoi le choix de l'agent pharmacologique dépend de l'objectif physiologique. Il est vrai que la P.A. s'avère être un bon indicateur du D.C. du client. Toutefois, l'évaluation et la surveillance de la perfusion des organes périphériques (p. ex., le débit urinaire, les fonctions neurologiques, le pouls périphérique) fournissent des renseignements encore plus utiles sur l'état du client.

Pharmacothérapie

L'objectif principal de la pharmacothérapie de l'état de choc repose sur le rétablissement de la perfusion tissulaire. Tous les médicaments pour traiter l'état de choc nécessaires à l'amélioration de la perfusion sont administrés par voie I.V. à l'aide d'une pompe volumétrique et d'un cathéter central. En effet, ces médicaments ont des propriétés vasoconstrictrices puissantes qui pourraient être néfastes pour la circulation périphérique pendant une extravasation **TABLEAU 50.7**.

Sympathomimétiques

Un nombre important de médicaments utilisés pour traiter l'état de choc produisent un effet sur le SNS. Ceux qui reproduisent les effets du SNS sont des sympathomimétiques. Les effets escomptés de ces médicaments sont générés par leur liaison aux récepteurs α-adrénergiques ou β-adrénergiques. D'ailleurs ces médicaments se distinguent les uns des autres par la sélectivité de leurs effets α-adrénergiques et β-adrénergiques ▶ **40**.

La majorité des sympathomimétiques causent une vasoconstriction périphérique et portent ainsi le nom de vasopresseurs (p. ex., la norépinéphrine, la dopamine, la phényléphrine [Neo-Synephrine^{MD}]). Comme leur nom l'indique, ces médicaments peuvent entraîner une vasoconstriction périphérique majeure et donc une augmentation de la RVS. Mais l'administration de ce type de médicament hypothèque la perfusion tissulaire. L'augmentation de la RVS accroît le travail du cœur, ce qui peut être néfaste pour un client en état de choc cardiogénique en raison de dommages additionnels causés au myocarde. L'administration de vasopresseurs n'est conseillée que lorsque les autres thérapies n'ont eu aucun succès sur le statut hémodynamique du client. La réanimation liquidienne doit être effectuée avant l'introduction de vasopresseurs puisqu'une vasoconstriction additionnelle chez un client déjà hypovolémique ne ferait que réduire davantage la perfusion tissulaire.

L'objectif de la thérapie par les vasopresseurs est de maintenir une P.A.M. > 60 mm Hg (Dellinger *et al.*, 2008 ; Powers & Jacobi, 2006). L'infirmière doit procéder à une surveillance étroite des organes périphériques (p. ex., l'évaluation du débit urinaire et de l'état de conscience) ainsi que le taux sérique de lactate (p. ex., toutes les deux heures pendant les six premières heures) afin de s'assurer que la perfusion tissulaire est suffisante.

Vasodilatateurs

Le client en état de choc cardiogénique présente habituellement une diminution de la contractilité du myocarde. Les vasodilatateurs peuvent alors servir à réduire la postcharge. Ainsi, le travail du cœur diminuera de même que la demande en oxygène. Même si la vasoconstriction sympathique généralisée est un mécanisme de compensation qui permet de maintenir une pression systémique normale, une constriction excessive pourrait entraîner une diminution du débit sanguin et une augmentation du travail du cœur. Il y a toutefois une bonne raison d'avoir recours aux vasodilatateurs pour traiter l'état de choc. En effet, ces agents brisent le cycle nocif au cours duquel la vasoconstriction provoque une diminution du D.C. et de la P.A., ce qui entraîne une vasoconstriction sympatique accrue.

Au cours d'un traitement avec des vasodilatateurs, il faut s'assurer de maintenir une P.A.M. supérieure à 65 mmHg. L'infirmière doit surveiller étroitement les valeurs hémodynamiques (p. ex., la PVC, le D.C., la P.A.) afin d'ajuster la quantité de volume à administrer ou la dose de vasodilatateurs. Le vasodilatateur de choix dans le traitement du choc cardiogénique est la nitroglycérine, dont l'effet vasodilatateur s'observe particulièrement sur la circulation veineuse. Ceci permet la diminution de la surcharge volémique cardiaque, réduisant ainsi le travail du coeur. Chez un client en état de choc non cardiogénique, la vasodilatation peut être provoquée par l'administration de labétalol (Trandate^{MD}) et de nitroprussiate (Nipride^{MD}) ou de nitroglycérine.

Thérapie nutritionnelle

La malnutrition protéino-calorique est l'une des principales manifestations de l'hypermétabolisme consécutif à l'état de choc. L'alimentation est essentielle pour diminuer la morbidité. Dans le traitement de l'état de choc, l'alimentation entérale doit être débutée au cours des premières 24 heures (McClave *et al.*, 2009). Généralement, la nutrition parentérale est utilisée lorsque l'alimentation entérale est contre-indiquée ou si elle ne permet pas d'atteindre 80 % des besoins en calories du client (McClave *et al.*, 2009) ▶ **54**. Le cas échéant, l'infirmière peut commencer l'alimentation entérale par gavage à petit débit (p. ex., 10 ml/h). Une nutrition entérale précoce améliore l'irrigation du tractus gastro-intestinal et contribue à préserver l'intégrité de sa muqueuse.

Un client en état de choc doit être pesé quotidiennement, idéalement sur le même pèse-personne et

40

Le chapitre 40, *Interventions cliniques – Hypertension*, présente les principaux récepteurs adrénergiques.

L'alimentation entérale et parentérale est étudiée dans le chapitre 54, *Interventions cliniques – Troubles nutritionnels.*

TABLEAU 50.7	**État de choc**		
MÉDICAMENT[a]	**MÉCANISMES D'ACTION**	**TYPES D'ÉTAT DE CHOC**	**RECOMMANDATIONS POUR LA PRATIQUE INFIRMIÈRE**
Dobutamine	• ↑ de la contractilité du myocarde • ↓ de la pression de remplissage des ventricules • ↓ de la RVS, ↑ de la P.A.P.O. • ↑ du D.C., ↑ du volume d'éjection systolique, ↑ de la PVC • ↑ ou ↓ de la F.C.	• Choc cardiogénique en présence d'un dysfonctionnement systolique grave. • Est utilisé pour traiter le choc septique en vue d'augmenter le transport en oxygène et d'augmenter le rapport $ScvO_2 / SvO_2$ à 70 % si l'hémoglobine > 70 g/L ou si l'hématocrite ≥ 30 %.	• Administrer à l'aide d'un cathéter central (risque d'extravasation). • Ne pas administrer dans le même cathéter que le $NaHCO_3$. • Surveiller la F.C. et la P.A., car l'hypotension peut s'aggraver, ce qui nécessite l'administration d'un vasopresseur. • Cesser la perfusion s'il y a tachyarythmie.

Dopamine (Chlorhydrate de dopamine[MD])	• Effets inotropes positifs :
	  – ↑ de la contractilité du myocarde
	  – ↑ de l'automaticité
	  – ↑ de la conductibilité atrioventriculaire
	• ↑ de la F.C.
	• ↑ du D.C.
	• ↑ de la P.A, ↑ de la P.A.M.
	• ↑ de la consommation d'oxygène par le myocarde
	• Faible dose : ↑ du débit sanguin vers les reins, le mésentère et le cerveau
	• Forte dose : peut provoquer une vasoconstriction progressive
		• Choc cardiogénique	• Administrer à l'aide d'un cathéter central (risque d'extravasation).
			• Ne pas administrer dans le même cathéter que le $NaHCO_3$.
			• Surveiller les signes de tachyarythmie.
			• Surveiller les signes de vasoconstriction périphérique (p. ex., la paresthésie, les extrémités froides) au cours de l'administration d'une dose moyenne ou d'une forte dose.

Drotrécogine alpha (Xigris[MD])	• Propriétés anticoagulantes • Propriétés profibrinolytiques et anti-inflammatoires	• Est utilisé pour traiter le choc septique chez les clients sans contre-indications dont les risques de décès sont élevés (p. ex., une défaillance de plus de deux organes).	• S'assurer qu'il n'y a pas de signe d'hémorragie. • Surveiller l'hémoglobine, les plaquettes, le temps de prothrombine et le temps de thromboplastine partielle.
Épinéphrine (Adrénaline[MD])	• Faible dose : agoniste des récepteurs β-adrénergiques (stimulation cardiaque, bronchodilatation, vasodilatation périphérique) • ↑ de la F.C., ↑ de la contractilité, ↑ du D.C. • ↓ de la RVS • Forte dose : agoniste des récepteurs α-adrénergiques (vasoconstriction périphérique) • ↑ du volume d'éjection systolique • ↑ de la RVS • ↑ de la P.A.S., ↓ de la P.A.D., P.A. diff. plus élevée • ↑ de la PVC, ↑ de la PCB	• Choc cardiogénique • Choc anaphylactique • Est utilisé pour traiter un arrêt cardiaque, une tachycardie ventriculaire sans pouls, une fibrillation ventriculaire, une asystolie.	• Surveiller la F.C. pour qu'elle ne dépasse pas les 110 battements/min. • Surveiller les signes de dyspnée ou d'œdème pulmonaire. • Surveiller la présence de douleur thoracique et d'arythmie consécutive à une ↑ de la consommation d'oxygène par le myocarde. • Surveiller les signes d'insuffisance rénale consécutive à une ischémie.
Hydrocortisone (Solu-Cortef[MD])	• ↓ de l'inflammation et de la perméabilité capillaire • ↑ de la P.A., ↑ de la F.C.	• Est utilisé pour traiter le choc septique nécessitant l'administration d'un vasopresseur (malgré le remplacement liquidien) en vue de maintenir une P.A. normale. • Est utilisé pour traiter le choc anaphylactique si l'hypotension persiste après le traitement initial.	• Surveiller les signes d'hypokaliémie et d'hyperglycémie.

| TABLEAU 50.7 | État de choc *(suite)* |

MÉDICAMENT[a]	MÉCANISMES D'ACTION	TYPES D'ÉTAT DE CHOC	RECOMMANDATIONS POUR LA PRATIQUE INFIRMIÈRE
Norépinéphrine (Levophed[MD])	• Agoniste des récepteurs β_1-adrénergiques (stimulation cardiaque) • Agoniste des récepteurs α-adrénergiques (vasoconstriction périphérique) • Vasoconstriction rénale ou splanchnique • ↑ de la P.A., ↑ de la P.A.M. • ↑ de la PVC, ↑ de la PCB • ↑ de la RVS • ↑ ou ↓ du D.C.	• Choc cardiogénique postinfarctus du myocarde • Choc septique • Est utilisé pour traiter une hypotension qui persiste après la réanimation liquidienne.	• Administrer à l'aide d'un cathéter central (risque d'extravasation). • Surveiller les signes d'arythmie consécutive à une ↑ de la consommation d'oxygène par le myocarde.
Phényléphrine (Neo-Synephrine[MD])	• Agoniste des récepteurs α-adrénergiques (vasoconstriction périphérique) • Vasoconstriction rénale, mésentérique, splanchnique, cutanée et pulmonaire • ↑ de la F.C. • ↑ de la P.A. • ↑ de la RVS • ↑ ou ↓ du D.C.	• Choc neurogénique • Choc septique	• Surveiller les signes de bradycardie réflexe, de céphalée et d'agitation. • Surveiller les signes d'insuffisance rénale consécutive à une ↓ du débit sanguin vers les reins. • Administrer à l'aide d'un cathéter central (risque d'extravasation).
Nitroglycérine	• Venodilatation • Dilatation des artères coronaires • ↓ de la précharge • ↓ de la consommation d'oxygène par le myocarde • ↓ de la RVS • ↓ de la P.A.	• Choc cardiogénique	• Surveiller continuellement la P.A. et la F.C. en raison des risques de tachycardie réflexe. • Il est recommandé d'utiliser un contenant de verre pour la perfusion.
Nitroprussiate (Nipride[MD])	• Dilatation artérielle et veineuse • ↓ de la précharge / postcharge • ↓ de la PVC, ↓ de la PCB • ↑ ou ↓ du D.C. • ↓ de la P.A.	• Choc cardiogénique avec ↑ de la RVS	• Surveiller continuellement la P.A. • Protéger la solution de la lumière en recouvrant le contenant d'une matière opaque. • N'administrer qu'avec une solution aqueuse de dextrose 5 %. • Surveiller les signes d'intoxication au cyanure (p. ex., l'acidose métabolique, la tachycardie, l'altération de l'état de conscience, les convulsions, le coma, l'odeur d'amande amère).
Vasopressine [Pressyn[MD]]	• ADH • Vasoconstricteur nonadrénergique • ↑ de la P.A.M. • ↑ de la diurèse	• Chocs réfractaires aux autres vasopresseurs (habituellement le choc septique)	• S'administre habituellement à faible dose. • La perfusion ne doit pas être titrée. • Surveiller la pression hémodynamique et la diurèse.

[a] Pour de plus amples renseignements relativement au dosage, consulter les lignes directrices de l'établissement, un pharmacien, les références pharmacologiques et le matériel qui a été remis par le fabricant.

au même moment de la journée. Si le client connaît une perte pondérale importante, l'infirmière doit écarter la possibilité d'une déshydratation avant d'intégrer des apports caloriques supplémentaires au traitement. En contrepartie, une prise de poids importante est fréquente en raison du déplacement liquidien vers le troisième espace. C'est pourquoi la pesée quotidienne est un meilleur indicateur du statut volémique du client que de ses besoins en calories. Les taux sériques de protéines, de glucose et d'électrolytes ainsi que les taux d'albumine et d'azote urémique sont tous des mesures qui permettent d'évaluer l'alimentation du client en état de choc.

50.1.5 Processus thérapeutique en interdisciplinarité : interventions spécifiques

Choc cardiogénique

Le principal objectif du traitement d'un client en état de choc cardiogénique est de rétablir le débit sanguin vers le myocarde pour rétablir l'équilibre entre l'apport et la demande en oxygène. Plusieurs mesures définitives permettent de rétablir le débit sanguin, notamment la thrombolyse, l'angioplastie avec implantation d'endoprothèse coronarienne (*stent*), la revascularisation d'urgence et le remplacement valvulaire. Une intervention coronarienne percutanée, effectuée en laboratoire d'hémodynamie, doit être faite immédiatement après l'agression initiale ou le plus tôt possible. L'intervention coronarienne percutanée avec ou sans implantation d'endoprothèse coronarienne peut avoir lieu pendant la coronarographie. Dans l'attente d'une intervention, la fonction cardiaque doit être assistée en vue d'optimiser le volume d'éjection systolique et le D.C. afin que la perfusion soit la meilleure possible **TABLEAU 50.7** et **50.8**.

La prise en charge hémodynamique d'un client en état de choc cardiogénique vise à réduire le travail du myocarde à l'aide de la pharmacothérapie ou d'une intervention mécanique. Le choix de l'agent administré dépend de l'objectif du traitement et de la compréhension de la pharmacodynamique de chaque médicament. La pharmacothérapie dans le choc cardiogénique peut être utilisée pour diminuer le travail du myocarde en provoquant une dilatation des artères coronaires (p. ex., les nitrates), une réduction de la précharge (p. ex., les diurétiques, les vasodilatateurs), une réduction de la postcharge (p. ex., les vasodilatateurs), une diminution de la fréquence et de la contractilité cardiaques (p. ex., les bêtabloquants) ou une augmentation du volume d'éjection systolique (p. ex., la dobutamine, la milrinone).

Le client peut également bénéficier de la technologie d'assistance circulatoire (p. ex., un ballon de contre-pulsion intra-aortique, un appareil d'assistance ventriculaire) dont l'objectif est la récupération du myocarde favorisée par la diminution de la

RVS et la réduction du travail du ventricule gauche ▶ **49**. Un appareil d'assistance ventriculaire ou cœur mécanique peut être utilisé temporairement dans le traitement d'un client en état de choc cardiogénique sévère qui attend une transplantation cardiaque. Malheureusement, la transplantation cardiaque n'est accessible qu'à un nombre limité de clients en état de choc cardiogénique, qui sont rigoureusement sélectionnés, et ce, en raison d'un écart important entre l'offre et la demande. Au Canada, environ 50 % des clients en attente d'une greffe cardiaque n'obtiendront jamais leur greffe (Société canadienne de cardiologie, 2001).

Choc hypovolémique

La prise en charge du choc hypovolémique repose sur le principe fondamental consistant à stopper la perte de volume liquidien et à rétablir la circulation systémique. La réanimation liquidienne effectuée au cours d'un choc hypovolémique suit initialement la règle du 3:1 (3 ml de cristalloïde isotonique par ml de sang perdu). Le **TABLEAU 50.6** décrit les divers types de fluides pouvant être utilisés au cours d'une réanimation liquidienne, leur mécanisme d'action et leurs particularités en matière de soins infirmiers.

Choc neurogénique

Le traitement spécifique du choc neurogénique dépend de la cause de celui-ci. Dans le cas d'une lésion médullaire, des mesures générales de stabilisation de la colonne vertébrale sont nécessaires (p. ex., des précautions relatives à la colonne vertébrale, un collet cervical). Une fois la colonne vertébrale immobilisée, il est primordial de traiter l'hypotension et la bradycardie pour éviter d'aggraver l'atteinte de la moelle épinière. L'hypotension est ici le résultat de la perte du tonus sympathique et s'accompagne d'une vasodilatation périphérique et d'une diminution du retour veineux. Le traitement de l'hypotension consiste à administrer des vasopresseurs (p. ex., la phényléphrine [Neo-Synephrine^MD]) pour conserver une P.A. normale et préserver la perfusion des organes **TABLEAU 50.7**. Le traitement de la bradycardie, quant à lui, consiste à administrer de l'atropine. La réanimation liquidienne doit être faite avec prudence, puisque la cause de l'hypotension n'est pas reliée à une perte liquidienne (Gallagher, 2009).

En outre, l'infirmière devra prêter une attention particulière au client ayant subi une lésion médullaire puisque celui-ci est à risque d'hypothermie en raison d'un dysfonctionnement hypothalamique affectant son autorégulation thermique **TABLEAU 50.8**.

Choc anaphylactique

La prévention est sans doute la stratégie de choix dans le traitement du choc anaphylactique. La

Les divers types de dispositifs d'assistance circulatoire sont présentés dans le chapitre 49, *Interventions cliniques – Soins en phase critique.*

TYPE DE CHOC	OXYGÉNATION	CIRCULATION	PHARMACOTHÉRAPIE	TRAITEMENT DE SOUTIEN
Choc cardiogénique	• Administration d'O$_2$ d'appoint (p. ex., une canule nasale, un masque sans réinspiration) • Intubation ou ventilation mécanique, s'il y a lieu • Monitoring de la SvO$_2$ ou de la ScvO$_2$	• Rétablissement du débit sanguin à l'aide d'un traitement thrombolytique, d'une intervention coronarienne percutanée avec implantation d'endoprothèse coronaire ou d'une revascularisation d'urgence • Réduction du travail du cœur à l'aide d'un système d'assistance circulatoire (p. ex., une contre-pulsation intra-aortique par ballon, un appareil d'assistance ventriculaire)	• Nitrates (p. ex., la nitroglycérine) • Inotropes (p. ex., la dobutamine) • Diurétiques (p. ex., le furosémide) • Bêta-bloquants (contre-indiqués en présence d'une ↓ de la fraction d'éjection)	• Traitement des arythmies
Choc hypovolémique	• Administration d'O$_2$ d'appoint • Monitoring de la SvO$_2$ ou de la ScvO$_2$	• Rétablissement du volume liquidien (p. ex., le sang, les produits sanguins, les cristalloïdes) • Remplacement liquidien rapide à l'aide de deux cathéters I.V. de gros calibre (de 14 à 16) • Critères d'évaluation du remplacement liquidien : — PVC : 15 mm Hg — P.A.P.O. 10 à 12 mm Hg	• Aucun traitement pharmacologique particulier	• Traitement de la cause de l'état de choc (p. ex., arrêter l'hémorragie ou la perte de volume gastro-intestinal) • Administration de liquides préalablement réchauffés ou utilisation d'un réchauffeur de solutés (de type Hotline^{MD})
Choc neurogénique	• Ouverture des voies respiratoires du client • Administration d'O$_2$ d'appoint • Intubation ou ventilation mécanique, s'il y a lieu	• Administration prudente de liquides	• Vasopresseurs (p. ex., la phényléphrine) • Atropine (pour traiter la bradycardie)	• Immobilisation de la colonne vertébrale afin de minimiser la lésion médullaire • Surveillance de la température du client
Choc anaphylactique	• Ouverture des voies respiratoires du client • Amélioration de l'oxygénation à l'aide d'O$_2$ d'appoint • Intubation ou ventilation mécanique, s'il y a lieu	• Remplacement liquidien intensif à base de colloïdes	• Antihistaminiques (p. ex., la diphenhydramine) • Épinéphrine (souscutanée, I.V. ou en nébulisation) • Bronchodilatateurs : en nébulisation (p. ex., le salbutamol) • Corticostéroïdes (si l'hypotension persiste)	• Détermination de la cause de la réaction afin de l'éliminer • Prévention de la réaction en évitant tout contact avec les allergènes connus • Prémédication chez le client qui présente des antécédents d'allergie (p. ex., un produit de contraste)

TABLEAU 50.8	Interventions spécifiques relatives au traitement de l'état de choc *(suite)*			
TYPE DE CHOC	**OXYGÉNATION**	**CIRCULATION**	**PHARMACOTHÉRAPIE**	**TRAITEMENT DE SOUTIEN**

Choc septique	• Administration d'O$_2$ d'appoint
	• Intubation ou ventilation mécanique, s'il y a lieu
	• Monitoring de la SvO$_2$ ou de la ScvO$_2$
		• Réanimation liquidienne agressive
		• Critères d'évaluation du remplacement liquidien :
		  – PVC : 15 mm Hg
		  – P.A.P.O. 10 à 12 mm Hg
			• Antibiotiques, tel que prescrit
			• Vasopresseurs (p. ex., la dopamine)
			• Inotropes (p. ex., la dobutamine)
			• Anticoagulants (p. ex., l'héparine de bas poids moléculaire)
				• Collecte des échantillons (p. ex., le sang, l'écoulement d'une plaie) afin de procéder à des tests de laboratoire avant de commencer l'antibiothérapie
				• Surveillance de la température du client
				• Contrôle de la glycémie
				• Adoption de mesures préventives relativement à l'ulcère attribuable au stress

Choc obstructif	• Ouverture des voies respiratoires du client • Administration d'O$_2$ d'appoint • Intubation ou ventilation mécanique, s'il y a lieu	• Rétablissement de la circulation en traitant la cause de l'obstruction • Remplacement liquidien susceptible d'entraîner une amélioration temporaire du D.C. et de la P.A.	• Aucun traitement pharmacologique particulier	• Traitement de la cause de l'obstruction (p. ex., la ponction péricardique pour ce qui est de la tamponnade cardiaque, la décompression mécanique à l'aiguille ou à l'aide d'un drain thoracique pour ce qui est du pneumothorax sous tension, l'embolectomie ou la thrombolyse pour ce qui est de l'embolie pulmonaire)

collecte de données précises et les antécédents du client permettent bien souvent de repérer et d'éviter les facteurs de risque de l'anaphylaxie **TABLEAU 50.1**. Les manifestations cliniques du choc anaphylactique sont brutales et nécessitent une intervention immédiate. L'épinéphrine est le traitement de choix dans ce type de choc (Kemp & deShazo, 2008) puisqu'elle provoque la vasoconstriction et la bronchodilatation et qu'elle s'oppose aux effets de l'histamine. En outre, l'administration I.V. de diphenhydramine (Benadryl^MD) empêche la libération massive d'histamine caractéristique de la réaction allergique.

Il est important de maintenir les voies respiratoires du client ouvertes, car sa respiration pourrait être compromise advenant un œdème laryngé ou une bronchoconstriction. À cet effet, les bronchodilatateurs en nébulisation sont très efficaces. L'épinéphrine en nébulisation peut être administrée pour traiter l'œdème laryngé. Dans certains cas, l'intubation endotrachéale ou une cricothyroïdotomie sont nécessaires afin de maintenir les voies respiratoires ouvertes (Byrant, 2007 ; Kemp & deShazo, 2008).

L'hypotension est le résultat d'une fuite liquidienne vers l'espace interstitiel consécutive à une augmentation de la perméabilité vasculaire et à une vasodilatation. La réanimation liquidienne, par l'administration de colloïdes, peut être nécessaire. L'administration I.V. de corticostéroïdes peut aussi être utile chez le client en état de choc anaphylactique lorsque l'hypotension persiste après une à deux heures de réanimation liquidienne agressive **TABLEAUX 50.7** et **50.8**.

Choc septique

Les clients en état de choc septique nécessitent de grandes quantités de fluide de remplacement : jusqu'à 6 à 10 L de cristalloïdes isotoniques et de 2 à 4 L de colloïdes dans les 6 premières heures du traitement afin d'atteindre la PVC visée entre 8 et 12 mm Hg (Dellinger *et al.*, 2008) .

Le **TABLEAU 50.8** présente les critères préétablis d'arrêt de la réanimation liquidienne en cas de choc septique. Afin d'optimiser et d'évaluer les effets de la réanimation liquidienne à grand volume, il est nécessaire de procéder à un monitoring hémodynamique avec au minimum un cathéter veineux central. Le principal objectif de la réanimation liquidienne est le rétablissement d'un volume intravasculaire normal ainsi que la perfusion des organes. Une fois que la PVC atteint

La figure 50.1W présente un exemple de protocole de soins pour la sepsie. Vous pouvez la consulter à l'adresse www.cheneliere.ca/lewis.

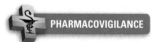
8 mm Hg, des vasopresseurs peuvent être ajoutés au traitement. La norépinephrine et la dopamine sont les vasopresseurs de choix dans le traitement initial du choc. La vasodilatation ou un D.C. diminué peuvent entraîner une chute de la P.A., malgré un remplacement liquidien adéquat. La vasopressine (Pressyn^{MD}) peut être ajoutée au traitement lorsque le client ne répond pas au traitement à base de vasopresseurs (American Association of Critical-Care Nurses [AACN], 2006 ; Bridges & Dukes, 2005 ; Dellinger *et al.*, 2008 ; Garretson & Malberti, 2007 ; Powers & Jacobi, 2006 ; Schlichting & McCollam, 2007). La vasopressine exogène est utilisée pour combler les réserves de vasopressine physiologique, lesquelles sont souvent épuisées au cours du choc septique.

La thérapie par les vasopresseurs provoque une augmentation de la P.A., mais peut aussi causer une diminution du volume d'éjection systolique. Dans bien des cas, il est même nécessaire d'ajouter un inotrope (p. ex., la dobutamine) au traitement afin d'augmenter le volume d'éjection systolique et d'augmenter la perfusion tissulaire **TABLEAU 50.7**. Les corticostéroïdes administrés par voie I.V. doivent seulement être introduits dans le traitement de l'état de choc septique lorsque l'organisme est incapable de maintenir une P.A. normale malgré une réanimation liquidienne et l'utilisation de vasopresseurs (Dellinger *et al.*, 2008). Pour répondre à la demande accrue des tissus et compenser la faible RVS, l'organisme augmente d'abord le D.C., jusqu'à un niveau normal ou élevé. Il arrive souvent que l'organisme soit incapable d'atteindre et de maintenir un D.C. suffisant, ce qui l'empêche de combler ses besoins en oxygène. Il faut alors augmenter le D.C. par la pharmacothérapie (p. ex., la dopamine) (Cheek, Rodgers, & Schulman, 2008 ; Dellinger *et al.*, 2008). L'adéquation du D.C. peut être évaluée à l'aide du monitoring de la SvO$_2$ et de la ScvO$_2$. En effet, ces mesures reflètent l'équilibre entre les valeurs de l'oxygène acheminé aux tissus par rapport à sa consommation. Un état d'équilibre signifie que l'organisme est en mesure de répondre à la demande tissulaire en oxygène.

L'antibiothérapie est un élément important dans le traitement du choc et doit être initiée de façon précoce dans la première heure suivant l'apparition des symptômes du choc septique. L'infirmière doit obtenir divers échantillons pour cultures (p. ex., le sang, l'exsudat, l'urine, les fèces, l'expectoration) avant d'administrer les antibiotiques, sans toutefois retarder leur introduction au cours des premières heures suivant l'état de choc. Des antibiotiques à large spectre seront d'abord utilisés, suivis d'autres, plus spécifiques, une fois l'organisme pathogène identifié (Dellinger *et al.*, 2008).

Le taux de mortalité dû au choc septique (30 à 40 %) demeure encore très élevé. La drotrécogine

alpha (Xigris^{MD}), une forme recombinante de la protéine C activée, a amélioré l'état clinique de nombreux clients souffrant d'une sepsie sévère et ayant un taux de survie très faible (à la suite, par exemple, d'une défaillance multiorganique) (AACN, 2006 ; Dellinger *et al.*, 2008 ; Tazbir, 2004 ; Townsend *et al.*, 2008). La protéine C activée est une substance naturelle dont le mécanisme d'action exact est encore incertain. Tout porte à croire que cette protéine a des effets antithrombotique et anti-inflammatoire. Une concentration en protéine C activée inférieure à la normale chez les clients atteints d'une sepsie est observée. La drotrécogine alpha interrompt certaines réponses de l'organisme à la sepsie sévère, dont l'hémorragie et les troubles de coagulation.

La glycémie d'un client en état de choc devrait être maintenue sous le seuil de 9 mmol/L (Dellinger *et al.*, 2008). Une étude préliminaire a démontré que le taux de survie était supérieur lorsqu'une perfusion continue d'insuline et de glucose permettait de maintenir la glycémie entre 4,0 et 6,0 mmol/L (Van den Berghe *et al.*, 2001). Néanmoins, d'autres études plus récentes ont démontré que le taux de mortalité et le nombre d'épisodes d'hypoglycémie étaient diminués lorsque la glycémie ne dépassait pas les 10,0 mmol/L (NICE-SUGAR Study Investigators, 2009). Quoi qu'il en soit, il est nécessaire de surveiller la glycémie de tout client en état de choc. Il est également recommandé pour ce type de clients d'introduire une thromboprophylaxie veineuse profonde (p. ex., l'héparine, l'énoxaparine [Lovenox^{MD}]) et une prophylaxie contre les ulcères de stress (p. ex., la famotidine [Pepcid^{MD}], le pantoprazole [Pantoloc^{MD}]) (Dellinger *et al.*, 2008).

Choc obstructif

La première stratégie dans le traitement du choc obstructif consiste à en reconnaître précocement les symptômes et à procéder au traitement de la cause, c'est-à-dire l'élimination ou la réduction de l'obstruction **TABLEAU 50.1**. Dans les cas de tamponnade cardiaque, de pneumothorax sous tension ou d'hémopneumothorax, il est possible de procéder à une décompression par l'insertion d'une aiguille ou d'un drain thoracique. Dans le syndrome de la veine cave supérieure, la compression ou l'obstruction du débit par le médiastin peut être traitée par la radiothérapie ou la chirurgie. En outre, la laparotomie de décompression est indiquée chez les clients souffrant d'un syndrome du compartiment abdominal avec une pression intra-abdominale élevée et hémodynamiquement instable. Le choc obstructif causé par une embolie pulmonaire peut nécessiter un traitement thrombolytique afin de rétablir la circulation sanguine vers les poumons et le cœur gauche par l'artère pulmonaire.

CLIENT EN ÉTAT DE CHOC

Collecte des données

L'infirmière joue un rôle prépondérant dans les soins apportés au client en état de choc ou susceptible de l'être. L'évaluation du client doit être guidée par l'ABC, soit l'examen des voies aériennes (*airway*), de la respiration (*breathing*) et de la circulation (*circulation*). Ensuite, l'infirmière doit se concentrer sur les signes de bonne perfusion tissulaire et évalue les signes vitaux, l'état de conscience, les pouls périphériques, le retour capillaire, l'état de la peau (p. ex., la température, la couleur, l'humidité) ainsi que la diurèse. Avec la progression de l'état de choc, la peau du client devient froide et marbrée, la diurèse diminue ainsi que les pouls périphériques et les fonctions neurologiques.

Pour être en mesure de saisir la complexité de l'état du client, l'infirmière doit considérer l'ensemble des données recueillies pendant son évaluation. Il est en outre primordial de s'informer des antécédents et de l'historique du client lui-même ou de son proche aidant (famille). L'infirmière devrait donc recueillir les renseignements qui ont mené à l'état de choc, le moment où les symptômes sont apparus ainsi que leur durée et les antécédents de santé (p. ex., les médicaments, les allergies, la date du dernier vaccin antitétanique, les voyages récents). De plus, l'infirmière devrait se renseigner sur les soins prodigués au client avant son hospitalisation.

Analyse et interprétation des données

Le **PSTI 50.1** présente l'analyse et l'interprétation des données auxquelles il faut procéder en priorité relativement à l'état de choc.

Planification des soins

Les objectifs généraux pour le client en état de choc sont :

- de présenter des signes de perfusion tissulaire adéquate ;
- d'atteindre une P.A. minimale ou normale ;
- de retrouver un fonctionnement normal des organes ;
- de ne pas subir de complications attribuables à une hypoperfusion prolongée.

Interventions cliniques

Promotion de la santé

L'infirmière joue un rôle déterminant dans la prévention de l'état de choc. Elle doit d'abord reconnaître les clients plus à risque. Généralement, les clients âgés, immunosupprimés ou ceux atteints d'une maladie chronique courent un risque accru. D'ailleurs, tous les clients qui subissent une chirurgie ou un trauma sont exposés à un état de choc consécutif à une hémorragie, à une lésion médullaire, à une sepsie, etc. **TABLEAU 50.1**. Les clients ayant une problématique d'oxygénation tissulaire sont plus à risque de développer un état de choc.

Une bonne planification est essentielle lorsqu'il s'agit de prévenir l'état de choc chez un client vulnérable. Par exemple, un client qui a subi un IAM dans la région antérieure est davantage exposé au choc cardiogénique (American College of Cardiology & American Heart Association, 2007). Dans ce cas, le principal objectif sera de limiter l'étendue de l'infarctus en rétablissant le débit coronarien. Pour ce faire, il faut avoir recours à un traitement thrombolytique, à l'angioplastie coronarienne percutanée ou à la revascularisation par intervention chirurgicale. En outre, le repos, les analgésiques et la sédation réduisent la consommation d'oxygène par le myocarde. L'infirmière doit planifier ses tâches et s'assurer que l'environnement du client soit calme pour ne pas augmenter le niveau de stress et ainsi accroître la demande en oxygène. Par exemple, l'infirmière devrait planifier les soins de base (p. ex., la toilette au lit) à un moment de la journée qui n'interfère pas avec un examen paraclinique telle une radiographie pulmonaire ou toute autre activité susceptible d'augmenter la demande en oxygène.

Également, les clients qui présentent une allergie grave à certains médicaments, aux fruits de mer ou aux morsures d'insecte sont davantage exposés au choc anaphylactique. Le risque peut cependant être réduit si l'infirmière veille à bien s'informer des allergies possibles du client (Byrant, 2007 ; Kemp & deShazo, 2008).

Une surveillance rigoureuse de l'équilibre liquidien peut contribuer à la prévention de l'état de choc hypovolémique. Il est donc important de surveiller étroitement les ingesta et excréta ainsi que le poids du client. De plus, l'évaluation répétée de l'état clinique est essentielle, car la tendance d'évolution des observations cliniques est un meilleur indicateur qu'une seule évaluation clinique analysée individuellement.

L'infirmière doit être à l'affût de tout signe d'infection. La progression d'une infection vers la sepsie et, éventuellement, le choc septique dépend des mécanismes de défense intrinsèques du client. Ainsi, les clients immunodéprimés sont particulièrement vulnérables aux infections nosocomiales. Les interventions qui diminuent le risque d'infection chez le client hospitalisé comprennent l'utilisation réduite de sondes et de cathéters à demeure (p. ex., un cathéter central, un cathéter vésical) ainsi que l'utilisation rigoureuse des techniques d'asepsie au cours d'interventions invasives avec une attention particulière pour le lavage des mains. En outre, les politiques en vigueur dans l'établissement relativement au remplacement, au nettoyage ou à la mise au rebut (s'il y lieu) de tout le matériel utilisé doivent être respectées.

Phase aiguë

Le rôle de l'infirmière dans les soins et traitements d'un client en état de choc comprend notamment :

- la surveillance étroite et continue de l'état clinique physique et psychologique ;
- la détermination des tendances dans l'évolution de l'état du client afin d'y déceler tout changement ;
- la planification des soins et des interventions cliniques ;
- l'évaluation de la réponse du client aux traitements ;
- le soutien au client et au proche aidant ;
- le travail en collaboration avec les autres membres du personnel hospitalier dans l'organisation des soins apportés au client **PSTI 50.1**.

Capsule · Jugement **clinique**

Monsieur Viateur Pépin, 70 ans, est hospitalisé aux soins intensifs à la suite d'une greffe hépatique. Il a perdu beaucoup de sang au cours de la chirurgie, ce qui a nécessité des transfusions sanguines. Actuellement, il est surveillé de très près, car un choc hypovolémique est à craindre. Monsieur Pépin pèse 75 kg.

Selon vous, quel devrait être la diurèse acceptable pour ce client ?

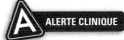

ALERTE CLINIQUE

- L'infirmière doit s'assurer de connaître toutes les allergies du client avant d'administrer quelque médicament ou initier un examen paraclinique particulier (p. ex., une tomodensitométrie avec produit de contraste).

- L'infirmière devrait s'assurer que le client reçoit une prémédication (p. ex., la diphenhydramine, la méthylprednisolone) lorsqu'il est exposé à une réaction allergique (p. ex., un produit de contraste).

- L'infirmière devrait conseiller au client allergique de se procurer et de porter un bracelet MedicAlert^{MD} ainsi que d'informer les professionnels de la santé de son allergie.

- L'infirmière s'assure d'enseigner au client la disponibilité et l'usage de trousses contenant le nécessaire (p. ex., l'épinéphrine [EpiPen^{MD}]) pour traiter une réaction d'hypersensibilité aiguë.

PSTI 50.1 État de choc[a]

| PROBLÈME DÉCOULANT DE LA SITUATION DE SANTÉ | **Irrigation tissulaire périphérique inefficace et risque de perfusion inefficace des systèmes** liés à un faible débit sanguin ou à une mauvaise circulation sanguine. |

| OBJECTIFS | • Le client présentera des signes de perfusion tissulaire suffisante.
• Le client présentera un fonctionnement normal des organes. |

RÉSULTATS ESCOMPTÉS

Irrigation tissulaire périphérique
• Retour capillaire aux doigts et aux orteils ≤ 2 secondes
• Coloration rosée des extrémités
• Extrémités tièdes ou chaudes
• Pouls périphériques perceptibles
• Absence d'engourdissement ou de picotement

Irrigation tissulaire cérébrale
• Absence de manifestations d'altération de l'état mental (nervosité, anxiété inexpliquée, agitation, somnolence, etc.)

Irrigation tissulaire cardiaque
• Valeurs hémodynamiques dans les normales attendues
• ECG normal
• Absence de douleur rétrosternale

Irrigation tissulaire pulmonaire
• Fréquence respiratoire à _____ R/min
• Absence de rythme respiratoire anormal (p. ex., la respiration de Kussmaul ou de Cheyne-Stokes)
• Mesures de la saturation pulsatile en oxygène (SpO_2) dans les normales attendues
• Mesures des gaz artériels et veineux dans les normales attendues
• Absence de signes et symptômes d'œdème pulmonaire (p. ex., une augmentation de la P.A.P. et des râles crépitants à l'auscultation)

Irrigation tissulaire des organes des systèmes gastro-intestinal et rénal
• Résultats des électrolytes sériques, et des tests des fonctions rénale et hépatique dans les valeurs normales attendues
• Diurèse ≥ 30 ml/h
• Densité urinaire dans les normales attendues
• Valeur de glycémie dans les normales attendues
• Bruits intestinaux normaux perçus à l'auscultation

INTERVENTIONS INFIRMIÈRES ET JUSTIFICATIONS

Interventions générales
• Évaluer l'état mental afin d'observer une tendance dans l'état du client et d'évaluer sa réponse au traitement.
• Surveiller la tendance des paramètres hémodynamiques (p. ex., la P.A., la F.C., le D.C., la P.A.P.O.) afin d'évaluer l'état du client, ainsi que sa réponse au traitement.
• Surveiller les signes biochimiques d'une perfusion tissulaire insuffisante (p. ex., ↑ de l'acide lactique, ↓ du pH sanguin) afin d'observer une tendance dans l'état du client et d'évaluer sa réponse au traitement.
• Surveiller les déterminants du transport en oxygène (p. ex., la PaO_2, la SaO_2, la SvO_2/$ScvO_2$, la P.A.M., l'hémoglobine) afin d'observer une tendance dans l'état du client et d'évaluer sa réponse au traitement.
• Surveiller les signes et symptômes d'insuffisance respiratoire (p. ex., une PaO_2 faible, une $PaCO_2$ élevée, la fatigue des muscles respiratoires) afin de planifier les interventions relatives au système respiratoire.
• Surveiller à chaque heure la diurèse, les ingesta et excréta, la PVC, et quotidiennement le poids afin d'évaluer l'état liquidien.
• Surveiller les résultats des tests sanguins des fonctions rénale et hépatique (p. ex., l'azote uréique du sang, la créatininémie, le sérum glutamo-oxalacétique transaminase (SGOT), etc.) afin d'évaluer la réponse du client au traitement.
• Aviser rapidement de tout changement significatif dans les paramètres de surveillance ci-dessus.
• Procéder à une oxygénothérapie ou à la ventilation mécanique afin d'optimiser l'oxygénation et de maintenir une SpO_2 optimale.
• Surveiller la glycémie du client pour éviter les états hypoglycémique ou hyperglycémique.

Choc cardiogénique
• Surveiller les symptômes indiquant une hypoxie cardiaque (p. ex., le segment ST anormal à l'ECG, l'angine).
• Favoriser le repos, soulager la douleur et diminuer l'hyperthermie pour favoriser une diminution de la consommation d'oxygène cardiaque.
• Assurer une P.A.M. optimale par des moyens pharmacologiques prescrits si nécessaire.

Choc hypovolémique
• Détecter rapidement tout signe d'une hémorragie.
• S'assurer que le taux d'hémoglobine demeure au dessus de la valeur minimale acceptée de 80 g/L.
• Administrer des produits sanguins (p. ex., des plaquettes, du plasma frais congelé) de façon sécuritaire afin de remplacer le volume liquidien perdu.

Choc distributif
• Éliminer les stimuli qui provoquent la réaction neurogénique afin de prévenir les symptômes.
• Administrer des antibiotiques, des antihistaminiques, de l'épinéphrine ou des anti-inflammatoires, tels que prescrits, afin de traiter les symptômes.

PROBLÈME DÉCOULANT DE LA SITUATION DE SANTÉ	**Peur** liée à la gravité de la maladie telle que révélée par l'anxiété du client qui se dit effrayé à l'idée de mourir ou d'être isolé de ses proches, et manifestée par l'agitation, l'insomnie, l'augmentation des fréquences cardiaque et respiratoire.
OBJECTIFS	• Le client verbalisera ses peurs relativement à la gravité de son état. • Le client constatera a une diminution de sa peur et une augmentation du sentiment de sécurité.

RÉSULTATS ESCOMPTÉS	INTERVENTIONS INFIRMIÈRES ET JUSTIFICATIONS
Niveau d'anxiété • Diminution de l'agitation • Fréquences cardiaque et respiratoire dans les normales attendues • Rétablissement d'un sommeil réparateur • Diminution du sentiment d'isolement • Augmentation du sentiment de sécurité • Diminution de l'anxiété	**Réduction de l'anxiété** • Chercher à comprendre ce que constitue, pour le client, une situation stressante en vue de reconnaître ses émotions. • Utiliser une approche calme et rassurante. • Écouter attentivement le client. • S'il y a lieu, administrer un médicament qui réduira son niveau d'anxiété. • Rester auprès du client afin qu'il se sente en sécurité et que sa peur diminue. • Réduire les stimuli afin de réduire l'anxiété du client ainsi que ses besoins en oxygène. • Donner au client et aux proches des renseignements précis quant au diagnostic, au traitement et au pronostic afin de diminuer leur peur de l'inconnu et de les aider à prendre des décisions éclairées. • Conseiller aux proches de rester près du client afin de réduire son niveau d'anxiété.

[a] Les résultats et les interventions qui s'y rapportent varient en fonction du type de choc dont le client est atteint.

| Système nerveux | Dans son examen physique, l'infirmière doit évaluer l'état neurologique du client, dont l'orientation et le niveau de conscience, et ce, au moins une fois toutes les heures. L'état neurologique du client est le meilleur indicateur du degré de la perfusion cérébrale. L'infirmière doit donc être à l'affût de toute manifestation clinique qui pourrait indiquer une perturbation neurologique (p. ex., un changement de comportement, l'agitation, l'hypervigilance, la vision brouillée, la désorientation, la paresthésie). Elle doit noter tout changement (p. ex., une légère agitation), même subtil, et en aviser le médecin.

Il est conseillé d'aider le client à s'orienter par rapport aux trois sphères, c'est-à-dire le temps, les lieux et les personnes. Pour ce faire, l'infirmière questionne régulièrement le client sur l'heure de la journée, l'endroit où il se trouve, les gens qui l'entourent ainsi que les événements récents. Si le client se trouve aux soins intensifs, l'orientation par rapport à l'environnement est particulièrement importante. L'environnement doit être organisé de telle sorte que l'infirmière puisse contrôler le bruit environnant et restreindre l'éclairage afin de limiter les stimuli sensoriels. De plus, il est conseillé de maintenir le plus possible un rythme circadien normal (cycle éveil-sommeil) et d'offrir au client le repos nécessaire. En effet, l'hyperstimulation par des stimuli externes (lumière, soins, bruits, etc.) et l'interruption du cycle diurne peuvent contribuer au développement d'un délirium.

| Système cardiovasculaire | L'ensemble des traitements de l'état de choc sont basés sur l'état du système cardiovasculaire du client. Si ce système est instable, l'infirmière doit évaluer régulièrement la F.C., la P.A., la PVC et la P.A.P., incluant le D.C., la RVS

et le volume d'éjection systolique lorsque possible. Les tendances hémodynamiques observées devraient toujours être analysées en fonction du tableau clinique global plutôt que de façon individuelle. D'ailleurs, l'analyse de ces données hémodynamiques doit se faire de concert avec les résultats de l'examen physique afin de permettre une planification stratégique des interventions et des traitements que requiert le client en état de choc.

L'hypotension est un phénomène fréquent dans l'état de choc, et aucune étude probante ne permet de confirmer qu'il est préférable de placer le client dans la position de Trendelenburg (la tête plus basse que les pieds) durant une hypotension. D'ailleurs, cette position pourrait compromettre la fonction pulmonaire du client et augmenter la pression intracrânienne. Ainsi, l'infirmière devrait éviter d'avoir recours à cette position, sinon l'utiliser avec une grande prudence (Bridges & Jarquin-Valdivia, 2005; Johnson & Henderson, 2004).

Le monitoring continu de l'ECG est essentiel et primordial si l'infirmière veut être en mesure de détecter les arythmies consécutives aux désordres cardiovasculaires ou métaboliques causés par l'état de choc. L'infirmière doit également ausculter les bruits cardiaques du client pour vérifier la présence d'un B3 ou B4, ou encore d'un nouveau souffle cardiaque. Dans la plupart des cas, la présence d'un B3 est le signe d'une insuffisance cardiaque.

En plus de surveiller l'état du système cardiovasculaire du client, l'infirmière a la responsabilité d'administrer les traitements prescrits dans le but de soigner les désordres cardiovasculaires. Par ailleurs, l'infirmière devrait toujours évaluer la réponse du client à la réanimation liquidienne et aux médicaments toutes les 10 à 15 minutes après l'administration. En outre, elle est responsable

RAPPELEZ-VOUS...

Pour vérifier précisément l'orientation du client dans les trois sphères, il faut poser plus d'une question pour chaque sphère. En effet, le client peut nommer le jour de la semaine, mais pas le bon mois ou la bonne année. De même, il peut dire qu'il est dans sa chambre, mais qu'il est chez lui.

RAPPELEZ-VOUS...

Le B3, ou bruit de galop ventriculaire, et le B4, ou bruit de galop auriculaire, sont des bruits cardiaques surajoutés survenant en diastole.

des ajustements qui s'imposent selon une ordonnance précise (p. ex., le dosage de vasopresseurs selon la P.A. visée). Lorsque l'objectif de rétablir une perfusion tissulaire est atteint et que le client est hémodynamiquement stable, l'infirmière peut espacer ses interventions et débuter le sevrage des médicaments utilisés pour restaurer la perfusion tissulaire et la P.A.

| Système respiratoire | L'évaluation de la fonction respiratoire d'un client en état de choc est importante et doit être faite régulièrement. Dans son évaluation, l'infirmière doit s'assurer que l'oxygénation du client est suffisante, détecter rapidement les complications et recueillir des données sur l'équilibre acidobasique du client. L'évaluation du système respiratoire consiste à évaluer la fréquence, l'amplitude et le rythme respiratoires toutes les 15 à 30 minutes. Une augmentation de la fréquence et de l'amplitude respiratoires est un indicateur de l'initiation des mécanismes compensatoires de l'organisme pour contrer les effets de l'acidose métabolique. L'infirmière devrait procéder à une auscultation pulmonaire à toutes les une ou deux heures ou au besoin, pour s'assurer que les bruits de la respiration ne présentent aucun changement susceptible de révéler une surcharge liquidienne ou une accumulation de sécrétions.

L'infirmière peut avoir recours à l'oxymétrie de pouls (saturométrie pulsée) pour effectuer un monitoring continu de la saturation en oxygène. Toutefois, l'oxymétrie pulsée prise au doigt chez un client en état de choc pourrait ne pas être significative étant donné la mauvaise circulation sanguine périphérique. Le cas échéant, l'infirmière peut fixer le capteur d'oxymétrie à l'oreille, au nez ou au front (selon les recommandations du fabricant). La GAS donne des renseignements utiles sur la ventilation, l'oxygénation et l'équilibre acidobasique du client. L'interprétation initiale des résultats de la GAS demeure la responsabilité de l'infirmière. Une PaO_2 inférieure à 60 mm Hg, si le client n'est pas atteint d'une maladie pulmonaire chronique, indique une hypoxémie et nécessite une augmentation de la fraction d'oxygène inspiré (FiO_2) ou bien une modification du mode d'administration de l'oxygène. Également, l'observation d'une pression partielle en gaz carbonique dans le sang artériel [$PaCO_2$], d'un pH et d'un taux de bicarbonate inférieurs à la normale peut indiquer que l'organisme du client tente de compenser une acidose métabolique résultant d'une augmentation du taux de lactate sanguin. En outre, s'il y a augmentation de la $PaCO_2$ alors que le pH et la PaO_2 se maintiennent en dessous des limites inférieures à la normale, il se peut qu'une intubation endotrachéale et une ventilation mécanique soient indiquées. Chez les clients intubés et ventilés mécaniquement, il est primordial de maintenir les voies respiratoires ouvertes et d'éviter les complications liées à l'utilisation de la ventilation mécanique ▶ **49**.

| Système rénal | La mesure de la diurèse toutes les heures permet d'évaluer l'efficacité de la perfusion rénale. La sonde vésicale à demeure facilite d'ailleurs cette intervention. Une diurèse inférieure à 0,5 ml/kg/h peut indiquer une perfusion insuffisante des reins. Il est également conseillé de surveiller l'évolution de la créatininémie pour évaluer la fonction rénale. La créatinine est en effet un meilleur indicateur de l'efficacité de la fonction rénale que la valeur de l'azote uréique du sang, car l'état catabolique du client peut être la cause d'une augmentation de l'azote uréique du sang.

| Température corporelle et peau | Normalement, la température corporelle du client doit être mesurée toutes les quatre heures si celle-ci reste normale. Toutefois, si la température est supérieure ou inférieure à la normale, il est préférable de mesurer la température centrale toutes les heures (p. ex., à partir du cathéter

vésical, du cathéter central ou du cathéter artériel pulmonaire Swan-Ganz). Il est conseillé de couvrir légèrement le client et de modifier la température ambiante de manière que celui-ci soit confortable. Lorsque la température corporelle dépasse les 38,6 °C, que le client devient inconfortable ou lorsque sa fonction cardiovasculaire est compromise, l'infirmière doit diminuer la température du client à l'aide d'antipyrétiques (p. ex., l'ibuprofène [Motrin^MD], l'acétaminophène [Tylenol^MD]), ou en exposant le client à l'air ambiant, tout simplement.

L'infirmière doit examiner la peau du client (p. ex., les membres supérieurs et inférieurs) et vérifier si la perfusion cutanée est suffisante. Le changement de température, la pâleur, la rougeur, la cyanose, la diaphorèse et l'horripilation sont autant de symptômes qui peuvent indiquer une hypoperfusion.

| Système gastro-intestinal | L'abdomen doit être ausculté au moins une fois toutes les quatre heures pour vérifier les bruits intestinaux. En outre, l'infirmière doit s'assurer que l'abdomen du client n'est pas distendu. Lorsque le client est porteur d'une sonde nasogastrique, l'infirmière doit mesurer le drainage et vérifier la présence d'une hémorragie occulte. L'infirmière doit d'ailleurs examiner les fèces pour cette même raison.

| Hygiène personnelle | Les soins d'hygiène sont particulièrement importants chez le client en état de choc puisque la mauvaise perfusion tissulaire expose les téguments aux lésions cutanées et aux infections. Les soins d'hygiène comme le bain doivent être prodigués avec beaucoup de délicatesse, car le client en état de choc éprouve déjà un problème d'oxygénation des tissus, et cela risque d'augmenter ses demandes en oxygène. L'infirmière doit donc faire preuve de discernement dans l'organisation de ces soins et de ses priorités en vue de limiter la demande en oxygène du client.

Les soins buccaux du client en état de choc sont essentiels puisque les muqueuses d'un client en hypovolémie peuvent être sèches et fragiles. De plus, le client sous ventilation mécanique par intubation endotrachéale est souvent incapable de déglutir, ce qui cause une accumulation de sécrétions dans sa bouche et augmente le risque d'infection broncho-pulmonaire. L'infirmière peut appliquer un lubrifiant hydrosoluble sur les lèvres du client afin d'éviter le dessèchement et le fendillement. Elle doit brosser les dents du client toutes les 12 heures avec une brosse à dents à soies souples et enduire les lèvres ainsi que les muqueuses buccales d'une solution hydratante toutes les 2 à 4 heures (AACN, 2007).

Il est aussi recommandé de procéder à des mouvements passifs de trois à quatre fois par jour pour préserver la mobilité des articulations. L'infirmière devrait changer la position du client toutes les heures ou toutes les deux heures pour maintenir un bon alignement du corps et éviter les lésions de pression. Selon le cas, il est possible d'avoir recours à un matelas ou à une surface thérapeutique pour éviter l'apparition de plaies. Finalement, l'infirmière doit surveiller l'évolution de la consommation d'oxygène (p. ex., l'oxymétrie pulsée [SpO_2], la SvO_2, la $ScvO_2$) tout au long de ses interventions afin d'évaluer la tolérance du client aux soins d'hygiène.

| Soutien affectif | L'infirmière ne devrait jamais négliger ou sousestimer les effets de la peur ou de l'anxiété chez un client, et son proche aidant, devant une situation critique mettant en jeu le pronostic vital. La peur, l'anxiété et la douleur peuvent d'ailleurs aggraver une détresse respiratoire et augmenter la libération de catécholamines dans l'organisme. Dans ses interventions, l'infirmière doit donc tenir compte de l'état émotionnel du client et

49

Les différents types de ventilation mécanique sont détaillés dans le chapitre 49, *Interventions cliniques – Soins en phase critique.*

évaluer sa douleur. Selon le cas, elle peut administrer des médicaments qui réduiront l'anxiété et la douleur ressenties. À cet effet, l'administration continue par voie I.V. d'une benzodiazépine (p. ex., le lorazépam [Ativan^MD]) et d'un opioïde ou anesthésique (p. ex., la morphine, le propofol [Diprivan^MD]) s'avère parfois très utile. Lorsque la situation est sévère et que la médication précédente ne suffit pas à réduire l'anxiété et la douleur, des inhibiteurs neuromusculaires (p. ex., le rocuronium [Zemuron^MD] et le cisatracurium [Nimbex^MD]) peuvent être ajoutés au traitement. Ces médicaments nécessitent une surveillance étroite des fonctions respiratoire et cardiovasculaire du client. Il est donc important pour l'infirmière de bien connaître ces médicaments avant de les administrer.

L'infirmière devrait toujours s'adresser au client, et encourager le proche aidant à le faire, lorsque le client est intubé et gardé sous sédation ou lorsqu'il est dans un état comateux. La capacité auditive du client (l'ouïe) est souvent le dernier sens à être lésé, et le client peut alors entendre ce qui se déroule autour de lui sans avoir la capacité de répondre. Dans le cas d'un client intubé mais conscient et qui collabore bien aux soins et aux traitements, l'écriture sur un calepin ou une tablette à écrire sont des outils utiles pour la communication avec l'infirmière et l'entourage. Des tableaux alphabétiques ou avec pictogrammes désignant les demandes les plus courantes (p. ex., allumer, éteindre, ventilateur, lumière) peuvent également être très utiles. L'infirmière devrait toujours expliquer en quelques mots toutes les interventions qu'elle s'apprête à poser, et la raison qui guide ses interventions. Si le client ou son proche aidant pose des questions concernant l'évolution ou le pronostic, l'infirmière devrait répondre de manière simple et honnête.

Dans un même ordre d'idées, il ne faut pas négliger non plus les besoins spirituels du client. Si le client souhaite avoir la visite d'un prêtre, d'un rabbin ou d'un pasteur, l'infirmière devrait pouvoir lui offrir son aide. Elle peut également anticiper les besoins du client en lui donnant de la documentation ou en lui parlant des services offerts par l'hôpital dans ce domaine.

Le proche aidant peut avoir un effet thérapeutique sur l'état du client en lui apportant soutien et réconfort. Le proche aidant : 1) établit un lien entre le client et le monde extérieur ; 2) contribue à la prise de décisions et conseille le client ; 3) aide le client dans ses activités de la vie quotidienne ; 4) assure la liaison et avise le personnel hospitalier des besoins du client relativement aux soins qui lui seront prodigués ; 5) établit une relation de confiance, d'affection et d'intimité avec le client (AACN, 2004 ; Eichhorn *et al.*, 2001 ; Redekopp & Leske, 2007). La plupart des proches aidants souhaitent être informés de l'état du client. Afin de réduire l'anxiété du client et du proche aidant, d'établir une relation

confiance et d'éviter les contradictions dans la transmission de l'information, il est souhaitable que ce soit la même infirmière qui prodigue les soins au client. Lorsque le pronostic devient plus sombre, l'infirmière devrait accroître son soutien au proche aidant, car ce dernier peut devoir prendre des décisions difficiles, comme celle d'interrompre ou non les traitements. L'équipe médicale au complet devrait faciliter la compréhension des attentes et des résultats réalistes pour le client. En outre, il est primordial que l'infirmière garde en tête que la compassion est aussi essentielle que l'expertise clinique et scientifique, et qu'elle fait partie intégrante des soins à apporter au client et au proche aidant.

L'infirmière devrait prévoir dans son plan de soins une période de temps où le client et le proche aidant pourront être ensemble. L'infirmière a également la responsabilité de vulgariser en des termes simples la fonction des tubes ou des appareils qui sont reliés au client ainsi que ce qu'il faut éviter de manipuler. S'il est possible de le faire, l'infirmière devrait placer les bras du client sur les draps afin d'encourager le toucher thérapeutique. Elle peut aussi montrer au proche aidant comment il est possible de réconforter le client en quelques gestes simples. Il est préférable de permettre au client et au proche aidant d'avoir de l'intimité, mais l'infirmière devrait toutefois leur signifier qu'elle est disponible au besoin. Finalement, la cloche d'appel devrait être à la portée du client et du proche aidant en tout temps.

Soins ambulatoires et soins à domicile

Les soins et traitements de réadaptation du client ayant souffert d'une maladie grave nécessitant des soins intensifs comprennent l'élimination de la cause précipitante et la prévention ou le traitement précoce de ses complications. L'infirmière devrait continuer de surveiller l'état du client tout au long de la guérison jusqu'à son rétablissement complet. Parmi les complications les plus fréquentes suivant l'état de choc, citons la diminution de l'amplitude des mouvements, la diminution de l'endurance, l'insuffisance rénale consécutive à une nécrose tubulaire aiguë ainsi que l'apparition d'une pneumopathie avec fibrose pulmonaire consécutive au SDRA. En raison de ces complications, certains clients nécessiteront différents soins, notamment des soins de transition (p. ex., le sevrage de la ventilation artificielle), en réadaptation (avec hospitalisation ou non) ou à domicile. Enfin, l'infirmière facilite le retour à la maison afin que la transition soit simple pour le client.

Évaluation des résultats

Le **PSTI 50.1** présente les résultats escomptés chez le client en état de choc.

50

50.2 | Syndrome de réponse inflammatoire systémique et syndrome de défaillance multiorganique

50.2.1 Étiologie et physiopathologie

Le **syndrome de réponse inflammatoire systémique (SRIS)** est une réponse de l'organisme à une multitude d'agressions, comme une infection (appelée sepsie), un choc ou un trauma **ENCADRÉ 50.1**. Le

SRIS se caractérise par une inflammation générale des organes périphériques en réaction à l'agression initiale (Cheek *et al.*, 2008 ; Schlichting & McCollam, 2007). Plusieurs facteurs peuvent provoquer une réponse inflammatoire systémique :

- Un trauma tissulaire : brûlure, lésion par écrasement, chirurgie ;
- La formation d'un abcès : intra-abdominal, aux extrémités ;
- Une ischémie ou une nécrose : pancréatite, maladie vasculaire, infarctus du myocarde ;

- Une infection microbienne : par une bactérie, un virus, un champignon, un parasite, etc. ;
- La libération d'endotoxines : bactéries Gram négatif ou Gram positif ;
- Une hypoperfusion généralisée : après une réanimation cardiaque ou lors d'un état de choc ;
- Une hypoperfusion localisée : hypoperfusion distale.

Le **syndrome de défaillance multiorganique (SDMO)** se caractérise par la défaillance de deux systèmes et plus, de telle sorte que l'homéostasie du client ne peut être maintenue sans intervention médicale. Le SDMO est une conséquence du SRIS. Ces deux syndromes représentent la fin d'un continuum, et il est difficile de déterminer le moment exact de la transition du SRIS vers le SDMO (Cheek *et al.*, 2008) **FIGURE 50.1**.

Défaillance organique et métabolique

Lorsque la réponse inflammatoire ne peut être corrigée, une myriade de complications surviennent, incluant l'activation de cellules inflammatoires, la libération de médiateurs chimiques, la lésion de cellules endothéliales et l'hypermétabolisme. Une vasodilatation généralisée entraîne une diminution importante de la RVS et une hypotension auxquelles s'ajoute une augmentation de la perméabilité vasculaire. L'augmentation de la perméabilité vasculaire permet aux médiateurs chimiques et aux protéines de traverser l'endothélium pour gagner l'espace interstitiel. Par la suite, les leucocytes phagocytent les débris cellulaires, et la cascade de coagulation est activée. Avec le temps, l'hypotension, l'hypoperfusion, les microembolies, la redistribution ou la dérivation du débit sanguin (*shunt*) compromettront la perfusion des organes.

Le système respiratoire est souvent le premier à présenter des signes de défaillance lorsqu'un client est atteint du SRIS ou du SDMO (Bridges & Dukes, 2005 ; Cheek *et al.*, 2008 ; Latto, 2008 ; Schlichting & McCollam, 2007), puisque les cytokines inflammatoires ont un effet direct sur la vascularisation pulmonaire. Ces médiateurs inflammatoires endommagent l'endothélium, ce qui entraîne une augmentation de la perméabilité capillaire. Ainsi, le liquide traverse plus facilement la vascularisation pulmonaire vers l'espace interstitiel, puis les alvéoles où il provoque un œdème alvéolaire avec destruction des pneumocytes de type I (cellules alvéolaires). Quant aux pneumocytes de type II, ils ne peuvent plus exercer leur fonction normale de production et de sécrétion de surfactant. Les alvéoles s'affaissent, entraînant un accroissement de la dérivation du débit sanguin et une aggravation du déséquilibre ventilation / perfusion. Le résultat final est un SDRA qui nécessite une prise en charge agressive avec ventilation mécanique ▶ **51**.

51

Le chapitre 51, *Interventions cliniques – Insuffisance respiratoire et syndrome de détresse respiratoire aiguë* présente en détail le SDRA.

Le système cardiovasculaire subit lui aussi des manifestations importantes incluant une dépression myocardique et une vasodilatation massive, lesquelles surviennent en réponse à une demande tissulaire accrue. La vasodilatation entraîne une diminution de la RVS et de la P.A. Le réflexe barorécepteur provoque la libération de facteurs **inotropes** (qui augmentent la force de contraction du myocarde) et **chronotropes** (qui augmentent la F.C.), lesquels ont pour effet d'augmenter le D.C. Pour compenser l'hypotension, le D.C. s'accroît donc par l'augmentation de la F.C. et du volume d'éjection systolique. De plus, l'augmentation de la perméabilité capillaire provoque un déplacement de liquide et d'albumine en dehors de l'espace vasculaire, ce qui entraîne une diminution du retour veineux et par conséquent une diminution de la précharge cardiaque. L'infirmière pourra observer que le client présente une peau chaude, une tachycardie compensatoire, un D.C. anormalement élevé ainsi qu'une faible RVS. Les autres manifestations cliniques incluent une diminution du remplissage vasculaire, des marbrures cutanées, une diminution de la PVC et une augmentation de la pression capillaire pulmonaire, ainsi qu'une arythmie. Le rapport $SaO_2/ScvO_2$ peut être anormalement bas, car certaines régions bien perfusées ne consomment pas beaucoup d'oxygène (p. ex., la peau, les muscles non sollicités), alors que d'autres parties ne sont pas suffisamment perfusées malgré les besoins en oxygène en raison de la dérivation (*shunt*) du débit sanguin. Éventuellement, la perfusion tissulaire des organes vitaux sera insuffisante ou leurs cellules n'utiliseront pas l'oxygène disponible, ce qui compromettra leur fonction.

La modification de l'état mental est souvent synonyme de défaillance neurologique. Une altération sévère de l'état mental peut même être un signe précoce du SRIS ou du SDMO. Le client peut alors présenter des signes de désorientation, être agité, agressif, léthargique ou encore comateux. Ce changement de l'état mental peut être causé par l'hypoxémie, les effets des médiateurs inflammatoires ou l'hypoperfusion généralisée.

L'insuffisance rénale aiguë est une manifestation fréquente chez le client atteint du SRIS ou du SDMO. L'hypoperfusion et le relâchement de médiateurs inflammatoires dans l'organisme provoque cette insuffisance rénale aiguë. Une diminution de la perfusion rénale a pour effet de stimuler le SNS et le système rénine-angiotensine. Cette stimulation provoque une vasoconstriction systémique et une réabsorption de l'eau et du sodium par l'intermédiaire de l'aldostérone. L'utilisation des agents néphrotoxiques constitue un autre facteur de risque de l'insuffisance rénale aiguë. Les antibiotiques utilisés dans le traitement d'une infection à bactérie Gram négatif, comme les aminosides, peuvent s'avérer néphrotoxiques. Une surveillance étroite des concentrations de ces médicaments est essentielle pour éviter la néphrotoxicité.

Le tractus gastro-intestinal joue aussi un rôle prépondérant dans l'apparition du SDMO. En effet, la motilité gastrique des clients présentant une pathologie aiguë est réduite, entraînant ainsi une distension abdominale et un iléus paralytique. Dans les stades précoces du SRIS et du SDMO, le débit sanguin de la muqueuse gastro-intestinale est réduit, la rendant plus vulnérable aux lésions ischémiques. En outre, l'hypoperfusion entraîne une diminution du rôle protecteur de la muqueuse, ce qui augmente le risque d'ulcère et d'hémorragie digestive. De plus, les bactéries peuvent alors traverser la muqueuse pour passer dans la circulation (translocation bactérienne). Des études sur le sujet avancent même que le déplacement des bactéries dans le système lymphatique pourrait jouer un rôle dans l'apparition du SDMO. Toutefois, d'autres études révèlent qu'une lésion du tractus instestinal pourrait entraîner la libération dans l'organisme de médiateurs inflammatoires, ce qui provoquerait un SRIS menant vers le SDMO (Dellinger *et al.*, 2008).

Il existe des modifications métaboliques lorsque surviennent un SRIS et un SDMO qui provoquent un état d'hypermétabolisme. Le glycogène stocké dans l'organisme est rapidement transformé en glucose (glycogénolyse). Lorsque les réserves de glycogène sont épuisées, ce sont alors les acides aminés qui sont transformés en glucose (gluconéogenèse), diminuant ainsi les réserves protéiques. Les acides gras sont mobilisés comme carburant de l'organisme. Les catécholamines et les glucocorticostéroïdes seront libérés dans l'organisme, ce qui entraîne chez le client une hyperglycémie et une insulinorésistance. Le résultat net de ces changements confère au client un état catabolique avec perte de la masse maigre (masse musculaire).

L'état hypermétabolique qui caractérise le SRIS et le SDMO peut persister plusieurs jours et être à l'origine d'une insuffisance hépatique. Il est même possible que l'insuffisance hépatique soit la première manifestation clinique du SRIS et du SDMO. La synthèse des protéines est alors altérée, et le foie n'est plus en mesure de synthétiser l'albumine, l'une des protéines les plus importantes dans le maintien d'une pression oncotique

normale. Conséquemment, la pression oncotique est également altérée, entraînant le déplacement de liquide et de certaines protéines de l'espace vasculaire vers l'espace interstitiel. À ce stade du syndrome, l'administration d'albumine n'est pas suffisante pour rétablir la pression oncotique.

Lorsque l'état d'hypermétabolisme se prolonge, le foie devient incapable de transformer le lactate en glucose, ce qui entraîne une accumulation de lactate dans l'organisme (acidose lactique). Malgré une augmentation de la glycogénolyse et de la gluconéogenèse, le foie n'est plus en mesure de maintenir une glycémie normale, et le client devient alors hypoglycémique. Notons que l'hypoglycémie peut aussi être causée par une insuffisance surrénalienne aiguë.

La coagulation intravasculaire disséminée (CIVD) est une manifestation du dysfonctionnement de la cascade de coagulation. La CIVD se caractérise à la fois par une coagulation excessive et des hémorragies dans la microcirculation, et ce, en raison d'une diminution foudroyante des facteurs de coagulation et des plaquettes additionnée d'une fibrinolyse excessive.

Le déséquilibre électrolytique est fréquent et découle des modifications hormonales et métaboliques ainsi que d'un déplacement du liquide dans l'espace interstitiel. Ces changements accentuent l'altération de l'état mental du client, les troubles neuromusculaires et les arythmies. La libération d'ADH et d'aldostérone provoque une rétention de l'eau et du sodium. L'aldostérone augmente l'élimination du potassium dans l'urine, et les catécholamines stimulent l'entrée du potassium à l'intérieur des cellules, ce qui peut causer une hypokaliémie qui se manifeste par une augmentation des arythmies cardiaques et une faiblesse musculaire. L'hypoperfusion tissulaire, l'hypoxie, l'insuffisance rénale et le métabolisme anaérobique entraînent une acidose métabolique par accumulation d'acide lactique. Il est également possible d'observer une hypocalcémie, une hypomagnésémie et une hypophosphatémie.

50.2.2 Manifestations cliniques

Le **TABLEAU 50.9** présente les manifestations cliniques du SDMO.

Soins et traitements en interdisciplinarité

CLIENT ATTEINT DU SYNDROME DE RÉPONSE INFLAMMATOIRE SYSTÉMIQUE ET DU SYNDROME DE DÉFAILLANCE MULTIORGANIQUE

Le pronostic du client atteint du SDMO est très peu favorable, avec un taux de mortalité s'élevant entre 70 et 80 % lorsqu'au moins trois organes sont atteints (Cheek *et al.*, 2008). La cause la plus courante de ce syndrome reste la sepsie et la sepsie sévère. Le

taux de survie augmente lorsque le traitement est précoce et orienté (Dellinger *et al.*, 2008). L'objectif le plus important est donc d'empêcher la progression du SRIS vers un SDMO.

L'évaluation rigoureuse et la surveillance continue constituent des activités essentielles que doit exercer l'infirmière dans le but de détecter les signes précoces relatifs à la détérioration de l'état du client ou au mauvais fonctionnement d'un organe. Les soins et traitements en interdisciplinarité d'un client souffrant du SDMO sont axés sur : 1) la prévention et le traitement des infections ; 2) la préservation de l'oxygénation des tissus ; 3) l'assistance nutritionnelle et métabolique ; 4) l'assistance adéquate apportée aux organes défaillants. Le **TABLEAU 50.9** résume les interventions infirmières à prodiguer à un client souffrant du SDMO.

Prévention et traitement des infections

Une stratégie dynamique de prévention des infections est essentielle afin de réduire les risques d'infection nosocomiale. Il est recommandé de procéder à une chirurgie précoce en présence de tissus nécrotiques (p. ex., le débridement précoce des tissus brûlés) qui pourraient être un terrain propice à la prolifération de microorganismes. Une prise en charge respiratoire intensive de même

qu'une mobilisation précoce pourraient réduire les risques d'infection. L'asepsie stricte pendant les techniques invasives permet d'éviter les infections liées à l'utilisation de cathéters artériels, de canules trachéales, de cathéters vésicaux, de cathéters I.V. et d'autres procédures et instruments invasifs.

Malgré ces efforts rigoureux, il arrive que l'hôte lui-même s'affaiblisse et qu'une infection apparaisse. Dès que l'équipe traitante soupçonne une source d'infection, l'intervention doit être immédiate pour en limiter les conséquences. L'infirmière doit procéder aux prélèvements d'échantillons qui serviront aux cultures et amorcer le traitement à base d'antibiotiques à large spectre selon les ordonnances médicales. Par la suite, le traitement sera ajusté ou modifié en fonction du microorganisme responsable de l'infection, s'il y a lieu.

TABLEAU 50.9	Manifestations cliniques et interventions infirmières relatives au syndrome de défaillance multiorganique	
FONCTION	**MANIFESTATIONS CLINIQUES**	**INTERVENTIONS INFIRMIÈRES**

Fonction respiratoire	• Développement du SDRA
	  – Grave dyspnée
	  – Rapport $PaO_2 / FiO_2 < 200$
	  – Radiographie pulmonaire montrant un infiltrat bilatéral diffus
	  – P.A.P.O. < 18 mm Hg
	  – Déséquilibre du rapport ventilation / perfusion
	  – Hypertension pulmonaire
	  – ↑ de la ventilation-minute
	  – ↑ de la fréquence respiratoire
		• Prévention
		• ↑ du transport en oxygène et ↓ de la consommation d'oxygène
		• Ventilation mécanique
		  – Pression positive en fin d'expiration
		  – Protection des poumons (p. ex., la ventilation à pression contrôlée avec rapport inversé, le volume courant réduit)
		  – Hypercapnie permissive
		  – Positionnement du client (p. ex., la rotation latérale continue, le décubitus ventral)

Fonction cardiovasculaire	• Dépression myocardique
	• Insuffisance biventriculaire
	• Dysfonctionnement systolique / diastolique
	• ↑ de la F.C., ↓ du D.C., ↓ de la RVS
	• ↓ du volume d'éjection systolique
	• ↓ de la P.A.M.
	• ↓ de la fraction d'éjection, ↓ de la contractilité
		• Correction du volume
		  – Monitoring hémodynamique invasif à l'aide d'un cathéter veineux central ou artériel pulmonaire
		  – ↑ de la précharge grâce au remplacement liquidien
		  – Monitoring de la P.A.
		  – Maintien de la P.A.M. > 65 mm Hg
		• Administration de vasopresseurs
		• Monitoring intermittent ou continu du rapport $ScvO_2 / SvO_2$; équilibre de l'apport et de la demande en O_2
		• Monitoring continu de l'ECG
		• Système d'assistance circulatoire
		  – Contre-pulsation intra-aortique par ballon
		  – Appareil d'assistance ventriculaire
		• Mesures préventives relatives à la thrombose veineuse profonde
		  – Héparine de bas poids moléculaire ou non fractionnée
		  – Dispositif de compression séquentielle pour membres inférieurs

▼

TABLEAU 50.9	Manifestations cliniques et interventions infirmières relatives au syndrome de défaillance multiorganique *(suite)*	
FONCTION	**MANIFESTATIONS CLINIQUES**	**INTERVENTIONS INFIRMIÈRES**
Fonction neurologique	• Altération aiguë de l'état neurologique • Fièvre • Encéphalopathie hépatique • Convulsions • Échec au sevrage de la ventilation mécanique / réhabilitation prolongée	• Dépistage de l'encéphalopathie hépatique ou métabolique • Amélioration du débit sanguin vers le cerveau • ↓ de la demande en O_2 par le cerveau • Prévention de l'ischémie tissulaire secondaire • Bloqueurs de canaux calciques (diminuent les vasospasmes cérébraux)

Fonction rénale	• Extrarénale : hypoperfusion rénale
	  – Rapport azote urémique du sang / créatinine > 201
	  – ↓ du sodium urinaire < 20 mEq/L
	  – ↑ de la densité urinaire > 1,020
	  – ↑ de l'osmolalité urinaire
	• Intrarénale : nécrose tubulaire aiguë
	  – Rapport azote uréique du sang / créatinine < 101 à 151
	  – ↑ du sodium urinaire > 20 mEq/L
	  – ↓ de l'osmolalité urinaire
	  – Densité urinaire (inférieure à 1,010)
		• Administration de diurétiques
		  – Diurétiques de l'anse (p. ex., le furosémide [Lasix^{MD}])
		  – Possibilité que la dose doive être augmentée en raison de la ↓ de la filtration glomérulaire
		• Administration de dopamine
		  – ↑ du débit sanguin vers les reins
		  – ↑ de l'irrigation des reins
		  – ↑ de la diurèse (s'il y a eu remplacement liquidien)
		  – Possible interaction avec les diurétiques
		• Thérapie continue de suppléance rénale

Fonction gastro-intestinale	• Ischémie de la muqueuse
	  – ↓ du pH de la muqueuse
	  – Risque de translocation des bactéries gastro-intestinales
	  – Risque d'apparition du syndrome de compartiment abdominal
	• Hypoperfusion → ou ↓ du péristaltisme, de l'iléus paralytique
	• Endoscopie révélant une ulcération de la muqueuse
	• Hémorragie digestive
		• Mesures préventives relativement à l'ulcère attribuable au stress
		  – Antiacides (p. ex., le Maalox^{MD})
		  – Inhibiteur du récepteur H_2 de l'histamine (p. ex., la famotidine [Pepcid^{MD}])
		  – Inhibiteur de la pompe à protons (p. ex., l'oméprazole [Losec^{MD}])
		  – Pantoprazole (Pantoloc^{MD})
		• Monitoring de la distension abdominale et de la pression intra-abdominale
		• Recommandations nutritionnelles
		• Nutrition entérale
		  – Stimulation de la muqueuse
		  – Apport de calories et de nutriments essentiels

Fonction hépatique	• Bilirubine > 2 mg/dl (34 μmol/L) • ↑ des enzymes hépatiques (GPT, SGOT, GTT) • ↑ de l'ammoniac • ↑ de l'albumine, ↑ de la préalbumine, ↑ de la transferrine sériques • Ictère • Encéphalopathie hépatique	• Maintien d'une perfusion tissulaire suffisante • Soutien nutritionnel (p. ex., la nutrition entérale) • Utilisation vigilante en cas d'administration de médicaments métabolisés par le foie

50

Les soins et traitements infirmiers pour un client atteint du SDRA sont expliqués dans le chapitre 51, *Interventions cliniques – Insuffisance respiratoire et syndrome de détresse respiratoire aiguë.*

Les soins et traitements infirmiers pour un client atteint de la CIVD sont expliqués dans le chapitre 38, *Interventions cliniques – Troubles hématologiques.*

69

La thérapie continue de suppléance rénale est abordée dans le chapitre 69, *Interventions cliniques – Insuffisance rénale aiguë et insuffisance rénale chronique.*

Maintien de l'oxygénation des tissus

L'hypoxémie est une manifestation courante chez les clients atteints du SRIS ou du SDMO. Leurs besoins en oxygène sont augmentés, tandis que le transport en oxygène vers les tissus est quant à lui altéré. Il est alors essentiel d'intervenir de manière à diminuer la demande en oxygène et à en augmenter le transport. La sédation, la ventilation mécanique, l'analgésie et le repos strict sont des interventions à considérer, car elles influencent toutes directement la consommation en oxygène par l'organisme. Le transport d'oxygène peut aussi être amélioré par le maintien du taux d'hémoglobine (p. ex., une transfusion de concentrés de globules rouges) et de la PaO$_2$ (80 à 100 mm Hg) près des valeurs normales. Pour ce faire, il est recommandé de ventiler le client avec une pression positive en fin d'expiration avec un volume courant personnalisé en fonction de l'état clinique et d'augmenter la précharge (p. ex., les liquides) ou la contractilité du myocarde en vue de faire augmenter le D.C., ou encore de réduire la postcharge.

Thérapie nutritionnelle

L'hypermétabolisme caractéristique du SRIS ou du SDMO peut occasionner une importante perte pondérale, une cachexie, et même aggraver l'insuffisance des organes. La malnutrition protéino-calorique est l'une des premières manifestations du SDMO. La dépense énergétique est souvent de 1,5 à 2 fois supérieure au taux métabolique normal. Étant donné leur demi-vie relativement courte, l'infirmière devrait surveiller attentivement les taux sériques de transferrine et d'albumine comme marqueurs de la protéosynthèse (synthèse des protéines) hépatique.

Le but des thérapies nutritionnelles est de préserver la fonction des organes. Une nutrition optimale débutée précocement diminue la morbidité et la mortalité des clients atteints du SRIS ou du SDMO (Dellinger *et al.*, 2008). Par ailleurs, la voie entérale est préférable à la voie parentérale. Toutefois, si la voie entérale ne peut être utilisée ou si elle ne suffit pas, la voie parentérale peut être utilisée ou ajoutée (McClave *et al.*, 2009). Finalement, chez les clients qui bénéficient d'une thérapie nutritionnelle, le contrôle de la glycémie à l'aide d'une perfusion d'insuline est essentielle (glycémie inférieure à 8,0 mmol/L) (Dellinger *et al.*, 2008).

Assistance aux organes dysfonctionnels

L'aspect le plus important du traitement est d'apporter une assistance aux organes dysfonctionnels. Par exemple, le client qui souffre du SDRA aura besoin d'une oxygénothérapie agressive et d'une ventilation mécanique ▶ 51 . La CIVD doit être traitée de façon appropriée (p. ex., la transfusion de produits sanguins), tandis que l'insuffisance rénale peut nécessiter une dialyse ▶ 38 . La thérapie continue de suppléance rénale est souvent mieux tolérée que l'hémodialyse, surtout chez le client hémodynamiquement instable ▶ 69 .

Finalement, il faut garder en tête que les traitements initiés peuvent devenir futiles. Il est important d'établir une bonne communication entre l'équipe médicale et, dans la plupart des cas, les proches du client en ce qui a trait aux résultats escomptés et aux buts qu'il est réaliste de fixer pour le client atteint du SDMO **FIGURE 50.10**. Une réduction de l'assistance pouvant aller jusqu'à son retrait pourrait s'avérer la meilleure solution pour le client (Cheek *et al.*, 2008).

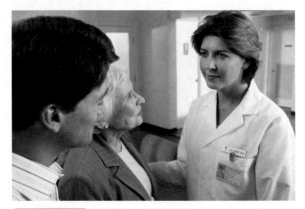

FIGURE 50.10

Une bonne communication entre l'équipe médicale et les proches du client est essentielle pour permettre à ceux-ci de faire des choix éclairés quant à l'éventuel arrêt des divers dispositifs d'assistance.

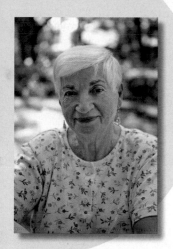

Madame Olivia Cotroni, 59 ans, est hospitalisée à l'unité des soins intensifs à la suite d'un accident de voiture lui ayant causé plusieurs fractures, dont une fracture ouverte au fémur droit, une double fracture du crâne et des fractures aux côtes et au bassin. Son fils informe le personnel que sa mère avait fait une pneumonie peu de temps avant l'accident, mais qu'elle avait cessé de prendre ses antibiotiques avant la fin du traitement.

La cliente reçoit de l'oxygène à 100% par masque. Elle porte une sonde vésicale et reçoit des solutés. La diurèse est évaluée à chaque heure.

Madame Cotroni est consciente, mais est de plus en plus somnolente.

La pression artérielle de la cliente est passée de 138/82 à 100/74, et sa fréquence cardiaque est à 128 batt./min. Sa respiration est à 32 R/min et embarrassée. Le débit des solutés a été augmenté à 120 ml/h. La créatininémie est de 1,4 mg/dl. ▶

MISE EN ŒUVRE DE LA DÉMARCHE DE SOINS

Collecte des données – Évaluation initiale – Analyse et interprétation

1. Quel problème est à suspecter d'après l'analyse et l'interprétation des données cliniques présentées par madame Cotroni?

2. Quelle autre donnée respiratoire devrait être recueillie relativement au problème soupçonné à la question précédente?

3. Pourquoi est-ce important de surveiller la diurèse horaire pour cette cliente?

4. Quel problème prioritaire devez-vous inscrire dans l'extrait du plan thérapeutique infirmier de madame Cotroni?

Extrait

CONSTATS DE L'ÉVALUATION									
Date	Heure	N°	Problème ou besoin prioritaire		Initiales	RÉSOLU / SATISFAIT			Professionnels / Services concernés
						Date	Heure	Initiales	
2011-05-16	10:45	2							

Signature de l'infirmière	Initiales	Programme / Service	Signature de l'infirmière	Initiales	Programme / Service
		Soins intensifs			

Planification des interventions – Décisions infirmières

5. Quelle intervention s'avère prioritaire auprès de madame Cotroni pour détecter tout changement attribuable à une accumulation de sécrétions?

Évaluation des résultats – Évaluation en cours d'évolution

6. Même si madame Cotroni est consciente, identifiez au moins deux indices qui indiqueraient une diminution de la perfusion cérébrale.

▶ Les derniers résultats des gaz sanguins artériels sont les suivants: pH 7,26; PaO_2 80 mmHg; $PaCO_2$ 47 mmHg; HCO_3^- 17 mEq/L. Madame Cotroni présente maintenant de l'hyperpnée. ▶

Analyse et interprétation des données

7. Que signifient ces nouvelles données?

Application de la pensée critique

Dans l'application de la démarche de soins auprès de madame Cotroni, l'infirmière a recours aux éléments du modèle de la pensée critique pour analyser la situation de santé de la cliente et en comprendre les enjeux. La **FIGURE 50.11** résume les caractéristiques de ce modèle en fonction des données de cette cliente, mais elle n'est pas exhaustive.

Vers un jugement clinique

Connaissances
- Types de choc et leurs différentes caractéristiques
- Phases du choc
- Manifestations cliniques selon le type de choc
- Modifications des tests de laboratoire et traitements selon le type de choc

Expériences
- Expérience en soins intensifs
- Expérience en traumatologie
- Habileté à procéder à l'auscultation pulmonaire

ÉVALUATION
- Manifestations du choc hypovolémique observées chez madame Cotroni (changement dans l'état de conscience, chute de pression artérielle, tachypnée, tachycardie, râles crépitants)
- Manifestations du choc septique (changements dans l'état de conscience, chute de P.A., tachypnée, tachychardie, augmentation de la créatinine)
- Signes vitaux (la pression artérielle a chuté, la pression artérielle différentielle est diminuée, la tachypnée est plus prononcée et elle s'accompagne d'hyperpnée, la température rectale est élevée)
- État de conscience (la cliente est consciente mais de plus en plus somnolente)
- Diurèse horaire
- Modifications des résultats de laboratoire (gazométrie du sang artériel, créatinine, gaz artériels sanguins)
- Bruits respiratoires surajoutés (râles crépitants)

Norme
- Application des différents protocoles locaux pour un client aux soins intensifs

Attitude
- Faire preuve de vigilance pour détecter tout signe de complications

FIGURE 50.11

Application de la pensée critique à la situation de santé de madame Cotroni

■ ■ ■ À retenir

VERSION REPRODUCTIBLE

www.cheneliere.ca/lewis

- Le choc cardiogénique apparaît lorsqu'une perturbation systolique ou diastolique de la contractilité myocardique entraîne une diminution du D.C.

- Le choc hypovolémique survient lorsqu'il y a une perte de volume liquidien intravasculaire.

- Le choc neurogénique est un phénomène hémodynamique apparaissant dans les 30 premières minutes suivant une lésion médullaire au niveau de la vertèbre D6 ou au-dessus.

- Le choc anaphylactique est une réaction d'hypersensibilité (allergique) aiguë à un agent sensibilisant (p. ex., un médicament, une substance chimique, un vaccin, un aliment, du venin).

- Le choc septique (sepsie) est une réponse inflammatoire systémique de l'organisme à une infection documentée ou soupçonnée.

- Le choc obstructif survient lorsqu'il y a obstruction physique du débit sanguin dans la circulation systémique et une altération du D.C.

- L'évolution d'un état de choc comporte trois phases : la phase de compensation, la phase de progression et la phase irréversible.

- L'une des principales manifestations cliniques de l'état de choc est la chute de la P.A., laquelle est consécutive à une diminution du D.C. et de la P.A. différentielle.

- Tous les types de choc, à l'exception des chocs cardiogénique et neurogénique, se caractérisent par une diminution du volume sanguin circulant.

- Au congé, les complications les plus fréquentes suivant l'état de choc sont : la diminution de l'amplitude des mouvements et de l'endurance, l'insuffisance rénale consécutive à une nécrose tubulaire aiguë ainsi que l'apparition d'une pneumopathie avec fibrose pulmonaire consécutive au syndrome de détresse respiratoire aiguë.

- Le SRIS est une réponse de l'organisme à une multitude d'agressions, comme une infection (sepsie), un choc ou un trauma.

- Les principaux objectifs du traitement du client en état de choc sont de s'assurer que la perfusion tissulaire est adéquate, de rétablir une P.A. minimale ou normale, de rétablir le fonctionnement des organes et d'éviter les complications attribuables à une hypoperfusion prolongée.

50

Pour en **savoir** plus

VERSION COMPLÈTE ET DÉTAILLÉE

www.cheneliere.ca/lewis

 Références Internet

Organismes et associations

Association des infirmières et infirmiers d'urgence du Québec
www.aiiuq.qc.ca

Regroupement des infirmières et infirmiers en soins intensifs du Québec
www.riisiq.qc.ca

Shock Society
www.shocksociety.org

Organismes gouvernementaux

Gouvernement du Québec > Guide Santé > Problèmes de santé courant > Problèmes cardiaques et respiratoires > Allergies
www.guidesante.gouv.qc.ca

Medline plus > Health Topics > Shock
www.nlm.nih.gov/medlineplus

Santé Canada > Vie saine > Votre santé et vous > Aspect médical > Réactions allergiques sévères
www.hc-sc.gc.ca

Références générales

Every day health > Health A-Z
www.everydayhealth.com

Mayo Clinic > Diseases and Conditions
www.mayoclinic.com

 Monographies

Hochman, J.S., & Ohman, M. (2009). *Cardiogenic shock*. Chichester, R.-U. ; Hoboken, N.J. : Wiley-Blackwell.

Klein, D.G., Moseley, M.J., & Sole, M.L. (2009). *Introduction to critical care nursing*. St. Louis, Mo. : Saunders.

Martin, C., & Vincent J.L. (2005). *Sepsis sévère et choc septique*. Paris : Springer.

 Articles, rapports et autres

Barraud, D., & Gibot, S. (2007). Sepsis et choc septique. *Revue francophone des laboratoires, 37*(389), 29-36.

Chiriac, A., & Demoly, P. (2010). Choc anaphylactique quoi de neuf ? *Revue française d'allergologie, 50*(2), 64-71.

Mélançon, F. (2009). Les chocs de chaleur : gardez la tête froide. *Le Clinicien, 24*(6), 1-3.

Michon, F., Schmidt, M., & Orlikowski, D. (2007). Soigner les états de choc. *Soins, 714,* 21-54.

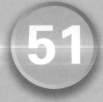

CHAPITRE

51

Écrit par :
Richard B. Arbour, RN, MSN,
CCRN, CNRN, CCNS, FAAN

Adapté par :
Luc-Étienne Boudrias, inf., M. Sc.,
CSI(C)

Insuffisance respiratoire et syndrome de détresse respiratoire aiguë

Objectifs

Après avoir lu ce chapitre, vous devriez être en mesure :

- de comparer les mécanismes physio-pathologiques et les manifestations cliniques d'une insuffisance respiratoire hypoxémique et d'une insuffisance respiratoire hypercapnique ;

- de distinguer les interventions infirmières et le processus thérapeutique en interdisciplinarité pour le client souffrant d'une insuffisance respiratoire hypoxémique et pour celui souffrant d'une insuffisance respiratoire hypercapnique ;

- d'établir les liens entre les mécanismes physiopathologiques de la lésion pulmonaire aiguë et du syndrome de détresse respiratoire aiguë et leurs manifestations cliniques ;

- de déterminer les soins et les traitements en interdisciplinarité pour le client atteint du syndrome de détresse respiratoire aiguë ;

- d'établir l'ordre de priorité des mesures à appliquer pour prévenir ou intervenir en présence des complications possibles de l'insuffisance respiratoire aiguë ou du syndrome de détresse respiratoire aiguë.

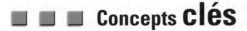

Concepts **clés**

Cette carte conceptuelle illustre schématiquement les principaux concepts décrits dans le présent chapitre. Sa lecture vous permettra d'avoir une vue d'ensemble des notions qui y sont présentées.

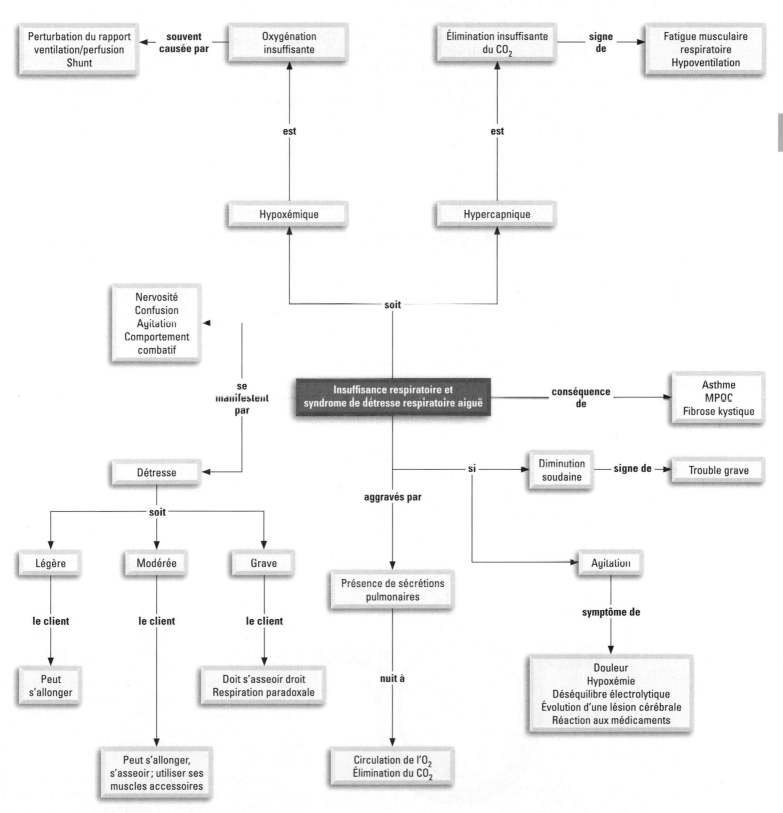

51.1 | Insuffisance respiratoire aiguë

La principale fonction de l'appareil respiratoire est d'effectuer les échanges gazeux, c'est-à-dire le transfert d'oxygène (O_2) et de gaz carbonique (CO_2) entre le volume courant inspiré (l'air) et le volume de sang en circulation dans le lit capillaire pulmonaire **FIGURE 51.1**. L'**insuffisance respiratoire** se produit quand l'un ou les deux processus d'échanges gazeux sont inadéquats. Par exemple, elle peut survenir quand une quantité insuffisante d'oxygène est acheminée au sang ou lorsqu'une quantité inadéquate de CO_2 est éliminée des poumons. L'**hypoxémie** est un état clinique résultant d'une perturbation dans les échanges d'O_2 entraînant une diminution de la pression partielle d'oxygène dans le sang artériel (PaO_2) et de la saturation du sang artériel en oxygène (SaO_2). L'**hypercapnie** est causée par l'élimination insuffisante de CO_2 se manifestant par une augmentation de la pression partielle de gaz carbonique artériel ($PaCO_2$) (Kaynar, 2009; Markou, Myrianbefs, & Baltopoulos, 2004; Minaoui & Byrd, 2009; Sims, 2007). La gazométrie du sang artériel (GAS) est utilisée pour évaluer les changements de pH, de PaO_2, de $PaCO_2$, de bicarbonates (HCO_3^-) et de saturation pulsatile en oxygène (SpO_2). La saturométrie (aussi appelée oxymétrie de pouls ou sphygmooxymétrie) est utilisée de façon intermittente ou continue pour évaluer la saturation pulsatile en oxygène.

L'infirmière doit interpréter les données en fonction du contexte, c'est-à-dire en fonction des résultats de l'évaluation clinique et des données de base du client (données objectives et subjectives). Par exemple, l'infirmière pourra observer chez une personne souffrant d'une maladie pulmonaire chronique une $PaCO_2$ de base plus élevée que la normale (Kaynar, 2009; Markou *et al.*, 2004; Minaoui & Byrd, 2009; Sims, 2007).

L'insuffisance respiratoire n'est pas une maladie. Il s'agit plutôt d'un symptôme d'une maladie sous-jacente altérant l'intégrité du tissu pulmonaire, le transport d'oxygène, le débit cardiaque ou le métabolisme basal. L'insuffisance respiratoire se produit quand une ou plusieurs maladies affectent les poumons ou d'autres systèmes ou appareils de l'organisme **TABLEAU 51.1** et **TABLEAU 51.2**. L'insuffisance respiratoire peut être hypoxémique ou hypercapnique **FIGURE 51.2**. L'**insuffisance respiratoire hypoxémique** est aussi appelée insuffisance d'oxygénation parce qu'elle est principalement due au transfert insuffisant d'oxygène entre les alvéoles et le lit capillaire pulmonaire. Bien qu'il n'existe pas de définition universelle, l'insuffisance respiratoire hypoxémique est généralement définie comme une PaO_2 inférieure à 60 mm Hg quand le client reçoit de l'oxygène inspiré à une

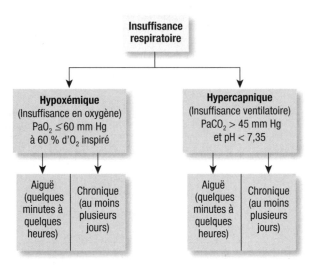

FIGURE 51.2

Classification de l'insuffisance respiratoire

concentration de 60 % ou plus. Cette définition comprend deux concepts importants: 1) la valeur de la PaO_2 indique une saturation inadéquate de l'hémoglobine en oxygène; 2) cette PaO_2 persiste malgré l'administration d'un supplément d'oxygène à une concentration (60 %) environ trois fois plus élevée que celle de l'air ambiant (21 %) (Benner, 2009; Canaday & Collins, 2009; Harman, 2009; Kaynar, 2009; Markou *et al.*, 2004; Minaoui & Byrd, 2009; Sims, 2007).

L'**insuffisance respiratoire hypercapnique** est aussi appelée insuffisance ventilatoire parce qu'elle est principalement due à l'élimination insuffisante de gaz carbonique. L'insuffisance respiratoire hypercapnique est généralement décrite comme

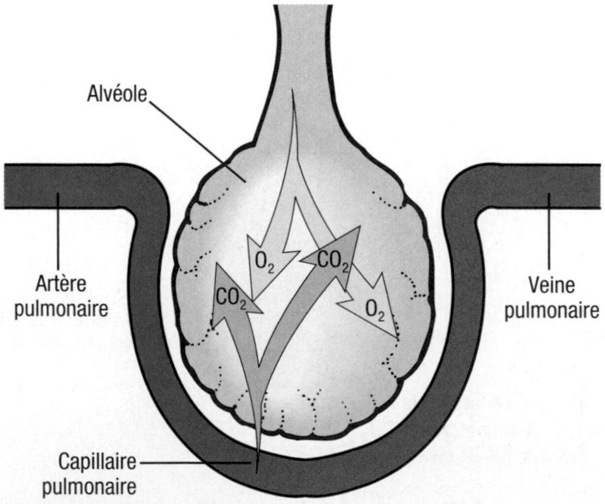

FIGURE 51.1

Unité normale d'échanges gazeux dans les poumons

TABLEAU 51.1	Causes courantes de l'insuffisance respiratoire hypoxémique et de l'insuffisance respiratoire hypercapnique[a]	

INSUFFISANCE RESPIRATOIRE HYPOXÉMIQUE	INSUFFISANCE RESPIRATOIRE HYPERCAPNIQUE
Système respiratoire • Inflammation et lésion alvéolaire associée • Syndrome de détresse respiratoire aiguë • Asthme • Pneumonie • Inhalation toxique (p. ex., de la fumée) • Syndrome hépatopulmonaire (p. ex., une circulation à faible résistance, une perturbation du rapport ventilation/perfusion [VA/QC]) • Embolie pulmonaire massive (p. ex., une embolie due à un thrombus, une embolie graisseuse) • Lacération et hémorragie de l'artère pulmonaire	**Système respiratoire** • Maladie pulmonaire obstructive chronique (MPOC) • Fibrose kystique **Système nerveux central** • Lésion ou infarctus du tronc cérébral • Surdose de sédatifs et d'opioïdes • Lésion de la moelle épinière • Trauma crânien-cérébral sévère
Système cardiovasculaire • Shunt anatomique (p. ex., une communication interventriculaire [CIV]) • Œdème pulmonaire cardiogénique • Choc (débit sanguin réduit dans les vaisseaux pulmonaires) • Débit cardiaque élevé : limitation de la diffusion	**Paroi thoracique** • Trauma thoracique (p. ex., un volet costal) • Cyphoscoliose • Douleur • Obésité morbide **Système neuromusculaire** • Myasthénie grave • Polyneuropathie de soins intensifs • Myopathie aiguë • Exposition à une toxine ou ingestion d'une toxine (p. ex., une intoxication à la *Nicotiana glauca* [une espèce de tabac], a des inhibiteurs de l'acetylcholinésterase, au carbamate ou à des organophosphorés) • Sclérose latérale amyotrophique (SLA) • Lésion du nerf phrénique • Syndrome de Guillain-Barré • Poliomyélite • Dystrophie musculaire • Sclérose en plaques

[a] Cette liste n'est pas exhaustive.

TABLEAU 51.2	Facteurs prédisposants de l'insuffisance respiratoire aiguë	

FACTEURS PRÉDISPOSANTS	MÉCANISMES DE L'INSUFFISANCE RESPIRATOIRE
Voies respiratoires et alvéoles	
Syndrome de détresse respiratoire aiguë : • Lésion pulmonaire directe : aspiration involontaire, infection pulmonaire étendue grave, quasi-noyade, inhalation de gaz toxiques, contusion des voies respiratoires • Lésion pulmonaire indirecte : syndrome de réponse inflammatoire systémique (SRIS), sepsie ou choc septique, trauma non thoracique grave, circulation extracorporelle (CEC)	Le liquide entre dans l'espace interstitiel et ensuite dans les alvéoles, ce qui perturbe considérablement les échanges gazeux. Cela cause une ↓ initiale de la PaO$_2$ et, plus tard, une ↑ de la PaCO$_2$. Une faible circulation vers les capillaires pulmonaires peut entraîner une lésion ischémique aux tissus pulmonaires et une perte d'intégrité de la membrane alvéolocapillaire.

FACTEURS PRÉDISPOSANTS	MÉCANISMES DE L'INSUFFISANCE RESPIRATOIRE
Asthme	Le bronchospasme s'aggrave, car il ne répond pas au traitement. L'œdème de la muqueuse bronchique, le bronchospasme et l'obstruction des petites voies respiratoires par des sécrétions réduisent grandement la circulation d'air. L'effort respiratoire augmente, ce qui cause la fatigue des muscles respiratoires, la ↓ de la PaO_2 et l'↑ de la $PaCO_2$.
Maladie pulmonaire obstructive chronique (MPOC)	Les alvéoles sont détruites par un déséquilibre protéase-antiprotéase ou une infection respiratoire, ou la MPOC s'aggrave, car elle ne répond pas au traitement. Des sécrétions obstruent les voies respiratoires. L'effort respiratoire augmente, ce qui cause la fatigue des muscles respiratoires, une ↓ de la PaO_2 et une ↑ de la $PaCO_2$.
Fibrose kystique	Le transport anormal de Na^+ et de Cl^- produit des sécrétions visqueuses, difficiles à éliminer et donc propices à l'infection. Avec le temps, les voies respiratoires sont obstruées par des expectorations abondantes, purulentes et souvent verdâtres. Les sécrétions bloquent le passage de l'air. Des infections répétées détruisent les alvéoles. L'effort respiratoire augmente, ce qui cause une fatigue musculaire, une ↓ de la PaO_2 et une ↑ de la $PaCO_2$.
Système nerveux central	
Surdose d'un opioïde ou d'un autre médicament dépresseur du système nerveux central (SNC)	La respiration est ralentie par l'effet des médicaments. Une quantité insuffisante de CO_2 est excrétée, ce qui cause une ↑ de la $PaCO_2$.
Infarctus du tronc cérébral, trauma crânien-cérébral	Le bulbe rachidien ne peut modifier la fréquence respiratoire en réaction aux changements de $PaCO_2$. Perte totale de réaction autonome respiratoire provoquée par une lésion grave du tronc cérébral. Une inflammation massive consécutive à la libération de médiateurs inflammatoires et de cytokines provenant des tissus cérébraux lésés ou nécrosés cause des lésions directes aux tissus pulmonaires et perturbe les échanges gazeux à l'interface alvéolocapillaire.
Œdème pulmonaire neurogénique lié à la libération massive de catécholamines et à la dérivation du volume intravasculaire vers la circulation centrale et pulmonaire	Une entrée de liquide dans les alvéoles consécutive à une pression hydrostatique considérablement élevée réduit les échanges gazeux et cause de l'hypoxémie.
Paroi thoracique	
Lésion grave des tissus mous, volet costal, fracture des côtes, cyphoscoliose à la douleur	Cela empêche l'expansion normale de la cage thoracique, ce qui perturbe les échanges gazeux. La colonne vertébrale déformée comprime les poumons et empêche l'expansion normale de la cage thoracique, ce qui perturbe les échanges gazeux.
Obésité morbide	Le poids des contenus thoracique et abdominal empêche le mouvement normal de la cage thoracique et le mouvement normal du diaphragme.
Affections neuromusculaires	
Lésion de la moelle épinière cervicale, lésion du nerf phrénique	La perte de fonctions neurologiques empêche l'utilisation du diaphragme, le principal muscle de la respiration. Par conséquent, le client inspire un plus petit volume courant, ce qui le prédispose à une ↑ de la $PaCO_2$. Le diaphragme est innervé par les nerfs rachidiens provenant des niveaux C3-C5 de la moelle épinière. Une lésion au niveau de C3 ou au-dessus peut entraîner une dépendance permanente au ventilateur.

TABLEAU 51.2	Facteurs prédisposants de l'insuffisance respiratoire aiguë *(suite)*
FACTEURS PRÉDISPOSANTS	**MÉCANISMES DE L'INSUFFISANCE RESPIRATOIRE**
Sclérose latérale amyotrophique (SLA), syndrome de Guillain-Barré, dystrophie musculaire, sclérose en plaques, poliomyélite, myasthénie grave, myopathie, polyneuropathie des soins intensifs, effets prolongés des bloqueurs neuromusculaires	Les muscles respiratoires s'affaiblissent ou paralysent, ce qui empêche l'excrétion normale de CO_2. La dysfonction peut être à progression lente (p. ex., la dystrophie musculaire, la sclérose en plaques), progressive sans possibilité de rétablissement (p. ex., une SLA), rapide avec de bonnes chances de rétablissement (p. ex., un Guillain-Barré) ou stable pendant de longues périodes (p. ex., une poliomyélite, une myasthénie grave).
Exposition à une toxine : inhibiteurs de l'acétylcholinestérase	Crise cholinergique prolongée, faiblesse ou paralysie des muscles respiratoires et hypersécrétion. La ventilation pulmonaire est perturbée en raison de la faiblesse des muscles respiratoires ainsi que des sécrétions pulmonaires excessives dans les voies respiratoires et les alvéoles.

51

une $PaCO_2$ supérieure à 45 mm Hg combinée à une acidose (pH artériel inférieur à 7,35). Cette définition comprend trois concepts importants : 1) la $PaCO_2$ est supérieure à la normale ; 2) le corps est incapable de compenser pour contrer cette augmentation (acidose) ; 3) la valeur du pH est telle qu'une diminution ultérieure peut entraîner un grave déséquilibre acidobasique ▶ 17 . De nombreux troubles peuvent compromettre la ventilation pulmonaire et l'élimination subséquente de gaz carbonique **TABLEAU 51.1** et **TABLEAU 51.2**. Il n'est pas rare qu'un client souffre à la fois d'une insuffisance respiratoire hypoxémique et d'une insuffisance respiratoire hypercapnique (Benner, 2009 ; Canaday & Collins, 2009 ; Markou *et al.*, 2004 ; Minaoui & Byrd, 2009 ; Papi, Luppi, Franco, & Fabbri, 2006 ; Wedzicha, & Seemungal, 2007).

51.1.1 Étiologie et physiopathologie
Insuffisance respiratoire hypoxémique

Quatre mécanismes physiologiques peuvent causer l'hypoxémie et une insuffisance respiratoire hypoxémique subséquente : 1) la perturbation du rapport ventilation/perfusion (VA/QC) ; 2) le shunt ; 3) la perturbation de la diffusion ; 4) l'hypoventilation. Les causes les plus communes sont la perturbation du rapport ventilation/perfusion et le shunt.

Perturbation du rapport ventilation/perfusion

Le volume de sang qui irrigue des poumons normaux à chaque minute (de 4 à 5 L) est à peu près égal à la quantité de gaz qui atteint les alvéoles pendant ce même laps de temps (de 4 à 5 L). Dans un système à rapport parfait, chaque partie du poumon devrait recevoir un millilitre d'air (ventilation) pour chaque millilitre de sang (perfusion ou irrigation). Ce rapport ventilation/perfusion est de 1:1, ou VA/QC = 1. Si ce rapport n'est pas égal à 1:1, il y a une perturbation du rapport VA/QC.

Bien que cet exemple suppose que la ventilation et la perfusion sont égales dans toutes les parties des poumons, cette situation idéale n'existe normalement pas. En réalité, il y a des perturbations régionales. À l'apex des poumons, les rapports VA/QC sont supérieurs à 1 (plus de ventilation que de perfusion), tandis qu'à la base des poumons, ils sont inférieurs à 1 (moins de ventilation que de perfusion). Puisque les changements à l'apex des poumons équilibrent ceux qui se produisent à la base, l'effet net est un rapport presque égal à 1 (de 0,8 à 1) **FIGURE 51.3**.

Capsule Jugement clinique

Monsieur Jean-Baptiste Lemay, 72 ans, est hospitalisé à la suite d'une grave difficulté à respirer en raison d'une MPOC. Les gaz artériels sanguins montrent un pH à 7,30, une $PaCO_2$ à 70 mm Hg, une PaO_2 à 57 mm Hg et des bicarbonates à 32 mEq/L.

À quel type d'insuffisance respiratoire ces résultats sont-ils associés ?

Les variations du pH et ses conséquences sur le déséquilibre acidobasique sont décrites dans le chapitre 17, *Déséquilibres hydroélectrolytiques et acidobasiques.*

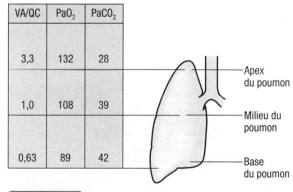

VA/QC	PaO_2	$PaCO_2$
3,3	132	28
1,0	108	39
0,63	89	42

FIGURE 51.3

Différences VA/QC régionales dans un poumon normal – Le rapport VA/QC est de 3,3 à l'apex du poumon, de 1,0 au centre et de 0,63 à la base. En raison de cette différence, la PaO_2 est plus élevée à l'apex et plus faible à la base. C'est l'opposé pour les valeurs de $PaCO_2$ (plus faibles à l'apex et plus élevées à la base). Le sang qui sort du poumon présente un mélange de ces valeurs.

Atélectasie : État caractérisé par un affaissement des alvéoles qui empêche l'échange respiratoire normal d'oxygène et de gaz carbonique. Lorsque les alvéoles s'affaissent, le poumon se ventile moins bien et l'hypoventilation se produit, ce qui diminue le taux d'oxygène sanguin.

De nombreuses atteintes et maladies modifient et perturbent le rapport général VA/QC **FIGURE 51.4**. Les plus courantes sont celles qui provoquent une production de sécrétions accrues dans les voies respiratoires (p. ex., une maladie obstructive chronique [MPOC]) ou les alvéoles (p. ex., une pneumonie) et le bronchospasme (p. ex., l'asthme) (Benner, 2009 ; Canaday & Collins, 2009 ; Harman, 2009 ; Kaynar, 2009 ; Markou *et al.*, 2004 ; Papi *et al.*, 2006). L'**atélectasie** (affaissement alvéolaire) ou la douleur peuvent aussi perturber le rapport VA/QC. La douleur modifie le mouvement des parois thoracique et abdominale, et compromet la ventilation pulmonaire. De fait, elle accroît les tensions musculaires et motrices, ce qui provoque une rigidité musculaire généralisée et, par conséquent, une diminution de l'expansion pulmonaire. La douleur cause aussi une vasoconstriction systémique et elle active la réaction de stress, ce qui augmente la consommation d'oxygène et la production de gaz carbonique. Il s'ensuit une augmentation de la demande en oxygène et en ventilation (Arbour, 2007). Toutes ces conditions limitent l'acheminement d'air (ventilation) vers les alvéoles **FIGURE 51.1**. Il en résulte une perturbation du rapport VA/QC. L'embolie pulmonaire modifie quant à elle la perfusion dans le rapport VA/QC, car elle diminue la circulation sanguine vers les alvéoles, sans affecter l'acheminement d'air vers les alvéoles (Sutherland, 2007).

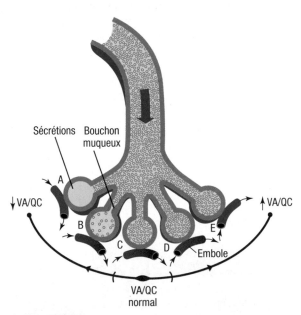

Sécrétions   Bouchon muqueux

↓VA/QC

↑VA/QC

Embole

VA/QC normal

FIGURE 51.4

Gamme des rapports ventilation/perfusion (VA/QC) – **A** Shunt absolu ; aucune ventilation parce que les alvéoles sont remplies de liquide. **B** Perturbation du rapport VA/QC ; ventilation partiellement compromise par des sécrétions dans les voies respiratoires. **C** Unité pulmonaire normale. **D** Perturbation du rapport VA/QC ; perfusion partiellement compromise par un embole qui obstrue la circulation sanguine. **E** Espace mort ; aucune perfusion en raison de l'obstruction des capillaires pulmonaires.

L'oxygénothérapie est l'intervention de choix pour limiter l'hypoxémie provoquée par une perturbation du VA/QC, car les unités d'échanges gazeux (les alvéoles) ne sont pas toutes atteintes. Puisque l'oxygénothérapie augmente la PaO_2 du sang qui sort des unités normales d'échanges gazeux, la PaO_2 peut être plus élevée que les valeurs normales. Le sang bien oxygéné se mélange au sang peu oxygéné, ce qui élève la PaO_2 générale du sang quittant les poumons. Finalement, la méthode optimale de traitement de l'hypoxémie due à une perturbation du rapport VA/QC est fondée sur la détermination de la cause et la compréhension du mécanisme physiopathologique sous-jacent.

Shunt

Un **shunt** se produit quand le sang quitte le cœur sans avoir participé aux échanges gazeux. Il peut être considéré comme une perturbation extrême du rapport VA/QC. Il existe deux types de shunt : le shunt anatomique et le shunt intrapulmonaire. Un **shunt anatomique** se produit quand le sang traverse un canal anatomique dans le cœur (p. ex., une communication interventriculaire) sans passer par les poumons. Un **shunt intrapulmonaire** se produit quand le sang traverse les capillaires pulmonaires sans participer aux échanges gazeux. Ce shunt est observé quand les alvéoles se remplissent de liquide (p. ex., le syndrome de détresse respiratoire aiguë [SDRA], la pneumonie, l'œdème pulmonaire). L'oxygénothérapie seule ne permet généralement pas d'augmenter la PaO_2 si l'hypoxémie est due à un shunt. Les clients qui présentent un shunt sont généralement plus hypoxémiques que ceux dont le rapport VA/QC est perturbé. Dans ce cas, une ventilation mécanique et une fraction d'oxygène inspirée élevée (FiO_2) sont généralement nécessaires pour améliorer les échanges gazeux (Benner, 2009 ; Kaynar, 2009 ; Markou *et al.*, 2004 ; Sims, 2007).

Perturbation de la diffusion

Une **perturbation de la diffusion** se produit quand les échanges gazeux à travers la membrane alvéolocapillaire sont compromis par un processus qui épaissit, endommage ou détruit la membrane **FIGURE 51.5**. Cette perturbation est aggravée par des atteintes touchant le lit vasculaire pulmonaire comme un emphysème pulmonaire grave ou une embolie pulmonaire récurrente. Certaines maladies, notamment la fibrose pulmonaire, la maladie affectant l'espace interstitiel et le SDRA, causent l'épaississement de la membrane alvéolocapillaire (fibrose), ce qui ralentit la diffusion des gaz (Mattison & Christensen, 2006 ; Wheeler & Bernard, 2007). La perturbation de la diffusion est plus susceptible de causer l'hypoxémie à l'effort qu'au repos. Durant un effort, le sang se déplace plus rapidement dans les poumons, ce qui réduit le temps de diffusion de l'oxygène à travers

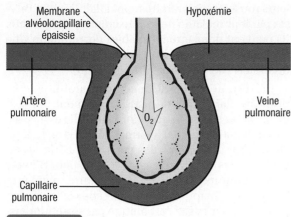

FIGURE 51.5

Perturbation de la diffusion – L'échange d'O_2 et de CO_2 ne peut se produire en raison de l'épaississement de la membrane alvéolocapillaire.

la membrane alvéolocapillaire. Le signe classique d'une limitation de la diffusion est une hypoxémie présente à l'exercice et absente au repos. Une diminution de la diffusion peut aussi être présente quand le débit cardiaque est élevé (p. ex., un syndrome hépatopulmonaire), indépendamment des dommages au tissu pulmonaire. Dans ce cas, le débit cardiaque est manifestement élevé, et la résistance vasculaire est faible. Le sang circule rapidement dans le lit capillaire pulmonaire, ce qui laisse moins de temps pour les échanges gazeux (Varghese, Ilias-Basha, Dhanasekaran, Singh, & Venkataraman, 2007).

Hypoventilation alvéolaire

L'**hypoventilation alvéolaire** est une diminution généralisée de la ventilation qui cause une augmentation de la $PaCO_2$ et une possible diminution de la PaO_2. Elle peut être causée par une maladie pulmonaire restrictive, une maladie du système nerveux central, un trouble de la paroi thoracique, de l'asthme aigu ou une maladie neuromusculaire. Bien que l'hypoventilation alvéolaire soit principalement un mécanisme d'insuffisance respiratoire hypercapnique, elle est mentionnée ici parce qu'elle peut aussi provoquer de l'hypoxémie (Kaynar, 2009 ; Markou et al., 2004 ; Simons, 2006 ; Sims, 2007 ; Wedzicha & Seemungal, 2007).

Liens entre les mécanismes

L'insuffisance respiratoire hypoxémique est souvent attribuable à une combinaison de deux ou de plusieurs des facteurs suivants : la perturbation du rapport VA/QC, le shunt, la limitation de la diffusion et l'hypoventilation. Par exemple, le client souffrant d'une insuffisance respiratoire aiguë due à une pneumonie peut avoir une perturbation du rapport VA/QC et un shunt combinés. Dans ce cas, l'inflammation, l'œdème et l'hypersécrétion d'exsudat obstruent les voies respiratoires (perturbation du rapport VA/QC) et remplissent les alvéoles d'exsudat (shunt).

Insuffisance respiratoire hypercapnique

L'insuffisance respiratoire hypercapnique est due à un déséquilibre entre la capacité ventilatoire et la demande ventilatoire. La **capacité ventilatoire** est la ventilation maximale (l'air qui entre dans les poumons et qui en sort) que le client peut soutenir sans subir de fatigue musculaire respiratoire. La **demande ventilatoire** est la quantité de ventilation nécessaire pour maintenir une $PaCO_2$ normale. En règle générale, la capacité dépasse largement la demande. Les personnes ayant une fonction pulmonaire normale peuvent donc faire des exercices exigeants sans augmenter la $PaCO_2$ liée à une production accrue de CO_2. Les clients ayant une maladie pulmonaire préexistante, telle qu'une MPOC, n'ont pas cet avantage et ne peuvent augmenter efficacement leur ventilation pulmonaire en réaction à l'exercice ou à une augmentation des demandes métaboliques (Canaday & Collins, 2009 ; Markou et al., 2004 ; Papi et al., 2006 ; Sims, 2007). Toutefois, un sentiment d'épuisement et un début de difficulté respiratoire important surviennent généralement avant que la demande ventilatoire ne dépasse la capacité ventilatoire.

L'hypercapnie se produit quand la demande ventilatoire dépasse la capacité ventilatoire, et que la $PaCO_2$ ne peut être maintenue dans les limites de la normale. L'hypercapnie reflète un dysfonctionnement pulmonaire important. L'insuffisance respiratoire hypercapnique est parfois appelée insuffisance ventilatoire parce qu'elle découle principalement de l'incapacité du système respiratoire à éliminer suffisamment de gaz carbonique pour maintenir une $PaCO_2$ normale. Dans le cas d'un client déjà atteint d'insuffisance respiratoire chronique (p. ex., une MPOC), l'addition d'un état ventilatoire hypercapnique oblige à parler d'insuffisance respiratoire aiguë. En effet, le nouvel épisode d'insuffisance respiratoire constitue une décompensation aiguë chez un client dont la fonction pulmonaire sous-jacente s'est détériorée à un point tel qu'un certain degré de décompensation est toujours présent (insuffisance respiratoire chronique) (Markou et al., 2004 ; Papi et al., 2006).

Un grand nombre de troubles ou de maladies peuvent causer une limitation de l'apport ventilatoire **TABLEAU 51.1** et **TABLEAU 51.2**. Ils peuvent être classés en quatre catégories : 1) les maladies des voies respiratoires et des alvéoles ; 2) les troubles du SNC ; 3) les troubles de la paroi thoracique ; 4) les maladies neuromusculaires (Mokhlesi & Tulaimat, 2007 ; Sharma & Hayes, 2006).

Voies respiratoires et alvéoles

Les clients souffrant d'asthme, de MPOC et de fibrose kystique présentent un risque élevé d'insuffisance respiratoire hypercapnique, car ces atteintes causent l'obstruction des voies respiratoires et la rétention d'air dans les alvéoles. Il s'ensuit une fatigue des muscles respiratoires et une insuffisance ventilatoire dues au travail supplémentaire nécessaire pour inspirer des volumes courants adéquats, malgré la résistance accrue au passage de l'air et la rétention d'air dans les alvéoles (Flume, 2009 ; O'Donnell & Laveneziana, 2006 ; Stenbit & Flume, 2008 ; Ward & Dushay, 2008).

Système nerveux central

Divers troubles peuvent réduire la stimulation respiratoire. Une surdose d'un opioïde ou d'un autre médicament dépresseur de la respiration en est un exemple courant. Les dépresseurs du SNC (p. ex., les opioïdes, les benzodiazépines) peuvent diminuer la réactivité des centres de la respiration au gaz carbonique dans le tronc cérébral. Un infarctus du tronc cérébral ou un trauma crânien sévère peuvent aussi perturber le fonctionnement normal des centres respiratoires. Ces troubles risquent de provoquer une insuffisance respiratoire parce que le bulbe rachidien ne modifie pas la fréquence respiratoire en réaction à un changement de la $PaCO_2$. Indépendamment d'un dysfonctionnement direct du tronc cérébral, une lésion cérébrale métabolique ou structurale qui cause une importante altération de la conscience peut perturber la maîtrise des sécrétions ou la protection des voies respiratoires. Une dysfonction du SNC peut aussi inclure des lésions hautes de la moelle épinière qui limitent l'innervation des muscles respiratoires de la paroi thoracique et du diaphragme.

Paroi thoracique

Diverses atteintes peuvent nuire au mouvement normal de la paroi thoracique et limiter l'expansion pulmonaire. Si le client a subi un volet costal, des fractures empêchent la cage thoracique de se distendre normalement en raison de la douleur, d'une restriction mécanique et des spasmes musculaires. Si le client a une cyphoscoliose, la colonne vertébrale déviée comprime les poumons et empêche la paroi thoracique de se distendre normalement. Si le client souffre d'obésité morbide, le poids de la poitrine et du contenu abdominal peut limiter l'expansion pulmonaire. Ces clients présentent donc un risque d'insuffisance respiratoire, car ces troubles limitent l'expansion pulmonaire ou le mouvement du diaphragme et, par conséquent, les échanges gazeux.

Maladies neuromusculaires

Divers types de maladies neuromusculaires peuvent causer une faiblesse ou une paralysie des muscles respiratoires **TABLEAU 51.1**. Par exemple, les clients souffrant du syndrome de Guillain-Barré, de dystrophie musculaire, de myasthénie grave (crise myasthénique aiguë) ou de sclérose en plaques présentent un risque d'insuffisance respiratoire, car

leurs muscles respiratoires sont affaiblis ou paralysés par leur maladie neuromusculaire sous-jacente. Ils peuvent donc être incapables de maintenir une $PaCO_2$ normale (Mokhlesi & Tulaimat, 2007 ; Sharma & Hayes, 2006 ; Simons, 2006).

En résumé, l'insuffisance respiratoire peut se produire dans trois des catégories mentionnées, même si les poumons sont normaux. Elle est causée par un fonctionnement anormal du bulbe rachidien, de la paroi thoracique, des nerfs périphériques ou des muscles respiratoires. Le client peut n'avoir aucun dommage au tissu pulmonaire, mais être incapable d'inspirer un volume courant suffisant pour éliminer le gaz carbonique par ses poumons.

Besoins des tissus en oxygène

Il ne faut pas oublier que même si la PaO_2 et la $PaCO_2$ définissent l'insuffisance respiratoire, le principal danger de celle-ci est l'incapacité des poumons à satisfaire le besoin des tissus en oxygène. Cette incapacité peut être causée par un apport insuffisant d'oxygène dans les tissus ou par une incapacité de ceux-ci d'utiliser l'oxygène qu'ils reçoivent. Elle peut aussi être due à une réaction de stress et à une augmentation importante de la consommation d'oxygène par les tissus. La livraison d'oxygène aux tissus est déterminée par le débit cardiaque et par la quantité d'oxygène transportée par l'hémoglobine. Ainsi, le client ayant une insuffisance respiratoire présente un plus grand risque s'il souffre déjà d'un trouble cardiaque ou d'anémie. Le **choc septique** est un exemple très fréquent d'incapacité de l'organisme à utiliser l'oxygène dans les tissus. Dans ce cas, une quantité adéquate d'oxygène peut être livrée aux tissus, mais une extraction (utilisation) déficiente d'oxygène ou une limitation de la diffusion se produit à l'échelle cellulaire. Il s'ensuit le retour d'une quantité anormalement élevée d'oxygène dans le sang veineux (augmentation de la saturation veineuse centrale dans la veine cave supérieure [$ScvO_2$] ou de la saturation en oxygène de l'hémoglobine du sang veineux mêlé [SvO_2]) parce que l'oxygène n'est pas utilisé ou extrait à l'échelle cellulaire ▶ **50**. Enfin, les modifications acidobasiques (p. ex., l'alcalose, l'acidose) peuvent aussi perturber la livraison d'oxygène dans les tissus périphériques .

51.1.2 Manifestations cliniques

L'insuffisance respiratoire peut apparaître soudainement (en quelques minutes ou quelques heures) ou graduellement (sur plusieurs jours ou davantage). Une diminution soudaine de la PaO_2 ou une augmentation rapide de la $PaCO_2$ indiquent un trouble grave qui peut rapidement mettre la vie en danger et nécessiter une intervention d'urgence. C'est le cas du client asthmatique souffrant d'un bronchospasme grave et d'une diminution marquée du mouvement de l'air dans les voies respiratoires, ce qui entraîne une

Choc septique : Défaillance circulatoire aiguë, entraînant des désordres hémodynamiques, métaboliques et viscéraux, déclenchée par un agent infectieux.

Jugement clinique

Capsule

Monsieur Hector Arnould, 52 ans, présente un indice de masse corporelle (IMC) de 31. Madame Miranda Gasisa, 50 ans, présente une lordose marquée.

Laquelle de ces deux personnes est à risque de manifester de l'insuffisance respiratoire ?

50

Les soins et traitements infirmiers ainsi que la pharmacothérapie relative au choc septique sont traités dans le chapitre 50, *Interventions cliniques – État de choc, syndrome de réaction inflammatoire systémique et syndrome de défaillance multiorganique*.

fatigue musculaire respiratoire rapide, une acidose et une insuffisance respiratoire. Un changement plus graduel de la PaO_2 et de la $PaCO_2$ est mieux toléré parce qu'une compensation peut se produire. C'est le cas du client souffrant d'une MPOC qui subit une augmentation graduelle de la $PaCO_2$ sur plusieurs jours après le début d'une infection respiratoire. Puisque le changement s'étend sur plusieurs jours, une compensation par le système rénal a le temps de se produire (p. ex., la rétention du bicarbonate), ce qui réduit la variation du pH artériel. Dans ce cas, le client présentera une acidose respiratoire compensée (Markou *et al.*, 2004; Minaoui & Byrd, 2009).

Les manifestations de l'insuffisance respiratoire dépendent de l'étendue du changement de la PaO_2 ou de la $PaCO_2$, de la rapidité du changement (aigu ou chronique) et de la capacité de l'organisme de compenser ce changement. L'insuffisance respiratoire survient quand les mécanismes compensatoires du client échouent. Puisque les manifestations cliniques sont variables, il est important de surveiller la gazométrie du sang artériel ou la saturométrie. Cette surveillance et l'interprétation des résultats obtenus s'inscrivent dans la démarche d'examen clinique du client. Le signe précoce d'une insuffisance respiratoire est souvent un changement de l'état mental du client. Il se produit généralement avant la variation de la GAS parce que l'encéphale est très sensible aux variations de l'oxygénation, des concentrations de gaz carbonique artériel et de l'équilibre acidobasique. La nervosité, la confusion, l'agitation et un comportement combatif peuvent indiquer un apport inadéquat d'oxygène à l'encéphale et doivent faire l'objet d'un examen approfondi. La cyanose n'est pas un indicateur fiable d'hypoxémie. Elle est un signe tardif d'insuffisance respiratoire, car elle apparaît quand l'hypoxémie est sévère (PaO_2 inférieure ou égale à 45 mm Hg).

L'infirmière peut observer des manifestations d'insuffisance respiratoire spécifiques (provenant de l'appareil respiratoire) ou non spécifiques (provenant d'autres systèmes ou appareils de l'organisme) **TABLEAU 51.3**. Elle doit comprendre l'importance de ces manifestations pour pouvoir détecter le début d'une insuffisance respiratoire et évaluer l'efficacité du traitement.

La **tachycardie**, la **tachypnée** et l'hypertension légère peuvent être des signes précoces d'une insuffisance respiratoire consécutive à un stress physiologique et à des concentrations élevées de catécholamines. De tels changements peuvent indiquer que le cœur et les poumons tentent de compenser l'apport réduit en oxygène. Une céphalée matinale intense peut indiquer une hypercapnie nocturne. L'hypercapnie cause la vasodilatation, une augmentation de la circulation sanguine cérébrale et une légère augmentation de la pression intracrânienne qui provoque la céphalée. La nuit, la fréquence respiratoire est plus lente et l'amplitude pulmonaire est diminuée. Ainsi les poumons du client à risque d'insuffisance respiratoire peuvent éliminer moins de gaz carbonique (Ozsancak, D'Ambrosio, & Hill, 2008).

TABLEAU 51.3	Manifestations cliniques de l'hypoxémie et de l'hypercapnie[a]	
SPÉCIFIQUES	**NON SPÉCIFIQUES**	
Hypoxémie		
Respiratoires : • Dyspnée • Tachypnée • Expiration prolongée (ratio inspiration-expiration [I:E] = 1:3, 1:4) • Battement des ailes du nez • Tirage des muscles intercostaux • Utilisation des muscles accessoires de la respiration • ↓ SpO_2 (< 80 %) • Mouvement paradoxal du thorax ou de la paroi abdominale pendant le cycle respiratoire (tardif) • Cyanose (tardive)	Cérébrales : • Agitation • Désorientation • Nervosité, comportement combatif • Délire • Confusion • ↓ niveau de conscience • Coma (tardif) Cardiaques : • Tachycardie • Hypertension • Peau moite et froide, diaphorèse abondante • Arythmies (tardives) • Hypotension (tardive) Autres : • Fatigue • Incapacité de formuler des phrases complètes sans faire de pause pour respirer	
Hypercapnie		
Respiratoires : • Dyspnée • ↓ fréquence respiratoire ou ↑ fréquence avec respirations superficielles • ↓ volume courant • ↓ ventilation minute	Cérébrales : • Céphalée matinale (syndrome d'apnée du sommeil) • Désorientation • Somnolence progressive • Pression intracrânienne élevée (si mesurée) • Coma (tardif) Cardiaques : • Arythmies • Hypertension • Tachycardie • Pouls bondissant Neuromusculaires : • Faiblesse musculaire • ↓ réflexe tendineux (profond) • Tremblements, convulsions (tardifs) Autres : • Respiration avec les lèvres pincées • Position du tripode	

[a] Cette liste n'est pas exhaustive.

Conséquences de l'hypoxémie et de l'hypoxie

L'hypoxémie se produit quand la quantité d'oxygène dans le sang artériel est inférieure à la normale (la PaO_2 normale se situe entre 80 et 100 mm Hg). L'**hypoxie** se produit quand la PaO_2 diminue suffisamment pour provoquer des signes et des symptômes d'une oxygénation insuffisante **TABLEAU 51.3**. L'hypoxémie peut causer l'hypoxie si elle n'est pas corrigée. En cas d'hypoxémie et d'hypoxie grave, les cellules passent d'un métabolisme aérobique à un métabolisme anaérobique. Ce dernier utilise plus de carburant, produit moins d'énergie et est moins efficace que le métabolisme aérobique. Le déchet du métabolisme anaérobique, l'acide lactique, est plus difficile à éliminer de l'organisme que le gaz carbonique, car il doit être neutralisé avec du bicarbonate de sodium. Quand l'organisme n'a pas suffisamment de bicarbonate pour neutraliser l'acide lactique, une acidose métabolique, un dysfonctionnement tissulaire ou cellulaire et la mort cellulaire peuvent survenir.

L'hypoxie et l'acidose métabolique ont des effets secondaires sur les organes vitaux, notamment sur le cœur et le SNC. Le cœur essaie de compenser la concentration réduite du sang en oxygène en augmentant la fréquence et le débit cardiaques. La libération de catécholamines due à la réaction de stress physiologique peut aussi provoquer une hyperdynamie cardiovasculaire. À mesure que la PaO_2 diminue et que l'acidose augmente, le myocarde devient dysfonctionnel et le débit cardiaque peut diminuer. De plus, de l'angine et des arythmies peuvent survenir. Tous ces effets secondaires entraînent une diminution supplémentaire de l'apport d'oxygène.

Une hypoxie grave et prolongée peut aussi causer des lésions cérébrales permanentes. La fonction rénale peut être affectée, ce qui provoque une rétention sodique, de l'œdème, une nécrose tubulaire aiguë et de l'urémie. La vasoconstriction systémique provoque une diminution de la perfusion rénale, de la pression intraglomérulaire et, subséquemment, la filtration glomérulaire. Cette baisse soudaine de la pression artérielle, jumelée à l'apparition d'une insuffisance rénale aiguë (IRA), aura pour effet d'activer la cascade rénine-angiotensine-I et la rétention sodique, pouvant entraîner un déséquilibre dans la volémie du client et, ultérieurement, une congestion pulmonaire (Kazory & Ducloux, 2009). Enfin, sur le plan gastro-intestinal, la baisse de perfusion aura comme conséquences d'augmenter l'ischémie cellulaire et la perméabilité de la paroi intestinale, ce qui pourra entraîner une **translocation bactérienne**, c'est-à-dire la migration de bactéries des intestins vers la circulation sanguine.

Manifestations cliniques spécifiques

Le client souffrant d'une insuffisance respiratoire peut avoir une respiration rapide et superficielle, ou plus lente que la normale. Ces deux changements le prédisposent à une élimination insuffisante de gaz carbonique. Le client peut accroître sa fréquence respiratoire pour tenter d'éliminer le gaz carbonique accumulé, ce qui nécessite un effort considérable et cause une fatigue musculaire respiratoire. La respiration ralentie du client souffrant de détresse respiratoire aiguë, par exemple d'asthme aigu, indique une fatigue extrême des muscles respiratoires et une probabilité accrue d'arrêt respiratoire (Benner, 2009; Canaday & Collins, 2009; Harman, 2009; Wedzicha & Seemunga, 2007).

La position qu'adopte le client est un indice de l'effort associé à la respiration. En présence d'une détresse légère, il est possible que le client soit capable de s'allonger. En détresse modérée, le client peut être capable de s'allonger, mais préfèrera rester assis, tandis qu'en détresse grave, le client aura de la difficulté à respirer s'il n'est pas assis bien droit. La position assise avec les bras appuyés sur la table est courante chez le client souffrant de **dyspnée**. Cette position, appelée également position du tripode, aide à réduire l'effort respiratoire parce que l'appui des bras augmente le diamètre antéropostérieur de la poitrine et modifie la pression exercée sur le thorax (Canaday & Collins, 2009). Le client peut aussi respirer avec les lèvres pincées. Cette technique laisse davantage de temps pour l'expiration et empêche l'affaissement des petites bronchioles, ce qui facilite le mouvement de l'air et entraîne une augmentation de la PaO_2 et une diminution de la $PaCO_2$. Un autre paramètre d'évaluation est le nombre d'oreillers nécessaires au client pour bien respirer en position couchée. En effet, le client souffrant d'**orthopnée** (gêne respiratoire obligeant le client à éviter la position couchée) peut avoir besoin d'un, de deux, de trois ou de quatre oreillers afin de faciliter sa respiration lorsqu'il adopte cette position; la quantité d'oreillers nécessaires indique alors l'importance de l'atteinte pulmonaire.

La personne qui souffre de dyspnée a de la difficulté à respirer et peut être incapable de prononcer plus de quelques mots à la fois entre ses respirations. La capacité de communiquer verbalement permet d'évaluer la gravité de la dyspnée. En l'absence de détresse ou en détresse légère, le client peut formuler des phrases; en détresse modérée, il peut formuler des parties de phrases; en détresse grave, il prononce seulement des mots. Le nombre de mots est aussi un indice de son état (p. ex., combien de mots

---

Dyspnée: Difficulté à respirer, s'accompagnant d'une sensation de gêne ou d'oppression; essoufflement.

---

peut-il prononcer sans prendre de pause pour respirer?). Le client peut avoir une dyspnée à deux ou trois mots, c'est-à-dire qu'il peut prononcer seulement deux ou trois mots avant de devoir s'arrêter pour respirer. Un changement dans l'apparition de la fatigue peut aussi être observé pendant la marche. À cet effet, la distance que le client peut franchir sans s'arrêter pour se reposer peut être évaluée.

De plus, un changement du rapport inspiration-expiration (rapport I:E) peut survenir. Normalement, le rapport I:E est de 1:2, ce qui signifie que l'expiration est deux fois plus longue que l'inspiration. Le client en détresse respiratoire peut avoir un rapport de 1:3 ou de 1:4. Ce changement indique que le passage de l'air est obstrué et que les poumons se vident moins rapidement.

L'infirmière peut observer un tirage (mouvement vers l'intérieur) intercostal ou supraclaviculaire et l'utilisation des muscles accessoires (p. ex., le sterno-cléido-mastoïdien) pendant l'inspiration ou l'expiration. L'utilisation des muscles accessoires indique une détresse modérée. En revanche, la **respiration paradoxale** indique une détresse grave. Normalement, le thorax et l'abdomen se soulèvent à l'inspiration et s'abaissent à l'expiration. Pendant la respiration paradoxale, ils ont un mouvement opposé, c'est-à-dire que le thorax peut, par exemple, s'abaisser, alors que l'abdomen se soulève durant l'inspiration. La respiration paradoxale résulte de l'utilisation maximale des muscles accessoires de la respiration. L'effort nécessaire à la respiration peut aussi provoquer une diaphorèse (Benner, 2009 ; Kaynar, 2009 ; Markou *et al.*, 2004 ; Sims, 2007). L'infirmière doit ausculter le client pour évaluer ses bruits respiratoires de base ainsi que tout changement de ceux-ci. Elle doit observer et consigner la présence et la source de tout bruit respiratoire anormal ⬤. Des crépitants (généralement entendus à l'inspiration) peuvent indiquer un œdème pulmonaire. Des ronchi (généralement entendus à l'expiration) peuvent indiquer une MPOC. L'absence de murmures vésiculaires ou des murmures vésiculaires diminués peut indiquer une atélectasie, une effusion pleurale ou un effort inspiratoire déficient, et de l'hypoventilation. La présence de bruits respiratoires bronchiques en périphérie des poumons indique souvent la consolidation pulmonaire due à une pneumonie. Dans ce dernier cas, l'infirmière peut entendre un frottement de la plèvre au moment de la respiration, appelé frottement pleural.

Chez un client souffrant d'une MPOC, l'infirmière pourra noter dans son évaluation initiale (données de base du client) une PaO$_2$ faible ou une PaCO$_2$ élevée et des crépitants à l'auscultation. Il est particulièrement important de surveiller les signes spécifiques et non spécifiques d'insuffisance respiratoire du client souffrant de MPOC puisqu'un léger changement peut causer une importante

décompensation **TABLEAU 51.3**. L'infirmière doit demeurer alerte et signaler à l'équipe médicale toute modification de l'état mental, notamment une agitation, un comportement combatif, une confusion et une diminution de l'état de conscience. Ces signes peuvent indiquer le début d'une détérioration rapide de l'état clinique et le besoin d'une ventilation mécanique (Kaynar, 2009 ; Markou *et al.*, 2004 ; Minaoui & Byrd, 2009 ; Sims, 2007).

51.1.3 Examen clinique et examens paracliniques

Après l'examen physique, les examens paracliniques les plus utilisés pour évaluer l'insuffisance respiratoire sont la radiographie pulmonaire et la gazométrie du sang artériel. Une radiographie pulmonaire aide à déterminer les causes possibles d'insuffisance respiratoire (p. ex., l'atélectasie, la pneumonie). La GAS permet de déterminer le pH, la PaCO$_2$, la PaO$_2$ et la concentration des bicarbonates. Dans le cas d'une insuffisance respiratoire, la GAS est nécessaire pour évaluer l'oxygénation (PaO$_2$) et la ventilation (PaCO$_2$) ainsi que l'équilibre acidobasique. La saturométrie permet de surveiller l'oxygénation, mais elle fournit peu d'informations sur la ventilation pulmonaire. Un cathéter périphérique peut être inséré dans une artère (canule artérielle) afin de prélever du sang pour la mesure de la GAS et de surveiller la pression artérielle (Benner, 2009 ; Canaday & Collins, 2009 ; Harman, 2009).

Les autres examens paracliniques possibles sont la formule sanguine complète (FSC), la mesure des électrolytes sériques, l'analyse d'urine et l'électrocardiogramme (ECG). Des cultures de sang et d'expectorations sont obtenues, au besoin, pour déterminer les sources d'infection possibles. Si une embolie pulmonaire est soupçonnée, une scintigraphie pulmonaire ventilation/perfusion ou une tomodensitométrie peuvent être effectuées (Benner, 2009 ; Canaday & Collins, 2009 ; Harman, 2009 ; Kaynar, 2009 ; Sims, 2007 ; Sutherland, 2007). Dans le cas d'une insuffisance respiratoire grave qui nécessite une intubation endotrachéale, une surveillance continue du CO$_2$ expiré (ETCO$_2$) à l'aide d'un capnographe est une pratique fortement recommandée pour évaluer le bon positionnement du tube dans la trachée tout de suite après l'intubation (Field, 2006) ▶ 49. L'ETCO$_2$ est généralement utilisée pendant la ventilation mécanique pour évaluer l'état de la ventilation pulmonaire. Des tests de la fonction pulmonaire peuvent être effectués, mais ils sont rarement faits en situation aiguë.

Dans le cas d'une insuffisance respiratoire grave, un cathéter veineux central ou un cathéter « de l'artère pulmonaire (Swan-Ganz) » sont généralement utilisés pour mesurer les paramètres hémodynamiques (p. ex., la pression veineuse centrale [PVC], la pression artérielle pulmonaire [P.A.P.], le débit cardiaque et son index [DC/IC], la pression

RAPPELEZ-VOUS...

Les bruits respiratoires normaux comprennent les bruits trachéaux et bronchovésiculaires, ainsi que les murmures vésiculaires.

Des animations sur les divers types de bruits pulmonaires sont présentées au www.cheneliere.ca/lewis

49

Les interventions cliniques appropriées selon les soins à prodiguer à un client intubé sont décrites dans le chapitre 49, *Interventions cliniques – Soins en phase critique*.

capillaire pulmonaire [*wedge* ou PAPB], la saturation en oxygène du sang veineux central ou mixte [$ScvO_2$ ou la SvO_2]). La $ScvO_2$/SvO_2 permet de déterminer si la perfusion des tissus est adéquate, mais elle sert avant tout à évaluer la réponse du client au traitement. La surveillance de la P.A.P. et de la PAPB permet quant à elle de déterminer si l'accumulation de liquide dans les poumons est due à des troubles cardiaques ou pulmonaires (Abroug *et al.*, 2006 ; Chowdhuri, Crook, Taylor, & Badr, 2007).

Soins et traitements infirmiers

CLIENT SOUFFRANT D'INSUFFISANCE RESPIRATOIRE AIGUË

Puisqu'il existe différentes causes d'insuffisance respiratoire, les soins spécifiques auprès des clients atteints varient. Cette partie traite de l'évaluation générale ainsi que des soins et des traitements en interdisciplinarité des clients souffrant d'insuffisance respiratoire aiguë. Dans les établissements de soins de courte durée, la collaboration entre le personnel infirmier et les autres membres de l'équipe de soins (p. ex., les inhalothérapeutes) est essentielle.

Collecte des données

L'**ENCADRÉ 51.1** présente les données subjectives et objectives qu'il faut recueillir auprès du client souffrant d'une insuffisance respiratoire aiguë.

Collecte des données

ENCADRÉ 51.1   Insuffisance respiratoire aiguë

Données subjectives

- Renseignements importants concernant la santé :
  - Antécédents de santé : maladie pulmonaire chronique, expositions professionnelles possibles à des toxines pulmonaires, tabagisme (paquets, années) ; consommation d'alcool ; hospitalisation antérieure due à une maladie pulmonaire ou à un trauma thoracique ou médullaire ; obésité morbide ; altération de l'état de conscience ; âge (physiologique et chronologique)
  - Médicaments : utilisation d'oxygène ; inhalateurs (bronchodilatateurs) ; nébulisateur à domicile ; médicaments en vente libre ; thérapie immunosuppressive (corticostéroïdes) ; dépresseurs du SNC
  - Interventions chirurgicales ou autres : intubation et ventilation mécanique antérieures ; chirurgie thoracique ou abdominale récente
- Modes fonctionnels de santé :
  - Perception et gestion de la santé : exercice ; soins personnels ; immunisations (grippe, pneumonie, hépatite)
  - Nutrition et métabolisme : habitudes alimentaires ; ballonnement ; indigestion ; perte ou gain de poids ; changement d'appétit ; prise de suppléments de vitamines ou de plantes
  - Activité et exercice : fatigue ; étourdissement ; dyspnée au repos ou pendant l'activité ; respiration sifflante ; toux (productive ou non productive) ; expectorations (volume, couleur, viscosité) ; palpitations ; œdème des extrémités ; changement de la tolérance à l'exercice
  - Sommeil et repos : changements des habitudes de sommeil ; utilisation de ventilation spontanée en pression positive continue (CPAP)
  - Cognition et perception : céphalées ; douleur ou oppression thoracique ; douleur chronique
  - Adaptation et tolérance au stress : anxiété, dépression, désespoir

Données objectives

- Observations générales : nervosité, agitation
- Système tégumentaire : peau pâle, froide et moite, ou chaude et rouge ; cyanose périphérique et centrale ; œdème périphérique déclive
- Système respiratoire : respiration superficielle et fréquence respiratoire accrue diminuant progressivement ; utilisation des muscles accessoires avec tirage ; rapport I:E perturbé ; mouvement accru du diaphragme ou expansion thoracique asymétrique ; mouvement paradoxal des parois thoracique et abdominale ; vibrations vocales, crépitements ou trachée déviée à la palpation ; murmures vésiculaires absents, réduits ou bruits surajoutés ; bruits bronchiques ou bronchovésiculaires à des endroits où il n'y en a normalement pas ; stridor ; frottement pleural
- Système cardiovasculaire : signes vitaux ; tachycardie évoluant en bradycardie, arythmie et bruits cardiaques supplémentaires (B3, B4) ; pouls bondissant ; hypertension évoluant en hypotension ; pouls paradoxal ; distension de la veine jugulaire ; œdème des membres inférieurs
- Système gastro-intestinal : distension abdominale ; ascites ; sensibilité épigastrique ; réflexe hépatojugulaire
- Système nerveux : somnolence, confusion, trouble de l'élocution, nervosité, délire, agitation, tremblements, convulsions, coma, astérixis, réflexe tendineux réduit ; œdème papillaire
- Résultats possibles aux examens paracliniques : ↓/↑ pH, ↑/↓ $PaCO_2$, ↑/↓ bicarbonates, ↓ PaO_2, ↓ SaO_2, ↓ débit expiratoire de pointe (DEP), ↓ volume courant, ↓ capacité vitale forcée, ↓ ventilation minute, ↓ force inspiratoire négative ; anomalies des électrolytes sériques, de l'hémoglobine, de l'hématocrite et de la formule leucocytaire (leucocytose) ; résultats anormaux à la radiographie pulmonaire ; anomalies de la pression veineuse centrale, de la PAPB et de la pression de l'artère pulmonaire obstruée

Analyse et interprétation des données

L'analyse et l'interprétation des données pour le client souffrant d'une insuffisance respiratoire aiguë comprennent notamment :

- un échange gazeux déficient lié à l'hypoventilation alvéolaire, à un shunt intrapulmonaire, à une perturbation du rapport VA/QC et à une diffusion déficiente des gaz ;
- une protection inadéquate des voies respiratoires liée à des sécrétions excessives et à la présence d'un dispositif dans les voies respiratoires ;
- une respiration inefficace liée à une contrainte neuromusculaire, à la douleur, à l'anxiété, à une altération de l'état de conscience, à une fatigue musculaire respiratoire et à un bronchospasme ;
- un risque de déséquilibre de la volémie lié à la rétention de sodium et d'eau.

Planification des soins et établissement des priorités

Les objectifs généraux pour le client qui souffre d'insuffisance respiratoire aiguë sont :

- de constater une absence de dyspnée ou un type de respiration correspondant à celui de l'état clinique de base du client ;
- d'entendre des bruits respiratoires normaux ou correspondants à l'état clinique de base du client ;
- d'obtenir des valeurs de GAS normales ou correspondant aux valeurs initiales du client ;
- d'obtenir une toux et une élimination efficaces des sécrétions.

Prévention

Le plan de soins et de traitements infirmiers (PSTI) de tout client présentant un risque d'insuffisance respiratoire doit comprendre la prévention et la détection précoce de la détresse respiratoire 🖱. La prévention comprend la collecte des données détaillées des antécédents médicaux et un examen physique approfondi afin de déterminer si le client présente un risque d'insuffisance respiratoire et, par conséquent, les interventions infirmières appropriées. Dans le cas d'un client présentant un risque d'insuffisance respiratoire, l'infirmière doit, par exemple, faire de l'enseignement sur les exercices de toux, la respiration profonde et la spirométrie, ainsi que sur l'importance de marcher. La prévention de l'atélectasie, de la pneumonie et des complications dues à l'immobilité ainsi qu'une hydratation et une nutrition optimales peuvent réduire le risque de défaillance respiratoire du client en phase aiguë ou critique.

Thérapie respiratoire

Les principaux objectifs de soins infirmiers chez un client souffrant d'une insuffisance respiratoire aiguë comprennent le maintien d'une oxygénation et d'une ventilation adéquates. Les interventions incluent l'oxygénothérapie, l'élimination des sécrétions et une ventilation en pression positive (VPP) **ENCADRÉ 51.2**.

Oxygénothérapie

Le principal objectif de l'oxygénothérapie est de corriger l'hypoxémie. Si celle-ci découle d'une perturbation du rapport VA/QC, l'administration d'oxygène d'appoint à un taux de 1 à 3 L/min avec une canule nasale ou l'administration d'oxygène à une concentration de 24 à 32 % avec un masque facial, ou jusqu'à 50 % avec un masque Venturi, devrait améliorer la PaO$_2$ et la SaO$_2$ (Canaday

& Collins, 2009 ; Markou *et al.*, 2004 ; Sims, 2007). L'hypoxémie résultant d'un shunt intrapulmonaire réagit peu à des concentrations élevées d'oxygène puisque le sang n'entre pas en contact avec les unités d'échanges gazeux. Par conséquent, le client aura généralement besoin d'une ventilation en pression positive (VPP) puisque celle-ci l'aidera à ouvrir les voies respiratoires affaissées (atélectasie) et à réduire le shunt. De plus, la VPP garantira l'oxygène et l'humidité nécessaires tout en diminuant l'effort respiratoire et la fatigue musculaire. La VPP est administrée par l'intermédiaire d'un tube endotrachéal (le plus souvent) ou de façon non invasive avec un masque bien étanche (BiPAP) (Celli, 2008 ; Girard & Bernard, 2007 ; Sims, 2007).

L'insuffisance respiratoire aiguë peut être une condition très difficile à supporter pour un client, surtout s'il doit tolérer un dispositif d'administration d'oxygène tel un masque facial. Ce dispositif peut créer un sentiment de claustrophobie, provoquer de l'anxiété et, conséquemment, augmenter la dyspnée. Un accroissement de la consommation d'oxygène et la production de gaz carbonique pourront alors inciter le client à retirer le masque. Par ailleurs, le dispositif choisi doit permettre de maintenir une PaO$_2$ égale ou supérieure à 55 ou 60 mm Hg et une SpO$_2$ égale ou supérieure à 90 % à la plus faible concentration d'oxygène possible.

RAPPELEZ-VOUS...

L'oxygène est un gaz hautement combustible. Des mesures de sécurité doivent être observées pour éviter qu'un incendie se déclare.

Le plan de soins et de traitements infirmiers pour le client souffrant d'une insuffisance respiratoire aiguë est présenté dans le PSTI 51.1W au www.chenelière.ca/lewis.

51

Processus diagnostique et thérapeutique

ENCADRÉ 51.2   Insuffisance respiratoire aiguë

Examens cliniques et paracliniques

- Signes vitaux
- Antécédents médicaux et examen physique
- Gazométrie du sang artériel
- Oxymétrie de pouls
- Radiographie pulmonaire
- Formule sanguine complète
- Électrolytes sériques et analyse d'urine
- Électrocardiogramme
- Hémocultures et culture des expectorations (si indiqué)
- Paramètres hémodynamiques : pression veineuse centrale, pression artérielle pulmonaire, pression artérielle pulmonaire bloquée (PAPO)

Processus thérapeutique

- Traitement respiratoire
  - Oxygénothérapie
  - Élimination des sécrétions
    › Toux efficace
    › Spirométrie
    › Hydratation et humidification
    › Physiothérapie pulmonaire
    › Aspiration des sécrétions dans les voies respiratoires
    › Marche

- Ventilation en pression positive
  › Ventilation en pression positive non invasive
  › Ventilation en pression positive invasive
- Pharmacothérapie
  - Maîtrise du bronchospasme (p. ex., l'albutérol [Ventolin^{MD}])
  - Réduction de l'inflammation des voies respiratoires (p. ex., les corticostéroïdes)
  - Réduction de l'œdème pulmonaire (p. ex., le furosémide [Lasix^{MD}], la morphine)
  - Traitement des infections pulmonaires (p. ex., les antibiotiques)
  - Réduction de l'anxiété, de la douleur et de l'agitation graves (p. ex., le lorazépam [Ativan^{MD}], le fentanyl, la morphine)
- Traitements de soutien
  - Traitement de la cause de l'insuffisance respiratoire
  - Maintien du débit cardiaque
  - Maintien d'une concentration adéquate d'hémoglobine
- Thérapie nutritionnelle
  - Soutien nutritionnel entéral
  - Soutien nutritionnel parentéral

36

Le chapitre 36, *Interventions cliniques – Maladies pulmonaires obstructives*, traite des dispositifs d'administration de l'oxygène.

De fortes concentrations d'oxygène remplaçant l'azote gazeux normalement présent dans les alvéoles, ce qui peut causer de l'atélectasie, particulièrement chez le client intubé. De fait, chez ce client, l'exposition à de l'oxygène d'une concentration égale ou supérieure à 60 % pendant plus de 48 heures pose un risque important d'intoxication à l'oxygène. Les effets d'une exposition prolongée à de fortes concentrations d'oxygène comprennent une perméabilité microvasculaire pulmonaire accrue, une production réduite de surfactant, l'inactivation du surfactant et des changements fibreux dans les alvéoles ▶ **36**.

Des risques supplémentaires associés à l'oxygénothérapie sont spécifiques au client souffrant d'hypercapnie chronique (p. ex., un client atteint de MPOC) (Gold, 2009). L'hypercapnie chronique atténue la réaction des chémorécepteurs du bulbe rachidien aux concentrations élevées de gaz carbonique, lesquels stimulent normalement la respiration. Dans ce cas, c'est l'hypoxie qui stimule la respiration. Chez le client atteint de MPOC, l'infirmière doit donc administrer de l'oxygène avec un dispositif à faible débit tel qu'une canule nasale à un taux de 1 à 2 L/min ou un masque Venturi à une concentration de 24 à 28 %. Elle doit surveiller attentivement le client pour déceler toute altération de son état mental, de sa fréquence respiratoire et de sa GAS, jusqu'à ce que « la PaO$_2$ ait atteint la valeur de base normale du client ». L'administration d'une trop grande quantité d'oxygène au client souffrant de MPOC pourrait mener à un arrêt cardiorespiratoire (Canaday & Collins, 2009 ; Markou *et al.*, 2004 ; Papi *et al.*, 2006 ; Sims, 2007).

Élimination des sécrétions

La présence de sécrétions pulmonaires peut causer ou exacerber l'insuffisance respiratoire aiguë en bloquant l'acheminement d'oxygène dans les alvéoles et le sang des capillaires pulmonaires, et en empêchant l'élimination du gaz carbonique pendant le cycle respiratoire. Les sécrétions peuvent être éliminées par une toux efficace, une hydratation et une humidification adéquates, la physiothérapie respiratoire, une aspiration trachéale et la mobilisation.

| Toux efficace et positionnement | L'infirmière doit encourager le client à dégager ses voies respiratoires obstruées par la présence de sécrétions à l'aide de différentes techniques de toux. Certains clients affectés par une faiblesse neuromusculaire ou par l'épuisement peuvent être incapables de générer suffisamment de pression expiratoire pour tousser efficacement. Une toux assistée à l'aide de poussées abdominales, par exemple, peut être une méthode utile auprès de ce type de clients. Pour réaliser cette technique, l'infirmière doit placer la paume d'une main ou des deux mains sur l'abdomen du client sous l'appendice xiphoïde **FIGURE 51.6**. Lorsque le client termine une inspiration profonde et commence l'expiration, elle doit exercer une forte pression sur l'abdomen afin d'augmenter la pression abdominale et de faciliter la toux. Cette technique augmente le débit expiratoire et facilite la mobilisation et l'élimination des sécrétions.

Il existe d'autres techniques de toux pouvant être utiles pour les clients aux prises avec des problèmes respiratoires. La technique d'expiration forcée ou prolongée consiste à tousser quelques fois pendant la phase expiratoire. Cette technique empêche la fermeture de la glotte pendant la toux et permet au client souffrant de MPOC de générer un débit d'air plus élevé qu'avec une toux normale. Bien qu'elle permette de dégager seulement les voies respiratoires centrales, la technique d'expiration forcée ou prolongée aide aussi à faire remonter les sécrétions.

La toux par étape est une autre technique de toux permettant la mobilisation des sécrétions. Le client doit s'asseoir, inspirer et expirer trois ou quatre fois par la bouche, puis tousser en se penchant vers l'avant et en exerçant une pression sur son diaphragme avec un oreiller. Afin d'améliorer la fonction pulmonaire, l'infirmière devrait aider le client à adopter une position assise. De fait, élever la tête de lit à au moins 45° maximise l'expansion pulmonaire. La position verticale permet un meilleur rapport VA/QC aux bases pulmonaires, des régions souvent affectées par les atteintes aux poumons.

La position latérale est généralement utilisée lorsque le client est atteint d'une maladie touchant un seul poumon. Cette position, appelée position latérale avec le poumon sain vers le bas, améliore également le rapport VA/QC dans le poumon sain. Elle permet une ventilation et un débit de sang optimaux dans les régions déclives des poumons. De plus, elle favorise la mobilisation des sécrétions vers des voies respiratoires de plus gros calibres où elles pourront ultérieurement être expulsées par des efforts de toux ou par aspiration. À titre d'exemple, le client qui présente un risque élevé de pneumonie du côté droit devrait toujours être couché en décubitus latéral gauche afin de maximiser la ventilation et la perfusion dans son poumon sain, et de faciliter l'élimination des sécrétions du poumon affecté (drainage postural). En général, dans tous les cas de risque d'obstruction des voies respiratoires par la langue, l'infirmière devrait positionner les clients en décubitus latéral. Une canule oropharyngée ou nasopharyngée (guédelle ou trompette nasale) devrait être gardée près du lit, en cas de besoin. Dans le cas où le client est incapable de protéger adéquatement ses voies respiratoires et de ventiler ses poumons, il est indiqué de procéder à une intubation endotrachéale et à une ventilation en pression positive.

| Hydratation et humidification | Les sécrétions épaisses et visqueuses sont difficiles à expulser. Une ingestion adéquate de liquide (de 2 à 3 L/j) rend les sécrétions moins épaisses et facilite

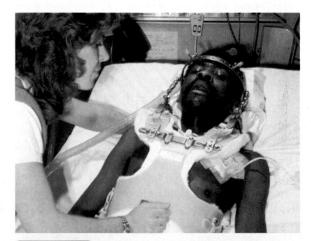

FIGURE 51.6

L'infirmière aide le client à produire une toux assistée (poussée abdominale) en plaçant la paume d'une main sur les muscles abdominaux, sous l'appendice xiphoïde. À la fin d'une inspiration profonde et au début d'une expiration, elle exerce une forte pression avec la main, ce qui augmente la pression abdominale et provoque une toux énergique.

leur évacuation. Lorsque le client est incapable d'ingérer suffisamment de liquide par voie orale, il sera nécessaire de lui fournir une hydratation par voie intraveineuse. L'infirmière doit procéder à une évaluation détaillée de son état cardiovasculaire et rénal afin de déterminer sa tolérance à l'administration de liquide intraveineux et ainsi éviter l'insuffisance cardiaque et l'œdème pulmonaire. Elle doit évaluer les signes de surcharge liquidienne en effectuant un examen clinique (p. ex., des crépitants et une dyspnée) et une surveillance invasive (p. ex., une augmentation de la pression veineuse centrale) à intervalles réguliers.

Il existe certains dispositifs d'humidification ayant pour objectif de garder les sécrétions claires et liquides et pouvant être utilisés comme traitement complémentaire. Par exemple, une solution de salin physiologique stérile peut être administrée avec un nébuliseur. De l'oxygène administré avec un masque aérosol conjugué à de l'humidité permet aussi de faciliter l'évacuation des sécrétions. Toutefois, le traitement aérosol élève le risque de provoquer un bronchospasme et une toux intense, et causer ainsi une diminution de la PaO_2. Il est essentiel d'évaluer fréquemment la tolérance du client au traitement. Des agents mucolytiques, tels que de l'acétylcystéine nébulisée (Mucomyst[MD]) mélangée à un bronchodilatateur, sont aussi utilisés. L'infirmière devrait rester attentive aux effets secondaires associés à ces médicaments puisqu'il est possible que le client manifeste un érythème des voies respiratoires ou bien un bronchospasme à la suite de leur administration. C'est pourquoi ils sont utilisés seulement dans certaines situations (p. ex., pour évacuer les sécrétions épaisses et abondantes d'une personne atteinte de fibrose kystique).

| Physiothérapie respiratoire | La physiothérapie respiratoire est indiquée pour les clients qui produisent beaucoup de sécrétions, qui sont à risque ou qui présentent des signes d'atélectasie grave ainsi que des infiltrats pulmonaires. Le drainage postural, la percussion et la vibration des parties affectées du poumon aident à mobiliser les sécrétions vers les plus grandes voies respiratoires où elles sont expulsées par la toux ou par aspiration. À l'instar de la ventilation, l'oxygénation est grandement influencée par la position du client. Il est possible que le client ne tolère pas le décubitus latéral ou la tête à plat en raison de la dyspnée ou de l'hypoxémie sévère causées par une perturbation du rapport VA/QC.

| Aspiration des sécrétions dans les voies respiratoires | Lorsque le client est incapable d'évacuer ses sécrétions, il est recommandé d'effectuer une aspiration nasopharyngée, oropharyngée ou nasotrachéale (aspiration à l'aveugle sans tube endotrachéal) ▶ MS 2.2 . L'aspiration grâce à un dispositif aérien artificiel (p. ex., un tube endotrachéal) est aussi effectuée, au besoin ▶ 34 . Lorsque le client a de la difficulté à évacuer ses sécrétions et que l'aspiration à l'aveugle est difficile ou inefficace, ou lorsque l'intubation du client est impraticable, une **cricothyrotomie** doit être considérée comme plan de rechange pour ouvrir les voies respiratoires. La cricothyrotomie consiste à insérer une canule en plastique de 4 mm sans ballonnet à travers la membrane cricothyroïdienne. Cette canule permet avant tout d'ouvrir les voies respiratoires, mais elle permet également l'instillation d'une solution physiologique normale stérile dans le but de provoquer une toux et d'aspirer les sécrétions. L'instillation de solution de salin physiologique est contre-indiquée chez le client qui n'a pas de réflexe pharyngé, qui a des antécédents d'aspiration involontaire ou qui a besoin de ventilation. Il faut toujours effectuer prudemment l'aspi-

ration des sécrétions et surveiller attentivement le client pour déceler toute complication (p. ex., une hypoxie, une augmentation de la pression intracrânienne, des arythmies).

Ventilation en pression positive

L'aide ventilatoire devient nécessaire et incontournable lorsque les mesures intensives n'améliorent pas l'oxygénation et la ventilation, et que des signes d'insuffisance respiratoire aiguë persistent. Une VPP devient alors le traitement de choix et peut être offerte de façon non invasive avec un masque nasal ou facial, ou bien de façon invasive à l'aide d'une intubation endotrachéale ou nasotrachéale (Girard & Bernard, 2007 ; Ozsancak et al., 2008).

La ventilation en pression positive non invasive (VPPNI) est utilisée dans le traitement de l'insuffisance respiratoire aiguë ou chronique. Un masque est placé hermétiquement sur le nez ou sur le nez et la bouche du client, et celui-ci respire spontanément alors qu'une pression positive est administrée. Ce type de ventilation permet de réduire l'effort respiratoire sans nécessiter de tube endotrachéal. La ventilation spontanée en pression positive à deux niveaux (BiPAP) est une forme de VPPNI dans laquelle différents niveaux de pression positive sont utilisés pour l'inspiration et l'expiration **FIGURE 51.7** La ventilation spontanée en pression positive continue (CPAP) est une autre forme de VPPNI qui permet l'administration d'une pression positive constante aux voies respiratoires pendant l'inspiration et l'expiration (Garpestad, Brennan, & Hill, 2007 ; Hill, Brennan, Garpestad, & Nava, 2007 ; Lollouche, 2007 ; Majid & Hill, 2005 ; Ozsancak et al., 2008).

La VPPNI est particulièrement utile dans le traitement de l'insuffisance respiratoire chronique d'un client souffrant d'une maladie neuromusculaire ou affectant la paroi thoracique **TABLEAU 51.1**. De plus, ce type de ventilation peut être utilisé auprès de clients souffrant d'insuffisance respiratoire hypoxémique (p. ex., un syndrome de détresse respiratoire aiguë ou un œdème aigu du

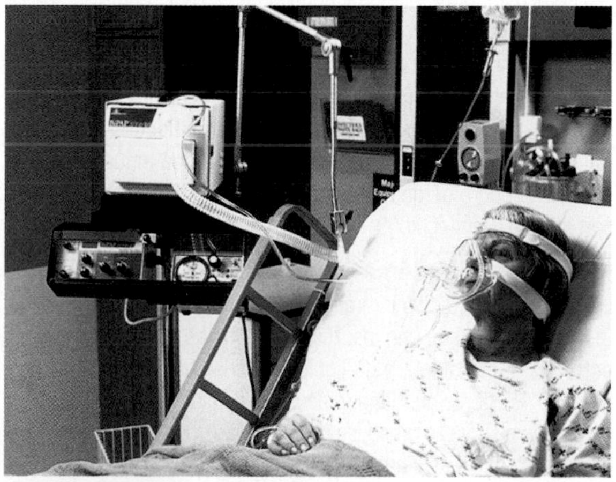

FIGURE 51.7

Une cliente sous ventilation à deux niveaux de pression positive non invasive (BiPAP). Un masque est placé sur le nez ou sur le nez et la bouche. La pression positive générée par le ventilateur aide la cliente à respirer, ce qui diminue son effort respiratoire.

Jugement clinique

La radiographie pulmonaire de madame Elisa Beckelynck, 60 ans, montre une zone de consolidation bilatérale des sécrétions aux lobes supérieurs antérieurs.

Dans quelle position la cliente devrait-elle être placée pour favoriser la mobilisation des sécrétions de ces régions pulmonaires ?

51

RAPPELEZ-VOUS...

Par des techniques de positionnement, le drainage postural permet d'expulser les sécrétions de segments particuliers des poumons et des bronches.

MS 2.2 | Vidéo

Méthodes liées à la fonction respiratoire – *Aspiration des sécrétions par la canule trachéale.*

34

Les étapes à suivre pour les soins liés à l'aspiration des sécrétions des voies respiratoires sont décrites dans le chapitre 34, *Interventions cliniques – Troubles des voies respiratoires supérieures.*

poumon), lorsque l'intubation endotrachéale serait à éviter ou lorsque celle-ci n'est pas une option (p. ex., une MPOC en phase palliative). Les risques associés à l'instauration d'une ventilation en pression positive invasive (VPPI) devraient toujours être discutés, et la décision d'introduire une telle stratégie de ventilation devrait se prendre en fonction du potentiel de réversibilité de l'insuffisance respiratoire et des souhaits du client (Curtis *et al.*, 2007 ; Gold, 2009 ; Lunghar & D'Ambrosio, 2007). La VPPNI est contre-indiquée chez le client qui ne respire pas et qui présente des sécrétions excessives, une altération importante de l'état de conscience, des besoins élevés en oxygène, un trauma facial ou une instabilité hémodynamique.

Pharmacothérapie

Les objectifs de la pharmacothérapie chez le client souffrant d'une insuffisance respiratoire aiguë sont :

* la maîtrise du bronchospasme ;
* la réduction de l'inflammation des voies respiratoires ;
* la maîtrise de l'œdème pulmonaire ;
* le traitement des infections pulmonaires ;
* la réduction de l'anxiété grave et de la nervosité.

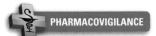

Maîtrise du bronchospasme

La maîtrise du bronchospasme augmente la ventilation alvéolaire. Les bronchodilatateurs à action rapide, tels que le métaprotérénol (Atrovent[MD]) et l'albutérol (Ventolin[MD]), font régresser le bronchospasme. Ces médicaments doivent être administrés avec un nébulisateur portatif ou un inhalateur doseur (pompe) muni d'un dispositif d'espacement (aérochambre). En présence d'un bronchospasme aigu, l'infirmière peut administrer ces bronchodilatateurs à des intervalles de 15 à 30 minutes, jusqu'à l'obtention de l'effet désiré. Par contre, les effets bronchodilatateurs de ces médicaments peuvent parfois aggraver l'hypoxémie artérielle en redistribuant le gaz inspiré dans les régions de perfusion réduite. L'administration du bronchodilatateur avec un mélange de gaz enrichi d'oxygène réduit généralement cet effet (Benner, 2009 ; Canaday & Collins, 2009).

Réduction de l'inflammation des voies respiratoires

Les corticostéroïdes (p. ex., la méthylprednisolone [Solu-Medrol[MD]]) en concomitance avec les agents bronchodilatateurs représentent le traitement de choix en présence de bronchospasme et d'inflammation. Les corticostéroïdes administrés par voie intraveineuse ont un effet immédiat. Les corticostéroïdes en inhalation ne sont pas utilisés pour traiter une insuffisance respiratoire aiguë puisqu'ils peuvent prendre de quatre à cinq jours avant qu'un effet optimal soit obtenu (Benner, 2009 ; Canaday & Collins, 2009).

Maîtrise de l'œdème pulmonaire

Les lésions directes ou indirectes à la membrane alvéolocapillaire (p. ex., un SDRA) ou une insuffisance d'origine cardiaque peuvent entraîner l'accumulation de liquide dans l'espace interstitiel pulmonaire. L'œdème pulmonaire peut, par conséquent, être d'origine cardiaque ou non. La présence de liquide dans le poumon provoque une hypoxémie. Les diurétiques intraveineux (p. ex., le furosémide [Lasix[MD]]) ainsi que la morphine et la nitroglycérine (p. ex., Tridil[MD]) sont utilisés pour réduire l'œdème pulmonaire causé par une insuffisance cardiaque. En présence de fibrillation auriculaire (FA), les inhibiteurs calciques (p. ex., le diltiazem) et les bêtabloquants (p. ex., le métoprolol) sont utilisés pour réduire la fréquence cardiaque et améliorer le débit cardiaque, prévenant ainsi l'accumulation de sang dans le cœur et les capillaires pulmonaires **42**.

Traitement des infections pulmonaires

Les infections pulmonaires (p. ex., la pneumonie, la bronchite aiguë) entraînent dans la majorité des cas une production excessive de mucus, de la fièvre, une consommation accrue d'oxygène ainsi que l'inflammation, le remplissage par du liquide ou l'affaissement des alvéoles. Les échanges gazeux ne peuvent se faire lorsque les alvéoles sont remplies de liquide ou affaissées. En outre, les infections pulmonaires peuvent provoquer ou aggraver une insuffisance respiratoire aiguë. Des antibiotiques intraveineux, tels que la clary-thromycine (Biaxin[MD]) ou la ceftriaxone (Rocephin[MD]), sont souvent administrés en première ligne afin d'inhiber la croissance bactérienne. Des radiographies pulmonaires aident à déterminer le site et l'étendue d'une infection présumée. Les cultures d'expectorations, quant à elles, aident à déceler les organismes responsables et à déterminer leur sensibilité aux médicaments antimicrobiens (Stolz *et al.*, 2007).

Réduction de l'anxiété, de la douleur et de l'agitation sévères

L'hypoxie cérébrale provoque souvent de l'anxiété, de la nervosité et de l'agitation. De plus, l'anxiété peut être aggravée par la peur associée à l'incapacité de respirer et au sentiment de perte de contrôle. L'anxiété, la douleur et l'agitation augmentent la consommation d'oxygène, ce qui risque d'aggraver un état d'hypoxémie. De plus, ces conditions cliniques peuvent aussi accroître la production de CO_2, affecter la ventilation pulmonaire et, par conséquent, augmenter la morbidité. L'infirmière dispose de plusieurs stratégies pour aider le client à réduire son anxiété et sa douleur.

La sédation et l'analgésie avec des médicaments tels que le propofol (Diprivan[MD]) (utilisé pour le client sous ventilation mécanique), les benzodiazépines (p. ex., le lorazépam [Ativan[MD]], le midazolam [Midazolam[MD]]) et les opioïdes (p. ex., la morphine, le fentanyl) permettent de réduire l'anxiété, l'agitation et la douleur. Une agitation continue entraîne une augmentation de l'effort respiratoire, de la consommation d'oxygène, de la production de gaz carbonique et un risque de blessure (p. ex., l'extubation accidentelle). Quand elle administre un sédatif ou un médicament analgésique, l'infirmière doit surveiller attentivement le client pour déceler toute dépression respiratoire ou cardiovasculaire. Il est important de se rappeler que l'agitation est un symptôme et qu'elle est généralement le résultat d'une douleur non soulagée, d'hypoxémie, d'un déséquilibre électrolytique, de l'évolution d'une lésion cérébrale et de réactions secondaires aux médicaments. L'infirmière doit évaluer et traiter efficacement toutes les causes réversibles. D'ailleurs, le traitement de l'agitation devrait toujours débuter par le soulagement de la douleur et de l'anxiété. Les sédatifs pourront être introduits ultérieurement si les opioïdes sont inefficaces contre l'agitation ou l'anxiété. Les sédatifs et les analgésiques doivent être utilisés judicieusement par l'infirmière, car le risque d'accumulation et leurs effets prolongés sur le client gravement malade peuvent rallonger la durée de l'utilisation de la ventilation mécanique et de l'hospitalisation. Il est préférable de traiter le client qui reçoit ces médicaments selon un protocole fondé sur des résultats probants qui inclut un arrêt quotidien de sédation « en perfusion continue », pour permettre une évaluation fréquente de la nécessité de poursuivre leur administration (Arbour, 2007 ; Pun & Dunn, 2007a, 2007b).

Il arrive parfois que la respiration du client ne soit pas synchronisée avec le ventilateur. Dans ce contexte, il est recommandé d'ajuster le débit d'air administré et d'autres paramètres

42

Les interventions infirmières dans la prise en charge de l'insuffisance cardiaque en décompensation aiguë (ICDA) et de l'œdème pulmonaire sont abordées dans le chapitre 42, *Interventions cliniques – Insuffisance cardiaque.*

(p. ex., le ratio I:E) en plus de traiter les causes de l'agitation (p. ex., l'hypoxémie, la douleur, l'hypercapnie). Si la respiration demeure asynchrone malgré l'administration de fortes doses de sédatifs et d'analgésiques, une paralysie peut être induite par l'administration d'agents bloqueurs neuromusculaires tels que le rocuronium (Zemuron^MD) ou le cisatracurium (Nimbex^MD). Ces médicaments produisent une relaxation des muscles squelettiques en diminuant la stimulation neuromusculaire, ce qui permet le synchronisme avec le ventilateur. L'avantage de paralyser le client au moyen d'agents bloqueurs neuromusculaires découle aussi du fait que le risque de lésion pulmonaire lié aux pressions inspiratoire et intrathoracique excessives est diminué. Ainsi, une ventilation optimale peut être atteinte. Une évaluation fréquente des effets de ce traitement est essentielle.

La surveillance clinique et l'évaluation d'un client chez qui une paralysie a été induite peuvent s'avérer difficiles. Il existe une technologie d'électroencéphalographie non invasive qui peut aider à orienter le traitement sédatif et analgésique de ce client (Arbour, 2006). En ce qui a trait au degré de paralysie, celui-ci est habituellement établi à l'aide d'un stimulateur des nerfs périphériques (neurostimulateur avec la fonction TOF [*Train-of-Four*]). L'évaluation clinique est essentielle pour déterminer si la sédation, l'analgésie et le blocage neuromusculaire sont adéquats.

Traitement de soutien

L'établissement d'objectifs et la mise en place d'interventions visant à améliorer la livraison d'oxygène aux cellules sont essentiels pour améliorer l'oxygénation du client et sa ventilation. L'objectif principal des interventions de soutien demeure le traitement de la cause de l'insuffisance respiratoire. Les objectifs secondaires comprennent le maintien d'un débit cardiaque adéquat et d'une concentration d'hémoglobine suffisante.

Traitement de la cause

Les interventions visent à atténuer ou à stopper l'évolution de la maladie à l'origine de l'insuffisance respiratoire aiguë. L'équipe de soins doit intervenir rapidement auprès d'un client souffrant d'hypoventilation, mais celui-ci sera traité différemment du client aux prises avec un rapport VA/QC perturbé, un shunt ou une perturbation de la diffusion. Les interventions sont donc essentiellement dépendantes de la cause de l'insuffisance respiratoire. Dans tous les cas, il est important de procéder à une surveillance continue des effets du traitement, y compris les changements de l'état respiratoire et les tendances de la GAS.

Maintien d'un débit cardiaque adéquat

Le débit cardiaque reflète le débit sanguin qui atteint les tissus. La pression artérielle (P.A.) et la pression artérielle moyenne (P.A.M.) sont des indicateurs importants du débit cardiaque. L'infirmière doit interpréter la P.A. et la P.A.M. dans le contexte de l'examen physique pour déterminer si le débit cardiaque et la perfusion des tissus sont adéquats. Normalement, une P.A. systolique égale ou supérieure à 90 mm Hg ou une P.A.M. supérieure à 60 mm Hg sont suffisantes pour maintenir la perfusion dans les organes vitaux. Si la P.A. systolique est d'au moins 90 mm Hg ou la P.A.M. d'au moins 60 mm Hg, les altérations de l'état mental peuvent être attribuées à la concentration en oxygène et en gaz carbonique plutôt qu'à une perfusion cérébrale réduite. Lorsque le client souffre d'une hypertension chronique

réfractaire, une P.A. systolique de 90 à 100 mm Hg est généralement insuffisante pour maintenir une perfusion systémique et cérébrale. Une P.A. et une P.A.M. plus élevées peuvent non seulement être tolérées (hypertension permissive), mais elles peuvent s'avérer nécessaires pour maintenir la stabilité de la perfusion cérébrale et prévenir les épisodes d'ischémie cérébrale.

Le traitement d'une diminution du débit cardiaque est effectué par l'administration de liquide intraveineux ou de médicaments, ou les deux ▶ **50**. Le débit cardiaque peut aussi être affecté par des changements inhérents aux pressions intrathoracique ou intrapulmonaire dus à la VPP. Les clients qui présentent une exacerbation de leur MPOC ou de leur asthme et ceux sous VPP présentent un risque d'hyperinflation alvéolaire, d'augmentation de la postcharge du ventricule droit et de pressions intrathoraciques excessives. Ces changements de pressions thoraciques limitent la circulation du sang du ventricule droit vers le ventricule gauche à cause d'une augmentation de la postcharge. De plus, le retour veineux provenant de la circulation systémique en direction du cœur droit sera perturbé et aura pour conséquence de réduire la précharge. Chacune de ces conséquences physiologiques peut entraîner une instabilité hémodynamique grave. C'est pourquoi l'infirmière doit surveiller attentivement la P.A. et les indicateurs cliniques d'une perfusion tissulaire et d'un débit cardiaque adéquats au début de la ventilation mécanique ou au moment de la modification des paramètres de celle-ci.

Maintien d'une concentration adéquate d'hémoglobine

L'hémoglobine est le principal transporteur d'oxygène dans les tissus. Chez le client anémique, le transport d'oxygène dans les tissus est compromis. Une concentration d'hémoglobine égale ou supérieure à 90 g/L assure généralement un transport adéquat de l'oxygène vers les tissus. Il importe de surveiller le client pour déceler des signes de perte sanguine (p. ex., une hypotension, un méléna). Une transfusion de concentrés globulaires (culot globulaire) peut être effectuée si une concentration adéquate d'hémoglobine n'est pas maintenue et si le client présente des symptômes d'anémie.

Thérapie nutritionnelle

Le maintien des réserves de protéines et d'énergie est particulièrement important pour les clients souffrant d'une insuffisance respiratoire aiguë. La dénutrition, notamment en état hypermétabolique, cause une perte de masse musculaire, y compris les muscles respiratoires, et peut prolonger le rétablissement. La nutritionniste, en collaboration avec l'équipe de soins, détermine la thérapie nutritionnelle optimale ainsi que les besoins caloriques et liquidiens. Pendant la phase aiguë d'une insuffisance respiratoire, il faut généralement éviter l'alimentation par voie orale en raison du risque d'aspiration. Les lignes directrices sur l'alimentation entérale et parentérale suggèrent d'instaurer l'alimentation entérale du client de façon précoce à l'intérieur des 24 à 48 premières heures suivant l'admission, et ce, indépendamment de son statut nutritionnel de base (Martindale *et al.*, 2009). Quand la phase aiguë est

50

Le chapitre 50, *Interventions cliniques – État de choc, syndrome de réaction inflammatoire systémique et syndrome de défaillance multiorganique,* traite des médicaments utilisés pour traiter un débit cardiaque réduit et un choc.

51

Jugement **clinique**

Capsule

Madame Andrika Benedek a 58 ans. Elle est hospitalisée pour insuffisance respiratoire aiguë. Comme traitement initial, elle a reçu une dose de 250 mg I.V. de succinate sodique d'hydrocortisone (Solu-Cortef^MD).

Quel est le but recherché en utilisant ce médicament pour cette cliente ?

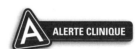

ALERTE CLINIQUE

- L'administration au client d'agents sédatifs et d'analgésiques de façon concomitante dans le but de le rendre inconscient permet d'assurer son confort tout en lui évitant l'expérience terrifiante d'être éveillé et de ressentir de la douleur pendant la paralysie.

- Les agents bloqueurs neuromusculaires doivent être choisis en fonction de leur durée d'action pour provoquer un blocage de la plus courte durée possible afin d'éviter les complications (p. ex., une myopathie).

terminée, le client peut recommencer à manger, selon sa tolérance.

Il existe de nombreux suppléments nutritifs pour cette clientèle. Si le client retient le gaz carbonique, une diète riche en glucides doit être évitée, car les glucides se métabolisent en gaz carbonique. Toutefois, les données dans ce domaine sont controversées. L'état nutritionnel est aussi affecté par l'état hypermétabolique provoqué par une maladie grave. Un état hypermétabolique augmente les besoins caloriques nécessaires pour maintenir la masse corporelle et la masse musculaire.

Évaluation des résultats

Pour le client souffrant d'insuffisance respiratoire, les résultats escomptés à la suite des soins et des interventions cliniques sont :

- de maintenir les voies respiratoires dégagées en éliminant les sécrétions ;
- d'obtenir une fréquence, un rythme et des bruits respiratoires normaux ou selon l'état clinique de base ;
- de maintenir une oxygénation adéquate, indiquée par une gazométrie du sang artériel normale ou selon l'état clinique de base ;
- d'atteindre un état hémodynamique normal.

Considérations gérontologiques

INSUFFISANCE RESPIRATOIRE

Les personnes âgées forment le groupe d'âge qui connaît la plus forte croissance au Canada, et plus particulièrement au Québec, une tendance qui se reflète de plus en plus parmi les clients des établissements de soins aigus et de soins critiques (Statistique Canada, 2006). De nombreux facteurs, comme la réduction de la capacité ventilatoire liée à l'âge, exposent la personne âgée à un risque accru d'insuffisance respiratoire. Le vieillissement physiologique des poumons entraîne la dilatation alvéolaire, l'élargissement des espaces aériens et la perte de surface disponible pour les échanges gazeux. Il cause également une diminution de la compliance thoracique, de la force des muscles respiratoires et de l'élasticité des voies respiratoires. Chez la personne âgée, une diminution de la PaO_2 et une augmentation de la $PaCO_2$ plus importantes sont requises pour stimuler l'appareil respiratoire afin qu'il modifie la fréquence et la profondeur des respirations. Cette réaction retardée peut favoriser l'insuffisance respiratoire. De plus, des antécédents de tabagisme sont un facteur de risque qui peut accélérer les changements respiratoires liés à l'âge. Un mauvais état nutritionnel et une réserve physiologique réduite du système cardiopulmonaire et du système nerveux autonome augmentent le risque d'autres maladies telles qu'une pneumonie et une maladie cardiaque. Celles-ci peuvent compromettre davantage la fonction respiratoire et précipiter l'insuffisance respiratoire. Une mauvaise nutrition peut aussi causer une diminution de la masse musculaire et de la stimulation neuronale respiratoire (Lunghar & D'Ambrosio, 2007 ; Marik, 2006 ; Markou et al., 2004).

La personne âgée est plus vulnérable au délirium, aux infections nosocomiales et aux effets des médicaments. Le délirium est un facteur de risque indépendant responsable de l'augmentation des taux de mortalité et de morbidité parmi les clients gravement malades. Il peut compliquer la ventilation mécanique et le sevrage de celle-ci en rendant le client moins coopératif. Le délire, combiné à l'agitation, augmente l'élimination du gaz carbonique et la consommation d'oxygène, le risque d'extubation involontaire ainsi que la durée de la ventilation mécanique et de l'hospitalisation (Miller & Ely, 2006 ; Pun & Ely, 2007).

L'infirmière doit ajuster l'interprétation des données recueillies au cours de son examen clinique en fonction des changements liés à l'âge. Par exemple, elle peut s'attendre à une fréquence cardiaque et une pression artérielle augmentées chez la personne âgée ainsi que d'autres changements connexes liés au système cardiovasculaire. Il est donc important que l'infirmière connaisse les signes vitaux de base du client. Elle doit les comparer aux résultats de l'examen physique effectué à intervalles rapprochés pour bien évaluer les changements de la fonction cardiopulmonaire de la personne âgée.

51.2 | Syndrome de détresse respiratoire aiguë

Le **syndrome de détresse respiratoire aiguë (SDRA)** est une forme d'insuffisance respiratoire aiguë soudaine et progressive dans laquelle la membrane alvéolocapillaire subit des dommages et devient plus perméable au liquide intravasculaire **FIGURE 51.8**. Le SDRA est un continuum : le terme lésion pulmonaire aiguë (LPA) est utilisé quand le client présente un rapport PaO_2/FiO_2 de 200 à 300 (p. ex., 86/0,4 = 215) et le terme SDRA, quand le client présente un rapport inférieur à 200 (p. ex., 80/0,8 = 100). Dans les deux cas, les alvéoles se remplissent de liquide, ce qui entraîne une dyspnée grave, une hypoxémie réfractaire à l'administration d'oxygène, des infiltrats pulmonaires diffus et une diminution de la compliance pulmonaire (Baumgartner, 2009).

L'incidence annuelle du SDRA au Canada est estimée à 17 927 cas. Malgré le traitement de soutien, le taux de mortalité lié à ce syndrome est d'environ 50 %. De plus, le taux de mortalité des clients qui ont à la fois un choc septique à Gramnégatif et un SDRA est de 70 à 90 % (ARDS Foundation Canada, 2004).

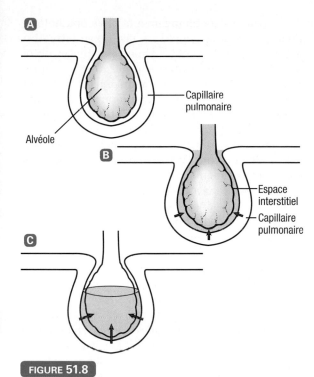

FIGURE 51.8

Étapes de la formation de l'œdème au cours d'un syndrome de détresse respiratoire aiguë – **A** L'alvéole et le capillaire pulmonaire sont normaux. **B** L'œdème interstitiel se produit quand la quantité de liquide augmente dans l'espace interstitiel. **C** L'œdème alvéolaire se produit quand le liquide traverse la barrière hématogazeuse.

51.2.1 Étiologie et physiopathologie

L'**ENCADRÉ 51.3** présente les conditions qui prédisposent le client au SDRA. La **sepsie** demeure la cause la plus courante du SDRA. Le client qui manifeste plusieurs des facteurs de risque est trois ou quatre fois plus susceptible d'être affecté par ce syndrome.

Le SDRA peut s'avérer être le résultat d'une lésion pulmonaire directe ou du **syndrome de réponse inflammatoire systémique (SRIS) FIGURE 51.9**. L'étiologie du SRIS peut être infectieuse ou non infectieuse. Ce syndrome se caractérise par une inflammation généralisée ou en réaction à une inflammation causée par diverses agressions physiologiques telles qu'un trauma grave, une ischémie intestinale et une lésion pulmonaire (Harman, 2009 ; Horlander & Gruden, 2008 ; Huang, 2009). Le SDRA peut aussi mener au **syndrome de défaillance multiorganique (SDMO)**. Causé par un dysfonctionnement des organes d'un système ou d'un appareil, le SDRA s'aggrave progressivement et finit par causer une défaillance multiorganique.

Le mécanisme en cause dans le dommage de la membrane alvéolocapillaire n'a pas été complètement élucidé. Il semble toutefois que les changements physiopathologiques liés au SDRA sont dus à la stimulation des systèmes inflammatoire et immunitaire, ce qui conduit les neutrophiles dans l'espace interstitiel pulmonaire. Les neutrophiles entraînent la libération de médiateurs biochimiques, humoraux et cellulaires, causant ainsi de multiples modifications pulmonaires, par exemple l'augmentation de la perméabilité de la membrane capillaire pulmonaire, la destruction de l'élastine et du collagène, la formation de microembolies pulmonaires et la vasoconstriction des artères pulmonaires (Harman, 2009 ; Horlander & Gruden, 2008 ; Huang, 2009) ▶ **14**.

Les changements physiopathologiques liés au SDRA se divisent en trois phases : 1) la phase exsudative ou de lésion ; 2) la phase proliférative ou de réparation ; et 3) la phase fibreuse.

Phase exsudative ou de lésion

La phase exsudative ou de lésion se produit entre le premier et le septième jour (généralement de 24 à 48 heures) suivant la lésion pulmonaire ou l'agression directe initiale. Il y a d'abord engorgement de l'espace interstitiel péribronchique et périvasculaire, ce qui produit de l'œdème interstitiel. Ensuite, ce même liquide présent dans l'espace interstitiel traverse la membrane alvéolaire et entre dans l'espace alvéolaire (ou sac alvéolaire). Les alvéoles qui se remplissent de liquide ne peuvent plus participer aux échanges gazeux. Il s'ensuit la création d'un shunt intrapulmonaire, car il y a diminution de l'oxygénation du sang en contact avec ces alvéoles (Harman, 2009 ; Horlander & Gruden, 2008 ; Huang, 2009) **FIGURE 51.4** et **FIGURE 51.8**.

Les altérations provoquées par le SDRA endommagent les cellules alvéolaires de type I et de type II, ces dernières étant impliquées dans la production du surfactant. Ces dommages, qui s'ajoutent à l'accumulation de liquide et de protéines, entraînent une dysfonction du surfactant dont la fonction principale est de maintenir la stabilité alvéolaire en diminuant la tension alvéolaire superficielle et en prévenant l'affaissement des alvéoles. La production réduite de surfactant et l'inactivation du surfactant présent dans le SDRA causent l'affaissement des alvéoles (atélectasie). L'atélectasie généralisée diminue davantage la compliance pulmonaire, ce qui compromet les échanges gazeux et contribue à l'hypoxémie.

De plus, pendant cette phase, il est possible de constater l'apparition de membranes hyalines tapissant les alvéoles. Ces membranes sont formées de cellules nécrotiques, de protéines et de fibrines, et elles sont adjacentes aux parois alvéolaires. Elles contribuent à l'apparition de la fibrose et de l'atélectasie, compromettant ainsi les échanges gazeux et la compliance pulmonaire.

14

Le chapitre 14, *Génétique, réaction immunitaire et transplantation*, traite des médiateurs biochimiques, humoraux et cellulaires.

51

Sepsie : Propagation de microorganismes pathogènes dans la circulation sanguine.

Affections prédisposant au syndrome de détresse respiratoire aiguë

Lésion respiratoire directe

- Causes courantes
  - Aspiration involontaire du contenu gastrique ou d'autres substances
  - Pneumonie virale ou bactérienne
  - Sepsie
- Causes moins courantes
  - Trauma thoracique
  - Embolie : gras, air, liquide amniotique, thrombus
  - Inhalation de substances toxiques
  - Quasi-noyade
  - Intoxication à l'oxygène
  - Pneumonite radique

Lésion pulmonaire indirecte

- Causes communes
  - Trauma massif grave

- Sepsie (notamment l'infection à Gram-négatif)
- Causes moins courantes
  - Pancréatite aiguë
  - Anaphylaxie
  - Circulation extracorporelle (CEC)
  - Coagulation intravasculaire disséminée (CIVD)
  - Maladies systémiques non pulmonaires
  - Surdose d'opioïdes (p. ex., l'héroïne)
  - Trauma crânien-cérébral grave
  - États de choc
  - Lésion pulmonaire aiguë due à une transfusion (p. ex., des transfusions sanguines multiples)

Les principaux changements physiopathologiques qui caractérisent la phase exsudative ou de lésion du SDRA sont l'œdème interstitiel et alvéolaire (œdème pulmonaire non cardiogénique) et l'atélectasie. La perturbation du rapport VA/QC et l'apparition d'un shunt intrapulmonaire alvéolaire ne répondent pas aux concentrations d'oxygène accrues (hypoxémie réfractaire). De plus, la formation de membranes hyalines provoque une diminution de la diffusion alvéolaire et des échanges gazeux, ce qui augmente le degré d'hypoxémie. À ce stade-ci, le client a une compliance pulmonaire réduite et doit générer de plus grandes pressions inspiratoires pour gonfler ses poumons devenus « rigides » en raison de l'œdème pulmonaire, de l'atélectasie et de la diminution de la production de surfactant. Chez le client ventilé mécaniquement, la diminution de la compliance pulmonaire peut générer des pressions inspiratoires et de plateau élevées. Bien que l'augmentation de ces pressions soit nécessaire pour permettre une ventilation optimale du client, leur progression doit être surveillée de près pour éviter des complications telles qu'un **barotraumatisme** (Harman, 2009 ; Hemmila & Napolitano, 2006 ; Horlander & Gruden, 2008 ; Huang, 2009).

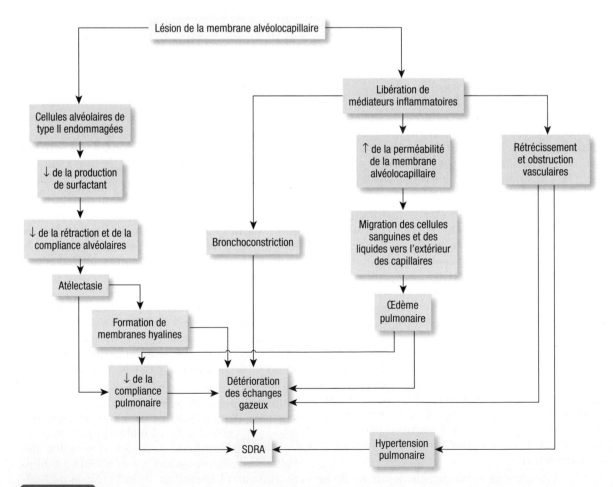

FIGURE 51.9

Physiopathologie d'une lésion pulmonaire aiguë (LPA) et du syndrome de détresse respiratoire aiguë (SDRA)

L'hypoxémie et la stimulation des récepteurs juxtacapillaires dans le parenchyme pulmonaire rigide (réflexe J) causent initialement une augmentation de la fréquence respiratoire et une diminution du volume courant. Cette compensation pulmonaire entraîne l'élimination de gaz carbonique et produit une alcalose respiratoire momentanée. Le débit cardiaque augmente lui aussi en réaction à l'hypoxémie afin d'accroître le débit sanguin dans les poumons. Toutefois, à mesure que l'atélectasie, l'œdème pulmonaire et le shunt pulmonaire augmentent, la compensation diminue, ce qui finit par causer une hypoventilation ainsi qu'une diminution du débit cardiaque et de la perfusion d'oxygène dans les tissus.

Phase proliférative ou de réparation

La phase proliférative ou de réparation du SDRA commence une ou deux semaines après la lésion pulmonaire initiale. Pendant cette phase, la réaction inflammatoire entraîne un afflux de neutrophiles, de monocytes et de lymphocytes, et une prolifération de fibroblastes. Cette phase se termine quand le tissu des poumons malades devient dense et fibreux. À ce stade, la résistance vasculaire pulmonaire et l'hypertension pulmonaire peuvent survenir, car les fibroblastes et les cellules inflammatoires détruisent le réseau vasculaire des poumons. La fibrose interstitielle réduit continuellement la compliance pulmonaire. L'épaississement de la membrane alvéolaire exacerbe l'hypoxémie, ce qui cause une diminution de la diffusion et un shunt. Une fibrose pulmonaire généralisée apparaîtra si cette phase persiste. Toutefois, le processus lésionnel peut être réversible si les traitements permettent de le freiner (Harman, 2009; Horlander & Gruden, 2008; Huang, 2009).

Phase fibreuse

La phase fibreuse du SDRA se produit environ deux ou trois semaines après la lésion pulmonaire initiale. Cette phase est aussi appelée la phase chronique ou tardive du SDRA puisque dans cette phase, les tissus pulmonaires normaux sont remplacés par des tissus collagènes et fibreux. La compliance pulmonaire est à nouveau réduite, mais cette fois par la cicatrisation et une fibrose diffuses. La fibrose dans l'espace interstitiel entraîne d'ailleurs une réduction de la surface des échanges gazeux et prolonge du même coup l'hypoxémie. Finalement, il est possible de constater une augmentation de l'hypertension pulmonaire provoquée par la destruction vasculaire et la fibrose pulmonaire.

51.2.2 Évolution clinique

L'évolution du SDRA varie d'une personne à l'autre. Certaines personnes survivent à la phase aiguë de la lésion pulmonaire. L'œdème pulmonaire se résorbe et un rétablissement complet survient en quelques jours. Les personnes qui entrent en phase fibreuse (chronique ou tardive) ont de faibles chances de survie et ont besoin de ventilation mécanique à long terme. Il est difficile d'expliquer pourquoi certaines personnes guérissent tandis que d'autres succombent au SDRA. Plusieurs facteurs semblent jouer un rôle important dans l'évolution de ce syndrome, entre autres la nature de la lésion initiale, l'étendue et la gravité des maladies coexistantes et les complications pulmonaires (p. ex., un pneumothorax, une intoxication à l'oxygène).

51.2.3 Manifestations cliniques et examens paracliniques

Les premières manifestations du SDRA sont souvent subtiles. Le client peut ne pas présenter de symptômes respiratoires au moment de la lésion initiale et pendant les heures ou les jours qui suivent. Toutefois, si le client présente des symptômes, il peut s'agir de dyspnée, de tachypnée, de toux et de nervosité. L'auscultation pulmonaire peut être normale ou montrer des crépitants fins et dispersés. La GAS indique généralement une hypoxémie et une alcalose respiratoire légères dues à l'hyperventilation causée par l'hypoxémie et la stimulation des récepteurs juxtacapillaires. La radiographie pulmonaire peut être normale ou montrer des signes d'infiltrats interstitiels mineurs dispersés. L'œdème passe souvent inaperçu à la radiographie pulmonaire tant que le volume liquidien présent dans les poumons n'a pas augmenté de 30 % (Harman, 2009; Horlander & Gruden, 2008; Huang, 2009).

Jugement clinique

Capsule

Les résultats des gaz sanguins artériels de monsieur Jean-Jacques Dagenais, 58 ans, montrent une $PaCO_2$ à 49 mm Hg, des HCO_3^- à 24 mEq/L et un pH de 7,32.

Est-ce que ces valeurs peuvent signaler la présence d'un syndrome de détresse respiratoire aiguë? Justifiez votre réponse.

À mesure que le SDRA évolue, l'accumulation accrue de liquide et la diminution de la compliance pulmonaire intensifient les symptômes. L'effort respiratoire augmente et le malaise respiratoire devient évident puisqu'une tachypnée ainsi qu'un tirage intercostal et suprasternal peuvent être présents. Les examens de la fonction pulmonaire révèlent une diminution de la compliance, du volume et de la capacité résiduelle fonctionnelle des poumons. Il peut y avoir une tachycardie, une diaphorèse, une cyanose, une pâleur ainsi qu'une altération de l'état de conscience et de l'état mental. L'auscultation pulmonaire révèle généralement des crépitants et des ronchi dispersés ou diffus. Des infiltrats interstitiels et alvéolaires bilatéraux diffus et étendus sont observés à la radiographie pulmonaire. L'insertion d'un cathéter veineux central ou d'un cathéter artériel pulmonaire peut alors être nécessaire pour déterminer si l'œdème pulmonaire est d'origine cardiaque ou non. Dans le cas du SDRA, la PAPO ne révèle pas d'augmentation, car ce syndrome n'a pas de cause cardiogénique

(Baumgartner, 2009 ; Harman, 2009 ; Horlander & Gruden, 2008 ; Huang, 2009).

L'un des symptômes caractéristiques du SDRA est sans doute la persistance de l'hypoxémie malgré l'augmentation de la FiO_2 à l'aide d'une canule, d'un masque ou d'un tube endotrachéal. La GAS peut initialement indiquer une $PaCO_2$ normale ou réduite, malgré une dyspnée et une hypoxémie grave. L'hypercapnie est un signe de fatigue musculaire respiratoire et d'hypoventilation, et elle indique que le client n'est plus capable de maintenir une ventilation suffisante pour permettre des échanges gazeux optimaux.

L'évolution du SDRA entraîne une détresse respiratoire sévère nécessitant, dans la plupart des cas, une intubation endotrachéale ou une VPP. La radiographie pulmonaire révèle généralement des poumons blancs, car la consolidation et les infiltrats sont répandus dans les poumons, ce qui laisse peu d'espaces aériens reconnaissables **FIGURE 51.10**. Des épanchements pleuraux peuvent aussi être présents. Une hypoxémie, une hypercapnie et une acidose métabolique sévères accompagnées de symptômes de dysfonction des organes ou des systèmes cibles peuvent survenir si des interventions ne sont pas effectuées rapidement (Harman, 2009 ; Horlander & Gruden, 2008 ; Huang, 2009).

En résumé, aucun critère précis ne définit la lésion pulmonaire aiguë et le syndrome de détresse respiratoire aiguë. L'**ENCADRÉ 51.4** présente les résultats des examens paracliniques qui aident à poser un diagnostic de LPA et de SDRA (Baumgartner, 2009 ; Harman, 2009 ; Horlander & Gruden, 2008 ; Huang, 2009).

51.2.4 Complications

Le SDRA lui-même ou son traitement peuvent entraîner des complications. L'**ENCADRÉ 51.5** présente les complications courantes de ce syndrome. La principale cause de mortalité liée au SDRA est le syndrome de défaillance multiorganique (SDMO), généralement accompagné d'une sepsie. Les organes vitaux les plus souvent touchés sont

49

Les risques de pneumonie acquise sous ventilateur sont présentés dans le chapitre 49, *Interventions cliniques – Soins en phase critique.*

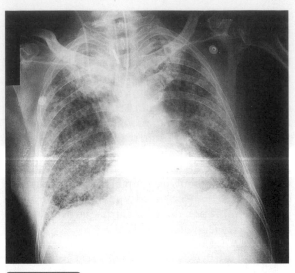

FIGURE 51.10

Radiographie pulmonaire d'un client souffrant du syndrome de détresse respiratoire aiguë. Elle montre de nouveaux infiltrats pulmonaires homogènes, diffus et bilatéraux, sans insuffisance cardiaque, surcharge liquidienne, infection thoracique ou maladie pulmonaire chronique.
Source : Adapté de Cohen & Powderly (2004).

les reins, le foie et le cœur. Les systèmes organiques les plus souvent touchés sont les systèmes nerveux central, hématologique et gastro-intestinal.

Pneumonie acquise sous ventilation mécanique (nosocomiale)

La pneumonie acquise sous ventilation mécanique (VAP) est l'une des complications courantes du SDRA ▶ **49**. De fait, elle affecte jusqu'à 68 % des clients atteints de ce syndrome. Parmi les facteurs de risque figurent la déficience immunitaire, le matériel contaminé, les dispositifs invasifs de surveillance hémodynamique et autres, l'aspiration pulmonaire du contenu gastro-intestinal (particulièrement dans les cas d'alimentation entérale) et la ventilation mécanique prolongée. Les stratégies de prévention de cette pneumonie comprennent des mesures strictes de prévention des infections (p. ex., un lavage rigoureux des mains, une technique stérile d'aspiration endotrachéale, des soins fréquents de la bouche et une bonne hygiène orale) et un protocole de stratégies ventilatoires (Augustyn, 2007 ; Fields, 2008 ; Halm & Armola, 2009 ; Prendergast, Hallberg, Hagell, Jahnke, & Kleiman, 2009 ; Tolentino-DelosReyes, Ruppert, & Shiao, 2007).

Barotraumatisme

Un barotraumatisme est généralement le résultat d'une rupture des alvéoles causée par une surdistention provoquée par la ventilation mécanique. Des pressions inspiratoires et de plateau élevées sont parfois nécessaires chez le client souffrant du SDRA, ce qui le prédispose davantage à ce type de lésions. Le barotraumatisme est provoqué par la présence

---

Examens paracliniques

ENCADRÉ 51.4	Résultats d'examens paracliniques de la lésion pulmonaire aiguë et du syndrome de détresse respiratoire aiguë

Hypoxémie réfractaire

- Lésion pulmonaire aiguë : rapport PaO_2/FiO_2 entre 200 et 300
- Syndrome de détresse respiratoire aiguë : rapport PaO_2/FiO_2 inférieur à 200

Radiographie pulmonaire

- Nouveaux infiltrats interstitiels et alvéolaires bilatéraux

PAPO

- 18 mm Hg sans signe d'insuffisance cardiaque

d'air (normalement dans l'alvéole) là où il n'y en a normalement pas. Cela peut causer un emphysème interstitiel pulmonaire, un pneumothorax, un emphysème sous-cutané, un pneumopéritoine, un pneumomédiastin, un pneumopéricarde et un pneumothorax sous tension (Soo Hoo, 2009).

Afin de prévenir le barotraumatisme et de réduire le risque lié à des pressions inspiratoires maximales et de plateau élevées, les lignes directrices suggèrent d'administrer au client souffrant du SDRA une ventilation à petits volumes courants (V_t) (p. ex., 6 ml/ kg) et d'ajuster la pression positive en fin d'expiration (PEEP) pour réduire les besoins en oxygène et les pressions intrathoraciques. Cette méthode, appelée le protocole Acute Respiratory Distress Syndrome Clinical Network (ARDSNet), permet une réduction significative du taux de mortalité et du nombre de jours de ventilation mécanique. Une autre directive importante de ce protocole est la tolérance d'une augmentation de la $PaCO_2$ au-dessus des valeurs normales, soit l'hypercapnie permissive. Cette élévation au-dessus des normales est généralement bien tolérée par le client, pourvu qu'elle soit graduelle, pour permettre aux circulations systémique et cérébrale de s'ajuster, que le pH soit maintenu à 7,2 ou plus et que le client n'ait pas d'élévation de pression intracrânienne préexistante (Bream-Rouwenhorst, Beltz, Ross, & Moores, 2008; Donahoe, 2006; Soo Hoo, 2009).

Volutraumatisme

La ventilation mécanique auprès de clients dont les poumons sont peu compliants, comme dans le cas du SDRA ou de toute autre affection clinique, nécessite généralement une ventilation à grands volumes courants (V_t) (p. ex., de 10 à 15 ml/kg) pour arriver à les ventiler de façon optimale. Or, ceci augmente le risque de volutraumatisme. Cette lésion est provoquée par des fractures alvéolaires (dommages ou déchirures des alvéoles) et par le mouvement de liquide et de protéines dans les espaces alvéolaires. Pour limiter cette complication, il est recommandé d'administrer de plus petits volumes courants ou une ventilation en pression contrôlée aux clients souffrant du SDRA (Bream-Rouwenhorst et al., 2008; Donahoe, 2006; Soo Hoo, 2009).

Ulcères de stress

Le client atteint d'une insuffisance respiratoire aiguë présente un risque élevé d'ulcères de stress. Le saignement de ces ulcères survient chez 30 % des clients atteints de SDRA qui ont besoin de VPP, ce qui représente une incidence plus élevée que chez les clients dont l'insuffisance respiratoire aiguë est due à d'autres problèmes de santé. Les stratégies de traitement comprennent la correction des facteurs prédisposants tels que l'hypotension, le choc et l'acidose. Le traitement prophylactique inclut des agents antiulcéreux tels que des

---

ENCADRÉ 51.5 — Complications liées au syndrome de détresse respiratoire aiguë

Infections
- Infection liée au cathéter (p. ex., des cathéters veineux central et périphérique, des sondes à ballonnet)
- Sepsie

Complications respiratoires
- Intoxication à l'oxygène
- Barotraumatisme pulmonaire (p. ex., un pneumothorax, un pneumomédiastin, un emphysème sous-cutané)
- Embolie pulmonaire
- Fibrose pulmonaire
- Pneumonie acquise sous ventilation mécanique

Complications gastro-intestinales
- Iléus paralytique
- Pneumopéritoine
- Ulcère et hémorragie de stress
- État hypermétabolique, augmentation importante des besoins nutritionnels

Complications rénales
- Insuffisance rénale aiguë

Complications cardiaques
- Arythmie
- Réduction du débit cardiaque

Complications hématologiques
- Anémie
- Coagulation intravasculaire disséminée
- Thrombopénie
- Thromboembolie veineuse

Complications de l'intubation endotrachéale
- Ulcère laryngé
- Malacie trachéale
- Sténose trachéale
- Ulcère trachéal

Complications psychologiques et du système nerveux central
- Délirium
- Manque de sommeil
- Syndrome de stress post-traumatique

---

antagonistes des récepteurs H_2 de l'histamine (p. ex., la ranitidine [Zantac^MD]), les inhibiteurs de la pompe à protons (p. ex., le pantoprazole [Pantoloc^MD]) et les agents de protection des muqueuses (p. ex., le sucralfate [Sulcrate^MD]) **ENCADRÉ 51.6**. Une alimentation entérale précoce aide également à prévenir les dommages aux muqueuses ▶ **54**.

Insuffisance rénale

L'hypotension, l'hypoxémie et l'hypercapnie peuvent entraîner une mauvaise oxygénation des tissus, provoquant ainsi une diminution de la perfusion rénale puis une insuffisance rénale aiguë. Cette insuffisance peut également être le résultat de l'administration de médicaments néphrotoxiques (p. ex., la vancomycine) utilisés pour traiter les infections liées au SDRA.

54

Les indications thérapeutiques, les complications possibles et les interventions infirmières propres à l'alimentation entérale sont décrites dans le chapitre 54, *Interventions cliniques – Troubles nutritionnels.*

ENCADRÉ 51.6 — Composantes clés du protocole de stratégies ventilatoires

- Élévation de la tête du lit de 30 à 45°
- Arrêt quotidien de sédation et évaluation de la capacité du client à être extubé
- Prophylaxie de l'ulcère gastroduodénal
- Prophylaxie de la thromboembolie veineuse profonde

Source : Adapté de l'Institute for Healthcare Improvement (2010).

CLIENT SOUFFRANT DU SYNDROME DE DÉTRESSE RESPIRATOIRE AIGUË

Le processus thérapeutique en interdisciplinarité de l'**ENCADRÉ 51.2** et le plan de soins et de traitements infirmiers pour l'insuffisance respiratoire aiguë s'appliquent également au client atteint du SDRA. La partie suivante traite spécifiquement du processus thérapeutique en interdisciplinarité pour le client atteint du SDRA **ENCADRÉ 51.7**.

Collecte des données

Puisque le SDRA cause une insuffisance respiratoire aiguë, les données subjectives et objectives que l'infirmière doit obtenir auprès du client souffrant de ce syndrome sont les mêmes que celles du client souffrant d'une insuffisance respiratoire aiguë **ENCADRÉ 51.1**.

Analyse et interprétation des données

L'analyse et l'interprétation des données du client atteint de SDRA comprennent entre autres celles décrites pour l'insuffisance respiratoire aiguë.

Planification des soins

Le client atteint de SDRA est soigné à l'unité des soins intensifs.

Les objectifs généraux pour le client qui souffre du syndrome de détresse respiratoire aiguë sont :

- d'obtenir une PaO_2 égale ou supérieure à 60 mm Hg ;
- de conserver une ventilation pulmonaire adéquate pour maintenir un pH normal.

Les objectifs généraux pour le client qui se remet d'un SDRA sont :

- d'atteindre une PaO_2 normale selon l'âge ou les valeurs correspondant à l'état clinique de base à l'air ambiant (FiO_2 de 21 %) ;
- d'obtenir une SaO_2 supérieure à 90 % ;
- de maintenir la perméabilité des voies respiratoires ;
- d'avoir des poumons exempts de crépitants ou de ronchi à l'auscultation.

Administration d'oxygène

Le principal objectif de l'oxygénothérapie est de corriger l'hypoxémie. L'oxygène administré avec une canule nasale ou un masque facial ne permet pas de traiter l'hypoxémie réfractaire associée au SDRA. Il convient initialement d'utiliser un masque à grand débit qui administre des concentrations plus élevées d'oxygène afin d'en maximiser la livraison. Toutefois, le client atteint du SDRA requiert souvent une intubation endotrachéale et une ventilation mécanique pour maintenir une PaO_2 suffisante. La surveillance continue de la SpO_2 permettra d'évaluer l'efficacité de l'oxygénothérapie. Les standards de pratique encouragent l'administration de l'oxygène à la plus faible concentration possible afin d'obtenir une PaO_2 égale ou supérieure à 60 mm Hg. Le risque d'intoxication à l'oxygène augmente quand la FiO_2 est supérieure à 60 % pendant plus de 48 heures.

Ventilation en pression positive

L'intubation endotrachéale et la VPP fournissent un soutien respiratoire complémentaire. Toutefois, malgré ces interventions, il peut être nécessaire de maintenir une FiO_2 égale ou supérieure à 60 % pour obtenir une PaO_2 égale ou supérieure à 60 mm Hg. Pendant la VPP, une PEEP à 5 cm H_2O est couramment appliquée pour compenser la perte de fonction glottique causée par le tube endotrachéal. Dans le cas du client atteint du SDRA, une PEEP plus élevée (p. ex., de 10 à 20 cm H_2O) peut être utilisée puisque celle-ci permet d'accroître la capacité résiduelle fonctionnelle et d'ouvrir les alvéoles affaissées. En général, la PEEP est augmentée par incréments de 3 à 5 cm H_2O jusqu'à ce que l'oxygénation soit adéquate avec une FiO_2 égale ou inférieure à 60 %. La PEEP peut améliorer le rapport VA/QC dans les unités respiratoires qui s'affaissent lorsque la pression des voies respiratoires est faible, ce qui permet de réduire la FiO_2.

L'utilisation d'une PEEP supérieure à 10 cm H_2O n'est pas un traitement sans conséquence. De fait, les pressions intrathoracique et intrapulmonaire supplémentaires générées par ce traitement perturbent le retour veineux du côté droit du cœur, ce qui réduit la précharge, le débit cardiaque et la pression artérielle. Une PEEP élevée cause également l'hyperinflation des alvéoles, la compression du lit capillaire pulmonaire, une diminution du retour sanguin du côté gauche du cœur et une diminution radicale de la pression artérielle. De plus, combinée à des pressions inspiratoires excessives, elle peut causer un barotraumatisme et un volutraumatisme.

Si l'insuffisance respiratoire hypoxémique persiste malgré l'utilisation d'une PEEP élevée, d'autres modes ou stratégies ventilatoires peuvent être utilisés, dont la ventilation par relâchement de la pression, la ventilation en pression contrôlée avec ratio I:E inversé, la ventilation à haute fréquence (par oscillation) et l'hypercapnie permissive (de faibles volumes courants qui permettent une augmentation lente de la $PaCO_2$) (Bream-Rouwenhorst *et al.*, 2008 ; Donahoe, 2006 ; Soo Hoo, 2009).

L'oxygénation par membrane extracorporelle (ECMO) et l'élimination du CO_2 par membrane extracorporelle ($ECCO_2R$) permettent au sang de traverser une membrane d'échanges gazeux située à

Processus diagnostique et thérapeutique

ENCADRÉ 51.7   **Syndrome de détresse respiratoire aiguë**

Examens paracliniques
Voir l'**ENCADRÉ 51.4**.

Processus thérapeutique

- Traitements respiratoires
  - Administration d'oxygène
  - Décubitus ventral
  - Thérapie de rotation latérale
  - Ventilation en pression positive avec pression positive en fin d'expiration (PEEP)
  - Hypercapnie permissive
  - Autres méthodes de ventilation artificielle : ventilation en pression contrôlée avec rapport I:E inversé, ventilation à relâchement de la pression, ventilation à haute fréquence (oscillation)

- Traitements de soutien
  - Détermination et traitement de la cause
  - Surveillance hémodynamique
  - Médicaments inotropes et vasopresseurs
    › Dopamine (Dopamine Chlorhydrate injectable^{MD})
    › Dobutamine (Dobutrex^{MD})
    › Noradrénaline (Levophed^{MD})
  - Diurétiques
  - Administration de liquide intraveineux
  - Sédation et analgésie
  - Paralysie par l'administration de bloqueurs neuromusculaires

l'extérieur du corps et de retourner au client après avoir été oxygéné et épuré de CO_2. Ces dispositifs sont employés pour des situations très particulières et demandant une surveillance encore plus étroite et avancée que la normale. Un protocole de surveillance devrait même être mis en place dans ces milieux de soins intensifs pour qu'un perfusionniste procède au suivi du client et de ces dispositifs hautement spécialisés (Marasco, Lukas, McDonald, McMillan, & Ihle, 2008 ; Schuerer, Kolovos, Boyd, & Coopersmith, 2008).

| Stratégies de positionnement | Le changement de position d'un décubitus dorsal à un décubitus ventral peut améliorer significativement la PaO_2 de certains clients souffrant du SDRA (p. ex., une PaO_2 de 70 mm Hg sur le dos et de 90 mm Hg sur le ventre) sans modification de la FiO (Sud, Sud, Friedrich, & Adhikari, 2008) **FIGURE 51.11**. L'amélioration peut être suffisante pour permettre une réduction de la FiO_2 ou de la PEEP **ENCADRÉ 51.8**.

Il faut se rappeler que, dans les phases initiales du SDRA, du liquide se déplace librement dans les poumons. La gravité force le liquide à s'accumuler dans les régions déclives de ceux-ci. Par conséquent, certaines alvéoles se remplissent de liquide (régions déclives) et d'autres se remplissent d'air (régions non déclives). De plus, en décubitus dorsal, le cœur et tous les organes contenus dans l'espace médiastinal exercent une plus grande pression sur les poumons qu'en décubitus ventral, ce qui modifie la pression pleurale et favorise l'atélectasie. En position ventrale, les alvéoles non atélectasiques (remplies d'air) dans la partie ventrale (antérieure) des poumons deviennent déclives. Cette modification du positionnement permet une meilleure perfusion en lien avec la ventilation, ce qui perturbe moins le rapport VA/QC. Les clients ne réagissent pas tous à la position ventrale par une augmentation de la PaO_2. Il n'existe aucun moyen fiable de prédiction de la réponse du client par rapport à ce changement de position. Le décubitus ventral est une intervention parfois envisagée chez le client qui souffre d'hypoxémie réfractaire et qui ne réagit pas à d'autres stratégies visant à augmenter la PaO_2 (Sud *et al.*, 2008).

D'autres stratégies de positionnement telles que la thérapie de rotation latérale continue et la thérapie cinétique peuvent être offertes aux clients atteints du SDRA. La première consiste à effectuer une rotation lente et continue du client d'un côté à l'autre par une angulation du cadre du lit de 40° et moins. L'infirmière doit maintenir le mouvement latéral du lit 18 heures par jour pour simuler le drainage postural et favoriser le déplacement des sécrétions pulmonaires. De plus, le lit peut être muni d'un dispositif de vibration qui effectue une physiothérapie pulmonaire. Cela favorise le déplacement et l'élimination des sécrétions **FIGURE 51.12**. La thérapie cinétique ressemble à la thérapie de rotation latérale, mais dans ce cas-ci, le client est tourné d'un côté à l'autre à un angle de 40° ou plus. Il est important d'obtenir les mesures de base de l'état pulmonaire (p. ex., la fréquence et le rythme respiratoires, les bruits respiratoires, la GAS, la SpO_2) et de surveiller le client pendant toute la durée de la thérapie.

Traitement de soutien

Maintien du débit cardiaque et de la perfusion des tissus

L'utilisation d'une VPP et d'une PEEP entraîne souvent une diminution du débit cardiaque. Cette baisse du débit cardiaque est provoquée, entre autres, par la diminution du retour veineux attribuable à l'augmentation de la pression intrathoracique provoquée par la PEEP. La diminution du débit cardiaque peut aussi être due à des troubles de la contractilité cardiaque et à une précharge réduite. Une surveillance hémodynamique continue (p. ex., la pression veineuse centrale, le débit cardiaque, la $ScvO_2/SvO_2$) à l'aide d'un cathéter veineux central ou d'un cathéter artériel pulmonaire (Swan-Ganz) est essentielle pour suivre les tendances, détecter les changements et adapter le traitement, au besoin. Le cathéter artériel, aussi appelé canule artérielle, permet d'effectuer une surveillance continue de la pression artérielle et de faire des prélèvements sanguins pour mesurer la GAS. Si le débit cardiaque diminue, il peut être nécessaire d'administrer des solutions de cristalloïdes ou de colloïdes, ou de réduire la PEEP. Des médicaments inotropes tels que la dobutamine (Dobutrex[CB11]^{MD}) ou la dopamine (Dopamine Chlorhydrate injectable^{MD}) pourraient aussi être administrés ▶ **49**.

Des unités de concentrés globulaires sont administrées afin d'augmenter la concentration d'hémoglobine et la capacité de transport d'oxygène du sang. La concentration d'hémoglobine est généralement maintenue à 90 ou 100 g/L avec une SpO_2 supérieure ou égale à 90 % (quand la PaO_2 est supérieure à 60 mm Hg).

Maintien des équilibres nutritif et liquidien

Les équilibres nutritif et liquidien du client atteint du SDRA sont difficiles à maintenir. Il faut d'abord déterminer ses besoins caloriques optimaux, puis commencer une alimentation

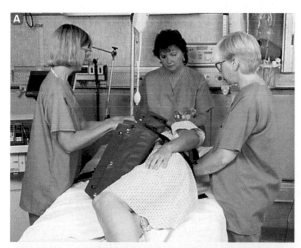

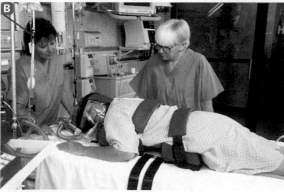

FIGURE 51.11

Ⓐ Les infirmières effectuent une rotation du client sur le ventre avec le Vollman Prone Positioner^{MD}. Ⓑ Le client est couché sur le ventre avec le Vollman Prone Positioner^{MD}.

49

Le chapitre 49, *Interventions cliniques – Soins en phase critique*, traite en détail de la surveillance hémodynamique.

ENCADRÉ 51.8 **Quel est l'effet de la ventilation mécanique en décubitus ventral ?**

Question clinique

Chez les clients souffrant d'une insuffisance respiratoire aiguë (P), quel est l'effet de la ventilation mécanique en décubitus ventral (I) sur la mortalité, l'oxygénation, la durée de la ventilation et les effets secondaires (O) ?

Résultats probants

- Revue systématique et méta-analyse des essais cliniques aléatoires contrôlés

Analyse critique et synthèse des données

- Treize essais cliniques aléatoires contrôlés (n = 1 559) auprès de clients souffrant d'insuffisance respiratoire hypoxémique aiguë et recevant une ventilation mécanique.
- Le décubitus ventral a amélioré l'oxygénation et réduit le risque de pneumonie associée au ventilateur.
- Le décubitus ventral n'a pas réduit la mortalité ou la durée de ventilation des clients hypoxémiques.
- Le décubitus ventral a été associé à un risque accru d'escarres de décubitus.

Conclusions

- Bien que la ventilation mécanique en décubitus ventral permette un meilleur rapport ventilation/perfusion, elle n'est pas associée à de meilleurs résultats cliniques que le décubitus dorsal.
- Les clients souffrant d'insuffisance respiratoire hypoxémique aiguë ne doivent pas être placés régulièrement en décubitus ventral.
- Une amélioration soutenue de l'oxygénation peut permettre l'utilisation du décubitus ventral pour les clients souffrant d'hypoxémie très grave qui n'ont répondu à aucun autre traitement.

Recommandations pour la pratique infirmière

- Si le décubitus ventral est utilisé, il faut prendre des mesures de prévention des escarres de décubitus et évaluer régulièrement la peau.
- Si le décubitus ventral est utilisé, il faut prévoir le repositionnement immédiat pour la réanimation cardiopulmonaire en cas d'arrêt cardiaque.

Référence

Sud, S., Sud, M., Friedrich, J.O., & Adhikari, N.K.J. (2008). Effect of mechanical ventilation in the prone position on clinical outcomes in patients with acute hypoxemic respiratory failure : A systematic review and meta-analysis. *Canadian Medical Association Journal, 178*(9), 1153.

P : population visée ; I : intervention ; O : (*outcome*) résultat.

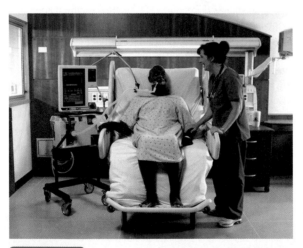

FIGURE 51.12

Le lit TotalCare SpO₂RT^{MD} permet la thérapie de rotation latérale continue et les thérapies de percussion et de vibration. Le client peut être repositionné facilement et rapidement.

entérale ou parentérale afin de satisfaire ses besoins élevés en énergie. Les formules entérales enrichies d'acides gras oméga-3 peuvent améliorer les résultats cliniques chez ce type de client (Harman, 2009).

L'augmentation de la perméabilité capillaire pulmonaire entraîne l'accumulation de liquide dans les poumons et cause de l'œdème pulmonaire. En même temps, le client peut souffrir d'une hypovolémie qui le prédispose à l'hypotension et à la diminution du débit cardiaque en raison de la ventilation artificielle et de la PEEP. L'infirmière doit surveiller les paramètres hémodynamiques (p. ex., la pression veineuse centrale, la PAPO), la masse corporelle quotidienne ainsi que les ingesta et excreta afin d'évaluer l'état volémique du client. Il existe une controverse concernant les avantages du remplacement liquidien avec des cristalloïdes ou des colloïdes. Les détracteurs du remplacement avec des colloïdes croient que les protéines des colloïdes peuvent fuir dans l'espace interstitiel pulmonaire et augmenter ainsi le mouvement de liquide dans les alvéoles. De leur côté, les défenseurs du remplacement avec des colloïdes croient que ceux-ci peuvent plutôt empêcher les fuites de liquide dans les alvéoles. Pour limiter l'œdème pulmonaire, il est indiqué de maintenir la PAPO la plus basse possible sans perturber le débit cardiaque. En général, une restriction liquidienne est appliquée et des diurétiques peuvent être administrés, au besoin.

Évaluation des résultats

Pour le client souffrant d'un SDRA, les résultats escomptés à la suite des soins et des interventions cliniques sont semblables à ceux visés pour le client souffrant d'une insuffisance respiratoire aiguë.

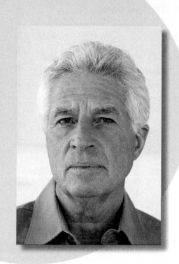

Monsieur Paul-André Bourque a 64 ans. Il est asthmatique et atteint d'emphysème respiratoire. À la suite des exacerbations répétées de sa MPOC, il était de plus en plus essoufflé et fatigué au moindre effort. Il a manifesté une insuffisance respiratoire aiguë nécessitant une hospitalisation dans une unité de pneumologie. À l'urgence, il a reçu du méthylprednisolone 250 mg I.V. (Solu-Medrol^MD) ainsi que de l'aminophylline (Phyllocontin^MD) 500 mg en perfusion I.V. continue. Par la suite, des traitements de salbutamol (Ventolin^MD) et d'ipratropium (Atrovent^MD) lui ont aussi été administrés. Sa respiration était à 38 par minute, superficielle et irrégulière. De plus, l'infirmière observait du tirage intercostal et supraclaviculaire. Le client a beaucoup de difficulté à contrôler sa respiration pendant les crises dyspnéiques et il manifeste des signes d'anxiété.

Monsieur Bourque reçoit une perfusion I.V. de NaCl 0,9 % à une vitesse de TVO (20 ml/h) et de l'oxygène par lunettes nasales à 1 L/min. Ses derniers résultats des gaz sanguins artériels sont les suivants : pH : 7,33 ; PaO_2 : 79 mm Hg ; $PaCO_2$: 59 mm Hg ; HCO_3^- : 32 mEq/L. À l'auscultation, il y a augmentation des bruits respiratoires en début d'inspiration. L'inhalothérapeute intervient également pour suivre de près l'évolution de la condition respiratoire de monsieur Bourque.

51

SOLUTIONNAIRE

www.cheneliere.ca/lewis

MISE EN ŒUVRE DE LA DÉMARCHE DE SOINS

Collecte des données – Évaluation initiale – Analyse et interprétation

1. Quel type de respiration peut être à l'origine du résultat de la $PaCO_2$ de monsieur Bourque ?

2. Quel résultat d'un examen paraclinique non invasif l'infirmière doit-elle obtenir en plus des gaz sanguins artériels ?

3. Nommez deux signes à rechercher permettant d'évaluer le degré d'hypoxémie chez ce client.

4. Quelle information l'infirmière peut-elle s'attendre à lire en consultant le rapport de la radiographie pulmonaire de monsieur Bourque ?

5. Au moment de l'auscultation pulmonaire de monsieur Bourque, quel type de bruits respiratoires devrait être entendu en début d'inspiration ?

6. Que signifient les résultats des gaz sanguins artériels de monsieur Bourque ?

7. Comment la respiration et le tirage doivent-ils être interprétés ?

Voici un extrait du plan thérapeutique infirmier de monsieur Bourque.

Extrait

CONSTATS DE L'ÉVALUATION								
Date	Heure	N°	Problème ou besoin prioritaire	Initiales	RÉSOLU / SATISFAIT			Professionnels / Services concernés
					Date	Heure	Initiales	
2011-05-10	11:00	2	Signes d'insuffisance respiratoire	M.C.				

SUIVI CLINIQUE							
Date	Heure	N°	Directive infirmière	Initiales	CESSÉE / RÉALISÉE		
					Date	Heure	Initiales
2011-05-10	11:00	2	Garder AMBU au chevet en tout temps	M.C.			

Signature de l'infirmière	Initiales	Programme / Service	Signature de l'infirmière	Initiales	Programme / Service
Madeleine Campeau	M.C.	Unité de médecine			

Planification des interventions – Décisions infirmières

8. Pourquoi la directive infirmière pour le problème prioritaire *Signes d'insuffisance respiratoire* est-elle justifiée ?

9. Identifiez l'autre intervenant professionnel impliqué dans la situation de santé de monsieur Bourque et inscrivez-le dans la section *Professionnels/Services concernés* dans l'extrait du PTI du client.

10. Quelle intervention aiderait monsieur Bourque à contrôler sa respiration ?

Évaluation des résultats – Évaluation en cours d'évolution

11. Qu'est-ce qui indiquerait que l'oxygénothérapie est suffisante pour monsieur Bourque ?

12. Citez au moins cinq données pouvant signifier que la condition clinique de monsieur Bourque s'améliore.

Application de la pensée critique

Dans l'application de la démarche de soins auprès de monsieur Bourque, l'infirmière a recours aux éléments du modèle de la pensée critique pour analyser la situation de santé du client et en comprendre les enjeux. La **FIGURE 51.13** résume les caractéristiques de ce modèle en fonction des données de ce client, mais elle n'est pas exhaustive.

Vers un jugement clinique

Connaissances
- Physiopathologie de l'insuffisance respiratoire aiguë
- Signes d'hypoxémie et d'hypercapnie
- Signes d'insuffisance respiratoire
- Valeurs normales de la gazométrie du sang artériel et de la saturation pulsatile en oxygène
- Matériel pour l'administration d'oxygène
- Manœuvres de réanimation cardiorespiratoire

Expériences
- Soins aux clients atteints de problèmes respiratoires chroniques
- Expérience en réanimation
- Soins aux clients sous oxygénothérapie
- Expérience en soins d'urgence

ÉVALUATION
- Signes vitaux de monsieur Bourque, particulièrement les caractéristiques de la respiration
- État de conscience
- Signes d'insuffisance respiratoire
- Signes d'hypoxémie et d'hypercapnie
- Résultats des gaz sanguins artériels et des radiographies pulmonaires
- Manifestations d'anxiété

Normes
- Normes de sécurité pendant l'administration d'oxygène
- Normes applicables au cours d'une réanimation cardiorespiratoire
- Suivi systématique de la clientèle atteinte de MPOC

Attitudes
- Prêter attention aux signes d'anxiété de monsieur Bourque et à sa capacité à contrôler ses épisodes dyspnéiques
- Rester calme pour ne pas exacerber l'anxiété du client en raison de l'acuité de la situation

FIGURE 51.13
Application de la pensée critique à la situation de santé de monsieur Bourque

■ ■ ■ À retenir

VERSION REPRODUCTIBLE

www.cheneliere.ca/lewis

- L'insuffisance respiratoire n'est pas une maladie. Elle se produit quand une ou plusieurs maladies affectent les poumons, ou d'autres systèmes ou appareils de l'organisme.

- Les clients souffrant d'asthme, de MPOC et de fibrose kystique présentent un risque élevé d'insuffisance respiratoire hypercapnique, car ces affections causent l'obstruction des voies respiratoires et la rétention d'air dans les alvéoles.

- L'insuffisance respiratoire peut se produire en présence d'un trouble du SNC, d'un trouble de la paroi thoracique ou d'une maladie neuromusculaire, et ce, même si les poumons sont normaux.

- Pendant la respiration, l'utilisation des muscles accessoires indique une détresse modérée, alors que la respiration paradoxale signale une détresse grave.

- La présence de sécrétions pulmonaires peut causer ou exacerber l'insuffisance respiratoire aiguë en bloquant la circulation d'oxygène dans les alvéoles et le sang des capillaires pulmonaires, et en empêchant l'élimination du gaz carbonique.

- L'agitation est un symptôme résultant généralement d'une douleur non soulagée, d'hypoxémie, d'un déséquilibre électrolytique, de l'évolution d'une lésion cérébrale et des réactions secondaires aux médicaments.

- L'hypercapnie est un signe de fatigue musculaire respiratoire et d'hypoventilation, et elle indique que le client n'est plus capable de maintenir une ventilation suffisante pour permettre des échanges gazeux optimaux.

51

Pour en savoir plus

VERSION COMPLÈTE ET DÉTAILLÉE

www.cheneliere.ca/lewis

 Références Internet

Organismes et associations

American Lung Association > Lung Disease > Acute Respiratory Distress Syndrome
www.lungusa.org

ARDS Foundation Canada
www.ardscanada.org

Association pulmonaire > Maladies pulmonaires
www.poumon.ca

Organismes gouvernementaux

Agence de la santé publique du Canada > Maladies chroniques > Maladies respiratoires chroniques
www.phac-aspc.gc.ca

National Heart, Lung, and Blood Institute > Lung Diseases > ARDS
www.nhlbi.nih.gov

Références générales

Medline Plus > Lung Diseases > ARDS
www.nlm.nih.gov/medlineplus

 Monographies

Belleau, R., & Maltais, F. (2008). *Apprendre à vivre avec la bronchite chronique ou l'emphysème : la maladie pulmonaire obstructive chronique et la réadaptation respiratoire.* Québec, Qc : Presses de l'Université Laval.

Matthay, M.A. (2003). *Acute respiratory distress syndrome.* New York : M. Dekker.

Préfaut, C. (2009). *La réhabilitation du malade respiratoire chronique.* Issy-les-Moulineaux, Fr. : Elsevier Masson.

 Articles, rapports et autres

Agence de la santé et des services sociaux de Montréal/Direction de santé publique et Institut national de santé publique du Québec (2009). *Le suivi des personnes souffrant d'une maladie pulmonaire obstructive chronique (MPOC) en 2005-2006 : portrait de certaines interventions en lien avec le réseau de services intégrés.* Québec : Institut national de santé publique du Québec.

Agence de santé publique du Canada (ASPC) (2007). *La vie et le souffle : les maladies respiratoires au Canada.* Ottawa, Ont. : ASPC.

Davies, P. (2002). Guarding your patient against ARDS. *Nursing 2002, 32*(3), 36-43.

Marion, B.S. (2001). A turn for the better : Prone positioning of patients with ARDS. *American Journal of Nursing, 101*(4), 26-35.

Passerini, L. (1999). M. Tanguay souffre-t-il du syndrome de détresse respiratoire de l'adulte ? *Le Clinicien, 14*(8), 94-103.

Weiss, K. (2007). La prise en charge des infections respiratoires. *Le Clinicien, 22*(4), 85-88.

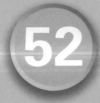

CHAPITRE

52

Écrit par :
Linda Bucher, RN, PhD, CEN

Adapté par :
Annabelle Rioux, M. Sc., IPSPL

Soins en cas d'urgence

Objectifs

Après avoir lu ce chapitre, vous devriez être en mesure :

- de déterminer les étapes du triage, de l'examen primaire et de l'examen secondaire pour un client en situation d'urgence ;

- d'établir un rapport entre la physiopathologie, l'évaluation et le processus thérapeutique en interdisciplinarité propres à certaines situations d'urgence liées à l'environnement (p. ex., une hyperthermie, une hypothermie, une lésion due à un épisode de submersion, des piqûres, des morsures) ;

- d'établir un rapport entre la physiopathologie, l'évaluation et le processus thérapeutique en interdisciplinarité propres à certaines situations d'urgence toxicologique ;

- de déterminer les interventions infirmières appropriées à l'égard des victimes de violence ;

- de différencier les responsabilités incombant aux professionnels de la santé, à la collectivité et à certains organismes fédéraux concernant la préparation aux situations d'urgence et aux événements impliquant un grand nombre de blessés.

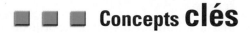

Concepts clés

Cette carte conceptuelle illustre schématiquement les principaux concepts décrits dans le présent chapitre. Sa lecture vous permettra d'avoir une vue d'ensemble des notions qui y sont présentées.

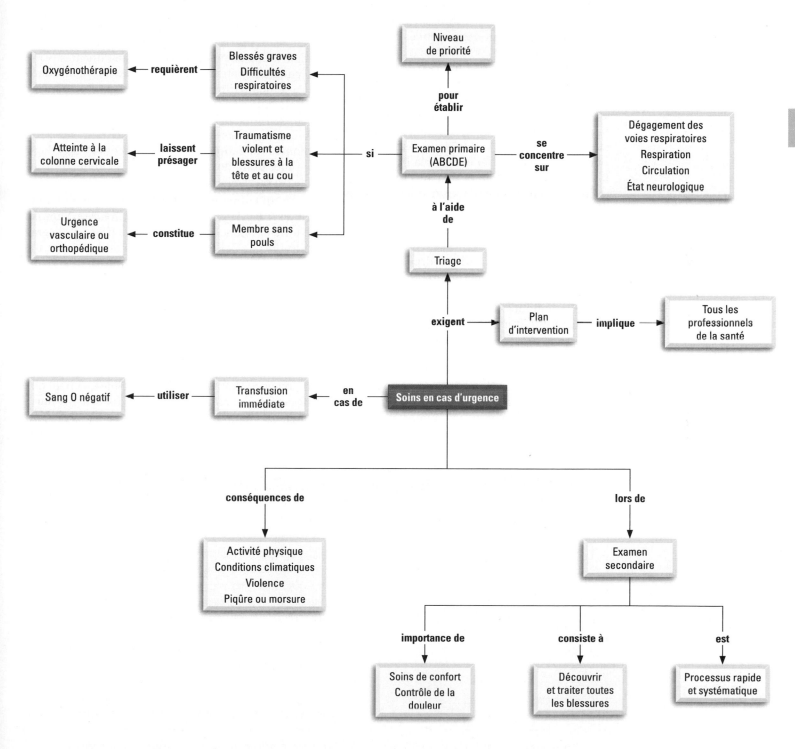

52.1 | Soins dans les services d'urgence

La plupart des gens qui vivent une situation où leur vie est en danger ou pourrait le devenir sont transportés à l'urgence. Par ailleurs, beaucoup d'autres personnes, souffrant toutefois d'affections moins graves, se présentent aussi à l'urgence. Depuis les dernières années, le taux d'occupation moyen des urgences québécoises varie entre 105 et 129 % (Agence de la santé et des services sociaux de Montréal, 2008). Ce taux ne cesse d'augmenter, en raison de plusieurs facteurs dont : l'incapacité d'avoir accès à un professionnel de la santé, le vieillissement de la population, le nombre croissant de comorbidité et la diminution de la durée des séjours hospitaliers entraînant de fréquentes réadmissions. Ces facteurs causent l'engorgement chronique des salles d'urgence et des délais d'attente de plus en plus longs (Gilboy, 2010).

Les infirmières d'urgence donnent des soins à des clients de tous âges ayant des problèmes très variés. Certaines salles d'urgence se spécialisent dans le traitement de problématiques spécifiques, comme les urgences pédiatriques ou traumatologiques. L'Association des infirmières et infirmiers d'urgence du Québec (AIIUQ) est un regroupement qui fait la promotion des soins d'urgence et de première ligne en offrant, entre autres, de la formation continue. L'AIIUQ organise en effet chaque année des journées de perfectionnement portant sur divers sujets tels que la cardiologie, la pédiatrie, la pharmacologie, la toxicologie, etc.

52.1.1 Triage

Le triage sert à déterminer le niveau de priorité de chaque client à la suite de l'évaluation faite par l'infirmière et à définir le délai souhaitable entre l'arrivée du client et l'évaluation médicale. Il s'agit d'une activité réservée à l'infirmière qui consiste donc à évaluer la condition du client, à déterminer le degré des soins requis et à le diriger par la suite vers la salle de traitement, la salle d'attente ou une autre ressource plus appropriée (Ordre des infirmières et infirmiers du Québec [OIIQ], 2007). La maîtrise de ce processus constitue l'une des principales compétences que doit posséder l'infirmière d'urgence (Gilboy, Tanabe, Travers, Rosenau, & Eitel, 2005 ; Rund & Rausch, 1981). La plupart du temps, l'infirmière doit composer simultanément avec de nombreux clients présentant des problèmes de santé variés. Le processus de triage permet donc de s'assurer que les clients dont la vie est en danger sont traités en priorité.

L'OIIQ ainsi que le Collège des médecins du Québec (CMQ) ont d'un commun accord choisi d'utiliser l'Échelle canadienne de triage et de gravité (ÉTG). Celle-ci a été créée en 1999 par un groupe d'experts constitué d'infirmières et de médecins (Groupe de travail national canadien sur l'ÉTG). Elle a été révisée en 2004 par un deuxième groupe d'experts. Cette échelle a pour but d'uniformiser le processus de triage à l'urgence par l'utilisation de critères communs et d'une méthode de classification généralement acceptée (AIIUQ, 2005). L'ÉTG est une échelle constituée de cinq niveaux d'urgence. Alors que le niveau 1 cible un client qui nécessite une réanimation immédiate, le niveau 5 cible un client dit non urgent **TABLEAU 52.1**. Une approche systématique de l'évaluation permet ainsi

TABLEAU 52.1	Niveaux de triage et délais correspondants
NIVEAU / DÉLAI DE PRISE EN CHARGE MÉDICALE	**DESCRIPTION**
1. Prise en charge immédiate	Réanimation : conditions qui menacent la vie ou l'intégrité d'un membre et qui nécessitent une intervention énergique et immédiate.
2. 15 minutes	Très urgent : conditions qui menacent la vie ou l'intégrité d'un membre ou sa fonction, et exigeant une intervention médicale rapide.
3. 30 minutes	Urgent : conditions souvent associées à un inconfort important et à une incapacité de s'acquiter des activités de la vie quotidienne.
4. 60 minutes	Moins urgent : conditions variables selon l'âge et le degré de détresse du client et présentant des risques de détérioration ou de complications.
5. 120 minutes (ou orienté vers des ressources autres que l'urgence)	Non urgent : conditions qui peuvent être aiguës, non urgentes, ou faire partie d'un problème chronique.

Source : OIIQ (2007).

de réduire le temps nécessaire à la détection d'éventuelles menaces pour la vie et limite le risque de laisser échapper une condition constituant un danger de mort.

Chez les clients victimes de traumas, il faut d'abord procéder à un examen primaire (ABCDE), puis à un examen secondaire. Cette procédure peut toutefois être utilisée pour évaluer n'importe quel client qui arrive à l'urgence ou dont la condition se détériore.

Au cours de l'évaluation, l'infirmière effectue les interventions que commande la condition du client.

52.1.2 Examen primaire

L'**examen primaire** (ABCDE) **TABLEAU 52.2** se concentre sur le dégagement des voies respiratoires (perméabilité), la respiration, la circulation, l'état neurologique ainsi que l'exposition et la visualisation du client dans son ensemble (après l'avoir

TABLEAU 52.2	Prise en charge d'une situation d'urgence : examen primaire[a]
OBSERVATIONS	**INTERVENTIONS**
A : Dégagement des voies respiratoires (*Airways*) et immobilisation ou stabilisation de la colonne cervicale	
• Si le client est conscient : respire-t-il ? parle-t-il ? Si le client est inconscient : respire-t-il ? Si non, vérifier s'il y a obstruction des voies respiratoires. • Vérifier la présence de dents branlantes ou d'objets étrangers dans la bouche. • Vérifier la présence de saignements, de vomissures ou d'œdème. • Vérifier s'il y a détresse respiratoire.	• Immobiliser la colonne cervicale au moyen d'un collier cervical rigide, d'une planche dorsale, de serviettes roulées, et immobiliser la tête à la planche dorsale. • Procéder à une aspiration. • Effectuer une subluxation de la mâchoire (en maintenant la colonne cervicale en position neutre). • Insérer une sonde oropharyngée ou nasopharyngée (infirmière). • Insérer un tube endotrachéal ou faire une cricothyroïdotomie (médecin). • Ventiler au moyen d'un ballon-masque. • Évaluer l'efficacité des interventions.
B : Respiration (*Breathing*)	

• Évaluer la ventilation.
  – Écouter les bruits à l'expiration par le nez ou la bouche.
  – Vérifier la présence de mouvements paradoxaux de la paroi thoracique durant l'inspiration et l'expiration.
  – Noter le recours aux muscles accessoires ou abdominaux (tirage).
  – Observer et évaluer la fréquence et l'amplitude respiratoire.
  – Ausculter les poumons.
• Noter la couleur du lit des ongles, des muqueuses et de la peau (cyanose).
• Vérifier la présence ou l'absence de distension des jugulaires ainsi que la position de la trachée.
	• Administrer un apport d'oxygène à l'aide du système approprié si difficultés respiratoires.
	• Ventiler au moyen d'un ballon-masque et d'oxygène pur si la respiration est insuffisante ou absente.
	• Se préparer à intuber le client en cas d'arrêt respiratoire.
	• Se préparer à aspirer si nécessaire.
	• En cas d'absence de bruits respiratoires, se préparer à procéder à une thoracotomie à l'aiguille et à l'insertion d'un drain thoracique.
	• Évaluer l'efficacité des interventions.

C : Circulation (*Circulation*)	
• Prendre le pouls carotidien ou fémoral. • Noter la qualité et la rapidité du pouls. • Évaluer la couleur, la température et le degré d'humidité de la peau. • Vérifier le temps de remplissage capillaire. • Vérifier s'il y a des saignements externes.	• En l'absence de pouls, commencer les manœuvres de réanimation cardiorespiratoire et utiliser des mesures de soins avancés en réanimation telles que le défibrillateur. • En présence de symptômes de choc ou d'hypotension grave, installer deux cathéters intraveineux de gros calibre (14 à 16) et commencer à administrer un soluté physiologique ou un soluté de lactate Ringer. • Contrôler le saignement par une pression directe, si nécessaire. • Administrer les produits sanguins selon le protocole. • Envisager l'autotransfusion en cas de traumatisme thoracique isolé.

52

OBSERVATIONS	INTERVENTIONS
	• Envisager le recours à un survêtement hypotenseur ou à une attelle pelvienne en cas de fracture pelvienne et d'hypotension. • Prélever un échantillon de sang pour déterminer le groupe sanguin et effectuer une épreuve de compatibilité croisée.
D : Déficit neurologique (*Disability*)	
Examen neurologique rapide	
• Évaluer l'état de conscience par la réaction spontanée, la réaction aux stimulus verbaux ou à la douleur (AVPU^b). • Examiner les pupilles : taille, forme, égalité et réactivité à la lumière. • Observer la position spontanée des clients (décortication ou décérébration).	• Demander au client s'il entend et s'il est capable de parler. S'il ne répond pas, observer sa réaction aux stimulus physiques (p. ex., un frottement sternal, une pression sur le lit de l'ongle)
E : Exposition (*Exposure and Environnemental Control*)	
Inspection des surfaces antérieures et latérales	
• Examiner le client afin de déceler des fractures, des hématomes ou des lésions secondaires. • Examiner les extrémités pour déceler toute déformation visible. • Déterminer l'amplitude des mouvements et la force présente aux extrémités.	• Retirer tous les vêtements afin de procéder à une inspection complète. • Maintenir le client au chaud à l'aide de couvertures, de solutions intraveineuses préchauffées et de lampes radiantes afin d'éviter les pertes de chaleur. • Veiller à respecter l'intimité du client en fermant les rideaux et en n'exposant les organes génitaux que lorsque nécessaire. • Immobiliser (p. ex., avec une attelle plâtrée) toute déformation visible.

^a Évaluation rapide et stabilisation des fonctions vitales du client.

^b AVPU : A = alerte ; V = réagit aux stimulus verbaux ; P = réagit à la douleur (*pain*) ; U = absence de réaction (*unresponsive*).

Source : Wuerz & Eitel (1999).

déshabillé complètement). Il permet de détecter rapidement les problèmes qui mettent en danger la vie du client et d'intervenir de façon appropriée. En tout temps au cours de l'examen primaire, l'infirmière peut déceler une condition dangereuse liée à la perméabilité des voies respiratoires, à la respiration, à la circulation ou à l'état neurologique **ENCADRÉ 52.1**. Le cas échéant, elle doit appliquer immédiatement les mesures nécessaires, et ce, avant de passer à l'étape suivante de l'examen.

A – Dégagement des voies respiratoires et stabilisation ou immobilisation de la colonne cervicale

Presque tous les décès qui surviennent immédiatement après un trauma sont attribuables à une obstruction des voies respiratoires. La salive, les sécrétions contenant du sang, les vomissures, le traumatisme laryngé, les dentiers, le traumatisme facial, les fractures et la langue peuvent causer l'obstruction des voies respiratoires. Parmi les

clients à risque, il faut noter ceux qui sont pris de convulsions ou qui présentent une altération importante de l'état de conscience, un état de quasi-noyade, un choc anaphylactique, une obstruction due à un corps étranger ou un arrêt cardiorespiratoire. Si les voies respiratoires ne sont pas dégagées, il s'ensuit une réduction du débit d'air, l'hypoxie, puis la mort.

Les principaux signes et symptômes d'une obstruction des voies respiratoires sont la dyspnée, l'incapacité de parler, la présence d'un corps étranger dans les voies respiratoires et un trauma au visage ou au cou. Il faut rapidement procéder au dégagement des voies respiratoires à l'aide de différentes méthodes, en commençant par la moins effractive. Le traitement comprend (dans cet ordre) : 1) l'ouverture des voies respiratoires par la subluxation de la mâchoire (en évitant l'extension du cou) **FIGURE 52.1** ; 2) l'aspiration ou le retrait du corps étranger ; 3) l'insertion d'une sonde nasopharyngée ou

ENCADRÉ 52.1 — Raisons pouvant expliquer certaines conditions délétères détectées au cours de l'examen primaire[a]

Dégagement des voies respiratoires (perméabilité)
- Lésions par inhalation (bronchospasme)
- Obstruction (partielle ou complète) causée par un corps étranger, des débris (p. ex., des vomissures, des dents cassées) ou la langue
- Plaies pénétrantes ou traumatisme contondant affectant les structures des voies respiratoires supérieures

Respiration
- Choc anaphylactique (bronchospasme)
- Volet costal avec contusions pulmonaires (mouvements respiratoires paradoxaux)
- Hémothorax
- Pneumothorax (p. ex., ouvert, sous tension)

Circulation
- Lésion cardiaque directe (p. ex., un infarctus du myocarde, un trauma)
- Tamponnade péricardique
- État de choc (p. ex., des brûlures graves, une hypovolémie)
- Hémorragie externe non contrôlée
- Hypothermie

État neurologique
- Traumatisme crânien
- Accident vasculaire cérébral (AVC)
- Engagement du tronc cérébral
- Hémorragie intracrânienne
- Intoxication (alcool, drogues)
- Hypoxie prolongée

[a] Cette liste n'est pas exhaustive.

oropharyngée (guédelle) qui déclenchera le réflexe nauséeux si le client est conscient ; 4) l'installation d'une sonde endotrachéale. Si l'intubation est impossible en raison de l'obstruction des voies respiratoires, une cricothyroïdotomie ou une trachéotomie d'urgence sera pratiquée ▶ **34**. Avant de procéder à l'intubation ou à la cricothyroïdotomie, il faut ventiler le client en lui administrant de l'oxygène pur (concentration d'oxygène à 100 %) au moyen d'un ballon-masque (BM) (Scott, 2005). Le personnel médical peut ensuite instaurer une ventilation assistée par voie endotrachéale ou trachéale.

L'intubation en séquence rapide demeure la méthode privilégiée pour sécuriser les voies respiratoires d'un client incapable de les protéger naturellement. Cette méthode nécessite de recourir à la sédation (p. ex., le midazolam), à l'anesthésie (p. ex., l'etomidate [Amidate^MD]), ainsi qu'à l'induction d'une paralysie (p. ex., la succinylcholine). Ces médicaments, conjugués à l'application d'une pression cricoïde pendant l'intervention, facilitent l'intubation et réduisent les risques d'aspiration et de blessures aux voies respiratoires **FIGURE 52.2** (Makic, 2010 ; Scott, 2005).

Tout client ayant subi un traumatisme facial, de la tête ou du cou, ou présentant des blessures importantes au haut du thorax peut souffrir d'une blessure à la colonne cervicale. Il faut alors stabiliser la colonne cervicale (tête maintenue dans une position neutre) ou tout simplement l'immobiliser durant l'examen des voies respiratoires. Sur les lieux de l'accident, la colonne cervicale doit être immobilisée au moyen d'un collier cervical rigide ou de tout autre dispositif servant à immobiliser le cou (appelé aussi *head blocks*). Puis, les secouristes doivent fixer la tête du client à la planche dorsale au moyen d'un bandeau

34

Les étapes à suivre pour les soins de trachéostomie et l'aspiration des sécrétions des voies respiratoires sont décrites dans le chapitre 34, *Interventions cliniques – Troubles des voies respiratoires supérieures.*

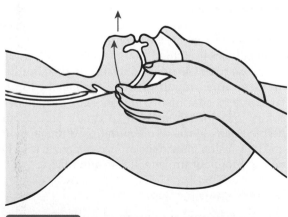

FIGURE 52.1

La subluxation de la mâchoire constitue la méthode recommandée pour l'ouverture des voies respiratoires chez une victime inconsciente susceptible d'avoir une lésion cervicale ou médullaire. Le professionnel de la santé place ses mains de chaque côté de la mâchoire de la victime en s'appuyant sur ses avant-bras et ses coudes. Il saisit les angles de la mâchoire inférieure de la victime et soulève la mâchoire vers l'avant, et ce, sans basculer la tête. La subluxation n'entraîne donc pas d'extension du cou.

Capsule Jugement clinique

En jouant avec un ami sur la terrasse arrière de la maison, Raphaël, âgé de huit ans, a fait une chute d'une hauteur de deux mètres. Il est tombé sur la tête et a roulé sur le dos. Pendant que son père appelle les services d'urgence, sa mère s'agenouille derrière la tête du garçonnet et regarde vers les pieds de son fils ; elle pose ses avant-bras sur ses cuisses et maintient ainsi la tête immobile avec ses mains.

Est-ce une bonne façon d'immobiliser la tête de Raphaël si une fracture cervicale est soupçonnée ? Justifiez votre réponse.

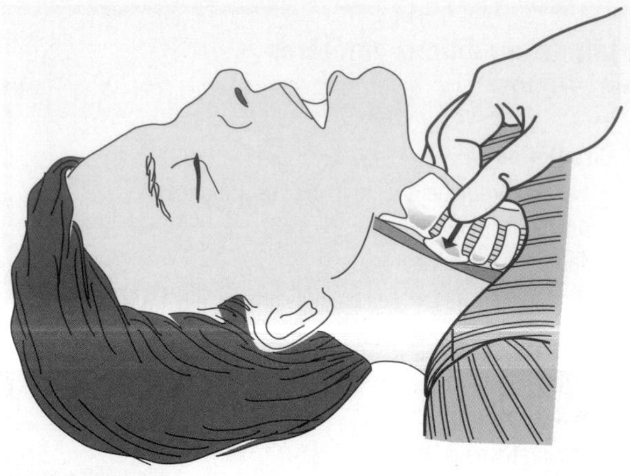

FIGURE 52.2

Pression cricoïde – L'application d'une pression vers le bas sur l'anneau cricoïde comprime l'œsophage contre la colonne vertébrale (C6) et facilite ainsi l'insertion de la sonde endotrachéale.

50

Les manifestations cliniques du choc hypovolémique sont décrites dans le chapitre 50, *Interventions cliniques – État de choc, syndrome de réaction inflammatoire systémique et syndrome de défaillance multiorganique.*

qui passe sur le front. Il ne faut pas utiliser de sacs de sable, car le poids des sacs pourrait faire bouger la tête s'il fallait faire pivoter le client d'un seul bloc. L'infirmière doit s'assurer que l'immobilisation cervicale est par la suite maintenue tout au long de l'examen primaire.

B – Respiration

Une entrée adéquate d'air dans les voies respiratoires supérieures n'est pas un gage de ventilation efficace. Nombre de conditions entraînent des difficultés respiratoires : côte cassée, pneumothorax, plaie pénétrante, réaction allergique, embolie pulmonaire et crise d'asthme. Le client aux prises avec l'une de ces conditions présentera divers signes et symptômes : une dyspnée (p. ex., une embolie pulmonaire), des mouvements paradoxaux ou asymétriques de la paroi thoracique (p. ex., un volet costal), des bruits respiratoires faibles ou absents du côté atteint (p. ex., un pneumothorax), une lésion visible à la paroi thoracique (p. ex., une plaie pénétrante), une cyanose (p. ex., une crise d'asthme), une tachycardie ou une hypotension.

Tout client gravement blessé ou souffrant de difficultés respiratoires manifeste une augmentation de ses besoins métaboliques et de ses besoins en oxygène, et nécessite une oxygénothérapie. L'infirmière lui administrera donc de l'oxygène pur à haut débit au moyen d'un masque à oxygène et surveillera de près ses paramètres respiratoires. Certaines conditions délétères, comme un pneumothorax sous tension ou un volet costal, peuvent soudainement et gravement compromettre la ventilation. Dans de tels cas, l'infirmière peut intervenir en administrant de l'oxygène pur au moyen d'un ballon-masque, en intubant le client ou en installant un drain thoracique.

C – Circulation

Pour être efficace, le système circulatoire doit pouvoir compter sur un cœur qui fonctionne bien, des vaisseaux sanguins intacts et une volémie suffisante. Un saignement interne ou externe incontrôlé expose le client à un risque de choc hypovolémique ▶ **50** . L'infirmière doit vérifier les pouls centraux (p. ex., le carotidien, le fémoral), car les pouls périphériques peuvent être imperceptibles en raison d'une lésion directe ou d'une vasoconstriction. Si elle peut percevoir un pouls, l'infirmière en évaluera le rythme, l'amplitude et la fréquence. Elle vérifiera aussi la couleur, la température, la moiteur de la peau et le temps de remplissage capillaire. Une altération de l'état mental accompagnée d'une tachycardie, d'un pouls filant et d'un temps de remplissage capillaire plus long que trois secondes constituent les signes de choc les plus importants. Il faut cependant considérer que le temps de remplissage capillaire est plus long dans un environnement plus froid, car le froid provoque une vasoconstriction des vaisseaux et retarde par conséquent le remplissage.

L'infirmière installera deux voies intraveineuses (I.V.) selon les ordonnances collectives ou les protocoles établis. Elle doit privilégier les veines des membres supérieurs, sauf si cela est contre-indiqué, comme dans le cas d'une fracture majeure ou d'une lésion qui affecte la circulation dans le membre. Elle insérera deux cathéters I.V. de gros calibre (14 à 16) et commencera rapidement à restaurer le volume liquidien à l'aide d'un soluté physiologique ou d'un soluté de lactate Ringer. Il faut appliquer une pression directe sur tout site de saignement observé, et ce, au moyen d'un pansement stérile. En présence de saignements qui découlent d'une fracture du bassin accompagnée d'hypotension, le médecin pourra envisager le recours à des attelles ou à des ceintures pelviennes (Ong, 2009). Des échantillons de sang sont prélevés pour analyse, afin de déterminer le groupe sanguin (ABO) et le facteur Rh. Il faut veiller à administrer un concentré de globules rouges qui soit spécifique au type sanguin, au besoin. Dans le cas d'une situation d'urgence où une transfusion immédiate est nécessaire, du sang O négatif (donneur universel) sera administré.

D – État neurologique

L'examen primaire comprend un bref examen neurologique. L'état de conscience du client reflète généralement le niveau de son déficit neurologique. Pour mesurer rapidement l'état de conscience, l'infirmière évalue la réponse du client à des stimulus verbaux ou douloureux. À cette fin, elle peut utiliser un truc mnémotechnique, provenant de l'anglais mais tout de même enseigné au Québec, soit la méthode AVPU : A pour alerte ; V pour réaction à des stimulus verbaux ; P pour réaction à des stimulus douloureux (*pain*) ; U pour absence de réaction (*unresponsive*). Cette évaluation inclut également l'état des pupilles : taille, forme, égalité et réactivité.

E – Exposition et visualisation du client dans son ensemble

Cette portion de l'examen primaire est particulière aux clients victimes d'un trauma. Il faut retirer tous les vêtements du client souffrant d'un trauma pour procéder à un examen physique complet des surfaces antérieures et latérales (les surfaces postérieures seront examinées plus tard, à moins d'indications cliniques contraires). Une fois le client déshabillé, l'infirmière doit veiller à limiter la perte de chaleur, à prévenir l'hypothermie et à respecter son intimité. Pour maintenir le client au chaud, elle a recours à des couvertures chaudes, à des sources de chaleur par rayonnement (lampes chauffantes) et à des liquides I.V. préchauffés.

52.1.3 Examen secondaire

L'**examen secondaire** commence après que l'infirmière a vérifié chaque point de l'examen primaire et prodigué les soins nécessaires pour les urgences vitales. L'examen secondaire représente pour sa part un processus rapide et systématique qui a pour buts de découvrir et de traiter toutes les blessures possibles (Proehl, 2007) **TABLEAU 52.3**.

TABLEAU 52.3	Prise en charge d'une situation d'urgence : examen secondaire [a]
PARAMÈTRE	**INTERVENTIONS**
F: Ensemble des signes vitaux / Interventions ciblées / Soutien aux membres de la famille (***Full set of vital signs / Focused adjuncts / Facilitate Family presence***)	
Ensemble des signes vitaux	• Prendre les signes vitaux (fréquence cardiaque, fréquence respiratoire, saturation en oxygène, température) et faire les évaluations de paramètres complémentaires (pression artérielle bilatérale, échelle de coma de Glasgow, pertes liquidiennes, etc.). • Réévaluer périodiquement l'état de conscience, l'état mental, la taille et la réactivité des pupilles.
Interventions ciblées (selon les résultats de l'examen primaire)	• Surveiller la fréquence et le rythme cardiaques à l'aide d'un tracé électrocardiographique continu (moniteur cardiaque) • Obtenir un électrocardiogramme (ECG) à 12 dérivations • Surveiller la saturation en oxygène à l'aide d'un saturomètre. • Surveiller le dioxyde de carbone (CO_2) expiré par l'installation d'un capteur de CO_2 • Insérer une sonde urinaire (à moins de contre-indications). • Insérer une sonde gastrique. • Prélever du sang pour les analyses de laboratoire. • Préparer le client pour les examens paracliniques. • Administrer, s'il y a lieu, une prophylaxie antitétanique.
Mesures de soutien aux membres de la famille	• Déterminer si les proches aidants souhaitent demeurer présents durant les interventions effractives ou les manœuvres de réanimation cardiorespiratoire. • Offrir aux proches aidants une salle en retrait au besoin. • Offrir un soutien infirmier, psychologique (travailleur social ou psychologue) ainsi qu'un aidant spirituel au besoin.
G: Soins de confort (*Give comfort measures*)	
Application de soins de confort	• Évaluer l'anxiété et offrir du soutien émotionnel au client et à la famille. • Réévaluer périodiquement l'intensité de la douleur à l'aide d'une échelle de douleur normalisée. • Veiller à offrir d'autres soins de confort, au besoin (p. ex., une distraction, de la glace, une position confortable).
H: Anamnèse et examen physique de la tête aux pieds (*History and Head-to-Toe assessment*)	
Anamnèse	• Obtenir de l'information sur : les circonstances entourant l'incident ou l'affection ; le type de blessure et son mécanisme ; le temps écoulé depuis la survenue de l'incident ; les blessures soupçonnées ; le traitement effectué et la réaction du client à celui-ci ; l'état de conscience. • Utiliser l'acronyme **AMPLE** pour recueillir de l'information sur : les **A**llergies ; les **M**édicaments ; le **P**assé médical (p. ex., les conditions médicales et psychiatriques préexistantes, la date des dernières menstruations) ; l'heure et le contenu du dernier repas (*Last meal*) ; et les caractéristiques des **É**vénements ou de l'environnement liés à l'affection ou à la blessure.

TABLEAU 52.3	Prise en charge d'une situation d'urgence : examen secondaire ᵃ *(suite)*
PARAMÈTRE	**INTERVENTIONS**
Examen physique (ciblé ou non selon les résultats des examens primaire et secondaire jusqu'à maintenant)	
Tête, cou et visage	• Noter l'apparence générale, notamment la couleur de la peau. • Examiner le visage et le cuir chevelu pour déceler la présence de lacérations, de sensibilité, de saignements, de corps étrangers et la déformation des tissus mous ou des os. • Examiner les yeux, les oreilles, le nez et la bouche pour déceler la présence de saignements, de corps étrangers, d'écoulement, de douleur, de déformations, d'ecchymoses et de lacérations. • Examiner la tête pour déceler tout enfoncement des os du crâne ou de la face, des contusions, des hématomes, des zones molles et une crépitation osseuse. • Examiner le cou pour déceler la présence de raideur ou de douleur aux vertèbres cervicales, une déviation de la trachée, une distension des jugulaires, des saignements, un œdème cervical, de la difficulté à déglutir, des tissus contusionnés, de l'emphysème sous-cutané et une crépitation osseuse.
Thorax	• Observer le rythme, l'amplitude et l'effort respiratoires, notamment la symétrie des mouvements de la paroi thoracique et le recours aux muscles accessoires. • Vérifier la présence de signes externes de lésion : pétéchies, saignements, cyanose, contusions, éraflures, lacérations, vieilles cicatrices. • Évaluer les bruits respiratoires. • Palper pour déceler la présence de crépitation osseuse ou d'emphysème sous-cutané. • Obtenir un ECG à 12 dérivations.
Abdomen et flancs	• Vérifier la symétrie de la paroi abdominale et des structures osseuses (côtes latérales et bassin). • Vérifier la présence de signes externes de lésions : contusions, éraflures, lacérations, plaies perforantes, vieilles cicatrices. • Évaluer les bruits intestinaux (les quatre quadrants). • Vérifier la présence de masses ou de défense musculaire. • Évaluer les pouls fémoraux. • Évaluer le type de douleur et sa localisation, vérifier la présence de rigidité ou de distension de l'abdomen.
Bassin et périnée	• Palper délicatement le bassin. • Examiner les organes génitaux et le périnée pour déceler la présence de sang au méat urétral, de priapisme, d'ecchymoses ou de saignement rectal. • Vérifier le tonus du sphincter anal à l'aide du toucher rectal. • Vérifier la capacité d'éliminer.
Extrémités (membres inférieurs et supérieurs)	• Vérifier la présence de signes externes de lésions : déformations, ecchymoses, éraflures, lacérations, œdèmes. • Réévaluer la douleur et sa localisation. • Vérifier la capacité de mouvement, la force et la sensibilité des bras et des jambes. • Noter la couleur de la peau. Palper pour ressentir la température de la peau ou la présence de crépitation. • Vérifier la qualité et la symétrie des pouls périphériques.
I : Examen des surfaces postérieures (*Inspect Posterior Surfaces*)	
Dos	• Retourner le client d'un seul bloc. Examiner et palper le dos pour dénoter la présence de déformations, de saignements, de lacérations, de douleur et de contusions (nécessite la collaboration de deux ou trois intervenants pour maintenir la colonne en position neutre durant la mobilisation).

ᵃ Suppose la stabilisation préalable des fonctions vitales au cours de l'examen primaire.

F – Ensemble des signes vitaux / Interventions ciblées / Soutien aux membres de la famille

L'infirmière doit vérifier l'ensemble des signes vitaux, notamment la pression artérielle (P.A.), les fréquences cardiaque et respiratoire, la saturation en oxygène, la température et tout autre paramètre de mesure à approfondir ou à analyser (p. ex., l'échelle de coma de Glasgow, l'estimation des pertes sanguines ou urinaires) ▶ **19** . Si l'infirmière constate ou soupçonne que le client a subi un trauma thoracique, ou si la P.A. est anormalement élevée ou faible, elle la prend aux deux bras pour comparer.

Ensuite, elle détermine si l'examen secondaire doit se poursuivre ou si une autre intervention s'avère nécessaire. Cette décision est souvent prise en accord avec les autres membres de l'équipe soignante. Les interventions ciblées ci-dessous sont envisagées pour les clients ayant subi un trauma majeur ou ayant nécessité des démarches d'importance vitale pendant l'examen primaire.

- Suivre de près la fréquence et le rythme cardiaques au moyen d'un tracé électrocardiographique continu (moniteur cardiaque).

- Suivre de près la saturation en oxygène (SpO_2) à l'aide d'un saturomètre.

- Effectuer les mesures de CO_2 en fin d'expiration à l'aide d'un capteur de CO_2 pour confirmer l'emplacement de la sonde endotrachéale.

- Insérer une sonde à demeure pour décompresser la vessie, contrôler le débit urinaire et vérifier l'hématurie. Ne pas insérer une sonde à demeure s'il y a du sang visible au méat urinaire (signe d'une déchirure urétrale) ou en présence d'un hématome scrotal ou d'ecchymoses périnéales. Chez les hommes, une prostate anormalement haute au toucher rectal indique une probabilité élevée de lésion de l'urètre. Avant de procéder à l'insertion d'une sonde, le médecin peut demander un urétrogramme rétrograde.

- Insérer un tube orogastrique ou nasogastrique pour décompresser et vider l'estomac, réduire les risques d'aspiration et vérifier la présence de sang dans le contenu gastrique. Chez le client ayant subi un traumatisme facial ou un traumatisme crânien majeur, il est risqué d'insérer un tube nasogastrique sans savoir s'il y a présence de fracture faciale. Il est donc préférable de placer un tube orogastrique.

- Obtenir une radiographie à l'aide d'un appareil portable pour déterminer l'emplacement exact des sondes (p. ex., une sonde endotrachéale ou gastrique)

- Faciliter les analyses de laboratoire ainsi que les examens paracliniques (p. ex., la détermination du groupe sanguin et l'épreuve de compatibilité croisée, l'hémogramme et le bilan métabolique, l'alcoolémie, les analyses toxicologiques, la gazométrie du sang artériel, le profil de coagulation, les enzymes cardiaques, l'analyse d'urine, le test de grossesse, les radiographies, les ultrasons, la tomodensitométrie [TDM]).

- Déterminer s'il y a lieu d'administrer une prophylaxie antitétanique.

Soutenir les membres de la famille dans leur épreuve fait partie de l'examen secondaire. Des études ont démontré que la présence de la famille au moment de l'application de mesures effractives et de manœuvres de réanimation est bénéfique pour le client, les proches aidants et le personnel (Emergency Nurses Association [ENA], 2005 ; Halm, 2005). Les clients rapportent que la présence de leurs proches aidants les réconforte. Ces derniers jouent un rôle de protecteurs et contribuent à rappeler à l'équipe soignante que le client a une identité individuelle (Eichorn *et al.*, 2001). Les proches aidants qui désirent être présents au moment de l'application de mesures effractives et de manœuvres de réanimation sentent par ailleurs qu'ils participent activement à la démarche de soins. Ils estiment également qu'ils procurent du réconfort au client et que c'est leur droit d'être auprès de ce dernier (Meyers *et al.*, 2000). Les infirmières rapportent que les membres de la famille qui sont présents aident à la fois le client (p. ex., ils apportent du soutien) et le personnel (p. ex., ils agissent comme interprètes) (Meyers *et al.*, 2000). Il est toutefois essentiel de désigner un membre de l'équipe soignante afin qu'il explique la prestation de soins et réponde aux questions advenant qu'un proche aidant souhaite être présent au moment de l'application de mesures effractives et de manœuvres de réanimation.

G – Soins de confort

La prestation de soins de confort revêt une importance primordiale dans la prestation de soins au client à l'urgence. La douleur est la principale plainte qu'expriment les personnes qui se présentent à l'urgence (Motov & Khan, 2009). De nombreuses salles d'urgence ont mis en place des protocoles relatifs à la prise en charge de la douleur afin de traiter celle-ci au plus tôt, c'est-à-dire dès le triage. Les stratégies de prise en charge de la douleur doivent comprendre une combinaison de mesures pharmacologiques (p. ex., un antidouleur, un anti-inflammatoire non stéroïdien, un opioïde) et non pharmacologiques (p. ex., une distraction de la pensée, un positionnement différent, de la glace) ▶ **10** . L'infirmière joue un rôle déterminant dans le processus de prise en charge de la douleur en raison de ses contacts fréquents avec les clients. Dans les urgences, les clients devraient pouvoir nouer une relation de confiance avec le personnel soignant et bénéficier de soins

19

L'échelle de coma de Glasgow est présentée dans le chapitre 19, *Interventions cliniques – Troubles intracrâniens aigus.*

52

10

Les traitements pharmacologique et non pharmacologique de la douleur sont expliqués en détail dans le chapitre 10, *Douleur.*

généraux de confort : paroles rassurantes, écoute, réduction des stimulus (p. ex., une baisse de l'intensité lumineuse). Les soins de confort comprennent aussi le fait de mettre en place des attelles, d'élever le membre blessé et d'appliquer de la glace, selon les besoins.

H – Anamnèse et examen physique de la tête aux pieds

Rassembler les détails concernant l'incident, la blessure ou le problème de santé fournit des indices sur la cause de la problématique (p. ex., les blessures ont-elles été auto-infligées ?) et permet de déterminer les examens et les interventions à faire. Il arrive que le client soit incapable de fournir lui-même ces renseignements. Dans ce cas, les proches aidants, les amis, des témoins, ainsi que le personnel préhospitalier (ambulanciers) peuvent les donner. Les renseignements relatifs à la préhospitalisation devraient porter sur le mécanisme causal, le type de blessure, les lésions soupçonnées, les signes vitaux, les traitements appliqués et la réaction du client.

Il est très important de connaître les circonstances entourant l'événement traumatique, car le mécanisme de blessure peut contribuer à prédire les blessures spécifiques. Par exemple, un passager qui était assis à l'avant d'une voiture lors d'un accident et qui portait sa ceinture de sécurité peut présenter un traumatisme crânien, des fractures aux genoux, aux fémurs ou aux hanches s'il a heurté le tableau de bord ainsi que des lésions abdominales s'il a été retenu fortement par la ceinture de sécurité. Si l'accident a causé des décès, il est très probable que le client soit lui-même gravement blessé.

Le client qui a sauté du haut d'un immeuble ou d'un pont peut présenter des fractures calcanéennes (du talon) bilatérales, des fractures du poignet bilatérales et des fractures par tassement de la colonne lombaire. Ce client pourrait aussi souffrir de déchirures de l'aorte. Le client âgé qui est tombé d'une échelle peut quant à lui avoir été victime d'un accident vasculaire cérébral (AVC) ou d'un infarctus du myocarde.

Le personnel préhospitalier peut fournir une description détaillée de l'état général du client, de son état de conscience et des blessures apparentes subies. Dans une salle d'urgence, une équipe expérimentée établit une **anamnèse** en moins de cinq minutes suivant l'arrivée d'un client. Si l'état du client constitue une urgence, l'infirmière établira l'anamnèse complète avec les proches aidants ou les amis, une fois que le client aura été transféré dans une salle de traitement. Les renseignements recueillis doivent répondre aux questions suivantes :

- Quel est le problème principal ? Qu'est-ce qui a poussé le client à venir consulter ?
- Quelles sont les plaintes subjectives exprimées par le client ?
- Comment le client décrit-il sa douleur (p. ex., utiliser le sigle PQRSTU) ?
- Comment les témoins (s'il y en a) décrivent-ils le comportement du client depuis l'incident ?
- Quels sont les antécédents médicaux du client ? L'acronyme AMPLE constitue un moyen mnémotechnique qui aide à structurer et à accélérer le questionnement sur les sujets suivants :

  A : les **A**llergies (aux médicaments, aux aliments, à des éléments environnementaux) ;

  M : les **M**édicaments (et produits naturels pris actuellement ou récemment, drogues, etc.) ;

  P : le **P**assé médical et les antécédents de santé personnels (p. ex., des conditions médicales et psychiatriques préexistantes, des hospitalisations et chirurgies antérieures, le tabagisme, un usage récent de drogues et d'alcool, et selon le contexte, une vaccination antitétanique, la date des dernières menstruations, l'état de santé mentale de base) et les antécédents familiaux ;

  L : l'heure précise du dernier repas (*Last meal*) ainsi que le contenu (p. ex., est-ce un nouvel aliment ?) ;

  E : les **É**vénements et l'environnement (personnel, familial, culturel) liés à l'affection ou à la blessure.

L'évaluation primaire et l'anamnèse peuvent guider le personnel soignant durant l'examen physique afin de cibler les zones à examiner plus spécifiquement.

Tête, cou, visage

Il faut évaluer l'apparence générale du client, la couleur de sa peau et sa température ainsi que la présence de mouvements oculaires anormaux. Le strabisme divergent est un signe de lésion neurologique. Le signe de Battle (ecchymose derrière l'oreille) ou les célèbres yeux de raton laveur (ecchymose périorbitaire) indiquent une fracture de la base du crâne. Il faut vérifier s'il y a écoulement de sang ou de liquide céphalorachidien au niveau des oreilles et du nez. Dans l'affirmative, il ne faut pas entraver l'écoulement d'un liquide clair provenant de ces orifices.

En examinant les voies respiratoires, il faut rechercher la présence de corps étrangers, de saignements, d'œdème et de dents branlantes ou manquantes, et vérifier si le client peut ouvrir la bouche et avaler. À l'examen du cou, l'infirmière doit vérifier la présence d'ecchymoses, d'œdème, de saignement ou de veines distendues. Elle regarde et palpe la trachée pour déterminer si elle est centrée, car une trachée déviée peut indiquer un pneumothorax sous tension potentiellement mortel. Un emphysème sous-cutané peut quant à lui dénoter une rupture laryngotrachéale. Une raideur ou une douleur au cou peuvent révéler une fracture de une ou de plusieurs vertèbres cervicales. Il faut alors garder le client en position couchée et protéger sa colonne cervicale en ayant recours à un collet rigide. Dans l'éventualité que le client nécessite d'être bougé, l'équipe soignante veillera à le tourner d'un seul bloc, en maintenant la colonne cervicale immobilisée. Cette manœuvre demande la collaboration de deux ou trois personnes.

Thorax

L'infirmière doit confirmer la présence de plaies thoraciques aspirantes et de mouvements paradoxaux du thorax, ainsi que la dilatation des veines du cou. Après avoir ausculté les poumons à la recherche d'une détresse respiratoire, d'une diminution ou d'une absence de bruits respiratoires ou d'une diminution des bruits du cœur (bruits lointains), elle doit palper le sternum, les clavicules et les côtes afin de détecter des déformations, une sensibilité localisée ou des crépitations. L'examen du thorax vise d'ailleurs à déceler toute douleur, mais aussi à rechercher la présence d'un pneumothorax sous tension ou d'un pneumothorax ouvert, d'un hémothorax, de fractures des côtes, de contusions pulmonaires ou de contusions myocardiques. Un ECG à 12 dérivations, en particulier chez le client atteint d'une cardiopathie ou chez qui une telle condition est soupçonnée, permettra de diagnostiquer l'arythmie cardiaque, ainsi que l'ischémie ou l'infarctus du myocarde.

Abdomen et flancs

L'abdomen et les flancs sont plus difficiles à évaluer. Il est essentiel de procéder à des examens fréquents pour déceler tout changement dans la condition abdominale. Les accidents de la route ainsi que les agressions peuvent causer des traumatismes contondants qui demeurent invisibles à l'observation. Ceux-ci lèsent habituellement des organes solides spécifiques (p. ex., la rate). Une diminution des bruits intestinaux peut indiquer un iléus paralytique temporaire, alors que la présence de bruits intestinaux dans le thorax peut signaler une rupture du diaphragme. L'infirmière doit toujours ausculter avant de palper ou de percuter l'abdomen afin de ne pas induire de bruits anormaux (Jarvis, 2009). La percussion de l'abdomen permet d'évaluer la présence de distension (p. ex., le tympanisme [excès d'air], la matité [excès de liquide]), alors que la palpation permet de mesurer la sensibilité péritonéale .

Si l'équipe soignante soupçonne une hémorragie intraabdominale, elle effectuera une échographie abdominale afin de vérifier s'il y a épanchement de sang dans le péritoine (hémopéritoine). Cet examen est non effractif et se pratique rapidement au chevet même du client (Bacidore, 2010). Cependant, il ne permet pas d'écarter la possibilité d'un hémorétropéritoine. En cas de doute, il faudra habituellement avoir recours à une TDM.

Bassin et périnée

Le bassin doit être palpé doucement tout en demeurant immobilisé. La présence de douleur peut indiquer une fracture. Il faut vérifier si les parties génitales présentent des saignements, du priapisme ou d'autres lésions visibles. L'infirmière doit aussi signaler toute distension de la vessie, hématurie, dysurie ou incapacité d'aller à la selle. Le médecin peut procéder à un toucher rectal pour vérifier la présence de sang, une prostate anormalement haute (p. ex., une lésion à l'urètre) et une perte de tonus sphinctérien (p. ex., une lésion médullaire).

Extrémités

En examinant les membres supérieurs et inférieurs, l'infirmière doit rechercher la présence de sensibilité localisée, de crépitations et de déformations. Elle immobilisera le membre blessé, au-dessus et au-dessous de la lésion, afin de diminuer la douleur et d'éviter d'endommager davantage les tissus mous. Un membre qui présente une déformation importante et dans lequel aucun pouls n'est perçu devra être réaligné manuellement par le médecin avant d'être immobilisé. Par la suite, l'équipe soignante pourra procéder à des interventions chirurgicales ou radiologiques. Les pouls devront être vérifiés avant et après la manipulation du membre ainsi qu'après l'immobilisation. Un membre sans pouls perceptible constitue une urgence vasculaire ou orthopédique. Le traitement initial d'un membre blessé consiste en l'immobilisation, l'élévation et l'application de glace. Dans le cas de fractures ouvertes, des antibiotiques prophylactiques doivent être prescrits.

L'examen des membres permet aussi d'évaluer la possibilité que le client souffre d'un **syndrome du compartiment** (ou syndrome des loges). Ce syndrome survient en quelques heures lorsqu'il y a augmentation de la pression entre deux fascias (p. ex., le compartiment antérieur de la jambe inférieure, l'abdomen), en raison d'un œdème, d'une hémorragie ou d'une compression extérieure (plâtre). Il porte atteinte à la vitalité des muscles, des nerfs et des artères du membre touché. Le syndrome du compartiment peut être causé par une lésion par écrasement, une fracture, de l'œdème (p. ex., des brûlures) ou une hémorragie.

Capsule

Jugement clinique

Monsieur Luigi Amadeo, âgé de 36 ans, a été renversé par une voiture au moment où il s'apprêtait à traverser la rue. Le conducteur de la voiture a brûlé le feu rouge. Monsieur Amadeo a perdu conscience sur les lieux de l'accident. Lorsqu'il a repris conscience, il se plaignait d'une forte douleur au côté gauche du bassin. Un ambulancier lui a alors demandé s'il pouvait bouger ses jambes.

Pourquoi faire cette vérification ? Justifiez votre réponse.

52

Les caractéristiques des sons à la percussion du thorax sont présentées dans une animation au www.cheneliere.ca/lewis.

I – Examen des surfaces postérieures

Pour examiner les surfaces postérieures (dos) d'un client traumatisé, il faut toujours avoir recours à la méthode en bloc qui permet de le tourner en gardant la colonne cervicale immobilisée. En examinant le dos du client, l'infirmière recherche la présence d'ecchymoses, d'éraflures, de plaies pénétrantes, de coupures et de déformations évidentes. Elle doit aussi palper l'ensemble de la colonne pour déceler tout signe de désalignement, de déformation ou de douleur.

52.1.4   Interventions et évaluation

Une fois l'examen secondaire achevé, l'infirmière veille à consigner toutes les données obtenues. Une prophylaxie antitétanique pourra être administrée, tout dépendant de l'état vaccinal et de celui des plaies (Ministère de la Santé et des Services sociaux du Québec [MSSS], 2009a) **TABLEAU 52.4**.

Quel que soit le problème du client, l'infirmière a la responsabilité d'assurer un monitorage continu, de fournir les soins appropriés et d'évaluer périodiquement les interventions. La première priorité demeure toujours l'évaluation du dégagement des voies respiratoires et de l'efficacité de la respiration. Pour connaître l'état respiratoire du client, l'infirmière doit suivre de près la fréquence et le rythme respiratoires, la saturation en oxygène et la gazométrie du sang artériel. Elle doit également observer rigoureusement l'état de conscience, les signes vitaux, la qualité des pouls périphériques, le débit urinaire, ainsi que la température, la couleur et le degré de moiteur de la peau pour s'assurer d'avoir les renseignements clés sur la circulation et la perfusion.

Selon l'état de ses blessures ou sa condition, le client peut : 1) devoir passer des examens paracliniques (p. ex., une TDM) ou être déplacé dans la salle d'opération pour y subir une chirurgie immédiate ; 2) être admis dans une unité de soins généraux, une unité de soins avec monitorage ou une unité de soins intensifs ; 3) être transféré dans un autre établissement. Il arrive que l'infirmière doive accompagner un client gravement malade au cours de ce transfert. Il lui incombe alors de surveiller attentivement le client pendant ce temps, d'aviser l'équipe soignante si la condition du client devient instable et d'appliquer au besoin des manœuvres de base et avancées de maintien des fonctions vitales.

52.1.5   Hypothermie post-arrêt cardiaque

Beaucoup de clients se trouvent en arrêt cardiaque au moment où ils arrivent à la salle d'urgence. Le client qui a subi un arrêt cardiaque non traumatique à l'extérieur de l'hôpital a pu bénéficier de différentes interventions : de solides compressions thoraciques (réanimation cardiorespiratoire), une défibrillation administrée rapidement, une hypothermie due à l'environnement et des soins de soutien post-arrêt cardiaque. Le recours à l'hypothermie thérapeutique durant les 24 heures qui suivent la réanimation améliore le taux de survie et le pronostic neurologique chez de nombreux clients (Neumar *et al.*, 2008). L'équipe soignante devrait envisager cette mesure pour tout client comateux après l'application des manœuvres de réanimation.

TABLEAU 52.4	Prophylaxie du tétanos en cas de blessures (pour les personnes âgées de 7 ans et plus[a])			
DOSES	**PLAIE MINEURE PROPRE**		**TOUTE AUTRE PLAIE[b]**	
	d2T5[c]	**TIg**	**d2T5[c]**	**TIg**
Inconnue ou < 3 doses	Oui[d]	Non	Oui[d]	Oui
≥ 3 doses	Non[e]	Non	Non[fg]	Non[g]

[a] Si la personne est âgée de moins de 7 ans, le d2T5 est remplacé par le vaccin DCaT-Polio-Hib ou le vaccin DCaT-Polio.

[b] Les autres plaies sont celles présentant plus de risques d'infection par *Clostridium tetani* : plaie contaminée par de la poussière, de la terre, des selles ou de la salive humaine ou animale, plaie pénétrante (p. ex., une morsure, un clou rouillé), plaie contenant des tissus dévitalisés, plaie nécrotique ou gangreneuse, engelure, brûlure ou avulsion. Le nettoyage et le débridement de la plaie sont indispensables.

[c] Certaines personnes devraient plutôt recevoir une dose de DCaT.

[d] Poursuivre la primovaccination si nécessaire en suivant le calendrier.

[e] Oui, si la dernière dose date de plus de 10 ans.

[f] Oui, si la dernière dose date de plus de cinq ans.

[g] Chez le client immunodéprimé, le vaccin et les TIg sont administrés quel que soit l'intervalle depuis la dernière dose de vaccin.

Source : MSSS (2009a).

L'hypothermie thérapeutique comporte trois phases : l'induction, le maintien et le réchauffement. La phase d'induction débute tout de suite après les manœuvres cardiorespiratoires dans la salle d'urgence. La température centrale visée est de 32 à 34 °C. Il existe plusieurs techniques de refroidissement, dont les perfusions de liquide physiologique refroidi, l'application de sacs de glace près des gros vaisseaux sanguins (aines, aisselles) et le recours à des dispositifs de refroidissement (p. ex., l'Arctic Sun^MD, le Blanketrol^MD). Le client requiert alors un monitorage continu (p. ex., de l'état hémodynamique et de la température rectale) et une évaluation constante tout au long de la thérapie. Dans la prise en charge de ces clients, l'infirmière utilise des protocoles préalablement établis pour déterminer les soins à administrer.

52.1.6 Décès au service des urgences

Il arrive, malheureusement, que les compétences, l'expertise et la technologie disponibles dans les salles d'urgence ne permettent pas de sauver certains clients. Il est important que l'infirmière puisse composer avec ses propres émotions à l'égard de la mort afin d'aider la famille et les proches à amorcer leur processus de deuil ▶ 11.

L'infirmière doit respecter l'importance de certaines procédures hospitalières afin de préparer les familles à vivre leur deuil. Ces procédures peuvent consister à rassembler les effets personnels du défunt, à prendre les dispositions nécessaires pour procéder à une autopsie ou encore apporter du soutien aux familles près du défunt. La mort doit être présentée dans sa réalité, afin que les

proches puissent commencer à réaliser la perte. L'infirmière joue un rôle important dans le réconfort des proches lorsqu'un décès survient dans une salle d'urgence. Si la situation le permet, il peut s'avérer utile de leur donner accès à une pièce pour respecter leur besoin d'intimité et, selon le cas, l'équipe soignante veillera à prévenir l'aumônier ou l'aidant spirituel (ENA, 2005).

Certains clients qui décèdent à l'urgence peuvent être de bons candidats au don de tissus et d'organes. Il est possible de prélever certains tissus (cornées, valves cardiaques, peau, os, etc.) et organes (cœur, poumons, reins, foie, pancréas) sur un client décédé. Le personnel hospitalier doit toutefois aborder délicatement la question du don d'organes avec les proches après un décès imprévu. Dans bien des cas, le don constitue la première étape concrète du processus de deuil. Il existe des organismes et des professionnels de la santé mandatés par le MSSS pour coordonner le programme de don d'organes et de tissus au Québec (Québec-Transplant, Héma-Québec, infirmières ressources au don d'organes et de tissus) et le processus de sélection des donneurs potentiels ; ils veillent également à accompagner respectueusement la famille du donneur, à obtenir d'eux un consentement éclairé et à superviser le prélèvement d'organes ou de tissus.

Jugement **clinique**

Monsieur Khiem Nguyen est âgé de 31 ans et il est d'origine vietnamienne. Il a été amené à l'urgence à la suite d'un grave accident de la route. Malheureusement, il était en arrêt cardiorespiratoire à son arrivée et les manœuvres de réanimation n'ont pas fonctionné. Son épouse, qui accompagnait les ambulanciers, a refusé que l'équipe soignante pratique une autopsie et prélève les reins, même si une personne en attente d'une greffe rénale aurait pu en bénéficier.

Que pensez-vous de la décision de l'épouse de monsieur Nguyen ?

11

Les besoins de l'infirmière chargée d'accompagner le mourant et sa famille sont décrits dans le chapitre 11, *Soins palliatifs et soins de fin de vie.*

Considérations gérontologiques

SOINS D'URGENCE

La population âgée de plus de 65 ans ne cesse d'augmenter au Québec, et la plupart de ces personnes mènent une vie active. Peu importe l'âge du client, le personnel travaillant aux urgences appliquent des mesures énergiques pour traiter toutes les blessures et maladies, à moins que le client présente une maladie préexistante en phase terminale, une chance de survie extrêmement faible, ou qu'il ait fait part de directives préalables contraires.

Les personnes âgées sont à risque élevé de blessures en raison des nombreux changements anatomiques et physiologiques que le vieillissement entraîne (p. ex., une acuité visuelle réduite, une rotation limitée du cou, une démarche moins rapide, un temps de réaction ralenti). En ce qui a trait aux admissions de personnes de plus de 65 ans pour cause de blessures, la plupart des cas concernent des fractures dont beaucoup résultent d'une chute. Chez les personnes âgées, les trois causes de chute les plus fréquentes sont : une faiblesse généralisée, les risques environnementaux (p. ex., un

tapis non fixé, des meubles, des animaux domestiques) et une hypotension orthostatique (p. ex., due à des médicaments, à la déshydratation) (Schwartz, Rosenberg, Wang, Sanchez-Anguiano, & Ahmed, 2005). En examinant un client victime de chute, l'infirmière doit déterminer si les signes physiques observés constituent la cause de la chute ou s'ils résultent de la chute elle-même. Par exemple, un client ayant fait une chute peut se présenter à l'urgence dans un état de grande confusion. Cette confusion peut découler d'un infarctus du myocarde ou d'un AVC ayant entraîné la chute du client, ou le client peut avoir fait une chute après avoir trébuché sur un tapis et souffrir d'un traumatisme crânien.

Une bonne compréhension des aspects physiologiques et psychosociaux du vieillissement permet de fournir de meilleurs soins aux personnes âgées qui se présentent à l'urgence ▶ 5. Malheureusement, beaucoup d'entre elles considèrent certains symptômes comme des « petits problèmes normaux pour leur âge ». Il est important d'examiner à fond toute plainte formulée par une personne âgée.

5

Les aspects physiologiques et psychosociaux du vieillissement sont décrits dans le chapitre 5, *Maladies chroniques et personnes âgées.*

52.2 | Urgences médicales liées à la chaleur

L'intérêt grandissant pour les activités de plein air, comme la course à pied, la randonnée, le vélo, le ski, la planche à neige et la natation, a fait augmenter le nombre de victimes d'accidents liés à l'environnement dans les salles d'urgence. Une brève exposition à une chaleur intense ou une exposition prolongée à une chaleur de moindre intensité peuvent ainsi provoquer un **thermostress**. Cette situation se produit lorsque les mécanismes thermorégulateurs, comme la transpiration, la vasodilatation et l'augmentation de la respiration, ne réussissent pas à compenser l'accroissement de la température ambiante (Flarity, 2007). Celle-ci dépend de la température environnementale et de l'humidité. La pratique d'activités intenses dans un environnement chaud ou humide, le port de vêtements qui entravent la transpiration, une forte fièvre, ainsi qu'une maladie préexistante constituent des facteurs qui prédisposent une personne à un thermostress **ENCADRÉ 52.2**. Les effets peuvent être légers (p. ex., un érythème calorique) ou graves (p. ex., un coup de chaleur). Le **TABLEAU 52.5** décrit la prise en charge des urgences liées à la chaleur.

L'**érythème calorique** (petits boutons de chaleur) consiste en une légère éruption papuleuse de couleur rouge qui siège au niveau du torse, du cou et des plis cutanés. L'éruption est causée par l'obstruction et l'inflammation des pores sudoripares, ce qui empêche l'évaporation de la sueur. Elle se produit généralement par temps chaud, mais elle peut aussi se manifester lorsqu'il fait froid, en raison de l'habillement.

La **syncope de chaleur** survient lors d'une période prolongée de station debout jumelée à une exposition à la chaleur. La vasodilatation provoquée par la chaleur se manifeste par des vertiges, une hypotension orthostatique et l'évanouissement. Les personnes âgées sont plus à risque de syncope de chaleur en raison d'un tonus vasomoteur parfois insuffisant.

L'**œdème de chaleur** se caractérise par une enflure des mains, des pieds et surtout des chevilles, qui survient habituellement chez les personnes non acclimatées à la chaleur, à la suite d'une posture debout ou assise prolongée. L'enflure se résorbe généralement en quelques jours, avec du repos, l'élévation de la partie enflée et le port de bas de contention. L'administration de diurétiques n'est pas recommandée, car cet état évolue spontanément vers la guérison et ne nécessite aucun autre traitement.

52.2.1 Crampes de chaleur

Les **crampes de chaleur** sont des spasmes douloureux qui affectent certains groupes de grands muscles lorsqu'ils sont fatigués en raison d'un travail intense dans un environnement chaud. Les crampes sont brèves, intenses et se manifestent habituellement durant la période qui suit une activité ou un travail exigeant. Les crampes s'accompagnent souvent de nausées, de tachycardie, de pâleur, de faiblesse et de transpiration abondante. Cette condition s'observe la plupart du temps chez des athlètes en santé, acclimatés à la chaleur, n'ayant pas consommé suffisamment de liquides. Les crampes disparaissent rapidement avec du repos et le remplacement du sodium et de l'eau par voie orale ou parentérale. L'élévation de la partie affectée, un massage léger et un analgésique réduisent la douleur associée aux crampes de chaleur. Il faut prévenir le client d'éviter toute activité intense pendant au moins 12 heures après avoir éprouvé des crampes de chaleur. L'enseignement donné au client au moment où il reçoit son congé de l'hôpital doit mettre l'accent sur l'importance du remplacement des minéraux au cours d'activités intenses ayant lieu dans un environnement chaud et humide. L'infirmière peut aussi recommander la consommation de solutions d'électrolytes préparées commercialement (p. ex., des boissons énergétiques) lors de ces activités.

ENCADRÉ 52.2	Facteurs de risque associés aux urgences médicales liées à la chaleur

Âge
- Enfants
- Personnes âgées

Conditions environnementales
- Température ambiante élevée
- Humidité relative élevée
- Vents faibles

Maladies préexistantes
- Maladie cardiovasculaire
- Fibrose kystique
- Déshydratation
- Diabète
- Obésité
- Antécédents d'AVC ou d'autres lésions au système nerveux central (SNC)
- Affections cutanées (p. ex., d'importantes cicatrices de brûlures, une perte de la sudation)

Prise de médicaments d'ordonnance
- Anticholinergiques
- Antihistaminiques
- Antiparkinsoniens
- Antispasmodiques
- Inhibiteurs β-adrénergiques
- Butyrophénones
- Diurétiques
- Phénothiazines
- Antidépresseurs tricycliques

Drogues illicites
- Amphétamines
- Haschisch
- Diéthylamide de l'acide lysergique (LSD)
- Phencyclidine (PCP)
- 3,4-méthylènedioxyméthamphétamine (MDMA, ecstasy)

Alcool

Source : Adapté de Howard & Steinmann (2010).

TABLEAU 52.5 | **Hyperthermie**

CAUSES	OBSERVATIONS	INTERVENTIONS
Environnement • Difficulté d'acclimatation du corps • Effort physique, spécialement par temps chaud • Exposition prolongée à des températures très chaudes **Traumas** • Traumatisme crânien • Lésion médullaire **Métabolisme** • Déshydratation • Diabète • Thyrotoxicose (hyperthyroïdie) **Médicaments** • Amphétamines • Antihistaminiques • Inhibiteurs β-adrénergiques • Diurétiques • Phénothiazines • Antidépresseurs tricycliques **Autres** • Alcoolisme • Maladie cardiovasculaire • Troubles du SNC	**Crampes de chaleur** • Contractions musculaires douloureuses à la suite d'un effort physique • Soif **Épuisement par la chaleur** • Pâleur, lividité • Fatigue, faiblesse • Transpiration excessive • Très grande soif • Altération de l'état mental (p. ex., l'anxiété) • Hypotension • Tachycardie • Pouls filiforme et faible • Température de 37,5 à 40 °C **Coup de chaleur** • Peau chaude et sèche • Altération de l'état mental (p. ex., pouvant aller de la confusion au coma) • Hypotension • Tachycardie • Faiblesse • Température > 40 °C	**Initiales** • Évaluer et stabiliser les fonctions vitales (examen primaire ABCDE) • Administrer de l'oxygène à haut débit au moyen d'un masque à oxygène ou d'un ballon-masque. • Installer une voie d'accès I.V. et amorcer le remplacement liquidien dans le cas d'un malaise important causé par la chaleur. • Placer le client dans un endroit frais. • Dans le cas d'un client victime d'un coup de chaleur, appliquer rapidement des mesures de refroidissement : déshabiller la victime, envelopper la victime dans des draps mouillés, installer la victime devant un ventilateur, immerger la victime dans un bain d'eau fraîche, administrer des solutés frais par voie I.V. ou procéder à un lavage gastrique ou péritonéal avec des liquides frais. • Obtenir un ECG à 12 dérivations et surveiller le tracé cardiaque. • Prélever un échantillon de sang pour obtenir le taux des électrolytes, un hémogramme et autres analyses. • Insérer une sonde vésicale. **Surveillance continue** • Vérifier régulièrement l'ABCD[a], la température, les signes vitaux et l'état de conscience. • Surveiller le rythme et la fréquence cardiaques, la saturation en oxygène et le débit urinaire. • Remplacer les électrolytes au besoin. • Vérifier l'urine pour déceler l'apparition de myoglobinurie. • Vérifier les examens de coagulation pour déceler tout début de coagulation intravasculaire disséminée.

[a] ABCD : A : *Airways* (voies respiratoires) ; B : *Breathing* (respiration) ; C : *Circulation* (circulation) ; D : *Disability* (déficit neurologique).

52.2.2 Épuisement par la chaleur

Une exposition prolongée à la chaleur durant des heures ou des jours peut conduire à un épuisement par la chaleur. Ce syndrome clinique se caractérise par de la fatigue, des nausées, des vomissements, une soif extrême et de l'anxiété **TABLEAU 52.5**. Il s'accompagne également d'hypotension, de tachycardie, d'une température corporelle élevée, de pupilles dilatées, de légère confusion, d'un teint livide et de transpiration excessive. L'hypotension et l'élévation de température, qui peut être légère ou grave (de 37,5 à 40 °C), sont dues à la déshydratation (Flarity, 2007). L'épuisement par la chaleur se produit généralement chez des personnes qui pratiquent des activités intenses par temps chaud et humide, mais il peut aussi toucher des personnes sédentaires lors de canicules, par exemple.

La première étape du traitement consiste à placer le client dans un endroit frais et à retirer les vêtements superflus. Il faut évaluer de près les fonctions vitales à l'aide de l'examen primaire (ABCDE), notamment les arythmies cardiaques (causées par le déséquilibre électrolytique). Puis, à moins que le client ne soit nauséeux, l'infirmière administre des liquides et des électrolytes par voie orale. Elle ne doit pas utiliser de comprimés de sel, en raison du risque d'irritation gastrique et d'hypernatrémie. Si les solutions orales sont mal tolérées, elle administre un soluté physiologique 0,9 % par voie I.V. Il peut être nécessaire d'administrer tout d'abord les liquides en bolus pour corriger l'hypotension. Cependant, il faut veiller à établir une corrélation entre le remplacement liquidien et les résultats cliniques (diurèse, fréquence cardiaque, pression artérielle) et paracliniques. En recouvrant le client d'un drap humide, une perte de chaleur par évaporation va survenir, ce qui aura pour effet de diminuer la température centrale. Il faut envisager l'hospitalisation dans le cas d'une personne âgée, d'un client atteint de maladie chronique ou dont l'état ne s'améliore pas dans un délai de trois à quatre heures.

52.2.3 Coup de chaleur

Le **coup de chaleur**, qui est la forme la plus grave de thermostress, survient lorsqu'il y a défaillance des mécanismes thermorégulateurs hypothalamiques. Le coup de chaleur constitue une urgence médicale. L'augmentation de la transpiration, la vasodilatation massive et l'augmentation de la fréquence respiratoire (dans une tentative du corps de faire baisser la température) entraînent une diminution rapide des liquides et des électrolytes intravasculaires, en particulier du sodium. Les glandes sudoripares finissent par cesser de fonctionner, et la température centrale se met à grimper en moins de 10 à 15 minutes. Le client présente une température centrale supérieure à 40 °C, une altération de l'état de conscience, une absence de transpiration et un collapsus circulatoire. La peau est chaude, sèche et pâle. Il s'ensuit divers symptômes neurologiques (p. ex., des hallucinations, une perte de la coordination musculaire, de l'agressivité), car le cerveau est particulièrement sensible aux lésions causées par une diminution du débit cardiaque. Ces lésions peuvent aller jusqu'à provoquer une réduction de la circulation sanguine cérébrale, puis un œdème ou une hémorragie au cerveau.

La mortalité par coup de chaleur est directement liée à la durée pendant laquelle la température corporelle du client demeure élevée (Flarity, 2007). Le pronostic dépend de l'âge, de l'état de santé de base et de la durée de l'exposition. Les personnes âgées, de même que les gens atteints de diabète, de maladie cardiovasculaire, pulmonaire, rénale chronique, ou d'une autre affection physiologique, sont particulièrement vulnérables.

Processus thérapeutique en interdisciplinarité

Le traitement du coup de chaleur met l'accent sur l'évaluation et la stabilisation des fonctions vitales (ABCDE) ainsi que sur la diminution rapide de la température centrale du client. L'administration d'oxygène pur compense l'augmentation de la consommation d'oxygène par le métabolisme basal. L'oxygénothérapie par masque ou une intubation avec ventilation assistée peut s'avérer nécessaire. Il faut aussi veiller à corriger les déséquilibres liquidiens et électrolytiques, et à effectuer un monitorage cardiaque continu afin de surveiller les arythmies.

Plusieurs techniques de refroidissement peuvent être employées. Pour favoriser le refroidissement par évaporation, il faut dévêtir le client, l'envelopper dans des draps mouillés et l'installer devant un ventilateur. Le refroidissement par conduction consiste à immerger le client dans un bain d'eau fraîche. L'infirmière peut aussi administrer des liquides refroidis ou effectuer des lavages gastrique et péritonéal au moyen de

liquides refroidis (Flarity, 2007). Quelle que soit la technique choisie, l'infirmière doit surveiller attentivement la température du client et contrôler le grelottement. Le grelottement fait augmenter la température centrale (en raison de la chaleur produite par l'activité musculaire) et complique les efforts de refroidissement. La chlorpromazine par voie I.V. est le médicament de choix pour le contrôle du grelottement. Il faut continuer d'appliquer des méthodes énergiques visant à réduire la température centrale jusqu'à ce que celle-ci descende en dessous de 38,9 °C (Flarity, 2007). Les antipyrétiques ne sont d'aucune utilité en situation de coup de chaleur, car l'élévation de la température ne découle pas d'une infection.

Il faut être attentif à l'apparition de signes de **rhabdomyolyse** (un syndrome grave causé par la lyse des muscles squelettiques). Cette dégradation des muscles entraîne une myoglobinurie, qui expose les reins à une défaillance aiguë. Il est important de suivre de près l'évolution de l'urine : la couleur (p. ex., la couleur du thé), la quantité, le pH et la myoglobine. De plus, il faut effectuer des tests de coagulation pour détecter la présence de signes de coagulation intravasculaire disséminée ▶ **38** et des analyses des fonctions rénale et hépatique.

L'enseignement au client et au proche aidant met l'accent sur la façon d'éviter à l'avenir des troubles physiques liés à la chaleur. Il est essentiel de fournir de l'information sur la façon de maintenir une bonne hydratation en faisant de l'exercice lorsqu'il fait chaud. L'infirmière expliquera au client comment reconnaître et traiter les signes avant-coureurs d'un thermostress.

52.3 | Urgences médicales liées au froid

Les troubles physiques dus au froid peuvent être localisés (gelures) ou systémiques (hypothermie). Plusieurs facteurs contribuent à ce type de troubles, dont l'âge, la durée de l'exposition, la température ambiante, l'itinérance, certaines conditions préexistantes (p. ex., le diabète, une maladie vasculaire périphérique), les médicaments qui inhibent le grelottement (p. ex., des opioïdes, des agents psychotropes, des antiémétiques) et l'intoxication par l'alcool. En effet, l'alcool produit une vasodilatation périphérique, augmente la sensation de chaleur et diminue le phénomène de grelottement. Les fumeurs ont un risque plus élevé de troubles liés au froid en raison des effets vasoconstricteurs de la nicotine.

52.3.1 Gelure

La **gelure** consiste en un refroidissement des tissus corporels qui conduit à la formation de cristaux

38

Les soins et traitements infirmiers prodigués aux clients atteints de coagulation intravasculaire disséminée sont décrits dans le chapitre 38, *Interventions cliniques – Troubles hématologiques.*

RAPPELEZ-VOUS...

La perte de chaleur se fait par rayonnement, conduction, convection et évaporation.

de glace dans les tissus et les cellules. Lorsque l'organisme est soumis à un stress dû au froid, la vasoconstriction périphérique constitue la première réaction. Elle entraîne ensuite une réduction de la circulation sanguine et une stase vasculaire. À mesure que la température cellulaire diminue et qu'il y a formation de cristaux de glace dans les espaces intracellulaires, les organites cellulaires sont endommagés et la membrane cellulaire se détériore. Il en résulte un œdème. La profondeur de la gelure dépend de la température ambiante, de la durée de l'exposition au froid, du type de vêtements portés et de leur état (secs ou mouillés), ainsi que du contact avec une surface métallique. D'autres facteurs peuvent aussi influer sur la gravité de la gelure, dont la couleur de la peau (les personnes à la peau foncée sont plus sujettes aux gelures), une absence d'acclimatation au froid, des épisodes antérieurs de gelure, l'épuisement et une mauvaise condition vasculaire périphérique.

La gelure superficielle touche la peau et les tissus sous-cutanés. Les parties du corps habituellement atteintes sont les oreilles, le nez, les doigts et les orteils. La peau devient pâle, d'apparence cireuse, puis tourne au bleu. Au moment du dégel, elle devient marbrée. Dans le cas d'une gelure superficielle, si la peau est dure et froide au toucher, les tissus sous-cutanés demeurent quant à eux souples. Le client peut se plaindre d'une sensation de fourmillement, d'engourdissement ou de brûlure. Il faut traiter la zone affectée doucement pour éviter de causer des lésions aux tissus. Il ne faut jamais la comprimer, la masser ou la frictionner. Il faut veiller à retirer les vêtements, les chaussures et les bijoux qui peuvent comprimer les extrémités et nuire à la circulation. L'infirmière peut immerger la partie gelée dans un bain d'eau tiède (38,9 à 42,2 °C) (Flarity, 2007). Elle peut appliquer des compresses tièdes sur le visage. Au moment du dégel, il arrive souvent que le client ressente une sensation de chaleur ou de brûlure, puis des cloques peuvent apparaître quelques heures plus tard **FIGURE 52.3**. Les cloques doivent être débridées et couvertes d'un pansement stérile. Il faut éviter les couvertures et les vêtements lourds, car la friction et le poids de ceux-ci sur la peau peuvent entraîner l'escarrification des tissus blessés. Le réchauffement représente une expérience très douloureuse. Le client peut ressentir une douleur persistante durant des semaines, voire des années. L'infirmière administrera au besoin des analgésiques et une prophylaxie antitétanique **TABLEAU 52.4**. Chez le client qui souffre de gelures superficielles, elle doit être attentive à tout signe d'hypothermie systémique.

La gelure profonde touche pour sa part les muscles, les os et les tendons. La peau est blanche, dure et insensible au toucher. La zone affectée a l'apparence d'une brûlure thermique profonde et présente des marbrures qui évoluent graduellement vers la gangrène **FIGURE 52.4**. L'extrémité affectée doit être immergée dans un bain tourbillon (38,9 à 42,2 °C) jusqu'à la réactivation de la circulation périphérique. Après le réchauffement, il faut veiller à élever le membre, pour réduire l'œdème (Flarity, 2007). Un œdème important peut se former en moins de trois heures, et des cloques peuvent apparaître dans un délai variant de six heures à quelques jours. En cas de gelure grave, l'infirmière doit administrer un analgésique par voie I.V. pour contrôler la douleur associée au dégel des tissus. Il faut aussi administrer une prophylaxie antitétanique et être attentif à tout signe d'hypothermie systémique. L'amputation peut devenir nécessaire si la zone lésée n'est pas traitée ou si le traitement échoue. Lorsque la plaie risque de s'infecter, le client sera admis à l'hôpital, en observation, durant une période de 24 heures. Celui-ci demeurera alité, avec la partie blessée surélevée, et l'équipe soignante lui administrera des antibiotiques prophylactiques.

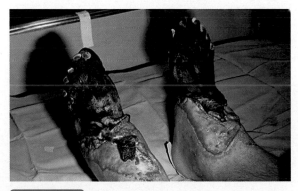

FIGURE 52.4

Nécrose gangrèneuse six semaines après la gelure illustrée à la **FIGURE 52.3**

52.3.2 Hypothermie

L'**hypothermie** se caractérise par une chute de la température centrale à moins de 35 °C et survient quand la température produite par l'organisme n'arrive pas à compenser la chaleur perdue dans

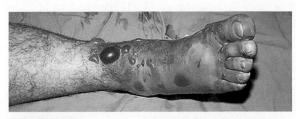

FIGURE 52.3

Formation d'un œdème et de cloques 24 heures après la gelure d'une région du corps recouverte d'une botte trop serrée.

TABLEAU 52.6	Hypothermie

CAUSES	OBSERVATIONS	INTERVENTIONS

Environnement
 	
 • Vêtements inadéquats pour la température ambiante
 • Exposition prolongée au froid
 • Immersion prolongée ou quasi-noyade
 	
 Métabolisme
 	
 • Hypoglycémie
 • Hypothyroïdie
 	
 Soins et traitements
 	
 • Administration d'inhibiteurs neuro-musculaires
 • Transfusion sanguine
 • Liquides froids administrés par voie I.V.
 • Réchauffement inadéquat dans la salle de choc ou en chirurgie
 	
 Autres
 	
 • Alcool
 • Barbituriques
 • Phénothiazines
 • État de choc
 • Trauma
	• Hypoventilation
	 • Hypotension
	 • Pâleur, peau cyanosée
	 • Extrémités bleues, blanches ou gelées
	 • Altération de l'état mental (pouvant aller de la confusion au coma)
	 • Aréflexie (absence de réflexes)
	 • Hypothermie légère : entre 34 et 36 °C
	 • Hypothermie modérée : entre 30 et 34 °C
	 • Hypothermie grave : < 30 °C
	 • Grelottement ou grelottement réduit ou absent lorsque la température centrale ≤ 30 °C
	 • Arythmies : bradycardie, fibrillation auriculaire, fibrillation ventriculaire, asystolie
	 • Pupilles fixes, dilatées
		Initiales
		
		 • Évaluer et stabiliser les fonctions vitales (examen primaire ABCD).
		 • Éloigner le client de la source de froid (p. ex., des vêtements mouillés).
		 • Administrer de l'oxygène à haut débit au moyen d'un masque à oxygène ou d'un ballon-masque.
		 • Prévoir l'intubation du client en cas de diminution ou d'absence du réflexe nauséeux.
		 • Installer deux accès I.V. à l'aide de cathéters de gros calibre (14 à 16) en vue de la réanimation liquidienne.
		 • Couvrir la tête du client à l'aide de serviettes chaudes et sèches ou d'une tuque, afin de limiter la perte de chaleur.
		 • Réchauffer le client.
		   — De façon passive : en lui retirant ses vêtements mouillés, en l'habillant de vêtements secs, en le recouvrant de couvertures chaudes, en lui faisant boire des liquides chauds.
		   — De façon active externe : par contact direct avec l'épiderme (peau à peau en pédiatrie) ou au moyen d'accessoires chauffants (p. ex., des couvertures chauffantes) ou de lumières à chaleur radiante.
		   — De façon active interne : en administrant par voie I.V. des liquides réchauffés, en administrant de l'oxygène réchauffé et humidifié, en procédant à un lavage péritonéal, gastrique ou colique au moyen de liquides préchauffés.
		 • Dans le cas d'un client atteint d'hypothermie grave, réchauffer tout d'abord le tronc, afin d'éviter de précipiter un choc secondaire au réchauffement.
		 • Prévoir la nécessité d'avoir recours au réchauffement par circulation extracorporelle (réchauffement artérioveineux).
		 • Prévoir la possibilité d'avoir recours à la défibrillation [a].
		 • Rechercher la présence d'autres lésions.
		 • Manipuler le client doucement, pour ne pas augmenter la réactivité cardiaque.
		
		 Surveillance continue
		
		 • Réévaluer régulièrement l'ABCD, la température, la pression artérielle.
		 • Surveiller la saturation en oxygène et le rythme cardiaque.
		 • Monitorer le client afin de surveiller son tracé cardiaque.
		 • Surveiller le taux des électrolytes (particulièrement du potassium) et du glucose.

[a] Les médicaments et la défibrillation sont parfois inefficaces quand la température centrale est inférieure à 30 °C.

le milieu ambiant. La plus grande partie de la chaleur corporelle se dissipe sous forme d'énergie radiante, principalement à partir de la tête, du thorax et des poumons (à chaque respiration) (Flarity, 2007). Le port de vêtements mouillés multiplie par cinq la perte de chaleur par évaporation ; l'immersion en eau froide (p. ex., une quasi-noyade) la multiplie par 25. L'exposition à des températures sous le point de congélation, à des vents froids et à un terrain mouillé, en plus de l'épuisement physique, du port de vêtements inadéquats ou d'une incapacité à s'acclimater au froid, sont des facteurs qui prédisposent à l'hypothermie. Les personnes âgées sont plus sujettes à l'hypothermie en raison de la diminution de leur masse adipeuse, de leurs réserves énergétiques, de l'efficacité de leur réaction de grelottement et de leur perception sensorielle, en plus de la présence d'affections médicales chroniques et de la prise de médicaments qui affectent les mécanismes de défense du corps.

Les signes d'hypothermie ressemblent à ceux de certains troubles cérébraux ou métaboliques qui entraînent de l'ataxie et de la confusion, ou encore aux symptômes de sevrage. Il est donc possible de poser un diagnostic erroné. L'organisme réagit à une perte de chaleur en commençant par accroître la vasoconstriction périphérique. Puis, si le froid persiste, le grelottement et les mouvements volontaires sont les seuls autres mécanismes à la disposition du corps pour produire de la chaleur.

Les données de l'évaluation d'une hypothermie peuvent varier et dépendent de la température centrale **TABLEAU 52.6**. Les clients atteints d'une hypothermie légère (34 à 36 °C) présentent du grelottement, de la léthargie, de la confusion, des comportements tantôt rationnels, tantôt irrationnels et des changements mineurs de la fréquence cardiaque. Une hypothermie modérée (30 à 34 °C) entraîne de la rigidité, de la bradycardie, un ralentissement de la fréquence respiratoire, une pression artérielle perceptible seulement par doppler, de l'acidose métabolique et respiratoire, ainsi qu'une hypovolémie. Quand la température centrale atteint 30 °C, le grelottement diminue ou disparaît (Flarity, 2007).

Alors que la température centrale baisse, le métabolisme de base devient de deux à trois fois plus lent. Le myocarde, lorsqu'il est froid, est extrêmement irritable, ce qui le rend vulnérable à l'arythmie (p. ex., une fibrillation auriculaire ou ventriculaire). La baisse de flux sanguin rénal réduit aussi la filtration glomérulaire, ce qui a pour effets de ralentir la réabsorption de l'eau et d'aggraver la déshydratation. Le taux d'hématocrites augmente à mesure que le volume intravasculaire diminue **ENCADRÉ 52.3**. Le sang refroidi devient épais et stagne, agissant ainsi comme un thrombus, ce qui expose le client à un risque d'AVC, d'infarctus du myocarde, d'embolie pulmonaire et de défaillance rénale. La diminution du flux sanguin favorise enfin l'hypoxie, le métabolisme anaérobie,

---

Pratique fondée sur des résultats probants

ENCADRÉ 52.3 — Quelles sont les solutions colloïdales les plus sécuritaires pour le remplacement du volume intravasculaire ?

Question clinique

Chez les clients gravement atteints qui requièrent un remplacement de volume intravasculaire (P), y a-t-il des solutions colloïdales (I) qui peuvent entraîner des effets indésirables ou même la mort (O) ?

Résultats probants

- Revue systématique des essais cliniques aléatoires

Analyse critique et synthèse des données

- 70 essais cliniques aléatoires (n = 4 375) avec des clients gravement atteints ou qui doivent subir une intervention chirurgicale.
- Les résultats notés étaient le nombre de décès, la quantité de sang transfusé et les effets indésirables.

Conclusions

- Bien qu'il semble exister des différences importantes entre les colloïdes, il n'y a pas de résultats probants indiquant qu'un type de colloïde est plus efficace ou

sécuritaire qu'un autre en ce qui a trait au remplacement du liquide intravasculaire.

- Effectuer des essais cliniques à plus grande échelle sur la fluidothérapie permettrait de déterminer si le choix des colloïdes entraîne ou non des différences cliniques significatives quant à la mortalité.

Recommandation pour la pratique infirmière

- Poursuivre les travaux de recherche permettrait d'évaluer si les différents types de solutions colloïdales ont des effets significativement différents sur les clients.

Référence

Bunn, F., Trivedi, D., & Ashraf, S. (2008). Colloid solutions for fluid réanimation. *Cochrane Database of Systematic Reviews, 1*, CD001319.

P : population visée ; I : intervention ; O : (*outcome*) résultat.

l'accumulation d'acide lactique et l'acidose métabolique.

En état d'hypothermie grave (une température inférieure à 30 °C), la personne semble morte, et sa vie est en grand danger. Le métabolisme, la fréquence cardiaque et la respiration sont faibles au point d'être difficilement perceptibles. Les réflexes sont nuls, et les pupilles, fixes et dilatées. Une profonde bradycardie, de la fibrillation ventriculaire, ou une pause cardiaque peuvent être observées. Médicalement parlant, il est impossible de considérer une personne comme étant décédée tant qu'elle se trouve en hypothermie. Avant de prononcer un décès, tous les efforts doivent être faits pour remonter la température de la personne à au moins 30 °C (Flarity, 2007). Le décès est habituellement causé par une fibrillation ventriculaire réfractaire.

Processus thérapeutique en interdisciplinarité

Le traitement de l'hypothermie met l'accent sur l'évaluation et la stabilisation des fonctions vitales (ABCDE), le réchauffement du client, la correction de la déshydratation et de l'acidose ainsi que sur le traitement de l'arythmie cardiaque **TABLEAU 52.6**. Dans les cas d'hypothermie légère, l'infirmière a recours au réchauffement externe passif ou actif. Le réchauffement externe passif consiste à amener le client dans un endroit chaud et sec, à retirer ses vêtements humides et à l'envelopper de couvertures chaudes. Il est essentiel de manipuler la victime avec soin pour éviter la stimulation du myocarde refroidi. Le réchauffement externe actif consiste à utiliser le contact physique direct (peau à peau), des couvertures chauffantes à liquide ou à air pulsé, ou des lampes à chaleur radiante. Durant le réchauffement, il faut surveiller étroitement l'apparition de signes de vasodilatation et d'hypotension chez le client.

Dans les cas d'hypothermie modérée à grave, le réchauffement interne actif est privilégié. Cette méthode consiste en l'application de chaleur directement à l'intérieur de l'organisme. Pour ce faire, les techniques varient : insufflation d'oxygène humidifié et réchauffé (42 à 46 °C), administration de solutés I.V. réchauffés (43 °C), lavage péritonéal à l'aide de solutés réchauffés. En situation d'hypothermie grave, le personnel infirmier peut aussi envisager le réchauffement par circulation extracorporelle (réchauffement artérioveineux) (Flarity, 2007).

Durant l'application de ces mesures de réchauffement, il faut surveiller attentivement la température centrale du client. En effet, le réchauffement expose ce dernier à un risque de collapsus de réchauffement ou, en d'autres termes, à une diminution supplémentaire de la température centrale.

Ce phénomène se produit lorsque le sang périphérique froid retourne à la circulation centrale. Le choc de réchauffement peut provoquer de l'hypotension et de l'arythmie. Par conséquent, chez les clients présentant une hypothermie grave, il faut réchauffer le tronc avant les extrémités. Le réchauffement actif doit cesser lorsque la température centrale se situe entre 32 et 34 °C (Flarity, 2010).

L'hyperkaliémie liée au réchauffement trop rapide est aussi un phénomène à surveiller, particulièrement si la personne a reçu une réplétion en potassium durant son épisode hypothermique.

L'enseignement au client doit mettre l'accent sur la façon d'éviter à l'avenir les troubles physiques liés au froid. L'infirmière expliquera au client l'importance de porter plusieurs couches de vêtements par temps froid, de se couvrir la tête, de se munir d'aliments riches en glucides pour s'assurer d'un apport calorique et d'élaborer un plan de survie en cas de blessures.

52.4 | Urgences liées à un épisode de submersion

Une lésion liée à un épisode de submersion est une conséquence de l'hypoxie provoquée par la submersion d'une personne dans une substance, généralement l'eau. Au Québec, 76 personnes meurent noyées en moyenne chaque année, et 50 hospitalisations sont reliées aux quasi-noyades (asphyxies non mortelles pouvant entraîner des incapacités permanentes). La plupart des victimes qui se noient dans un plan d'eau naturel sont des adultes de sexe masculin et des jeunes âgés de 15 à 24 ans. Pour ce qui est des piscines résidentielles, il s'agit surtout d'enfants âgés de 1 à 4 ans. Lorsqu'il est question de noyade dans les baignoires, les victimes sont principalement des personnes âgées, des personnes atteintes de maladies affectant le SNC dont l'épilepsie, des nourrissons et des tout-petits (Institut national de la santé publique, 2008). Les principaux facteurs de risque de lésion liée à un épisode de submersion sont l'inaptitude à nager, l'usage d'alcool ou de drogues, un trauma, des convulsions, l'hypothermie, un AVC et la négligence à l'égard d'un enfant (Flarity, 2010).

Il y a noyade lorsqu'un épisode de submersion dans l'eau ou un autre liquide cause la mort d'une personne par suffocation. Une quasi-noyade survient lorsqu'une personne survit à un épisode de submersion. L'immersion en eau froide favorise l'apparition du syndrome d'immersion qui se caractérise par la stimulation du nerf vague et l'induction d'une arythmie qui peut s'avérer fatale (p. ex., une bradycardie, un arrêt cardiaque).

Certaines victimes de quasi-noyade n'aspirent pas d'eau (noyade sèche); un réflexe de bronchospasme se produit, ce qui bloque les voies respiratoires. Chez les autres, l'aspiration de l'eau provoque un œdème pulmonaire. Peu importe le type de liquide aspiré, il en résulte toujours un syndrome de détresse respiratoire aigu (SDRA) (Flarity, 2010) **51** . Le liquide aspiré amène un déséquilibre liquidien dans l'organisme, ce qui provoque un gradient osmotique. L'eau douce hypotonique intègre ensuite rapidement le système circulatoire par les alvéoles. Cette eau est souvent contaminée par du chlore, de la boue ou des algues. Ces éléments entraînent la dégradation du surfactant pulmonaire, l'atélectasie, puis l'œdème pulmonaire. S'il s'agit d'eau salée hypertonique, cette dernière attire le liquide de l'espace vasculaire vers les alvéoles, ce qui nuit à la ventilation alvéolaire et mène à l'hypoxie. La **FIGURE 52.5** illustre les effets qu'ont sur les poumons l'aspiration d'eau douce et celle d'eau salée. L'organisme tente de compenser l'hypoxie en redirigeant le sang vers les zones mieux ventilées des poumons. Ce phénomène produit une augmentation des pressions pulmonaires et une détérioration de l'état respiratoire. Ainsi, de plus en plus de sang circulant dans les membranes alvéolocapillaires n'est pas suffisamment oxygéné, et l'hypoxémie s'aggrave. Cette situation peut provoquer une anoxie cérébrale et entraîner de l'œdème, voire la mort cérébrale.

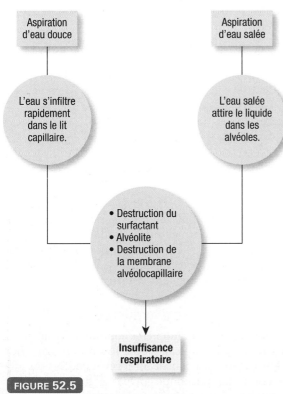

FIGURE 52.5

Physiopathologie d'une lésion consécutive à un épisode de submersion

52.4.1 Processus thérapeutique en interdisciplinarité

Le **TABLEAU 52.7** énumère les observations et les interventions à pratiquer auprès d'un client qui présente une lésion liée à un épisode de submersion. L'application de mesures énergiques de réanimation (p. ex., la prise en charge des voies respiratoires et de la ventilation), particulièrement durant la phase préhospitalière, améliore le taux de survie des victimes de quasi-noyade (Flarity, 2010).

Le traitement des lésions liées à un épisode de submersion est axé sur l'évaluation et la stabilisation des fonctions vitales (ABCDE), la correction de l'hypoxie et des déséquilibres liquidiens, ainsi que sur le réchauffement progressif en situation d'hypothermie. En présence d'un œdème pulmonaire important, l'infirmière a recours à la ventilation assistée avec pression expiratoire positive ou à une ventilation spontanée en pression positive continue (*continuous positive airway pressure* ou *CPAP*), pour améliorer les échanges gazeux à travers la membrane alvéolocapillaire. La ventilation assistée et l'oxygénothérapie constituent les principales méthodes utilisées dans le traitement de l'insuffisance respiratoire ▶ **49**. Le mannitol (Osmitrol^MD) ou le furosémide (Lasix^MD) sont généralement utilisés pour réduire la quantité de liquide circulant et traiter respectivement l'œdème cérébral et l'œdème pulmonaire.

La détérioration de l'état neurologique est un signe d'œdème cérébral, d'aggravation de l'hypoxie ou d'acidose importante. Les victimes de quasi-noyade peuvent aussi avoir subi des blessures à la tête et au cou qui provoquent des altérations prolongées de l'état de conscience. Il arrive que des complications se manifestent chez des clients qui ne présentent aucun symptôme immédiatement après un épisode de quasi-noyade. Cette noyade secondaire constitue une mort par noyade retardée qui est causée par des complications pulmonaires. Par conséquent, toutes les victimes de quasi-noyade doivent demeurer sous observation en milieu hospitalier durant au moins 24 heures (Flarity, 2010). La période d'observation doit être plus longue pour les clients présentant des comorbidités (p. ex., une cardiopathie).

L'enseignement au client doit mettre l'accent sur la sécurité aquatique et la réduction des risques de noyade. Il faut rappeler aux clients et aux proches aidants de verrouiller tous les accès aux piscines, de porter un gilet de sauvetage à bord d'une embarcation, y compris sur les chambres à air et les radeaux, et d'acquérir des compétences en matière de survie aquatique (p. ex., des cours de natation). Il faut insister sur les dangers d'associer la consommation d'alcool et de drogues à la natation ou à la pratique d'autres activités aquatiques (Flarity, 2010).

51

Les soins et les traitements en interdisciplinarité pour le client atteint du SDRA sont décrits dans le chapitre 51, *Interventions cliniques – Insuffisance respiratoire et syndrome de détresse respiratoire aiguë.*

49

Les soins et traitements infirmiers prodigués à un client sous ventilation mécanique sont décrits dans le chapitre 49, *Interventions cliniques – Soins en phase critique.*

52

TABLEAU 52.7 | **Lésion par submersion**

CAUSES	OBSERVATIONS	INTERVENTIONS
• Inaptitude à nager ou épuisement en nageant • Emmêlement dans des objets dans l'eau • Perte de capacité de se mouvoir dans l'eau par suite d'un trauma, d'un AVC, d'un état d'hypothermie ou d'un infarctus du myocarde • Jugement affaibli dû à l'alcool ou aux drogues • Convulsions au moment où la personne est dans l'eau	**Pulmonaires** • Râles crépitants ou ronflants • Toux accompagnée de crachats spumeux rosés • Dyspnée • Respiration inefficace • Cyanose • Détresse respiratoire • Arrêt respiratoire **Cardiaques** • Tachycardie • Bradycardie • Arythmie • Hypotension • Arrêt cardiaque **Autres** • Panique • Épuisement • Coma • Température centrale légèrement supérieure ou inférieure à la normale, tout dépendant de la température de l'eau et de la durée de l'immersion • Comorbidités (p. ex., un infarctus du myocarde) ou autres blessures (p. ex., une lésion de la colonne cervicale)	**Initiales** • Évaluer et stabiliser les fonctions vitales (examen primaire ABCDE). • Soupçonner une lésion de la colonne cervicale dans tous les cas de quasi-noyade, et stabiliser ou immobiliser la colonne cervicale. • Administrer de l'oxygène pur à l'aide d'un masque à oxygène ou d'un ballon-masque. • Prévoir la nécessité d'intuber le client et de le ventiler mécaniquement advenant le mauvais dégagement des voies respiratoires (p. ex., l'absence de réflexe nauséeux). • Installer deux voies d'accès I.V. à l'aide de cathéters de gros calibre (14 à 16) en vue d'une réanimation liquidienne et de la perfusion de liquides préchauffés, si nécessaire. • Vérifier la température et commencer des mesures de réchauffement si nécessaire. • Enlever les vêtements mouillés de la victime et envelopper celle-ci dans des couvertures chaudes. • Chercher la présence d'autres lésions. • Demander des radiographies de la colonne cervicale et du thorax. • Insérer une sonde gastrique et une sonde vésicale. **Surveillance continue** • Réévaluer régulièrement l'ABCD, la température et la pression artérielle. • Surveiller attentivement la saturation en oxygène et le rythme cardiaque. • Surveiller attentivement la température et maintenir la normothermie. • Surveiller attentivement l'apparition de signes d'insuffisance respiratoire aiguë. • Surveiller attentivement l'apparition de signes de noyade secondaire.

52.5 | Piqûres et morsures

Les piqûres et les morsures de mammifères, d'araignées et d'insectes peuvent causer des blessures et même la mort. La morbidité est attribuable à une atteinte tissulaire directe ou à la libération de toxines létales dans les tissus. L'atteinte tissulaire directe varie selon la taille de l'animal, les caractéristiques de ses dents et la force de sa mâchoire. Les tissus peuvent être lacérés, écrasés ou mâchés, alors que les dents, les crochets ou les dards libèrent leurs toxines, causant des effets locaux ou systémiques. Les décès associés à des morsures d'animaux résultent principalement de la perte de sang, de réactions allergiques ou de l'effet de toxines létales. Les lésions causées par certains insectes, tiques, mammifères (p. ex., des chiens, des chats) et par les humains sont décrites ci-après.

52.5.1 Piqûres d'hyménoptères

La famille des hyménoptères comprend les abeilles, les guêpes, les frelons et les fourmis rouges. Les piqûres peuvent causer un léger inconfort ou une réaction anaphylactique grave ▶ **50**. Le venin peut quant à lui être cytotoxique, hémolytique, allergène ou vasoactif. Les symptômes peuvent apparaître immédiatement ou se manifester jusqu'à 48 heures

50

Le processus thérapeutique en interdisciplinarité auprès des clients atteints du choc anaphylactique est décrit dans le chapitre 50, *Interventions cliniques – État de choc, syndrome de réaction inflammatoire systémique et syndrome de défaillance multiorganique.*

après la piqûre. La gravité de la réaction dépend du nombre de piqûres. La plupart des hyménoptères peuvent d'ailleurs piquer à plusieurs reprises. Toutefois, l'abeille domestique ne pique qu'une seule fois et laisse habituellement sous la peau son dard barbelé, auquel est attaché un sac de venin. Ainsi, la libération du venin se poursuit après la piqûre.

Les symptômes varient énormément : sensation de piqûre ou de brûlure, enflure, démangeaison, œdème, céphalées, fièvre, syncope, malaise, nausées, vomissements, respiration sifflante, bronchospasme, œdème laryngé et hypotension. Le traitement dépend de la gravité de la réaction. Il est possible de traiter les réactions légères en élevant la partie du corps atteinte, en appliquant des compresses fraîches et de la lotion antiprurigineuse, et en administrant des antihistaminiques par voie orale. Les réactions plus graves requièrent l'administration d'antihistaminiques par voie intramusculaire (I.M.) ou I.V. (p. ex., la diphénhydramine [Benadryl^MD]), d'épinéphrine sous-cutanée et de corticostéroïdes (p. ex., la dexaméthasone) ▶ **14** .

52.5.2 Morsures de tiques

Les tiques sont présentes partout au Québec, et leur nombre augmente dans les secteurs boisés du sud (MSSS, 2009b). Les situations d'urgence liées aux morsures de tiques concernent la transmission de certaines maladies, dont la maladie de Lyme, la fièvre pourprée des montagnes Rocheuses et la paralysie à tiques. La morsure d'une tique infectée et la libération de neurotoxines qui s'ensuit provoquent ces maladies. Lorsqu'elles mordent, les tiques libèrent un venin neurotoxique tant et aussi longtemps que leur tête reste dans le corps. C'est pourquoi il faut veiller à enlever la tique pour assurer l'efficacité de tout traitement. Pour ce faire, l'utilisation de pincettes pour la saisir près de son point d'attache et la tirer vers le haut dans un mouvement continu s'avère appropriée **FIGURE 52.6**. Après avoir retiré la tique, il faut nettoyer la peau à l'eau et au savon. Il ne faut pas avoir recours à la flamme d'une allumette, à de la gelée de pétrole, à du vernis à ongles, ou à d'autres produits pour retirer la tique (Centers for Disease Control and Prevention [CDC], 2007).

La maladie de Lyme, parmi toutes celles causées par les tiques au Québec, est la maladie la plus courante. Les symptômes apparaissent quelques jours après l'exposition au spirochète *Borrelia burgdorferi*, transmis par la morsure d'une tique du genre *Ixodes* qui en est l'hôte. La phase primaire de la maladie se caractérise par des symptômes pseudogrippaux (p. ex., des céphalées, une raideur du cou, de la fatigue) et, chez certains clients, par une éruption cutanée typique (p. ex., une rougeur qui grandit de façon concentrique et

d'un diamètre de plus de 5 cm). À ce stade, le traitement consiste à administrer de la doxycycline (Vibramycin^MD). L'éruption disparaîtra même sans traitement.

Plusieurs jours ou semaines plus tard, des signes de monoarthrite, de méningite ou de neuropathies peuvent se manifester. Le traitement recommandé consiste alors en l'administration de ceftriaxone (Rocephin^MD) (Flarity, 2010). La dernière phase de la maladie se caractérise par des symptômes d'arthrite chronique, une radiculopathie périphérique et des cardiopathies. Ces affections peuvent apparaître des mois voire des années après la morsure initiale ▶ **27** .

La fièvre pourprée des montagnes Rocheuses est causée pour sa part par la bactérie *Rickettsia rickettsii*, transmise par des tiques du genre *Ixodes*. La période d'incubation de la maladie est de 2 à 14 jours. Une éruption rosée apparaît sur les paumes, les poignets, les chevilles, ainsi que sur la plante et le dessus des pieds dans les 10 jours qui suivent l'exposition. Parfois, de la fièvre, des frissons, un malaise général, des myalgies et des céphalées sont aussi observés. L'établissement du diagnostic est souvent difficile dans les premières phases et, sans traitement, la maladie peut être fatale (Flarity, 2010). Le traitement de choix demeure l'administration de doxycycline.

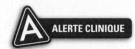

ALERTE CLINIQUE

Piqûres d'hyménoptères

- Retirer le dard en grattant délicatement avec le bout d'un ongle, d'un couteau ou d'une aiguille.

- Éviter de recourir à des pincettes, dont l'utilisation risque de comprimer le dard et de provoquer la libération de plus de venin.

- Retirer les bagues, les montres et tout vêtement serré entourant le site de la piqûre.

52

27

La maladie de Lyme est décrite dans le chapitre 27, *Interventions cliniques – Arthrite et maladies du tissu conjonctif.*

14

Les différents troubles allergiques sont décrits dans le chapitre 14, *Génétique, réaction immunitaire et transplantation.*

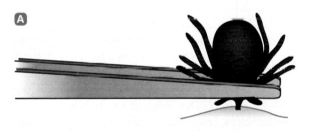

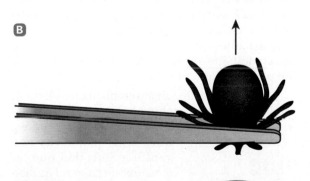

FIGURE 52.6

Retrait d'une tique – Ⓐ À l'aide de pincettes, saisissez la tique tout près de la peau. Ⓑ Tirez sur la tique dans un mouvement continu vers le haut. Ne vous inquiétez pas si les pièces buccales de la tique demeurent fixées dans la peau. Une fois que celles-ci ne sont plus reliées à l'insecte, elles ne constituent plus un risque de transmission de la maladie.

La paralysie à tiques se manifeste cinq à sept jours après l'exposition à une neurotoxine transmise par une tique des bois (aussi appelée tique américaine du chien). Les symptômes habituels comprennent une paralysie flasque ascendante, qui progresse en un ou deux jours. À défaut d'enlever la tique, le client meurt en raison de la paralysie des muscles respiratoires. Le retrait de la tique permet généralement le retour à la normale des mouvements musculaires dans un délai de 48 à 72 heures (Flarity, 2010).

52.5.3 Morsures d'animaux et d'humains

Chaque année, au Québec, le nombre d'accidents avec blessures causés par un animal est estimé à 2 pour 1 000 (Institut de la statistique du Québec, cité dans Thiffault, 2003). Les enfants sont les victimes les plus fréquentes. Les principaux problèmes associés aux morsures d'animaux sont l'infection et la destruction mécanique de la peau, des muscles, des tendons, des vaisseaux sanguins et des os. La morsure peut se présenter comme une simple lacération, ou être associée à une lésion par écrasement, à une plaie perforante, ou à des déchirures de plusieurs couches tissulaires. La gravité de la lésion dépend de la taille de l'animal, de celle de la victime et de la localisation anatomique de la morsure. Les chiens et les chats sont les principaux agents responsables de morsures d'animaux, suivis au troisième rang par les rongeurs sauvages ou domestiques (p. ex., les écureuils, les hamsters) (Flarity, 2010).

Les chiens mordent habituellement aux extrémités. Toutefois, les morsures au visage sont courantes chez les jeunes enfants. La plupart des victimes se font d'ailleurs mordre par leur propre chien. Les morsures de chiens peuvent causer des lésions tissulaires importantes et même la mort, en particulier chez les enfants. Un chirurgien plasticien doit être appelé pour examiner tous les cas de plaies défigurantes.

Les morsures de chats causent quant à elles des plaies perforantes profondes qui peuvent endommager les tendons et les capsules articulaires. Elles provoquent plus souvent une infection que les morsures de chiens. Les morsures de chats peuvent être à l'origine de cas d'arthrite purulente, d'ostéomyélite et de **ténosynovite**. Dans la plupart des cas d'infection qui surviennent à la suite d'une morsure de chien ou de chat, l'organisme causal est une bactérie du genre *Pasteurella*.

La bactérie *P. multocida* se retrouve d'ailleurs dans la gueule de la plupart des chats et des chiens en santé (Flarity, 2010).

Les morsures humaines peuvent aussi causer des plaies perforantes ou des lacérations. Elles représentent un risque élevé d'infection en raison de la flore microbienne buccale. Les infections les plus courantes sont celles dues au *Staphylococcus aureus*, au *Streptococcus*, et au virus de l'hépatite (Flarity, 2010). Les régions les plus souvent atteintes demeurent les mains, les doigts, les oreilles, le nez, les organes génitaux féminins et le pénis. Ces morsures résultent souvent d'actes de violence ou d'activités sexuelles. Le client qui a une « fracture du boxeur » (p. ex., une fracture du quatrième ou du cinquième métacarpien) présente souvent simultanément une plaie ouverte aux articulations causée par les dents qui ont frappé les jointures. La mâchoire humaine a une grande capacité de broyage et peut de ce fait occasionner des lacérations, des plaies perforantes, des lésions par écrasement, des déchirures de tissus mous et même l'amputation. Chez les victimes de morsure, le taux d'infection atteint les 50 % si elles n'ont pas recours à des services médicaux dans les 24 heures qui suivent la blessure.

Processus thérapeutique en interdisciplinarité

Le traitement de base des morsures d'animaux et d'humains comprend le nettoyage à grande eau, le débridement, la prophylaxie antitétanique et l'administration d'analgésiques, au besoin. L'équipe soignante administre des antibiotiques prophylactiques lorsque les morsures d'animaux ou d'humains risquent de s'infecter, comme les plaies au-dessus d'une articulation, les plaies qui remontent à plus de 6 heures mais moins de 12, les plaies perforantes et les morsures à une main ou à un pied. Les personnes les plus à risque d'infection sont les enfants en bas âge, les personnes âgées, les clients immunodéprimés, les personnes alcooliques, diabétiques ou qui prennent des corticostéroïdes.

Il est important de laisser les plaies perforantes ouvertes. À l'aide d'une attelle, l'articulation en dessous des plaies est immobilisée. La fermeture des plaies par morsure reste quant à elle controversée. Les plaies punctiformes, les plaies faites depuis plus de 24 heures, les plaies cliniquement infectées et celles situées sur les mains ne doivent pas être suturées (Thiffault, 2003). Toutefois, dans le cas de plaies au visage, il faut procéder à la fermeture de la plaie puis évaluer le besoin de faire une consultation en plastie. Un client qui présente des signes d'infection sera admis à l'urgence pour se faire administrer une antibiothérapie I.V. Ces clients sont

PHARMACOVIGILANCE

Prophylaxie antirabique postexposition

- Administrer la dose calculée de RIg en procédant par infiltration, aux abords de la plaie.
- Administrer tout surplus de RIg par voie I.M., en un point distant de celui du vaccin (p. ex., la fesse).
- Administrer le vaccin préparé sur des cellules diploïdes humaines, par voie I.M., dans le deltoïde.

Ténosynovite :
Inflammation d'un tendon et de la gaine synoviale qui l'entoure.

Jugement clinique

Capsule

Monsieur Pierre-Marc Benjamin est un itinérant alcoolique âgé de 52 ans. Il est connu du service d'urgence pour y être allé à plusieurs reprises en état d'ébriété très avancé. Cette fois-ci, il a été mordu par un chien errant. Les morsures au bras droit et à la cuisse gauche sont profondes.

Selon vous, pourquoi la guérison de ces blessures peut-elle être longue ?

plus à risque de souffrir de cellulite, d'ostéomyélite et d'arthrite purulente. S'il y a lieu, le personnel signalera l'incident de morsure (p. ex., d'animal ou d'humain) à la police.

Dans la prise en charge de morsures d'animaux, il est essentiel de prévoir des mesures de prophylaxie antirabique postexposition. La rage est causée par un virus neurotoxique présent dans la salive de certains mammifères. S'il ne reçoit pas de traitement, l'humain infecté peut en mourir. Il faut envisager la possibilité d'une exposition au virus de la rage si un animal attaque sans provocation, ou si l'agresseur est un animal sauvage ou un animal domestique non immunisé contre la rage. Il faut toujours administrer une prophylaxie antirabique postexposition si l'animal responsable de la morsure ne peut être retrouvé, ou si celle-ci a été infligée par un animal sauvage carnivore. Le traitement commence par l'administration d'une dose initiale d'immunoglobuline antirabique, calculée selon le poids du client, afin de transmettre une immunité passive. Cette dose doit être suivie d'une série de cinq injections de vaccin préparé sur des cellules diploïdes humaines (RabAvert^MD) aux jours 0, 3, 7, 14 et 28, comptés à partir de l'exposition, afin d'acquérir une immunité active (Denke, 2010) ▶ **19**.

19

Le chapitre 19, *Interventions cliniques – Troubles intracrâniens aigus*, traite de la rage.

52.6 | Empoisonnements

Un poison désigne toute substance chimique qui constitue un danger pour l'organisme. Selon le Centre antipoison du Québec (CAPQ), en 2006, 49 012 cas d'intoxication ont été enregistrés (CAPQ, 2006). Malheureusement, les enfants âgés de 0 à 5 ans sont souvent victimes de ces cas d'intoxication, et près de la moitié des cas sont causés par des produits domestiques. Un empoisonnement peut être accidentel, intentionnel, en lien avec le travail ou les loisirs. Les produits toxiques, naturels ou fabriqués, peuvent être ingérés, inhalés, injectés, absorbés par la peau ou les yeux (éclaboussures). Le **TABLEAU 52.8**

TABLEAU 52.8	**Poisons courants**	
POISONS	**MANIFESTATIONS**	**TRAITEMENTS SPÉCIFIQUES**
Acétaminophène (Tylenol^MD)	• Phase 1 : Durant les 24 premières heures après l'ingestion : malaise, diaphorèse, nausées et vomissements • Phase 2 : Entre 24 et 28 heures après l'ingestion : douleur au quadrant supérieur droit, débit urinaire diminué, nausées moins prononcées, hausse des enzymes hépatiques • Phase 3 : Entre 72 et 96 heures après l'ingestion : nausées et vomissements, malaise, ictère, hypoglycémie, hépatomégalie, possibilité de coagulopathies, notamment la coagulation intravasculaire disséminée • Phase 4 : De 7 à 8 jours après l'ingestion : rétablissement, disparition des symptômes, retour à la normale des enzymes hépatiques	• Charbon activé, acétylcystéine (la forme orale peut provoquer des vomissements, la forme I.V. est utilisée sur une base expérimentale)
Aspirine et médicaments à base d'aspirine	• Tachypnée, tachycardie, hyperthermie, convulsions, œdème pulmonaire, hémorragie occulte, acidose métabolique	• Charbon activé, lavage gastrique, alcalinisation des urines, hémodialyse dans le cas d'ingestion d'une dose critique
Acides et alcalins • Acides (produits nettoyants pour la cuvette de toilette, produits antirouille) • Alcalins (produits pour déboucher les tuyaux, détergents à vaisselle, ammoniac)	• Salivation excessive, dysphagie, douleur épigastrique, pneumonite ; brûlures à la bouche, à l'œsophage et à l'estomac	• Dilution immédiate (avec de l'eau ou du lait) ; corticostéroïdes (pour les brûlures caustiques) ; induction de vomissements contre-indiquée

TABLEAU 52.8 | Poisons courants *(suite)*

POISONS	MANIFESTATIONS	TRAITEMENTS SPÉCIFIQUES
Produits blanchissants	• Irritation des lèvres, de la bouche et des yeux, lésion superficielle à l'œsophage ; pneumonie chimique et œdème pulmonaire	• Lavage de la peau et des yeux, dilution avec de l'eau ou du lait, lavage gastrique, prévention des vomissements et du phénomène d'aspiration
Monoxyde de carbone	• Dyspnée, céphalées, tachypnée, confusion, jugement amoindri, cyanose, dépression respiratoire	• Administration d'oxygène pur à l'aide d'un masque à oxygène, ou intubation et ventilation artificielle ; oxygénothérapie hyperbare à envisager
Cyanure	• Haleine à odeur d'amande, céphalées, vertiges, nausées, confusion, hypertension, bradycardie suivie d'hypotension et de tachycardie, tachypnée suivie de bradypnée et d'un arrêt respiratoire	• Nitrate d'amyle (par voie nasale), nitrate de sodium par voie I.V., thiosulfate de sodium par voie I.V.
Éthylène glycol	• Haleine à odeur aromatique, nausées et vomissements, troubles de l'élocution, ataxie, léthargie, dépression respiratoire	• Charbon activé, lavage gastrique
Fer	• Vomissements (souvent sanguinolents), diarrhée (souvent sanguinolente), fièvre, hyperglycémie, léthargie, hypotension, convulsions, coma	• Lavage gastrique, traitement par chélation (déféroxamine [Desferal^{MD}])
Anti-inflammatoires non stéroïdiens	• Gastroentérite, douleur abdominale, somnolence, nystagmus, lésions hépatiques et rénales	• Charbon activé, lavage gastrique
Antidépresseurs tricycliques (p. ex., l'amitriptyline)	• À faible dose : effets anticholinergiques, agitation, hypertension, tachycardie ; à forte dose : dépression du SNC, arythmie, hypotension, dépression respiratoire	• Multiples doses de charbon activé, lavage gastrique, alcalinisation du sérum au moyen de bicarbonate de sodium (ne jamais provoquer de vomissements)

56

Le chapitre 56, *Interventions cliniques – Troubles du tractus gastro-intestinal supérieur,* traite des intoxications alimentaires.

passe en revue les poisons courants. L'usage de drogues illicites comme les amphétamines, les opioïdes et les hallucinogènes peuvent mener à d'autres types d'empoisonnement. Des plantes toxiques ou des aliments contaminés sont également susceptibles de provoquer un empoisonnement ▶ 56 .

La gravité d'un empoisonnement dépend de la substance en cause, de sa concentration et de la voie d'exposition. Comme les substances toxiques peuvent affecter tous les tissus du corps, les symptômes d'une intoxication peuvent se manifester dans n'importe quel système ou appareil de l'organisme. La prise en charge d'un cas d'empoisonnement consiste à diminuer l'absorption de la substance toxique, à favoriser son élimination et à appliquer des mesures particulières à la substance en cause. Il est possible d'obtenir de l'information sur les plus récents protocoles de traitement propres à chaque substance en communiquant avec le centre antipoison (ouvert 24 heures sur 24).

L'administration de charbon activé, le nettoyage dermique, l'irrigation oculaire et, quoique moins fréquemment, le lavage gastrique contribuent à diminuer l'absorption des substances toxiques. La dernière méthode nécessite l'insertion d'une sonde de gros calibre dans l'estomac (36F à 42F) pour y introduire une grande quantité de liquide. Afin de prévenir l'aspiration, il faut relever la tête du lit ou tourner le client sur le côté. Les clients qui présentent un état de conscience altéré ou un réflexe nauséeux amoindri doivent être intubés avant d'effectuer le lavage. Le lavage gastrique s'avère contre-indiqué chez un client qui a ingéré des substances caustiques, des objets tranchants ou des substances non toxiques. Pour maximiser son efficacité, il faut pratiquer dans la plupart des cas le lavage dans l'heure qui suit l'ingestion de la substance toxique (Sturt, 2010). Cette méthode comporte toutefois certains risques, comme la perforation de l'œsophage et l'aspiration.

La façon la plus courante et la plus efficace de traiter les empoisonnements consiste à administrer du charbon activé par voie orale ou par sonde gastrique dans l'heure qui suit l'ingestion du poison (Sturt, 2010). De nombreuses substances toxiques adhèrent au charbon et sont excrétées par le tractus gastro-intestinal plutôt que de passer dans la circulation. Cependant, le charbon activé n'absorbe pas l'éthanol, les hydrocarbures, les alcalis, le fer, l'acide borique, le lithium, le méthanol ni le cyanure. La dose pour adultes est de 50 à 100 g de charbon. Plusieurs doses peuvent être nécessaires pour réussir à éliminer certaines substances (p. ex., le phénobarbital, la digoxine) (Lehne, 2007). Il n'est pas recommandé d'administrer du charbon lorsque l'équipe soignante observe chez le client une diminution des bruits intestinaux ou une occlusion intestinale et si le client a ingéré une substance faiblement absorbée par le charbon. Le charbon a par ailleurs la capacité d'absorber et de neutraliser certains antidotes (p. ex., l'acétylcystéine [Mucomyst^MD], utilisé pour contrer la toxicité de l'acétaminophène). Il faut alors veiller à ne pas administrer ces antidotes avant, pendant ou peu après l'administration de charbon (Lehne, 2007).

La décontamination (ou lavage cutané et oculaire) consiste à enlever les substances toxiques présentes sur la peau et dans les yeux en rinçant abondamment avec de l'eau ou une solution saline (Egging, 2010). La plupart des substances peuvent être enlevées sans danger de cette façon, à l'exception du gaz moutarde : mélangé avec de l'eau, le gaz moutarde libère du chlore gazeux. En règle générale, il est recommandé d'enlever à la brosse ce qui adhère à la peau ou aux vêtements avant d'appliquer de l'eau. Il ne faut pas non plus utiliser d'eau pour enlever la chaux en poudre. Celle-ci doit être enlevée à la brosse. Au moment de procéder à une décontamination, il faut enfiler un équipement de protection individuelle (p. ex., des gants, un sarrau, des lunettes, un masque) pour éviter tout risque de contamination secondaire. Du personnel spécialement formé en décontamination de matières dangereuses s'occupe généralement de la décontamination avant même que le client n'arrive à l'hôpital et, au besoin, procède à une autre décontamination à l'hôpital. Celle-ci vient au premier rang des mesures à appliquer, après les soins immédiats en réanimation cardiorespiratoire.

L'administration de cathartiques, l'irrigation intestinale, l'hémodialyse, l'alcalinisation des urines, l'administration de chélateurs et d'antidotes permettent d'accélérer l'élimination des substances toxiques. Les cathartiques, comme le sorbitol, sont administrés en même temps que la première dose de charbon activé pour stimuler la motilité intestinale et augmenter l'élimination

(Sturt, 2010). L'administration de multiples doses de cathartiques doit cependant être évitée afin de prévenir des déséquilibres électrolytiques qui pourraient s'avérer mortels. L'irrigation intestinale demeure une mesure controversée et nécessite l'administration d'une solution évacuante non absorbable. L'infirmière doit administrer la solution chaque 4 à 6 heures, jusqu'à ce que les intestins soient vides. Cette méthode force l'évacuation d'objets avalés, comme des ballons ou des condoms remplis de cocaïne, et celle des métaux lourds comme le plomb et le mercure (Lehne, 2007). Toutefois, elle comporte un risque élevé de déséquilibre électrolytique, en raison des pertes liquidiennes et électrolytiques qu'elle provoque.

L'hémodialyse est réservée aux clients qui contractent une acidose grave à la suite de l'ingestion de substances toxiques (p. ex., l'aspirine). Cette condition peut aussi être traitée par d'autres moyens, comme l'alcalinisation et le traitement par chélation. L'administration de bicarbonate de sodium fait augmenter le pH (à plus de 7,5), ce qui est particulièrement efficace dans le cas d'ingestion de phénobarbital et de salicylates. L'addition de vitamine C aux solutions I.V. favorise l'excrétion des amphétamines et de la quinidine. Le traitement par chélation s'avère efficace dans le cas d'intoxication aux métaux lourds (p. ex., l'EDTA de calcium disodique [calcium EDTA] dans les cas d'intoxication au plomb). Il existe un certain nombre d'antidotes, mais beaucoup d'entre eux ont aussi des propriétés toxiques (Lehne, 2007).

L'enseignement au client doit s'orienter sur la façon dont l'empoisonnement est survenu. Les clients qui tentent de se suicider en s'intoxiquant ou qui s'empoisonnent en raison d'un problème lié à l'abus de drogues devraient être dirigés vers un professionnel en santé mentale afin d'être examinés et de bénéficier d'un suivi.

52.7 | Violence

La violence se définit comme l'expression de sentiments de colère, en vue de faire du mal à quelqu'un ou d'abîmer quelque chose. Ces sentiments peuvent découler d'une maladie organique (p. ex., l'épilepsie du lobe temporal), d'une psychose (p. ex., la schizophrénie) ou d'un comportement antisocial (p. ex., une agression, un meurtre). Le client soigné à l'urgence peut être la victime ou l'auteur d'actes de violence. Cette violence peut s'exprimer dans différents milieux, notamment à la maison, au travail ou dans la collectivité. Les salles d'urgence constituent des endroits à risque élevé de violence en milieu de travail (ENA, 2010). Au Québec, une étude pilotée par l'Association paritaire pour la santé et la sécurité du secteur affaires sociales a montré que 96 % des répondants avaient été victimes d'agressions verbales et que 62 % des répondants des urgences psychiatriques et 42 % des urgences générales avaient été victimes d'au moins une agression physique au cours de l'année précédente (Larose & Bigaouette, 1999). Il est possible de recourir à diverses mesures pour assurer la protection du personnel des salles d'urgence, comme avoir du personnel de sécurité sur place, faire intervenir les policiers au besoin, installer un dispositif de surveillance par caméras et verrouiller les portes d'accès. L'ENA (2008) et la Canadian Nurses Association (CNA) (2002) appuient l'élaboration de mesures globales de prévention de la violence en milieu de travail et recommandent la mise en place de telles mesures dans chaque salle d'urgence.

La violence familiale et la violence conjugale sont le fait d'un comportement coercitif dans une relation où règnent la peur, l'humiliation, l'intimidation, la négligence ou les blessures physiques intentionnelles, la violence émotionnelle, le contrôle économique ou les rapports sexuels forcés ▶ 65 . L'infirmière d'urgence se doit d'être en mesure de déceler toutes formes de violence subies par ses clients.

La violence familiale et la violence conjugale peuvent toucher n'importe qui, indépendamment de l'occupation professionnelle, de l'origine ethnique, de la situation socioéconomique, de l'âge ou du sexe. Bien qu'il y ait des hommes parmi les victimes, celles-ci sont en majorité des femmes, des enfants et des personnes âgées. En 2008, le ministère de la Sécurité publique (2010) a dénombré au Québec seulement 17 321 victimes de crimes contre la personne commis dans un contexte conjugal. Dans ce même rapport, le Ministère affirmait que le taux d'infractions par 100 000 habitants était 4,5 fois plus élevé pour les femmes que pour les hommes. À l'urgence, l'infirmière est appelée à faire du dépistage de violence familiale et de violence conjugale (p. ex., en posant les questions suivantes : Vous sentez-vous en sécurité à la maison ? Y a-t-il quelqu'un qui vous maltraite dans votre entourage ?) (ENA, 2006). Il est nécessaire d'effectuer un dépistage systématique pour ce facteur de risque. Toutefois, certains éléments limitent cette démarche : le respect de la vie privée, le manque de temps et de connaissances sur les façons d'obtenir de l'information relative à ces types de violence. L'élaboration et la mise en place de politiques et de procédures, de même que l'instauration de programmes de formation du personnel, permettraient d'améliorer les pratiques de dépistage (ENA, 2006). Lorsque l'infirmière

soupçonne ou constate qu'un client est victime de mauvais traitements, elle doit appliquer les mesures appropriées, notamment : orienter le client vers des ressources compétentes, fournir du soutien émotionnel ainsi qu'informer la victime des possibilités qui s'offrent à elle (p. ex., une maison d'hébergement, des droits reconnus par la loi) (Jagim, 2010).

52.8 | Agents de terrorisme

Les Canadiens ne sont pas à l'abri du terrorisme. Le terme terrorisme désigne le recours à des actions manifestes de violence dans le but de porter atteinte à la sécurité des personnes ou des biens. Ces actions comprennent notamment l'utilisation d'armes chimiques, biologiques ou nucléaires contre la population.

Le **TABLEAU 52.9** contient de l'information générale sur les agents de bioterrorisme. Les agents les plus susceptibles d'être utilisés dans une attaque terroriste sont le bacille du charbon ou celui de la peste, le virus de la variole, la toxine botulique, la bactérie de la tularémie et certains virus causant des fièvres hémorragiques. Le charbon, la peste et la tularémie peuvent être traités efficacement par des antibiotiques si le pathogène responsable n'est pas antibiorésistant. Il est possible de prévenir ou de diminuer l'apparition de la variole par la vaccination, même si celle-ci est administrée après l'exposition au microbe. Le botulisme se traite au moyen d'une antitoxine. Quant aux fièvres hémorragiques, il n'existe actuellement pas de moyens de lutter contre la plupart des virus qui les causent (CDC, 2004).

Il est aussi possible d'utiliser certaines substances chimiques comme agents de terrorisme. Le classement de ces substances se fait d'après l'organe visé ou les effets causés (Andress, 2010). Par exemple, le sarin est un gaz neurotoxique excessivement dangereux ; il entraîne la mort dans les minutes qui suivent l'exposition. Le gaz pénètre dans le corps par les yeux et la peau et paralyse les muscles respiratoires. Les antidotes contre les agents neurotoxiques comprennent l'atropine et le chlorure de pralidoxime. Il peut être nécessaire d'administrer plusieurs doses d'antidote pour contrer les effets des agents neurotoxiques.

Le phosgène est un gaz incolore couramment utilisé dans la fabrication de produits chimiques. En cas d'inhalation à forte concentration durant une certaine période, ce gaz cause une grave détresse respiratoire, un œdème pulmonaire et la mort. Le gaz moutarde se caractérise par une couleur allant du jaune au brun et une odeur qui rappelle l'ail. Ce gaz est irritant pour les yeux et cause

65

Les soins et traitements en interdisciplinarité prodigués à une cliente victime d'agression sexuelle sont décrits dans le chapitre 65, *Interventions cliniques – Troubles du système reproducteur de la femme.*

RAPPELEZ-VOUS...

La Loi sur la protection de la jeunesse (L.R.Q., c. P-34.1) oblige les professionnels de la santé à signaler la violence faite aux enfants âgés de moins de 18 ans, même si elle n'est que soupçonnée.

TABLEAU 52.9 **Agents de bioterrorisme**

PATHOGÈNE ET DESCRIPTION	MANIFESTATIONS CLINIQUES	MODES DE TRANSMISSION	TRAITEMENTS
Charbon – *Bacillus anthracis*			
Absorption par inhalation			
• Les spores bactériennes se multiplient dans les alvéoles. • Les toxines causent des hémorragies et détruisent le tissu pulmonaire. • Le taux de mortalité est élevé. • La période d'incubation varie entre un ou deux jours et six semaines. • Les spores sont des bactéries au repos, encapsulées, qui s'activent lorsqu'elles pénètrent dans un hôte vivant.	• Apparition soudaine • Dyspnée • Diaphorèse • Fièvre • Toux • Douleur thoracique • Septicémie • État de choc • Méningite • Insuffisance respiratoire • Médiastin élargi (observé sur une radiographie thoracique)	• Pas de transmission de personne à personne • Présent dans la nature et infecte surtout les ongulés (mammifères) domestiques et sauvages • Propagation par contact direct avec la bactérie et ses spores	• Les antibiotiques empêchent l'apparition des manifestations cliniques, mais sont efficaces seulement en traitement précoce. • La ciprofloxacine (Cipro) est le traitement de choix. • La pénicilline et la doxycycline représentent d'autres options. • Appliquer la prophylaxie postexposition durant 30 jours (si un vaccin est disponible) ou 60 jours (si aucun vaccin n'est disponible).
Absorption par voie cutanée			
• Cette forme représente 95 % des infections au charbon. • Il s'agit de la forme la moins mortelle. • Les toxines détruisent les tissus environnants.	• Petite papule semblable à une piqûre d'insecte • Transformation en un ulcère déprimé noir • Ganglions lymphatiques enflés dans les régions adjacentes • Œdème	• Pénétration des spores dans la peau par des coupures ou des éraflures • Manipulation de produits faits avec des peaux d'animaux contaminés	
Absorption par voie gastro-intestinale			
• Des lésions intestinales apparaissent à la hauteur de l'iléum ou du caecum. • L'inflammation intestinale est aiguë.	• Nausées • Vomissements • Anorexie • Hématémèse • Diarrhée • Douleur abdominale • Ascite • Septicémie	• Ingestion de viande contaminée insuffisamment cuite	
Variole – Virus de la variole majeure et de la variole mineure			
• Le Canada a mis fin à la vaccination systématique en 1972. • L'éradication mondiale de la variole a été déclarée en 1980. • La période d'incubation dure de 7 à 17 jours.	• Apparition soudaine des symptômes • Fièvre • Céphalées • Myalgie • Lésions évolutives : macules devenant papules, puis pustules • Malaise • Douleur dorsale	• Très contagieuse • Transmission directe de personne à personne • Transmission par des gouttelettes présentes dans l'air • Transmission par manipulation de matériel contaminé	• Aucun traitement n'est connu. • Le cidofovir est présentement à l'essai. • Le confinement et l'isolement sont nécessaires. • Un vaccin est disponible pour les personnes exposées. • L'immunoglobuline antivaccinale est disponible.

TABLEAU 52.9 | Agents de bioterrorisme *(suite)*

PATHOGÈNE ET DESCRIPTION	MANIFESTATIONS CLINIQUES	MODES DE TRANSMISSION	TRAITEMENTS
Botulisme – *Clostridium botulinum*			
• Il s'agit d'une bactérie anaérobie sporifère. • Elle est présente dans le sol. • Il existe sept différentes toxines. • La neurotoxine bactérienne est mortelle. • La mort peut survenir en 24 heures. • La période d'incubation est de 12 à 36 heures.	• Crampes abdominales • Diarrhée • Nausées • Vomissements • Paralysie des nerfs crâniens (diplopie, dysarthrie, dysphonie, dysphagie) • Paralysie des muscles squelettiques • Insuffisance respiratoire	• Propagation par voie aérienne ou alimentaire • Pas de transmission de personne à personne • Maladie susceptible d'être causée par des aliments en conserve mal stérilisés ou la contamination d'une plaie par la bactérie	• Provoquer des vomissements. • Administrer des lavements. • Administrer une antitoxine. • Traiter par ventilation artificielle. • Administrer de la pénicilline. • Aucun vaccin n'est disponible. • La toxine peut être inactivée par chauffage des aliments ou des boissons à 100 °C durant au moins 10 minutes.
Peste – *Yersinia pestis*			

• La bactérie est présente chez les rongeurs et leurs puces.
• Les formes de la maladie sont :
  – bubonique (la plus commune);
  – pulmonaire;
  – septicémique (la plus mortelle).
• La période d'incubation est de 2 à 4 jours.
	• Hémoptysie
	• Toux
	• Forte fièvre
	• Frissons
	• Céphalées
	• Myalgie
	• Insuffisance respiratoire
	• Œdème des ganglions lymphatiques
		• Transmission directe de personne à personne
		• Transmission par des piqûres de puces
		• Ingestion de viande contaminée
			• Les antibiotiques sont efficaces uniquement s'ils sont administrés très rapidement.
			• Les médicaments de choix sont la streptomycine ou la gentamicine.
			• Le vaccin est en cours d'élaboration.
			• Le client doit être hospitalisé.
			• Le confinement et l'isolement sont nécessaires.

Tularémie – *Francisella tularensis*			
• La maladie infectieuse bactérienne est présente chez certains animaux. • Le taux de mortalité est d'environ 35 % en l'absence de traitement. • La période d'incubation est de 3 à 10 jours.	• Apparition subite • Fièvre • Œdème des ganglions lymphatiques • Fatigue • Maux de gorge • Perte de poids • Pneumonie • Épanchement pleural • Plaie ulcérée découlant d'une morsure de tique	• Pas de transmission de personne à personne • Transmission par aérosol ou voie intradermique • Propagation par les lapins et leurs tiques • Transmission par l'eau, l'air ou des aliments contaminés	• La gentamicine constitue le traitement de choix. • La streptomycine, la doxycycline et la ciprofloxacine constituent d'autres options. • Le vaccin est en cours d'élaboration.
Fièvres hémorragiques			
• Elles sont causées par plusieurs virus, notamment la maladie de Marbourg, la fièvre d'Ebola, la fièvre de Lassa, la fièvre jaune et la fièvre de la vallée du Rift.	• Fièvre • Conjonctivite • Céphalées • Malaise • Prostration • Hémorragies des tissus ou des organes • Nausées • Vomissements • Hypotension • Dysfonctions multiorganiques	• Propagation par les rongeurs et les moustiques • Transmission directe de personne à personne par les liquides corporels • Dispersion possible des virus par aérosol	• Ne pas administrer d'injections intramusculaires. • Ne pas administrer d'anticoagulants. • Le confinement et l'isolement sont nécessaires. • La ribavirine (Virazole^{MD}) est efficace dans certains cas. • Dans la plupart des cas, il s'agit d'un traitement de soutien seulement. • Le vaccin est disponible pour la fièvre jaune seulement.

des brûlures cutanées et des cloques. Les protocoles de traitement des victimes d'exposition aux agents chimiques varient selon chaque agent (Andress, 2006).

Les agents radiologiques et nucléaires constituent une autre catégorie d'agents de terrorisme. Les dispositifs de dispersion radiologique (DDR), connus aussi sous le nom de bombes sales, se composent d'un mélange d'explosifs et de matière radioactive (p. ex., des pastilles). Au moment où le dispositif détone, le souffle de l'explosion disperse la poussière, la fumée et d'autres matières radioactives dans le milieu ambiant, ce qui résulte en une contamination radioactive (CDC, 2006).

Le principal danger lié aux DDR est l'explosion même du dispositif: le phénomène peut causer des blessures sérieuses aux victimes. La matière radioactive utilisée (p. ex., l'uranium, l'iode-131) ne génère habituellement pas assez de radiation pour déclencher un malaise sérieux immédiat, sauf chez les personnes à proximité du dispositif au moment de l'explosion. Par contre, la poussière et la fumée radioactive se dispersent et peuvent causer des maladies par inhalation. Comme la radiation ne peut être vue, sentie, ressentie ou goûtée, il faut mettre en œuvre des mesures visant à limiter la contamination (p. ex., couvrir le nez et la bouche du client) et procéder à une décontamination (p. ex., une douche) (CDC, 2006; ENA, 2009).

Le rayonnement ionisant, comme celui émis par une bombe nucléaire ou un réacteur endommagé, constitue une menace grave à la sécurité des gens et à la sauvegarde de l'environnement. La contamination se fait par voie cutanée. En présence de contaminants radioactifs externes, il faut appliquer immédiatement des mesures de décontamination. Le syndrome d'irradiation aiguë se manifeste après une exposition importante au rayonnement ionisant et suit une évolution prévisible (Andress, 2010; Military Medical Operations Armed Forces Radiobiology Research Institute, 2003).

Les dispositifs explosifs (p. ex., le TNT, la dynamite) utilisés comme agents de terrorisme occasionnent divers types de blessures: des lésions par souffle, par écrasement, ou des blessures pénétrantes. Les lésions par souffle résultent de l'onde de choc supersonique engendrée par l'explosion. Cette onde de choc cause des lésions aux poumons, au tractus gastro-intestinal et à l'oreille moyenne. Les blessures par écrasement (p. ex., un traumatisme contondant) sont souvent le résultat d'explosions qui se produisent dans des espaces clos et qui provoquent un effondrement structural (p. ex., la chute de débris). Certains dispositifs explosifs contiennent finalement des matériaux qui sont projetés par l'explosion (p. ex., des obus à balles) et qui causent des blessures pénétrantes.

52.9 | Préparation aux situations d'urgence et aux situations impliquant des pertes massives

L'expression situation d'urgence désigne généralement un événement inhabituel (p. ex., une tragédie ferroviaire impliquant un grand nombre de blessés) qui demande une intervention rapide et spécialisée. Une situation impliquant des pertes massives constitue pour sa part un événement ou une catastrophe provoquée par l'activité humaine (p. ex., l'utilisation d'agents nucléaires, biologiques ou chimiques) ou la nature (p. ex., un ouragan) qui dépasse la capacité d'une collectivité à intervenir à partir de ses seules ressources. Dans des situations de pertes massives, il y a un grand nombre de victimes, beaucoup de souffrance physique et émotionnelle, et la collectivité subit des changements permanents. Ces situations requièrent toujours l'apport d'aide extérieure, en ressources humaines et matérielles (p. ex., la Croix-Rouge canadienne) **FIGURE 52.7**.

Quand une situation d'urgence ou une situation impliquant des pertes massives survient, ce sont les premiers répondants (p. ex., les policiers, les pompiers, les ambulanciers paramédicaux) qui se présentent tout d'abord sur les lieux. À ce moment-là, le triage des victimes diffère du triage décrit précédemment. Les systèmes de triage varient, et nombre d'entre eux ont recours à des étiquettes de couleur pour indiquer la gravité des blessures et les chances de survie d'une victime. Par exemple, dans l'un des systèmes, le vert signale les blessures mineures (p. ex., une entorse), et le jaune, les blessures qui nécessitent des soins urgents mais qui ne

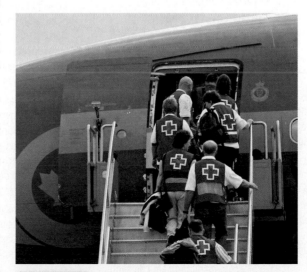

FIGURE 52.7

Dans des situations de pertes massives, la Croix-Rouge canadienne apporte de l'aide en ressources humaines et matérielles.

mettent pas la vie en danger (p. ex., des fractures ouvertes). Le rouge signale une condition délétère qui requiert une intervention immédiate (p. ex., un choc). Le bleu désigne les victimes qui n'ont pas de chance de survie (p. ex., un traumatisme crânien majeur), tandis que le noir identifie les morts (Lerner *et al.*, 2008).

Le triage des victimes d'une situation d'urgence ou d'une situation impliquant des pertes massives doit être rapide ; il doit s'effectuer en moins de 15 secondes par personne. En général, les deux tiers des victimes sont étiquetées « vert » ou « jaune », et les autres, « rouge », « bleu » ou « noir ». Les victimes doivent être traitées, et leur état, stabilisé. Si un problème de contamination est soupçonné, les victimes doivent être décontaminées sur les lieux mêmes, avant d'être transportées en milieu hospitalier. Lors de ces événements, beaucoup de victimes se rendent à l'hôpital par leurs propres moyens (si elles sont capables de marcher). Le nombre total de victimes qu'un hôpital peut s'attendre à recevoir s'estime en multipliant par deux le nombre de victimes qui se présentent dans la première heure suivant l'événement. En général, 30 % des victimes ont besoin d'être admises, et la moitié de ce nombre nécessite une chirurgie dans les 8 heures qui suivent.

Tous les professionnels de la santé ont un rôle à jouer dans la préparation aux situations d'urgence et aux situations impliquant des pertes massives. Il est essentiel que chacun connaisse bien le plan d'intervention d'urgence de l'hôpital. Ce plan précise le rôle et les responsabilités de chacun des membres de l'équipe et exige la participation du personnel soignant sur une base régulière à des exercices visant à se préparer à ce genre d'événement. Il existe plusieurs façons d'évaluer le niveau de préparation à l'intervention d'un hôpital, comme le fait de procéder à des exercices simulant un sinistre hospitalier ou à des simulations par ordinateur. Ces exercices permettent aux professionnels de la santé de se familiariser avec les procédures d'intervention d'urgence (Agency for Healthcare Research and Quality, 2004).

■ ■ ■ À retenir

- Le triage sert à établir le niveau de priorité de chaque client à la suite de l'évaluation faite par l'infirmière et à déterminer le délai souhaitable entre l'arrivée du client et l'évaluation médicale.

- L'examen primaire (ABCDE) se concentre sur le dégagement des voies respiratoires (perméabilité), la respiration, la circulation, l'état neurologique ainsi que l'exposition et la visualisation du client dans son ensemble.

- Il faut soupçonner une atteinte à la colonne cervicale chez tout client ayant subi un traumatisme facial, de la tête ou du cou, présentant des blessures importantes au haut du thorax ou ayant été victime d'une chute ou d'un accident impliquant une vitesse élevée.

- Tout client gravement blessé ou souffrant de difficultés respiratoires présente une augmentation de ses besoins métaboliques et de ses besoins en oxygène, et nécessite une oxygénothérapie.

- Dans le cas d'une situation d'urgence où une transfusion immédiate est nécessaire, il faut donner du sang O négatif (donneur universel).

- L'examen secondaire est un processus rapide et systématique qui a pour buts de découvrir et de traiter toutes les blessures.

- Les soins de confort revêtent une importance primordiale dans la prestation de soins au client à l'urgence, car la douleur est la principale plainte qu'expriment les personnes qui se présentent à l'urgence.

- Les détails de l'incident, de la blessure ou du problème de santé fournissent des indices sur la cause du problème et permettent d'orienter les examens ainsi que les interventions à pratiquer.

- Un membre sans pouls perceptible constitue une urgence vasculaire ou orthopédique.

- Plusieurs malaises ou blessures peuvent être causés par la pratique d'une activité physique, l'exposition à certaines conditions climatiques, l'attaque par une tierce personne ou encore une piqûre d'insecte.

- Les personnes âgées sont plus sujettes à l'hypothermie en raison de la diminution de leur masse adipeuse, de leurs réserves énergétiques, de l'efficacité de leur réaction de grelottement et de leur perception sensorielle.

- Les situations d'urgence liées aux morsures de tiques sont liées à la transmisssion de certaines maladies, dont la maladie de Lyme.

- Les principaux problèmes associés aux morsures d'animaux sont l'infection et la destruction mécanique de la peau, des muscles, des tendons, des vaisseaux sanguins et des os.

- Un empoisonnement peut être accidentel, intentionnel, en lien avec le travail ou les loisirs.

- La violence familiale et la violence conjugale sont le fait d'un comportement coercitif dans une relation où règnent la peur, l'humiliation, l'intimidation, la négligence, les blessures physiques intentionnelles, la violence émotionnelle, le contrôle économique ou les rapports sexuels forcés.

- Tous les professionnels de la santé ont un rôle à jouer dans la préparation aux situations d'urgence et aux situations impliquant des pertes massives.

Pour en **savoir** plus

VERSION COMPLÈTE ET DÉTAILLÉE

www.cheneliere.ca/lewis

 Références Internet

Organismes et associations

Association Canadienne de Traumatologie
www.traumacanada.org

Association canadienne des médecins d'urgence
www.caep.ca

Association des infirmières et infirmiers d'urgence du Québec
www.aiiuq.qc.ca

Association des médecins d'urgence du Québec
www.amuq.qc.ca

Croix-Rouge canadienne
www.croixrouge.ca

Organismes gouvernementaux

Agence de la santé publique du Canada > Mesures et interventions d'urgence
www.phac-aspc.gc.ca

Centre canadien d'hygiène et de sécurité au travail
www.cchst.ca

Institut national de santé publique du Québec > Santé environnementale et toxicologie

Institut national de santé publique du Québec > Sécurité et traumatismes
www.inspq.qc.ca

Préparez-vous.ca
www.preparez-vous.gc.ca

Références générales

Infiressources > Carrefour des rubriques > Carrefour clinique > Soins d'urgence

Infiressources > Banques et recherche > Soins infirmiers spécifiques > Soins > Soins d'urgence
www.infiressources.ca

 Monographies

Boizat, S. (2010). *L'infirmière d'accueil aux urgences: guide de tri.* Paris: Maloine.

Brunet, Y., Courchesne, J., Huot, A., & Lacombe, G. (2007). *Les premiers soins: une réponse vitale en situation d'urgence.* Montréal: Beauchemin.

Marc, B., *et al.* **(2008).** *Guide infirmier des urgences.* Paris: Elsevier Masson.

Prudhomme, C. (2008). *L'infirmière et les urgences* (6e éd.). Paris: Maloine.

 Articles, rapports et autres

Durand, S. (dir.) (2007). *Le triage à l'urgence: lignes directrices pour l'infirmière au triage à l'urgence.* Montréal: Ordre des infirmières et infirmiers du Québec.
www.oiiq.org

Organisation mondiale de la santé (2008). *Rapport mondial sur la prévention des traumatismes chez l'enfant.* Genève: Organisation mondiale de la santé.
www.who.int

52

PARTIE

10

Troubles d'ingestion, de digestion, d'absorption et d'élimination

CHAPITRE

53

Écrit par :
Juvann Wolff, RN, ARNP, MN, FNP
Margaret McLean Heitkemper, RN,
PhD, FAAN

Adapté par :
Renée Létourneau, inf. B. Sc.
Catherine Houle, inf. B. Sc.

ÉVALUATION CLINIQUE

Système gastro-intestinal

Objectifs

» Guide d'études – SA13, SA15, SA19

Après avoir lu ce chapitre, vous devriez être en mesure :

- de décrire la structure et les fonctions des organes du tube digestif ;

- de décrire la structure et les fonctions du foie, de la vésicule biliaire, des voies biliaires et du pancréas ;

- de distinguer les processus d'ingestion, de digestion, d'absorption et d'élimination ;

- d'expliquer le métabolisme biliaire ainsi que le processus de production et d'excrétion de la bile ;

- d'établir la relation entre les transformations du système digestif qui sont reliées à l'âge et les différences qu'elles entraînent dans le résultat de l'évaluation diagnostique ;

- de sélectionner les données subjectives et objectives significatives reliées au système digestif qui devraient être recueillies auprès du client ;

- de choisir les techniques appropriées pour procéder à l'évaluation physique du système digestif ;

- de faire la distinction entre les résultats normaux de l'évaluation physique du système digestif et les anomalies couramment observées ;

- de décrire, pour chacun des examens paracliniques, leur but, la signification des résultats et les responsabilités infirmières qui y sont reliées.

■ ■ ■ **Concepts clés**

Cette carte conceptuelle illustre schématiquement les principaux concepts décrits dans le présent chapitre.
Sa lecture vous permettra d'avoir une vue d'ensemble des notions qui y sont présentées.

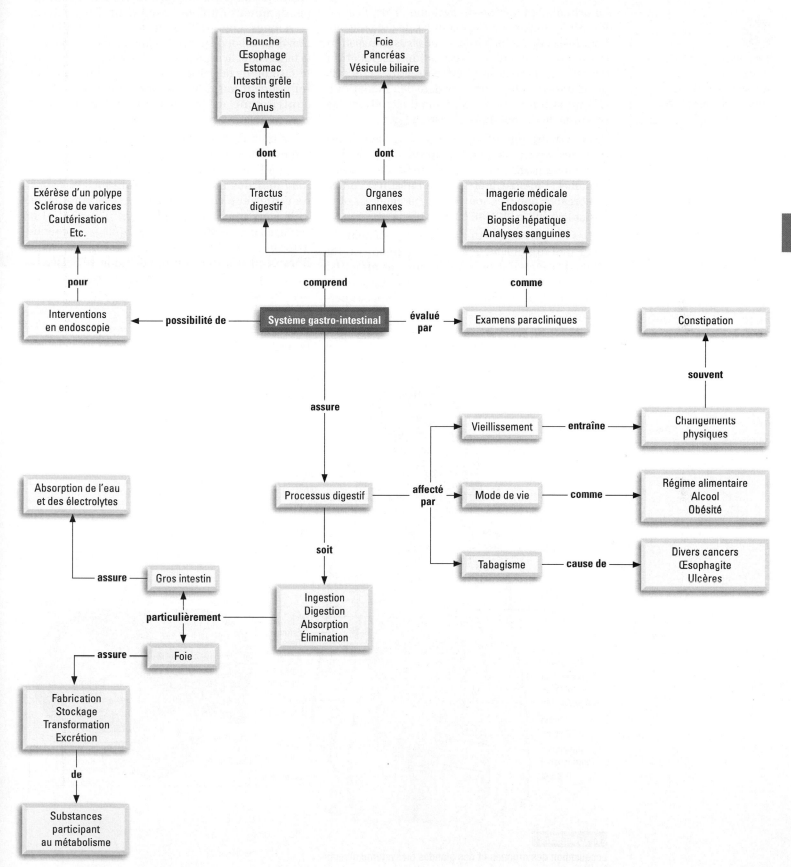

53.1 | Anatomie et physiologie du système gastro-intestinal

Une animation illustrant l'évacuation intestinale peut être visionnée au www.cheneliere.ca/lewis.

La principale fonction du système digestif est de fournir les nutriments aux cellules de l'organisme. Il réalise cette tâche par les processus d'ingestion (entrée des aliments), de digestion (dégradation des aliments) et d'absorption (passage des produits de dégradation des aliments dans la circulation). L'élimination est le mécanisme d'excrétion des produits de déchet de la digestion ●.

Le système digestif se compose du tractus digestif et des organes et glandes qui lui sont associés. Le tractus digestif comprend la bouche, l'œsophage, l'estomac, l'intestin grêle, le gros intestin et l'anus. Les organes annexes sont le foie, le pancréas et la vésicule biliaire **FIGURE 53.1**.

Des facteurs extérieurs au tube digestif peuvent avoir une influence sur son fonctionnement. En effet, des facteurs psychologiques et affectifs, comme le stress et l'anxiété, influencent le fonctionnement gastro-intestinal de nombreuses personnes. Le stress peut se manifester par de l'anorexie, des nausées, une douleur épigastrique et abdominale ou de la diarrhée. Toutefois, il ne faudrait jamais attribuer des symptômes gastro-intestinaux uniquement à des facteurs psychologiques. Des problèmes dont le fondement est organique ou psychologique peuvent exister indépendamment ou concurremment. Des facteurs physiques, comme l'apport alimentaire, l'ingestion d'alcool et de produits contenant de la caféine, le tabagisme, la sédentarité, un sommeil médiocre, la fatigue et la prise de certains médicaments, influencent aussi le fonctionnement digestif et contribuent à l'apparition de symptômes gastro-intestinaux.

Le tractus digestif est un tube mesurant environ neuf mètres de long, qui s'étend de la bouche jusqu'à l'anus. Sa paroi se compose sur toute sa longueur des mêmes quatre tuniques qui sont, de l'intérieur vers l'extérieur, 1) la muqueuse, 2) la sous-muqueuse, 3) la musculeuse et 4) la séreuse **FIGURE 53.2**. Dans l'œsophage, la couche externe est l'adventice, qui est formée de tissu fibreux plutôt que d'une véritable séreuse. La musculeuse se compose de deux couches : une couche circulaire (interne) et une couche longitudinale (externe).

Le tube digestif est innervé par des branches parasympathiques et sympathiques du système

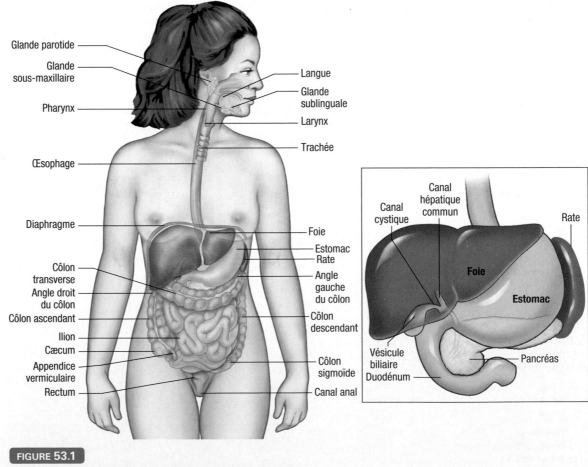

FIGURE 53.1

Localisation des organes et des glandes du système digestif

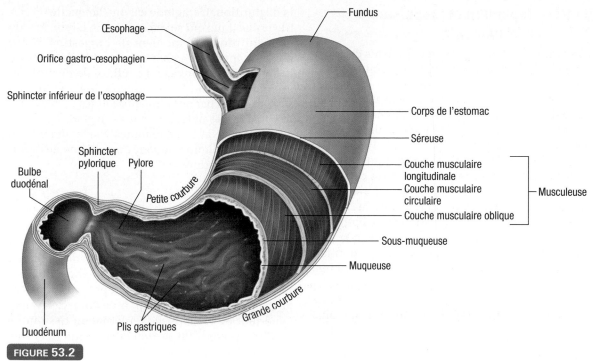

Œsophage

Orifice gastro-œsophagien

Sphincter inférieur de l'œsophage

Fundus

Corps de l'estomac

Séreuse

Couche musculaire longitudinale

Couche musculaire circulaire

Couche musculaire oblique

Musculeuse

Sous-muqueuse

Muqueuse

Sphincter pylorique

Pylore

Bulbe duodénal

Petite courbure

Grande courbure

Duodénum

Plis gastriques

FIGURE 53.2

Parties de l'estomac

nerveux autonome. L'action du système parasympathique sur la fonction digestive est surtout excitatrice, et celle du système sympathique, principalement inhibitrice. Par exemple, une stimulation parasympathique amplifie le **péristaltisme**, alors qu'une stimulation sympathique le réduit. L'information sensorielle est convoyée par des fibres afférentes sympathiques et parasympathiques .

Le tube digestif possède également son propre système nerveux : le système nerveux entérique (ou intrinsèque). Celui-ci se compose de deux groupes de neurones : l'un est situé entre la sousmuqueuse (plexus nerveux de Meissner), et l'autre, entre les deux couches musculaires, transversale et longitudinale, de la musculeuse (plexus myentérique d'Auerbach). Ces neurones participent à la coordination des activités motrices et sécrétoires du tube digestif. Le système nerveux entérique est aussi connu sous le nom de cerveau de l'intestin. Il renferme de nombreux neurones (environ autant que la moelle épinière) et a la capacité de réguler les mouvements et les sécrétions du tube digestif.

Le tube digestif et ses organes annexes reçoivent environ 25 à 30 % du débit cardiaque. La circulation sanguine dans le système digestif est unique en ceci que le sang veineux provenant du tube digestif se jette dans la veine porte hépatique qui irrigue par la suite le foie. La portion supérieure du tube digestif reçoit son irrigation sanguine par le réseau de circulation splanchnique. L'apport sanguin de l'intestin grêle provient des

ramifications de l'artère mésentérique supérieure. Le gros intestin est irrigué surtout par les artères mésentériques supérieure et inférieure. Étant donné qu'une fraction importante du débit cardiaque irrigue ces organes, ils représentent l'un des sites majeurs dont le débit de sang peut être détourné vers d'autres régions du corps pendant un exercice ou un stress.

Les deux types de mouvement du tube digestif sont la segmentation (brassage) et la propulsion (péristaltisme). Les sécrétions du système digestif se composent d'enzymes et d'hormones nécessaires pour la digestion, de mucus qui offre protection et lubrification, ainsi que d'eau et d'électrolytes.

Les organes abdominaux sont presque complètement recouverts par le péritoine. Celui-ci se compose d'un feuillet pariétal, qui tapisse la paroi abdominale, et d'un feuillet viscéral, qui recouvre les organes abdominaux. La cavité péritonéale est l'espace virtuel compris entre ces deux feuillets. Le péritoine forme deux types de replis : le mésentère et les omentums (épiploons). Le mésentère rattache l'intestin grêle et une partie du gros intestin à la paroi abdominale dorsale ; il renferme des vaisseaux sanguins et lymphatiques. Le petit omentum s'étend de la petite courbure de l'estomac et de la portion supérieure du duodénum jusqu'au foie, alors que le grand omentum est suspendu à l'estomac et recouvre les intestins comme un tablier. Les omentums renferment de la graisse et des ganglions lymphatiques.

Péristaltisme : Succession de contractions normales de l'intestin grêle et du côlon faisant progresser le chyme vers le côlon descendant et l'anus.

Une animation illustrant le péristaltisme peut être visionnée au www.cheneliere.ca/lewis.

53.1.1 Ingestion et propulsion des aliments

L'**ingestion** est l'introduction d'aliments dans l'organisme. L'appétit d'une personne, soit son désir d'ingérer de la nourriture, influence la quantité d'aliments ingérés. Des facteurs multiples régissent l'appétit. Il existe un centre de l'appétit localisé dans l'hypothalamus. Ce centre est stimulé directement ou indirectement par l'hypoglycémie, un estomac vide, la baisse de la température corporelle et des données provenant des centres cérébraux supérieurs. L'hormone ghréline, libérée par la muqueuse gastrique, joue un rôle dans la stimulation de l'appétit. Une autre hormone, la leptine, est en cause dans la suppression de l'appétit ▶ 55 . La vue, l'odeur et le goût des aliments stimulent fréquemment l'appétit, alors qu'il peut être inhibé par la distension de l'estomac, par une maladie (en particulier si elle s'accompagne de fièvre), par l'hyperglycémie, les nausées et les vomissements, ainsi que par certains médicaments (p. ex., les amphétamines). La **déglutition** (action d'avaler) est la composante mécanique de l'ingestion. Les organes qui y participent sont la bouche, le pharynx et l'œsophage.

55

Le chapitre 55, *Interventions cliniques – Obésité*, traite de la ghréline et de la leptine.

Bouche

La bouche est formée des lèvres et de la cavité buccale (orale). Les lèvres entourent l'orifice buccal et participent à l'élocution. Le plafond de la cavité buccale est formé par le palais dur et le palais mou. Cette cavité renferme les dents, servant à la mastication, et la langue. Celle-ci est une masse musculaire solide qui contribue à la mastication, en maintenant les aliments entre les dents, et à la déglutition, en déplaçant le bol alimentaire vers le fond de la gorge pour qu'il soit avalé. Des récepteurs du goût (bourgeons gustatifs) se trouvent sur les côtés et le bout de la langue. Celle-ci joue aussi un rôle important dans l'élocution.

Trois paires de glandes salivaires, les glandes parotides, submandibulaires et sublinguales, se déversent dans la cavité buccale. Ces glandes produisent la salive qui est composée d'eau, de protéines, de mucine, de sels inorganiques et d'amylase salivaire. La salive, dont environ 1 L est produit chaque jour, remplit plusieurs rôles, en lubrifiant les aliments, par exemple, et en empêchant la prolifération bactérienne dans la bouche.

Pharynx

Le pharynx est un tube musculomembraneux qui se partage en nasopharynx (rhinopharynx), oropharynx et laryngopharynx. La muqueuse du pharynx est en continuité avec celle de la cavité nasale, de la bouche, des trompes auditives et du larynx. L'oropharynx sécrète un mucus qui facilite la déglutition. L'épiglotte est une languette de cartilage élastique qui se referme sur le larynx lors de la déglutition. Au moment de l'ingestion, l'oropharynx fournit un passage pour les aliments de la bouche à l'œsophage. Le réflexe de déglutition est amorcé quand les récepteurs de l'oropharynx sont stimulés par des aliments solides ou liquides. Les amygdales palatines et les amygdales pharyngiennes (végétations adénoïdes), qui sont formées de tissu lymphoïde, aident l'organisme à se protéger des infections.

Œsophage

L'œsophage est un canal musculeux qui reçoit les aliments venant du pharynx et les pousse jusqu'à l'estomac par des contractions péristaltiques. Il mesure de 18 à 25 cm de long et 2 cm de diamètre. L'œsophage se trouve dans la cavité thoracique; il part de l'extrémité inférieure du pharynx, derrière la trachée, et s'étend jusqu'à l'estomac. Le tiers supérieur de l'œsophage renferme du tissu musculaire squelettique (strié), et ses deux tiers distaux, du tissu musculaire lisse.

Entre les déglutitions, l'œsophage est affaissé. Le péristaltisme est réalisé grâce aux contractions des couches musculaires qui propulsent les aliments jusqu'à l'estomac. L'œsophage est délimité par deux sphincters : le sphincter œsophagien supérieur, qui se trouve à l'extrémité proximale de l'œsophage, et le sphincter œsophagien inférieur, qui se situe à l'extrémité distale. Lors de la déglutition, le sphincter œsophagien supérieur (muscle cricopharyngien) se relâche et une onde péristaltique pousse le bol alimentaire dans l'œsophage. Le sphincter œsophagien distal demeure toujours contracté sauf lors de la déglutition, de l'éructation et du vomissement. Son rôle normal est de servir de barrière empêchant le reflux du contenu gastrique acide vers l'œsophage.

53.1.2 Digestion et absorption

Bouche

La digestion commence dans la bouche. Ce processus comprend la **digestion mécanique** (mastication) et la **digestion chimique**. La salive est la première sécrétion qui participe à la digestion. Elle a pour fonction de lubrifier et d'amollir la masse des aliments, facilitant ainsi la déglutition. La salive contient de l'amylase (ptyaline), qui dégrade l'amidon en maltose.

Estomac

Les fonctions de l'estomac sont d'emmagasiner les aliments, de les mélanger avec les sécrétions gastriques puis de déverser son contenu dans l'intestin grêle à un rythme permettant à la digestion de s'effectuer. L'estomac n'absorbe qu'une petite quantité d'eau, d'alcool, d'électrolytes et de certains médicaments.

L'estomac a normalement la forme d'un « J » et il occupe une position oblique dans les régions épigastrique, ombilicale et hypochondriaque gauche de l'abdomen **FIGURE 53.7**. La forme et la position de l'estomac changent selon son degré de distension. Il contient toujours du liquide gastrique et du mucus. Les trois principales parties de l'estomac sont le fundus, le corps et la partie pylorique (antre et canal pylorique) **FIGURE 53.2**. Le canal pylorique est la portion proximale au sphincter pylorique. Des sphincters (sphincter œsophagien inférieur, ou cardia, et sphincter pylorique) gardent l'entrée et la sortie de l'estomac.

La couche séreuse (externe) de l'estomac est formée par le péritoine. Sa musculeuse se compose d'une couche longitudinale (externe), d'une couche circulaire (moyenne) et d'une couche oblique (interne). La muqueuse forme des replis, appelés plis gastriques, qui contiennent de nombreuses petites glandes. Celles-ci sécrètent du suc gastrique en réaction à l'apport de nutriments. Dans le fundus, les glandes contiennent des cellules principales, qui sécrètent du pepsinogène, et des cellules pariétales, qui sécrètent de l'acide chlorhydrique (HCl), de l'eau et le facteur intrinsèque, une glycoprotéine nécessaire à la protection et à l'assimilation de la vitamine B_{12}. La sécrétion d'HCl rend le suc gastrique acide en comparaison avec les autres liquides corporels. Ce pH acide contribue à la protection contre les organismes qui sont ingérés. Le facteur intrinsèque est nécessaire à l'absorption de la cobalamine (vitamine B_{12}) dans l'intestin grêle. Le mucus est sécrété par des glandes du fundus et de la région pylorique et il joue un rôle de protection.

Intestin grêle

Les deux fonctions principales de l'intestin grêle sont la digestion et l'**absorption** (passage des nutriments de la lumière de l'intestin dans la circulation sanguine). L'intestin grêle est un tube enroulé mesurant environ 7 m de long et de 2,5 à 2,8 cm de diamètre, diamètre qui diminue dans sa portion distale. Il s'étend du pylore à la valve iléocæcale et se compose du duodénum, du jéjunum et de l'iléum. La valve iléocæcale, qui sépare l'intestin grêle du gros intestin, empêche le reflux du contenu de ce dernier dans l'intestin grêle.

L'enveloppe séreuse de l'intestin grêle est formée par le péritoine. Sa muqueuse est épaisse et bien pourvue en vaisseaux sanguins et en glandes. Les plis circulaires impliquant la muqueuse et la sous-muqueuse procurent une grande surface pour la digestion et l'absorption.

Les unités fonctionnelles de l'intestin grêle sont les villosités, qui sont présentes sur toute sa longueur. Il s'agit de minuscules projections digitiformes de la muqueuse. Elles contiennent des cellules caliciformes, qui sécrètent du mucus, ainsi que des cellules épithéliales, qui produisent les enzymes digestives intestinales. Les cellules épithéliales des villosités portent aussi des microvillosités qui forment une bordure en brosse. La présence des villosités et des microvillosités accroît considérablement la surface d'absorption.

Les enzymes digestives de la bordure en brosse (les microvillosités) dégradent chimiquement les molécules alimentaires afin qu'elles puissent être absorbées. Les villosités sont entourées de glandes intestinales (de Lieberkühn) qui contiennent des cellules souches multipotentes pouvant se différencier en d'autres types de cellules épithéliales ▶ 14 . Les glandes duodénales (de Brünner) présentes dans la sous-muqueuse du duodénum sécrètent un liquide alcalin contenant du bicarbonate. Les cellules caliciformes de l'intestin sécrètent le mucus protecteur de la lumière.

Physiologie de la digestion

La **digestion** est le processus de dégradation physique et chimique des aliments qui les transforme en substances absorbables. La digestion est facilitée par la coordination du déplacement des aliments à travers le tube digestif et la sécrétion d'enzymes particulières. Celles-ci dégradent les aliments en particules suffisamment petites pour être absorbées **TABLEAU 53.1**.

Le processus de la digestion débute dans la bouche, où les aliments sont mastiqués, dégradés mécaniquement et mélangés avec la salive. Celle-ci lubrifie les aliments, et l'amylase qu'elle contient entame la dégradation de l'amidon. La sécrétion salivaire est stimulée par les mouvements masticatoires, ainsi que par la vue, l'odeur, la pensée et le goût des aliments. Ceux-ci sont avalés et passent dans l'œsophage, où des ondes péristaltiques les poussent vers l'estomac. Il n'y a ni digestion ni absorption dans l'œsophage.

Dans l'estomac, la digestion des protéines commence grâce à la libération de pepsinogène par les cellules principales. Le milieu acide de l'estomac entraîne la conversion du pepsinogène en sa forme active, la pepsine, qui entame la dégradation initiale des protéines. Dans l'estomac, la digestion des amidons et des graisses est minime. Les aliments sont mélangés avec les sécrétions gastriques, dont la régulation est nerveuse et hormonale **TABLEAU 53.2** et **TABLEAU 53.3**. L'estomac sert aussi de réservoir pour les aliments, qui sont lentement expulsés dans l'intestin grêle. Le temps que les aliments restent dans l'estomac dépend de leur composition, mais

Le chapitre 14, *Génétique, réaction immunitaire et transplantation*, aborde le sujet des cellules souches.

pour un repas normal, cela représente en moyenne trois à quatre heures.

La digestion se complète dans l'intestin grêle, où les glucides sont dégradés en monosaccharides, les graisses en glycérol et acides gras, et les protéines en acides aminés. La présence physique du **chyme** (aliments mêlés avec les sécrétions gastriques) et sa nature chimique stimulent la motilité et l'activité sécrétrice de l'intestin grêle. Les sécrétions qui participent à la digestion comprennent les enzymes pancréatiques, la bile hépatique et les sécrétions des glandes intestinales **TABLEAU 53.1**. La régulation de la sécrétion et de la motilité se fait par voie nerveuse et hormonale.

TABLEAU 53.1		Sécrétions du système digestif	
SITE DE LA SÉCRÉTION	**QUANTITÉ QUOTIDIENNE (ml)**	**SÉCRÉTION/ENZYME**	**ACTION**
Glandes salivaires	1 000-1 500	Amylase salivaire (ptyaline)	Amorce de la digestion de l'amidon
Estomac	2 500	Pepsinogène	Digestion des protéines
		HCl	Activation du pepsinogène en pepsine
		Lipase	Digestion des graisses
		Facteur intrinsèque	Essentiel pour l'absorption de la cobalamine dans l'iléum
Intestin grêle	300	Entérokinase	Activation du trypsinogène en trypsine
		Amylase	Digestion des glucides
		Peptidase	Digestion des protéines
		Aminopeptidase	Digestion des protéines
		Maltase	Dégradation du maltose en deux molécules de glucose
		Sucrase	Dégradation du sucrose en glucose et fructose
		Lactase	Dégradation du lactose en glucose et galactose
		Lipase	Digestion des graisses
Pancréas	700	Trypsinogène	Digestion des protéines
		Chymotrypsine	Digestion des protéines
		Amylase	Dégradation de l'amidon en disaccharides
		Lipase	Digestion des graisses
Foie et vésicule biliaire	100	Bile	Émulsification des graisses, favorisant l'absorption des acides gras et des vitamines liposolubles (A, D, E, K)

TABLEAU 53.2	Phases de la sécrétion gastrique	
PHASE	**STIMULUS POUR LA SÉCRÉTION**	**SÉCRÉTION**
Céphalique (nerveuse)	Vue, odeur, goût des aliments (avant leur entrée dans l'estomac) ; amorcée dans le système nerveux central (SNC) et relayée par le nerf vague	HCl, pepsinogène, mucus
Gastrique (hormonale et nerveuse)	Aliments dans l'antre gastrique, stimulation vagale	Libération par l'antre de la gastrine dans la circulation pour stimuler l'activité sécrétoire et motrice de l'estomac
Intestinale (hormonale)	Présence de chyme dans l'intestin grêle	Chyme acide (pH < 2) : libération de sécrétine, de peptide inhibiteur gastrique et de cholécystokinine dans la circulation pour diminuer la sécrétion d'HCl
		Chyme (pH > 3) : libération de gastrine duodénale pour augmenter la sécrétion acide

Quand les aliments arrivent dans l'estomac et l'intestin grêle, des hormones sont libérées dans la circulation sanguine **TABLEAU 53.3**. La sécrétine stimule la sécrétion d'un liquide fortement concentré en bicarbonate par le pancréas. Cette sécrétion alcaline pénètre dans le duodénum et y neutralise l'acidité du chyme. La muqueuse duodénale sécrète aussi du mucus pour se protéger contre le HCl. Toujours en réponse à la présence de chyme, l'hormone cholécystokinine (CCK), produite par la muqueuse duodénale, entre dans la circulation sanguine et stimule la contraction de la vésicule biliaire ainsi que le relâchement du sphincter de l'ampoule hépatopancréatique (sphincter d'Oddi), ce qui permet à la bile de s'écouler du canal cholédoque dans le duodénum. La bile est nécessaire pour la digestion des graisses. La CCK stimule également la synthèse et la sécrétion d'enzymes par le pancréas permettant la digestion chimique des glucides, des lipides et des protéines.

Les enzymes présentes dans la bordure en brosse des microvillosités complètent le processus de digestion. Elles dégradent les disaccharides en monosaccharides et les peptides en acides aminés de façon que ces éléments puissent être absorbés.

La plus grande partie de l'absorption se produit dans l'intestin grêle, dont la surface de contact est grandement accrue par les plis circulaires, les villosités et les microvillosités. Les mouvements des villosités permettent aux produits finaux de la digestion d'entrer en contact avec la membrane

TABLEAU 53.3	Principales hormones régulant les sécrétions et la motilité gastro-intestinale		
HORMONE	**SOURCE**	**STIMULUS ACTIVATEUR**	**FONCTIONS**
Gastrine	Muqueuses gastrique et duodénale	Distension de l'estomac, protéines partiellement digérées dans la partie pylorique	Stimulation de la sécrétion acide et de la motilité de l'estomac ; maintien du tonus du sphincter œsophagien inférieur
Sécrétine	Muqueuse duodénale	Contenu acide pénétrant dans l'intestin grêle	Inhibition de la motricité gastrique et de la sécrétion acide de l'estomac ; stimulation de la sécrétion de bicarbonate par le pancréas
Cholécystokinine	Muqueuse duodénale	Acides gras et acides aminés dans l'intestin grêle	Contraction de la vésicule biliaire et relâchement du sphincter de l'ampoule hépatopancréatique, permettant l'écoulement de la bile dans le duodénum ; libération des enzymes digestives du pancréas
Peptide inhibiteur gastrique	Muqueuse duodénale	Acides gras et lipides dans l'intestin grêle	Inhibition de la sécrétion acide et de la motilité de l'estomac

d'absorption. Les substances absorbées sont les monosaccharides (provenant des glucides), les acides gras (provenant des graisses), les acides aminés (provenant des protéines), l'eau, les électrolytes et les vitamines.

53.1.3 Élimination
Gros intestin

Le gros intestin est un tube musculeux d'environ 1,5 à 2 m de long et de 5 cm de diamètre. Il se divise en quatre parties : 1) le cæcum et l'appendice (tube étroit à l'extrémité du cæcum), 2) le côlon (côlon ascendant du côté droit, côlon transverse à travers l'abdomen, côlon descendant du côté gauche et côlon sigmoïde), 3) le rectum et 4) l'anus, la portion terminale du gros intestin **FIGURE 53.3**.

La fonction la plus importante du gros intestin consiste en l'absorption de l'eau et des électrolytes. Il assure aussi la formation des fèces et sert de réservoir à la masse fécale jusqu'à la défécation. Les fèces se composent d'eau (75 %), de bactéries, de minéraux non absorbés, d'aliments non digérés, de pigments biliaires et de cellules épithéliales desquamées. Le gros intestin sécrète du mucus qui sert de lubrifiant et protège sa muqueuse.

Les microorganismes du côlon sont responsables de la dégradation des protéines non digérées ou non absorbées par l'intestin grêle. Les acides aminés sont désaminés par les bactéries et produisent de l'ammoniac ; celui-ci sera transporté vers le foie et converti en urée, qui sera excrétée par les reins. Les bactéries du côlon, qui sont aussi en partie responsables de la production de flatuosités, synthétisent également la vitamine K et certaines vitamines B.

Les mouvements du gros intestin sont généralement lents. Lorsque les muscles circulaires se contractent, ils produisent une action de malaxage appelée contractions haustrales. Il existe aussi un péristaltisme propulsif (mouvements de masse). Lorsque des aliments pénètrent dans l'estomac et le duodénum, les réflexes gastrocolique et duodénocolique sont amorcés et déclenchent le péristaltisme dans le côlon. Ces réflexes sont plus actifs après le premier repas de la journée et entraînent souvent l'élimination des matières fécales.

La **défécation** est une action réflexe dont la régulation est à la fois volontaire et involontaire 🖱. La présence de fèces dans le rectum stimule les terminaisons nerveuses sensitives qui produisent l'envie de déféquer. Le centre réflexe de la défécation se

Une animation illustrant le péristaltisme est disponible au www.cheneliere.ca/lewis.

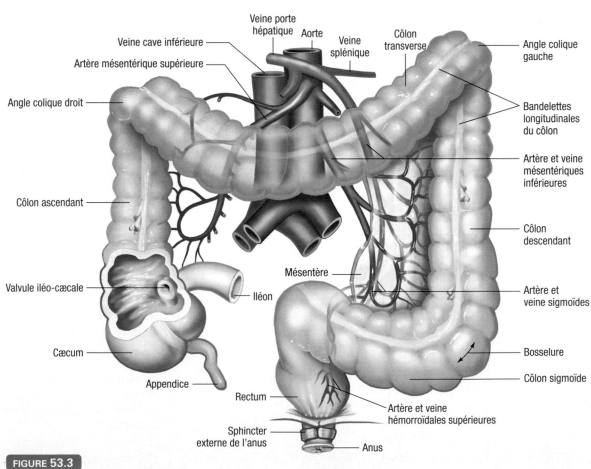

FIGURE 53.3

Localisation anatomique du gros intestin

situe dans la portion sacrée de la moelle épinière (neurofibres parasympathiques). Ces fibres entraînent la contraction du rectum et le relâchement du sphincter interne de l'anus. Le contrôle volontaire de la défécation s'exerce par le relâchement du sphincter externe de l'anus lorsque l'envie de déféquer se manifeste. Un environnement acceptable pour la défécation est généralement nécessaire, sinon le besoin de déféquer pourrait être ignoré. Des problèmes comme la constipation et la formation d'un fécalome peuvent survenir si la défécation est réprimée pendant une longue période.

La **manœuvre de Valsalva** peut faciliter la défécation. Cette manœuvre met en jeu la contraction des muscles thoraciques à glotte fermée et la contraction simultanée des muscles abdominaux, ce qui entraîne une augmentation de la pression intraabdominale. La manœuvre de Valsalva est contre-indiquée dans certains cas : traumatisme crânien, chirurgie oculaire, troubles cardiaques, hémorroïdes, chirurgie abdominale ou cirrhose accompagnée d'hypertension portale.

53.1.4   Foie, voies biliaires et pancréas
Foie

Le foie est l'organe interne le plus volumineux de l'organisme, pesant environ 1,37 kg chez l'adulte. Il occupe la région hypochondriaque droite **FIGURE 53.7**. La plus grande partie du foie est enveloppée par le péritoine. Il possède en outre une capsule fibreuse et se divise en deux lobes : le droit et le gauche **FIGURE 53.4**.

L'unité fonctionnelle du foie est le lobule hépatique **FIGURE 53.5**. Chaque lobule se compose de rangées de cellules hépatiques (les hépatocytes) disposées autour d'une veine centrale. Des capillaires (sinusoïdes) séparent les rangées d'hépatocytes et sont bordés par des macrophagocytes stellaires (cellules de Kupffer) qui ont une activité phagocytaire (contre les bactéries et les toxines du sang). Les cellules hépatiques sécrètent la bile dans des canalicules qui se déversent dans les canaux biliaires interlobulaires.

L'innervation du foie provient du nerf vague gauche et du plexus cœliaque sympathique. Environ le tiers de son irrigation sanguine vient de l'artère hépatique (branche du tronc cœliaque), et les deux autres tiers, de la veine porte.

Le système porte hépatique (circulation entéro-hépatique) apporte au foie le sang venant de l'estomac, des intestins, de la rate et du pancréas. Ce sang pénètre dans le foie par la veine porte qui transporte ainsi directement au foie les produits de la digestion qui ont été absorbés. Dans le foie, la veine porte se ramifie pour venir en contact avec chaque lobule. Le sang qui circule dans les sinusoïdes est un mélange de sang artériel et de sang veineux.

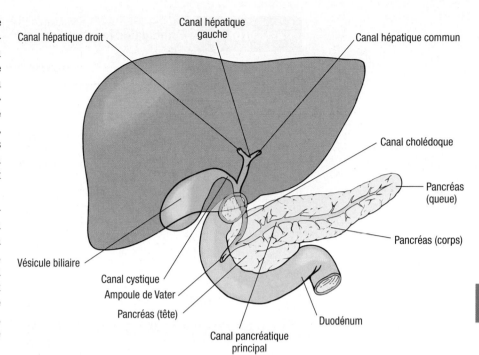

FIGURE 53.4

Structure macroscopique du foie, de la vésicule biliaire, du pancréas et de leurs canaux

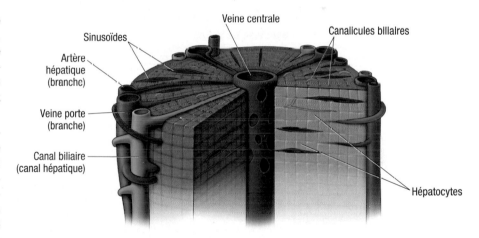

FIGURE 53.5

Structure microscopique du lobule hépatique

Le foie est essentiel à la vie. Il joue un rôle dans la fabrication, le stockage, la transformation et l'excrétion de nombreuses substances qui participent au métabolisme. Les fonctions du foie sont nombreuses et peuvent se classer en quatre domaines principaux **TABLEAU 53.4**.

Voies biliaires

Les voies biliaires se composent de la vésicule biliaire et d'un système de canaux. La vésicule biliaire est un sac en forme de poire situé sous le foie. Sa fonction est de concentrer et d'emmagasiner la bile. Elle peut contenir environ 45 ml de bile.

TABLEAU 53.4 — Principales fonctions du foie

FONCTION	DESCRIPTION
Fonctions métaboliques	
Métabolisme des glucides	Glycogénogenèse (conversion du glucose en glycogène) ; glycogénolyse (dégradation du glycogène en glucose) ; néoglucogenèse (formation de glucose à partir des acides aminés et des acides gras)
Métabolisme des protéines	Synthèse des acides aminés non essentiels ; synthèse des protéines plasmatiques (sauf la γ-globuline) ; synthèse des facteurs de coagulation ; formation d'urée à partir de NH_3 (produit par la désamination des acides aminés, entre autres par l'action des bactéries du côlon sur les protéines)
Métabolisme des lipides	Synthèse des lipoprotéines ; dégradation des triglycérides en acides gras et glycérol ; formation des corps cétoniques ; synthèse d'acides gras à partir des acides aminés et du glucose ; synthèse et dégradation du cholestérol
Détoxification	Inactivation des médicaments et des substances nocives ; excrétion de leurs produits de dégradation
Métabolisme stéroïdien	Conjugaison et excrétion des hormones corticostéroïdes gonadiques et surrénaliennes
Synthèse de la bile	
Production de bile	Formation de la bile, contenant des sels biliaires, des pigments biliaires (surtout de la bilirubine) et du cholestérol
Excrétion de la bile	Excrétion biliaire du foie d'environ 1 L par jour
Emmagasinage	
	Glucose sous forme de glycogène ; vitamines, dont les vitamines liposolubles (A, D, E, K) et hydrosolubles (B_1, B_2, cobalamine, acide folique) ; acides gras ; minéraux (fer, cuivre) ; acides aminés sous forme d'albumine et de β-globulines
Système de phagocytes mononucléés	
Macrophagocytes stellaires (cellules de Kupffer)	Destruction des vieux globules rouges et des vieux globules blancs, des bactéries et d'autres particules ; dégradation de l'hémoglobine des vieux globules rouges en bilirubine

La bile est produite par les cellules hépatiques et sécrétée dans les canalicules biliaires à l'intérieur des lobules. Elle s'écoule ensuite dans les canaux biliaires interlobulaires, qui convergent pour former deux canaux hépatiques principaux, le droit et le gauche. Ceux-ci fusionnent avec le canal cystique, venant de la vésicule biliaire, pour former le canal cholédoque **FIGURE 53.4**. La plus grande partie de la bile est emmagasinée et concentrée dans la vésicule biliaire, et contient entre autres de la bilirubine conjuguée. Elle est par la suite libérée dans le canal cystique et descend par le canal cholédoque pour rejoindre le duodénum par l'ampoule hépatopancréatique (de Vater). Dans les intestins, les bactéries réduisent la bilirubine en stercobilinogène et en urobilinogène. Le stercobilinogène est responsable de la couleur brune des selles. Une petite quantité de la bilirubine conjuguée est réabsorbée dans le sang. Une partie de l'urobilinogène, réabsorbée dans le sang, retourne au foie par la circulation porte (entérohépatique) et est réexcrétée dans la bile. Une quantité négligeable d'urobilinogène est excrétée dans l'urine.

Métabolisme de la bilirubine

La bilirubine est un pigment dérivé de la dégradation de l'hémoglobine et elle est produite continuellement **FIGURE 53.6**. Étant donné qu'elle est insoluble dans l'eau, elle se lie à l'albumine pour être transportée jusqu'au foie. Cette forme de bilirubine est dite non conjuguée. Dans le foie, la bilirubine est conjuguée avec l'acide glycuronique. La bilirubine conjuguée est soluble et est éliminée dans la bile. La bile contient aussi de l'eau, du cholestérol, des sels biliaires, des électrolytes et des phospholipides. Les sels biliaires sont nécessaires pour l'émulsification et la digestion des graisses.

Pancréas

Le pancréas est une glande longue et étroite située derrière l'estomac, devant les deux premières vertèbres lombaires. Il se compose d'une tête, d'un corps et d'une queue. Sa face antérieure est couverte par le péritoine. Le pancréas est divisé en lobes et en lobules. Le canal pancréatique s'étend le long de la glande et pénètre dans le duodénum avec le canal cholédoque **FIGURE 53.4**. Le pancréas a à la fois une fonction exocrine et une fonction endocrine. Il participe au processus de la digestion grâce aux enzymes pancréatiques sécrétées par ses cellules exocrines **TABLEAU 53.1**. L'activité endocrine se situe dans les îlots pancréatiques (de Langerhans) : les cellules bêta y sécrètent l'insuline et l'amyline, les cellules alpha sécrètent le glucagon, les cellules delta, la somatostatine, et les cellules F, le polypeptide pancréatique.

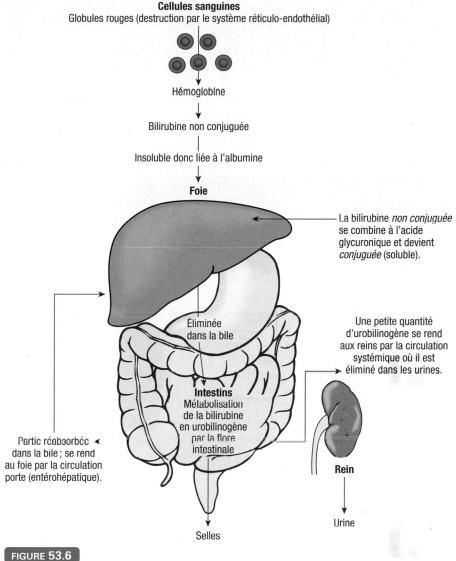

FIGURE 53.6

Métabolisme et conjugaison de la bilirubine

Considérations gérontologiques

EFFETS DU VIEILLISSEMENT SUR LE SYSTÈME DIGESTIF

Le processus de vieillissement modifie les capacités fonctionnelles du système digestif, mais il n'affecte moins que les autres systèmes de l'organisme. Étant donné que le régime alimentaire, la consommation d'alcool et l'obésité affectent les organes du système digestif, il devient difficile de distinguer les effets de l'âge de ceux du mode de vie. L'émail et la dentine des dents s'usent et accroissent les risques de carie dentaire. Les parodontopathies peuvent conduire à la perte des dents. La **xérostomie** (bouche sèche, diminution de la production de salive) touche beaucoup de personnes âgées et peut entraîner une **dysphagie** (difficultés de déglutition) (Bhutto & Morley, 2008). Le nombre de bourgeons gustatifs diminue, l'odorat se détériore et la sécrétion salivaire est réduite, tous ces facteurs pouvant mener à une diminution de l'appétit et du plaisir de manger.

Les transformations de l'œsophage liées à l'âge comprennent le retard de vidange, qui résulte de la faiblesse des muscles lisses, et l'insuffisance du sphincter œsophagien inférieur (Bhutto & Morley, 2008). Une réduction de l'élimination des contenus acides augmente les risques de reflux gastro-œsophagien chez la personne âgée (Lee, Anggiansah, Anggiansah, Young, Wong, & Fox, 2007). Alors que la motilité du système digestif diminue avec l'âge, la sécrétion et l'absorption sont affectées à un degré moindre. Le client âgé présente souvent une diminution de la sécrétion d'HCl (hypochlorhydrie) et une vidange gastrique retardée. La **gastrite atrophique chronique** entraîne une diminution du nombre de cellules pariétales et la réduction consécutive de la sécrétion d'acide et de facteur intrinsèque. La constipation est courante chez les personnes âgées et elle est attribuable à de nombreux facteurs, comme le ralentissement du péristaltisme, l'inactivité, un régime pauvre en fibres, un apport hydrique insuffisant, la dépression et l'abus de laxatifs (Ebersole, 2008). En raison de contraintes économiques, certaines personnes âgées réduisent la quantité de fruits et de légumes frais consommés et, par conséquent, la quantité de fibres ingérées. Notons par ailleurs que certains médicaments peuvent contribuer à la constipation, soit par leurs mécanismes d'action

Gastrite atrophique chronique : Modification de la paroi interne de l'estomac pouvant débuter par une inflammation et entraîner la perte des cellules de type glandulaire qui constituent la majeure partie de cette paroi. À long terme, ce problème peut prédisposer à un cancer de l'estomac.

Le chapitre 57, *Interventions cliniques – Troubles du tractus gastro-intestinal inférieur*, aborde le sujet de la constipation.

(antidiarrhéiques) ou par leurs effets indésirables (narcotiques) ▶ 57 . Bien que les personnes âgées se plaignent fréquemment de constipation, l'évidence de l'existence de modifications des activités sécrétoires ou motrices du côlon reliées à l'âge n'a pas encore été démontrée (Bhutto & Morley, 2008).

La taille du foie diminue après l'âge de 50 ans, mais les résultats des examens fonctionnels du foie restent à l'intérieur des limites normales. Les modifications enzymatiques du foie liées à l'âge diminuent sa capacité de métaboliser les médicaments et les hormones. La taille du pancréas ne change pas avec l'âge, mais il subit des transformations structurales comme la fibrose, les dépôts d'acides gras et l'atrophie. Le vieillissement n'amène pas de changement dans la structure et le fonctionnement de la vésicule biliaire et des canaux biliaires, mais l'incidence de la lithiase biliaire augmente (Morley, 2007). Le **TABLEAU 53.5** présente les différents changements du système digestif liés à l'âge.

Changements liés à l'âge

TABLEAU 53.5	Système digestif
CHANGEMENTS	**OBSERVATIONS LORS DE L'ÉVALUATION**
Bouche	
Rétraction des gencives	Perte de dents, présence de prothèses dentaires, difficultés de mastication
Diminution des bourgeons gustatifs, réduction de l'odorat	Perte du sens du goût (en particulier le salé et le sucré)
Diminution de la sécrétion salivaire	Sécheresse de la muqueuse buccale (xérostomie)
Atrophie du tissu gingival	Prothèses dentaires mal ajustées
Œsophage	
Diminution de la pression du sphincter œsophagien inférieur, réduction de la motilité	Douleurs épigastriques, dysphagie, possibilité de hernie hiatale et d'aspiration
Paroi abdominale	
Amincissement et distension	Péristaltisme plus visible, palpation des organes plus facile
Diminution du nombre et de la sensibilité des récepteurs sensoriels	Moins de sensibilité à la douleur superficielle
Estomac	
Atrophie de la muqueuse gastrique, réduction de l'irrigation sanguine	Intolérances alimentaires, signes d'anémie résultant de la malabsorption de cobalamine, vidange gastrique réduite
Intestin grêle	
Légère diminution de la motilité et de la sécrétion de la plupart des enzymes digestives	Indigestions, transit intestinal plus lent, retard d'absorption des vitamines liposolubles
Foie	
Réduction de taille et position plus basse	Palpation plus facile parce que sa limite inférieure dépasse le rebord costal
Diminution de la synthèse des protéines et de la capacité de régénération	Ralentissement du métabolisme des médicaments et des hormones
Gros intestin, rectum, anus	
Diminution du tonus du sphincter anal et de l'innervation de la région rectale	Incontinence fécale
Diminution du tonus musculaire et de la motilité	Flatulences, distension abdominale, relâchement de la musculature périnéale

TABLEAU 53.5	Système digestif *(suite)*
CHANGEMENTS	**OBSERVATIONS LORS DE L'ÉVALUATION**
Augmentation du temps de transit, diminution de la sensibilité du réflexe de défécation	Constipation, fécalome
Pancréas	
Distension des canaux pancréatiques, baisse de production de lipase, diminution de la réserve pancréatique	Absorption des graisses réduite, diminution de la tolérance au glucose

53.2 | Examen clinique du système gastro-intestinal

53.2.1 Données subjectives

Renseignements importants concernant l'évaluation d'un symptôme PQRSTU

Le PQRSTU est un outil mnémotechnique qui permet aux infirmières de procéder à une évaluation complète et adéquate d'un client qui présente des symptômes associés à des troubles du système digestif tels qu'une douleur abdominale, des nausées ou encore de la diahrrée. Cette méthodologie est utile pour passer en revue chacune des sphères importantes de la vie du client dans le but d'offrir les soins adaptés.

 Provoquer / pallier / aggraver

L'infirmière doit questionner le client sur l'origine de son symptôme actuel (par exemple une douleur abdominale). Que faisait-il quand la douleur est apparue ? A-t-il fait face à un agent stresseur ou subi une altération de sa santé psychologique (épuisement professionnel, traumatisme, deuil, etc.) avant l'apparition du symptôme ? L'environnement ou les habitudes de vie telles que l'alimentation, l'hydratation, le sommeil et l'activité physique ont-ils été modifiés au cours des dernières semaines ? Le symptôme a-t-il débuté après la prise de nouveaux médicaments (incluant des produits naturels ou en vente libre) ? Le problème de santé est-il relié à des limitations physiques (p. ex., la difficulté à déféquer reliée à une anticipation de douleur sévère) ? L'infirmière doit aussi lui demander ce qui soulage ou aggrave cette douleur abdominale.

 Qualité / quantité

L'infirmière doit demander au client de décrire sa douleur en lui donnant des exemples : « Votre douleur se manifeste-t-elle sous forme de crampe (se réfère aux viscères) ? sous forme de ballonnement (présence de gaz intestinal) ? sous forme de barre (qui pourrait révéler une atteinte du pancréas ou

du foie) ? ou encore sous forme de déchirement (dissection aortique). »

Cette information sur la sensation de douleur oriente l'infirmière vers l'origine ou la cause de la douleur. L'infirmière doit également chercher à connaître son intensité grâce à une échelle d'intensité de la douleur ▶ .

 Région / irradiation

Dans les cas de douleurs abdominales, l'infirmière se doit d'obtenir la localisation précise de la douleur (p. ex., le quadrant inférieur droit) ainsi que ses irradiations éventuelles (crampes abdominales). Une douleur localisée dans le quadrant inférieur droit est ainsi reliée à l'appendice, au côlon, et à l'ovaire chez la femme. Une douleur associée à une pancréatite aiguë peut quant à elle référer à l'épaule gauche.

 Symptômes et signes associés / sévérité

L'infirmière valide auprès du client la présence de symptômes associés tels que : variation pondérale importante (gain ou perte), fatigue, douleur, rougeur ou lésions sur les organes génitaux, ballonnement, augmentation des gaz intestinaux, diminution du transit intestinal avec ou sans éructations, présence de nausées, vomissements, perte d'appétit, détresse psychologique, altération de la vie sociale, personnelle, professionnelle, sexuelle. Par exemple, un client présentant une pancréatite aiguë pourrait aussi rapporter des nausées et des vomissements, de la fatigue, des ecchymoses au niveau périombilical ou des flancs (signe de Cullen et signe de Grey Turner).

 Temps / durée

L'infirmière doit s'informer depuis quand la douleur abdominale perdure. Elle doit par ailleurs

La méthode PQRSTU appliquée à l'évaluation de la douleur est présentée en détail dans le chapitre 10, *Douleur.*

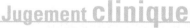

Jugement clinique

Capsule

Madame Colette Mignolet est une femme d'affaires âgée de 44 ans. Elle dirige une importante maison d'édition depuis cinq ans. Depuis quelque temps, elle ressent des brûlures à l'estomac qui commencent à l'inquiéter.

Trouvez des questions à poser à la cliente au regard de ce symptôme en utilisant la méthode PQRSTU.

interroger le patient pour déterminer s'il y a eu exacerbation ou amélioration des symptômes ? L'infirmière se doit également de vérifier si la douleur est constante ou intermittente. Est-elle apparue soudainement ou de façon progressive ?

 ### (*Understanding*) Compréhension et signification pour le client

La perception ou la compréhension du client concernant l'événement est une donnée pertinente à recueillir par l'infirmière. Avez-vous déjà ressenti une telle douleur ? Si oui, quels en étaient la nature et les symptômes, et par quel moyen ce problème s'est-il résorbé ? À votre avis, que signifie cette douleur ? L'infirmière doit vérifier si la douleur ou d'autres symptômes diminuent la qualité de vie du client (absentéisme au travail ou à l'école, diminution des loisirs).

Modes fonctionnels de santé (AMPLE)

Dans le but d'effectuer une évaluation globale de l'histoire de santé du client, l'infirmière doit relever plusieurs informations importantes concernant l'état de santé du client. Les allergies, les antécédents médicaux et chirurgicaux ainsi que les médicaments sont des éléments primordiaux au passé médical du client. Le **TABLEAU 53.6** présente les principales questions à poser à un client ayant un trouble du système digestif.

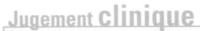
Jugement clinique

Poursuivez l'évaluation du problème de madame Mignolet en utilisant la méthode AMPLE.

 ### Allergies / réactions

L'infirmière s'informe auprès du client sur ses allergies (médicaments, alimentation et environnement), de même que sur les réactions que ces allergènes provoquent. Une douleur abdominale par exemple peut être causée par une allergie. Il est important de ne pas confondre une intolérance avec une allergie.

 ### Médicaments

L'histoire de santé du client doit comprendre une évaluation de sa consommation passée et actuelle de médicaments. L'infirmière note le nom de tous les médicaments, ainsi que la fréquence et la durée de leur usage. Il s'agit là d'un aspect critique de l'histoire de santé, parce que non seulement de nombreux médicaments peuvent avoir un effet sur le système digestif, mais leur action peut aussi être affectée par des anomalies de ce système et des organes avoisinants. Par exemple, la prise de médicaments anticoagulants peut être la cause d'une douleur abdominale accompagnée de méléna. La vérification des médicaments doit comprendre les informations sur les médicaments

en vente libre, les médicaments d'ordonnance, les produits naturels et les suppléments alimentaires. L'infirmière doit relever l'utilisation d'anorexigènes (coupe-faim) d'ordonnance ou en vente libre.

Beaucoup de produits chimiques et de médicaments sont potentiellement hépatotoxiques et peuvent causer un tort considérable au client s'ils ne sont pas surveillés étroitement **ENCADRÉ 53.1**. Par exemple, des doses élevées chroniques d'acétaminophène et d'anti-inflammatoires non stéroïdiens (AINS) peuvent être hépatotoxiques. Les AINS (incluant l'aspirine) peuvent aussi créer une prédisposition aux saignements des voies digestives hautes et ces risques augmentent avec l'âge. D'autres médicaments, comme les antibiotiques, ont la capacité de modifier la composition bactérienne normale du tube digestif, causant ainsi la diarrhée. Les antiacides et les laxatifs peuvent influer sur l'absorption de certains médicaments. L'infirmière demande au client s'il prend des laxatifs ou des antiacides et, si oui, de quel type et à quelle fréquence.

 ### Passé

Il faut recueillir auprès du client des informations concernant ses problèmes antérieurs en lien avec le système gastro-intestinal : douleur abdominale, nausées et vomissements, diarrhée, constipation, distension abdominale, **ictère**, anémie, brûlures d'estomac, dyspepsie, modifications de l'appétit, **hématémèse**, indigestion, formation excessive de gaz, ballonnement, intolérance au lactose (Marchiondo, 2009), méléna, troubles de déglutition, hémorroïdes ou saignement rectal. L'infirmière interroge de plus le client sur des maladies comme le reflux (gastro-œsophagien), la gastrite, l'hépatite, la colite, les maladies vésiculaires, l'ulcère gastroduodénal, le cancer, les diverticules ou les hernies, en particulier les hernies hiatales.

Elle relève les informations concernant les hospitalisations antérieures dues à un trouble relié au système digestif. Elle consigne également les données sur toute chirurgie abdominale ou rectale **TABLEAU 53.7** ; elle note l'année, la raison de la chirurgie, l'évolution postopératoire et les éventuelles transfusions sanguines. L'infirmière doit également s'intéresser aux antécédents familiaux du client : un membre de la famille proche a-t-il déjà souffert de maladies du système gastro-intestinal ?

 ### (*Last meal*) Dernier repas

L'infirmière questionne le client sur ses habitudes alimentaires (qualité, quantité et fréquence d'ingestion d'aliments, hydratation) et sur le dernier repas pris car celui-ci peut être l'élément déclencheur du symptôme ressenti par le client.

TABLEAU 53.6	Modes fonctionnels de santé – Éléments complémentaires : système digestif
MODE FONCTIONNEL DE SANTÉ	**QUESTIONS À POSER**
Perception et gestion de la santé	• Quelles mesures prenez-vous pour traiter des manifestations gastro-intestinales comme la diarrhée ou les vomissements ? • Fumez-vous ?[a] Buvez-vous de l'alcool ?[a] • Êtes-vous vacciné contre l'hépatite A et l'hépatite B ?
Nutrition et métabolisme	• Quels aliments solides et liquides consommez-vous habituellement au cours d'une journée ? • Prenez-vous des suppléments de vitamines ou de minéraux ?[a] • Avez-vous observé des modifications de votre appétit ou de votre tolérance aux aliments ?[a] • Votre poids a-t-il changé au cours des 6 à 12 derniers mois ?[a] • Êtes-vous allergique à certains aliments ?[a]
Activités et exercices	• Avez-vous des limitations de mobilité qui font qu'il est difficile pour vous de vous procurer des aliments et de les préparer ?[a] • Avez-vous des manifestations gastro-intestinales, comme des vomissements ou de la diarrhée, qui affectent vos activités ?[a] • Avez-vous de la difficulté à avoir accès à une toilette quand vous en avez besoin ?[a] • Disposez-vous d'un environnement sécuritaire et confortable pour votre élimination ?
Élimination	• À quel moment de la journée et à quelle fréquence allez-vous à la selle ? Quelle est la consistance de vos selles ? • Utilisez-vous des laxatifs ou des lavements ?[a] Si oui, à quelle fréquence ? • Avez-vous observé un changement récent dans vos habitudes d'élimination ?[a] • Avez-vous besoin de dispositifs pour votre élimination, comme des fournitures pour stomisés, un siège de toilette surélevé, une chaise percée ?
Sommeil et repos	• Avez-vous de la difficulté à dormir en raison d'un trouble gastro-intestinal ?[a] • Êtes-vous réveillé par des symptômes comme des gaz, la diarrhée ou des brûlures d'œsophage ?[a]
Cognition et perception	• Avez-vous remarqué une modification du goût ou de l'odorat qui affecte votre appétit ?[a] • Avez-vous une sensibilité à la chaleur ou au froid qui affecte votre alimentation ?[a] • La douleur que vous ressentez interfère-t-elle avec la préparation de vos aliments, votre appétit ou votre mastication ?[a] • Des médicaments contre la douleur provoquent-ils chez vous de la constipation, une perte d'appétit, des nausées ou de la somnolence ?[a]
Perception et concept de soi	• Expliquez comment des changements de poids ont affecté votre perception de vous-même. • Y a-t-il eu des changements dans vos habitudes d'élimination qui ont affecté votre perception de vous-même ?[a] • Des manifestations de maladie gastro-intestinale ont-ils entraîné des modifications physiques qui représentent un problème pour vous ?[a]
Relations et rôles	• Décrivez l'impact de tout trouble gastro-intestinal sur vos rôles et relations habituels. • Des changements dans vos habitudes d'élimination ont-ils affecté vos relations ?[a] • Vivez-vous seul ? Comment votre famille ou d'autres proches vous aident-ils relativement à votre trouble gastro-intestinal ?
Sexualité et reproduction	• Décrivez l'effet de votre trouble gastro-intestinal sur votre activité sexuelle.
Adaptation et tolérance au stress	• Éprouvez-vous des manifestations gastro-intestinales en réaction à des situations stressantes ou chargées du point de vue affectif ? • Expliquez comment vous faites face aux manifestations gastro-intestinales qui en résultent.
Valeurs et croyances	• Suivez-vous un régime alimentaire particulier (végétarien, végétalien...) ? • Certains aliments ou certains types de préparation vous sont-ils interdits pour des raisons religieuses ou culturelles ?

[a] Si la réponse est affirmative, demandez au client d'expliciter.

Produits chimiques et médicaments potentiellement hépatotoxiques

- Acétaminophène (Tylenol^{MD})
- Amiodarone (Cordarone^{MD})
- Arsenic
- Azathioprine (Imuran^{MD})
- Carbamazépine (Tegretol^{MD})
- Chloroforme
- Sels d'or
- Halothane
- Isoniazide
- Kétoconazole (Nizoral^{MD})

- 6-mercaptopurine
- Mercure
- Méthotrexate
- Névirapine (Viramune^{MD})
- Niacine
- Statines
- Sulfamidés
- Diurétiques thiazidiques
- Thiazolidinediones

L'infirmière l'interroge sur l'évolution de son poids. Elle explore en détail toute variation inexpliquée de poids (gain ou perte) survenue au cours des 6 à 12 derniers mois. Il importe de vérifier si le client a suivi des régimes à répétition et s'il a connu fréquemment des fluctuations de poids. Il est essentiel de procéder à une évaluation nutritionnelle approfondie. Des questions ouvertes permettront au client d'exprimer ses croyances et ses sentiments au sujet de son hygiène alimentaire, par exemple : « Dites-moi ce que vous avez mangé et bu au cours des 24 dernières heures. » Une revue du régime de 24 heures peut servir à vérifier le caractère adéquat du régime alimentaire. L'infirmière aide le client à se souvenir des aliments consommés le jour précédent, y compris au petit déjeuner et à l'heure du coucher, de même que des collations, des liquides et des suppléments de vitamines qu'il a absorbés. Le régime du client peut alors être évalué par comparaison avec les recommandations du *Guide alimentaire canadien* concernant les groupes d'aliments et le nombre de portions. Une revue de l'alimentation pendant une semaine peut fournir de l'information supplémentaire sur les modes alimentaires habituels. Il importe de comparer le régime des jours de semaine et celui de la fin de semaine, aussi bien en terme de qualité que de quantité de nourriture. L'infirmière interroge le client sur son usage de succédanés du sucre et du sel, sur sa consommation de caféine et sur la quantité de liquides et de fibres qu'il absorbe. Elle relève toute modification de l'appétit, de la tolérance aux aliments et du poids. L'anorexie et la perte de poids peuvent indiquer la présence d'un cancer. Une diminution de la consommation d'aliments peut aussi être la conséquence de problèmes économiques ou d'une dépression. Ces renseignements aident les professionnels de la santé à déceler une alimentation déficiente ou d'autres problèmes de santé.

 ## Événements / environnement

Dans le but de réaliser une évaluation globale de l'état de santé du client, l'infirmière rassemble des informations concernant l'environnement de travail, l'environnement familial du client, et l'interroge sur les derniers événements marquants de sa vie. Elle peut demander par exemple : « Avez-vous vécu récemment un événement stressant qui a pu affecter votre état de santé ? », « Quel est votre environnement de travail ? » Êtes-vous exposé ou avez-vous déjà été exposé à des produits chimiques ? »

Il faut également demander au client s'il a effectué récemment un voyage à l'étranger pendant lequel il pourrait avoir été exposé à l'hépatite, à une infestation parasitaire ou à une infection bactérienne.

Perception et gestion de la santé

Il est important que l'infirmière interroge le client sur son hygiène de vie concernant le système digestif, comme le maintien d'un poids normal, l'attention portée à des soins dentaires convenables, le respect d'une alimentation adéquate et ses habitudes d'élimination.

L'infirmière vérifie si le client est immunisé contre l'hépatite A et l'hépatite B. Elle évalue les habitudes du client qui affectent directement son système digestif. La consommation d'alcool en grande quantité ou pendant une longue période peut avoir des effets nocifs sur la muqueuse de l'estomac et augmenter également la sécrétion d'HCl et de pepsinogène. Une exposition chronique à l'alcool entraîne l'infiltration graisseuse du foie et peut provoquer des dommages menant à la cirrhose et à l'hépatome. Il est important de connaître les antécédents de tabagisme. La nicotine est un irritant pour la muqueuse de l'ensemble du tube digestif. Le tabagisme est relié à divers cancers du tube digestif (en particulier les cancers de la bouche et de l'œsophage), à l'œsophagite et aux ulcères. Il retarde également la guérison des ulcères.

Activités et exercices

L'infirmière vérifie l'état ambulatoire du client pour déterminer s'il est capable de se procurer des aliments et de les préparer. Si le client est incapable d'accomplir certaines tâches, elle vérifie si sa famille ou un organisme extérieur remplit ce besoin. Elle relève toute limitation empêchant le client de se nourrir seul en plus d'évaluer s'il est difficile pour lui d'avoir accès à un milieu sécuritaire pour son élimination. Elle vérifie s'il utilise des dispositifs d'élimination, comme une chaise percée ou des fournitures pour stomisés, et si ces dispositifs sont facilement accessibles. L'activité et l'exercice stimulent la motilité gastro-intestinale, alors que la sédentarité et l'immobilité représentent des facteurs de risque de constipation.

Élimination

L'infirmière dresse un compte rendu détaillé des habitudes d'élimination intestinale du client. Elle note la fréquence des selles, le moment de la journée où elles se produisent et leur consistance habituelle. Elle relève l'usage de laxatifs ou de lavements ; elle note le type, la fréquence d'utilisation et les résultats obtenus. Tout changement récent dans les habitudes d'élimination doit être examiné.

Il est important de consigner la quantité ainsi que le type de liquides et de fibres absorbés, car ces facteurs agissent sur la fréquence des selles et leur consistance. Un apport insuffisant de fibres peut être associé à la constipation. L'analyse des entrées et des sorties d'eau pourrait indiquer la présence d'un problème urinaire et la possibilité de rétention d'eau.

Les allergies alimentaires peuvent provoquer des lésions, du prurit et de l'œdème. La diarrhée peut entraîner une rougeur, une irritation et une douleur dans la région périanale. Des systèmes de drainage externe, comme une iléostomie ou un canal iléal, peuvent causer une irritation locale de la peau. L'infirmière recherche une association possible entre un problème cutané et un trouble gastro-intestinal.

Sommeil et repos

Les manifestations gastro-intestinales peuvent perturber le sommeil et avoir une influence sur sa qualité. Les nausées, les vomissements, la diarrhée, une indigestion, le ballonnement et la faim peuvent entraîner des problèmes de sommeil et doivent être évalués. L'infirmière demande au client si des manifestations gastro-intestinales affectent son sommeil ou son repos. Par exemple, une douleur cuisante peut réveiller un client souffrant d'une hernie hiatale ou de reflux gastro-œsophagien ; le sommeil de ces clients peut être amélioré en élevant la tête du lit.

Il arrive souvent qu'un client suive un rituel à l'heure du coucher et consomme alors un aliment ou une boisson particulière. Le lait favorise le sommeil grâce à l'effet du L-tryptophane, précurseur de la sérotonine. Les tisanes et la mélatonine induisent souvent le sommeil. L'infirmière note les routines individuelles et évite de les perturber dans la mesure du possible pour prévenir l'insomnie. La faim peut nuire au sommeil et, à moins de contre-indication, elle doit être satisfaite par une collation légère facilement digérable.

Cognition et perception

Des altérations sensorielles peuvent entraîner des problèmes liés à l'acquisition, à la préparation et à l'ingestion des aliments. Une modification du goût ou de l'odorat peut perturber l'appétit et le plaisir de manger. La prise de certains médicaments (tels que les antinéoplasiques) peut également altérer le goût des aliments, ce qui diminue l'appétit. Si le client souffre de vertiges, il peut être difficile et dangereux pour lui de faire des courses ou de se tenir debout devant une cuisinière. L'ingestion de certains aliments peut être douloureuse s'il existe une sensibilité à la chaleur ou au froid. Le client peut trouver difficile et frustrant de faire connaître ses désirs et ses préférences s'il a de la difficulté à s'exprimer. L'infirmière évalue le client pour

TABLEAU 53.7	Chirurgies du système digestif
INTERVENTION CHIRURGICALE	**DESCRIPTION**
Antrectomie	Résection de l'antre gastrique
Appendicectomie	Ablation de l'appendice
Cæcostomie	Abouchement du cæcum à la paroi abdominale
Cholécystectomie	Ablation de la vésicule biliaire
Cholécystostomie	Ouverture dans la vésicule biliaire
Cholédochojéjunostomie	Anastomose entre le canal cholédoque et le jéjunum
Cholédocholithotomie	Incision du canal cholédoque pour retirer des calculs
Colectomie	Résection du côlon
Colostomie	Création d'un anus artificiel en abouchant une partie du côlon à la peau
Œsophago-entérostomie	Résection d'une portion de l'œsophage et anastomose d'un segment du côlon à la portion restante
Œsophago-gastrostomie	Résection de l'œsophage et anastomose de la portion restante avec l'estomac
Gastrectomie	Résection de l'estomac
Gastrostomie	Abouchement de l'estomac à la paroi abdominale
Glossectomie	Résection de la langue
Hémiglossectomie	Résection de la moitié de la langue
Herniorrhaphie (cure d'hernie)	Réparation d'une hernie
Iléostomie	Abouchement de l'iléum à la paroi abdominale
Mandibulectomie	Ablation de la mandibule
Pyloroplastie	Élargissement et réparation de la région du sphincter pylorique
Vagotomie	Section d'une branche du nerf vague

RAPPELEZ-VOUS…

La fréquence de défécation est différente pour chaque personne. Tous les adultes n'ont pas une élimination intestinale quotidienne.

déterminer si des changements l'empêchent d'avoir un apport alimentaire adéquat. Si un diagnostic de trouble gastro-digestif a été établi, elle pose des questions au client pour vérifier s'il comprend bien la nature de sa maladie et son traitement.

La douleur, aiguë ou chronique, influence l'apport alimentaire. Les effets de la douleur chronique comprennent une réaction d'évitement face aux activités, un état de fatigue et une perturbation des habitudes alimentaires. Il faut surveiller les effets secondaires (constipation, nausées, sédation, perte d'appétit) chez les clients qui prennent des médicaments opioïdes.

Perception et concept de soi

Beaucoup de troubles digestifs et alimentaires peuvent avoir des effets sérieux sur la perception de soi du client. Les personnes ayant un poids excessif ou insuffisant ont souvent des problèmes reliés à l'estime de soi et à l'image corporelle. Des tentatives répétées pour atteindre le poids qu'il juge acceptable peuvent décourager le client et le déprimer. La façon dont une personne rapporte ses antécédents pondéraux peut faire soupçonner des problèmes potentiels en ce domaine.

Un autre aspect possiblement problématique est la nécessité de recourir à un dispositif d'élimination externe, comme dans le cas d'une colostomie ou d'une iléostomie. L'empressement du client à recourir à des autosoins et à discuter de cette situation devrait fournir des informations précieuses sur la perception de son image corporelle et sur son estime de soi.

Les modifications physiques souvent associées à une maladie hépatique à un stade avancé peuvent représenter un problème pour un client. L'ictère et l'ascite causent des transformations significatives de l'apparence externe. Il importe de vérifier l'attitude du client face à ces transformations.

Relations et rôles

Les troubles du système digestif, comme la cirrhose, l'alcoolisme, l'hépatite, les stomies, l'obésité et le cancer, peuvent avoir un impact majeur sur la capacité du client de maintenir ses relations et ses rôles habituels. Une maladie chronique peut forcer une personne à laisser son emploi ou à réduire ses heures de travail. Les modifications de l'image corporelle et de l'estime de soi peuvent influencer les relations. L'infirmière détermine si le client a accès à un soutien disponible et satisfaisant.

Sexualité et reproduction

Des troubles du système digestif peuvent entraîner des modifications de la sexualité et du système reproducteur. Par exemple, l'obésité, l'ictère, l'anorexie et l'ascite peuvent rebuter un partenaire sexuel potentiel. La présence d'une stomie peut affecter la confiance en soi du client lors de ses activités sexuelles et personnelles. Des questions délicates pourront révéler l'existence de problèmes intimes potentiels.

L'anorexie peut altérer l'état reproducteur d'une femme et l'alcoolisme celui d'un homme ou d'une femme. Un apport alimentaire insuffisant avant et pendant la grossesse peut entraîner la naissance d'un bébé de faible poids.

Adaptation et tolérance au stress

Il est important de déterminer ce qui représente un agent stressant pour le client et quels mécanismes il utilise pour y faire face. Des manifestations gastro-intestinales comme la douleur épigastrique, les nausées, le ballonnement, la constipation et la diarrhée se présentent chez de nombreuses personnes en réaction à une situation stressante ou ayant une charge affective. Certains troubles gastro-intestinaux, comme les ulcères gastroduodénaux et le côlon irritable, sont aggravés par le stress.

Valeurs et croyances

L'infirmière vérifie les croyances spirituelles et culturelles du client en regard des aliments et de leur préparation. Elle détermine si certaines valeurs ou croyances pourraient s'opposer aux interventions prévues et veille à respecter ses préférences lorsque possible. Par exemple, si un client anémique est végétarien, la prescription d'un régime riche en viande risque de se heurter à un refus. Une évaluation délicate ainsi que le respect des croyances et des valeurs du client contribuent généralement à ce qu'il soit de bonne volonté et éprouve de la satisfaction.

53.2.2   Données objectives

Pour réaliser une évaluation nutritionnelle, il faut recueillir des données objectives en plus des données subjectives reliées à l'anamnèse alimentaire et aux modes fonctionnels de santé. Les mesures anthropométriques (taille, poids, épaisseur des plis cutanés) et les analyses sanguines, comme le dosage des protéines sériques, de l'albumine, des enzymes hépatiques et de l'hémoglobine, sont des exemples de données objectives importantes reliées au système digestif. Un examen physique apporte aussi des informations précieuses.

Examen physique

Bouche

| Inspection | L'infirmière examine la symétrie, la couleur et la taille de la bouche. Elle recherche des anomalies comme la pâleur ou la cyanose, les gerçures, les ulcères ou les fissures. Le dos (dessus) de la langue doit être couvert d'un mince revêtement blanc et sa surface inférieure doit être lisse. Elle vérifie s'il y a des lésions. À l'aide d'un abaisse-langue, elle inspecte la muqueuse buccale et note sa couleur, les zones de pigmentation ou

les lésions. Les personnes à peau brune ont normalement des zones clairsemées de pigmentation. L'évaluation des dents et des gencives permet de vérifier s'il y a des caries, des dents qui bougent, une forme ou une position anormale des dents, de l'enflure, un saignement, une décoloration ou une inflammation des gencives ; toute odeur caractéristique de l'haleine est notée.

L'infirmière inspecte le pharynx en inclinant la tête du client vers l'arrière et en déprimant sa langue à l'aide d'un abaisse-langue. Elle observe les amygdales, l'uvule (ou luette), le palais mou et les piliers antérieurs et postérieurs. Elle demande au client de dire « Ahhhh ». L'uvule et le palais mou devraient alors s'élever et rester centrés sur la ligne médiane.

| Palpation | Il importe de palper toute région suspecte de la bouche et de noter les ulcères, les nodules, les indurations et les zones de sensibilité.

La bouche des personnes âgées doit être soigneusement évaluée. Il faut porter une attention particulière aux prothèses dentaires (p. ex., leur ajustement, leur état), à la capacité d'avaler, à la langue et aux lésions. Le client qui porte des prothèses dentaires doit les retirer lors de l'examen de la bouche, afin de permettre une bonne visualisation et une bonne palpation de la région.

Abdomen

Deux systèmes servent à la description anatomique de la surface de l'abdomen. Le premier divise l'abdomen en quatre quadrants par une ligne verticale allant du sternum à la symphyse pubienne et une ligne horizontale traversant l'abdomen et passant par l'ombilic **FIGURE 53.7A** et **TABLEAU 53.8**. L'autre système partage l'abdomen en neuf régions **FIGURE 53.7B**, mais ce sont généralement les régions épigastrique, ombilicale et hypogastrique qui sont les plus étudiées.

Un bon éclairage est nécessaire pour l'examen de l'abdomen. Le client doit être installé en position de décubitus dorsal et être aussi détendu que

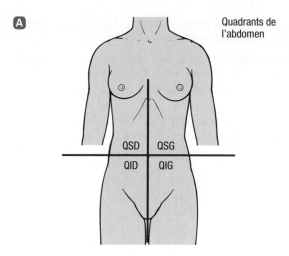

A Quadrants de l'abdomen

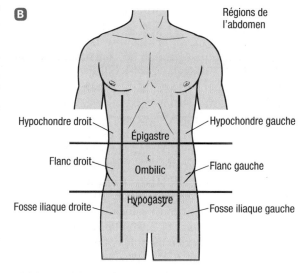

B Régions de l'abdomen

FIGURE 53.7

A Quadrants de l'abdomen. B Régions de l'abdomen.

possible. Pour favoriser le relâchement des muscles abdominaux, le client doit fléchir légèrement les genoux et la tête du lit doit être un peu surélevée. La vessie doit être vide. L'infirmière s'assure d'avoir les mains chaudes lors de l'examen abdominal afin

TABLEAU 53.8	Structures présentes dans les quadrants abdominaux		
QUADRANT SUPÉRIEUR DROIT	**QUADRANT SUPÉRIEUR GAUCHE**	**QUADRANT INFÉRIEUR DROIT**	**QUADRANT INFÉRIEUR GAUCHE**
• Foie et vésicule biliaire	• Rate	• Pôle inférieur du rein droit	• Pôle inférieur du rein gauche
• Pylore	• Estomac	• Cæcum et appendice	• Côlon sigmoïde
• Duodénum	• Corps du pancréas	• Portion du côlon ascendant	• Portion du côlon descendant
• Tête du pancréas	• Glande surrénale gauche	• Vessie (si distendue)	• Vessie (si distendue)
• Glande surrénale droite	• Portion du rein gauche	• Ovaire et trompe utérine droits	• Ovaire et trompe utérine gauches
• Portion du rein droit	• Courbure colique gauche	• Utérus (si dilaté)	• Utérus (si dilaté)
• Courbure colique droite	• Portion du côlon transverse et descendant	• Cordon spermatique droit	• Cordon spermatique gauche
• Portion du côlon ascendant et transverse		• Uretère droit	• Uretère gauche

d'éviter la défense musculaire. Le client est invité à respirer lentement par la bouche.

| Inspection | L'infirmière inspecte les aspects suivants de l'abdomen: modifications de la peau (couleur, texture, cicatrices, vergetures, veines dilatées, éruptions cutanées et lésions), ombilic (localisation, contour), symétrie, profil (plat, arrondi [convexe], concave, proéminent, distendu), masses observables (hernies ou autres masses) et mouvement (pulsations, péristaltisme). Une pulsation aortique normale peut s'observer dans la région épigastrique. L'observation tangentielle de l'abdomen aide à déceler le péristaltisme. Normalement, celui-ci n'est pas observable chez l'adulte, mais il peut être visible chez une personne maigre.

| Auscultation | Lors de l'examen de l'abdomen, il faut pratiquer l'auscultation avant la percussion et la palpation, parce que ces dernières techniques peuvent modifier les bruits intestinaux. À l'auscultation de l'abdomen, une augmentation ou une diminution des bruits intestinaux et vasculaires peut être décelée. Il faut utiliser le diaphragme du stéthoscope pour ausculter les bruits intestinaux parce que ces bruits sont relativement aigus. L'utilisation de la cloche du stéthoscope est privilégiée afin de déceler les sons plus graves. Les bruits normaux de l'intestin se produisent de 5 à 35 fois par minute et ressemblent à des petits bruits secs et aigus ou à des gargouillements. L'infirmière réchauffe le stéthoscope entre ses mains avant l'auscultation pour prévenir la contraction des muscles abdominaux. Elle écoute dans la région épigastrique, puis dans chacun des quatre quadrants (en partant du quadrant inférieur droit). Elle écoute les bruits intestinaux pendant 2 à 5 minutes. Les bruits intestinaux sont dits absents si aucun bruit n'est perçu pendant cinq minutes (dans chaque quadrant) (Jarvis, 2010).

La fréquence et l'intensité des bruits intestinaux varient selon l'étape de la digestion. Normalement, ils sont assez aigus et gargouillants. Des gargouillements forts indiquent un hyperpéristaltisme et portent le nom de **borborygmes**. Les bruits intestinaux seront plus aigus (bruits de déferlement et tintements) si les intestins sont distendus, comme lors d'une obstruction intestinale. L'infirmière écoute pour déceler la diminution ou l'absence de bruits intestinaux. Les termes utilisés pour décrire ces bruits sont *présents*, *absents*, *forts*, *faibles*, *aigus*, *tintement*, *gargouillement* ou *déferlement*. Normalement, des bruits aortiques ne devraient pas être entendus. Ceux qui sont le mieux perçus avec le stéthoscope sont des bruissements ou des bourdonnements qui reflètent la turbulence du flux sanguin.

| Percussion | L'objectif de la percussion de l'abdomen est de déterminer la présence de liquide, de distension ou de masses. Les ondes sonores varient selon la densité des tissus sous-jacents; la présence d'air produit un son creux plus aigu appelé **tympanisme**; la présence de liquide ou de masses produit un son bref et grave qui résonne peu, appelé **matité**. Il faut percuter légèrement les quatre quadrants de l'abdomen et évaluer la distribution du tympanisme et de la matité. Le tympanisme est le principal son perçu à la percussion de l'abdomen en temps normal.

Pour réaliser la percussion du foie, l'infirmière commence sous l'ombilic, sur la ligne médioclaviculaire droite, et percute doucement en allant vers le haut; le premier son de matité entendu détermine la limite inférieure de la matité hépatique. Après avoir déterminé la limite inférieure du foie, l'infirmière reprend à partir du mamelon sur la ligne médioclaviculaire droite et effectue la percussion vers le bas entre les côtes jusqu'à la zone de matité qui indiquera la limite supérieure du foie. Il importe de mesurer la hauteur (espace vertical) entre ses deux limites pour déterminer la taille du foie. Normalement, la hauteur du foie sur la ligne médioclaviculaire droite varie de 6 à 12 cm.

| Palpation | La **palpation superficielle (ou douce)** est utilisée pour déceler une sensibilité ou une hypersensibilité cutanée, la résistance musculaire, les masses et l'enflure. L'infirmière aide le client à se détendre pour permettre une palpation plus profonde. Elle garde les doigts réunis et presse doucement avec la pulpe du bout des doigts pour déprimer la paroi abdominale de 1 cm environ et palpe les 4 quadrants en effectuant des mouvements légers **FIGURE 53.8A**.

La **palpation profonde (ou appuyée)** permet de tracer le contour des organes et des masses abdominales **FIGURE 53.8B**. L'utilisation de la face palmaire des doigts est privilégiée afin de presser plus profondément. Il faut palper à nouveau les quatre quadrants. Si une masse est décelée, l'infirmière note sa localisation, sa taille, sa forme et indique si elle est sensible. Elle observe les expressions faciales du client lors de ces manœuvres, car elles fourniront des indices non verbaux d'inconfort ou de douleur.

La **palpation bimanuelle** constitue une option qui remplace la palpation abdominale profonde. L'infirmière place une main au-dessus de l'autre. Les doigts de la main du dessus appliquent une pression sur la main du dessous, dont les doigts palpent les organes et les masses. L'infirmière s'exerce aux deux méthodes de palpation pour déterminer laquelle est la plus efficace.

L'évaluation d'une région de l'abdomen qui pose un problème est effectuée en vérifiant si elle présente une **douleur de rebond** (douleur provoquée à la détente brusque de la paroi abdominale après palpation). L'infirmière exerce pour cela une pression douce et ferme sur le site douloureux, puis

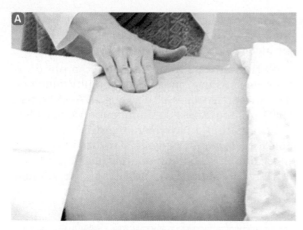

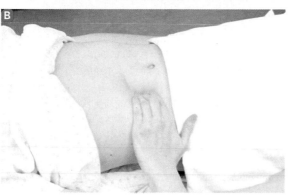

FIGURE 53.8

Techniques de palpation de l'abdomen – **A** Technique de palpation superficielle. **B** Technique de palpation profonde.

retire rapidement les doigts. La douleur qui apparaît lors du retrait des doigts révèle une inflammation du péritoine. Étant donné que l'évaluation de la douleur de rebond peut occasionner de la douleur et d'importants spasmes musculaires, elle doit être effectuée à la fin de l'examen et seulement par un praticien expérimenté.

Pour palper le foie, l'infirmière place la main gauche derrière le côté droit du client afin de soutenir la onzième et la douzième côte **FIGURE 53.9**. Le client doit se détendre et s'appuyer sur cette main. Il faut presser celle-ci vers l'avant et placer la main droite sur le côté droit de l'abdomen du client, latéralement au muscle droit de l'abdomen. Le bout des doigts doit être sous la limite inférieure de la matité hépatique et pointer vers le rebord costal droit. Il faut presser doucement vers l'intérieur et le haut. Le client doit prendre une profonde respiration abdominale pour que son foie s'abaisse et soit en meilleure position pour la palpation. L'infirmière tente de sentir le bord du foie sous le bout des doigts. Lors de l'inspiration, le bord du foie est ferme, aigu et lisse. Elle décrit sa surface et son contour, et elle note toute sensibilité.

Pour palper la rate, l'infirmière se déplace du côté gauche du client. Elle place la main droite

sous le client et supporte la portion inférieure de sa cage thoracique tout en poussant vers l'avant. Elle pose la main gauche sous le rebord costal gauche et la presse vers la rate. Le client est invité à respirer profondément. Il est possible de sentir l'extrémité ou le bord d'une rate hypertrophiée avec le bout des doigts. Normalement, la rate n'est pas palpable. Si elle l'est, cela pourrait signifier qu'elle est hypertrophiée. Il ne faut donc pas poursuivre la palpation, car une compression manuelle risquerait de provoquer sa rupture.

La technique courante d'examen de l'abdomen peut être utilisée pour les personnes âgées (Ebersole, 2008). La palpation est importante, car elle peut révéler une tumeur. La paroi abdominale peut être plus mince et plus lâche, sauf si le client est obèse. Si le client souffre d'une maladie pulmonaire obstructive chronique (MPOC), si ses poumons sont volumineux ou si son diaphragme est bas, son foie peut être palpé de 1 à 2 cm sous le rebord costal droit.

Rectum et anus

L'infirmière inspecte les régions anale et périanale : couleur, texture, présence de bosses, d'éruption cutanée, de cicatrices, d'érythème, de fissures et d'hémorroïdes externes. Après avoir enfilé des gants, elle palpe les bosses ou les zones anormales.

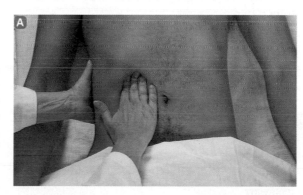

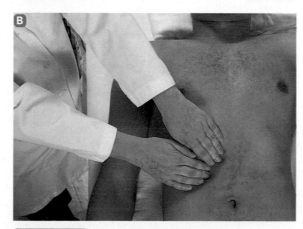

FIGURE 53.9

Techniques de palpation du foie – **A** Technique de palpation de base. **B** Autre technique de palpation avec les doigts en crochets sur la région costale.

Une animation illustrant la façon d'effectuer un examen rectal peut être visionnée au www.cheneliere.ca/lewis.

Méthode au gaïac : Test de recherche du sang dans les selles constitué d'un papier réactif imprégné de gaïac situé dans une petite plaquette de carton.

3

L'examen ciblé est décrit dans le chapitre 3, *Examen clinique*.

Pour pratiquer un toucher rectal, il faut placer un doigt ganté et lubrifié contre l'anus pendant que le client force doucement (manœuvre de Valsalva), puis insérer le doigt quand le sphincter se relâche . L'infirmière pointe le doigt vers l'ombilic. Elle tente d'amener le client à se détendre. Elle insère le doigt aussi loin que possible dans le rectum et palpe toutes les surfaces. Il faut évaluer toute présence d'un nodule, sensibilité ou irrégularité. Un échantillon de selles peut être prélevé sur le doigt ganté pour effectuer une recherche de sang occulte. Toutefois, un seul test

de recherche de sang occulte par la **méthode au gaïac** offre une sensibilité limitée pour détecter le cancer colorectal.

L'**ENCADRÉ 53.2** montre un exemple de la façon de consigner une évaluation physique normale du système digestif, alors que le **TABLEAU 53.9** décrit les anomalies couramment observées lors de l'évaluation du système digestif. Un examen ciblé est fait pour vérifier l'état de troubles gastro-intestinaux précédemment décelés et pour surveiller les signes de nouveaux problèmes **TABLEAU 53.10 ▶ 3**.

ENCADRÉ 53.2	Constatations normales lors de l'évaluation physique du système digestif

Bouche
- Lèvres humides et roses
- Muqueuse buccale rose et humide et gencives sans plaques ni lésions
- Dents en bon état
- Protrusion de la langue sur la ligne médiane, sans déviation ni fasciculations
- Couleur rosée de l'uvule (en position médiale), du palais mou, des amygdales et de l'oropharynx
- Déglutition en douceur, sans toux ou nausées

Abdomen
- Forme plate, pas de masses ou de cicatrices ; pas d'ecchymoses

- Bruits intestinaux dans tous les quadrants
- Pas de sensibilité abdominale ; foie et rate non palpables
- Foie mesurant 10 cm sur la ligne médioclaviculaire
- Tympanisme généralisé

Anus
- Absence de lésions, de fissures et d'hémorroïdes
- Bon tonus du sphincter
- Parois rectales lisses et douces
- Pas de masse
- Selles molles, brunes, ne contenant pas de sang

Anomalies courantes

TABLEAU 53.9	Système digestif	
OBSERVATIONS	**DESCRIPTION**	**ÉTIOLOGIE POSSIBLE ET SIGNIFICATION**
Bouche		
Ulcération, plaques sur les lèvres ou dans la bouche	Plaie ou lésion	Carcinome, infections virales
Chéilite	Inflammation des lèvres (habituellement la lèvre inférieure) accompagnée de fissuration, de desquamation et de formation de croûtes	Cause souvent inconnue
Chéilite de l'ariboflavinose	Ramollissement, fissuration et gerçure des lèvres aux commissures de la bouche	Carence en riboflavine
Langue géographique (glossite exfoliatrice marginée)	Zones rouges et lisses (perte de papilles) dispersées sur le dos de la langue	Cause inconnue

| TABLEAU **53.9** | **Système digestif** *(suite)* |

OBSERVATIONS	DESCRIPTION	ÉTIOLOGIE POSSIBLE ET SIGNIFICATION
Langue lisse	Aspect rouge et lisse de la langue	Carence en cobalamine
Leucoplasie	Plaques blanches épaisses	Lésion précancéreuse
Pyorrhée	Gencives rétractées, poches purulentes	Parodontite
Herpès	Lésions vésiculaires bénignes	Herpès virus
Candidose	Lésions blanches ressemblant à du lait caillé entourées d'une muqueuse érythémateuse	*Candida albicans*
Glossite	Rougeur, ulcération et œdème de la langue	Exposition aux streptocoques, irritation, traumatisme, carence en vitamines du complexe B, anémie
Gingivite marginale aiguë	Gencives friables, œdémateuses, douloureuses et sanglantes	Irritation causée par une prothèse mal ajustée, le dépôt de calcium sur les dents, la stagnation alimentaire
Œsophage et estomac		
Dysphagie	Difficulté à avaler, sensation d'aliments coincés dans l'œsophage	Troubles de l'œsophage, cancer de l'œsophage
Hématémèse	Vomissement de sang	Varices œsophagiennes, ulcère gastroduodénal hémorragique
Pyrosis	Brûlures d'estomac, sensation de brûlure dans la région épigastrique ou rétrosternale	Hernie hiatale, œsophagite, insuffisance du sphincter œsophagien inférieur
Dyspepsie	Sensation de brûlure ou indigestion	Ulcère gastroduodénal, maladie vésiculaire
Odynophagie	Douleur à la déglutition	Cancer de l'œsophage, œsophagite
Éructation	Rots	Maladie vésiculaire
Nausées et vomissements	Sensation de vomissement imminent, expulsion du contenu gastrique par la bouche	Infections gastro-intestinales, manifestation commune de nombreuses maladies gastro-intestinales; stress, peur et conditions pathologiques
Abdomen		
Distension	Accumulation excessive de gaz, dilatation de l'abdomen; tympanisme généralisé	Obstruction, iléus paralytique
Ascite	Accumulation de liquide dans la cavité abdominale; éversion de l'ombilic (habituellement)	Inflammation du péritoine, insuffisance cardiaque, carcinome métastatique, cirrhose
Bruits vasculaires	Bruit de bourdonnement ou de bruissement perçu par le stéthoscope placé au-dessus d'un vaisseau	Obstruction artérielle partielle (rétrécissement du vaisseau), écoulement turbulent du sang (anévrisme)
Hypersonorité	Bruits forts de déferlement et de tintement	Obstruction intestinale

53

TABLEAU 53.9	**Système digestif** *(suite)*	

OBSERVATIONS	DESCRIPTION	ÉTIOLOGIE POSSIBLE ET SIGNIFICATION
Borborygme	Vagues de sons forts et gargouillants	Hyperactivité des intestins après un repas
Absence de bruits intestinaux	Aucun bruit intestinal perçu à l'auscultation	Péritonite, iléus paralytique, obstruction
Absence de matité hépatique	Tympanisme perçu à la percussion	Présence d'air provenant des viscères (p. ex., un ulcère perforé)
Masses	Bosses perçues à la palpation	Tumeurs, kystes
Douleur de rebond	Douleur soudaine au retrait brusque des doigts après la palpation	Inflammation du péritoine, appendicite
Foie bosselé	Foie hypertrophié, dur, présentant une surface ou un rebord irrégulier	Cirrhose, carcinome
Hépatomégalie	Hypertrophie du foie ; marge du foie dépassant le rebord costal de plus de 1 à 2 cm	Carcinome métastatique, hépatite, congestion veineuse
Splénomégalie	Hypertrophie de la rate	Leucémie chronique, conditions hémolytiques, hypertension portale, certaines infections
Hernie	Renflement ou nodule dans l'abdomen apparaissant généralement à l'effort	Inguinale (dans le canal inguinal), fémorale (dans le canal fémoral), ombilicale (hernie de l'ombilic) ou due à une incision chirurgicale (défectuosité des muscles après une chirurgie)
Rectum et anus		
Hémorroïdes	Veines thrombosées dans le rectum et l'anus (internes ou externes)	Hypertension portale, constipation chronique, position assise ou debout prolongée, grossesse
Masse	Fermeté, bord noduleux	Tumeur, carcinome
Kyste pilonidal	Kyste situé sur la ligne médiane, juste au-dessus du coccyx, fistulisé ou non	Origine probablement congénitale
Fissure	Ulcération dans le canal anal	Effort, irritation
Méléna	Selles anormales, noires, goudronneuses, contenant du sang digéré	Cancer, saignement des voies digestives hautes dû à des ulcères, des varices
Ténesme	Tension douloureuse dans la région de l'anus, avec sensation de brûlure et envies continuelles d'aller à la selle	Maladie inflammatoire chronique de l'intestin, côlon irritable, diarrhée secondaire à une infection gastro-intestinale due par exemple à un empoisonnement alimentaire
Stéatorrhée	Selles graisseuses, écumeuses et à l'odeur nauséabonde	Pancréatite chronique, obstruction biliaire, problèmes de malabsorption

TABLEAU 53.10	Évaluation ciblée du système digestif		
Cette liste de contrôle permet de vérifier que les étapes clés de l'évaluation ont été réalisées.			
Données subjectives			
Interroger le client sur les éléments suivants :			
Perte d'appétit		Oui	Non
Douleur abdominale		Oui	Non
Modifications des selles. Si oui, couleur, présence de sang, consistance, fréquence, etc.		Oui	Non
Nausées, vomissements		Oui	Non
Déglutition difficile		Oui	Non
Données objectives – Examen physique			
Inspecter :			
Peau : couleur, lésions, cicatrices, pétéchies, etc.			☐
Contour abdominal : symétrie, distension			☐
Anus et rectum : peau intacte, présence ou absence d'hémorroïdes			☐
Ausculter :			
Bruits intestinaux			☐
Palper :			
Quadrants abdominaux, toucher léger			☐
Quadrants abdominaux, technique profonde			☐
Données objectives – Examens paracliniques			
Vérifier les résultats des examens suivants :			
Endoscopie : coloscopie, sigmoïdoscopie, œsogastroduodénoscopie			☐
Clichés radiologiques en série : transit œsogastroduodénal, clichés en série des voies digestives basses			☐
Recherche de sang occulte dans les selles et examen parasitologique des selles (parasites et œufs)			☐
Examens fonctionnels du foie			☐

53

53.3 | Examens paracliniques du système gastro-intestinal

Les examens paracliniques procurent à l'infirmière des informations importantes pour surveiller la condition du client et pour planifier des interventions appropriées. Ces examens sont considérés comme des données objectives. Il existe de nombreux examens paracliniques pour l'évaluation du système digestif. Les **TABLEAUX 53.11A** et **53.11B** présentent ceux qui sont le plus fréquemment utilisés, dont certains sont décrits plus en détail ci-dessous.

Examens paracliniques

TABLEAU 53.11A	Système digestif	
EXAMEN	**DESCRIPTION ET BUT**	**RESPONSABILITÉS INFIRMIÈRES**
Radiologie		
Transit œsogastroduodénal ou déglutition barytée	Examen radiologique utilisant un produit de contraste. Est utilisé pour le diagnostic d'anomalies structurales de l'œsophage, de l'estomac et du duodénum.	Expliquer l'examen au client ; lui dire qu'il devra boire un produit de contraste et adopter diverses positions sur la table de radiographie. Garder le client à jeun (*nil per os* [N.P.O.]) 8 à 12 heures avant l'examen. Lui dire d'éviter de fumer à partir de minuit la veille de l'examen. Après la radiographie, prendre des mesures pour éviter l'impaction du produit de contraste (liquides, laxatifs). Aviser le client que ses selles pourraient être blanches jusqu'à 72 heures après l'examen.
Transit du grêle	Un produit de contraste est ingéré et des radiographies sont prises toutes les 30 minutes, jusqu'à ce qu'il atteigne l'iléum terminal.	Faire les mêmes interventions que pour le transit œsogastroduodénal.
Clichés en série des voies digestives basses ou lavement baryté	Examen radiologique du côlon utilisant un produit de contraste administré par voie rectale (lavement) qui permet de prendre des clichés de la muqueuse du gros intestin **FIGURE 53.10**. Le lavement baryté en double contraste fournit les meilleurs résultats. De l'air est alors insufflé après que l'épais mélange baryté a été répandu dans le côlon transverse.	La veille de l'examen, administrer des laxatifs et des lavements jusqu'à ce que le côlon ne contienne plus de selles. Faire suivre d'une diète hydrique (N.P.O.) 8 heures avant l'examen. Informer le client que du baryum lui sera administré par lavement. Lui expliquer qu'il risque de ressentir des crampes et le besoin de déféquer pendant l'examen et qu'il pourrait devoir adopter différentes positions sur la table basculante. Après l'examen : administrer des liquides, des laxatifs ou des suppositoires pour favoriser l'élimination du baryum. Surveiller les selles pour vérifier le passage du produit de contraste.
Échographie abdominale	Détecte les masses abdominales (tumeurs, kystes), les maladies biliaires et hépatiques, la lithiase biliaire **FIGURE 53.11**. Technique non effractive utilisant des ondes sonores de haute fréquence (ultrasons) ; celles-ci sont envoyées dans les structures corporelles et enregistrées après avoir été réfléchies. Un gel conducteur (gelée lubrifiante) est appliqué sur la peau là où un transducteur sera placé.	Avant l'examen, l'infirmière s'assure que le client connaît l'examen et lui en explique le déroulement. Aviser le client de rester à jeun (N.P.O.) 8 à 12 heures avant l'examen. La présence d'air ou de gaz peut compromettre la qualité des images. L'absorption de nourriture peut provoquer la contraction de la vésicule biliaire et restreindre la précision de l'examen.
Échoendoscopie	Détecte et détermine le stade des tumeurs et des anomalies œsophagiennes, gastriques, rectales, biliaires et pancréatiques. Il est possible de pratiquer en même temps une ponction-biopsie à l'aiguille pour diagnostiquer un cancer ou une dysplasie. Un petit transducteur ultrasonore est installé à l'extrémité d'un endoscope. Étant donné que le transducteur vient à proximité des organes étudiés, les images obtenues sont souvent plus précises et détaillées que celles produites par l'échographie classique.	Faire les mêmes interventions que pour l'endoscopie œsogastroduodénale.

TABLEAU 53.11A

TABLEAU 53.11A	Système digestif *(suite)*	
EXAMEN	**DESCRIPTION ET BUT**	**RESPONSABILITÉS INFIRMIÈRES**
Tomodensitométrie (TDM) abdominale	Détecte des troubles des voies biliaires, du foie et du pancréas. Examen radiologique non effractif qui permet de faire des expositions à différentes profondeurs. L'utilisation d'un produit de contraste administré par voie orale ou I.V. accentue les différences de densité.	Expliquer l'examen au client. Si un produit de contraste est utilisé, vérifier si le client présente une sensibilité à l'iode.
Imagerie par résonance magnétique (IRM) abdominale	Utilisée pour détecter une maladie hépatobiliaire, des lésions hépatiques et la source d'un saignement gastro-intestinal, ainsi que pour déterminer le stade d'un cancer colorectal. Technique non effractive qui utilise des ondes de radiofréquence et un champ magnétique. Il est possible d'utiliser un produit de contraste intraveineux (gadolinium).	Expliquer l'examen au client. Contre-indiquée pour les clients ayant des implants métalliques (p. ex., un stimulateur cardiaque) et pour les femmes enceintes.
Coloscopie virtuelle	Combinaison de la TDM ou de l'IRM avec l'utilisation d'un logiciel de réalité virtuelle pour détecter des maladies du côlon et de l'intestin, dont les polypes, le cancer colorectal, la diverticulose et un saignement gastro-intestinal bas. De l'air est insufflé par un tube placé dans le rectum afin de distendre le côlon pour améliorer la visualisation. Les images sont obtenues pendant que le client est couché sur le dos et sur le ventre. L'ordinateur combine les images pour former des images bidimensionnelles et tridimensionnelles visualisées sur un moniteur.	Procéder à la préparation de l'intestin comme pour une coloscopie **TABLEAU 53.11B**. À la différence de la coloscopie classique, il n'est pas nécessaire d'effectuer une sédation ou d'utiliser un endoscope. L'examen dure environ 15 à 20 minutes.
Cholangiographie		
Cholangiographie percutanée transhépatique	Cet examen a pour but d'examiner la fonction ainsi que la structure du foie et des canaux biliaires. Après une anesthésie locale et des soins anesthésiques monitorés (autrefois appelés sédation consciente), une longue aiguille est insérée dans le foie (sous radioscopie), puis dans le canal cholédoque. La bile est retirée et un produit de contraste opacifiant est injecté. La radioscopie permet de vérifier le remplissage du canal hépatique et du canal cholédoque. Des antibiotiques intraveineux sont administrés préventivement.	Surveiller les signes d'hémorragie, de fuite de bile et d'infection chez le client. Vérifier sa médication afin de relever les contre-indications possibles, les précautions à prendre ou les complications éventuelles reliées à l'utilisation d'un produit de contraste.
Cholangiographie chirurgicale	Est réalisée pendant une chirurgie des structures biliaires, la vésicule biliaire par exemple. Un produit de contraste est injecté dans le canal cholédoque afin de vérifier les canaux biliaires.	Expliquer au client qu'un anesthésique sera utilisé. Vérifier sa médication afin de relever les contre-indications possibles, les précautions à prendre ou les complications éventuelles reliées à l'utilisation d'un produit de contraste.
Cholangiopancréatographie par résonance magnétique (CPRM)	La technologie d'IRM est utilisée pour obtenir des images des canaux biliaires et pancréatiques afin de déceler la présence de masses ou d'obstructions.	Faire la même intervention que pour l'IRM.
Imagerie nucléaire		
Scintigraphie	Est utilisée dans le but de montrer la taille, la forme et la position d'un organe. Permet de déceler des troubles fonctionnels et des anomalies structurales. Un radionucléide (isotope radioactif) est ingéré ou injecté par voie I.V. et un dispositif de balayage (compteur à scintillations) capte l'émission radioactive et l'enregistre sur papier. Seules des doses minimes d'isotopes radioactifs sont utilisées.	Aviser le client que la substance qu'il doit ingérer ne contient que des traces de radioactivité et représente un danger minime, voire nul. Ne pas prévoir plus d'un examen de scintigraphie par jour. Expliquer au client l'importance de rester allongé durant l'examen.

53

| TABLEAU 53.11A | Système digestif *(suite)* |

EXAMEN	DESCRIPTION ET BUT	RESPONSABILITÉS INFIRMIÈRES
Études de la vidange gastrique	Examen radio-isotopique utilisé pour évaluer la capacité de l'estomac d'évacuer les solides et les liquides. Pour l'étude de vidange des solides, le client mange un blanc d'œuf cuit contenant du ^{99m}Tc, et pour l'étude de vidange des liquides, il boit du jus d'orange contenant la même substance. Une gamma-caméra (caméra à scintillations) prend des images en séquence toutes les 2 minutes, pendant une période pouvant aller jusqu'à 60 minutes. Cet examen est effectué chez des clients qui présentent des troubles de vidange attribuables à un ulcère gastroduodénal, à une chirurgie pour ulcère, au diabète, à une tumeur maligne de l'estomac ou à des troubles fonctionnels.	Faire les mêmes interventions que pour la scintigraphie.
Scintigraphie hépatobiliaire	Est utilisée pour déceler les obstructions des voies biliaires (p. ex., des calculs biliaires, des tumeurs), les maladies de la vésicule biliaire et les fuites de bile. Du ^{99m}Tc est administré par voie I.V. au client, et il est placé sous une caméra pour enregistrer la répartition du traceur dans le foie, l'arbre biliaire, la vésicule biliaire et la portion proximale de l'intestin grêle.	Faire les mêmes interventions que pour la scintigraphie.
Scintigraphie pour saignement (hémorragie) gastro-intestinal	Du soufre colloïde marqué au ^{99m}Tc est utilisé ou les propres globules rouges du client, marqués de même, pour déterminer avec précision le site d'un saignement actif dans le tube digestif. Le soufre colloïde, ou ses globules rouges, est injecté au client, puis des images de son abdomen sont prises par intermittence.	Faire les mêmes interventions que pour la scintigraphie.

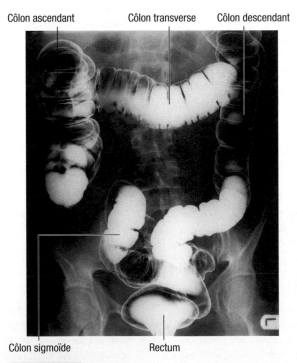

Côlon ascendant   Côlon transverse   Côlon descendant

Côlon sigmoïde   Rectum

FIGURE 53.10

Cette radiographie montre le gros intestin après l'administration d'un lavement baryté.

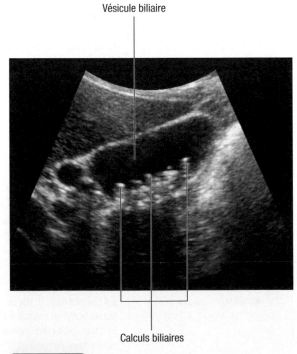

Vésicule biliaire

Calculs biliaires

FIGURE 53.11

Cette échographie de la vésicule biliaire montre plusieurs calculs biliaires.

Pour la plupart des examens paracliniques, il faut s'assurer que le client a signé un formulaire de consentement libre et éclairé et que celui-ci se trouve dans son dossier médical. Il est de la responsabilité du personnel soignant qui pratique un examen d'expliquer celui-ci au client et d'obtenir sa signature. L'infirmière joue un rôle important en expliquant l'intervention au client. Durant la préparation, il faut lui demander s'il est allergique à des médicaments ou aux produits de contraste.

Beaucoup d'examens paracliniques du système digestif demandent une préparation afin de nettoyer le tube digestif, ou encore exigent l'ingestion ou l'injection d'un produit de contraste ou d'un traceur radio-opaque. Le client doit souvent passer une série d'examens paracliniques du système digestif. Il faut le surveiller attentivement afin de s'assurer qu'il soit hydraté et nourri convenablement pendant la période d'examens. Certains examens paracliniques du système digestif sont particulièrement difficiles et inconfortables pour une personne âgée. Il peut être nécessaire d'individualiser la technique et de l'adapter à la personne. Il est avant tout important de prévenir la déshydratation qui résulterait d'une restriction liquidienne prolongée, de même que la diarrhée due aux méthodes de nettoyage de l'intestin.

Les examens radiologiques utilisent fréquemment soit du sulfate de baryum, soit du diatrizoate de méglumine (Gastrografin^MD) comme produit de contraste. Le sulfate de baryum est plus efficace pour la visualisation des détails de la muqueuse. Le diatrizoate de méglumine est soluble dans l'eau et rapidement absorbé, de sorte qu'il est choisi lorsqu'une perforation est soupçonnée. Dans les circonstances où la personne présente des risques élevés d'aspiration de liquide dans les bronches, les produits hydrosolubles sont contre-indiqués et l'utilisation du baryum est préférable.

53.3.1 Examens radiologiques

Transit œsogastroduodénal

La radiographie des voies digestives hautes permet d'examiner l'œsophage après la déglutition d'une épaisse solution de baryum. Un transit œsogastroduodénal avec suivi dans l'intestin grêle procure une visualisation de l'oropharynx, de l'œsophage, de l'estomac et de l'intestin grêle au moyen de la fluoroscopie et de séries radiographiques. Pour cet examen, le client avale un produit de contraste (une épaisse solution de baryum) et adopte ensuite diverses positions sur la table de radiographie. Le mouvement du produit de contraste est observé par fluoroscopie et plusieurs clichés radiographiques sont pris **TABLEAU 53.11A**. Cet examen permet de déceler des troubles de l'oropharynx, de l'œsophage, de l'estomac et de l'intestin grêle, comme les rétrécissements de l'œsophage, les varices, les

polypes, les tumeurs, les hernies hiatales, la présence de corps étrangers et les ulcères gastroduodénaux.

Clichés en série des voies digestives basses

L'objectif de l'examen radiologique par clichés en série des voies digestives basses (lavement baryté) est d'observer le côlon pendant qu'il se remplit d'un produit de contraste et une fois qu'il en est plein. Cet examen permet de déceler les polypes, les tumeurs et d'autres lésions du côlon. Il consiste à administrer au client un lavement contenant un produit de contraste. Le lavement baryté en double contraste (avec insufflation d'air) procure une meilleure visualisation dans le cas d'une maladie inflammatoire chronique de l'intestin, des polypes et des tumeurs **FIGURE 53.10**. Étant donné qu'il requiert que le client retienne le baryum, il est moins bien toléré par les clients âgés ou immobilisés.

Coloscopie virtuelle

La coloscopie virtuelle combine la tomodensitométrie (TDM) ou l'imagerie par résonance magnétique (IRM) à un traitement informatique des images par des logiciels sophistiqués pour produire des images du côlon et du rectum. L'examen est moins effractif que la coloscopie classique, mais il requiert des radiations (Johnson, 2009). La technique est décrite dans le **TABLEAU 53.11A**.

La coloscopie virtuelle procure une meilleure visualisation du côlon ascendant que la coloscopie classique et elle est aussi efficace que cette dernière pour évaluer des polypes de plus de 1 cm. Toutefois, si une coloscopie virtuelle permet de découvrir un polype, une coloscopie classique est ensuite pratiquée pour en faire une biopsie ou pour le retirer. La coloscopie virtuelle présente l'inconvénient de fournir des informations moins précises sur les détails de la muqueuse et sa couleur. De plus, elle est moins sensible pour détecter les petits polypes.

53.3.2 Endoscopie

L'endoscopie est la visualisation directe d'une structure de l'organisme à l'aide d'un instrument éclairant contenant des fibres optiques. Les structures du système digestif pouvant être examinées par endoscopie sont l'œsophage, l'estomac, le duodénum et le côlon. Les canaux biliaires et pancréatiques peuvent être examinés avec un duodénoscope à vision latérale. Cette technique porte le nom de **cholangiopancréatographie rétrograde endoscopique (CPRE)**. La CPRE sert à diagnostiquer un blocage du canal cholédoque, la jaunisse ou un cancer des canaux biliaires ou du pancréas.

Il est possible de passer une pince à biopsie et une brosse cytologique à travers l'endoscope. La caméra qui y est fixée permet de prendre des vidéos et des images fixes **FIGURE 53.12**.

Polype : Excroissance en forme de chou-fleur qui se développe aux dépens de la membrane qui tapisse le côlon, la vessie, l'utérus, les cordes vocales ou les voies nasales.

TABLEAU 53.11B	Système digestif	

EXAMEN	DESCRIPTION ET BUT	RESPONSABILITÉS INFIRMIÈRES
Endoscopie		
Œsogastroduodé-noscopie (OGD)	Permet de déceler les inflammations, les ulcérations, les tumeurs, les varices ou la déchirure de Mallory-Weiss. Visualisation directe de la muqueuse de l'œsophage, de l'estomac et du duodénum à l'aide d'un endoscope flexible. L'examen peut utiliser l'imagerie vidéo pour visualiser la motilité de l'estomac. Il est possible de pratiquer une biopsie et de traiter les varices par ligature élastique ou sclérothérapie (injections sclérosantes).	Avant l'examen : N.P.O. pendant 8 heures. Administrer la prémédication si prescrite. Expliquer au client qu'un anesthésique local sera vaporisé dans sa gorge avant d'insérer l'endoscope et qu'il sera sous sédation pendant l'examen. Après l'examen : N.P.O. jusqu'au retour du réflexe nauséeux. Chatouiller doucement l'arrière de la gorge pour vérifier la présence du réflexe. Employer des gargarismes salins tièdes pour soulager le mal de gorge. Vérifier la température toutes les 15 à 30 minutes pendant 1 ou 2 heures (une élévation soudaine de température est le signe d'une perforation).
Coloscopie	Est utilisée pour le diagnostic d'une maladie inflammatoire de l'intestin et de la diverticulose, pour la détection de polypes ou de tumeurs, ou encore pour la dilatation de rétrécissements. Visualisation directe de l'ensemble du côlon, jusqu'à la valve iléocæcale, à l'aide d'un fibroscope. La position du client est fréquemment changée pendant l'examen pour faciliter la progression du fibroscope jusqu'au cæcum. La technique permet de pratiquer une biopsie et l'exérèse de polypes sans laparotomie.	Avant l'examen, réaliser une préparation de l'intestin qui variera selon le médecin. Par exemple, une diète hydrique peut être imposée au client pendant une ou deux journées avant l'intervention. Un purgatif ou un lavement lui est administré la veille de l'examen. Une autre option consiste à administrer 4 L de polyéthylèneglycol (Golytely^MD, Colyte^MD) la veille de l'examen (un verre de 240 ml à toutes les 10 minutes). Expliquer au client qu'un fibroscope sera introduit alors qu'il sera couché sur le côté et qu'il aura reçu une sédation. Après l'examen, se rappeler que le client peut ressentir des crampes abdominales attribuables à la stimulation du péristaltisme, elle-même due au fait que l'intestin est continuellement gonflé avec de l'air durant l'examen. Surveiller les rectorragies ou les signes de perforation (p. ex., un malaise, une distension abdominale, un ténesme). Vérifier les signes vitaux.
Endoscopie par capsule	Est utilisée le plus souvent pour visualiser l'intestin grêle et pour diagnostiquer des maladies comme la maladie de Crohn, les tumeurs de l'intestin grêle, la maladie cœliaque, un syndrome de malabsorption, et pour déceler les sources possibles d'un saignement gastro-intestinal dans les régions qui ne sont pas accessibles par œsogastroduodénoscopie ou par coloscopie. Le client avale une capsule contenant une caméra (ayant approximativement la taille d'une grosse vitamine) qui fournit une évaluation endoscopique du tractus digestif **FIGURE 53.13**. La caméra prend plus de 50 000 images pendant l'examen de 8 heures. La capsule relaie ces images à un dispositif de monitorage que le client porte à la ceinture. Après l'examen, les images sont téléchargées à un poste de travail. N'est pas utilisée avec les clients chez qui des rétrécissements intestinaux sont soupçonnés.	Préparation alimentaire : semblable à celle de la coloscopie. La capsule vidéo est avalée et le client est habituellement N.P.O. jusqu'à 4 ou 6 heures plus tard. La procédure est confortable pour la plupart des clients. Huit heures après avoir avalé la capsule, le client se présente pour que le dispositif de monitorage lui soit enlevé. Le péristaltisme entraîne l'élimination de la capsule jetable lors d'une défécation.
Sigmoïdoscopie	Est utilisée pour détecter des tumeurs, des polypes, des maladies inflammatoires et infectieuses, des fissures, des hémorroïdes. Visualisation directe du rectum et du côlon sigmoïde à l'aide d'un fibroscope. Une table spéciale est parfois utilisée pour basculer le client en position genupectorale.	Administrer un lavement la veille et le matin de l'examen. Il est possible que le client soit mis à la diète hydrique la veille ou qu'aucune restriction alimentaire ne soit nécessaire. Expliquer au client en quoi consiste la position genupecto-rale (sauf pour les clients âgés ou très malades), lui dire qu'il devra prendre de grandes respirations lors de l'introduction de l'endoscope et qu'il ressentira peut-être le besoin de déféquer lors du passage de l'endoscope. Encourager le client à se détendre, à relâcher son abdomen. Surveiller le saignement rectal après une polypectomie ou une biopsie.

TABLEAU 53.11B   Système digestif *(suite)*

EXAMEN	DESCRIPTION ET BUT	RESPONSABILITÉS INFIRMIÈRES
Cholangiopancréato-graphie rétrograde endoscopique	Un fibroscope (utilisant la radioscopie) est introduit par la cavité buccale jusque dans la deuxième portion du duodénum, puis une canule est introduite dans le canal cholédoque et le canal pancréatique. Un produit de contraste injecté dans les canaux permet la visualisation directe des structures. Cette technique permet également d'extraire un calcul biliaire de la portion distale du canal cholédoque, de dilater des rétrécissements, de pratiquer la biopsie d'une tumeur et de diagnostiquer des pseudokystes.	Avant l'examen, expliquer l'intervention au client, y compris le rôle qu'il y tiendra. N.P.O. 8 heures avant l'examen. S'assurer qu'il a signé le formulaire de consentement libre et éclairé. Administrer la sédation immédiatement avant l'examen et pendant celui-ci. Administrer des antibiotiques si prescrits. Après l'examen vérifier les signes vitaux. Surveiller les signes de perforation ou d'infection. Se rappeler que la pancréatite est la complication la plus fréquente. Vérifier le retour du réflexe nauséeux.
Laparoscopie (cœlioscopie, péritonéoscopie)	La péritonéoscopie à deux points de ponction permet une meilleure visualisation de la cavité abdominale, en particulier du foie. Peut éliminer le besoin d'une laparotomie exploratrice chez beaucoup de clients. Visualisation de la cavité péritonéale et de son contenu à l'aide d'un laparoscope (cœlioscope). Permet également de pratiquer une biopsie. Est réalisée sous anesthésie générale en salle d'opération.	S'assurer que le client a signé le formulaire de consentement libre et éclairé. N.P.O. 8 heures avant l'intervention. Administrer la prémédication sédative. S'assurer que la vessie et les intestins sont vides. Après l'intervention, surveiller les complications possibles (hémorragie et perforation de l'intestin).
Analyses sanguines		
Amylase	Mesure la sécrétion d'amylase par le pancréas ; importante pour le diagnostic de la pancréatite aiguë. Le taux d'amylase atteint son maximum en 24 heures, puis revient à la normale en 40 à 72 heures. *Intervalle de référence*: 53-123 U/L (0,88-2,05 nkat/L), selon la méthode utilisée	Prélever l'échantillon de sang pendant une crise aiguë de pancréatite. Expliquer la méthode au client.
Lipase	Mesure la sécrétion de lipase par le pancréas. Le taux de lipase reste élevé plus longtemps que celui de l'amylase sérique. *Intervalle de référence*: 0-160 U/L	Expliquer la méthode au client.
Gastrine	La gastrine est une hormone sécrétée par les cellules de l'antre de l'estomac et par les îlots de Langerhans du pancréas. *Intervalle de référence*: < 100 pg/ml, à jeun	Expliquer la méthode au client, qui doit être à jeun (N.P.O.).
Examens divers		
Coproscopie (analyse des selles)	La forme, la consistance et la couleur du spécimen sont notées, et la présence de mucus, de sang, de pus, de parasites et de graisse est recherchée. Des tests de recherche de sang occulte sont réalisés (test au gaïac, Hemoccult, Hemoccult II, Hemoccult-SENSA, Hematest). Un test immunochimique (Pre-Gen-Plus) consiste en une batterie de marqueurs ADN utilisée pour détecter et surveiller l'évolution d'un cancer colorectal.	Observer les selles du client et en prélever des échantillons. Vérifier la présence de sang dans les selles. Retirer les viandes rouges du régime 24 à 48 heures avant une recherche de sang occulte.
Coproculture	Ces tests sont utilisés pour vérifier la présence de bactéries, dont le *Clostridium difficile*.	Recueillir l'échantillon de selles.

53

| TABLEAU 53.11B | Système digestif *(suite)* |

EXAMEN	DESCRIPTION ET BUT	RESPONSABILITÉS INFIRMIÈRES
Biopsie hépatique	La technique percutanée utilise une aiguille insérée dans le sixième, le septième, le huitième ou le neuvième espace intercostal, du côté droit, pour prélever un échantillon de tissu hépatique. Est souvent guidée par échographie ou TDM.	Avant l'intervention, vérifier le statut hémostatique du client (temps de prothrombine, temps de coagulation ou de saignement). S'assurer que le groupe sanguin du client est déterminé et qu'il y a eu une épreuve de compatibilité croisée. Prendre les signes vitaux pour fournir des valeurs de référence. Expliquer au client comment retenir sa respiration après une expiration lors de l'insertion de l'aiguille. S'assurer que le client a signé le formulaire de consentement libre et éclairé.
		Après l'intervention, vérifier les signes vitaux pour déceler une hémorragie interne toutes les 15 minutes pendant 2 heures, toutes les 30 minutes pendant 4 heures, puis toutes les heures pendant 4 heures. Garder le client couché sur le côté droit pendant au moins 2 heures pour fermer le point de ponction. Garder le client au lit, en position allongée, pendant 12 à 24 heures. Surveiller le client pour déceler des complications comme la péritonite biliaire, le choc, le pneumothorax.

L'endoscopie du système digestif est souvent pratiquée en combinaison avec une biopsie et des études cytologiques. La principale complication de l'endoscopie digestive est la perforation de la structure examinée. Tous les examens endoscopiques requièrent la signature d'un formulaire de consentement libre et éclairé. En plus des examens paracliniques, plusieurs interventions effractives et thérapeutiques peuvent être réalisées à l'aide d'un endoscope, comme l'exérèse d'un polype, la sclérose de varices, un traitement au laser, la cautérisation de sites de saignement, la papillotomie, le retrait de calculs dans le canal cholédoque et les dilatations au ballonnet. Beaucoup d'interventions endoscopiques demandent une sédation I.V. à action rapide.

L'endoscopie par capsule est une technique non effractive permettant de visualiser le tube digestif **FIGURE 53.13** et **TABLEAU 53.11B**. Sa sensibilité est actuellement explorée pour déceler la source d'un saignement gastro-intestinal, des petites lésions, les polypes coliques et le cancer colorectal (Van Gossum *et al.*, 2009).

53.3.3   Biopsie hépatique

Le but de la biopsie hépatique est de prélever du tissu hépatique afin d'établir un diagnostic de fibrose, de cirrhose ou de néoplasme, par exemple. Elle peut aussi être utile pour suivre l'évolution d'une maladie hépatique, comme l'hépatite chronique.

Il existe deux types de biopsie hépatique : la biopsie ouverte et la biopsie fermée. La biopsie ouverte, ou chirurgicale, consiste à pratiquer une incision et à retirer une lame de tissu. Elle est pratiquée en salle d'opération sous anesthésie générale, souvent en même temps qu'une autre intervention chirurgicale. La biopsie fermée, ou ponction-biopsie à l'aiguille, est une procédure percutanée. Après avoir injecté un anesthésique local dans le site, une aiguille est insérée dans le huitième ou le neuvième espace intercostal, du côté droit. Le client est en position de décubitus dorsal, le bras droit relevé par-dessus la tête. Il doit expirer complètement et ne pas respirer pendant que l'aiguille est introduite **TABLEAU 53.11B**. L'évaluation infirmière est importante avant et après une biopsie hépatique.

Pli iléocæcal

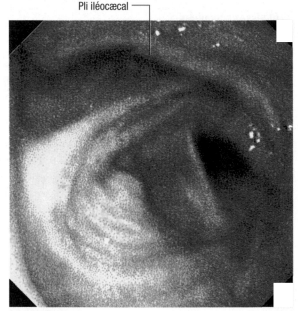

FIGURE 53.12

Image endoscopique de la valve iléocæcale

De plus, il existe certains tests sanguins tels que le fibrotest et l'actitest qui aident à déterminer le niveau de fibrose du foie. Ces analyses sanguines sont des options non invasives pour mesurer la sévérité de la fibrose chez des clients atteints de certaines maladies du foie tels que l'hépatite et les maladies alcooliques du foie. Il existe également le fibroscan, qui s'avère une méthode fiable, non invasive, indolore et reproductible servant à éviter la biopsie et permettant d'évaluer la fibrose hépatique rapidement, au lit du client, en mesurant le degré d'élasticité du foie. Ce test se fait présentement dans certains hôpitaux québécois, dont l'Hôpital Maisonneuve-Rosemont.

Examens fonctionnels du foie

Les examens fonctionnels du foie sont habituellement décrits indépendamment des autres examens paracliniques du système digestif. Ce sont des analyses de laboratoire (sanguines) qui renseignent sur la maladie hépatique. Le **TABLEAU 53.12** décrit certains examens fonctionnels hépatiques courants.

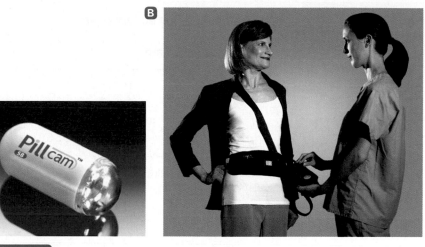

FIGURE 53.13

Endoscopie par capsule – **A** La vidéocapsule contient sa propre caméra et une source lumineuse. Après avoir été avalée, elle chemine dans le tube digestif et permet la visualisation de l'intestin grêle. Elle envoie des messages à un moniteur porté à la ceinture. **B** Pendant l'examen qui dure huit heures, le client est libre de se déplacer. Après l'examen, les images sont observées sur un moniteur vidéo.

53

Examens paracliniques

TABLEAU 53.12	Examens fonctionnels du foie
EXAMEN	**DESCRIPTION ET BUT**
Formation et excrétion de la bile	
Bilirubine sérique	• Permet d'obtenir une mesure de la capacité du foie de conjuguer et d'excréter la bilirubine, pour distinguer la bilirubine non conjuguée (indirecte) et la bilirubine conjuguée (directe) dans le plasma.
Totale	• Permet d'obtenir une mesure de la bilirubine totale, directe et indirecte. *Intervalle de référence*: 0,3-1,0 mg/dl (5-17 µmol/L)
Directe	• Permet d'obtenir une mesure de la bilirubine conjuguée; une augmentation par obstruction est observée dans l'ictère. *Intervalle de référence*: 0,0-0,4 mg/dl (0-7 µmol/L)
Indirecte	• Permet d'obtenir une mesure de la bilirubine non conjuguée; une hausse est observée en présence de maladies hépatocellulaires et hémolytiques. *Intervalle de référence*: 0,1-1,0 mg/dl (1-17 µmol/L)
Bilirubine urinaire	• Permet d'obtenir une mesure de l'excrétion urinaire de bilirubine conjuguée. *Intervalle de référence*: 0 ou négatif
Urobilinogène urinaire	• Permet d'obtenir une mesure de l'excrétion urinaire d'urobilinogène. • L'excrétion est maximale du milieu de l'après-midi au début de la soirée. • Effectuer la collecte de toutes les urines pendant deux heures l'après-midi. • Acheminer immédiatement vers le laboratoire dans un contenant opaque à cause de l'oxydation de l'urobilinogène en urobiline en présence d'air. *Intervalle de référence*: 0,5-4 mg/jour (0,8-6,8 µmol/jour)

| TABLEAU 53.12 | Examens fonctionnels du foie *(suite)* |

EXAMEN	DESCRIPTION ET BUT
Métabolisme des protéines	
Protéines (sérum)	• Permet d'obtenir le dosage des protéines sériques fabriquées par le foie : – albumine, *intervalle de référence* : 3,5-5,0 g/dl ; – globuline, *intervalle de référence* : 2,0-3,5 g/dl ; – protéines totales, *intervalle de référence* : 6,4-8,3 g/dl ; – rapport albumine/globuline, *intervalle de référence* : 1,5 :1-2,5 :1.
α-fœtoprotéine	• Est une indication d'un cancer hépatocellulaire *Intervalle de référence* : < 40 ng/ml (< 40 mg/L)
Ammoniac	• La conversion de l'ammoniac en urée se déroule normalement dans le foie ; une élévation peut entraîner une encéphalo-pathie hépatique secondaire à une cirrhose. *Intervalle de référence* : 15-45 mcg/dl (11-32 mmol N/L)
Fonction hémostatique	
Prothrombine	• Permet de déterminer l'activité de la prothrombine. *Intervalle de référence* : 11-16 s
Vitamine K	• Est le cofacteur essentiel pour plusieurs facteurs de coagulation. *Intervalle de référence* : 0,1-2,2 ng/ml (0,22- 4,88 nmol/L)
Enzymes sériques	
Phosphatase alcaline	• Provient des os et du foie. Les taux sériques s'élèvent quand son excrétion est entravée par une obstruction des voies biliaires. *Intervalle de référence* : 30-126 U/L (0,5-2,14 µkat/L), varie selon la technique et l'âge
Aspartate-aminotransférase (AST)	• Il y a élévation en cas d'atteinte hépatique et d'inflammation. *Intervalle de référence* : 9-40 U/L (0,15-0,67 µkat/L)
Alanine-aminotransférase (ALT)	• Il y a élévation en cas d'atteinte hépatique et d'inflammation. *Intervalle de référence* : 7-55 U/L (0,12-0,91 nkat/L)
γ-glutamyl-transférase (GGT)	• Est présente dans les voies biliaires (pas dans les muscles squelettiques et le muscle cardiaque). • Augmente en cas d'hépatite et de maladie hépatique alcoolique. • Est plus sensible aux dysfonctionnements hépatiques que la phosphatase alcaline. *Intervalle de référence* : 5-38 U/L
Métabolisme des lipides	
Cholestérol (sérum)	• Est synthétisé et excrété par le foie. • Augmente en cas d'obstruction biliaire, diminue en cas de cirrhose et de malnutrition. *Intervalle de référence* : 5,18 mmol/L, varie avec l'âge

■ ■ ■ À **retenir**

- Les quatre étapes du processus digestif sont l'ingestion, la digestion, l'absorption et l'élimination.

- Les fonctions du foie sont nombreuses et peuvent se classer en quatre domaines principaux, soit la fabrication, le stockage, la transformation et l'excrétion de nombreuses substances qui participent au métabolisme.

- La fonction la plus importante du gros intestin est l'absorption de l'eau et des électrolytes.

- Le vieillissement amène de multiples changements physiques altérant les diverses étapes du processus digestif.

- La constipation est courante chez les personnes âgées et elle est attribuable à de nombreux facteurs, comme le ralentissement du péristaltisme, l'inactivité, un régime pauvre en fibres, un apport hydrique insuffisant, la dépression et l'abus de laxatifs.

- Étant donné que le régime alimentaire, la consommation d'alcool et l'obésité affectent les organes du système digestif, il devient difficile de distinguer les effets de l'âge de ceux du mode de vie.

- Le tabagisme est relié à divers cancers du tube digestif (en particulier les cancers de la bouche et de l'œsophage), à l'œsophagite et aux ulcères.

- En plus des examens de diagnostic, plusieurs interventions peuvent être réalisées en endoscopie : exérèse d'un polype, sclérose de varices œsophagiennes, traitement au laser, cautérisation de sites de saignement, retrait de calculs dans le canal cholédoque, entre autres.

53

Pour en **savoir** plus

 Références Internet

Organismes et associations

American College of Gastroenterology
www.acg.gi.org

American Gastroenterological Association
www.gastro.org

Association Canadienne de Gastroentérologie
www.caq-acq.org

Association Canadienne des Stomothérapeutes
www.caet.ca

Association des Gastro-Entérologues du Québec
www.ageq.qc.ca

Association d'Iléostomie et de Colostomie de Montréal
www.aicm-montreal.org

Fondation canadienne du foie > Santé du foie
www.liver.ca

Société française d'endoscopie digestive
www.sfed.org

Organismes gouvernementaux

Santé Canada > Santé des Premières nations, des Inuits et des Autochtones > Rapports et publications > Services de soins de santé > Guide de pratique clinique du personnel infirmier en soins primaires
www.hc-sc.gc.ca

Références générales

EtudiantInfirmier.com > Digestif
www.etudiantinfirmier.com

Soins-Infirmiers.com > Modules / Cours > Anatomie et physiologie > L'appareil digestif
www.soins-infirmiers.com

 Articles, rapport et autres

Hôpital Maisonneuve-Rosemont (2009). *Votre guide pour la coloscopie.* **Montréal : HMR.**
www.maisonneuve-rosemont.org

 Multimédia

Gastroenterology Consultants, PC > Photography
www.gastro.com

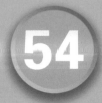
Écrit par :
Rose Ann DiMaria-Ghalili, RN, PhD
Peggi Guenter, RN, PhD, CNSN

Adapté par :
Renée Létourneau, inf., B. Sc.
Catherine Houle, inf., B. Sc.

INTERVENTIONS CLINIQUES

Troubles nutritionnels

Objectifs

≫ Guide d'études – SA15

Après avoir lu ce chapitre, vous devriez être en mesure :

 de mettre en rapport les éléments
essentiels d'un régime adéquat sur
le plan nutritif et leur importance
pour la santé ;

 de décrire les facteurs étiologiques
courants, les manifestations cliniques
et le traitement de la malnutrition ;

 d'expliquer les indications thérapeutiques, les complications possibles et
les interventions infirmières propres
à l'alimentation entérale ;

 de décrire les divers types de sondes
d'alimentation et les interventions
infirmières correspondant à chacun d'eux ;

 d'expliquer les indications thérapeutiques, les complications possibles et
les interventions infirmières propres
à l'alimentation parentérale ;

 de décrire les facteurs étiologiques,
les manifestations cliniques et les
interventions infirmières propres
aux troubles de l'alimentation.

■ ■ ■ **Concepts clés**

Cette carte conceptuelle illustre schématiquement les principaux concepts décrits dans le présent chapitre. Sa lecture vous permettra d'avoir une vue d'ensemble des notions qui y sont présentées.

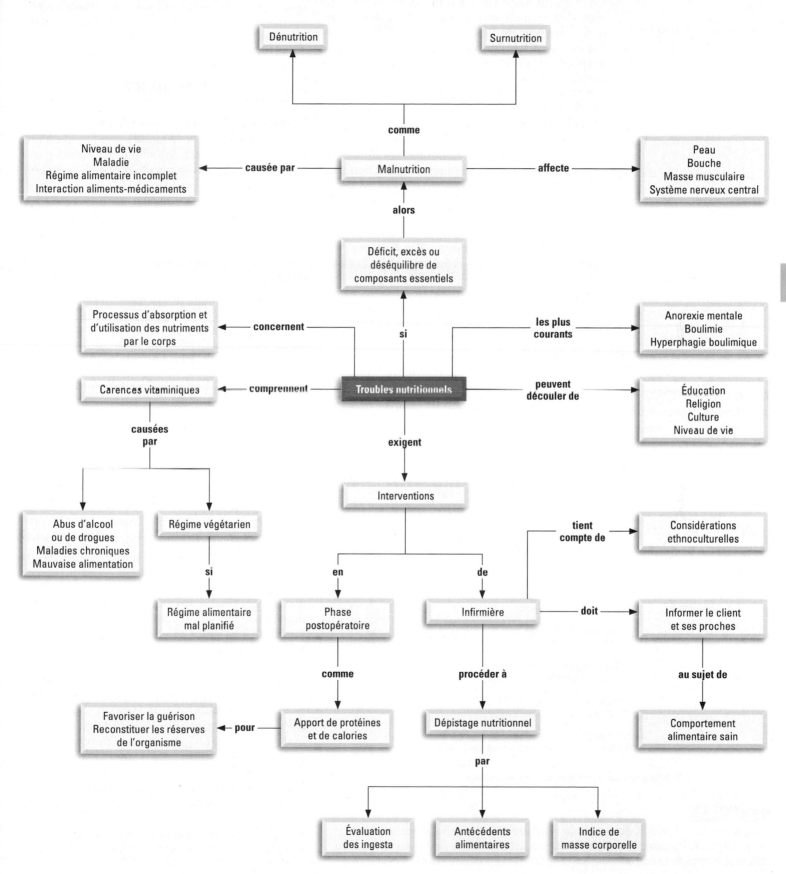

54.1 | Problèmes nutritionnels

55

L'obésité est abordée dans le chapitre 55, *Interventions cliniques – Obésité*.

Ce chapitre porte sur les problèmes relatifs à la nutrition en mettant l'accent sur la malnutrition et les troubles de l'alimentation ▶ **55**. La nutrition constitue l'ensemble des processus d'absorption et d'utilisation des nutriments par le corps (ASPEN Board of Directors, 2005). L'état nutritionnel peut être considéré comme un continuum allant de la dénutrition à la surnutrition, en passant par une nutrition normale. La modification d'un processus régissant l'absorption ou l'utilisation d'un nutriment peut entraîner des problèmes nutritionnels. Ces problèmes peuvent toucher toute personne, quels que soient son groupe d'âge, sa culture, son groupe ethnique, sa classe sociale ou son niveau d'éducation. De nombreux facteurs peuvent agir sur l'état nutritionnel d'une personne ou d'une famille. Les mœurs alimentaires sont fixées à un âge précoce, et les préférences et exigences propres à la religion ou à la culture transparaissent souvent dans l'apport alimentaire. Le niveau de vie peut aussi influencer le type et la quantité d'aliments sains qu'une personne ou une famille peuvent se procurer.

L'infirmière, de par son rôle de personne ressource, ou par les soins qu'elle prodigue, se trouve en excellente position pour évaluer les habitudes nutritionnelles et transmettre des connaissances essentielles. Elle doit aussi considérer l'importance d'informer les clients et leurs familles sur les comportements alimentaires sains, et ainsi essayer d'être un agent de changement si ceux-ci s'avèrent inadéquats.

54.2 | Nutrition normale

La nutrition est importante pour l'énergie et la croissance, ainsi que pour le maintien et la réparation des tissus. En l'absence de tout processus pathogène, une nutrition adéquate résulte d'une alimentation équilibrée. Le gouvernement du Canada a rédigé le *Guide alimentaire canadien*, qui présente les groupes alimentaires et en recommande les proportions nécessaires à une saine alimentation[a]. La pyramide de Willett complète le *Guide alimentaire canadien* en précisant davantage les différentes familles de groupes alimentaires **FIGURE 54.1**.

Les besoins énergétiques quotidiens d'une personne varient selon sa taille, son âge, son sexe et son niveau d'activité physique. Si l'état de santé ou le niveau d'activité d'une personne change, un ajustement de son apport calorique s'impose.

Les principales formules pour le calcul des besoins énergétiques selon Santé Canada sont présentées à l'adresse suivante : www.hc-sc.gc.ca.

Il existe une méthode plus commode pour évaluer les besoins caloriques quotidiens, fondée sur un nombre de kilocalories par kilogramme (kcal/kg). Les besoins moyens d'un adulte seraient de 20 à 35 calories par kilogramme de poids corporel par jour, selon le poids de référence approprié (Sabol, 2004). Il importe de noter que ces besoins peuvent être plus grands en cas de maladie grave **ENCADRÉ 54.1**.

Les glucides, principale source d'énergie du corps, produisent environ quatre kilocalories par gramme (kilocalorie est le terme juste pour désigner l'unité de mesure de l'apport calorique et de la dépense d'énergie, mais calorie est plus couramment utilisé). Les glucides se répartissent entre sucres simples et sucres complexes. Il existe deux types de sucres simples : les monosaccharides (p. ex., le glucose et le fructose), propres aux fruits et au miel, et les disaccharides (p. ex., le sucrose, le maltose et le lactose), se trouvant respectivement dans le sucre ordinaire, les farines maltées et le lait. Quant aux sucres complexes, ou polysaccharides, ils sont présents dans les fécules, les céréales, les pommes de terre et les légumineuses. Les glucides constituent le principal facteur d'économie des protéines d'un régime

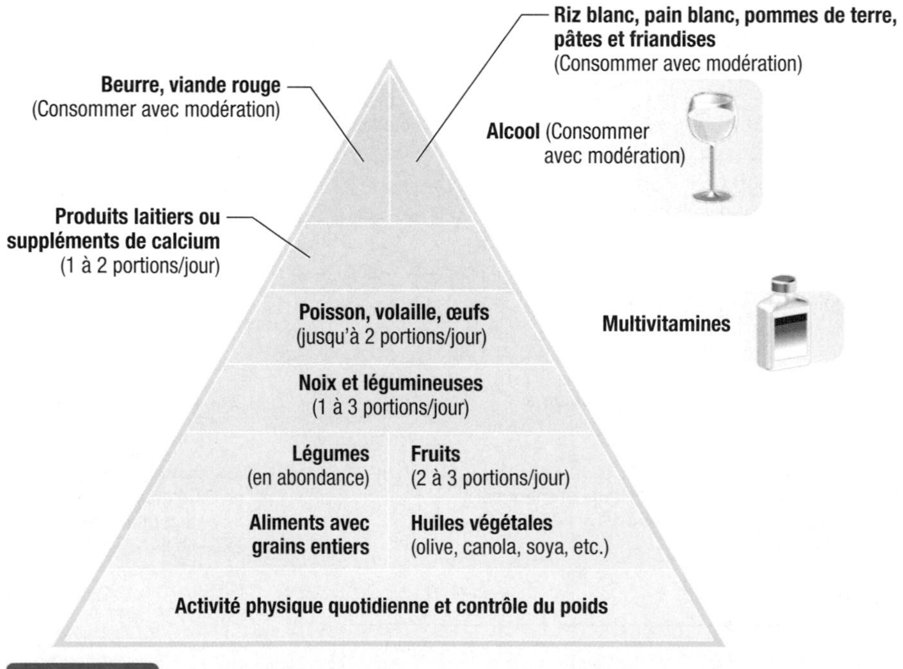

Jugement clinique

Capsule

Gwendoline étudie en physiothérapie. Elle a 20 ans et, lorsque la température le permet, elle se rend à l'université en vélo.

Considérant que son poids est de 58 kg, calculez ses besoins caloriques quotidiens.

FIGURE 54.1

Dans la pyramide de Willett, chaque groupe alimentaire est illustré par une bande plus ou moins large correspondant à la proportion dans laquelle il doit être consommé. La bande du bas, la plus large de toutes, présente des comportements complémentaires à l'alimentation.

---

[a] Pour obtenir plus d'information sur les portions recommandées selon le *Guide alimentaire canadien*, voir le chapitre 34 dans *Soins infirmiers : fondements généraux* (Potter & Perry, 2010).

alimentaire sain. Selon le *Guide alimentaire canadien*, les glucides devraient fournir de 45 à 65 % de l'apport énergétique, les sucres ajoutés ne dépassant pas 25 % de l'énergie totale. Par ailleurs, chacun devrait consommer quotidiennement environ 14 g de fibres alimentaires par 1 000 cal en mangeant des fruits, des légumes et des grains entiers. Il est recommandé de choisir des aliments et boissons auxquels seule une faible quantité de sucre ou d'édulcorant calorique a été ajoutée.

Les lipides constituent une importante source d'énergie pour le corps. Chaque gramme de gras génère environ 9 kilocalories. Les gras sont stockés dans les tissus adipeux et la cavité abdominale. Ils sont sources d'acides gras essentiels et de vitamines liposolubles. Les lipides procurent une sensation de satiété, d'une part, parce qu'ils donnent du goût aux aliments et, d'autre part, parce que leur digestion est lente. Les lipides ne devraient pas compter pour plus de 20 à 35 % de l'apport calorique (Sabol, 2004 ; Santé Canada, 2006a), car un régime trop riche en calories, provenant souvent de gras, contribue au développement de l'obésité. Il est aussi recommandé de prendre en compte les types de lipides consommés. Toute personne devrait limiter son apport calorique provenant d'acides gras saturés à 10 %, restreindre sa consommation de graisses et d'huiles riches en acides gras trans, et limiter sa consommation de cholestérol diététique à 300 mg par jour (Sabol, 2004). Les gras trans sont des matières grasses insaturées qui ne sont pas essentielles à la bonne santé. Ils sont associés à une augmentation du risque de maladie coronarienne. La plupart des Canadiens auraient intérêt à en consommer moins (Santé Canada, 2006a).

Les protéines, autre élément essentiel d'un régime alimentaire équilibré, proviennent de sources animales ou végétales. Idéalement, elles devraient combler de 10 à 35 % des besoins caloriques quotidiens (Santé Canada, 2006a). L'apport quotidien recommandé est de 0,8 à 1,0 gramme par kilogramme de poids corporel. Un gramme de protéines fournit quatre kilocalories. Les protéines sont des composés organiques azotés complexes dont les acides aminés constituent les unités de base. Parmi les 22 acides aminés, certains sont essentiels et d'autres sont non essentiels. L'organisme est capable de synthétiser les acides aminés non essentiels s'il reçoit un apport adéquat en protéines. En revanche, il lui est impossible de synthétiser les neuf acides aminés essentiels, dont l'apport dépend donc entièrement de sources alimentaires. Les sources de protéines contenant tous les acides aminés essentiels se nomment protéines complètes, tandis que celles auxquelles il manque au moins un acide aminé essentiel portent le nom de protéines incomplètes. Le **TABLEAU 54.1** propose

Promotion et prévention

ENCADRÉ 54.1	Effets sur la santé d'un régime alimentaire équilibré

- Réduction du risque d'anémie
- Maintien d'un poids corporel normal et prévention de l'obésité
- Maintien d'une bonne santé des os et prévention de l'ostéoporose
- Diminution du risque de développement d'un taux élevé de cholestérol et de diabète de type 2
- Diminution du risque de cardiopathie, d'hypertension et de certains cancers

TABLEAU 54.1	Sources de protéines
PROTÉINES COMPLÈTES	**PROTÉINES INCOMPLÈTES**
• Lait et produits laitiers (p. ex., le fromage) • Œufs • Poisson • Viande • Volaille	• Grains (p. ex., le maïs) • Légumineuses (p. ex., les haricots blancs, le soya, les pois) • Noix (p. ex., les amandes) • Graines (p. ex., les graines de sésame ou de tournesol)

des exemples de protéines complètes et incomplètes. Les protéines sont essentielles à la croissance, à la réparation et au maintien des tissus, à la régulation du corps et à la production d'énergie.

Les vitamines sont des composés organiques dont le métabolisme normal n'a besoin qu'en petites quantités. Les vitamines agissent principalement dans les réactions enzymatiques facilitant le métabolisme des acides aminés, des lipides et des glucides. L'apport en certaines vitamines, comme la cobalamine (vitamine B_{12}), dépend de sources alimentaires. Les vitamines se répartissent en deux catégories : les vitamines hydrosolubles (vitamine C et vitamines du groupe B) et les vitamines liposolubles (vitamines A, D, E et K).

Les minéraux (p. ex., le magnésium, le fer, le calcium) comptent pour environ 4 % du poids corporel total. Ceux dont le corps n'a besoin qu'en très faible quantité sont qualifiés d'oligoéléments (ou microéléments), tandis que ceux dont il requiert plus de 100 mg par jour portent le nom de macroéléments. Le **TABLEAU 54.2** dresse la liste des éléments compris dans ces deux catégories. Dans l'organisme, les minéraux sont nécessaires à la construction des tissus et à la régulation des liquides, tout en contribuant à diverses autres fonctions. Le corps emmagasine certains minéraux, qui peuvent s'avérer toxiques à trop forte dose. L'apport quotidien recommandé varie énormément d'un élément à l'autre, allant de quelques microgrammes

RAPPELEZ-VOUS...

Le kilojoule (kJ) est également utilisé pour mesurer l'énergie que l'organisme utilise. Une kilocalorie égale 4,184 kilojoules.

TABLEAU 54.2	Macroéléments et oligoéléments
MACROÉLÉMENTS	**OLIGOÉLÉMENTS**
• Calcium	• Chrome
• Chlorure	• Cuivre
• Magnésium	• Fluorure
• Phosphore	• Iode
• Potassium	• Fer
• Sodium	• Manganèse
• Soufre	• Molybdène
	• Sélénium
	• Zinc

pour les oligoéléments à un gramme ou plus pour les macroéléments comme le calcium, le phosphore et le sodium. Un régime équilibré permet généralement de répondre à ces besoins, mais des carences sont possibles.

54.3 | Régime végétarien

Tous les végétariens ont en commun l'exclusion de la viande rouge de leur régime alimentaire. Nombre d'entre eux sont végétaliens, ne consommant que des aliments d'origine végétale, tandis que d'autres, les ovo-lacto-végétariens, mangent parfois des produits laitiers et des œufs, mais ne consomment pas de viande, de volaille, de poisson ou de fruits de mer.

Les végétariens, comme les omnivores, doivent planifier leur régime alimentaire pour éviter les carences en protéines ou en vitamines. Bien que la qualité des protéines végétales soit inférieure à celle des protéines animales, elles satisfont la plupart des besoins de l'organisme en protéines. Les combiner (p. ex., le maïs et les haricots) permet d'augmenter leur valeur nutritive. La boisson de soya constitue aussi une excellente source de protéines. La principale carence dont souffrent les végétaliens est le déficit en cobalamine. Cette vitamine se trouve uniquement dans les protéines animales, dans des suppléments spéciaux ou dans des aliments qui en sont enrichis. Les végétaliens qui ne prennent pas de suppléments sont susceptibles de développer une anémie mégaloblastique et des signes neurologiques de carence en cobalamine. Tant les végétaliens que les ovo-lacto-végétariens présentent des risques de carence en fer dans certaines circonstances. Ainsi, des aliments enrichis de fer ou des suppléments leur sont prescrits en cours de grossesse, pendant la petite enfance et l'adolescence, ou en cas de saignement important. Le **TABLEAU 54.3** donne quelques exemples d'aliments riches en fer. Les autres nutriments dont un régime végétalien peut entraîner la carence comprennent le calcium, le zinc, ainsi que les vitamines A et D.

Thérapie nutritionnelle

TABLEAU 54.3	Aliments à haute teneur en fer	
ALIMENT	**PORTION**	**TENEUR EN FER**
Fer héminique		
Palourdes en conserve	85 g	23,6 mg
Palourdes bouillies	60 g (5 grosses)	16,8 mg
Foie de poulet cuit	74 g	6,3 mg
Foie de bœuf cuit	85 g	5,3 mg
Rôti de bœuf (palette)	88 g	3,1 mg
Dinde hachée cuite	82 g	1,6 mg
Sardines en conserve (Atlantique)	48 g (4)	1,4 mg

TABLEAU 54.3	Aliments à haute teneur en fer *(suite)*	
ALIMENT	**PORTION**	**TENEUR EN FER**
Fer non héminique		
Tofu	115 g	6,2 mg
Graines de citrouille écalées	30 g	4,5 mg
Haricots de soya cuits	125 ml	4,5 mg
Haricots blancs en conserve	125 ml	4,1 mg
Mélasse noire	1 c. à soupe	3,6 mg
Lentilles bouillies	125 ml	3,5 mg
Épinards bouillis	125 ml	3,4 mg
Pomme de terre au four avec sa pelure	202 g (1 grosse)	2,7 mg
Pâte de tomate	75 ml	2,5 mg

Source : Santé Canada (1999).

Soins infirmiers transculturels

NUTRITION

Tout le monde dispose d'un bagage culturel singulier pouvant influer sur ses habitudes alimentaires et son état nutritionnel. Chaque culture entretient ses propres croyances et comportements en ce qui a trait aux aliments et au rôle de la nourriture dans l'étiologie et le traitement des maladies. La culture peut aussi définir quels aliments sont comestibles, comment les apprêter et à quel moment ils peuvent être mangés. Les influences de la culture et de la religion sur le régime alimentaire sont multiples, allant de la sélection des denrées à leur mode de préparation, en passant par la détermination des personnes qui peuvent cuisiner. Par exemple, certaines religions, comme le judaïsme et l'islam, imposent des règles alimentaires précises. En contexte de soins à l'hôpital ou à domicile, il importe que l'infirmière puisse évaluer à quel point un client de foi juive ou musulmane observe les pratiques cachère ou halal afin que lui soit servi un repas adéquat.

L'infirmière doit tenir compte de considérations ethnoculturelles lorsqu'elle évalue les antécédents alimentaires d'un client et qu'elle procède à des interventions exigeant un changement de régime. Elle doit cependant se garder de tomber dans les stéréotypes culturels, fondés sur des préjugés et des généralisations à propos de l'influence du bagage culturel du client sur son régime alimentaire. Les habitudes alimentaires varient considérablement d'un groupe ethnique à l'autre et au sein d'un même groupe ethnique (Pérez-Escamilla & Putnik, 2007). L'acculturation, degré d'adoption par les immigrants des traits de leur culture d'accueil, peut aussi avoir un impact sur les pratiques alimentaires (Hoerr, Tsuei, Liu, Franklin, & Nicklas, 2008).

Il importe de savoir si le client consomme les mets « traditionnels » associés à sa culture. Si tel est le cas, il faut évaluer leurs effets sur sa santé. Par exemple, chez les Premières Nations, la transition entre l'alimentation traditionnelle et celle dite commerciale ne se fait pas sans conséquences ; en effet, une augmentation de la prévalence de l'obésité, et conséquemment de l'hypertension artérielle, du diabète de type 2 et des maladies coronariennes est observée parmi leurs membres (Institut national de santé publique du Québec, 2004). Il est très important de tenir compte de la dimension culturelle dans la planification de changements au régime alimentaire d'une personne et dans l'évaluation de son degré d'adhésion à un nouveau régime. Par exemple, la perception du poids et de la taille du corps peut être influencée par la culture. L'infirmière doit poser des questions au client ou à sa famille sur l'influence de leur culture sur leurs choix alimentaires et leurs pratiques pour le maintien du poids. Par exemple, certaines cultures telles que les Premières Nations ne stigmatisent pas l'embonpoint et l'obésité comme le fait la culture occidentale (Müller & Krawinkel 2005). Tout cela peut rendre plus exigeant l'enseignement sur la nécessité de perdre du poids.

L'enseignement relatif aux restrictions et aux recommandations alimentaires doit aussi s'adresser à la famille du client. Dans de nombreux cas, c'est un membre de la famille qui fera les courses et la cuisine.

54.4 | Malnutrition

La **malnutrition** consiste en un déficit, un excès ou un déséquilibre de composants essentiels à un régime équilibré. Ce problème peut être relatif aux macronutriments (glucides, protéines, lipides) ou aux microéléments (électrolytes, sels minéraux, vitamines). La dénutrition et la surnutrition sont des formes de malnutrition. Une alimentation insuffisante résultant d'un régime inadéquat ou d'une maladie affectant l'appétit et l'assimilation des nutriments ingérés est qualifiée de dénutrition, tandis que la surnutrition désigne l'ingestion systématique d'une plus grande quantité de nourriture que nécessaire, comme dans les cas d'obésité.

La dénutrition existe non seulement dans les pays en développement, mais aussi dans les pays développés (Norman, Pichard, Lochs, & Pirlich, 2008). Elle est généralement constatée chez les classes défavorisées ainsi que chez les personnes atteintes de maladies graves ou chroniques. La malnutrition est courante chez les clients hospitalisés : de 31 à 33 % d'entre eux en en souffriraient ou courraient le risque de connaître des problèmes nutritionnels (Sorensen *et al.*, 2008). Dans les centres d'hébergement et de soins de longue durée, la prévalence de la malnutrition s'avère une triste réalité. Les causes peuvent être d'ordre physique (troubles tels que la **dysphagie** ou la **xérostomie**) ou d'ordre économique (manque d'argent ou d'employés pour l'aide aux repas), ou encore elle peut être due à la négligence des personnes qui fournissent les soins.

54.4.1 Types de malnutrition
Malnutrition protéino-calorique

La **malnutrition protéino-calorique** (aussi appelée malnutrition protéino-énergétique) est la forme la plus courante de dénutrition et peut résulter de facteurs primaires ou secondaires. La malnutrition protéino-calorique primaire apparaît si les besoins nutritionnels ne sont pas comblés. Sa variante secondaire découle, quant à elle, d'une modification ou d'une anomalie de l'ingestion, de la digestion, de l'absorption ou du métabolisme : même si l'apport alimentaire est suffisant dans des conditions normales, il ne permet pas de répondre aux besoins des tissus. La malnutrition secondaire peut être due à une obstruction gastro-intestinale, à une intervention chirurgicale, à un cancer, au syndrome de malabsorption, à des médicaments ou à une maladie infectieuse. Elle est aussi qualifiée de malnutrition propre à la maladie (Sorensen *et al.*, 2008).

La malnutrition protéino-calorique peut être causée par un régime pauvre en protéines, qui, généralement, s'avère aussi faible en vitamines et minéraux essentiels. La plupart des clients malades souffrant de malnutrition combinent ses formes primaire et secondaire.

Cachexie et kwashiorkor

La cachexie et le kwashiorkor sont les formes les plus graves de malnutrition protéino-calorique. Elles touchent le plus souvent des enfants dans les pays en développement (Latham, 1997). La **cachexie** se caractérise par une atrophie généralisée des tissus adipeux et des muscles. Les personnes qui en sont atteintes semblent souvent « décharnées » ou émaciées, mais peuvent afficher un taux de protéines sériques normal. Le kwashiorkor est causé par une carence en protéines et s'accompagne spécifiquement d'œdèmes et de bas taux de protéines sériques (Müller & Krawinkel, 2005). Le kwashiorkor avec œdème est la forme combinée de cachexie et de kwashiorkor. Il se manifeste par une importante émaciation des tissus, la perte de graisse dermique et la déshydratation.

54.4.2 Étiologie de la malnutrition

De nombreux facteurs peuvent contribuer au développement de la malnutrition, dont le niveau de vie, la maladie, un régime alimentaire incomplet et l'interaction entre des aliments et des médicaments. L'**ENCADRÉ 54.2** énumère les situations augmentant le risque de malnutrition.

Niveau de vie

L'Organisation mondiale de la Santé définit la sécurité alimentaire comme l'accès, tant physique qu'économique, à une alimentation suffisante, saine et nutritive qui permette de répondre à ses besoins nutritionnels (Cook *et al.*, 2008). Les personnes ou familles dont les ressources économiques sont limitées peuvent connaître l'insécurité alimentaire (accès inadéquat). Cette dernière se répercute sur la qualité globale des aliments consommés, en ce qui concerne tant leur quantité que leur valeur nutritive. Les familles qui vivent

---

| ENCADRÉ 54.2 | États augmentant le risque de malnutrition |

- Démence
- Alcoolisme chronique
- Régime draconien en vue de perdre du poids
- Troubles de la déglutition (p. ex., les cancers de la tête et du cou)
- Mobilité réduite limitant l'accès à la nourriture ou sa préparation
- Pertes de nutriments dues à la malabsorption, à la dialyse, à des fistules ou à des plaies

- Médicaments à propriétés antinutritionnelles ou cataboliques comme les corticostéroïdes et les antibiotiques oraux
- Besoin excessif de nutriments dû à l'hypermétabolisme ou à un stress comme une infection, une brûlure, un trauma ou la fièvre
- Absence d'ingestion par voie orale ou intraveineuse (I.V.) standard (5 % de dextrose) pendant 10 jours (adultes) ou 5 jours (personnes âgées)

---

dans l'insécurité alimentaire optent généralement pour des denrées peu coûteuses et rassasiantes, plus denses en énergie (riches en lipides) et de moindre valeur nutritive. Un tel régime augmente les risques de carences nutritionnelles.

Pour éviter de manquer de nourriture, les personnes et les familles peuvent recourir aux programmes de soutien du revenu (dont les programmes d'aide alimentaire), aux subventions au logement et à l'énergie ainsi qu'aux contributions en nature de parents, d'amis, de banques alimentaires, de groupes d'entraide ou d'organismes de bienfaisance. Se nourrir ou payer le loyer? Voilà un dilemme qui touche de nombreuses familles aux ressources limitées, qui peinent à garnir leur table si elles règlent leurs factures de services publics (DiMaria-Ghalili, 2008b). Chez les personnes âgées dont le revenu est fixe s'ajoute l'obligation de choisir entre médicaments et nourriture. Plusieurs ressources sont disponibles (infirmière, nutritionniste et associations telles que les associations coopératives d'économie familiale) afin d'aider ces clients à faire des choix alimentaires qui répondent aux besoins nutritionnels tout en étant à la portée de leurs ressources limitées.

Maladie

La malnutrition est souvent la conséquence d'une maladie, d'une intervention chirurgicale ou d'une hospitalisation. Les clients hospitalisés, en particulier les personnes âgées, sont à risque. Une maladie prolongée, une chirurgie majeure, une infection, une plaie, des brûlures, une hémorragie, une fracture et l'immobilité sont tous des facteurs contribuant à la malnutrition. Il existe un lien bidirectionnel entre la dénutrition et la maladie. En effet, un état pathologique est souvent aggravé par la dénutrition, tandis qu'une carence peut prendre de l'ampleur en cas de maladie.

L'anorexie, les nausées, les vomissements, la diarrhée, la distension abdominale et les crampes abdominales peuvent accompagner une maladie de l'appareil gastro-intestinal. Toute combinaison de ces symptômes perturbe l'absorption et le métabolisme normaux des aliments. De plus, par crainte d'aggraver son problème gastro-intestinal, un client peut se limiter à quelques aliments et boissons qui ne sont pas nécessairement sains.

Le **syndrome de malabsorption** est une déficience de l'absorption de nutriments par le tractus gastro-intestinal. Il peut être dû à la diminution de la quantité d'enzymes digestives ou à la réduction de la surface de l'intestin, et peut mener rapidement à une situation de carence. De nombreux médicaments ont des effets secondaires néfastes sur le plan gastro-intestinal et peuvent modifier les processus normaux de digestion et d'absorption. Les antibiotiques, par exemple, déséquilibrent la flore intestinale, ce qui limite la capacité du corps à synthétiser la biotine.

La fièvre accompagne nombre de maladies, blessures et infections, et coïncide avec une augmentation du métabolisme basal. Chaque hausse de 1 °C de la température corporelle entraîne une augmentation de 13 % du métabolisme basal (Wilmore, 1977). Sans apport calorique supplémentaire, l'énergie nécessaire est puisée dans les réserves de protéines de l'organisme, ce qui peut provoquer un épuisement protéique.

De concert avec le médecin et la nutritionniste, l'infirmière doit prendre la responsabilité de pourvoir aux besoins nutritionnels du client. Elle doit se montrer compréhensive envers un client qui, sans être manifestement malade, doit respecter certaines conditions parce qu'il subit des examens cliniques et paracliniques. Même s'il a une saine nutrition au moment de son admission à l'hôpital, les restrictions alimentaires imposées par les tests peuvent lui occasionner des problèmes.

Régimes alimentaires incomplets

Dans la plupart des pays développés, les carences en vitamines sont rares. Lorsqu'une personne en souffre, la carence concerne généralement plusieurs vitamines à la fois. Les apports alimentaires recommandés (ou apports nutritionnels de référence [ANREF]) en vitamines et minéraux peuvent être respectés grâce à un régime constitué des cinq groupes alimentaires de base **TABLEAU 54.4**. Les ANREF de Santé Canada (2006b) comportent une marge de sécurité, car les quantités proposées dépassent les besoins quotidiens minimaux de la plupart des gens (Otten, Hellwig, & Meyers, 2006). Les carences en vitamines sont constatées principalement chez les personnes qui abusent de l'alcool ou de drogues, les malades chroniques et les gens ayant de mauvaises habitudes alimentaires. Les personnes ayant subi une chirurgie du tractus gastro-intestinal sont à risque. Par exemple, une résection de l'iléon entraîne un risque de carence en vitamines liposolubles. À la suite d'une gastrectomie, le client doit recevoir un supplément de cobalamine. Les régimes riches en lipides et le végétarisme mal planifié comportent aussi des risques. Les manifestations cliniques des déséquilibres en vitamines se présentent le plus souvent comme des problèmes neurologiques. Chez l'enfant, c'est le système nerveux central qui est le plus touché, tandis que chez l'adulte, il s'agit du système nerveux périphérique ⓦ.

Le tableau 54.1W énumérant les ANREF et les manifestations cliniques des déséquilibres est présenté au www.cheneliere.ca/lewis.

TABLEAU 54.4	Apports nutritionnels de référence (ANREF)	
VITAMINES	**ANREF**	
Liposolubles		
A	Hommes : 900 mcg équivalents rétinol[a] Femmes : 700 mcg équivalents rétinol	
D	Adultes : de 5 à 10 mcg de cholécalciférol[b]	
F	Adultes : 15 mg	
K	Hommes : 120 mcg Femmes : 90 mcg	
Hydrosolubles		
B_1	Hommes : 1,2 mg/j Femmes : 1,1 mg/j	
B_6	Hommes : de 1,3 à 1,7 mg/j Femmes : de 1,3 à 1,5 mg/j	
Cobalamine (B_{12})	Adultes : de 2 à 4 mcg	
C	Adultes : de 75 à 90 mg/j	
Acide folique	Adultes : 400 mcg/j	

[a] Une teneur de 1 mcg équivalent rétinol = 10 UI de vitamine A de bêta-carotène ou 3,33 UI de vitamine A de rétinol.

[b] 1 mcg de cholécalciférol = 40 UI de vitamine D.

Interactions médicamenteuses avec les aliments

Quand un traitement pharmacologique est entrepris, il faudrait chaque fois avoir vérifié s'il y a interaction entre les médicaments prescrits et certains aliments. Les interactions indésirables possibles comprennent l'incompatibilité entre deux substances, la diminution de l'efficacité du médicament et la dégradation de l'état nutritionnel du client. Des interactions peuvent se produire avec des médicaments en vente libre, des plantes médicinales ou des suppléments diététiques. En tant que membre de l'équipe de soins, l'infirmière doit surveiller et prévenir les interactions pouvant affecter les clients, qu'ils soient hospitalisés ou non.

54.4.3 Physiopathologie de l'inanition

Pour bien comprendre les changements physiologiques découlant de la malnutrition protéino-calorique, il est essentiel de connaître les diverses phases du processus d'inanition (privation de nourriture). Dans un premier temps, le corps répond à ses besoins métaboliques en puisant dans ses réserves de glycogène, un glucide, plutôt qu'en faisant appel aux lipides et aux protéines. Situées dans le foie et les muscles, ces réserves sont cependant minimes et peuvent s'épuiser en moins de 18 heures. Pendant cette première phase de l'inanition, les protéines jouent uniquement leur rôle habituel dans le métabolisme cellulaire. Une fois les réserves de glucides épuisées, les protéines squelettiques commencent à se transformer en glucose afin de fournir de l'énergie. L'alanine et la glutamine sont les premiers acides aminés à être utilisés par le foie pour produire du glucose, par un processus appelé gluconéogenèse. La glycémie veineuse qui en résulte permet au mécanisme métabolique de se poursuivre. L'usage de ces acides aminés comme source d'énergie peut susciter un bilan azoté négatif (excrétion d'azote supérieure à son absorption). Toutefois, au bout de cinq à neuf jours, les réserves lipidiques de l'organisme sont mobilisées pour fournir le gros de l'énergie nécessaire.

En cas d'inanition prolongée, jusqu'à 97 % des calories proviennent des réserves lipidiques, et les protéines sont préservées. Le moment de l'épuisement des graisses varie selon leur quantité initiale, mais a généralement lieu au bout de quatre à six semaines. Dès lors, les protéines corporelles ou viscérales, y compris celles des organes internes et du plasma, cessent d'être économisées et voient leur quantité diminuer rapidement, car elles constituent la seule source d'énergie restante.

Si un client souffrant de malnutrition fait l'objet d'une intervention chirurgicale, subit un trauma ou contracte une infection, la réaction de stress et l'augmentation de la dépense d'énergie qui lui est concomitante se superposent aux réactions du jeûne. C'est-à-dire qu'il n'y a plus d'économie des protéines, ces dernières étant de plus en plus sollicitées pour fournir l'énergie nécessaire à l'organisme, le métabolisme voyant ses besoins accrus.

Le processus d'épuisement des protéines porte atteinte à la fonction hépatique et entraîne la diminution de la synthèse des protéines, qui provoque à son tour une baisse de la pression osmotique du plasma. Les protéines plasmatiques, principalement l'albumine, ont comme principale fonction le maintien de cette pression.

Une baisse de pression osmotique crée un déplacement des liquides organiques de l'espace vasculaire vers le compartiment interstitiel. Plus tard, l'albumine s'écoule dans le compartiment interstitiel avec les liquides organiques. Un œdème devient alors visible. Souvent, un œdème au visage

Le tableau 54.2W énumérant les interactions les plus courantes entre aliments et médicaments est présenté au www.cheneliere.ca/lewis.

ou aux jambes masque l'émaciation sous-jacente des muscles.

La réduction du volume sanguin donne à la peau une apparence sèche et ridée. À l'instar des liquides organiques, les ions se déplacent. Le sodium, ion extracellulaire prédominant, est de plus en plus présent dans les cellules, tandis que le potassium, ion intracellulaire prédominant, se déplace dans l'espace extracellulaire, accompagné du magnésium. La pompe à sodium nécessite beaucoup d'énergie, soit de 20 à 50 % de toutes les calories ingérées. Si le régime alimentaire est extrêmement pauvre en calories et en protéines essentielles, la pompe cesse de fonctionner, laissant le sodium (avec l'eau) dans la cellule, qui se met alors à grossir.

Le foie est l'organe dont la masse diminue le plus en cas de privation de protéines. Des lipides secondaires à la diminution de la synthèse des lipoprotéines s'y infiltrent graduellement. Dans un tel cas, un régime à base de protéines et d'autres nutriments essentiels doit être administré immédiatement, sans quoi la mort s'ensuit rapidement.

54.4.4 Manifestations cliniques

Les manifestations cliniques de la malnutrition vont de symptômes bénins à la mort, en passant par l'émaciation. Pendant l'examen clinique, les signes les plus évidents sont constatés sur la peau (peau sèche et squameuse, ongles cassants, rougeurs, perte de cheveux), dans la bouche (escarre et ulcères, modifications à la langue), dans les muscles (diminution de la masse musculaire et affaiblissement) et dans le système nerveux central (problèmes mentaux comme la confusion et l'irritabilité). La vitesse de progression de la malnutrition varie selon la quantité de protéines ingérées et leur qualité, la valeur énergétique, la maladie ainsi que l'âge.

Les manifestations cliniques de la malnutrition découlent de nombreuses interactions ayant lieu à l'échelle cellulaire. Une réduction importante de l'apport en protéines fait en sorte que les muscles, plus grande réserve de protéines de l'organisme, s'atrophient et deviennent flasques, suscitant affaiblissement, prédisposition à la fatigue et diminution de l'endurance. La protéine responsable de la réparation des tissus étant présente en moindre quantité, la guérison des plaies peut être plus lente. La personne devient plus vulnérable à tout type d'infection. Dans les cas de malnutrition protéino-calorique, l'immunité tant humorale (anticorps) que cellulaire (cellules lymphoïdes) est déficiente. Le taux de leucocytes dans le sang périphérique diminue. Faute d'énergie suffisante, la phagocytose est perturbée. De nombreuses personnes

souffrant de malnutrition sont anémiques. L'anémie secondaire à la malnutrition protéino-calorique est généralement secondaire à un manque de fer et d'acide folique, composants essentiels des érythrocytes .

54.4.5 Examen clinique et examens paracliniques

Examen clinique

S'informer de ce que le client a ingéré au cours de la dernière semaine permet d'en apprendre beaucoup sur ses habitudes alimentaires et ses connaissances en matière de nutrition. Outre sa taille, son poids et ses signes vitaux, la condition physique du client doit être évaluée et notée. Tous les systèmes et appareils de l'organisme doivent être examinés. L'**ENCADRÉ 54.3** résume les examens et résultats propres à la malnutrition.

Tests de laboratoire

Conjugués à un examen physique, de nombreux tests de laboratoire permettent d'établir un diagnostic de malnutrition protéino-calorique. La demi-vie de la sérumalbumine est de 20 à 22 jours. En l'absence d'une perte considérable de liquide, résultant par exemple d'une hémorragie ou de brûlures, la modification du taux de sérumalbumine commence plus de deux semaines après celle des protéines, ce qui fait en sorte qu'elle n'est pas un bon indicateur de changements importants de l'état nutritionnel. La préalbumine, protéine synthétisée par le foie, a une demi-vie de deux jours, ce qui en fait un meilleur indicateur de l'état nutritionnel actuel ou récent. Le taux de transferrine est un autre indicateur de la situation protéinique. Aussi synthétisée par le foie et servant au transport du fer, cette protéine voit sa quantité diminuer en cas de carence en protéines.

De faibles taux de protéines viscérales, y compris d'albumine, de préalbumine et de transferrine, sont considérés comme des indicateurs de malnutrition protéino-calorique. L'albumine, la préalbumine et la transferrine sont cependant des protéines de phase aiguë négative : en cas de réaction métabolique inflammatoire, leur synthèse par le foie diminue. Des taux faibles ou inférieurs à la normale de ces protéines peuvent ainsi correspondre à un état inflammatoire plutôt qu'à un épuisement des réserves (Jensen, 2006). Le recours à ces protéines viscérales comme indicateurs nutritionnels est remis en question (Chima, Dietz-Seher & Kushner-Benson, 2008).

La protéine C réactive est une protéine de phase aiguë positive : son taux est généralement élevé en cas d'inflammation. Son évaluation aide à

Le tableau 54.3W énumérant en détail les manifestations cliniques de la malnutrition est présenté au www.cheneliere.ca/lewis.

54

Jugement clinique

Capsule

Monsieur René Dumais a 46 ans. Il est en phase terminale d'un cancer du foie. L'infirmier qui le visite à domicile a fait un prélèvement sanguin dont les résultats sont les suivants : fer sérique : 41 mcg/dl ; Hb : 121 g/L ; G.R. : $4,4 \times 10^{12}$/L ; G.B. : 8 300/mm³.

Que signifient de tels résultats ?

ENCADRÉ 54.3 Malnutrition

Données subjectives

- Renseignements importants concernant la santé :
  - Antécédents de santé : brûlure grave, trauma important, hémorragie, plaie de drainage, fracture d'un os avec immobilité prolongée, maladie chronique des reins ou du foie, cancer, syndrome de malabsorption, obstruction gastro-intestinale, maladies infectieuses (tuberculose, sida)
  - Médicaments : corticostéroïdes, agents antinéoplasiques, comprimés anorexigènes
  - Interventions chirurgicales et autres traitements : opération récente, radiothérapie
- Modes fonctionnels de santé :
  - Perception et gestion de la santé : abus d'alcool ou de drogues ; malaise, apathie
  - Nutrition et métabolisme : augmentation ou diminution du poids, problèmes de poids ; augmentation ou diminution de l'appétit, apport nutritionnel typique ; préférences et aversions alimentaires ; allergies ou intolérances alimentaires ; dents manquantes ou mal ajustées ; bouche sèche, difficulté à mastiquer ou à avaler ; ballonnements ou flatulences ; augmentation de la sensibilité au froid ; lente guérison des plaies
  - Élimination : constipation, diarrhée, nycturie, diminution de la débitmétrie
  - Activités et exercices : augmentation ou diminution de l'activité ; faiblesse, fatigue, diminution de l'endurance
  - Perception et concept de soi : bouche endolorie ; paresthésie ; diminution du sens de l'espace et de la pallesthésie
  - Relations et rôles : changements familiaux (p. ex., le décès du conjoint) ; problèmes financiers
  - Sexualité et reproduction : aménorrhée, impuissance, diminution de la libido

Données objectives

- Observations générales : Lenteur, cachexie ; poids faible par rapport à la taille
- Système visuel : Conjonctive pâle ou rougie, kératinisation de l'épithélium de la conjonctive (taches de Bitot) ; apparence sèche ou terne de la conjonctive et de la cornée, cornée molle ; croissance de vaisseaux sanguins dans la cornée ; rougeurs et fissures au coin des paupières
- Système tégumentaire : Cheveux secs, cassants, dégarnis, changeant de couleur et manquant de lustre, alopécie ; lèvres sèches ou écailleuses, herpès labial, croûtes anguleuses et lésions aux commissures des lèvres (perlèche) ; ongles côtelés et cassants ; changements au teint et diminution de l'élasticité de la peau ; peau froide, rugueuse, sèche, écailleuse et parsemée de zones brun-gris ; dermite squameuse avec rougeurs, dermite scrotale ; légère cyanose ; œdème périphérique
- Système respiratoire : Diminution de la fréquence respiratoire, diminution de la capacité vitale, râle crépitant, toux faible
- Système cardiovasculaire : Augmentation ou diminution de la fréquence cardiaque, diminution de la pression artérielle, arythmie
- Système gastro-intestinal : Langue enflée, lisse, irritée, rouge et sèche (glossite), papilles hypertrophiées ou atrophiées ; caries dentaires, dents manquantes ou mobiles, émail décoloré ; gencives spongieuses, pâles ou rétractées ayant tendance à saigner facilement, parodontopathie ; ulcères, taches ou plaques blanches, rougeurs ou enflure à la muqueuse buccale ; abdomen distendu ou tympanique ; ascite, hépatomégalie, diminution des borborygmes ; stéatorrhée
- Système nerveux : Diminution ou perte des réflexes, tremblements ; inattention, irritabilité, confusion, syncope
- Système musculosquelettique : Diminution de la masse et du tonus musculaires, allure émaciée ; jambes arquées, *genu valgum*, côtes perlées, poitrine difforme, structure osseuse proéminente
- Résultats possibles aux examens paracliniques : ↓ hémoglobine et hématocrite ; ↓ volume globulaire moyen (VGM), ↓ teneur corpusculaire moyenne en hémoglobine (TCMH) ou ↓ concentration corpusculaire moyenne en hémoglobine (CCMH) (carence en fer) ; ↓ VGM ou TCMH (carence en acide folique ou en cobalamine) ; modification des taux d'électrolytes sériques, en particulier hyperkaliémie ; ↓ azote uréique sanguin et créatinine ; ↓ albumine sérique, transferrine et préalbumine ; ↓ lymphocytes ; ↑ enzymes hépatiques ; ↓ taux sériques de vitamines

---

Leucocytémie totale : Population totale de leucocytes.

déterminer à quel point les faibles taux de protéines viscérales sont attribuables à un processus inflammatoire ou s'ils sont le fait de la dénutrition (Jensen, 2008). Il demeure toutefois important de surveiller les taux d'albumine, de préalbumine et de transferrine dans le cadre d'une évaluation nutritionnelle. Les taux d'électrolytes sériques reflètent les changements touchant les espaces intracellulaires et intercellulaires. Le taux sérique de potassium est souvent élevé. Le compte des globules rouges et la mesure de l'hémoglobine permettent de détecter l'anémie et de connaître son ampleur. Le compte total des lymphocytes diminue en cas de malnutrition. Il est obtenu en multipliant le pourcentage de lymphocytes par la **leucocytémie totale**. Le taux d'enzymes hépatocytaires, qui reflète le fonctionnement du foie, peut être élevé en cas de malnutrition, au contraire des taux sériques des vitamines tant liposolubles qu'hydrosolubles, qui diminuent généralement. Un faible taux de vitamines liposolubles correspond aux signes cliniques de la **stéatorrhée** (selles grasses).

Mesures anthropométriques

Il peut être indiqué de procéder à des mesures anthropométriques, dont l'évaluation brute du gras corporel et des muscles. Ces mesures donnent des résultats probants dans l'estimation des effets à long terme de la malnutrition et des réactions aux interventions nutritionnelles. Elles consistent à mesurer l'épaisseur des plis cutanés en divers endroits, qui indique l'état des réserves de graisse dermique, et la circonférence du bras, qui indique l'état des réserves de protéines. Les résultats sont comparés à ceux obtenus par des personnes en bonne santé, du même âge et du même sexe. Une

formation et un entraînement spécifiques sont requis pour prendre ces mesures avec précision et fiabilité. Pour bien connaître l'état nutritionnel du client en réaction au traitement, les mesures doivent être effectuées en série.

Les endroits qui renseignent le mieux sur les réserves lipidiques de l'organisme sont situés sur les biceps et les triceps, au-dessus de la crête iliaque et sur le haut des cuisses. Tant l'épaisseur des plis cutanés que la circonférence du bras diminuent en cas de malnutrition protéino-calorique chronique ou de malnutrition protéique aiguë. Ces mesures sont parfois influencées par l'état d'hydratation. Le lien exact unissant la circonférence du bras et le taux de protéines fonctionnelles dans l'organisme (musculaires ou non) reste cependant à démontrer.

Capsule **Jugement clinique**

Voici d'autres résultats de tests de laboratoire pour monsieur Dumais : transferrine : 198 mg/dl ; lymphocytes : 750 cellules/mm^3 ; protéine C réactive : 3,2 mg/dl.

Lequel de ces résultats est associé à la malnutrition ?

54

Soins et traitements infirmiers

CLIENT SOUFFRANT DE MALNUTRITION

Collecte des données

Les infirmières sont les principales responsables du dépistage nutritionnel en contexte de soins. La tâche consiste à repérer les personnes qui souffrent de malnutrition ou qui sont à risque **ENCADRÉ 54.3** et **FIGURE 54.2**. Il existe plusieurs conditions augmentant le risque de malnutrition telles que l'âge avancé, les troubles du système digestif ou du système locomoteur, la prise de certains médicaments tels que les anti-inflammatoires et les troubles cognitifs. Le dépistage nutritionnel permet aussi de déterminer si une évaluation plus approfondie est nécessaire. La Commission mixte internationale exige que tout client fasse l'objet d'un tel dépistage à son admission en gériatrie. Les critères couramment utilisés pour établir si une personne est à risque incluent ses antécédents en matière de perte de poids, ce qu'elle a mangé avant son arrivée, le fait qu'elle reçoive ou non un soutien nutritionnel, les problèmes de mastication ou de déglutition et les lésions de pression.

En contexte de soins à domicile, le questionnaire de dépistage nutritionnel des aînés (DNA) recommande à l'infirmière de collecter des données sur le régime alimentaire, l'absorption orale, la santé dentaire, les difficultés de déglutition et les besoins d'assistance en matière de repas. L'infirmière en centre de soins de longue durée utilisera plutôt l'Outil évaluation multiclientèle (OÉMC). Au besoin, une nutritionniste pourra procéder à une mini-évaluation nutritionnelle chez les personnes âgées, le Mini-Nutritional Assessment (MNA) . En contexte de soins de longue durée, la nutritionniste pourra utiliser le formulaire de l'ensemble minimal de données (Minimum Data Set [MDS]) pour se renseigner sur l'état nutritionnel d'un client (Thomas, 2008).

Si le dépistage établit qu'une personne est à risque, elle doit faire l'objet d'une évaluation nutritionnelle complète par une équipe interdisciplinaire qui comprend une nutritionniste. Il s'agit d'une méthode globale d'évaluation qui tient compte des antécédents médicaux, nutritionnels et pharmacologiques, et qui fait appel à un examen physique, à des mesures anthropométriques et à des examens de laboratoire.

Quel que soit le contexte de soins, l'infirmière doit connaître l'état nutritionnel du client. Il est important que sa taille et son poids soient mesurés avec précision et notés. Lorsqu'elle mesure le poids du client, l'infirmière doit recueillir ses antécédents en la matière et consigner toute perte de poids, intentionnelle ou non, ayant eu lieu pendant un intervalle de temps donné. Une perte de 4,5 kg en 6 mois indique de manière déterminante la nécessité d'une évaluation plus approfondie, en particulier chez la personne âgée (Payette, 2003). Il importe aussi de considérer une perte de poids involontaire chez une personne obèse. Il faut comparer le poids actuel du client à son indice de masse corporelle (IMC), qui sera facilement déterminé à l'aide d'équations .

Si possible, il est préférable que l'infirmière mesure elle-même la taille du client plutôt que de se fier à ce qu'il en dit. Outre la stature, elle peut mesurer la demi-envergure des bras et la

53

ÉVALUATION CLINIQUE

L'étape d'évaluation du système gastro-intestinal est décrite en détail dans le chapitre 53, *Système gastro-intestinal*.

Pour évaluer l'état nutritionnel des personnes âgées, le MNA se révèle un outil approprié et simple à utiliser. Il est présenté dans la figure 54.1W au www.cheneliere.ca/lewis

L'encadré 54.1W expliquant la signification des changements de poids liés à la malnutrition est présenté au www.cheneliere.ca/lewis.

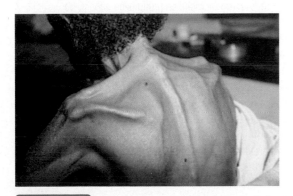

FIGURE 54.2
Client qui souffre de malnutrition

hauteur du genou. La demi-envergure des bras est la distance entre un point situé au milieu de la fourchette sternale et la peau séparant le majeur et l'annulaire, le bras tendu à l'horizontale. Pour les personnes alitées, il existe une formule complexe, la *Luft Ruler*, qui est utilisée lorsque la mesure debout est impossible (Luft, Beghetto, Castro, & Mello, 2008).

L'IMC est une mesure fondée sur le rapport entre la masse et la taille ▶ **55**. Il est calculé de la manière suivante :

$$IMC \ (kg \cdot m^{-2}) = masse \ (kg) \ / \ taille \times taille \ (m^2)$$

Un IMC de moins de 18,5 indique la maigreur ou la dénutrition ; de 18,5 à 24,9, il témoigne d'un poids santé ; de 25 à 29,9, il indique l'embonpoint ; à plus de 30, il signale l'obésité.

L'infirmière doit aussi recueillir les antécédents alimentaires complets auprès du client ou de ses proches. Bien que le client ne réclame pas nécessairement des soins en raison de son état nutritionnel, ce dernier peut être un facteur de sa maladie, et avoir une incidence sur son traitement et son rétablissement.

55

L'indice de masse corporelle est abordé dans le chapitre 55, *Interventions cliniques – Obésité*.

Jugement clinique

Capsule

Lors de sa dernière visite chez monsieur Dumais, l'infirmier a pesé et mesuré la taille du client. Ce dernier pèse 58 kg et mesure 1,85 m.

Comment ces données doivent-elles être interprétées ?

Analyse et interprétation des données

L'analyse et l'interprétation des données se rapportant aux clients souffrant de malnutrition permettent de souligner les points suivants :

- Alimentation déficiente (inférieure aux besoins de l'organisme) liée à un manque d'accès à la nourriture ou à des anomalies de l'ingestion, de la digestion ou de l'absorption, ou encore liée à l'anorexie ;

- Déficit de soins personnels (s'alimenter) lié à la diminution de la force et de l'endurance, à la fatigue et à l'apathie ;

- Constipation ou diarrhée liées à de mauvaises habitudes alimentaires, à l'immobilité ou aux effets secondaires de médicaments ;

- Déficit de volume liquidien lié à des facteurs limitant l'accès au liquide ou son absorption ;

- Risque d'atteinte à l'intégrité de la peau lié à un mauvais état nutritionnel ;

- Non-observance d'un régime adéquat liée à l'altération de la perception, à un manque de motivation ou à l'incompatibilité du régime alimentaire avec le mode de vie ou les ressources disponibles ;

- Intolérance à l'activité liée à la faiblesse, à la fatigue et à l'insuffisance de l'apport calorique ou des réserves de fer.

Planification des soins

Les objectifs généraux pour le client qui souffre de malnutrition sont :

- de prendre du poids, en particulier sous forme de masse musculaire ;

- de consommer un certain nombre de calories par jour (en suivant un régime personnalisé) ;

- de ne pas subir d'effets indésirables liés à la malnutrition ou à la thérapie nutritionnelle.

Interventions cliniques

Promotion de la santé

L'infirmière est en excellente position pour transmettre ou renforcer de saines habitudes alimentaires, qui peuvent ensuite être maintenues pour le reste de la vie de ceux qui auront bénéficié de ses conseils. Un fossé s'est creusé entre la perception de l'importance d'une saine alimentation et le degré de vigilance exercé dans le choix des aliments. En 2007, Santé Canada a rendu obligatoire l'étiquetage de la valeur nutritive des aliments préemballés (Santé Canada, 2008). L'**ENCADRÉ 54.4** présente des recommandations pour une saine alimentation.

Phase aiguë

L'état nutritionnel du client doit être évalué au même moment que ses autres problèmes physiologiques (Kubrak & Jenson, 2007). Il s'agit de déterminer les facteurs de risque ainsi que leurs causes. L'accroissement du stress dû à une intervention chirurgicale, un violent trauma ou une infection peut exiger davantage de calories et de protéines. La guérison d'une plaie requiert une augmentation de protéines. En phase postopératoire, un apport supplémentaire

---

ENCADRÉ 54.4	Guide d'enseignement pour une saine alimentation

Les recommandations suivantes s'appliquent à la plupart des personnes :

- Manger des aliments variés.
- Changer ses habitudes alimentaires progressivement.
- Planifier ses repas à l'avance.
- Adopter un régime faible en sucres.
- Adopter un régime faible en sodium.
- Éviter les aliments présentés comme croustillants, crémeux ou frits.
- Consommer des boissons alcoolisées avec modération.
- Adopter un régime faible en gras, en gras saturés, en gras trans et en cholestérol.
- Apprendre à aimer des aliments sains.

- Adopter un régime riche en produits céréaliers, en légumes et en fruits.
- Se donner des objectifs modestes et se récompenser lorsqu'ils sont atteints.
- Au restaurant, choisir des aliments présentés comme cuits au four, grillés ou cuits à la vapeur.
- Compenser les aliments consommés par de l'activité physique afin de maintenir ou de diminuer son poids corporel.
- Se permettre des collations saines pour éviter de souffrir de privation et diminuer le risque d'hyperphagie.
- Encourager les membres de sa famille et ses amis à adopter de saines habitudes alimentaires.

de protéines et de calories est nécessaire pour favoriser la guérison et reconstituer les réserves de l'organisme.

En cas de fièvre, le métabolisme et la déperdition d'azote augmentent. Malgré le retour à la normale de la température corporelle, les taux de décomposition et de resynthèse des protéines peuvent demeurer élevés pour plusieurs semaines. L'infirmière doit rappeler au client et à ses proches l'importance d'une saine alimentation et les raisons de la surveillance régulière du poids, du dosage des ingesta et excreta. Des pesées quotidiennes permettent de compiler des statistiques des gains et des pertes de poids. Toutefois, si les changements observés sont soudains, ils sont généralement dus au déplacement des liquides organiques. La surveillance régulière du poids et de l'apport en aliments et en liquides donne un bon portrait de l'état nutritionnel et liquidien du client. Pour que la mesure de son poids soit précise, le client doit être pesé chaque jour à la même heure, sur la même balance, habillé de vêtements similaires et peu de temps après avoir uriné.

L'apport nécessaire en calories et en protéines pour un client souffrant de malnutrition varie selon la cause de son état, le traitement retenu et d'autres facteurs de stress pouvant l'affecter. Si le client peut se nourrir par voie orale, l'infirmière doit procéder quotidiennement au compte des calories et tenir un journal alimentaire afin de disposer d'un registre précis de l'apport nutritionnel. De concert avec la nutritionniste, elle peut aider le client et sa famille à choisir des aliments riches en calories et en protéines (sauf en cas de contre-indication). Si ses plats préférés lui sont offerts, il mangera davantage. L'infirmière doit donc encourager ses proches à lui apporter des aliments qu'il aime pendant son hospitalisation. L'**ENCADRÉ 54.5** donne quelques exemples d'aliments riches en calories et en protéines.

Un client souffrant de dénutrition a généralement besoin de suppléments entre les repas. Il peut s'agir d'aliments préparés par le service de diététique ou de produits offerts dans le commerce. Manger entre les repas augmente l'apport quotidien total en calories, protéines, liquides et autres nutriments. En outre, le fait de prendre de nombreuses petites portions améliore la tolérance à l'absorption de nourriture en répartissant cette dernière sur toute la journée. Si la nutrition du client s'avère insuffisante malgré un régime à haute teneur en calories et en protéines, on peut lui prescrire des suppléments nutritifs liquides à consommer par voie orale. Certains clients peuvent améliorer leur apport nutritionnel en prenant des stimulants de l'appétit comme l'acétate de mégestrol (Megace^MD) et le tétrahydrocannabinol (Marinol^MD).

Si l'insuffisance de l'apport calorique persiste, l'alimentation entérale peut être envisagée. Si cette dernière s'avère impossible, il peut convenir d'opter pour l'alimentation parentérale. L'alimentation entérale est contre-indiquée en cas d'obstruction gastro-intestinale, d'iléus prolongé, de diarrhée ou de vomissements graves, ou encore de **fistule entérocutanée**.

Soins ambulatoires et soins à domicile

Le raccourcissement de la durée des séjours à l'hôpital a fait en sorte que de nombreux clients se voient prescrire un régime thérapeutique au moment de leur sortie. La planification du congé est une étape importante pour le client comme pour les proches. L'infirmière doit les renseigner sur la cause de la sous-alimentation et sur les moyens permettant d'éviter qu'elle se reproduise. Le client doit savoir que, peu importe la cause de son état, une récidive est possible et que quelques semaines d'un régime riche en protéines et en calories ne rétabliront pas complètement son état nutritionnel, l'atteinte de cet objectif pouvant demander plusieurs mois. Les consignes relatives au régime sont généralement données par la nutritionniste, mais il importe que l'infirmière s'assure, quand c'est possible, que le client les a bien comprises et veille à leur application. Elle doit évaluer si le client arrive à se conformer aux instructions reçues, en tenant compte de ses anciennes habitudes alimentaires, de ses préférences religieuses ou culturelles, de son âge, de son état de santé, de son revenu et de son accès à d'autres ressources.

Si le client et son entourage ne sont pas convaincus de la nécessité des changements au régime alimentaire et qu'ils ne disposent pas des connaissances adéquates, il est peu probable que ceux-ci

Jugement clinique

Devriez-vous interdire aux enfants de madame Jutras d'apporter à leur mère âgée de la nourriture préparée à la maison? Justifiez votre réponse.

Fistule entérocutanée: Passage anatomique anormal entre l'intestin et un autre segment de l'intestin ou d'autres organes.

Thérapie nutritionnelle

ENCADRÉ 54.5 | **Régime à haute teneur en calories et en protéines**

Un régime à haute teneur en calories et en protéines peut comprendre les aliments suivants:

Pains et céréales
- Céréales chaudes (gruau, crème de blé) additionnées de lait, de gras (beurre ou margarine) et de sucre
- Pommes de terre additionnées de gras (beurre et lait entier)
- Céréales «granola» ou autres, avec fruit frais
- Croissants, petits pains au lait de beurre, muffins, gâteau aux bananes, gâteau aux courgettes

Légumes
- Légumes additionnés de gras (beurre ou margarine)
- Légumes frits

Fruits
- Fruits en conserve, en sirop épais
- Fruits secs

Viandes
- Viandes frites
- Viandes nappées de crème ou de sauce
- Plats en casserole

Lait et produits laitiers
- Laits frappés
- Lait et produits laitiers entiers (yogourt, crème glacée, fromage)
- Crème fouettée ou crème épaisse
- Lait entier additionné de suppléments nutritifs

s'avèrent bénéfiques à long terme. L'infirmière doit trouver les moyens d'amener le client à participer activement à sa guérison. Elle doit insister sur l'importance d'un suivi continu pour faire en sorte que la réadaptation soit effective et durable.

L'infirmière est en position idéale pour déterminer les besoins du client en repas et goûters nutritifs après son congé de l'hôpital. Elle doit en outre évaluer si des organismes communautaires offrent des repas et si le client juge acceptable d'y recourir. Au moment de la planification du congé, elle doit s'assurer qu'un suivi adéquat aura lieu, comme la visite régulière d'une infirmière à domicile.

Procéder au compte des calories ou tenir un journal alimentaire trois jours à la fois est une façon d'analyser les comportements alimentaires et de veiller au respect de saines habitudes. Ces données sont aussi pratiques pour l'équipe de soins responsable du suivi. L'infirmière peut inciter le client à s'autoévaluer : il peut se peser une ou deux fois par semaine et consigner les résultats dans un journal.

Évaluation des résultats

Pour le client souffrant de malnutrition, les résultats escomptés à la suite des soins et des interventions cliniques sont :

- d'atteindre et de maintenir un poids corporel optimal ;
- d'adopter d'un régime alimentaire équilibré ;
- de voir se dissiper les effets indésirables liés à la malnutrition.

Malnutrition

Les personnes âgées sont particulièrement vulnérables à la malnutrition. Celles qui sont hospitalisées et qui en souffrent risquent davantage d'être sujettes à des retards de cicatrisation, aux lésions de pression, aux infections, à une diminution du tonus musculaire, aux complications postopératoires et à une augmentation de la morbidité et du risque de mortalité (Amella, 2008 ; DiMaria-Ghalili & Amelia, 2005). Les personnes âgées disent souvent ne pas avoir faim ou avoir peu d'appétit, avoir des problèmes liés à l'alimentation ou à la déglutition ; elles admettent consommer certains nutriments de manière insuffisante ou manger moins de deux repas par jour. Il arrive que l'insuffisance de leurs revenus les oblige à limiter le nombre de repas quotidiens ou la valeur nutritive de ce qu'elles mangent. Les personnes âgées vivent souvent dans l'isolement social : la solitude peut les amener à perdre le goût de cuisiner et à voir diminuer leur appétit. Elles peuvent souffrir de limitations fonctionnelles ayant une incidence sur leur capacité à acheter de la nourriture et à cuisiner. Certaines n'ont pas de moyen de transport pour faire leurs courses.

Les maladies chroniques associées au vieillissement peuvent avoir des conséquences sur l'état nutritionnel. La dépression et la dysphagie (secondaire à un accident vasculaire cérébral), par exemple, peuvent nuire à l'apport en nutriments (Palmer & Metheny, 2008). Une mauvaise santé bucco-dentaire, se traduisant par des caries, des maladies des gencives, la perte de dents et la xérostomie (bouche sèche), peut compromettre la capacité à lubrifier, à mastiquer et à avaler les aliments. Certains médicaments, comme les antidépresseurs, les antihypertenseurs et les bronchodilatateurs, peuvent modifier le goût des aliments ou provoquer une baisse de l'appétit.

Les changements physiologiques propres au vieillissement incluent la diminution de la masse musculaire de l'organisme et la redistribution de la graisse autour des organes internes, ce qui peut entraîner la réduction des besoins en énergie. Les changements au sens du goût (dus à la prise de médicaments, à des carences nutritionnelles ou à l'atrophie des bourgeons gustatifs) peuvent aussi affecter l'état nutritionnel.

À l'exception du nombre de calories, les besoins nutritionnels des personnes âgées sont les mêmes que ceux des adultes d'âge moyen. En vieillissant, il convient de réduire son apport calorique en raison de la diminution progressive de la masse musculaire et du ralentissement du métabolisme basal. Moins de calories sont donc nécessaires pour répondre aux besoins métaboliques (Milne, Potter, Vivanti, & Avenell, 2009). Si l'apport calorique ne diminue pas ou que la dépense d'énergie n'augmente pas, il s'ensuit un accroissement pondéral.

Malgré la diminution du nombre de calories dont elle a besoin, une personne âgée peut souffrir de malnutrition. Dans ce cas, il peut lui être difficile d'ingérer suffisamment d'aliments pour régler le problème. Des stratégies particulières, comme le recours à du matériel adapté (p. ex., des ustensiles à gros manches), s'avèrent souvent efficaces pour augmenter l'apport alimentaire. Certaines personnes âgées doivent recevoir un traitement de soutien nutritionnel jusqu'à ce qu'elles reprennent des forces et que leur santé générale s'améliore. Avant tout traitement de soutien nutritionnel (p. ex., l'alimentation entérale ou parentérale), il faut consulter les directives préalables du client en ce qui a trait à l'alimentation et à l'hydratation artificielles.

De nombreux programmes communautaires en nutrition destinés aux personnes âgées transforment les repas en d'agréables moments de socialisation. L'amélioration du cadre social d'un repas a souvent un effet positif sur l'apport alimentaire. La livraison de repas à domicile ou des espaces-repas dans un lieu central sont des solutions appréciées de nombreuses personnes âgées. L'usage de bons alimentaires est une autre option, qui donne accès à une plus grande variété d'aliments aux ménages à faible revenu, et ce, peu importe leur âge .

L'alimentation des personnes âgées, de celles qui ont subi un accident vasculaire cérébral ou qui souffrent de démence représente tout un défi en matière de soins infirmiers ▶ 22 .

Jugement clinique

Monsieur Robin Sansfaçon a 58 ans. Il est atteint de la maladie de Parkinson, en plus d'être diabétique de type 2 et de présenter de l'hypercholestérolémie. Il prend les médicaments suivants : chlorhydrate d'amantadine (Symmetrel MD), atorvastatine calcique (Lipitor MD) et chlorhydrate de metformine (Glucophage MD).

Lesquels de ces médicaments peuvent influencer l'appétit de monsieur Sansfaçon ?

Un questionnaire de dépistage nutritionnel des aînés est présenté à l'annexe 54.1W au www.cheneliere.ca/lewis.

22

L'alimentation des personnes souffrant de démence est abordée dans le chapitre 22, *Interventions cliniques – Démence et maladie d'Alzheimer*.

54.5 | Types de thérapies de soutien nutritionnel

54.5.1 Alimentation orale

Des suppléments à haute teneur en calories, destinés à la consommation orale, peuvent être prescrits au client dont l'apport nutritionnel est insuffisant. Ils peuvent inclure des laits frappés, des crèmes ou des produits offerts dans le commerce (p. ex., les déjeuners instantanés comme Déjeuner En tout temps de Nestlé Carnation[MD], les suppléments nutritifs comme Ensure[MD], Boost[MD]). Ces préparations peuvent jouer un rôle dans l'amélioration de l'état nutritionnel d'une personne (Marian & McGinnis, 2007). Elles ne doivent cependant pas être utilisées comme substituts de repas, mais plutôt comme collations entre les repas. Dans certains centres de soins de longue durée, ces boissons sont offertes à la place de l'eau avec les médicaments administrés par voie orale afin d'augmenter l'apport calorique des clients. S'ils sont incapables d'améliorer ou de maintenir leur état nutritionnel, un traitement de soutien peut s'avérer nécessaire. La **FIGURE 54.3** présente, sous la forme d'un algorithme, un plan de prise de décision relatif à la nutrition.

54.5.2 Alimentation entérale

L'alimentation entérale (ou alimentation par sonde ou gavage) consiste en l'introduction d'aliments (p. ex., une préparation liquide nutritive équilibrée) dans le tractus gastro-intestinal à l'aide d'une sonde, d'un cathéter ou d'une stomie, de manière à apporter les nutriments dans une zone distale de la cavité orale (ASPEN Board of Directors, 2005). Elle peut être prescrite à un client dont l'appareil gastro-intestinal fonctionne, mais pour qui

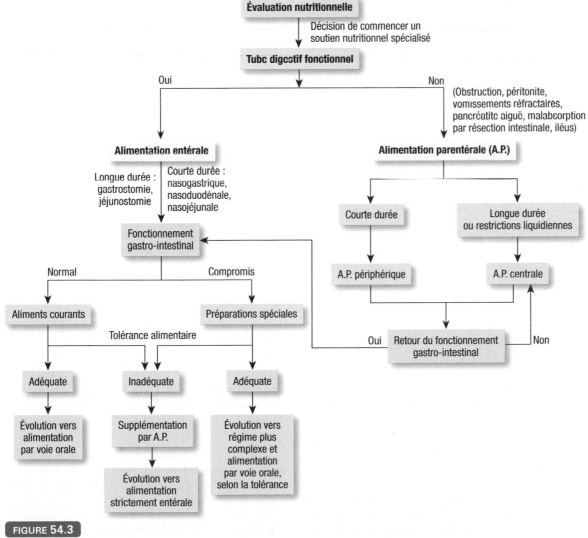

FIGURE 54.3

Algorithme de soutien nutritionnel

l'alimentation orale est impossible ou insuffisante. Elle est notamment indiquée en cas d'anorexie, de fracture bucco-faciale, de cancer de la tête ou du cou, d'état neurologique ou psychiatrique empêchant l'alimentation orale, de brûlure étendue, de maladie grave (en particulier si une ventilation mécanique est nécessaire), de chimiothérapie et de radiothérapie. Facile à administrer, elle est plus sûre, physiologiquement plus efficace et généralement moins coûteuse que l'alimentation parentérale. Elle peut être administrée seule ou en supplément à l'alimentation orale ou parentérale.

Le plus souvent, l'alimentation entérale est administrée avec une pompe à débit fixe, de manière intermittente par gravité, de manière intermittente par bolus à l'aide d'une seringue ou de manière cyclique à l'aide d'une pompe à perfusion. Chez les personnes atteintes de maladie grave, la perfusion continue est la méthode la plus courante. L'alimentation intermittente peut être privilégiée si l'état de santé du client s'améliore ou qu'il est traité à domicile (Enteral Nutrition Practice Recommendations Task Force, 2009).

Pour les problèmes d'alimentation à court terme, une sonde nasogastrique est généralement employée. À plus long terme, d'autres dispositifs peuvent être utilisés, comme une sonde d'œsophagostomie, de gastrostomie ou de jéjunostomie, qui transporte les nutriments directement dans le jéjunum. L'installation d'une sonde naso-intestinale (transpylorique) ou d'une sonde de jéjunostomie est requise si l'état du client exige de l'alimenter sous le sphincter pylorique. La **FIGURE 54.4** montre les endroits où les sondes d'alimentation entérale les plus courantes doivent être mises en place.

Sondes nasogastriques et naso-intestinales

Faites de polyuréthane ou de silicone, les sondes naso-intestinales sont longues, de faible diamètre, molles et flexibles, ce qui atténue le risque d'endommagement des muqueuses pouvant résulter d'une installation prolongée. En théorie, le fait qu'elles soient placées dans le petit intestin diminue la probabilité de régurgitation et de fausse route. À l'aide d'un stylet, ces sondes peuvent être mises en place chez un client comateux, la capacité d'avaler n'étant pas nécessaire à leur insertion. Puisque ces sondes sont radioopaques, la vérification du bon positionnement se fait à l'aide d'une radiographie.

Bien que les petites sondes présentent de nombreux avantages sur les cathéters de plus grand diamètre, comme la sonde nasogastrique standard à décompression, elles ne sont pas sans inconvénient. À cause de leur petit diamètre, elles se bouchent plus facilement si les morceaux de nourriture sont gros et elles sont plus difficiles à utiliser pour vérifier le volume des résidus. Elles ont particulièrement tendance à s'obstruer si les médicaments oraux n'ont pas été minutieusement broyés et dissous dans

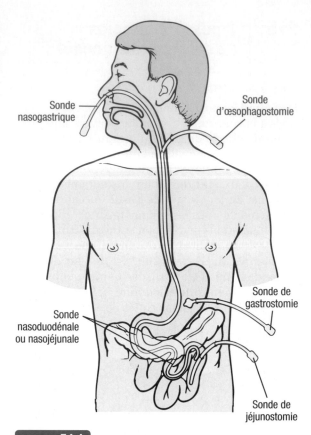

FIGURE 54.4
Points d'insertion des sondes d'alimentation entérale les plus courantes

l'eau au préalable. Les vomissements et la toux peuvent les déloger, et elles peuvent se nouer ou s'entortiller dans le tractus gastro-intestinal. Omettre d'irriguer une sonde après avoir administré des médicaments ou évalué le volume des résidus peut conduire à son obstruction. Dans ce cas, il peut être nécessaire de la retirer et d'en installer une nouvelle, ce qui augmente les coûts du traitement et ajoute à l'inconfort du client.

Gastrostomie et jéjunostomie

Une sonde de gastrostomie peut être mise en place chez un client nécessitant une alimentation entérale pour une longue période **FIGURE 54.5**. Chez le client souffrant de reflux chronique, une sonde de jéjunostomie à alimentation continue peut être nécessaire pour diminuer le risque de fausse route (Enteral Nutrition Practice Recommendations Task Force, 2009).

Une sonde de gastrostomie peut être installée par voie chirurgicale, radiologique ou endoscopique. La **FIGURE 54.6** illustre la mise en place d'une sonde de gastrostomie percutanée endoscopique (GPE). Le tractus gastro-intestinal du client doit être intact et libre, et la lumière de son œsophage doit être assez grande pour laisser passer l'endoscope nécessaire à la pose de la sonde. La GPE et la gastrostomie radiologique comportent plusieurs avantages : ces techniques sont moins risquées que la voie chirurgicale et, puisqu'elles ne nécessitent pas d'anesthésie générale et ne demandent qu'un minimum de sédation, voire pas du tout, elles sont moins coûteuses.

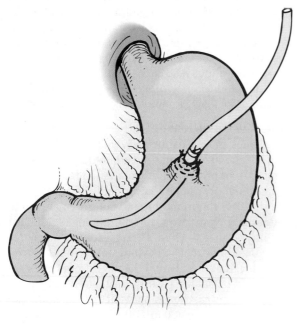

L'alimentation entérale peut commencer entre 24 et 48 heures après la mise en place chirurgicale d'une sonde de gastrostomie ou de jéjunostomie, sans devoir attendre des flatuosités ou une défécation, et dans les 2 heures suivant l'installation d'une sonde de GPE, bien que ce délai varie d'un établissement à l'autre (Bankhead & Fang, 2007). Si la sonde n'en comporte pas déjà une, il faut y inscrire une marque à l'endroit où elle sort de la peau. La longueur de sa partie insérée doit être régulièrement vérifiée. Le plus souvent, elle est branchée à une pompe pour assurer une perfusion continue.

Marche à suivre pour l'alimentation par sonde

Les principes suivants, fondés sur les résultats probants, s'appliquent aux adultes et s'inspirent des recommandations pour la pratique de l'alimentation entérale qui se retrouvent dans la publication *Programme de nutrition pour les usagers recevant une alimentation entérale à domicile* (accessible au www.csssvc.qc.ca).

Position du client

La tête du lit est élevée pour former un angle d'au moins 30°, mais préférablement de 45° pour prévenir les fausses routes. Si le client ne peut pas supporter l'élévation du support dorsal, il peut être mis en **position de Trendelenburg inverse**, ce qui permettra d'élever la tête du lit (sauf en cas de

Position de Trendelenburg inverse : Fait de relever la partie supérieure du corps à 30 ou 45°.

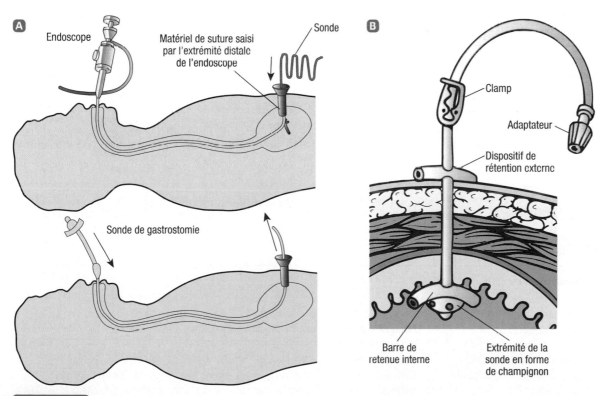

Gastrostomie percutanée endoscopique – **A** Mise en place de la sonde de gastrostomie par endoscopie percutanée. La sonde est insérée dans l'estomac par l'œsophage, puis extraite par un trou pratiqué dans la paroi abdominale. **B** Un dispositif de fixation et de rétention maintient le cathéter en place.

contre-indication). Si une intervention nécessite l'abaissement de la tête du lit, il est important de ramener le client en position élevée le plus tôt possible. L'infirmière doit s'informer de la politique de l'établissement relative aux interruptions de l'alimentation pour les clients en position couchée allongée. Si la nourriture est administrée de manière intermittente, la tête doit demeurer en position élevée pendant les 30 à 60 minutes suivant l'alimentation, ce qui permet au bol alimentaire d'atteindre le système gastro-intestinal et non le système respiratoire, évitant ainsi les complications telles que l'aspiration et les pneumonies.

Perméabilité de la sonde

Il est important de rincer la sonde avec 30 ml d'eau toutes les quatre heures en situation d'alimentation continue, avant et après chaque séance en cas d'alimentation intermittente, ainsi qu'après toute évaluation du volume des résidus. Si le client est immunodéprimé ou gravement malade, le rinçage doit être effectué à l'eau stérile, particulièrement si la salubrité de l'eau du robinet n'est pas garantie. L'usage d'eau stérile est aussi recommandé avant et après l'administration de médicaments par sonde. En alimentation continue, la pompe doit être dotée d'une alarme intégrée, qui sonnera en cas d'obstruction. En l'absence de pompe, une surveillance régulière permet de s'assurer que le débit est suffisant et qu'il n'y a pas de blocage résultant de l'écrasement involontaire de la sonde par le client.

Positionnement de la sonde

Avant d'administrer des aliments ou des médicaments, il faut vérifier, par radiographie, si la sonde nasogastrique ou orogastrique (à petit ou à grand canal) mise en place à l'aveugle est correctement positionnée dans le tractus gastro-intestinal. Les plus petites sondes peuvent glisser dans une bronche au moment de leur insertion ou après s'être déplacées, et ce, sans effets manifestes sur la respiration.

L'infirmière ne doit pas se fier à l'auscultation pour déterminer si la sonde est en position gastrique ou bronchique, ou si elle se trouve dans l'intestin grêle. Pour s'assurer qu'elle reste en position, il est important de faire une marque à l'endroit où elle sort de la peau au moment de la radiographie initiale, puis observer les variations de la longueur de sa partie externe pendant l'alimentation. Si un allongement important est constaté, l'infirmière doit effectuer d'autres examens au lit du malade pour vérifier si la sonde s'est déplacée. En cas de doute, le médecin peut demander une radiographie permettant d'objectiver si le positionnement est adéquat ou non.

Risque de fausse route

Les risques de fausse route doivent être évalués chez tous les clients recevant une alimentation entérale. Avant d'entreprendre l'alimentation, il faut s'assurer de la bonne position de la sonde. L'élévation de la tête du lit doit être maintenue comme mentionné ci-dessus. L'évaluation du volume des résidus est très importante si les nutriments sont administrés dans l'estomac. Si, par exemple, le débit est de 100 ml/h, un volume total de 400 ml pourrait s'accumuler si la vidange gastrique est retardée. De plus, des sécrétions gastriques peuvent faire en sorte que ce volume dépasse 400 ml. Plus le volume des résidus est élevé, plus le risque de fausse route est grand.

Le volume des résidus doit être surveillé toutes les 4 heures pendant les premières 48 heures d'une alimentation gastrique. Une fois le taux d'alimentation entérale atteint, une vérification toutes les six à huit heures suffit pour les clients qui ne souffrent pas d'une maladie grave, mais les personnes gravement malades doivent continuer de faire l'objet d'une vérification toutes les quatre heures. Le **TABLEAU 54.5** décrit les mesures correctives propres au volume des résidus.

Si le volume des résidus se maintient au-dessus de 500 ml, il peut être nécessaire de placer la sonde

TABLEAU 54.5	Problèmes courants chez les clients alimentés par sonde
PROBLÈMES ET CAUSES PROBABLES	**MESURES CORRECTIVES**
Vomissements ou fausse route	
Mauvaise disposition de la sonde	Remettre la sonde en position adéquate. Vérifier son positionnement avant d'amorcer l'alimentation ou toutes les huit heures si l'alimentation est continue.
Retard de la vidange gastrique et augmentation du volume des résidus	Si le volume des résidus est supérieur ou égal à 250 ml après deux vérifications, envisager l'administration d'une substance favorisant la motilité. S'il est supérieur à 500 ml, suspendre l'alimentation entérale et réévaluer la tolérance du client.
Risque de fausse route	Maintenir l'élévation de la tête du lit de 30 à 45°. Demander au client de s'asseoir sur le bord du lit ou sur une chaise. Encourager l'ambulation sauf si elle est contre-indiquée.

TABLEAU 54.5	Problèmes courants chez les clients alimentés par sonde *(suite)*
PROBLÈMES ET CAUSES PROBABLES	**MESURES CORRECTIVES**
Diarrhée	
Alimentation trop rapide	Diminuer le débit de l'alimentation. Opter pour la perfusion continue.
Médicaments	Vérifier si des médicaments peuvent causer la diarrhée (p. ex., les antibiotiques).
Préparation faible en fibres	Opter pour une préparation riche en fibres.
Mouvements distaux de la sonde	Bien fixer la sonde avant d'amorcer l'alimentation. Vérifier la fixation avant toute séance d'alimentation ou toutes les 24 heures en cas d'alimentation continue.
Contamination de la préparation	Réfrigérer la préparation inutilisée et noter le moment où l'emballage a été ouvert. Jeter les préparations conservées plus longtemps que ce que recommande le fabricant : 8 heures pour les préparations prêtes à administrer (conserves), 4 heures pour les préparations reconstituées, de 24 à 48 heures pour les préparations entérales en circuit fermé. Recourir au circuit fermé pour prévenir la contamination. Effectuer les rinçages à l'eau stérile.
Constipation	
Ingrédients de la préparation	Consulter le fournisseur de soins pour remplacer la préparation par une autre qui contient plus de fibres. Obtenir une ordonnance pour un laxatif.
Faible apport de liquides	Augmenter l'apport de liquides si ce n'est pas contre-indiqué. Administrer de l'eau claire en plus de la préparation. Assurer un apport total de liquides de 30 ml/kg de poids corporel.
Médicaments	Vérifier si des médicaments peuvent causer la constipation.
Fécalome	Examiner le rectum du client et effectuer un curage rectal au besoin.
Déshydratation	
Diarrhée et vomissements excessifs	Diminuer le débit ou opter pour une autre préparation. Vérifier quels médicaments sont administrés au client, en particulier s'il s'agit d'antibiotiques. Prendre soin d'éviter la contamination de la préparation et des appareils.
Faible apport de liquides	Augmenter l'apport de liquides et vérifier la quantité de préparation administrée. L'augmenter au besoin.
Préparation à haute teneur en protéines	Opter pour une autre préparation.
Hausse de la diurèse hyperosmotique	Vérifier la glycémie régulièrement. Opter pour une autre préparation.

54

d'alimentation sous le ligament de Treitz, le muscle qui relie le duodénum au diaphragme (jéjunostomie). Dès lors, il n'est plus nécessaire de le surveiller.

Préparation

Si possible, une préparation liquide stérile sera utilisée plutôt qu'une poudre ou une préparation reconstituée. Les préparations reconstituées à l'avance doivent être réfrigérées puis utilisées dans les 24 heures, sans quoi elles doivent être jetées. Les préparations en poudre et celles qui comprennent un additif ont un temps de conservation de quatre heures. Selon les indications du fabricant, les préparations en circuit fermé se conservent de 24 à 48 heures. Une préparation stérile et décantée

Thomas, 33 ans, est dans un état comateux à la suite d'un grave accident de motocyclette. Il est alimenté par gavage par un tube nasogastrique. Frédérique est candidate à l'exercice de la profession d'infirmière (CEPI) et elle doit administrer le gavage prescrit. La préparation est à la température de la pièce depuis 45 minutes environ.

Expliquez pourquoi Frédérique ne devrait pas utiliser cette préparation.

devrait se conserver pendant huit heures. Au commencement d'une alimentation entérale, il est préférable d'utiliser une préparation isotonique et pure offerte dans le commerce. La diluer avec de l'eau n'est pas nécessaire et peut même augmenter le risque de diarrhée par contamination microbienne **ENCADRÉ 54.6**. En contexte de soins à domicile, des aliments du régime habituel passés au mélangeur peuvent être administrés par voie entérale, bien que cette pratique soit peu courante. Avec une sonde de faible diamètre, les préparations offertes dans le commerce sont préférables à ces préparations maison, car elles risquent moins de la boucher, elles fournissent une nutrition plus complète et elles sont moins exposées à la contamination.

Pour minimiser les risques de diarrhée et d'autres complications gastro-intestinales, la préparation doit être administrée à la température de la pièce. Le client alimenté par sonde est généralement privé des joies de la table que sont les odeurs, couleurs, saveurs et textures. Si le contexte clinique le permet, il peut être autorisé à sentir, à goûter, voire à mâcher de petites quantités de nourriture avant que ne débute l'alimentation entérale, mais il ne doit pas les avaler.

Administration d'aliments

Pendant l'administration d'aliments par voie entérale, il est recommandé de porter des gants jetables. La préparation sera administrée soit par gravité, soit à l'aide d'une pompe d'alimentation. Forcer le passage de la préparation en appliquant une pression peut endommager la sonde. Pour minimiser les effets secondaires comme les nausées ou la diarrhée, le débit est graduellement augmenté pendant une période de 24 à 48 heures. L'administration par gravité peut notamment être effectuée par bolus ou de manière intermittente. Par bolus, la préparation est administrée par gravité, à l'aide d'une seringue, pendant environ 15 minutes. Pour l'alimentation intermittente, la préparation est placée dans un sac ou un récipient dont le contenu est perfusé pendant 30 à 45 minutes, par gravité ou à l'aide d'une pompe. Pour l'alimentation continue ou celle qui est directement administrée dans l'intestin grêle, une nutripompe est employée. Les pompes destinées à l'alimentation entérale doivent être régulièrement étalonnées pour conserver leur précision. Il est important de ne pas oublier que le client a toujours besoin d'eau (1 ml par calorie de préparation), qui peut être administrée à l'occasion du rinçage ou à l'aide de bolus d'eau supplémentaires, selon ce qu'il tolère le mieux.

Administration de médicaments

Avant d'administrer des médicaments, il est important d'interrompre le débit de préparation entérale et de rincer la sonde avec au moins 15 ml d'eau. Le médicament est dilué comme il se doit, puis administré par l'entremise de la sonde à l'aide d'une seringue orale propre dont le volume est d'au moins 30 ml. Par la suite, l'infirmière rince de nouveau la sonde avec 15 ml d'eau. Il ne faut pas ajouter de médicaments à la préparation alimentaire pour ainsi éviter toute contamination et toute interaction médicamenteuse. Une vigilance particulière est de mise avant tout branchement de perfusion pouvant entrer en contact avec la solution

---

Pratique fondée sur des résultats probants

ENCADRÉ 54.6 — **Les antibiotiques préviennent-ils les infections dues aux sondes de gastrostomie percutanée endoscopique ?**

Question clinique

Chez les clients alimentés par sonde de gastrostomie percutanée endoscopique (P), des antibiotiques prophylactiques (I), un placebo ou une absence d'intervention (C) minimisent-ils les infections (O) après mise en place de la sonde (T) ?

Résultats probants

- Revue systématique des essais cliniques aléatoires

Analyse critique et synthèse des données

- 10 essais cliniques aléatoires (n = 1 100) auprès de clients alimentés par sonde de gastrostomie percutanée endoscopique et suivis pendant 30 jours.

- Diminution de 19 % du risque d'infection si des antibiotiques prophylactiques sont administrés.

Conclusion

- L'administration d'antibiotiques prophylactiques systémiques au moment de la mise en place d'une sonde de gastrostomie percutanée endoscopique diminue le risque d'infection péristomiale.

Référence

Lipp, A., & Lusardi, G. (2008). A systematic review of prophylactic antimicrobials in PEG placement. *J Clin Nurs*, *18*(7), 938.

P : population visée ; I : intervention ; C : comparaison ; O : (*outcome*) résultat ; T : (*time period*) période visée.

d'hyperalimentation. Si plus d'un médicament doit être administré par sonde, il faut procéder séparément à la dilution et à l'administration de chacun d'eux. Des formes pharmaceutiques liquides sont utilisées si elles sont disponibles et appropriées, sinon, seules des formes solides à libération immédiate sont utilisées. Chaque comprimé est moulu en fine poudre et mélangé à de l'eau stérile avant l'administration. Les capsules de gélatine dure sont ouvertes afin d'en extraire la poudre, le liquide ou les microsphères, puis ce contenu est mélangé à de l'eau stérile. Il faut savoir que les médicaments hyperosmolaires administrés directement dans le petit intestin peuvent augmenter les risques de troubles gastro-intestinaux et de diarrhée.

Considérations générales en matière de soins infirmiers

Il est important de peser le client quotidiennement ou plusieurs fois par semaine et de tenir un journal détaillé des ingesta et des excreta. Les personnes âgées atteintes d'intolérance basale au glucose courent un risque important d'hyperglycémie. Le test de l'hyperglycémie provoquée doit, par conséquent, être effectué avant de commencer l'alimentation entérale. Au moment de mettre en place une préparation alimentaire, il faut y inscrire la date et l'heure ainsi que la mention « Ne pas administrer par intraveineuse ». Les sondes doivent être remplacées toutes les 24 heures dans le cas des systèmes ouverts, et selon les recommandations du fabricant dans celui des préparations en circuit fermé.

Complications associées à l'alimentation par sonde

Le **TABLEAU 54.5** présente les types de problèmes pouvant affecter les clients alimentés par sonde et les mesures correctives à mettre en œuvre. La concentration, le goût, l'**osmolarité** et la teneur en protéines, en sodium et en lipides des préparations offertes dans le commerce varient selon le fabricant. La plupart d'entre elles sont sans lactose. Leur concentration se situe entre 1 et 2 kcal/ml, le plus souvent entre 1 et 1,5 kcal/ml.

L'osmolarité d'une solution dépend du nombre et de la taille des particules qui s'y trouvent. En ce qui a trait aux préparations destinées à l'alimentation par sonde, plus les nutriments sont hydrolysés ou dissous, plus l'osmolalité est élevée. Plus la densité calorique d'une préparation est élevée, moins elle contient d'eau. Si le contenu en protéines est supérieur à 16 %, le client risque de souffrir de déshydratation si un supplément de liquide ne lui est pas administré, ou s'il n'est pas assez alerte pour en réclamer un. L'infirmière doit être attentive à ce problème potentiel et administrer des suppléments de liquide par sonde d'alimentation ou, si permis, par voie orale. Les préparations à haute teneur en sodium sont contre-indiquées chez les clients ayant des problèmes cardiovasculaires, comme l'insuffisance cardiaque. Celles dont le contenu en lipides est élevé ne sont pas recommandées pour les clients atteints du syndrome de l'intestin court ou ayant des restrictions iléocæcales découlant d'une déficience de l'absorption des lipides.

En matière d'alimentation entérale (et d'alimentation en général), la nutritionniste joue un rôle important dans l'équipe de soins. Dans certains établissements, une équipe de soutien nutritionnel, composée d'un médecin, d'une infirmière, d'une nutritionniste et d'un pharmacien, a pour fonction de superviser l'apport nutritionnel de certains malades, hospitalisés ou non. L'infirmière qui fait partie de cette équipe est une ressource essentielle pour les questions touchant la nutrition du client.

Chez les clients alimentés par gastrostomie ou jéjunostomie, l'infirmière doit être à l'affût de deux complications potentielles : l'irritation cutanée et le retrait de la sonde. Il importe de prendre soin de la peau située près de l'entrée de la sonde, car les sucs digestifs l'irritent. L'infirmière doit l'examiner quotidiennement en étant attentive à tout signe de rougeur ou de macération. Pour que la peau demeure propre et sèche, il faut d'abord la rincer à l'eau stérile, puis l'assécher. Une fois guérie, la plaie peut être nettoyée au savon doux et à l'eau. La peau entourant la sonde peut être enduite d'un onguent protecteur (oxyde de zinc, gelée de pétrole) ou d'une crème dermoprotectrice (Karaya^MD, Stomahesive^MD). Un petit pansement est placé autour de la sonde jusqu'à guérison de la plaie, et il est changé dès qu'il devient humide. En cas de problèmes découlant de l'irritation de la peau, d'autres types de drains ou de sacs à sonde peuvent être utilisés. Dans de tels cas, l'aide d'un stomothérapeute peut être d'un grand secours. L'infirmière doit expliquer au client et au fournisseur de soins comment veiller sur la sonde. Son retrait accidentel peut retarder l'alimentation, et sa remise en place n'est pas des plus agréables pour le client. L'enseignement offert doit inclure les soins de la peau, l'entretien de la sonde et des renseignements exhaustifs sur l'administration des aliments et les complications possibles.

Il y a mauvais branchement lorsqu'on procède au couplage par inadvertance d'un dispositif d'alimentation entérale à un dispositif non entéral, comme un cathéter intravasculaire, un cathéter de dialyse péritonéale ou un ballonnet pour canule de trachéostomie (Guenter *et al.*, 2008). Dans un tel cas, la préparation nutritive destinée au tractus gastro-intestinal se retrouve au mauvais endroit, provoquant des complications graves et potentiellement mortelles. L'**ENCADRÉ 54.7** présente des interventions infirmières visant à minimiser les risques de mauvais branchement. Un plan de soins aux clients alimentés par sonde peut être consulté au **PSTI 54.1**.

54

Osmolarité : Différence de concentration entre l'intérieur des vaisseaux contenant le sang et l'extérieur.

Démarche de soins : diminution des risques de mauvais branchement des sondes d'alimentation entérale

- Recommander aux visiteurs et aux membres du personnel non clinique d'aviser l'infirmière s'ils constatent la déconnexion d'une sonde d'alimentation entérale.
- Interdire aux visiteurs et aux membres du personnel non clinique de rebrancher une sonde d'alimentation entérale.
- Ne pas modifier ou adapter les dispositifs d'alimentation par voie I.V., car cela pourrait compromettre leurs caractéristiques de sécurité intégrées.
- Au moment des rebranchements, prendre l'habitude de remettre les sondes là où elles étaient et de s'assurer qu'elles sont bien fixées.
- À l'arrivée d'un client dans sa nouvelle unité ou au moment de la relève, revérifier tous les branchements et retracer les sondes.
- Orienter les sondes et cathéters dont les usages ne sont pas les mêmes dans des sens différents, propres à chacun (p. ex., les tubes I.V. devraient aller vers la tête du client, et les sondes entérales, vers ses pieds).
- Ranger au même endroit tous les éléments nécessaires à l'alimentation entérale, et faire en sorte que les adaptateurs ou raccords de types différents ne s'y trouvent pas, afin de minimiser le risque de branchement d'appareils incompatibles.
- Adopter un système d'étiquetage ou de codage par couleurs des tubes et des raccords, et renseigner les membres du personnel de l'établissement à ce propos.
- S'assurer de bien lire l'étiquette de la préparation et confirmer le contenu de cette dernière : certains contenants de solution parentérale triple sont similaires aux sacs de solution entérale. Marquer les sacs de mises en garde en gros caractères : « ATTENTION ! RÉSERVÉ à l'alimentation entérale. NE PAS administrer par intraveineuse. »
- Effectuer tous les branchements sous un éclairage suffisant.

Source : Adapté de Guenter *et al.* (2008).

Plan de soins et de traitements infirmiers

PSTI 54.1 **Alimentation par voie entérale**

PROBLÈME DÉCOULANT DE LA SITUATION DE SANTÉ	**Alimentation déficiente (inférieure aux besoins de l'organisme)** liée à l'incapacité à ingérer des aliments due à des facteurs physiologiques ou psychologiques, révélée par un poids corporel inférieur de 20 % à la normale, des conjonctives et des membranes muqueuses pâles, et un faible tonus musculaire.
OBJECTIF	Le client atteindra un état nutritionnel adéquat.

RÉSULTATS ESCOMPTÉS	INTERVENTIONS INFIRMIÈRES ET JUSTIFICATIONS
État nutritionnel • Maintien d'un poids santé • Consommation de liquides et d'aliments répondant aux besoins métaboliques évalués • Absence de signes de déshydratation • Capacité du client d'effectuer des activités de la vie quotidienne sans s'épuiser • Présence de péristaltisme à l'auscultation • Absence de diarrhée	**Thérapie nutritionnelle** • En collaboration avec la nutritionniste, déterminer le nombre de calories et les types de nutriments nécessaires pour répondre aux besoins nutritionnels. • Déterminer le besoin en aliments administrés par voie entérale. • Administrer l'alimentation entérale. • Interrompre l'alimentation par sonde si le client tolère l'alimentation par voie orale. **Alimentation entérale** • Peser le client trois fois initialement, puis une fois par mois, en vue d'apporter les ajustements nécessaires à l'apport calorique. • Vérifier toutes les quatre à huit heures si des bruits intestinaux se font entendre pour confirmer la présence de péristaltisme actif. • Ralentir le flux de la pompe ou en diminuer la force pour maîtriser la diarrhée. • Garder les contenants de préparation entérale ouverts au réfrigérateur pour prévenir la croissance des bactéries. • Jeter les contenants de préparation entérale et les dispositifs d'administration toutes les 24 heures parce qu'ils peuvent devenir contaminés à la longue.

PROBLÈME DÉCOULANT DE LA SITUATION DE SANTÉ	**Risque de fausse route** lié à la présence de la sonde et à l'alimentation entérale.
OBJECTIF	Le client évitera les complications respiratoires liées aux fausses routes.

RÉSULTATS ESCOMPTÉS	INTERVENTIONS INFIRMIÈRES ET JUSTIFICATIONS
Prévention des fausses routes • Absence de difficultés respiratoires • Absence de signes et symptômes d'aspiration : toux, changement de la coloration, présence de gavage dans les sécrétions pulmonaires, etc. • Capacité du client de garder une position droite pendant l'alimentation	**Alimentation entérale** • Vérifier la présence de résidus toutes les 4 à 6 heures pendant les 24 premières heures, puis toutes les 8 heures pendant que l'alimentation est continue, pour valider la vidange gastrique. • Suspendre l'alimentation par sonde si le volume des résidus est supérieur à 50 ml ou qu'il représente plus de 110 à 120 % du débit horaire. • Élever la tête du lit de 30 à 45° pendant l'alimentation pour prévenir toute fausse route. • Surveiller si le client se sent plein, s'il a des nausées ou s'il vomit, car ces facteurs sont des signes de rétention gastrique. • Suspendre l'alimentation de 30 à 60 minutes avant d'abaisser la tête du client pour prévenir toute fausse route.

PROBLÈME DÉCOULANT DE LA SITUATION DE SANTÉ	**Risque de déficit de volume liquidien** lié à la diarrhée ou à un apport hydrique insuffisant.
OBJECTIF	Le client maintiendra un apport hydrique adéquat.

RÉSULTATS ESCOMPTÉS	INTERVENTIONS INFIRMIÈRES ET JUSTIFICATIONS
Équilibre électrolytique des humeurs • Équilibre entre les ingesta et les excréta (sur 24 h) • Absence d'indices hémodynamiques de déshydratation (hypotension, tachycardie) • Absence de signes cliniques (présence de pli cutané, sécheresse des muqueuses, etc.) et paracliniques (déséquilibres électrolytiques) de déshydratation	**Traitement relatif aux liquides et aux électrolytes** • Évaluer les muqueuses buccales, les sclères et la peau du client pour déceler des signes de déséquilibre électrolytique des humeurs (p. ex., la sécheresse, la cyanose et l'ictère), signes de déficit du volume liquidien. • Administrer de l'eau claire avec la préparation entérale pour compenser les préparations à haute concentration.
Diarrhée • Absence de diarrhée	**Traitement de la diarrhée** • Déterminer les facteurs (p. ex., les médicaments, les bactéries, les préparations) pouvant causer la diarrhée ou y contribuer. **Alimentation entérale** • Vérifier le taux d'écoulement par gravité ou le débit de la pompe toutes les heures pour maintenir un apport en liquide adéquat. • Ralentir le débit de la pompe pour maîtriser la diarrhée. • Irriguer la sonde toutes les quatre à six heures en cas d'alimentation continue ou après chaque alimentation intermittente.

**Reflux gastro-
œsophagien patho-
logique (GERD) :**
Caractérisé par des symptômes
et/ou des lésions désignées
sous le terme d'œsophagite. Le
reflux du contenu gastrique est
alors dans la majorité des cas
anormalement fréquent et/ou
prolongé. Il résulte d'une anomalie presque toujours idiopathique de la motricité
œsophagienne.

ALIMENTATION ENTÉRALE

Que ce soit par sonde nasogastrique, naso-intestinale ou gastro-stomique, l'équipe de soins infirmiers a souvent recours à l'alimen-tation entérale pour améliorer l'état nutritionnel des personnes âgées **ENCADRÉ 54.8**. Les changements physiologiques propres au vieillissement les rendent vulnérables aux complications associées aux interventions nutritionnelles, en particulier au désé-quilibre électrolytique. Une complication comme la diarrhée peut mener à la déshydratation, et la diminution de la perception de la soif ou la déficience de la fonction cognitive compromettent la capa-cité du client à réclamer un supplément de liquide.

Avec le vieillissement vient une diminution de la capacité à métaboliser le glucose (intolérance au glucose). A cause de cela et en réponse aux grandes quantités de glucose contenues dans certaines préparations entérales, les personnes âgées sont prédis-posées à l'hyperglycémie. Si la fonction cardiovasculaire du client est atteinte (p. ex., une insuffisance cardiaque), celui-ci est moins apte à digérer de grandes quantités de préparation. Dans ce cas, il est probable qu'une préparation plus concentrée (2,0 kcal/ml) soit de mise. Les personnes âgées courent aussi plus de risques de fausses routes dues à un **reflux gastro-œsophagien patholo-gique (GERD)**, à un retard de vidange gastrique, à une hernie hiatale ou à une diminution du réflexe laryngé. Les changements associés au vieillissement qui touchent la mobilité, la motricité fine et l'appareil visuel peuvent aussi contribuer aux problèmes d'ali-mentation entérale.

ENCADRÉ 54.8	Délégation des tâches : sondes nasogastriques, sondes gastriques ou intestinales et alimentation entérale

Rôle de l'infirmière

- Mise en place de la sonde nasogastrique chez le client dont l'état est instable
- Irrigation de la sonde nasogastrique ou gastrique du client dont l'état est instable
- Insertion de la sonde naso-intestinale
- Après vérification de la mise en place, administration du bolus ou de l'alimentation entérale continue chez le client dont l'état est instable
- Administration de médicaments par la sonde nasogastrique ou gastrique au client dont l'état est instable
- Évaluation de l'état nutritionnel du client alimenté par voie entérale
- Surveillance des complications associées aux sondes et à l'alimentation entérale
- Planification de l'entretien des sondes gastriques ou intestinales
- Enseignement au client à propos de l'alimentation entérale et de l'entretien des sondes gastriques ou jéjunales à domicile
- Évaluation de l'efficacité thérapeutique du branchement de la sonde nasogastrique au dispositif de succion (p. ex., la diminution des nausées ou de la distension)

Rôle de l'infirmière auxiliaire

- Mise en place de la sonde nasogastrique chez le client dont l'état est stable
- Irrigation de la sonde nasogastrique ou gastrique
- Administration du bolus ou de l'alimentation entérale continue chez le client dont l'état est stable
- Retrait de la sonde nasogastrique
- Administration de médicaments par la sonde nasogas-trique ou gastrique au client dont l'état est stable
- Soins à la peau entourant le lieu d'insertion de la sonde gastrique ou jéjunale

Rôle du préposé aux bénéficiaires

- Soins oraux au client alimenté par sonde nasogastrique
- Pesée du client alimenté par voie entérale
- Positionnement du client alimenté par voie entérale par élévation de la tête de lit de 30 à 45°
- Communication à l'infirmière ou à l'infirmière auxiliaire de tout symptôme (p. ex., les nausées, les vomissements) pouvant indiquer un problème associé à l'alimentation entérale
- Alerte de l'infirmière ou de l'infirmière auxiliaire si l'alarme d'une pompe à perfusion sonne
- Vidange des dispositifs de drainage et mesure de leur débit

---

54.5.3 Alimentation parentérale

Si le tractus gastro-intestinal ne peut jouer son rôle dans l'ingestion, la digestion et l'absorption des nutriments essentiels, l'alimentation parentérale peut lui être substituée. L'alimentation parenté-rale consiste en l'administration de nutriments par une autre voie que le tractus gastro-intestinal (p. ex., la circulation sanguine). Il s'agit aujourd'hui d'une technique relativement sûre et pratique pour répondre à l'ensemble des besoins nutritionnels d'un client.

Les solutions I.V. ordinaires, à base d'eau ou de solution de lactate Ringer (D_5LR), contiennent 5 % de dextrose (5 g par 100 ml) et ne contiennent aucune protéine ; elles fournissent environ 170 cal/L. Un adulte sain a besoin d'un minimum de 1 200 à 1 500 calories par jour pour assurer normalement ses fonctions physiologiques. Les clients qui souffrent de blessures ou de brûlures graves, qui ont subi une intervention chirurgicale ou qui sont atteints de malnutrition due à un traitement médical ou à une maladie ont des besoins nutritionnels beaucoup plus importants. Le volume des solutions de dextrose ordinaires nécessaire pour y répondre peut dépasser la capacité de l'appareil circulatoire. L'**ENCADRÉ 54.9** énumère les conditions pour lesquelles l'alimentation parentérale est indiquée.

Composition

Des préparations parentérales de base sont offertes dans le commerce. Elles contiennent du dextrose ainsi que des protéines sous forme d'acides aminés. Le pharmacien y ajoute les électrolytes (p. ex., le sodium, le potassium, le chlorure, le magnésium et le phosphate), les vitamines et les oligoéléments (p. ex., le zinc, le cuivre, le chrome et le manganèse) prescrits pour adapter la solution aux besoins du client. Un mélange triple ou complet de nutriments, contenant une émulsion lipidique I.V., du dextrose et des acides aminés, est largement utilisé.

Calories

Les calories fournies par l'alimentation parentérale proviennent principalement du dextrose et de l'émulsion lipidique. L'administration quotidienne de 100 à 150 g de dextrose permet l'économie des protéines (un gramme procure environ 3,4 calories, contrairement aux glucides consommés par voie orale, qui procurent 4 calories par gramme). Il est impératif d'administrer des calories non protéiques, sous forme de glucose et de lipides, pour que le métabolisme des acides aminés serve à la guérison des plaies plutôt qu'à la production d'énergie. Une suralimentation peut cependant provoquer des troubles métaboliques. Pour en minimiser le risque, un apport énergétique quotidien de 25 à 35 calories par kilogramme de poids corporel est recommandé pour les clients non obèses.

Des solutions contenant 10, 20 et 30 % d'émulsion lipidique sont approuvées par la Food and Drug Administration (FDA). Elles fournissent environ 1 cal/ml (solution à 10 %) ou 2 cal/ml (solution à 20 %). Leurs lipides sont essentiellement des triglycérides du soya ou du tournesol, auxquels sont ajoutés des phospholipides de l'œuf comme émulsifiant. La dose quotidienne maximale d'émulsion lipidique ne doit pas dépasser 2,5 grammes par kilogramme de poids corporel, et doit être administrée lentement, sur une période de 12 à 24 heures (Task Force for the Revision of Safe Practices for Parenteral Nutrition, 2004). Chez les clients gravement malades, qui risquent de ne pas tolérer une telle dose, une surveillance étroite des taux de triglycérides peut être nécessaire. Dans les trois à cinq premiers jours d'une maladie grave, le recours à une alimentation

---

ENCADRÉ 54.9	États de santé pour lesquels l'alimentation parentérale est indiquée

- Diarrhée et vomissements graves et chroniques
- Intervention chirurgicale complexe ou trauma
- Obstruction gastro-intestinale
- Syndrome de l'intestin court
- Diarrhée incurable
- Anorexie mentale grave
- Malabsorption grave
- Anomalies du tractus gastro-intestinal et fistules

---

parentérale totale sans lipides est de plus en plus courant (ASPEN Board of Directors, 2002). Nausées, vomissements et température élevée sont parfois constatés, surtout si les lipides sont perfusés rapidement. Les émulsions lipidiques sont contre-indiquées chez les clients ayant un trouble du métabolisme des graisses. Elles doivent aussi être prescrites avec prudence aux clients en danger d'embolie graisseuse (p. ex., une fracture du fémur) ou allergiques aux œufs.

Protéines

Une personne saine de taille moyenne doit consommer de 45 à 65 grammes de protéines par jour approximativement. Selon les besoins du client, des protéines doivent être administrées à raison de 1 à 1,5 gramme par kilogramme de poids corporel par jour. S'il souffre d'une carence nutritionnelle et qu'il subit le stress d'une maladie ou d'une chirurgie, ses besoins peuvent grimper à 150 grammes par jour afin de garantir un bilan azoté positif. Les directives les plus récentes recommandent un apport quotidien en protéines de 1,5 à 2 grammes par jour pour les clients dont le stress va de modéré à intense (ASPEN Board of Directors, 2002).

Électrolytes

L'évaluation des besoins du client en électrolytes doit être effectuée quotidiennement au début du traitement, puis plusieurs fois par semaine au cours des étapes ultérieures. Pour un client adulte ne souffrant pas d'insuffisance rénale ou hépatique, les besoins quotidiens en électrolytes se résument comme suit :

- Sodium : de 1 à 2 mEq/kg ;
- Potassium : de 1 à 2 mEq/kg ;
- Chlorure : au besoin, pour maintenir l'équilibre acide-base ;
- Magnésium : de 8 à 20 mEq ;
- Calcium : de 10 à 15 mEq ;
- Phosphate : de 20 à 40 mmol.

La quantité exacte dont un client a besoin varie selon son problème de santé et les taux d'électrolytes mesurés lors de l'analyse de sang.

RAPPELEZ-VOUS...

Le sodium, cation le plus abondant du liquide extra-cellulaire, peut favoriser la rétention de liquide par le corps, contribuant ainsi à augmenter le travail du cœur.

Oligoéléments

Selon l'état de santé et les besoins du client, des suppléments de zinc, de cuivre, de chrome, de manganèse, de sélénium, de molybdène et d'iode peuvent être ajoutés à la solution. Les taux de ces oligoéléments doivent être surveillés chez le client alimenté par voie parentérale, et le fournisseur de soins peut exiger qu'il en reçoive davantage.

Vitamines

L'ajout d'une préparation multivitaminique à la solution parentérale permet généralement de répondre aux besoins en vitamines du client. Si une perfusion multivitaminique est utilisée, les besoins en cobalamine sont comblés sans nécessiter de suppléments. Puisqu'elle contient des vitamines photosensibles, comme la vitamine C, la solution doit être protégée de la lumière en tout temps. C'est pour cette raison qu'un sac de papier recouvre toujours ces solutions.

Modes d'administration

L'alimentation parentérale peut être centrale ou périphérique. Les deux types s'appliquent aux clients ne pouvant pas être alimentés par voie entérale et pouvant tolérer un grand volume de liquide.

Alimentation parentérale centrale

L'alimentation parentérale centrale est indiquée si le client nécessite un soutien à long terme ou que ses besoins en protéines et en calories sont élevés. Elle peut être administrée par l'entremise d'un cathéter veineux central inséré dans la veine sous-clavière ou la veine jugulaire, et dont l'embout se situe dans la veine cave supérieure ▶ **17**. Il est aussi possible de procéder en insérant un cathéter central introduit par voie périphérique dans la veine basilique ou la veine céphalique jusqu'à l'extrémité distale de la veine cave supérieure.

Alimentation parentérale périphérique

L'alimentation parentérale périphérique est administrée par l'entremise d'un cathéter ou d'un dispositif d'accès vasculaire introduit dans une grosse veine périphérique. Elle est indiquée dans les cas suivants : 1) le soutien nutritionnel n'est requis que pour une courte période ; 2) les besoins en protéines et en calories du client ne sont pas élevés ; 3) les risques découlant de l'insertion d'un cathéter central sont trop élevés ; 4) elle vise à compléter un apport oral inadéquat.

Comparaison de l'alimentation parentérale centrale et périphérique

Les deux types d'alimentation parentérale, la centrale et la périphérique, diffèrent par leur pression osmotique effective, mesurée en milliosmoles. Isotonique, le sang affiche une concentration de 280 mOsm/L. Les solutions I.V.

contenant 5 % de dextrose et les solutés isotoniques de chlorure de sodium ordinaires sont essentiellement isotoniques. Les solutions destinées à l'alimentation parentérale centrale sont hypertoniques, affichant une concentration d'au moins 1 600 mOsm/L et un taux de glucose élevé, allant de 20 à 50 %. La perfusion doit être effectuée dans une grosse veine centrale pour assurer une dilution rapide. L'usage d'une veine périphérique pourrait causer une irritation et une thrombophlébite. Les nutriments peuvent être perfusés en plus petits volumes que dans le cas d'une alimentation parentérale périphérique. L'alimentation parentérale périphérique est elle aussi hypertonique (avec un taux de glucose pouvant atteindre 20 %), mais moins que l'alimentation parentérale centrale, pouvant donc être administrée par une grosse veine périphérique, bien qu'il subsiste un risque de phlébite. L'hyperhydratation est une autre complication possible.

Administration de la solution

Toute solution parentérale doit être préparée par un pharmacien ou un technicien spécialement formé, selon des techniques respectant une stricte asepsie, sous une hotte à flux laminaire. Une fois la préparation terminée, rien ne doit y être ajouté. Les risques d'incompatibilité avec un médicament et de contamination sont élevés. Moins il y a de personnes qui participent à sa préparation et à son administration, moins le risque d'infection est grand. Dans la plupart des hôpitaux, le médecin doit prescrire la solution parentérale chaque jour, ce qui permet l'ajustement des dosages et des additifs aux besoins actuels du client. L'étiquette doit toujours en indiquer le contenu en nutriments et en additifs, l'heure de la préparation ainsi que la date et l'heure de péremption. En général, une solution est bonne pour 24 heures et doit être conservée au réfrigérateur jusqu'à une heure avant usage ▶ **MS 5.1**.

Comme les solutions parentérales sont des milieux très propices à la croissance des microbes, le recours à des techniques aseptiques adéquates est essentiel. La FDA recommande d'installer un filtre Millipore de 0,22 micromètre sur les solutions sans émulsion lipidique, et de 1,2 micromètre sur celles qui en contiennent (Task Force for the Revision of Safe Practices for Parenteral Nutrition, 2004). Les filtres et les cathéters doivent être remplacés toutes les 24 heures si des lipides sont administrés, et toutes les 72 heures s'il s'agit d'une solution d'acides aminés et de dextrose (Gillies, Wallen, Morrison, Rankin, & Nagy, 2005). La date et l'heure de leur installation doivent donc y être clairement indiquées. Les complications propres à

17

Le cathéter veineux central est décrit dans le chapitre 17, *Déséquilibres hydroélectrolytiques et acidobasiques.*

MS 5.1

Méthode liée à l'alimentation parentérale totale : *Préparation et installation d'une perfusion d'acides aminés, de lipides et d'insuline.*

l'alimentation parentérale se répartissent dans les trois catégories suivantes : infectieuses, métaboliques, mécaniques. L'**ENCADRÉ 54.10** énumère les principales complications propres à chacune d'elles.

La régulation du taux de perfusion s'effectue à l'aide d'un régulateur volumétrique dans le cas de l'alimentation parentérale périphérique et d'une pompe dans le cas de l'alimentation parentérale centrale. Si le sac est vide avant que la dose suivante ne soit prête, une solution contenant entre 10 et 20 % de dextrose (alimentation centrale) ou 5 % de dextrose (alimentation périphérique) peut être administrée pour prévenir l'hypoglycémie.

ENCADRÉ 54.10	**Complications propres à l'alimentation parentérale**

Complications infectieuses
- Mycoses
- Bactéries Gram-positives
- Bactéries Gram-négatives

Complications métaboliques
- Hyperglycémie, hypoglycémie
- Insuffisance rénale
- Carences en acides gras essentiels
- Excès et carences en électrolytes et en vitamines
- Carences en oligoéléments
- Hyperlipidémie

Complications mécaniques
- Insertion :
  - Embolie gazeuse
  - Pneumothorax, hémothorax, chylothorax, hydrothorax
  - Hémorragie
- Déplacement de la sonde
- Thrombose de la veine
- Phlébite

Soins et traitements infirmiers

CLIENT NÉCESSITANT UNE ALIMENTATION PARENTÉRALE

Chez un client alimenté par voie parentérale, les signes vitaux doivent être vérifiés toutes les quatre à huit heures. Tout au long du traitement, des pesées quotidiennes permettent de connaître son état d'hydratation. Le poids corporel reflète généralement la somme des variations des protéines, des lipides et de l'hydratation, cette dernière faisant l'objet des fluctuations quotidiennes les plus importantes. Il faut analyser si les gains ou les pertes de poids sont dus à l'augmentation de la quantité de liquide découlant d'un œdème ou à la diminution de la quantité de liquide résultant d'une hausse de la diurèse, ou s'ils témoignent d'un changement réel du poids des tissus. La glycémie, le bilan électrolytique, le taux d'azote uréique, l'hémogramme complet et le taux d'enzymes hépatiques doivent être évalués au moins trois fois par semaine jusqu'à ce que l'état du client soit stabilisé, puis une fois par semaine si sa condition le permet. L'étude de ces importants paramètres aide l'infirmière à connaître le degré de tolérance du client à l'alimentation parentérale. Un plan de soins aux clients alimentés par voie parentérale peut être consulté au **PSTI 54.2**.

Les pansements couvrant le lieu d'insertion du cathéter doivent être changés entre une fois par jour et une fois par semaine, conformément au protocole de l'établissement. La procédure à suivre est similaire à celle qui doit être appliquée après l'insertion du cathéter. Le lieu d'insertion doit être scruté avec minutie pour déceler le moindre signe d'inflammation ou d'infection. Une perfusion hypertonique peut facilement causer une phlébite, et la zone peut s'infecter. Si le client alimenté par voie parentérale est immunodéprimé, il est plus sujet à des infections opportunistes. Les signes d'inflammation ou d'infection peuvent être subtils, voire inexistants, car la chimiothérapie, les corticostéroïdes et les antibiotiques peuvent les masquer. Si, en changeant un pansement, l'infirmière soupçonne une infection, elle doit prélever un échantillon de culture et de drainage pour analyse et en aviser le médecin sans délai.

L'hyperglycémie est une complication métabolique de l'alimentation parentérale. Dans un premier temps, la glycémie doit être mesurée toutes les quatre à six heures, à l'aide d'un glucomètre ▶ **60**. Il faut s'attendre à une certaine augmentation de la glycémie durant les premiers jours de l'alimentation parentérale et s'efforcer de la maintenir entre 3,6 et 6,1 mmol/L. Une échelle d'insuline sous-cutanée (S.C.) ou un protocole d'insuline I.V. peuvent être prescrits à cette fin. L'insuline peut être mélangée à la solution parentérale, mais dans ce cas son dosage ne peut être modifié pendant 24 heures.

Le syndrome de renutrition se manifeste par une rétention hydrique, une perturbation de l'équilibre électrolytique (hypophosphatémie, hypokaliémie, hypomagnésémie) et une hyperglycémie. Les facteurs de risque sont la malnutrition de longue date (comme l'alcoolisme chronique), les vomissements, la diarrhée, la chimiothérapie et les chirurgies majeures. Ce syndrome peut apparaître dès qu'un soutien nutritionnel est entrepris de façon énergique chez un client souffrant de malnutrition. L'hypophosphatémie en est le signe caractéristique et est associée à de graves conséquences, comme l'arythmie, l'arrêt respiratoire et les troubles neurologiques (p. ex., la paresthésie) (Yantis & Velander, 2008).

L'alimentation parentérale doit être effectuée à l'aide d'une pompe afin que le débit soit constant et qu'une obstruction soit signalée par une alarme. Malgré cela, l'infirmière doit tout de même comparer de temps à autre le volume inscrit sur la pompe avec le contenu du sac afin de détecter toute défectuosité de la pompe.

Avant d'installer la solution pour l'alimentation parentérale d'un client, l'infirmière doit bien lire l'étiquette afin de s'assurer que les ingrédients correspondent à ce qu'a prescrit le médecin. Elle doit aussi vérifier si le sac fuit, si la solution a changé de couleur, si elle comporte des particules en suspension et s'il y a eu séparation de l'émulsion. La moindre de ces anomalies commande un retour immédiat à la pharmacie pour remplacement. Si le sac n'est pas vide au bout de 24 heures de perfusion, l'infirmière a la responsabilité d'interrompre l'alimentation et de remplacer celui-ci par un sac de solution fraîche. À la température de la pièce, ces solutions (en particulier celles qui contiennent une émulsion lipidique) sont un milieu propice à la croissance des microorganismes.

Il arrive que l'émulsion lipidique et la solution parentérale soient perfusées séparément. Il est recommandé d'administrer l'émulsion lipidique à faible volume, de manière continue, afin que l'apport de lipides soit de 20 % en 12 heures, selon les besoins du client.

60

Le diabète est abordé dans le chapitre 60, *Interventions cliniques – Diabète.*

PSTI 54.2 | **Alimentation par voie parentérale**

PROBLÈME DÉCOULANT DE LA SITUATION DE SANTÉ	**Risque d'infection** lié à la présence d'un cathéter veineux central, à l'administration de solutions propices à la croissance des bactéries et à la diminution des défenses de l'organisme.
OBJECTIF	Le client ne présentera pas de signes d'infection.

RÉSULTATS ESCOMPTÉS	INTERVENTIONS INFIRMIÈRES ET JUSTIFICATIONS
Gravité de l'infection • Absence de : – Fièvre – Douleur / sensibilité – Malaise – Frissons – Léthargie – Colonisation bactérienne de l'hémoculture – Colonisation bactérienne du site d'insertion du cathéter – Augmentation de la leucocytémie • Absence de signes et symptômes d'inflammation ou d'infection au site d'insertion du cathéter (rougeur, lésions, écoulement purulent, etc.)	**Maîtrise de l'infection** • Optimiser l'asepsie du milieu pendant la mise en place des cathéters centraux pour minimiser les risques d'infection. • Maintenir l'asepsie du milieu pendant le remplacement des sondes et des sacs pour minimiser les risques d'infection. • Remplacer les cathéters périphériques et centraux ainsi que les pansements en tenant compte des directives pour minimiser les risques d'infection. • Se laver les mains avant et après toute intervention auprès d'un client pour minimiser les risques d'infection. • Encourager le client à se reposer pour que les nutriments servent à la guérison. **Protection contre l'infection** • Surveiller l'apparition de signes et symptômes locaux et systémiques d'infection pour assurer une détection précoce de l'infection. • Surveiller la leucocytémie et la formule leucocytaire du sang (en particulier la neutrophilie) pour assurer une détection précoce de l'infection.

PROBLÈME DÉCOULANT DE LA SITUATION DE SANTÉ	**Risque d'hyperglycémie, d'hypoglycémie et de déséquilibres électrolytiques.**

SOINS ET TRAITEMENTS EN INTERDISCIPLINARITÉ

OBJECTIFS INFIRMIERS	INTERVENTIONS INFIRMIÈRES ET JUSTIFICATIONS
• Surveiller la glycémie et les électrolytes sériques. • Rapporter tout écart par rapport à des paramètres acceptables. • Effectuer les interventions médicales et infirmières appropriées.	• Surveiller la présence de signes d'hyperglycémie, comme la soif, la polyurie, la confusion, la glycémie élevée, la vision floue, les étourdissements, les nausées et les vomissements pour planifier le traitement approprié. • Surveiller la présence de signes d'hypoglycémie, comme les sueurs, la faim, la faiblesse et le tremblement pour assurer une intervention précoce. • Mesurer la glycémie capillaire quotidiennement, toutes les quatre à six heures, jusqu'à ce que la glycémie soit stable et pour détecter tout déséquilibre en glucose. • Mesurer le taux d'électrolytes sériques chaque jour pour assurer la détection et le traitement précoces des complications. • Surveiller la présence de symptômes d'hyperkaliémie (p. ex., une faiblesse musculaire, une paralysie flasque, la dysrythmie cardiaque, des crampes abdominales, de la diarrhée) et d'hypokaliémie (p. ex., une faiblesse générale, une diminution du tonus musculaire, un pouls faible ou irrégulier, une hypotension, une respiration superficielle, une distension abdominale et l'iléus). • Réguler avec précision le débit de perfusion pour maintenir le taux de glucose administré et empêcher la fluctuation de la glycémie.

Les effets indésirables potentiels comprennent des réactions allergiques, la dyspnée, la cyanose, la fièvre, les bouffées vasomotrices, la phlébite, et les douleurs à la poitrine, au dos ou au lieu d'insertion du cathéter. L'administration d'un grand nombre de calories dans un volume de liquide relativement petit est l'un des principaux avantages de la perfusion de lipides. Elle s'avère particulièrement utile chez les clients à risque de surcharge.

Les clients alimentés par voie parentérale sont susceptibles de contracter une infection associée à l'usage d'une sonde ou une septicémie. Les infections locales incluent l'érythème, la douleur et l'exsudation au lieu d'insertion du cathéter. Sur le plan systémique, le client peut être atteint de fièvre, de frissons, de nausées, de vomissements et de malaise. Il convient de suspecter une infection associée au cathéter si aucune autre cause ne peut être déterminée. L'emploi de cathéters dont les surfaces sont antibiotiques ou antiseptiques peut minimiser le risque d'infection. Pour savoir quel microorganisme est en cause, il convient de réaliser des cultures de l'embout du cathéter si ce dernier a été retiré, ou du sang s'il est toujours en place. Les échantillons nécessaires aux hémocultures doivent être prélevés simultanément dans le cathéter et la veine périphérique. Une radiographie de la poitrine est nécessaire pour détecter d'éventuels changements de l'état des poumons. Si la source de l'infection se trouve à l'embout d'un cathéter de courte durée, il peut être inutile de recourir à l'antibiothérapie, car le retrait de la sonde peut suffire à éliminer le problème (Zingg, Cartier-Fässler, & Walder, 2008). Les infections accompagnant les cathéters de longue durée peuvent exiger un traitement aux antibiotiques. Selon l'état du client, il faudra peut-être envisager la mise en place d'un nouveau cathéter central. Une fois le traitement par alimentation parentérale terminé et le cathéter retiré, le pansement doit être remplacé quotidiennement jusqu'à ce que la plaie soit guérie. L'infirmière doit inciter le client à se nourrir par voie orale et noter soigneusement son apport en nutriments. En règle générale, 60 % des besoins énergétiques devraient être comblés par voie orale avant que l'alimentation parentérale ou entérale ne soit interrompue.

Thérapie nutritionnelle à domicile

L'alimentation parentérale à domicile et l'alimentation entérale à domicile sont des traitements nutritionnels reconnus pour les personnes n'ayant pas besoin d'être hospitalisées, mais nécessitant un soutien nutritionnel constant. Certains clients ont été traités à domicile avec succès pendant des mois, voire des années. Il importe que l'infirmière instruise le client et sa famille à propos de l'entretien des cathéters, des techniques adéquates de mélange et de manipulation des solutions, des effets secondaires et des complications.

Le traitement nutritionnel à domicile coûte cher. Les clients dont les frais médicaux sont remboursés doivent respecter certains critères précis. L'équipe de planification de sortie doit être mise à contribution dès l'admission pour régler ces questions. Le soutien nutritionnel à domicile peut aussi constituer un fardeau pour le client et ses proches, et peut altérer sa qualité de vie. L'infirmière doit renseigner la famille à propos des groupes de soutien comme les Anciens combattants, la Société canadienne du cancer et le CSSS de sa région, qui sont des lieux d'entraide et de défense des droits.

54.6 | Troubles de l'alimentation

Les troubles de l'alimentation sont essentiellement des troubles de santé mentale. Toutefois, certains problèmes associés à ces troubles exigent la mise en œuvre d'un plan de soins nutritionnels. Les trois types de troubles de l'alimentation les plus courants sont l'anorexie mentale, la boulimie et l'hyperphagie boulimique.

54.6.1 Anorexie mentale

L'**anorexie mentale** est caractérisée par une perte de poids auto-imposée, un dysfonctionnement endocrinien, et un dérangement psychopathologique envers le poids et l'alimentation (Gonzalez, Kohn, & Clarke, 2007). Il s'agit d'une maladie mentale grave qui affecte entre 0,5 et 1,0 % des femmes à un moment ou l'autre de leur vie, et une moindre proportion d'hommes. Les femmes issues des classes moyenne et moyenne supérieure présentent la prévalence d'anorexie mentale la plus élevée. Les quatre principales caractéristiques, selon l'American Psychiatric Association (1994), sont :

- le refus de maintenir un poids normal ou au-dessus de la normale pour leur type corporel ;
- l'adoption d'un régime alimentaire très restreint, généralement accompagné d'exercices physiques excessifs ;
- le sentiment d'être trop gros ou trop grosse en dépit d'une perte de poids considérable ;
- l'arrêt des menstruations et une préoccupation exagérée envers le poids et la forme corporelle.

Ses manifestations cliniques sont une perte de poids anormale, l'auto-inanition délibérée, la peur intense de prendre du poids, le refus de se nourrir, le fait d'être continuellement au régime, la perte de cheveux, la sensibilité au froid, la compulsion à faire de l'exercice, l'aménorrhée ou l'oligoménorrhée, la peau sèche et la constipation.

Les examens paracliniques révèlent souvent une anémie ferriprive et un taux élevé d'azote uréique du sang, qui sont le reflet d'une importante déplétion du volume intravasculaire et d'une anomalie de la fonction rénale. Un régime faible en potassium et l'élimination du potassium dans l'urine se traduisent par une carence en potassium, qui se manifeste sous forme de faiblesse musculaire, de dysrythmie cardiaque et d'insuffisance rénale. À la longue, l'émaciation et les autres signes de malnutrition grave deviennent évidents.

L'Association canadienne pour la santé mentale (ACSM) approuve le recours à des thérapies individuelles, familiales ou de groupe dans le but d'un traitement multidisciplinaire. Celui-ci doit combiner le soutien médical, nutritionnel et familial. L'hospitalisation peut être nécessaire s'il survient des complications impossibles à traiter en consultation externe. La renutrition doit être étroitement super-visée pour assurer des gains de poids importants et constants. Le syndrome de renutrition inappropriée est une complication rare, bien que grave, des thé-rapies comportementales de renutrition. Il peut s'avérer nécessaire de recourir à l'alimentation enté-rale ou parentérale. L'amélioration de la nutrition ne constitue cependant pas une cure pour l'anorexie mentale. Il faut remédier au problème sous-jacent en décelant les structures perturbées des rapports inter-personnels et familiaux, puis en offrant un service de consultation familiale et individuelle.

54.6.2 Boulimie

La **boulimie** est un trouble qui se manifeste par des épisodes fréquents d'hyperphagie, de vomissements volontaire et de prise de laxatifs associés à une perte de maîtrise de son alimentation et à des préoccupa-tions persistantes quant à son image corporelle (American Dietetic Association [ADA], 2006a). Les personnes qui en sont atteintes ont soit un poids nor-mal par rapport à leur taille, soit un poids qui fluctue au gré de leurs ingestions et de leurs purges. Elles présentent souvent les signes de vomissements fré-quents, comme des jointures macérées, des glandes salivaires enflées, des yeux rougis par l'éclatement de vaisseaux sanguins et des problèmes dentaires. Elles font tout pour cacher leur problème.

L'hyperphagie boulimique est moins grave que la boulimie et l'anorexie mentale. Les personnes qui en souffrent ne vivent pas de perturbation de leur image corporelle (ADA, 2006a).

La boulimie est de plus en plus répandue, et sa prévalence est sans doute supérieure à celle de l'anorexie mentale. L'incidence de la boulimie, comme de l'anorexie mentale, est plus élevée chez les populations blanches. Au Canada, entre 3 et 5 % des femmes âgées de 15 à 25 ans sont bouli-miques, tandis que de 1 à 2 % sont anorexiques (ACSM, 2010). Les étudiantes semblent être les personnes les plus susceptibles d'être atteintes de ce syndrome. La cause demeure inconnue, mais elle pourrait être similaire à celle de l'anorexie mentale. Abus de psychotropes, anxiété, troubles affectifs et troubles de la personnalité ont été constatés chez les personnes boulimiques. À la longue, les problèmes associés à la boulimie deviennent de plus en plus difficiles à maîtriser efficacement. Tout comme l'anorexie mentale, le traitement doit être multidisciplinaire. L'évaluation et le traitement médical, le soutien nutritionnel ainsi que les thérapies sont la clé de la guérison.

Les antidépresseurs sont bénéfiques pour cer-tains clients boulimiques, mais pas pour tous. Il est indispensable d'offrir éducation et soutien psy-chologique au client et à sa famille. Des groupes de soutien comme l'Association canadienne pour la santé mentale et Anorexie et boulimie Québec peuvent être d'un grand secours pour le client et ses proches.

Analyse d'une situation de santé   Jugement clinique

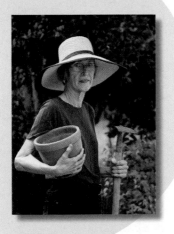

Madame Rose Leblanc est en centre d'héberge-ment depuis deux semaines. Veuve et âgée de 65 ans seulement, elle a accepté de quitter son petit appartement en raison de l'évolution de la sclérose en plaques entraînant une perte d'autonomie. Cette situation devenait de plus en plus inquiétante pour son fils, qui habitait tout près. De petite taille (1,64 m), la cliente pesait 50 kg lors de son admission. Elle est hypertendue et présente de l'hypothyroïdie, problèmes de santé traités par des médicaments.

La nutritionniste a évalué l'état nutritionnel de madame Leblanc. Aux repas, cette dernière ne mange que le quart des aliments qui lui sont offerts. « J'ai beaucoup moins d'appétit qu'avant. Ici, on nous sert beaucoup trop de viande, et moi, je ne suis pas habituée d'en manger aussi souvent parce que je n'aime pas ça. En plus, ça ne goûte pas comme ce que je cuisinais chez moi », dit-elle.

De nature plutôt joviale, elle échange assez facile-ment avec d'autres résidents tout en demeurant réservée. Au cours de ses visites, son fils a remarqué qu'elle devenait parfois irritable et manifestait de l'impatience, comportements apparemment inhabituels.

MISE EN ŒUVRE DE LA DÉMARCHE DE SOINS

Collecte des données – Évaluation initiale – Analyse et interprétation

1. Cinq données de la mise en contexte sont en lien avec le problème prioritaire de risque de dénutrition. Lesquelles?

2. Plusieurs autres données pertinentes confirmeraient qu'un problème de dénutrition chez cette cliente est réel. Nommez-en au moins cinq.

3. Qu'est-ce qui pourrait expliquer l'alimentation insuffisante de madame Leblanc?

4. Quelle pourrait être la cause probable du risque de dénutrition chez cette cliente?

Planification des interventions – Décisions infirmières

5. Dans l'extrait du plan thérapeutique infirmier de madame Leblanc, la première directive émise pour le problème prioritaire de *risque de dénutrition* est incomplète. Ajoutez-y l'élément manquant.

Extrait

CONSTATS DE L'ÉVALUATION									
Date	Heure	N°	Problème ou besoin prioritaire	Initiales	RÉSOLU / SATISFAIT			Professionnels / Services concernés
					Date	Heure	Initiales	
2011-04-13	10:45	2	Risque de dénutrition	J.M.R.				

SUIVI CLINIQUE							
Date	Heure	N°	Directive infirmière	Initiales	CESSÉE / RÉALISÉE		
					Date	Heure	Initiales
2011-04-13	10:45	2	Donner collation protéinée (Ensure^MD)	J.M.R.			

Signature de l'infirmière	Initiales	Programme / Service	Signature de l'infirmière	Initiales	Programme / Service
Jeanne-Marie Rancourt	J.M.R.	Unité 2			
		Unité 2			

6. Qui d'autre que l'infirmière ou l'infirmière auxiliaire pourrait appliquer cette directive? Ajoutez cette précision à la directive.

7. Identifiez la professionnelle impliquée dans l'approche visant la résolution du *risque de dénutrition*, et inscrivez son titre dans la section «Professionnels / Services concernés».

8. Deux objectifs de soins seraient réalistes pour contrer un éventuel problème de dénutrition chez madame Leblanc. Formulez-en un.

9. Pour suivre l'évolution du problème prioritaire et assurer le suivi clinique du problème nutritionnel de madame Leblanc, vous avez déjà émis la directive suivante: «*Compléter bilan alimentaire × 2 jours (+ dir. p. trav. PAB)*». Émettez-en une autre, en précisant le moment où elle doit être appliquée, la fréquence d'application et un autre intervenant de l'équipe de soins qui verra à son application.

Extrait

SUIVI CLINIQUE							
Date	Heure	N°	Directive infirmière	Initiales	CESSÉE / RÉALISÉE		
					Date	Heure	Initiales
2011-04-13	10:45	2	Donner collation protéinée (Ensure^MD)	J.M.R.			
		3	Compléter bilan alimentaire × 2 jours (+ dir. p. trav. PAB)				

Signature de l'infirmière	Initiales	Programme / Service	Signature de l'infirmière	Initiales	Programme / Service
Jeanne-Marie Rancourt	J.M.R.	Unité 2			
		Unité 2			

Évaluation des résultats – Évaluation en cours d'évolution

10. Quelles sont les deux données principales qui signifieraient que le risque de dénutrition de madame Leblanc s'estompe?

Application de la pensée critique

Dans l'application de la démarche de soins auprès de madame Leblanc, l'infirmière a recours aux éléments du modèle de la pensée critique pour analyser la situation de santé de la cliente et en comprendre les enjeux. La **FIGURE 54.7** résume les caractéristiques de ce modèle en fonction des données de cette cliente, mais elle n'est pas exhaustive.

Vers un jugement clinique

Connaissances
- Caractéristiques du développement de la personne âgée
- Manifestations cliniques de la dénutrition
- Facteurs en cause dans la dénutrition
- Facteurs influençant l'appétit d'une personne

Expériences
- Expérience auprès des personnes âgées
- Soins aux clients présentant un problème de dénutrition
- Expérience de travail en centre d'hébergement et de soins de longue durée

ÉVALUATION
- Alimentation de la cliente (qualité et quantité des aliments ingérés aux repas), y compris les collations
- Poids et IMC
- Aspect de la peau et de la muqueuse buccale
- Perte des cheveux
- État des ongles
- État psychologique (irritabilité, confusion)
- Habitudes alimentaires
- Signes de déshydratation (phénomène accompagnant souvent la dénutrition)

Normes
- Normes relatives à l'alimentation selon le *Guide alimentaire canadien*

Attitudes
- Ne pas forcer madame Leblanc à manger
- Ne pas l'obliger à manger les aliments qu'elle n'aime pas

FIGURE 54.7

Application de la pensée critique à la situation de santé de madame Leblanc

■ ■ ■ À retenir

VERSION REPRODUCTIBLE

www.cheneliere.ca/lewis

- Les gras trans sont des matières grasses insaturées qui ne sont pas essentielles à la bonne santé. Ils sont associés à une augmentation du risque de maladie coronarienne.

- S'ils ne planifient pas bien leur régime alimentaire, les végétariens peuvent souffrir de carences en protéines ou en vitamines.

- La malnutrition consiste en un déficit, un excès ou un déséquilibre de composants essentiels à un régime équilibré. La dénutrition et la surnutrition sont des formes de malnutrition.

- Les carences en vitamines sont constatées principalement chez les personnes qui abusent de l'alcool ou de drogues, les malades chroniques et les gens ayant de mauvaises habitudes alimentaires.

- En phase postopératoire, un apport supplémentaire de protéines et de calories est nécessaire pour favoriser la guérison et reconstituer les réserves de l'organisme.

- Les suppléments à haute teneur en calories, destinés à la consommation orale, ne doivent cependant pas être utilisés comme substituts de repas, mais plutôt comme collations entre les repas.

- Les trois types de troubles de l'alimentation les plus courants sont l'anorexie mentale, la boulimie et l'hyperphagie boulimique.

Pour en savoir plus

VERSION COMPLÈTE ET DÉTAILLÉE

www.cheneliere.ca/lewis

 Références Internet

Organismes et associations

Academy for Eating Disorders
www.aedweb.org

American Society for Nutrition
www.nutrition.org

American Society for Parenteral and Enteral Nutrition
www.nutritioncare.org

Anorexie et boulimie Québec
www.anebquebec.com

Les diététistes du Canada
www.dietitians.ca

Ordre professionnel des diététistes du Québec
www.opdq.org

Organismes gouvernementaux

Ministère de la Santé et des Services sociaux du Québec > Sujets > Santé publique > Nutrition et alimentation
www.msss.gouv.qc.ca

Organisation mondiale de la Santé > Thèmes de santé > Nutrition
www.who.int

Santé Canada > Menu principal > Aliments et nutrition
www.hc-sc.gc.ca

Références générales

Fondation des maladies mentales > Aider une personne > Les maladies mentales
www.fondationdesmaladiesmentales.org

Institut universitaire en santé mentale Douglas > Infos santé mentale > Troubles de l'alimentation : Causes et symptômes
www.douglas.qc.ca

PasseportSanté.net > Nutrition
www.passeportsante.net

Soins-Infirmiers.com > Soins > Nutrition entérale > Nutrition parentérale
www.soins-infirmiers.com

 Monographies

Corcos, M. (2008). *L'anorexie mentale : déni et réalités*. Paris : Doin.

Ferland, G. (2007). *Alimentation et vieillissement*. Montréal : Les Presses de l'Université de Montréal.

Schiff, W. (2011). *Nutrition for healthy living*. New York : McGraw-Hill.

Hébuterne, X., Alix, E., Raynaud-Simon, A., & Vellas, B. (2009). *Traité de nutrition de la personne âgée : nourrir l'homme malade*. Paris : Springer.

Trujillo, E.B., & Robinson, M.K. (2010). *Parenteral nutrition in adults*. Philadelphia : W.B. Saunders.

 Articles, rapports et autres

Collins, N. (2010). Dealing with patients who disregard nutrition advice. *Ostomy Wound Management, 56*(6), 16-20.

Sudakin, T. (2006). Total enteral nutrition (TEN) or Total parenteral nutrition ? *Nursing, 36*(12), 52-55.

Walsh, L. (2007). Caring for patients who have eating disorders. *Nursing Times, 103*(28), 28-29.

 Multimédia

Institut universitaire en santé mentale Douglas > Audio & vidéo > Quoi de neuf sur les troubles de l'alimentation : cours de Howard Steiger en 2009 (en anglais) – parties 1 et 2
www.douglas.qc.ca

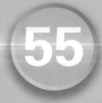

CHAPITRE 55

Écrit par :
Judi Daniels, PhD, ARNP

Adapté par :
Danielle Soucy, inf., M. Sc.,
ICMC(C)

INTERVENTIONS CLINIQUES

Obésité

Objectifs

Après avoir lu ce chapitre, vous devriez être en mesure :

- de discuter de l'épidémiologie et de l'étiologie de l'obésité ;

- de comparer les systèmes de classification permettant de déterminer la taille d'une personne ;

- d'expliquer les risques pour la santé associés à l'obésité ;

- de discuter de la thérapie nutritionnelle et du plan d'exercices du client obèse ;

- de décrire les différents types de chirurgie bariatrique dans le traitement de l'obésité ;

- de présenter les soins et traitements infirmiers liés aux traitements conservateur et chirurgical de l'obésité ;

- de décrire l'étiologie, les manifestations cliniques et le processus thérapeutique en interdisciplinarité du syndrome métabolique.

Concepts **clés**

Cette carte conceptuelle illustre schématiquement les principaux concepts décrits dans le présent chapitre. Sa lecture vous permettra d'avoir une vue d'ensemble des notions qui y sont présentées.

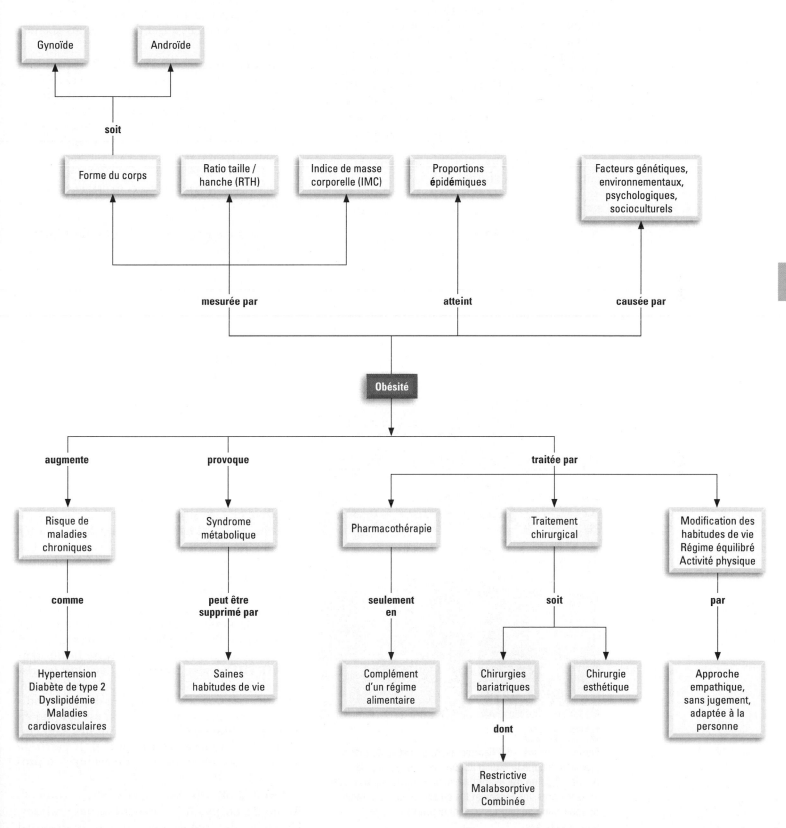

55.1 | Obésité

L'**obésité** est une augmentation anormale de la proportion des cellules adipeuses dans le corps due à une suralimentation énergétique ou à des dysfonctionnements hormonaux. L'augmentation du poids corporel menant au surpoids ou à l'obésité se caractérise par une hypertrophie adipeuse et une hyperplasie (Halber, Wernstedt-Asterholm, & Scherer, 2008), processus au cours duquel le volume des cellules adipeuses peut se multiplier par plusieurs milliers afin de répondre à une hausse importante de la quantité de lipides à stocker, et où les cellules préadipeuses deviennent adipeuses. Ce phénomène affecte principalement les tissus viscéraux (intraabdominaux) et sous-cutanés du corps **FIGURE 55.1**.

55.1.1 Classification du poids corporel et obésité

La majorité des personnes obèses souffrent d'**obésité primaire**, c'est-à-dire qu'elles absorbent davantage de calories que ce dont leur métabolisme a besoin. Les autres souffrent d'**obésité secondaire**, qui peut être provoquée par diverses anomalies congénitales ou chromosomiques, par des problèmes métaboliques ou par des lésions et des troubles du système nerveux central.

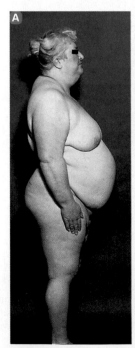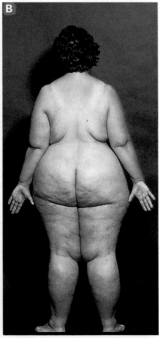

FIGURE 55.1

Femmes obèses – **A** Femme ayant un excès de masse graisseuse dans la région abdominale, les bras et la poitrine. **B** Femme ayant un excès de masse graisseuse dans les bras, les fesses et les cuisses. Ces deux modes de répartition de la graisse sont courants chez les femmes obèses.

L'évaluation d'un client atteint d'obésité consiste d'abord à évaluer son état de santé pour déterminer les facteurs ayant contribué à son problème. Il est nécessaire d'obtenir ses antécédents médicaux et de procéder à un examen physique complet pour connaître l'ampleur de son obésité et savoir depuis quand il en souffre. Ces mesures permettent aussi d'estimer les risques pour la santé.

L'**indice de masse corporelle (IMC)** permet de savoir si une personne est en situation de maigreur, de poids normal, de surpoids ou d'obésité à l'aide d'intervalles normalisés (OMS, 2010). Indice clinique courant du surpoids, de l'obésité et de la modification de la répartition du tissu adipeux, il permet d'en estimer les risques. Le calcul de l'IMC correspond au poids divisé par le carré de la taille, exprimé en kg/m² **FIGURE 55.2**. Les personnes dont l'IMC est inférieur à 18,5 sont considérées comme souffrant d'insuffisance pondérale ; celles dont l'IMC se situe dans un intervalle allant de 18,5 à 24,9 ont un poids normal ; de 25,0 à 29,9, l'indice dénote un **surpoids** ; l'intervalle allant de 30,0 à 39,9 indique l'obésité ; un IMC de 40 est le lot des personnes souffrant d'**obésité morbide**. Le **TABLEAU 55.1** montre le classement du poids corporel selon l'IMC. Notons que ces valeurs s'appliquent aux personnes âgées de 18 ans et plus. Toutefois, les femmes enceintes ou qui allaitent, les personnes gravement malades ou les gens très musclés, comme les athlètes et les culturistes, ne doivent pas s'y fier. Le poids santé des personnes âgées de 65 ans et plus peut être légèrement supérieur aux valeurs indiquées ci-dessus.

Il existe une méthode plus simple pour classer le poids et déterminer l'excès de graisse abdominale : la mesure du tour de taille (Santé Canada, 2003). Il est recommandé pour toutes les personnes dont l'IMC est inférieur à 35. Les risques de problèmes de santé augmentent si le tour de la taille est supérieur à 102 cm chez les hommes et à 88 cm chez les femmes (Santé Canada, 2003). Les personnes qui ont de la graisse viscérale courent plus de risques que les autres de souffrir de maladie cardiovasculaire et de syndrome métabolique. Le **ratio taille-hanches (RTH)** permet également d'évaluer les risques de problèmes de santé associés à l'obésité. Ce ratio, qui décrit la répartition des tissus adipeux sous-cutanés et viscéraux, est calculé en divisant le tour de taille par le tour des hanches. Un RTH inférieur à 0,8 est optimal. À partir de 0,8, la personne court plus de risques de problèmes de santé.

Enfin, l'obésité est aussi évaluée selon la forme du corps ou la répartition des graisses. L'obésité des personnes dont la graisse est répartie au-dessus de l'abdomen et sur le haut du corps (cou, bras, épaules) est désignée sous le nom d'**obésité androïde**. On dit aussi que ces personnes ont un corps en forme de pomme. Le terme **obésité gynoïde** est utilisé quant à lui pour décrire celle des personnes dont le corps est en forme de poire. L'obésité androïde est associée à un risque plus élevé de problèmes de santé que l'obésité gynoïde **TABLEAU 55.2** et **FIGURE 55.3**. La génétique joue un rôle important dans la détermination des schèmes de répartition de la masse adipeuse.

Le pronostic de l'obésité gynoïde est meilleur que celui des autres types d'obésité, mais celle-ci est plus difficile à traiter. La graisse abdominale serait plus facilement assimilable et pourrait être mobilisée pour maintenir des taux élevés de triglycérides et de lipides. Les personnes ayant de la graisse abdominale ont plus de graisses viscérales que celles dont le corps est en forme de poire. Ces dernières ont plus de graisses sous-cutanées, ce qui entraîne l'apparition de plus de cellulite. Tant les graisses abdominales que les graisses viscérales sont liées au syndrome métabolique, complication importante de l'obésité. La graisse viscérale est plus active. Elle endommage le corps en abaissant la sensibilité à l'insuline et les taux de lipoprotéines de haute densité (HDL), et en augmentant la pression artérielle (P.A.). La graisse viscérale libère aussi plus d'acides gras libres dans le système sanguin.

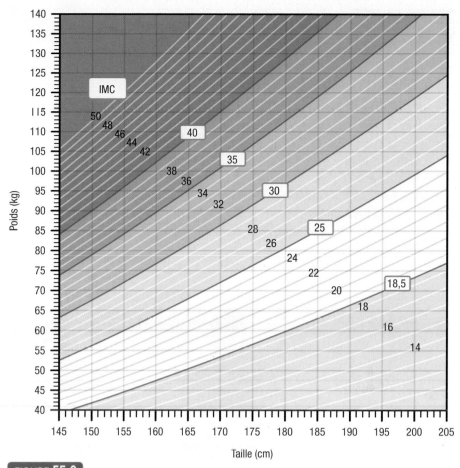

FIGURE 55.2

Graphique de l'indice de masse corporelle (IMC) – Poids santé : de 18,5 à 24,9 kg/m² ; surpoids : IMC de 25 à 29,9 kg/m² ; obésité : IMC égal ou supérieur à 30 kg/m²

TABLEAU 55.1	Classification du poids corporel selon l'IMC, le tour de taille et les risques de maladies associés[a]			
TYPE DE POIDS	**IMC (kg/m²)**	**CLASSE D'OBÉSITÉ**	**RISQUE DE MALADIES LIÉES AU TOUR DE TAILLE[a]**	
			HOMME : JUSQU'À 102 cm **FEMME : JUSQU'À 88 cm**	**HOMME : PLUS DE 102 cm** **FEMME : PLUS DE 88 cm**
Insuffisance pondérale	Inférieur à 18,5		—	—
Normal[b]	De 18,5 à 24,9		—	—
Surpoids	De 25,0 à 29,9		Accru	Élevé
Obésité	De 30,0 à 34,9	Classe I	Élevé	Très élevé
	De 35,0 à 39,9	Classe II	Très élevé	Très élevé
Obésité morbide	40 et plus	Classe III	Extrêmement élevé	Extrêmement élevé

[a] Risques de maladies : hypertension, diabète de type 2 et maladies cardiovasculaires, en comparaison à ceux que court une personne de poids normal.
[b] Un tour de taille élevé peut aussi être un marqueur de risque accru chez les personnes de poids normal.
Source : Adapté de National Heart, Lung, and Blood Institute, & North American Association for the Study of Obesity, 2000.

TABLEAU 55.2	Risques pour la santé selon la forme du corps	
OBÉSITÉ ANDROÏDE (POMME)	**OBÉSITÉ GYNOÏDE (POIRE)**	
• Cardiopathie • Diabète de type 2 • Cancer du sein • Cancer de l'endomètre • ↓ sensibilité à l'insuline • ↑ triglycérides • ↓ lipoprotéines de haute densité (HDL) • ↑ pression artérielle (P.A.) • ↑ libération des acides gras libres dans le sang	• Ostéoporose • Varices • Cellulite • Pièges de tissus adipeux sous-cutanés et stockage de graisse alimentaire • Stockage sous forme de triglycérides des acides gras piégés	

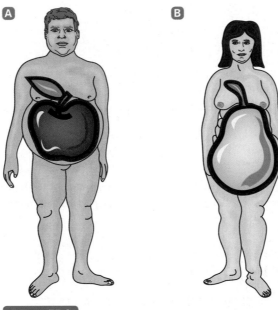

FIGURE 55.3

Les deux formes de répartition du poids corporel –
A Obésité androïde (forme de pomme). L'accumulation de tissu adipeux se situe dans la région de l'abdomen. **B** Obésité gynoïde (forme de poire). L'accumulation de tissu adipeux se situe sur les fesses et les cuisses. Ces deux catégories sont à risque de problèmes de santé.

55.1.2 Épidémiologie de l'obésité

Dans les pays développés et en développement, l'obésité atteint des proportions épidémiques. Au Canada, en 2004, près du quart (23,1%) des adultes étaient obèses, et 36,1% d'entre eux avaient un surplus de poids (Tjepkema, 2005). Malgré le fait qu'hommes et femmes semblent avoir autant de prédispositions à l'obésité (22,9% chez les hommes et 23,2% chez les femmes), plus de femmes que d'hommes souffrent d'obésité morbide. En 1997-1998, les adultes considérés comme obèses représentaient 13,8% de la population; en 2004, ce taux atteignait 23,1%. Ce taux semble s'être cependant stabilisé par la suite, puisqu'il a connu peu de changement de 2005 à 2007 (Institut de recherche en santé, 2008). Aux États-Unis, le taux d'obésité est de 29,7%, ce qui est nettement supérieur à celui du Canada (Tjepkema, 2005). Au Québec, environ 34% des adultes ont un surplus de poids, tandis que 14% d'entre eux sont considérés comme obèses (Mongeau, Audet, Aubin, & Baraldi, 2005). Chez les jeunes de 2 à 17 ans, 26% ont un surplus de poids ou sont obèses. De plus, 55% des enfants des Premières Nations qui habitent en réserve et 41% de ceux qui habitent hors réserve ont un surplus de poids ou sont obèses (Comité permanent de la santé, 2007). L'incidence de l'obésité continue à être plus élevée chez certains groupes ethniques que chez les citoyens d'origine européenne (Tremblay, Pérez, Ardem, Bryan, & Katzmarzyk 2005). Toutefois, ceux-ci ne courent pas nécessairement les mêmes risques de problèmes de santé (Santé Canada, 2003).

L'obésité est directement liée au risque de développer certaines maladies chroniques, dont l'hypertension, le diabète de type 2, la dyslipidémie et les maladies cardiovasculaires. L'obésité est un problème sociétal et constitue une préoccupation médicale complexe à cause des effets négatifs de la prise de poids sur la santé et des dépenses associées aux soins. Les coûts liés à l'obésité sont de 4,3 milliards de dollars par an, soit 1,8 milliard de dollars en coûts directs et 2,5 milliards de dollars en coûts indirects (Agence de la santé publique du Canada, 2009).

55.1.3 Étiologie et physiopathologie

En un sens, l'étiologie de l'obésité peut être envisagée de façon simple: l'apport d'énergie est supérieur à la dépense. Cependant, les processus menant à l'obésité et à son maintien sont complexes et font encore l'objet d'études. La cause de l'obésité comprend des facteurs de susceptibilité génétique et biologique fortement influencés par les facteurs environnementaux et psychologiques.

Bases génétiques et biologiques

Les études sur les jumeaux, les enfants adoptés et les familles suggèrent qu'il existe des facteurs génétiques à l'obésité (Centers for Disease Control and Prevention, 2010). L'héritabilité de l'obésité, estimée en procédant à des études sur les jumeaux, est élevée. Les valeurs sont à peine inférieures chez les jumeaux élevés séparément que chez ceux qui ont grandi ensemble. Selon les estimations, l'héritabilité explique 50% des cas d'obésité (Malis *et al.*, 2005). De la même façon, les chercheurs observent une corrélation entre l'indice de masse corporelle (IMC) des enfants adoptés et celui de leurs parents biologiques plutôt que celui de leurs parents adoptifs (Stunkard *et al.*, 1986). La forme la plus courante d'obésité est polygénétique et provient de l'interaction entre des facteurs génétiques et environnementaux multiples (The Office of Public Health Genomics, 2009). La découverte de ces gènes contribuera à une meilleure compréhension de la pathogenèse de cette maladie.

De nombreuses recherches sur les prédispositions génétiques à l'obésité ont été effectuées. Les chercheurs ont découvert une variante génétique courante qui pourrait expliquer pourquoi certaines personnes souffrent de surpoids et d'autres pas. Celle-ci met en cause un gène appelé FTO, qui entretient un lien étroit avec l'IMC. L'ampleur de l'influence génétique dépendrait du nombre de copies de la variante génétique FTO dont une personne hérite, soit une ou deux (Frayling *et al.*, 2007). De plus amples recherches seront nécessaires pour mieux comprendre le rôle des gènes dans l'obésité.

La régulation des comportements alimentaires, le métabolisme énergétique et le métabolisme des réserves lipidiques sont contrôlés par des signaux provenant de la périphérie qui agissent sur l'hypothalamus **FIGURE 55.4**. De nombreux facteurs cérébraux, localisés surtout dans l'hypothalamus, influencent l'appétit. L'hypothalamus reçoit des données de la périphérie, envoyées par des hormones et peptides divers **TABLEAU 55.3**. Par exemple, l'obésité est liée à l'augmentation des taux de leptine, d'insuline et de ghréline plasmatiques circulantes, et à des taux décroissants de peptide YY (Neary & Batterham, 2009 ; Sowers, 2008). L'interaction de ces hormones et peptides dans l'hypothalamus peut constituer un facteur important de l'obésité.

Les adipocytes ne sont plus uniquement considérés comme des unités de stockage des triglycérides. Ce sont aussi des cellules endocrines, qui produisent au moins 100 protéines différentes. Ces protéines sont sécrétées sous la forme d'enzymes, d'adipokines, de facteurs de croissance et d'hormones qui contribuent au développement de la résistance à l'insuline et à l'athérosclérose. Des données probantes appuient désormais le lien entre l'augmentation de la libération d'adipokines et les cancers du sein, de la prostate et du côlon (Ben Sahra, Le Marchand Brustel, Tanti, & Bost, 2008 ; Peyrat, Révillion, Grosjean, Charlier, & Djiane, 2008). Étant donné que l'accumulation de graisse viscérale est liée à plus de modifications de ces adipokines, les personnes atteintes d'obésité abdominale ont plus de complications que les autres.

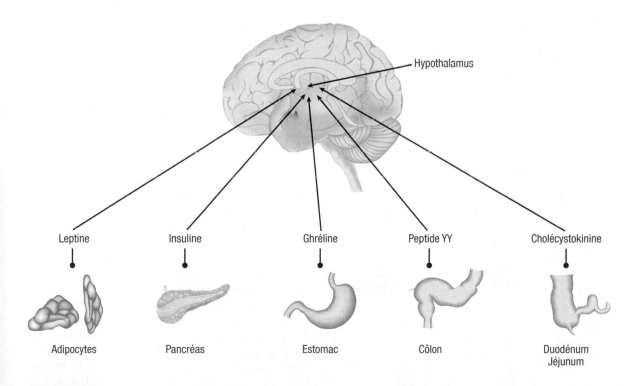

FIGURE 55.4

En interagissant avec l'hypothalamus, certains peptides et hormones communs régulent et influencent les habitudes alimentaires, les activités métaboliques et la digestion. L'obésité perturbe cet équilibre.

TABLEAU 55.3 — Hormones et peptides dans les cas d'obésité

HORMONE OU PEPTIDE	LIEU DE PRODUCTION	EFFETS SUR L'APPÉTIT	MODIFICATIONS CHEZ LES OBÈSES
Leptine	Adipocytes	• Suppression de l'appétit et de la faim • Régulation du comportement alimentaire	• Taux élevés • Apparition d'une résistance à la leptine • Disparition de l'effet de suppression de l'appétit
Insuline	Pancréas	• Diminution de l'appétit	• Taux élevés en circulation fréquents • Augmentation de la glycémie en raison de l'apparition d'une résistance à l'insuline
Ghréline	Estomac (principalement)	• Stimulation de l'appétit • ↑ après privation alimentaire • ↓ en réaction à la présence de nourriture dans l'estomac	• Absence de diminution postprandiale normale • Augmentation de l'appétit • Hyperphagie
Peptide YY	Côlon descendant et rectum	• Inhibition de l'appétit en ralentissant la mobilité gastro-intestinale et la vidange gastrique	• Diminution des taux en circulation • Diminution de la libération après les repas
Cholécystokinine	Duodénum et jéjunum	• Inhibition de la vidange gastrique et envoi de signaux indiquant la satiété à l'hypothalamus	• Rôle inconnu

TABLEAU 55.4 — Évolution de la taille des portions

ALIMENT	IL Y A 20 ANS	AUJOURD'HUI
Sandwich à la dinde	320 calories	820 calories
Bagel	Diamètre de 7,6 cm, 140 calories	Diamètre de 15 cm, 350 calories
Cheeseburger	333 calories	590 calories
Boisson gazeuse	200 ml, 85 calories	600 ml, 250 calories

Facteurs environnementaux

Les facteurs environnementaux jouent un rôle important dans l'obésité. De nos jours, l'accès à la nourriture, surtout aux aliments préemballés, à la restauration rapide et aux boissons gazeuses de faible qualité nutritionnelle est plus facile que jamais. Le fait de prendre ses repas à l'extérieur de la maison ne permet pas de contrôler la composition et la qualité de la nourriture. La taille des portions a également augmenté **TABLEAU 55.4**. Les personnes obèses ont souvent tendance à sous-estimer leur consommation réelle de nourriture et de calories.

Le manque d'exercice physique est l'autre facteur qui contribue à la prise de poids et à l'obésité (Swinburn & Shelly, 2008). Tant au travail qu'à la maison, la tendance est à la diminution de l'activité physique. Le développement des technologies et la mécanisation de la main-d'œuvre font en sorte que les Canadiens dépensent moins d'énergie dans leur vie quotidienne. La réduction du temps consacré à l'éducation physique à l'école primaire et secondaire ainsi que l'augmentation du temps consacré aux jeux vidéo et à la télévision contribuent à la généralisation d'habitudes sédentaires.

Le statut socioéconomique peut avoir diverses influences indirectes sur l'obésité. Le fait d'avoir un faible revenu limite l'offre alimentaire et, malheureusement, les aliments qui ont une valeur nutritive faible et une teneur calorique élevée sont souvent ceux qui coûtent le moins cher. Par exemple, les personnes à faible revenu sont plus susceptibles d'acheter des aliments préemballés que du poisson frais, et vivent plus souvent dans des milieux ne favorisant pas l'activité physique (p. ex., l'absence de courts de tennis, de piscine, etc.) (Davis, Forges, Wylie-Rosett, 2009). Les personnes mieux nanties ont, quant à elles, tendance à utiliser davantage les salles d'entraînement.

Facteurs psychosociaux

La nutrition n'est pas le seul rôle de la nourriture. Stimulées par des aliments particuliers ou par la grande variété de choix, certaines personnes mangent plus que ce dont leur corps a besoin. Dès l'enfance, la nourriture peut être associée au réconfort ou à la récompense. Si la suralimentation apparaît à un jeune âge et persiste à l'âge adulte, elle compromet la capacité à ressentir la satiété. La nourriture comporte aussi une dimension sociale, qui se manifeste notamment au moment des anniversaires, en vacances ou dans le temps des Fêtes (Budge, Sobert, Sharkey, & Symonds, 2009). L'étiologie et le traitement de l'obésité doivent tenir compte de tous ces facteurs.

Facteurs socioculturels

Des facteurs de risque socioculturels sont associés à l'embonpoint et à l'obésité. L'**ENCADRÉ 55.1** les présente de façon sommaire.

55.1.4 Risques pour la santé associés à l'obésité

Hippocrate affirmait que « l'embonpoint n'est pas seulement une maladie en soi, mais le signe avant-coureur d'autres affections ». Il reconnaissait ainsi les effets négatifs importants de l'obésité sur la santé. Les personnes obèses sont susceptibles d'avoir davantage de problèmes que celles dont le poids est normal **ENCADRÉ 55.2** et **FIGURE 55.5**. Plus l'obésité augmente, plus le taux de mortalité est élevé, surtout si l'obésité est associée à la graisse viscérale. Chez les personnes dont l'IMC est supérieur ou égal à 30, le taux de mortalité, toutes causes confondues, mais surtout attribuable aux maladies cardiovasculaires, est généralement de 50 à 100 % plus élevé que celui des personnes dont l'IMC est normal. Auparavant, on pensait que le surpoids avait moins de conséquences sur la santé que l'obésité. Cependant, les données indiquent aujourd'hui que le taux de mortalité des hommes et des femmes

d'âge moyen en situation de surpoids dépasse de 20 à 40 % la moyenne (Adams et al., 2006). De plus, la qualité de vie des personnes obèses est souvent réduite (Daniels, 2006). Heureusement, la plupart de ces problèmes peuvent s'améliorer grâce à la perte de poids.

Problèmes cardiovasculaires

L'obésité est un important facteur de risque de maladie cardiovasculaire chez l'homme et chez la femme (Bouchard, 2008), surtout sous sa forme androïde, associée à une augmentation des lipoprotéines de basse densité (LDL) et des triglycérides élevés et à une diminution des HDL. L'obésité est aussi associée à l'hypertension, qui peut être attribuable à l'augmentation de la volémie, à une vasoconstriction

Soins infirmiers transculturels

ENCADRÉ 55.1 **Obésité**

- L'embonpoint est plus élevé chez les Autochtones vivant hors réserve (63 %) que chez les Blancs (50 %), et plus faible chez les Asiatiques de l'Est et du Sud-Est (22 %).
- La prévalence de l'obésité est de 3 % chez les Asiatiques de l'Est et du Sud-Est, de 17 % chez les Blancs et de 28 % chez les Autochtones.
- Le risque d'embonpoint et d'obésité est plus élevé chez les hommes autochtones que chez les hommes blancs.
- Les femmes d'origine autochtone risquent deux fois plus de faire de l'embonpoint et d'être obèses que les femmes blanches, et ce risque est considérablement plus faible chez les femmes asiatiques.
- La prévalence de l'embonpoint et l'obésité est plus élevée chez les immigrés de longue date (plus de 11 ans) que chez les immigrés récents (10 ans et moins).

Source : Tremblay et al. (2005).

Promotion et prévention

ENCADRÉ 55.2 **Impact du maintien d'un poids normal sur la santé**

- Augmentation de la longévité et meilleure qualité de vie
- Diminution du risque d'hypertension et de cholestérol élevé
- Diminution du risque d'accident vasculaire cérébral (AVC), de maladie cardiaque et de maladie de la vésicule biliaire
- Diminution de la probabilité de problèmes respiratoires, y compris d'apnée du sommeil et d'asthme
- Diminution du risque d'arthrose, de lombalgie et de certains types de cancer
- Diminution du risque de souffrir du diabète de type 2

anormale, à une diminution du tonus vasculaire et à une augmentation du débit cardiaque. Pour mesurer correctement la pression artérielle (P.A.) des personnes obèses, il faut utiliser un brassard plus large (de 15 à 17 cm × 32 à 33 cm) afin d'éviter une surestimation de la valeur.

Problèmes respiratoires

L'obésité grave peut être associée à l'apnée du sommeil et au syndrome de Pickwick. Chez les personnes atteintes de ces affections, la compliance de la paroi thoracique est réduite, le travail ventilatoire est plus élevé, et la capacité pulmonaire totale et la capacité fonctionnelle résiduelles sont moindres. La perte de poids entraîne une amélioration considérable de la fonction pulmonaire.

Diabète

L'hyperinsulinémie et l'insulinorésistance sont des caractéristiques fréquentes de l'obésité. L'insulinorésistance est plus étroitement liée à la graisse viscérale qu'à celle qui se trouve ailleurs dans le corps. L'obésité est un facteur de risque important pour le diabète de type 2 **FIGURE 55.5**. Une étude américaine (Field *et al.*, 2004) révèle que le risque de souffrir du diabète de type 2 est 7 fois plus grand chez les femmes dont l'IMC est de 25 que chez celles dont il est de 22, et 60 fois plus élevé chez celles dont il est de 35. Les personnes qui souffrent d'obésité morbide ont 90 fois plus de risques de souffrir de diabète de type 2 (Bouchard, 2008). Il est démontré que la perte de poids et l'exercice sont liés à une diminution de ces risques et à une

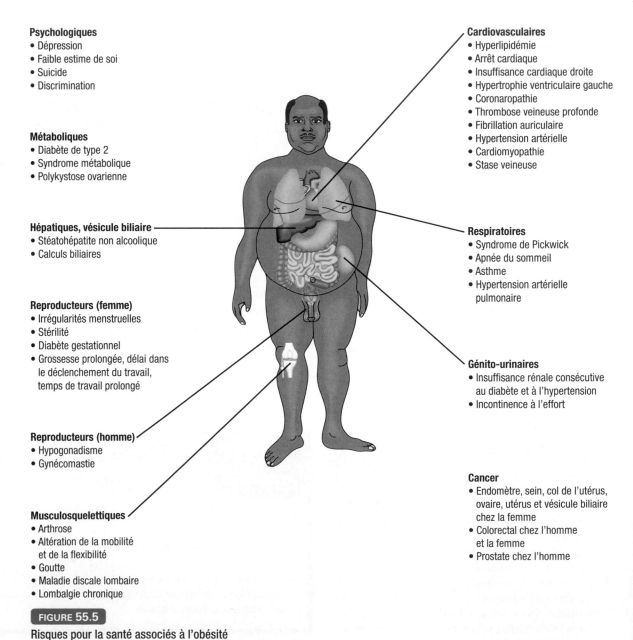

Psychologiques
• Dépression
• Faible estime de soi
• Suicide
• Discrimination

Métaboliques
• Diabète de type 2
• Syndrome métabolique
• Polykystose ovarienne

Hépatiques, vésicule biliaire
• Stéatohépatite non alcoolique
• Calculs biliaires

Reproducteurs (femme)
• Irrégularités menstruelles
• Stérilité
• Diabète gestationnel
• Grossesse prolongée, délai dans le déclenchement du travail, temps de travail prolongé

Reproducteurs (homme)
• Hypogonadisme
• Gynécomastie

Musculosquelettiques
• Arthrose
• Altération de la mobilité et de la flexibilité
• Goutte
• Maladie discale lombaire
• Lombalgie chronique

Cardiovasculaires
• Hyperlipidémie
• Arrêt cardiaque
• Insuffisance cardiaque droite
• Hypertrophie ventriculaire gauche
• Coronaropathie
• Thrombose veineuse profonde
• Fibrillation auriculaire
• Hypertension artérielle
• Cardiomyopathie
• Stase veineuse

Respiratoires
• Syndrome de Pickwick
• Apnée du sommeil
• Asthme
• Hypertension artérielle pulmonaire

Génito-urinaires
• Insuffisance rénale consécutive au diabète et à l'hypertension
• Incontinence à l'effort

Cancer
• Endomètre, sein, col de l'utérus, ovaire, utérus et vésicule biliaire chez la femme
• Colorectal chez l'homme et la femme
• Prostate chez l'homme

FIGURE 55.5

Risques pour la santé associés à l'obésité

amélioration du contrôle du glucose chez les personnes diabétiques.

Problèmes musculosquelettiques

L'obésité a une incidence sur le nombre de cas d'arthrose, car celle-ci fait subir un stress aux articulations portantes. L'obésité et le syndrome métabolique sont aussi des facteurs de risque d'**hyperuricémie** et donc de goutte.

Problèmes gastro-intestinaux et hépatiques

La prévalence du reflux gastro-œsophagien pathologique et des calculs biliaires est plus élevée chez les personnes obèses que chez les autres. Les calculs biliaires sont dus à la sursaturation de la bile en cholestérol. La **stéatohépatite non alcoolique (NASH)** est plus courante chez les personnes obèses : de 30 à 100 % des personnes atteintes de NASH sont obèses (Angulo, 2002). En cas de NASH, les lipides sont déposés dans le foie, et la production de glucose hépatique augmente. Cette maladie peut évoluer en cirrhose et s'avérer mortelle. La perte de poids peut améliorer l'état de santé d'une personne atteinte de NASH.

Cancer

L'obésité est une des plus importantes causes évitables du cancer que l'on connaisse. Au Canada, 22 % des cas de cancer de l'endomètre, 12 % des cas de cancer du sein postménopausique et 10 % des cas de cancer du côlon auraient été imputables à l'obésité en 2004 (Luo *et al.*, 2007). L'obésité est aussi associée au cancer de l'œsophage, car celle-ci provoque un reflux acide qui endommage la partie inférieure de cette partie du tube digestif (Béchade, Blondon, Sekkach, Desramé, & Algayres, 2009).

Les mécanismes sous-jacents sont difficiles à déterminer. Les cancers du sein et de l'endomètre peuvent être attribuables à l'augmentation du taux d'œstrogène (et à l'œstrogène stocké dans les cellules adipeuses), caractéristique associée à l'obésité chez les femmes postménopausées. Le cancer colorectal est associé à l'hyperinsulinémie. Le tour de taille et le RTH, qui sont des indicateurs de l'obésité abdominale, sont associés au risque de cancer du côlon chez les hommes et chez les femmes.

Plusieurs hormones et facteurs en cause dans l'obésité peuvent entraîner un cancer. Par exemple, l'insulinorésistance et l'hyperinsulinémie sont fréquentes chez les personnes obèses : l'insuline, solide facteur de croissance cellulaire, a un effet sur les cellules cancéreuses (American Institute for Cancer Research, 2009).

Aspects psychosociaux

Les conséquences de l'obésité ne se limitent pas aux changements physiques affectant généralement le bien-être émotionnel du client. La stigmatisation évidente et constante des personnes obèses et, dans certains cas, la discrimination à leur égard, se produit dans trois domaines importants de la vie : le travail, les études et les soins de santé. En plus de subir un impact social négatif, de nombreuses personnes obèses ont une faible estime d'elles-mêmes, évitent les interactions sociales et souffrent de dépression grave. Une étude canadienne (Mather, Cox, Enns, & Sareen, 2009) a démontré le lien entre l'obésité et des troubles psychiatriques telles la dépression, la maladie bipolaire, la phobie sociale, les idées suicidaires et les tentatives de suicide.

Hyperuricémie : Taux d'acide urique sanguin supérieur à 700 mg/L, 0,42 mmol/L ou encore à 420 micromoles.

55

Soins et traitements en interdisciplinarité

CLIENT SOUFFRANT D'OBÉSITÉ

Collecte des données

L'**ENCADRÉ 55.3** contient des renseignements pouvant aider l'infirmière à comprendre la situation du client obèse et servir de base à l'intervention. Si elle fait montre de sensibilité et pose des questions précises pendant l'entrevue, elle peut obtenir de l'information que le client ne divulguerait pas spontanément par pudeur ou timidité **ENCADRÉ 55.4**. Elle doit expliquer au client pourquoi elle lui pose des questions sur son poids ou ses habitudes alimentaires, répondre à ses préoccupations concernant les examens paracliniques et l'aider à interpréter les résultats des examens qui peuvent être influencés par le poids. L'infirmière doit aussi faire preuve de respect et d'empathie, et laisser le client répondre aux questions sans le juger.

L'infirmière doit étudier les facteurs génétiques et endocriniens comme l'hypothyroïdie, les tumeurs hypothalamiques, le syndrome de Cushing, l'hypogonadisme chez l'homme et la maladie des ovaires polykystiques chez la femme. Des analyses de laboratoire des fonctions hépatiques et thyroïdiennes, de l'hyperglycémie à jeun et de la gamme des lipides (taux de triglycéride, de LDL et de HDL) contribuent à l'évaluation des causes et des effets de l'obésité.

Pour établir les antécédents thérapeutiques et procéder à l'examen physique initial, il est important d'examiner chaque système décrit comme problématique par le client obèse. Chez les personnes obèses, il convient de mesurer l'épaisseur des plis cutanés, le tour de taille, la taille (sans chaussures), le poids (en effectuant la pesée dans un endroit discret et, si possible, en demandant au client de porter une chemise d'hôpital) et l'IMC. La documentation propre à chacun de ces domaines aidera toute l'équipe de soins à établir une anamnèse et à procéder à un examen physique plus complet.

ÉVALUATION CLINIQUE

L'étape d'évaluation du système gastro-intestinal est décrite en détail dans le chapitre 53, *Système gastro-intestinal*.

ENCADRÉ 55.3   Obésité

Données subjectives

- Renseignements importants concernant la santé :
  - Antécédents de santé : moment de l'apparition de l'obésité ; maladies liées au métabolisme et à l'obésité, comme l'hypertension, les problèmes cardiovasculaires, les accidents vasculaires cérébraux, le cancer, l'arthralgie chronique, les problèmes respiratoires, le diabète, la lithiase biliaire et le syndrome métabolique
  - Médicaments : préparation d'agents thyroïdiens, utilisation de pilules amaigrissantes ou d'un produit à base d'herbes médicinales
  - Interventions chirurgicales et autres traitements : procédures antérieures de diminution de poids (p. ex., chirurgie bariatrique)
- Modes fonctionnels de santé :
  - Perception et gestion de la santé : antécédents familiaux d'obésité, perception du problème, méthodes utilisées pour tenter de perdre du poids
  - Nutrition et métabolisme : quantité de nourriture consommée et fréquence des repas ; hyperphagie en réaction à l'ennui, au stress, à des circonstances particulières ou à certaines activités ; antécédents de prise et de perte de poids
  - Élimination : constipation
  - Activités et exercices : activités physiques habituelles ; somnolence ; dyspnée à l'effort, orthopnée, dyspnée paroxystique nocturne
  - Sommeil et repos : apnée du sommeil, utilisation d'un dispositif de ventilation spontanée avec pression expiratoire positive (CPAP)

- Cognition et perception : sentiment de rejet, dépression, isolement, culpabilité ou honte ; signification ou valeur de la nourriture ; adhésion au régime amaigrissant prescrit, degré d'engagement à long terme à un programme de perte de poids
- Relations et rôles : changement de situation financière ou bouleversement des relations familiales ; ressources personnelles, sociales et financières en appui à un régime amaigrissant
- Sexualité et reproduction : irrégularité menstruelle, écoulement menstruel important, pratiques en matière de contraception, infertilité ; effets de l'obésité sur l'activité sexuelle et attrait pour la personne significative

Données objectives

- Observations générales : indice de masse corporelle égal ou supérieur à 30 ; tour de taille : femme, supérieur à 88 cm, homme, supérieur à 102 cm
- Appareil respiratoire : travail ventilatoire accru ; respiration sifflante ; respiration rapide avec diminution d'amplitude
- Système cardiovasculaire : hypertension, tachycardie, dysrhythmie
- Système musculosquelettique : diminution de la mobilité et de la souplesse articulaires ; douleur au genou, à la hanche et au dos
- Système reproducteur : gynécomastie et hypogonadisme chez l'homme
- Résultats possibles aux examens paracliniques : sérum glucosé, cholestérol et triglycérides élevés ; radiographie du poumon montrant une hypertrophie du cœur ; électrocardiogramme indiquant une dysrythmie ; tests anormaux de la fonction hépatique

Analyse et interprétation des données

L'analyse et l'interprétation des données peuvent intégrer, sans s'y limiter, les éléments suivants :

- Excès nutritionnel lié à une consommation excessive par rapport aux besoins métaboliques ;

- Atteinte à l'intégrité de la peau liée à des modifications de l'état nutritionnel (obésité), à l'immobilité, à une humidité excessive et à des plis cutanés multiples ;
- Mode de respiration inefficace lié à une diminution de l'expansion des poumons à cause de l'obésité ;
- Perturbation chronique de l'estime de soi liée à la taille du corps, à l'incapacité à perdre du poids et aux sentiments négatifs vis-à-vis de soi-même.

Planification des soins

Pour le client souffrant d'obésité, les objectifs généraux sont : 1) la modification des habitudes alimentaires ; 2) la participation assidue à un programme d'activité physique ; 3) la perte de poids et l'atteinte d'un poids déterminé ; 4) le maintien du poids au niveau souhaité ; 5) la réduction ou la prévention des problèmes de santé liés à l'obésité.

Interventions cliniques

Tout en collaborant avec les autres membres de l'équipe de soins, l'infirmière peut jouer un rôle important dans la planification et

ENCADRÉ 55.4   Questions à poser pour l'évaluation des personnes obèses

- Quels sont vos antécédents en matière de prise et de perte de poids ?
- Aimeriez-vous gérer votre poids autrement ? Si oui, comment ?
- À votre avis, qu'est-ce qui contribue aux variations de votre poids ?
- À votre avis, quels sont les obstacles qui nuisent à vos efforts pour perdre du poids ?

- Que signifie la nourriture pour vous ? Comment utilisez-vous la nourriture (p. ex., pour soulager le stress, pour vous réconforter) ?
- Y a-t-il d'autres personnes obèses dans votre famille ?
- En quoi votre poids nuit-il à votre santé ?

la gestion des soins aux clients obèses. Elle doit être consciente de ses propres croyances sur l'obésité et de ses éventuels préjugés sur ce problème. Bien que les soins destinés à ces clients comportent des exigences plus importantes que ceux destinés à d'autres, les professionnels de la santé n'y répondent pas toujours adéquatement, et les personnes obèses ont tendance à sous-utiliser les ressources que le système de santé met à leur disposition. Les soignants sont souvent réticents à donner des conseils aux clients à propos de l'obésité, et ce, pour diverses raisons, dont : 1) les contraintes de temps pendant la consultation ; 2) le fait que la gestion du poids est peu gratifiante sur le plan professionnel ; 3) le fait que nombre d'entre eux ne pensent pas connaître les conseils à offrir en matière de perte de poids.

Si un professionnel de la santé associe l'obésité à un manque de volonté et à une indulgence excessive, le client traité pourrait le ressentir. Une étude (Budd, Mariotti, Graff, & Falkenstein, 2009) a démontré que l'attitude des professionnels de la santé envers les personnes obèses s'améliore, bien qu'elle demeure encore négative. Par contre, les soins dispensés aux clients obèses ne sont pas affectés par les préjugés que peuvent avoir les professionnels de la santé. L'infirmière se trouve dans une position privilégiée pour aider les personnes en surpoids et les clients obèses à surmonter leurs expériences négatives et pour éduquer les autres professionnels de la santé en vue d'éliminer leurs préjugés.

Avant de choisir une stratégie d'amaigrissement avec le client, l'infirmière doit répondre aux questions suivantes :

- Quelle est la motivation du client à perdre du poids ?
- Le client vit-il un stress important qui l'empêche de bien se concentrer sur sa perte de poids ?
- Le client est-il atteint d'une maladie psychiatrique telle une dépression grave ? Abuse-t-il d'alcool ou d'autres drogues ? Souffre-t-il de **frénésie alimentaire**, ce qui rendrait vain tout effort de perte de poids ?
- Combien de temps le client peut-il consacrer à l'exercice quotidien ou hebdomadaire ?
- Quelles sont les considérations financières à prendre en compte dans ses choix ?
- Quel type de soutien sa famille ou ses amis lui apportent-ils dans sa démarche de perte de poids ?

Il faut évaluer la motivation du client, essentielle à l'obtention d'un résultat positif. En effet, l'absence de motivation est un énorme obstacle au changement. Il est cependant conseillé de se concentrer sur les raisons poussant le client à perdre du poids, celui-ci étant confronté aux difficultés propres à l'obésité. Il peut faire l'objet d'un entretien motivationnel (Miller & Pollnick, 2006), approche favorisant la collaboration entre le client et le professionnel de la santé. Le professionnel de la santé doit aider le client à être plus motivé : ce dernier pourra ensuite faire un choix éclairé en vue de changer les comportements nuisant à sa santé. La responsabilité du changement repose sur les épaules du client. Le recours aux services d'un intervenant social, voire d'un psychologue, peut être nécessaire lorsqu'il est question de modifier un comportement.

Si l'obésité n'a pas de cause organique (p. ex., en cas d'hypothyroïdie), elle doit être considérée comme chronique et complexe. Tout plan de soins supervisé doit viser deux objectifs différents : 1) réussir à perdre du poids, ce qui demande un déficit énergétique à court terme ; 2) réussir à contrôler le poids, ce qui requiert des changements de comportement à long terme

(Grief & Talamayan, 2008). Il faut adopter une approche multidirectionnelle en portant attention à de nombreux facteurs, dont l'apport d'énergie alimentaire, l'activité physique et le changement de comportement, et, peut-être, envisager la pharmacothérapie. Le fait de se concentrer sur plus d'un aspect peut aider le client à mieux équilibrer ses efforts de perte et de contrôle du poids. Chaque fois que le personnel infirmier a l'occasion d'éduquer le client, il doit insister sur l'importance d'adopter et de maintenir un mode de vie comportant de saines habitudes alimentaires et un niveau d'activité physique adéquat, tout en évitant de culpabiliser la personne. L'équipe de soins doit s'efforcer d'adopter une approche globale et de travailler en collaboration (Camden, 2009 ; Tozzo, 2007) **ENCADRÉ 55.5**.

Même avec un plan d'action complet, le taux de reprise de poids est élevé, et ce, chez les personnes de tous les groupes d'âge. Cela peut être source de découragement pour le client qui déploie des efforts considérables pour maigrir. L'obésité doit être considérée comme un état chronique nécessitant tous les jours une attention particulière, afin que la perte de poids soit effective et permanente. Pour aider les clients à maîtriser la situation, il est essentiel d'adopter une approche exempte de jugement.

Thérapie nutritionnelle

La restriction de l'apport alimentaire est la pierre angulaire de tout programme de perte ou de maintien de poids. Un bon plan de perte de poids devrait contenir des aliments des groupes alimentaires de base. Le client devrait avoir pour objectif de perdre 10 % de sa masse corporelle, puis de maintenir ce poids pendant quelques semaines avant d'entreprendre la perte d'une autre tranche de 10 %. Par exemple, une dame pesant au départ 82 kg perdra un maximum de 8,2 kg, passera quelques semaines en ayant un poids de 73,8 kg, puis recommencera à perdre du poids en se donnant cette fois un objectif de 7,3 kg, et ainsi de suite jusqu'à ce qu'elle atteigne le poids désiré, qui doit être réaliste. Une telle méthode permet au métabolisme basal de retrouver son équilibre entre chaque perte de poids et évite l'« effet yo-yo » propre aux régimes amaigrissants.

Jugement clinique

Amélie Boivin a 44 ans. Elle pèse 170 kg. Mère de famille monoparentale, elle vit avec son fils de 12 ans. Elle est hospitalisée à l'unité des soins coronariens à la suite d'un infarctus. Comme son état n'est plus critique, elle doit être transférée sur l'unité de cardiologie. Elle demande plutôt à retourner chez elle, où elle peut rester couchée dans un lit adapté à son corps : « C'est mon confort qui me préoccupe, pas mon cœur », explique-t-elle. Pourtant, l'état de son cœur doit encore être surveillé de près.

Que pensez-vous de sa demande ?

Frénésie alimentaire :
Consommation importante d'aliments accompagnée d'une sensation de satiété, mais non suivie de comportements compensatoires tels les vomissements, l'usage de laxatifs, les efforts physiques intenses, etc.

Processus diagnostique et thérapeutique

ENCADRÉ 55.5	Obésité

Examen clinique et examens paracliniques

- Antécédents de santé et examen physique
- IMC
- Ratio taille-hanches

Processus thérapeutique

- Thérapie nutritionnelle
- Exercice
- Changement de comportement
- Groupes de soutien
- Pharmacothérapie
  - Médicaments bloquant l'absorption des nutriments (orlistat [Xenical^MD])
- Traitement chirurgical

D'autres exemples de repas peuvent être consultés dans le tableau 55.1W au www.cheneliere.ca/lewis.

RAPPELEZ-VOUS...

Chez l'adulte, les besoins quotidiens en vitamines A et C sont respectivement de 700 à 900 ÉAR (unité de mesure de la teneur en vitamine A) et de 75 à 90 mg/jour.

Le **TABLEAU 55.5** présente un exemple de régime à 1200 calories par jour .

Restreindre l'apport alimentaire pour qu'il soit inférieur aux besoins énergétiques est une façon efficace de diminuer le poids. Les personnes qui suivent ces types de régimes ont cependant besoin d'un suivi professionnel régulier, car de telles restrictions entraînent un risque de déficit nutritionnel multiple. Le régime doit comprendre des quantités adéquates de fruits et de légumes pour que l'apport en fibres suffise à prévenir la constipation et pour répondre aux besoins quotidiens de l'organisme en vitamines A et C. La viande maigre, le poisson et les œufs contiennent assez de protéines et de vitamines du complexe B.

Rares sont les personnes en surpoids qui n'ont jamais tenté de maigrir. Certaines ont obtenu un succès limité et temporaire, d'autres ont simplement échoué. Nombreuses sont celles qui ont essayé au moins un de ces régimes « miracles » annoncés dans les médias populaires et prétendant entraîner une perte de poids rapide avec peu d'efforts. Ces régimes sont à déconseiller, car ils prônent souvent l'élimination d'une catégorie d'aliments. Par exemple, il est vrai que les régimes à faible teneur en glucides entraînent une perte de poids, mais l'élimination complète des sucres diminue le nombre d'occasions de consommer des quantités adéquates de fibres, de vitamines et de minéraux. De plus, à cause de leur nature restrictive, ces régimes sont difficiles à suivre à long terme. Il est donc préférable que la restriction calorique touche tous les groupes alimentaires : les clients s'adapteront plus facilement à ce changement de leur mode de vie et ne trouveront pas les choix alimentaires ennuyeux.

Les régimes à la mode ont une teneur faible en gras ou en glucides, et leurs effets sont généralement de courte durée. Ils n'ont rien de mieux à offrir que le *Guide alimentaire canadien* (GAC), dont les effets sont plus constants et durables. L'ampleur de la perte de poids dépend fortement de la capacité du client à suivre son régime. Plus ce dernier est restrictif, plus il demande une discipline intense afin de lutter contre le désir de consommer des aliments interdits (Dansinger, Gleason, Griffith, Selker, & Schaefer, 2005).

Le succès de tout régime amaigrissant dépend en partie de la quantité de poids à perdre. Une personne modérément obèse atteindra évidemment son objectif plus facilement que celle qui souffre d'obésité morbide. Les hommes perdent du poids plus rapidement que les femmes. Les femmes ont un pourcentage plus élevé de tissu adipeux, et ce dernier est moins actif sur le plan métabolique que le tissu musculaire. Les femmes postménopausées sont particulièrement enclines à prendre du poids, y compris sous forme de graisse abdominale.

La motivation est un ingrédient essentiel pour réussir à maigrir. Le client obèse doit être conscient de la nécessité de perdre du poids, puis de le maintenir, ainsi que des avantages qu'il en retirera. L'infirmière peut l'aider à surveiller ses habitudes alimentaires en tenant un journal alimentaire. Une discussion franche sur ces habitudes peut aider le client à comprendre le fait que, pour lui, manger est souvent le résultat de mauvaises habitudes acquises au fil du temps et non liées à la faim. Ces comportements alimentaires doivent être modifiés, sans quoi la perte de poids ne sera que temporaire.

Au début du counseling, les deux parties devraient s'entendre sur un objectif réaliste et sain, en visant une perte de 0,5 à 1 kg par semaine. Essayer de maigrir trop rapidement entraîne généralement de la frustration et un sentiment d'échec. L'infirmière doit expliquer au client qu'une perte de poids considérable sur une courte période entraîne une diminution de l'élasticité et du tonus de la peau et des tissus sous-jacents, et qu'une perte de poids moins rapide procure de meilleurs résultats sur le plan esthétique. Inévitablement, le client atteint à un certain moment un palier au cours duquel il ne perdra pas de poids. Ces paliers peuvent durer de plusieurs jours à plusieurs semaines. Il est particulièrement important qu'il comprenne qu'il s'agit d'un phénomène normal, sans quoi il risque de se décourager, de se sentir frustré et d'abandonner le régime prescrit. Une vérification hebdomadaire du poids est une bonne méthode de suivi des progrès. La pesée quotidienne n'est pas recommandée à cause des fluctuations dues à la rétention d'eau (y compris de l'urine) et à l'élimination intestinale. Le client doit être au fait de la nécessité de se peser chaque semaine le même jour, à la même heure et habillé du même type de vêtements.

Le nombre de repas à consommer chaque jour en situation de régime ne fait pas consensus. Certains nutritionnistes préconisent de manger plusieurs petits repas par jour parce que le taux métabolique du corps augmente temporairement tout de suite après le repas. Le client qui prend plusieurs repas par jour peut consommer plus de calories, à moins de s'en tenir scrupuleusement aux portions et au nombre de calories totales autorisées.

Au cours des 20 dernières années, la taille des portions d'aliments préparés a considérablement augmenté (Ello-Martin, Ledikwe, & Rolls, 2005) **TABLEAU 55.4**. Au début d'un programme d'amaigrissement, il faut donc déterminer soigneusement les portions pour respecter les directives alimentaires. Pour ce faire, il convient d'utiliser une balance. Celles-ci peuvent aussi être établies par comparaison visuelle avec des objets du quotidien. La taille du poing d'une femme ou d'une balle de baseball équivaut à une portion de légumes ou de fruits. Une portion de viande correspond à peu près à la taille de la paume d'une main ou d'un jeu de cartes. Une portion de fromage est à peu près égale à la taille d'un pouce.

L'autre aspect de la diète à prendre en compte est la proportion des calories provenant de la viande, des fruits, des légumes et des céréales.

Le client doit aussi rester conscient de ses habitudes de consommation et s'efforcer de manger deux fois plus de légumes et de fruits que d'autres aliments. Il peut atteindre ces objectifs simples sans être contraint de mesurer avec précision les aliments à chaque repas. Dès que le client a introduit ce ratio dans la planification de ses repas, il peut réduire progressivement ses portions tout en augmentant graduellement son niveau d'activité pour parvenir à perdre du poids. La taille recommandée pour une portion de protéines animales est de 75 g. Selon le GAC, la ration standard de légumes est de 125 ml.

Une liste d'aliments sains ou à faible teneur calorique est une bonne référence et permet de manger occasionnellement au restaurant. De plus, le client qui suit soigneusement le régime prescrit n'a pas nécessairement besoin de prendre des suppléments vitaminiques. La consommation d'une quantité appropriée de liquides, sous forme d'eau, doit être encouragée. Il vaut mieux limiter ou éviter les boissons alcoolisées, car elles font augmenter le nombre de calories consommées et ont une faible valeur nutritive.

Exercice

L'exercice est un élément essentiel de tout programme d'amaigrissement (Grief & Talamayan, 2008). Il est recommandé de faire chaque

TABLEAU 55.5	**Régime amaigrissant comportant 1200 calories**[a]	

Principes généraux

- Manger régulièrement. Ne pas sauter de repas.
- Mesurer les aliments pour déterminer la taille de portion adéquate.
- Éviter les sucres concentrés comme le sucre en poudre, les bonbons, le miel, les tartes, les gâteaux, les biscuits et les boissons gazeuses ordinaires.
- Diminuer l'apport de gras en faisant cuire les aliments au four, au gril ou à la vapeur.
- Suivre un programme d'exercices réguliers pour réussir à maigrir.

REPAS	**PORTIONS À SUBSTITUER**	**MENU**[b]
Déjeuner	• 1 de viande	• 1 œuf dur
	• 2 de pain	• 1 tranche de pain grillé • 180 ml de céréales sèches (non sucrées)
	• 1 de fruit	• ½ petite banane
	• 1 de gras	• 5 ml de margarine
	• 1 de produit laitier[b]	• 240 ml de lait 1%
	• Jus de fruit	• Café
Dîner	• 2 de viande • 2 de pain • Légume	• 1 pita au poulet avec laitue et tomates
	• 1 de fruit	• 12 raisins frais
	• Boisson gazeuse	• Boisson gazeuse diète
Souper	• 2 de viande	• 56 g de poulet cuit au four
	• 1 de pain	• Maïs en épi avec 5 ml de margarine
	• Légume	• Salade verte et 15 ml de vinaigrette
	• 1 de fruit	• 180 ml de fraises
	• 1 de lait	• 240 ml de lait 1%

[a] Pour 1000 calories, omettre 1 substitut de fruit et remplacer le lait faible en gras par du lait écrémé.

Pour 1500 calories, ajouter 1 substitut de viande, 1 substitut de fruit et 2 substituts de gras; remplacer le lait faible en gras par du lait entier.

Pour 1800 calories, ajouter 2 substituts de pain; 3 substituts de viande, 3 substituts de gras et 1 substitut de fruit; remplacer le lait faible en gras par du lait entier.

[b] Un substitut de gras supplémentaire permis pour chaque portion de 240 ml de lait écrémé à 2%. Deux substituts de gras supplémentaire permis pour chaque portion de 240 ml de lait écrémé à 1%.

semaine 150 minutes d'activité physique aérobique d'intensité modérée à élevée, par séances d'au moins 10 minutes (Société canadienne de physiologie de l'exercice, 2011) **FIGURE 55.6**. Aucune donnée ne prouve qu'une hausse de l'activité fasse augmenter l'appétit ou favorise les excès. En fait, l'exercice a souvent l'effet opposé. Il entraîne une plus grande perte de poids que le régime seul, et a un effet favorable sur la répartition des tissus adipeux, ce qui se traduit par une diminution du ratio taille-hanche. L'exercice est aussi particulièrement important pour maintenir la perte de poids.

En collaboration avec le client, l'infirmière doit lui trouver des façons de faire plus d'exercice quotidiennement. Il peut s'agir d'actions simples, comme stationner sa voiture plus loin de son lieu de travail ou utiliser les escaliers plutôt que l'ascenseur. L'infirmière doit encourager le client à porter un podomètre pour mesurer son niveau d'activité et à se fixer un objectif de 10 000 pas par jour. Cependant, le fait de faire un tiers des pas recommandés en augmentant progressivement leur nombre au fil du temps peut aussi être considéré comme une réussite.

Le client peut s'inscrire à un centre de conditionnement physique. La marche, la nage et le cyclisme sont aussi des formes d'exercice raisonnables ayant des effets positifs à long terme. Pratiquer une activité physique une seule fois par semaine ou faire des efforts soudains et épuisants n'apporte aucun avantage et peut même s'avérer dangereux. La sollicitation des grands muscles pendant un programme d'exercices a pour bienfait principal le conditionnement cardiovasculaire. Les hommes et les femmes en surpoids qui sont actifs et en forme ont un taux de morbidité et de mortalité plus faible que ceux qui sont sédentaires et en mauvaise condition physique. En conséquence, l'exercice est bénéfique pour les personnes en surpoids même s'il ne les rend pas sveltes.

Un programme d'activité physique apporte de nombreux bienfaits psychologiques, comme la diminution du stress, l'amélioration du sommeil et du repos, l'augmentation de la résistance et de l'énergie, l'amélioration de l'image de soi et de la confiance en soi, l'amélioration de l'attitude à l'égard du travail et des loisirs, et l'optimisme.

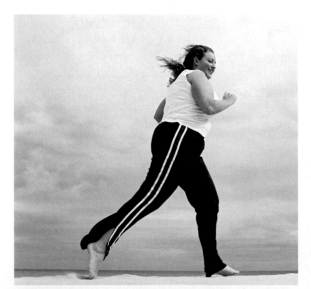

FIGURE 55.6

L'activité physique aérobique d'intensité modérée à élevée, par séances d'au moins 10 minutes, est un élément essentiel de tout programme d'amaigrissement.

Modification du comportement

L'hypothèse justifiant la modification du comportement repose sur deux postulats : 1) l'obésité est un trouble acquis, causé par la frénésie alimentaire ; 2) souvent, la différence essentielle entre une personne obèse et une personne de poids normal réside dans les signaux régulant le comportement alimentaire. Par conséquent, la plupart des programmes visant une modification des habitudes alimentaires portent sur la façon de s'alimenter et le moment où les repas sont pris plutôt que sur le régime comme tel. L'infirmière doit enseigner aux clients à se limiter aux repas prévus et à augmenter leur niveau d'activité physique. Ceux qui suivent une thérapie comportementale réussissent à maintenir leur perte de poids plus longtemps que les autres.

Plusieurs techniques comportementales destinées aux participants des programmes d'amaigrissement comprennent : 1) l'autosurveillance ; 2) le contrôle du stimulus ; 3) la récompense. L'autosurveillance peut être accomplie en notant le type de nourriture et le moment où elle a été consommée ainsi que les sentiments ressentis à cette occasion. Le contrôle du stimulus vise à séparer les événements qui déclenchent la consommation d'aliments de l'acte de manger. L'idée d'une possible récompense peut jouer le rôle d'incitatif à perdre du poids ; les objectifs à court et à long terme peuvent être des points de repère utiles en ce sens. Il importe de ne pas associer la récompense à la nourriture : il faut donc éviter que celle-ci prenne la forme d'un repas au restaurant ou d'un aliment favori. Aussi, les récompenses ne doivent pas être de type pécuniaire. De nombreux clients aimeront prendre un bain chaud ou passer une heure agréable à lire. Le client peut participer aux séances individuelles ou collectives du programme d'amaigrissement pendant qu'il progresse vers son objectif.

Groupes de soutien

Les personnes qui suivent un plan de gestion de poids sont souvent encouragées à se joindre à un groupe où elles pourront rencontrer d'autres personnes qui tentent aussi de modifier leurs habitudes alimentaires. Il existe de nombreux groupes d'entraide offrant soutien, information et conseils relatifs aux régimes. Au Québec, il existe quelques groupes Weight Watchers et la société Minçavi offre un programme, basé sur le GAC, qui permet d'apprendre à manger sainement.

Une prolifération d'entreprises commerciales exploitant des centres de réduction du poids au Québec et au Canada a été observée. Plusieurs d'entre eux emploient des infirmières, des nutritionnistes et d'autres intervenants du domaine de la santé, qui procèdent à l'examen physique des candidats avant de les accepter dans le programme d'amaigrissement. L'inscription coûte cher, si bien que ces centres sont difficiles d'accès pour les personnes dont les ressources financières sont limitées. Plusieurs d'entre eux offrent aussi des aliments préemballés et des suppléments qui font partie du plan d'amaigrissement et qu'il faut acheter. Le client ne peut consommer que les aliments et boissons prescrits jusqu'à ce qu'il atteigne le poids convenu. On l'incite ensuite à acheter le même type d'aliments pendant la phase de maintien, qui dure de six mois à un an. La formation visant la modification du comportement fait aussi partie du programme. Durant cette formation, les clients apprennent à adapter leur régime en prévision du moment où ils n'utiliseront plus les produits commerciaux. Cela s'avère difficile pour nombre d'entre eux : ils risquent ainsi de reprendre le poids perdu une fois le programme terminé.

Depuis quelques années, le programme Acti-Menu, initiative de la Direction de la prévention de l'Institut de cardiologie de Montréal, invite la population québécoise à s'inscrire au Défi Santé 5/30, qui dure tout le mois de mars. Bien qu'il ne vise pas la perte de poids, ce défi encourage la population à adopter de saines habitudes de vie, se concrétisant par la consommation quotidienne d'au moins 5 portions de fruits et légumes ainsi que par la pratique d'au moins 30 minutes d'activité physique par jour.

Pharmacothérapie

Le traitement de l'obésité comprend des médicaments, prescrits seulement en complément au régime alimentaire, à l'activité physique et à la modification du comportement. Les médicaments devraient être réservés aux personnes dont l'IMC est supérieur à 30. Les médicaments approuvés pour la perte de poids appartiennent à deux catégories : 1) ceux qui diminuent la consommation d'aliments en réduisant l'appétit ou en augmentant la satiété ; 2) ceux qui diminuent l'absorption de nutriments.

| Anorexigènes | Les médicaments qui coupent l'appétit agissent, par des mécanismes noradrégéniques (médicaments qui copient la norépinéphrine) ou sérotoninergiques, sur le système nerveux central (SNC). Cependant, Santé Canada les a retirées du marché à cause des effets indésirables rapportés (p. ex., la cardiopathie valvulaire ou l'hypertension pulmonaire). Ces médicaments sont mentionnés ici pour aviser des dangers de leur utilisation.

| Médicaments bloquant l'absorption des nutriments | L'orlistat (Xénical^MD) bloque la décomposition des gras et leur absorption par l'intestin. Il inhibe l'action des lipases intestinales. Les gras non digérés sont excrétés dans les selles. Le taux de certaines vitamines liposolubles risquant de diminuer, des suppléments vitaminiques peuvent s'avérer nécessaires. La prise d'orlistat est associée à des flatulences avec suintement, à la diarrhée et à des ballonnements intestinaux s'accentuant par la consommation d'une diète à teneur élevée en gras. Ces effets indésirables limitent son acceptation en tant qu'outil destiné à la perte de poids. Des rapports faisant état de cas d'atteinte hépatique chez les personnes utilisant l'orlistat ont conduit la Food and Drug Administration des États-Unis (FDA) à réévaluer ce médicament (FDA, 2009). Santé Canada a constaté des élévations inattendues du ratio international normalisé (RIN) chez des clients auxquels de l'orlistat avait été administré alors qu'ils prenaient de la warfarine (Santé Canada, 2001). Une surveillance étroite des résultats sanguins est donc indiquée pour ajuster l'ordonnance du client qui prend de la warfarine.

Étant donné que les médicaments ne soignent pas l'obésité, les clients doivent comprendre que, s'ils ne modifient pas leur consommation alimentaire de façon importante et qu'ils ne font pas plus d'activité physique, ils reprendront du poids dès la fin de la pharmacothérapie à court terme. De plus, à l'instar de toute pharmacothérapie, ces médicaments ont des effets secondaires indésirables. Un dépistage rigoureux de la présence d'autres affections peut aider à déterminer quels médicaments seront prescrits.

En ce qui concerne la pharmacothérapie, le rôle de l'infirmière consiste à montrer au client à bien suivre le traitement, à l'informer sur les effets indésirables et sur la façon dont les médicaments s'intègrent au plan global d'amaigrissement. La modification de la posologie sans consultation préalable d'un médecin peut avoir des effets nuisibles. L'infirmière doit insister sur le fait que la diète et l'exercice sont les pierres angulaires de toute perte de poids permanente. Enfin, elle doit déconseiller au client de recourir aux agents amaigrissants en vente libre.

55.2 | Traitement chirurgical interdisciplinaire

La **chirurgie bariatrique** est une procédure chirurgicale pratiquée pour traiter l'obésité. Il s'agit actuellement du seul traitement efficace et durable en matière de maintien de la perte de poids chez les personnes souffrant d'obésité sévère ou morbide. La majorité des personnes qui subissent cette chirurgie voient leur santé s'améliorer. Elles perdent énormément de poids, atténuent leurs comorbidités et améliorent leur apparence ainsi que leurs perspectives sociales et économiques (Reedy, 2009 ; The National Institute of Diabetes and Digestive and Kidney Disease, 2010).

Pour avoir accès à la chirurgie bariatrique, le client doit, selon les lignes directrices, avoir un IMC supérieur ou égal à 40 ou supérieur ou égal à 35 avec une ou deux complications liées à l'obésité morbide (p. ex., l'hypertension, le diabète de type 2, l'insuffisance cardiaque ou l'apnée du sommeil) (Lau *et al.*, 2007) **ENCADRÉ 55.6**. Au Québec,

les délais d'attente pour une chirurgie bariatrique varient de six mois à cinq ans, selon l'établissement de santé (Ministère de la santé et des services sociaux, 2009).

Les clients qui souffrent de dépression ou de psychose non traitées, de frénésie alimentaire ou de boulimie, qui abusent de drogues ou de médicaments, qui sont atteints d'une maladie cardiaque grave entraînant des risques en cas d'anesthésie ou d'une **coagulopathie** sévère, ou qui sont incapables de respecter les exigences nutritionnelles ne sont pas de bons candidats à la chirurgie bariatrique.

Les chirurgies bariatriques sont de trois ordres : restrictive, malabsorptive ou combinée **TABLEAU 55.6** et **FIGURE 55.7**. La procédure restrictive consiste à diminuer la taille de l'estomac (réduction de la quantité de nourriture consommée), tandis que la procédure malabsorptive consiste à diminuer la longueur de l'intestin grêle (réduction de la quantité de nutriments absorbés).

Coagulopathie : Maladie due à un dysfonctionnement de la coagulation sanguine.

ENCADRÉ 55.6 | **Comment les infirmières peuvent-elles aider les personnes à envisager la chirurgie bariatrique ?**

Question clinique

Chez les clients obèses (P), dans quels cas la chirurgie bariatrique est-elle recommandée (I) et laquelle est recommandée (C) pour diminuer le risque de comorbidités (O) ?

Résultats probants

• Lignes directrices pour la pratique clinique basées sur la recension systématique d'essais cliniques aléatoires.

Analyse critique et synthèse des données

• Les recommandations sont basées sur des résultats probants de qualité élevée et visant des bienfaits supérieurs aux risques.

• Les personnes dont l'IMC est supérieur ou égal à 40 sont généralement admissibles à la chirurgie bariatrique s'il n'y a pas de risque excessif associé.

• Les personnes dont l'IMC est supérieur ou égal à 35 et qui ont des comorbidités sévères peuvent aussi être admissibles à une chirurgie bariatrique. Ces comorbidités peuvent être les suivantes : coronaropathie, diabète de type 2, apnée obstructive du sommeil, syndrome d'obésité-hypoventilation, syndrome de Pickwick, hypertension, dyslipidémie, reflux gastro-œsophagien pathologique, asthme, stase veineuse, incontinence urinaire sévère, ou arthrite débilitante.

• Il n'existe aucune donnée probante solide sur le type de chirurgie bariatrique à privilégier pour les personnes souffrant d'obésité morbide.

• La procédure à choisir dépend de l'expertise du chirurgien, de la préférence du client et de l'évaluation des risques inhérents à celle-ci.

Conclusion

• Les résultats de la chirurgie bariatrique sont généralement positifs pour les personnes dont l'IMC est supérieur ou égal à 40 et qui ne courent pas de risques excessifs, et pour celles dont l'IMC est supérieur ou égal à 35 et qui souffrent d'une ou de plusieurs comorbidités sévères.

Recommandations pour la pratique infirmière

• Conseiller et orienter les personnes dont l'IMC est inférieur à 40 et qui ne souffrent pas de comorbidités à propos des possibilités de gestion de la perte de poids.

• Le processus thérapeutique en interdisciplinarité variant considérablement selon le type de chirurgie bariatrique retenu, trouver les informations particulières à transmettre au client à propos des soins et du régime.

• Soutenir la prise de décision du client avec un outil d'aide à la prise de décision.

Référence

Mechanick, J.I. *et al.* (2008). Guidelines for clinical practice for the perioperative nutritional, metabolic, and nonsurgical support of the bariatric surgery patient, *Surg Obes Relat Dis, 4,* S109-S184.

P : Population visée ; I : intervention ; C : comparaison ; O : (*outcome*) résultat(s).

TABLEAU 55.6	Interventions chirurgicales pour traiter l'obésité morbide		
PROCÉDURE	**CHANGEMENTS ANATOMIQUES**	**AVANTAGES**	**COMPLICATIONS**
Chirurgie restrictive			
Gastroplastie en bande verticale	• Création d'un petit réservoir gastrique par l'installation d'une bande autour de l'estomac et d'agrafes au-dessus de celle-ci	• Absence d'anastomose • Anatomie plus normale et maintien de la physiologie • Diminution du risque d'infection	• Nombreuses complications possibles : — Perte de poids lente — Rupture de la rangée d'agrafes — Dilatation du réservoir — Syndrome de chasse (nausées, vomissements ou diarrhée liée à l'ingestion des sucres, des liquides à teneur élevée en calories ou des produits laitiers)
Anneau gastrique ajustable (Lap-Band^{MD}, Realize Band^{MD})	• Installation d'un anneau encerclant l'estomac, créant ainsi une stomie et un réservoir gastrique d'une capacité d'environ 30 ml	• Digestion de la nourriture maintenue selon un processus normal • Possibilité d'ajustement de l'anneau pour ↑ ou ↓ la restriction • Chirurgie réversible • Absence de syndrome de chasse • Absence de malabsorption	• Faible taux de complications possibles : — Quelques nausées et vomissements au début — Problèmes d'ajustement du dispositif — Possibilité de glissement de l'anneau ou d'érosion de celui-ci dans la paroi stomacale — Perforation gastrique

TABLEAU 55.6	Interventions chirurgicales pour traiter l'obésité morbide *(suite)*		
PROCÉDURE	**CHANGEMENTS ANATOMIQUES**	**AVANTAGES**	**COMPLICATIONS**
Gastrectomie pariétale verticale	• Ablation d'environ 85% de l'estomac afin de lui donner une forme de manchon et une capacité de 60 à 150 ml	• Préservation de la fonction stomacale • Absence de dérivation de l'intestin • Absence de complications comme l'obstruction, l'anémie et les carences en vitamines	• Perte de poids potentiellement limitée • Fuites liées aux agrafes
Chirurgie malabsorptive			
Dérivation biliopancréatique avec ou sans commutation duodénale	• Ablation de 70% de l'estomac à l'horizontale, et anastomose entre l'estomac et l'intestin • Diminution de la longueur de l'intestin grêle, limitant ainsi l'absorption des nutriments • Commutation duodénale coupant l'estomac verticalement, lui donnant la forme d'un tube	• Augmentation de la quantité de nourriture ingérée • Diminution de l'intolérance alimentaire • Perte de poids rapide • Perte de poids plus importante à long terme	• Ballonnement abdominal, diarrhée et flatuosités nauséabondes (stéatorrhée) • Trois ou quatre selles liquides par jour • Malabsorption des vitamines liposolubles • Carence en fer • Malnutrition protéique et calorique • Syndrome de chasse (Avec la commutation duodénale, ces deux derniers problèmes sont moins courants)
Combinaison des chirurgies restrictives et malabsorptives			
Dérivation gastrique de Roux-en-Y (anse en Y)	• Chirurgie restrictive de l'estomac créant un réservoir • Branchement d'une petite poche gastrique au jéjunum • Court-circuitage du reste de l'estomac et du premier segment de l'intestin grêle	• Plus grande perte de poids qu'avec les procédures gastriques restrictives • Diminution de l'incidence de la malnutrition et de la diarrhée • Amélioration rapide des comorbidités liées à l'obésité	• Fuite à l'endroit de l'anastomose • Anémie (carence en fer, en cobalamine et en acide folique), carence en calcium • Syndrome de chasse

55.2.1 Chirurgies restrictives

La chirurgie bariatrique restrictive consiste à réduire la taille de l'estomac afin que le client atteigne plus rapidement la satiété qu'avant (Kaser & Kukla, 2009). À la suite d'une telle chirurgie gastro-intestinale, l'estomac et l'intestin continuent à digérer et à absorber la nourriture. Le maintien de la digestion fait en sorte que le risque d'anémie ou de carence en cobalamine est faible. Cette procédure peut être pratiquée par **laparoscopie**, ce qui diminue les douleurs postopératoires, le séjour à l'hôpital, le taux d'infections de la plaie et les risques de hernie. En général, la perte de poids qu'elle entraîne est progressive. Il en existe plusieurs types, dont voici les plus courantes.

Gastroplastie en bande verticale

La gastroplastie en bande verticale consiste à réduire la taille de l'estomac en créant un petit réservoir dans sa partie supérieure (Kaser & Kukla, 2009). Celui-ci limite considérablement la capacité d'ingestion d'aliments. De plus, l'ouverture de la stomie vers le reste de l'estomac est calibrée à l'aide d'agrafes non extensibles, ce qui retarde la vidange des aliments solides provenant du réservoir proximal. Cette procédure est de moins en moins utilisée, car elle permet difficilement d'atteindre la perte de poids souhaitée ou de la maintenir, et entraîne très souvent des complications.

Anneau gastrique ajustable

L'anneau gastrique ajustable permet de limiter la taille de l'estomac par son positionnement autour de la grosse tubérosité gastrique. Cette procédure peut être pratiquée à l'aide du dispositif Lap-Band[MD] ou Realize Band[MD] (Kaser & Kukla, 2009). L'anneau est lié à un orifice sous-cutané : son gonflement ou son dégonflement permettent ainsi de

Laparoscopie : Examen endoscopique de la cavité abdominale et de son contenu.

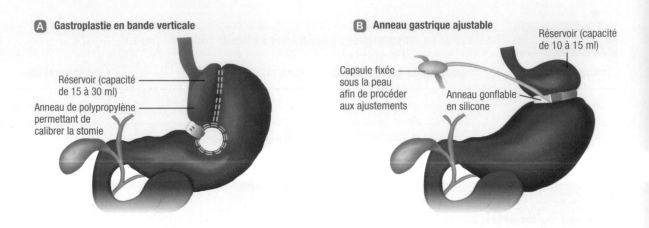

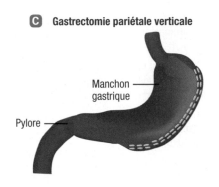

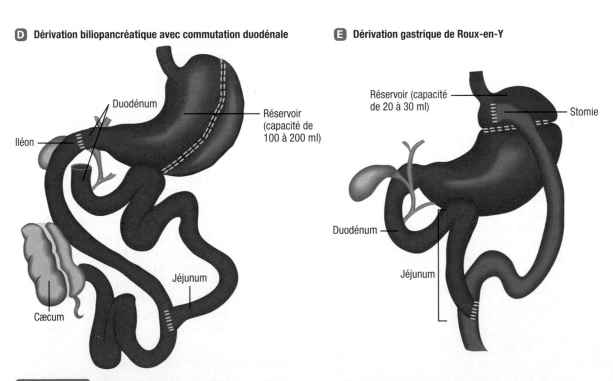

A Gastroplastie en bande verticale

Réservoir (capacité de 15 à 30 ml)

Anneau de polypropylène permettant de calibrer la stomie

B Anneau gastrique ajustable

Réservoir (capacité de 10 à 15 ml)

Capsule fixée sous la peau afin de procéder aux ajustements

Anneau gonflable en silicone

C Gastrectomie pariétale verticale

Manchon gastrique

Pylore

D Dérivation biliopancréatique avec commutation duodénale

Duodénum

Iléon

Cæcum

Réservoir (capacité de 100 à 200 ml)

Jéjunum

E Dérivation gastrique de Roux-en-Y

Réservoir (capacité de 20 à 30 ml)

Stomie

Duodénum

Jéjunum

FIGURE 55.7

Procédures chirurgicales bariatriques – **A** La gastroplastie en bande verticale consiste à créer un petit réservoir gastrique. **B** L'anneau gastrique ajustable crée un réservoir gastrique. **C** La gastrectomie pariétale verticale consiste à procéder à l'ablation de 80 % de l'estomac afin de lui donner une forme de manchon. **D** La dérivation biliopancréatique avec commutation duodénale crée une anastomose entre l'estomac et l'intestin. **E** La dérivation gastrique de Roux-en-Y consiste en la mise en place d'un réservoir gastrique dont l'orifice est une branche de l'intestin grêle en forme de Y.

changer la taille de la stomie (par injection de fluide par un professionnel de la santé) afin de répondre aux besoins changeants du client pendant sa démarche de perte de poids. La procédure est pratiquée par laparoscopie et, si nécessaire, peut être modifiée ou inversée. C'est la plus courante des procédures restrictives. Moins effractive que les autres, elle constitue le meilleur choix pour les personnes qui présentent un risque chirurgical.

Gastrectomie pariétale verticale

La gastrectomie pariétale verticale (ou gastrectomie à poche verticale) consiste à enlever environ 85% de l'estomac et à lui donner une forme de manchon. Bien que la taille de celui-ci soit considérablement réduite, sa fonction est maintenue. Cette procédure n'est pas réversible. Comme le nouvel estomac continue à fonctionner normalement, les restrictions alimentaires postopératoires sont moindres. L'ablation de la plus grande partie de l'estomac se traduit aussi par l'élimination des hormones qui stimulent la faim et sont produites par cet organe, comme la ghréline.

55.2.2 Chirurgie malabsorptive

Si un client choisit de subir une chirurgie malabsorptive pour diminuer son poids, le chirurgien court-circuitera diverses longueurs de l'intestin grêle afin de diminuer l'absorption de nutriments.

Dérivation biliopancréatique

La dérivation biliopancréatique consiste à retirer environ 75% de l'estomac pour restreindre l'apport alimentaire et diminuer la production d'acide. La partie restante de l'estomac est jointe à la partie inférieure de l'intestin grêle. Les enzymes pancréatiques et la bile pénètrent ainsi dans le segment final de l'intestin grêle, et les nutriments passent sans être digérés. Le client perd du poids parce que la plus grande partie des calories et des nutriments sont dirigés vers le côlon, qui ne les absorbe pas.

Cette procédure peut augmenter les risques de formation de calculs biliaires et rendre nécessaire l'ablation de la vésicule biliaire. Les clients devraient être conscients des risques d'irritation et d'ulcères intestinaux. Les autres risques sont le ballonnement abdominal, ainsi que les selles ou les flatulences nauséabondes. L'intervention est suivie d'une période d'adaptation des intestins, pendant laquelle l'élimination des matières fécales peut être très fréquente, et celles-ci, très liquides. Ces effets peuvent diminuer avec le temps, mais aussi durer toute la vie. Les clients devraient aussi surveiller leur apport en protéines, en fer et en cobalamine pour s'assurer de ne pas souffrir de malnutrition ou d'anémie. Pour éviter ce risque, il est conseillé de prendre des suppléments et des vitamines.

Dérivation biliopancréatique avec commutation duodénale

La dérivation biliopancréatique avec commutation duodénale est une variante de la diversion biliopancréatique comprenant, comme son nom l'indique, un commutateur duodénal. Le chirurgien laisse intactes une plus grande partie de l'estomac et une petite partie du duodénum. Cette procédure permet le maintien de la valvule pylorique, qui aide à prévenir le syndrome de chasse ▶ **56**.

55.2.3 Combinaison des chirurgies restrictive et malabsorptive

La dérivation gastrique de Roux-en-Y combine les chirurgies restrictive et malabsorptive. Elle est considérée comme la meilleure de toutes les procédures bariatriques. Généralement, son taux de complications est faible, elle est bien tolérée et permet le maintien de la perte de poids à long terme. Cette opération consiste à diminuer la taille de l'estomac grâce à la confection d'une poche gastrique anastomosée qui se vide directement dans le jéjunum. Elle peut être pratiquée par incision abdominale ouverte ou par laparoscopie. Elle comporte les variantes suivantes : 1) agrafage de l'estomac sans résection pour créer un petit réservoir gastrique de 20 à 30 ml ; 2) création d'un réservoir gastrique supérieur et dérivation totale des réservoirs ; 3) création d'un réservoir gastrique supérieur et retrait total de la poche inférieure. Après la procédure, la nourriture passe outre 90% de l'estomac, le duodénum et un petit segment du jéjunum.

Cette chirurgie entraîne l'amélioration du contrôle du glucose, une amélioration ou une élimination du diabète, la normalisation de la P.A., ainsi qu'une diminution du cholestérol total et des triglycérides, du reflux gastro-œsophagien pathologique et de l'apnée du sommeil.

La complication possible est le **syndrome de chasse**, affection limitant la digestion par une vidange trop rapide du contenu de l'estomac dans l'intestin grêle. Ses symptômes sont les suivants : nausées, vomissements, faiblesse, transpiration, évanouissement et, occasionnellement, diarrhée. Pour l'éviter, il faut se garder de manger des aliments sucrés après la chirurgie. Comme des sections de l'intestin grêle sont contournées, la faible absorption du fer peut causer une anémie ferriprive. Le client qui a subi cette intervention doit donc prendre des suppléments multivitaminés contenant du fer et du calcium. L'anémie chronique causée par une carence en cobalamine peut aussi se produire. L'administration de cobalamine par voie intranasale ou par injection résout généralement le problème.

56

Le syndrome de chasse est abordé dans le chapitre 56, *Interventions cliniques – Troubles du tractus gastro-intestinal supérieur.*

55

55.2.4 Chirurgies esthétiques visant à réduire les tissus adipeux et les plis cutanés

Lipectomie

La **lipectomie** (adipectomie) consiste à retirer les plis flasques et disgracieux du tissu adipeux. Le client choisit cette chirurgie pour des raisons esthétiques. Il est possible d'enlever près de 15 % de la quantité totale de cellules adipeuses des seins, de l'abdomen et des régions lombaires et fémorales. Aucune donnée n'indique qu'une régénération des tissus adipeux a lieu dans les zones opérées. Cependant, il faut insister auprès du client sur le fait que le retrait chirurgical n'empêche pas l'obésité de réapparaître, surtout si les habitudes alimentaires ne changent pas. Bien que ces opérations améliorent l'image corporelle et l'estime de soi, elles ne sont pas exemptes de complications. On n'insistera jamais assez sur les effets dangereux de l'anesthésie, ni sur la faiblesse du potentiel de guérison des plaies chez la personne obèse. Pour la majorité des personnes qui envisagent une lipectomie, les mesures de prévention sont plus utiles :

il convient par exemple de leur expliquer l'importance d'une perte de poids lente, qui permet de maintenir l'intégrité des tissus, de les convaincre de l'utilité de l'exercice et de leur enseigner les techniques de modification du comportement.

Liposuccion

L'autre procédure chirurgicale est la liposuccion, ou lipectomie d'aspiration. On y a recours à des fins esthétiques, et non pour perdre du poids. Cette intervention chirurgicale aide à améliorer l'apparence faciale ou la silhouette. Le client qui a réussi à perdre du poids, mais qui a un excès de gras sous le menton, le long des mâchoires, dans les sillons nasolabiaux, sur l'abdomen ou autour de la taille et de la partie supérieure des cuisses est un bon candidat pour ce type de chirurgie. L'intervention consiste à insérer une longue canule creuse en acier inoxydable à travers une petite incision pratiquée dans le tissu adipeux devant être aspiré. L'objectif d'une telle intervention est d'améliorer l'apparence corporelle, et donc l'image de soi. Elle n'est généralement pas recommandée pour les personnes plus âgées, car leur peau, moins élastique, ne peut pas s'adapter à la nouvelle forme sous-jacente.

Soins et traitements infirmiers

SOINS PÉRIOPÉRATOIRES DU CLIENT OBÈSE

Interventions cliniques

Cette section traite des considérations générales des soins infirmiers à dispenser au client obèse qui subit une chirurgie. Elle aborde aussi les considérations particulières à la chirurgie bariatrique.

Les personnes dont l'IMC est supérieur à 30 ont souvent d'autres problèmes de santé liés à l'obésité, qui viennent s'ajouter à leurs facteurs de risque en matière de chirurgie. Ces affections influent sur les soins à dispenser au client obèse avant, pendant et après la chirurgie **ENCADRÉ 55.7**.

Soins préopératoires

Des mesures particulières s'appliquent lorsqu'on soigne un client admis à l'hôpital pour une intervention chirurgicale, surtout s'il souffre d'obésité morbide. Avant l'opération, une entrevue doit être effectuée, portant principalement sur sa santé passée et actuelle. Si le client s'apprête à subir une chirurgie bariatrique, l'infirmière doit s'assurer qu'il comprend la procédure planifiée. Le traitement du client obèse peut nécessiter un travail interdisciplinaire. En cas de comorbidité secondaire à l'obésité, il peut être nécessaire de coordonner les soins avec le cardiologue, le pneumologue, le gynécologue, le gastroentérologue ou les autres spécialistes qui traitent le client.

L'équipe de soins infirmiers doit tout mettre en œuvre avant l'arrivée du client pour assurer sa dignité et son intimité. De nombreuses unités de soins ne sont pas préparées à satisfaire les besoins de clients souvent trop corpulents. Il est fréquent que le mobilier standard ne soit pas adapté à leur poids ou que les chemises d'hôpital soient trop petites. Il est possible de louer des équipements adaptés en s'adressant à l'association Aide aux personnes obèses handicapées du Québec.

Une chambre privée et adaptée peut être nécessaire pour préserver l'intimité du client. Par contre, comme les lits et les chaises sont adaptés aux clients obèses, il manque parfois d'espace pour circuler dans la chambre. L'Association paritaire pour la santé et la sécurité du travail du secteur affaires sociales (ASSTSAS) a proposé des directives, qu'on peut consulter dans une publication offerte sur son site.

Un trapèze solidement renforcée peut être installée au-dessus du lit pour faciliter la mobilisation et le positionnement. Dans certaines unités spécialisées pour ce type de clientèle, il existe des lits électriques plus larges, qui peuvent basculer jusqu'au sol pour faciliter la mobilisation du client. L'infirmière doit s'assurer que des brassards de sphygmomanomètre surdimensionnés sont disponibles dans la chambre du client.

L'infirmière doit aussi penser aux manières dont elle s'y prendra pour peser le client, le transporter dans l'hôpital et le mobiliser au besoin. Elle doit même adapter ses stratégies d'évaluation physique de base aux personnes souffrant d'obésité morbide. Il est aussi nécessaire de disposer d'un fauteuil roulant aux bras amovibles, suffisamment large pour permettre au client de s'y asseoir en toute sécurité et de franchir aisément l'embrasure des portes.

Pour le bain, la mobilisation et l'aide à la marche, il peut être nécessaire de demander l'aide d'autres personnes et, là encore, il est préférable de planifier ces stratégies avant l'arrivée du client. Les évaluations physiques habituelles ne sont pas faciles à pratiquer sur les personnes obèses, dont les nombreux plis cutanés recouvrent les zones à examiner. Si l'infirmière ne dispose pas de solutions de rechange ou de méthodes particulières permettant de résoudre ce problème, l'évaluation de l'état respiratoire, des bruits intestinaux ou même des plaies pourrait s'avérer délicate pour l'infirmière et gênante pour le client.

RAPPELEZ-VOUS...

Les personnes atteintes d'obésité morbide sont plus prédisposées que les autres à une perte d'intégrité de la peau dans les replis cutanés et la région périnéale.

ENCADRÉ 55.7 **Les personnes obèses qui subissent une chirurgie courent-elles des risques cardiovasculaires accrus ?**

Question clinique

Chez les adultes qui subissent une chirurgie (P), est-ce que l'obésité entraîne des risques cardiovasculaires accrus (O) pendant les phases préopératoire, peropératoire ou postopératoire (T) ?

Résultats probants

- Directives cliniques basées sur une recension des essais cliniques aléatoires et des méta-analyses.

Analyse critique et synthèse des données

- Définition de l'obésité : IMC supérieur à 30.
- Phase préopératoire : les comorbidités influant sur l'évaluation du risque cardiaque sont les maladies cardiovasculaires athéroscléreuses, l'insuffisance cardiaque, l'hypertension systémique, l'hypertension pulmonaire liée à l'apnée du sommeil et l'hypoventilation, la dysrythmie et la thrombose veineuse profonde.
- Phase peropératoire : les enjeux majeurs sont l'intubation endotrachéale, l'hypoxie, l'hypercapnie, et l'extubation.
- Phase postopératoire : l'apnée du sommeil peut compliquer la récupération après l'anesthésie et selon les modalités du traitement antidouleur.

Conclusion

- Les adultes très obèses qui subissent une chirurgie sont confrontés à plusieurs risques cardiovasculaires pendant les phases préopératoire, peropératoire et postopératoire.

Recommandations pour la pratique infirmière

- Avant la chirurgie, déterminer les risques cardiovasculaires encourus par un client obèse et communiquer les résultats aux membres de l'équipe.
- Les personnes qui utilisent un dispositif de ventilation à pression positive expiratoire continue (CPAP) à la maison pour traiter l'apnée du sommeil doivent avoir accès à cet équipement en phase postopératoire, après l'extubation.
- Surveiller étroitement l'oxygénation et la douleur pendant la période postopératoire chez les personnes obèses, surtout celles souffrant d'apnée du sommeil.

Référence

Poirier, P., Alpert, M.A., Fleisher, L.A., Thompson, P.D., Sugerman, H.J., Burke, L.E., *et al.* (2009). Cardiovascular evaluation and management of severely obese patients undergoing surgery : A science advisory from the American Heart Association, *Circulation, 120*, 86-95.

P : Population visée ; O : (*outcome*) résultat(s) ; T : (*time period*) période visée.

L'infection de la plaie est une des complications les plus courantes d'une chirurgie (Baugh, Zuelzer, Meador, & Blankenship, 2007). Compte tenu des nombreux plis cutanés flasques, surtout dans la région abdominale, la préparation préopératoire de la peau revêt une grande importance. Il faut demander au client de prendre plusieurs douches par jour avant son admission à l'hôpital en insistant sur la nécessité de bien laver la région abdominale avec du savon et de l'eau chaude, et ce, de la poitrine au bas-ventre.

L'obésité peut rendre la respiration superficielle et rapide. Les tissus adipeux supplémentaires dans le thorax et l'abdomen compriment les structures diaphragmatiques, thoraciques et abdominales, limitant la capacité du thorax à augmenter son amplitude et empêchant ainsi les poumons de fonctionner de manière efficace. En conséquence, le client retient plus de dioxyde de carbone. De plus, les poumons reçoivent moins d'oxygène, ce qui entraîne de l'hypoxémie, de l'hypertension pulmonaire et de la **polyglobulie**. L'infirmière doit enseigner au client les bonnes techniques de toux et la respiration profonde, ainsi que des méthodes lui permettant de se tourner et de se positionner de façon à prévenir les complications pulmonaires consécutives à la chirurgie. Il importe de lui apprendre à se servir d'un spiromètre avant l'opération. Cet appareil aide à prévenir et à soulager la congestion pulmonaire postopératoire. S'exercer à ces stratégies avant l'opération peut aider à les appliquer correctement après la chirurgie. De plus, si le client utilise un appareil de ventilation spontanée en pression positive continue (CPAP) à la maison pour traiter l'apnée du sommeil, l'infirmière doit s'assurer qu'il soit à sa disposition pendant son hospitalisation.

L'excès de tissu adipeux peut compliquer l'insertion d'un accès veineux. Si le client souffre d'œdème à godet ou a un excès de graisse, l'infirmière doit appliquer une pression ferme sur l'endroit à piquer pour stabiliser la veine. Elle peut aussi marquer l'endroit choisi pour l'insertion avec un marqueur stérile, comme point de repère. Le ruban adhésif utilisé pour fixer l'accès veineux ne doit pas être serré, car il risque d'aggraver un œdème en ralentissant le retour veineux et entraîner une stase veineuse, une accumulation de fluides intraveineux (I.V.), une extravasation ou une infiltration. Il peut être pertinent d'utiliser des garrots multiples pour distendre les veines et retenir le tissu excessif, et de recourir à un cathéter plus long (plus de 2,5 cm) pour traverser le tissu recouvrant la veine. Il importe d'insérer le cathéter assez loin dans la veine pour s'assurer qu'elle ne se déplacera pas et que le soluté ne s'infiltrera pas.

Si l'opération requiert une anesthésie, l'infirmière doit encourager l'anesthésiste à informer le client des risques d'échec du sevrage de la ventilation mécanique. Il est important que le client en soit conscient pour qu'il sache à quoi s'attendre au moment du réveil.

L'expérience du client à l'hôpital dépend du type de procédure chirurgicale appliqué. L'infirmière doit le préparer à l'éventualité de quitter la salle d'opération muni d'un ou de plusieurs des éléments suivants : cathéter urinaire, cathéter I.V., bas antiembolie et sonde nasogastrique. Elle doit l'informer du fait qu'elle vérifiera les signes vitaux et pratiquera fréquemment une évaluation générale pour déceler toute complication immédiate. De plus, le client doit comprendre qu'il recevra de l'aide pour marcher peu de temps après la chirurgie et qu'on l'encouragera à tousser et à inspirer profondément pour prévenir les complications pulmonaires. Il peut recommencer à ingérer des liquides assez rapidement, mais pas avant d'être bien réveillé et uniquement en l'absence de **fuites anastomotiques**.

Soins postopératoires

Les premiers soins postopératoires consistent en une évaluation minutieuse et en une intervention immédiate en cas de complications pulmonaires, de formation de thrombus, de fuites anastomotiques ou de déséquilibre électrolytique. Le transfert du bloc opératoire peut nécessiter de nombreux préposés spécialement formés. Pendant le transfert, les voies respiratoires du client doivent être stabilisées et la douleur maintenue à un niveau acceptable. La tête du lit doit être maintenue à un angle de 35 à 40° pour diminuer la pression abdominale et augmenter le volume circulant. Si le client souffre d'obésité morbide, l'infirmière doit le surveiller attentivement pour vérifier s'il y a desaturation rapide de l'oxygène. Le corps stocke les produits anesthésiants dans le tissu adipeux, abondant chez la personne obèse, si bien que ceux-ci peuvent être réintroduits dans la circulation sanguine, provoquant la resédation. Si cela se produit, l'infirmière doit incliner la tête du client ou pratiquer une subluxation de sa mâchoire en maintenant ses voies respiratoires orales et nasales ouvertes.

Il est essentiel que le premier lever du client ait lieu le plus tôt possible après la chirurgie bariatrique. L'enseignement préopératoire facilite la coopération à une activité essentiellement incommodante. L'infirmière doit expliquer au client que, dès le jour même de l'opération, on l'aidera à marcher et qu'il devra le faire au moins trois ou quatre fois par jour par la suite. Les risques de thrombophlébite et les mesures visant sa prévention font partie des éléments de base à enseigner avant la procédure. Le client doit savoir que des jambières de compression séquentielle ou des bas de contention élastiques seront appliqués sur ses jambes, et qu'il devra pratiquer quotidiennement des exercices d'amplitude actifs et passifs. Le médecin pourrait lui prescrire de l'héparine de faible poids moléculaire pour diminuer les risques de thrombophlébite. Selon sa taille et l'ampleur de sa douleur, le client ne pourra peut-être pas contribuer à son déplacement; dans ce cas, l'infirmière devra faire appel à du personnel supplémentaire pour mobiliser le client en toute sécurité.

L'infirmière doit également examiner la peau du client pour vérifier si la cicatrisation ne prend pas de retard et s'il y a présence de **séromes**, d'hématomes, de déhiscence, d'éviscération ou d'infection de la plaie. L'infirmière doit faire en sorte que les plis cutanés restent propres et secs pour prévenir toute dermatite et toute infection bactérienne ou fongique secondaire.

Le client ayant subi une chirurgie bariatrique ressent de vives douleurs abdominales après l'intervention. L'infirmière doit évaluer la douleur à l'aide d'une échelle reconnue et fiable, et lui administrer des analgésiques aussi souvent que nécessaire pendant la période postopératoire immédiate (24 premières heures). L'infirmière doit évaluer la douleur rapidement en gardant à l'esprit que celle-ci pourrait être due à une fuite anastomotique plutôt qu'à la chirurgie. Souvent, une telle fuite est révélée par des changements dans les signes vitaux, comme de la tachycardie, la douleur étant dans ce cas un symptôme secondaire.

L'infirmière doit régulièrement observer la plaie abdominale pour vérifier la quantité et le type de drainage, l'état des sutures et les signes d'infection. Il est important de protéger l'incision

abdominale si le client est mobilisé ou qu'il tousse. La déhiscence et le retard de cicatrisation de la plaie sont des problèmes pouvant toucher toutes les personnes obèses. La surveillance des signes vitaux aide à déceler les complications comme l'infection.

S'il y a eu insertion d'une sonde nasogastrique, l'infirmière doit surveiller sa perméabilité et s'assurer du maintien de sa position. Si le client qui en est muni vomit, il faut la repositionner et aviser immédiatement le chirurgien. Comme le réservoir gastrique supérieur est petit, l'irrigation de la sonde avec une trop grande quantité d'eau ou sa manipulation maladroite peuvent causer une rupture de l'anastomose ou de la rangée d'agrafes.

L'infirmière doit prodiguer des soins à la peau à plusieurs reprises pendant son quart de travail. Le client pouvant transpirer de façon excessive, elle doit faire en sorte que l'excès de peau, qui peut former un tablier, reste propre et sec pour éliminer cette source d'irritation. Les soins périnéaux sont importants chez les personnes munies d'une sonde à demeure, afin de prévenir les infections des voies urinaires.

De l'eau et des liquides clairs non sucrés sont donnés au client pendant la période postopératoire immédiate (30 ml toutes les 2 heures pendant l'éveil). Avant qu'il ne quitte l'hôpital, l'infirmière le renseignera sur un régime liquide à teneur élevée en protéines. Il doit apprendre à manger lentement, à s'arrêter s'il a une sensation de satiété et à ne pas consommer de liquide en même temps que des aliments solides. Les vomissements constituent une complication courante pendant cette période. Généralement, l'équipe soignante comprend une nutritionniste qui aide le client à faire la transition vers son nouveau régime.

Soins ambulatoires et soins à domicile

C'est parce qu'il n'arrive pas à suivre le régime qui lui a été prescrit qu'un client traité pour l'obésité doit se résoudre à subir une intervention chirurgicale. Une fois cette dernière effectuée, les changements anatomiques qui lui sont attribuables contraindront le client à réduire son absorption alimentaire. Il s'en tiendra nécessairement à un apport réduit, car il ressentira une distension abdominale et des douleurs causées par des crampes abdominales, et souffrira peut-être de diarrhée.

Dans les 6 à 12 premiers mois suivant l'opération, la perte de poids est considérable. Pendant cette période, le client doit apprendre à modifier son apport alimentaire de façon à maintenir un poids stable. Bien que la modification du comportement ne fasse pas partie des résultats escomptés des procédures chirurgicales, elle constitue un bénéfice secondaire imprévu. En général, le régime prescrit doit être riche en protéines et faible en glucides, en gras et en fibres, et se répartir en six petits repas quotidiens. Le client ne doit pas consommer de liquide pendant le repas, et, dans certains cas, il doit restreindre son apport liquidien à 1000 ml par jour. Les liquides et les aliments riches en glucides ont tendance à provoquer la diarrhée et les symptômes du syndrome de chasse. D'ordinaire, le client doit éviter les aliments hypercaloriques, et donc les produits riches en matières grasses, et consommer des aliments qui ont une plus grande valeur nutritive. Le client doit bien comprendre ce qu'est un régime adéquat.

Après une dérivation gastrique ou une gastroplastie, des complications tardives, dont l'anémie, une carence en vitamines, la diarrhée et des problèmes psychiatriques peuvent se présenter. Un réservoir gastrique trop grand peut entraîner une incapacité

Sérome : Accumulation de liquide séreux sous la peau.

RAPPELEZ-VOUS...

La déhiscence est une ouverture de la ligne de suture d'une plaie. L'éviscération est la protubérance des viscères abdominaux à travers l'ouverture d'une plaie.

à perdre du poids, et un orifice de sortie trop petit peut causer une perte de poids trop importante. Pendant les phases de rétablissement et de réadaptation, le client peut souffrir d'un ulcère gastroduodénal, du syndrome de chasse ou d'une obstruction de l'intestin grêle.

Il faut insister sur l'importance du suivi à long terme, en partie à cause des complications pouvant apparaître pendant la période de guérison. L'infirmière doit encourager le client à respecter rigoureusement le régime prescrit et à aviser le médecin de tout changement relatif à son état physique ou émotionnel.

L'infirmière doit prévoir et savoir reconnaître divers problèmes psychologiques pouvant survenir après la chirurgie. Certains clients se sentent coupables envers leur entourage, car ils n'ont su perdre du poids qu'en ayant recours à la chirurgie plutôt qu'en faisant preuve de volonté pour manger moins. L'infirmière doit être prête à les aider à ne pas s'abandonner à leurs sentiments négatifs. Un intervenant social ou un psychologue peut aussi fournir du soutien si nécessaire.

Il est courant que des clients souffrant d'obésité morbide ayant attribué leur sentiment d'infériorité sociale ou de mésadaptation à leur apparence connaissent des épisodes dépressifs après la dérivation gastrique. De six à huit mois après l'opération, le client a perdu énormément de poids et peut constater à quel point son apparence a changé. Une perte de poids considérable se traduit par de grandes quantités de peau flasque et entraîne des problèmes liés à ce changement de l'image corporelle. La chirurgie reconstructive peut atténuer ce problème (p. ex., une opération aux seins, aux bras, aux cuisses ou aux plis abdominaux excessifs). Il est important d'en informer le client avant la chirurgie, et de nouveau pendant la phase de guérison, afin qu'il puisse s'adapter à sa nouvelle image corporelle et contribuer à son intégration sociale.

Évaluation des résultats

Pour le client souffrant d'obésité, les résultats escomptés des soins et des interventions cliniques sont les suivants :

- Perte de poids à long terme ;
- Atténuation des comorbidités liées à l'obésité ;
- Intégration de pratiques saines dans les habitudes quotidiennes ;
- Suivi des effets indésirables de la thérapie chirurgicale ;
- Amélioration de l'image de soi.

Considérations gérontologiques

OBÉSITÉ

La prévalence de l'obésité est actuellement en augmentation chez tous les groupes d'âge, y compris les personnes âgées (Newman, 2009). Le nombre de personnes âgées obèses s'est sensiblement accru à la fois à cause de l'augmentation de cette population et du pourcentage d'obèses en son sein. L'obésité est plus courante chez les femmes âgées que chez les hommes âgés. La diminution de la dépense d'énergie contribue de manière importante à la croissance progressive des tissus adipeux pendant le vieillissement.

Chez les adultes âgés, l'obésité peut aggraver le déclin des fonctions physiques lié à l'âge, et mener à la fragilité et à l'invalidité. L'obésité est liée à une diminution de l'espérance de vie. Les personnes obèses vivent en effet de six à sept ans de moins que les autres.

L'obésité aggrave de nombreux changements liés à l'âge. L'excès de poids est exigeant pour les articulations touchées par l'arthrite. La pression mécanique sur les articulations portantes peut entraîner l'immobilité prématurée. Le surpoids influe aussi sur les autres systèmes et appareils de l'organisme. Chez les personnes âgées, le surpoids intraabdominal peut provoquer l'incontinence urinaire et contribuer à l'hypoventilation et à l'apnée du sommeil.

L'obésité a une incidence sur la qualité de vie des personnes âgées. La perte de poids peut améliorer le fonctionnement du corps et atténuer les complications liées à l'obésité. Les méthodes de traitement de l'obésité abordées dans ce chapitre s'appliquent aussi aux personnes âgées.

55.3 Syndrome métabolique

Le **syndrome métabolique**, aussi appelé syndrome X, syndrome de résistance à l'insuline ou syndrome dysmétabolique, est un ensemble de facteurs de risque qui augmentent les possibilités de souffrir de maladie cardiovasculaire et de diabète. Ce syndrome atteindrait environ 25% des Américains, soit de 70 à 80 millions de personnes (Lau, 2009). Une étude menée au Canada de 1986 à 1992 a démontré que la prévalence du syndrome métabolique était de 17% chez les hommes et de 13,2% chez les femmes (Arden, Katzmarzyk, Janssen, & Ross, 2003). Ce syndrome est diagnostiqué chez les clients présentant au moins trois des affections énumérées dans le **TABLEAU 55.7**.

55.3.1 Étiologie et physiopathologie

La plupart des personnes atteintes du syndrome métabolique sont en surpoids ou obèses. L'obésité entraîne une insulinorésistance qui est le principal facteur de risque sous-jacent du syndrome métabolique (Legro, 2009) **FIGURE 55.8**. L'insulinorésistance est la diminution de la capacité des cellules du corps de réagir à l'action de l'insuline. Pour compenser, le pancréas sécrète plus d'insuline, ce qui entraîne une hyperinsulinémie.

TABLEAU 55.7	Critères diagnostiques du syndrome métabolique[a]
MESURE	**VALEURS LIMITES CATÉGORIQUES**
Tour de taille	• Égal ou supérieur à 102 cm chez l'homme • Égal ou supérieur à 88 cm chez la femme
Triglycérides	• Supérieurs à 150 mg/dl (1,7 mmol/L SI) ou • Traitement médicamenteux des triglycérides élevés
Lipoprotéines de haute densité (HDL)	• Inférieures à 40 mg/dl (0,9 mmol/L) chez l'homme • Inférieures à 50 mg/dl (1,1 mmol/L) chez la femme ou • Traitement médicamenteux pour HDL réduites
Pression artérielle (P.A.)	• P.A. systolique égale ou supérieure à 130 mmHg • P.A. diastolique égale ou supérieure à 85 mmHg ou • Traitement médicamenteux de l'hypertension
Glycémie à jeun	• Égale ou supérieure à 6 mmol/L ou • Traitement médicamenteux du glucose élevé

[a] Trois des cinq mesures sont nécessaires pour établir un diagnostic de syndrome métabolique.
Source : Adapté de National Heart Lung and Blood Institute (2010).

Les autres caractéristiques du syndrome métabolique sont l'hypertension, un risque accru de caillots et des taux de cholestérol anormaux. La génétique et l'environnement jouent un rôle important dans l'apparition du syndrome. Les Amérindiens et les Asiatiques risquent plus que les autres d'en souffrir.

Les clients qui reçoivent un diagnostic de syndrome métabolique sont généralement des diabétiques atteints d'hypertension ne pouvant pas maintenir un taux adéquat de glucose et sécrétant de grandes quantités d'insuline, ou ayant survécu à une crise cardiaque et souffrant d'hyperinsulinémie.

55.3.2 Manifestations cliniques et examens paracliniques

Le syndrome métabolique se traduit par une anomalie de la glycémie à jeun, de l'hypertension, des taux anormaux de cholestérol et l'obésité. Si le syndrome n'est pas traité, des problèmes de santé finissent par apparaître. Les personnes souffrant de ce syndrome courent plus de risques que les autres de souffrir de cardiopathie, d'AVC, de diabète, de néphropathie et du syndrome des ovaires polykystiques. La consommation de tabac augmente les risques.

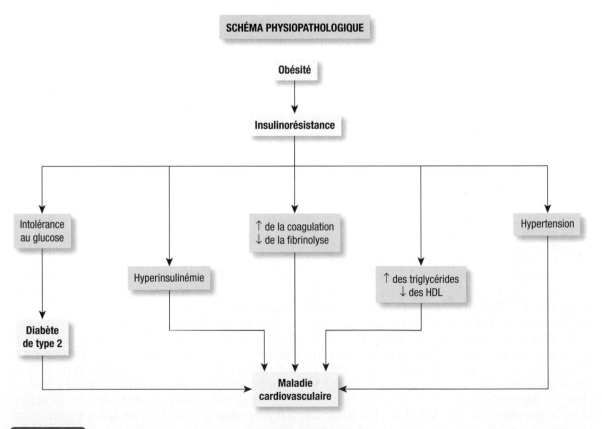

FIGURE 55.8

Relations entre insulinorésistance, obésité, diabète et maladie cardiovasculaire

CLIENT ATTEINT DU SYNDROME MÉTABOLIQUE

Les interventions de première ligne visant à réduire les facteurs de risque de syndrome métabolique portent sur le mode de vie. La gestion ou la suppression de ce syndrome passe par la réduction des principaux facteurs de risque de maladies cardiovasculaires : réduction du taux de LDL, abandon du tabagisme, diminution de la P.A. et baisse du taux de glucose. Pour réduire les risques à long terme, le client doit perdre du poids, faire plus d'activité physique et adopter de saines habitudes alimentaires (Magkos, Yannakoulia, Chan, & Mantzoros, 2009).

Aucun traitement particulier n'existe pour le syndrome métabolique : on peut uniquement le gérer. L'infirmière peut aider le client en lui donnant de l'information sur l'alimentation saine, l'exercice et les changements salutaires de mode de vie. Le régime doit être faible en gras saturés et favoriser la perte de poids. Même si les régimes faibles en glucides entraînent une perte de poids à court terme, aucune preuve solide n'indique qu'ils occasionnent une perte de poids à long terme. La réduction du poids et son maintien devraient représenter une priorité pour les personnes souffrant d'obésité abdominale et de syndrome métabolique.

Comme la sédentarité contribue au syndrome métabolique, la pratique régulière d'activités physiques diminue les facteurs de risque. En plus d'aider à perdre du poids, l'exercice régulier diminue le taux de triglycérides et augmente le taux de HDL chez les personnes atteintes.

Les clients incapables de diminuer les facteurs de risque à l'aide d'une thérapie uniquement axée sur le mode de vie ou ceux qui présentent un risque élevé d'événement coronarien ou de diabète sont des candidats au traitement médicamenteux. Bien qu'aucun médicament ne permette de traiter spécifiquement le syndrome métabolique, les médicaments qui réduisent le cholestérol et les antihypertenseurs peuvent être utilisés. La metformine (Glucophage^MD) est aussi utilisée pour prévenir le diabète, car elle diminue le taux de glucose et améliore la sensibilité des cellules à l'insuline.

55

Analyse d'une situation de santé · Jugement **clinique**

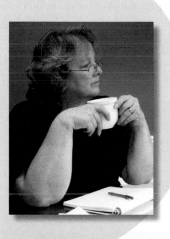

Madame Évelyne Chartrand est âgée de 48 ans. Elle présente une obésité morbide entraînant de la difficulté à se pencher. Sa respiration est rapide, à 26 respirations/min avec diminution d'amplitude. Depuis une dizaine d'années, elle souffre d'hypertension artérielle, problème pour lequel elle prend du métoprolol (Lopresor^MD) 50 mg BID, et de diabète de type 1 depuis l'âge de 15 ans. Elle souffre également d'insuffisance cardiaque gauche. De plus, elle a des douleurs aux doigts, aux genoux, aux hanches et au dos. Elle subira demain une chirurgie bariatrique de type « dérivation biliopancréatique ». ▶

MISE EN ŒUVRE DE LA DÉMARCHE DE SOINS

Collecte des données – Évaluation initiale – Analyse et interprétation

1. Au cours de l'examen physique préopératoire, quelles sont les trois données objectives que l'infirmière doit recueillir relativement au problème d'obésité de madame Chartrand ?
2. Nommez trois examens sanguins pouvant donner des informations sur le syndrome métabolique.
3. Quel problème anticipez-vous pour cette cliente sur le plan de son autonomie fonctionnelle ? Justifiez votre réponse.

SOLUTIONNAIRE

www.cheneliere.ca/lewis

Planification des interventions – Décisions infirmières

4. Avec quelle professionnelle l'infirmière collaborerait-elle pour la condition d'obésité morbide de cette cliente ?

▶ Madame Chartrand a subi son opération. Dans les premières heures postopératoires, vers 12 h 30, sa pression artérielle est passée de 122/74 à 110/70, sa respiration est à 32 respirations/min, et son pouls est de 102 batt./min, alors qu'elle était de 76 à son arrivée de la salle de réveil. ▶

Collecte des données – Évaluation initiale – Analyse et interprétation

5. Comment interprétez-vous les valeurs des signes vitaux de la cliente ?

6. Trois autres vérifications peuvent confirmer le problème identifié dans la question précédente. Lesquelles ?

▶ Madame Chartrand est complètement réveillée. Elle n'a pas de tube nasogastrique et elle peut boire 30 ml toutes les 2 heures si elle n'est pas nauséeuse. Elle dit qu'elle a de la difficulté à respirer malgré la tête de lit relevée à 30°. L'infirmière entend des crépitants lorsqu'elle ausculte la cliente, et l'amplitude respiratoire est superficielle. Le débit du soluté NaCl 0,9 % est de 60 ml/h. ▶

7. Dans quel but la tête de lit est-elle maintenue à 30° dans la période postopératoire immédiate ?

8. Quel problème prioritaire est mis évidence par l'analyse des nouvelles données de la suite de la mise en contexte ? Inscrivez votre réponse dans l'extrait du plan thérapeutique infirmier de la cliente.

Extrait

			CONSTATS DE L'ÉVALUATION					
					RÉSOLU / SATISFAIT			Professionnels / Services concernés
Date	Heure	N°	Problème ou besoin prioritaire	Initiales	Date	Heure	Initiales	
2011-04-14	12:30	2						

Signature de l'infirmière	Initiales	Programme / Service	Signature de l'infirmière	Initiales	Programme / Service
		Unité de chirurgie			

Planification des interventions – Décisions infirmières

9. Vérifiez la bonne réponse à la question précédente et émettez une directive infirmière visant à ne pas aggraver le problème constaté.

Extrait

			CONSTATS DE L'ÉVALUATION					
					RÉSOLU / SATISFAIT			Professionnels / Services concernés
Date	Heure	N°	Problème ou besoin prioritaire	Initiales	Date	Heure	Initiales	
2011-04-14	12:30	2						

			SUIVI CLINIQUE					
					CESSÉE / RÉALISÉE			
Date	Heure	N°	Directive infirmière	Initiales	Date	Heure	Initiales	
2011-04-14	12:30	2						

Signature de l'infirmière	Initiales	Programme / Service	Signature de l'infirmière	Initiales	Programme / Service
		Unité de chirurgie			

▶ Trois jours après sa chirurgie, madame Chartrand respire plus profondément et n'est pas dyspnéique ; ses autres signes vitaux sont normaux. L'auscultation pulmonaire n'indique plus de crépitants. Cependant, en se levant du fauteuil, elle a toussé brusquement. À 10 h 45, en changeant le pansement opératoire, l'infirmière a remarqué que les lèvres de la plaie opératoire étaient entrouvertes d'environ 0,5 cm.

MISE EN ŒUVRE DE LA DÉMARCHE DE SOINS

Évaluation des résultats – Évaluation en cours d'évolution

10. Quel autre problème prioritaire pouvez-vous ajouter dans l'extrait du plan thérapeutique infirmier de madame Chartrand ?

Extrait

CONSTATS DE L'ÉVALUATION					RÉSOLU / SATISFAIT			Professionnels / Services concernés
Date	Heure	N°	Problème ou besoin prioritaire	Initiales	Date	Heure	Initiales	
2011-04-17	10:45	3						

Signature de l'infirmière	Initiales	Programme / Service	Signature de l'infirmière	Initiales	Programme / Service
		Unité de chirurgie			

11. L'infirmière a modifié l'extrait du plan thérapeutique infirmier. Qu'est-ce qui justifie cette modification ?

Extrait

CONSTATS DE L'ÉVALUATION					RÉSOLU / SATISFAIT			Professionnels / Services concernés
Date	Heure	N°	Problème ou besoin prioritaire	Initiales	Date	Heure	Initiales	
2011-04-14	12:30	2			2011-04-17	10:45	B.L.	
2011-04-17	10:45	3						

Signature de l'infirmière	Initiales	Programme / Service	Signature de l'infirmière	Initiales	Programme / Service
Barbara Laurier	B.L.	Unité de chirurgie			

Application de la pensée critique

Dans l'application de la démarche de soins auprès de madame Chartrand, l'infirmière a recours aux éléments du modèle de la pensée critique pour analyser la situation de santé de la cliente et en comprendre les enjeux. La **FIGURE 55.9** résume les caractéristiques de ce modèle en fonction des données de cette cliente, mais elle n'est pas exhaustive.

Vers un jugement **clinique**

Connaissances
- Physiopathologie de l'obésité et du syndrome métabolique
- Facteurs en cause dans l'obésité morbide
- Répercussions physiques, psychologiques, sociales et économiques de l'obésité
- Valeurs normales de l'IMC, du tour de taille et du poids santé
- Signes d'œdème aigu du poumon
- Complications postopératoires chez la personne obèse

Expériences
- Soins aux clients souffrant de problèmes d'obésité
- Expérience en chirurgie
- Habileté à procéder à l'auscultation pulmonaire

ÉVALUATION
- Capacité de madame Chartrand à effectuer ses AVQ
- Indices anthropométriques pour évaluer le poids (IMC, tour de taille, poids)
- Signes vitaux préopératoires et postopératoires
- Signes de choc hypovolémique causé par une hémorragie
- Signes du syndrome métabolique
- Signes d'œdème aigu du poumon
- Caractéristiques de la plaie opératoire et signes de déhiscence
- Résultats des analyses de laboratoire propres au syndrome métabolique

Norme
- Suivi clinique standard pour chirurgie bariatrique

Attitude
- Pas de jugement sur la cliente en raison de son poids

FIGURE 55.9

Application de la pensée critique à la situation de santé de madame Chartrand

■ ■ ■ À **retenir**

- L'obésité atteint des proportions épidémiques dans les pays développés, et peut être due à des facteurs génétiques, environnementaux, psychologiques et socioculturels.

- L'obésité peut être mesurée par l'indice de masse corporelle (IMC), le ratio taille-hanches (RTH) et la forme du corps (androïde ou gynoïde).

- L'obésité augmente le risque de développer certaines maladies chroniques comme l'hypertension, le diabète de type 2, la dyslipidémie ainsi que les maladies cardiovasculaires.

- Les recommandations aux personnes obèses devraient porter sur une modification de leurs habitudes de vie et inclure un régime alimentaire équilibré et la pratique régulière d'activité physique.

- La pharmacothérapie pour la perte de poids devrait être utilisée seulement en complément d'un régime alimentaire.

- Trois types de chirurgies bariatriques sont pratiqués sur la clientèle obèse : chirurgie restrictive, chirurgie malabsorptive ou une combinaison des deux.

- Les professionnels de la santé doivent adopter une approche empathique et exempte de jugement, et doivent adapter les soins au client obèse avant, pendant et après la chirurgie.

- Le syndrome métabolique peut être géré ou supprimé par l'adoption de saines habitudes de vie, qui atténueront les principaux facteurs de risque de maladies cardiovasculaires.

Pour en savoir plus

 Références Internet

Organismes et associations

Chaire de recherche sur l'obésité
http://obesite.ulaval.ca

Coalition contre l'obésité morbide
www.lepoidsquitue.com

Coalition poids
www.cqpp.qc.ca

ÉquiLibre groupe d'action sur le poids
www.equilibre.ca

Obesite.com
www.obesite.com

Obesity society
www.obesity.org

Organismes gouvernementaux

INSPQ > Habitudes de vie, maladies chroniques > Nutrition, activité physique, problèmes reliés au poids
www.inspq.qc.ca

OMS > Thèmes de santé > Obésité
www.who.int

Références générales

Association pour la santé publique du Québec > Problématique du poids
www.aspq.org

Infiressources > Banques et recherché > Santé > Prévention > Obésité
www.infiressources.ca

**PasseportSanté > Maladies > Index des maladies de A à Z
> Obésité
> Syndrome métabolique**
www.passeportsante.net

 Monographies

Cyr, R. (2009). *Prévenir l'obésité chez les enfants : une question d'équilibre.* Montréal : Éditions du CHU Sainte-Justine.

Dargent, J. (2009). *Chirurgie de l'obésité.* Paris : Springer.

 Articles, rapports et autres

Lau, D.C.W., *et al.* (2007). Lignes directrices canadiennes de 2006 sur la prise en charge et la prévention de l'obésité chez les adultes et les enfants [sommaire]. *Journal de l'association médicale canadienne, 176*(8), SF 1-14.
www.cmaj.ca

Ministère de la Santé et des Services sociaux (MSSS) (2009). *L'organisation de la chirurgie bariatrique au Québec : plan d'action.* Québec, Qc : MSSS.
www.msss.gouv.qc.ca

Lesage, D., & Lachance, B. (2009). L'obésité, qu'est-ce qu'on peut faire ? Un plan d'action gouvernemental de promotion des saines habitudes de vie et de prévention des problèmes reliés au poids. *Perspective infirmière, 6*(3), 40-45.
www.oiiq.org

55

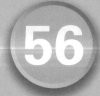
Écrit par :
Margaret McLean Heitkemper, RN,
PhD, FAAN

Adapté par :
Dalila Benhaberou-Brun, inf., M. Sc.

INTERVENTIONS CLINIQUES

Troubles du tractus gastro-intestinal supérieur

Objectifs

 Guide d'études – RE06

Après avoir lu ce chapitre, vous devriez être en mesure :

- de préciser l'étiologie et les complications des nausées et des vomissements, ainsi que le processus thérapeutique en interdisciplinarité et les interventions infirmières qui s'y appliquent ;

- de décrire l'étiologie, les manifestations cliniques et le traitement des affections buccales inflammatoires ou infectieuses courantes ;

- de préciser l'étiologie, les manifestations cliniques et les complications du cancer buccal, de même que le processus thérapeutique en interdisciplinarité et les interventions infirmières qui s'y appliquent ;

- de décrire la physiopathologie, les manifestations cliniques et les complications des formes de reflux gastro-œsophagien et de hernie, ainsi que le processus thérapeutique en

interdisciplinarité, dont le traitement chirurgical, et les interventions infirmières qui s'y appliquent ;

- de préciser la physiopathologie, les manifestations cliniques et les complications du cancer de l'œsophage, du diverticule de l'œsophage, de l'achalasie et du rétrécissement de l'œsophage, de même que le processus thérapeutique en interdisciplinarité qui s'y applique ;

- de décrire l'étiologie habituelle et les manifestations cliniques de l'hémorragie digestive haute, ainsi que le processus thérapeutique en interdisciplinarité et les interventions infirmières qui s'y appliquent ;

- de décrire l'étiologie, la physiopathologie, le processus thérapeutique en interdisciplinarité et les interventions

infirmières pour la gastrite aiguë et la gastrite chronique ;

- de distinguer l'ulcère gastrique de l'ulcère duodénal sur les plans de l'étiologie et de la physiopathologie, des manifestations cliniques et des complications, du processus thérapeutique en interdisciplinarité et des interventions infirmières ;

- de décrire les manifestations cliniques du cancer gastrique, de même que le processus thérapeutique en interdisciplinarité et les interventions infirmières qui s'y appliquent ;

- d'énumérer les formes courantes de maladie d'origine alimentaire et les interventions infirmières relatives à l'intoxication alimentaire.

Cette carte conceptuelle illustre schématiquement les principaux concepts décrits dans le présent chapitre. Sa lecture vous permettra d'avoir une vue d'ensemble des notions qui y sont présentées.

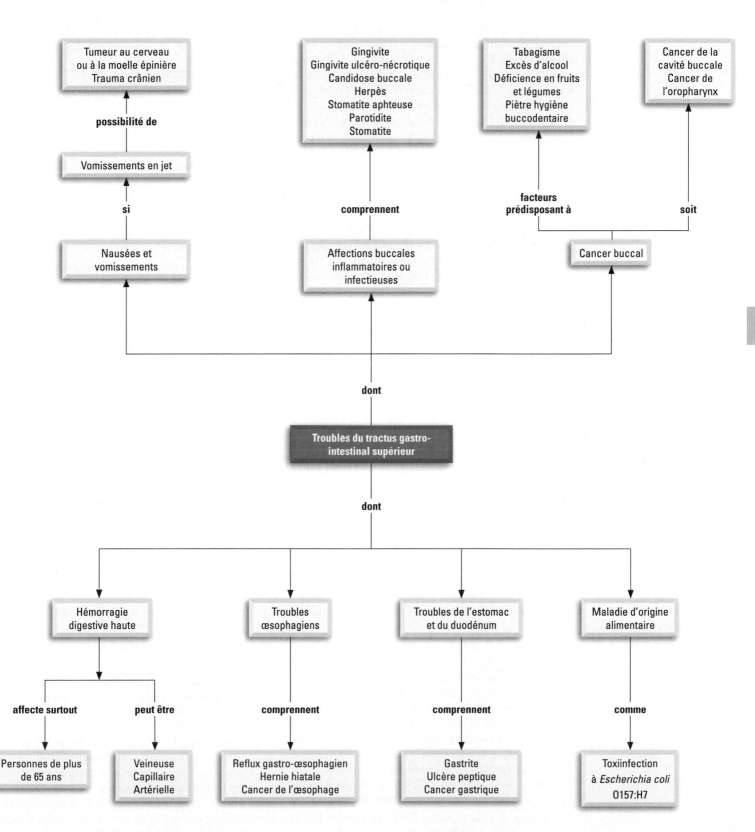

56.1 | Nausée et vomissement

La nausée et le vomissement sont les manifestations les plus courantes des troubles gastro-intestinaux. Bien qu'elles puissent survenir indépendamment l'une de l'autre, ces deux manifestations forment habituellement un duo traité comme une entité. La **nausée** est une sensation de malaise épigastrique qui s'accompagne de l'envie de vomir. Le **vomissement** est l'expulsion buccale soudaine et brutale du contenu de l'estomac, soit des aliments partiellement digérés et des sécrétions. Le vomissement est un acte complexe qui nécessite l'activité coordonnée de plusieurs structures : la fermeture de la glotte, une inspiration profonde et la contraction du diaphragme dans la position inspiratoire, la fermeture du pylore, la relaxation du sphincter entre l'estomac et l'œsophage, et la contraction des muscles abdominaux qui hausse la pression intraabdominale. Ces actions simultanées entraînent l'expulsion buccale du contenu gastrique, qui remonte le long de l'œsophage jusqu'au pharynx, puis à la bouche.

56.1.1 Étiologie et physiopathologie

La nausée et le vomissement sont présents dans une variété de troubles gastro-intestinaux, mais également dans d'autres affections et états, dont la grossesse, l'infection, les troubles du système nerveux central (SNC) (p. ex., la méningite, la tumeur), les troubles cardiovasculaires (p. ex., l'infarctus du myocarde, l'insuffisance cardiaque) ou métaboliques (p. ex., le diabète, la maladie d'Addison, l'insuffisance rénale). Ils peuvent constituer les effets indésirables d'un médicament (p. ex., la chimiothérapie, les opioïdes, la digitale) ou être causés par des facteurs psychologiques (p. ex., le stress, la peur).

Habituellement, la nausée précède le vomissement. Elle découle du ralentissement de la motilité et de la vidange gastriques. L'épisode isolé de nausée accompagnée d'un seul vomissement est sans importance en général. Toutefois, si la personne vomit à plusieurs reprises, il importe d'en cerner la cause.

Le centre du vomissement dans le tronc cérébral coordonne l'activité complexe du vomissement. L'incitation vomitive transmise au centre provient de divers stimuli. L'influx nerveux emprunte les voies afférentes du système nerveux autonome pour se rendre au centre de vomissement. Les récepteurs de ces fibres afférentes se trouvent dans le tractus gastro-intestinal, les reins, le cœur et l'utérus. Stimulés, les récepteurs transmettent l'information au centre du vomissement, qui déclenche le réflexe du vomissement **FIGURE 56.1**.

De plus, la zone gâchette chémoréceptrice (CTZ) du tronc cérébral réagit aux stimulations chimiques

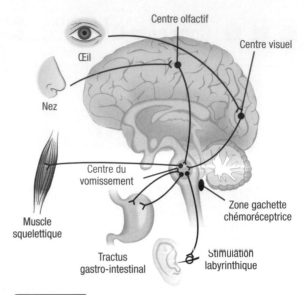

FIGURE 56.1

Déclencheurs du réflexe de vomissement

provenant de médicaments ou de toxines. Cette zone entre elle aussi en jeu dans le vomissement par suite de la stimulation labyrinthique (p. ex., la cinétose ou le mal des transports), et elle est le site d'action des **médicaments émétiques** (p. ex., l'ipéca). Dès qu'elle est stimulée, la zone gâchette chémoréceptrice transmet l'influx nerveux directement au centre du vomissement.

Le vomissement peut survenir également lorsque le tractus gastro-intestinal subit une irritation, une stimulation ou une distension démesurée. C'est alors un mécanisme de protection destiné à débarrasser l'organisme des aliments ou des liquides irritants ou contaminés. La sensation de vomissement imminent précède de peu le vomissement comme tel. L'activation du système nerveux autonome produit une stimulation tant parasympathique que sympathique. La stimulation sympathique provoque la tachycardie, la tachypnée et la diaphorèse, tandis que la stimulation parasympathique est responsable de la relaxation du sphincter œsophagien inférieur, de l'accentuation de la motilité gastrique et d'un **ptyalisme** marqué.

56.1.2 Manifestations cliniques

La nausée est un signe subjectif. L'**anorexie** (perte d'appétit) accompagne habituellement la nausée. Les vomissements fréquents peuvent entraîner une rapide déshydratation, provoquée par la perte d'eau et d'électrolytes essentiels (p. ex., le potassium, le sodium, le chlorure, l'hydrogène). Quand le vomissement perdure, le déséquilibre électrolytique s'intensifie, le volume liquidien extracellulaire et le volume plasmatique intravasculaire diminuent, et il y a un risque d'insuffisance circulatoire. La baisse de la concentration d'acide chlorhydrique gastrique (HCl) peut mener à

Ptyalisme : Sécrétion excessive de salive.

l'alcalose métabolique. Par contre, si le contenu de l'intestin grêle est aussi expulsé, l'acidose métabolique risque de survenir. Puisque l'expulsion du contenu intestinal est plus rare que celui du contenu gastrique, l'acidose métabolique à la suite de vomissements reste tout de même moins fréquente que l'alcalose. Le vomissement répétitif persistant entraîne à brève échéance une perte de poids manifeste due au déficit liquidien.

En cas de vomissements, la personne âgée, la personne inconsciente ou celle dont le réflexe nauséeux est déficient risquent de souffrir d'aspiration pulmonaire. Pour éviter cette éventualité, l'infirmière veille à ce que ces clients vulnérables soient en position semi-Fowler ou en décubitus latéral.

56.1.3 Processus thérapeutique en interdisciplinarité

Les buts du processus thérapeutique en interdisciplinarité consistent à déterminer et à traiter la cause fondamentale des nausées et des vomissements, et à en maîtriser les symptômes. Cerner la cause est souvent difficile, la nausée et le vomissement se manifestant dans nombre d'affections. L'infirmière doit s'enquérir auprès du client des déclencheurs ainsi que de la nature du contenu expulsé par le vomissement. La femme est plus encline que l'homme à souffrir de nausées et de vomissements à la suite d'une intervention chirurgicale ou en raison du mal des transports (Buchanan, Myles, & Cicuttini, 2009).

Pour tous les clients, il importe d'établir la distinction entre le vomissement, la régurgitation et le vomissement en jet. La **régurgitation** est le retour lent, sans effort de vomissement, de l'estomac jusqu'à la bouche, d'aliments partiellement digérés. Le haut-le-cœur ou le vomissement la précède rarement. Le **vomissement en jet**, qui est l'expulsion brutale du contenu de l'estomac non précédée de nausée, est une manifestation caractéristique d'une augmentation de pression intracrânienne (p.ex., une tumeur au cerveau ou à la moelle épinière, un traumatisme crânien).

L'expulsion, après plusieurs heures, du contenu d'un repas formé d'aliments partiellement digérés est révélatrice d'une obstruction du défilé gastrique ou d'un ralentissement de la vidange gastrique. La présence d'une odeur fécale ou de bile à la suite de vomissements répétés indique quant à elle une occlusion intestinale sous la zone pylorique. La présence de bile peut être le signe d'une obstruction en aval de l'ampoule de Vater. La couleur des vomissures est un indice qui facilite la détection de sang et la détermination de l'origine du saignement. Le saignement gastrique produit des vomissures à l'apparence de marc de café, la couleur du sang passant du rouge au brun foncé en raison de l'interaction avec l'acide chlorhydrique. Les vomissures d'un rouge brillant sont le signe d'une hémorragie active pouvant être due au syndrome de Mallory-Weiss, à des varices œsophagiennes, à un ulcère gastrique ou duodénal, ou à une tumeur. Le **syndrome de Mallory-Weiss** est une dilacération (déchirure superficielle) de la muqueuse de l'œsophage inférieur, près de la jonction avec l'estomac, provoquée par des vomissements fréquents et prolongés.

Connaître le moment de la journée où le vomissement se produit peut faciliter la détermination de la cause. Le vomissement en début de matinée est fréquent durant la grossesse. Le stress émotionnel en l'absence de trouble pathologique manifeste peut pour sa part provoquer le vomissement pendant le repas ou immédiatement après.

Pharmacothérapie

L'emploi de médicaments dans le traitement de la nausée et du vomissement dépend de la cause du problème **TABLEAU 56.1**. Comme la cause ne peut pas toujours être déterminée sur-le-champ, les médicaments doivent être utilisés avec circonspection. Par exemple, l'administration d'un **antiémétique** avant de connaître la cause peut éliminer les signes de la maladie et en retarder le diagnostic ainsi que le traitement. De nombreux antiémétiques agissent sur la zone gâchette chémoréceptrice du SNC en bloquant les signaux neurochimiques qui déclenchent la nausée et le vomissement.

Les médicaments qui traitent la nausée et le vomissement sont les phénothiazines (p. ex., la chlorpromazine [Novo-Chlorpromazine^MD], la prochlorpérazine [PMS-Prochlorpérazine^MD]), les antihistaminiques (p. ex., le dimenhydrinate [Gravol^MD]) et les anticholinergiques (p. ex., la scopolamine). Étant donné que nombre d'entre eux exercent une action anticholinergique, ils sont contre-indiqués en cas de glaucome, d'hyperplasie prostatique, d'occlusion pylorique, biliaire ou au col vésical. Ils partagent beaucoup d'effets indésirables, notamment la sécheresse de la bouche, l'hypotension, l'effet sédatif, l'éruption cutanée et la constipation. Il peut être utile de consulter un pharmacien avant d'administrer l'un ou l'autre de ces médicaments à la personne aux prises avec de multiples problèmes de santé.

D'autres médicaments ont des propriétés antiémétiques, dont les benzamides et le métoclopramide (Apo-Metoclop^MD); ils agissent sur les récepteurs dopaminergiques centraux et périphériques. Par leur action périphérique, ils accélèrent la vidange gastrique. C'est pour cela qu'on les classe parmi les **prokinétiques**. De 10 à 20 % des personnes traitées au métoclopramide éprouveront des effets indésirables sur le SNC, qu'il s'agisse d'anxiété ou d'hallucinations. Des effets indésirables extrapyramidaux, tels les tremblements et la dyskinésie d'allure parkinsonienne, peuvent également se manifester.

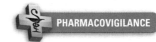

Prométhazine

- La prométhazine devrait toujours être administrée par voie intramusculaire profonde, car l'absorption est alors plus rapide.

- La prométhazine ne devrait pas être administrée par voie sous-cutanée en raison du risque de lésions tissulaires graves dont la gangrène.

- Si elle est administrée par voie intraveineuse, la prométhazine peut s'épancher hors de la veine et causer de graves lésions dans les tissus voisins.

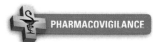

Métoclopramide (Apo-Metoclop^MD)

- Le métoclopramide présente un risque de dyskinésie tardive lorsqu'il est administré sur une longue période ou à forte dose, particulièrement chez la personne âgée.

- La dyskinésie tardive est un trouble neurologique caractérisé par des mouvements incontrôlables et répétitifs de la partie supérieure du corps (p. ex., les extrémités, les lèvres).

- La dyskinésie persiste à la cessation du traitement médicamenteux.

TABLEAU 56.1 | **Nausée et vomissement**

CLASSE DE MÉDICAMENTS	MÉDICAMENTS
Phénothiazines	• Chlorpromazine (Novo-Chlorpromazine^MD) • Perphénazine (Apo-Perphénazine^MD) • Prochlorpérazine (PMS-Prochlorpérazine^MD) • Trifluopérazine (Apo-Trifluopérazine^MD) • Triflupromazine (Apo-Triflupromazine^MD)
Antihistaminiques	• Dimenhydrinate (Gravol^MD) • Hydroxyzine (Atarax^MD) • Méclizine (Bonamine^MD) • Prométhazine (Histantil^MD)
Prokinétiques	• Métoclopramide (Apo-Metoclop^MD)
Antagonistes de la sérotonine	• Dolasétron (Anzemet^MD) • Granisétron (Kytril^MD) • Ondansétron (Zofran^MD)
Anticholinergiques	• Scopolamine (Hyoscine^MD)
Autres	• Aprépitant (Emend^MD) • Benzquinamide • Dexaméthasone (Maxidex^MD) • Nabilone (Cesamet^MD)

Digitopuncture : Technique de massothérapie qui dérive de la médecine traditionnelle chinoise, consistant à stimuler les points d'acupuncture par la pression des doigts dans le but d'aider à diminuer le stress et la fatigue.

Jugement clinique

Madame Marie-Laure Dugré, âgée de 55 ans, est en phase terminale d'un cancer du pancréas. Elle reçoit les médicaments suivants par voie I.V. comme mesure palliative à la douleur et à l'inappétence : le 5-fluorouracil et la gemcitabine.

L'administration d'un antinauséeux ou d'un antiémétique serait-elle justifiée dans son cas ? Justifiez votre réponse.

Les antagonistes de certains récepteurs de la sérotonine (5-HT) atténuent la nausée et le vomissement par un mécanisme d'action centrale et périphérique. Les antagonistes des récepteurs 5-HT$_3$ s'opposent efficacement au vomissement induit par la chimiothérapie anticancéreuse ralentissant la vidange gastrique, ainsi qu'à la nausée et au vomissement d'origine migraineuse ou anxieuse (Hawkins & Grunberg, 2009). Ils sont également utilisés dans la prévention et le traitement de la nausée et du vomissement postopératoires. L'ondansétron (Zofran^MD), le granisétron (Kytril^MD) et le dolasétron (Anzemet^MD) font partie de cette classe de médicaments.

La dexaméthasone (Apo-Dexaméthasone^MD) est indiquée pour maîtriser le vomissement, immédiat ou tardif, induit par la chimiothérapie ; elle est habituellement associée à d'autres antiémétiques tel l'ondansétron. L'aprépitant (Emend^MD), antagoniste sélectif des récepteurs de la neurokinine-1 de la substance P, est destiné à la prévention de la nausée et du vomissement causés par la chimiothérapie ou une intervention chirurgicale.

Thérapie nutritionnelle

Quand les vomissements sont intenses et persistants, le remplacement liquidien par une solution renfermant des électrolytes et du glucose administrée en perfusion intraveineuse (I.V.) s'impose jusqu'à ce que le client puisse tolérer l'ingestion orale. Dans certains cas, il sera nécessaire de mettre en place une sonde nasogastrique d'aspiration afin de décompresser l'estomac. L'alimentation orale, en commençant par du liquide clair, peut commencer lorsque les symptômes ont disparu. Les liquides extrêmement chauds ou froids sont à éviter parce qu'ils sont difficiles à tolérer. La boisson gazeuse, dégazéifiée et à la température ambiante, ainsi que le thé tiède sont mieux tolérés. Les craquelins et les rôties sont utiles pour contrer la sensation de nausée et prévenir le vomissement. L'eau est le liquide de choix dans la réhydratation orale. Il est recommandé de boire en petites quantités (de 5 à 15 ml) toutes les 15 à 20 minutes plutôt que de boire en grande quantité moins fréquemment. Le bouillon et certaines boissons vendues dans le commerce (p. ex., le Gatorade^MD) sont riches en sodium, d'où la nécessité d'en boire avec modération.

Lorsque l'état du client s'améliore, il y a lieu de lui offrir une alimentation riche en glucides et pauvre en gras. La pomme de terre au four, les desserts à base de gélatine, les céréales accompagnées de lait et de sucre, et les bonbons durs constituent de bons choix. En général, le café, les aliments épicés, acides ou dégageant une forte odeur sont mal tolérés. Il est recommandé de manger lentement et en petites quantités afin d'éviter la distension gastrique excessive. Lorsque les aliments solides sont réintroduits dans l'alimentation, il est recommandé de boire entre les repas, plutôt qu'au moment des repas. La nutritionniste pourra suggérer des aliments faciles à tolérer et dont l'apport nutritionnel est adéquat.

Autres traitements

Des études démontrent que la **digitopuncture** ou l'acupuncture sont efficaces pour atténuer les nausées et les vomissements postopératoires (Nunley, Wakim, & Guinn, 2008). Des extraits végétaux comme le gingembre et l'huile de menthe poivrée peuvent aussi être utilisés. Certaines personnes s'avèrent toutefois intolérantes à ces extraits végétaux. Des techniques de respiration, une modification de la position du corps ou l'exercice physique peuvent se révéler utiles dans certains cas.

CLIENT SOUFFRANT DE NAUSÉES ET DE VOMISSEMENTS

Collecte des données

Il est essentiel de procéder à une collecte approfondie des données en présence de nausées et de vomissements persistants avant d'élaborer un plan de soins précis. Même si la nausée et le vomissement sont communs à de nombreuses affections, l'infirmière devrait connaître les troubles les plus courants qui y sont liés et être en mesure de déterminer si le client en est à risque. La connaissance des mécanismes physiologiques de la nausée et du vomissement est importante dans l'évaluation du client. L'**ENCADRÉ 56.1** présente les données subjectives et objectives à recueillir auprès du client qui présente des nausées et des vomissements, quelle qu'en soit la cause.

Analyse et interprétation des données

L'analyse et l'interprétation des données relatives au client qui souffre de nausées et de vomissements peuvent valider les conclusions mentionnées dans le **PSTI 56.1**, sans toutefois s'y limiter.

Planification des soins

Les objectifs généraux pour le client qui souffre de nausées et de vomissements sont de :

- voir ses nausées et vomissements atténués ;
- rétablir son équilibre électrolytique et liquidien ;
- rétablir son apport nutritionnel.

Interventions cliniques

Phase aiguë

Dans la majorité des cas, il est possible de prendre en charge à domicile les nausées et les vomissements. Quand ils persistent malgré les mesures appliquées à la maison, l'hospitalisation peut être nécessaire afin de diagnostiquer le problème sous-jacent. Jusqu'à ce que le diagnostic soit confirmé, l'interdiction de toute ingestion orale et l'administration de liquide uniquement par voie I.V. est en vigueur. L'aspiration à l'aide d'une sonde nasogastrique peut être indiquée si le vomissement persiste, ou en cas de présomption d'occlusion intestinale ou d'iléus paralytique. Comme le déplacement de la sonde dans le nez ou le fond de la gorge peut provoquer la nausée et le vomissement, il importe de bien fixer la sonde.

La déshydratation, l'alcalose ou l'acidos ainsi que le déséquilibre électrolytique sont les conséquences potentielles du vomissement tenace. L'infirmière explique au client les examens paracliniques et les interventions prévues. Elle consigne au dossier les ingesta et les excreta, elle positionne le client de façon à prévenir l'aspiration et elle surveille ses signes vitaux. De plus, elle évalue les signes de déshydratation, et elle note tout changement du bien-être physique et de l'état de conscience du client. Elle offre un soutien physique et émotionnel au client, et veille à ce que son environnement soit calme et inodore.

Soins ambulatoires et soins à domicile

L'infirmière enseigne au client et au proche aidant : 1) la façon de composer avec la désagréable sensation de nausée ;

2) des méthodes de prévention de la nausée et du vomissement ; 3) des stratégies de conservation liquidienne et nutritionnelle. Il est possible de réduire au minimum les épisodes de nausée et de vomissement en faisant en sorte que l'environnement immédiat du client soit calme, exempt d'odeur délétère et bien ventilé. Il est également utile d'éviter le changement de position brusque et les activités inutiles. La relaxation, le repos fréquent, la maîtrise de la douleur et la diversion contribuent également à prévenir la nausée et le vomissement. Passer un linge frais sur le visage et les mains du client et lui offrir des soins d'hygiène buccale entre les épisodes sont des mesures qui favorisent son bien-être. Quand les symptômes se manifestent, il y a lieu de cesser l'alimentation et l'administration des médicaments jusqu'à ce que la phase aiguë soit terminée.

Si l'infirmière soupçonne qu'un médicament est en cause, elle en informe le médecin afin qu'il modifie la posologie ou qu'il prescrive un autre médicament. Elle rappelle au client que le fait de cesser de prendre le médicament sans consulter le professionnel de la santé peut effectivement éliminer la cause immédiate de la nausée et du vomissement, mais que cela peut avoir des répercussions néfastes sur sa santé.

Quand la nourriture est la source de la nausée et du vomissement, l'infirmière trouve les aliments en cause avec le client. Entre autres, il est bon de savoir quand le client en a mangé pour la dernière fois, s'il a des antécédents concernant cet aliment et si d'autres membres de la famille réagissent de la même façon à cet aliment.

La personne réticente à boire de nouveau par crainte que la nausée réapparaisse a besoin d'encouragement. L'infirmière lui propose de commencer par des liquides clairs, une boisson gazeuse, certaines boissons énergétiques vendues dans le commerce (p. ex., le Gatorade^MD), du thé ou du bouillon, puis des craquelins, des rôties et des desserts à base de gélatine. Les aliments non irritants, comme les pâtes, le riz et le poulet cuit, en petite quantité, sont en général bien tolérés. Il faut informer le client que la prise de médicaments en vente libre, dans l'espoir d'atténuer les symptômes, peut aggraver son problème. Le seul antiémétique à prendre devrait être celui prescrit par le médecin.

Évaluation des résultats

Pour le client souffrant de nausées et de vomissements, les résultats escomptés à la suite des soins et des interventions cliniques sont :

- la disparition des nausées et des vomissements dans la mesure du possible ;
- le rétablissement de l'équilibre électrolytique ;
- le maintien de l'apport liquidien et nutritionnel ;
- le maintien du poids.

ÉVALUATION CLINIQUE

L'étape d'évaluation du système gastro-intestinal est décrite dans le chapitre 53, *Système gastro-intestinal*.

RAPPELEZ-VOUS...

Chez une personne en santé, l'apport liquidien total est égal aux pertes entraînées par l'élimination urinaire, la respiration et la transpiration. Dans des conditions normales, une femme devrait consommer environ 2,2 L de liquide par jour et un homme, l'équivalent de 3 L.

Jugement clinique

Capsule

Monsieur Maxime Latendresse, âgé de 51 ans, est actuellement à l'urgence. Après un repas très gras et accompagné de bière, il a éprouvé une forte douleur à l'hypocondre droit. Comme aucun diagnostic n'est confirmé pour le moment, le personnel médical tente de soulager la douleur qu'il ressent.

En tant qu'infirmière, quelle décision êtes-vous autorisée à prendre de façon autonome, en attendant les résultats des examens diagnostiques ?

ENCADRÉ 56.1 | **Nausée et vomissement**

Données subjectives

• Renseignements importants concernant la santé :
  – Antécédents de santé : troubles digestifs, indigestion chronique, allergies alimentaires, grossesse, infection, troubles du système nerveux central, voyage récent, boulimie, troubles métaboliques, cancer, maladie cardiovasculaire, néphropathie
  – Médicaments : prise d'antiémétiques, de digitale, d'opioïdes, de sulfate ferreux, d'aspirine, d'amino-phylline ou d'antibiotiques ; anesthésie générale ; chimiothérapie ; consommation d'alcool
  – Interventions chirurgicales et autres traitements : chirurgie récente
• Modes fonctionnels de santé :
  – Nutrition et métabolisme : fréquence et caracté-ristiques du vomissement, quantité et couleur des vomissures, haut-le-cœur sans régurgitation, anorexie, perte de poids
  – Activités et exercices : faiblesse, fatigue

– Cognition et perception : sensibilité ou douleur abdominale
– Adaptation et tolérance au stress : stress, peur

Données objectives

• Observations générales : léthargie, globes oculaires enfoncés
• Système tégumentaire : muqueuses sèches et pâles, signe du pli cutané
• Système gastro-intestinal : fréquence et caractéristiques du vomissement (p. ex., en jet), quantité, contenu (aliments non digérés, sang, bile, selles) et couleur des vomissures (rouge, marc de café, jaune verdâtre)
• Système urinaire : diminution de la diurèse, augmen-tation de la densité urinaire (urines concentrées)
• Résultats possibles aux examens paracliniques : déséquilibre électrolytique (particulièrement l'hypoka-liémie), alcalose métabolique, anomalies digestives hautes visibles à l'endoscopie ou à la radiographie abdominale

---

Plan de soins et de traitements infirmiers

PSTI 56.1 | **Nausée et vomissement**

PROBLÈME DÉCOULANT DE LA SITUATION DE SANTÉ	**Nausées** liées à de multiples causes comme en témoignent les comptes rendus de nausée et d'aversion alimentaire ainsi que les épisodes de vomissement.
OBJECTIF	Le client mentionnera une atténuation ou la disparition des nausées et des vomissements.

RÉSULTATS ESCOMPTÉS	INTERVENTIONS INFIRMIÈRES ET JUSTIFICATIONS
Maîtrise de la nausée et du vomissement • Signalement des symptômes non maîtrisés au professionnel de la santé • Mention de la maîtrise de la nausée, du haut-le-cœur et du vomissement • Usage de l'antiémétique selon les recommandations	**Prise en charge de la nausée** • Évaluer la nausée, notamment sa fréquence, sa durée, son intensité et ses facteurs déclencheurs afin d'en cerner la cause et de planifier les interventions appropriées. • Atténuer ou éliminer les facteurs qui déclenchent ou intensifient la nausée (aliments, odeurs, anxiété, fatigue). • Préconiser l'hygiène buccodentaire fréquente, à moins que cela ne provoque la nausée, afin d'améliorer le confort. • Donner de l'information sur des techniques non pharmacologiques (p. ex., la relaxation, la musicothérapie, le divertissement, la digitopuncture) afin de maîtriser la nausée et le vomissement.

PROBLÈME DÉCOULANT DE LA SITUATION DE SANTÉ	**Déficit de volume liquidien** lié au vomissement prolongé et à l'incapacité d'ingérer, de digérer ou d'absorber les aliments et les liquides. La diminution de l'élimination urinaire et l'augmentation de la concentration urinaire, l'accélération du pouls, l'hypotension (orthostatique), le signe du pli cutané, la sécheresse cutanée et muqueuse sont des indices révélant un déficit de volume liquidien.
OBJECTIF	Le client ne présentera aucun signe de déshydratation.

▼

PSTI 56.1	Nausée et vomissement *(suite)*

RÉSULTATS ESCOMPTÉS	INTERVENTIONS INFIRMIÈRES ET JUSTIFICATIONS
Équilibre hydrique • Maintien d'un poids santé. • Équilibre entre les ingesta et les excreta (sur 24 h) atteint • Absence d'indices hémodynamiques de déshydratation (hypotension, tachycardie) • Absence de signes cliniques (présence de pli cutané, sécheresse des muqueuses, etc.) et paracliniques (déséquilibres électrolytiques) de déshydratation	**Rétablissement de l'équilibre hydrique et électrolytique** • Examiner la muqueuse buccale, la sclère et la peau pour déceler les signes de déshydratation ou de déséquilibre électrolytique (p. ex., la sécheresse, la cyanose) afin de planifier les interventions appropriées. • Consigner chaque jour les ingesta et les excreta afin de vérifier leur importance relative et de surveiller l'équilibre hydrique. • Favoriser l'ingestion orale de liquides, en petite quantité (p. ex., offrir des liquides au choix du client, les mettre à sa portée, offrir une paille, de l'eau fraîche) afin de rétablir l'équilibre hydrique et électrolytique. • Veiller à ce que le débit de perfusion I.V. du soluté contenant des électrolytes soit constant afin de combler le déficit liquidien et électrolytique. • Effectuer les prélèvements nécessaires aux analyses biochimiques de l'état hydrique et électrolytique (p. ex., l'hématocrite, l'azote uréique sanguin, la protéinémie, la natrémie, la kaliémie) afin de déceler les signes de déséquilibre électrolytique.
PROBLÈME DÉCOULANT DE LA SITUATION DE SANTÉ	**Déficit nutritionnel** lié aux nausées et aux vomissements, comme en témoignent le désintérêt ou l'aversion à l'égard de la nourriture, l'incapacité perçue ou réelle d'ingérer les aliments et la perte de poids.
OBJECTIF	Le client retrouvera un poids stable grâce à un apport nutritionnel suffisant.

RÉSULTATS ESCOMPTÉS	INTERVENTIONS INFIRMIÈRES ET JUSTIFICATIONS
État nutritionnel • Adoption de mesures préventives face aux facteurs déclencheurs de nausée et de vomissement • Désir de manger de la part du client • Consommation de liquides et d'aliments répondant aux besoins métaboliques • Maintien d'un poids santé • Absence de signes de déshydratation	**Maîtrise de la nausée** • Donner des informations sur la nausée, notamment sur ses causes et sa durée. • Encourager les repas légers composés d'aliments appétissants. • Offrir des liquides clairs et froids, ainsi que de la nourriture inodore et incolore afin d'éviter l'irritation gastrique et la récurrence de la nausée et du vomissement. **Recommandations nutritionnelles** • Évaluer l'apport nutritionnel et le nombre de calories ingérées par le client pour évaluer son état nutritionnel. • Peser le client chaque jour pour surveiller l'évolution de son poids. • Maintenir l'apport liquidien par voie I.V. et l'alimentation parentérale si l'alimentation orale est mal tolérée, pour diminuer les risques de vomissements.

Considérations gérontologiques

NAUSÉE ET VOMISSEMENT

Il est essentiel d'évaluer et de surveiller étroitement la personne âgée aux prises avec des nausées et des vomissements, particulièrement en période de déperdition hydrique et de réhydratation subséquente. Le déséquilibre électrolytique et la déshydratation sont particulièrement dangereux pour la personne âgée, en raison de la probabilité accrue d'insuffisance cardiaque ou rénale. D'autre part, l'apport hydrique et électrolytique excessif ou trop rapide peut aussi avoir de graves conséquences pour le client souffrant de ces insuffisances. Enfin, le risque de suffocation par aspiration des vomissures est plus grand chez la personne âgée, particulièrement si l'état de conscience est plus faible. Il importe de surveiller étroitement l'état physique et l'état de conscience de la personne durant l'épisode de vomissement.

La personne âgée est très vulnérable aux effets indésirables des antiémétiques sur le SNC ; ces médicaments risquent d'entraîner chez elle de la confusion. Ils devraient être prescrits à faible dose, et il est important d'en évaluer l'efficacité. Il est recommandé d'adopter des mesures de sécurité pour les clients âgés **ENCADRÉ 56.2**.

ENCADRÉ 56.2 | Tutelle

Situation

Rémi Marchand, un homme de 32 ans résidant dans un établissement de soins de longue durée depuis son tout jeune âge en raison d'une déficience développementale profonde, est hospitalisé pour une pneumonie par aspiration, la quatrième de l'année. Le médecin estime qu'une sonde gastrique pour gavage résoudrait le problème de l'aspiration. La famille s'oppose à ce que des moyens artificiels prolongent la vie de cet homme, et elle refuse de consentir à la mise en place de la sonde. L'hôpital étudie la possibilité de demander au tribunal de désigner un tuteur parce que la famille ne sert pas les intérêts du client.

Considérations importantes

- Avant de prendre une décision de nature éthique ou juridique, il importe d'examiner tous les aspects contextuels de la situation, dont les causes de la pneumonie par aspiration à répétition. Il peut s'agir de la technique d'alimentation, de la position du client au moment de l'alimentation ou après. Il faut tenir compte également de la réaction potentielle du client à la mise en place de la sonde pour gavage.

- Dans la plupart des cas où le client est inapte à prendre des décisions, la famille est la mieux placée pour le faire en son nom, à moins qu'il ne soit manifeste qu'elle ne serve pas les intérêts du client. En règle générale, le tribunal est le dernier recours pour ce qui est des décisions thérapeutiques.

- Deux critères prévalent dans la prise de décisions au nom d'une personne incapable : le jugement substitué et le jugement dans l'intérêt véritable de la personne. Le critère du jugement substitué consiste à favoriser la décision que le client incapable aurait lui-même prise s'il pouvait le faire. Le critère du jugement dans l'intérêt véritable de la personne veut que le jugement exprimé par le fondé de pouvoir dans les circonstances corresponde à l'intérêt véritable de la personne incapable en se fondant sur ses expériences importantes ou satisfaisantes.

- Il est utile de consulter le comité d'éthique afin de clarifier certains aspects ou d'amener l'équipe soignante à aborder la question de la qualité de vie du point de vue du client et de sa famille.

Questions de jugement clinique

- Quelles sont vos convictions à propos des deux positions, soit prolonger la vie à tout prix ou préserver une certaine qualité de vie ?

- À votre avis, qui est le mieux placé pour définir ce qu'est une belle qualité de vie pour monsieur Marchand ?

56.2 | Affections buccales inflammatoires ou infectieuses

L'affection buccale inflammatoire ou infectieuse peut être une maladie comme telle ou une manifestation d'un trouble systémique. Elle peut grandement compromettre l'alimentation et l'hydratation. Le **TABLEAU 56.2** présente les affections buccales inflammatoires ou infectieuses courantes. L'immunosuppression (p. ex., l'infection par le virus de l'immunodéficience humaine [VIH], la chimiothérapie) favorise l'apparition de l'infection buccale. De même, la corticothérapie en inhalation pour le traitement de l'asthme accroît le risque d'infections buccales (p. ex., la candidose).

L'infection buccale peut entraîner des infections ailleurs dans l'organisme. En effet, la cavité buccale peut être vue comme un réservoir potentiel d'agents pathogènes de l'appareil respiratoire. Des agents pathogènes à l'origine des affections buccales sont en outre associés à certaines maladies cardiaques (Centers for Disease Control and Prevention, 2009) ou peuvent entraver la gestion glycémique du diabète.

L'hygiène buccodentaire constitue un excellent moyen de réduire le risque d'infection ou d'inflammation buccale. La prise en charge de l'affection buccale inflammatoire ou infectieuse est axée sur la détermination de la cause, l'élimination de l'infection, l'application de mesures de soutien et le maintien de l'apport nutritionnel.

56.3 | Cancer buccal

Le cancer buccal peut être soit un cancer de la cavité buccale, qui prend naissance dans la bouche, soit un cancer de l'oropharynx, qui apparaît dans la gorge. Les cancers de la cavité buccale, du pharynx et du larynx se rangent dans la catégorie des **carcinomes épidermoïdes** de la tête et du cou ; ils représentent 90 % des tumeurs malignes de la cavité buccale. En 2010 au Canada, on estime que 3 400 nouveaux cas de cancers buccaux ont été diagnostiqués (Société canadienne du cancer [SCC], 2010a). Le cancer buccal est plus fréquent après 50 ans et atteint deux hommes pour une femme. La survie à 5 ans au cancer circonscrit est de 82 %, tandis qu'elle est de 59 % pour ce qui est de tous les stades de cancers de la cavité buccale et du pharynx combinés (American Cancer Society, 2008).

La plupart des lésions buccales malignes apparaissent sur la lèvre inférieure, mais elles peuvent survenir également sur les faces latérales et inférieures de la langue, aux commissures labiales et sur la muqueuse buccale. Le carcinome labial est le cancer buccal dont le pronostic est le plus favorable, car les lésions labiales sont en général diagnostiquées au stade précoce.

TABLEAU 56.2	Affections buccales inflammatoires ou infectieuses		
TROUBLE	ÉTIOLOGIE	MANIFESTATIONS CLINIQUES	TRAITEMENTS
Gingivite	Hygiène buccodentaire déficiente, malocclusion dentaire, dents manquantes ou irrégulières, traitement dentaire incorrect, alimentation pauvre en fibres	Inflammation des gencives et de la papille gingivale interdentaire, saignement au brossage des dents, accumulation de pus, formation d'un abcès et perte d'attache (parodontite)	Prévention par l'enseignement de l'hygiène buccodentaire, massage gingival, nettoyages dentaires fréquents par un professionnel, alimentation riche en fibres, brossage efficace et utilisation régulière de la soie dentaire
Gingivite ulcéro-nécrotique	Bacille fusiforme, spirochète ; facteurs prédisposants : stress, fatigue excessive, hygiène buccodentaire déficiente, carences nutritionnelles (vitamines B et C)	Gencives douloureuses et sanguinolentes, lésions nécrotiques de la papille gingivale interdentaire causant de l'érosion ; ulcères sanguinolents, ptyalisme et goût métallique, haleine fétide, anorexie, fièvre et malaise général	Repos physique et mental, arrêt de la consommation de tabac et d'alcool, diète molle nutritive, hygiène buccodentaire appropriée, antibiotique en application topique, irrigation buccale à l'aide de peroxyde d'hydrogène et d'une solution salée
Candidose buccale	*Candida albicans* (champignon), déconditionnement, antibiothérapie ou corticothérapie prolongée à forte dose	Lésions de la muqueuse buccale ou laryngée nacrées, d'un blanc bleuâtre, qui ressemblent à du lait caillé ; endolorissement, halitose (haleine fétide) à l'odeur de levure	Nystatine ou amphotéricine B en suspension orale ou en comprimés buccaux, hygiène buccodentaire stricte
Herpès (bouton de fièvre, feu sauvage)	Virus herpès simplex de type I ou II ; facteurs prédisposants : infection des voies respiratoires supérieures, exposition solaire excessive, allergies alimentaires, tension émotionnelle, début des menstruations	Lésions labiales ou buccales, éruption de petites vésicules (isolées ou groupées), ulcères superficiels et douloureux	Alcoolat camphré, corticostéroïde en crème, rince-bouche antiseptique, lidocaïne en gel, élimination ou maîtrise des facteurs prédisposants, antiviral (p. ex., l'acyclovir [Zovirax^MD], le famcicovir [Famvir^MD])
Stomatite (inflammation buccale)	Traumatisme, agents pathogènes, agents irritants (tabac, alcool), néphropathie, hépatopathie, hémopathie, effet indésirable de la chimiothérapie et de la radiothérapie	Ptyalisme, halitose, endolorissement buccal	Élimination ou traitement de la cause, hygiène buccodentaire à l'aide d'une solution calmante, médicaments en application topique, diète molle non irritante
Stomatite aphteuse	Maladie systémique, traumatisme, stress ou étiologie inconnue	Ulcères buccaux et labiaux extrêmement douloureux, érythème entourant l'ulcère	Corticothérapie topique ou systémique, tétracycline en suspension orale
Parotidite (inflammation de la glande parotide ; oreillons d'origine chirurgicale)	Habituellement un *Staphylococcus*, parfois un *Streptococcus*, déconditionnement et déshydratation, hygiène buccodentaire déficiente, absence ou interdiction de toute ingestion orale (N.P.O.) durant une longue période	Douleur dans la région de la glande parotide et à l'oreille, sécrétion salivaire insuffisante, exsudat purulent provenant de la glande, érythème, ulcères	Antibiotique, rince-bouche, compresse chaude ; mesures préventives : gomme à mâcher, bonbon dur (pastille au citron), apport liquidien suffisant

56

56.3.1   Étiologie et physiopathologie

La cause du cancer buccal est inconnue, mais des facteurs prédisposent à son apparition **TABLEAU 56.3**. Ce sont notamment le tabagisme, la consommation excessive d'alcool, l'alimentation pauvre en fruits et en légumes, ainsi que l'irritation chronique causée par une dent au bord acéré ou une hygiène buccodentaire déficiente. Chez le fumeur, le risque de cancer buccal est plus élevé d'un facteur de 7 à 10 par rapport au non-fumeur. Le risque de cancer buccal est proportionnel à la durée du tabagisme. L'irritation provoquée par le tuyau de la pipe reposant sur la lèvre est également un facteur de risque. Par ailleurs, de 75 à 80 % des personnes atteintes d'un cancer buccal ont des antécédents de consommation fréquente d'alcool. Plus de 30 % des personnes aux prises avec le cancer labial occupent un emploi à l'extérieur, ce qui donne à penser que l'exposition solaire durant de longues périodes constitue un facteur de risque. Le virus du papillome humain (VPH) est à l'origine de 30 à 40 % des cas de cancer buccal (Meng & Tomar, 2008). Le cancer de l'oropharynx dû au VPH touche notamment la personne qui a plusieurs partenaires avec qui elle a des relations sexuelles orales.

56.3.2   Manifestations cliniques

La leucoplasie, l'**érythroplasie**, l'**ulcération**, la plaie qui saigne continuellement et tarde à cicatriser, une surface rugueuse (au passage de la langue) sont des manifestations fréquentes du cancer buccal. Des symptômes d'ordre général peuvent apparaître également, notamment le mal de gorge

Otalgie : Douleur à l'oreille.

chronique, la bouche douloureuse et un changement dans la voix. La **leucoplasie** ou plaque du fumeur est une tache blanche apparaissant sur la muqueuse buccale ou la langue. Il s'agit souvent d'une lésion précancéreuse, quoique moins de 15 % de ces lésions se transforment en tumeurs malignes.

Avec le temps, la plaque se kératinise (elle durcit et prend l'aspect du cuir). Elle est parfois associée à l'hyperkératose. La leucoplasie découle de l'irritation chronique, particulièrement celle due au tabagisme. L'érythroplasie, à savoir la **plaque érythémateuse** velvétique (qui a l'aspect du velours) sur la muqueuse buccale ou la langue, est également une lésion précancéreuse. Plus de 50 % de ces plaques évoluent vers le carcinome squameux. Les symptômes tardifs du cancer buccal sont la douleur, la **dysphagie** (déglutition difficile) et le mouvement entravé de la mâchoire (mastication et élocution difficiles).

Le cancer labial se manifeste habituellement par un ulcère induré et indolore. Le premier signe du carcinome de la langue est un ulcère ou un épaississement circonscrit. La langue peut devenir sensible ou douloureuse, particulièrement au contact d'aliments chauds ou très épicés. Les lésions cancéreuses se limitent en général à la moitié proximale de la langue. Dans certains cas, le mouvement de la langue est entravé. Les symptômes tardifs du cancer de la langue sont le ptyalisme, le trouble de l'élocution, la dysphagie, le mal de dents et l'**otalgie**. Une masse cervicale asymptomatique est détectée dans près de 30 % des cas de cancer buccal.

TABLEAU 56.3	Caractéristiques du cancer buccal		
SIÈGE	**FACTEURS PRÉDISPOSANTS**	**MANIFESTATIONS CLINIQUES**	**TRAITEMENTS**
Lèvre	Surexposition solaire constante, teint pâle ou rougeâtre, lésions herpétiques récurrentes, irritation provoquée par l'embout de la pipe, syphilis, immunosuppression	Ulcération indurée et indolore	Exérèse chirurgicale, radiothérapie
Langue	Tabagisme, consommation fréquente d'alcool, irritation chronique, syphilis	Ulcération ou épaississement, endolorissement ou douleur, ptyalisme, trouble de l'élocution, dysphagie, mal de dents, otalgie (signe tardif)	Chirurgie (glossectomie partielle ou totale), radiothérapie
Cavité buccale	Hygiène buccodentaire déficiente, tabagisme (pipe, cigarette, tabac à chiquer et à priser), alcoolisme, irritation chronique (dent à la surface irrégulière, prothèse mal ajustée, irritant chimique ou mécanique), virus du papillome humain	Leucoplasie, érythroplasie, ulcération, zone endolorie, zone rugueuse, douleur, dysphagie, mastication et élocution difficiles (signe tardif pour l'élocution)	Chirurgie (mandibulectomie, dissection radicale du cou, exérèse de la muqueuse buccale), radiothérapie interne et externe

56.3.3 Examen clinique et examens paracliniques

Les examens paracliniques ont pour objectif de déceler la dysplasie buccale, signe avant-coureur du cancer buccal. La **cytologie exfoliatrice** consiste en l'étude au microscope du prélèvement de cellules suspectes. Le test au bleu de toluidine est également utilisé dans le dépistage du cancer buccal (Fedele, 2009). Le bleu de toluidine est appliqué afin de colorer une zone précise, les cellules cancéreuses absorbant le colorant. Contrairement à la biopsie, la cytologie négative ou le test à la toluidine positif ne permettent pas d'écarter avec fiabilité la possibilité d'une affection maligne. Une fois le diagnostic de cancer posé, la tomodensitométrie (TDM), l'imagerie par résonance magnétique (IRM) ou la tomographie par émission de positrons (TEP) permettra d'en déterminer le stade **TABLEAU 56.4**.

56.3.4 Processus thérapeutique en interdisciplinarité

La chirurgie, la radiothérapie, la chimiothérapie, seule ou en association, représentent les processus thérapeutiques utilisés pour traiter le carcinome buccal **ENCADRÉ 56.3**.

Traitement chirurgical

Le traitement le plus efficace demeure la chirurgie, particulièrement pour la maladie de stade précoce. L'intervention comme telle sera choisie en fonction du siège et de l'étendue de la tumeur. Nombre d'interventions sont radicales, car elles prévoient une vaste **exérèse**. Mentionnons, à titre d'exemple, la mandibulectomie partielle (retrait d'une partie de la mandibule), l'**hémiglossectomie** (résection de la moitié de la langue), la **glossectomie** (excision de la langue), la résection de la muqueuse et du plancher de la bouche, ainsi que la dissection radicale du cou.

En raison de l'extension tumorale rapide par des métastases dans les ganglions lymphatiques cervicaux, la dissection radicale du cou est une intervention courante. Elle prévoit la résection de la lésion primaire, des ganglions lymphatiques régionaux, des ganglions lymphatiques cervicaux profonds et de leurs vaisseaux lymphatiques. Selon l'étendue de la tumeur primaire, il peut y avoir lieu d'exciser en totalité ou en partie les structures suivantes : le muscle sternomastoïdien et les muscles connexes à proximité, la veine jugulaire interne, la mandibule, la glande sous-maxillaire, une partie des glandes thyroïdes et parathyroïdes, ainsi que le nerf spinal (nerf crânien XI). En général, la dissection radicale du cou s'accompagne d'une trachéostomie. Des drains sont mis en place dans le site opératoire afin d'évacuer le liquide et le sang par aspiration.

Traitement médical

La combinaison de la chimiothérapie et de la radiothérapie est indiquée en cas de marge positive, d'érosion osseuse ou d'envahissement des ganglions

Exérèse : Ablation chirurgicale d'une structure (tumeur, organe, kyste, etc.).

> **Jugement clinique**
>
> Monsieur Alfred Bokondo, âgé de 62 ans, a commencé à fumer à l'âge de 16 ans. C'est sans doute la cause du cancer du plancher buccal pour lequel il a subi une reconstruction avec dissection radicale du cou. Monsieur Bokondo exécute ses soins d'hygiène buccale tels qu'ils lui ont été enseignés, mais il porte une main devant sa bouche lorsqu'il parle.
>
> Qu'est-ce que ce geste peut indiquer ?

TABLEAU 56.4	Stades du cancer de la cavité buccale
STADE	**DESCRIPTION**
0	Il s'agit d'un stade très précoce de cancer de la cavité buccale. Les cellules cancéreuses ne sont présentes que dans la couche superficielle des lèvres ou de la bouche. Le cancer de stade 0 est également appelé carcinome *in situ*.
1	La tumeur mesure moins de 2 cm et ne s'est pas propagée aux ganglions lymphatiques.
2	La tumeur mesure plus de 2 cm, mais moins de 4 cm. Les cellules cancéreuses n'ont pas gagné les ganglions lymphatiques.
3	La tumeur mesure plus de 4 cm ou les cellules cancéreuses se sont propagées aux ganglions lymphatiques voisins (la tumeur ganglionnaire mesure moins de 3 cm).
4	Le cancer a atteint les ganglions lymphatiques (et la tumeur ganglionnaire mesure plus de 3 cm), ou d'autres parties de la cavité buccale ou du reste de l'organisme.

Source : SCC (2009a).

ENCADRÉ 56.3	Cancer buccal

Examen clinique et examens paracliniques

- Anamnèse et examen physique
- Biopsie
- Cytologie exfoliatrice buccale
- Test au bleu de toluidine
- TDM, IRM, TEP

Processus thérapeutique[a]

- Traitement chirurgical
  - Exérèse de la tumeur
  - Dissection radicale du cou
- Radiothérapie (interne ou externe)
- Exérèse chirurgicale combinée avec la radiothérapie
- Chimiothérapie

[a] L'une ou l'autre ou toutes ces thérapies peuvent être administrées selon la tumeur primitive et l'étendue des métastases.

L'alimentation entérale par tube de gastrostomie est étudiée dans le chapitre 54, *Interventions cliniques – Troubles nutritionnels.*

L'administration de la chimiothérapie est abordée dans le chapitre 16, *Cancer.*

lymphatiques. La chimiothérapie a sa place lorsque la chirurgie et la radiothérapie échouent, ou en tant que traitement initial si les tumeurs sont petites. Les médicaments utilisés dans la chimiothérapie sont le 5-fluorouracile (5-FU), le méthotrexate, le paclitaxel (Taxol[MD]), le docétaxel (Taxotere[MD]), le cétuximab (Erbitux[MD]) et la bléomycine (Blenoxane[MD]). Le protocole de chimiothérapie peut comporter plus d'un médicament (Scarpace, Brodzik, Mehdi, & Belgam, 2009) ▶ 16 .

La curiethérapie, soit la radiothérapie avec implantation de substances radioactives, est également efficace dans le traitement du cancer buccal de stade précoce.

Le traitement palliatif représente souvent la seule prise en charge possible quand le pronostic est sombre, quand le cancer est inopérable ou lorsque la personne refuse la chirurgie. Ce traitement a pour buts la maîtrise symptomatique et le bien-être du client. Lorsque le client ne peut plus avaler, la **gastrostomie** permet de maintenir l'apport nutritionnel ▶ 54 . Aucune restriction ne devrait être imposée à l'analgésie. L'aspiration buccale fréquente s'avère nécessaire quand la déglutition devient difficile.

Thérapie nutritionnelle

La dépression, l'alcoolisme ou la radiothérapie préopératoire prédisposent à la malnutrition. Il peut alors être nécessaire d'envisager une gastrostomie endoscopique percutanée. La personne qui a subi une dissection radicale du cou peut être dans l'impossibilité de manger en raison d'une mucosité, d'une tuméfaction, de la présence des sutures ou si la déglutition est difficile. Des liquides seront administrés par la voie I.V. durant les 24 à 48 premières heures suivant l'intervention. L'alimentation entérale par sonde nasogastrique, gastrostomie ou sonde naso-intestinale prendra le relais. Dans certains cas, l'œsophagostomie pratiquée à la hauteur de l'œsophage cervical ou la pharyngostomie permettra l'alimentation. En observant la tolérance du client à l'alimentation, l'infirmière peut modifier la quantité, le moment ou la composition de cette alimentation si des signes de nausée, de vomissement, de diarrhée ou de distension se manifestent. Elle offre de l'eau en petite quantité au client qui peut avaler. Elle surveille les signes d'étouffement. Il peut être nécessaire d'aspirer les sécrétions pour éviter la suffocation.

Soins et traitements infirmiers

CLIENT ATTEINT DE CANCER BUCCAL

Collecte des données

L'**ENCADRÉ 56.4** présente les données subjectives et objectives à recueillir auprès des clients atteints de cancer buccal.

Analyse et interprétation des données

L'analyse et l'interprétation des données peuvent mener aux conclusions suivantes, sans s'y limiter :

- un déficit nutritionnel lié à la douleur buccale, à la mastication et à la déglutition difficiles, à la résection chirurgicale et à la radiothérapie ;
- une douleur chronique liée à la tumeur, à la chirurgie ou à la radiothérapie ;
- de l'anxiété liée au diagnostic de cancer, à l'avenir incertain, au risque d'être défiguré par la chirurgie, au risque de récurrence et au pronostic ;
- des stratégies d'adaptation individuelle inefficaces liées au changement dans la perception de l'image corporelle ;
- une difficulté à se maintenir en santé liée au manque de connaissances sur la maladie, sur le régime thérapeutique et sur les services de soutien offerts.

Planification des soins

Les objectifs généraux pour le client qui souffre de carcinome de la cavité orale sont :

- d'avoir des voies respiratoires perméables ;
- de parvenir à communiquer ;
- de bénéficier d'un apport nutritionnel suffisant pour favoriser la cicatrisation ;
- de maîtriser sa douleur et d'apaiser ses malaises.

ENCADRÉ 56.4 Cancer buccal

Données subjectives

- Renseignements importants concernant la santé :
  - Antécédents de santé : lésions herpétiques buccales récurrentes, syphilis, exposition solaire
  - Médicaments : prise d'immunosuppresseurs
  - Interventions chirurgicales et autres traitements : exérèse d'autres tumeurs ou lésions par le passé
- Modes fonctionnels de santé :
  - Perception et gestion de la santé : consommation d'alcool, tabagisme, usage de la pipe, hygiène buccodentaire déficiente
  - Nutrition et métabolisme : diminution de l'apport alimentaire oral, perte de poids, mastication difficile, ptyalisme, intolérance alimentaire, intolérance au chaud ou au froid

- Cognition et perception : endolorissement ou douleur à la bouche ou à la langue, mal de dents, otalgie, raideur cervicale, dysphagie, troubles de l'élocution

Données objectives

- Système tégumentaire : ulcération labiale indurée et indolore, masse cervicale indolore
- Système gastro-intestinal : zones épaissies ou rugueuses, ulcères, leucoplasie ou érythroplasie de la langue ou de la muqueuse buccale, mouvement de la langue limité, ptyalisme, bave, troubles de l'élocution, haleine fétide
- Résultats possibles aux examens paracliniques : cytologie exfoliatrice positive (examen microscopique des cellules prélevées), biopsie positive

Interventions cliniques

Promotion de la santé

L'infirmière joue un rôle important dans la détection et le traitement précoces du cancer buccal. Elle détermine si le client présente un risque (usage de produits du tabac et de l'alcool, hygiène bucco-dentaire déficiente), et elle lui transmet de l'information sur les facteurs prédisposants **ENCADRÉ 56.5**. Les facteurs de risque majeurs du cancer buccal sont le tabagisme, l'usage de longue durée de produits du tabac sans fumée, la consommation d'alcool et l'infection due au VPH (Fedele, 2009). L'infirmière renseigne le fumeur à propos des programmes d'abandon du tabagisme **12** .

Si rien n'est fait à propos des facteurs de risque, la récurrence du cancer buccal devient fort probable. L'hygiène buccodentaire revêt aussi beaucoup d'importance. Comme il est préférable de détecter le cancer au stade précoce, l'infirmière incite le client à faire état de la douleur ou de la sensibilité inexpliquée de la bouche, du saignement inhabituel, de la dysphagie, du mal de gorge, de tout changement de la voix, d'enflure au cou ou de la présence d'une masse. La personne dont les lésions ulcéreuses ne cicatrisent pas en deux à trois semaines devrait consulter un professionnel de la santé. En règle générale, une biopsie sera prescrite. L'infirmière examine la cavité orale du client pour déceler les lésions suspectes.

Phase aiguë

Les soins préopératoires en cas de dissection radicale du cou sont établis en fonction des besoins physiques et psychosociaux du client. La préparation physique est la même que celle en prévision de n'importe quelle intervention chirurgicale majeure avec

toutefois une attention particulière sur l'hygiène buccale. Il importe d'évaluer avec justesse la consommation d'alcool du client, et de lui faire adopter rapidement des mesures pour traiter le sevrage le cas échéant. Il est primordial de lui fournir un soutien émotionnel et de s'assurer qu'il comprend en quoi consiste l'intervention. Il faut aussi donner au client et à ses proches de l'information sur les moyens de communication et sur l'alimentation après la chirurgie ▶ **34** .

Évaluation des résultats

Pour le client souffrant de cancer buccal, les résultats escomptés à la suite des soins et des interventions cliniques sont :

- l'absence de complications respiratoires ;
- la capacité de communiquer ;
- l'assiduité du client aux examens de suivi périodiques ;
- l'apport nutritionnel suffisant afin de favoriser la cicatrisation ;
- la maîtrise de la douleur et des inconforts quotidiens.

34

Le chapitre 34, *Interventions cliniques – Troubles des voies respiratoires supérieures*, décrit les interventions infirmières dans le cas de la dissection radicale du cou.

12

Le rôle de l'infirmière dans la promotion de la cessation du tabagisme est mentionné dans le chapitre 12, *Troubles liés à une substance*.

Promotion et prévention

ENCADRÉ 56.5 Effets de l'hygiène buccodentaire sur la santé

- Améliore la qualité de vie.
- Diminue le risque de troubles dentaires.
- Diminue les frais de soins dentaires.

- Contribue à la détection précoce des cancers buccal et pharyngé.
- Diminue le risque de parodontopathie, de gingivite et de caries dentaires.

56.4 | Reflux gastro-œsophagien

Le **reflux gastro-œsophagien (RGO)** n'est pas une maladie, mais un **syndrome**. Il est défini comme un ensemble de symptômes chroniques ou de lésions de la muqueuse dus au reflux du contenu gastrique dans la partie inférieure de l'œsophage. Il représente le problème digestif haut le plus fréquent chez l'adulte. Environ 13 % de la population canadienne manifeste des symptômes de RGO (brûlure ou régurgitation) au moins une fois par semaine (Armstrong *et al.*, 2005).

56.4.1 Étiologie et physiopathologie

L'étiologie du RGO est multiple **FIGURE 56.2**. Il se produit lorsque les mécanismes de défense de l'œsophage sont impuissants à empêcher la montée du contenu gastrique acide dans l'œsophage. La **hernie hiatale**, la défaillance du sphincter œsophagien inférieur, le ralentissement de l'évacuation œsophagienne (passage du liquide ou des aliments de l'œsophage à l'estomac) et le ralentissement de la vidange gastrique prédisposent au reflux gastrique.

La défaillance du sphincter œsophagien inférieur est l'un des principaux facteurs étiologiques du RGO. Dans des conditions normales, le sphincter constitue une barrière antireflux. Quand il ne suffit pas à la tâche, il ne peut plus empêcher le contenu gastrique de remonter dans l'œsophage en position couchée ou lorsque la pression intraabdominale augmente. La baisse de la pression exercée par le sphincter peut être due à certains aliments (p. ex., la caféine, le chocolat) ou à certains médicaments (p. ex., les anticholinergiques). L'obésité et le tabagisme sont des facteurs de risque de RGO (Fisichella & Patti, 2009). La grossesse accroît

Dyspepsie : Digestion douloureuse et difficile, survenant sans lésion organique après les repas.

Raucité : Caractère rude et âpre d'une voix.

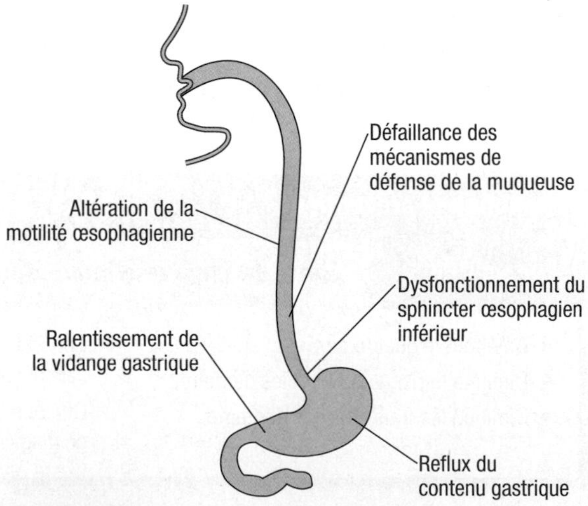

FIGURE 56.2

Facteurs qui entrent en jeu dans la pathogenèse du reflux gastro-œsophagien

également le risque de RGO. La hernie hiatale en est aussi une cause courante.

L'acide chlorhydrique et la pepsine qui affluent dans l'œsophage entraînent l'irritation et l'inflammation œsophagiennes (œsophagite). Si le contenu gastrique qui remonte renferme des enzymes protéolytiques intestinales (p. ex., la trypsine) et de la bile, cela accentue l'irritation de la muqueuse œsophagienne. Le degré d'inflammation varie selon la quantité et la composition du reflux gastrique, et selon la capacité de l'œsophage à évacuer le contenu acide.

56.4.2 Manifestations cliniques

Les symptômes de RGO sont variables d'une personne à une autre. Les brûlures d'estomac (**pyrosis**) en sont les manifestations cliniques les plus fréquentes. Elles sont caractérisées par une sensation d'oppression cuisante intermittente qui prend naissance au creux de l'estomac et se propage jusqu'à la gorge ou à la mâchoire. La **dyspepsie** peut également être présente. Elle se manifeste par de la douleur ou un malaise au haut de l'abdomen, de la pointe du sternum jusqu'aux mâchoires. Le ptyalisme peut incommoder le client. Enfin, la douleur thoracique ressemblant à la douleur angineuse, mais qui n'est pas d'origine cardiaque est plus fréquente chez la personne âgée affligée de RGO.

Dans la plupart des cas, les symptômes sont légers (p. ex., des brûlures d'estomac après un repas une fois par semaine sans signes de lésions de la muqueuse). Le reflux persistant qui survient à plus de deux reprises dans la semaine est considéré comme du RGO. Quand les brûlures d'estomac sont plus fréquentes que deux fois par semaine, quand elles sont jugées d'intensité élevée, quand elles se produisent la nuit et qu'elles réveillent la personne, ou quand elles s'accompagnent de dysphagie, il y a lieu de consulter un professionnel de la santé. La personne âgée qui ressent des brûlures d'estomac devrait aussi consulter un médecin pour exclure le diagnostic d'ulcère ou de pathologie cardiaque.

Des aliments ou des médicaments qui diminuent la pression exercée sur le sphincter œsophagien inférieur ou qui causent une irritation de la muqueuse œsophagienne peuvent provoquer des brûlures d'estomac **ENCADRÉ 56.6**. Le lait, l'antiacide ou l'eau peuvent apaiser cette sensation de brûlure. La personne affligée de RGO peut également présenter des symptômes respiratoires, dont la respiration sifflante, la toux ou la dyspnée. La toux et le malaise peuvent la réveiller en pleine nuit et perturber éventuellement son sommeil. Les symptômes otorhinolaryngologiques du RGO sont la **raucité**, la pharyngite, la sensation de boule dans la gorge et la suffocation. La régurgitation est une manifestation relativement courante du RGO. La douleur thoracique que celui-ci entraîne, qu'elle soit cuisante ou oppressante, irradie dans le dos,

Hausse de la pression
- Béthanéchol (Duvoid^MD)
- Métoclopramide (Apo-Metoclop^MD)

Baisse de la pression
- Alcool
- Anticholinergiques
- Chocolat (théobromine)
- Aliments gras
- Nicotine
- Menthe poivrée, menthe verte

- Thé, café (caféine)
- Médicaments
  - Bêtabloquants
  - Inhibiteurs calciques
  - Diazépam (Valium^MD)
  - Morphine
  - Nitrates
  - Progestérone
  - Théophylline

le cou, la mâchoire ou les bras. L'antiacide apaise la douleur due au RGO, mais n'aura aucun effet sur la douleur angineuse.

56.4.3   Complications

Les complications du RGO découlent de l'agression directe locale de la muqueuse œsophagienne par l'acide gastrique. L'**œsophagite** (inflammation de l'œsophage) est une complication courante. La **FIGURE 56.3** illustre l'œsophagite accompagnée d'ulcères de la muqueuse. Des œsophagites successives risquent d'entraîner la formation de tissu cicatriciel et la diminution de l'élasticité de la paroi (sténose œsophagienne). Cela peut donner lieu à de la dysphagie.

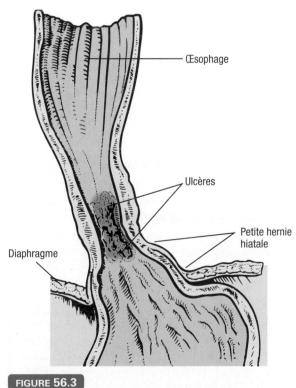

FIGURE 56.3
Œsophagite accompagnée d'ulcères

Le **syndrome de Barrett** (métaplasie œsophagienne) est une autre complication du RGO chronique. La **métaplasie** consiste en la transformation d'un tissu sous l'influence d'un stimulus anormal quelconque. Dans ce syndrome, les cellules épithéliales de structure plane de l'œsophage distal adoptent une structure prismatique.

Le syndrome de Barrett est de nature précancéreuse; il accroît le risque d'adénocarcinome œsophagien. Les personnes aux prises avec un RGO chronique peuvent être atteintes du syndrome de Barrett, mais le nombre exact de cas n'est pas connu, principalement à cause des divergences de diagnostic. La métaplasie œsophagienne est confirmée par la biopsie. Une nouvelle définition du RGO (appelée la définition de Montréal) **FIGURE 56.4**, encore controversée, a établi des critères fondés sur les symptômes des clients, soulignant une probable augmentation de la fréquence de la maladie de Barrett (Salem, Kushner, Marcus, Mayrand, Fallone, & Barkun, 2009).

Le syndrome de Barrett peut apparaître en l'absence d'antécédents de reflux. Il se manifeste de manière asymptomatique ou par de légers symptômes, et peut aller jusqu'à entraîner l'hémorragie gastrique et la perforation de l'œsophage. Étant donné que la métaplasie, détectée à l'endoscopie, accroît le risque de cancer de l'œsophage, il est recommandé d'effectuer une surveillance endoscopique tous les deux à trois ans (Robertson, 2009).

Les complications respiratoires du RGO sont l'asthme, la toux, le bronchospasme et le laryngospasme (Paterson, Mayrand, & Mercer, 2005). Elles découlent de l'irritation des voies respiratoires supérieures causée par les sécrétions gastriques. L'aspiration du contenu gastrique dans l'appareil respiratoire peut entraîner la bronchite chronique

Jugement clinique

Madame Sylvie Leroy, âgée de, 40 ans, est reconnue comme une avocate très compétente. Elle souffre malheureusement de reflux gastroœsophagien, ce qui l'incommode parfois dans son travail. Ce problème se manifeste surtout par de la sialorrhée, du pyrosis et de la dyspepsie.

Lesquelles de ces manifestations cliniques constituent indéniablement des données subjectives?

56

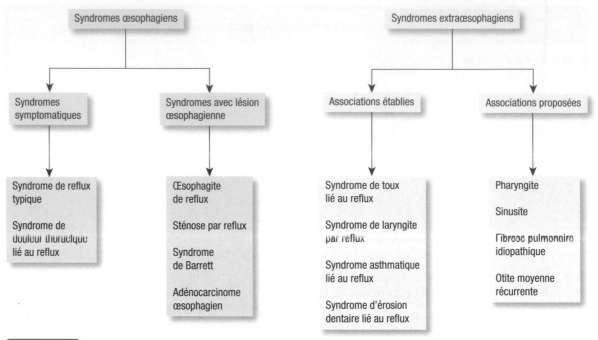

FIGURE 56.4

Définition de Montréal du reflux gastro-œsophagien

et la pneumonie. Le reflux acide buccal peut causer l'érosion dentaire, particulièrement des dents postérieures (Holbrook, Furuholm, Gudmundsson, Theodórs, & Meurman, 2009).

56.4.4 Examen clinique et examens paracliniques

Puisque les examens paracliniques sont coûteux et plutôt pénibles pour le client, le diagnostic de RGO repose habituellement sur l'évaluation clinique des symptômes et sur l'observation de la réaction de la personne aux traitements comportemental et pharmacologique. Les examens paracliniques viendront étayer un diagnostic encore incertain ou confirmer la présence de complications présumées. L'**ENCADRÉ 56.7** présente les examens paracliniques utiles pour déterminer la cause du RGO.

L'endoscopie est utile dans l'évaluation de l'état fonctionnel du sphincter œsophagien inférieur, du

---

Processus diagnostique et thérapeutique

ENCADRÉ 56.7   **Reflux gastro-œsophagien et hernie hiatale**

Examen clinique et examens paracliniques
- Anamnèse et examen physique
- Endoscopie digestive haute avec biopsie et examen cytologique
- Repas baryté
- Examen de la motilité (manométrie)
- Surveillance du pH (en laboratoire ou surveillance ambulatoire durant 24 heures)
- Scintigraphie

Processus thérapeutique
- Traitement classique
  - Élévation de la tête de lit
  - Alimentation riche en protéines et pauvre en gras qui exclut les aliments abaissant la pression sur le sphincter œsophagien inférieur ou irritant l'œsophage

    – Antiacides
    – Antisécrétoires **TABLEAU 56.5**
        › Inhibiteurs de la pompe à protons
        › Antagonistes des récepteurs H_2
    – Prokinétiques **TABLEAU 56.5**
    – Cholinergiques
- Traitement chirurgical
  - Fundoplicature de Nissen (totale)
  - Fundoplicature de Toupet (partielle)
- Traitement endoscopique
  - Valvuloplastie intraluminale
  - Traitement par radiofréquence

degré d'inflammation le cas échéant, de la formation de tissu cicatriciel et de la sténose. La biopsie et la cytologie permettront de distinguer le carcinome gastrique ou œsophagien du syndrome de Barrett, et détermineront l'étendue de la dysplasie (malignité faible ou élevée). La pression dans l'œsophage et sur son sphincter inférieur est établie par la mesure manométrique. De nouveaux cathéters manométriques de haute définition facilitent l'évaluation de la motilité œsophagienne. Le reflux acidifie le milieu habituellement alcalin de l'œsophage. Le pH œsophagien est déterminé à l'aide de sondes particulières installées en laboratoire ou dans le cadre d'un système de surveillance ambulatoire. La scintigraphie sert ensuite à détecter le reflux de contenu gastrique et à mesurer le taux d'évacuation œsophagienne. L'examen du transit à l'aide du repas baryté permet de détecter la protrusion de la partie supérieure de l'estomac (**fundus**) le cas échéant.

56.4.5 Processus thérapeutique en interdisciplinarité

La plupart des personnes parviennent à maîtriser leur RGO grâce à des modifications dans leur style de vie et à une pharmacothérapie adéquate. L'efficacité à long terme de la prise en charge de ce syndrome repose sur l'enseignement au client et sa fidélité au régime thérapeutique. La chirurgie est une option quand ces mesures échouent **ENCADRÉ 56.7**.

Modification des habitudes de vie

La personne aux prises avec le RGO doit connaître les facteurs qui déclenchent l'apparition des symptômes pour les éviter dans la mesure du possible. L'infirmière insiste sur les aliments et les médicaments qui interfèrent avec le fonctionnement du sphincter œsophagien inférieur, la sécrétion chlorhydropeptique ou la vidange gastrique. Elle encourage le fumeur à cesser de fumer, et elle recommande à la personne qui fait de l'embonpoint de perdre du poids afin de réduire la pression intraabdominale **ENCADRÉ 56.8**.

Thérapie nutritionnelle

Le régime alimentaire n'est pas à l'origine du RGO, mais des aliments peuvent intensifier les symptômes. Il n'y a pas de régime alimentaire précis à suivre, mais les aliments qui provoquent le reflux devraient être évités. Les aliments gras abaissent la pression sur le sphincter œsophagien inférieur et ralentissent la vidange gastrique. L'infirmière préconise d'éviter les aliments qui augmentent la pression, dont le chocolat, la menthe poivrée, les tomates, le café et le thé, parce

Jugement clinique

Capsule

Madame Leroy a passé une œsophagoscopie. Au retour de cet examen, elle se plaint d'irritation à la gorge et d'une légère difficulté à avaler, ce qui l'amène à penser que son problème de reflux gastro-œsophagien est plus grave qu'elle le croyait.

Qu'est-ce qui explique ces sensations désagréables ?

Pratique fondée sur des résultats probants

ENCADRÉ 56.8 **Les modifications apportées au style de vie atténuent-elles les symptômes de reflux gastro-œsophagien ?**

Question clinique

Les modifications (I) apportées au style de vie atténuent-elles les symptômes (O) de la personne atteinte de reflux gastro-œsophagien (RGO) (P) ?

Résultats probants

• Lignes directrices de pratique clinique fondées sur l'étude systématique d'essais cliniques comparatifs et à répartition aléatoire

Synthèse des données

• Les recommandations sont fondées sur des résultats probants rigoureux et sur le fait que les avantages l'emportent sur les risques.

• Les modifications du style de vie sont indiquées dans certains cas de RGO, notamment chez la personne en surplus de poids ou obèse dont les symptômes se manifestent en position couchée, ou lorsque les activités et la nourriture accentuent les symptômes. Elles ne sont pas recommandées à toutes les personnes atteintes de RGO.

Conclusion

• Les modifications du style de vie atténuent les symptômes digestifs dans certains cas.

Recommandations pour la pratique infirmière

• Préconiser la perte de poids à la personne en surplus de poids ou obèse qui présente des symptômes de RGO.

• Conseiller l'élévation de la tête de lit à la personne qui éprouve des brûlures d'estomac ou qui régurgite en position couchée.

• Cerner les éléments précis qui accentuent le malaise, dont le repas tardif, certains aliments ou activités, et conseiller au client d'apporter certaines modifications à son style de vie.

Référence

Kahrilas, P.J., Shaheen, N.J., Vaezi, M.F., Hiltz, S.W., Black, E., Modlin, I.M., *et al.* (2008). American Gastroenterological Association medical position statement on the management of gastroesophageal reflux disease. *Gastroenterology, 135*, 1383-1391.

P : population visée ; I : intervention ; O : (*outcome*) résultats.

qu'ils prédisposent au reflux. Il est recommandé également de ne pas boire de lait, particulièrement avant le coucher, car il stimule la sécrétion d'acide gastrique. Des repas légers et fréquents sont préférables à trois repas copieux pour éviter la distension gastrique excessive. Le repas tard en soirée et la collation nocturne sont à écarter également. Pour réduire la distension gastrique, il est recommandé de boire entre les repas plutôt qu'aux repas. Certains aliments (p. ex., les produits contenant des tomates, le jus d'orange, le cola et le vin rouge) peuvent irriter la muqueuse de l'œsophage. La gomme à mâcher et les pastilles, qui stimulent la production de salive, peuvent être utiles en cas de symptômes légers.

Pharmacothérapie

La pharmacothérapie du RGO a pour objectifs de diminuer le volume et l'acidité du reflux, d'améliorer le fonctionnement du sphincter œsophagien inférieur, d'accélérer le transit œsophagien et de protéger la muqueuse œsophagienne **TABLEAU 56.5** (Kahrilas, Shaheen, & Vaezi, 2008). Le traitement courant le plus efficace du RGO symptomatique fait appel à l'inhibiteur de la pompe à protons (IPP). Le but de ce traitement suppresseur de l'acide chlorhydrique consiste à réduire l'acidité du contenu refluant. L'IPP peut atténuer les symptômes du RGO en l'absence d'œsophagite (RGO sans érosion). Pour ce qui est de la guérison de l'œsophagite, l'IPP est plus efficace que l'antagoniste des récepteurs H_2 de l'histamine (Armstrong *et al.*, 2005 ; Salem *et al.*, 2009).

Les médicaments de la classe des IPP, dont l'oméprazole (Losec[MD]), l'ésoméprazole (Nexium[MD]), le pantoprazole (Pantoloc[MD]), le lansoprazole (Prevacid[MD]) et le rabéprazole (Pariet[MD]), diminuent la sécrétion d'acide chlorhydrique gastrique. Ils agissent en inhibant la pompe à protons (H^+-K^+-ATPase), responsable de la sécrétion des ions H^+. Ils favorisent la cicatrisation de la muqueuse œsophagienne dans près de 80 à 90 % des cas. Ils sont utiles également pour prévenir le rétrécissement de l'œsophage, complication du RGO chronique.

Certaines recherches ont soulevé des préoccupations quant à l'effet potentiel de l'IPP sur le métabolisme osseux. Néanmoins, aucune instance n'a émis d'avis concernant le risque de fracture associé au traitement par un IPP, faute de résultats probants (Insogna, 2009 ; Kahrilas *et al.*, 2008 ; Labrecque, 2010).

Pour les cas légers ou modérés de RGO, les antagonistes des récepteurs H_2 de l'histamine (p. ex., la cimétidine [Apo-Cimétidine[MD]], la ranitidine [Zantac[MD]], la famotidine [Pepcid[MD]] et la nizatidine [Axid[MD]]) sont offerts en vente libre ou sous ordonnance. Certains médicaments associent l'antagoniste des récepteurs H_2 de l'histamine et un antiacide. Ainsi, Pepcid Complet[MD] renferme de la famotidine, du carbonate de calcium et de l'hydroxyde de magnésium. Les médicaments en vente libre (p. ex., le Pepcid AC[MD] et le Zantac 75[MD]) sont plus faiblement dosés que les médicaments d'ordonnance. La concentration plus forte des médicaments d'ordonnance atténue les symptômes et favorise la cicatrisation œsophagienne dans environ 50 % des cas. Les antagonistes des récepteurs H_2 de l'histamine agissent en s'opposant à l'action de l'histamine aux récepteurs H_2 et réduisent ainsi la sécrétion chlorhydropeptique. Cela diminue l'irritation de la muqueuse œsophagienne. Les antihistaminiques employés comme antiallergiques sont des antagonistes des récepteurs H_1 de l'histamine qui n'exercent pas d'effet sur la sécrétion d'acide chlorhydrique.

Pharmacothérapie

TABLEAU 56.5	Reflux gastro-œsophagien
MÉCANISME D'ACTION	**MÉDICAMENTS**
Hausse de la pression sur le sphincter œsophagien inférieur	
Cholinergiques	• Béthanéchol (Duvoid[MD])
Promotion de la motilité	
Prokinétiques	• Métoclopramide (Apo-Metoclop[MD])
Neutralisation de l'acidité	
Antiacides	• Gelusil[MD], Mylanta[MD]
Inhibition de la sécrétion gastrique	
Antagonistes des récepteurs H_2	• Cimétidine (Apo-Cimétidine[MD]) • Famotidine (Pepcid[MD]) • Nizatidine (Axid[MD]) • Ranitidine (Zantac[MD])
Inhibiteurs de la pompe à protons (IPP)	• Ésoméprazole (Nexium[MD]) • Lansoprazole (Prevacid[MD]) • Oméprazole (Losec[MD]) • Pantoprazole (Pantoloc[MD]) • Rabéprazole (Pariet[MD])
Cytoprotection	
Acide alginique et antiacides	• Gaviscon[MD]
Protecteurs contre l'acidité	• Sucralfate (Sulcrate[MD])

Le sucralfate (Sulcrate^MD), un antiulcéreux, est prescrit contre le RGO en raison de ses propriétés cytoprotectrices. Les médicaments cholinergiques (p. ex., le béthanéchol [Duvoid^MD]) augmentent la pression sur le sphincter œsophagien inférieur, favorisent le transit œsophagien quand le client est en position de décubitus dorsal et accélèrent la vidange gastrique. Par contre, ils accroissent la sécrétion d'acide chlorhydrique. Les prokinétiques (p. ex., le métoclopramide [Apo-Metoclop^MD]) stimulent la motilité, favorisent la vidange gastrique et réduisent le risque de reflux gastrique acide **TABLEAU 56.5**.

Les antiacides soulagent rapidement les brûlures d'estomac, mais leur effet est passager. L'antiacide agit en neutralisant l'acide chlorhydrique. Il est administré de une à trois heures après les repas et au coucher. Seul ou associé à l'acide alginique (p. ex., Gaviscon^MD), il est utile en présence de brûlures d'estomac intermittentes d'intensité légère. Toutefois, quand les symptômes sont fréquents ou d'intensité modérée à forte en présence d'œsophagite avérée, l'antiacide n'est pas efficace pour atténuer les symptômes ou cicatriser les lésions.

Le RGO est une affection récurrente chronique. Son traitement peut être de longue haleine ou intermittent. La pharmacothérapie intermittente est efficace en cas de brûlures d'estomac d'intensité légère à modérée, mais pas contre l'œsophagite.

Traitement chirurgical

Le traitement chirurgical du RGO (chirurgie antireflux) est réservé aux cas de complications (l'œsophagite notamment), d'intolérance aux médicaments, de rétrécissement, de syndrome de Barrett (métaplasie) ou de persistance de symptômes prononcés. Dans la plupart des cas, l'intervention se fait par voie laparoscopique. Elle a pour objectif de diminuer le reflux en restaurant le fonctionnement du sphincter œsophagien inférieur. Elle consiste en l'enroulement du fundus (fundoplicature) sur 360° autour de la partie basse de l'œsophage afin de renforcer la barrière défaillante. Les fundoplicatures laparoscopiques de Nissen ou de Toupet sont des interventions antireflux courantes **FIGURE 56.5** (Paterson *et al.*, 2005).

Traitement endoscopique

Au chapitre des solutions de rechange au traitement chirurgical, mentionnons la résection endoscopique de la muqueuse, la thérapie photodynamique, la cryothérapie et l'ablation par radiofréquence, appelée procédure de Stretta (technique de destruction des cellules par la chaleur, assistée par imagerie médicale). En présence de dysplasie à un degré élevé de malignité, la résection endoscopique de la muqueuse est pratiquée ; l'examen histologique du prélèvement permet de confirmer ou d'infirmer la présence d'un adénocarcinome.

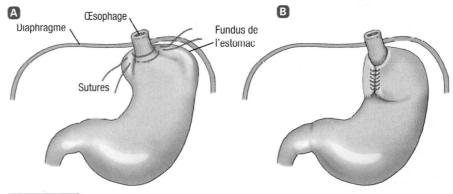

FIGURE 56.5

Opération de Nissen (fundoplicature) dans la hernie hiatale – **A** Fundus enroulé autour de l'œsophage distal **B** Fundus suturé sur lui-même.

Soins et traitements infirmiers

CLIENT SOUFFRANT DE REFLUX GASTRO-OESOPHAGIEN

Interventions cliniques

Promotion de la santé

La personne aux prises avec un RGO doit éviter tout ce qui cause le reflux acide. Un plan d'enseignement au client et au proche aidant figure à l'**ENCADRÉ 56.9**. Le fumeur devrait être encouragé à cesser de fumer. Il peut être utile de le diriger vers les ressources communautaires offrant un programme d'abandon du tabagisme. Il est recommandé également d'éviter les substances qui abaissent la pression du sphincter œsophagien inférieur **ENCADRÉ 56.6**. Si le stress semble provoquer l'apparition des symptômes, l'infirmière aborde les mesures de gestion du stress avec le client ▶ **8**.

Les interventions infirmières auprès de la personne qui souffre de symptômes aigus consistent à l'encourager à respecter son régime thérapeutique. La tête du lit doit être élevée à un angle d'environ 30° (de 10 à 15 cm). Le client ne devrait pas s'étendre dans les deux à trois heures suivant le repas. Les aliments et les activités provoquant le reflux sont à éviter. Le RGO étant une affection récurrente chronique, la pharmacothérapie est continue ou intermittente selon la gravité des symptômes. L'IPP, le cas échéant, doit être pris avant le premier repas de la journée. Étant donné le lien qui existe entre le RGO et le syndrome de Barrett, le client devrait savoir que, si ses symptômes persistent, il sera alors nécessaire de consulter un médecin.

Jugement clinique

Capsule

Pourquoi serait-il préférable que madame Leroy dorme avec deux ou trois oreillers pour surélever sa tête ?

8

Les différentes techniques de gestion du stress sont présentées dans le chapitre 8, *Stress et gestion du stress.*

L'infirmière renseigne le client à propos des effets indésirables potentiels des médicaments. Les clients qui prennent de l'IPP se plaignent le plus souvent de céphalées. L'antagoniste des récepteurs H_2 de l'histamine n'occasionne que rarement des effets indésirables. L'antiacide contenant de l'aluminium peut causer de la constipation, tandis que celui renfermant du magnésium peut entraîner de la diarrhée. Dans l'espoir de réduire au minimum le risque de l'une ou de l'autre, plusieurs antiacides contiennent à la fois de l'aluminium et du magnésium. Le métoclopramide peut entraîner de l'instabilité psychomotrice, de l'anxiété, de l'insomnie et des hallucinations. La constipation est l'effet indésirable le plus fréquent du sucralfate.

Phase aiguë

| Soins postopératoires | Les soins postopératoires liés au RGO sont centrés sur la prévention des complications respiratoires, le maintien de l'équilibre hydrique et électrolytique, ainsi que la prévention de l'infection. Dans l'intervention prévoyant une incision abdominale, la complication respiratoire peut survenir puisque l'incision est haute. L'évaluation respiratoire englobe la fréquence et le rythme respiratoires ainsi que le dépistage des signes de pneumothorax (p. ex., la dyspnée, la douleur thoracique, la cyanose). La respiration profonde est essentielle à l'expansion complète des poumons. Comme la plupart des interventions sont pratiquées par voie laparoscopique, le risque de complications respiratoires est faible. Plusieurs de ces interventions sont d'ailleurs effectuées en soins ambulatoires. Par contre, le client à risque de complications en raison d'une intervention abdominale haute antérieure ou de la présence d'autres affections (p. ex., une maladie cardiaque, l'obésité) doit être hospitalisé.

Dans la période postopératoire, des médicaments sont administrés au client afin de prévenir la nausée et le vomissement, et de maîtriser la douleur. Dans une petite proportion des cas, des complications surgissent, dont la lésion gastrique, œsophagienne ou **splénique**, le pneumothorax, la perforation de l'œsophage, l'hémorragie, l'infection, le ballonnement ou la pneumonie.

Lorsque le **péristaltisme** du client est rétabli, seuls des liquides lui sont offerts. Les solides sont réintroduits progressivement. L'infirmière consigne les ingesta et les excreta. Le client reprend peu à peu un régime alimentaire habituel. L'infirmière préconise d'éviter les aliments producteurs de gaz afin de prévenir la distension gastrique, et elle incite le client à mastiquer longuement les aliments avant de les avaler.

En règle générale, le traitement chirurgical est suivi d'une diminution des symptômes de reflux. Toutefois, la diminution de ces symptômes dépend beaucoup du chirurgien et de son habitude à opérer de tels cas (Armstrong et al., 2005).

Au cours du mois suivant la chirurgie, le client peut se plaindre de dysphagie légère causée par l'œdème ; ce symptôme disparaîtra vite. Il doit cependant signaler les symptômes persistants, dont les brûlures d'estomac et la régurgitation.

56.5 | Hernie hiatale

La **hernie hiatale** (ou hernie diaphragmatique ou œsophagienne) est le passage d'une partie de l'estomac dans l'œsophage par un orifice ou hiatus du diaphragme. Elle représente l'anomalie radiographique du tractus digestif haut la plus fréquente. Elle est courante dans la population âgée et plus fréquente chez les femmes.

56.5.1 Formes

Selon son mécanisme, la hernie hiatale se range dans l'une ou l'autre des deux catégories suivantes **FIGURE 56.6** :

- Hernie par glissement : la jonction gastro-œsophagienne se retrouve au-dessus de l'hiatus diaphragmatique et une partie de l'estomac glisse à travers l'orifice diaphragmatique pour se loger dans le thorax. Ce déplacement survient en position couchée, et l'estomac reprend sa place habituelle en position debout. Cette forme de hernie est la plus fréquente.

- Hernie par roulement : la jonction gastro-œsophagienne demeure à sa place habituelle, mais le fundus et la grosse tubérosité de l'estomac roulent à travers l'orifice diaphragmatique et forment une poche le long de l'œsophage. Cette hernie en phase aiguë constitue une urgence médicale.

56.5.2 Étiologie et physiopathologie

De nombreux facteurs entrent en jeu dans la formation de la hernie hiatale. Des modifications structurelles, dont l'affaiblissement des muscles du diaphragme autour de l'orifice gastro-œsophagien, y contribuent. Les facteurs susceptibles d'accroître la pression intraabdominale, comme l'obésité, la grossesse, l'**ascite**, une tumeur, l'exercice physique intense et le soulèvement d'une lourde charge durant une longue période, peuvent prédisposer à la hernie hiatale.

56.5.3 Manifestations cliniques

Certains cas de hernie hiatale sont asymptomatiques. Lorsqu'elle est symptomatique, les signes et les symptômes sont semblables à ceux du RGO. Les brûlures d'estomac, particulièrement après un repas ou en décubitus dorsal, sont fréquentes. Le fait de se pencher peut causer une douleur cuisante marquée, qui s'atténue en position assise ou debout. Un repas copieux, l'alcool et le tabagisme sont d'autres déclencheurs courants de la douleur. Les brûlures d'estomac nocturnes sont fréquentes, surtout si la personne mange juste avant de se coucher. La dysphagie peut être présente également.

56.5.4 Complications

Les complications potentielles de la hernie hiatale sont le RGO, l'œsophagite, l'hémorragie par érosion, le rétrécissement de l'œsophage, l'ulcération de la partie de l'estomac en saillie, l'étranglement de la hernie et la régurgitation accompagnée d'aspiration trachéale.

56.5.5 Examen clinique et examens paracliniques

Le repas baryté peut mettre en évidence la protrusion de la muqueuse gastrique par l'hiatus œsophagien. L'endoscopie de l'œsophage inférieur fournit

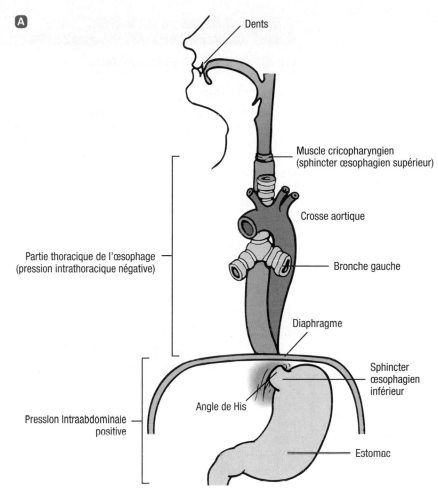

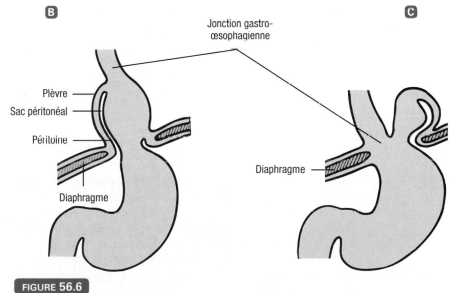

FIGURE 56.6

Ⓐ Œsophage normal. Ⓑ Hernie hiatale par glissement. Ⓒ Hernie hiatale par roulement.

de l'information sur le degré d'inflammation ou sur les anomalies de la muqueuse. L'**ENCADRÉ 56.7** présente les examens paracliniques permettant de diagnostiquer la hernie hiatale.

CLIENT SOUFFRANT DE HERNIE HIATALE

Traitement conservateur

Le traitement conservateur de la hernie hiatale est semblable à celui du RGO, notamment en ce qui concerne les modifications du style de vie. Il s'agit de diminuer la pression intraabdominale en portant des vêtements amples, en évitant le soulèvement de charges lourdes, en évitant l'alcool et le tabac, et en soulevant la tête de lit. Il est recommandé de perdre du poids en cas d'embonpoint, et de faire usage d'antisécrétoires gastriques (IPP, antagoniste des récepteurs H_2 de l'histamine) et d'un antiacide.

Traitement chirurgical

La réintégration de l'estomac dans l'abdomen, l'herniotomie (excision du sac herniaire), l'herniorraphie (fermeture de l'orifice hiatal), la pose d'une valve antireflux et la gastropexie (fixation de la grosse tubérosité de l'estomac à la face inférieure du diaphragme pour prévenir une nouvelle hernie) sont les options chirurgicales en cas de hernie hiatale. Les objectifs du traitement chirurgical consistent à remettre l'estomac à sa place (réduction de la hernie), à rétablir la pression du sphincter œsophagien inférieur dans la mesure du possible et à prévenir le déplacement de la jonction gastro-œsophagienne. L'opération de Nissen ou celle de Toupet, pratiquées par laparoscopie, sont les techniques chirurgicales antireflux en cas de hernie hiatale **FIGURE 56.5**. Dans certains cas, la chirurgie emprunte la voie ouverte thoracique ou abdominale.

Considérations gérontologiques

REFLUX GASTRO-OESOPHAGIEN ET HERNIE HIATALE

La fréquence du RGO et de la hernie hiatale augmente avec l'âge. L'affaiblissement du diaphragme, l'obésité, la **cyphose** et d'autres facteurs qui augmentent la pression intraabdominale (p. ex., le port d'une gaine) prédisposent à la hernie hiatale. Certains médicaments d'usage courant dans la population âgée, dont les nitrates, les inhibiteurs calciques et les antidépresseurs, abaissent la pression du sphincter œsophagien inférieur. D'autres, comme les anti-inflammatoires non stéroïdiens (AINS) et le potassium, peuvent causer une irritation de la muqueuse œsophagienne (œsophagite médicamenteuse). Des personnes âgées souffrant d'une hernie hiatale et de RGO demeureront asymptomatiques ou n'auront que des symptômes légers. Le premier signe manifeste sera le saignement œsophagien dû à l'œsophagite ou une complication respiratoire (p. ex., une pneumonie) causée par l'aspiration du contenu gastrique.

L'évolution et la prise en charge du RGO et de la hernie hiatale dans la population âgée sont les mêmes que dans la population adulte d'âge moyen. La personne âgée aux prises avec des problèmes de santé cardiovasculaire et pulmonaire ne sera sans doute pas une candidate à la chirurgie invasive ; l'usage de plus en plus répandu des techniques laparoscopiques a fait baisser le risque chirurgical. En outre, la personne âgée aura parfois plus de difficulté que l'adulte d'âge moyen à modifier ses habitudes de vie (p. ex., l'élévation de la tête de lit), notamment au chapitre des restrictions alimentaires (p. ex., le bannissement de la caféine et du chocolat).

56.6 | Cancer de l'œsophage

Le cancer de l'œsophage (tumeur maligne à l'œsophage) n'est pas encore fréquent, mais son incidence est à la hausse. En 2010, on estime que 1 700 nouveaux cas ont été diagnostiqués (SCC, 2010b). Le taux de survie à 5 ans demeure bas, à moins de 10 % (Pickens & Orringer, 2003).

Dans la majorité des cas, le cancer de l'œsophage prend la forme d'un adénocarcinome. Dans les autres cas, il s'agit d'un carcinome squameux. L'adénocarcinome se forme à partir des glandes qui tapissent l'œsophage ; il s'apparente aux cancers de l'estomac et de l'intestin grêle. Le nombre de cas du cancer de l'œsophage augmente avec l'âge. Le risque est le plus grand dans la tranche d'âge de 70 à 84 ans. Le cancer atteint trois hommes pour une femme.

56.6.1 Étiologie et physiopathologie

L'étiologie du cancer de l'œsophage est inconnue. Par contre, plusieurs facteurs de risque importants sont connus : le syndrome de Barrett, le tabagisme, la consommation excessive d'alcool, l'obésité abdominale et l'apport alimentaire déficient en fruits, en légumes et en vitamines A, B_2 et C. La présence de lésions de la muqueuse, comme celles causées par l'ingestion volontaire ou non de produits corrosifs (soude, produits détergents, décapants), fait augmenter le risque. L'exposition industrielle à l'amiante et à la poussière de ciment explique les différences entre les hommes et les femmes en matière de taux de cancer œsophagien. L'achalasie, un trouble caractérisé par la présence de **stase** en amont du sphincter œsophagien inférieur, prédisposerait au carcinome squameux.

Dans la majorité des cas, les tumeurs œsophagiennes logent dans la partie médiane ou inférieure de l'œsophage. La tumeur maligne prend d'abord la forme d'un ulcère, et elle a souvent le temps d'évoluer avant que les symptômes ne se manifestent. Elle peut s'enfoncer dans la couche musculaire, voire s'étendre hors de la paroi de l'œsophage. Les derniers stades du cancer sont marqués par l'obstruction œsophagienne.

56.6.2 Manifestations cliniques

Les symptômes du cancer de l'œsophage apparaissent bien après que la tumeur ait commencé à grossir. Dans la majorité des cas, la maladie est diagnostiquée au stade avancé. Le symptôme le plus courant est la dysphagie progressive, qui se manifeste par la sensation de stase alimentaire au point sous-sternal. Elle ne se produit d'abord qu'avec la viande avant de survenir avec les aliments mous, puis avec le liquide.

La douleur surgit tardivement dans la région sous-sternale, épigastrique ou dorsale, et elle s'intensifie généralement à la déglutition. Elle peut irradier dans le cou, la mâchoire, les oreilles et les épaules. La tumeur siégeant au tiers supérieur de l'œsophage a pour symptômes le mal de gorge, la suffocation et l'enrouement. La perte de poids est aussi assez fréquente. Le rétrécissement œsophagien, s'il est prononcé, entraîne la régurgitation d'un contenu teinté de sang.

56.6.3 Complications

L'hémorragie survient lorsque le cancer se propage par érosion de l'œsophage à l'aorte. Parfois, il cause une perforation œsophagienne accompagnée de la formation d'une fistule ouvrant un accès au poumon ou à la trachée. La tumeur peut grossir au point qu'elle obstrue l'œsophage. Le cancer se répand alors par le système lymphatique, et les métastases envahissent le plus souvent le foie et les poumons.

56.6.4 Examen clinique et examens paracliniques

Le constat définitif de carcinome repose sur la détection de cellules malignes par biopsie endoscopique. L'échoendoscopie permet de déterminer le stade du cancer. La radioscopie du transit baryté pourra mettre en évidence le rétrécissement de l'œsophage au siège de la tumeur **ENCADRÉ 56.10**. L'endoscopie par capsule est recommandée dans la surveillance des personnes atteintes du syndrome de Barrett à risque de cancer de l'œsophage. La bronchoscopie révélera l'extension maligne aux poumons, le cas échéant. La tomodensitométrie et l'imagerie par résonance magnétique peuvent également être utiles afin d'évaluer l'étendue de la maladie.

56.6.5 Processus thérapeutique en interdisciplinarité

Le traitement du cancer de l'œsophage varie selon l'emplacement de la tumeur, l'extension tumorale ou la formation de métastases **ENCADRÉ 56.10**. Le pronostic est sombre parce que, en général, la maladie est diagnostiquée au stade avancé. Une polythérapie alliant la chirurgie, l'ablation endoscopique, la chimiothérapie et la radiothérapie produit normalement les meilleurs résultats. Le traitement du cancer œsophagien cervical est le même que celui du carcinome buccal décrit précédemment.

Traitement chirurgical

Les options chirurgicales pour traiter le cancer de l'œsophage sont : 1) l'ablation totale ou partielle de l'œsophage (œsophagectomie), et le remplacement de la partie enlevée par un greffon en Dacron^MD (fibre textile du groupe des polyesters) ; 2) l'exérèse d'une partie de l'œsophage, et la formation d'une **anastomose** entre la partie restante et l'estomac (œsophagogastrostomie) ; 3) l'exérèse d'une partie de l'œsophage, et la formation d'une anastomose entre la partie restante et un segment du côlon (œsophagoentérostomie). La chirurgie peut être ouverte (incision thoracique ou abdominale) ou laparoscopique. L'œsophagectomie à effraction minimale (p. ex., la chirurgie laparoscopique épargnant le nerf vague) est de plus en plus fréquente. Elle a pour avantages une incision plus petite, le raccourcissement du séjour aux soins intensifs et à l'hôpital, et une diminution des complications pulmonaires reliées à la chirurgie ouverte. Toutefois, ses résultats dans l'ensemble sont semblables à ceux de l'œsophagectomie ouverte.

Processus diagnostique et thérapeutique

ENCADRÉ 56.10   **Cancer de l'œsophage**

Examen clinique et examens paracliniques
- Anamnèse et examen physique
- Endoscopie et biopsie
- Échoendoscopie
- Repas baryté
- Bronchoscopie
- TDM, IRM

Processus thérapeutique
- Traitement chirurgical
  - Œsophagectomie
  - Œsophagogastrostomie
  - Œsophagoentérostomie

- Traitement endoscopique
  - Thérapie photodynamique
  - Résection endoscopique de la muqueuse
- Radiothérapie
- Chimiothérapie
- Traitement palliatif
  - Dilatation de l'œsophage
  - Endoprothèse
  - Traitement au laser
  - Gastrostomie

Interventions endoscopiques

La thérapie photodynamique ou la chirurgie au laser par endoscopie sont des techniques employées dans la résection des lésions de haut degré de malignité présentes chez les clients atteints du syndrome de Barrett. La thérapie photodynamique consiste en l'injection intraveineuse du photosensibilisateur porfimère sodique (Photofrin[MD]). La plupart des tissus absorbent le porfimère, mais les cellules cancéreuses le font davantage que les autres. La lumière transmise par la fibre optique de l'endoscope permet l'activation du produit. La personne qui a subi cette intervention doit éviter de s'exposer à la lumière solaire directe durant les quatre semaines suivantes. La résection endoscopique de la muqueuse est une intervention endoscopique destinée à l'exérèse des lésions superficielles ou des tumeurs sous la muqueuse.

Radiothérapie et chimiothérapie

Dans la plupart des cas, la maladie est au stade avancé au moment du diagnostic, qu'elle soit circonscrite ou étendue. Son traitement comprend la chimiothérapie **néoadjuvante** seule ou couplée à la radiothérapie. Cette association de la radiothérapie et de la chimiothérapie a une visée palliative, particulièrement en ce qui concerne la dysphagie, et de prolongement de la vie. Dans certains cas, le traitement s'amorce avant la chirurgie. À l'heure actuelle, il n'y a pas de régime chimiothérapeutique de référence dans le cancer de l'œsophage. La chimiothérapie à un seul médicament fait appel à la bléomycine (Blenoxane[MD]), à la mitomycine, au méthotrexate, au paclitaxel (Taxol[MD]), au docétaxel (Taxotere[MD]) ou à l'irinotécan (Camptosar[MD]). La chimiothérapie multiple se compose d'ECF (épirubicine, cisplatine et 5-fluorouracile), ou d'un mélange comportant un taxane ou l'irinotécan. Le traitement palliatif a pour objectif de rétablir la déglutition, et de maintenir l'alimentation et l'hydratation. La dilatation de l'œsophage ou la mise en place d'une **endoprothèse œsophagienne** (*stent*), ou les deux, peuvent venir à bout de l'obstruction. L'endoprothèse métallique autoexpansible est conçue de façon à éviter la fuite et la croissance tumorale à travers les mailles. La dilatation, effectuée à l'aide de divers types de dilatateurs, atténue la dysphagie et permet au client de mieux s'alimenter. La mise en place endoscopique d'une endoprothèse (Polyflex[MD]) est pratiquée lorsque la dilatation a perdu de son efficacité (Adler, Fang, Wong, Wills, & Hilden, 2009). L'endoprothèse peut être mise en place avant la chirurgie afin d'améliorer l'état nutritionnel du client. Le traitement endoscopique au laser peut être combiné avec la dilatation. L'œsophage s'obstruera de nouveau au fil de la croissance tumorale. Le traitement au laser ou la radiothérapie s'ajoutent à ces interventions. En traitement palliatif, la gastrostomie ou l'œsophagostomie permettent l'apport direct de nourriture et la maîtrise de la douleur ▶ **MS 3.1** .

Thérapie nutritionnelle

En période postopératoire, du liquide est administré par la voie parentérale. Selon la nature de l'intervention chirurgicale (p. ex., l'œsophagogastrostomie), l'alimentation se fera par le tube de jéjunostomie. Dans bien des cas, l'examen de la déglutition sera prescrit avant que le client reprenne l'ingestion orale de liquide. Lorsque la réhydratation orale est autorisée, de l'eau à raison de 30 à 60 ml est offerte toutes les heures, puis le client pourra progressivement se remettre à manger des aliments non irritants en petite quantité. Il doit manger assis le dos bien droit afin de prévenir la régurgitation. L'infirmière observe l'apparition de signes d'intolérance à l'alimentation ou de fuite des aliments dans le médiastin. Cette fuite occasionne de la douleur, de la fièvre et de la dyspnée. Il se peut qu'une gastrostomie d'alimentation soit nécessaire.

MS 3.1 | Vidéo |

Méthodes liées aux soins de stomie : *Soins de gastrostomie et de jéjunostomie.*

RAPPELEZ-VOUS...

L'alimentation entérale, type d'alimentation utilisant la voie gastrointestinale, peut, entre autres, être administrée par un tube de gastrostomie.

Soins et traitements infirmiers

CLIENT ATTEINT D'UN CANCER DE L'ŒSOPHAGE

Collecte des données

L'infirmière interroge le client pour savoir s'il a des antécédents de RGO, de hernie hiatale, d'achalasie ou de syndrome de Barrett. Les personnes qui présentent le plus haut risque de syndrome de Barrett sont les personnes âgées d'origine caucasienne ayant des antécédents de brûlures d'estomac. L'infirmière s'enquiert également de la consommation d'alcool et de l'usage du tabac. Elle examine le client pour dépister la dysphagie et l'**odynophagie** (douleur cuisante et oppressante à la déglutition). Elle s'informe des aliments qui provoquent la dysphagie (p. ex., la viande, les aliments mous, les liquides). Elle détermine la présence des signes et des symptômes suivants : la douleur (intrasternale, épigastrique ou dorsale), la suffocation, les brûlures d'estomac, la raucité, la toux, l'anorexie, la perte de poids et la régurgitation.

L'Association canadienne de gastroentérologie (ACG) a établi des lignes directrices sur le diagnostic, la surveillance et le traitement du syndrome de Barrett. La fréquence de la surveillance endoscopique varie selon le degré de malignité des lésions dysplasiques (souvent de nature précancéreuse). Quand le degré de malignité est bas, la surveillance tous les six mois est recommandée. Enfin, l'ACG préconise l'endoscopie annuelle après la deuxième évaluation endoscopique si celle-ci n'a pas détecté de dysplasie (Wang & Sampliner, 2008).

Analyse et interprétation des données

L'analyse et l'interprétation des données concernant le client atteint de cancer de l'œsophage peuvent mener, sans s'y limiter, aux diagnostics suivants :

- le risque d'aspiration (fausse route) lié au dysfonctionnement œsophagien ;
- un déficit de volume liquidien lié à l'apport insuffisant ;
- une douleur chronique liée à la compression tumorale des zones avoisinantes et à la sténose œsophagienne ;
- un déficit nutritionnel lié à la dysphagie, à l'odynophagie, à la faiblesse, à la chimiothérapie et à la radiothérapie ;
- une difficulté à se maintenir en santé liée à la méconnaissance de la maladie et du régime thérapeutique, à l'absence d'un réseau de soutien et à la maladie chronique incapacitante ;
- de l'anxiété liée au diagnostic de cancer, à l'avenir incertain et au pronostic sombre ;
- un deuil lié au diagnostic d'un cancer mortel.

Planification des soins

Les objectifs généraux pour le client qui souffre d'un cancer de l'œsophage sont :

- de voir ses symptômes atténués, notamment la douleur et la dysphagie ;
- de bénéficier d'un apport nutritionnel optimal ;
- d'être accompagné au moment de l'annonce du pronostic sombre ;
- d'avoir une bonne qualité de vie.

Interventions cliniques

Promotion de la santé

En cas de RGO, de syndrome de Barrett ou de hernie hiatale, l'infirmière insiste sur l'importance du suivi périodique. Elle conseille le client à propos de l'abandon du tabagisme, de la réduction de la consommation d'alcool et de l'évitement des autres facteurs de risque de RGO. Elle aborde les questions de l'hygiène buccodentaire et du régime alimentaire (apport en fruits et en légumes frais).

Elle incite le client à consulter un médecin s'il éprouve des problèmes œsophagiens, particulièrement de la dysphagie. La surveillance intensive des personnes aux prises avec le syndrome de Barrett n'a pas fait baisser la mortalité par cancer de l'œsophage. Cependant, l'ACG recommande dans ses lignes directrices d'envisager la résection œsophagienne en cas de lésions dysplasiques présentant un haut degré de malignité (Wang & Sampliner, 2008).

Phase aiguë

| Soins préopératoires | Outre l'enseignement et la préparation préopératoire, l'infirmière doit porter une attention particulière aux besoins nutritionnels du client. La malnutrition due à l'incapacité de manger et de boire en quantité suffisante est fréquente. Une diète hypercalorique riche en protéines est donc indiquée. Pour certains, ce sera une diète liquide, pour d'autres, la réhydratation par la voie intraveineuse ou l'alimentation parentérale. L'infirmière enseignera au client ou au proche aidant à tenir un journal des ingesta et excreta, et à surveiller l'apparition de signes de déséquilibre hydrique ou électrolytique. Dans certains régimes thérapeutiques, la radiothérapie et la chimiothérapie précèdent l'intervention chirurgicale.

Des soins buccaux méticuleux sont essentiels. Il faut enseigner au client à se nettoyer la bouche soigneusement sans oublier la langue, les gencives, et les dents ou la prothèse. Il peut être nécessaire de brosser la bouche, y compris la langue, à l'aide de tampons. Le lait de magnésie additionné d'huile minérale est utile pour déloger les croûtes le cas échéant.

L'enseignement doit porter sur le drain thoracique (s'il s'agit d'une chirurgie thoracique ouverte), la perfusion I.V., la sonde nasogastrique, la maîtrise de la douleur, l'alimentation par gastrostomie ou jéjunostomie, le changement de position, la toux et la respiration profonde.

| Soins postopératoires | Habituellement, une sonde nasogastrique a été mise en place et du sang s'écoule par le drain durant une période de 8 à 12 heures suivant l'intervention. Le liquide de drainage devient peu à peu d'une teinte jaune verdâtre. Les responsabilités infirmières consistent à évaluer le drainage, à veiller à l'entretien du drain, et à offrir des soins buccaux et nasaux. L'infirmière ne doit jamais repositionner la sonde nasogastrique ou la réinsérer si celle-ci s'est déplacée ; c'est la responsabilité du chirurgien.

La prévention des complications respiratoires revêt beaucoup d'importance en raison du site de l'intervention et de l'état général du client. Le changement de position et la respiration profonde sont effectués toutes les deux heures. Le spiromètre est utilisé pour prévenir les complications respiratoires.

Les complications potentielles de l'œsophagectomie sont les fuites anastomotiques, la formation d'une fistule, l'œdème pulmonaire interstitiel et la détresse respiratoire aiguë pour cause de rupture des ganglions lymphatiques médiastinaux. Puisque le péricarde est près du champ opératoire, la dysrythmie cardiaque peut survenir.

Le client doit demeurer en position demi-assise (position semi-Fowler) pour prévenir le reflux et l'aspiration des sécrétions gastriques. Lorsqu'il est en mesure de manger et de boire, il doit conserver la position assise durant au moins deux heures après le repas pour faciliter la vidange gastrique.

Soins ambulatoires et soins à domicile

Nombre de malades nécessiteront un long suivi après l'intervention chirurgicale. Dans certains cas, la chirurgie sera suivie de la chimiothérapie et de la radiothérapie. Il importe d'encourager le client à s'alimenter de façon appropriée. Il se peut que la sonde d'alimentation installée pendant la gastrostomie soit désormais nécessaire en permanence. Le diagnostic de cancer suscite de l'anxiété et des craintes. L'infirmière et le médecin établiront ensemble le plan de suivi, et effectueront les interventions et les soins appropriés.

Il peut être nécessaire de diriger le client vers un organisme de soins à domicile pour assurer la continuité des soins (p. ex., l'enseignement sur la gastrostomie, les soins de la plaie).

Évaluation des résultats

Pour le client souffrant de cancer de l'œsophage, les résultats escomptés à la suite des soins et des interventions cliniques sont :

- le maintien de la perméabilité des voies respiratoires ;
- la maîtrise de la douleur ;
- la déglutition sans gêne ni entrave ;
- un apport nutritionnel suffisant ;
- une qualité de vie optimale malgré le pronostic.

56.7 | Autres troubles œsophagiens

56.7.1 Diverticule de l'œsophage

Anneau de Schatzki :
Rétrécissement de l'œsophage se situant à environ 5 cm du diaphragme, associé à une petite hernie hiatale (l'estomac remonte à travers l'orifice, laissant passer l'œsophage).

Le **diverticule de l'œsophage** est une excroissance d'une ou de plusieurs couches de l'œsophage, de la forme d'un sac. Le diverticule se forme dans trois zones principales : 1) au-dessus du sphincter œsophagien supérieur (diverticule de Zenker), l'emplacement le plus courant ; 2) près du point médian de l'œsophage (diverticule de traction) ; 3) au-dessus du sphincter œsophagien inférieur (diverticule épiphrénique) **FIGURE 56.7**. Le diverticule pharyngé (diverticule de Zenker) est plus fréquent chez la personne âgée (plus de 70 ans) que chez l'adulte jeune ; ses symptômes types sont la dysphagie, la régurgitation, la toux chronique et la perte de poids. Le diverticule de traction peut être asymptomatique. Le client peut se plaindre de la persistance dans la bouche d'une saveur aigre et de mauvaises odeurs, qui proviennent des aliments stagnant dans l'œsophage. La malnutrition, la suffocation par aspiration et la perforation de l'œsophage comptent parmi les complications du diverticule. L'endoscopie ou la radioscopie du transit baryté facilite le diagnostic.

Il n'y a pas de traitement précis du diverticule. Certaines personnes réussissent à vider l'accumulation des aliments de l'œsophage en appliquant une pression sur un point du cou. Le client peut devoir s'en tenir à des aliments réduits en purée. Le traitement chirurgical, par endoscopie ou ouvert, peut devenir nécessaire si l'alimentation est compromise. La chirurgie ouverte est associée à une morbidité notable en raison de l'âge avancé de la majorité des clients et de la présence d'affections concomitantes. La diverticulotomie, ou diverticulostomie endoscopique par agrafage, gagne en popularité du fait qu'elle entraîne moins de complications. La complication la plus grave de cette chirurgie est la perforation de l'œsophage.

56.7.2 Rétrécissement œsophagien

L'**anneau de Schatzki** ou les diverticules causent les rétrécissements œsophagiens les plus courants. L'ingestion de composés fortement acides ou basiques, la radiothérapie externe et les adhérences chirurgicales peuvent également provoquer le rétrécissement. Un traumatisme, telle la plaie à la gorge ou une blessure par balle, peut entraîner un rétrécissement par suite de la formation de tissu cicatriciel. Le rétrécissement causera de la dysphagie, de la régurgitation et, enfin, une perte de poids. Il est possible de dilater l'œsophage rétréci par la voie endoscopique à l'aide de bougies (tiges dilatatrices) ou de ballonnets. La dilatation peut s'effectuer avec ou sans endoscope, ou avec radioscopie. L'exérèse chirurgicale avec anastomose est parfois nécessaire. De même, la gastrostomie, temporaire ou permanente, peut être requise.

56.7.3 Achalasie

L'**achalasie** (cardiospasme) se caractérise par l'absence de péristaltisme dans les deux tiers inférieurs (muscles lisses) de l'œsophage. Le sphincter œsophagien inférieur ne se relâche pas complètement, et la pression augmente. Il s'ensuit l'obstruction de l'œsophage dans la région diaphragmatique. Aliments et liquides stagnent dans le bas de l'œsophage, qui se dilate **FIGURE 56.8**. Il se produit alors une perte sélective de neurones inhibiteurs de sorte que rien ne s'oppose plus à la contraction du sphincter inférieur.

En règle générale, l'apparition de l'achalasie est insidieuse. Son symptôme le plus courant est la dysphagie tant avec les liquides qu'avec les solides. Certaines personnes auront la sensation d'une boule dans la gorge ou ressentiront une douleur au

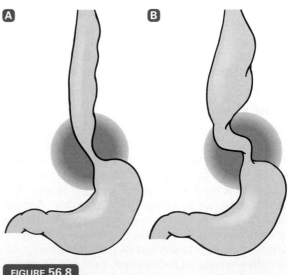

FIGURE 56.8

Achalasie œsophagienne – **A** Stade précoce : rétrécissement de la lumière du bas de l'œsophage. **B** Stade avancé : œsophage dilaté et tortueux.

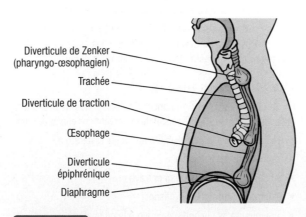

Diverticule de Zenker (pharyngo-œsophagien)

Trachée

Diverticule de traction

Œsophage

Diverticule épiphrénique

Diaphragme

FIGURE 56.7

Emplacements possibles du diverticule œsophagien

point infrasternal, semblable à la douleur angineuse, durant le repas ou immédiatement après. Près du tiers des malades sont aux prises avec de la régurgitation nocturne. L'halitose, l'impossibilité d'éructer, la régurgitation à saveur aigre particulièrement en position couchée et la perte de poids sont d'autres symptômes de cette affection.

Le diagnostic d'achalasie est établi sur la base des résultats du repas baryté et de l'évaluation manométrique (manométrie de haute résolution) ou endoscopique. Comme la cause exacte de l'achalasie est inconnue, le traitement est essentiellement symptomatique. Ses buts consistent à atténuer la dysphagie et la régurgitation, à stimuler la vidange œsophagienne grâce à la section du sphincter œsophagien inférieur et à prévenir la formation d'un mégaœsophage (hypertrophie du bas de l'œsophage). La dilatation pneumatique endoscopique, exécutée en consultation externe, agit sur le sphincter à l'aide de ballonnets de diamètre de plus en plus grand (3,0, 3,5 et 4,0 cm) **FIGURE 56.9**. Il est souvent nécessaire de dilater de nouveau. La section chirurgicale, ou opération de Heller, emprunte la voie laparoscopique. Il s'agit de l'ouverture chirurgicale du sphincter (myotomie). Étant donné que le RGO accompagné d'œsophagite et de rétrécissement est une complication fréquente de l'achalasie, un dispositif antireflux est habituellement mis en place en même temps. La personne ayant subi cette intervention peut reprendre le travail dans la semaine ou les deux semaines suivant l'intervention.

Le traitement médical est moins efficace que les interventions effractives. Les relaxants des muscles lisses tels les nitrates (dinitrate d'isosorbide [Apo-Isdn^MD]) et les inhibiteurs calciques (nifédipine [Adalat^MD]) par la voie sublinguale de 30 à 45 minutes avant le repas atténuent la dysphagie. Mais leur usage est limité à cause de leurs effets indésirables (p. ex., les céphalées), l'intolérance et leur brève durée d'action. L'injection de la toxine botulinique dans le sphincter œsophagien inférieur par la voie endoscopique procure un soulagement symptomatique à brève échéance et améliore la vidange œsophagienne. La toxine favorise en effet la relaxation du muscle lisse. Le traitement est indiqué chez la personne âgée ne pouvant subir d'intervention chirurgicale ou de dilatation pneumatique en raison de la présence d'autres maladies chroniques. La diète semi-solide non irritante, le fait de manger lentement et de boire pendant les repas, ainsi que l'élévation de la tête de lit comptent parmi les autres mesures du traitement symptomatique.

56.7.4 Varices œsophagiennes

Les varices œsophagiennes sont des veines tortueuses de l'œsophage inférieur, dilatées par l'hypertension portale ▶ **58**.

RAPPELEZ-VOUS...

En cas de dysphagie, il est recommandé que les liquides soient ingérés par la bouche peuvent être de la consistance du miel ou du nectar. Les aliments sont classés selon leur texture, allant de purée à texture molle ou tendre.

58

Le chapitre 58, *Interventions cliniques – Troubles du foie, du pancréas et des voies biliaires*, aborde cette complication fréquente de la cirrhose du foie.

56.8 | Hémorragie digestive haute

L'hémorragie digestive haute, dont la source est autre que les varices, est à l'origine de nombreuses hospitalisations chaque année. Dans près de 60 % des cas, ce sont des personnes de plus de 65 ans. Malgré les percées dans la pharmacothérapie des affections prédisposantes, le relevé des facteurs de risque, les soins intensifs, la surveillance hémodynamique et l'endoscopie, le taux de mortalité par hémorragie digestive haute est demeuré à peu près stable dans les dernières années, soit de 10 à 14 % (Barkun *et al.*, 2010).

56.8.1 Étiologie et physiopathologie

Quoique l'hémorragie digestive haute la plus grave apparaisse soudainement, le saignement occulte insidieux peut également être un problème majeur. L'intensité du saignement varie selon que l'origine de l'hémorragie est veineuse, capillaire ou artérielle **TABLEAU 56.6**. L'hémorragie de source artérielle est soutenue, et le sang est d'un rouge brillant. Cette couleur confirme que le sang n'a pas été en contact avec l'acide chlorhydrique gastrique. Par opposition, les vomissures à l'apparence de marc de café indiquent que le sang a séjourné dans l'estomac un certain temps. L'hémorragie digestive haute massive consiste en une perte de plus de 1 500 ml de sang ou à une baisse du volume sanguin vasculaire de 25 %. Le **méléna** (selles noires goudronneuses) est un signe de saignement lent provenant du système digestif

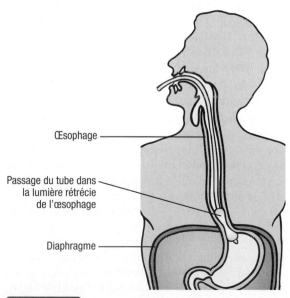

FIGURE 56.9

Traitement de l'achalasie par dilatation pneumatique afin de rétablir la lumière œsophagienne et de diminuer le tonus du sphincter œsophagien inférieur

Œsophage

Passage du tube dans la lumière rétrécie de l'œsophage

Diaphragme

TABLEAU 56.6 — Formes d'hémorragie digestive haute

FORME		MANIFESTATION
Saignement manifeste	Hématémèse	Vomissures teintées de sang frais d'une couleur rouge brillant, ou de sang digéré foncé et granuleux à l'apparence de marc de café
	Méléna	Selles noires goudronneuses (dégageant souvent une odeur fétide) en raison de la digestion du sang dans le tractus gastro-intestinal ; couleur noire provenant de la présence de fer
Saignement occulte		Petite quantité de sang dans les sécrétions gastriques, les vomissures ou les selles, mais qui n'en change pas l'apparence ; détectable par le test au gaïac

haut. Plus le sang séjourne longtemps dans les intestins, plus les selles sont foncées en raison de la digestion de l'hémoglobine par les bactéries intestinales et de la libération de fer.

L'**hématémèse**, la présence de sang pur ou de résidus à l'apparence de marc de café dans le contenu gastrique aspiré par la sonde nasogastrique, l'**hématochézie** (selles marron) ou le méléna sont des signes révélateurs de l'**hémorragie franche**. L'hémorragie d'importance clinique est une hémorragie franche qui se complique en 24 heures comme suit, en l'absence d'autres causes : une baisse spontanée de la pression artérielle systolique de plus de 20 mm Hg, une augmentation de la fréquence cardiaque de plus de 20 battements à la minute et une baisse de plus de 10 mm Hg de la pression artérielle systolique mesurée en position assise, ainsi qu'une diminution du taux d'hémoglobine de plus de 20 % du taux

initial. Le **saignement occulte** est quant à lui détecté par le test au gaïac dans les selles ou dans le contenu gastrique aspiré par la sonde nasogastrique.

Il n'est pas toujours facile de cerner la cause de l'hémorragie ; elle peut provenir de diverses régions du tractus gastro-intestinal. L'**ENCADRÉ 56.11** énumère les principales causes de l'hémorragie digestive haute. Les sites les plus courants sont l'œsophage, l'estomac et le duodénum.

Origine œsophagienne

L'œsophagite chronique, le syndrome de Mallory-Weiss et les varices œsophagiennes représentent les causes les plus probables du saignement œsophagien. L'œsophagite chronique peut découler du RGO, de médicaments causant une irritation de la muqueuse, de la consommation d'alcool ou du tabagisme. Le haut-le-cœur et le vomissement fulgurants sont le plus souvent à l'origine de la dilacération caractéristique du syndrome de Mallory-Weiss. Quant aux varices œsophagiennes, elles sont secondaires à la cirrhose du foie dans la plupart des cas.

Origine gastrique ou duodénale

Dans 50 % des cas d'hémorragie digestive haute, l'ulcère peptique en est la cause. Les médicaments, d'ordonnance ou en vente libre, constituent l'une des principales causes d'hémorragie digestive haute. Environ 25 % des personnes qui prennent un AINS (p. ex., l'ibuprofène [Advil^MD]) de façon chronique seront affligées d'un ulcère, lequel saignera dans une proportion de 2 à 4 % des cas (Lanza, Chan, & Quigley, 2009). L'aspirine, les AINS et les corticostéroïdes peuvent irriter la muqueuse gastrique au point de causer une érosion qui brisera la barrière muqueuse. Même à faible dose, l'aspirine comporte un risque de saignement gastro-intestinal. De nombreux médicaments en vente libre renferment de l'aspirine. Il est essentiel de recenser tous les médicaments dont fait couramment usage le client lorsqu'une hémorragie digestive est soupçonnée. Les **lésions de Dieulafoy**, localisées dans l'estomac, peuvent également saigner.

L'ulcération ou l'érosion due au stress, ou tout simplement l'ulcère de stress, survient chez la personne ayant subi de graves brûlures, un traumatisme ou une chirurgie majeure. Il se manifeste par des lésions superficielles diffuses de la muqueuse, ou par des ulcères discrets plus profonds dans le fundus ou d'autres parties de l'estomac **FIGURE 56.10**. De 70 à 90 % des personnes hospitalisées à l'unité des soins intensifs présenteront des lésions de la muqueuse (Singh, Houy, Singh, & Sekhon, 2008). La tumeur et les lésions vasculaires sont des causes moins fréquentes de l'hémorragie digestive haute. Le cancer gastrique occasionne une perte de sang constante, car, au fil de son expansion, il cause l'ulcération de la muqueuse et de la paroi des vaisseaux sanguins partout où il passe.

ENCADRÉ 56.11 — Principales causes de l'hémorragie digestive haute

Médicaments
- Corticostéroïdes
- Anti-inflammatoires non stéroïdiens
- Salicylates

Troubles gastriques ou duodénaux
- Cancer de l'estomac
- Gastrite hémorragique
- Ulcère peptique
- Polypes
- Ulcération due au stress

Troubles œsophagiens
- Varices œsophagiennes
- Œsophagite
- Syndrome de Mallory-Weiss (dilacération)

Maladies systémiques
- Dyscrasies sanguines (p. ex., la leucémie, l'anémie aplasique)
- Insuffisance rénale
- Insuffisance hépatique

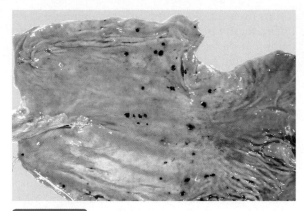

Ulcères gastriques dus au stress – La surface de la muqueuse gastrique est empreinte de sang noir digéré.

Soins d'urgence

Bien que le saignement cesse spontanément dans 80 à 85 % des cas d'hémorragie massive, il est impératif d'en déterminer la cause et d'amorcer le traitement immédiatement (Barkun *et al.*, 2010). Après l'évaluation initiale et l'administration des soins d'urgence appropriés, différentes échelles spécifiques à l'évaluation d'un client qui présente une hémorragie digestive haute permettent d'évaluer la gravité du saignement et d'établir les interventions médicales à privilégier. Le score de Blatchford détermine le besoin d'intervenir cliniquement en se basant sur des facteurs comme l'hémoglobine ou encore la pression artérielle (Barkun *et al.*, 2010; Romagnuolo, Barkun, Enns, Armstrong, & Gregor, 2007) **TABLEAU 56.7**. Le score varie de 0 à 23. La classification de Rockall (score variant de 0 à 11) estime le risque vital, et est déterminée à partir de l'âge du client, de sa condition hémodynamique, des pathologies associées et de la classification de Forrest **TABLEAU 56.8**. Cette dernière évalue le risque de récidive hémorragique pendant l'endoscopie. Les stades Ia, Ib, IIa et IIb sont associés à un risque élevé, et les stades IIc et III, à un risque faible **TABLEAU 56.9**.

L'infirmière interroge le client ou le proche aidant à propos des antécédents hémorragiques, d'une perte de poids récente, des réactions à une transfusion sanguine antérieure, de la présence d'autres maladies (p. ex., une hépatopathie, une cirrhose), de la consommation de médicaments pouvant être à l'origine de l'hémorragie (aspirine, AINS), ou susceptibles d'interférer avec le traitement et des principes d'ordre religieux en matière de transfusion de sang ou de produits sanguins.

Les analyses de laboratoire prescrites sont l'hémogramme, l'azote uréique du sang, les électrolytes sériques, la glycémie, le temps de Quick, les enzymes hépatiques, les gaz artériels sanguins, la détermination du groupe sanguin et le test de compatibilité croisée en prévision d'une transfusion

TABLEAU 56.7	Classification de Blatchford
VARIABLE À L'ARRIVÉE DU CLIENT	**POINTS**
Pression artérielle systolique	
100-109 mm Hg	1
90-99 mm Hg	2
< 90 mm Hg	3
Azote uréique sanguin	
6,5-7,9 mmol/L	2
8,0-9,9 mmol/L	3
10,0-24,9 mmol/L	4
≥ 25 mmol/L	6
Hémoglobine chez l'homme	
12,0-12,9 g/dl	1
10,0-11,9 g/dl	3
< 10,0 g/dl	6
Hémoglobine chez la femme	
10,0-11,9 g/dl	1
< 10,0 g/dl	6
Autres variables	
Pouls ≥ 100 batt./min	1
Méléna	1
Syncope	2
Maladie hépatique	2
Insuffisance cardiaque	2

sanguine. La recherche de sang pur ou de sang occulte dans les selles et les vomissures est également prévue. Enfin, l'analyse d'urine, notamment de la densité urinaire, offre de l'information sur l'état d'hydratation du client.

L'infirmière installe deux lignes de perfusion I.V. à l'aide d'aiguilles de gros calibre (16F ou 18F),

RAPPELEZ-VOUS...

Les Témoins de Jéhovah refusent tout produit sanguin dans le cadre d'un traitement médical.

TABLEAU 56.8	Classification de Rockall[a]	
VARIABLE		**POINTS**
Âge		
< 60 ans		0
60-79 ans		1
≥ 80 ans		2
Signe de choc		
Pouls > 100 batt./min		1
Pression artérielle systolique < 100 mm Hg		2
Comorbidité		
Coronaropathie, insuffisance cardiaque congestive, autre affection importante		2
Insuffisance rénale, insuffisance hépatique, cancer métastatique		3
Diagnostic endoscopique		
Absence de lésion, syndrome de Mallory-Weiss		0
Ulcère gastroduodénal, maladie érosive, œsophagite		1
Cancer du tractus gastro-intestinal supérieur		2
Stigmates endoscopiques de saignement récent		
Base de l'ulcère propre, tache pigmentée plane		0
Sang dans le tractus gastro-intestinal supérieur, saignement visible d'un vaisseau, caillot		2

[a] Le score de Rockall complet tient compte de toutes les variables mentionnées dans ce tableau.
Le score de Rockall clinique considère les variables Âge, Signe de choc et Comorbidité.
Source : Gralnek, Barkun, & Bardou (2008)

Les premières valeurs de l'hémoglobine et de l'hématocrite ne sont pas utiles pour déterminer l'ampleur de la perte sanguine, mais elles le sont pour orienter le traitement. Les premières valeurs de l'hématocrite peuvent se situer dans l'écart normal ; elles ne refléteront la perte sanguine que quatre à six heures après le début de la restauration volumique puisque, initialement, la perte de plasma et celle de globules rouges sont égales. Quand l'hémorragie est contenue quelque peu, la perfusion d'une solution saline isotonique suivie de culots globulaires rétablira rapidement l'hématocrite sans occasionner les complications inhérentes à la surcharge liquidienne. L'oxygène administré par masque ou canule nasale peut contribuer à augmenter la saturation en oxygène du sang.

Une sonde urinaire à demeure est mise en place dans la plupart des cas d'hémorragie profuse afin d'évaluer avec exactitude l'élimination toutes les heures. La mesure de la pression veineuse centrale via un cathéter veineux central permettra d'évaluer le débit et la quantité de soluté de remplacement à administrer. Un cathéter artériel pulmonaire peut être complémentaire à cette surveillance en présence d'antécédents de valvulopathie, de coronaropathie ou d'insuffisance cardiaque.

En phase aiguë de l'hémorragie digestive haute, une métaanalyse a démontré qu'après une hémostase endoscopique, l'administration d'un IPP à une dose de charge élevée d'abord, puis à une dose continue avant l'endoscopie diminue le risque de récurrence hémorragique et de recours à la chirurgie (Bardou, Toubouti, Benhaberou-Brun, Rahme, & Barkun, 2005). Le taux de mortalité s'accroît considérablement dans la population âgée de plus de 60 ans à cause des maladies associées.

56.8.2 Examen clinique et examens paracliniques

L'endoscopie est la méthode privilégiée de détermination de la source de l'hémorragie digestive haute (p. ex., des varices œsophagiennes ou gastriques, une gastrite). L'angiographie prend la relève lorsque l'endoscopie est infaisable ou que le saignement persiste après le traitement endoscopique (Rafique, Ul Haq, Ud Din, Ud Din, Chisty, & Usman, 2005).

56.8.3 Processus thérapeutique en interdisciplinarité

Traitement endoscopique

L'endoscopie et l'endothérapie sont les constituants du traitement de premier recours de l'hémorragie digestive haute. Il importe de procéder à l'endoscopie dans les 24 premières heures de l'hémorragie afin d'établir le diagnostic et de déterminer les modalités d'un traitement endoscopique

l'une pour l'apport hydrique, l'autre pour l'apport sanguin. La nature et la quantité du liquide sont déterminées en fonction des constats de l'examen physique et des analyses de laboratoire. Habituellement, il s'agit d'une solution cristalline isotonique (p. ex., une solution de lactate Ringer). La restauration volumique en cas d'hémorragie massive s'effectue à l'aide de sang total, de **culots globulaires** ou de plasma frais congelé. Les culots globulaires sont préférés au sang total en raison du risque de surcharge liquidienne et de réaction immunologique que comporte le second ▶ **38**.

38

Le chapitre 38, *Interventions cliniques – Troubles hématologiques*, traite de la transfusion sanguine et du soluté de remplissage.

ou d'une éventuelle intervention chirurgicale (Singh *et al.*, 2008). Certains médecins prescrivent un lavage avant l'endoscopie afin d'avoir une vue plus claire de la région examinée (Barkun, Bardou, & Marshall, 2003). Le lavage se fait par une sonde nasogastrique ou orogastrique à l'aide d'eau ou d'une solution saline à la température ambiante. L'injection d'érythromycine, un médicament prokinétique, favoriserait la motricité gastrique, donc la vidange gastrique, en plus d'améliorer la visualisation dans les cas d'hémorragie massive (Winstead & Wilcox, 2007). L'Association canadienne de gastroentérologie a jugé que la sédation consciente par le propofol durant l'endoscopie était sûre chez les adultes (Byrne, Chiba, Singh, & Sadowski, 2008).

L'endothérapie peut être utile pour arrêter le saignement qui accompagne la gastrite grave, le syndrome de Mallory-Weiss, les lésions de Dieulafoy, les varices œsophagiennes ou gastriques, l'ulcère peptique et les polypes. Dans le cas d'hémorragies digestives hautes aiguës, l'hémostase endoscopique a pour but de juguler l'hémorragie en faisant coaguler le sang; le choix du traitement est basé sur les observations endoscopiques (stigmates). Les techniques d'hémostase endoscopiques sont nombreuses, et incluent notamment:

- l'injection d'épinéphrine: diluée dans une solution saline à raison d'une partie pour 10 000, l'épinéphrine provoque une vasoconstriction localisée, et une agrégation plaquettaire qui induit une pression sur la source hémorragique;
- la thermocoagulation par sonde: elle provoque la coagulation par l'application directe d'un élément chauffant sur la source hémorragique;
- l'électrocoagulation multipolaire ou bipolaire (BICAP);
- la coagulation du plasma à l'argon: un procédé de coagulation sans contact qui repose sur la transmission d'une décharge monopolaire dans la zone hémorragique;
- l'utilisation de clips;
- le laser au néodyme YAG.

La combinaison de deux ou de plusieurs de ces techniques est recommandée, car elle augmente le taux de réussite de l'hémostase (Barkun *et al.*, 2010).

Traitement chirurgical

L'intervention chirurgicale est indiquée lorsque l'hémorragie continue malgré le traitement administré et que la source hémorragique a été localisée. Elle peut également s'imposer quand l'hémorragie persiste en dépit de la transfusion ou que la personne est toujours en **choc hypovolémique** après 24 heures. Le site et la

TABLEAU 56.9		Classification de Forrest	
GROUPE DE RISQUE	**GRADES DE FORREST**	**DESCRIPTIONS**	**RISQUES DE RÉCIDIVE DU SAIGNEMENT**
Élevé	• Ia • Ib • IIa	• Saignement actif (en jet) • Saignement actif (en nappe) • Vaisseau visible (ne saignant pas)	• 55 % • 55 % • 43 %
Intermédiaire	• IIb	• Caillot adhérent	• 22 %
Faible	• IIc • III	• Base pigmentée, plate • Base composée de fibrine bien propre	• 10 % • 5 %

Source : Salena & Hunt (2005).

sévérité de l'hémorragie ainsi que le risque de perforation dictent le choix de l'intervention. Environ 10 % des clients ayant subi une hémorragie digestive haute réfractaire au traitement médical auront besoin d'une chirurgie (Salena & Hunt, 2005).

Pharmacothérapie

Dans la phase aiguë, les médicaments ont pour fonctions de juguler l'hémorragie digestive, de diminuer la sécrétion d'acide chlorhydrique et de neutraliser l'acidité du milieu. La réduction de la sécrétion chlorhydropeptique est un objectif thérapeutique important du fait que l'acidité du milieu peut altérer la fonction plaquettaire et interférer avec la stabilisation du caillot. L'IPP (p. ex., le pantoprazole [Pantoloc^{MD}]) est administré par la voie I.V. dans ce but précis **TABLEAU 56.10**. Les experts de l'Association canadienne de gastro-entérologie précisent de commencer la perfusion intraveineuse d'IPP le plus tôt possible avec une dose de charge avant l'endoscopie et de maintenir la perfusion pendant au moins 72 heures (Barkun *et al.*, 2010). La majorité des praticiens favorise les IPP, jugés plus efficaces que les antagonistes des récepteurs H_2. Lorsque l'hémorragie persiste en dépit de l'endothérapie, l'intervention angiographique peut être utile afin de déterminer la source ou de maîtriser le saignement. Le rôle des octréotides (homologues de la somatostatine) n'est pas clair, et leur utilisation demeure une source de débat (Arabi, Al Knawy, Barkun, & Bardou, 2006).

Capsule Jugement clinique

Monsieur Renaldo Crispi, âgé de 42 ans, est à l'urgence. Il est atteint de cirrhose du foie compliquée de varices œsophagiennes. Une rupture de ces varices a provoqué une hémorragie gastrique. Peu après l'arrivée du client par ambulance, l'infirmière a procédé à un prélèvement sanguin pour obtenir une formule sanguine complète (FSC). Le résultat de l'hémoglobine est de 132 g/L, et celui de l'hématocrite, de 44 %.

Comment expliquez-vous ces résultats malgré l'hémorragie gastrique présentée par monsieur Crispi ?

56

TABLEAU 56.10	Hémorragie digestive haute	
MÉDICAMENTS	**SOURCE DE L'HÉMORRAGIE**	**MÉCANISME D'ACTION**
Antiacides	Ulcère duodénal ou gastrique, gastrite aiguë (par corrosion, par érosion et hémorragique)	Neutralisation de l'acidité et maintien du pH gastrique au-dessus de 5,5 ; inhibition de l'activation du pepsinogène en raison de cette élévation du pH
Antagonistes des récepteurs H₂ • Cimétidine (Apo-Cimétidine^{MD}) • Famotidine (Pepcid^{MD}) • Nizatidine (Axid^{MD}) • Ranitidine (Zantac^{MD})	Ulcère duodénal ou gastrique, œsophagite, gastrite aiguë (particulièrement gastrite hémorragique)	Blocage de l'action de l'histamine aux récepteurs H₂ des cellules pariétales et diminution de la sécrétion chlorhydropeptique
Inhibiteurs de la pompe à protons • Ésoméprazole (Nexium^{MD}) • Lansoprazole (Prevacid^{MD}) • Oméprazole (Losec^{MD}) • Pantoprazole (Pantoloc^{MD}) • Rabéprazole (Pariet^{MD})	Ulcère duodénal ou gastrique, gastrite aiguë (par corrosion, par érosion et hémorragique)	Suppression de la sécrétion chlorhydropeptique par inhibition du système enzymatique H^+-K^+-ATPase dans les cellules pariétales ; inhibition de la pompe d'acide gastrique essentielle à la sécrétion chlorhydropeptique
Vasopressine (Pressyn AR^{MD})	Varices œsophagiennes	Vasoconstriction et hausse de l'activité des muscles lisses digestifs ; baisse de la pression dans la circulation portale et arrêt du saignement
Ocréotide (Sandostatin^{MD})	Hémorragie digestive haute, varices œsophagiennes	Analogue de la somatostatine qui réduit la circulation splanchnique (c.-à-d. de l'appareil digestif) ; diminution de la sécrétion chlorhydropeptique par diminution de la sécrétion de gastrine
Épinéphrine	Hémorragie due à une ulcération	Perfusion durant l'endoscopie qui rétablit l'hémostase ; vasoconstriction localisée et agrégation plaquettaire induisant une pression sur la source hémorragique ; souvent combinée à d'autres formes de traitement (p. ex., le laser)

Soins et traitements infirmiers

CLIENT SOUFFRANT D'HÉMORRAGIE DIGESTIVE HAUTE

Collecte des données

L'évaluation infirmière approfondie et exacte représente la première étape essentielle de la démarche de soins en cas d'hémorragie digestive haute. L'infirmière détermine l'état de conscience du client, ses signes vitaux, la turgescence des veines jugulaires, la couleur de la peau et le remplissage capillaire. Elle examine l'abdomen pour savoir s'il est distendu ou en état de défense musculaire, et elle vérifie le péristaltisme. Les signes vitaux indiqueront si le client se trouve en choc hypovolémique dû au saignement et permettront d'évaluer l'efficacité du traitement. Les signes et symptômes du choc hypovolémique sont l'hypotension, la tachycardie, un pouls filant, la soif, la peau froide et moite, ainsi que l'instabilité psychomotrice. L'infirmière surveille les signes vitaux toutes les 15 à 30 minutes et mentionne tout changement important au médecin. Les signes vitaux varient selon l'âge et l'état physique de la personne. L'**ENCADRÉ 56.12** présente les données subjectives et objectives que l'infirmière recueille auprès du client, ou de ses proches, car il se peut que la personne en choc hémorragique ne soit pas en mesure de répondre aux questions.

RAPPELEZ-VOUS...

Le temps de remplissage capillaire normal est inférieur à deux secondes.

ENCADRÉ 56.12 | Hémorragie digestive haute

Données subjectives

- Renseignements importants concernant la santé :
  - Antécédents de santé : incidents déclencheurs de l'épisode hémorragique, antécédents d'hémorragie et son traitement, ulcère peptique, varices œsophagiennes, œsophagite, gastrite aiguë ou chronique, ulcération due au stress (atteintes multisystémiques, polytraumatisme, brûlures étendues)
  - Médicaments : prise d'aspirine, d'anti-inflammatoires non stéroïdiens, de corticostéroïdes, d'anticoagulants
  - Interventions chirurgicales et autres traitements : chirurgie majeure récente
- Modes fonctionnels de santé :
  - Perception et gestion de la santé : antécédents familiaux d'hémorragie, tabagisme, consommation d'alcool
  - Nutrition et métabolisme : nausée, vomissement, perte de poids, soif
  - Élimination : diarrhée, selles noires goudronneuses, diminution de l'élimination urinaire, sudation
  - Activités et exercices : faiblesse, étourdissement, évanouissement
  - Cognition et perception : douleur épigastrique, crampes abdominales
  - Adaptation et tolérance au stress : agents stressants ponctuels ou chroniques

Données objectives

- Observations générales : fièvre
- Système tégumentaire : peau pâle, froide et moite ; muqueuses, lit de l'ongle et conjonctive pâles ; angiome arachnide, ictère, œdème périphérique
- Système respiratoire : respiration rapide et superficielle
- Système cardiovasculaire : tachycardie, pouls faible, hypotension orthostatique, ralentissement du remplissage capillaire
- Système gastro-intestinal : vomissures de couleur rouge ou à l'apparence de marc de café, abdomen tendu et rigide, ascites, bruits intestinaux hypoactifs ou hyperactifs, selles noires goudronneuses
- Système nerveux : agitation, instabilité psychomotrice, altération de l'état de conscience
- Système urinaire : diminution de la diurèse, augmentation de la densité urinaire (urines concentrées)
- Résultats possibles aux examens paracliniques : ↓ de l'hématocrite et de l'hémoglobine ; hématurie, test de gaïac positif (selles, vomissures ou contenu gastrique aspiré) ; ↓ du taux de facteurs de coagulation ; ↑ des enzymes hépatiques ; anomalies décelées à l'endoscopie

Analyse et interprétation des données

L'analyse et l'interprétation des données relatives au client souffrant d'hémorragie digestive haute peuvent mener aux constats suivants, sans s'y limiter :

- un risque d'aspiration lié à l'hémorragie active et à l'altération de l'état de conscience ;
- une baisse du débit cardiaque liée à la perte sanguine ;
- un déficit de volume liquidien lié à l'hémorragie aiguë ;
- une diminution de l'irrigation tissulaire périphérique liée à la baisse du volume circulatoire ;
- de l'anxiété liée à l'hémorragie, à l'hospitalisation, à l'issue incertaine, à la source hémorragique ;
- une adaptation inefficace liée à la situation de crise et à la vulnérabilité personnelle.

Planification des soins

Les objectifs généraux pour le client qui souffre d'hémorragie digestive haute sont :

- de déterminer et de faire traiter la cause de l'hémorragie ;
- de retrouver un état hémodynamique normal ;
- de maîtriser le plus possible la douleur et l'anxiété ;
- d'éviter tout saignement digestif ultérieur.

Interventions cliniques

Promotion de la santé

Bien qu'il soit impossible de prévoir toutes les causes de l'hémorragie digestive haute, l'infirmière a la responsabilité de déterminer, de concert avec le médecin, le degré de risque que présente le client. La personne ayant des antécédents de gastrite chronique ou d'ulcère peptique est à risque élevé parce que l'irritation de la muqueuse et les ulcères chroniques constituent des facteurs prédisposant à l'hémorragie. L'épisode hémorragique majeur accentue le risque d'un épisode subséquent. La cirrhose du foie et les antécédents d'hémorragie digestive due à des varices font également grimper le risque. La personne à risque a tout intérêt à éviter les irritants gastriques tels que l'alcool et le tabac, à prévenir ou à réduire le stress à la maison et au travail, et à ne consommer que les médicaments prescrits. Les médicaments en vente libre qui renferment des ingrédients susceptibles de provoquer un saignement (p. ex., l'aspirine) peuvent être dangereux. Il faut enseigner au client la méthode de recherche de sang occulte dans les vomissures ou les selles. Le médecin doit être informé au plus vite de la présence de sang.

La personne traitée à l'aide de médicaments qui exercent des effets gastroduodénaux néfastes (ulcère peptique, saignement), tels l'aspirine, les corticostéroïdes ou les AINS, doit en connaître les effets indésirables potentiels, dont l'hémorragie digestive. Il est recommandé de ne pas prendre ces médicaments dans la mesure du possible. Le client qui les consomme devrait les prendre aux repas ou avec une collation pour en diminuer l'effet irritant. Même à faible dose, l'aspirine peut causer un saignement gastro-intestinal. L'administration concomitante d'un AINS et d'un IPP à forte dose peut diminuer le risque de saignement. Le misoprostol (Arthrotec^MD) peut être utile à la personne à risque d'ulcère gastrique parce qu'elle prend un AINS. Cet analogue de la prostaglandine inhibe la sécrétion chlorhydropeptique et réduit les risques d'hémorragie digestive haute due à l'utilisation d'un AINS. Cependant, le misoprostol a d'importants effets indésirables, dont les crampes utérines, les crampes abdominales et la diarrhée. En raison de ses effets sur l'utérus, il est contre-indiqué pendant la grossesse et chez la femme en âge de procréer qui n'utilise pas de moyen de contraception.

La **dyscrasie** (p. ex., l'anémie aplasique), le dysfonctionnement hépatique et la chimiothérapie anticancéreuse font grimper le risque de saignement en occasionnant une diminution des facteurs de coagulation et des plaquettes. Dans ces cas, l'infirmière décrit au client la maladie et les médicaments employés pour la traiter, et mentionne le risque accru de saignement.

Phase aiguë

L'infirmière interagit avec le client de manière posée afin d'apaiser son anxiété. La prudence est de mise dans l'administration d'un sédatif, car ce type de médicament risque d'estomper les signes avant-coureurs de l'état de choc.

Une fois installée, la voie de perfusion I.V. reste en place aux fins d'apport liquidien ou sanguin. L'infirmière fait le bilan des ingesta et des excreta afin d'évaluer avec précision le degré d'hydratation du client. Elle mesure l'élimination urinaire toutes les heures. Le débit sanguin rénal approprié s'exprime par un débit urinaire minimal de 0,5 ml/kg/h. S'il s'avère inférieur, une ischémie rénale secondaire à l'hypovolémie peut être soupçonnée. L'infirmière mesure également la densité urinaire, car ce paramètre fournit de l'information sur le degré d'hydratation. Des valeurs constamment au-dessus de 1,030 (la norme variant de 1,005 à 1,025) indiquent que l'urine est extrêmement concentrée, donc que le volume sanguin est probablement bas. Il importe d'informer le médecin de ces résultats de sorte que le débit de la perfusion I.V. soit adapté en conséquence. Quand un cathéter veineux central ou un cathéter artériel pulmonaire est en place, l'infirmière en relève les valeurs (pression veineuse centrale, pression artérielle pulmonaire, etc.) toutes les heures ou toutes les deux heures. Cette surveillance hémodynamique supplémentaire offre un aperçu plus complet de la circulation et des pressions sanguines dans l'appareil cardiovasculaire ▶ **49**.

L'infirmière surveille étroitement l'apparition de signes de surcharge liquidienne, particulièrement chez la personne âgée ou la personne ayant des antécédents de problèmes cardiovasculaires ou rénaux. Il faut prévenir la surcharge liquidienne et l'œdème pulmonaire quand une grande quantité de soluté I.V. est perfusée rapidement et pendant une brève période. Pour cela, l'infirmière auscultera le client afin de déceler des bruits respiratoires anormaux, et elle l'observera minutieusement pour évaluer l'effort respiratoire et la sensation de dyspnée. L'électrocardiogramme permet d'évaluer la fonction cardiaque.

Certains aliments comme la betterave colorent les vomissures d'une teinte rougeâtre. Il est essentiel de procéder à la recherche de sang occulte selon les règles afin d'éviter de recueillir des renseignements inexacts. L'infirmière note si du sang provenant de l'**épistaxis** a été avalé pour éviter que la présence de ce sang donne lieu à un constat erroné d'hémorragie digestive haute. Elle veille également au positionnement approprié de la sonde nasogastrique, et elle examine le contenu aspiré pour voir s'il contient du sang. L'irrigation à l'aide d'une solution à la température ambiante peut aider à visualiser la source du saignement durant l'endoscopie (Gralnek, Barkun, & Bardou, 2008). La surveillance étroite des signes vitaux s'impose, notamment chez la personne atteinte d'une maladie cardiovasculaire, en raison du risque de dysrythmie. Soulever la tête de lit favorise le bien-être du client et prévient l'aspiration.

L'infirmière examine les selles à la recherche de sang. Des selles noires goudronneuses ne sont pas habituellement le signe d'une hémorragie active, mais d'un saignement qui dure depuis un certain temps. Les selles d'un rouge brillant ou marron (hématochézie) indiquent en général que la source hémorragique est dans la partie basse de l'intestin. L'infirmière doit écarter la possibilité que le sang provienne des menstruations ou d'hémorroïdes sanguinolentes. Des vomissures teintées de sang, alors que les selles sont exemptes de sang pur ou de sang occulte, sont révélatrices d'une hémorragie brève.

Les résultats des analyses biochimiques permettent d'estimer l'efficacité thérapeutique des interventions. En période d'hémorragie active, l'hémoglobine et l'hématocrite sont mesurés toutes les quatre à six heures. Les premières valeurs de l'hématocrite ne rendront probablement pas compte de la perte sanguine réelle, ni de l'apport sanguin ultérieur d'ailleurs; elles seront trop élevées ou trop basses pour la situation. Il faut également déterminer le taux d'azote uréique sanguin. Durant un épisode hémorragique important, les bactéries du tractus gastro-intestinal digèrent les protéines sanguines, ce qui entraîne une hausse de l'azote uréique. Toutefois, le taux d'azote uréique élevé peut également indiquer une hypoperfusion rénale ou une néphropathie. Le meilleur indicateur d'une défaillance rénale sera alors la mesure de la créatinine sérique. Dans de nombreux cas, de l'oxygène est administré par masque ou canule nasale afin de restaurer la saturation en oxygène du sang.

À la reprise progressive de l'alimentation orale, l'infirmière observe le client afin de déceler les signes avant-coureurs de nausées et de vomissements, et la récurrence de l'hémorragie. Au début, l'alimentation se résume à du liquide clair offert toutes les heures selon la tolérance du client. Les aliments solides sont réintroduits progressivement si ce dernier ne manifeste pas de signes de malaise.

Dans le cas où l'hémorragie découle de l'alcoolisme, l'infirmière anticipe un delirium tremens étant donné la période de sevrage qui s'amorce. Les symptômes annonciateurs du délirium tremens sont l'agitation, le tremblement incontrôlé, les sueurs et les hallucinations d'apparence réelle ▶ **12**.

Dyscrasie : Perturbation des phénomènes de coagulation sanguine.

49

Les principes de surveillance hémodynamique sont discutés dans le chapitre 49, *Interventions cliniques – Soins en phase critique.*

12

Le chapitre 12, *Troubles liés à une substance*, traite du syndrome du sevrage alcoolique.

Capsule Jugement clinique

Monsieur Crispi reçoit encore des solutés I.V. à raison de 120 ml/h même si sa condition s'est stabilisée. À l'auscultation des poumons, vous détectez des bruits trachéaux et bronchovésiculaires.

Devez-vous soupçonner une surcharge liquidienne chez monsieur Crispi ? Justifiez votre réponse.

Soins ambulatoires et soins à domicile

L'enseignement au client et au proche aidant porte sur la prévention de l'épisode hémorragique. L'ulcère peptique, la toxicomanie, l'alcoolisme, l'hépatopathie et la maladie respiratoire peuvent tous provoquer une hémorragie digestive haute. L'infirmière mentionne au client et au proche aidant les conséquences de l'inobservance de la pharmacothérapie. Elle insiste sur l'importance de s'en tenir aux médicaments prescrits par le médecin et d'exclure tous les autres (particulièrement l'aspirine et les AINS). Le tabac et l'alcool doivent être évités parce qu'ils irritent la paroi du tractus digestif et qu'ils interfèrent avec la cicatrisation. Des soins de longue durée peuvent être nécessaires en raison de la récurrence potentielle. L'infirmière décrit les mesures d'urgence à prendre en cas d'hémorragie aiguë.

Évaluation des résultats

Pour le client souffrant d'une hémorragie digestive haute, les résultats escomptés à la suite des soins et des interventions cliniques sont :

- la cessation de l'hémorragie ;
- le maintien du volume liquidien normal ;
- le rétablissement de l'état hémodynamique ;
- une douleur maîtrisée ou minimale ;
- la connaissance des facteurs étiologiques potentiels et la modification des habitudes de vie.

56.9 | Gastrite

La **gastrite**, inflammation de la muqueuse de l'estomac, est l'un des troubles gastriques les plus courants. Elle peut être aiguë ou chronique, diffuse ou circonscrite.

56.9.1 Étiologie et physiopathologie

La gastrite découle d'un bris de la barrière muqueuse gastrique. Habituellement, cette dernière protège le tissu gastrique de la corrosion de l'acide chlorhydrique et de la pepsine. Lorsque la barrière est brisée, l'acide chlorhydrique et la pepsine peuvent se répandre dans la muqueuse. Cette rétrodiffusion entraîne un œdème tissulaire, la rupture de la paroi capillaire, l'écoulement de plasma dans la lumière gastrique et, possiblement, une hémorragie. **L'ENCADRÉ 56.13** énumère les causes de la gastrite.

Facteurs de risque

Médicaments

Des médicaments favorisent l'apparition de la gastrite, aiguë ou chronique, notamment les AINS, l'aspirine, la digoxine (Lanoxin^MD) et l'alendronate (Fosamax^MD), qui exercent un effet irritant direct sur la muqueuse gastrique. En outre, les AINS ainsi que les corticostéroïdes inhibent la synthèse des prostaglandines qui protègent la muqueuse gastrique, rendant la muqueuse encore plus vulnérable. De nombreux AINS peuvent causer une gastrite, à savoir le piroxicam (Apo-Piroxicam^MD), le naproxen (Naprosyn^MD), le sulindac (Apo-Sulin^MD), l'indométhacine (Apo-Indomethacin^MD) le diclofénac (Voltaren^MD) et l'ibuprofène (Motrin^MD, Advil^MD). Les facteurs de risque de la gastrite due à un AINS sont le sexe féminin, l'âge supérieur à 60 ans, les antécédents d'ulcère peptique, l'usage concomitant d'un anticoagulant ou d'un autre AINS, y compris l'aspirine à faible dose, l'usage d'autres médicaments au potentiel ulcérogène, dont les corticostéroïdes, et la présence d'un trouble chronique incapacitant comme la maladie cardiovasculaire.

Régime alimentaire

Des excès alimentaires peuvent être à l'origine de la gastrite aiguë. Ainsi, l'alcoolisme périodique entraîne des lésions de la muqueuse gastrique allant de la lésion épithéliale superficielle circonscrite à la destruction de la muqueuse accompagnée de congestion et d'œdème de la muqueuse et d'hémorragie. Les lésions causées par une consommation excessive et fréquente d'alcool aboutiront à une gastrite chronique. Les aliments épicés et irritants consommés en grande quantité et certains troubles métaboliques comme l'insuffisance rénale peuvent également occasionner une gastrite aiguë.

Helicobacter pylori

L'infection à *Helicobacter pylori* est une cause importante de gastrite chronique. Cette infection

---

ENCADRÉ 56.13 | **Causes de la gastrite**

Médicaments
- Aspirine
- Corticostéroïdes
- Anti-inflammatoires non stéroïdiens

Régime alimentaire
- Alcool
- Aliments épicés, irritants

Microorganismes
- *Helicobacter pylori*
- *Salmonella*
- *Staphylococcus*

Facteurs environnementaux
- Radiothérapie
- Tabagisme

Pathologies préexistantes
- Brûlures d'estomac
- Hernie hiatale volumineuse
- Stress physiologique
- Reflux de bile et de sécrétions pancréatiques
- Insuffisance rénale (urémie)
- Sepsis
- Choc

Autres causes
- Interventions endoscopiques
- Sonde nasogastrique
- Stress psychologique

sévit partout dans le monde, mais surtout dans les pays en développement. Elle est vraisemblablement transmise selon le mode fécal-oral ou oral-oral, et la bactérie survit dans l'eau (Bellack, Koehoorn, MacNab, & Morshed, 2006 ; Santé Canada, 2006). La présence de la bactérie est également liée au **carcinome gastrique** et au **lymphome non hodgkinien**. Son influence dans la formation de l'ulcère est abordée plus loin dans ce chapitre.

La gastrite chronique a d'autres causes environnementales, moins fréquentes cependant. Des infections bactériennes, virales et fongiques, dont celles dues à des mycobactéries, au cytomégalovirus et à la syphilis, sont associées à la gastrite chronique. Le reflux de sels biliaires du duodénum dans l'estomac à la suite d'une modification anatomique découlant d'une intervention chirurgicale, telles la gastroduodénostomie ou la gastrojéjunostomie, peut provoquer une gastrite. Les vomissements persistants peuvent causer un reflux de sels biliaires. La réaction émotionnelle intense et des lésions au système nerveux central, en stimulant la sécrétion d'acide chlorhydrique ou de cortisol, peuvent occasionner l'inflammation de la tunique muqueuse gastrique.

56.9.2   Manifestations cliniques

L'anorexie, les nausées et les vomissements, la douleur épigastrique et la sensation de plénitude sont les symptômes de gastrite aiguë. L'alcoolisme provoquera souvent une hémorragie, qui constitue parfois le seul symptôme. La gastrite aiguë se résorbe d'elle-même ; sa durée va de quelques heures à quelques jours, et la muqueuse se cicatrise complètement à terme.

Les manifestations de la gastrite chronique sont les mêmes que celles de la gastrite aiguë.

Certains cas sont asymptomatiques. L'atrophie découlant de la perte des cellules pariétales se traduit par la disparition de la source du **facteur intrinsèque**. La perte de ce facteur intrinsèque, élément essentiel à l'absorption de la cobalamine dans l'iléon terminal, provoque une carence en cobalamine au bout du compte. Peu à peu, la réserve de cobalamine hépatique s'épuise et la carence s'installe. Parce que la cobalamine est essentielle à la croissance et à la maturation des globules rouges, son absence entraîne une anémie pernicieuse et des complications neurologiques ▶ **38**.

56.9.3   Examen clinique et examens paracliniques

Les antécédents de toxicomanie ou d'alcoolisme entraînent souvent un diagnostic de gastrite aiguë. Néanmoins, l'endoscopie avec biopsie s'avère nécessaire afin de poser un diagnostic définitif. Il est possible de détecter *H. pylori* grâce à des tests de dépistage dans l'haleine, l'urine, le sérum, les selles ou les cellules gastriques. Ces tests sont décrits dans la section suivante, portant sur l'ulcère peptique. La radiologie est sans utilité dans le traitement de la gastrite parce que les lésions sont habituellement superficielles et qu'elles n'apparaissent pas clairement sur le cliché radiographique. L'hémogramme peut révéler la présence d'anémie découlant de la perte de sang ou de l'absence de facteur intrinsèque. Les selles font l'objet d'une recherche de sang occulte. Des analyses biochimiques permettent de détecter les anticorps dirigés contre les cellules pariétales ou le facteur intrinsèque. Seul l'examen cytologique par prélèvement de la biopsie tissulaire permet de confirmer ou d'infirmer le carcinome gastrique.

38

L'anémie par déficit en cobalamine est présentée dans le chapitre 38, *Interventions cliniques – Troubles hématologiques.*

Soins et traitements en interdisciplinarité

CLIENT ATTEINT DE GASTRITE

Gastrite aiguë

En règle générale, le traitement de la gastrite aiguë se limite à l'élimination de la cause et à la prévention. Le plan de soins et de traitements infirmiers (PSTI), semblable à celui destiné aux nausées et aux vomissements, a essentiellement une visée de soutien. Si la gastrite aiguë s'accompagne de vomissements, le repos, aucune ingestion par la bouche et la perfusion I.V. de soluté seront utiles, car la déshydratation peut être rapide. Un antiémétique pourra contrer les nausées et les vomissements. En cas de gastrite aiguë grave, une sonde nasogastrique pourra être mise en place pour divers motifs : 1) évaluer la présence d'un saignement ; 2) effectuer un lavage d'estomac qui évacuera l'agent précipitant ; 3) veiller à ce que l'estomac soit vide et libre de stimulation néfaste. Du liquide clair est offert au client lorsque

les symptômes ont disparu, et les aliments solides seront réintroduits dans son alimentation de manière graduelle.

En cas d'hémorragie présumée, il importe de surveiller les signes vitaux fréquemment et de vérifier la présence de sang dans les vomissures. Les stratégies de prise en charge de l'hémorragie digestive haute s'appliquent en cas de gastrite grave.

La pharmacothérapie est axée sur la réduction de l'irritation de la muqueuse gastrique et sur l'atténuation des symptômes. L'antiacide soulagera le malaise abdominal en alcalinisant le milieu gastrique (pH supérieur à 7). L'antagoniste des récepteurs H_2 (p. ex., la ranitidine, la cimétidine) ou l'IPP (p. ex., l'oméprazole, le lansoprazole) diminuera la sécrétion chlorhydropeptique. L'association d'un antagoniste des récepteurs H_2 et du bismuth peut être employée également. L'infirmière enseigne au client les effets thérapeutiques de l'IPP et de l'antagoniste des récepteurs H_2.

Gastrite chronique

Le traitement de la gastrite chronique a pour objectif d'en éliminer la cause précise (p. ex., la cessation de la consommation d'alcool ou de drogues, l'éradication d'*H. pylori*). L'éradication d'*H. pylori* passe par l'antibiothérapie multiple **TABLEAU 56.11**. En présence d'anémie pernicieuse, la cobalamine par voie orale ou nasale ou par injection est nécessaire. L'infirmière aborde le sujet de l'apport permanent de cobalamine avec le client.

La personne aux prises avec une gastrite chronique peut devoir modifier son style de vie et elle devra assurément suivre consciencieusement la pharmacothérapie. Pour certains, le régime alimentaire non irritant réparti en six repas légers quotidiens est bénéfique. L'antiacide après les repas peut également apaiser les symptômes. Le tabagisme est à éviter dans n'importe quelle forme de gastrite. La démarche interdisciplinaire faisant appel à un médecin, à une infirmière, à une nutritionniste et à un pharmacien, qui transmettent essentiellement la même information et offrent du soutien au client, peut favoriser l'observance du régime thérapeutique. Puisque la fréquence de cancer gastrique est élevée en présence de métaplasie ou de dysplasie gastrique avérée, l'infirmière insistera sur l'importance du suivi médical.

Pharmacothérapie

TABLEAU 56.11   **Infection à *Helicobacter pylori***

TRAITEMENT	DURÉE	TAUX D'ÉRADICATION
Bithérapie • Inhibiteur de la pompe à protons • Clarithromycine (Biaxin^MD)	7-10 jours	> 45-50 %
Trithérapie • Inhibiteur de la pompe à protons • Amoxicilline • Clarithromycine (Biaxin^MD)	7-14 jours	70-85 %
Quadrithérapie • Inhibiteur de la pompe à protons • Sels de bismuth[a] • Tétracycline • Métronidazole (Flagyl^MD)	10-14 jours	85 %

[a] Les sels de bismuth possèdent des propriétés antibactériennes.

56.10 | Ulcère peptique

L'**ulcère peptique** se caractérise par l'érosion de la muqueuse du tractus gastro-intestinal due à l'action digestive de l'acide chlorhydrique et de la pepsine. N'importe quelle surface du tube digestif en contact avec les sécrétions gastriques est vulnérable à l'ulcération, tant la partie **distale** de l'œsophage et de l'estomac que le duodénum et la marge de l'anastomose gastrojéjunale après une intervention chirurgicale.

56.10.1 Formes

L'ulcère peptique est aigu ou chronique, selon l'étendue et la durée de l'érosion de la muqueuse, et gastrique ou duodénal, selon le siège de l'érosion. L'ulcère aigu consiste en une érosion superficielle accompagnée d'inflammation minime **FIGURE 56.11**. Il ne dure pas longtemps, il disparaît dès que sa cause a été éliminée. L'ulcère chronique perdure longtemps, et l'érosion perce la paroi musculaire et donne lieu à la formation de tissu fibreux **FIGURE 56.12**. Sa présence se fait continuellement sentir durant de nombreux mois, ou les manifestations surgissent à intermittence tout au long de la vie. L'ulcère chronique est plus fréquent que l'érosion aiguë.

L'expression ulcère peptique englobe l'ulcère gastrique et l'ulcère duodénal, mais ces deux formes diffèrent entre elles du point de vue de l'étiologie et de la fréquence **TABLEAU 56.12**. En

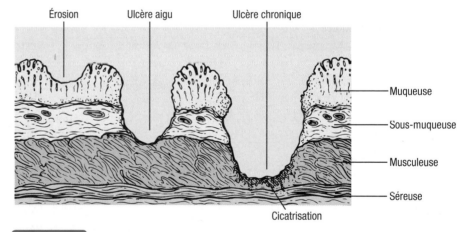

Érosion   Ulcère aigu   Ulcère chronique

Muqueuse
Sous-muqueuse
Musculeuse
Séreuse
Cicatrisation

FIGURE 56.11

Ulcères peptiques dont un dû à l'érosion, un en phase aiguë et un en phase chronique. Tant l'ulcère aigu que l'ulcère chronique peuvent creuser toute la paroi gastrique.

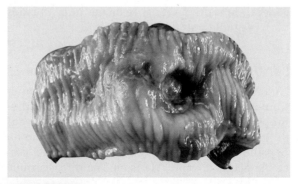

FIGURE 56.12
Ulcère duodénal

TABLEAU 56.12 **Comparaison entre l'ulcère gastrique et l'ulcère duodénal**

ULCÈRE GASTRIQUE	ULCÈRE DUODÉNAL
Lésion • Superficielle, contour régulier, forme ronde, ovale ou conique	• Pénétrante (déformation du bulbe duodénal en raison de la cicatrisation des ulcères récurrents)
Siège de la lésion • Dans l'antre surtout, mais également dans le corps et le fundus	• Dans les premiers centimètres (un ou deux) du duodénum
Sécrétion chlorhydropeptique • Normale ou réduite	• En hausse
Fréquence • Plus élevée chez la femme que chez l'homme • Plus élevée dans la tranche d'âge de 50 à 60 ans • Plus élevée dans la classe défavorisée sur le plan socioéconomique • En augmentation avec le tabagisme, la consommation de certains médicaments (aspirine, AINS) et d'alcool • En augmentation en présence de défaillance du pylore et de reflux biliaire	• Plus élevée chez l'homme que chez la femme, mais augmente chez la femme, particulièrement la femme ménopausée • Plus élevée dans la tranche d'âge de 35 à 45 ans • Associée au stress psychologique • En augmentation avec le tabagisme, la consommation d'alcool et de certains médicaments • Associée à d'autres maladies (p. ex., la maladie pulmonaire obstructive chronique, la maladie pancréatique, l'hyperparathyroïdie, le syndrome de Zollinger-Ellison, l'insuffisance rénale chronique)
Manifestations cliniques • Tension cuisante ou gazeuse dans la région épigastrique gauche haute, au dos et au haut de l'abdomen • Douleur de une à deux heures suivant le repas; en cas d'ulcère pénétrant, accentuation du malaise par les aliments • Nausées et vomissements occasionnels, perte de poids	• Crampes cuisantes, de pression, au creux épigastrique et au haut de l'abdomen; dorsalgie en cas d'ulcère postérieur • Douleur surgissant de deux à quatre heures suivant le repas (milieu de la matinée, de l'après-midi et de la nuit), périodique et épisodique, soulagée par un antiacide et des aliments • Nausées et vomissements occasionnels
Taux de récurrence • Élevé	• Élevé
Complications • Hémorragie, perforation, obstruction du défilé gastrique, caractère réfractaire	• Hémorragie, perforation, obstruction du défilé gastrique

général, le traitement est le même pour tous les ulcères quelle que soit leur forme.

56.10.2 Étiologie et physiopathologie

L'ulcère peptique prend naissance dans un environnement acide, sans que la sécrétion chlorhydropeptique soit forcément excessive. Précurseur de la pepsine, le pepsinogène se transforme en pepsine en présence d'acide chlorhydrique lorsque le pH est de 2 ou 3. Lorsque l'acidité gastrique est neutralisée par des aliments ou un antiacide, ou que la sécrétion acide est bloquée par un médicament, le pH se met à remonter à 3,5 ou plus. À ce pH, la pepsine n'exerce pas ou peu d'activité **protéolytique**.

La **FIGURE 56.13** illustre la physiopathologie de l'ulcère. La rétrodiffusion d'acide chlorhydrique dans la muqueuse gastrique entraîne la destruction cellulaire et l'inflammation. La muqueuse lésée active la sécrétion d'histamine, qui produit une vasodilatation et accroît la perméabilité capillaire, ainsi que la sécrétion d'acide et de pepsine. L'interrelation entre la circulation sanguine dans la muqueuse et la rupture de la barrière muqueuse gastrique est représentée à la **FIGURE 56.14**. Comme cela a été mentionné précédemment, divers agents sont néfastes pour la barrière muqueuse.

Helicobacter pylori

H. pylori est associé non seulement à la gastrite chronique, mais également à l'ulcère peptique. Près de 50 % de la population mondiale est porteuse d'*H. pylori*. Cependant, ces personnes ne présenteront pas toutes des signes cliniques de la maladie. Dans l'estomac, la bactérie colonise les cellules épithéliales de la muqueuse gastrique. Les réactions sont diverses. Ainsi, *H. pylori* peut entraîner une métaplasie intestinale dans l'estomac qui débouchera sur la gastrite atrophique chronique et sur le cancer gastrique dans certains cas. La bactérie peut également altérer la sécrétion gastrique et de ce fait causer des lésions qui prendront la forme d'un ulcère peptique. La réaction à l'infection due à *H. pylori* est influencée par divers facteurs dont la génétique, l'environnement et le régime alimentaire.

H. pylori produit l'enzyme uréase, qui métabolise le chlorure d'ammonium, le transformant en urée ainsi qu'en d'autres composés chimiques nocifs. L'uréase active la réponse immunitaire, soit la production d'anticorps et la libération des cytokines inflammatoires.

Médicaments

Les médicaments au potentiel ulcérogène, tels l'aspirine et les AINS, inhibent la synthèse des prostaglandines, augmentent la sécrétion acide et perturbent l'intégrité de la barrière muqueuse. Les AINS sont responsables de la majorité des ulcères peptiques qui ne sont pas causés par *H. pylori*. Le risque d'ulcère peptique augmente lorsque l'AINS est administré à un porteur d'*H. pylori* (Lanza et al., 2009). Les corticostéroïdes, les anticoagulants et les inhibiteurs sélectifs du recaptage de la sérotonine (fluoxétine [Prozac^MD]) accroissent eux aussi le risque de formation d'un ulcère (Targownik, Bolton, Metge, Leung, & Sareen, 2009). Les corticostéroïdes interfèrent avec le renouvellement cellulaire et diminuent l'effet protecteur de la muqueuse.

Habitudes de vie

La consommation excessive d'alcool provoque des lésions aiguës de la muqueuse. En outre, l'alcool stimule la sécrétion acide. Le café, qu'il soit caféiné ou décaféiné, est un fort stimulant de la sécrétion

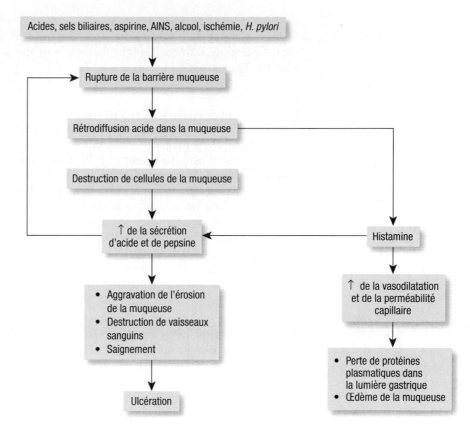

FIGURE 56.13

Conséquences physiopathologiques d'une rupture de la muqueuse gastrique avec rétrodiffusion acide

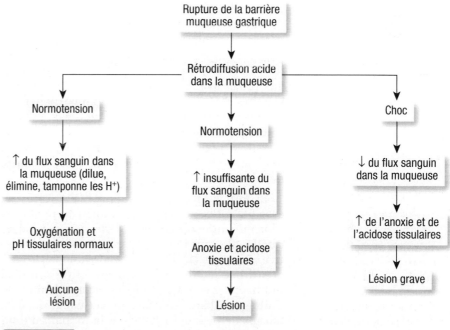

FIGURE 56.14

Impacts systémiques de la rupture de la barrière muqueuse gastrique d'acide gastrique. La détresse psychologique, générée par le stress ou la dépression, peut ralentir la cicatrisation de l'ulcère. Le tabagisme a le même effet sur la cicatrisation.

Ulcère gastrique

Bien qu'il puisse survenir n'importe où dans l'estomac, l'ulcère gastrique loge habituellement dans l'antre. Dans les pays occidentaux, l'ulcère gastrique est moins fréquent que l'ulcère duodénal. Il est plus fréquent chez les femmes et les personnes âgées que dans le reste de la population. La population la plus touchée est celle des plus de 50 ans, de sorte que le taux de mortalité par ulcère gastrique est supérieur au taux de mortalité par ulcère duodénal. L'ulcère gastrique est plus susceptible de se compliquer (hémorragie, perforation ou occlusion) que l'ulcère duodénal.

Les facteurs de risque d'ulcère gastrique sont *H. pylori*, certains médicaments, le tabagisme et le reflux biliaire. Certains prétendent que les aliments chauds, crus ou épicés peuvent également être à l'origine de l'ulcère gastrique, mais aucun résultat probant ne confirme cette allégation.

Ulcère duodénal

Les ulcères duodénaux représentent près de 80 % des ulcères peptiques. L'ulcère duodénal peut se manifester à n'importe quel âge, mais il est particulièrement fréquent chez les personnes de 35 à 45 ans. Il peut frapper n'importe qui sans distinction de statut socioéconomique.

H. pylori constitue la cause la plus fréquente de l'ulcère duodénal. En effet, de 90 à 95 % des personnes affligées d'un ulcère duodénal sont porteuses d'*H. pylori*. Toutefois, ce ne sont pas toutes les personnes infectées par *H. pylori* qui seront aux prises avec un ulcère. L'examen de diverses souches d'*H. pylori* conclut à une virulence variable selon le sous-type de microorganisme. La bactérie survit longtemps dans le tractus gastro-intestinal humain en raison de sa capacité de se fixer aux cellules de la muqueuse et de produire de l'uréase.

La formation de l'ulcère duodénal est souvent associée à l'hypersécrétion chlorhydropeptique. Plusieurs affections haussent le risque d'ulcère duodénal, dont la maladie pulmonaire obstructive chronique (MPOC), la cirrhose du foie, la pancréatite chronique, l'hyperparathyroïdie, la néphropathie chronique et le **syndrome de Zollinger-Ellison**. La consommation d'alcool et le tabagisme peuvent provoquer la formation d'un ulcère duodénal par stimulation de la sécrétion chlorhydropeptique.

Certaines personnes présentent une prédisposition génétique à l'ulcère peptique. Les porteurs du groupe sanguin O sont plus susceptibles de souffrir des effets néfastes d'*H. pylori* et sont plus souvent atteints d'ulcère duodénal que les porteurs des autres groupes sanguins.

Autres facteurs

Le virus de l'herpès et le cytomégalovirus en présence d'immunosuppression peuvent provoquer un ulcère gastrique.

56.10.3 Manifestations cliniques

La dyspepsie caractéristique de l'ulcère gastrique se manifeste à la région épigastrique haute de une à deux heures suivant le repas. La douleur est cuisante ou « gazeuse ». Si l'ulcère creuse la muqueuse gastrique, les aliments ont plutôt tendance à intensifier la douleur qu'à l'atténuer. Dans certains cas, les premiers symptômes révèlent une complication grave telle la perforation de la paroi de l'estomac ou du duodénum.

Le contact entre l'acide gastrique et l'ulcère duodénal provoque l'apparition des symptômes. Pendant le repas, les aliments contribuent à neutraliser l'acidité. Les symptômes se manifestent en général de deux à cinq heures après le repas. La douleur est alors cuisante, surgissant comme une crampe. Le plus souvent, elle est ressentie au creux épigastrique sous l'**appendice xiphoïde**. L'ulcère duodénal peut également occasionner de la **dorsalgie**. L'antiacide seul, ou combiné avec un antagoniste des récepteurs H_2, ainsi que les aliments procurent un soulagement en neutralisant l'acidité. L'ulcère duodénal a ceci de particulier qu'il se manifeste continuellement durant quelques semaines ou mois, qu'il disparaît avant de ressurgir quelques mois plus tard.

La douleur ou le malaise ne sont pas toujours présents dans l'ulcère gastrique ou duodénal. L'ulcère peptique silencieux est plus fréquent chez la personne âgée que chez l'adulte qui prend un AINS. La présence ou l'absence de symptômes n'est pas en lien avec la taille de l'ulcère, ni l'étendue de la cicatrisation.

56.10.4 Complications

Les trois complications majeures de l'ulcère peptique chronique sont l'hémorragie, la perforation de l'estomac ou du duodénum, ainsi que l'obstruction du défilé gastrique. Dans les trois cas, il s'agit d'une urgence médicale qui pourra nécessiter une intervention chirurgicale.

Hémorragie

L'hémorragie constitue la complication la plus courante. L'ulcère duodénal est plus enclin à provoquer une hémorragie digestive haute que l'ulcère gastrique.

Syndrome de Zollinger-Ellison : Affection rare caractérisée par l'ulcération peptique grave, l'hypersécrétion d'acide gastrique, l'élévation du taux sérique de gastrine, et un gastrinome du pancréas ou du duodénum.

Perforation

Des trois complications, la perforation de la paroi gastro-intestinale est la plus mortelle. La perforation est le plus souvent l'aboutissement de l'ulcère duodénal pénétrant de grande taille **FIGURE 56.15**. Même si la fréquence de l'ulcère duodénal est plus élevée que celle de l'ulcère gastrique et que la perforation est une complication plus fréquente de l'ulcère duodénal que de l'ulcère gastrique, la mortalité des suites de la perforation de l'ulcère gastrique surpasse celle liée à la perforation de l'ulcère duodénal. Ce taux de mortalité plus élevé est attribuable à l'âge plus avancé de la personne aux prises avec un ulcère gastrique et au fait qu'en général, elle est atteinte d'autres affections.

La perforation de la paroi s'accompagne de l'écoulement du contenu gastrique ou duodénal dans la cavité péritonéale. La perforation de petite taille se referme d'elle-même et les symptômes disparaissent ; si l'ouverture est grande, seule l'intervention chirurgicale pourra la refermer. La fermeture spontanée découle de la production de fibrine en réaction à la perforation. La fibrine peut être responsable de la fusion de l'antre duodénal ou gastrique avec le tissu adjacent, celui du foie principalement.

Les manifestations cliniques de la perforation sont soudaines et spectaculaires. Pendant la phase initiale (dans les deux premières heures suivant la perforation), une douleur soudaine et intense surgit dans le haut de l'abdomen et se répand rapidement dans tout l'abdomen. Elle irradie dans le dos, et ni les aliments, ni l'antiacide ne peuvent la soulager. Le ventre de bois se produit lorsque

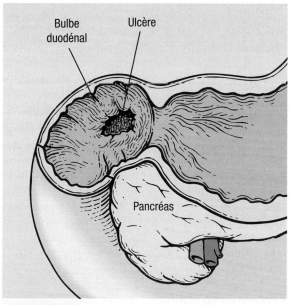

Ulcère duodénal à la paroi postérieure pénétrant dans le haut du pancréas, ce qui cause la perforation

l'abdomen devient rigide sous l'effet des muscles qui tentent de limiter l'étendue des lésions. La respiration est superficielle et rapide. La fréquence cardiaque s'accélère (tachycardie), et le pouls s'affaiblit. Habituellement, il n'y a pas de bruits intestinaux. La nausée et le vomissement peuvent être au rendez-vous. Dans de nombreux cas, des antécédents d'ulcère ou des symptômes d'indigestion récents sont signalés.

Le contenu gastrique ou duodénal qui se déverse dans la cavité péritonéale se compose d'air, de salive, de particules alimentaires, d'acide chlorhydrique, de pepsine, de bactéries, de bile, de liquide pancréatique ou d'enzymes. Cet épanchement dans la cavité abdominale donne lieu à une hypovolémie relative, par accumulation de liquide dans l'espace extravasculaire (aussi appelé troisième espace).

En l'absence de traitement, la péritonite bactérienne peut se déclarer dans les 6 à 12 heures. L'intensité de la péritonite est proportionnelle à la quantité et à la durée de l'épanchement causé par la perforation. Les symptômes de la perforation ne permettent pas de distinguer l'origine de l'ulcère étant donné que les caractéristiques cliniques de la perforation gastrique ou intestinale sont les mêmes ▶ **57**.

Obstruction du défilé gastrique

Dans sa forme aiguë ou chronique, l'ulcère peptique peut occasionner l'obstruction du défilé gastrique. Cette obstruction gastrique distale et duodénale découle de l'œdème, de l'inflammation, du **pylorospasme** et de la formation de tissu cicatriciel fibreux. L'obstruction se manifeste par une gêne ou une douleur qui s'accentuent à la fin de la journée au fil du remplissage et de la dilatation de l'estomac. L'éructation ou le vomissement procureront un soulagement. Les vomissures contiennent des particules d'aliments ingérés des heures ou des jours avant l'épisode de vomissement. Elles dégagent une forte odeur désagréable du fait que le contenu a stagné longtemps dans l'estomac. La constipation le cas échéant est due à la déshydratation et à la baisse de l'apport alimentaire consécutive à l'anorexie. Avec le temps, l'estomac se dilate et sa protrusion au haut de l'abdomen peut devenir visible. La prise en charge de l'ulcère s'étant perfectionnée, l'obstruction du défilé gastrique est moins courante aujourd'hui.

56.10.5 Examen clinique et examens paracliniques

Les examens de détection de l'ulcère sont les mêmes que les examens paracliniques de l'hémorragie digestive haute. Celui qui s'avère le plus exact sur le plan diagnostique est l'endoscopie. Cette intervention permet de visualiser les muqueuses

57

Les caractéristiques de la perforation intestinale sont mentionnées dans le chapitre 57, *Interventions cliniques – Troubles du tractus gastro-intestinal inférieur.*

56

Pylorospasme : Affection qui se caractérise par des spasmes du pylore s'observant essentiellement chez le nourrisson et entraînant chez lui des vomissements avec état cachectique grave.

gastrique et duodénale. Elle est également utile pour déterminer l'efficacité du traitement (degré de cicatrisation) et confirmer l'absence de tumeurs malignes. Une biopsie est effectuée durant l'endoscopie afin de dépister *H. pylori* et d'écarter la possibilité d'un cancer gastrique.

Plusieurs examens sont en mesure de confirmer l'infection à *H. pylori*. Ils se divisent en deux catégories : les examens non effractifs et les examens effractifs. L'examen paraclinique de référence pour le diagnostic de l'infection par *H. pylori* consiste en une biopsie de la muqueuse antrale et en la recherche d'**uréase**. Parmi les examens non effractifs, citons l'analyse des selles ou celle de l'haleine. Le dépistage des anticorps, l'**immunoglobuline G** (IgG) en particulier, dans le sérum ou le sang total ne permet pas d'établir la distinction entre l'infection actuelle et l'infection passée. Le dépistage de l'urée dans l'haleine indiquera l'infection active. L'urée est un produit dérivé du métabolisme de la bactérie. La recherche de l'antigène dans les selles peut être utile malgré qu'elle ne soit pas aussi exacte que le dépistage d'urée dans l'haleine.

L'imagerie de contraste au baryum aux fins de détection d'un ulcère est réservée aux personnes qui ne peuvent subir l'endoscopie. En outre, la radiographie n'est pas en mesure de distinguer l'ulcère d'une tumeur maligne, ni de révéler le degré de cicatrisation comme le fait l'évaluation endoscopique. L'examen au baryum peut être utilisé dans le diagnostic de l'obstruction du défilé gastrique.

La détermination du taux sérique de gastrine chez le client à jeun permet de diagnostiquer le gastrinome (syndrome de Zollinger-Ellison) le cas échéant. En présence d'un gastrinome, ce taux est élevé. L'examen à la sécrétine établira si l'hypergastrinémie découle d'un gastrinome ou d'une autre cause.

Il y a lieu également d'effectuer un hémogramme, une analyse d'urine, la mesure des enzymes hépatiques et de l'amylase sérique, et l'examen des selles. L'hémogramme indiquera la présence d'anémie secondaire au saignement. Les enzymes hépatiques mettront en évidence les problèmes hépatiques, telle la cirrhose du foie, susceptibles de compliquer le traitement. Les selles font généralement l'objet d'une recherche de sang, tandis que la détermination de l'amylase sérique a pour but d'évaluer la fonction pancréatique lorsque l'on soupçonne la pénétration pancréatique d'un ulcère duodénal postérieur.

56.10.6 Processus thérapeutique en interdisciplinarité
Traitement conservateur

Quand les manifestations cliniques et les antécédents de santé laissent entrevoir la possibilité d'un ulcère peptique et que les examens paracliniques confirment sa présence, un régime thérapeutique médical est instauré **ENCADRÉ 56.14**. Ce dernier préconise un repos suffisant, une pharmacothérapie, l'abandon du tabagisme, des modifications des habitudes alimentaires et un suivi médical à long terme. Le traitement a pour but de diminuer l'acidité gastrique et de renforcer les mécanismes de défense de la muqueuse.

Habituellement, le traitement se fait en centre ambulatoire. La douleur disparaît en trois à six jours, tandis que la cicatrisation de l'ulcère est beaucoup plus lente. Elle sera complète en trois à neuf semaines selon la taille de l'ulcère, le régime thérapeutique et l'observance thérapeutique. En raison de sa précision, l'endoscopie demeure la meilleure méthode pour surveiller la guérison. En règle générale, l'évaluation endoscopique de contrôle a lieu de trois à six mois suivant le diagnostic et le début du traitement.

Tout d'abord, on cessera la prise d'aspirine ou d'un AINS non sélectif, ou l'on en diminuera la dose. Des études démontrent que l'inhibiteur de la COX-2 comporte un risque d'ulcère gastrique ou duodénal moindre que les autres AINS. Ainsi, il faut évaluer parallèlement les risques cardiovasculaires et de complications gastro-intestinales. La combinaison d'un AINS avec un IPP est recommandée lorsque le risque hémorragique est bas ou modéré. Le recours à un inhibiteur de la COX-2, couplé à un IPP, est fortement suggéré quand le risque hémorragique devient élevé. Dans le cas où les risques cardiaques et de complications gastro-intestinales sont élevés, il convient d'éviter les AINS et les inhibiteurs de la COX-2 (Bardou & Barkun, 2010 ; Lanza *et al.*, 2009). Outre l'antibiothérapie, l'antisécrétoire ou le misoprostol est prescrit au porteur d'*H. pylori* ayant des antécédents de complications ulcéreuses et qui doit prendre un AINS. L'aspirine à enrobage entérique cause moins d'irritation directe que l'aspirine ordinaire, sans que le risque global d'hémorragie digestive soit cependant réduit **ENCADRÉ 56.15**.

Le tabagisme entraîne une irritation de la muqueuse et retarde la cicatrisation. Il est recommandé au client de cesser de fumer ou de réduire considérablement sa consommation à tout le moins. Le repos combiné avec l'abandon du tabagisme accélère la guérison. En fait, le repos tant physique qu'émotionnel favorise réellement la cicatrisation de l'ulcère. Cesser ou réduire la consommation d'alcool favorise également la cicatrisation.

Pharmacothérapie

La pharmacothérapie est un élément essentiel du traitement. L'infirmière précise au client la nature des médicaments prescrits, le motif de leur prescription et les effets bénéfiques escomptés.

ENCADRÉ 56.14 | **Ulcère peptique**

Examen clinique et examens paracliniques

- Anamnèse et examen physique
- Endoscopie digestive haute et biopsie
- Dépistage de *H. pylori* dans l'haleine, l'urine, le sang ou les tissus
- Hémogramme
- Analyse d'urine
- Enzymes hépatiques
- Électrolytes sériques

Processus thérapeutique

- Traitement conservateur
  - Repos suffisant
  - Abandon du tabagisme
  - Repas légers et fréquents
  - Traitement pharmacologique :
    › Inhibiteurs de la pompe à protons
    › Antagonistes des récepteurs H₂
    › Antibiothérapie contre *H. pylori*
    › Antiacides
    › Anticholinergiques (rarement)
    › Cytoprotecteurs
    › Gestion du stress
- Exacerbation sans complications
  - Rien par la bouche
  - Aspiration du contenu gastrique par sonde nasogastrique

- Repos suffisant
- Apport liquidien par perfusion I.V.
- Traitement pharmacologique :
  › Antagonistes des récepteurs H₂
  › Inhibiteurs de la pompe à protons
  › Antiacides
  › Anticholinergiques
  › Sédatifs
- Exacerbation avec complications (hémorragie, perforation, obstruction)
  - Rien par la bouche
  - Aspiration du contenu gastrique par sonde nasogastrique
  - Alitement
  - Apport liquidien par perfusion I.V. (solutions isotoniques)
  - Transfusions sanguines
  - Lavage gastrique (possible)
- Traitement chirurgical
  - Perforation : simple fermeture à l'aide d'un greffon d'épiploon
  - Obstruction du défilé gastrique : pyloroplastie et vagotomie
  - Résection ou réduction de l'ulcère
    › Opération Billroth I ou II
    › Vagotomie et pyloroplastie

La récurrence de l'ulcère peptique étant fréquente, l'interruption ou la cessation du traitement peut avoir des effets néfastes. L'infirmière encourage le client à se conformer au traitement et à être fidèle aux soins de suivi. La prise de l'antagoniste des récepteurs H₂ ou de l'IPP peut être abandonnée une fois l'ulcère guéri, ou maintenue, mais à faible dose, dans le cadre d'un traitement d'entretien. Pour éviter de prendre un médicament ulcérogène, le client ne devrait prendre aucun autre médicament que ceux prescrits par le médecin **ENCADRÉ 56.16**. Enfin, l'infirmière enseigne au client et à sa famille la conduite à tenir en cas de réapparition de la douleur et de la gêne, ou de présence de sang dans les vomissures ou les selles.

Antagonistes des récepteurs H₂ de l'histamine

Les antagonistes des récepteurs H₂, à savoir la cimétidine, la ranitidine, la famotidine et la nizatidine, ont leur place dans le traitement de l'ulcère peptique, mais jamais dans les cas d'hémorragies digestives (Gralnek *et al.*, 2008). Ces médicaments favorisent la cicatrisation de la

ENCADRÉ 56.15 | **Ulcère peptique**

Antisécrétoires

- Antagonistes des récepteurs H₂
  - Cimétidine (Apo-Cimétidine^MD)
  - Famotidine (Pepcid^MD)
  - Nizatidine (Axid^MD)
  - Ranitidine (Zantac^MD)
- Inhibiteurs de la pompe à protons
  - Ésoméprazole (Nexium^MD)
  - Lansoprazole (Prevacid^MD)
  - Oméprazole (Losec^MD)
  - Pantoprazole (Pantoloc^MD)
  - Rabéprazole (Pariet^MD)
- Anticholinergiques

Antisécrétoire et cytoprotecteur

- Misoprostol (Arthrotec^MD)

Cytoprotecteurs

- Sucralfate (Sulcrate^MD)
- Sous-salicylate de bismuth (Pepto-Bismol^MD)

Neutralisants

- Antiacides **ENCADRÉ 56.16**

Antibiotiques contre *H. pylori*

- Amoxicilline
- Métronidazole (Flagyl^MD)
- Tétracycline
- Clarithromycine (Biaxin^MD)

Autres

- Antidépresseurs tricycliques
  - Imipramine (Tofranil^MD)
  - Doxépine (Sinequan^MD)

56

ENCADRÉ 56.16   Antiacides

Substances à un seul ingrédient actif

- Hydroxyde d'aluminium (Basaljel^{MD}, Amphojel^{MD})
- Carbonate de calcium (Tums^{MD})
- Aminoacétate de dihydroxyaluminium (Robalate^{MD})
- Carbonate sodique de dihydroxy-aluminium (Rolaids^{MD})
- Magaldrate
- Oxyde de magnésium
- Bicarbonate de sodium (Alka-Seltzer^{MD})

Préparations renfermant de l'hydroxyde d'aluminium et des sels de magnésium

- Gaviscon^{MD}
- Maalox^{MD}
- Mylanta^{MD}

Préparations renfermant du carbonate de calcium, de l'hydroxyde d'aluminium et de l'hydroxyde de magnésium

muqueuse ; ils peuvent être administrés par la voie orale ou intraveineuse, à l'exception de la nizatidine, qui ne peut être administrée que par la voie orale. Selon le médicament choisi, l'effet thérapeutique peut durer jusqu'à 12 heures. Ces médicaments agissent en une heure, soit un début d'action plus lent que celui de l'antiacide. Comme la famotidine, la ranitidine et la nizatidine ont une demi-vie plus longue que celle de la cimétidine, leur fréquence d'administration quotidienne est moindre et elles suppriment l'acidité nocturne. La cimétidine occasionne plus d'effets indésirables que les autres antagonistes, notamment de la **granulocytopénie**, de la gynécomastie, de la diarrhée, de la fatigue, des étourdissements, une éruption cutanée et de la confusion chez la personne âgée. Les effets indésirables de la famotidine et de la nizatidine sont minimes. L'antagoniste des récepteurs H_2 est combiné avec les antibiotiques dans le traitement de l'ulcère attribuable à *H. pylori*, et il est utilisé dans la prophylaxie de l'ulcération due au stress.

Inhibiteurs de la pompe à protons

Parmi les inhibiteurs de la pompe à protons (IPP) figurent l'oméprazole, le lansoprazole, le pantoprazole, le rabéprazole, l'oméprazole associé au bicarbonate de sodium, le dexlansoprazole et l'ésoméprazole. Dans la réduction de la sécrétion chlorhydropeptique et la promotion de la guérison de l'ulcère, l'IPP est plus efficace que l'antagoniste des récepteurs H_2 (Salas, Ward, & Caro, 2002). L'IPP est utilisé en combinaison avec les antibiotiques dans le traitement de l'ulcère dû à *H. pylori*. L'oméprazole est offert en vente libre dans une préparation à faible teneur et à libération immédiate.

Antibiotiques

L'éradication d'*H. pylori* représente l'aspect le plus important du traitement de l'ulcère peptique chez le porteur de la bactérie. Ce traitement comporte l'administration concomitante d'un antibiotique et d'un antisécrétoire IPP ou d'un antagoniste des

Granulocytopénie: Diminution des granulocytes dans le sang.

récepteurs H_2. Le **TABLEAU 56.11** présente l'antibiothérapie de l'infection à *H. pylori*. Dans un nombre croissant de cas, un seul médicament ne suffit plus à éradiquer la bactérie, qui offre une résistance grandissante aux antibiotiques.

L'antibiothérapie s'amorce dès la confirmation de la présence d'*H. pylori*. Le choix de l'antibiotique est fonction de la sensibilité de la bactérie aux antibiotiques, de l'observance thérapeutique, des effets indésirables et du coût du médicament. Dans la plupart des cas, le traitement dure de 7 à 14 jours.

Antiacides

L'antiacide est une mesure d'appoint dans le traitement de l'ulcère peptique. Il provoque une hausse du pH gastrique en neutralisant l'acide chlorhydrique. De plus, il réduit l'acidité du **chyme** qui passe de l'estomac au duodénum. Certains antiacides, dont l'hydroxyde d'aluminium, peuvent se lier aux sels biliaires et diminuer ainsi l'effet néfaste de la bile sur la muqueuse gastrique. L'antiacide peut accompagner l'antisécrétoire dans la prophylaxie de l'ulcération due au stress.

La préparation commerciale courante à action non systémique (absorption minime) renferme de l'hydroxyde de magnésium ou d'aluminium seul ou associé à d'autres ingrédients **ENCADRÉ 56.16**. Des antiacides, dont le bicarbonate de sodium, sont absorbés dans la circulation. Leur emploi de longue durée peut occasionner une alcalose systémique ; c'est pourquoi ils sont rarement utilisés dans le traitement de l'ulcère peptique.

L'effet neutralisant de l'antiacide qui est ingéré l'estomac vide ne dure que de 20 à 30 minutes étant donné que l'antiacide est rapidement évacué. S'il est pris après le repas, son effet peut persister durant trois à quatre heures. Il est important de noter que les clients ont souvent de la difficulté à suivre un traitement plus fréquent (une prise toutes les heures).

L'hémorragie aiguë s'estompant, l'antiacide est habituellement administré toutes les heures, par la voie orale ou une sonde nasogastrique. Dans ce dernier cas, il convient d'aspirer le contenu gastrique périodiquement afin d'en vérifier le pH. Si celui-ci est inférieur à cinq, il est possible de recourir à la succion intermittente, ou encore d'augmenter la fréquence ou la dose de l'antiacide ou de l'antisécrétoire.

Le choix de l'antiacide et de sa dose est dicté par les effets indésirables **TABLEAU 56.13** et les interactions médicamenteuses potentielles. La prudence est de mise dans l'utilisation d'une préparation riche en sodium chez la personne âgée, ou en présence de cirrhose du foie, d'hypertension, d'insuffisance cardiaque ou de néphropathie. L'antiacide contenant du magnésium est à éviter en cas d'insuffisance rénale en raison du risque d'hypermagnésémie. La diarrhée est l'effet indésirable le plus fréquent de l'antiacide au magnésium.

L'hydroxyde d'aluminium quant à lui cause de la constipation. L'antiacide qui renferme à la fois le sel d'aluminium et le sel de magnésium a tendance à causer moins de ces effets indésirables. L'antiacide dont le contenu sodique est élevé (p. ex., le bicarbonate de sodium) n'est sans doute pas le meilleur choix pour le client qui doit respecter une diète pauvre en sel (p. ex., à cause d'une insuffisance cardiaque, d'une néphropathie). Le bicarbonate de sodium et le carbonate de calcium ne sont pas recommandés dans le traitement de l'ulcère peptique.

L'antiacide interagit de manière défavorable avec certains médicaments. Il peut augmenter l'absorption de médicaments, notamment du dicoumarol et des amphétamines. L'antiacide contenant du calcium ou du magnésium peut accentuer l'effet de la digitale. À l'opposé, il peut diminuer l'absorption de certains médicaments comme la tétracycline. Il est donc important que le médecin connaisse tous les médicaments que consomme le client.

Médicaments cytoprotecteurs

Le sucralfate (Sulcrate^MD) est employé dans le traitement à brève échéance de l'ulcère. Il exerce un effet cytoprotecteur sur l'œsophage, l'estomac et le duodénum. Sa capacité d'accélérer la guérison de l'ulcère reposerait sur la formation d'un composé adhérent recouvrant l'ulcère. Ce recouvrement protège la muqueuse de l'action érosive de la pepsine, de l'acide et des sels biliaires. Le sucralfate est incapable de neutraliser l'acidité. C'est lorsque le pH est bas qu'il est le plus efficace ; son effet est optimal quand il est administré au moins 30 minutes avant l'antiacide ou après celui-ci. Ses effets indésirables sont minimes. Il faut savoir néanmoins qu'en se liant à la cimétidine, à la digoxine, à la warfarine (Coumadin^MD), à la phénytoïne (Dilantin^MD) et à la tétracycline, il diminue la biodisponibilité de ces médicaments.

Analogue synthétique de la prostaglandine, le misoprostol exerce un effet protecteur et un certain effet antisécrétoire. Il n'interfère pas avec l'action thérapeutique de l'aspirine ou de l'AINS. Le misoprostol ne devrait pas être prescrit à la femme enceinte, ni à la femme en âge de procréer qui n'utilise pas de moyen de contraception.

Autres médicaments

L'antidépresseur tricyclique (p. ex., l'imipramine [Tofranil^MD], la doxépine [Sinequan^MD]) peut être utile dans le traitement de l'ulcère peptique en diminuant la douleur par son effet sur la transmission de l'influx sensoriel dans les fibres afférentes et en diminuant la sécrétion acide par son effet anticholinergique d'ampleur diverse.

À l'occasion, le traitement de l'ulcère peptique requiert un anticholinergique. Il faut savoir que celui-ci occasionne un certain nombre d'effets indésirables, dont la sécheresse buccale et cutanée,

Pharmacothérapie

TABLEAU 56.13 — **Effets indésirables des antiacides**

ANTIACIDE	EFFETS INDÉSIRABLES
Hydroxyde d'aluminium en gel	Constipation, déficit de phosphore si usage chronique
Carbonate de calcium	Constipation ou diarrhée, hypercalcémie, syndrome de Burnett, calculs rénaux
Préparation de magnésium	Diarrhée, hypermagnésémie
Préparation de sodium	Syndrome de Burnett si employé avec grande quantité de calcium ; utiliser avec circonspection en cas de restriction sodée

les **bouffées vasomotrices**, la soif, la tachycardie, la dilatation de la pupille, la vision floue et la rétention urinaire.

Thérapie nutritionnelle

Il n'y a pas de thérapie nutritionnelle particulière en cas d'ulcère peptique. Il est préconisé de choisir des aliments et des liquides qui ne génèrent pas de symptômes. La caféine peut intensifier ceux-ci dans certains cas. L'alcool est à éviter, car il retarde la guérison. Les aliments réputés pour leur effet d'irritation gastrique sont les aliments épicés et les piments forts, les boissons gazéifiées et le bouillon de viande.

Traitement des complications de l'ulcère peptique

Exacerbation aiguë

L'épisode d'exacerbation aiguë de l'ulcère peptique se caractérise souvent par du saignement, l'intensification de la douleur et de la gêne, ainsi que des nausées et des vomissements. La prise en charge est la même que pour l'hémorragie digestive haute. L'évaluation endoscopique révèle le degré d'inflammation ou de saignement ainsi que l'emplacement de l'ulcère.

Perforation

Les buts immédiats de la prise en charge d'un client souffrant d'une perforation de la paroi gastro-intestinale consistent à arrêter le déversement du contenu gastrique ou duodénal dans la cavité péritonéale et à rétablir le volume sanguin. Une sonde nasogastrique est mise en place pour procéder à l'aspiration continue et à la décompression gastrique afin d'interrompre l'épanchement par l'ouverture créée dans la paroi. Malgré que l'aspiration duodénale soit difficile et non recommandée, la mise en place d'une sonde le plus près possible de la perforation facilite la décompression.

MS 3.2

Méthodes liées aux soins de stomie: *Changement de la sonde ou du bouton de gastrostomie.*

MS 3.3

Méthodes liées aux soins de stomie: *Installation d'un sac de drainage sur une sonde ou un bouton de gastrostomie.*

La baisse du volume sanguin circulant doit être compensée par la perfusion d'un soluté isotonique ou d'un colloïde. Cet apport liquidien viendra remplacer le liquide vasculaire et interstitiel perdu au fil de l'évolution de la péritonite. Il peut être nécessaire de transfuser des culots globulaires. La pression veineuse centrale et l'élimination urinaire font l'objet d'une surveillance toutes les heures à l'aide d'un cathéter veineux central et d'une sonde à ballonnet. La surveillance électrocardiographique ou la mise en place d'un cathéter artériel pulmonaire s'impose en cas d'antécédents de maladie cardiaque afin d'évaluer la fonction ventriculaire gauche avec exactitude. L'antibiothérapie à large spectre s'amorce à bref délai afin de juguler la péritonite bactérienne. L'analgésie fait également partie de la prise en charge.

L'intervention de fermeture chirurgicale de la perforation s'effectue par la voie laparoscopique ou ouverte selon l'emplacement de l'ulcère et la préférence du chirurgien. La suture de l'ouverture et le renforcement local par une greffe d'épiploon (repli péritonéal) sont les interventions les moins risquées pour le client. Le liquide gastrique présent dans la cavité péritonéale est évacué par succion durant l'intervention.

Obstruction du défilé gastrique

Les objectifs thérapeutiques consistent à décomprimer l'estomac, à rétablir l'équilibre hydrique et électrolytique, et à améliorer l'état de santé général du client. Une sonde gastrique est mise en place comme dans la prise en charge de la perforation. Au fil de la décompression continue s'effectuant sur plusieurs jours, la guérison de l'ulcère s'amorce; l'inflammation et l'œdème disparaissent au bout d'un moment ▶ MS 3.2 ▶ MS 3.3.

Après plusieurs jours de succion, la sonde nasogastrique est clampée et le volume gastrique résiduel est mesuré périodiquement. La fréquence et la durée de clampage de la sonde varient en proportion de la quantité de contenu aspiré et du bien-être du client. La méthode appliquée couramment veut que la sonde soit clampée la nuit pendant 8 à 12 heures et que la mesure du contenu gastrique résiduel s'effectue le matin. Lorsque le contenu aspiré est de quantité inférieure à 200 ml, le client peut commencer à boire du liquide clair. Cet apport liquidien est d'abord de 30 ml à l'heure, puis la quantité augmente progressivement. L'infirmière examine le client pour déceler des signes de gêne ou de vomissement. Au fur et à mesure que le volume gastrique résiduel diminue, le client peut se remettre à manger des aliments solides, et l'infirmière peut enlever la sonde nasogastrique.

La quantité de soluté et d'électrolytes administrés par perfusion I.V. est déterminée en fonction de l'ampleur de la déshydratation et du déséquilibre électrolytique révélée par les analyses biochimiques. La décompression s'accompagne d'une diminution de la douleur. Un antisécrétoire (IPP ou antagoniste des récepteurs H_2) est prescrit si l'obstruction est due à un ulcère actif détecté à l'endoscopie. La dilatation endoscopique par ballonnet peut venir à bout de l'obstruction pylorique. La résection du tissu cicatriciel le cas échéant s'effectuera chirurgicalement.

Soins et traitements infirmiers

CLIENT ATTEINT D'ULCÈRE PEPTIQUE

Collecte des données

L'**ENCADRÉ 56.17** présente les données subjectives et objectives à recueillir auprès des clients souffrant d'ulcère peptique.

Analyse et interprétation des données

L'analyse et l'interprétation des données relatives au client qui souffre d'ulcère peptique peuvent mener, sans toutefois s'y limiter, aux constats présentés au **PSTI 56.2**.

Planification des soins

Les objectifs généraux pour le client qui souffre d'ulcère peptique sont:

• d'observer le régime thérapeutique prescrit;

• d'accroître son bien-être;

• d'éviter les complications gastro-intestinales;

• de voir son ulcère peptique complètement guéri;

• de modifier ses habitudes de vie de manière à prévenir la récurrence.

Interventions cliniques

Promotion de la santé

L'infirmière est impliquée dans le dépistage des facteurs de risque d'ulcère peptique. Le dépistage précoce et le traitement hâtif revêtent beaucoup d'importance dans la réduction de la morbidité. La consommation de médicaments ulcérogènes (p. ex., l'aspirine, un AINS) comporte un risque d'ulcère peptique. Ces médicaments doivent être administrés avec des aliments. L'infirmière incite le client à faire état des symptômes d'irritation gastrique, dont la douleur épigastrique, au professionnel de la santé attitré.

Phase aiguë

En période d'exacerbation aiguë de l'ulcère, le client voit sa douleur s'intensifier, il est sujet à la nausée et au vomissement, et il présente parfois des signes de saignement. Souvent, il tentera de maîtriser ces symptômes lui-même avant de consulter un professionnel de la santé.

À cette phase, le client ne doit rien ingérer par la bouche durant quelques jours, une sonde nasogastrique est mise en place et branchée à l'appareil de succion à intermittence et l'apport liquidien est assuré grâce à la perfusion I.V. L'infirmière informe le client et ses proches des buts de ces mesures, pour leur faire comprendre

ENCADRÉ 56.17   Ulcère peptique

Données subjectives

- Renseignements importants concernant la santé :
  - Antécédents de santé : néphropathie chronique, maladie pancréatique, maladie pulmonaire obstructive chronique, maladie ou traumatisme grave, hyperparathyroïdie, cirrhose du foie, syndrome de Zollinger-Ellison
  - Médicaments : prise d'aspirine, de corticostéroïdes, d'anti-inflammatoires non stéroïdiens
  - Interventions chirurgicales et autres traitements : complication chirurgicale ou longue intervention chirurgicale
- Modes fonctionnels de santé :
  - Perception et gestion de la santé : alcoolisme, tabagisme, consommation de caféine, antécédents familiaux d'ulcère peptique
  - Nutrition et métabolisme : perte de poids, anorexie, nausées et vomissements, hématémèse, dyspepsie, brûlures d'estomac, éructation

- Élimination : selles noires goudronneuses
- Cognition et perception : ulcère duodénal – douleur cuisante au creux épigastrique ou dorsalgie dans les deux à quatre heures suivant le repas, atténuée par les aliments ; douleur nocturne fréquente ; ulcère gastrique – douleur épigastrique haute surgissant dans l'heure ou les deux heures suivant le repas, provoquée ou accentuée par les aliments
- Adaptation et tolérance au stress : stress ponctuel ou chronique

Données objectives

- Observations générales : anxiété, irritabilité
- Système gastro-intestinal : sensibilité épigastrique
- Résultats possibles aux examens paracliniques : anémie, test de gaïac positif (selles), hypersécrétion chlorhydro-peptique, dépistage de *H. pylori* positif (sang, urine, haleine, selles), anomalies détectées à l'endoscopie digestive haute et au repas baryté

---

que les avantages de ce traitement l'emportent nettement sur la gêne qu'occasionne la sonde nasogastrique. L'hygiène buccale assidue apaisera la sensation de sécheresse. Le nettoyage et la lubrification des narines faciliteront la respiration et atténueront l'inconfort. Le contenu gastrique sera soumis à l'analyse du pH, et à la recherche de sang ou de bile. Lorsque l'estomac se vide des sécrétions gastriques, la douleur ulcéreuse s'estompe et la guérison s'amorce.

La nature et la quantité de liquide administré par perfusion I.V. sont déterminées en fonction du volume liquidien perdu, des signes et des symptômes du client, et des résultats des analyses biochimiques (hémoglobine, hématocrite et électrolytes). L'infirmière doit connaître l'existence des autres problèmes de santé actuels (p. ex., une insuffisance cardiaque) pour évaluer si le liquide perfusé, par sa nature ou sa quantité, risque d'aggraver ces problèmes. L'infirmière surveille les signes vitaux au minimum toutes les heures pour déceler l'état de choc et le traiter au plus vite.

Le repos, physique et émotionnel, favorise la guérison de l'ulcère. L'environnement du client doit être calme et reposant. Un sédatif ou un tranquillisant léger pourrait être bénéfique au client anxieux et craintif. Il est essentiel de faire preuve de discernement dans la sédation d'une personne de plus en plus instable sur le plan psychomoteur, en raison du danger de masquer les signes de choc secondaire à une hémorragie digestive haute.

Si l'état du client s'améliore et que ses symptômes se résorbent (p. ex., la douleur, le vomissement, l'hémorragie), cela signifie que le traitement conservateur est efficace. Il importe tout de même de surveiller l'apparition de complications telles l'hémorragie, la perforation et l'obstruction.

| Hémorragie | La fluctuation des signes vitaux, l'augmentation de la quantité du contenu aspiré et l'apparition d'une teinte rouge dans ce liquide aspiré signalent habituellement l'hémorragie digestive haute massive. Pendant l'hémorragie, la douleur se calme

parce que le sang contribue à neutraliser l'acidité gastrique. Il importe de veiller à la perméabilité de la sonde nasogastrique, à éviter que des caillots ne l'obstruent. Si tel était le cas, il y aurait un risque de distension abdominale.

| Perforation | La perforation de l'estomac ou de l'intestin provoque une douleur abdominale soudaine et intense. Les autres signes de la perforation sont l'abdomen rigide, le ventre de bois, la douleur abdominale diffuse et généralisée, une douleur à l'épaule, la propension à fléchir les genoux (position fœtale) et la respiration superficielle. Les bruits intestinaux, normaux ou hyperactifs, s'estompent jusqu'au silence. Ces signes laissent entrevoir des complications ; le médecin doit en être informé immédiatement.

L'infirmière prend la mesure des signes vitaux rapidement, puis toutes les 15 à 30 minutes. Elle cesse l'administration des médicaments et l'alimentation par la voie orale ou par la sonde nasogastrique jusqu'à ce que le diagnostic définitif soit établi. À noter que, s'il s'agit d'une perforation, tout ce qui est ingéré sera par la suite déversé dans la cavité péritonéale, ce qui accentuera le malaise. Si un soluté est administré par perfusion I.V. au moment de la perforation, l'infirmière maintient le débit de perfusion ou l'augmente afin de compenser la baisse du volume plasmatique.

L'antibiothérapie s'amorce à la confirmation de la perforation. Lorsque l'ouverture ne se ferme pas spontanément, l'intervention chirurgicale ou laparoscopique s'impose, et ce, le plus rapidement possible. Malgré l'urgence de la chirurgie, l'infirmière devra essayer de trouver le temps pour être à l'écoute du client et de sa famille, et répondre à leurs éventuelles questions.

| Obstruction du défilé gastrique | L'obstruction du défilé gastrique peut survenir n'importe quand. Elle est plus probable lorsque le siège de l'ulcère est à proximité du pylore. Les symptômes apparaissent progressivement. L'aspiration continue du contenu gastrique par la sonde nasogastrique peut contribuer à atténuer les

---

RAPPELEZ-VOUS...

De façon générale, la douleur aiguë modifie la fréquence et le rythme respiratoires, et l'amplitude devient superficielle.

56

symptômes, notamment à faire disparaître l'œdème et l'inflammation, et à rétablir le débit du transit gastrique au pylore.

L'obstruction peut aussi se produire au cours du traitement de l'épisode d'exacerbation aiguë. Dans ce cas, l'infirmière vérifie la perméabilité de la sonde nasogastrique. L'irrigation de la sonde à intervalles réguliers, conformément à la directive de l'établissement ou du médecin, peut faciliter le fonctionnement de celle-ci. Il peut être utile également de repositionner périodiquement le client d'un côté, puis de l'autre pour que l'extrémité de la sonde ne repose pas constamment contre la muqueuse.

L'infirmière qui constate des symptômes d'obstruction à la reprise de l'alimentation orale doit en informer le médecin immédiatement. En général, il suffit, pour régler le problème, de recommencer l'aspiration gastrique le temps que l'œdème et l'inflammation disparaissent. La perfusion I.V. de liquide et d'électrolytes maintiendra l'hydratation du client pendant cette période. L'infirmière peut clamper la sonde nasogastrique afin de vérifier s'il y a présence de résidus gastriques importants qui indiqueraient un faible transit. Il lui faut noter les ingesta et les excreta, particulièrement le contenu gastrique aspiré. Dans l'éventualité où le traitement conservateur échoue, la chirurgie sera indiquée une fois la phase aiguë terminée.

Soins ambulatoires et soins à domicile

L'infirmière doit connaître les besoins précis de la personne aux prises avec un ulcère peptique afin de prévenir la récurrence de celui-ci ou ses complications. L'enseignement général à cette personne est axé sur la maladie comme telle, les médicaments, les modifications du style de vie (consommation d'alcool, tabagisme) et l'importance du suivi. Un plan d'enseignement au client et à ses proches est présenté dans l'**ENCADRÉ 56.18**.

La connaissance de l'étiologie et de la physiopathologie de l'ulcère peptique peut motiver le client à participer au traitement et surtout à y être fidèle. Il se peut fort bien qu'il doive modifier ses habitudes de vie. L'infirmière collabore avec la nutritionniste dans le relevé des habitudes alimentaires du client et dans la planification d'un régime alimentaire facile à suivre à la maison et au travail.

Il se peut que le client ne dévoile pas sa véritable consommation d'alcool ou de cigarettes. L'infirmière l'informe des conséquences de la consommation d'alcool et du tabagisme en présence d'ulcère peptique. Elle aborde avec lui la question de la pharmacothérapie en précisant la nature, l'action et les effets indésirables des médicaments ainsi que les dangers inhérents à la non-observance du traitement. Elle veille à ce que le client sache pourquoi des médicaments en vente libre (p. ex., l'aspirine, les AINS) lui sont interdits à moins qu'ils ne soient autorisés par le médecin. Comme il peut se procurer un antagoniste des récepteurs H_2 ou un IPP sans ordonnance, il doit savoir qu'il est dangereux de substituer un médicament d'ordonnance par un médicament en vente libre sans consulter le médecin ou l'infirmière.

L'infirmière s'efforce d'en savoir davantage sur l'état psychosocial de son client. Des renseignements sur son mode de vie, son emploi et ses mécanismes d'adaptation peuvent être utiles dans la planification des soins. Il se peut que le client soit réticent à aborder des sujets personnels comme, le stress qu'il affronte à la maison ou au travail, sa façon d'y réagir habituellement, ou sa dépendance à des médicaments ou à l'alcool.

Dans la majorité des cas, l'ulcère peptique est un trouble chronique récurrent. L'infirmière doit donc insister auprès du client sur l'importance du suivi à long terme, même après un traitement efficace. Elle l'encourage à consulter un professionnel de la santé dès que des symptômes réapparaissent. Elle se montre aussi à l'écoute du client, qui peut ressentir de la colère et de la frustration en cas de récurrence, d'autant plus qu'il a été fidèle au régime thérapeutique prescrit.

Évaluation des résultats

Le **PSTI 56.2** précise les résultats escomptés à la suite des soins et des interventions cliniques pour le client qui souffre d'ulcère peptique.

Enseignement au client et à ses proches

ENCADRÉ 56.18   **Ulcère peptique**

L'enseignement au client et à ses proches sur la prise en charge de l'ulcère peptique devrait porter sur les aspects suivants :

- Les directives alimentaires, particulièrement sur les aliments à éviter causant le malaise épigastrique. Il peut s'agir du poivre noir, des aliments épicés ou des aliments acides.

- Les avantages de l'abandon du tabagisme. Le tabagisme non seulement favorise la formation d'ulcères, mais ralentit la guérison.

- Les avantages de la réduction ou de la cessation de la consommation d'alcool.

- La nécessité de ne pas prendre de médicaments en vente libre à moins qu'ils ne soient recommandés par le médecin. Nombre de ces médicaments renferment des ingrédients comme l'aspirine, qui peuvent être dangereux. Consulter le médecin ou le pharmacien avant de prendre un anti-inflammatoire non stéroïdien.

- L'importance de ne pas changer de marque d'antiacide, d'antagoniste des récepteurs H_2 ou d'inhibiteur de la pompe à protons offerts en vente libre sans vérifier auprès du professionnel de la santé, car cela pourrait occasionner des effets néfastes.

- Les conséquences de ne pas respecter les modalités du traitement pharmacologique prescrit, tant les antisécrétoires que les antibiotiques. Le manquement à cet égard peut provoquer une rechute.

- L'importance de consulter un professionnel de la santé si les symptômes suivants se présentent :
  - nausées et vomissements accrus ;
  - intensification de la douleur épigastrique ;
  - présence de sang dans les vomissures ou de selles goudronneuses.

- Le lien entre les symptômes et le stress, ainsi que des stratégies de gestion du stress.

- L'expression des préoccupations du client et de ses proches à propos des modifications du style de vie exigées par un problème de santé chronique.

PSTI 56.2   Ulcère peptique

PROBLÈME DÉCOULANT DE LA SITUATION DE SANTÉ	**Douleur aiguë** liée à l'hypersécrétion gastrique, à la diminution de la protection de la muqueuse et à l'ingestion d'irritants gastriques. La douleur épigastrique et abdominale cuisante, l'apparition de la douleur de une à deux heures après le repas en cas d'ulcère gastrique ou de deux à quatre heures après le repas (milieu de la matinée et de l'après-midi) et au milieu de la nuit en cas d'ulcère duodénal sont des symptômes assez révélateurs de cette maladie.
OBJECTIF	Le client maîtrisera la douleur.

RÉSULTATS ESCOMPTÉS	INTERVENTIONS INFIRMIÈRES ET JUSTIFICATIONS
Maîtrise de la douleur • Signalement de l'apparition de la douleur • Description des liens entre le soulagement de la douleur et la bonne utilisation des méthodes pharmacologiques et non pharmacologiques • Utilisation appropriée des mesures de soulagement de la douleur non pharmacologiques • Adoption de mesures préventives pour éviter l'apparition de la douleur • Signalement du soulagement de sa douleur	**Prise en charge de la douleur** • Procéder à l'évaluation exhaustive de la douleur (PQRSTU) afin de planifier les interventions appropriées et de personnaliser la prise en charge. • Administrer les analgésiques et les autres médicaments prescrits (antiacides, etc.) afin d'accroître le bien-être du client. • Préconiser le recours à des techniques non pharmacologiques (p. ex., la relaxation, la visualisation dirigée, la musicothérapie, le divertissement, la digitopuncture, le massage) avant, après et, si possible, durant les activités douloureuses, avant que la douleur surgisse ou s'intensifie, ou en parallèle avec d'autres mesures parce que la relaxation s'accompagne d'une baisse de la sécrétion acide et de la douleur. • Préconiser l'ingestion d'aliments non irritants et offrir de l'enseignement sur l'impact de l'alimentation sur l'apparition de symptômes afin de favoriser la gestion de la douleur par le client.

PROBLÈME DÉCOULANT DE LA SITUATION DE SANTÉ	**Prise en charge inefficace de sa santé** liée au manque de connaissances du client sur l'ulcère peptique et le régime thérapeutique proposé, ou à la réticence à modifier son style de vie, comme en témoignent les réponses inexactes aux questions sur l'ulcère peptique et l'exacerbation des symptômes.
OBJECTIFS	• Le client comprendra la maladie et le but du régime thérapeutique qui lui est proposé. • Le client exprimera une volonté de se prendre en main.

RÉSULTATS ESCOMPTÉS	INTERVENTIONS INFIRMIÈRES ET JUSTIFICATIONS
Connaissances du régime thérapeutique • Capacité à expliquer l'information donnée au sujet de sa condition en décrivant les signes et les symptômes à signaler au professionnel ainsi que les options thérapeutiques • Confiance face à la prise en charge de sa maladie • Modification de ses habitudes de vie (particulièrement le régime thérapeutique) en vue d'une meilleure maîtrise des symptômes • Prise en charge de l'administration de ses médicaments	**Enseignement sur la maladie** • Évaluer les connaissances du client sur la maladie afin de compléter l'information qu'il a reçue et de suppléer à son manque de connaissances. • Évaluer les préoccupations du client pour cibler son besoin d'information et le moment approprié pour l'enseignement. • Examiner avec le client les options thérapeutiques. • Discuter du bien-fondé de la prise en charge, des traitements et des recommandations pour mieux faire connaître le régime thérapeutique. • Examiner les modifications du style de vie qui pourraient être nécessaires pour prévenir des complications ou maîtriser le processus de la maladie. • Dresser le bilan de ce que le client a déjà entrepris en vue de maîtriser ses symptômes afin d'augmenter son sentiment de contrôle. • Enseigner les signes et les symptômes que le client se doit de mentionner au professionnel de la santé pour que le traitement commence le plus tôt possible. **Soutien décisionnel** • Discuter avec le client de sa perception de son état afin d'être en mesure d'établir un consensus sur la prise en charge de la maladie. • Aider le client à cerner les avantages et les désavantages des options thérapeutiques afin de favoriser la prise de décisions.

56

PROBLÈMES DÉCOULANT DE LA SITUATION DE SANTÉ	• **Nausée** liée à l'exacerbation aiguë de la maladie, comme en témoignent les épisodes de nausée ou de vomissement **PSTI 56.1**. • **Risque d'hémorragie** lié à l'érosion de la muqueuse.

SOINS ET TRAITEMENTS EN INTERDISCIPLINARITÉ

OBJECTIFS	INTERVENTIONS INFIRMIÈRES ET JUSTIFICATIONS
• Surveillance des signes d'hémorragie • Exécution des interventions médicales et infirmières appropriées en cas d'hémorragie	• Déceler les signes d'hématémèse, de selles d'un rouge brillant ou de méléna, de douleur ou de malaise abdominal, de choc (p. ex., la baisse de la pression artérielle, la peau froide et moite, la dyspnée, la tachycardie, la diminution de l'élimination urinaire) afin de planifier les interventions appropriées. • En présence d'hémorragie active, observer la couleur du contenu aspiré par la sonde nasogastrique ou des vomissures afin de déterminer l'ampleur de l'hémorragie. • Mesurer les signes vitaux toutes les 15 ou 30 minutes afin d'évaluer l'état hémodynamique du client ou de déceler l'état de choc. • Installer une ligne de perfusion I.V. destinée à l'apport rapide de sang ou de liquide. • En cas de transfusion sanguine, observer la réaction du client afin d'adopter les mesures appropriées immédiatement. • Surveiller l'hématocrite et le taux d'hémoglobine toutes les quatre à six heures durant l'hémorragie active puisque ce sont des indicateurs de la gravité de l'hémorragie et des besoins en matière d'apport liquidien et sanguin (à noter que l'hématocrite peut ne pas être un indicateur fiable en début d'hémorragie). • Consigner les ingesta et les excreta pour surveiller l'équilibre hydrique. • Réconforter le client et sa famille afin d'apaiser leur anxiété. • Faire preuve de calme quant au plan de traitement afin de susciter le calme et la confiance chez le client et sa famille. • Préparer le client en vue de l'endoscopie ou de la chirurgie le cas échéant.
PROBLÈME DÉCOULANT DE LA SITUATION DE SANTÉ	**Risque de perforation de la muqueuse digestive** lié à l'altération de l'intégrité tissulaire.
OBJECTIFS	INTERVENTIONS INFIRMIÈRES ET JUSTIFICATIONS
• Surveillance des signes de perforation • Exécution des interventions médicales et infirmières appropriées	• Observer les manifestations de la perforation (p. ex., une douleur abdominale soudaine et intense, la rigidité abdominale, une douleur irradiant aux épaules, une distension accrue, un affaiblissement des bruits intestinaux) afin de la dépister au stade précoce et de planifier les interventions. • Mesurer les signes vitaux toutes les 15 ou 30 minutes afin d'évaluer l'état hémodynamique du client ou de déceler l'état de choc. • Procéder à la succion par la sonde nasogastrique afin d'aspirer continuellement et de décomprimer l'estomac pour que le liquide gastrique ne s'écoule pas par la perforation. • Administrer un analgésique afin d'accroître le bien-être du client et d'apaiser son anxiété. • Préparer le client en prévision d'examens paracliniques d'urgence et d'une chirurgie possible afin qu'il comprenne ces interventions.

56.10.7 Processus thérapeutique en interdisciplinarité

Traitement chirurgical

L'efficacité des antisécrétoires et des antibiotiques a relégué la chirurgie à l'arrière-plan. Celle-ci est toutefois indiquée en cas de complications réfractaires au traitement médical et lorsqu'un cancer gastrique est soupçonné.

La gastrectomie partielle, la vagotomie et la pyloroplastie comptent parmi les interventions chirurgicales qui sont pratiquées en cas d'ulcère peptique. La gastro-duodénostomie, ou opération Billroth I, consiste en la résection des deux tiers distaux de l'estomac suivie de l'anastomose de l'antre gastrique au duodénum. La même intervention, à l'exception de l'anastomose qui relie cette fois l'estomac au jéjunum, est appelée gastrojéjunostomie, ou opération Billroth II **FIGURE 56.16**.

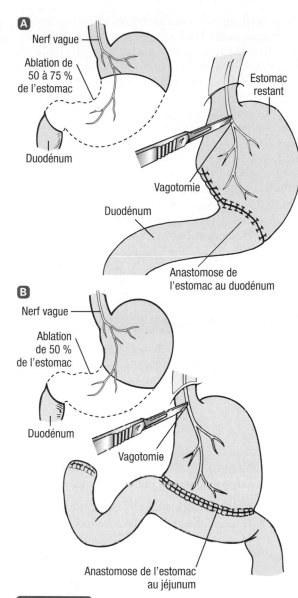

A Opération Billroth I (gastrectomie partielle accompagnée d'une anastomose gastroduodénale). **B** Opération Billroth II (gastrectomie partielle accompagnée d'une anastomose gastrojéjunale).

La vagotomie, ou section du nerf vague, est soit totale, soit sélective. La vagotomie sélective aboutit à la dénervation partielle de l'estomac, de l'antre ou de la masse pariétale, par exemple (vagotomie hautement sélective). L'intervention a pour objectif de diminuer la sécrétion d'acide gastrique.

La pyloroplastie consiste en l'élargissement chirurgical du sphincter pylorique pour faciliter le passage du contenu gastrique. Elle est fréquemment pratiquée après la vagotomie ou pour élargir une ouverture rétrécie par du tissu cicatriciel. La vagotomie réduit la motilité gastrique et, par conséquent, la vidange gastrique. La pyloroplastie qui accompagne la vagotomie accroît pour sa part la vidange gastrique.

Complications postopératoires

Comme dans toute intervention chirurgicale, l'hémorragie aiguë postopératoire au champ opératoire est possible. Les modalités de surveillance postopératoire sont les mêmes que dans l'hémorragie digestive haute aiguë. Les complications postopératoires à long terme les plus courantes sont le syndrome de chasse, l'hypoglycémie postprandiale et la gastrite par reflux biliaire.

| Syndrome de chasse | Le syndrome de chasse est la conséquence directe de la résection chirurgicale d'une grande partie de l'estomac et du pylore. Il se produit dans environ 20 % des cas de chirurgies liées à un ulcère peptique.

Le syndrome de chasse est causé par la composition hyperosmolaire du repas. En règle générale, le chyme gastrique pénètre dans l'intestin grêle par fractions successives, et le mouvement de liquide en provenance de l'espace extracellulaire est minime. Après l'intervention chirurgicale, l'estomac n'exerce plus aucun contrôle sur la quantité de chyme gastrique qui se rend dans l'intestin grêle. C'est ainsi qu'un grand volume de liquide hypertonique s'y déverse et que l'hypertonicité du milieu a pour effet d'attirer du liquide dans la lumière intestinale. Il s'ensuit une baisse du volume plasmatique, la distension de la lumière intestinale et l'accélération du transit intestinal.

Le syndrome se manifeste dans les 15 à 30 minutes suivant le repas par une sensation de faiblesse généralisée, de la sudation, des palpitations et des étourdissements. Ces symptômes sont imputables à la baisse soudaine du volume plasmatique. Suivent des crampes abdominales, des **borborygmes** (bruits abdominaux audibles produits par le péristaltisme intestinal hyperactif) et la défécation impérieuse. Ces manifestations ne durent pas plus d'une heure habituellement.

| Hypoglycémie postprandiale | L'hypoglycémie postprandiale représente une variante du syndrome de chasse parce qu'elle découle de l'évacuation gastrique d'un grand volume de liquide riche en glucides dans l'intestin grêle. Cet apport de haute teneur glucidique provoque une hyperglycémie qui amène une hypersécrétion d'insuline, ce qui entraîne par la suite l'hypoglycémie. Les symptômes sont ceux d'une réaction hypoglycémique normale, à savoir la sudation, la faiblesse, la confusion, les palpitations, la tachycardie et l'anxiété. Ils se manifestent dans les deux heures suivant le repas.

| Gastrite par reflux biliaire | La chirurgie gastrique qui concerne le pylore, sa reconstruction ou son exérèse, peut entraîner le reflux de bile dans l'estomac. Le contact prolongé de la bile, particulièrement des sels biliaires, avec la muqueuse gastrique peut causer des lésions, une gastrite chronique et la récurrence de l'ulcère peptique.

Le malaise épigastrique continuel qui s'intensifie après le repas est le symptôme caractéristique de la gastrite par reflux alcalin. Le vomissement apaise le malaise quoique temporairement seulement. La prise de cholestyramine (PMS-cholestyramine^MD) aux repas ou avant est efficace dans une certaine mesure. Cette substance se lie avec les sels biliaires qui provoquent l'irritation gastrique.

Thérapie nutritionnelle

La thérapie nutritionnelle peut faire partie de la planification du congé. L'infirmière insiste sur les recommandations de la nutritionniste. Puisque la taille de l'estomac a diminué en raison de la gastrectomie partielle, les portions doivent diminuer. L'infirmière conseille également au client de réduire sa consommation de liquide (à environ 120 ml) au repas. Il devrait commencer par des aliments pauvres en glucides et modérément abondants en protéines et en lipides, qui sont mieux tolérés. Ce régime alimentaire, accompagné d'une brève période de repos après le repas, réduit le risque de syndrome de chasse. Pour favoriser l'observance à long terme, l'infirmière offre au client l'assurance que ce régime alimentaire contribuera à atténuer les symptômes en quelques mois.

En se conformant aux directives alimentaires, le client peut éviter la réaction hypoglycémique postprandiale. Si des symptômes d'hypoglycémie se présentent, l'ingestion immédiate d'un liquide sucré ou d'un bonbon suffit généralement à les calmer. Le traitement de l'hypoglycémie est le même que celui du syndrome de chasse. L'infirmière encourage le client à restreindre la quantité de sucre au repas et à prévoir des repas plus fréquents, mais moins copieux, composés de protéines et de lipides en quantité modérée. Bien que la gastrite par reflux biliaire soit peu fréquente, il importe que le client mentionne au professionnel de la santé tout malaise épigastrique continu après les repas lui rappelant celui qu'il a ressenti avant la chirurgie.

Il est important d'informer le client que, dans le syndrome de chasse, les symptômes disparaissent habituellement dans les mois ou l'année suivant la chirurgie. Le régime alimentaire prévoit une alimentation sèche en petites portions faibles en glucides, pauvres en sucre raffiné, et modérées en protéines et en lipides **ENCADRÉ 56.19**. Le client peut boire entre les repas, mais très peu durant celui-ci, et il se repose durant au moins 30 minutes après avoir mangé.

Thérapie nutritionnelle

ENCADRÉ 56.19 | **Syndrome de chasse consécutif à la gastrectomie**

Buts
- Ralentir le passage des aliments dans l'intestin.
- Maîtriser les symptômes du syndrome de chasse (étourdissement, sensation de plénitude, diarrhée, tachycardie) qui se manifestent parfois à la suite de la gastrectomie partielle ou totale.

Recommandations
- Répartir l'alimentation en six repas légers pour éviter la surcharge intestinale.
- Boire très peu de liquides aux repas ; boire au moins de 30 à 45 minutes avant ou après afin d'éviter la distension ou la sensation de plénitude.

- Éviter les desserts à haute teneur en sucre (p. ex., le miel, le sucre, la confiture, la gelée, les bonbons, les pâtisseries, les fruits sucrés) parce qu'ils peuvent occasionner des étourdissements, de la diarrhée et une sensation de plénitude.
- Adopter une diète riche en protéines et en lipides afin de favoriser la reconstruction tissulaire et de combler les besoins métaboliques. Les aliments de choix à cet égard sont la viande, le fromage, les œufs et les produits laitiers.
- Ajuster la période d'application de ces recommandations selon l'évaluation de l'état du client.

Soins et traitements infirmiers

CLIENT NÉCESSITANT UN TRAITEMENT CHIRURGICAL DE L'ULCÈRE PEPTIQUE

Interventions cliniques

Phase aiguë

| **Soins préopératoires** | Étant donné l'usage répandu des techniques endoscopiques dans le traitement de l'ulcère peptique, l'intervention chirurgicale comme telle est moins fréquente qu'auparavant. La chirurgie adopte la voie laparoscopique ou ouverte. Le chirurgien décrit l'intervention et précise l'objectif visé afin d'éclairer la décision du client. L'infirmière participe à cette discussion en répondant aux questions du client et de sa famille. Elle veille à ce que les directives transmises au client à propos de la période postopératoire, dont les soins de confort, la maîtrise de la douleur, la toux et l'exercice respiratoire, la sonde nasogastrique et le soluté en perfusion I.V., soient claires.

| **Soins postopératoires** | Les soins postopératoires à la suite d'une chirurgie abdominale majeure sont semblables à ceux consécutifs à la laparotomie. L'aspiration par la sonde nasogastrique a pour but de décomprimer la partie restante de l'estomac afin d'abaisser la pression sur la suture, et de faciliter la résolution de l'œdème et de l'inflammation secondaires au traumatisme chirurgical.

Dans la période postopératoire immédiate, l'infirmière examine le contenu gastrique aspiré pour en noter la couleur, la quantité et l'odeur. Le contenu aspiré est habituellement d'un rouge brillant au début, qui fonce progressivement dans les 24 premières heures suivant la chirurgie. Il devient d'un jaune verdâtre en 36 à 48 heures. Pour éviter que la sonde ne se bouche durant cette période, le médecin pourra prescrire une irrigation périodique. Il est essentiel que la succion soit fonctionnelle et que la sonde demeure perméable de façon à éviter l'accumulation de sécrétions gastriques qui exerceraient une tension sur l'anastomose. Une telle tension pourrait occasionner la distension de la partie résiduelle de l'estomac et entraîner : 1) la rupture de la suture ; 2) un déversement de liquide gastrique dans la cavité péritonéale ; 3) une hémorragie ; 4) la formation d'un abcès. En raison du risque de perforation de la muqueuse ou de rupture de la suture, le médecin est le seul professionnel de la santé autorisé à remplacer la sonde ou à la repositionner si elle s'est déplacée.

L'infirmière surveille l'apparition des signes de ralentissement du péristaltisme, notamment la distension abdominale et le malaise abdominal bas, qui pourraient être révélateurs d'une occlusion intestinale. Elle consigne les signes vitaux, les ingesta et les excreta toutes les quatre heures.

Elle veille au bien-être du client et à la maîtrise de sa douleur en lui administrant les médicaments prescrits et en le repositionnant fréquemment. À la suite de la chirurgie ouverte, la toux et la respiration profonde peuvent être difficiles parce que l'incision est relativement haute dans l'épigastre. L'infirmière aide le client à exécuter les exercices respiratoires destinés à prévenir les complications pulmonaires en appuyant un oreiller contre la région épigastrique.

Cette mesure protège également la suture de la rupture lorsque le client tousse. L'infirmière examine le pansement pour déceler tout signe de saignement, d'écoulement ou une mauvaise odeur, signe d'infection. Elle favorise la déambulation le plus tôt possible.

Tant et aussi longtemps que la sonde nasogastrique est branchée à l'appareil de succion, la perfusion I.V. est maintenue, et ce, jusqu'à ce que l'alimentation orale reprenne. Afin de déterminer sa tolérance à l'alimentation orale, le client recommence à boire du liquide clair avant que la sonde ne soit retirée. L'aspiration du contenu gastrique est effectuée dans l'heure ou les deux heures qui suivent afin d'en évaluer la quantité résiduelle, la couleur et la consistance. Lorsque le client tolère bien le liquide, la sonde est enlevée, et le client peut boire de plus en plus fréquemment jusqu'à ce qu'il reprenne l'alimentation habituelle. Le régime alimentaire préconisé prévoit six repas légers quotidiens.

L'**anémie pernicieuse**, complication à long terme de la gastrectomie totale, peut aussi survenir à la suite d'une gastrectomie partielle. Elle découle de la perte du facteur intrinsèque que produisent les cellules pariétales. Le supplément de cobalamine (vitamine B_{12}) peut s'avérer indispensable selon l'ampleur de la masse pariétale enlevée.

L'ulcère peptique est un trouble chronique et récurrent ; le site de l'anastomose est particulièrement vulnérable à la récurrence. Le repos, une alimentation appropriée, l'observance de la pharmacothérapie ainsi que l'évitement des irritants et des facteurs de stress connus sont les éléments primordiaux du rétablissement. L'infirmière insiste sur l'importance de ne pas prendre d'autres médicaments que ceux prescrits par le médecin, et de respecter les consignes quant au tabac et à l'alcool.

Considérations gérontologiques

ULCÈRE PEPTIQUE

Le nombre de cas d'ulcère peptique, particulièrement d'ulcère gastrique, dans la population âgée de plus de 60 ans est en hausse (Cooper, Kou, & Wong, 2009). Cette augmentation est attribuable à l'utilisation accrue des AINS. Chez la personne âgée, la douleur n'est pas forcément le premier symptôme d'un ulcère. L'hémorragie digestive franche ou la baisse de l'hématocrite peuvent en être les premières manifestations. La morbidité et la mortalité liées à l'ulcère peptique à un âge avancé sont plus importantes que chez l'adulte d'âge moyen en raison des problèmes de santé concomitants et de la faible tolérance à l'égard de l'hypovolémie.

L'ulcère peptique est traité et pris en charge de la même manière dans la population âgée que dans la population adulte d'âge moyen. La prévention de la gastrite et de l'ulcère peptique revêt beaucoup d'importance. Il s'agit de mentionner au client de prendre l'AINS ou les autres médicaments irritants pour la muqueuse gastrique avec des aliments, du lait ou un antiacide. L'infirmière insiste sur l'importance d'arrêter les substances irritantes, d'adhérer au traitement par l'IPP ou l'antagoniste des récepteurs H_2, et de signaler la douleur ou le malaise abdominal au professionnel de la santé.

56.11 | Cancer gastrique

Le cancer gastrique (cancer de l'estomac) est en fait un adénocarcinome de la paroi gastrique **FIGURE 56.17**. En 2010, 2 900 nouveaux cas devraient avoir été diagnostiqués, pour environ 1 850 décès (SCC, 2010c). L'adénocarcinome gastrique est le deuxième cancer le plus répandu dans le monde. Il est plus fréquent chez les hommes, et sa fréquence augmente avec l'âge.

56.11.1 Étiologie et physiopathologie

Cinq stades ont été définis pour le cancer de l'estomac **TABLEAU 56.14** (SCC, 2009b).

Des études ont démontré que bien des facteurs entrent en jeu dans l'apparition du cancer gastrique, sans pour autant cerner la cause précise de la maladie. Le cancer commence probablement par une lésion bénigne de la muqueuse découlant d'une infection (à *H. pylori*), d'une inflammation d'origine auto-immune, d'une irritation chronique

RAPPELEZ-VOUS…

La recherche de sang occulte dans les selles s'effectue par le test au gaïac.

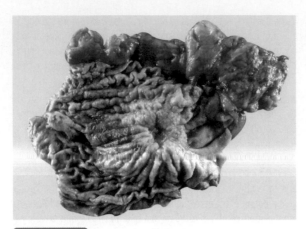

FIGURE 56.17

Carcinome gastrique – Ulcère central dégagé, mal défini, à la bordure irrégulière et épaissie.

TABLEAU 56.14	Stades du cancer de l'estomac
STADE	DESCRIPTION
0	Des cellules cancéreuses sont décelées uniquement dans la couche la plus superficielle de la paroi de l'estomac (muqueuse). Le cancer de stade 0 est également appelé carcinome *in situ*.
1	Le cancer s'est propagé de la couche cellulaire la plus superficielle de la muqueuse à la couche suivante (sous-muqueuse), et les cellules cancéreuses ont atteint de un à six ganglions lymphatiques. Ou Le cancer a gagné la couche musculaire, sans toutefois atteindre les ganglions lymphatiques ou d'autres organes.
2	Le cancer ne s'est étendu qu'à la sous-muqueuse, mais les cellules cancéreuses ont atteint de sept à quinze ganglions lymphatiques. Ou Le cancer a gagné la couche musculaire (musculeuse), et les cellules cancéreuses ont atteint de un à six ganglions lymphatiques. Ou Le cancer s'est propagé à la couche extérieure de l'estomac (séreuse), sans toutefois atteindre les ganglions lymphatiques ou d'autres organes.
3	Le cancer a gagné la couche musculaire, et les cellules cancéreuses ont atteint de sept à quinze ganglions lymphatiques. Ou Le cancer s'est propagé à la couche extérieure de l'estomac, et les cellules cancéreuses ont atteint de un à six ganglions lymphatiques. Ou Le cancer a atteint les organes voisins, sans toutefois atteindre les ganglions lymphatiques ou d'autres organes plus éloignés.
4	Le cancer s'est propagé à plus de quinze ganglions lymphatiques. Ou Le cancer a atteint les organes voisins et au moins un ganglion lymphatique. Ou Le cancer a gagné d'autres parties du corps.

provoquée par la bile, un anti-inflammatoire ou le tabac. Certains aliments seraient également en cause, dont les aliments fumés, le poisson et la viande salés ainsi que les légumes marinés. En revanche, la consommation de grains entiers et de fruits et légumes frais ferait baisser le taux de cancer gastrique. L'infection due à *H. pylori*, particulièrement quand elle survient à un jeune âge, représente un facteur de risque de cancer gastrique. Vraisemblablement, la présence de la bactérie et les changements métaboliques subséquents favoriseraient l'évolution de la dysplasie vers le cancer.

La gastrite atrophique, l'anémie pernicieuse, le polype adénomateux, le polype hyperplasique, la gastropathie hypertrophique (**maladie de Ménétrier**) et l'achlorhydrie comptent parmi les autres facteurs prédisposants. Le tabagisme et l'obésité accroissent tous deux le risque de cancer gastrique. La gastrectomie prédispose également à l'apparition du cancer gastrique. Bien que la parenté proche de la personne atteinte de cancer gastrique présente un risque accru, seulement de 8 à 10 % des cancers sont de tendance familiale (Benson, 2008; Rosati, Ferrara, & Manzione, 2009; Sweed, Edmonson, & Cohen, 2009).

Plus de 95 % des cancers prennent la forme d'un adénocarcinome, alors que les autres sont des sarcomes (englobant les lymphomes et les **léiomyomes**). Le cancer gastrique se répand par expansion directe; habituellement, il envahit rapidement les zones avoisinantes, notamment le foie. Au stade avancé de la maladie, les cellules cancéreuses peuvent se propager dans la cavité péritonéale.

56.11.2 Manifestations cliniques

Dans bien des cas, le cancer envahit les organes adjacents avant même que des symptômes n'apparaissent. La perte de poids inexpliquée, la perte d'appétit, le malaise ou la douleur abdominale, les signes et les symptômes typiques de l'anémie ou de l'indigestion en constituent les manifestations cliniques. L'anémie, fréquente, est due à la perte de sang chronique au fil de l'érosion de la muqueuse ou à la perte du facteur intrinsèque (anémie pernicieuse). Elle se manifeste par de la pâleur, de la faiblesse et de la fatigue, des étourdissements et, dans les cas graves, de la dyspnée. La recherche de sang occulte dans les selles peut s'avérer fructueuse. L'examen physique peut déceler une masse épigastrique. Les ganglions lymphatiques supraclaviculaires durcis et hypertrophiés sont révélateurs de la présence de métastases ayant emprunté la grande veine lymphatique. Le pronostic s'assombrit en présence d'ascite.

L'éructation, la prise d'antiacide ou d'antisécrétoire et un régime alimentaire adapté, semblable à celui préconisé dans la prise en charge de l'ulcère peptique, sont des mesures qui peuvent apaiser la douleur et le malaise, dont les manifestations sont la vague sensation de plénitude épigastrique accompagnée de satiété rapide pendant le repas. L'épigastralgie donne souvent lieu à une perte de poids, à de la dysphagie et à de la constipation. La nausée, le vomissement et l'**hématémèse** peuvent annoncer une obstruction du défilé gastrique ou une hémorragie imminente.

56.11.3 Examen clinique et examens paracliniques

L'ENCADRÉ 56.20 présente les examens paracliniques du cancer gastrique. Le meilleur outil diagnostique demeure l'endoscopie haute avec dilatation de l'estomac par insufflation d'air afin d'étirer les plis de la muqueuse. L'examen histologique du tissu prélevé à la biopsie éclaire le diagnostic.

La radiographie digestive haute illustrant le transit baryté peut révéler l'altération de la vidange gastrique. Il faut savoir, cependant, que l'examen au baryum ne détecte pas toujours les petites lésions du cardia et du fundus. L'échoendoscopie, la tomodensitométrie (TDM) et la tomographie par émission de positrons (TEP) sont utiles dans la stadification de la maladie (Sweed *et al.*, 2009). La laparoscopie permettra de déterminer l'extension péritonéale.

Les analyses biochimiques déterminent l'étendue de l'anémie le cas échéant. L'élévation des enzymes hépatiques et du taux d'amylase sérique peut révéler l'envahissement hépatique et pancréatique. L'examen des selles permettra de détecter la présence de sang occulte ou de sang pur.

56.11.4 Processus thérapeutique en interdisciplinarité

La prise en charge préopératoire du cancer gastrique est axée sur la correction du déficit nutritionnel et le traitement de l'anémie. Celle-ci disparaîtra à la suite de la transfusion de culots globulaires. En présence d'obstruction du défilé gastrique, la décompression peut être nécessaire avant la chirurgie ▶ **MS 3.4** ▶ **MS 3.5**. En outre, si la résection partielle du côlon est indiquée en raison de l'extension tumorale dans le côlon transverse, il y aura lieu sans doute de procéder à la préparation intestinale appropriée. Il peut s'agir d'une diète faible en résidus, du lavement évacuateur et de l'administration d'un antibiotique pour réduire la flore intestinale. Le rétablissement de l'apport nutritif suffisant est important en prévision de la chirurgie. En effet, la malnutrition fait grimper les taux de complications et de mortalité postopératoires.

Traitement chirurgical

Les interventions proposées dans le traitement chirurgical du cancer gastrique sont celles

---

Processus diagnostique et thérapeutique

ENCADRÉ 56.20 | **Cancer gastrique**

Examen clinique et examens paracliniques

- Anamnèse et examen physique
- Endoscopie et biopsie
- Repas baryté dans l'appareil digestif haut
- Cytologie exfoliatrice
- Échoendoscopie
- Hémogramme
- Analyse d'urine
- Examen des selles
- Enzymes hépatiques
- Amylase sérique
- Marqueurs tumoraux
  - Antigène carcinoembryonnaire
  - Antigène carbohydraté 19-9 (CA 19-9)

Processus thérapeutique

- Traitement chirurgical
  - Gastrectomie partielle – opération de Billroth I ou II
  - Gastrectomie totale avec œsophagojéjunostomie
- Traitement non-chirurgical (traitement adjuvant)
  - Radiothérapie
  - Chimiothérapie
  - Radiothérapie avec chimiothérapie

---

indiquées également dans le traitement chirurgical de l'ulcère peptique. Le choix de la voie chirurgicale (ouverte ou par laparoscopie) se fait en fonction de l'emplacement et de l'étendue de la tumeur, de l'état physique du client et des préférences du chirurgien. Dans le cancer gastrique sans envahissement lymphatique, le traitement chirurgical permet un taux de survie à 5 ans de 30 % (Coburn, Swallow, Kiss, & Law, 2006). En cas d'envahissement lymphatique, le pronostic diminue pour chuter radicalement lorsque le cancer s'est propagé aux organes adjacents.

Le traitement chirurgical a pour but d'extraire la tumeur ainsi qu'une marge circonférentielle de tissu normal. Lorsque la tumeur siège au fundus, la gastrectomie totale accompagnée d'une œsophagojéjunostomie s'avère nécessaire **FIGURE 56.18**. L'exérèse de la tumeur siégeant dans l'antre ou la région pylorique s'effectue habituellement par l'opération Billroth I ou II. L'intervention est modifiée et étendue lorsque des métastases sont présentes dans les organes adjacents tels la rate, les ovaires ou l'intestin.

Traitement adjuvant

Le traitement actuel du cancer gastrique circonscrit comprend la résection chirurgicale suivie de l'administration de fluorouracile (5-FU) et de la radiothérapie, ou le traitement chirurgical précédé et suivi de la chimiothérapie se composant d'épirubicine, de cisplatine et de 5-FU en perfusion continue sans radiothérapie. Pour traiter la maladie à un stade avancé, la chimiothérapie

MS 3.4 | **Vidéo**

Méthodes liées aux soins de stomie: *Changement de l'appareil collecteur de colostomie ou d'iléostomie.*

MS 3.5

Méthodes liées aux soins de stomie: *Vidange d'un sac de colostomie ou d'iléostomie.*

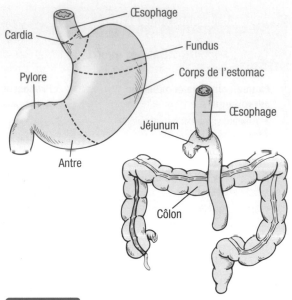

Traitement du cancer gastrique par gastrectomie totale suivie d'une œsophagojéjunostomie

utilise plusieurs médicaments. Ni la radiothérapie, ni la chimiothérapie ne sont efficaces seules en tant que traitement principal de la maladie. La radiothérapie peut avoir une visée palliative lorsqu'elle est employée pour diminuer la taille de la tumeur afin d'apaiser la douleur causée par l'obstruction.

La chimiothérapie néoadjuvante et la chimioradiothérapie préopératoires peuvent augmenter l'efficacité chirurgicale en matière de résection, alors que la chimiothérapie et la chimioradiothérapie postopératoires peuvent être utiles pour diminuer le taux de récurrence. Les médicaments efficaces lorsque combinés dans la chimiothérapie du cancer gastrique sont le 5-FU, l'oxaliplatine (Eloxatin^MD), la capécitabine (Xeloda^MD), la leucovorine, le docétaxel (Taxotere^MD) et l'épirubicine (Benson, 2008 ; Rosati *et al.*, 2009). D'autres traitements, notamment l'administration péritonéale d'anticancéreux et l'immunothérapie, sont en cours d'évaluation.

Soins et traitements infirmiers

CLIENT ATTEINT D'UN CANCER GASTRIQUE

Collecte des données

La collecte des données en cas de cancer gastrique s'apparente à celle qui est effectuée en présence d'ulcère peptique **ENCADRÉ 56.17**. L'information à recueillir comprend l'évaluation nutritionnelle, les antécédents psychosociaux, la perception du client quant à son problème de santé et à la nécessité des soins, ainsi que l'examen physique.

L'évaluation nutritionnelle offre de l'information sur l'appétit et les habitudes alimentaires durant les six derniers mois. L'infirmière détermine le poids normal du client et l'évolution récente de ce poids. La perte de poids inexpliquée est courante. Les antécédents de dyspepsie avec des symptômes flous, de satiété rapide ou de douleur due à la flatulence sont utiles dans la distinction entre ces symptômes types du cancer gastrique et ceux de l'ulcère peptique. L'infirmière examine le client pour savoir s'il ressent de la douleur et, dans l'affirmative, où elle siège, quand elle surgit et par quels moyens elle s'atténue.

Il importe de savoir comment le client perçoit son problème de santé et sa façon de s'adapter à l'hospitalisation, à l'investigation diagnostique et aux interventions. La perspective d'un diagnostic de cancer et de la chirurgie, de la chimiothérapie ou de la radiothérapie pour le traiter le cas échéant génère du stress. L'infirmière doit soutenir le client et sa famille. Dans l'éventualité d'une intervention chirurgicale, elle détermine les attentes du client à cet égard (guérison ou **palliation**) et sa réponse aux interventions chirurgicales antérieures.

L'évaluation infirmière se concentre sur la capacité fonctionnelle actuelle du client, la présence d'autres problèmes de santé et l'ampleur de la réponse thérapeutique escomptée. L'infirmière estime l'état nutritionnel du client. Si celui-ci accuse un déficit nutritionnel depuis un certain temps déjà, il présentera probablement des signes

de **cachexie**. La personne en état de malnutrition ne répond pas bien à la chimiothérapie ni à la radiothérapie, et elle n'est pas une bonne candidate à la chirurgie.

Analyse et interprétation des données

L'analyse et l'interprétation des données relatives au client atteint de cancer gastrique peuvent inclure, sans s'y limiter, les diagnostics suivants :

- un déficit nutritionnel lié à l'incapacité à avaler, à digérer ou à absorber les aliments ;
- une intolérance à l'activité liée à la faiblesse généralisée, au malaise abdominal et au déficit nutritionnel ;
- de l'anxiété liée à l'absence de connaissances à propos des examens paracliniques, sur la maladie et sur la thérapie nutritionnelle, et à l'issue inconnue ;
- de la douleur aiguë liée à la maladie, à la chirurgie, à la chimiothérapie ou à la radiothérapie ;
- le deuil lié à un diagnostic accablant et à la possibilité de décès.

Planification des soins

Les objectifs généraux pour le client qui souffre de cancer gastrique sont :

- d'atténuer ses malaises le plus possible ;
- d'optimiser son état nutritionnel ;
- de retirer un bien-être spirituel et psychologique malgré le pronostic.

Interventions cliniques

Promotion de la santé

L'infirmière joue un rôle dans la détection précoce du cancer gastrique en cernant la présence des facteurs de risque tels que

Palliation : Fait d'atténuer ou de supprimer les symptômes d'une maladie sans en traiter les causes.

l'infection due à *H. pylori*, l'anémie pernicieuse et l'achlorhydrie. Elle se doit de connaître les symptômes du cancer gastrique, son mode d'extension et les constats de l'examen physique à cet égard. Dans bien des cas, les symptômes sont d'apparition tardive et ils ressemblent à ceux d'autres affections, notamment l'ulcère peptique. Le manque d'appétit, la perte de poids, la fatigue et le malaise gastrique persistant sont des symptômes du cancer gastrique. Le médecin doit être informé de leur présence afin de procéder à l'investigation diagnostique nécessaire.

L'infirmière encourage la personne dont l'histoire familiale révèle des antécédents de cancer gastrique, et qui présente des signes d'anémie, d'ulcère peptique ou de malaise épigastrique vague à se soumettre à l'évaluation diagnostique. Elle doit être en mesure de soupçonner la présence d'un cancer gastrique lorsque l'état du client traité pour un ulcère peptique ne s'améliore pas en trois semaines. La guérison de l'ulcère, s'il est bénin, est vérifiable par la radiographie.

Phase aiguë

| **Soins préopératoires** | Lorsque les examens paracliniques confirment la présence d'une tumeur maligne, le client et le proche aidant réagissent habituellement par un état de choc, la dénégation et la dépression. L'infirmière leur procure un soutien émotionnel et physique, offre de l'information, clarifie les résultats d'examen, et adopte une attitude positive en ce qui a trait au rétablissement du client dans l'immédiat et à sa survie à long terme.

Pendant l'hospitalisation, il se peut que le client soit dans un piètre état physique. La chirurgie sera repoussée jusqu'à ce qu'il soit en état de la subir. L'état nutritionnel positif favorise la guérison de la plaie, et améliore la résistance à l'infection et à d'autres complications postopératoires potentielles. Les repas légers et fréquents peuvent être mieux adaptés à la situation que les trois repas habituels. Des préparations liquides et des vitamines feront office de compléments. Trouver des moyens de convaincre le client dépressif qui n'a pas faim de manger peut représenter tout un défi. Il peut être utile de faire intervenir ses proches pour l'encourager à se nourrir. S'il ne peut s'alimenter par la bouche, il est possible de recourir au gavage ou à l'alimentation parentérale.

Les soins préopératoires engloberont la transfusion sanguine et le rétablissement du volume hydrique si besoin est. En cas de transfusion, il importe de surveiller étroitement le client pour détecter toute réaction inhabituelle, et de surveiller les taux d'hémoglobine et d'hématocrite.

L'enseignement au client dans cette période est le même que celui prévu dans la démarche de soins en cas d'ulcère peptique.

| **Soins postopératoires** | Les soins postopératoires offerts à la personne atteinte d'un cancer gastrique sont les mêmes que ceux prodigués après une opération de Billroth I ou II. Si le client a subi une gastrectomie totale, le plan de soins diffère quelque peu. La gastrectomie totale prévoit la résection du bas de l'œsophage ainsi que de tout l'estomac et se termine par l'anastomose de l'œsophage au jéjunum. S'il y a eu incision de la paroi thoracique, il est nécessaire de mettre en place des drains afin d'évacuer les liquides ▶ **35**. Après la gastrectomie totale, les sécrétions aspirées par la sonde nasogastrique sont peu abondantes étant donné la diminution de la capacité d'accumulation par suite de l'ablation de l'estomac. La sonde nasogastrique est retirée au rétablissement du péristaltisme intestinal. L'ingestion de liquides clairs peut alors reprendre. Il importe de surveiller étroitement le client afin de détecter les signes de fuite au site de l'anastomose, notamment l'élévation de la température et l'intensification de la dyspnée. Plus l'apport liquidien augmente, plus la tolérance du client s'améliore ; au bout d'un moment, ce dernier pourra recommencer à manger des aliments solides.

Le syndrome de chasse représente l'une des conséquences de la gastrectomie totale. Il engendre une perte de poids dans bien des cas, qu'accentue l'apport nutritionnel déficient. Cet apport nutritionnel insuffisant peut ralentir la guérison de la plaie. Cela nécessite d'administrer par la voie I.V. ou orale les vitamines C, D, K, du complexe B et la cobalamine par voie intramusculaire (I.M). Cet apport vitaminique est nécessaire parce que les vitamines en question, à l'exception de la cobalamine, sont absorbées dans le duodénum en règle générale. Les soins subséquents à l'opération de Billroth I ou II sont les mêmes, que l'intervention ait eu lieu pour traiter un cancer gastrique ou un ulcère peptique.

La chimiothérapie comprend le 5-FU dans la plupart des cas. L'infirmière précise l'action et les effets indésirables du 5-FU et des autres anticancéreux qui entrent dans la composition de la chimiothérapie. Le traitement du cancer avancé peut être essentiellement palliatif.

La radiothérapie accompagne la chirurgie ou elle est offerte à titre palliatif. L'infirmière offre de l'information précise à ce propos au client, le rassure et vérifie la tenue des séances prévues. Elle détermine l'état de connaissances du client sur la radiothérapie. Elle aborde avec lui les soins de la peau, l'alimentation et l'hydratation durant la cure ainsi que l'emploi des antiémétiques ▶ **16**.

Soins ambulatoires et soins à domicile

La thérapie nutritionnelle indiquée après la chirurgie de l'ulcère peptique s'applique également après la chirurgie du cancer gastrique. L'infirmière prévoit la maîtrise de la douleur au plan de soins par des mesures de soutien et l'analgésie médicamenteuse. Elle enseigne les soins de plaie au proche aidant, soins qui seront prodigués à domicile. Des pansements, de l'équipement ou des services particuliers seront peut-être nécessaires dans ce cas. Avant le congé de l'hôpital, l'infirmière remet au client la liste des organismes communautaires (p. ex., la Société canadienne du cancer) auprès desquels il peut obtenir de l'aide.

Lorsqu'il est prévu que la chimiothérapie ou la radiothérapie se poursuive après le congé de l'hôpital, l'infirmière dirige le client vers un organisme de soins infirmiers à domicile. L'infirmière à domicile offre des soins qui favorisent le rétablissement ; elle est en mesure d'évaluer l'observance thérapeutique, et de conseiller le client et les membres de sa famille. Elle encourage le client à respecter les traitements prescrits et le calendrier des séances de chimiothérapie ou de radiothérapie, et à mentionner tout changement de son état physique au médecin.

Évaluation des résultats

Pour le client souffrant de cancer gastrique, les résultats escomptés à la suite des soins et des interventions cliniques sont :

- l'atténuation des malaises, de la douleur ou des symptômes perturbants ;
- l'optimisation de l'état nutritionnel ;
- la recherche d'un bien-être malgré le pronostic.

16

Le chapitre 16, *Cancer*, traite des interventions infirmières auprès de la personne soumise à une chimiothérapie ou à une radiothérapie.

56

35

La chirurgie et la mise en place de drains thoraciques sont abordées dans le chapitre 35, *Interventions cliniques – Troubles des voies respiratoires inférieures*.

56.12 | Maladie d'origine alimentaire

L'expression générique maladie d'origine alimentaire (aussi appelée intoxication alimentaire) désigne des symptômes gastro-intestinaux aigus, tels la nausée, le vomissement, la diarrhée et la douleur provenant de crampes abdominales, causés par des aliments, liquides ou solides, contaminés. De 11 à 13 millions de Canadiens sont aux prises avec une maladie d'origine alimentaire chaque année à cause d'un virus, d'une bactérie ou d'un parasite (Santé Canada, 2010). Les aliments crus contaminés durant la culture, la récolte, la transformation, l'entreposage, l'expédition ou la préparation finale en sont la source la plus fréquente. Le **TABLEAU 56.15** présente les intoxications alimentaires les plus courantes. Seule l'infection à *Escherichia coli* sera abordée dans le présent chapitre.

TABLEAU 56.15	Intoxications alimentaires les plus fréquentes		
MICROORGANISME	**SOURCES**	**APPARITION DES SYMPTÔMES ET MANIFESTATIONS**	**TRAITEMENT ET PRÉVENTION**
Staphylocoque Toxine de *Staphylococcus aureus*	Viande, produits de boulangerie, crème pâtissière, vinaigrette, lait ; peau et appareil respiratoire de la personne qui manipule les aliments	• Dans les 30 minutes à 7 heures suivant l'exposition • Vomissements, nausées, crampes abdominales, diarrhée	• Traitement : symptomatique, rétablissement de l'équilibre hydrique et électrolytique, antiémétique • Prévention : réfrigération immédiate des aliments, respect des mesures de sécurité alimentaire ; mise en place de mesures de surveillance des aliments dans le commerce alimentaire
Clostridium *Clostridium perfringens*	Viande ou volaille cuite à basse température (ragoût, tourtière), viandes réchauffées, sauces, légumes mis en conserve de façon inappropriée	• Dans les 8 à 24 heures suivant l'exposition • Diarrhée, nausées, crampes abdominales, vomissements (rare), douleur au creux épigastrique	• Traitement : symptomatique, rétablissement de l'équilibre hydrique • Prévention : préparation des plats de viande dans les règles, présentation des aliments tout de suite après la cuisson sinon réfrigération rapide
Salmonelle *Salmonella typhimurium* (provient de la flore intestinale)	Volaille, porc, bœuf, agneau et œuf insuffisamment cuits	• Dans les 8 heures à plusieurs jours suivant l'exposition • Nausées et vomissements, diarrhée, crampes abdominales, fièvre et frissons	• Traitement : symptomatique, rétablissement de l'équilibre hydrique et électrolytique • Prévention : préparation des aliments dans les règles
Botulisme Toxine de *Clostridium botulinum* qui bloque l'acétylcholine à la jonction neuromusculaire	Lacunes dans la conservation des aliments, mise en conserve de légumes à la maison (le plus souvent), fruits et poisson en conserve, produits en conserve commerciaux	• Dans les 12 à 36 heures suivant l'exposition • Système digestif : nausées, vomissements, douleur abdominale, constipation, distension abdominale • Système nerveux central : céphalée, étourdissement, incoordination motrice, faiblesse, incapacité à parler ou à avaler, diplopie, respiration difficile, paralysie, délire, coma	• Traitement : support ventilatoire, antitoxine polyvalente, monochlorhydrate de guanidine (stimule la production d'acétylcholine) • Prévention : mise en conserve des aliments selon les principes de sécurité alimentaire, cuisson à ébullition des aliments suspects durant 15 minutes
Escherichia coli *E. coli* de sérotype O157:H7	Bœuf, porc, lait, fromage, poisson, pâte à biscuits contaminée	• Dans les 8 heures à 1 semaine suivant l'exposition (varie selon la souche) • Selles sanguinolentes, syndrome hémolytique et urémique, crampes abdominales, diarrhée profuse	• Traitement : symptomatique, rétablissement de l'équilibre hydrique et électrolytique • Prévention : préparation des aliments selon les règles

Les interventions relatives à la maladie d'origine alimentaire sont axées sur la prévention de l'infection. L'enseignement porte sur la préparation et la salubrité des aliments, leur cuisson et leur réfrigération **ENCADRÉ 56.21**. À l'hôpital, les soins sont centrés sur le rétablissement de l'équilibre hydrique et électrolytique perturbé par la diarrhée et le vomissement. S'il s'agit de **botulisme**, il est nécessaire d'évaluer et de traiter les symptômes neurologiques ▶ **23**.

56.12.1 Toxiinfection à *Escherichia coli* O157:H7

L'infection à *Escherichia coli* O157:H7 provoque une colite hémorragique et l'insuffisance rénale. L'infection peut être mortelle pour le bébé et la personne âgée. La bactérie se retrouve principalement dans la viande insuffisamment cuite, notamment la volaille et le bœuf haché (Agence canadienne d'inspection des aliments, 2010). Les légumes-feuilles, les noix et les fruits contaminés peuvent occasionner également une éclosion d'*E. coli*. La bactérie se transmet également au contact d'une personne infectée. Les milieux où la préparation des repas est commune sont plus à risque d'épidémie (p. ex., les établissements de soins de longue durée, les cantines scolaires, les garderies). Le lait cru, le jus non pasteurisé, le jus de fruits contaminé, la baignade dans de l'eau contaminée par des eaux usées ou l'ingestion de cette eau peuvent enfin être à l'origine de l'infection à *E. coli*.

La plupart des souches d'*E. coli* sont inoffensives ; elles se retrouvent à l'état naturel dans les intestins des êtres humains et des animaux sains.

23

Le botulisme est étudié dans le chapitre 23, *Interventions cliniques – Troubles des nerfs périphériques et de la moelle épinière.*

Enseignement au client et à ses proches

ENCADRÉ 56.21 | **Salubrité des aliments**

L'enseignement au client et à ses proches sur la salubrité alimentaire devrait porter sur les aspects suivants.

- Il n'est pas sécuritaire de décongeler des aliments à la température ambiante. La meilleure façon de faire décongeler un aliment est de le placer dans un contenant fermé sur la tablette la plus basse du réfrigérateur.

- Il est important de réfrigérer ou de congeler les aliments périssables et préparés ainsi que les restes de table dans un délai de deux heures ou moins suivant leur préparation.

- La meilleure façon de garder les aliments froids dans un réfrigérateur est de ne pas trop le remplir. En laissant de l'espace, l'air froid peut circuler autour des aliments et ainsi les garder froids.

- À l'épicerie, prendre les denrées périssables et aliments réfrigérés ou congelés en dernier.

- La meilleure façon de ranger des œufs, c'est de les placer dans la section la plus froide du réfrigérateur. Ne pas les mettre dans la porte du réfrigérateur.

- Il est important de conserver les denrées périssables en dehors de la zone de danger en maintenant la température à 4 °C ou moins, ou à 60 °C ou plus, pour ralentir la croissance des organismes nuisibles.

- Les hamburgers et tous les aliments faits avec du bœuf haché, comme du pain de viande, des lasagnes et des boulettes de viande, devraient être cuits jusqu'à ce que la température interne atteigne au moins 71 °C.

- Pour vérifier la température d'un aliment, il faut y insérer un thermomètre numérique dans la partie la plus épaisse en évitant les parties grasses de la viande, les os et le cartilage.

- Avant leur consommation, les restes, comme de la soupe, du ragoût, de la sauce et du chili, devraient être réchauffés jusqu'à ce qu'il y ait formation de gros bouillons. Une fois bouillis, faire refroidir ces restes jusqu'à ce que leur température convienne à la consommation.

- Au moment de faire l'épicerie, mettre la viande crue, le poisson et les fruits de mer dans des sacs de plastique séparés, et les tenir à l'écart des autres articles qui se trouvent dans le chariot.

- Pour prévenir la contamination croisée, décongeler les aliments crus dans des contenants couverts sur la tablette du bas du réfrigérateur afin qu'ils ne soient pas en contact avec d'autres d'aliments et qu'ils ne coulent pas sur eux.

- Pour prévenir les maladies d'origine alimentaire, il ne faut pas utiliser la même assiette (ou les mêmes ustensiles) pour la viande crue et la viande cuite. Si des organismes se trouvent dans la viande crue, ils pourront tout de même contaminer une viande bien cuite.

- Il est impossible de savoir si de la nourriture est contaminée en la regardant, en la sentant ou en la goûtant. En cas de doute, la jeter aux ordures.

- Avant d'ouvrir une boîte d'aliments en conserve, en laver le couvercle afin d'empêcher que de la poussière, de la terre ou des organismes nuisibles ne s'y introduisent.

- Il ne faut pas oublier de bien nettoyer l'ouvre-boîte après chaque utilisation pour éviter de contaminer la prochaine boîte de conserve que l'on ouvrira (contamination croisée).

- Afin d'éviter une contamination croisée, il est très important de nettoyer et de désinfecter adéquatement les planches à découper utilisées pour la viande, le poisson ou les fruits de mer crus avant de s'en servir pour d'autres aliments.

- Il est important de laver les fruits et les légumes frais avec de l'eau du robinet pour enlever la saleté, le sable et les organismes nuisibles pouvant être présents à leur surface.

Source : Partenariat canadien pour la salubrité des aliments (2010).

Plasmaphérèse : Technique qui permet de prélever du plasma sanguin chez un donneur de sang ou chez un client.

Purpura thrombopénique : Saignement anormal de la peau ou des muqueuses ; celles-ci sont parsemées de petites taches rouge vif ou bleuâtres.

E. coli O157:H7 produit une toxine dévastatrice (toxine de Shiga) qui peut rendre gravement malade. Les manifestations cliniques de cette infection sont la diarrhée (sanguinolente dans la plupart des cas) et les crampes abdominales douloureuses durant deux à huit jours (trois ou quatre jours en moyenne). La diarrhée est d'intensité variable, allant de légère à sévère. Elle peut être essentiellement aqueuse au début, puis devenir sanguinolente. L'infection peut occasionner des complications systémiques, dont le syndrome hémolytique et urémique et le **purpura thrombopénique,** voire être mortelle.

Le diagnostic de l'infection est établi sur la foi de la présence de la bactérie dans les selles. Il convient d'ailleurs d'examiner les selles de quiconque est aux prises avec une diarrhée sanguinolente soudaine afin de voir si la bactérie s'y trouve.

Les mesures de soutien destinées à maintenir le volume vasculaire font partie du traitement. L'antibiothérapie demeure controversée. Dans la plupart des cas, le rétablissement ne nécessite ni

antibiotique, ni traitement particulier. Rien de probant n'indique que l'antibiothérapie accélère la guérison, et certains antibiotiques peuvent occasionner des complications rénales. L'antidiarrhéique, tel le lopéramide (Imodium^{MD}), est à éviter. La dialyse et la **plasmaphérèse** peuvent s'avérer nécessaires dans certains cas extrêmes. Le syndrome hémolytique et urémique survient dans 10 à 15 % des infections, particulièrement chez le jeune enfant et la personne âgée ; il se caractérise par la destruction des globules rouges et l'insuffisance rénale, et il met la vie de la personne en péril (Agence canadienne d'inspection des aliments, 2009 ; Santé Canada, 1999). Le traitement, habituellement administré aux soins intensifs, comprend des transfusions et la dialyse. Le taux de mortalité varie entre 3 et 5 % (Santé Canada, 1999). Dans le tiers des cas environ, la fonction rénale reste défaillante durant des années, et la dialyse à long terme est nécessaire dans quelques cas. L'hypertension, les crises épileptiques, la cécité et la paralysie sont d'autres complications à long terme du syndrome.

Analyse d'une situation de santé   Jugement clinique

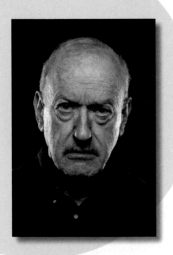

Monsieur Antonio Arnold est directeur d'une importante maison d'édition. Il est âgé de 63 ans et ne prévoit pas prendre sa retraite bientôt, étant fort occupé à gérer une telle entreprise dans un milieu où la concurrence est forte. C'est sans doute ce qui l'amène à consommer quotidiennement une grande quantité de café. Il fume depuis 40 ans et, sans être alcoolique, il boit du vin tous les jours.

Il prend du diclofénac sodique (Voltaren^{MD}) pour traiter de l'arthrose aux genoux et de l'Asaphen^{MD}

et de l'Amiodarone^{MD} pour de la fibrillation auriculaire. Comme il se plaignait de pyrosis depuis quelque temps, il a consulté son médecin, qui, à la suite d'examens paracliniques, a confirmé la présence d'un ulcère peptique localisé dans l'antre pylorique. Malgré un traitement pharmacologique avec cimétidine (Apo-Cimétidine^{MD}), monsieur Arnold s'est présenté à l'urgence après avoir éprouvé une douleur épigastrique soudaine et intense, laissant fortement suspecter une perforation de l'ulcère. ▶

SOLUTIONNAIRE

www.cheneliere.ca/lewis

MISE EN ŒUVRE DE LA DÉMARCHE DE SOINS

Collecte des données – Évaluation initiale – Analyse et interprétation

1. Au cours de sa collecte des données, l'infirmière recueille l'information la plus précise possible pour arriver à cerner les problèmes affectant la santé du client. Relevez deux données qui doivent être clarifiées dans la situation de monsieur Arnold.

2. En plus de chercher la posologie des médicaments que prend monsieur Arnold, quelle information supplémentaire est-il important de connaître relativement à la médication ?

3. Un autre facteur est à considérer dans l'apparition d'un ulcère peptique. Lequel serait probablement présent chez monsieur Arnold ?

4. Nommez trois autres manifestations cliniques à rechercher chez ce client, qui permettraient de diagnostiquer une perforation de l'ulcère.

▶ Monsieur Arnold a dû subir une gastrectomie partielle (Billroth I) à la suite de la perforation de l'ulcère. Il en est maintenant à la quatrième journée postopératoire et a recommencé à manger.

Cependant, il éprouve une grande faiblesse qui survient 20 minutes environ après avoir mangé et qui dure au moins 30 minutes. ▶

5. Dans l'extrait du PTI de monsieur Arnold, l'infirmière a inscrit le syndrome de chasse comme problème prioritaire. Trouvez au moins cinq données associées à ce problème.

Extrait

CONSTATS DE L'ÉVALUATION							
Date	Heure	N°	Problème ou besoin prioritaire	Initiales	RÉSOLU / SATISFAIT		Professionnels / Services concernés
					Date	Heure	Initiales	
2011-03-21	14:45	2	Syndrome de chasse postgastrectomie partielle	RT				

Signature de l'infirmière	Initiales	Programme / Service	Signature de l'infirmière	Initiales	Programme / Service
Roseline Tourigny	RT	Chirurgie – 3ᵉ sud			

Extrait

CONSTATS DE L'ÉVALUATION							
Date	Heure	N°	Problème ou besoin prioritaire	Initiales	RÉSOLU / SATISFAIT		Professionnels / Services concernés
					Date	Heure	Initiales	
2011-03-21	14:45	2	Syndrome de chasse postgastrectomie partielle	RT				

SUIVI CLINIQUE							
Date	Heure	N°	Directive infirmière	Initiales	CESSÉE / RÉALISÉE		
					Date	Heure	Initiales
2011-03-21	14:45	2	Consommer des aliments ↓ en glucides et ↑ en protéines et lipides	RT			

Signature de l'infirmière	Initiales	Programme / Service	Signature de l'infirmière	Initiales	Programme / Service
Roseline Tourigny	RT	Chirurgie – 3ᵉ sud			

Planification des interventions – Décisions infirmières

6. Qu'est-ce qui justifie la directive infirmière inscrite pour le problème prioritaire de *syndrome de chasse postgastrectomie partielle*?

7. Pour assurer le suivi clinique de monsieur Arnold, ajoutez deux autres directives infirmières s'adressant au client pour le problème prioritaire de *syndrome de chasse postgastrectomie partielle*.

Extrait

SUIVI CLINIQUE							
Date	Heure	N°	Directive infirmière	Initiales	CESSÉE / RÉALISÉE		
					Date	Heure	Initiales
2011-03-21	14:45	2	Consommer des aliments ↓ en glucides et ↑ en protéines et lipides.	RT			

Signature de l'infirmière	Initiales	Programme / Service	Signature de l'infirmière	Initiales	Programme / Service
Roseline Tourigny	RT	Chirurgie – 3ᵉ sud			
		Chirurgie – 3ᵉ sud			

56

▶ Monsieur Arnold se conforme aux directives qui ont été consignées dans son PTI. Il dit ne plus éprouver de malaises après les repas, et ne pas ressentir une envie urgente d'aller à la selle après ceux-ci.

Évaluation des résultats – Évaluation en cours d'évolution

8. Qu'est-ce que ces données signifient?

Application de la pensée critique

Dans l'application de la démarche de soins auprès de monsieur Arnold, l'infirmière a recours aux éléments du modèle de la pensée critique pour analyser la situation de santé du client et en comprendre les enjeux. La **FIGURE 56.19** résume les caractéristiques de ce modèle en fonction des données de ce client, mais elle n'est pas exhaustive.

Vers un jugement clinique

Connaissances

- Facteurs en cause dans la formation d'un ulcère peptique
- Physiopathologie de l'ulcère peptique
- Caractéristiques différentielles de l'ulcère gastrique et de l'ulcère duodénal
- Soins infirmiers postgastrectomie
- Signes et symptômes de complications postopératoires à la suite d'une gastrectomie

Expériences

- Habileté à procéder à l'examen physique de l'abdomen et à compléter une collecte des données pendant l'évaluation initiale
- Expérience en chirurgie digestive

ÉVALUATION

- Facteurs prédisposant monsieur Arnold aux ulcères peptiques
- Signes et symptômes de perforation de l'ulcère (douleur épigastrique soudaine et intense, rigidité de l'abdomen, respiration superficielle, position fœtale, hématémèse, méléna)
- Signes vitaux
- Signes et symptômes du syndrome de chasse (faiblesse postprandiale, sudation, palpitations, étourdissements, crampes abdominales, borborygmes, besoin impérieux de déféquer)
- Motivation à suivre les directives infirmières après le retour à domicile

Norme

- Cheminement clinique local pour gastrectomie partielle

Attitudes

- Demeurer alerte pour détecter les indices cliniques de perforation d'ulcère et du syndrome de chasse
- Adopter une approche rassurante

FIGURE 56.19

Application de la pensée critique à la situation de santé de monsieur Arnold

■ ■ ■ À retenir

- La régurgitation est le retour lent, sans effort de vomissement, de l'estomac jusqu'à la bouche, d'aliments partiellement digérés.

- Le vomissement en jet, qui est l'expulsion brutale du contenu de l'estomac non précédée de nausée, est une manifestation caractéristique d'une augmentation de la pression intracrânienne.

- Parmi les facteurs prédisposant au cancer buccal, il y a le tabagisme, la consommation excessive d'alcool, l'alimentation pauvre en fruits et en légumes, l'irritation chronique causée par une dent au bord acéré ainsi qu'une hygiène buccodentaire déficiente.

- Le reflux gastro-œsophagien n'est pas une maladie, mais un syndrome défini comme un ensemble de symptômes chroniques ou de lésions de la muqueuse secondaires au reflux du contenu gastrique dans la partie inférieure de l'œsophage.

- La hernie hiatale (ou hernie diaphragmatique ou hernie œsophagienne) est le passage d'une partie de l'estomac dans l'œsophage par un orifice, ou hiatus, du diaphragme.

- Le symptôme le plus courant du cancer de l'œsophage est la dysphagie progressive, qui se manifeste par la sensation de stase alimentaire au point sous-sternal.

- Le pronostic du cancer de l'œsophage est sombre parce qu'en général, la maladie est diagnostiquée au stade avancé.

- Le diverticule de l'œsophage se forme dans trois zones principales : au-dessus du sphincter œsophagien supérieur (emplacement le plus courant), près du point médian de l'œsophage et au-dessus du sphincter œsophagien inférieur.

- L'achalasie se caractérise par l'absence de péristaltisme dans les deux tiers inférieurs de l'œsophage, ce qui entraîne son obstruction dans la région diaphragmatique.

- L'hémorragie digestive haute la plus grave apparaît soudainement, l'intensité du saignement varie selon que l'origine de l'hémorragie est veineuse, capillaire ou artérielle et les sites les plus courants sont l'œsophage, l'estomac et le duodénum.

- Divers éléments peuvent être en cause dans la gastrite : certains médicaments (AINS, aspirine), l'abus d'alcool, les aliments épicés et irritants, ainsi que la bactérie *Helicobacter pylori*.

- L'ulcère peptique, qui peut être aigu ou chronique, se caractérise par, qui peut être aigu ou chronique, l'érosion de la muqueuse du tractus gastro-intestinal due à l'action digestive de l'acide chlorhydrique et de la pepsine.

- Les buts du traitement immédiat de l'ulcère compliqué d'une perforation consistent à stopper le déversement du contenu gastrique ou duodénal dans la cavité péritonéale et à rétablir le volume sanguin.

- Le syndrome de chasse est une conséquence directe de la résection chirurgicale d'une grande partie de l'estomac et du pylore.

Pour en savoir plus

 Références Internet

Organismes et associations

American Gastroenterological Association > Practice > Practice resource library > Esophageal, gastric & duodenal disorders
www.gastro.org

Fondation canadienne de la santé digestive > Troubles digestifs – Ulcère peptique
www.cdhf.ca

National Digestive Diseases Information Clearinghouse > Digestive diseases > Gastritis
http://digestive.niddk.nih.gov

Portail canadien en soins palliatifs > Sujets > Symptomatologie > La nausée et les vomissements
www.portailpalliatif.ca

Société canadienne du cancer > À propos du cancer > Types de cancer > Œsophage
www.cancer.ca

Organismes gouvernementaux

Agence de la santé publique du Canada > Les maladies entériques : un problème de santé important au Canada
www.phac-aspc.gc.ca/c-enternet/index-fra.php

Références générales

Institut Pasteur > L'Institut Pasteur > Presse > Thèmes de recherche – maladies > Cancers et ulcères gastriques
www.pasteur.fr

PasseportSanté.net > Maladies > Index des maladies de A à Z > Reflux gastro-œsophagien > Cancer de l'œsophage > Cancer
www.passeportsante.net

 Monographies

Clavien, P.-A. (2007). *Atlas of upper gastrointestinal and hepato-pancreato-biliary surgery.* Berlin, All. : Springer-Verlag Berlin Heidelberg.

Prudhomme, C. (2009). *Appareil digestif – pathologies : sciences biologiques et médicales, techniques infirmières.* Paris : Maloine.

 Articles, rapports et autres

Société canadienne du cancer (SCC) (2008). *Cancer de la cavité buccale. Comprendre le diagnostic.* Montréal : SCC.

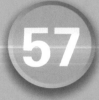

CHAPITRE

57

Écrit par :
Marilee Schmelzer, RN, PhD

Adapté par :
Renée Létourneau, inf., B. Sc.
Catherine Houle, inf., B. Sc.

INTERVENTIONS CLINIQUES

Troubles du tractus gastro-intestinal inférieur

Objectifs

⟩⟩ Guide d'études – SA13, SA15, SA19, RE02

Après avoir lu ce chapitre, vous devriez être en mesure :

- d'expliquer l'étiologie, ainsi que les soins et traitements infirmiers pour la diarrhée, l'incontinence fécale et la constipation ;

- de décrire les causes courantes ainsi que les soins et traitements infirmiers pour le client souffrant de douleurs abdominales aiguës ;

- de décrire les soins et traitements infirmiers pour le client souffrant d'appendicite aiguë, de péritonite et de gastroentérite ;

- de comparer la colite ulcéreuse et la maladie de Crohn, deux maladies inflammatoires chroniques de l'intestin, notamment leur physiopathologie, leurs manifestations cliniques et leurs complications, ainsi que les soins et traitements infirmiers qu'elles nécessitent ;

- de distinguer les symptômes d'obstructions intestinales mécaniques et non mécaniques, leurs causes ainsi que les soins et traitements infirmiers qu'elles nécessitent ;

- de décrire les manifestations cliniques ainsi que les soins et traitements infirmiers pour le client souffrant de cancer colorectal ;

- d'expliquer les changements anatomiques et physiologiques qu'entraînent une iléostomie ou une colostomie ainsi que les soins et traitements infirmiers que nécessitent ces interventions ;

- de distinguer la diverticulose et la diverticulite, notamment leurs manifestations cliniques ainsi que les soins et traitements infirmiers qu'elles nécessitent ;

- de comparer les types de hernies, notamment leur étiologie, les interventions chirurgicales possibles ainsi que les soins et traitements infirmiers qu'elles nécessitent ;

- de décrire les types de syndromes de malabsorption ainsi que les soins et traitements infirmiers de la maladie cœliaque, de la déficience en lactase et du syndrome de l'intestin court ;

- de décrire les affections anorectales et leurs manifestations cliniques ainsi que les soins et traitements infirmiers qu'elles nécessitent.

Concepts **clés**

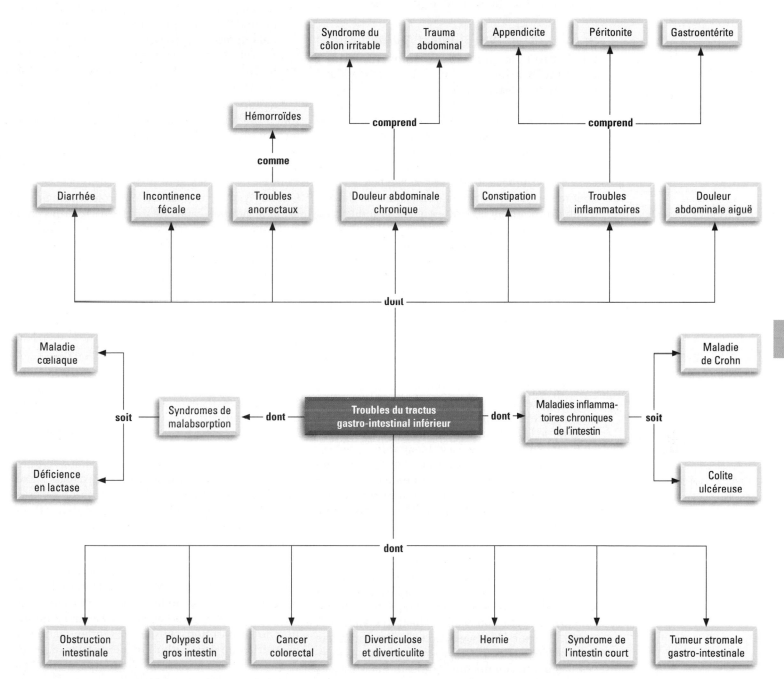

57.1 | Diarrhée

La **diarrhée** désigne généralement le passage d'au moins trois selles liquides par jour. Aiguë ou chronique, elle peut être due à une affection sous-jacente qui perturbe l'échange des liquides et des électrolytes dans l'intestin grêle et le gros intestin.

57.1.1 Étiologie et physiopathologie

L'ingestion de microorganismes infectieux constitue la principale cause de diarrhée aiguë **TABLEAU 57.1** . Ces microorganismes perturbent les fonctions de l'intestin (p. ex., le rotavirus, le norovirus, le *Giardia lamblia* [aussi appelé *Giardia intestinalis* ou *Giardia duodenalis*] et certains types d'*Escherichia coli*) et quelques-uns d'entre eux causent également de l'inflammation (p. ex., le *Clostridium difficile*). Certaines souches bactériennes endommagent directement les intestins, tandis que d'autres produisent les toxines qui occasionnent les dommages (p. ex., le *C. difficile*). Dans le cas d'une infection à *C. difficile*, l'absorption est encore davantage perturbée par une barrière pseudomembraneuse formée par des cellules mortes et d'autres débris inflammatoires (Navaneethan & Giannella, 2008).

Les microorganismes entrent dans le corps par ingestion d'aliments contaminés (p. ex., la *Salmonella* dans les œufs et le poulet qui ne sont pas assez cuits) ou d'eau contaminée (p. ex., le *G. lamblia* dans certains lacs ou étangs), ou se transmettent d'une personne à l'autre par voie orofécale. Par exemple, les travailleuses en garderie peuvent transmettre une infection d'un enfant à l'autre si elles ne se lavent pas bien les mains entre chaque changement de couche. La vulnérabilité d'une personne à des microorganismes pathogènes dépend de facteurs génétiques, de l'acidité gastrique, de la microflore intestinale et de l'immunocompétence (Navaneethan & Giannella, 2008). Le génotype influe en effet sur la vulnérabilité aux infections à *E. coli*, à *C. difficile* et au norovirus.

Un côlon en bonne santé contient des acides gras et des bactéries anaérobies telles que certaines souches de *E. coli* et de streptocoques, qui favorisent la fermentation et qui empêchent la prolifération des bactéries pathogènes (Huether & McCance, 2008). Puisque l'acide gastrique est une première ligne de défense contre les agents pathogènes ingérés, les médicaments qui réduisent l'acidité gastrique (p. ex., les inhibiteurs de la pompe à protons [IPP] et les inhibiteurs des récepteurs H_2 de l'histamine) augmentent la vulnérabilité à l'infection.

Certains antibiotiques tuent la flore normale de l'intestin et rendent celui-ci plus vulnérable aux organismes pathogènes. Par exemple, les personnes qui prennent des antibiotiques à large spectre (p. ex., la clindamycine, la céphalosporine, la fluoroquinolone) sont plus fragiles aux souches pathogènes de *C. difficile*, dont les toxines causent de l'inflammation et détruisent les cellules du côlon. L'infection à *C. difficile* est la plus sévère cause de diarrhée consécutive à la prise d'antibiotiques. Le nombre de cas d'infections causées par cette bactérie augmente et ses effets sont de plus en plus graves. Les personnes immunodéprimées en raison d'une maladie (p. ex., à cause du virus de l'immunodéficience humaine [VIH]) ou de médicaments immunosuppresseurs (utilisés pour prévenir le rejet d'organes transplantés ou pour traiter une maladie auto-immune) sont aussi plus sujettes aux infections gastro-intestinales.

La plupart des diarrhées infectieuses observées sont d'origine virale. Bien qu'elles puissent s'avérer mortelles, elles sont généralement bénignes et de courte durée (48 heures). C'est pourquoi les gens atteints consultent rarement un médecin. Les infections bactériennes sont aussi courantes. *E. coli* O157:H7, un type d'*E. coli* entérohémorragique, est la principale cause de diarrhée sanguinolente au Canada. Elle se transmet par de la viande de bœuf ou de poulet insuffisamment cuite et infectée par la bactérie ou par des fruits et des légumes qui ont été exposés à du fumier contaminé. D'autres souches d'*E. coli* pathogènes sont endémiques dans les pays en développement et causent couramment la diarrhée des voyageurs. Le *G. lamblia* constitue le parasite intestinal qui cause le plus de diarrhée en Amérique du Nord (Santé Canada, 2001).

Les diarrhées ne sont pas toutes d'origine infectieuse. Une grande quantité de glucides non digérés dans les intestins entraîne une diarrhée osmotique qui favorise un transit rapide et empêche l'absorption des liquides et des électrolytes. L'intolérance au lactose et certains laxatifs (p. ex., le lactulose, le phosphate de sodium et le citrate de magnésium) produisent une diarrhée osmotique. Les sels biliaires et les lipides non digérés causent aussi une sécrétion liquide excessive dans le tractus gastro-intestinal. Dans le cas de la maladie cœliaque et du syndrome de l'intestin court, la diarrhée découle plutôt d'une malabsorption dans l'intestin grêle. La diarrhée peut aussi être due à une maladie inflammatoire de l'intestin telle que la colique ulcéreuse ou la maladie de Crohn. Pour les clients souffrant de cette dernière, une diminution de l'absorption, causée par l'inflammation et la destruction de l'épithélium de surface, la sécrétion accrue des sels biliaires et parfois l'intolérance au lactose, entraîne la diarrhée.

57.1.2 Manifestations cliniques

Tel que mentionné précédemment, la diarrhée, aiguë ou chronique, est généralement due à une infection. Des bactéries qui attaquent les cellules du côlon causent une inflammation et des symptômes systémiques (p. ex., la fièvre, les maux de tête, les malaises), en plus de nausées, de vomissements, de

Les causes, sources et traitements de la diarrhée infectieuse aiguë et les pharmacothérapies possibles sont présentées dans le tableau 57.1W au www.cheneliere.ca/lewis.

RAPPELEZ-VOUS...

L'évolution d'une infection suit un cycle et exige la présence de tous les éléments suivants : un agent infectieux, un réservoir pour sa croissance, une porte de sortie du réservoir, un mode de transmission, une porte d'entrée dans un hôte réceptif.

crampes abdominales et de diarrhée. De plus, les selles liquides causent l'irritation cutanée de la région périanale; elles peuvent contenir selon l'agent responsable des leucocytes, du sang et du mucus **TABLEAU 57.1**. La diarrhée aiguë de l'adulte s'arrête souvent spontanément. Il est à noter qu'une personne peut être contagieuse pendant deux semaines ou plus après son rétablissement d'une infection virale. Une diarrhée grave provoque une déshydratation, des perturbations électrolytiques (p. ex., une hypokaliémie) et des déséquilibres acidobasiques (acidose métabolique).

La bactérie *C. difficile* cause une diarrhée légère à grave, des crampes abdominales et de la fièvre qui peuvent évoluer en colite fulgurante et en perforation intestinale (Bartlett & Gerding, 2008). Les clients hospitalisés qui reçoivent des antibiotiques sont particulièrement vulnérables à la diarrhée, surtout s'ils sont immunodéprimés ou ont plus de 65 ans (Bartlett & Gerding, 2008). Les clients infectés par *C. difficile* peuvent aussi contracter un **iléus paralytique** ou un **mégacôlon toxique** (dilatation du côlon de plus de 5 cm) et nécessiter une colectomie. Les personnes âgées sont particulièrement

TABLEAU 57.1	Causes d'une diarrhée infectieuse aiguë
TYPE D'ORGANISME	**SYMPTÔMES**
Virus	
Rotavirus	Fièvre, vomissements et diarrhée sécrétoire abondante. Dure de trois à huit jours.
Norovirus (ou virus Norwalk)	Nausées, vomissements, diarrhée, crampes d'estomac. Apparition rapide. Dure un ou deux jours.
Bactérie	
Escherichia coli entérotoxinogène	Diarrhée aqueuse ou sanguinolente. Crampes abdominales. Nausées, vomissements et fièvre possibles. Dure en moyenne plus de 60 heures.
E. coli entérohémorragique (p. ex., le *E. coli* O157:H7)	Crampes abdominales graves, diarrhée sanguinolente et vomissements. Fièvre légère. Dure généralement de cinq à sept jours.
Shigella	Diarrhée (parfois sanguinolente ou mucoïde), fièvre et crampes d'estomac. Dure généralement de cinq à sept jours. Arthrite postinfectieuse possible.
Salmonella	Diarrhée, fièvre, crampes abdominales, nausées et vomissements. Dure de quatre à sept jours.
Staphylococcus	Nausées, vomissements, crampes abdominales et diarrhée. Symptômes généralement bénins. Peut rendre malade en 30 minutes. Dure de un à trois jours.
Campylobacter jejuni	Diarrhée abondante, crampes abdominales et fièvre. Parfois nausées et vomissements. Dure environ sept jours.
Clostridium perfringens	Diarrhée, crampes abdominales, nausées et vomissements. Apparition de 6 à 24 heures après l'ingestion de nourriture contaminée. Dure environ 24 heures.
Clostridium difficile	Diarrhée aqueuse, fièvre, anorexie, nausées, douleurs abdominales, leucocytose.
Parasite	
Giardia lamblia	Crampes abdominales d'apparition soudaine, nausées diarrhée. Peut perturber l'absorption de nutriments. Peut durer jusqu'à trois mois.
Entamoeba histolytica	Diarrhée, crampes abdominales. Seulement de 10 à 20 % des gens sont malades, et les symptômes sont généralement bénins. Peut durer plusieurs mois.
Cryptosporidium	Diarrhée aqueuse. Dure environ deux semaines. Possibles crampes abdominales, nausées, vomissements, fièvre, déshydratation et perte de poids. Parfois aucun symptôme. Peut durer longtemps et s'avérer fatal pour les personnes immunodéprimées (p. ex., celles qui ont le syndrome d'immunodéficience acquise [sida]).

vulnérables à la diarrhée grave. Une diarrhée chronique peut entraîner une malabsorption et éventuellement une malnutrition.

57.1.3 Examen clinique et examens paracliniques

Pour poser un diagnostic exact et donner des soins appropriés, il faut recueillir les antécédents médicaux détaillés du client, et effectuer un examen physique et des tests de laboratoire approfondis. L'infirmière doit interroger le client sur ses voyages récents à l'étranger, sa prise de médicaments (y compris ceux en vente libre), son alimentation, les chirurgies qu'il a déjà subies, ses contacts interpersonnels et ses antécédents familiaux, plus particulièrement ceux de maladies inflammatoires de l'intestin. Une diarrhée de longue durée peut entraîner des carences en fer et en folate, et ainsi causer de l'anémie. Une augmentation de l'hémoglobine, de l'hématocrite, de l'azote uréique du sang (BUN) ou de la créatinine peut s'avérer un signe de déficit liquidien. La diarrhée infectieuse peut quant à elle être associée à une leucocytémie élevée. *C. difficile* peut causer une hypoalbuminémie. Il faut examiner les selles pour déceler la présence de sang, de mucus, de leucocytes et de parasites, et il faut faire des cultures pour déceler la présence d'organismes infectieux. La présence de *C. difficile* est déterminée par la mesure de ses toxines A et B (Bartlett & Gerding, 2008).

Dans le cas d'une diarrhée chronique, l'analyse des concentrations d'électrolytes, du pH et de l'osmolalité des selles aide à déterminer si la diarrhée découle d'une absorption liquidienne réduite ou d'une sécrétion accrue de liquide. La présence de lipides et de fibres musculaires non digérées dans les selles peut indiquer une malabsorption des lipides et des protéines, notamment en raison d'une insuffisance pancréatique. Certains clients souffrant de **diarrhée sécrétoire** présentent des concentrations sériques élevées d'hormones gastrointestinales telles que le polypeptide intestinal vasoactif et la gastrine. Une entéroscopie et une coloscopie permettent d'examiner les muqueuses et d'obtenir des biopsies pour un examen histologique. L'endoscopie par capsule sert pour sa part à observer la muqueuse intestinale. Enfin, des examens radiologiques avec produits de contraste (p. ex., le baryum) peuvent permettre de détecter des anomalies structurales.

57.1.4 Processus thérapeutique en interdisciplinarité

Le traitement varie selon la cause. Il faut tout d'abord éviter les aliments et les médicaments qui causent la diarrhée. Lorsqu'elle est d'origine infectieuse, la diarrhée aiguë se guérit généralement spontanément. Les objectifs du traitement sont alors de remplacer les liquides et les électrolytes et d'arrêter la diarrhée. Les solutions orales contenant du glucose et des électrolytes (p. ex., le Gatorade^MD^, le Pedialyte^MD^) peuvent suffire à remplacer les pertes causées par une diarrhée légère, mais l'administration parentérale de liquides, d'électrolytes, de vitamines et d'éléments nutritifs est nécessaire en cas de pertes graves.

Des agents antidiarrhéiques sont parfois donnés pour couvrir et protéger les muqueuses, absorber les substances irritantes, inhiber la motilité et la stimulation par le système nerveux central du tractus gastro-intestinal, ainsi que réduire les sécrétions intestinales **TABLEAU 57.2**. Ces agents sont contre-indiqués dans le traitement de la diarrhée infectieuse parce qu'ils peuvent prolonger l'exposition à l'organisme viral. De plus, ils doivent être utilisés prudemment dans le cas d'une maladie inflammatoire de l'intestin en raison du risque de mégacôlon toxique. Peu importe la cause de la diarrhée, les médicaments antidiarrhéiques doivent être donnés pendant de courtes périodes seulement.

La diarrhée aiguë est rarement traitée avec des antibiotiques. Toutefois, ceux-ci peuvent être utilisés contre certains types d'infection (p. ex., le *C. difficile*) ou quand la personne infectée est gravement malade ou immunodéprimée.

L'infection à *C. difficile* est une infection nosocomiale particulièrement dangereuse. Ses spores peuvent survivre pendant 70 jours sur des objets tels qu'un bureau, un téléphone, un thermomètre, une table de nuit ou un plancher. Cette bactérie à Gram positif se transmet souvent d'un client à l'autre par les travailleurs de la santé qui ne respectent pas les mesures de prévention des infections. Il faut la traiter avec du métronidazole (Flagyl^MD^) ou de la vancomycine (Vancocine^MD^) (Senok & Rotimi, 2008). Le métronidazole représente la première ligne de traitement contre une infection légère en raison du prix élevé de la vancomycine orale et de l'existence d'entérocoques résistants à la vancomycine. Puisque celle-ci obtient un taux de rétablissement considérablement plus élevé, elle est utilisée pour les infections graves (Kelly & LaMont, 2008; Surawicz, 2008) Ces deux médicaments sont administrés oralement, ou par voie intraveineuse (I.V.) si le client a un iléus paralytique. Environ 20 % des clients ont des infections récurrentes à *C. difficile*, et la probabilité de récurrence augmente à chaque infection. Puisque la flore normale du côlon protège l'organisme contre le *C. difficile* pathogène, le traitement vise à la rétablir. Les probiotiques sont des organismes non pathogènes présents dans certains aliments. Le *Saccharomyces boulardii* et le *Lactobacillus GG* semblent prometteurs pour les clients infectés par le *C. difficile* (Rohde, Bartolini, & Jones, 2009; Surawicz, 2008).

Diarrhée sécrétoire:
Diarrhée chronique due à une sécrétion pathologique de l'épithélium de l'intestin.

TABLEAU 57.2 — Médicaments antidiarrhéiques

MÉDICAMENTS	MÉCANISME D'ACTION
Sous-salicylate de bismuth (Pepto-Bismol^MD)	Réduit les sécrétions et a une faible activité antibactérienne. Est utilisé pour prévenir la diarrhée du voyageur.
Polycarbophile de calcium	Absorbe le liquide en excès de la diarrhée pour former un gel ; cet agent mucilagineux est utilisé quand la muqueuse intestinale ne peut pas absorber le liquide.
Kaolin, pectine et opium	Absorbe le liquide et protège les muqueuses.
Chlorhydrate de lopéramide (Imodium^MD)	Inhibe le péristaltisme, retarde les selles, augmente l'absorption de liquide des selles.
Chlorhydrate de diphénoxylate avec sulfate d'atropine (Lomotil^MD)	Opioïde ; réduit le péristaltisme et la motilité intestinale.
Élixir parégorique (teinture d'opium camphrée)	Opioïde ; réduit le péristaltisme et la motilité intestinale.
Combinaison de kaolin, de pectine et d'élixir parégorique (Donnagel-PG^MD)	Réduit le péristaltisme et la motilité intestinale.
Acétate d'octréotide (Sandostatin^MD)	Diminue la sécrétion de sérotonine, stimule l'absorption de liquide du tractus gastro-intestinal et ralentit la motilité de l'intestin.

Soins et traitements infirmiers

CLIENT ATTEINT DE DIARRHÉE INFECTIEUSE AIGUË

Collecte des données

L'évaluation commence par la collecte des antécédents médicaux détaillés et un examen physique approfondi **ENCADRÉ 57.1**. Le client doit décrire ses habitudes d'élimination des selles (p. ex., la durée, la fréquence, les caractéristiques et la consistance) et les symptômes associés (p. ex., la douleur).

Il faut consigner les antécédents pharmacologiques du client, notamment la prise d'antibiotiques, de laxatifs et d'autres médicaments qui causent la diarrhée. Il faut également l'interroger sur ses voyages récents, son niveau de stress, sa santé et ses antécédents familiaux ainsi que sur ses habitudes alimentaires, son appétit, ses changements d'alimentation et ses intolérances alimentaires, particulièrement le lait et les produits laitiers, ainsi que ses habitudes de préparation des aliments.

L'examen physique comprend l'évaluation des signes vitaux et la mesure de la taille et de la masse corporelle. Il faut examiner la peau du client pour déceler des signes de déshydratation (maintien du pli cutané, sécheresse et régions de détérioration). Il faut examiner l'abdomen pour détecter toute distension, l'ausculter afin d'écouter les bruits intestinaux et le palper pour voir s'il est sensible.

Analyse et interprétation des données

L'analyse et l'interprétation des données d'un client souffrant d'une diarrhée infectieuse aiguë peuvent concerner entre autres les éléments présentés dans le **PSTI 57.1**.

Planification des soins

Les objectifs généraux pour le client qui souffre de diarrhée sont :

- de prévenir la transmission du microorganisme responsable de la diarrhée infectieuse ;
- d'arrêter la diarrhée et de rétablir le fonctionnement normal des intestins ;
- de retrouver l'équilibre liquidien, électrolytique et acidobasique ;
- d'atteindre un état nutritionnel optimal ;
- de prévenir la détérioration cutanée de la région périanale.

Interventions cliniques

Tous les cas de diarrhée aiguë doivent être considérés comme infectieux jusqu'à ce que leur cause soit connue. Des mesures strictes de prévention de l'infection doivent être prises afin d'empêcher la propagation à d'autres personnes.

L'infirmière doit se laver les mains avant et après le contact avec chaque client et la manipulation de tout liquide corporel. Le lavage des mains demeure le moyen le plus efficace de diminuer la transmission d'infections (World Health Organization, 2009).

53

ÉVALUATION CLINIQUE

L'étape d'évaluation du système gastro-intestinal est décrite dans le chapitre 53, *Système gastro-intestinal*.

Jugement clinique

Capsule

Madame Laurette Coutu, qui est âgée 80 ans, est hébergée en centre d'hébergement et de soins longue durée (CHSLD). Elle vient de faire un séjour d'une semaine à l'hôpital pour une pneumonie. Elle est pâle, fatiguée et dit qu'elle n'aurait pas dû manger les gâteaux que sa petite-fille lui a apportés hier, car elle a maintenant de la diarrhée. Cela fait déjà quatre fois qu'elle va à la selle aujourd'hui, et c'est de plus en plus liquide.

Quelle hypothèse pouvez-vous faire sur l'origine de cette diarrhée ?

ENCADRÉ 57.1 | Diarrhée

Données subjectives

- Renseignements importants concernant la santé :
  - Antécédents de santé : voyage récent, infections, stress, diverticulite ou malabsorption, troubles métaboliques, maladie inflammatoire chronique de l'intestin, syndrome du côlon irritable
  - Médicaments : prise de laxatifs ou lavements, d'antiacides au magnésium, de suspensions au sorbitol, d'antibiotiques, de méthyldopa, de digitale, de colchicine, de médicaments antidiarrhéiques en vente libre
  - Interventions chirurgicales et autres traitements : chirurgie de l'estomac ou de l'intestin, radiothérapie
- Modes fonctionnels de santé :
  - Perception et gestion de la santé : abus de laxatifs, malaise
  - Nutrition et métabolisme : ingestion d'aliments gras et épicés, intolérances alimentaires, anorexie, nausées, vomissements, perte de poids, soif
  - Élimination : selles plus fréquentes, plus volumineuses et plus liquides, changement de la couleur et des caractéristiques des selles, stéatorrhée, ballonnement abdominal, débit urinaire réduit

- Cognition et perception : sensibilité, douleurs et crampes abdominales, ténesme (contracture douloureuse de l'anus)

Données objectives

- Observations générales : léthargie, globes oculaires enfoncés, fièvre, malnutrition
- Système tégumentaire : pâleur, muqueuses sèches, maintien du pli cutané, irritation périanale
- Système gastro-intestinal : selles molles à liquides qui peuvent alterner avec la constipation, modification de la couleur des selles, distension abdominale, bruits intestinaux excessifs, présence de pus, de sang, de mucus ou de gras dans les selles, fécalome
- Système urinaire : débit réduit, urine concentrée
- Résultats possibles aux examens paracliniques : déséquilibre électrolytique sérique, anémie, leucocytose, éosinophilie, hypoalbuminémie, cultures de selles positives, présence d'œufs, de parasites, de leucocytes, de sang ou de gras dans les selles, résultats anormaux de la sigmoïdoscopie ou de la coloscopie, examens radiologiques anormaux des voies intestinales inférieures

---

Plan de soins et de traitements infirmiers

PSTI 57.1 | Diarrhée infectieuse aiguë

PROBLÈME DÉCOULANT DE LA SITUATION DE SANTÉ	**Diarrhée** liée à une infection aiguë comme en témoignent des selles liquides et abondantes ainsi que des crampes abdominales.
OBJECTIF	Le client retrouvera une défécation normale.

RÉSULTATS ESCOMPTÉS	INTERVENTIONS INFIRMIÈRES ET JUSTIFICATIONS
Défécation • Absence de diarrhée • Absence de douleur pendant la défécation	**Prise en charge de la diarrhée** • Procéder à une culture des selles si la diarrhée se prolonge en vue de déterminer la cause de cette dernière et de la traiter de façon adéquate. • Veiller au repos intestinal du client (p. ex., *nil per os* [N.P.O.], une diète liquide). • Demander au client d'avertir un membre du personnel médical à chaque épisode de diarrhée afin d'évaluer l'efficacité du traitement. • Demander au client ou à un membre de sa famille de noter la couleur, la quantité, la fréquence et la consistance des selles afin de suivre l'évolution du traitement. • Aider le client à comprendre quand et comment prendre des antidiarrhéiques afin d'éviter qu'il consomme des antipéristaltiques sans ordonnance, lesquels pourraient prolonger l'exposition de l'intestin aux agents infectieux.

PROBLÈME DÉCOULANT DE LA SITUATION DE SANTÉ	**Déficit volumique** lié à une perte liquidienne excessive et à un apport liquidien insuffisant comme en témoignent une peau et des muqueuses sèches, une turgescence cutanée insuffisante, une hypotension orthostatique, une tachycardie, une diminution du débit urinaire et un déséquilibre électrolytique.
OBJECTIF	Le client maintiendra un équilibre liquidien et électrolytique.
RÉSULTATS ESCOMPTÉS	INTERVENTIONS INFIRMIÈRES ET JUSTIFICATIONS

| **Équilibre liquidien**

 • Absence de signes cliniques de déshydratation
 • Absence d'indices hémodynamiques de déshydratation (hypotension, tachycardie)
 • Équilibre entre les ingesta et excreta (sur 24 h)
 • Maintien d'un poids santé
 • Résultats d'analyses sanguines et urinaires dans les normales attendues | **Prise en charge de l'hypovolémie**

 • Surveiller les signes de déshydratation (p. ex., une turgescence cutanée insuffisante, un remplissage capillaire lent, un pouls faible ou filant, une soif intense, des muqueuses sèches, une diminution de la diurèse) afin d'évaluer l'état liquidien du client.
 • Surveiller les signes vitaux pour être en mesure de déceler tout signe d'hypovolémie.
 • Surveiller l'état liquidien du client, dont ses ingesta et excreta, afin d'évaluer son équilibre liquidien.
 • Surveiller le poids corporel du client afin de détecter toute perte liquidienne.
 • Encourager le client à boire beaucoup à condition que sa consommation de liquides ne déclenche pas une hypermotilité intestinale.
 Prise en charge de l'équilibre liquidien et électrolytique
 • Administrer les électrolytes prescrits en vue de remplacer ceux perdus dans les selles.
 • Surveiller les valeurs des analyses de laboratoire qui ont trait à l'équilibre liquidien (p. ex., le taux d'hématocrite, le BUN, l'albuminémie, la protéinémie totale, l'osmolalité sérique et la densité relative de l'urine). |

PROBLÈME DÉCOULANT DE LA SITUATION DE SANTÉ	**Risque d'atteinte à l'intégrité de la peau** en raison d'une exposition de la région périanale aux excréments et à des produits irritants.
OBJECTIF	Le client préservera l'intégrité de ses tissus périnéaux.
RÉSULTATS ESCOMPTÉS	INTERVENTIONS INFIRMIÈRES ET JUSTIFICATIONS

| **Intégrité des tissus : peau et muqueuses**

 • Absence d'érythème, de lésions cutanées ou d'induration dans la région périanale | **Soins périnéaux**

 • Nettoyer minutieusement et régulièrement la région périnéale afin d'enlever toute trace de produit irritant ou d'excréments.
 • Assécher le périnée afin d'éviter une excoriation des tissus due à l'humidité.
 • Procéder à des bains de siège en vue de nettoyer le périnée et de favoriser la circulation sanguine dans cette région.
 Inspection des tissus
 • Inspecter la peau et les muqueuses afin d'y déceler tout signe comme une rougeur, une chaleur inhabituelle, un œdème ou un écoulement en vue d'intervenir de façon précoce.
 • Noter tout changement observé (peau et muqueuses) afin d'évaluer l'efficacité du traitement. |

Les vomissures et les selles doivent être éliminées dans les toilettes, et les vêtements contaminés doivent être lavés immédiatement au savon et à l'eau chaude. L'infirmière doit enseigner au client et aux proches aidants les principes d'hygiène, les mesures de prévention des infections et les dangers possibles d'une maladie infectieuse pour eux-mêmes et les autres, ainsi que les façons adéquates de manipuler, de cuisiner et de conserver la nourriture. Les spores de *C. difficile* sont extrêmement difficiles à tuer. Les nettoyants à l'alcool pour les mains et les désinfectants à l'ammoniac sont inefficaces et même un lavage vigoureux au savon et à l'eau ne tue pas toutes les spores. Les clients qui présentent des symptômes de *C. difficile* doivent donc être placés dans une chambre privée. Les visiteurs et l'équipe de soins doivent porter des gants et une blouse. Aucun matériel ne doit être partagé entre les clients, et un stéthoscope jetable ainsi qu'un thermomètre individuel doivent être gardés dans la chambre. Les objets dans la chambre sont d'ailleurs considérés comme contaminés. Ils peuvent être désinfectés avec une solution d'agent de blanchiment domestique 10 % (Whitaker, Brown, Vidal, & Calcaterra, 2007).

57.2 | Incontinence fécale

57.2.1 Étiologie et physiopathologie

L'**incontinence fécale** est le passage involontaire de selles dû à la perturbation des structures normales qui assurent la continence. La défécation constitue en effet une action volontaire quand les structures neuromusculaires sont intactes ▸ **53**.

Des troubles moteurs (contraction des sphincters anaux et des muscles du plancher pelvien) ou sensoriels (incapacité de sentir la présence des selles ou le besoin de déféquer) peuvent causer l'incontinence fécale. La faiblesse ou la perturbation du sphincter anal interne ou externe, des dommages au nerf honteux ou à d'autres nerfs qui innervent la région anorectale, des dommages au tissu anal, et la faiblesse ou un trauma du muscle puborectal favorisent aussi l'incontinence. Chez la femme, le trauma obstétrique est la principale cause de dérèglement des sphincters. L'accouchement, le vieillissement et la ménopause contribuent à l'incontinence fécale (Bols, Berghmans, Hendriks, Baeten, & de Bie, 2008). Parmi les autres facteurs de risque de l'incontinence fécale, il y a également l'incontinence urinaire à l'effort, la constipation et la diarrhée **ENCADRÉ 57.2**. Cette dernière s'accompagne d'une sensation d'urgence et d'une probabilité croissante de décharge accidentelle de selles. La constipation chronique peut mener à la formation d'un **fécalome** (accumulation dans le rectum ou le côlon sigmoïde d'excréments durcis qui ne peuvent être expulsés). L'incontinence se produit quand des selles liquides s'écoulent autour de la masse d'excréments durcis. L'incontinence fécale secondaire à un fécalome affecte couramment les personnes âgées à mobilité réduite.

En général, les personnes constipées forcent pendant la défécation. Cet effort affaiblit les muscles du plancher pelvien favorisant ainsi l'incontinence (Wald, 2007).

La chirurgie anorectale (p. ex., une hémorroïdectomie, une colectomie) peut également endommager les sphincters et les nerfs honteux. La radiothérapie utilisée pour traiter le cancer de la prostate réduit la compliance du rectum. Des troubles neurologiques (p. ex., un accident vasculaire cérébral [AVC], une lésion à la moelle épinière, la sclérose en plaques, la maladie de Parkinson) et une neuropathie diabétique nuisent aussi à la défécation. Le client gravement malade ayant un état de conscience diminué ou altéré peut s'avérer incapable de percevoir le besoin urgent de déféquer. Les personnes ayant une défécation normale peuvent aussi souffrir d'incontinence si des troubles de mobilité les empêchent de se rendre aux toilettes à temps.

57.2.2 Examen clinique, examens paracliniques et processus thérapeutique en interdisciplinarité

Le traitement de l'incontinence dépend de sa cause. Pour diagnostiquer et traiter efficacement l'incontinence fécale, il faut alors obtenir des antécédents médicaux détaillés et effectuer un examen physique approfondi ainsi que les examens paracliniques appropriés. L'infirmière doit interroger le client sur le nombre d'épisodes d'incontinence qu'il subit chaque semaine, la consistance et le volume de ses selles et l'impact de l'incontinence sur ses activités professionnelles et sociales. Un examen rectal peut renseigner sur le tonus musculaire ainsi que sur la force de contraction du sphincter externe, et il peut permettre de détecter un prolapsus interne, une **rectocèle**, des hémorroïdes, un fécalome ou des masses (Wald, 2007). Si le fécalome se trouve plus haut dans le côlon, une radiographie abdominale

53

Le mécanisme de la défécation est décrit en détail dans le chapitre 53, *Évaluation clinique – Système gastro-intestinal.*

Rectocèle : Prolapsus du rectum dans le vagin.

Jugement clinique

Capsule

Madame Marie-Ange Gagnon, âgée de 72 ans, a de fréquentes infections urinaires ainsi qu'une irritation quasi permanente du périnée et de la région périanale. Au cours de la collecte des données, vous apprenez qu'elle est originaire du Saguenay–Lac-Saint-Jean, qu'elle a eu 10 enfants dont 3 paires de jumeaux, et qu'elle a toujours accouché à la maison. Quand elle se déshabille, vous remarquez qu'elle porte une serviette hygiénique même si elle est ménopausée depuis longtemps.

Que devez-vous vérifier à propos de ses habitudes d'élimination intestinale ?

ENCADRÉ 57.2	Causes de l'incontinence fécale

Causes traumatiques
- Chirurgie anorectale pour des hémorroïdes, des fistules et des fissures
- Trauma obstétrique (l'épisiotomie semble être un facteur de risque)
- Trauma périnéal
- Fracture du bassin

Causes neurologiques
- Tumeur cérébrale
- Lésion nerveuse de la queue de cheval
- Anomalies congénitales (p. ex., le spina bifida et la myéloméningocèle)
- Démence
- Diabète (neuropathie diabétique)
- Sclérose en plaques
- Chirurgie rectale
- Lésions à la moelle épinière
- AVC

Causes inflammatoires
- Infection

- Maladie inflammatoire chronique de l'intestin (MICI)
- Radiothérapie

Dysfonction du plancher pelvien
- Usage de médicaments
- Prolapsus rectal

Causes fonctionnelles
- Déficiences physiques ou motrices influant sur la capacité d'aller aux toilettes (p. ex., une personne âgée qui n'arrive pas à se rendre aux toilettes à temps)

Autres causes
- Constipation chronique
- Dénervation des muscles pelviens due à un effort excessif chronique
- Fécalome
- Perte de l'élasticité rectale
- Diarrhée abondante

ou une tomodensitométrie (TDM) peut aider à le détecter. D'autres examens paracliniques possibles sont la manométrie anorectale, l'échographie anorectale, la manométrie anale et la défécographie. La sigmoïdoscopie, ou coloscopie, est utilisée pour détecter une inflammation, des tumeurs, des fissures et d'autres affections. L'incontinence fécale due à un fécalome se traite généralement par la fragmentation manuelle de la masse et des lavements. Un programme de gestion de l'incontinence incluant une alimentation riche en fibres **TABLEAU 57.3** et une ingestion accrue de liquides préviendra la récurrence du fécalome et favorisera la consistance normale des selles (Ness, 2008).

Des selles liquides augmentent les risques d'incontinence. Des suppléments de fibres alimentaires ou des laxatifs mucilagineux de lest (p. ex., la fibre de psyllium dans le Metamucil^MD) peuvent alors améliorer la continence en raffermissant les selles, en augmentant leur volume et en favorisant la sensation de plénitude rectale. Certains aliments (p. ex., le café, les fruits séchés, les oignons, les champignons, les légumes verts, les fruits avec leur pelure, les aliments épicés et ceux contenant du glutamate monosodique) sont à éviter, car ils peuvent causer la diarrhée et l'irritation rectale (Ness, 2008). Un agent antidiarrhéique (lopéramide [Imodium^MD]) est parfois utilisé pour raffermir les selles. Les exercices de Kegel permettent également de renforcer et de coordonner les muscles du plancher pelvien afin d'améliorer la continence (Bols *et al.*, 2008). La rétroaction biologique (*biofeedback*) vise pour sa part à améliorer la conscience de la sensation rectale et la coordination des sphincters anaux interne et externe ainsi qu'à augmenter la force de contraction du sphincter externe. Cet apprentissage requiert un état mental adéquat et la motivation d'apprendre. Il comprend l'éducation, le renforcement et la concentration. C'est une façon sûre, indolore et abordable de traiter l'incontinence fécale, mais son efficacité à long terme reste à déterminer (Bols *et al.*, 2008) ▶ **7**.

La chirurgie est envisagée seulement en cas d'échec du traitement conservateur, de prolapsus ou lorsqu'il est nécessaire de réparer le sphincter. Une colostomie s'impose parfois.

Le chapitre 7, *Approches complémentaires et parallèles en santé,* traite plus en détail de la rétroaction biologique.

Thérapie nutritionnelle

TABLEAU 57.3	Aliments à forte teneur en fibres		

Les aliments à forte teneur en fibres sont particulièrement recommandés aux clients souffrant de diverticulose, de syndrome du côlon irritable, de constipation, d'hémorroïdes, de cancer colorectal, d'athérosclérose, d'hyperlipidémie et de diabète.

ALIMENTS		FIBRES PAR PORTION (g)	PORTION	CALORIES PAR PORTION
Légumes				
Asperge		3,5	125 ml	18
Brocoli		3,5	125 ml	18
Carotte, crue		1,8	125 ml	15
Courge poivrée		7	250 ml	82
Haricot	petit haricot blanc	8,4	125 ml	80
	commun (réniforme)	9,7	125 ml	94
	de Lima	8,3	125 ml	63
	Pinto	8,9	125 ml	78
	vert	2,1	125 ml	18

TABLEAU 57.3	Aliments à forte teneur en fibres *(suite)*			
ALIMENTS		**FIBRES PAR PORTION (g)**	**PORTION**	**CALORIES PAR PORTION**
Maïs		2,6	½ épi moyen	72
Patate douce		2,1	½ moyenne	79
Pois, en conserve		6,7	125 ml	63
Pomme de terre, au four		1,9	½ moyenne	72
Tomate, crue		1,5	1 petite	18
Fruits				
Fraise		3,1	250 ml	45
Framboise		9,2	250 ml	42
Mûre		6,7	190 ml	40
Orange		1,6	1 petite	35
Pêche		2,3	1 moyenne	38
Poire		2	½ moyenne	44
Pomme		2,0	½ grosse	42
Produits céréaliers				
Céréales	All Bran^MD (100 %)	8,4	85 ml	70
	Corn Flakes^MD	2,6	190 ml	70
	Shredded Wheat^MD	2,8	1 biscuit	70
Maïs soufflé		3	375 ml	62
Pain de blé entier		1,3	1 tranche	59

Soins et traitements infirmiers

CLIENT ATTEINT D'INCONTINENCE FÉCALE

Collecte des données

L'incontinence fécale est une source d'embarras et de malaise. Elle peut causer l'irritation de la peau et éventuellement l'apparition de plaies. Imprévisible, elle rend les activités scolaires et professionnelles difficiles, car elle nuit aux contacts sociaux ou intimes. Quand l'infirmière discute d'incontinence avec le client, elle doit être attentive aux sentiments de celui-ci, car la gêne et la honte peuvent l'empêcher d'en parler. Quand la cause ne peut être corrigée, l'infirmière doit essayer d'aider le client à rétablir un transit intestinal prévisible. À cette fin, elle évalue d'abord son état général et son état de conscience. Elle l'interroge sur ses habitudes d'élimination avant le début de l'incontinence, ses habitudes actuelles, la consistance et la fréquence de ses selles ainsi que les symptômes associés, y compris la douleur pendant la défécation et une sensation d'évacuation incomplète. Elle détermine si le client ressent une urgence de déféquer et s'il est conscient de l'écoulement des selles. Elle vérifie ensuite s'il y a irritation ou détérioration de la peau du périnée. Une évaluation plus approfondie comprend des questions sur les activités quotidiennes (p. ex., les heures de repas et de travail), l'alimentation, l'hydratation, ainsi que les activités familiales et sociales. L'échelle de Bristol est utile pour évaluer la consistance des selles .

Analyse et interprétation des données

L'analyse et l'interprétation des données pour le client souffrant d'incontinence fécale peuvent, entre autres, concerner les éléments suivants :

- l'incapacité de maîtriser la fonction intestinale ;
- le risque d'avoir une mauvaise estime de soi lié à l'absence de contrôle sur l'élimination des selles ;
- le risque d'atteinte à l'intégrité de la peau lié à l'incontinence fécale ;
- l'isolement social lié à l'incapacité de maîtriser la fonction intestinale ou aux protocoles de prévention et de contrôle des infections dans les centres hospitaliers.

Planification des soins

Les objectifs généraux pour le client qui souffre d'incontinence fécale sont de :

- rétablir une routine d'élimination intestinale ;
- maintenir l'intégrité de la peau du périnée ;
- participer à des activités professionnelles et sociales ;
- promouvoir l'estime de soi malgré les troubles de maîtrise intestinale.

Interventions cliniques

Peu importe la cause de l'incontinence fécale, la mise en place d'un programme de rééducation intestinale s'avère une stratégie efficace pour aider de nombreux clients à déféquer selon un horaire régulier. Le rectum prend une journée à se remplir lorsque les intestins sont vides. En l'absence de déjections, la personne est évidemment continente. L'élimination intestinale dépend de l'ingestion des aliments et des liquides, et se fait à intervalles réguliers pour la plupart des gens. La connaissance des habitudes d'élimination du client peut aider l'infirmière à préparer un programme qui permettra d'obtenir une consistance optimale des selles et une élimination intestinale prévisible. Pour favoriser la régularité intestinale du client hospitalisé, l'infirmière peut placer un bassin de lit à portée de mains ou l'aider à aller à la chaise percée ou aux toilettes à heure fixe chaque jour. Instaurer une période d'élimination dans les 30 minutes suivant le déjeuner constitue une stratégie potentielle puisque le réflexe gastrocolique de la plupart des gens est plus fort tout de suite après le déjeuner.

Si ces techniques sont inefficaces pour rétablir la régularité intestinale, un suppositoire de glycérine et de bisacodyl (Dulcolax^MD) ou un petit lavement au phosphate peut être administré de 15 à 30 minutes avant l'heure normale d'élimination. Ces préparations stimulent le réflexe anorectal. Quand la régularité a été rétablie, il est préférable d'arrêter l'administration de ces produits.

L'irrigation du rectum et du côlon (généralement avec de l'eau du robinet) à des intervalles réguliers constitue une autre façon de favoriser la continence, mais son efficacité n'a pas encore été bien étudiée (Bols *et al.*, 2008). Il est possible de procéder à une irrigation antérograde ou rétrograde sous forme de lavement. Le lavement antérograde du côlon à l'aide de l'intervention de Malone (irrigation par une stomie ou une sonde insérée dans le côlon proximal) a permis de traiter la constipation chronique et les troubles de motilité avec un certain succès (Bani-Hani, Cain, King, Rink, Metcalfe, & Bani-Hani, 2008 ; Koch, Melenhorst, van Gemert, & Baeten, 2008). Le maintien de l'intégrité de la peau de la région périanale s'avère d'une grande importance, surtout pour le client alité ou âgé. L'incontinence peut en effet entraîner la contamination des plaies, endommager la peau, causer des infections urinaires et propager des infections telles que *C. difficile* ou *E. coli*.

Les sondes rectales sont à proscrire puisqu'elles peuvent réduire la réactivité du sphincter rectal et causer l'ulcération de la muqueuse rectale. Des dispositifs récents de collecte des excréments tels que le Zassi Bowel Management System^MU et la sonde intestinale ActiFlo^MD retiennent les selles liquides des clients alités jusqu'à quatre semaines sans endommager le rectum et les sphincters (Keshava, Renwick, Stewart, & Pilley, 2007 ; Rees & Sharpe, 2009). Quelques cas d'ulcération rectale ont toutefois été rapportés (Bordes, Goutorbe, Asencio, Meaudre, & Dantzer, 2008).

Les culottes d'incontinence peuvent aider à maintenir l'intégrité de la peau seulement si elles sont changées fréquemment. Il faut nettoyer méticuleusement la peau après chaque selle avec un savon doux, la rincer pour enlever les excréments, puis la sécher complètement avant de la recouvrir d'une crème barrière. Si le client est incapable de s'administrer ses propres soins à la maison, l'infirmière doit enseigner au proche aidant les méthodes de soins qui préservent l'intégrité de la peau.

L'enseignement au client souffrant d'incontinence fécale doit contenir la liste des aliments pouvant agraver les symptômes, de même que les exercices à proscrire postprandial.

La figure 57.1W présente l'échelle de Bristol. Vous pouvez la consulter au www.cheneliere.ca/lewis.

57.3 | Constipation

La fréquence normale des selles varie de trois par jour à une tous les trois jours. La **constipation** est une diminution de la fréquence des selles par rapport à ce qui est « normal » pour la personne. Elle comprend les selles qui passent difficilement, une diminution du volume des selles ou leur rétention dans le rectum. En raison des variations individuelles, il est important de comparer les symptômes du client avec ses habitudes normales d'élimination. La réduction de la quantité de selles peut aussi indiquer une obstruction intestinale reliée à une tumeur.

57.3.1 Étiologie et physiopathologie

Parmi les causes courantes de constipation, il y a une carence en fibres alimentaires, une absorption insuffisante de liquide, une diminution de l'activité physique et le report d'un besoin urgent de déféquer. De nombreux médicaments, notamment les opioïdes, favorisent la constipation. Certaines maladies, telles que le diabète, la maladie de Parkinson et la sclérose en plaques, ralentissent le transit gastro-intestinal et entravent la fonction neurologique. Les émotions influent aussi sur le tractus gastro-intestinal, et la dépression ainsi que le stress peuvent contribuer à la constipation .

L'encadré 57.1W aborde les causes de la constipation. Vous pouvez le consulter au www.cheneliere.ca/lewis.

Certaines personnes qui ne défèquent pas chaque jour croient qu'elles sont constipées. Cela peut les inciter à utiliser constamment des laxatifs. L'usage abusif de ces produits peut provoquer le **syndrome du côlon cathartique**, où le côlon devient dilaté et atonique, et entraîner une dépendance aux laxatifs.

La sensation d'un besoin urgent de déféquer pendant une longue période peut finalement rendre les muscles et la muqueuse du rectum insensibles à la présence d'excréments. Cette rétention prolongée cause alors l'assèchement des excréments en raison de l'absorption de l'eau. Plus ceux-ci sont durs et secs, plus ils sont difficiles à expulser.

57.3.2 Manifestations cliniques

RAPPELEZ-VOUS...

Les bruits intestinaux proviennent du passage audible de l'air et du liquide engendré par le péristaltisme. Pour s'assurer de l'absence de bruits intestinaux, l'infirmière doit ausculter l'abdomen pendant une période continue de cinq minutes.

Les manifestations cliniques de la constipation peuvent varier d'un malaise chronique à un épisode aigu qui ressemble à un abdomen aigu (urgence abdominale). Les selles sont rares ou dures, sèches et difficiles à expulser. Une distension abdominale, un ballonnement, des flatulences et une pression rectale accrue peuvent aussi être présents.

Les hémorroïdes représentent la complication la plus courante de la constipation chronique. Elles sont dues à l'engorgement veineux causé par des efforts répétés à la défécation (manœuvre de Valsalva) ou à la compression des veines exercée par les fécalomes.

La manœuvre de Valsalva peut avoir des conséquences graves sur le client souffrant d'insuffisance cardiaque, d'œdème cérébral, d'hypertension et de maladie coronarienne. Pendant l'effort à la défécation, le client inspire profondément, il retient son souffle tout en contractant ses muscles abdominaux et pousse. Cela accroît les pressions intraabdominale et intrathoracique en plus de réduire le retour veineux vers le cœur. Le débit et la fréquence cardiaques (bradycardie) diminuent temporairement, ainsi que la pression artérielle. Quand le client se détend, sa pression thoracique diminue, ce qui cause ensuite un afflux soudain de sang au cœur, une augmentation de la fréquence cardiaque (tachycardie) et une élévation immédiate de la pression artérielle. Ces changements peuvent être fatals pour le client qui ne peut composer avec l'augmentation soudaine de sang vers le cœur.

En cas de **constipation opiniâtre** (constipation grave sans expulsion de gaz ou de selles) ou de fécalome, il peut se produire une perforation du côlon. Cette dernière cause des douleurs abdominales, des nausées, des vomissements, de la fièvre et une leucocytémie élevée et peut mettre la vie du client en danger. Chez la personne âgée, la présence d'un fécalome peut occasionner une altération de l'état mental voire un délirium, alors que chez un blessé médullaire, elle peut induire une dysréflexie autonomique. La stase des excréments ou l'effort à la défécation peuvent aussi provoquer des ulcères et des fissures de la muqueuse rectale.

La diverticulose constitue une autre complication possible de la constipation chronique. Elle est décrite ultérieurement dans le présent chapitre. Toutes ces complications affectent plus fréquemment le client âgé.

57.3.3 Examen clinique, examens paracliniques et processus thérapeutique en interdisciplinarité

Des antécédents médicaux détaillés et un examen physique complet sont nécessaires pour déterminer la cause de la constipation et commencer le traitement. L'infirmière doit questionner le client sur ses habitudes de défécation, son alimentation, ses activités physiques, l'utilisation de laxatifs et certaines affections qui pourraient rendre la défécation difficile (p. ex., des lésions obstétricales). Des radiographies abdominales, un lavement baryté, une coloscopie, une sigmoïdoscopie et une manométrie anorectale peuvent contribuer à l'établissement d'un diagnostic. De nombreux cas de constipation peuvent être prévenus grâce à la pratique régulière de l'exercice et à l'ingestion accrue de fibres alimentaires et de liquides. Les laxatifs **TABLEAU 57.4** et les lavements peuvent traiter la constipation aiguë, mais il faut y avoir recours avec prudence, car un usage excessif peut entraîner une constipation chronique.

Le choix d'un laxatif ou d'un lavement dépend de la gravité de la constipation et de la santé du client. Pour prévenir la constipation, le médecin peut prescrire tout d'abord des préparations laxatives mucilagineuses, car elles agissent comme des fibres alimentaires et ne causent pas de dépendance. Les laxatifs émollients permettent également de prévenir la constipation. Les comprimés et les suppositoires de bisacodyl, le lait de magnésie et le lactulose agissent plus rapidement, mais ils sont plus susceptibles de provoquer une dépendance et des changements de la muqueuse. La méthylnaltrexone (Relistor^MD^) est un antagoniste des récepteurs μ périphériques qui réduit la constipation due aux opioïdes. Elle est administrée par voie sous-cutanée. Ce produit neutralise les effets opioïdes sur le tractus gastro-intestinal, mais il ne limite pas les effets analgésiques (Eoff & Lembo, 2008 ; Thomas *et al.*, 2008).

Les lavements agissent pour leur part rapidement et permettent de traiter immédiatement la constipation, mais ils doivent être utilisés prudemment. Les lavements à l'eau savonneuse sont toutefois à proscrire, car ils causent l'inflammation de la muqueuse du côlon. Les lavements à l'eau du robinet peuvent entraîner une intoxication

TABLEAU 57.4	Constipation		
CLASSE DE LAXATIFS	**MÉCANISME D'ACTION**	**EXEMPLES**	**COMMENTAIRES**
Agents mucilagineux	• Absorbent l'eau, augmentent le volume des selles, ce qui stimule le péristaltisme. • Agissent généralement en 24 h.	• Méthylcellulose • Psyllium (Metamucil^MD)	• Sont contre-indiqués en cas de douleurs abdominales, nausées et vomissements, risque d'appendicite, obstruction des voies biliaires ou hépatite aiguë ; doivent être pris avec des liquides (au moins 250 ml) ; représentent le meilleur choix pour le traitement initial de la constipation.
Émollients et lubrifiants	• Lubrifient les voies intestinales et ramollissent les selles, ce qui facilite le passage de celles-ci si elles sont dures ; n'influent pas sur le péristaltisme. • Les émollients agissent en 72 h ; les lubrifiants, en 8 h.	• Émollients : docusate (Colace^MD, Surfak^MD) • Lubrifiants : huile minérale (lavement à l'huile minérale Fleet^MD)	• Peuvent bloquer l'absorption des vitamines liposolubles telles que la vitamine K (risque de saignement si prise d'anticoagulants).
Solutions salines et osmotiques	• Favorisent la rétention de liquide dans l'intestin grâce à leur effet osmotique • Agissent en 15 min à 3 h.	• Sels de magnésium : citrate de magnésium, lait de magnésie • Phosphates de sodium : lavement Fleet^MD Phospho-soda • Lactulose • Polyéthylène glycol (GoLYTELY^MD, Colyte^MD)	• Les produits contenant du magnésium peuvent causer l'hypermagnésémie chez le client souffrant d'insuffisance rénale. • Les produits sodés peuvent causer des déséquilibres électrolytiques chez le client souffrant d'insuffisance rénale.
Stimulants	• Augmentent le péristaltisme en stimulant les nerfs entériques. • Agissent généralement en 12 h.	• Cascara sagrada, senné (Senokot^MD) • Phénolphtaléine bisacodyl (Dulcolax^MD)	• Causent la mélanose du côlon (pigmentation brune ou noire) ; sont des laxatifs fréquemment utilisés de façon excessive ; ne doivent pas être employés par les clients ayant un fécalome ou une constipation opiniâtre.

57

hydrique, tandis que ceux au phosphate de sodium peuvent créer des déséquilibres électrolytiques chez le client souffrant de troubles cardiaques et rénaux.

La rétroaction biologique peut aider le client dont la constipation est due à l'**anisme** (contraction non coordonnée du sphincter anal pendant l'effort à la défécation). Si la constipation perçue du client est liée à des croyances rigides concernant la fonction intestinale, l'infirmière peut discuter de ses préoccupations avec lui. Elle doit bien le renseigner sur le fonctionnement normal des intestins et discuter des conséquences négatives de l'utilisation excessive des laxatifs et des lavements.

Un client souffrant de constipation grave liée à la motilité intestinale ou à des troubles mécaniques peut avoir besoin d'un traitement plus effractif. Des examens paracliniques, telle la manométrie anorectale, des tests du transit gastro-intestinal et des biopsies rectales par sigmoïdoscopie, doivent

être effectués avant le traitement. Le traitement ultime d'une constipation permanente consiste à pratiquer une colectomie subtotale avec une anastomose iléorectale.

Thérapie nutritionnelle

L'alimentation joue un rôle important dans la prévention de la constipation. De nombreux clients notent une amélioration de leurs symptômes quand ils consomment plus de fibres alimentaires et de liquides (Sturtzel & Elmadfa, 2008). Les fibres alimentaires se trouvent dans les aliments végétaux tels que les fruits, les légumes et les produits céréaliers **TABLEAU 57.3**. Le son de blé et les pruneaux sont particulièrement efficaces dans la prévention et le traitement de la constipation.

Le blé entier et le son contiennent beaucoup de fibres insolubles. Les fibres alimentaires augmentent le volume des selles directement et en absorbant de l'eau. Les grosses selles diminuent la

Madame Séverine Comeau, qui est âgée 76 ans, réside dans un CHSLD depuis 15 mois. Elle se plaint régulièrement de constipation.

Selon vous, que devrait faire l'infirmière avant d'appliquer systématiquement le protocole prévu dans l'établissement ?

pression dans la lumière du côlon et se déplacent beaucoup plus rapidement que les petites, ce qui augmente la fréquence des déjections et prévient la constipation. Il est important de boire environ 2 L de liquide par jour. Cela peut toutefois être contre-indiqué en cas de maladie cardiaque, d'insuffisance ou de défaillance rénale. Le client suivra plus facilement la thérapie nutritionnelle prescrite s'il comprend le rôle de l'alimentation et les bienfaits des fibres alimentaires. L'infirmière doit lui expliquer que la consommation accrue de fibres peut initialement augmenter la production de gaz en raison de la fermentation dans le côlon, mais que cet effet diminuera avec le temps.

Soins et traitements infirmiers

CLIENT SOUFFRANT DE CONSTIPATION

Collecte des données

Les données subjectives et objectives qu'il faut obtenir d'un client souffrant de constipation sont présentées à l'**ENCADRÉ 57.3**.

Analyse et interprétation des données

L'analyse et l'interprétation des données d'un client souffrant de constipation concernent entre autres l'apport insuffisant de fibres alimentaires ou de liquides, et la diminution de l'activité physique.

Planification des soins

Les objectifs généraux pour le client qui souffre de constipation sont :

- d'augmenter l'ingestion de fibres alimentaires et de liquides ;
- d'augmenter l'activité physique ;

- de produire des selles molles et formées ;
- d'éviter toute complication telle que des hémorroïdes sanglantes.

Interventions cliniques

Les soins et traitements infirmiers doivent se baser sur les symptômes et la collecte de données du client **ENCADRÉ 57.3**. L'infirmière doit expliquer à ce dernier l'importance des différentes mesures dans la prévention de la constipation. L'**ENCADRÉ 57.4** présente un guide d'enseignement au client et au proche aidant sur ce problème de santé. Il faut insister sur l'importance d'une alimentation riche en fibres et en liquides d'un programme régulier d'exercices (Sturtzel & Elmadfa, 2008 ; Vuksan, Jenkins, Jenkins, Rogovik, Sievenpiper, & Jovanovski, 2008). Il faut enseigner et encourager le client à établir une heure régulière de

Collecte des données

| ENCADRÉ 57.3 | **Constipation** |

Données subjectives

- Renseignements importants concernant la santé :
  - Antécédents de santé : maladie colorectale, dysfonction neurologique, obstruction intestinale, changements environnementaux, cancer, syndrome du côlon irritable
  - Médicaments : prise d'antiacides, d'anticholinergiques, d'antidépresseurs, d'antihistaminiques, d'antipsychotiques, de diurétiques, d'opioïdes, de fer, de laxatifs, de lavements
- Modes fonctionnels de santé :
  - Perception et gestion de la santé : abus chronique de laxatifs ou de lavements ; croyances rigides concernant la fonction intestinale, malaise
  - Nutrition et métabolisme : changements dans l'alimentation ou dans l'horaire des repas, ingestion insuffisante de fibres et de liquide, anorexie, nausées
  - Élimination : changement des habitudes d'élimination, selles dures difficiles à éliminer, diminution de la fréquence et de la quantité de selles, flatulences, distension abdominale, ténesme, pression rectale, incontinence fécale (en cas de fécalome)

- Activités et exercices : changement d'habitudes dans les activités quotidiennes, immobilité, mode de vie sédentaire
- Cognition et perception : étourdissements, céphalées, douleur anorectale, douleur abdominale pendant la défécation
- Adaptation et tolérance au stress : stress aigu ou chronique

Données objectives

- Observations générales : léthargie
- Système tégumentaire : fissures anorectales, hémorroïdes, abcès
- Système gastro-intestinal : distension abdominale, bruits intestinaux faibles ou absents, masse abdominale palpable, fécalome ; selles petites, dures et sèches ; présence de sang dans les selles
- Résultats possibles aux examens paracliniques : test au gaïac des selles positif, radiographie abdominale montrant des selles dans le côlon inférieur

RAPPELEZ-VOUS…

Le test au gaïac permet de dépister le sang microscopique dans les selles.

ENCADRÉ 57.4 | Constipation

L'infirmière doit inclure les instructions suivantes dans l'information qu'elle donne au client ou au proche aidant au sujet du traitement de la constipation.

Manger des fibres alimentaires

- Manger de 20 à 30 g de fibres par jour. Augmenter graduellement la quantité de fibres mangées sur une période de une à deux semaines. Les fibres ramollissent les selles dures et augmentent leur volume, ce qui favorise leur élimination.
  - Aliments riches en fibres **TABLEAU 57.3**
  - Suppléments de fibres : agents mucilagineux

Boire du liquide

- Boire 2 L de liquide par jour. Boire de l'eau ou du jus de fruits et éviter les boissons contenant de la caféine (café, thé et cola). Les liquides ramollissent les selles, tandis que la caféine stimule la perte de liquide dans l'urine.

Faire régulièrement de l'exercice

- Faire un exercice soutenu (marcher, nager ou faire de la bicyclette) au moins trois fois par semaine. L'exercice stimule la motilité intestinale et encourage le déplacement des selles dans l'intestin.

- Contracter et relâcher les muscles abdominaux en position debout ou en faisant des redressements assis pour renforcer les muscles de la défécation.

Établir un horaire régulier de défécation

- Tenter d'aller à la selle au lever et après le premier repas de la journée ; ce sont les meilleurs moments pour aller à la selle, car les gens ressentent alors généralement un besoin urgent de déféquer.

Ne pas retarder la défécation

- Satisfaire le besoin de déféquer dès que possible. Une défécation retardée durcit les selles (l'intestin absorbe l'eau des excréments) et réduit le besoin de déféquer. Avec le temps, l'intestin devient moins sensible à la présence de selles dans le rectum.

Noter ses habitudes de défécation

- Prendre l'habitude de noter la fréquence de ses selles sur un calendrier. La surveillance régulière des selles aide à cerner rapidement un problème.

Éviter les laxatifs et les lavements

- Ne pas faire d'usage excessif de laxatifs et de lavements, car ils entraînent une dépendance (paresse de l'intestin).

---

défécation et lui expliquer pourquoi il ne doit pas réprimer le besoin de déféquer. Il faut décourager l'utilisation de laxatifs et de lavements.

Pour le client qui utilise la chaise percée, il est plus facile de déféquer en position assise avec les genoux au-dessus des hanches. Cette posture permet d'utiliser la force de gravité pour déféquer, et la flexion des hanches redresse l'angle entre le canal anal et le rectum, ce qui facilite l'expulsion des selles. Pour le client alité, il est difficile de faire ses besoins en position couchée sur un bassin de lit. Dans ce cas, il faut relever la tête du lit aussi haut que le client peut le tolérer tout en respectant les limitations reliées à son état. Si la personne peut s'asseoir sur la cuvette des toilettes, il faut placer un tabouret de pied devant la cuvette pour favoriser la flexion des cuisses. La plupart des

gens sont gênés par la vue, les sons et l'odeur de la défécation. C'est pourquoi l'infirmière doit laisser le plus d'intimité possible au client.

L'activité physique atténue les symptômes de la constipation d'une personne à mobilité réduite ou non mobile. Il faut encourager le client à faire des exercices des muscles abdominaux plusieurs fois par jour. Des redressements assis et des élévations des jambes sans fléchir les genoux peuvent aussi améliorer le tonus des muscles du ventre.

L'infirmière doit enseigner au client qui prend des laxatifs mucilagineux les recommandations du produit en ce qui a trait à l'ingestion de liquide. Tout comme dans le cas de l'ingestion de fibres, le client peut initialement avoir plus de flatulences, mais elles diminueront avec le temps.

57.4 | Douleur abdominale aiguë

57.4.1 Étiologie et physiopathologie

La douleur abdominale est un symptôme non spécifique de dommage aux organes ou aux vaisseaux. Certaines causes (p. ex., une hémorragie, une obstruction, une perforation) peuvent mettre la vie en danger, car de grandes pertes liquidiennes hors de l'espace vasculaire provoquent un état de choc et le **syndrome du compartiment abdominal**

ENCADRÉ 57.5. La perforation du tractus gastro-intestinal entraîne aussi l'irritation du **péritoine** (membrane séreuse tapissant la cavité abdominale) et la péritonite **FIGURE 57.1**.

57.4.2 Manifestations cliniques

La douleur est le symptôme le plus courant d'un trouble abdominal aigu. Le client peut aussi se plaindre de nausées, de vomissements, de diarrhée, de constipation, de flatulences, de fatigue, de fièvre et de ballonnement abdominal.

- Syndrome du compartiment abdominal
- Pancréatite aiguë
- Appendicite
- Obstruction intestinale
- Cholécystite
- Diverticulite
- Gastroentérite

- Maladie inflammatoire pelvienne
- Perforation d'un ulcère gastrique ou duodénal
- Péritonite
- Anévrisme abdominal rompu
- Grossesse ectopique rompue

57.4.3 Examen clinique, examens paracliniques et processus thérapeutique en interdisciplinarité

Le constat d'évaluation commence par la collecte des antécédents médicaux détaillés et un examen physique complet. La description de la douleur avec la méthode PQRSTU, des symptômes associés et de l'ordre d'apparition des symptômes (p. ex., une douleur avant ou après le vomissement) fournissent des renseignements essentiels sur l'origine du trouble. L'infirmière doit noter la position de confort adoptée par le client. La position fœtale est courante en cas d'irritation du péritoine (p. ex., une appendicite) ; la position couchée sur le dos avec les jambes étendues est observée dans le cas de douleur viscérale, alors que l'agitation et la position assise caractérisent souvent les obstructions intestinales et celles dues aux calculs rénaux et vésicaux (Higgins, 2009). L'examen physique comprend un examen du rectum, du bassin et de l'abdomen. Un hémogramme, une analyse d'urine, une radiographie abdominale et une électrocardiographie (ECG) sont effectués initialement ainsi qu'une échographie ou une TDM (Agresta, Mazzarolo, Ciardo, & Bedin, 2008). Une femme en âge de procréer qui souffre d'une douleur abdominale aiguë doit subir un test de grossesse pour exclure la possibilité de grossesse ectopique. Le **TABLEAU 57.5** présente le traitement d'urgence du client ayant une douleur abdominale aiguë. Le but du traitement est de déterminer et de traiter la cause et aussi de surveiller et de soigner les complications, notamment l'état de choc. Quand la douleur abdominale aiguë n'est pas due à un trauma, certains analgésiques (p. ex., la morphine) soulagent la douleur sans nuire à la précision du diagnostic

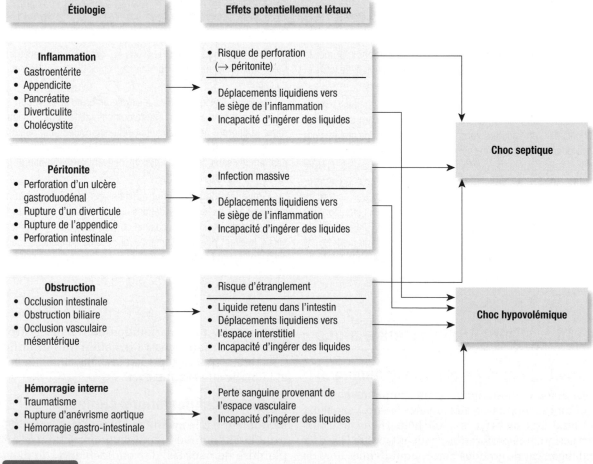

FIGURE 57.1

Étiologie de la douleur abdominale aiguë et séquelles physiopathologiques

TABLEAU 57.5	Douleur abdominale aiguë	
CAUSES	**OBSERVATIONS**	**INTERVENTIONS**
Inflammation • Appendicite • Cholécystite • Maladie de Crohn • Gastrite • Pancréatite • Pyélonéphrite • Colite ulcéreuse **Troubles vasculaires** • Anévrisme aortique rompu • Ischémie mésentérique **Troubles gynécologiques** • Maladie inflammatoire pelvienne • Grossesse ectopique rompue • Kyste ovarien rompu **Maladies infectieuses** • Infection à *E. coli* O157:II7 • Giardiase • *Salmonella* **Autres** • Obstruction ou perforation d'un organe abdominal • Saignement gastro-intestinal • Trauma	**Résultats abdominaux et gastro-intestinaux** • Brûlure, douleur ou sensibilité abdominale diffuse, localisée, sourde ou aiguë • Douleur à la palpation profonde • Défense abdominale • Distension abdominale • Rigidité abdominale • Nausées et vomissements • Diarrhée • Hématémèse • Méléna **Choc hypovolémique** • ↓ de la pression artérielle • ↓ de la pression différentielle • Tachycardie • Peau froide et moite • ↓ de l'état de conscience • ↓ du débit urinaire (< 0,5 ml/kg/h)	**Interventions initiales** • Dégager les voies respiratoires du client. • Administrer de l'oxygène avec une canule nasale ou un masque au besoin. • Établir un accès I.V. avec un cathéter de gros calibre pour perfuser des solutés de remplacement réchauffés (solution physiologique salée ou de lactate Ringer). Insérer un autre cathéter de gros calibre en cas de choc. • Obtenir un échantillon de sang pour analyse (hémogramme, concentration sérique d'électrolytes, d'enzymes, de facteurs de coagulation), et pour test de groupe sanguin et de compatibilité croisée au besoin. • Insérer une sonde vésicale à ballonnet (à demeure). • Faire une analyse d'urine. • Insérer une sonde nasogastrique au besoin. **Surveillance continue** • Surveiller les signes vitaux (pression artérielle, pouls, rythme respiratoire, saturation, température, douleur), l'état de conscience, la saturation en O$_2$, et les ingesta et excreta. • Évaluer la douleur (PQRSTU). • Évaluer la quantité et les caractéristiques des vomissements. • Prévoir une intervention chirurgicale. • Prévenir le client de ne rien ingérer par la bouche (N.P.O.).

57

(Zimmermann, 2008). Au besoin, une laparoscopie diagnostique peut être faite pour examiner la surface des organes abdominaux, obtenir des biopsies, faire une échographie laparoscopique et administrer un traitement (Stefanidis, Richardson, Chang, Earle, & Fanelli, 2009). La chirurgie ouverte (laparotomie) est pratiquée quand les techniques laparoscopiques ne conviennent pas. Si la cause de la douleur peut être éliminée (p. ex., un appendice enflammé) ou réparée (p. ex., un anévrisme abdominal rompu), la chirurgie est considérée comme le traitement approprié.

Soins et traitements infirmiers

CLIENT SOUFFRANT DE DOULEUR ABDOMINALE AIGUË

Collecte des données

Si le client se plaint d'une douleur abdominale aiguë, l'infirmière doit vérifier immédiatement ses signes vitaux. Une augmentation de la fréquence cardiaque et une diminution de la pression artérielle sont des signes précoces d'**hypovolémie** ▶ **50** . La mesure des ingesta et des excreta fournit de l'information complémentaire pour déterminer si le volume vasculaire est suffisant. Une température élevée indique un processus inflammatoire ou infectieux. L'infirmière doit examiner l'abdomen pour vérifier sa symétrie, et la présence de distensions, de masses, de pulsations anormales, de hernies, d'éruptions cutanées, de cicatrices et de changements pigmentaires. Elle doit également ausculter les bruits intestinaux. Des bruits réduits ou l'absence de bruits dans un quadrant peuvent indiquer une obstruction intestinale complète, une péritonite aiguë ou un iléus paralytique. L'auscultation abdominale doit toujours être faite avant la palpation (Jarvis, 2009). Au moment de la palpation, l'infirmière doit noter toute douleur ou réflexe de défense.

L'infirmière évalue les symptômes du client pour déterminer l'apparition, l'endroit, l'intensité, la durée, la fréquence et les

50

Le choc hypovolémique est traité dans le chapitre 50, *Interventions cliniques – État de choc, syndrome de réaction inflammatoire systémique et syndrome de défaillance multiorganique.*

Jugement clinique

Monsieur Alcide Bergeron, âgé de 78 ans, arrive en ambulance à l'urgence avec une douleur abdominale aiguë. Il vit seul dans son appartement au sous-sol d'un triplex. Il est isolé, sort très peu, mais a quand même appelé un voisin parce qu'il avait trop mal. Il est très pâle et a des nausées. L'ambulancier dit que, pendant le trajet, monsieur Bergeron a eu des vomissements nauséabonds.

Quel élément vous laisse suspecter une possible occlusion intestinale?

48

Le chapitre 48, *Interventions cliniques – Soins postopératoires*, présente en détail les soins prodigués aux clients après une chirurgie.

Péristaltisme : Succession de contractions normales de l'intestin grêle et du côlon faisant progresser le chyme vers le côlon descendant et l'anus.

46

Le chapitre 46, *Interventions cliniques – Soins préopératoires,* est consacré au rôle de l'infirmière au cours de la phase préopératoire.

caractéristiques de la douleur (PQRSTU). Elle doit déterminer s'il y a eu propagation ou déplacement de la douleur à d'autres quadrants en plus des facteurs qui aggravent ou soulagent la douleur. Elle doit également déterminer si la douleur est associée à d'autres symptômes, tels que des nausées, des vomissements, des changements dans les habitudes d'élimination fécale et urinaire ou, chez la femme, des pertes vaginales. L'infirmière doit objectiver les caractéristiques des vomissements : la quantité, la couleur, la consistance et l'odeur.

Analyse et interprétation des données

L'analyse et l'interprétation des données pour le client souffrant d'une douleur abdominale aiguë concernent entre autres les éléments suivants :

- le risque de déshydratation lié à un apport hydrique insuffisant, à des nausées, à des vomissements ou à l'accumulation de liquide dans la cavité péritonéale à la suite d'une inflammation ou d'une infection ;

- un déficit nutritionnel lié à l'anorexie, à un apport nutritionnel inadéquat, à des nausées et à des vomissements ;

- l'anxiété liée à la douleur et à l'incertitude de la cause ou des conséquences du trouble.

Planification des soins

Les objectifs généraux pour le client qui souffre d'une douleur abdominale aiguë sont :

- de trouver et de traiter la cause ;

- de soulager la douleur abdominale ;

- d'éviter les complications (notamment le choc hypovolémique);

- de rétablir un apport nutritionnel adéquat.

Interventions cliniques

Les soins généraux du client comprennent le traitement des déséquilibres liquidiens et électrolytiques, le soulagement de la douleur et de l'anxiété. L'infirmière doit évaluer de façon complète (PQRSTU) la douleur à intervalles réguliers et soulager le client en administrant des médicaments et d'autres mesures de soulagement. Elle peut calmer l'anxiété du client en lui offrant un environnement calme et en lui fournissant de l'information. La surveillance étroite des signes vitaux (pression artérielle, pouls, respiration, saturation, température, douleur), des ingesta et excreta ainsi que de l'état de conscience est requise notamment pour déceler les premiers signes du choc hypovolémique.

Phase aiguë

| Soins préopératoires | Les soins préopératoires incluent les soins d'urgence du client décrits au **TABLEAU 57.5** et les soins généraux usuels du client en phase préopératoire ▶ **46** .

| Soins postopératoires | Les soins postopératoires dépendent du type de chirurgie effectué. Une laparoscopie présente moins de risques de complications postopératoires (p. ex., une mauvaise cicatrisation des plaies, un iléus paralytique) que d'autres interventions, et elle permet une réintroduction plus rapide de

l'alimentation normale tout en réduisant la durée du séjour à l'hôpital **ENCADRÉ 57.6** ▶ **48** .

Après l'opération, une sonde nasogastrique avec succion intermittente peut être utilisée chez certains clients pour vider l'estomac et prévenir la dilatation gastrique jusqu'au retour du **péristaltisme**. Si la sonde est insérée dans le tractus gastro-intestinal supérieur, l'écoulement peut être brun ou rouge foncé pendant les 12 premières heures. Il devrait ensuite être brun jaunâtre, mais il peut avoir une teinte verdâtre en présence de bile. Si la couleur rouge foncé persiste ou si du sang rouge vif est observé, la possibilité d'une hémorragie doit être signalée au médecin. Une texture similaire à celle des grains de café dans l'écoulement indique la présence de sang modifié par les sécrétions gastriques acides.

La prise d'analgésiques et les produits anesthésiants peuvent induire un ralentissement du péristaltisme occasionnant des nausées et des vomissements. Des antiémétiques, tels que l'ondansétron (Zofran[MD]) et la prochlorpérazine (Stémétil[MD]), peuvent être prescrits.

La chirurgie abdominale ainsi que l'anesthésie générale peuvent entraîner une diminution du péristaltisme créant une distension abdominale et une douleur due aux gaz. La mobilisation précoce favorise la reprise du transit, ce qui permet d'éliminer les flatulences et procure un soulagement des douleurs et de la distension abdominale. Les chirurgies par laparoscopie nécessitent l'injection de gaz dans la cavité abdominale, aggravant souvent le sentiment de ballonnement et d'inconfort abdominal après la chirurgie. Certains médicaments tels que le métoclopramide (Motilium[MD]) peuvent stimuler le péristaltisme.

Soins ambulatoires et soins à domicile

La préparation du congé de l'hôpital commence peu après la chirurgie. L'infirmière doit enseigner au client et au proche aidant toute modification à apporter aux activités, les soins de la plaie, l'alimentation appropriée et le traitement pharmacologique. Au début de la phase postopératoire, des liquides clairs sont donnés au client. S'il les tolère, il peut graduellement reprendre une alimentation normale.

La mobilisation précoce accélère le rétablissement, mais le client doit reprendre les activités normales graduellement, en prévoyant des périodes de repos. Après la chirurgie, il est généralement conseillé au client de ne pas soulever de lourdes charges. Le client et le proche aidant doivent connaître les complications possibles de la chirurgie et signaler immédiatement au médecin une fièvre, des vomissements, de la douleur, la perte de poids, un écoulement de la plaie et des changements de la fonction intestinale.

Évaluation des résultats

Pour le client souffrant de douleur abdominale aiguë, les résultats escomptés à la suite des soins et des interventions cliniques sont :

- d'éliminer la cause de la douleur abdominale aiguë ;

- de soulager la douleur abdominale et le malaise ;

- d'éviter les complications (notamment le choc hypovolémique et la septicémie);

- d'atteindre l'équilibre liquidien et électrolytique, et un apport nutritionnel optimal.

ENCADRÉ 57.6 | **Combien de temps après une chirurgie gastro-intestinale les clients doivent-ils s'abstenir d'ingérer des aliments ou des liquides par voie orale ?**

Question clinique

Les clients qui subissent une chirurgie gastro-intestinale (P) ont-ils un taux de mortalité postopératoire moindre (O) si une alimentation entérale leur est administrée dans les 24 heures après l'opération (I) ou s'ils n'ingèrent rien par voie orale (C) ?

Résultats probants

- Revue systématique et métaanalyse des essais cliniques aléatoires

Analyse critique et synthèse des données

- Il a été réalisé 13 essais cliniques aléatoires ($n = 1\,173$) ; les essais n'étaient pas tous effectués à l'aveugle.

- Les clients ont subi une chirurgie des voies gastro-intestinales supérieures ou inférieures ou une chirurgie hépatobiliaire.

- Les infections des plaies, les abcès intraabdominaux, la pneumonie, les fuites d'anastomose, la mortalité, la durée du séjour à l'hôpital et les vomissements ont été évalués.

Conclusions

- L'alimentation entérale dans les 24 heures après une chirurgie gastro-intestinale a réduit le taux de mortalité des clients.

- L'alimentation postopératoire précoce a augmenté les vomissements.

Recommandations pour la pratique infirmière

- Avant la chirurgie, les clients souffrent généralement de malnutrition en raison de leur maladie, des vomissements et des préparations utilisées pour les examens paracliniques ou la chirurgie. Une malnutrition grave augmente la morbidité et la mortalité.

- L'infirmière doit consulter les chirurgiens et le nutritionniste avant de commencer l'alimentation entérale dans les 24 heures après l'opération.

- Elle doit évaluer les nausées et les vomissements associés à l'alimentation entérale.

Référence

Lewis, S.J., Andersen, H.K., & Thomas, S. (2009). Early enteral nutrition within 24 h of intestinal surgery versus later commencement of feeding : A systematic review and meta-analysis. *J Gastrointest Surg*, 3, 569.

P : population visée ; I : intervention ; C : comparaison ; O : (*outcome*) résultat.

57.5 | Douleur abdominale chronique

La **douleur abdominale chronique** peut provenir de structures abdominales ou irradier d'un endroit ayant le même réseau nerveux. Ses causes comprennent le syndrome du côlon irritable, la diverticulite, l'ulcère gastroduodénal, la pancréatite chronique, l'hépatite, la cholécystite, la maladie inflammatoire pelvienne et l'insuffisance vasculaire.

La recherche de la cause de la douleur abdominale chronique commence par la collecte des antécédents médicaux détaillés et la description des caractéristiques de la douleur (PQRSTU). Il faut déterminer la nature, la gravité, l'endroit, la durée et l'apparition de la douleur. Il faut aussi établir un lien entre la douleur et les repas, la défécation, les activités et les facteurs qui l'aggravent ou la soulagent. La douleur abdominale chronique est généralement décrite comme étant sourde ou vague, constante ou diffuse.

L'endoscopie, la TDM, l'imagerie par résonance magnétique (IRM), la laparoscopie et des examens barytés peuvent être utilisés pour évaluer le client. La prise en charge de la douleur abdominale chronique est générale et vise le soulagement des symptômes à l'aide d'analgésiques non opioïdes, d'antiémétiques et de traitements psychologiques ou comportementaux (p. ex., la relaxation).

57.5.1 Syndrome du côlon irritable

Le **syndrome du côlon irritable** est un trouble fonctionnel chronique caractérisé par des douleurs abdominales intermittentes et récurrentes et des selles irrégulières (diarrhée, constipation ou les deux). Ce trouble touche entre 10 et 15 % des populations occidentales et environ deux fois plus de femmes que d'hommes (Heitkemper & Jarrett, 2008) **TABLEAU 57.6**.

Étiologie, physiopathologie et manifestations cliniques

La cause de ce syndrome demeure inconnue, mais elle découle probablement d'une motilité

TABLEAU 57.6	Syndrome du côlon irritable
HOMMES	**FEMMES**
• Les hommes signalent plus de diarrhée. • Ils sont moins susceptibles que les femmes d'admettre leurs symptômes ou de demander de l'aide.	• Les femmes signalent plus de constipation. • Ce syndrome touche de 2 à 2,5 fois plus de femmes que d'hommes. • Les femmes signalent plus de troubles extra-intestinaux (p. ex., la migraine, l'insomnie, la fibromyalgie) que les hommes. • L'alosétron (Lotronex^MD) est un antidiarrhéique approuvé pour le traitement du syndrome du côlon irritable de la femme seulement.

intestinale perturbée, d'une sensibilité viscérale accrue et de l'inflammation. Il s'agit d'un trouble multiple qui peut présenter un défi autant pour le client que pour le professionnel de la santé. Des facteurs psychologiques, tels que la dépression, l'anxiété et le syndrome de stress post-traumatique, jouent parfois un rôle dans la physiopathologie de ce trouble (Heitkemper & Jarrett, 2008).

En plus de la douleur abdominale et de la diarrhée ou de la constipation, les clients présentent couramment d'autres symptômes gastro-intestinaux, entre autres une distension abdominale, un excès de flatulences, un ballonnement, une sensation d'urgence et d'évacuation incomplète ainsi que des symptômes non gastro-intestinaux, principalement de la fatigue et des troubles du sommeil. Le stress, des facteurs psychologiques, une gastroentérite et certaines intolérances alimentaires comptent parmi les principaux facteurs déclenchant le syndrome du côlon irritable. Aucun signe physique particulier n'est associé à cette maladie. Pour établir un constat d'évaluation précis, il faut recueillir des antécédents médicaux détaillés et effectuer un examen physique approfondi. Il faut se concentrer sur les symptômes et les antécédents médicaux (y compris les facteurs psychosociaux tels qu'un abus physique ou sexuel), familiaux, pharmacologiques et alimentaires. Des examens paracliniques doivent être effectués pour exclure les troubles plus graves présentant des symptômes similaires, tels que le cancer colorectal, la maladie inflammatoire chronique de l'intestin et les troubles de malabsorption (p. ex., la maladie cœliaque). Les critères de Rome III sont des critères standardisés fondés sur les symptômes du côlon irritable (Talley, 2007). Ils comprennent les malaises abdominaux suivants : malaise ou douleur de l'abdomen pendant au moins trois mois, avec l'apparition au moins six mois plus tôt d'au moins deux des caractéristiques suivantes : 1) soulagement avec la défécation ; 2) apparition associée au changement de la fréquence des selles ; 3) apparition associée à un changement de l'apparence des selles (Heitkemper & Jarrett, 2008).

Processus thérapeutique en interdisciplinarité

Le traitement est axé sur des facteurs psychologiques et alimentaires ainsi que sur la prise de médicaments pour régulariser l'élimination des selles. L'infirmière doit encourager le client à parler de ses préoccupations. Le traitement aura d'ailleurs plus de succès si le client tisse une relation de confiance avec son professionnel de la santé.

Puisque le traitement est généralement axé sur la gestion des symptômes, le client peut noter ceux-ci, en plus de son alimentation et des épisodes de stress pour déterminer les facteurs qui semblent déclencher le syndrome (Clark & DeLegge, 2008 ; Heitkemper & Jarrett, 2008). Il faut encourager le client à ingérer au moins 20 g de fibres par jour ou à prendre un supplément de fibres tel que Metamucil^MD **TABLEAU 57.3**. L'ingestion de fibres alimentaires doit augmenter graduellement pour éviter le ballonnement et les douleurs dues aux gaz intestinaux. L'infirmière doit conseiller au client dont les principaux symptômes sont la distension abdominale et la flatulence accrue de ne pas manger d'aliments qui produisent des gaz (p. ex., le brocoli, le chou) et de remplacer les produits laitiers par du yogourt de culture vivante (sans lactose). Il peut prendre des probiotiques, car il semble que des modifications des bactéries intestinales influent sur les symptômes

Jugement clinique

Madame Élisa Desbiens, âgée de 33 ans, occupe un poste de secrétaire de direction dans une entreprise de communication. Célibataire, très soucieuse de son apparence, il lui arrive souvent de sauter un repas pour boucler un dossier, de travailler de longues journées, car les échéances sont serrées. Depuis quelques mois, elle se plaint de ballonnements, d'alternance de diarrhées et de constipation, de flatulences, ce qu'elle trouve gênant dans son travail.

Quels sont les éléments qui peuvent vous faire penser à un syndrome du côlon irritable ?

(Heitkemper & Jarrett, 2008). L'infirmière peut le diriger vers un nutritionniste au besoin.

Le lopéramide (Imodium^MD), un opioïde synthétique qui diminue le transit intestinal et améliore l'absorption de l'eau dans les intestins ainsi que le tonus sphinctérien, peut soulager le client souffrant du syndrome du côlon irritable et de diarrhée. L'alosétron (Lotronex^MD), un sérotoninergique, est prescrit seulement aux femmes qui présentent un syndrome du côlon irritable et une diarrhée critiques. En raison de ses effets secondaires importants (p. ex., une constipation grave, une colite ischémique), l'alosétron est offert uniquement dans le cadre d'un programme restreint s'adressant aux femmes qui n'ont pas réagi aux autres traitements et qui ne présentent pas d'anomalies anatomiques et chimiques. La réponse à l'alosétron est moins bonne chez les hommes, vu la différence dans le métabolisme de la sérotonine. Le lubiprostone est approuvé pour le traitement des femmes souffrant du syndrome du côlon irritable et de constipation. La dicyclomine (Bentylol^MD) est un antispasmodique (dont l'action détend les muscles lisses). Cependant, elle a des effets secondaires anticholinergiques qui peuvent nécessiter de restreindre son utilisation.

Les traitements psychologiques incluent la thérapie cognitivocomportementale, les techniques de gestion du stress, l'acupuncture et l'hypnose ▶ **8**. De faibles doses d'antidépresseurs tricycliques semblent être utiles, possiblement parce qu'elles réduisent la sensibilité des nerfs périphériques (Brandt *et al.*, 2009). Aucun traitement ne s'est toutefois avéré efficace pour l'ensemble des clients souffrant du syndrome du côlon irritable.

57.5.2 Trauma abdominal
Étiologie et physiopathologie

Les lésions à l'abdomen sont le plus souvent dues à un trauma contondant ou perforant. Le trauma contondant est commun en cas d'accidents de véhicules motorisés et de chutes. Il passe souvent inaperçu, car il ne laisse pas de plaie ouverte. Ce trauma entraîne des lésions par compression (p. ex., un coup direct à l'abdomen) ou par cisaillement (p. ex., une décélération rapide au cours d'un accident projette certains tissus vers l'avant alors que d'autres tissus restent stationnaires). Le trauma perforant est quant à lui dû à une balle ou à un couteau qui produit une plaie ouverte évidente dans l'abdomen. Des lésions aux organes pleins, tels que le foie et la rate, causent un saignement abondant. Des lésions aux organes creux, tels que la vessie, l'estomac et les intestins, entraînent une péritonite si le contenu des

organes se déverse dans la cavité péritonéale (Bird & Faulkner, 2009). Les lésions courantes de l'abdomen comprennent les lacérations du foie, la rupture de la rate, du diaphragme, de la vessie, de l'estomac et de l'intestin, les déchirures de l'artère mésentérique et des gros vaisseaux ainsi que les lésions rénales ou pancréatiques. Ces lésions peuvent provoquer une perte massive de sang et un choc hypovolémique, et favoriser l'apparition du syndrome du compartiment abdominal, une dysfonction organique causée par une hypertension intraabdominale. La pression créée par un saignement abdominal ou rétropéritonéal exerce une pression sur les organes de cette région (Brush, 2007). Une chirurgie est pratiquée dès que possible pour réparer les organes endommagés et arrêter le saignement. La péritonite et la septicémie constituent les complications d'un trauma intraabdominal, particulièrement lorsqu'il y a perforation des intestins.

Manifestations cliniques

Une évaluation détaillée fournit des indices importants sur le type et la gravité d'une lésion. Les lésions intraabdominales sont parfois associées à des fractures des côtes inférieures, du fémur et du bassin ainsi qu'à des lésions thoraciques. Si le client a eu un accident d'automobile, une contusion ou une abrasion de l'abdomen inférieur peut indiquer un trauma des organes internes dû à la ceinture de sécurité. Celle-ci peut en effet causer un trauma contondant aux organes abdominaux en poussant les intestins et le pancréas vers la colonne vertébrale.

Les manifestations cliniques d'un trauma abdominal sont : 1) la défense musculaire et la contracture musculaire antalgique de la paroi de l'abdomen (indiquant une péritonite) ; 2) un ventre dur et distendu (indiquant un saignement intraabdominal) ; 3) des bruits intestinaux réduits ou absents ; 4) des contusions, des abrasions ou des ecchymoses sur l'abdomen ; 5) des douleurs abdominales ; 6) des douleurs aux omoplates ou aux épaules causées par le nerf phrénique qui est irrité par le sang libre circulant dans l'abdomen ; 7) l'hématémèse ou l'hématurie ; 8) des signes de choc hypovolémique **TABLEAU 57.7**. La présence d'ecchymoses autour du nombril (**signe de Cullen**) ou sur les flancs (**signe de Turner**) peut indiquer une hémorragie rétropéritonéale. Une péritonite provoque quant à elle l'arrêt des bruits intestinaux. Si le diaphragme cède, les bruits intestinaux sont entendus dans la poitrine. L'auscultation de ces bruits indique alors des dommages artériels ou aortiques (Griffin & Pullinger, 2007).

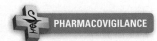

PHARMACOVIGILANCE

Alosétron (Lotronex^MD)

- Les clients peuvent souffrir de constipation grave et de colite ischémique (circulation sanguine réduite vers les intestins).

- Les symptômes de la colite ischémique comprennent des douleurs abdominales et la présence de sang dans les selles.

- En cas de constipation, il faut arrêter la prise de ce médicament.

Le chapitre 8, *Stress et gestion du stress,* présente plusieurs techniques de gestion du stress.

57

TABLEAU 57.7	Trauma abdominal	
CAUSES	**OBSERVATIONS**	**INTERVENTIONS**
Trauma contondant • Chute • Accident de voiture • Agression avec un objet contondant • Lésion par écrasement • Explosion **Trauma perforant** • Blessure au couteau • Blessure par arme à feu • Autres projectiles	**Choc hypovolémique** • ↓ de l'état de conscience • Tachypnée • Tachycardie • ↓ de la pression artérielle • ↓ de la pression différentielle • ↓ de la température corporelle **Surface** • Abrasions ou ecchymoses sur la paroi abdominale, le flanc ou le péritoine • Plaies ouvertes : lacérations, éviscérations, plaies par perforation ou par balle • Empalement • Coupures cicatrisées ou vieilles cicatrices **Abdomen ou tractus gastro-intestinal** • Nausées et vomissements • Hématémèse • Bruits intestinaux absents ou réduits • Hématurie • Distension abdominale • Rigidité abdominale • Douleur abdominale à la palpation • Douleur à la palpation profonde • Douleur irradiant vers l'épaule et le dos	**Interventions initiales** • Dégager les voies respiratoires du client. • Administrer de l'oxygène avec une canule nasale ou un masque au besoin. • Établir un accès I.V. avec un cathéter de gros calibre pour perfuser des solutés de remplacement réchaufés (solution physiologique salée ou de lactate Ringer). Insérer un autre cathéter de gros calibre en cas de choc. • Obtenir un échantillon de sang pour analyse (hémogramme, concentration sérique d'électrolytes, d'enzymes, de facteurs de coagulation), et pour test de groupe sanguin et de compatibilité croisée au besoin. • Enlever les vêtements pour évaluer la présence d'autres lésions. • Stabiliser l'objet enfoncé dans le corps avec un gros pansement ; ne pas le retirer. • Couvrir les organes ou les tissus saillants avec un pansement stérile imbibé de solution physiologique. • Insérer une sonde vésicale à ballonnet s'il n'y a pas de sang au méat, de fracture pelvienne ou de prostate œdémateuse. • Obtenir de l'urine pour une analyse. • Insérer une sonde nasogastrique s'il n'y a pas apparence de trauma facial. **Surveillance continue** • Surveiller les signes vitaux (pression artérielle, pouls, rythme respiratoire, saturation, température, douleur), l'état de conscience, la saturation en O_2 et le débit urinaire. • Garder le client au chaud avec des couvertures, des liquides I.V. chauds ou de l'oxygène humidifié chaud.

Examens paracliniques

Les analyses de laboratoire comprennent un hémogramme et une analyse d'urine micro et macroscopique. Même en cas de saignement, l'hémoglobinémie et l'hématocrite du client vont demeurer normaux, car la perte des liquides est égale à celle des globules rouges. Les déficits en hémoglobine deviendront par contre évidents après le début du remplacement liquidien (hémodilution). La présence de sang dans l'urine peut être un signe de dommages aux reins ou à la vessie. Les autres tests de laboratoire possibles sont la gazométrie du sang artériel, le temps de prothrombine, la concentration sérique d'électrolytes, d'azote uréique et de créatinine ainsi que le groupe sanguin et le test de compatibilité croisée (en prévision d'une transfusion sanguine). Les taux d'enzymes pancréatiques et hépatiques peuvent permettre un diagnostic différentiel. Le personnel médical utilise souvent l'échographie abdominale, car cette méthode n'est pas effractive et peut même être faite pendant la réanimation. Elle permet de détecter la présence de liquide intraabdominal libre, mais elle ne révèle pas de façon fiable les lésions aux organes creux et pleins. Une TDM abdominale peut révéler les endroits précis des lésions ainsi que les structures rétropéritonéales. Le lavage péritonéal diagnostique peut aussi être utilisé. Il s'agit de la technique la plus précise pour détecter des lésions aux organes creux et aux structures mésentériques (Griffin & Pullinger, 2007). Si les résultats sont positifs, il faut opérer immédiatement. Si les résultats sont négatifs, une observation continue du client est indiquée.

CLIENT SOUFFRANT DE TRAUMA ABDOMINAL

Le traitement d'urgence d'un trauma abdominal se concentre sur le dégagement des voies respiratoires, une ventilation adéquate et la prévention du choc hypovolémique par le remplacement liquidien **TABLEAU 57.7**. Un soluté de remplissage ou du sang est administré par voie I.V. si le client est hypotendu. L'équipe soignante insère une sonde nasogastrique pour décomprimer l'estomac et prévenir l'aspiration. L'installation d'une sonde vésicale permet ensuite de doser étroitement les excrétas et d'objectiver l'aspect des urines (analyse et culture d'urine). Une évaluation continue est nécessaire pour noter toute détérioration de l'état du client (causée par différentes complications) pouvant exiger une chirurgie.

Peu importe le type de lésion dont il souffre, le client atteint d'un trauma abdominal qui présente une instabilité hémodynamique nécessite une laparotomie immédiate. Si l'état du client est stable, l'opération peut être retardée.

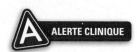

ALERTE CLINIQUE

Un objet perforant ne doit jamais être retiré avant que des soins spécialisés puissent être administrés. Le retrait d'un tel objet peut aggraver la lésion et le saignement.

57.6 | Troubles inflammatoires

57.6.1 Appendicite

L'**appendicite** est une inflammation de l'appendice, un tube fermé et étroit suspendu à la partie inférieure du cæcum, qui touche entre 7 et 12 % de la population mondiale. Elle peut survenir à tout âge, mais elle est plus courante parmi les jeunes adultes (Higgins, 2009). Toutefois, les taux de morbidité et de mortalité sont plus élevés chez les personnes de plus de 70 ans.

Étiologie et physiopathologie

Les causes les plus courantes de l'appendicite sont l'obstruction de l'appendice par un fécalome (fèces accumulées) **FIGURE 57.2**, des corps étrangers, une tumeur du cæcum ou de l'appendice ou un épaississement intramural causé par une croissance excessive du tissu lymphoïde (Higgins, 2009). L'obstruction cause une distension, un engorgement veineux et l'accumulation de mucus et de bactéries, ce qui peut provoquer une gangrène et une perforation.

Manifestations cliniques

Les symptômes de cette maladie varient, ce qui rend le diagnostic plus difficile à poser. L'appendicite commence généralement par une douleur périombilicale, suivie d'anorexie, de nausées et de vomissements. La douleur persiste et elle finit par se déplacer dans le quadrant inférieur droit jusqu'au point de McBurney (situé à mi-chemin entre le nombril et la crête iliaque droite). Une évaluation plus poussée du client révèle une douleur localisée, une douleur à la palpation profonde et une défense musculaire. La toux, les éternuements et une inspiration profonde aggravent la souffrance. Le client préfère généralement rester étendu et immobile, avec la jambe droite pliée. Il peut avoir ou non une légère fièvre. La palpation du quadrant inférieur gauche peut causer de la douleur dans le quadrant inférieur droit (signe de Rovsing) (Higgins, 2009 ; Zimmermann, 2008). Le client âgé peut présenter des symptômes plus subtils comme une douleur moins intense, une légère fièvre et un malaise dans la fosse iliaque droite. Les complications de l'appendicite aiguë sont la perforation, la péritonite et la formation d'abcès.

Examen clinique, examens paracliniques et processus thérapeutique en interdisciplinarité

L'examen clinique du client comprend la consignation des antécédents médicaux détaillés, un examen physique complet (notamment la palpation de l'abdomen) et une leucocytémie différentielle. La leucocytémie est légèrement ou modérément élevée dans environ 90 % des cas. Une analyse d'urine peut être faite pour exclure

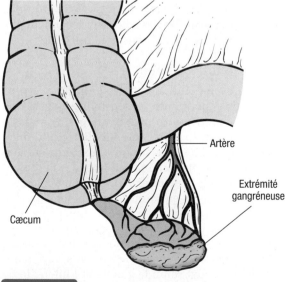

FIGURE 57.2

En cas d'appendicite, la circulation sanguine dans l'appendice est perturbée par l'inflammation et l'infection bactérienne dans la paroi de l'appendice, ce qui peut causer la gangrène.

Artère

Extrémité gangréneuse

Cæcum

Capsule Jugement clinique

Vous recevez un appel à Info-Santé d'une maman qui vous dit que son fils, Jean-Michel, âgé de 12 ans, qui est d'habitude un enfant vif et en pleine santé, n'a pas voulu se lever ce matin pour aller à son entraînement de soccer, ce qu'il adore d'habitude. Il reste couché dans son lit, sur le côté, la jambe droite repliée. Il dit qu'il a mal au ventre, qu'il ne se sent pas bien. Il a une température modérée à 37,8 °C et commence à avoir des nausées. Sa mère ajoute qu'il se plaint depuis quelques jours d'avoir mal au ventre, mais elle pensait que c'était parce qu'il avait trop mangé durant la fête de son ami.

Quel conseil devez-vous donner à la mère ?

les affections génito-urinaires dont les manifestations ressemblent à celles de l'appendicite. La TDM est privilégiée, mais l'échographie est aussi utilisée (Zimmermann, 2008).

Si le diagnostic et le traitement sont retardés, l'appendice peut se rompre, ce qui entraînera une péritonite, laquelle peut être fatale. Le traitement de l'appendicite comporte l'ablation chirurgicale immédiate de l'appendice (appendicectomie) si l'inflammation est localisée. En cas de perforation de l'appendice et de signes de péritonite ou d'abcès, le traitement préparatoire consiste à administrer des antibiotiques et des liquides par voie parentérale de six à huit heures avant l'appendicectomie afin de prévenir la septicémie et la déshydratation.

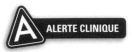
ALERTE CLINIQUE

Si une appendicite est soupçonnée, il ne faut jamais appliquer de chaleur sur l'abdomen, car cela peut causer la rupture de l'appendice et les complications qui y sont associées.

Soins et traitements infirmiers

CLIENT ATTEINT D'APPENDICITE

Il faut conseiller au client souffrant de douleur abdominal de consulter au plus vite un professionnel de la santé et d'éviter d'essayer de se traiter soi-même. Les laxatifs et les lavements sont particulièrement dangereux dans ce cas, car ils causent une augmentation du péristaltisme qui peut entraîner la perforation de l'appendice. Afin d'avoir l'estomac vide si une chirurgie s'avère nécessaire, le client ne doit rien ingérer jusqu'à ce qu'il ait vu un médecin. Un sac de glace peut être appliqué sur le quadrant droit inférieur pour réduire l'inflammation. La chirurgie se pratique généralement par laparoscopie aussitôt que le diagnostic est posé. Des antibiotiques et un remplacement liquidien sont administrés avant la chirurgie.

Les soins postopératoires sont semblables à ceux nécessaires après une laparotomie. De plus, il faut observer le client pour déceler des signes de péritonite. Ce dernier peut recommencer à marcher le jour de la chirurgie ou le lendemain. L'alimentation doit progresser en fonction de sa tolérance (absence de nausées et de vomissements, reprise du transit). Le client obtient son congé le lendemain de l'opération ou le surlendemain et peut reprendre ses activités normales de deux à trois semaines plus tard. Notons que les appendices perforés engendrent des hospitalisations et une convalescence plus longues reliées aux complications possibles et au besoin d'antibiothérapie I.V.

RAPPELEZ-VOUS...

La dialyse péritonéale est une technique d'épuration du sang qui utilise le péritoine comme filtre.

69

La dialyse péritonéale est décrite plus en détail dans le chapitre 69, *Interventions cliniques – Insuffisance rénale aiguë et insuffisance rénale chronique.*

57.6.2 Péritonite
Étiologie et physiopathologie

La **péritonite** est une inflammation localisée ou généralisée du péritoine. Ses causes sont présentées à l'**ENCADRÉ 57.7**. La péritonite primaire se produit quand des microorganismes du sang entrent dans le péritoine. L'ascite, qui se forme en cas de cirrhose du foie, constitue par exemple un excellent milieu liquide pour la prolifération bactérienne. La péritonite secondaire est beaucoup plus commune. Elle se produit quand des organes abdominaux se perforent ou se rompent et libèrent leur contenu (de la bile, des enzymes et des bactéries) dans la cavité péritonéale, ce qui provoque une inflammation. Les causes les plus courantes sont la rupture de l'appendice, la perforation d'un ulcère gastrique ou duodénal, une inflammation grave de la vessie et un trauma abdominal. Le contenu intestinal et les bactéries irritent le péritoine normalement stérile et causent une péritonite chimique initiale suivie quelques heures plus tard d'une péritonite bactérienne. Le client qui reçoit une dialyse péritonéale ou une chimiothérapie intraabdominale présente aussi un risque très élevé de péritonite (Stuart *et al.*, 2009) ▶ **69**. La réaction inflammatoire qui s'ensuit entraîne des déplacements massifs de liquides (œdème péritonéal) et des adhérences pendant que l'organisme tente de circonscrire l'infection.

Manifestations cliniques

La douleur abdominale est le symptôme le plus courant de la péritonite. La sensibilité de la région touchée constitue un signe universel, mais la douleur à la palpation profonde, la rigidité musculaire et les spasmes sont d'autres indicateurs importants d'irritation du péritoine. Le client peut rester immobile et respirer superficiellement parce que le mouvement entraîne de la douleur. Une distension abdominale ou de l'ascite, une fièvre, une tachycardie, une tachypnée, des nausées, des vomissements et la modification des habitudes de défécation peuvent aussi être présents. Ces manifestations varient selon la gravité et l'intensité de la cause. Les complications de la péritonite incluent le choc hypovolémique, la septicémie, la formation d'un abcès abdominal, l'iléus paralytique et le syndrome de détresse respiratoire aiguë. La péritonite peut s'avérer mortelle si le traitement

---

ENCADRÉ 57.7	Causes d'une péritonite

Péritonite primaire
- Microorganismes du sang
- Microorganismes des voies génitales
- Cirrhose du foie avec ascite

Péritonite secondaire
- Appendicite perforée
- Trauma contondant ou perforant aux organes abdominaux

- Diverticulite avec rupture
- Troubles intestinaux ischémiques
- Pancréatite
- Intestin perforé
- Ulcère gastroduodénal perforé
- Dialyse péritonéale
- Rupture d'une anastomose postopératoire

est retardé, d'où l'importance d'une évaluation infirmière complète.

Examens paracliniques

Il faut effectuer un hémogramme pour déterminer les augmentations de leucocytémie et l'hémodilution liée au remplissage liquidien **ENCADRÉ 57.8**. Une aspiration péritonéale et une analyse du liquide recueilli permettent de vérifier la présence de sang, de bile, de pus, de bactéries, de champignons et d'enzymes digestives. Une radiographie abdominale peut montrer des anses intestinales dilatées (iléus paralytique), la présence d'air libre (perforation intestinale), ou celle d'air et de liquides en cas d'obstruction. Une échographie et une TDM servent quant à elles à déceler la présence d'ascite et d'abcès. Une péritonéoscopie peut être utile pour le client qui n'a pas d'ascite. Ce faisant, il est possible d'effectuer à des fins diagnostiques l'examen direct du péritoine en plus d'une biopsie.

Processus thérapeutique en interdisciplinarité

La chirurgie est généralement indiquée pour déterminer la cause de la péritonite, pour drainer le liquide purulent et réparer les dommages. Les clients souffrant d'une péritonite plus bénigne ou ceux qui présentent des risques chirurgicaux élevés peuvent tout de même être traités sans chirurgie. Le traitement comprend alors une aspiration nasogastrique et l'administration d'antibiotiques, d'analgésiques et de liquides I.V. Le client qui a besoin d'une chirurgie doit subir la préparation préopératoire décrite précédemment.

Processus diagnostique et thérapeutique

ENCADRÉ 57.8 | **Péritonite**

Examen clinique et examens paracliniques
- Anamnèse, antécédents médicaux et examen physique
- Hémogramme et leucocytémie
- Électrolytes sériques
- Radiographie abdominale
- Paracentèse abdominale et culture de liquide
- TDM ou échographie
- Péritonéoscopie

Processus thérapeutique
- Préopératoire ou non opératoire
  - N.P.O.
  - Remplacement liquidien I.V.
  - Traitement antibiotique
  - Aspiration nasogastrique
  - Analgésiques (p. ex., de la morphine)
  - Oxygène au besoin
  - Préparation à la chirurgie (inclure les éléments précédents et ajouter l'alimentation parentérale)
- Postopératoire
  - N.P.O.
  - Sonde nasogastrique à aspiration faible intermittente
  - Position semi-Fowler
  - Remplacement liquidien I.V. avec supplément d'électrolytes
  - Alimentation parentérale au besoin
  - Traitement antibiotique
  - Transfusions sanguines au besoin
  - Sédatifs et opioïdes

Soins et traitements infirmiers

CLIENT ATTEINT DE PÉRITONITE

Collecte des données

Il est important d'évaluer la douleur du client (PQRSTU), notamment l'endroit où elle se situe. Cela peut aider à déterminer la cause de la péritonite. L'infirmière doit évaluer la présence et la qualité des bruits intestinaux, l'augmentation de la distension abdominale, la défense musculaire abdominale, les nausées, la fièvre et les manifestations du choc hypovolémique.

Analyse et interprétation des données

L'analyse et l'interprétation des données pour le client souffrant d'une péritonite concernent entre autres les éléments suivants :

- le risque de déficit liquidien lié aux déplacements des liquides dans la cavité péritonéale à la suite d'un trauma, d'une infection ou d'une ischémie ;
- un déficit nutritionnel lié à l'anorexie, aux nausées et aux vomissements ;
- l'anxiété liée à l'incertitude de la cause et des conséquences de l'affection et de la douleur.

Planification des soins

Les objectifs généraux pour le client qui souffre de péritonite sont :
- de soulager la douleur abdominale ;
- d'éviter les complications (choc hypovolémique) ;
- de retrouver un état nutritionnel adéquat.

Jugement **clinique**

Monsieur Arnaud Lemaire, âgé de 32 ans, a subi la semaine dernière une appendicectomie. Il a séjourné 24 heures à l'hôpital. Il change lui-même ses pansements après que l'infirmière du CSSS lui a montré comment faire. Il demande à cette dernière de revenir aujourd'hui, car il souffre beaucoup, a le ventre induré (comme une planche de bois), de la fièvre et des nausées.

Selon vous, qu'est-ce que l'infirmière devrait soupçonner à partir de ces signes ?

Le client souffrant d'une péritonite est extrêmement malade et a besoin de soins spécialisés. Un accès I.V. est établi afin de remplacer les liquides vasculaires perdus dans la cavité péritonéale et d'administrer des antibiotiques. L'infirmière doit surveiller la douleur du client et sa réaction aux analgésiques. Elle peut l'encourager à plier les genoux pour qu'il soit plus à l'aise. Des sédatifs peuvent aussi aider à soulager l'anxiété.

Une observation attentive des ingesta, des excreta et de l'état électrolytique est nécessaire pour calculer le remplacement liquidien adéquat. Il faut aussi surveiller fréquemment les signes vitaux (pression artérielle, pouls, rythme respiratoire, température, douleur). Des antiémétiques peuvent être administrés pour réduire les nausées et les vomissements, et prévenir ainsi les pertes liquidiennes et électrolytiques ultérieures. Le client ne doit rien ingérer par voie orale et pourrait avoir besoin d'une sonde nasogastrique pour réduire la distension gastrique et les fuites du contenu intestinal dans le péritoine. L'administration d'oxygène peut être requise si la ventilation est compromise. En cas de laparotomie, des drains (Jackson-Pratt, de Penrose ou Hemovac[MD]) sont insérés pour évacuer les écoulements purulents et les liquides en excès. Les soins postopératoires du client sont les mêmes que dans le cas d'une laparotomie exploratrice.

57.6.3 Gastroentérite

La **gastroentérite** est une inflammation de la muqueuse de l'estomac et de l'intestin grêle. Ses manifestations cliniques comprennent la nausée, les vomissements, la diarrhée ainsi que les crampes et la distension abdominales. Le client peut avoir de la fièvre, une leucocytémie élevée et des selles sanguinolentes ou muqueuses. La gastroentérite est souvent due à une infection virale ou bactérienne **TABLEAU 57.1**. La plupart des cas guérissent spontanément et ne nécessitent pas d'hospitalisation.

Toutefois, les enfants, les personnes âgées et les clients qui souffrent de maladies chroniques peuvent être incapables de boire suffisamment pour compenser la perte de liquides. Le client ne doit rien ingérer tant que les vomissements perdurent. En cas de déshydratation, un remplacement liquidien I.V. peut être nécessaire. Dès qu'il le peut, le client doit boire des liquides contenant du glucose et des électrolytes (p. ex., Pedialyte[MD]). Si nécessaire, des antibiotiques et des antimicrobiens appropriés sont administrés.

Soins et traitements infirmiers

56

La salmonellose est abordée dans le chapitre 56, *Interventions cliniques – Troubles du tractus gatsro-intestinal supérieur.*

CLIENT ATTEINT DE GASTROENTÉRITE

La surveillance attentive des ingesta et des excreta est importante pour assurer un remplacement liquidien adéquat. Des mesures rigoureuses d'asepsie et de prévention des infections doivent être mises en place au besoin. L'infirmière doit expliquer au client et au proche aidant l'importance d'une manipulation et d'une préparation sécuritaires de la nourriture pour prévenir les infections telles que la salmonellose et la trichinose ▶ **56**.

Un traitement symptomatique est administré contre les nausées, les vomissements et la diarrhée. Il faut insister sur l'importance du repos et de l'ingestion de liquide. Les clients qui se plaignent de douleur, de vomissements et de diarrhée doivent être évalués parce qu'il est facile de confondre la gastroentérite et l'appendicite. Pour rassurer le client, il faut lui expliquer que la gastroentérite a généralement une évolution aiguë de courte durée et ne laisse pas de séquelle.

57.6.4 Maladie inflammatoire chronique de l'intestin

La **maladie inflammatoire chronique de l'intestin (MICI)** est une inflammation chronique du tractus gastro-intestinal qui se caractérise par des périodes de rémission entrecoupées d'épisodes d'aggravation (forme poussées-rémissions). Sa cause est inconnue, et il n'existe pas de traitement. Selon les symptômes cliniques observés, la MICI se divise en deux affections différentes : la **colite ulcéreuse** et la **maladie de Crohn TABLEAU 57.8**. Il arrive toutefois qu'elle n'entre clairement dans aucune catégorie. Puisque son origine demeure mystérieuse, le traitement consiste à traiter l'inflammation aiguë et à tenter de maintenir la rémission le plus longtemps possible. La chirurgie est réservée au client qui ne réagit pas aux médicaments ou qui souffre de complications mettant sa vie en danger.

Étiologie et physiopathologie

La MICI est une maladie auto-immune. Bien qu'un antigène déclenche probablement l'inflammation, les dommages aux tissus sont dus à une réaction inflammatoire excessive, inappropriée et soutenue. Cette maladie a probablement de multiples causes (Noomen, Hommes, & Fidder, 2009). La colite ulcéreuse et la maladie de Crohn apparaissent généralement à l'adolescence et au début de l'âge adulte, mais elles ont toutes deux une seconde poussée

TABLEAU 57.8	Comparaison de la colite ulcéreuse et de la maladie de Crohn	
CARACTÉRISTIQUES	**COLITE ULCÉREUSE**	**MALADIE DE CROHN**
Caractéristiques cliniques		
Âge d'apparition	Entre l'adolescence et la mi-trentaine[a]	Entre l'adolescence et la mi-trentaine[a]
Diarrhée	Courante	Courante
Crampe abdominale	Possible	Courante
Fièvre (intermittente)	Pendant les crises aiguës	Courante
Perte de poids	Courante	Courante (peut être grave)
Saignement rectal	Important	Peu fréquent
Ténesme	Courant	Rare
Malabsorption et déficiences nutritionnelles	Peu fréquentes	Courantes
Caractéristiques pathologiques		
Endroit	Généralement, début dans le rectum avec progression dans le côlon	N'importe quelle partie du tractus gastro-intestinal, de la bouche à l'anus ; plus fréquente dans l'iléon
Répartition	Régions continues d'inflammation	Tissu sain parsemé de régions enflammées (lésions discontinues)
Profondeur	Muqueuse et sous-muqueuse	Toute l'épaisseur de la paroi intestinale (transmurale)
Granulomes (observés dans la biopsie)	Occasionnels	Courants
Muqueuse pavimenteuse	Rare	Courante
Pseudopolypes	Courants	Rares
Intestin grêle touché	Peu fréquent (touche parfois l'iléon)	Courant
Complications		
Fistule	Rare	Courante
Étranglement	Occasionnel	Courant
Abcès anal	Rare	Courant
Perforation	Courante (en raison du mégacôlon toxique)	Courante (parce que l'inflammation touche toute la paroi intestinale)

57

TABLEAU 57.8	Comparaison de la colite ulcéreuse et de la maladie de Crohn *(suite)*	
CARACTÉRISTIQUES	**COLITE ULCÉREUSE**	**MALADIE DE CROHN**
Mégacôlon toxique	Fréquent	Rare
Carcinome	Fréquence accrue après 10 années de maladie	Intestin grêle : fréquence accrue par rapport à la population générale ; côlon : fréquence accrue par rapport à la population générale, mais pas autant que la colite ulcéreuse
Récurrence après chirurgie	Guérie par une colectomie	Courante au site de l'anastomose

a Deuxième pic d'apparition de nouveaux cas après l'âge de 60 ans.

La figure 57.2W propose des photographies de la muqueuse intestinale en présence de la maladie de Crohn. Vous pouvez la consulter au www.cheneliere.ca/lewis.

La figure 57.3W propose une photographie d'un côlon atteint de colite ulcéreuse aiguë. Vous pouvez la consulter au www.cheneliere.ca/lewis.

dans la soixantaine. Les deux sont plus courantes dans les régions industrialisées du monde.

Des études épidémiologiques démontrent une fréquence plus élevée de MICI parmi les personnes de race blanche (particulièrement d'origine juive) et les membres d'une même famille (surtout les jumeaux monozygotes par rapport aux hétérozygotes). Des recherches ont établi un lien entre cette maladie et plus de 30 gènes de prédisposition (Cho, 2008). Certaines des variations des gènes sont liées à la maladie de Crohn seulement, tandis que d'autres sont associées à la fois à la maladie de Crohn et à la colite ulcéreuse. La découverte de nombreuses variations génétiques indique que la MICI est en fait un groupe de maladies (et non seulement deux maladies) ayant des causes multiples qui détruisent de manière semblable des muqueuses et présentent donc des symptômes similaires (Achkar & Duerr, 2008). Les mutations génétiques entraînent une réaction immunitaire inappropriée aux bactéries normales de l'intestin (Achkar & Duerr, 2008 ; Henckaerts, Figueroa, Vermeire, & Sans, 2008). Une personne ayant une prédisposition génétique, mais qui n'est jamais exposée à ces organismes ne sera pas malade, de même qu'une personne qui n'a pas de prédisposition génétique malgré l'exposition à ces organismes. La voie de la mutation génétique vers la réaction immunitaire anormale varie en fonction du ou des gènes touchés. Un traitement peut donc s'avérer efficace ou non, selon sa correspondance avec la variation génétique d'un client particulier (Achkar & Duerr, 2008 ; Henckaerts, Figueroa, Vermeire, & Sans, 2008).

L'inflammation causée par la maladie de Crohn et celle causée par la colite ulcéreuse diffèrent **FIGURE 57.3**. Dans la maladie de Crohn, l'inflammation touche toutes les couches de la paroi intestinale de même que n'importe quelle partie du tractus gastro-intestinal, de la bouche à l'anus, mais elle se concentre habituellement dans l'iléon et le côlon. De plus, il peut y avoir des segments

normaux d'intestin entre les segments malades, appelés **lésions discontinues TABLEAU 57.8**. Les ulcérations sont généralement profondes et longitudinales et elles pénètrent entre les îlots de muqueuse œdémateuse enflammée, ce qui donne l'apparence typique de pavé. Dans les régions enflammées, des rétrécissements peuvent obstruer les intestins. Puisque l'inflammation touche la paroi entière, des fuites microscopiques peuvent laisser entrer le contenu intestinal dans la cavité péritonéale et causer des abcès ou une péritonite.

Dans la maladie de Crohn, des fistules peuvent se former entre des régions adjacentes des intestins, entre les intestins et la vessie et entre les intestins et le vagin 🌐. Elles peuvent aussi former un passage à travers la peau vers l'extérieur du corps. Les infections urinaires sont généralement le premier signe d'une fistule intestin-vessie, et des excréments sont parfois observés dans l'urine. Des fistules entre les intestins et le vagin favorisent l'écoulement d'excréments dans le vagin et des fistules cutanées favorisent l'écoulement d'excréments à travers la peau.

La colite ulcéreuse commence couramment dans le rectum et se déplace graduellement vers le cæcum 🌐. Bien qu'il y ait parfois une légère inflammation de l'iléon, la colite ulcéreuse est une maladie du côlon et du rectum **FIGURE 57.3**. L'inflammation et les ulcérations touchent la couche muqueuse, qui est la couche interne de la paroi intestinale. Puisqu'elles ne touchent pas toutes les couches de la paroi de l'intestin, les fistules et les abcès sont rares. L'eau et les électrolytes ne peuvent être absorbés à travers la muqueuse enflammée. La diarrhée, accompagnée d'importantes pertes de liquides et d'électrolytes, est caractéristique de dommages à l'épithélium de la muqueuse du côlon. La dégradation des cellules entraîne une perte de protéines dans les selles. Les régions de muqueuse enflammée forment des **pseudopolypes** dans la lumière de l'intestin.

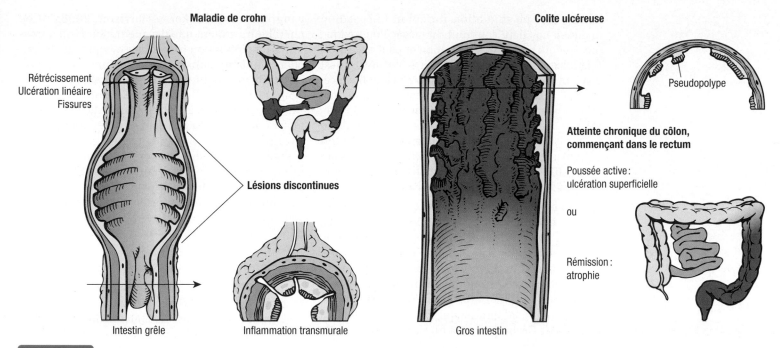

Maladie de crohn

Rétrécissement
Ulcération linéaire
Fissures

Lésions discontinues

Intestin grêle

Inflammation transmurale

Colite ulcéreuse

Pseudopolype

Atteinte chronique du côlon,
commençant dans le rectum

Poussée active :
ulcération superficielle

ou

Rémission :
atrophie

Gros intestin

FIGURE 57.3

Comparaison de la répartition de la maladie de Crohn et de la colite ulcéreuse et diverses configurations d'ulcères et d'épaississement des parois.

Manifestations cliniques

Les symptômes de ces deux maladies sont généralement les mêmes (diarrhée, selles sanguinolentes, perte pondérale, douleur abdominale, fièvre et fatigue). Ces deux formes de MICI sont des troubles chroniques présentant une poussée bénigne à grave à des intervalles imprévisibles s'étendant sur de nombreuses années.

La diarrhée et les coliques abdominales figurent parmi les symptômes principaux de la maladie de Crohn. Si l'intestin grêle est touché, il en résulte une perte de poids due à la malabsorption. Le client ressent parfois une masse dans la fosse iliaque droite. Un saignement rectal est possible, mais pas aussi fréquent que dans le cas de la colite ulcéreuse.

Les principales manifestations de la colite ulcéreuse sont la diarrhée sanguinolente et la douleur abdominale. La douleur peut consister en une légère crampe dans l'abdomen inférieur associée à une diarrhée ou en une douleur grave et constante associée à des perforations aiguës. Dans les cas bénins, la diarrhée peut consister en une à deux selles semi-formées par jour qui contiennent de petites quantités de sang et de mucus. Il est possible que le client ne présente aucune autre manifestation systémique. Dans les cas modérés, les selles sont plus fréquentes (de quatre à cinq par jour), le saignement est accru, et il y a des symptômes systémiques (fièvre, malaise, anorexie). Dans les cas graves, la diarrhée est sanguinolente et muqueuse, et revient de 10 à 20 fois par jour. De plus, le client présente de la fièvre, une perte

pondérale supérieure à 10 % de la masse corporelle totale, de l'anémie, une tachycardie et une déshydratation.

Complications

Le client souffrant d'une MICI subit des complications locales (au tractus gastro-intestinal) et systémiques (extra-intestinales) **ENCADRÉ 57.9**. Les complications au tractus gastro-intestinal comprennent des hémorragies, des rétrécissements, une perforation (avec une péritonite possible), des

Capsule **Jugement clinique**

Monsieur Karim Belkacem, un Marocain âgé de 28 ans, est ingénieur en informatique. Il a été hospitalisé à la suite d'un épisode aigu de diarrhées sanguinolentes. Il est très angoissé, car le médecin lui a dit qu'il s'agit vraisemblablement d'une MICI et qu'il faudrait faire d'autres examens pour préciser le diagnostic.

Selon vous, quels sont les éléments dans cette histoire qui ont pu orienter le médecin ?

ENCADRÉ 57.9	Complications extra-intestinales de la maladie inflammatoire chronique de l'intestin

Système musculosquelettique
- Arthrite périphérique
- Spondylarthrite ankylosante
- Sacro-iléite
- Hippocratisme digital
- Ostéoporose

Peau
- Érythème noueux
- Pyoderma gangrenosum

Bouche
- Ulcères aphteux

Yeux
- Conjonctivite
- Uvéite
- Épisclérite

Calculs biliaires

Calculs rénaux

Maladie hépatique (angiocholite sclérosante primitive)

Thromboembolie

fistules et une dilatation du côlon (mégacôlon toxique). Le client souffrant du mégacôlon toxique présente un risque de perforation et peut nécessiter une colectomie d'urgence. Le mégacôlon toxique est d'ailleurs plus communément associé à la colite ulcéreuse. L'hémorragie peut ensuite entraîner une anémie. Celle-ci se corrige avec des transfusions de sang et l'administration de suppléments de fer. Jusqu'à un tiers des clients souffrant de la maladie de Crohn présentent un abcès périnéal et des fistules (Bernstein *et al.*, 2010; Koltun, 2008). Certains clients contractent des acrochordons autour de l'anus.

Si la maladie de Crohn touche l'iléon, les troubles de nutrition sont particulièrement courants. En effet, puisque les sels biliaires et la cobalamine sont seulement absorbés dans l'iléon, la maladie peut causer une malabsorption des lipides et de l'anémie. Le client qui souffre de colite ulcéreuse depuis longtemps présente un risque de cancer colorectal, tandis que celui souffrant de la maladie de Crohn présente un risque de cancer de l'intestin grêle (Schottenfeld, Beebe-Dimmer, & Vigneauj, 2009). Le client qui a contracté une MICI en bas âge ou il y a plus de dix ans devrait subir une coloscopie périodique.

Certaines personnes atteintes d'une MICI subissent des complications systémiques (extraintestinales), notamment l'arthrite, la spondylarthrite ankylosante, l'inflammation oculaire et des lésions cutanées (érythème noueux et pyoderma gangrenosum) (Ricker & Harrison, 2008a). Ces chercheurs croient que des médiateurs inflammatoires en circulation (p. ex., des cytokines) déclenchent l'inflammation dans ces régions. La maladie de Crohn et la colite ulcéreuse sont associées à un nombre de cas plus élevé de thromboembolie (Ricker & Harrison, 2008b). Les calculs rénaux sont aussi communs en raison des déficiences liquidiennes dues à la diarrhée chronique. L'angiocholite sclérosante primitive et les calculs biliaires sont également associés à la MICI (Ricker & Harrison, 2008b). Des tests réguliers de la fonction hépatique sont importants, car la cholangite sclérosante primaire peut entraîner une défaillance hépatique **ENCADRÉ 57.10**.

Examens paracliniques

Le diagnostic de la MICI consiste à exclure d'autres maladies présentant des symptômes similaires et à déterminer si le client a la maladie de Crohn ou la colite ulcéreuse. Les causes infectieuses de la diarrhée sont déterminées par des cultures de selles (Hara *et al.*, 2006). Au début de la maladie de Crohn, les symptômes sont semblables à ceux du syndrome du côlon irritable. Les examens paracliniques renseignent également sur la gravité de la maladie et ses complications. Un hémogramme révèle une anémie ferriprive due à la perte de sang. Une leucocytémie élevée peut indiquer un mégacôlon toxique ou une perforation. Des concentrations sériques réduites en

---

Pratique fondée sur des résultats probants

ENCADRÉ 57.10 — **La maladie inflammatoire chronique de l'intestin est-elle un facteur de risque de l'ostéoporose ?**

Question clinique

Les adultes (P) souffrant de la MICI (I) présentent-ils un risque plus élevé d'ostéoporose (O) que ceux qui n'ont pas cette maladie (C) ?

Résultats probants

• Revue systématique des résultats de recherche

Analyse critique et synthèse des données

• Il a été réalisé 40 essais (*n* = 48 000) dont une majorité sont des observations provenant de cliniques de MICI.

• La moitié des clients souffrant de la maladie de Crohn ou de la colite ulcéreuse avaient une densité osseuse correspondant à de l'ostéopénie ou à de l'ostéoporose.

• Les clients atteints de la MICI présentaient un risque plus élevé de fracture de la hanche lié à l'ostéoporose que la population générale.

Conclusion

• Les clients ayant la MICI présentent un risque plus élevé d'ostéoporose et de fractures associées.

Recommandations pour la pratique infirmière

• L'infirmière doit conseiller au client atteint de la MICI de modifier ses facteurs de risque d'ostéoporose si possible, par exemple en arrêtant de fumer.

• Elle doit collaborer avec les médecins pour encourager le traitement et les mesures de prévention de l'ostéoporose, par exemple des exercices de mise en charge et l'ingestion de calcium et de vitamine D contenus dans les aliments ou des suppléments.

Référence

British Society of Gastroenterology (2007). *Guidelines for osteoporosis in inflammatory bowel disease and coeliac disease*. [En ligne]. www.bsg.org.uk/pdf_word_docs/ost_coe_ibd.pdf (page consultée le 20 janvier 2011).

P: population visée; I: intervention; C: comparaison; O: (*outcome*) résultat.

sodium, en potassium, en chlorure, en bicarbonate et en magnésium sont dues à des pertes liquidiennes et électrolytiques causées par la diarrhée et les vomissements. Dans les cas graves de la maladie, il est possible d'observer une hypoalbuminémie due à une mauvaise alimentation ou à une perte de protéines par les intestins. Une vitesse de sédimentation élevée indique enfin une inflammation chronique. Il faut toujours examiner les selles pour déceler la présence de sang, de pus ou de mucus.

Une sigmoïdoscopie et une coloscopie permettent un examen direct de la muqueuse du gros intestin. Puisque la colite ulcéreuse commence généralement dans le rectum, des biopsies rectales obtenues pendant la sigmoïdoscopie contribuent au diagnostic. La coloscopie sert à examiner tout le gros intestin et parfois l'iléon. Pour poser un diagnostic définitif, l'équipe soignante détermine l'étendue de l'inflammation ainsi que la présence d'ulcérations, de pseudopolypes et de rétrécissements, et effectue des biopsies.

Un lavement baryté en double contraste peut montrer des régions d'inflammation granulaire avec des ulcérations. Il est possible que le côlon semble étroit et court et présente des pseudopolypes. Un examen en double contraste (où de l'air est introduit dans l'intestin après l'expulsion du baryum) permet de détecter des anomalies de la muqueuse dans les cas de colite ulcéreuse. Puisqu'un endoscope peut seulement entrer dans l'iléon, une endoscopie par capsule facilite le diagnostic de la maladie de l'intestin grêle ▶ **53**. À cette distance, l'endoscopie par capsule permet de diagnostiquer la maladie de Crohn plus précisément que la radiographie

(Panaccione, Rutgeerts, Sandborn, Feagan, Schreiber, & Gosh, 2008). Toutefois, il est impossible d'obtenir des biopsies avec l'endoscopie par capsule et le lavement baryté.

Processus thérapeutique en interdisciplinarité

Les objectifs du traitement sont : 1) de permettre le repos des intestins ; 2) de maîtriser l'inflammation ; 3) de combattre l'infection ; 4) de corriger la malnutrition ; 5) de diminuer le stress ; 6) de soulager les symptômes ; 7) d'améliorer la qualité de vie. Divers médicaments sont utilisés pour traiter la MICI **ENCADRÉ 57.11** et **TABLEAU 57.9**. L'hospitalisation est indiquée si le client ne réagit pas au traitement pharmacologique, si la maladie est grave ou des complications sont soupçonnées. Puisque le taux de récurrence de la maladie de Crohn est élevé après une chirurgie, le traitement pharmacologique est préférable.

Pharmacothérapie

Les objectifs du traitement pharmacologique de la MICI sont de provoquer et de maintenir une rémission afin d'améliorer la qualité de vie. Des médicaments de cinq classes principales sont utilisés pour traiter la MICI : 1) les aminosalicylates ; 2) les agents antimicrobiens ; 3) les corticostéroïdes ; 4) les immunosuppresseurs ; 5) le traitement biologique ciblé **TABLEAU 57.9**. Le choix des médicaments dépend du site de l'inflammation et de sa gravité. Généralement, le médecin administre en premier lieu des traitements moins toxiques (p. ex., des aminosalicylates et des antimicrobiens [Flagyl^MD], la ciprofloxacine) ; les

53

La technique de l'endoscopie par capsule est décrite dans le chapitre 53, *Évaluation clinique – Système gastro-intestinal.*

Processus diagnostique et thérapeutique

| ENCADRÉ 57.11 | **Maladie inflammatoire chronique de l'intestin** |

Examen clinique et examens paracliniques
- Anamnèse, antécédents médicaux et examen physique
- Hémogramme, taux de sédimentation des érythrocytes, concentration sérique d'électrolytiques et d'enzymes digestives
- Tests génétiques
- Dépistage par recherche de sang occulte dans les selles (RSOS)
- Culture de selles pour déceler une infection
- Endoscopie
- Examen radiologique avec contraste au baryum
- Sigmoïdoscopie et coloscopie avec biopsie

Processus thérapeutique
- Régime hypercalorique, hypervitaminique, hyperprotéique, à faible teneur en résidus (fibres) et sans lactose (en cas d'intolérance au lactose)

- Pharmacothérapie **TABLEAU 57.9**
  - 5-aminosalicylates
  - Agents antimicrobiens
  - Corticostéroïdes
  - Immunosuppresseurs
  - Traitement biologique ciblé (immunomodulateurs)
- Alimentation entérale ou parentérale
- Repos physique et émotionnel
- Diriger vers un service de consultation ou un groupe de soutien
- Chirurgie **ENCADRÉ 57.19**

TABLEAU 57.9	Maladie inflammatoire chronique de l'intestin	

CLASSE DE MÉDICAMENTS	EFFET	EXEMPLES
5-aminosalicylates (5-AAS)	• Réduisent l'inflammation gastro-intestinale, bien que leur mécanisme d'action soit inconnu.	**Systémiques** • Sulfasalazine (Azulfidine^{MD}) • Mésalamine (Asacol^{MD}, Pentasa^{MD}) • Olsalazine (Dipentum^{MD}) • Balsalazide (Colazal^{MD}) **Topiques** • Lavement 5-AAS (Rowasa^{MD}) • Suppositoires de mésalamine (Canasa^{MD})
Agents antimicrobiens	• Préviennent ou traitent l'infection secondaire.	• Métronidazole (Flagyl^{MD}) • Ciprofloxacine (Cipro^{MD}) • Clarithromycine (Biaxin^{MD})
Corticostéroïdes	• Réduisent l'inflammation.	**Systémiques** • Corticostéroïdes (prednisone, budésonide [Entocort^{MD}]) (voie orale) ; hydrocortisone ou méthylprednisolone (I.V. pour une MICI grave) **Topiques** • Suppositoire ou mousse (Cortifoam^{MD}), ou lavement (Cortenema^{MD}) d'hydrocortisone
Immunosuppresseurs	• Suppriment la réaction immunitaire.	• Azathioprine (Imuran^{MD}), méthotrexate, cyclosporine
Traitement biologique ciblé (immunomodulateurs)	• Inhibent le facteur cytokine de nécrose tumorale (TNF). • Préviennent la migration des leucocytes du sang vers le tissu enflammé.	• Infliximab (Remicade^{MD}) • Adalimumab (Humira^{MD}) • Certolizumab pegol (Cimzia^{MD}) • Natalizumab (Tysabri^{MD})
Antidiarrhéiques[a]	• Réduisent la motilité gastro-intestinale.	• Diphénoxylate avec atropine (Lomotil^{MD}) • Lopéramide (Imodium^{MD})
Hématiniques et vitamines	• Corrigent l'anémie ferriprive et favorisent la guérison.	• Sulfate ferreux oral, gluconate ferreux, injection de fer dextran (Imferon^{MD}), cobalamine, zinc, folate

[a] Les antidiarrhéiques doivent être utilisés avec prudence en cas de maladie grave, car ils peuvent causer le mégacôlon toxique.

médicaments plus toxiques (p. ex., le traitement biologique ciblé) sont prescrits quand les traitements initiaux ne fonctionnent pas. Toutefois, puisque le traitement biologique ciblé est plus efficace au début de la maladie, il est de plus en plus utilisé comme traitement de première intention (Kane, 2008). La sulfasalazine (Azulfidine^{MD}) contient du sulfapyridine et de l'acide 5-aminosalicylique (5-AAS). Ce dernier aide à combattre la MICI (Atreya & Neurath, 2008). Son mécanisme d'action exact est inconnu, mais son application topique sur la muqueuse intestinale supprime les cytokines pro-inflammatoires et d'autres médiateurs inflammatoires. Quand il est administré seul oralement, le 5-AAS est absorbé avant d'atteindre le tractus gastro-intestinal inférieur où il est nécessaire. Combiné au sulfapyridine, il atteint le côlon. Toutefois, de nombreuses personnes ne le tolèrent pas. De nouvelles préparations ont été mises au point afin de livrer le 5-AAS à l'iléon et au côlon (p. ex., l'olsalazine [Dipentum^MD], la mésalamine [Pentasa^MD] et le balsalazide [Colazal^MD]). Ces médicaments sont aussi efficaces que la sulfasalazine et sont mieux tolérés s'ils sont administrés oralement.

Les préparations contenant du 5-AAS peuvent être administrées par le rectum sous forme de suppositoires, de lavements et de mousses. Ce traitement topique offre l'avantage de livrer le 5-AAS directement là où il est nécessaire et de réduire les effets systémiques. Les aminosalicylates sont aussi des traitements de première intention pour une maladie de Crohn légèrement ou modérément active, particulièrement quand le côlon est touché, mais ils sont plus efficaces pour traiter la colite ulcéreuse. Ce type de médicaments est recommandé pour permettre une rémission et la maintenir (Atreya & Neurath, 2008).

Bien qu'aucun agent infectieux particulier n'ait été associé à la MICI, des antimicrobiens (p. ex., le métronidazole [Flagyl^MD] et de la ciprofloxacine [Cipro^MD]) sont utilisés pour traiter cette maladie. Des corticostéroïdes, tels que la prednisolone et le budésonide (Entocort^MD), permettent une rémission, mais ils ne sont pas efficaces pour la maintenir (Prantera & Scribano, 2009). Les corticostéroïdes sont administrés le moins longtemps possible en raison des effets secondaires associés à leur utilisation à long terme. Aux clients touchés au côlon gauche, au sigmoïde et au rectum, il est possible de donner des suppositoires, des lavements et des mousses qui transportent les corticostéroïdes directement au tissu enflammé en causant peu d'effets systémiques. La prednisone est administrée par voie orale aux clients qui ont une maladie bénigne à modérée et qui ne réagissent ni aux 5-AAS ni aux corticostéroïdes topiques. Les corticostéroïdes I.V. sont réservés pour leur part aux clients souffrant d'une inflammation grave. Si une chirurgie est prévue, ils doivent être réduits à de très faibles doses afin de prévenir les complications postopératoires (p. ex., une infection, une cicatrisation retardée).

Des immunosuppresseurs (6-mercaptopurine, azathioprine [Imuran^MD]) sont donnés pour maintenir la rémission après la thérapie d'induction par corticostéroïdes. Ces médicaments sont moins toxiques à long terme que les corticostéroïdes, mais ils nécessitent une surveillance régulière de l'hémogramme, car ils peuvent diminuer la production de la moelle osseuse et causer l'inflammation du pancréas ou de la vésicule biliaire. Les immunosuppresseurs diminuent également la capacité globale de l'organisme de combattre les infections et ils rendent

les individus plus vulnérables à ces dernières. Grâce à leur action retardée, ils aident à maintenir la rémission, mais n'empêchent pas les poussées aiguës.

Le méthotrexate s'est aussi avéré efficace dans le traitement de la maladie de Crohn, mais il peut provoquer des symptômes semblables à ceux de la grippe, une suppression de la production de la moelle osseuse et un trouble hépatique. Il faut surveiller l'hémogramme et les enzymes hépatiques. Les femmes enceintes ne doivent pas prendre de méthotrexate, car il cause des anomalies congénitales ainsi que la mort du fœtus.

Il existe quatre principaux médicaments biologiques ciblés. Trois sont des anti-facteurs de nécrose tumorale (anti-TNF) (infliximab [Remicade^MD], adalimumab [Humira^MD] et certolizumab pegol [Cimzia^MD]). Le quatrième, le natalizumab [Tysabri^MD], inhibe l'adhérence et le mouvement des leucocytes dans le tissu enflammé (Yun & Hanauer, 2009). Le **facteur de nécrose tumorale (TNF)** est une cytokine pro-inflammatoire qui est libérée pendant l'inflammation. L'infliximab a été le premier traitement pharmacologique biologique important (immunomodulateur) approuvé pour le traitement de la MICI. Il s'agit d'un anticorps monoclonal de la cytokine TNF qui est administré par voie I.V. pour provoquer et maintenir la rémission des clients souffrant de la maladie de Crohn et de ceux dont les fistules de drainage ne réagissent pas au traitement pharmacologique classique. L'adalimumab et le certolizumab pegol ont des effets semblables à ceux de l'infliximab, mais ils sont administrés par voie sous-cutanée plutôt que I.V. (Yun & Hanauer, 2009). L'adalimumab est auto-administré une fois par semaine ou par deux semaines, et le certolizumab pegol doit être injecté par un professionnel de la santé toutes les quatre semaines. Les agents biologiques ne sont pas toujours efficaces, en plus d'être coûteux et de causer parfois des réactions allergiques (Yun & Hanauer, 2009). Il faut observer les clients qui reçoivent ces médicaments afin de déceler des signes d'infection (fièvre, toux, malaise, dyspnée).

Les agents anti-TNF sont immunogènes, ce qui signifie que les clients qui les reçoivent fréquemment produisent éventuellement des anticorps contre eux. L'immunogénicité entraîne une réaction aiguë à la perfusion et des réactions d'hypersensibilité retardée. Ces médicaments sont plus efficaces quand ils sont administrés à des intervalles réguliers. Leur administration ne doit pas être interrompue, sauf si le client ne les tolère pas, car des réactions à la perfusion sont probables si le traitement est repris.

Les agents anti-TNF ont des effets secondaires semblables. Les réactions indésirables les plus communes sont les infections des voies respiratoires supérieures, les céphalées, les nausées ainsi que les douleurs articulaires et abdominales (Kane, 2008). Les effets plus graves incluent la réactivation de l'hépatite et de la tuberculose, les

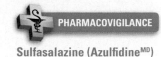

PHARMACOVIGILANCE

Sulfasalazine (Azulfidine^MD)

- Elle peut colorer la peau et l'urine d'une teinte jaune orange.

- Il faut éviter l'exposition au soleil et aux rayons ultraviolets, car cela provoque de la photosensibilité

57

infections opportunistes et les tumeurs malignes, notamment le lymphome. Le client doit subir un test de tuberculose et d'hépatite avant le début du traitement, et il ne peut recevoir d'immunisation de virus actif (Yun & Hanauer, 2009).

Traitement chirurgical

Environ 75 % des clients souffrant de la maladie de Crohn auront un jour besoin d'une chirurgie (Ricker & Harrison, 2008a, 2008b). Bien que la chirurgie permette la rémission, le taux de récurrence demeure malheureusement élevé. L'ablation chirurgicale de grands segments de l'intestin grêle peut causer le **syndrome de l'intestin court**, caractérisé par une surface d'absorption insuffisante pour maintenir le client en vie, sauf si celui-ci est alimenté par voie parentérale. La chirurgie est réservée aux situations d'urgence (saignement excessif, obstruction, péritonite) ou d'échec de la pharmacothérapie **TABLEAU 57.9**.

La principale technique chirurgicale utilisée pour la maladie de Crohn est la stricturoplastie, servant à élargir les régions rétrécies des intestins. La résection de l'intestin malade et l'anastomose des extrémités sont parfois nécessaires. Il y a toutefois souvent récurrence de la maladie dans la région de l'anastomose. La chirurgie d'urgence s'impose quand une perforation permet l'écoulement du contenu intestinal dans la cavité abdominale. Dans ce cas, le matériel purulent est drainé, l'abdomen est nettoyé et une stomie temporaire est créée. Il est possible d'effectuer le drainage chirurgical d'un abcès cloisonné.

De 25 à 40 % des clients ayant une colite ulcéreuse devront subir une chirurgie au cours de leur maladie (Ricker & Harrison, 2008b). L'**ENCADRÉ 57.12** présente les cas où une chirurgie est indiquée. Puisque la colite ulcéreuse affecte seulement le côlon, une proctocolectomie totale vise la guérison de la maladie.

Les interventions chirurgicales utilisées pour traiter la colite ulcéreuse chronique sont : 1) la colectomie totale avec résection de la muqueuse rectale (mucosectomie) et la fabrication d'un réservoir iléoanal ; 2) la proctocolectomie totale avec iléostomie permanente ; 3) la proctocolectomie totale avec iléostomie continente (poche de Kock).

| Colectomie totale avec réservoir iléoanal | L'intervention la plus courante est la colectomie totale avec l'anastomose iléoanale et la fabrication d'un réservoir iléoanal **FIGURE 57.4**. Il s'agit de deux interventions effectuées à un intervalle d'environ 8 à 12 semaines. La première comprend la colectomie, la mucosectomie rectale, la fabrication d'un réservoir iléal, l'anastomose iléoanale et l'iléostomie temporaire. La deuxième chirurgie inclut quant à elle la fermeture de l'iléostomie pour diriger les selles vers le nouveau réservoir. L'adaptation au réservoir prend de trois à six mois et entraîne généralement une diminution du nombre de selles par 24 heures. Le client peut maîtriser la défécation au sphincter anal.

Les critères d'admissibilité à cette chirurgie sont l'absence de cancer colorectal et de maladie de l'intestin grêle, un sphincter anorectal fonctionnel et une condition physique permettant de subir une longue chirurgie. De plus, le client doit être motivé et capable d'effectuer ses soins personnels.

| Proctocolectomie totale avec iléostomie permanente | La proctocolectomie totale avec iléostomie permanente est une intervention en une seule étape comprenant l'ablation du côlon, du rectum et de l'anus ainsi que la fermeture de l'anus. Le chirurgien fait passer l'extrémité de l'iléon à travers la paroi abdominale,

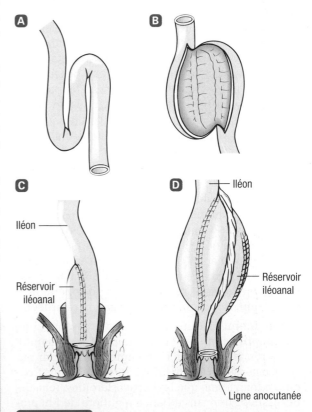

FIGURE 57.4

Réservoir iléoanal – **A** Formation d'un réservoir. **B** Lignes de sutures postérieures terminées. **C** Configuration en J du réservoir iléoanal. **D** Configuration en S du réservoir iléoanal.

| **ENCADRÉ 57.12** | **Indications pour le traitement chirurgical de la maladie inflammatoire chronique de l'intestin** |

- Drainage d'un abcès abdominal
- Aucune réaction au traitement conservateur
- Fistules
- Incapacité de diminuer les corticostéroïdes

- Obstruction intestinale
- Hémorragie massive
- Perforation
- Maladie anorectale grave
- Carcinome suspecté

ce qui forme une stomie. Celle-ci est généralement placée dans le quadrant inférieur droit sous la ligne de ceinture. Ce type d'iléostomie ne permet plus la continence.

| Proctocolectomie avec iléostomie continente | La proctocolectomie avec iléostomie continente consiste à fabriquer une poche dite de Kock avec une partie de l'iléon . Cette poche munie d'une valve sert de réservoir et est drainée à des intervalles réguliers à l'aide d'un cathéter. C'est pour cette raison qu'on parle d'iléostomie continente, parce que la personne peut décider du moment de la vidange. La **poche de Kock** est aussi utilisée dans les cas de cancers de la vessie, comme urostomie entre le rein et la peau, s'il y a résection de la vessie. Mais la défaillance de la valve, les fuites et l'inflammation du réservoir (pochite) sont des troubles courants liés à la poche de Kock qui font que celle-ci est rarement utilisée de nos jours.

Soins postopératoires

Les soins postopératoires après une chirurgie visant à traiter la MICI sont semblables à ceux effectués après toute chirurgie.

Si une iléostomie est effectuée, l'état de la stomie, la jonction mucocutanée (l'interface de la muqueuse intestinale et de la peau) et l'intégrité de la peau péristomiale doivent être surveillés ▶ **MS 3.4**. L'iléostomie permanente est terminale, c'est-à-dire que le client sera porteur d'une iléostomie pour le reste de sa vie. Si elle doit être temporaire, le chirurgien peut pratiquer une iléostomie en boucle pour permettre la guérison du réservoir iléoanal. La stomie en boucle présente cependant une difficulté, car elle se rétracte et provoque un écoulement vers le bas, ce qui cause un contact des selles avec la peau et favorise la détérioration de l'épiderme. Une infirmière stomothérapeute peut aider à résoudre ce type de problème. Il faut revoir les directives d'autosoins avec le client et lui remettre de l'information écrite avant son congé de l'hôpital.

Après la chirurgie, le débit initial de l'iléostomie peut atteindre de 1 500 à 2 000 ml par 24 heures. L'infirmière doit observer le client pour déceler des signes d'hémorragie, d'abcès abdominaux, d'obstruction de l'intestin grêle, de déshydratation et d'autres complications connexes. Lorsqu'une sonde nasogastrique est utilisée, il faut la retirer dès que la fonction intestinale est rétablie.

L'incontinence transitoire de mucus résulte de la manipulation du canal anal pendant l'opération. L'écoulement initial par l'anastomose iléoanale sera liquide. L'infirmière doit enseigner au client les exercices de Kegel afin de renforcer le plancher pelvien et les muscles du sphincter.

Toutefois, ces exercices ne sont pas recommandés tout de suite après l'opération. Les soins cutanés de la région périanale sont importants pour protéger l'épiderme de l'écoulement muqueux et de la macération. L'infirmière doit montrer au client à nettoyer doucement sa peau avec un nettoyant doux et à bien la rincer et la sécher. Un onguent hydratant peut être appliqué, et le client peut utiliser un coussin périanal au besoin.

Thérapie nutritionnelle

L'alimentation constitue un élément important du traitement de la MICI. Il convient de consulter un nutritionniste à ce sujet. Le régime vise à fournir une alimentation adéquate sans aggraver les symptômes, à corriger et à prévenir la malnutrition, à remplacer les pertes liquidiennes et électrolytiques ainsi qu'à prévenir la perte de poids. Le client atteint de la MICI doit avoir une alimentation personnalisée, saine et équilibrée, pauvre en fibres et fournissant un apport suffisant de calories, de protéines et de nutriments. Il faut l'encourager en ce sens (Lucendo & De Rezende, 2009).

Une personne qui a la diarrhée mange souvent moins afin d'atténuer son problème. L'anorexie qui accompagne l'inflammation entraîne aussi une diminution de l'alimentation. La perte de sang cause une anémie ferriprive. Quand la maladie de Crohn touche l'iléon, l'absorption de cobalamine est réduite, ce qui contribue à l'anémie. Pour redresser cette situation, la cobalamine peut être administrée sous forme d'injection mensuelle ou de pulvérisation orale ou nasale quotidienne. Ensuite, les sels biliaires sont également absorbés dans l'iléon. Si celui-ci est touché par la maladie, il peut s'ensuivre une malabsorption des lipides. La présence de sels biliaires dans les excréments favorise la diarrhée, tandis que la cholestyramine, une résine échangeuse d'ions qui lie les sels biliaires non absorbés, aide à la maîtriser. Le client qui reçoit de la sulfasalazine devrait recevoir 1 mg de folate (acide folique) quotidiennement, et celui qui reçoit des corticostéroïdes a besoin de suppléments de calcium.

Une personne souffrant de la maladie de Crohn est plus susceptible d'avoir une obstruction intestinale, des fistules, des fissures et des abcès. Ces complications peuvent à leur tour causer des troubles nutritionnels puisqu'une obstruction intestinale empêche de manger, et que des fistules, des fissures et des abcès entraînent l'**hypermétabolisme**. La résection chirurgicale de l'iléon réduit la surface intestinale nécessaire à l'absorption et peut provoquer de graves problèmes de nutrition.

Il n'existe pas de déclencheurs alimentaires universels de la MICI, mais il est possible que certains aliments occasionnent la diarrhée. Pour déterminer les aliments qu'il doit éviter, le client peut tenir un journal alimentaire. De nombreux clients souffrant d'une MICI sont intolérants au lactose et observent une amélioration quand ils évitent les produits laitiers. Puisque ceux-ci jouent un rôle important dans la prévention de la perte osseuse grâce à leur teneur en calcium, ils peuvent être remplacés par

La procédure chirurgicale permettant de former une poche de Kock est illustrée dans la figure 57.4W au www.cheneliere.ca/lewis.

MS 3.4 | Vidéo
Méthodes liées aux soins de stomie : *Changement de l'appareil collecteur de colostomie ou d'iléostomie.*

57

RAPPELEZ-VOUS…
Les exercices de Kegel visent à renforcer le plancher pelvien et sont utilisés dans les cas d'incontinence urinaire ou fécale, ainsi qu'en gynécologie et en sexologie.

Hypermétabolisme : État d'un organisme dont les dépenses énergétiques s'élèvent de façon importante au-dessus de la dépense énergétique de repos.

54

Les régimes alimentaires, l'alimentation entérale et l'alimentation parentérale sont expliqués en détail dans le chapitre 54, *Interventions cliniques – Troubles nutritionnels.*

du yogourt et du fromage sans lactose (Lucendo & De Rezende, 2009). Les aliments riches en gras peuvent aussi entraîner la diarrhée, alors que les aliments froids et riches en fibres (céréales avec du son, noix, fruits) augmentent souvent le transit gastro-intestinal. Puisque le tabac accroît la motilité et les sécrétions, il vaut mieux l'éviter.

Si le client subit des pertes liquidiennes et électrolytiques importantes ou une malabsorption, il peut avoir besoin d'une alimentation entérale. Un tel régime est riche en calories et en nutriments, ne contient pas de lactose et est absorbé dans l'intestin grêle proximal, ce qui permet le repos de la partie distale de l'intestin.

L'alimentation entérale demeure l'option de choix en raison de ses effets bénéfiques sur la microflore du côlon (Lucendo & De Rezende, 2009). Les vitamines, les minéraux, les électrolytes et d'autres nutriments importants (p. ex., le glucose, les acides aminés) peuvent être administrés pour favoriser la guérison et corriger les déficits nutritionnels. L'alimentation parentérale, bien qu'elle permette d'obtenir un bilan azoté positif, peut entraîner certains effets secondaires ▶ **54**.

Des suppléments de fer (sulfate ferreux ou gluconate ferreux) peuvent être nécessaires pour prévenir ou traiter une anémie ferriprive chronique due à la perte de sang persistante. Si le client ne tolère pas le fer administré par voie orale, il peut être nécessaire de lui donner par voie parentérale. Un cas d'anémie grave peut exiger l'administration de fer dextran par injection intramusculaire en Z ou par voie I.V. Si la corticothérapie est utilisée, des suppléments de potassium peuvent être prescrits, car la rétention de sodium et la perte de potassium sont susceptibles de causer l'hypokaliémie et un mégacôlon toxique subséquent. Une diarrhée grave ou chronique peut entraîner un déficit en zinc qui exigerait des suppléments.

Soins et traitements infirmiers

CLIENT ATTEINT DE MALADIE INFLAMMATOIRE CHRONIQUE DE L'INTESTIN

Collecte des données

Les données subjectives et objectives à obtenir pour un client souffrant de la MICI sont présentées dans l'**ENCADRÉ 57.13**.

Analyse et interprétation des données

L'analyse et l'interprétation des données pour le client souffrant d'une MICI comprennent entre autres celles présentées dans le **PSTI 57.2**.

Planification des soins

Les objectifs généraux pour le client qui souffre d'une MICI sont :

- de maintenir l'équilibre liquidien et électrolytique ;
- d'éliminer la douleur ou les malaises ;
- de maintenir l'équilibre nutritionnel ;
- d'améliorer la qualité de vie.

Interventions cliniques

Pendant la phase aiguë, les soins doivent porter sur la stabilité hémodynamique, le soulagement de la douleur, les équilibres liquidiens

Collecte des données

ENCADRÉ 57.13   Maladie inflammatoire chronique de l'intestin

Données subjectives

- Renseignements importants concernant la santé :
  - Antécédents de santé : infection, troubles auto-immuns
  - Médicaments : utilisation régulière d'antidiarrhéiques, de stéroïdes, d'immunosuppresseurs
- Modes fonctionnels de santé :
  - Perception et gestion de la santé : antécédents familiaux de colite ulcéreuse, fatigue, malaise
  - Nutrition et métabolisme : nausées, vomissements, anorexie, perte de poids, intolérances alimentaires
  - Élimination : diarrhée, sang, mucus ou pus dans les selles
  - Cognition et perception : douleur de l'abdomen inférieur (empire avant la défécation), ténesme, crampes abdominales

Données objectives

- Observations générales : fièvre intermittente, apparence émaciée, fatigue
- Système tégumentaire : peau pâle avec maintien du pli cutané, muqueuses sèches, lésions cutanées, irritation anorectale, acrochordons anaux, fistules cutanées
- Système cardiovasculaire : tachycardie, hypotension, hypotension orthostatique
- Système gastro-intestinal : distension abdominale, bruits intestinaux excessifs
- Résultats possibles aux examens paracliniques : anémie, leucocytose, déséquilibre électrolytique, hypoalbuminémie, carences en vitamines et en métaux, test au gaïac positif des selles, résultats anormaux à la sigmoïdoscopie, à la coloscopie ou au lavement baryté

PSTI 57.2   Maladie inflammatoire chronique de l'intestin

PROBLÈME DÉCOULANT DE LA SITUATION DE SANTÉ	**Diarrhée** liée à une inflammation et à une hyperactivité intestinales comme en témoignent des selles liquides, abondantes et fréquentes (> 10 par jour).

OBJECTIFS	• Le client verra le nombre de selles diarrhéiques diminuer. • Les selles du client seront molles et formées.

RÉSULTATS ESCOMPTÉS	INTERVENTIONS INFIRMIÈRES ET JUSTIFICATIONS
Défécation • Facilité d'expulsion des selles • Expulsion de selles molles et formées	**Prise en charge de la diarrhée** • Demander au client ou au proche aidant de noter la couleur, le volume, la fréquence et la consistance des selles afin d'évaluer l'efficacité du traitement et du régime alimentaire. • Veiller au repos intestinal du client (p. ex., N.P.O., une diète liquide). • Montrer au client diverses techniques de réduction du stress afin d'éviter la fréquence des exacerbations. • Inciter le client à manger fréquemment de petites portions en ajoutant graduellement des fibres à son alimentation afin d'éviter l'irritation des intestins. • Conseiller au client et au proche aidant d'éviter les aliments fermentescibles et épicés. • Enseigner au client à se nourrir d'aliments pauvres en fibres, mais riches en protéines et en calories afin de satisfaire les besoins nutritionnels en réduisant le plus possible l'irritation intestinale.

PROBLÈME DÉCOULANT DE LA SITUATION DE SANTÉ	**Déséquilibre nutritionnel** lié à un apport ou à une absorption insuffisante de nutriments ainsi qu'à une perte accrue de ces derniers en raison d'une diarrhée comme en témoignent les symptômes suivants : anorexie, perte pondérale, faiblesse, léthargie et anémie.

OBJECTIFS	• Le client consommera suffisamment de calories et de nutriments en vue de satisfaire ses besoins nutritionnels. • Le client maintiendra un poids normal. • Le client augmentera son tonus musculaire et sa force.

RÉSULTATS ESCOMPTÉS	INTERVENTIONS INFIRMIÈRES ET JUSTIFICATIONS
État nutritionnel • Maintien du poids santé • Résultats d'analyses sanguines dans les normales attendues • Pratique des activités de la vie quotidienne sans s'épuiser • Absence de signes de déshydratation • Consommation de liquides et d'aliments adéquate • Description par le client des liens entre un régime thérapeutique adéquat et le maintien d'un état de santé optimal	**Suivi alimentaire** • Peser le client à des intervalles déterminés afin d'évaluer son état nutritionnel et de suivre l'évolution du traitement. • Surveiller l'albuminémie, la protéinémie totale ainsi que les taux d'hémoglobine et d'hématocrite afin d'évaluer l'état nutritionnel du client. • Noter tout changement significatif de l'état nutritionnel et entreprendre un traitement afin d'éviter une aggravation de la malnutrition du client. • Surveiller les signes qui pourraient révéler une alimentation inadéquate : baisse d'énergie, malaise, fatigue et faiblesse. **Thérapie nutritionnelle** • Être au fait de la quantité de nourriture et de liquides ingérés, puis calculer l'apport calorique quotidien pour s'assurer qu'il soit suffisant. • Opter pour la nutrition parentérale, selon les besoins du client, afin de poursuivre une alimentation adéquate tout en permettant aux intestins de se reposer. • Administrer des suppléments alimentaires en vue de fournir davantage de calories, de fer, de protéines et de liquide. • Informer le client et le proche aidant des aliments qui favorisent une bonne nutrition tout en évitant d'irriter les intestins. • Diriger le client vers un nutritionniste, s'il y a lieu.

57

PROBLÈME DÉCOULANT DE LA SITUATION DE SANTÉ	**Anxiété** liée au risque d'être humilié en public, de perdre la santé et de voir son rôle changer, ainsi qu'aux résultats des tests ou du traitement comme en témoignent les inquiétudes exprimées à propos des répercussions de la maladie sur ses relations avec les autres ainsi que ses questions sur la maladie et son traitement.
OBJECTIFS	• Le client ressentira moins d'anxiété. • Le client se servira des techniques de réduction du stress.

RÉSULTATS ESCOMPTÉS	**INTERVENTIONS INFIRMIÈRES ET JUSTIFICATIONS**
Autogestion de l'anxiété • Diminution des signes d'anxiété (agitation, hypertension et tachycardie, tachypnée, tensions faciales, etc.) • Maintien du rôle social et des relations avec les autres • Connaissance et compréhension de la maladie • Connaissance des facteurs anxiogènes • Mise en application des stratégies d'adaptation efficaces en cas de situations stressantes	**Diminution de l'anxiété** • Reconnaître les signes verbaux et non verbaux de l'anxiété en vue de prévoir un plan d'intervention adéquat. • Rester avec le client en vue d'assurer sa sécurité et de réduire ses craintes. • Inciter le client à verbaliser ses émotions, ses impressions et ses peurs afin qu'il sente qu'on se soucie de lui et qu'il est accepté, de sorte qu'il se sentira alors plus libre d'exprimer ses inquiétudes. • Informer le client de façon concrète relativement au diagnostic, au traitement et au pronostic de sa maladie, car la compréhension peut contribuer à réduire l'anxiété. • Évaluer la prise de décision du client afin d'encourager l'autogestion de l'anxiété et le recours aux techniques de réduction du stress. • Apprendre au client des techniques de relaxation dont il peut se servir pour faire baisser son niveau d'anxiété.

PROBLÈME DÉCOULANT DE LA SITUATION DE SANTÉ	**Adaptation inefficace** liée à une maladie chronique, à un changement de mode de vie, au faible niveau de confiance face à sa capacité de s'adapter et à l'incapacité de se préparer à un agent stressant comme en témoignent l'incapacité du client à verbaliser ses émotions et ses inquiétudes ainsi que son manque d'orientation vers un but.
OBJECTIFS	• Le client se servira de techniques de gestion de stress efficaces. • Le client fera preuve de maîtrise de soi et ressentira moins d'anxiété.

RÉSULTATS ESCOMPTÉS	**INTERVENTIONS INFIRMIÈRES ET JUSTIFICATIONS**
Adaptation • Confiance dans la gestion des autosoins • Détermination des mécanismes d'adaptation inefficaces et mise en application des mécanismes d'adaptation efficaces • Détermination des ressources de soutien aidantes parmi les proches, le réseau social ou la communauté • Comportement réducteur d'anxiété	**Amélioration de la capacité d'adaptation** • Amener le client à reconnaître ses sentiments ambivalents (colère ou dépression). • Encourager le client à extérioriser sa colère ou son hostilité de façon constructive. • Inciter le client à exprimer verbalement ses sentiments, ses impressions et ses peurs. • Instaurer un climat d'acceptation. • Aider le client à se fixer des buts à court et à long terme. • Aider le client à découvrir la structure d'entraide à sa disposition. • Amener le client à trouver des stratégies positives qui lui permettront de mieux faire face à ses nouvelles limites, ou aux changements de mode de vie ou de rôle social qu'il vit. • Aider le client à faire son deuil et à trouver des solutions pour compenser les pertes dues à la maladie chronique. • Inciter le client à évaluer son propre comportement afin de l'aider à cerner les comportements positifs et négatifs.

PSTI 57.2	Maladie inflammatoire chronique de l'intestin *(suite)*
PROBLÈME DÉCOULANT DE LA SITUATION DE SANTÉ	**Mauvaise gestion de l'autosanté** liée à un manque de connaissance sur l'évolution de la maladie, les ajustements à faire relativement à son mode de vie ainsi que les traitements nutritionnel et pharmacologique comme en témoignent ses questionnements à propos de la maladie et ses mauvaises décisions quant aux activités de la vie quotidienne.
OBJECTIFS	• Le client décrira le processus pathogénique de la maladie ainsi que son régime thérapeutique. • Le client aura confiance en sa capacité de gérer ses soins de santé, dont la prise de médicament et le traitement nutritionnel.

RÉSULTATS ESCOMPTÉS	INTERVENTIONS INFIRMIÈRES ET JUSTIFICATIONS
Connaissance du régime thérapeutique • Compréhension de son état • Description des risques de complications et des signes et symptômes à signaler aux professionnels de la santé • Description du régime alimentaire et thérapeutique prescrit • Confiance dans la prise en charge de ses autosoins dans le cadre d'un traitement de longue durée • Modification des habitudes de vie en vue d'une meilleure maîtrise des symptômes	**Enseignement: processus pathogénique** • Évaluer le niveau de connaissance du client relativement à un processus pathogénique précis en vue de déterminer les éléments à inclure dans l'enseignement à lui donner. • Décrire le processus pathogénique de la maladie afin de s'assurer que le client comprend bien la maladie et son traitement. • Décrire la raison d'être des recommandations qui ont été faites au client relativement à la gestion de ses soins et à son traitement afin de favoriser l'adhésion au traitement. • Rappeler au client ce que lui ont appris les autres professionnels de la santé. • Informer le client des signes et symptômes à signaler à son professionnel de la santé afin d'éviter les complications. • Discuter des changements que le client aura à effectuer dans son mode de vie afin d'éviter les complications ou de maîtriser le processus pathogénique de la maladie.

et électrolytiques ainsi que le soutien nutritionnel. Il faut consigner précisément les ingesta et excreta, et surveiller le nombre de selles ainsi que leur apparence. Les soins doivent respecter un programme intensif de traitement et de soutien **PSTI 57.2**. L'infirmière doit établir un lien avec le client et l'encourager à parler de ses stratégies de soins personnels. Une explication de toutes les interventions et du traitement l'aidera à établir une relation de confiance avec le client et à apaiser l'appréhension de celui-ci.

En raison du lien qui existe entre les émotions et le tractus gastro-intestinal, il peut être utile d'enseigner au client à maîtriser son stress ▶ **8**. Il faut encourager les fumeurs à arrêter de fumer, car le tabagisme aggrave la maladie de Crohn.

Une psychothérapie peut être indiquée si le client éprouve des troubles émotionnels. Il est toutefois important de reconnaître que le comportement du client peut découler de facteurs autres que la détresse émotionnelle. Une personne qui va à la selle de 10 à 20 fois par jour, qui ressent une douleur rectale et qui souffre d'une maladie imprévisible est susceptible d'être anxieuse, frustrée, découragée et déprimée. L'infirmière et les autres membres de l'équipe de soins peuvent aider le client à accepter le caractère chronique de sa MICI et à s'adapter à la nature récurrente et imprévisible de celle-ci. Des mécanismes d'adaptation inadéquats s'expliquent parfois par l'apparition précoce de la maladie (souvent à l'âge de 10 ou 15 ans ou plus jeune) avant que la personne ait atteint la maturité émotionnelle nécessaire à une telle adaptation.

Pour le client qui ressent une fatigue grave et qui n'a pas beaucoup d'énergie pour l'activité physique, le repos est important. Il peut aussi manquer de sommeil en raison des épisodes fréquents de diarrhée et de douleur abdominale. Les déficits nutritionnels et l'anémie le rendent également faible et apathique. Il faut alors prévoir des activités entre les périodes de repos.

Tant que la diarrhée n'est pas maîtrisée, il faut assurer au client un accès facile aux toilettes. Le personnel soignant doit assister le client dans ses soins personnels et l'infirmière doit s'assurer de l'intégrité des téguments. Afin de prévenir et de traiter la détérioration de la peau, il faut nettoyer méticuleusement la peau de la région périanale avec de l'eau (sans savon fort ou parfumé). Différents moyens pour réduire l'irritation et soulager la douleur anale existent tels que des compresses à la dibucaïne (Nupercainal^MD) ou à l'hamamélis de Virginie, d'autres compresses apaisantes, des onguents de prescription et des bains de siège.

La majorité des clients souffrant d'une MICI doivent s'adapter à une maladie chronique et intermittente, caractérisée par l'aggravation et la rémission des symptômes. Le client et le proche aidant peuvent avoir besoin d'aide pour établir des objectifs réalistes à court et à long terme. Il est important de bien les informer entre autres sur: 1) l'importance du repos et d'une alimentation adéquate, 2) le soin de la région périanale; 3) l'action et les effets secondaires des médicaments; 4) les symptômes de récurrence de la maladie; 5) les situations où il faut demander de l'aide médicale; 6) l'importance des divertissements pour réduire le stress. La Fondation canadienne des maladies inflammatoires de l'intestin assure un soutien au client et à sa famille (www.ccfc.ca).

Évaluation des résultats

Le **PSTI 57.2** présente les résultats escomptés pour le client souffrant d'une MICI à la suite des soins et des interventions cliniques.

Différentes stratégies de relaxation sont présentées dans le chapitre 8, *Stress et gestion du stress.*

CLIENT ATTEINT DE MALADIE INFLAMMATOIRE CHRONIQUE DE L'INTESTIN

Bien que la MICI soit considérée comme une maladie des adolescents et des jeunes adultes, une deuxième poussée peut se produire dans la soixantaine. L'étiologie, l'histoire naturelle et l'évolution clinique de la maladie sont semblables à celles observées chez les clients plus jeunes. Toutefois, l'inflammation n'est pas localisée au même endroit. Dans le cas du client âgé souffrant d'une colite ulcéreuse, le côlon distal (proctite) est généralement touché (Heresbach *et al.*, 2004), tandis que le côlon plutôt que l'intestin grêle est affecté chez le client âgé atteint de la maladie de Crohn. Le taux de récurrence de la maladie de Crohn est cependant moins élevé parmi les clients âgés qui ont subi une résection chirurgicale. Ces deux maladies causent moins d'inflammation chez le client âgé que chez le client plus jeune.

Le processus thérapeutique en interdisciplinarité du client âgé atteint d'une MICI est semblable à celui du client plus jeune.

Toutefois, en raison du risque accru de complications cardiovasculaires et pulmonaires, le taux de morbidité associé à la chirurgie est généralement plus élevé chez les personnes âgées.

Outre la maladie de Crohn et la colite ulcéreuse, l'inflammation du côlon (colite) due aux médicaments et à une maladie vasculaire systémique touche également les personnes âgées. Des recherches ont établi un lien entre l'apparition de la colite chez le client âgé et des médicaments tels que les anti-inflammatoires non stéroïdiens, la digitaline, la vasopressine, les œstrogènes et l'allopurinol. La colite peut aussi être une conséquence de la maladie intestinale ischémique liée à l'athérosclérose et à la défaillance cardiaque.

Les personnes âgées sont plus vulnérables à la déplétion hydrique causée par la diarrhée, possiblement sanguinolente. Cette diminution du volume des liquides est particulièrement problématique pour le client ayant des fonctions rénale et vasculaire réduites. Les soins doivent se concentrer sur l'évaluation attentive des états liquidien et électrolytique ainsi que des thérapies de remplacement.

57.6.5   Obstruction intestinale

L'**obstruction intestinale** se produit quand les matières fécales ne peuvent plus progresser dans les intestins. L'obstruction, partielle ou complète, se situe dans l'intestin grêle ou le côlon. Ses causes peuvent être mécaniques ou non mécaniques, partielles ou complètes. Toute obstruction intestinale nécessite un traitement rapide.

Types d'obstruction intestinale

Obstruction mécanique

L'obstruction mécanique est une occlusion observable de la lumière de l'intestin. La plupart des obstructions intestinales se produisent dans l'intestin grêle. La principale cause d'obstruction de l'intestin grêle est l'**adhérence chirurgicale**, suivie des hernies et des tumeurs. L'adhérence chirurgicale peut survenir quelques jours ou des années après l'intervention (Wang, Hu, Wang, Zhang, Wang, & Ruan, 2009) **FIGURE 57.5**. La principale cause d'obstruction du gros intestin est pour sa part le **carcinome**, suivi du **volvulus** et de la diverticulose colique.

Obstruction non mécanique

Une obstruction non mécanique peut résulter d'un trouble neuromusculaire ou vasculaire. L'**iléus paralytique** (adynamique) (absence de péristaltisme et de bruits intestinaux) constitue la forme la plus courante d'obstruction non mécanique. Il se produit à un degré variable après toute chirurgie abdominale. Par contre, il peut être difficile de déterminer si l'obstruction postopératoire découle d'un iléus paralytique ou d'adhérences. Dans l'éventualité du premier, les bruits intestinaux reviennent généralement avant l'apparition des adhérences postopératoires. La péritonite, les

réactions inflammatoires (p. ex., la pancréatite aiguë, l'appendicite aiguë), les anomalies électrolytiques (notamment l'hypokaliémie) et les fractures thoraciques ou vertébrales lombaires sont d'autres causes d'iléus paralytique.

La **pseudoobstruction** présente les signes et les symptômes d'une obstruction mécanique de l'intestin malgré des examens radiologiques négatifs. Elle peut être due à une collagénose avec manifestations vasculaires et à des troubles neurologiques et endocriniens, mais sa cause demeure souvent inconnue.

Les obstructions vasculaires sont rares et sont associées à une perturbation de l'approvisionnement sanguin dans une partie des intestins. Elles résultent généralement de l'athérosclérose des artères mésentériques et de la présence d'emboles dans celles-ci. Les emboles peuvent provenir d'un thrombus chez les clients qui souffrent de fibrillation auriculaire chronique, de troubles valvulaires cardiaques ou qui portent des valves prothétiques. La thrombose veineuse peut survenir dans les cas de faible débit sanguin, par exemple à la suite d'une défaillance cardiaque et d'un état de choc.

Étiologie et physiopathologie

Il entre de six à huit litres de liquide dans l'intestin grêle chaque jour. La majeure partie de ce liquide est absorbée dans la circulation systémique avant d'atteindre le côlon. Environ 75 % des gaz intestinaux se composent d'air avalé. En cas d'obstruction, le liquide, les gaz et le contenu intestinal s'accumulent dans la partie proximale de l'intestin, et la partie distale s'affaisse. La distension réduit l'absorption des liquides et stimule la

Adhérence chirurgicale : Accolement pathologique, par du tissu conjonctif, de deux tissus ou organes voisins habituellement séparés, dû à une intervention chirurgicale.

Volvulus : Torsion d'une anse intestinale aboutissant à une interruption de la vascularisation (apport sanguin), ce qui entraîne l'apparition d'une occlusion ou d'une subocclusion et un risque de nécrose de n'importe quelle partie du tube digestif (anse digestive).

production de sécrétions intestinales. L'intestin proximal se distend de plus en plus, et la pression augmente dans la lumière de l'intestin. Cette pression accrue entraîne une élévation de la pression hydrostatique dans les capillaires et l'extravasation des liquides et des électrolytes dans la cavité péritonéale. La rétention des liquides dans l'intestin et la cavité du péritoine cause une importante réduction du volume sanguin qui entraîne de l'hypotension et possiblement un choc hypovolémique. Si le débit sanguin est inadéquat, le tissu intestinal devient ischémique, puis nécrotique, et l'intestin peut se perforer. Dans les cas les plus dangereux, l'intestin devient tellement distendu que la circulation sanguine est compromise, ce qui provoque l'ischémie et la gangrène du segment intestinal touché. C'est ce qui est appelé la strangulation ou l'**infarctus de l'intestin**. Si ce trouble n'est pas corrigé rapidement, l'intestin devient nécrotique et se rompt, ce qui cause une infection massive, voire la mort.

L'endroit de l'obstruction détermine l'étendue des déséquilibres liquidiens, électrolytiques et acidobasiques. Si l'obstruction est haute (p. ex., dans le pylore), la perte d'acide chlorhydrique gastrique par le vomissement ou la sonde nasogastrique peut provoquer une alcalose métabolique. Si l'obstruction se produit plutôt dans l'intestin grêle, le client se déshydrate rapidement. Dans le cas d'une obstruction du gros intestin, la déshydratation et les déséquilibres électrolytiques ne surviennent pas promptement. Si l'obstruction a lieu sous le côlon proximal, les excréments solides s'accumulent jusqu'à ce que des malaises apparaissent.

Comme nous l'avons dit précédemment, les obstructions peuvent être partielles ou complètes. Certaines obstructions, particulièrement celles dues aux adhérences chirurgicales, peuvent se traiter sans chirurgie. D'autres, telles que les obstructions par strangulation, nécessitent une opération d'urgence pour assurer la survie du client **FIGURE 57.5**.

Manifestations cliniques

Les manifestations cliniques de l'obstruction intestinale varient selon l'endroit de l'obstruction et comprennent des nausées, des vomissements, des douleurs abdominales diffuses, de la distension abdominale, une incapacité d'expulser les gaz, une constipation opiniâtre ainsi que des signes et des symptômes d'hypovolémie **TABLEAU 57.10**. Lorsqu'il s'agit d'une obstruction de la partie proximale de l'intestin grêle, les nausées et les vomissements commencent rapidement. Ces derniers sont parfois en jet et contiennent de la bile. Les vomissements dus à une obstruction plus distale de l'intestin grêle apparaissent plus graduellement. Ils peuvent être brun orangé et avoir une odeur fétide d'excréments.

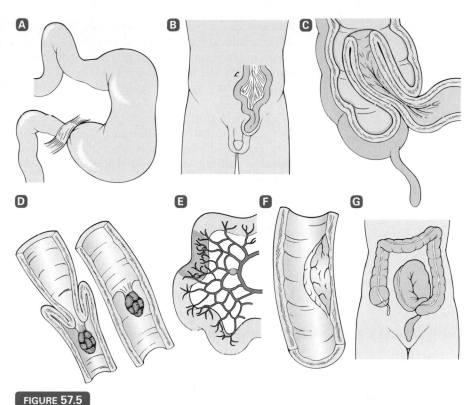

FIGURE 57.5

Obstructions de l'intestin – **A** Adhérences. **B** Hernie inguinale étranglée. **C** Invagination iléocœcale. **D** Invagination de polypes. **E** Occlusion mésentérique. **F** Tumeurs. **G** Volvulus du côlon sigmoïde.

Le vomissement soulage généralement la douleur abdominale causée par les obstructions intestinales proximales. Des coliques abdominales persistantes sont observées dans le cas d'obstructions intestinales inférieures. Un signe caractéristique d'une obstruction mécanique est une douleur par vagues due au péristaltisme intestinal qui tente de déplacer les excréments au-delà de la partie

TABLEAU 57.10	Manifestations cliniques des obstructions de l'intestin grêle et du gros intestin	
MANIFESTATION CLINIQUE	**INTESTIN GRÊLE**	**GROS INTESTIN**
Apparition	Rapide	Graduelle
Vomissements	Fréquents et abondants	Rares et tardifs
Douleur	Colique ou crampe intermittentes	Faible crampe abdominale
Transit intestinal	Présent au début	Constipation totale
Distension abdominale	Possiblement importante	Importante

obstruée. En comparaison, l'iléus paralytique produit un malaise généralisé plus constant. La strangulation cause une douleur grave et continuelle qui apparaît rapidement. Lorsqu'il s'agit d'une obstruction de l'intestin grêle proximal, il n'y a pas ou peu de distension abdominale. Celle-ci est nettement plus importante dans le cas d'une obstruction intestinale inférieure. La sensibilité et la rigidité abdominales sont généralement absentes, sauf pendant une strangulation ou une péritonite.

L'auscultation des bruits intestinaux révèle des sons aigus au-dessus de la région obstruée ou même pas de sons du tout. Le client remarque souvent des **borborygmes** (sons abdominaux audibles produits par une motilité intestinale excessive). Sa température dépasse rarement 37,8 °C, sauf s'il a une strangulation ou une péritonite.

Examen clinique et examens paracliniques

Des antécédents médicaux détaillés et un examen physique approfondi sont nécessaires. Une TDM et des radiographies abdominales constituent les outils diagnostiques les plus utiles. Les radiographies abdominales en position debout et latérale montrent la présence de gaz et de liquide dans les intestins. La présence d'air dans le péritoine indique une perforation. Une sigmoïdoscopie ou une coloscopie peuvent quant à elles permettre de voir directement une obstruction du côlon.

Les tests de laboratoire sont importants et fournissent une information essentielle. Un hémogramme et la mesure des concentrations sériques des électrolytes, de l'amylase et du BUN doivent être effectués. Une leucocytémie élevée indique possiblement une strangulation ou une perforation, tandis qu'un hématocrite élevé peut refléter une hémoconcentration. Des valeurs réduites d'hémoglobinémie et d'hématocrite peuvent dénoter le saignement d'un néoplasme ou une strangulation avec nécrose. Les électrolytes, le BUN et la créatinine doivent être vérifiés fréquemment afin d'évaluer le degré de déshydratation. Les vomissements constituent un indice d'alcalose métabolique. Il faut aussi vérifier la présence de sang occulte dans les selles.

Processus thérapeutique en interdisciplinarité

La chirurgie d'urgence est effectuée dans le cas d'une strangulation intestinale, mais de nombreuses obstructions intestinales se règlent avec un traitement conservateur. Le traitement médical initial d'une obstruction intestinale causée par des adhérences comprend l'arrêt complet de l'alimentation par voie orale, l'insertion d'une sonde nasogastrique, le remplacement liquidien par voie I.V. avec une solution physiologique salée ou une solution de lactate Ringer (puisque les pertes de liquides par le tube digestif sont isotoniques), l'ajout de potassium aux liquides I.V. après la vérification de la fonction rénale et l'administration d'analgésiques pour soulager la douleur.

Si l'obstruction ne s'améliore pas dans les 24 heures ou si l'état du client se détériore, une chirurgie est effectuée afin d'éliminer l'obstruction. L'alimentation parentérale peut s'avérer nécessaire dans certains cas pour corriger les déficits nutritionnels, améliorer l'état nutritionnel du client avant la chirurgie et favoriser la guérison postopératoire. La chirurgie consiste simplement à réséquer le segment intestinal obstrué et à anastomoser (réunir) les deux parties saines de l'intestin. Une obstruction importante ou une nécrose peuvent cependant exiger une colectomie partielle ou totale, une colostomie ou une iléostomie.

Il est possible de retirer des obstructions occasionnelles à l'aide de moyens non chirurgicaux. Un coloscope peut être utilisé pour enlever des polypes, dilater les rétrécissements ainsi qu'enlever et détruire les tumeurs avec un laser.

Soins et traitements infirmiers

CLIENT SOUFFRANT D'OBSTRUCTION INTESTINALE

Collecte des données

L'obstruction intestinale peut mettre la vie du client en danger. Les principales préoccupations dans ce cas sont la prévention des déficits liquidiens et électrolytiques et la détection précoce de la détérioration de l'état du client (p. ex., un choc hypovolémique, la strangulation intestinale). L'infirmière doit d'abord recueillir les antécédents médicaux détaillés du client et effectuer un examen physique approfondi. Les symptômes d'une obstruction dépendent généralement du type d'obstruction et de l'endroit où elle se trouve. L'infirmière doit déterminer le lieu, la durée, l'intensité et la fréquence des douleurs abdominales (PQRSTU) ainsi que la présence d'une douleur ou d'une rigidité abdominale à la palpation. Elle doit noter l'apparition, la fréquence, la couleur, l'odeur et la quantité des vomissements. Elle doit aussi évaluer la fonction intestinale, notamment le passage de gaz, ausculter les bruits intestinaux et noter leurs caractéristiques et leur provenance ; elle procède également à l'examen de l'abdomen pour déceler la présence de cicatrices, de masses visibles et de distension, pour mesurer le volume de l'abdomen et pour palper celui-ci afin de déceler une défense musculaire et une douleur. À la palpation profonde, ces dernières sont des signes d'irritation péritonéale et indiquent une strangulation. Si le chirurgien décide d'attendre afin de voir si l'obstruction se règlera d'elle-même, l'infirmière doit évaluer l'abdomen régulièrement et faire un suivi des rapports de douleur abdominale grave, de leucocytose, de fièvre et de tachycardie.

Elle doit noter rigoureusement les ingesta et les excreta, y compris les vomissements et l'écoulement des tubes (nasogastriques ou autres). Une sonde urinaire est installée pour surveiller le débit urinaire horaire. Il faut signaler immédiatement un débit urinaire inférieur à 0,5 ml/kg/h de masse corporelle (correspond généralement à 30 ml/h), car il indique un volume vasculaire inadéquat et la possibilité d'une défaillance rénale aiguë. Des concentrations sériques accrues de créatinine et de BUN sont d'autres indicateurs d'une défaillance rénale.

Analyse et interprétation des données

L'analyse et l'interprétation des données pour le client souffrant d'obstruction intestinale comprennent, entre autres :

- la douleur aiguë liée à la distension abdominale et au péristaltisme accru ;
- le déficit de volume liquidien associé à la diminution de l'absorption de liquide intestinal, aux déplacements de liquide du troisième espace dans la lumière intestinale et la cavité péritonéale, à la succion nasogastrique et aux vomissements ;
- un déficit nutritionnel secondaire à l'obstruction intestinale et aux vomissements.

Planification des soins

Les objectifs généraux pour le client qui souffre d'une obstruction intestinale sont de :

- soulager l'obstruction et rétablir le fonctionnement normal de l'intestin ;
- diminuer l'inconfort et la douleur ;
- rétablir l'équilibre liquidien, électrolytique et acidobasique.

Interventions cliniques

L'infirmière doit surveiller attentivement le client afin de déceler tout signe de déshydratation et de déséquilibres électrolytiques. Elle doit administrer des liquides I.V. en plus de surveiller les symptômes de surcharge liquidienne puisque certains clients, particulièrement les personnes âgées, peuvent ne pas tolérer le remplacement liquidien rapide. Elle doit aussi suivre de près la concentration sérique d'électrolytes. Un client souffrant d'une obstruction intestinale haute est susceptible de présenter une alcalose métabolique, tandis que celui atteint d'une obstruction basse court plus de risques d'acidose métabolique. Le client est souvent agité, et il change constamment de position pour soulager la douleur. L'infirmière doit assurer son confort et lui procurer un environnement reposant. Les soins prodigués après la chirurgie d'une obstruction intestinale sont semblables à ceux prodigués après une laparotomie.

Soins du client porteur d'une sonde nasogastrique

Quand une sonde nasogastrique est en place, les soins de la bouche sont très importants. Les vomissures laissent un goût désagréable et peuvent dégager des odeurs fécales. Le client qui respire par la bouche risque d'assécher sa bouche et ses lèvres. L'infirmière doit l'encourager et l'aider à se brosser les dents fréquemment. Il doit avoir à sa disposition du rince-bouche non astringent et de l'eau ainsi que de la gelée de pétrole ou un lubrifiant hydrosoluble pour ses lèvres. L'infirmière vérifie son nez pour déceler des signes d'irritation causée par la sonde nasogastrique. Elle doit nettoyer et sécher cette région chaque jour en plus d'y appliquer un lubrifiant hydrosoluble au besoin. La perméabilité de la sonde nasogastrique doit enfin être vérifiée toutes les quatre heures.

57.6.6   Polypes du gros intestin

Les polypes du côlon se forment à la surface de la muqueuse du gros intestin et font saillie dans la lumière. Ils peuvent être sessiles (plats, à base large et fixés directement à la paroi intestinale) ou pédonculés (fixés à la paroi par un mince pédoncule). Les polypes de petite taille sont généralement sessiles, mais deviennent pédonculés en grossissant **FIGURE 57.6**. Ils peuvent se retrouver partout dans le gros intestin, mais ils sont plus communs dans la région rectosigmoïdale. Bien que la plupart des polypes soient asymptomatiques, les symptômes les plus courants lorsqu'il y en a sont le saignement rectal et la présence de sang occulte dans les selles.

Types de polypes

Les polypes les plus communs sont le **polype hyperplasique** et le **polype adénomateux**. Le polype hyperplasique est non néoplasique. Il mesure rarement plus de 5 mm et ne provoque jamais de symptômes cliniques. Le polype inflammatoire, le lipome et le polype juvénile sont d'autres types de polypes bénins (non néoplasiques) **ENCADRÉ 57.14**. Le polype adénomateux est néoplasique. Il est étroitement lié à l'adénocarcinome colorectal. Le risque de cancer augmente d'ailleurs avec la taille du polype. L'ablation des polypes adénomateux réduit la fréquence de cancer colorectal (American Cancer Society, 2010).

Bien qu'il existe plusieurs syndromes de polypose, ils sont assez rares. La polypose adénomateuse familiale (PAF) est la plus commune **ENCADRÉ 57.15**.

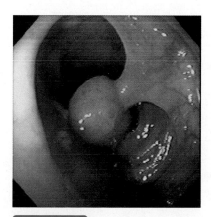

FIGURE 57.6

Image endoscopique d'un polype pédonculé dans le côlon descendant

Types de polypes du gros intestin

Néoplasiques
- Polypes épithéliaux (adénomateux)
  - Adénome tubulaire
  - Adénome villeux tubulaire
  - Adénome villeux
- Syndromes de polypose héréditaire
  - Polypose adénomateuse familiale (PAF)

Non néoplasiques
- Polypes épithéliaux (hyperplasiques)

- Syndromes de polypose héréditaire
  - Polypose juvénile
- Polypes inflammatoires
  - Pseudopolypes
  - Polypes lymphoïdes bénins
- Polypes à la sous-muqueuse
  - Lipomes
  - Léiomyomes
  - Fibromes

Il s'agit d'un trouble génétique caractérisé par la présence de centaines et parfois de milliers de polypes dans le côlon qui deviendront un jour cancéreux, généralement vers l'âge de 40 ans. Puisqu'il s'agit d'un trouble autosomique dominant, la moitié des enfants ont le gène et toute personne qui a des antécédents familiaux de PAF doit subir des tests génétiques pendant son enfance. Si le gène est présent, le dépistage colorectal commence à la puberté et les coloscopies annuelles sont recommandées dès l'âge de 16 ans. Le traitement consiste à procéder à l'ablation prophylactique du côlon et du rectum avec une iléostomie ou une anastomose iléoanale, généralement vers l'âge de 25 ans. Puisque les clients atteints de PAF présentent aussi un risque d'autres cancers, la surveillance à vie du cancer est essentielle (Meir, Garber, Rassin, & Silner, 2008).

Examens paracliniques et processus thérapeutique en interdisciplinarité

La coloscopie, la sigmoïdoscopie et le lavement baryté sont utilisés pour découvrir les polypes (Rodriguez-Bigas, 2009). Tous les polypes sont considérés comme anormaux et doivent être enlevés. La coloscopie demeure la méthode privilégiée, car elle permet l'évaluation du côlon complet et l'ablation immédiate des polypes (polypectomie). La sigmoïdoscopie sert seulement à détecter et à enlever les polypes du côlon distal et du rectum. Le lavement baryté et les examens radiologiques permettent de trouver les polypes sans toutefois les enlever. Si les polypes ne peuvent être enlevés au cours d'une coloscopie, une biopsie est faite pour déterminer le stade du cancer, en préparation d'une chirurgie. Après une polypectomie, il faut observer le client afin de déceler tout signe susceptible d'indiquer une hémorragie ou une perforation: saignement rectal, fièvre, douleur abdominale grave et distension abdominale.

57.6.7 Cancer colorectal

Le cancer colorectal (CC) occupe le troisième rang au Canada des causes de décès par cancer, sans égard au sexe (Société canadienne du cancer, 2010). Au Canada, en 2010, on estime à 22 500 le nombre de personnes qui ont reçu un diagnostic de cancer colorectal et à 9 100 le nombre de personnes qui en sont morts (Société canadienne du cancer, 2010). Ce cancer apparaît de façon

---

Génétique et pratique clinique

Polypose adénomateuse familiale

Fondements génétiques
- Trouble autosomique dominant – forme classique de la maladie
- Mutation du gène de la PAF situé sur le chromosome 5
- Trouble autosomique récessif – forme bénigne de la maladie
- Mutations du gène homologue mutY (MUTYH) (*E. coli*)

Incidence
- Touche 1 personne sur 6 800 à 30 000.
- Affecte autant les hommes que les femmes.

Test génétique
- Test d'ADN possible

Conséquences cliniques
- La PAF représente au moins 1 % de tous les cancers colorectaux.
- La PAF classique se caractérise par la présence de polypes colorectaux (généralement des centaines ou des milliers).

- Il n'y a pas de polypes à la naissance, mais ils apparaissent à l'adolescence et au début de l'âge adulte.
- La PAF autosomique récessive se caractérise par un nombre moindre de polypes, généralement moins de 100.
- Si elle n'est pas traitée, la PAF entraîne presque toujours l'apparition d'un cancer colorectal avant l'âge de 40 ans.
- La PAF classique est parfois accompagnée d'autres tumeurs bénignes et malignes, particulièrement dans le duodénum, l'estomac, les os, la peau et d'autres tissus.
- De nombreuses mortalités liées à la PAF peuvent être prévenues grâce à une surveillance et à un traitement précoces et énergiques, notamment de fréquentes coloscopies et une colectomie totale.
- Une consultation génétique s'avère utile aux personnes qui ont des antécédents familiaux de PAF.

insidieuse et ses symptômes se manifestent seulement aux stades avancés de la maladie. Un dépistage régulier est nécessaire pour détecter les lésions précancéreuses. Selon l'Association canadienne du cancer colorectal (2010), 90 % des cas traités à un stade précoce guérissent. Environ 85 % des CC découlent de polypes adénomateux, qui peuvent être détectés et enlevés par sigmoïdoscopie ou coloscopie **FIGURE 57.6**. La **FIGURE 57.7** présente la fréquence du CC.

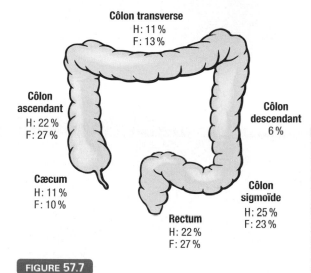

Étiologie et physiopathologie

Le CC touche plus d'hommes que de femmes, et les taux de mortalité sont plus élevés parmi les Afro-Américains des deux sexes **ENCADRÉ 57.16**.

Les principaux facteurs de risque comprennent le vieillissement et les antécédents familiaux ou personnels de CC, de polypes colorectaux et de MICI. Les personnes de plus de 50 ans représentent environ 90 % des nouveaux cas et un tiers des cas sont des personnes ayant des antécédents familiaux de CC. Les maladies héréditaires (p. ex., la PAF) représentent de 5 à 10 % des cas de ce cancer. Le syndrome du cancer colorectal héréditaire sans polypose (CCHSP), aussi appelé **syndrome de Lynch**, est la forme la plus courante de CC héréditaire (Lynch, Lynch, Lanspa, Snyder, Lynch, & Boland, 2009) **ENCADRÉ 57.17**.

Soins infirmiers transculturels

ENCADRÉ 57.16 **Troubles du côlon**

- Les populations noires présentent un risque plus élevé de CC que les autres groupes ethniques.
- Au Canada, le CC occupe la troisième place parmi les cancers les plus diagnostiqués et la troisième place parmi les causes de mortalité liées au cancer.
- La fréquence de la MICI est environ quatre fois plus élevée parmi les personnes d'origine caucasienne que parmi les autres groupes ethniques.
- La fréquence de la MICI est la plus élevée parmi les Juifs ashkénazes et les personnes d'origine médioeuropéenne.

Génétique et pratique clinique

ENCADRÉ 57.17 **Cancer colorectal héréditaire sans polypose ou syndrome de Lynch**

Fondements génétiques
- Trouble autosomique dominant
- Mutations des gènes de réparation
- Participation des gènes de réparation à la réparation des erreurs de réplication de l'ADN
- Gènes MLH1, MSH2, MSH6, PMS2

Incidence
- Touche 1 personne sur 500 à 2 000.

Test génétique
- Test d'ADN possible

Conséquences cliniques
- Le CCHSP représente 5 % de tous les CC.
- Une personne qui a une mutation génétique présente entre 80 et 90 % de risques de contracter un CC au cours de sa vie.
- L'âge moyen du diagnostic est la mi-quarantaine.
- Le cancer touche généralement le côlon ascendant.

- Le CCHSP est moins agressif et les taux de survie des personnes atteintes sont plus élevés que dans le cas d'un CC qui apparaît sans facteurs de risque connus.
- Les personnes atteintes d'un CCHSP présentent un risque accru de cancer de l'estomac, de l'intestin grêle, du foie, des canaux biliaires, des voies urinaires supérieures, du cerveau, de la peau et de la prostate.
- Les femmes souffrant d'un CCHSP présentent aussi un risque grandement accru de cancer de l'endomètre et des ovaires.
- Parfois, les personnes ayant un CCHSP ont aussi des polypes du côlon, et ceux-ci apparaissent à un âge plus précoce que dans la population générale et sont plus susceptibles de devenir malins.
- Les personnes qui ont des mutations génétiques connues doivent subir une coloscopie annuelle. L'échographie pelvienne et la biopsie de l'endomètre doivent aussi être envisagées pour dépister le cancer de l'endomètre.

Le CC est aussi lié au mode de vie. L'obésité, la consommation de tabac et d'alcool et une grande consommation de viande transformée ou rouge augmentent les risques de ce type de cancer. L'exercice physique et une alimentation riche en fruits, en légumes et en céréales pourraient réduire les risques. Les anti-inflammatoires non stéroïdiens (p. ex., l'aspirine) et l'hormonothérapie substitutive pour les femmes pourraient aussi réduire les risques. L'**ENCADRÉ 57.18** présente une liste de facteurs de risque.

L'adénocarcinome est le type le plus courant de CC. Il commence généralement par des polypes adénomateux. À mesure qu'il croît, le cancer pénètre la muqueuse musculaire. Les cellules cancéreuses finissent par entrer dans les ganglions lymphatiques régionaux et le système vasculaire, et se propagent dans des endroits éloignés. Les carcinomes du cæcum et du côlon sont illustrés à la **FIGURE 57.8**. Puisque du sang veineux quittant le côlon et le rectum circule dans la veine porte et la veine rectale inférieure, les métastases sont communes dans le foie. Le cancer se propage de celui-ci vers d'autres sites tels que les poumons, les os et le cerveau. Il peut aussi contaminer directement des structures adjacentes. Les complications comprennent l'obstruction, le saignement, la perforation, la péritonite et la formation de fistule.

Manifestations cliniques

Les manifestations cliniques du CC sont généralement non spécifiques ou n'apparaissent pas avant un stade avancé de la maladie. Elles diffèrent selon que le cancer affecte le côlon du côté droit (côlon ascendant et transverse) ou du côté gauche (côlon descendant et sigmoïde) **FIGURE 57.9**. Le saignement rectal, qui est le symptôme le plus courant du CC, est plus souvent observé dans le cas d'atteinte du côté gauche. L'alternance de constipation et de diarrhée, le changement de diamètre des selles (étroites et rubanées) et la sensation d'évacuation incomplète sont d'autres manifestations d'atteinte de ce côté. De plus, les symptômes d'obstruction apparaissent

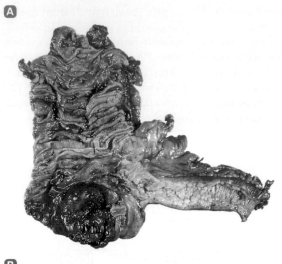

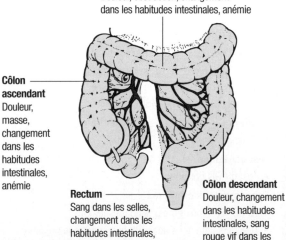

FIGURE 57.8

A Carcinome du cæcum. Le carcinome fongueux s'avance dans la lumière du cæcum, mais ne cause pas d'obstruction. **B** Carcinome dans le côlon descendant. Cette tumeur circonférentielle a des bords surélevés et un centre ulcéré. Les flèches montrent des polypes individuels sur la muqueuse.

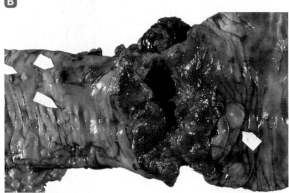

Côlon transverse
Douleur, obstruction, changement dans les habitudes intestinales, anémie

Côlon ascendant
Douleur, masse, changement dans les habitudes intestinales, anémie

Côlon descendant
Douleur, changement dans les habitudes intestinales, sang rouge vif dans les selles, obstruction

Rectum
Sang dans les selles, changement dans les habitudes intestinales, inconfort rectal

FIGURE 57.9

Signes et symptômes du cancer colorectal selon le site des lésions primaires

ENCADRÉ 57.18	Facteurs de risque du cancer colorectal

- Âge > 50 ans
- Antécédents familiaux de CC (parent au premier degré)
- Antécédents personnels de MICI
- Antécédents personnels de cancer colorectal, des ovaires, du sein
- Antécédents familiaux ou personnels de PAF

- Antécédents familiaux ou personnels de CCHSP
- Obésité (indice de masse corporelle ≥ 30)
- Consommation de viande rouge (> 7 portions/sem.)
- Tabagisme
- Consommation d'alcool (> 4 verres/sem.)

plus tôt lorsque le côlon descendant et sigmoïde est touché.

Les cancers débutant du côté droit du côlon sont généralement asymptomatiques. Un malaise vague et des crampes ou des coliques abdominales peuvent être présents. L'anémie ferriprive et la présence de sang occulte dans les selles causent de la faiblesse et de la fatigue.

Examen clinique et examens paracliniques

Il faut recueillir les antécédents médicaux détaillés du client, plus particulièrement ses antécédents familiaux. Puisque les symptômes de CC ne deviennent évidents qu'à un stade avancé de la maladie, un dépistage régulier est recommandé pour détecter et enlever les polypes avant qu'ils deviennent cancéreux. À partir de l'âge de 50 ans, les hommes et les femmes qui présentent un risque moyen de CC devraient subir des examens de dépistage des polypes et du cancer ou des examens qui dépistent principalement le cancer.

Les examens visant le dépistage précoce des polypes et du cancer sont préférables, s'ils sont disponibles et si le client accepte de les subir (Leddin *et al.*, 2004). Il s'agit des examens suivants :

- recherche de sang occulte dans les selles (RSOS) pour les personnes de 50 ans et plus (tous les 2 ans);
- sigmoïdoscopie souple (tous les 5 ans);
- sigmoïdoscopie souple combinée à une RSOS (tous les 5 ans);
- lavement baryté double contraste (tous les 5 ans);
- coloscopie (tous les 10 ans).

La coloscopie est la méthode idéale de dépistage du CC, car le côlon entier est examiné (la sigmoïdoscopie permet de détecter seulement 50 % des CC), des biopsies peuvent être obtenues et des polypes peuvent être immédiatement prélevés et envoyés au laboratoire pour un examen histologique. Les personnes qui présentent un risque moyen de CC devraient subir une coloscopie tous les 10 ans à partir de l'âge de 50 ans; les Afro-Américains devraient commencer pour leur part à 45 ans (Nikoletti, Young, Levitt, King, Chidlow, & Hollingsworth, 2008). La sigmoïdoscopie flexible et le lavement baryté à double contraste sont de moins en moins utilisés. Si des polypes sont détectés ou un CC est soupçonné, la personne doit absolument subir une coloscopie.

La RSOS, le test immunochimique fécal et le test d'ADN des selles sont des méthodes de dépistage moins efficaces, mais acceptables. Alors que les deux premiers permettent de détecter la présence de sang dans les selles, le troisième montre la présence de marqueurs d'ADN perdus par des adénomes précancéreux et des cellules cancéreuses dans les excréments. Les tests fécaux doivent être effectués fréquemment, puisque le saignement des tumeurs et la perte d'ADN se produisent par intervalles et peuvent facilement ne pas être détectés si un seul test est réalisé.

Pour les personnes à risque, le dépistage doit commencer plus tôt et être fait plus fréquemment ENCADRÉ 57.19. Celles dont un parent de premier degré a eu un cancer colorectal avant l'âge de 60 ans ou dont deux parents du premier degré ont un CC devraient subir une coloscopie tous les 5 ans à partir de l'âge de 40 ans ou 10 ans avant l'âge auquel le parent le plus jeune a contracté un cancer. Les personnes dont un parent du premier degré a eu un CC après l'âge de 60 ans doivent quant à elles subir les mêmes tests de dépistage qu'une personne présentant un risque moyen (Levin, *et al.*, 2008; Rex, Johnson, Anderson, Schoenfeld, Bruke, & Inadomi, 2009).

Quand la coloscopie et les biopsies confirment le diagnostic de CC, d'autres tests de laboratoire sont effectués, y compris un hémogramme pour vérifier s'il y a anémie, des examens de coagulation et des tests de la fonction hépatique. Une TDM ou une IRM de l'abdomen peuvent aider à détecter des métastases au foie, une maladie rétropéritonéale et pelvienne ainsi que la profondeur de pénétration d'une tumeur dans la paroi intestinale. Toutefois, les tests de la fonction hépatique peuvent être normaux même s'il y a des métastases. L'antigène carcinoembryonnaire

57

Processus diagnostique et thérapeutique

ENCADRÉ 57.19 **Cancer colorectal**

Examen clinique et examens paracliniques

- Anamnèse, antécédents médicaux et examen physique
- Toucher rectal
- RSOS
- Lavement baryté
- Sigmoïdoscopie
- Coloscopie
- Hémogramme
- Tests de la fonction hépatique
- TDM de l'abdomen
- IRM
- Échographie
- Test de l'antigène carcinoembryonnaire

Processus thérapeutique

- Chirurgie
  - Hémicolectomie droite
  - Hémicolectomie gauche
  - Résection abdominopérinéale
  - Colectomie laparoscopique
- Radiothérapie
- Chimiothérapie
- Traitement biologique ciblé

est une glycoprotéine complexe produite dans 90 % des cas de CC. Son dosage sérique aide à surveiller la récurrence de la maladie après une chirurgie ou une chimiothérapie.

Processus thérapeutique en interdisciplinarité

Le pronostic et le traitement d'un CC dépendent du stade pathologique de la maladie. Le système de classification en stades le plus utilisé est celui de l'American Joint Committee on Cancer et, plus précisément pour les CC, le système Dukes qui comprend les stades de tumeur (T), de ganglions touchés (N) et de métastases (M) **TABLEAU 57.11**.

Comme pour les autres cancers, le pronostic est moins favorable si la tumeur est grosse et profonde, si des ganglions lymphatiques sont touchés et s'il y a des métastases **TABLEAU 57.12**. Le taux de survie après cinq ans est de 90 % si le cancer est localisé (restreint à la paroi intestinale), de 68 % si des ganglions lymphatiques sont touchés et de 10 % s'il y a des métastases (Levin *et al.*, 2008).

Traitement chirurgical

La chirurgie est le seul traitement du CC. La polypectomie pendant la coloscopie peut être utilisée pour réséquer le cancer *in situ*. Elle est considérée comme réussie s'il n'y a pas de cancer sur le bord

TABLEAU 57.11	Classification TNM du cancer colorectal
STADE	**PRONOSTIC**
Tumeur primaire (T)	
T_x	La présence d'une tumeur primaire ne peut être évaluée.
T_0	Il n'y a aucun signe de tumeur.
T_{is}	Carcinome *in situ*. Le cancer est au stade le plus précoce et la tumeur est limitée à la couche muqueuse.
T_1	La tumeur envahit la sous-muqueuse.
T_2	La tumeur traverse la sous-muqueuse et envahit la couche musculaire.
T_3	La tumeur traverse la couche externe de la tunique musculeuse jusque dans la subséreuse, mais ne touche pas les organes ou les tissus voisins.
T_4	La tumeur s'est complètement propagée dans le côlon ou la paroi rectale, et dans les tissus ou les organes adjacents.
Ganglions lymphatiques régionaux (N)	
N_x	Les ganglions lymphatiques régionaux ne peuvent être évalués.
N_0	Il n'y a aucune métastase dans les ganglions lymphatiques régionaux.
N_1	Des métastases sont présentes dans un à trois ganglions lymphatiques voisins.
N_2	Des métastases sont présentes dans quatre ganglions lymphatiques voisins ou plus.
Métastases à distance (M)	
M_0	Il n'y a aucune métastase observée.
M_1	Des métastases sont présentes à distance.

Source : Encyclopédie canadienne du cancer (2011).

TABLEAU 57.12	Système de classification par stade du cancer du côlon				
DUKES	PATHOLOGIE	STADE[a]	TNM[b]	PRONOSTIC[c]	
A	Ne dépasse pas la sous-muqueuse.	I	$T_1 N_0 M_0$	> 90 %	
B_1	Touche la musculeuse.	I	$T_2 N_0 M_0$	85 %	
B_2	Touche ou traverse la séreuse.	II	$T_3 N_0 M_0$	de 70 à 80 %	
C	Touche les ganglions lymphatiques.	III	Tout stade T, $N_1 M_0$	de 35 à 65 %	
D	Il y a présence de métastase.	IV	Tout stade T, tout stade N, M_1	5 %	

[a] Le système de classification par stade est basé sur la classification TNM.
[b] Voir **TABLEAU 57.11**.
[c] Taux de survie estimé de cinq ans.
Source : Adapté de DuBois (2005).

coupé du polype, si le cancer est bien différencié et s'il n'y a pas de vaisseau lymphatique ou sanguin apparent touché. Lorsque le cancer est localisé, il peut être réséqué avec une bande de tissu sain de chaque côté et les extrémités saines sont alors recousues ensemble. Il faut aussi enlever les ganglions lymphatiques adjacents. Si le cancer s'est propagé aux ganglions lymphatiques ou aux tissus adjacents, une chimiothérapie ou une radiothérapie est effectuée. Quand le cancer s'est métastasé, une chirurgie palliative peut être envisagée pour soulager les symptômes d'obstruction.

Les objectifs de la chirurgie sont : 1) la résection complète de la tumeur avec des bandes adéquates de tissus sains ; 2) un examen approfondi de l'abdomen pour déterminer si le cancer s'est propagé ; 3) le retrait de tous les ganglions lymphatiques qui drainent la région cancéreuse ; 4) le rétablissement de la continuité des intestins pour permettre le retour de la fonction intestinale normale. De par sa proximité avec le client et son travail d'évaluation, l'infirmière peut déceler les signes précurseurs de complications chirurgicales. En cas de perforation de l'intestin, de péritonite ou d'état instable du client, une colostomie temporaire doit être effectuée jusqu'à ce que les extrémités du côlon soient reliées chirurgicalement. Le client souffrant d'un cancer rectal peut avoir besoin d'une stomie permanente, à moins que le cancer soit assez éloigné du bord de l'anus pour épargner les sphincters. Si ceux-ci sont intacts, le client peut avoir une iléostomie continente ou une poche en J.

Il est recommandé de réduire avant la chirurgie la colonisation bactérienne afin de limiter le risque d'infections et d'abcès postopératoires dû aux fuites anastomotiques (Rodriguez-Bigas, 2009). L'intestin est généralement nettoyé avec une solution de polyéthylène glycol, et des antibiotiques oraux sont donnés pour diminuer la quantité de bactéries dans le côlon et le rectum.

Le site du cancer dans le côlon et le rectum détermine l'endroit de la résection (p. ex., une hémicolectomie droite ou gauche). Quand le cancer se trouve dans le rectum, il y a trois chirurgies possibles selon la profondeur et le stade du cancer : 1) l'excision locale ; 2) la résection antérieure basse pour préserver la fonction sphinctérienne ; 3) la résection périnéale abdominale. La plupart des clients ont besoin d'une résection antérieure basse ou d'une résection périnéale abdominale. La décision chirurgicale doit tenir compte de l'endroit affecté et du stade du cancer, de la possibilité de rétablissement de la fonction intestinale normale et de la continence, ainsi que de la préservation de la fonction génito-urinaire (Rodriguez-Bigas, 2009). Lorsque la tumeur ne peut être réséquée ou qu'il y a des métastases, une chirurgie palliative est effectuée afin de maîtriser l'hémorragie ou de soulager une obstruction.

Au cours d'une résection périnéale abdominale, la tumeur et le rectum complet sont enlevés, et une colostomie permanente est effectuée. Le chirurgien peut refermer la plaie du périnée autour d'un drain ou la laisser ouverte avec une mèche pour permettre la cicatrisation par granulation. Les complications possibles sont la cicatrisation retardée, l'hémorragie, des sinus périnéaux persistants, des infections ainsi que des dysfonctionnements sexuels et urinaires.

Une résection antérieure basse peut quant à elle être indiquée pour des tumeurs du rectosigmoïde et du rectum moyen ou supérieur. Si la tumeur se trouve assez loin des sphincters anaux, ceux-ci peuvent être laissés intacts. Si le rectum est enlevé, mais pas les sphincters anaux, un réservoir de remplacement peut être fabriqué avec une poche colique en J ou une coloplastie. La poche colique en J est créée en pliant le côlon distal sur lui-même et en le suturant pour former une poche qui remplacera le rectum comme réservoir de selles. Une colostomie temporaire se pratique généralement pour permettre la guérison des sutures de la poche en J avant que des selles y entrent. La coloplastie constitue une solution de remplacement à la poche. Cette technique consiste à entailler le côté d'une partie du côlon près de l'anus, à étirer le côlon transversalement pour l'élargir, puis à le fermer par suture dans sa nouvelle position élargie (Rodriguez-Bigas, 2009). Le client dont les sphincters ont été préservés peut présenter des diarrhées, de la constipation et de l'incontinence des années après l'intervention. Bien que la poche colique en J réduise les troubles de diarrhée et d'incontinence, le client peut avoir de la difficulté à évacuer les selles (Nikoletti, Young, Levitt, King, Chidlow, & Hollingsworth, 2008).

La colectomie laparoscopique est pour sa part de plus en plus utilisée. Ses avantages sont le rétablissement plus rapide de la fonction intestinale, une diminution de l'infection des plaies, un séjour abrégé à l'hôpital et une plus belle apparence.

Chimiothérapie et traitement biologique ciblé

La chimiothérapie est recommandée si les ganglions lymphatiques sont touchés ou s'il y a des métastases (National Comprehensive Cancer Network, 2009). Elle peut être utilisée pour diminuer la taille de la tumeur avant la chirurgie, notamment dans le cas d'une thérapie adjuvante après la résection du côlon ou celui d'un traitement palliatif pour un CC non résécable. Les protocoles actuels de chimiothérapie incluent une variété de médicaments qui sont combinés avec du 5-fluorouracile (5-FU) et de la leucovorine. Ces combinaisons portent des noms tels que FOLFOX (5-FU associé à la leucovorine et à l'oxaliplatine) et FOLFIRI (5-FU associé à la leucovorine et à l'irinotecan).

Pour les clients qui ne peuvent se soumettre à cette triple thérapie, la capécitabine (Xeloda^MD) est un traitement de première intention intéressant. L'oxaliplatine (Eloxatin^MD) est aussi utilisée pour traiter le CC métastatique.

Le traitement biologique ciblé représente une autre option possible. Le bevacizumab (Avastin^MD) prévient la formation de nouveaux vaisseaux sanguins, un processus appelé **angiogénèse**. Il peut être utilisé seul ou avec d'autres agents chimiothérapeutiques. Le cétuximab (Erbitux^MD) et le panitumumab (Vectibix^MD) bloquent le récepteur du facteur de croissance épidermique. Ils sont utilisés dans le traitement du CC métastatique.

Radiothérapie

La radiothérapie peut être utilisée après l'opération comme traitement adjuvant à la chirurgie et à la chimiothérapie ou comme mesure palliative pour les clients qui ont un cancer métastatique. En tant que mesure palliative, son principal objectif est de réduire la taille de la tumeur et de soulager les symptômes ▶ **16**.

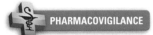

Capécitabine (Xeloda^MD)

- Il faut avertir le client de ne pas recevoir de vaccins sans l'autorisation de son médecin.
- Il faut signaler immédiatement toute température supérieure à 38 °C.

La chimiothérapie, le traitement biologique ciblé et la radiothérapie sont expliqués en détail dans le chapitre 16, *Cancer*.

Soins et traitements infirmiers

CLIENT ATTEINT DE CANCER COLORECTAL

Collecte des données

La collecte des données subjectives et objectives pour le client atteint d'un CC est présentée à l'**ENCADRÉ 57.20**.

Analyse et interprétation des données

L'analyse et l'interprétation des données pour le client atteint d'un CC comprennent entre autres les éléments suivants :

- la diarrhée ou la constipation liée à des habitudes d'élimination modifiées ;
- une douleur aiguë liée à la difficulté d'évacuer les selles en raison d'une obstruction partielle ou complète par la tumeur ;
- la peur liée au diagnostic de CC, aux interventions chirurgicales ou thérapeutiques et à une maladie terminale possible ;
- des stratégies d'adaptation inefficaces liées au diagnostic du cancer et aux effets secondaires du traitement.

Planification des soins

Les objectifs généraux pour le client qui souffre d'un CC sont :

- d'offrir un traitement approprié à l'état de santé (curatif ou palliatif) ;
- d'éliminer normalement les selles ;
- d'avoir une qualité de vie appropriée à la progression de la maladie ;
- de soulager la douleur ;
- d'éprouver un sentiment de confort et de bien-être.

Interventions cliniques

Promotion de la santé

L'infirmière peut encourager tous les clients de plus de 50 ans à subir régulièrement des tests de dépistage du CC. Pour les clients à risque élevé, le dépistage devrait commencer avant cet âge, généralement par une coloscopie, et continuer à des intervalles plus réguliers selon

ENCADRÉ 57.20 | **Cancer colorectal**

Données subjectives

- Renseignements importants concernant la santé :
  - Antécédents de santé : cancer antérieur du sein ou de l'ovaire, PAF, adénome villeux, polypes adénomateux, MICI
  - Médicaments : prise de médicaments influant sur la fonction intestinale (p. ex., des cathartiques, des antidiarrhéiques).
- Modes fonctionnels de santé :
  - Perception et gestion de la santé : antécédents familiaux de CC, du sein ou de l'ovaire, faiblesse, fatigue
  - Nutrition et métabolisme : régime hypercalorique, hyperlipidique et à faible teneur en fibres, anorexie, perte de poids, nausées et vomissements

  - Élimination : changement du transit intestinal, alternance de diarrhée et de constipation, urgence de déféquer, saignement rectal, selles muqueuses, noires et goudronneuses, flatulences accrues, diamètre réduit des selles, sensation d'évacuation incomplète
  - Cognition et perception : douleur à l'abdomen et au bas du dos, ténesme

Données objectives

- Observations générales : pâleur, cachexie, lymphadéno-pathie (signes plus tardifs)
- Système gastro-intestinal : masse abdominale palpable, distension, ascite et hépatomégalie (métastases du foie)
- Résultats possibles aux examens paracliniques : anémie, test au gaïac positif des selles, masse palpable au toucher rectal, résultats positifs de sigmoïdoscopie, de coloscopie, de lavement baryté ou de TDM, résultats positifs de biopsie

les facteurs de risque. Le dépistage précoce du cancer contribue à réduire les taux de mortalité, mais le manque d'information et la peur du diagnostic découragent plus d'un client de se faire tester.

Les interventions endoscopiques peuvent seulement révéler la présence de polypes si les intestins ont été adéquatement préparé. Il faut informer le client sur le lavage des intestins préalable à une intervention diagnostique en clinique externe et administrer directement les préparations de lavage au client hospitalisé. Généralement, le client ne doit ingérer que des liquides clairs pendant les 24 heures précédant l'intervention, et il faut lui donner de deux à quatre litres de solution de lavage de polyéthylène glycol (PEG) par voie orale, seule ou combinée avec une solution de citrate de magnésium ou des comprimés de bisacodyl. De nombreuses personnes ont de la difficulté à boire de grands volumes de PEG, et ressentent des nausées et des ballonnements. Lorsque la prise de la préparation intestinale s'avère problématique, l'insertion d'une sonde nasogastrique peut être alors indiquée.

Phase aiguë

Soins préopératoires L'infirmière doit informer le client sur le pronostic et le dépistage futur pour lui et les membres de sa famille immédiate. En cas de diagnostic de cancer, elle doit lui offrir son soutien. Le client qui doit subir une résection abdominale périnéale aura une stomie permanente et aura donc besoin de soutien émotionnel pour faire face à son pronostic et au changement radical d'apparence et de fonctionnement de son corps. L'infirmière peut aussi mettre en contact le client avec une infirmière stomothérapeute.

Soins postopératoires Les soins du client en phase aiguë après une résection du côlon sont les mêmes qu'après une laparotomie. Si le cancer a été réséqué et que les extrémités ont été réanastomosées, la fonction intestinale est maintenue et les soins postopératoires réguliers sont appropriés. De nombreux clients atteints d'un CC subiront une réanastomose immédiate des intestins et auront besoin de soins postopératoires généraux. Ceux qui ont nécessité une chirurgie plus complexe (p. ex., une résection abdominale périnéale) peuvent avoir une plaie ouverte et des drains (p. ex., le Jackson-Pratt,

l'Hemovac^MD) ainsi qu'une stomie permanente. Les soins postopératoires comprennent les changements de pansements stériles, le soin des drains, et l'éducation du client et du proche aidant sur la stomie. Une infirmière stomothérapeute devrait être consultée.

Un client qui a des plaies ouvertes avec mèches requièrent des soins postopératoires méticuleux. Il faut renforcer les pansements et les changer au besoin après l'intervention quand l'écoulement est susceptible d'être plus abondant. L'infirmière doit objectiver et noter soigneusement la quantité, la couleur et la consistance de tout écoulement qui est en général sérosanguin. Elle doit examiner les plaies régulièrement et noter la présence de saignement, d'écoulement excessif et d'odeur inhabituelle en plus de toujours utiliser une technique stérile pour effectuer les changements de pansements.

Si la plaie du client est fermée ou partiellement fermée, il faut l'évaluer pour vérifier l'intégrité de la suture et déceler des signes et des symptômes d'inflammation et d'infection de la plaie. Il faut examiner la quantité, la couleur et les caractéristiques des écoulements. Il faut aussi observer le drain pour déceler des signes d'inflammation, et maintenir la région autour de celui-ci propre et sèche. Il importe de surveiller la présence d'œdème, d'érythème et d'écoulement autour de la suture, et de vérifier si le client fait de la fièvre et présente une leucocytémie élevée. Le client peut avoir des sensations rectales fantômes, car les nerfs sympathiques responsables de la commande rectale ne sont pas touchés pendant la chirurgie. L'infirmière doit pouvoir distinguer les sensations fantômes de la douleur due à un abcès périnéal.

La dysfonction sexuelle est une complication possible d'une résection abdominopérinéale. Bien que cette

Capsule Jugement clinique

Monsieur Gaspard Deschênes, âgé 78 ans, est en phase terminale d'un cancer colorectal. À sa demande, il est chez lui, et c'est sa femme Geneviève, âgée de 75 ans, qui s'en occupe en permanence. Elle assure les soins de confort et bénéficie de la visite quotidienne d'une infirmière. Ils ont deux enfants, mais ils vivent à l'extérieur de la province et ne peuvent pas venir souvent. La dame est très proche de son mari, mais aujourd'hui, elle dit en pleurant à l'infirmière qu'elle a du mal à s'en occuper, qu'elle est fatiguée, qu'elle dort peu et mal. De plus, son arthrite à la hanche la fait de nouveau souffrir. Elle ne sait plus quoi faire.

Quel problème pouvez-vous déceler chez la conjointe de monsieur Deschênes ?

probabilité dépend de la technique chirurgicale utilisée, le chirurgien doit discuter de cette possibilité avec le client. Les membres de l'équipe de soins doivent être prêts à répondre aux questions du client et à apaiser ses inquiétudes. L'érection, l'éjaculation et l'orgasme font appel à des voies nerveuses différentes, et un mauvais fonctionnement de l'un n'entraîne pas nécessairement une dysfonction sexuelle complète. L'infirmière stomothérapeute est une importante source d'information en matière de dysfonction sexuelle découlant d'une résection abdominopérinéale.

Soins ambulatoires et soins à domicile

La phase de récupération à la suite d'une chirurgie est longue, et le cancer peut récidiver, ce qui rend le soutien psychologique au client et au proche aidant d'autant plus nécessaire. L'infirmière doit également aborder les questions concernant les soins palliatifs ▶ **11** . Il faut informer le client et le proche aidant de tous les services communautaires disponibles.

Le client qui a une colostomie doit apprendre à administrer ses soins personnels. Même s'il n'a pas de stomie, il peut souffrir de diarrhée, de constipation ou d'incontinence ou avoir de la difficulté à évacuer ses selles, selon la partie du côlon qui a été enlevée et le type de chirurgie subie. Il faut l'informer sur l'alimentation, les produits pour soulager l'incontinence et les stratégies permettant de maîtriser les ballonnements, la diarrhée et l'élimination des selles. Il devra peut-être essayer différents aliments afin de trouver ceux qui produisent des selles d'une consistance appropriée, et divers médicaments qui offrent le meilleur soulagement de la diarrhée et de la constipation (National Comprehensive Cancer Network, 2009).

Évaluation des résultats

Pour le client souffrant d'un CC, les résultats escomptés à la suite des soins et des interventions cliniques sont :

* le maintien d'habitudes d'élimination satisfaisantes ;
* le soulagement de la douleur ;
* un apport nutritionnel équilibré ;
* une qualité de vie satisfaisante malgré la progression de la maladie ;
* une sensation de confort et de bien-être.

11

Les soins palliatifs et les soins en fin de vie sont étudiés dans le chapitre 11, *Soins palliatifs et soins de fin de vie.*

57.6.8   Stomie
Types de stomies

Une **stomie** est une intervention chirurgicale qui permet l'élimination du contenu intestinal ou vésical par un **abouchement** pratiqué entre l'organe et la peau de l'abdomen. Elle est pratiquée quand la voie normale d'élimination intestinale ou vésicale ne peut plus être utilisée. Par exemple, si un client souffre d'un CC et qu'une partie de son intestin doit être réséquée, la portion saine peut être abouchée et suturée à la peau de l'abdomen, ce qui permet au contenu intestinal de sortir par la surface de l'abdomen plutôt que par l'anus. Il est parfois possible de réséquer la tumeur en laissant suffisamment de tissu sain pour anastomoser immédiatement les deux extrémités restantes d'intestin sain. Dans ce cas, aucune stomie n'est nécessaire. Mais si la tumeur touche le rectum et est assez grosse pour nécessiter l'ablation des sphincters anaux, le chirurgien ferme l'anus par une suture, et une stomie permanente est créée. Le client qui présente un risque élevé de CC, tel celui souffrant de PAF ou de colite ulcéreuse, peut subir une colectomie totale, ce qui entraîne aussi la nécessité d'une stomie permanente.

Les stomies sont classées en fonction de leur emplacement et de leur type **FIGURE 57.10**.

Une stomie de l'iléon est une iléostomie, tandis qu'une stomie du côlon est une colostomie. La stomie se caractérise par son site anatomique (p. ex., une colostomie sigmoïde ou transverse). Plus elle est distale, plus le contenu intestinal ressemble à celui éliminé par un côlon et un rectum intacts. Par exemple, les excréments qui sortent d'une iléostomie sont liquides puisqu'ils n'ont pas circulé à travers tout le côlon. L'écoulement d'une iléostomie est continuel, et un sac doit être porté en permanence pour le recueillir. Par comparaison, les excréments qui sortent d'une colostomie sigmoïde ressemblent à des selles normales. Certains clients qui ont une colostomie sont capables de maîtriser leur élimination et n'ont ainsi

Abouchement :
Établissement d'une jonction bout à bout entre deux organes creux, ou entre un organe creux et un orifice cutané.

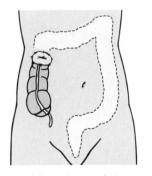

Côlon
ascendant

Colostomie ascendante

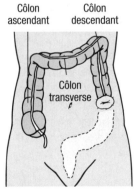

Côlon
descendant

Côlon
transverse

Colostomie descendante

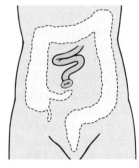

Iléostomie

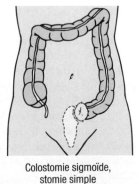

Colostomie sigmoïde,
stomie simple

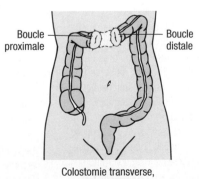

Boucle
proximale

Boucle
distale

Colostomie transverse,
stomie double

FIGURE 57.10

Types de stomies

pas besoin de porter un sac collecteur. Le **TABLEAU 57.13** compare l'iléostomie et les différents types de colostomies.

Les principaux types de stomies sont la stomie terminale, la stomie en boucle et la stomie double.

Stomie terminale

Une stomie terminale est créée chirurgicalement en coupant l'intestin et en suturant son extrémité proximale à la peau pour former une stomie simple.

Son segment distal est enlevé ou il est fermé par suture et laissé dans la cavité abdominale avec son mésentère intact, une intervention appelée opération de Hartmann **FIGURE 57.11**. Une colostomie ou une iléostomie terminale est alors fabriquée. Si le segment distal est enlevé, la stomie est permanente. S'il est fermé par suture et reste intact, il sera possible de réanastomoser éventuellement l'intestin et de fermer la stomie.

Stomie en boucle

Une stomie en boucle est fabriquée en amenant une anse de l'intestin à la surface de l'abdomen et en ouvrant la paroi antérieure de l'intestin afin de dévier les matières fécales. Cela crée une stomie à deux ouvertures, une proximale et une distale, séparées par la paroi postérieure

intacte. L'anse intestinale est généralement maintenue en place avec une tige en plastique pendant une période de 7 à 10 jours après la chirurgie pour l'empêcher de retourner dans la paroi abdominale **FIGURE 57.12**. La stomie en boucle est généralement temporaire.

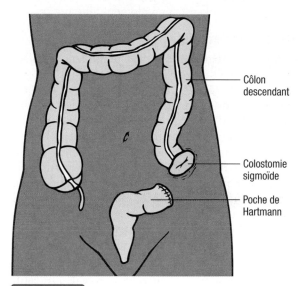

Côlon descendant

Colostomie sigmoïde

Poche de Hartmann

FIGURE 57.11

Colostomie sigmoïde – L'intestin distal est fermé par suture et laissé sur place pour créer une poche de Hartmann.

TABLEAU 57.13	Comparaison de l'iléostomie et des divers types de colostomies			
CRITÈRE	**ILÉOSTOMIE**	**COLOSTOMIE ASCENDANTE**	**COLOSTOMIE TRANSVERSE**	**COLOSTOMIE SIGMOÏDE**
Consistance des selles	Liquides à semi-liquides	Semi-liquides	Semi-liquides à semi-formées	Formées
Besoin liquidien	Accru	Accru	Possiblement accru	Inchangé
Continence	Non	Non	Non	Oui (s'il y a des antécédents de transit intestinal régulier)
Besoin de sac (ou poche) et de protecteurs cutanés	Oui	Oui	Oui	Selon la continence
Irrigation de la stomie	Non	Non	Non	Possiblement toutes les 24 à 48 h (selon certains critères)
Indications pour une chirurgie	Colite ulcéreuse, maladie de Crohn, maladie ou lésion du côlon, anomalie congénitale, PAF, trauma, cancer	Diverticulite perforante du côlon inférieur, trauma, fistule rectovaginale, traitement palliatif pour les tumeurs inopérables du côlon, du rectum ou du bassin	Mêmes que pour la colostomie ascendante, anomalie congénitale	Cancer du rectum ou de la région rectosigmoïdale, diverticule perforé, trauma, cancer gynécologique invasif

Stomie double

Dans le cas d'une stomie double, quand l'intestin est coupé, les extrémités proximale et distale sont amenées à travers la paroi abdominale pour former deux stomies distinctes **FIGURE 57.10**. L'extrémité proximale est la stomie fonctionnelle et l'extrémité distale, non fonctionnelle, est appelée la fistule muqueuse. La stomie double est généralement temporaire.

Réservoir iléoanal

Le **réservoir iléoanal** consiste à pratiquer une colectomie totale et une anastomose iléoanale. Tel que mentionné précédemment, une stomie peut être temporaire ou permanente. Par exemple, le client qui souffre d'une fistule de drainage peut avoir besoin d'une stomie temporaire pour empêcher les selles d'atteindre la zone atteinte. Celui qui a subi un trauma aux intestins (p. ex., une blessure par balle, par coup de couteau) peut aussi requérir une stomie temporaire. Le cancer rectal peut quant à lui nécessiter une stomie permanente si le segment de l'intestin qui est distal par rapport à la stomie est enlevé. En résumé, il existe trois possibilités :

- Si le segment distal de l'intestin est laissé en place pendant la stomie, les parois de l'intestin

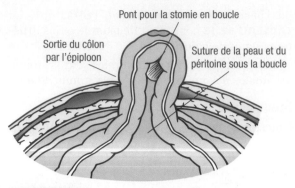

FIGURE 57.12
Stomie en boucle

pourront ultérieurement être reconnectées, et la stomie est temporaire.

- Si le segment distal de l'intestin est enlevé, mais que les sphincters anaux restent en place, une poche iléale, une anastomose anale ou une poche colique en J sont possibles, et la stomie est temporaire.

- Si le segment distal de l'intestin et les sphincters sont enlevés, l'anus est fermé par suture, et la stomie est permanente.

Soins et traitements infirmiers

CLIENT AYANT UNE STOMIE

Parmi les éléments importants des soins d'une stomie, il faut noter : 1) le soutien émotionnel pendant que le client s'adapte au changement radical de son image corporelle ; 2) l'enseignement donné au client et au proche aidant sur les soins de la stomie et sur l'intervention chirurgicale. Une personne stomisée ne maîtrise plus ses flatulences et ses selles, et elle s'inquiète souvent des odeurs et des fuites autour du sac collecteur. Avec le temps, elle apprend à gérer la stomie et à apporter les modifications nécessaires à son travail, à ses interactions sociales et à ses activités sexuelles (Fulham, 2008a ; McMullen *et al.*, 2008). Une personne qui a une stomie récente peut hésiter à retourner au travail et éviter les endroits publics. Elle peut se sentir initialement peu attirante pour son partenaire et ne pas vouloir s'engager dans des activités sexuelles. Toutefois, grâce au soutien émotionnel et à l'éducation, elle peut apprendre à gérer sa stomie et à reprendre son mode de vie antérieur.

Soins préopératoires

Les aspects spécifiques des soins préopératoires qui s'appliquent seulement à la stomie sont : 1) la préparation psychologique à la stomie ; 2) le choix d'une région plane de l'abdomen qui permet de bien fixer le sac collecteur ; 3) le choix d'un site de stomie convenant aux habitudes vestimentaires et aux activités du client, mais aussi clairement visible et accessible afin de permettre à ce dernier d'effectuer les autosoins (Kundal & Boegebjerg, 2008). La préparation psychologique et le soutien émotionnel sont particulièrement importants puisque la personne fait face à un changement d'image corporelle, à une perte de maîtrise de son élimination et à des inquiétudes concernant les odeurs. Il faut traiter le client dignement et lui permettre de parler de ses préoccupations et de ses questionnements **ENCADRÉ 57.21**. Cela améliorera le sentiment de maîtrise du client ainsi que sa capacité d'adaptation. L'Association des stomothérapeutes recommande qu'un professionnel de la santé expérimenté et compétent choisisse le site de la stomie et marque l'abdomen avant l'opération (Wound Ostomy and Continence Nurses Society, 2009). La stomie devrait être située dans le muscle grand droit de l'abdomen sur une surface plane que le client peut voir afin de pouvoir s'en occuper. Une stomie située hors du muscle grand droit est aussi davantage susceptible de provoquer une hernie. Il est en effet beaucoup plus facile de créer un joint étanche autour de la stomie et d'éviter les fuites du sac collecteur si la stomie se trouve dans un endroit plat.

Le proche aidant et le client ont généralement de nombreuses questions au sujet de l'intervention. Si possible, une stomothérapeute devrait visiter le client et le proche aidant avant la chirurgie. Elle pourra, de concert avec l'infirmière, le client et ses proches, déterminer la capacité du client à effectuer ses soins, évaluer le réseau de soutien dont il dispose ainsi que les facteurs défavorables qui pourraient être modifiés pour faciliter son apprentissage pendant la réadaptation. L'évaluation préopératoire doit être complète et inclure les facteurs physiques, psychologiques, sociaux, culturels et éducatifs. Le client et le proche aidant doivent comprendre l'étendue de la chirurgie, le type de stomie et les soins associés.

Il peut être très utile d'organiser une rencontre entre une personne déjà stomisée et le client si celui-ci le souhaite. Le client et le proche aidant pourront ainsi discuter avec une personne qui s'est bien adaptée à cette situation et qui a eu des sentiments et des préoccupations semblables aux leurs.

Soins postopératoires

Les soins postopératoires comprennent l'évaluation de la stomie et le choix d'un système de collecte approprié qui protège la peau et retient les écoulements et les odeurs. Si l'infirmière travaille avec des clients stomisés, elle doit acquérir des compétences et des habiletés qui lui permettront de les aider.

La stomie doit être rose, et la muqueuse, humide. Une couleur bleu foncé est un signe d'ischémie, tandis qu'une couleur brun-noir indique une nécrose. L'infirmière doit évaluer et consigner la couleur de la stomie toutes les quatre heures. La stomie doit rester rose et ne doit pas présenter de saignement excessif (Fulham, 2008a).

Pendant les deux ou trois semaines suivant la chirurgie, la stomie sera légèrement à modérément œdémateuse **TABLEAU 57.14**. La taille de l'ouverture du sac autour de la stomie devra donc être

---

ENCADRÉ 57.21	Délégation des tâches : soins d'une stomie

Bien que les infirmières auxiliaires et le personnel infirmier auxiliaire (préposés au bénéficaires) prodiguent la plupart des soins aux clients qui ont une stomie établie, les clients récemment stomisés ont des besoins complexes qui nécessitent des évaluations, des planifications et des interventions fréquentes de la part d'une infirmière.

Rôle de l'infirmière

- Évaluer l'apparence de la stomie et consigner ses observations.
- Évaluer la préparation psychologique du client récemment stomisé aux soins de la stomie.
- Choisir un système de stomie approprié (protecteur cutané et sac ou poche) pour le client.
- Installer le système choisi sur la nouvelle stomie.
- Établir un plan de soins pour les soins cutanés autour de la stomie.
- Enseigner les soins de la stomie et de la peau au client et au proche aidant.
- Informer le client et le proche aidant des choix alimentaires appropriés.

- Irriguer la nouvelle colostomie.
- Enseigner l'irrigation de la colostomie au client et au proche aidant.
- Diriger le client vers une infirmière stomothérapeute.

Rôle de l'infirmière auxiliaire

- Surveiller le volume, la couleur et l'odeur de l'écoulement provenant de la stomie.
- Surveiller l'état de la peau autour de la stomie pour déceler toute détérioration.
- Donner les soins cutanés autour de la stomie selon le plan de soins établi.
- Irriguer la colostomie du client dont l'état est stable.

Rôle du préposé aux bénéficiaires

- Contribuer à l'évaluation de la stomie et de la peau entourant la stomie.
- Vider le sac de stomie et mesurer le volume de liquide.
- Placer le système de stomie sur une stomie établie.
- Aider le client dont l'état est stable à effectuer l'irrigation de la colostomie.

TABLEAU 57.14	Caractéristiques de la stomie
CARACTÉRISTIQUE	**DESCRIPTION OU CAUSE**
Couleur[a]	
De rose à rouge brique	• La muqueuse de la stomie est viable.
Rose pâle	• Peut indiquer une anémie.
Blanchissement, de rouge foncé à pourpre	• Indique une circulation sanguine inadéquate vers la stomie ou l'intestin en raison des adhérences, d'un faible débit sanguin ou d'une pression excessive sur l'intestin au moment de la construction de la stomie.
Œdème[b]	
De léger à modéré	• Est normal au début de la phase postopératoire. • Peut être occasionné par un trauma à la stomie ou toute affection médicale causant un œdème.
De modéré à grave	• Peut être causé par une obstruction de la stomie, une réaction allergique à un aliment ou une gastroentérite.

TABLEAU 57.14	Caractéristiques de la stomie *(suite)*
CARACTÉRISTIQUE	**DESCRIPTION OU CAUSE**
Saignement	
Faible	• Un suintement de la muqueuse de la stomie au toucher est normal en raison de la vascularisation abondante.
De modéré à abondant[c]	• Un saignement de modéré à abondant de la muqueuse de la stomie peut indiquer une déficience en facteur de coagulation; les varices de la stomie sont consécutives à l'hypertension portale. • Un saignement de modéré à abondant de l'abouchement de la stomie intestinale peut indiquer un saignement du tractus gastro-intestinal inférieur

[a] Des changements de couleur marqués doivent être signalés au chirurgien.

[b] Observer attentivement l'œdème et signaler toute anomalie au chirurgien; ajuster la taille de l'abouchement de la stomie au sac.

[c] Signaler un saignement de modéré à abondant au chirurgien.

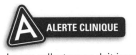

ALERTE CLINIQUE

Le sac collecteur ne doit jamais être placé directement sur la peau irritée sans protecteur cutané.

Jugement clinique

Capsule

Madame Catherine Dumontier, une enseignante âgée de 54 ans, est mariée et porteuse d'une colostomie gauche permanente. Sa santé est bonne, sa stomie fonctionne bien, mais quand vous la voyez pour une visite de contrôle, vous remarquez qu'elle a du mal à regarder son corps. Lorsque vous lui demandez quels sont ses projets pour les vacances, elle vous répond que, de toute façon, elle ne peut plus se mettre en maillot. Elle mentionne aussi qu'elle ne ressemble plus à rien, et qu'elle pense faire chambre à part pour ne pas gêner son mari. Ce dernier n'est pas d'accord.

Quel problème pouvez-vous détecter chez madame Dumontier?

ajustée en conséquence. Elle est calculée à l'aide d'une carte de mesure fournie par le fabricant du dispositif de stomie utilisé.

Une colostomie devient fonctionnelle quand le péristaltisme est adéquatement rétabli. Si une colostomie temporaire est faite en salle d'opération sans qu'il y ait eu de préparation intestinale préalable, la stomie fonctionne immédiatement. Toutefois, si l'intestin a subi un lavement avant l'opération, il ne commencera à produire des selles que quelques jours après la chirurgie quand le client recommencera à manger.

Un système de collecte approprié est essentiel pour protéger la peau et recueillir les écoulements de manière fiable. Il existe divers systèmes de collecte, mais tous comprennent un protecteur cutané adhésif et un sac ou une poche de collecte des matières fécales. Les gaz sont évacués du sac à travers un filtre au charbon qui aide à réduire les odeurs. Le protecteur cutané (collerette) est une pièce à base de pectine ou de karaya, d'épaisseur variable, et ayant des propriétés adhésives hydrocolloïdes. L'adhérence se fait en deux phases. D'abord, le côté de la pièce formé d'une matière adhésive se lie immédiatement à la peau. Ensuite, les hydrocolloïdes forment une interface avec l'humidité cutanée, ce qui crée un joint plus étanche. Si site de la stomie abdominale est plissé, il sera difficile d'obtenir un joint étanche, et le protecteur cutané se décollera plus rapidement. Ce dernier peut aussi se décoller en raison du poids de l'écoulement de la stomie. C'est pourquoi le sac collecteur doit toujours être vidé quand il est au tiers plein.

Le sac doit convenir aux contours abdominaux du client. Un sac plat est utilisé sur une surface abdominale plane, et un sac convexe est utilisé sur une surface concave (Burch & Sica, 2008). Les différents systèmes offerts comprennent un ou deux éléments. Dans le système à un élément, le protecteur cutané est fixé au sac; dans le système à deux éléments, il est possible

d'enlever le sac sans retirer le protecteur cutané. Il faut laver la peau autour de la stomie à l'eau ou au savon doux, la rincer à l'eau chaude et bien la sécher avant d'appliquer le protecteur. Un nettoyage vigoureux au savon fort endommagera la peau. Le sac doit bien s'ajuster autour de la stomie pour qu'il n'y ait pas de fuites. Si le site de la stomie n'est pas plat, une pâte spéciale peut être utilisée pour remplir les espaces et aplanir la région avant de mettre le sac en place. Avant d'appliquer le protecteur cutané, un scellant peut aussi être mis sur la peau pour la protéger davantage et améliorer l'adhérence.

Pendant la phase postopératoire, un sac ouvert en plastique transparent et à l'épreuve des odeurs est utilisé pour observer la stomie et recueillir l'écoulement. Le volume, la couleur et la consistance de l'écoulement sont consignés. À chaque changement de sac, il faut vérifier si la peau est irritée.

Le client doit éventuellement être capable d'effectuer un changement de sac, de prodiguer les soins appropriés à sa peau et à sa stomie, de maîtriser les odeurs et de déceler les signes et les symptômes de complications. Il doit connaître l'importance d'une ingestion suffisante de liquides et d'une alimentation saine et savoir dans quelles circonstances il doit consulter un médecin. Le suivi du client à la maison et en clinique externe par une infirmière stomothérapeute est fortement recommandé. Au moment de son congé, le client doit obtenir de l'information écrite sur sa stomie, des instructions sur les changements de sacs, une liste de matériel à acheter et de détaillants (avec leur nom et adresse), les rendez-vous de suivi en clinique externe avec le chirurgien et l'infirmière stomothérapeute ainsi que les numéros de téléphone de ceux-ci. L'**ENCADRÉ 57.22** présente les directives d'enseignement au client et au proche aidant.

L'enseignement est généralement difficile en raison des réactions émotives à la stomie. Le soutien émotionnel, les interventions d'infirmières stomothérapeutes et des rencontres avec des personnes bien adaptées à leur stomie aideront le client à s'habituer à sa nouvelle situation.

Soins d'une colostomie

Les soins d'un client ayant une colostomie ou une iléostomie sont présentés dans le **PSTI 57.3**.

ENCADRÉ 57.22 **Soins de la stomie**

Dans l'enseignement des soins d'une stomie au client et au proche aidant, l'infirmière doit inclure les éléments suivants :

- Évaluer les besoins et les préoccupations principales du client afin d'adapter l'enseignement.
- Expliquer la nature et le fonctionnement d'une stomie.
- Expliquer la cause de la stomie.
- Enseigner les interventions suivantes et permettre d'en faire la démonstration :
  - Enlever l'ancienne collerette, nettoyer la peau et appliquer correctement la nouvelle collerette ;
  - Appliquer, vider, nettoyer et enlever le sac ;
  - Vider le sac avant qu'il soit au tiers plein pour prévenir les fuites ;
  - Irriguer la colostomie pour réguler l'élimination des selles (facultatif).
- Donner les coordonnées d'une infirmière stomothérapeute qui pourra répondre à leurs questions.
- Mentionner les endroits où ils peuvent se procurer du matériel de stomie.
- Donner des explications concernant l'alimentation et l'ingestion de liquides :
  - Proposer un régime équilibré et des suppléments alimentaires pour prévenir les carences nutritionnelles ;

- Nommer les aliments à éviter pour réduire la diarrhée, les gaz ou l'obstruction (dans le cas de l'iléostomie) ;
- Encourager l'ingestion quotidienne d'au moins 3 000 ml de liquide pour prévenir la déshydratation (sauf en cas de contre-indication) ;
- Augmenter l'ingestion de liquide par temps chaud et en cas de transpiration excessive et de diarrhée pour remplacer les pertes et prévenir la déshydratation ;
- Décrire les symptômes de déséquilibres liquidiens et électrolytiques ;
- Donner les coordonnées d'un nutritionniste qui pourra répondre à leurs questions ;
- Expliquer comment reconnaître les troubles (déficits liquidiens et électrolytiques, fièvre, diarrhée, irritation cutanée, troubles de la stomie) et aviser un professionnel de la santé au besoin.
- Décrire les ressources communautaires pour favoriser les adaptations émotionnelle et psychologique à la stomie.
- Expliquer l'importance des soins de suivi.
- Décrire les effets possibles de la stomie sur l'activité sexuelle, la vie sociale, le travail et les loisirs et proposer des façons de gérer ces effets.

57

Plan de soins et de traitements infirmiers

PSTI 57.3 **Colostomie ou iléostomie**

PROBLÈME DÉCOULANT DE LA SITUATION DE SANTÉ	**Risque de volume liquidien déficitaire** lié à une perte de liquides accrue en raison d'une iléostomie ou d'une diarrhée doublée d'un apport en liquides insuffisant chez le client ayant subi une colostomie.
OBJECTIF	Le client maintiendra l'équilibre liquidien et électrolytique.

RÉSULTATS ESCOMPTÉS	INTERVENTIONS INFIRMIÈRES ET JUSTIFICATIONS
Équilibre liquidien • Absence de signes cliniques de déshydratation • Absence d'indices hémodynamiques de déshydratation (hypotension, tachycardie) • Maintien d'un poids santé • Équilibre entre les ingesta et excreta (sur 24 h) • Résultats d'analyses sanguines dans les normales attendues	**Prise en charge de l'hypovolémie** • Surveiller les signes de déshydratation (p. ex., une turgescence cutanée insuffisante, un remplissage capillaire lent, un pouls faible ou filant, une soif intense, des muqueuses sèches, une diminution de la diurèse, une hypotension) afin d'évaluer s'il y a déséquilibre liquidien et, s'il y a lieu, prévoir un plan d'intervention adéquat. • Surveiller l'état liquidien du client, dont ses ingesta et excreta afin d'évaluer son équilibre liquidien. • Encourager le client à boire beaucoup (p. ex., servir des liquides au client pendant 24 h, servir quelque chose à boire pendant les repas). • Continuer la perfusion I.V. pour prévenir la déshydratation. **Prise en charge de l'équilibre liquidien et électrolytique** • Surveiller le taux sérique d'électrolytes afin de déceler rapidement tout déséquilibre. • Continuer la perfusion I.V. d'électrolytes en vue de remplacer ceux perdus.

PROBLÈME DÉCOULANT DE LA SITUATION DE SANTÉ	**Risque d'atteinte à l'intégrité de la peau** en raison d'une irritation due à un écoulement d'origine fécale dans la région péristomale, d'une irritation due au dispositif de stomie, d'un manque de connaissance des soins de la peau.
OBJECTIF	Le client préservera l'intégrité de la peau dans la région de la stomie.

RÉSULTATS ESCOMPTÉS	INTERVENTIONS INFIRMIÈRES ET JUSTIFICATIONS
Intégrité des tissus : peau et muqueuses • Absence d'érythème, de lésions cutanées ou d'induration dans la région de la stomie	**Soins de la stomie** • Surveiller la cicatrisation de la plaie et l'adaptation du client au dispositif de stomie en vue d'entreprendre un traitement, s'il y a lieu. • Installer le dispositif correctement de manière à éviter que l'écoulement de la plaie entre en contact avec la peau. • Remplacer ou vider la poche pour la colostomie de manière à éviter qu'un écoulement entre en contact avec la peau. • Aider le client dans son apprentissage des soins d'hygiène de sa stomie et des tissus environnants en vue d'augmenter son niveau de confiance en soi. **Soins de la peau : traitement topique** • Éviter les savons alcalins afin de prévenir l'irritation de la région péristomale. • Consulter l'infirmière stomothérapeute afin qu'elle se charge de l'apprentissage et des soins spécifiques à l'état du client.

PROBLÈME DÉCOULANT DE LA SITUATION DE SANTÉ	**Déformation de l'image corporelle** liée à la stomie ou à l'idée de dégager une mauvaise odeur comme en témoigne le discours du client, lequel est gêné ou honteux de dégager une odeur nauséabonde et d'avoir subi une stomie ; il refuse de prendre part aux soins qui lui sont prodigués ainsi que de regarder ou de toucher sa stomie.
OBJECTIFS	• Le client exprimera verbalement qu'il accepte les changements survenus relativement à l'apparence et à la fonction de certaines parties de son corps. • Le client touchera la partie atteinte et prendra part aux soins de la stomie. • Le client trouvera des façons de contrôler les odeurs de la stomie.

RÉSULTATS ESCOMPTÉS	INTERVENTIONS INFIRMIÈRES ET JUSTIFICATIONS
Image corporelle • Compréhension de son état • Verbalisation des inquiétudes à l'égard des changements corporels subis • Attitude positive à l'égard de la partie atteinte (changements relatifs à l'apparence et à la fonction de la partie atteinte) • Élaboration de stratégies d'adaptation cohérentes avec la réalité de son état • Attitude d'ouverture quant aux stratégies qui permettront d'améliorer la fonction de la partie atteinte **Soins de la stomie** • Utilisation de moyens efficaces pour contrôler les odeurs • Connaissance des signes et symptômes à signaler aux professionnels de la santé	**Amélioration de l'image de soi** • Aider le client à établir l'ampleur des changements que son corps a subis ou le degré de fonctionnement de la partie atteinte afin de l'amener à résoudre ses problèmes d'image de soi, de lui permettre de rectifier ses méprises et de prévoir un plan d'intervention. • Déterminer si le client est capable de regarder la partie touchée en vue d'évaluer sa capacité à se prodiguer les soins nécessaires à son rétablissement. • Inciter le client et son proche aidant à exprimer ses sentiments et ses inquiétudes à l'égard des changements corporels que le client a subis. • Aider le client à faire la différence entre l'apparence et la valeur d'une personne en vue de lui apporter du soutien et de le valoriser. • Entrer en contact avec d'autres personnes qui ont vécu de tels changements afin que le client sache vraiment ce que c'est que de subir une stomie. **Soins de la stomie** • Montrer au client comment réduire les odeurs provenant de la stomie. • Informer le client des signes de complication à surveiller (p. ex., un problème mécanique ou chimique, une éruption cutanée, un écoulement, une déshydratation, une infection) afin d'éviter les odeurs et les problèmes fonctionnels relatifs à la stomie.

PROBLÈME DÉCOULANT DE LA SITUATION DE SANTÉ	**Trouble d'ordre sexuel** lié à un changement physique, à l'impression d'avoir perdu son charme ou à la peur que se produise un écoulement d'origine fécale pendant la relation sexuelle comme en témoignent les inquiétudes du client à l'idée d'avoir une relation sexuelle avec sa (ou son) partenaire.
OBJECTIF	Le client se sentira à l'aise avec son corps au cours des relations sexuelles.

RÉSULTATS ESCOMPTÉS	INTERVENTIONS INFIRMIÈRES ET JUSTIFICATIONS
• Attitude positive à l'égard de son corps, de l'intimité et de la sexualité • Capacité à ressentir de l'excitation sexuelle	• Parler des répercussions de la maladie sur la vie sexuelle afin de déceler tout trouble d'ordre sexuel et d'intervenir en conséquence. • Inciter le client à exprimer ses peurs et à poser des questions afin qu'il ait l'occasion de parler de ce sujet délicat dans un climat rassurant. • Avoir le sens de l'humour et inviter le client à faire preuve d'humour pour combattre l'anxiété et la gêne. • Présenter le client à d'autres personnes qui ont vécu le même problème et qui sont parvenus à le surmonter afin que le client puisse discuter de ses inquiétudes relativement à sa vie sexuelle, trouver des solutions à ses problèmes, poser des questions et recevoir des réponses concrètes et réalistes d'une personne compréhensive. • Inclure la conjointe ou le conjoint, le plus possible, afin de favoriser la compréhension et le respect réciproques entre les deux personnes.

PROBLÈME DÉCOULANT DE LA SITUATION DE SANTÉ	**Manque de connaissance des soins de la stomie** lié à un manque de pratique ou à l'inexpérience comme en témoignent le manque de connaissance du client ainsi que la façon inadéquate dont il gère ses soins.
OBJECTIFS	• Le client décrira le fonctionnement de la stomie ainsi que les étapes relatives aux soins et à l'entretien de la stomie. • Le client se servira du dispositif de stomie (installation et retrait) et en fera la démonstration.

RÉSULTATS ESCOMPTÉS	INTERVENTIONS INFIRMIÈRES ET JUSTIFICATIONS
Connaissance des soins de la stomie • Exécution des étapes propres aux soins de la stomie (vidange et changement du dispositif, soins de la peau péristomale, etc.) • Utilisation adéquate du matériel • Confiance dans la prise en charge des autosoins reliés à la stomie • Connaissance des risques de complications • Connaissance des signes et symptômes à signaler aux professionnels de la santé • Modification des habitudes de vie (particulièrement le régime alimentaire) en vue d'une meilleure maîtrise des symptômes • Détermination des ressources de soutien parmi les proches, le réseau social ou la communauté.	**Soins de la stomie** • Montrer au client et à son proche aidant à se servir du dispositif de stomie et leur enseigner les soins à prodiguer. • Demander au client ou à son proche aidant de faire une démonstration afin de s'assurer qu'il se serve de la bonne technique, laquelle sera utile à long terme. • Informer le client des signes de complication à surveiller (p. ex., un problème mécanique ou chimique, une éruption cutanée, un écoulement, une déshydratation, une infection) afin de les traiter rapidement. • Informer le client et sa conjointe ou son conjoint du régime alimentaire à adopter et des changements à prévoir quant à l'élimination des excréments. • Conseiller au client de bien mâcher ses aliments, d'éviter les aliments qui lui ont déjà causé des troubles digestifs, d'intégrer les nouveaux aliments un à la fois, graduellement, et de boire beaucoup afin d'avoir une bonne santé intestinale. • Inciter le client à prendre part à un groupe de soutien à sa sortie de l'hôpital afin de lui permettre d'apprendre à vivre avec sa stomie. • Manifester sa confiance que le client sera en mesure de reprendre une vie normale, même avec une stomie, afin d'améliorer l'estime de soi de celui-ci.

Une colostomie du côlon ascendant ou du côlon transverse produit des selles semi-liquides. Le client doit utiliser un sac vidangeable. Une colostomie du côlon sigmoïde ou descendant produit quant à elle des selles semi-formées ou formées et peut parfois être régulée par la méthode d'irrigation. Le client peut ou non porter un sac vidangeable ▶ **MS 3.5** . Un sac non vidangeable doit être muni d'un filtre pour les gaz.

La plupart des personnes porteuses d'une colostomie peuvent manger tout ce qu'elles veulent, mais doivent avoir une alimentation équilibrée et ingérer suffisamment de liquides. Des modifications alimentaires aident tout de même à réduire la production de gaz et les odeurs (Williams, 2008). Le **TABLEAU 57.15** présente des aliments et leurs effets sur l'écoulement d'une stomie.

MS 3.5

Méthodes liées aux soins de stomie : *Vidange d'un sac de colostomie ou d'iléostomie.*

Thérapie nutritionnelle

TABLEAU 57.15 — Effets des aliments sur l'écoulement de la stomie

ALIMENTS CAUSANT DES ODEURS[a]	ALIMENTS CAUSANT DE LA DIARRHÉE[a]	ALIMENTS CAUSANT DES GAZ[a]	ALIMENTS POUVANT CAUSER UNE OBSTRUCTION DE L'ILÉOSTOMIE[b]
• Œuf • Ail • Oignon • Poisson • Asperge • Chou • Brocoli • Alcool • Mets épicés	• Alcool • Chou • Épinards • Haricots verts • Café • Aliments épicés • Fruits et légumes crus	• Haricots et autres légumineuses • Chou • Oignon • Bière • Boissons gazeuses • Fromages (forts) • Germes	• Noix • Raisins • Maïs soufflé • Graines • Légumes et fruits crus

[a] L'effet des aliments sur l'écoulement de la stomie varie d'une personne à l'autre. Il ne faut pas dissuader le client d'ingérer tous les aliments et les boissons énumérés.

[b] Il faut encourager le client à boire beaucoup de liquides et à bien mastiquer les aliments riches en fibres ; la quantité initiale de ces aliments doit être limitée. Les légumes et fruits cuits sont souvent mieux tolérés.

MS 3.4 | Vidéo

Méthodes liées aux soins de stomie : *Changement de l'appareil collecteur de colostomie ou d'iléostomie.*

Irrigations d'une colostomie

Les irrigations d'une colostomie peuvent être utilisées pour stimuler la vidange du côlon. Quand celui-ci est irrigué et vidé régulièrement, aucune selle n'est éliminée entre les séances. Celles-ci nécessitent toutefois de la dextérité manuelle et une vision adéquate. Si le client maîtrise sa fonction intestinale, les pertes devraient être minimes ou nulles entre les irrigations. Dans ce cas, il devra peut-être seulement porter un pansement ou un petit sac sur la stomie (Varma, 2009). La régularité est possible uniquement quand la stomie se trouve dans le côlon distal. Il faut entre trois et six semaines au côlon pour établir la continence avec les irrigations. Il n'est pas possible d'employer ces dernières lorsque la stomie est plus proximale. Une personne qui effectue régulièrement des irrigations devrait quand même avoir un sac de stomie à portée de la main en cas de diarrhée due à certains aliments ou à une maladie. La méthode d'irrigation d'une colostomie est semblable à un lavement.

Il faut assembler tout le matériel avant l'irrigation. Une trousse d'irrigation comprend généralement tout ce dont le client a besoin, y compris le cône et le tube à insérer dans la colostomie, le contenant pour la solution d'irrigation (eau du robinet) et le manchon nécessaire pour drainer les excréments et les eaux usées dans la toilette. Il faut encourager le client à respecter la marche à suivre, lui expliquer chaque étape et lui donner l'occasion d'en faire une démonstration. Le bout caoutchouté du cône sur le tube sert à prévenir la perforation en empêchant l'insertion trop profonde du tube et en retenant l'eau à l'intérieur de la stomie. Cette procédure peut être incluse dans la routine matinale, mais elle ne doit pas être faite à la hâte. Il ne faut pas procéder à l'irrigation s'il y a résistance pendant l'insertion du tube ou l'injection de l'eau.

Dans l'enseignement de l'irrigation d'une colostomie au client et au proche aidant, l'infirmière doit fournir des instructions claires et procéder selon les directives propres à son établissement ▶ **MS 3.6** .

MS 3.6

Méthodes liées aux soins de stomie : *Irrigation d'une colostomie.*

Soins de l'iléostomie

Les soins de l'iléostomie sont présentés dans le **PSTI 57.3**. Il est plus facile d'effectuer les soins si l'iléostomie dépasse d'au moins 1 à 1,5 cm. Sinon, la stomie entraîne des fuites, ce qui endommage la peau ▶ **MS 3.4** .

Après une iléostomie, les écoulements sont continus et extrêmement irritants s'ils entrent en contact avec la peau. Puisque la régularité ne peut être établie, un sac doit être porté en tout temps. Un sac ouvert vidangeable est plus facile à vider. Il peut généralement être porté pendant quatre à sept jours avant d'être changé, à moins qu'il y ait des fuites. Dans ce cas, il faut le retirer rapidement, nettoyer la peau et mettre un nouveau sac. Il faut toujours utiliser un protecteur cutané résistant. Au début de la phase postopératoire, l'utilisation d'un sac transparent facilite l'évaluation de l'état de la stomie et la mise en place du sac par le client. Le client peut toutefois préférer utiliser un sac opaque ultérieurement.

Il faut observer le client afin de déceler des signes et des symptômes de déséquilibres liquidiens et électrolytiques, notamment des déficits en potassium, en sodium et en liquide. Dans les premières 24 à 48 heures après la chirurgie, la quantité d'écoulement de la stomie peut être négligeable. Les personnes qui ont une iléostomie récente perdent la fonction d'absorption assurée par le côlon et le délai que procure la valvule iléocæcale. Elles peuvent donc avoir un volume élevé d'écoulement, allant de 1 à 1,8 L par jour, quand le péristaltisme se rétablit. Plus tard, la quantité moyenne d'écoulement peut être de 500 ml par jour, car l'intestin grêle proximal s'adapte à cette nouvelle situation. Si l'intestin grêle a été raccourci par une résection chirurgicale, le volume de l'écoulement peut être encore plus important. Le client doit augmenter son ingestion de liquide à 2 ou 3 L par jour (ou plus selon les pertes), et faire particulièrement attention aux pertes excessives de liquide reliées à la chaleur et à la sudation. Il devra peut-être aussi ingérer davantage de sodium. Il est extrêmement important que le client connaisse les signes et les symptômes de déséquilibres liquidiens et électrolytiques afin de pouvoir y réagir adéquatement.

Les aliments riches en fibres sont initialement interdits et graduellement réintroduits dans l'alimentation. Le client qui a une iléostomie est susceptible de subir une obstruction, car la lumière intestinale a moins de 2,5 cm de diamètre et peut rétrécir davantage à l'endroit où l'intestin traverse la couche de muscles et de fascias abdominaux. Les aliments tels que le maïs soufflé, la noix de coco, les champignons, les olives, les légumes filamenteux, les aliments avec de la peau, les fruits séchés et les viandes avec boyaux (p. ex., les saucisses) doivent être extrêmement bien mastiqués avant d'être d'avalés (Fulham, 2008b). L'objectif visé est un retour à une alimentation normale.

La stomie peut saigner facilement si elle est touchée, car elle est hautement vascularisée. L'infirmière doit informer le client qu'un petit suintement de sang est normal. Si l'iléon a été enlevé, un traitement à la cobalamine (vitamine B_{12}) orale ou injectable peut s'avérer nécessaire.

Adaptation à une stomie

Le client vit un deuil secondaire à la perte d'une partie de son corps et à la modification de son image corporelle. Il peut avoir l'impression d'être anormal ou différent, avoir honte et craindre de souffrir d'isolement social. Les gens ressentent souvent de l'anxiété et de la peur liées aux fuites possibles de selles, aux odeurs et aux sons produits par les flatulences et les excréments qui tombent dans le sac. Ils s'inquiètent de leur image corporelle, de leurs activités sexuelles, des responsabilités du proche aidant et des changements dans leur mode de vie. Ils peuvent éprouver de la colère ou du ressentiment ou être déprimés. Les clients stomisés vivent chacune des quatre étapes de deuil, soit le déni, la colère, la tristesse et, après un certain temps, l'acceptation.

L'infirmière doit accompagner le client dans ce processus et lui fournir des ressources pour l'aider à cheminer. Elle peut aider le client à s'adapter en l'encourageant à parler de ses préoccupations et à poser des questions, en répondant à ses besoins d'information avec un vocabulaire facile à comprendre, en lui recommandant des services de soutien et en l'aidant à acquérir de la confiance et des habiletés dans les soins de sa stomie. Orienter le client vers une association de sa région pour personnes stomisées, afin qu'il puisse échanger avec d'autres personnes se trouvant dans la même situation, contribue souvent à l'adaptation.

La personne stomisée peut recommencer ses activités quotidiennes après six à huit semaines. Elle doit éviter néanmoins de soulever des charges lourdes. Sa condition physique détermine à quel moment elle peut recommencer à faire du sport. Certains professionnels de la santé recommandent d'éviter les sports susceptibles de causer un trauma direct à la stomie. Le bain et la natation sont possibles avec ou sans système de sac, car l'eau n'endommage pas la stomie.

Fonction sexuelle après une stomie

Le plan de soins doit inclure une discussion sur la sexualité et la fonction sexuelle. L'infirmière peut aider le client à comprendre que bien que cette dimension puisse subir quelques perturbations, sa sexualité n'a pas à changer à la suite d'une stomie. Une femme stomisée peut d'ailleurs encore devenir enceinte.

Il est possible qu'une chirurgie pelvienne perturbe les approvisionnements nerveux et sanguin aux parties génitales. La radiothérapie, la chimiothérapie et les médicaments peuvent aussi modifier la fonction sexuelle. La santé physique générale du client de même qu'une fatigue causée par la maladie peuvent influer sur son désir sexuel. En transmettant cette information au client, l'infirmière lui permet d'organiser sa vie sexuelle en fonction de ses autosoins et de son énergie.

Toute chirurgie pelvienne où le rectum est enlevé peut endommager le plexus nerveux parasympathique. Chez l'homme, l'érection dépend des nerfs parasympathiques, qui régulent le flux sanguin et l'approvisionnement vasculaire du bassin, et des nerfs honteux, transmettant les réactions sensorielles des parties génitales. Si possible, il vaut mieux utiliser des techniques chirurgicales qui permettent d'épargner les nerfs afin de préserver la fonction sexuelle. La radiothérapie au bassin peut réduire la circulation sanguine à cet endroit en causant la cicatrisation des petits vaisseaux sanguins. Des dommages aux nerfs sympathiques de la région antérosacrée de l'homme peuvent perturber l'éjaculation, comme dans le cas d'une résection abdominopérinéale. La fonction sexuelle d'une femme inclut pour sa part la dilatation et la lubrification du vagin, que la radiothérapie peut modifier. Une chirurgie pelvienne ne change généralement pas l'excitation sexuelle d'une femme, sauf si son vagin est partiellement ou complètement enlevé. Cette chirurgie ne perturbe pas non plus la contraction musculaire et le plaisir génital qui se produisent au cours d'un orgasme. Les hommes et les femmes stomisés peuvent avoir des orgasmes, mais il est possible que d'autres éléments de la réaction sexuelle soient perturbés.

L'infirmière doit discuter avec le client de l'impact psychologique de la stomie sur l'image corporelle et l'estime de soi. Des facteurs émotionnels peuvent contribuer aux problèmes sexuels. L'infirmière doit aider le client à trouver des façons de gérer la dépression et l'anxiété causées par la maladie, la chirurgie ou les troubles postopératoires.

L'impact social de la stomie est lié à des facteurs psychologiques, physiques et sexuels. Les préoccupations du client stomisé comprennent la capacité de reprendre ses activités sexuelles, la modification de son style vestimentaire, l'effet de la stomie sur ses activités quotidiennes, le sommeil avec un sac, l'expulsion des gaz, les odeurs, la propreté et la décision de révéler ou non aux autres qu'il a une stomie et, dans l'affirmative, le moment propice pour le faire. La peur du rejet par son ou sa partenaire ou la crainte que d'autres personnes ne le trouvent plus désirable sexuellement peuvent aussi le préoccuper. L'infirmière peut encourager le client à verbaliser ses sentiments. Elle doit cependant savoir que le client a besoin de temps pour s'adapter au sac de stomie et à tous ces changements corporels avant d'être à l'aise dans sa vie sexuelle.

57.6.9   Diverticulose et diverticulite

Les **diverticules** sont des dilatations ou des hernies sacciformes de la muqueuse qui se forment dans le côlon aux endroits où les artères intestinales (*vasa recta*) pénètrent la couche de muscles circulaires **FIGURES 57.13** et **57.14**. Une **diverticulose** se caractérise par la présence de nombreux diverticules non enflammés, tandis que la **diverticulite** se caractérise par une inflammation de ces diverticules. Cliniquement, la maladie diverticulaire comprend une gamme de troubles allant de la diverticulose asymptomatique sans complication, à la diverticulite avec complications

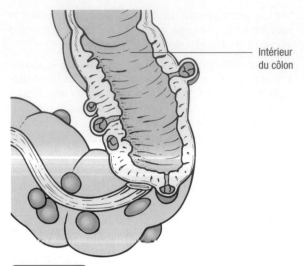

Intérieur
du côlon

FIGURE 57.13

Les diverticules sont des protrusions du côlon. Lorsqu'il y a inflammation, on parle alors de diverticulite. L'inflammation peut également se propager ailleurs dans l'intestin.

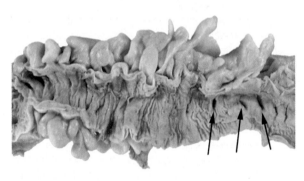

FIGURE 57.14

En présence de maladie diverticulaire, les protrusions de muqueuse (indiquées par des flèches) ressemblent à de petites fentes ouvertes à la surface de la muqueuse, à l'intérieur de l'intestin.

telles qu'une perforation, un abcès, une fistule ou un saignement. Les diverticules peuvent se former en tous points du tractus gastro-intestinal, mais ils sont plus communs dans le côlon sigmoïde.

Étiologie et physiopathologie

La maladie diverticulaire est un trouble courant dont la fréquence augmente avec l'âge. Les diverticules du côlon gauche (descendant, sigmoïde) prédominent dans les populations occidentales, tandis que les diverticules du côlon droit (ascendant) affectent davantage les populations asiatiques et les personnes jeunes. L'étiologie de la diverticulose du côlon ascendant demeure inconnue, mais les diverticules du côlon sigmoïde semblent être associés à des pressions intracavitaires élevées secondaires à un déficit en fibres

alimentaires ; ils peuvent être combinés avec une perte de masse musculaire et de collagène due au vieillissement.

Bien que la cause de la diverticulose reste inexpliquée, la théorie prédominante suggère en fait que la formation des diverticules est due à une pression intracavitaire élevée dans les régions affaiblies de la paroi intestinale, qui engendre un épaississement des parois. Cette maladie touche plus les populations occidentales industrialisées qui ont une alimentation pauvre en fibres et riche en glucides raffinés ; elle affecte d'ailleurs rarement les végétariens. La diverticulose est pratiquement inconnue dans certaines régions du monde, comme l'Afrique rurale, où la population a une alimentation riche en fibres (Weisberger & Jamieson, 2009). Une ingestion insuffisante de fibres alimentaires ralentit le transit intestinal, ce qui accroît l'absorption d'eau par les selles. Ces dernières se durcissent et leur déplacement devient plus difficile dans l'intestin. La taille réduite de la lumière intestinale et les selles dures causent une augmentation de la pression intracavitaire, ce qui favorise la formation de diverticules. La maladie diverticulaire peut être asymptomatique et est généralement découverte pendant une sigmoïdoscopie ou une coloscopie de routine. Dans les cas plus graves, les diverticules saignent ou une diverticulite apparaît. Cette dernière se caractérise par l'inflammation des diverticules et une pression intracavitaire accrue qui causent l'érosion de la paroi intestinale ainsi qu'une perforation microscopique ou macroscopique vers le péritoine **FIGURES 57.13** et **57.14**. Un abcès localisé se forme quand l'organisme parvient à cloisonner la perforation. Si celle-ci ne peut être contenue, le client va souffrir d'une péritonite (Weisberger & Jamieson, 2009).

Manifestations cliniques et complications

La majorité des clients souffrant de diverticulose n'ont pas de symptômes. Ceux qui en ont ressentent généralement des douleurs abdominales, des ballonnements, des flatulences et des changements du transit intestinal. Entre 15 et 25 % des clients atteints de diverticulose finissent cependant par avoir une diverticulite aiguë. Les clients souffrant de diverticulite ressentent une douleur abdominale localisée dans la région touchée du côlon. Les symptômes les plus courants de la diverticulite du côlon sigmoïde sont des douleurs abdominales du quadrant gauche inférieur et parfois de la fièvre, une leucocytose et une masse abdominale palpable. Les personnes âgées qui ont une diverticulite peuvent être apyrétiques et présenter une leucocytémie normale ainsi que peu ou pas de sensibilité abdominale.

Les complications de la diverticulite incluent la perforation du côlon avec péritonite, la formation d'abcès et de fistule ainsi que l'obstruction et le saignement. Celui-ci peut être étendu, mais il s'arrête généralement spontanément **FIGURE 57.15**.

Examen clinique et examens paracliniques

Le diagnostic de diverticulite se fonde sur les antécédents médicaux et l'examen physique **ENCADRÉ 57.23**. Les radiographies abdominales et thoraciques permettent d'exclure les autres causes de douleurs abdominales aiguës, alors que la TDM avec produits de contraste oraux s'avère l'examen paraclinique idéal.

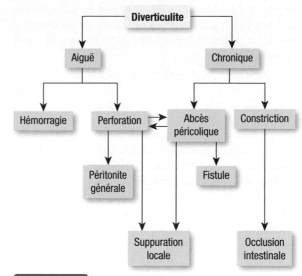

FIGURE 57.15
Complications de la diverticulite

Processus diagnostique et thérapeutique

ENCADRÉ 57.23 **Diverticulose et diverticulite**

Examen clinique et examens paracliniques
- Anamnèse, antécédents médicaux et examen physique
- RSOS
- Lavement baryté
- Sigmoïdoscopie
- Coloscopie
- Hémogramme
- Analyse d'urine
- Hémoculture
- TDM avec produits de contraste oraux
- Radiographie abdominale

Processus thérapeutique
- Traitement conservateur
  - Régime à forte teneur en fibres (si asymptomatique)
  - Suppléments de fibres alimentaires (si asymptomatique)
  - Laxatifs émollients ou mucilagineux
  - Anticholinergiques
  - Lavement huileux
  - Repos au lit
  - Régime de liquides clairs
  - Antibiotiques oraux
  - Promotion d'un poids santé
- Soins en phase aiguë : diverticulite
  - Antibiotiques
  - N.P.O.
  - Remplacement liquidien I.V.
  - Résection possible de la partie du côlon touchée par l'obstruction ou l'hémorragie
  - Colostomie temporaire possible
  - Repos au lit
  - Aspiration gastro-intestinale par un tube nasogastrique

Soins et traitements infirmiers

CLIENT ATTEINT DE DIVERTICULOSE OU DE DIVERTICULITE

Une alimentation à forte teneur en fibres, principalement en fruits et légumes, et une ingestion réduite de lipides et de viandes rouges sont recommandées pour prévenir la maladie diverticulaire. L'activité physique semble aussi réduire le risque (Weisberger & Jamieson, 2009). Même après que le diagnostic de maladie diverticulaire est posé, une alimentation riche en fibres **TABLEAU 57.3** est appropriée, et ce, malgré l'incertitude concernant ses avantages. Il n'est pas non plus prouvé qu'une alimentation sans noix ni graines prévient la diverticulite. En fait, certaines recherches avancent que les noix et le maïs soufflé pourraient protéger l'organisme contre cette maladie (Weisberger & Jamieson, 2009).

Si le client est obèse, l'infirmière l'encourage à perdre du poids. Une augmentation de la pression intraabdominale doit être évitée, car elle peut précipiter une crise. Les facteurs qui augmentent ce type de pression sont l'effort à la défécation, le vomissement, la flexion, le soulèvement de charges lourdes et les vêtements serrés et contraignants.

Le traitement de la diverticulite aiguë vise le repos du côlon et la réduction de l'inflammation. Certains clients peuvent être traités à la maison avec des antibiotiques oraux et un régime de liquides clairs. L'hospitalisation est toutefois nécessaire si les symptômes sont graves, si le client est incapable de tolérer les liquides par voie orale ou s'il présente des comorbidités. Le client âgé, immunodéprimé ou qui a une forte fièvre et une importante leucocytose doit aussi être hospitalisé. Dans ce cas, il ne doit rien ingérer par voie orale. Il doit être alité, et des antibiotiques I.V. doivent lui être administrés. L'infirmière doit l'observer pour déceler des signes d'abcès, de saignement et de péritonite, et il importe qu'elle

surveille attentivement son hémogramme. Quand la crise aiguë se calme, l'infirmière doit d'abord donner au client des liquides par voie orale, puis intégrer graduellement des aliments semi-solides. La mobilisation progressive est encouragée.

La chirurgie est réservée au client qui présente des complications, telles qu'un abcès ou une obstruction, ne pouvant être traitées médicalement. Les interventions chirurgicales habituelles comprennent la résection du segment touché du côlon avec une anastomose primaire si les intestins peuvent être adéquatement lavés, ou la création d'une colostomie de détournement temporaire. La colostomie est réanastomosée lorsque le côlon est guéri.

L'infirmière doit bien expliquer au client son état. Un client qui comprend bien le processus morbide et respecte le traitement prescrit est moins susceptible de voir sa maladie s'aggraver et de souffrir de complications.

57.6.10 Hernies

Une **hernie** est une protrusion d'un viscère par une ouverture normale ou une partie affaiblie de la paroi de la cavité où il est habituellement contenu. Elle peut se former dans n'importe quelle partie du corps, mais elle survient généralement dans la cavité abdominale. Une hernie qui peut être facilement retournée dans la cavité abdominale est dite réductible. La réduction manuelle ou spontanée est possible quand la personne s'étend. Si la hernie ne peut être replacée dans la cavité abdominale, elle est dite irréductible ou incarcérée. Dans ce cas, elle peut nuire au transit intestinal et à la circulation ; il s'agit d'une **hernie étranglée**. Elle risque d'entraîner alors une obstruction intestinale aiguë.

Types de hernies

La **hernie inguinale** est le type le plus courant de hernie abdominale et affecte davantage les hommes que les femmes **TABLEAU 57.16**. Elle se produit au point de faiblesse de la paroi abdominale, au site d'émergence du cordon spermatique de l'homme et du ligament rond de la femme **FIGURE 57.16**. Quand la protrusion traverse l'anneau inguinal et suit le cordon spermatique ou le ligament rond, cela s'appelle une **hernie indirecte**. Lorsqu'elle traverse la paroi inguinale postérieure, il s'agit d'une **hernie directe**.

Une **hernie crurale** (ou fémorale) se produit quand une protrusion traverse l'anneau crural jusque dans le canal fémoral. Elle apparaît comme une bosse sous le ligament inguinal. Elle est facilement étranglée et touche plus souvent les femmes. La **hernie ombilicale** se produit quant à elle lorsque le muscle grand droit de l'abdomen est faible (dans le cas de l'obésité) ou quand l'ouverture ombilicale ne se referme pas après la naissance.

Les **hernies incisionnelles** sont dues à une faiblesse de la paroi abdominale au site d'une incision

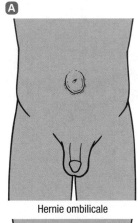

Hernie ombilicale | Hernie inguinale directe

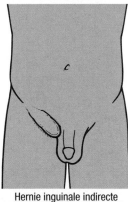

Hernie inguinale indirecte | Hernie crurale

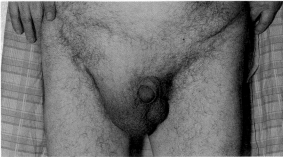

FIGURE 57.16
Ⓐ Types de hernies. Ⓑ Hernie inguinale indirecte.

passée. Elles se forment plus communément chez les clients qui sont obèses, ont subi de multiples chirurgies dans une même région du corps ou ont des plaies mal cicatrisées en raison d'une mauvaise alimentation ou d'une infection.

Manifestations cliniques

Une hernie peut être facilement visible, particulièrement quand la personne tend ses muscles abdominaux. La tension peut causer un certain malaise. Si la hernie est étranglée, le client ressentira une douleur aiguë et des symptômes d'obstruction intestinale tels que des vomissements, des crampes abdominales et de la distension.

TABLEAU 57.16	Hernie	
HOMMES		**FEMMES**
• La hernie inguinale touche plus les hommes que les femmes. • Un homme a environ 25 % de risques de contracter une hernie inguinale au cours de sa vie.		• La hernie crurale (fémorale) touche plus les femmes (surtout âgées) que les hommes. • Une femme a moins de 5 % de risques de contracter une hernie crurale au cours de sa vie.

Soins et traitements infirmiers

CLIENT ATTEINT DE HERNIE

Le diagnostic repose sur les antécédents médicaux et l'examen physique. La chirurgie constitue le traitement privilégié de la hernie, et elle prévient la strangulation. Le traitement se fait normalement par laparoscopie. La réparation chirurgicale d'une hernie est une **herniorraphie** (ou cure de hernie) et se pratique généralement en clinique externe. Le renforcement de la région affaiblie avec du fil, un fascia (aponévrose) ou un treillis est une **hernioplastie**. Une hernie étranglée est traitée immédiatement par une résection de la région touchée ou par une colostomie temporaire pour éviter la nécrose et la gangrène.

Certains clients qui ont une hernie portent un bandage herniaire, c'est-à-dire un coussinet placé sur la hernie et tenu en place par une ceinture, qui empêche la protrusion de la hernie. Si un client porte un de ces bandages, l'infirmière doit vérifier si son frottement continuel contre la peau cause de l'irritation et agir dès l'apparition de rougeurs ou de plaies.

Après la réparation d'une hernie, le client peut éprouver de la **dysurie**. L'infirmière doit alors vérifier si la vessie est distendue, s'il y a présence de globe vésical et si la vidange de la vessie est totale en examinant le résidu postmictionnel. Un appareil échographique de type BladderScan^MD peut être utilisé à cette fin. Elle doit consigner précisément ses ingesta et ses excreta. L'œdème scrotal est une complication douloureuse de la réparation d'une hernie inguinale. Un dispositif de soutien scrotal et l'application de glace peuvent soulager la douleur et l'œdème. Le client doit éviter de tousser, mais il doit respirer profondément et se mobiliser. S'il doit tousser ou éternuer, il doit soutenir la plaie pendant la toux et ouvrir la bouche pendant l'éternuement. Après son congé, le client devra éviter de soulever des charges lourdes pendant une période de six à huit semaines.

Dysurie : Douleur ou sensation de brûlure pendant la miction.

57.7 | Syndrome de malabsorption

La malabsorption est due à une absorption déficiente des lipides, des glucides, des protéines, des minéraux et des vitamines. L'estomac, l'intestin grêle, le foie et le pancréas régulent la digestion et l'absorption normales. Habituellement, les enzymes digestives dégradent les nutriments pour permettre leur absorption. Une interruption de ce processus à n'importe quel moment est susceptible d'entraîner une malabsorption. Celle-ci peut avoir plusieurs causes **ENCADRÉ 57.24**. L'intolérance au lactose compte parmi les troubles de malabsorption les plus courants. Viennent ensuite la MICI, la maladie cœliaque, la sprue tropicale et la fibrose kystique (Marchiondo, 2009).

Les signes les plus courants de malabsorption sont la perte de poids, la diarrhée et la **stéatorrhée** (selles volumineuses, fétides, de couleur gris-jaune, graisseuses et pâteuses) **TABLEAU 57.17**. L'intolérance au lactose n'entraîne cependant pas de stéatorrhée.

Les tests servant à déterminer la cause d'une malabsorption sont entre autres l'examen qualitatif des selles pour détecter la présence de lipides (p. ex., le colorant Soudan III), la collecte de selles pendant 72 heures en vue d'effectuer des mesures quantitatives des lipides fécaux, l'examen sérologique pour diagnostiquer la maladie cœliaque et le test de l'élastase fécale afin de déterminer s'il y a insuffisance pancréatique. D'autres examens paracliniques possibles sont la TDM et l'endoscopie ; ils servent à obtenir une biopsie de l'intestin grêle. Un lavement baryté de l'intestin grêle est généralement effectué pour déceler des anomalies du relief muqueux. L'endoscopie par capsule peut être utilisée pour évaluer s'il y a des troubles de malabsorption dans l'intestin grêle. Ensuite, les examens de malabsorption des glucides incluent le test de xylose et le test de tolérance au lactose (Lindberg, 2009). Les analyses de laboratoire fréquemment demandées sont l'hémogramme, la mesure du temps de prothrombine (pour voir si l'absorption de vitamine K est adéquate) ainsi que les concentrations sériques de

Déficiences biochimiques ou enzymatiques

- Déficience en lactase
- Obstruction des voies biliaires
- Insuffisance pancréatique
- Fibrose kystique
- Pancréatite chronique
- Syndrome de Zollinger-Ellison

Prolifération bactérienne

- Sprue tropicale
- Infection parasitique

Perturbation de la muqueuse de l'intestin grêle

- Maladie cœliaque

- Maladie de Whipple
- Maladie de Crohn

Circulations lymphatique et vasculaire perturbées

- Lymphome
- Ischémie
- Lymphangiectasie
- Défaillance cardiaque

Perte de surface intestinale

- Opération Billroth II
- Syndrome de l'intestin court
- Résection, maladie ou pontage de l'iléon distal
- Certaines chirurgies bariatriques

vitamine A, de carotène, d'électrolytes, de cholestérol et de calcium.

57.7.1 Maladie cœliaque

La **maladie cœliaque** (ou sprue cœliaque ou entéropathie par intolérance au gluten) est une maladie auto-immune caractérisée par des dommages à la muqueuse de l'intestin grêle causés par l'ingestion de blé, d'orge et de seigle chez des personnes génétiquement prédisposées (Roos, Karner, & Hallert, 2009). La **sprue tropicale** est quant à elle un trouble chronique contracté en région tropicale qui se caractérise par le dérèglement progressif des tissus jéjunaux et iléaux entraînant des difficultés nutritionnelles. Elle se traite avec de l'acide folique et de la tétracycline.

La maladie cœliaque était auparavant considérée comme une maladie assez rare de l'intestin qui commençait au cours de l'enfance et qui

TABLEAU 57.17	Manifestations cliniques de la malabsorption
MANIFESTATIONS	**PHYSIOPATHOLOGIE**
Gastro-intestinales	
Perte de poids	• Malabsorption des lipides, des glucides et des protéines qui entraîne la perte de calories ; réduction marquée de l'apport calorique ; utilisation accrue des calories
Diarrhée	• Mauvaise absorption de l'eau, du sodium, des acides gras, de la bile ou des glucides
Flatulence	• Fermentation bactérienne des glucides non absorbés
Stéatorrhée	• Lipides non digérés et non absorbés
Glossite, chéilite, stomatite	• Carence en fer, en riboflavine, en cobalamine, en acide folique et en autres vitamines
Hématologiques	
Anémie	• Mauvaise absorption du fer, de la cobalamine et de l'acide folique
Tendance hémorragique	• Carence en vitamine C • Carence en vitamine K inhibant la production des facteurs de coagulation II, VII, IX et X
Musculosquelettiques	
Douleur aux os	• Ostéoporose due à une mauvaise absorption du calcium • Ostéomalacie consécutive à l'hypocalcémie, à l'hypophosphatémie et à l'apport insuffisant en vitamine D
Tétanie	• Hypocalcémie, hypomagnésémie

▼

TABLEAU 57.17	Manifestations cliniques de la malabsorption *(suite)*
MANIFESTATIONS	**PHYSIOPATHOLOGIE**
Faiblesse, crampes musculaires	• Anémie, diminution des électrolytes (particulièrement du potassium)
Atrophie musculaire (cachexie)	• Malabsorption des protéines
Neurologiques	
État mental altéré	• Déshydratation, déséquilibre électrolytique
Paresthésie	• Carence en cobalamine
Neuropathie périphérique	• Carence en cobalamine
Cécité nocturne	• Carence en thiamine et en vitamine A
Tégumentaires	
Ecchymose	• Carence en vitamine K
Dermatite	• Carence en acides gras, en zinc, en niacine et en autres vitamines
Ongles cassants	• Carence en fer
Amincissement et perte des cheveux	• Carence en protéines
Cardiovasculaires	
Hypotension	• Déshydratation (hypovolémie)
Tachycardie	• Déshydratation (hypovolémie), anémie
Œdème périphérique	• Malabsorption des protéines, perte de protéines (diarrhée)

était accompagnée de symptômes de diarrhée, de malabsorption et de malnutrition. Aujourd'hui, il s'agit d'une maladie assez répandue qui touche toutes les classes d'âge et qui présente une vaste gamme de symptômes.

Cette maladie touche plus communément les gens d'origine européenne. En Amérique du Nord, 1 personne sur 200 voire jusqu'à 1 sur 100 en serait atteinte (Santé Canada, 2008). Selon la Fondation québécoise de la maladie cœliaque (2005), environ 300 000 Canadiens et 76 000 Québécois souffriraient de cette maladie. Les groupes à risque élevé incluent les parents de premier ou de deuxième degré d'une personne atteinte de cette maladie ainsi que les personnes qui ont des troubles associés à celle-ci, tels que la migraine et la myocardite. La maladie cœliaque affecte un peu plus les femmes, et ses symptômes commencent généralement au cours de l'enfance. Elle peut apparaître à tout âge entre l'enfance, dès que les céréales sont introduites dans l'alimentation, et la vieillesse.

Étiologie et physiopathologie

La prédisposition génétique, l'ingestion de gluten et une réaction d'origine immunologique constituent les trois facteurs nécessaires à l'apparition de la maladie cœliaque. Environ 90 à 95 % des

14

Le chapitre 14, *Génétique, réaction immunitaire et transplantation*, traite des antigènes HLA.

clients souffrant de cette affection ont les allèles HLA-DQ2 de l'antigène leucocytaire humain (HLA) et de 5 à 10 % ont les allèles HLA-DQ8 (Martin, 2008). Toutefois, les personnes qui ont ces marqueurs génétiques ne contractent pas toutes la maladie cœliaque, et certaines personnes qui ont cette maladie n'ont pas les allèles HLA (Martin, 2008) ▶ **14**.

Comme dans le cas des autres maladies auto-immunes, la destruction des tissus est causée par l'inflammation chronique. Celle-ci est activée par l'ingestion du gluten présent dans le blé, le seigle et l'orge. Le gluten contient des peptides particuliers appelés prolamines. Chez les personnes génétiquement prédisposées, la digestion partielle de gluten libère des prolamines, qui sont absorbées dans la *lamina propria* de la sous-muqueuse intestinale. Les prolamines se lient alors aux antigènes HLA-DQ2 ou HLA-DQ8 et activent une réaction inflammatoire. L'inflammation endommage les microvillosités et les bordures en brosse de l'intestin grêle, ce qui finit par réduire la surface disponible pour l'absorption des nutriments (Martin, 2008 ; Upton, 2008). Les dommages sont plus graves dans le duodénum, probablement parce que c'est l'endroit où la concentration de gluten est la plus élevée. Ils diminuent à mesure que l'on s'éloigne du duodénum. L'inflammation dure tant que l'ingestion de gluten continue.

Manifestations cliniques

Les signes classiques de la maladie cœliaque comprennent la diarrhée fétide, la stéatorrhée, les flatulences, la distension abdominale et les symptômes de malnutrition (Hans, 2008). Certaines personnes ne ressentent pas de symptômes gastro-intestinaux évidents et peuvent plutôt présenter des symptômes atypiques tels qu'une densité osseuse réduite et de l'ostéoporose, l'hypoplasie de l'émail des dents (émail des dents insuffisamment formé), des carences en fer et en folate, une neuropathie périphérique et des troubles reproducteurs (Martin, 2008 ; Upton, 2008). Une lésion cutanée vésiculaire prurigineuse appelée **dermatite herpétiforme** est parfois présente sous forme d'éruption cutanée sur les fesses, le cuir chevelu, le visage, les coudes et les genoux. La maladie cœliaque est aussi associée à d'autres maladies auto-immunes, comme la polyarthrite rhumatoïde, le diabète de type 1 et certains troubles thyroïdiens.

L'absorption des protéines, des lipides et des glucides est perturbée. Il s'ensuit donc une mauvaise croissance, une perte de poids, une atrophie musculaire et d'autres signes de malnutrition. Des concentrations anormales de folate, de fer et de cobalamine peuvent aussi être observées. L'anémie ferriprive est une des manifestations les plus courantes de la maladie cœliaque. Les clients peuvent être intolérants au lactose et être obligés d'arrêter de consommer des produits contenant du lactose jusqu'à ce que la maladie soit contrôlée. Une mauvaise absorption du calcium et de la vitamine D peut entraîner une diminution de la densité osseuse et l'ostéoporose. Une mauvaise nutrition peut également avoir des répercussions sur le système reproducteur.

Examens paracliniques et processus thérapeutique en interdisciplinarité

Un diagnostic et un traitement précoces peuvent prévenir les complications. Le dépistage est recommandé pour les parents proches des clients qui ont la maladie, les jeunes clients qui ont une densité osseuse réduite, ceux qui souffrent d'anémie (lorsque les autres causes ont été exclues) et les personnes souffrant de certaines maladies auto-immunes.

La maladie cœliaque est confirmée quand : 1) une biopsie de l'intestin grêle fournit une preuve histologique de la maladie ; 2) les symptômes et la preuve histologique disparaissent quand la personne adopte un régime sans gluten (Martin, 2008). Les examens paracliniques doivent être faits avant que la personne commence son régime, puisque celui-ci en modifiera les résultats. Les tests sérologiques de détection des anticorps anti-transglutaminase tissulaire de type IgA et des anticorps anti-endomysium de type IgA s'avèrent précis. Les preuves histologiques sont idéales pour confirmer le diagnostic. Les biopsies démontrent une muqueuse aplatie et des pertes perceptibles de villosités. Le génotypage est utile pour exclure la maladie cœliaque, puisque la plupart des gens atteints de cette maladie ont les antigènes HLA-DQ2 et HLA-DQ8, ou l'un des deux.

La maladie cœliaque doit être exclue grâce à un bilan diagnostique de la MICI, car les symptômes sont semblables. De nombreuses personnes consultent d'ailleurs pendant des années pour des symptômes non spécifiques avant que la maladie cœliaque soit enfin diagnostiquée (ce qui pourrait expliquer le grand nombre de diagnostics à l'âge adulte).

Le traitement avec un régime sans gluten arrête le processus inflammatoire (Martin, 2008 ; Upton, 2008). La plupart des clients se rétablissent complètement après trois à six mois de traitement, mais ils doivent suivre un régime sans gluten pour le reste de leur vie. Si cette maladie n'est pas traitée, l'inflammation chronique et l'hyperplasie se poursuivent. Les personnes touchées présentent comparativement à la population générale un risque accru, mais modéré, de **lymphome non Hodgkinien** et de cancer gastro-intestinal.

Puisque la maladie cœliaque est traitée par l'élimination permanente du gluten de l'alimentation, les produits du blé, de l'orge, de l'avoine et du seigle doivent être évités ENCADRÉ 57.25. Bien que l'avoine pure ne contienne pas de gluten, les produits de l'avoine peuvent être contaminés par le blé, le seigle et l'orge pendant la mouture. Le gluten est aussi présent dans certains médicaments et dans de nombreux additifs, agents de conservation et stabilisants alimentaires. Si le régime sans gluten seul ne fonctionne pas, il faut le combiner avec des corticostéroïdes.

Il est difficile de suivre un régime sans gluten, particulièrement en voyage ou dans les restaurants. Il est donc essentiel de consulter un nutritionniste. Le client doit savoir où il peut se procurer des produits sans gluten. Il faudra peut-être le diriger vers une aide financière, car les aliments sans gluten coûtent plus cher que les aliments réguliers. Les aliments sans gluten sont offerts dans les magasins d'aliments naturels et sur divers sites Web. Celui de la Fondation québécoise de la maladie cœliaque (www.fqmc.org) présente des suggestions utiles pour suivre un régime sans gluten et vivre avec cette affection. L'infirmière doit encourager et motiver le client à respecter son régime. Elle doit lui enseigner les risques de dommages aux intestins et les complications possibles telles que l'anémie et l'ostéoporose s'il ne suit pas son régime.

57.7.2 Déficience en lactase

La **déficience en lactase** (ou alactasie) est une affection causée par le manque ou l'absence de lactase, une enzyme qui dégrade le lactose en deux sucres simples, le glucose et le galactose. Une déficience primaire en lactase est généralement due à des facteurs génétiques. Certains groupes ethniques, notamment ceux d'origine asiatique ou africaine, présentent de faibles concentrations de lactase vers l'âge de cinq ans. La naissance prématurée et la déficience congénitale en lactase, un trouble génétique rare, sont des causes moins courantes de cette affection. Une malabsorption du lactose peut aussi se produire lorsque des conditions physiques causent une prolifération bactérienne, ce qui favorise la fermentation du lactose dans l'intestin grêle, ou que des dommages à la muqueuse intestinale nuisent à l'absorption. La MICI et la maladie cœliaque sont des exemples de maladies qui endommagent la muqueuse.

Les symptômes de l'intolérance au lactose incluent le ballonnement, les flatulences, les crampes abdominales et la diarrhée. Ils peuvent survenir entre une demi-heure et plusieurs heures après l'ingestion de lait ou d'un produit laitier. La diarrhée est due à la sécrétion de liquide dans l'intestin grêle en réaction à l'action osmotique du lactose non digéré.

Thérapie nutritionnelle

ENCADRÉ 57.25 | Maladie cœliaque

Exemples d'aliments à consommer[a]
- Beurre
- Café, thé et cacao
- Fromage, fromage cottage
- Fruits frais
- Lait non aromatisé
- Lin, maïs et riz
- Œufs
- Pains, craquelins, pâtes et céréales sans gluten
- Pommes de terre
- Produits de soya
- Tapioca
- Tortillas de maïs
- Viande, poisson, volaille (non marinés ni panés)
- Yogourt

Exemples d'aliments à éviter
- Avoine
- Blé
- Farine (sauf si elle est sans gluten ou provient d'une céréale sans gluten telle que le riz)
- Orge
- Pain, entre autres de blé entier, blanc et aux pommes de terre
- Pâte, pizza, bagels
- Produits de boulangerie tels que muffins, biscuits, gâteaux et tartes
- Seigle

[a] Il faut lire les étiquettes des aliments pour savoir s'ils contiennent des stabilisateurs au gluten ou des ingrédients contenant du gluten.

De nombreuses personnes intolérantes au lactose sont conscientes de leur problème et évitent le lait ainsi que les produits laitiers. L'intolérance au lactose peut être diagnostiquée à l'aide d'un test de tolérance au lactose, d'un test par mesure de l'hydrogène respiratoire après charge en lactose ou d'un test d'ADN (Marchiondo, 2009).

Le traitement consiste à éliminer le lactose de l'alimentation en évitant le lait et les produits laitiers ou en ingérant de la lactase grâce aux préparations offertes dans le commerce. Le lait et la crème glacée contiennent plus de lactose que le fromage. Le yogourt de culture vivante est une autre source de calcium, mais le client doit s'assurer qu'aucun produit laitier n'y a été ajouté. Un régime sans lactose est initialement prescrit et peut être graduellement modifié en régime à faible teneur en lactose selon la tolérance du client. De nombreuses personnes intolérantes au lactose ne présentent pas de symptômes si elles n'en ingèrent que de petites quantités. Certaines personnes tolèrent mieux le lactose si elles le prennent avec leurs repas. Puisqu'une alimentation sans lait et sans produits laitiers peut entraîner une carence en calcium, des suppléments sont parfois nécessaires pour prévenir l'ostéoporose. La lactase (Lactaid[MD]) est en vente libre dans le commerce. Mélangée au lait, cette enzyme dégrade le lactose avant l'ingestion du lait.

57.7.3 Syndrome de l'intestin court
Étiologie et physiopathologie

Le syndrome de l'intestin court résulte d'une résection chirurgicale d'une partie de l'intestin grêle, d'une anomalie congénitale ou d'une perte d'absorption intestinale liée à une maladie. Il se caractérise par une incapacité à maintenir, avec une alimentation normale, l'équilibre protéino-calorique en liquides, en électrolytes et en micronutriments. La résection de l'intestin grêle peut être nécessaire en cas d'infarctus intestinal causé par une thrombose ou une insuffisance vasculaire, de trauma abdominal, de cancer, d'entérite due à une radiothérapie ou à la maladie de Crohn.

Le nombre et la gravité des symptômes dépendent de la longueur et des portions d'intestin coupées. Une résection de 50 % de l'intestin grêle perturbe peu la fonction intestinale, surtout si l'iléon et la valvule iléocæcale restent intacts. Après la résection de plus de la moitié de l'intestin grêle, la portion restante subit des changements adaptatifs davantage prononcés dans l'iléon. Pour compenser, la taille des villosités et des cryptes ainsi que la capacité d'absorption de l'intestin restant augmentent. L'adaptation progressive, qui peut se poursuivre pendant deux ans, est favorisée par la présence d'aliments, de fibres, de bile et de sécrétions pancréatiques dans la lumière de l'intestin. La résection de l'iléon, de la valvule iléo-cæcale ou du côlon augmente la vitesse du transit intestinal et réduit le temps d'absorption. La résection complète de l'iléon cause la malabsorption de la cobalamine (vitamine B_{12}), des sels biliaires et des lipides. Cela provoque souvent une stéatorrhée.

Manifestations cliniques

Les principales manifestations du syndrome de l'intestin court sont la diarrhée et la stéatorrhée. Il peut y avoir des signes de malnutrition et de multiples carences en vitamines et en minéraux (p. ex., une perte de poids, des carences en cobalamine et en zinc, une hypocalcémie). Le client peut présenter une déficience en lactase et une augmentation de la prolifération bactérienne. Il est possible que des calculs rénaux d'oxalate se forment en raison de l'absorption accrue d'oxalate dans le côlon.

Processus thérapeutique en interdisciplinarité

Les objectifs généraux pour le client souffrant du syndrome de l'intestin court sont d'atteindre un équilibre liquidien, électrolytique et nutritionnel, et de maîtriser la diarrhée. Tout de suite après une résection intestinale massive, le client reçoit une alimentation parentérale pour reposer l'intestin et remplacer les pertes de liquides, d'électrolytes et de nutriments. Des IPP (p. ex., l'oméprazole [Losec^{MD}]) sont utilisés pour réduire la sécrétion d'acide gastrique. Le client doit généralement adopter un régime riche en glucides et pauvre en lipides avec des suppléments de fibres solubles, de pectine et de glutamine (un acide aminé). Il faut encourager le client souffrant du syndrome de l'intestin court à prendre six à huit petits repas par jour afin d'augmenter le temps de contact entre la nourriture et l'intestin. À l'ingestion orale, des préparations de suppléments alimentaires peuvent être ajoutées ainsi que l'alimentation entérale par sonde la nuit. Si le client souffre d'une malabsorption grave, l'équipe soignante peut choisir de recommencer l'alimentation parentérale. Celle-ci doit cependant être limitée puisque, à long terme, elle cause la cirrhose du foie et la cholélithiase (Wallis, Walters, & Gabe, 2009). Les suppléments oraux de calcium, de zinc et de multivitamines sont généralement recommandés.

Les médicaments antidiarrhéiques opioïdes sont les plus efficaces pour diminuer la motilité intestinale **TABLEAU 57.2**. Pour les clients ayant subi une résection iléale limitée (moins de 100 cm), la cholestyramine (Questran^{MD}) réduit la diarrhée due aux acides biliaires non absorbés tout en augmentant l'élimination de ceux-ci dans les selles. Les acides biliaires stimulent en effet la sécrétion de liquide intestinal et réduisent l'absorption de liquide dans le côlon.

La transplantation intestinale est une intervention effectuée dans quelques centres de transplantation spécialisés au Canada, mais pas au Québec pour l'instant. Les candidats à cette intervention sont les personnes qui souffrent du syndrome de l'intestin court, qui dépendent totalement de l'alimentation parentérale et qui ont une maladie hépatique avancée. La transplantation est d'ailleurs considérée comme un traitement de dernier recours pour les clients atteints de défaillance intestinale et chez qui l'alimentation parentérale entraîne des complications mettant leur vie en danger. Elle peut inclure l'intestin seul, le foie et l'intestin, ou des combinaisons de viscères (estomac, duodénum, jéjunum, iléon, côlon et pancréas).

57.7.4 Tumeur stromale gastro-intestinale

La tumeur stromale gastro-intestinale (TSGI) est une forme rare de cancer qui apparaît dans les cellules de la paroi du tractus gastro-intestinal. Ces cellules, appelées cellules interstitielles de Cajal, font partie du système nerveux autonome, qui aide à réguler le mouvement de la nourriture et du liquide dans l'estomac et les intestins (Sleijfer & Wiemer, 2008). Environ 65 % des TSGI se trouvent dans l'estomac, 25 % dans l'intestin grêle et le reste dans l'œsophage, le côlon, le rectum ou le péritoine. La fréquence de cette tumeur dans le monde est d'environ 1,5 cas sur 100 000 personnes, et elle est plus commune entre 50 et 70 ans. La plupart des TSGI sont dues à des mutations des gènes KIT ou PDGFRA.

Les manifestations d'une TSGI dépendent de la partie touchée du tractus gastro-intestinal. Les signes et les symptômes précoces sont généralement subtils et comprennent une satiété précoce, des ballonnements, des nausées et des vomissements. Puisque ces symptômes sont semblables à ceux de nombreux autres troubles gastro-intestinaux, le dépistage précoce de ce cancer est difficile. Les manifestations ultérieures peuvent inclure des saignements et une obstruction gastro-intestinale causés par la tumeur en croissance. La TSGI est souvent décelée pendant des examens (p. ex., une endoscopie, une radiographie) effectués pour d'autres troubles tels que le cancer colorectal ou gastrique. Le diagnostic de TSGI repose sur l'examen des tissus biopsiés. L'échoendoscopie peut être utilisée pour déterminer l'étendue de la tumeur.

Les clients subissent d'abord une extraction chirurgicale de la tumeur, mais celle-ci a généralement métastasié au moment du diagnostic ou récidive couramment. La TSGI est très résistante à la chimiothérapie, mais puisqu'elle dépend de l'activité des gènes KIT et PDGFRA, des médicaments qui ciblent les récepteurs de ces deux gènes ont été mis au point et sont actuellement à l'étude (Sleijfer & Wiemer, 2008).

57.8 | Troubles anorectaux

57.8.1 Hémorroïdes

Les **hémorroïdes** sont des veines hémorroïdales dilatées. Elles peuvent être internes (au-dessus du sphincter interne) ou externes (à l'extérieur du sphincter externe) **FIGURES 57.17** et **57.18**. Les symptômes des hémorroïdes incluent les rectorragies, le prurit, le prolapsus et la douleur. Elles apparaissent périodiquement, selon la pression anorectale.

Étiologie et physiopathologie

Plusieurs chercheurs pensent que les hémorroïdes résultent de l'augmentation de la pression anale et de l'affaiblissement des tissus conjonctifs qui soutiennent normalement les veines hémorroïdales (Harvard Women's Health Watch, 2008). Quand les tissus de soutien s'affaiblissent dans le canal anal, généralement en raison de l'effort à la défécation, les veinules se dilatent. De plus, la circulation

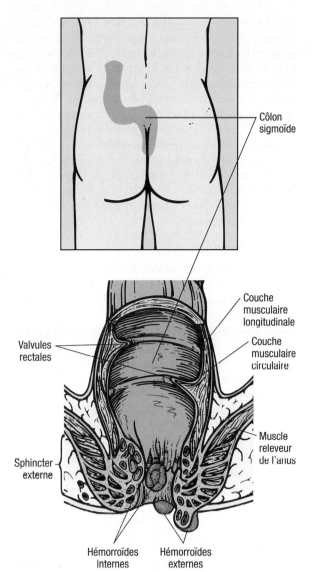

FIGURE 57.17

Structures anatomiques du rectum et de l'anus avec hémorroïdes externes et internes

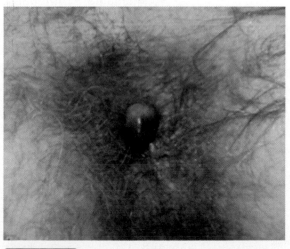

FIGURE 57.18

Hémorroïdes externes thrombosées

sanguine dans les veines du plexus hémorroïdal est perturbée et crée une stase. Un caillot intravasculaire dans les veinules crée une hémorroïde externe thrombosée. Les hémorroïdes sont la cause la plus commune de saignement pendant la défécation. Une petite quantité de sang peut être perdue chaque fois, mais avec le temps, ces petites pertes peuvent causer une anémie ferriprive. De nombreux facteurs peuvent entraîner les hémorroïdes, notamment la grossesse, la constipation prolongée, l'effort à la défécation, le soulèvement de charges lourdes, une position debout ou assise prolongée et l'hypertension portale (comme dans le cas de la cirrhose).

Manifestations cliniques

Les symptômes classiques des hémorroïdes sont le saignement, le prurit anal, le prolapsus et la douleur. Le client qui a des hémorroïdes internes peut être asymptomatique, mais si elles sont étranglées, il signalera la présence de douleur. Les hémorroïdes internes peuvent saigner, ce qui peut laisser du sang autour des selles ou sur le papier de toilette après la défécation. Le client peut rapporter une douleur chronique, sourde et constante, particulièrement quand les hémorroïdes sont descendues.

Les hémorroïdes externes sont bleu rougeâtre et elles saignent rarement ou causent rarement de la douleur sauf si une veine se rompt. Les caillots de sang dans les hémorroïdes externes causent de la douleur et de l'inflammation ; les hémorroïdes sont alors dites thrombosées. Les hémorroïdes externes occasionnent une douleur intermittente, une douleur à la palpation profonde, des démangeaisons et une sensation de brûlure. Les clients signalent aussi des saignements associés à la défécation. La constipation ou la diarrhée peuvent aggraver ces symptômes.

Examen clinique, examens paracliniques et processus thérapeutique en interdisciplinarité

Les hémorroïdes internes sont diagnostiquées par le toucher rectal, l'anuscopie et la sigmoïdoscopie. Les hémorroïdes externes peuvent quant à elles être diagnostiquées par inspection visuelle et toucher rectal. Le traitement concerne principalement les causes des hémorroïdes et les symptômes du client. Une alimentation riche en fibres et une ingestion accrue de liquide préviennent la constipation et réduisent l'effort à la défécation, ce qui soulage l'engorgement des veines. Des onguents tels que Nupercainal^MD, des crèmes, des suppositoires et des pansements imprégnés d'agents anti-inflammatoires (p. ex., l'hydrocortisone) ou des astringents et des anesthésiques (p. ex., l'hamamélis de Virginie, la benzocaïne) peuvent être utilisés pour réduire l'œdème des muqueuses et soulager le malaise. Les corticostéroïdes topiques, tels que l'hydrocortisone, ne doivent toutefois pas être utilisés pendant plus d'une semaine afin d'éviter les effets secondaires tels que la dermatite de contact et l'atrophie de la muqueuse (Harvard Women's Health Watch, 2008). Il est possible de prescrire des laxatifs émollients (docusate de sodium) pour ramollir les selles et des bains de siège afin de soulager la douleur.

Un traitement conservateur convient généralement aux hémorroïdes externes sauf si elles sont thrombosées. Pour les hémorroïdes internes, des méthodes non chirurgicales (ligature élastique, coagulation infrarouge, cryothérapie, traitement au laser) peuvent s'avérer bénéfiques. La **ligature élastique** demeure la technique la plus répandue. Un anoscope est inséré afin de trouver les hémorroïdes et de les ligaturer avec un élastique. Celui-ci coupe la circulation, et le tissu devient nécrotique, se sépare et tombe. Cette intervention cause une certaine douleur locale, mais aucun anesthésique n'est nécessaire. Le médecin administre habituellement un analgésique de premier palier (p. ex., de l'acide acétylsalicylique ou de l'acétaminophène) pour soulager la douleur. La **coagulation infrarouge** peut être utilisée pour traiter des hémorroïdes internes saignantes. Dans cette intervention, un rayon infrarouge ou un courant électrique génère une inflammation locale. La cryothérapie consiste plutôt à congeler rapidement les hémorroïdes. Cette méthode est moins utilisée, car elle peut causer une douleur aiguë.

Une **hémorroïdectomie** est l'excision chirurgicale des hémorroïdes. Cette chirurgie est indiquée en cas de prolapsus, de douleur extrême, de saignement excessif ou de grosses hémorroïdes. Elle est généralement réservée aux clients qui ont des hémorroïdes thrombosées multiples ou une protrusion marquée causant des symptômes graves. L'hémorroïdectomie peut être réalisée avec un clamp, par cautérisation ou par excision. Une méthode chirurgicale en particulier consiste à laisser la plaie ouverte pour que la cicatrisation se fasse par deuxième intention. Une autre technique consiste à enlever les hémorroïdes et à suturer le tissu pour que la cicatrisation se fasse par première intention.

CLIENT AYANT DES HÉMORROÏDES

Il est important d'informer le client au sujet des moyens de prévention de la constipation, de lui suggérer d'éviter les positions debout ou assises prolongées et d'utiliser adéquatement les médicaments en vente libre qui soulagent les symptômes. L'infirmière doit lui enseigner qu'il est important de consulter son médecin pour des symptômes graves (p. ex., une douleur aiguë, un saignement excessif, des hémorroïdes descendues). Des bains de siège d'une durée de 15 à 20 minutes 2 ou 3 fois par jour pendant 7 à 10 jours peuvent soulager la douleur et réduire l'œdème causé par les hémorroïdes.

La douleur causée par les spasmes sphinctériens est courante après une hémorroïdectomie. L'infirmière doit informer le client que même si cette intervention est mineure, elle provoque une douleur importante. Cette dernière est d'ailleurs initialement traitée par des opioïdes. Par la suite, des préparations de nitroglycérine topique peuvent être utilisées pour soulager la douleur et réduire l'utilisation d'opioïdes.

Les bains de siège sont commencés un ou deux jours après la chirurgie. Un bain de siège chaud procure un soulagement et nettoie la région anale. Un anneau de mousse réduit ensuite la pression exercée sur cette région lorsque le client s'assoit. Au début, le client ne doit pas être laissé seul, car il peut avoir une faiblesse ou s'évanouir.

Durant la chirurgie, une mèche peut être insérée dans le rectum pour absorber l'écoulement. Un bandage en T peut tenir la mèche en place. La mèche est généralement enlevée le lendemain ou le surlendemain de l'opération. L'infirmière doit évaluer la présence de rectorragie. Puisque le client peut être gêné par le changement de mèche, il faut le faire dans un endroit isolé. Le client craint généralement la première selle et résiste au besoin urgent de déféquer. Des émollients et des analgésiques peuvent lui être administrés auparavant pour réduire l'effort à la défécation ainsi que la douleur associée.

Un laxatif émollient tel que le docusate de sodium (Colace^MD) est généralement prescrit pendant les premiers jours après l'opération. Si le client ne va pas à la selle dans les deux ou trois premiers jours, il faut lui donner un lavement huileux. L'infirmière doit enseigner au client l'importance de l'alimentation, les soins de la région anale, les symptômes des complications (notamment les saignements), et lui expliquer qu'il doit éviter la constipation et l'effort à la défécation. Les bains de siège sont recommandés pendant une ou deux semaines. Le médecin peut prescrire un laxatif émollient pendant un certain temps. Les hémorroïdes peuvent malheureusement revenir. Un resserrement anal se produit parfois et une dilatation est alors nécessaire. Des examens réguliers sont importants pour prévenir tout problème ultérieur.

57.8.2   Fissure anale

Une **fissure anale**, primaire ou secondaire selon son étiologie, est un ulcère cutané ou une fente de la muqueuse anale causé par un trauma, une infection locale ou une inflammation. Alors qu'une fissure primaire résulte généralement d'un trauma local, par exemple pendant un accouchement par voie vaginale ou durant certaines pratiques sexuelles, une fissure secondaire est due à une variété d'affections, entre autres la MICI, une chirurgie anale antérieure, ou une infection transmissible sexuellement et par le sang (syphilis, tuberculose, chlamydia, gonorrhée, herpès et VIH).

C'est l'ischémie due à la combinaison d'un tonus élevé du sphincter anal au repos et d'une mauvaise circulation sanguine dans cette région qui entraîne l'ulcération du tissu anal (Collins & Lund, 2007). Ce dernier peut devenir ulcéré spontanément ou en raison de lésions causées par des facteurs qui ne causeraient normalement pas de dégradation des tissus, tels que des selles dures. Si l'ischémie n'est pas corrigée, la fissure anale ne guérira pas.

Les principaux symptômes de la fissure sont la douleur anale et le saignement. La douleur est particulièrement grave pendant et après la défécation, et les clients la décrivent en disant qu'ils ont l'impression « d'éliminer du verre brisé » (Collins & Lund, 2007). Le saignement est rouge vif et généralement léger. Il s'ensuit une constipation en raison de la peur d'avoir mal pendant la prochaine défécation.

La fissure anale est diagnostiquée par un examen physique. Les traitements conservateurs consistant à prendre des suppléments de fibres, une quantité suffisante de liquide et des bains de siège fonctionnent dans certains cas, particulièrement les cas aigus. Des préparations topiques, notamment de nitrates et d'inhibiteurs calciques, sont utilisées pour réduire la pression rectoanale, favoriser la guérison de la fissure et éviter les dommages aux sphincters (Collins & Lund, 2007). Des injections locales de toxine botulique servent aussi à réduire la pression rectoanale et s'avèrent plus efficaces si elles sont combinées à des nitrates. La guérison par traitement conservateur prend généralement de deux à quatre semaines. Ramollir les selles à l'aide d'huile minérale ou de laxatifs émollients soulage la douleur. Des bains de siège chauds (pendant 15 ou 20 minutes, 3 fois par jour) et des suppositoires anesthésiques (Anusol^MD) sont aussi prescrits.

Si les médicaments topiques s'avèrent inefficaces, une sphinctérotomie interne latérale est la chirurgie recommandée, mais elle comporte un risque d'incontinence postopératoire. Les soins postopératoires sont les mêmes que dans le cas d'une hémorroïdectomie.

57.8.3 Abcès anorectal

L'abcès anorectal est un amas de pus périanal **FIGURE 57.19**. Il est dû à l'obstruction des glandes anales, qui cause une infection et la formation subséquente de l'abcès. Cette dernière peut se produire à la suite d'une fissure anale, d'un trauma ou d'une MICI. Les organismes le plus souvent responsables sont *E. coli*, les staphylocoques et les streptocoques. Les manifestations cliniques comprennent une douleur et une enflure locales, des écoulements fétides, de la sensibilité et une température élevée. La septicémie représente une complication possible. L'abcès anorectal est diagnostiqué par un toucher rectal.

Le traitement chirurgical consiste à drainer l'abcès. Si une mèche est utilisée, elle peut être enduite de lubrifiant. Ensuite, la guérison se fait par granulation. Il faut changer la mèche chaque jour et appliquer des compresses chaudes et humides sur la région. Il faut faire attention de ne pas souiller le pansement pendant la miction ou la défécation. Un régime à faible teneur en fibres est prescrit dans les premiers jours après l'opération. Le client peut quitter la clinique ou l'urgence même si la plaie est encore ouverte. L'infirmière doit informer le client sur les soins de la plaie, l'importance des bains de siège, le nettoyage approfondi après la défécation et les visites de suivi chez le médecin.

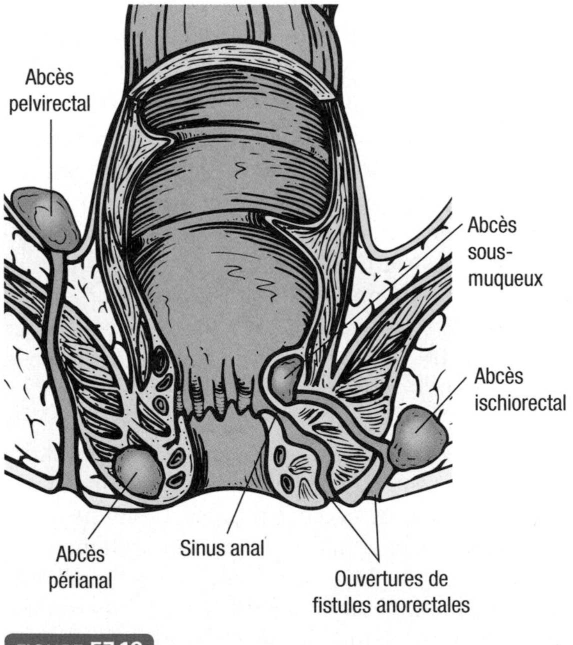

57.8.4 Fistule anale

Une fistule anale est un conduit anormal qui part de l'anus ou du rectum. Elle peut s'étendre à l'extérieur de la peau, dans le vagin ou sur les fesses et elle précède souvent un abcès. Il s'agit d'une complication de la maladie de Crohn, et elle peut se résorber quand le traitement pharmacologique (p. ex., l'infliximab) permet la rémission de la maladie.

Des excréments peuvent entrer dans la fistule et causer une infection ; s'ensuit un écoulement purulent, sanguinolent et persistant ou une fuite de selles. Il est possible que le client doive porter une culotte d'incontinence pour ne pas tacher ses vêtements.

Le traitement chirurgical comprend une fistulotomie ou une fistulectomie. La **fistulotomie** consiste à ouvrir la fistule et à laisser le tissu sain granuler, tandis qu'une **fistulectomie** est une excision de la fistule entière. Une mèche de gaze est insérée et la plaie se guérit par granulation. Les soins sont les mêmes que pour une hémorroïdectomie. Si le client a des fistules complexes, il est possible d'injecter de la colle de fibrine pour les sceller.

57.8.5 Sinus pilonidal

Le **sinus pilonidal** est une petite cavité, probablement congénitale, située sous la peau entre les fesses dans la région sacrococcygienne. Il peut avoir plusieurs ouvertures et est tapissé d'épithélium et de poils, d'où le nom pilonidal (nid de poils). Le mouvement des fesses cause la pénétration des poils courts et drus dans la peau humide. La peau devient irritée, puis infectée, et il se forme un kyste ou un abcès pilonidal. Il n'y a pas de symptômes, sauf en cas d'infection. Dans ce cas, le client se plaint de douleur et d'enflure à la base de la colonne vertébrale.

L'abcès doit être incisé et drainé. La plaie peut être refermée ou laissée ouverte pour permettre une guérison par deuxième intention. Une mèche est insérée dans la plaie et des bains de siège sont prescrits. Les soins d'un abcès comprennent l'application de chaleur humide. Le client se sent généralement plus à l'aise couché sur l'abdomen ou le côté. L'infirmière doit lui montrer comment éviter la contamination du pansement pendant la miction ou la défécation, et comment éviter l'effort à la défécation si possible.

FIGURE 57.19

Sites courants de formation des fistules et des abcès anorectaux

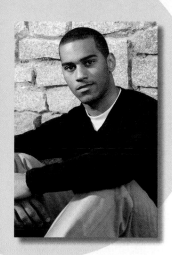

Monsieur Niels Tricolle, âgé de 28 ans, a immigré de Belgique il y a 2 ans. Il est technicien en informatique chargé de la maintenance du réseau d'une entreprise de taille moyenne. Il fume environ un paquet de cigarettes par jour. Il est présentement hospitalisé pour des diarrhées qui évoluent depuis plus d'un mois, accompagnées de douleurs abdominales et d'une perte de poids de 5 kg. Depuis son admission à l'hôpital il y a six jours, il va à la selle de cinq à six fois par jour, et ses selles sont très molles et même liquides. Il a remarqué que sa peau était plus sèche qu'avant ses épisodes de diarrhée et qu'il avait plus soif.

Cependant, il s'abstenait de boire par crainte d'aggraver son problème intestinal.

À la suite d'une coloscopie qui a montré des lésions ulcéreuses (atteinte iléocolique droite) et d'une biopsie, le diagnostic de maladie de Crohn a été confirmé.

En entrant dans sa chambre après le départ du médecin qui lui a annoncé son diagnostic, l'infirmière remarque que monsieur Tricolle est tourné vers la fenêtre, l'air triste. Il lui dit : « Je n'ai pas tout compris, je ne sais pas ce qu'il faut faire avec ma maladie, comment elle va être traitée, si je dois être opéré et si j'ai des chances de guérir. »

MISE EN ŒUVRE DE LA DÉMARCHE DE SOINS

Collecte des données – Évaluation initiale – Analyse et interprétation

1. Nommez au moins trois manifestations cliniques de la maladie de Crohn que présente monsieur Tricolle.

2. Quelles questions devez-vous poser pour évaluer l'atteinte intestinale de monsieur Tricolle ? Nommez-en trois.

3. Monsieur Tricolle pourrait éprouver d'autres symptômes et démontrer d'autres signes en lien avec la maladie de Crohn. Citez-en au moins trois.

Voici un extrait du plan thérapeutique infirmier de monsieur Tricolle.

Extrait

CONSTATS DE L'ÉVALUATION									
Date	Heure	N°	Problème ou besoin prioritaire	Initiales	RÉSOLU / SATISFAIT			Professionnels / Services concernés
					Date	Heure	Initiales	
2011-03-10	13:45	2	Connaissances insuffisantes de la maladie de Crohn	J.L.				

Signature de l'infirmière	Initiales	Programme / Service	Signature de l'infirmière	Initiales	Programme / Service
Jeanine Loriot	J.L.	3ᵉ est, gastro-entérologie			

4. Quelles données appuient le problème prioritaire décelé ?

5. Quel autre problème prioritaire pouvez-vous cerner à la suite de l'analyse des données recueillies relatives à l'élimination intestinale de monsieur Tricolle ?

Extrait

CONSTATS DE L'ÉVALUATION									
Date	Heure	N°	Problème ou besoin prioritaire	Initiales	RÉSOLU / SATISFAIT			Professionnels / Services concernés
					Date	Heure	Initiales	
2011-03-10	13:45	2	Connaissances insuffisantes de la maladie de Crohn	J.L.				
		3						

Signature de l'infirmière	Initiales	Programme / Service	Signature de l'infirmière	Initiales	Programme / Service
Jeanine Loriot	J.L.	3ᵉ est, gastro-entérologie			

Planification des interventions – Décisions infirmières

6. Trouvez une directive qui serait applicable pour le problème prioritaire numéro 2.

Extrait

CONSTATS DE L'ÉVALUATION

Date	Heure	N°	Problème ou besoin prioritaire	Initiales	RÉSOLU / SATISFAIT			Professionnels / Services concernés
					Date	Heure	Initiales	
2011-03-10	13:45	2	*Connaissances insuffisantes de la maladie de Crohn*	J.L.				
		3						

SUIVI CLINIQUE

Date	Heure	N°	Directive infirmière	Initiales	CESSÉE / RÉALISÉE		
					Date	Heure	Initiales
2011-03-10	13:45	2					

Signature de l'infirmière	Initiales	Programme / Service	Signature de l'infirmière	Initiales	Programme / Service
Jeanine Loriot	J.L.	*3ᵉ est, gastro-entérologie*			

7. Serait-il nécessaire de rechercher d'autres signes de déshydratation chez ce client ? Expliquez votre réponse.

8. Pourquoi est-ce pertinent de calculer les liquides ingérés et excrétés pour monsieur Tricolle ?

Évaluation des résultats – Évaluation en cours d'évolution

9. Qu'est-ce qui indiquerait à l'infirmière que monsieur Tricolle a plus de connaissances sur son état de santé ?

10. Quelles observations montreraient que la diarrhée de monsieur Tricolle est maîtrisée ? Nommez-en trois.

Application de la pensée critique

Dans l'application de la démarche de soins auprès de monsieur Tricolle, l'infirmière a recours aux éléments du modèle de la pensée critique pour analyser la situation de santé du client et en comprendre les enjeux. La **FIGURE 57.20** résume les caractéristiques de ce modèle en fonction des données de ce client, mais elle n'est pas exhaustive.

Vers un jugement **clinique**

Connaissances
- Caractéristiques d'une élimination intestinale normale
- Facteurs favorisant la diarrhée,
- Complications locales ou générales de la diarrhée
- Physiopathologie de la maladie de Crohn incluant l'étiologie, les moyens d'investigation, les manifestations cliniques, l'évolution et les traitements possibles
- Réactions psychologiques d'un jeune adulte atteint de la maladie de Crohn

Expériences
- Soins aux clients ayant un problème intestinal
- Expérience personnelle d'épisodes de diarrhée incontrôlable

ÉVALUATION
- Caractéristiques des selles diarrhéiques (fréquence, couleur, présence ou absence de sang)
- Connaissances que le client a de son état
- État psychologique de monsieur Tricolle à la suite de l'annonce du diagnostic de maladie de Crohn
- Signes et symptômes de déshydratation
- Mesure des ingesta et excreta
- Prédispositions à apprendre

Norme
- Respecter les mesures locales de prévention des infections en cas de diarrhée

Attitudes
- Ne pas avoir de réactions de dégoût face aux odeurs éventuelles, ou à la souillure du linge en cas de diarrhée incontrôlable
- Ne pas banaliser le choc représenté par l'annonce d'un diagnostic sévère d'une maladie chronique qui peut altérer considérablement la qualité de vie du client
- Donner l'enseignement en considérant la réceptivité du client

FIGURE 57.20

Application de la pensée critique à la situation de santé de monsieur Tricolle

■ ■ ■ À retenir

- L'ingestion de microorganismes infectieux constitue la principale cause de diarrhée aiguë.

- Les principaux objectifs généraux pour le client souffrant d'incontinence fécale sont de rétablir une routine d'élimination intestinale, de maintenir l'intégrité de la peau de la région périanale et de promouvoir l'estime de soi malgré les troubles de maîtrise intestinale.

- Les causes courantes de constipation sont une carence en fibres alimentaires, une absorption insuffisante de liquide, une diminution de l'activité physique et le report d'un besoin urgent de déféquer.

- L'appendicite commence généralement par une douleur périombilicale, suivie d'anorexie, de nausées et de vomissements.

- Si le diagnostic et le traitement sont retardés, l'appendice peut se rompre, ce qui entraînera une péritonite pouvant être fatale.

- La plupart des cas de gastroentérite sont spontanément résolus et ne nécessitent pas d'hospitalisation.

- Les symptômes de la maladie de Crohn et de la colite ulcéreuse sont généralement les mêmes (diarrhée, selles sanguinolentes, perte pondérale, douleur abdominale, fièvre et fatigue).

- Le client qui souffre de colite ulcéreuse depuis longtemps présente un risque de cancer colorectal (CC) et celui atteint de la maladie de Crohn présente un risque de cancer de l'intestin grêle.

- Une personne souffrant de la maladie de Crohn est plus susceptible d'avoir une obstruction intestinale, des fistules, des fissures et des abcès.

- Les objectifs généraux pour le client souffrant d'une MICI visent à réduire le nombre et la gravité des crises aiguës, à maintenir l'équilibre liquidien et électrolytique, à éliminer la douleur ou les malaises, à maintenir l'équilibre nutritionnel et à améliorer la qualité de vie.

- La plupart des obstructions intestinales se produisent dans l'intestin grêle alors que les matières fécales ne peuvent plus progresser dans l'intestin.

- Les polypes du côlon se forment à la surface de la muqueuse et font saillie dans la lumière du côlon.

- L'obésité, une grande consommation de tabac, d'alcool et de viande transformée ou rouge augmentent les risques du cancer colorectal.

- Une colostomie devient fonctionnelle quand le péristaltisme est adéquatement rétabli.

- La hernie inguinale est le type le plus courant de hernie abdominale.

- La maladie cœliaque est une maladie auto-immune caractérisée par des dommages de la muqueuse de l'intestin grêle causés par l'ingestion de blé, d'orge et de seigle chez des personnes génétiquement prédisposées ; un régime sans gluten arrête le processus.

- Les symptômes de l'intolérance au lactose incluent le ballonnement, les flatulences, les crampes abdominales et la diarrhée.

- Les hémorroïdes résultent de l'augmentation de la pression anale et de l'affaiblissement des tissus conjonctifs qui soutiennent normalement les veines hémorroïdales.

57

Pour en savoir plus

 Références Internet

Organismes et associations

Association Canadienne des Stomothérapeutes
www.caet.ca

Association canadienne du cancer colorectal
www.colorectal-cancer.ca

Fondation canadienne des maladies inflammatoires de l'intestin
www.fcmii.ca

Fondation québécoise de la maladie cœliaque
www.fqmc.org

Société canadienne du cancer
www.cancer.ca

Société Nationale Française de Gastro-Entérologie
www.snfge.asso.fr

Références générales

Infiressources > Banques et recherche > Pathologies > Gastro-entérologie
www.infiressources.ca

PasseportSanté.net > Maladies > Index des maladies de A à Z
Fiches détaillées sur l'appendicite, le cancer colorectal, la constipation, la diarrhée, la diverticulite, la gastroentérite, les hémorroïdes, la maladie cœliaque et le syndrome de l'intestin irritable
www.passeportsante.net

 Monographies

Brun, M.F., & Prudhomme, C. (2006). *Gastro-entérologie : soins infirmiers dans les maladies du système digestif.* Paris : Maloine.

Collin, J. (2009). *Manual of gastrointestinal procedures* (6th ed.). Chicago : Society of Gastroenterology Nurses and Associates.

 Articles, rapports et autres

Bonin, M. (dir.) (2008). Dossier : l'intestin dans tous ses états. *Le médecin du Québec, 43*(10), 25-70.

Miller, A., Candas, B., Berthelot, J.M., Elwood, M., Jobin, G., Labrecque, M., *et al.* (2009). *Pertinence et faisabilité d'un programme de dépistage du cancer colorectal au Québec : rapport du comité scientifique constitué par l'Institut national de santé publique du Québec.* Montréal : Institut national de santé publique du Québec.
www.inspq.qc.ca

CHAPITRE

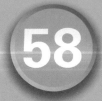

58

Écrit par :
Anne Croghan, MN, ARNP
Margaret McLean Heitkemper,
RN, PhD, FAAN

Adapté par :
Dalila Benhaberou-Brun, inf.,
M. Sc.

INTERVENTIONS CLINIQUES

Troubles du foie, du pancréas et des voies biliaires

Objectifs

 Guide d'études – RE08, RE11

Après avoir lu ce chapitre, vous devriez être en mesure :

- de décrire les signes et les symptômes des différents types d'ictère ;

- de distinguer les différents types d'hépatite virale selon l'étiologie, la physiopathologie, les manifestations cliniques, les complications et le processus thérapeutique en interdisciplinarité ;

- de décrire les interventions infirmières appropriées pour le client atteint d'hépatite virale ;

- de décrire la physiopathologie, les manifestations cliniques et les complications de la stéatose hépatique non alcoolique, ainsi que le processus thérapeutique en interdisciplinarité chez le client qui en est atteint ;

- d'expliquer l'étiologie, la physiopathologie, les manifestations cliniques et les complications de la cirrhose du foie, ainsi que le processus thérapeutique en interdisciplinarité et la démarche de soins chez le client qui en est atteint ;

- de décrire les manifestations cliniques et le traitement du cancer du foie ;

- de distinguer la pancréatite aiguë de la pancréatite chronique considérant la physiopathologie, les manifestations cliniques, les complications et le processus thérapeutique en interdisciplinarité de ces affections ;

- de décrire les interventions infirmières appropriées pour le client atteint de pancréatite ;

- d'expliquer les manifestations cliniques et le processus thérapeutique en interdisciplinarité chez le client atteint d'un cancer du pancréas ;

- de décrire la physiopathologie, les manifestations cliniques et les complications des troubles de la vésicule biliaire, ainsi que le processus thérapeutique en interdisciplinarité (y compris le traitement chirurgical) ;

- d'expliquer les interventions infirmières appropriées pour le client qui subit un traitement conservateur ou chirurgical de la cholécystite ou de la cholélithiase.

Cette carte conceptuelle illustre schématiquement les principaux concepts décrits dans le présent chapitre. Sa lecture vous permettra d'avoir une vue d'ensemble des notions qui y sont présentées.

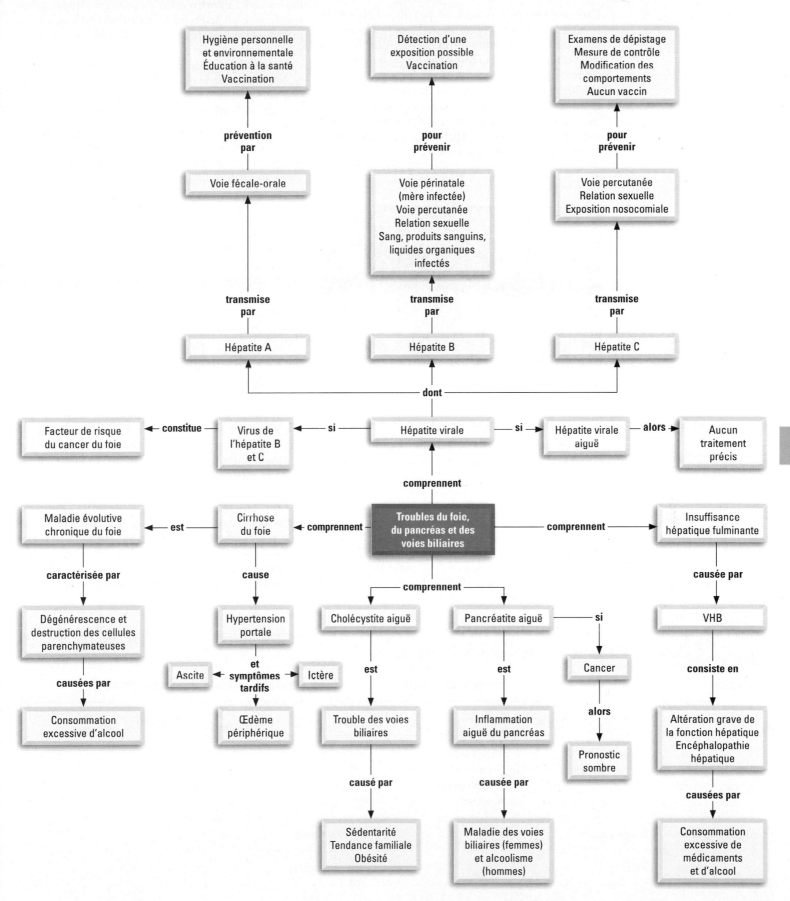

58.1 | Ictère

L'**ictère**, qui se caractérise par une coloration jaunâtre des tissus organiques, découle d'une altération du métabolisme normal de la bilirubine ou de la circulation de la bile dans les systèmes hépatique et biliaire. Aussi appelé jaunisse, l'ictère constitue davantage un symptôme qu'une maladie. Il survient en présence d'une concentration anormalement élevée de bilirubine dans le sang, c'està-dire supérieure à 51 μmol/L. En général, la sclérotique et la peau sont les premiers organes à révéler la présence d'un ictère **FIGURE 58.1**.

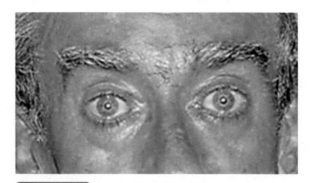

FIGURE 58.1
Client atteint d'ictère

La bilirubine résulte principalement de la dégradation de l'hémoglobine (provenant des érythrocytes) par les macrophages. La bilirubine non conjuguée (indirecte) est alors liée à l'albumine et libérée dans la circulation. Comme elle ne se dissout pas dans l'eau et ne peut être filtrée par les reins, la bilirubine non conjuguée n'est pas excrétée dans l'urine. Dans le foie, la bilirubine indirecte se lie à l'acide glucuronique afin de former la bilirubine conjuguée (directe), laquelle est hydrosoluble.

La bile sécrète la bilirubine conjuguée, et cette dernière s'écoule dans les voies hépatiques et biliaires vers l'intestin grêle. Dans le gros intestin, les bactéries convertissent la bilirubine en stercobilinogène et en urobilinogène. Tandis que le stercobilinogène confère aux selles leur couleur brune caractéristique, une partie de l'urobilinogène est réabsorbée dans la circulation portale et réacheminée vers le foie. Une très faible quantité d'urobilinogène est habituellement excrétée dans l'urine.

L'ictère peut être de nature hémolytique, hépatocellulaire ou obstructive. Le **TABLEAU 58.1** présente les caractéristiques diagnostiques associées aux différents types d'ictère.

58.1.1 Ictère hémolytique

L'ictère hémolytique découle d'une dégradation excessive des globules rouges, ce qui produit une augmentation de la concentration sanguine en bilirubine non conjuguée que le foie ne peut gérer. Une réaction à une transfusion sanguine, une crise drépanocytaire ou une anémie hémolytique peuvent causer l'ictère hémolytique.

58.1.2 Ictère hépatocellulaire

L'incapacité du foie à extraire la bilirubine du sang ou à la conjuguer et à l'excréter provoque l'ictère hépatocellulaire. Cette condition fait en sorte que les hépatocytes lésés laissent filtrer la bilirubine, augmentant ainsi les concentrations de bilirubine conjuguée. Dans les cas graves, les concentrations de bilirubine non conjuguée (indirecte) et conjuguée (directe) s'accroissent en raison de l'incapacité des hépatocytes à conjuguer la bilirubine et de l'écoulement de la bilirubine conjuguée en provenance des hépatocytes. Plus le nombre d'hépatocytes lésés s'élève, plus la capacité de l'organisme à conjuguer la bilirubine diminue. Comme la bilirubine conjuguée se dissout dans l'eau, elle est

TABLEAU 58.1		Caractéristiques diagnostiques de l'ictère		
EXAMEN		**ICTÈRE HÉMOLYTIQUE**	**ICTÈRE HÉPATOCELLULAIRE**	**ICTÈRE OBSTRUCTIF**
Bilirubine sérique	Non conjuguée (indirecte)	↑	↑	légère ↑
	Conjuguée (directe)	Valeur normale	↑ ou ↓	modérée ↑
Bilirubine urinaire		Pas de bilirubine dans les urines	↑	↑
Urobilinogène	Dans les selles	↑	De normal à ↓	↓
	Dans l'urine	↑	De normal à ↑	↓

excrétée dans l'urine. Les causes les plus courantes de l'ictère hépatocellulaire sont l'hépatite, la cirrhose et le **carcinome hépatocellulaire**.

58.1.3 Ictère obstructif

L'ictère obstructif est attribuable à une diminution ou à un blocage de la circulation de la bile dans les systèmes hépatique et biliaire. L'obstruction peut survenir dans les voies biliaires intrahépatiques ou extrahépatiques. Les obstructions intrahépatiques sont dues à un œdème ou à une fibrose des canaux biliaires et des canalicules hépatiques, lesquels peuvent être provoqués par une cirrhose, une hépatite ou une tumeur au foie. Les causes de l'obstruction extrahépatique comprennent un blocage du canal cholédoque par un calcul, une sténose biliaire, une **cholangite sclérosante** ou un cancer du pancréas. Dans ces cas, les résultats des analyses de laboratoire montrent une élévation de la bilirubine conjuguée et non conjuguée ainsi que de la bilirubine urinaire. Comme la bilirubine ne pénètre pas dans l'intestin, l'urobilinogène dans l'urine ou les selles diminue ou disparaît. En cas d'obstruction complète, les selles sont de la couleur de l'argile.

58.2 | Troubles hépatiques

58.2.1 Hépatite

L'**hépatite** constitue une inflammation du foie. Les virus en sont la cause la plus fréquente. Il est possible d'observer différents types d'hépatite virale : A, B, C, D, E et G. L'usage de drogues (y compris l'alcool) et certaines substances chimiques peuvent également provoquer l'hépatite. Dans de rares cas, une bactérie peut en être responsable (p. ex., des streptocoques, des salmonelles et *Escherichia coli*).

À l'heure actuelle au Canada, 250 000 personnes sont infectées par le virus de l'hépatite C (VHC) et un nombre probablement équivalent est infecté par le virus de l'hépatite B. La population infectée par le VHC est hétérogène et se compose de sujets infectés par la transfusion de produits sanguins, par l'utilisation d'équipement contaminé d'injection de drogues, et par du matériel médical non stérilisé dans des pays étrangers. Une proportion importante de ces cas se retrouve dans les populations vulnérables, notamment chez les personnes à faible revenu et celles qui vivent dans des conditions de logement précaires.

La consommation de drogues sera responsable de 60 à 70 % des nouveaux cas de VHC ; 10 à 20 % des personnes qui en sont atteintes seront aussi infectées par le virus de l'immunodéficience humaine (VIH) et d'autres infections.

Au Canada, l'hépatite B est par contre une maladie qui concerne principalement les populations d'immigrants. En effet, 70 % des personnes infectées sont nées à l'étranger (Sherman *et al.*, 2004).

Étiologie

L'hépatite virale peut donc être provoquée par six principaux virus : A, B, C, D, E et G. Parmi les autres virus reconnus pour provoquer une inflammation ou des lésions hépatiques, il y a le cytomégalovirus, le virus Epstein-Barr, le virus Coxsackie, le virus de l'herpès et celui de la rubéole.

La seule façon de distinguer hors de tout doute les diverses formes d'hépatite virale consiste à détecter la présence d'antigènes viraux et l'apparition subséquente d'anticorps contre ces antigènes. En Amérique du Nord, la majorité des hépatites sont causées par le virus de l'hépatite A (VHA) et de l'hépatite B (VHB). L'infection par ces virus confère l'immunité contre ceux-ci (immunité homologue). Toutefois, le client peut contracter une autre forme d'hépatite. En effet, une personne infectée par le VHC peut être réinfectée par une autre souche du virus de l'hépatite C. Les caractéristiques des virus de l'hépatite sont résumées au **TABLEAU 58.2**.

Virus de l'hépatite A

Le VHA est un virus à acide ribonucléique (ARN) transmis principalement par la voie fécale-orale. Maladie de faible intensité, l'hépatite A est provoquée par l'ingestion d'aliments ou d'eau potable ayant subi une contamination fécale. Une mauvaise hygiène, une manipulation inadéquate des aliments, une densité de population importante et de mauvaises conditions sanitaires constituent des facteurs de risque de l'hépatite A. La maladie se transmet souvent entre les membres d'une même famille, les personnes vivant en établissement ou les enfants fréquentant une garderie. L'hépatite A d'origine alimentaire est habituellement causée par la contamination des aliments durant leur préparation par une personne infectée.

Le VHA se trouve dans les selles deux semaines ou plus avant l'apparition des symptômes, et jusqu'à une semaine après la survenue de l'ictère **FIGURE 58.2**. Il n'est présent dans le sang que brièvement. Les anticorps de l'immunoglobuline M (IgM) dirigés contre le virus de l'hépatite A (anti-VHA) apparaissent dans le sérum lorsque les selles ne présentent plus de traces du virus. La détection d'anticorps IgM anti-VHA révèle une hépatite aiguë, et la présence d'immunoglobuline G (IgG) anti-VHA signale une infection antérieure. La présence d'anticorps IgG procure quant à elle une immunité permanente contre la maladie.

Il est impossible de devenir porteur chronique du VHA. Comme le virus se trouve dans les selles

Carcinome hépatocellulaire : Tumeur maligne primaire du foie qui survient le plus souvent sur un foie cirrhotique ou sur un terrain d'hépatite chronique.

Cholangite sclérosante : Affection inflammatoire et fibrosante des voies biliaires intra ou extra hépatiques.

58

durant la période d'incubation, il peut être transmis par les personnes qui présentent une **infection subclinique** indécelable. C'est avant l'apparition des signes visibles que le risque de propagation est le plus élevé. Les personnes atteintes d'hépatite A anictérique (qui ne se manifeste pas par un ictère) peuvent également transmettre le VHA. En 2003, moins de 400 cas d'hépatite A ont été rapportés au Canada (Agence de la santé publique du Canada [ASPC], 2007a). En revanche, 1,4 million de cas d'hépatite A sont observés chaque année dans le monde. Dans les pays en voie de développement, l'hépatite A atteint la presque totalité des enfants.

TABLEAU 58.2	Caractéristiques des virus de l'hépatite		
TYPE DE VIRUS	**PÉRIODE D'INCUBATION ET MODE DE TRANSMISSION**	**SOURCES D'INFECTION ET DE PROPAGATION DE LA MALADIE**	**INFECTIOSITÉ**
Virus de l'hépatite A (VHA)	• 15 à 50 jours (20 en moyenne) • Voie fécale-orale (principalement contamination fécale et ingestion orale)	• Collectivités (p. ex. garderies), mauvaise hygiène personnelle; mauvaises conditions sanitaires; aliments contaminés (lait, eau, fruits de mer); personnes atteintes d'infections subcliniques; personnes infectées manipulant des aliments; relations sexuelles; utilisateurs de drogues injectables	• Plus contagieux durant les 2 semaines précédant l'apparition des symptômes; contagieux jusqu'à 1 à 2 semaines après l'apparition des symptômes
Virus de l'hépatite B (VHB)	• De 45 à 180 jours (de 56 à 96 en moyenne) • Transmission percutanée (parentérale); exposition des muqueuses à des produits sanguins contaminés • Relations sexuelles • Transmission périnatale	• Aiguilles, seringues ou produits sanguins contaminés; activité sexuelle avec des partenaires infectés ou des porteurs asymptomatiques • Tatouages ou perçages avec des aiguilles contaminées; morsures	• Avant et après l'apparition des symptômes; infectieux durant 4 à 6 mois; les porteurs sont contagieux toute leur vie
Virus de l'hépatite C (VHC)	• De 14 à 180 jours (56 en moyenne) Transmission percutanée (parentérale); exposition des muqueuses à du sang ou à des produits sanguins contaminés • Relations sexuelles à risque élevé • Transmission périnatale	• Sang, produits sanguins, aiguilles et seringues contaminés; activité sexuelle avec des partenaires infectés	• De 1 à 2 semaines avant l'apparition des symptômes, puis tout au long de l'évolution clinique; de 75 à 85 % des sujets infectés deviendront porteurs chroniques
Virus de l'hépatite D (VHD)	• De 2 à 26 semaines; le VHB doit précéder le VHD; les porteurs chroniques du VHB sont toujours à risque • Ne peut causer l'infection que si le VHB est présent; le mode de transmission est le même que pour le VHB	• Comme pour le VHB	• Sang contagieux à tous les stades de l'infection par le VHD
Virus de l'hépatite E (VHE)	• De 15 à 64 jours (de 26 à 42 jours en moyenne) • Voie fécale-orale • Épidémies associées à des réserves d'eau contaminées dans les pays en voie de développement	• Eau contaminée; mauvaises conditions sanitaires; présent en Asie, en Afrique et au Mexique; rare au Canada	• Inconnue; pourrait être semblable à celle du VHA
Virus de l'hépatite G (VHG)	• Pratiquement aucun symptôme • Transmission parentérale • Relations sexuelles • Transmission périnatale	• Co-infection avec le VHC, le VHB ou le VIH	• Sang ou produits sanguins infectés

Virus de l'hépatite B

Le virus de l'hépatite B est un virus à acide désoxyribonucléique (ADN) qui se transmet par voie périnatale (par les mères infectées par le VHB), percutanée (p. ex., en cas d'injection intraveineuse (I.V.) de drogues ou d'une piqûre d'aiguille accidentelle) ou horizontale s'il y a exposition des muqueuses à du sang, à des produits sanguins ou à d'autres liquides organiques contaminés (p. ex., du sperme, des sécrétions vaginales, de la salive). La transmission survient lorsque du sang ou un autre liquide organique infecté pénètre l'organisme d'une personne qui n'est pas immunisée contre le virus. Environ 90 % des nourrissons contaminés à la naissance contractent une hépatite B chronique (Centre canadien d'hygiène et de sécurité au travail [CCHST], 2009). Chez les personnes infectées par le VHB, il est possible de déceler l'antigène de surface de l'hépatite B (AgHBs) dans presque tous les liquides organiques. Le sperme et la salive d'une personne infectée contiennent des concentrations beaucoup plus faibles du VHB que le sang, mais le virus peut néanmoins être transmis par ces sécrétions. En cas de saignement gastro-intestinal (GI), les selles peuvent être contaminées si le virus se trouve dans le sang. Il n'a pas été démontré qu'une personne pouvait être infectée à partir de l'urine, des selles (en l'absence de saignement GI), du lait maternel, des larmes et de la transpiration. La greffe d'organe ou de tissu représente une autre source possible d'infection. Chez près de 30 % des sujets atteints d'hépatite B aiguë, aucun facteur de risque facilement détectable n'est présent (ASPC, 2007a).

L'hépatite B constitue une infection transmissible sexuellement. Environ 30 % des cas d'infection par le VHB sont liés à une activité hétérosexuelle non protégée avec une personne infectée. Les hommes homosexuels (particulièrement ceux qui ont des relations anales non protégées) présentent un risque accru d'infection par le VHB. Même si le virus peut se propager par les baisers et le partage d'aliments, le risque de transmission par la salive s'avère beaucoup plus faible. D'autres personnes à risque comprennent les sujets qui ont des contacts en milieu familial avec un porteur chronique, les clients hémodialysés et ceux qui reçoivent fréquemment des transfusions de sang, les employés qui manipulent du sang dans les unités d'hémodialyse et les laboratoires, ainsi que les travailleurs de la sécurité publique.

Le VHB peut survivre au moins sept jours sur une surface sèche et est beaucoup plus infectieux que le VIH. Il a une structure complexe composée de trois antigènes distincts : l'antigène de surface (AgHBs), l'antigène capsidique (AgHBc) et l'antigène e (AgHBe). Chaque antigène possède un anticorps particulier qui peut apparaître à la suite de l'infection par le VHB. Il est possible de détecter

ces anticorps dans le sang des personnes qui ont déjà été exposées au virus **FIGURE 58.3**. Leur présence contre l'antigène de surface du virus de l'hépatite B (anti-HBs) indique une immunité conférée par un vaccin ou une infection antérieure. La persistance de l'AgHBs dans le sérum de 6 à 12 mois

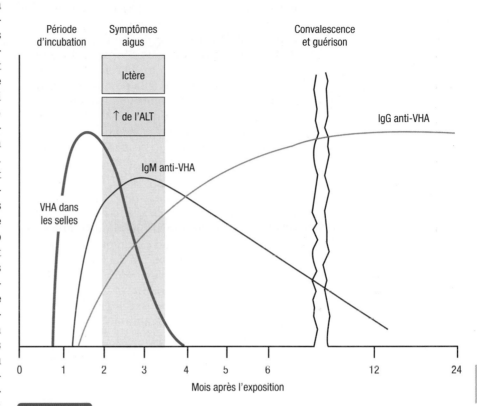

FIGURE 58.2

Évolution de l'infection par le virus de l'hépatite A

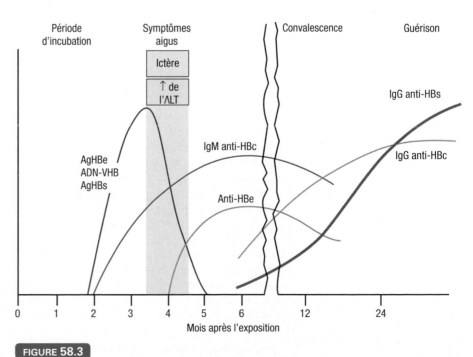

FIGURE 58.3

Évolution de l'infection par le virus de l'hépatite B

ou plus après la contamination révèle une infection chronique par le virus de l'hépatite B.

Entre 3 et 10 % des personnes infectées après l'âge de 5 ans deviennent des porteurs chroniques du VHB et peuvent transmettre le virus (ASPC, 2007a). Au Canada, la prévalence du VHB varie entre 0,4 et 0,9 % (ASPC, 2010) ; dans certaines régions d'Asie, le taux de porteurs chroniques peut atteindre de 8 à 10 % (Baggio-Zappia & Hernandes, 2009). Les concentrations d'AgHBs demeurent décelables chez les porteurs chroniques (résultats positifs à l'égard de l'AgHBs pour au moins deux mesures réalisées à six mois ou plus d'intervalle). Chez le porteur chronique, les taux d'enzymes hépatiques peuvent être normaux ou élevés. Ce dernier peut d'ailleurs présenter une fonction hépatique normale, ou une maladie du foie d'intensité légère à grave.

À l'échelle mondiale, près de 2 milliards de personnes sont infectées par le virus de l'hépatite B. Près de 360 millions d'entre elles sont atteintes d'une infection chronique. En 2007, un peu plus de 1 000 cas ont été déclarés au Canada (ASPC, 2007c). De 1990 à nos jours, le nombre de cas de l'hépatite B a diminué grâce à des campagnes de vaccination massive (ASPC, 2006d). Actuellement, environ 500 000 à 600 000 personnes présentent une infection chronique causée par le VHB (Association canadienne pour l'étude du foie, 2007). Sur les 6 000 nouveaux cas diagnostiqués au Québec chaque année, environ une vingtaine de clients en meurent (Équipe de recherche en vaccination, 2008).

Virus de l'hépatite C

Monocaténaire : Se dit d'un acide nucléique formé d'une seule chaîne.

Le VHC est un virus à ARN principalement transmis par voie percutanée. Au Canada, le mode de transmission le plus courant du VHC demeure le partage d'aiguilles et d'équipement contaminés chez les utilisateurs de drogues I.V (environ 70 % des cas). Environ 30 % de tous les cas répertoriés au Canada sont attribuables à une exposition sexuelle, professionnelle, nosocomiale ou verticale (mère-enfant) (ASPC, 2002a). La transmission par les transfusions sanguines a été éliminée, mais les personnes ayant reçu des transfusions de sang ou de produits sanguins avant 1992 pourraient être porteuses chroniques du VHC et devraient subir un test de dépistage. Le risque de transmission périnatale du VHC est d'environ 5 %, et augmente si la mère présente une co-infection par le VIH et le VHC. À l'heure actuelle, des données additionnelles sont requises afin d'évaluer le risque de transmission du VHC associé aux perçages corporels, aux tatouages et à la consommation de drogues par voie nasale (p. ex., la cocaïne) (ASPC, 2008).

Il existe dans le monde environ 170 millions de porteurs chroniques du VHC, et de 3 à 4 millions de nouveaux cas s'ajoutent chaque année. Au Canada, les autorités estiment que le nombre de personnes contaminées se chiffre entre 210 000 et 275 000 (ASPC, 2002b). Dans 70 % des cas, les gens ne savent même pas qu'ils sont infectés. À peu près 10 à 20 % des personnes infectées par le VHC de façon chronique contracteront une cirrhose en l'espace de 20 à 30 ans. Environ 500 décès liés aux complications d'une maladie du foie terminale due à une infection chronique par le VHC ont été rapportés au Canada en 2007. Les analyses systématiques des produits sanguins et une utilisation plus sûre des aiguilles seraient responsables de la baisse des nouveaux cas d'hépatite C depuis la fin des années 1980. Toutefois, comme une période de 15 à 20 ans peut s'écouler entre l'infection et l'apparition clinique d'une atteinte hépatique, il est probable que les effets à long terme de l'infection par le VHC présenteront des défis importants en matière de santé au cours des 20 prochaines années. De nos jours, l'infection chronique par le VHB et le VHC cause 80 % des cas de cancer du foie.

Les gens à risque d'infection par le VHC sont également plus susceptibles de contracter le VHB et le VIH. Environ 11 000 personnes présentent une co-infection par VIH-VHC (Association canadienne de santé publique, 2010). Ce taux élevé résulte principalement de l'utilisation de drogues en injection intraveineuse. L'infection concomitante par le VIH et le VHC entraîne d'ailleurs un risque accru de maladie hépatique grave.

Virus de l'hépatite D

Le virus de l'hépatite D (VHD), également appelé virus delta, est un virus à ARN **monocaténaire** défectueux qui ne peut survivre seul. En effet, le VHD a besoin du VHB pour se reproduire. Il peut être acquis au même moment que le VHB, ou une personne infectée par le VHB peut contracter le VHD ultérieurement. La virulence clinique du VHD explique l'importance de ce virus. Les personnes co-infectées par les deux virus pourraient présenter une maladie aiguë plus grave et un risque accru d'hépatite fulminante (de 15 à 20 % des cas), comparativement aux personnes infectées par le VHB uniquement (ASPC, 2004a). À l'instar du VHB, le VHD se transmet par voie percutanée. Il n'existe pas de vaccin contre le VHD ; toutefois, la vaccination contre le VHB réduit le risque de co-infection.

Virus de l'hépatite E

Le virus de l'hépatite E (VHE) est un virus à ARN propagé par la voie fécale-orale. L'ingestion d'eau contaminée en constitue le mode de transmission le plus courant. L'hépatite E touche principalement les habitants des pays en développement. Des épidémies ont été rapportées en Inde, en Asie, au Mexique et en Afrique. La maladie demeure très rare au Canada.

Virus de l'hépatite G

Le virus de l'hépatite G (VHG) est un virus mal caractérisé transmis par la voie sexuelle ou parentérale. L'infection par le VHG accompagne souvent d'autres infections virales, dont celles par le VHB, le VHC ou le VIH, mais elle ne semble pas provoquer de troubles hépatiques par elle-même (Baggio-Zappia & Hernandes, 2009). Il s'agit d'un virus à ARN qui ne cause aucun symptôme (ASPC, 2004b). Il a été décelé dans le sang de certains donneurs et peut se propager par une transfusion.

Physiopathologie

Foie

Les modifications physiopathologiques observées dans les divers types d'hépatite virale se ressemblent. L'hépatite entraîne généralement une inflammation étendue des tissus hépatiques. Dans le cas d'une infection aiguë, les cytokines cytotoxiques et les cellules tueuses naturelles responsables de la lyse des hépatocytes infectés sont à l'origine des lésions hépatiques. Celles-ci sont attribuables à la nécrose des cellules hépatiques. L'**inflammation périportale** peut quant à elle interrompre l'écoulement de la bile (cholestase). Avec le temps et en l'absence de complications, les cellules hépatiques peuvent se régénérer, et retrouver leur apparence ainsi que leur fonctionnement normal.

Effets systémiques

Aux stades précoces de l'hépatite, les complexes antigène-anticorps entre le virus et son anticorps correspondant forment un complexe immun circulant. Les complexes immuns circulants activent le système du complément ▶ **13**. Les manifestations cliniques de cette activation consistent en une éruption cutanée, un **œdème de Quincke**, de l'arthrite, de la fièvre et un malaise. Il est également possible d'observer une cryoglobulinémie (présence de protéines anormales dans le sang), une **glomérulonéphrite** et une vascularite à la suite de l'activation du système du complément par les complexes immuns.

Manifestations cliniques

Les manifestations cliniques de l'hépatite virale se classent soit dans la phase aiguë, soit dans la phase chronique **ENCADRÉ 58.1**. De nombreuses personnes atteintes d'hépatite aiguë ne présentent aucun symptôme. Par exemple, 30 % des personnes qui présentent une infection aiguë par le VHB et 80 % de celles qui ont contracté le VHC sont asymptomatiques. Chez ces personnes, l'infection pourrait ne jamais être décelée.

La phase aiguë persiste généralement de un à quatre mois. Durant la période d'incubation, les symptômes peuvent comprendre un malaise, une anorexie, de la fatigue, des nausées, des vomissements occasionnels et une gêne abdominale au quadrant supérieur droit. L'anorexie est parfois

grave, et peut résulter de la production de cytokines ou d'autres substances chimiques par l'infection hépatique. Une perte de poids peut également survenir. Certains aliments pourraient dégoûter le client, et la même chose pourrait se produire avec la cigarette pour le fumeur. Il est possible que le sens de l'odorat diminue. D'autres symptômes incluent les céphalées, une faible fièvre, une **arthralgie** et des éruptions cutanées. L'examen physique peut révéler une **hépatomégalie**, une lymphadénopathie, et parfois une **splénomégalie**. La phase aiguë représente la période d'infectiosité la plus grande.

La phase aiguë peut être ictérique (symptomatique, incluant un ictère) ou anictérique. L'ictère survient lorsque la bilirubine se répand dans les tissus. L'urine prend alors une couleur foncée en raison de l'excès de bilirubine excrétée par les reins. Si le foie ne peut éliminer la bilirubine conjuguée en raison d'une obstruction ou d'une inflammation des voies biliaires, les selles seront pâles ou de la couleur de l'argile. Un **prurit** accompagne parfois l'ictère. Il est causé par une accumulation de sels biliaires sous la peau.

La fièvre s'estompe en général lorsque l'ictère apparaît. Les symptômes gastro-intestinaux demeurent habituellement, et une certaine fatigue persiste. Le foie est la plupart du temps hypertrophié et sensible à la palpation. La phase de convalescence qui suit la phase aiguë commence lorsque l'ictère disparaît et peut durer de quelques semaines à quelques mois, la moyenne se situant entre deux à quatre mois.

Capsule **Jugement clinique**

Tristan est un jeune hémophile âgé de de 17 ans. Il reçoit des transfusions sanguines au besoin.

Quel type d'hépatite est-il certain de ne pas pouvoir contracter par ce traitement ?

RAPPELEZ-VOUS...

A l'examen physique, la splénomégalie est détectable par la palpation.

13

Le système du complément est décrit dans le chapitre 13, *Inflammation et soin des plaies*.

ENCADRÉ 58.1	Manifestations cliniques de l'hépatite

Hépatite aiguë
- Anorexie
- Nausées, vomissements
- Inconfort dans le quadrant supérieur droit
- Constipation ou diarrhée
- Diminution des sens du goût et de l'odorat
- Malaise
- Céphalée
- Fièvre
- Arthralgie
- Urticaire
- Hépatomégalie (parfois persistante avec sensibilité)
- Splénomégalie

- Perte de poids
- Ictère
- Prurit
- Urine foncée
- Bilirubinurie
- Selles pâles
- Fatigue

Hépatite chronique
- Malaise
- Prédisposition à la fatigue
- Hépatomégalie
- Myalgie ou arthralgie
- Taux élevé d'enzymes hépatiques (aspartate aminotransférase [AST] et alanine aminotransférase [ALT])

Durant cette période, le client se plaint principalement de malaise et d'une grande fatigue. L'hépatomégalie persiste plusieurs semaines, et la splénomégalie diminue durant cette période. Une récidive est possible.

Presque tous les cas d'hépatite A aiguë se résorbent, même si un petit nombre de clients peuvent présenter une rechute virale dans les deux ou trois mois qui suivent l'infection. La disparition de l'ictère ne signifie cependant pas que le client est complètement rétabli. De nombreuses infections par le VHB et la majorité des infections par le VHC deviennent des infections virales chroniques (à vie). Certains clients demeurent asymptomatiques, tandis que d'autres présentent des malaises intermittents ou persistants, de la fatigue, une **myalgie**, une arthralgie et une hépatomégalie.

Myalgie : Douleurs des muscles striés squelettiques.

L'hépatite virale ne s'accompagne pas toujours d'un ictère ; il s'agit alors d'une hépatite anictérique. Un grand nombre de personnes infectées par le VHA ne présentent aucun ictère ni autre symptôme.

Les manifestations des différents types d'hépatite varient légèrement. L'hépatite A apparaît plus soudainement, et ses symptômes sont généralement bénins et similaires à ceux de la grippe. Dans le cas de l'hépatite B, l'apparition est plus insidieuse et ses symptômes sont habituellement plus graves. La majorité des cas d'hépatite C sont quant à eux asymptomatiques ou légers, même si le VHC présente un taux de persistance élevé.

Complications

La plupart des personnes atteintes d'hépatite virale aiguë se rétablissent complètement sans complications. Le taux global de mortalité associé à l'hépatite aiguë demeure en effet inférieur à 1 %. Il monte toutefois chez les personnes âgées et chez les clients qui souffrent d'une maladie sous-jacente invalidante (y compris une hépatopathie chronique). Les complications possibles comprennent une insuffisance hépatique fulminante, une hépatite chronique, une cirrhose du foie et un carcinome hépatocellulaire.

L'hépatite virale fulminante entraîne une nécrose ou une insuffisance grave des cellules du foie, et peut mener à une insuffisance hépatique. Très peu de personnes contractent cette affection qui peut constituer une complication de l'hépatite B, particulièrement lorsque cette dernière s'accompagne d'une infection par le VHD. Elle survient beaucoup moins fréquemment dans l'hépatite C et très rarement dans l'hépatite A. L'hépatite fulminante et l'insuffisance hépatique peuvent également être causées par une réaction toxique à des médicaments ou à des plantes médicinales, ou par un trouble métabolique congénital (Ghany, Strader,

Thomas, & Seeff, 2009). L'insuffisance hépatocellulaire entraîne généralement la mort, à moins d'une greffe du foie.

Le VHB entraîne une infection chronique chez un sous-groupe des clients infectés. L'hépatite B chronique se caractérise par la persistance de l'AgHBs pendant plus de six mois. Les clients atteints d'hépatite B chronique doivent subir des analyses de laboratoire, dont un examen de la fonction hépatique, un test de quantification de l'ADN du VHB (qui mesure le taux de VHB circulant), et une évaluation du taux d'AgHBe et d'anti-AgHBe. Une biopsie hépatique peut être requise afin de mesurer le degré d'inflammation, ainsi que la présence et le degré de fibrose. Cette dernière peut évoluer vers une cirrhose chez certains clients. Une hépatite B chronique constitue aussi un facteur de risque d'apparition d'un carcinome hépatocellulaire, que le client souffre ou non d'une cirrhose.

Les chercheurs ignorent quels sont les facteurs qui contribuent à la persistance du virus chez certaines personnes. Les changements dans la réaction immunitaire du client pourraient déterminer la progression de l'état de porteur chronique de l'AgHBs et celle de l'hépatite B aiguë à l'hépatite chronique. L'immunosuppression dont souffrent les personnes atteintes d'insuffisance rénale chronique et subissant une dialyse au moment de l'apparition de l'hépatite B rend ces dernières plus à risque de contracter une hépatite chronique (Bock, Barros, & Veronese, 2009).

L'infection par le VHC est plus susceptible de devenir chronique que celle par le VHB. Environ 75 à 85 % des clients infectés par le VHC deviendront porteurs de maladie hépatique chronique comme une cirrhose. Les facteurs de risque de progression vers une cirrhose comprennent le sexe masculin, une consommation importante d'alcool et un dépôt excessif de fer dans le foie, un taux élevé de cholestérol ou de triglycérides, l'obésité et le diabète. Le pronostic associé à l'hépatite C chronique a augmenté de façon importante la demande de greffes du foie.

Examen clinique et examens paracliniques

Analyses de laboratoire

Les analyses de laboratoire pour les différents types d'hépatite virale sont présentées dans le **TABLEAU 58.3**. Dans la forme aiguë de l'hépatite virale, de nombreuses analyses de la fonction hépatique révèlent des anomalies importantes **TABLEAU 58.4**.

Plusieurs analyses de laboratoire permettent de déterminer la présence du VHC. Contrairement à ceux du VHA et du VHB, les anticorps anti-VHC ne sont pas protecteurs et peuvent indiquer une atteinte chronique. Un test d'acide nucléique (TAN) permet de confirmer le diagnostic en cas de réponse positive au test de dépistage des anticorps

TABLEAU 58.3	Examens pour l'hépatite virale
ANALYSE	**SIGNIFICATION**
Virus A	
IgM anti-VHA (anticorps contre le VHA)	• Infection aiguë
IgG anti-VHA (anticorps contre le VHA)	• Infection antérieure ; immunité à long terme ou immunisation
Virus B	
AbHBs (antigène de surface du VHB)	• Infection en cours (mais pas nécessairement aiguë)[a] • Résultat positif chez les porteurs chroniques
Anti-HBs (anticorps contre l'antigène de surface)	• Infection antérieure par le VHB ou immunisation • Marqueur de la réponse au vaccin
AgHBe (antigène e du VHB)	• Infectiosité élevée ; présent dans l'infection aiguë et active
Anti-HBe (anticorps contre l'antigène e)	• Infection antérieure
AgHBc (antigène capsidique du VHB)	• Infection par le VHB en cours
IgM anti-HBc (anticorps contre l'antigène capsidique du VHB)	• Infection aiguë[a]
IgG anti-HBc (anticorps contre l'antigène capsidique du VHB)	• Infection antérieure ou en cours par le VHB • Anticorps absent après la vaccination
ADN du VHB	• Réplication virale active en cours • Meilleur indicateur de la réplication virale et de l'efficacité du traitement chez les porteurs chroniques de l'hépatite B
Génotypage du VHB	• Génotype du VHB
Virus C	
Anti-VHC (anticorps contre le VHC)	• Marqueur de l'infection chronique ou aiguë par le VHC
Dosage immunoenzymatique	• Test utilisé pour le dépistage initial du VHC
Test *Recombinant Immunoblot Assay* (RIBA)	• Test de dosage d'anticorps plus sensible
ARN du VHC	• Réplication virale active en cours
Génotypage du VHC	• Génotype du VHC
Virus D	
Anti-VHD (anticorps contre le VHD)	• Anticorps présent dans le cas d'infection actuelle ou passée par le VHD
AgVHD (antigène du VHD)	• Antigène présent dans les quelques jours suivant l'infection

[a] Des résultats positifs au dosage de l'AgHBs et de l'IgM anti-HBc peuvent révéler la présence d'une infection aiguë.

58

TABLEAU 58.4	Résultats d'examens liés à l'hépatite aiguë	

ANALYSE		RÉSULTAT ANORMAL	ÉTIOLOGIE
Transaminases (aminotransfé-rases)	• Aspartate aminotransfé-rase (A3T)	↑ dans la phase aiguë; ↓ à mesure que l'ictère disparaît	Lésion des hépatocytes
	• Alanine aminotransfé-rase (ALT)	↑ dans la phase aiguë; ↓ à mesure que l'ictère disparaît	Lésion des hépatocytes
γ-glutamyl transpeptidase (GGT)		↑	Lésion des hépatocytes
Phosphatase alcaline (ALP)		↑ modérée	Perturbation des fonctions excrétoires du foie
Protéines sériques	• γ-globuline	Valeur normale ou ↑	Perturbation de la clairance hépatique
	• Albumine	Valeur normale ou ↓	Lésion des hépatocytes
Bilirubine sérique (totale)		↑ à environ 137-257 µmol/L	Lésion des hépatocytes
Bilirubine urinaire		↑	Hyperbilirubinémie conjuguée
Urobilinogène urinaire		↑ de 2 à 5 jours avant l'ictère	↓ de la réabsorption de l'urobilinogène
Temps de prothrombine		Temps prolongé	↓ de l'absorption de la vitamine K dans l'intestin avec réduction de la synthèse hépatique de la prothrombine

anti-VHC par dosage immunoenzymatique. En effet, pour déceler une maladie évolutive (présence de VHC circulant), l'équipe soignante a recours à la quantification de l'ARN du VHC (auparavant désignée comme le test d'amplification par la polymérase). Cette méthode peut s'avérer particulièrement utile pour les sujets qui y sont immunodéprimés (p. ex., les personnes infectées par le VIH) chez qui la production d'anticorps demeure très faible (inférieure au seuil de détection dans le dosage des anticorps). De plus, cette mesure contribue à repérer le virus chez les sujets qui y sont exposés (p. ex., les travailleurs de la santé) avant l'apparition des anticorps. L'analyse de laboratoire initiale pour le VHC comprend un test de dépistage des anticorps anti-VHC. En cas de résultat positif, un test de détection de l'ARN du VHC devrait être effectué afin de déterminer s'il s'agit d'une infection chronique. Une faible proportion des clients peuvent obtenir un résultat

faussement positif au test de dépistage des anti-corps anti-VHC.

Il existe 6 génotypes et plus de 50 sous-types du VHC. Au Canada, les infections par le VHC sont principalement causées par le génotype 1 du VHC (Gamage, 2008). Le **génotypage** joue un rôle important dans le traitement de l'infection et constitue l'un des meilleurs facteurs prédictifs de la réponse au traitement (Centers for Disease Control and Prevention, 2009). Ainsi, chez les personnes dont le dépistage est positif pour le VHC, il faut procéder au génotypage du virus avant le début de la pharmacothérapie.

Il existe aussi plusieurs génotypes connus du VHB (p. ex., A, B, C). Certains centres hospitaliers exigent que le génotypage du VHB soit réalisé avant le début du traitement; cette mesure permet ainsi de prédire l'évolution de la maladie et la réponse au traitement (McMahon, 2009).

Examen physique

L'examen physique permet de révéler une sensibilité hépatique, une hépatomégalie ou une splénomégalie. La biopsie du foie n'est pas indiquée dans l'hépatite aiguë, à moins de vouloir confirmer le diagnostic ; elle peut toutefois s'avérer pertinente dans l'hépatite chronique. Une biopsie des tissus hépatiques permet d'effectuer l'examen histologique des cellules du foie, et la caractérisation du degré d'inflammation, de fibrose ou de cirrhose potentielle. En raison du risque d'hémorragie lié à la biopsie, celle-ci pourrait être contre-indiquée chez les personnes qui présentent des troubles hémorragiques. Chez ces sujets, il faudrait peut-être envisager une **biopsie hépatique transjugulaire**. Des techniques récentes (p. ex., les sonogrammes [Fibroscan^MD]) permettent d'obtenir de l'information concernant le degré de cicatrisation du foie, appelée quelquefois dureté du foie.

Processus thérapeutique en interdisciplinarité

Il n'existe aucun traitement précis contre l'hépatite virale aiguë. La plupart des personnes peuvent être soignées à domicile. L'accent est mis sur les mesures visant à aider la régénération du foie comme le repos et une saine alimentation **ENCADRÉ 58.2**. Il est important pour le sujet d'adopter une alimentation équilibrée qui lui convient. Le repos réduit les demandes métaboliques pour le foie et favorise la régénération cellulaire. L'alitement pourrait être indiqué pendant la phase symptomatique. Le degré de repos qui est recommandé varie en fonction de la gravité des symptômes, mais il convient généralement de faire alterner les périodes de repos et d'activité. Le client doit également être avisé de l'importance d'éviter la consommation d'alcool. Il faut tester les personnes de l'entourage du client infecté et leur administrer si nécessaire un traitement prophylactique.

Pharmacothérapie

Aucun médicament particulier ne traite l'hépatite virale aiguë. Chez les personnes qui présentent une infection aiguë par le VHC, il a été démontré que le traitement par interférons pégylés dans les 12 à 24 premières semaines de l'infection réduit de façon marquée l'évolution vers une hépatite C chronique (National Center for Infection Control, 2009). Le traitement de la pharmacothérapie d'appoint peut comprendre des antiémétiques tels que le dimenhydrinate (Gravol^MD). Il ne faut pas utiliser les phénothiazines en raison de leurs possibles effets hépatotoxiques et cholestatiques. Le diphenhydramine (Benadryl^MD) peut être administré dans les cas où un sédatif ou un somnifère s'avère nécessaire.

| **Hépatite B chronique** | La pharmacothérapie de l'hépatite B chronique est axée sur la réduction de la charge virale, des taux d'aspartate aminotransférase (AST) et d'alanine aminotransférase (ALT), de la vitesse d'évolution de la maladie et du taux de VHB résistant au médicament. Les objectifs à long terme sont la prévention de la cirrhose, de l'insuffisance hépatique et du cancer hépatocellulaire. Les traitements de la pharmacothérapie actuellement offerts contre l'hépatite B chronique ne permettent pas d'éradiquer le virus, et leur efficacité à long terme est limitée (Lok & McMahon, 2009). Les traitements de premier recours comprennent les interférons pégylés, l'entécavir et le ténofovir **ENCADRÉ 58.2**.

L'interféron alpha produit plusieurs effets sur le cycle de réplication virale. Après s'être lié aux récepteurs membranaires de la cellule hôte, le médicament bloque l'entrée du virus dans la cellule et empêche la synthèse des protéines virales, ainsi que l'assemblage et la libération des particules du virus.

Il existe deux formes d'interféron alpha : standard (Intron A^MD) et pégylé. En raison de sa courte

---

Processus diagnostique et thérapeutique

ENCADRÉ 58.2   Hépatite virale

Examen clinique et examens paracliniques

- Anamnèse et examen physique
- Examens de la fonction hépatique
- Alanine aminotransférase (ALT)
- Aspartate aminotransférase (AST)
- Bilirubine sérique
- Temps de prothrombine et rapport international normalisé (RIN)
- Phosphatase alcaline
- γ-glutamyl transpeptidase (GGT)
- Tests de dépistage de l'hépatite
- Anti-VHA – IgM et IgG
- AgHBs
- AgHBe
- Anti-HBs
- Anti-HBc – IgM et IgG
- ADN du VHB
- Anti-VHC
- ARN du VHC
- Anti VHD

Processus thérapeutique

- Phases aiguë et chronique
  - Alimentation à teneur élevée en calories, en protéines et en glucides, et à faible teneur en gras
  - Suppléments vitaminiques
  - Repos (selon l'état du client)
  - Évitement de la consommation d'alcool et de médicaments devant être détoxifiés par le foie
- Pharmacothérapie du VHB chronique
  - Interféron alpha (Intron A^MD)
  - Interféron alpha pégylé (Pegetron^MD, Pegasys^MD)
  - Lamivudine (3TC^MD, Heptovir^MD)
  - Adéfovir (Hepsera^MD)
  - Entécavir (Baraclude^MD)
  - Telbivudine (Sebivo^MD)
  - Ténofovir (Viread^MD)
- Pharmacothérapie du VHC chronique
  - Interféron alpha pégylé (Pegetron^MD, Pegasys^MD)
  - Ribavirine (Virazole^MD)

58

Jugement clinique

Monsieur Marco Maltais est âgé de 27 ans. Il consomme des drogues dures par voie I.V. et a déjà fait une hépatite B. Il lui arrive d'avoir de fortes céphalées qu'il tente de soulager en prenant des comprimés d'acétaminophène (Tylenol^MD).

Est-ce un bon choix pour soulager ses maux de tête ? Justifiez votre réponse.

Madame Marie-France Racine est une trans-sexuelle âgée de 33 ans. Elle est séropositive et a contracté le virus de l'hépatite B. Elle est traitée avec l'adéfovir (Hepsera^MD) pour ce problème. Ces derniers temps, elle a remarqué qu'elle urinait moins que d'habitude en plus de ressentir de la myalgie et une très grande fatigue. La valeur de sa créatinine sanguine est de 2,3 mg/dl.

Parmi les signes et les symptômes énumérés par cette cliente, lesquels laissent croire à de la néphrotoxicité ?

demi-vie, l'interféron alpha standard nécessite une administration fréquente par voie sous-cutanée (trois fois par semaine). L'interféron pégylé, quant à lui, a une longue durée d'action et peut être administré moins fréquemment par voie sous-cutanée (une fois par semaine), ce qui le rend plus facile d'utilisation. De plus, dans le cas des préparations à action prolongée, les concentrations sanguines demeurent élevées entre les doses, assurant ainsi une meilleure réponse au traitement.

Les préparations à action prolongée sont créées en conjuguant un interféron standard à du polyéthylène glycol (PEG) par **pégylation**. Les effets thérapeutiques des produits pégylés (Pegasys^MD et Pegetron^MD) sont strictement attribuables à l'interféron. Le PEG, quant à lui, ne sert qu'à retarder l'élimination du médicament. En raison de leur commodité et de leur efficacité supérieure, les interférons pégylés sont préférés aux interférons classiques, et ils sont utilisés pour traiter l'hépatite B et C.

Le tiers des clients infectés par le VHB et traités avec un interféron alpha présente une réduction significative des concentrations sériques d'ADN du VHB, une normalisation des taux d'ALT et une

diminution de l'antigène e du VHB (AgHBe). La réponse au traitement peut varier en fonction du génotype viral. Le traitement par interféron alpha entraîne divers effets indésirables **TABLEAU 58.5**. Ces effets indésirables dépendent de la dose, et leur intensité tend à diminuer en cours de traitement. Une numération globulaire et une analyse de la fonction hépatique doivent être réalisées toutes les quatre à six semaines chez les clients traités par un interféron alpha parce qu'il peut y avoir une diminution des lymphocytes et une augmentation du taux d'ALT.

La lamivudine (3TC^MD, Heptovir^MD), l'adéfovir (Hepsera^MD), l'entécavir (Baraclude^MD), la telbivudine (Sebivo^MD) et le ténofovir (Viread^MD) sont des médicaments oraux utilisés dans le traitement de l'hépatite B chronique en présence de signes de réplication virale. Ces médicaments empêchent le VHB de se reproduire en inhibant la synthèse de l'ADN viral. Ils ont différents effets bénéfiques, notamment une réduction de la charge virale, une diminution des lésions hépatiques et un abaissement des enzymes hépatiques. La plupart des personnes infectées par le VHB devront prendre ces médicaments sur une longue période. Advenant une séroconversion (disparition de l'AgHBe), certains clients pourraient interrompre leur traitement. Une séroconversion survient chez 5 à 20 % des personnes infectées par le VHB qui sont traitées par un analogue nucléosidique et nucléotidique. Chez la majorité des clients, à l'exception de ceux affichant une séroconversion, l'interruption de la prise de ces médicaments entraîne un retour des concentrations d'ADN du VHB aux valeurs initiales et la réapparition de l'inflammation hépatique.

Les personnes chez qui le VHB est résistant à la lamivudine peuvent être traitées par l'adéfovir (Hepsera^MD). Il convient toutefois de surveiller étroitement ces clients afin de déceler une néphrotoxicité. L'adéfovir, plus récent, est moins puissant que les autres agents nucléosidiques. Comme il est associé à un taux croissant de résistance dans un traitement à long terme, il est considéré comme un traitement de second recours. L'adéfovir et l'entécavir ne doivent pas être administrés aux femmes enceintes.

| **Hépatite C chronique** | La pharmacothérapie de l'hépatite C vise l'éradication du virus, la réduction de la charge virale et la diminution de la progression de la maladie. Le traitement comprend l'interféron alpha pégylé (Pegetron^MD, Pegasys^MD) administré conjointement avec la ribavirine (Virazole^MD). L'interféron alpha pégylé est injecté une fois par semaine, et la ribavirine est administrée par voie orale deux fois par jour. L'équipe soignante doit adapter le traitement de l'hépatite C chronique à chaque client, en fonction de l'intensité de la maladie hépatique, des effets indésirables possibles, de la présence d'affections

Pharmacothérapie

TABLEAU 58.5	**Effets secondaires de l'interféron alpha et de la ribavirine**

INTERFÉRON ALPHA	**RIBAVIRINE**
Symptômes pseudogrippaux : • Arthralgie / myalgie • Asthénie (faiblesse) • Fatigue • Céphalée • Fièvre • Nausées / anorexie Autres effets : • Dépression ou irritabilité • Perte des cheveux • Insomnie • Démangeaisons / sécheresse de la peau • Diarrhée • Perte de poids • Réaction au point d'injection	• Anémie (hémolytique) • Anorexie • Toux • Dyspnée • Insomnie • Prurit • Éruption cutanée • Effet tératogène (nuit au développement normal du fœtus)

concomitantes, de la volonté du client à entreprendre le traitement et de la présence d'autres problèmes de santé (p. ex., une infection par le VIH) (Ghany *et al.*, 2009).

La ribavirine, administrée en association avec l'interféron alpha, exerce un effet synergique et réduit le taux de récidives à la suite d'un traitement contre l'hépatite C par l'interféron alpha. Les clients qui présentent une fibrose ou une cirrhose avancée peuvent recevoir un traitement de la pharmacothérapie en l'absence d'une décompensation hépatique (p. ex., une ascite, une hémorragie œsophagienne, un ictère, une atrophie musculaire, une encéphalopathie). Cependant, la ribavirine est associée à divers effets indésirables **TABLEAU 58.5**.

De nombreuses personnes infectées par le VIH souffrent également d'hépatite C. Les clients dont l'infection par le VIH est bien maîtrisée et dont le système immunitaire demeure relativement intact (nombre de cellules CD4$^+$ supérieur à 200/µl) reçoivent un traitement dont l'objectif est d'éradiquer le VHC et de réduire le risque de progression vers une cirrhose. Toutefois, chez les sujets dont la maladie hépatique est avancée, l'objectif du traitement contre l'hépatite C est de retarder simplement la progression de la maladie.

Le traitement de la pharmacothérapie des personnes co-infectées par le VIH et le VHC exige qu'une attention particulière soit portée à la fonction hépatique. Le décompte de lymphocytes, de leucocytes et de globules rouges doit être étroitement surveillé. Le traitement de l'hépatite C par la ribavirine et l'interféron alpha pourrait réduire le nombre de cellules CD4$^+$, augmenter la **leucopénie** et le risque d'anémie (effets de la ribavirine). Selon le degré de lésion hépatique, la pharmacothérapie contre le VIH pourrait devoir être modifiée en raison des interactions médicamenteuses possibles entre certains antirétroviraux et la ribavirine utilisée pour traiter le VHC.

Il a été démontré que l'administration d'antidépresseurs permet de réduire les risques de dépression et de changements de l'humeur courants chez les personnes atteintes de l'hépatite C.

Recommandations nutritionnelles

Une bonne alimentation favorise la régénération des hépatocytes. Aucun régime particulier n'est requis dans le traitement de l'hépatite virale. Durant la phase aiguë, il est important d'assurer un apport calorique adéquat puisque le client perd généralement du poids et de maintenir l'équilibre hydroélectrolytique. La quantité de matières grasses doit être réduite si celles-ci sont mal tolérées en raison d'une diminution de la production biliaire. Dans l'ensemble, c'est le client qui choisit les produits qui composeront son alimentation. Des suppléments vitaminiques sont souvent prescrits, particulièrement les vitamines du complexe B et la vitamine K. Des solutions intraveineuses de glucose ou une alimentation par tube gastrique peuvent être utiles en cas d'anorexie, de nausées et de vomissements graves.

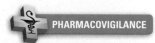

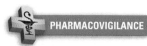

58

CLIENT ATTEINT D'HÉPATITE

Collecte des données

Les données subjectives et objectives qui doivent être recueillies auprès du client atteint d'hépatite sont présentées dans l'**ENCADRÉ 58.3**.

Analyse et interprétation des données

L'analyse et l'interprétation des données chez le client atteint d'hépatite comprennent, entre autres, les éléments présentés dans le **PSTI 58.1**.

Planification des soins

Les objectifs généraux pour le client atteint d'hépatite virale sont :

- le soulagement de l'inconfort ;
- la reprise des activités normales ;
- le rétablissement de la fonction hépatique sans complications.

Interventions cliniques

Promotion de la santé

L'hépatite virale est un problème de santé publique. L'infirmière joue un rôle important dans la prévention et la maîtrise de cette maladie.

Il est utile de comprendre l'épidémiologie des différents types d'hépatite virale avant de déterminer les mesures de contrôle appropriées.

| **Hépatite A** | Les mesures préventives de l'hépatite A comprennent une bonne hygiène personnelle et environnementale, de même que l'éducation à la santé **TABLEAU 58.6**. Le lavage des mains est essentiel et demeure probablement la précaution la plus importante à prendre.

La vaccination constitue la meilleure protection contre l'hépatite A. Elle est recommandée chez les personnes de 12 mois et plus qui voyagent dans des régions où l'hépatite A est très présente, les hommes qui ont des relations sexuelles avec d'autres hommes, les utilisateurs de drogues injectables ou non, les personnes qui présentent des troubles de la coagulation (p. ex., l'hémophilie), celles atteintes d'**hépatopathie chronique**, et les enfants qui vivent dans des régions où la maladie est en constante progression.

Plusieurs vaccins contre l'hépatite A sont actuellement offerts, dont l'Havrix^{MD}, le Vaqta^{MD} et l'Avaxim^{MD} (Ministère de la Santé et des Services sociaux, 2010). Le vaccin contre l'hépatite A contient un virus de l'hépatite A inactivé. La primo-vaccination consiste à injecter par voie intramusculaire (I.M.) une dose unique du vaccin dans le muscle deltoïde. Une dose de rappel est recommandée de 6 à 12 mois après la dose initiale afin d'assurer des dosages

53

ENCADRÉ 58.3 | **Hépatite**

Données subjectives

- Renseignements importants concernant la santé :
  - Antécédents de santé : hémophilie ; exposition à des personnes infectées ; ingestion d'eau ou d'aliments contaminés ; exposition au benzène, au tétrachlorure de carbone ou à d'autres agents hépatotoxiques ; mauvaises conditions sanitaires ; exposition à des aiguilles contaminées ; voyage récent ; receveur d'une greffe d'organe ; exposition à de nouveaux médicaments, hémodialyse, transfusion de sang ou de produits sanguins avant 1992, infection par le VIH (si diagnostiquée)
  - Médicaments : utilisation ou abus d'acétaminophène, de phénytoïne, d'halothane, de méthyldopa
- Modes fonctionnels de santé :
  - Perception et gestion de la santé : abus d'alcool et de drogue injectable ; malaise, dégoût pour la cigarette (chez les fumeurs), comportements sexuels à risque élevé
  - Nutrition et métabolisme : perte de poids, anorexie, nausées, vomissements ; sensation de plénitude dans le quadrant supérieur droit
  - Élimination : urine foncée ; selles pâles, constipation ou diarrhée ; éruption cutanée, urticaire
  - Activités et exercices : fatigue, arthralgie, myalgie
  - Cognition et perception : douleur dans le quadrant supérieur droit et sensibilité hépatique, céphalée ; prurit
  - Relations et rôle : exposition en tant que travailleur du domaine de la santé ou en tant que résident d'un établissement de soins de longue durée, incarcération

Données objectives

- Observations générales : légère fièvre, léthargie, lymphadénopathie
- Système tégumentaire : éruption cutanée ou autres modifications cutanées, ictère, ictère dans la sclérotique, points d'injection
- Système gastro-intestinal : hépatomégalie, splénomégalie
- Résultats possibles aux examens paracliniques : élévation des taux d'enzymes hépatiques ; augmentation de la bilirubine sérique totale, hypoalbuminémie, anémie, présence de bilirubine dans l'urine et augmentation du taux d'urobilinogène, temps de prothrombine prolongé, tests positifs pour l'hépatite, y compris pour l'IgM anti-VHA, l'IgG anti-VHA, l'AgHBs, l'AgHBe, l'AgHBc, l'IgM anti-HBc, l'ADN du VHB, l'anti-VHC, l'ARN du VHC, l'anti-VHD ; scintigraphie du foie anormale ; résultats anormaux à la biopsie hépatique

---

Plan de soins et de traitements infirmiers

PSTI 58.1 | **Hépatite virale aiguë**

PROBLÈME DÉCOULANT DE LA SITUATION DE SANTÉ	**Alimentation non équilibrée ou insuffisante pour les besoins de l'organisme** due à l'anorexie, aux nausées et au ralentissement du métabolisme des nutriments par le foie, se manifestant par un apport alimentaire insuffisant, une aversion pour la nourriture et un poids corporel inférieur d'au moins 20 % au poids idéal.
OBJECTIFS	• Le client parviendra à maintenir un poids adéquat en fonction de sa taille. • Le client maintiendra un apport en aliments et en liquides suffisant pour répondre à ses besoins nutritionnels.

RÉSULTATS ESCOMPTÉS	INTERVENTIONS INFIRMIÈRES ET JUSTIFICATIONS
Statut nutritionnel • Consommation de liquides et d'aliments répondant aux besoins évalués • Aucun signe de déshydratation • Énergie suffisante pour manger • Maintien d'un poids corporel idéal	**Thérapie nutritionnelle** • Procéder à une évaluation nutritionnelle complète afin de déterminer l'état nutritionnel initial. • Surveiller l'apport en aliments et en liquides, et calculer l'apport calorique quotidien afin de pouvoir planifier les interventions appropriées. • Déterminer, en collaboration avec la diététiste, le nombre de calories et le type de nutriments requis afin de combler adéquatement les besoins nutritionnels. • Offrir des aliments attrayants, dans un contexte agréable, en portant attention à leur couleur, à leur texture et à leur variété afin de stimuler l'appétit du client. • Offrir des soins buccaux avant les repas afin de stimuler l'appétit.

RÉSULTATS ESCOMPTÉS	INTERVENTIONS INFIRMIÈRES ET JUSTIFICATIONS
Nausées • Adoption de mesures préventives face aux facteurs déclencheurs des nausées • Maîtrise des nausées • Désir de manger	**Prise en charge des nausées** • Enseigner des techniques autres que médicamenteuses (p. ex., la rétroaction biologique, l'hypnose, la relaxation, le rêve éveillé dirigé, la musicothérapie, la distraction, l'acupression) afin de maîtriser les nausées sans recourir à des médicaments nécessitant un métabolisme hépatique. • Encourager la consommation de petites portions appétissantes afin d'augmenter l'apport nutritionnel. • Peser régulièrement le client afin de surveiller la perte de poids consécutive à un faible appétit.

PROBLÈME DÉCOULANT DE LA SITUATION DE SANTÉ	**Intolérance à l'activité** se manifestant par l'expression verbale de fatigue ou de faiblesse, ou une modification de la réponse à l'activité.
OBJECTIFS	• Le client augmentera graduellement sa tolérance à l'activité. • Le client sera en mesure de réaliser ses activités quotidiennes en respectant les périodes de repos prévues.

RÉSULTATS ESCOMPTÉS	INTERVENTIONS INFIRMIÈRES ET JUSTIFICATIONS
Conservation de l'énergie • Reconnaissance des limites énergétiques • Endurance adéquate pour l'activité • Utilisation de techniques de conservation de l'énergie • Organisation des activités afin de conserver son énergie • Activités physiques quotidiennes et augmentation de la capacité à l'effort • Capacité à effectuer des activités de la vie quotidienne sans s'épuiser.	**Gestion de l'énergie** • Déterminer les limites physiques du client afin d'établir une valeur de comparaison initiale. • Aider le client à prévoir des périodes de repos afin de ne pas stresser la fonction hépatique. • Encourager le client à choisir des activités qui amélioreront graduellement son endurance afin de permettre la reprise des activités normales. • Limiter les stimuli environnementaux (p. ex., la lumière et les bruits) afin de faciliter la relaxation. • Enseigner au client et au proche aidant à reconnaître les signes et les symptômes de la fatigue qui nécessitent une réduction de l'activité afin de favoriser la gestion de l'énergie. • Enseigner au client à organiser ses activités et son horaire de façon à prévenir la fatigue. • Surveiller le client afin de déceler les signes d'une fatigue physique ou émotionnelle excessive, et donc de prévenir une régression de sa situation de santé.

PROBLÈME DÉCOULANT DE LA SITUATION DE SANTÉ	**Risque d'insuffisance hépatique** lié à l'infection virale.
OBJECTIF	Le client maintiendra une fonction rénale adéquate tout au long du processus infectieux de façon à répondre à ses besoins physiologiques.

RÉSULTATS ESCOMPTÉS	INTERVENTIONS INFIRMIÈRES ET JUSTIFICATIONS
Contrôle du risque • Reconnaissance des facteurs de risque de l'insuffisance hépatique • Respect des stratégies de contrôle du risque choisies **Connaissances sur le processus de la maladie** • Prise de précautions afin de prévenir les complications de la maladie • Capacité à expliquer l'évolution attendue de la maladie • Description des risques de complications, ainsi que les signes et les symptômes à signaler aux professionnels de la santé	**Enseignement sur le processus de la maladie** • Expliquer la physiopathologie de la maladie, et les notions d'anatomie et de physiologie qui y sont liées. • Décrire la raison d'être de la prise en charge, du traitement et des recommandations thérapeutiques afin d'assurer le respect des soins de suivi. • Décrire les complications chroniques possibles afin de déterminer le risque d'insuffisance hépatique. • Discuter des modifications au mode de vie qui pourraient être nécessaires pour prévenir les complications ou pour maîtriser la maladie (p. ex., ne pas consommer d'alcool, adopter des mesures de lutte contre l'infection). • Étudier les ressources et le soutien disponibles pour la prise en charge à long terme de la maladie. • Indiquer au client les signes et les symptômes (p. ex., le saignement des gencives, le sang dans les selles) qui doivent être rapportés au personnel médical afin de permettre une intervention rapide. • Expliquer au client les mesures permettant de contrôler et de minimiser les symptômes afin d'aider le foie à se régénérer et de prévenir les rechutes.

58

TABLEAU 58.6	Mesures préventives contre l'hépatite virale
HÉPATITE A	**HÉPATITES B ET C**

HÉPATITE A

Mesures générales
- Lavage des mains
- Hygiène personnelle adéquate
- Salubrité de l'environnement
- Contrôle et dépistage (signes, symptômes) des personnes chargées de manipuler des aliments
- Dépistage sérologique des porteurs de virus
- Immunisation active : vaccin contre le VHA

Utilisation d'immunoglobuline
- Administration précoce aux sujets exposés (1 à 2 semaines après l'exposition)
- Prophylaxie chez les personnes qui n'ont pas reçu le vaccin contre le VHA et qui voyagent dans des régions où l'hépatite A est courante

Considérations particulières pour le personnel soignant[a]
- Lavage des mains après le contact avec un client ou le retrait des gants
- Suivi de mesures de contrôle des infections

HÉPATITES B ET C

Mesures générales
- Lavage des mains
- Non-partage des brosses à dents et des rasoirs
- Administration IgHB en cas d'exposition unique (piqûre d'aiguille, contact des muqueuses avec du matériel infecté)
- Immunisation active : vaccin contre le VHB

Transmission percutanée
- Test de dépistage sur les dons de sang
  - Hépatite B – AgHBs
  - Hépatite C – anti-VHC
  - Utilisation d'aiguilles et de seringues jetables

Transmission sexuelle
- Exposition aiguë : administration d'immunoglobines antihépatite B (IgHB) aux partenaires sexuels des personnes dont le test d'AgHBs est positif
- Administration d'une série de vaccins contre le VHB aux partenaires sexuels non infectés
- Utilisation de condoms pendant les relations sexuelles

Considérations particulières pour le personnel soignant[a]
- Utilisation des mesures de contrôle des infections
- Réduction des contacts avec le sang ou des sécrétions renfermant du sang
- Manipulation du sang des clients comme s'il pouvait être infectieux
- Mise au rebut adéquate des aiguilles
- Utilisation de dispositifs d'accès I.V. sans aiguille, si disponible

[a] Il est recommandé de porter des gants non stériles, des lunettes protectrices et une chemise d'hôpital (dans certains cas) lorsqu'une contamination par le sang ou les selles est susceptible de survenir pendant la manipulation : 1) de bassins hygiéniques souillés, d'urinoirs et de cathéters ; 2) de literie souillée par des excréments ou des sécrétions.

d'anticorps adéquats et une protection à long terme. La primovaccination confère une immunité en l'espace de 30 jours après une seule dose chez plus de 95 % des personnes vaccinées.

Il existe aussi un vaccin combiné contre l'hépatite A et l'hépatite B (Twinrix[MD]). L'immunisation nécessite deux doses, administrées à 6 mois d'intervalle, soit le même calendrier posologique que dans le cas du vaccin contre l'hépatite B (Direction de la protection de la santé publique du Québec, 2008). Twinrix[MD] peut être utilisé chez les sujets à risque élevé, y compris les personnes atteintes d'hépatopathie chronique, les utilisateurs de drogues I.V. illicites, les clients hémodialysés, les hommes qui ont des relations homosexuelles, ainsi que les personnes qui présentent des troubles de la coagulation et qui reçoivent des produits sanguins à des fins thérapeutiques. Les effets indésirables du vaccin sont légers, et se limitent habituellement à une sensibilité et à une rougeur au point d'injection.

Il n'est pas nécessaire d'isoler un client atteint d'hépatite A. Des mesures de contrôle contre l'infection doivent tout de même être appliquées lorsqu'un client contracte le virus ▶ **15**. Une chambre privée est recommandée si le client souffre d'incontinence fécale ou si son hygiène personnelle laisse à désirer.

Alors que les vaccins sont utilisés pour prévenir l'hépatite A, les immunoglobulines (Ig) peuvent être employées avant ou après l'exposition au virus. Les Ig procurent une immunité passive temporaire (de un à deux mois) et sont efficaces pour prévenir l'hépatite A lorsqu'elles sont administrées dans les deux semaines qui suivent l'exposition. À la suite d'une exposition au virus d'origine alimentaire ou après le contact d'une personne infectée par le VHA en milieu familial ou à la garderie, les clients qui n'avaient pas d'anticorps anti-VHA devraient recevoir de l'Ig. Comme le risque de transmission est le plus élevé juste avant l'apparition des symptômes (phase parfois qualifiée de préictérique), l'administration d'Ig est recommandée. Même si ces substances ne préviennent pas l'infection dans tous les cas, elles peuvent limiter la maladie à une infection subclinique. Lorsqu'une personne qui manipule des aliments est infectée par le VHA, des Ig doivent être administrées à tous les autres employés du même établissement qui manipulent les aliments. Des Ig pourraient également devoir être administrées aux consommateurs. Les personnes ayant reçu un vaccin contre l'hépatite A plus d'un mois auparavant ou celles ayant des antécédents d'infection par le VHA confirmée par des épreuves de laboratoire n'ont pas à recevoir d'Ig.

15

Les mesures de prévention des infections sont présentées dans le chapitre 15, *Infections et infection par le virus de l'immunodéficience humaine*

Jugement clinique

Les parents de Marc-Antoine, âgé de 10 ans, refusent que leur enfant soit vacciné contre l'hépatite A et l'hépatite B, prétextant qu'il est trop jeune et qu'il ne fait pas partie des clientèles à risque.

Que pensez-vous de leur décision ?

| Hépatite B | Le contrôle et la prévention de l'hépatite B sont axés sur la détection d'une exposition possible au virus par transmission percutanée ou sexuelle **TABLEAU 58.6**. Il convient d'enseigner les méthodes permettant de réduire les risques aux personnes susceptibles de contracter l'hépatite B. De bonnes pratiques d'hygiène sont importantes, comme le lavage des mains et le port de gants lorsqu'un contact avec du sang est prévu. Les clients ne doivent pas partager les rasoirs, les brosses à dents et les autres articles personnels. Il faut recommander à un client infecté de porter un condom au cours des relations sexuelles, et son partenaire doit être vacciné.

La vaccination contre l'hépatite B constitue la méthode de prévention la plus efficace. Au niveau fédéral, le Comité consultatif national de l'immunisation (CCNI) recommande d'ailleurs d'inclure le vaccin contre l'hépatite B dans le programme de vaccination systématique des jeunes enfants et des adolescents (ASPC, 2006a). Chaque province canadienne applique toutefois son propre programme d'immunisation. Selon celui en vigueur au Québec, il est également important de vacciner les adultes des principaux groupes à risque mentionnés précédemment. Les membres de la famille d'un client atteint d'hépatite B doivent être testés, et vaccinés en cas de résultats négatifs au test de dépistage d'anticorps et d'AgHBs.

La vaccination contre l'hépatite est recommandée chez tous les clients atteints de maladie rénale au stade terminal, avant qu'ils ne soient dépendants de la dialyse, car ces sujets pourraient nécessiter des visites dans un centre de dialyse, un endroit où le risque d'exposition au VHB est plus grand. L'équipe soignante doit vérifier régulièrement les titres d'anticorps chez les sujets dialysés afin d'évaluer la nécessité d'une revaccination.

Les vaccins contre l'hépatite B (Recombivax HB^MD, Engerix-B^MD) sont utilisés au Canada, mais il existe également un vaccin combiné contre l'hépatite A et B pour les adultes et les enfants (ASPC, 2006b). Au Québec, ce vaccin est offert en quatrième année du primaire (aux enfants de 10-11 ans), et est efficace à plus de 95 % contre l'hépatite B et à 100 % contre l'hépatite A (ASPC, 2007a). Seules des réactions indésirables mineures ont été associées à la vaccination, dont une fièvre transitoire et une sensibilité au point d'injection. Le vaccin n'est pas contre-indiqué chez les femmes enceintes.

Le vaccin et les immunoglobulines anti-hépatite B (IgHB) sont utilisés pour la prophylaxie après l'exposition. Les IgHB renferment des anticorps anti-VHB qui confèrent une immunité passive temporaire. Elles sont préparées à partir du plasma de donneurs chez qui des titres élevés d'anticorps anti-Hbs ont été observés, et elles coûtent cher. Elles sont recommandées pour la prophylaxie post-exposition en cas de piqûre d'aiguille, de contact avec une muqueuse, de relation sexuelle, et chez les nourrissons nés de mères séropositives pour l'AgHBs. Les IgHB doivent de préférence être injectées dans les 24 heures qui suivent l'exposition. Il faut ensuite amorcer l'administration d'une série de vaccins.

Selon les lignes directrices du CCNI, les mesures de lutte contre l'infection doivent être appliquées lorsqu'un client est atteint d'hépatite B (ASPC, 2006b). Ces mesures comprennent l'utilisation de seringues et d'aiguilles jetables, lesquelles doivent être mises au rebut sans être pliées, cassées ou encapuchonnées, dans un contenant résistant aux perforations.

| Hépatite C | Aucun vaccin n'existe actuellement contre l'hépatite C. Les principales mesures de prévention contre la transmission de cette maladie comprennent les examens de dépistage chez les donneurs de sang, d'organes ou de tissus, l'application des mesures de contrôle des infections et la modification des comportements à risque élevé. Il convient d'identifier les sujets qui présentent un risque élevé d'infection par le VHC et de leur enseigner les mesures préventives de l'hépatite C. Les personnes à risque comprennent celles qui utilisent des drogues I.V. (ou qui en ont déjà utilisé, même une seule fois il y a plusieurs années), les clients qui ont été transfusés ou qui ont reçu un don d'organes et de tissus avant 1992, les personnes hémodialysées ou qui ont déjà eu recours à l'hémodialyse, les employés dans les unités d'hémodialyse et les laboratoires où du sang est manipulé, les personnes qui ont plusieurs partenaires sexuels, les prisonniers, les sujets qui arborent des tatouages ou des perçages n'ayant pas été réalisés par un professionnel, les partenaires sexuels de personnes infectées par le VHC et celles contaminées par le VIH.

Il est important de porter des gants lorsqu'un contact avec le sang est prévu. Le port du condom doit être recommandé pour les relations sexuelles avec une personne infectée par le VHC. Il ne faut pas partager les rasoirs, les brosses à dents et les autres articles personnels. Les mesures de lutte et de prévention contre l'hépatite A, B et C sont résumées au **TABLEAU 58.6**.

Le CCNI ne recommande pas l'utilisation des Ig et des antiviraux tels que l'interféron alpha pour la prophylaxie postexposition contre l'hépatite C (p. ex., une exposition par piqûre accidentelle avec une aiguille ayant servi chez un client infecté) (ASPC, 2006b). Après une exposition aiguë (p. ex., une piqûre d'aiguille), le client doit subir un test de dépistage des anticorps anti-VHC. Il convient de mesurer ses taux initiaux d'ALT et d'anticorps anti-VHC. Des analyses de laboratoire doivent être effectuées de quatre à six mois plus tard afin de déceler toute variation des taux d'anticorps anti-VHC et d'ALT. La mesure du taux d'ARN du VHC peut également être prise après quatre à six semaines. Bien qu'aucune recommandation officielle n'ait été émise à cet égard, des améliorations ont été observées chez les clients recevant une monothérapie par l'interféron dans la phase aiguë de l'hépatite C (Dore *et al.*, 2009).

Phase aiguë

| Ictère | L'infirmière doit évaluer le degré de l'ictère. Chez les personnes au teint clair, l'ictère est habituellement observé d'abord dans la sclérotique, puis sur l'épiderme. Chez les personnes au teint foncé, l'ictère est d'abord visible au palais dur et dans le canthus interne de l'œil. L'urine peut être de couleur brun foncé ou brun rougeâtre en raison de la présence de bilirubine. Des mesures visant à soulager le prurit (s'il y a lieu), la céphalée et l'arthralgie sont utiles **PSTI 58.1**.

Il n'est pas toujours facile de s'assurer que le client comble ses besoins nutritionnels à cause de l'anorexie et de la répugnance pour la nourriture. L'infirmière doit procéder à une évaluation de l'alimentation. De petits repas fréquents pourraient être préférables à trois gros repas et utiles pour prévenir les nausées. Dans bien des cas, l'anorexie est moins importante en matinée, et le client pourrait préférer manger un déjeuner consistant et un souper plus léger. Le plan de soins et de traitements infirmiers doit comprendre des mesures pour stimuler l'appétit, telles que les soins buccaux, la prise d'antiémétiques et des repas bien présentés servis dans un contexte agréable. D'autres mesures peuvent être appliquées pour tenter de contrer l'anorexie, par exemple la consommation de boissons gazeuses, et l'évitement des aliments très chauds ou très froids. Il est important de boire suffisamment de liquides (de 2 500 à 3 000 ml/jour).

58

| Repos | Le repos est essentiel ; il s'agit d'un facteur important pour promouvoir la régénération des hépatocytes. L'infirmière doit évaluer la réponse du client aux périodes de repos et d'activités prévues dans le plan de soins, et ajuster ce dernier en conséquence. Si le client doit garder le lit, il convient d'adopter des mesures pour prévenir les complications circulatoires, respiratoires et cutanées. L'évolution des symptômes et les résultats des tests de la fonction hépatique permettent de guider les interventions.

Le repos psychologique et affectif est tout aussi important que le repos physique. L'alitement peut entraîner de l'anxiété et une agitation extrême chez certaines personnes. Les activités récréatives, telles que la lecture et les casse-têtes, peuvent apaiser le client.

Soins ambulatoires et soins à domicile

Comme la plupart des personnes atteintes d'hépatite virale reçoivent des soins à domicile, l'infirmière doit évaluer les connaissances du client en matière de nutrition et lui transmettre l'information nécessaire à cet égard. Le repos et une bonne alimentation sont particulièrement importants jusqu'à ce que la fonction hépatique soit rétablie. Il convient de prévenir le client du risque de surmenage et de la nécessité de respecter les directives du professionnel de la santé concernant la date de retour au travail. L'infirmière doit enseigner au client et au proche aidant comment prévenir la transmission aux autres membres de la famille ainsi que les symptômes à signaler au professionnel de la santé.

Le client doit être examiné en présence de toute manifestation indiquant une complication (p. ex., une tendance aux saignements avec une augmentation du **temps de prothrombine** [ou temps de Quick], des symptômes d'encéphalopathie ou une élévation du taux d'enzymes hépatiques).

Le client doit faire l'objet d'un suivi régulier pendant au moins la première année suivant le diagnostic d'hépatite. Comme les rechutes sont possibles dans l'hépatite B et C, l'infirmière doit renseigner le client sur les symptômes d'une récidive et la nécessité de faire l'objet d'un suivi. Tous les clients atteints d'hépatite B ou C chronique doivent éviter la consommation d'alcool, puisqu'il a été démontré que celui-ci peut aggraver la maladie hépatique (en accélérant sa progression).

Les personnes dont les résultats demeurent positifs aux tests de dépistage de l'AgHBs ou des anticorps anti-VHC (porteurs chroniques) ne doivent jamais plus donner du sang. En raison du nombre limité de foies disponibles pour la transplantation, les équipes médicales envisagent désormais l'utilisation des tissus hépatiques de sujets positifs pour l'anticorps anti-HBc pour certains receveurs (n'ayant jamais été infectés par le VHB).

Le client recevant un traitement par interféron alpha contre l'hépatite B ou C doit être renseigné au sujet de ce médicament.

Comme l'interféron alpha est administré par voie sous-cutanée, le client ou le proche aidant doit savoir comment l'injecter. Les nombreux effets indésirables du traitement, dont les symptômes pseudogrippaux (p. ex., une fièvre, un malaise, la fatigue), nuisent à l'observance du traitement chez certains clients **TABLEAU 58.5**. Le professionnel de la santé peut recommander la prise d'acétaminophène de 30 à 60 minutes avant l'injection afin de réduire ces symptômes.

Contrôle de l'hépatite chez le personnel soignant

| Hépatite A | L'hépatite A se transmet rarement des clients au personnel soignant. Les cas de transmission concernent les clients chez qui l'hépatite A n'est pas diagnostiquée, et qui sont traités pour d'autres troubles. Ces clients peuvent souffrir d'incontinence fécale. L'application des mesures de contrôle des infections prévient la transmission du VHA au personnel soignant **TABLEAU 58.6**.

| Hépatite B | Les travailleurs du domaine de la santé peuvent être exposés au VHB en cas de piqûre d'aiguille, ou lorsque du sang contaminé entre en contact avec une muqueuse ou une lésion cutanée. Si un travailleur du domaine de la santé non vacciné est exposé au VHB par piqûre d'aiguille, le risque d'infection est de 7 à plus de 20 % (CCHST, 2009). La vaccination demeure la mesure la plus efficace pour prévenir l'infection par le VHB chez cette clientèle. Le Centre canadien d'hygiène et de sécurité au travail a mis en place des mesures de contrôle des infections (élaborées par Santé Canada) pour leurs employés exposés au VHB (CCHST, 2007).

Le VHB se transmet principalement au personnel soignant par la voie parentérale. Comme le sang et les produits sanguins sont désormais toujours testés pour déceler la présence du VHB ou de l'anticorps anti-VHC, le risque de transmission par cette voie est faible. D'autres formes de transmission comprennent la contamination d'égratignures ou d'abrasions récentes, de brûlures et de muqueuses par du sang, des produits sanguins, de la salive ou du sperme infectés.

| Hépatite C | La transmission de l'hépatite C survient généralement par piqûre d'aiguille, par exposition à du sang contaminé, ou par une autre voie parentérale non détectée. Le **TABLEAU 58.6** présente les mesures qui permettent de prévenir la transmission des virus des clients au personnel soignant. À l'inverse, il est très rare qu'un travailleur du domaine de la santé infecte un client.

Évaluation des résultats

Pour le client atteint d'hépatite, les résultats escomptés à la suite des soins et des interventions cliniques sont présentés dans le **PSTI 58.1**.

58.2.2 Hépatite toxique et médicamenteuse

L'inhalation, l'injection parentérale ou l'ingestion de certaines substances chimiques peuvent entraîner une lésion au foie et même causer la mort. Les deux principaux types d'hépatotoxicité chimique sont l'hépatite toxique et l'hépatite médicamenteuse. Les agents qui entraînent une hépatite toxique sont généralement des poisons à action systémique (p. ex., le tétrachlorure de carbone, les composés d'or) ou qui sont convertis par le foie en métabolites toxiques (p. ex., l'acétaminophène). La nécrose hépatique survient habituellement de deux à trois jours après une exposition aiguë à une substance toxique.

Les **réactions médicamenteuses idiosyncrasiques** produisent une hépatite médicamenteuse.

Des agents tels que l'isoniazide (Rifater^{MD}), l'hydro-chlorothiazide (p. ex., le Nu-Amilzide^{MD}), le métho-trexate et le méthyldopa (Méthyldopa^{MD}) peuvent entraîner des réactions idiosyncrasiques en raison d'une sensibilité du client (réactivité métabolique) à ces agents ou d'une réaction d'hypersensibilité à la médiation immunologique. Des lésions hépatiques peuvent survenir à tout moment durant ou peu après l'ingestion de ces substances. Certaines réactions peuvent apparaître de deux à cinq semaines après l'exposition.

L'hépatite toxique et l'hépatite médicamenteuse sont semblables à l'hépatite virale en ce qui concerne les changements physiopathologiques dans le foie et les manifestations cliniques. Ces dernières comprennent habituellement l'anorexie, les nausées, les vomissements, l'hépatomégalie, la splénomégalie et des résultats anormaux aux tests de la fonction hépatique. Le traitement est princi-palement symptomatique, comme dans le cas de l'hépatite virale aiguë. Le rétablissement peut être rapide si l'hépatotoxine est rapidement détectée et l'exposition, cessée. Une transplantation du foie peut s'avérer nécessaire dans les cas de lésions hépatiques graves.

58.2.3 Maladies hépatiques auto-immunes, métaboliques et génétiques

Hépatite auto-immune

L'hépatite auto-immune est un trouble inflamma-toire chronique du foie d'origine inconnue. Elle se caractérise par la présence d'autoanticorps, de taux sériques élevés d'immunoglobulines, et est fréquem-ment associée à d'autres maladies auto-immunes. La majorité (de 70 à 80 %) des sujets atteints d'hé-patite auto-immune sont des femmes. Ces dernières présentent un pronostic plus sombre à long terme.

Les manifestations cliniques de l'hépatite auto-immune aiguë sont comparables à celles de l'hé-patite toxique ou virale aiguë. Les analyses de laboratoire sont utilisées pour distinguer l'hépatite auto-immune des autres formes de la maladie. Les tests de la fonction hépatique (élévation des enzymes hépatiques) révèlent alors une inflamma-tion du foie et l'absence d'antigènes viraux. Des autoanticorps circulants sont présents chez la plu-part des clients atteints d'hépatite auto-immune. Les marqueurs sérologiques, même s'ils ne sont pas spécifiques à cette affection, sont souvent utiles pour le diagnostic; ils comprennent les anticorps antinucléaires (AAN) et les anticorps anti-ADN.

Même si la pathogenèse de l'hépatite auto-immune demeure inconnue, certaines recherches affirment qu'elle serait liée à des facteurs généti-ques et environnementaux, y compris à des infec-tions virales antérieures. Le processus morbide met en jeu une réaction auto-immune contre les hépatocytes normaux. L'évolution de la maladie est variable, mais la majorité des sujets présente-ront une hépatite chronique. Les personnes atteintes d'hépatite auto-immune sont aussi plus sensibles à l'hépatite virale. Un carcinome hépa-tocellulaire apparaît chez environ 6 % des per-sonnes atteintes d'hépatite auto-immune. Il est important d'effectuer les tests de la fonction hépa-tique et de surveiller les taux d'immunoglobuline de type A (IgA) chez les clients atteints de maladie chronique. La pharmacothérapie recommandée en cas d'hépatite auto-immune grave est la predni-sone conjointement avec l'azathioprine (Imuran^{MD}) ou une dose élevée de prednisone administrée seule (Czaja, 2009).

Maladie de Wilson

La **maladie de Wilson** est une affection neurologique familiale évolutive fatale, qui s'accompagne d'une hépatopathie chronique se transformant en cirrhose. Elle se caractérise par une accumulation de cuivre dans l'organisme et se transmet selon le mode auto-somique récessif ▶ . Situé sur le chromosome 13, le gène ATP7B, responsable du transport mem-branaire du cuivre, subit une mutation qui empêche l'évacuation de ce dernier hors des cellules. Cela se traduit par une accumulation du métal dans le foie et une lésion cellulaire. La maladie de Wilson touche en moyenne 30 personnes sur un million dans le monde (Lefton, Rosa, & Cohen, 2009).

L'anneau cornéen de Kayser-Fleischer constitue la principale caractéristique de la maladie de Wilson. Il s'agit d'un anneau de couleur brun rouge qui peut être observé sur le limbe cornéen à l'exa-men des yeux. Les analyses menées sur les échan-tillons prélevés par biopsie hépatique révèlent également de faibles taux sériques de céruloplas-mine et des concentrations mesurables de cuivre. En plus de la maladie hépatique, les clients pré-sentent souvent une atteinte neurologique, notam-ment des troubles de la motricité (tremblements, mouvements involontaires), une **sialorrhée**, une dysarthrie, une **dystonie** avec rigidité, de l'épilep-sie, des migraines et de l'insomnie.

Le diagnostic s'appuie sur les résultats clini-ques, comprenant les observations de la cornée et la présence de symptômes neurologiques. Les concentrations sériques d'ALT et d'AST sont éle-vées, les taux sériques de céruloplasmine sont fai-bles, les concentrations sériques d'acide urique sont diminuées, et les taux d'excrétion urinaire du cuivre sont accrus.

Le traitement initial recommandé chez les clients symptomatiques et chez ceux qui présen-tent une maladie évolutive consiste en l'adminis-tration à vie d'**agents chélateurs**, telle la D-pénicillamine, qui favorise l'élimination du cuivre dans l'urine (Brewer *et al.*, 2009).

14

Le mode autosomique récessif est décrit dans le chapitre 14, *Génétique, réaction immunitaire et transplantation.*

58

Sialorrhée: Écoulement de salive hors de la bouche, consécutif à un ptyalisme ou à une affection de l'appareil digestif.

Dystonie: Altération de la tonicité des tissus ou du système nerveux.

Hémochromatose

L'**hémochromatose** est une maladie systémique qui touche le foie, le cœur, le pancréas et le système endocrinien. Elle est causée par une absorption accrue et inadéquate du fer alimentaire, qui peut entraîner des complications, dont une cirrhose, un carcinome hépatocellulaire, un diabète et une cardiopathie.

L'atteinte, non significative sur le plan clinique, évolue vers une surcharge en fer vers l'âge de 20 à 40 ans. En l'absence de traitement, cet excès peut entraîner des lésions aux organes (habituellement vers l'âge de 40 ans) et exercer une influence directe (proportionnelle au degré de surcharge) sur l'espérance de vie du client atteint d'hémochromatose. Les principales causes de décès sont la cirrhose, le carcinome hépatocellulaire, le diabète et la myocardiopathie (Cheung & Sanyal, 2009) ▶ **38**.

Cirrhose biliaire primitive

La cirrhose biliaire primitive (CBP) est une maladie inflammatoire chronique du foie. Elle se caractérise par un prurit généralisé, une hépatomégalie, une hyperpigmentation cutanée et de la fatigue. Même si toutes les causes de la CBP n'ont pas encore été découvertes, des facteurs génétiques et environnementaux tels qu'une exposition à une substance chimique ou une infection semblent jouer un rôle dans cette maladie. Les cellules épithéliales des petits canaux biliaires sont attaquées par les lymphocytes T, ce qui occasionne une destruction des canaux biliaires et, finalement, une **cholestase** (blocage de l'écoulement de la bile). Avec le temps, cette situation provoque une cirrhose et une fibrose hépatique. Les clients atteints de CBP présentent un risque accru de carcinome hépatocellulaire.

La majorité des personnes (95 %) atteintes de cette affection sont des femmes (Paré, 2005); celles âgées de 30 à 60 ans sont les plus fréquemment touchées. La CBP est associée à d'autres maladies auto-immunes telles que la polyarthrite rhumatoïde, le **syndrome de Sjögren** et la sclérodermie.

Aux stades précoces, les clients peuvent être asymptomatiques. Ils peuvent consulter un professionnel de la santé en raison de fatigue et de prurit. L'ictère se manifeste lorsque la maladie est à un stade avancé. Un nombre important de clients sont également atteints d'ostéoporose. Les personnes atteintes peuvent aussi présenter des signes de malabsorption des lipides, y compris de faibles taux de vitamines liposolubles, attribuables à la réduction de la sécrétion biliaire. Des concentrations sériques élevées de phosphatase alcaline, d'anticorps antimitochondries (AAM), d'anticorps antinucléaires (AAN) et de lipides sont également observées chez les personnes atteintes de CBP. Des signes histologiques de la maladie sont en outre décelés à la biopsie du foie.

Les objectifs du traitement concernent la prévention et la gestion des lésions hépatiques, la prévention des complications et le traitement des symptômes. Le seul médicament approuvé par Santé Canada pour traiter la CBP est l'acide ursodéoxycholique (ursodiol [URSO^MD]). Ce médicament augmente la sécrétion des acides biliaires et semble exercer un effet cytoprotecteur. Le traitement doit se pencher sur la malabsorption, les problèmes cutanés tels que le prurit et les xanthomes (dépôts dermiques de cholestérol), la dyslipidémie, les carences en vitamine, l'anémie et la fatigue. La cholestyramine (Cholestyramine^MD) est utilisée pour traiter le prurit. Les clients doivent faire l'objet d'un suivi afin d'évaluer la progression vers la cirrhose. Une greffe du foie constitue une option de traitement chez les clients atteints de CBP et de maladie hépatique au stade terminal.

Stéatose hépatique non alcoolique et stéatohépatite non alcoolique

La **stéatose hépatique non alcoolique (NAFLD)** regroupe divers troubles caractérisés par une **stéatose hépatique** (accumulation de lipides dans le foie) qui n'est pas due à d'autres affections telles qu'une hépatite, une maladie auto-immune ou la consommation d'alcool. Sur le plan histologique, les modifications cellulaires comprennent la présence de changements lipidiques dans les hépatocytes. L'accumulation de lipides peut provoquer de l'inflammation et la formation de cicatrices propres à la **stéatohépatite non alcoolique (NASH)**. Les clients atteints de NASH peuvent contracter une cirrhose (stade avancé de cicatrisation du foie) et présenter un risque accru de carcinome hépatocellulaire et d'insuffisance hépatique. La NAFLD doit être envisagée chez les sujets qui présentent des facteurs de risque tels que l'obésité, le diabète, la dyslipidémie, une perte de poids prononcée (particulièrement chez les personnes chez qui la perte de poids est récente) ou un syndrome métabolique. Une mauvaise alimentation, la tuberculose, une dérivation intestinale et la prise de médicaments (p. ex., des corticostéroïdes) peuvent aussi occasionner une NAFLD. Les clients qui présentent un taux élevé persistant d'ALT sans qu'aucune autre cause ne soit décelée sont susceptibles de souffrir de NAFLD (Cheung & Sanyal, 2009).

Une minorité de personnes ayant un poids normal sont aussi atteintes de cette maladie. La fréquence de NAFLD et de NASH est plus élevée chez les adultes âgées de 40 à 49 ans. La stéatose hépatique non alcoolique est également associée à la prise de certains médicaments, dont le diltiazem

---

38

Le chapitre 38, *Interventions cliniques – Troubles hématologiques*, aborde le sujet de l'hémochromatose.

Syndrome de Sjögren:
Le système immunitaire de l'organisme attaque les glandes qui sécrètent des liquides. Les lymphocytes (un type de globule blanc) attaquent et détruisent ensuite ces glandes, ce qui provoque une sécheresse douloureuse des yeux et de la bouche. Le syndrome de Sjögren peut aussi entraîner une sécheresse de la peau, des narines et du vagin. Il peut affecter les organes, notamment les reins, le système digestif, les vaisseaux sanguins, les poumons, le foie, le pancréas et le système nerveux central.

Capsule Jugement clinique

Madame Lorraine Chouinard est âgée de 35 ans et elle est atteinte de cirrhose biliaire primitive. Comme elle présente du prurit, elle doit prendre de la cholestyramine.

Par quelle voie d'administration doit-elle prendre ce médicament?

(Cardizem^MD), l'amiodarone (Cordarone^MD) et le tamoxifène (Nolvadex^MD). Une exposition, dans le milieu environnant, à certaines substances chimiques dont les solvants organiques et le diméthylformamide, a aussi été associée à la NAFLD. Cette dernière peut évoluer vers une cirrhose ou une fibrose hépatique.

Manifestations cliniques et examens paracliniques

La plupart des clients atteints de NAFLD sont asymptomatiques. Cette maladie est habituellement diagnostiquée durant l'évaluation d'autres problèmes de santé tels que l'hypertension, le diabète ou l'obésité. Par exemple, chez certains sujets asymptomatiques, une concentration élevée d'ALT est décelée lorsque des tests de la fonction hépatique sont réalisés dans le cadre du suivi d'un traitement hypolipidémiant. Très peu de clients présentent des signes d'atteinte hépatique grave (p. ex., une ascite, une anasarque, une hémorragie variqueuse). Un ictère se manifeste tardivement dans la NAFLD et indique une atteinte hépatique avancée.

Des hausses dans les résultats des tests de la fonction hépatique (ALT, AST) représentent souvent les premiers signes de NAFLD. Toutefois, ces élévations peuvent être associées à divers autres troubles hépatiques. Lorsque la maladie progresse, il est possible d'observer des réductions des concentrations sériques d'albumine et des augmentations des concentrations sériques de bilirubine et de prothrombine. La biopsie hépatique et l'examen histologique des hépatocytes permettent de poser un diagnostic définitif. L'échographie et la tomodensitométrie (TDM) sont aussi utilisées pour diagnostiquer la NAFLD.

Processus thérapeutique en interdisciplinarité

La NAFLD peut évoluer vers une cirrhose du foie. Les personnes âgées, obèses ou diabétiques présentent un risque de maladie hépatique à un stade avancé. Il n'existe aucun traitement permanent. La thérapie vise plutôt à réduire les facteurs de risque (traitement du diabète, réduction du poids corporel et cessation des médicaments pouvant contribuer à la maladie).

Les personnes obèses ont avantage à maigrir. La perte de poids améliorera la sensibilité à l'insuline et réduira les taux d'enzymes hépatiques. Aucun traitement diététique précis n'est recommandé. Toutefois, une alimentation saine pour le cœur, comme le recommande la Société canadienne de cardiologie, est appropriée. Il faut surveiller la fonction hépatique des clients qui perdent du poids, puisqu'une réduction pondérale trop rapide est associée à une insuffisance hépatique. Les changements apportés à l'alimentation en vue de perdre du poids sont habituellement associés à un plus haut taux de succès lorsqu'ils sont combinés à un

traitement de modification du comportement. Dans certains cas, la NAFLD peut malheureusement évoluer vers une insuffisance hépatique, et une greffe du foie peut alors être requise.

58.2.4 Cirrhose

La **cirrhose** est une maladie évolutive chronique du foie caractérisée par une dégénérescence et une destruction étendues des **cellules parenchymateuses** du foie **FIGURE 58.4**. Les cellules hépatiques tentent de se reconstituer, mais le processus de régénération est désorganisé, et il en résulte une architecture anormale des vaisseaux sanguins et des canaux biliaires. La formation excessive de tissus conjonctifs fibreux change la structure lobulaire normale du foie, ce qui entraîne la formation de lobules de taille et de formes irrégulières dans lesquels la circulation sanguine est entravée. À la longue, la fonction hépatique diminue en raison de la mauvaise régénération, de la nutrition cellulaire inadéquate, de l'hypoxie provoquée par un débit sanguin insuffisant et par les tissus cicatriciels. La cirrhose peut présenter une évolution insidieuse et lente.

En 2004, la cirrhose représentait la septième plus importante cause de décès au Canada et la cinquième cause de décès chez les personnes âgées de 45 à 54 ans. La cirrhose est deux fois plus fréquente chez les hommes que chez les femmes (Statistique Canada, 2008a, 2008b, 2009).

Étiologie et physiopathologie

Toute maladie hépatique chronique (à long terme), y compris une consommation excessive d'alcool et la NAFLD, peut provoquer une cirrhose. Il n'est pas toujours possible de déterminer la cause précise de la cirrhose. Une consommation excessive d'alcool demeure tout de même la cause la plus courante de cirrhose, l'alcool exerçant un effet hépatotoxique direct **ENCADRÉ 58.4**. Les chercheurs ne s'entendent toutefois pas toujours, car

> **Cellule parenchymateuse :** Cellule du foie ayant notamment des fonctions de sécrétion.

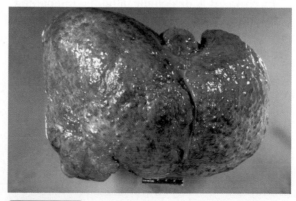

FIGURE 58.4

Cirrhose consécutive à l'alcoolisme – L'aspect nodulaire diffus caractéristique de la surface hépatique est attribuable à la régénération et à la cicatrisation des tissus.

si certains affirment que l'alcool génère la cirrhose, d'autres prétendent que la véritable responsable serait la malnutrition des sujets qui consomment de l'alcool de façon chronique. La malnutrition protéique est en effet un problème courant chez les alcooliques. Des cas de cirrhose nutritionnelle attribuables à des régimes amaigrissants exagérés, à une malabsorption lipidique et à l'obésité ont été rapportés. Certains facteurs environnementaux ainsi qu'une prédisposition génétique peuvent également entraîner l'apparition d'une cirrhose, indépendamment de l'alimentation ou de la consommation d'alcool.

Environ 20 % des clients atteints d'hépatite C chronique, et de 10 à 20 % de ceux atteints d'hépatite B chronique contracteront une cirrhose. L'inflammation chronique et la nécrose cellulaire provoquent une fibrose, et, au bout du compte, une cirrhose. L'hépatite chronique et la consommation d'alcool forment une combinaison synergique qui accélère les lésions hépatiques.

Les causes d'origine biliaire de la cirrhose comprennent la cirrhose biliaire primitive (décrite précédemment dans ce chapitre) et la cholangite sclérosante primitive. La **cholangite sclérosante primitive** est une maladie inflammatoire chronique qui affecte le foie et les canaux biliaires. Elle touche davantage les hommes que les femmes. L'étiologie de la cholangite sclérosante primitive n'a pas encore été expliquée. Toutefois, cette affection est associée étroitement à la **rectocolite hémorragique (RCH)**. L'inflammation chronique peut finalement évoluer vers une cirrhose et une maladie hépatique au stade terminal.

La cirrhose cardiaque englobe quant à elle divers troubles hépatiques attribuables à une insuffisance cardiaque droite grave de longue date. Le traitement vise à traiter l'insuffisance cardiaque sous-jacente.

Manifestations cliniques

Manifestations précoces

La cirrhose apparaît généralement de manière insidieuse, mais, à l'occasion, les symptômes peuvent survenir soudainement. Les troubles gastro-intestinaux sont courants. Les symptômes précoces peuvent comprendre l'anorexie, la dyspepsie, les flatulences, les nausées et les vomissements, ainsi que des changements dans les habitudes intestinales (diarrhée ou constipation). Ces symptômes sont causés par une perturbation du métabolisme hépatique des glucides, des lipides et des protéines. Le client peut rapporter une douleur abdominale sourde et vive dans le quadrant supérieur droit ou dans l'épigastre. La douleur peut provenir de la distension et de l'étirement de la capsule hépatique, des spasmes des canaux biliaires et des spasmes vasculaires intermittents. D'autres manifestations précoces comprennent la fièvre, la lassitude, une légère perte de poids, ainsi qu'une hypertrophie du foie et de la rate, discernable au toucher chez de nombreux clients atteints de cirrhose.

Manifestations tardives

Les symptômes tardifs de la cirrhose peuvent être graves et découler d'une insuffisance hépatique ou d'une **hypertension portale FIGURE 58.5**. Un ictère, un œdème périphérique et une ascite apparaissent graduellement. D'autres symptômes tardifs comprennent les lésions cutanées, les troubles hématologiques, les troubles endocriniens et les neuropathies périphériques **FIGURE 58.6**. Aux stades avancés de la maladie, le foie devient petit et nodulaire.

| **Ictère** | L'ictère est attribuable à la perturbation du fonctionnement des cellules hépatiques et à la compression des canaux biliaires par les tissus conjonctifs qui grandissent excessivement. Il découle de la capacité réduite du foie à conjuguer et à excréter la bilirubine (ictère hépatocellulaire). L'ictère peut être minime ou grave, selon le degré de l'atteinte hépatique. En cas d'une obstruction des voies biliaires, un ictère obstructif peut également survenir, lequel est généralement accompagné d'un prurit.

| **Lésions cutanées** | Diverses manifestations cutanées sont couramment observées dans la cirrhose. Les **angiomes stellaires** (télangiectasie ou nævus stellaire) sont de petits vaisseaux sanguins dilatés qui ont un point central rouge vif et des branches rappelant la forme d'une étoile. Ils apparaissent sur le nez, les joues, le haut du torse, le cou et les épaules. L'érythème palmaire (région rouge qui

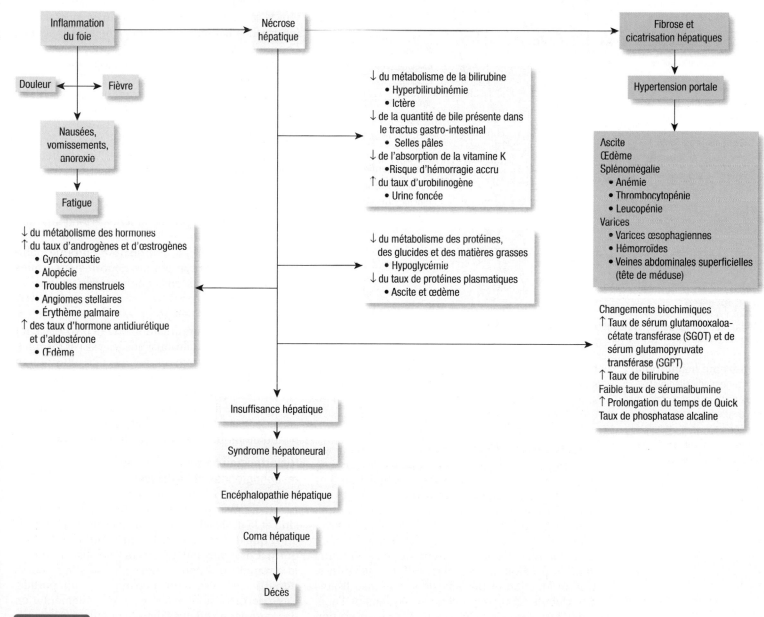

58

FIGURE 58.5

Continuum de la dysfonction hépatique dans la cirrhose et manifestations subséquentes

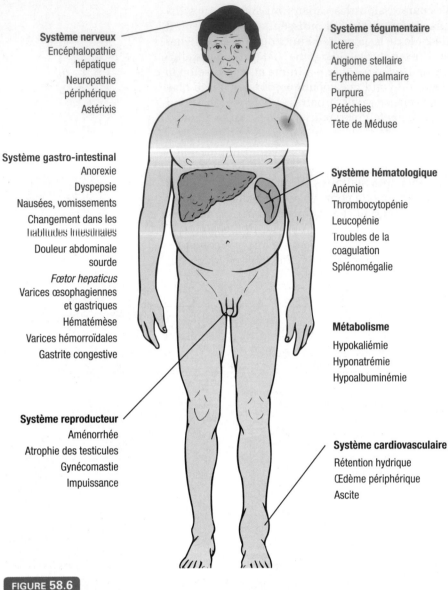

Système nerveux
Encéphalopathie
hépatique
Neuropathie
périphérique
Astérixis

Système gastro-intestinal
Anorexie
Dyspepsie
Nausées, vomissements
Changement dans les
habitudes intestinales
Douleur abdominale
sourde
Fœtor hepaticus
Varices œsophagiennes
et gastriques
Hématémèse
Varices hémorroïdales
Gastrite congestive

Système reproducteur
Aménorrhée
Atrophie des testicules
Gynécomastie
Impuissance

Système tégumentaire
Ictère
Angiome stellaire
Érythème palmaire
Purpura
Pétéchies
Tête de Méduse

Système hématologique
Anémie
Thrombocytopénie
Leucopénie
Troubles de la
coagulation
Splénomégalie

Métabolisme
Hypokaliémie
Hyponatrémie
Hypoalbuminémie

Système cardiovasculaire
Rétention hydrique
Œdème périphérique
Ascite

FIGURE 58.6

Manifestations cliniques systémiques de la cirrhose du foie

Syndrome hépatorénal :
Affection médicale grave
consistant en une détérioration
rapide de la fonction rénale
chez des individus atteints de
cirrhose ou d'une insuffisance
hépatique fulminante.

blanchit lorsqu'une pression est appliquée) surgit sur la paume des mains. Ces deux types de lésions sont dues à une augmentation de l'œstrogène en circulation à la suite de l'incapacité du foie lésé à métaboliser les hormones stéroïdiennes.

| Troubles hématologiques | Les troubles hématologiques regroupent la **thrombocytopénie**, la leucopénie, l'anémie et les troubles de la coagulation. Les trois premiers problèmes sont probablement causés par la splénomégalie. Celle-ci survient à la suite d'une accumulation dans la rate de sang en provenance de la veine porte (hypertension portale). La suractivité de la rate hypertrophiée entraîne une destruction accrue des cellules sanguines. Une production et un taux de survie insuffisants des globules rouges provoquent également l'anémie. Une mauvaise alimentation, une absorption inadéquate de l'acide folique et des hémorragies

variqueuses constituent d'autres facteurs étiologiques de l'anémie.

Les troubles de la coagulation sont attribuables à l'incapacité du foie à produire de la prothrombine et d'autres facteurs essentiels à la coagulation. Ils se manifestent par des phénomènes hémorragiques ou des tendances aux saignements, comme l'**épistaxis**, le **purpura**, les pétéchies, une tendance à faire des ecchymoses, des saignements gingivaux et un flux menstruel abondant.

| Troubles endocriniens | La cirrhose s'accompagne de plusieurs signes et symptômes liés au métabolisme et à l'inactivation des hormones corticosurrénales, de l'œstrogène et de la testostérone. En temps normal, ces hormones sont métabolisées par le foie. Lorsque celui-ci n'est plus en mesure d'accomplir cette tâche, diverses manifestations surviennent. Chez l'homme, l'augmentation du taux d'œstrogène peut entraîner une gynécomastie (croissance bénigne des glandes mammaires chez l'homme), une perte des poils pubiens et axillaires, une atrophie des testicules et une impuissance accompagnée d'une perte de libido. Chez les jeunes femmes, il peut y avoir une aménorrhée, et chez les femmes plus âgées, des saignements vaginaux. Le foie n'étant plus en mesure de métaboliser adéquatement l'aldostérone, il en résulte un hyperaldostéronisme suivi d'une rétention hydrique et sodique, et d'une perte potassique.

| Neuropathie périphérique | Une neuropathie périphérique se remarque souvent dans la cirrhose alcoolique ; elle est probablement attribuable à une carence alimentaire en thiamine, en acide folique et en cobalamine. La neuropathie entraîne habituellement divers symptômes neurologiques, mais les symptômes sensoriels peuvent prédominer.

Complications

Les principales complications de la cirrhose sont l'hypertension portale ainsi que les varices œsophagiennes ou gastriques, l'œdème périphérique et l'ascite, l'encéphalopathie hépatique (coma) et le **syndrome hépatorénal** qui en découlent. La cirrhose est qualifiée de compensée lorsqu'elle n'est pas accompagnée de complications, et de décompensée quand au moins une complication survient.

Hypertension portale et varices œsophagiennes et gastriques

Le processus cirrhotique provoque des changements dans la structure du foie dont la compression et la destruction des veines porte et hépatique ainsi que des sinusoïdes (petits capillaires hépatiques). Ces changements créent une obstruction de la circulation sanguine normale dans le système portal, ce qui occasionne une hypertension portale. Cette dernière se caractérise par une augmentation de la pression veineuse dans la circulation portale, ainsi que par une splénomégalie, un gonflement des veines collatérales, une ascite, une hypertension systémique et des varices œsophagiennes. Elle occasionne de nombreux changements physiopathologiques. En effet, une circulation collatérale se forme dans le but de réduire la pression portale, le volume plasmatique et le flux lymphatique. Les canaux collatéraux apparaissent le plus souvent dans la partie inférieure de l'œsophage (anastomose de la veine gastrique gauche et des veines azygos), la paroi abdominale antérieure, le péritoine pariétal et le rectum. Des varicosités peuvent surgir dans les régions où les circulations collatérale et systémique se rejoignent, ce qui entraîne l'apparition de varices œsophagiennes et gastriques, de têtes de méduse (cercle de varices autour du nombril) et d'hémorroïdes.

Les varices œsophagiennes sont des veines dilatées et sinueuses se trouvant dans la partie inférieure de l'œsophage, qui découlent de l'hypertension portale. Les varices gastriques sont situées pour leur part dans la partie supérieure de l'estomac (cardia, fundus) (Garcia-Tsao, 2007). Ces vaisseaux collatéraux contiennent peu de tissus élastiques et sont assez fragiles. Ils tolèrent mal une pression élevée, et il en résulte des veines distendues qui saignent facilement. Les varices de gros diamètre sont plus susceptibles de saigner. Environ 80 % des hémorragies variqueuses sont liées aux varices œsophagiennes et 20 % sont attribuables aux varices gastriques.

Le saignement des varices œsophagiennes constitue la complication de la cirrhose la plus dangereuse pour la vie des clients. Les varices se rompent et saignent en réaction à l'ulcération et à l'irritation. La déglutition d'aliments mal mastiqués, la consommation d'alcool et d'aliments riches en fibres, les régurgitations acides provenant de l'estomac, et une augmentation de la pression intraabdominale causée par les nausées, les vomissements, l'effort à la défécation, la toux, les éternuements ou le soulèvement de charges lourdes produisent l'ulcération et l'irritation de l'œsophage. Le client peut souffrir de **méléna** ou d'**hématémèse**. Il peut y avoir aussi un suintement ou une hémorragie massive. Cette dernière nécessite des soins médicaux d'urgence.

Œdème périphérique et ascite

L'œdème périphérique précède parfois l'ascite (mais chez certains clients, il peut se manifester en même temps ou après) sous la forme d'un œdème malléolaire ou lombosacré. Une réduction de la pression oncotique causée par la perturbation de la synthèse hépatique d'albumine et une augmentation de la pression portocave engendrée par l'hypertension portale entraînent l'œdème.

L'ascite consiste en l'accumulation de liquide séreux dans la cavité péritonéale ou abdominale.

Il s'agit d'une manifestation courante de la cirrhose. En raison de l'hypertension portale, les protéines se déplacent des vaisseaux sanguins par les plus gros pores des sinusoïdes vers le réseau lymphatique **FIGURE 58.7**. Lorsque le système lymphatique devient incapable de gérer l'excès de protéines et d'eau, ces dernières s'écoulent de la capsule hépatique dans la cavité péritonéale où la pression osmotique des protéines attire davantage de liquides **TABLEAU 58.7**.

Un deuxième mécanisme de formation de l'ascite est l'hypoalbuminémie attribuable à l'incapacité du foie à synthétiser l'albumine. L'hypoalbuminémie entraîne une réduction de la pression oncotique. L'hyperaldostéronisme, qui survient quand l'aldostérone ne peut plus être métabolisée à cause des hépatocytes endommagés constitue le troisième mécanisme. L'élévation des taux d'aldostérone provoque une augmentation de la réabsorption sodique par les tubules rénaux. Cette rétention du sodium combinée à un accroissement de l'hormone antidiurétique entraîne une rétention hydrique additionnelle. La formation d'un œdème engendre une diminution du volume intravasculaire et, par conséquent, une réduction du débit sanguin rénal et de la filtration glomérulaire.

L'ascite se manifeste par une distension abdominale et un gain pondéral **FIGURE 58.8**. Il peut y avoir éversion du nombril dans les cas d'ascite grave. Des stries abdominales accompagnées d'une dilatation des veines de la paroi ventrale peuvent apparaître. Le client présente des signes de déshydratation (p. ex., la peau et la langue sèches, les yeux enfoncés, une faiblesse musculaire). L'excrétion urinaire diminue également. Une hypokaliémie est courante; elle est attribuable à la perte potassique excessive engendrée par l'hyperaldostéronisme. Les faibles taux de potassium peuvent également provenir des diurétiques utilisés pour traiter l'ascite.

En raison des perturbations de la fonction immunitaire associées à la cirrhose, les clients atteints d'ascite présentent un risque de péritonite bactérienne spontanée (PBS). La PBS consiste en une infection bactérienne du liquide ascitique. Elle survient chez environ 8 à 30 % des clients hospitalisés atteints de cirrhose et d'ascite, et elle est particulièrement fréquente après une hémorragie variqueuse. Les bactéries le plus fréquemment en cause sont les entérobactéries à Gram négatif telles qu'*Escherichia coli*.

Encéphalopathie hépatique

L'encéphalopathie hépatique est une manifestation neuropsychiatrique de l'atteinte hépatique considérée comme une complication terminale de la maladie du foie. Elle peut se produire dans tout trouble où une lésion hépatique permet à l'ammoniaque de rejoindre la circulation

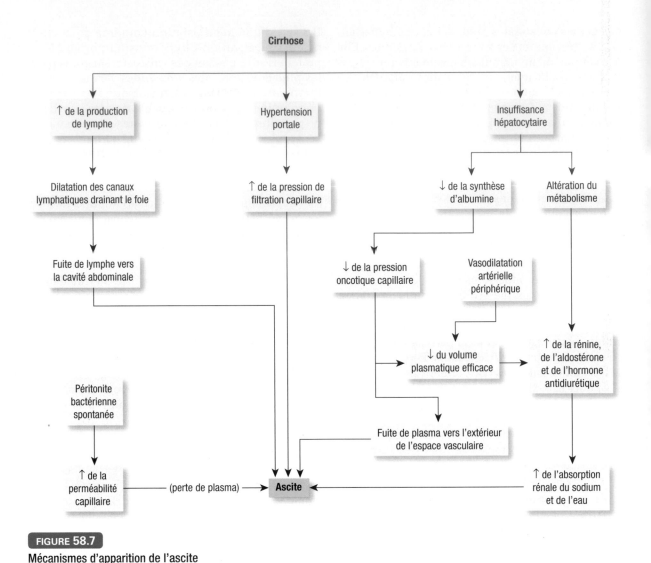

FIGURE 58.7

Mécanismes d'apparition de l'ascite

TABLEAU 58.7	Facteurs liés à l'apparition de l'ascite
FACTEUR	**MÉCANISME**
Hypertension portale	↑ de la résistance du débit sanguin dans le foie
↑ du débit de la lymphe hépatique	Écoulement de lymphe riche en protéines de la surface du foie cirrhotique, blocage intrahépatique des canaux lymphatiques
↓ de la pression oncotique colloïdale sérique	↓ de la synthèse hépatique d'albumine, perte d'albumine dans la cavité péritonéale
Hyperaldostéronisme	↑ de la sécrétion d'aldostérone stimulée par la ↓ du débit sanguin rénal ; ↓ du métabolisme hépatique de l'aldostérone
Altération de l'élimination hydrique	↓ du débit vasculaire rénal et taux sériques excessifs d'hormone antidiurétique (ADH)

systémique sans avoir été préalablement détoxifiée par le foie (Eroglu & Byrne, 2009).

L'encéphalopathie hépatique est une encéphalopathie métabolique associée à divers degrés d'œdème cérébral. La pathogenèse de cette maladie est multifactorielle ; les différentes causes comprennent les effets neurotoxiques de l'ammoniaque, une neurotransmission anormale, un œdème des astrocytes et les cytokines inflammatoires. L'augmentation des taux d'ammoniaque peut en effet engendrer l'encéphalopathie hépatique. Le mode d'action exact de l'ammoniaque n'a toutefois pas été élucidé. Une des principales sources d'ammoniaque est la **désamination enzymatique** et bactérienne des acides aminés dans l'intestin. L'ammoniaque qui est obtenue à la suite de ce processus est acheminée vers le foie par la circulation portale où elle est convertie en urée avant d'être excrétée par les reins. Lorsqu'une anastomose collatérale dévie le sang au-delà du foie, ou lorsque ce dernier s'avère incapable de convertir l'ammoniaque en urée, les concentrations de cette

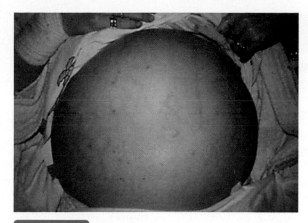

FIGURE 58.8

Ascite prononcée

TABLEAU 58.8	Facteurs précipitant l'encéphalopathie hépatique
FACTEUR	**MÉCANISME**
Hémorragie gastro-intestinale	↑ de la quantité d'ammoniaque dans le tractus gastro-intestinal
Constipation	↑ de la quantité d'ammoniaque attribuable à l'action bactérienne sur les selles
Hypokaliémie	Besoin du cerveau en ions potassium pour métaboliser l'ammoniaque
Hypovolémie	↑ de la quantité d'ammoniaque dans le sang attribuable à l'hypoxie hépatique ; perturbation des fonctions rénale, hépatique et cérébrale attribuable à une ↓ du débit sanguin
Infection	↑ du catabolisme, ↑ de la sensibilité cérébrale aux toxines
Dépresseurs du système nerveux central (p. ex., les opioïdes)	↓ de la détoxication par le foie, entraînant une ↑ de la dépression du système nerveux central
Alcalose métabolique	Facilitation du transport de l'ammoniaque à travers la barrière hémato-encéphalique, ↑ de la production d'ammoniaque par les reins
Paracentèse	Perte d'ions sodium et potassium, ↓ du volume sanguin
Déshydratation	Potentialisation de la toxicité de l'ammoniaque
↑ du métabolisme	↑ du travail du foie
Urémie (insuffisance rénale)	Rétention des métabolites azotés

substance dans la circulation systémique augmentent. L'ammoniaque franchit alors la barrière hématoencéphalique et provoque des manifestations neurologiques toxiques. Les facteurs qui font monter les taux d'ammoniaque en circulation peuvent précipiter l'encéphalopathie hépatique **TABLEAU 58.8**. Cette affection peut également survenir à la suite d'une dérivation chirurgicale ou d'une dérivation intrahépatique portosystémique transjugulaire (DIPT), deux techniques utilisées pour réduire l'hypertension portale (Haussinger & Schliess, 2008).

Les manifestations cliniques de l'encéphalopathie incluent des changements de la réponse neurologique et mentale allant des troubles du sommeil à la léthargie et au coma profond. Ces modifications peuvent survenir subitement en raison d'une augmentation du taux d'ammoniaque à la suite d'une hémorragie variqueuse, ou graduellement à mesure que la concentration sanguine d'ammoniaque grimpe. L'équipe soignante utilise souvent un système de gradation pour classifier les différents stades de l'encéphalopathie hépatique **TABLEAU 58.9**. Au stade précoce (stade 1), les manifestations comprennent l'euphorie, la dépression, l'apathie, l'irritabilité, la perte de mémoire, la confusion, les bâillements, la somnolence, l'insomnie et l'agitation. Les phases plus avancées (stades 2 et 3) se caractérisent par des troubles d'élocution et du jugement, une instabilité émotionnelle, le hoquet, une respiration lente et profonde, des réflexes hyperactifs et un réflexe de Babinski. Les manifestations cliniques du stade 4 correspondent au coma.

L'**astérixis** constitue une manifestation propre à l'encéphalopathie hépatique. Ce symptôme peut se manifester sous différentes formes, la plus courante affectant principalement les bras et les mains. En effet, le client à qui il est demandé de déployer les bras à l'horizontale sera incapable de maintenir cette position, et il sera possible d'observer une série de mouvements rapides de flexion et d'extension des mains. D'autres signes d'astérixis comprennent des mouvements rythmiques des jambes au moment de la dorsiflexion du pied et des mouvements rythmiques du visage quand le client ferme vigoureusement les paupières. Les troubles d'écriture consistent en une difficulté à déplacer le crayon ou le stylo de gauche à droite et en une apraxie (incapacité à dessiner des formes simples). D'autres signes incluent l'hyperventilation, l'hypothermie et les réflexes de grimace et de préhension.

Un *fœtor hepaticus* (haleine du client ayant une odeur moisie et sucrée) survient chez certains clients atteints d'encéphalopathie. L'accumulation de déchets digestifs que le foie ne parvient pas à dégrader provoquerait cette senteur désagréable.

Syndrome hépatorénal
Le syndrome hépatorénal se présente comme une complication grave de la cirrhose. Il se caractérise

TABLEAU 58.9	Système de gradation de l'encéphalopathie hépatique			
STADE	**ÉTAT DE CONSCIENCE**	**FONCTION MENTALE**	**COMPORTEMENTS**	**ANOMALIES NEUROMUSCULAIRES**
1	• Inconscience • Hypersomnie • Insomnie • Inversion jour / nuit	• Courte durée d'attention	• Euphorie • Dépression • Irritabilité	• Tremblements • Incoordination • Léger astérixis
2	• Léthargie	• Perte de la notion du temps • Forte altération • Amnésie	• Disparition des inhibitions • Changement de personnalité • Anxiété ou apathie	• Trouble d'élocution • Réflexe hypoactif • Ataxie
3	• Somnolence • Confusion • Demi-stupeur	• Désorientation spatiale • Perte de la signification • Incapacité à calculer	• Comportement bizarre • Paranoïa, colère, rage	• Réflexe hyperactif • Clonus • Rigidité
4	• Réveil impossible	• Aucune fonction	• Aucune réaction	• Pupilles dilatées • Coma

Source : Adapté de Paré (2005).

Splanchnique : Qui appartient ou qui se rapporte aux viscères.

par une insuffisance rénale fonctionnelle avec azotémie avancée, oligurie et ascite réfractaire. Les reins ne présentent toutefois aucune anomalie structurelle. L'étiologie demeure complexe, mais il est probable que l'hypertension portale et la décompensation hépatique entraînent une vasodilatation systémique et **splanchnique** ainsi qu'une réduction du volume de sang artériel. Il en résulte une vasoconstriction des artères rénales, suivie d'une insuffisance rénale. Cette dernière peut être corrigée seulement par une greffe du foie. Chez le client atteint de cirrhose, le syndrome hépatorénal découle souvent d'un traitement aux diurétiques, d'une hémorragie gastro-intestinale ou de la paracentèse (Machelaite, Alsauskas, & Ranganna, 2009).

Examen clinique et examens paracliniques

Des anomalies dans les résultats des tests de la fonction hépatique sont observées dans la plupart des cas de cirrhose. Les taux d'enzymes, dont ceux de phosphatase alcaline, d'AST, d'ALT et de γ-glutamyl transpeptidase (GGT) sont élevés dans les premiers stades puisque les cellules hépatiques lésées les libèrent. Toutefois, dans l'insuffisance hépatique compensée ou terminale, il arrive que les taux d'AST et d'ALT soient normaux. Une baisse des protéines totales et de l'albumine, ainsi qu'une augmentation des taux sériques de bilirubine et de globuline surviennent également. Le foie ne synthétise pas les gamma-globulines, mais produit de l'albumine. Les gamma-globulines

(anticorps) sont produites par les lymphocytes B. Le taux de globuline augmente souvent dans la cirrhose et révèle une synthèse accrue ou une diminution de l'excrétion. Les anomalies du métabolisme lipidique se traduisent par une réduction des taux de cholestérol. Le temps de prothrombine s'allonge, et le métabolisme de la bilirubine est altéré **TABLEAU 58.10**. Une biopsie du foie permet de déceler des modifications dans les cellules hépatiques ou la structure lobulaire, tandis qu'une analyse différentielle du liquide ascitique peut être utile pour poser un diagnostic.

Processus thérapeutique en interdisciplinarité

À l'heure actuelle, l'objectif du traitement de la cirrhose du foie consiste à en ralentir la progression. Il a été longtemps admis que le repos seul pouvait promouvoir la régénération des cellules hépatiques en diminuant la demande métabolique. Même si la position allongée chez le client cirrhotique avec ascite diminue l'activation du système rénine-angiotensine impliqué dans la genèse de l'ascite, d'autres processus thérapeutiques en interdisciplinarité plus efficaces sont utilisés **ENCADRÉ 58.5**.

Ascite

Le traitement de l'ascite se concentre sur la restriction sodique, la prise de diurétiques et l'évacuation du liquide. Le degré de restriction sodique varie en fonction de la gravité de l'ascite. Au départ, le client peut être incité à limiter son apport en sodium à 2 g/jour. Les clients atteints d'une ascite grave pourraient devoir se contenter d'un approvisionnement de 250 à 500 mg de sodium par jour. Une très faible consommation de sel peut ne pas suffire sur le plan nutritionnel et entraîner des problèmes de malnutrition. L'apport en liquide n'est généralement pas restreint, à moins d'une ascite grave. Une évaluation et un contrôle précis de l'équilibre hydroélectrolytique sont de mise. L'alitement augmente au départ la diurèse, ce qui accroît l'élimination hydrique. L'albumine désodée peut alors être utilisée pour aider à maintenir le volume intravasculaire ainsi qu'un débit urinaire adéquat en augmentant la pression colloïdale osmotique du plasma.

Les diurétiques représentent une partie importante du traitement. Dans bien des cas, une association de médicaments agissant sur divers sites du néphron fonctionne plus efficacement. La spironolactone (Aldactone^MD) est un diurétique efficace, même chez les clients atteints de rétention sodique grave ; il s'agit d'un antagoniste de l'aldostérone et d'un diurétique d'épargne potassique. D'autres diurétiques d'épargne potassique comprennent l'amiloride (Apo-Amiloride^MD) et le triamtérène (Nu-Triazide^MD). Ces diurétiques sont souvent utilisés en association avec un diurétique de l'anse puissant tel que le furosémide (Lasix^MD).

Les diurétiques thiazidiques tels que l'hydrochlorothiazide (Nu-Amilzide^MD) peuvent également être employés, mais ils ne sont pas aussi puissants que les diurétiques de l'anse (Hou & Sanyal, 2009 ; Rochling & Zetterman, 2009).

Il est possible de réaliser une **paracentèse** (ponction de la cavité abdominale à l'aide d'une aiguille) pour évacuer le liquide ascitique. Cette procédure

TABLEAU 58.10	Anomalies du métabolisme de la bilirubine dans la cirrhose^a	
EXAMEN		**RÉSULTAT**
Bilirubine sérique	Non conjuguée (indirecte)	↑
	Conjuguée (directe)	↑ ou ↓
Bilirubine urinaire		↑
Urobilinogène	selles	De normal à ↓
	urine	De normal à ↑

a Anomalies du métabolisme de la bilirubine survenant conjointement avec l'ictère hépatocellulaire. Cet ictère accompagne fréquemment la cirrhose.

Processus diagnostique et thérapeutique

ENCADRÉ 58.5 — Cirrhose du foie

Examen clinique et examens paracliniques

- Anamnèse et examen physique
- Examens de la fonction hépatique
- Biopsie du foie (biopsie percutanée à l'aiguille)
- Endoscopie (œsophagogastroduodénoscopie)
- Angiographie (portographie transhépatique percutanée)
- Tomodensitométrie multiphase
- Échographie du foie
- Électrolytes sériques
- Temps de prothrombine
- Albumine sérique
- Formule sanguine complète
- Recherche de sang dans les selles

Processus thérapeutique

- Traitement traditionnel
  - Repos
  - Administration de vitamines du complexe B
  - Abstinence d'alcool
  - Usage réduit ou nul d'aspirine, d'acétaminophène et d'anti-inflammatoires non stéroïdiens (AINS)

- Ascites
  - Régime hyposodique, hypolipidique, hyperprotéinique, hyperglucidique de 3 000 calories
  - Diurétiques
  - Paracentèse (si indiquée)
  - Dérivation péritonéoveineuse (si indiquée)
- Varices œsophagiennes et gastriques
  - Pharmacothérapie
    › Vasoconstricteur octréotide (Sandostatin^MD)
    › Vasopressine
    › Nitroglycérine
    › Antagonistes β-adrénergiques
  - Sclérothérapie endoscopique ou ligature élastique
  - Tamponnement par sonde à ballonnet
  - Dérivation intrahépatique portosystémique transjugulaire (DIPT)
  - Intervention chirurgicale de dérivation
- Encéphalopathie hépatique
  - Antibiotique (néomycine ou métronidazole)
  - Lactulose

est toutefois réservée aux clients avec difficulté respiratoire, ou à ceux chez qui une ascite grave cause une douleur abdominale. Il ne s'agit que d'une mesure temporaire, puisque le liquide a tendance à s'accumuler de nouveau.

| **Dérivation péritonéoveineuse** | La dérivation péritonéoveineuse est une intervention chirurgicale qui consiste en la réinjection continue du liquide ascitique dans le réseau veineux. Elle vise à augmenter l'élimination sodique et hydrique. Il ne s'agit toutefois pas d'un traitement de premier recours en raison des nombreuses complications possibles, dont la formation de thrombus à l'extrémité veineuse de la dérivation, l'infection, la surcharge hydrique, une coagulation intravasculaire disséminée, une hémorragie variqueuse et une occlusion de la dérivation. De plus, les dérivations péritonéoveineuses n'améliorent pas le taux de survie. La DIPT est pour sa part utilisée pour soulager l'ascite.

Varices œsophagiennes et gastriques

Le principal objectif du traitement des varices œsophagiennes et gastriques est d'éviter les saignements et les hémorragies. Les facteurs de risque de saignement comprennent le diamètre de la varice, la réduction de l'épaisseur de la paroi et le degré de l'atteinte hépatique. Le client qui souffre de varices œsophagiennes doit éviter la consommation d'alcool, d'aspirine, d'anti-inflammatoires non stéroïdiens (AINS) et d'aliments irritants. Il faut traiter rapidement les infections des voies respiratoires supérieures et maîtriser la toux.

La prise en charge des hémorragies variqueuses regroupe des interventions prophylactiques et thérapeutiques, ainsi que des mesures d'urgence. Lorsque les varices saignent, la première étape consiste à stabiliser le client et à maintenir la perméabilité des voies respiratoires. Un traitement intraveineux est amorcé, lequel peut comprendre la transfusion de produits sanguins. Il est plus efficace de combiner l'administration de médicaments et une intervention endoscopique que d'utiliser l'une ou l'autre de ces méthodes séparément.

Premièrement, le traitement de la pharmacothérapie peut comprendre l'octréotide, un analogue de la somatostatine (Sandostatin^MD), la vasopressine, la nitroglycérine et les bloqueurs des récepteurs β-adrénergiques. Chez les clients dont les varices gastriques ou œsophagiennes ne saignent pas, il a été démontré qu'un traitement prophylactique aux bêtabloquants non sélectifs (p. ex., le propranolol [Inderal^MD]) réduit le risque de saignement et de décès liés aux saignements (Garcia-Tsao, 2007). Le principal objectif du traitement de la pharmacothérapie consiste à arrêter l'hémorragie afin de pouvoir commencer à intervenir. Les varices gastriques sont plus difficiles à traiter que les varices œsophagiennes. L'administration par voie intraveineuse de vasopressine entraîne la vasoconstriction du lit artériel splanchnique en plus de réduire le débit sanguin portal et l'hypertension portale. La vasopressine produit toutefois de nombreux effets indésirables, dont une diminution du débit sanguin coronarien et de la fréquence cardiaque, et une augmentation de la pression artérielle. C'est pourquoi ce médicament est souvent administré en association avec de la nitroglycérine. Cette dernière réduit les effets néfastes de la vasopressine tout en augmentant ses effets bénéfiques. Il faut éviter ou utiliser avec prudence la vasopressine chez les personnes âgées en raison du risque d'ischémie cardiaque qu'elle entraîne.

L'hémorragie des varices gastriques ou œsophagiennes doit deuxièmement être diagnostiquée le plus rapidement possible par examen endoscopique. Une sclérothérapie ou une ligature élastique des varices peuvent être réalisées au moment de l'endoscopie. La sclérothérapie endoscopique traite les hémorragies variqueuses chroniques et aiguës. L'agent sclérosant (p. ex., le morrhuate), injecté à l'aide d'un endoscope, favorise la thrombose et l'oblitération des veines distendues.

La ligature des varices par endoscopie constitue une autre intervention visant à traiter l'hémorragie variqueuse. Une petite bande élastique (ligature élastique) est placée autour de la base de la varice; l'intervention peut aussi se faire au moyen d'agrafes (agrafage endoscopique). Son efficacité se révèle aussi grande que celle de la sclérothérapie endoscopique, et les complications sont moins nombreuses. Il est possible de combiner la sclérothérapie et la ligature endoscopiques, et les résultats semblent plus concluants que lorsque l'une ou l'autre de ces méthodes est employée seule. Une sonde à ballonnet peut s'avérer utile lorsque l'endoscopie initiale ne permet pas de maîtriser l'hémorragie variqueuse œsophagienne ou gastrique aiguë. Elle contrôle l'hémorragie en comprimant mécaniquement les varices. Différents types de sondes sont disponibles. La sonde de Sengstaken-Blakemore est munie de deux ballonnets, soit un ballonnet gastrique et un ballonnet œsophagien, et de trois lumières : une première pour le ballonnet gastrique, une deuxième pour le ballonnet œsophagien, et une dernière pour l'aspiration gastrique **FIGURE 58.9**. La sonde Minnesota présente quant à elle un port d'aspiration œsophagienne, en plus des caractéristiques décrites ci-dessus. La sonde de Linton-Nachlas est pourvue finalement d'un gros ballonnet gastrique unique, et de deux ports d'aspiration, gastrique et œsophagien. En se gonflant, les ballonnets gastrique et œsophagien compriment mécaniquement les varices. Le ballonnet gastrique maintient la sonde en place et applique une pression sur les varices qui saignent.

Les autres traitements en cas d'hémorragie variqueuse aiguë comprennent l'administration de

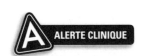

ALERTE CLINIQUE

- Avant d'utiliser la sonde à ballonnet, distinguer chaque canal pour éviter la confusion.
- Dégonfler les ballonnets après 8 à 12 heures, selon la politique de l'établissement, afin d'éviter la nécrose.

plasma frais congelé et de globules rouges, de vitamine K (Phytonadione^{MD}), d'inhibiteurs des récepteurs H$_2$ de l'histamine (p. ex., la cimétidine, la ranitidine [Zantac^{MD}]), et d'inhibiteurs de la pompe à protons (p. ex., le pantoprazole [Pantoloc^{MD}]). L'administration de lactulose et de néomycine sert à prévenir l'encéphalopathie hépatique attribuable à la dégradation du sang et à la libération d'ammoniaque dans l'intestin. Des antibiotiques sont administrés pour prévenir l'infection bactérienne.

Un traitement continu est nécessaire en raison de la fréquence des récidives d'hémorragies, et du risque important de mortalité associé à chacune de celles-ci. Le traitement à long terme des clients ayant subi un épisode hémorragique comprend l'administration de bêtabloquants, un traitement par sclérothérapie ou ligature élastique, et une dérivation portosystémique. Le propranolol (Inderal^{MD}), administré oralement, prévient les saignements gastro-intestinaux à répétition; ce médicament permet aussi de réduire la pression dans la veine porte en diminuant le débit cardiaque et en favorisant possiblement la constriction des vaisseaux splanchniques. Cependant, comme il réduit le débit sanguin hépatique, il peut accroître le risque d'encéphalopathie hépatique. La ligature élastique à l'endoscope doit couramment être effectuée à plusieurs reprises.

| Interventions de dérivation | Des mesures chirurgicales ou non peuvent contribuer à détourner le sang des varices. Les interventions de dérivation sont davantage utilisées après un deuxième épisode d'hémorragie grave. La DIPT est une intervention non chirurgicale au cours de laquelle une dérivation est créée entre les circulations portale et systémique afin de rediriger le flot sanguin portal **FIGURE 58.10**. Un cathéter est inséré dans la veine jugulaire puis glissé dans les veines caves supérieure et inférieure jusqu'à la veine hépatique. Le cathéter traverse la paroi de cette dernière pour rejoindre la veine porte. Des endoprothèses sont alors insérées de façon à relier les tissus hépatiques et les deux veines.

Cette intervention réduit la pression dans la veine porte et décompresse les varices, ce qui permet de contrôler le saignement. La DIPT n'empêche pas une greffe du foie ultérieure et présente certains inconvénients tels qu'un risque accru d'encéphalopathie hépatique et une possible occlusion de l'endoprothèse. Elle est contre-indiquée chez les clients atteints d'encéphalopathie hépatique grave, de carcinome hépatique, de syndrome hépatorénal grave et d'une thrombose de la veine porte.

Plusieurs types de dérivations chirurgicales permettent aussi de réduire l'hypertension portale tout en permettant une perfusion hépatique suffisante. À l'heure actuelle, les dérivations chirurgicales les plus courantes sont l'anastomose

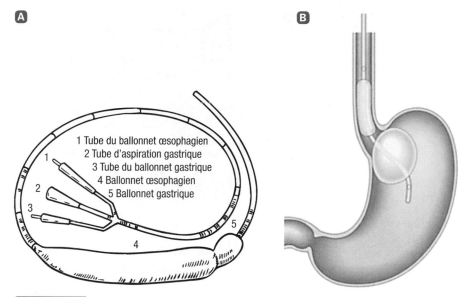

FIGURE 58.9

A Sonde de Sengstaken-Blakemore. **B** Sonde insérée dans l'œsophage et l'estomac.

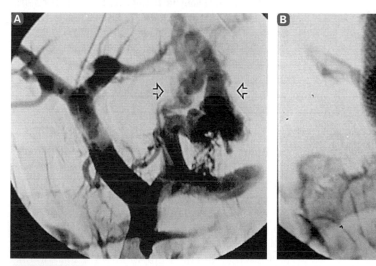

FIGURE 58.10

Détournement de la circulation sanguine portale après la dérivation intrahépatique portosystémique transjugulaire (DIPT) – **A** Phlébographie portale avant la DIPT montrant le remplissage des grosses varices œsophagiennes (flèches). **B** Après la DIPT, le flot de sang variqueux disparaît. La circulation dans la veine porte intrahépatique est renversée, et se dirige maintenant vers la DIPT.

portocave et l'anastomose splénorectale distale **FIGURE 58.11**. Dans une situation d'urgence, l'équipe soignante est plus susceptible de pratiquer une dérivation chirurgicale. Même si l'anastomose portocave réalisée à titre prophylactique diminue les épisodes hémorragiques, elle ne prolonge pas la vie du client. Ce dernier peut contracter une encéphalopathie hépatique provoquée par la dérivation de l'ammoniaque au-delà du foie, vers la circulation systémique. Comme pour la DIPT, une occlusion des endoprothèses peut survenir et nécessiter une angiographie ainsi qu'une dilatation de celles-ci.

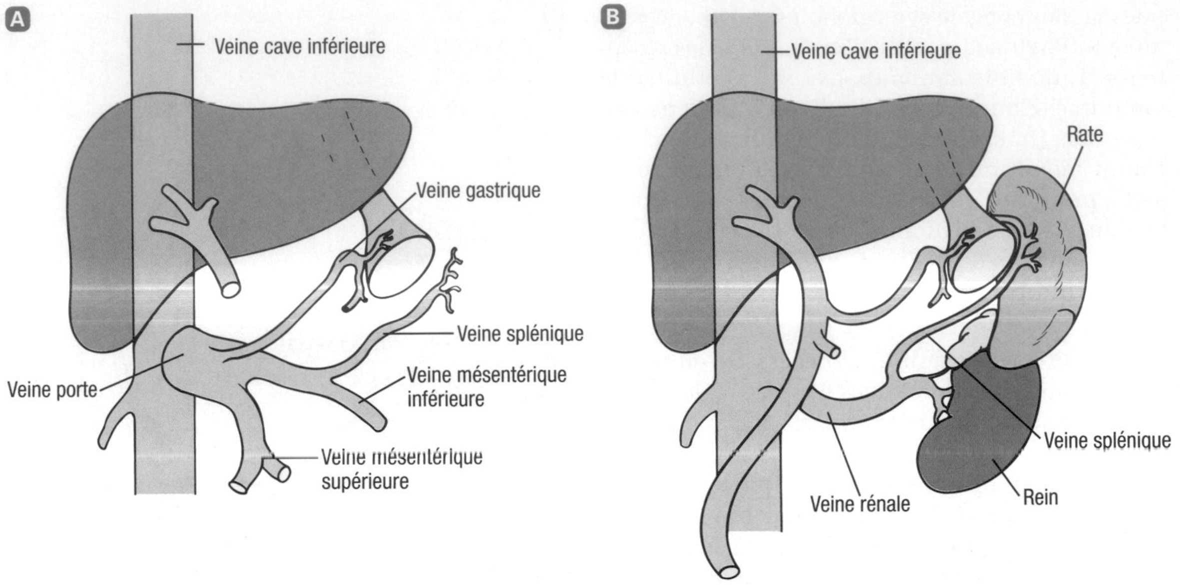

FIGURE 58.11

Dérivations portosystémiques – **A** Anastomose portocave. La veine porte est anastomosée à la veine cave inférieure, redirigeant ainsi le sang de la veine porte vers la circulation systémique. **B** Anastomose splénorectale distale. La veine splénique est anastomosée à la veine rénale. Le débit veineux portal demeure inchangé tandis que les varices œsophagiennes font l'objet d'une décompression sélective. (Les veines gastriques courtes sont décompressées.) La rate draine le sang des varices gastriques et œsophagiennes, où la pression est élevée, vers la veine rénale, où la pression demeure faible.

Encéphalopathie hépatique

Le traitement de l'encéphalopathie hépatique vise à réduire, à l'aide de diverses mesures, la formation d'ammoniaque et à favoriser ainsi son élimination à partir de l'intestin. Parmi les méthodes disponibles, il y a l'administration de lactulose, qui se sépare en acide lactique et en acide acétique dans le côlon, ce qui y abaisse le pH de 7,0 à 5,0. Un milieu acide n'est pas favorable à la croissance des bactéries. Le lactulose emprisonne également l'ammoniaque dans l'intestin et, grâce à son effet laxatif, contribue à l'évacuer du côlon. Ce médicament est généralement administré par voie orale, mais il est aussi possible de le donner par lavement de rétention ou par sonde gastrique. Les antibiotiques tels que le sulfate de néomycine, qui sont faiblement absorbés par le tractus gastro-intestinal, sont administrés par voie orale ou rectale. Comme la néomycine peut entraîner une toxicité rénale et des troubles auditifs, le personnel médical privilégie généralement d'autres antibiotiques (métronidazole [Flagyl^MD], vancomycine [Vancocin^MD]). Ces agents réduisent la flore bactérienne colique. Les cathartiques et les lavements permettent également de réduire l'action bactérienne et de favoriser l'élimination de l'ammoniaque. Il convient de prévenir la constipation.

Le traitement de l'encéphalopathie hépatique consiste ensuite à intervenir en présence de facteurs déclencheurs, ce qui implique de contrôler les hémorragies gastro-intestinales et d'évacuer le sang du tractus gastro-intestinal afin de diminuer la quantité de protéines dans l'intestin **TABLEAU 58.8**. Les déséquilibres acidobasiques et électrolytiques, plus particulièrement l'hypokaliémie, ainsi que les infections doivent être traités ▶ **17**.

Les clients qui souffrent d'encéphalopathie hépatique récurrente ou d'hépatopathie terminale pourraient bénéficier d'une greffe du foie. Le recours à cette dernière dépend néanmoins de plusieurs facteurs, dont la cause de la cirrhose et les autres troubles médicaux.

Pharmacothérapie

Même s'il n'existe pas de pharmacothérapie propre à la cirrhose, plusieurs médicaments sont utilisés pour traiter les symptômes et les complications de l'hépatopathie avancée **TABLEAU 58.11**.

Recommandations nutritionnelles

L'alimentation du client atteint de cirrhose sans complications doit être hautement calorique (3 000 calories/jour); elle comprend une teneur élevée en glucides, et une teneur de faible à modérée en lipides. Une restriction de l'apport protéique peut être indiquée chez certains clients immédiatement après une exacerbation des symptômes (c'est-à-dire après une encéphalopathie hépatique épisodique). Toutefois, il est difficile de justifier la restriction de l'apport protéique chez les clients atteints de cirrhose et d'encéphalopathie hépatique persistante, car la malnutrition représente un

17

Les soins et traitements en interdisciplinarité auprès du client atteint d'hypokaliémie sont décrits dans le chapitre 17, *Déséquilibres hydroélectrolytiques et acidobasiques*.

TABLEAU 58.11	Cirrhose	
MÉDICAMENT		**MODE D'ACTION**
Vasopressine (Vasopressine^MD), octréotide (Sandostatin^MD)		Hémostase et maîtrise du saignement des varices œsophagiennes, constriction du lit artériel splanchnique
Propranolol (Inderal^MD)		Réduction de la pression veineuse portale, réduction du saignement des varices œsophagiennes
Lactulose		Acidification des selles, ce qui empêche la réabsorption intestinale de l'ammoniaque, d'où son élimination dans les selles
Sulfate de magnésium		Remplacement du magnésium ; possibilité d'hypomagnésémie en présence de dysfonction hépatique
Vitamine K		Correction des anomalies de la coagulation
Antagonistes des récepteurs H_2 de l'histamine (p. ex., la ranitidine [Zantac^MD])		Réduction de l'acidité gastrique
Inhibiteurs de la pompe à protons (p. ex., le pantoprazole [Pantoloc^MD])		Réduction de l'acidité gastrique
Diurétiques	Spironolactone (Aldactone^MD)	Inhibition de l'action de l'aldostérone, épargne potassique
	Amiloride (Nu-Amilzide^MD)	Inhibition de la réabsorption du sodium et sécrétion de potassium
	Triamtérène (Nu-Triazide^MD)	Inhibition de la réabsorption du sodium et sécrétion de potassium
	Hydrochlorothiazide (Nu-Amilzide^MD)	Action sur le tubule proximal afin de diminuer la réabsorption de sodium et d'eau
	Furosémide (Lasix^MD)	Action sur le tubule distal et l'anse de Henle afin de prévenir la réabsorption de sodium et d'eau

problème clinique plus grave chez un grand nombre de ces sujets.

Il faut assurer une consommation suffisante de glucides afin de maintenir un apport minimal de 1 500 à 2 000 calories, et de prévenir ainsi l'hypoglycémie et le catabolisme. Le polymère du glucose (Polycose^MD) ne contient aucune protéine et constitue une source de calories possible. Il peut être administré par voie orale ou par sonde gastrique. Les clients atteints de cirrhose alcoolique présentent dans bien des cas une malnutrition protéinocalorique. Ils peuvent prendre des suppléments sous forme de préparations entérales qui contiennent des protéines provenant d'acides aminés à chaîne ramifiée qui sont métabolisés par les muscles. Ces préparations fournissent des protéines qui sont également plus facilement métabolisées par le foie. Une alimentation parentérale ou par sonde pourrait s'avérer nécessaire chez les personnes qui ne réussissent pas à s'alimenter *per os*.

Une alimentation à faible teneur en sodium est recommandée chez les clients souffrant d'ascite et d'œdème. Le degré de restriction sodique varie en fonction de l'état du client. Celui-ci doit recevoir des directives à ce sujet. Le sel de table est une source de sodium bien connue, mais le sodium se trouve également dans le bicarbonate de soude et la levure chimique. Les aliments à teneur élevée en sodium comprennent les soupes et les légumes en conserve, de nombreux aliments surgelés, les collations salées (p. ex., les croustilles), les noix, les viandes et les poissons fumés, les craquelins, le pain, les olives, les cornichons, le ketchup et la bière.

Le sodium est aussi présent dans de nombreux médicaments en vente libre (p. ex., les antiacides). Toutefois, la plupart des antiacides en renferment désormais moins. Les boissons gazéifiées contiennent généralement beaucoup de sodium, mais il existe des versions qui en contiennent peu ou pas du tout. Les aliments riches en protéines renferment aussi beaucoup de sodium. Il faut conseiller au client de bien lire les étiquettes. Celui-ci devra peut-être prendre des suppléments protéiques à faible teneur en sodium. Le client et son proche aidant auront besoin de conseils pour rendre les aliments plus attrayants grâce à l'utilisation d'assaisonnements tels que l'ail, le persil, les oignons, le jus de citron et les épices.

Soins et traitements infirmiers

CLIENT ATTEINT DE CIRRHOSE

Collecte des données

Les données subjectives et objectives qui doivent être recueillies auprès du client atteint de cirrhose sont présentées dans l'**ENCADRÉ 58.6**.

Analyse et interprétation des données

L'analyse et l'interprétation des données chez le client atteint de cirrhose comprennent, entre autres, les éléments présentés dans le **PSTI 58.2**.

Planification des soins

Les objectifs généraux pour le client qui souffre de cirrhose sont :

- le soulagement de l'inconfort ;
- la réduction maximale des complications (ascites, varices œsophagiennes, encéphalopathie hépatique) ;
- la reprise d'un mode de vie le plus normal possible.

Interventions cliniques

Promotion de la santé

Les facteurs de risque courants de la cirrhose comprennent l'alcool, la malnutrition, l'hépatite, l'obstruction biliaire, l'obésité et l'insuffisance cardiaque droite. La prévention et le traitement précoce de la cirrhose doivent se concentrer sur la réduction ou l'élimination de ces facteurs de risque. L'alcoolisme doit être traité. Il faut inciter les clients à éviter la consommation d'alcool et soutenir leurs efforts en ce sens ▶ **12** .

12

Le traitement de la dépendance à l'alcool est abordé dans le chapitre 12, *Troubles liés à une substance*.

Collecte des données

ENCADRÉ 58.6 | **Cirrhose**

Données subjectives

- Renseignements importants concernant la santé :
  - Antécédents de santé : hépatite virale, toxique ou idiopathique antérieure ; NASH ; obstruction et infection chroniques des voies biliaires ; insuffisance cardiaque droite grave
  - Médicaments : réaction défavorable à tout médicament ; utilisation d'anticoagulants, d'aspirine, d'AINS, d'acétaminophène
- Modes fonctionnels de santé :
  - Perception et gestion de la santé : alcoolisme chronique, faiblesse, fatigue
  - Nutrition et métabolisme : anorexie, perte de poids, dyspepsie, nausées et vomissements ; saignement gingival
  - Élimination : urine foncée, réduction de la diurèse, selles pâles ou noires, flatulences, changement des habitudes intestinales ; peau sèche, jaunâtre ; ecchymoses
  - Cognition et perception : douleur sourde dans la région épigastrique ou dans le quadrant supérieur droit, engourdissement, picotements dans les extrémités ; prurit
  - Sexualité et reproduction : impuissance, aménorrhée

Données objectives

- Observations générales : fièvre, cachexie, atrophie des extrémités
- Système tégumentaire : sclérotique ictérique, ictère, pétéchies, ecchymoses, angiomes stellaires, érythème palmaire, alopécie, perte de la pilosité axillaire et pubienne, œdème périphérique
- Système respiratoire : respiration rapide et peu profonde, épistaxis
- Système gastro-intestinal : distension abdominale, ascites, distension des veines de la paroi abdominale, hypertrophie du foie et de la rate, haleine fétide, hématémèse, selles noires goudronneuses, hémorroïdes
- Système nerveux : altération de l'état mental, astérixis
- Système reproducteur : gynécomastie et atrophie des testicules, impuissance, perte de la libido (hommes et femmes), aménorrhée ou menstruations abondantes
- Résultats possibles aux examens paracliniques : anémie, thrombocytopénie ; leucopénie ; ↓ albumine sérique, ↓ potassium ; résultats anormaux des tests de la fonction hépatique ; ↑ du rapport international normalisé (RIN), ↓ plaquettes, ammoniaque et taux de bilirubine ; anomalies à l'échographie abdominale, et à la TDM du foie et de la rate

PSTI 58.2 | **Cirrhose**

PROBLÈME DÉCOULANT DE LA SITUATION DE SANTÉ	**Alimentation non équilibrée ou insuffisante pour les besoins de l'organisme** liée à l'anorexie, à une utilisation et à un entreposage inadéquats des nutriments, aux nausées et à une perte nutritionnelle en raison des vomissements, se manifestant par un manque d'intérêt envers l'alimentation, une aversion pour la nourriture et un apport alimentaire inadéquat.
OBJECTIFS	• Le client maintiendra un apport en aliments et en liquides suffisant pour répondre à ses besoins nutritionnels. • Le client conservera un tonus musculaire et l'énergie fournie par les nutriments.

RÉSULTATS ESCOMPTÉS	INTERVENTIONS INFIRMIÈRES ET JUSTIFICATIONS
Statut nutritionnel • Maintien d'un poids corporel idéal • Consommation de liquides et d'aliments répondant aux besoins évalués • Aucun signe de déshydratation • Plaisir à manger • Énergie suffisante pour manger • Adoption de mesures préventives face aux facteurs déclencheurs des nausées • Maîtrise des nausées	**Thérapie nutritionnelle** • Surveiller le contenu nutritionnel et calorique d'après l'apport alimentaire consigné afin d'évaluer le statut nutritionnel en présence de rétention hydrique et d'œdème. • S'enquérir des préférences alimentaires du client afin d'augmenter son intérêt envers la nourriture, puisque les plats à faible teneur en sodium peuvent être peu invitants. **Prise en charge des nausées** • Encourager des soins buccaux fréquents afin de favoriser le mieux-être, à moins qu'ils ne provoquent des nausées. • Encourager la consommation de petites portions appétissantes du point de vue de la personne nauséeuse afin de prévenir la sensation de satiété et de maintenir le statut nutritionnel. • Enseigner des techniques autres que médicamenteuses (p. ex., la rétroaction biologique, l'hypnose, la relaxation, le rêve éveillé dirigé, la musicothérapie, la distraction, l'acupression) afin de maîtriser les nausées sans recourir à des antiémétiques qui ne sont pas bien métabolisés par le foie.

PROBLÈME DÉCOULANT DE LA SITUATION DE SANTÉ	**Atteinte de l'intégrité cutanée** liée à l'œdème périphérique, à l'ascite et au prurit, se manifestant par des démangeaisons, des zones d'excoriation causées par le grattage, une peau tendue et luisante dans les régions œdémateuses et des lésions de l'épiderme à certains endroits.
OBJECTIF	Le client conservera une intégrité cutanée tout en obtenant un soulagement de l'œdème et du prurit.

RÉSULTATS ESCOMPTÉS	INTERVENTIONS INFIRMIÈRES ET JUSTIFICATIONS
Intégrité tissulaire : peau et muqueuse • Pas d'érythème ou de lésions cutanées • Peau élastique et bien hydratée • Diminution des démangeaisons	**Traitement du prurit** • Conseiller au client de maintenir ses ongles courts afin de prévenir les excoriations causées par le prurit à la suite du dépôt de sels biliaires sur la peau. • Appliquer des lotions et des crèmes médicamenteuses afin de soulager les démangeaisons et d'éviter l'utilisation de médicaments à action systémique qui nécessitent un métabolisme hépatique. **Soins de la peau : traitements topiques** • Examiner la peau quotidiennement chez les clients à risque d'atteinte cutanée, car les tissus œdémateux sont facilement traumatisés et sujets aux lésions. • Soutenir les régions œdémateuses (p. ex., en plaçant un oreiller sous les bras ou en utilisant un support scrotal). • Modifier la position du client au moins toutes les deux heures afin de réduire le risque de dommages cutanés causés par une pression prolongée. • Maintenir la literie propre et sèche, et éliminer les plis afin de prévenir l'irritation cutanée. • Éviter d'utiliser un savon alcalin sur la peau afin de minimiser l'irritation cutanée.

58

PROBLÈME DÉCOULANT DE LA SITUATION DE SANTÉ	**Dysfonctionnement familial** lié à l'alcoolisme et à des stratégies d'adaptation inadéquates, se manifestant par la détérioration des relations familiales, le déni, la négligence manifestée envers certaines obligations, et l'incapacité à accepter et à recevoir l'aide adéquate.
OBJECTIFS	• Les membres de la famille reconnaîtront leurs difficultés et participeront au processus décisionnel. • La famille utilisera les ressources de soutien social pour le traitement de l'alcoolisme.

RÉSULTATS ESCOMPTÉS	INTERVENTIONS INFIRMIÈRES ET JUSTIFICATIONS
Adaptation familiale • Acceptation de faire face aux problèmes familiaux • Utilisation de stratégies efficaces pour gérer les conflits familiaux • Établissement des priorités familiales • Partage des responsabilités concernant les tâches familiales • Identification et utilisation du réseau de soutien familial et social disponible • Implication dans le processus décisionnel	**Thérapie familiale** • Définir le modèle de communication familial afin de déterminer les interventions adéquates. • Repérer les forces et les ressources de la famille afin de déterminer les interventions appropriées. • Aider les membres de la famille à prioriser les problèmes familiaux et à sélectionner ceux qui doivent être abordés le plus rapidement. • Aider les membres de la famille à améliorer les stratégies d'adaptation efficaces déjà en place afin de favoriser les ajustements. • Aider la famille à se fixer des objectifs visant à mieux gérer les comportements dysfonctionnels. • Accepter les valeurs de la famille sans porter de jugement. • Surveiller les réactions défavorables au traitement afin d'intervenir au besoin.

PROBLÈME DÉCOULANT DE LA SITUATION DE SANTÉ	**Volume liquidien excessif** lié à l'hypertension portale et à l'hyperaldostéronisme, se manifestant par un gain pondéral, un œdème déclive et une ascite.
OBJECTIFS	• Le client retrouvera un équilibre hydrique grâce aux interventions médicales et infirmières. • Le client retrouvera une pression artérielle et un débit urinaire dans les limites normales.

RÉSULTATS ESCOMPTÉS	INTERVENTIONS INFIRMIÈRES ET JUSTIFICATIONS
Gravité de la surcharge liquidienne • Maintien d'un poids stable • Augmentation de la diurèse • Bilan des ingesta et des excreta (sur 24 heures) équilibré • Pas d'œdème périphérique • Volume de l'abdomen qui diminue • Paramètres hémodynamiques (pression artérielle et fréquence cardiaque) dans les valeurs normales attendues • Consommation de liquides et d'aliments répondant aux besoins préalablement évalués • Électrolytes sériques et épreuves de fonction rénale dans les valeurs normales attendues	**Traitement de l'hypovolémie** • Peser le client quotidiennement pour surveiller l'évolution de son poids et évaluer l'efficacité du traitement. • Administrer les diurétiques prescrits afin de prévenir la rétention hydrique et de promouvoir la diurèse. • Surveiller les ingesta et les excreta afin de maintenir les restrictions hydriques requises et d'évaluer la fonction rénale. • Surveiller les changements de l'œdème périphérique afin de déterminer la réponse du client au traitement. **Maintien de l'équilibre hydrique et électrolytique** • Offrir l'alimentation prescrite en fonction du déséquilibre hydrique ou électrolytique précis (p. ex., une faible teneur en sodium, une restriction hydrique, une faible teneur en protéines) afin de prévenir une rétention hydrique additionnelle. • Prélever des échantillons en vue d'analyses de laboratoire visant à surveiller l'équilibre hydrique et électrolytique (p. ex., les taux d'hématocrite, d'azote uréique du sang (BUN), de protéines, de sodium et de potassium) afin d'évaluer l'efficacité du traitement.

PROBLÈME DÉCOULANT DE LA SITUATION DE SANTÉ	**Risque d'hémorragie** lié à une tendance aux saignements causée par une altération des facteurs de coagulation et la rupture des varices gastriques ou œsophagiennes.

SOINS ET TRAITEMENTS EN INTERDISCIPLINARITÉ

OBJECTIFS INFIRMIERS	INTERVENTIONS INFIRMIÈRES ET JUSTIFICATIONS
• Surveiller les signes d'hémorragie. • Instaurer les interventions médicales et infirmières appropriées.	• Surveiller les signes d'hémorragie (épistaxis, purpura, pétéchies, tendance aux ecchymoses, saignement des gencives, hématurie, flux menstruel abondant, méléna, ou hémorragie franche par les orifices corporels) puisque la maladie hépatique entraîne une altération de la synthèse des facteurs de coagulation. • Surveiller la fonction du système circulatoire : pression artérielle, couleur de la peau, température cutanée, fréquence et rythme cardiaques, présence et qualité du pouls périphérique et remplissage vasculaire, afin de permettre le dépistage précoce d'un choc hypovolémique. • Dispenser les soins infirmiers avec attention afin de réduire le risque de traumatisme cutané. • Utiliser des aiguilles de petit calibre pour les injections ou les prélèvements sanguins et appliquer une pression légère, mais prolongée au point d'injection afin de minimiser le risque de saignements dans les tissus. • Conseiller au client d'utiliser une brosse à dents à poils souples et d'éviter les aliments irritants afin de réduire les lésions des muqueuses très vascularisées. • Conseiller au client d'éviter de faire des efforts à la défécation, de tousser et de se moucher vigoureusement afin de réduire le risque d'hémorragie des varices. • Vérifier les résultats des analyses de laboratoire (hématocrite, hémoglobine et temps de prothrombine) comme indicateurs d'anémie, de saignements actifs ou de troubles de coagulation imminents.

PROBLÈME DÉCOULANT DE LA SITUATION DE SANTÉ	**Risque d'encéphalopathie hépatique** lié à une concentration sérique accrue en ammoniaque attribuable à l'incapacité du foie à convertir l'ammoniaque accumulée en urée en vue de l'excrétion rénale.

SOINS ET TRAITEMENTS EN INTERDISCIPLINARITÉ

OBJECTIFS INFIRMIERS	INTERVENTIONS INFIRMIÈRES ET JUSTIFICATIONS
• Surveiller les signes d'encéphalopathie hépatique. • Rapporter tout écart par rapport aux valeurs acceptables. • Instaurer les interventions infirmières et médicales appropriées.	• Surveiller les signes d'encéphalopathie (évaluer le comportement général du client, son orientation dans le temps et l'espace, son élocution, son pH sanguin et ses taux d'ammoniaque). • Inciter le client à boire des liquides (à moins de restrictions) et administrer les médicaments prescrits afin de réduire la production d'ammoniaque ainsi que son absorption par l'intestin et d'en promouvoir l'élimination intestinale. • Limiter l'activité physique puisque l'exercice produit de l'ammoniaque sous forme de sous-produit du métabolisme des protéines.

58

Une alimentation adéquate, particulièrement chez les personnes alcooliques et les autres clients à risque de cirrhose, est essentielle afin de promouvoir la régénération hépatique (Barve, Khan, Marsano, Ravindra, & McClain, 2008). L'hépatite aiguë doit être diagnostiquée et traitée rapidement afin d'éviter qu'elle ne progresse vers une hépatite chronique. De plus, il faut prendre en charge les maladies biliaires de façon que les calculs ne provoquent pas d'obstruction ni d'infection. La **chirurgie bariatrique** peut aussi être envisagée chez les personnes présentant une obésité morbide, car elle permettrait de réduire la fibrose hépatique (Lane & Younossi, 2009). Enfin, il faut traiter la cause sous-jacente de l'insuffisance cardiaque droite (p. ex., la maladie pulmonaire chronique) afin que celle-ci ne provoque pas une cirrhose.

Phase aiguë

Les soins infirmiers pour le client atteint de cirrhose ont pour objectif de favoriser la conservation de l'énergie du client **PSTI 58.2**. Même si le repos permet au foie de se régénérer, l'alitement complet n'est pas toujours nécessaire. Lorsque celui-ci est requis, l'infirmière doit mettre en place des mesures afin de prévenir la pneumonie, les problèmes thromboemboliques et les lésions de pression. L'horaire d'activité et de repos doit être modifié en fonction des signes d'amélioration clinique (p. ex., la réduction de l'ictère, l'amélioration des résultats des tests de la fonction hépatique).

L'anorexie, les nausées et les vomissements, la pression attribuable à l'ascite et une mauvaise alimentation constituent tous des problèmes nuisant à un apport adéquat en nutriments. Le client pourrait mieux apprécier les aliments en appliquant de bonnes mesures d'hygiène buccale avant les repas. Pour prendre plaisir à manger, il doit avoir accès à des collations entre les repas (afin de s'alimenter aux moments qui lui conviennent le mieux) et, dans la mesure du possible, à ses aliments préférés. Les raisons justifiant les restrictions alimentaires doivent être expliquées au client et au proche aidant.

La collecte des données et les soins doivent tenir compte des manifestations physiologiques associées à la cirrhose. Y a-t-il un ictère? À quel endroit (sclérotique, épiderme, palais)? Comment l'ictère évolue-t-il? Si l'ictère est accompagné d'un prurit, des médicaments doivent être prescrits pour soulager les démangeaisons (p. ex., la cholestyramine, l'hydroxyzine [Atarax^MD]). D'autres mesures contribuant à soulager le prurit comprennent les bains avec du bicarbonate de soude ou Alpha Keri^MD, les lotions qui contiennent de la calamine, les antihistaminiques, le linge de maison doux et souple, et le contrôle de la température (ni trop chaud ni trop froid). Les ongles du client doivent être maintenus courts et propres. L'infirmière doit enseigner au client à soulager les démangeaisons en utilisant son poing plutôt que ses ongles s'il ne peut résister à la tentation de se gratter.

L'infirmière doit observer la couleur de l'urine et des selles. Un calcul et une notation exacte des ingesta et des excreta, une pesée quotidienne, ainsi que la mesure du volume de l'abdomen et des extrémités facilitent l'évaluation continue de la localisation et de l'importance de l'œdème (Lee & Grap, 2008). La meilleure position pour mesurer l'abdomen est lorsque le client s'agenouille, car le liquide se dirige alors vers la partie la plus déclive de l'abdomen. De nombreux clients trouvent difficile de s'agenouiller, et la mesure de l'abdomen doit être prise en position debout ou couchée. La position du client et l'endroit où la mesure a été prise doivent être notés et consignés dans le plan de soins et de traitements infirmiers.

L'infirmière doit indiquer au client de vider sa vessie immédiatement avant une paracentèse afin d'éviter de la perforer. Durant la paracentèse, le client peut s'asseoir sur le bord du lit ou se placer dans la position Fowler. Après l'intervention, l'infirmière doit surveiller tout signe de déséquilibre électrolytique ou d'hypovolémie, et vérifier la présence de sang ou d'écoulement sur le pansement (Lee & Grap, 2008).

La dyspnée constitue un problème courant chez les clients atteints d'ascite. La position Fowler ou semi-Fowler permet dans ce cas une fonction respiratoire optimale. Des oreillers soutiennent les bras et le thorax pour améliorer le confort du client et faciliter sa respiration. Les exercices de respiration profonde et la toux contribuent à prévenir les problèmes respiratoires.

La peau du client souffrant de cirrhose exige des soins méticuleux, car les tissus œdémateux sont sujets aux lésions. Par exemple, si l'abdomen est distendu, la peau devrait faire l'objet de soins d'hygiène particuliers à cet endroit. Plusieurs moyens s'offrent au client qui veut éviter les lésions de pression :

- Un matelas à pression alternée ou un autre matelas spécial doit être utilisé.
- Un horaire de changement de position (au moins une fois toutes les deux heures) doit être rigoureusement respecté.
- L'abdomen doit être soutenu par des oreillers au moment des changements de position.
- Les exercices d'amplitude de mouvement sont indiqués, car le client aura tendance à limiter ses mouvements en raison de la dyspnée et de l'inconfort abdominal.
- Les jambes peuvent être surélevées et, en cas d'œdème scrotal, un soutien peut améliorer le confort.

L'infirmière doit surveiller les taux sériques de sodium, de potassium, de chlorure et de bicarbonate chez les clients qui prennent des diurétiques. Elle doit évaluer la fonction rénale (mesure de l'urée et de la créatinine sérique) régulièrement, ou chaque fois que la dose du diurétique est changée. De plus, l'infirmière doit surveiller l'apparition de signes de déséquilibre hydroélectrolytique, et plus particulièrement d'hypokaliémie, qui peut se manifester par une arythmie, une hypotension, une tachycardie et une faiblesse musculaire généralisée.

Les observations et les soins infirmiers concernant les troubles hématologiques (tendance aux saignements, anémie, augmentation de la vulnérabilité aux infections) sont les mêmes que chez les clients atteints d'hépatopathie avancée **PSTI 58.2**.

L'infirmière doit évaluer la réaction du client à la modification de son image corporelle causée par l'ictère, les angiomes stellaires, l'érythème palmaire, l'ascite et la gynécomastie. Ces changements peuvent provoquer beaucoup d'anxiété chez le client. L'infirmière doit lui expliquer les raisons sous-jacentes à ces manifestations et prodiguer une écoute active. L'estime de soi du client sera renforcée par des soins empreints de sollicitude et d'empathie.

| Varices œsophagiennes et gastriques | Chez un client dont la cirrhose s'accompagne de varices œsophagiennes ou gastriques, l'infirmière doit rechercher les signes de saignement de ces dernières (p. ex., l'hématémèse ou le méléna). En cas d'hématémèse, l'infirmière examine le client pour vérifier s'il y a une hémorragie, appelle le médecin le cas échéant et se tient prête à l'assister dans tout traitement visant à maîtriser le saignement **ENCADRÉ 58.7**. Le client sera alors admis aux soins intensifs. La perméabilité des voies respiratoires doit être maintenue.

Une sonde à ballonnet peut être utilisée chez les clients qui présentent un saignement non contrôlé par la sclérothérapie ou la ligature élastique. Dans une telle situation, l'infirmière doit avant toute chose expliquer au client l'utilité de la sonde ainsi que la méthode d'insertion en plus de vérifier la perméabilité des ballonnets. Le médecin insère généralement la sonde par le nez ou la bouche **FIGURE 58.9**. Il gonfle ensuite le ballonnet gastrique avec environ 250 ml d'air et retire la sonde jusqu'à ce qu'une résistance soit ressentie (sphincter œsophagien inférieur). La sonde sera maintenue en place par une éponge ou un caoutchouc mousse aux narines. En cas de saignement persistant, le ballonnet œsophagien est gonflé. Un sphygmomanomètre sert à mesurer et à maintenir la pression entre 20 et 40 mm Hg, et la position des ballonnets est vérifiée par radiographie.

Un lavage d'estomac à l'aide d'une solution saline permet parfois d'évacuer le sang de l'estomac et de prévenir ainsi la dégradation du sang en ammoniaque, ce qui pourrait entraîner une encéphalopathie hépatique ▶ **56**. Le ballonnet œsophagien doit être dégonflé toutes les 8 à 12 heures afin de prévenir la nécrose. Il faut identifier chaque lumière pour éviter la confusion. La lumière nasogastrique peut être fixée à un dispositif d'aspiration pour drainer le sang et maintenir l'estomac vide afin de réduire le risque d'aspiration. La pneumonie par aspiration constitue d'ailleurs la complication la plus courante associée à la sonde à ballonnet.

Les soins infirmiers liés à l'utilisation d'une sonde à ballonnet comprennent la surveillance du client afin de repérer tout signe de complications, comme la rupture ou l'érosion de l'œsophage, la régurgitation et l'aspiration du contenu gastrique, ainsi que l'occlusion des voies respiratoires par le ballonnet. Si le ballonnet gastrique se brise ou se dégonfle, le ballonnet œsophagien glissera vers le haut et obstruera les voies respiratoires, provoquant ainsi

RAPPELEZ-VOUS…

Le client doit se peser à jeun, à la même heure, avec les mêmes vêtements et sur le même pèse-personne.

56

Les soins infirmiers concernant le saignement des voies digestives supérieures sont abordés dans le chapitre 56, *Interventions cliniques – Troubles du tractus gastro-intestinal supérieur.*

ENCADRÉ 58.7 | **Rationnement**

Situation

Une cliente de 43 ans atteinte de cirrhose du foie est fréquemment hospitalisée. Elle a été informée du fait que sa consommation d'alcool provoquera inévitablement sa mort. Elle vient d'être admise à l'hôpital en raison d'un saignement GI et a besoin d'une transfusion de sang. Son groupe sanguin est rare, et il est souvent difficile de trouver du sang compatible.

Considérations importantes

- Le rationnement, ou la distribution des ressources rares, pose un problème éthique difficile. Les besoins d'un client ou d'un groupe de clients sont évalués en fonction des besoins de nombreux autres chez qui les chances de rétablissement sont supérieures, ainsi que de la disponibilité des ressources requises.

- Comme l'alcoolisme est lié à des composantes génétiques et comportementales, les professionnels de la santé considèrent parfois que les clients qui en souffrent n'observent pas leur traitement et qu'ils ne méritent pas de bénéficier d'un traitement agressif.

- L'équipe de soins de santé peut explorer les sources de soutien pour cette cliente.

- Il est important de déterminer si une transfusion sanguine à ce stade influencera l'évolution de la maladie de la cliente, si elle prolongera son espérance de vie ou améliorera sa qualité de vie afin d'évaluer l'utilité du traitement sur le plan médical.

- Le triage se trouve à la base des décisions en matière de rationnement. Le volume de la réserve de sang disponible, le nombre de personnes ayant besoin de ce sang, et la mesure dans laquelle leur état de santé peut être amélioré par une transfusion sanguine devraient permettre de justifier les décisions concernant le traitement.

- Un comité d'éthique pourrait aider à déterminer qui bénéficierait le plus d'une ressource rare, de façon qu'un médecin n'ait pas à prendre seul une décision clinique concernant un client précis.

Questions de jugement clinique

- Quels sont vos sentiments à l'égard des clients atteints d'une maladie à composante comportementale, comme la toxicomanie ? Ces clients méritent-ils un traitement agressif ?

- Comment procéderiez-vous pour prendre une décision dans ce cas ? Convoqueriez-vous un comité d'éthique ?

l'asphyxie. Le cas échéant, l'infirmière doit couper la sonde ou dégonfler le ballonnet œsophagien. Des ciseaux doivent toujours se trouver au chevet du client. Les régurgitations peuvent être réduites en procédant à une aspiration buccale et pharyngée, et en maintenant le client dans la position semi-Fowler.

Le client pourrait être incapable d'avaler sa salive si le ballonnet œsophagien gonflé bloque l'œsophage. Ce problème peut se résoudre en utilisant une sonde Minnesota munie d'une lumière d'aspiration œsophagienne. L'infirmière doit encourager le client à expectorer en lui fournissant un bassin réniforme et des mouchoirs. Des soins buccaux et nasaux fréquents permettent d'atténuer le goût de sang et l'irritation causée par une respiration par la bouche.

| **Encéphalopathie hépatique** | L'objectif des soins infirmiers prodigués au client atteint d'encéphalopathie hépatique est d'assurer un environnement sûr et de réduire la production d'ammoniaque. L'infirmière doit évaluer :

- le degré de réactivité du client (p. ex., son orientation, ses réactions pupillaires, ses réflexes) ;

- les anomalies des fonctions motrice et sensorielle (p. ex., un astérixis, la coordination motrice) ;

- les déséquilibres hydroélectrolytiques ;

- les déséquilibres acidobasiques ;

- les effets du traitement.

En plus de toutes ces manifestations, l'infirmière doit évaluer l'état neurologique du client au moins toutes les deux heures et décrire en détail son comportement. Les soins dispensés au client atteint de troubles neurologiques doivent être adaptés à la gravité de l'encéphalopathie.

L'infirmière doit instaurer des mesures pour prévenir la constipation et réduire ainsi la production d'ammoniaque. Elle doit administrer les médicaments, les laxatifs et les lavements conformément aux directives du médecin. L'ingestion de liquides peut aussi être efficace, à moins de contre-indications. Le client ne doit pas faire d'effort à la défécation, car il pourrait provoquer un saignement de ses varices hémorroïdales. Tout saignement gastro-intestinal peut aggraver l'encéphalopathie. L'infirmière doit surveiller l'apparition d'une diarrhée ou d'une perte excessive en liquides et en électrolytes chez le client qui prend du lactulose.

Les facteurs reconnus pour précipiter l'encéphalopathie doivent être maîtrisés le mieux possible, y compris tout facteur propice à la constipation, dont la déshydratation ou l'utilisation d'opioïdes.

Soins ambulatoires et soins à domicile

Le client atteint de cirrhose fait face à une maladie présentant une longue évolution, et des complications graves et potentiellement fatales. Le client et le proche aidant doivent comprendre l'importance de bénéficier d'un suivi médical continu et d'éviter les activités associées à un risque d'infection par un virus de l'hépatite.

Il faut que l'infirmière recommande les mesures visant une rémission durable. Par exemple, le client doit s'alimenter adéquatement, se reposer et ne pas consommer d'alcool ni de médicaments en vente libre potentiellement hépatotoxiques tels que l'acétaminophène. Le fait d'éviter l'ingestion d'alcool permet une amélioration de l'état chez la plupart des clients. Certaines personnes peuvent toutefois trouver cette restriction difficile. L'infirmière doit adopter une attitude empathique (sans manifester de mépris ou porter des accusations) envers les clients dont la cirrhose est causée par l'alcool.

La cirrhose est une maladie chronique qui atteint le client non seulement sur le plan physique, mais aussi sur les plans psychologique, social et économique. Des modifications importantes du mode de vie pourraient être nécessaires, surtout si l'abus d'alcool représente le principal facteur étiologique (Tan, Virmani, & Martin, 2009). L'infirmière doit fournir de l'information concernant les programmes communautaires de soutien (p. ex., les Alcooliques Anonymes) pour aider le client à maîtriser sa consommation d'alcool.

L'infirmière indique ensuite au client et au proche aidant les symptômes associés à des complications, et à quel moment il leur faut consulter un médecin. Elle leur offre des consignes orales et écrites concernant les modifications à apporter à la consommation de liquides et d'aliments **ENCADRÉ 58.8**. D'autres directives concernent les périodes de repos, la manière de détecter les premiers signes de complications, les soins de la peau, les précautions relatives au traitement de la pharmacothérapie, l'observation de saignements et la prévention des infections. Le client pourrait également avoir besoin de conseils au sujet des problèmes sexuels. Des soins infirmiers communautaires ou à domicile pourraient favoriser l'observance du traitement prescrit. Les soins à domicile chez le client atteint de cirrhose se concentrent sur la préservation du meilleur degré de bien-être possible, et sur l'instauration et le maintien des modifications nécessaires au mode de vie.

Évaluation des résultats

Pour le client souffrant de cirrhose, les résultats escomptés à la suite des soins et des interventions cliniques sont présentés dans le **PSTI 58.2**.

Enseignement au client et à ses proches

| ENCADRÉ 58.8 | Cirrhose |

L'enseignement au client et à ses proches sur la prise en charge de la cirrhose doit porter sur les aspects suivants :

• Leur expliquer que la cirrhose est une affection chronique qui nécessite un suivi continu de l'état de santé.

• Leur décrire les symptômes des complications et indiquer le moment où un professionnel de la santé doit être consulté pour obtenir un traitement rapide des complications.

• Informer le client d'éviter la consommation de médicaments en vente libre potentiellement hépatotoxiques puisqu'en raison de sa maladie, le métabolisme de ces médicaments est compromis.

• Encourager l'abstinence à l'alcool, car la consommation régulière augmente le risque de complications hépatiques.

• Aviser le client d'éviter de prendre de l'aspirine et des AINS afin de prévenir l'hémorragie lorsque des varices œsophagiennes ou gastriques sont présentes.

• Lui conseiller d'éviter les aliments épicés et rugueux ainsi que les activités qui augmentent la pression portale, comme faire des efforts de défécation, tousser, éternuer, avoir des haut-le-cœur et vomir. Le foie étant incapable de produire des facteurs de coagulation, ces précautions peuvent contribuer à prévenir les hémorragies.

58.2.5 Insuffisance hépatique fulminante

L'hépatite virale, en particulier celle causée par le VHB, constitue la seconde cause de l'insuffisance hépatique fulminante. L'intoxication par les champignons (majoritairement due à l'amanite phalloïde [*Amanita phalloides*]), le VHA et, moins souvent, le VHC peuvent aussi provoquer cette maladie.

L'**insuffisance hépatique fulminante** ou insuffisance hépatique aiguë est un syndrome clinique caractérisé par une altération grave du fonctionnement du foie associée à une encéphalopathie hépatique. La consommation de médicaments, habituellement l'acétaminophène, en association avec l'alcool en constitue la principale cause. En effet, les personnes qui abusent de l'alcool sont particulièrement vulnérables aux effets nocifs de l'acétaminophène sur le foie. D'autres médicaments peuvent également causer l'hépatite fulminante, notamment l'isoniazide, l'halothane, les préparations à base de sulfamide et les AINS. Les médicaments peuvent provoquer l'insuffisance hépatocellulaire en perturbant les processus intracellulaires essentiels ou en favorisant une accumulation de produits métaboliques toxiques.

L'insuffisance hépatique fulminante se caractérise par l'apparition rapide d'une dysfonction hépatique grave chez une personne n'ayant aucun antécédent de maladie hépatique. En général, l'affection dure 8 semaines, mais peut se prolonger jusqu'à 26 semaines.

Manifestations cliniques et examens paracliniques

Les manifestations de l'insuffisance hépatique fulminante comprennent l'ictère, les troubles de la coagulation et l'encéphalopathie, mais les altérations de l'état mental en constituent le premier signe clinique. La maladie risque d'entraîner une gamme étendue de complications, dont l'œdème cérébral, l'insuffisance rénale, l'hypoglycémie, l'acidose métabolique, la sepsie et l'insuffisance multiorganique.

Dans la plupart des cas, l'insuffisance hépatique fulminante est diagnostiquée grâce à des résultats de laboratoire anormaux, et à des manifestations cliniques résultant de la nécrose et de la fibrose hépatiques. Le plus souvent, les taux sériques de bilirubine augmentent et le temps de prothrombine s'allonge. Les taux d'enzymes hépatiques (AST, ALT) sont souvent très élevés. Parmi les autres analyses de laboratoire, mentionnons les tests sanguins de biochimie (particulièrement la glycémie, qui peut être en baisse et exiger une correction), la formule sanguine complète, le taux d'acétaminophène, le dépistage d'autres médicaments et de toxines, les examens sérologiques (particulièrement pour le VHA et le VHB), le taux sérique de céruloplasmine (enzyme synthétisée dans le foie), le taux d'alpha-1 antitrypsine, le taux de fer, le dosage des autoanticorps (anticorps antinucléaires et anticorps antimuscle lisse) ainsi que la mesure du taux plasmatique d'ammoniaque.

Si l'équipe soignante soupçonne des troubles tels qu'une hépatite auto-immune, une hépatopathie métastatique ou un lymphome, elle peut procéder à une biopsie du foie, le plus souvent par voie transjugulaire en raison de la coagulopathie. En outre, l'échographie, la TDM ou l'imagerie par résonance magnétique (IRM) permettent d'évaluer la taille et le contour du foie, la présence d'ascite, de tumeurs et la perméabilité des vaisseaux sanguins.

Processus thérapeutique en interdisciplinarité

Étant donné que l'insuffisance hépatique fulminante peut progresser rapidement en présentant des changements de l'état de conscience d'heure en heure, il est préférable de transférer le client aux soins intensifs une fois que le diagnostic a été posé.

Si le sujet souffre d'une encéphalopathie de stade 1 ou 2, son état risque de s'aggraver précipitamment, et il faut entreprendre des démarches pour le diriger vers un centre de greffe. Il est important de ne pas tarder à procéder au transfert, car les risques associés au transport peuvent s'accroître ou même rendre le déplacement impossible si l'encéphalopathie atteint le stade 3 ou 4 **TABLEAU 58.9**.

L'insuffisance rénale aiguë chronique constitue une complication fréquente de l'insuffisance hépatique; ses différentes causes comprennent la déshydratation, le syndrome hépatorénal et une nécrose tubulaire aiguë. La fréquence de l'insuffisance rénale peut même être plus élevée si elle est associée à une surdose d'acétaminophène ou à d'autres toxines directement responsables de la toxicité rénale. Bien qu'il soit rare que l'insuffisance rénale seule entraîne la mort, elle contribue à accroître le risque de mortalité et peut laisser entrevoir un pronostic plus sombre. L'infirmière veillera à protéger la fonction rénale en assurant le maintien de valeurs hémodynamiques appropriées, en évitant l'administration de médicaments néphrotoxiques (p. ex., les aminoglycosides et les AINS), et en dépistant et traitant l'infection rapidement.

La greffe du foie est le traitement de prédilection de l'insuffisance hépatique fulminante. Elle augmente la survie chez 50 à 85 % des sujets qui en sont atteints. L'œdème cérébral, l'engagement cérébral et la compression du tronc cérébral sont les causes de mortalité les plus fréquentes ▶ **19**.

19

Le traitement de l'œdème cérébral est décrit dans le chapitre 19, *Interventions cliniques – Troubles intracrâniens aigus.*

58

Soins et traitements infirmiers

CLIENT ATTEINT D'INSUFFISANCE HÉPATIQUE FULMINANTE

l'infirmière doit fréquemment vérifier la fonction mentale du client en présence d'une diminution progressive de l'état de conscience. Elle lui fournit un environnement calme afin de réduire au minimum l'agitation. De plus, elle veille à ce que les côtés de lit soient protégés par un tissu rembourré pour éviter les blessures en cas de convulsions, surveille la fonction rénale par la mesure des liquides administrés et excrétés, et prodigue des soins de la peau et de la bouche pour éviter les fissures et l'infection.

La surveillance et la mise en place d'interventions en lien avec les paramètres hémodynamiques et rénaux, de même que la régulation de la glycémie, des électrolytes et de l'équilibre acidobasique sont cruciales. Il faut procéder fréquemment à l'évaluation de l'état neurologique à la recherche de signes révélant une hausse de la pression intracrânienne. Il convient d'élever la tête du client à un angle de 30° et d'éviter les sources de stimulation. Les mouvements qui demandent de forcer ou qui ressemblent à la manœuvre de Valsalva

risquent d'augmenter la pression intracrânienne. Ainsi, il peut être souhaitable d'utiliser de la lidocaïne dans la trachée avant de procéder à une aspiration endotrachéale pour éviter de stimuler la toux. L'administration d'agents sédatifs pour contrôler les efforts du client s'avère déconseillée en raison de leurs effets sur l'état de conscience. Si des agents sédatifs comme les benzodiazépines deviennent nécessaires, l'infirmière administre habituellement des doses réduites puisque leur métabolisme est retardé en raison de la défaillance hépatique. Il faut maintenir la pression intracrânienne à un niveau inférieur à 25 mm Hg et la pression de la perfusion cérébrale, à un niveau supérieur à 50 mm Hg. Il peut s'avérer nécessaire d'administrer des vasopresseurs pour augmenter la pression artérielle et ainsi conserver une pression de la perfusion cérébrale appropriée.

58.2.6 Cancer du foie

Le cancer du foie primaire est le quatrième cancer le plus fréquent dans le monde. Selon les estimations de 2009, 1 700 nouveaux cas de cancer du foie et 700 décès liés à cette maladie ont été dénombrés au Canada (Société canadienne du cancer, 2009). La majorité des cas concernent des hommes. Le carcinome hépatocellulaire est le cancer du foie primaire le plus répandu. Il constitue la sixième cause de décès dû au cancer chez l'homme, et la neuvième cause de décès imputable au cancer chez la femme. Les autres tumeurs primaires sont les **cholangiomes** ou les cancers des canaux biliaires (cholangiocarcinomes). Environ 80 % des personnes atteintes d'un cancer du foie primaire présentent aussi une cirrhose. Cette affection représente sans contredit un facteur de risque, peu importe sa cause. L'hépatite C est responsable de près de 50 à 60 % de tous les cancers du foie, et l'hépatite B entraîne environ 20 % d'entre eux. La fréquence des cancers du foie augmente actuellement en raison du nombre accru de cas d'hépatite C. Le cancer du foie demeure toutefois très rare chez les personnes de moins de 40 ans au Canada.

Le carcinome métastatique du foie apparaît plus fréquemment que le carcinome primaire **FIGURE 58.12**. Le foie est un siège courant de la croissance métastatique en raison du débit important de la circulation sanguine et de l'étendue du réseau capillaire dans cet organe. Les cellules cancéreuses d'autres régions de l'organisme sont généralement acheminées au foie par la circulation portale.

L'hémorragie et la nécrose hépatiques surviennent souvent dans le cancer du foie. Il peut y avoir une seule lésion, ou des lésions multiples, nodulaires ou disséminées dans tout l'organe. Certaines tumeurs hépatiques infiltrent d'autres organes, telle la vésicule biliaire, ou se répandent dans le péritoine ou le diaphragme. Les métastases des tumeurs primaires du foie se retrouvent habituellement dans le poumon.

Manifestations cliniques et examens paracliniques

Aux stades précoces du cancer du foie, il est difficile de poser un diagnostic ou de distinguer le cancer de la cirrhose en raison de manifestations cliniques similaires (p. ex., une hépatomégalie, une splénomégalie, un ictère, une perte de poids, un œdème périphérique, une ascite, une hypertension portale). Parmi les autres manifestations du cancer du foie, mentionnons la douleur abdominale sourde dans la région épigastrique ou dans le quadrant supérieur droit, l'anorexie, les nausées et les vomissements ainsi qu'une augmentation de la circonférence

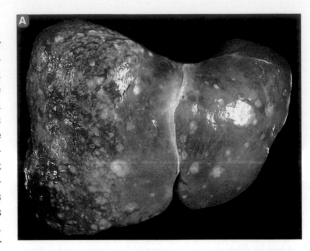

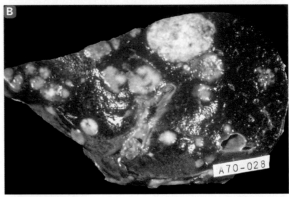

FIGURE 58.12

Métastases hépatiques multiples dans un cancer primaire du côlon – **A** Métastase marquée décelable à l'extérieur du foie. **B** Coupe montrant des lésions métastatiques dans un foie.

abdominale. Le client contracte souvent des embolies pulmonaires ou une thrombose de la veine porte.

Les examens paracliniques du cancer du foie comprennent l'échographie, la TDM, l'IRM, l'angiographie par résonance magnétique, l'angiographie hépatique et la cholangiopancréatographie rétrograde endoscopique (CPRE). Une biopsie percutanée peut être réalisée si les tests d'imagerie ne sont pas concluants ou s'il faut prélever du tissu en vue d'orienter le traitement. Les risques associés à la biopsie incluent le saignement et la propagation possible des cellules tumorales. Chez environ 60 % des personnes atteintes d'un carcinome hépatocellulaire, les taux sériques d'α-fétoprotéine (AFP) sont élevés. Une hausse des taux d'AFP est également observée chez les sujets atteints d'un cancer des organes génitaux. Le degré d'élévation peut ne pas correspondre aux caractéristiques cliniques du carcinome hépatique (p. ex., avec le stade ou le pronostic) ▶ **16**.

16

Le chapitre 16, *Cancer*, traite du taux sérique d'AFP.

CLIENT ATTEINT D'UN CANCER DU FOIE

La prévention du cancer du foie est axée sur le dépistage et le traitement de l'hépatite virale chronique (B et C). Le traitement de la consommation chronique d'alcool peut aussi en abaisser le risque. Le dépistage chez les personnes à risque consiste habituellement à déterminer les taux sériques d'AFP au moyen de la TDM, de l'IRM ou de l'échographie du foie, à raison de un ou de deux examens par année.

Le traitement du cancer du foie dépend de la taille et du nombre de tumeurs, de la propagation aux autres organes, de l'âge et de l'état de santé général du client. Dans l'ensemble, le traitement du cancer du foie ressemble à celui de la cirrhose. L'ablation chirurgicale (hépatectomie partielle) se pratique dans les conditions suivantes : absence d'hypertension portale, fonction hépatique normale et absence d'un envahissement des vaisseaux sanguins hépatiques. La résection chirurgicale n'est cependant possible que dans 15 % des cas, le cancer étant habituellement à un stade trop avancé au moment du diagnostic. Les interventions chirurgicales offrent toutefois les meilleures chances de guérison. Une greffe du foie peut être entreprise lorsque la tumeur est localisée et qu'il y a une dysfonction hépatique sous-jacente. Les autres options thérapeutiques sont l'ablation par radiofréquence, la cryochirurgie (cryoablation), l'injection d'éthanol, la chimiothérapie ou la chimioembolisation, ou les deux.

L'ablation par radiofréquence consiste à insérer une fine aiguille dans la peau jusqu'au centre de la tumeur, puis à utiliser une source d'énergie électrique pour créer une chaleur dans un endroit précis pendant une durée déterminée. Il en résulte la destruction des cellules tumorales. Cette intervention peut s'effectuer par voie percutanée, par laparoscopie ou par incision ouverte. Cette chirurgie, bien qu'elle ne soit pas idéale dans tous les cas, convient aussi bien aux tumeurs de moins de 5 cm considérées comme résécables qu'aux traitements à des fins palliatives. Ses complications, bien que rares, peuvent inclure une infection, un saignement, des arythmies et une brûlure cutanée.

La cryoablation est une intervention qui est pratiquée chez les clients ne présentant pas de signes de métastases, mais chez qui les tumeurs s'avèrent impossibles à réséquer. Il faut insérer la sonde de cryoablation directement dans le foie, et administrer de l'azote liquide ou de l'argon par la sonde afin de geler et de détruire le tissu hépatique.

Les injections percutanées d'éthanol et d'acide acétique sont employées dans le traitement du cancer du foie non résécable qui ne présente pas de métastases à l'extérieur du foie. Il s'agit d'une intervention ambulatoire. Un cathéter est acheminé jusqu'au foie en utilisant un guidage échographique, et permet l'injection de l'éthanol ou de l'acide acétique. Le traitement est répété de six à huit fois sur une période de trois ou quatre semaines, à raison de deux ou trois injections par semaine. La réaction indésirable la plus fréquente consiste en une douleur transitoire juste après l'intervention. Les autres réactions indésirables comprennent une hémorragie intrapéritonéale, une insuffisance hépatique, une nécrose des canaux biliaires, un infarctus hépatique et une hypotension transitoire (Schoppmeyer, Weis, Mossner, & Fleig, 2009).

La chimiothérapie est utilisée pour les clients souffrant de cancer hépatocellulaire qui bénéficieraient peu des autres interventions (p. ex., la chirurgie, une greffe, l'ablation).

La chimioembolisation (parfois appelée chimioembolisation transartérielle) est une intervention peu effractive fréquemment réalisée en radiologie d'intervention. Ce traitement consiste à insérer un cathéter dans les artères conduisant à la tumeur et à administrer un agent embolique souvent mélangé à un ou plusieurs agents chimiothérapiques. L'agent embolique réduit la circulation sanguine, ce qui permet une plus grande exposition des cellules hépatiques aux médicaments chimiothérapiques.

Le rôle de l'infirmière consiste à assurer le confort du client atteint du cancer du foie. Comme les problèmes liés à cette maladie ressemblent à ceux associés aux stades avancés des hépatopathies, les soins décrits pour la cirrhose du foie s'y appliquent.

Le pronostic des clients atteints d'un cancer du foie est sombre. Le cancer progresse rapidement, et le décès peut survenir en quatre à sept mois, habituellement à la suite d'une encéphalopathie hépatique ou d'une hémorragie digestive massive.

58.2.7 Greffe du foie

La greffe du foie est devenue une option thérapeutique de choix pour de nombreuses personnes atteintes d'insuffisance hépatique au stade terminal. Elle améliore leur qualité de vie et constitue une modalité thérapeutique reconnue. L'hépatopathie résultant d'une hépatite virale chronique constitue la principale indication de la greffe du foie. D'autres indications comprennent les anomalies biliaires congénitales (atrésie biliaire), les erreurs innées du métabolisme, le cancer du foie qui ne s'est pas répandu à d'autres organes, la cholangite sclérosante primitive, l'insuffisance hépatique fulminante et l'insuffisance hépatique chronique au stade terminal. Dans le cas d'un cancer généralisé, il n'est pas recommandé de procéder à une greffe du foie. Depuis 10 ans au Québec, environ 100 transplantations du foie sont effectuées chaque année. Malheureusement, le nombre de personnes en attente d'une greffe du foie ne fait qu'augmenter, et environ 10 d'entre elles décèdent chaque année, faute de donneurs (Québec-Transplant, 2009c).

Les candidats à la greffe du foie doivent se soumettre à des tests de dépistage rigoureux. Il faut ainsi confirmer le diagnostic de stade terminal d'insuffisance hépatique et évaluer les autres facteurs de comorbidités (p. ex., une maladie cardiovasculaire, une néphropathie chronique) qui peuvent compromettre le succès de l'intervention chirurgicale. L'évaluation comprend un examen physique, des analyses de laboratoire (formule sanguine complète, tests de la fonction hépatique), une évaluation de

58

l'hémochromatose, un échocardiogramme, une endoscopie, une échographie du foie, une TDM et une évaluation psychologique. Il faut également conseiller les receveurs potentiels sur l'importance de cesser le tabagisme et l'alcool. Les contre-indications de la greffe du foie incluent l'hypertension pulmonaire grave, l'obésité morbide et une obstruction de la circulation sanguine splanchnique.

14

Le chapitre 14, *Génétique, réaction immunitaire et transplantation,* explique plus en détail la greffe d'organes.

La transplantation hépatique peut être effectuée en utilisant le foie de personnes décédées ou celui de sujets vivants ▶ **14** . La greffe du foie d'un donneur vivant a été mise au point initialement pour les enfants dont un parent désirait servir de donneur. Au Québec, la première greffe hépatique à partir d'un donneur vivant a eu lieu en 2004 (Québec-Transplant, 2009b). Vu la rareté des foies, le foie du donneur peut être divisé en deux parties (bipartition du greffon), qui seront greffées à deux receveurs. La décision d'utiliser la technique de bipartition se fonde sur la taille et la santé du donneur. Celui-ci doit être généralement plus grand que les receveurs. Le désavantage de la technique de bipartition réside dans le fait que les receveurs obtiennent moins de tissu hépatique (l'un recevant 60 % et l'autre, 40 % du foie). La greffe par bipartition affiche un taux de réussite légèrement moindre que la greffe du foie complet, car elle entraîne plus de complications.

Les complications postopératoires de la greffe du foie comprennent le saignement, le rejet et l'infection. Le rejet ne constitue pas le principal problème comme dans la transplantation rénale. Le foie semble d'ailleurs moins enclin au rejet que le rein. L'utilisation de la ciclosporine s'est révélé un facteur important dans le taux de réussite de la greffe du foie. Ce médicament n'entraîne pas une suppression de la moelle osseuse et n'entrave pas la cicatrisation de la plaie. Les autres immunosuppresseurs utilisés sont les inhibiteurs de la calcineurine (p. ex., le tacrolimus [Prograf^MD]), le mofétilmycophénolate (CellCept^MD), le sirolimus (Rapamune^MD) et les corticostéroïdes. Les antagonistes des récepteurs de l'interleukine-2, tel le basiliximab (Simulect^MD), sont administrés conjointement avec d'autres immunosuppresseurs afin de réduire le rejet (Pillai & Levitsky, 2009). D'autres facteurs contribuent au taux de réussite, notamment les avancées des techniques chirurgicales, une meilleure sélection des receveurs potentiels et l'amélioration du traitement de l'hépatopathie sous-jacente avant la chirurgie.

Environ 67 % des greffés survivent plus de cinq ans à la suite d'une transplantation hépatique (Baran, Defoy, & Defoy, 2008). La survie à long terme à la suite d'une greffe du foie dépend de la cause de l'insuffisance hépatique (p. ex., un cancer du foie localisé, une hépatite B ou C, une affection biliaire) (Organ Procurement and Transplantation Network & Scientific Registry of Transplant Recipients, 2009). Les personnes qui souffrent d'une affection hépatique secondaire à une hépatite virale présentent souvent une réinfection du greffon par le VHB ou le VHC. L'administration par voie intraveineuse de l'immunoglobuline antihépatite B (HepaGam B^MD) vise à prévenir une récurrence de l'hépatite B à la suite d'une greffe du foie chez les greffés dont les tests sont positifs pour l'AgHBs. Les greffés reçoivent l'injection au moment de la transplantation hépatique et à plusieurs reprises pendant le reste de leur vie. Chez les porteurs du VHB, le traitement postopératoire au moyen d'IgHB et d'un des analogues nucléosidiques ou nucléotidiques de l'hépatite B (p. ex., l'entécavir [Baraclude^MD]) a réduit les taux de réinfection du greffon hépatique.

Les porteurs du VHC ont un taux de survie inférieur à celui des autres groupes de greffés. Les facteurs qui peuvent contribuer à la récurrence du VHC comprennent l'âge avancé du donneur, la présence du génotype 1 du VHC, des taux élevés d'ARN du VHC avant la greffe, et une co-infection par d'autres virus (p. ex., le cytomégalovirus). Alors que la récurrence du VHC est pratiquement universelle après la greffe du foie, le fait d'éviter d'effectuer des modifications dans le traitement immunosuppresseur du client contribue à prévenir l'apparition d'une atteinte grave. En raison des effets indésirables des médicaments, le traitement antiviral de l'hépatite C à la suite de la greffe est individualisé.

Le receveur d'une greffe du foie requiert des soins infirmiers hautement spécialisés, que ce soit à l'unité de soins intensifs ou dans une autre unité de soins spécialisés. Les soins postopératoires comprennent :

- l'évaluation de l'état neurologique ;
- la surveillance des signes d'hémorragie ;
- la prévention des complications pulmonaires ;
- la surveillance du drainage de la plaie ;
- le dosage des taux d'électrolytes ;
- la mesure de l'excrétion urinaire ;
- la surveillance des symptômes et des signes d'infection ou de rejet.

Les troubles respiratoires fréquents incluent la pneumonie, l'atélectasie et l'épanchement pleural. Pour prévenir ces complications, l'infirmière demandera au client de tousser, de respirer profondément, d'utiliser un appareil de spirométrie et de changer de position. Il importe de mesurer les liquides provenant du drain Jackson-Pratt, de la sonde gastrique ainsi que du drain en T, et de noter la couleur et la consistance des liquides. Durant les deux premiers mois qui suivent la chirurgie, il faut surveiller l'apparition d'une infection ; elle peut être d'origine virale, fongique ou bactérienne. La fièvre peut constituer le seul signe d'infection. Enfin, le personnel infirmier joue un rôle essentiel auprès du greffé et du proche aidant en leur apportant un soutien émotionnel et en leur enseignant les mesures à prendre à domicile à la suite de la greffe.

MALADIE DU FOIE CHEZ LA PERSONNE ÂGÉE

La fréquence des maladies du foie augmente avec l'âge. Le vieillissement se traduit par une diminution du volume du foie, une réduction du métabolisme des médicaments et une altération de la fonction hépatobiliaire. Avec le temps, la capacité du foie de réagir aux lésions et de se régénérer à la suite d'un traumatisme diminue (Premoli *et al.*, 2009). De plus, la régénération du greffon hépatique prend plus de temps chez la personne âgée que chez un adulte plus jeune.

Les personnes âgées sont aussi particulièrement vulnérables à l'hépatite médicamenteuse. Plusieurs facteurs sont en cause, notamment l'utilisation accrue de médicaments d'ordonnance ou en vente libre, avec pour conséquence des interactions médicamenteuses et une toxicité médicamenteuse potentielle. La réduction de la fonction hépatique liée à l'âge, et causée par une diminution de la circulation sanguine et de l'activité enzymatique dans le foie, se traduit par une réduction du métabolisme des médicaments.

Un nombre croissant de personnes âgées souffrent d'hépatite C chronique et, par la suite, de cirrhose. Il arrive que la présence du VHC et d'une augmentation des enzymes hépatiques soit décelée dans le cadre du bilan de santé. Ceci peut s'expliquer, entre autres, par le fait que la personne âgée sous hémodialyse risque d'être exposée au VHC et au VHB. La pharmacothérapie de l'hépatite C semble malheureusement moins efficace chez les personnes âgées. De plus, comme ces clients présentent plus d'affections concomitantes que les plus jeunes, la greffe du foie peut ne pas être une option à la suite d'une insuffisance hépatique.

Les habitudes liées au mode de vie risquent aussi d'avoir une incidence sur l'apparition d'une hépatopathie chronique à un âge avancé. L'alcoolisme et l'obésité peuvent également contribuer à la cirrhose, à l'inflammation du foie et à une insuffisance hépatique subséquente. Étant donné la présence concomitante de maladies cardiovasculaires et pulmonaires, la personne âgée tolère moins bien le saignement variqueux. Chez le client âgé atteint d'hépatopathie, il est possible de poser un diagnostic erroné de démence alors que la personne souffre en fait d'une encéphalopathie hépatique.

58.3 | Troubles du pancréas

58.3.1 Pancréatite aiguë

La **pancréatite aiguë** est une inflammation aiguë du pancréas dont le degré varie d'un œdème léger à une nécrose hémorragique grave. La pancréatite aiguë affecte plus fréquemment l'homme et la femme d'âge moyen, touchant les deux sexes également. La gravité de la maladie varie en fonction de l'étendue de la destruction pancréatique. Certaines personnes se rétablissent complètement, d'autres ont des crises récidivantes et d'autres souffrent de pancréatite chronique. Dans certains cas, la pancréatite aiguë peut menacer la vie.

Étiologie et physiopathologie

Plusieurs facteurs peuvent provoquer des lésions au pancréas. Les principaux facteurs étiologiques sont la maladie des voies biliaires (la cause la plus fréquente chez la femme) et l'alcoolisme (la cause la plus fréquente chez l'homme). Au Canada, la lithiase biliaire (calculs biliaires) en est la principale cause, suivie de la consommation chronique d'alcool. Les crises de pancréatite aiguë sont également associées à l'hypertriglycéridémie (Owyang, 2008). Les autres facteurs étiologiques moins courants comprennent les traumatismes (postchirurgicaux, abdominaux), les infections virales (oreillons, virus Coxsackie B, VIH), l'ulcère duodénal pénétrant, les kystes, les abcès, la fibrose kystique, le sarcome de Kaposi, certains médicaments (corticostéroïdes, diurétiques thiazidiques, contraceptifs oraux, sulfamides, AINS), les troubles métaboliques (hyperparathyroïdie, insuffisance rénale) et les maladies vasculaires (National Digestive Disease Information Clearinghouse, 2008). La pancréatite peut survenir à la suite d'une CPRE, ou d'une chirurgie du pancréas, de l'estomac, du duodénum ou des voies biliaires. Dans certains cas, sa cause demeure inconnue (idiopathique).

Il semble que le mécanisme pathogène le plus répandu est une autodigestion du pancréas **FIGURE 58.13**. Les facteurs étiologiques engendrent une altération des cellules pancréatiques ou l'activation des enzymes pancréatiques dans le pancréas plutôt que dans l'intestin. Toutefois, le mécanisme d'activation de ces enzymes n'a pas encore été élucidé. Le reflux des acides biliaires dans les canaux pancréatiques à travers le sphincter d'Oddi ouvert ou dilaté représente une autre cause possible de la maladie. Il peut résulter d'une obstruction des canaux pancréatiques par des calculs biliaires, ce qui ensuite une ischémie dans l'organe en question.

Le trypsinogène est une enzyme protéolytique inactive produite par le pancréas. Il parvient à l'intestin grêle en empruntant le canal pancréatique. Dans l'intestin, l'entérokinase le transforme en trypsine, une substance active. Normalement, dans le pancréas et le plasma, les inhibiteurs de la trypsine se lient et rendent inactive toute trypsine qui y serait produite par inadvertance. Dans la pancréatite, la trypsine activée se trouve dans le pancréas, où elle peut digérer ce dernier et activer d'autres enzymes protéolytiques.

Le mécanisme exact par lequel la consommation chronique d'alcool prédispose à la pancréatite n'a pas encore été élucidé. L'alcool pourrait augmenter

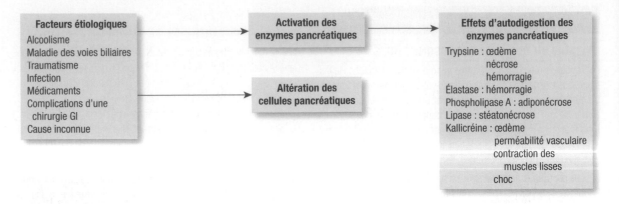

FIGURE 58.13

Processus pathologique de la pancréatite aiguë

Jugement clinique

Capsule

Monsieur Luc Venne, qui est âgé de 42 ans, en est à sa deuxième pancréatite aiguë. Il s'est présenté à l'urgence en se plaignant de douleur qui s'étend jusque dans le dos. « C'est arrivé subitement et ça dure depuis au moins deux heures. J'ai l'impression que toutes mes entrailles font mal. Je dois faire une autre pancréatite », dit-il à l'infirmière au triage. Il ajoute qu'il a essayé de manger, croyant que ça aiderait, mais que c'était pire par après, même après avoir vomi, et qu'il a de la difficulté à respirer.

Quelles caractéristiques de la douleur ressentie par monsieur Venne pouvez-vous associer à la méthode PQRSTU ?

la production d'enzymes digestives dans le pancréas. De 5 à 10 % environ des personnes qui ont une consommation excessive d'alcool contractent une pancréatite, ce qui laisse supposer que des facteurs environnementaux (régime alimentaire riche en matières grasses, tabagisme) et héréditaires pourraient aussi y jouer un rôle.

Sur le plan physiopathologique, la pancréatite est considérée comme bénigne (elle est appelée pancréatite œdémateuse ou interstitielle) ou grave (elle prend alors le nom de pancréatite nécrosante) **FIGURE 58.14**. Près de la moitié des personnes atteintes de pancréatite grave présentent une réduction permanente des fonctions endocrine et exocrine. La pancréatite grave s'accompagne également d'un risque élevé de nécrose pancréatique, d'une insuffisance pancréatique et de complications septiques, ce qui explique un taux de mortalité atteignant 25 % (Berkley & Klamut, 2009 ; Lindberg, 2009).

Iléus : Occlusion de l'intestin grêle.

Signe de Turner : Taches ressemblant à des ecchymoses apparaissant tardivement dans les pancréatites aiguës hémorragiques.

Signe de Cullen : Coloration ecchymotique bleuâtre ou jaune de l'ombilic due à un épanchement sanguin intrapéritonéal.

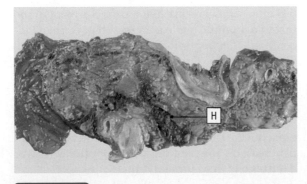

FIGURE 58.14

Dans la pancréatite aiguë, le pancréas semble œdémateux et est souvent hémorragique (H).

Manifestations cliniques

La pancréatite aiguë se manifeste principalement par une douleur abdominale causée par la distension du pancréas, l'irritation péritonéale et l'obstruction des voies biliaires. La douleur siège habituellement dans le quadrant supérieur gauche, mais elle peut se situer dans la région épigastrique moyenne. Elle prend souvent naissance lorsque le client se trouve en position couchée et irradie habituellement dans le dos, le pancréas étant un organe rétropéritonéal. La douleur apparaît brutalement, et est décrite comme étant intense, profonde, pénétrante, continuelle ou constante. La consommation de nourriture exacerbe la douleur qui n'est pas soulagée par les vomissements. La douleur peut s'accompagner de rougeur au visage, de cyanose et de dyspnée. La personne fléchit habituellement les jambes vers l'abdomen (position de chien de fusil) pour tenter de soulager la douleur intense.

Les autres manifestations de la pancréatite aiguë comprennent les nausées et les vomissements, un état subfébrile, une leucocytose, de l'hypotension, de la tachycardie et un ictère. La sensibilité abdominale accompagnée de défense musculaire est fréquente. L'infirmière peut constater une réduction ou une absence de bruits intestinaux. L'**iléus** peut survenir et entraîner une distension abdominale marquée. L'examen révèle souvent une atteinte pulmonaire et la présence de râles crépitants. Les dommages intravasculaires causés par la trypsine circulante peuvent entraîner des zones cyanosées ou des décolorations de la paroi abdominale allant du vert au jaune brunâtre. Des ecchymoses peuvent apparaître sur diverses parties du corps, dont les flancs et l'abdomen (**signe de Turner**) et la région périombilicale (**signe de Cullen**). Ces ecchymoses découlent du suintement d'exsudat teinté de sang émanant du pancréas et surviennent dans les cas graves. Un choc peut résulter d'une hémorragie pancréatique, d'une toxémie à la suite de l'activation des enzymes pancréatiques ou de l'hypovolémie attribuable au déplacement de liquide dans l'espace rétropéritonéal (déplacements massifs de liquide).

Complications

La pancréatite aiguë présente deux complications locales significatives : le pseudokyste et l'abcès. Un **pseudokyste** pancréatique constitue une cavité située autour du pancréas qui est remplie de produits nécrotiques et de liquides, tels le plasma, les enzymes pancréatiques et l'exsudat inflammatoire. À mesure que les enzymes pancréatiques s'échappent du pseudokyste, les surfaces séreuses à proximité du pancréas deviennent enflammées, et il s'ensuit la formation d'un tissu de granulation entraînant une encapsulation de l'exsudat. Le pseudokyste se manifeste par une douleur abdominale, une masse épigastrique perçue à la palpation, des nausées, des vomissements et de l'anorexie. Les taux sériques d'**amylase** demeurent souvent élevés. Les pseudokystes disparaissent habituellement d'eux-mêmes en quelques semaines, mais ils peuvent se perforer et causer une péritonite, ou alors éclater dans l'estomac ou le duodénum. Le traitement consiste en un drainage interne avec une anastomose du canal pancréatique avec le jéjunum.

Un **abcès** pancréatique est une grande cavité remplie de liquide située dans le pancréas. Il résulte d'une nécrose importante de celui-ci. L'abcès peut s'infecter ou se perforer, et son contenu, s'écouler dans les organes adjacents. Il se manifeste par une douleur dans la partie supérieure de l'abdomen, une masse abdominale, une fièvre élevée et une leucocytose. Dans le cas d'abcès pancréatiques, il faut procéder rapidement à un drainage chirurgical pour prévenir la **sepsie**.

Les principales complications systémiques de la pancréatite aiguë touchent les poumons (épanchement pleural, atélectasie et pneumonie) et le système cardiovasculaire (hypotension) ; elles comprennent aussi la **tétanie** causée par l'hypocalcémie. Les complications pulmonaires sont vraisemblablement dues au passage de l'exsudat, contenant des enzymes pancréatiques, de la cavité abdominale dans les canaux lymphatiques transdiaphragmatiques. L'inflammation du diaphragme induite par les enzymes aboutit à l'atélectasie causée par la réduction de l'amplitude du muscle. La trypsine peut activer la prothrombine et le plasminogène, augmentant ainsi le risque de thrombus intravasculaire, d'embolie pulmonaire et de coagulation intravasculaire disséminée. La présence d'hypocalcémie indique une atteinte sévère. Elle découle en partie de la combinaison du calcium et des acides gras durant la nécrose lipidique. Les mécanismes précis sous-jacents à l'hypocalcémie n'ont pas encore été élucidés.

Examen clinique et examens paracliniques

Les premiers examens paracliniques de la pancréatite aiguë sont la mesure des taux sériques d'amylase et de lipase **TABLEAU 58.12**. L'infirmière observe initialement une augmentation des taux sériques d'amylase, qui demeurent élevés pendant 24 à 72 heures, et de lipase. La mesure du taux de lipase est importante puisqu'une augmentation des taux sériques d'amylase peut aussi se présenter dans d'autres circonstances (p. ex., les oreillons, un traumatisme cérébral, une greffe rénale). Une augmentation des enzymes hépatiques, des triglycérides, du glucose et de la bilirubine, ainsi qu'une réduction de la calcémie peuvent également survenir.

L'évaluation paraclinique de la pancréatite aiguë se concentre aussi sur la détermination de sa cause. L'échographie abdominale, la radiologie ou la TDM peuvent permettre de déterminer les troubles du pancréas. La TDM demeure le meilleur examen d'imagerie médicale pour le diagnostic de la pancréatite et de ses complications, tels les pseudokystes et les abcès. La CPRE (bien qu'elle puisse causer une pancréatite aiguë), l'échographie endoscopique, la cholangiopancréatographie par résonance magnétique (CPRM) et l'angiographie sont aussi utilisées. La radiographie du poumon permet quant à elle de visualiser les modifications pulmonaires, y compris l'atélectasie et l'épanchement pleural.

Processus thérapeutique en interdisciplinarité

Les processus thérapeutiques de la pancréatite aiguë visent **ENCADRÉ 58.9** :

- le soulagement de la douleur ;
- la prévention ou le traitement de l'état de choc ;
- la diminution des sécrétions pancréatiques ;

Examens paracliniques

TABLEAU 58.12	**Pancréatite aiguë**
ANALYSE	**RÉSULTAT ANORMAL**
Amylase sérique	↑
Lipase sérique	↑
Amylase urinaire	↑
Glycémie	↑
Calcium sérique	↓
Triglycérides sériques	↑

ENCADRÉ 58.9   Pancréatite aiguë

Examen clinique et examens paracliniques

- Anamnèse et examen physique
- Amylase sérique
- Lipase sérique
- Glycémie
- Calcium sérique
- Triglycérides
- Plaque simple de l'abdomen
- Échographie abdominale
- Échographie endoscopique
- TDM du pancréas avec injection de produit de contraste
- cholangiopancréatographie par résonance magnétique (CPRM)

- cholangiopancréatographie rétrograde endoscopique (CPRE)
- Radiographie thoracique

Processus thérapeutique

- Traitement non chirurgical
  - Analgésiques (p. ex., la morphine)
  - *Nil per os* (N.P.O.) avec sonde nasogastrique et aspiration
  - Albumine (en présence de choc)
  - Gluconate de calcium I.V. (10 %) (en présence de tétanie)
  - Solution de lactate Ringer
  - Ranitidine (Zantac^MD) ou oméprazole
  - Antibiotiques (si pancréatite nécrosante)

- la correction des déséquilibres hydro-électrolytiques ;
- la prévention ou le traitement des infections ;
- l'élimination du facteur déclencheur, si possible.

Traitement classique

Le traitement de la pancréatite aiguë est principalement axé sur des interventions de soutien, y compris une hydratation intensive, le soulagement de la douleur, le traitement des complications métaboliques et la réduction de la stimulation pancréatique. L'administration de morphine par voie I.V. peut s'avérer utile ainsi que l'association d'analgésiques et d'un agent antispasmodique pour soulager la douleur. Il faut toutefois éviter d'administrer des médicaments ressemblant à l'atropine en présence d'iléus paralytique, car ils peuvent aggraver le problème. D'autres agents spasmolytiques exerçant un effet relaxant sur le muscle lisse, tels que la nitroglycérine ou la papavérine, peuvent être utilisés.

En présence d'un état de choc, il faut rétablir la volémie en administrant des cristalloïdes comme du NaCl 0,9 %, ou des expanseurs du volume plasmatique (colloïdes) comme le pentaspan ou l'albumine. Il convient de corriger les déséquilibres hydroélectrolytiques à l'aide de la solution de lactate Ringer ou d'autres solutions d'électrolytes. La mesure de la pression veineuse centrale peut aider à déterminer les besoins de **réplétion volémique**. Des médicaments vasoactifs telle que la norépinéphrine (Levophed^MD) peuvent être administrés afin d'augmenter la résistance vasculaire systémique dans les cas d'hypotension.

Il importe de réduire ou de supprimer les enzymes pancréatiques afin de diminuer la stimulation du pancréas et de le mettre au repos. Pour ce faire, la personne ne doit rien prendre par la bouche (à jeun). Ensuite, une sonde gastrique peut être mise en place pour réduire les vomissements et la distension gastrique en plus d'empêcher le contenu acide de l'estomac de s'écouler dans le duodénum. Ces mesures permettent de supprimer la sécrétion pancréatique ; certains médicaments peuvent aussi être employés à cette fin **TABLEAU 58.13**.

Le tissu pancréatique nécrotique et enflammé constitue un bon milieu de croissance bactérienne. L'infection pancréatique est la principale cause de morbidité et de mortalité chez les personnes atteintes de pancréatite aiguë. Il importe donc de la prévenir. Il existe une certaine controverse concernant l'utilisation prophylactique des antibiotiques. L'infirmière doit surveiller étroitement le client atteint de pancréatite aiguë afin d'instituer l'antibiothérapie dès les premiers signes d'infection. Un prélèvement par aspiration percutanée guidée par TDM peut être réalisé en vue d'une coloration Gram et d'une culture.

Traitement chirurgical

Si des calculs biliaires accompagnent la pancréatite aiguë, une CPRE et une sphinctérotomie endoscopique peuvent être exécutées d'urgence. Une cholécystectomie par laparoscopie peut suivre ces interventions afin de réduire le risque de récidive. La chirurgie peut aussi être indiquée si le diagnostic est incertain et dans les cas réfractaires au traitement conservateur. En présence d'une pancréatite aiguë grave, il peut s'avérer nécessaire de drainer des collections de liquides nécrotiques, soit chirurgicalement, au moyen d'un guidage tomodensitométrique, ou par endoscopie. Un drainage percutané d'un pseudokyste peut aussi être effectué, à la suite duquel un drain sera laissé en place.

Pharmacothérapie

De nombreux médicaments peuvent être administrés dans le traitement de la pancréatite tant aiguë que chronique. Plusieurs d'entre eux agissent en supprimant la sécrétion pancréatique, mais leur efficacité n'a pas été confirmée dans le traitement de la pancréatite.

Recommandations nutritionnelles

Dans un premier temps, la personne atteinte de pancréatite aiguë ne doit rien prendre par la bouche afin de réduire la sécrétion pancréatique. En présence d'affection modérée ou sévère, l'équipe soignante peut envisager la nutrition parentérale à l'aide d'une sonde jéjunale. En raison du risque d'infection, cette forme d'alimentation est réservée aux clients incapables de tolérer la nutrition entérale ▶ **54**. L'administration de lipides par voie I.V.

54

La nutrition parentérale est présentée dans le chapitre 54, *Interventions cliniques – Troubles nutritionnels.*

TABLEAU 58.13 — Pancréatite aiguë et pancréatite chronique

MÉDICAMENT	MODE D'ACTION
Pancréatite aiguë	
Morphine	Soulagement de la douleur
Nitroglycérine ou papavérine	Relâchement des muscles lisses et soulagement de la douleur
Antispasmodiques (p. ex., la dicyclomine [Bentylol^(MD)], le bromure de propanthéline)	↓ stimulation vagale, motilité, ↓ sécrétions pancréatiques (↓ volume et concentration de bicarbonate et de sécrétion enzymatique); contre-indiqué dans l'iléus paralytique
Inhibiteur de l'anhydrase carbonique (acétazolamide)	↓ volume et concentration du bicarbonate des sécrétions pancréatiques
Antiacides	Neutralisation de la sécrétion d'acide chlorhydrique (HCl) gastrique et ↓ subséquente de sa sécrétion; le HCl stimule la production et la sécrétion des sucs pancréatiques
Antagonistes des récepteurs H_2 de l'histamine (p. ex., ranitidine [Zantac^(MD)]); inhibiteurs de la pompe à protons (oméprazole)	↓ sécrétion du HCl (qui stimule l'activité pancréatique)
Pancréatite chronique	
Pancréatine (Viokase^(MD)), pancrélipase (Cotazym^(MD))	Traitement de substitution des enzymes pancréatiques
Insuline	Traitement du diabète s'il survient ou traitement de l'hyperglycémie

exige la surveillance du taux de triglycérides. Si le client peut se nourrir, il devra le faire fréquemment en optant pour des petites portions. Le régime est habituellement riche en glucides, car il s'agit du type de nutriment qui stimule le moins la portion exocrine du pancréas. Il faut soupçonner l'intolérance aux aliments pris par la bouche si le client présente de la douleur, une augmentation de la circonférence abdominale, ou une montée des taux sériques d'amylase et de lipase. Le client ne doit pas consommer d'alcool. Des suppléments vitaminiques liposolubles peuvent être administrés.

Soins et traitements infirmiers

CLIENT ATTEINT DE PANCRÉATITE AIGUË

Collecte des données

Les données subjectives et objectives qui doivent être recueillies auprès du client atteint de pancréatite aiguë sont présentées dans l'**ENCADRÉ 58.10**.

Analyse et interprétation des données

L'analyse et l'interprétation des données dans le cas d'une pancréatite aiguë peuvent comprendre, entre autres, les points suivants :

- douleur aiguë liée à la distension du pancréas, à l'irritation péritonéale, à l'obstruction des canaux biliaires, et à l'inefficacité des mesures visant à soulager la douleur et l'inconfort;

- hypovolémie liée aux nausées, aux vomissements, à la restriction de l'apport oral et au passage des liquides dans l'espace retropéritonéal;

- apport nutritionnel inférieur aux besoins de l'organisme résultant de l'anorexie, des restrictions diététiques, des nausées, de la perte de nutriments en raison des vomissements et de la difficulté à digérer;

ENCADRÉ 58.10 | Pancréatite aiguë

Données subjectives

- Renseignements importants concernant la santé :
  - Antécédents de santé : maladie des voies biliaires, consommation d'alcool, traumatisme abdominal, ulcères duodénaux, infection, troubles du métabolisme
  - Médicaments : consommation de thiazides, d'AINS
  - Interventions chirurgicales ou autres traitements : chirurgies au pancréas, à l'estomac, au duodénum ou aux voies biliaires, CPRE
- Modes fonctionnels de santé :
  - Perception et gestion de la santé : alcoolisme, faiblesse
  - Nutrition et métabolisme : nausées et vomissements, anorexie
  - Activités et exercices : dyspnée
  - Cognition et perception : douleur intense dans la région épigastrique moyenne ou dans le quadrant supérieur gauche pouvant irradier dans le dos,

amplifiée par la consommation d'aliments et d'alcool, et non soulagée par les vomissements

Données objectives

- Observations générales : agitation, anxiété, état subfébrile
- Système tégumentaire : rougeur au visage, diaphorèse, taches sur l'abdomen et les flancs, cyanose, ictère ; réduction de l'élasticité de la peau, sécheresse des muqueuses
- Système respiratoire : tachypnée, crépitants aux bases
- Système cardiovasculaire : tachycardie, hypotension
- Système gastro-intestinal : distension et sensibilité abdominales, défense musculaire, diminution des bruits intestinaux
- Résultats possibles aux examens paracliniques : ↑ amylase et lipase sériques, leucocytose, hyperglycémie, hypocalcémie, anomalies à l'échographie et à la TDM du pancréas, anomalies à la CPRE

L'analyse et l'interprétation des données chez le client souffrant de pancréatite aiguë sont présentées dans le PSTI 58.1W au www. cheneliere.ca/lewis.

- inefficacité de l'autotraitement due au manque de connaissances des mesures préventives, des restrictions diététiques, des restrictions concernant la consommation d'alcool et du suivi médical requis.

Des renseignements additionnels sur l'analyse et l'interprétation des données se trouvent dans le plan de soins et de traitements infirmiers de la pancréatite aiguë .

Planification des soins

Les objectifs généraux pour le client qui souffre de pancréatite aiguë sont :

- le soulagement de la douleur ;
- le maintien d'un équilibre hydroélectrolytique normal ;
- la présence de complications minimes, voire nulles ;
- l'absence de crise récurrente.

Interventions cliniques

Promotion de la santé

Les principaux paramètres qui contribuent à la promotion de la santé consistent à évaluer le client en vue de déceler les facteurs étiologiques le prédisposant à la maladie et à favoriser le traitement précoce de ces facteurs afin de prévenir l'apparition d'une pancréatite aiguë. Il faut privilégier le diagnostic précoce et le traitement des maladies biliaires, telle la cholélithiase. Il convient d'inciter le client à cesser sa consommation d'alcool, particulièrement s'il a déjà souffert de pancréatite. Les crises de pancréatite s'atténuent ou disparaissent avec l'arrêt de la consommation d'alcool.

Phase aiguë

Durant la phase aiguë, il importe de surveiller les signes vitaux. La stabilité hémodynamique risque d'être compromise par l'hypotension,

la fièvre et la tachypnée. Des liquides sont administrés par voie I.V., et la réponse à ce traitement est évaluée. Il faut surveiller étroitement l'équilibre hydroélectrolytique. Des vomissements fréquents et l'aspiration gastrique peuvent entraîner une réduction des taux de chlorure, de sodium et de potassium.

Dans les cas de pancréatite aiguë sévère, une insuffisance respiratoire peut apparaître. Il convient alors d'évaluer cette fonction (p. ex., les bruits pulmonaires, la saturation en oxygène). En présence du syndrome de détresse respiratoire aiguë, il peut s'avérer nécessaire de recourir à l'intubation et à la ventilation mécanique.

Comme l'hypocalcémie peut survenir, il importe d'observer le client en vue de déceler les symptômes de tétanie, tels les spasmes, l'irritabilité, ainsi que les mouvements brefs et saccadés. Un engourdissement ou un picotement autour des lèvres et dans les doigts sont des signes avant-coureurs de l'hypocalcémie. Il faut également rechercher le signe de Chvostek ou le signe de Trousseau. Il convient d'administrer du gluconate de calcium (selon la prescription) pour corriger l'hypocalcémie symptomatique. L'hypomagnésémie risque aussi d'apparaître et requiert par conséquent la surveillance des taux sériques de magnésium.

La douleur abdominale étant un symptôme prédominant de la pancréatite, les soins seront principalement axés sur le soulagement de la douleur. La douleur et l'agitation peuvent accroître la vitesse du métabolisme, avec pour conséquence la stimulation des enzymes pancréatiques. La douleur aiguë peut en outre contribuer à l'instabilité hémodynamique. La morphine peut réussir à soulager la douleur. L'infirmière évalue et consigne la durée du soulagement de la douleur. Des mesures telles qu'un positionnement confortable du client (p. ex., la flexion du tronc, le fléchissement des jambes vers l'abdomen, la position en décubitus latéral avec la tête soulevée à 45°), le changement fréquent de position, et le soulagement des nausées et des vomissements peuvent contribuer à diminuer l'agitation et la douleur.

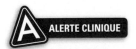

ALERTE CLINIQUE

- Évaluer la détresse respiratoire du client atteint de pancréatite aiguë grave.
- Écouter les bruits pulmonaires et surveiller la saturation en oxygène à intervalles réguliers.

Si le client ne consomme rien par la bouche, a une sonde gastrique ou prend des anticholinergiques visant à diminuer les sécrétions gastro-intestinales, il faut soulager la sécheresse de la bouche et des fosses nasales par des soins fréquents. L'hygiène buccale est d'ailleurs essentielle pour prévenir la parotidite. Les antiacides servant à neutraliser les sucs gastriques doivent être pris lentement à petites gorgées ou administrés par la sonde gastrique.

L'infirmière observe le client atteint de pancréatite aiguë afin de déceler la fièvre et les autres manifestations d'infection. Les infections respiratoires sont fréquentes, car le liquide retropéritonéal soulève le diaphragme, ce qui incite le client à prendre des respirations abdominales courtes et superficielles. En guise de prévention, il est conseillé de mobiliser fréquemment le client, de le faire tousser, de lui faire prendre des respirations profondes et de l'installer dans la position semi-Fowler.

D'autres éléments d'évaluation importants comprennent l'observation en vue de détecter les signes d'iléus paralytique, d'insuffisance rénale et d'altérations de l'état mental. La glycémie permet de déterminer les dommages aux cellules β des **îlots de Langerhans** dans le pancréas.

À la suite d'une chirurgie pancréatique, il faut apporter une attention particulière à la plaie et se méfier d'une fuite anastomotique ou d'une fistule. Il importe de prévenir l'irritation cutanée à l'aide de diverses mesures telles que les agents de protection cutanée (p. ex., la collerette Stomahesivo^MD, la pâte de karaya), la mise en place de sac collecteur ou de drain. En plus de conférer une protection cutanée, le sac collecteur permet de déterminer avec plus d'exactitude la perte de liquide et d'électrolytes, et assure davantage de confort au client. Une consultation avec une infirmière spécialisée en soins de la peau ou une infirmière stomothérapeute peut s'avérer utile.

Soins ambulatoires et soins à domicile

À la suite d'une pancréatite aiguë, le client peut avoir besoin d'un suivi à domicile. Il peut avoir perdu des forces physiques et

musculaires, et nécessiter de la physiothérapie. Il importe de continuer d'assurer des soins en vue de prévenir l'infection et de détecter toute complication. Au stade aigu de sa maladie, il est possible que le client ait reçu des doses fréquentes d'opioïdes, et il peut être indiqué d'en évaluer sa dépendance. Ce problème affecte davantage les clients qui souffrent de pancréatite chronique que ceux qui sont atteints de la forme aiguë. Le suivi des recommandations concernant l'abstinence à l'alcool est important pour la prévention de crises éventuelles de pancréatite aiguë et l'apparition d'une pancréatite chronique. Comme la cigarette stimule le pancréas, le client gagnerait à abandonner le tabagisme.

Les recommandations diététiques doivent comprendre la restriction des matières grasses, car elles favorisent la sécrétion de cholécystokinine, qui à son tour stimule le pancréas. Les glucides sollicitent moins ce dernier, et leur consommation est encouragée. Il faut conseiller au client d'éviter les régimes draconiens tout comme les excès, car ils peuvent déclencher des crises.

L'infirmière expliquera au client et au proche aidant comment reconnaître et signaler les symptômes d'infection, de diabète ou de stéatorrhée (selles malodorantes et mousseuses). Ces changements indiquent la destruction possible du tissu pancréatique. L'infirmière les renseignera sur les traitements recommandés, y compris l'importance de prendre les médicaments selon les directives et la nécessité de respecter le régime alimentaire approprié.

Évaluation des résultats

Pour le client souffrant de pancréatite aiguë, les résultats escomptés à la suite des soins et des interventions cliniques sont :

- le soulagement de la douleur ;
- le maintien d'un équilibre hydrique adéquat ;
- la connaissance des traitements appropriés ;
- la prise en charge de la dépendance à l'alcool (s'il y a lieu).

Îlot de Langerhans :
Amas d'environ 1 000 à 2 000 cellules endocrines, disséminés au sein des lobules acineux et caractérisés par une vascularisation propre.

58.3.2   Pancréatite chronique

La pancréatite chronique est un processus inflammatoire et fibreux du pancréas, qui survient de façon continue sur une longue période de temps. La glande se détruit progressivement et est remplacée par du tissu fibreux. Un rétrécissement des canaux pancréatiques et des calcifications peuvent être observés.

Étiologie et physiopathologie

La pancréatite chronique peut être causée par l'abus d'alcool, par une obstruction due à des calculs biliaires (cholélithiase), à une tumeur, à des pseudokystes ou à un traumatisme, par des maladies systémiques (p. ex., le lupus érythémateux disséminé) et par la fibrose kystique. Dans certains cas, aucun facteur de risque ne peut être précisé (pancréatite idiopathique). La pancréatite chronique peut découler d'une pancréatite aiguë, mais elle peut également survenir en l'absence de tout antécédent.

L'inflammation du sphincter d'Oddi, associée à une cholélithiase (calculs biliaires), engendre le

plus souvent la pancréatite obstructive. Ce type de pancréatite chronique peut aussi être dû au cancer de l'ampoule de Vater, du duodénum ou du pancréas.

La pancréatite non obstructive s'accompagne d'inflammation et de sclérose, principalement à la tête du pancréas et autour du canal pancréatique. Elle constitue la forme de pancréatite la plus répandue. Au Canada, la presque totalité des clients souffrant de pancréatite chronique abusent d'alcool (Anciens Combattants Canada, 2010). Chez ces personnes, il peut y avoir un facteur génétique qui prédispose à un effet toxique direct sur le pancréas.

Manifestations cliniques

À l'instar de la forme aiguë, la principale manifestation de la pancréatite chronique demeure la douleur abdominale. Le client peut éprouver des épisodes de douleur aiguë, mais celle-ci est habituellement chronique (crises récurrentes à des mois ou des années d'intervalles). Les crises peuvent devenir de plus en plus fréquentes, jusqu'à ce qu'elles soient pratiquement constantes ou, au contraire, elles peuvent diminuer à mesure que la fibrose évolue. La douleur est localisée dans les mêmes régions que dans la pancréatite aiguë, mais les clients la décrivent habituellement comme une sensation de lourdeur tenaillante, de brûlure ou de crampes. La prise d'aliments ou d'antiacides ne la soulage pas.

Les autres manifestations cliniques comprennent les symptômes de l'insuffisance pancréatique, dont la malabsorption accompagnée d'une perte de poids, la constipation, l'ictère léger accompagné d'urines foncées, la stéatorrhée et le diabète. La stéatorrhée peut s'aggraver, et s'accompagner de selles graisseuses, malodorantes et volumineuses. L'urine et les selles peuvent devenir mousseuses. Une certaine sensibilité à la palpation abdominale peut s'observer.

La pancréatite chronique est également associée à diverses complications dont la formation de pseudokystes, l'obstruction du canal biliaire ou du duodénum, une ascite pancréatique ou un épanchement pleural, une thrombose de la veine splénique, un pseudoanévrisme et le cancer du pancréas.

Examen clinique et examens paracliniques

Confirmer le diagnostic de pancréatite chronique peut s'avérer difficile. En effet, il se fonde sur les symptômes et les signes, les analyses de laboratoire et l'imagerie médicale. Dans la pancréatite chronique, selon l'importance de la fibrose pancréatique, les taux sériques d'amylase et de lipase peuvent augmenter légèrement ou demeurer inchangés. Les taux sériques de bilirubine et de phosphatase alcaline peuvent monter. Une légère leucocytose et une vitesse plus élevée de sédimentation sont habituellement présentes.

La CPRE permet de visualiser les canaux pancréatique et cholédoque. Des altérations dans les ramifications des canaux pancréatiques peuvent être notées, telles qu'une dilatation marquée et des microkystes. Cet examen consiste à insérer un endoscope par voie orale dans le duodénum pour ensuite procéder à la canulation des canaux pancréatique et cholédoque. L'injection d'un produit de contraste dans ces derniers permet de bien les visualiser.

Les examens d'imagerie médicale telles la TDM, l'IRM, la CPRM, l'échographie transabdominale et l'échographie endoscopique sont utiles dans les cas de pancréatite chronique. Ces examens permettent la visualisation de divers changements tels que les calcifications, la dilatation canalaire, les pseudokystes et l'hypertrophie du pancréas.

L'analyse des selles vise à déterminer leur teneur en matières grasses. Chez les personnes atteintes de pancréatite chronique, des carences en vitamines liposolubles et en cobalamine, une intolérance au glucose et parfois le diabète peuvent être observés.

Le test de stimulation à la sécrétine vise à évaluer la fonction pancréatique. Dans un pancréas normal, la sécrétine stimule la sécrétion de bicarbonate (HCO_3^-). Pour réaliser ce test, de la sécrétine est administrée par voie I.V., et les sécrétions gastroduodénales sont aspirées à l'aide d'un tube à double lumière afin de prélever séparément les sécrétions provenant de l'estomac et du duodénum. Dans la pancréatite chronique, une réduction du volume des sécrétions et une diminution de la concentration en HCO_3^- sont notées. Ce test n'est toutefois pas offert dans tous les établissements, et son résultat peut être normal chez certaines personnes atteintes de pancréatite chronique.

Processus thérapeutique en interdisciplinarité

Lorsque le client atteint de pancréatite chronique est victime d'une crise, le traitement est le même que celui de la pancréatite aiguë. Durant les périodes plus calmes, il faut mettre l'accent sur la prévention d'autres crises, le soulagement de la douleur, et la normalisation de l'insuffisance pancréatique endocrine et exocrine. Le soulagement de la douleur exige parfois l'administration fréquente de doses élevées d'analgésiques.

Diverses mesures visent à maîtriser l'insuffisance pancréatique, notamment le régime alimentaire, le remplacement des enzymes pancréatiques et la régulation de la glycémie chez le diabétique. Le régime alimentaire est à faible teneur en matières grasses et riche en glucides. Le client ne peut tolérer les aliments gras qui stimulent le pancréas ; il doit donc éviter de les consommer afin de réduire les sécrétions pancréatiques. De plus, il ne doit pas consommer d'alcool.

Les préparations enzymatiques, comme le pancrélipase (Viokase^MD, Cotazym^MD), contiennent de l'amylase, de la lipase et de la trypsine, et sont utilisées comme substituts aux enzymes pancréatiques déficientes. Elles se présentent généralement sous forme entérosoluble pour éviter leur dégradation ou leur inactivation par l'acide chlorhydrique (HCl) de l'estomac. Des sels biliaires sont parfois administrés pour faciliter l'absorption des vitamines liposolubles (A, D, E et K) et prévenir une perte lipidique additionnelle. En présence de diabète, l'insuline ou des hypoglycémiants oraux régulent la glycémie. Les médicaments qui neutralisent l'acidité gastrique (p. ex., les antiacides) et ceux qui l'inhibent (p. ex., les antagonistes des récepteurs H_2, les inhibiteurs de la pompe à protons) réduisent la sécrétion d'HCl, mais améliorent très peu l'état général des clients.

Il est parfois utile de recourir à la chirurgie dans le traitement de la pancréatite chronique en présence de maladie biliaire, d'obstruction ou de pseudo-kystes. Les interventions chirurgicales permettent de dévier le flux biliaire ou d'enrayer l'obstruction canalaire. Une cholédochojéjunostomie permet de dévier la bile de l'ampoule de Vater, où des spasmes ou une hypertrophie du sphincter peuvent être observés. Dans cette intervention, le chirurgien pratique une anastomose du canal cholédoque avec le jéjunum. La pancréatojéjunostomie est une autre chirurgie de déviation qui consiste à ouvrir le canal pancréatique et à effectuer une anastomose avec le jéjunum (dérivation de Roux-en-y). Les procédures de drainage pancréatique peuvent diminuer l'obstruction canalaire; elles sont souvent réalisées par endoscopie en même temps qu'une CPRE. Dans certains cas, la CPRE est jumelée à une sphinctérotomie et à la pose d'une endoprothèse à l'endroit de l'obstruction. Les personnes qui bénéficient de ce traitement devront par la suite subir des interventions (CRPE) pour remplacer ou enlever l'endoprothèse.

Soins et traitements infirmiers

CLIENT ATTEINT DE PANCRÉATITE CHRONIQUE

Sauf durant l'épisode aigu, la démarche de soins relative à la pancréatite chronique se concentre sur les soins à long terme et la promotion de la santé. L'infirmière explique au client les mesures à prendre pour prévenir d'autres crises. La restriction diététique en association avec d'autres modalités thérapeutiques, telle la prise d'enzymes pancréatiques, s'impose. Ces médicaments sont ordinairement pris aux repas ou avec une collation. Leur efficacité peut être déterminée par l'examen des selles en vue de déceler la stéatorrhée. L'infirmière conseillera au client et au proche aidant d'examiner les selles.

En présence de diabète, l'infirmière explique au client comment mesurer sa glycémie et prendre ses médicaments ▶ 60 . Elle s'assure que le client prend des agents antisécrétoires ou des antiacides selon les prescriptions du médecin pour maîtriser son acidité gastrique. Les antiacides doivent être pris après les repas et au coucher.

Il faut éviter la consommation d'alcool, et le client peut avoir besoin d'aide à cet égard. Si ce dernier entretient une dépendance à l'alcool, il peut être nécessaire de lui proposer d'autres ressources.

60

Les soins et traitements infirmiers auprès du client atteint de diabète sont présentés dans le chapitre 60, *Interventions cliniques – Diabète*.

58.3.3 Cancer du pancréas

En 2010, au Canada, les chercheurs estiment que 4 000 personnes ont reçu un diagnostic de cancer du pancréas et que 3 900 en sont mortes. Le cancer du pancréas est la quatrième plus importante cause de mortalité attribuable au cancer autant chez les hommes que chez les femmes au Canada. Le risque augmente avec l'âge, le nombre de cas culminant chez les personnes âgées de 65 à 85 ans (Société canadienne du cancer, 2010).

La plupart des tumeurs pancréatiques sont des adénocarcinomes qui prennent naissance dans l'épithélium du système canalaire. Plus de la moitié des tumeurs siègent dans la tête du pancréas. À mesure que la tumeur grossit, le canal cholédoque devient obstrué, et un ictère obstructif apparaît. Les tumeurs qui prennent naissance dans le corps ou la queue du pancréas demeurent silencieuses jusqu'à un stade avancé de leur croissance. La majorité des cancers sont accompagnés de métastases au moment du diagnostic. Les symptômes et les signes du cancer du pancréas ressemblent souvent à ceux de la pancréatite chronique. Le pronostic du cancer du pancréas est sombre. Dans la plupart des cas, le décès survient de 5 à 12 mois après le diagnostic, et le taux de survie à 5 ans est inférieur à 5 %.

Étiologie et physiopathologie

La cause du cancer du pancréas demeure inconnue. Les facteurs de risque du cancer du pancréas comprennent la pancréatite chronique, le diabète, le vieillissement, le tabagisme, les antécédents familiaux de cancer du pancréas, une alimentation riche en matières grasses et l'exposition à des produits chimiques, dont la benzidine. Le facteur de risque environnemental le plus solidement établi demeure le tabagisme. En effet, les fumeurs ont deux à trois fois plus de risque de souffrir d'un cancer du pancréas que les non-fumeurs. Le risque varie selon la durée du tabagisme et le nombre de cigarettes fumées.

Manifestations cliniques

Les manifestations du cancer du pancréas comprennent habituellement l'anorexie, une perte de poids rapide et continue, les nausées et l'ictère. Le prurit peut accompagner l'ictère obstructif. La douleur est fréquente et située au siège du cancer. Une douleur extrême et incessante est liée à la propagation du cancer dans les tissus rétropéritonéaux ainsi que les plexus nerveux. Le client localise souvent la douleur dans la partie supérieure de l'abdomen ou dans l'hypocondre gauche avec une irradiation dans le dos. La prise de nourriture empire couramment la souffrance, qui survient aussi pendant la nuit. La perte de poids découle d'une mauvaise digestion et d'une absorption défaillante en raison du manque d'enzymes digestives sécrétées par le pancréas.

Examen clinique et examens paracliniques

L'échographie transabdominale ou l'échographie endoscopique, la TDM, la CPRE, l'IRM et la CPRM constituent les méthodes d'imagerie médicale les plus souvent utilisées dans le diagnostic des maladies du pancréas, y compris le cancer. L'échographie endoscopique consiste à visualiser le pancréas à l'aide d'un endoscope inséré dans l'estomac et le duodénum. Elle permet aussi de procéder à l'aspiration de la tumeur à l'aiguille fine. La TDM constitue souvent l'examen initial, et fournit des renseignements sur les métastases et l'envahissement des vaisseaux. La CPRE permet la visualisation du canal pancréatique et du système biliaire, et il est alors possible de prélever les sécrétions pancréatiques ainsi que du tissu en vue de l'analyse des différents marqueurs tumoraux. L'IRM et la CPRM peuvent aussi être utilisées dans le diagnostic et l'établissement du stade du cancer du pancréas. Il est aussi possible de recourir à une tomographie par émission de positrons (TEP) ou à une TEP/TDM, mais elles ne fournissent habituellement pas de renseignements cliniques additionnels.

Les marqueurs tumoraux sont utilisés pour l'établissement du diagnostic d'un adénocarcinome pancréatique et pour l'évaluation de la réponse au traitement. Dans le cancer du pancréas, une augmentation de l'antigène 19-9 (CA 19-9), le marqueur tumoral le plus souvent utilisé, est observée. Une élévation du CA 19-9 est également notée dans le cancer de la vésicule biliaire, ainsi que dans les troubles non malins tels que la pancréatite aiguë, la pancréatite chronique, l'hépatite et l'obstruction biliaire.

Processus thérapeutique en interdisciplinarité

La chirurgie constitue le traitement le plus efficace du cancer du pancréas. Les tumeurs ne sont toutefois résécables que dans 15 à 20 % des cas. L'intervention chirurgicale classique est la duodénopancréatectomie céphalique, ou procédure de Whipple **FIGURE 58.15**. Elle comporte la résection de la tête du pancréas (pancréatectomie céphalique), du duodénum adjacent (duodénectomie), de la portion distale de l'estomac (gastrectomie partielle) et du segment distal du canal cholédoque. Une anastomose du canal pancréatique, du canal cholédoque et de l'estomac avec le jéjunum est ensuite réalisée. Certains établissements procéderont à une pancréatectomie totale. Il arrive qu'une simple dérivation soit effectuée comme mesure palliative, telle une cholécystojéjunectomie pour l'élimination d'une obstruction biliaire. Certains chirurgiens proposent une résection plus radicale comme une

Avant l'intervention chirurgicale

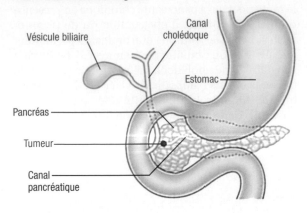

Procédure de Whipple

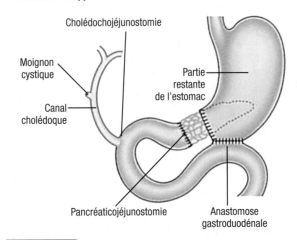

FIGURE 58.15

Procédure de Whipple ou duodénopancréatectomie radicale – Cette intervention chirurgicale consiste en la résection du pancréas proximal, de la partie adjacente du duodénum, de la portion distale de l'estomac et de la portion distale du canal cholédoque. Le chirurgien procède ensuite à l'anastomose du canal pancréatique, du canal cholédoque et de l'estomac vers le jéjunum.

duodénopancréatectomie avec une splénectomie. Lorsque des tumeurs compriment le canal cholédoque, la mise en place d'**endoprothèses** par endoscopie constitue une mesure palliative.

La radiothérapie utilisée seule a peu d'effet sur la survie du client, mais elle peut soulager efficacement la douleur. La radiothérapie externe est habituellement utilisée, mais elle est parfois employée à l'intérieur en implantant des microsphères dans la tumeur. La chimiothérapie joue actuellement un rôle limité. Elle consiste en général à administrer du fluorouracile (5-FU^MD) et de la gemcitabine (Gemzar^MD) seules ou en association avec des agents tels que la capécitabine (Xeloda^MD). En raison de la nature agressive du cancer du pancréas, la nouvelle chimiothérapie expérimentale est actuellement axée sur les bienfaits cliniques, y compris le soulagement de la douleur.

CLIENT ATTEINT D'UN CANCER DU PANCRÉAS

Étant donné que le client atteint du cancer du pancréas présente plusieurs problèmes qui s'apparentent à ceux qu'éprouve le client atteint de pancréatite, les soins comprennent souvent les mêmes mesures (voir les sections précédentes sur la pancréatite aiguë et la pancréatite chronique). L'infirmière procure des soins visant à soulager les symptômes et à assurer un soutien au client : elle administre les médicaments et adopte des mesures axées sur le bien-être. Le support psychologique est essentiel, particulièrement pendant les périodes où le client souffre d'anxiété ou de dépression.

Une alimentation adéquate représente un élément important du plan de soins et de traitements infirmiers. Au besoin, l'infirmière veillera à ce que le client prenne des petits repas fréquents et lui offrira des suppléments. Le plan de soins doit comprendre des mesures visant à stimuler l'appétit autant que possible, et à vaincre l'anorexie, les nausées et les vomissements. Comme les saignements peuvent découler d'une production moindre de vitamine K, il faut évaluer les saignements provenant des orifices et des muqueuses. Si le client subit des traitements de radiothérapie, l'infirmière portera attention aux réactions indésirables telles que l'anorexie, les nausées, les vomissements et l'irritation cutanée.

Le pronostic du cancer du pancréas est sombre. Une composante importante des soins infirmiers consiste à aider le client et le proche aidant tout au long du processus de deuil ▶ .

Les soins infirmiers entourant le processus de deuil sont traités dans le chapitre 11, *Soins palliatifs et soins de fin de vie.*

58.4 | Troubles des voies biliaires

58.4.1 Cholécystite et cholélithiase

La **cholécystite**, aiguë ou chronique, désigne l'inflammation de la vésicule biliaire, alors que la **cholélithiase**, le trouble le plus fréquent des voies biliaires, consiste en la formation de calculs dans la vésicule biliaire **FIGURES 58.16** et **58.17**. Les calculs peuvent se loger dans le col de la vésicule biliaire ou dans le canal cystique. Les deux maladies surviennent en général simultanément **TABLEAU 58.14**.

La maladie de la vésicule biliaire est un trouble de santé répandu au Canada. Le nombre réel de cas n'est pas connu, car de nombreuses personnes ayant des calculs sont asymptomatiques. La cholécystectomie (ablation de la vésicule biliaire) se classe parmi les interventions chirurgicales les plus souvent pratiquées au Canada. D'autres facteurs semblent augmenter la fréquence de maladies de

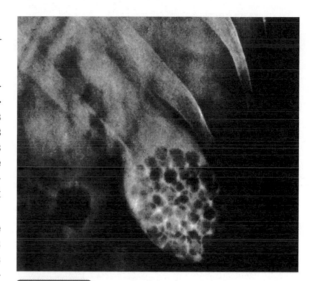

FIGURE 58.17
Radiographie d'une vésicule biliaire avec des calculs

la vésicule biliaire, notamment la sédentarité, une tendance familiale et l'obésité. Cette dernière entraîne d'ailleurs une augmentation de la sécrétion de cholestérol dans la bile. La maladie de la vésicule biliaire est plus répandue chez les Caucasiens que chez les personnes d'origine asiatique ou africaine. Le nombre de cas est particulièrement élevé chez les autochtones (Santé Canada, 2006).

Étiologie et physiopathologie

Cholécystite
La cholécystite est souvent associée à l'obstruction causée par les calculs ou la boue biliaires. Il arrive que la cholécystite survienne en l'absence d'obstruction (cholécystite acalculeuse), surtout chez le client âgé, ou chez le client qui a subi un traumatisme, des brûlures étendues ou une intervention chirurgicale récente. La cholécystite acalculeuse peut aussi résulter d'une immobilité, d'une nutrition parentérale ou

FIGURE 58.16
Calculs biliaires cholestéroliques provenant d'une vésicule biliaire ayant été retirée

TABLEAU 58.14 | **Cholélithiase**

HOMMES	FEMMES
• La fréquence est moins élevée chez les hommes que chez les femmes. • l'écart entre les sexes réduit après l'âge de 50 ans.	• La grossesse constitue le principal facteur de risque d'augmentation de la fréquence chez les femmes. • Le risque augmente en cas d'obésité, particulièrement chez les femmes.

TABLEAU 58.15 | **Manifestations cliniques causées par une obstruction du flux biliaire**

MANIFESTATION CLINIQUE	ÉTIOLOGIE
Ictère obstructif	Absence de flux biliaire dans le duodénum
Urine ambrée foncée, mousseuse si agitée	Bilirubine soluble dans l'urine
Absence d'urobilinogène dans l'urine	Absence de bilirubine dans l'intestin grêle, donc aucune transformation en urobilinogène
Selles de couleur argileuse	Idem
Prurit	Dépôts de sels biliaires dans les tissus cutanés
Intolérance aux aliments gras (nausées, sensation de plénitude, anorexie)	Absence de bile dans l'intestin grêle nécessaire à la digestion des matières grasses
Tendance aux saignements	Perte ou diminution de l'absorption de la vitamine K, avec pour conséquence une réduction de la production de prothrombine
Stéatorrhée	Absence de sels biliaires dans le duodénum, ce qui empêche l'émulsion et la digestion des matières grasses.

d'un jeûne prolongés, et du diabète. Les bactéries qui atteignent la vésicule biliaire par les voies vasculaire ou lymphatique ainsi que les produits chimiques irritants dans la bile peuvent aussi provoquer une cholécystite. En général, la cholécystite d'origine bactérienne est causée par *E. coli*, mais les streptocoques et les salmonelles peuvent également en être responsables. Les autres facteurs étiologiques comprennent les adhérences, les néoplasmes, l'anesthésie et les narcotiques.

L'inflammation constitue le principal processus physiopathologique de la cholécystite ; elle peut se limiter à la tunique de la muqueuse ou envahir toute la paroi de la vésicule biliaire. Au moment d'une crise aiguë de cholécystite, la vésicule présente un œdème et une hyperémie. Elle peut se distendre en raison de l'accumulation de bile ou de pus. Le canal cystique peut également être touché et devenir obstrué. À la suite d'une crise aiguë, la paroi de la vésicule biliaire devient irrégulière. Si une grande proportion du tissu est fibreux, le fonctionnement de l'organe sera altéré.

Cholélithiase

La cause véritable des calculs biliaires est inconnue. La cholélithiase survient quand l'équilibre entre le cholestérol, les sels biliaires et le calcium en solution est modifié, ce qui entraîne la précipitation de ces substances. Les facteurs qui perturbent cet équilibre comprennent l'infection et les troubles du métabolisme du cholestérol. Il est reconnu que, chez les personnes atteintes de cholélithiase, la bile sécrétée par le foie est sursaturée de cholestérol (bile lithogène) et celle dans la vésicule biliaire le devient également. Or, la sursaturation entraîne la précipitation du cholestérol.

D'autres composantes de la bile forment des précipités donnant naissance à des calculs, notamment les sels biliaires, la bilirubine, le calcium et les protéines. Les calculs mixtes de cholestérol sont les plus courants.

Les modifications dans la composition de la bile jouent probablement un rôle dans la formation de calculs biliaires. La stase biliaire favorise en effet la sursaturation en cholestérol et des changements dans la composition chimique de la bile. La sédentarité, et les lésions obstructives ou inflammatoires des voies biliaires diminuent la circulation de la bile. Les facteurs hormonaux présents durant la grossesse peuvent également ralentir la vidange de la vésicule biliaire, d'où la stase de la bile.

Les calculs peuvent demeurer dans la vésicule biliaire, ou migrer dans le canal cystique ou le canal cholédoque. C'est leur passage dans les canaux qui cause de la douleur. Ils peuvent s'y loger et les obstruer. Les petits calculs sont plus susceptibles de causer ces problèmes. Le **TABLEAU 58.15** décrit les changements et les manifestations qui se produisent lorsque les calculs obstruent le canal cholédoque. Si l'occlusion survient dans le canal cystique, la bile peut s'écouler du foie directement dans le duodénum. Lorsque la bile ne peut pas s'échapper du tout de la vésicule, la stase peut entraîner une cholécystite.

Manifestations cliniques

La cholécystite se manifeste de diverses façons. Les symptômes initiaux de la cholécystite aiguë comprennent des symptômes d'indigestion, la douleur et la sensibilité à la palpation dans le quadrant supérieur droit pouvant irradier vers l'épaule et l'omoplate droites. La douleur peut être aiguë, et s'accompagner de nausées, de vomissements, d'agitation et de diaphorèse. La leucocytose et la fièvre sont des signes d'inflammation. À l'examen physique, une sensibilité et une rigidité abdominales sont notées dans le quadrant supérieur droit. Les manifestations de la cholécystite chronique comprennent des antécédents d'intolérance aux matières grasses, la dyspepsie, les brûlures d'estomac et les flatulences.

La cholélithiase peut provoquer de graves symptômes ou être totalement asymptomatique. Plusieurs clients souffrent de cholélithiase « silencieuse ». La gravité des symptômes varie selon que les calculs sont stationnaires ou mobiles, ou qu'ils causent ou non une obstruction. Lorsqu'un calcul bloque un canal ou s'y déplace, le client peut être secoué de spasmes. Il en résulte parfois une douleur intense, appelée colique biliaire bien que la douleur soit rarement sous forme de colique, mais plutôt continue. La douleur peut d'ailleurs devenir insoutenable, et s'accompagner de tachycardie, de diaphorèse et de prostration. La douleur intense peut persister jusqu'à une heure, et lorsqu'elle s'atténue, une sensibilité subsiste dans le quadrant supérieur droit. La douleur survient fréquemment de trois à six heures après un lourd repas ou lorsque la personne se couche. Lorsqu'une obstruction totale survient, les symptômes liés au blocage de la bile sont manifestes.

Complications

Les complications de la cholécystite comprennent la cholécystite gangréneuse, l'abcès sousphrénique, la pancréatite, la cholangite (inflammation des canaux biliaires), la cirrhose biliaire, les fistules et la rupture de la vésicule biliaire, laquelle peut entraîner une péritonite biliaire. Chez la personne âgée et chez celle atteinte de diabète, la cholécystite gangréneuse et la péritonite biliaire constituent les complications les plus fréquentes de la cholécystite (Movson, Thill, Simoens, Smets, Debergh, & Mendes da Costa, 2008).

Un bon nombre des complications de la cholécystite se retrouvent parmi les complications de la cholélithiase, notamment la cholangite, la cirrhose biliaire, le carcinome et la péritonite. La cholédocholithiase (calcul dans le canal cholédoque) peut survenir et s'accompagne de symptômes d'obstruction.

Examen clinique et examens paracliniques

Le diagnostic des calculs biliaires repose habituellement sur l'échographie. Cet examen est particulièrement utile chez les sujets présentant un ictère (car l'échographie ne dépend pas de la fonction hépatique) et chez les personnes qui sont allergiques aux produits de contraste. La CPRE permet la

visualisation de la vésicule biliaire, du canal cystique, du canal hépatique commun et du canal cholédoque. La bile prélevée pendant la CPRE est envoyée au laboratoire en vue d'une culture afin de déterminer s'il y a lieu les organismes infectieux.

La cholangiographie transhépatique percutanée consiste à insérer une aiguille directement dans la vésicule biliaire, puis à y injecter un produit de contraste. Cette méthode est habituellement réalisée après la détection à l'échographie d'une obstruction du canal biliaire. Les analyses de laboratoire révèlent alors une leucocytose due à l'inflammation. Une hausse des taux de bilirubine directe et indirecte ainsi qu'une augmentation de la bilirubinurie sont observées en présence d'un processus obstructif. Si un calcul bloque le canal cholédoque, aucune bilirubine ne pourra atteindre l'intestin grêle pour être transformée en urobilinogène, et les selles seront par conséquent de couleur grise. Les taux sériques d'enzymes hépatiques telles que la phosphatase alcaline, l'ALT et l'AST grimpent également. Enfin, une atteinte pancréatique se traduit par une augmentation du taux sérique d'amylase.

Processus thérapeutique en interdisciplinarité

Traitement classique

| Cholécystite | Durant un épisode aigu de cholécystite, le traitement est axé sur le soulagement de la douleur, le contrôle d'une possible infection à l'aide d'antibiotiques et le maintien de l'équilibre hydroélectrolytique **ENCADRÉ 58.11**. Des nausées et des vomissements graves peuvent motiver l'insertion d'une sonde nasogastrique et

---

Processus diagnostique et thérapeutique

ENCADRÉ 58.11 | **Cholécystite aiguë et cholélithiase**

Examen clinique et examens paracliniques

- Anamnèse et examen physique
- Échographie
- CPRE
- Cholangiographie transhépatique percutanée
- Tests de la fonction hépatique
- Numération des globules blancs
- Bilirubine sérique

Processus thérapeutique

- Traitement classique
  - Administration de liquide par voie I.V.
  - N.P.O. avec sonde nasogastrique, progressant plus tard vers un régime hypolipidique

- Antiémétiques
- Analgésiques
- Vitamines liposolubles (A, D, E et K)
- Anticholinergiques (antispasmodiques)
- Antibiotiques (contre une infection secondaire)
- CPRE avec sphinctérotomie (papillotomie)
- Lithotripsie extracorporelle par ondes de choc
- Traitement par dissolution
  - Acide ursodésoxycholique (ursodiol)
  - Acide chénodésoxycholique (chénodiol)
- Traitement chirurgical **TABLEAU 58.16**
  - Cholécystectomie par laparoscopie
  - Cholécystectomie ouverte

une décompression gastrique afin d'éviter que la vésicule biliaire ne soit stimulée davantage. Une cholécystostomie peut être pratiquée en vue de drainer le liquide purulent de la vésicule biliaire obstruée. La prise d'AINS (p. ex., le kétorolac [Toradol^MD]) permet de soulager la douleur. Des anticholinergiques peuvent aussi être administrés afin de réduire la sécrétion de la bile et de neutraliser les spasmes des muscles lisses.

| **Cholélithiase** | Le traitement de la cholélithiase dépend du stade de la maladie. Les acides biliaires (solvants du cholestérol) tels que l'acide ursodésoxycholique (ursodiol) et l'acide chénodésoxycholique (chénodiol) permettent de dissoudre les calculs. Ceux-ci peuvent toutefois se reformer ultérieurement. Les médicaments visant à dissoudre les calculs biliaires ne sont pas couramment utilisés puisque la cholécystectomie par laparoscopie, une intervention ayant un taux de succès élevé, est privilégiée.

La CPRE pratiquée conjointement avec une sphinctérotomie (papillotomie) peut extraire des calculs **FIGURE 58.18**. Elle permet la visualisation du système biliaire, la mise en place d'endoprothèses et une sphinctérotomie si cette dernière est justifiée. La CPRE constitue une méthode particulièrement efficace d'extraction des calculs biliaires du canal cholédoque. L'endoscope passe par le duodénum. Il est muni d'un bistouri électrodiathermique qui permet de pratiquer une incision dans le muscle sphinctérien visant l'élargissement du sphincter d'Oddi (sphinctérotomie). Le médecin emploie un panier pour déloger le calcul. Ce dernier peut être retiré à l'aide du panier, mais le plus souvent, il est laissé dans le duodénum et sera expulsé naturellement dans les selles.

La lithotripsie extracorporelle par ondes de choc (LECOC) peut être utile dans le traitement de la cholélithiase. Dans cette intervention, les ondes de choc à haute énergie générées par un lithotripteur permettent de désintégrer les calculs biliaires. Dans un premier temps, l'échographie permet de localiser les calculs et de déterminer la cible des ondes de choc. Les ondes de choc sont dirigées à travers l'abdomen alors qu'un coussin rempli d'eau est appuyé sur la région à traiter. Il faut compter une ou deux heures pour la désintégration des calculs. Une fois broyés, les fragments passent dans le canal cholédoque, puis dans l'intestin grêle. La LECOC est généralement utilisée en association avec l'administration par voie orale de médicaments visant la dissolution des calculs.

Traitement chirurgical

La cholécystectomie par laparoscopie représente le traitement de prédilection de la cholélithiase symptomatique **TABLEAU 58.16**. Environ 90 % des cholécystectomies sont pratiquées avec cette technique (Tzovaras *et al.*, 2009). Au cours de cette

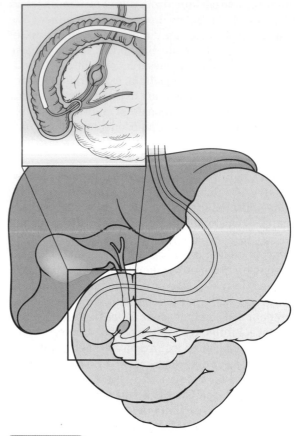

FIGURE 58.18

Durant la sphinctérotomie par endoscopie, un endoscope est inséré par la bouche et dirigé vers l'estomac puis le duodénum, jusqu'à ce que son extrémité soit située en face du canal cholédoque. Après avoir élargi l'ouverture du canal en pratiquant une incision dans le sphincter, le médecin utilise un panier pour attraper le calcul dans le canal.

intervention, la vésicule biliaire est extraite par l'une des quatre petites incisions pratiquées dans l'abdomen. Par ces incisions, un endoscope flexible muni d'une caméra et des forceps sont insérés dans la cavité abdominale (l'emplacement des incisions peut varier). Le chirurgien, en regardant un moniteur en circuit fermé, sectionne la vésicule biliaire, la saisit par les forceps et l'extrait de l'abdomen. Il s'agit d'une intervention sûre associée à une morbidité minime.

Dans la plupart des cas, la douleur postopératoire est minime, et le client quitte l'hôpital le jour même ou le lendemain. Très souvent, il est en mesure de reprendre ses activités normales et de retourner au travail en l'espace d'une semaine. La principale complication consiste en une lésion du canal cholédoque. Les contre-indications à la cholécystectomie par laparoscopie sont peu nombreuses et comprennent la péritonite, la cholangite, la gangrène ou la perforation de la vésicule biliaire, l'hypertension portale et les troubles graves de la coagulation.

Dans certains cas, une cholécystectomie ouverte peut être effectuée en pratiquant une incision sous-costale droite. Un drain en T peut être inséré dans le canal cholédoque durant la chirurgie lorsque l'exploration du canal fait partie de l'intervention chirurgicale **FIGURE 58.19**. La perméabilité du canal peut ainsi être vérifiée jusqu'à ce que l'œdème causé par l'exploration de celui-ci ait disparu. Le tube permet également de drainer l'excès de bile alors que l'intestin grêle s'adapte à en recevoir un écoulement continu.

| Cathéter biliaire transhépatique | Le cathéter biliaire transhépatique peut être mis en place avant la chirurgie dans le cas d'une obstruction biliaire ou d'une dysfonction hépatique secondaire à un ictère obstructif. Il convient également de l'insérer dans le cas d'un carcinome inopérable des canaux hépatiques, pancréatiques ou biliaires, qui obstrue le flux de la bile. Le cathéter est aussi utilisé lorsque le drainage endoscopique a échoué. Le chirurgien l'insère par voie percutanée, ce qui permet la décompression des canaux biliaires extrahépatiques obstrués et la circulation libre de la bile. À la suite de l'insertion, le cathéter est raccordé à un sac de drainage. Il convient de nettoyer quotidiennement la peau qui entoure le cathéter avec une solution antiseptique. Il est important de vérifier qu'il n'y a pas de fuite de bile au point d'insertion du cathéter. Selon la raison ayant motivé l'intervention, le client peut retourner chez lui, le cathéter toujours en place.

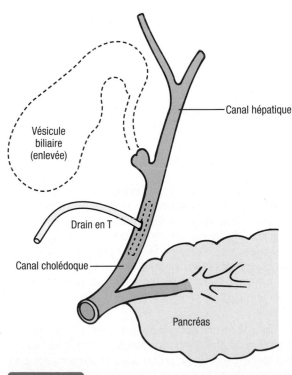

Insertion d'un drain en T – Les lignes pointillées indiquent les parties enlevées.

TABLEAU 58.16	Interventions chirurgicales de la vésicule biliaire
INTERVENTION	**DESCRIPTION**
Cholécystectomie	Ablation de la vésicule biliaire (par laparoscopie ou voie ouverte)
Cholécystostomie (habituellement en urgence)	Incision dans la vésicule biliaire (habituellement pour l'extraction de calculs)
Cholédocholithotomie	Incision dans le canal cholédoque pour l'extraction de calculs
Cholécystogastrostomie	Anastomose de l'estomac et de la vésicule biliaire
Cholécystoduodénostomie	Anastomose de la vésicule biliaire et du duodénum pour éliminer l'obstruction à l'extrémité distale du canal cholédoque

Pharmacothérapie

Les médicaments les plus souvent utilisés dans le traitement de la cholélithiase comprennent les analgésiques, les anticholinergiques (antispasmodiques), les vitamines liposolubles et les sels biliaires. Le soulagement de la douleur peut s'effectuer au départ en administrant de la morphine. Les AINS (p. ex., le kétorolac [Toradol^MD]) sont également utiles à cet égard. Les anticholinergiques, telle l'atropine, et les autres antispasmodiques permettent le relâchement du muscle lisse et réduisent le tonus canalaire.

En présence d'une maladie chronique de la vésicule biliaire ou de toute obstruction des canaux biliaires, l'administration de vitamines liposolubles (A, D, E et K) est parfois recommandée. L'utilisation de sels biliaires pourrait également faciliter la digestion et l'absorption de ces vitamines.

La cholestyramine peut soulager le prurit. Il s'agit d'une résine qui se fixe sur les sels biliaires dans l'intestin, ce qui augmente leur excrétion dans les selles. Elle se présente sous forme de poudre pouvant être mélangée à du lait ou à du jus. Les effets indésirables de ce médicament comprennent les nausées, les vomissements, la diarrhée ou la constipation, et des réactions cutanées.

Traitement nutritionnel

De nombreux clients ont moins de troubles digestifs s'ils prennent plusieurs petits repas qui contiennent des aliments à faible teneur en matières grasses ; cela favorise la vidange de la vésicule biliaire. Si l'obésité constitue un problème, un régime hypocalorique est indiqué. Le régime alimentaire doit être pauvre en gras saturés (p. ex., en beurre, en graisse végétale ou animale), et riche en fibres et en calcium. Il faut éviter une perte de poids rapide, car elle peut favoriser la formation de calculs biliaires.

58

À la suite d'une cholécystectomie par laparoscopie, il faut avertir le client de ne prendre que des liquides le jour de l'opération et des repas légers les jours suivants. S'il a subi une cholécystectomie ouverte, il passera d'une alimentation liquide à molle lorsque les bruits intestinaux auront réapparu. La quantité de matières grasses dans l'alimentation postopératoire dépend de la tolérance du client. Il peut être souhaitable d'opter pour un régime hypolipidique en présence d'une réduction du flux biliaire (en général, seulement durant une courte période postopératoire) ou d'une surcharge pondérale. Une consommation restreinte de matières grasses pendant quatre à six semaines est parfois conseillée. Autrement, aucune directive diététique particulière n'est requise, si ce n'est une alimentation nutritive à faible teneur en gras.

Soins et traitements infirmiers

CLIENT ATTEINT D'UNE MALADIE DE LA VÉSICULE BILIAIRE

Collecte des données

Les données subjectives et objectives qui doivent être recueillies auprès du client atteint d'une maladie de la vésicule biliaire sont présentées dans l'**ENCADRÉ 58.12**.

Analyse et interprétation des données

L'analyse et l'interprétation des données dans le cas d'une maladie de la vésicule biliaire peuvent comprendre, entre autres, les points suivants :

- douleur aiguë causée par l'intervention chirurgicale ;
- gestion inefficace de sa santé liée au manque de connaissances du client concernant le régime alimentaire et le traitement postopératoire.

Planification des soins

Les objectifs généraux pour le client qui souffre d'une maladie de la vésicule biliaire sont :

- le soulagement de la douleur et de l'inconfort ;
- l'absence de complications postopératoires ;
- l'absence de crises récurrentes de cholécystite ou de cholélithiase.

Interventions cliniques

Promotion de la santé

Il incombe à l'infirmière de reconnaître les facteurs prédisposant à la maladie de la vésicule biliaire dans l'évaluation générale de l'état de santé du client. Cette affection est plus répandue dans certains groupes ethniques, dont les autochtones ; il importe donc de les renseigner sur les manifestations initiales de la maladie et de leur conseiller de consulter un professionnel de la santé si elles surviennent. Le client atteint de cholécystite chronique ne présente aucun symptôme aigu, et ce n'est parfois qu'à l'apparition de l'ictère ou de l'obstruction biliaire qu'il ira consulter un professionnel de la santé. Une détection précoce de la maladie présente des avantages, les clients pouvant bénéficier d'un régime hypolipidique et d'un suivi plus étroit.

Phase aiguë

Les soins infirmiers d'un client soumis à un traitement conservateur visent essentiellement le soulagement de la douleur, des nausées et des vomissements, le bien-être, le soutien émotionnel, le maintien de l'équilibre hydroélectrolytique et une saine alimentation. L'infirmière doit également procéder à l'évaluation précise de l'efficacité du traitement et être à l'affût des complications.

La cholécystite aiguë et la cholélithiase s'accompagnent souvent de douleurs intenses. Les médicaments doivent être administrés régulièrement pour éviter que la douleur ne s'intensifie. L'infirmière détermine lesquels sont les plus efficaces ainsi que la dose nécessaire. Dans le cadre de son évaluation, elle observe les effets indésirables des médicaments. Elle veille au bien-être du client en s'assurant qu'il est installé dans une position confortable et qu'il bénéficie de soins d'hygiène.

Certains clients souffrent plus de nausées et de vomissements que d'autres. Il peut alors être nécessaire de leur insérer une sonde nasogastrique pour procéder à une décompression gastrique. Un arrêt temporaire de l'alimentation empêche de stimuler la vésicule biliaire davantage. Le plan de soins et de traitements infirmiers comprend pour ces clients l'hygiène buccale, le soin des narines, la mesure précise des ingesta et

---

Collecte des données

ENCADRÉ 58.12 **Cholécystite ou cholélithiase**

Données subjectives

- Renseignements importants concernant la santé :
  - Antécédents de santé : obésité, grossesse, multiparité, infection, cancer, jeûne prolongé
  - Médicaments : utilisation d'œstrogène ou de contraceptifs oraux
  - Interventions chirurgicales ou autres traitements : chirurgie abdominale antérieure
- Modes fonctionnels de santé :
  - Perception et gestion de la santé : antécédents familiaux positifs ; mode de vie sédentaire
  - Nutrition et métabolisme : perte de poids, anorexie ; indigestion, intolérance aux matières grasses, nausées et vomissements, dyspepsie ; frissons
  - Élimination : selles de couleur argileuse, stéatorrhée, flatulences ; urine foncée

- Cognition et perception : douleur modérée ou intense dans le quadrant supérieur droit pouvant irradier vers le dos ou l'omoplate droite ; prurit

Données objectives

- Observations générales : fièvre, agitation
- Système tégumentaire : ictère, ictère de la sclérotique, diaphorèse
- Système respiratoire : tachypnée, respirations avec contractures douloureuses
- Système cardiovasculaire : tachycardie
- Système gastro-intestinal : vésicule biliaire palpable, défense et distension abdominales
- Résultats possibles aux examens paracliniques : ↑ enzymes hépatiques sériques, phosphatase alcaline et bilirubine ; absence d'urobilinogène dans l'urine, ↑ bilirubine urinaire ; leucocytose, anomalies à l'échographie de la vésicule biliaire

excreta, ainsi que l'aspiration du contenu gastrique. Les antiémétiques peuvent à eux seuls soulager les nausées et les vomissements moins sévères. En cas de vomissements, l'infirmière doit veiller au confort du client en lui proposant un rince-bouche.

Si l'ictère s'accompagne de prurit, il faut prendre des mesures pour soulager les démangeaisons; elles sont décrites précédemment dans ce chapitre.

Le plan de soins et de traitements infirmiers repose en grande partie sur l'évaluation exacte de la progression des symptômes et de l'apparition des complications. Il faut détecter les signes d'obstruction des canaux par les calculs, notamment l'ictère, les selles de couleur argileuse, des urines mousseuses foncées, la stéatorrhée, la fièvre et la leucocytose.

En présence de symptômes d'obstruction **TABLEAU 58.15**, des saignements de la muqueuse buccale, du nez, des gencives ou aux points d'injection surviennent généralement. Ils sont dus à la diminution de la production de prothrombine. Pour les injections, il convient d'utiliser une aiguille de petit calibre et d'appliquer ensuite une légère pression sur la peau. L'infirmière doit connaître le temps de prothrombine du client et l'utiliser comme guide dans son évaluation.

Après la CPRE, l'infirmière surveillera les signes vitaux pour détecter une élévation de la température accompagnée de frissons et d'ictère, signes d'une cholédocholithiase. En cas de **papillectomie**, l'infirmière dépistera d'éventuelles complications, telles que la pancréatite, l'infection et les saignements. Le client doit demeurer alité pendant plusieurs heures et ne doit rien prendre par la bouche pendant deux heures environ après la CPRE à cause de l'administration de la lidocaïne, qui fait disparaître le réflexe pharyngé.

| Soins postopératoires | Les soins à la suite d'une cholécystectomie par laparoscopie se résument à surveiller l'apparition des complications, tels les saignements, à assurer le confort du client et à le préparer pour son retour à la maison. Il arrive souvent qu'à la suite de la laparoscopie, des douleurs irradient vers l'épaule en raison du dioxyde de carbone (CO_2) qui n'a pas été éliminé ou absorbé par l'organisme. Le CO_2 peut irriter le nerf phrénique et le diaphragme, causant une certaine difficulté à respirer. Il faut alors installer le client en position de Sim (en décubitus latéral gauche avec flexion du genou droit), ce qui permet au gaz de s'éloigner du diaphragme. L'infirmière doit aussi l'encourager à prendre des respirations profondes, à bouger et à marcher. Les AINS ou la codéine permettent habituellement de soulager la douleur. Le client peut prendre des liquides clairs et marcher jusqu'aux toilettes. La plupart des personnes qui ont subi une cholécystectomie par laparoscopie retournent à la maison la journée même, d'autres passeront la nuit à l'hôpital.

Les soins à la suite d'une cholécystectomie ouverte se concentrent sur une ventilation adéquate et la prévention des complications respiratoires ▶ **48**.

Si un drain en T a été mis en place et raccordé à un système fermé de drainage par gravité **FIGURE 58.19**, une partie des soins consiste à maintenir le drainage de la bile et à observer le fonctionnement du drain. Si de grandes quantités sont évacuées à l'aide du drain de Penrose, du drain Jackson-Pratt

ou du drain en T, il est utile de protéger la peau au moyen d'un sac.

Soins ambulatoires et soins à domicile

Les interventions infirmières en présence d'un traitement conservateur seront influencées par les symptômes, et la planification ou non d'une intervention chirurgicale. Il faut renseigner le client sur le régime alimentaire à suivre, qui doit habituellement être pauvre en matières grasses et plus rarement hypocalorique si une perte de poids est souhaitable. Il est parfois nécessaire d'ajouter des suppléments vitaminiques liposolubles. L'infirmière décrira les signes d'obstruction que le client doit surveiller (p. ex., les modifications dans les selles et les urines, un ictère, un prurit), et elle lui expliquera l'importance de poursuivre dans le temps les interventions qui lui auront été recommandées.

Le client qui subit une cholécystectomie par laparoscopie retourne à la maison peu après la chirurgie, d'où l'importance des soins à domicile et de l'enseignement **ENCADRÉ 58.13**.

Le client quitte l'hôpital deux ou trois jours après une cholécystectomie ouverte. Il faut l'aviser d'éviter de soulever des objets lourds pendant quatre à six semaines. Les activités sexuelles habituelles peuvent reprendre dès que le client se sent prêt, à moins d'avis contraire du médecin.

Le client doit parfois suivre un régime alimentaire à faible teneur en matières grasses pendant quatre à six semaines. Il faut alors prévoir un plan d'enseignement diététique. Si le client est obèse, un programme visant la perte de poids peut s'avérer utile. La plupart des opérés tolèrent un régime alimentaire ordinaire, mais ils doivent éviter les aliments très gras.

Évaluation des résultats

Pour le client souffrant d'une maladie de la vésicule biliaire, les résultats escomptés à la suite des soins et des interventions cliniques sont :

- l'atteinte d'un certain confort et la verbalisation du soulagement de la douleur ;

- l'assimilation des connaissances sur le degré d'activité et sur les restrictions diététiques.

Papillectomie : Résection (retrait) du repli duodénal, c'est-à-dire la papille à l'endroit où s'abouche (se jette) le canal cholédoque et le canal de Wirsung.

Les complications respiratoires à la suite d'une chirurgie sont décrites dans le chapitre 48, *Interventions cliniques – Soins postopératoires*.

Enseignement au client et à ses proches

ENCADRÉ 58.13	**Soins à la suite d'une cholécystectomie par laparoscopie**

L'enseignement au client et à ses proches doit porter sur les aspects suivants :

- Enlever les pansements qui recouvrent les incisions le lendemain de la chirurgie ; prendre une douche est permis.

- Aviser le chirurgien si les symptômes et les signes suivants apparaissent :
  - rougeur, enflure, exsudat de la couleur de la bile ou pus s'écoulant d'une des incisions ;

- douleur abdominale intense, nausées, vomissements, fièvre, frissons.

- Reprendre graduellement les activités habituelles.

- Retourner au travail une semaine après la chirurgie.

- S'alimenter comme d'habitude, bien qu'un régime à faible teneur en matières grasses soit généralement mieux toléré pendant plusieurs semaines après la chirurgie.

58.4.2 Cancer de la vésicule biliaire

Le cancer primaire de la vésicule biliaire est rare, mais il est associé à un mauvais pronostic. La majorité des carcinomes de la vésicule biliaire sont des adénocarcinomes. Il semble qu'il y ait un lien précis entre le cancer de la vésicule biliaire, la cholécystite chronique et la cholélithiase. Les symptômes précoces du carcinome de la vésicule biliaire sont insidieux, et ressemblent à ceux de la cholécystite chronique et de la cholélithiase, ce qui rend le diagnostic difficile. Les symptômes de la maladie à un stade avancé rappellent habituellement ceux de l'obstruction biliaire.

Le diagnostic et la détermination du stade du cancer de la vésicule biliaire sont effectués à l'aide de l'échographie endoscopique, de l'échographie transabdominale, de la TDM, de l'IRM ou de la CPRM. Malheureusement, le cancer de la vésicule biliaire est souvent décelé lorsqu'il se trouve à un stade avancé. Au stade précoce, la chirurgie peut être curative. Plusieurs facteurs ont une influence sur le succès de la chirurgie, notamment le degré d'envahissement du cancer, l'importance de l'atteinte hépatique, la présence d'un envahissement veineux ou lymphatique, et la présence de métastases dans les ganglions lymphatiques. La cholécystectomie étendue avec ablation des ganglions lymphatiques a amélioré le taux de rétablissement des personnes atteintes du cancer de la vésicule biliaire. Lorsque la chirurgie ne constitue pas une option, il peut être justifié de procéder à l'insertion d'endoprothèses dans l'arbre biliaire afin de réduire l'ictère obstructif. Selon le stade de la maladie, certains traitements d'appoint peuvent être entrepris, dont la radiothérapie et la chimiothérapie.

La démarche de soins relative au cancer de la vésicule biliaire comprend le soutien du client, avec une attention particulière à la nutrition, à l'hydratation, aux soins de la peau et au soulagement de la douleur. Nombre des mesures décrites dans la prise en charge de la cholécystite et de la cholélithiase peuvent être adoptées, en plus des soins s'adressant à la personne atteinte de cancer.

Analyse d'une situation de santé — Jugement clinique

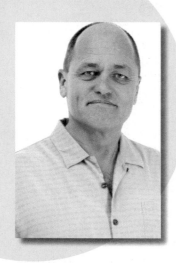

Monsieur Michel Lamarche est un plombier âgé de 48 ans présentant un surplus de poids (indice de masse corporelle de 32) et consommant beaucoup de bière depuis longtemps. Il a d'ailleurs déjà suivi une cure de désintoxication à l'alcool. Il est hospitalisé pour une cirrhose hépatique et souffre d'une douleur sourde à l'hypocondre droit, mais il n'est pas ictérique.

Il lui arrive de présenter des épistaxis et se fait facilement des ecchymoses. Ses analyses sanguines montrent les résultats suivants. Numération plaquettaire : 110 000/mm³ ; leucocytes : 3 800/mm³ ; Hb : 115 g/L ; érythrocytes : $4,1 \times 10^{12}$/L ; protéine C : 46 % ; bilirubine totale : 2,1 mg/dl ; cholestérol total : 6,22 mol/L.

Monsieur Lamarche se sent très mal à l'aise de ce qui lui arrive. « Je sais que tout est de ma faute. Je n'aurais jamais dû recommencer à boire après ma cure de désintoxication. Je n'ai que ce que je mérite », dit-il avec gêne. Il ajoute qu'il se sent extrêmement fatigué et qu'il a du mal à vaquer à des activités aussi simples que prendre une douche ou marcher dans le corridor avec sa conjointe. ▶

MISE EN ŒUVRE DE LA DÉMARCHE DE SOINS

SOLUTIONNAIRE

www.cheneliere.ca/lewis

Collecte des données – Évaluation initiale – Analyse et interprétation

1. Pour compléter l'histoire de santé de monsieur Lamarche, quelles données l'infirmière doit-elle faire préciser par le client ?

2. Pour compléter l'évaluation initiale de monsieur Lamarche, l'infirmière doit recenser des données sur le système gastro-intestinal qui peuvent être des symptômes précoces de la cirrhose du foie. Nommez-en six.

3. Pourquoi est-il important de vérifier si monsieur Lamarche est également atteint d'hépatite B ou d'hépatite C chronique ?

4. En plus de la consommation d'alcool, quel autre facteur de risque de cirrhose hépatique est présent chez ce client?

5. Nommez un endroit où des saignements (outre des pétéchies et les épistaxis) seraient facilement observables.

6. Nommez au moins deux analyses de laboratoire permettant de diagnostiquer la cirrhose hépatique et qui devraient par conséquent être anormales chez monsieur Lamarche.

7. Quel phénomène physiopathologique expliquerait les épistaxis et les ecchymoses?

8. En lien avec les manifestations vasculaires (épistaxis et ecchymoses), quelle constatation l'infirmière doit-elle s'attendre à faire en vérifiant le temps de prothrombine du client?

9. Que signifient les résultats des érythrocytes et de l'hémoglobine de monsieur Lamarche?

10. À quoi seraient dus les résultats anormaux des érythrocytes et de l'hémoglobine?

Voici un extrait du plan thérapeutique infirmier de monsieur Lamarche.

Extrait

CONSTATS DE L'ÉVALUATION									
Date	Heure	N°	Problème ou besoin prioritaire	Initiales	RÉSOLU/SATISFAIT			Professionnels/ Services concernés
					Date	Heure	Initiales	
2011-05-01	10:15	2	Fatigue	M.A.				
		3						

Signature de l'infirmière	Initiales	Programme/Service	Signature de l'infirmière	Initiales	Programme/Service
Mateus Alferes	M.A.	6ᵉ sud			
		6ᵉ sud			

11. En tenant compte de l'évaluation de la condition psychologique de monsieur Lamarche, quel problème prioritaire pouvez-vous ajouter au plan thérapeutique infirmier?

Planification des interventions – Décisions infirmières

12. Formulez une directive infirmière s'adressant à monsieur Lamarche qui contribuerait vraisemblablement à diminuer sa fatigue.

Extrait

CONSTATS DE L'ÉVALUATION									
Date	Heure	N°	Problème ou besoin prioritaire	Initiales	RÉSOLU/SATISFAIT			Professionnels/ Services concernés
					Date	Heure	Initiales	
2011-05-01	10:15	2	Fatigue	M.A.				
		3						

SUIVI CLINIQUE								
Date	Heure	N°	Directive infirmière	Initiales	CESSÉE/RÉALISÉE			
					Date	Heure	Initiales	
2011-05-01	10:15	1						

Signature de l'infirmière	Initiales	Programme / Service	Signature de l'infirmière	Initiales	Programme / Service
Mateus Alferes	M.A.	6ᵉ sud			
		6ᵉ sud			

▶ Trois jours après son admission, vous rencontrez monsieur Lamarche vers midi. Il vous dit qu'il comprend ce qui lui arrive, et qu'il n'a pas à avoir honte de sa condition et des raisons qui l'ont amené à boire: «Je n'ai pas à me sentir gêné même si je sais que je suis responsable de ma maladie.»

Évaluation des résultats – Évaluation en cours d'évolution

13. Ces données sont-elles suffisantes pour déterminer si monsieur Lamarche éprouve toujours de la culpabilité ?

Application de la pensée critique

Dans l'application de la démarche de soins auprès de monsieur Lamarche, l'infirmière a recours aux éléments du modèle de la pensée critique pour analyser la situation de santé du client et en comprendre les enjeux. La **FIGURE 58.20** résume les caractéristiques de ce modèle en fonction des données de ce client, mais elle n'est pas exhaustive.

Vers un jugement **clinique**

Connaissances
- Fonctions du foie
- Facteurs en cause dans les troubles hépatiques
- Manifestations cliniques de la cirrhose et des autres troubles hépatiques
- Examens paracliniques
- Variations dans les analyses de laboratoire appliquées aux cas de troubles hépatiques
- Complications des troubles hépatiques et biliaires

Expériences
- Soins aux clients présentant des problèmes liés à l'alcool
- Expérience de soins en hépatologie
- Soutien et relation d'aide
- Enseignement au client et au proche aidant

ÉVALUATION
- Symptômes précoces de cirrhose du foie chez monsieur Lamarche
- Antécédents de consommation d'alcool
- Possibilité d'hépatite B ou C
- Résultats des analyses de laboratoire spécifiques à la cirrhose du foie et à l'anémie
- Signes et symptômes d'anémie présents chez ce client, autres que les résultats anormaux des analyses de laboratoire
- Condition psychologique de monsieur Lamarche

Norme
- Cheminement clinique local pour troubles hépatiques

Attitudes
- Éviter de manifester du mépris face à la consommation d'alcool du client
- Adopter une attitude empathique et non culpabilisante

FIGURE 58.20

Application de la pensée critique à la situation de santé de monsieur Lamarche

■ ■ ■ À **retenir**

- Les virus sont la cause la plus courante de l'hépatite.

- Il n'existe aucun traitement précis contre l'hépatite virale aiguë.

- Les meilleures mesures pour favoriser la guérison et la régénération des cellules hépatiques sont le repos et une bonne alimentation.

- Les mesures préventives de l'hépatite A comprennent une bonne hygiène personnelle et environnementale, de même que l'éducation à la santé. Le lavage des mains est essentiel et probablement la précaution la plus importante.

- Le contrôle et la prévention de l'hépatite B sont axés sur la détection d'une exposition possible par transmission percutanée ou sexuelle.

- La vaccination représente la méthode de prévention la plus efficace contre l'hépatite A et B.

- La cirrhose est une maladie évolutive chronique du foie caractérisée par une dégénérescence et une destruction étendues des cellules parenchymateuses de cet organe.

- Une consommation excessive d'alcool est la cause la plus courante de cirrhose, l'alcool exerçant un effet hépatotoxique direct.

- L'hypertension portale se caractérise par une augmentation de la pression veineuse dans la circulation portale, ainsi que par une splénomégalie, un gonflement des veines collatérales, une ascite, une hypertension générale et des varices œsophagiennes.

- La dyspnée est un problème courant chez les clients atteints d'ascite.

- L'insuffisance hépatique fulminante est un syndrome clinique caractérisé par une altération grave de la fonction hépatique associée à une encéphalopathie hépatique.

- L'insuffisance hépatique fulminante est le plus souvent causée par des médicaments, habituellement l'acétaminophène, en association avec l'alcool.

- Peu importe la cause de la cirrhose, ce problème de santé constitue un facteur de risque du cancer du foie.

- L'hépatite B et l'hépatite C sont très souvent responsables des cancers du foie.

- Les principaux facteurs étiologiques de la pancréatite aiguë sont la maladie des voies biliaires (cause la plus fréquente chez la femme) et l'alcoolisme (cause la plus fréquente chez l'homme).

- La majorité des cancers du pancréas présentent déjà des métastases au moment du diagnostic.

- Les symptômes et les signes du cancer du pancréas sont souvent comparables à ceux de la pancréatite chronique.

- Les symptômes initiaux de la cholécystite aiguë comprennent l'indigestion, et la douleur et la sensibilité dans l'hypocondre droit pouvant irradier vers l'épaule et l'omoplate droites.

58

Pour en **savoir** plus

 Références Internet

Organismes et associations

American Association for the Study of Liver Diseases
www.aasld.org

American Liver Foundation
www.liverfoundation.org

Canadian Association of Hepatology Nurses
www.livernurses.org

Fondation canadienne du foie
www.liver.ca

Société canadienne de cancer > À propos du cancer > Choisissez un type de cancer
Le site contient des fiches détaillées sur le cancer du foie et du pancréas.
www.cancer.ca

Société nationale française de gastro-entérologie > Les maladies digestives
www.snfge.asso.fr

Organismes gouvernementaux

Agence de la santé publique du Canada > Maladies infectieuses > Hépatite
www.phac-aspc.gc.ca

Références générales

HepNet
www.hepnet.com

Infiressources > Banques et recherche > Pathologies > Hépatologie
www.infiressources.ca

PasseportSanté.net > Maladies > Index des maladies de A à Z
Le site contient des fiches détaillées sur le cancer du foie, le cancer du pancréas et les hépatites (A, B, C, toxique).
www.passeportsante.net

 Monographies

Massol, J. (2008). *Hépatologie, gastroentérologie : Clinique et soins infirmiers.* Paris : Lamarre.

Poulin, L., & Fournier, B. (2008). *Guide d'intervention à la suite de la déclaration d'un cas d'hépatite C.* (3e éd.) Sainte-Marie : Agence de la santé et des services sociaux de Chaudière Appalaches, Direction de santé publique et de l'évaluation Chaudière Appalaches.

 Articles, rapports et autres

Noël, L., Laforest, J., & Allard, P.R. (2007). *L'accès au suivi et au traitement pour les personnes atteintes de l'hépatite C au Québec : Analyse de l'offre de services.* Montréal : INSPQ.
www.inspq.qc.ca

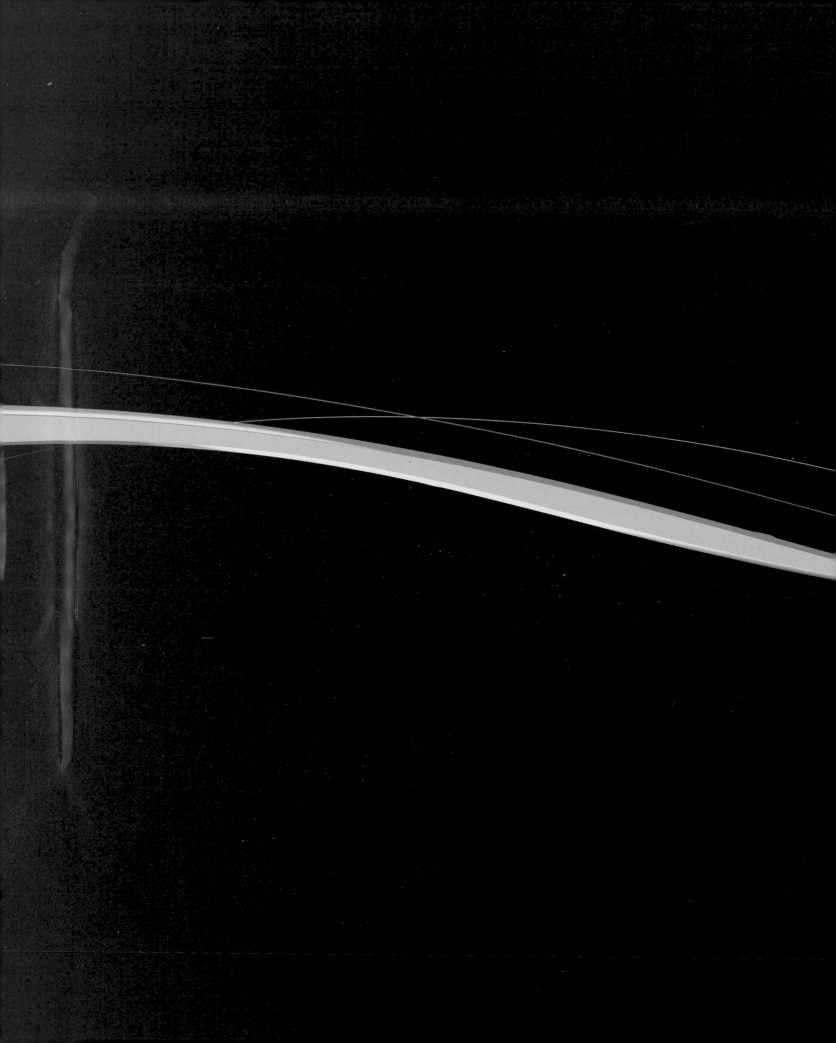

11

Troubles liés aux mécanismes de régulation et de reproduction

CHAPITRE
59

Écrit par :
Ian M. Camera, MSN, ND, RN

Adapté par :
Manon Lacroix, IPSPL

ÉVALUATION CLINIQUE

Système endocrinien

Objectifs

 Guide d'études – SA17, SA24, SA25

Après avoir lu ce chapitre, vous devriez être en mesure :

- de décrire les principales caractéristiques et fonctions des hormones ;

- de localiser les glandes endocrines ;

- de décrire les fonctions des hormones sécrétées par l'hypophyse, la thyroïde, les glandes parathyroïdes, les glandes surrénales et le pancréas ;

- de décrire le rôle des récepteurs hormonaux ;

- de déterminer les données subjectives et objectives pertinentes liées au système endocrinien ;

- de déterminer la technique appropriée à utiliser dans l'examen physique de la thyroïde ;

- d'expliquer les modifications du système endocrinien liées au vieillissement ;

- de distinguer les constats normaux et anormaux au moment de l'examen physique du système endocrinien ;

- de décrire le but, l'importance des résultats et les responsabilités infirmières relativement aux examens paracliniques du système endocrinien.

■ ■ ■ **Concepts clés**

Cette carte conceptuelle illustre schématiquement les principaux concepts décrits dans le présent chapitre. Sa lecture vous permettra d'avoir une vue d'ensemble des notions qui y sont présentées.

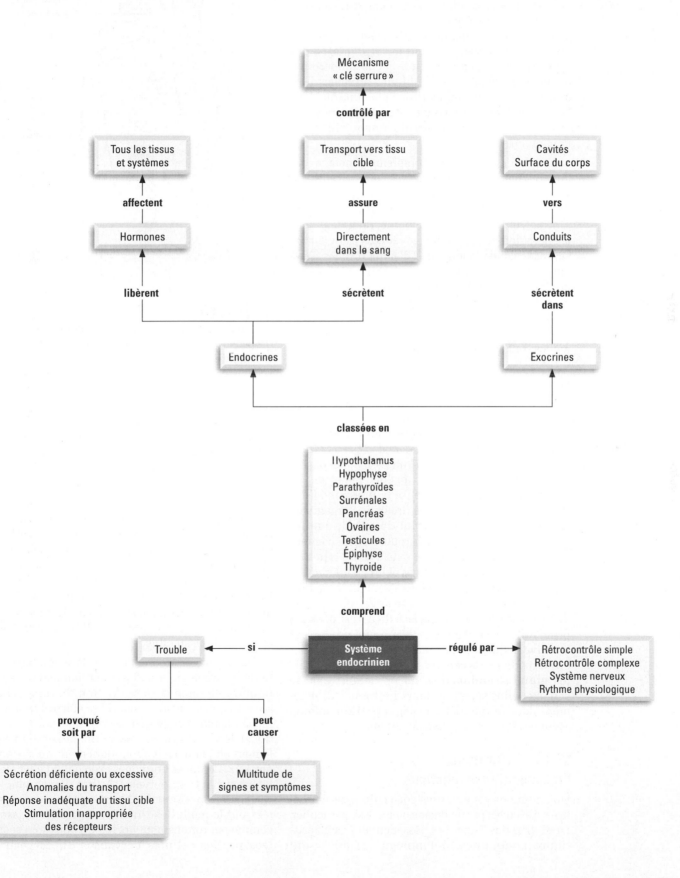

59

59.1 | Anatomie et physiologie du système endocrinien

Le système endocrinien et le système nerveux sont les deux grands réseaux de communication et de coordination de l'organisme. Le système nerveux transmet ses messages à tout le corps grâce à des influx nerveux, tandis que le système endocrinien utilise des substances chimiques appelées hormones. Le système endocrinien joue un rôle dans la reproduction, la croissance et le développement, ainsi que dans le contrôle énergétique de l'organisme.

Les glandes endocrines comprennent notamment l'hypothalamus, l'hypophyse, les parathyroïdes, les surrénales, le pancréas, les ovaires, les testicules et l'épiphyse **FIGURE 59.1**. L'épiphyse (ou glande pinéale), qui sécrète la mélatonine, intervient dans la régulation de la **fonction gonadique** (Low, 2008). Outre les glandes endocrines, d'autres organes sécrètent des hormones : les reins sécrètent l'érythropoïétine, le cœur libère le peptide auriculaire natriurétique et le tube digestif sécrète de nombreuses hormones peptidiques (p. ex., la gastrine). Les organes et les systèmes qui sécrètent ces hormones sont abordés dans leurs chapitres respectifs.

Fonction gonadique :
Glande génitale qui produit les gamètes et sécrète des hormones sexuelles.

59.1.1 Glandes

Les organes du système endocrinien sont appelés glandes. Les glandes endocrines libèrent des substances chimiques, ou hormones, dans la circulation sanguine, où elles agissent sur des tissus cibles spécifiques. Un tissu cible est un tissu ou un organe sur lequel l'hormone exerce un effet. Par exemple, la thyroïde (glande) synthétise la thyroxine (hormone), qui agit sur tous les tissus de l'organisme (tissu cible). Il est important de retenir que les glandes n'appartiennent pas toutes exclusivement au système endocrinien. Il existe deux types de glandes : les glandes exocrines et les glandes endocrines. Les **glandes exocrines** sécrètent leurs produits dans des conduits qui se déversent ensuite dans des cavités ou à la surface du corps (p. ex., la peau). Citons les glandes salivaires qui produisent la salive, laquelle est déversée dans la bouche par l'intermédiaire de canaux salivaires. En revanche, les **glandes endocrines** ne possèdent pas de canaux ; elles sécrètent leurs hormones directement dans la circulation sanguine (Kronenberg, Melmed, Polonsky, & Larsen, 2008).

59.1.2 Hormones
Classification et fonctions

Une hormone est une substance chimique synthétisée et sécrétée par un organe ou un tissu particulier. La plupart des hormones possèdent des caractéristiques communes, notamment : 1) elles sont sécrétées en faibles quantités selon une fréquence variable mais prédéfinie ; 2) elles sont diffusées par le sang ; et 3) elles se fixent sur des récepteurs cellulaires spécifiques, soit sur la membrane cellulaire, soit à l'intérieur même de la cellule.

Les hormones sont classées en fonction de leur structure chimique : les hormones liposolubles et les hormones hydrosolubles (peptidiques). Les **stéroïdes** (c'est-à-dire toutes les hormones synthétisées par le cortex surrénal et les glandes sexuelles) et les hormones thyroïdiennes sont des hormones liposolubles. Tous les autres types d'hormones sont hydrosolubles (Low, 2008). La solubilité des hormones détermine la façon dont ces dernières sont transportées et la manière dont elles exercent leurs effets sur le tissu cible.

Les hormones modulent un certain nombre d'activités physiologiques. Elles interviennent de façon importante dans la reproduction, la réponse au stress et aux blessures, l'équilibre électrolytique, le métabolisme énergétique, la croissance, la maturation et le vieillissement. Les hormones entrent également en jeu dans le fonctionnement du système nerveux. Certaines hormones exercent un effet régulateur sur le tissu nerveux. À titre d'exemple, les catécholamines sont des hormones qui sont sécrétées par la médullosurrénale, mais elles agissent comme neurotransmetteurs lorsqu'elles sont sécrétées par les cellules nerveuses du cerveau et

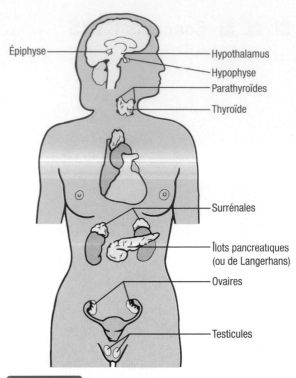

Épiphyse — Hypothalamus — Hypophyse — Parathyroïdes — Thyroïde — Surrénales — Îlots pancréatiques (ou de Langerhans) — Ovaires — Testicules

FIGURE 59.1

Localisation des principales glandes endocrines – Les parathyroïdes se situent à la face postérieure de la thyroïde.

du système nerveux périphérique. Lorsque l'adrénaline est véhiculée dans le sang, elle est une hormone et elle agit sur les tissus cibles. Quand elle traverse les jonctions synaptiques, elle agit comme neurotransmetteur (Federman, 2008).

Par ailleurs, les hormones peuvent influer sur le comportement. Un excès d'hormone de croissance, de cortisol et de parathormone peut notamment provoquer des sautes d'humeur. En outre, l'insuffisance surrénalienne et l'hypothyroïdie peuvent entraîner une dépression. Le **TABLEAU 59.1** résume les principales hormones, les glandes ou les tissus qui les synthétisent, les organes ou les tissus cibles, ainsi que leurs fonctions.

TABLEAU 59.1	Principales glandes et hormones endocriniennes	
HORMONE ET GLANDE	**TISSUS CIBLES**	**FONCTIONS**
Adénohypophyse		
Hormone de croissance (GH) ou somatotrophine	Toutes les cellules de l'organisme	Favorise l'anabolisme des protéines (croissance, réparation tissulaire), la mobilisation et le catabolisme des lipides.
Thyréostimuline (TSH) ou thyrotrophine	Thyroïde	Stimule la synthèse et la libération des hormones thyroïdiennes, la croissance et le fonctionnement de la thyroïde.
Hormone corticotrope (ACTH) ou corticotrophine	Corticosurrénale	Favorise la croissance de la corticosurrénale ; stimule la sécrétion des corticostéroïdes.
Gonadotrophines • Hormone folliculostimulante (FSH) • Hormone lutéinisante (LH)	Organes reproducteurs	Stimulent la sécrétion des hormones sexuelles, la croissance des organes génitaux et les processus reproducteurs.
Mélanostimuline (MSH)	Mélanocytes de la peau	Augmente la production de mélanine dans les mélanocytes pour rendre la peau plus sombre.
Prolactine	Ovaires et glandes mammaires chez la femme	Stimule la production du lait chez les femmes qui allaitent ; augmente la réaction des follicules aux hormones LH et FSH ; ses fonctions chez l'homme ne sont pas bien connues.
Neurohypophyse		
Ocytocine	Utérus, glandes mammaires	Stimule la production de lait et la motilité utérine.
Hormone antidiurétique (ADH) ou vasopressine	Tubules rénaux, muscle lisse vasculaire	Favorise la réabsorption de l'eau et la vasoconstriction.
Thyroïde		
Thyroxine (T_4)	Tous les tissus	Est le précurseur de la T_3.
Triiodothyronine (T_3)	Tous les tissus	Régule l'activité métabolique de toutes les cellules et de tous les processus de croissance cellulaire et de différenciation tissulaire.
Calcitonine	Tissu osseux	Contrôle les taux sériques de calcium et de phosphore ; diminue les taux sériques de Ca^{2+}.
Parathyroïdes		
Hormone parathyroïdienne (PTH) ou parathormone	Os, intestins, reins	Régule les taux sériques de calcium et de phosphore ; accroît la déminéralisation osseuse et l'absorption intestinale du Ca^{2+} ; augmente les taux sériques de Ca^{2+}.

HORMONE ET GLANDE	TISSUS CIBLES	FONCTIONS
Médullosurrénale		
Adrénaline	Effecteurs sympathiques	Accentuent et prolongent les effets du système nerveux sympathique en réponse au stress.
Noradrénaline		
Corticosurrénale		
Corticostéroïde (p. ex., le cortisol, l'hydrocortisone)	Tous les tissus	Favorise le métabolisme et la réaction au stress.
Androgène (p. ex., la testostérone, l'androstérone) et œstrogène	Organes reproducteurs	Favorise la masculinisation chez les hommes, la croissance et l'activité sexuelle chez les femmes.
Minéralocorticoïde (p. ex., l'aldostérone)	Reins	Régule l'équilibre du sodium et du potassium et, par conséquent, l'équilibre hydrique.
Pancréas (îlots de Langerhans)		
Insuline (cellules bêta)	Général	Favorise le déplacement du glucose du sang vers les cellules.
Amyline (cellules bêta)	Foie, estomac	Diminue la motilité gastrique, la sécrétion de glucagon, la libération endogène du glucose par le foie ; augmente la sensation de satiété.
Glucagon (cellules alpha)	Général	Favorise le déplacement du glucose à partir du glycogène (glycogénolyse) vers le sang.
Somatostatine	Pancréas	Inhibe la sécrétion d'insuline et de glucagon.
Polypeptide pancréatique	Général	Influe sur la régulation de la fonction exocrine pancréatique et sur le métabolisme des éléments nutritifs absorbés.
Gonades		
Ovaires		
Œstrogène	Système reproducteur, seins	Stimule le développement des caractéristiques sexuelles secondaires et la préparation de l'endomètre de l'utérus pour la fécondation et le développement fœtal ; stimule la croissance osseuse.
Progestérone	Système reproducteur	Prépare l'endomètre de l'utérus pour la grossesse.
Testicules		
Testostérone	Système reproducteur	Stimule le développement des caractéristiques sexuelles secondaires et la spermatogenèse.

Transport des hormones

Les hormones sont transportées par le sang vers d'autres sites de l'organisme où elles exercent leurs actions. Les hormones liposolubles (p. ex., les stéroïdes et les hormones thyroïdiennes) se fixent à des protéines plasmatiques pour être transportées dans la circulation sanguine. Inactives lorsqu'elles sont liées aux protéines plasmatiques, les hormones exercent immédiatement leur action sur le tissu cible lorsqu'elles sont libérées au moment opportun. Les hormones hydrosolubles (p. ex., les hormones peptidiques, les catécholamines) circulent librement dans le sang sans être liées à des protéines.

Cibles et récepteurs

Les hormones exercent leurs effets sur le tissu cible. L'hormone reconnaît le tissu cible en se fixant à des récepteurs (le site qui interagit avec l'hormone) soit à la surface, soit à l'intérieur des cellules du tissu cible. La spécificité de l'interaction hormone-cellule cible est déterminée par l'affinité des récepteurs pour une hormone particulière, ce qui est appelé le mécanisme « clé-serrure ». Ainsi, une hormone agira uniquement sur les cellules qui possèdent les récepteurs propres à cette hormone **FIGURE 59.2**. Il est important de noter qu'il existe deux types de récepteurs : les récepteurs qui se trouvent dans la cellule (p. ex., les récepteurs des hormones stéroïdiennes et thyroïdiennes) et ceux qui se trouvent à la surface de la membrane cellulaire (p. ex., les récepteurs protéiques). L'emplacement des sites récepteurs a un effet sur le mécanisme d'action de l'hormone.

Récepteurs des hormones stéroïdiennes et thyroïdiennes

Les récepteurs des hormones stéroïdiennes et thyroïdiennes sont situés dans la cellule. Étant liposolubles, ces hormones traversent la membrane de la cellule cible par **diffusion passive** et se lient aux sites récepteurs situés dans le cytoplasme ou le noyau de la cellule cible (Lazar, 2008). Le complexe hormone-récepteur intracellulaire, tel celui observé au moment de l'action des hormones stéroïdes, se fixe sur des sites spécifiques de l'acide désoxyribonucléique (ADN) pour stimuler ou inhiber la synthèse de l'acide ribonucléique messager (ARNm). Une fois les ARNm formés, ils migrent ensuite jusqu'au cytoplasme, où ils stimulent la synthèse de nouvelles protéines qui exercent des effets spécifiques dans la cellule cible **FIGURE 59.3**.

Récepteurs des hormones peptidiques

L'action des hormones peptidiques s'accomplit en deux étapes. Le récepteur est situé sur la membrane de la cellule cible ; ainsi, l'hormone agit comme « premier messager ». L'interaction hormone-récepteur stimule la production d'un

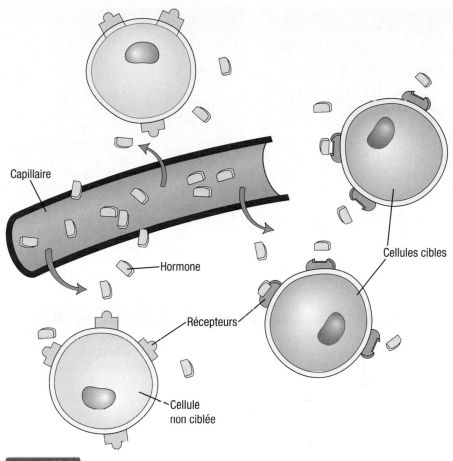

Capillaire

Hormone

Récepteurs

Cellules cibles

Cellule non ciblée

FIGURE 59.2

Concept de la cellule cible – La forme du récepteur détermine l'hormone avec laquelle il interagit.

« second messager », l'adénosine monophosphate cyclique (AMPc). L'AMPc induit à son tour l'activité enzymatique intracellulaire **FIGURE 59.3**.

Régulation de la sécrétion hormonale

La régulation de l'activité endocrinienne est régie par des mécanismes spécifiques de complexité variable. Ces mécanismes, notamment le rétrocontrôle simple, le rétrocontrôle complexe, le contrôle par le système nerveux et la modulation des rythmes physiologiques, stimulent ou inhibent la synthèse et la sécrétion hormonales.

Rétrocontrôle simple

La régulation des taux hormonaux dans le sang se fait par l'intermédiaire d'un mécanisme hautement spécialisé appelé **rétrocontrôle**. Le rétrocontrôle dépend de la concentration sanguine d'une substance donnée. Cette dernière peut être une hormone ou un autre composé chimique qui est régulé par une hormone ou qui y réagit. Dans le rétrocontrôle simple, une seule glande est impliquée.

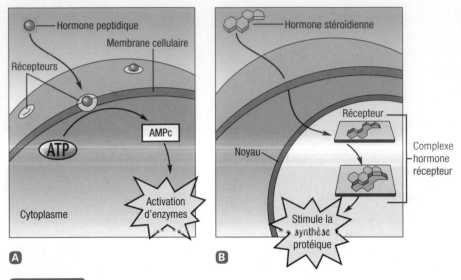

FIGURE 59.3

A Les hormones peptidiques se lient aux récepteurs situés à la surface de la membrane cellulaire. L'interaction hormone-récepteur alliée à l'adénosine triphosphate (ATP) stimule la formation de l'adénosine monophosphate cyclique (AMPc), activant ainsi divers processus cellulaires. **B** Les hormones stéroïdiennes pénètrent la membrane cellulaire et interagissent avec les récepteurs intracellulaires. Le complexe hormone-récepteur active la cellule en stimulant la synthèse protéique.

utérines. La production de cette hormone est stimulée par des mécanorécepteurs dans le vagin. Lorsque le fœtus s'engage dans le vagin durant l'accouchement, les mécanorécepteurs perçoivent une hausse de la pression et commandent au cerveau d'augmenter la sécrétion d'ocytocine, ce qui intensifie les contractions utérines. La délivrance met fin à la pression exercée sur le vagin, entraînant une diminution de la sécrétion d'ocytocine.

Rétrocontrôle complexe

Dans le **rétrocontrôle complexe**, plusieurs glandes communiquent entre elles par voie hormonale pour provoquer ou arrêter la sécrétion hormonale par les organes cibles. La régulation des hormones thyroïdiennes en est un exemple **FIGURE 59.6**. La synthèse et la libération de la thyréostimuline par l'adénohypophyse sont stimulées par l'hormone de libération de la thyréostimuline (TRH), laquelle est sécrétée par l'hypothalamus. Les hormones thyroïdiennes T_3 et T_4 exercent un effet inhibiteur sur la libération de la TRH par l'hypothalamus et de la TSH par l'adénohypophyse.

Régulation par le système nerveux

En plus d'être sous régulation chimique, certaines glandes endocrines sont directement modulées

Le **rétrocontrôle négatif**, soit le principal mécanisme de régulation, alerte les glandes qui répondent en augmentant ou en diminuant la sécrétion d'une hormone en réponse à divers facteurs. Le processus de régulation négative est similaire au fonctionnement d'un thermostat : une température basse active le thermostat pour qu'il libère de l'air chaud et une température élevée déclenche le thermostat pour empêcher l'air chaud de pénétrer dans la pièce.

La sécrétion d'insuline est un exemple physiologique de rétrocontrôle négatif entre le glucose et l'insuline. Une élévation de la glycémie déclenche la sécrétion d'insuline par le pancréas. À mesure que les taux de glucose diminuent, la sécrétion d'insuline diminue **FIGURE 59.4**. L'homéostasie est considérée comme un mécanisme de rétrocontrôle négatif, car elle renverse les variations de la glycémie. Un autre exemple de rétrocontrôle négatif est le lien entre le calcium et la parathormone. De faibles concentrations de calcium stimulent les glandes parathyroïdes à sécréter la PTH, laquelle agit sur les os, les intestins et les reins afin d'augmenter les taux sériques de calcium. Parallèlement, une hausse de la calcémie inhibe la libération de PTH **FIGURE 59.5**.

Le **rétrocontrôle positif** est un autre mécanisme de régulation de la sécrétion hormonale. Le rétrocontrôle positif accroît l'action de l'organe cible au-delà de la normale. Un exemple de rétrocontrôle positif est l'action de l'ocytocine au moment de l'accouchement. L'ocytocine, sécrétée par la neurohypophyse, provoque et augmente les contractions

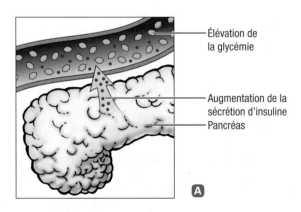

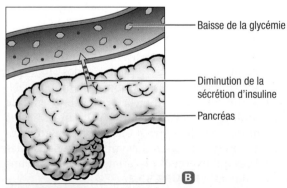

FIGURE 59.4

Mécanisme de rétrocontrôle entre la glycémie et l'insuline – **A** Une élévation de la glycémie stimule la sécrétion d'insuline par le pancréas. **B** La diminution du taux de glucose sanguin s'accompagne d'une baisse de la sécrétion d'insuline.

par l'activité du système nerveux. La sécrétion hormonale peut être induite par le système nerveux sous l'effet de stimuli comme la douleur, les émotions, l'excitation sexuelle et le stress. Le recrutement neuronal est mis en route par le système nerveux central (SNC), puis est orchestré par le système nerveux sympathique (SNS). Par exemple, dans les situations de stress, le SNC est activé, puis le SNS libère des catécholamines qui augmentent la fréquence cardiaque et la pression artérielle afin de combattre plus efficacement le stress.

Rythmes biologiques

Les rythmes biologiques, un autre mécanisme de régulation des hormones, contrôlent la sécrétion de nombreuses hormones. Les rythmes biologiques sont gouvernés par le cerveau. Un exemple de rythme biologique courant est le rythme circadien dans lequel les taux hormonaux fluctuent selon un cycle prévisible de 24 heures (Low, 2008). Ces rythmes peuvent être liés à des cycles de sommeil / éveil ou d'obscurité / lumière. Le cortisol, notamment, augmente en début de journée, diminue en soirée, augmente de nouveau vers la fin de la période de sommeil, puis atteint son pic le matin **FIGURE 59.7**. Le pic de sécrétion de l'hormone de croissance et de la prolactine s'observe durant le sommeil. La sécrétion de la TSH est maximale durant le sommeil, puis s'atténue trois heures après le réveil du matin. Le cycle menstruel est un exemple de rythme biologique qui dure plus de 24 heures (infradien). Ces rythmes biologiques doivent être pris en considération dans l'interprétation des dosages hormonaux.

59.1.3 Hypothalamus

Le lien entre l'hypothalamus et l'hypophyse est l'un des aspects les plus importants du système endocrinien. Bien que l'hypophyse soit parfois désignée comme étant la « glande maîtresse », la plupart de ses fonctions sont exécutées en synergie

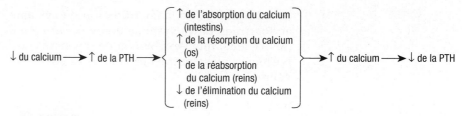

FIGURE 59.5

Mécanisme de rétrocontrôle entre la parathormone et le calcium

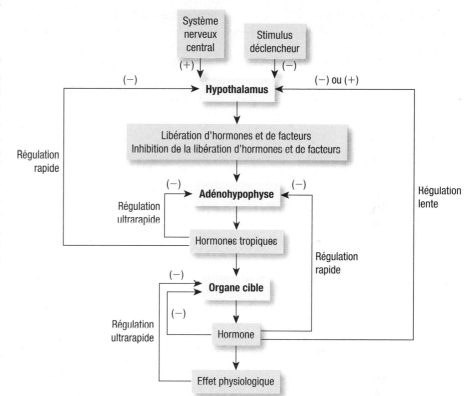

FIGURE 59.6

Modèle général décrivant le contrôle et la régulation négative entre les systèmes organiques cibles et le système hypothalamo-hypophysaire. La régulation négative peut se faire à trois niveaux : organe cible (régulation ultrarapide), adénohypophyse (régulation rapide) et hypothalamus (régulation lente).

avec l'hypothalamus. L'hypothalamus et l'hypophyse assurent la communication entre le système nerveux et le système endocrinien. La neuroendocrinologie est donc l'étude des interactions entre ces deux systèmes (Low, 2008).

L'hypothalamus est situé dans la partie centrale de la région du diencéphale, à la base du cerveau **FIGURE 59.1**. Bien qu'il fasse partie du cerveau, l'hypothalamus sécrète de nombreuses hormones qui ont pour fonction de stimuler ou d'inhiber la sécrétion et la libération d'hormones par l'adénohypophyse (Goodman, 2009) **TABLEAU 59.2**.

L'hypothalamus contient également des neurones qui reçoivent l'information parvenant du tronc cérébral et du **système limbique**. Ces neurones agissent sur le système limbique, le tronc cérébral et la moelle épinière. Ceci crée un

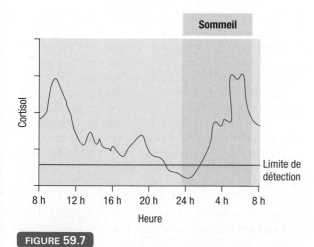

FIGURE 59.7

Rythme circadien de la sécrétion de cortisol

circuit qui facilite la coordination du système endocrinien et du système nerveux autonome (SNA), ainsi que l'expression de réponses comportementales complexes comme la colère, la peur et le plaisir.

TABLEAU 59.2	Hormones de l'hypothalamus	
HORMONES DE LIBÉRATION	**HORMONES INHIBITRICES**
• Corticolibérine (CRF) • Thyréolibérine (TRH) • Facteur de libération de l'hormone de croissance ou somatotrophine • Gonadolibérine (gn-RH) • Prolactine	• Somatostatine (inhibe la libération de l'hormone de croissance) • Hormone inhibant la sécrétion de prolactine

59.1.4 Hypophyse

L'hypophyse, dont la taille ne dépasse pas celle d'un pois, est logée sous l'hypothalamus, à la base du cerveau, dans une petite dépression de l'os sphénoïde appelée selle turcique **FIGURE 59.1**. L'hypophyse est reliée à l'hypothalamus par la tige infundibulaire (hypophysaire). Cette tige sert de mécanisme de communication entre l'hypothalamus et l'hypophyse. Cette dernière est subdivisée en deux parties : les lobes antérieur (l'adénohypophyse) et postérieur (la neurohypophyse). Chaque lobe hypophysaire sécrète des hormones qui exercent des effets très différents.

Adénohypophyse

Le lobe antérieur représente 80 % du poids de l'hypophyse. Comme il a été mentionné précédemment, l'hypothalamus sécrète des hormones qui stimulent ou freinent les sécrétions de l'adénohypophyse. Ces hormones hypothalamiques atteignent l'adénohypophyse par un réseau de capillaires appelé **système porte hypothalamo-hypophysaire**. La libération et l'inhibition d'hormones influent à leur tour sur la sécrétion de six hormones par l'adénohypophyse **FIGURE 59.8**.

Stimulines

L'adénohypophyse produit plusieurs hormones, les **stimulines**, qui servent à réguler les autres glandes endocrines. La **thyréostimuline (TSH)** stimule la glande thyroïde à produire des hormones thyroïdiennes. L'**hormone corticotrope (ACTH)** stimule la sécrétion des corticostéroïdes par le cortex surrénal. L'**hormone folliculostimulante (FSH)** stimule la sécrétion d'œstrogènes et induit la maturation des follicules ovariens chez la femme et la spermatogenèse chez l'homme. L'**hormone**

lutéinisante (LH) stimule l'ovulation chez la femme et la sécrétion des hormones sexuelles chez les deux sexes.

Hormone de croissance

L'**hormone de croissance** agit sur tous les tissus de l'organisme. Comme son nom l'indique, l'hormone de croissance stimule la croissance et le développement des muscles striés et des os longs, déterminant ainsi la taille d'une personne. Elle exerce également diverses actions biologiques, jouant un rôle dans le métabolisme des protéines, des lipides et des glucides (Goodman, 2009).

Prolactine

La **prolactine**, aussi appelée hormone lactogénique, stimule les glandes mammaires à sécréter du lait après l'accouchement. Elle a également une incidence sur la croissance des glandes mammaires et un effet libidinal en participant à la sensation de plaisir et de bien-être après un orgasme.

Neurohypophyse

Constituée de tissus nerveux, la neurohypophyse est en fait un prolongement de l'hypothalamus. La communication entre l'hypothalamus et la neurohypophyse s'effectue grâce à des fibres nerveuses nommées éminence médiane. Les hormones sécrétées par la neurohypophyse, soit l'hormone antidiurétique et l'ocytocine, sont en fait synthétisées dans l'hypothalamus. Ces hormones empruntent les fibres nerveuses pour se rendre de l'hypothalamus à la neurohypophyse, où elles sont emmagasinées jusqu'à leur libération en réponse à un stimulus donné **FIGURE 59.8**.

Hormone antidiurétique

Le principal rôle physiologique de l'**hormone antidiurétique (ADH)** est la régulation du volume liquidien en stimulant la réabsorption d'eau dans les tubules rénaux. Également appelée vasopressine, l'ADH est un puissant vasoconstricteur.

Le stimulus le plus important pour sécréter l'ADH est l'**osmolalité plasmatique** (une mesure de la concentration des solutés dans le sang) **FIGURE 59.9**. L'osmolalité plasmatique augmente en présence d'une diminution du volume de liquide extracellulaire ou d'une augmentation de la concentration de solutés. L'augmentation de l'osmolalité plasmatique active les osmorécepteurs, neurones extrêmement sensibles et spécialisés situés dans l'hypothalamus qui, à leur tour, stimulent la libération d'ADH. Le **TABLEAU 59.3** illustre les facteurs qui influent sur la libération de l'ADH. Une fois l'ADH sécrétée, les tubules rénaux réabsorbent l'eau, ce qui entraîne une urine plus concentrée. Lorsque la sécrétion d'ADH est inhibée, les tubules rénaux ne réabsorbent pas d'eau, ce qui donne une urine plus diluée.

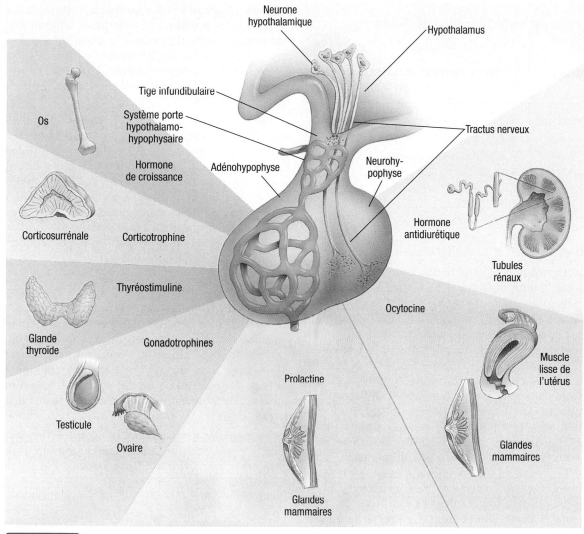

Neurone hypothalamique
Hypothalamus
Tige infundibulaire
Système porte hypothalamo-hypophysaire
Os
Tractus nerveux
Hormone de croissance
Adénohypophyse
Neurohypophyse
Corticosurrénale
Corticotrophine
Hormone antidiurétique
Thyréostimuline
Tubules rénaux
Glande thyroïde
Gonadotrophines
Ocytocine
Muscle lisse de l'utérus
Prolactine
Testicule
Ovaire
Glandes mammaires
Glandes mammaires

FIGURE 59.8

Relation entre l'hypothalamus, l'hypophyse et les organes cibles – L'hypothalamus communique avec l'adénohypophyse par un système de capillaires, et avec la neurohypophyse par des fibres nerveuses. Les hormones sécrétées par l'adénohypophyse et la neurohypophyse sont illustrées avec leurs tissus cibles.

Ocytocine

L'**ocytocine** stimule l'éjection du lait par les glandes mammaires et provoque la contraction des muscles lisses de l'utérus. La sécrétion d'ocytocine est amplifiée par la stimulation des récepteurs sensoriels des glandes mammaires chez les femmes qui allaitent et par la stimulation des mécanorécepteurs dans le vagin. Les endorphines et l'alcool inhibent la sécrétion d'ocytocine.

59.1.5 Glande thyroïde

La glande thyroïde est située à la face antérieure du cou, devant la trachée. Entourée d'une capsule, la glande thyroïde se compose de deux lobes latéraux réunis par un isthme étroit **FIGURE 59.10**. La thyroïde est un organe richement vascularisé qui est stimulé sous l'action de la TSH produite par l'adénohypophyse. La thyroïde synthétise et sécrète trois hormones : la thyroxine, la triiodothyronine et la calcitonine.

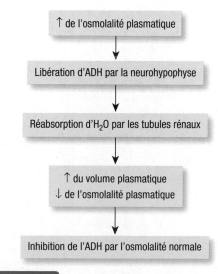

↑ de l'osmolalité plasmatique

↓

Libération d'ADH par la neurohypophyse

↓

Réabsorption d'H_2O par les tubules rénaux

↓

↑ du volume plasmatique
↓ de l'osmolalité plasmatique

↓

Inhibition de l'ADH par l'osmolalité normale

FIGURE 59.9

Relation entre l'osmolalité plasmatique et la libération et l'action de l'hormone antidiurétique

TABLEAU 59.3	Facteurs agissant sur la libération de l'hormone antidiurétique	
FACTEURS STIMULANT LA LIBÉRATION DE L'HORMONE ANTIDIURÉTIQUE	**FACTEURS INHIBANT LA LIBÉRATION DE L'HORMONE ANTIDIURÉTIQUE**	
• Augmentation de l'osmolalité plasmatique • Diminution du volume liquidien • Hypotension • Douleur • Nausées et vomissements	• Diminution de l'osmolalité plasmatique • Augmentation du volume liquidien • Agonistes β-adrénergiques • Alcool	

Thyroxine et triiodothyronine

La thyroïde a pour principale fonction de produire, d'emmagasiner et de libérer les hormones thyroïdiennes, la **thyroxine (T_4)** et la **triiodothyronine (T_3)**. La T_4 est de loin la plus abondante des hormones thyroïdiennes, représentant 90 % des hormones produites par la thyroïde. Nettement plus puissante, la T_3 exerce des effets métaboliques plus importants. Environ 20 % de la T_3 produite est sécrétée directement par la thyroïde et mise en circulation ; le reste est produit sur le site même d'action par la conversion périphérique de la T_4 (Goodman, 2009). L'iode est indispensable à la synthèse des hormones thyroïdiennes. La T_4 et la T_3 modulent le métabolisme basal, les besoins énergétiques, la consommation d'oxygène, le métabolisme des glucides et des lipides, la croissance et le développement, les fonctions du cerveau ainsi que d'autres activités du système

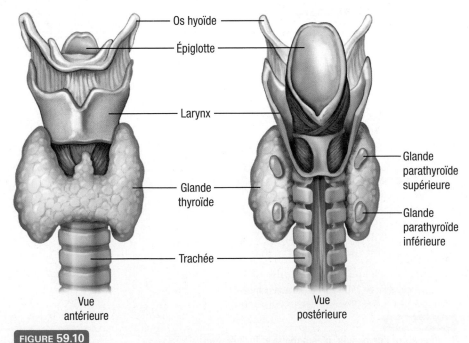

FIGURE 59.10

La thyroïde et les glandes parathyroïdes

nerveux. Plus de 99 % des hormones thyroïdiennes sont liées aux protéines plasmatiques synthétisées par le foie, particulièrement la globuline liant la thyroxine. Seules les hormones « libres » (non liées) sont en mesure d'entrer dans une cellule réceptrice et de l'activer ; elles sont donc biologiquement actives.

La production et la libération des hormones thyroïdiennes sont stimulées par la TSH sécrétée par l'adénohypophyse. En présence de faibles concentrations d'hormones thyroïdiennes circulantes, l'hypothalamus libère de la TRH, laquelle enjoint l'adénohypophyse à sécréter de la TSH. À l'inverse, de fortes concentrations d'hormones thyroïdiennes circulantes exercent un effet inhibiteur sur la sécrétion de TRH par l'hypothalamus et de TSH par l'adénohypophyse.

Calcitonine

La **calcitonine** est une hormone produite par les cellules C (cellules parafolliculaires) de la thyroïde en réponse à un taux élevé de calcium dans le sang. La calcitonine inhibe la résorption (réduction d'une substance) du calcium dans l'os, augmente le taux de calcium osseux et accroît l'excrétion rénale du calcium et du phosphore, abaissant ainsi la calcémie.

Bien qu'elle agisse comme antagoniste à la parathormone, la calcitonine ne semble pas jouer un rôle important dans l'homéostasie calcique (Goodman, 2009).

59.1.6 Glandes parathyroïdes

Petites et ovales, les glandes parathyroïdes sont généralement au nombre de quatre et sont groupées en deux paires à l'arrière de chaque lobe thyroïdien **FIGURE 59.10**. Ces glandes sont constituées en grande partie de cellules épithéliales et sont richement vascularisées par les artères thyroïdiennes inférieure et supérieure.

Hormone parathyroïdienne

Les glandes parathyroïdes sécrètent l'hormone parathyroïdienne, également appelée parathormone, dont le rôle principal est de contrôler la calcémie. La PTH agit sur les os et les reins, et indirectement sur le tractus gastro-intestinal (GI). La PTH stimule la résorption osseuse et inhibe l'ostéoformation, entraînant la libération de calcium et de phosphate dans le sang. Dans les reins, la PTH accroît la réabsorption du calcium et l'excrétion du phosphate. Par ailleurs, elle stimule la conversion de la vitamine D par les reins en sa forme la plus active (1,25-dihydroxyvitamine D_3), laquelle favorise l'absorption intestinale du calcium.

La sécrétion de la PTH est directement régie par un système de rétrocontrôle et n'est pas contrôlée par l'hypophyse ou l'hypothalamus **FIGURE 59.5**. Une faible concentration sérique de calcium stimule la sécrétion de la PTH ; à l'inverse, une concentration élevée de calcium freine la sécrétion de la PTH. En outre, des taux élevés de vitamine D active inhibent la sécrétion de PTH, alors que de faibles taux de magnésium la stimulent.

59.1.7 Glandes surrénales

Les surrénales sont deux petites glandes hautement vascularisées qui coiffent la partie supérieure de chaque rein. Ces glandes sont formées de deux parties, la médullosurrénale et la corticosurrénale, qui ont des fonctions particulières **FIGURE 59.11**. Les glandes surrénales agissent indépendamment l'une de l'autre.

Médullosurrénale

La médullosurrénale constitue la partie interne de la glande et est composée de neurones postganglionnaires sympathiques. Elle sécrète des catécholamines : l'adrénaline (la principale hormone), la noradrénaline et la dopamine. Généralement considérées comme des neurotransmetteurs, les **catécholamines** agissent comme de véritables hormones lorsqu'elles sont sécrétées par la médullosurrénale, car elles sont libérées dans la circulation et transportées jusqu'aux organes cibles. Les catécholamines exercent leurs effets sur l'ensemble de l'organisme en se liant aux récepteurs adrénergiques à la surface des cellules. Les catécholamines sont essentielles dans la réponse de l'organisme au stress.

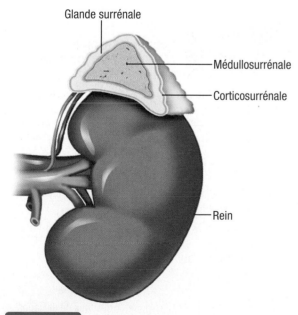

FIGURE 59.11

Les surrénales sont composées de la corticosurrénale et de la médullosurrénale.

Corticosurrénale

La corticosurrénale est la partie extérieure de la surrénale. Elle sécrète plus de cinquante hormones corticostéroïdes classées en trois groupes : les glucocorticoïdes, les minéralocorticoïdes et les androgènes. Le cholestérol est un élément important dans la synthèse des corticostéroïdes. Les glucocorticoïdes (p. ex., le cortisol) sont ainsi nommés en raison de leurs effets sur le métabolisme du glucose. Les minéralocorticoïdes (p. ex., l'aldostérone) sont indispensables pour l'homéostasie des liquides et des électrolytes. Les androgènes surrénaux sont produits et sécrétés en quantités légères, mais significatives. L'ensemble des hormones synthétisées par la corticosurrénale (à l'exception des androgènes) est désigné sous le nom de **corticostéroïdes**.

Cortisol

Le **cortisol**, le principal glucocorticoïde et le plus puissant, est essentiel à la survie. Son rôle majeur consiste à réguler la glycémie. Il augmente les taux de glucose en stimulant la gluconéogenèse hépatique (conversion des acides aminés en glucose) et en inhibant la synthèse des protéines. En état de jeûne, le cortisol réduit la consommation périphérique du glucose. Par ailleurs, les glucocorticoïdes stimulent la **lipolyse** dans les tissus adipeux, mobilisant ainsi le glycérol et les acides gras libres.

Les glucocorticoïdes exercent un effet anti-inflammatoire et de soutien en réponse au stress. Une hausse importante de la sécrétion de cortisol par la corticosurrénale aide l'organisme à faire face aux situations de stress. Le cortisol atténue la réponse inflammatoire en stabilisant les membranes des lysosomes et en inhibant l'augmentation de la perméabilité capillaire. La stabilisation lysosomale freine la libération des enzymes protéolytiques (enzymes qui brisent les liaisons peptidiques des protéines) et, par le fait même, leurs effets destructeurs sur les tissus avoisinants. Le cortisol peut également inhiber la production des prostaglandines, des **thromboxanes** et des **leucotriènes** ▶ **13**, et il peut modifier la réponse immunitaire à médiation cellulaire.

Le cortisol aide à maintenir l'intégrité vasculaire et le volume liquidien. Son affinité pour les récepteurs minéralocorticoïdes lui confère des effets minéralocorticoïdes.

La sécrétion du cortisol suit un rythme diurne **FIGURE 59.7**. Le contrôle du cortisol est assuré principalement par un mécanisme de rétrocontrôle négatif qui fait intervenir la sécrétion de la corticolibérine (CRF) par l'hypothalamus. La CRF stimule la sécrétion de l'ACTH par l'adénohypophyse. La concentration de cortisol augmente aussi en présence de divers facteurs : stress

RAPPELEZ-VOUS...

La phase d'alarme du syndrome général d'adaptation déclenche une sécrétion accrue des catécholamines.

Lipolyse : Destruction des corps gras (lipides) ou graisse de l'organisme.

13

La production des thromboxanes et des leucotriènes est précisée dans le chapitre 13, *Inflammation et soin des plaies*.

59

chirurgical, brûlures, infections, fièvre, anxiété aiguë et hypoglycémie.

Aldostérone

L'**aldostérone** est un puissant minéralocorticoïde qui favorise le maintien du volume du liquide extracellulaire. Elle agit sur les tubules rénaux, favorisant ainsi la réabsorption du sodium par les reins et l'excrétion du potassium et des ions d'hydrogène. La synthèse et la sécrétion de l'aldostérone sont stimulées par l'angiotensine II et l'hyperkaliémie, et elles sont inhibées par le peptide auriculaire natriurétique et l'hypokaliémie.

Androgènes surrénaux

Les **androgènes** surrénaux sont la troisième classe de stéroïdes synthétisés et sécrétés par la corticosurrénale (ou cortex surrénal). Normalement, la corticosurrénale sécrète de faibles quantités d'androgènes. Chez la femme, les androgènes surrénaux stimulent la pilosité pubienne et axillaire (aux aisselles) ainsi que la libido en étant convertis en œstrogènes dans les tissus périphériques. Chez les femmes ménopausées, la conversion de l'androgène surrénal dans les tissus périphériques procure la principale source d'œstrogènes. Les effets des androgènes surrénaux chez les hommes sont négligeables comparativement à la testostérone sécrétée par les testicules.

59.1.8   Pancréas

Le pancréas est une glande lobulaire à la fois exocrine et endocrine, de forme allongée, située derrière l'estomac et au-devant de la première et de la deuxième vertèbre lombaire. La fonction endocrine du pancréas est assurée par les îlots de Langerhans qui représentent moins de 2 % du volume total du pancréas et qui sont composés de quatre types de cellules sécrétant des hormones : les cellules alpha, bêta, delta et F. Le glucagon est produit et sécrété par les cellules alpha ; l'insuline et l'amyline, par les cellules bêta ; la somatostatine, par les cellules delta ; et le polypeptide pancréatique, par les cellules F.

Glucagon

La synthèse et la libération du **glucagon** sont déclenchées par une baisse de la glycémie, l'ingestion de protéines et l'exercice. Le glucagon augmente la glycémie en stimulant la glycogénolyse, la gluconéogenèse et la cétogenèse. En général, le glucagon et l'insuline exercent des effets antagonistes pour maintenir un taux de glucose sanguin normal, mais l'ingestion d'un repas riche en protéines et sans glucides entraîne la sécrétion de ces deux hormones en même temps. Le glucagon s'oppose alors à l'effet inhibiteur de l'insuline sur la gluconéogenèse pour maintenir une normoglycémie.

Insuline

L'**insuline** est le principal régulateur du métabolisme et du stockage des glucides, des lipides et des protéines ingérés. L'insuline facilite la diffusion du glucose à travers les membranes cellulaires dans la plupart des tissus de l'organisme. Cependant, le cerveau, les nerfs, le cristallin, les hépatocytes, les érythrocytes, les cellules de la muqueuse intestinale et les tubules rénaux ne dépendent pas de l'insuline pour absorber le glucose. Une élévation importante de la glycémie est le principal stimulus de la synthèse et de la sécrétion de l'insuline. D'autres facteurs entraînent la sécrétion d'insuline, notamment l'augmentation des taux d'acides aminés et la stimulation vagale. À l'inverse, l'hypoglycémie, le glucagon, la somatostatine, l'hypokaliémie et les catécholamines inhibent la sécrétion d'insuline **TABLEAU 59.4**.

L'insuline exerce un effet majeur sur le métabolisme du glucose dans le foie. Elle favorise l'incorporation du glucose dans le glycogène et les triglycérides en modifiant l'activité enzymatique et en inhibant la gluconéogenèse. Un autre effet majeur s'exerce dans les tissus périphériques : l'insuline favorise l'entrée du glucose dans les cellules, permet le passage des acides aminés à travers la membrane musculaire ainsi que leur synthèse en protéines et participe au transport des triglycérides vers les tissus adipeux. L'insuline est donc fondamentalement une hormone **anabolique**, ou de stockage.

TABLEAU 59.4	Facteurs agissant sur la sécrétion d'insuline
FACTEURS STIMULANT LA SÉCRÉTION	**FACTEURS INHIBANT LA SÉCRÉTION**
• ↑ de la glycémie • ↑ des taux d'acides aminés • ↑ des taux d'hormones gastro-intestinales • ↑ de la stimulation vagale • ↑ des lipides	• ↓ de la glycémie • ↓ des taux d'acides aminés • ↓ des taux de potassium • ↑ des taux de corticostéroïdes • ↑ des taux de catécholamines • ↑ des taux de somatostatine • ↑ des taux de glucagon (habituellement) • ↑ des taux d'insuline

RAPPELEZ-VOUS...

Le système rénine-angiotensine-aldostérone contribue à la régulation de la pression artérielle.

Anabolique : Relatif à l'anabolisme ; première phase du métabolisme au cours de laquelle les matériaux nutritifs sont transformés, par voie de synthèse, en tissu vivant.

Le système endocrinien a pour fonction de réguler les processus physiologiques et le maintien de l'**homéostasie** interne en présence de substrats très variables, comme c'est le cas dans l'homéostasie du glucose après un repas. Après un repas, l'insuline est responsable du stockage des éléments nutritifs (anabolisme). En situation de jeûne (lorsque le glucose n'est pas disponible d'emblée), les hormones comme les catécholamines, le cortisol et le glucagon dégradent les sucres complexes emmagasinés (catabolisme) pour procurer du glucose simple comme source d'énergie.

59.1.9 Intestins

Incrétines

Les incrétines sont des hormones peptidiques qui potentialisent l'effet du glucose sur la sécrétion d'insuline. Elles sont libérées par des cellules endocrines de l'épithélium intestinal lors du passage des nutriments. Il en existe deux types chez l'homme : le peptide insulinotropique glucodépendant (GIP), sécrété par les cellules K du duodénum, et le peptide 1, analogue au glucagon (GLP-1) et produit par les cellules L de l'iléon et du côlon. Leur action passe par leur liaison à des récepteurs spécifiques, mais dépend aussi de mécanismes indirects impliquant le système nerveux. Le GIP et le GLP-1 sont dégradés très rapidement en métabolites inactifs par l'enzyme dipeptidylpeptidase 4 (DPP-4). En plus de son effet insulinosécréteur, dépendant de la glycémie, le GLP-1 stimule la synthèse d'insuline, inhibe la sécrétion de glucagon, ralentit la vidange gastrique et la sécrétion acide, et diminue la prise alimentaire chez l'homme (Gautier & Choukem, 2008).

Considérations gérontologiques

EFFETS DU VIEILLISSEMENT SUR LE SYSTÈME ENDOCRINIEN

Le vieillissement normal a de nombreux effets sur le système endocrinien **TABLEAU 59.5**. Ces effets comprennent : 1) une diminution de la production et de la sécrétion hormonales ; 2) une altération du métabolisme hormonal et de l'activité biologique ; 3) une réduction de la réponse des tissus cibles aux hormones ; 4) des perturbations des rythmes circadiens.

Il est difficile d'évaluer les effets du vieillissement sur le système endocrinien, car les légers changements causés par le vieillissement ressemblent souvent aux manifestations des troubles endocriniens. Certains changements endocriniens liés à la sénescence sont évidents, d'autres sont subtils. L'infirmière doit savoir que les troubles endocriniens peuvent se manifester différemment selon que le client est âgé ou jeune. Chez les personnes âgées, la présence de nombreuses comorbidités et la prise de plusieurs médicaments peuvent altérer la réponse habituelle de l'organisme au dysfonctionnement endocrinien. Les symptômes de troubles endocriniens comme la fatigue, la constipation et la perturbation de l'état mental sont souvent attribués à tort au phénomène du vieillissement. Il faut donc tenir compte des changements endocriniens liés à la sénescence au moment de l'évaluation de la personne âgée (Eliopoulos, 2010).

Changements liés à l'âge

TABLEAU 59.5	Système endocrinien	
GLANDE	**CHANGEMENTS**	**OBSERVATIONS AU COURS DE L'ÉVALUATION**
Thyroïde	• Atrophie de la thyroïde • Diminution de la sécrétion de thyréostimuline et de triiodothyronine	Incidence accrue d'hypothyroïdie liée au vieillissement ; toutefois, en général, conservation d'une fonction thyroïdienne adéquate
Parathyroïde	• Augmentation des concentrations basales de parathormone (PTH) et de la sécrétion de PTH	Augmentation de la résorption osseuse du calcium ; hypercalcémie, hypercalciurie
Corticosurrénale	• Accroissement des tissus fibreux et diminution de la taille de la corticosurrénale • Augmentation des concentrations plasmatiques du cortisol • Diminution des concentrations plasmatiques des androgènes et de l'aldostérone	Signification inconnue ; peut contribuer à une diminution de la réponse à la restriction sodée et à la station debout

TABLEAU 59.5	Système endocrinien *(suite)*	
GLANDE	**CHANGEMENTS**	**OBSERVATIONS AU COURS DE L'ÉVALUATION**
Médullosurrénale	• Augmentation de la sécrétion et des concentrations basales de noradrénaline • Aucun changement des concentrations plasmatiques de l'adrénaline lié au vieillissement	Diminution de la réaction aux agonistes β-adrénergiques et aux inhibiteurs des récepteurs
	• Diminution de la réponse des récepteurs β-adrénergiques à la noradrénaline	Explication, en partie, de l'incidence accrue de l'hypertension liée au vieillissement
Pancréas	• Accroissement des tissus fibreux et des dépôts graisseux dans le pancréas • Augmentation de l'intolérance au glucose et diminution de la sensibilité à l'insuline	Contribution, en partie, à l'incidence accrue du diabète de type 2 lié au vieillissement
Gonades	• Femmes : diminution de la sécrétion d'œstrogène	Manifestation de symptômes associés à la ménopause et risque accru d'athérosclérose et d'ostéoporose
	• Hommes : diminution de la sécrétion de testostérone	Manifestation ou non de symptômes

59.2 | Examen clinique du système endocrinien

Comme les hormones agissent sur tous les tissus et les systèmes de l'organisme, les troubles endocriniens peuvent se traduire par une multitude de signes et de symptômes. Par conséquent, l'évaluation du système endocrinien est souvent difficile et nécessite des compétences cliniques de haut niveau pour détecter les manifestations d'un dysfonctionnement. Les troubles endocriniens peuvent découler d'une sécrétion hormonale déficiente ou excessive, d'anomalies du transport, d'une incapacité du tissu cible à répondre à une hormone ou d'une stimulation inappropriée des récepteurs du tissu cible.

59.2.1   Données subjectives
Renseignements importants concernant l'évaluation d'un symptôme (PQRSTU)

Les troubles endocriniens peuvent s'accompagner de manifestations cliniques spécifiques ou non spécifiques (vagues). Certains signes et symptômes spécifiques facilitent l'évaluation, comme le syndrome cardinal de **polyurie**, de **polydipsie**, de **polyphagie** et d'amaigrissement dans le diabète. Les signes et les symptômes non spécifiques comme la tachycardie, les palpitations, la fatigue ou les changements d'humeur sont plus problématiques. Les changements non spécifiques devraient alerter le professionnel de la santé et l'orienter vers la possibilité d'un trouble endocrinien. Les symptômes non spécifiques les plus courants, soit la fatigue et la dépression, sont souvent accompagnés d'autres manifestations telles que des variations du niveau d'énergie, du sommeil, de l'humeur, de l'état émotif, du poids, de la fonction sexuelle ainsi que de l'apparence de la peau, des cheveux et de la personne. Ainsi, les renseignements fournis par le client pendant l'entrevue sont importants dans l'évaluation des troubles endocriniens. Ils permettent à l'infirmière de déterminer le ou les symptômes associés à une affection endocrinienne. Un outil mnémotechnique tel que le PQRSTU (Ordre des infirmières et infirmiers du Québec [OIIQ], 2007) peut aider l'infirmière à se rappeler les questions et les éléments à ne pas oublier dans son questionnaire d'évaluation des symptômes du client. Voici un exemple d'un client qui consulte pour une fatigue excessive ressentie depuis plusieurs semaines (symptôme très commun avec les troubles endocriniens).

 Provoquer / pallier / aggraver

L'infirmière cherche à connaître les éléments qui ont provoqué la fatigue (p. ex., un dysfonctionnement de l'hypophyse, de la thyroïde, des parathyroïdes, et des glandes surrénales ; du diabète). Par exemple, l'infirmière demandera au client : Qu'est-ce qui a provoqué votre fatigue ? Pouvez-vous vaquer à vos activités habituelles à la maison et au travail ?

Ensuite, elle s'intéressera à ce qui pallie cette fatigue (p. ex., le repos) ou l'aggrave (p. ex., le stress, l'exercice). À ce sujet, elle pourra demander : Que faites-vous pour diminuer votre fatigue ? Est-ce efficace ? ou encore Le repos et le sommeil soulagent-ils votre fatigue ? Devez-vous vous coucher durant la journée pour vous reposer ?

 ## Qualité / quantité

L'infirmière tente d'obtenir une description précise de la sensation éprouvée par le client. Elle souhaite documenter la qualité et la quantité de cette fatigue (p. ex., une intensité de 0 à 10). Pour ce faire, elle invite le client à décrire sa fatigue : Pouvez-vous décrire votre sensation de fatigue ? Dites-moi dans quelle mesure vous éprouvez de la fatigue en effectuant vos tâches quotidiennes sur une échelle de 0 à 10, 0 correspondant à aucune fatigue, 1 étant très peu fatigué et 10 étant fatigué à l'extrême ?

 ## Région / irradiation

L'irradiation n'est pas applicable pour ce symptôme ; par contre, l'infirmière peut demander pour cibler la région : Avez-vous l'impression que votre fatigue est généralisée ou bien concentrée dans une partie de votre corps (p. ex., aux muscles, aux os, à la tête) ?

 ## Symptômes et signes associés / sévérité

Le symptôme primaire à l'origine de la consultation est souvent accompagné d'autres symptômes ou signes cliniques qui doivent être évalués simultanément et qui permettent de préciser l'origine du problème et de déterminer la sévérité de celui-ci. Ces signes sont, par exemple, la prise de poids, des cheveux secs et une peau sèche. Les symptômes peuvent comprendre une perte ou un manque d'énergie, une humeur dépressive, des troubles de la mémoire, une tendance à avoir plus facilement froid, des crampes. L'infirmière pourra demander au client : Ressentez-vous d'autres malaises en plus de cette fatigue ? Avez-vous de la difficulté à dormir la nuit ? Vous sentez-vous dépressif ? Est-ce que votre peau et vos cheveux sont plus secs qu'à l'habitude ? Avez-vous gagné ou perdu du poids dernièrement ? Avez-vous tendance à être plus frileux ou, au contraire, avez-vous toujours chaud ? Est-ce que votre énergie est à son niveau habituel ? Vous arrive-t-il d'avoir des crampes dans les membres inférieurs ?

 ## Temps / durée

L'infirmière doit déterminer le moment précis de l'apparition du symptôme, sa durée et sa fréquence. Des exemples de questions pertinentes en lien avec cet élément seraient : Depuis quand éprouvez-vous cette fatigue ? La fatigue est-elle apparue progressivement ou soudainement ? Combien de fois par jour ou par semaine ressentez-vous cette fatigue ? Votre degré de fatigue varie-t-il pendant la journée ? À quel moment de la journée êtes-vous le plus fatigué ? Et le moins fatigué ?

 ## (*Understanding*) Compréhension et signification pour le client

L'infirmière tente de découvrir quelle signification le client donne à ce symptôme. Elle pourra questionner le client de cette façon : D'après vous, quelle est la cause de cette fatigue ? Quelles répercussions cela a-t-il sur votre vie ?

Histoire de santé (AMPLE)

En l'absence de manifestations typiques de troubles endocriniens, l'histoire de santé doit être recueillie de façon consciencieuse et détaillée. Une anamnèse approfondie fournira des données qui permettront de cerner les causes possibles et les effets du problème sur la vie de la personne. Les allergies, les médicaments, les antécédents de santé font tous partie de l'histoire de santé d'une personne. Ce sont des indices qui permettent d'envisager la façon dont le client réagit à la maladie et de comprendre davantage la signification qu'il accorde à ses symptômes. Ces renseignements peuvent être recueillis à l'aide de l'outil AMPLE (OIIQ, 2010).

 ## Allergies / réactions

L'infirmière collecte de l'information sur les allergies connues du client (médicaments, alimentation et environnement) de même que sur les réactions qu'elles produisent. Il ne faut pas confondre une réaction allergique ou une intolérance et les effets secondaires attribuables à la médication.

 ## Médicaments

Il faut demander au client s'il prend des médicaments (sur ordonnance ou en vente libre) ou encore des herbes médicinales et des suppléments alimentaires. Le cas échéant, il faut s'enquérir du motif, de la dose et de la durée du traitement. Il est particulièrement important de l'interroger sur la prise actuelle d'hormones de substitution comme l'insuline, l'hormone thyroïdienne ou les corticostéroïdes (p. ex., la prednisone), ce qui peut mettre en évidence certains problèmes associés à ces hormones. Les corticostéroïdes peuvent notamment provoquer l'intolérance au glucose chez certaines personnes en augmentant la glycogénolyse et la résistance à l'insuline. De nombreux médicaments non hormonaux peuvent également perturber le système endocrinien. Par exemple, plusieurs médicaments agissent sur la concentration du glucose sanguin.

Passé

Au moment de l'évaluation, il faut interroger le client sur sa santé en général et sur les changements qu'il a remarqués. Il faut également le questionner (ou un proche) sur des troubles endocriniens antérieurs ou actuels, et sur des anomalies de croissance et de développement. L'infirmière doit se renseigner sur les antécédents liés aux hospitalisations, aux interventions chirurgicales, à la chimiothérapie et à la radiothérapie (touchant surtout le cou). Une chirurgie au cerveau ou un coup violent à la tête pourrait avoir entraîné un traumatisme à l'hypophyse ou à l'hypothalamus.

L'hérédité peut jouer un rôle important dans l'apparition des troubles endocriniens. Il faut obtenir des renseignements sur les antécédents familiaux du client relatifs aux problèmes suivants : diabète de type 1 ou 2, hyper ou hypothyroïdie, goitre, cancer de la thyroïde, hyper ou hypotension, obésité, infertilité, problèmes de croissance, phéochromocytome (tumeur néoplasique de la médullosurrénale ou des ganglions sympathiques), maladies auto-immunes (p. ex., la **maladie d'Addison**) et hyperplasie surrénalienne. Poser la question « Y a-t-il un autre membre de votre famille qui souffre ou qui a souffert d'un tel problème ? » permettra de dépister une tendance familiale.

Capsule Jugement clinique

Monsieur Wilfrid Castonguay, 42 ans, est diabétique de type 1. Il est l'aîné et le seul homme d'une famille comptant trois femmes. Deux de ses sœurs sont enceintes.

Quelle question devriez-vous poser à monsieur Castonguay concernant ses antécédents familiaux en lien avec le diabète ?

 (*Last meal*) Dernier repas

L'infirmière détermine la quantité et la qualité des aliments et des liquides consommés. Ce bilan permet d'évaluer l'ingestion, la digestion, l'absorption et le métabolisme, et ce, en demandant à la personne ce qu'elle a mangé depuis 24 heures. Il faut également déterminer les conséquences que l'état de santé du client entraîne sur son alimentation et son appétit. Par exemple, la personne souffrant de diabète doit porter une attention particulière à son alimentation en limitant son apport en hydrates de carbone, en sel, en graisses saturées et en triglycérides. L'infirmière dresse un portrait des facteurs socioéconomiques et culturels tels que le budget alimentaire, se renseigne sur qui prépare les repas et sur les aliments préférés du client. Elle demande au client s'il doit suivre une diète particulière et s'il la respecte.

Si ces renseignements révèlent un problème, l'infirmière demandera au client de noter par écrit tout ce qu'il consomme pendant une période de trois jours afin d'analyser son alimentation plus en détail.

Événements / environnement

L'infirmière doit évaluer la santé fonctionnelle d'une personne afin de cerner les comportements positifs qui déterminent ses forces et de relever les comportements inadéquats actuels ou potentiels qui représentent un risque pour sa santé. Il est important de connaître les comportements de santé à cause de l'influence que peut avoir le mode de vie du client sur le système endocrinien.

Les questions clés à poser à une personne présentant des manifestations cliniques laissant soupçonner des troubles endocriniens sont présentées dans le **TABLEAU 59.6**.

| **Perception et gestion de la santé** | Il faut s'informer sur les soins de santé que le client reçoit ainsi que sur ses comportements à l'égard de ces soins. L'infirmière doit aussi vérifier la perception qu'il a de sa santé. Ces renseignements peuvent aider à découvrir la présence de symptômes vagues et non spécifiques évoquant des troubles endocriniens.

| **Nutrition et métabolisme** | Puisque la régulation du métabolisme et le maintien de l'homéostasie sont les principales fonctions du système endocrinien, le client atteint d'un dysfonctionnement ou d'un trouble endocrinien présentera souvent des perturbations sur les plans nutritionnel et métabolique. Des changements de l'appétit et du poids peuvent indiquer un trouble métabolique. Une perte de poids et une augmentation de l'appétit peuvent témoigner d'une hyperthyroïdie ou d'un diabète, surtout de type 1. Une perte de poids accompagnée d'une diminution de l'appétit peut traduire un pituitarisme (trouble fonctionnel de l'hypophyse), un hypocorticisme (insuffisance surrénalienne) ou une gastroparésie (diminution de la motilité et de la vidange gastriques due à une neuropathie autonome) secondaires au diabète. Une prise de poids peut évoquer une hypothyroïdie ou, si elle est concentrée au niveau du tronc, un hypercortisolisme (syndrome de Cushing). Par ailleurs, un gain de poids chez une personne prédisposée génétiquement peut accroître le risque de diabète de type 2.

Des difficultés de déglutition ou un changement de la circonférence du cou peuvent indiquer un trouble ou une inflammation de la glande thyroïde. Les questions portant sur l'augmentation de l'activité du système nerveux sympathique (p. ex., la nervosité, les palpitations, la sudation, les tremblements) peuvent aider à déceler une anomalie thyroïdienne ou un phéochromocytome (tumeur de la glande surrénale). L'intolérance à la chaleur peut être un signe d'hyperthyroïdie, et l'intolérance au froid, un signe d'hypothyroïdie.

TABLEAU 59.6	Modes fonctionnels de santé – Éléments complémentaires : système endocrinien

MODES FONCTIONNELS DE SANTÉ	QUESTIONS À POSER
Perception et gestion de la santé	• À quoi ressemble une de vos journées typiques ? • Avez-vous noté des changements dans votre capacité à effectuer vos activités normales en comparaison à l'an dernier ? Et depuis cinq ans [a] ?
Nutrition et métabolisme	• Combien pesez-vous et quelle est votre taille ? • Combien aimeriez-vous peser ? • Votre appétit ou votre poids ont-ils changé [a] ? • Avez-vous besoin de boire durant la nuit ? • Avez-vous noté des changements à la couleur de votre peau, en particulier sur le visage, le cou, les mains ou les plis cutanés [a] ? • La texture de votre peau a-t-elle changé ? Par exemple, vous paraît-elle plus épaisse ou plus sèche qu'auparavant [a] ? • Avez-vous éprouvé des difficultés à avaler, des maux de gorge ou un enrouement de la gorge ? Vos chemises sont-elles plus difficiles à boutonner [a] ? • Vous sentez-vous plus nerveux qu'auparavant ? Sentez-vous votre cœur battre très fort, ou vous arrive-t-il de transpirer alors que, à votre avis, vous ne devriez pas le faire ? • Éprouvez-vous des difficultés à tenir des objets à cause du tremblement de vos mains [a] ? • Trouvez-vous que les pièces sont trop chaudes ou trop froides ? Êtes-vous obligé de vous vêtir plus chaudement, ou sentez-vous que vous devriez ouvrir une fenêtre alors que les autres personnes dans la pièce semblent à l'aise [a] ? • Avez-vous actuellement ou avez-vous déjà eu des plaies qui mettaient du temps à guérir [a] ?
Élimination	• Devez-vous vous lever la nuit pour uriner ? Le cas échéant, à quelle fréquence ? • Avez-vous déjà eu des calculs rénaux [a] ? • Décrivez vos habitudes d'élimination intestinale. Avez-vous noté des changements dans ces habitudes [a] ? • Utilisez-vous des laxatifs pour faciliter votre élimination intestinale [a] ?
Activités et exercices	• Quelles sont vos activités au cours d'une journée type ? • Avez-vous un programme d'exercice planifié ? Si oui, quel est-il et avez-vous été obligé de le modifier dernièrement ? Le cas échéant, quelles ont été les modifications apportées ? • Ressentez-vous de la fatigue, que ce soit avec ou sans exercice physique [a] ?
Sommeil et repos	• Combien d'heures dormez-vous pendant la nuit ? Vous sentez-vous reposé au réveil ? • La transpiration vous réveille-t-elle la nuit [a] ? • Faites-vous des cauchemars [a] ?
Cognition et perception	• Avez-vous une bonne mémoire ? Avez-vous noté des changements à cet égard ? • Avez-vous éprouvé une vision brouillée ou double [a] ? • À quand remonte votre dernier examen oculaire ?
Perception et concept de soi	• Avez-vous noté des changements dans votre apparence physique ou votre taille [a] ? • Votre poids vous préoccupe-t-il [a] ? • Vous sentez-vous capable de faire tout ce que vous voudriez faire ? Sinon, pourquoi ? • Votre problème de santé affecte-t-il votre perception de vous-même [a] ?

MODES FONCTIONNELS DE SANTÉ	QUESTIONS À POSER
Relations et rôles	• Avez-vous un conjoint ? Avez-vous des enfants ? Pensez-vous être capable de vous occuper de votre famille et de votre maison ? Sinon, pourquoi ? • Où travaillez-vous ? Quelle est votre profession ? Êtes-vous capable de faire ce que l'on attend de vous et ce que vous attendez de vous-même ?
Sexualité et reproduction	**Femmes** • À quel âge avez-vous eu vos premières menstruations ? Était-ce plus tôt ou plus tard que les autres femmes de votre famille ? • À quand remontent vos dernières menstruations ? Votre flux menstruel est-il faible, abondant, irrégulier ? • Combien d'enfants avez-vous eus ? Quel était leur poids à la naissance ? Vous a-t-on dit que vous aviez le diabète au cours d'une grossesse[a] ? • Êtes-vous ménopausée ? Le cas échéant, depuis quand ? • Essayez-vous de devenir enceinte, mais sans succès[a] ? • Avez-vous noté des changements de pilosité sur votre corps[a] ? **Hommes** • Avez-vous noté des changements quant à votre capacité à avoir des érections et à les maintenir[a] ? • Vivez-vous des échecs dans votre tentative d'avoir des enfants[a] ?
Adaptation et tolérance au stress	• Quels sont les facteurs de stress dans votre vie ? • Comment affrontez-vous le stress et les problèmes ? • Quel est votre réseau de soutien ? Vers qui vous tournez-vous lorsque vous avez un problème ?
Valeurs et croyances	• Pensez-vous que vous devez prendre des médicaments même si vous vous sentez bien ? • Les traitements qui vous ont été prescrits entrent-ils en conflit avec votre système de valeurs et vos croyances[a] ?

[a] Si la réponse est affirmative, demandez au client d'expliciter.

Il faut également s'informer de tout changement de la peau ou des cheveux. Les changements dans la distribution de la pilosité de même que dans la couleur et la texture de la peau et des cheveux peuvent indiquer des problèmes endocriniens. La perte de cheveux peut signaler un hypopituitarisme, une hypothyroïdie, une hypoparathyroïdie ainsi qu'une augmentation de testostérone ou d'autres androgènes. Une augmentation de la pilosité, quant à elle, peut dénoter un hypercortisolisme. Une diminution de la pigmentation de la peau peut accompagner un hypopituitarisme, une hypothyroïdie et une hypoparathyroïdie, alors qu'une augmentation de la pigmentation de la peau, en particulier dans les zones exposées au soleil, peut signaler un hypocortisolisme. Une personne présentant une hypothyroïdie ou un excès d'hormones de croissance peut se plaindre d'une peau rugueuse ressemblant à du cuir. Un client atteint d'hyperthyroïdie dira que ses cheveux sont devenus fins et soyeux.

| **Élimination** | Puisque le maintien de l'équilibre liquidien est un rôle majeur du système endocrinien, les questions portant sur l'élimination peuvent révéler des troubles endocriniens. Par exemple, une polydipsie (soif plus intense) et une polyurie (miction plus fréquente) peuvent indiquer un diabète de type 1 ou 2. Il faut questionner le client sur la fréquence et la consistance de ses selles. Une élimination fréquente peut être un signe d'hyperthyroïdie. Des selles liquides abondantes ou une incontinence fécale peuvent indiquer une neuropathie autonome diabétique. La constipation est également observée dans les cas de diabète, d'hypothyroïdie, d'hypoparathyroïdie et d'hypopituitarisme.

| **Activités et exercices** | L'infirmière doit questionner le client à propos de son activité physique actuelle comparée à celle qu'il maintenait auparavant. La fatigue et l'hyperactivité sont souvent associées aux troubles endocriniens. Principalement, le dysfonctionnement endocrinien ne permet pas de maintenir les niveaux antérieurs d'activité physique.

| **Sommeil et repos** | Il est important de se renseigner sur les habitudes de sommeil puisque les

perturbations du sommeil sont fréquentes dans les troubles endocriniens. Le client atteint de diabète de type 1 ou 2 se plaindra de nycturie, ce qui peut gravement perturber son sommeil. Chez la personne atteinte de diabète de type 1 bien maîtrisé, la diaphorèse nocturne ou les cauchemars peuvent être provoqués par l'hypoglycémie. Le client atteint d'hyperthyroïdie ou d'hypercortisolisme peut rapporter des troubles d'insomnie. Par ailleurs, le client atteint d'hypothyroïdie, d'hypocorticisme ou d'hypopituitarisme peut signifier à l'infirmière qu'il est toujours fatigué, même s'il dort beaucoup.

| **Cognition et perception** | Un client atteint d'un dysfonctionnement endocrinien souffrira souvent d'apathie et de dépression. L'infirmière doit questionner le patient ou un proche pour déterminer s'il y a des changements sur le plan cognitif. Les pertes de mémoire et l'incapacité à se concentrer sont des symptômes fréquents des troubles endocriniens. Les troubles visuels comme une vision brouillée ou une diplopie peuvent indiquer des problèmes endocriniens.

| **Perception et concept de soi** | Les troubles endocriniens peuvent avoir un effet sur la perception de soi en raison des effets physiques qu'ils occasionnent. Il faut déterminer les variations du poids, de la taille et du degré de fatigue. La chronicité de nombreux troubles endocriniens ainsi que la nécessité d'un traitement à long terme peuvent altérer la perception de soi. L'infirmière devrait demander au client de décrire les effets de sa maladie sur la manière dont il se perçoit.

| **Relations et rôles** | L'infirmière doit demander au client s'il a noté des changements dans sa capacité à maintenir ses différents rôles à la maison, au travail et au sein de la communauté. Il arrive souvent que la personne atteinte d'un trouble endocrinien ne soit pas en mesure d'assumer ses rôles. Cependant, dans la plupart des cas et avec une prise en charge adéquate, le client pourra reprendre ses activités, ce qui est très rassurant pour lui et sa famille.

| **Sexualité et reproduction** | Il faut se renseigner sur les anomalies des caractéristiques sexuelles secondaires (p. ex., une pilosité au visage chez la femme, une diminution de la barbe chez un homme). Chez la femme, des problèmes liés aux menstruations ou à la grossesse peuvent indiquer un trouble endocrinien. Il faut donc recueillir des données détaillées à ce sujet. Des menstruations irrégulières se produisent souvent dans les troubles ovariens et les affections touchant l'hypophyse, la thyroïde et les glandes surrénales. Une cliente ayant donné naissance à des bébés de poids élevé pourrait présenter un diabète gestationnel non diagnostiqué, lequel pourrait être un facteur de risque du diabète de type 2. Enfin, des difficultés à allaiter peuvent indiquer un problème hypophysaire.

La dysfonction sexuelle chez l'homme est aussi fréquente dans les troubles endocriniens. Elle se traduit habituellement par l'impuissance, mais parfois aussi par une éjaculation rétrograde, c'est-à-dire une éjaculation au cours de laquelle le sperme, au lieu de sortir normalement par le méat urétral, prend un chemin rétrograde et est renvoyé en arrière, vers la vessie. L'infertilité chez l'homme ou la femme justifie un bilan complet du système reproducteur et du système endocrinien.

| **Adaptation et tolérance au stress** | Toutes sortes de facteurs de stress peuvent influer sur le système endocrinien. Les sources importantes de stress doivent être soigneusement évaluées, notamment le stress engendré par le travail, les rôles particuliers et les finances. L'infirmière doit également s'enquérir des stratégies d'adaptation au stress qu'emploie le client et de son réseau de soutien afin de déterminer si ces modes d'adaptation sont encore efficaces et si les réseaux de soutien répondent aux besoins actuels du client.

| **Valeurs et croyances** | La détermination des valeurs et des croyances du client atteint d'une maladie chronique peut aider l'équipe soignante à préparer une prise en charge adaptée au client. Ceci est particulièrement important dans les cas de diabète de type 2 qui nécessitent des modifications majeures des habitudes de vie pour assurer le succès du traitement. D'autres troubles endocriniens comme l'hypothyroïdie et l'hypocorticisme peuvent être facilement maîtrisés par un traitement oral assidu. L'infirmière a donc la tâche importante de déterminer la capacité du client à apporter des modifications à ses habitudes de vie, à prendre ses médicaments quotidiennement et à en augmenter la dose, au besoin.

59.2.2 Données objectives

La plupart des glandes endocrines ne peuvent pas être directement examinées. À l'exception de la thyroïde et des gonades mâles, les glandes endocrines sont profondément enfouies dans le corps, ce qui les protège des lésions et des traumatismes. Néanmoins, l'évaluation peut être effectuée au moyen de diverses données objectives. Il est impératif de bien comprendre l'action des hormones pour être en mesure d'évaluer la fonction d'une glande en inspectant les tissus cibles.

Examen physique

Il faut retenir que le système endocrinien agit sur tous les systèmes de l'organisme. Les manifestations cliniques de la fonction endocrinienne varient considérablement selon la glande en cause. Indépendamment du type de dysfonctionnement endocrinien, la procédure générale suivante devrait être respectée pour l'examen physique.

Asynergie oculopalpébrale : Signe de von Graefe ; retard observé dans la réaction d'abaissement de la paupière supérieure lorsque le regard se porte vers le bas.

55

L'indice de masse corporelle (IMC) est décrit dans le chapitre 55, *Interventions cliniques – Obésité*.

RAPPELEZ-VOUS...

Il faut savoir utiliser le nomogramme pour trouver l'IMC d'une personne.

Signes vitaux

Il faut procéder à une évaluation complète des signes vitaux au début de l'examen. Des variations de température peuvent traduire une dysfonction thyroïdienne. Les modifications cardiovasculaires comme la tachycardie, la bradycardie ainsi que l'hypotension et l'hypertension peuvent être provoquées par divers problèmes d'origine endocrinienne.

Taille et poids

L'évaluation du système endocrinien doit tenir compte des profils de croissance et de développement, de la distribution du poids et des changements de celui-ci, et elle doit comparer ces données aux valeurs normales (courbes de croissance). Les anomalies des profils de croissance évoquent des problèmes associés à l'hormone de croissance. Des changements de poids peuvent également indiquer une dysfonction endocrinienne. Les troubles thyroïdiens et le diabète de type 2 sont des exemples de troubles endocriniens qui influent sur le poids corporel. L'indice de masse corporelle (IMC) est un ratio taille-poids utilisé pour évaluer le risque de maladies liées à un excès ou à une insuffisance de poids ▶ **55**.

Il peut également être utile de comparer le poids actuel du client avec son poids habituel afin de déceler des changements. Le pourcentage de variation du poids est calculé en divisant le poids actuel par le poids habituel, et en multipliant ce résultat par 100. Une variation du poids de plus de 5 % en un mois, de 7,5 % en trois mois ou de 10 % en six mois est considérée comme importante.

État mental et émotionnel

Tout au long de l'examen, l'infirmière doit évaluer le sens de l'orientation du client, sa vigilance, sa mémoire, son état émotif, sa personnalité, son niveau d'anxiété et son élocution. Les troubles endocriniens altèrent souvent l'état mental et émotionnel.

Système tégumentaire

L'infirmière doit observer la couleur et la texture de la peau, des cheveux et des ongles. Elle doit noter la couleur générale de la peau ainsi que la pigmentation et la présence d'ecchymoses. L'hyperpigmentation ou une coloration foncée de la peau (particulièrement sur les jointures, les coudes, les genoux, les organes génitaux et le creux de la main) est un signe classique de la maladie d'Addison (Jarvis, 2009). L'infirmière doit palper la peau pour en apprécier la texture et détecter la présence d'humidité. Elle doit également examiner la distribution de la pilosité non seulement sur la tête, mais également sur le visage, le tronc et les extrémités. Elle doit évaluer l'apparence et la texture des cheveux. Des cheveux ternes et secs, une croissance excessive ou une perte de cheveux peuvent indiquer un dysfonctionnement endocrinien. L'infirmière doit examiner toute plaie et s'informer de sa date d'apparition.

Tête

L'infirmière doit mesurer la dimension et le contour de la tête. Les traits du visage doivent être symétriques. Elle doit inspecter les yeux en prêtant attention à leur position, à leur symétrie, à leur forme et à leurs mouvements. Elle doit également vérifier l'opacité du cristallin ainsi que la présence d'une **asynergie oculopalpébrale** et d'un œdème. L'infirmière peut également demander au client d'apporter une photographie de lui datant de quelques années afin de voir s'il a subi un changement d'apparence causé par des troubles endocriniens. En observant la structure du visage du client, elle peut ainsi déceler les changements qui ne sont pas liés au vieillissement normal (Golan-Cohen, Horn, Sive, & Vinker, 2008).

La présence d'une perte d'acuité visuelle peut être associée à une tumeur hypophysaire. Dans la bouche, l'évaluation doit porter sur la muqueuse buccale, l'état de la dentition, la malocclusion et l'émail marbré, de même que sur la taille et les **fasciculations** (tressautements localisés, non coordonnés et incontrôlables d'un seul groupe musculaire) de la langue.

Cou

Au moment de l'inspection de la glande thyroïde, l'observation doit d'abord se faire en position normale, de préférence sous un éclairage latéral, puis la tête en légère extension et, finalement, pendant que le client avale un peu d'eau. La trachée devrait se trouver sur la ligne médiane, et le cou devrait être symétrique. Toute protubérance anormale de la région thyroïdienne devrait être notée. La palpation de la thyroïde peut être effectuée si elle n'est pas visiblement hypertrophiée. Cependant, puisque la palpation de la thyroïde peut entraîner la libération d'hormones thyroïdiennes, elle doit être différée chez un client dont la thyroïde a visiblement augmenté de volume. En présence d'une hypertrophie de la thyroïde, il faut ausculter les lobes latéraux avec le stéthoscope pour déterminer la présence d'un souffle.

La glande thyroïde est difficile à palper. Sa palpation demande une grande expertise et doit être validée par une infirmière expérimentée ou par un médecin. Il est nécessaire de fournir de l'eau au client, car il devra avaler durant l'examen. Deux approches sont utilisées pour palper la thyroïde : les palpations antérieure et postérieure. Pour la palpation antérieure, l'infirmière se tient debout devant le client, dont le cou est fléchi. Elle doit placer le bord supérieur du pouce le long de la partie inférieure du cartilage cricoïde. Elle doit ensuite déplacer le pouce sur l'isthme pendant que le client avale de l'eau, puis placer les doigts sur la face antérieure du muscle sterno-cléido-mastoïdien et palper chaque lobe latéral avant et pendant que le client avale de l'eau. Pour la palpation postérieure, l'infirmière se tient derrière le client. Elle pose les pouces des deux mains sur la nuque du client et se sert de l'index et du majeur de chaque main pour palper l'isthme de la thyroïde et les faces antérieures des lobes latéraux.

Pour faciliter l'examen de chaque lobe et pour détendre les muscles du cou, l'infirmière demande au client de pencher le cou légèrement vers l'avant et vers la droite. Avec les doigts de la main gauche, elle déplace le cartilage de la thyroïde. Elle palpe de la main droite après avoir fait passer le pouce profondément derrière le muscle sterno-cléido-mastoïdien et après avoir placé l'index et le majeur devant ce même muscle, et ce, pendant que le client avale de l'eau **FIGURE 59.12**. Elle répète ensuite cette opération du côté gauche. La palpation sert à déterminer la taille de la thyroïde, sa forme, sa symétrie et la présence de zones sensibles ou de nodules.

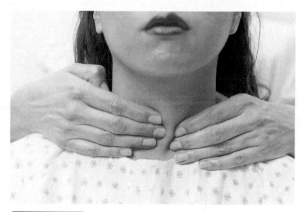

FIGURE 59.12
L'infirmière procède à la palpation postérieure de la thyroïde.

En général, chez la plupart des gens, il est souvent impossible de palper la thyroïde. Par contre, si la palpation est possible, c'est une masse lisse de consistance ferme et non sensible sous une pression légère qui devrait être sentie. La présence de nodules, une augmentation du volume, une asymétrie ou une consistance dure sont des phénomènes anormaux pour lesquels le client doit subir une évaluation plus approfondie.

Thorax
L'infirmière doit inspecter le thorax pour en apprécier la forme ainsi que les caractéristiques de la peau. Elle doit noter la présence d'une **gynécomastie** chez l'homme. Par ailleurs, les poumons et le cœur doivent être auscultés afin de noter la présence de bruits adventices (râles) ou de bruits cardiaques surajoutés 🖱.

Abdomen
Il n'y a pas d'examen particulier de l'abdomen pour dépister les troubles endocriniens, sauf l'évaluation des caractéristiques de la peau, notamment l'apparition soudaine de vergetures pourpres sur l'abdomen pouvant faire penser à un **hypercortisolisme** (syndrome de Cushing), ainsi que des sons abdominaux hyperactifs ou hypoactifs.

Membres supérieurs et inférieurs
Il importe d'évaluer la taille, la forme, la symétrie et les proportions générales des mains et des pieds. L'inspection de la peau pour dépister des changements de pigmentation et la présence de lésions ou d'œdème doit également faire partie de l'examen. Il faut évaluer la force musculaire ainsi que les réflexes des tendons profonds. Pour déceler la présence de tremblements, il faut placer un morceau de papier sur les doigts étendus, la paume vers le bas.

Organes génitaux
L'infirmière doit inspecter la distribution de la pilosité du pubis. Une distribution en forme de losange chez la femme est anormale et peut indiquer un trouble endocrinien. Il faut palper les testicules chez l'homme afin d'en vérifier le volume; chez la femme, la présence d'une hypertrophie du clitoris doit être notée.

Les anomalies courantes liées au système endocrinien sont présentées au **TABLEAU 59.7**. Une liste spécifique est utilisée pour évaluer les troubles endocriniens diagnostiqués antérieurement et pour dépister tout signe de nouveaux problèmes **TABLEAU 59.8**.

Gynécomastie :
Développement des seins chez l'homme.

Consultez les animations présentées au www.cheneliere.ca/lewis pour découvrir les bruits pulmonaires (normaux et anormaux) qui peuvent être entendus au moment de l'auscultation du thorax.

Jugement clinique

Monsieur Stéphane Papillon, 41 ans, a consulté son médecin parce qu'il se plaint de céphalée et de perte d'équilibre depuis environ un mois. Il a également constaté qu'il avait de la difficulté à tenir des objets parce qu'il avait des tremblements aux mains.

Ces signes et symptômes laissent-ils suspecter un trouble endocrinien ? Justifiez votre réponse.

Anomalies courantes

TABLEAU 59.7	Système endocrinien	
OBSERVATIONS	**DESCRIPTION**	**ÉTIOLOGIE POSSIBLE ET SIGNIFICATION**
Tégument		
Hyperpigmentation	Coloration plus foncée de la peau, particulièrement dans les plis cutanés	Maladie d'Addison provoquée par une sécrétion accrue de l'hormone stimulatrice des mélanocytes, *acanthosis nigricans*
Vergetures	Lignes d'un rouge violacé sur la surface de la peau, habituellement observées sur l'abdomen, les seins et les fesses	Syndrome de Cushing

TABLEAU 59.7   Système endocrinien *(suite)*

OBSERVATIONS	DESCRIPTION	ÉTIOLOGIE POSSIBLE ET SIGNIFICATION
Modification de la texture de la peau	Peau épaisse, froide et sèche	Hypothyroïdie
	Peau épaisse, huileuse, ayant une texture de cuir	Hormone de croissance en quantité excessive (acromégalie)
	Peau chaude, lisse et moite	Hyperthyroïdie
Modification de la distribution capillaire	Perte de cheveux	Hypothyroïdie, hyperthyroïdie, réduction de la sécrétion hypophysaire
	Diminution de la pilosité axillaire et pubienne	Déficit en cortisol
	Hirsutisme (pilosité excessive du visage chez les femmes)	Syndrome de Cushing, prolactinome (tumeur de l'hypophyse)
Ulcération de la peau	Zones présentant une ulcération de la peau, plus couramment sur les jambes et les pieds	Neuropathie périphérique et maladie vasculaire périphérique (principaux facteurs contribuant à l'apparition des ulcères du pied chez les diabétiques)
Œdème	Myxœdème	Accumulation de glycosaminoglycanes dans les tissus, observée dans l'hypothyroïdie
Tête, cou		
Troubles visuels	Diminution de l'acuité visuelle ou réduction de la vision périphérique, ou les deux	Hypertrophie / tumeur de l'hypophyse provoquant une pression sur le nerf optique
Exophtalmie	Extrusion du globe oculaire hors de son orbite	Hypertrophie des muscles oculomoteurs (myosite) et accumulation de glycosaminoglycanes entraînant un œdème à la suite d'une réaction auto-immune
Faciès lunaire	Œdème périorbitaire et rondeur du visage	Syndrome de Cushing résultant d'une augmentation de la sécrétion de cortisol
Myxœdème	Œdème blanchâtre de la peau (accumulation d'eau dans la peau donnant un aspect bouffi) s'accompagnant d'une prise de poids, d'un épaississement des traits (visage hébété), d'une coloration jaune paille, d'une peau sèche et froide ne présentant pas de transpiration ; parfois accompagné d'une macroglossie (augmentation importante du volume de la langue) et d'une voix rauque	Glycosaminoglycanes hydrophiles infiltrant le derme chez les personnes atteintes d'hypothyroïdie
	Troubles sexuels et intellectuels (possibilité d'une forme de retard mental dans les cas néonataux)	
	Insuffisance cardiaque majeure avec diminution du débit cardiaque	
Goitre	Gonflement généralisé de la glande thyroïde	Hyperthyroïdie, hypothyroïdie, déficit en iode
Nodule thyroïdien	Tuméfaction localisée de la glande thyroïde	Bénin ou malin

| TABLEAU 59.7 | Système endocrinien *(suite)* |

OBSERVATIONS	DESCRIPTION	ÉTIOLOGIE POSSIBLE ET SIGNIFICATION
Système cardiovasculaire		
Douleur thoracique	Angine causée par une augmentation de la demande métabolique	Hyperthyroïdie
Dysrythmie	Tachycardie, fibrillation auriculaire	Hypothyroïdie, hyperthyroïdie, phéochromocytome
Hypertension	Pression artérielle élevée causée par une augmentation de la demande métabolique et une surproduction de catécholamines	Hyperthyroïdie, phéochromocytome, syndrome de Cushing
Système musculosquelettique		
Modification de la force musculaire ou de la masse musculaire	Faiblesse généralisée ou fatigue, ou les deux	Symptômes courants associés à de nombreux troubles endocriniens, y compris un dysfonctionnement de l'hypophyse, de la thyroïde, des parathyroïdes et des glandes surrénales ; diabète, diabète insipide
	Diminution de la masse musculaire	Observée plus particulièrement chez les sujets présentant un déficit en hormone de croissance et dans le syndrome de Cushing secondaire à une dégradation des protéines
Développement exagéré des os et du cartilage	Grossièreté des traits du visage ; augmentation de la taille des mains et des pieds sur une période de plusieurs années	Développement graduel et épaississement des tissus osseux survenant en raison d'un excès en hormone de croissance chez les adultes, comme dans l'acromégalie
Nutrition		
Modification du poids	Perte de poids	Hyperthyroïdie causée par une augmentation du métabolisme, acidocétose diabétique
	Gain de poids	Hypothyroïdie, syndrome de Cushing
Modification de la glycémie	Augmentation de la glycémie	Diabète de type 2, syndrome de Cushing, excès en hormone de croissance
Système nerveux		
Léthargie	État de torpeur mentale ou de somnolence	Hypothyroïdie
Tétanie	Spasmes musculaires involontaires intermittents habituellement localisés aux extrémités	Déficit grave en calcium pouvant survenir dans l'hypoparathyroïdie
Crise épileptique	Contractions musculaires involontaires soudaines	Conséquence d'un adénome pituitaire ; déséquilibre électrolytique et liquidien associé à une sécrétion excessive d'hormone antidiurétique ; complications du diabète ; hypothyroïdie grave
Exacerbation des réflexes tendineux	Hyperréflexie	Hyperthyroïdie, hypoparathyroïdie

59

| TABLEAU 59.7 | Système endocrinien *(suite)* |

OBSERVATIONS	DESCRIPTION	ÉTIOLOGIE POSSIBLE ET SIGNIFICATION
Système digestif		
Constipation	Passage occasionnel de selles dures	Hypothyroïdie ; hyperparathyroïdie causée par un déséquilibre en calcium
Système reproducteur		
Modification de la fonction reproductrice	Menstruations irrégulières, diminution de la libido, réduction de la fertilité, impuissance	Fonction reproductrice significativement influencée par diverses anomalies endocriniennes, dont une hypofonction de l'hypophyse, un excès en hormone de croissance, un trouble thyroïdien et une dysfonction corticosurrénale
Autres		
Polyurie	Volume urinaire excessif	Diabète de type 1 et 2 (secondaire à une hyperglycémie) ou diabète insipide (associé à une réduction de l'ADH)
Polydipsie	Soif excessive	Pertes hydriques extrêmes dans le diabète de type 2 (avec hyperglycémie grave) et le diabète insipide ; déshydratation
Réduction du volume urinaire	ADH entraînant la réabsorption hydrique à partir des tubules rénaux	Syndrome de sécrétion d'ADH inappropriée
Thermorégulation	Intolérance au froid	Hypothyroïdie causée par un ralentissement des processus métaboliques
	Intolérance à la chaleur	Hyperthyroïdie causée par un métabolisme excessif

TABLEAU 59.8	Examen ciblé du système endocrinien

Cette liste de contrôle permet de vérifier que les étapes clés de l'évaluation ont été réalisées.

Données subjectives

Interroger le client sur les éléments suivants :

Soif excessive ou accrue	Oui	Non
Miction excessive ou réduite	Oui	Non
Faim excessive	Oui	Non
Intolérance à la chaleur ou au froid	Oui	Non
Sudation excessive	Oui	Non
Prise ou perte de poids récentes	Oui	Non

TABLEAU 59.8	Examen ciblé du système endocrinien *(suite)*
Données objectives – Examen physique	
Inspecter :	
Température corporelle	☐
Taille et poids	☐
Vigilance et état émotionnel	☐
Changements de couleur et de texture de la peau	☐
Changements de couleur, de texture et de distribution des cheveux	☐
Ausculter :	
Fréquence, rythme et amplitude cardiaques, pression artérielle	☐
Palper :	☐
Glande thyroïde	☐
Œdème aux membres	☐
Texture et température de la peau	☐
Données objectives – Examens paracliniques	
Vérifier les résultats des analyses de laboratoire :	
Potassium	☐
Glucose	☐
Sodium	☐
Hémoglobine glyquée (HbA1c)	☐
Épreuves relatives à la thyroïde : TSH, T_3, T_4	☐

59.3 | Examens paracliniques du système endocrinien

Des analyses de laboratoire et des examens radiologiques effectués avec précision permettent de confirmer le diagnostic d'un trouble endocrinien. Les analyses de laboratoire comprennent habituellement des analyses sanguines et urinaires.

L'échographie peut être utilisée pour isoler les excroissances endocriniennes comme les nodules thyroïdiens. Les examens radiologiques incluent les radiographies courantes, la tomodensitométrie et l'imagerie par résonance magnétique (IRM). L'infirmière est responsable d'expliquer toutes les procédures diagnostiques au client et à ses proches. Les principaux examens paracliniques du système endocrinien sont présentés au **TABLEAU 59.9**.

TABLEAU 59.9	Système endocrinien	
EXAMEN	**DESCRIPTION ET BUT / VALEURS NORMALES**	**RESPONSABILITÉS INFIRMIÈRES**
Hypophyse		
Analyses de sang		
Hormone de croissance (somatotrophine)	• Évaluation de la sécrétion de GH. Utilisée pour repérer un déficit ou un excès en GH. Les taux de GH sont influencés par l'heure de la journée, la prise d'aliments et le stress. • Hommes : valeur inférieure à 5 ng/ml • Femmes : valeur inférieure à 10 ng/ml	• S'assurer que le client est à jeun et n'a pas subi récemment de stress émotionnel ou physique. • Expliquer au client la procédure pour le prélèvement sanguin. • Indiquer si le client est à jeun et le niveau d'activité récent sur la fiche de laboratoire. • Envoyer l'échantillon sanguin au laboratoire immédiatement. • Après la prise de sang, examiner le site de ponction veineuse afin de repérer un saignement ou la formation d'un hématome.
Somatomédine C (facteur de croissance insulinoïde 1 [IGF-1])	• Évaluation de la sécrétion de GH. Offre un résultat plus précis quant à la concentration plasmatique moyenne de GH, puisqu'elle n'est pas influencée par les fluctuations nycthémérales et le rythme circadien. De faibles concentrations révèlent un déficit en GH ; de fortes concentrations indiquent un excès en GH. • Les valeurs de référence varient selon l'âge.	• Demander au client d'observer un jeûne nocturne, de préférence (pas obligatoire). • Expliquer au client la procédure pour le prélèvement sanguin. • Après la prise de sang, examiner le site de ponction veineuse afin de repérer un saignement ou la formation d'un hématome.
Stimulation de l'hormone de croissance	• Examen de tolérance à l'insuline : insuline régulière (0,05 à 0,15 unité/kg) administrée par voie I.V., et prélèvements sanguins à -30, 0, 30, 45, 60 et 90 minutes en vue de mesurer la glycémie et la concentration en GH. • Valeurs de référence : GH supérieure à 5 mcg/L • Test à l'arginine – *Growth hormone releasing hormone* (GHRH) : bolus de GHRH suivi par une perfusion de 30 minutes de L-arginine. • Valeurs de référence : GH supérieure à 4,1 mcg/L	• Informer le client qu'il ne doit rien ingérer par voie orale après minuit. L'eau est permise le matin de l'examen. • Expliquer au client la procédure pour le prélèvement sanguin. • Poser un accès I.V. afin d'administrer les médicaments et de procéder à des prélèvements sanguins fréquents. • Évaluer continuellement afin de déceler une hypoglycémie ou une hypotension. Conserver des solutions I.V. 50 % et 5 % de dextrose au chevet du client en cas d'épisode d'hypoglycémie grave. • Après la prise de sang, examiner le site de ponction veineuse afin de repérer un saignement ou la formation d'un hématome.
Gonadotrophines • Hormone folliculostimulante • Hormone lutéinisante	• Utiles pour distinguer l'insuffisance gonadique primaire d'une insuffisance hypophysaire. Chez les femmes, des différences marquées sont observées durant le cycle menstruel et au moment de la ménopause. Les taux sont bas dans l'insuffisance hypophysaire, et élevés dans l'insuffisance gonadique primaire. • **FSH** Femmes : – Phase folliculaire : 1,68-15 UI/L – Phase ovulatoire : 21,9-56,6 UI/L	• Expliquer au client la procédure pour le prélèvement sanguin. • Informer le client qu'aucune préparation précise n'est requise. • Prélever un seul tube de sang pour la FSH et la LH. • Indiquer le moment du cycle menstruel sur la fiche de laboratoire, ou indiquer si la cliente est ménopausée. • Après la prise de sang, examiner le site de ponction veineuse afin de repérer un saignement ou la formation d'un hématome.

| TABLEAU 59.9 | Système endocrinien *(suite)* |

EXAMEN	DESCRIPTION ET BUT / VALEURS NORMALES	RESPONSABILITÉS INFIRMIÈRES

	– Phase lutéinique : 0,61-16,3 UI/L
	     – Postménopause : 14,2-7,8 UI/L
	 Hommes : 1,24-7,8 UI/L
	 • **LH**
	 Femmes :
	     – Phase folliculaire : 5-30 mUI/ml (5-30 UI/L SI)
	     – Milieu du cycle : 75-150 mUI/ml (75-150 UI/L SI)
	     – Phase lutéale : 3-40 mUI/ml (3-40 UI/L SI)
	     – Postménopause : 30-200 mUI/ml (30-200 UI/L SI)
	 Hommes : 6-23 mUI/ml (6-23 UI/L SI)	

Privation d'eau (stimulation par l'ADH)	• Utilisée pour distinguer les causes du diabète insipide (DI), y compris le DI central, le DI néphrogénique, le syndrome d'antidiurèse inappropriée et la polydipsie psychogène. • De l'ADH (vasopressine) est administrée. • Valeurs de référence : après l'administration d'ADH, l'osmolalité urinaire ne montre aucune augmentation additionnelle. • Chez les personnes atteintes de DI central, l'osmolalité urinaire augmente après l'administration d'ADH. • Chez les personnes atteintes de DI néphrogénique, une réponse nulle ou minime à l'administration d'ADH est observée.	• Être conscient qu'une déshydratation grave peut survenir durant cet examen en cas de DI central ou néphrogénique. • Réaliser cet examen uniquement si la concentration sérique en sodium est normale et l'osmolalité urinaire inférieure à 300 mOsm/kg. • Effectuer cet examen, d'une durée de six heures, généralement entre 6 h et midi. • Déterminer le poids initial ainsi que l'osmolalité urinaire et plasmatique. • Évaluer le volume et la densité de l'urine toutes les heures. • Envoyer les échantillons prélevés toutes les heures afin de mesurer l'osmolalité urinaire. • Interrompre le test et réhydrater le client si le poids chute de plus de 2 kg à un moment ou à un autre durant le test. Réhydrater par voie orale. • Vérifier la pression artérielle (P.A.) orthostatique et le pouls après la réhydratation afin d'assurer un volume hydrique adéquat.
Examens radiologiques		
Imagerie par résonance magnétique	• Examen de choix pour l'évaluation radiologique de l'hypophyse et de l'hypothalamus. Utile pour déceler les tumeurs dans l'hypothalamus ou l'hypophyse.	• Informer le client qu'il doit demeurer allongé le plus immobile possible durant l'examen. • Expliquer que l'examen est indolore et non invasif, mais très bruyant.
Tomodensitométrie avec substance de contraste	• Utilisée pour déceler la présence d'une tumeur et sa taille, s'il y a lieu. Une substance de contraste peut être administrée par voie orale ou I.V., ou les deux.	• Expliquer la procédure au client. • Informer le client qu'il doit demeurer allongé, sans bouger, durant la procédure. • Si une substance de contraste est utilisée, vérifier que le client ne présente pas d'allergie à l'iode ou une insuffisance rénale.

59

TABLEAU 59.9   **Système endocrinien** *(suite)*

EXAMEN	DESCRIPTION ET BUT / VALEURS NORMALES	RESPONSABILITÉS INFIRMIÈRES
Thyroïde		
Analyses de sang		
Thyréostimuline (TSH) (thyrotrophine)	• Mesure des taux de TSH. Examen paraclinique considéré comme le plus précis pour évaluer un dysfonctionnement de la thyroïde. • Valeurs de référence : 0,4-4,2 mU/L	• Expliquer au client la procédure pour le prélèvement sanguin. • Informer le client qu'aucune préparation précise n'est requise. • Après la prise de sang, examiner le site de ponction veineuse afin de repérer un saignement ou la formation d'un hématome.
Thyroxine totale	• Mesure de la concentration sérique totale de T_4. Utile pour évaluer la fonction thyroïdienne et pour surveiller la thyroïdothérapie. • Valeurs de référence : 4,6-11 mcg/dl (59-142 nmol/L)	
Thyroxine libre (T_4L)	• Mesure de la composante active de la T_4 totale. Comme son taux demeure constant, elle est considérée comme une meilleure indication de la fonction thyroïdienne que la T_4 totale. • Valeurs de référence : 0,8-2,7 ng/dl (10-35 pmol/L)	
Triiodothyronine totale	• Mesure de la concentration sérique de T_3. Utile pour diagnostiquer l'hyperthyroïdie si les taux de T_4 sont normaux. • 20-50 ans : 70-204 ng/dl (1,08-3,14 nmol/L) • Plus de 50 ans : 40-181 ng/dl (0,62-2,79 nmol/L)	
Triiodothyronine libre (T_3L)	• Mesure de la composante active de la T_3 totale. • Valeurs de référence : 260-480 pg/dl (4-7,4 pmol/L)	
Transfert de la T_3	• Mesure indirecte de la capacité de fixation de la globuline liant la thyroxine. • Valeurs de référence : 24 %-34 %	
Anticorps antithyroïdes (Ac) • Thyroperoxidase (TPO) Ac • Thyroglobuline Ac • Thyréostimuline Ac	• Mesure des taux d'anticorps antithyroïdes. Facilite le diagnostic d'une maladie thyroïdienne auto-immune et permet de la distinguer de la thyroïdite. Un ou plusieurs tests de détection des anticorps peuvent être demandés en fonction des symptômes.	
Hormone de libération de la thyréostimuline (stimulation par la TRH)	• Évaluation de la fonction de l'antéhypophyse basée sur la sécrétion de TSH à la suite de l'administration de TRH. • Valeurs de référence : TSH au départ inférieure à 10 mU/L ; TSH après stimulation supérieure au double de la valeur initiale.	• Aviser le client qu'il doit interrompre les médicaments contre les troubles de la thyroïde de trois à quatre semaines avant le test. • Expliquer au client la procédure pour le prélèvement sanguin. • Après l'administration de TRH, prélever des échantillons sanguins à différents intervalles afin de déterminer les taux de TSH. • Après la prise de sang, examiner le site de ponction veineuse afin de repérer un saignement ou la formation d'un hématome.

| TABLEAU 59.9 | Système endocrinien *(suite)* | |

EXAMEN	DESCRIPTION ET BUT / VALEURS NORMALES	RESPONSABILITÉS INFIRMIÈRES

Thyroglobuline	• Décèle la présence de tissu thyroïdien anormal ou de cancers thyroïdiens ; principalement utilisée comme marqueur tumoral chez les personnes traitées contre un cancer thyroïdien.
	• Valeurs de référence :
	  – Hommes : 0,5-53 ng/ml
	  – Femmes : 0,5-43 ng/ml
		• Expliquer au client la procédure pour le prélèvement sanguin.
		• Informer le client qu'aucune préparation précise n'est requise.
		• Après la prise de sang, examiner le site de ponction veineuse afin de repérer un saignement ou la formation d'un hématome.

Examens radiologiques		
Échographie	• Évalue les nodules thyroïdiens afin de déterminer s'il s'agit de kystes (contenant du liquide) ou de tumeurs solides.	• Expliquer qu'un gel et un transducteur seront utilisés sur le cou. • Informer le client que le test dure 15 minutes. • Aviser le client qu'il n'a pas à être à jeun ni à recevoir de sédatif.
Scintigraphie thyroïdienne et captage de l'iode radioactif	• Scintigraphie : utilisée pour évaluer les nodules thyroïdiens. Des isotopes radioactifs sont administrés par voie orale ou I.V. Le scanneur enregistre des images au moyen de la radioactivité émise en passant au-dessus de la thyroïde. Un scintigramme normal de la thyroïde révèle un schéma homogène et des lobes symétriques. Les nodules bénins apparaissent comme des zones chaudes puisqu'ils captent les radionucléides ; les tumeurs malignes apparaissent comme des zones froides puisque, en général, elles ne captent pas les radionucléides. • Captage de l'iode radioactif : offre une mesure directe de l'activité thyroïdienne. Évalue la fonction des nodules thyroïdiens. Les clients reçoivent de l'iode radioactif par voie orale ou par voie I.V. Le captage par la glande thyroïde est mesuré à l'aide d'un scanneur à plusieurs intervalles, par exemple entre 2 et 4 heures, et après 24 heures. Les valeurs pour le captage de l'iode radioactif sont exprimées en pourcentage de capture. • Valeurs de référence : entre 2 et 4 heures, 3 %-19 % ; après 24 heures, 11 %-30 %	• Expliquer la procédure au client. • Vérifier la présence d'une réaction antérieure à un produit de contraste iodé. • S'assurer que le client comprend que l'iode radioactif administré par voie orale n'est pas nocif. • Informer le client qu'aucune préparation particulière n'est requise. • Aviser le client qu'il ne doit pas prendre de suppléments d'iode au cours des semaines précédant le test, car les médicaments contre les troubles de la thyroïde nuisent aux résultats du test de captage.
Parathyroïde		
Analyses de sang		
Parathormone	• Mesure du taux sérique de PTH. Les résultats doivent être interprétés en fonction des taux sériques de calcium observés dans la même prise de sang. • Valeurs de référence : 10-65 pg/ml	• Informer le client qu'un échantillon sanguin sera prélevé. • Recueillir l'échantillon sanguin chez le sujet à jeun, de préférence. • Conserver l'échantillon avec de la glace. • Après la prise de sang, examiner le site de ponction veineuse afin de repérer un saignement ou la formation d'un hématome.

59

| TABLEAU 59.9 | Système endocrinien *(suite)* |

EXAMEN	DESCRIPTION ET BUT / VALEURS NORMALES	RESPONSABILITÉS INFIRMIÈRES
Calcium (total)	• Utilisé pour déceler les troubles parathyroïdiens et osseux. Une hypercalcémie peut indiquer une hyperparathyroïdie primaire, une hypocalcémie et une hypoparathyroïdie. • Valeurs de référence : 6-13 mg/dl (1,5-3,25 mmol/L SI)	• Informer le client qu'un échantillon sanguin sera prélevé. • Après la prise de sang, examiner le site de ponction veineuse afin de repérer un saignement ou la formation d'un hématome.
Calcium (ionisé)	• Forme libre de calcium non influencée par la variation des taux sériques d'albumine. • Valeurs de référence : 2,2-7 mg/dl (0,78-1,58 mmol/L SI)	
Phosphate	• Mesure du phosphore inorganique. Augmentation des taux indiquant une hypoparathyroïdie primaire ou des causes secondaires (p. ex., une insuffisance rénale) ; diminution des taux indiquant une hyperparathyroïdie. Les taux de phosphore et de calcium sont inversement liés. • Valeurs de référence : 2,4-4,4 mg/dl (0,78-1,42 mmol/L SI)	• Expliquer au client la procédure pour le prélèvement sanguin. • Recueillir l'échantillon sanguin chez le sujet à jeun, de préférence. • Après la prise de sang, examiner le site de ponction veineuse afin de repérer un saignement ou la formation d'un hématome.

Examens radiologiques

Scintigraphie parathyroïdienne	• Utilisation d'isotopes radioactifs captés par les cellules des glandes parathyroïdes afin d'obtenir une image des glandes et de toute zone anormalement active. Aide à déterminer le nombre et l'emplacement des glandes parathyroïdes.	• Informer le client que les médicaments contre les troubles de la thyroïde et les aliments renfermant de l'iode ne doivent pas être consommés durant la semaine précédant l'examen.

Glandes surrénales

Analyses de sang

Cortisol (total)	• Mesure de la quantité totale de cortisol dans le sérum et évaluation de la fonction du cortex surrénal. • Valeurs de référence : 5-23 mcg/dl (138-635 nmol/L SI) à 8 h ; 3-16 mcg/dl (83-441 nmol/L SI) à 16 h	• Informer le client qu'un échantillon sanguin sera prélevé. • Prélever l'échantillon le matin, puisque le cortisol présente des variations diurnes (les taux sont plus élevés en matinée qu'en soirée). Des échantillons pourraient également devoir être prélevés en soirée. • Noter l'heure du prélèvement sur la fiche de laboratoire. • Minimiser l'anxiété du client. • Après la prise de sang, examiner le site de ponction veineuse afin de repérer un saignement ou la formation d'un hématome.
Aldostérone	• Utilisée pour évaluer l'hyperaldostéronisme. • Valeurs de référence : 7-30 ng/dl (0,19-0,83 nmol/L SI) (en station verticale) et 3-16 ng/dl (0,08-0,44 nmol/L SI) (en position couchée)	• Informer le client qu'un échantillon sanguin sera prélevé. • Prélever les échantillons le matin, de préférence. • Indiquer la position du client au moment du prélèvement (couchée, assise, debout).

TABLEAU 59.9 | Système endocrinien *(suite)*

EXAMEN	DESCRIPTION ET BUT / VALEURS NORMALES	RESPONSABILITÉS INFIRMIÈRES
Hormone corticotrope (ACTH, corticotrophine)	• Mesure de la concentration plasmatique en ACTH. Même si l'ACTH est une hormone hypophysaire, elle contrôle la sécrétion d'hormones par le cortex surrénal et aide ainsi à déterminer si la sous-production ou la surproduction de cortisol est causée par une dysfonction des glandes surrénales ou de l'hypophyse. • Valeurs de référence : – matin : inférieure à 80 pg/ml (inférieure à 18 pmol/L) – soir : inférieure à 50 pg/ml (inférieure à 11 pmol/L)	• Aviser le client qu'il ne doit rien avoir ingéré par voie orale depuis minuit avant la prise de sang du matin. • Informer le client qu'un échantillon sanguin sera prélevé. • Minimiser le stress. Les taux diurnes correspondent aux variations des taux de cortisol ; ainsi, les taux sont plus élevés en matinée, et plus bas en soirée. • Conserver le tube de prélèvement sanguin avec de la glace et l'envoyer au laboratoire immédiatement, car l'ACTH est très instable.
Stimulation par l'ACTH (cosyntrophine)	• Utilisée pour évaluer la fonction surrénalienne. Après un prélèvement initial en vue du dosage du cortisol, la cosyntropine (ACTH synthétique) est administrée en bolus I.V. ; des prélèvements en vue du dosage du cortisol sont effectués 30 et 60 minutes après l'administration du bolus. Après 60 minutes, le cortisol plasmatique doit avoir augmenté de plus de 7 mcg/dl par rapport au départ.	• Informer le client du déroulement de l'examen. • Obtenir le taux initial de cortisol avant la perfusion de cosyntropine. • Injecter la cosyntropine à l'aide d'une seringue de plastique et prélever les échantillons sanguins dans des tubes héparinisés de plastique. • Administrer l'ACTH en perfusion continue. • Surveiller le site et la vitesse de perfusion I.V. • S'assurer de prélever les échantillons sanguins après les délais appropriés.
Suppression de l'ACTH (suppression par la dexaméthasone)	• Évaluation de la fonction surrénalienne ; particulièrement utile lorsqu'une hyperactivité est soupçonnée (syndrome de Cushing). Préparation pendant la nuit : administration de dexaméthasone (Decadron^{MD}) à raison de 1 mg (faible dose) ou de 4 mg (dose élevée) à 23 h afin de supprimer la sécrétion de l'hormone de libération de la corticotrophine. Prélèvement en vue du dosage du cortisol à 8 h. • Valeurs de référence : taux de cortisol inférieur à 3 mcg/dl (inférieur à 0,08 µmol/L) dans le cas de la faible dose, et inférieur à 50 % du taux initial, dans le cas de la dose élevée, indiquant une réponse surrénalienne normale.	• S'assurer que le client est à jeun. • Informer le client qu'un échantillon sanguin sera prélevé. • Examiner le site de ponction veineuse afin de repérer un saignement ou la formation d'un hématome. • Ne pas réaliser le test si le client est gravement malade ou s'il est stressé. • L'ACTH induite par le stress pourrait neutraliser la suppression de cette hormone. • Évaluer le client afin de déterminer s'il utilise des médicaments tels que des œstrogènes ou des corticostéroïdes qui pourraient occasionner des résultats faussement positifs. • S'assurer du respect de l'heure pour la prise des médicaments et les prélèvements.
Métanéphrine	• Permet de dépister la présence d'un phéochromocytome avec plus de précision que l'acide 2-(4-hydroxy-3-méthoxyphényl)-2-hydroxyacétique urinaire et le dosage des catécholamines.	• Questionner le client pour savoir s'il a effectué récemment des exercices vigoureux, ou s'il a subi un stress important ou des privations alimentaires (ces conditions pourraient augmenter les taux artificiellement). • Informer le client qu'il doit éviter la prise de caféine, d'alcool, de lévodopa, de lithium, de nitroglycérine, d'acétaminophène et de médicaments renfermant de l'épinéphrine ou de la norépinéphrine, car ils peuvent influencer les résultats.

59

| TABLEAU 59.9 | Système endocrinien *(suite)* |

EXAMEN	DESCRIPTION ET BUT / VALEURS NORMALES	RESPONSABILITÉS INFIRMIÈRES
Analyses d'urine		

Cétostéroïdes	• Mesure des métabolites des androgènes dans l'urine et évaluation de la fonction corticosurrénale et gonadique.
	• Valeurs de référence :
	  – Hommes : 6-20 mg/jour (20-70 µmol/jour)
	  – Femmes : 6-17 mg/jour (20-60 µmol/jour)
		• Expliquer au client en quoi consiste le prélèvement d'urine sur 24 h.
		• Indiquer au client que l'échantillon doit être conservé au réfrigérateur ou avec de la glace durant le prélèvement.
		• Déterminer si un préservateur est requis.

Cortisol (libre)	• Mesure du cortisol libre (non lié). Test de préférence pour l'évaluation de l'hypercortisolisme. • Valeurs de référence : 20-90 mcg/24 h (55-248 nmol/jour)	• Expliquer au client en quoi consiste le prélèvement d'urine sur 24 h et lui indiquer qu'il doit éviter les situations stressantes et les exercices physiques excessifs. • Être au courant que certains médicaments (p. ex., la réserpine, les diurétiques, les phénothiazines, les amphétamines) peuvent augmenter les taux de cortisol. • S'assurer que le client respecte une alimentation à faible teneur en sodium.
Acide 2-(4-hydroxy-3-méthoxyphényl)-2-hydroxyacétique	• Mesure de l'excrétion urinaire des métabolites des catécholamines. Les concentrations sont accrues en présence d'un phéochromocytome. • Valeurs de référence : 1,4-6,5 mg/24 h (7-33 µmol/jour)	• Conserver le prélèvement d'urine sur 24 h à un pH inférieur à 3 à l'aide d'acide chlorhydrique (préservateur). • Conserver avec de la glace. • Consulter le laboratoire ou le médecin afin de déterminer si le client doit interrompre des médicaments trois jours avant le prélèvement d'urine.
Examens radiologiques		
Tomodensitométrie	• La tomodensitométrie abdominale est un examen radiologique de choix pour les glandes surrénales. Elle est utilisée pour déceler des tumeurs et déterminer leur taille, ou pour évaluer la propagation des métastases. Un agent de contraste par voie orale ou par I.V., ou les deux, peut être utilisé.	• Expliquer la procédure au client. • Expliquer au client qu'il doit demeurer allongé, sans bouger, durant la procédure. • Si une substance de contraste est administrée par voie I.V., vérifier que le client ne présente pas d'allergie à l'iode ou une insuffisance rénale.
Imagerie par résonance magnétique	• Examen de choix pour l'évaluation radiologique des glandes surrénales. Utile pour diagnostiquer des tumeurs.	
Pancréas		
Analyses de sang		
Glycémie à jeun	• Mesure des concentrations de glucose. • Valeurs de référence : 70-99 mg/dl (inférieures à 5,6 mmol/L) (Comité d'experts des Lignes directrices de pratique clinique de l'Association canadienne du diabète, 2008)	• Informer le client qu'il doit être à jeun depuis au moins quatre à huit heures. • Informer le client qu'un échantillon sanguin sera prélevé. • Informer le client que l'eau est permise. Si le client a une perfusion I.V. renfermant du dextrose, le test n'est pas valide.

| TABLEAU 59.9 | Système endocrinien *(suite)* |

EXAMEN	DESCRIPTION ET BUT / VALEURS NORMALES	RESPONSABILITÉS INFIRMIÈRES
Hyperglycémie provoquée par voie orale (HPO)	• Utilisée pour diagnostiquer un diabète de type 2, particulièrement si la glycémie à jeun est ambiguë. Le client doit ingérer par voie orale une charge de 75 g de glucose ; des échantillons sanguins sont prélevés en vue d'évaluer la glycémie au départ, puis après 20 minutes. • Valeurs de référence : – 60 minutes : inférieure à 200 mg/dl (inférieure à 11,1 mmol/L) – 120 minutes : inférieure à 140 mg/dl (inférieure à 7,8 mmol/L) • Des valeurs égales ou supérieures à 200 mg/dl (11,1 mmol/L) après 120 minutes permettent de conclure à un diagnostic de diabète de type 2.	• Informer le client que plusieurs échantillons sanguins seront prélevés. • S'assurer que le test n'est pas réalisé chez un client souffrant de malnutrition, confiné au lit depuis plus de trois jours ou grandement stressé. • Indiquer au client qu'il doit s'abstenir de fumer ou de consommer de la caféine, et qu'il doit être à jeun (l'eau est permise) dans les 8 à 12 heures qui précèdent le test. • S'assurer que l'alimentation du client dans les trois jours précédant le test comprend de 150 à 300 g de glucides, avec un apport d'au moins 1 500 calories par jour. • Déterminer si le client prend des œstrogènes, de la phénytoïne (Dilantin^MD) ou des corticostéroïdes, et vérifier la présence d'une hypokaliémie, laquelle pourrait influencer la tolérance au glucose.
Hémoglobine glyquée (HbA1c)	• Indication de la quantité de glucose liée à l'hémoglobine. • Mesure du degré de maîtrise de la glycémie durant les deux à trois mois précédents. • Valeurs de référence : 4 %-6 %	• Informer le client qu'il n'est pas nécessaire d'être à jeun et qu'un échantillon sanguin sera prélevé. • Examiner le site de ponction veineuse afin de repérer un saignement ou la formation d'un hématome.

Analyses d'urine

Glucose	• Estimation de la quantité de glucose dans l'urine en utilisant la méthode enzymatique. Une bandelette réactive est trempée dans l'urine, et la couleur observée après une minute indique le résultat. • Valeur de référence : résultat négatif	• Utiliser une urine fraîchement émise recueillie au moment approprié. • Être conscient que de nombreux médicaments influencent la glycémie, et que la marge d'erreur est élevée si les directives quant au moment du prélèvement d'urine ne sont pas respectées attentivement. • Respecter les directives indiquées sur l'emballage.
Cétones	• Mesure de la quantité d'acétone excrétée dans l'urine à la suite d'un métabolisme incomplet des graisses. Test à l'aide d'une bandelette réactive, tel que décrit ci-dessus. Un résultat positif peut indiquer un manque d'insuline et une acidose diabétique. • Valeur de référence : résultat négatif	• Utiliser une urine fraîchement émise. • Réaliser ce test en même temps que la mesure du glucose, s'il y a lieu. • Respecter attentivement les directives indiquées sur l'emballage. • Être au courant que certains médicaments peuvent entraîner des résultats faussement positifs ou faussement négatifs.

Examens radiologiques

Tomodensitométrie	• La tomodensitométrie abdominale est un examen radiologique de choix pour le pancréas. Elle est utilisée pour déceler des tumeurs ou des kystes. Un agent de contraste par voie orale ou par I.V., ou les deux, peut être utilisé.	• Expliquer la procédure au client. Lui mentionner qu'il doit demeurer allongé, sans bouger, durant la procédure. • Si une substance de contraste est administrée par voie I.V., vérifier que le client ne présente pas d'allergie à l'iode ou une insuffisance rénale.

59

Analyses de laboratoire

Les analyses de laboratoire utilisées pour diagnostiquer des troubles endocriniens peuvent inclure la mesure directe des taux hormonaux ou la mesure indirecte de la fonction endocrine au moyen de l'évaluation des composants sanguins ou urinaires affectés par l'hormone (p. ex., les électrolytes).

Pour les hormones dont les taux de base sont relativement constants (p. ex., la T_4), un seul dosage est nécessaire. Il est important d'inscrire l'heure du prélèvement sur le formulaire de requête de laboratoire et sur l'échantillon pour les hormones dont la sécrétion est circadienne ou liée au sommeil (p. ex., le cortisol). À l'occasion, plusieurs prélèvements sanguins sont indiqués, comme c'est le cas pour les dosages de suppression (p. ex., la suppression par la dexaméthasone) et les dosages de stimulation (p. ex., l'hyperglycémie provoquée). Dans ces cas, un accès intraveineux peut s'avérer nécessaire pour administrer des médicaments et des liquides, et pour prélever de nombreux échantillons sanguins.

Analyses liées à l'hypophyse

Les troubles associés à l'hypophyse peuvent se manifester de différentes façons en raison du nombre d'hormones que cette glande produit. De nombreux examens paracliniques peuvent être effectués pour évaluer directement ou indirectement ces hormones.

Analyses liées à la thyroïde

Plusieurs examens permettent d'évaluer la fonction thyroïdienne. L'analyse de laboratoire la plus sensible et la plus précise est la mesure de la TSH ; par conséquent, elle est souvent recommandée comme premier examen paraclinique dans l'évaluation de la fonction thyroïdienne (McDermott, 2009). D'autres examens couramment prescrits en présence d'un taux anormal de TSH incluent la mesure de la T_4 totale, de la T_4 libre et de la T_3 totale. La T_4 libre, soit la thyroxine non liée, donne une mesure plus exacte de la fonction thyroïdienne que la mesure de la T_4 totale. Des examens moins courants, mais qui peuvent néanmoins aider à différencier les divers types d'affections thyroïdiennes, incluent la mesure de la T_3, la mesure du recaptage de la T_3, la mesure des anticorps propres à la thyroïde, la mesure de la thyroglobuline, l'imagerie de la thyroïde, l'échographie et la biopsie. Ces examens permettent de différencier les divers types de troubles thyroïdiens.

Analyses liées à la parathyroïde

La PTH est la seule hormone sécrétée par les glandes parathyroïdes. Puisque la PTH a pour fonction de réguler les taux sériques de calcium et de phosphate, les anomalies de la sécrétion de PTH sont reflétées dans les taux sériques de ces deux éléments. Ainsi, les examens paracliniques pour évaluer la parathyroïde incluent habituellement le dosage de la PTH, de la calcémie et de la phosphatémie.

Analyses liées aux glandes surrénales

Les examens paracliniques associés aux glandes surrénales portent sur les trois types d'hormones sécrétées par ces glandes : les glucocorticoïdes, les minéralocorticoïdes et les androgènes. Ces hormones peuvent être dosées dans le sang et l'urine. Pour les analyses d'urine, les spécimens doivent être recueillis pendant 24 heures. Le principal avantage de cette technique est que les fluctuations hormonales à court terme n'apparaissent pas dans les échantillons sanguins (Pagana & Pagana, 2009).

Analyses liées au pancréas

Les examens présentés au **TABLEAU 59.9** servent à évaluer le métabolisme du glucose et sont importants dans le diagnostic et la prise en charge du diabète ▶ **60**.

60

Les examens paracliniques concernant le diabète sont présentés dans le chapitre 60, *Interventions cliniques – Diabète*.

■ ■ ■ À retenir

- Les glandes endocrines comprennent notamment l'hypothalamus, l'hypophyse, les parathyroïdes, les surrénales, le pancréas, les ovaires, les testicules, la thyroïde et l'épiphyse.

- Les glandes exocrines sécrètent leurs produits dans des conduits qui se déversent ensuite dans des cavités ou à la surface du corps.

- Les glandes endocrines sécrètent leurs hormones directement dans la circulation sanguine.

- La régulation des taux hormonaux dans le sang se fait par l'intermédiaire d'un mécanisme hautement spécialisé appelé rétrocontrôle.

- Le rôle du cortisol, le principal glucocorticoïde et le plus puissant, consiste à réguler la glycémie. Il est essentiel à la survie. Le cortisol augmente les taux de glucose en stimulant la gluconéogenèse hépatique (conversion des acides aminés en glucose) et en inhibant la synthèse des protéines.

- Le glucagon augmente la glycémie, alors que l'insuline la diminue.

- Comme les hormones agissent sur tous les tissus et les systèmes de l'organisme, les troubles endocriniens peuvent se traduire par une multitude de signes et de symptômes.

- Les troubles associés à l'hypophyse peuvent se manifester de différentes façons en raison du nombre d'hormones que cette glande produit.

Pour en **savoir** plus

 Références Internet

Organismes et associations

American Thyroid Association
www.thyroid.org

Endocrine Society
www.endo-society.org

Fondation canadienne de la thyroïde
www.thyroid.ca

Hormone Foundation
www.hormone.org

Pediatric Endocrinology Nursing Society
www.pens.org

Société canadienne d'endocrinologic et métabolisme
www.endo-metab.ca

Society for Endocrinology
www.endocrinology.org

Références générales

ÉtudiantInfirmier.com > Endocrinologie
www.etudiantinfirmier.com

Infiressources > Banques et recherche > Pathologies > Endocrinologie
www.infiressources.ca

PasseportSanté.net > Maladies > Index des maladies de A à Z
> Hyperthyroïdie
> Hypothyroïdie
> Nodule thyroïdien
www.passeportsante.net

 Ouvrages de référence

Gardner, D.G., Shoback, D.M., & Greenspan, F.S. (2007). *Greenspan's basic & clinical endocrinology*. New York : McGraw-Hill Medical.

Perlemuter, L. (2006). *Endocrinologie*. Paris : Masson.

Prudhomme, C. (2008). *Diabétologie, endocrinologie*. Paris : Maloine.

59

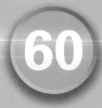

CHAPITRE

60

Écrit par:
Brenda Michel, RN, EdD, MS, CDE

Adapté par:
Manon Lacroix, M. Sc., IPSPL

INTERVENTIONS CLINIQUES

Diabète

Objectifs

 Guide d'études – SA24, SA25

Après avoir lu ce chapitre, vous devriez être en mesure:

- de décrire la physiopathologie et les manifestations cliniques du diabète;

- de décrire les différences entre le diabète de type 1 et le diabète de type 2;

- de décrire le processus thérapeutique en interdisciplinarité du client atteint de diabète;

- de décrire le rôle de la nutrition et de l'exercice dans la prise en charge du diabète;

- d'expliquer les interventions infirmières auprès d'un client qui vient de recevoir un diagnostic de diabète;

- de décrire les interventions infirmières auprès du client atteint de diabète dans le contexte des soins ambulatoires et des soins à domicile;

- de relier la physiopathologie des complications aiguës et chroniques du diabète aux manifestations cliniques;

- d'expliquer les interventions infirmières pour un client présentant des complications aiguës et chroniques du diabète.

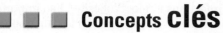

Concepts **clés**

Cette carte conceptuelle illustre schématiquement les principaux concepts décrits dans le présent chapitre. Sa lecture vous permettra d'avoir une vue d'ensemble des notions qui y sont présentées.

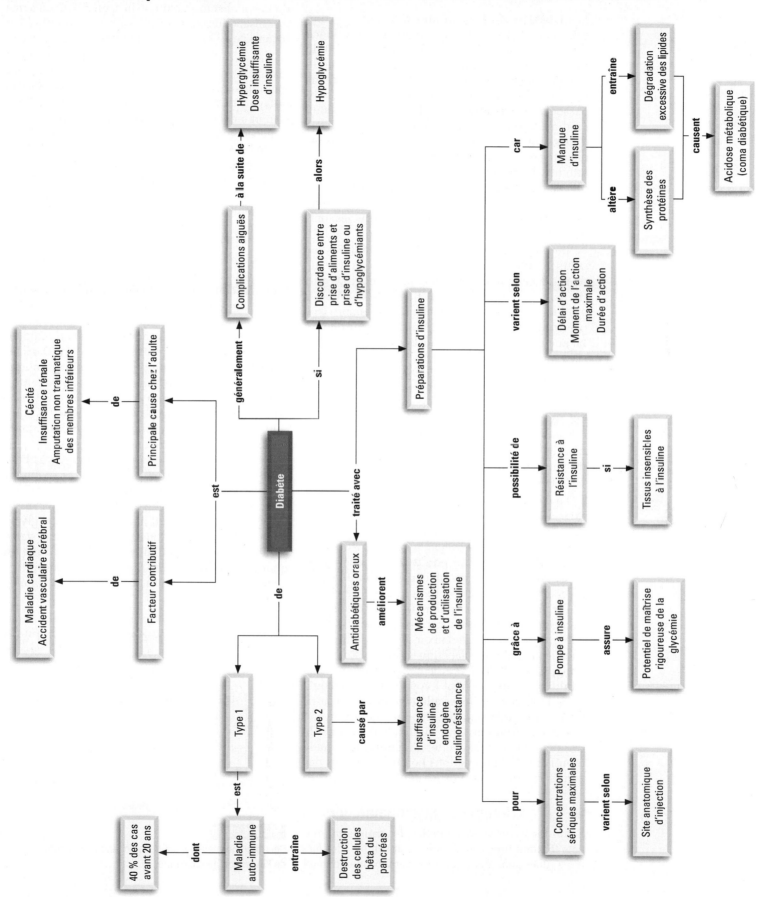

60.1 | Diabète

Le **diabète** (parfois encore appelé le diabète sucré) est une maladie multisystémique. La prévalence du diabète s'accroît très rapidement au point de devenir un problème de santé majeur dans le monde entier. Plus de trois millions de Canadiens et Canadiennes sont atteints de diabète (Association canadienne du diabète [ACD], 2009). Le diabète est un facteur qui contribue au décès d'environ 41 500 Canadiens et Canadiennes chaque année. Les frais médicaux d'une personne atteinte de diabète sont de deux à trois fois plus élevés que ceux d'une personne qui n'est pas atteinte de diabète. Pour une personne diabétique, les coûts directs pour les médicaments et les fournitures médicales peuvent varier de 1 000 à 15 000 $ par année (ACD, 2009). D'ici 2020, les coûts imputables au diabète à la charge du système de santé canadien pourraient atteindre 16,9 milliards de dollars par année. Bien que des études épidémiologiques au Québec soient encore très préliminaires, la proportion de personnes de 20 ans et plus à être diagnostiquées diabétiques est actuellement estimée à 6,4 %. Ce pourcentage s'élève à plus de 20 % chez les personnes âgées de plus de 65 ans (Diabète Québec, 2010). Parmi ce nombre, environ 200 000 personnes ignorent leur état. À l'heure actuelle, quelque 35 000 nouveaux cas sont diagnostiqués par année. L'Organisation mondiale de la santé (OMS) prévoit que le nombre de personnes diabétiques devrait doubler d'ici 2025 (Diabète Québec, 2009e).

Le diabète est une maladie dont les complications à long terme peuvent s'avérer dévastatrices. En effet, les adultes diabétiques présentent des taux de mortalité deux à quatre fois plus élevés que ceux observés chez les adultes non diabétiques. Ainsi, le diabète est un facteur contributif majeur d'accident vasculaire cérébral (AVC), le risque d'AVC étant de deux à quatre fois plus élevé chez les personnes diabétiques. Le risque cardiovasculaire est également de deux à sept fois plus élevé chez les personnes diabétiques (Booth, Rothwell, Fung, & Tu, 2003). Par ailleurs, environ 73 % des adultes diabétiques sont hypertendus, et jusqu'à 75 % du risque cardiovasculaire pourrait être attribuable à la présence de l'hypertension (Sowers, Epstein, & Frohlich, 2001). Enfin, le diabète est la principale cause de cécité, d'insuffisance rénale terminale et d'amputations non traumatiques des membres inférieurs chez les adultes.

60.1.1 Étiologie et physiopathologie

Selon les hypothèses actuelles, les causes du diabète feraient intervenir, seuls ou ensemble, des facteurs génétiques, auto-immuns et environnementaux (p. ex., les infections virales, l'obésité). Peu importe la cause, le diabète est d'abord et avant tout un trouble du métabolisme glucidique lié à un défaut ou à une insuffisance de sécrétion d'insuline, à une utilisation incorrecte de l'insuline disponible, ou aux deux.

L'Association canadienne du diabète (ACD, 2008) distingue quatre types de diabète, les deux types les plus répandus étant le diabète de type 1 et le diabète de type 2 **TABLEAU 60.1**. Les autres types de diabète couramment observés dans la pratique clinique sont le diabète gestationnel et d'autres formes particulières de diabète telles que les défauts génétiques de la fonction des cellules bêta, les défauts génétiques de l'action de l'insuline, les maladies du pancréas, les endocrinopathies, les infections et les diabètes d'origine médicamenteuse ou chimique.

Métabolisme normal de l'insuline

L'insuline est une hormone produite par les cellules bêta des îlots de Langerhans dans le pancréas. Dans des conditions normales, l'insuline est sécrétée de façon continue dans la circulation sanguine selon un mode pulsatile (débit de base), avec une augmentation de la sécrétion (bolus) au moment de l'ingestion de nourriture **FIGURE 60.1**. Dans les deux heures suivant un repas, les concentrations sanguines d'insuline augmentent rapidement et atteignent leur maximum après environ une heure. Après les repas, les concentrations d'insuline diminuent rapidement pour atteindre les valeurs préprandiales à mesure que l'absorption des glucides diminue dans le tube digestif. Après l'absorption gastro-intestinale des glucides, et durant la nuit, les concentrations d'insuline sont faibles et relativement constantes, avec une légère hausse à l'aube. La libération d'insuline abaisse la glycémie et favorise un taux de glucose normal et stable se situant entre 3,5 à 6 mmol/L. Chez l'adulte, la quantité moyenne d'insuline sécrétée quotidiennement est d'environ 40 à 50 unités, ou 0,6 unité/kg de poids corporel.

Les effets de l'insuline sont contrebalancés par d'autres hormones (glucagon, adrénaline, hormone

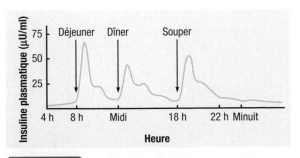

FIGURE 60.1

Sécrétion normale d'insuline endogène au moment de l'ingestion de nourriture

TABLEAU 60.1	Caractéristiques des diabètes de type 1 et de type 2	
FACTEUR	**DIABÈTE DE TYPE 1**	**DIABÈTE DE TYPE 2**
Âge à l'apparition de la maladie	Plus fréquent chez les jeunes sujets, mais possible à tout âge	Habituellement vers 35 ans ou plus tard, mais possible à tout âge ; incidence accrue chez les enfants
Type d'apparition de la maladie	Apparition soudaine des signes et des symptômes, mais posssibilité d'évolution pendant plusieurs années	Symptômes insidieux, parfois non reconnaissables pendant des années
Prévalence	De 5 à 10 % de tous les types de diabète	De 90 à 95 % de tous les types de diabète
Facteurs environnementaux	Virus, toxines	Obésité, manque d'exercice
Principales anomalies	Production d'insuline insuffisante, voire nulle	Insulinorésistance, diminution de la production d'insuline avec le temps et faible production d'adipokines
Anticorps anti-îlots de Langerhans	Souvent présents au début de la maladie	Absents
Insuline endogène	Quantité minimale, voire nulle	Parfois excessive ; adéquate, mais sécrétion tardive ou utilisation réduite ; diminution des sécrétions avec le temps
État nutritionnel	Mince, normal ou obèse	Normal ou obèse
Symptômes	Polydipsie, polyurie, polyphagie, fatigue, perte de poids	Dans bien des cas, aucun, ou fatigue, infections persistantes
Acétose	Souvent présente au début de la maladie ou dans les cas de faible sécrétion d'insuline	Absente, sauf en présence d'une infection ou de stress
Traitement nutritionnel	Essentiel	Essentiel
Insuline	Requise dans tous les cas	Requise dans certains cas
Complications vasculaires et neurologiques	Fréquentes	Fréquentes

de croissance et cortisol) souvent appelées hormones de contre-régulation. Ces hormones augmentent la glycémie en stimulant la production de glucose et sa libération par le foie, et en diminuant le transport du glucose dans les cellules. L'insuline et ces hormones de contre-régulation assurent une libération soutenue mais régulée du glucose afin de fournir l'énergie nécessaire au moment de l'ingestion de nourriture ou durant les périodes de jeûne. Elles maintiennent habituellement la glycémie dans les valeurs normales. Une production anormale d'une ou de toutes ces hormones peut se manifester dans le cas de diabète.

La proinsuline, précurseur de l'insuline, est synthétisée dans les cellules bêta du pancréas. Elle est ensuite clivée (dissociée) par action enzymatique pour former l'insuline et le peptide C. La molécule d'insuline se compose de deux chaînes polypeptidiques, la chaîne A et la chaîne B, reliées par des ponts disulfures. La présence de peptides C dans le sang et l'urine est un indicateur utile de la fonction des cellules bêta.

L'insuline favorise l'entrée du glucose sanguin dans la membrane cellulaire pour atteindre le cytoplasme. La hausse de l'insulinémie qui survient après un repas stimule la mise en réserve du glucose dans le foie et les muscles sous forme de glycogène, inhibe la **gluconéogenèse**, accroît les dépôts graisseux dans le tissu adipeux et augmente la synthèse des protéines. Par conséquent, l'insuline est une hormone **anabolique** ou une hormone de stockage. La baisse des taux d'insuline durant la période normale de jeûne, pendant la nuit, entraîne la libération des réserves de glucose dans

Gluconéogenèse:
Synthèse du glucose à partir de lactate, acides aminés et glycérol.

le foie, de protéines dans les muscles et de gras dans le tissu adipeux.

Le muscle squelettique et le tissu adipeux comportent des récepteurs spécifiques de l'insuline et sont considérés comme des tissus insulinodépendants. D'autres tissus (p. ex., le cerveau, le foie, les cellules sanguines) ne dépendent pas directement de l'insuline pour le transport du glucose, mais nécessitent une quantité adéquate de glucose pour fonctionner normalement. Bien que les cellules hépatiques ne soient pas considérées comme des tissus insulinodépendants, elles possèdent des récepteurs d'insuline, ce qui facilite le captage hépatique du glucose et sa conversion en glycogène.

Diabète de type 1

Le **diabète de type 1** était autrefois appelé diabète juvénile ou diabète insulinodépendant. Environ 5 à 10 % des personnes diabétiques sont atteintes de diabète de type 1. En général, le diabète de type 1 touche les personnes de moins de 40 ans et, dans 40 % des cas, la maladie se déclare avant l'âge de 20 ans. L'incidence du diabète de type 1 a connu une hausse de 3 à 5 % au cours des dernières décennies, et pour des raisons inconnues, la maladie frappe plus souvent les jeunes enfants (Gordon & Brown, 2007).

Étiologie et physiopathologie

Le diabète de type 1 est une maladie auto-immune dans laquelle les lymphocytes T attaquent et détruisent les cellules bêta du pancréas, qui sont la principale source d'insuline. De plus, des auto-anticorps dirigés contre les cellules des îlots de Langerhans entraînent une réduction de 80 à 90 % de la fonction normale des cellules bêta avant même que l'hyperglycémie et d'autres manifestations ne fassent leur apparition **FIGURE 60.2**. Une prédisposition génétique et l'exposition à un virus sont des facteurs pouvant contribuer à la pathogenèse du diabète de type 1 auto-immun.

Le **diabète idiopathique** est une forme de diabète de type 1 qui, tout en n'étant pas liée à l'auto-immunité, comporte un caractère fortement héréditaire. Cette forme de diabète se manifeste uniquement chez un petit nombre de personnes atteintes de diabète de type 1, particulièrement les personnes de descendance africaine et asiatique (American Diabetes Association [ADA], 2010).

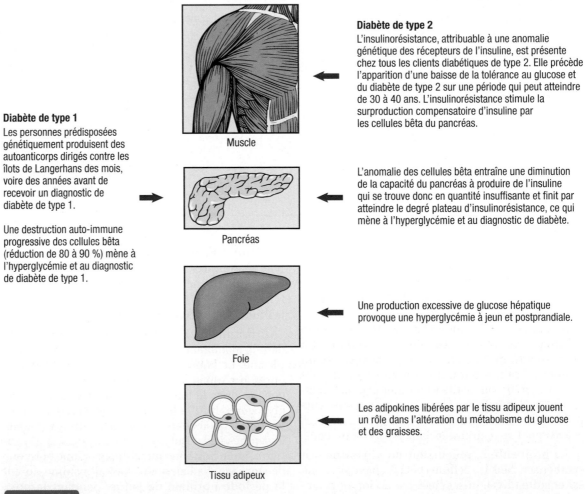

Diabète de type 2
L'insulinorésistance, attribuable à une anomalie génétique des récepteurs de l'insuline, est présente chez tous les clients diabétiques de type 2. Elle précède l'apparition d'une baisse de la tolérance au glucose et du diabète de type 2 sur une période qui peut atteindre de 30 à 40 ans. L'insulinorésistance stimule la surproduction compensatoire d'insuline par les cellules bêta du pancréas.

Muscle

Diabète de type 1
Les personnes prédisposées génétiquement produisent des autoanticorps dirigés contre les îlots de Langerhans des mois, voire des années avant de recevoir un diagnostic de diabète de type 1.

Une destruction auto-immune progressive des cellules bêta (réduction de 80 à 90 %) mène à l'hyperglycémie et au diagnostic de diabète de type 1.

L'anomalie des cellules bêta entraîne une diminution de la capacité du pancréas à produire de l'insuline qui se trouve donc en quantité insuffisante et finit par atteindre le degré plateau d'insulinorésistance, ce qui mène à l'hyperglycémie et au diagnostic de diabète.

Pancréas

Une production excessive de glucose hépatique provoque une hyperglycémie à jeun et postprandiale.

Foie

Les adipokines libérées par le tissu adipeux jouent un rôle dans l'altération du métabolisme du glucose et des graisses.

Tissu adipeux

FIGURE 60.2

Mécanismes déréglés dans les diabètes de types 1 et 2

La prédisposition génétique au diabète de type 1 est liée aux antigènes du système HLA (*human leucocyte antigen*) ▶ ⑭. En théorie, lorsqu'un sujet présentant certains types d'antigènes HLA contracte une infection virale, les cellules bêta pancréatiques sont détruites directement ou par un processus auto-immun. Les gènes HLA associés à un risque accru de diabète de type 1 incluent les gènes HLA-DR3 et HLA-DR4 **TABLEAU 60.2**.

Apparition de la maladie

Le diabète de type 1 est précédé d'une longue période prédiagnostique. Les anticorps anti-îlots responsables de la destruction des cellules bêta sont présents pendant des mois, voire des années avant l'apparition des symptômes. Les manifestations du diabète de type 1 surviennent lorsque le pancréas ne parvient plus à produire des quantités suffisantes d'insuline pour normaliser la glycémie. Dès lors, les symptômes apparaissent rapidement, et la personne doit se rendre à l'urgence en raison d'une acidocétose imminente ou déclarée. La personne présente habituellement les « 4 P » du diabète: 1) perte de poids récente et soudaine; 2) **polydipsie** (soif excessive); 3) **polyurie** (mictions fréquentes); et 4) **polyphagie** (faim excessive).

Pour leur survie, les personnes atteintes de diabète de type 1 ont besoin d'un apport d'insuline de source externe (insuline exogène), par exemple sous forme d'injection, à défaut de quoi elles peuvent évoluer vers une acidocétose diabétique, laquelle entraîne une acidose métabolique et met leur vie en danger. Le diagnostic d'un diabète de type 1 peut être suivi d'une période de rémission, ou « lune de miel », peu après la mise en route du traitement. Durant cette phase, le client a besoin de très peu d'insuline, car les cellules bêta produisent suffisamment d'insuline pour maîtriser la glycémie. Avec la destruction croissante des cellules bêta, le besoin en insuline s'accroît, signalant la fin de la lune de miel. Cette période dure habituellement de trois à douze mois, après quoi la personne devra prendre de l'insuline à vie.

Prédiabète et syndrome métabolique

Durant la phase **prédiabétique**, le taux de glycémie est élevé, mais sans être suffisamment haut pour répondre aux critères de diabète. Les personnes prédiabétiques présentent une **anomalie de la glycémie à jeun (AGJ)** ou une **intolérance au glucose (IG)**. L'AGJ se caractérise par une glycémie à jeun comprise entre 6,1 mmol/L et 6,9 mmol/L. Dans l'IG, les résultats du test d'hyperglycémie provoquée par voie orale après deux heures se situent entre 7,8 mmol/L et 11 mmol/L (ACD, 2008). Des taux d'hémoglobine glyquée (HbA1c) compris entre 5,7 et 6,4 % indiquent également que la personne est à risque de diabète. La plupart des prédiabétiques risquent d'évoluer vers un diabète de type 2, et ce, en moins de dix ans, à défaut de mesures préventives. Les personnes présentant un syndrome métabolique sont également prédisposées au diabète de type 2. Le syndrome métabolique désigne un regroupement

⑭

Le lien entre le système HLA et le diabète est explicité dans le chapitre 14, *Génétique, réaction immunitaire et transplantation.*

Jugement **clinique**

Capsule

Monsieur François-Étienne Fortier, 30 ans, est diabétique de type 1. Il se présente à la clinique de médecine familiale avec des symptômes de soif et de faim excessives, et une fréquente envie d'uriner.

Que peuvent représenter ces symptômes?

Génétique et pratique clinique

TABLEAU 60.2	Diabètes de types 1 et 2	
	DIABÈTE DE TYPE 1	**DIABÈTE DE TYPE 2**
Base génétique	• Associations entre les antigènes du système HLA (HLA-DR3, HLA-DR4). • Au moins 20 gènes (et peut-être plus) influencent la susceptibilité.	• La majorité des cas sont polygéniques. • Les gènes monogéniques ont été observés, y compris ceux du diabète de l'adulte chez un jeune sujet (diabète MODY) de types 1 à 6[a].
Risque pour la descendance	• Le risque pour la descendance des mères diabétiques n'est que de 1 à 4 %. • Le risque pour la descendance des pères diabétiques est de 5 à 6 %. • Le risque pour des jumeaux monozygotes est de 30 à 40 %.	• Le risque pour la descendance est de 8 à 14 %. • Le risque pour des jumeaux univitellins est de 60 à 75 %.
Conséquences cliniques	• La maladie est imputable à une interaction complexe de facteurs génétiques, auto-immuns et environnementaux.	• La maladie est imputable à des interactions génétiques complexes modifiées par des facteurs environnementaux tels que le poids corporel et l'activité physique.

[a] Le diabète MODY est un diabète de type 2 qui touche de 1 à 5 % des diabétiques et il est causé par la mutation d'un seul gène.

d'anomalies qui concourent à accroître le risque de maladie cardiovasculaire et de diabète.

Le **syndrome métabolique** est caractérisé par l'insulinorésistance, une insulinémie élevée, des taux élevés de triglycérides, des taux faibles de cholestérol lié aux lipoprotéines de haute densité (HDL), des taux élevés de cholestérol lié aux lipoprotéines de basse densité (LDL) et l'hypertension ▶ 55 . Les facteurs de risque du syndrome métabolique sont, entre autres, l'obésité abdominale, la sédentarité, l'urbanisation ou l'occidentalisation, et l'origine ethnique (Autochtones, Hispaniques, Afro-Américains et Sud-Asiatiques). Les personnes qui présentent un surplus pondéral et un syndrome métabolique peuvent retarder, voire prévenir l'apparition du diabète grâce à un programme associant la perte de poids et l'activité physique régulière.

Des lésions permanentes, en particulier des lésions cardiaques et vasculaires, peuvent déjà se produire durant le prédiabète mais, en règle générale, ce dernier est asymptomatique. Les personnes prédiabétiques devraient mesurer régulièrement leur glycémie et surveiller les symptômes de diabète, notamment la polyurie, la polyphagie et la polydipsie.

L'infirmière est bien placée pour dépister les personnes à risque de diabète et celles présentant un prédiabète. Par conséquent, elle doit enseigner aux clients comment diminuer leurs facteurs de risque en modifiant leurs habitudes de vie, et elle doit les encourager à faire mesurer leur taux de glucose. Ainsi, en maîtrisant leur glycémie, les personnes prédiabétiques peuvent retarder l'apparition du diabète de type 2, voire le prévenir. Maintenir un poids santé, faire de l'activité physique régulièrement et manger sainement sont autant de gestes permettant de réduire le risque d'apparition du diabète chez les prédiabétiques.

Diabète de type 2

Le **diabète de type 2** était autrefois appelé diabète de l'adulte, diabète non insulinodépendant ou diabète mellitus. Le diabète de type 2 est de loin la forme la plus courante du diabète, représentant plus de 90 % de tous les cas (ACD, 2008). Le diabète de type 2 se manifeste typiquement chez les personnes âgées de plus de 40 ans. Depuis quelques années, ce diabète tend à apparaître plus tôt, et chez certaines populations à risque, il peut apparaître dès l'enfance (Diabète Québec, 2010).

Le diabète de type 2 est plus fréquent chez certains groupes ethniques, notamment les Sud-Asiatiques, les Chinois, les Africains, les Latins, les Hispaniques et les Autochtones (Cris, Inuits et Métis) (Oldroyd, Banerjee, Heald, & Cruickshank, 2005). Une prédisposition génétique, un surplus de poids et le manque d'activité physique contribuent à l'apparition d'un diabète de type 2. Cependant, certaines études tendent à démontrer qu'une alimentation en trop grande quantité et riche en gras pourrait aussi être un facteur de risque (Diabète Québec, 2010).

Malheureusement, en raison de la prévalence accrue de l'obésité chez les enfants, le diabète de type 2 se rencontre maintenant chez cette classe de la population. Le diabète de type 2 comporte une composante héréditaire et probablement génétique **TABLEAU 60.2**.

Étiologie et physiopathologie

Dans le diabète de type 2, le pancréas continue habituellement de produire une certaine quantité d'**insuline endogène**. Cependant, la production d'insuline est insuffisante pour répondre aux besoins de l'organisme, ou encore la réponse de ce dernier à l'insuline est anormale. À l'inverse, l'insuline endogène est quasi inexistante dans le diabète de type 1. La présence d'insuline endogène est la principale distinction physiopathologique entre le diabète de type 1 et le diabète de type 2.

Une multitude de facteurs contribuent à l'apparition du diabète de type 2. Le plus important facteur de risque du diabète de type 2 serait l'obésité, et plus particulièrement l'adiposité abdominale et viscérale. Par ailleurs, des mutations génétiques menant à une insulinorésistance et à un risque accru d'obésité ont été mises en évidence chez de nombreuses personnes atteintes de diabète de type 2. Il est probable que plusieurs gènes soient en cause dans cette maladie complexe à caractère multifactoriel.

Quatre anomalies métaboliques majeures jouent un rôle dans l'apparition du diabète de type 2 **FIGURE 60.2**. Le premier facteur est la résistance à l'insuline, ou **insulinorésistance**, dans le métabolisme du glucose et des lipides, qui correspond à l'insensibilisation des tissus à l'insuline. Ceci est dû au fait que les récepteurs insuliniques ne répondent pas à l'action de l'insuline ou sont trop peu nombreux. En général, les récepteurs insuliniques se trouvent sur les cellules musculaires, adipeuses et hépatiques. L'utilisation inadéquate de l'insuline entrave la pénétration cellulaire du glucose, ce qui provoque une hyperglycémie. Dans les stades précoces de l'insulinorésistance, le pancréas répond à l'hyperglycémie en augmentant la sécrétion d'insuline (si le fonctionnement des cellules bêta est normal). Ceci crée un état temporaire d'hyperinsulinémie qui coexiste avec l'hyperglycémie.

55

Le syndrome métabolique est présenté plus en détail dans le chapitre 55, *Interventions cliniques – Obésité*.

Insuline endogène:
Hormone sécrétée par le pancréas ayant pour fonction d'abaisser le taux de glucose dans le sang et de permettre aux cellules d'utiliser le glucose.

Jugement clinique

Capsule

Charles Gill est un jeune Abénaquis âgé de 22 ans. Il est diabétique de type 2 depuis 5 ans. Ses glycémies se maintiennent entre 8 et 9 mmol/L malgré sa médication (glyburide t.i.d.). Il suit sa diète, mais il fait parfois des écarts. Il pèse 90 kg avec un tour de taille de 110 cm. Sa pression artérielle est de 125/85 mm Hg, sa fréquence respiratoire de 20 R/min et sa fréquence cardiaque de 90 batt./min. Il fume 25 cigarettes par jour depuis l'âge de 15 ans. L'analyse sanguine du cholestérol montre un taux de HDL à 2,5 mmol/L.

Quels éléments de cette collecte de données sont liés au syndrome métabolique?

Le second facteur lié à l'apparition du diabète de type 2 est une diminution marquée de la capacité du pancréas à produire de l'insuline, soit par l'épuisement des cellules bêta causé par la surproduction compensatoire d'insuline, soit par la perte de la masse fonctionnelle des cellules bêta. La cause sous-jacente de l'incapacité des cellules bêta à s'adapter n'a pas été élucidée. Cependant, elle pourrait être liée aux effets délétères de l'hyperglycémie chronique ou aux taux élevés d'acides gras libres (Silbernagl & Lang, 2003).

Le troisième facteur est la production inappropriée de glucose par le foie. Plutôt que de régler adéquatement la sécrétion du glucose en fonction de la glycémie, le foie produit du glucose d'une façon désordonnée qui ne correspond pas aux besoins momentanés de l'organisme. Toutefois, ce processus n'est pas considéré comme un élément principal dans l'apparition du diabète de type 2.

Le quatrième facteur est une altération de la production d'hormones et de cytokines par le tissu adipeux. Ces dernières, aussi appelées **adipokines**, semblent jouer un rôle dans le métabolisme du glucose et des gras, et contribuent probablement à la physiopathologie du diabète de type 2. Deux principales adipokines, l'adiponectine et la leptine, semblent exercer un effet sur l'insulinosensibilité.

Apparition de la maladie

L'apparition du diabète de type 2 est habituellement graduelle. L'hyperglycémie peut passer inaperçue pendant de nombreuses années avant qu'elle n'occasionne des symptômes. En fait, dans bien des cas, elle est dépistée au cours d'examens de laboratoire de routine.

Si le client atteint de diabète de type 2 présente une hyperglycémie importante (p. ex., de 27,6 à 55,1 mmol/L), un apport suffisant d'insuline endogène peut prévenir l'apparition d'une acidocétose diabétique. Cependant, la perte de liquide osmotique et d'électrolytes associée à l'hyperglycémie peut s'aggraver et mener à un syndrome hyperglycémique hyperosmolaire aussi appelé coma hyperosmolaire.

Diabète gestationnel

Le **diabète gestationnel**, ou diabète de grossesse, est un diabète qui survient pour la première fois durant la grossesse, et il se manifeste dans environ 2 à 4 % des grossesses au Canada (Diabète Québec, 2006). Selon les nouvelles recommandations de l'ACD, les femmes à risque élevé de diabète gestationnel devraient passer un test de dépistage au moment de la première consultation prénatale suivant les modalités diagnostiques standards. Les facteurs de risque du diabète gestationnel sont : être âgée de plus de 35 ans, avoir accouché d'un bébé de poids élevé, ou présenter une obésité importante, des antécédents de diabète gestationnel ou

un diagnostic de polykystose ovarienne (ACD, 2008). Chez les femmes présentant un risque modéré de diabète gestationnel, un test d'hyperglycémie provoquée par voie orale doit être effectué entre 24 et 28 semaines de gestation. Les femmes atteintes de diabète gestationnel courent un risque plus élevé d'accoucher par césarienne, de décès périnatal et de complications néonatales. Bien que dans la majorité des cas les taux de glucose reviennent à la normale dans les six semaines suivant l'accouchement, les femmes qui ont souffert de diabète gestationnel risquent davantage d'évoluer dans les cinq à dix ans vers un diabète de type 2. La mise en place de mesures diététiques est considérée comme le traitement de première ligne du diabète gestationnel. Si les mesures diététiques ne permettent pas à elles seules d'obtenir une glycémie à jeun souhaitable, l'insulinothérapie est habituellement indiquée. Le diabète gestationnel et la prise en charge de la femme enceinte atteinte de diabète relèvent d'un domaine spécialisé qui n'est pas abordé en détail dans ce chapitre. Il est conseillé au lecteur de consulter un ouvrage obstétrical pour obtenir de l'information à ce sujet.

Autres types de diabète

Chez certaines personnes, le diabète peut être causé par un autre trouble médical ou par le traitement d'une affection entraînant des anomalies de la glycémie. Lorsqu'elles subissent des lésions, qu'elles sont détruites ou que leur fonction est altérée, les cellules bêta pancréatiques peuvent causer des affections à l'origine du diabète, notamment le **syndrome de Cushing**, l'**hyperthyroïdie**, la **pancréatite récidivante**, la **fibrose kystique** et l'**hémochromatose**. La nutrition parentérale et les médicaments courants, notamment les corticostéroïdes (prednisone), les thiazides, la phénytoïne (Dilantin^MD) et les antipsychotiques atypiques (p. ex., la clozapine [Clozaril^MD]) peuvent provoquer le diabète chez certaines personnes. Le diabète causé par des troubles médicaux ou des médicaments peut se résorber une fois que la cause sous-jacente a été traitée ou éliminée. Les médicaments pouvant modifier la glycémie sont énumérés au **TABLEAU 60.7**.

60.1.2 Manifestations cliniques
Diabète de type 1

Le diabète de type 1 se manifeste par des symptômes initialement aigus et apparaît généralement de façon soudaine. Les symptômes classiques sont la polyurie, la polydipsie, la polyphagie et la perte de poids.

L'effet osmotique du glucose produit les manifestations de polydipsie et de polyurie. La polyphagie, quant à elle, est la conséquence d'une dénutrition cellulaire lorsque l'insulinodéficience prévient l'utilisation du glucose comme source d'énergie. Une perte de poids peut survenir si l'organisme ne peut se procurer le glucose nécessaire et s'il doit puiser dans d'autres sources d'énergie comme les graisses et les protéines. Une faiblesse et une fatigue peuvent également se manifester si le glucose ne peut être absorbé par les cellules.

L'acidocétose, une complication associée au diabète de type 1 non traité, s'accompagne d'autres manifestations cliniques qui sont examinées plus loin dans ce chapitre.

Diabète de type 2

Les manifestations cliniques du diabète de type 2 sont souvent non spécifiques, bien qu'une personne atteinte de diabète de type 2 puisse éprouver certains symptômes classiques du diabète de type 1. La fatigue, les infections à répétition, les infections vaginales à levures ou à **candida** récidivantes, le ralentissement de la guérison de plaies et les troubles visuels figurent parmi les manifestations le plus souvent associées au diabète de type 2. Comme le diabète de type 2 est asymptomatique durant la phase précoce, il est recommandé d'effectuer un test de dépistage annuel chez les personnes à risque élevé de diabète.

60.1.3 Examen clinique et examens paracliniques

Peu importe la forme de diabète, il y a trois méthodes pour confirmer le diagnostic, soit la glycémie à jeun, la glycémie aléatoire ou la glycémie deux heures après l'ingestion de 75 g de glucose. En l'absence d'hyperglycémie non équivoque accompagnée d'une décompensation métabolique aiguë, ces examens devront être refaits un autre jour au laboratoire (ACD, 2008). Les méthodes et les critères qui permettent d'établir le diagnostic sont les suivants :

- Glycémie à jeun (GJ) supérieure ou égale à 7 mmol/L. « À jeun » se définit par une absence d'apport calorique pendant au moins huit heures.
- Hyperglycémie provoquée par voie orale égale ou supérieure à 11,1 mmol/L deux heures après une charge orale de 75 g de glucose.

- Glycémie aléatoire égale ou supérieure à 11,1 mmol/L chez un sujet présentant les manifestations classiques de l'hyperglycémie (polyurie, polydipsie et amaigrissement inexpliqué malgré la polyphagie) ou une crise hyperglycémique.

Le test de glycémie à jeun, confirmé par des dosages subséquents un autre jour, est une autre méthode diagnostique. Lorsque des symptômes d'hyperglycémie (polyurie, polydipsie et polyphagie) coexistent avec une glycémie à jeun égale ou supérieure à 7 mmol/L, il n'est pas toujours nécessaire de recourir à l'hyperglycémie provoquée par voie orale pour établir le diagnostic (ACD, 2008).

Avec l'hyperglycémie provoquée par voie orale, l'exactitude des résultats dépend d'une préparation adéquate du client et de l'attention prêtée aux nombreux facteurs pouvant influer sur les résultats. Parmi les facteurs pouvant donner des valeurs faussement élevées, il y a les restrictions majeures récentes de glucides, la maladie aiguë, le traitement médicamenteux (p. ex., les contraceptifs, les corticostéroïdes) et la restriction de l'activité physique, comme dans le cas de l'alitement. Une malabsorption gastro-intestinale peut également entraîner des résultats faussement négatifs.

L'anomalie de la glycémie à jeun (AGJ) et l'intolérance au glucose (IG) représentent le stade intermédiaire entre une homéostasie de la glycémie normale et le diabète. Ce stade, expliqué précédemment, s'appelle prédiabète. Lorsque la glycémie à jeun est supérieure à 6,1 mmol/L mais inférieure à 7 mmol/L, il est alors question d'AGJ. L'AGJ est définie comme une glycémie prise deux heures après l'ingestion de 75 g de glucose supérieure à la normale, mais inférieure à la glycémie correspondant au diagnostic de diabète (se situant entre 7,8 et 11,1 mmol/L). Quant à l'IG, elle correspond à une glycémie à jeun inférieure à 6,1 mmol/L et à une glycémie prise deux heures après l'ingestion de 75 g de glucose se situant entre 7,8 à 11 mmol/L (ACD, 2008).

Aux États-Unis, l'American Diabetes Association (ADA) recommande depuis 2010 d'utiliser l'HbA1c pour poser le diagnostic du diabète. Le Canada devrait adopter la même pratique dans les années à venir. Le dosage de l'HbA1c comporte plusieurs avantages par rapport à la glycémie à jeun, notamment une plus grande commodité, puisque le client ne doit pas être à jeun, et apporte moins de bouleversements du quotidien pendant les périodes de stress et de maladie.

La mesure de l'hémoglobine glyquée, ou dosage de l'**hémoglobine A1c** (HbA1c), sert à déterminer la quantité de glucose fixé aux molécules d'hémoglobine pendant leur durée de vie (90 à 120 jours précédents). Ce dosage permet de surveiller les taux glycémiques.

Le dosage de l'HbA1c est exprimé en pourcentage de l'hémoglobine totale (p. ex., un taux d'HbA1c de 7 % signifie que les molécules de glucose se sont fixées sur 7 % de l'hémoglobine totale). Toutes les personnes diabétiques devraient subir un dosage périodique de l'HbA1c afin d'évaluer les résultats thérapeutiques et d'apporter les changements nécessaires, au besoin. Les diabétiques qui maintiennent des taux d'HbA1c près de la normale réduisent grandement leur risque de rétinopathie, de néphropathie, de neuropathie et de cardiopathie. Selon l'Association canadienne du diabète (ACD, 2008), les personnes diabétiques devraient maintenir un taux d'HbA1c inférieur ou égal à 7 %. La Société canadienne d'endocrinologie et métabolisme (SCEM, 2010) recommande un taux d'HbA1c inférieur à 6,5 %. Les maladies affectant les hématies (p. ex., la drépanocytose) peuvent modifier les résultats du dosage de l'HbA1c et devraient donc être prises en considération dans l'interprétation des résultats de ce test **ENCADRÉ 60.1**.

Les professionnels de la santé peuvent dorénavant communiquer les résultats du dosage de l'HbA1c aux clients en utilisant la même unité (mmol/L) que celles que les clients voient régulièrement lorsqu'ils mesurent leur glycémie. Une estimation de la glycémie peut être déterminée par le dosage de l'HbA1c. La glycémie peut être estimée par la formule suivante : $28{,}7 \times$ taux d'HbA1c $- 46{,}7 = X$ mg/dl (ou $1{,}59 \times$ taux de l'HbA1c $- 2{,}59 = X$ mmol/L). À titre d'exemple, un taux d'HbA1c de 6 % équivaut à une glycémie moyenne de 7 mmol/L.

60.1.4 Processus thérapeutique en interdisciplinarité

Les objectifs de la prise en charge du diabète sont d'atténuer les symptômes, de favoriser le bien-être, de prévenir les complications aiguës de l'hyperglycémie et de retarder, voire prévenir les complications à long terme. Ces objectifs sont plus facilement atteints quand le client maintient une glycémie aussi normale que possible. Le diabète est une maladie chronique nécessitant une prise de décision quotidienne : régime, mesure de la glycémie, médicaments et exercice. L'enseignement au client, qui permet à celui-ci de participer activement à ses soins, est essentiel au succès du plan thérapeutique. Le régime alimentaire, la pharmacothérapie, l'exercice et l'autosurveillance de la glycémie (ASG) sont autant d'outils dans la prise en charge du diabète **ENCADRÉ 60.2**. Quant à la phytothérapie, elle n'a pas encore fait ses preuves **ENCADRÉ 60.3**.

L'insuline et les médicaments administrés par voie orale sont les deux principaux types d'hypoglycémiants utilisés dans le traitement du

---

Pratique fondée sur des résultats probants

ENCADRÉ 60.1 | **Quel taux d'hémoglobine HbA1c permet de réduire le risque de complications liées au diabète ?**

Question clinique

Dans le cas de diabétiques (P), maintenir un taux d'HbA1c inférieur à 7 % (I), comparativement à un taux supérieur à 7 % (C), permet-il de réduire le risque de complications microvasculaires et neuropathiques (O) ?

Résultats probants

- Les lignes directrices de pratique clinique sont fondées sur l'examen systématique des résultats d'études cliniques.

Analyse critique et synthèse des données

- Les études portaient sur des adultes, des personnes âgées et des enfants atteints de diabète de types 1 et 2.
- L'évaluation de la glycémie, du taux d'HbA1c, des lipides sanguins, de la pression artérielle, des maladies vasculaires, de l'obésité, de la dyslipidémie, de l'hypertension, de la néphropathie et de la qualité de vie a été effectuée.
- Une diminution du taux d'HbA1c (à un taux moyen de 7 %) a permis de réduire le risque de complications microvasculaires et neuropathiques.

- Une maîtrise rigoureuse de la glycémie (un taux normal d'HbA1c inférieur à 6 %) permet une réduction accrue du risque de complications, mais elle peut également augmenter le risque d'hypoglycémie.

Conclusion

- Une diminution de l'HbA1c à un taux moyen de 7 % réduit le risque de complications liées au diabète.

Recommandations pour la pratique infirmière

- Indiquer au client que les recommandations visent à maintenir le taux d'HbA1c en deçà de 7 %.
- Personnaliser les objectifs selon l'état de santé des clients.
- Inciter les clients à prendre en charge la maîtrise de leur glycémie et de leur taux d'HbA1c.

Référence

Association canadienne du diabète (2008). Lignes directrices de pratique clinique 2008 de l'Association canadienne du diabète pour la prévention et le traitement du diabète au Canada. *Canadian Journal of Diabetes, 32*(Suppl. 1), S1-S225.

P : population visée ; I : intervention ; C : comparaison ; O : (*outcome*) résultat.

Processus diagnostique et thérapeutique

ENCADRÉ 60.2 — Diabète

Examen clinique et examens paracliniques

- Antécédents et examen physique
- Analyses sanguines (glycémie à jeun, glycémie postprandiale, taux d'HbA1c, profil lipidique, créatinine sérique, électrolytes, thyréostimuline [TSH])
- Analyse complète des urines (microalbuminurie et acétone, au besoin)
- Pression artérielle
- Électrocardiogramme [ECG] (chez tous les diabétiques âgés de plus de 40 ans, chez tout diabétique ayant plus de 15 ans d'évolution de la maladie; indépendamment de l'âge, en présence d'hypertension, de protéinurie, d'un pouls diminué ou d'un souffle vasculaire)
- Ophtalmoscopie (examen des yeux dilatés)
- Examen dentaire
- Examen neurologique, y compris le test du monofilament pour évaluer la sensibilité des extrémités
- Indice tibiobrachial, si indiqué
- Examen podiatrique (pieds)
- Surveillance du poids

Processus thérapeutique

- Programmes de formation et de suivi à l'intention des clients et des proches aidants
- Thérapie nutritionnelle **TABLEAU 60.8**
- Activité physique **TABLEAUX 60.9** et **60.10**
- Autosurveillance de la glycémie
- Pharmacothérapie
- Insuline **FIGURE 60.3**, **TABLEAUX 60.3** et **60.4**
- Antidiabétiques oraux et autres **TABLEAU 60.6**
- Comprimés d'acide acétylsalicylique (de 81 à 325 mg) envisagés chez les clients qui présentent une maladie cardiovasculaire stable
- Inhibiteurs de l'enzyme de conversion de l'angiotensine (IECA)
- Antagonistes des récepteurs de l'angiotensine II (ARA)
- Antihyperlipidémiants

Approches complémentaires et parallèles en santé

ENCADRÉ 60.3 — Phytothérapie et diabète

Les plantes suivantes amélioreraient le contrôle de la glycémie chez les adultes atteints de diabète de type 2 :

- *Aloe vera*
- *Ipomoea batatas* (caiapo)
- *Coccinia indica*
- *Ganoderma lucidum*
- *Gymnema sylvestre*
- *Ocimum tenuiflorum* (basilic sacré ou tulsi)
- *Salacia reticulata*
- Pinitol
- Touchi
- *Pterocarpus marsupium*

Toutefois, comme toutes les études étaient petites et de courte durée, il est trop tôt pour recommander l'utilisation de ces plantes (ACD, 2008).

Recommandations pour la pratique infirmière

- Ne pas utiliser uniquement des produits de médecine douce pour le contrôle de la glycémie, car il n'y a pas assez de données sur leur innocuité et leur efficacité (ACD, 2008).
- Utiliser ces plantes avec prudence, car elles peuvent avoir un effet sur la glycémie.
- Consulter un médecin avant d'utiliser ces types de plantes ou des suppléments nutritifs.
- Surveiller rigoureusement la glycémie lorsqu'il y a utilisation de ces produits.

Références

www.naturalstandard.com

Association canadienne du diabète (2008). Lignes directrices de pratique clinique 2008 de l'Association canadienne du diabète pour la prévention et le traitement du diabète au Canada. *Canadian Journal of Diabetes, 32*(Suppl. 1), S1-S225

---

diabète. Toutes les personnes atteintes de diabète de type 1 doivent recevoir de l'insuline. D'autres traitements moins rigoureux peuvent maintenir un équilibre glycémique adéquat chez de nombreuses personnes atteintes de diabète de type 2. Idéalement, le client et le professionnel de la santé devraient s'accorder sur le choix du traitement. Les critères de sélection sont basés sur les objectifs glycémiques souhaités et possibles, ainsi que sur les habitudes de vie du client. Si ces mesures thérapeutiques ne procurent pas une maîtrise optimale de la glycémie, le professionnel de la santé devrait proposer une approche plus rigoureuse au client.

Chez certains diabétiques de type 2, les mesures diététiques, l'activité physique régulière et le maintien d'un poids santé suffisent pour normaliser leur glycémie. Toutefois, pour la majorité, la pharmacothérapie s'avère nécessaire.

60.1.5 Pharmacothérapie : insuline

L'insuline exogène (injectée) est nécessaire lorsqu'un client ne produit pas suffisamment d'insuline pour répondre à ses besoins métaboliques. Les personnes atteintes de diabète de type 1 ont besoin d'insuline exogène pour survivre, et jusqu'à quatre ou cinq injections par jour peuvent être nécessaires pour maîtriser adéquatement leur glycémie. Les personnes atteintes de diabète de type 2, dont l'état est habituellement contrôlé par le régime alimentaire, l'exercice et les médicaments oraux, peuvent avoir besoin d'insuline exogène temporairement durant des périodes de grand stress, comme dans le cas d'une maladie ou d'une intervention chirurgicale. De plus, le diabète de type 2 étant une maladie évolutive, les mesures diététiques, l'exercice et les médicaments oraux peuvent être insuffisants à la longue pour maîtriser la glycémie. Il faut alors ajouter de l'insuline exogène en permanence dans le cadre du plan de traitement. Jusqu'à quatre injections d'insuline par jour peuvent également être nécessaires aux personnes atteintes de diabète de type 2 pour contrôler adéquatement leur glycémie.

Types d'insulines

La première insuline utilisée en thérapeutique, aujourd'hui retirée du marché, a d'abord été extraite du pancréas de bovins et de porcs. De nos jours, seule l'insuline humaine est utilisée. L'insuline humaine n'est pas directement prélevée d'organes humains ; elle est plutôt produite par génie génétique. L'insuline est dérivée de bactéries communes (p. ex., *Escherichia coli*) ou de cellules de levures au moyen de la technologie de recombinaison de l'ADN.

Les préparations d'insuline se distinguent les unes des autres par leur délai d'action, le moment de leur action maximale et leur durée d'action **FIGURE 60.3**.

Il faut tenir compte des propriétés spécifiques de chaque type d'insuline pour le choix de l'insuline qui convient le mieux au client. Diverses combinaisons d'insuline peuvent être utilisées pour adapter le traitement au profil particulier du client selon sa glycémie, ses habitudes de vie, son alimentation et son profil d'activités physiques. Les divers types d'insulines sont présentés au **TABLEAU 60.3**. Toutes les préparations d'insuline sont faites à base d'insuline régulière. Le délai d'action, l'action maximale et la durée d'action peuvent être manipulés en ajoutant à l'insuline diverses combinaisons de zinc, de tampon

Capsule Jugement clinique

Madame Odile Fecteau, 26 ans, est enceinte. Elle a manifesté des signes d'un diabète de grossesse. Elle ne prend pas de médicaments. Vous devez lui enseigner tous les outils nécessaires à sa prise en charge et à sa participation active durant sa grossesse.

Quels éléments devez-vous inclure dans cet enseignement ?

RAPPELEZ-VOUS...

Le pic d'action d'un médicament correspond à la concentration plasmatique maximale.

PRÉPARATIONS D'INSULINE	DÉLAI D'ACTION, ACTION MAXIMALE, DURÉE	EXEMPLE
Action très rapide Lispro (Humalog^{MD}) Aspart (Novolog^{MD}) Glulisine (Apidra^{MD})	Début d'action : 15 min Pic d'action : 60-90 min Durée : 3-4 h	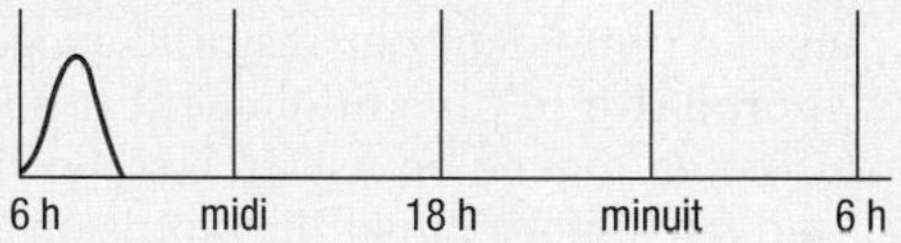
Action rapide Régulière (Humulin-R^{MD}, Novolin-R^{MD}, ReliOn-R^{MD})	Début d'action : 30-60 min Pic d'action : 2-3 h Durée : 3-6 h	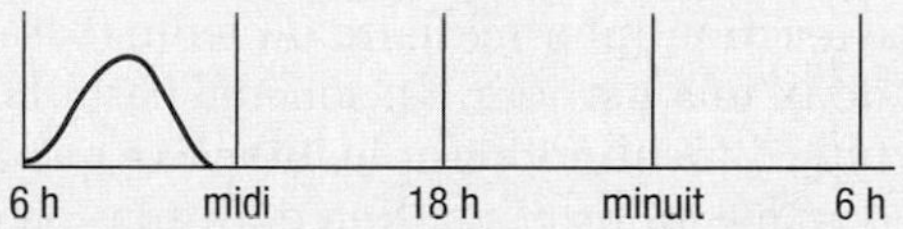
Action intermédiaire Insuline NPH (Humulin-N^{MD}, Novolin-N^{MD}, ReliOn-N^{MD})	Début d'action : 2-4 h Pic d'action : 4-10 h Durée : 10-16 h	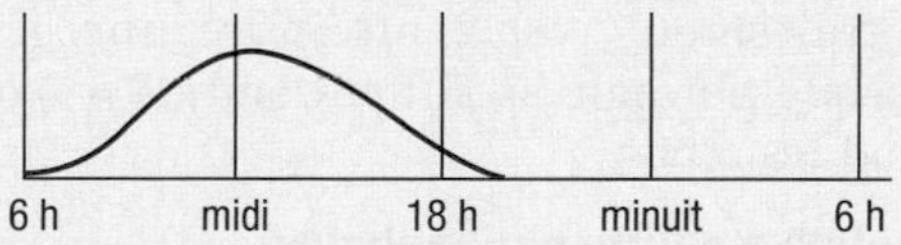
Action prolongée Glargine (Lantus^{MD}) Détémir (Levemir^{MD})	Début d'action : 1-2 h Pic d'action : aucune action maximale prononcée Durée : plus de 24 h	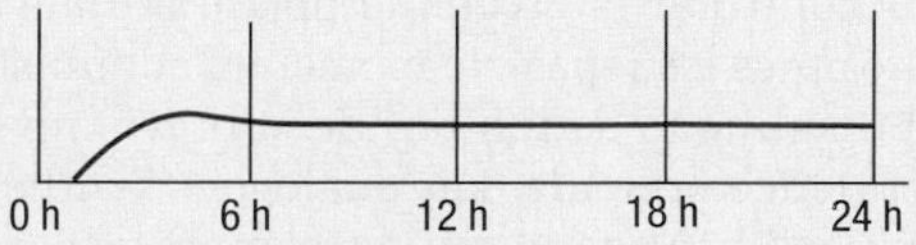

FIGURE 60.3

Délai d'action, action maximale et durée des préparations commerciales d'insuline

TABLEAU 60.3 | **Types d'insulines**

CLASSIFICATION	EXEMPLES	LIMPIDITÉ DE LA SOLUTION
Insuline à action très rapide	• Lispro (Humalog^{MD}) • Aspart (NovoRapid^{MD}) • Glulisine (Apidra^{MD})	Transparente
Insuline à action rapide	• Régulière (Humulin-R^{MD}, Novolinge Toronto^{MD})	Transparente
Insuline à action intermédiaire	• NPH (Humulin-N^{MD}, Novolinge NPH^{MD})	Opaque
Insuline lente (retard)	• Glargine (Lantus^{MD}) • Détémir (Levemir^{MD})	Transparente
Polythérapie (insulines mixtes prémélangées)	• NPH/régulière 30/70[a] (Humulin 30/70^{MD}, Novolinge/régulière 50/50, 30/70, 40/60^{MD}) • Lispro protamine/lispro 75/25[a] (Humalog Mix25^{MD}) • Lispro protamine/lispro 50/50[a] (Humalog Mix50^{MD}) • Aspart protamine/aspart 70/30[a] (Novo Mix30^{MD})	Opaque

[a] Ces chiffres correspondent aux pourcentages de chacun des types d'insulines.

acétate et de protamine. Le zinc et la protamine sont ajoutés pour obtenir l'insuline NPH à action intermédiaire. Il est à noter que ces additifs peuvent rarement provoquer une réaction allergique au site d'injection.

Traitements par insuline

Le **TABLEAU 60.4** donne des exemples d'insulinothérapie allant d'une injection à quatre injections par jour. Le traitement par insuline exogène qui peut reproduire le plus fidèlement la sécrétion d'insuline endogène en est un à schéma basalbolus qui fait appel à l'insuline rapide ou à courte action (bolus) avant les repas, et à l'insuline de base à action intermédiaire ou lente (basale) une ou deux fois par jour. Le schéma basal-bolus est un type d'**insulinothérapie intensive** qui consiste en des injections d'insuline multiples de concert avec l'autosurveillance fréquente de la glycémie. Le traitement vise à atteindre une glycémie presque normale se situant entre 4 à 7 mmol/L avant les repas.

Insuline à courte action (bolus)

Pour contrôler la glycémie postprandiale (c'està-dire après les repas), le moment d'administration de l'insuline (à action rapide et brève) revêt une importance cruciale. Les analogues synthétiques de l'insuline à action rapide, comme les insulines lispro (Humalog^{MD}), aspart (NovoRapid^{MD}) et glulisine (Apidra^{MD}), agissent en 15 minutes et devraient être injectés dans les 15 minutes précédant le repas. Les analogues à action rapide reproduisent le mieux la sécrétion physiologique d'insuline en réponse aux repas. L'insuline régulière à action brève agit en l'espace de 30 à 60 minutes et doit être injectée 30 à 45 minutes avant le repas pour que le début de son action coïncide avec l'absorption du repas. Comme il peut être difficile de faire son injection 30 à 45 minutes avant de manger, les personnes qui doivent prendre de l'insuline aux repas préfèrent souvent les insulines à action rapide (Lehne, 2007).

Insuline à action prolongée ou intermédiaire (basale)

En plus de l'insuline à courte action, les diabétiques de type 1 doivent utiliser l'insuline basale à action prolongée ou intermédiaire afin de contrôler leur glycémie entre les repas et durant la nuit. Sans la prise d'insuline basale d'une durée d'action de 24 heures, les personnes atteintes de diabète de type 1 sont plus sujettes à l'acidocétose diabétique. Les insulines glargine (Lantus^{MD}) et détémir (Levemir^{MD}) sont des insulines à action prolongée ayant une libération stable et continuelle qui ne provoquent pas de pics d'action chez la plupart des gens **FIGURE 60.3**. Ces insulines sont administrées une fois par jour par voie sous-cutanée (le détémir peut être administré deux fois par

TABLEAU 60.4	Schémas insuliniques		
SCHÉMA POSOLOGIQUE	**TYPE D'INSULINE / FRÉQUENCE**	**PROFIL D'ACTION**[a]	**COMMENTAIRES**
die (dose unique)	Intermédiaire (NPH) au coucher	 7 h Midi 18 h Minuit 7 h	Une injection devrait être suffisante pour la nuit.
	Insuline retard (glargine [Lantus^MD], détémir [Levemir^MD]) le matin ou au coucher	 7 h Midi 18 h Minuit 7 h	Une injection aura un effet pendant 24 heures, sans pic, et peut réduire le risque d'hypoglycémie. Ce schéma n'assure pas une maîtrise de la glycémie postprandiale.
b.i.d. (insulines mixtes)	NPH et régulière ou rapide avant le déjeuner et au souper	 7 h Midi 18 h Minuit 7 h	Deux injections auront un effet pendant 24 heures. Le client doit respecter le régime alimentaire prescrit.
t.i.d. (doses mixtes + doses uniques)	NPH et régulière ou rapide avant le déjeuner + Régulière ou rapide avant le souper + NPH au coucher	 7 h Midi 18 h 21 h Minuit 7 h	Trois injections auront un effet pendant 24 heures, surtout tôt le matin. Ce schéma réduit la maîtrise de l'hypoglycémie entre deux heures et trois heures du matin.
Basal-bolus (doses multiples)	Régulière ou rapide avant le déjeuner, le dîner et le souper + lente (glargine ou détémir) die ou Régulière ou rapide avant le déjeuner, le dîner et le souper + NPH b.i.d.	 7 h Midi 18 h Minuit 7 h 7 h Midi 18 h Minuit 7 h	Ce type d'injection permet une plus grande souplesse dans les horaires et la composition des repas, et il assure une maîtrise postprandiale efficace. Il exige la mesure de la glycémie avant les repas, de même que l'élaboration et l'utilisation d'algorithmes personnalisés. Les diabétiques de type 1 auront besoin d'insuline basale pour assurer une maîtrise glycémique sur 24 heures. La plupart des méthodes physiologiques peuvent être utilisées, à l'exception de la pompe.

[a] ———— Insuline à action très rapide (lispro, aspart, glulisine)

——— Insuline à action rapide (régulière)

------- Insuline intermédiaire (NPH) ou lente (glargine, détémir)

jour). Comme elles sont dépourvues de pics d'action, elles réduisent considérablement le risque d'hypoglycémie. Au moment de leur préparation, la glargine et le détémir ne doivent pas être mélangés avec une autre insuline, ni dilués dans une autre solution (Lehne, 2007).

Utilisée également comme insuline basale, l'insuline NPH à action intermédiaire a une durée d'action de 10 à 16 heures. L'insuline NPH à action intermédiaire comporte l'inconvénient d'un pic d'action entre 4 et 10 heures, lequel peut provoquer une hypoglycémie. Il s'agit de la seule insuline basale pouvant être mélangée avec des insulines à action brève et rapide. L'insuline NPH a un aspect laiteux et doit être légèrement agitée au moment de sa préparation.

Traitement d'association

Pour les personnes qui ne veulent pas s'administrer plus de une ou deux injections par jour, il existe deux types d'insulines qui peuvent être mélangés dans la même seringue. Bien que cette solution puisse plaire davantage à certains clients, elle peut ne pas produire le même contrôle glycémique que le traitement basal-bolus. L'insuline à action brève ou rapide est souvent mélangée avec de l'insuline à action intermédiaire pour procurer un contrôle postprandial et basal sans nécessiter deux injections. Les clients peuvent mélanger eux-mêmes deux types d'insulines ou utiliser des préparations commerciales d'insuline **TABLEAU 60.3**. Ces préparations commerciales sont commodes et particulièrement utiles pour les personnes qui, en raison de difficultés visuelles, manuelles ou cognitives, ne peuvent pas mélanger l'insuline elles-mêmes. Les clients peuvent également s'administrer conjointement différents types d'insulines (insuline à action prolongée et insuline à action rapide), mais ces insulines doivent être injectées séparément.

Entreposage de l'insuline

L'insuline est une protéine qui nécessite un entreposage particulier. En effet, la chaleur et le gel altèrent la molécule d'insuline. Les flacons d'insuline entamés se conservent pendant quatre semaines à la température de la pièce (entre 18 et 25 °C), et cette température ne doit pas excéder 30 °C ou être inférieure à 2 °C. Il faut éviter l'exposition prolongée de l'insuline à la lumière directe du soleil. Les flacons d'insuline en réserve doivent être conservés au réfrigérateur. De même, les stylo injecteurs entamés doivent être gardés à une température entre 18 et 25 °C, et les autres (non entamés) doivent être conservés entre 2 à 8 °C (Unité de jour de diabète de l'Hôtel-Dieu du CHUM, 2009). Les mêmes principes s'appliquent pour les voyages. L'insuline peut être conservée au froid (non congelée) dans un thermos ou une glacière si le client se rend dans un pays au climat chaud.

Les seringues préremplies demeurent stables pendant une semaine au réfrigérateur. Elles peuvent s'avérer utiles pour les malvoyants ou les personnes n'ayant pas la dextérité manuelle nécessaire pour remplir leurs seringues à la maison.

Dans ces cas, membres de la famille, amis ou soignants peuvent préremplir les seringues à intervalles réguliers. Les seringues préremplies dont l'apparence est trouble doivent être entreposées en position verticale, l'aiguille pointant vers le haut, afin d'éviter l'agglutination des éléments constitutifs de l'insuline dans l'aiguille. De même, les préparations commerciales peuvent être préremplies et entreposées pour un usage ultérieur. Toutefois, certaines combinaisons d'insulines ne peuvent pas être préremplies ni entreposées, car leur mélange modifie le début d'action, le mode d'action ou le pic d'action des deux composantes. Si nécessaire, le client doit s'informer auprès du pharmacien pour connaître les directives concernant le mélange et le préremplissage de différents types d'insulines. Avant l'injection, la seringue préremplie doit être délicatement roulée entre les paumes des mains pour réchauffer l'insuline réfrigérée et remettre les particules en suspension.

Administration de l'insuline

Comme l'insuline est inactivée par les sucs gastriques, elle ne peut pas être prise par voie orale. L'insuline est le plus souvent administrée par injection sous-cutanée, quoique l'insuline régulière peut être administrée par voie intraveineuse (I.V.) lorsqu'un début d'action immédiat est souhaité.

Injection

Les étapes d'administration de l'insuline par injections sous-cutanée sont présentées à l'**ENCADRÉ 60.4**. Le personnel infirmier doit enseigner cette technique aux nouveaux utilisateurs d'insuline et revoir périodiquement cette méthode avec les utilisateurs de longue date. Il ne faut jamais présumer que si un client utilise de l'insuline, il connaît et adopte la bonne technique d'injection. Une préparation inadéquate est souvent due à des troubles de la vue, à des bulles d'air qui passent inaperçues ou à la graduation sur la seringue qui n'est pas lue correctement.

Enseignement au client et à ses proches

ENCADRÉ 60.4	**Insulinothérapie**

L'enseignement au client et à ses proches doit présenter les étapes à suivre au moment de l'administration de l'insuline par injections sous-cutanées :

1. Se laver soigneusement les mains.
2. Vérifier le flacon d'insuline avant usage. S'assurer que la concentration est appropriée, que le capuchon est intact et vérifier la date de péremption.
3. Si les solutions d'insuline sont troubles **TABLEAU 60.3**, faire rouler le flacon d'insuline doucement entre les paumes des mains afin de bien mélanger l'insuline.
4. Choisir le site d'injection approprié **FIGURE 60.5**.
5. Nettoyer la peau avec de l'eau et du savon.
6. Pincer la peau entre le pouce et l'index, puis insérer l'aiguille à un angle de 90° ou à un angle de 45° si la peau est très mince ou s'il y a utilisation d'une aiguille de calibre 8 mm.
7. Enfoncer le piston jusqu'au fond, relâcher la peau, laisser l'aiguille sous la peau cinq secondes avant de la retirer pour être certain d'avoir administré la totalité de la dose d'insuline, puis retirer l'aiguille.
8. Détruire et jeter les seringues à usage unique de façon sécuritaire.

Le client qui doit préparer un mélange d'insulines (p. ex., de l'insuline régulière et à action intermédiaire) doit comprendre la bonne technique pour combiner les deux insulines dans la même seringue **FIGURE 60.4**.

La vitesse à laquelle les concentrations sériques maximales sont atteintes varie en fonction du site anatomique d'injection. L'absorption la plus rapide s'obtient à l'abdomen, puis au bras, à la cuisse et à la fesse, par ordre décroissant. Tous les sites appropriés pour l'injection de l'insuline sont illustrés à la **FIGURE 60.5**, l'abdomen demeurant le site privilégié. Il faut aviser le client de ne pas injecter l'insuline dans une partie du corps qui sera active au cours d'exercices physiques. Par exemple, le client ne doit pas injecter son insuline dans la cuisse puis aller faire du jogging ou une longue marche rapide. La hausse de la température corporelle et l'augmentation de la circulation qui sont générées par l'exercice au site d'injection peuvent accroître le taux d'absorption et accélérer le début d'action de l'insuline.

Avant que les insulines humaines purifiées ne soient couramment utilisées, il était conseillé aux clients de faire la rotation des sites anatomiques d'injection pour prévenir une lipodystrophie, un phénomène qui se caractérise par des bosses et des dépressions dans la peau découlant d'injections répétées au même endroit. L'utilisation d'insuline humaine réduit le risque de lipodystrophie. Par conséquent, et comme la rotation des sites anatomiques d'injection entraîne des variations dans l'absorption de l'insuline, cette rotation n'est plus recommandée. Il est plutôt conseillé aux clients de faire une rotation dans les points d'injection au sein d'un même site. À titre d'exemple, il est parfois utile d'imaginer l'abdomen comme un jeu de dames, chaque demi-pouce représentant un point d'injection pour une rotation systématique dans le damier.

La plupart des insulines commerciales sont concentrées à 100 unités, ce qui signifie que chaque millilitre contient 100 unités d'insuline. L'insuline 100 unités peut être injectée au moyen d'une seringue de 100 unités. Les seringues d'insuline jetables de plastique ont différentes capacités : 1, 0,5 et 0,3 ml. Les seringues de 0,5 ml peuvent être utilisées pour des doses de 50 unités ou moins, et les seringues de 0,3 ml peuvent contenir 30 unités ou moins. Les seringues de 0,5 et 0,3 ml sont graduées à intervalles de 1 unité, ce qui permet une administration plus précise pour les doses impaires. La seringue de 1 ml est nécessaire pour les clients ayant besoin de plus de 50 unités d'insuline, et elle est graduée à intervalles de 2 unités. Il faut souligner la différence de graduation des doses aux clients qui passent d'une seringue de 0,3 ou 0,5 ml à une seringue de 1 ml.

Les seringues à insuline sont munies d'aiguilles de 12,7 mm et de 8 mm. Les aiguilles courtes (8 mm)

1. Se laver les mains.
2. Agiter doucement le flacon d'insuline NPH.
3. Essuyer le dessus des flacons d'insuline avec un tampon d'alcool.
4. Faire pénétrer dans la seringue un volume d'air équivalant à la dose totale d'insuline.

5. Dans le flacon d'insuline NPH, injecter le volume d'air correspondant à la dose d'insuline NPH à prélever. Retirer la seringue du flacon.

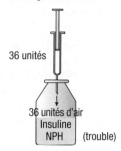

36 unités

36 unités d'air
Insuline NPH (trouble)

6. Dans le flacon d'insuline régulière, injecter le volume d'air restant qui correspond à la dose d'insuline régulière à prélever.

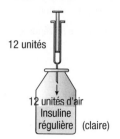

12 unités

12 unités d'air
Insuline régulière (claire)

7. Inverser le flacon d'insuline régulière et prélever la dose nécessaire.

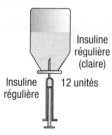

Insuline régulière (claire)

Insuline régulière   12 unités

8. Sans ajouter d'air supplémentaire dans le flacon d'insuline NPH, prélever avec précaution la dose nécessaire d'insuline NPH.

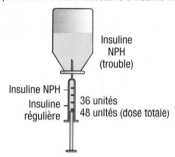

Insuline NPH (trouble)

Insuline NPH
Insuline régulière
36 unités
48 unités (dose totale)

FIGURE 60.4

Mélange d'insulines – Ce processus par étapes permet d'éviter la contamination de l'insuline régulière avec l'insuline à action intermédiaire.

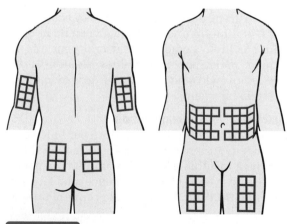

FIGURE 60.5

Sites d'injection de l'insuline

devraient être utilisées uniquement par les personnes ayant peu de tissu adipeux, notamment les jeunes enfants et les adultes très minces. Les seringues sont disponibles avec des aiguilles de différents calibres, soit 28, 29, 30 et 31. Plus le calibre est élevé, plus le diamètre de l'aiguille est petit, ce qui procure un plus grand confort (Diabetes Health Professional, 2009).

Le recapuchonnage doit être effectué uniquement par la personne utilisant la seringue. L'infirmière ne doit jamais recapuchonner une aiguille utilisée par un client. Par ailleurs, il n'est plus recommandé de désinfecter la peau avec un tampon imbibé d'alcool avant l'auto-injection d'insuline. Les règles d'hygiène habituelles comme le lavage à l'eau savonneuse suffisent. Ces mesures hygiéniques concernent principalement les personnes qui s'injectent l'insuline elles-mêmes. Dans les établissements de soins de santé, des politiques dictant l'utilisation d'alcool pour la préparation du point d'injection peuvent être mises en place afin de prévenir les infections nosocomiales. Les injections doivent être réalisées avec un angle de 45 à 90°, selon l'épaisseur du coussin adipeux du client et la longueur de l'aiguille.

Le stylo injecteur est un dispositif compact qui a la même fonction qu'une aiguille et une seringue, tout en étant plus facile d'utilisation **FIGURE 60.6**. Le stylo est conçu pour qu'une cartouche d'insuline y soit introduite. Les aiguilles utilisées pour le stylo injecteur peuvent être de 6 ou 8 mm. Les clients préfèrent les stylos injecteurs aux flacons et aux seringues en raison de leur plus grande commodité et de leur convivialité (Peyrot & Rubin, 2008). Les stylos injecteurs d'insuline comportent des avantages, car ils sont portatifs, compacts et plus discrets que les flacons et les seringues, et ils administrent une dose constante et exacte. Les gens souffrant d'une déficience visuelle ne peuvent pas lire les gradations inscrites sur une seringue, mais ils sont capables d'entendre les déclics du stylo pour obtenir une dose exacte avec un stylo injecteur.

Autres modes d'administration

La perfusion continue d'insuline par voie sous-cutanée peut être administrée au moyen d'une **pompe à insuline,** c'est-à-dire un petit dispositif à piles, de la taille et de l'apparence d'un téléavertisseur **FIGURE 60.7**. Portées à la ceinture ou sous

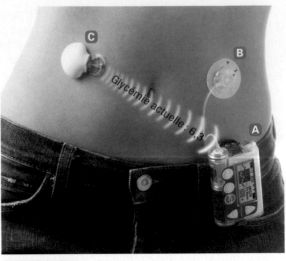

FIGURE 60.7

La pompe à insuline MiniMed Paradigm^MD **A** administre l'insuline par une canule **B** qui est placée en position sous-cutanée. La surveillance continue de la glycémie se fait par un petit capteur **C** inséré sous la peau. Les données saisies par le capteur sont transmises en continu à la pompe à insuline par une technologie sans fil.

les vêtements, les pompes à insuline sont chargées d'insuline à action rapide, et sont reliées par un tube de plastique à un cathéter inséré dans le tissu sous-cutané de la paroi abdominale. Les pompes actuellement offertes au Québec sont Accu-Chek^MD Spirit, Animas^MD 2020, Cozmo^MD et Paradigm^MD 522/722. Toutes les pompes à insuline sont programmées pour administrer une perfusion continue d'insuline à action rapide pendant 24 heures, selon le **rythme basal**. L'insuline basale peut être augmentée ou diminuée de façon temporaire en raison de modifications du niveau d'activité physique ou d'une maladie. Aux repas, l'utilisateur programme la pompe pour administrer une perfusion d'insuline en bolus correspondant à la quantité de glucides ingérés afin d'abaisser une glycémie préprandiale élevée, au besoin. Le site d'insertion de l'aiguille doit être changé afin d'éviter les infections aux points d'injection et de favoriser une bonne absorption de l'insuline. Les clients qui se servent d'une pompe à insuline doivent vérifier leur glycémie quatre fois ou plus par jour. Le principal avantage de la pompe à insuline est le potentiel d'une maîtrise rigoureuse de la glycémie, car ce dispositif reproduit au mieux le profil physiologique de la sécrétion d'insuline. Les pompes à insuline permettent également un mode de vie plus normal, offrant une plus grande liberté par rapport aux repas et à l'activité physique. Les problèmes et les complications liés à l'emploi d'une pompe à insuline sont les infections aux points d'injection, le risque accru d'acidocétose et le coût de la pompe et de l'équipement (White, 2007).

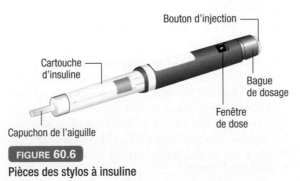

Bouton d'injection

Cartouche d'insuline

Bague de dosage

Fenêtre de dose

Capuchon de l'aiguille

FIGURE 60.6

Pièces des stylos à insuline

Problèmes associés à l'insulinothérapie

L'hypoglycémie, les réactions allergiques, la lipodystrophie, le phénomène de l'aube et l'effet Somogyi sont des problèmes associés à l'insulinothérapie. L'hypoglycémie est abordée en détail plus loin dans ce chapitre. Les lignes directrices concernant l'évaluation des clients traités avec un hypoglycémiant sont présentées au **TABLEAU 60.5**.

Réactions allergiques

Des réactions inflammatoires locales comme un prurit, un érythème et une sensation de brûlure peuvent survenir au point d'injection. Les réactions locales peuvent disparaître d'elles-mêmes en l'espace de un à trois mois ou s'atténuer avec de faibles doses d'antihistaminiques. La véritable allergie à l'insuline, bien qu'elle soit rare, se traduit par une réponse généralisée, accompagnée d'urticaire et parfois d'un choc anaphylactique. Le zinc et la protamine utilisés comme agents de conservation dans l'insuline ainsi que le latex et les bouchons en caoutchouc des fioles sont souvent impliqués dans les réactions à l'insuline.

Lipodystrophie

La **lipodystrophie** (atrophie des tissus sous-cutanés) peut se produire dans les régions qui ont été le lieu d'injections répétées. Comme il a été mentionné précédemment, l'utilisation de l'insuline humaine a réduit le risque de lipodystrophie. L'**hypertrophie**, qui est un épaississement du tissu sous-cutané, régresse lorsque le client n'utilise pas ce point d'injection pendant au moins six mois. L'injection à des points hypertrophiés peut entraîner une absorption irrégulière d'insuline.

Phénomène de l'aube et effet Somogyi

Le **phénomène de l'aube** se caractérise par une hyperglycémie au réveil occasionnée par la sécrétion d'hormones de contre-régulation à l'aube. Certains croient que ce phénomène serait en partie attribuable aux hormones de croissance et au cortisol. Le phénomène de l'aube touche la majorité des diabétiques et a tendance à être plus sévère lorsque la sécrétion d'hormones de croissance est à son maximum, soit chez les adolescents et les jeunes adultes.

L'**effet Somogyi** correspond à une réponse physiologique de rebond à un surdosage en insuline qui entraîne une hypoglycémie. Survenant habituellement durant le sommeil, mais pouvant néanmoins survenir à tout moment de la journée, l'effet Somogyi produit une baisse de la glycémie en réponse à une dose trop élevée d'insuline. En riposte à cette hypoglycémie, des hormones de contre-régulation sont libérées, stimulant la **lipolyse**, la gluconéogenèse et la **glycogénolyse**, lesquelles produisent à leur tour une hyperglycémie de rebond et une cétose. Le danger lié à l'effet Somogyi est que la mesure des taux de glucose

le matin met en évidence une hyperglycémie que le client (ou le professionnel de la santé) tentera de corriger en augmentant la dose d'insuline.

Le client peut se plaindre de céphalées au réveil et peut se souvenir d'avoir souffert de bouffées vasomotrices ou de cauchemars. S'il est soupçonné que l'effet Somogyi est à l'origine de l'hyperglycémie matinale, il peut être conseillé au client de mesurer sa glycémie entre 2 h et 4 h afin de dépister une hypoglycémie. En présence d'une hypoglycémie nocturne, la dose d'insuline causant l'hyperglycémie matinale est réduite.

Une évaluation prudente est nécessaire pour documenter l'effet Somogyi et le phénomène de l'aube, car le traitement diffère dans les deux cas. En effet, le traitement de l'effet Somogyi consiste à réduire la dose d'insuline, et le traitement du phénomène de l'aube, à ajuster le moment de la prise d'insuline ou à augmenter la dose d'insuline. L'infirmière doit évaluer la dose d'insuline, les sites d'injection et le moment des repas et de l'administration de l'insuline. De plus, il faut demander au client de mesurer et de consigner sa glycémie au coucher et durant la nuit (entre 2 h et 4 h), ainsi que sa glycémie matinale à jeun, et ce, à plusieurs reprises. Si les taux de glucose avant l'aube sont inférieurs à 4 mmol/L et s'il y a présence de signes et de symptômes d'hypoglycémie, il convient de diminuer les doses d'insuline. Si la glycémie entre 2 h et 4 h est élevée, il convient d'augmenter les doses d'insuline. En outre, il faut conseiller le client sur ce qu'il peut prendre comme collation au coucher.

60.1.6 Pharmacothérapie : antidiabétiques oraux

Les antidiabétiques oraux (ADO) ne sont pas de l'insuline, mais ils améliorent les mécanismes par lesquels l'insuline et le glucose sont produits et utilisés par l'organisme. Les ADO agissent sur les trois anomalies liées au diabète de type 2 : 1) l'insulinorésistance ; 2) la diminution de la production d'insuline ; et 3) l'augmentation de la production du glucose par le foie. Les ADO peuvent être administrés en association avec d'autres classes de médicaments ou de l'insuline afin d'atteindre les objectifs glycémiques. Les lignes directrices pour l'évaluation des clients traités par des ADO sont présentées au **TABLEAU 60.5**.

De nombreuses classes de médicaments oraux sont disponibles pour améliorer la maîtrise du diabète de type 2. Ces médicaments sont présentés au **TABLEAU 60.6**.

> **Jugement clinique**
>
> À 18 h, madame Adriana Papapoulos, 50 ans, s'est administré 10 unités d'insuline Humulin-N^MD au lieu de 5. Au réveil le lendemain matin, elle ressentait une forte céphalée qu'elle attribuait au mauvais sommeil de la nuit. Sa glycémie de 8 h est de 8,2 mmol/L.
>
> Devrait-elle augmenter sa dose d'insuline du matin ? Expliquez votre réponse.

Lipolyse : Destruction des corps gras (lipides) ou de la graisse de l'organisme.

Glycogénolyse : Dégradation du glycogène pour donner du glucose utilisable ; permet de maintenir la glycémie normale durant 8 à 10 heures.

TABLEAU 60.5	Évaluation et suivi du client traité au moyen d'un hypoglycémiant
Évaluation de clients présentant un diabète nouvellement diagnostiqué	
Aspect cognitif	• Le client comprend-il bien pourquoi l'insuline ou l'antidiabétique oral fait partie intégrante de la gestion du diabète ? • Le client comprend-il les concepts de l'asepsie, de l'association d'insulines, le mode d'action de l'insuline/de l'antidiabétique oral et les effets indésirables ? • Le client est-il en mesure de se souvenir de prendre plus d'une dose par jour ? • Le client prend-il ses médicaments aux bonnes heures, en fonction de ses repas ?
Aspect psychomoteur	• Le client est-il en mesure, physiquement, de préparer et d'administrer des doses précises du médicament ?
Aspect affectif	• Quelles sont les émotions et les attitudes qu'affiche le client relativement au diagnostic de diabète et de l'insulinothérapie ou du traitement à base d'un antidiabétique oral ?
Suivi du client traité au moyen d'un hypoglycémiant (réévaluation du schéma thérapeutique)	
Efficacité du traitement	• Le client présente-t-il des symptômes d'hyperglycémie ? • Le carnet de glycémie révèle-t-il une maîtrise glycémique adéquate ? • Le taux d'HbA1c correspond-il aux valeurs glycémiques ?
Effets indésirables liés au traitement	• Le client a-t-il eu des épisodes d'hypoglycémie ? Si tel est le cas, à quelle fréquence ? À quel moment de la journée ? • Le client fait-il des cauchemars ? A-t-il des sueurs nocturnes ou des céphalées tôt le matin ? • Le client a-t-il eu des éruptions cutanées ou des troubles gastro-intestinaux depuis l'instauration du traitement oral ? • Le client a-t-il pris ou perdu du poids ?
Autogestion	• Le client a-t-il eu des épisodes d'hypoglycémie ? Si oui, de quelle manière ces épisodes ont-ils été traités ? • Le client a-t-il analysé ces épisodes d'hypoglycémie afin d'en déterminer la cause ? • Quelle dose d'antidiabétique oral le client prend-il et à quel moment de la journée ? Le client tente-t-il de régler sa posologie d'insuline ? Dans quelles circonstances et de combien l'augmente-t-il ou la diminue-t-il ? • Fait-il plus ou moins d'activité physique qu'avant ? • Le client respecte-t-il son plan de repas ? Mange-t-il à des heures qui correspondent aux pics d'insuline ?

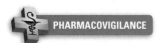

Biguanides

• Ne pas utiliser chez les personnes souffrant d'insuffisance rénale, hépatique ou cardiaque.

• Ne pas utiliser chez les personnes qui font une consommation abusive d'alcool.

Biguanides

La metformine (Glucophage^MD) est un biguanide hypoglycémiant. La metformine agit principalement en réduisant la production du glucose par le foie. Elle accroît la sensibilité des tissus à l'insuline et améliore le transport du glucose dans les cellules. La metformine est le médicament de premier choix pour la plupart des diabétiques de type 2 (Levene & Donnelly, 2008). À la différence des sulfonylurées et de l'insuline, la metformine ne favorise pas la prise de poids. Elle a aussi démontré des effets bénéfiques sur les taux de lipides. Par ailleurs, la metformine est utilisée pour prévenir le diabète de type 2 chez les prédiabétiques, surtout chez les

personnes obèses et celles âgées de moins de 65 ans, ainsi que chez les personnes qui présentent des facteurs de risque comme l'hypertension, des taux faibles d'HDL ou des antécédents familiaux de diabète chez un parent du premier degré.

Sulfonylurées

Les sulfonylurées incluent le gliclazide (Diamicron^MD et Diamicron MR^MD), le glimépiride (Amaryl^MD) et le glyburide (Diabeta^MD, Euglucon^MD). Les sulfonylurées agissent principalement en augmentant la production pancréatique d'insuline. Par conséquent, l'hypoglycémie est l'effet secondaire majeur des sulfonylurées.

TABLEAU 60.6 **Médicaments offerts pour le traitement du diabète de type 2**

MÉDICAMENTS	VOIE D'ADMINISTRATION	MODE D'ACTION	EFFETS INDÉSIRABLES
Sulfonylurées			
• Gliclazide(Diamicron^MD) • Gliclazide (Diamicron MR^MD) • Glimépiride (Amaryl^MD) • Glyburide (Diabeta^MD, Euglucon^MD)	Orale	Stimule la libération d'insuline des îlots de Langerhans ; ↓ glycogénose et gluconéogenèse ; ↑ sensibilité cellulaire à l'insuline.	Gain de poids, hypoglycémie
Méglitinides			
• Repaglinide (GlucoNorm^MD) • Natéglinide (Starlix^MD)	Orale	Stimule la libération rapide et de courte durée d'insuline du pancréas.	Gain de poids, hypoglycémie
Biguanide			
• Metformine (Glucophage^MD,Glumetza^MD)	Orale	↓ production du glucose hépatique ; ↑ apport glycémique mis en réserve dans les tissus, surtout les tissus musculaires.	Diarrhée, acidose lactique ; le traitement doit être maintenu un à deux jours avant qu'un agent de contraste I.V. puisse être injecté, puis pendant 48 heures.
Inhibiteur α-glucosidase			
• Acarbose (Glucobay^MD)	Orale	Retarde l'absorption du glucose dans le tractus gastro-intestinal.	Flatulences, douleur abdominale, diarrhée
Thiazolidinédiones			
• Pioglitazone (Actos^MD) • Rosiglitazone (Avandia^MD)	Orale	↑ apport glycémique dans les muscles ; ↓ production de glucose endogène.	Gain de poids, œdème ; contre-indiqué dans les cas d'insuffisance cardiaque
Inhibiteurs de la dipeptidyl peptidase-4 (DPP-4)			
• Sitagliptine (Januvia^MD) • Saxagliptine (Onglyza^MD)	Orale	↑ sécrétion d'hormones incrétines, stimule la libération d'insuline des cellules bêta du pancréas et ↓ production du glucose hépatique.	Infection des voies respiratoires supérieures, mal de gorge, céphalées, infection urinaire, diarrhée
Traitement combiné			
• Rosiglitazone et Metformine (Avandamet^MD)	Orale	Voir les effets liés à chacun des médicaments.	Voir les effets indésirables liés à chacun des médicaments.

Méglitinides

Comme les sulfonylurées, le répaglinide (GlucoNorm^MD) et le natéglinide (Starlix^MD) stimulent la production d'insuline par le pancréas. Cependant, puisqu'ils sont absorbés et éliminés plus rapidement que les sulfonylurées, ils sont moins susceptibles de provoquer une hypoglycémie. La prise de ces médicaments immédiatement avant le repas augmente la production d'insuline par le pancréas durant et après le repas, reproduisant la réponse glycémique normale à la prise d'un repas. Il faut indiquer au client de prendre les méglitinides trente minutes avant le repas. Si le client saute un repas, il ne doit pas prendre sa dose.

Inhibiteurs de l'α-glucosidase

Également appelés bloqueurs de glucides, ces médicaments agissent en ralentissant l'absorption des glucides dans l'intestin grêle. L'acarbose (Glucobay^MD) est un exemple d'inhibiteur de l'α-glucosidase. Pris au début de chaque repas principal, ces médicaments sont plus efficaces pour abaisser la glycémie postprandiale. Leur efficacité est mesurée en vérifiant la glycémie deux heures après le repas.

Thiazolidinédiones

Parfois appelés insulinosensibilisateurs, ces médicaments incluent la pioglitazone (Actos^MD) et la rosiglitazone (Avandia^MD). Ils sont efficaces chez les personnes insulinorésistantes. Ils améliorent la sensibilité à l'insuline de même que le transport et l'utilisation de l'insuline dans les tissus cibles. Comme ils n'augmentent pas la production d'insuline, les thiazolidinédiones ne provoquent pas d'hypoglycémie lorsqu'ils sont administrés seuls; cependant, le risque d'hypoglycémie est accru lorsqu'une thiazolidinédione est administrée en association avec une sulfonylurée ou avec de l'insuline.

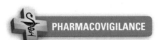

PHARMACOVIGILANCE

Thiazolidinédiones

- Accroît le risque d'ischémie myocardique (rosiglitazone).
- Ne pas utiliser chez les personnes souffrant d'insuffisance cardiaque.

Inhibiteurs de la dipeptidyl peptidase-4

Les hormones incrétines sont libérées par les intestins tout au long de la journée, mais leurs taux augmentent en réponse à la prise d'un repas. Lorsque la glycémie est normale ou élevée, les incrétines stimulent la synthèse et la libération d'insuline par le pancréas, et diminuent la production hépatique de glucose. Les hormones incrétines sont normalement inactivées par la DPP-4.

Les inhibiteurs de la dipeptidyl peptidase-4 constituent une nouvelle classe d'hypoglycémiants comprenant la sitagliptine (Januvia^MD) et la saxagliptine (Onglyza^MD). Ces médicaments inhibent la DPP-4, ralentissant ainsi l'inactivation des hormones incrétines. Comme les inhibiteurs de la DPP-4 sont glucodépendants, ils sont associés à un risque plus faible d'hypoglycémie. En comparaison avec d'autres antidiabétiques dotés d'effets similaires, ces médicaments ont pour principal avantage de ne pas occasionner de prise de poids.

Le *Guide alimentaire canadien* et présenté plus en détail dans le chapitre 54, *Interventions cliniques – Troubles nutritionnels.*

Traitement combiné

De nombreux traitements combinés sont offerts à l'heure actuelle. Ces médicaments associent deux classes de médicaments pour traiter le diabète. Ces agents sont présentés au **TABLEAU 60.6**. L'association médicamenteuse offre l'avantage de favoriser la fidélité au traitement.

Autres médicaments pouvant modifier la glycémie

Le client et le prestataire de soins doivent connaître les interactions médicamenteuses pouvant potentialiser les effets hypoglycémiques et hyperglycémiques. Les bêta-bloquants peuvent notamment masquer les symptômes de l'hypoglycémie et prolonger les effets hypoglycémiques de l'insuline. Les diurétiques thiazidiques et les diurétiques de l'anse peuvent potentialiser l'hyperglycémie en entraînant une déplétion potassique, quoique les diurétiques thiazidiques à faibles doses soient généralement considérés comme étant sûrs. Les médicaments pouvant influer sur la maîtrise de la glycémie sont présentés au **TABLEAU 60.7**.

60.1.7 Recommandations nutritionnelles

Bien que les recommandations nutritionnelles soient la pierre angulaire de la prise en charge du diabète, elles peuvent se révéler être l'aspect du traitement le plus difficile à suivre pour de nombreuses personnes. Les recommandations nutritionnelles auront plus de répercussions sur la personne diabétique si elles sont émises au moment de l'établissement du diagnostic (Franz, Boucher, Green-Pastors, & Powers, 2008). L'atteinte des objectifs nutritionnels nécessite un travail d'équipe coordonné qui doit tenir compte des aspects comportementaux, cognitifs, socioéconomiques, culturels et spirituels du diabétique. En raison de ces complexités, il est recommandé qu'une infirmière spécialisée en diabète et une diététiste autorisée experte en gestion du diabète se joignent à l'équipe de traitement.

Selon les lignes directrices de l'Association canadienne du diabète, la personne diabétique peut consommer les mêmes aliments qu'une personne non diabétique, tant qu'elle adopte une alimentation saine. Ceci signifie que les principes nutritionnels qui s'appliquent à la population générale valent également pour les personnes diabétiques. Le guide *Bien manger avec le Guide alimentaire canadien* résume et illustre les renseignements et les besoins nutritionnels ▶ **54**. Ce guide oriente les personnes diabétiques vers les bons choix alimentaires. Les recommandations nutritionnelles supplémentaires destinées aux personnes vivant avec le diabète sont présentées au **TABLEAU 60.8**.

Selon l'ACD, ces recommandations diététiques ont pour but d'aider les personnes diabétiques à faire des choix alimentaires sains, à adopter une alimentation variée et à pratiquer des activités physiques qui permettront d'améliorer la régulation métabolique. Voici les objectifs plus spécifiques (ACD, 2008):

- Maintenir la glycémie aussi près des valeurs normales que possible, et ce, de la façon la plus sécuritaire afin de prévenir ou de réduire le risque de complications du diabète.
- Atteindre des taux lipidiques et des valeurs de pression artérielle permettant de réduire le risque de maladie cardiovasculaire.
- Prévenir ou ralentir l'apparition de complications chroniques du diabète en modifiant l'apport nutritionnel et les habitudes de vie.
- Répondre aux besoins nutritifs individuels tout en tenant compte des préférences personnelles et culturelles du client, et en respectant sa volonté de changer ses habitudes.
- Conserver le plaisir de manger en permettant le plus grand choix alimentaire possible.

Diabète de type 1

La planification des repas devrait être effectuée en fonction de l'alimentation habituelle du client et des profils de prise d'insuline et d'activité physique. L'insulinothérapie, pour sa part, doit être instaurée en tenant compte des habitudes alimentaires du client et de ses activités physiques. Chez les personnes suivant une insulinothérapie traditionnelle à doses fixes, le respect du moment des repas et de la quantité de nourriture consommée est important. Les personnes utilisant une insuline à action rapide peuvent ajuster leur dose avant le repas en fonction de leur glycémie du moment et de la teneur en glucides du repas. L'insulinothérapie intensifiée, comme les injections pluriquotidiennes ou l'utilisation d'une pompe à insuline, offre une flexibilité considérable dans la sélection des aliments et peut être ajustée s'il y a des modifications en matière d'alimentation et d'exercice.

Diabète de type 2

Les recommandations nutritionnelles dans le diabète de type 2 devraient reposer sur l'atteinte des objectifs glycémiques, lipidiques et pressionnels. Une légère perte de poids a été associée à une amélioration de la résistance à l'insuline; par conséquent, il est recommandé à tous les diabétiques qui font de l'embonpoint ou qui sont obèses de perdre du poids (ACD, 2008).

Les interventions les plus efficaces sont celles qui allient modifications de l'alimentation, pratique régulière d'activité physique plus intense et thérapie comportementale. Ce sont les programmes interdisciplinaires structurés qui ont produit les meilleurs résultats à court et à long terme. Un plan alimentaire nutritif avec réduction des matières grasses, surtout des gras saturés, et des sucres simples peut conduire à une diminution de la consommation des calories et des glucides. L'espacement des repas est une autre stratégie qui peut être adoptée pour répartir l'apport de nutriments tout au long de la journée. Une perte pondérale de 5 à 10 %

Pharmacothérapie

TABLEAU 60.7	Effets sur la glycémie

EFFET HYPOGLYCÉMIANT	EFFET HYPERGLYCÉMIANT
• Acétaminophène	• Acétazolamide
• Alcool	• Acide étacrynique
• Acidifiants urinaires	• Alcalifiants urinaires
• Allopurinol	• Arginine
• Anti-inflammatoires non stéroïdiens (AINS)	• Barbituriques
• Antidépresseurs tricycliques	• Caféine (fortes doses)
• Biguanides	• Calcitonine
• Bloqueurs β-adrénergiques	• Cholestyramine
• Chloramphénicol	• Contraceptifs oraux
• Inhibiteurs de la DPP-4	• Corticostéroïdes
• Inhibiteurs de la monoamine-oxydase	• Cyclosporine
• Inhibiteurs α-glucosidase	• Diurétiques thiazidiques
• Insuline	• Épinéphrine
• Méglitinides	• Furosémide
• Phénylbutazone	• Glucagon
• Probénécide	• Glucose
• Salicylés (fortes doses)	• Glycérine
• Sels de potassium	• Glycérol
• Stéroïdes anabolisants	• Inhibiteurs calciques
• Sulfonylurées	• Lévodopa
• Thiazolidinédiones	• Lithium
	• Marijuana
	• Morphine
	• Niacine
	• Nicotine
	• Phénobarbital
	• Phénothiazine
	• Phénytoïne
	• Rifampicine
	• Tacrolimus

du poids corporel améliore souvent le contrôle glycémique, même si le poids corporel souhaitable n'est pas atteint. Le meilleur moyen de perdre du poids est d'avoir une restriction calorique modérée et une dépense énergétique accrue. L'exercice régulier et l'apprentissage de nouvelles habitudes et attitudes peuvent favoriser les modifications du mode de vie à long terme. La surveillance de la pression artérielle et des taux de glucose, d'HbA1c et de lipides peut mettre en évidence dans quelle mesure les objectifs nutritionnels ont été atteints.

Composition des repas

Le diabète a déjà été appelé maladie du métabolisme glucidique, mais il est en fait un trouble métabolique généralisé visant trois éléments

Thérapie nutritionnelle

| TABLEAU 60.8 | Recommandations à l'intention des clients diabétiques |

COMPOSANTS	RECOMMANDATIONS
Glucides totaux (de 45 à 60 % de l'énergie)	• L'ingestion d'une quantité de fructose ajouté ne dépassant pas 60 g (p. ex., des boissons et des aliments édulcorés au fructose) plutôt qu'une quantité égale de saccharose est acceptable. • L'utilisation d'acésulfame de potassium, d'aspartame, de cyclamates, de saccharine et de sucralose est acceptable. • L'ingestion de moins de 10 g par jour d'alcool de sucre (maltitol, mannitol, sorbitol, lactitol, isomalt et xylitol) est acceptable. • La consommation de lait, de légumes, de fruits et de grains entiers est recommandée. • Le remplacement des aliments dont l'indice glycémique est élevé par des aliments de la même catégorie dont l'indice glycémique est faible est conseillé. • La consommation de 25 à 50 g par jour de fibres alimentaires de sources diverses, dont des fibres solubles et céréalières, est recommandée. • Un maximum de 10 % de l'apport énergétique quotidien total peut provenir du saccharose.
Protéines (de 15 à 20 % de l'énergie)	• Les régimes hyperprotéinés sont déconseillés pour perdre du poids. • L'apport en protéines habituellement recommandé n'a pas à être modifié.
Gras (inférieur à 35 % de l'énergie)	• Les graisses saturées doivent représenter moins de 7 % de l'apport énergétique quotidien total, et l'apport en acides gras trans doit être aussi faible que possible. • Les graisses polyinsaturées doivent représenter moins de 10 % de l'apport énergétique. • La consommation de graisses mono-insaturées plutôt que des graisses saturées est souhaitable. • La consommation d'aliments riches en acides gras polyinsaturés oméga-3 et d'huiles végétales est conseillée.
Alcool	• La consommation d'alcool est possible si elle reste modérée (femmes : un verre d'alcool ou moins par jour ; hommes : deux verres d'alcool ou moins par jour). • L'alcool doit être consommé avec de la nourriture afin de réduire le risque d'hypoglycémie nocturne chez les clients qui prennent de l'insuline ou des sécrétagogues de l'insuline (qui provoquent ou augmentent la production de l'insuline). • Une consommation modérée d'alcool n'a aucun effet marqué sur les concentrations de glucose et d'insuline, mais la consommation de glucides et d'alcool (boissons mixtes) peut augmenter la glycémie.
Vitamines et minéraux	• La prise systématique de suppléments n'est pas nécessaire, sauf pour la vitamine D chez les personnes âgées de plus de 50 ans, et l'acide folique chez les femmes qui pourraient tomber enceintes. • La prise de suppléments peut être recommandée en présence d'une carence, d'un apport alimentaire limité ou d'un autre besoin particulier.

Source : ACD (2008).

nutritifs : les glucides, les matières grasses et les protéines. Ainsi, l'équilibre nutritif est essentiel dans l'alimentation du diabétique afin de normaliser la glycémie. L'apport des nutriments doit constamment être équilibré avec la dépense énergétique de la personne en tenant compte du niveau d'exercice et du métabolisme. Les recommandations générales suivantes pour un équilibre nutritif doivent être adaptées au plan alimentaire de chaque client en fonction de son mode de vie et de ses objectifs de santé (ACD, 2008).

Glucides

Les glucides comprennent les sucres, les féculents et les fibres.

Une alimentation saine doit inclure des aliments composés de glucides, notamment des grains entiers, des fruits et des légumes, et du lait faible en gras. Les glucides sont une excellente source d'énergie, de fibres, de vitamines et de minéraux, et sont aussi importants pour la population générale que pour les diabétiques. Un apport quotidien en glucides d'au moins 130 g par jour est recommandé (ACD, 2008).

L'**indice glycémique (IG)** est la mesure utilisée pour décrire le pouvoir d'un aliment contenant des glucides à hausser la glycémie deux heures après sa consommation. L'IG des aliments a été déterminé dans le but de comparer les réponses après la prise d'aliments contenant des glucides.

Un IG de 100 correspond à l'ingestion de 50 g de glucose ou de pain blanc chez une personne non diabétique. Tous les autres aliments ayant une valeur glucidique comparable sont mesurés d'après cette référence. Voici quelques exemples d'IG : pomme : 52 ; lait 3,25 % : 27 ; pomme de terre au four : 93 ; céréales à flocons de maïs : 119 ; et fèves au lard : 69.

Les fibres alimentaires devraient faire partie de toute alimentation saine, que la personne soit diabétique ou non. Les recommandations actuelles pour la population générale sont de 25 à 35 g par jour (Santé Canada, 2007).

Les édulcorants nutritifs et non nutritifs peuvent être incorporés, avec modération, dans un régime alimentaire sain.

L'acésulfame de potassium, l'aspartame, les cyclamates, la saccharine et le sucralose ont été approuvés par Santé Canada, et tous ces édulcorants se sont révélés sûrs chez les personnes diabétiques (ACD, 2008).

Lipides

Les gras alimentaires fournissent de l'énergie, transportent les vitamines liposolubles et procurent des acides gras essentiels.

L'ACD recommande de restreindre la consommation des gras saturés à 7 % des calories totales. Il est également conseillé de ramener l'apport de cholestérol à moins de 200 mg par jour et de limiter la consommation des gras trans. Limiter sa consommation de matières grasses et de cholestérol aide à réduire le risque de maladies cardiovasculaires.

Protéines

L'apport quotidien de protéines est le même pour les personnes vivant avec le diabète dont la fonction rénale est normale que pour la population générale, soit 15 à 20 % des calories totales. Un régime riche en protéines n'est pas recommandé comme méthode d'amaigrissement chez les diabétiques.

Alcool

L'alcool inhibe la gluconéogenèse par le foie, ce qui peut provoquer une hypoglycémie grave chez les personnes traitées par l'insuline ou par des hypoglycémiants oraux qui augmentent la sécrétion d'insuline. Il faut aviser les clients de discuter honnêtement de leur consommation d'alcool avec le professionnel de la santé, car l'alcool peut nuire à la maîtrise de la glycémie.

Une consommation modérée d'alcool peut parfois faire partie d'un plan alimentaire si les glycémies sont bien maîtrisées et si le client ne prend pas de médicaments qui pourraient entraîner des effets indésirables. La consommation d'alcool modérée est définie comme 9 consommations par semaine chez les femmes et 14 chez les hommes. Le client peut atténuer le risque d'hypoglycémie provoquée par l'alcool en mangeant des glucides lorsqu'il consomme de l'alcool. Pour diminuer le contenu en glucides, il est recommandé de privilégier les boissons sans sucre ainsi que les vins blancs secs et légers.

Enseignement au client

Dans la plupart des cas, il est du ressort des diététistes d'enseigner les principes de la prescription nutritionnelle. L'infirmière est encouragée à travailler en collaboration au sein d'une équipe interdisciplinaire de soins du diabète. Il arrive toutefois que certains clients n'aient pas accès à une diététiste parce que les listes d'attente sont longues ou qu'ils habitent dans une région éloignée. Le cas échéant, l'infirmière doit souvent assumer la responsabilité d'enseigner les bases de la gestion diététique au client diabétique.

Le calcul des glucides est une technique de planification des repas qui permet à la personne souffrant de diabète de connaître la quantité de glucides qu'elle consomme à chaque repas. Cette méthode permet au client de déterminer son apport glucidique maximal. La quantité totale de glucides que le diabétique peut ingérer chaque jour dépend de plusieurs facteurs : son âge, son poids, son niveau d'activité physique et le traitement pharmacologique qu'il reçoit. L'infirmière doit enseigner au client la teneur en glucides des aliments et les portions appropriées. Une portion de glucides correspond à 15 g. Au début du traitement, un repas devrait contenir 45 à 60 g de glucides. Il faut enseigner à la personne diabétique à lire les tableaux de valeur nutritive sur les emballages, ce qui est très important pour le calcul des glucides.

Le Guide alimentaire canadien est un outil de base approprié pour les diabétiques. Il est présenté sous forme d'arc-en-ciel afin de représenter les quatre catégories d'aliments à consommer et la proportion que les aliments de chaque catégorie doivent prendre dans notre assiette. Ce guide donne le nombre de portions précises à consommer, selon le sexe et le groupe d'âge. Ses objectifs visent à combler les besoins en vitamines, minéraux et autres éléments nutritifs, à réduire le risque d'obésité, de diabète de type 2, de maladies du cœur, de certains types de cancer et d'ostéoporose,

Malgré leur goût sucré très prononcé, les édulcorants non nutritifs comme l'aspartame n'ont aucun effet sur le taux de sucre sanguin.

60

et à atteindre un état de santé et de bien-être optimal (Santé Canada, 2007).

La **méthode de l'assiette** est une autre solution pour présenter les concepts de base de la planification des repas. Cette méthode toute simple aide la personne à visualiser la quantité de légumes, de féculents et de viande qu'elle doit inclure dans une assiette de 22 cm de diamètre. Pour chaque repas, la moitié de l'assiette doit comporter des légumes non féculents, un quart est réservé aux féculents et l'autre quart, aux protéines. Un verre de lait écrémé et un fruit de petite taille complètent le repas (ADA, 2009a).

Dans la mesure du possible, les recommandations nutritionnelles doivent être également transmises au proche aidant ainsi qu'à la personne qui prépare les repas. Toutefois, la responsabilité pour le maintien du régime diabétique incombe principalement à la personne diabétique. Il importe de discuter des aliments traditionnels avec le client. Pour favoriser l'observance, le régime alimentaire doit être adapté afin d'inclure des aliments reflétant le bagage culturel.

Dans un centre hospitalier de courte durée, les besoins nutritionnels de la personne diabétique diffèrent légèrement du plan alimentaire normal. Par le passé, des régimes alimentaires standardisés fondés sur l'apport calorique étaient prescrits, mais dorénavant, des solutions comme les régimes à teneur constante en glucides sont privilégiés. Par exemple, chaque petit-déjeuner doit contenir la même quantité de glucides d'un jour à l'autre; la même stratégie s'applique pour le dîner et le souper.

60.1.8 Exercice

La pratique régulière et constante d'activité physique est considérée comme un élément essentiel de la prise en charge du diabète et du prédiabète. L'ACD recommande aux personnes diabétiques de s'adonner à des activités aérobiques d'intensité modérée pendant au moins 150 minutes par semaine. Par ailleurs, l'ACD conseille aux individus atteints de diabète de type 2 de suivre un entraînement musculaire trois fois par semaine en l'absence de contre-indications. Santé Canada a produit des guides d'activité physique pour une vie saine, adaptés à l'âge (Santé Canada, 2008). En mai 2010, cet organisme annonçait des révisions prochaines à la lumière d'études récemment publiées dans la revue *International Journal of Behavioural Nutrition and Physical Activity*. Santé Canada propose maintenant un minimum de 150 minutes par semaine d'exercices modérés. Le **TABLEAU 60.9** présente le nombre de calories dépensées par heure pour différentes activités.

L'exercice diminue la résistance à l'insuline et peut agir directement sur la glycémie. L'exercice contribue en outre à la perte de poids, ce qui diminue par le fait même l'insulinorésistance. Les bienfaits thérapeutiques de l'activité physique régulière peuvent réduire la nécessité de recourir aux antidiabétiques pour atteindre les objectifs glycémiques. L'exercice régulier peut aussi diminuer les taux de triglycérides et de cholestérol LDL, hausser les taux de HDL, abaisser la pression artérielle et améliorer la circulation (Levene & Donnelly, 2008).

TABLEAU 60.9	Effet de l'activité physique sur la dépense calorique	
ACTIVITÉ LÉGÈRE	**ACTIVITÉ MODÉRÉE**	**ACTIVITÉ INTENSE**
De 100 à 200 kcal/h	De 200 à 350 kcal/h	De 400 à 900 kcal/h
• Conduite d'une voiture • Pêche • Travaux ménagers légers • Marche • Billard • Époussetage • Danse sociale • Quilles • Volleyball pratiqué en groupe, sans compétition • Golf miniature • Lavage de la voiture ou des carreaux • Disque volant (*frisbee*)	• Travaux ménagers lourds • Vélo (intensité légère) • Danse (chorégraphique, folklorique, disco) • Jardinage • Golf • Patin à roues alignées • Marche rapide	• Exercices d'aérobie • Vélo (intensité élevée) • Travail physique intense • Patinage (sur glace) • Sports de plein air • Course à pied • Soccer • Tennis • Coupe du bois

Source : Kino-Québec (1999).

Avant d'entreprendre un nouveau programme d'exercice, les personnes atteintes de diabète doivent en parler à leur médecin et s'assurer d'augmenter leur niveau d'activité progressivement jusqu'à l'atteinte de leurs objectifs. Les clients traités par insuline, sulfonylurées ou méglitinides courent un risque accru d'hypoglycémie lorsqu'ils augmentent leur niveau d'activité physique, particulièrement s'ils font de l'exercice au moment du pic d'action des médicaments ou si leur consommation de nourriture n'est pas suffisante pour maintenir une glycémie adéquate. Ceci peut se produire chez les personnes normalement sédentaires qui ont une journée inhabituellement active. Puisque les effets hypoglycémiants de l'exercice peuvent persister 48 heures après l'activité physique, l'hypoglycémie peut survenir durant toute cette période. Il est recommandé aux clients qui prennent des médicaments pouvant provoquer une hypoglycémie de pratiquer leurs activités physiques environ une heure après un repas, ou de prendre une collation glucidique de 10 à 15 g et de vérifier leur glycémie avant de les commencer. Plusieurs petites collations contenant des glucides peuvent être prises toutes les 30 minutes durant l'exercice afin de prévenir les réactions hypoglycémiques. Il est conseillé de faire un test de glycémie avant et après l'activité physique, et de prévoir un test au milieu de l'activité si celle-ci est prolongée.

Il est essentiel d'apprendre à prévenir et à soigner les hypoglycémies. L'infirmière, la nutritionniste ou le médecin peuvent aider à planifier les repas, les collations et la prise de médicaments en fonction de l'activité. Il faut toujours prévoir d'apporter un jus de fruits, une boisson gazeuse régulière, des raisins ou des comprimés de sucre en cas d'hypoglycémie. La personne doit continuer à surveiller attentivement les glycémies jusqu'à 24 heures après l'activité, surtout si celle-ci était prolongée. Les diabétiques de type 1 dont le taux de glucose est supérieur à 14 mmol/L doivent vérifier la présence de corps cétoniques dans l'urine et, le cas échéant, ne pas faire d'activité physique (Diabète Québec, 2009b).

Bien que l'exercice ait généralement des effets bénéfiques sur la glycémie, l'activité physique intense peut être perçue par l'organisme comme un stress et causer la sécrétion d'hormones de contro-régulation qui entraînent une hausse temporaire de la glycémie. Chez une personne atteinte de diabète de type 1 qui a été privée d'insuline pendant 12 à 48 heures et qui présente une acidose, l'exercice peut aggraver l'hyperglycémie et l'acidose. Par conséquent, l'exercice intense est à proscrire. Une hyperglycémie accompagnée d'une cétose oblige à retarder l'exercice (ACD, 2008). Des renseignements additionnels concernant l'exercice et le diabète sont fournis dans le

---

ENCADRÉ 60.5   **Importance de l'activité physique**

L'enseignement au client et à ses proches quant à l'activité physique devrait porter sur les aspects suivants :

- Faire une promenade d'un pas rapide contribue à réduire la glycémie. L'exercice n'a pas à être très intense pour s'avérer bénéfique.
- Choisir des activités suffisamment agréables pour les pratiquer régulièrement.
- Porter des chaussures appropriées pour pratiquer l'activité physique choisie.
- Faire précéder la séance d'exercice d'une période de réchauffement, et la faire suivre d'une période de récupération. Le programme d'exercice doit commencer graduellement et l'intensité doit être augmentée de façon progressive.
- Pratiquer l'activité physique après les repas, de préférence, lorsque la glycémie augmente.
- Utiliser un programme d'exercice personnalisé et supervisé par un professionnel de la santé.
- Mesurer soigneusement la glycémie avant, pendant et après l'exercice afin de déterminer l'effet de l'activité physique sur la glycémie, et ce, à des moments précis de la journée.

– Avant l'exercice, si la glycémie est inférieure ou égale à 5,5 mmol/L, manger une collation qui procurera de 10 à 15 g de glucides. Puis, 15 à 30 minutes plus tard, mesurer de nouveau la glycémie. Éviter toute activité physique si la glycémie est inférieure à 5,5 mmol/L.

– Pour les diabétiques de type 1, si la glycémie est supérieure ou égale à 11 mmol/L avant l'exercice et s'il y a présence de cétones, éviter toute activité physique intense.

- Être conscient qu'une hypoglycémie peut survenir plusieurs heures après l'exercice.
- Prendre un hypoglycémiant n'est pas une entrave à la pratique d'activités physiques, que ce soit de façon spontanée ou dans le cadre d'un programme.
- Lorsqu'il y a pratique d'activités physiques de façon spontanée ou dans le cadre d'un programme, surveiller la glycémie afin de rectifier, au besoin, la dose d'insuline (s'il y a prise de ce médicament) ou l'apport alimentaire.

guide d'enseignement destiné au client et à sa famille **ENCADRÉ 60.5**.

Surveillance de la glycémie

L'**autosurveillance de la glycémie** représente une des pierres angulaires de la prise en charge du diabète. En fournissant des mesures ponctuelles de la glycémie, l'ASG permet au diabétique de prendre ses propres décisions concernant son alimentation, l'exercice et son traitement médicamenteux. L'ASG est également importante pour dépister les épisodes d'hyperglycémie et d'hypoglycémie.

Les glucomètres portatifs, utilisés par les clients qui mesurent eux-mêmes leur glycémie ainsi que par les professionnels de la santé, sont offerts dans une grande variété de modèles **FIGURE 60.8**. En règle générale, les lancettes jetables sont utilisées pour prélever une gouttelette de sang capillaire (habituellement par ponction digitale) qui est recueillie sur du papier buvard. Après un certain délai, le glucomètre fournit une lecture numérique de la glycémie. La technologie d'ASG est en constante évolution avec la mise en marché annuelle de nouveaux appareils plus conviviaux. Les appareils de la nouvelle génération permettent de prélever du sang dans d'autres endroits comme l'avant-bras ou la paume. Toutefois, les personnes diabétiques présentant des glycémies variables ou des symptômes d'hypoglycémie ne devraient pas effectuer les prélèvements de sang ailleurs que sur le doigt.

Les appareils de surveillance continue de la glycémie (SCG) sont un autre moyen de doser le glucose. Un appareil de SCG est actuellement offert au Québec : il s'agit du Guardian^MD Real-Time de Medtronic. Au moyen de capteurs insérés sous la peau, cet appareil fournit une lecture de la glycémie en continu avec des mises à jour à des intervalles de cinq minutes (Unité de jour de diabète de l'Hôtel-Dieu du CHUM, 2009). Le capteur est inséré par le client au moyen d'un appareil d'insertion automatique. Les données sont communiquées du capteur au transmetteur, lequel affiche les lectures de glycémie sur une pompe à insuline (Guardian^MD Real-Time) **FIGURE 60.7**. Cet appareil aide le client et le prestataire de soins à vérifier les tendances et à suivre les profils glycémiques. Les données sont particulièrement utiles pour la gestion de l'insulinothérapie. Cet appareil alerte le client lorsqu'il y a présence d'épisodes hypoglycémiques ou hyperglycémiques, ce qui permet de prendre rapidement les mesures correctives nécessaires.

Les valeurs glycémiques rapportées par un laboratoire sont parfois plus élevées que celles obtenues avec le glucomètre du client ou avec celui de l'hôpital. Ceci est dû au fait que certains appareils fournissent des valeurs glycémiques capillaires à partir du sang entier (obtenues par une ponction au doigt), alors que les échantillons de sang veineux prélevés en laboratoire fournissent des lectures plasmatiques. Les échantillons plasmatiques, ou veineux, peuvent produire des valeurs glycémiques supérieures d'environ 10 à 12 %. Certains glucomètres sont automatiquement calibrés pour produire un résultat « plasmatique », bien que le test ait été effectué sur du sang entier, afin que les lectures à domicile soient plus facilement comparables aux valeurs du laboratoire. La documentation fournie avec le glucomètre permet de savoir si le dispositif est calibré pour convertir les valeurs en glucose plasmatique ou en sang total.

Un mode d'emploi est aussi inclus avec chaque glucomètre. Puisque des techniques incorrectes de surveillance de la glycémie peuvent entraîner des erreurs dans la stratégie de prise en charge, il est impératif de bien former le client. La formation initiale devrait être suivie d'une réévaluation à intervalles réguliers. Par ailleurs, l'infirmière doit enseigner aux clients comment utiliser et interpréter la calibration, et maîtriser les solutions qui font partie de chaque trousse de surveillance de la glycémie. L'**ENCADRÉ 60.6** récapitule les étapes qui doivent être enseignées au client pour effectuer l'autosurveillance de la glycémie.

Le principal avantage de l'ASG est qu'elle renseigne immédiatement sur les taux de glucose et peut être utilisée pour apporter des modifications à l'apport alimentaire, aux profils d'activité physique et à la posologie médicamenteuse. De plus, elle documente exactement les fluctuations et les tendances quotidiennes, et elle met en alerte la personne diabétique à la présence d'épisodes aigus d'hyperglycémie et d'hypoglycémie. Par ailleurs, l'ASG fournit aux clients un outil pour atteindre

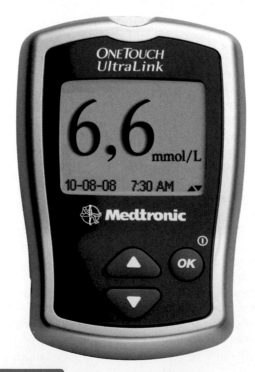

FIGURE 60.8

Les glucomètres servent à mesurer la glycémie. Glucomètre Medtronic OneTouch^MD UltraLink

ENCADRÉ 60.6 | **Autosurveillance de la glycémie**

L'enseignement au client et à ses proches devrait porter sur les étapes nécessaires pour effectuer une autosurveillance adéquate de la glycémie :

- Se laver les mains à l'eau tiède. Éviter de nettoyer le point d'injection avec de l'alcool pour ne pas fausser les résultats. Veiller à ce que le bout du doigt soit sec avant de prélever la goutte de sang.

- Si le prélèvement d'une goutte de sang s'avère être difficile, passer la main sous l'eau chaude ou laisser la main pendre pendant quelques minutes avant de piquer l'aiguille.

- Piquer l'aiguille sur le côté du doigt et non près du centre, car il y a moins de terminaisons nerveuses le long du coussinet tactile. Si le prélèvement se fait à partir

d'un autre point d'injection (p. ex., l'avant-bras), un équipement spécial peut être requis. En ce qui a trait aux points d'injection alternatifs, consulter les directives du fabricant et s'y conformer, sauf pendant les épisodes d'hypoglycémie.

- Prélever une goutte de sang suffisante sans toutefois aller trop profondément. Les piqûres trop profondes peuvent être douloureuses et causer des ecchymoses.

- Suivre le mode d'emploi du glucomètre pour mesurer la glycémie.

- Noter les résultats des dosages, puis les comparer aux cibles glycémiques.

---

et maintenir des objectifs glycémiques spécifiques. L'ASG est nécessaire pour toutes les personnes diabétiques traitées avec de l'insuline. D'autres diabétiques utilisent fréquemment l'ASG pour atteindre et maintenir leurs objectifs glycémiques, ainsi que pour détecter toute fluctuation marquée de leur glycémie.

La fréquence de l'ASG dépend de plusieurs facteurs, dont les objectifs glycémiques, le type de diabète, le traitement médicamenteux ainsi que la capacité et la volonté de la personne à effectuer le test. Les personnes qui utilisent des injections d'insuline pluriquotidiennes ou des pompes à insuline devraient vérifier leur glycémie au moins trois fois par jour. Les personnes diabétiques qui prennent moins souvent d'insuline ou qui suivent un traitement non insulinique ou un traitement diététique seulement doivent faire des dosages aussi souvent que nécessaire pour atteindre leurs objectifs glycémiques (ACD, 2008).

De manière générale, le dosage se fait avant les repas, mais il faut parfois envisager une surveillance plus fréquente de la glycémie. L'infirmière devrait notamment recommander au client de vérifier sa glycémie avant et après l'exercice afin de déterminer les effets de l'activité physique sur la régulation métabolique. Ceci est particulièrement important chez les personnes atteintes de diabète de type 1.

La mesure du glucose sanguin devrait être effectuée lorsqu'une hypoglycémie est soupçonnée afin que des mesures correctives soient prises, au besoin. En présence de maladie, la personne diabétique doit vérifier son glucose sanguin aux quatre heures afin de déterminer les effets de ce facteur de stress sur la glycémie. Par ailleurs, le dosage deux heures après avoir mangé aide la personne à savoir si elle a bien contrôlé ce qu'elle a mangé et si le bolus d'insuline était adéquat pour ce repas.

L'ASG est un outil d'habilitation qui permet à la personne diabétique de participer activement à la prise en charge de son diabète. Par contre, un niveau adéquat de participation du client nécessite temps et effort de la part du professionnel de la santé. L'infirmière doit collaborer étroitement avec les clients afin qu'ils apprennent à prendre les décisions appropriées concernant le traitement de leur diabète. Une évaluation minutieuse de l'aptitude des clients à pratiquer eux-mêmes l'ASG est nécessaire chez les personnes malvoyantes et celles qui ont des troubles cognitifs ou une dextérité réduite. L'infirmière qui offre des soins à domicile ou dans la communauté doit parfois faire appel à des proches qui pourront assumer cette responsabilité. Il existe des dispositifs adaptés pour aider les personnes présentant certaines limitations, notamment les glucomètres parlants et d'autres appareils pour les malvoyants.

Soins infirmiers transculturels

DIABÈTE

Comme la culture exerce une forte influence sur les préférences alimentaires et la façon d'apprêter les repas, elle a une pertinence particulière dans les soins offerts au client diabétique. Son importance est évidente, compte tenu de l'incidence et de la prévalence du diabète dans certains groupes ethniques et culturels. Ainsi, l'incidence de diabète est élevée chez les personnes de provenance hispanique ou sud-asiatique ainsi que chez les Autochtones. Sa prévalence marquée peut être attribuée à une prédisposition génétique, à des facteurs environnementaux et à des choix alimentaires. Les influences culturelles dans le choix des aliments et la planification des repas doivent être explorées avec le client dans le cadre de l'anamnèse.

CLIENT ATTEINT DE DIABETE

Collecte des données

L'**ENCADRÉ 60.7** présente les données initiales subjectives et objectives qui doivent être obtenues chez une personne atteinte de diabète. Après l'évaluation initiale, il faut procéder à des évaluations périodiques à intervalles réguliers.

Analyse et interprétation des données

L'analyse et l'interprétation des données relatives au diabète peuvent comprendre, mais sans s'y limiter, les tests indiqués dans le **PSTI 60.1**.

Planification des soins

Les objectifs généraux des soins pour le client atteint de diabète sont les suivants :

- participer activement à la prise en charge du diabète ;
- ne présenter aucun épisode ou peu d'épisodes d'hyperglycémie aiguë ou d'urgences hypoglycémiques ;
- maintenir des glycémies normales ou presque normales ;
- prévenir, réduire au minimum ou retarder l'apparition des complications chroniques du diabète ; adapter le mode de vie au schéma thérapeutique avec le moins de stress possible.

59

ÉVALUATION CLINIQUE

L'étape d'évaluation du système endocrinien est expliquée en détail dans le chapitre 59, *Système endocrinien*.

Collecte des données

ENCADRÉ 60.7 | **Client atteint de diabète**

Données subjectives
- Renseignements importants concernant la santé :
  - Antécédents de santé : oreillons, rubéole, virus Coxsackie ou autres infections virales ; traumatisme, infection ou stress récents ; grossesse, accouchement (bébé de plus de 4 kg) ; pancréatite chronique ; syndrome de Cushing ; acromégalie ; antécédents familiaux de diabète de types 1 ou 2
  - Médicaments : insulinothérapie ou antidiabétiques oraux ; emploi de corticostéroïdes, de diurétiques, de phénytoïne (Dilantin[MD])
  - Interventions chirurgicales ou autres traitements : chirurgie récente
- Modes fonctionnels de santé :
  - Perception et gestion de la santé : antécédents familiaux positifs ; malaise ; date du dernier examen de la vue et dentaire
  - Nutrition et métabolisme : obésité ; perte de poids (type 1), gain de poids (type 2) ; soif, faim ; nausées et vomissements ; troubles de cicatrisation, surtout aux pieds ; fidélité au régime alimentaire dans le cas de clients ayant déjà reçu un diagnostic de diabète
  - Élimination : constipation ou diarrhée ; besoin fréquent d'uriner, infections fréquentes de la vessie, polyurie nocturne, incontinence urinaire
  - Activités et exercices : faiblesse musculaire, fatigue
  - Cognition et perception : douleur abdominale ; céphalées ; vision trouble ; engourdissement ou picotement aux extrémités ; prurit
  - Sexualité et reproduction : impuissance ; infections vaginales fréquentes ; diminution de la libido

- Adaptation et tolérance au stress : dépression, irritabilité, apathie
- Valeurs et croyances : volonté de changer son style de vie (alimentation, médicaments et activité physique)

Données objectives
- Système visuel : globes oculaires atoniques et enfoncés[a] ; hémorragies du vitré ; cataractes
- Système tégumentaire : peau sèche, chaude et inélastique ; lésions pigmentées (sur les jambes) ; ulcères (surtout aux pieds) ; perte des poils sur les orteils ; *acanthosis nigricans*
- Système respiratoire : respiration rapide et profonde (respiration de Kussmaul)[a]
- Système cardiovasculaire : hypotension[a] ; pouls faible et rapide[a]
- Système gastro-intestinal : sécheresse buccale ; vomissements[a] ; haleine fruitée[a]
- Système nerveux : trouble des réflexes ; agitation ; confusion ; stupeur ; coma
- Système musculosquelettique : amyotrophie
- Résultats possibles aux examens paracliniques : déséquilibre des électrolytes sériques ; glycémie à jeun supérieure ou égale à 7 mmo/L ; test de tolérance au glucose supérieur ou égal à 11,1 mmol/L ; glycémie aléatoire supérieure ou égale à 11,1 mmol/L ; leucocytose ; ↑ azote uréique sanguin, créatinine, triglycérides, cholestérol, LDL, lipoprotéines de très basse densité (VLDL) ; ↓ HDL ; HbA1c supérieure ou égale à 6 % ; glycosurie ; acétonurie ; albuminurie ; acidose

[a] Manifestations de l'acidocétose diabétique.

PSTI 60.1	**Diabète**

PROBLÈME DÉCOULANT D'UNE SITUATION DE SANTÉ	**Autogestion inefficace de la santé** associée à une connaissance insuffisante, comme en témoignent l'hyperglycémie persistante, les renseignements inexacts au sujet du diabète et de sa gestion, et une confusion manifeste en ce qui a trait à la physiopathologie du diabète.
OBJECTIFS	• Le client verbalisera les principaux éléments de l'intervention thérapeutique, y compris les renseignements sur la maladie et le plan de traitement. • Le client sera au fait des activités d'autotraitement pouvant prévenir ou retarder les complications chroniques du diabète.

RÉSULTATS ESCOMPTÉS	**INTERVENTIONS INFIRMIÈRES ET JUSTIFICATIONS**

Connaissances – Gestion du diabète
• Description par le client
  – des causes et des facteurs contributifs au diabète
  – des effets d'une maladie aiguë sur la glycémie
  – des symptômes associés à l'hyperglycémie et à l'hypoglycémie
  – des mesures de prévention de l'hyperglycémie et de l'hypoglycémie
• Prise en charge adéquate du traitement de l'hyperglycémie et de l'hypoglycémie
• Modification des habitudes de vie (plan de repas et exercices physiques) en vue d'une meilleure maîtrise de la glycémie
• Utilisation de sources d'information fiables pour compléter la compréhension du diabète
• Démonstration d'une utilisation adéquate du glucomètre
• Prise en charge de l'administration de l'insuline ou des médicaments d'ordonnance
• Description des signes et des symptômes à signaler aux professionnels de la santé
• Recours aux ressources de soutien social offertes, selon les besoins
	Enseignement – Processus pathologique
	• Évaluer le niveau de connaissances actuel du client quant au processus pathologique afin de déterminer l'ampleur de l'enseignement requis.
	• Décrire le processus pathologique.
	• Discuter des justifications liées aux recommandations en matière de gestion ou de traitement afin de permettre au client de mieux comprendre le bien-fondé de l'intervention thérapeutique et l'importance de changer ses habitudes de vie.
	• Expliquer au client ce qu'il doit faire pour prévenir et atténuer les symptômes et ainsi faciliter la prise en charge de sa maladie.
	• Discuter avec le client des changements qu'il devrait apporter à son mode de vie de manière à prévenir les complications ou à maîtriser le processus pathologique. Ainsi, l'encourager à adopter de nouvelles habitudes de vie réalistes.
	• Décrire les complications chroniques potentielles afin de sensibiliser davantage le client aux effets à long terme d'une maîtrise inadéquate du processus morbide.
	• Décrire les complications chroniques potentielles afin de sensibiliser davantage le client aux effets à long terme du processus pathologique.
	• Expliquer au client quels sont les signes et les symptômes qu'il doit signaler à son médecin afin qu'un traitement soit rapidement mis en œuvre.
	• Diriger le client vers un centre local de services communautaires et des groupes de soutien afin qu'il puisse recevoir de l'aide et une éducation soutenues.

PROBLÈME DÉCOULANT D'UNE SITUATION DE SANTÉ	**Déséquilibre alimentaire** (plus que ce dont l'organisme a besoin) lié à un apport alimentaire excédant la dépense énergétique et la pharmacothérapie, comme en témoignent l'hyperglycémie et le gain de poids.
OBJECTIF	Le client aura une alimentation équilibrée, fera suffisamment d'exercice physique et aura un apport approprié en insuline de manière à normaliser la glycémie et à atteindre un poids santé.

RÉSULTATS ESCOMPTÉS	**INTERVENTIONS INFIRMIÈRES ET JUSTIFICATIONS**
Autogestion du diabète • Tenue d'un journal afin de surveiller la glycémie au fil du temps • Confiance par rapport à la prise en charge des symptômes d'hyperglycémie • Consultation d'un professionnel de la santé si la glycémie varie et ne se situe pas dans les valeurs recommandées	**Enseignement – Thérapie nutritionnelle** • Interpréter les sentiments et l'attitude du client et du proche aidant à l'égard de la thérapie nutritionnelle prescrite et le niveau de fidélité à la diétothérapie afin de déterminer l'engagement du client. • Tenter de répondre aux besoins particuliers du client en matière d'alimentation afin d'accroître sa fidélité à la thérapie nutritionnelle prescrite. • Diriger le client vers une diététiste ou une nutritionniste afin qu'il puisse obtenir, sur une base continue, des conseils en matière d'alimentation et une évaluation à cet égard.

60

...tion des habitudes de vie (selon les recommandations) en vue d'une meilleure maîtrise de la glycémie • Mise en oeuvre de stratégies efficaces de maîtrise du poids ou de maintien d'un poids santé	**Enseignement – Activités et exercices physiques prescrits** • Informer le client de la nécessité et des bienfaits des activités et des exercices physiques prescrits afin d'accroître sa motivation à cet égard. • Expliquer au client comment surveiller sa tolérance aux activités et exercices prescrits pour ainsi prévenir les blessures. • Aider le client à intégrer des activités et un programme d'exercice dans son quotidien, car cela fait partie intégrante de la maîtrise du diabète. **Maîtrise de l'hyperglycémie** • Surveiller les signes et les symptômes de l'hyperglycémie : polyurie, polydipsie, polyphagie, faiblesse, léthargie, malaise, vision trouble ou céphalées. Le client pourra ainsi détecter tout déséquilibre du rapport glucose/insuline et saura qu'il doit recevoir un traitement. • Prévoir les situations où le besoin en insuline sera plus important (p. ex., une maladie intercurrente) pour permettre au client de régler ses doses d'insuline de façon appropriée et d'éviter toute fatigue excessive. • Favoriser le respect du régime alimentaire et du programme d'exercice prescrits pour une maîtrise accrue du diabète. • Chez les clients atteints de diabète de type 1, restreindre les exercices physiques lorsque la glycémie est supérieure à 11,1 mmol/L et que des cétones sont présentes dans le sang afin que le besoin en glucose déjà non disponible dans l'organisme diminue.

PROBLÈME DÉCOULANT D'UNE SITUATION DE SANTÉ	**Risque de blessure** lié à la diminution de la sensation tactile au cours d'épisodes d'hypoglycémie.
OBJECTIFS	• Le client ne s'infligera aucune blessure en raison d'une diminution de la sensation aux pieds. • Le client ne s'infligera aucune blessure en raison d'une hypoglycémie.

RÉSULTATS ESCOMPTÉS	INTERVENTIONS INFIRMIÈRES ET JUSTIFICATIONS
Maîtrise du risque • Description des facteurs de risque afin d'éviter les situations pouvant être une menace • Modification des habitudes de vie (selon les recommandations) en vue de réduire les facteurs de risque • Reconnaissance de changements dans l'état de santé **Autogestion du diabète** • Adoption de méthodes préventives en matière de soins des pieds • Description des mesures de prévention afin de réduire les risques de complications • Signalement à un professionnel de la santé de toute lésion qui ne cicatrise pas • Prise en charge en charge des symptômes d'hypoglycémie	**Enseignement – Soins des pieds** • Informer le client sur la corrélation existant entre la neuropathie, les blessures, la maladie vasculaire et le risque d'ulcération et d'amputation des membres inférieurs chez les diabétiques afin de l'inciter à accorder une grande importance aux soins des pieds. • Éviter les sources potentielles de blessures aux pieds (p. ex., la chaleur, le froid, l'utilisation d'un instrument tranchant pour les cors et durillons, les produits chimiques, les produits antiseptiques ou astringents puissants, le ruban adhésif et les promenades pieds nus ou le port de tongs ou de souliers ouverts). • Insister sur l'importance de vérifier quotidiennement l'intérieur des souliers pour s'assurer qu'il n'y a pas d'objets étrangers, de clous, de déchirures à l'intérieur des chaussures et aucune zone rugueuse pour ainsi éviter tout risque de blessure pouvant être causée par des facteurs moins apparents. • Recommander au client d'aller consulter un podiatre en présence d'une infection fongique, d'un ongle incarné, de cors ou de durillons afin d'assurer un traitement sécuritaire de ces problèmes. **Maîtrise de l'hypoglycémie** • Surveiller les signes et les symptômes d'hypoglycémie. Le client pourra ainsi détecter tout déséquilibre du rapport glucose/insuline et saura qu'il doit recevoir un traitement. • Déterminer si le client sait reconnaître les signes et les symptômes de l'hypoglycémie afin d'évaluer l'ampleur de l'enseignement requis. • Expliquer au client qu'il devrait toujours avoir avec lui une source de glucides simples de manière à pouvoir traiter une crise d'hypoglycémie. • Expliquer au client qu'il devrait se procurer un bracelet, une carte ou un collier d'identification médicale signalant qu'il souffre de diabète afin de faciliter le travail d'autres personnes qui pourraient lui venir en aide en cas d'urgence.

▼

PSTI 60.1	Diabète *(suite)*
PROBLÈME DÉCOULANT D'UNE SITUATION DE SANTÉ	**Risque de dysfonctionnement neurovasculaire périphérique** lié aux atteintes vasculaires du diabète.
OBJECTIFS	• Le client préservera l'intégrité et les fonctions des membres inférieurs. • Le client mettra en œuvre des mesures visant à améliorer la circulation périphérique.

RÉSULTATS ESCOMPTÉS	INTERVENTIONS INFIRMIÈRES ET JUSTIFICATIONS
Irrigation des tissus en périphérie • Remplissage capillaire des orteils inférieur ou égal à 2 sec. • Pouls pédieux droit et gauche perceptibles • Extrémités tièdes ou chaudes • Absence d'érythème, de lésions cutanées, d'induration ou de nécrose aux pieds • Coloration rosée des extrémités chez les clients d'origine caucasienne • Absence de douleur périphérique localisée • Absence d'engourdissement ou de picotement • Prise de mesures pour limiter les facteurs pouvant nuire à la circulation • Prise en charge du soin de ses pieds	**Soins du système circulatoire – Insuffisance artérielle** • Effectuer une évaluation globale de la circulation périphérique (p. ex., vérifier le pouls périphérique, la présence d'œdème, le remplissage capillaire, la couleur de la peau et la température corporelle) afin d'avoir des données de référence. • Examiner la peau afin de déceler des ulcères artériels ou des lésions tissulaires et ainsi traiter le client de façon adéquate afin de prévenir tout risque d'infection et de nécrose additionnelle. • Protéger les extrémités pour éviter tout risque de blessure (p. ex., placer une peau de mouton sous les pieds et les mollets, utiliser un repose-pied ou un arceau au pied du lit ; porter des chaussures bien ajustées) et prévenir les situations susceptibles de causer des lésions cutanées. • Rappeler au client de s'hydrater de façon adéquate afin de réduire la viscosité sanguine. • Inciter le client à faire de l'exercice, à l'intensité qui lui convient, pour stimuler la circulation périphérique. • Expliquer au client les facteurs pouvant nuire à la circulation (p. ex., le tabagisme, le port de vêtements trop ajustés, l'exposition à des températures trop froides, le croisement des jambes et des pieds). • Expliquer au client en quoi consistent les soins de pieds appropriés **ENCADRÉ 60.13**.

Interventions cliniques

Promotion de la santé

Le rôle de l'infirmière dans la promotion de la santé consiste à reconnaître le client susceptible d'être atteint de diabète, à exercer une surveillance et à l'éduquer. L'obésité est le principal facteur de prédiction du diabète de type 2. Selon les données de l'Association canadienne du diabète, une perte de poids corporel de 5 à 7 % et la pratique régulière d'une activité physique de 30 minutes, 5 fois par semaine, ont permis de réduire le risque de diabète de 58 % (ACD, 2008) **ENCADRÉ 60.8**.

L'ACD recommande le dépistage systématique du diabète chez tout adulte qui présente un surplus pondéral et d'autres facteurs de risque. Le dépistage doit commencer dès l'âge de 40 ans chez les gens qui ne présentent pas de facteurs de risque de diabète. Les critères de dépistage du prédiabète ou du diabète se trouvent à l'**ENCADRÉ 60.9**. Si les résultats sont normaux, les examens de dépistage doivent être répétés tous les trois ans. La glycémie à jeun est la méthode de dépistage de choix en milieu clinique, quoique l'examen d'hyperglycémie provoquée convienne également (ACD, 2008).

Phase aiguë

Le diabète est associé à des troubles aigus tels l'hypoglycémie, l'acidocétose diabétique et le syndrome hyperglycémique hyperosmolaire. La démarche thérapeutique dans ces situations est décrite plus en détail plus loin dans le chapitre. D'autres troubles aigus nécessitant une intervention urgente peuvent survenir dans des

Promotion et prévention

ENCADRÉ 60.8 | Diagnostic précoce du diabète

• Augmenter la fréquence de l'activité physique, car elle réduit le risque de diabète.
• Maintenir un poids santé, car l'obésité est associée à un risque accru de diabète de type 2.
• Pour les clients souffrant d'embonpoint, perdre du poids et faire régulièrement de l'exercice physique afin de réduire le risque de diabète.

• Adopter un régime alimentaire faible en gras, hypocalorique, qui comprend très peu de produits transformés et beaucoup de fruits et de légumes.
• Pour les clients souffrant d'embonpoint et ayant plus de 40 ans, subir un test de la glycémie.

Source : ACD (2008).

situations liées à un stress important, comme une maladie aiguë ou une intervention chirurgicale.

Stress lié à une maladie aiguë et à une intervention chirurgicale | Le stress, tant émotionnel que physique, peut augmenter la glycémie et se traduire par une hyperglycémie. Comme il est impossible d'éviter totalement le stress dans la vie, certaines situations peuvent exiger une démarche plus énergique, par exemple une dose accrue d'insuline pour maintenir les objectifs glycémiques et éviter l'hyperglycémie.

Examen de dépistage du diabète chez les sujets asymptomatiques n'ayant pas reçu de diagnostic

1. Le dépistage du diabète au moyen de l'examen de glycémie à jeun doit être fait tous les trois ans chez les personnes âgées de 40 ans et plus. La mesure de la glycémie à jeun ou de la glycémie deux heures après l'ingestion de 75 g de glucose doit être effectuée plus souvent ou plus tôt chez les personnes qui présentent d'autres facteurs de risque de diabète.

   Ces risques sont :

   • parent du premier degré atteint de diabète de type 2 ;

   • membre d'une population à haut risque (p. ex., les personnes de descendance autochtone, hispanique, asiatique, sud-asiatique ou africaine) ;

   • antécédents d'IG ou d'AGJ ;

   • présence de complications associées au diabète ;

   • maladie vasculaire (coronarienne, cérébrovasculaire ou périphérique) ;

   • antécédents de diabète gestationnel ;

   • accouchement d'un enfant de poids de naissance élevé ;

   • hypertension ;

   • dyslipidémie ;

   • poids excessif ;

   • obésité abdominale ;

   • syndrome des ovaires polykystiques ;

   • *acanthosis nigricans* ;

   • schizophrénie.

2. Il faut mesurer la glycémie deux heures après l'ingestion de 75 g de glucose chez les personnes dont la glycémie à jeun est de 6,1 à 6,9 mmol/L afin de reconnaître une IG ou un diabète.

3. La glycémie peut être mesurée deux heures après l'ingestion de 75 g de glucose chez les personnes dont la glycémie à jeun est de 5,6 à 6 mmol/L et qui présentent au moins un facteur de risque afin de reconnaître une IG ou un diabète.

Source : ACD (2008).

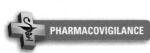

PHARMACOVIGILANCE

Metformine

• Les agents de contraste contenant de l'iode et administrés par voie intraveineuse engendrent un risque d'insuffisance rénale aiguë qui peut exacerber l'acidose lactique induite par la metformine.

• Pour réduire le risque, il faut cesser l'administration de metformine un jour ou deux avant l'intervention.

• Son administration pourra être reprise 48 heures après l'intervention, pourvu que la fonction rénale soit normale.

Une maladie aiguë, une blessure ou une intervention chirurgicale sont autant de situations qui peuvent induire une réaction des hormones de contre-régulation entraînant une hyperglycémie. Même des affections bénignes comme une infection virale des voies respiratoires supérieures ou la grippe peuvent provoquer une telle réaction. Quand un client diabétique est malade, il doit continuer de suivre son régime alimentaire tout en augmentant l'apport en liquides non caloriques tels que les bouillons, l'eau, la gelée hypocalorique (de type Jello^MD) et les boissons sans caféine. Il doit aussi prendre comme d'habitude les hypoglycémiants oraux et l'insuline aux doses prescrites et vérifier sa glycémie au moins toutes les quatre heures. Une personne gravement malade atteinte de diabète de type 1 dont la glycémie est supérieure à 13,3 mmol/L doit procéder à la recherche de cétones dans l'urine toutes les trois ou quatre heures. Elle devra aviser un professionnel de la santé si la concentration en cétones urinaires est modérée ou élevée.

Lorsque le client mange moins que d'habitude en raison de la maladie, il doit continuer de prendre les hypoglycémiants oraux ou l'insuline tels qu'ils ont été prescrits tout en compensant l'apport nutritionnel par des liquides contenant des glucides, par exemple des soupes, des jus ou des boissons gazeuses régulières sans caféine. Il lui faut aviser sans délai le professionnel de la santé s'il est incapable de garder des liquides ou des solides. Le client doit comprendre qu'il ne doit pas cesser les médicaments hypoglycémiants, y compris l'insuline, car des mécanismes de contre-régulation peuvent faire augmenter la glycémie de façon marquée. L'alimentation est aussi importante durant cette période, car l'organisme a besoin d'un apport énergétique supplémentaire pour faire face au stress causé par la maladie. Il peut être nécessaire d'augmenter la dose d'insuline pour répondre à cette demande et

pour prévenir l'apparition d'acidocétose diabétique chez le sujet atteint de diabète de type 1.

Durant la période intraopératoire, des modifications au plan de traitement peuvent être planifiées pour assurer la régulation glycémique. Comme le client ne peut rien prendre par voie orale, des liquides et de l'insuline lui sont administrés (au besoin) par voie I.V. immédiatement avant, pendant et après l'intervention chirurgicale. Le client atteint de diabète de type 2 qui prend des hypoglycémiants oraux doit comprendre que l'administration d'insuline par voie I.V. n'est qu'une mesure temporaire et ne doit pas être interprétée comme une aggravation du diabète. Les clients qui subissent une intervention chirurgicale ou radiologique nécessitant l'utilisation d'un agent de contraste doivent cesser temporairement de prendre de la metformine avant l'intervention et dans les 48 heures qui suivent, ou jusqu'à ce que la créatinine sérique soit normale (Sanofi-Aventis Canada, 2009).

Lorsque l'infirmière prend soin d'une personne sous anesthésie et sous analgésie, ou lorsqu'elle s'occupe d'une personne sans connaissance qui reçoit de l'insuline, elle doit prêter attention aux signes d'hypoglycémie tels que la sudation, la tachycardie et les tremblements. L'évaluation fréquente de la glycémie permettra de prévenir des épisodes d'hypoglycémie grave.

Soins ambulatoires et soins à domicile

La réussite du traitement du diabète exige une interaction continuelle entre le client, la famille, l'infirmière et l'équipe soignante. Il est important qu'une infirmière intervienne dans les soins donnés au client et auprès de la famille. Cette infirmière possède des compétences dans nombre de domaines relatifs aux soins spécialisés. Diabète Québec offre ces formations. De plus, il est possible d'obtenir une certification canadienne par le Canadian Diabetes Educator Certification Board.

Étant donné que le diabète est une affection chronique complexe, la communication avec le client a lieu en grande partie au CLSC ou à domicile. Dans ce contexte, le principal objectif de la démarche thérapeutique est de permettre au client et à sa famille d'atteindre un degré optimal d'indépendance dans les tâches liées aux soins personnels. Malheureusement, un grand nombre de clients atteints de diabète se butent à des obstacles. Le diabète augmente le risque d'autres affections chroniques qui peuvent compromettre les tâches liées aux soins personnels, notamment la baisse de l'acuité visuelle, les troubles altérant la mobilité des membres inférieurs et d'autres limitations fonctionnelles liées à la maladie vasculaire cérébrale. Par conséquent, il importe à l'infirmière d'évaluer l'habileté des clients à effectuer diverses tâches, comme l'autosurveillance de la glycémie et l'administration d'insuline. Il existe des dispositifs qui facilitent l'autoadministration d'insuline : loupe pour seringue, stabilisateurs de flacons, aides posologiques pour malvoyants. Dans certains cas, l'infirmière doit diriger le client vers d'autres professionnels qui peuvent l'aider à atteindre l'objectif de soins personnels. Il peut s'agir d'un physiothérapeute, d'un travailleur social, d'un ergothérapeute, d'un psychologue ou d'une diététiste.

Un diagnostic de diabète affecte le client de nombreuses façons. Les personnes diabétiques doivent faire face à des choix touchant leur mode de vie, leur alimentation et les activités auxquelles elles prennent part. Elles sont également à risque d'être victimes des complications dévastatrices de la maladie. Une étude méticuleuse prenant en compte les conséquences du diabète sur la vie du client doit être le point de départ de l'enseignement qui lui sera donné. L'infirmière doit aider la personne à modifier son mode de vie sans porter de jugement, et ce, en l'appuyant dans sa démarche. Les buts de l'enseignement doivent être déterminés d'un commun accord, et ils doivent tenir compte des besoins du client et des exigences du traitement.

L'infirmière doit reconnaître les personnes susceptibles de venir en aide au client et leur fournir un enseignement approprié afin qu'elles puissent prodiguer les soins quand le client ne sera pas ou plus en mesure de le faire lui-même. Il importe d'inciter la famille du client à lui procurer un soutien émotionnel et des encouragements, car il doit faire face à la réalité de vivre avec une affection chronique.

| **Insulinothérapie** | Les responsabilités de l'infirmière envers le client recevant de l'insuline consistent à veiller à ce que le médicament soit administré de façon appropriée, à évaluer la réponse à l'insulinothérapie, à lui enseigner les méthodes appropriées de dosage et d'administration de l'insuline, et à le renseigner quant aux réactions indésirables. Elle doit également prendre en compte les facteurs psychosociaux qui peuvent affecter la capacité du client à entamer une insulinothérapie. Des stratégies d'évaluation comprenant l'utilisation de questions ouvertes permettant d'analyser les obstacles, les agents stressants, l'auto-efficacité et les croyances sur l'utilisation de l'insuline devraient être employées (Association des infirmières et infirmiers autorisés de l'Ontario [RNAO], 2004). Le **TABLEAU 60.5** décrit les lignes directrices de l'évaluation d'un client qui reçoit des hypoglycémiants oraux ou de l'insuline.

L'évaluation du client qui commence à prendre de l'insuline doit comprendre une détermination de ses habiletés cognitives pour la prise en charge sécuritaire de son traitement. Autrement dit, le client doit être en mesure de comprendre l'interaction entre l'insuline, le régime alimentaire et l'activité, et être capable de reconnaître et de maîtriser les symptômes de l'hypoglycémie de façon appropriée. Si le client ne possède pas les aptitudes cognitives

nécessaires, il faut choisir une autre personne responsable et lui donner la formation nécessaire. Le client ou le proche aidant doit aussi posséder les aptitudes cognitives et manuelles lui permettant de préparer et d'injecter l'insuline. En l'absence de ces dispositions chez le client ou dans la famille, il faudra trouver d'autres ressources capables d'aider la personne diabétique.

Il arrive souvent que les clients éprouvent des craintes lorsqu'ils commencent à utiliser l'insuline. Certains trouvent difficile de s'injecter l'insuline parce qu'ils ont peur des aiguilles ou de la douleur liée à l'injection. Il faut tenter de connaître les peurs sous-jacentes avant de procéder à l'enseignement. Au début de l'insulinothérapie, il est utile d'avoir une discussion ouverte avec le client, de lui fournir du matériel éducatif, de lui offrir des programmes de formation sur le diabète et de lui présenter un éducateur spécialiste du diabète (Shaefer, 2007).

La réévaluation du schéma thérapeutique du client sous insulinothérapie consiste à revoir la préparation de l'insuline et la technique d'injection, à s'informer sur l'occurrence d'épisodes hypoglycémiques et sur la méthode qu'emploie le client pour y remédier, et à examiner les points d'injection pour repérer des signes de réactions cutanées ou de lipodystrophie. Il faut aussi passer en revue les résultats des glycémies que le client a consignés en vue d'une évaluation globale de la régulation glycémique.

| **Hypoglycémiants oraux** | Les responsabilités de l'infirmière envers le client qui prend des hypoglycémiants oraux sont semblables à celles assumées pour un client recevant de l'insuline. Il faut s'assurer de la prise adéquate des médicaments, de l'utilisation et de l'effet des hypoglycémiants oraux, et renseigner le client et sa famille sur ces médicaments **ENCADRÉ 60.10**.

L'enseignement est une fonction essentielle de l'infirmière qui donne des soins au client prenant des hypoglycémiants oraux pour la régulation glycémique. Il faut l'informer que ces agents contribueront à maîtriser la glycémie et à prévenir les complications à

ENCADRÉ 60.10   **Délégation des tâches : soins à donner aux clients atteints de diabète**

Rôle de l'infirmière

- Évaluer les facteurs de risque de prédiabète et de diabètes de type 1 et de type 2.
- Renseigner le client et le proche aidant sur l'autogestion du diabète, notamment l'autosurveillance de la glycémie, l'insuline, les hypoglycémiants oraux, l'alimentation et l'activité physique.
- Concevoir une stratégie visant à prévenir l'hypoglycémie ou l'hyperglycémie chez les sujets diabétiques qui sont très malades ou qui ont subi une intervention chirurgicale.
- Examiner le client en vue du dépistage de complications aiguës et prendre les mesures appropriées dans les cas d'hypoglycémie aiguë, d'acidocétose diabétique et de syndrome hyperglycémique hyperosmolaire.
- Examiner le client en vue du dépistage de complications chroniques liées au diabète, notamment la maladie cardiovasculaire, la rétinopathie, la néphropathie, la neuropathie et les complications associées au pied diabétique.

- Renseigner le client et le médecin sur la prévention et la gestion des complications chroniques liées au diabète.
- Dans le cadre de services ambulatoires ou de soins à domicile, surveiller le client, son autoadministration d'insuline, sa prise d'hypoglycémiants oraux, son alimentation et son programme d'activités physiques.

Rôle de l'infirmière auxiliaire

- Vérifier la glycémie capillaire et faire part de tout résultat anormal à l'infirmière autorisée.
- Faire part de tout changement en ce qui a trait aux signes vitaux du client, à son urine, à son comportement ou à son degré de conscience à l'infirmière autorisée.
- Administrer les hypoglycémiants oraux et l'insuline, selon le schéma posologique courant.
- Surveiller le sujet diabétique et être à l'affût des symptômes d'hypoglycémie et d'acidocétose diabétique, et du syndrome hyperglycémique hyperosmolaire.
- Faire part de tout problème en lien avec l'autogestion du client à domicile à l'infirmière autorisée.

court et à long terme du diabète. Il est également nécessaire de lui expliquer que les hypoglycémiants oraux sont utilisés dans le traitement du diabète en complément au régime alimentaire et à l'activité physique, et qu'il doit continuer de bien s'alimenter et de faire de l'exercice. Si le client fait des excès de table, il ne doit pas prendre des comprimés additionnels. S'il utilise une sulfonylurée ou un méglitinide, il convient de le renseigner sur la prévention, la reconnaissance des symptômes et le traitement de l'hypoglycémie.

Il importe d'avertir le client de communiquer avec un professionnel de la santé en cas de maladie ou de stress intense. Dans ces périodes, il peut être nécessaire de recourir à l'insulinothérapie chez un diabétique de type 2 afin de prévenir ou de traiter les symptômes hyperglycémiques et d'éviter une urgence d'hyperglycémie aiguë. Il peut s'avérer nécessaire d'augmenter la dose d'insuline chez un diabétique de type 1 en vue de prévenir l'acidocétose diabétique.

| Hygiène personnelle | Le risque d'infection exige de porter une attention particulière aux soins de la peau et à l'hygiène dentaire. Étant donné la prédisposition de la personne diabétique à la maladie parodontale, il faut l'inciter à se brosser les dents, à utiliser la soie dentaire et un rince-bouche antiplaque tous les jours, et à consulter le dentiste régulièrement. Si des soins dentaires s'avèrent nécessaires, le dentiste doit être avisé que la personne souffre de diabète.

L'hygiène personnelle doit comprendre des bains réguliers avec une attention particulière portée aux soins des pieds. Les troubles associés aux pieds et aux membres inférieurs sont décrits plus loin dans le chapitre. Il faut traiter sur-le-champ les coupures, les égratignures ou les brûlures, et exercer une surveillance minutieuse. Pour les infections superficielles, les agents antimicrobiens topiques peuvent être utilisés pour réduire la charge bactérienne. Plusieurs préparations d'iode et d'argent sûres, efficaces et économiques sont maintenant offertes (Sibbald, Orsted, Schultz, Coutts, & Keast, 2003). Si la blessure ne commence pas à cicatriser en moins de 24 heures ou si des signes d'infection se manifestent, le client doit immédiatement aviser un professionnel de la santé.

| Identification médicale et voyage | Il faut conseiller au client de porter en tout temps une identification (p. ex., un bracelet MedicAlert[MD]) indiquant qu'il est atteint de diabète. Les agents de police, les ambulanciers et de nombreux citoyens savent qu'ils doivent chercher cette identification quand ils viennent en aide à une personne sans connaissance ou présentant un malaise. Tout diabétique devrait porter un bracelet ou un collier d'alerte médicale. Une carte d'identification peut fournir une information valable, notamment le nom du médecin, le type et la dose d'insuline ou d'hypoglycémiant oral **FIGURE 60.9**.

Pour le client diabétique, partir en voyage demande de la planification. L'immobilité pendant de longues périodes peut augmenter la glycémie. Il convient d'inciter le client à se lever et à marcher toutes les deux heures pour prévenir le risque de thrombose veineuse profonde et éviter l'augmentation de la glycémie. Le client qui voyage en avion, en train ou en autobus doit apporter dans son bagage à main une trousse complète qui contient le matériel nécessaire à la mesure de la glycémie et à l'administration des médicaments, notamment l'insuline ou les hypoglycémiants oraux, ou les deux, des seringues ou des stylos injecteurs. Pour les vols commerciaux, les seringues, les lancettes, les flacons d'insuline, les pompes à insuline, les stylos injecteurs d'insuline et autres fournitures doivent porter des étiquettes pharmaceutiques professionnelles imprimées. Les préposés à la sécurité doivent être avertis si le client utilise une pompe à insuline pour qu'ils puissent l'inspecter sans qu'il soit nécessaire de l'enlever.

Le client qui utilise de l'insuline ou un hypoglycémiant oral susceptible de causer une hypoglycémie devra mettre dans son bagage à main une collation et une source de glucides à action rapide en cas d'hypoglycémie. Il lui faudra aussi apporter une quantité supplémentaire d'insuline en cas de bris ou de perte. Il devra apporter une ration quotidienne d'aliments en cas d'annulation de vols, de retard des repas ou de fermeture des restaurants. Si le client prévoit faire un voyage à l'extérieur du pays, il sera sage de se munir d'une lettre du prestataire de soins de santé précisant que la personne est diabétique et qu'elle doit avoir en sa possession tout le matériel nécessaire à ses soins de santé, et plus particulièrement des seringues. Plusieurs compagnies d'avion offrent des services supplémentaires ou personnalisés aux personnes souffrant de diabète.

Certains déplacements exigent de changer de fuseau horaire ou de franchir la ligne de changement de date. Le client devra communiquer avec le médecin, l'infirmière ou le pharmacien afin de planifier un horaire posologique approprié d'insuline. Pendant un voyage, la plupart des gens trouvent difficile de garder leur montre à l'heure de la ville de départ jusqu'à ce qu'ils atteignent leur destination. La solution pour la personne qui voyage et qui prend de l'insuline est d'avoir un document récapitulant le type d'insuline, le début d'action, le pic d'action prévu et l'heure des repas, ce qui l'aidera à mieux planifier son traitement.

| Enseignement au client et au proche aidant | Les buts de l'enseignement en vue de l'autogestion du diabète visent à rendre le client le plus actif possible dans ses soins de santé, compte tenu de son degré de compétence pour l'autogestion de sa maladie. Les clients qui prennent une part active à la prise en charge de leur diabète obtiennent de meilleurs résultats que ceux qui ne le font pas (ACD, 2008). C'est la raison pour laquelle une approche éducationnelle qui facilite une décision éclairée

Je suis DIABÉTIQUE

Si je suis inconscient(e) ou que mon comportement est anormal, il pourrait s'agir d'un trouble lié au diabète ou à son traitement.

Si je peux avaler, faites-moi boire une boisson sucrée, un jus d'orange, un verre de lait faible en gras ou donnez-moi un bonbon.

Si mon état ne s'améliore pas rapidement, appelez un médecin ou faites-moi transporter à l'hôpital.

Si je suis inconscient(e) ou que je n'arrive pas à avaler, ne me donnez rien à boire ni à manger ; appelez plutôt le 9-1-1 ou faites-moi transporter à l'hôpital dans les plus brefs délais.

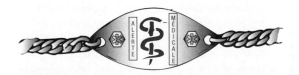

FIGURE 60.9

Alerte médicale – La personne diabétique devrait toujours avoir une carte et un bracelet ou un collier indiquant qu'elle est atteinte de diabète. Si elle perd connaissance, ces mesures assureront un traitement prompt et approprié.

du client est grandement préconisée, soit l'**enseignement thérapeutique**. L'enseignement thérapeutique est une approche centrée sur le client, sur ses besoins, ses ressources, ses valeurs et ses stratégies. Il permet d'augmenter les connaissances et les compétences des clients non seulement sur leur maladie, mais aussi sur les traitements. Il apporte une meilleure qualité de vie, et entraîne une observance thérapeutique accrue et une diminution des complications (Golay, Lagger, Chambouleyron, & Lasserre-Moutet, 2005).

Malheureusement, les clients peuvent se buter à divers obstacles sur les plans physique, psychologique et émotionnel quand il s'agit d'une prise en charge efficace du diabète. Ces obstacles peuvent comprendre un sentiment d'incompétence, un manque d'intérêt à apporter des changements de comportement, des stratégies inefficaces pour faire face à la situation et des déficits cognitifs. Si le client est incapable de prendre en charge sa maladie, un membre de la famille peut jouer ce rôle. Si le client ou le proche aidant ne parvient pas à prendre des décisions concernant le traitement, l'infirmière peut diriger le client vers un travailleur social ou d'autres personnes ressources de son milieu. Ces personnes peuvent aider le client et la famille à établir un programme de traitement adapté à leur réalité. Les ressources disponibles offertes au client et aux proches aidants sont présentées à la fin du chapitre.

Une évaluation des connaissances du client sur le diabète et de ses préférences relatives au mode de vie est utile à la planification d'un programme d'enseignement. Le **TABLEAU 60.10** et le **TABLEAU 60.11** présentent les lignes directrices de l'enseignement au client et au proche aidant. Il faut évaluer les connaissances du client fréquemment pour déceler les lacunes et les combler, ou pour repérer les idées inexactes qu'il pourrait avoir et les corriger.

L'association Diabète Québec offre diverses ressources destinées aux clients sous forme de dépliants, de livrets, de livres ainsi que la revue *Plein Soleil*. L'ACD publie également divers guides et brochures, et elle commandite des conférences à l'intention des professionnels de la santé qui s'intéressent à l'enseignement du diabète, à la recherche et à la prise en charge de la maladie. Cet organisme accrédite des programmes éducatifs qui satisfont les critères nationaux de l'enseignement du diabète, et il peut fournir la liste de ces programmes. Les compagnies pharmaceutiques qui fabriquent des produits liés au diabète ont aussi du matériel éducatif à l'intention des clients et des professionnels de la santé.

Évaluation des résultats

Les résultats attendus chez le client atteint de diabète à la suite des soins et des interventions cliniques sont décrits dans le plan de soins et de traitements infirmiers **PSTI 60.1**.

Enseignement au client et à ses proches

TABLEAU 60.10	Maîtrise du diabète
COMPOSANTE	**ÉLÉMENTS À SURVEILLER**
Processus pathologique	• Expliquer le fonctionnement du pancréas et des îlots de Langerhans. • Décrire le processus de fabrication de l'insuline et ce qui influence sa production. • Discuter de la corrélation entre l'insuline et le glucose.
Activité physique	• Discuter de l'importance de faire de l'exercice régulièrement pour assurer une bonne maîtrise glycémique, améliorer la fonction cardiovasculaire et l'état de santé général.
Plan des repas	• Insister sur l'importance d'une alimentation équilibrée dans le plan de gestion du diabète. • Expliquer les répercussions des glucides sur l'indice glycémique et sur le taux de glucose dans le sang.
Fidélité au traitement	• S'assurer que le client comprend bien la façon d'utiliser les antidiabétiques oraux et l'insuline **ENCADRÉ 60.4**. • Tenir compte des limitations physiques du client et de son incapacité à se traiter par automédication. Au besoin, demander l'aide du proche aidant pour assurer une administration adéquate des médicaments. • Discuter des effets indésirables liés aux médicaments et des mesures de sécurité à suivre à cet égard.
Surveillance de la glycémie	• Expliquer au client comment surveiller correctement sa glycémie. • Préciser à quel moment la glycémie doit être mesurée, comment noter les résultats et, au besoin, comment régler le taux d'insuline en conséquence.

TABLEAU 60.10	Maîtrise du diabète *(suite)*
COMPOSANTE	**ÉLÉMENTS À SURVEILLER**
Réduction du risque	• S'assurer que le client connaît bien les signes et les symptômes de l'hypoglycémie et de l'hyperglycémie, et qu'il sait quoi faire s'ils surviennent **TABLEAU 60.12**. • Souligner l'importance de surveiller fréquemment sa glycémie, de subir un examen de la vue régulièrement et d'accorder une attention particulière aux soins des pieds **ENCADRÉ 60.13**. • Informer le client de l'effet que peut avoir le stress sur sa glycémie.
Aspect psychosocial	• Informer le client des ressources auxquelles il peut avoir accès pour l'aider. • Fournir au client un soutien et des réponses aux questions qu'il peut se poser afin de lui permettre de mieux vivre au quotidien avec une maladie chronique comme le diabète.

Enseignement au client et à ses proches

TABLEAU 60.11	Directives clés à l'intention du client atteint de diabète
IL FAUT	**IL NE FAUT PAS**
Glycémie	
• surveiller régulièrement la glycémie à la maison et noter les résultats dans un carnet ; • prendre les doses d'insuline ou d'antidiabétique oral conformément aux directives du médecin ; • mesurer le taux d'HbA1c sanguin tous les trois à six mois afin d'assurer la maîtrise de la glycémie à long terme ; • connaître les symptômes liés à l'hypoglycémie et à l'hyperglycémie ; • avoir en main, en tout temps, une forme convenable de glucose afin de pouvoir traiter rapidement toute crise d'hypoglycémie ; • expliquer aux proches comment administrer le glucagon en cas de crise d'hypoglycémie.	• omettre des doses d'insuline, surtout en présence d'une maladie ; • oublier d'avoir des réserves suffisantes d'insuline ; • ignorer les symptômes d'hypoglycémie et d'hyperglycémie ; • prendre ses médicaments en période de jeûne.
Exercice	
• savoir dans quelle mesure l'exercice et l'alimentation influent sur la glycémie ; • entreprendre un programme d'exercice après avoir eu l'approbation du médecin.	• oublier que l'exercice permet de réduire la glycémie ; • omettre de prendre sa glycémie avant d'entreprendre un exercice.
Régime alimentaire	
• consulter une diététiste pour avoir un plan de repas personnalisé ; • bien suivre son régime alimentaire, manger les repas recommandés et à heures fixes ; • manger des aliments à faible teneur en gras saturés et en gras trans ; • limiter la consommation d'alcool ; • surveiller le taux de cholestérol.	• consommer des quantités excessives d'alcool pouvant causer des épisodes soudains d'hypoglycémie ; • opter pour un régime à la mode ; • boire régulièrement des boissons gazeuses ou d'importantes quantités de jus de fruits.

TABLEAU 60.11	Directives clés à l'intention du client atteint de diabète *(suite)*	
IL FAUT		**IL NE FAUT PAS**
Autres directives		
• consulter un ophtalmologiste tous les ans pour un examen de la vue ; • consulter un dentiste tous les ans ; • subir une analyse d'urine tous les ans pour déceler toute déficience en protéines ; • examiner ses pieds régulièrement ; • porter quotidiennement des chaussures confortables et bien ajustées afin d'éviter tout risque de blessure aux pieds ; à l'achat de nouvelles chaussures, les garder pendant de courtes périodes ; • toujours avoir en main une pièce d'identification mentionnant le diabète ; • recevoir les traitements requis pour d'autres problèmes de santé, surtout en cas d'hypertension ou de taux élevé de cholestérol ; • s'abstenir de fumer.		• fumer ; • appliquer du chaud ou du froid directement sur les pieds ; • se promener pieds nus ; • appliquer de l'huile ou de la crème entre les orteils.

60.2 | Complications aiguës du diabète

Les complications aiguës du diabète surviennent à la suite de manifestations liées à l'hyperglycémie ou à une dose insuffisante d'insuline. Par contre, une dose excessive d'insuline ou d'hypoglycémiant oral peut entraîner une **hypoglycémie**, trouble aussi appelé réaction insulinique ou faible taux de glucose dans le sang. Il est important que le professionnel de la santé soit en mesure de distinguer l'hyperglycémie de l'hypoglycémie, car cette dernière s'aggrave rapidement et constitue une menace sérieuse si une action n'est pas prise immédiatement. Le **TABLEAU 60.12** compare les manifestations, les causes, le traitement et les mesures préventives de l'hyperglycémie et de l'hypoglycémie.

60.2.1 Acidocétose diabétique
Étiologie et physiopathologie

L'**acidocétose diabétique**, aussi appelée acidose diabétique et coma diabétique, est causée par un manque important d'insuline et elle se caractérise par une hyperglycémie, une cétose, une acidose et une déshydratation. Ce trouble est plus susceptible de se produire chez les personnes atteintes de diabète de type 1, mais il peut également survenir chez des sujets atteints de diabète de type 2 en association avec une maladie grave ou un stress marqué lorsque le pancréas est incapable de répondre à une demande supplémentaire d'insuline.

Parmi les facteurs déclenchants, notons la maladie, l'infection, une posologie inadéquate d'insuline, un diabète de type 1 non diagnostiqué et une autogestion du diabète inappropriée.

Lorsque l'apport en insuline circulante est insuffisant, le glucose ne peut pas être utilisé comme source d'énergie de façon appropriée. L'organisme décompose alors les réserves lipidiques comme source énergétique secondaire **FIGURE 60.10**. Les **cétones** sont des dérivés acides du métabolisme des lipides capables de causer des troubles sérieux lorsqu'ils atteignent une quantité excessive dans le sang. La cétose altère l'équilibre du pH, causant une acidose métabolique. La **cétonurie** est un processus qui commence quand les cétones sont excrétées dans l'urine. Durant ce processus, une réduction des électrolytes est observée, causée par l'élimination des cations et des cétones anioniques dans une tentative de maintenir la neutralité électrique.

Un manque d'insuline altère la synthèse des protéines et entraîne une dégradation excessive de celles-ci. Il en résulte des pertes en azote à partir des tissus. Le manque d'insuline stimule aussi la production de glucose à partir des acides aminés (unités structurales des protéines) dans le foie et entraîne une hyperglycémie plus marquée. Comme il y a un manque d'insuline, le glucose additionnel ne peut pas être utilisé, et la glycémie augmente davantage, contribuant à la **diurèse osmotique**. En l'absence de traitement, il en résulte une déplétion de sodium, de potassium de chlorure, de magnésium et de phosphate. Les

Diurèse osmotique :
Augmentation du volume urinaire éliminé secondaire à l'élévation de la pression osmotique du plasma sanguin (hyperosmolarité plasmatique).

TABLEAU 60.12	Distinction entre hyperglycémie et hypoglycémie

HYPERGLYCÉMIE	HYPOGLYCÉMIE
Manifestations[a]	
• Glycémie élevée[b] • Polyurie • Augmentation de l'appétit suivie d'un manque d'appetit • Faiblesse, fatigue • Vision floue • Céphalées • Glycosurie • Nausées et vomissements • Crampes abdominales • Évolution vers l'acidocétose diabétique ou le syndrome hyperglycémique hyperosmolaire • Symptômes classiques de polyphagie et de polydipsie	• Glycémie inférieure à 3,9 mmol/L • Peau moite et froide • Engourdissement des doigts, des orteils et autour de la bouche • Battements cardiaques rapides • Changements émotifs • Céphalées • Nervosité, tremblements • Évanouissement, étourdissements • Démarche instable, trouble de l'élocution • Faim • Changements de la vision • Crises épileptiques, coma
Causes	
• Maladie, infection • Corticostéroïdes • Ingestion de portions excessives • Doses insuffisantes d'antidiabétiques ou absence de médication • Sédentarité • Stress émotionnel, physique • Variations des taux d'absorption d'insuline	• Consommation d'alcool sans nourriture • Ingestion de portions insuffisantes (apport retardé, omis ou inadéquat) • Doses excessives d'antidiabétiques • Trop d'activité physique sans compensation • Prise d'antidiabétiques ou d'aliments aux mauvais moments de la journée • Perte de poids sans modification de la médication • Prise de bêta-bloquants (peuvent empêcher la reconnaissance de certains symptômes)
Traitement	
• Consulter pour recevoir des soins médicaux. • Continuer de prendre des antidiabétiques, comme prescrit. • Mesurer fréquemment la glycémie et faire analyser l'urine pour déceler la présence de cétones. Noter les résultats. • Boire du liquide au moins toutes les heures.	• Ingérer immédiatement 15 à 20 g de glucides. • Ingérer de nouveau 15 à 20 g de glucides 15 minutes plus tard si la glycémie n'augmente toujours pas. • Se rendre à l'hôpital s'il n'y a aucune amélioration. • Discuter de la posologie avec le médecin.
Mesures préventives	
• Prendre les doses de médicaments prescrites, aux heures appropriées. • Administrer l'insuline ou l'antidiabétique oral avec précision. • Respecter le régime alimentaire prescrit. • Adopter de bonnes habitudes d'hygiène personnelle. • Prendre un congé de maladie, au besoin. • Vérifier la glycémie, comme recommandé. • Communiquer avec le médecin pour en savoir plus au sujet de l'acétonurie. • Porter une identification médicale signalant la présence de diabète.	• Prendre les doses de médicaments prescrites, aux heures appropriées. • Administrer l'insuline ou l'antidiabétique oral avec précision. • Respecter le régime alimentaire prescrit et manger à intervalles réguliers. • Ne pas oublier de prendre une compensation riche en glucides durant la pratique d'exercices physiques. • Reconnaître et traiter rapidement les symptômes. • Garder toujours à portée de la main une source de glucides simples. • Parler aux proches de l'hypoglycémie, de ses symptômes et de son traitement. • Vérifier la glycémie, comme recommandé. • Porter une identification médicale signalant la présence de diabète.

[a] En règle générale, l'apparition des premiers symptômes est progressive dans les cas d'hyperglycémie, et rapide dans les cas d'hypoglycémie.
[b] Les manifestations cliniques spécifiques liées à l'hyperglycémie varient d'un client à l'autre.

vomissements causés par l'acidose se traduisent par une augmentation des pertes hydroélectrolytiques. Finalement, il se produira une hypovolémie suivie d'un choc.

L'insuffisance rénale qui peut survenir à la suite du choc hypovolémique entraîne une rétention des cétones et du glucose ainsi qu'une progression de l'acidose. En l'absence de traitement, le client devient comateux en raison de la déshydratation, du déséquilibre électrolytique et de l'acidose. Si le trouble n'est pas traité, la mort est inévitable.

Manifestations cliniques

Les symptômes et les signes de l'acidocétose diabétique consistent en des manifestations de déshydratation: manque de fermeté de la peau et sécheresse des muqueuses, tachycardie et hypotension orthostatique. Les symptômes précoces peuvent comprendre de la léthargie, de la **polypnée** et de la faiblesse. À mesure que la déshydratation progresse, la peau se dessèche et desquame, les yeux deviennent hypotoniques et enfoncés dans l'orbite. La douleur abdominale est un autre symptôme de l'acidocétose diabétique qui peut s'accompagner d'anorexie et de vomissements. Finalement, la **respiration de Kussmaul** (rythme rapide, inspiration profonde associée à la dyspnée) est une réaction de l'organisme dans une tentative de corriger l'acidose métabolique par l'exhalation de dioxyde de carbone .

La présence d'acétone est détectée à l'odeur sucrée et fruitée de l'haleine. Dans les cas d'acidocétose diabétique, les analyses de laboratoire révèlent une glycémie supérieure à 14 mmol/L, un pH artériel inférieur à 7,3, un taux sérique de bicarbonate inférieur à 15 mmol/L et la présence modérée ou importante de cétones dans l'urine ou dans le sang (De Beer *et al.*, 2008).

Processus thérapeutique en interdisciplinarité

Avant l'avènement de l'autoévaluation de la glycémie, une acidocétose diabétique exigeait l'hospitalisation. Aujourd'hui, l'hospitalisation n'est pas nécessaire lorsque l'acidocétose est prise en charge rapidement. Dans les cas où le déséquilibre hydroélectrolytique n'est pas sérieux et que les glycémies peuvent être mesurées en toute sécurité à la maison, l'acidocétose diabétique, sous ses formes moins graves, peut être prise en charge en consultation externe **ENCADRÉ 60.11**. Parmi les autres facteurs dont il faut tenir compte, mentionnons: le lieu de résidence du client; la présence de fièvre, de nausées, de vomissements et de diarrhée; l'altération de l'état mental; la cause intrinsèque de l'acidocétose; et la possibilité d'une communication étroite avec le professionnel de la santé (toutes les deux ou trois heures).

L'acidocétose diabétique, peu importe le contexte, est un trouble sérieux qui évolue rapidement et qui doit être traité sans délai **TABLEAU 60.13**. Comme le déséquilibre hydrique peut potentiellement menacer la vie du client, l'objectif initial du traitement est d'établir l'accès à une voie intraveineuse et de commencer l'administration de liquide et d'électrolytes. Ainsi, le traitement initial consiste ordinairement en une perfusion d'une solution de NaCl 0,45 % ou 0,9 % à un débit permettant de restaurer un débit urinaire de 30 à 60 ml/h et d'augmenter la pression artérielle.

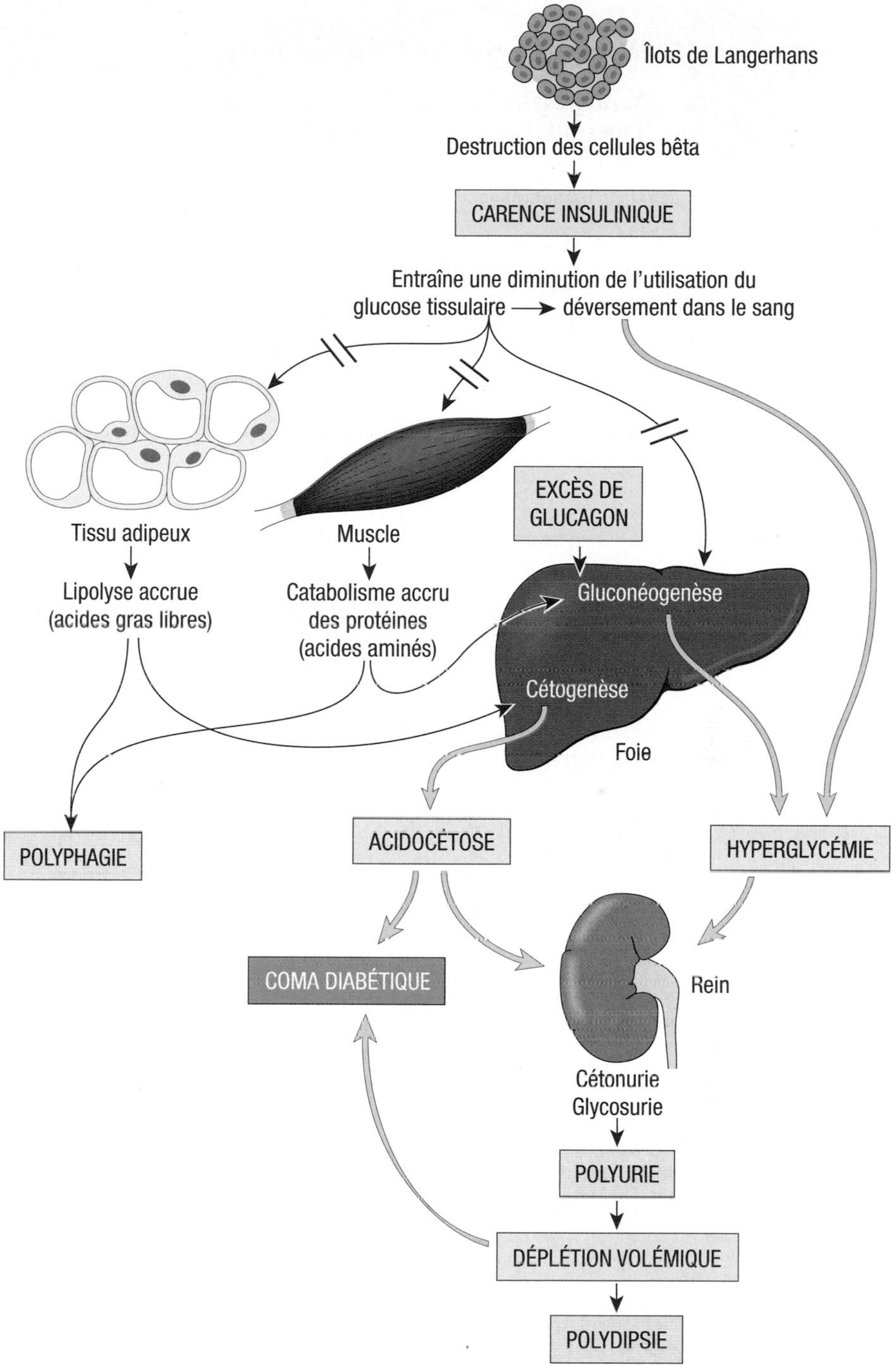

FIGURE 60.10

Événements métaboliques conduisant à l'acidocétose diabétique et au coma diabétique

Polypnée: Accélération de la fréquence respiratoire avec diminution du volume courant. La ventilation est donc rapide et superficielle.

Il est possible d'entendre la respiration de Kussmaul au www.cheneliere.ca/lewis.

ENCADRÉ 60.11 | **Acidocétose diabétique et syndrome hyperglycémique hyperosmolaire**

Examen clinique et examens paracliniques

- Antécédents et examen physique
- Analyses sanguines (glycémie immédiate, hémogramme, cétones, pH, électrolytes, azote uréique sanguin, gazométrie artérielle ou veineuse)
- Analyse d'urine (gravité spécifique, glucose, acétone)

Processus thérapeutique

- Évaluation de l'état mental
- Surveillance des aliments ingérés et des matières éliminées par l'organisme (observations à inscrire dans un carnet)
- Mesure de la glycémie
- Analyses du sang et de l'urine pour déceler la présence de cétones
- ECG
- Évaluation de la santé cardiovasculaire et de la fonction respiratoire

Lorsque la glycémie se rapproche de 14 mmol/L, une solution de dextrose 5 % est ajoutée au soluté pour prévenir l'hypoglycémie (De Beer *et al.*, 2008).

Le traitement hydroélectrolytique vise à remplacer l'eau extracellulaire et intracellulaire, et à corriger les déficits en sodium, en chlorure, en bicarbonate, en potassium, en phosphate, en magnésium et en azote. Un remplacement liquidien inadéquat peut entraîner une baisse du sodium sérique qui peut se traduire par un œdème cérébral. Il est important de surveiller qu'il ne se produise pas de surcharge liquidienne chez les sujets dont la fonction rénale ou cardiaque est compromise. Il est également essentiel de déterminer le taux de potassium sérique avant d'administrer l'insuline. En cas d'hypokaliémie, l'administration d'insuline diminuerait davantage le taux de potassium. Le remplacement précoce du potassium est essentiel, car l'hypokaliémie est une cause importante de décès pouvant être évitée durant le traitement de l'acidocétose diabétique. Même s'il est

---

Évaluation et interventions en situation d'urgence

TABLEAU 60.13 | **Acidocétose diabétique**

CAUSES	OBSERVATIONS	INTERVENTIONS
<ul><li>Diabète non diagnostiqué</li><li>Traitement inadéquat d'un diabète existant</li><li>Insuline non administrée de la façon prescrite</li><li>Infection</li><li>Changements apportés au régime alimentaire, aux doses d'insuline ou au programme d'exercice</li></ul>	<ul><li>Sécheresse buccale</li><li>Soif</li><li>Douleur abdominale</li><li>Nausées et vomissements</li><li>Client de plus en plus nerveux, confus et léthargique</li><li>Peau rouge et sèche</li><li>Yeux excavés</li><li>Haleine dégageant une odeur d'acétone</li><li>Pouls rapide et faible</li><li>Respiration difficile (dyspnée de Kussmaul)</li><li>Fièvre</li><li>Besoin fréquent d'uriner</li><li>Glycémie supérieure à 13,9 mmol/L</li><li>Glycosurie et acétonurie</li></ul>	**Interventions initiales** <ul><li>Vérifier les voies respiratoires.</li><li>Administrer de l'oxygène à l'aide d'une canule nasale ou d'un masque à oxygène sans réaspiration.</li><li>Établir l'accès I.V. au moyen d'un cathéter de gros calibre.</li><li>Amorcer la réanimation liquidienne en administrant une solution de chlorure de sodium 0,9 % à raison de 1 L/h jusqu'à ce que la pression artérielle (P.A.) se soit stabilisée et que la diurèse atteigne 30 à 60 ml/h.</li><li>Commencer la perfusion continue d'insuline régulière à raison de 0,1 unité/kg/h.</li><li>Noter les antécédents de diabète, l'heure du dernier repas ainsi que l'heure et la dose de la dernière injection d'insuline.</li></ul>**Surveillance continue** <ul><li>Surveiller les signes vitaux, le degré de conscience, la fréquence cardiaque, la saturation du sang en oxygène.</li><li>Évaluer la respiration à la recherche d'une surcharge liquidienne.</li><li>Surveiller la glycémie et le potassium sérique.</li><li>Administrer du potassium pour corriger l'hypokaliémie.</li><li>En cas d'acidose grave (pH inférieur à 7), une correction par le bicarbonate de sodium est indiquée.</li></ul>

possible que la kaliémie initiale soit normale ou élevée, les taux de potassium peuvent rapidement diminuer une fois le traitement instauré, puisque l'insuline achemine le potassium dans les cellules ; il en résulte une hypokaliémie qui menace la vie du client.

L'administration I.V. d'insuline vise à corriger l'hyperglycémie et l'hypercétonémie. L'insulinothérapie est différée jusqu'au rétablissement liquidien et jusqu'à l'obtention d'un taux de potassium sérique supérieur ou égal à 3,5 mmol/L. L'insuline permet à l'eau et au potassium de pénétrer dans la cellule avec le glucose, et il peut s'ensuivre une déplétion du volume vasculaire et une hypokaliémie. L'insuline est administrée au départ en perfusion continue à raison dc 0,1 unité/kg/h. Il est important que le glucose sérique ne soit pas abaissé trop rapidement afin d'éviter l'œdème cérébral. Une réduction horaire de la glycémie de 2 à 3 mmol/L permettra d'éviter les complications (De Beer *et al.*, 2008).

60.2.2 Syndrome hyperglycémique hyperosmolaire

Le **syndrome hyperglycémique hyperosmolaire** est un trouble qui menace le pronostic vital. Il peut survenir chez la personne diabétique capable de produire assez d'insuline pour prévenir l'acidocétose diabétique, mais pas suffisamment pour prévenir une hyperglycémie sévère, une diurèse osmotique et une déplétion liquidienne extracellulaire **FIGURE 60.11**. Le syndrome hyperglycémique hyperosmolaire est moins fréquent que l'acidocétose diabétique. Il survient souvent chez les personnes âgées de plus de 60 ans atteintes de diabète de type 2. Chez le diabétique de type 2, les causes fréquentes du syndrome hyperglycémique hyperosmolaire sont les infections des voies urinaires, le stress, la pneumonie, la septicémie ou la prise de certains médicaments tels que la cortisone (Unité de jour de diabète de l'Hôtel-Dieu du CHUM, 2009). La principale différence entre le syndrome hyperglycémique hyperosmolaire et l'acidocétose diabétique est que dans le cas du syndrome, le sujet sécrète assez d'insuline circulante pour éviter l'acidocétose. Étant donné que le syndrome hyperglycémique hyperosmolaire entraîne moins de symptômes aux stades initiaux, la glycémie peut atteindre des sommets assez élevés avant que le trouble soit reconnu. Une hyperglycémie augmente l'**osmolalité sérique** et entraîne des manifestations neurologiques sérieuses tels la somnolence, le coma, des convulsions, l'**hémiparésie** et l'**aphasie**. Comme ces symptômes ressemblent à ceux de l'accident vasculaire cérébral, il faut procéder immédiatement au dosage du glucose pour établir le bon diagnostic et le traitement approprié.

Le syndrome hyperglycémique hyperosmolaire est souvent lié à une altération de la sensation de soif ou à une incapacité fonctionnelle à remplacer les liquides, voire les deux. Il y a habituellement des antécédents d'insuffisance liquidienne, d'une intensification de la dépression mentale et de polyurie. Le syndrome hyperglycémique hyperosmolaire se traduit par une glycémie supérieure à 34 mmol/L et une hausse marquée de l'osmolalité sérique. Les corps cétoniques sont absents ou en quantité minime dans le sang et l'urine.

Processus thérapeutique en interdisciplinarité

Le syndrome hyperglycémique hyperosmolaire constitue une urgence médicale et est associé à un taux de mortalité élevé. Le traitement ressemble à celui de l'acidocétose diabétique et comprend l'administration immédiate par voie I.V. d'une solution

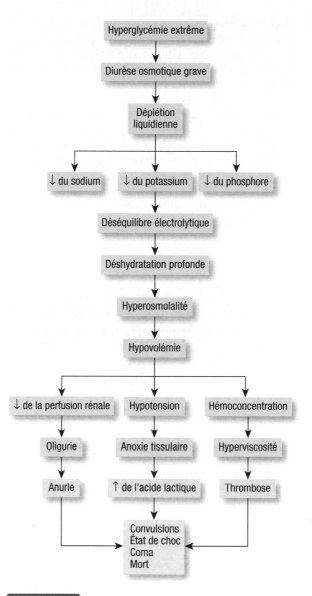

FIGURE 60.11

Physiopathologie du syndrome d'hyperglycémie hyperosmolaire (SHH)

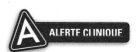

ALERTE CLINIQUE

Une administration trop rapide de liquide par voie I.V. et une baisse rapide de la glycémie peuvent entraîner un œdème cérébral.

Osmolalité sérique : Mesure de la concentration du plasma.

Hémiparésie : Déficit incomplet de la force musculaire touchant la moitié droite ou gauche du corps.

Aphasie : Difficulté ou incapacité de s'exprimer (aphasie motrice) ou de comprendre le langage (aphasie sensorielle).

NaCl 0,9 % ou 0,45 % à un débit établi en fonction de l'état cardiaque et de l'importance du déficit du volume liquidien. Une fois le traitement de remplacement liquidien institué, de l'insuline régulière est administrée par perfusion afin de réduire l'hyperglycémie. Lorsque la glycémie atteint environ 14 mmol/L, un soluté contenant du glucose est administré pour prévenir l'hypoglycémie. Les électrolytes sont mesurés et remplacés, au besoin. L'hypokaliémie n'est pas aussi importante dans le syndrome hyperglycémique hyperosmolaire qu'elle l'est dans l'acidocétose diabétique, bien qu'une perte liquidienne puisse entraîner une légère carence en potassium qui doit être corrigée. Il faut évaluer les signes vitaux, l'apport et l'excrétion des liquides, la turgescence tissulaire, les résultats des examens de laboratoire et la fonction cardiaque afin de déterminer l'efficacité du remplacement hydroélectrolytique. Il faut porter une attention particulière aux personnes dont les fonctions rénale ou cardiaque sont compromises afin d'éviter une surcharge liquidienne durant le remplacement liquidien. Il faut surveiller l'osmolalité sérique et procéder à des évaluations fréquentes des fonctions cardiaque et rénale, et de l'état mental (De Beer *et al.*, 2008).

Le traitement de l'acidocétose diabétique et du syndrome hyperglycémique hyperosmolaire est similaire, sauf que ce dernier exige un plus grand remplacement liquidien **TABLEAU 60.13**. Une fois le client stabilisé, il faut tenter de déceler les causes et les facteurs déclenchants, et les corriger.

17

L'hyperkaliémie et l'hypokaliémie sont traitées plus en détail dans le chapitre 17, *Déséquilibres hydroélectrolytiques et acidobasiques.*

Soins et traitements en interdisciplinarité

CLIENT ATTEINT D'ACIDOCÉTOSE DIABÉTIQUE OU DU SYNDROME HYPERGLYCÉMIQUE HYPEROSMOLAIRE

Pendant l'hospitalisation, l'infirmière doit surveiller l'évolution à l'aide de tests sanguins et urinaires appropriés ; elle doit donc surveiller la glycémie, les excreta, la présence de cétones ainsi que les résultats des examens de laboratoire pour orienter les soins.

Il convient de porter une attention particulière aux éléments suivants : détermination de l'état de conscience, administration par voie I.V. de liquides pour corriger la déshydratation, administration d'insuline pour réduire la glycémie et l'acétone sérique, administration d'électrolytes pour rétablir l'équilibre électrolytique, évaluation de l'état rénal, évaluation de l'état cardiopulmonaire associé à l'hydratation et aux taux d'électrolytes.

L'infirmière doit également rechercher les signes de déséquilibre kaliémique résultat d'une hypo-insulinémie et d'une diurèse osmotique. Au début du traitement de l'hyperglycémie au moyen d'insuline, les taux de potassium sérique risquent de diminuer rapidement puisque le potassium est acheminé dans la cellule en présence d'insuline circulante. Ce mouvement du potassium qui entre et sort du liquide extracellulaire influe sur la fonction cardiaque. Le monitorage cardiaque est un moyen utile de déceler l'hyperkaliémie et l'hypokaliémie, étant donné que des modifications caractéristiques, signes d'un excès ou d'un déficit de potassium, sont visibles sur le tracé de l'électrocardiogramme ▶ **17** . Il faut vérifier régulièrement les signes vitaux afin de déterminer la présence de fièvre, de choc hypovolémique, de tachycardie et de respiration de Kussmaul.

60.2.3 Hypoglycémie

L'hypoglycémie, ou réduction du glucose sanguin, survient en présence d'une trop grande quantité d'insuline par rapport à la quantité de glucose dans le sang. Il en résulte une baisse du glucose sanguin en deçà de 4 mmol/L. Un taux de glucose plasmatique inférieur à cette valeur provoque la libération d'hormones neuroendocrines et l'activation du système nerveux autonome. La suppression de la sécrétion d'insuline et la production de glucagon et d'adrénaline s'opposent à l'apparition d'hypoglycémie. La libération d'adrénaline se traduit par diverses manifestations : tremblements, palpitations, nervosité, diaphorèse, anxiété, faim et pâleur. Comme le cerveau a besoin d'un apport constant en glucose en quantité suffisante pour bien fonctionner, l'hypoglycémie peut altérer la fonction mentale et se traduire par les manifestations suivantes : difficulté d'élocution, troubles de la vue, stupeur, confusion et coma. Les manifestations de l'hypoglycémie peuvent ressembler à une intoxication alcoolique. En l'absence de traitement, l'hypoglycémie peut entraîner une perte de conscience, des convulsions, le coma et la mort.

La **non-perception hypoglycémique** est un état dans lequel une personne n'éprouve pas les symptômes et les signes d'alarme de l'hypoglycémie, jusqu'à ce que la glycémie atteigne un point critique. La personne peut alors devenir incohérente et irritable, ou perdre connaissance. Ce phénomène est souvent associé à la neuropathie autonome diabétique qui interfère avec la sécrétion d'hormones de contre-régulation qui produisent ces symptômes. Les personnes âgées et celles qui prennent des bêta-bloquants adrénergiques sont à risque de non-perception hypoglycémique. Il n'est habituellement pas sécuritaire, chez les sujets qui présentent des facteurs de risque de non-perception hypoglycémique, de viser une maîtrise rigoureuse de la glycémie, parce qu'un inconvénient majeur du traitement intensif est l'hypoglycémie. Chez ces personnes, il faut généralement viser une glycémie légèrement plus élevée que chez celles qui sont capables de déceler l'apparition d'hypoglycémie et d'y remédier.

Les symptômes de l'hypoglycémie peuvent apparaître quand une glycémie très élevée diminue trop rapidement (p. ex., une chute rapide de la glycémie de 16,7 à 10 mmol/L). Bien que, par définition, la glycémie soit supérieure à la normale, le changement métabolique brusque peut susciter des symptômes hypoglycémiques. Un traitement trop intensif de l'hyperglycémie à l'aide d'insuline peut provoquer une telle situation.

Les causes de l'hypoglycémie sont souvent associées à une discordance entre le moment de la prise d'aliments et celui où se produit le pic d'action de l'insuline, ou à la prise d'hypoglycémiants oraux, lesquels augmentent la sécrétion d'insuline endogène.

L'équilibre entre la glycémie et l'insuline peut être perturbé par l'administration d'une trop grande quantité d'insuline ou de médicament, l'ingestion d'une quantité insuffisante d'aliments, le retard à s'alimenter et une activité physique exigeant des efforts inhabituels. L'hypoglycémie peut survenir en tout temps, mais la plupart des épisodes se produisent au moment où le pic d'action de l'insuline ou de l'hypoglycémiant oral est atteint, ou encore quand les habitudes quotidiennes du sujet sont modifiées sans apporter les correctifs appropriés au régime alimentaire, à la médication et à l'activité physique. Bien que l'hypoglycémie soit plus souvent associée à l'insulinothérapie, elle peut survenir chez ceux qui utilisent les hypoglycémiants oraux; elle peut être grave et persister pendant une longue période, étant donné la durée d'action prolongée de ces médicaments.

Soins et traitements en interdisciplinarité

CLIENT ATTEINT D'HYPOGLYCÉMIE

Un traitement efficace permet habituellement de corriger rapidement l'hypoglycémie. Au premier signe d'hypoglycémie, il faut mesurer la glycémie, si possible **ENCADRÉ 60.12**. Si elle est inférieure à 4 mmol/L, le traitement d'hypoglycémie est institué d'emblée. Si la glycémie est supérieure à cette valeur, il faut rechercher les autres causes des signes et des symptômes d'hypoglycémie. En présence de manifestations d'hypoglycémie et lorsqu'il est impossible de mesurer la glycémie, il faut supposer qu'il s'agit d'hypoglycémie et entreprendre le traitement.

Le traitement de l'hypoglycémie consiste à ingérer de 15 à 20 g d'un glucide simple (à action rapide), par exemple de 125 à 175 ml de jus de fruits ou d'une boisson gazeuse régulière. Le lait peut aussi être utilisé pour corriger l'hypoglycémie chez les gens qui prennent de l'acarbose (Glucobay^(MD)). Les produits commerciaux comme les gels ou les comprimés qui contiennent une quantité précise de glucose sont pratiques et peuvent être mis dans la poche ou le sac à main.

Dans le traitement de l'hypoglycémie, il faut éviter les produits glucidiques qui contiennent des matières grasses comme les confiseries en barre, les biscuits et la crème glacée, car les matières grasses qu'ils contiennent retardent l'absorption de sucre et la réponse au traitement. Il faut aussi éviter un traitement excessif avec la prise de grandes quantités de glucides à action rapide afin

Processus diagnostique et thérapeutique

ENCADRÉ 60.12   Hypoglycémie

Examen clinique et examens paracliniques
- Antécédents (si possible) et examen physique
- Mesure de la glycémie (stat.[a])

Processus thérapeutique
- Déterminer la cause de l'hypoglycémie (après avoir corrigé la baisse de glucose).
- Chez un client conscient
  - Administrer 15 à 20 g de glucides à action rapide (p. ex., 125 à 175 ml de boisson gazeuse régulière, 8 à 10 bonbons Life Savers^(MD), 15 ml de sirop ou de miel, 20 ml de gelée [confiture], 125 à 175 ml de jus d'orange, 250 ml de lait faible en gras, s'il y a prise d'acarbose [Glucobay^(MD)], des aliments à base de dextrose [libellé de l'étiquette]).
  - Répéter le traitement 15 minutes plus tard (si aucune amélioration).
  - Dès que les symptômes s'estompent, administrer d'autres aliments à base de glucides à action prolongée et de protéines ou de matières grasses (p. ex., des craquelins avec du beurre d'arachide ou du fromage) si le prochain repas est dans plus d'une heure.
  - Aviser sans délai le médecin ou le service d'urgence (dans le cas de clients externes) si les symptômes ne sont pas jugulés après deux ou trois administrations de glucides à action rapide.
- Chez un client présentant une aggravation de ses symptômes ou qui est sans connaissance
  - Administrer par voie sous-cutanée ou intramusculaire 1 mg de glucagon.
  - Administrer par voie I.V. 25 à 50 ml de glucose 50 %.

[a] stat. : immédiatement.

qu'une fluctuation rapide de la glycémie ne provoque pas d'hyperglycémie. Une intervention rapide mais modérée est la meilleure solution. Il faut mesurer la glycémie environ 15 minutes après le traitement initial de l'hypoglycémie. Il faut répéter le traitement si la glycémie demeure inférieure à 4 mmol/L (70 mg/dl). Lorsque la glycémie est supérieure à cette valeur, le client doit prendre la collation ou le repas prévu à son horaire afin de prévenir un autre épisode hypoglycémique. Une bonne collation comprend du fromage ou du beurre d'arachide faible en gras, du pain et des craquelins (Diabète Québec, 2009c). Il faut mesurer la glycémie environ 45 minutes après le traitement pour s'assurer que l'hypoglycémie ne réapparaît pas.

Si aucune amélioration significative n'est observée après deux ou trois doses de 15 g d'un glucide simple, il faut communiquer avec le professionnel de la santé ou se rendre à l'hôpital. Si le client n'est pas assez conscient pour avaler, 1 mg de glucagon peut être administré par voie intramusculaire (I.M.) ou sous-cutanée. Une injection I.M. dans le muscle deltoïde, par exemple, entraînera une réponse rapide. Le glucagon provoque une forte réponse du foie dans lequel le glycogène est transformé en glucose ; ce dernier devient alors rapidement disponible. Le glucagon en injection provoque souvent des nausées. Par conséquent, pour prévenir l'aspiration en cas de vomissements, il est recommandé de tourner le client sur le côté jusqu'à ce qu'il reprenne connaissance. L'hypoglycémie de rebond est également un effet indésirable susceptible de survenir à la suite de l'administration de glucagon. Lorsque le client reprend connaissance, il peut ingérer un glucide complexe afin d'éviter cette réaction. Les personnes qui ont des réserves minimes en glycogène ne répondent pas au glucagon, notamment les personnes atteintes d'une affection hépatique liée à l'alcool, les sujets sous-alimentés et ceux atteints d'insuffisance surrénalienne. Dans un contexte de soins aigus, l'hypoglycémie est corrigée à l'aide de 20 à 50 ml de dextrose 50 % administrés par voie I.V. en bolus.

Lorsque l'hypoglycémie aiguë est corrigée, il faut rechercher avec le client les raisons de sa survenue. Il se peut que le client et la famille aient besoin de plus d'information afin de prévenir d'autres épisodes hypoglycémiques.

60.3 | Complications chroniques du diabète

Selon les résultats de l'étude *Diabetes In Canada Evaluation* (DICE) réalisée en 2005, quatre Québécois sur dix atteints de diabète de type 2 ne maîtrisent pas adéquatement leur glycémie. Plusieurs d'entre eux manifestent des affections comorbides et des complications graves qui perturbent leur qualité de vie et qui peuvent même entraîner la mort. Par ailleurs, il a été noté que le fardeau de la maladie s'alourdissait proportionnellement à la durée du diabète. En effet, les participants à l'étude DICE ont connu, en moyenne, au moins deux complications pouvant mettre leur vie en danger. Ce fait souligne l'importance de recourir le plus tôt possible à un traitement énergique (Diabète Québec, 2009a).

60.3.1 Angiopathie

Les complications chroniques du diabète sont principalement celles qui touchent les organes cibles ; elles sont attribuables à une **angiopathie** (lésions des vaisseaux sanguins) secondaire à une hyperglycémie chronique **FIGURE 60.12**. L'angiopathie est l'une des principales causes de décès liés au diabète ; 68 % des décès sont dus à la maladie cardiovasculaire, et 16 % à l'accident vasculaire cérébral (Center for Disease Control and Prevention [CDC], 2007). Ces dysfonctions chroniques des vaisseaux sanguins se divisent en deux catégories : les complications macrovasculaires et les complications microvasculaires.

Il existe plusieurs théories qui tentent d'expliquer comment et pourquoi l'hyperglycémie chronique endommage les cellules et les tissus. Parmi les causes, notons : 1) l'accumulation de dérivés délétères du métabolisme du glucose, tel le sorbitol, lequel est associé aux lésions des cellules nerveuses ; 2) la formation de molécules anormales du glucose dans la membrane basale des petits vaisseaux sanguins, comme ceux qui irriguent l'œil et le rein ; et 3) une altération de la fonction des globules rouges avec pour conséquence une réduction de l'oxygénation des tissus.

Selon l'étude phare dans le traitement du diabète menée par le Diabetes Control and Complications Trial Research Group (DCCT, 1993), chez les sujets atteints de diabète de type 1, le risque de complications microvasculaires pourrait être réduit de façon importante si la glycémie demeurait aussi près de la normale que possible et pour aussi longtemps que possible (régulation stricte de la glycémie). Selon les résultats de l'étude, le maintien d'une régulation rigoureuse de la glycémie a permis de réduire le risque de rétinopathie et de néphropathie, qui sont les complications microvasculaires les plus fréquentes.

En se fondant sur les données de l'étude du DCCT, l'ADA a émis des recommandations visant le traitement du diabète, notamment les objectifs de la démarche thérapeutique pour assurer le maintien de la glycémie aussi près de la normale que possible. Au moment de déterminer des cibles précises individualisées, il faut tenir compte du risque d'hypoglycémie grave ou non détectée, qui est un effet indésirable d'une régulation stricte de la glycémie.

L'étude menée par le United Kingdom Prospective Diabetes Study Group (UKPDS) a indiqué qu'un traitement intensif du diabète de type 2 peut abaisser de façon importante le risque de troubles oculaires, rénaux et neurologiques liés au

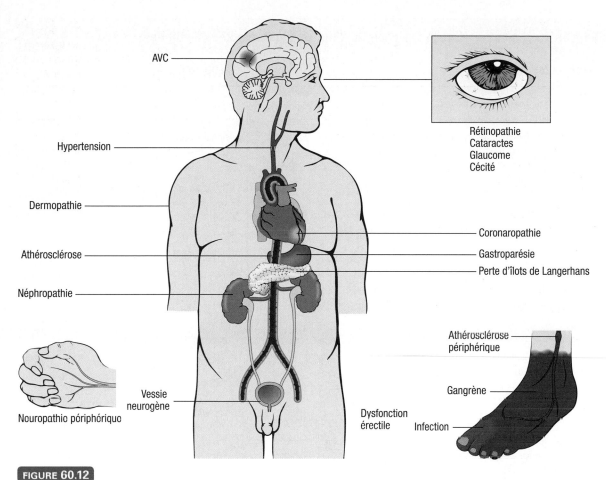

AVC

Hypertension

Dermopathie

Athérosclérose

Néphropathie

Nouropathio póriphóriquo

Vessie
neurogène

Rétinopathie
Cataractes
Glaucome
Cécité

Coronaropathie

Gastroparésie

Perte d'îlots de Langerhans

Athérosclérose
périphérique

Gangrène

Dysfonction
érectile

Infection

FIGURE 60.12

Complications à long terme du diabète

diabète. Selon les données de l'étude, une réduction de 25 % de la maladie microvasculaire et une diminution de 16 % du risque d'infarctus du myocarde ont été observées chez les sujets qui ont maintenu une régulation glycémique pendant une période prolongée (UKPDS, 1998).

Étant donné les effets dévastateurs des complications à long terme, les personnes diabétiques doivent faire l'objet d'un suivi continu à intervalles réguliers dans le but de déceler et de prévenir les complications. Les recommandations de l'ACD concernant le suivi sont énumérées au **TABLEAU 60.14**. Il est impératif que les clients comprennent l'importance de se présenter régulièrement à des examens de suivi (ACD, 2008).

Complications macrovasculaires

Les **complications macrovasculaires** sont des affections des vaisseaux sanguins de gros et de moyen calibres qui, chez le diabétique, surviennent plus fréquemment et à un stade plus précoce que dans la population en général. Les maladies macrovasculaires comprennent les maladies vasculaires cérébrales, cardiovasculaires et périphériques. Chez la femme diabétique, le risque de maladie cardiovasculaire augmente de quatre à six fois,

alors que chez l'homme diabétique, le risque de maladie cardiovasculaire est de deux à trois fois plus élevé que chez ceux qui ne souffrent pas de diabète (Boucher & Hurrell, 2008). Bien que le caractère génétique ne puisse être altéré, il est possible chez un sujet diabétique de diminuer d'autres facteurs de risque associés aux complications macrovasculaires, notamment l'obésité, le tabagisme, l'hypertension, une alimentation riche en matières grasses et un mode de vie sédentaire. Le tabagisme est nocif pour la santé des gens en général, mais il est particulièrement préjudiciable pour la santé des individus atteints de diabète. Chez ces derniers, le tabagisme accroît de façon importante le risque d'affection vasculaire et il augmente le risque de maladie cardiovasculaire, d'accident vasculaire cérébral et d'amputation des membres inférieurs.

Une régulation optimale de la pression artérielle chez le diabétique a une incidence importante sur la prévention de la maladie cardiovasculaire et rénale (Choe, 2008). La prise en charge de l'hypertension se traduit par une réduction des complications macrovasculaires et microvasculaires. Les organismes Fondation canadienne du rein, Fondation des maladies du cœur

TABLEAU 60.14

TABLEAU 60.14	**Prévention, dépistage et surveillance des complications à long terme liées au diabète**	
COMPLICATION	**TYPES D'EXAMENS**	**FRÉQUENCE**
Rétinopathie	• Ophtalmoscopie (examen des yeux dilatés)	Annuellement
Néphropathie	• Analyse urinaire pour le dépistage de la microalbuminurie • Mesure de la créatinine sérique	Annuellement
Neuropathie (pieds et membres inférieurs)	• Examen visuel des pieds	Autoexamen quotidien des pieds (client); à toutes les visites chez le médecin ou l'infirmière

	• Examen complet des pieds:
	  – examen visuel
	  – examen sensoriel des pieds (monofilament et diapason)
	  – palpation (pouls, température, présence de durillons)
		Annuellement

Maladie cardiovasculaire	• Évaluation des facteurs de risque: hypertension, dyslipidémie, tabagisme, antécédents familiaux de coronaropathie précoce et présence de microalbuminurie ou de macroalbuminurie	Au moins une fois par année

	• ECG au repos:
	  – Chez tous les diabétiques âgés de plus de 40 ans, chez tout diabétique ayant plus de 15 ans d'évolution de la maladie, indépendamment de l'âge
	  – En présence d'hypertension, de protéinurie, d'un pouls diminué ou d'un souffle vasculaire
	• Épreuve d'effort:
	  – En présence d'angine typique ou atypique (dyspnée inexpliquée ou inconfort thoracique)
	  – Anomalie décelée à l'ECG au repos telle que la présence d'une onde Q
	  – Présence d'une maladie vasculaire périphérique: indice tibiobrachial anormal
	  – Diagnostic de souffle carotidien, d'ischémie cérébrale transitoire ou d'AVC
	• Échographie de stress ou examen en médecine nucléaire:
	  – Chez les patients présentant des anomalies à l'ECG au repos nuisant à l'interprétation de l'épreuve d'effort: bloc de branche gauche, anomalie du segment ST
		Au besoin, selon les facteurs de risque

Source: ACD (2008).

et Programme éducatif sur l'hypertension recommandent actuellement une pression artérielle cible inférieure à 130/80 mm Hg chez tous les sujets atteints de diabète. Une perturbation du métabolisme des glucides s'accompagne toujours d'une altération du métabolisme des lipides qui est présente dans le diabète (Tomkin, 2008). Selon l'ACD, il est souhaitable de maintenir les taux de LDL cholestérol inférieurs à 2 mmol/L, les taux de triglycérides inférieurs à 1,7 mmol/L et les taux de HDL cholestérol supérieurs à 1 mmol/L chez l'homme, et supérieurs à 1,3 mmol/L chez la femme (ACD, 2008). La réduction des facteurs de risque liés au mode de vie (hyperglycémie, hypertension et dyslipidémie) se traduit par une diminution de la mortalité de 50 % chez les sujets atteints de diabète (Gaede, Lund-Anderson, Parving, & Pedersen, 2008).

L'insulinorésistance semble jouer un rôle clé dans l'évolution de la maladie cardiovasculaire et intervient dans la pathogenèse de l'hypertension essentielle et de la dyslipidémie. Le mécanisme de l'insulinorésistance dans la pathogenèse de la maladie cardiovasculaire n'est pas bien compris, mais ce phénomène, associé à la dyslipidémie, contribue à accroître le risque de maladie cardiovasculaire chez le diabétique (Dokken, 2008). Il faut toujours procéder au dépistage de la dyslipidémie au moment du diagnostic du diabète ▶ **40** ▶ **41**.

Complications microvasculaires

Les **complications microvasculaires** résultent d'un épaississement des membranes vasculaires dans les capillaires et les artérioles en réaction aux troubles associés à l'hyperglycémie chronique. Elles diffèrent des complications macrovasculaires car elles sont propres au diabète. Bien que la microangiopathie puisse s'étendre dans tout l'organisme, elle touche surtout les yeux (rétinopathie), les reins (néphropathie), les nerfs (neuropathie) et la peau (dermopathie). Les altérations microvasculaires sont présentes chez certains clients au moment du diagnostic d'un diabète de type 2. Cependant, les manifestations cliniques n'apparaissent habituellement que de 10 à 20 ans après le début du diabète.

60.3.2 Réthinopathie diabétique
Étiologie et physiopathologie

La **rétinopathie diabétique** se caractérise par une altération microvasculaire de la rétine, qui est une conséquence de l'hyperglycémie chronique et de la présence d'hypertension chez le diabétique. Elle est, de loin, l'atteinte la plus fréquente et la plus sérieuse. Au Canada, elle contribue à 86 % des cas de cécité chez les personnes diabétiques de type 1 et à 33 % chez les personnes diabétiques de type 2 (ACD, 2008). Selon les estimations, la rétinopathie diabétique est la cause la plus fréquente de nouveaux cas de cécité chez les personnes âgées de 20 à 64 ans (Unité de jour de diabète de l'Hôtel-Dieu du CHUM, 2009).

La rétinopathie est qualifiée de non proliférante ou de proliférante. La **rétinopathie non proliférante** est la forme la plus répandue et consiste en une occlusion partielle des petits vaisseaux sanguins situés dans la rétine, laquelle cause des microanévrismes dans la paroi capillaire qui se fragilise et laisse fuir le liquide capillaire. Il s'ensuit un œdème rétinien et, à la longue, la formation d'exsudats durs et d'hémorragies intrarétiniennes. La vision peut être compromise si la macula est touchée.

La **rétinopathie proliférante** est la forme la plus grave et touche la rétine et le corps vitré. Lorsque les capillaires s'obstruent, l'organisme compense en formant de nouveaux vaisseaux sanguins qui irriguent la rétine, un processus appelé **néovascularisation**. Ces nouveaux vaisseaux sont extrêmement fragiles et brisent facilement, d'où la possibilité d'hémorragies qui entraînent une contraction du corps vitré. À la rupture des vaisseaux, le sang envahit la cavité vitrée, ce qui, à la longue, empêche la lumière d'atteindre la rétine.

La personne voit alors des taches noires ou rouges. Si les nouveaux vaisseaux tirent sur la rétine alors que le corps vitré se contracte, cela peut causer une déchirure et mener à un décollement partiel ou complet de la rétine. L'atteinte de la macula se traduit par la perte de la vue. Sans traitement, plus de la moitié des clients qui présentent une rétinopathie proliférante deviendront aveugles.

Processus thérapeutique en interdisciplinarité

Au stade précoce où un traitement est possible, la rétinopathie diabétique n'entraîne souvent aucun changement de la vision. C'est pourquoi les clients atteints de diabète de type 2 doivent consulter un ophtalmologiste ou un optométriste spécialement formé au moment du diagnostic, et tous les ans par la suite en vue de subir un examen de la vue avec dilatation des pupilles. Cet examen permet de déceler la rétinopathie au stade précoce et de la traiter, le cas échéant. Les personnes atteintes de diabète de type 1 devront passer un examen de la vue avec dilatation dans les cinq ans qui suivent l'apparition de la maladie, et tous les ans par la suite.

La photocoagulation au laser est indiquée afin de réduire le risque de perte de la vision chez les personnes atteintes de rétinopathie proliférante, d'œdème maculaire et, dans certains cas, de rétinopathie non proliférante (ACD, 2008). La photocoagulation au laser détruit les zones ischémiques de la rétine qui produisent des facteurs de croissance, lesquels favorisent la néovascularisation. L'intervention permet de prévenir que la baisse de la vue s'aggrave davantage.

La rétinopathie proliférante à un stade avancé peut s'accompagner d'hémorragie du corps vitré et d'un décollement de la rétine de la macula. Une vitrectomie peut alors s'avérer nécessaire (Bloomgarden, 2007). La **vitrectomie** consiste en une petite incision pratiquée juste derrière la cornée afin d'aspirer le sang, la membrane et les fibres à l'intérieur de l'œil ▶ **29**.

Les clients atteints de diabète sont aussi susceptibles de souffrir d'autres troubles de la vue. Le glaucome survient à la suite d'une occlusion des canaux excréteurs secondaire à une néovascularisation. Ce type de glaucome est difficile à traiter et entraîne souvent la cécité. Par ailleurs, les cataractes se forment plus tôt dans la vie et progressent plus rapidement chez la personne diabétique que chez celle qui n'en souffre pas.

60.3.3 Néphropathie

La **néphropathie diabétique** est une complication microvasculaire associée à une altération des petits vaisseaux sanguins qui irriguent les glomérules rénaux. Au Canada, elle est la principale cause de la maladie rénale au stade terminal (ACD, 2008). Chez les sujets atteints de diabète de type 1, le

40

Les liens entre l'hypertension et l'insuline sont explicités dans le chapitre 40, *Interventions cliniques – Hypertension.*

41

Le diabète comme facteur de risque de la coronaropathie est étudié au chapitre 41, *Interventions cliniques – Coronaropathie et syndrome coronarien aigu.*

29

La photocoagulation et la vitrectomie sont traitées plus en détail dans le chapitre 29, *Interventions cliniques – Troubles visuels et auditifs.*

60

risque de néphropathie est pratiquement le même que celui des sujets atteints de diabète de type 2. Les facteurs de risque de néphropathie diabétique sont l'hypertension, la prédisposition génétique, le tabagisme et l'hyperglycémie chronique. Les résultats des études DCCT, UKPDS et DICE ont démontré que la maladie rénale peut être réduite de façon importante quand la régulation glycémique est atteinte et maintenue à des taux s'approchant de la normale (DCCT, 1993 ; Diabète Québec, 2009a ; UKPDS, 1998).

Chez les clients atteints de diabète, le dépistage annuel de la néphropathie est effectué par la détermination du rapport albumine/créatinine dans un échantillon d'urine recueilli pour la mesure de l'albumine. Il est aussi utile de mesurer le taux de créatinine sérique, ce qui permet une estimation de la filtration glomérulaire et, par conséquent, l'évaluation de la fonction rénale (ACD, 2008).

Chez la personne qui présente une micro ou une macroalbuminurie, il convient d'administrer un inhibiteur de l'enzyme de conversion de l'angiotensine (ECA) (p. ex., du lisinopril [Prinivil^MD, Zestril^MD]) ou un antagoniste des récepteurs de l'angiotensine II (p. ex., le losartan [Cozaar^MD]). Les médicaments de ces deux classes sont utilisés dans le traitement de l'hypertension et il a été démontré qu'ils retardent la progression de la néphropathie chez la personne diabétique (ADA, 2009b). L'hypertension contribue grandement à l'évolution de la néphropathie. C'est pourquoi un traitement énergique de l'hypertension s'impose chez tous les clients atteints de diabète. La régulation rigoureuse de la glycémie est également cruciale afin de prévenir et de retarder cette complication ▶ **68**.

La greffe du pancréas peut être une option thérapeutique chez les personnes diabétiques de type 1. Elle est le plus souvent réservée aux sujets souffrant de néphropathie au stade terminal et à ceux qui doivent subir une transplantation rénale. Les greffes du rein et du pancréas sont souvent effectuées en même temps, ou encore la transplantation du pancréas suit la greffe rénale. La transplantation pancréatique est rarement pratiquée de façon isolée. En l'absence d'une insuffisance rénale, l'ACD recommande d'envisager la greffe du pancréas uniquement chez les sujets qui remplissent les trois critères suivants : 1) antécédents de complications métaboliques fréquentes, aiguës et graves (p. ex., l'hypoglycémie, l'hyperglycémie, l'acidocétose) nécessitant des soins médicaux ; 2) problèmes cliniques et émotionnels invalidants associés à l'insulinothérapie exogène ; et 3) échec persistant de l'insulinothérapie à prévenir les complications aiguës.

Une transplantation pancréatique réussie peut améliorer la qualité de vie des personnes atteintes de diabète en éliminant principalement le besoin de recourir à l'insuline exogène, à des dosages fréquents de la glycémie et à de nombreuses restrictions alimentaires imposées par la maladie. La transplantation peut également prévenir les complications aiguës couramment observées chez les diabétiques de type 1 (p. ex., l'hypoglycémie, l'hyperglycémie). Cependant, la greffe du pancréas ne parvient que partiellement à renverser les complications rénales et neurologiques à long terme du diabète.

Les personnes qui subissent une transplantation pancréatique doivent prendre des immunosuppresseurs toute leur vie pour prévenir le rejet du greffon. Or, des complications peuvent découler du traitement immunosuppresseur ▶ **14**.

La transplantation d'îlots de Langerhans est une autre mesure thérapeutique possible. Durant cette intervention, les îlots sont prélevés dans le pancréas d'un donneur décédé. La plupart des receveurs requièrent une greffe d'îlots provenant d'au moins deux pancréas. Les îlots sont perfusés par cathétérisme de la veine porte du foie par voie percutanée abdominale. La transplantation des îlots réduit la douleur et la période de rétablissement comparativement à la greffe complète du pancréas. Cette intervention en est à l'étape expérimentale aux États-Unis. Des travaux de recherche se poursuivent pour déterminer les meilleurs moyens pour greffer les îlots et en prévenir le rejet.

60.3.4 Neuropathie

La **neuropathie diabétique** est une altération des nerfs imputable à des modifications métaboliques associées au diabète. Environ 60 à 70 % des gens souffrant de diabète de types 1 et 2 présentent une neuropathie plus ou moins prononcée accompagnée de complications neurologiques. La **neuropathie sensorielle** est la forme la plus fréquente chez les personnes atteintes de diabète. Elle peut entraîner une perte de sensation protectrice dans les membres inférieurs qui, jumelée à d'autres facteurs, peut augmenter de façon importante le risque de complications pouvant entraîner l'amputation. Par exemple, plus de 60 % des amputations non traumatiques aux États-Unis sont pratiquées chez des diabétiques (CDC, 2007).

Étiologie et physiopathologie

Les processus physiopathologiques de la neuropathie diabétique ne sont pas bien compris. Il existe plusieurs théories dans lesquelles interviennent des éléments métaboliques, vasculaires et auto-immuns. Selon la théorie la plus répandue, une hyperglycémie persistante se traduit par une accumulation de sorbitol et de fructose dans les nerfs, ce qui cause des lésions par un mécanisme qui n'a pas encore été élucidé. Il en résulte une diminution de la conduction nerveuse et une démyélinisation. La neuropathie diabétique

14

Le traitement immunosuppresseur est étudié dans le chapitre 14, *Génétique, réaction immunitaire et transplantation.*

68

La néphropathie diabétique est également étudiée dans le chapitre 68, *Interventions cliniques – Troubles rénaux et urologiques.*

est aussi attribuable à l'ischémie dans les vaisseaux sanguins endommagés par une hyperglycémie chronique, ces vaisseaux irriguant les nerfs périphériques. Elle peut précéder, accompagner ou suivre le diagnostic de diabète.

Classification

Il existe deux grandes catégories de neuropathie diabétique : la neuropathie sensorielle, qui touche le système nerveux périphérique, et la neuropathie autonome, qui touche la presque totalité des systèmes et des appareils de l'organisme. La neuropathie peut prendre différentes formes, peu importe le type.

Neuropathie sensorielle

La forme la plus répandue de neuropathie sensorielle est la **polyneuropathie symétrique distale**, qui touche bilatéralement les mains ou les pieds, voire les deux. Elle est parfois appelée neuropathie périphérique. La polyneuropathie symétrique distale se caractérise par une perte de sensation, des sensations anormales, de la douleur et des **paresthésies**. La douleur, souvent décrite comme une sensation de brûlure, de crampes, de tiraillements, survient avec plus d'acuité la nuit, et n'est parfois ressentie que la nuit. Les paresthésies peuvent être associées à des fourmillements, des sensations de brûlures ou des picotements. Certains disent avoir la sensation de marcher sur des coussins ou avoir les pieds engourdis. Il peut arriver que la peau soit si sensible (hyperesthésie) que la légère pression des draps est intolérable. Une perte complète ou partielle de la sensibilité au toucher et à la température est commune. Les blessures ou les ulcérations des pieds peuvent survenir sans que le sujet ressente la moindre douleur **FIGURE 60.13**. La neuropathie peut aussi causer de l'atrophie des petits muscles des mains et des pieds avec pour conséquence une difformité ou une limitation de la motricité fine ▶ MS 7.4 .

La régulation glycémique est le seul traitement de la neuropathie diabétique. Il s'avère souvent efficace, mais pas toujours. La pharmacothérapie peut être utilisée pour atténuer les symptômes neuropathiques, particulièrement la douleur. Parmi les médicaments les plus souvent utilisés, notons les crèmes topiques (p. ex., la capsaïcine [Zostrix^MD]), les antidépresseurs tricycliques (p. ex., l'amitriptyline), les inhibiteurs sélectifs du recaptage de la sérotonine et de la noradrénaline (p. ex., la duloxétine [Cymbalta^MD]), les anticonvulsivants (p. ex., la gabapentine [Neurontin^MD], la prégabaline [Lyrica^MD]). La capsaïcine est une crème topique modérément efficace faite à partir de piments forts. Elle diminue l'accumulation de produits chimiques qui transmettent la douleur dans les neurones sensitifs périphériques. La crème est appliquée trois ou quatre fois par jour. Au début du traitement, les symptômes sont ordinairement plus intenses, mais la douleur s'atténue au bout de deux ou trois semaines. Les antidépresseurs tricycliques, pour leur part, sont modérément efficaces dans le traitement symptomatique de la neuropathie diabétique. Ils inhibent la recapture de la noradrénaline et de la sérotonine, des neurotransmetteurs qui joueraient un rôle dans la transmission de la douleur par la moelle épinière. Il apparaît que la duloxétine soulagerait la douleur en augmentant les taux de sérotonine et noradrénaline, ce qui permet à l'organisme de mieux réguler la douleur. Enfin, la prégabaline et la gabapentine freinent la libération des neurotransmetteurs qui acheminent la douleur (Unger & Cole, 2007).

Neuropathie autonome

La **neuropathie autonome** peut toucher la presque totalité des systèmes et des appareils de l'organisme, et entraîner une hypoglycémie non ressentie, une incontinence anale avec diarrhée et de la rétention urinaire. La **gastroparésie**, c'est-à-dire une vidange gastrique retardée, est une complication de la neuropathie autonome susceptible de produire de l'anorexie, des nausées, des vomissements, un reflux gastro-œsophagien de même qu'une sensation de satiété persistante. La gastroparésie peut en outre déclencher de l'hypoglycémie en ralentissant l'absorption des aliments. Sur le plan des anomalies cardiovasculaires associées à la neuropathie autonome, l'hypotension orthostatique, la tachycardie au repos et l'infarctus du myocarde indolore sont notamment observés. L'infirmière doit procéder à une évaluation de l'hypotension orthostatique des clients diabétiques afin de déterminer s'ils sont à risque de faire des chutes. Il faut informer les clients atteints d'hypotension orthostatique de toujours passer lentement d'une position à une autre lorsqu'ils sont assis ou couchés.

Capsule

Jugement clinique

Monsieur Édouard Godin a 69 ans. Il est diabétique de type 2 depuis trente ans. En revenant de sa marche quotidienne, il a remarqué qu'il avait une petite plaie au talon gauche. Pourtant, il ne s'est aperçu de rien pendant son exercice.

Quel type de neuropathie pourrait expliquer l'apparition de cette plaie ?

60

MS 7.4 Vidéo

Méthodes liées aux soins des plaies : *Évaluation de la neuropathie sensorielle.*

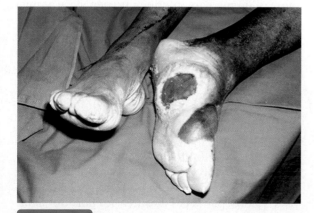

FIGURE 60.13

Neuropathie – Ulcération neurotrophique

66

La dysfonction érectile est expliquée plus en détail dans le chapitre 66, *Interventions cliniques – Troubles du système reproducteur de l'homme.*

68

Le cathétérisme est abordé dans le chapitre 68, *Interventions cliniques – Troubles rénaux et urologiques.*

Le diabète peut affecter la fonction sexuelle, et ce, tant chez l'homme que chez la femme. La dysfonction érectile chez un client diabétique est un fait reconnu et courant, constituant souvent la première manifestation d'une défaillance du système nerveux autonome. La dysfonction érectile touche de 34 à 45 % des hommes diabétiques (ACD, 2008). Dans les cas de diabète, la dysfonction érectile peut résulter de nombreux facteurs, notamment une neuropathie, une affection vasculaire, un trouble métabolique, un trouble nutritionnel, des troubles endocriniens, des facteurs psychogènes et la médication (Unger & Cole, 2007). Certaines personnes diabétiques connaissent des baisses de la libido. La **moniliase** et la vaginite non spécifique s'avèrent également des affections courantes chez la femme. La dysfonction érectile organique ou la dysfonction sexuelle chez les hommes et les femmes diabétiques nécessitent une consultation thérapeutique adéquate, au bénéfice des clients comme de leurs partenaires ▶ **66**.

Une vessie neurogène peut se manifester à mesure que la sensibilité de la paroi interne de la vessie diminue, causant une rétention de l'urine. Chez un client souffrant de rétention, l'évacuation de l'urine est irrégulière et difficile, et le débit urinaire est faible. Une vidange vésicale aux trois heures en position assise aide à prévenir les stases et les infections subséquentes. La contraction des muscles abdominaux durant la miction et l'application de la manœuvre de Credé (un massage doux du bas-ventre et de la vessie, par mouvements descendants) peuvent également aider à vider entièrement la vessie. Le recours à des agonistes cholinergiques tel le béthanéchol (Urecholine^MD) est aussi à considérer, de même que l'apprentissage, par le client, de l'utilisation d'un cathéter ▶ **68**.

60.3.5 Complications liées aux pieds et aux membres inférieurs

Les personnes atteintes de diabète présentent un risque élevé d'ulcération aux pieds et d'amputation des membres inférieurs. La présence d'une neuropathie sensorielle chez les sujets diabétiques est de fait associée à un plus grand nombre de visites annuelles chez un professionnel de la santé et à une incapacité à travailler en raison de limitations physiques (Deshpande, Harris-Hayes, & Schootman, 2008). La survenue de complications affectant le pied diabétique peut résulter d'une combinaison d'affections microvasculaires et macrovasculaires qui entraînent des risques de lésions et d'infections graves pouvant conduire à une amputation **FIGURE 60.14**. La neuropathie sensorielle et les affections artérielles périphériques sont des facteurs de risque; les anomalies de la coagulation, les troubles de la fonction immunitaire et la neuropathie autonome jouent également un rôle important. Pour sa part, le tabagisme a un effet délétère sur la santé des vaisseaux sanguins des

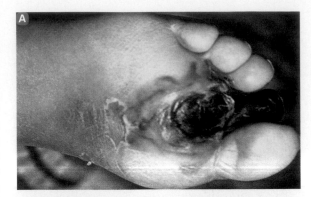
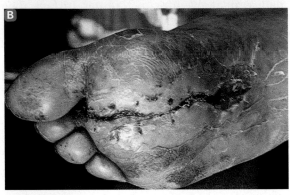

FIGURE 60.14

Complication du diabète : orteil nécrotique – **A** Avant l'amputation. **B** Après l'amputation.

membres inférieurs et il augmente le risque d'amputation.

La neuropathie sensorielle constitue un facteur de risque majeur d'amputation des membres inférieurs chez une personne souffrant de diabète. En effet, la perte de la sensibilité de protection empêche souvent le client de prendre conscience d'une blessure au pied. Une chaussure qui ne convient pas tout comme le fait de marcher pieds nus sur des corps étrangers sont des causes fréquentes de blessures aux pieds non décelées chez les personnes présentant une perte de la sensibilité de protection (Edwards, 2008). Cette dernière complication étant le premier facteur de risque d'amputation d'un membre inférieur, un dépistage annuel à l'aide d'un **monofilament** constitue une mesure préventive d'une importance extrême. Pour ce faire, un filament souple très mince est appliqué à divers endroits de la surface plantaire et le client doit signaler s'il ressent une sensation. L'insensibilité à un monofilament de Semmes-Weinstein de 10 g augmente considérablement le risque d'ulcères du pied diabétique pouvant conduire à une amputation. Si le client présente une perte de la sensibilité de protection, des mesures rigoureuses doivent donc être prises pour lui apprendre comment prévenir toute ulcération du pied. Citons, parmi ces mesures, le choix de chaussures adaptées, y compris des chaussures orthopédiques. D'autres précautions peuvent également être recommandées au client : éviter toute blessure au pied, procéder à des soins minutieux de la peau et des ongles, examiner le pied avec attention chaque jour et traiter promptement tout problème, même mineur (RNAO, 2005).

Les affections artérielles périphériques augmentent, elles aussi, les risques d'amputation en causant un ralentissement du débit sanguin dans les membres inférieurs. Les tissus ne peuvent alors disposer de l'oxygène, des globules blancs et des nutriments vitaux. En conséquence, les blessures mettent plus de temps à se cicatriser et le risque d'infection s'accroît. Les symptômes évocateurs d'une perte de la sensibilité de protection sont notamment une claudication intermittente, une douleur au repos, des pieds froids, la perte de cheveux, un remplissage capillaire plus lent et une rougeur connexe (coloration rouge de la peau lorsque le membre est en position déclive). L'affection est diagnostiquée au moyen des antécédents médicaux, de l'indice de pression systolique et d'une angiographie. La prise en charge nécessite un contrôle ou une réduction des facteurs de risque, en l'occurrence le tabagisme, l'hypercholestérolémie et l'hypertension. Un pontage ou une greffe sont indiqués chez certains clients. Des soins appropriés du pied sont essentiels chez le client présentant une perte de la sensibilité de protection **ENCADRÉ 60.13**.

Un doppler de poche est utilisé pour mesurer l'indice de pression systolique afin de déceler une perte de la sensibilité de protection. Cet indice est calculé en divisant la pression systolique à la cheville par la pression systolique brachiale la plus élevée ; il peut indiquer si le degré de perte de la sensibilité de protection est faible, modéré ou grave. Pour localiser cette perte et en déterminer l'ampleur, une angiographie peut être faite. Il s'agit d'une procédure invasive qui fournit de l'information sur l'état réel des vaisseaux sanguins.

Des soins adéquats des ulcères du pied diabétique sont essentiels à la guérison de la blessure. Diverses formes de traitement peuvent être appliquées dans la prise en charge d'un pied ulcéreux. Un moulage peut, par exemple, redistribuer le poids sur la surface plantaire. Il est également possible de contrôler la plaie par un débridement, des pansements, des produits évolués de cicatrisation des plaies (bécaplermine [Regranex^{MD}]), une cicatrisation par pression négative, des ultrasons, une oxygénothérapie hyperbare et une greffe cutanée (Apligraf^{MD}) (Bentley & Foster, 2008 ; Edmonds, 2008).

L'**arthropathie neuropathique**, ou **pied de Charcot**, induit des déformations du pied et de la cheville qui mènent finalement à un dysfonctionnement des articulations et à un pied tombant. Ces déformations apparaissent graduellement et

---

Enseignement au client et à ses proches[a]

ENCADRÉ 60.13 — Soins des pieds

- Laver les pieds tous les jours avec un savon doux et de l'eau tiède. Vérifier d'abord la température de l'eau avec la main.
- Sécher bien les pieds, particulièrement entre les orteils.
- Examiner les pieds quotidiennement et surveiller toute détérioration de la peau (coupure, ampoule, enflure, rougeur et douleur). Ne pas se fier pas à la sensation de la douleur pour faire cet examen. Si la vue n'est pas bonne, demander l'aide d'une autre personne.
- Afin de prévenir la sécheresse de la peau et les crevasses, enduire légèrement les pieds de lanoline, en prenant soin de ne pas en appliquer entre les orteils.
- En cas de transpiration excessive, utiliser une poudre de talc.
- Éviter d'utiliser des produits du commerce pour enlever les cors et les durillons.
- Nettoyer les coupures à l'eau tiède et au savon doux, et recouvrir les lésions à l'aide d'un pansement. Éviter d'utiliser de l'iode, de l'alcool à friction ou des pansements adhésifs.
- Signaler sans délai toute infection cutanée ou toute plaie non cicatrisée au médecin.
- Couper les ongles d'orteils droits, au carré, avec les angles légèrement arrondis, idéalement après la douche ou le bain.
- Séparer les orteils en plaçant entre eux du coton ou de la laine de mouton.
- Éviter de porter des chaussures à bout et à talon ouverts, ou encore des chaussures à talons hauts. Acheter des chaussures en cuir plutôt qu'en matière synthétique. Opter pour des pantoufles avec des semelles. Éviter de marcher pieds nus. Vérifier l'intérieur des chaussures avec la main avant d'y mettre les pieds.
- Porter des chaussettes propres, absorbantes (coton ou laine) ; éviter de porter des bas raccommodés. Choisir des bas de couleurs bon teint.
- Éviter de porter des chaussettes qui laissent des marques ou qui gênent la circulation sanguine.
- Éviter d'utiliser une bouillotte ou un coussin chauffant. Porter des bas pour garder les pieds bien au chaud.
- Protéger les pieds des engelures.
- Faire des exercices tous les jours, en marchant ou en faisant des mouvements de flexion et d'extension des pieds sans que ceux-ci touchent au sol. Éviter de demeurer assis, debout ou les jambes croisées pendant de longues périodes.

[a] Cet enseignement est également valable pour les clients présentant des troubles vasculaires périphériques.

favorisent une distribution anormale du poids sur le pied, augmentant encore davantage les risques de présenter un ulcère du pied à mesure que naissent de nouveaux points de pression. La difformité du pied doit ainsi être détectée rapidement, et une chaussure appropriée doit être portée avant la survenue d'une ulcération.

60.3.6 Complications tégumentaires

Les personnes diabétiques présentent souvent des affections de la peau. L'***acanthosis nigricans***, par exemple, se manifeste par une peau à l'aspect foncé, rude et épaissie, principalement au cou et dans les lignes de flexion. La dermatopathie diabétique se caractérise par des papules plates d'un rouge brunâtre. La **nécrobiose lipoïdique**, associée au diabète de type 1, apparaît habituellement sous forme de lésions rouge jaunâtre sur une peau atrophiée qui devient brillante et transparente, révélant sous sa surface de minuscules vaisseaux sanguins **FIGURE 60.15**. Une peau amincie étant plus sensible, un soin tout particulier doit être apporté à la protection des zones affectées pour prévenir lésions et ulcérations. Cet état n'est pas généralisé, mais il peut précéder d'autres signes cliniques ou d'autres symptômes de diabète. Il est plus volontiers observé chez les jeunes femmes. Le **granulome annulaire**, associé essentiellement au diabète de type 1, est vraisemblablement une affection de nature auto-immune qui se manifeste par des papules dessinant des anneaux incomplets qui sont souvent localisés sur le dos des mains et des pieds.

60.3.7 Infection

Une personne atteinte de diabète est plus sujette aux infections qu'une personne non diabétique. Les mécanismes concourant à ce phénomène consistent notamment en une anomalie dans la mobilisation des cellules inflammatoires et en une déficience de la phagocytose par les neutrophiles et les monocytes. Chez les personnes non diagnostiquées, les infections récurrentes ou persistantes, comme *Candida albicans*, de même que les abcès et les furoncles conduisent souvent le professionnel de la santé à soupçonner un cas de diabète. Il est à noter que la perte de sensation (neuropathie) peut retarder le dépistage d'une infection.

Une **glycosurie** persistante peut prédisposer un client à des infections de la vessie, particulièrement chez les personnes présentant une vessie neurogène. Le ralentissement de la circulation résultant d'une angiopathie peut empêcher ou freiner la réponse immunitaire. L'antibiothérapie a toutefois permis d'éviter que l'infection soit une cause majeure de décès chez les diabétiques. Le traitement des infections doit cependant se faire promptement et rigoureusement.

Glycosurie : Présence en excès de glucose dans l'urine (p. ext., taux de glucose dans l'urine).

60.3.8 Santé mentale

Les diabétiques montrent des seuils élevés de troubles mentaux, en particulier de dépression. La dépression contribue notamment à la faible observance du régime prescrit, au sentiment de détresse lié à une maladie chronique ainsi qu'à la médiocrité des résultats obtenus (Goebel-Fabbri, Fikkan, Franko, Pearson, Anderson, & Weigner, 2008). Une évaluation des signes et des symptômes de la dépression doit par conséquent être faite à chaque visite du client chez un professionnel de la santé.

Les femmes atteintes d'un diabète de type 1 présentent un risque accru de manifester des troubles de l'alimentation, comparativement aux femmes ne souffrant pas de diabète. Les troubles de l'alimentation comprennent l'anorexie mentale et la boulimie. Les femmes atteintes de diabète et d'un trouble de l'alimentation diminuent intentionnellement leur dose d'insuline, ou l'omettent, perdant ainsi rapidement du poids du fait de l'élimination de calories. L'hyperglycémie induit une glycosurie, laquelle favorise la perte de calories et la présence de glucose dans l'urine. Il peut en résulter une déshydratation et une incapacité à décomposer les glucides, d'où la possibilité de présenter une acidocétose diabétique (Goebel-Fabbri, 2008). La réduction d'insuline

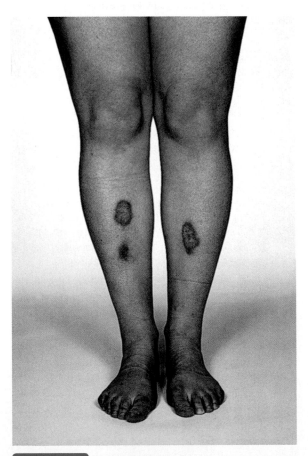

FIGURE 60.15

Nécrose lipoïdique des diabétiques

est associée à des taux élevés de complications du diabète et à une augmentation du risque de mortalité (Goebel-Fabbri *et al.*, 2008). Une communication ouverte et participative est donc essentielle à la détermination précoce de ces comportements. Les clientes présentant des troubles de l'alimentation doivent être vues par un professionnel de la santé mentale ayant une expertise dans le domaine des troubles de l'alimentation et une compréhension effective de la prise en charge du diabète.

Considérations gérontologiques

LE DIABÈTE CHEZ LES PERSONNES ÂGÉES

La présence de diabète est notée chez au moins 20 % des clients âgés de plus de 65 ans (Diabète Québec, 2009d). Les personnes âgées diabétiques affichent des taux plus élevés de décès prématurés, de déficience fonctionnelle et d'affections concomitantes, telles que l'hypertension et les accidents vasculaires cérébraux, que celles ne souffrant pas de diabète. La prévalence du diabète augmente avec l'âge, résultant du fait que le processus de vieillissement est associé à une réduction de la fonction des cellules bêta, à une baisse de la sensibilité insulinique et à une dégradation du métabolisme des glucides. Le vieillissement est également associé à certains états de santé nécessitant la prise de médicaments qui compromettent l'action de l'insuline (par ex., les corticostéroïdes, les antihypertenseurs, les phénothiazines). Les diabètes non diagnostiqués et non traités sont plus courants chez les personnes âgées, en partie à cause du fait qu'un bon nombre des modifications physiologiques normales dues au vieillissement ressemblent à celles liées au diabète, en l'occurrence la baisse du niveau d'énergie, la propension aux chutes et aux étourdissements, la confusion et les infections génito-urinaires.

Bien qu'un bon contrôle glycémique soit important chez les personnes diabétiques de tous âges, plusieurs facteurs sont particulièrement pris en considération dans l'établissement des objectifs glycémiques visant une personne âgée. En effet, l'ignorance d'une hypoglycémie est plus courante dans ce groupe d'âge, exposant davantage ces personnes aux conséquences négatives d'un traitement ciblant la baisse de la glycémie. La possibilité d'un ralentissement de la fonction psychomotrice est également susceptible de gêner la capacité à traiter l'hypoglycémie. D'autres facteurs sont aussi à considérer dans l'établissement des objectifs glycémiques pour le client âgé, notamment son désir d'être traité et la présence d'autres problèmes médicaux coexistants telle une déficience cognitive. Qui plus est, il a été découvert que le diabète contribuait notablement au déclin de la fonction cognitive (Halimi, 2008). Et s'il est généralement entendu qu'un traitement est indiqué pour les personnes âgées atteintes de diabète afin d'éviter des complications aiguës et des symptômes pénibles, un contrôle glycémique strict peut être difficile à appliquer.

Comme pour tout autre groupe d'âge, régime et exercice sont recommandés aux clients âgés diabétiques, en tenant compte évidemment des limitations fonctionnelles pouvant faire obstacle à une activité physique et à la capacité à apprêter les repas. Du fait des modifications physiologiques causées par le vieillissement, les résultats thérapeutiques dans le cas d'une personne âgée diabétique recevant des antidiabétiques oraux peuvent être perturbés. Le biguanide (Metformin^MD) est habituellement bien toléré. Les méglitinides, quant à eux, ont une courte durée d'action. Les clients étant informés de ne prendre une pilule qu'au moment d'un repas, cela réduit le risque d'hypoglycémie si les repas ne sont pas pris régulièrement. D'autres antidiabétiques oraux décrits antérieurement dans le présent chapitre peuvent également être prescrits aux diabétiques âgés. L'insulinothérapie peut être instaurée si les antidiabétiques oraux s'avèrent inefficaces. Il importe toutefois de reconnaître que les clients âgés sont plus susceptibles de présenter une dextérité manuelle et une acuité visuelle restreintes, ce qui rend difficile l'administration précise d'insuline. Des études ont par ailleurs démontré que les personnes âgées prenant de l'insuline présentaient des risques accrus de chutes (Schwartz *et al.*, 2008).

Il faut baser l'enseignement au client sur ses besoins spécifiques, en privilégiant un rythme plus lent et en utilisant un matériel imprimé ou audio simple. Il est important d'intégrer la famille ou le proche aidant dans le processus d'éducation. Parmi les aspects à considérer chez les personnes âgées, citons la vision, la mobilité, l'état mental, la capacité fonctionnelle, la situation financière et sociale, l'effet d'une médication multiple, les habitudes alimentaires, l'éventualité d'une hypoglycémie non dépistée et les questions liées à la qualité de vie.

60

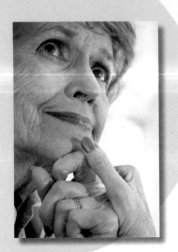

Madame Gladys Robertson, âgée de 73 ans, souffre d'arthrite aux mains. Elle est diabétique de type 2 traitée avec du glyburide (Diabeta^MD) et de la metformine (Glucophage^MD). Elle est hospitalisée à l'unité de soins neurologiques depuis deux semaines en raison d'un AVC. Ce problème de santé a complètement débalancé son diabète au point où l'endocrinologue a décidé de cesser les antidiabétiques oraux pour les remplacer par des injections d'insuline NPH 30/70 b.i.d., soit avant le déjeuner et le souper. La diététiste a dû réviser la diète de la cliente.

Madame Robertson habite avec son époux. Leurs quatre enfants n'habitent pas la même ville qu'eux. En vue du retour au domicile prochain, l'infirmière doit enseigner à la cliente comment utiliser le stylo injecteur, entre autres. Cependant, madame Robertson a des épisodes de confusion de plus en plus fréquents. Son époux, âgé de 74 ans, est en bonne santé malgré une vision de plus en plus affaiblie, mais il accepte de s'occuper de sa compagne de vie. « Je préfère qu'elle soit avec moi plutôt que dans un centre pour personnes âgées », dit-il avec émotion. ▶

MISE EN ŒUVRE DE LA DÉMARCHE DE SOINS

Collecte de données - Évaluation initiale – Analyse et interprétation

1. Avant d'enseigner la façon d'administrer de l'insuline avec un stylo injecteur, quelles données importantes l'infirmière doit-elle évaluer chez madame Robertson ? Nommez-en deux.

2. Deux éléments doivent également être évalués chez l'époux de madame Robertson. Lesquels ?

▶ Durant son enseignement sur l'utilisation du stylo injecteur, l'infirmière remarque que madame Robertson lui demande souvent de répéter ses explications. Quand l'infirmière demande à la cliente de redire dans ses mots ce qu'elle vient de lui expliquer, madame Robertson bafouille et répond à côté du sujet. De plus, elle fait des erreurs dans les doses à administrer et ne s'en rend pas compte. Elle retourne le stylo dans tous les sens et cherche la petite fenêtre indiquant la bonne dose. Par contre, une fois le stylo préparé, elle est capable de se piquer correctement aux bons endroits. Son époux assiste aux démonstrations. ▶

MISE EN ŒUVRE DE LA DÉMARCHE DE SOINS

3. Est-ce que ces nouvelles données appuient le problème prioritaire indiqué au numéro 2 dans l'extrait du plan thérapeutique infirmier (PTI) de madame Robertson ? Justifiez votre réponse.

Extrait

			CONSTATS DE L'ÉVALUATION					
Date	Heure	N°	Problème ou besoin prioritaire	Initiales	RÉSOLU / SATISFAIT			Professionnels / Services concernés
					Date	Heure	Initiales	
2011-04-23	11:00	2	Incapacité à utiliser un stylo injecteur à insuline	V.M.				

Signature de l'infirmière	Initiales	Programme / Service	Signature de l'infirmière	Initiales	Programme / Service
Virginie Masson	V.M.	Neurologie			

▶ L'infirmière explique au couple le pic d'action de l'insuline NPH 30/70. Encore là, madame Robertson ne peut dire à quel moment elle est susceptible de présenter des signes d'hypoglycémie à la suite de l'administration de ses injections.

4. Quel problème prioritaire peut être formulé à partir de ces nouvelles données ? Inscrivez votre réponse vis-à-vis du numéro 3 dans l'extrait du PTI de la cliente.

Extrait

CONSTATS DE L'ÉVALUATION								
Date	Heure	N°	Problème ou besoin prioritaire	Initiales	RÉSOLU / SATISFAIT			Professionnels / Services concernés
					Date	Heure	Initiales	
2011-04-23	11:00	2	Incapacité à utiliser un stylo injecteur à insuline	V.M.				
		3						

Signature de l'infirmière	Initiales	Programme / Service	Signature de l'infirmière	Initiales	Programme / Service
Virginie Masson	V.M.	Neurologie			
		Neurologie			

Planification des interventions – Décisions infirmières

5. Formulez une directive infirmière qui impliquerait l'époux de madame Robertson et qui serait applicable au problème prioritaire numéro 2.

Extrait

SUIVI CLINIQUE							
Date	Heure	N°	Problème ou besoin prioritaire	Initiales	RÉSOLU / SATISFAIT		
					Date	Heure	Initiales
2011-04-23	11:00	2		V.M.			

6. Deux autres intervenants professionnels sont mis à contribution dans la résolution du problème prioritaire numéro 3. Inscrivez leur titre dans l'espace *Professionnels/Services concernés*.

Extrait

CONSTATS DE L'ÉVALUATION								
Date	Heure	N°	Problème ou besoin prioritaire	Initiales	RÉSOLU / SATISFAIT			Professionnels / Services concernés
					Date	Heure	Initiales	
2011-04-23	11:00	2	Incapacité à utiliser un stylo injecteur à insuline.	V.M.				
		3						

Signature de l'infirmière	Initiales	Programme / Service	Signature de l'infirmière	Initiales	Programme / Service
Virginie Masson	V.M.	Neurologie			
		Neurologie			

7. Inscrivez une directive infirmière applicable par le conjoint de madame Robertson pour le problème prioritaire numéro 3.

Extrait

SUIVI CLINIQUE							
Date	Heure	N°	Problème ou besoin prioritaire	Initiales	RÉSOLU / SATISFAIT		
					Date	Heure	Initiales
2011-04-23	11:00	2					
		3					

Évaluation des résultats – Évaluation en cours d'évolution

8. Une fois l'enseignement sur le stylo injecteur complété, sur quoi devrait porter l'évaluation de l'infirmière avant que madame Robertson quitte le centre hospitalier pour son domicile ?

60

Application de la pensée critique

Dans l'application de la démarche de soins auprès de madame Robertson, l'infirmière a recours aux éléments du modèle de la pensée critique pour analyser la situation de santé de la cliente et en comprendre les enjeux. La **FIGURE 60.16** résume les caractéristiques de ce modèle en fonction des données de cette cliente, mais elle n'est pas exhaustive.

Vers un jugement clinique

Connaissances

- Différence entre le diabète de type 1 et le diabète de type 2
- Signes et symptômes de l'hypoglycémie et de l'hyperglycémie
- Sortes d'insuline et leur pic d'action
- Matériel utilisé pour les injections d'insuline
- Conséquences d'un changement de l'état de santé sur le diabète

Expériences

- Soins aux clients âgés
- Soins aux personnes diabétiques
- Expérience en enseignement à la clientèle
- Expérience en neurologie
- Personne de l'entourage personnel atteinte de diabète

ÉVALUATION

- Degré de confusion de madame Robertson
- Répercussions de l'arthrite aux mains sur la capacité de la cliente à manipuler un stylo injecteur
- Degré de compréhension de la cliente pour la surveillance des signes d'hypoglycémie après les injections d'insuline
- Motivation du conjoint à prendre soin de sa compagne de vie
- Capacité de madame Robertson à injecter correctement son insuline avec le stylo injecteur
- Capacité du conjoint à :
  - préparer correctement les doses d'insuline à partir du stylo injecteur
  - reconnaître les signes d'hypoglycémie selon le pic d'action de l'insuline

Normes

- Respect des doses prescrites
- Respect des critères de prise en charge par la cliente et son proche aidant pour le retour au domicile
- Respect des règles d'utilisation du stylo injecteur

Attitudes

- Être attentive aux préoccupations du conjoint quant à sa décision de prendre soin de sa compagne à domicile
- Impliquer le proche aidant dans l'enseignement en vue du retour au domicile

FIGURE 60.16
Application de la pensée critique à la situation de santé de madame Robertson

■ ■ ■ À retenir

VERSION REPRODUCTIBLE

www.cheneliere.ca/lewis

- Le nombre de personnes diabétiques au Québec est estimé à près de 650 000. Parmi ce nombre, environ 200 000 personnes ignorent leur état.

- L'organisation mondiale de la santé prévoit que le nombre de personnes diabétiques doublera d'ici l'an 2025, faisant du diabète la nouvelle épidémie.

- Le diabète est la principale cause de cécité chez les adultes, d'insuffisance rénale terminale et d'amputations non traumatiques des membres inférieurs.

- Le diabète est un facteur contributif majeur de maladie cardiaque et d'accident vasculaire cérébral.

- Le diabète de type 1 touche 40 % des cas de diabète déclarés avant l'âge de 20 ans.

- Le diabète de type 1 est une maladie auto-immune dans laquelle les cellules bêta du pancréas, principale source d'insuline, sont détruites.

- Dans le diabète de type 2, le pancréas continue habituellement de produire une certaine quantité d'insuline endogène, mais elle est insuffisante pour répondre aux besoins de l'organisme.

- Lorsque les tissus sont insensibles à l'insuline, il est alors question de résistance à l'insuline.

- Les préparations d'insuline se distinguent les unes des autres par leur délai d'action, le moment de leur action maximale et leur durée d'action.

- La vitesse à laquelle les concentrations sériques maximales d'insuline sont atteintes varie en fonction du site anatomique d'injection, l'absorption la plus rapide s'obtenant à l'abdomen.

- Le principal avantage de la pompe à insuline est le potentiel d'une maîtrise rigoureuse de la glycémie, car ce dispositif reproduit au mieux le profil physiologique de la sécrétion d'insuline.

- Les antidiabétiques oraux ne sont pas de l'insuline, mais ils améliorent les mécanismes par lesquels l'insuline et le glucose sont produits et utilisés par l'organisme.

- La personne diabétique peut consommer les mêmes aliments que les non-diabétiques, tant qu'elle adopte une alimentation saine.

- Les clients atteints de diabète doivent continuellement faire des choix concernant leur mode de vie, leur alimentation et les activités auxquelles ils prennent part.

- Les complications aiguës du diabète surviennent à la suite de manifestations liées à l'hyperglycémie ou à une dose insuffisante d'insuline.

- La cause de l'hypoglycémie est souvent associée à une discordance entre la prise d'aliments et la prise d'insuline ou d'hypoglycémiants oraux.

- Un manque d'insuline altère la synthèse des protéines et entraîne une dégradation excessive des lipides, causant une acidose métabolique appelée coma diabétique.

Pour en **savoir** plus

VERSION COMPLÈTE ET DÉTAILLÉE

www.cheneliere.ca/lewis

 Références Internet

Organismes et associations

American Diabetes Association
www.diabetes.org

Association canadienne du diabète
www.diabetes.ca

Association française des diabétiques
www.afd.asso.fr

Diabète Québec
www.diabete.qc.ca

Guide canadien sur le diabète
www.diabetescareguide.com

International Diabetes Federation
www.idf.org

Organismes gouvernementaux

Agence de la santé publique du Canada > Maladies chroniques > Diabète
www.phac-aspc.gc.ca

Ministère de la Santé et des Services sociaux du Québec > Problèmes de santé > Diabète
www.msss.gouv.qc.ca

Santé Canada > Préoccupations liées à la santé > Maladies et affections > Diabète
www.hc-sc.gc.ca

Références générales

Collège des médecins de famille du Canada Ressources > Ressources pour les professionnels de la santé > Diabète
www.cfpc.ca

Organisation mondiale de la santé > Thèmes de santé > Diabète
www.who.int

PasseportSanté.net > Maladies > Index des maladies de A à Z > Diabète (vue d'ensemble)
www.passeportsante.net

Soins-Infirmiers.com > Modules Cours > Endocrinologie > Diabète
www.soins-infirmiers.com

 Monographies

American Diabetes Association (ADA) (2010). *Diabetes A to Z* (6th ed.). Palm Coast, Fla.: ADA.

Galmer, A. (2008). *Diabetes.* Westport, Conn.: Greenwood Press.

Haïat, R., Leroy, G., & Slama, G. (2008). *Diabète de type 2 et risque cardiovasculaire.* Paris: Frison-Roche.

Le diabète chez l'enfant et l'adolescent (2003). Montréal: Éditions du CHU Sainte-Justine.

Monnier, L. (2010). *Diabétologie.* Issy-les-Moulineaux, Fr.: Elsevier Masson.

Perlemuter, L. (2006). *Diabétologie/affections métaboliques* (5e éd.). Paris: Masson.

 Articles, rapports et autres

Conseil canadien de la santé (CCS) (2007). *Rapport sur les résultats de santé. Importance du renouvellement des soins de santé: leçons du diabète.* Toronto: CCS.
www.healthcouncilcanada.ca

Ekoé, J.-M., Émond, V., & Huot, C. (2006). Le diabète, un problème de santé publique, 1re partie. *Perspective infirmière, 4*(2), 10-46.

Fondation des maladies du cœur. *Le diabète et vous: gérez votre mode de vie. Réduisez vos risques.* Ottawa, Ont.: Fondation des maladies du cœur.
www.fmcoeur.com

Martineau, C. (2010). Diabète, éducation et qualité de vie – Dossier spécial. *Soins, 744,* 4-32.

Sabourin, A. (2007). Débuter l'insulinothérapie au cabinet. *Le clinicien, 22*(4), 78-84.

Simoneau, M.-È. (2010). *Le diabète.* Joliette, Qc: Agence de la santé et des services sociaux de Lanaudière.
www.agencelanaudiere.qc.ca

60

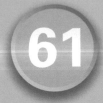

CHAPITRE

61

Écrit par :
Ian M. Camera, MSN, ND, RN

Adapté par :
Anne Bernatchez, inf., M. Sc.,
IPSPL

INTERVENTIONS CLINIQUES

Troubles endocriniens

Objectifs ⟫ Guide d'études – SA17

Après avoir lu ce chapitre, vous devriez être en mesure :

- d'expliquer la physiopathologie et les manifestations cliniques des dérèglements hormonaux produits par l'hypophyse antérieure, l'hypophyse postérieure et le cortex surrénalien, ainsi que les soins et les traitements en interdisciplinarité qui s'y rattachent ;

- de décrire la physiopathologie et les manifestations cliniques du dysfonctionnement thyroïdien, ainsi que les soins et les traitements en interdisciplinarité qui s'y rattachent ;

- d'expliciter la physiopathologie et les manifestations cliniques du dérèglement hormonal produit par les glandes parathyroïdes, ainsi que les soins et les traitements en interdisciplinarité qui s'y rattachent ;

- de décrire la physiopathologie et les manifestations cliniques d'un excès d'hormones produites par la médullosurrénale, ainsi que les soins et les traitements en interdisciplinarité qui s'y rattachent ;

- d'interpréter les principaux résultats d'examens paracliniques en lien avec les troubles endocriniens ;

- d'énumérer les effets indésirables associés à la corticothérapie ;

- de décrire la collecte des données, les interventions infirmières et leur justification, ainsi que les résultats escomptés de l'enseignement au client pour la prise en charge des troubles endocriniens chroniques.

Concepts **clés**

Cette carte conceptuelle illustre schématiquement les principaux concepts décrits dans le présent chapitre. Sa lecture vous permettra d'avoir une vue d'ensemble des notions qui y sont présentées.

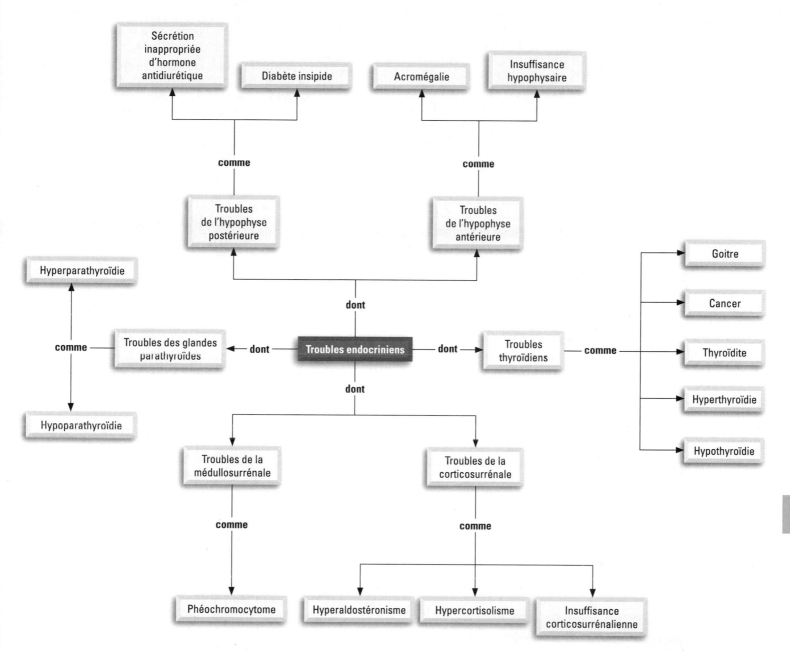

61.1 | Troubles endocriniens

Natrémie: *Taux de sodium contenu dans le sang.*

Le maintien de l'homéostasie s'effectue principalement par la coordination de deux systèmes : le système nerveux et le système endocrinien. Le centre de contrôle majeur pour l'interaction entre ces systèmes est l'hypothalamus. Le but des mécanismes impliqués dans l'homéostasie est de libérer des hormones ayant la propriété d'exercer certaines activités physiologiques sur les cellules cibles de l'organisme.

Il existe deux types de contrôle de l'homéostasie, dont les mécanismes s'apparentent à un thermostat. Le premier mécanisme s'exerce par une rétroaction hormonale selon un axe hypothalamo-hypophysaire, et la glande endocrine cible, par exemple la thyroïde, les glandes surrénales ou les gonades. Plus concrètement, l'hypothalamus reçoit cette information provenant du système nerveux concernant l'homéostasie. En réaction à cette information, l'hypothalamus envoie des messages à l'hypophyse, aussi appelée glande maîtresse. Sous l'influence des facteurs d'activation ou d'inhibition libérés par l'hypothalamus, l'hypophyse régularise la sécrétion d'hormones hypophysaires : la thyréostimuline (TSH), la corticotrophine (ACTH), l'hormone folliculostimulante (FSH), l'hormone lutéinisante (LH), la prolactine et l'hormone de croissance (GH). À leur tour, ces hormones agiront sur une glande ou une cellule cible afin de permettre la libération de l'hormone responsable des changements physiologiques désirés (thyroxine [T_4], œstrogène, progestérone, cortisol). L'excès ou l'insuffisance de n'importe laquelle de ces hormones produit un effet spécifique sur l'axe hypothalamo-hypophysaire, selon l'origine du dérèglement. Par conséquent, il est possible de déterminer l'origine du dérèglement par le dosage des hormones impliquées dans l'axe.

Le deuxième mécanisme ne relève pas de l'axe hypothalamo-hypophysaire. En effet, certaines glandes sont contrôlées par le niveau de substance qu'elles secrètent. Le fonctionnement des glandes parathyroïdes correspond à ce type de mécanisme. La parathormone (PTH) est secrétée par la parathyroïde en fonction du taux sérique de calcium, et la sécrétion de l'hormone antidiurétique (ADH) est influencée par la **natrémie**.

Somme toute, certaines affections viennent entraver l'équilibre hormonal. L'altération de la sécrétion d'hormones peut se traduire par un excès ou une insuffisance, ce qui provoque des troubles endocriniens. Il est important de noter que certains troubles touchent plus particulièrement les femmes **TABLEAU 61.1**.

61.2 | Troubles de l'hypophyse antérieure

L'hypophyse, aussi appelée glande pituitaire, est située dans la selle turcique. Elle possède deux lobes : les lobes antérieur et postérieur. L'hypophyse antérieure, aussi appelée adénohypophyse, sécrète l'ACTH, la TSH, la FSH, la LH, la GH et la prolactine. L'hypophyse postérieure, également nommée neurohypophyse, sécrète l'ADH et l'ocytocine.

61.2.1 Acromégalie
Étiologie et physiopathologie

La régulation de sécrétion de l'hormone de croissance se fait par la libération pulsatile de l'hormone de libération de l'hormone de croissance (GHRH) produite par l'hypothalamus. La détection de ces hormones est donc variable en fonction du rythme sécrétoire physiologique. Cependant, au cours de l'acromégalie, la GH demeure constamment élevée. L'action de la GH sur les cellules cibles se fait par l'intermédiaire d'une protéine, soit le facteur de croissance 1 analogue à l'insuline (IGF-1). Conséquemment, un excès de GH entraîne un taux élevé de IGF-1. Certaines tumeurs, le plus souvent pancréatiques, sont responsables de la sécrétion de GHRH.

La surproduction de GH est générée, dans la majorité des cas, par une tumeur bénigne (adénome) siégeant dans l'hypophyse. Cet excès d'hormone, appelé **acromégalie** chez l'adulte, provoque une croissance exagérée en épaisseur des os et d'autres tissus mous. Puisque la maladie survient après la fermeture épiphysaire, elle se manifeste par un épaississement des os et des tissus mous plutôt que par un allongement des os.

Différences hommes-femmes	
TABLEAU 61.1	**Troubles endocriniens**
HOMMES	**FEMMES**
• La production ectopique de corticotrophine est plus courante chez les hommes.	• L'hyperthyroïdie est plus fréquente chez les femmes. • L'hypothyroïdie touche plus souvent les femmes. • La maladie de Graves-Basedow est de quatre à huit fois plus fréquente chez les femmes que chez les hommes.

L'acromégalie est relativement rare, avec une incidence annuelle moyenne de trois à quatre nouveaux cas sur un million d'adultes aux États-Unis (Khandwala, 2010). Cette maladie touche autant les hommes que les femmes.

L'hormone de croissance stimule particulièrement la croissance du squelette. La croissance en longueur de l'os est possible tant que les plaques épiphysaires, aussi appelées cartilage épiphysaire, ne sont pas ossifiées. Par conséquent, chez l'enfant, une sécrétion excessive d'hormone de croissance provoque un gigantisme. Ces enfants peuvent atteindre une taille de 240 cm et peser plus de 136 kg. Chez l'adulte, le cartilage épiphysaire étant ossifié, l'os croît en épaisseur seulement.

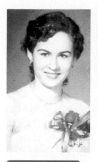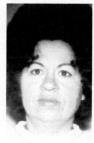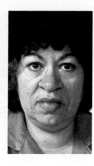

FIGURE 61.1

Évolution des modifications faciales associées à l'acromégalie

Manifestations cliniques

L'acromégalie survient plus fréquemment vers l'âge de 40 ans. Les manifestations étant progressives, il peut s'écouler de sept à neuf ans entre l'apparition des symptômes et l'établissement du diagnostic. Les clients présentent un élargissement des mains et des pieds qui s'accompagne d'arthralgies légères ou invalidantes. Des transformations morphologiques avec un épaississement et une hypertrophie des tissus osseux ainsi que des tissus mous du visage et de la tête sont observés **FIGURE 61.1**.

L'augmentation du volume de la langue entraîne des troubles du langage, et l'hypertrophie des cordes vocales provoque une raucité de la voix. L'apnée du sommeil est une autre manifestation de l'acromégalie : elle est provoquée par le rétrécissement et l'obstruction des voies respiratoires, conséquences de l'épaississement des tissus mous pharyngés (Hossain & Drake, 2009). La peau devient épaisse, cuirassée et huileuse. Les personnes atteintes d'acromégalie peuvent également souffrir de neuropathie périphérique et de myasthénie proximale. Les femmes peuvent aussi éprouver des troubles menstruels.

La pression exercée par l'adénome hypophysaire sur les structures avoisinantes du cerveau peut se manifester par des troubles visuels et des céphalées. Un examen ophtalmologique incluant les champs visuels est habituellement nécessaire, car le chiasma optique ou les nerfs optiques peuvent être comprimés par la tumeur. De plus, puisque l'hormone de croissance mobilise les gras emmagasinés pour qu'ils soient utilisés comme source d'énergie, elle accroît les taux sanguins d'acides gras libres et augmente ainsi le risque d'athérosclérose. La présence de **polydipsie** (soif intense) et de polyurie s'explique du fait que l'hormone de croissance inhibe l'action de l'insuline, causant ainsi une hyperglycémie. L'intolérance au glucose peut s'ensuivre.

L'acromégalie réduit de 5 à 10 ans l'espérance de vie. De fait, en l'absence de traitement, la durée de vie des personnes atteintes d'acromégalie peut être écourtée à cause de l'apparition de complications : maladies cardiaques ou respiratoires, diabète et prédisposition au cancer colorectal (Lin, 2009). Ces complications sont notamment dues à l'apparition d'athérosclérose, d'une cardiomégalie, d'une hypertrophie ventriculaire gauche, d'angine de poitrine et d'hypertension.

Examen clinique et examens paracliniques

Outre l'anamnèse et l'examen physique, le diagnostic de l'acromégalie est établi à partir des tests sanguins suivants : 1) dosage d'IGF-1 ; 2) évaluation de la réponse de GH au test d'hyperglycémie provoquée par voie orale (HGPO) ; et 3) dosage de GHRH. Considérant que la sécrétion de GH est pulsatile, l'IGF-1 présente des taux sériques plus constants et représente donc une meilleure valeur de référence. Des taux élevés d'IGF-1 indiquent une sécrétion accrue de GH. Une production anormale de GH par l'hypophyse est mise en évidence par une évaluation de la réponse de GH au test d'HGPO. Normalement, l'hyperglycémie supprime la sécrétion de GH. Par le fait même, la mesure de l'hormone de croissance qui ne peut être supprimée par le glucose s'avère utile. Deux concentrations initiales d'hormone de croissance sont mesurées avant la prise orale de 75 ou 100 g de glucose, et des dosages additionnels de l'hormone de croissance sont effectués 30, 60, 90 et 120 minutes après l'administration orale de glucose. Or, chez les personnes atteintes d'acromégalie, les taux d'hormone de croissance ne descendent pas en deçà de 3 ng/ml (Hossain & Drake, 2009). Un excès de GH par l'hypophyse entraîne l'inhibition de sécrétion de GHRH par rétroaction négative sur l'hypothalamus. Cependant, un dosage de GHRH élevé permet de déterminer une origine extrahypophysaire, par exemple une tumeur du pancréas.

Des examens radiologiques ciblant spécifiquement la selle turcique, notamment l'imagerie par résonance magnétique (IRM) et la tomodensitométrie en haute résolution avec produits de contraste, contribuent aussi à l'établissement d'un diagnostic d'acromégalie.

Processus thérapeutique en interdisciplinarité

L'objectif des traitements consiste à normaliser les taux d'hormone de croissance en ayant recours à la chirurgie, à la radiothérapie, à la médication ou à une combinaison de celles-ci. Le pronostic dépend de l'âge au moment de l'apparition de la maladie et de l'instauration du traitement, ainsi que de la taille de l'adénome. Il est possible de freiner la croissance osseuse et de renverser l'hypertrophie des tissus mous. Par contre, l'apnée du sommeil de même que les complications diabétiques et cardiaques peuvent persister.

Traitement chirurgical

L'hypophysectomie est, dans la plupart des cas, le traitement chirurgical de choix et offre la meilleure chance de guérison, particulièrement en présence d'adénomes de petite taille ou de macroadénomes non invasifs (Melmed *et al.*, 2009). La plupart des chirurgies visant l'exérèse des adénomes hypophysaires sont d'abord réalisées par la voie transsphénoïdale (c.-à-d. à travers les sinus sphénoïdes) **FIGURE 61.2**. Ce type de chirurgie produit une réduction immédiate des taux d'hormone de croissance, suivie d'une baisse des taux d'IGF-1 dans les semaines qui suivent. En présence d'adénomes plus volumineux ou de taux d'hormone de croissance supérieurs à 45 ng/ml, la radiothérapie ou le traitement pharmacologique peuvent être nécessaires en complément au traitement chirurgical (Hossain & Drake, 2009). De nouvelles techniques chirurgicales telles que l'endoscopie par sonde radio guidée et l'imagerie par résonnance magnétique peropératoire ont fait leur apparition. Ces nouvelles approches peuvent remplacer les techniques actuelles ou être utilisées en complémentarité, selon la préférence du neurochirurgien (Melmed *et al.*, 2009).

L'hypophysectomie, qui consiste en l'ablation totale de l'hypophyse, entraîne un déficit de toutes les hormones hypophysaires. Plutôt que de remplacer les stimulines (hormones hypophysaires), ce qui exige une administration parentérale, les hormones essentielles produites par les organes cibles, à savoir les glucocorticoïdes, les hormones thyroïdiennes et les hormones sexuelles, sont administrées par voie orale. Une hormonothérapie substitutive devra être suivie à vie.

Radiothérapie

Il faut faire appel à la radiothérapie lorsque le traitement chirurgical ne procure pas de rémission complète et pour les personnes qui ne peuvent être opérées en raison de leur état de santé. La radiothérapie est rarement utilisée comme première intention de traitement (Melmed *et al.*, 2009). Elle est généralement proposée en complément au traitement pharmacologique afin d'abaisser les taux d'hormone de croissance. Cette technique peut également être utilisée pour diminuer la taille de l'adénome avant la chirurgie. Au même titre qu'une intervention chirurgicale, l'irradiation peut entraîner une insuffisance hypophysaire nécessitant une hormonothérapie substitutive.

La radiochirurgie stéréotaxique utilisant un couteau gamma, des faisceaux de particules ou un accélérateur linéaire peut s'avérer utile pour les adénomes hypophysaires de petite taille qui sont inaccessibles par voie chirurgicale. Elle peut également être utilisée en remplacement de la radiothérapie traditionnelle ▶ **19** . Cette technique, appelée irradiation tridimensionnelle, consiste à irradier la tumeur sous plusieurs angles.

Pharmacothérapie

Le traitement pharmacologique est généralement indiqué chez les clients qui ont présenté une réponse insatisfaisante à la chirurgie ou à la radiothérapie, ou pour ceux qui ne sont pas candidats à ces formes de traitement. Le médicament le plus souvent prescrit pour traiter l'acromégalie est l'octréotide (Sandostatin^MD), un analogue de la somatostatine qui permet de réduire la sécrétion d'hormone de croissance par les adénomes.

Jugement clinique

Monsieur Armand Thibert, âgé de 45 ans, est admis à l'hôpital pour subir une hypophysectomie afin de traiter son acromégalie. Il dit qu'il ne comprend pas pourquoi il devra prendre des hormones de substitution pour la glande thyroïde puisque sa tumeur est dans sa tête et non dans son cou.

Qu'allez-vous expliquer au client pour vous assurer que le consentement opératoire soit valide, c'est-à-dire libre et éclairé ?

19

La radiochirurgie stéréotaxique est abordée dans le chapitre 19, *Interventions cliniques – Troubles intracrâniens aigus.*

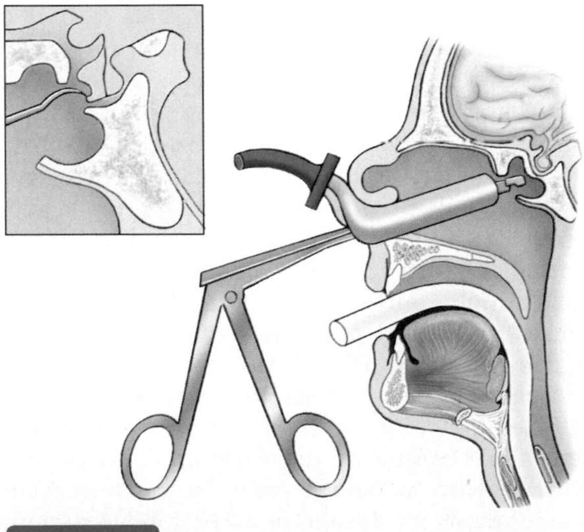

FIGURE 61.2

La chirurgie de l'hypophyse est le plus souvent réalisée par approche transsphénoïdale. Une incision est pratiquée dans la partie interne de la lèvre supérieure et de la gencive. La selle turcique est abordée par le plancher du nez et les sinus sphénoïdes.

L'octréotide est administré par injection sous-cutanée trois fois par jour. Un analogue à action prolongée, le Sandostatin LAR^MD, est administré par injections intramusculaires toutes les quatre semaines. Le pegvisomant (Somavert^MD), un antagoniste des récepteurs de l'hormone de croissance, peut être substitué aux analogues de la somatostatine (Khandwala, 2010). Une troisième classe de médicaments peut aussi être prescrite pour le traitement de l'acromégalie, soit un agoniste de la dopamine, et plus spécifiquement la cabergoline (Dostinex^MD). Cette médication est rarement utilisée en première intention en raison de sa faible efficacité thérapeutique. Toutefois, la cabergoline peut être utile dans les cas suivants : 1) le client préfère une médication orale (un agoniste de la dopamine est la seule médication orale offerte pour le traitement de l'acromégalie) ; 2) le client présente un taux de prolactinémie élevé après la chirurgie ; 3) en supplément chez le client dont la réponse aux analogues de la somatostatine est partielle (Melmed *et al.*, 2009).

Soins et traitements infirmiers

CLIENT ATTEINT D'ACROMÉGALIE

Collecte des données

L'infirmière doit rechercher les signes et les symptômes de croissance anormale des tissus, ainsi que les changements dans l'apparence physique de chaque client. Il est important de questionner les clients adultes pour savoir si un changement récent dans la taille des chapeaux, des bagues, des gants ou des chaussures a été requis. Ces renseignements pourraient témoigner d'une augmentation du volume de leur tête et d'un élargissement des extrémités. Parfois, les changements physiques ne sont apparents qu'en comparant avec d'anciennes photos, car ils apparaissent très progressivement et peuvent passer inaperçus.

Interventions cliniques

Après une hypophysectomie transsphénoïdale, l'infirmière doit être à l'affût des complications possibles, notamment l'hypertension intracrânienne (HIC), la fuite de liquide céphalorachidien (LCR), l'infection et le diabète insipide. Les céphalées représentent un problème postopératoire fréquent. Elles résultent de la pression exercée par l'œdème opératoire sur la selle turcique. Afin de réduire la pression et de prévenir les céphalées, il faut surélever et maintenir la tête du lit du client à un angle de 30° et plus. Il est généralement possible de soulager adéquatement les céphalées par l'administration d'analgésiques légers.

Évidemment, une céphalée persistante ou qui s'intensifie doit être évaluée minutieusement, car elle peut indiquer une complication. Outre la durée et l'intensité de la douleur, l'infirmière recherchera des manifestations d'HIC telles que l'altération de l'état de conscience, l'hypertension artérielle, les vomissements en jet, la bradypnée et la bradycardie. L'infirmière doit évaluer les signes neurologiques, y compris la réponse pupillaire, afin de déceler toute complication neurologique.

De plus, l'infirmière doit aviser le client d'éviter toute manœuvre de Valsalva en toussant, en éternuant ou en déféquant afin de prévenir un écoulement de LCR au point d'entrée de la selle turcique. À cet effet, tout mucus nasal transparent doit être envoyé au laboratoire pour dépister la présence de glucose. Un taux de glucose supérieur à 1,67 mmol/L permet de confirmer une fuite de LCR secondaire à une connexion avec le cerveau, accroissant ainsi le risque de méningite. Des céphalées persistantes et intenses, généralisées ou supraorbitales, peuvent également indiquer une fuite de LCR dans les sinus. La fuite de LCR se résorbe habituellement en l'espace de 72 heures par le repos et l'élévation de la tête de lit. Si la fuite persiste, des ponctions lombaires quotidiennes sont réalisées pour abaisser la pression en deçà des valeurs normales et pour permettre à la connexion de se refermer. Toutefois, si la fuite ne répond pas au traitement après 72 heures, une intervention chirurgicale pourrait s'avérer nécessaire.

En présence d'une fuite de LCR, le médecin prescrit une antibiothérapie prophylactique par voie intraveineuse (I.V.). La présence d'une fièvre ou de frissons doit être rapportée immédiatement par l'infirmière. Dans un tel cas, l'analyse du LCR peut s'avérer nécessaire pour mettre en évidence une infection comme la méningite. Des soins buccaux doivent être effectués toutes les quatre heures afin de maintenir la région opérée propre et la débarrasser des débris. L'infirmière doit aviser le client de ne pas se brosser les dents pendant au moins 10 jours pour ne pas perturber la suture et pour éviter les inconforts.

Une autre complication postopératoire possible est le diabète insipide transitoire (DIT). Cette affection pourrait être occasionnée par un déficit en hormone antidiurétique, laquelle est stockée dans le lobe postérieur de l'hypophyse, ou par un œdème cérébral provoqué par la manipulation de l'hypophyse durant la chirurgie. Pour détecter la présence de diabète insipide, l'infirmière doit être en mesure de reconnaître les signes et les symptômes. Elle doit surveiller étroitement le débit urinaire, la natrémie ainsi que l'osmolalité sérique et urinaire. La chirurgie peut aussi entraîner des déficits en hormone folliculostimulante et en hormone lutéinisante, ce qui peut mener à une réduction de la fertilité. Il faut aider le client à traverser le processus de deuil lié à l'impossibilité de procréer.

Dans le cas des radiochirurgies stéréotaxiques, le client est le plus souvent transféré du centre spécialisé de radiothérapie à l'unité neurochirurgicale pour y passer une nuit en observation. La tête du client est immobilisée dans un cadre stéréotaxique, et une évaluation de son statut hydrique et de ses signes vitaux et neurologiques est effectuée. Les complications possibles incluent des céphalées plus fréquentes, des convulsions, des nausées et des vomissements. Le client ayant déjà eu des épisodes de convulsions est plus susceptible de présenter des crises convulsives pendant au moins 24 heures suivant la chirurgie. Tout le personnel soignant doit connaître la façon de retirer le cadre stéréotaxique

ÉVALUATION CLINIQUE

L'étape d'évaluation du système endocrinien est décrite en détail dans le chapitre 59, *Système endocrinien.*

Jugement clinique

Le lendemain de la chirurgie, monsieur Thibert se plaint de céphalée. Une complication liée à l'hypophysectomie transsphénoïdale est alors suspectée.

Quelles données subjectives et objectives allez-vous recueillir auprès de M. Thibert afin d'évaluer sa condition ? Nommez au moins trois données subjectives et trois données objectives pertinentes à la situation.

61

en cas d'urgence. Le client peut éprouver de l'inconfort à l'endroit où les vis sont maintenues contre le crâne. Des soins locaux doivent être effectués aux points de fixation des vis. Au moment du congé de l'hôpital, le personnel doit enseigner au client et à ses proches les soins exigés par le port du cadre stéréotaxique.

Lorsqu'une hypophysectomie est effectuée, ou en présence d'une hypophyse endommagée, une hormonothérapie substitutive s'avère nécessaire. Elle est généralement composée d'hormone antidiurétique, de cortisol et d'hormones thyroïdiennes de substitution. Étant donné que ces médicaments doivent être pris durant toute la vie, le client doit recevoir l'enseignement approprié.

La nécessité de poursuivre une pharmacothérapie à long terme réduit la perception d'autonomie du client et l'oblige à faire d'énormes ajustements sur le plan émotionnel. L'infirmière doit informer le client de la nécessité de poursuivre une hormonothérapie substitutive à vie. Les photographies peuvent se révéler utiles pour démontrer les améliorations et augmenter l'adhérence au traitement. De plus, puisque les personnes atteintes d'acromégalie sont plus sujettes aux adénomes colorectaux et au cancer colorectal, l'infirmière doit informer le client que le recours à une coloscopie tous les trois ou quatre ans peut être recommandé par le médecin spécialiste.

61.2.2 Excès de stimulines

Un excès de stimulines et une surproduction d'une seule hormone adénohypophysaire engendrent le plus souvent un syndrome lié à une sécrétion hormonale exagérée par l'organe cible. À titre d'exemples, une sécrétion accrue de corticotrophine provoque un hypercortisolisme, et un excès de thyréostimuline entraîne une hyperthyroïdie.

Les **prolactinomes** (adénomes sécrétant la prolactine) sont les tumeurs hypophysaires les plus fréquentes. Chez la femme, les prolactinomes se manifestent notamment par une galactorrhée, des troubles ovulatoires (anovulation, infertilité), des troubles menstruels (oligoménorrhée ou aménorrhée), une baisse de la libido et un hirsutisme. Chez l'homme, les prolactinomes peuvent se traduire par une impuissance ainsi qu'une diminution de la libido et de la densité du sperme. Les clients peuvent également souffrir de céphalées et de troubles de la vision, lesquels sont secondaires à la compression du chiasma optique. Étant donné que les prolactinomes ne grossissent pas, le traitement de choix est avant tout pharmacologique. Les agonistes dopaminergiques, notamment la cabergoline (Dostinex^MD) et la bromocriptine (Apo-Bromocriptine^MD), se sont révélés efficaces pour traiter les prolactinomes. Ces médicaments peuvent occasionner entre autres des nausées et une hypotension orthostatique.

La chirurgie transsphénoïdale peut être envisagée selon la taille et l'étendue de la tumeur. Dans la plupart des cas, la vision s'améliore peu de temps après le traitement. La radiothérapie, quant à elle, est utilisée pour réduire le risque de récidive tumorale chez les clients présentant des adénomes volumineux.

61.2.3 Insuffisance hypophysaire

L'hypopituitarisme, ou **insuffisance hypophysaire**, est une maladie rare qui se traduit par un déficit en une ou plusieurs hormones hypophysaires. Le défaut d'une seule des hormones hypophysaires se nomme insuffisance hypophysaire sélective. Le panhypopituitarisme, c'est-à-dire une insuffisance hypophysaire globale, entraîne un déficit de l'ensemble des hormones hypophysaires.

L'hormone de croissance et les gonadotrophines (LH, FSH) sont les hormones les plus souvent impliquées dans l'insuffisance hypophysaire.

Étiologie et physiopathologie

L'adénome hypophysaire est la principale cause de l'insuffisance hypophysaire. Les maladies auto-immunes, les infections, le **syndrome de Sheehan** (infarctus hypophysaire) ou la destruction de l'hypophyse à la suite d'un traumatisme, d'une irradiation ou d'une intervention chirurgicale peuvent également provoquer une insuffisance hypophysaire. Le syndrome de Sheehan résulte d'une nécrose hypophysaire et d'une insuffisance hypophysaire du post-partum à la suite d'un collapsus circulatoire provoqué par une hémorragie utérine.

Les carences en hormones adénohypophysaires mènent à une insuffisance des organes cibles. Par exemple, l'infertilité peut être la première manifestation d'une insuffisance hypophysaire attribuable à un adénome hypophysaire. Les carences en TSH et en ACTH peuvent, quant à elles, menacer la vie. De fait, le déficit en ACTH peut, par exemple, entraîner une insuffisance surrénalienne aiguë et un état de choc dû à une **vasoplégie**, ainsi qu'une déplétion sodique et hydrique.

Manifestations cliniques

Les signes et les symptômes associés à l'insuffisance hypophysaire dépendent de la gravité et de la rapidité d'apparition du dysfonctionnement de l'hypophyse. Les manifestations sont liées à l'hyposécrétion par les glandes cibles ou par le volume croissant de l'adénome hypophysaire, ou les deux. Les symptômes les plus souvent associés à une masse intracrânienne sont les céphalées, les troubles visuels (baisse de la vision périphérique ou de l'acuité visuelle), l'**anosmie** (perte de l'odorat) et les convulsions.

Les adultes ayant un déficit en hormone de croissance présentent souvent des manifestations cliniques subtiles telles qu'une obésité abdominale, une diminution de la masse musculaire qui se traduit par une réduction de la force musculaire, une baisse de l'énergie et une réduction de la capacité physique. Le manque d'entrain et la dépression sont

Vasoplégie : Disparition du tonus des parois vasculaires avec paralysie vasomotrice, s'accompagnant d'une vasodilatation passive.

également des symptômes d'un déficit en hormone de croissance, tout comme une altération du bien-être psychologique.

Les carences en FSH et en LH chez la femme adulte se traduisent d'abord par des menstruations irrégulières, une baisse de la libido et des modifications des caractéristiques sexuelles secondaires (p. ex., une diminution du volume des seins). Les hommes ayant un déficit en FSH et en LH présentent une atrophie testiculaire, une diminution de la spermatogenèse, une baisse de la libido, une impuissance et une diminution de la pilosité faciale et de la masse musculaire.

Une insuffisance d'ACTH et de cortisol produit souvent un tableau clinique non spécifique. Les signes et les symptômes comprennent entre autres : faiblesse, fatigue, céphalées, sécheresse et pâleur cutanées, et diminution de la pilosité axillaire et pubienne. Les clients peuvent aussi présenter de l'hypotension orthostatique, de l'hypoglycémie à jeun, une diminution de la tolérance au stress et une réduction de la résistance aux infections.

Le tableau clinique d'un client présentant une insuffisance thyroïdienne associée à une insuffisance hypophysaire est semblable, quoique moins grave, au tableau clinique de l'hypothyroïdie primaire. Les principaux symptômes incluent notamment l'intolérance au froid, la constipation, la fatigue, la léthargie et la prise de poids.

Examen clinique et examens paracliniques

Outre l'anamnèse et l'examen physique, les examens paracliniques sont utiles pour déterminer le diagnostic et le traitement de l'insuffisance hypophysaire. Les examens radiologiques ciblant la selle turcique, comme l'IRM et la tomodensitométrie, servent à dépister la présence d'un adénome hypophysaire. Les analyses de laboratoire pour diagnostiquer l'insuffisance hypophysaire sont très variées, mais elles concernent généralement le dosage direct des hormones hypophysaires ou la mesure indirecte des taux hormonaux (p. ex., le taux hormonal d'un organe cible). Les examens paracliniques servent aussi à évaluer l'efficacité du traitement.

Soins et traitements en interdisciplinarité

CLIENT ATTEINT D'INSUFFISANCE HYPOPHYSAIRE

Le traitement de l'insuffisance hypophysaire repose en tout premier lieu sur le traitement de la cause sous-jacente, si possible, et sur le remplacement hormonal. La chirurgie ou la radiothérapie sont requises pour retirer l'adénome et doivent être suivies d'une hormonothérapie substitutive à vie. L'hormonothérapie substitutive est instituée avec l'hormone appropriée (p. ex., l'hormone de croissance, les corticostéroïdes, l'hormone thyroïdienne et les hormones sexuelles).

La somatrophine (Saizen^{MD}), une hormone de croissance humaine recombinante, peut être administrée comme traitement de substitution à long terme chez les adultes présentant un déficit en hormone de croissance. Ces personnes bénéficient d'un regain d'énergie, d'une augmentation de la masse maigre, d'un sentiment de bien-être et d'une amélioration de l'image corporelle. Les effets indésirables sont légers ou modérés, et incluent notamment un œdème des pieds et des mains, des myalgies, de l'arthralgie et des céphalées. L'hormone de croissance est administrée quotidiennement par injection sous-cutanée, de préférence en soirée. La posologie doit être ajustée en fonction du soulagement des symptômes, des taux d'IGF-1 et de l'apparition d'effets secondaires.

Bien que l'insuffisance en hormones gonadotrophines ne menace pas le pronostic vital, le traitement de substitution peut améliorer la fonction sexuelle et le bien-être général. L'hormonothérapie substitutive est contre-indiquée chez les femmes présentant certaines affections comme le cancer du sein, une histoire de phlébite ou d'embolie pulmonaire, et chez les hommes atteints du cancer de la prostate. L'œstrogénothérapie substitutive et la thérapie de remplacement de la progestérone peuvent être indiquées chez les femmes atteintes d'insuffisance en hormones gonadotrophines afin de soulager les bouffées vasomotrices, la sécheresse vaginale et la baisse de la libido ▶ **65**. La testostérone est utilisée pour traiter les hommes présentant une insuffisance en hormones gonadotrophines. Le traitement de remplacement de la testostérone procure des bienfaits, y compris la réapparition des caractéristiques sexuelles secondaires, une amélioration de la libido, une augmentation de la masse musculaire et osseuse ainsi qu'un accroissement de la densité osseuse ▶ **66**.

65

L'hormonothérapie substitutive destinée aux femmes est abordée dans le chapitre 65, *Interventions cliniques – Troubles du système reproducteur de la femme.*

66

Le chapitre 66, *Interventions cliniques – Troubles du système reproducteur de l'homme*, aborde l'hormonothérapie substitutive chez les hommes.

61

61.3 | Troubles de l'hypophyse postérieure

Les hormones sécrétées par l'hypophyse postérieure, soit l'hormone antidiurétique et l'ocytocine, sont en fait produites par l'hypothalamus, puis transportées et stockées dans l'hypophyse postérieure. L'ADH, également appelée arginine-vasopressine (AVP) ou vasopressine, joue un rôle majeur dans la régulation de l'équilibre hydrique et de l'osmolalité ▶ **59**.

Les deux principaux troubles associés à la sécrétion de l'ADH résultent soit d'un excès d'ADH, soit d'une insuffisance d'ADH. L'excès d'ADH se traduit par une condition connue sous le nom de syndrome de sécrétion inappropriée d'hormone antidiurétique (SIADH), ou tout simplement syndrome d'antidiurèse inappropriée. L'insuffisance d'ADH, ou hyposécrétion, entraîne un diabète insipide.

59

La régulation de l'équilibre hydrique et de l'osmolalité est abordée dans le chapitre 59, *Évaluation clinique – Système endocrinien.*

61.3.1 Syndrome de sécrétion inappropriée d'hormone antidiurétique

Étiologie et physiopathologie

Le **syndrome de sécrétion inappropriée d'hormone antidiurétique (SIADH)** est provoqué par la sécrétion d'ADH, malgré une osmolalité plasmatique normale ou faible **FIGURE 61.3**. Le SIADH résulte d'une production anormale ou d'une sécrétion en continu d'ADH. La personne présente alors une rétention liquidienne, une hypoosmolalité sérique, une hyponatrémie de dilution, une hypochlorémie, une concentration de l'urine en présence d'un volume intravasculaire normal ou accru, et une fonction rénale normale. Il est à noter que malgré la rétention liquidienne, il y a généralement absence d'œdème. Ce phénomène s'explique du fait que les récepteurs sensibles au volume sont activés, ce qui amène une sécrétion de peptide natriurétique auriculaire (PNA). Le PNA cause une excrétion appropriée de sodium et d'eau par le rein. Le syndrome de sécrétion inappropriée d'hormone antidiurétique est plus fréquent chez les

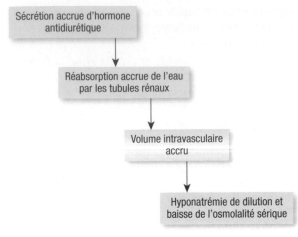

FIGURE 61.3

Physiopathologie du syndrome de sécrétion inappropriée d'hormone antidiurétique (SIADH)

personnes âgées. Les causes du SIADH sont multiples, la plus fréquente étant les affections malignes, particulièrement le cancer à petites cellules **ENCADRÉ 61.1**. Si le SIADH ne peut être expliqué par une autre cause, le lien causal avec le cancer à petites cellules est suffisamment probant pour justifier une investigation approfondie de ce type de cancer (Robinson & Verbalis, 2008). Le SIADH a tendance à disparaître de lui-même lorsqu'il est provoqué par un traumatisme craniocérébral ou par des médicaments, mais il est chronique lorsqu'il est associé à des tumeurs ou des maladies métaboliques.

ENCADRÉ 61.1	**Causes du syndrome de sécrétion inappropriée d'hormone antidiurétique**

Tumeurs malignes
- Cancer du poumon à petites cellules
- Cancer du pancréas
- Cancers lymphoïdes (lymphome hodgkinien, lymphome non hodgkinien, leucémie lymphocytique)
- Cancer du thymus
- Cancer de la prostate
- Cancer colorectal

Affections du système nerveux central
- Blessure à la tête (fracture du crâne, hématome sous-dural, hémorragie sous-arachnoïdienne)
- Accident vasculaire cérébral
- Tumeur cérébrale
- Infection (encéphalite, méningite)
- Atrophie cérébrale
- Syndrome de Guillain-Barré
- Lupus érythémateux disséminé

Pharmacothérapie
- Carbamazépine (Tegretol^MD)

- Chlorpropamide
- Agents d'anesthésie générale
- Opiacés
- Ocytocine
- Diurétiques thiazidiques
- Antidépresseurs inhibiteurs sélectifs du recaptage de la sérotonine (ISRS)
- Antidépresseurs tricycliques
- Antinéoplasiques (Vincristine^MD, Vinblastine^MD, cyclophosphamide [Procytox^MD])

Affections diverses
- Hypothyroïdie
- Infection pulmonaire (pneumonie, tuberculose, abcès du poumon)
- Maladie pulmonaire obstructive chronique
- Ventilation mécanique en pression positive
- Virus de l'immunodéficience humaine (VIH)
- Insuffisance surrénalienne

Manifestations cliniques

Un excès d'ADH accroît la perméabilité du tube contourné distal et du tube collecteur, ce qui entraîne la réabsorption de l'eau dans la circulation. Il en découle une expansion du volume extracellulaire, une diminution de l'osmolalité plasmatique, une augmentation du taux de filtration glomérulaire et une baisse des taux de sodium (hyponatrémie de dilution). L'apparition des symptômes d'hyponatrémie dépend de la sévérité et de la vitesse à laquelle le problème se manifeste. Lorsque le taux de sodium atteint 125 mmol/L ou moins, des symptômes légers du système nerveux central (SNC) comme la fatigue, la léthargie, l'anorexie, les nausées et les crampes musculaires peuvent se faire sentir. À mesure que la natrémie s'abaisse (habituellement à des taux inférieurs à 120 mmol/L), les manifestations deviennent plus graves et se traduisent par des vomissements, des spasmes musculaires et des étourdissements. Ultimement, un œdème cérébral peut survenir, se manifestant par de la confusion, des convulsions et un coma (Deshmukh, 2009). Le client atteint du SIADH présentera un faible débit urinaire et un gain de poids (Robinson & Verbalis, 2008).

Examen clinique et examens paracliniques

Le diagnostic du SIADH s'appuie sur des mesures simultanées de l'osmolalité urinaire supérieure à 100 mmol/L et de l'osmolalité sérique inférieure à 275 mmol/L (Ellison & Berl, 2007). Une osmolalité urinaire supérieure à l'osmolalité sérique met en évidence le diagnostic, c'est-à-dire l'excrétion inappropriée d'une urine concentrée en présence de sérum dilué.

> **RAPPELEZ-VOUS...**
>
> Le sodium est l'électrolyte principal dans le maintien de l'équilibre hydrique en raison de ses effets sur l'osmolalité sérique, la transmission des impulsions nerveuses et la régulation de l'équilibre acidobasique.

Soins et traitements en interdisciplinarité

CLIENT ATTEINT DU SYNDROME DE SÉCRÉTION INAPPROPRIÉE D'HORMONE ANTIDIURÉTIQUE

Une collecte appropriée des données doit être réalisée auprès des clients à risque de SIADH et auprès de ceux dont le SIADH est confirmé **ENCADRÉ 61.2**. Plus précisément, l'infirmière doit être à l'affût d'un faible débit urinaire accompagné d'une densité urinaire élevée, une prise de poids soudaine sans œdème ou une baisse de la natrémie.

Une fois que le diagnostic de SIADH est établi, le traitement consiste à éliminer la cause sous-jacente. Les médicaments qui stimulent la sécrétion d'ADH doivent être évités ou cessés **ENCADRÉ 61.1**. L'objectif immédiat du traitement vise à normaliser le volume liquidien et l'osmolalité. Si les symptômes sont légers et que la natrémie est supérieure à 125 mmol/L, le traitement de choix consiste en une restriction liquidienne de l'ordre de 1 000 à 1 200 ml par jour, selon l'évolution. Cette restriction devrait apporter des réductions quotidiennes graduelles du poids, une hausse progressive de la natrémie et de l'osmolalité, et une atténuation des symptômes.

En cas d'hyponatrémie grave (inférieure à 120 mEq/L), surtout en présence de symptômes neurologiques comme des convulsions, il est possible d'administrer une solution saline hypertonique par voie I.V. (de 3 à 5 %). La solution saline hypertonique nécessite une perfusion très lente au moyen d'une pompe à perfusion afin d'éviter d'augmenter trop rapidement la natrémie. Bien qu'il s'agisse d'un traitement controversé (Ellison & Berl, 2007), un diurétique de l'anse, par exemple le furosémide (Lasix^MD), peut être utilisé pour favoriser la diurèse. Cependant, la natrémie doit être supérieure à 125 mmol/L à défaut de quoi le furosémide peut entraîner une perte additionnelle de sodium. Une restriction de liquide de 500 ml par jour est également indiquée chez les personnes présentant une hyponatrémie importante ; toutefois, une telle restriction peut s'avérer très difficile, voire irréaliste.

Dans le SIADH chronique, une restriction hydrique de 800 à 1 000 ml par jour est recommandée. Considérant la difficulté d'adhérence au traitement, une limite de 1 200 à 1 500 ml par jour est plus souvent observée. Le tolvaptan et le conivaptan sont des antagonistes des récepteurs de la vasopressine administrés pour le traitement de l'hyponatrémie euvolémique chez les clients hospitalisés. Ces médicaments doivent être administrés sous surveillance étroite afin de prévenir une correction trop rapide de la natrémie.

L'infirmière doit enseigner au client atteint de SIADH chronique la façon d'autogérer son traitement. La glace concassée

---

| **ENCADRÉ 61.2** | **Évaluation et interventions infirmières : syndrome de sécrétion inappropriée d'hormone antidiurétique** |

Évaluation

- Vérifier fréquemment les signes vitaux.
- Mesurer les ingesta et les excreta.
- Mesurer fréquemment la densité urinaire.
- Surveiller quotidiennement le poids.
- Vérifier le degré de conscience.
- Rechercher des signes d'hyponatrémie (p. ex., une altération de la fonction neurologique, des convulsions, des nausées, des vomissements, des crampes musculaires).
- Ausculter les poumons et le cœur.

Interventions infirmières

- Restreindre l'apport total de liquide à un maximum de 1 000 ml/jour (incluant la quantité de liquide prise avec les médicaments).
- Positionner la tête du lit à plat ou à une inclinaison maximale de 10° afin de favoriser le retour veineux au cœur et d'augmenter la pression de remplissage auriculaire gauche, réduisant ainsi la libération de l'ADH.
- Protéger contre les blessures (p. ex., une assistance pour la déambulation, une cloche d'appel, des ridelles de lit) en raison des perturbations possibles de l'état mental.
- Protéger contre les convulsions.
- Repositionner souvent le client et l'encourager à faire des exercices d'amplitude de mouvement (si le client est alité).
- Procéder à une hygiène buccale fréquente.
- Fournir des distractions pour réduire l'inconfort lié à la soif causée par la restriction liquidienne.
- Prodiguer du soutien au client et au proche aidant en lien avec l'annonce du diagnostic et l'altération de l'état mental.

17

Les symptômes d'un déséquilibre hydrique et électrolytique sont présentés dans le chapitre 17, *Déséquilibres hydroélectrolytiques et acidobasiques*.

et la gomme à mâcher sans sucre peuvent aider à étancher la soif. L'infirmière peut aider le client à planifier son apport hydrique de façon à ce qu'il puisse consommer des liquides dans les occasions spéciales. Un diurétique peut être prescrit pour éliminer l'excès de liquide. L'infirmière doit conseiller au client de prendre des suppléments sodiques et potassiques, en particulier si des diurétiques lui ont été prescrits. Les solutions électrolytiques doivent être bien diluées pour prévenir une irritation ou des lésions gastro-intestinales (GI). Elles sont prises de préférence aux repas afin de permettre le mélange et la dilution avec les aliments. Il faut aussi enseigner au client à reconnaître les symptômes d'un déséquilibre hydrique et électrolytique, surtout sodique et potassique, afin de surveiller la réponse au traitement ▶ **17**.

61.3.2 Diabète insipide
Étiologie et physiopathologie

Le **diabète insipide (DI)** est provoqué par un défaut de sécrétion d'ADH ou par une diminution de la réponse rénale à l'ADH. Une baisse d'ADH entraîne des déséquilibres hydriques et électrolytiques découlant de l'augmentation de l'excrétion urinaire et de l'osmolalité plasmatique **FIGURE 61.4**. Selon son origine, le diabète insipide peut être transitoire ou permanent.

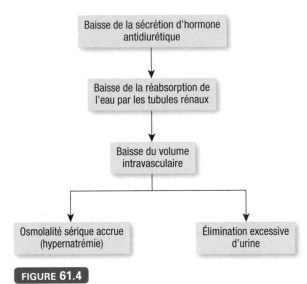

FIGURE 61.4

Physiopathologie du diabète insipide

Il existe plusieurs types de diabète insipide **TABLEAU 61.2**. Le diabète insipide central, également appelé diabète insipide neurogène, se produit lorsqu'une atteinte à l'hypothalamus, à l'infundibulum ou à l'hypophyse postérieure nuit à la synthèse, au transport ou à la libération de l'ADH. Il s'agit de la forme la plus courante du diabète insipide.

Le diabète insipide néphrogénique se traduit par une sécrétion normale d'ADH, mais avec une insensibilité des reins à l'action de l'hormone. Le lithium est l'une des causes les plus fréquentes de DI néphrogénique d'origine médicamenteuse. L'hypokaliémie et l'hypercalcémie peuvent également provoquer cette affection.

Plus rare, le diabète insipide primaire (ou polydipsie psychogène) est un trouble qui provoque une consommation excessive d'eau. Cette forme de DI peut être occasionnée par une atteinte structurelle du centre de la soif ou par des troubles psychiatriques.

Manifestations cliniques

Le diabète insipide se traduit par une polydipsie et des mictions fréquentes (polyurie) **FIGURE 61.3**. La principale caractéristique du diabète insipide est l'excrétion de grandes quantités d'urine (de 5 à 20 L par jour) avec une très faible densité (inférieure à 1,005) et une osmolalité urinaire inférieure à 100 mmol/kg. Une hausse de l'osmolalité sérique habituellement supérieure à 295 mmol/kg résultant de l'hypernatrémie due à la perte d'eau pure dans les reins est observée. La plupart des clients compensent la perte liquidienne en buvant de grandes quantités d'eau, ce qui produit une osmolalité sérique normale ou modérément élevée. Le client peut éprouver de la fatigue en raison de la nycturie et d'une faiblesse générale.

L'apparition du diabète insipide est habituellement soudaine et accompagnée d'une excrétion

TABLEAU 61.2	Types de diabète insipide et leurs causes
TYPE	**CAUSES**
DI central (neurogène)	Découle d'une interférence avec la synthèse ou la libération d'ADH. Les causes sont multiples, notamment : tumeur cérébrale, traumatisme craniocérébral, chirurgie au cerveau, infections du SNC.
DI néphrogénique	Découle d'une réponse rénale inadéquate à l'ADH, malgré la présence d'une quantité adéquate d'ADH. Causé par un traitement pharmacologique (surtout le lithium), des lésions rénales ou une maladie rénale héréditaire ou chronique.
DI primaire (psychogène)	Découle d'un apport hydrique excessif. Causé par une atteinte structurelle du centre de la soif ou un trouble psychologique.

urinaire excessive. Une chirurgie intracrânienne peut conduire à un diabète insipide présentant un profil triphasique : une phase aiguë avec apparition soudaine d'une polyurie ; une interphase durant laquelle la diurèse se normalise ; et une troisième phase au cours de laquelle le DI devient permanent. Cette dernière phase fait son apparition dans les 10 à 14 jours suivant l'intervention. Le DI central qui découle d'un traumatisme craniocérébral disparaît généralement de lui-même et s'améliore avec le traitement de la cause sous-jacente. Le diabète insipide secondaire à une chirurgie intracrânienne est plus susceptible d'être permanent. Bien que les manifestations cliniques du DI néphrogénique soient similaires à celles du DI central, son mode d'apparition et la quantité de pertes liquidiennes sont moins importants.

Si l'apport hydrique oral ne pallie pas les pertes urinaires, un important déficit liquidien s'ensuit avec les symptômes suivants : perte de poids, constipation, diminution de la turgescence de la peau, hypotension, tachycardie et état de choc. Par ailleurs, le client peut présenter des atteintes du système nerveux central (SNC), allant de l'irritabilité au ralentissement des fonctions mentales et au coma. Ces manifestations sont reliées à l'augmentation de l'osmolalité sérique et à l'hypernatrémie. Enfin, la polyurie peut provoquer une déshydratation grave et un **choc hypovolémique**.

Examen clinique et examens paracliniques

Puisque l'origine du diabète insipide peut être centrale, néphrogénique ou psychogène, la première étape consiste à déterminer la cause. Une anamnèse détaillée et un examen physique complet doivent être effectués. Le diabète insipide primaire ou psychogène se traduit par une hyperhydratation et une hypervolémie, plutôt que par une déshydratation et une hypovolémie comme c'est le cas dans d'autres formes de diabète insipide. Le test de restriction hydrique est habituellement réalisé dans le but de confirmer le diagnostic d'un DI central. Avant d'effectuer ce test, il faut d'abord déterminer le poids, le pouls, l'osmolalité urinaire et plasmatique, la densité urinaire et la pression artérielle (P.A.). Il faut informer le client de s'abstenir de prendre tout liquide au cours des 8 à 16 heures qui précèdent le test. Cette période de jeûne peut être écourtée, selon l'évaluation du médecin. L'infirmière doit rassurer le client qu'advenant l'apparition de symptômes sévères de déficit du volume liquidien, le test sera immédiatement interrompu. Il faut observer le client tout au long du test pour déceler un besoin impérieux de boire. Durant le test, l'infirmière doit mesurer la P.A., la diurèse, la masse corporelle et l'osmolalité toutes les heures. Le test se poursuit jusqu'à ce que l'osmolalité urinaire se stabilise (élévation horaire inférieure à 30 mmol/kg pendant 3 heures consécutives), jusqu'à une perte de poids de 3 %, ou jusqu'à l'apparition d'une hypotension orthostatique. L'ADH est ensuite administrée, puis l'osmolalité urinaire et la diurèse sont mesurées une heure plus tard. Dans le DI central, la diurèse diminue rapidement en même temps que l'élévation de l'osmolalité urinaire après l'administration de vasopressine. Une augmentation excédant 9 % est observée pour l'osmolalité urinaire. Le DI néphrogénique est, quant à lui, résistant à la vasopressine. Par conséquent, l'osmolalité urinaire demeure stable malgré l'administration de la vasopressine (Buckley & Matteucci, 2008).

Jugement clinique

Capsule

Monsieur William Lonergan, âgé de 25 ans, présente un traumatisme crânien à la suite d'une chute à vélo sans casque de sécurité. À l'urgence, il est somnolent, mais il réagit facilement aux stimuli verbaux. Il est orienté dans les trois sphères, mais présente une amnésie des événements récents. Pendant la nuit, il demande fréquemment de l'eau. Le dosage révèle les données suivantes :

Quart de soir : ingesta : 300 ml ; excreta : 250 ml

Quart de nuit : ingesta : 1 000 ml ; excreta : 3 200 ml

Le médecin est avisé du déséquilibre hydrique et il soupçonne un diabète insipide. M. Lonergan demande si son diabète insipide sera une condition permanente ou transitoire.

Que lui répondez-vous ? Justifiez votre réponse.

Choc hypovolémique : Diminution de la masse sanguine circulante dont la conséquence principale est une baisse du retour veineux et du débit cardiaque.

61

Soins et traitements en interdisciplinarité

CLIENT ATTEINT DE DIABÈTE INSIPIDE

Il est essentiel de déterminer et de traiter la cause principale du diabète insipide. La démarche de soins auprès du client atteint de DI inclut le dépistage précoce, le maintien d'une hydratation adéquate et l'enseignement au client pour la prise en charge à long terme de sa maladie. Un des objectifs du traitement est de maintenir l'équilibre hydrique et électrolytique.

Dans le DI central, le remplacement liquidien et hormonal est la pierre angulaire du traitement. Les liquides sont remplacés par voie orale ou par voie I.V., en fonction de l'état du client et de sa capacité à boire des quantités abondantes de liquides. Dans le DI aigu, une solution saline hypotonique ou une solution aqueuse de dextrose 5 % (D5% H_2O) est administrée par voie I.V. Le débit de la perfusion est ajusté en fonction de l'excrétion urinaire et de la natrémie. Des quantités adéquates de liquides devraient être conservées au chevet du client. Si des solutions de glucose intraveineuses sont utilisées, il faut surveiller la glycémie, car l'hyperglycémie et la glycosurie peuvent entraîner une **diurèse osmotique**, augmentant ainsi le déficit du volume liquidien. Une documentation exacte des ingesta et des excreta, de la densité urinaire, de la natrémie et du poids quotidien est indispensable pour déterminer le statut du volume liquidien.

Le traitement de choix du diabète insipide est l'acétate de desmopressine (1-désamino-8-D-arginine vasopressine ou DDAVP), un analogue de l'ADH. La DDAVP peut être administrée par voie orale, I.V., sous-cutanée ou nasale. La réponse du client à la DDAVP (prise de poids, céphalées, agitation, signes d'hyponatrémie et d'intoxication par l'eau) sera évaluée afin de déterminer si le traitement est approprié en surveillant les ingesta et les excreta, ainsi que la densité urinaire. Le personnel infirmier doit immédiatement aviser le prestataire de soins si le client atteint de diabète insipide présente un volume urinaire accru avec

Diurèse osmotique : Augmentation du volume urinaire éliminé secondaire à l'élévation de la pression osmotique du plasma sanguin (hyperosmolarité plasmatique).

une faible densité, ce qui réclame une augmentation de la dose de DDAVP. Plusieurs autres médicaments sont disponibles pour remplacer l'ADH et traiter le diabète insipide central, notamment la vasopressine aqueuse (Minirin^MD), le chlorpropamide (Chlorpropamide^MD) et la carbamazépine (Tegretol^MD). Il faut informer le client de l'importance d'un suivi médical étroit de façon à surveiller l'évolution de son état par l'intermédiaire des résultats obtenus à des analyses de laboratoire.

Comme les reins sont incapables de répondre à l'ADH dans le DI néphrogénique, l'hormonothérapie substitutive et le chlorpropamide produisent peu d'effet. Le traitement préconisé inclut plutôt des mesures alimentaires (régime hyposodé) et des diurétiques thiazidiques. Il semble que la restriction de l'apport sodique à un maximum de 3 g par jour aide à réduire le volume urinaire. Les diurétiques thiazidiques (p. ex., l'hydrochlorothiazide [Apo-Hydro^MD]) peuvent réduire le débit de filtration glomérulaire et permettre aux reins de réabsorber une plus grande quantité d'eau dans l'anse de Henle et les tubules distaux. Lorsque le régime hyposodé et les diurétiques thiazidiques s'avèrent inefficaces, l'indométhacine (Indométhacine^MD) peut être prescrite. L'indometacine est un anti-inflammatoire non stéroïdien qui accroît la réponse du rein à l'ADH.

61.4 | Troubles thyroïdiens

Les hormones thyroïdiennes, la thyroxine (T_4) et la triiodothyronine (T_3) modulent le métabolisme énergétique ainsi que la croissance et le développement. Le goitre, les nodules thyroïdiens bénins et malins, l'inflammation, l'hyperthyroïdie et l'hypothyroïdie sont autant de types de troubles thyroïdiens **FIGURE 61.5**.

61.4.1 Goitre

Le **goitre** est une hypertrophie de la glande thyroïde. Il se caractérise par une hyperstimulation de la croissance des cellules thyroïdiennes, ce qui peut donner des signes d'hyperactivité thyroïdienne (hyperthyroïdie) ou d'hypoactivité thyroïdienne (hypothyroïdie). Le goitre toxique est accompagné d'un excès d'hormone thyroïdienne. Les personnes atteintes de la maladie de Graves-Basedow présentent souvent un goitre **FIGURE 61.6**. Les goitres non toxiques sont associés à des taux normaux d'hormone thyroïdienne.

Une carence en iode est le facteur principal concourant à l'apparition du goitre. Au Canada, où la plupart des gens utilisent du sel de table iodé, le goitre est plus souvent lié à un excès ou à une insuffisance d'hormones thyroïdiennes, ou à la survenue de nodules thyroïdiens. De plus, des substances dites goitrogènes (aliments ou médicaments contenant des substances ayant des propriétés antithyroïdiennes) peuvent également entraîner un goitre **ENCADRÉ 61.3**.

Chez une personne présentant un goitre, il est nécessaire de mesurer les taux de TSH et de T_4 pour déterminer si le goitre est associé à une hyperthyroïdie, à une hypothyroïdie ou à une fonction thyroïdienne normale. La recherche d'anticorps antithyroïdiens permet, quant à elle, de dépister une thyroïdite (inflammation de la thyroïde). La thérapie par les hormones thyroïdiennes peut freiner l'hypertrophie thyroïdienne. Toutefois, la chirurgie d'exérèse est indiquée pour les goitres volumineux occasionnant une compression des structures locales ou un problème esthétique.

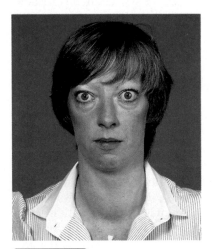

FIGURE 61.6
Exophtalmie et goitre associés à la maladie de Graves-Basedow

61.4.2 Nodules et cancers thyroïdiens

Un nodule thyroïdien, c'est-à-dire une tuméfaction palpable de la glande thyroïde, peut être bénin ou malin (cancéreux). Plus de 95 % des nodules thyroïdiens sont de nature bénigne. La fréquence des nodules thyroïdiens augmente avec l'âge. Les nodules bénins sont pour la plupart inoffensifs, mais ils peuvent comprimer la trachée s'ils deviennent trop volumineux. Il est impératif d'explorer et d'évaluer les nodules.

Le cancer thyroïdien est la forme la plus courante de cancers d'origine endocrinienne. Au Canada, selon les plus récentes statistiques effectuées en 2006, 3 879 nouveaux cas de cancer thyroïdien seraient diagnostiqués chaque année

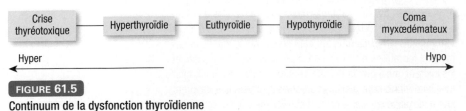

FIGURE 61.5

Continuum de la dysfonction thyroïdienne

(Société canadienne du cancer, 2010). Bien que le diagnostic de cancer soit terrifiant, il existe des traitements efficaces pour la plupart des formes de cancer thyroïdien.

Types de cancers thyroïdiens

Il existe quatre principaux types de cancers de la thyroïde : papillaire, folliculaire, médullaire et anaplasique. Le cancer de type papillaire est le plus fréquent et représente environ 70 à 80 % de tous les cancers thyroïdiens. Le carcinome papillaire connaît une évolution lente et se propage d'abord aux ganglions du cou (Fitzgibbons, Brams & Wei, 2008).

Le cancer folliculaire de la thyroïde, qui représente quelque 10 à 15 % des cancers thyroïdiens, prédomine largement chez les personnes âgées. Cette forme de cancer se manifeste initialement dans les ganglions cervicaux et, comparativement au carcinome papillaire, est plus susceptible d'atteindre les vaisseaux sanguins pour ensuite se propager aux poumons et aux os.

Le cancer médullaire de la thyroïde, qui compte pour 5 à 10 % des cancers thyroïdiens, revêt un caractère héréditaire et est associé à d'autres troubles endocriniens. Cette tumeur peut être mise en évidence par un dépistage génétique. La présence d'une mutation du proto-oncogène RET chez un membre de la famille d'une personne atteinte d'un carcinome médullaire permet de diagnostiquer et de traiter précocement cette forme de cancer.

Le cancer anaplasique de la thyroïde, qui constitue moins de 5 % de l'ensemble des cancers thyroïdiens, est la forme la plus avancée et la plus vigoureuse de cancer thyroïdien, et celle qui répond le moins au traitement.

Manifestations cliniques

Le principal signe du cancer thyroïdien est la présence de plusieurs nodules palpables et indolores dans une thyroïde hypertrophiée. La plupart de ces nodules sont découverts de manière fortuite par les clients ou les professionnels de la santé durant la palpation systématique du cou. De 5 à 10 % des nodules thyroïdiens uniques sont d'origine maligne. L'examen physique peut révéler des masses cervicales fermes qui évoquent des métastases ganglionnaires . Les tumeurs thyroïdiennes peuvent franchir la capsule thyroïdienne et envahir les structures environnantes. L'atteinte de la trachée peut entraîner une **hémoptysie** et une obstruction des voies respiratoires.

Examen clinique et examens paracliniques

L'hypertrophie nodulaire de la thyroïde ou la palpation d'une masse réclame une évaluation plus poussée. L'échographie est habituellement

le premier test à effectuer. Le diagnostic peut également être établi grâce à la tomodensitométrie, à l'imagerie par résonance magnétique et à la cytoponction échoguidée. La cytoponction échoguidée est indiquée lorsqu'il faut prélever un échantillon de tissu pour l'examen pathologique. La cytoponction est considérée comme l'examen le plus fiable pour mettre en évidence une tumeur maligne (Fitzgibbons *et al.*, 2008). Une scintigraphie de la thyroïde permet également d'évaluer la malignité possible d'un nodule. Cet examen permet de reconnaître le caractère « chaud » ou « froid » des nodules. En ce sens, les tumeurs thyroïdiennes peuvent ou non capter l'iode radioactif. Les nodules qui captent l'iode radioactif sont dits chauds et sont presque toujours bénins. Les nodules qui ne captent pas l'iode radioactif apparaissent froids et risquent davantage d'être cancéreux **FIGURE 61.7**.

Par ailleurs, une élévation du taux sérique de calcitonine est évocatrice d'un cancer médullaire de la thyroïde. Dans une famille où il y a des antécédents de cancer de la thyroïde, il est important d'en inciter les membres à subir un dépistage génétique pour le cancer médullaire de la thyroïde.

RAPPELEZ-VOUS...

Il est difficile de palper une glande thyroïde normale chez un adulte.

Une animation présentant les ganglions lymphatiques du cou est présentée au www.cheneliere.ca/lewis.

Hémoptysie : Présence de sang dans les expectorations.

61

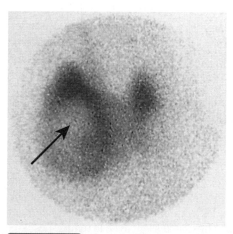

FIGURE 61.7

Large nodule froid sur la glande thyroïde (flèche) détecté par scintigraphie

CLIENT ATTEINT D'UN CANCER DE LA THYROÏDE

L'ablation chirurgicale de la tumeur est généralement indiquée dans le cancer de la thyroïde. Le traitement chirurgical peut comprendre une lobectomie totale unilatérale avec ablation de l'isthme, voire une thyroïdectomie quasi totale avec lobectomie bilatérale (Fitzgibbons *et al.*, 2008). Par ailleurs, puisque de nombreux cancers thyroïdiens sont sous la dépendance de la TSH, l'hormone thyroïdienne est souvent prescrite en doses suffisantes pour obtenir une TSH dans les limites inférieures de la normale. Le recours à la radiothérapie comme traitement principal ou traitement palliatif chez les clients atteints d'un cancer thyroïdien métastatique est également possible.

Les soins infirmiers prodigués au client présentant des tumeurs thyroïdiennes sont semblables à ceux donnés à un client chez qui une thyroïdectomie est effectuée. Considérant les risques associés à la région opératoire et à la possibilité d'hypocalcémie, une évaluation postchirurgicale fréquente du client s'impose. L'infirmière doit rechercher les signes d'obstruction des voies respiratoires, de saignements et d'hypocalcémie (tétanie).

61.4.3 Thyroïdite

La **thyroïdite** est une inflammation de la glande thyroïde qui peut résulter de plusieurs causes. La thyroïdite granulomateuse subaiguë serait due à une infection virale. La thyroïdite aiguë est attribuable à une infection bactérienne ou fongique. Les formes subaiguës et aiguës de la thyroïdite sont d'apparition soudaine. La personne se plaint de douleur à la thyroïde ou irradiant vers la gorge, les oreilles ou la mâchoire. Les autres manifestations générales incluent notamment la fièvre, les frissons, les sueurs et la fatigue.

La thyroïdite chronique auto-immune, également appelée thyroïdite de Hashimoto, peut évoluer vers une hypothyroïdie **FIGURE 61.8**. La thyroïdite de Hashimoto est une maladie chronique auto-immune caractérisée par une infiltration lymphocytaire et la formation de tis su fibreux dans la glande thyroïde. Il s'agit de la cause la plus fréquente des goitres hypothyroïdiens en Amérique du Nord. Pour sa part, la thyroïdite silencieuse ou indolore est une forme de thyroïdite lymphocytaire dont l'apparition est variable. Chez les femmes, la thyroïdite silencieuse peut survenir durant la période de post-partum et guérit très souvent spontanément en l'espace de 3 à 12 mois. Sans doute d'origine auto-immune, elle pourrait être une phase précoce de thyroïdite de Hashimoto (Ladenson & Kim, 2008).

Dans les formes subaiguë, aiguë et silencieuse de la thyroïdite, les hormones T_4 et T_3 sont initialement élevées, puis elles s'abaissent avec le temps. Les taux de TSH sont bas, puis élevés. Dans la thyroïdite chronique de Hashimoto, les concentrations d'hormones thyroïdiennes sont habituellement faibles, alors que les taux de TSH sont élevés. Dans les thyroïdites subaiguë et silencieuse, une suppression de la captation de l'iode radioactif se produit. Par ailleurs, les anticorps antithyroïdiens sont présents dans la thyroïdite de Hashimoto.

La thyroïdite peut se résoudre spontanément en quelques semaines ou quelques mois, et ce, sans traitement. La thyroïdite d'origine bactérienne peut nécessiter une antibiothérapie spécifique ou un drainage chirurgical. Les anti-inflammatoires non stéroïdiens (acide acétylsalicylique ou naproxène [Naprosyn^MD]) sont utilisés pour traiter les formes subaiguë et aiguë de thyroïdite. En l'absence de réponse au traitement après 50 heures, des corticostéroïdes (prednisone) sont administrés. Le propranolol (Inderal^MD) ou l'aténolol (Tenormin^MD) peuvent être utilisés pour traiter les symptômes cardiovasculaires et neurologiques, comme les tremblements liés à l'hyperthyroïdie. Les hormones thyroïdiennes de substitution sont indiquées en présence d'une hypothyroïdie.

L'infirmière doit renseigner le client atteint de thyroïdite sur le traitement et sur l'importance de s'y conformer. Elle doit expliquer au client qu'un suivi médical étroit doit être réalisé afin que son évolution puisse être évaluée, et qu'il doit signaler toute modification de ses symptômes à son prestataire des soins.

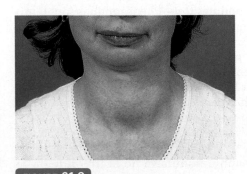

FIGURE 61.8

Thyroïdite de Hashimoto

Le client présentant une thyroïdite d'origine auto-immune est vulnérable à d'autres maladies auto-immunes telles que l'insuffisance corticosurrénalienne, l'anémie pernicieuse, l'insuffisance gonadique précoce ou la maladie de Graves-Basedow. Le client doit savoir reconnaître les signes et les symptômes de ces maladies, particulièrement ceux de l'insuffisance corticosurrénalienne puisqu'il s'agit d'une maladie grave. De plus, le client qui prend des hormones thyroïdiennes de substitution doit être informé des effets secondaires de ces médicaments et de la façon de les gérer. Les soins donnés au client traité au moyen d'une intervention chirurgicale sont similaires à ceux prodigués à la personne subissant une thyroïdectomie.

61.4.4 Hyperthyroïdie

L'**hyperthyroïdie** consiste en une hyperactivité de la glande thyroïde associée à une augmentation soutenue de la synthèse et de la libération des hormones thyroïdiennes. La **thyrotoxicose** désigne les effets physiologiques ou le syndrome clinique d'hypermétabolisme attribuable à des taux sanguins excessifs de T_4 ou de T_3, ou des deux. L'hyperthyroïdie et la thyrotoxicose sont habituellement toutes deux présentes dans la maladie de Graves-Basedow. Cependant, dans certaines formes de thyroïdite, la thyrotoxicose peut survenir en l'absence d'hyperthyroïdie (Davies & Larsen, 2008).

L'hyperthyroïdie touche plus souvent les femmes que les hommes et, généralement, les personnes âgées de 20 à 40 ans. La maladie de Graves-Basedow est la forme la plus répandue d'hyperthyroïdie. Parmi les autres causes de ce trouble, il convient de mentionner le goitre multinodulaire toxique, la thyroïdite, l'apport excessif d'iode, les tumeurs hypophysaires et le cancer de la thyroïde.

Étiologie et physiopathologie

Maladie de Graves-Basedow

La **maladie de Graves-Basedow** est une affection auto-immune d'étiologie indéterminée qui se manifeste par une augmentation diffuse de la taille de la glande thyroïde et une sécrétion excessive d'hormones thyroïdiennes. Les facteurs précipitants, comme une infection ou des événements stressants, peuvent interagir avec des facteurs héréditaires et être à l'origine de cette maladie.

La maladie de Graves-Basedow représente 75 % des cas d'hyperthyroïdie. Le client qui en est atteint sécrète des anticorps aux récepteurs de la TSH. Ces anticorps se fixent aux récepteurs et stimulent la glande thyroïde qui libère les hormones T_3 ou T_4, ou les deux. La libération excessive d'hormones thyroïdiennes entraîne des manifestations cliniques associées à la thyrotoxicose. La maladie se caractérise par des rémissions et des exacerbations en présence ou non de traitement. Elle peut évoluer et entraîner la destruction du tissu thyroïdien, causant ainsi une hypothyroïdie.

Goitre nodulaire toxique

Le goitre nodulaire consiste en un ou des nodules qui sécrètent des hormones thyroïdiennes et agissent indépendamment de la stimulation de la TSH. Si ces nodules sont associés à une hyperthyroïdie, ils sont alors dits toxiques. Le goitre peut présenter un seul nodule (nodule autonome solitaire) ou plusieurs (goitre multinodulaire). Les nodules sont habituellement des adénomes folliculaires bénins. Le goitre nodulaire toxique touche également les hommes et les femmes de tous âges, mais il est plus fréquent chez les personnes âgées de plus de 40 ans.

Manifestations cliniques

Les manifestations cliniques de l'hyperthyroïdie reflètent une quantité excessive d'hormones thyroïdiennes. En quantité excessive, ces hormones augmentent directement le métabolisme et accroissent la sensibilité tissulaire à la stimulation par le système nerveux sympathique.

Un goitre peut être décelé à la palpation de la glande thyroïde ou encore à l'inspection, si la glande est très volumineuse. L'auscultation de la glande thyroïde peut révéler un souffle, signe de l'augmentation du débit sanguin dans la thyroïde. L'hyperthyroïdie est souvent associée à l'ophtalmopathie, à savoir une anomalie de l'apparence ou de la fonction oculaire. L'**exophtalmie**, saillie des yeux à l'extérieur de l'orbite oculaire, est un trait caractéristique de la maladie de Graves-Basedow **FIGURE 61.6**. L'exophtalmie est un type d'ophtalmopathie infiltrative qui résulte d'une altération du drainage veineux dans l'orbite, d'où une augmentation des dépôts lipidiques et une accumulation de liquide (œdème) dans les tissus rétro-orbitaux. La hausse de pression pousse les globes oculaires vers l'extérieur. Cette manifestation est évidente chez 20 à 40 % des clients atteints de la maladie de Graves-Basedow. L'exophtalmie est habituellement bilatérale, mais elle peut également être unilatérale ou asymétrique. Dans les cas d'ophtalmopathie, il est généralement possible d'observer une rétraction des paupières supérieures avec une augmentation de l'exposition du blanc scléral au-dessus de l'iris. Lorsque les paupières ne ferment pas complètement, il s'ensuit une exposition des tissus cornéens qui se traduit par une sécheresse et une irritation, ce qui peut entraîner des conséquences sérieuses comme des ulcères à la cornée et, finalement, la perte de la vue.

D'autres manifestations de l'hyperfonctionnement de la thyroïde sont indiquées au **TABLEAU 61.3**. Les différences habituelles mises en évidence par des analyses de laboratoire sont énumérées au **TABLEAU 61.4**. Au stade avancé,

TABLEAU 61.3	Manifestations cliniques : dysfonctionnement thyroïdien	
SYSTÈME	**HYPOFONCTION**	**HYPERFONCTION**
Cardiovasculaire	• Augmentation de la fragilité capillaire • Diminution de la fréquence et de la contractilité cardiaques • Fluctuations de la pression artérielle • Hypertrophie cardiaque • Bruits cardiaques distants • Anémie • Tendance à l'insuffisance cardiaque, à l'angine et à l'infarctus du myocarde	• Hypertension systolique • Augmentation de la fréquence et de la contractilité cardiaques • Pouls bondissant, rapide • Augmentation du débit cardiaque • Hypertrophie cardiaque • Souffle systolique • Arythmies • Palpitations • Fibrillation auriculaire (plus fréquente chez les personnes âgées) • Angine
Respiratoire	• Dyspnée • Diminution de la capacité respiratoire	• Augmentation de la fréquence respiratoire • Dyspnée à l'effort léger
Gastro-intestinal	• Diminution de l'appétit • Nausées et vomissements • Prise de poids • Constipation • Abdomen distendu • Langue hypertrophiée et squameuse	• Augmentation de l'appétit, de la soif • Perte de poids • Augmentation du péristaltisme • Diarrhée, défécations fréquentes • Augmentation des bruits intestinaux • Augmentation du volume de la rate (splénomégalie) • Augmentation du volume du foie (hépatomégalie)
Tégumentaire	• Peau froide, sèche, épaisse, perte d'élasticité • Ongles épais, cassants • Cheveux secs, clairsemés et rugueux • Sécheresse des muqueuses • Œdème interstitiel généralisé • Visage bouffi • Diminution de la transpiration • Pâleur	• Peau chaude, lisse et moite • Ongles minces, cassants, décollés de leur lit (onycholyse) • Perte de cheveux (cheveux pouvant être épars) • Hippocratisme digital (acropachie thyroïdienne) • Érythème palmaire • Cheveux fins et soyeux • Grisonnement prématuré (chez les hommes) • Diaphorèse • Vitiligo • Myxœdème prétibial (dermopathie infiltrante)
Musculosquelettique	• Fatigue • Faiblesse • Douleurs et courbatures musculaires • Mouvements lents • Arthralgie	• Fatigue • Faiblesse musculaire • Atrophie des muscles proximaux • Œdème orthostatique • Ostéoporose
Nerveux	• Apathie • Léthargie • Fatigue • Oublis • Ralentissement des processus mentaux	• Difficulté de focalisation des yeux • Nervosité • Légers tremblements (trémulation des doigts et de la langue) • Insomnie • Labilité émotionnelle, délirium

TABLEAU 61.3	Manifestations cliniques : dysfonctionnement thyroïdien *(suite)*	
SYSTÈME	**HYPOFONCTION**	**HYPERFONCTION**
	• Voix enrouée • Troubles de l'élocution lente, parole lente • Réflexes ostéotendineux diminués • Stupeur, coma • Paresthésie • Anxiété, dépression	• Agitation • Changements de personnalité : irritation, agitation • Épuisement • Hyperréflexie tendineuse • Dépression, fatigue, apathie (chez la personne âgée) • Incapacité à se concentrer • Stupeur, coma
Reproducteur	• Menstruations prolongées ou aménorrhée • Baisse de la libido • Infertilité	• Irrégularités menstruelles • Aménorrhée • Baisse de la libido • Impuissance chez l'homme • Gynécomastie chez l'homme • Réduction de la fertilité
Autres	• Sensibilité accrue aux infections • Sensibilité accrue aux opiacés, aux barbituriques, à l'anesthésie • Intolérance au froid • Baisse de l'audition • Somnolence • Goitre	• Intolérance à la chaleur • Hausse de la température basale • Asynergie oculopalpébrale, regard fixe • Rétraction palpébrale • Exophtalmie • Goitre • Discours rapide

TABLEAU 61.4	Résultats de laboratoire dans l'hyperthyroïdie et l'hypothyroïdie		
ANALYSE DE LABORATOIRE	**HYPERTHYROÏDIE**	**HYPOTHYROÏDIE**	
		PRIMAIRE	**SECONDAIRE**
Thyréostimuline	↓	↑	↓
Thyroxine	↑	↓	↓
Cholestérol total	N[a]	↑	↑
Lipoprotéines de basse densité (LDL)	↓	↑	↑
Triglycérides	N	↑	↑
Créatine kinase	N	↑	↑
Taux métabolique basal (TMB)	↑	↓	↓
Anticorps antithyroperoxydase	N ou ↑ (dans 50 à 75 % des cas de maladie de Graves-Basedow)	Positif (dans l'hypothy-roïdie auto-immune)	N

[a] N : Normal

l'hyperthyroïdie peut s'accompagner de nombreuses manifestations, y compris l'**acropachie FIGURE 61.9**. Au stade précoce, elle peut se manifester simplement par une perte de poids et une augmentation de la nervosité. Chez la personne âgée, les manifestations telles que les palpitations, les tremblements et la perte de poids ne diffèrent pas beaucoup de celles observées chez l'adulte plus jeune (Jett, 2007). Chez la personne âgée, il peut toutefois arriver qu'en présence de confusion et d'agitation le prestataire de soins soupçonne plutôt la présence d'une démence, ce qui retarde le diagnostic d'hyperthyroïdie. Le **TABLEAU 61.5** établit la comparaison entre les caractéristiques de l'hyperthyroïdie chez le jeune adulte et chez la personne âgée.

Complications

La **crise thyréotoxique**, aussi appelée tempête thyroïdienne, est un trouble aigu rare au cours duquel toutes les manifestations d'hyperthyroïdie sont exacerbées. Même s'il s'agit d'une urgence qui menace la vie, il est rare que le client décède si le traitement est institué rapidement. La crise thyréotoxique serait apparemment secondaire à des facteurs stressants (p. ex., une infection, un traumatisme, une intervention chirurgicale) chez le client déjà atteint d'hyperthyroïdie diagnostiquée ou non. Les tissus nerveux et cardiaques deviennent plus sensibles à la stimulation du système nerveux sympathique, étant donné l'augmentation des sites de liaison de l'adrénaline et de la noradrénaline.

La crise thyréotoxique peut se manifester de diverses façons : tachycardie grave, insuffisance cardiaque, choc, hyperthermie (jusqu'à 40,7 °C), nervosité, agitation, convulsions, douleurs abdominales, nausées, vomissements, diarrhée, délirium et coma. Le traitement vise à abaisser

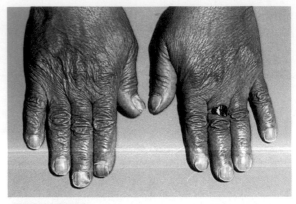

FIGURE 61.9

Acropachie thyroïdienne – Hippocratisme digital et enflure des doigts.

les taux d'hormones thyroïdiennes circulantes et à diminuer la gravité des manifestations cliniques de la crise thyréotoxique par un traitement pharmacologique approprié. Les interventions visant à soutenir les fonctions vitales consistent à maîtriser la détresse respiratoire, à abaisser la fièvre, à rétablir l'équilibre hydrique et à éliminer ou à contrôler le ou les facteurs de stress précipitants.

Examen clinique et examens paracliniques

Le diagnostic de l'hyperthyroïdie repose essentiellement sur les résultats de deux analyses de laboratoire mettant en évidence une réduction des taux de la TSH et une hausse des taux de thyroxine libre (T_4 libre). Il est également possible de tenir compte du total des taux de T_3 et de T_4, mais le résultat n'est pas concluant, car il tient compte des taux d'hormones libres et liées aux protéines, et

TABLEAU 61.5	Comparaison de l'hyperthyroïdie chez les jeunes adultes et les personnes âgées	
CARACTÉRISTIQUE	**JEUNES ADULTES**	**PERSONNES ÂGÉES**
Causes courantes	Maladie de Graves-Basedow dans une proportion supérieure à 90 % des cas	Maladie de Graves-Basedow ou goitre nodulaire toxique
Symptômes courants	Nervosité, irritabilité, perte de poids, intolérance à la chaleur, peau chaude et moite	Anorexie, perte de poids, apathie, lassitude, dépression, confusion
Goitre	Présent dans une proportion supérieure à 90 % des cas	Présent dans environ 50 % des cas
Ophtalmopathie	Exophtalmie présente dans 20 à 40 % des cas	Exophtalmie moins fréquente
Manifestations cardiaques	Tachycardie et palpitations courantes, mais absence d'insuffisance cardiaque	Angine, arythmie (surtout fibrillation auriculaire), insuffisance cardiaque possible

les hormones ne sont biologiquement actives que sous leur forme libre.

Le test diagnostique de fixation de l'iode radioactif (RAIU) met en évidence le taux de fixation et la localisation, ou dispersion, de l'iode radioactif. Ces éléments permettent de distinguer la maladie de Graves-Basedow des autres formes de thyroïdite. Dans le cas de la maladie de Graves-Basedow, il est possible d'observer une fixation homogène de 35 à 95 %, tandis que la fixation sera inférieure à 2 % dans le cas d'autres thyroïdites. S'il s'agit d'un goitre nodulaire, le taux de fixation sera dans les limites supérieures de la normale. La fixation est diffuse dans la maladie de Graves-Basedow, alors qu'une captation localisée à un nodule chaud suggère un adénome toxique, par exemple **ENCADRÉ 61.4**.

Processus thérapeutique en interdisciplinarité

L'objectif thérapeutique global de l'hyperthyroïdie consiste à inhiber les effets indésirables des hormones thyroïdiennes et à freiner leur sécrétion excessive. Les trois principales options thérapeutiques sont : 1) des médicaments antithyroïdiens ; 2) un traitement à l'iode radioactif ; 3) une thyroïdectomie subtotale **ENCADRÉ 61.4**. Le traitement à l'iode radioactif est, en général, le traitement de prédilection. Toutefois, le choix du traitement doit tenir compte de l'âge et des préférences du client, de la gravité du trouble et des critères aggravants, y compris la grossesse. Si l'intervention chirurgicale est envisagée, il faut habituellement administrer des médicaments antithyroïdiens et de l'iode pour produire un état euthyroïdien, c'est-à-dire dans lequel la thyroïde fonctionne normalement et régulièrement, et parfois même des inhibiteurs des récepteurs β-adrénergiques pour soulager les symptômes en phase préopératoire.

Pharmacothérapie

Le traitement pharmacologique de l'hyperthyroïdie consiste en l'administration de médicaments antithyroïdiens, d'iode et d'inhibiteurs des récepteurs β-adrénergiques. Ces médicaments sont utiles dans le traitement des états thyréotoxiques, mais ils ne sont pas curatifs. Ultimement, la radiothérapie ou la chirurgie peuvent s'avérer nécessaires.

| **Médicaments antithyroïdiens** | Les antithyroïdiens de première intention sont le propylthiouracil (PTU^{MD}) et le méthimazole (Tapazole^{MD}), qui inhibent la synthèse des hormones thyroïdiennes. Le PTU^{MD} empêche également la conversion périphérique de la T_4 en T_3. Bien qu'il existe des différences individuelles, une amélioration, une ou deux semaines après le début du traitement, et de bons résultats, après quatre à huit semaines, sont observés. Le traitement se poursuivra en général pendant 6 à 15 mois afin d'obtenir une rémission spontanée. Une rémission spontanée survient chez 20 à 40 % des clients atteints d'hyperthyroïdie. Les principaux désavantages de ces traitements pharmacologiques sont le manque d'adhérence au traitement et un taux élevé de récidives quand cesse le traitement. Le PTU^{MD}

Processus diagnostique et thérapeutique

ENCADRÉ 61.4   **Hyperthyroïdie**

Examen clinique et examens paracliniques
- Anamnèse et examen physique
- Examen ophtalmologique
- Électrocardiogramme (ECG)
- Tests de laboratoire
  - Taux sérique de TSH et de T_4 libre
  - Test de stimulation par l'hormone de libération de la thyréostimuline (TRH)
  - Anticorps thyroïdiens (p. ex., les anticorps antithyroperoxydase [TPO])
- Examen de fixation de l'iode radioactif

Processus thérapeutique
- Pharmacothérapie
  - Agents antithyroïdiens
    › propylthiouracil (PTU^{MD})
    › méthimazole (Tapazole^{MD})
  - Iode
  - Bêtabloquants adrénergiques
    › propranolol (Inderal^{MD})
    › aténolol (Tenormin^{MD})
- Radiothérapie
  - Iode radioactif
- Traitement chirurgical
  - Thyroïdectomie subtotale
- Traitement diététique
  - Régime hypercalorique
  - Régime riche en protéines
  - Repas fréquents

abaisse les taux hormonaux plus rapidement que le Tapazole^MD, mais il doit être pris trois fois par jour contrairement au Tapazole^MD qui est administré une seule fois par jour. La maladie de Graves-Basedow chez un client jeune, l'hyperthyroïdie durant la grossesse et la nécessité de réaliser un état euthyroïdien avant la chirurgie ou la radiothérapie sont les principales indications de ces médicaments.

Parotidite : Inflammation de la glande parotide, accompagnant une infection ou une intoxication.

| **Iode** | L'iode est utilisé avec d'autres antithyroïdiens avant une thyroïdectomie ou comme traitement au moment d'une crise thyréotoxique. L'iode administré à fortes doses inhibe rapidement la synthèse de la T_3 et de la T_4, et empêche la libération de ces hormones dans la circulation. Il diminue également la vascularisation de la glande thyroïde, rendant la chirurgie plus sécuritaire et plus facile. L'effet maximal de l'iode est habituellement observé en une à deux semaines. Comme l'effet thérapeutique tend à s'atténuer, l'administration prolongée n'est pas un moyen efficace de maîtriser l'hyperthyroïdie. L'iode est offert sous forme d'une solution saturée d'iodure de potassium (SSKI) et d'une solution de lugol.

| **Inhibiteurs des récepteurs β-adrénergiques** | Les inhibiteurs des récepteurs β-adrénergiques sont indiqués pour le soulagement des symptômes de la thyrotoxicose. Les symptômes résultent d'une augmentation de la stimulation des récepteurs β-adrénergiques provoquée par une quantité excessive d'hormones thyroïdiennes. Par exemple, le propranolol (Inderal^MD) peut être administré en association avec d'autres antithyroïdiens, et il apporte un soulagement rapide des symptômes. Pour sa part, l'aténolol (Tenormin^MD) est un inhibiteur des récepteurs β-adrénergiques cardiosélectif de prédilection comme traitement de l'hyperthyroïdie chez un client atteint d'asthme ou d'une maladie cardiaque.

Radiothérapie à l'iode

En l'absence de grossesse, la radiothérapie à l'iode est le traitement de choix qui convient à la majorité des adultes. Avant d'utiliser ce traitement, il faut procéder à un test de grossesse chez toutes les femmes en âge de procréer. La radiothérapie à l'iode endommage ou détruit le tissu thyroïdien, avec pour conséquence une réduction de la sécrétion hormonale. La réponse à la radiothérapie à l'iode est lente, et il se peut que son effet maximal n'apparaisse qu'après deux ou trois mois. C'est pourquoi le traitement consiste habituellement en l'administration d'antithyroïdiens et de propranolol avant et pendant les trois premiers mois de la radiothérapie, jusqu'à ce que les effets de la radiothérapie deviennent apparents. Bien que la radiothérapie à l'iode soit efficace, elle engendre souvent de l'hypothyroïdisme, et ce, dans une proportion atteignant 80 % des personnes ayant reçu ce traitement. Par conséquent,

le client doit avoir recours à une hormonothérapie thyroïdienne substitutive pour le reste de sa vie. En raison de la fréquence élevée d'hypothyroïdie à la suite de la radiothérapie à l'iode, il convient d'informer le client et ses proches des symptômes de l'hypothyroïdie et de les aviser de consulter le prestataire de soins si ces symptômes apparaissent.

La radiothérapie à l'iode est administrée en consultation externe. Étant donné que la dose thérapeutique d'iode radioactif est faible, il n'est pas nécessaire de prendre les précautions d'usage relatives au matériel radioactif. Il faut prévenir le client de la possibilité de thyroïdite ou de **parotidite** de radiation pouvant occasionner la sécheresse et l'irritation de la bouche et de la gorge. Ces symptômes peuvent être soulagés par des gorgées d'eau, de la glace broyée ou l'utilisation 3 à 4 fois par jour d'un gargarisme préparé de la façon suivante : dans 500 ml d'eau tiède, diluer 5 ml de sel et 5 ml de bicarbonate de soude. Le malaise peut subsister trois à quatre jours.

Traitement chirurgical

La thyroïdectomie est indiquée chez un client qui présente un goitre volumineux comprimant la trachée et qui n'a pas répondu au traitement antithyroïdien, ou chez celui qui présente un cancer de la thyroïde. La chirurgie peut aussi être réalisée dans les cas où la radiothérapie à l'iode n'est pas indiquée. Par rapport à la radiothérapie à l'iode, la thyroïdectomie a l'avantage de se traduire par une réduction plus rapide des taux de T_3 et de T_4.

La thyroïdectomie subtotale est l'intervention de prédilection et consiste en l'ablation d'une portion substantielle (90 %) de la glande thyroïde. Toutefois, l'exérèse d'une trop grande quantité de tissu empêchera la régénération thyroïdienne postopératoire, et il s'ensuivra une hypothyroïdie.

La thyroïdectomie endoscopique est une intervention minimalement effractive. Elle consiste en plusieurs petites incisions par lesquelles un endoscope et des instruments permettant la résection du tissu thyroïdien ou des nodules sont introduits. Cette intervention convient à l'ablation de petits nodules (inférieurs à 3 cm) en l'absence de cancer. Par rapport à la thyroïdectomie classique, la thyroïdectomie endoscopique a l'avantage de laisser une plus petite cicatrice, de provoquer moins de douleur et de permettre un retour plus rapide aux activités habituelles. Les complications postopératoires consistent en une hypoparathyroïdie, des lésions aux glandes parathyroïdes ou leur ablation par inadvertance, avec pour conséquence une hypoparathyroïdie pouvant occasionner une hypocalcémie. Une hémorragie, une lésion du nerf laryngé inférieur ou du nerf laryngé supérieur, une crise thyréotoxique et une infection sont d'autres complications qui peuvent également survenir.

Recommandations nutritionnelles

Le risque de carences nutritionnelles est élevé, étant donné l'augmentation du métabolisme. Un régime hypercalorique (de 4 000 à 5 000 calories par jour) peut être prescrit pour assouvir la faim et prévenir la dégradation tissulaire. Pour ce faire, le régime peut comprendre six repas par jour, des collations riches en protéines, en glucides, en minéraux et en vitamines, particulièrement en vitamine A, en thiamine, en vitamine B_6 et en vitamine C. La teneur en protéines doit s'établir à 1 à 2 g/kg de la masse corporelle idéale. Il faut augmenter l'apport en glucides afin de compenser l'augmentation du métabolisme. Les glucides fournissent l'énergie et réduisent l'utilisation par l'organisme des réserves de protéines. Il convient d'avertir le client d'éviter les mets très assaisonnés et riches en fibres qui peuvent stimuler davantage le tractus gastro-intestinal déjà hyperactif. Il faut offrir des solutions de rechange aux boissons contenant de la caféine, comme le café, le thé et le cola, car leur effet stimulant peut accroître l'agitation et les troubles du sommeil. De plus, le recours à une nutritionniste permet d'apporter des conseils sur les mesures appropriées qui sauront combler les besoins du client atteint d'hyperthyroïdie.

Soins et traitements infirmiers

CLIENT ATTEINT D'HYPERTHYROÏDIE

Collecte des données

Les données subjectives et objectives qui doivent être obtenues chez un client atteint d'hyperthyroïdie sont présentées à l'**ENCADRÉ 61.5**.

Analyse et interprétation des données

L'analyse et l'interprétation des données relatives à l'hyperthyroïdie comprennent, mais sans s'y limiter, les éléments présentés dans le **PSTI 61.1**.

Collecte des données

ENCADRÉ 61.5 Hyperthyroïdie

Données subjectives

- Renseignements importants concernant la santé :
  - Âge
  - Antécédents de santé : goitre préexistant ; infection ou traumatisme récent ; immigration de régions où la carence en iode est prévalente ; maladie auto-immune
  - Médicaments : prise d'hormones thyroïdiennes, de plantes médicinales pouvant contenir des hormones thyroïdiennes
- Modes fonctionnels de santé :
  - Perception et gestion de la santé : antécédents familiaux de troubles thyroïdiens ou auto-immuns
  - Nutrition et métabolisme : apport insuffisant d'iode ; perte de poids ; augmentation de l'appétit, de la soif ; nausées
  - Élimination : diarrhée ; polyurie ; sudation
  - Activités et exercices : dyspnée à l'effort ; palpitations ; faiblesse musculaire, fatigue
  - Sommeil et repos : insomnie
  - Cognition et perception : douleurs thoraciques ; nervosité ; intolérance à la chaleur ; prurit difficulté à se concentrer
  - Sexualité et reproduction : baisse de la libido ; impuissance ; aménorrhée ou irrégularités menstruelles (chez les femmes) ; infertilité
  - Adaptation et tolérance au stress : labilité émotionnelle, irritabilité, agitation altérations de la personnalité, délirium

Données objectives

- Observations générales : agitation, discours et mouvements corporels rapides, hyperthermie ; thyroïde hypertrophiée ou nodulaire, surplus de poids ou minceur
- Système visuel : exophtalmie, rétraction palpébrale ; clignements occasionnels ; yeux rouges (sécheresse)
- Système tégumentaire : peau chaude, diaphorétique, lisse ; ongles minces, détachés ; cheveux fins, soyeux ; perte de cheveux ; érythème palmaire ; hippocratisme digital ; pigmentation blanche de la peau (vitiligo) ; œdème diffus des jambes et des pieds
- Système respiratoire : tachypnée ; intolérance à l'effort
- Système cardiovasculaire : tachycardie, pouls bondissant, souffles systoliques, arythmie, hypertension
- Système gastro-intestinal : augmentation des bruits intestinaux ; hépatosplénomégalie
- Système nerveux : hyperréflexie ; diplopie ; légers tremblements des mains, de la langue, des paupières ; stupeur, coma
- Système musculosquelettique : atrophie musculaire
- Système reproducteur : gynécomastie chez les hommes
- Résultats possibles aux examens paracliniques : $\uparrow T_3$, $\uparrow T_4$; $\uparrow$ captation de la résine T_3 ; $\downarrow$ TSH ; hypertrophie cardiaque à la radiographie thoracique ; tachycardie, fibrillation auriculaire à l'ECG

PSTI 61.1 | **Hyperthyroïdie**

PROBLÈME DÉCOULANT DE LA SITUATION DE SANTÉ	**Intolérance à l'effort** liée à de la fatigue, à de l'épuisement et à une intolérance à la chaleur découlant d'un hypermétabolisme, comme en témoignent les plaintes du client concernant la faiblesse, l'incapacité à effectuer des activités courantes, le déficit de l'attention, les pertes de mémoire, la dyspnée, la tachycardie et l'irritabilité.

OBJECTIFS	• Le client suivra un programme d'activités qui lui permettra de maintenir un équilibre entre l'activité physique et les activités de conservation d'énergie.
	• Le client rapportera une tolérance accrue à l'effort en étant moins faible et fatigué.

RÉSULTATS ESCOMPTÉS	INTERVENTIONS INFIRMIÈRES ET JUSTIFICATIONS
Énergie psychomotrice et conservation d'énergie • Maintien de la fréquence cardiaque et respiratoire dans les valeurs attendues durant un effort • Concentration suffisante tout au long d'une activité donnée • Capacité à effectuer des activités de la vie quotidienne (surtout les soins d'hygiène et les soins personnels) sans dyspnée ni sensation d'épuisement • Capacité à faire des activités physiques au quotidien et augmentation de la capacité physique, tout en étant à l'aise	**Gestion de l'énergie** • Surveiller les signes d'excès de fatigue physique et émotionnelle chez le client, car l'hyperthyroïdie entraîne le catabolisme des protéines, la suractivité et l'augmentation du métabolisme, ce qui conduit à l'épuisement. • Surveiller la réponse cardiorespiratoire à l'effort (p. ex., la tachycardie, d'autres types d'arythmies, la dyspnée, la diaphorèse, la pâleur, la pression artérielle et la fréquence respiratoire), car la tachycardie et les élévations de la P.A. peuvent indiquer une activité excessive. • Aider à effectuer les activités physiques normales (p. ex., le déplacement, le transfert, le changement de position et les soins personnels) pour s'assurer de répondre aux besoins quotidiens du client. • Aider le client à comprendre les principes de conservation d'énergie (p. ex., la nécessité de restreindre ses activités ou de se reposer au lit) pour lui éviter de se fatiguer. • Aider le client à prévoir des périodes de repos. • Éviter les activités de soins au cours des périodes prévues pour le repos pour assurer des périodes de repos suffisantes.

PROBLÈME DÉCOULANT DE LA SITUATION DE SANTÉ	**Alimentation inférieure aux besoins de l'organisme (déséquilibre alimentaire)** liée à une accélération du métabolisme et à une apport calorique insuffisant, comme en témoignent les plaintes du client concernant la perte de poids (poids corporel plus faible que le poids optimal).

OBJECTIFS	• Le client maintiendra un poids proportionnel à sa taille (poids visé : _____kg ou _____lb).
	• Le client consommera suffisamment d'aliments et de liquides pour répondre à ses besoins nutritionnels.
	• Le client corrigera ses carences nutritionnelles.

RÉSULTATS ESCOMPTÉS	INTERVENTIONS INFIRMIÈRES ET JUSTIFICATIONS
État nutritionnel : apport en nutriments • Modification du régime alimentaire du client en fonction des recommandations • Consommation de liquides et d'aliments répondant aux besoins évalués en calories, en protéines, en glucides, en vitamines et en minéraux • Maintien du poids corporel visé • Absence de signes de déshydratation • Augmentation de l'énergie	**Gestion nutritionnelle** • Déterminer, en collaboration avec la nutritionniste, le nombre de calories et le type d'aliments nécessaires pour répondre aux besoins nutritionnels. • Cerner les préférences alimentaires du client pour constater l'étendue du problème et planifier les interventions appropriées. • Fournir au client des bouchées et des boissons nutritives, hypercaloriques, riches en protéines et faciles à consommer, car l'hyperthyroïdie augmente la vitesse du métabolisme. Il faut donc prévenir la dégradation musculaire et la perte de poids. • Offrir des collations (p. ex., donner souvent des boissons, des fruits ou du jus de fruits frais) pour maintenir un apport calorique suffisant. • Consulter les données consignées sur l'apport alimentaire du client pour vérifier le contenu nutritionnel et les calories afin d'évaluer l'état nutritionnel. • Peser le client aux intervalles appropriés pour évaluer l'efficacité du plan nutritionnel. • Fournir de l'information pertinente sur les besoins nutritionnels et la façon de les satisfaire pour encourager les autosoins. • Aider le client à recevoir de l'aide de programmes communautaires de nutrition.

Planification des soins

Les objectifs généraux pour le client qui souffre d'hyperthyroïdie sont de :

- présenter une réduction de ses symptômes ;
- prévenir les complications sérieuses liées à la maladie ou au traitement ;
- maintenir un bon équilibre nutritionnel ;
- collaborer au plan de traitement.

Interventions cliniques

Phase aiguë

Le traitement de l'hyperthyroïdie se fait généralement en consultation externe. Cependant, dans le cas d'une thyrotoxicose aiguë (tempête thyroïdienne) ou d'une thyroïdectomie, l'hospitalisation s'impose pour recevoir les soins appropriés.

I Thyrotoxicose aiguë I La thyrotoxicose aiguë est un syndrome systémique qui exige un traitement énergique, souvent offert à l'unité des soins intensifs. Dans le traitement de la thyrotoxicose aiguë, il convient d'avoir recours à des médicaments qui inhibent la production d'hormones thyroïdiennes ainsi qu'à des médicaments qui inhibent le système nerveux sympathique. Des interventions visant à soutenir les fonctions vitales doivent également être mises en place. Ces interventions comportent entre autres la surveillance pour déceler les arythmies et la décompensation cardiaques, l'oxygénation appropriée ainsi que l'administration par voie I.V. de solutions visant à remplacer les pertes hydroélectrolytiques. En cas de vomissements et de diarrhées, la surveillance de l'équilibre hydrique et électrolytique revêt aussi une grande importance.

La chambre doit permettre au client de se reposer dans un environnement calme et tranquille étant donné qu'une augmentation du métabolisme cause des troubles du sommeil. Assurer un repos adéquat peut s'avérer un défi en raison de l'irritabilité et de l'agitation du client. Parmi les interventions à cibler, il convient de s'assurer que le client a accès à une chambre où il ne fait pas trop chaud, à l'écart du bruit, des grands malades ou des endroits très passants ; d'utiliser des couvertures légères et de changer le lit souvent si le client transpire beaucoup ; d'encourager et d'aider le client à faire des exercices sollicitant des groupes de muscles volumineux afin d'évacuer la tension nerveuse et d'atténuer l'agitation (les tremblements peuvent nuire à la coordination des petits muscles) ; et d'établir une relation de confiance pour aider le client à faire face aux situations stressantes et à diminuer son anxiété.

L'irritation et la sécheresse oculaires provoquées par l'exophtalmie risquent d'endommager la cornée. Ce trouble peut aussi s'accompagner de douleur orbitale. Les soins visant à soulager la douleur oculaire et à prévenir l'ulcération de la cornée consistent en l'application de larmes artificielles en vue d'humidifier la membrane conjonctivale. De plus, la restriction en sel peut contribuer à réduire l'œdème périorbital. L'infirmière doit aussi s'assurer de maintenir la tête de lit surélevée et la tête du client en position alignée avec le reste du corps pour favoriser le drainage veineux de la région périorbitale. Des verres fumés foncés permettent de réduire l'éblouissement et préviennent l'irritation occasionnée par la fumée, les courants d'air, la poussière et la saleté. Si les paupières demeurent entrouvertes, l'infirmière pourra les maintenir fermées en appliquant délicatement un ruban adhésif. Pour maintenir la souplesse, l'infirmière montre au client comment exercer plusieurs fois par jour les muscles intraoculaires par des rotations des yeux. Des soins d'hygiène et cosmétiques peuvent contribuer à réduire la perte d'estime de soi qui peut résulter des changements de l'image corporelle. Si l'exophtalmie est sévère, l'équipe médicale peut recourir à la corticothérapie, à la radiothérapie des tissus rétro-orbitaux, à la décompression orbitale ou à une chirurgie correctrice des paupières ou des muscles.

I Thyroïdectomie I Si la thyroïdectomie subtotale est le traitement de choix, il faut bien préparer le client pour éviter les complications postopératoires. La thyrotoxicose peut être atténuée par l'administration d'iode ou de propylthiouracil (PTU(MD)) avant l'intervention. L'administration d'iode consiste à boire, à l'aide d'une paille, une solution d'iode diluée dans de l'eau ou du jus après le repas. L'infirmière doit vérifier les signes d'intoxication à l'iode, notamment un gonflement des muqueuses, dont la muqueuse buccale, une salivation excessive, des nausées, des vomissements et des réactions cutanées. Si l'intoxication survient, il faut cesser l'administration d'iode et aviser l'équipe médicale.

Avant la chirurgie, l'infirmière doit renseigner le client sur les mesures concernant son bien-être et sa sécurité. Elle lui apprend les exercices de toux forcée et de respiration profonde (avec ou sans inspirométrie) et à faire des exercices avec les jambes, en insistant sur leur importance. Elle lui montre comment il doit supporter sa tête avec ses mains lorsqu'il se tourne dans le lit afin de réduire la pression sur les points de suture. L'infirmière lui apprend aussi les exercices visant l'amplitude des mouvements du cou et l'informe des soins postopératoires habituels comme l'administration de solutions I.V. Enfin, elle le prévient également qu'il lui sera probablement difficile de parler pendant une brève période après l'intervention.

Des lésions récurrentes du nerf laryngé entraînent une paralysie des cordes vocales. Si la paralysie touche les deux cordes vocales, il s'ensuivra une obstruction spasmodique des voies respiratoires qui exigera une trachéotomie d'urgence.

La respiration peut également devenir difficile en raison de l'œdème important des tissus mous du cou, d'hémorragie ou de la formation d'un hématome. L'œdème du nerf laryngé peut rendre la respiration difficile et se manifester par un stridor laryngé (bruit respiratoire strident aigu). Le stridor laryngé peut aussi être associé à la tétanie qui survient lorsque les glandes parathyroïdes sont excisées ou endommagées durant la chirurgie, ce qui entraîne une hypocalcémie. Le traitement de la tétanie consiste en l'administration I.V. de sels de calcium tels le gluconate ou le gluceptate de calcium.

À la suite de la thyroïdectomie, les soins postopératoires consistent à :

- placer l'opéré en position semi-Fowler et supporter la tête à l'aide d'oreillers afin d'éviter la flexion du cou et toute tension des lignes de suture ;
- surveiller les signes vitaux ;
- évaluer l'opéré toutes les 2 heures pendant 24 heures en vue de détecter les signes d'hémorragie ou de compression trachéale pouvant se manifester par une respiration irrégulière ou bruyante, un gonflement du cou, des déglutitions rapides, une sensation de plénitude au niveau de l'incision, une suffocation et la présence de sang sur les pansements antérieur ou postérieur ;
- compléter l'évaluation initiale par la recherche de signes de tétanie secondaire à l'hypoparathyroïdie (p. ex., des picotements dans les orteils et les doigts ou dans la région péribuccale, des

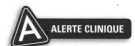

ALERTE CLINIQUE

Bien qu'elle ne soit pas fréquente, l'obstruction des voies respiratoires supérieures peut survenir après l'intervention. L'obstruction des voies respiratoires est une urgence médicale. L'oxygène, l'appareil à aspiration et un plateau des instruments nécessaires à la cricothyroïdotomie doivent être à portée de main dans la chambre de la personne opérée.

61

17

Les signes de Trousseau et de Chvostek sont présentés dans le chapitre 17, *Déséquilibres hydroélectrolytiques et acidobasiques.*

soubresauts musculaires, une appréhension). Rechercher le **signe de Trousseau** et le **signe de Chvostek** pendant une période de 72 heures à la suite de l'opération ▶ **17** ;

- évaluer la difficulté d'élocution et l'enrouement (il faut toutefois s'attendre à un certain enrouement au cours des trois ou quatre jours suivant l'intervention en raison de l'œdème) ;

- soulager la douleur postopératoire.

Si aucune complication ne survient en phase postopératoire, le client peut se lever dans les heures qui suivent la chirurgie, prendre des liquides dès qu'il peut les tolérer et se nourrir d'aliments mous le lendemain de l'intervention.

L'apparence de l'incision peut inquiéter grandement le client. L'infirmière peut alors le rassurer en lui expliquant que la cicatrice pâlira, qu'elle aura à la longue l'apparence d'une ride normale et qu'elle peut être facilement camouflée à l'aide d'un foulard, d'un col haut ou d'un bijou.

Soins ambulatoires et soins à domicile

| **Soins postopératoires** | L'infirmière doit souligner au client et à ses proches l'importance d'un suivi périodique rigoureux afin de suivre l'évolution du retour à l'équilibre des hormones thyroïdiennes. Le suivi s'effectue toutes les deux semaines le premier mois, puis au moins deux fois par année par la suite afin d'évaluer l'évolution de l'hypothyroïdie. Dans la plupart des cas, il est possible d'observer une période d'hypothyroïdie relative immédiatement après la chirurgie en raison de la réduction substantielle du volume de la glande. Toutefois, une hypertrophie du tissu restant survient habituellement et il s'ensuit un recommencement de la production d'hormones ; aussi, ce processus est relativement long. L'administration

d'hormones thyroïdiennes exogènes inhibe la sécrétion de TSH par l'hypophyse et peut retarder la restauration de la fonction glandulaire normale et la régénérescence tissulaire de la thyroïde.

Si le client a subi une thyroïdectomie totale, il devra recevoir une hormonothérapie substitutive pour le reste de sa vie. Il faut informer le client des signes et des symptômes de l'insuffisance thyroïdienne évolutive et lui mentionner de consulter le prestataire de soins, au besoin. L'hypothyroïdie est relativement facile à traiter par l'administration d'hormones thyroïdiennes de substitution.

L'apport calorique doit être réduit substantiellement et doit être inférieur à celui avant la chirurgie afin de prévenir la prise de poids. Une quantité appropriée d'iode est nécessaire pour favoriser la fonction thyroïdienne ; toutefois, en excès, l'iode peut aussi l'inhiber. La consommation de fruits de mer une ou deux fois par semaine et l'utilisation normale de sel iodé devraient fournir un apport suffisant. Il faut inciter le client à faire régulièrement de l'exercice comme moyen de stimuler la glande thyroïde. L'infirmière doit également recommander au client d'éviter une température ambiante élevée, car elle inhibe la régénérescence thyroïdienne.

Évaluation des résultats

Pour le client atteint d'hyperthyroïdie, les résultats escomptés à la suite des soins et des interventions cliniques sont :

- de soulager ses symptômes ;

- d'éviter les complications sérieuses secondaires à la maladie ou au traitement ;

- d'adhérer au plan thérapeutique.

61.4.5   Hypothyroïdie
Étiologie et physiopathologie

L'**hypothyroïdie** résulte d'une insuffisance d'hormones thyroïdiennes circulantes en raison de diverses anomalies. Elle peut être qualifiée de primaire (associée à la destruction du tissu thyroïdien ou à un défaut de la synthèse hormonale), de secondaire (associée à une maladie hypophysaire accompagnée d'une réduction de la sécrétion de TSH) ou de tertiaire (liée à une dysfonction hypothalamique avec une réduction de la sécrétion de l'hormone de libération de la thyréostimuline). L'hypothyroïdie peut également être transitoire à la suite d'une thyroïdite ou de l'arrêt de l'hormonothérapie thyroïdienne. Au Canada, environ 2 personnes sur 100 souffrent d'hypothyroïdie (Fondation canadienne de la thyroïde, 2010).

La carence en iode est la cause la plus fréquente d'hypothyroïdie dans le monde. En Amérique du Nord, la cause la plus commune de l'hypothyroïdie primaire est l'atrophie de la glande thyroïde. Cette atrophie est souvent le résultat de la thyroïdite de Hashimoto, de la maladie de Graves-Basedow et des maladies auto-immunes qui détruisent la glande thyroïde. L'hypothyroïdie peut aussi survenir à la suite du

traitement de l'hyperthyroïdie, particulièrement lorsqu'il y a ablation chirurgicale de la thyroïde ou utilisation de la radiothérapie à l'iode. Elle peut également être secondaire à l'administration de médicaments tels l'amiodarone, qui contient de l'iode, et le lithium, qui inhibe la production hormonale.

Le **crétinisme**, une hypothyroïdie qui se manifeste dans l'enfance, est engendré par une insuffisance hormonale thyroïdienne durant la période fœtale ou au tout début de la vie. Au Canada, le dépistage d'une réduction de la fonction thyroïdienne dès la naissance se fait grâce à un prélèvement sanguin (Fondation canadienne de la thyroïde, 2010).

Manifestations cliniques

Tous les états hypothyroïdiens ont certains traits en commun, indépendamment de la cause. Les manifestations varient selon la gravité et la durée de la carence thyroïdienne, ainsi que selon l'âge du client à l'apparition de cette carence **TABLEAU 61.3**.

L'hypothyroïdie produit des effets généraux caractérisés par un ralentissement insidieux et non spécifique des processus organiques. La présentation clinique peut varier, allant de l'absence de symptômes jusqu'à l'apparition des symptômes classiques et des changements physiques qui peuvent être facilement décelés à l'examen physique. À moins que l'hypothyroïdie soit secondaire à une thyroïdectomie ou à l'administration d'antithyroïdiens, les symptômes peuvent apparaître sur une période allant de quelques mois à des années. Leur gravité dépend de l'importance de la carence en hormones thyroïdiennes et des effets physiologiques à long terme de cette carence. Les effets à long terme peuvent toucher tous les systèmes de l'organisme, mais ils sont plus prononcés pour les systèmes nerveux, gastro-intestinal, hématologique, cardiovasculaire et reproducteur.

Le client se sent souvent fatigué et léthargique, et il peut présenter des changements de personnalité de même qu'une altération de l'état mental. Les changements de l'état mental comprennent des troubles de la mémoire, une élocution lente, un manque d'initiative et de la somnolence. La personne qui en souffre semble déprimée et, même si elle dort durant de longues périodes, les stades du sommeil sont perturbés (Dursunoglu, Ozkurt & Sarikaya, 2009).

De plus, l'hypothyroïdie se traduit par une réduction du débit cardiaque et une diminution de la contractilité cardiaque. Il peut s'ensuivre une faible tolérance et un essoufflement à l'effort. Dans le cas d'un trouble cardiaque préexistant, l'hypothyroïdie risque de compromettre l'hémodynamie de façon importante (Lee & Wira, 2009).

L'hypothyroïdie cause souvent de l'anémie. Les taux d'érythropoïétine peuvent être normaux ou inférieurs aux valeurs habituelles. Étant donné le ralentissement du métabolisme, la demande en oxygène s'en trouve réduite, et il en résulte une diminution de l'hématocrite. D'autres troubles hématologiques sont liés à une carence en cobalamine, en fer et en folate. Le client peut aussi faire des ecchymoses facilement. En plus des troubles du système hématologique, une hausse de la cholestérolémie et de la triglycéridémie ainsi qu'une accumulation de mucopolysaccharides dans l'intima des petits vaisseaux sanguins peuvent causer une athérosclérose coronarienne. L'accumulation est rarement symptomatique, c'est-à-dire qu'elle n'est pas caractérisée par l'angine, puisqu'une réduction de la consommation d'oxygène par le myocarde survient dans l'hypothyroïdie.

L'hypothyroïdie s'accompagne aussi d'un ralentissement de la motilité GI et souvent d'une achlorhydrie, soit une absence ou une réduction de l'acide chlorhydrique. De nombreux clients se plaignent de constipation qui peut devenir opiniâtre, mais qui provoque rarement une obstruction intestinale.

Parmi les autres changements physiques, il convient de mentionner l'intolérance au froid, la perte de cheveux, la sécheresse et la rugosité cutanées, des ongles cassants, une voix rauque, la faiblesse musculaire, l'œdème et un gain pondéral. Cette dernière manifestation s'explique par un ralentissement du métabolisme.

L'hypothyroïdie grave et prolongée peut entraîner un **myxœdème**, soit l'accumulation de mucopolysaccharides hydrophiles dans le derme et d'autres tissus **FIGURE 61.10**. Cet œdème mucineux est à l'origine du faciès caractéristique de l'hypothyroïdie, c'est-à-dire un visage bouffi ayant l'aspect d'un masque et un œdème périorbital. Les personnes atteintes d'hypothyroïdie disent avoir une piètre image d'elles-mêmes en raison de leur incapacité et de leur apparence.

Les femmes atteintes d'hypothyroïdie se plaignent souvent de ménorragie et peuvent présenter des cycles anovulatoires se traduisant par une infertilité (Poppe, Velkeniers & Glinoer, 2008).

Chez la personne âgée, les manifestations classiques de l'hypothyroïdie (y compris la fatigue, la peau sèche et froide, la voix rauque, la perte de cheveux, la constipation et l'intolérance au froid) peuvent être attribuées au vieillissement normal. C'est pourquoi les symptômes risquent de ne pas éveiller la suspicion d'un trouble sous-jacent. Il convient donc d'évaluer la fonction thyroïdienne chez la personne âgée qui souffre de confusion, de léthargie et de dépression.

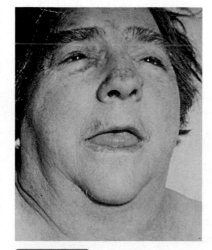

FIGURE 61.10

Manifestations courantes du myxœdème – Peau terne et bouffie, cheveux clairsemés et rugueux, œdème périorbital, langue volumineuse.

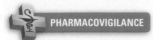
Complications

La lenteur mentale, la somnolence et la léthargie associées à l'hypothyroïdie peuvent progresser graduellement ou brusquement, et aboutir à une altération de la conscience ou à un coma. Ce trouble, appelé coma myxœdémateux, constitue une urgence médicale. Il peut être déclenché par une infection, une administration de médicaments (particulièrement les opiacés, les sédatifs et les barbituriques), une exposition au froid ou par un traumatisme. Il se caractérise par une température inférieure à la normale, une hypotension et une hypoventilation. Pour assurer la survie du client, il faut soutenir les fonctions vitales et administrer par voie I.V. des hormones thyroïdiennes de substitution.

Examen clinique et examens paracliniques

Les analyses de laboratoire les plus courantes et les plus fiables pour l'évaluation de la fonction thyroïdienne sont le dosage de la TSH et de la T_4 libre (Larsen, Davies, Schlumberger & Hay, 2008). Ces données corrélées avec les symptômes recueillis au moment de l'anamnèse et de l'examen physique permettent de confirmer le diagnostic. Les taux sériques de TSH aident à déterminer la cause de l'hypothyroïdie. Un taux élevé suggère une anomalie de la glande thyroïde, tandis qu'un taux faible signifie une anomalie de l'hypophyse ou de l'hypothalamus. Une augmentation de la TSH consécutive à une injection de TRH laisse supposer une dysfonction hypothalamique, alors que si la TSH demeure stable, il faut soupçonner une dysfonction de l'hypophyse antérieure **ENCADRÉ 61.6**. La présence d'anticorps antithyroperoxydase thyroïdienne suggère un trouble d'origine auto-immune (Larsen *et al.*, 2008). Les autres résultats anormaux aux analyses de laboratoire incluent des taux élevés de cholestérol, de triglycérides, de créatine kinase et une anémie **TABLEAU 61.4**.

Processus thérapeutique en interdisciplinarité

Le traitement de l'hypothyroïdie vise généralement la restauration d'un état euthyroïdien d'une manière aussi sécuritaire et rapide que possible à l'aide d'hormones de remplacement. Un régime hypocalorique est indiqué pour favoriser la perte de poids.

La lévothyroxine (Synthroid^MD ou Eltroxin^MD) est le médicament de choix dans le traitement de l'hypothyroïdie. Chez le client jeune et par ailleurs en santé, la dose d'entretien de l'hormonothérapie substitutive est ajustée en fonction de la réponse au traitement et des résultats des analyses de laboratoire. Chez la personne âgée et chez le client dont la fonction cardiaque est compromise, il est recommandé d'abaisser la dose initiale, car la dose habituelle risque d'augmenter la demande du myocarde en oxygène. L'augmentation de la demande en oxygène peut entraîner de l'angine et des arythmies cardiaques. Le client qui éprouve des douleurs thoraciques au début d'une hormonothérapie thyroïdienne substitutive doit consulter immédiatement le prestataire de soins. Il faudra alors procéder à un électrocardiogramme et au dosage des enzymes cardiaques.

En l'absence de réactions défavorables, il convient d'augmenter la dose à des intervalles de quatre à six semaines. De nombreuses préparations de lévothyroxine sont actuellement offertes sur le marché. Il faut aviser les utilisateurs de faire vérifier leur taux sérique de TSH quatre à six semaines après avoir changé de préparation de lévothyroxine et à chaque ajustement de dose.

Bien qu'il ne soit pas en vente au Canada, le liotrix est un mélange synthétique de lévothyroxine (T_4) et de liothyronine (T_3) dans une proportion de 4:1. Il est utilisé dans le traitement de l'hypothyroïdie grave, car il possède un début d'action et un pic d'action (de deux à trois jours) plus rapides que la lévothyroxine (de une à trois semaines).

Processus diagnostique et thérapeutique

ENCADRÉ 61.6	**Hypothyroïdie**

Examen clinique et examens paracliniques

- Anamnèse et examen physique
- Taux sérique de TSH et taux de T_4 libre
- Taux sérique de T_3 et de T_4
- Test de stimulation par la TRH
- Anticorps antithyroperoxydase

Processus thérapeutique

- Hormonothérapie thyroïdienne substitutive (p. ex., la lévothyroxine)
- Mesure des taux d'hormones thyroïdiennes et ajustement de la posologie, au besoin
- Traitement diététique pour favoriser la perte de poids
- Enseignement au client et au proche aidant **ENCADRÉ 61.7**

CLIENT ATTEINT D'HYPOTHYROÏDIE

Collecte des données

Une évaluation minutieuse peut révéler des changements précoces et subtils d'une dysfonction thyroïdienne. Au moment de l'évaluation d'un client susceptible d'être atteint d'hypothyroïdie, l'infirmière doit lui poser des questions sur les points suivants : gain de poids, trouble de la mémoire, état dépressif, fatigue, difficulté et lenteur d'élocution, intolérance au froid, modifications cutanées telles qu'une plus grande sécheresse ou un épaississement de la peau, de la constipation, de la dyspnée, des paresthésies et des douleurs musculaires. Il convient aussi d'interroger le client sur ses réactions au traitement à base d'iode qu'il vient d'entreprendre. L'infirmière doit également évaluer la présence de bradycardie, de distension abdominale et d'ongles cassants, ainsi que la sécheresse et la froideur de la peau.

Analyse et interprétation des données

L'analyse et l'interprétation des données relatives à l'hypothyroïdie comprennent, mais sans s'y limiter, les éléments présentés dans le **PSTI 61.2**.

Planification des soins

Les objectifs généraux pour le client atteint d'hypothyroïdie sont :

- de présenter un soulagement des symptômes ;
- de maintenir un état euthyroïdien ;
- de conserver une image de soi positive ;
- d'adhérer à l'hormonothérapie thyroïdienne substitutive pour le reste de sa vie ;
- de présenter le moins de complications possible.

Plan de soins et de traitements infirmiers

PSTI 61.2	**Hypothyroïdie**
PROBLÈME DÉCOULANT DE LA SITUATION DE SANTÉ	**Alimentation qui excède les besoins de l'organisme (désiquilibre alimentaire)** liée à un apport calorique supérieur à la vitesse du métabolisme, comme en témoigne le gain de poids qui découle d'un ralentissement du métabolisme.
OBJECTIFS	• Le client atteindra un poids proportionnel à sa taille (poids visé : _____ kg ou _____ lb). • Le client maintiendra un apport calorique qui répond à ses besoins nutritionnels.
RÉSULTATS ESCOMPTÉS	**INTERVENTIONS INFIRMIÈRES ET JUSTIFICATIONS**
Comportements de maintien d'un poids santé • Compréhension des liens entre un régime thérapeutique adéquat (alimentation et exercices) et la gestion du poids • Modification des habitudes de vie (alimentation et activités physiques) en vue d'une meilleure gestion du poids • Consommation de liquides et d'aliments répondant aux besoins évalués • Atteinte du poids visé	**Gestion du poids** • Discuter avec le client des problèmes de santé qui peuvent influer sur le poids pour le rassurer sur le fait qu'il est possible de maintenir un poids santé en traitant l'hypothyroïdie. • Discuter avec le client des liens qui existent entre l'apport alimentaire, l'exercice ainsi que la prise et la perte de poids pour faciliter la compréhension de la gestion du poids. • Déterminer le poids idéal du client pour fixer des objectifs hebdomadaires de perte de poids. • Aider à créer des menus équilibrés qui correspondent à l'énergie dépensée. • Concevoir avec le client une méthode pour consigner quotidiennement son apport alimentaire, ses séances d'exercice et sa variation de poids pour favoriser la progression vers l'objectif final. **Gestion nutritionnelle** • Déterminer, en collaboration avec la nutritionniste, le nombre de calories et le type d'aliments nécessaires pour répondre aux besoins nutritionnels. • Fournir de l'information pertinente sur les besoins nutritionnels et la façon de les satisfaire pour que le client soit plus enclin à suivre les restrictions alimentaires. • Consulter les données consignées sur l'apport alimentaire du client pour vérifier le contenu nutritionnel et les calories afin d'évaluer la gestion de son alimentation. • Peser le client aux intervalles appropriés pour suivre les progrès accomplis dans l'atteinte du poids visé.

61

PROBLÈME DÉCOULANT DE LA SITUATION DE SANTÉ	**Constipation** liée à l'hypomotilité gastro-intestinale, comme en témoignent les selles dures et irrégulières.
OBJECTIF	Le client évacuera avec facilité des selles normales, molles et formées.

RÉSULTATS ESCOMPTÉS	INTERVENTIONS INFIRMIÈRES ET JUSTIFICATIONS
Habitudes de défécation • Évacuation de selles molles et formées • Facilité à évacuer les selles	**Prise en charge de la constipation ou du fécalome** • Recommander un apport liquidien accru (p. ex., de 2 à 3 L de liquides par jour) pour garder des selles molles. • Renseigner le client ou la famille sur le régime riche en fibres pour accroître ses connaissances sur la façon d'augmenter la masse fécale. • Surveiller les selles, y compris la fréquence, la consistance, la forme, le volume et la couleur, pour planifier les interventions appropriées. • Suggérer l'utilisation de laxatifs ou d'émollients fécaux pour stimuler la motilité gastro-intestinale. • Enseigner au client ou au proche aidant le délai pour soulager la constipation, car en traitant l'hypothyroïdie, les habitudes de défécation vont s'améliorer.

PROBLÈME DÉCOULANT DE LA SITUATION DE SANTÉ	**Fatigue** liée à un ralentissement du métabolisme, à une anémie, à une diminution du débit cardiaque et à des troubles neurologiques, comme en témoignent le manque de concentration, le besoin accru de repos, le manque d'énergie, la léthargie, l'indifférence du client pour ce qui l'entoure et la verbalisation d'un manque énorme d'énergie.
OBJECTIFS	• Le client participera aux activités de la vie quotidienne liées aux autosoins en manifestant le moins d'inconfort et de fatigue possible. • Le client rapportera une hausse d'énergie et une plus grande endurance.

RÉSULTATS ESCOMPTÉS	INTERVENTIONS INFIRMIÈRES ET JUSTIFICATIONS
Endurance • Capacité à effectuer les activités de la vie quotidienne sans ressentir une fatigue importante • Capacité à faire des activités physiques au quotidien et augmentation de la capacité physique, tout en étant à l'aise • Utilisation de stratégies pour diminuer la fatigue • Meilleure concentration pendant les activités	**Gestion de l'énergie** • Évaluer l'état physiologique du client afin de déceler les déficits qui se traduisent par de la fatigue pour constater l'étendue du problème et planifier les interventions appropriées. • Surveiller les signes d'excès de fatigue physique et émotionnelle chez le client pour évaluer l'efficacité du traitement. • Surveiller la réponse cardiorespiratoire à l'effort (p. ex., le pouls, le rythme cardiaque, la fréquence respiratoire) pour constater l'effet des activités et planifier des augmentations d'activité. • Encourager l'alternance de périodes d'activité et de repos pour prévenir la fatigue. • Enseigner au client l'organisation de ses activités et des techniques de gestion du temps pour prévenir la fatigue. • Encourager le repos au lit ou une limitation des activités (p. ex., augmenter le nombre de périodes de repos) pour améliorer la tolérance et le degré de confort du client. • Planifier les activités en fonction des moments où le client a le plus d'énergie pour permettre une participation maximale. • Surveiller et prendre en note les habitudes et le nombre d'heures de sommeil, car les habitudes de sommeil sont souvent perturbées dans les cas de fatigue.

PROBLÈME DÉCOULANT DE LA SITUATION DE SANTÉ	**Perturbation du processus mental** liée au ralentissement du métabolisme, comme en témoignent les oublis, les pertes de mémoire, la somnolence et les changements de personnalité.
OBJECTIF	Le client ne présentera pas de déficits cognitifs.

RÉSULTATS ESCOMPTÉS	INTERVENTIONS INFIRMIÈRES ET JUSTIFICATIONS
Processus cognitifs • Capacité à comprendre les situations	**Perception de la réalité** • Surveiller les changements liés à l'orientation, au fonctionnement cognitif et comportemental et à la qualité de vie pour déterminer les interventions appropriées.

| **PSTI 61.2** | **Hypothyroïdie** *(suite)* |

RÉSULTATS ESCOMPTÉS	INTERVENTIONS INFIRMIÈRES ET JUSTIFICATIONS
• Attention et concentration suffisantes pour effectuer des activités (simples ou complexes) • Capacité à traiter l'information reçue pour prendre de bonnes décisions • Capacité à décrire des événements qui font appel à la mémoire récente • Bonne orientation	• Informer le client de qui vous êtes, du lieu où il se trouve et du jour de la semaine pour diminuer la confusion. • Fournir un milieu où il y a peu de stimulation au client chez qui une stimulation trop grande accentue la désorientation. • Parler au client lentement, distinctement et suffisamment fort pour qu'il puisse comprendre. Éviter les demandes qui dépassent les capacités du client (p. ex., faire appel à la pensée abstraite alors qu'il ne pense qu'en termes concrets, lui faire prendre des décisions qui vont au-delà d'une préférence ou d'une capacité) pour diminuer la frustration et la perte d'estime de soi. • Utiliser des repères de son milieu (p. ex., des images, une horloge, un calendrier) pour garder la notion du temps.

Interventions cliniques

Promotion de la santé

Il n'existe actuellement aucun consensus concernant le dépistage de la dysfonction thyroïdienne. Bien que l'hypothyroïdie soit un trouble assez répandu, particulièrement chez les femmes âgées de plus de 50 ans, il ne semble pas qu'il soit grandement justifié de procéder au dépistage dans la population générale (U.S. Preventive Services Task Force, 2009). Toutefois, le dépistage de la maladie thyroïdienne subclinique (asymptomatique) devrait être considéré chez les clients qui présentent un risque élevé, les clients ayant des antécédents familiaux de troubles thyroïdiens, ceux dont le cou a été exposé aux radiations, les femmes âgées de plus de 50 ans, et les femmes enceintes et en période de post-partum.

Phase aiguë

L'hypothyroïdie est le plus souvent traitée en consultation externe. Le client qui présente un coma myxœdémateux doit être hospitalisé, car il requiert des soins infirmiers de nature aiguë, souvent dans une unité de soins intensifs. À cet effet, il est souvent nécessaire de recourir au matériel d'assistance respiratoire et de surveillance cardiaque.

Dans le cas d'un coma myxœdémateux, il faut administrer par voie I.V. l'hormonothérapie thyroïdienne et tous les autres médicaments, car un **iléus paralytique** peut être présent. La température corporelle centrale doit également être surveillée de près puisque l'hypothermie est à redouter.

L'infirmière doit aussi surveiller l'évolution du client en évaluant les signes vitaux, la masse corporelle, les ingesta et les excreta, et la présence d'œdème. L'évaluation de la fonction cardiaque est particulièrement importante parce que la réponse cardiovasculaire à l'hormonothérapie permet de déterminer le traitement pharmacologique. Enfin, l'infirmière évalue le niveau d'énergie et la vivacité d'esprit du client, lesquels devraient augmenter en 2 à 14 jours et continuer d'augmenter régulièrement jusqu'à atteindre des niveaux normaux.

Soins ambulatoires et soins à domicile

L'infirmière doit bien informer les clients atteints d'hypothyroïdie et le proche aidant **ENCADRÉ 61.7**. Au départ, ces clients prennent plus de temps pour bien saisir tous les renseignements utiles. Il est particulièrement important de leur fournir des directives écrites, de répéter souvent l'information et de vérifier leur niveau de compréhension.

Il faut insister auprès du client et du proche aidant sur le fait que l'hormonothérapie est un traitement que le client devra suivre tout au long de sa vie. L'infirmière doit également avertir le client des effets secondaires attendus ou inattendus du traitement. Elle doit aussi expliquer les signes et les symptômes de l'hypothyroïdie ou de l'hyperthyroïdie, lesquels indiquent un déséquilibre hormonal. De plus, il est important de décrire clairement les symptômes d'intoxication, à savoir les mêmes que ceux liés à l'hyperthyroïdie. Ces derniers sont décrits au **TABLEAU 61.3**. À cet effet, il faut avertir le client de consulter rapidement le prestataire de soins si des signes de surdose apparaissent, notamment de l'**orthopnée**, de la dyspnée, un pouls rapide, des palpitations, de la nervosité ou de l'insomnie. Le client atteint de diabète doit vérifier sa glycémie capillaire au moins une fois par jour, étant donné que le retour à un état euthyroïdien augmente fréquemment les besoins en insuline. De plus, les préparations thyroïdiennes potentialisent les effets des anticoagulants et diminuent l'action des composés digitaliques. Il faut renseigner le client sur les signes et les symptômes d'intoxication par ces médicaments, et le convaincre de demeurer sous une surveillance médicale étroite jusqu'à ce que son état soit stable.

Comme le client a parfois de la difficulté à reconnaître les signes de surdosage ou de sous-dosage du traitement pharmacologique, le proche aidant devrait être présent au moment de l'enseignement donné par l'infirmière. Différentes stratégies d'enseignement peuvent être adoptées ▶ .

Avec les traitements, des transformations évidentes surviennent quant à l'apparence et à la fonction mentale. Ainsi, dans la plupart des cas, les adultes reviennent à un état normal. Toutefois, les troubles cardiovasculaires, et parfois la psychose, s'il y en avait une, peuvent persister malgré les corrections du déséquilibre hormonal. De plus, des récidives surviennent si le traitement est interrompu **ENCADRÉ 61.8**.

Évaluation des résultats

Pour le client atteint d'hypothyroïdie, les résultats escomptés à la suite des soins et des interventions cliniques sont :

• de soulager ses symptômes ;

• de maintenir un état euthyroïdien confirmé par des taux normaux d'hormones thyroïdiennes et de TSH ;

• d'adhérer au traitement tout au long de sa vie.

Iléus paralytique : Arrêt provisoire du péristaltisme.

61

4

Les stratégies d'enseignement pouvant être utilisées auprès du client et du proche aidant sont décrites dans le chapitre 4, *Enseignement au client et à ses proches aidants*.

ENCADRÉ 61.7 | **Hypothyroïdie**

L'enseignement au client et à ses proches sur la prise en charge de l'hypothyroïdie devrait porter sur les aspects suivants:

- Discuter de l'importance de l'hormonothérapie thyroïdienne substitutive. Il est particulièrement important d'insister sur la nécessité de l'hormonothérapie substitutive à vie, sur le fait de prendre continuellement son traitement pharmacologique et sur la nécessité d'un suivi médical régulier. L'accent doit également être mis sur l'autogestion des soins afin de prévenir les complications.

- Souligner l'importance de demeurer dans un environnement confortable et chaud en raison de l'intolérance au froid.

- Enseigner des mesures pour prévenir les lésions de pression. Le savon doit être utilisé avec parcimonie, et une lotion doit être appliquée sur la peau.

- Aviser le client, particulièrement les personnes âgées, d'éviter les sédatifs. S'ils doivent être utilisés, recommander d'employer la dose la plus faible possible. Les membres de la famille devraient alors surveiller étroitement l'état mental, le degré de conscience et la respiration du client.

- Discuter avec le client et le proche aidant des mesures à prendre pour prévenir la constipation. Il est recommandé d'augmenter graduellement les activités, l'exercice, et l'apport en fibres, d'utiliser des laxatifs émollients et de maintenir des habitudes régulières d'élimination intestinale. Les lavements sont à proscrire, car ils produisent une stimulation vagale qui peut être dangereuse en présence d'une maladie cardiaque.

- Discuter de la prévention des maladies cardiovasculaires liées à la dyslipidémie. Souligner l'importance de l'exercice physique régulier d'intensité modérée de 30 à 60 minutes 3 à 4 fois par semaine. Également, enseigner les principes d'un régime alimentaire équilibré et faible en gras saturés en insistant sur l'apport suffisant en fruits et légumes, en fibres et en gras polyinsaturés. La diète méditerranéenne correspond à ce type de régime alimentaire recommandé pour la prévention des maladies coronariennes. Une consultation avec une nutritionniste devrait être privilégiée.

ENCADRÉ 61.8 | **Traitements alternatifs**

Situation

Vous soignez une femme hispanique atteinte d'un trouble thyroïdien. L'hormonothérapie thyroïdienne substitutive est le traitement prévu. Son guérisseur lui dit de ne pas prendre ces médicaments et lui recommande d'utiliser plutôt un remède à base de plantes médicinales. Devriez-vous intervenir?

Considérations importantes

- Les soins infirmiers interculturels devraient tenir compte des valeurs et des croyances culturelles et religieuses de la cliente.

- Il faut respecter l'autonomie de la cliente, ainsi que son droit à choisir son propre plan de traitement.

- L'accès à de l'information appropriée et facile à comprendre concernant les options thérapeutiques

existantes et les répercussions possibles permettra à la cliente de faire un choix éclairé.

Questions de jugement clinique

- Quelle information devriez-vous obtenir auprès de cette cliente? Quelle information devriez-vous communiquer à cette cliente?

- Comment devriez-vous procéder pour convaincre la cliente de la nécessité de l'hormonothérapie thyroïdienne substitutive?

- Devriez-vous tenter d'incorporer le remède à base de plantes médicinales du guérisseur au plan de soins tout en essayant de persuader la cliente de la nécessité de l'hormonothérapie thyroïdienne substitutive?

61.5 | Troubles des glandes parathyroïdes

61.5.1 Hyperparathyroïdie
Étiologie et physiopathologie

L'**hyperparathyroïdie** est un trouble caractérisé par une augmentation de la sécrétion de l'hormone parathyroïdienne, ou parathormone (PTH). Cette hormone contribue à la régulation des taux sériques de calcium et de phosphate. Pour ce faire, l'hormone stimule la résorption osseuse du calcium et la réabsorption tubulaire rénale du calcium en plus de favoriser l'activation de la vitamine D. Par conséquent, l'hypersécrétion de la PTH est associée à une augmentation de la calcémie. L'hyperparathyroïdie touche environ 1 % de la population des États-Unis et elle est plus fréquente chez les femmes que chez les hommes (Owens, 2009). Au Canada, selon la Fondation canadienne de la thyroïde (2010), un Canadien sur trois souffrirait d'un trouble thyroïdien quelconque.

L'hyperparathyroïdie peut être primaire, secondaire ou tertiaire. L'hyperparathyroïdie primaire est attribuable à une augmentation de la sécrétion de la PTH, et il en résulte des troubles du métabolisme du calcium, du phosphate et des os. Elle est le plus souvent causée par une tumeur bénigne (adénome) située dans la glande parathyroïde. L'hyperparathyroïdie primaire survient habituellement chez les gens âgés de 30 à 70 ans, l'incidence maximale se situant dans la quarantaine et la cinquantaine. Les clients soumis à une radiothérapie à la tête et au cou sont plus susceptibles de présenter un adénome parathyroïdien.

L'hyperparathyroïdie secondaire semble être une réaction compensatoire à des troubles qui provoquent une hypocalcémie, principal stimulus de la sécrétion de la PTH. Parmi les troubles associés à l'hyperparathyroïdie secondaire, il convient de mentionner les carences en vitamine D, la malabsorption, la maladie rénale chronique et l'hyperphosphatémie. Pour sa part, l'hyperparathyroïdie tertiaire survient en présence d'une hyperplasie des glandes parathyroïdiennes et d'une perte de la rétroaction négative en réponse aux taux sériques de calcium. Une sécrétion autonome de PTH est observée, même si la calcémie est normale. Ce trouble survient chez le greffé rénal soumis précédemment à des traitements de dialyse sur une longue période pour remédier à une maladie rénale chronique ▶ **69**.

Une quantité excessive de PTH circulante se traduit généralement par une hypercalcémie et par une hypophosphatémie. Nombre de systèmes de l'organisme s'en trouvent perturbés **TABLEAU 61.6**.

69

La greffe de rein est traitée en détail dans le chapitre 69, *Interventions cliniques – Insuffisance rénale aiguë et insuffisance rénale chronique.*

TABLEAU 61.6	Manifestations cliniques : dysfonctionnement parathyroïdien	
SYSTÈME	**HYPOFONCTION**	**HYPERFONCTION**
Nerveux	• Changements de personnalité • Manifestations psychiatriques : dépression, anxiété, psychose • Irritabilité • Troubles de la mémoire • Céphalées, augmentation de la pression intracrânienne • Convulsions • Signe de Chvostek ou phénomène de Trousseau • Tremblements • Paresthésie des lèvres, des mains, des pieds • Augmentation des réflexes ostéotendineux • Désorientation, confusion (chez les personnes âgées)	• Troubles de la personnalité • Irritabilité • Troubles de la mémoire • Psychose, dépression • Délirium, confusion, coma • Problèmes de coordination • Hyperréflexie des tendons profonds • Anomalies de la démarche • Retard psychomoteur • Céphalées • Paresthésie
Cardiovasculaire	• Diminution de la contractilité cardiaque • Réduction du débit cardiaque • Allongement des intervalles QT et ST à l'ECG • Arythmies	• Arythmies • Raccourcissement de l'intervalle QT à l'ECG • Hypertension
Gastro-intestinal	• Crampes abdominales • Incontinence fécale (chez les personnes âgées) • Malabsorption	• Douleurs abdominales diffuses • Anorexie • Nausées et vomissements • Constipation • Pancréatite • Ulcère gastroduodénal • Cholélithiase • Perte de poids

▼

SYSTÈME	HYPOFONCTION	HYPERFONCTION
Tégumentaire	• Peau sèche, squameuse • Diminution de la pilosité sur le cuir chevelu et le corps • Ongles cassants, stries transversales • Modifications de la formation des dents, hypoplasie de l'émail dentaire	• Nécrose cutanée • Peau moite
Musculosquelettique	• Fatigue • Faiblesse • Crampes musculaires douloureuses • Modifications squelettiques à la radio-graphie, ostéosclérose • Calcification des tissus mous • Difficulté à marcher	• Douleurs squelettiques • Douleurs dorsales • Faiblesse, fatigue • Douleur à la mise en charge • Ostéoporose • Fractures pathologiques des os longs • Fractures par tassement des vertèbres • Diminution du tonus musculaire, atrophie musculaire
Urinaire	• Mictions fréquentes • Incontinence urinaire	• Hypercalciurie • Calculs rénaux (néphrolithiase) • Infections des voies urinaires • Polyurie
Visuel	• Changements oculaires, y compris des opacités lenticulaires, opacités, cataractes, œdème papillaire	• Calcification cornéenne observée avec la lampe à fente

Dans les os, il peut se produire une diminution de la densité osseuse, la formation de kystes et une faiblesse générale en réaction à l'effet de la PTH sur les activités ostéoclastique (résorption osseuse) et ostéoblastique (formation osseuse). Dans les reins, l'excès de calcium ne peut pas être réabsorbé, d'où une **hypercalciurie**, c'est-à-dire des taux élevés de calcium dans l'urine. La présence d'une grande quantité de calcium et de phosphate urinaires peut entraîner la forma-tion de calculs rénaux (Monk & Bushinsky, 2008). La PTH stimule en outre la synthèse d'une forme biologiquement active de vitamine D, un stimulant puissant du transport du calcium dans l'intestin. Ainsi, la PTH augmente indirectement l'absorption du calcium dans le tractus GI, ce qui contribue à augmenter davantage la calcémie.

Manifestations cliniques et complications

L'hyperparathyroïdie a une gamme étendue de manifestations cliniques allant de l'absence de symptômes à la présence évidente de symp-tômes. L'hyperparathyroïdie asymptomatique est souvent décelée par le dosage du calcium réalisé dans le cadre d'analyses de laboratoire effectuées pour dépister d'autres maladies. Les manifesta-tions cliniques associées à l'hypercalcémie sont énumérées dans le **TABLEAU 61.6**. Parmi les prin-cipales manifestations, la faiblesse musculaire, la perte d'appétit, la constipation, la fatigue, les troubles émotionnels et un déficit d'attention sont observés. Les principaux signes comprennent une carence de calcium dans les os (ostéoporose), des fractures de fragilisation et des **néphrolithiases**, ou calculs rénaux. Les anomalies neuromuscu-laires se caractérisent par une faiblesse muscu-laire, particulièrement une faiblesse des muscles proximaux des membres inférieurs. Les compli-cations graves de ce trouble sont l'insuffisance rénale, la pancréatite, les modifications cardi-aques ainsi que les fractures des os longs, des côtes et des vertèbres.

Examen clinique et examens paracliniques

Les clients atteints d'hyperparathyroïdie présen-tent une augmentation de la PTH. La calcémie est habituellement supérieure à 2,5 mmol/L. Comme les taux sériques de phosphore sont inversement proportionnels aux taux de calcium, ils sont ordinairement inférieurs à 0,1 mmol/L.

Des élévations dans les résultats aux analyses de laboratoire peuvent aussi être observées en ce qui a trait à la calciurie et aux taux sériques de chlorure, d'acide urique, de créatinine, d'amylase (en association à une pancréatite) et de phosphatase alcaline (en présence d'une maladie osseuse). La densité osseuse peut également être évaluée au moyen de l'ostéodensitométrie DEXA (absorptiométrie à rayons X en double énergie) pour déterminer s'il y a perte osseuse. La calcémie devrait être évaluée pour un client chez qui ce test est effectué pour d'autres raisons et qui démontre une diminution de la densité osseuse (AACE/AAES Task Force on Primary Hyperparathyroidism, 2005). Enfin, la localisation d'un adénome de la glande parathyroïde peut être réalisée à l'aide de l'imagerie par résonance magnétique, de la tomodensitométrie, de l'échographie et de la scintigraphie nucléaire au sestamibi.

Processus thérapeutique en interdisciplinarité

Les objectifs thérapeutiques visent à diminuer les symptômes et à prévenir les complications secondaires à une hausse excessive de la PTH. Le choix du traitement dépend de l'urgence que représente l'état clinique, de l'importance de l'hypercalcémie et de la cause sous-jacente du trouble.

Traitement chirurgical

L'intervention chirurgicale est le traitement le plus efficace de l'hyperparathyroïdie primaire et secondaire. La parathyroïdectomie entraîne une réduction rapide de l'hypercalcémie. Les critères justifiant la chirurgie comprennent une calcémie supérieure à 3 mmol/L, une hypercalciurie supérieure à 400 mg/jour, une réduction marquée de la densité minérale osseuse, des symptômes manifestes (p. ex., des effets neuro musculaires, une néphrolithiase) ou un âge inférieur à 50 ans. L'intervention consiste en l'ablation complète ou partielle des glandes parathyroïdiennes. Le plus souvent, l'intervention se fait sous endoscopie en consultation externe. La réussite de l'ablation des parathyroïdes est facilitée par le dosage peropératoire de la PTH, le recours à la scintigraphie nucléaire au sestamibi et l'utilisation d'une sonde radioguidée (Bringhurst, Demay & Kronenberg, 2008).

L'autogreffe de tissu parathyroïdien normal est ordinairement pratiquée dans l'avant-bras ou à proximité du muscle sterno-cléido-mastoïdien pour que la sécrétion de la PTH se poursuive avec la normalisation des taux de calcium. Si l'autogreffe est impossible ou si elle ne réussit pas, la personne devra prendre des suppléments de calcium durant toute sa vie.

Traitement non chirurgical

Si le client ne répond pas aux critères d'une intervention chirurgicale, s'il est âgé ou encore si la chirurgie représente un risque accru en raison d'autres troubles, il faut envisager un traitement conservateur. Un examen annuel comprenant la détermination des taux sériques de PTH, de calcium, de phosphore, de phosphatase alcaline de créatinine et d'urée permet d'évaluer la fonction parathyroïdienne et la fonction rénale. De plus, une ostéodensitométrie visant à déterminer la perte osseuse métabolique et un dosage de la calciurie sont également effectués. Des aspects cruciaux du traitement comprennent aussi la mobilité et les exercices de mise en charge et de musculation, et le fait d'éviter la sédentarité (Rosen & Drezner, 2008). Les mesures diététiques comprennent, quant à elles, le maintien d'un apport liquidien élevé et d'un apport modéré de calcium.

Un supplément de phosphore est habituellement administré, à moins de contre-indications, en raison d'un risque élevé de lithiases urinaires. Le traitement pharmacologique habituel de l'hyperparathyroïdie comporte plusieurs médicaments qui abaissent le taux de calcium sans toutefois s'attaquer aux causes. Parmi ceux-ci, les bisphosphonates (p. ex., l'alendronate [Fosamax[MD]]) inhibent la résorption osseuse ostéoclastique et permettent de normaliser rapidement le taux de calcium sérique. Le médecin peut aussi envisager l'administration de phosphate par voie orale afin d'inhiber les effets de la vitamine D qui favorisent l'absorption du calcium dans l'intestin. Ces médicaments sont seulement utilisés si la fonction rénale est normale et si le taux sérique de phosphate est faible. Des diurétiques peuvent aussi être prescrits pour augmenter l'excrétion urinaire de calcium.

Les calcimimétiques (p. ex., le cinacalcet [Sensipar[MD]]) appartiennent à une classe de médicaments qui augmentent la sensibilité du récepteur du calcium situé sur la glande parathyroïde, et il en résulte une réduction de la sécrétion de la PTH et une diminution de la calcémie, épargnant ainsi les réserves de calcium osseux. Les médicaments de cette classe sont actuellement homologués pour le traitement de l'hyperparathyroïdie secondaire chez les clients atteints de néphropathie chronique sous dialyse et chez les personnes atteintes du cancer de la parathyroïde (Santé Canada, 2007 ; Skidmore-Roth, 2007). L'indication du cinacalcet pour l'hyperparathyroïdie primaire est actuellement à l'étude.

CLIENT ATTEINT D'HYPERPARATHYROÏDIE

Les soins dispensés à la suite d'une parathyroïdectomie sont semblables à ceux consécutifs à une thyroïdectomie. Les principales complications postopératoires sont l'hémorragie et les déséquilibres hydroélectrolytiques. Il faut également redouter la tétanie, un trouble reflétant une hyperexcitabilité neuromusculaire liée à la baisse subite de la calcémie. Ce trouble apparaît en général peu après l'intervention, mais il peut également survenir après plusieurs jours. Une légère tétanie caractérisée par des fourmillements désagréables dans les mains et autour de la bouche peut survenir, mais elle devrait diminuer avec le temps. Si la tétanie s'aggrave, notamment s'il y a apparition de spasmes musculaires ou de laryngospasmes, l'administration de calcium par voie I.V. peut s'avérer utile. Il faut avoir à la portée de la main une solution de gluconate ou de chlorure de calcium si une tétanie aiguë devait survenir à la suite d'une parathyroïdectomie.

L'infirmière doit mesurer les ingesta et les excreta afin d'évaluer l'équilibre hydrique. Elle doit aussi doser fréquemment le calcium, le potassium, le phosphate et le magnésium, et rechercher les signes de Chvostek et de Trousseau.

En l'absence de chirurgie, le traitement vise à soulager les symptômes et à prévenir les complications. L'infirmière peut aider le client atteint d'hyperparathyroïdie à adapter son régime alimentaire à son mode de vie. Il peut être utile de référer le client à une nutritionniste. Étant donné que l'immobilité peut aggraver la perte osseuse, il faut insister sur l'importance de l'activité physique. Il faut également recommander au client de se présenter régulièrement à ses rendez-vous de suivi. L'infirmière doit aussi renseigner le client sur les symptômes de l'hypocalcémie ou de l'hypercalcémie et l'aviser d'en informer le prestataire de soins s'ils surviennent ▶ **17**.

17

Les signes et les symptômes de l'hypocalcémie et de l'hypercalcémie sont décrits en détail dans le chapitre 17, *Déséquilibres hydroélectrolytiques et acidobasiques*.

61.5.2 Hypoparathyroïdie

L'**hypoparathyroïdie** est un trouble peu fréquent associé à une quantité inadéquate de PTH circulante. Elle se caractérise par une hypocalcémie, conséquence d'une carence en PTH nécessaire au maintien de la calcémie. Il est également possible d'observer une résistance à la PTH dans les cellules (pseudohypoparathyroïdie). Ce trouble est causé par un défaut génétique entraînant une hypocalcémie, malgré des taux normaux ou élevés de PTH. De plus, il est souvent associé à l'hypothyroïdie et à l'hypogonadisme.

La cause la plus fréquente d'hypoparathyroïdie est **iatrogénique**, notamment l'ablation accidentelle des glandes parathyroïdes ou l'altération de la circulation vasculaire des glandes durant une opération au cou (p. ex., une thyroïdectomie, une chirurgie cervicale radicale). L'hypoparathyroïdie idiopathique est une affection rare qui survient habituellement tôt dans la vie et peut être associée à d'autres troubles endocriniens. L'hypoparathyroïdie

résulte de l'absence ou du remplacement par du tissu adipeux ou de l'atrophie des glandes. Dans ce cas, la présence d'anticorps antiparathyroïdiens est observée. Une **hypomagnésémie** marquée se traduit également par une suppression de la sécrétion de PTH (Bringhurst *et al.*, 2008).

Les caractéristiques cliniques de l'hypoparathyroïdie sont dues à l'hypocalcémie **TABLEAU 61.6**. Des chutes brusques de la calcémie causent la tétanie, laquelle est caractérisée par des picotements des lèvres et une raideur des membres. Des spasmes toniques douloureux des muscles squelettiques et lisses peuvent entraîner une dysphagie, une sensation de constriction de la gorge et des laryngospasmes pouvant compromettre la respiration. Les analyses de laboratoire révèlent quant à elles une réduction des taux sériques de calcium et de PTH, et une augmentation des taux sériques de phosphate. Parmi les autres causes d'hypocalcémie chronique figurent l'insuffisance rénale chronique, la carence en vitamine D et l'hypomagnésémie.

Hypomagnésémie : Faible taux de magnésium sérique dans le sang.

CLIENT ATTEINT D'HYPOPARATHYROÏDIE

Le traitement de l'hypoparathyroïdie vise en premier lieu à traiter les complications aiguës, notamment la tétanie, à maintenir une calcémie dans les limites de la normale et à prévenir les complications à long terme. Le traitement d'urgence de la tétanie exige l'administration de calcium par voie I.V.

L'administration de chlorure de calcium ou de gluconate de calcium par voie I.V. doit être réalisée à faible débit tout en surveillant le rythme cardiaque en continu, car l'hypercalcémie peut occasionner de l'hypotension, des arythmies graves ou un arrêt cardiaque. Le client qui prend de la digoxine est particulièrement à risque de présenter des troubles cardiaques. L'administration de calcium par voie I.V. peut causer une phlébite, et l'infiltration de la solution pourrait causer une cellulite, une nécrose et une

escarre. L'infirmière doit donc évaluer l'accès veineux avant et pendant l'administration de calcium.

Le client atteint d'hypoparathyroïdie doit recevoir des directives concernant son alimentation et le traitement pharmacologique à long terme. Le remplacement de la PTH n'est pas un traitement pharmacologique recommandé en raison de son coût et de la nécessité de l'administrer par voie parentérale. Des suppléments de calcium pris par voie orale sont habituellement prescrits à raison de 1,5 à 3 g/jour en doses fractionnées.

Dans les cas rebelles d'hypocalcémie chronique, l'administration de vitamine D favorise l'absorption intestinale de calcium. Les médicaments de prédilection sont le Calciferol^MD, la préparation de vitamine D la moins chère, et le 1,25-dihydroxycholécalciférol (calcitriol [Rocaltrol^MD]). Ils augmentent rapidement les taux de calcium et leur métabolisme est rapide, ce qui est souhaitable étant donné que la vitamine D est un composé liposoluble et que sa toxicité peut entraîner une insuffisance rénale irréversible. Une alimentation riche en calcium comprend des légumes vert foncé, du soya et du tofu. L'infirmière doit aviser le client que les aliments contenant de l'acide oxalique (p. ex., les épinards et la rhubarbe), de l'acide phytique (p. ex., le son, les grains entiers) et du phosphore réduisent l'absorption de calcium. Le client doit aussi être informé qu'il devra suivre le traitement durant toute sa vie et faire doser le calcium sérique trois ou quatre fois par année.

61.6 | Troubles de la corticosurrénale

Il existe trois principales catégories d'hormones corticosurrénaliennes : les glucocorticoïdes, les minéralocorticoïdes et les androgènes. Les glucocorticoïdes régulent le métabolisme, augmentent la glycémie et jouent un rôle crucial dans la réponse physiologique au stress. Le principal glucocorticoïde est le cortisol. Les minéralocorticoïdes régulent l'équilibre sodiumpotassium. Le principal minéralocorticoïde est l'aldostérone. Pour ce qui est des androgènes, ils contribuent à la croissance et au développement chez l'homme et chez la femme, et ils interviennent dans l'activité sexuelle de la femme adulte. Le terme corticostéroïde réfère indifféremment aux trois types d'hormones produites par la corticosurrénale.

61.6.1 Hypercortisolisme
Étiologie et physiopathologie

L'**hypercortisolisme** (syndrome de Cushing) est une maladie assez rare qui est la conséquence d'un excès de cortisol dans l'organisme. L'hypercortisolisme consiste en un spectre d'anomalies cliniques dues à un excès de corticostéroïdes, particulièrement de glucocorticoïdes.

L'hypercortisolisme produit par les glandes surrénales peut provenir de l'ACTH excrétée en trop grande quantité. Lorsque l'excès d'ACTH provient directement de l'hypophyse, il est alors question de maladie de Cushing. La maladie de Cushing représente environ 85 % des cas d'excès de cortisol

endogène dû à une tumeur hypophysaire qui sécrète l'ACTH. Les tumeurs de la surrénale et la production ectopique d'ACTH par des tumeurs situées à l'extérieur de l'axe hypothalamohypophysosurrénalien (habituellement des tumeurs au poumon ou au pancréas) sont d'autres causes de l'hypercortisolisme. Les tumeurs surrénaliennes primitives sont plus fréquentes chez la femme âgée de 20 à 40 ans, alors que la production ectopique d'ACTH est plus commune chez l'homme.

Il existe donc plusieurs phénomènes pouvant déclencher un hypercortisolisme **ENCADRÉ 61.9**. Cependant, la plus commune est l'administration iatrogène de corticostéroïdes exogènes (p. ex., la prednisone).

Manifestations cliniques

Les manifestations cliniques de l'hypercortisolisme touchent tous les systèmes de l'organisme, et elles sont liées à des concentrations excessives de corticostéroïdes dans le sang **TABLEAU 61.7**.

ENCADRÉ 61.9	Causes de l'hypercortisolisme
• Administration prolongée de fortes doses de corticostéroïdes • Adénome hypophysaire sécrétant de l'ACTH (maladie de Cushing) • Néoplasme surrénalien sécrétant du cortisol, pouvant indiquer un carcinome ou un adénome	• Sécrétion excessive d'ACTH en raison d'un cancer du poumon ou d'une autre tumeur maligne à l'extérieur de l'hypophyse ou des surrénales

TABLEAU 61.7	Manifestations cliniques : dysfonctionnement corticosurrénalien	
SYSTÈME	**INSUFFISANCE CORTICOSURRÉNALIENNE**	**HYPERCORTISOLISME**
Glucocorticoïdes		
Apparence générale	Perte de poids	Obésité abdominale (graisse centripétale), extrémités minces, arrondissement du visage (faciès lunaire), dépôts de graisse sur la nuque et les épaules (bosse de bison)
Tégumentaire	Hyperpigmentation brune ou noire du visage, du cou, des mains (surtout des plis cutanés), des membranes buccales, des mamelons et des cicatrices (si la fonction thyroïdienne est normale); vitiligo, alopécie	Peau mince, fragile ; stries d'un rouge violacé (vergetures); hémorragies pétéchiales ; ecchymoses ; joues rouges (pléthore); acné ; mauvaise cicatrisation des plaies

SYSTÈME	INSUFFISANCE CORTICOSURRÉNALIENNE	HYPERCORTISOLISME
Glucocorticoïdes		
Cardiovasculaire	Hypotension, susceptibilité au choc réfractaire, vasodilatation	Hypervolémie, hypertension, œdème des membres inférieurs
Gastro-intestinal	Anorexie, nausées et vomissements, crampes abdominales, diarrhée	Augmentation de la sécrétion de pepsine et d'acide chlorhydrique, dyspepsie, anorexie
Urinaire		Glycosurie, hypercalciurie, calculs rénaux
Musculosquelettique	Fatigabilité	Atrophie musculaire dans les extrémités, faiblesse musculaire proximale, fatigue, ostéoporose, démarche gauche, douleur dorsale et articulaire, faiblesse, fractures
Immunitaire	Prédisposition aux troubles auto-immuns coexistants	Inhibition de la réponse immunitaire, suppression de la réponse allergique, inhibition de l'inflammation
Hématologique	Anémie, lymphocytose	Leucocytose, lymphopénie, polycythémie, augmentation de la coagulabilité
Liquides et électrolytes	Hyponatrémie, hypovolémie, déshydratation, hyperkaliémie	Rétention sodée et hydrique, œdème, hypokaliémie
Métabolique	Hyponatrémie, insulinosensibilité, fièvre	Hyperglycémie, bilan azoté négatif, dyslipidémie
Émotionnel	Neurasthénie, dépression, épuisement ou irritabilité, confusion, idées délirantes	Stimulation psychique, euphorie, irritabilité, hypomanie à dépression, labilité émotionnelle
Minéralocorticoïdes		
Liquides et électrolytes	Perte sodée, diminution du volume du liquide extracellulaire, hyperkaliémie, besoin compulsif en sel	Rétention sodée et hydrique importante, propension aux œdèmes, hypokaliémie importante, alcalose
Cardiovasculaire	Hypovolémie, propension au choc, réduction du débit cardiaque, diminution de la taille du cœur	Hypertension, hypervolémie
Androgènes		
Tégumentaire	Diminution de la pilosité axillaire et pubienne (chez les femmes)	Hirsutisme, acné, hyperpigmentation
Reproducteur	Aucun effet chez les hommes ; baisse de la libido chez les femmes	Irrégularités menstruelles et hypertrophie du clitoris (chez les femmes) ; gynécomastie et atrophie testiculaire (chez les hommes)
Musculosquelettique	Diminution de la taille et du tonus des muscles	Atrophie et faiblesse musculaire

Bien que les manifestations dues à un excès de glucocorticoïdes prédominent habituellement, il est également possible d'observer des manifestations causées par des taux excessifs de minéralocorticoïdes et d'androgènes.

Les corticostéroïdes en quantités excessives entraînent des changements marqués de l'apparence physique **FIGURE 61.11**. Le gain pondéral, la caractéristique la plus fréquente, résulte de l'accumulation de tissu adipeux sur le tronc, le visage et la

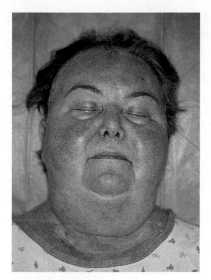

FIGURE 61.11

Hypercortisolisme – Le visage est dit lunaire, la peau est mince et rouge. Un hirsutisme peut également être présent.

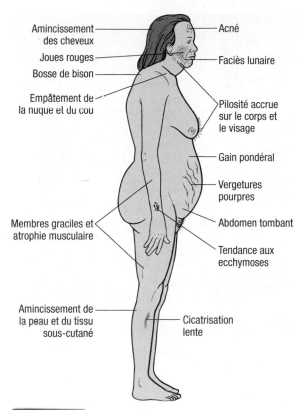

Amincissement des cheveux
Joues rouges
Bosse de bison
Empâtement de la nuque et du cou
Membres graciles et atrophie musculaire
Amincissement de la peau et du tissu sous-cutané

Acné
Faciès lunaire
Pilosité accrue sur le corps et le visage
Gain pondéral
Vergetures pourpres
Abdomen tombant
Tendance aux ecchymoses
Cicatrisation lente

FIGURE 61.12

Manifestations courantes de l'hypercortisolisme

colonne vertébrale **FIGURE 61.12**. Un gain pondéral transitoire dû à la rétention hydrosodée attribuable aux effets minéralocorticoïdes du cortisol peut parfois être observé. L'hyperglycémie survient en raison d'une intolérance au glucose (associée à l'insulino-résistance induite par le cortisol) et d'une augmentation de la gluconéogenèse par le foie.

Une perte protéique survient également ; elle est causée par les effets cataboliques du cortisol sur le tissu périphérique. La fonte musculaire entraîne la faiblesse des muscles, particulièrement ceux des membres. La perte de la matrice protéique dans l'os est à l'origine de l'ostéoporose, ce qui provoque des fractures pathologiques (p. ex., des fractures vertébrales par compression), des douleurs osseuses et de la lombalgie. La perte de collagène fragilise et amincit la peau, la rendant plus vulnérable aux lésions. Les processus cataboliques prédominent et les plaies tardent à cicatriser.

En ce qui concerne l'état mental, un excès de corticostéroïdes peut causer des troubles de l'humeur (irritabilité, anxiété, euphorie), de l'insomnie, de l'irrationalité et parfois une psychose.

Un excès de minéralocorticoïdes peut entraîner de l'hypertension (secondaire à la rétention d'eau), tandis qu'un excès d'androgènes surrénaliens peut causer de l'acné sévère, la virilisation chez la femme et la féminisation chez l'homme. Les troubles menstruels et l'hirsutisme chez la femme de même que la gynécomastie et l'impuissance chez l'homme sont observés plus souvent dans les cas de carcinomes surrénaliens.

Somme toute, la présentation clinique est la première indication de l'hypercortisolisme. Les caractéristiques les plus typiques sont :

- l'obésité centripète (du tronc) ou l'obésité générale ;
- le faciès lunaire (visage bouffi) et la pléthore faciale ;
- les stries rouge violacé (habituellement sous la surface cutanée) sur l'abdomen, la poitrine ou les fesses **FIGURE 61.13** ;
- l'hirsutisme chez la femme ;
- les troubles menstruels ;
- l'hypertension ;
- l'hypokaliémie inexpliquée.

Examen clinique et examens paracliniques

Les taux plasmatiques de cortisol (le principal glucocorticoïde) peuvent être élevés et accompagnés d'une perte des variations diurnes. Si l'hypercortisolisme est soupçonné, il faut procéder au dosage du cortisol libre à partir d'un échantillon d'urine collecté sur une période de 24 heures. Chez l'adulte, une excrétion supérieure à 275 nmol/24 h indique que le client est atteint d'hypercortisolisme. Si les résultats sont aux limites de la normale, il faut procéder au test de suppression à la dexaméthasone à faible dose. Certains facteurs peuvent entraîner des résultats faussement positifs chez des clients normaux. Parmi ceux-ci, notons un client présentant un état de stress de nature physique ou psychologique tel un client atteint de dépression. Également, certains médicaments, notamment la phénytoïne (Dilantin[MD]) et la rifampine (Rifampine[MD]),

61

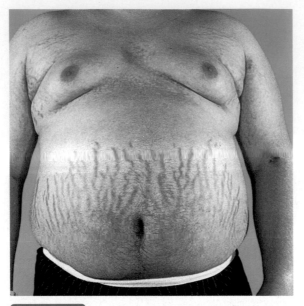

FIGURE 61.13

Hypercortisolisme – Obésité tronculaire, vergetures larges et pourpres, propension aux ecchymoses (fosse antécubitale gauche).

peuvent entraîner des résultats faussement positifs (Stewart, 2008). Une augmentation des taux urinaires des 17-cétostéroïdes peut également être observée (Pagana & Pagana, 2009). Enfin, il est possible de recourir à la tomodensitométrie et à l'imagerie par résonance magnétique des glandes hypophysaire et surrénales.

Les taux plasmatiques d'ACTH peuvent être faibles, normaux ou élevés, selon la cause sous-jacente de l'hypercortisolisme. Des taux normaux ou élevés d'ACTH indiquent une origine hypophysaire (maladie de Cushing) ou ectopique, tandis que des taux faibles ou indécelables signalent plutôt une origine surrénalienne ou médicamenteuse. D'autres résultats d'examens paracliniques sont associés à l'hypercortisolisme, mais ils n'ont pas de valeur diagnostique : une leucocytose, une lymphopénie, une éosinopénie, une hyperglycémie, une glycosurie, une hypercalciurie et de l'ostéoporose. De plus, une hypokaliémie et une alcalose métabolique sont observées dans le syndrome d'ACTH ectopique et dans le carcinome surrénalien.

Processus thérapeutique en interdisciplinarité

Le principal objectif du traitement de l'hypercortisolisme consiste à normaliser la sécrétion hormonale. Le traitement est ciblé en fonction de la cause sous-jacente **ENCADRÉ 61.10**. Si la cause sous-jacente est un adénome hypophysaire, le traitement est habituellement l'ablation de la tumeur hypophysaire par voie transsphénoïdale. Il peut être nécessaire de recourir à l'irradiation de l'adénome hypophysaire si les résultats de la chirurgie ne sont pas optimaux ou si l'intervention chirurgicale ne convient pas.

Processus diagnostique et thérapeutique

ENCADRÉ 61.10 | **Hypercortisolisme**

Examen clinique et examens paracliniques

- Anamnèse et examen physique
- Évaluation de l'état mental
- Taux plasmatiques de cortisol pour déterminer les variations diurnes
- Taux plasmatiques d'ACTH
- Formule sanguine complète (FSC) avec formule leucocytaire
- Biochimie : sodium, potassium, glucose
- Test de suppression à la dexaméthasone
- Taux de cortisol libre et de 17-cétostéroïdes à partir d'un spécimen d'urine collectée sur 24 heures
- Tomodensitométrie, IRM
- Ostéodensitométrie

Processus thérapeutique[a]

- Adénome hypophysaire
  - Résection transsphénoïdale
  - Radiothérapie
- Adénome, carcinome ou hyperplasie du cortex surrénal
  - Surrénalectomie (ouverte ou laparoscopique)
  - Traitement pharmacologique
    › Kétoconazole (Kétoconazole[MD])
    › Mitotane (Lysodren[MD])
- Tumeur ectopique sécrétant de l'ACTH
  - Traitement de la tumeur (ablation chirurgicale ou radiothérapie)
- Corticothérapie exogène
  - Arrêt progressif des corticostéroïdes exogènes ou ajustement de la dose

[a] Traitement fondé sur la cause sous-jacente.

La surrénalectomie est indiquée si l'hypercortisolisme est causé par des tumeurs ou une hyperplasie surrénalienne. Il peut arriver que la surrénalectomie bilatérale s'impose. Le chirurgien procède par voie laparoscopique, à moins qu'il soupçonne une tumeur maligne. Dans les cas d'un cancer surrénalien, il pratique une chirurgie ouverte.

Dans le cas d'une tumeur ectopique qui sécrète l'ACTH, la prise en charge consiste à traiter le néoplasme primitif qui est habituellement localisé au poumon ou au pancréas. Le meilleur traitement du syndrome de Cushing consiste en l'ablation de la tumeur, ce qui est normalement possible si la tumeur est bénigne.

Cependant, dans bien des cas, les tumeurs sont malignes et des métastases apparaissent avant qu'un excès de cortisol ne soit diagnostiqué. L'ablation chirurgicale n'est alors pas possible et des médicaments visant à supprimer la sécrétion de cortisol peuvent être administrés.

Le traitement pharmacologique est recommandé comme traitement d'appoint à la chirurgie ou lorsque celle-ci est contre-indiquée. Il vise à inhiber la fonction surrénalienne (surrénalectomie médicale). Le kétoconazole (KétoconazoleMD) et le mitotane (LysodrenMD) sont deux médicaments qui inhibent la synthèse des corticostéroïdes. Il faut toutefois faire preuve de prudence dans l'utilisation de ces médicaments,

car ils sont souvent toxiques lorsqu'ils sont prescrits aux doses permettant de réduire la synthèse des corticostéroïdes.

Si le syndrome de Cushing est apparu durant l'administration prolongée de corticostéroïdes (p. ex., la prednisone), une ou plusieurs des solutions suivantes peuvent être tentées :

- arrêter graduellement la corticothérapie ;
- réduire la dose de corticostéroïdes ;
- passer à une administration tous les deux jours (Stewart, 2008).

Il faut diminuer graduellement la dose de corticostéroïdes afin d'éviter une insuffisance surrénalienne qui risque de menacer le pronostic vital. L'administration tous les deux jours consiste à doubler la dose usuelle quotidienne d'un corticostéroïde à courte durée d'action et à administrer cette nouvelle dose un matin sur deux. Cet horaire d'administration du corticostéroïde vise à :

- réduire au minimum la suppression de l'axe hypothalamohypophysosurrénalien ;
- réduire la suppression de la croissance ;
- améliorer l'apparence.

Il est à noter que ce traitement ne convient pas si la corticothérapie est utilisée comme hormonothérapie substitutive.

Soins et traitements infirmiers

CLIENT ATTEINT D'HYPERCORTISOLISME

Collecte des données

Les données subjectives et objectives qui doivent être obtenues d'un client atteint d'hypercortisolisme sont présentées à l'**ENCADRÉ 61.11**.

Analyse et interprétation des données

Les constats d'évaluation relatifs à l'hypercortisolisme peuvent comprendre les points suivants :

- risque d'infection en raison d'une moindre résistance au stress et à la suppression du système immunitaire ;
- déséquilibre nutritionnel : apport alimentaire supérieur aux besoins de l'organisme en raison d'une augmentation de l'appétit, de la consommation d'aliments à haute teneur calorique et d'un manque d'activités physiques ;
- perte d'estime de soi en raison d'une altération de l'image corporelle et de l'instabilité émotionnelle ;
- atteinte à l'intégrité cutanée en raison d'un excès de corticostéroïdes, de l'immobilité et de la fragilité cutanée.

Planification des soins

Les objectifs généraux pour le client atteint d'hypercortisolisme sont :

- présenter une réduction des symptômes ;
- ne présenter aucune complication sérieuse ;
- maintenir une image de soi positive ;
- participer activement à la planification des soins.

Interventions cliniques

Promotion de la santé

La promotion de la santé est axée sur le dépistage des clients susceptibles d'être atteints d'hypercortisolisme, notamment les clients qui reçoivent du cortisol exogène pendant une période prolongée en guise de traitement de différents troubles. À titre de mesures préventives, il importe de renseigner les clients sur l'utilisation des médicaments et d'être à l'affût des effets secondaires. Également, puisque ces clients ont un système immunitaire affaibli (immunosupprimés), l'infirmière devrait s'enquérir du statut vaccinal et offrir systématiquement les vaccins contre la grippe et le pneumocoque (Ministère de la Santé et des Services sociaux, 2009). Toutefois, il est à noter

Collecte des données

ENCADRÉ 61.11 Hypercortisolisme

Données subjectives

- Renseignements importants concernant la santé :
  - Antécédents de santé : adénome hypophysaire (maladie de Cushing) ; néoplasmes surrénaux, pancréatiques ou pulmonaires ; saignements gastro-intestinaux ; infections fréquentes, lithiases rénales, fractures
  - Médicaments : prise de corticostéroïdes
  - Statut vaccinal
- Modes fonctionnels de santé :
  - Perception et gestion de la santé : malaise
  - Nutrition et métabolisme : gain pondéral, anorexie, brûlure épigastrique
  - Élimination : polyurie ; ralentissement de la guérison des plaies, propension aux ecchymoses, méléna
  - Activités et exercices : faiblesse, fatigue
  - Sommeil et repos : insomnie, sommeil de mauvaise qualité
  - Cognition et perception : céphalées ; douleurs dorsales, articulaires, osseuses et thoraciques ; troubles de concentration et de mémoire
  - Perception et concept de soi : sentiments négatifs à l'égard des changements de l'apparence
  - Sexualité et reproduction : aménorrhée, impuissance, baisse de la libido
  - Adaptation et tolérance au stress : anxiété, troubles de l'humeur, labilité émotionnelle, psychose

Données objectives

- Observations générales : obésité abdominale, tissu adipeux supraclaviculaire, bosse de bison, faciès lunaire, œdème, surplus de poids
- Système tégumentaire : pléthore ; hirsutisme au corps et au visage, amincissement des cheveux ; peau mince, friable ; acné ; pétéchies ; purpura ; hyperpigmentation ; stries rouge violacé sur les seins, les fesses et l'abdomen (vergetures) ; œdème des membres inférieurs
- Système cardiovasculaire : hypertension
- Système musculosquelettique : atrophie musculaire, extrémités minces, démarche gauche
- Système reproducteur : gynécomastie, atrophie testiculaire (chez les hommes) ; hypertrophie du clitoris (chez les femmes)
- Résultats possibles aux examens paracliniques : hypokaliémie, hyperglycémie, dyslipidémie ; polycythémie, leucocytose, granulocytose, lymphopénie, éosinopénie ; augmentation du cortisol plasmatique ; taux élevés, faibles, normaux d'ACTH ; résultats anormaux au test de suppression à la dexaméthasone ; ↑ cortisol libre urinaire, 17-cétostéroïdes ; glycosurie, hypercalciurie ; ostéoporose à la radiographie

---

que les vaccins vivants sont contre-indiqués chez la clientèle immunosupprimée.

Phase aiguë

Le client atteint d'hypercortisolisme est gravement malade. Comme le traitement s'accompagne de nombreux effets secondaires, l'évaluation repose sur les signes et les symptômes relatifs à la toxicité hormonale et médicamenteuse, et sur les troubles compliquant l'état du client (p. ex., une maladie cardiovasculaire, un diabète, une infection). L'infirmière évalue et surveille les signes vitaux, pèse le client et dose la glycémie tous les jours. Elle doit être à l'affût de toute infection. Étant donné que les signes et les symptômes d'inflammation (p. ex., la fièvre, une rougeur) peuvent être minimes sinon absents, l'infirmière doit prêter attention à l'apparition de douleur, à la perte fonctionnelle et à un écoulement purulent. Elle doit également rechercher les manifestations thromboemboliques anormales telles qu'une douleur thoracique soudaine, la dyspnée ou la tachypnée.

Un autre aspect important des soins infirmiers est le soutien émotionnel. Les changements de l'apparence — obésité centripète, ecchymoses multiples, hirsutisme chez la femme et gynécomastie chez l'homme — peuvent être bouleversants. Le client peut se sentir peu séduisant, même répugnant ou non désiré. L'infirmière peut apporter son aide en demeurant sensible aux sentiments qu'éprouve le client et lui témoigner son respect et son acceptation inconditionnelle. Elle le rassure et lui explique que les changements physiques et une grande proportion de son instabilité émotionnelle disparaîtront quand les taux hormonaux reviendront à la normale.

Si le traitement comprend l'ablation chirurgicale d'un adénome hypophysaire, d'une tumeur surrénalienne ou encore d'une ou des deux glandes surrénales, l'infirmière devra également prodiguer les soins préopératoires et postopératoires.

| Soins préopératoires | Avant la chirurgie, il importe que l'état de santé du client soit optimal. L'hypertension et l'hyperglycémie doivent être maîtrisées, et l'**hypokaliémie** doit être corrigée à l'aide d'une diète et de suppléments de potassium. Un régime alimentaire à haute teneur protéique contribue à corriger la carence en protéines. L'enseignement offert avant l'opération dépend du type de chirurgie (hypophysectomie ou surrénalectomie) et comprend les soins postopératoires qui lui seront donnés. Pendant la phase postopératoire, qu'il s'agisse d'une surrénalectomie ouverte ou laparascopique, le client pourra être soumis à diverses interventions : insertion d'une sonde nasogastrique, mise en place d'une sonde urinaire, administration de médicaments par voie I.V., surveillance de la pression veineuse centrale et utilisation de bottes à compression séquentielle pour prévenir les thrombophlébites et les embolies.

RAPPELEZ-VOUS...

Les principales sources alimentaires de potassium sont les légumes et les fruits, les produits laitiers, le son de blé, la mélasse noire de même que les viandes et substituts.

Hypokaliémie : Faible taux de potassium sérique dans le sang.

| Soins postopératoires | La chirurgie des glandes surrénales comporte des risques additionnels en comparaison à d'autres types de chirurgie. Comme ces glandes sont très vascularisées, le risque d'hémorragie est accru. La manipulation du tissu glandulaire durant l'intervention peut libérer de grandes quantités d'hormones dans la circulation, déclenchant des fluctuations marquées des processus métaboliques associés à ces hormones. À la suite de l'intervention, la pression artérielle, l'équilibre hydrique et les taux d'électrolytes risquent d'être instables en raison de ces fluctuations hormonales.

L'administration de fortes doses de corticostéroïdes (p. ex., l'hydrocortisone [Solu-Cortef^{MD}]) par voie I.V. pendant la chirurgie et pendant plusieurs jours par la suite vise à assurer une réponse adéquate au stress engendré par l'intervention. Si de grandes quantités d'hormones endogènes sont libérées dans la circulation générale pendant l'opération, il peut s'ensuivre une hypertension, ce qui accroît le risque d'hémorragie. Des concentrations élevées de corticostéroïdes augmentent également le risque d'infection et retardent la cicatrisation de la plaie.

Il faut signaler tout changement brusque ou significatif de la pression artérielle, de la respiration ou de la fréquence cardiaque. L'infirmière doit mesurer avec rigueur les ingesta et les excreta, et être à l'affût des déséquilibres hydriques. La période critique d'instabilité hémodynamique dure de 24 à 48 heures après l'intervention chirurgicale. Des corticostéroïdes sont administrés par voie I.V., la dose et le débit étant ajustés selon les manifestations cliniques et l'équilibre hydroélectrolytique. Si le client le tolère, les médicaments peuvent être administrés par voie orale. Toutefois, nonobstant la cessation de corticostéroïdes par voie I.V., il est recommandé de maintenir l'accès à la voie intraveineuse au cas où il faudrait administrer rapidement des corticostéroïdes ou des vasopresseurs. Un échantillon d'urine doit également être prélevé chaque matin à la même heure pour le dosage du cortisol en vue d'évaluer l'efficacité de la chirurgie.

Si la dose de corticostéroïde est réduite trop rapidement après la chirurgie, une insuffisance corticosurrénalienne (hypocortisolisme) risque de se manifester. L'infirmière doit être constamment à l'affût des signes d'un déséquilibre corticostéroïdien. Des vomissements, une faiblesse accrue, une déshydratation et de l'hypotension peuvent indiquer une insuffisance surrénalienne. Le client peut aussi se plaindre de douleurs articulaires, de prurit ou de desquamation cutanée, et éprouver des troubles émotionnels graves. Il faut signaler ces signes et ces symptômes en vue d'un ajustement de la dose, au besoin. Après l'intervention, le client demeure alité jusqu'à ce que la pression artérielle soit stabilisée. Il faut surveiller l'apparition de signes subtils d'infections postopératoires, la réponse inflammatoire habituelle étant supprimée. L'infirmière prendra les précautions nécessaires au moment de changer les pansements et au cours des autres interventions qui nécessitent un accès aux cavités corporelles, à la circulation et aux autres régions sous la peau afin de prévenir l'infection.

Soins ambulatoires et soins à domicile

Les directives au moment du congé de l'hôpital sont orientées de façon à prévenir les complications liées à une carence en corticostéroïdes et à l'incapacité qui en résulte de réagir sur le plan physiologique aux agents stressants. Des visites à domicile par une infirmière peuvent être envisagées, particulièrement dans le cas des personnes âgées, en raison des besoins continuels en ce qui a trait à l'évaluation et à l'information. Il faut demander au client de porter en tout temps un bracelet d'alerte médicale et d'avoir dans son portefeuille une fiche médicale et des instructions. De plus, l'infirmière doit enseigner au client à éviter, si possible, l'exposition aux températures extrêmes, aux infections et aux bouleversements émotionnels. Le stress peut entraîner ou déclencher une insuffisance surrénalienne aiguë, car le tissu surrénalien qui subsiste n'est pas en mesure de répondre à une demande hormonale accrue. De plus, l'infirmière doit renseigner le client sur la façon d'ajuster la corticothérapie substitutive selon le degré de stress. À cet effet, elle consulte d'abord le médecin du client afin de déterminer les paramètres relatifs aux modifications posologiques. Le client doit communiquer avec son médecin pour un ajustement éventuel de la dose de corticostéroïdes s'il n'est pas en mesure d'ajuster la dose de médicaments par lui-même ou si l'une des manifestations suivantes survient : faiblesse, évanouissement, fièvre, nausées et vomissements. Dans nombre de cas, le client devra être sous corticothérapie substitutive pour le reste de sa vie. Le client doit toutefois être avisé qu'il peut s'écouler plusieurs mois avant de parvenir à ajuster la dose de façon satisfaisante.

Évaluation des résultats

Pour le client atteint d'hypercortisolisme, les résultats escomptés à la suite des soins et des interventions cliniques sont :

- l'absence de signes et de symptômes d'infection ;
- l'atteinte d'un poids proportionnel à la grandeur ;
- une meilleure acceptation de l'apparence ;
- le maintien d'une intégrité cutanée et une bonne cicatrisation de la peau.

Le PSTI 61.1W présente les interventions infirmières appropriées pour le client atteint d'hypercortisolisme. Il se trouve au www.cheneliere.ca/lewis.

Capsule **Jugement clinique**

Madame Jade Guyen, âgée de 28 ans, est transférée des soins intensifs à l'unité de chirurgie. Elle a subi une surrénalectomie bilatérale pour traiter un syndrome de Cushing causé par des adénomes surrénaliens. Au cours de l'enseignement sur la corticothérapie substitutive, l'accent est mis sur le risque de choc surrénalien.

Quelles conditions pourraient provoquer une telle complication ? Donnez au moins quatre exemples concrets.

61.6.2 Insuffisance corticosurrénalienne
Étiologie et physiopathologie

L'**insuffisance corticosurrénalienne**, un hypofonctionnement du cortex surrénalien, peut être due à une cause primaire (maladie d'Addison) ou à une cause secondaire (déficit de la sécrétion hypophysaire d'ACTH). Dans l'insuffisance corticosurrénalienne primaire, une réduction des trois catégories de corticostéroïdes surrénaliens (glucocorticoïdes, minéralocorticoïdes et androgènes) est observée. Dans l'insuffisance corticosurrénalienne secondaire, une carence en corticostéroïdes et en androgènes se manifeste, mais rarement en minéralocorticoïdes. Le déficit en ACTH peut être engendré par une maladie hypophysaire ou par la suppression de l'axe hypothalamo-hypophysaire à la suite de l'administration de corticostéroïdes exogènes.

La principale cause de l'insuffisance corticosurrénalienne dans les pays industrialisés est une réponse auto-immune. Le tissu surrénalien du client est détruit par ses propres anticorps, agissant ainsi contre son cortex surrénalien. La détermination des gènes de susceptibilité à l'insuffisance corticosurrénalienne en est à ses débuts (Dias, Chan, Metherell, Pearce & Clark, 2009). Il arrive souvent que d'autres troubles endocriniens soient présents ; l'insuffisance corticosurrénalienne est alors considérée comme une composante du syndrome d'insuffisance polyendocrinienne. Sur le plan mondial, la tuberculose est considérée comme étant une cause de l'insuffisance corticosurrénalienne (Yokoyama, Toda, Kimura, Mikagi & Aizawa, 2009). L'infarctus, les infections fongiques (p. ex., une histoplasmose), le syndrome d'immunodéficience acquise (sida) et le cancer métastatique sont d'autres causes connues. L'insuffisance corticosurrénalienne iatrogène peut être provoquée par une hémorragie surrénalienne, souvent liée à l'anticoagulothérapie, à la chimiothérapie antinéoplasique, à l'administration de kétoconazole (Kétoconazole^{MD}) dans le traitement du sida ou à la surrénalectomie bilatérale. L'insuffisance corticosurrénalienne se manifeste le plus souvent chez l'adulte âgé de moins de 60 ans et touche indifféremment les hommes et les femmes. Pour sa part, l'insuffisance corticosurrénalienne attribuable à une réaction auto-immune touche le plus souvent les femmes de race blanche.

Manifestations cliniques

Comme les manifestations ne deviennent évidentes que si 90 % de la corticosurrénale est détruite, la maladie est souvent à un stade avancé au moment du diagnostic. Les manifestations de la maladie débutent très lentement, de façon insidieuse, et elles se caractérisent principalement par la faiblesse, la fatigue, la perte de poids et l'anorexie, qui apparaissent progressivement. Une hyperpigmentation cutanée, un trait marquant de la maladie, principalement dans les régions du corps exposées au soleil, aux points de pression, aux articulations et dans les plis cutanés (particulièrement dans les lignes de la main), peut être observée **FIGURE 61.14**. Elle est vraisemblablement provoquée par une augmentation de la sécrétion de β-lipotropine (qui contient la mélanostimuline [MSH]) ou d'ACTH. Cette augmentation hormonale est due à une réduction de la rétroaction négative engendrée par une diminution des taux de corticostéroïdes. Parmi les autres manifestations, il convient de mentionner l'hypotension orthostatique, l'hyponatrémie, un goût prononcé pour le sel, l'hyperkaliémie, les nausées, les vomissements et la

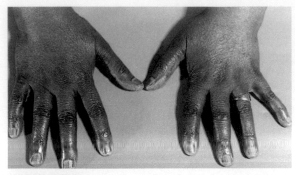

FIGURE 61.14
Hyperpigmentation souvent observée dans l'insuffisance corticosurrénalienne

diarrhée. L'hypofonctionnement surrénalien primaire peut aussi causer de l'irritabilité et de la dépression.

L'hypofonctionnement corticosurrénalien secondaire peut s'accompagner de nombreux signes et symptômes qui ressemblent à ceux observés dans l'insuffisance corticosurrénalienne. Cependant, il ne se caractérise pas par une hyperpigmentation, étant donné des taux faibles en ACTH et en peptides.

Complications

Les personnes atteintes d'insuffisance corticosurrénalienne présentent un risque d'insuffisance surrénalienne aiguë (crise addisonienne ou choc surrénalien), une urgence menaçant la vie du client à cause d'une carence en hormones surrénaliennes ou d'une chute abrupte et soudaine de ces hormones. Le choc surrénalien peut être déclenché par :

- le stress (p. ex., à la suite d'une infection, d'une chirurgie, d'un traumatisme, d'une hémorragie ou d'une détresse psychologique) ;
- l'arrêt brusque de la corticothérapie substitutive (souvent, le client qui ne saisit pas bien l'importance de la corticothérapie substitutive cesse de lui-même de prendre le médicament) ;
- la phase postopératoire d'une chirurgie surrénalienne ;
- la destruction soudaine de l'hypophyse.

Pendant une insuffisance surrénalienne aiguë, des manifestations graves de carence en glucocorticoïdes et en minéralocorticoïdes, notamment l'hypotension (particulièrement posturale), la tachycardie, la déshydratation, l'hyponatrémie, l'hyperkaliémie, l'hypoglycémie, la fièvre, la faiblesse et la confusion, peuvent être observées. L'hypotension peut engendrer un état de choc. À cet effet, le **collapsus circulatoire** ne répond souvent pas au traitement habituel (remplacement des liquides et vasopresseurs). Les manifestations gastro-intestinales comprennent des nausées et des

Collapsus circulatoire : Diminution du débit cardiaque causée par une perturbation systolique ou diastolique de la contractilité myocardique.

vomissements graves ainsi que des douleurs abdominales intenses. Des douleurs peuvent aussi être ressenties dans la région lombaire ou les membres inférieurs.

Examen clinique et examens paracliniques

En plus de se fonder sur les caractéristiques cliniques, une insuffisance corticosurrénalienne peut être diagnostiquée lorsque les taux de cortisol sont inférieurs à la normale ou lorsqu'ils ne parviennent pas à dépasser les taux initiaux obtenus au cours du test de stimulation à l'ACTH (Cortrosyn^{MD}). L'absence d'une augmentation des taux de cortisol à la suite de la stimulation à l'ACTH indique une maladie surrénalienne primaire. Une réponse positive au Cortrosyn^{MD} signifie que les glandes surrénales fonctionnent, et oriente le médecin vers un diagnostic probable de maladie hypophysaire ▶ 59.

Une hyperkaliémie, une hypochlorémie, une hyponatrémie, une hypoglycémie, une anémie et une augmentation des taux d'urée peuvent être d'autres résultats d'analyses de laboratoire qui s'écartent des valeurs normales. De plus, le taux urinaire de cortisol libre est faible, tout comme le taux urinaire d'aldostérone (Skidmore-Roth, 2007). Enfin, la tomodensitométrie et l'imagerie par résonance magnétique sont utilisées pour localiser les tumeurs et pour déceler l'hypertrophie et les calcifications surrénaliennes **ENCADRÉ 61.12**.

Processus thérapeutique en interdisciplinarité

La prise en charge de l'insuffisance corticosurrénalienne consiste, dans la mesure du possible, à traiter la cause sous-jacente. Elle est fondée principalement sur le traitement hormonal de substitution **ENCADRÉ 61.12**. L'hydrocortisone, le traitement de substitution le plus souvent utilisé, possède les propriétés des glucocorticoïdes et des

minéralocorticoïdes. Pendant les périodes de stress psychologique et physique (p. ex., une infection ou un infarctus), il faut augmenter la dose de glucocorticoïdes afin de prévenir la crise addisonienne. La fludrocortisone (Florinef^{MD}) est un traitement de substitution des minéralocorticoïdes qui doit être administré sur une base quotidienne et qui nécessite une diminution de l'apport alimentaire en sel.

La crise addisonienne est une urgence qui menace le pronostic vital et exige un traitement intensif. La prise en charge est orientée vers le traitement de l'état de choc et l'administration d'hydrocortisone à fortes doses comme traitement de substitution. Pour corriger l'hypotension et les déséquilibres électrolytiques, des quantités importantes de NaCl 0,9 % et de solution dextrosée 5 % dans l'eau contenant ou non des électrolytes sont administrées.

Processus diagnostique et thérapeutique

ENCADRÉ 61.12 | **Insuffisance corticosurrénalienne**

Examen clinique et examens paracliniques
- Anamnèse et examen physique
- Taux plasmatiques de cortisol
- Taux urinaires de cortisol et d'aldostérone
- Électrolytes sériques
- Test de stimulation par l'ACTH
- Tomodensitométrie, IRM

Processus thérapeutique
- Traitement de substitution quotidien par glucocorticoïdes (p. ex., l'hydrocortisone)

(deux tiers au réveil le matin, un tiers en fin d'après-midi)[a]
- Traitement quotidien avec des minéralocorticoïdes (p. ex., la fludrocortisone [Florinef^{MD}]) le matin[a]
- Suppléments de sodium en cas de chaleur ou d'humidité excessive
- Augmentation des doses de cortisol en situation de stress (p. ex., une chirurgie, une hospitalisation, une infection)

[a] Situations de stress quotidien normal pour les clients ayant des activités quotidiennes habituelles.

59

Les examens cliniques les plus utilisés pour évaluer le système endocrinien sont résumés dans le chapitre 59, *Évaluation clinique – Système endocrinien*.

61

Soins et traitements infirmiers

CLIENT ATTEINT D'INSUFFISANCE CORTICOSURRÉNALIENNE

Interventions cliniques

Phase aiguë

Lorsque le client atteint d'insuffisance corticosurrénalienne est hospitalisé, que ce soit en vue d'établir le diagnostic ou en raison d'une crise aiguë ou d'autres problèmes de santé, il convient de procéder à une évaluation fréquente de son état. À cet effet, l'infirmière doit évaluer les signes vitaux et les signes de déplétion hydrique et de déséquilibre électrolytique toutes les 30 minutes à 4 heures au cours des 24 premières heures, selon l'instabilité du client. De plus, l'infirmière doit :

- peser le client tous les jours ;
- administrer la corticothérapie ;

- prendre les précautions nécessaires pour prévenir les infections ;
- apporter l'aide nécessaire pour les soins d'hygiène.

Elle s'assure aussi que le client repose dans un environnement exempt de lumière superflue et de bruits excessifs, de même que de variations extrêmes de températures ambiantes, car il peut ne pas supporter ces agents stressants en raison de son incapacité à produire des corticostéroïdes.

En présence d'une crise addisonienne, le client répond habituellement au traitement dès la deuxième journée. La corticothérapie par voie orale peut alors commencer. Avant son départ de l'hôpital, l'infirmière doit informer le client de l'importance de se présenter à ses rendez-vous de suivi selon les intervalles prévus.

Soins ambulatoires et soins à domicile

L'infirmière joue un rôle crucial dans la prise en charge à long terme de l'insuffisance corticosurrénalienne. La gravité de la maladie et la nécessité d'un traitement de substitution à vie exigent un plan d'enseignement bien structuré et dispensé avec soin. L'**ENCADRÉ 61.13** présente les principaux points faisant partie de ce plan d'enseignement.

Les glucocorticoïdes sont ordinairement administrés en doses fractionnées : les deux tiers le matin et le reste l'après-midi. Les minéralocorticoïdes sont administrés une fois par jour, de préférence le matin. Cet horaire posologique reflète le rythme circadien de la sécrétion hormonale endogène et diminue les réactions indésirables associées à la corticothérapie substitutive. Comme le but du traitement est de ramener les taux hormonaux aux valeurs normales, les interventions infirmières visent à aider le client à maintenir un équilibre hormonal tout en assurant la gestion du profil pharmacologique.

Étant donné que le client atteint d'insuffisance corticosurrénalienne est incapable de tolérer les stress physique et émotionnel sans l'ajout de corticostéroïdes exogènes, les soins à long terme sont axés sur la reconnaissance du besoin d'augmenter la dose et sur les techniques de gestion du stress. Le besoin de corticostéroïdes est proportionnel au degré de stress. Les doses de corticostéroïdes doivent être ajustées en cas de fièvre, de grippe, d'extraction de dents et d'activité physique intense, comme jouer au tennis pendant une journée chaude ou courir un marathon. Les doses sont habituellement doublées en cas de situation de stress mineur (p. ex., une infection respiratoire, un traitement dentaire) et triplées en situation de grand stress (p. ex., un divorce, la perte d'un parent). En cas de doute quant à la dose à prendre, trop est préférable à pas assez. En présence de vomissements et de diarrhée, comme cela peut se produire au moment d'une grippe, le client doit consulter un médecin immédiatement, car il peut être nécessaire de remplacer les électrolytes. De plus, ces manifestations peuvent être les signes avant-coureurs d'une crise. En général, les clients qui prennent leurs médicaments selon la prescription peuvent s'attendre à une espérance de vie normale.

L'infirmière doit également offrir un enseignement au client afin d'assurer sa sécurité. Pour ce faire, elle lui explique les signes et les symptômes d'une carence ou d'un excès en corticostéroïdes (hypercortisolisme), et elle lui recommande de consulter un médecin en leur présence. Le dosage de corticostéroïdes pourra alors être ajusté en fonction de ses besoins. De plus, il est primordial que le client porte un bracelet d'alerte médicale et qu'il ait dans son portefeuille une fiche indiquant qu'il souffre d'insuffisance corticosurrénalienne afin que le traitement approprié lui soit donné si un événement inattendu devait survenir. Des directives verbales et écrites (dépliants) qui décrivent d'autres médicaments pouvant nécessiter une augmentation (p. ex. la phénytoïne [Dilantin^MD], les barbituriques, la rifampine [Rifampine^MD] et les antiacides) ou une diminution (p. ex. l'œstrogène) de la dose de corticostéroïdes seront aussi données au client. De plus, il faut expliquer au client qui prend des minéralocorticoïdes (fludrocortisone [Florinef^MD]) comment prendre sa pression artérielle et diminuer son apport en sel dans son alimentation, et lui recommander de consulter un médecin en présence de tout changement significatif de son état de santé, car cela peut indiquer la nécessité de modifier le dosage de fludrocortisone. Un document contenant des directives écrites concernant les cas où il est nécessaire de modifier les doses de corticostéroïdes devrait être distribué au client.

Le client doit avoir en sa possession en tout temps une trousse d'urgence qui contient 100 mg d'hydrocortisone pour une administration intramusculaire (I.M.), des seringues et les directives d'administration. L'infirmière doit montrer au client et aux membres de sa famille la façon d'administrer l'injection I.M. dans les cas où la corticothérapie substitutive par voie orale serait impossible. Elle leur demande de répéter les instructions et de faire une démonstration d'injection par voie intramusculaire avec une solution saline (National Institute of Diabetes and Digestive and Kidney Diseases, 2009).

RAPPELEZ-VOUS...

L'apprentissage dépend de la motivation de la personne à apprendre, de sa capacité d'apprentissage et d'un environnement propice à celui-ci.

Enseignement au client et à ses proches

ENCADRÉ 61.13   **Insuffisance corticosurrénalienne**

L'enseignement au client et à ses proches sur la prise en charge de l'insuffisance corticosurrénalienne (maladie d'Addison) devrait inclure les aspects suivants :

- Noms, posologies et modes d'action des médicaments
- Symptômes de surdosage et de dosage insuffisant
- Situations nécessitant l'intensification du traitement pharmacologique (p. ex., un traumatisme, une infection, une chirurgie, un stress émotionnel)
- Choix d'intervention pour la modification du traitement pharmacologique :
  - augmentation de la dose de corticostéroïdes
  - administration de fortes doses de corticostéroïdes par voie intramusculaire, y compris une démonstration de la technique et l'exécution de la technique par le client ou le proche aidant
  - consultation avec un professionnel de la santé
- Prévention des infections et nécessité d'un traitement rapide et vigoureux des infections existantes
- Nécessité d'une hormonothérapie substitutive à vie
- Nécessité d'un suivi médical à vie
- Nécessité d'un bracelet d'alerte médicale

61.6.3 Corticothérapie

Le cortisol et les autres glucocorticoïdes apparentés permettent de diminuer les signes et les symptômes associés à de nombreuses maladies **ENCADRÉ 61.14**. L'administration prolongée de corticostéroïdes à des doses thérapeutiques entraîne souvent des effets secondaires et des complications sérieuses **ENCADRÉ 61.15**. C'est pourquoi la corticothérapie n'est pas recommandée pour le traitement de troubles chroniques mineurs. Elle doit être réservée pour le traitement de troubles qui menacent la vie ou qui causent une perte fonctionnelle permanente, de même qu'aux troubles pour lesquels un traitement de courte durée se traduira vraisemblablement par une rémission ou par un rétablissement. Les bienfaits potentiels de la corticothérapie doivent toujours être soupesés par rapport aux risques.

Effets de la corticothérapie

Les effets de la corticothérapie sont nombreux. Bien qu'ils soient bénéfiques et thérapeutiques dans certaines circonstances, ils peuvent aussi s'avérer défavorables. Les effets attendus de la corticothérapie sont les suivants:

- Action anti-inflammatoire. Les corticostéroïdes réduisent le nombre de lymphocytes, de monocytes et d'éosinophiles circulants. Ils augmentent la libération des leucocytes polymorphonucléaires à partir de la moelle osseuse, inhibent l'accumulation de leucocytes au foyer d'inflammation et inhibent la libération par les leucocytes de substances intervenant dans la réponse inflammatoire (p. ex., les quinines, les prostaglandines et l'histamine). Il en résulte la suppression des manifestations de l'inflammation telles que la rougeur, la sensibilité, la chaleur, le gonflement et l'œdème local.

- Immunosuppression. Les corticostéroïdes causent l'atrophie du tissu lymphoïde, suppriment les réponses immunitaires à médiation cellulaire et diminuent la production d'anticorps.

- Maintien d'une pression artérielle normale. Les corticostéroïdes potentialisent l'effet vasoconstricteur de la noradrénaline et agissent sur les tubules rénaux afin d'accroître la réabsorption du sodium et favoriser l'excrétion du potassium et de l'hydrogène. La rétention du sodium (et par la suite d'eau) augmente la volémie et contribue au maintien de la pression artérielle. Les minéralocorticostéroïdes ont un effet direct sur la réabsorption du sodium dans le tubule distal du rein, et il s'ensuit une hausse du sodium et une rétention d'eau.

Pharmacothérapie

ENCADRÉ 61.14 **Maladies et troubles traités par des corticostéroïdes**

Hormonothérapie substitutive
- Insuffisance corticosurrénalienne
- Hyperplasie surrénale congénitale

Effet thérapeutique
- Réactions allergiques
  - Anaphylaxie
  - Piqûres d'abeilles
  - Dermite de contact
  - Réactions médicamenteuses
  - Maladie sérique
  - Urticaire
- Collagénoses
  - Artérite temporale (maladie de Horton)
  - Connectivité mixte (syndrome de Sharp)
  - Polymyosite
  - Polyartérite noueuse
  - Polyarthrite rhumatoïde
  - Lupus érythémateux disséminé
- Troubles gastro-intestinaux
  - Maladie intestinale inflammatoire
  - Maladie cœliaque

- Maladies endocriniennes
  - Hypercalcémie
  - Thyroïdite de Hashimoto
  - Crise thyréotoxique
- Affections du foie
  - Hépatite alcoolique
  - Hépatite auto-immune
- Troubles neurologiques
  - Prévention de l'œdème cérébral en présence de tumeur
- Troubles pulmonaires
  - Asthme
  - Maladie pulmonaire obstructive chronique
- Troubles dermatologiques
- Tumeurs malignes, leucémie, lymphome
- Immunosuppression
- Inflammation
- Syndrome néphrotique

61

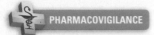
Corticostéroïdes

- Avertir le client de ne pas cesser la corticothérapie abruptement.
- Rechercher les signes d'infection.
- Aviser le client atteint de diabète de surveiller étroitement sa glycémie.

- Métabolisme des glucides et des protéines. Les corticostéroïdes s'opposent aux effets de l'insuline et peuvent provoquer une intolérance au glucose en augmentant la glycogénolyse hépatique et la résistance à l'insuline. Ils stimulent également la dégradation des protéines en vue de la gluconéogenèse qui peut entraîner une fonte des muscles squelettiques. Bien que les corticostéroïdes mobilisent les acides gras libres et redistribuent le gras dans une **configuration cushingoïde**, le mécanisme de ce processus n'a pas été élucidé.

Complications associées à la corticothérapie

Un effet bénéfique dans une situation donnée peut se révéler nuisible dans une autre. Ainsi, l'effet vasopresseur des corticostéroïdes est crucial, car il permet à l'organisme de fonctionner dans des situations de stress, mais il peut entraîner l'hypertension lorsque les corticostéroïdes sont utilisés comme traitement pharmacologique. La suppression de l'inflammation et de la réponse immunitaire peut contribuer à sauver la vie de la victime d'anaphylaxie ou du receveur de greffe, mais elle peut provoquer la réactivation d'une tuberculose latente et réduire grandement la résistance à d'autres infections et au cancer. De plus, les corticostéroïdes inhibent la réponse des anticorps aux vaccins. Les effets indésirables associés à la corticothérapie sont énumérés dans l'**ENCADRÉ 61.15**.

Pharmacothérapie

ENCADRÉ 61.15 **Effets secondaires des corticostéroïdes**

- Possibilité d'hypokaliémie
- Prédisposition à un ulcère gastroduodénal
- Atrophie et faiblesse des muscles squelettiques
- Modifications éventuelles de l'humeur et du comportement
- Intolérance au glucose prédisposant au diabète
- Redistribution des graisses des extrémités au tronc et au visage
- Possibilité d'hypocalcémie associée aux effets anti-vitamine D
- Retard de la cicatrisation. Risque accru de déhiscence de la plaie

- Susceptibilité accrue à l'infection. Développement plus rapide et propagation plus étendue
- Suppression de la synthèse de l'ACTH. Risque de carence en corticostéroïdes en cas d'arrêt brusque. Il faut donc réduire progressivement les doses de corticostéroïdes
- Élévation de la pression artérielle associée à l'hypervolémie et à la potentialisation de la vasoconstriction; l'hypertension prédispose à une insuffisance cardiaque
- Déplétion protéique diminuant la formation, la densité et la solidité osseuses. Prédisposition à des fractures pathologiques, notamment à des fractures par tassement des vertèbres (ostéoporose)

Soins et traitements en interdisciplinarité

CLIENT TRAITÉ PAR CORTICOTHÉRAPIE

La corticothérapie est prescrite pour de nombreuses raisons **ENCADRÉ 61.14**. Il est essentiel de fournir au client des directives détaillées pour maximiser son adhérence au traitement. S'il ne s'agit pas d'un traitement de substitution, les corticostéroïdes sont administrés une fois par jour ou une fois tous les deux jours. Ils doivent être pris tôt le matin avec des aliments pour diminuer l'irritation gastrique. Étant donné que l'administration de corticostéroïdes exogènes peut supprimer l'ACTH endogène et, par conséquent, le cortisol endogène (la suppression dépend de la dose et du moment de l'administration), l'infirmière doit avertir le client et les membres de sa famille du danger que représente l'arrêt brusque de la corticothérapie. Les corticostéroïdes pris pendant plus d'une semaine suppriment la production surrénalienne, et c'est la raison pour laquelle la corticothérapie doit être réduite progressivement. L'infirmière doit s'assurer que des doses accrues de corticostéroïdes soient prescrites en situation de soins aigus ou au moment d'une intensification de l'activité physique ou de stress émotionnel.

Le risque d'ostéoporose devrait être considéré lorsque la corticothérapie se prolonge pendant de longues périodes, c'est-à-dire plus de trois mois (Lorenzo, Canalis & Raisz, 2008). Les traitements qui réduisent la résorption osseuse englobent entre autres l'apport accru de calcium, un supplément de vitamine D, des bisphosphonates (p. ex., l'alendronate [Fosamax^MD]) et l'établissement d'un programme d'exercices avec mise en charge. D'autres directives et interventions visant à réduire au minimum les effets secondaires et les complications liées à la corticothérapie sont présentées à l'**ENCADRÉ 61.16**.

ENCADRÉ 61.16 | **Corticothérapie**

L'enseignement au client et à ses proches sur l'emploi des corticostéroïdes devrait inclure les directives suivantes :

- Prévoir un régime à haute teneur en protéines, en calcium (au moins 1 500 mg/jour) et en potassium, mais faible en gras et en glucides simples concentrés tels le sucre, le miel, les sirops et les bonbons.

- Se réserver des périodes de repos et s'assurer d'un sommeil adéquat, par exemple en faisant des siestes quotidiennes et en évitant la caféine en fin de journée.

- Établir et suivre un programme d'exercices contribuant au maintien de l'intégrité osseuse.

- Détecter les signes d'œdème et adopter des moyens de réduire la consommation de sodium à moins de 2 000 mg/jour en cas d'œdème.

- Contrôler la glycémie et détecter les signes et les symptômes d'hyperglycémie (p. ex., la polydipsie, la polyurie, une vision trouble) et de glycosurie (présence de glucose dans l'urine). Signaler tout symptôme d'hyperglycémie ou de glycémie capillaire dont le taux dépasse 10 mmol/L ou la présence de glucose dans l'urine.

- Consulter un médecin en cas de brûlures gastriques après les repas ou de douleur épigastrique que les antiacides ne soulagent pas.

- Consulter un ophtalmologiste annuellement pour dépister la présence de cataracte.

- Adopter des habitudes sécuritaires, notamment se lever lentement d'un lit ou d'une chaise, et s'assurer d'un bon éclairage pour éviter tout accident.

- Observer de bonnes pratiques d'hygiène et éviter le contact avec des personnes atteintes de rhume ou d'autres troubles contagieux afin de prévenir tout risque d'infection.

- Assurer un statut vaccinal adéquat (vaccins non vivants). Aviser que les vaccins vivants sont contre-indiqués. Offrir la vaccination antigrippale saisonnière et le vaccin antipneumococcique.

- Aviser les intervenants de la santé, à chaque occasion, de l'usage prolongé de corticostéroïdes.

- Reconnaître le besoin de doses plus fortes de corticostéroïdes dans les périodes de stress physique ou émotionnel.

- Ne jamais cesser brusquement la prise de corticostéroïdes, un tel acte pouvant provoquer un choc surrénalien, voire être fatal.

61.6.4 Hyperaldostéronisme

L'**hyperaldostéronisme** se caractérise par une sécrétion excessive d'aldostérone. Les principaux effets de l'aldostérone sont la rétention de sodium de même que l'excrétion de potassium et de l'ion hydrogène. La caractéristique principale de ce trouble est donc l'hypertension accompagnée d'alcalose hypokaliémique. L'hyperaldostéronisme primaire est le plus souvent provoqué par un petit adénome solitaire corticosurrénalien. Occasionnellement, des lésions multiples associées à l'hyperplasie surrénalienne bilatérale peuvent en être la cause. L'hyperaldostéronisme primaire touche les hommes et les femmes dans une même proportion, et survient le plus souvent entre 30 et 50 ans. Selon les auteurs, de 1 à 10 % des cas d'hypertension seraient causés par l'hyperaldostéronisme primaire (Olivieri *et al.*, 2004). Dans l'hyperaldostéronisme secondaire, la sécrétion excessive d'aldostérone n'est pas d'origine surrénalienne et peut s'expliquer par une sténose de l'artère rénale, des tumeurs sécrétrices de rénine et une maladie rénale chronique.

Une augmentation des taux d'aldostérone est liée à une rétention de sodium et à l'élimination de potassium. La rétention de sodium entraîne l'hypernatrémie, l'hypertension et des céphalées. Habituellement, aucun œdème n'est observé, étant donné une augmentation concomitante de l'excrétion du sodium, ce qui prévient une forte rétention sodique. La perte de potassium se traduit par une hypokaliémie, laquelle cause une faiblesse musculaire générale, de la fatigue, des arythmies cardiaques, une intolérance au glucose et l'alcalose métabolique qui peut entraîner la tétanie.

Il faut soupçonner l'hyperaldostéronisme chez tous les clients hypertendus qui présentent une hypokaliémie et qui ne sont pas traités au moyen de diurétiques. Cependant, il est important de savoir que plusieurs clients avec un hyperaldostéronisme primaire ne présentent pas d'hypokaliémie franche. Par conséquent, il est recommandé de tester les clients qui présentent des taux de potassium se situant dans les valeurs inférieures (entre 3,5 et 4 mmol/L). Il est également recommandé de tester les clients dont le traitement antihypertensif est réfractaire à trois agents à doses optimales (Young, 2003).

L'hyperaldostéronisme primaire est associé à une hausse des taux plasmatiques d'aldostérone, à une augmentation des taux de sodium, à une diminution des taux sériques de potassium et à une réduction de l'activité de la rénine plasmatique. La première étape vise à déterminer le ratio d'aldostérone plasmatique sur l'activité de la rénine plasmatique (PAC/ARP) matinale. Ceci peut être fait même si le client prend des diurétiques, à l'exception évidemment de ceux à épargne potassique, notamment les antagonistes de l'aldostérone. Préférablement, ce test est effectué à 8 h chez un client ambulatoire. Les valeurs de référence pour un client ambulant sont : aldostérone (PAC) entre 111 et 860 pmol/L et rénine (ARP) entre 0 et 5,27 ng/ml/h. Le test est interprété de la façon suivante : une valeur de 555 pmol/L/ng/ml/h ou plus combinée avec une valeur de PAC à 416 pmol/L ou plus suggère la présence d'un hyperaldostéronisme. Ce test a une bonne valeur prédictive négative. De fait, si le ratio est normal, c'est-à-dire s'il est de moins de 555 pmol/L/ng/ml/h, l'hyperaldostéronisme est exclu. Toutefois, la spécificité est faible lorsque le ratio est élevé. Dans un tel cas, il faut procéder à un test de charge en sodium. Le client doit prendre 5 000 mg de sodium (12,8 g de sel) pendant 3 jours avec un supplément en potassium. Durant le 3e jour, une collecte d'urine de 24 heures est faite pour mesurer l'aldostérone, le sodium et la créatinine. Pour un test adéquat, le sodium doit être au moins de 200 mmol/j. Si l'excrétion d'aldostérone est de 12 mg/24 h ou plus, le client présente un hyperaldostéronisme (Young, 2003). La prochaine étape sert à déterminer la cause de l'hyperaldostéronisme. La tomodensitométrie ou l'imagerie par résonance magnétique permettent de localiser les adénomes, si tel est le cas.

Soins et traitements en interdisciplinarité

CLIENT ATTEINT D'HYPERALDOSTÉRONISME PRIMAIRE

Le traitement de prédilection de l'hyperaldostéronisme primaire consiste en l'ablation chirurgicale de l'adénome. Bien qu'il soit possible de procéder par chirurgie ouverte, la laparoscopie est davantage utilisée en raison des bénéfices que cette intervention peu effractive offre (McKenzie, Lillegard, Young & Thompson, 2009). Avant l'intervention, le traitement consiste en un régime hyposodé, en l'administration de diurétiques d'épargne potassique (spironolactone [Aldactone^MD], d'éplérénone [Inspra^MD]) et d'antihypertenseurs afin de normaliser les taux sériques de potassium et la pression artérielle. La spironolactone et l'éplérénone empêchent la fixation de l'aldostérone au récepteur des minéralocorticoïdes dans les tubules distaux terminaux et dans les tubes collecteurs du rein. Il en résulte alors une augmentation de l'excrétion de sodium et d'eau, et une rétention du potassium. Il peut aussi être nécessaire d'administrer des suppléments potassiques. Cependant, l'administration de ces suppléments et la prise de diurétiques d'épargne potassique ne doivent pas être commencées simultanément en raison du risque d'hyperkaliémie. De plus, il faut aviser le client qui prend de l'éplérénone d'éviter de boire du jus de pamplemousse.

Dans le cas d'une hyperplasie surrénalienne bilatérale, le traitement consiste en l'administration d'un diurétique d'épargne potassique (p. ex., la spironolactone et l'amiloride [Apo-Amiloride^MD]). Les inhibiteurs des canaux calciques sont aussi utilisés comme antihypertenseurs. La dexaméthasone, quant à elle, est administrée afin de réduire l'hyperplasie surrénalienne.

Les interventions infirmières comprennent l'évaluation de l'équilibre hydroélectrolytique, particulièrement du potassium, et de l'état cardiovasculaire. L'infirmière doit mesurer fréquemment la pression artérielle avant et après la chirurgie, étant donné que la surrénalectomie unilatérale ne réussit à corriger l'hypertension que chez 80 % des clients qui présentent un adénome. Les clients qui reçoivent de la spironolactone ou de l'amiloride comme traitement d'entretien doivent être avisés de la possibilité d'effets secondaires tels que la gynécomastie, l'impuissance et les troubles menstruels. De plus, il faut aussi les informer des signes et des symptômes de l'hypokaliémie et de l'hyperkaliémie, et leur enseigner la mesure de la pression artérielle à domicile. Enfin, l'infirmière doit les inciter à mesurer fréquemment leur pression artérielle et leur expliquer la nécessité d'un suivi continu de leur état de santé.

61.7 | Troubles de la médullosurrénale

Phéochromocytome

Le **phéochromocytome** est une affection rare caractérisée par une tumeur de la médullosurrénale qui produit une quantité excessive de catécholamines (l'adrénaline, aussi appelée épinéphrine, et la noradrénaline, ou norépinéphrine). L'effet immédiat le plus dangereux de la maladie est l'hypertension artérielle grave. En l'absence de traitement, le phéochromocytome peut entraîner une encéphalopathie hypertensive, le diabète, une cardiomyopathie et la mort. Il est plus communément observé chez le jeune adulte ou l'adulte d'âge moyen.

Parmi les caractéristiques cliniques les plus marquantes du phéochromocytome, il convient de mentionner l'hypertension épisodique sévère accompagnée par des manifestations classiques telles la céphalée pulsatile violente, la tachycardie avec palpitations, la diaphorèse ainsi que les douleurs thoraciques ou abdominales inexpliquées. Les crises peuvent être provoquées par la prise de nombreux médicaments, dont les antihypertenseurs, les opiacés, les agents de contraste radiologiques et les antidépresseurs tricycliques. Elles peuvent durer quelques minutes ou plusieurs heures.

Bien que le phéochromocytome soit associé à de nombreux symptômes, l'erreur de diagnostic est fréquente. Ce trouble est une cause rare d'hypertension ; il ne représente que 0,1 % de tous les cas. Si le client ne répond pas aux traitements classiques de l'hypertension, le phéochromocytome devrait alors être considéré comme la cause de l'hypertension artérielle.

Le test le plus fiable pour établir le diagnostic de phéochromocytome est le dosage des métanéphrines fractionnées (métabolites des catécholamines), des catécholamines fractionnées et de la créatine à partir d'un spécimen d'urine collecté sur 24 heures. Les valeurs sont élevées chez au moins 95 % des personnes atteintes de phéochromocytome (Yokoyama *et al.*, 2009). Les catécholamines sériques peuvent aussi être élevées au moment d'une crise. Enfin, la tomodensitométrie ou l'imagerie par résonance magnétique permettent généralement de localiser la tumeur.

Soins et traitements en interdisciplinarité

CLIENT ATTEINT D'UN PHÉOCHROMOCYTOME

Le traitement de premier choix consiste en l'ablation chirurgicale de la tumeur. Il est nécessaire d'administrer avant l'intervention des inhibiteurs des récepteurs alpha telle la doxazocine (Cardura^MD) ou des inhibiteurs des récepteurs α et β-adrénergiques tel le labetolol (Trendate^MD) afin de maîtriser la pression artérielle et de prévenir des crises hypertensives durant l'opération. La médication est administrée de 7 à 10 jours avant l'intervention chirurgicale afin de réduire la pression artérielle, de contrôler la fréquence cardiaque et de réduire les autres symptômes associés à l'excès de catécholamines. À la suite de l'inhibition appropriée des récepteurs α-adrénergiques, un inhibiteur des récepteurs β-adrénergiques est administré (p. ex., le propanolol [Inderal^MD]) pour réduire la tachycardie et les autres arythmies. Si l'inhibition des récepteurs bêta est amorcée trop rapidement, sans inhibition des récepteurs alpha, la stimulation des récepteurs alpha sans opposition risquerait de déclencher une crise hypertensive. Les agents qui inhibent le système nerveux sympathique peuvent causer une hypotension orthostatique. Il faut conseiller au client de faire preuve de prudence lorsqu'il change de position.

L'intervention chirurgicale se fait le plus souvent par laparoscopie plutôt que par une chirurgie abdominale ouverte. Bien que l'ablation totale de la tumeur surrénalienne permette d'éliminer l'hypertension dans la plupart des cas, elle persiste chez environ 10 à 30 % des clients.

L'infirmière joue un rôle important dans le dépistage du phéochromocytome. Tout client atteint d'hypertension artérielle qui présente les symptômes d'un excès de catécholamines doit être dirigé vers un médecin pour un diagnostic définitif.

L'évaluation de l'infirmière doit porter sur la détermination de la triade classique des symptômes du phéochromocytome : la céphalée pulsatile violente, la tachycardie et la diaphorèse. De plus, en cas de crise, il faut mesurer immédiatement la pression artérielle.

Dans la mesure du possible, l'infirmière veillera au confort du client atteint de phéochromocytome. À cet effet, le client a besoin de repos et de soutien émotionnel durant cette période. De plus, l'infirmière doit surveiller la glycémie capillaire en vue de déterminer la présence de diabète et s'assurer que le client s'alimente de façon appropriée. En ce qui concerne les soins pré et postopératoires, ils sont comparables à ceux dispensés dans un contexte de surrénalectomie, à l'exception des fluctuations de la pression artérielle causées par l'excès de catécholamines qui exigent une surveillance étroite. Comme l'hypertension artérielle peut persister après l'ablation de la tumeur, l'infirmière insiste sur l'importance de la prise de la pression artérielle et d'un suivi médical régulier. Si le traitement consiste en l'administration de métyrosine, il faut avertir le client de se lever lentement en se tenant sur un appui solide, car ce médicament peut causer de l'hypotension orthostatique (Cook, 2009).

Capsule Jugement clinique

Madame Paulette Faucher, âgée de 43 ans, consulte au CSSS, car elle présente les symptômes suivants de façon épisodique : une céphalée pulsatile violente, une tachycardie avec palpitations, une diaphorèse et des douleurs thoraciques ou abdominales inexpliquées. Son prestataire de soins lui a prescrit des antihypertenseurs depuis 4 mois, mais il a dû augmenter la dose de son hydrochlorodiuril à 25 mg et il a ajouté du métoprolol (Lopresor^MD) 50 mg die depuis 2 semaines. Ses symptômes persistent et s'amplifient. Sa pression artérielle est de 187/108 mm Hg.

Comment expliquer que la pression artérielle de madame Faucher demeure élevée malgré l'ajustement du traitement antihypertenseur ?

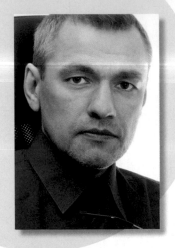

Monsieur Émile St-Cyr a 42 ans. Il travaille comme commis comptable pour le ministère du Revenu fédéral. Il est suivi depuis un an en clinique d'endocrinologie sur une base ambulatoire pour un prolactinome (adénome) de l'hypophyse. Il rencontre l'infirmière et l'endocrinologue chaque mois.

L'examen physique et l'anamnèse du client ont permis d'obtenir les données suivantes : monsieur St-Cyr a un IMC de 31 ; il n'a jamais fumé ; il a consulté initialement parce qu'il avait constaté une vision double ; il a remarqué qu'il buvait et mangeait beaucoup plus que d'habitude ; sa peau est sèche, et il perd de plus en plus ses cheveux.

Le dernier contrôle par IRM a confirmé que la tumeur mesurait 3,7 cm, et l'ostéodensitométrie est normale. Monsieur St-Cyr prend de la cabergoline (Dostinex^MD) 0,5 mg/co. à raison de 3 comprimés les mardis et vendredis. Il s'administre également des injections de testostérone, le dosage sérique de cette hormone étant fortement diminué. ▶

MISE EN ŒUVRE DE LA DÉMARCHE DE SOINS

Collecte des données – Évaluation initiale – Analyse et interprétation

1. Nommez une autre donnée subjective majeure que l'infirmière doit rechercher et qui renseignerait sur la progression de la tumeur hypophysaire.

2. Quel résultat d'examen paraclinique faut-il vérifier en lien avec le problème de santé de monsieur St-Cyr ?

3. Pourquoi le client prend-il de la cabergoline (Dostinex^MD) ?

4. D'après les données du deuxième paragraphe, quel autre problème de santé pourrait être évalué chez monsieur St-Cyr ? Justifiez votre réponse par les données cliniques qui appuieraient une telle hypothèse.

5. Que pourraient signifier les céphalées dans le cas de monsieur St-Cyr ?

6. Qu'est-ce qui justifie le test d'ostéodensitométrie pour ce client ?

▶ Monsieur St-Cyr et sa conjointe désirent avoir un deuxième enfant. Cependant, le client se sent mal à l'aise de dire qu'il a moins de désir sexuel, même s'il éprouve toujours un grand amour envers sa partenaire de vie. Il craint également de devenir stérile. Il accepte cependant de répondre aux questions de l'infirmière sur ce sujet.

Depuis quelques jours, le client a constaté qu'il avait des écoulements visqueux et légèrement verdâtres ou blanc crème au méat urinaire. Un prélèvement de l'écoulement a été envoyé au laboratoire pour éliminer un diagnostic d'infection urinaire ou une ITSS. « Je ne sais pas ce qui cause ça, mais c'est très incommodant, vous savez. J'ai toujours peur que ça tache mes pantalons et que mes collègues s'en aperçoivent. Il n'est pas question que je porte une culotte comme les p'tits vieux », dit-il. ▶

MISE EN ŒUVRE DE LA DÉMARCHE DE SOINS

7. Trouvez au moins trois questions que l'infirmière peut poser à monsieur St-Cyr pour mieux cerner ses préoccupations sexuelles.

8. En vous référant à l'acronyme PQRSTU pour évaluer le problème d'écoulement au méat urinaire que monsieur St-Cyr a constaté, trouvez une question relative aux lettres P, Q, S et T.

9. Quel problème trouvez-vous à la suite de l'analyse des nouvelles données du premier paragraphe de cet épisode ?

10. Indépendamment du résultat de la culture de l'écoulement urétral, quel problème ressort des propos de monsieur St-Cyr au deuxième paragraphe de cet épisode ?

▶ De concert avec monsieur St-Cyr, l'infirmière tente de trouver des moyens de pallier le problème d'écoulement urétral. Le client accepte de porter une compresse absorbante imperméable du côté extérieur. ▶

Planification des interventions – Décisions infirmières

11. Quels seraient les résultats recherchés par le moyen que le client accepte d'essayer ?

▶ Le médecin entrevoit la possibilité d'une hypophysectomie transsphénoïdale si la tumeur continue de grossir. Comme une telle chirurgie ne se pratique pas dans la région où habite monsieur St-Cyr, celui-ci aurait à se déplacer vers un centre universitaire loin de chez lui. Cette éventualité lui cause du souci, car il devra s'éloigner de sa famille pour quelques jours et il ne pourra pas être visité par les siens à cause de l'éloignement : « Rien que d'y penser, je me sens déjà bien seul pour passer à travers cette épreuve. Je ne connais ni la ville, ni l'hôpital où je serais opéré. Toute ma famille habite la même région que moi. » ▶

12. L'analyse de ces nouvelles données met en lumière un nouveau problème. Lequel ?

▶ Les résultats de la dernière IRM prouvent que le prolactinome a progressé au point où la chirurgie s'avère la meilleure solution. Puisque monsieur St-Cyr sera opéré à l'extérieur de sa région, l'infirmière suggère de rencontrer le client avec sa conjointe pour organiser le séjour à l'hôpital où il subira une hypophysectomie transsphénoïdale. L'infirmière en profite pour discuter avec eux des moyens de diminuer le sentiment d'éloignement durant le séjour hospitalier de monsieur St-Cyr. Comme les conjoints ont chacun leur ordinateur portable, il leur serait possible de communiquer par *webcam* et profiter ainsi de la présence virtuelle de l'autre. Cette proposition semble convenir à tous.

Un mois après le retour à domicile de monsieur St-Cyr, l'infirmière le revoit à la clinique d'endocrinologie. ▶

61

Évaluation des résultats – Évaluation en cours d'évolution

13. Qu'est-ce qui laisserait croire que monsieur St-Cyr a vécu positivement son séjour dans un centre hospitalier éloigné ? Comme monsieur St-Cyr est suivi régulièrement sur une base ambulatoire, auriez-vous déterminé un plan thérapeutique infirmier pour ce client ? Justifiez votre décision.

Application de la pensée critique

Dans l'application de la démarche de soins auprès de monsieur St-Cyr, l'infirmière a recours aux éléments du modèle de la pensée critique pour analyser la situation de santé du client et en comprendre les enjeux. La **FIGURE 61.15** résume les caractéristiques de ce modèle en fonction des données de ce client, mais elle n'est pas exhaustive.

Vers un jugement **clinique**

Connaissances

- Rôle des hormones hypophysaires
- Différents types de tumeurs hypophysaires
- Manifestations cliniques d'une tumeur de l'hypophyse
- Répercussions physiques et psychologiques d'un dérèglement hypophysaire
- Traitement pharmacologique et chirurgical d'une tumeur de l'hypophyse

Expériences

- Soins au client présentant un problème hormonal
- Expérience en entrevue clinique, en relation d'aide et en enseignement à la clientèle
- Habileté à procéder à l'examen clinique de la fonction endocrinienne

ÉVALUATION

- Manifestations présentées par monsieur St-Cyr : diplopie, céphalées, IMC à 31, peau sèche, perte des cheveux, polydipsie, polyphagie
- Résultats des dosages de prolactine et de testostérone
- Résultats de l'imagerie par résonance magnétique et de l'ostéodensitométrie
- Caractéristiques de l'écoulement au méat urinaire et répercussions sur l'image corporelle et la condition psychologique
- Incidence du problème de santé du client sur sa sexualité et sur sa relation avec sa conjointe
- Craintes du client par rapport à sa capacité de procréer
- Inquiétudes liées à l'éloignement géographique imposé par la chirurgie

Norme

- Fréquence des contrôles sanguins (dosage de la prolactine et de la testostérone)

Attitudes

- Être empathique par rapport aux préoccupations de monsieur St-Cyr quant à la possibilité de devenir stérile et à sa baisse de libido
- Favoriser l'expression des craintes quant à une éventuelle hypophysectomie transsphénoïdale
- Être disponible pour aider les conjoints à trouver des moyens de communiquer pendant l'hospitalisation en région éloignée

FIGURE 61.15

Application de la pensée critique à la situation de santé de monsieur St-Cyr

▪ ▪ ▪ À retenir

VERSION REPRODUCTIBLE

www.cheneliere.ca/lewis

- L'acromégalie, une maladie relativement rare qui touche autant les hommes que les femmes, se manifeste par un épaississement des os et des tissus mous plutôt que par un allongement des os.
- L'hormone de croissance et les gonadotrophines (LH, FSH) sont les hormones les plus souvent impliquées dans l'insuffisance hypophysaire.
- Le traitement de l'insuffisance hypophysaire repose en tout premier lieu sur le traitement de la cause sous-jacente, si possible, et sur le remplacement hormonal.
- L'excès d'ADH se traduit par le syndrome de sécrétion inappropriée d'hormone antidiurétique (SIADH) ou syndrome d'antidiurèse inappropriée.
- L'insuffisance ou l'hyposécrétion d'ADH entraîne un diabète insipide dont l'apparition est habituellement soudaine et accompagnée d'une excrétion urinaire excessive.
- Le goitre est une hypertrophie de la glande thyroïde habituellement causée par une carence en iode.
- Le cancer thyroïdien est la forme la plus courante de cancer d'origine endocrinienne.
- Le principal signe du cancer thyroïdien est la présence d'un ou de plusieurs nodules palpables et indolores dans une thyroïde hypertrophiée.
- La thyroïdite est une inflammation de la glande thyroïde se manifestant par de la douleur à la thyroïde, ou irradiant vers la gorge, les oreilles ou la mâchoire.
- L'hyperthyroïdie, une hyperactivité de la glande thyroïde, est souvent associée à l'ophtalmopathie se caractérisant par de l'exophtalmie,

c'est-à-dire la saillie des yeux à l'extérieur de l'orbite oculaire.

- La crise thyréotoxique est un trouble aigu rare au cours duquel toutes les manifestations d'hyperthyroïdie sont exacerbées, et elle constitue une urgence qui menace la vie.

- La thyroïdectomie est indiquée chez un client qui présente un goitre volumineux qui compresse la trachée et qui n'a pas répondu au traitement antithyroïdien, ou chez celui qui présente un cancer de la thyroïde.

- Les signes d'intoxication à l'iode comprennent un gonflement des muqueuses, dont la muqueuse buccale, une salivation excessive, des nausées, des vomissements et des réactions cutanées.

- L'hypothyroïdie résulte d'une insuffisance d'hormones thyroïdiennes circulantes.

- L'hypothyroïdie grave et prolongée peut entraîner un myxœdème.

- L'hyperparathyroïdie est un trouble caractérisé par une augmentation de la sécrétion de l'hormone parathyroïdienne impliquée dans la régulation des taux sériques de calcium et de phosphate.

- L'insuffisance corticosurrénalienne est un hypofonctionnement du cortex surrénalien dont les manifestations débutent très lentement et de façon insidieuse, et ne deviennent évidentes que si 90 % de la corticosurrénale est détruite.

- L'hyperaldostéronisme se caractérise par une sécrétion excessive d'aldostérone, entraînant de l'hypertension accompagnée d'alcalose hypokaliémique.

- Il faut soupçonner l'hyperaldostéronisme chez tous les clients hypertendus qui présentent une hypokaliémie et qui ne sont pas traités au moyen de diurétiques.

- Le phéochromocytome est une affection rare qui se caractérise par une tumeur de la médullosurrénale entraînant une hypertension artérielle grave.

Pour en savoir plus

VERSION COMPLÈTE ET DÉTAILLÉE

www.cheneliere.ca/lewis

Références Internet

Organismes et associations

American Thyroid Association
www.thyroid.org

Association Surrénales
http://asso.orpha.net/AGS

The Hormone Foundation
www.hormone.org

Organismes gouvernementaux

Services Québec – Guide Santé
> Maladies
> Hyperthyroïdie
> Hypothyroïdie
www.guidesante.gouv.qc.ca

U.S. National Library of Medecine
> MedlinePlus > Health topics
> Diabetes insipidus
> Thyroid Cancer
www.nlm.nih.gov

Références générales

Mayo Clinic > Health information
> Diseases and conditions
> Goiter
> Hyperthyroidism
> Hypothyroidism
> Thyroid cancer
> Thyroid nodules
www.mayoclinic.com

Orpha.net > Liste alphabétique des maladies rares > Hyperaldostéronisme familial type 1
> Hypercotisolisme
www.orpha.net

PasseportSanté.net > Maladies > Index des maladies de A à Z > Hyperthyroïdie
> Hypothyroïdie
> Nodule thyroïdien
www.passeportsante.net

SantéChezNous > T > Troubles thyroïdiens
http://santecheznous.com

Société canadienne du cancer
> À propos du cancer > Types de cancer
> Thyroïde
www.cancer.ca

Soins-Infirmiers.com > Modules Cours
> Endocrinologie
> La glande thyroïde
> Les glandes parathyroïdes
> Les glandes surrénales
> L'hypophyse
www.soins-infirmiers.com

 Monographies

Ain, K., & Rosenthal, S. (2011). *The complete thyroid book*. New York : McGraw-Hill.

Swearingen, B., & Biller, B. (Eds) (2008). *Diagnosis and management of pituitary disorders*. New York : Springer.

Wémeau, J.L. (2010). *Les maladies de la thyroïde*. Issy-les Moulineaux, Fr. : Masson.

61

Écrit par :
Shannon Ruff Dirksen, RN, PhD

Adapté par :
Carole Cormier,
inf., B. Sc., M. Éd., ICP(C)

ÉVALUATION CLINIQUE

Système reproducteur

Objectifs

 Guide d'études - SA03

Après avoir lu ce chapitre, vous devriez être en mesure :

- de décrire les structures et les fonctions du système reproducteur de l'homme et de la femme ;

- de résumer les fonctions des principales hormones essentielles pour le fonctionnement du système reproducteur de l'homme et de la femme ;

- d'expliquer les modifications physiologiques qui se produisent chez l'homme et chez la femme pendant les phases de la réponse sexuelle ;

- de décrire les transformations du système reproducteur de l'homme et de la femme qui sont reliées à l'âge ;

- de sélectionner les données subjectives et objectives significatives reliées au système reproducteur de l'homme et de la femme qui devraient être recueillies auprès d'un client, ainsi que les informations sur la fonction sexuelle ;

- de choisir la technique appropriée pour procéder à l'évaluation physique du système reproducteur de l'homme et de la femme ;

- de distinguer les données normales recueillies pendant l'évaluation physique du système reproducteur de l'homme et de la femme, et les anomalies courantes observées ;

- de décrire le but et la signification des résultats de chacun des examens paracliniques du système reproducteur de l'homme et de la femme, ainsi que les responsabilités infirmières qui y sont rattachées.

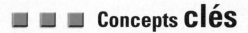

Concepts **clés**

Cette carte conceptuelle illustre schématiquement les principaux concepts décrits dans le présent chapitre. Sa lecture vous permettra d'avoir une vue d'ensemble des notions qui y sont présentées.

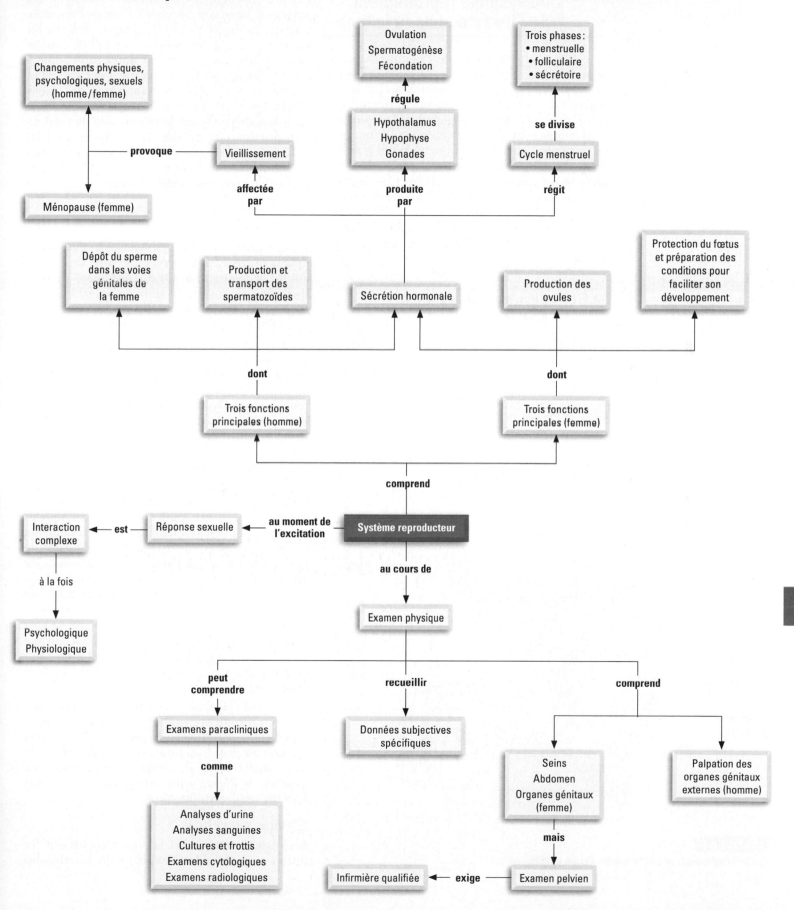

62.1 | Anatomie et physiologie du système reproducteur de l'homme et de la femme

Le système reproducteur de l'homme, comme celui de la femme, se compose d'organes primaires (ou essentiels) et d'organes secondaires (ou accessoires). Les organes reproducteurs primaires sont désignés sous le terme de **gonades**. Les gonades de la femme sont les ovaires et celles de l'homme, les testicules. La fonction principale des gonades est la sécrétion d'hormones et la production des **gamètes** (ovules ou spermatozoïdes). Les organes reproducteurs secondaires ou accessoires sont responsables du transport et de la nutrition des ovules et des spermatozoïdes, ainsi que de la préservation et de la protection des ovules fécondés.

62.1.1 Système reproducteur de l'homme

Les trois fonctions principales du système reproducteur de l'homme sont : 1) la production et le transport des spermatozoïdes ; 2) le dépôt du sperme dans les voies génitales de la femme ; 3) la sécrétion d'hormones. Les organes reproducteurs primaires de l'homme sont les testicules. Ses organes secondaires comprennent des conduits (épididyme, canal déférent, canal éjaculateur et urètre), des glandes sexuelles (vésicule séminale, prostate et glandes bulbo-urétrales) et les organes génitaux externes (pénis et scrotum) (Thibodeau & Patton, 2008).

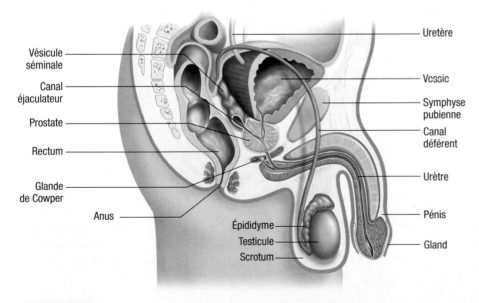

FIGURE 62.1

Système reproducteur de l'homme – Coupe longitudinale.

Testicules

Les testicules sont des organes pairs ovoïdes, lisses et fermes, mesurant de 3,5 à 5,5 cm de long et de 2 à 3 cm de large. Ils sont logés dans le scrotum, un sac protecteur lâche composé d'une fine couche externe de peau recouvrant une solide couche conjonctive (ou fascia). À l'intérieur des testicules, des structures enroulées portant le nom de tubules séminifères produisent les spermatozoïdes. La **spermatogenèse** est le mécanisme de production des spermatozoïdes. Les cellules interstitielles des testicules occupent les espaces entre les tubules séminifères et produisent l'hormone sexuelle masculine, la **testostérone**.

Conduits

Les spermatozoïdes formés dans les tubules séminifères progressent à travers une série de canaux qui les acheminent des testicules jusqu'à l'extérieur de l'organisme. En quittant le testicule, les spermatozoïdes empruntent l'épididyme, puis le canal déférent, le canal éjaculateur et l'urètre.

L'épididyme est un conduit en forme de virgule situé sur la partie postérosupérieure de chaque testicule, à l'intérieur du scrotum C'est une structure très longue et étroitement enroulée qui mesure environ six mètres de longueur (Thibodeau & Patton, 2008). L'épididyme abrite les spermatozoïdes pendant leur maturation. Les spermatozoïdes quittent l'épididyme par un long conduit épais appelé canal déférent.

Le canal déférent est en continuité avec l'épididyme à l'intérieur du sac scrotal. De là, il se dirige vers le haut, puis il passe par l'anneau inguinal pour pénétrer dans la cavité abdominale. Le cordon spermatique se compose d'une gaine de tissu conjonctif renfermant le canal déférent, des artères, des veines, des nerfs et des vaisseaux lymphatiques ; il se dirige vers le haut pour traverser le canal inguinal **FIGURE 62.2**. Dans la cavité abdominale, le canal déférent continue sa course vers le haut et passe par-dessus la vessie, puis derrière elle. À ce niveau, il rejoint le conduit de la vésicule séminale pour former le canal éjaculateur **FIGURE 62.1**.

Le canal éjaculateur se dirige vers le bas à travers la prostate pour rejoindre l'urètre. L'urètre part de la vessie, traverse la prostate et se termine par une ouverture en forme de fente (méat) sur le côté ventral du gland, à l'extrémité du pénis. Au moment de l'éjaculation, le sperme circule dans l'urètre pour sortir du pénis.

Glandes sexuelles

Les vésicules séminales, la prostate et les glandes bulbo-urétrales (de Cowper) sont les glandes

Figure labels:
- Vésicule séminale
- Canal éjaculateur
- Prostate
- Rectum
- Glande de Cowper
- Anus
- Épididyme
- Testicule
- Scrotum
- Uretère
- Vessie
- Symphyse pubienne
- Canal déférent
- Urètre
- Pénis
- Gland

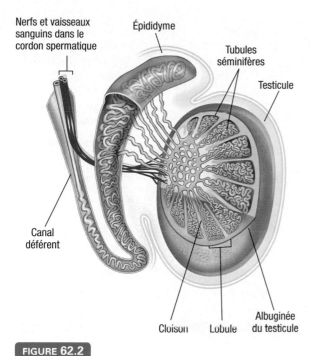

Nerfs et vaisseaux sanguins dans le cordon spermatique

Épididyme

Tubules séminifères

Testicule

Canal déférent

Cloison Lobule

Albuginée du testicule

FIGURE 62.2

Tubules séminifères, testicule, épididyme et canal déférent

accessoires du système reproducteur de l'homme. Elles produisent et sécrètent le sperme (liquide séminal) qui baigne les spermatozoïdes et forme l'éjaculat.

Les vésicules séminales sont situées entre la vessie et le rectum. Le conduit de chaque vésicule séminale fusionne avec le canal déférent correspondant pour former le canal éjaculateur qui pénètre dans la prostate. Celle-ci se trouve sous la vessie. Sa face postérieure est en contact avec la paroi rectale. La prostate mesure normalement 2 cm de large et 3 cm de long, et elle se divise en deux lobes latéraux, le droit et le gauche, et un lobe médian antéropostérieur. Les glandes bulbo-urétrales sont situées latéralement et postérieurement à l'urètre, juste sous la prostate. Les conduits de ces glandes pénètrent directement dans l'urètre.

Les sécrétions des vésicules séminales, de la prostate et des glandes bulbo-urétrales forment la plus grande partie du liquide contenu dans l'éjaculat. Ces diverses sécrétions servent de milieu de transport pour les spermatozoïdes et créent un environnement alcalin nutritif qui favorise leur motilité et leur survie.

Organes génitaux externes

Les organes génitaux externes sont le pénis et le scrotum. Le pénis est constitué d'un corps et d'une extrémité qui porte le nom de gland. Celui-ci est recouvert par un repli de peau, le prépuce, qui se forme à la jonction entre le gland et le corps du pénis. Chez les hommes circoncis, le prépuce a été excisé. À sa jonction avec le corps du pénis, le gland présente un segment élargi, la couronne. Le corps du pénis se compose de tissus érectiles, les corps caverneux et le corps spongieux, d'une gaine fibreuse qui renferme ces tissus érectiles et de l'urètre. La peau recouvrant le pénis est mince, lâche et dénuée de poils.

62.1.2 Système reproducteur de la femme

Le système reproducteur de la femme a trois fonctions principales : 1) la production des ovules (œufs) ; 2) la sécrétion des hormones ; 3) pendant la grossesse, la protection du fœtus et la préparation des conditions pour faciliter son développement. La femme possède des organes reproducteurs primaires et secondaires. Les organes reproducteurs primaires de la femme sont les deux ovaires, et ses organes secondaires sont les trompes de Fallope, l'utérus, le vagin, les glandes sexuelles (glandes de Bartholin et glandes mammaires) et les organes génitaux externes (vulve).

Organes pelviens

Ovaires

Les ovaires sont généralement situés de part et d'autre de l'utérus, juste derrière et au-dessous des trompes de Fallope (utérines) **FIGURE 62.3**. Fermes et solides, ces glandes mesurent approximativement 1,5 cm de large et 3 cm de long. Leurs fonctions comprennent l'ovulation et la sécrétion des principales hormones de la reproduction, les œstrogènes et la progestérone. La zone périphérique de l'ovaire contient des follicules renfermant les cellules germinales ou ovocytes. Chaque follicule abrite un ovocyte immature entouré par les cellules de la granulosa et les **cellules thécales**. Ces deux couches protègent et nourrissent l'ovocyte jusqu'à ce que le follicule atteigne sa maturité et que se produise l'ovulation. Cependant, tous les follicules ne parviennent pas à maturité. Par un mécanisme nommé **atrésie**, la plupart des follicules primordiaux s'atrophient et sont résorbés par l'organisme ; le nombre de follicules, qui est de 2 à 4 millions à la naissance, est ainsi réduit à 300 000 ou 400 000 à la **ménarche**, c'est-à-dire à la première apparition des menstruations. Ce nombre continue de décliner durant toute la vie reproductive de la femme. En fait, moins de 500 ovocytes sont libérés par l'ovulation pendant toutes les années de la vie reproductive d'une femme normale en santé.

Trompes de Fallope (trompes utérines)

Normalement, chez une femme en période d'activité génitale, un follicule ovarien atteint la maturité chaque mois et libère l'ovule grâce à la stimulation

62

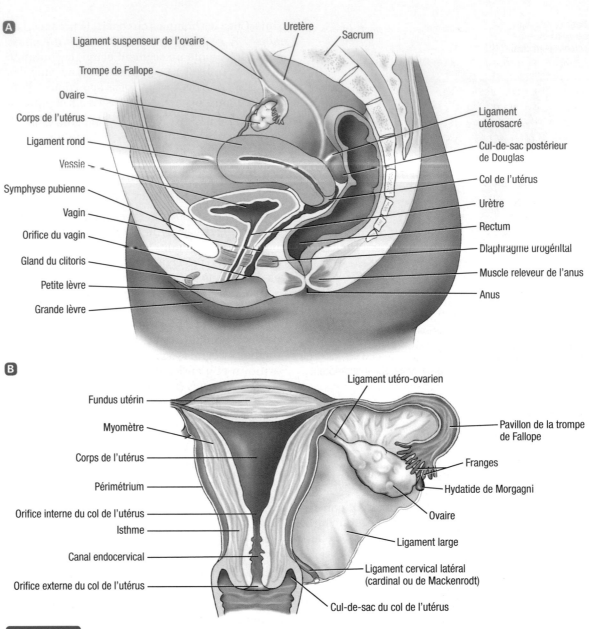

A

- Ligament suspenseur de l'ovaire
- Trompe de Fallope
- Ovaire
- Corps de l'utérus
- Ligament rond
- Vessie
- Symphyse pubienne
- Vagin
- Orifice du vagin
- Gland du clitoris
- Petite lèvre
- Grande lèvre

- Uretère
- Sacrum
- Ligament utérosacré
- Cul-de-sac postérieur de Douglas
- Col de l'utérus
- Urètre
- Rectum
- Diaphragme urogénital
- Muscle releveur de l'anus
- Anus

B

- Fundus utérin
- Myomètre
- Corps de l'utérus
- Périmétrium
- Orifice interne du col de l'utérus
- Isthme
- Canal endocervical
- Orifice externe du col de l'utérus

- Ligament utéro-ovarien
- Pavillon de la trompe de Fallope
- Franges
- Hydatide de Morgagni
- Ovaire
- Ligament large
- Ligament cervical latéral (cardinal ou de Mackenrodt)
- Cul-de-sac du col de l'utérus

FIGURE 62.3

Système reproducteur de la femme – A Coupe longitudinale. B Vue antérieure.

des gonadotrophines, soit l'hormone folliculostimulante (FSH) et l'hormone lutéinisante (LH). L'ovule s'engage alors dans l'une des deux trompes de Fallope, où il peut être fécondé par un spermatozoïde, quand ils sont présents. La fécondation de l'ovocyte peut se faire jusqu'à 72 heures après sa libération.

Les extrémités distales des trompes de Fallope sont formées de projections digitiformes, appelées franges, qui effectuent un « massage » des ovaires au moment de l'ovulation pour faciliter l'expulsion de l'ovule mature. Chaque trompe, dont la longueur est d'environ 12 cm, s'étend de la portion supérieure et latérale de l'utérus jusqu'aux franges. La fécondation s'effectue habituellement dans le tiers distal des trompes utérines.

Utérus

L'utérus est un organe musculaire creux en forme de poire, situé entre la vessie et le rectum. Chez la femme adulte **nullipare**, l'utérus mesure environ 6 à 8 cm de long et 4 cm de large. La paroi utérine se compose d'une couche séreuse externe, le périmétrium, d'une couche moyenne musculaire, le myomètre, et d'une muqueuse interne, l'endomètre.

L'utérus comprend le fundus, le corps et le col **FIGURE 62.3**. Le corps compte pour environ 80 % de l'organe et il se rattache au col par l'intermédiaire de l'isthme. Le col est la portion inférieure de l'utérus qui fait saillie dans le vagin. Il forme environ 15 à 20 % de l'utérus chez la femme nullipare. Le col se compose de l'exocol, qui est la portion la plus externe faisant saillie dans le vagin, et de l'endocol, qui correspond au canal endocervical. L'exocol est recouvert de cellules épithéliales squameuses qui lui donnent un aspect lisse et rosé. L'endocol est tapissé par des cellules épithéliales prismatiques qui lui confèrent une apparence rugueuse et rouge. La zone de transition où les deux types de cellules épithéliales se rencontrent porte le nom de jonction squamocylindrique ; elle représente le meilleur site pour prélever les types cellulaires qui permettront d'obtenir un **test de Papanicolaou** précis afin de déceler un cancer éventuel.

Le canal endocervical a une longueur de 2 à 4 cm et est étroitement fermé. Le col permet toutefois l'entrée des spermatozoïdes dans l'utérus et le passage du flux menstruel. Son épithélium prismatique, sous l'influence des hormones, fournit l'élasticité nécessaire pour que le col s'étire au moment du travail afin de livrer passage au fœtus et permettre l'accouchement. La pénétration des spermatozoïdes dans l'utérus est facilitée par le mucus produit par le col sous l'influence des œstrogènes. Dans des conditions normales, ce mucus devient aqueux, élastique et plus abondant au moment de l'ovulation et il facilite le passage des spermatozoïdes dans l'utérus. Le mucus cervical postovulatoire, sous l'influence de la progestérone, est épais et entrave le passage des spermatozoïdes.

La cloison péritonéale antérieure et postérieure qui couvre l'utérus, appelée ligament large, sépare l'utérus de la vessie et du rectum, mais sans procurer de support à l'utérus et à ses annexes (ovaires et trompes de Fallope). Le ligament rond, qui s'étend antérieurement vers les grandes lèvres, offre un certain soutien, mais il est facilement affaibli par la grossesse. Le soutien le plus ferme de l'utérus provient du ligament utérosacré, qui le tire vers l'arrière et l'éloigne de l'orifice vaginal.

Vagin

Le vagin est une structure tubulaire de 8 à 10 cm de long tapissée d'un épithélium squameux. Les sécrétions vaginales se composent de mucus cervical, d'épithélium desquamé et, durant la stimulation sexuelle, d'une sécrétion par transsudation. Ces liquides contribuent à protéger le vagin contre les infections. Le tissu musculaire et élastique des parois vaginales permet une dilatation suffisante pour permettre le passage du fœtus pendant le travail et l'accouchement ; il facilite aussi la pénétration du pénis durant les rapports sexuels. La paroi antérieure du vagin longe l'urètre et la vessie et sa paroi postérieure est adjacente au rectum.

Bassin

Le bassin, ou pelvis, de la femme est formé de quatre os (deux os iliaques, sacrum et coccyx)

maintenus ensemble par plusieurs ligaments puissants. Les parties de ces os qui se trouvent sous la ligne arquée de l'ilium (portion supérieure aplatie de l'os iliaque) sont très importantes au moment de l'accouchement et représentent souvent un facteur qui détermine la capacité d'une femme à accoucher par voie vaginale. La connaissance de ces os et des points de repère qu'ils forment dans le bassin permet au praticien (médecin ou sage-femme) d'évaluer les mesures pelviennes et d'estimer si le bassin d'une femme permettra le passage d'un fœtus arrivé à terme.

Organes génitaux externes

La portion externe du système reproducteur de la femme, couramment appelée vulve, se compose du mont de Vénus, des grandes lèvres, des petites lèvres, du clitoris, du méat urinaire, des glandes para-urétrales (de Skene), de l'orifice vaginal et des glandes vestibulaires majeures (de Bartholin) **FIGURE 62.4**.

Le mont de Vénus est une couche adipeuse recouvrant les os du pubis. Il est couvert de poils disposés en forme de triangle inversé. Les grandes lèvres sont des replis de tissu adipeux qui forment les limites externes de la vulve. Ces replis couverts de poils contiennent des glandes sudoripares et des glandes sébacées. Les petites lèvres, qui sont lisses et dépourvues de poils, forment les limites de l'orifice vaginal et s'étendent vers l'avant pour entourer le clitoris (Katz, 2007).

Le vestibule est une dépression en forme de bateau située entre les petites lèvres ; il s'étend du clitoris, à l'extrémité antérieure, jusqu'à l'orifice vaginal à l'extrémité postérieure. Le périnée est

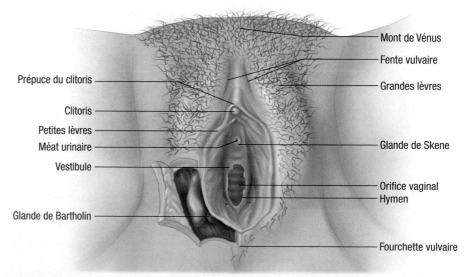

FIGURE 62.4
Organes génitaux externes de la femme

la zone située entre le vagin et l'anus. L'orifice vaginal est bordé par une fine membrane appelée hymen. Chez la femme adulte, l'hymen se présente généralement sous forme de replis et il sépare les organes génitaux externes du vagin. Bien que toutes les femmes possèdent cette structure, sa morphologie présente de grandes variations anatomiques. Dans l'aspect postérieur du vagin, une membrane muqueuse, appelée fourchette vulvaire, forme une bande tendue qui relie les extrémités postérieures des petites lèvres.

Le clitoris est constitué d'un tissu érectile qui s'engorge pendant l'excitation sexuelle. Il se trouve devant le méat urinaire et l'orifice vaginal et il est normalement recouvert par le prépuce (Katz, 2007). La stimulation clitoridienne représente une part importante de l'activité sexuelle pour de nombreuses femmes.

Les conduits des glandes para-urétrales (de Skene) se trouvent à côté du méat urinaire et pourraient contribuer à sa lubrification (McCance & Huether, 2010). Les glandes vestibulaires majeures (de Bartholin), situées à la partie postérolatérale de l'orifice vaginal, sécrètent une substance claire contenant du mucus qui participerait légèrement à la lubrification au cours des rapports sexuels. En général, ces glandes ne sont pas palpables, sauf lorsque des kystes sébacés s'y sont formés, ou en présence d'une infection, comme une infection transmissible sexuellement et par le sang (ITSS).

Glandes mammaires

Les glandes mammaires sont des caractères sexuels secondaires qui se développent pendant la puberté en réaction aux œstrogènes et à la progestérone. Des variations hormonales cycliques entraînent des changements réguliers du tissu mammaire pour le préparer à la lactation s'il y a fécondation et grossesse. Les seins sont généralement considérés comme des organes majeurs de la stimulation sexuelle.

Les glandes mammaires s'étendent de la deuxième à la sixième côte et, latéralement, elles atteignent l'aisselle **FIGURE 62.5**. Le sein complètement développé a la forme d'un dôme dont le centre pigmenté est appelé aréole. La zone aréolaire contient les tubercules de Montgomery, similaires à des glandes sébacées, qui contribuent à la lubrification du mamelon. Au cours de la lactation, les alvéoles sécrètent du lait, qui s'écoule ensuite dans un système de conduits qui le transportent jusqu'aux sinus lactifères. Le mamelon contient de 15 à 20 ouvertures minuscules par lesquelles le lait s'écoule pour l'allaitement. Le tissu fibreux et adipeux soutient et sépare le système de canaux mammaires. Ce tissu est le principal responsable des variations qui existent chez les femmes quant à la taille et à la forme des seins.

Le sein est doté d'un riche réseau lymphatique qui se jette dans les vaisseaux axillaires et claviculaires. Des ganglions lymphatiques superficiels situés dans l'aisselle sont accessibles pour

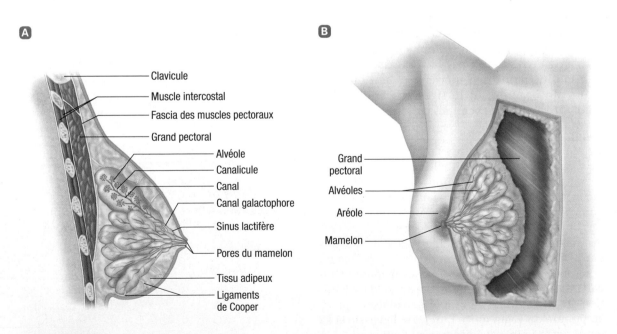

FIGURE 62.5

Le sein pendant la lactation – **A** Les structures glandulaires sont fixées à la peau qui les recouvre et au muscle pectoral par les ligaments de Cooper. Chaque lobule de tissu glandulaire est drainé par un conduit lactifère aboutissant dans le canal galactophore, qui s'ouvre dans un pore du mamelon. **B** Aspect antérieur d'un sein. Lorsque le sein n'est pas en période de lactation, le tissu glandulaire est moins évident, et c'est le tissu adipeux qui forme le sein presque à lui seul.

l'examen. Le système lymphatique est souvent responsable de la dissémination métastatique d'une tumeur maligne du sein vers d'autres parties de l'organisme.

62.1.3 Régulation neuroendocrinienne du système reproducteur

L'hypothalamus, l'hypophyse et les gonades sécrètent de nombreuses hormones **FIGURE 62.6** ▶ **59**. Ces hormones régulent les processus de l'ovulation, de la spermatogenèse (formation des spermatozoïdes) et de la fécondation; elles participent aussi au développement et au fonctionnement des caractères sexuels secondaires.

Hormones sécrétées par l'hypothalamus et l'hypophyse

L'hypothalamus sécrète la gonadolibérine (GnRH) qui stimule la sécrétion des hormones de l'adénohypophyse, soit la FSH (hormone folliculostimulante), la LH (hormone lutéinisante) et la prolactine. Chez la femme, les hormones sécrétées par l'adénohypophyse (lobe antérieur de l'hypophyse) entraînent des modifications cycliques dans les ovaires. La production de FSH par l'adénohypophyse stimule la croissance et la maturation des follicules ovariens nécessaires à l'ovulation. Le follicule mûr produit des œstrogènes qui, en retour, suppriment la libération de FSH. Le follicule ovarien sécrète aussi une autre hormone, l'inhibine, qui inhibe à la fois la sécrétion de GnRH et celle de FSH. Chez l'homme, la FSH stimule la production de spermatozoïdes par les tubules séminifères.

La LH contribue au processus ovulatoire en amenant le follicule ovarien à compléter sa maturation de façon à provoquer l'ovulation. La LH est aussi responsable de la rupture du follicule ovarien qui laisse échapper l'ovocyte au moment de l'ovulation. Le follicule se transforme en corps jaune, qui sécrétera la progestérone. Celle-ci maintient la riche vascularisation de l'utérus (phase sécrétoire) pour le préparer à une éventuelle fécondation et implantation. Chez l'homme, la LH, parfois aussi appelée ICSH (hormone de stimulation des cellules interstitielles), est responsable de la production de testostérone par les cellules interstitielles des testicules; elle est donc essentielle pour la maturation complète des spermatozoïdes.

La prolactine est également une hormone sécrétée par l'hypophyse et n'a pas de fonction connue chez l'homme. Chez la femme, elle stimule le développement et la croissance des glandes mammaires et, durant la lactation, elle enclenche et maintient la production de lait.

Hormones sécrétées par les gonades

Les **œstrogènes** et la **progestérone** sont les hormones gonadiques produites par les ovaires de la femme.

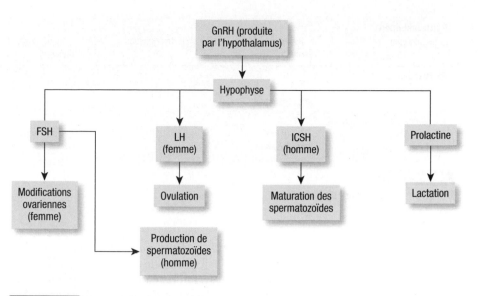

FIGURE 62.6

Axe hypothalamus-hypophyse-gonades – Seules sont décrites les principales actions des hormones hypophysaires (FSH : hormone folliculostimulante ; LH : hormone lutéinisante ; ICSH : hormone stimulant les cellules interstitielles).

De petites quantités d'un précurseur des œstrogènes sont aussi produites par le cortex surrénal. Les œstrogènes sont essentiels pour le développement et le maintien des caractères sexuels secondaires, pour la phase proliférative du cycle menstruel, juste après les menstruations, ainsi que pour les transformations essentielles de l'utérus pendant la grossesse. Chez l'homme, la fonction et l'importance des œstrogènes, qui sont produits essentiellement par le cortex surrénal, sont moins bien comprises.

La progestérone joue un rôle majeur dans le cycle menstruel, mais plus particulièrement pendant la phase sécrétoire. Tout comme les œstrogènes, la progestérone intervient dans les modifications corporelles associées à la grossesse. Une quantité adéquate de progestérone est nécessaire pour le maintien de l'œuf implanté.

La principale hormone gonadique de l'homme, la testostérone, est produite par les testicules. Elle fait partie des androgènes qui sont responsables du développement et du maintien des caractères sexuels secondaires (pilosité, voix), ainsi que du déroulement normal de la spermatogenèse. Les androgènes à l'origine de la pilosité pubienne et axillaire sont produits en petites quantités chez la femme par les glandes surrénales et les ovaires.

Essentiellement, les taux sanguins des hormones produites par les gonades sont régulés par des **mécanismes de rétro-inhibition**. Des récepteurs situés dans l'hypothalamus et l'hypophyse sont sensibles aux taux des hormones circulant dans le sang **FIGURE 62.7**. Des taux élevés d'hormones déclenchent une réaction hypothalamique qui vise à diminuer leur nombre. De manière analogue, de faibles taux provoquent une réaction hypothalamique qui

59

La régulation neuroendocrinienne est expliquée plus en détail dans le chapitre 59, *Évaluation clinique – Système endocrinien.*

62

Rétro-inhibition
↓ œstrogènes → ↑ GnRH (hypothalamus) → ↑ FSH (hypophyse) → ↑ œstrogènes (ovaires)

Rétroactivation
↑ œstrogènes → ↑ GnRH (hypothalamus) → ↑ LH (hypophyse)

Testicules (rétro-inhibition)
↓ testostérone → ↑ GnRH (hypothalamus) → ↑ FSH et ICSH (hypophyse) → ↑ testostérone (testicules)

FIGURE 62.7
Mécanismes de rétroaction hormonale

a pour effet de les augmenter. Par exemple, chez l'homme, un faible taux de testostérone dans le sang stimule la sécrétion de GnRH par l'hypothalamus. Ceci stimule l'adénohypophyse qui est amenée à sécréter plus de FSH et de ICSH, hormones qui entraîneront à leur tour une augmentation de la production de testostérone. Le taux élevé de testostérone provoquera alors une diminution de la production de GnRH et donc de FSH et de ICSH.

Il y a toutefois une légère différence chez la femme, où les taux hormonaux dans le sang sont contrôlés par une combinaison de rétro-inhibition et de rétroactivation. Il existe en effet un mécanisme de régulation par rétro-inhibition semblable à celui qui a déjà été décrit : quand le taux d'œstrogènes est faible, l'hypothalamus est stimulé pour augmenter sa production de GnRH. Celle-ci stimule la sécrétion de plus grandes quantités de FSH et de LH par l'hypophyse, ce qui entraîne une production accrue d'œstrogènes par les ovaires. Le taux modérément élevé d'œstrogènes dans le sang amènera alors une diminution de la sécrétion de GnRH et donc une diminution de sécrétion de FSH par l'hypophyse.

Le **mécanisme de régulation par rétroactivation**, quant à lui, se présente comme suit : lorsque le taux d'œstrogènes dans le sang est élevé, une plus grande quantité de GnRH est produite, ce qui entraîne une augmentation de la sécrétion de LH par l'hypophyse. De même, un faible taux d'œstrogènes entraîne un taux plus faible de LH. Selon la phase du cycle ovarien, les mécanismes de rétro-inhibition et de rétroactivation varient donc.

62.1.4 Ménarche

La ménarche est le premier épisode de saignement menstruel qui indique qu'une jeune fille a atteint la puberté. Elle peut survenir à l'âge de 10 ans à peine chez certaines personnes, mais elle se produit habituellement vers l'âge de 12 ou 13 ans (Styne & Grumbach, 2008). Quand la puberté approche, certaines transformations s'opèrent, qui sont associées à la sécrétion élevée d'œstrogènes et de progestérone par les ovaires. Ces transformations comprennent le développement des bourgeons mammaires et de la pilosité pubienne et, plus tard, de la pilosité axillaire. À ce moment, il y a une diminution de la sensibilité de l'axe hypothalamo-hypophysaire, qui permet une augmentation de la sécrétion de FSH et de LH, et une augmentation consécutive des œstrogènes. C'est alors que le mode adulte de sécrétion des gonadotrophines s'établit, amenant l'apparition des cycles menstruels. Au départ, ils sont souvent irréguliers, pendant une ou deux années, en raison de la présence de **cycles anovulatoires** (cycles au cours desquels l'ovulation ne se produit pas).

62.1.5 Cycle menstruel

Les principales fonctions des ovaires sont l'ovulation et la sécrétion d'hormones. Ces fonctions s'accomplissent durant le **cycle menstruel** normal, un processus mensuel tributaire de l'activité hormonale de l'hypothalamus, de l'hypophyse et des ovaires. Les menstruations surviennent chaque mois où un ovule n'est pas fécondé **FIGURE 62.8**. Ce cycle menstruel, aussi appelé cycle endométrial, se divise en trois phases nommées en relation avec les transformations utérines ou ovariennes observées : 1) la phase menstruelle ou ischémique ; 2) la phase folliculaire ou proliférative ; 3) la phase sécrétoire ou lutéale. La durée du cycle menstruel varie de 20 à 40 jours, la moyenne s'établissant à 28 jours.

La phase menstruelle (ou ischémique) débute le premier jour des menstruations ; celles-ci durent généralement de quatre à six jours (Farage, Neil, & MacLean, 2009). Le **TABLEAU 62.1** présente les caractéristiques du cycle menstruel et l'enseignement qui y est relié. Au début du cycle, les taux d'œstrogènes et de progestérone sont faibles, mais le taux de FSH commence à augmenter.

Pendant la phase folliculaire (ou proliférative), un unique follicule atteint sa complète maturité grâce à la stimulation de la FSH. Le mécanisme qui assure qu'un seul follicule atteigne la maturité demeure inconnu. Le follicule mature sécrète des œstrogènes, provoquant une rétro-inhibition qui entraîne la diminution de la sécrétion de FSH. Bien que le stade initial de la maturation du follicule soit stimulé par la FSH, sa maturation complète et l'ovulation ne se produisent qu'en présence de LH. Quand le taux maximal d'œstrogènes est atteint, autour du douzième jour du cycle, il se produit un afflux de LH qui déclenche l'**ovulation** un ou deux jours plus tard. Après l'ovulation, la LH favorise le développement du corps jaune. Le corps jaune complètement développé continue de sécréter des œstrogènes et déclenche la sécrétion de progestérone.

S'il y a fécondation, des quantités élevées d'œstrogènes et de progestérone continuent d'être sécrétées comme résultat de l'activité du corps jaune, qui se poursuit grâce à la stimulation de la gonadotrophine chorionique humaine (hCG). Pendant cette phase, la muqueuse de l'utérus subit aussi des transformations. À mesure que des quantités plus importantes d'œstrogènes sont produites, l'endomètre se développe; la croissance cellulaire s'amplifie et il se produit un accroissement de la longueur des vaisseaux sanguins et de la quantité de tissu glandulaire. La phase lutéale (ou sécrétoire) commence après l'ovulation. Des taux plus élevés de progestérone en résultent. Pendant cette dernière phase, les vaisseaux sanguins commencent à s'enrouler et augmentent ainsi la surface vasculaire disponible pour approvisionner les cellules. Le tissu glandulaire se développe et sécrète une substance riche en glycogène; les conduits des glandes grossissent. En l'absence de fécondation, le corps jaune régresse, les taux d'œstrogènes et de progestérone chutent, et l'endomètre n'est plus soutenu. Les vaisseaux sanguins se contractent alors et les tissus commencent à se desquamer (se détacher). Cette desquamation produit les menstruations et marque un retour au début du cycle, c'est-à-dire au point de départ de la phase menstruelle (Farage, Neill, & MacLean, 2009).

62.1.6 Ménopause

La **ménopause** est la cessation physiologique des menstruations associée au déclin de la fonction ovarienne. Elle est généralement considérée complète après une année d'**aménorrhée** (absence de menstruations) ▶ **65**.

62.1.7 Phases de la réponse sexuelle

La réponse sexuelle est une interaction complexe entre des phénomènes psychologiques et physiologiques, et elle est influencée par un certain nombre de variables, dont le stress quotidien, la maladie et les situations de crise. Les modifications qui se produisent pendant l'excitation sexuelle sont similaires pour l'homme et la femme. En 1966, Masters et Johnson ont décrit quatre phases à la réponse sexuelle: l'excitation, le plateau, l'orgasme et la résolution.

Réponse sexuelle de l'homme

Le pénis et l'urètre sont essentiels pour transporter le sperme jusqu'au vagin et au col de l'utérus pendant la relation sexuelle. Ce transport est facilité par l'érection du pénis qui se produit au cours de la phase d'excitation en réaction à une stimulation sexuelle. L'érection résulte du remplissage des grands sinus veineux des tissus érectiles du pénis. À l'état de flaccidité, les sinus ne contiennent

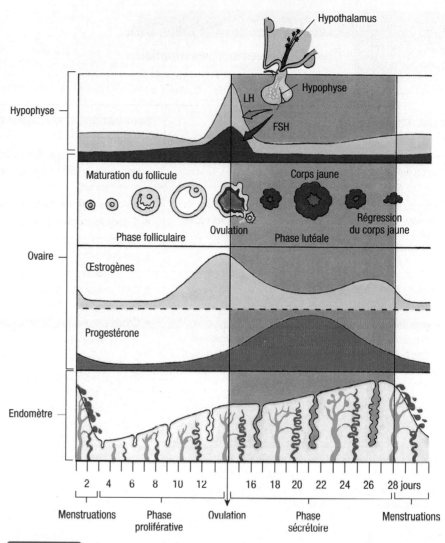

FIGURE 62.8

Événements du cycle menstruel – Les diverses courbes correspondent aux modifications du taux des hormones dans le sang, au développement des follicules et aux transformations de l'endomètre durant le cycle.

qu'une petite quantité de sang, mais ils en deviennent engorgés pendant l'érection. La stimulation du pénis est facilitée par sa riche innervation (nerfs sympathiques et parasympathiques, nerf honteux). Sa peau lâche se tend en raison de l'intense congestion veineuse. Cette rigidité érectile permet l'insertion facile du pénis dans le vagin.

Quand l'homme atteint la phase de plateau, l'érection se maintient et le diamètre du pénis augmente un peu à la suite d'un léger accroissement de la congestion vasculaire. La taille des testicules augmente aussi. Le gland du pénis change parfois de couleur pour adopter une teinte rouge violacé.

La contraction subséquente de la musculature du pénis et de l'urètre pendant la phase de l'orgasme propulse le sperme à l'extérieur par le méat urinaire. Au cours de ce processus, qui porte le nom d'éjaculation, des contractions libèrent les

65

La ménopause et l'aménorrhée sont étudiées dans le chapitre 65, *Interventions cliniques – Troubles du système reproducteur de la femme.*

62

TABLEAU 62.1	Caractéristiques des menstruations

Inclure les informations suivantes concernant les menstruations, au moment de l'enseignement à la cliente ou aux proches aidants.

CARACTÉRISTIQUE	INFORMATIONS ET RECOMMANDATIONS
Ménarche : se produit entre l'âge de 9 et 16 ans, mais habituellement vers l'âge de 12 ou 13 ans.	• Consulter le médecin lorsque la ménarche tarde, afin qu'une éventuelle anomalie endocrinienne ou de développement puisse être détectée.
Durée du cycle : habituellement de 21 à 35 jours ; lorsqu'ils sont réguliers, des cycles de 17 jours à peine ou des cycles allant jusqu'à 45 jours peuvent être considérés normaux.	• Noter par écrit les caractéristiques de son cycle menstruel. • S'attendre à moins de régularité pendant la périménopause (climatère). • Prendre conscience que certains médicaments (phénothiazines, opioïdes, contraceptifs) et des événements stressants de la vie peuvent dérégler le cycle.
Durée du flux menstruel : dure généralement de 2 à 8 jours.	• Avoir conscience que ce modèle est assez constant, mais qu'il peut exister de grandes variations.
Volume du flux menstruel : varie de 20 à 80 ml par menstruation et la moyenne est de 30 ml ; le volume est différent d'une femme à l'autre et il peut varier chez une même femme à différents moments ; il est généralement plus abondant pendant les deux premiers jours.	• Compter le nombre de serviettes sanitaires ou de tampons utilisés chaque jour : — une serviette ou un tampon complètement saturés absorbe en moyenne de 20 à 30 ml ; — un flux très abondant imbibera complètement deux serviettes en une à deux heures. • Pendant la période entourant la ménopause, le volume menstruel augmente d'abord, puis diminue graduellement. • Les dispositifs intra-utérins (DIU) et des médicaments comme les anticoagulants et les diurétiques thiazidiques peuvent provoquer des menstruations abondantes.
Composition du flux menstruel : se compose d'un mélange de débris d'endomètre, de sang, de mucus et de cellules vaginales ; il est rouge sombre, moins visqueux que le sang et habituellement, il ne coagule pas.	• La présence de caillots indique un flux abondant ou une accumulation vaginale.

spermatozoïdes dans les conduits déférents. Ils progressent dans l'urètre, où les liquides sécrétés par la prostate et les vésicules séminales s'ajoutent à l'éjaculat. Les spermatozoïdes continuent leur course dans l'urètre et reçoivent une petite quantité de liquide des glandes bulbo-urétrales ; ils sont finalement éjaculés par le méat urinaire. L'orgasme se caractérise par une augmentation de la fréquence cardiaque, du rythme respiratoire et de la tension artérielle. Il y a également libération rapide de la congestion vasculaire et de la tension musculaire (**myotonie**) qui se sont développées. La libération rapide de la tension musculaire (par des contractions rythmiques) se produit principalement dans le pénis, la prostate et les vésicules séminales. Après l'éjaculation, l'homme entre dans la phase de résolution, au cours de laquelle le pénis subit une involution et revient graduellement à son état flasque.

Réponse sexuelle de la femme

Les transformations qui se produisent chez la femme durant l'excitation sexuelle sont similaires à celles qui surviennent chez l'homme. En réaction à la stimulation, le clitoris devient congestionné et la lubrification vaginale augmente grâce aux sécrétions du col de l'utérus, des glandes vestibulaires majeures et de la paroi vaginale. Cette réaction initiale constitue la phase d'excitation.

Alors que l'excitation se maintient pendant la phase de plateau, le vagin se dilate et l'utérus s'élève. Dans la phase de l'orgasme, des contractions apparaissent dans l'utérus, allant du fundus jusque dans sa portion inférieure. Il se produit un léger relâchement de l'orifice cervical qui aide à la pénétration des spermatozoïdes, et le vagin se contracte de façon rythmique. La tension musculaire est rapidement relâchée par des contractions rythmiques du clitoris, du vagin et de l'utérus. Cette phase est suivie d'une phase de résolution au cours de laquelle ces organes reviennent à leur état antérieur à l'excitation. Toutefois, la femme n'a pas à compléter la période de récupération (réfractaire) que constitue la phase de résolution avant de pouvoir revenir à la phase de l'orgasme. Une femme peut avoir des orgasmes multiples qui ne sont pas séparés par une phase de résolution.

EFFETS DU VIEILLISSEMENT SUR LE SYSTÈME REPRODUCTEUR ET LA RÉPONSE SEXUELLE

Avec l'âge, le système reproducteur de l'homme et de la femme subit des transformations. Chez la femme, plusieurs de ces modifications sont reliées aux modifications dans la production d'œstrogènes qui surviennent à la ménopause. Chez les femmes ménopausées, la diminution du taux d'œstrogènes dans le sang, accompagnée d'une augmentation des androgènes, entraîne une atrophie génitale et mammaire, une réduction de la masse osseuse et une augmentation de l'incidence de l'athérosclérose. Une sécheresse vaginale peut se présenter et conduire à l'atrophie urogénitale et à des changements de la quantité et de la composition des sécrétions vaginales (Weismiller, 2009). Une diminution graduelle de la testostérone se produit également chez les hommes âgés (Gooren, 2008). Elle peut se manifester par des effets physiques, psychologiques ou sexuels. Les transformations qu'elle entraîne comprennent une augmentation de la taille de la prostate, une baisse de la production de spermatozoïdes, une réduction du tonus musculaire du scrotum et une diminution de la taille et de la fermeté des testicules. Chez certains hommes, le dysfonctionnement érectile et le dysfonctionnement sexuel sont un résultat de ces modifications. Les transformations du système reproducteur liées à l'âge sont présentées dans le **TABLEAU 62.2**.

Des modifications graduelles résultant du vieillissement apparaissent aussi dans la réponse sexuelle de l'homme et de la femme **TABLEAU 62.3**. Ces modifications se manifestent à des rythmes et à des degrés différents. Leurs effets cumulatifs, de même que l'attitude sociale négative face à la sexualité des personnes âgées, peuvent avoir des conséquences sur les pratiques sexuelles des personnes de ce groupe d'âge. Le personnel soignant a un rôle important à jouer en fournissant une information précise, sans idées préconçues sur la sexualité et l'âge. L'accent doit être mis sur le caractère normal de l'activité sexuelle chez les adultes âgés. Une assistance socio-psychologique peut être nécessaire pour aider les personnes âgées à s'adapter à ces modifications physiologiques normales.

Jugement clinique

Monsieur Clément Primeau, qui est âgé de 67 ans, est en phase terminale d'un cancer de l'estomac avec ascite et ictère. Lors d'une visite à domicile pour un suivi, il confie timidement à l'infirmier qu'il éprouve toujours du désir pour son épouse qu'il adore, mais qu'il se sent incapable d'avoir une érection. L'infirmier lui répond alors : « Ce sont des choses qui arrivent. Parlez-en à votre médecin. »

Que pensez-vous de la réplique de l'infirmier ?

Changements liés à l'âge

TABLEAU 62.2	Système reproducteur
CHANGEMENTS	**OBSERVATIONS PENDANT L'ÉVALUATION**
Homme	
Pénis	
• ↑ de la graisse sous-cutanée • ↓ de la fermeté de la peau	• Prépuce facilement rétractable (lorsque non circoncis) • ↓ de la taille • ↓ du nombre d'érections soutenues
Testicules	
• ↓ de la production de testostérone	• Changement de position (plus bas) • ↑ de la fermeté • ↓ de la taille
Prostate	
• Hypertrophie bénigne	• Hypertrophie
Seins	
• Hypertrophie	• Gynécomastie (développement anormal)
Femme	

62

TABLEAU 62.2	Système reproducteur *(suite)*
CHANGEMENTS	**OBSERVATIONS PENDANT L'ÉVALUATION**
Seins	
• ↑ du tissu fibreux • ↓ de la graisse sous-cutanée • ↓ de la fermeté de la peau	• Tissus moins élastiques, plus lâches, tombants • Conduits entourant le mamelon pouvant être sentis comme des faisceaux fibreux • ↓ du volume
Vulve	
• ↓ de la fermeté de la peau	• Atrophie • ↓ de la quantité de poils pubiens • ↓ de la taille du clitoris et des lèvres
Vagin	
• Atrophie des tissus • Alcalinisation du pH • ↓ du tonus musculaire	• Muqueuse pâle et sèche • Relâchement de l'orifice • Amincissement de la muqueuse • Vagin plus étroit et plus court • ↑ des risques d'infection
Urètre	
• ↓ du tonus musculaire	• Cystocèle (protrusion de la vessie dans la paroi vaginale)
Utérus	
• ↓ de l'épaisseur du myomètre	• Prolapsus utérin • ↓ de taille
Ovaires	
• ↓ du fonctionnement ovarien	• Ovaires non palpables • ↓ de taille

TABLEAU 62.3	Modifications graduelles de la réponse sexuelle	
HOMMES		**FEMMES**
• Nécessité d'une stimulation accrue pour provoquer une érection • Diminution de la force de l'éjaculation • Capacité réduite à obtenir une érection • Réduction de la taille et de la rigidité du pénis en pleine érection • Baisse de la libido et de l'intérêt pour les rapports sexuels		• Diminution de la lubrification vaginale • Perte de sensibilité due à la réduction des lèvres et à une plus grande exposition du clitoris • Difficulté à maintenir l'excitation sexuelle • Difficulté à atteindre l'orgasme après une stimulation • Baisse de la libido et de l'intérêt pour les rapports sexuels

62.2 | Examen clinique du système reproducteur de l'homme et de la femme

62.2.1 Données subjectives

Renseignements importants concernant l'évaluation d'un symptôme (PQRSTU)

L'information fournie par le client pendant l'entrevue est importante pour l'évaluation des symptômes qu'il présente. Elle doit permettre à l'infirmière de déterminer le ou les symptômes associés à une affection du système reproducteur et de tracer un portrait global de la condition du client. Le PQRSTU est un outil mnémotechnique très utile qui aide l'infirmière à se rappeler les questions et éléments à explorer lorsqu'elle évalue les symptômes de son client. Par exemple, si une femme déclare ressentir une douleur dans le bas de l'abdomen (ou une sensation de brûlure, de la dyspareunie, de la dysménorrhée), l'infirmière devra étudier ce symptôme en détail. En utilisant ce questionnaire, elle tâchera de bien documenter les différents symptômes décrits par la cliente (Jarvis, 2009). Voici l'exemple d'une cliente qui présente une douleur abdominale liée à un trouble du système reproducteur.

 Provoquer / pallier / aggraver

L'infirmière cherche à connaître les éléments qui ont provoqué la douleur abdominale (p. ex., un rapport sexuel). Comme exemple, l'infirmière demandera à la femme : Qu'est-ce qui a provoqué votre douleur ? Ou encore : Que faisiez-vous lorsque cette douleur est apparue ? Ensuite, elle s'intéressera à ce qui pallie cette douleur (p. ex., le repos) ou l'aggrave (p. ex., une relation sexuelle avec pénétration). À ce sujet, elle pourra demander : Qu'est ce qui soulage, diminue ou aggrave cette douleur ?

 Qualité / quantité

L'infirmière tente d'obtenir une description précise de la sensation éprouvée par la cliente. Elle souhaite documenter la qualité (p. ex., une pesanteur, un coup de poignard ou une sensation de brûlure) et la quantité de cette douleur (p. ex., une intensité de 0 à 10) ▶ **10** . Pour ce faire, elle invite la cliente à décrire sa douleur : Pouvez-vous me décrire votre douleur ? Pouvez-vous m'expliquer à quoi ressemble votre douleur ? Sur une échelle de 0 à 10, où 10 correspond à la douleur la plus intense que vous avez ressentie dans votre vie, à combien estimez-vous celle-ci ? Un symptôme est difficile à quantifier en raison de l'expérience

individuelle. Il importe d'aider la cliente à bien comprendre l'échelle d'intensité employée.

 Région / irradiation

L'infirmière demande à la cliente de lui montrer avec précision la région où la douleur est ressentie (p. ex., une douleur abdominale basse) et si celle-ci s'irradie à un endroit particulier (p. ex., le dos, les jambes). À titre d'exemple, l'infirmière pourrait demander : À quel endroit ressentez-vous la douleur ? Pouvez-vous me montrer de façon précise à quel endroit vous ressentez cette douleur ? Certains symptômes peuvent se manifester autour du site d'origine. L'infirmière pourra interroger la femme à ce sujet en lui demandant : Est-ce que cette douleur s'étend à un autre endroit ?

 Symptômes et signes associés / sévérité

Le symptôme primaire à l'origine de la consultation est souvent accompagné d'autres symptômes ou signes cliniques qui doivent être évalués simultanément, et qui permettent de préciser l'origine du problème. Quels sont les signes (p. ex., de la fièvre, un saignement, des écoulement vaginaux) et symptômes associés (p. ex., une brûlure mictionnelle) ? L'infirmière pourra demander à la cliente : Ressentez-vous d'autres malaises en plus de cette douleur ?

 Temps / durée

L'infirmière doit déterminer le moment précis de l'apparition du symptôme, sa durée et sa fréquence. Des exemples de questions pertinentes en lien avec cet élément seraient : Depuis combien de temps ressentez-vous cette douleur ? Combien de fois par jour ou par semaine ressentez-vous cette douleur ? Survient-elle au cours de chaque relation sexuelle ?

 (*Understanding*) Compréhension et signification pour le client

L'infirmière tente de découvrir quelle signification la cliente donne à ce symptôme. Elle pourra questionner la femme de cette façon : D'après vous, quelle est la cause de cette douleur ?

Histoire de santé (AMPLE)

En plus des informations générales concernant la santé, l'infirmière doit recueillir les informations spécifiquement en lien avec le système reproducteur.

Les questions qui touchent à la reproduction et à la sexualité sont souvent considérées comme extrêmement intimes et relevant du domaine privé.

RAPPELEZ-VOUS...

L'attitude et les préjugés que peut entretenir l'infirmière face aux questions d'ordre sexuel risquent de l'amener à négliger cette dimension, qui a sa place dans l'état de santé général des clients.

62

La méthode PQRSTU appliquée à l'évaluation de la douleur est présentée en détail dans le chapitre 10, *Douleur*.

Jugement clinique

Madame Charlie Gautier, qui est âgée de 33 ans, est une mère de famille monoparentale de 2 enfants conçus de pères différents. Elle présente un écoulement vaginal blanchâtre nauséabond depuis quelques jours. Elle consulte une infirmière dans une clinique de médecine familiale. L'infirmière a obtenu les informations suivantes : madame Gautier est allergique aux arachides et au latex. Elle boit du thé vert, prend des comprimés d'acétaminophène (Tylénol Extra Fort^MD) lorsqu'elle a des céphalées et du citalopram (Celexa^MD) depuis deux mois. Elle a déjà eu une infection ectoparasitaire (morpions), une vaginite à *Trichomonas* à l'âge de 20 ans et a souffert de la grippe saisonnière. Elle dit bien s'alimenter, mais boire de l'alcool dans certaines circonstances importantes. Elle ne fume plus depuis 13 ans. Sa mère est décédée à l'âge de 60 ans d'un cancer du sein.

Parmi ces données, lesquelles sont pertinentes pour l'évaluation du système reproducteur de cette cliente ?

65

L'hormonothérapie substitutive est abordée dans le chapitre 65, *Interventions cliniques – Troubles du système reproducteur de la femme.*

Effet tératogène :
Effet provoqué par certaines substances qui, en cours de grossesse, sont responsables de malformations de l'embryon pendant son développement in-utérin.

L'infirmière doit favoriser le développement d'une relation de confiance avec le client pour obtenir ces informations. Il est important d'adopter un comportement professionnel au moment de recueillir l'information sur les antécédents reproductifs ou sexuels. Il faut faire preuve de discrétion, poser des questions neutres en ce qui a trait au genre, et rester conscient de la culture et des croyances du client. Commencer l'entrevue avec les sujets les moins sensibles (p. ex., l'historique des menstruations), avant d'aborder des questions plus délicates telles que les pratiques sexuelles ou les antécédents d'infections transmissibles sexuellement et par le sang (ITSS). Ces renseignements peuvent être recueillis à l'aide de l'outil mnémotechnique AMPLE (Ordre des infirmières et infirmiers du Québec [OIIQ], 2007).

Allergies / réactions

L'infirmière recueille de l'information sur les allergies connues du client (médicamenteuses, alimentaires et environnementales), ainsi que sur les réactions qu'elles produisent. Il ne faut pas confondre une réaction allergique, une intolérance et des effets secondaires attribuables à la médication.

Il est important que l'infirmière vérifie, par exemple, si le client est allergique aux sulfamides, à la pénicilline, au caoutchouc ou au latex. En effet, les sulfamides et la pénicilline sont souvent utilisés pour le traitement des problèmes de fertilité et pour des affections génito-urinaires, comme la vaginite et la gonorrhée. Quant au caoutchouc et au latex, ils servent fréquemment à la fabrication des diaphragmes et des condoms, et une allergie à ces substances exclut leur utilisation en tant que méthode contraceptive.

Médicaments

L'infirmière doit consigner tous les médicaments prescrits ou en vente libre utilisés par le client, ainsi que leur indication, leur posologie et la durée de la consommation. Elle vérifie si les médicaments que prend une femme susceptible de concevoir peuvent avoir des **effets tératogènes**. Elle demande au client s'il utilise des produits à base de plantes ou des suppléments alimentaires.

L'évaluation du système reproducteur est incomplète si les choix du client quant à son mode de vie ne sont pas connus. Il est utile de vérifier si une femme fume, consomme de l'alcool, de la caféine ou d'autres drogues, car ces substances peuvent être nuisibles, aussi bien pour la femme enceinte que pour le fœtus. Le tabagisme peut retarder la conception et augmenter le risque de morbidité lorsque la femme utilise des contraceptifs oraux. Chez les femmes, le tabagisme est associé à une ménopause précoce. Chez les hommes, ces substances peuvent altérer la numération des spermatozoïdes et provoquer un dysfonctionnement érectile ou une baisse de la libido.

Parmi les informations particulièrement pertinentes pour l'évaluation du système reproducteur, il est important de noter l'utilisation de diurétiques (parfois prescrits pour l'œdème prémenstruel), d'agents psychotropes (qui peuvent affecter le fonctionnement sexuel) et d'antihypertenseurs (dont certains provoquent un dysfonctionnement érectile). L'infirmière doit donc vérifier soigneusement l'existence de ces problèmes chez les clients qui utilisent des médicaments comme l'amlodipine (Norvasc^MD), le lisinopril (Prinivil^MD), le propranolol (Inderal-LA^MD) et la clonidine (Catapres^MD) (Saunder, 2009). Relever également l'usage de drogues comme l'alcool, la marijuana, les barbituriques, les amphétamines ou le chlorhydrate de phencyclidine (PCP, aussi appelé poussière ou poudre d'ange) qui peuvent avoir d'importants effets comportementaux ou physiologiques sur le fonctionnement du système reproducteur.

Chez la femme, l'infirmière doit relever l'utilisation de contraceptifs oraux ou d'autres hormones. À long terme, l'utilisation combinée des œstrogènes et de la progestérone dans une **hormonothérapie substitutive** semble augmenter chez les femmes ménopausées les risques de cancer du sein. Avant d'entreprendre une hormonothérapie, il est important de comparer les avantages et les risques potentiels en tenant compte des antécédents de santé de la personne. Une certaine controverse existe encore en ce qui concerne les effets de l'hormonothérapie postménopausique sur les maladies cardiovasculaires (North American Menopause Society [NAMS], 2010 ; Société des obstétriciens et gynécologues du Canada [SOGC], 2009). Une hormonothérapie substitutive à court terme serait appropriée pour les femmes chez qui la ménopause entraîne des symptômes modérés à sévères ▶ **65**.

Passé

Les antécédents de santé devraient comprendre les informations concernant les principales maladies, les hospitalisations, les immunisations et les interventions chirurgicales. L'infirmière doit s'enquérir de toute infection touchant le système reproducteur, y compris les ITSS. Elle doit également recueillir les antécédents obstétricaux et gynécologiques complets des clientes. Une maladie pulmonaire obstructive chronique (MPOC) peut constituer une contre-indication à l'utilisation de contraceptifs oraux parce que la progestérone épaissit les sécrétions respiratoires.

Des antécédents de cholécystite ou d'hépatite représentent une information importante parce que ces conditions peuvent être des contre-indications à l'utilisation de contraceptifs oraux; en effet, ceux-ci aggravent souvent la cholécystite et une hépatite chronique active exclut généralement l'utilisation de produits œstrogéniques, car ceux-ci sont métabolisés par le foie. D'autres antécédents, telle la migraine, peuvent aussi être des contre-indications à l'utilisation de contraceptifs oraux.

L'histoire familiale est aussi une composante importante de l'évaluation. Il est pertinent de se renseigner sur les antécédents de cancer, en particulier le cancer des organes reproducteurs. Le risque de cancer augmente de façon significative chez un client dont un parent au premier degré a souffert d'un cancer du sein, des ovaires, de l'utérus ou de la prostate. Il est aussi important de déterminer la tendance familiale aux affections suivantes : diabète, hypothyroïdie ou hyperthyroïdie, hypertension, AVC, angine, infarctus du myocarde, troubles endocriniens ou anémie.

Les oreillons et la rubéole sont des maladies infantiles courantes qui sont susceptibles d'affecter la fonction reproductrice. Chez les jeunes hommes, les oreillons sont associés à une augmentation de l'infertilité. Une atrophie testiculaire bilatérale peut survenir à la suite d'une orchite (inflammation testiculaire ourlienne). En recueillant les antécédents de santé, il faut demander aux clients masculins s'ils ont eu les oreillons, s'ils ont reçu le vaccin contre les oreillons ou s'ils présentent des signes d'infertilité.

La rubéole constitue une préoccupation de première importance pour les femmes susceptibles de concevoir. Les risques d'anomalies congénitales augmentent lorsque cette maladie est contractée au cours des trois premiers mois de la grossesse. C'est pourquoi il faut inciter toutes les femmes susceptibles de concevoir à se faire vacciner si elles n'ont pas été immunisées contre la rubéole ou si elles n'ont pas déjà eu la maladie. Selon le Protocole d'immunisation du Québec, une femme ne doit toutefois pas se faire immuniser si elle est déjà enceinte (Ministère de la Santé et des Services sociaux, 2010). Il faut aviser les femmes qu'elles doivent attendre au moins trois mois après l'immunisation avant de concevoir. L'immunité contre la rubéole peut être vérifiée par la recherche d'anticorps.

L'infirmière doit s'informer auprès du client de son état de santé actuel et de la présence de tout problème de santé aigu ou chronique. Des problèmes touchant d'autres systèmes de l'organisme sont souvent reliés à des troubles du système reproducteur. Il faut poser des questions se rapportant à d'éventuels troubles endocriniens, en particulier le diabète, l'hypothyroïdie et l'hyperthyroïdie, car ces conditions affectent directement les cycles menstruels de la femme et ses comportements sexuels. Les hommes atteints de diabète peuvent souffrir de dysfonctionnement érectile et d'**éjaculation rétrograde**. Beaucoup d'autres maladies chroniques, comme les maladies cardiovasculaires, les troubles respiratoires, l'anémie, le cancer, ainsi que les maladies du rein et des voies urinaires peuvent affecter le système reproducteur et le fonctionnement sexuel. Le traitement d'un cancer avec une chimiothérapie ou une radiothérapie peut avoir des effets sur le système reproducteur à court terme (p. ex., l'arrêt temporaire des menstruations) comme à long terme (p. ex., une ménopause précoce, l'infertilité).

Vérifier l'existence d'antécédents d'accidents vasculaires cérébraux (AVC). Chez l'homme, un AVC peut provoquer un dysfonctionnement érectile physiologique ou psychologique. Les hommes ayant subi un infarctus du myocarde peuvent connaître un dysfonctionnement érectile lié à la crainte que leur activité sexuelle puisse déclencher une autre attaque. Les femmes partagent la même inquiétude, soit parce que leur partenaire a subi un infarctus, soit parce qu'elles se relèvent elles-mêmes d'un infarctus. Même si la plupart des clients éprouvent des inquiétudes en ce qui concerne l'activité sexuelle après un infarctus, plusieurs ne se sentent pas à l'aise pour faire part de ces préoccupations à l'infirmière. Il faut rester attentif à ces inquiétudes. Chez la femme, des antécédents de maladie cardiovasculaire (p. ex., de l'hypertension, une thrombophlébite, de l'angine) entraînent une incidence accrue de la morbidité et de la mortalité lorsqu'ils sont associés à la grossesse ou à l'utilisation de contraceptifs oraux.

Toute intervention chirurgicale doit être notée dans les antécédents de santé . Il faut également consigner les avortements spontanés (fausses couches) et les interruptions volontaires de grossesse.

(*Last meal*) Dernier repas

L'anémie est un problème courant durant la vie reproductive de la femme, en particulier pendant la grossesse et la période postpartum. L'infirmière devra vérifier si le régime alimentaire est adéquat pour éviter cette affection.

L'infirmière dresse un historique nutritionnel et psychologique approfondi afin de vérifier la présence d'un trouble de l'alimentation. L'anorexie peut provoquer l'aménorrhée et des problèmes subséquents à la ménopause, telle l'ostéoporose.

Éjaculation rétrograde :
Éjaculation de sperme vers l'intérieur de la vessie.

Les interventions chirurgicales touchant le système reproducteur sont énumérées dans le tableau 62.1W au www.cheneliere.ca/lewis.

62

Dès le début de l'adolescence, l'infirmière informe les femmes sur l'apport de calcium et de vitamine D nécessaire pour prévenir l'ostéoporose. Elle estime l'absorption quotidienne de calcium de la cliente afin de déterminer si une supplémentation est nécessaire. Elle évalue l'apport d'acide folique chez les femmes susceptibles de concevoir, afin de minimiser le risque d'anomalie du tube neural chez le fœtus, comme le spina bifida (Kelly, 2008).

Événements / environnement

L'infirmière s'informera si le client vit des événements particuliers pouvant occasionner du stress et cherchera à savoir si son environnement de vie ou de travail est une source de tension.

Le **TABLEAU 62.4** présente les principales questions à poser à un client présentant un problème lié au système reproducteur.

I Perception et gestion de la santé I La perception qu'a le client de sa propre santé et les mesures qu'il prend pour la conserver sont deux points essentiels de l'évaluation. Il est particulièrement important de se renseigner sur les pratiques d'autoexamen et de dépistage. La mammographie, pratiquée selon les recommandations spécifiques à l'âge ▶ **63**, le test de Papanicolaou, ainsi que l'autoexamen des seins, sont encouragés et font partie intégrante de la gestion de la santé de la femme. Tous les hommes devraient pratiquer l'autoexamen des testicules, et ceci à partir de l'adolescence ▶ **66**. L'examen régulier de la prostate devrait également être encouragé. La Société canadienne du cancer recommande que les hommes âgés de plus de 50 ans se soumettent à un toucher rectal et discutent avec leur médecin de leurs risques personnels et de la nécessité de faire un dosage de l'antigène prostatique spécifique (APS) (Société canadienne du cancer, 2010).

I Élimination I De nombreux troubles du système reproducteur peuvent entraîner des problèmes urinaires. L'incontinence à l'effort et l'incontinence par impériosité sont communes chez les femmes âgées à cause du relâchement de la musculature pelvienne attribuable aux accouchements ou au vieillissement. Les infections vaginales prédisposent les femmes à des infections urinaires chroniques ou récurrentes. La transmission par métastase de tumeurs malignes du système reproducteur au système urinaire est également possible en raison de la proximité de ces deux systèmes. L'hypertrophie bénigne de la prostate est un problème courant chez les hommes âgés. Elle peut affecter la miction normale, causer la rétention urinaire et une difficulté à amorcer la miction.

I Activités et exercices I Il faut prendre note de la quantité, du type et de l'intensité des activités et des exercices pratiqués. L'absence de contrainte imposée aux os par le manque d'exercice est un facteur important dans l'apparition de l'ostéoporose. Des exercices avec mise en charge, c'est-à-dire des exercices qui permettent de renforcer les os comme la marche, le jogging ou la danse, diminuent le risque d'ostéoporose chez la femme. Cependant, les femmes qui s'adonnent à l'exercice de façon excessive peuvent souffrir d'aménorrhée. L'aménorrhée serait attribuable à une diminution des œstrogènes reliée à un faible pourcentage de graisses corporelles, les œstrogènes étant emmagasinés dans les cellules adipeuses. L'anémie peut causer de la fatigue et une intolérance à l'activité et nuire à l'accomplissement satisfaisant des activités de vie quotidiennes (AVQ).

I Sommeil et repos I Le rythme de sommeil peut être affecté pendant la période postpartum et lorsqu'il y a de jeunes enfants à la maison. Les femmes en périménopause sont nombreuses à souffrir d'insomnie. Les bouffées de chaleur et la transpiration souvent présentes durant la périménopause peuvent occasionner des réveils nocturnes. La nécessité de changer de vêtements de nuit et de draps perturbe encore davantage le sommeil. La fatigue diurne est une conséquence fréquente de ces réveils nocturnes. Chez l'homme, les perturbations du sommeil peuvent être causées par les mictions nocturnes fréquentes associées à une hypertrophie de la prostate ou à une thérapie hormonale contre le cancer de la prostate.

I Cognition et perception I La douleur pelvienne est associée à divers troubles gynécologiques, comme le syndrome inflammatoire pelvien, les kystes ovariens et l'endométriose. La **dyspareunie** peut constituer un problème délicat chez la femme : la douleur éprouvée peut entraîner une certaine réticence vis-à-vis des rapports sexuels, mettant ainsi à l'épreuve sa relation avec son partenaire sexuel. Quand une femme souffre de dyspareunie, il faut l'encourager à consulter un médecin.

I Perception et concept de soi I Les transformations que l'âge impose au système reproducteur, comme la ptose mammaire (seins qui « tombent ») et la sécheresse vaginale chez la femme, ainsi que la diminution de la taille du pénis chez l'homme, peuvent conduire à une détresse psychologique. Les modifications subtiles associées à la sexualité et au vieillissement peuvent altérer l'image de soi de nombreuses personnes.

I Relations et rôles I Recueillir des renseignements concernant la structure familiale et le travail. Demander au client si des changements récents sont survenus dans ses relations de travail ou s'informer d'un éventuel conflit familial. Déterminer le rôle du client dans sa famille comme point de départ pour établir la dynamique familiale.

Les rôles et les relations sont affectés par les changements qui surviennent dans la famille. L'arrivée d'un nouveau bébé peut changer la

63

La mammographie, le test de Papanicolaou et l'auto-examen des seins sont traités en détail dans le chapitre 63, *Interventions cliniques – Troubles mammaires.*

66

L'autoexamen des testicules est abordé dans le chapitre 66, *Interventions cliniques – Troubles du système reproducteur de l'homme.*

dynamique familiale. Ces aspects changent aussi lorsque les enfants entament leur carrière et quittent la maison, quand une personne prend sa retraite ou qu'un conjoint décède.

I Sexualité et reproduction I La dimension et la profondeur que prend l'entrevue portant sur la sexualité d'un client dépend principalement de l'expertise de la personne qui la mène, mais aussi des besoins et de la bonne volonté du client. Avant de recueillir les antécédents sexuels, l'infirmière qui conduit l'entretien devrait vérifier sa propre attitude face à sa sexualité, car tout inconfort éprouvé en posant les questions est facilement perçu par le client. Les entrevues doivent se dérouler dans un environnement qui procure réconfort, confidentialité et attitude libre de jugement (Wallace, 2008). Cet entretien devrait débuter par les sujets les moins délicats du questionnaire avant d'aborder les questions plus sensibles.

Histoire de santé

TABLEAU 62.4	Modes fonctionnels de santé – Éléments complémentaires : système reproducteur
MODES FONCTIONNELS DE SANTÉ	**QUESTIONS À POSER**
Perception et gestion de la santé	• Comment décririez-vous votre état de santé général ? • Femmes : Expliquez comment vous procédez à l'autoexamen de vos seins. Avez-vous passé un test de Papanicolaou ou une mammographie récemment ? Si oui, à quelle date et quels ont été les résultats ? • Hommes : Expliquez comment vous procédez à l'autoexamen de vos testicules. Avez-vous subi un examen de la prostate récemment ? Si oui, à quelle date et quels ont été les résultats ? • Décrivez l'état de santé des membres de votre famille. Y a-t-il des antécédents de cancer du sein, de l'utérus, de l'ovaire ou de la prostate ? • Fumez-vous ? Consommez-vous de l'alcool ou des drogues ?[a]
Nutrition et métabolisme	• Donnez un exemple de ce que vous mangez et de ce que vous buvez normalement dans une journée. • Votre poids a-t-il changé ?[a] • Comment vous sentez-vous en ce qui concerne votre poids actuel ? • Prenez-vous des suppléments alimentaires, comme du calcium ou des vitamines ?[a] • Avez-vous des restrictions alimentaires ?[a]
Élimination	• Avez-vous des problèmes de miction (p. ex., une douleur, une brûlure, de l'incontinence, de l'incontinence post-mictionnelle, une fréquence mictionnelle exagérée) ?[a] • Avez-vous déjà souffert d'infections urinaires ? Si oui, quand ? À quelle fréquence ? • Avez-vous des problèmes de défécation ?[a] Utilisez-vous des laxatifs ?
Activités et exercices	• Quelles activités pratiquez-vous quotidiennement ? • Avez-vous suffisamment d'énergie pour accomplir les activités que vous désirez entreprendre ? • Pouvez-vous vous habiller vous-même ? Vous alimenter ? Marcher sans aide ?
Sommeil et repos	• Combien d'heures dormez-vous habituellement chaque nuit ? • Vous sentez-vous reposé au lever ? • Éprouvez-vous des problèmes liés au sommeil ?[a]
Cognition et perception	• Êtes-vous capable de lire et d'écrire ? • Éprouvez-vous des étourdissements ?[a] • Ressentez-vous de la douleur ? Si oui, où ? • Ressentez-vous de la douleur au cours des activités sexuelles ou au moment de la pénétration ?[a]
Perception et concept de soi	• De quelle façon pourriez-vous vous décrire ? • Y a-t-il eu des changements récents qui font que vous vous sentez différent ? • Éprouvez-vous des problèmes qui affectent votre sexualité ?[a]

MODES FONCTIONNELS DE SANTÉ	QUESTIONS À POSER
Relations et rôles	• Décrivez votre mode de vie. Avec qui vivez-vous ? • Y a-t-il une personne particulièrement significative dans votre vie ? Si oui, la relation avec celle-ci est-elle satisfaisante ? • Éprouvez-vous des problèmes liés au rôle que vous occupez dans votre famille ?[a] Au rôle que vous occupez au travail ?[a] • Quelle est la dynamique entre les membres de votre famille ?
Sexualité et reproduction	• Êtes-vous sexuellement actif ? Si oui, combien de partenaires avez-vous ? • À quelles pratiques sexuelles vous adonnez-vous (p. ex., des pratiques orales, vaginales, rectales) ? • Comment vous protégez-vous contre les infections transmissibles sexuellement ou une grossesse non désirée ? • Êtes-vous satisfait de vos moyens actuels d'expression sexuelle ? Sinon, expliquez • Y a-t-il eu des changements récents dans vos pratiques sexuelles ?[a] • Femmes : Quelle est la date de vos dernières menstruations ? Comment décririez-vous votre flux menstruel ? Avez-vous des problèmes liés aux menstruations ? À quel âge avez-vous eu vos premières règles (ménarche) ? À quel âge êtes-vous entrée en ménopause ? • Femmes : Combien de grossesses avez-vous eues ? Combien d'enfants vivants avez-vous ? Avez-vous fait des fausses couches ou subi des avortements ? Si oui, combien ?
Adaptation et tolérance au stress	• Y a-t-il eu des changements majeurs dans votre vie ces deux dernières années ?[a] • Qu'est-ce qui représente un stress dans votre vie actuellement ? • Comment gérez-vous les problèmes de santé lorsqu'ils se présentent ?
Valeurs et croyances	• Quelles croyances entretenez-vous au sujet de votre santé et de vos maladies ? • Prenez-vous des remèdes maison ?[a] • La religion occupe-t-elle une place importante dans votre vie ?[a] • Pensez-vous que certaines de vos croyances ou valeurs personnelles risquent d'être compromises à cause de votre traitement ?[a]

[a] Si la réponse est affirmative, demander au client d'expliciter.

Grossesse ectopique :
Développement de l'ovule hors de la cavité utérine, soit dans une des trompes de Fallope (grossesse tubaire), soit dans l'ovaire (grossesse ovarienne), soit dans la cavité péritonéale (grossesse abdominale).

Pour les femmes, l'information à recueillir comporte un historique des menstruations et les antécédents obstétricaux. L'historique des menstruations comprend : 1) la date du premier jour de la dernière menstruation ; 2) la description du flux menstruel ; 3) l'âge aux premières menstruations ; 4) l'âge à la ménopause (quand cela s'applique). Ces données permettent de déceler une grossesse, l'infertilité et de nombreux autres problèmes gynécologiques. L'infirmière doit demander à la cliente de décrire précisément les changements survenus dans les menstruations afin de déterminer s'ils sont transitoires et sans importance ou s'ils sont plutôt reliés à un trouble gynécologique plus sérieux. La **métrorragie** (saignement vaginal léger entre les menstruations), la **ménorragie** (saignement menstruel excessif), l'aménorrhée (absence de menstruations) et le **saignement postcoïtal** sont des exemples de problèmes observables. L'infirmière doit identifier les changements dans les cycles menstruels associés à l'utilisation de contraceptifs oraux, de dispositifs intra-utérins (DIU), de timbres contraceptifs, d'anneaux vaginaux, ou d'injections de médroxyprogestérone (Depo-Provera^MD). Les contraceptifs oraux réduisent généralement l'abondance du flux menstruel et la durée des menstruations, alors que certains DIU peuvent au contraire les augmenter. Certains DIU amplifient aussi la gravité de la **dysménorrhée** (menstruations douloureuses). Toutefois, les nouveaux DIU contiennent un progestatif pouvant avoir un effet thérapeutique. Les antécédents obstétricaux comprennent le nombre : 1) de grossesses ; 2) de naissances à terme ; 3) de naissances prématurées ; 4) de naissances vivantes. Il faut inclure aussi l'information sur les **grossesses ectopiques** ou les avortements, qu'ils aient été spontanés ou thérapeutiques et relever tout problème survenu en cours de grossesse.

Les antécédents sexuels devraient comprendre une information sur l'activité sexuelle, les croyances et les pratiques sexuelles. Il est important de se renseigner sur les préférences sexuelles (hétérosexuelle, homosexuelle, bisexuelle), la fréquence et le type d'activité sexuelle (pénienne-vaginale, pénienne-rectale, oro-génitale), ainsi que sur le nombre de partenaires et les mesures de protection contre les ITSS et la grossesse. L'infirmière doit évaluer la connaissance qu'a le client des pratiques sexuelles sécuritaires. La multiplicité des partenaires sexuels et les relations non protégées peuvent accroître le risque de contracter une ITSS et, chez la femme, elles peuvent augmenter le risque de syndrome inflammatoire pelvien et compromettre la capacité de concevoir.

L'**ENCADRÉ 62.1** présente des exemples de questions à poser pour recueillir des données sur les antécédents sexuels. Il est à souligner que seule une personne qualifiée peut aborder certaines des questions présentées dans cet encadré et même alors, seulement en faisant preuve d'une grande délicatesse et de sensibilité face aux différences culturelles.

L'infirmière doit interroger les hommes comme les femmes sur leur degré de satisfaction générale quant à leur sexualité. La satisfaction du client de même que la fréquence des occasions de gratification représentent une information importante qu'il faut recueillir. Il faut également questionner le client sur ses croyances et ses pratiques sexuelles et lui demander s'il atteint l'orgasme. Explorer tout changement inexpliqué dans les pratiques ou le fonctionnement sexuel. Les troubles du système reproducteur peuvent causer des problèmes physiologiques ou psychologiques pouvant entraîner des rapports sexuels douloureux, le dysfonctionnement érectile, le dysfonctionnement sexuel ou l'infertilité. Il est important de tenter de déterminer la cause aussi bien que les effets de tels problèmes.

| **Adaptation et tolérance au stress** | Le stress relié à des situations comme la grossesse ou la ménopause peut entraîner une dépendance accrue aux systèmes de soutien. L'infirmière doit déterminer quelles personnes représentent un soutien dans la vie de la cliente et explorer les stratégies qu'elle utilise pour faire face au stress. Le diagnostic d'une ITSS peut constituer un stress pour une personne et pour son ou sa partenaire, et il est important de discuter avec elle des moyens de gérer ce stress.

| **Valeurs et croyances** | Le fonctionnement sexuel et reproducteur est étroitement relié aux valeurs culturelles, religieuses, morales et éthiques. Il est utile de prendre conscience de ses propres croyances en ces domaines pour ensuite reconnaître les croyances personnelles du client associées aux questions touchant la reproduction et la sexualité et y réagir avec sensibilité.

Ces valeurs et croyances individuelles, qui varient selon la culture, peuvent jouer un rôle majeur dans la capacité à gérer le stress et à affronter la maladie lorsque le client reçoit un diagnostic de maladie. Certains perçoivent leur maladie comme une punition de Dieu, d'autres croient qu'une « force supérieure » est là pour les aider. La connaissance des valeurs et des croyances d'un client sera utile à l'infirmière lorsqu'elle doit intervenir dans des périodes de crise.

ENCADRÉ 62.1 | **Antécédents sexuels**

Afin de recueillir des données sur les antécédents sexuels d'une personne, l'infirmière pourra poser ces questions.

- Avez-vous une vie sexuelle active en ce moment ? Si oui, avez-vous un seul partenaire ou plusieurs ?
- À quelle fréquence avez-vous une activité sexuelle ? Êtes-vous satisfait de votre vie sexuelle ?
- Combien de partenaires sexuels avez-vous eus au cours des six derniers mois ?
- Préférez-vous les rapports sexuels avec des hommes, des femmes ou les deux ? (Si la personne est homosexuelle, lui demander si elle a une personne significative dans sa vie.)
- Votre vie sexuelle a-t-elle changé au cours de la dernière année ? Si oui, comment ?
- Avez-vous déjà eu une infection transmissible sexuellement ou par le sang ? Si oui, laquelle ? Avez-vous été traité ?

- Que faites-vous pour vous protéger contre les maladies transmissibles sexuellement ? Si vous utilisez une protection, de quel type est-elle ? Utilisez-vous cette protection chaque fois que vous avez un rapport sexuel ?
- Utilisez-vous actuellement un moyen de contraception ? Si oui, de quel type ? Depuis combien de temps utilisez-vous ce produit ? Dans quelle mesure a-t-il été efficace selon vous ?
- Avez-vous déjà entretenu une relation avec une personne violente à votre égard ?
- Avez-vous déjà été forcé à poser des actes sexuels lorsque vous étiez enfant ou plus tard dans votre vie ?
- Avez-vous déjà souffert de dysfonctionnement érectile (homme), éprouvé des problèmes de lubrification vaginale (femme) ou ressenti une douleur durant un rapport sexuel ? Si oui, combien de fois ?

Source : Adapté de Wilson & Gidden (2009).

62.2.2 Données objectives
Examen physique – Homme

L'examen des organes génitaux externes de l'homme comprend une observation attentive et la palpation. Il peut être fait par une infirmière généraliste, mais demande souvent une formation complémentaire appropriée. L'homme peut être couché ou debout, cette dernière position étant généralement préférée. L'infirmière qui procède à l'examen devrait être assise devant le client qui est debout et porter des gants pour l'examen des organes génitaux.

Pubis

L'infirmière doit observer la distribution et les caractéristiques générales des poils pubiens et de la peau. Les poils adoptent normalement une disposition en forme de losange et ils sont plus rêches que les cheveux. L'absence de poils est anormale. L'état de la peau doit également être évalué.

Pénis

L'infirmière doit noter la taille du pénis et la texture de sa peau et relever toute lésion, cicatrice ou tuméfaction. Elle note également la position du méat urinaire, ainsi que la présence ou l'absence de prépuce. Si le prépuce est présent, elle doit le rétracter afin de vérifier le degré de propreté, puis le replacer sur le gland. Elle doit aussi comprimer le gland pour vérifier la présence d'un écoulement et sa quantité, sa couleur et son odeur le cas échéant. Elle palpe le corps du pénis pour vérifier la présence de zones sensibles ou de masses et examine les faces ventrale et dorsale.

Scrotum et testicules

Cette partie de l'examen est généralement effectuée par une infirmière qualifiée, qui doit commencer par faire un examen complet de la peau en levant chaque testicule pour inspecter tous les côtés du scrotum, afin de noter des changements de texture ou la présence de masses. Il est important de noter si les testicules sont descendus dans le scrotum. Le testicule gauche est généralement plus bas que le droit. La **cryptorchidie** (testicule non descendu) est un facteur de risque majeur pour le cancer du testicule, ainsi qu'une cause possible d'infertilité chez l'homme.

Région inguinale et cordon spermatique

L'infirmière qualifiée inspecte d'abord la peau des régions inguinales afin d'y déceler des éruptions ou des lésions. Elle demandera au client d'exercer une contraction abdominale ou de tousser. La région inguinale doit être inspectée pendant l'effort pour vérifier la présence d'un bombement, ce qui constituerait une anomalie.

L'examen de la région inguinale se poursuit par la palpation. Les anneaux inguinaux droit et gauche doivent être palpés à l'aide de l'index ou du majeur. L'infirmière doit insérer le doigt à la partie inférieure du scrotum puis suivre le cordon spermatique vers le haut jusqu'à l'ouverture triangulaire en forme de fente de l'anneau inguinal. Elle demandera alors au client d'exercer une poussée abdominale et de tousser pour vérifier si l'effort fait saillir une partie d'intestin à travers l'anneau, ce qui indiquerait la présence d'une hernie, une condition qui exige un suivi. Elle doit également palper les ganglions lymphatiques inguinaux, dont l'hypertrophie (**adénopathie**) pourrait suggérer une infection des organes pelviens ou une tumeur maligne.

Anus et prostate

L'infirmière doit inspecter le sphincter anal et les régions périnéales pour y déceler des lésions, des masses ou des hémorroïdes. Un toucher rectal est nécessaire chez les hommes qui présentent des symptômes prostatiques, comme de la difficulté à amorcer la miction et le besoin d'uriner fréquemment. Cet examen doit être pratiqué chaque année par le médecin chez les hommes âgés de plus de 50 ans.

Examen physique – Femme

L'examen physique de la femme commence souvent par l'inspection et la palpation des seins pour se poursuivre avec celui de l'abdomen et des organes génitaux. L'examen de l'abdomen permet de vérifier la présence de douleur ou de masses qui pourraient toucher le système génito-urinaire.

Seins

L'infirmière doit tout d'abord faire un examen visuel des seins. La cliente étant assise, elle observe la symétrie des seins, leur taille, leur forme, la couleur et la texture de la peau, la vascularisation et la présence de lésions cutanées. Elle demande à la cliente de placer ses bras de chaque côté, de les lever au-dessus de la tête, de se pencher vers l'avant et de presser ses mains sur ses hanches. L'infirmière doit relever toute anomalie pendant ces mouvements. Elle doit palper les régions axillaires et claviculaires à la recherche d'adénopathies.

Une fois la femme étendue, l'infirmière place un oreiller dans son dos, sous le côté à examiner. Elle lui demande de lever le bras et de le placer derrière sa tête. Cette position aplatit le tissu mammaire et rend la palpation plus facile. La palpation du sein est faite de façon systématique, en suivant de préférence des lignes verticales. L'infirmière doit utiliser la pulpe des phalanges distales pour la palpation. Il faut inclure le prolongement axillaire du sein (queue de Spence) dans l'examen, car c'est dans cette région et dans le quadrant supérieur latéral que la plupart des cancers du sein apparaissent. Finalement, l'infirmière doit palper la région qui entoure l'aréole pour y déceler des masses. Elle comprimer le mamelon pour vérifier s'il y existe des masses ou un écoulement; si c'est le cas, elle en note la couleur, la consistance et l'odeur.

Organes génitaux externes

L'infirmière doit examiner le mont de Vénus, les grandes lèvres, les petites lèvres, la fourchette vulvaire, le périnée et la région anale, et noter les caractéristiques de la peau, ainsi que la répartition des poils. Elle note toute lésion, inflammation, tuméfaction et écoulement. Elle écarte les lèvres pour bien inspecter le clitoris, le méat urinaire et l'orifice vaginal.

Examen pelvien interne

Cette partie de l'examen est réalisée par une infirmière qualifiée ayant reçu une formation complémentaire appropriée. Au cours de l'examen au spéculum, elle observe les parois du vagin ainsi que le col afin de déceler une inflammation, un écoulement, des polypes ou des tumeurs suspectes . Durant cet examen, il est possible d'effectuer un test de Papanicolaou et de prélever des cellules à des fins de culture et d'examen microscopique. Après l'examen au spéculum, un **examen bimanuel** est réalisé pour évaluer la taille, la forme et la consistance de l'utérus, des ovaires et des trompes de Fallope. Normalement, ces dernières ne sont pas palpables.

Le **TABLEAU 62.5** fournit en exemple une façon de consigner les données normales recueillies au cours de l'examen physique du système reproducteur de l'homme et de la femme. Les **TABLEAUX 62.6** à **62.8** résument les anomalies courantes qui

---

Une animation de l'examen au spéculum est présentée au www.cheneliere.ca/lewis.

Examen bimanuel:
Introduction de un ou deux doigts de la même main dans le vagin, l'utérus étant positionné au-dessus des doigts et pressé vers le haut. L'autre main est placée sur l'abdomen et appuie en direction de l'utérus. Le professionnel qualifié peut ainsi palper l'utérus, et placer les ovaires et l'utérus dans une position permettant de les examiner.

peuvent être constatées respectivement au cours de l'examen du système reproducteur de l'homme, de l'examen des seins et de celui du système reproducteur de la femme.

Une évaluation ciblée est effectuée pour préciser des problèmes du système reproducteur précédemment identifiés et pour surveiller l'apparition de nouveaux symptômes. Le **TABLEAU 62.9** présente une évaluation ciblée du système reproducteur.

62.3 | Examens paracliniques du système reproducteur

De nombreux examens paracliniques permettent l'évaluation du système reproducteur. Le **TABLEAU 62.10** résume ceux qui sont le plus fréquemment utilisés. Certains d'entre eux sont décrits plus en détail ci-après.

62.3.1 Analyses d'urine
Test de grossesse

L'existence d'une grossesse est généralement confirmée par le dosage de la gonadotrophine chorionique humaine (hCG) dans l'urine. Une solution contenant des anticorps monoclonaux spécifiques pour la hCG est mélangée avec une petite quantité d'urine. La présence de hCG provoque un changement de couleur de l'urine testée.

Les tests de grossesse à domicile utilisent le même principe et les résultats positifs sont fondés sur la présence de hCG dans l'urine. Certains de ces tests peuvent déceler une grossesse dès le premier jour qui suit la date prévue des menstruations. Ces tests sont fiables à 98 % s'ils sont réalisés en suivant exactement les directives. Si le premier test est négatif, il est recommandé d'en faire un deuxième dans la semaine suivante (en supposant que les menstruations n'ont toujours pas commencé) (Chernecky & Berger, 2008).

Études hormonales

Bien que des dosages d'œstrogènes soient réalisés à partir de l'urine, les résultats en sont souvent imprécis en raison de la variation des taux d'œstrogènes au cours d'un cycle normal et de la difficulté à préciser le moment du cycle chez les femmes ayant des cycles menstruels irréguliers. Les androgènes surrénaliens sont les précurseurs des œstrogènes. Ils peuvent être mesurés dans l'urine de l'homme et de la femme. Le dosage de la FSH peut être mesuré dans une collecte urinaire de 24 heures. Une augmentation ou une diminution du taux de FSH peut révéler une insuffisance gonadique résultant d'un dysfonctionnement hypophysaire ▶ 59 .

59

Les études hormonales sont également abordées dans le chapitre 59, *Évaluation clinique – Système endocrinien.*

62

TABLEAU 62.5	Données normales recueillies au cours de l'évaluation physique du système reproducteur	
HOMME	**FEMME**	
Seins		
• Ne s'applique pas	• Symétriques, sans capiton cutané. Mamelons souples ; pas d'écoulement, de rétraction ou de lésions visibles. Pas de masse ou de sensibilité ; pas d'adénopathie. Pas de rougeur, pas de douleur, pas d'éruption, pas de fossette	
Organes génitaux externes		
• Répartition des poils en forme de losange • Pénis circoncis ou non, pas de lésion ou d'écoulement • Scrotum symétrique, pas de masses, testicules descendus • Pas de hernie inguinale	• Répartition triangulaire des poils • Vulve rose foncé, pas de lésions, de rougeur, de tuméfaction ou d'inflammation dans la région périnéale • Pas d'écoulement vaginal constaté • Pas de sensibilité à la palpation des conduits des glandes para-urétrales (de Skene) et des glandes de Bartholin	
Anus		
• Pas d'hémorroïdes, de fissures ou de lésions.	• Pas d'hémorroïdes, de fissures ou de lésions	

TABLEAU 62.6	Système reproducteur de l'homme	
OBSERVATIONS	**DESCRIPTION**	**ÉTIOLOGIE POSSIBLE ET SIGNIFICATION**
Tumeurs ou masses péniennes	Masse unique, indurée, lisse, en forme de disque; absence de douleur	• Chancre (syphilis)
	Ulcération purulente, papuleuse ou irrégulière, absence d'induration	• Chancre mou (ITSS)
	Ulcération noduleuse avec induration	• Cancer
	Nodule plat, semblable à une verrue	• Condylome plat
	Tumeurs élevées, charnues, humides et allongées, avec des projections uniques ou multiples	• Condylomes acuminés
	Prépuce rétracté, tendu, tuméfaction localisée	• Paraphimosis (impossibilité de replacer le prépuce dans sa position normale après l'avoir rétracté) • Trauma
Vésicules, érosions, ulcères	Base érythémateuse douloureuse; vésicules ou petites érosions	• Herpès génital • Balanite (inflammation du gland du pénis) • Chancre mou (ITSS)
	Petite érosion isolée, indolore, parfois accompagnée d'adénopathie	• Lymphogranulome vénérien • Cancer
Masses scrotales	Tuméfaction localisée et sensible, unilatérale ou bilatérale	• Épididymite (inflammation de l'épididyme) • Torsion du testicule • Orchite (oreillons)
	Tuméfaction, sensibilité	• Hernie irréductible
	Présentation unilatérale ou bilatérale; tuméfaction sans douleur; translucide et ayant l'apparence d'une corde	• Hydrocèle (accumulation de liquide dans l'enveloppe externe des testicules) • Spermatocèle (kyste ferme de l'épididyme contenant des spermatozoïdes) • Varicocèle (dilatation des veines qui drainent les testicules) • Hématocèle (accumulation de sang dans le scrotum)
	Testicules ou épididymes fermes, noduleux; présentation unilatérale fréquente	• Tuberculose • Cancer
Écoulement pénien	De clair à purulent, flux variable, de léger à abondant	• Urétrite ou gonorrhée • Infection à *Chlamydia trachomatis* • Trauma
Érythème du pénis ou du scrotum	Macules et papules	• Gale • Pédiculose
Masses inguinales	Présentation unilatérale de la masse à l'effort	• Hernie inguinale
	Nodules en petits plombs, de 1 à 3 cm	• Adénopathie

TABLEAU 62.7 | **Seins**

OBSERVATIONS		DESCRIPTION	ÉTIOLOGIE POSSIBLE ET SIGNIFICATION
Inversion ou rétraction du mamelon		• Apparition récente, unilatérale, érythème, douleur	• Abcès, inflammation, cancer
		• Apparition récente (généralement au cours de l'année précédente), présentation unilatérale, absence de sensibilité	• Néoplasme
Sécrétions du mamelon	Galactorrhée (homme)	• Sécrétion laiteuse, présentation bilatérale	• Choriocarcinome des testicules • Manifestation d'une tumeur hypophysaire
	Galactorrhée (femme)	• Sécrétion laiteuse, sans lien avec la lactation, unilatérale ou bilatérale, intermittente ou constante	• Thérapie médicamenteuse, en particulier, phénothiaziniques, antidépresseurs tricycliques, méthyldopa • Hypofonctionnement ou hyperfonctionnement de la glande thyroïde ou des surrénales • Tumeurs de l'hypothalamus ou de l'hypophyse • Quantité excessive d'œstrogènes • Préliminaires amoureux ou succion prolongés
	Pus	• Sécrétion gris-vert ou jaune ; présentation unilatérale fréquente ; associée à une douleur, un érythème, une induration et une inversion du mamelon	• Mastite puerpérale (condition inflammatoire du sein après l'accouchement) ou abcès
		• Sécrétion du même type que ci-dessus, mais habituellement sans inversion du mamelon	• Kyste sébacé infecté
	Écoulement séreux	• Écoulement d'aspect clair, présentation unilatérale ou bilatérale, intermittente ou continue	• Papillome intracanalaire
	Écoulement vert foncé ou multicolore	• Écoulement épais, visqueux et souvent bilatéral	• Ectasie canalaire (dilatation des conduits mammaires)
	Écoulement sérosanguin ou sanglant	• Présentation unilatérale	• Papillomatose (développement étendu de tissus ressemblant à ceux du mamelon), papillome intracanalaire, carcinome (homme et femme)
Desquamation ou irritation du mamelon		• Présentation unilatérale ou bilatérale, formation de croûtes, ulcération possible	• Maladie de Paget du mamelon, eczéma, infection
Nodules, bosses ou masses		• Kystes multiples, bilatéraux, bien définis, mous ou fermes, mobiles ; douleur ; apparition en période prémenstruelle • Consistance caoutchouteuse, intérieur rempli de liquide, douleur • Kyste mou, mobile, bien défini, absence de douleur • Érythème, sensibilité, induration • Masse habituellement isolée, dure, de forme irrégulière, mal délimitée, non mobile	• Maladie fibrokystique des seins • Ectasie canalaire • Lipome, fibroadénome • Kystes sébacés infectés, abcès • Néoplasme
Capiton cutané		• Unilatéral, apparition récente, absence de douleur	• Néoplasme

62

TABLEAU 62.8	Système reproducteur de la femme	
OBSERVATIONS	**DESCRIPTION**	**ÉTIOLOGIE POSSIBLE ET SIGNIFICATION**
Écoulement vulvaire	Écoulement épais dont la texture ressemble au fromage cottage blanc, démangeaisons fréquentes et inflammation, absence d'odeur ou odeur de levure	• Candidose (infection à *Candida* ou levures) • Vaginite
	Écoulement abondant, grisâtre, mousseux, irritation vulvaire	• Vaginose bactérienne
	Écoulement vert grisâtre ou jaune ; malodorant ou à odeur de poisson	• *Trichomonas vaginalis*
	Écoulement sanguin	• Menstruations • Infection à *Chlamydia trachomatis* ou à *Neisseria gonorrhœæ* • Trauma • Cancer
Érythème vulvaire	Rouge clair ou rouge vif, démangeaisons	• *Candida albicans* • Allergie • Vaginite chimique
	Rougeur avec vésicules ou ulcérations douloureuses	• Herpès génital
	Macules ou papules, démangeaisons	• Chancre mou (ITSS) • Eczéma de contact • Gale • Pédiculose
Tumeurs vulvaires	Tumeur molle, charnue ; insensible	• Condylome acuminé
	Plate et à l'apparence de verrue, insensible	• Condylome plat
	Comparable aux tumeurs décrites ci-dessus, douleur possible	• Néoplasme
	Rougeur à la base avec vésicules et petites érosions ; douleur	• Lymphogranulome vénérien • Herpès génital • Chancre mou (ITSS)
	Ulcères indurés, fermes ; absence de douleur	• Chancre (syphilis) • Granulome inguinal
Douleur abdominale ou sensibilité à la palpation	Sensibilité intermittente ou constante dans le quadrant inférieur droit ou gauche	• Salpingite (infection des trompes de Fallope) • Grossesse ectopique • Kyste ovarien rompu • Syndrome inflammatoire pelvien • Abcès tubaire ou ovarien
	Localisation périombilicale, constante	• Cystite • Endométrite (inflammation de l'endomètre) • Grossesse ectopique

TABLEAU 62.9	Évaluation ciblée du système reproducteur		
	Cette liste de contrôle permet de vérifier que les étapes clés de l'évaluation ont été réalisées.

Données subjectives

Interroger le client sur les éléments suivants

Écoulement vaginal, démangeaisons, saignement inhabituel		Oui	Non
Douleur pénienne, lésions, écoulement		Oui	Non
Médicaments : contraceptifs oraux, antihypertenseurs, psychotropes, hormones		Oui	Non
Autoexamen (des seins ou des testicules) et résultats		Oui	Non
Examens cliniques du système reproducteur (sein, bassin, testicules, prostate) et résultats		Oui	Non
Douleur abdominale, pelvienne ou génitale		Oui	Non
Préoccupations concernant la violence ou la contrainte dans les relations sexuelles		Oui	Non

Données objectives – Examen physique

Inspecter

Organes génitaux externes : rougeur, tuméfaction, écoulement	☐
Seins : tuméfaction, capiton cutané, rétraction, écoulement	☐

Palper

Tissu mammaire pour déceler des masses ou une inflammation	☐

Données objectives – Examens paracliniques

Vérifier les résultats des examens suivants

hCG sérique	☐
APS sérique	☐
Résultats des cultures et antibiogrammes	☐
Taux hormonaux (testostérone, progestérone, œstrogènes) si disponibles	☐
Dépistage des ITSS (p. ex., la chlamydia, la gonorrhée)	☐
Analyses de laboratoire : frottis humides, microscopie sur fond noir	☐
Radiographies du bassin ou des seins	☐
Échographie de la prostate	☐

62

TABLEAU 62.10	Système reproducteur de l'homme et de la femme	
EXAMEN	**DESCRIPTION ET BUT**	**RESPONSABILITÉS INFIRMIÈRES**
Analyses d'urine		
Gonadotrophine chorionique humaine (hCG)	• Utilisé pour déceler la grossesse. Aussi utile pour détecter la môle hydatiforme et le choriocarcinome (chez l'homme et la femme). • Femmes non enceintes et hommes : négatif	Recueillir l'historique des menstruations de la femme, y compris les moyens contraceptifs utilisés. Déterminer la présence ou l'absence de signes laissant présumer une grossesse (p. ex., une modification des seins, un accroissement des sécrétions vaginales blanchâtres).
Testostérone	• Permet de détecter des tumeurs et des anomalies dans le développement des testicules. • Femme : 6,9-41,6 nmol/24 h • Homme : 139-469 nmol/24 h	Demander au client de recueillir ses urines pendant 24 heures.

Hormone folliculo-stimulante (FSH)	• Indique une insuffisance gonadique due à un dysfonctionnement hypophysaire.
	• Femme :
	  — Phase folliculaire : 2-15 UI/24 h
	  — Milieu du cycle : 8-60 UI/24h
	  — Phase lutéale : 2-10 UI/24 h
	  — Postménopause : 35-100 UI/24 h
	• Homme : 3-11 UI/24 h
		Demander à la personne de recueillir ses urines pendant 24 heures. Indiquer la phase du cycle menstruel, préciser si la personne est ménopausée, si elle prend des contraceptifs oraux ou des hormones.

Analyses sanguines		
Prolactine	• Permet de déceler un dysfonctionnement hypophysaire pouvant causer l'aménorrhée. • Femme : 3,8-23,2 mg/L • Homme : 3,0-14,7 mg/L	Surveiller le saignement ou la formation d'un hématome au site de la ponction veineuse.
Antigène prostatique spécifique (APS)	• Utilisé pour détecter le cancer de la prostate. Test dont la sensibilité permet aussi de suivre la réaction à une thérapie. • Valeurs normales : < 4 µg/L	Pas de restriction alimentaire ou liquidienne. Prélever 5 ml de sang. Surveiller le saignement au site de la ponction veineuse.
hCG	• Utilisé pour déceler une grossesse ; peut aussi servir de marqueur tumoral pour le cancer du testicule. Également utilisé pour détecter une môle hydatiforme. • Femmes non enceintes et hommes : < 5 UI/L	Vérifier auprès de la cliente à quel moment de son cycle menstruel elle se trouve, si elle a eu ses menstruations et, le cas échéant, le nombre de jours de retard.
Testostérone	• Détermine si un taux élevé d'androgènes est dû à un dysfonctionnement testiculaire, surrénalien ou ovarien, ou encore à des tumeurs hypophysaires. La testostérone sérique est aussi mesurée pour évaluer la fertilité masculine et des tumeurs du testicule ou de l'ovaire. • Homme : 10,4-38,17 nmol/L • Femme : 0,52-2,43 nmol/L	Recueillir l'histoire de santé pour éliminer des sources pouvant interférer avec la précision des résultats (p. ex. l'utilisation de corticostéroïdes ou de barbituriques, la présence d'hypothyroïdie ou d'hyperthyroïdie).

▼

| TABLEAU 62.10 | Système reproducteur de l'homme et de la femme *(suite)* |

EXAMEN	DESCRIPTION ET BUT	RESPONSABILITÉS INFIRMIÈRES

Progestérone	• Fréquemment utilisé pour détecter un kyste du corps jaune fonctionnel.
	• Femme :
	  — Phase folliculaire : 0,5-2,2 nmol/L
	  — Phase lutéale : 6,4-79,5 nmol/L
	  — Postménopause : < 1,28 nmol/L
	• Homme : 0,4-3,1 nmol/L.
		Surveiller le saignement ou la formation d'un hématome au site de la ponction veineuse. Noter la date des dernières menstruations et le trimestre de la grossesse, car les taux de progestérone varient en cours de grossesse.

Œstradiol	• Mesure la fonction ovarienne. Utile pour étudier les tumeurs sécrétant des œstrogènes et la puberté précoce.
	• Peut servir à confirmer un état périménopausique. Chez l'homme, une augmentation du taux sérique d'œstradiol peut être révélatrice de tumeurs du testicule.
	• Femme :
	  — Phase folliculaire : 73-1285 pmol/L
	  — Phase lutéale : 110-1652 pmol/L
	  — Postménopause : ≤ 73 pmol/L
	• Homme : 37-184 pmol/L
		Surveiller le saignement ou la formation d'un hématome au site de la ponction veineuse.

FSH	• Indique une insuffisance gonadique due à un dysfonctionnement hypophysaire ; utilisé pour confirmer la ménopause.
	• Femme :
	  — Phase folliculaire : 1,37-9,9 mUI/ml
	  — Phase ovulatoire : 6,17-17,2 mUI/ml
	  — Phase lutéale : 1,09-9,2 mUI/ml
	  — Postménopause : 19,3-100,6 mUI/ml
	• Homme : 1,42-15,4 mUI/ml
		Aucune restriction alimentaire ou liquidienne nécessaire. Indiquer la phase du cycle menstruel, préciser si la cliente est ménopausée ou si elle prend des contraceptifs oraux ou des hormones.

Test VDRL (floculation)	• Test immunologique non spécifique utilisé pour dépister la syphilis. Des résultats positifs peuvent être obtenus 1 à 2 semaines après l'apparition de la lésion primaire (chancre) ou de 4 à 15 semaines après l'infection initiale. • Valeurs normales : négatif ou non réactif	Surveiller le saignement ou la formation d'un hématome au site de la ponction veineuse.
Test rapide de la réagine plasmatique (RPR) (agglutination)	• Test immunologique non spécifique utilisé pour le dépistage de la syphilis. • Valeurs normales : négatif ou non réactif.	Recueillir des renseignements pour déterminer la présence ou l'absence d'hépatite, de grossesse et de maladies auto-immunes qui pourraient affecter l'exactitude des résultats.
Test d'immunofluorescence absorbée (FTA-ABS)	• Détecte les anticorps de la syphilis. Permet aussi de déceler précocement la syphilis avec une grande précision. Réalisé lorsque les résultats du VDRL et du RPR sont douteux. • Valeurs normales : négatif ou non réactif	Aviser la cliente qu'un échantillon sanguin sera prélevé. Surveiller le saignement ou la formation d'un hématome au site de la ponction veineuse.
Cultures et frottis		
Microscopie sur fond noir	• Examen direct d'un échantillon provenant d'une lésion potentiellement syphilitique (chancre) afin d'identifier *Treponema pallidum*.	Éviter le contact direct de la peau avec une lésion ouverte.

62

TABLEAU 62.10 Système reproducteur de l'homme et de la femme *(suite)*

EXAMEN	DESCRIPTION ET BUT	RESPONSABILITÉS INFIRMIÈRES
Frottis humides	• Examen microscopique direct d'un échantillon d'écoulement vaginal immédiatement après son prélèvement. Détermine la présence ou l'absence, ainsi que l'abondance, d'organismes de type *Trichomonas*, de bactéries, de globules rouges et de globules blancs, de même que de bourgeons ou d'hyphes de *Candida*. Peut révéler d'autres indices ou causes d'inflammation ou d'infection.	Expliquer au client le but de l'examen et son déroulement. Aviser la cliente de ne pas s'administrer de douche vaginale avant l'examen. Préparer le matériel pour le prélèvement de l'échantillon (lame de verre, solution d'hydroxyde de potassium [KOH] 10 à 20 %, solution de chlorure de sodium [NaCl] et cotons-tiges).
Cultures	• Des échantillons de sécrétions provenant du vagin, de l'urètre ou du col de l'utérus sont mis en culture pour vérifier la présence de gonorrhée ou de chlamydiose. Il est également possible de prélever des échantillons dans le rectum et dans la gorge, selon les antécédents sexuels.	Recueillir des renseignements sur les contacts spécifiques et les antécédents sexuels, y compris les relations orales et rectales. Vérifier que le client n'est pas sous antibiothérapie au moins depuis une semaine. Aviser la cliente d'éviter les douches vaginales avant l'examen. Prélever l'échantillon urétral chez l'homme avant qu'il urine. Aviser les femmes sexuellement actives qui ont plusieurs partenaires de la nécessité de procéder annuellement à une culture pour détecter la gonorrhée et la chlamydia. Aviser les hommes sexuellement actifs de faire évaluer immédiatement tout écoulement afin d'écarter l'éventualité de souches gonorrhéiques n'entraînant pas les symptômes classiques de dysurie.
Coloration de Gram	• Utilisée pour la détection rapide de la gonorrhée. La présence de diplocoques intracellulaires Gram négatif justifie généralement un traitement. Pas très précise chez la femme. Représente une alternative valable pour la recherche de *Chlamydia*.	Même procédure que ci-dessus.
Examens cytologiques		
Test de Papanicolaou	• Examen microscopique de cellules exfoliées qui permet, grâce à une technique spéciale de coloration et de fixation, de détecter les cellules anormales. Les cellules les plus couramment étudiées sont prélevées directement de l'endocol et de l'exocol.	Inciter les femmes sexuellement actives à subir cet examen selon les recommandations de la Société canadienne du cancer. Aviser la cliente de s'abstenir de douche vaginale pendant au moins 24 heures avant l'examen. Recueillir soigneusement les antécédents menstruels et gynécologiques.
Examen de l'écoulement mamelonnaire	• Étude cytologique de l'écoulement mamelonnaire.	Indiquer si la personne a absorbé des préparations hormonales ou d'autres médicaments, si elle allaite ou si elle a des antécédents d'aménorrhée. Aviser la cliente qu'il est toujours nécessaire de faire évaluer un écoulement des mamelons.
Examens radiologiques		
Mammographie (dépistage et diagnostic)	• La radiographie des tissus du sein sert à mieux étudier ces tissus. Les clichés permettent de déceler des masses bénignes et malignes. La mammographie de diagnostic est réalisée quand une femme présente des symptômes cliniques suspects ou une anomalie découverte par une mammographie de dépistage. Elle comporte alors des clichés supplémentaires du sein atteint.	Informer la femme de l'utilité de l'examen et des recommandations de la Société canadienne du cancer pour le dépistage.

TABLEAU 62.10 **Système reproducteur de l'homme et de la femme** *(suite)*

EXAMEN	DESCRIPTION ET BUT	RESPONSABILITÉS INFIRMIÈRES
Échographie (abdominale et transvaginale)	• Mesure et enregistre les ondes sonores de haute fréquence qui traversent des tissus de densités différentes. Très utile chez la femme pour découvrir des masses de plus de 3 cm, comme une grossesse ectopique, un dispositif intra-utérin (DIU), un kyste ovarien et une môle hydatiforme. Elle est utilisée chez l'homme pour déceler une torsion du testicule ou des masses.	Aviser la personne qu'il peut être nécessaire d'avoir la vessie pleine, selon la raison qui motive l'examen.
Tomodensitométrie (TDM) pelvienne	• La tomodensitométrie pelvienne permet de détecter des tumeurs à l'intérieur du bassin.	Expliquer la procédure au client. Il doit être allongé et rester immobile pendant l'examen. Si un produit de contraste intraveineux doit être utilisé, vérifier au préalable si le client est allergique à l'iode.
Imagerie par résonance magnétique (IRM)	• Des ondes radio et un champ magnétique sont employés pour visualiser les tissus mous. Utile lorsqu'une mammographie est anormale ou qu'il existe une dysplasie mammaire. Sert aussi à diagnostiquer des anomalies du système reproducteur chez l'homme et la femme.	Vérifier la présence d'un stimulateur cardiaque ou de tout autre objet métallique sur la personne. Aviser le client que l'examen est indolore et qu'il doit demeurer allongé et immobile pendant l'examen.
Procédures effractives		
Biopsie du sein	• Examen histologique de tissu mammaire excisé, soit par biopsie à l'aiguille, soit par biopsie-exérèse.	Avant l'intervention, informer la cliente de la procédure opératoire et de la sédation. Après l'intervention, assurer les soins de la plaie et enseigner à la cliente comment procéder à l'autoexamen des seins.
Hystéroscopie	• Permet la visualisation de la muqueuse utérine grâce à l'insertion d'un endoscope par le col. Surtout utilisée pour le diagnostic et le traitement de saignements anormaux comme ceux associés aux polypes et aux fibromes. Il est possible de pratiquer une biopsie durant l'intervention.	Expliquer à la cliente le but de l'examen et son déroulement, et l'informer qu'il peut être pratiqué au cabinet du médecin ; aviser la cliente que des crampes légères et un faible écoulement sanguin après l'examen sont normaux.
Hystérosalpingographie	• Examen comportant l'instillation d'un produit de contraste par le col utérin jusque dans l'utérus, puis dans les trompes de Fallope. Des images radiographiques sont prises pour détecter des anomalies de l'utérus et de ses annexes (ovaires et trompes), en suivant la progression du produit de contraste. Ce test est particulièrement utile dans l'évaluation diagnostique de la fertilité (p. ex., pour déceler des adhérences près de l'ovaire, une forme anormale de l'utérus, l'obstruction des conduits des trompes).	Expliquer la procédure à la cliente et l'aviser qu'elle peut ressentir un certain inconfort. Vérifier au préalable si elle est allergique à l'iode.
Colposcopie	• Visualisation directe du col à l'aide d'un microscope binoculaire dont le grossissement permet d'étudier une dysplasie cellulaire ou des anomalies du col. Utilisée pour le suivi d'un test de Papanicolaou anormal et pour l'examen des femmes ayant été exposées au diéthylstilbestrol (DES) *in utero*. Il est possible de faire une biopsie du col pendant l'examen. Examen utile pour diminuer le nombre de biopsies cervicales faussement négatives.	Expliquer à la cliente que cette intervention se fait en clinique externe. L'aviser que cet examen est similaire aux examens à l'aide d'un spéculum.

62

| TABLEAU 62.10 | Système reproducteur de l'homme et de la femme *(suite)* |

EXAMEN	DESCRIPTION ET BUT	RESPONSABILITÉS INFIRMIÈRES
Conisation	• Prélèvement d'un échantillon tissulaire en forme de cône de la jonction squamo-cylindrique du col pour un examen direct.	Expliquer à la cliente le but de l'intervention et son déroulement ; l'aviser qu'elle nécessite des installations chirurgicales et qu'elle requiert une anesthésie. Informer la cliente qu'il lui faudra rester au repos pendant au moins trois jours après l'intervention. Insister également sur la nécessité d'un examen de suivi trois semaines plus tard. Signaler à la cliente qu'en cas d'augmentation des saignements, elle devra se rendre à son centre de santé. Les relations sexuelles sont à éviter pendant un mois.
Excision électrochirurgicale à l'anse de la zone de transformation (LEETZ)	• Excision de tissu cervical à l'aide d'un instrument d'électrochirurgie.	Expliquer à la cliente le but de l'intervention et son déroulement ; l'informer qu'elle peut se réaliser au cabinet du médecin.
Excision électrochirurgicale à l'anse (LEEP)	• Même procédure que ci-dessus.	Mêmes responsabilités que ci-dessus.
Culdotomie, culdoscopie et culdocentèse	• La culdotomie est une incision pratiquée à travers le cul-de-sac postérieur du vagin qui permet la visualisation de la cavité péritonéale (utérus, trompes et ovaires). Il est possible par la suite d'utiliser le culdoscope pour étudier ces structures de près. Cette technique est utile pour l'évaluation de la fertilité. Le prélèvement de liquide (culdocentèse) permet l'examen de ses caractéristiques.	Expliquer à la cliente le but de l'intervention et son déroulement. La préparer pour une intervention vaginale à l'aide des directives préopératoires et de la sédation. Surveiller le saignement et l'inconfort après l'intervention.
Laparoscopie (péritonéoscopie)	• Permet la visualisation des structures pelviennes grâce à des endoscopes à fibres optiques introduits par de petites incisions abdominales. L'instillation de dioxyde de carbone dans la cavité améliore la visualisation. Utilisée pour l'évaluation diagnostique de l'utérus, des trompes et des ovaires **FIGURE 62.9**. Peut être utilisée en conjonction avec la stérilisation tubaire.	Avant l'intervention, expliquer la procédure et la sédation à la cliente ; préparer son abdomen. Informer la cliente qu'il lui faudra rester au repos de un à trois jours après la chirurgie. L'aviser de la douleur qu'elle ressentira probablement au niveau de l'épaule à cause de la présence d'air dans l'abdomen.
Dilatation et curetage (DC)	• L'intervention chirurgicale dilate le col de l'utérus et permet le curetage de la muqueuse endométriale. Utilisée pour l'évaluation d'un saignement anormal, pour l'étude cytologique de la muqueuse et comme technique d'avortement.	Avant l'intervention, informer la cliente de la procédure et de la sédation. Évaluer les saignements post-opératoires (vérification fréquente du degré d'imbibition des serviettes pendant les 24 heures suivant l'intervention).
Études de fertilité		
Spermogramme	• Étude du sperme afin d'évaluer son volume (2-5 ml), sa viscosité, la numération des spermatozoïdes (> 20 millions/ml), la motilité des spermatozoïdes (60 % de spermatozoïdes mobiles) et le pourcentage de spermatozoïdes anormaux (60 % de spermatozoïdes avec une structure normale).	Demander au client d'apporter un échantillon frais, moins de deux heures après l'éjaculation.
Évaluation de la température basale	• Les mesures indiquent indirectement le moment de l'ovulation (la température s'élève à l'ovulation et demeure élevée durant la phase sécrétoire du cycle menstruel normal).	Expliquer à la femme que sa température doit être prise tous les matins, avant de se lever, à l'aide d'un thermomètre basal spécial (gradué aux dixièmes de degrés). Lui indiquer comment noter les résultats sur un graphique.

TABLEAU 62.10	Système reproducteur de l'homme et de la femme *(suite)*	
EXAMEN	**DESCRIPTION ET BUT**	**RESPONSABILITÉS INFIRMIÈRES**
Test de Huhner	• Examen d'un échantillon de mucus cervical entre deux et huit heures après un rapport sexuel. Le nombre total de spermatozoïdes est vérifié et mis en relation avec le nombre de spermatozoïdes vivants. Utilisé pour déterminer si le mucus cervical est « hostile » au passage des spermatozoïdes du vagin à l'utérus.	Aviser le couple qu'il est nécessaire d'avoir un rapport sexuel au moment prévu de l'ovulation. Il faut ensuite se présenter pour le test de deux à huit heures après ce rapport.
Biopsie de l'endomètre	• Une petite curette est utilisée pour prélever une portion de l'endomètre afin de vérifier les transformations associées à la sécrétion de progestérone après l'ovulation.	Informer la cliente que le test doit être pratiqué après l'ovulation. Lui expliquer que l'intervention ne devrait occasionner qu'un court épisode de crampes utérines.
Hystérosalpingographie	• Voir les procédures effractives.	Voir les procédures effractives.
Progestérone sérique	• Voir les analyses sanguines.	Voir les analyses sanguines.

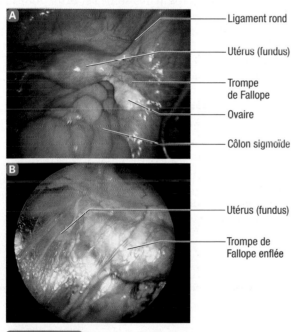

FIGURE 62.9

Le bassin obstétrical de la femme, vu par laparoscopie – **A** Image normale. **B** Syndrome inflammatoire pelvien. La rougeur de la membrane qui recouvre l'ovaire et l'utérus, et les fixe aux structures avoisinantes, est un signe d'inflammation.

62.3.2 Analyses sanguines
Études hormonales

Le dosage sérique de la hCG permet de déceler la grossesse avant même qu'une femme constate l'absence de ses menstruations (Chernecky & Berger, 2008). Le dosage de la prolactine est surtout utilisé dans l'élaboration du diagnostic étiologique de l'aménorrhée. Un taux élevé de prolactine est normalement associé à un faible taux d'œstrogènes, comme il est observé au cours de la lactation. Une situation analogue peut toutefois se présenter en cas d'adénome hypophysaire, spécialement quand il existe aussi une galactorrhée (sécrétion de lait) inexpliquée. La progestérone et l'œstradiol sériques sont parfois mesurés pour évaluer la fonction ovarienne, en particulier en cas d'aménorrhée. Par ailleurs, les analyses sanguines hormonales constituent des composantes essentielles dans un bilan de fertilité approfondi.

Marqueurs tumoraux

Les marqueurs tumoraux biologiques sont des substances associées à une tumeur maligne. Le dosage de ces marqueurs est utile pour surveiller une thérapie (leur taux s'élève dans la phase de progression de la maladie et il s'abaisse avec sa régression), car les taux des marqueurs peuvent s'élever des mois avant qu'une nouvelle maladie ou une métastase ne soient évidentes. L'alpha-fœtoprotéine, la hCG et l'antigène CA-125 sont parfois utilisés comme marqueurs pour les tumeurs malignes du système reproducteur. L'antigène prostatique spécifique (APS) est un marqueur tumoral fréquemment utilisé pour le cancer de la prostate.

Tests sérologiques pour la syphilis

Le **test VDRL** et le **test rapide de la réagine plasmatique (RPR)** détectent la présence d'anticorps dans le sérum de clients infectés par la syphilis. Ces tests sont peu coûteux et généralement fiables, mais ils présentent un taux élevé de résultats faussement positifs. Le **test d'immunofluorescence absorbée (FTA-ABS)** est particulièrement fiable et devrait être utilisé après un test VDRL ou RPR positif, même si ceux-ci ne sont que faiblement positifs ou douteux.

62.3.3 Cultures et frottis

Les cultures et les frottis sont utilisés le plus souvent pour le diagnostic des ITSS. Les échantillons pour ces examens proviennent le plus souvent du vagin, de l'endocol et du rectum pour les femmes, de l'urètre et du rectum pour les hommes. Pour une culture, l'échantillon est placé dans un milieu spécial; pour le frottis, le spécimen est étalé sur une lame pour un examen direct. La coloration de Gram appliquée à un frottis est efficace pour diagnostiquer les infections à *Chlamydia*. Un test d'amplification des acides nucléiques peut dépister la gonorrhée et la chlamydiose à partir d'une large variété d'échantillons, provenant par exemple du vagin, de l'endocol, de l'urine et de l'urètre. La microscopie sur fond noir consiste en l'observation directe d'échantillons prélevés dans un chancre syphilitique pour confirmer le diagnostic de la syphilis.

62.3.4 Examens cytologiques

La cytologie permet l'étude des cellules en recourant à un examen microscopique. Le test de Papanicolaou est un test de dépistage permettant de déceler des cellules anormales provenant du col de l'utérus (préférablement de l'endocol) ou du vagin. Les cellules sont fixées sur une lame pour être examinées par un cytologiste qui y recherchera d'éventuelles anomalies ▶ **65**.

L'examen cytologique est aussi indiqué dans les cas d'écoulement mamelonnaire. Il permet de déceler la présence de cellules cancéreuses et d'exclure l'infection en tant que cause de l'écoulement.

62.3.5 Examens radiologiques
Mammographie

La mammographie est devenue l'un des outils de diagnostic les plus fréquemment utilisés pour l'évaluation du système reproducteur. Elle est utilisée pour détecter des masses mammaires avant même qu'elles ne soient palpables ▶ **63**.

Échographie

L'échographie (ultrasonographie) a de nombreuses applications. L'échographie pelvienne est employée pour obtenir des images des organes pelviens. L'échographie transvaginale permet de visualiser les voies génitales de la femme. Ces types d'échographies permettent aussi de déceler une grossesse intra-utérine, une grossesse ectopique, des kystes ovariens et d'autres masses pelviennes. L'échographie des seins est utile pour la détection de masses remplies de liquide. Chez l'homme, l'échographie permet de déceler des masses testiculaires ou une torsion du testicule. L'échographie transrectale est utile pour le diagnostic des tumeurs de la prostate.

Tomodensitométrie pelvienne et imagerie par résonance magnétique

La tomodensitométrie (TDM) pelvienne et l'imagerie par résonance magnétique (IRM) permettent la détection de tumeurs primaires ou métastatiques des organes reproducteurs. Des produits de contraste peuvent être utilisés en conjonction avec la technique de tomodensitométrie.

63

La mammographie et les recommandations de dépistage sont expliquées dans le chapitre 63, *Interventions cliniques – Troubles mammaires.*

65

Les recommandations de dépistage pour le test de Papanicolaou sont exposées dans le chapitre 65, *Interventions cliniques – Troubles du système reproducteur de la femme.*

■ ■ ■ À retenir

VERSION REPRODUCTIBLE

www.cheneliere.ca/lewis

- Les trois fonctions principales du système reproducteur de l'homme sont : la production et le transport des spermatozoïdes, le dépôt du sperme dans les voies génitales de la femme et la sécrétion d'hormones.

- Le système reproducteur de la femme a trois fonctions principales : sécréter des hormones, produire des ovules, et, chez la femme enceinte, protéger le fœtus et faciliter son développement.

- Les processus de l'ovulation, de la spermatogénèse et de la fécondation sont régulés grâce aux différentes hormones sécrétées par l'hypothalamus, l'hypophyse et les gonades.

- Le cycle menstruel est tributaire de l'activité hormonale et se divise en trois phases : la phase menstruelle, la phase folliculaire et la phase sécrétoire.

- La réponse sexuelle est une interaction complexe de phénomènes psychologiques et physiologiques qui entraîne des modifications similaires chez l'homme et chez la femme au moment de l'excitation.

- Le vieillissement entraîne des changements sur le plan hormonal, dont le résultat est la ménopause chez la femme, de même que divers changements sur le plan physique, psychologique ou sexuel chez les personnes des deux sexes.

- L'infirmière joue un rôle important en fournissant une information précise et sans idées préconçues sur la sexualité et l'âge.

- Après avoir établi un climat de confiance, il est essentiel de recueillir les données subjectives spécifiquement en lien avec le système reproducteur et la fonction sexuelle, en plus des renseignements généraux concernant la santé.

- L'examen physique comprend une observation attentive et la palpation des organes génitaux externes de l'homme ainsi que des seins, de l'abdomen et des organes génitaux de la femme.

- L'examen pelvien (organes internes) chez la femme est réalisé par une infirmière qualifiée ayant reçu une formation complémentaire appropriée.

- Les examens diagnostiques du système reproducteur sont nombreux et variés et incluent des analyses d'urine et sanguines, des cultures et frottis, des examens cytologiques et radiologiques.

Pour en **savoir** plus

VERSION COMPLÈTE ET DÉTAILLÉE

www.cheneliere.ca/lewis

 Références Internet

Organismes et associations

Fédération du Québec pour le planning des naissances > Contraception > Cycle menstruel
www.fqpn.qc.ca

Organismes gouvernementaux

Agence de la santé et des services sociaux de Montréal > Espace Médecins > Cancers > Techniques de dépistage et de diagnostic pour le cancer du sein : comment s'y retrouver ?
www.santemontreal.qc.ca

Santé Canada > Votre santé et vous > Aspect médical > Mammographie
www.hc-sc.gc.ca

Santé et Services sociaux du Québec > Sujets > Santé publique > Dépistage du cancer du sein > Méthodes reconnues
www.msss.gouv.qc.ca

Références générales

PasseportSanté.net > Maladies > Index des maladies de A à Z > Ménopause
www.passeportsante.net

Sexologie-fr.com
Chez la femme > Anatomie sexuelle > Les organes sexuels externes

Chez la femme > Anatomie sexuelle > Les organes sexuels internes

Chez l'homme > Anatomie sexuelle > Organes sexuels de l'homme
www.sexologie-fr.com

 Monographies

Blondel, M. (2008). *Gynécologie, obstétrique et soins infirmiers*. Rueil-Malmaison, Fr. : Lamarre.

Roush, K. (2010). *What nurses know… menopause*. New York : Demos Medical Publishing.

Institut de formation en soins infirmiers / IFSI (2007). *Soins infirmiers en gynécologie, obstétrique et maternité*. Issy-les-Moulineaux, Fr. : ESTEM.

Wang-Cheng, R., Neuner, J., & Barnabel, V. (2007). *Menopause*. Philadelphie : American college of physicians.

Waugh, A., & Grant, A. (2007). *Ross et Wilson – Anatomie et physiologie normale et pathologique*. Issy-les-Moulineaux, Fr. : Elsevier.

 Multimédia

Visible Body > Reproductive > Reproductive Portfolio Animation
www.argosymedical.com

62

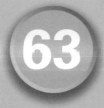

CHAPITRE

63

Écrit par :
Deborah Hamolsky,
RN, MS, AOCNS

Adapté par :
Sylvie Beaudoin, B. Sc.

INTERVENTIONS CLINIQUES

Troubles mammaires

Objectifs

Après avoir lu ce chapitre, vous devriez être en mesure :

- de résumer les lignes directrices du dépistage précoce du cancer du sein ;

- de décrire les techniques fiables d'examen clinique du sein, incluant l'inspection et la palpation ;

- d'expliquer les types, les causes, les signes, ainsi que les soins et traitements en interdisciplinarité des troubles mammaires bénins ;

- d'évaluer les facteurs de risque de cancer du sein d'une personne ;

- de décrire la physiopathologie et les manifestations cliniques propres au cancer du sein ;

- d'expliquer les interventions infirmières et les traitements en interdisciplinarité auprès d'une personne atteinte du cancer du sein ;

- d'exposer les aspects physiologique et psychologique des soins et traitements infirmiers préopératoires et postopératoires chez une personne subissant une mastectomie ;

- de préciser les indications d'une chirurgie mammaire reconstructive, les types de chirurgie, les risques et les complications associés à une telle chirurgie ainsi que les soins et traitements infirmiers postopératoires.

Cette carte conceptuelle illustre schématiquement les principaux concepts décrits dans le présent chapitre. Sa lecture vous permettra d'avoir une vue d'ensemble des notions qui y sont présentées.

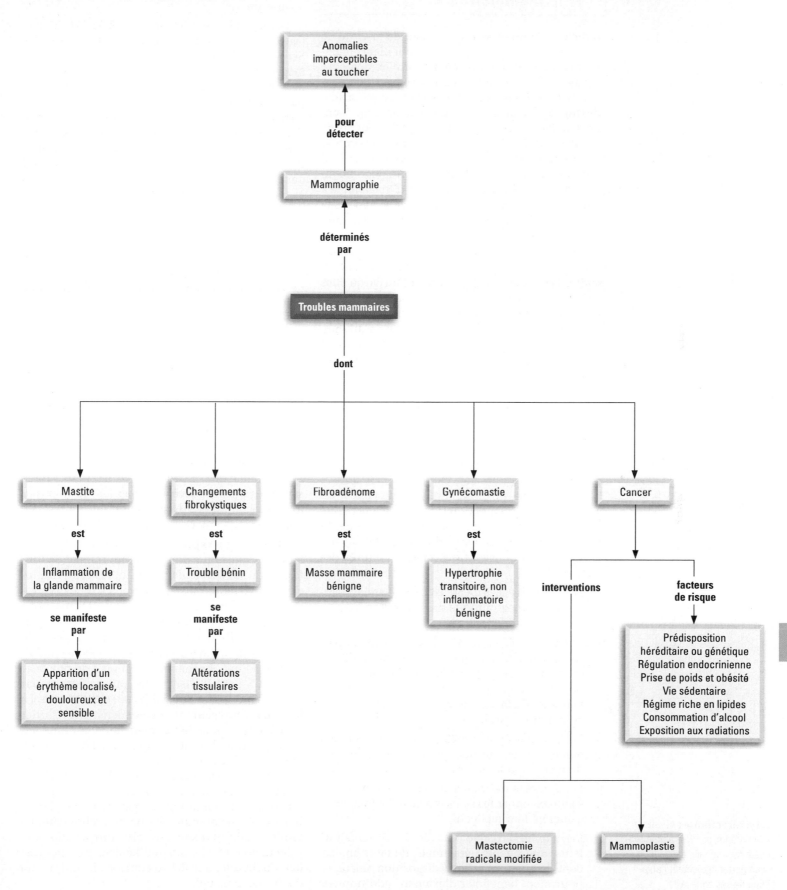

63.1 | Évaluation des troubles mammaires

Toutes les femmes se préoccupent de la santé de leurs seins. Bien que la plupart des douleurs mammaires soient d'origine bénigne, il n'en demeure pas moins qu'une femme sur neuf sera atteinte d'un cancer du sein au cours de sa vie (Santé Canada, 2004a). La découverte d'une masse ou d'un changement dans un sein apporte son lot d'angoisse, de craintes et d'incrédulité, avant même de savoir si la masse est bénigne ou maligne. Ces émotions sont liées à la peur de la mort et à la perte possible du sein. À travers les âges, la poitrine d'une femme a symbolisé la beauté et la féminité; elle évoque la sexualité et la maternité. La possibilité d'ablation partielle ou complète d'un sein est un choc dévastateur pour bon nombre de femmes, entraînant chez elles des conséquences psychologiques, sociales et sexuelles, et perturbant l'image qu'elles ont de leur corps. Les troubles mammaires qui apparaissent le plus souvent chez la femme sont les changements fibrokystiques, le cancer du sein, le fibroadénome, le papillome intracanalaire et l'ectasie canalaire. Chez l'homme, l'affection mammaire la plus courante est la gynécomastie.

63.1.1 Programmes canadien et québécois de dépistage

L'amélioration de la survie est l'objectif à atteindre par un dépistage précoce, un diagnostic précis et un traitement amorcé au moment opportun. Au Canada, des mesures de dépistage du cancer du sein sont recommandées par Santé Canada (Santé Canada, 2004b) et par la Société canadienne du cancer (Société canadienne du cancer, 2010a), qui énoncent des interventions précises auprès des femmes.

- Les femmes âgées de 50 à 69 ans devraient passer un examen clinique des seins et une mammographie tous les 2 ans.

- Les femmes âgées de 40 à 49 ans devraient passer un examen clinique des seins tous les 2 ans et discuter avec leur médecin de leur risque personnel ainsi que des avantages et des inconvénients de la mammographie propres à leur situation particulière.

- Les femmes âgées de 70 ans et plus devraient discuter avec leur médecin des méthodes de dépistage qui leur conviendraient.

- Les femmes de tous âges sont encouragées à s'autoexaminer les seins et à signaler tout changement à leur médecin.

- Les femmes à risque plus élevé, soit du fait de leurs antécédents personnels, de leurs antécédents familiaux ou par prédisposition génétique, pourraient bénéficier d'examens additionnels ou plus fréquents, et elles devraient discuter avec leur médecin d'un plan de dépistage sur mesure.

Depuis 1998, le Programme québécois de dépistage du cancer du sein (Ministère de la Santé et des Services sociaux [MSSS], 2010) propose une mammographie de dépistage tous les 2 ans aux femmes de toutes les régions du Québec âgées de 50 à 69 ans, par une invitation postale. C'est habituellement dans un centre de dépistage désigné que sont réalisées ces mammographies, mais dans certaines régions, ces examens sont faits au moyen d'unités itinérantes. Quand l'examen révèle un résultat anormal, la participante est invitée à passer des examens complémentaires dans un centre de référence pour investigation désigné. Le taux de participation augmente constamment depuis le début du programme. En 2001, il était de 42,7 % et il a atteint 53,9 % au 30 juin 2008, soit une hausse moyenne de 1,6 % par année. Toutefois, l'objectif de 70 % n'est pas encore atteint pour l'ensemble du Québec (MSSS, 2009).

Depuis quelques années, il existe une controverse au sujet de la valeur de l'autoexamen des seins (AES) pour la réduction du taux de mortalité lié au cancer du sein chez les femmes (Smith, Cokkinides, & Brawley, 2009). Alors que ses bénéfices sont toujours à l'étude, il reste que la technique de l'AES aide les femmes à se familiariser avec l'apparence et la texture normales de leur poitrine. L'infirmière devrait informer les femmes âgées de 20 ans et plus quant aux avantages et aux limites de l'AES et à l'importance de consulter un professionnel de la santé dès qu'elles décèlent une modification (par ex., un écoulement du mamelon ou la présence d'une masse) (American Cancer Society, 2009).

Quand elle explique ce qu'est l'AES à une femme, l'infirmière doit lui communiquer de l'information sur les bienfaits, les limites et les risques d'erreur (résultat faussement positif) de cet examen. Elle devra prévoir assez de temps pour répondre aux questions de la cliente et pour permettre à celle-ci de faire la démonstration de l'AES, notamment à l'occasion de l'examen médical périodique. La femme qui choisit de procéder à un AES peut utiliser la technique décrite par l'American Cancer Society (2009) **FIGURE 63.1**. La femme qui présente un cycle menstruel régulier procédera à son examen mensuel à la fin de ses règles, lorsque les seins sont moins grumeleux et moins sensibles. Au contraire, si les menstruations sont irrégulières, il vaut mieux planifier l'AES le même jour de chaque mois. La femme qui prend un contraceptif oral pourra, par exemple, choisir le jour où elle en entame une nouvelle boîte. La femme ménopausée ou celle qui a subi une **hystérectomie** retiendra plus facilement le premier jour du mois ou une date d'anniversaire qui servira de rappel mensuel.

Hystérectomie : Ablation de l'utérus, par voie abdominale ou vaginale, pouvant comporter également l'ablation de ses annexes.

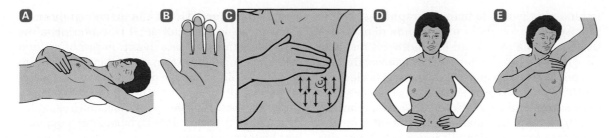

Méthode possible d'autoexamen des seins et instructions à la cliente – **A** Allongée sur le dos, placer le bras gauche derrière la tête. Cela permet d'étendre les tissus mammaires de façon égale sur la paroi thoracique, ce qui facilite la palpation. **B** Dans cette position, exercer une pression sur le sein en utilisant le bout des trois doigts du milieu et faire de petits mouvements circulaires chevauchants pour palper les tissus. Trois niveaux de pression permettent de sentir les textures avec plus de précision : une faible pression permet de sentir les tissus juste sous la peau ; une pression moyenne permet de palper le sein plus profondément ; une plus forte pression aide à palper les tissus près de la cage thoracique. Un contour dur sous la courbe du sein est normal. **C** Il est recommandé de faire un mouvement vertical d'aller-retour pour palper la totalité des tissus mammaires entre les côtes et la clavicule. Un mouvement circulaire effectué ainsi de haut en bas, en commençant sous le bras et en finissant au milieu du sternum, aide à suivre un tracé imaginaire. Répéter l'exercice en plaçant cette fois le bras droit sous la tête. **D** Debout devant un miroir, placer les mains fermement sur les hanches de manière à contracter les muscles pectoraux. Évaluer le volume des seins et leur forme, examiner la présence de rougeurs, de croûtes ou de rétractions des seins et des mamelons. **E** Examiner les aisselles tour à tour, debout ou assise, en soulevant légèrement le bras. Palper pour déterminer s'il y a une masse, un nodule ou un épaississement des tissus.

La notion la plus importante à retenir est qu'il n'y a pas de bonne ou de mauvaise façon pour la femme d'examiner ses seins. L'infirmière doit l'encourager à se familiariser avec leur aspect et à signaler tout changement observé au professionnel de la santé.

63.1.2 Examen clinique et examens paracliniques

Plusieurs techniques permettent de procéder au dépistage des troubles mammaires et d'établir un diagnostic ou de déceler une anomalie suspecte. La **mammographie** est une méthode qui permet de visualiser, grâce aux rayons X, la structure interne du sein **FIGURE 63.2A**. Cet examen, généralement bien toléré, permet de détecter des anomalies imperceptibles au toucher. La mammographie a permis des améliorations de la détection précoce et précise des tumeurs mammaires malignes. De plus, les percées en technologie d'imagerie ont contribué à la diminution des doses de radiation utilisées pendant les mammographies.

La mammographie numérique est une technique assez récente. L'image captée du sein est transmise à un ordinateur et codée numériquement puis optimisée. L'image numérisée surpasse ainsi l'image radiologique classique en netteté et en précision **FIGURE 63.2B** (James, Wilson, & Evans, 2008).

Les calcifications sont l'anomalie mammaire la plus facilement détectée à la mammographie **FIGURE 63.2**. Plusieurs raisons peuvent expliquer la présence de dépôts de cristaux de calcium dans les tissus mammaires, entre autres, l'inflammation, un trauma ou le vieillissement. Bien que la plupart des calcifications soient bénignes, elles peuvent être associées à l'existence de cellules cancéreuses.

Le fait de comparer les images mammographiques actuelles et antérieures peut faciliter la détection précoce des modifications tissulaires de nature cancéreuse. Étant donné que certaines tumeurs ont un taux de croissance très lent, le dépistage précoce grâce à la mammographie permet d'entreprendre un traitement plus rapidement et de prévenir la progression métastatique de petites lésions encore circonscrites et moins agressives. Chez la

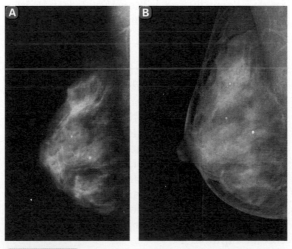

Mammographie de dépistage montrant des tissus mammaires denses et des microcalcifications éparses, mais bénignes chez une femme de 57 ans – **A** Par radiographie classique. **B** Par radiographie numérisée.

femme plus jeune, la mammographie est moins précise en raison de la plus grande densité des tissus mammaires, ce qui engendre des résultats faux négatifs plus fréquents. Les cancers du sein ne sont pas tous visibles à la mammographie : près de 10 % d'entre eux ne sont pas observables pour diverses raisons (Société canadienne du cancer, 2011b). Lorsqu'une mammographie est normale, mais que les résultats cliniques soulèvent des doutes, une biopsie peut être recommandée. L'imagerie par échographie en combinaison avec la mammographie est aussi utilisée ; elle peut aider à différencier une masse solide d'une masse kystique, à évaluer une masse chez une femme enceinte ou qui allaite, ou à localiser et biopsier une lésion anormale détectée à l'imagerie par résonance magnétique (IRM). L'utilité de l'échographie à titre d'outil de dépistage chez la femme dont le tissu mammaire est dense fait présentement l'objet d'études (National Comprehensive Cancer Network, 2008).

Pour les femmes à risque élevé de cancer du sein, l'IRM est considérée comme un outil de dépistage fiable ; il l'est également pour celles dont la mammographie ou l'échographie laisse entrevoir la possibilité d'une tumeur cancéreuse ou pour les clientes chez qui la mammographie a révélé dans le passé un cancer du sein occulte. L'IRM a cependant quelques limites, notamment son coût élevé et des résultats faussement positifs plus fréquents qu'avec la mammographie.

C'est à l'examen histologique des tissus prélevés par biopsie qu'il est possible de poser un diagnostic formel quant à la nature de l'anomalie. Au nombre des techniques biopsiques figurent l'aspiration à l'aiguille fine, la biopsie au trocart (stéréotaxique ou sous échoguidage) et la biopsie chirurgicale ouverte.

Durant la biopsie à l'aiguille fine, une aiguille de fin calibre est insérée dans le tissu anormal pour prélever du liquide cellulaire dans une seringue. Trois ou quatre ponctions sont habituellement requises. Le prélèvement cytologique obtenu grâce à cette technique peut guider le diagnostic et la planification du traitement approprié, et il devrait être effectué par un cytologiste d'expérience. Si les résultats s'avèrent négatifs malgré la présence d'une anomalie suspecte, il se peut qu'une biopsie additionnelle soit recommandée. Les résultats d'une biopsie sont généralement connus rapidement.

La biopsie au trocart stéréotaxique est une technique diagnostique fiable qui permet d'obtenir un échantillon d'une anomalie vue à la mammographie. La personne se couche sur le ventre et doit introduire son sein dans l'orifice aménagé à même la table d'examen. Grâce à la mammographie, la zone anormale est localisée ; il faut procéder alors à une anesthésie locale avant de pratiquer une petite incision dans le sein permettant d'introduire un pistolet biopsique. Le déclenchement du pistolet permet de prélever un fragment de la lésion. L'opération est répétée à quelques reprises, et les spécimens sont acheminés au laboratoire pour analyse histopathologique.

Au cours d'une biopsie au trocart sous échoguidage, l'échographie permet de localiser la lésion tandis que la personne est en position couchée sur le dos. L'obtention d'un échantillon tissulaire se fait avec le pistolet utilisé lors d'une biopsie stéréotaxique. Ces techniques pratiquées en consultation externe sont plus avantageuses que la biopsie chirurgicale ouverte, et ce, pour plusieurs raisons : une cicatrisation sur une zone plus restreinte, une anesthésie locale, des coûts réduits et un rétablissement plus rapide.

63.2 | Troubles mammaires bénins

63.2.1 Mastalgie

La **mastalgie** (douleur aux seins) est le trouble le plus fréquent rapporté par les femmes. La forme la plus courante est la mastalgie cyclique qui coïncide avec le cycle menstruel (Manuel, Webster, & Sweetland, 2009). Elle est décrite comme une sensibilité diffuse ou une lourdeur des seins. La douleur, qui peut persister deux ou trois jours, voire pendant le mois entier, est liée à la sensibilité de la femme à l'activité hormonale. Il arrive souvent que les symptômes s'atténuent à l'arrivée de la ménopause. La mastalgie non cyclique n'est pas liée au cycle menstruel et peut perdurer à la ménopause. Elle peut être intermittente ou continue pendant le mois et se manifester des années durant. Parmi les différents symptômes figurent la sensation de brûlure, l'inconfort ou la sensibilité. Un trauma, une nécrose adipeuse, une **ectasie canalaire**, ou encore une douleur arthritique thoracique ou cervicale qui irradie dans les seins peuvent expliquer la mastalgie (Miltenberg & Speights, 2008).

La mammographie est généralement utilisée pour éliminer la possibilité d'un cancer et recueillir des données sur l'étiologie de la mastalgie. Pour aider à soulager la douleur cyclique, il peut être recommandé de réduire la consommation de caféine et de matières grasses, de prendre des vitamines E, A et celles du complexe B, ainsi que de l'acide gammalinolénique (contenu dans l'huile d'onagre), et de porter quotidiennement un soutien-gorge qui offre un bon maintien. L'utilisation de compresses, de glace, d'analgésiques et d'anti-inflammatoires non stéroïdiens (AINS) peut également alléger les

Jugement clinique

Capsule

Madame Rosa Coubertin est âgée de 30 ans. Elle se plaint de mastalgie, une douleur qu'elle attribue à la prise d'un nouvel anovulant.

À votre avis, a-t-elle raison d'associer sa douleur au changement d'anovulant ? Justifiez votre réponse.

Ectasie canalaire :
Dilatation des canaux galactophores avec impaction de sécrétions mammaires qui peut conduire à une réaction inflammatoire péricanalaire (mastite péricanalaire), à des abcès ou à des fistules périmamelonnaires.

symptômes (Miltenberg & Speights, 2008). La prise d'un contraceptif oral ou de danazol (Cyclomen^MD) peut aussi être envisagée. Toutefois, les effets androgéniques secondaires du danazol (acné, œdème, hirsutisme) peuvent décourager certaines femmes de recourir à cette solution.

63.2.2 Infections mammaires
Mastite

La **mastite** est une inflammation de la glande mammaire qui survient le plus souvent pendant l'allaitement **TABLEAU 63.1**. La mastite puerpérale se manifeste par l'apparition d'un érythème localisé douloureux et sensible à la palpation. L'infection, souvent accompagnée de fièvre, apparaît lorsque des microorganismes pathogènes, généralement un staphylocoque, s'infiltrent dans le sein par une fissure au mamelon. Prise en charge dès son apparition, la mastite peut être soignée par un traitement antibiotique. La mère devrait poursuivre l'allaitement à moins qu'un abcès se soit formé ou qu'un écoulement purulent se produise. Elle peut recourir à une téterelle ou choisir d'aspirer le lait du sein

atteint au moyen d'un tire-lait jusqu'à ce que la douleur s'estompe. Dans tous les cas, la femme devrait consulter son médecin pour amorcer rapidement un traitement antibiotique. Un sein dont la rougeur et la sensibilité persistent malgré la prise d'antibiotiques doit faire l'objet d'un suivi médical et d'un dépistage du carcinome inflammatoire du sein.

Abcès mammaire puerpéral

Si la mastite puerpérale subsiste après plusieurs jours de traitement antibiotique, il est possible qu'un abcès se soit formé. Le sein atteint peut présenter une rougeur cutanée œdémateuse et une masse palpable ; une fièvre est souvent présente. Un traitement antibiotique seul s'avère insuffisant pour traiter un abcès mammaire. Le drainage de l'abcès s'impose, soit par incision chirurgicale simple, soit sous échoguidage (Spencer, 2008). Il faut alors procéder à la culture microbienne du liquide drainé et effectuer des tests de sensibilité pour

Jugement clinique

Capsule

Madame Adeline Valentin, est âgée de 38 ans. Elle a donné naissance à son deuxième fils il y a un mois. Elle allaite son bébé, mais elle a un abcès mammaire au sein gauche. Elle a constaté un léger écoulement purulent au mamelon.

Devrait-elle continuer d'allaiter ? Justifiez votre réponse.

TABLEAU 63.1	Exemples de troubles mammaires bénins	
TROUBLE	**FACTEUR DE RISQUE**	**MANIFESTATION CLINIQUE**
Mastite puerpérale	Peut toucher jusqu'à une femme sur 10 (primipare ou multipare) pendant l'allaitement, en général dans les 2 à 4 semaines après la naissance	Durcissement, chaleur locale, douleur ; phénomène souvent unilatéral, principalement causé par *Staphylococcus aurcus*
Changements fibrokystiques	Plus fréquents chez les femmes âgées de 35 à 50 ans	Plus souvent sous forme de nodosités que de masse distincte ; phénomène habituellement accompagné de sensibilité et de douleur cyclique ; une ou plusieurs masses d'apparition souvent cyclique (mobile et de texture souple)
Kyste	Plus fréquent passé l'âge de 35 ans, fréquence décroissante après la ménopause, touche une femme sur 14	Masse palpable et emplie de fluide (mobile et de texture souple) ; kystes multiples et de nature récurrente ; phénomène rarement lié au cancer du sein
Fibroadénome	Fréquent chez 10 % des femmes âgées de 15 à 40 ans	Masse palpable (mobile et de texture ferme), de taille variant généralement de 2 à 3 cm et rarement liée au cancer du sein
Nécrose adipeuse	Proportion importante de femmes atteintes rapportant un trauma mammaire antérieur	Masse généralement dure, mobile, au contour irrégulier et très sensible
Ectasie canalaire	Phénomène de périménopause, plus fréquent chez les femmes dans la cinquantaine, ayant allaité, ou avec mamelons invaginés	Mamelon fixe ; habituellement accompagnée d'un écoulement de fluide épais et grisâtre ; phénomène souvent accompagné de douleur

déterminer le type d'antibiotique approprié. En général, l'allaitement peut se poursuivre pendant le traitement de l'abcès (Spencer, 2008).

63.2.3 Changements fibrokystiques

Les **changements fibrokystiques du sein** constituent un trouble bénin caractérisé par des altérations tissulaires **FIGURE 63.3**. Ces changements incluent la croissance d'un excès de tissu fibreux, l'hyperplasie de la paroi épithéliale des canaux galactophores, la prolifération de canaux galactophores ou la formation de kystes. Ces altérations provoquent de la douleur due à une irritation des nerfs (à la suite de l'œdème des tissus conjonctifs) et à une fibrose (entraînant un pincement du nerf). L'emploi du vocable fibrose kystique est incorrect, car les désordres découlent pour la plupart d'une réaction excessive à l'activité hormonale, et ce terme est associé à la maladie respiratoire du même nom ; les termes maladie fibrokystique du sein, modifications fibroglandulaires ou mastite sclérokystique seraient plus adéquats. Les modifications fibrokystiques ne sont pas associées à un risque plus élevé de cancer du sein. Les masses et les nodules peuvent apparaître dans les deux seins ; ils logent souvent dans les quadrants supéro-externes, qui contiennent la plus grande partie de la glande mammaire, et se présentent fréquemment de façon bilatérale. Il s'agit de l'affection mammaire la plus courante.

Les changements fibrokystiques du sein touchent généralement les femmes âgées de 35 à 50 ans, mais ils peuvent survenir dès l'âge de 20 ans. La douleur et le nombre de nodules peuvent augmenter avec les années et tendent à disparaître à la ménopause, sauf si la femme reçoit un substitut œstrogénique en fortes doses. Les changements fibrokystiques seraient causés par une plus grande réactivité des tissus mammaires aux œstrogènes et à la progestérone circulants (Miltenberg & Speights, 2008). Ils touchent d'ailleurs plus souvent les femmes qui présentent les caractéristiques suivantes : troubles prémenstruels, **nulliparité**, antécédents d'avortement spontané, aucune utilisation de contraceptif oral, menstruations précoces doublées de ménopause tardive. Les symptômes associés aux modifications fibrokystiques ont tendance à s'accentuer dans les jours précédant les règles et à se résorber après celles-ci.

Les manifestations de changements fibrokystiques mammaires se traduisent par la présence de un ou de plusieurs nodules palpables, de forme bien définie, généralement ronde, et qui sont mobiles à l'intérieur du sein **TABLEAU 63.1**. La femme peut ressentir un inconfort allant de la sensibilité à la douleur, et elle remarque généralement une augmentation de la taille et possiblement de la sensibilité des nodules avant les menstruations. Ces kystes peuvent en effet grossir et rapetisser en peu de temps. Les écoulements mamelonnaires liés à la maladie fibrokystique du sein présentent souvent une apparence laiteuse, aqueuse-laiteuse, ou ils peuvent avoir une coloration jaunâtre ou verdâtre.

La mammographie peut aider à faire la distinction entre des modifications fibrokystiques et un cancer. Il faut cependant garder à l'esprit que chez certaines femmes les tissus mammaires sont si denses qu'ils compliquent la lecture des images mammographiques. Dans ce cas, l'échographie est plus utile pour différencier une masse kystique d'une masse solide.

Nulliparité· État d'une femme n'ayant jamais accouché.

Jugement clinique

Madame Nasrine Abboud est une jeune designer âgée de 21 ans. Comme elle désire ardemment avoir un premier enfant, elle n'utilise aucun moyen contraceptif. Elle ne signale aucun trouble prémenstruel, et ses règles sont régulières et non douloureuses. Elle présente cependant des kystes aux seins.

Deux caractéristiques des femmes atteintes de changements fibrokystiques du sein se retrouvent chez madame Abboud. Lesquelles ?

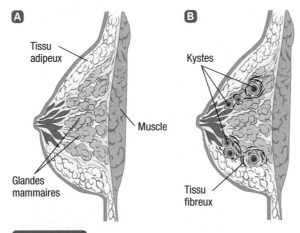

A Tissu adipeux
Muscle
Glandes mammaires
B Kystes
Tissu fibreux

FIGURE 63.3

A Tissus mammaires normaux. **B** Tissu fibrokystique mammaire.

Soins et traitements en interdisciplinarité

CLIENTE ATTEINTE DE CHANGEMENTS FIBROKYSTIQUES DU SEIN

Lorsqu'une masse mammaire est initialement décelée, que ce soit par la cliente ou par un professionnel de la santé, une biopsie par aspiration ou par voie chirurgicale peut être indiquée. Si le nodule est récurrent, il faudra attendre possiblement de 7 à 10 jours pour évaluer tout changement lié au cycle menstruel. En présence de kystes volumineux ou fréquents, l'excision chirurgicale sera peut-être plus avantageuse que des ponctions répétées. Une biopsie-exérèse est recommandée lorsqu'il y a absence de liquide pendant l'aspiration, ou lorsque le liquide prélevé est hémorragique, ou lorsqu'une masse résiduelle persiste après la ponction du liquide. Cette intervention peut être réalisée dans le cadre d'une chirurgie ambulatoire.

Chez la femme atteinte d'une maladie fibrokystique du sein, une biopsie peut être recommandée lorsqu'elle est à risque élevé de cancer du sein. La découverte d'une **hyperplasie** atypique au cours d'une biopsie mammaire augmente le risque de ce type de cancer chez la femme au cours de sa vie.

L'infirmière doit inciter la cliente qui note des changements fibrokystiques à effectuer des examens de suivi périodiques pendant toute sa vie. L'infirmière peut également lui enseigner la méthode de l'AES afin qu'elle reste vigilante quant aux possibles modifications. Des changements fibrokystiques importants peuvent rendre difficile la palpation des seins. Dans tous les cas, une différence notée dans les symptômes ou à l'AES devrait être signalée à un professionnel de la santé pour évaluation.

Le traitement d'une maladie fibrokystique du sein ressemble à celui de la mastalgie. L'infirmière explique à la cliente atteinte que la récurrence des kystes dans un sein, voire dans les deux, est à prévoir, et ce, jusqu'à la ménopause ; les nodules peuvent grossir ou devenir plus douloureux dans les jours précédant les menstruations. Elle peut également rassurer la cliente en lui précisant que la présence de kystes n'induit pas un risque accru de cancer du sein. Une masse nouvellement découverte qui ne varierait pas avec le cycle menstruel pendant plus de une ou deux semaines devrait cependant faire l'objet d'une consultation dès que possible.

Hyperplasie : Prolifération excessive d'un tissu organique par multiplication de ses cellules qui conservent toutefois une forme et une fonction normales.

63.2.4 Fibroadénome

Le **fibroadénome** est le type de masse mammaire bénigne le plus souvent observé chez les jeunes femmes. Il apparaît entre l'âge de 15 et 40 ans et compte pour la majorité des nodosités mammaires chez les femmes de moins de 25 ans. Une hypersensibilité aux œstrogènes d'une partie localisée du sein causerait leur formation. Le fibroadénome est habituellement petit, soit moins de 1 cm de diamètre (mais il peut atteindre de 2 à 3 cm de diamètre), indolore, de forme arrondie bien circonscrite et très mobile. Il peut être souple bien qu'il soit généralement solide et ferme, offrant une texture caoutchouteuse. Il ne provoque ni rétraction ni écoulement mamelonnaire. La masse, habituellement indolore, peut se présenter comme une nodosité unilatérale unique, mais les cas de masses multiples et bilatérales existent. La croissance du fibroadénome est lente et cesse la plupart du temps lorsque celui-ci atteint 2 ou 3 cm. Sa dimension n'est pas influencée par les menstruations, mais une grossesse peut en revanche en stimuler radicalement la croissance.

Soins et traitements en interdisciplinarité

CLIENTE ATTEINTE DE FIBROADÉNOME

Le fibroadénome est facilement détecté à l'examen physique et peut être visible à la mammographie et à l'échographie. Pour poser un diagnostic formel, cependant, il faut procéder à un prélèvement par biopsie au trocart guidée par imagerie, ou encore par biopsie-exérèse ; les tissus ainsi prélevés seront soumis à l'examen par un pathologiste. Quant au traitement, il peut s'agir d'exercer une surveillance périodique ou de procéder à une exérèse chirurgicale **FIGURE 63.4**. Chez la femme âgée de 35 ans et plus, toute nouvelle lésion devrait faire l'objet d'une échographie et possiblement d'une biopsie.

L'infirmière veille à expliquer à la cliente qu'un fibroadénome est de nature bénigne, mais elle l'incite toutefois à rester vigilante en se faisant suivre régulièrement par un professionnel de la santé.

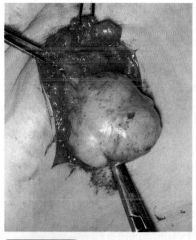

FIGURE 63.4
Fibroadénome de forme bien circonscrite

63.2.5 Écoulement mamelonnaire

Un écoulement mamelonnaire peut survenir soit spontanément, soit après une manipulation du mamelon. Une sécrétion laiteuse provient d'une lactation inappropriée (appelée **galactorrhée**) et peut être liée aux conséquences d'un traitement pharmacologique, de troubles endocriniens ou de troubles neurologiques. L'écoulement mamelonnaire peut également être idiopathique.

Les sécrétions peuvent prendre une apparence séreuse ou sanguinolente, ou leur couleur peut varier du brun au vert (Rodden, 2009). Elles peuvent s'expliquer par une affection de nature bénigne ou maligne. Il est possible de recueillir un échantillon de l'écoulement sur une lame de cytologie afin d'en déterminer la nature. La tumeur maligne, la maladie fibrokystique du sein, le papillome intracanalaire et l'ectasie canalaire figurent parmi les

63

troubles susceptibles de provoquer un écoulement mamelonnaire. Le traitement dépend de la cause; dans la majorité des cas, l'écoulement n'est pas d'origine maligne.

Papillome intracanalaire

Un **papillome intracanalaire** est une excroissance souple, de nature bénigne, habituellement unilatérale et qui croît dans les canaux galactophores. En général, un écoulement mamelonnaire d'apparence sanguinolente se produit, par intermittence ou spontanément. Étant donné que la majorité des papillomes se situent sous l'aréole, ils peuvent être difficiles à palper. Un ou plusieurs canaux galactophores peuvent être touchés. L'excision du papillome ainsi que du canal touché ou celle du système canalaire est un traitement possible. Les papillomes sont associés à une augmentation du risque de cancer mammaire. Les femmes âgées de 40 à 60 ans en sont le plus souvent atteintes.

Ectasie canalaire

Une ectasie canalaire est une forme bénigne d'affection mammaire périménopausique ou postménopausique qui touche les canaux subaréolaires. En général, elle touche plusieurs canaux bilatéraux. Un écoulement mamelonnaire multicolore et de texture collante en est le principal symptôme. Si elle est indolore initialement, l'ectasie canalaire peut progresser et provoquer une sensation de brûlure, une démangeaison, une douleur périmamelonnaire de même qu'une enflure de l'aréole. Les signes inflammatoires sont fréquents, le mamelon peut s'être rétracté, et l'écoulement prend parfois un aspect sanguinolent dans les cas plus graves. Il n'y a pas de lien direct entre l'ectasie canalaire et le cancer. Dans l'éventualité où un abcès se forme, l'application de compresses tièdes et la prise d'antibiotiques sont des traitements efficaces. Le traitement comprend un suivi serré en procédant à des examens périodiques ou à l'exérèse des canaux impliqués.

63.2.6 Gynécomastie chez l'homme

La **gynécomastie** est le trouble des seins le plus fréquent chez l'homme; il se traduit par une hypertrophie transitoire et non inflammatoire de l'un ou des deux seins (Manuel, Webster, & Sweetland, 2009). Il s'agit d'une affection habituellement temporaire et bénigne, qui n'est pas vraiment un facteur de risque établi pour le cancer du sein. Sa cause la plus courante est une perturbation du ratio normal entre les androgènes actifs et les œstrogènes dans le plasma ou dans le sein touché.

Néanmoins, la gynécomastie peut révéler d'autres formes de désordres. Elle a été associée à des troubles de développement des organes reproducteurs masculins, et elle accompagne parfois des maladies organiques, dont les tumeurs testiculaires, le **corticosurrénalome malin**, l'**adénome pituitaire**, l'hyperthyroïdie et les maladies hépatiques. La gynécomastie peut découler d'une pharmacothérapie, en particulier s'il y a eu administration d'androgènes et d'œstrogènes, de digitale, d'isoniazide, de chlorhydrate de ranitidine (Zantac^MD) ou de spironolactone (Aldactone^MD). La consommation d'héroïne ou de cannabis peut également provoquer une gynécomastie.

Gynécomastie liée à l'âge

La **gynécomastie liée à l'âge** (ou hyperplasie sénescente) touche jusqu'à 57 % des hommes âgés (Hines, Tan, Larson, Thompson, Keels, & Files, 2008). Une augmentation de l'œstrogène plasmatique chez les hommes adultes plus âgés – due à la conversion accrue des androgènes en œstrogènes dans la circulation périphérique – pourrait expliquer le phénomène. Dans les premiers temps, l'hypertrophie se manifeste de manière unilatérale, ferme et sensible, de localisation centrale, mais elle peut par la suite devenir bilatérale. Lorsque la gynécomastie se caractérise par une masse discrète bien délimitée, il est important de déterminer s'il ne s'agit pas d'une forme rare de cancer du sein masculin. L'hyperplasie sénescente ne requiert aucun traitement puisqu'elle se résorbe en général dans les 6 à 12 mois suivant son apparition.

Corticosurrénalome malin : Tumeur primitive de la surrénale développée à partir de la couche externe de la glande (cortex). Elle peut donc être responsable, dans près de la moitié des cas, d'hypersécrétion d'hormones corticostéroïdes. Ce type de tumeur est également caractérisé par son potentiel malin.

Adénome pituitaire : Tumeur le plus souvent bénigne qui se développe dans l'hypophyse, glande située sous le cerveau. Cette tumeur peut perturber la sécrétion d'hormones par cette glande.

Considérations gérontologiques

MODIFICATIONS MAMMAIRES LIÉES À L'ÂGE

La perte des tissus adipeux sous-cutanés, du support structurel ainsi que l'atrophie des glandes mammaires contribuent souvent à l'affaissement des seins chez la femme ménopausée. L'infirmière invite la femme plus âgée à porter un soutien-gorge bien ajusté. Un tel support adéquat améliore l'apparence physique et soulage la tension dans le dos, les épaules et le cou. Cette précaution peut également prévenir l'apparition de l'intertrigo (dermatite provoquée par la friction entre des surfaces cutanées opposées). Le redrapage chirurgical d'un sein affaissé est une possibilité et peut d'ailleurs s'avérer pertinent au moment d'une reconstruction postmastectomie.

La diminution des tissus glandulaires chez la femme âgée rend plus facile la palpation d'une masse dans le sein. Cette perte de densité est probablement liée à l'avancement en âge, et elle existe dans une moindre mesure chez les femmes qui suivent un traitement hormonal de substitution. Chez la femme âgée, le contour des côtes peut devenir palpable et être confondu avec une masse. À mesure que la femme acquiert une connaissance de ses propres seins et que ses découvertes à l'inspection mensuelle suscitent moins d'inquiétude, l'anxiété devrait diminuer. L'infirmière incite la femme vieillissante (âgée de 70 ans et plus) à continuer à pratiquer l'AES ainsi qu'à passer une mammographie annuelle. L'examen clinique est également important puisque l'incidence de cancer du sein augmente avec l'âge.

63.3 | Cancer du sein

À l'exclusion du cancer de la peau autre que le mélanome, c'est le cancer du sein qui touche le plus fréquemment les Canadiennes (Société canadienne du cancer, 2010b). En 2010, il était estimé que 23 000 Canadiennes recevraient un diagnostic de cancer du sein et que 5 300 en mourraient (Société canadienne du cancer, 2010b). Il était également estimé que 180 hommes au Canada recevraient un diagnostic de cancer du sein en 2010 et que 50 en décéderaient (Société canadienne du cancer, 2010b).

Depuis 1999, l'incidence du cancer du sein au Canada s'est stabilisée. En 2010, le taux d'incidence a légèrement augmenté, passant de 101,4 à 101,7 par 100 000 personnes. Ce taux serait constant dans tout le Canada (Fondation canadienne du cancer du sein, 2010). Chez les femmes qui reçoivent un diagnostic de cancer du sein, le taux de survie à 5 ans est de 87 % (Société canadienne du cancer, 2010b).

63.3.1 Étiologie et facteurs de risque

Bien que l'étiologie ne soit pas totalement comprise, un certain nombre de facteurs pourraient expliquer le cancer du sein. Une prédisposition héréditaire ou génétique semble jouer un rôle dans l'apparition de la maladie, entre autres. La régulation endocrinienne semble aussi avoir un lien avec le cancer mammaire, malgré le fait que le mécanisme ne puisse en être expliqué clairement. Les hormones sexuelles (œstrogènes et progestérone) agissent possiblement comme agents promoteurs de tumeur et stimulent la croissance du cancer lorsque des changements malins se produisent à l'échelle cellulaire. Quant aux facteurs de risque modifiables figurent la prise de poids durant la vie adulte et l'obésité, un style de vie sédentaire, un régime trop riche en lipides et la consommation d'alcool (Cummings, Tice, & Bauer, 2009). Les facteurs environnementaux, telle l'exposition aux radiations, semblent également jouer un certain rôle.

Le **TABLEAU 63.2** présente quelques-uns des facteurs de risque de cancer du sein chez les femmes. Celles-ci sont beaucoup plus à risque que les hommes puisque 99 % des cancers du sein sont recensés dans la population féminine. En outre, le risque de cancer est proportionnel au vieillissement ; en effet, la fréquence de cancer chez les moins de 25 ans est très faible, augmentant progressivement jusqu'à l'âge de 60 ans. Passé ce seuil, l'incidence grimpe en flèche. Les antécédents familiaux comptent pour une large part du risque, surtout si la parente atteinte a également eu un cancer de l'ovaire, était en préménopause au moment de son diagnostic, a eu un cancer du sein bilatéral, et également s'il s'agit d'une parente au premier degré (p. ex., une mère, une sœur, une fille). Pour une femme, le fait d'avoir une parente au premier degré qui a eu le cancer du sein augmente le risque d'en être atteinte par un facteur de 1,5 à 3 fois, selon son âge.

TABLEAU 63.2	Facteurs de risque du cancer du sein
RISQUE ACCRU	**REMARQUE**
Femme	Les cancers du sein sont recensés chez les femmes dans une proportion de 99 %.
50 ans et plus	La majorité des cancers du sein touchent les femmes ménopausées ; l'incidence de la maladie augmente de façon marquée dans la population ayant franchi le cap des 60 ans.
Antécédents familiaux	Le risque est accru lorsqu'il y a eu cancer du sein chez une parente de premier degré, en particulier un cancer bilatéral ou préménopausique. De 5 à 10 % des cas de cancer du sein sont attribuables à des mutations génétiques (BRCA-1 et BRCA-2).
Antécédents médicaux de cancer du sein, du côlon, de l'endomètre ou des ovaires	Les antécédents médicaux augmentent considérablement le risque de cancer du sein, de cancer controlatéral et de cancer récidivant.
Apparition précoce des premières règles (avant l'âge de 12 ans) ; arrivée tardive de la ménopause (après l'âge de 55 ans)	Une longue activité menstruelle augmente les risques de cancer du sein.

TABLEAU 63.2	Facteurs de risque du cancer du sein *(suite)*
RISQUE ACCRU	**REMARQUE**
Première grossesse à terme après l'âge de 30 ans ; nulliparité	L'exposition prolongée aux œstrogènes non compensés augmente les risques de cancer du sein.
Trouble mammaire bénin avec hyperplasie épithéliale atypique, carcinome lobulaire *in situ*	Les changements atypiques révélés par une biopsie mammaire indiquent un risque accru de cancer du sein.
Prise de poids ou obésité après la ménopause	Les cellules adipeuses stockent les œstrogènes, qui agissent comme agents promoteurs de tumeur.
Exposition aux rayonnements ionisants	L'irradiation endommage l'ADN (p. ex., le traitement antérieurement utilisé contre le lymphome hodgkinien).
Consommation d'alcool	Une femme qui prend une ou plus d'une consommation alcoolisée par jour s'expose à un risque accru de cancer du sein.
Sédentarité	Une femme qui pratique une activité physique réduit ses risques de cancer du sein par un facteur de 33 % par rapport à une femme sédentaire.

Jugement clinique

Madame Martha Grenier est âgée de 55 ans. Elle est menstruée depuis l'âge de 11 ans et n'a toujours pas commencé sa ménopause. Aucune femme de sa famille n'a souffert d'un cancer du sein. Madame Grenier se décrit comme une femme active et sereine, faisant partie d'un club de randonnée pédestre en plus de jouer au golf et de se rendre à la piscine au moins deux fois par semaine. Elle aime bien boire un verre de vin lors des rencontres familiales mensuelles.

Déterminez le principal facteur qui rend madame Grenier à risque d'être atteinte d'un cancer du sein.

RAPPELEZ-VOUS...

Pour qu'un consentement soit valide, la personne doit être mentalement et physiquement apte à prendre une décision au sujet du traitement, ne subir aucune pression et bien comprendre les procédures, les risques et les bienfaits du traitement auquel elle consent.

Selon des données de l'étude de la Women's Health Initiative, l'usage d'un traitement hormonal de substitution combiné (œstrogènes et progestérone) hausse le risque de cancer du sein, tout en augmentant également le risque qu'au moment du diagnostic, le cancer soit plus évolué et propagé. Le recours à l'œstrogène seul en hormonothérapie (chez la femme qui a subi une hystérectomie) ne semble pas accentuer les risques. Un lien pourrait exister entre la prise récente de contraceptifs oraux et un risque accru de cancer du sein chez la femme de moins de 35 ans (Alleja-Agius & Brincat, 2008).

Les facteurs de risque semblent présenter une action cumulative et interreliée, ce qui signifie que la présence de plusieurs facteurs de risque peut grandement accroître le risque global d'une personne, surtout en présence d'antécédents familiaux. La reconnaissance de facteurs de risque indique un besoin accru d'assurer un suivi médical adéquat auprès de la cliente et de la sensibiliser à l'importance de sa participation aux mesures de dépistage offertes. Cela dit, les deux principaux facteurs de risque de cancer du sein sont réputés être le sexe (femme) et l'âge (vieillissement).

De 5 à 10 % des personnes atteintes de cancer du sein auraient hérité d'une anomalie génétique qui les prédispose à ce type de maladie **ENCADRÉ 63.1**. La première altération génétique à avoir été établie se situe dans un gène suppresseur de tumeur, le p53. Le gène BRCA-1, porté par le chromosome 17, est un gène du même type et dont la fonction normale est d'empêcher l'apparition des tumeurs. Les femmes qui présentent une mutation du gène BRCA-1 courent un risque d'être atteintes d'un cancer du sein de l'ordre de 40 à 80 % dans le cours de leur vie. Le gène BRCA-2, porté par le chromosome 11, est un autre gène suppresseur de tumeur. Une mutation de ce gène indique un risque de cancer du sein similaire. La mutation des gènes de type BRCA est possiblement responsable de 10 à 40 % de tous les cancers héréditaires. Les femmes porteuses de ces mutations sont également à haut risque d'être atteintes d'un cancer de l'ovaire (Ford & Kastan, 2008). Le dépistage de routine des anomalies génétiques chez la femme sans antécédents familiaux importants n'est pas indiqué.

Chez la femme porteuse des mutations des gènes BRCA-1 et BRCA-2, une ovariectomie bilatérale prophylactique peut diminuer les risques de cancer du sein et de cancer de l'ovaire. Placée devant la possibilité d'une intervention de ce genre, la cliente doit recevoir de la part d'un professionnel de la santé toute l'information utile sur les risques et les avantages d'une ablation préventive ainsi que sur la question de la fertilité, entre autres.

Une femme à risque élevé de cancer du sein (sur la base des antécédents familiaux ou des résultats de biopsies précédentes) peut décider – après consultation avec son médecin – de subir

ENCADRÉ 63.1   Cancer du sein

Fondements génétiques

- Mutations des gènes BRCA-1 et BRCA-2
- Transmission autosomique dominante

Incidence

- De 5 à 10 % environ des cancers du sein sont liés aux mutations des gènes BRCA-1 et BRCA-2.
- Une femme présentant une mutation de type BRCA-1 ou BRCA-2 court un risque d'être atteinte d'un cancer du sein au cours de sa vie de l'ordre de 40 à 80 %.
- Les mutations des gènes BRCA-1 et BRCA-2 sont associées au risque de cancer du sein à un âge relativement jeune.
- Des antécédents familiaux qui présentent à la fois des cancers du sein et de l'ovaire indiquent qu'il y a un risque accru qu'une personne porte une mutation de type BRCA.

Tests génétiques

- Le test de dépistage par analyse de l'ADN permet de déceler les mutations BRCA-1 et BRCA-2.

Conséquences cliniques

- L'ovariectomie bilatérale ou la mastectomie bilatérale réduisent le risque de cancer du sein chez les femmes porteuses des mutations BRCA-1 et BRCA-2.
- Les femmes dont les antécédents médicaux et familiaux dénotent une nette prédisposition au cancer du sein devraient envisager le counseling et le dépistage génétique.

---

une mastectomie bilatérale prophylactique. Cette intervention pourrait réduire de 90 % ses risques d'être atteinte de la maladie.

Les femmes atteintes d'un cancer du sein héréditaire (non attribuable à une mutation des gènes BRCA) sont davantage à risque d'être atteintes d'un deuxième cancer primaire dans le sein controlatéral. Ces femmes pourraient opter pour l'ablation prophylactique du sein non touché au moment de la chirurgie du sein cancéreux, ou après celle-ci.

Les facteurs de risque prédisposants du cancer du sein chez l'homme sont l'hyperœstrogénisme, des antécédents familiaux de cancer du sein et l'exposition aux radiations. L'examen complet des seins doit faire partie de tout examen physique de routine d'un client.

63.3.2   Physiopathologie

Les divers types de cancers du sein sont déterminés par leurs caractéristiques histologiques et leur évolution **TABLEAU 63.3**. Les principaux tissus du sein sont les lobules (des glandes qui sécrètent le lait) et les canaux galactophores (qui conduisent le lait produit par les lobules jusqu'au mamelon). En règle générale, le cancer du sein apparaît dans le revêtement épithélial des canaux (carcinome canalaire) ou dans l'épithélium des lobules (carcinome lobulaire). Le cancer du sein peut être de type non infiltrant (*in situ*, donc restant confiné à l'intérieur du canal) ou infiltrant (apparaissant dans le canal et traversant la paroi de celui-ci). Le cancer du sein métastatique est un cancer disséminé aux os, au foie, aux poumons ou au cerveau. Quant au taux de croissance du cancer, il peut être

TABLEAU 63.3   Types de cancers du sein

TYPE	FRÉQUENCE D'OBSERVATION
Carcinome canalaire non infiltrant : • Carcinome canalaire *in situ*	22 %
Carcinome canalaire infiltrant : • Colloïde (mucineux) • Maladie de Paget • Inflammatoire • Médullaire • Papillaire • Tubulaire	De 63 à 68 %
Carcinome lobulaire infiltrant	De 10 à 15 %

lent ou rapide. Parmi les facteurs qui influent sur le pronostic figurent la taille de la tumeur, le nombre de ganglions axillaires touchés (plus il y a de ganglions atteints, moins le pronostic est favorable), la différenciation tumorale, l'existence de récepteurs des œstrogènes et de la progestérone ainsi que du récepteur 2 du facteur de croissance épidermique humain (HER-2). Le récepteur HER-2 est une protéine transmembranaire responsable de la régulation de la croissance cellulaire. Chez bon nombre de femmes atteintes de cancer du sein, une surexpression du récepteur HER-2 est notée (Buzdaar, 2009).

Cancer du sein non infiltrant

Environ 22 % de tous les cancers du sein diagnostiqués sont de type non infiltrant. Ces cancers intracanalaires englobent le **carcinome canalaire *in situ*** (CCIS) et le **carcinome lobulaire *in situ*** (CLIS). Le CCIS est plus souvent unilatéral et pourrait devenir un cancer infiltrant en l'absence de traitement.

Bien que le traitement du CCIS soulève encore des controverses, il importe que la cliente discute avec son médecin des options qui s'offrent à elle, y compris l'excision, la mastectomie avec reconstruction mammaire, la chirurgie mammaire de préservation (tumorectomie), la radiothérapie ou la prise de citrate de tamoxifène (Nolvadex-D[MD]).

Le terme carcinome lobulaire *in situ* prête quelque peu à confusion. Bien que le CLIS soit considéré comme un facteur de risque dans le cancer du sein, il n'entre pas dans la catégorie des lésions précancéreuses. Aucun traitement n'est prescrit d'office pour ce type d'atteinte.

Maladie de Paget du mamelon

La **maladie de Paget du mamelon** est une forme rare de cancer du sein caractérisée par une lésion persistante du mamelon et de l'aréole, avec ou sans présence de masse palpable sous-jacente ▶ **26**. Elle prend la forme d'une démangeaison, d'une brûlure, d'un écoulement sanguinolent du mamelon accompagné d'une érosion superficielle, voire d'une ulcération. Un examen pathologique de l'érosion permet de confirmer le diagnostic de la maladie. Les modifications mamelonnaires sont souvent confondues avec une infection ou une dermatite, ce qui peut retarder le traitement. Le traitement de la maladie de Paget consiste en une mastectomie radicale simple ou modifiée. Lorsque le cancer se limite au mamelon, le pronostic est favorable. Quant aux soins à prodiguer à une personne atteinte de la maladie de Paget, la démarche est la même que dans un cas de cancer du sein.

Carcinome inflammatoire du sein

Le **carcinome inflammatoire du sein**, le plus malin de tous les cancers du sein, est rare. Il s'agit d'un cancer agressif, à croissance rapide et au potentiel métastatique élevé. La peau du sein se caractérise par une rougeur et une chaleur, un épaississement cutané qui rappelle la peau d'orange. Il arrive que des crêtes apparaissent ainsi que de petites bosses ressemblant à de l'urticaire. Les modifications inflammatoires, souvent confondues avec une infection, sont provoquées par des cellules cancéreuses qui bloquent les canaux lymphatiques. En général, une chimiothérapie néoadjuvante est administrée avant l'intervention chirurgicale, et elle est suivie dans bien des cas d'une radiothérapie. La chirurgie, la thérapie hormonale et la thérapie à action biologique (p. ex., le trastuzumab [Herceptin[MD]]) peuvent être indiquées (Buzdaar, 2009).

26

La maladie de Paget du mamelon ne doit pas être confondue avec la maladie osseuse de Paget décrite dans le chapitre 26, *Interventions cliniques – Troubles musculosquelettiques*.

63.3.3 Manifestations cliniques

Le cancer du sein est détecté comme une masse ou une anomalie décelée à l'examen mammographique. Il est le plus souvent localisé dans le quadrant supéro-externe du sein étant donné la concentration élevée de tissus glandulaires à cet endroit **FIGURE 63.5**. La vitesse de prolifération des cellules varie d'un type de cancer à l'autre. Si la masse est palpable à l'examen, la tumeur maligne est typiquement dure, fixée (c'est-à-dire non mobile), indolore, et elle présente des contours irréguliers et mal définis.

Seul un faible pourcentage des cancers du sein provoque un écoulement mamelonnaire. L'écoulement est généralement unilatéral et peut prendre un aspect clair ou sanguinolent. Le cancer peut être révélé par une rétractation du mamelon ou un aspect de peau d'orange dû à l'occlusion des canaux lymphatiques du derme. Dans les cas de cancers plus évolués, l'infiltration, l'induration et la rétraction de la peau peuvent également être observées.

63.3.4 Complications

La récidive est la principale source de complications du cancer du sein **TABLEAU 63.4**. Elle peut être locale ou régionale (épiderme ou tissus mous à proximité du site de mastectomie, ganglions lymphatiques axillaires ou ganglions mammaires internes) ou encore distante (le plus souvent disséminée dans les os, les poumons, le cerveau et

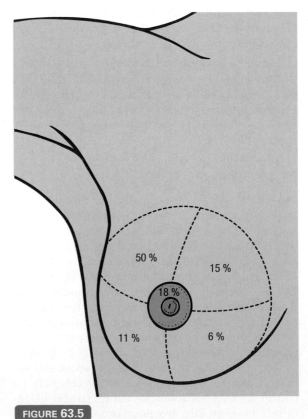

FIGURE 63.5

Répartition anatomique des cancers dans le sein

TABLEAU 63.4	Sièges les plus courants du cancer du sein récidivant et métastatique
SITE	**PROFIL CLINIQUE**
Récidive locale	
Peau, paroi thoracique	Nodules distincts et fermes ; généralement indolores, souvent situés dans une cicatrice ou à proximité, occasionnellement prurigineux
Récidive régionale	
Ganglions lymphatiques	Ganglions gonflés dans la région axillaire ou supraclaviculaire, généralement indolores
Métastase à distance	
Tissus osseux	Douleur locale d'intensité graduellement croissante ; sensibilité à la percussion pratiquée sur la région étudiée ; fracture pathologique due à la fragilisation du cortex osseux
Moelle épinière	Dorsalgie progressive localisée et irradiante ; changements observés dans les fonctions urinaire et intestinale ; perte sensorielle dans les membres inférieurs
Cerveau	Céphalées décrites comme étant de nature différente ; perte sensorielle unilatérale, faiblesse musculaire focale, hémiparésie, troubles de la coordination (ataxie) ; nausées, vomissements non liés aux médicaments ; troubles cognitifs
Poumons (incluant nodules pulmonaires et épanchement pleural)	Essoufflement, tachypnée, toux sèche (chez certaines personnes)
Foie	Distension abdominale ; douleur abdominale dans le quadrant inférieur droit parfois irradiée dans la région scapulaire ; nausées et vomissements, anorexie, perte de poids ; faiblesse et fatigue ; hépatomégalie, ascite et jaunisse ; œdème périphérique ; enzymes hépatiques élevés
Moelle osseuse	Anémie ; infections ; saignements, contusions et pétéchies plus marqués ; faiblesse et fatigue ; confusion légère et étourdissements ; dyspnée

le foie). Il faut souligner que le cancer métastatique peut envahir tous les organes éloignés.

Quand un cancer est largement disséminé ou métastasé, des amas de cellules cancéreuses provenant du sein se sont propagés dans des tissus éloignés de celui-ci. La métastase se produit principalement par l'entremise de la circulation lymphatique, en particulier axillaire. Néanmoins, le cancer peut disséminer dans des tissus distants sans même qu'il y ait eu infiltration des ganglions lymphatiques axillaires, même si la tumeur mammaire primaire est de petite taille. Dans le cas d'un cancer du sein sans atteinte des ganglions, il reste toujours une possibilité de métastase à distance.

63.3.5 Examen clinique et examens paracliniques

Outre les examens qui guident le diagnostic de cancer du sein, d'autres mesures offrent une valeur prédictive quant au risque de récidive locale ou systémique. Ces mesures comportent l'état des ganglions axillaires, la taille de la tumeur, l'état des récepteurs des œstrogènes et de la progestérone ainsi que l'indice de prolifération cellulaire.

Le statut des ganglions lymphatiques axillaires est le facteur le plus déterminant du pronostic. La dissection des ganglions lymphatiques axillaires est souvent pratiquée afin de déterminer si le cancer est propagé à l'aisselle située du même côté que la tumeur. Le risque de récidive est proportionnel au nombre de ganglions touchés. Une personne chez qui au moins quatre ganglions sont positifs est particulièrement à risque de récidive.

Une **cartographie lymphatique** et la dissection du **ganglion sentinelle** aident le chirurgien à bien localiser le ou les ganglions auxquels aboutit le drainage lymphatique de la tumeur primaire (ganglion sentinelle [GS]). La dissection du GS est moins invasive que celle de l'ensemble des ganglions axillaires (Swenson, Nissen, Leach, &

Post-White, 2009). L'injection au site de la tumeur d'un radio-isotope et/ou d'un colorant bleu permet, pendant la chirurgie, de localiser le ou les GS qui sont les premiers radiomarqués ou colorés. Le chirurgien effectue alors une incision au niveau de l'aisselle et dissèque ces GS. Règle générale, l'intervention se solde par l'excision de un à quatre ganglions lymphatiques. Ces ganglions sont acheminés pour analyse pathologique immédiate en congélation. Si les GS sont négatifs, aucune autre chirurgie n'est requise ; en revanche, si les GS sont positifs, le chirurgien procède généralement à une dissection complète de la chaîne lymphatique axillaire. La dissection des GS est d'une plus grande exactitude par rapport à la dissection complète de la chaîne lymphatique axillaire, et l'intervention semble d'ailleurs associée à une morbidité réduite.

La taille de la tumeur est également une variable prédictive intéressante ; en effet, plus la tumeur est grosse, moins le pronostic est favorable. Le vaste éventail de types histologiques du cancer du sein explique le portrait hétérogène de la maladie. En règle générale, une **tumeur bien différenciée** est de nature moins agressive. Les tumeurs peu différenciées, au contraire, paraissent désorganisées sur le plan morphologique et sont plus difficiles à maîtriser.

Un autre examen paraclinique capable d'influer sur les décisions de traitement et l'établissement du pronostic concerne l'état des récepteurs des œstrogènes et de la progestérone. Une tumeur possédant des récepteurs (récepteurs dits positifs) : 1) affiche habituellement des caractéristiques histologiques bien différenciées ; 2) présente souvent un matériel génétique **diploïde** (ADN plus normal) ainsi qu'un indice de prolifération faible ; 3) est associée à un risque moindre de récidive ; 4) est généralement hormonodépendante et réagit par conséquent à l'hormonothérapie. Une tumeur ne possédant pas de récepteurs (récepteurs dits négatifs) : 1) est souvent peu différenciée sur le plan histologique ; 2) est liée à une incidence élevée d'**aneuploïdie** (matériel génétique en quantité anormalement élevée ou basse et donc un ADN perturbé) ainsi qu'à un indice de prolifération élevé ; 3) récidive fréquemment ; 4) ne répond habituellement pas à l'hormonothérapie.

Le degré de ploïdie correspond généralement à l'agressivité tumorale. Le risque de récidive associé à une tumeur diploïde est très inférieur à celui d'une tumeur aneuploïde.

L'indice de prolifération cellulaire illustre la vitesse à laquelle les cellules cancéreuses se multiplient. Le pourcentage de cellules tumorales dans la phase de synthèse (phase S) du cycle cellulaire est un autre indicateur pronostique important. La personne chez qui la fraction de cellules en phase S est augmentée présente un risque plus élevé de récidive et de mort prématurée consécutive au cancer (Mackey *et al.*, 2008).

Tumeur bien différenciée : Le tissu tumoral reproduit de très près la structure du tissu initial. Les cellules ont une morphologie normale et ne présentent aucun caractère de malignité. Il n'y a pas d'envahissement des tissus voisins. Les tumeurs bénignes refoulent sans les détruire les tissus sains de voisinage : elles sont expansives.

Le marqueur génétique HER-2 est un indicateur du pronostic. La surexpression de ce récepteur a été liée à un risque accru de récidive du cancer du sein ainsi qu'à un pronostic défavorable. De 25 à 30 % des cancers du sein métastatiques produiraient une quantité excessive de la protéine HER-2. La surexpression des récepteurs HER-2 est associée à une croissance tumorale particulièrement agressive. La présence de ce marqueur guide l'intervention dans le choix et la séquence de la chimiothérapie, et elle permet de prédire la réponse au traitement (Buzdaar, 2009).

Une personne chez qui les tests des trois récepteurs se révèlent négatifs (œstrogènes, progestérone et HER-2) est réputée avoir un cancer du sein triple négatif. Ce sous-type de cancer représente environ 10 à 20 % de tous les cas diagnostiqués. Sa fréquence est plus élevée dans les populations latino-américaines, d'origine africaine, chez les femmes plus jeunes et chez celles porteuses de la mutation BRCA-1 (Winklejohn, 2008). Ces clientes présentent généralement une tumeur plus agressive et un pronostic défavorable.

Les tests génétiques MammaPrint et Oncotype DX^{MD} fournissent de l'information quant au risque de récidive et permettent d'évaluer le bénéfice potentiel de la chimiothérapie. Ces tests reposent sur l'analyse des gènes à partir d'un échantillon de la tumeur de la personne. Le test MammaPrint mesure le risque de récidive ; le test Oncotype DX^{MD} également, à cette différence qu'il est conseillé chez les femmes nouvellement diagnostiquées sans atteinte des ganglions avec récepteur des œstrogènes positifs. L'examen biologique peut également servir à reconnaître les personnes qui bénéficieraient d'un traitement par citrate de tamoxifène et qui ne nécessiteraient pas de chimiothérapie adjuvante.

Parmi les marqueurs tumoraux, citons les protéines CA 15-3 et CA 27-29 qui sont produites par le gène MUC-1. Les cellules mammaires cancéreuses libèrent des copies de ces protéines dans la circulation sanguine. Il ne s'agit pas de marqueurs spécifiques ni d'indices précis utilisés dans le dépistage du cancer du sein précoce, mais leur surveillance permet d'évaluer la réponse au traitement d'un cancer infiltrant et de détecter une possible récidive.

63.3.6 Processus thérapeutique en interdisciplinarité

La **mastectomie** est une ablation du sein et, au besoin, des muscles pectoraux, des ganglions lymphatiques axillaires ainsi que des tissus adipeux et adjacents. Cette chirurgie a longtemps été le traitement standard. À l'heure actuelle, plusieurs options de traitement s'offrent à la personne atteinte tout comme aux professionnels de la santé chargés de bien la guider **ENCADRÉ 63.2**. Quand

ENCADRÉ 63.2 | **Cancer du sein**

Examen clinique et examens paracliniques

- Antécédents médicaux, incluant facteurs de risque
- Examen physique, incluant seins et ganglions
- Mammographie
- Échographie
- IRM des seins (au besoin)
- Biopsie

Investigation progressive

- Formule sanguine complète et numération de plaquettes
- Taux de calcium et de phosphore
- Tests de fonction hépatique
- Radiographie pulmonaire
- Scintigraphie osseuse (au besoin)
- Tomodensitométrie (TDM) thoracique, abdominale et pelvienne (au besoin)
- IRM (au besoin)
- Tomographie par émission de positrons (TEP) et TDM combinées (au besoin)

Processus thérapeutique

- Chirurgie
  - Chirurgie mammaire de préservation (tumorectomie) avec biopsie/dissection des GS ou dissection des ganglions lymphatiques axillaires
  - Mastectomie radicale modifiée (avec reconstruction mammaire immédiate ou ultérieure)
- Radiothérapie
  - Radiothérapie comme traitement principal
  - Radiothérapie adjuvante
  - Curiethérapie à doses élevées
  - Radiothérapie palliative
- Pharmacothérapie
  - Chimiothérapie
    › Chimiothérapie néoadjuvante ou adjuvante
    › Chimiothérapie contre la maladie récidivante ou métastatique
  - Hormonothérapie **TABLEAU 63.7**
    › Thérapie biologique et ciblée

vient le temps de prendre une décision de traitement au sujet d'un cancer du sein particulier, il faut considérer les facteurs pronostiques. Certains de ces facteurs contribuent d'ailleurs à la détermination du stade du cancer du sein. Il existe une méthode de stadification utilisée couramment appelée classification TNM, mise sur pied par le American Joint Committee on Cancer (National Cancer Institute, 2010). Cette classification désigne la taille de la tumeur (T), l'atteinte des ganglions lymphatiques (N) et la présence de métastases (M), et elle définit le stade de la maladie. De fait, le stade ainsi établi en décrit l'étendue et le degré de dissémination **TABLEAU 63.5**.

Les stades sont notés de I à IV, le stade I étant réservé aux tumeurs très petites (moins de 2 cm) et sans atteinte des ganglions ni métastases. Les stades ultérieurs sont déterminés par la taille de la tumeur et le nombre de ganglions lymphatiques atteints. Le stade IV indique un cancer métastatique, sans égard à la grosseur de la tumeur ou à l'atteinte des ganglions.

Le traitement est dicté la plupart du temps par le stade clinique et le type de cancer.

Malgré l'introduction des nouveaux indicateurs prédictifs, telle l'analyse de l'ADN et des phases du cycle cellulaire, la présence ou non de cellules cancéreuses dans les ganglions lymphatiques reste un puissant déterminant quant à la récidive locale et au potentiel métastatique au terme du traitement de la tumeur primaire.

Traitement chirurgical

La chirurgie mammaire de préservation accompagnée de radiothérapie et la mastectomie radicale modifiée avec ou sans reconstruction mammaire demeurent les solutions privilégiées dans le cas de cancer du sein opérable. La majorité des femmes chez qui un cancer du sein précoce a été diagnostiqué (dont la tumeur est inférieure à 4 ou 5 cm) sont des candidates pour l'une ou l'autre de ces interventions. Le taux de survie associé à la tumorectomie avec radiothérapie est généralement similaire à celui de la mastectomie radicale modifiée.

Dissection des ganglions lymphatiques axillaires

La dissection des ganglions lymphatiques axillaires latéraux au sein atteint est souvent effectuée ; elle était jusqu'à tout récemment le traitement standard privilégié devant un cancer du sein infiltrant. Une telle dissection entraîne habituellement l'excision de 12 à 20 ganglions. La dissection des GS a remplacé depuis peu la dissection des ganglions lymphatiques axillaires chez les clientes dont les GS n'ont pas révélé de cellules malignes **FIGURE 63.6**. Dans le cas où au moins un GS contient des cellules cancéreuses, la dissection des ganglions lymphatiques axillaires reste généralement la solution conseillée. L'examen des ganglions lymphatiques procure des données prédictives et permet de définir le traitement subséquent approprié (chimiothérapie, hormonothérapie, possiblement les deux).

63

TABLEAU 63.5		Stadification du cancer du sein		
STADE		**TAILLE DE LA TUMEUR**	**STATUT GANGLIONNAIRE**	**MÉTASTASE**
Stade I		< 2 cm	Aucune atteinte	Non
Stade II	A	Variable de 0 à > 5 cm	Aucune atteinte, ou atteinte de un à trois ganglions lymphatiques axillaires ou mammaires internes	Non
	B	Variable de 2 à > 5 cm	Aucune atteinte, ou atteinte de un à trois ganglions lymphatiques axillaires ou mammaires internes	Non
Stade III	A	Variable de 0 à > 5 cm	Atteinte de quatre à neuf ganglions lymphatiques axillaires ou mammaires internes	Non
	B	Toute taille avec extension à la paroi thoracique ou à la peau	Atteinte de quatre à neuf ganglions lymphatiques axillaires ou mammaires internes	Non
	C	Toute taille	Atteinte d'au moins 10 ganglions lymphatiques axillaires, mammaires internes ou sous-claviculaires	Non
Stade IV		Toute taille	Toute atteinte de ganglions lymphatiques	Oui

Source : Adapté de Singletary *et al.* (2002).

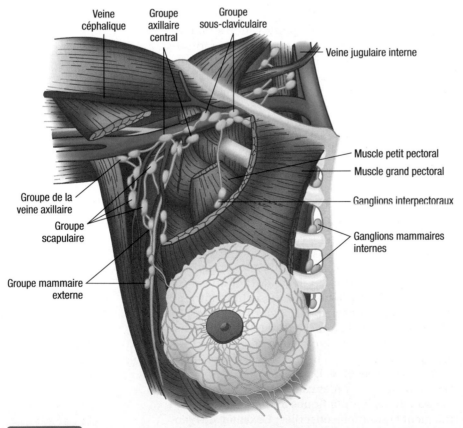

Drainage des ganglions lymphatiques axillaires. Le ganglion sentinelle est généralement un ganglion mammaire externe. Une dissection axillaire complète consiste en l'excision de tous les ganglions lymphatiques.

Le **lymphœdème** (l'accumulation de lymphe dans les tissus mous) peut être déclenché par une exérèse ou une radiothérapie des ganglions lymphatiques **FIGURE 63.7** (Swenson *et al.*, 2009). Lorsque les ganglions axillaires ne parviennent plus à retourner le liquide lymphatique dans le système circulatoire, une accumulation de lymphe se produit dans le membre supérieur atteint, provoquant une pression obstructive des veines et entravant le retour veineux. Les effets peuvent aller de la lourdeur à la douleur, en passant par une diminution de la fonction motrice du bras, un engourdissement et une paresthésie des doigts. Le lymphœdème peut également causer de la cellulite et une fibrose progressive. Bien que le lymphœdème ne soit pas toujours évitable, il est possible d'en atténuer les répercussions après l'intervention chirurgicale ou la radiothérapie (ce sujet est abordé plus loin dans ce chapitre).

Chirurgie mammaire de préservation

La chirurgie mammaire de préservation (également appelée **tumorectomie**) consiste en l'ablation de la tumeur et des tissus marginaux normaux. Subséquemment à l'intervention, le sein en entier est soumis à une radiothérapie, avec une dose plus forte de rayonnements ionisants émise au siège de la tumeur. Si le risque de récidive est élevé, une chimiothérapie préalable s'avère possible. Il existe néanmoins quelques contre-indications à cette intervention : taille du sein insuffisante en comparaison de celle de la

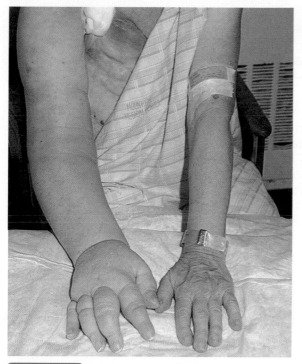

FIGURE 63.7
Une cliente atteinte de lymphœdème, qui entraîne une accumulation de fluide dans les tissus après excision de ganglions lymphatiques.

tumeur et résultat esthétique prévu peu acceptable ; présence de masses ou de calcifications multifocales (à l'intérieur d'un même quadrant mammaire) ; présence de masses multicentriques (dans plus d'un quadrant) ; présence de calcifications diffuses dans plus d'un quadrant ; centre de la tumeur voisin du mamelon. Des contre-indications quant au recours à la radiothérapie (p. ex., un lupus actif ou l'usage antérieur de radiothérapie dans le même champ de rayonnement) pourraient faire en sorte que la mastectomie soit une meilleure option chirurgicale.

Le principal avantage de la chirurgie mammaire de préservation suivie de radiothérapie est la préservation du sein et du mamelon. En combinant ce type de chirurgie avec la radiothérapie, l'objectif est de maximiser les bénéfices des deux traitements et les résultats esthétiques tout en minimisant les risques **ENCADRÉ 63.3**. En contrepartie, il faut souligner des coûts d'intervention plus élevés en raison du double traitement chirurgical et par radiation, ainsi que les possibles effets secondaires de la radiothérapie. Les choix de traitement, les effets secondaires, les complications et les préoccupations de la cliente quant aux interventions chirurgicales préconisées en matière de cancer du sein sont présentés au **TABLEAU 63.6**.

Pratique fondée sur des résultats probants

ENCADRÉ 63.3   **Le recours à la radiothérapie après l'intervention chirurgicale contre le cancer du sein réduit-il la récidive ?**

Question clinique

Chez les femmes atteintes d'un carcinome canalaire *in situ* (CCIS) et qui ont subi une chirurgie mammaire de préservation (P), l'ajout d'une radiothérapie (I), comparativement à aucune radiothérapie (C), diminue-t-il le risque de récidive du cancer dans le sein traité (O) au cours des cinq premières années (T) ?

Résultats probants

- Examen systématique d'essais cliniques à répartition aléatoire

Analyse critique et synthèse des données

- Quatre essais cliniques à répartition aléatoire (n = 3 925) dont la durée moyenne de suivi s'échelonne de 4,4 à 10,5 ans.
- La radiothérapie a diminué le risque de récidive du CCIS et du cancer invasif dans le sein traité.
- Aucun effet nuisible à long terme lié à la radiothérapie n'a été trouvé.
- Aucune information disponible sur la toxicité à court terme et la qualité de vie.

Conclusion

- Il est avantageux d'ajouter la radiothérapie à la chirurgie mammaire de préservation chez toutes les femmes atteintes d'un CCIS.

Recommandations pour la pratique infirmière

- Conseiller la femme atteinte d'un CCIS et qui envisage des options de traitement de discuter des avantages de la radiothérapie avec son professionnel de la santé.
- Informer la cliente sur les effets secondaires à court terme bien connus de la radiothérapie.

Référence

Goodwin, A., Parker, S., Gherdi, D., *et al.* (2009). Postoperative radiotherapy for ductal carcinoma in situ of the breast. *Cochrane Database of Systematic Reviews, 3,* CD000563.

P : population visée ; I : intervention ; C : comparaison ; O : (*outcome*) résultat ; T : (*time period*) période visée.

TABLEAU 63.6

| | Interventions chirurgicales dans le traitement du cancer du sein | | |

NATURE DE L'INTERVENTION	EFFETS SECONDAIRES	COMPLICATIONS POSSIBLES	PRÉOCCUPATIONS PERSONNELLES
Chirurgie mammaire de préservation (tumorectomie) avec radiothérapie			
• Excision de la tumeur et de la marge, dissection des GS ou des ganglions lymphatiques axillaires, radiothérapie	• Inconfort au sein • Œdème mammaire • Réactions cutanées • Enflure du bras • Altérations sensorielles dans le sein et le bras	• À court terme : desquamation humide[a], hématome, sérome, infection • À long terme : fibrose, lymphœdème[b], myosite, pneumonite[a], fractures costales[a]	• Traitement de longue durée[a] • Perte de mobilité du bras[b] • Altérations dans la consistance et la sensibilité du sein
Mastectomie radicale modifiée			
• Ablation du sein, préservation du muscle grand pectoral, dissection des GS ou des ganglions lymphatiques axillaires	• Resserrement thoracique, cicatrice • Perception du sein fantôme • Lymphœdème • Altérations sensorielles • Perte d'amplitude du mouvement	• À court terme : nécrose du lambeau greffé, sérome, hématome, infection • À long terme : perte sensorielle, atonie musculaire, lymphœdème	• Perte du sein • Incision • Atteinte à l'image corporelle • Nécessité d'une prothèse • Perte de mobilité du bras
Expansion tissulaire et implant mammaire			
• Utilisation d'un expanseur tissulaire pour distendre la peau ; injection d'une solution saline répartie sur quelques semaines ou quelques mois pour gonfler le réservoir interne • Insertion d'un implant sous le fascia du muscle grand pectoral	• Inconfort • Resserrement thoracique	• À court terme : nécrose du lambeau greffé, déhiscence de la plaie, sérome, hématome, infection • À long terme : contracture capsulaire, déplacement de l'implant	• Atteinte à l'image corporelle • Multiplication des consultations pour l'expansion tissulaire • Chirurgie ultérieure pour une éventuelle reconstruction du mamelon et la symétrie mammaire
Reconstruction mammaire par lambeau			
• Chirurgie par lambeau TRAM plus fréquente[c] • Tranfert d'un faisceau du muscle grand droit abdominal (muscle, peau, tissu adipeux, vaisseaux sanguins) au siège de la mastectomie	• Douleur émanant de deux sites chirurgicaux et d'une intervention d'envergure	• À court terme : guérison lente, infection, nécrose du lambeau greffé, hernie abdominale, hématome	• Période de convalescence importante

[a] Propre à la radiothérapie.
[b] Si dissection axillaire (moins probable dans le cas d'une dissection du GS).
[c] TRAM : lambeau de grand droit abdominal, de l'anglais *Transverse Rectus Abdominus Musculocutaneous*. Intervention réalisable au moment de la mastectomie.

Mastectomie radicale modifiée

La mastectomie radicale modifiée implique l'ablation du sein et des ganglions lymphatiques axillaires, tout en préservant le muscle grand pectoral. Plutôt que la chirurgie mammaire de préservation, ce type d'intervention est privilégié lorsque la taille de la tumeur empêche une exérèse satisfaisante, les tissus en marge y compris, tout en visant un résultat esthétique acceptable. Certaines clientes pourraient préférer cette chirurgie à la tumorectomie si le choix leur est proposé.

Une personne qui subit une mastectomie radicale modifiée se voit proposer la possibilité d'une reconstruction mammaire. Si la cliente y a consenti, l'intervention peut avoir lieu immédiatement après la mastectomie ; autrement, la chirurgie peut être reportée à un moment ultérieur, lorsque la personne sera rétablie (Stermer, 2008).

Suivi et soins aux survivantes

Une femme qui a subi une chirurgie mammaire fera l'objet d'un suivi médical régulier tout au long de sa vie. Les deux premières années, l'examen clinique est généralement semestriel; il devient ensuite annuel. En outre, il est recommandé à la cliente de procéder chaque mois à l'autoexamen des seins ou du sein intact et du site de l'intervention. Il faut savoir que la partie du corps la plus susceptible de récidive est le siège de la tumeur primaire. Une imagerie appropriée des seins devrait être effectuée périodiquement (habituellement à intervalles de six mois à un an), en fonction du risque de récidive de la personne et de ses antécédents de cancer du sein.

Syndrome de douleur postmastectomie

La personne ayant subi une mastectomie ou une dissection des ganglions axillaires peut souffrir du syndrome de douleur postmastectomie. Les symptômes courants incluent une douleur à la poitrine et dans la partie supérieure du bras, des picotements dans le bras, un engourdissement, une douleur lancinante ou sous forme de fourmillements et des démangeaisons insoutenables persistant au-delà des trois mois de guérison habituels. Le déclenchement de ce syndrome serait attribuable à une lésion du nerf intercostobrachial, qui est un nerf sensoriel émanant du muscle pectoral, sur la paroi de la cage thoracique et qui participe à la sensibilité de l'épaule et de la partie supérieure du bras.

Le traitement peut nécessiter la prescription d'un AINS, d'un antidépresseur, de lidocaïne sous forme de timbre, de EMLA^MD (mélange eutectique d'anesthésiques locaux tels que la lidocaïne et la prilocaïne) ainsi que des anti-épileptiques de dernière génération (p. ex., la gabapentine [Neurontin^MD]). L'infirmière pourrait aussi recommander des solutions complémentaires à la cliente: technique de l'imagerie mentale **ENCADRÉ 63.4** ou de la rétroaction biologique, physiothérapie (afin d'éviter une épaule bloquée des suites de la limitation des mouvements), ou encore une consultation psychologique auprès d'une personne qualifiée en gestion des syndromes de douleur chronique.

Traitement adjuvant

Après une chirurgie, la décision de recommander un traitement adjuvant (thérapie additionnelle) dépend du stade de la maladie (nombre de ganglions atteints et taille de la tumeur, notamment), de l'activité menstruelle, de l'âge, des caractéristiques des cellules cancéreuses, de la présence ou de l'absence des récepteurs des œstrogènes, de la progestérone et du HER-2 ainsi que de l'état de santé général de la personne. La radiothérapie peut être un traitement adjuvant, tout comme le sont les traitements systémiques telles la chimiothérapie, l'hormonothérapie et la thérapie biologique (Buzdaar, 2009; Mackey *et al.*, 2008).

Approches complémentaires et parallèles en santé

ENCADRÉ 63.4 | **Imagerie mentale**

Résultats probants

- Résultats probants dans le traitement de la migraine ou de la céphalée de tension lorsque la technique est combinée aux soins de la médecine classique.
- Résultats probants dans la réduction de la douleur de source cancéreuse et de la douleur postopératoire.

Recommandations pour la pratique infirmière

- L'imagerie mentale consiste à évoquer des représentations agréables qui plongent la personne dans l'état souhaité.

- Le personnel infirmier emploie la technique pour favoriser chez la personne la relaxation et l'aider à réduire son stress et à gérer sa douleur.
- La technique est complémentaire aux soins médicaux classiques, et elle ne les remplace pas.

Référence

Natural Standard (2011). [En ligne]. www.naturalstandard.com (page consultée le 4 avril 2011).

Radiothérapie

Il est possible de recourir à la radiothérapie pour le traitement du cancer du sein: 1) comme traitement principal après une chirurgie mammaire de préservation afin de prévenir la récidive locale; 2) à titre de traitement adjuvant après une mastectomie pour prévenir la récidive du cancer dans le foyer primaire et dans les ganglions lymphatiques; 3) comme traitement palliatif lorsqu'une douleur est causée par une récidive, qu'elle soit locale, régionale ou distante.

| Radiothérapie en traitement principal | Lorsque la radiothérapie est choisie comme traitement principal, elle commence habituellement après l'excision de la masse tumorale. Le sein (ainsi que les ganglions lymphatiques adjacents dans certains cas) est soumis à des rayonnements ionisants cinq fois par semaine pour une période d'environ cinq ou six semaines. Une source d'irradiation externe émet une dose de 45 à 50 Gray (soit de 4 500 à 5 000 cGray ou rads). Un complément de dose est un surplus d'irradiation ciblé au siège de la tumeur. Il peut provenir d'un faisceau de rayonnement externe et nécessite l'ajout de huit séances au traitement total. Ce type de radiothérapie peut entraîner temporairement de la fatigue, des altérations cutanées et un œdème mammaire chez la personne. Il peut s'avérer utile d'irradier les ganglions axillaires ou supraclaviculaires si les ganglions sont atteints, afin de minimiser le risque de récidive dans l'aisselle. Pour consolider les effets locaux de la radiothérapie de manière systémique, il est possible recourir à la chimiothérapie ▶ **16**.

La décision de recourir ou non à une radiothérapie après la mastectomie repose sur la probabilité que des cellules cancéreuses résiduelles persistent localement (fondée sur la taille et les caractéristiques biologiques de la tumeur ainsi que sur le

16

Les principaux traitements contre le cancer sont expliqués plus en détail dans le chapitre 16, *Cancer*.

63

nombre de ganglions lymphatiques atteints). L'application d'un rayonnement n'empêchera cependant pas l'apparition ultérieure d'une métastase à distance. Quant à la zone à irradier (ganglions lymphatiques ou paroi thoracique), la décision dépend des risques de récidive.

| Curiethérapie à doses élevées | La **curiethérapie** (radiothérapie interne) est une option au traitement de radiothérapie classique et convient au cancer du sein au stade précoce. Depuis nombre d'années, cette méthode d'irradiation par implant consiste à introduire dans le sein une substance radioactive par la voie de cathéters multiples. Une fois les cathéters en place, des billes radioactives sont implantées dans chaque cathéter pour traiter la zone ciblée.

Une technologie émergente de lutte contre le cancer du sein est l'irradiation partielle du sein. La méthode préconisée à l'heure actuelle est la curiethérapie à ballonnet. Alors que la radiothérapie classique s'échelonne sur une période de cinq ou six semaines, la curiethérapie à ballonnet – qui permet d'envoyer dans le sein une dose élevée de substance radioactive – peut se résumer à seulement cinq jours de traitement.

Le système MammoSite^{MD} est une technologie peu invasive qui permet d'émettre un rayonnement à l'intérieur du sein. Un cathéter muni d'un ballonnet qui servira à déposer des billes radioactives est introduit dans la cavité produite **FIGURE 63.8**. Le grain radioactif est fixé à un fil relié à un distributeur informatisé. Le grain radioactif est acheminé dans le sein par l'entremise du dispositif MammoSite^{MD}, et il reste dans le ballonnet le temps d'appliquer la dose de radiation appropriée, la gardant confinée dans la zone la plus à risque de récidive.

Grâce à la technologie MammoSite^{MD}, la radiothérapie peut être réalisée sur une période de un à cinq jours en consultation externe. Habituellement, la personne reçoit un traitement deux fois par jour pendant cinq jours. Il est également possible de recourir au MammoSite^{MD} comme traitement complémentaire à une irradiation externe. Le grain radioactif est retiré du sein entre les traitements de même qu'au terme du dernier traitement ; il n'est inséré que pendant les séances et est ensuite enlevé. Une fois la thérapie complétée, le ballonnet est dégonflé, et le dispositif peut être entièrement retiré.

| Irradiation palliative | En plus de faire résorber la tumeur primaire et ainsi d'atténuer la douleur, la radiothérapie sert également à stabiliser les lésions métastatiques symptomatiques dans les sites tels que les os, les organes à tissus mous, le cerveau et le thorax. La radiothérapie soulage souvent la

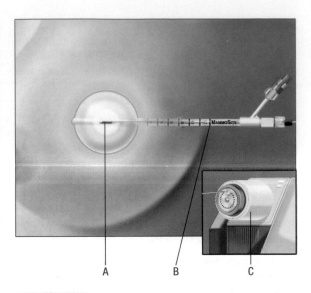

FIGURE 63.8

Curiethérapie à doses élevées pour le traitement du cancer du sein. Le système MammoSite^{MD} comporte l'installation d'un cathéter muni d'un petit ballon (B) au moment de la tumorectomie, ou peu après, dans la cavité laissée par l'exérèse de la tumeur. Un minuscule grain radioactif (A) est ensuite inséré dans le ballon grâce à un fil relié à un distributeur informatisé (C). Le grain radioactif permet d'irradier le siège de la tumeur.

douleur et améliore la maîtrise de la maladie récidivante et métastatique.

Thérapie systémique

Le but de la thérapie systémique est de détruire les cellules cancéreuses qui ont possiblement migré vers d'autres parties du corps. En tant que traitement adjuvant à la thérapie principale (et en l'absence d'évidence de métastases), elle peut diminuer le taux de récidive et augmenter l'espérance de vie. Étant donné le haut risque de maladie récidivante, la grande majorité des femmes chez qui les ganglions lymphatiques sont atteints, en particulier celles dont les récepteurs d'hormones étaient négatifs, feront l'objet d'une thérapie systémique. Certaines clientes, particulièrement celles dont la taille de la tumeur est importante ou dont le profil de cancer est agressif, sont considérées comme étant à risque plus élevé de récidive ou de métastase. Il est fréquent que le médecin traitant recommande pour elles une thérapie générale même s'il n'y a pas eu d'atteinte ganglionnaire. L'évaluation des risques et des avantages d'un traitement adjuvant demande mûre réflexion.

| Chimiothérapie | La chimiothérapie fait référence à l'usage de médicaments cytotoxiques pour détruire les cellules cancéreuses. Nombre de cancers du sein réagissent à la chimiothérapie, et il arrive que le traitement soit offert à certaines personnes en situation préopératoire. La chimiothérapie préopératoire (aussi dite néoadjuvante) peut contribuer à la résorption de la tumeur primaire, entraînant possiblement une exérèse de moins grande envergure. Que la chimiothérapie soit administrée avant ou après l'intervention chirurgicale, les taux de survie du cancer du sein sont comparables (Buzdaar, 2009).

Une association médicamenteuse est plus efficace que l'emploi d'un médicament unique. L'avantage de la polychimiothérapie tient à ce que divers médicaments produisent différents effets sur la croissance et la division cellulaires, en plus de diminuer la résistance aux médicaments. Les protocoles les plus courants concernant la polychimiothérapie sont : 1) CMF – **c**yclophosphamide (Procytox^MD), **m**éthotrexate et **f**luorouracile (5-FU) ; 2) AC – chlorhydrate de doxorubicine (**A**driamycin^MD) et **c**yclophosphamide, avec ou sans taxane comme le paclitaxel (Taxol^MD) ou le docétaxel (Taxotere^MD) ; 3) CEF ou CAF – **c**yclophosphamide, chlorhydrate d'**é**pirubicine ou doxorubicine (**A**driamycin^MD) et 5-**F**U. Le docétaxel, la capécitabine (Xeloda^MD) et une forme de paclitaxel lié à l'albumine (Abraxane^MD) sont administrés aux femmes dont le cancer du sein métastatique ne réagit pas à la chimiothérapie courante (Palmieri, Frye, & Mahon, 2009). Le tartrate de vinorelbine (Navelbine^MD), employé dans le traitement du cancer du sein métastatique, est généralement mieux toléré et entraîne moins d'effets secondaires.

La chimiothérapie touche également les cellules saines, de sorte que le traitement entraîne des effets secondaires variés. Chaque association de médicaments provoque un certain nombre d'effets secondaires courants et prévisibles, dont la nature et l'intensité dépendent non seulement du profil des combinaisons, mais également de l'horaire de l'administration et de la dose. En règle générale, les organes caractérisés par une division cellulaire rapide sont plus fortement atteints. Les effets secondaires les plus courants touchent le tube digestif, la moelle osseuse, les follicules pileux, et ils entraînent de ce fait des nausées, de l'anorexie, une perte de poids, la **myélosuppression** et la fatigue subséquente, ainsi que l'alopécie (perte des cheveux). Toutefois, une prise de poids est courante dans le traitement du cancer du sein.

Des modifications cognitives ont été observées chez les personnes cancéreuses en traitement et après celui-ci, en particulier chez celles qui ont reçu de la chimiothérapie. Ces changements incluent une difficulté de concentration, de mémoire et d'attention (Simmons, 2009). Ce phénomène est désigné par le vocable **chimio-cerveau** (Société canadienne du cancer, 2010c) ; il peut toucher de 17 à 75 % des survivants du cancer (National Cancer Institute, 2009). La cause de cette atteinte des cellules nerveuses du cerveau fait actuellement l'objet de recherches.

| Hormonothérapie | La présence des œstrogènes peut être un promoteur de croissance du cancer du sein

si les cellules cancéreuses possèdent des récepteurs des œstrogènes, dits positifs. L'hormonothérapie spécifique bloque la source de l'œstrogène et favorise la régression de la tumeur.

Deux percées médicales ont contribué à l'utilisation de l'hormonothérapie dans la lutte contre le cancer du sein. Tout d'abord, les tests des récepteurs hormonaux, qui sont des examens paracliniques fiables, permettent de cibler les femmes susceptibles de bien réagir à l'hormonothérapie. Il est possible d'analyser l'état des récepteurs des œstrogènes et de la progestérone dans la tumeur. L'importance de ces tests réside dans la valeur prédictive de l'efficacité de l'hormonothérapie chez la femme, qu'il s'agisse de traiter un cancer du sein primaire ou un cancer récidivant. En second lieu, des médicaments ont été mis au point et sont aussi efficaces dans le blocage des glandes endocrines que la chirurgie ou l'irradiation. La probabilité de régression tumorale est plus importante chez la femme dont la tumeur présente des récepteurs des œstrogènes et de progestérone (Rugo, 2008).

Le blocage des œstrogènes peut être réalisé par inhibition de l'activité ovarienne, soit par ovariectomie, soit par radiothérapie ou par pharmacothérapie **TABLEAU 63.7**.

L'hormonothérapie peut bloquer ou détruire les récepteurs des œstrogènes ou encore supprimer la synthèse des œstrogènes par l'inhibition de l'aromatase, une enzyme nécessaire à la conversion des androgènes en œstrogènes. L'hormonothérapie peut consolider l'effet du traitement principal choisi ou peut être indiquée pour une personne aux prises avec un cancer récidivant ou métastatique.

Depuis 30 ans, le tamoxifène (Nolvadex^MD) est le médicament hormonal privilégié pour la cliente atteinte d'un cancer du sein avec récepteurs des œstrogènes positifs, à tous les stades de la maladie. Ce médicament à l'action antiœstrogénique bloque les sites récepteurs des œstrogènes dans les cellules cancéreuses et empêche par conséquent l'hormone de se fixer et de provoquer une stimulation de la croissance. Dans le traitement du cancer du sein, qu'il soit précoce, évolué ou récidivant, l'usage du taxomifène est répandu. Il peut également être employé à titre préventif chez les femmes à risque élevé de cancer du sein, mais aux États-Unis seulement, Santé Canada n'en ayant pas approuvé l'usage pour cette indication. Les bouffées de chaleur, des changements d'humeur, des pertes blanches et une sécheresse vaginale, ainsi que des effets divers associés à la carence œstrogénique comptent parmi ses effets secondaires. Il peut également augmenter les risques de caillots, de cataracte, d'accident vasculaire cérébral (AVC) et de cancer de l'endomètre chez la femme ménopausée. Le traitement au tamoxifène dure habituellement cinq ans (Litsas, 2008).

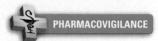

Myélosuppression : Suppression de l'activité de la moelle osseuse entraînant une diminution du nombre de globules et de plaquettes dans le sang.

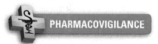

63

TABLEAU 63.7	**Hormonothérapie**	
MÉCANISME D'ACTION	**EXEMPLES**	**INDICATION**
Blocage des récepteurs des œstrogènes	• Tamoxifène (Nolvadex^MD)	Prévention, traitement adjuvant et contre la maladie métastatique
Destruction des récepteurs des œstrogènes	• Fulvestrant (Faslodex^MD)	Maladie métastatique
Inhibition de l'aromatase empêchant la production des œstrogènes à partir des androgènes internes	• Anastrozole (Arimidex^MD) • Létrozole (Femara^MD) • Exémestane (Aromasin^MD)	Traitement néoadjuvant, adjuvant et contre la maladie métastatique

26

L'action du chlorhydrate de raloxifène relativement à l'ostéoporose est abordée dans le chapitre 26, *Interventions cliniques – Troubles musculosquelettiques.*

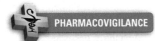

PHARMACOVIGILANCE

Agent antinéoplasique (anticorps monoclonal)

Trastuzumab (Herceptin^MD)

• Employer avec prudence chez la cliente ayant une cardiopathie préexistante.

• Surveiller les signes de dysfonction ventriculaire et d'insuffisance cardiaque.

Le fulvestrant (Faslodex^MD) peut être administré à la femme atteinte d'un cancer du sein évolué qui ne réagit plus au tamoxifène. Cet antiœstrogène ralentit la progression du cancer en détruisant les récepteurs des œstrogènes des cellules cancéreuses. Il est administré une fois par mois par injection intramusculaire, et il peut provoquer de la fatigue, des bouffées de chaleur et des nausées.

Les médicaments inhibiteurs de l'aromatase bloquent l'enzyme responsable de la synthèse des œstrogènes endogènes ; ils sont utilisés pour traiter le cancer du sein chez la femme ménopausée ; l'anastrozole (Arimidex^MD), le létrozole (Femara^MD) et l'exémestane (Aromasin^MD) en sont des exemples. Les inhibiteurs d'aromatase n'empêchent pas la production d'œstrogènes par les ovaires, de sorte qu'ils sont de peu d'utilité, voire potentiellement dangereux, pour la femme préménopausée.

Les essais cliniques ont révélé des taux de survie sans maladie plus favorables lorsque ce type de médicament est administré au terme d'un traitement au tamoxifène (Rugo, 2008). Ils semblent également plus efficaces que le tamoxifène dans la prévention du cancer récidivant et laissent présager un plus grand succès dans la prévention d'un cancer controlatéral (l'atteinte de l'autre sein). Les effets secondaires des inhibiteurs de l'aromatase diffèrent de ceux du tamoxifène ; les cas de caillots sanguins sont rares, et le cancer de l'endomètre demeure inexistant. Étant donné qu'ils bloquent la production œstrogénique chez la femme ménopausée, celle-ci est en revanche exposée au risque d'ostéoporose et de fractures osseuses. Des sueurs nocturnes, des nausées, de l'arthralgie et de la myalgie sont également associées à cette classe de médicaments.

Le chlorhydrate de raloxifène (Evista^MD) est un médicament conçu pour prévenir la perte osseuse, mais il sert à l'heure actuelle à réduire les risques de cancer du sein chez la femme postménopausée sans stimulation de la croissance endométriale ; il est utilisé aux États-Unis seulement, car Santé Canada n'en a pas approuvé l'usage pour cette indication (Lilly and Company, 2011) ; l'utilisation au pays est limitée aux essais cliniques. Ce médicament peut agir en bloquant les récepteurs des œstrogènes dans le sein de la même manière qu'il le fait dans les tissus osseux ▶ **26**.

D'autres médicaments peuvent servir dans le traitement des tumeurs cancéreuses hormonodépendantes, dont l'acétate de mégestrol (Megace^MD). Certaines stratégies de gestion endocrinienne moins courantes existent également : l'ovariectomie bilatérale, la surrénalectomie et l'hypophysectomie.

Thérapie biologique et ciblée

Le trastuzumab (Herceptin^MD) est un anticorps monoclonal qui ne reconnaît que le HER-2. Une fois l'anticorps fixé à l'antigène, il bloque les signaux de prolifération cellulaire et précipite la destruction de la cellule cancéreuse. Il peut être employé seul ou en combinaison avec d'autres médicaments de chimiothérapie, notamment avec le docetaxel (Taxotere^MD) ou le paclitaxel (Taxol^MD), et il permet de traiter les femmes dont la tumeur surexprime le HER-2. Un test génétique additionnel (par une technique d'hybridation chromogénique) permettrait de reconnaître les clientes qui bénéficieraient des effets du trastuzumab (Herceptin^MD).

Le ditosylate de lapatinib (Tykerb^MD) peut être administré en association avec la capécitabine (Xeloda^MD) chez la personne atteinte de cancer évolué ou métastatique avec des récepteurs HER-2 positifs. L'association médicamenteuse est indiquée pour la cliente qui a une résistance aux autres médicaments anticancéreux (Litsas, 2008).

Le ditosylate de lapatinib agit à l'échelle intracellulaire en bloquant l'action de la protéine HER-2. Certains de ses effets secondaires sont la diarrhée, les nausées, des vomissements, une éruption cutanée ainsi qu'un syndrome d'engourdissement, de picotement, de gonflement et de douleur dans les mains et les pieds. Sa cardiotoxicité a également été rapportée.

Les inhibiteurs d'angiogenèse empêchent la formation des nouveaux vaisseaux sanguins qui apparaissent normalement dans une tumeur cancéreuse en croissance. Le bevacizumab (Avastin^MD) est l'un de ces inhibiteurs d'angiogenèse, mais son utilisation au Québec est limitée aux essais cliniques en combinaison avec une chimiothérapie, en vue d'augmenter l'espérance de vie des femmes aux prises avec un cancer évolué.

Soins infirmiers transculturels

CLIENTE ATTEINTE D'UN CANCER DU SEIN

Le cancer du sein frappe sans égard à l'origine ethnique, à la nationalité ou à la culture. Il existe cependant des variantes en ce qui concerne la fréquence, le taux de mortalité et les situations particulières de soins entre les diverses communautés **ENCADRÉ 63.5**. Les différences culturelles observées s'expliquent peut-être aussi par des facteurs liés au rôle de la femme, aux croyances en matière de santé, à la religion et à la structure familiale. Il n'est pas exclu non plus que les habitudes alimentaires ou l'accès au dépistage et le recours réel aux examens cliniques et à la mammographie aient un impact sur les différences relevées.

Les valeurs culturelles influent fortement sur l'attitude d'une femme devant un diagnostic de cancer du sein et sur sa manière d'aborder un traitement. Pour cette raison, l'infirmière doit tenir compte des perceptions culturelles de la cliente en matière de santé, prendre en considération le concept de la féminité dans la réalité de cette personne tout comme la signification du cancer du sein. Certaines femmes retardent le dépistage ou le traitement du cancer pour toutes sortes de raisons; celles-ci peuvent être fondées sur l'idée que la maladie s'inscrit comme un destin inévitable, dans la « volonté de Dieu ». Certaines personnes se méfient de la médecine occidentale, elles craignent les répercussions financières ou encore les stigmates associés à un diagnostic de cancer.

RAPPELEZ-VOUS...

Les croyances relatives à la santé et à la maladie et leurs implications concrètes pour les soins de santé sont souvent influencées par les doctrines religieuses.

Soins infirmiers transculturels

ENCADRÉ 63.5	**Cancer du sein**

- La plus grande fréquence de cancer du sein est observée chez les femmes blanches.
- Comparativement à la femme blanche, la femme d'origine africaine affiche un taux de survie au cancer du sein moindre, même lorsque le dépistage est précoce.

- Comparativement aux femmes blanches et d'origine africaine, les femmes d'origines latino-américaine et asiatique affichent une fréquence de cancer du sein et une mortalité inférieures.

Soins et traitements infirmiers

CLIENTE ATTEINTE D'UN CANCER DU SEIN

Collecte des données

Au cours de l'évaluation d'une personne qui consulte pour un problème mammaire, de nombreux facteurs doivent être pris en considération. Les antécédents du trouble peuvent aider l'infirmière à poser un diagnostic infirmier; un écoulement du mamelon, une douleur, le taux de croissance d'une masse, une asymétrie mammaire, une corrélation avec le cycle menstruel, voilà autant d'indices à examiner de près.

L'information concernant la taille et l'emplacement de toute masse doit être consignée avec soin. L'infirmière veille à décrire les caractéristiques physiques d'une lésion, telles la texture, la mobilité et la forme. Dans le cas d'un écoulement mamelonnaire, il est nécessaire d'en noter la couleur et l'apparence et d'indiquer s'il touche un sein ou les deux.

Les données subjectives et objectives à recueillir concernant un cas présumé ou déjà diagnostiqué de cancer du sein sont présentées à l'**ENCADRÉ 63.6**.

Analyse et interprétation des données

L'analyse et l'interprétation des données entourant un cas diagnostiqué de cancer du sein sont variées. Entre le diagnostic et le choix du traitement, l'infirmière doit évaluer les aspects suivants:

- Toute indécision de la personne liée à un manque de connaissances des solutions de traitement existantes et de leurs effets;
- La peur ou l'anxiété découlant du diagnostic de cancer du sein;
- L'impact physique et émotif anticipé des traitements proposés à la personne sur son image corporelle.

62

ÉVALUATION CLINIQUE

L'étape d'évaluation de l'appareil reproducteur est décrite en détail dans le chapitre 62, *Système reproducteur.*

ENCADRÉ 63.6 | **Cancer du sein**

Données subjectives

- Renseignements importants concernant la santé :
  - Antécédents de santé : troubles mammaires bénins avec changements atypiques ; antécédent de cancer du sein unilatéral ; antécédents menstruels (règles précoces, ménopause tardive) ; antécédents gravidiques (nulliparité ou première grossesse à terme après l'âge de 30 ans) ; antécédent de cancer de l'endomètre, des ovaires ou du côlon ; hyperœstrogénisme et atrophie testiculaire (chez l'homme)
  - Médicaments : prise d'hormones, particulièrement un traitement hormonal de substitution chez la femme ménopausée et la contraception orale, traitement contre l'infertilité
  - Interventions chirurgicales et autres traitements : exposition à une radiothérapie (p. ex., dans le traitement du lymphome hodgkinien ou un traitement thyroïdien)
- Modes fonctionnels de santé :
  - Perception et gestion de la santé : antécédents familiaux de cancer du sein (en particulier chez la mère ou une sœur et diagnostiquée à un âge relativement jeune), antécédents d'anomalies à la mammographie ou de biopsie atypique ; anomalie palpable au cours de l'AES ; consommation d'alcool fréquente
  - Nutrition et métabolisme : obésité ; amaigrissement radical inexpliqué (indication possible de métastases)
  - Activités et exercices : niveau de l'activité habituelle
  - Cognition et perception : altération de la fonction cognitive, céphalées, douleurs osseuses (indication possible de métastases)
  - Perception et concept de soi : anxiété liée à la menace au soi
  - Sexualité et reproduction : écoulement mamelonnaire unilatéral (clair, laiteux ou sanguinolent) ; modification du sein quant aux contours, au volume ou à la symétrie
  - Adaptation et tolérance au stress : stress psychologique

Données objectives

- Observations générales : lymphadénopathie axillaire et supraclaviculaire
- Système tégumentaire : nodules fermes et distincts au siège de la mastectomie (indication possible de récidive) ; œdème périphérique (indication possible de métastases)
- Système respiratoire : épanchement pleural (indication possible de métastases)
- Système gastro-intestinal : hépatomégalie, jaunisse ; ascite (indication possible de métastases au foie)
- Système reproducteur : masse mammaire non mobile, dure et de forme irrégulière, le plus souvent localisée dans le quadrant supéro-externe du sein, possiblement fixée au fascia ou à la paroi thoracique ; invagination, rétraction ou érosion mamelonnaire ; œdème (peau d'orange), érythème, induration, infiltration ou rétraction (propre aux derniers stades)
- Résultats possibles aux examens paracliniques : découverte d'une masse ou d'une anomalie mammaire au cours de l'examen du sein ; mammographie anormale, IRM ou échographie du sein ; résultats positifs de la biopsie par aspiration à l'aiguille fine ou par exérèse ou de toute autre biopsie à l'aiguille

---

L'analyse, l'interprétation des données et les résultats escomptés pour la cliente ayant subi une mastectomie ou une tumorectomie sont présentés dans le **PSTI 63.1**.

Planification des soins

Les objectifs généraux pour la cliente atteinte d'un cancer du sein sont de :

- prendre une part active dans la décision quant au traitement à retenir parmi toutes les options ;
- se conformer au plan de soins ;
- s'adapter aux effets secondaires d'une thérapie adjuvante ;
- recevoir des encouragements à puiser dans le soutien que peuvent offrir les êtres chers et les professionnels de la santé.

Interventions infirmières

Phase aiguë

Entre le diagnostic de cancer du sein et le choix d'un plan de traitement, la personne atteinte et sa famille vivent des moments difficiles.

Bien que le médecin traitant ait présenté des options de traitement à la cliente, il arrive souvent que celle-ci se tourne vers l'infirmière pour clarifier et soupeser ses choix. Il s'agit d'une période pénible pour la plupart des femmes, et beaucoup ont de la difficulté à faire face à la situation. L'infirmière devrait évaluer la manière dont la cliente prend habituellement des décisions importantes, l'aider à évaluer les avantages et les inconvénients des solutions offertes, lui offrir toute l'information possible au sujet du traitement envisagé et la soutenir, ainsi que sa famille, une fois la décision prise.

Durant cette période, la cliente peut présenter des signes de détresse et de nervosité qui se manifestent par une tachycardie, de la tension musculaire, de l'insomnie et de l'agitation, qui augmentent à la seule pensée de la décision à prendre. L'infirmière évalue le langage corporel, la motricité et l'état d'esprit de la personne dans ce contexte de stress intense et d'incertitude afin de prendre des mesures appropriées.

Quelle que soit l'intervention chirurgicale retenue, il importe d'offrir à chaque cliente toute l'information nécessaire à une décision éclairée. Certaines personnes font des recherches exhaustives tandis que d'autres évitent l'information. L'infirmière doit se montrer

RAPPELEZ-VOUS...

L'infirmière doit évaluer ce que la cliente considère comme de l'information importante. Cette dernière sera plus réceptive si l'information correspond à ses besoins.

sensible à la nature de la personne et à sa manière de comprendre les notions. L'information offerte doit comprendre : 1) les directives préopératoires concernant la manière de se tourner, de tousser et de respirer profondément ; 2) le survol des exercices postopératoires ; 3) un portrait des étapes de la convalescence, entre le moment de la chirurgie jusqu'au congé de l'hôpital.

Chez la cliente qui subit une chirurgie mammaire de préservation, la période postopératoire entraîne généralement peu de complications, et elle occasionne des douleurs variables. L'intensité de la douleur dépend surtout de l'ampleur de la dissection des ganglions. S'il y a eu dissection des ganglions lymphatiques axillaires ou mastectomie, la cliente quitte généralement l'hôpital avec des drains encore en place. L'infirmière enseigne à la cliente et à ses proches comment surveiller l'évacuation des liquides une fois à la maison, par la démonstration et la demande de reproduire celle-ci.

Plan de soins et de traitements infirmiers

PSTI 63.1 Mastectomie ou tumorectomie[a]

PROBLÈME DÉCOULANT DE LA SITUATION DE SANTÉ	**Douleur aiguë** liée au trauma et à la manipulation des tissus comme en témoigne la verbalisation de douleur au siège de la chirurgie.
OBJECTIFS	• La cliente utilisera adéquatement des moyens pour soulager la douleur. • La cliente rapportera une réduction progressive de la douleur.

RÉSULTATS ESCOMPTÉS	INTERVENTIONS INFIRMIÈRES ET JUSTIFICATIONS
Gestion de la douleur • Utilisation de moyens non pharmacologiques pour soulager la douleur • Prise des analgésiques selon les recommandations • Signalement au professionnel de la santé de toute modification des symptômes de douleur • Maîtrise de la douleur	**Traitement de la douleur** • Effectuer une évaluation détaillée de la douleur qui comprend le siège, les caractéristiques, l'apparition et la durée, la fréquence, la qualité et l'intensité ou la gravité de la douleur pour planifier les interventions appropriées. • Examiner avec la cliente les facteurs qui soulagent ou aggravent la douleur. • Enseigner des techniques non pharmacologiques (p. ex., la distraction, l'imagerie mentale, la relaxation) à utiliser en plus des analgésiques ou pour les remplacer. • Procurer à la cliente un soulagement optimal de la douleur au moyen des analgésiques prescrits. • Utiliser des moyens de gérer la douleur avant que celle-ci ne s'aggrave pour éviter d'atteindre un stade où elle n'est plus maîtrisable. **Mise en position** • Soutenir le bras et limiter l'activité pour éviter toute tension sur la suture.

PROBLÈME DÉCOULANT DE LA SITUATION DE SANTÉ	**Anxiété** liée à une crise situationnelle et à une issue imprévisible attribuables à un diagnostic de cancer comme en témoignent l'insomnie, les pleurs et le questionnement relatif au pronostic.
OBJECTIF	La cliente démontrera une utilisation efficace des stratégies d'adaptation qui apportent une diminution de l'anxiété.

RÉSULTATS ESCOMPTÉS	INTERVENTIONS INFIRMIÈRES ET JUSTIFICATIONS
Adaptation • Utilisation d'un réseau de soutien personnel • Utilisation de stratégies d'adaptation efficaces • Recherche d'information crédible au sujet du diagnostic et du traitement • Sentiment de mieux maîtriser la situation • Augmentation du bien-être psychologique • Réduction des symptômes physiques d'anxiété	**Facilitation de l'adaptation** • Encourager l'extériorisation des émotions, des perceptions et des peurs pour favoriser la dissipation de celles-ci et établir des mécanismes d'adaptation efficaces. • Encourager les membres de la famille à extérioriser leurs sentiments, car leurs peurs liées au diagnostic et à l'issue peuvent diminuer leur efficacité en tant que réseau de soutien. • Fournir de l'information factuelle sur le diagnostic, le traitement et le pronostic pour atténuer la peur de l'inconnu. • Encourager une attitude d'espoir réaliste comme façon de faire face aux sentiments d'impuissance, car l'espoir est lié à une meilleure santé physique.

PROBLÈME DÉCOULANT DE LA SITUATION DE SANTÉ	**Perturbation de l'image corporelle** liée aux effets perçus de la mastectomie comme en témoignent la verbalisation de l'inquiétude relative à l'apparence et des sentiments liés à la perte de féminité, ainsi que le refus de regarder l'incision.
OBJECTIFS	• La cliente discutera des sentiments liés aux modifications de l'apparence physique et de ce qu'elles signifient. • La cliente trouvera des ressources dans la collectivité et des groupes d'entraide pour obtenir du soutien.

RÉSULTATS ESCOMPTÉS	**INTERVENTIONS INFIRMIÈRES ET JUSTIFICATIONS**
Image corporelle • Attitude positive à l'égard des changements relatifs à l'apparence • Mise en application de stratégies d'adaptation permettant de faire face aux changements touchant l'apparence physique • Énonciation de stratégies d'adaptation cohérentes avec la réalité • Verbalisation d'une satisfaction quant à l'apparence corporelle	**Amélioration de l'image corporelle** • Trouver des groupes de soutien accessibles à la cliente pour assurer un soutien social au besoin. • Aider la cliente à faire la différence entre l'apparence physique et les sentiments de valeur personnelle. • Faciliter les contacts avec des personnes qui présentent des modifications semblables de l'image corporelle (p. ex., par le programme *Belle et bien dans sa peau*) pour obtenir du soutien par les pairs et donner une source d'espoir de guérison et d'avenir normal. • Aider la cliente à discuter des modifications causées par la maladie et l'intervention chirurgicale pour favoriser un travail de deuil et maintenir le soutien de la famille et des amis. • Aider la cliente à cerner des mesures qui pourront améliorer son apparence (p. ex., une prothèse, la reconstruction mammaire).

PROBLÈME DÉCOULANT DE LA SITUATION DE SANTÉ	**Prise en main inefficace de la santé** liée à des conflits décisionnels et à un manque de connaissances relatives au processus morbide et aux soins postopératoires comme en témoignent les questions fréquentes posées au sujet de la maladie, du traitement et des soins de suivi.
OBJECTIFS	• La cliente démontrera sa connaissance des soins à apporter au siège de l'incision. • La cliente expliquera le processus morbide et les mesures pour limiter l'évolution de la maladie.

RÉSULTATS ESCOMPTÉS	**INTERVENTIONS INFIRMIÈRES ET JUSTIFICATIONS**
Connaissances : modalités du traitement • Compréhension des modalités du traitement (p. ex., les précautions liées au traitement, les analyses et les interventions) • Énonciation des avantages des différentes options de traitement **Connaissances : prise en charge du cancer** • Description des signes et des symptômes de récidive ainsi que des complications à signaler aux professionnels de la santé • Prise en charge de l'administration de ses médicaments • Attitude positive à l'égard des autosoins • Exécution des soins requis par l'incision opératoire	**Enseignement : intervention et traitement** • Montrer à la cliente de quelle façon elle peut participer à l'intervention (p. ex., prendre soin de l'incision, appliquer un nouveau pansement, vider le drain, reproduire une démonstration) pour devenir autonome dans ses propres soins. • Faire participer le proche aidant au besoin pour assurer du soutien et de l'aide. **Enseignement : processus morbide** • Vérifier les connaissances de la cliente au sujet de la maladie pour cerner les besoins en matière d'enseignement. • Expliquer les options de traitement pour faciliter les prises de décision. • Décrire le fondement des recommandations de prise en charge et de traitement pour accroître l'engagement de la cliente envers les choix de traitement. • Conseiller la cliente sur les moyens de prévenir ou de limiter les effets secondaires liés au traitement pour favoriser la prise en charge de la maladie. • Renseigner la cliente sur les signes et les symptômes à signaler aux professionnels de la santé (p. ex., des modifications cutanées au siège de l'intervention, de nouveaux changements aux seins ou à la cage thoracique). **Examen des seins** • Enseigner à la cliente l'importance d'examiner régulièrement ses seins et lui conseiller de subir une mammographie sur une base régulière, car ce sont les techniques de dépistage recommandées pour détecter une récidive locale après la mastectomie et pour examiner l'autre sein.

PROBLÈME DÉCOULANT DE LA SITUATION DE SANTÉ	**Altération de la mobilité physique** liée à une faiblesse et à une perte musculaires comme en témoigne la limitation des mouvements du membre supérieur situé du côté de l'intervention chirurgicale.
OBJECTIFS	• La cliente fera des activités qui peuvent réduire l'œdème postopératoire et améliorer la mobilité. • La cliente effectuera des exercices appropriés pour la main et le bras.

RÉSULTATS ESCOMPTÉS	INTERVENTIONS INFIRMIÈRES ET JUSTIFICATIONS
Coordination des mouvements • Amplitude articulaire accrue du côté atteint • Tonus musculaire accru du côté atteint • Mouvements fluides et coordonnés du membre du côté atteint • Confort dans les activités de la vie quotidienne (AVQ)	**Exercices : mobilité des articulations** • Déterminer les limites de la mobilité des articulations et leurs effets sur le fonctionnement pour planifier les interventions appropriées. • Amorcer des mesures pour maîtriser la douleur avant de commencer les exercices afin de favoriser la participation au programme d'exercices. • Montrer à la cliente et au proche aidant comment effectuer systématiquement des exercices passifs, assistés ou actifs d'amplitude de mouvement pour prévenir les contractures et le raccourcissement des muscles, maintenir le tonus musculaire et améliorer la circulation lymphatique et sanguine. **Exercices : maîtrise musculaire** • Incorporer des AVQ dans le programme d'exercices pour diminuer les comportements de dépendance, augmenter l'estime de soi et conserver la mobilité du bras touché. • Utiliser des activités motrices qui exigent l'attention et l'utilisation des deux côtés du corps pour prévenir la défense musculaire du côté de la chirurgie et la perte de fonction.

PROBLÈME DÉCOULANT DE LA SITUATION DE SANTÉ	**Risque de lymphœdème** lié à une altération du drainage lymphatique et à un manque de connaissances des mesures préventives

SOINS ET TRAITEMENTS EN INTERDISCIPLINARITÉ

OBJECTIFS INFIRMIERS	INTERVENTIONS INFIRMIÈRES ET JUSTIFICATIONS
• Surveiller les signes de lymphœdème. • Rapporter les écarts par rapport aux paramètres acceptables. • Accomplir les interventions médicales et de soins appropriées.	• Surveiller les signes de lymphœdème chez la cliente, comme une présence d'œdème à la main et au bras du côté de la chirurgie, une lourdeur ou une douleur localisée pour permettre un diagnostic et une intervention précoces afin de prévenir ou de traiter la complication. • Montrer à la cliente des stratégies d'autosoins et les précautions à prendre pour réduire les risques de lymphœdème pour qu'elle participe activement à ses propres soins et soit informée. • Ne pas effectuer de ponction veineuse ni de mesures de la pression artérielle (P.A.) sur le bras touché pour réduire les risques de sténose, d'infection et de lymphœdème. • Éviter de laisser le bras touché pendre le long du corps pour permettre une cicatrisation adéquate de la plaie et une diminution du stress au siège de l'incision. • Utiliser un manchon de compression si prescrit pour appliquer une pression mécanique afin de réduire l'épanchement de liquide dans le bras touché et favoriser le retour veineux.

[a] Bon nombre des interventions mentionnées dans le présent plan de soins se rapportent également à la cliente qui, au cours de la tumorectomie, a subi une exérèse de ganglions axillaires.

63

Après une dissection axillaire ou une mastectomie, rétablir l'intégrité du bras homolatéral est une priorité de l'intervention infirmière. L'infirmière installe la cliente en position semi-Fowler et surélève le bras homolatéral au moyen d'un oreiller. Les exercices de flexion et d'extension des doigts devraient être entrepris dès que la cliente est en salle de réveil, et il est bon de l'encourager à redevenir progressivement active. Un programme d'exercices postopératoires du bras et de l'épaule touchés est progressivement instauré sous la supervision du chirurgien **FIGURE 63.9**. Il s'agit de mouvements destinés à prévenir la contracture et le raccourcissement musculaire, à maintenir la tonicité ainsi qu'à favoriser la circulation sanguine et lymphatique. Il se peut que la

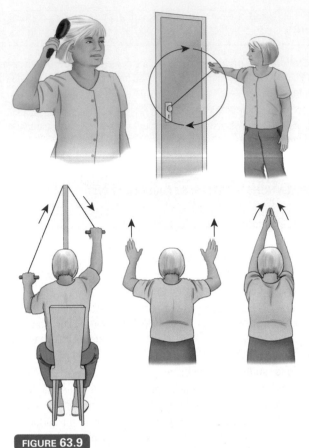

FIGURE 63.9

Exercices postopératoires suggérés pour la cliente qui a subi une mastectomie ou une tumorectomie avec dissection des ganglions lymphatiques axillaires.

difficulté et la douleur occasionnées par les simples gestes du quotidien – et qui font partie du programme d'exercices – plongent la cliente dans un état de frustration et de dépression. Il faut alors l'encourager à maintenir son objectif d'un rétablissement complet de son bras en l'espace de quatre à six semaines.

Les malaises postopératoires peuvent être soulagés par l'administration d'un analgésique une trentaine de minutes avant la période d'exercices. Lorsque la personne est de nouveau apte à se doucher, l'effet de l'eau tiède sur l'épaule touchée peut également contribuer à la relaxation musculaire et articulaire. Pour que les progrès puissent être mesurés et afin de bien cerner les problèmes éventuels, il serait bon que la cliente effectue les exercices sous la supervision d'une même infirmière le plus souvent possible.

L'infirmière veille à enseigner à la cliente certaines précautions qui aideront à prévenir ou à réduire le lymphœdème après une dissection axillaire. Même durant le sommeil, le bras touché devrait être libre et soutenu. La P.A. ne devrait pas être prise sur ce bras, pas plus qu'il ne faut procéder aux prises de sang ou aux injections de ce côté. Les bandages élastiques sont également à proscrire durant les premiers jours de la période postopératoire, car ils entravent la circulation collatérale de la lymphe. L'infirmière montre à la cliente comment protéger son bras des traumas, même mineurs, ne serait-ce qu'une piqûre ou un coup de soleil. Si une blessure survient, il est nécessaire de laver la lésion à l'eau et au savon, puis d'appliquer un onguent antibiotique avant de couvrir

la plaie d'un bandage ou d'un pansement stérile. La cliente doit également s'assurer d'informer son chirurgien de tout trauma subi et de faire examiner toute lésion qui pourrait être le siège d'une inflammation. Une personne opérée au sein présente un risque de lymphœdème permanent, et elle doit en être bien informée (Singer, 2009).

Lorsque la personne présente un lymphœdème aigu, il peut être nécessaire de procéder à un traitement décongestif **FIGURE 63.7** (Lawenda, Mondry, & Johnstone, 2009). Il s'agit d'une technique de massage qui permet d'assouplir l'accumulation sous-cutanée des fluides. Après le massage manuel, un pansement compressif est appliqué, et le bras congestionné est inséré dans un manchon à compression intermittente. Le pompage mécanique du manchon favorise le drainage et la circulation lymphatique vers le cœur. D'autres précautions telles que l'élévation du bras au niveau du cœur, la prise de diurétiques et les exercices de contraction musculaire isométrique peuvent également diminuer le volume des fluides dans le bras. Il se peut que la personne gagne à porter un manchon à contention élastique au bras pendant les moments de la journée où elle est éveillée afin de réduire au minimum la stagnation des fluides; la précaution vaut également pendant les voyages en avion.

| Soins psychologiques | L'infirmière qui œuvre auprès d'une femme atteinte d'un cancer du sein doit tenir compte de l'impact psychologique important de la maladie. Cela signifie que pour prodiguer des soins efficaces, l'infirmière se montre sensible aux efforts déployés par la cliente pour composer avec une maladie potentiellement mortelle. Lorsque celle-ci peut exprimer ses émotions en présence de l'infirmière, la démarche professionnelle est encore plus thérapeutique. Il est d'ailleurs possible de répondre aux besoins psychologiques de la cliente de plusieurs manières :

- En lui offrant un environnement propice à l'expression de toutes sortes d'émotions ;

- En l'aidant à reconnaître autour d'elle ses appuis et ses forces externes ; ce peut être son conjoint, sa famille ou encore la pratique d'activités spirituelles ou religieuses ;

- En l'encourageant à reconnaître ses forces internes et à les exploiter ;

- En l'incitant à maintenir la communication avec sa famille et ses amis ;

- En lui offrant des réponses précises et exhaustives concernant sa maladie, les options de traitement, de même que les effets sur les organes reproducteurs, la fertilité et l'allaitement, le cas échéant ;

- En lui donnant de l'information sur les ressources du milieu ; il peut s'agir d'organismes locaux et de groupes d'entraide comme la Société canadienne du cancer ou la Fondation du cancer du sein du Québec.

Le fait de diriger la personne vers des groupes d'entraide représente un soutien précieux. Par exemple, le programme *Belle et bien dans sa peau*, une initiative de la Fondation de l'Association canadienne des cosmétiques, produits de toilette et parfums, aide les femmes atteintes de cancer à envisager l'avenir avec plus d'assurance en leur donnant des moyens de faire face aux effets du cancer et de son traitement non seulement sur leur apparence, mais, souvent aussi, sur leur état d'esprit (Association canadienne des cosmétiques, produits de toilette et parfums, 2008). Elles y trouvent des outils qui les aident à répondre à leurs besoins psychologiques, physiques et cosmétiques. Les bénévoles, souvent des femmes qui ont traversé une épreuve similaire, peuvent témoigner à propos des attentes et de l'espoir, de l'intervention chirurgicale et de la convalescence, entre autres. De plus, la Société canadienne du cancer met à la disposition des femmes de la documentation de qualité ; ces sources peuvent aider l'infirmière à répondre aux besoins particuliers de la cliente atteinte de cancer du sein.

Il importe pour le personnel infirmier de demeurer vigilant quant à l'impact psychologique complexe que produisent sur la personne atteinte et sa famille un diagnostic de cancer du sein et la chirurgie subséquente (Weaver, 2009). Toutes sortes de réactions affectives surviennent. Une attitude empathique doublée d'une volonté d'offrir des ressources utiles peut grandement atténuer les débordements de peur, de colère, d'angoisse et de dépression qui caractérisent bon nombre de clientes.

Soins ambulatoires et soins à domicile

L'infirmière présente à la cliente le plan détaillé du suivi médical et insiste sur l'importance d'une surveillance continue en même temps que d'une autonomie en matière de santé. Il est possible qu'à ce stade, il faille diriger la personne vers un professionnel de la santé mentale pour assurer son soutien psychologique et celui de sa famille, et bien suivre le processus d'adaptation. Les symptômes qui méritent d'être signalés à un professionnel de la santé au terme de la chirurgie sont la fièvre, une inflammation au site de la chirurgie, un érythème, une constipation postopératoire et une enflure anormale. La cliente doit également consulter si d'autres altérations surviennent à la suite de la chirurgie, telles qu'une douleur dorsale nouvelle, une faiblesse, un essoufflement ou de la confusion.

Pour la femme qui a subi une mastectomie sans reconstruction mammaire, il existe un éventail de produits utiles. Il peut s'agir d'une camisole munie de prothèses mammaires externes souples ou d'un soutien-gorge conçu pour loger une prothèse adaptée. Si la cliente choisit de recourir à une prothèse mammaire, elle peut avoir recours à des services capables de l'aider à choisir un modèle de prothèse et de soutien-gorge confortables et ajustés. Cela

survient généralement dans les quatre à huit semaines suivant la chirurgie. L'infirmière veille à présenter les options et les ressources, sans porter de jugement.

La perte d'un sein entraîne des répercussions diverses selon la personne, compte tenu de sa sexualité et de ses rapports interpersonnels. Si le climat s'y prête, l'infirmière aborde avec la cliente le sujet de la sexualité et des inquiétudes concernant les rapports intimes dans le cadre de la convalescence (Fobair & Spiegel, 2009). Il est également fréquent que le conjoint, le partenaire sexuel ou les membres de la famille aient besoin de soutien dans la manière de vivre leurs réactions affectives ; l'objectif est de les aider à être une source de soutien au moment du diagnostic de cancer ou au terme de la chirurgie. De plus, il n'existe aucune raison d'ordre organique pour laquelle une mastectomie entraverait le plaisir sexuel. Néanmoins, la femme soumise à un traitement hormonal pourrait connaître une baisse de libido ou noter une sécheresse vaginale. Une gelée lubrifiante peut alors prévenir l'inconfort pendant les relations sexuelles. Il est dommage que ces préoccupations concernant l'activité sexuelle soient en général éludées par les professionnels de la santé (Fobair & Spiegel, 2009). Si des difficultés d'adaptation ou des problèmes surviennent à cet égard, le counseling pourrait résoudre les entraves émotionnelles liées au diagnostic du cancer et à la mastectomie.

Le stress et l'incertitude qui accompagnent un diagnostic de cancer du sein peuvent engendrer de l'anxiété et de la dépression. C'est souvent l'estime de soi et l'identité personnelle qui se trouvent menacées. Dans le cas d'un cancer récidivant, il est judicieux d'offrir à la cliente un bon soutien psychologique et d'insister sur les notions entourant la manière de prendre soin de soi. Le soutien de la famille et des amis ainsi que la participation à un groupe d'entraide aident à l'amélioration de la qualité de vie et ont un impact cliniquement significatif sur la survie de la cliente.

Évaluation des résultats

Les résultats escomptés relativement à une personne ayant subi une mastectomie ou une tumorectomie sont présentés au **PSTI 63.1**.

RAPPELEZ-VOUS…

Le deuil est la réponse émotionnelle à une perte. Chaque personne manifeste son deuil de façon unique, selon ses expériences personnelles et culturelles, ses attentes et ses croyances spirituelles.

Considérations gérontologiques

CANCER DU SEIN

Le vieillissement est un facteur de risque important dans l'apparition du cancer du sein ; plus de la moitié des cas de cancer sont rapportés chez les femmes âgées de 65 ans et plus. Par ailleurs, c'est dans ce même groupe d'âge que sont rapportés environ 48 % des cas de cancer métastatique (American Cancer Society, 2008 ; Jemal, Siegel, Ward, Hao, Xu, & Thun, 2009).

Les femmes âgées sont moins enclines à subir une mammographie. Les mesures de dépistage et les décisions entourant le cancer du sein devraient être fondées sur l'état de santé de la personne plutôt que sur son âge biologique. La distinction mérite d'être soulignée étant donné que la tolérance au traitement et le pronostic à long terme dépendent surtout de l'état

de santé général. Outre les considérations ayant trait à la comorbidité et à l'espérance de vie, les décisions thérapeutiques à l'égard d'une cliente âgée atteinte de cancer du sein devraient tenir compte de sa santé fonctionnelle, de son état nutritionnel, de sa mobilité et de son équilibre, de son acuité visuelle ainsi que des signes possibles de délirium, de démence ou de dépression.

Que la personne soit jeune ou moins jeune, les traitements du cancer du sein sont similaires : chirurgie, radiothérapie, chimiothérapie et hormonothérapie au besoin. Pour un cancer de stade comparable, les taux de survie de la femme âgée dont la santé générale est bonne sont similaires à ceux de la femme plus jeune (Damsky, 2008).

63.4 | Mammoplastie

La **mammoplastie** est une intervention chirurgicale destinée à modifier la taille ou la forme des seins. Il peut s'agir d'une chirurgie plastique facultative en vue d'augmenter ou de réduire la taille des seins ; il peut aussi être question de reconstruire un sein après une mastectomie.

Une femme qui envisage une mammoplastie souhaite être guidée par une attitude professionnelle et neutre, et recevoir de l'information exhaustive et claire sur les options offertes. Le désir de modifier l'apparence des seins revêt une importance particulière pour chaque femme et s'inscrit dans une quête pour corriger ou pour recréer son image corporelle. Il importe que l'infirmière tienne compte de la valeur culturelle que la femme accorde à ses seins. L'art d'établir des objectifs réalistes avec la cliente quant à ce que peut apporter une mammoplastie fait partie du travail infirmier, tout comme la présentation des complications qui peuvent survenir, telles que la formation d'hématomes et les possibilités d'hémorragie et d'infection. Si la mammoplastie comprend la pose d'un implant mammaire, la possibilité de contracture capsulaire et celle de perte de l'implant doivent être évoquées (Fobair & Spiegel, 2009).

63.4.1 Reconstruction mammaire

La chirurgie de reconstruction mammaire peut être réalisée au moment de la mastectomie ou être reportée à plus tard, afin de parvenir à la symétrie mammaire et de préserver l'image corporelle. Le moment choisi pour procéder à cette chirurgie devrait tenir compte des nécessités psychologiques de la cliente. Si la reconstruction mammaire simultanée à la mastectomie est souvent l'option choisie, c'est qu'elle comporte certains avantages : une intervention chirurgicale unique, une seule induction de l'anesthésie et une période de convalescence globale. De plus, la chirurgie est réalisée avant la formation de tissus cicatriciels ou d'adhésions. Une intervention hâtive n'a généralement pas d'impact sur le début des traitements ni sur la survie attendue.

Indications

Les principales indications d'une reconstruction mammaire sont le désir de réconcilier la personne avec son image corporelle, le retour à une certaine normalité et la recherche d'un moyen d'adaptation à la perte subie. L'impact chez la cliente semble toutefois similaire chez les femmes qui ont choisi la reconstruction mammaire après mastectomie pour un cancer et chez celles ayant décliné la reconstruction (Lee, Sunu, & Pignone, 2009). Les techniques chirurgicales actuelles ne permettent

cependant pas de ramener la fonction de lactation ni la sensation du mamelon ou sa capacité d'érection. Le sein perd par conséquent sa fonction de zone érogène. Bien que le sein reconstruit n'aura pas la même apparence que celle qui a précédé la mastectomie, la réparation esthétique offre généralement une amélioration de l'apparence par rapport à la cicatrice laissée par l'ablation **FIGURE 63.10**. La forme du sein est remodelée sans l'utilisation d'une prothèse externe.

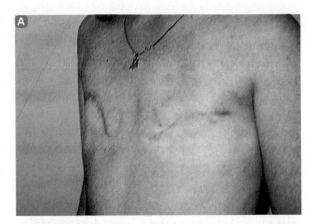

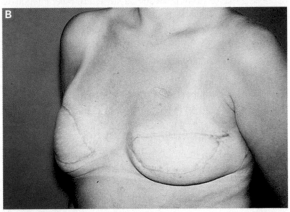

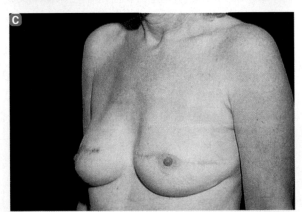

FIGURE 63.10

A Apparence du thorax après une mastectomie bilatérale. **B** Reconstruction mammaire postopératoire, avant l'étape de reconstruction aréolomamelonnaire. **C** Reconstruction mammaire postopératoire, après la reconstruction aréolomamelonnaire.

Types de reconstruction

Implants mammaires et expansion tissulaire

L'implant mammaire est placé dans une pochette derrière le muscle grand pectoral, ce qui le protège et aide à donner un effet de galbe naturel. Il peut être installé au moment de la mastectomie ou ultérieurement. Un petit aimant est logé dans la plupart des prothèses d'expansion, ce qui signifie que la cliente ne devrait pas subir un examen d'IRM avec cet aimant en place. Nombre de femmes mastectomisées présentent une insuffisance tissulaire, et la pose d'un implant peut aboutir à une reconstruction trop peu volumineuse et de consistance trop ferme. Un autogreffon (le prélèvement de tissu sur la personne elle-même) peut alors être recommandé.

Il est également possible de recourir à un expanseur tissulaire en vue d'étirer la peau et le muscle au siège de la mastectomie avant l'insertion d'un implant **FIGURE 63.11**. L'emploi d'expanseur tissulaire et d'implant est à l'heure actuelle la technique de reconstruction privilégiée. La pose de l'expanseur peut être effectuée durant la mastectomie ou plus tard. De volume très réduit au moment de la pose, il est progressivement rempli à l'occasion d'injections hebdomadaires d'eau stérilisée ou de solution saline, provoquant une distension des tissus cutané et musculaire. Une fois obtenu le volume souhaité, il reste à extraire chirurgicalement l'expanseur, puis à insérer l'implant permanent. Certains expanseurs sont même conçus pour servir d'implant permanent, ce qui élimine une intervention chirurgicale supplémentaire. Il faut souligner que l'expansion tissulaire réussit moins bien chez une personne ayant une grande quantité de tissus cicatriciels à la suite de la chirurgie ou de la radiothérapie.

En réaction à un corps étranger, l'organisme fabrique une capsule de tissu fibreux autour de l'implant. Lorsqu'une formation capsulaire excessive survient des suites d'une infection, d'un hématome ou du rejet du corps étranger, il peut se produire une contracture et, conséquemment, une déformation du sein reconstruit. Si les chirurgiens n'ont pas tous la même approche à l'égard de la prévention de ce risque, il est recommandé de procéder régulièrement à un massage manuel doux autour de l'implant. Il importe surtout de prendre des mesures pour éviter une formation capsulaire excessive. La formation d'un ulcère cutané, une cicatrice hypertrophiée, la névralgie intercostale et les risques d'infection de la plaie sont au nombre des autres complications postopératoires.

Reconstruction mammaire par lambeau

L'utilisation de tissu autologue pour recréer le sein offre une autre solution de reconstruction mammaire. Si la mastectomie a épargné trop peu de

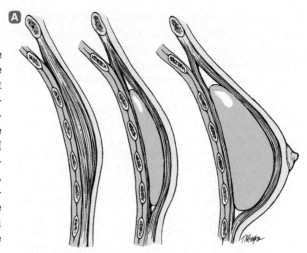

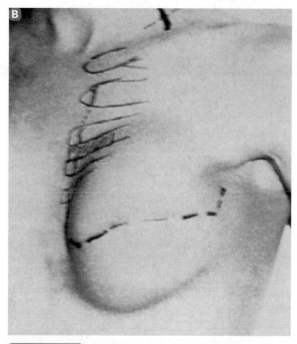

FIGURE 63.11

A Expanseur tissulaire permettant une expansion mammaire progressive. **B** Expanseur tissulaire en place après la mastectomie.

tissu musculaire ou si la paroi thoracique a fait l'objet d'une radiothérapie, il se peut que le tissu prélevé sur le sujet lui-même soit la meilleure option de réparation mammaire. Un lambeau musculocutané est généralement prélevé soit dans le dos (muscle grand dorsal) soit sur l'abdomen (muscle grand droit abdominal). Dans la reconstruction mammaire par lambeau de grand dorsal, un greffon de peau et de muscle provenant du dos permet de remplacer le tissu enlevé pendant la mastectomie. Il se peut qu'un petit implant sous le greffon soit nécessaire pour donner le volume et la forme recherchés. L'inconvénient de cette technique est de laisser des cicatrices additionnelles dans le dos.

63

La reconstruction par grand droit abdominal (par lambeau TRAM) est l'intervention de réparation mammaire la plus courante (Dell, Weaver, Kozempel, & Barsevick, A., 2008). Le muscle grand droit abdominal est un muscle disposé de chaque côté de la ligne médiane, depuis la cage thoracique jusqu'à l'os pubien. Les artères qui se ramifient dans le muscle sont nombreuses, et ce sont elles qui alimentent une grande partie des tissus cutanés et adipeux de l'abdomen. Pendant l'intervention, le chirurgien transfère un bloc de tissus sous-ombilicaux au siège de la mastectomie, tout en le maintenant rattaché au muscle abdominal **FIGURE 63.12**. Le lambeau libre ou glissé dans un tunnel sous-cutané permet de remodeler les contours d'un sein. L'incision abdominale est ensuite refermée comme s'il s'agissait d'une abdominoplastie, avec par ailleurs l'effet d'une réduction de l'abdomen. L'intervention peut durer de deux à huit heures et la convalescence, de six à huit semaines. Certaines personnes opérées ont rapporté une fatigue et des douleurs pendant une période de trois mois (Food and Drug Administration, 2009). Parmi les complications figurent des saignements, un **sérome**, une hernie, une infection et la lombalgie. Il est possible qu'un implant soit nécessaire par la suite pour atteindre le résultat esthétique désiré.

Une autre technique, celle du lambeau perforant de l'artère épigastrique inférieure profonde (lambeau perforant DIEP) est une nouvelle chirurgie de lambeau libre. Au cours de la chirurgie avec lambeau perforant DIEP, le prélèvement ne touche que des tissus cutanés et adipeux (sans altération de muscle), et ce, dans la région sous-ombilicale comme dans le cas du lambeau TRAM. Il semble que l'intervention soit moins douloureuse.

La mastectomie avec conservation de l'étui cutané (ou avec préservation de la peau) équivaut à préserver la peau du mamelon et de l'aréole tout en éliminant les tissus mammaires internes. L'intervention peut être réalisée au moment de l'ablation du sein et de la reconstruction mammaire.

Reconstruction du mamelon et de l'aréole

Chez la majorité des femmes qui subissent une reconstruction mammaire, il faut procéder également à une reconstruction aréolomamelonnaire. Cette intervention, planifiée généralement quelques mois après la reconstruction mammaire, permet de donner au sein une apparence plus naturelle. Pour reconstruire le mamelon, il est possible de prélever du tissu du sein indemne ou du sein reconstruit. Quant à l'aréole, un greffon de tissu peut être prélevé de la petite ou de la grande lèvre, ou encore de la peau de l'aine ou de la région abdominale inférieure. Il est aussi possible de procéder à un tatouage au moyen de pigments permanents. Un petit implant est parfois inséré sous le remodelage aréolomamelonnaire pour ajouter un effet de projection.

63.4.2 Augmentation mammaire

Au cours d'une mammoplastie d'augmentation (intervention destinée à augmenter le volume des seins), l'acte chirurgical consiste à procéder à l'implantation de prothèses dans une pochette créée par une incision entre la capsule mammaire et le fascia du muscle pectoral, et idéalement sous le muscle pectoral. La plupart des implants sont des enveloppes de silicone remplies d'une solution saline ou de liquide tel que le dextrane ou le silicone. En raison de l'effet de ressemblance avec le sein naturel, l'implant de gel de silicone a longtemps été le plus utilisé. En 1992, la Food and Drug Administration (secrétariat américain aux produits alimentaires et pharmaceutiques) et Santé Canada (Société canadienne du cancer, 2010d) ont imposé un moratoire

Sérome : Accumulation de liquide séreux sous la peau.

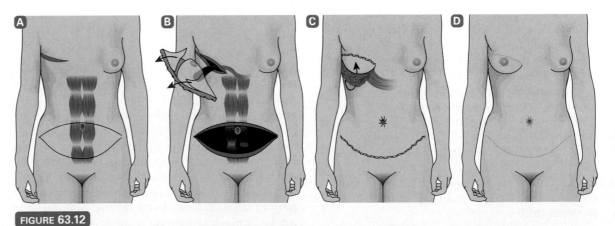

FIGURE 63.12

Reconstruction par lambeau TRAM – **A** Planification de l'intervention TRAM. **B** Tissu abdominal toujours relié à un muscle grand droit de l'abdomen ainsi qu'aux nerfs et aux artères, « tunnélisé » de l'abdomen jusqu'à la poitrine. **C** Le lambeau est drapé pour permettre de modeler un sein. L'incision sous-ombilicale est ensuite refermée. **D** La reconstruction aréolomamelonnaire a lieu à la guérison complète du sein.

à l'usage des implants au gel de silicone en vertu des dangers potentiels pour la santé liés au produit et à ses fuites. Cependant, quelques années plus tard, en 2006, ces deux organismes (Société canadienne du cancer, 2010d) permettaient de nouveau l'utilisation de ces implants dans le domaine de la reconstruction mammaire. Des recherches ont toujours cours afin de mieux documenter l'innocuité et l'efficacité des implants au silicone.

63.4.3 Réduction mammaire

Certaines femmes éprouvent des malaises physiques et psychologiques à cause d'une poitrine volumineuse. Des seins très lourds peuvent en effet entraver les activités quotidiennes comme marcher, conduire une voiture ou travailler à un clavier. Ils peuvent également provoquer des douleurs au dos, aux épaules et au cou, voire entraîner une dégénérescence nerveuse. Des seins hypertrophiés perturbent parfois l'estime personnelle et l'image corporelle, peuvent même empêcher la personne de trouver des vêtements confortables. La mammoplastie de réduction peut alors être avantageuse, tant sur le plan du bien-être physique que psychologique. Il faut procéder à la résection de tissus mammaires dans les quadrants inférieurs et supérieurs des seins, qui sont remodelés après avoir enlevé la peau en excès et déplacé la région aréolomamelonnaire. Il est généralement possible de préserver la capacité d'allaitement, si la chirurgie a permis de conserver un certain volume de tissus et que les mamelons n'ont pas été déconnectés.

Soins et traitements infirmiers

CLIENTE SUBISSANT UNE AUGMENTATION OU UNE RÉDUCTION MAMMAIRE

Les interventions visant l'augmentation ou la réduction mammaire peuvent être réalisées en consultation externe, mais elles nécessitent parfois un séjour d'une nuit à l'hôpital. Elles se font sous anesthésie générale ; le chirurgien pose généralement des drains au siège de l'intervention pour prévenir la formation d'un hématome ; ces drains sont retirés 2 ou 3 jours plus tard ou lorsque l'écoulement n'excède pas 20 ou 30 ml par jour. L'écoulement doit être examiné afin de déterminer, par la couleur et l'odeur, s'il y a infection postopératoire ou hémorragie. Il faut également surveiller tout accès de fièvre et changer les pansements au besoin et comme prescrit, selon une technique stérile. Après la chirurgie, le personnel soignant devrait rassurer la cliente et lui préciser que l'apparence de sa poitrine s'améliorera une fois la guérison complétée. Le médecin traitant émet des directives, mais en général, la cliente doit porter un soutien-gorge qui offre un bon soutien de manière continue les deux ou trois premiers jours après la mammoplastie de réduction ou d'augmentation. La plupart des femmes peuvent reprendre leurs activités habituelles au bout de deux ou trois semaines, selon l'ampleur de l'intervention. Il est cependant conseillé de ne pas entreprendre d'activité ardue avant plusieurs semaines.

Analyse d'une situation de santé | Jugement clinique

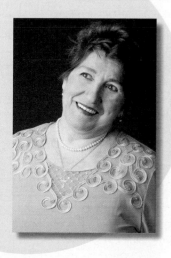

Il y a deux jours, madame Athalie Dicaire a subi une tumorectomie avec curage ganglionnaire au sein gauche à la suite d'un carcinome de stade III B. Un drain Jackson-Pratt[MD] a été installé dans la plaie. La cliente est âgée de 47 ans et elle est gauchère. Elle se décrit comme une personne plutôt nerveuse, pessimiste et insécure, d'autant plus que sa mère est décédée de la même maladie il y a cinq ans.

Madame Dicaire doit quitter l'hôpital demain. L'infirmière lui a enseigné les exercices d'amplitude du bras à faire et lui a remis une brochure explicative à ce sujet. Elle lui a également montré comment vider le réservoir d'écoulement du drain Jackson-Pratt[MD] puisque la cliente devra le garder pour au moins deux semaines. L'infirmière a toutefois remarqué qu'il était nécessaire de le vider au moins trois fois par quart de travail.

Malgré l'enseignement reçu, madame Dicaire hésite à faire certains exercices comme monter les doigts sur un mur ou faire des mouvements de papillon (couchée sur le dos, bras repliés derrière la nuque en poussant les coudes vers l'arrière). « J'ai peur que ça tire trop sur ma plaie et que le drain se déplace. Je les ferai plus souvent à la maison », dit-elle. Par contre, elle se sert de sa main gauche pour se brosser les dents et peigner ses cheveux. ▶

Collecte des données – Évaluation initiale – Analyse et interprétation

1. Quelle vérification doit être faite avant d'entreprendre des interventions, autres que les exercices enseignés, pour que la cliente retrouve une amplitude articulaire à l'épaule gauche ?

Voici un extrait du plan thérapeutique infirmier (PTI) de madame Dicaire.

Extrait

CONSTATS DE L'ÉVALUATION								
Date	Heure	N°	Problème ou besoin prioritaire	Initiales	RÉSOLU / SATISFAIT			Professionnels / Services concernés
					Date	Heure	Initiales	
2011-03-09	10:30	2	Réticence à effectuer les exercices d'amplitude					
			à l'épaule gauche	A.T.				

Signature de l'infirmière	Initiales	Programme / Service	Signature de l'infirmière	Initiales	Programme / Service
Alexandra Tulasne	A.T.	Bloc 2 - Chirurgie			

2. Quelles données (deux) justifient le problème prioritaire *Réticence à exécuter les exercices d'amplitude à l'épaule gauche*?

Planification des interventions – Décisions infirmières

3. Trouvez deux directives infirmières qui permettraient d'assurer un suivi clinique du problème de madame Dicaire.

Extrait

CONSTATS DE L'ÉVALUATION								
Date	Heure	N°	Problème ou besoin prioritaire	Initiales	RÉSOLU / SATISFAIT			Professionnels / Services concernés
					Date	Heure	Initiales	
2011-03-09	10:30	2	Réticence à effectuer les exercices d'amplitude					
			à l'épaule gauche	A.T.				

SUIVI CLINIQUE							
Date	Heure	N°	Directive infirmière	Initiales	CESSÉE / RÉALISÉE		
					Date	Heure	Initiales
2011-03-09	10:30	2					

Signature de l'infirmière	Initiales	Programme / Service	Signature de l'infirmière	Initiales	Programme / Service
Alexandra Tulasne	A.T.	Bloc 2 - Chirurgie			
		Bloc 2 - Chirurgie			

Évaluation des résultats – Évaluation en cours d'évolution

4. Au cours de la réévaluation du problème déterminé dans le PTI de madame Dicaire, quelles sont les trois observations qui indiqueraient à l'infirmière que la cliente n'est plus réticente à exécuter les exercices d'amplitude à l'épaule gauche ?

▶ Deux semaines après son retour chez elle, madame Dicaire se présente en consultation externe pour le retrait du drain Jackson-Pratt^MD. Même si le drainage sanguinolent est peu abondant, l'infirmière palpe une bosse de la grosseur d'un raisin sous la plaie chirurgicale. D'ailleurs, un exsudat rosé s'écoule de la plaie à la pression du doigt. Il n'y a pas de signes d'inflammation.

MISE EN ŒUVRE DE LA DÉMARCHE DE SOINS

Analyse et interprétation des données

5. Quel nouveau problème peut alors être suspecté ?

Application de la pensée critique

Dans l'application de la démarche de soins auprès de madame Dicaire, l'infirmière a recours aux éléments du modèle de la pensée critique pour analyser la situation de santé de la cliente et en comprendre les enjeux. La **FIGURE 63.13** résume les caractéristiques de ce modèle en fonction des données de cette cliente, mais elle n'est pas exhaustive.

Vers un jugement clinique

Connaissances

- Stadifications du cancer du sein
- Traitement chirurgical
- Complications postopératoires spécifiques à une tumorectomie
- Exercices d'amplitude articulaire

Expériences

- Expérience personnelle ou familiale de cancer du sein
- Expérience en soins chirurgicaux
- Expérience en enseignement à la clientèle

ÉVALUATION

- Capacité de madame Dicaire à exécuter les exercices d'amplitude articulaire à l'épaule et à vider le réservoir du drain Jackson-Pratt^MD
- Raisons invoquées par la cliente pour ne pas exécuter les exercices enseignés
- Présence ou absence de douleur pendant les exercices
- Capacité à pourvoir aux autosoins (hygiène buccale, soins de sa personne)
- Caractéristiques de l'exsudat de la plaie chirurgicale : quantité, qualité
- Aspect de la plaie chirurgicale
- Évolution de la collection d'exsudat sous la plaie chirurgicale
- Craintes possibles quant au retour à domicile

Normes

- Critères justifiant le départ de l'hôpital
- Démarche à suivre à l'occasion de l'enseignement à la clientèle

Attitudes

- Ne pas juger les traits de personnalité de madame Dicaire
- Démontrer de la patience devant la réticence de la cliente à exécuter les exercices enseignés

FIGURE 63.13

Application de la pensée critique à la situation de santé de madame Dicaire

■ ■ ■ À **retenir**

VERSION REPRODUCTIBLE

www.cheneliere.ca/lewis

- La mammographie est une méthode qui permet de visualiser la structure interne du sein et de détecter des anomalies imperceptibles au toucher

- La mastite est une inflammation de la glande mammaire qui survient le plus souvent pendant l'allaitement; la mastite puerpérale se manifeste par l'apparition d'un érythème localisé douloureux et sensible à la palpation.

- Les changements fibrokystiques du sein, un trouble bénin caractérisé par des altérations tissulaires, constituent l'affection mammaire la plus courante

- Le fibroadénome est le type de masse mammaire bénigne le plus souvent observé chez les jeunes femmes et est facilement détectable à l'examen physique, à la mammographie et à l'échographie.

- La gynécomastie est le trouble le plus fréquent chez l'homme et se traduit par une hypertrophie transitoire, non inflammatoire, habituellement temporaire et bénigne de l'un ou des deux seins.

- Les principaux facteurs de risque dans l'apparition du cancer du sein sont une prédisposition héréditaire ou génétique, la régulation endocrinienne, la prise de poids durant la vie adulte et l'obésité, un style de vie sédentaire, un régime trop riche en lipides, la consommation d'alcool et l'exposition aux radiations.

- La mastectomie radicale modifiée nécessite l'ablation du sein et des ganglions lymphatiques axillaires, tout en préservant le muscle grand pectoral.

- Après une mastectomie, un programme d'exercices postopératoires du bras et de l'épaule touchés est progressivement instauré afin de prévenir la contracture et le raccourcissement musculaire, de maintenir la tonicité et de favoriser la circulation sanguine et lymphatique.

- La mammoplastie est une intervention chirurgicale qui a pour but d'augmenter ou de réduire la taille des seins ou de reconstruire un sein après une mastectomie.

Pour en **savoir** plus

VERSION COMPLÈTE ET DÉTAILLÉE

www.cheneliere.ca/lewis

 Références Internet

Organismes et associations

Anatomic Pathology Courses > Atlas de lésions du sein > Atlas de lésions mammaires
www.anapath.org

Brestcancer.Org
www.breastcancer.org

Centre du sein et de la femme
www.centredusein.eu

Fondation du cancer du sein du Québec
www.rubanrose.org

Le Réseau canadien du cancer du sein
www.cbcn.ca

Organismes gouvernementaux

Agence de la santé publique du Canada > Maladies chroniques > Cancer du sein
www.phac-aspc.gc.ca

Guide Santé > Maladies > Cancer du sein
www.guidesante.gouv.qc.ca

Organisation mondiale de la Santé > Thèmes de santé > Cancer > Cancer du sein : prévention et lutte contre la maladie
www.who.int

Programme québécois de dépistage du cancer du sein
www.pqdcs.qc.ca

Santé Canada > Votre santé et vous > Maladies > Cancer du sein
www.hc-sc.gc.ca

Références générales

Info-radiologie.ch > Sénologie > Cancer du sein > Cancer du sein et hérédité > Dépistage du cancer du sein > Mammographie > Pathologie bénignes du sein
www.info-radiologie.ch

Médecine et Santé > Sexualité & Reproduction > De la poitrine chez un homme ou gynécomastie
www.medecine-et-sante.com

PasseportSanté.net > Maladies > Index des maladies de A à Z > Cancer du sein > Kyste au sein
www.passeportsante.net

SantéChezNous > Canaux santé > Santé sexuelle > Renseignements sur les maladies > Maladie fibrokystique du sein
www.santecheznous.ca

Santé et Allaitement Maternel > Espace formation : l'aide aux patientes > Les complications
> Mastites
> Abcès du sein
www.santeallaitementmaternel.com

Société canadienne du cancer > À propos du cancer > Types de cancer > Sein
www.cancer.ca

 Monographies

Espié, M. (2007). *Cancers du sein, actualités thérapeutiques*. Montrouge, Fr.: J. Libbey Eurotext.

Morère, J.F., Penault-Llorca, F., Aapro, M.S., & Salom, R. (2007). *Le cancer du sein*. Paris : Springer.

Saglier, J., Beuzeboc, P., Pommeyrol, A., & Toledano, A. (2009). *Cancer du sein : questions et réponses au quotidien*. Issy-les-Moulineaux, Fr. : Elsevier-Masson.

Shockney, L. (2010). *Navigating breast cancer : A guide for the newly diagnosed* (2nd ed.). Sudbury, Mass. : Jones and Bartlett.

Sokolowski, N., & Rossi, V. (2010). *The breast cancer companion : A guide for the newly diagnosed*. New York : DemosHEALTH.

 Articles, rapports et autres

Gosselin, C. (2009). *La biopsie des ganglions sentinelles dans le cadre du traitement du cancer du sein : aspects techniques : rapport préparé pour l'AETMIS*. Montréal : Agence d'évaluation des technologies et des modes d'intervention en santé.

 Multimédia

Notretemps.com > Sein
> Cancer du sein
> Reconstruction mammaire
www.atlasducorpshumain.fr

63

CHAPITRE

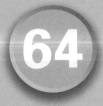

64

Écrit par:
JoAnn Grove, RN, EIS

Adapté par:
Antoinette Gimenez-Lambert, inf., M. Éd.

INTERVENTIONS CLINIQUES

Infections transmissibles sexuellement

Objectifs

Guide d'études – SA03

Après avoir lu ce chapitre, vous devriez être en mesure:

- d'évaluer les facteurs qui expliquent la fréquence élevée des infections transmissibles sexuellement;

- de décrire l'étiologie, les manifestations cliniques, les complications et les anomalies diagnostiques de la gonorrhée, de la syphilis, de la chlamydiose, de l'herpès génital et des verrues génitales;

- de comparer l'herpès génital primaire et l'herpès génital récurrent;

- d'expliquer le processus thérapeutique en interdisciplinarité et la pharmacothérapie de la gonorrhée, de la syphilis, de la chlamydiose, de l'herpès génital et des verrues génitales;

- de procéder à l'évaluation initiale, à l'analyse et à l'interprétation des données pour les personnes atteintes d'une infection transmissible sexuellement;

- de résumer le rôle de l'infirmière en matière de prévention et de contrôle des infections transmissibles sexuellement;

- de décrire la gestion des soins infirmiers destinés aux personnes ayant contracté une infection transmissible sexuellement.

Cette carte conceptuelle illustre schématiquement les principaux concepts décrits dans le présent chapitre. Sa lecture vous permettra d'avoir une vue d'ensemble des notions qui y sont présentées.

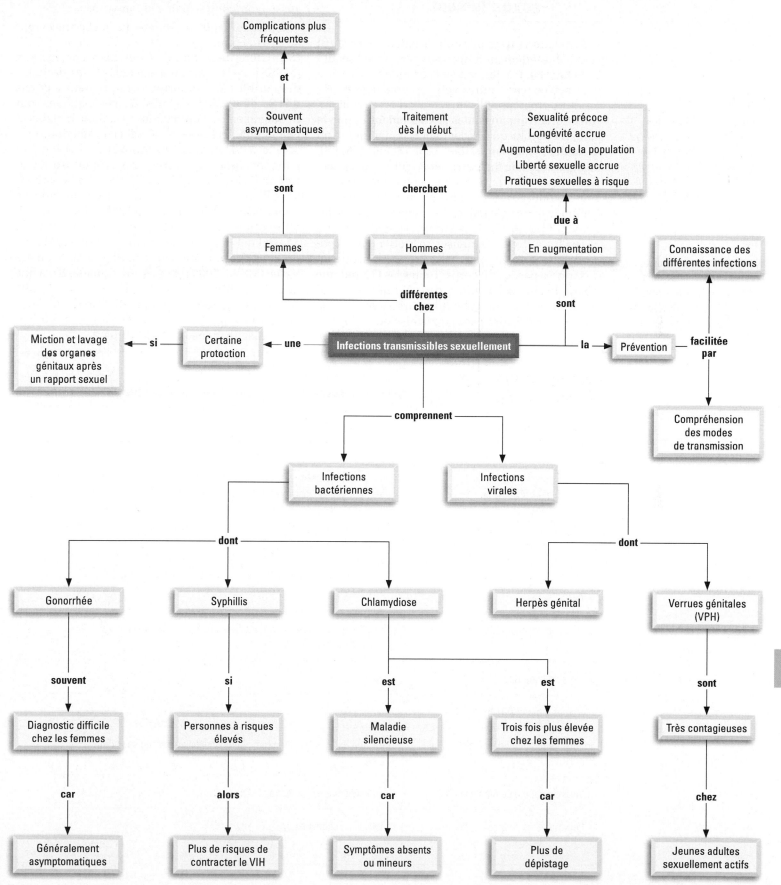

64.1 | Introduction générale aux infections transmissibles sexuellement

Les **infections transmissibles sexuellement (ITS)** sont habituellement transmises par contact sexuel **TABLEAU 64.1**. Elles peuvent cependant aussi être contractées par d'autres voies comme le sang, les produits sanguins et l'auto-inoculation ; ce sont des **infections transmissibles sexuellement et par le sang (ITSS)**. Jusqu'à récemment, il était question de maladies transmissibles sexuellement (MTS), et auparavant de maladies vénériennes. Ces infections peuvent être d'origine bactérienne (gonorrhée, chlamydiose, syphilis) ou virale (herpès génital, verrues génitales). La plupart d'entre elles débutent par des lésions sur les organes génitaux et sur les autres muqueuses sexuellement exposées. Elles peuvent ensuite se propager largement aux autres parties du corps. Toutes les ITS ont une phase de latence, qualifiée de subclinique, ce qui peut entraîner une infection persistante à long terme et se traduire par la transmission de l'infection d'une personne asymptomatique, mais infectée, à une autre. Une personne peut aussi être atteinte de différentes ITS en même temps. Par exemple, quelqu'un atteint de **gonorrhée** peut aussi avoir contracté une chlamydiose.

Quelque 40 000 personnes au Québec recevront en 2010, comme en 2009, un diagnostic d'ITSS (Ministère de la Santé et des Services sociaux [MSSS], 2010). Malheureusement, les données disponibles se rapportent uniquement aux cas d'ITSS détectés et déclarés. Or, ces maladies sont fréquemment asymptomatiques et donc non détectées et non déclarées. Au Québec l'infection génitale à *Chlamydia trachomatis*, l'infection gonococcique, la lymphogranulomatose vénérienne (LGV), la syphilis infectieuse, l'hépatite B ▶ 58 ainsi que l'hépatite C sont des maladies à déclaration obligatoire (MADO) (MSSS, 2009). L'infection par le VIH, quant à elle, n'est une MADO que lorsque la personne a reçu ou donné du sang, des produits sanguins, des organes ou des tissus (MSSS, 2005a) ▶ 15. Au Canada, il y a une augmentation globale des ITSS depuis 1997 (Agence de la santé publique du Canada [ASPC], 2009a). Ce chapitre traite des ITS les plus couramment diagnostiquées **TABLEAU 64.2**.

58

L'infection par le virus de l'hépatite B et les problèmes connexes sont traités dans le chapitre 58, *Interventions cliniques – Troubles du foie, du pancréas et des voies biliaires.*

15

L'infection par le VIH et les problèmes connexes sont abordés dans le chapitre 15, *Infections et infection par le virus de l'immunodéficience humaine.*

TABLEAU 64.1	Microorganismes responsables des infections transmissibles sexuellement
MICROORGANISME	**INFECTIONS/ MALADIES**
Bactérie	
Chlamydia trachomatis	Urétrite non gonococcique (UNG), cervicite, lymphogranulome vénérien
Gonocoque	Gonorrhée
Treponema pallidum	Syphilis
Virus	
Cytomégalovirus (CMV)	Encéphalite, œsophagite, rétinite, pneumonie chez les personnes immunodéprimées
Virus de l'hépatite B	Hépatite B
Herpes simplex (VHS)	Herpès génital
Virus de l'immunodéficience humaine (VIH)	Infection par le VIH, syndrome d'immunodéficience acquise (sida)
Virus du papillome humain (VPH)	Verrues génitales, cancer du col de l'utérus
Poxvirus	Molluscum contagiosum

Facteurs influant sur la fréquence des infections transmissibles sexuellement

De nombreux facteurs contribuent aux statistiques actuelles d'ITS. La maturité reproductive plus précoce et la longévité accrue ont pour corollaire une plus longue durée de l'activité sexuelle. La croissance de la population totale a aussi entraîné inévitablement une augmentation du nombre d'hôtes possibles. Les autres facteurs sont la plus grande liberté sexuelle, la non-utilisation de méthodes barrières (p. ex., les préservatifs) pendant l'activité sexuelle et l'importance accrue que les médias accordent à la sexualité. L'abus d'alcool ou d'autres drogues contribue aux pratiques sexuelles non sécuritaires (Malhotra, 2008). De plus, l'augmentation du temps attribué aux loisirs, des voyages nationaux et internationaux ainsi que l'urbanisation ont mis en contact des personnes ayant des comportements sociaux et des systèmes de valeurs variés.

Les changements d'habitudes relatifs aux méthodes contraceptives se reflètent aussi dans la fréquence des ITS. Le condom est considéré comme la meilleure forme de protection contre ces infections (Sarkar, 2008). Bien que certaines populations spécifiques y aient souvent recours, la population générale ne les utilise pas fréquemment. Ensuite, les contraceptifs oraux habituellement utilisés rendent les sécrétions du col de l'utérus et du vagin plus alcalines, ce qui crée un environnement favorable à la croissance des organismes qui causent les ITS localisées dans ces zones. Il faut cependant noter que les femmes qui prennent des contraceptifs oraux ont un risque moins élevé de **maladie inflammatoire pelvienne (MIP)** parce que la glaire cervicale agit comme barrière contre les bactéries. Cependant, l'utilisation des contraceptifs oraux peut augmenter la prolifération de chlamydia, la principale cause de MIP non gonococcique. Une controverse entoure d'ailleurs le risque accru de MIP chez les utilisateurs de dispositifs intra-utérins (DIU), mais il est incontestable que ces derniers ne protègent pas contre les ITS, pas plus que les contraceptifs à action prolongée comme la médroxyprogestérone (Depo-Provera^MD). Bien que ces méthodes de contraception n'empêchent pas la propagation d'un partenaire à un autre, elles préviennent la conception et la transmission éventuelle de l'infection au fœtus.

Au Québec, au cours des dernières années, les statistiques ont montré une augmentation significative des ITS et des ITSS, ce qui fait de la prévention une priorité du Programme national de santé publique du Québec 2002-2012, volet dans lequel l'infirmière joue un rôle important (Agence de la santé et des services sociaux de Montréal, 2009).

Différences hommes-femmes

TABLEAU 64.2	Infections transmissibles sexuellement
HOMMES	**FEMMES**
• Syphilis plus courante, surtout chez les hommes ayant des relations sexuelles avec d'autres hommes • Plus susceptibles d'être symptomatiques • Plus faciles à diagnostiquer parce que l'anatomie masculine est moins complexe	• Chlamydiose trois fois plus courante • Fréquence de la gonorrhée en augmentation plus rapide • Virus de l'herpès simple de type 2 (VHS-2) plus courant • Complications plus nombreuses et plus graves

64.2 | Infections bactériennes

64.2.1 Gonorrhée

La gonorrhée se classe au deuxième rang des ITS les plus fréquemment déclarées (après la chlamydiose) (ASPC, 2009a). Au Canada, entre 1998 et 2007, les taux observés chez les deux sexes ont augmenté de façon constante, pour atteindre en 2007 un taux de 36,1 cas pour 100 000 habitants. La fréquence est plus élevée chez les jeunes âgés de moins de 30 ans qui représentent la majorité (64 %) des cas signalés. Les catégories de population les plus touchées sont le groupe des 15 à 19 ans pour les femmes et celui des 20 à 24 ans pour les hommes. Au Québec, cette infection présente une montée rapide et constante. Les hommes demeurent les plus touchés ; entre 2004 et 2008, il y a eu une augmentation de cas cinq fois plus importante chez les hommes que chez les femmes (MSSS, 2010).

Étiologie et physiopathologie

Le gonocoque (*Neisseria gonorrhoeae*), un diplocoque Gram négatif, cause la **gonorrhée**. La maladie se transmet par contact physique direct avec un hôte infecté, généralement lors de rapports sexuels (vaginaux, oraux ou anaux). Les muqueuses des organes génitaux (urètre chez l'homme, col de l'utérus chez la femme), du rectum et de l'oropharynx sont particulièrement sensibles à l'infection au gonocoque. Les nouveau-nés d'une mère infectée peuvent aussi contracter cette infection pendant l'accouchement. Un environnement sec, la chaleur ou le nettoyage avec une lotion antiseptique tuent facilement le gonocoque qui est fragile. En conséquence, la transmission indirecte par des instruments ou des vêtements est rare.

La période d'incubation dure de trois à huit jours. L'infection par le gonocoque provoque une réaction inflammatoire qui, si elle n'est pas traitée,

Maladie inflammatoire pelvienne (MIP) : Infection des organes reproducteurs internes de la femme qui concerne l'utérus, les trompes de Fallope, les ovaires et les tissus pelviens environnants. Ces tissus deviennent enflammés, irrités et enflés. Les causes les plus courantes de la MIP sont la chlamydiose et la gonorrhée, bien que d'autres types de bactéries jouent également un rôle. La MIP est l'une des principales causes de stérilité chez la femme.

64

entraîne la formation de tissus fibreux et d'adhérences. Cette cicatrisation fibreuse occasionne de nombreuses complications chez les femmes comme une sténose et des anomalies tubaires qui peuvent favoriser la survenue d'une grossesse ectopique, de douleurs pelviennes chroniques et l'infertilité (Trigg, 2008). La maladie ne confère pas d'immunité contre une réinfection.

Manifestations cliniques

Homme

Le site initial de l'infection chez l'homme est généralement l'urètre. Une dysurie et un écoulement urétral abondant et purulent qui apparaissent entre deux et cinq jours après l'infection constituent les symptômes de l'urétrite gonococcique **FIGURE 64.1**. Les testicules peuvent également être douloureux et enflés. Les clients consultent généralement tôt parce que leurs symptômes sont souvent évidents et pénibles. Il est d'ailleurs plutôt rare qu'ils soient asymptomatiques.

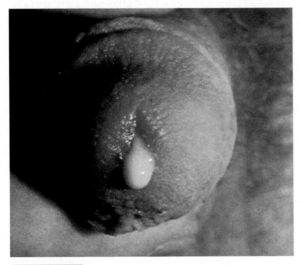

Écoulement purulent profus chez un homme atteint de gonorrhée

Femme

De nombreuses femmes qui contractent la gonorrhée sont asymptomatiques ou manifestent seulement des symptômes mineurs souvent ignorés. Elles continuent donc d'être une source d'infection. Quelques femmes se plaignent de leucorrhée, de dysurie ou de mictions fréquentes. Des changements relatifs aux menstruations peuvent aussi constituer un symptôme, mais sont souvent négligés. Après la période d'incubation, une rougeur et un gonflement se manifestent sur le lieu de contact, généralement le col de l'utérus ou l'urètre **FIGURE 64.2**. Un exsudat purulent verdâtre et jaunâtre apparaît fréquemment avec un risque d'abcès. La maladie peut rester au stade local ou se

propager par extension directe à l'utérus, aux trompes de Fallope et aux ovaires. Bien que la vulve et le vagin ne représentent pas des sites fréquents d'infection par le gonocoque, ils peuvent cependant être touchés dans les cas d'hypoœstrogénie, comme c'est le cas chez les filles prépubères et chez les femmes ménopausées. La transmission est souvent plus efficace de l'homme à la femme que l'inverse, car le vagin, agissant comme un réservoir naturel de sécrétions infectieuses, est hypervascularisé et favorise le passage des germes dans la circulation lors des relations sexuelles et les infections.

Général

La gonorrhée anorectale, qui se traduit par une **rectite**, découle habituellement d'un rapport sexuel anal. Les symptômes sont les suivants : douleur, démangeaison et écoulement anal. Un petit pourcentage des clients contracte une pharyngite à gonocoque à la suite de contact sexuel buccogénital. La plupart des personnes atteintes d'infections anorectales et d'infections à la gorge ont peu de symptômes. Une culture en laboratoire indiquant la présence du gonocoque signifie que les hommes et les femmes atteints peuvent infecter leur partenaire sexuel.

Complications

Comme les hommes cherchent souvent à se faire traiter dès le début de la maladie, ils sont moins susceptibles de souffrir de complications que les femmes. Les complications du côté masculin sont les suivantes : prostatite, rétrécissement de l'urètre et stérilité causée par une orchite ou une **épididymite** (douleur scrotale unilatérale, gonflement, sensibilité, fièvre). L'**atteinte inflammatoire pelvienne (AIP)** (douleur abdominale, nausées,

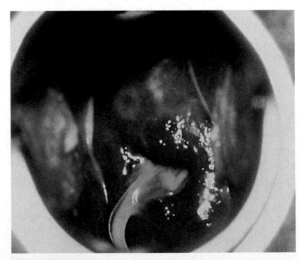

Gonorrhée endocervicale – Rougeur cervicale et œdème avec écoulement.

vomissements, fièvre, malaise, saignements vaginaux anormaux, anomalie menstruelle), l'abcès des glandes de Bartholin, la grossesse ectopique et l'infertilité sont les principales complications de la gonorrhée chez la femme. Un petit pourcentage de personnes infectées, principalement des femmes, peut contracter une infection disséminée au gonocoque. Les symptômes de celle-ci, à savoir l'apparition de lésions cutanées **FIGURE 64.3**, de fièvre, d'**arthralgie**, d'arthrite ou d'**endocardite**, amènent généralement la personne à consulter.

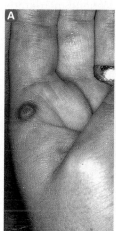
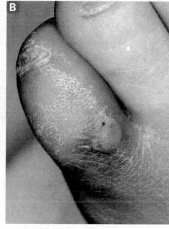

FIGURE 64.3

Lésions cutanées et infection gonococcique disséminée – **A** Sur la main. **B** Sur le cinquième orteil.

Infections oculaires chez les nouveau-nés

Comme le gonocoque se transmet par contact physique, les nouveau-nés risquent de contracter cette infection pendant l'accouchement si leur mère est infectée. Au Canada, le Comité des maladies infectieuses et d'immunisation de la Société canadienne de pédiatrie (SCP) a recommandé en janvier 2009 une prophylaxie chez tous les bébés naissants. Les médecins et leurs clients peuvent choisir parmi les agents prophylactiques recommandés, soit la solution de nitrate d'argent 1 % en ampoules monodoses, un onguent contenant une base d'érythromycine 0,5 % ou de l'hydrochlorure de tétracycline 1 % en tubes monodoses. Ces agents offrent une protection sensiblement équivalente contre l'ophtalmie néonatale gonococcique au sein de la population générale. Dans les régions où il y a une résistance antimicrobienne à la pénicilline, le nitrate d'argent peut être bénéfique (Comité des maladies infectieuses et d'immunisation & Société canadienne de pédiatrie, 2008). Bien que la fréquence des infections oculaires au gonocoque chez les nouveau-nés (conjonctivite gonococcique) soit inférieure à 1 %, la prophylaxie peut contribuer à prévenir aussi l'infection causée par d'autres agents. Chez les nourrissons non traités, l'infection peut progresser rapidement, entraîner une ulcération de la cornée et une déficience visuelle permanente.

Examen clinique et examens paracliniques

Chez l'homme, le médecin pose un diagnostic présumé de gonorrhée en cas d'antécédents de contact sexuel avec un partenaire nouveau ou connu comme infecté (homme ou femme) suivi quelques jours plus tard d'écoulement urétral purulent. Les manifestations cliniques typiques combinées à un résultat positif lors d'un frottis de l'écoulement coloré par la **technique de coloration de Gram** permettent de poser un diagnostic presque certain. Une culture de l'écoulement est indiquée chez les hommes si le frottis s'avère négatif malgré des données cliniques solides. Les tests d'amplification de l'acide nucléique (TAAN) (avec ligation répétitive d'oligonucléotides [LCR], ou amplification en chaîne par polymérase [PCR]) ne nécessitent pas de culture, mais ils ont une sensibilité similaire aux tests effectués à partir d'une culture du gonocoque. Il est possible d'appliquer ces tests à divers échantillons vaginaux, endocervicaux, urétraux et d'urine. Les autres procédures n'exigeant pas de mise en culture sont les épreuves immunoenzymatiques pour recherche directe d'antigènes et les épreuves d'immunofluorescence directe (IFD) (Institut national de santé publique du Québec [INSPQ], 2006a).

Il est difficile de poser un diagnostic de gonorrhée chez la femme en se basant uniquement sur les symptômes parce que la plupart d'entre elles sont asymptomatiques ou se plaignent de symptômes non spécifiques. Les écoulements, purulents ou non, ne permettent pas à eux seuls d'établir un diagnostic de gonorrhée parce que l'appareil génito-urinaire héberge normalement un grand nombre de microorganismes semblables au gonocoque. Une culture est donc nécessaire pour confirmer le diagnostic. Bien que le col de l'utérus soit le site le plus courant de prélèvement d'échantillons, les spécimens permettant de confirmer le diagnostic peuvent aussi provenir de l'urètre, de l'anus ou de l'oropharynx.

Processus thérapeutique en interdisciplinarité

Pharmacothérapie

À cause de la courte période d'incubation et de l'infectiosité élevée, le médecin commence à traiter la personne avant d'obtenir les résultats s'il

Arthralgie : Douleur située dans les articulations sans modification de l'apparence extérieure de la jointure. Cette douleur est intensifiée quand le client mobilise l'articulation concernée.

Endocardite : Inflammation de l'endocarde.

Technique de coloration de Gram : Technique qui permet de classer les bactéries en deux catégories, Gram+ ou Gram-.

Jugement clinique

Capsule

Monsieur Alexandre Côté, qui est âgé de 29 ans, a plusieurs partenaires sexuelles. Il a consulté un médecin de la clinique sans rendez-vous, car il éprouvait une difficulté à uriner accompagnée de brûlure à la miction. Il se plaint maintenant de pollakiurie, mais ses urines sont de couleur jaune foncé. De plus, il a remarqué que ses testicules étaient légèrement enflés.

Quel symptôme décrit par monsieur Côté peut laisser suspecter une prostatite ?

64

soupçonne qu'il y a risque de contamination, et ce, même si elle ne manifeste pas de symptômes d'infection. Le traitement de la gonorrhée à un stade précoce est curatif et se compose principalement de céphalosporine (Centers for Disease Control [CDC], 2007). La gonorrhée se traite avec une dose unique de céfixime (Suprax^MD) par voie orale ou avec une dose unique de ceftiraxone (Rocephin^MD) ou d'azithromycine (Zithromax^MD) par voie intramusculaire (I.M.) **ENCADRÉ 64.1**. La résistance à la fluoroquinolone (ciprofloxacine [Cipro^MD], ofloxacine, lévofloxacine [Levaquin^MD]) est maintenant généralisée aux États-Unis et en progression au Canada. En conséquence, ces antibiotiques ne font plus partie des traitements approuvés pour la gonorrhée (CDC, 2007). La fréquence élevée (près de 20 % chez l'homme et de 40 % chez la femme) de la coexistence de chlamydiose et de gonococcie a mené à l'ajout d'azithromycine (Zithromax^MD) ou de doxycycline (Vibramycin^MD) au schéma thérapeutique (INSPQ, 2006a). Les personnes atteintes de syphilis coexistante sont susceptibles d'être traitées avec les mêmes médicaments que ceux employés pour la gonorrhée.

Tous les partenaires sexuels des personnes infectées par la gonorrhée devront être évalués et traités afin d'éviter la réinfection lors de la reprise des relations sexuelles. L'effet ping-pong de la réexposition, du traitement et de la réinfection ne peut cesser que si les partenaires infectés sont traités simultanément. De plus, il faudrait conseiller à la personne de s'abstenir d'avoir des rapports sexuels et de boire de l'alcool pendant le traitement, et jusqu'à sept jours après. En effet, les rapports sexuels favorisent la propagation et peuvent retarder la guérison complète. L'alcool a pour sa part

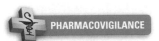

PHARMACOVIGILANCE

Doxycycline (Vibramycin^MD)

- Éviter toute exposition inutile à la lumière du soleil (risques de photosensibilisation).
- Ne pas prendre d'antiacides, de sels de fer ni de produits laitiers qui diminuent l'absorption gastrique du médicament.

un effet irritant sur les parois urétrales en cours de guérison. Il faudrait prévenir les hommes de ne pas presser le pénis pour vérifier la présence d'écoulements. La réinfection plutôt que l'échec du traitement constitue la principale cause des infections détectées après la fin du traitement.

64.2.2 Syphilis

En 2000, le taux de cas de syphilis déclarés aux États-Unis était à son niveau le plus bas depuis 1941, année où l'obligation de déclaration est entrée en vigueur (CDC, 2007). Cependant, depuis 2000, ces taux augmentent constamment chaque année, principalement à cause des hommes qui ont des rapports sexuels non protégés avec d'autres hommes. Près de 11 500 cas de syphilis sont ainsi déclarés chaque année (CDC, 2007). Il s'agit d'une tendance mondiale, et le Canada comme le Québec n'y échappent pas tant chez les hommes que chez les femmes. Les derniers chiffres font état de 1 206 cas en 2007 pour l'ensemble du pays (ASPC, 2009b). Au Québec, le nombre annuel de déclarations de syphilis est passé de 3 à 10 entre 1984 et 1995, pour s'accélérer dangereusement à partir de 2000, au point d'atteindre un nouveau cas par jour en 2006. En 2008, 369 nouveaux cas ont été déclarés, mais l'épidémie semble ralentir (MSSS, 2009). Deux faits inquiètent cependant : en 2005, pour la première fois, le groupe des 15-19 ans a été touché, et près du tiers des personnes non traitées souffriront d'une syphilis tardive (MSSS, 2010).

Étiologie et physiopathologie

La **syphilis** est causée par le *Treponema pallidum*, un spirochète. Cette bactérie pénètre probablement

---

Processus diagnostique et thérapeutique

ENCADRÉ 64.1 | **Gonorrhée**

Examen clinique et examens paracliniques

- Anamnèse et examen physique
- Frottis de l'exsudat urétral ou endocervical coloré par la technique de Gram
- Culture du gonocoque
- TAAN pour détecter le gonocoque
- Test de dépistage des autres ITS (syphilis, VIH, chlamydia)

Processus thérapeutique

- Gonorrhée non complexe : une seule dose de cefixime (Suprax^MD) 400 mg par voie orale ou une seule dose de 125 mg par voie intramusculaire de ceftriaxone

(Rocephin^MD). Toutefois, cette approche peut être modifiée si l'efficacité de ce traitement diminue (ASPC, 2010)[a].

- Si la chlamydiose n'est pas exclue : une seule dose de 1 g d'azithromycine (Zithromax^MD), ou 100 mg de doxycycline (Vibramycin^MD) par voie orale 2 fois par jour pendant 7 jours.
- Traitement des partenaires sexuels :
  - instructions sur l'abstinence de rapports sexuels et la sobriété ;
  - réexamen si les symptômes persistent ou réapparaissent après la fin du traitement.

[a] Les personnes atteintes de gonorrhée non complexe qui suivent l'un des traitements ci-dessus n'ont pas besoin de consulter de nouveau un médecin pour confirmer qu'elles sont guéries.
Source : Adapté de CDC (2007).

dans le corps par de petites effractions de la peau ou des muqueuses. Les abrasions mineures qui se produisent souvent pendant un rapport sexuel facilitent son entrée. La syphilis est une maladie complexe, et le *T. pallidum* peut infecter de nombreux organes et tissus tout à fait sains. L'immunité conférée est incomplète : après une courte période de protection, les niveaux d'anticorps produits en réaction à l'infection diminuent et la personne est susceptible d'être réinfectée. Toutes les personnes exposées au tréponème syphilitique ne contractent pas nécessairement la maladie : seulement un tiers des personnes ayant des rapports sexuels avec une personne elle-même infectée le deviennent à leur tour. En plus des contacts sexuels, la syphilis se propage aussi par contact avec des lésions infectées et par l'échange de seringues chez les utilisateurs de drogues intraveineuses (UDI). Le *T. pallidum* est extrêmement fragile et est facilement détruit par un environnement sec, la chaleur ou le lavage. La période d'incubation de la syphilis est de 10 à 90 jours (21 jours en moyenne) (Frenkels & Potts, 2008). La mère infectée transmet généralement la syphilis congénitale à son fœtus *in utero* après la dixième semaine de grossesse. Elle présente des risques accrus de mortinaissance (bébé mort-né) ou d'avoir un bébé qui décédera peu après la naissance.

Il existe une relation entre la syphilis et l'infection par le VIH, comme c'est le cas avec les autres ITS. Les personnes à risques élevés de contracter la syphilis courent aussi plus de risques que les autres d'être infectées par le VIH. Souvent, les deux infections coexistent chez la même personne. La présence de lésions syphilitiques sur les organes génitaux augmente le risque de transmission du VIH. Les personnes vivant avec le VIH et la syphilis semblent aussi plus à risque de présenter des lésions cliniquement significatives du système nerveux central (SNC) et peuvent nécessiter des traitements de pénicilline plus agressifs que les personnes atteintes uniquement de syphilis. En conséquence, toutes les personnes syphilitiques devraient aussi accepter de se soumettre à un test de dépistage du VIH. Inversement, les personnes vivant avec le VIH devraient passer un test de dépistage de la syphilis au moins une fois par an.

Manifestations cliniques

La syphilis se manifeste par une variété de signes et de symptômes qui imitent ceux de plusieurs autres maladies (Domantay-Apostol, Handog, & Gabriel, 2008). Pour cette raison, il est plus difficile de reconnaître cette infection que les autres ITS. Si elle n'est pas traitée, les stades cliniques ultérieurs sont spécifiques et caractéristiques de la progression de la maladie **TABLEAU 64.3**.

Complications

Les complications surviennent le plus souvent lors du stade tertiaire. Les gommes de la syphilis tardive bénigne sont des indurations infiltrées, initialement fermes puis se ramollissant et s'ulcérant avant de cicatriser, qui peuvent provoquer des

TABLEAU 64.3	Étapes de la syphilis		
STADE CLINIQUE	**MANIFESTATIONS**	**TRANSMISSIBILITÉ**	**DURÉE DU STADE**
Primaire	• Apparition de chancre (lésion indolore et indurée du pénis, de la vulve, des lèvres, du vagin et du rectum) entre 10 et 90 jours après l'inoculation **FIGURE 64.4** • Adénopathie régionale (drainage des microorganismes dans les ganglions lymphatiques) • Ulcères génitaux	• Exsudat de chancre hautement infectieux ; le sang est infectieux. • Stade le plus infectieux, mais la transmission peut se produire à tous les stades si les lésions sont humides.	3-8 semaines
Secondaire	• Quelques semaines après l'apparition du chancre • Manifestations systémiques : symptômes semblables à ceux de la grippe (malaise, fièvre, pharyngite, céphalée, fatigue, arthralgie, adénopathie généralisée) • Lésions cutanées : éruption bilatérale symétrique commençant sur le tronc et touchant les paumes et la plante du pied ; plaques muqueuses dans la bouche, sur la langue ou sur le col de l'utérus ; condylome plat (papules humides suintantes) dans les zones anales et génitales **FIGURE 64.5**	• Exsudat de la peau et lésions des membranes muqueuses très contagieuses.	1-2 ans

TABLEAU 64.3	Étapes de la syphilis *(suite)*		
STADE CLINIQUE	**MANIFESTATIONS**	**TRANSMISSIBILITÉ**	**DURÉE DU STADE**
Latent	• Absence de manifestations cliniques • Diagnostic basé sur un test tréponémique positif et liquide céphalorachidien normal	• Non infectieuse après quatre ans, transmission placentaire possible. • Presque 25 % des personnes ayant une syphilis latente contractent une syphilis tardive ; dans certains cas, cela se produit de nombreuses années plus tard.	Tout au long de la vie ou progression jusqu'au stade tardif
Tardif (tertiaire)[a]	• Apparition de 3 à 20 ans après l'infection initiale • Gommes (lésions chroniques destructrices affectant tout organe du corps, surtout la peau, les os, le foie, les membranes muqueuses) **FIGURE 64.6** • Manifestations cardiovasculaires : anévrismes, insuffisance des valvules cardiaques, insuffisance cardiaque, aortite • Neurosyphilis : parésie générale (changement de personnalité mineure à psychotique, tremblements, détérioration physique et mentale), *tabes dorsalis* (ataxie, aréflexie, paresthésie, douleurs fulgurantes, articulations endommagées), dysphasie	• Non infectieuse. • Liquide rachidien pouvant contenir le microorganisme.	Chronique (sans traitement) ; potentiellement mortel

[a] Plusieurs formes de la maladie comme la syphilis cardiovasculaire et la neurosyphilis se produisent simultanément chez 25 % des cas non traités.

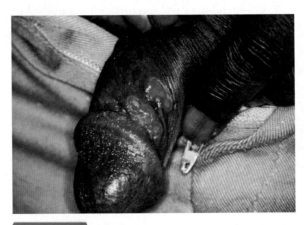

FIGURE 64.4
Chancre syphilitique primaire

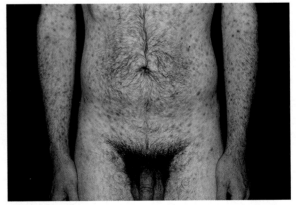

FIGURE 64.5
Syphilis secondaire – Lésions cutanées symétriques.

21

La syphilis tardive est également abordée dans le chapitre 21, *Interventions cliniques – Troubles neurologiques chroniques*.

RAPPELEZ-VOUS...

L'épreuve de Romberg et la marche talon-orteils permettent d'évaluer l'équilibre d'une personne.

dommages irréversibles aux os, au foie ou à la peau. Dans le cas de la syphilis cardiovasculaire, l'anévrisme qui en résulte peut appuyer sur des structures comme les nerfs intercostaux et causer de la douleur. Il y a possibilité de rupture au fur et à mesure que la taille de l'anévrisme augmente. La cicatrisation de la valve aortique se traduit par une insuffisance de cette dernière et, ultimement, par une insuffisance cardiaque.

La neurosyphilis provoque pour sa part la dégénérescence du cerveau et s'accompagne de détérioration mentale (Ferrando & Freyberg, 2008). Les problèmes liés aux lésions des nerfs sensoriels résultent du *tabes dorsalis* (ataxie locomotrice progressive). La personne peut souffrir de soudaines crises de douleur partout dans l'organisme, ce qui peut complexifier le diagnostic. Elle peut également souffrir d'une perte de vision et de la sensibilité posturale des pieds et des jambes. La marche peut devenir encore plus difficile lorsque la personne perd sa stabilité articulaire ▶ 21 .

Examen clinique et examens paracliniques

La première étape du diagnostic est d'obtenir une description exacte et détaillée des antécédents sexuels. Il vaut mieux demander à la personne si elle a déjà eu des rapports sexuels avec des hommes ou avec des femmes parce que certains hommes ne se considèrent pas d'emblée comme étant homosexuels. De plus, l'infirmière doit poser des

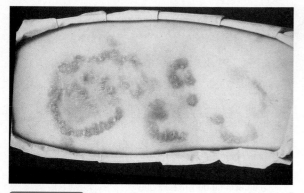

Gommes destructrices cutanées liées à la syphilis tertiaire

questions sur les relations vaginales, orales ou anales. En effet, les relations sexuelles orales constituent une importante voie de transmission parfois ignorée.

Un examen physique devrait être effectué pour déceler toute lésion suspecte et noter tous les autres signes et symptômes significatifs. Comme la syphilis imite efficacement d'autres affections, il arrive souvent qu'elle ne soit pas détectée.

Il est recommandé de faire passer un test de dépistage de la syphilis à toutes les femmes enceintes lors de leur première visite prénatale. En effet, le non-traitement de cette maladie chez la femme peut avoir des effets nuisibles sur le fœtus (INSPQ, 2006b).

La présence de spirochètes au microscope sur fond noir et par IFD des exsudats des lésions ou des tissus peut confirmer le diagnostic clinique quoiqu'il repose plus souvent sur les examens sérologiques. Ces examens servent soit à dépister la maladie, soit à confirmer un examen de dépistage positif. Les anticorps antitréponémiques non spécifiques peuvent être détectés par des tests comme le *Venereal Disease Research Laboratory* (VDRL) et le *Rapid Plasma Reagine* (RPR). Ces examens non **tréponémiques** sont indiqués pour le dépistage et deviennent positifs 10 à 14 jours après l'apparition du chancre. Le *Fluorescent Treponemal Antibody Absorption* (FTA-ABS) et le test d'agglutination du *T. pallidum* (TP-PA) détectent des anticorps antitréponémiques spécifiques et permettent de confirmer le diagnostic (INSPQ, 2009).

Les tests non tréponémiques peuvent donner des faux négatifs et des faux positifs (VDRL, RPR). Un résultat peut être faux négatif pendant la syphilis primaire si le test est effectué avant que la personne ait eu le temps de produire des anticorps. D'autres maladies ou états comme l'hépatite, la mononucléose infectieuse, la vaccination contre la variole, les maladies du collagène (p. ex., le lupus érythémateux disséminé), la grossesse ou le vieillissement peuvent donner des résultats faux positifs. Les tests non tréponémiques positifs devraient toujours être confirmés par des tests tréponémiques

plus spécifiques pour écarter les autres causes. Les changements observés dans le liquide céphalorachidien, tels une augmentation de la numération leucocytaire, des protéines totales et un test tréponémique positif, permettent de diagnostiquer la neurosyphilis asymptomatique.

Si la personne est traitée par antibiotiques dès le début de la maladie en se basant sur ses antécédents et ses symptômes, les tests sérologiques pourraient rester négatifs. Toutefois, lorsque les résultats sérologiques sont positifs et indiquent la présence d'anticorps, ils le restent pendant une période indéterminée même si le traitement est couronné de succès.

Processus thérapeutique en interdisciplinarité

Pharmacothérapie

Le traitement de la syphilis vise l'éradication de tous les microorganismes syphilitiques **ENCADRÉ 64.2**. Cependant, le traitement ne peut pas annuler les dommages déjà présents au stade tardif de la maladie. Le traitement par la pénicilline G benzathine (Bicillin L-A^MD) est à privilégier pour tous les stades de la syphilis en raison d'une meilleure adhésion au traitement (ASPC, 2009a). Le **TABLEAU 64.4** décrit la prise en charge des divers stades de la maladie, car ils doivent tous être traités. Les personnes qui ont des symptômes persistants ou récurrents après la fin de la pharmacothérapie doivent recommencer le traitement. Toutes celles qui sont atteintes de neurosyphilis doivent être soigneusement suivies et subir des tests sérologiques périodiques, une évaluation clinique tous les six mois et répéter les examens du liquide céphalorachidien pendant au moins trois ans. Le traitement spécifique vise les symptômes. Il est aussi très important de traiter tous les partenaires avec lesquels la personne infectée a eu des rapports sexuels au cours des 90 jours qui précèdent (MSSS, 2004a) pour une syphilis primaire, 6 mois pour une syphilis secondaire et 12 mois pour une syphilis latente de moins de 1 an.

64.2.3 Chlamydiose

La chlamydiose est l'ITS la plus couramment déclarée au Canada et aux États-Unis. Récemment, ce type d'infection a atteint son niveau le plus élevé avec 1,1 million de cas répertoriés (CDC, 2007). En 2007, 13 467 cas de chlamydiose ont été déclarés au Québec, soit environ 176 cas par 100 000 habitants (Rousseau & Lacombe, 2009), et autour de 15 000 nouveaux cas seront déclarés en 2010 (MSSS, 2010). Une partie de cette augmentation est attribuable à un dépistage amélioré et plus intensif.

ENCADRÉ 64.2	Syphilis

Examen clinique et examens paracliniques

- Anamnèse et examen physique
- Examen au microscope sur fond noir
- Tests sérologiques non tréponémiques ou tréponémiques
- Dépistage d'autres ITS (VIH, gonorrhée, chlamydia)

Processus thérapeutique

- Pharmacothérapie appropriée **TABLEAU 64.4**

- Counseling confidentiel et dépistage de l'infection par le VIH
- Surveillance
  - Répétition des tests non tréponémiques 6 et 12 mois plus tard
  - Examen du liquide céphalorachidien après un an si le traitement comprend d'autres antibiotiques que la pénicilline ou s'il a échoué

Pharmacothérapie

TABLEAU 64.4	Syphilis[a]	
STADE CLINIQUE	**TYPE DE PÉNICILLINE**	**AUTRES ANTIBIOTIQUES[b]**
Syphilis précoce (primaire, secondaire et latente)	Pénicilline G benzathine (Bicillin L-A[MD]) 2,4 millions d'unités, I.M. en une seule dose	• Doxycycline (Vibramycin[MD]) 100 mg P.O. 2 fois par jour pendant 2 semaines • Exceptionnellement (avec suivi): ceftriaxone 1g I.V. ou I.M. chaque jour pendant 10 jours
Traitement additionnel, si nécessaire	Bicillin L-A[MD] 7,2 millions d'unités au total administrées en trois doses I.M. de 2,4 millions d'unités à une semaine d'intervalle chacune	
Syphilis latente tardive	Bicillin L-A[MD] 7,2 millions d'unités au total administrées en trois doses I.M. de 2,4 millions d'unités à une semaine d'intervalle chacune	• Doxycycline administrée pendant quatre semaines au même dosage et par les mêmes voies que pour la syphilis précoce • Circonstances exceptionnelles avec suivi assuré: ceftriaxone 1g I.V. ou I.M. chaque jour pendant 10 jours
Syphilis tardive (tertiaire)		
Gomme, cardiovasculaire	Identique au retraitement et au stade latent tardif	• Identique au traitement du stade latent tardif
Neurosyphilis	Pénicilline G 3 à 4 millions d'unités I.V toutes les 4 heures pendant 10 à 14 jours	• Dans le cas d'un client allergique à la pénicilline, envisager sérieusement une désensibilisation, suivie d'un traitement par la pénicilline. • Ceftriaxone 2 g I.V. ou I.M. chaque jour pendant 10 à 14 jours

[a] Les personnes ayant eu des contacts sexuels avec des partenaires infectés au cours des 90 derniers jours devraient recevoir un traitement prophylactique.

[b] Administrer lorsque la pénicilline est contre-indiqué.

Sources : Adapté de ASPC (2009) ; CDC (2010).

L'incidence de la chlamydiose s'avère trois fois plus élevée chez les femmes que chez les hommes, probablement parce que les femmes sont plus nombreuses à subir un dépistage, et particulièrement les jeunes femmes âgées de 15 à 24 ans (Direction de la santé publique [DSP] de l'Agence de la santé et des services sociaux de Montréal, 2010). La sous-déclaration est importante parce que de nombreuses personnes sont asymptomatiques et ne cherchent pas à se soumettre à un test de dépistage. La chlamydiose contribue de façon importante à l'AIP, à la survenue de grossesses ectopiques, à l'infertilité chez la femme et à l'**urétrite non gonococcique (UNG)** chez l'homme.

Étiologie et physiopathologie

La **chlamydiose** est causée par *Chlamydia trachomatis*, une bactérie Gram négatif. Elle peut se transmettre pendant les rapports sexuels vaginaux, anaux ou oraux. De nombreux sérotypes différents, ou souches, de *C. trachomatis* provoquent des infections génito-urinaires telles que l'UNG chez l'homme et la **cervicite** (inflammation du col de l'utérus) chez la femme, le trachome oculaire et le lymphogranulome vénérien (LGV). La chlamydiose peut endommager les trompes de Fallope et constitue l'une des principales causes de grossesse ectopique et de stérilité.

Les femmes âgées de moins de 25 ans sont 5 fois plus susceptibles de contracter une chlamydiose que celles âgées de plus de 30 ans (Lin & Ramsey, 2008). Les femmes atteintes de cette maladie sont aussi plus à risque que les autres de contracter une infection par le VIH lors de rapports sexuels avec un partenaire infecté.

Étant donné que les chlamydioses sont étroitement liées aux **gonococcies**, la différenciation clinique peut s'avérer difficile. Chez l'homme, les deux maladies peuvent entraîner une **urétrite** (dysurie, urétrorrhée), une épididymite et une rectite. Chez la femme, elles peuvent se traduire par une **bartholinite**, une cervicite et une **salpingite** (inflammation des trompes de Fallope). En conséquence, un traitement pour les deux infections est administré même en l'absence de preuve diagnostique. La période d'incubation de la chlamydiose, plus longue que celle de la gonorrhée, dure entre une et trois semaines, et les symptômes sont souvent plus légers. Le taux élevé de récurrence peut s'expliquer par le fait qu'il est difficile de traiter tous les partenaires sexuels des personnes infectées. L'**ENCADRÉ 64.3** énumère les facteurs de risque de la chlamydiose. Étant donné la fréquence élevée d'infections asymptomatiques, le dépistage de populations à risque élevé est nécessaire pour identifier les personnes infectées.

Manifestations cliniques et complications

La chlamydiose est une maladie dite silencieuse parce que les symptômes peuvent être absents ou mineurs chez la plupart des femmes infectées et chez de nombreux hommes. Comme pour la gonorrhée, la chlamydiose entraîne d'abord une infection superficielle des muqueuses qui peut devenir invasive. Chez l'homme, les signes et les symptômes sont l'urétrite, la rectite et l'épididymite **FIGURE 64.7**. La femme souffre quant à elle de cervicite, d'urétrite (dysurie, pollakiurie, pyurie), de bartholinite (exsudat purulent), de **dyspareunie** (douleur pendant les rapports sexuels), d'AIP et de **périhépatite** (fièvre, nausées, vomissements, douleur au quadrant supérieur droit).

Les complications surviennent souvent à la suite de chlamydioses mal ou non diagnostiquées ou d'un traitement inadéquat. Il arrive en effet fréquemment que l'infection ne soit pas diagnostiquée jusqu'à ce que des complications apparaissent. Chez

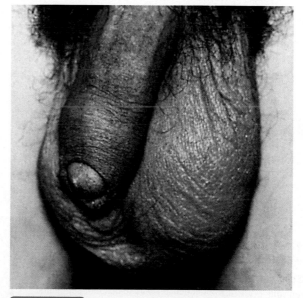

FIGURE 64.7

Épididymite à chlamydia – Scrotum rouge et enflé.

Urétrite non gonococcique (UNG) : Infection de l'urètre pénien causée par différents virus ou bactéries, dont les infections transmissibles sexuellement (ITS) autres que la gonorrhée.

Gonococcie : Infection due au gonocoque, se traduisant généralement par des écoulements purulents ou une inflammation des muqueuses : urétrocervicite chez la femme, urétrite ou balanite chez l'homme, conjonctivite.

64

Madame Lucienne Ganto est âgée de 71 ans. Depuis qu'elle est retraitée, elle voyage beaucoup et ne se prive pas de profiter des occasions de rencontres galantes. Par prudence, elle exige toujours que ses partenaires utilisent un condom.

Devrait-elle subir un test de dépistage de la chlamydiose? Justifiez votre réponse.

l'homme, elles sont plus rares et se manifestent généralement par une épididymite, des abcès, un syndrome infectieux généralisé, l'infertilité et l'**arthrite réactionnelle** (affection systémique accompagnée de lésions cutanées, d'une conjonctivite et d'une urétrite) (Anzvino *et al.*, 2009). Les complications de la chlamydiose chez la femme sont la MIP qui peut provoquer des douleurs pelviennes chroniques et entraîner l'infertilité. Aux États-Unis, les Centers for Disease Control and Prevention (CDC) recommandent que toutes les femmes âgées de moins de 25 ans bénéficient d'un dépistage de routine lors de leur examen gynécologique annuel, ainsi que toutes les femmes âgées de plus de 25 ans présentant au moins un facteur de risque de contracter cette maladie (CDC, 2007). Au Québec, le ministère de la Santé et des Services sociaux (MSSS) recommande un dépistage ciblé chez les populations à risque (MSSS, 2004a).

Examen clinique et processus thérapeutique en interdisciplinarité

Chez l'homme, le diagnostic peut se poser en éliminant la gonorrhée. L'écoulement cervical ou urétral semble en effet moins purulent, aqueux et douloureux lorsqu'il s'agit d'une chlamydiose que dans le cas d'une gonorrhée. L'**ENCADRÉ 64.4** décrit le processus diagnostique et thérapeutique de la chlamydiose.

Bien que les cultures cellulaires permettent de détecter la chlamydia, les examens paracliniques les plus courants sont les TAAN, les examens de détection d'anticorps par IFD et l'essai immunoenzymatique (EIA). Ces tests ne nécessitent pas de manipulation particulière des spécimens et sont plus faciles à effectuer que les cultures cellulaires. Les examens d'amplification sont les méthodes

Lymphadénopathie:
Maladie des ganglions lymphatiques.

diagnostiques les plus sensibles et arrivent à détecter une faible quantité de microorganismes. De plus, ils peuvent être pratiqués sur des échantillons d'urine plutôt que sur des écouvillons urétraux ou cervicaux (ASPC, 2010).

Pharmacothérapie

Lorsque la chlamydiose est diagnostiquée, il est facile de soigner la personne infectée (INSPQ, 2007). Les chlamydioses répondent au traitement par doxycycline (Vibramycin^MD) ou azithromycine (Zithromax^MD) (ASPC, 2010; Toro, 2008). Ces clients devraient s'abstenir d'avoir des relations sexuelles pendant les sept jours qui suivent le traitement et jusqu'à ce que tous les partenaires sexuels aient terminé le leur (CDC, 2010). Le suivi consiste à rappeler à la personne de revenir si les symptômes persistent ou réapparaissent, à l'encourager à utiliser des préservatifs au cours de ses contacts sexuels et à traiter les partenaires sexuels (INSPQ, 2007).

64.2.4 Lymphogranulomatose vénérienne

La **lymphogranulomatose vénérienne (LGV)** est une ITS chronique provoquée par des souches spécifiques de *C. trachomatis*. Il s'agit d'une infection rare, surtout présente dans certaines régions comme l'Afrique, l'Asie, l'Amérique du Sud et les Caraïbes. Cependant, des cas touchant des hommes ayant eu des rapports sexuels avec d'autres hommes ont été signalés dès 2003 aux Pays-Bas. Au Québec, un premier cas a été rapporté en 2004, suivi de 36 cas en 2005. Par la suite, le nombre des cas a diminué, il n'y a eu aucun nouveau cas recensé entre novembre 2008 et novembre 2009. Les autorités ont cru, à tort, que l'infection avait disparu au Québec, car depuis 2009, de nouveaux cas ont été signalés (MSSS, 2005a).

La LGV évolue généralement en trois phases. La LGV primaire, marquée par une petite papule non douloureuse au point d'inoculation, apparaît après une période d'incubation de 3 à 30 jours et guérit spontanément dans la plupart des cas. Elle peut facilement passer inaperçue. La LGV secondaire débute dans les deux à six semaines qui suivent la lésion primaire et présente souvent des symptômes systémiques significatifs: abcès ou écoulements de fistules. Elle se caractérise surtout par une **lymphadénopathie** douloureuse inguinale, fémorale (généralement unilatérale) ou cervicale (dans le cas de relations sexuelles orales). La LGV secondaire anorectale se caractérise par une rectite hémorragique aiguë. La LGV tertiaire se produit quand l'infection, non traitée, devient chronique. Elle touche plus fréquemment les femmes que les hommes. À ce stade, les lésions chroniques inflammatoires entraînent des cicatrices qui risquent de provoquer

---

Processus diagnostique et thérapeutique

ENCADRÉ 64.4	**Chlamydiose**

Examen clinique et examens paracliniques

- Anamnèse et examen physique
- TAAN pour dépister la chlamydia
- Test IFD pour dépister la chlamydia
- Épreuve immunoenzymatique pour la recherche d'antigènes de chlamydia
- Test de dépistage des autres ITS (gonorrhée, VIH, syphilis)
- Culture de chlamydia

Processus thérapeutique

- Doxycycline (Vibramycin^MD) 100 mg 2 fois par jour pendant 7 jours ou azithromycine (Zithromax^MD) 1 g en une seule dose
- Autre traitement: érythromycine, ofloxacine, ou lévofloxacine (Levaquin^MD)
- Abstinence sexuelle pendant sept jours après la fin du traitement
- Traitement de tous les partenaires sexuels

des obstructions lymphatiques (éléphantiasis génital), des sténoses ou des fistules anales. Enfin, il existe une possibilité de destruction importante des parties génitales par ulcérations (**esthiomène**).

Le diagnostic n'est pas toujours facile à établir, mais certains laboratoires canadiens offrent des tests de confirmation de la LGV. Cette dernière fait partie des maladies visées par le programme de gratuité des médicaments. Le traitement est en effet gratuit tant pour les personnes chez qui une ITS est diagnostiquée que pour leurs partenaires sexuels. Le traitement de premier choix est la doxycicline, 100 mg par voie orale, 2 fois par jour pendant 21 jours (MSSS, 2005a).

64.3 | Infections virales

64.3.1 Herpès génital

L'**herpès génital** n'est pas une maladie à déclaration obligatoire dans la plupart des États américains, et son incidence réelle est difficile à évaluer. Il y a environ 1,7 million de nouveaux cas d'infection par le virus de l'herpès simplex de type 2 (VHS-2) chaque année, dont plus de 50 % sont asymptomatiques ou ignorés. Au moins 45 millions de personnes, ou 1 Américain sur 5, ont contracté une infection par le VHS génital (CDC, 2009). Au Canada, où la déclaration n'est pas non plus obligatoire, l'incidence annuelle de l'herpès génital demeure inconnue, mais semble augmenter comme dans le reste du monde (ASPC, 2010). Les autorités estiment d'ailleurs que 20 % des personnes actives sexuellement contracteront un herpès génital au cours de leur vie (MSSS, 2010).

Étiologie et physiopathologie

Le virus de l'herpès simplex (VHS) pénètre par les muqueuses ou une effraction cutanée lors d'un contact avec une personne infectée. Il se loge à l'intérieur d'une cellule où il se reproduit puis se propage aux cellules environnantes. Il pénètre ensuite dans des terminaisons nerveuses périphériques ou autonomes, gagne un ganglion nerveux sensoriel ou autonome où il reste dormant. Il peut y avoir réactivation virale (récurrence) lorsque le virus retourne au site initial de l'infection, soit les muqueuses ou la peau. Lorsqu'une personne est infectée par le VHS, elle le demeure généralement toute sa vie. La transmission se produit par contact direct de la peau ou des muqueuses d'une personne infectée symptomatique ou lors de l'excrétion asymptomatique du virus.

Deux différentes souches de VHS occasionnent une infection. Généralement, le VHS de type 1 (VHS-1) provoque une infection au-dessus de la taille, impliquant les gencives, le derme, les voies respiratoires supérieures et le SNC. Le VHS de type 2 (VHS-2) infecte plus fréquemment les voies génitales et le périnée (endroits sous la taille). Cependant, les deux souches peuvent entraîner une pathologie au niveau de la bouche ou des organes génitaux. La majorité des cas d'herpès génital sont causés par l'infection au VHS-2 (Anzivino *et al.*, 2009).

Manifestations cliniques

Lors du premier épisode d'herpès génital, la personne peut se plaindre de brûlures, de démangeaisons ou de picotements sur le site de l'inoculation. De multiples petites lésions vésiculeuses peuvent apparaître sur l'intérieur des cuisses, le pénis, le scrotum, la vulve, le périnée, l'anus, le vagin ou le col de l'utérus. Les vésicules contiennent de grandes quantités de particules virales infectieuses **FIGURE 64.8**. Les lésions se rompent et forment des ulcérations superficielles et humides. Une croûte se forme ensuite, et il y a épithélialisation des érosions. Les premières infections comprennent une inflammation et une douleur locales ainsi que des manifestations systémiques telles que la fièvre, des céphalées, la myalgie et des lymphadénopathies régionales.

La miction peut être douloureuse parce que l'urine entre en contact avec les lésions actives. Il est aussi possible que l'urétrite ou la cystite

Esthiomène : Ulcère (plaie relativement profonde) de la vulve avec un durcissement et une augmentation de volume de la peau de cette région.

RAPPELEZ-VOUS...

Il faut savoir faire la distinction entre une vésicule, une papule, une macule et une pustule.

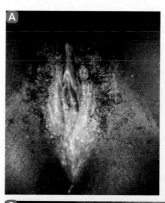
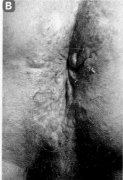
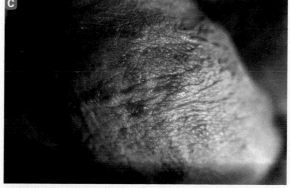

FIGURE 64.8

Vésicules intactes de VHS-2 – **A** Zone vulvaire. **B** Zone périanale. **C** Herpès simplex du pénis au stade ulcéreux.

provoquées par le VHS entraînent une rétention d'urine. La cervicite peut causer une leucorrhée purulente. La durée des symptômes est plus longue et la fréquence des complications est plus élevée chez les femmes. Les lésions primaires sont généralement présentes pendant 17 à 20 jours, mais de nouvelles lésions continuent parfois à apparaître jusqu'à 6 semaines. Elles guérissent spontanément, à moins qu'une infection secondaire se produise.

L'herpès génital récurrent affecte entre 50 et 80 % des personnes pendant l'année qui suit le premier épisode. Le stress, la fatigue, les coups de soleil, une maladie générale, l'immunosuppression et les menstruations constituent des facteurs déclenchants fréquemment notés. De nombreuses personnes peuvent prédire la récurrence en remarquant des symptômes avant-coureurs tels que des picotements, des brûlures et des démangeaisons sur le site où les lésions vont apparaître. Les symptômes des épisodes récurrents sont moins sévères et les lésions guérissent généralement entre 8 et 12 jours. Avec le temps, les récurrences deviennent moins fréquentes. Dans les cas extrêmes, il peut s'agir d'une immunosuppression, imposant alors la nécessité d'un test de dépistage de l'infection par le VIH.

Les femmes atteintes d'herpès génital récurrent peuvent transmettre le virus dans 1 % des cas même si aucune lésion visible n'est présente. Le traitement par des agents antiviraux peut diminuer mais non éliminer la production de virus asymptomatiques. Les méthodes contraceptives de type barrière, surtout les condoms, utilisées pendant les périodes asymptomatiques permettent de diminuer la transmission du virus. Lorsque des lésions sont présentes, la personne devrait toutefois éviter toute activité sexuelle parce que les barrières protectrices n'éliminent pas la transmission de la maladie de façon satisfaisante.

Complications

Il peut se produire une auto-inoculation du virus aux sites extragénitaux comme les doigts (panaris) et les lèvres (feu sauvage) **FIGURE 64.9**. Bien que la plupart des infections soient de nature relativement bénigne, les complications de l'herpès génital peuvent toucher le SNC, provoquer une méningite aseptique ou des atteintes des neurones moteurs inférieurs. Les lésions neuronales peuvent entraîner l'apparition d'une vessie atonique, l'impuissance et la constipation. Les personnes immunodéprimées devraient être étroitement surveillées pour vérifier si le traitement est efficace et si le temps de guérison des lésions liées au VHS est plus long.

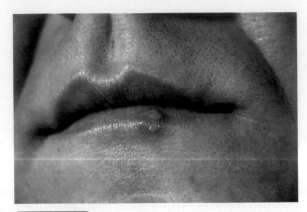

FIGURE 64.9

Auto-inoculation du VHS aux lèvres

Kératite à herpès simplex

L'infection oculaire par le VHS se résorbe généralement en une à deux semaines, mais elle peut aussi progresser et provoquer la formation d'ulcères. Elle constitue la cause la plus courante d'ulcération de la cornée et de cécité aux États-Unis. Les symptômes comprennent une vision trouble, une douleur aiguë et une conjonctivite. Les crises récurrentes peuvent entraîner une opacification de la cornée et la cécité (Toma *et al.*, 2008). Le principal traitement consiste à administrer des agents antiviraux dont l'acyclovir systémique (Zovirax^MD)(INSPQ, 2007). L'ulcération peut nécessiter un débridement. Les crises peuvent durer pendant des semaines malgré le traitement et les récurrences sont courantes. Une transplantation peut devenir nécessaire pour remplacer une cornée opacifiée.

Infection à herpès simplex pendant la grossesse

Les femmes qui ont un épisode primaire d'infection par le VHS peu de temps avant l'accouchement courent un risque accru de transmettre l'herpès génital à leur nouveau-né (Anzivino *et al.*, 2009). En effet, les femmes dont la grossesse est avancée n'ont pas eu suffisamment de temps pour produire des anticorps inhibant la réplication du VHS. Une lésion génitale active au moment de l'accouchement indique généralement qu'il faudra procéder à une césarienne parce que la plupart des infections sont transmises au bébé lors de son passage dans la voie vaginale (ASPC, 2010).

Examen clinique et examens paracliniques

Le diagnostic d'herpès génital se base généralement sur les symptômes et les antécédents de la personne. Il peut être confirmé par la culture du virus extrait des lésions actives. Comme les cultures virales peuvent donner un résultat faux négatif, il est aussi recommandé de pratiquer un test sérologique de dépistage du VHS-2 (CDC, 2010). Il existe en effet des examens sérologiques d'identification virale spécifiques à ce type de virus qui

Jugement clinique

Capsule

Madame Cécile Renaud est âgée de 33 ans et elle est sur le point d'accoucher de son deuxième enfant. Elle est porteuse du VHS, mais n'a aucune lésion génitale active. Elle avait eu par ailleurs un épisode primaire d'infection au début de sa première grossesse.

Une césarienne serait-elle justifiée pour son deuxième enfant ?

permettent de vérifier la présence d'anticorps et de déterminer s'il y a une infection chronique.

Processus thérapeutique en interdisciplinarité

Pharmacothérapie

Il existe trois agents antiviraux pour traiter le VHS : l'acyclovir (Zovirax[MD]), le valacyclovir (Valtrex[MD]) et le famciclovir (Famvir[MD]). Ces médicaments inhibent la réplication virale et sont prescrits pour les infections primaires et récurrentes **ENCADRÉ 64.5** (ASPC, 2010 ; INSPQ, 2007). Ces trois agents sont également utilisés pour prévenir les récurrences fréquentes (six épisodes ou plus par an). Bien qu'ils ne guérissent pas la personne, ils diminuent la durée d'excrétion du virus et de cicatrisation des lésions génitales et ils réduisent les éruptions de 75 % (CDC, 2010). L'utilisation continue d'acyclovir par voie orale comme traitement suppressif jusqu'à une période de six ans s'avère sécuritaire et efficace pour les personnes qui souffrent de récurrences fréquentes ou graves. Les effets indésirables sont modérés et comprennent des céphalées, des nausées et des vomissements occasionnels ainsi que de la diarrhée. L'innocuité de l'acyclovir et du valacyclovir a été évaluée chez un nombre limité de femmes enceintes, dans des essais contrôlés. Ceux-ci ont permis de conclure que leur utilisation pendant la grossesse n'était pas nuisible au fœtus et n'aboutissait pas à une augmentation significative des événements indésirables. L'onguent d'acyclovir ne semble pas apporter d'avantages cliniques pour le traitement des lésions récurrentes, que ce soit pour la rapidité de la guérison ou le soulagement de la douleur ; il n'est donc pas recommandé habituellement. L'acyclovir I.V. est réservé aux infections sévères ou potentiellement mortelles nécessitant une hospitalisation : les infections disséminées, les infections du SNC (méningite) ou une pneumonie. Des risques de néphrotoxicité associés à l'administration I.V. à haute dose ont été observés. Des essais cliniques étudient actuellement l'efficacité d'un vaccin contre le VHS-2.

Traitement symptomatique

L'infirmière devrait inciter la personne à suivre un traitement symptomatique incluant une bonne hygiène génitale et le port de sous-vêtements de coton amples. Les lésions doivent rester propres et sèches. Pour assurer le séchage complet de la zone périnéale, les femmes peuvent utiliser un sèche-cheveux réglé à froid. Des bains de siège fréquents peuvent apaiser la région affectée et diminuer l'inflammation. Les agents asséchants comme la farine d'avoine colloïdale (Aveeno[MD]) et les sels d'aluminium (solution de Burow) soulagent les brûlures et les démangeaisons. Pour diminuer la douleur mictionnelle, l'infirmière peut conseiller de verser de l'eau sur la région périnéale pour diluer l'urine, ou encore d'uriner dans une

---

Processus diagnostique et thérapeutique

ENCADRÉ 64.5 | **Herpès génital**

Examen clinique et examens paracliniques
- Anamnèse et examen physique
- Identification du virus par culture de tissu
- Identification sérologique spécifique de type viral

Processus thérapeutique
- Infection primaire (initiale)
  - Acyclovir (Zovirax[MD]) 400 mg 3 fois par jour ou acyclovir 200 mg 5 fois par jour ou famciclovir (Famvir[MD]) 250 mg 3 fois par jour ou valacyclovir (Valtrex[MD]) 1 g 2 fois par jour ; tous administrés par voie orale pendant 7 à 10 jours
- Infection épisodique récurrente
  - Acyclovir 400 mg 3 fois par jour ou acyclovir 800 mg 2 fois par jour ou famciclovir 125 mg 2 fois par jour ou valacyclovir 500 mg 2 fois par jour ou valacyclovir 1 g 1 fois par jour ; administrés par voie orale pendant 5 jours ou valacyclovir 2 fois par jour pendant 3 jours ou famciclovir 1000 mg 2 fois par jour pendant 1 jour

- Reconnaissance des mécanismes déclencheurs
- Examen gynécologique annuel
- Abstention de relations sexuelles si présence de lésions ; cependant, possibilité de transmission du virus même en l'absence de lésions
- Traitement symptomatique
- Counseling confidentiel et test de dépistage de l'infection par le VIH
- Traitement suppressif en cas de récurrence fréquente
  - Acyclovir 400 mg 2 fois par jour ou famciclovir 250 mg 2 fois par jour ou valacyclovir 500 mg 1 fois par jour ou valacyclovir 1 g 1 fois par jour
- Infection sévère
  - Acyclovir 5 à 10 mg/kg de masse corporelle en I.V. toutes les 8 heures pendant 2 à 7 jours ou jusqu'à amélioration clinique, suivi d'un traitement antiviral oral pendant au moins 10 jours

Source : Adapté de CDC (2010).

64

baignoire remplie d'eau chaude ou sous la douche. La douleur peut nécessiter un anesthésiant local comme la lidocaïne (Xylocaïne^{MD}) ou des analgésiques systémiques comme la codéine et l'aspirine. Enfin, des études ont confirmé la transmission sexuelle du VHS pendant les périodes asymptomatiques. En conséquence, il est important d'encourager l'utilisation systématique de barrières de protection, particulièrement les condoms, même en l'absence de signes cliniques.

64.3.2 Verrues génitales

Les verrues génitales (condylomes acuminés) sont provoquées par le **virus du papillome humain (VPH)**. Il existe plus de 100 types de VPH dont environ 40 affectent le tractus génital. Les verrues génitales visibles sont généralement dues au VPH de types 6 et 11, qui peuvent aussi causer des verrues sur l'anus, l'urètre et le vagin. Les autres types de VPH atteignant la zone génitale (p. ex., les types 16, 18, 31, 33 et 35) sont associés à une dysplasie vaginale, anale et cervicale. L'infection par le VPH est une ITS très contagieuse souvent observée chez les jeunes adultes sexuellement actifs. Environ 20 millions d'Américains sont infectés par le VPH (Heavey, 2008). Il s'agit de l'ITS la plus courante aux États-Unis (CDC, 2009). La plupart des personnes atteintes ne présentent pas de symptômes et ne savent donc pas qu'elles sont infectées. Plus de la moitié des hommes et des femmes sexuellement actifs se retrouvent infectés à un moment de leur vie. Au Canada, les autorités estiment que 70 % de la population adulte va contracter au moins une infection génitale au VPH pendant sa vie (ASPC, 2010).

Un traumatisme mineur pendant un rapport sexuel peut provoquer des érosions qui vont permettre au VPH de pénétrer dans l'organisme. Les cellules épithéliales infectées subissent une transformation, prolifèrent et forment une excroissance verruqueuse. La période d'incubation du virus est généralement de trois à quatre mois, mais peut être plus longue. La grande proportion d'infections asymptomatiques et l'absence de traitement curatif entravent la prévention. Dans la plupart des États américains, les verrues génitales ne sont pas une maladie à déclaration obligatoire. C'est également le cas au Canada. Différentes études canadiennes ont démontré une prévalence comparable à celle d'autres études dans le monde. Des études québécoises confirment cette tendance (INSPQ, 2003). Il est à noter que l'Agence de la santé publique du Canada (ASPC) effectue des études sur la prévalence nationale du VPH et la fréquence des souches associées au cancer (ASPC, 2010). Les derniers chiffres font état d'une prévalence de 11 à 29 %, tous types confondus, dans la population féminine. Le nombre de cas semble cependant varier selon l'âge, le lieu de résidence et l'origine ethnique (ASPC, 2010).

Manifestations cliniques et complications

Les verrues génitales sont des lésions en forme de tumeurs papillaires uniques ou multiples de couleur blanche, grise ou rosée comme la peau. Elles peuvent croître et se fondre pour former de grandes masses semblables à un chou-fleur. La plupart des personnes atteintes en ont entre une et dix. Chez l'homme, les verrues peuvent apparaître sur le pénis et le scrotum, autour de l'anus ou dans l'urètre. Chez la femme, elles se situent sur l'intérieur de la cuisse, la vulve, le vagin, le col de l'utérus ou le pourtour de l'anus **FIGURE 64.10**. Généralement, il n'y a pas d'autres signes ni symptômes. Les verrues anogénitales peuvent être une source de démangeaisons ou provoquer des saignements lors de la défécation.

Pendant la grossesse, les verrues génitales ont tendance à croître rapidement (Hollier & Workowski, 2008). Une mère infectée peut transmettre l'infection à son nouveau-né. L'accouchement par césarienne n'est cependant pas indiqué sauf si des verrues massives bloquent la filière pelvigénitale.

Virus du papillome humain (VPH) : Groupe de petits virus à ADN qui infectent spécifiquement les épithelia de la peau ou des muqueuses. Ils induisent généralement des lésions hyperprolifératives bénignes telles que des verrues, des papillomes ou des condylomes. Cependant, certains types de VPH (p. ex., le VPH 16 et le VPH 18) sont associés à des tumeurs malignes, notamment le cancer du col de l'utérus.

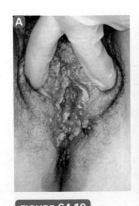
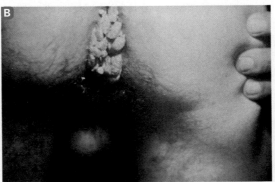
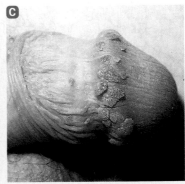

FIGURE 64.10

Verrues génitales – **A** Verrues vulvaires sévères. **B** Verrues périnéales. **C** Verrues génitales multiples sur le gland du pénis.

L'infection par le VPH est associée au cancer du col de l'utérus et de la vulve chez la femme, ainsi qu'au carcinome anorectal et au carcinome squameux du pénis chez l'homme. Certains types de VPH semblent être associés à des tumeurs bénignes et autolimitées (p. ex., les types 6 et 11 habituellement trouvés dans les verrues génitales), alors que d'autres auraient un potentiel oncogène (pouvant induire un cancer) (p. ex., les types 16 et 18). Jusqu'aux deux tiers des lésions primitives provoquées par le VPH sont indétectables lors de l'examen visuel. Chaque année, aux États-Unis, environ 12 000 femmes reçoivent un diagnostic de cancer du col de l'utérus et presque 4 000 femmes meurent de cette maladie (American Cancer Society, 2009). Les coûts annuels de traitement de ce cancer et des verrues génitales s'élèveraient à plus de trois milliards de dollars par an aux États-Unis. Il s'agit du onzième cancer le plus diagnostiqué chez les femmes. Les prévisions pour 2009 faisaient état de 1 300 nouveaux cas et de 280 décès (Société canadienne du cancer, 2010).

Examen clinique et processus thérapeutique en interdisciplinarité

Le diagnostic des verrues génitales se base sur l'apparence globale des lésions. Il peut toutefois y avoir confusion entre les verrues et le condylome plat de la syphilis secondaire, le carcinome ou les néoplasmes bénins. Il faut dans ces cas procéder à des examens sérologiques et cytologiques pour dissiper le doute. Les examens d'empreintes génétiques du VPH contribuent à déterminer si les femmes obtenant des résultats anormaux au test de Papanicolaou (test Pap) doivent bénéficier d'un suivi supplémentaire. Ces tests permettent désormais de déterminer deux types de VPH associés à la plupart des cas de cancer du col de l'utérus (types 16 et 18), mais ne constituent pas des examens de routine au Québec (Société des obstétriciens et gynécologues du Canada, 2007, 2010). Actuellement, les cultures ne permettent pas de confirmer la présence du VPH.

Les verrues génitales sont difficiles à soigner. L'objectif premier consiste à les faire disparaître, ce qui n'en diminue pas nécessairement leur infectiosité. Plusieurs clients peuvent avoir à suivre une série de traitements plutôt qu'un seul. Si l'état de la personne ne s'est pas amélioré après trois traitements ou si les verrues n'ont pas totalement disparu après six traitements, il faudrait envisager de modifier la stratégie. Le traitement consiste à employer une méthode chimique ou une élimination au laser ou par électrocautérisation. Habituellement, de l'acide trichloroacétique (TCA) ou bichloroacétique (BCA) 80 ou 90 % est appliqué directement sur la surface de la verrue à l'aide d'un coton-tige. Le médecin applique préalablement de la vaseline sur la peau saine autour de la lésion pour en minimiser l'irritation. La personne ressent souvent une douleur aigüe et cuisante lors du premier contact avec l'acide, mais cette douleur se résorbe rapidement. Après l'application de TCA, le médecin ne lave pas la région touchée. Ce traitement peut être administré aux femmes enceintes.

Le traitement recommandé pour les petites verrues génitales externes est une solution de podophyllotoxine 0,5 % appliquée toutes les 12 heures, 3 jours par semaine, jusqu'à 6 semaines de suite (Société des obstétriciens et gynécologues du Canada, 2007). Cette solution est plus efficace et entraîne moins d'effets indésirables que la résine de podophylline (10 à 25 %), un agent cytotoxique (Holier & Workowski, 2008) qui provoque des symptômes toxiques à la fois locaux (p. ex., de la douleur, des brûlures) et systémiques (p. ex., des nausées, des vertiges, une leucopénie, une détresse respiratoire). Ces produits sont toutefois contre-indiqués chez les femmes enceintes. En général, les verrues situées sur les surfaces humides répondent mieux au traitement topique (TCA, podophylline) que celles situées sur les surfaces plus sèches.

La personne infectée peut également gérer son traitement elle-même. La solution de podophyllotoxine 0,5 % est disponible sur ordonnance (Condyline[MD], Wartec[MD]). Le traitement peut durer jusqu'à six semaines ou jusqu'à ce que les lésions se résorbent. La crème d'imiquimod (5 %) (Aldara[MD]) est un modificateur de la réponse immunitaire. La personne l'applique 1 fois par jour à l'heure du coucher, 3 fois par semaine pendant une période pouvant aller jusqu'à 16 semaines. Aucun de ces traitements n'est cependant recommandé pendant la grossesse ou l'allaitement.

Si les verrues ne régressent pas après ces traitements, les thérapies suivantes peuvent être utilisées : cryothérapie avec de l'azote liquide, électrocautérisation, traitement au laser, utilisation intra-lésionnelle de l'interféron alpha-2b et excision chirurgicale. Comme le traitement ne détruit pas le virus mais simplement les tissus infectés, il peut y avoir des récurrences et une réinfection. Un suivi étroit à long terme est conseillé.

Il existe désormais un vaccin (Gardasil[MD]) qui protège contre les types 6, 11, 16 et 18 du VPH. Ces types sont associés à la plupart des cas de cancer du col de l'utérus, de verrues génitales et de certains cancers du vagin et de la vulve. Le vaccin est administré en trois doses I.M. sur une période de six mois et entraîne peu d'effets indésirables. Au Canada, le vaccin est recommandé pour les filles âgées de 9 à 26 ans (ASPC, 2010). Il a été approuvé pour les femmes qui ne sont pas enceintes et les hommes âgés entre 9 et 26 ans (ASPC, 2010). Étant donné les cas déclarés de syncope (évanouissement) pendant l'administration du vaccin, la personne devrait rester assise ou allongée sous observation étroite pendant les 15 minutes suivant la vaccination. Des essais cliniques continus ont démontré l'efficacité du GardasilMD chez les hommes. Il ne traite cependant pas l'infection active au VPH. Idéalement, les femmes devraient recevoir le vaccin avant de commencer à avoir des rapports sexuels, mais celles qui sont déjà actives ou infectées devraient tout de même se protéger contre les types de VPH non encore contractés. Au Québec, la vaccination gratuite contre certains types du VPH a été implantée en septembre 2008 pour les filles de la 4e année du primaire et de la 3e année du secondaire (MSSS, 2010). Un autre vaccin, le CervarixMD, a été approuvé en février 2010 pour les jeunes femmes âgées de 10 à 25 ans (ASPC, 2010).

Soins et traitements infirmiers

CLIENT ATTEINT D'UNE INFECTION TRANSMISSIBLE SEXUELLEMENT

Collecte des données

Les données subjectives et objectives à recueillir auprès d'une personne atteinte d'une ITS sont présentées dans l'**ENCADRÉ 64.6**.

62

ÉVALUATION CLINIQUE

L'étape d'évaluation du système reproducteur est décrite en détail dans le chapitre 62, *Système reproducteur*.

Analyse et interprétation des données

L'analyse et l'interprétation des données relatives aux personnes atteintes d'une ITSS comprennent, sans y être limitées, les éléments suivants :

- risque d'infection lié au manque de connaissances sur le mode de transmission, à une hygiène personnelle et génitale inadéquate et à une incapacité d'appliquer des mesures de prévention ;

Collecte des données

ENCADRÉ 64.6 — Infections transmissibles sexuellement

Données subjectives

- Renseignements importants concernant la santé :
  - Antécédents de santé : contact avec des personnes ayant contracté une ITS, partenaires sexuels multiples ; grossesse
  - Médicaments : utilisation de contraceptifs oraux ; allergie aux antibiotiques, surtout à la pénicilline
- Modes fonctionnels de santé :
  - Perception et gestion de la santé : partage de seringues pendant la consommation de drogues intraveineuses ; malaise
  - Nutrition et métabolisme : nausées, vomissements, anorexie ; pharyngite, lésions orales ; démangeaisons des sites infectées ; frissons ; alopécie
  - Élimination : dysurie, fréquence urinaire, rétention, écoulement urétral ; ténesme, rectite
  - Cognition et perception : arthralgie, céphalée ; lésions douloureuses cuisantes
  - Sexualité et reproduction : dyspareunie, écoulement vaginal ; anomalies menstruelles, présence de lésions génitales ou périanales

Données objectives

- Observations générales : fièvre, adénopathie (généralisée ou inguinale)
- Système tégumentaire :
  - Syphilis primaire : lésions génitales, orales ou périanales indolores, indurées

- Syphilis secondaire : éruptions symétriques bilatérales sur les paumes, la plante des pieds ou tout le corps, plaques sur les muqueuses dans la bouche ou sur les lèvres ; alopécie
  - Herpès génital : lésions vésiculaires génitales ou anales douloureuses
  - Verrues génitales : verrues génitales ou anales, uniques ou multiples, grises ou blanches (pouvant devenir massives)
- Système gastro-intestinal : écoulement rectal purulent (indicateur de la gonorrhée), lésions rectales, rectite
- Système urinaire : écoulement urétral, érythème
- Système reproducteur : écoulement cervical, lésions, inflammation des glandes de Bartholin
- Résultats possibles aux examens paracliniques :
  - Gonorrhée : coloration de Gram, frottis, cultures et amplification d'ADN pour le gonocoque
  - Syphilis : résultats positifs au test VDRL et au RPR, spirochètes observés au microscope à fond noir
  - Chlamydiose : culture positive ou tests d'amplification des acides nucléiques positifs
  - Herpès génital : culture de tissus positive pour le VHS-2 ; titre d'anticorps du VHS-2 positif

- anxiété liée à la méconnaissance, à l'issue et à l'impact de la maladie sur les relations ;
- difficulté de se maintenir en santé liée au manque de connaissances sur la maladie, les mesures de suivi appropriées et la possibilité de réinfection.

Planification des soins

Les objectifs généraux pour le client atteint d'une ITS sont :

- de démontrer sa compréhension des modes de transmission de ces infections et du risque qu'elles entraînent ;
- de compléter le traitement et revenir pour obtenir un suivi adéquat ;
- d'aviser ou d'aider à aviser les partenaires sexuels de la nécessité de se faire tester et traiter au besoin ;
- de s'abstenir, lui et ses partenaires, d'avoir des rapports sexuels non protégés jusqu'à la fin du traitement, jusqu'à ce que l'infection ait disparu, ou sept jours après le traitement par dose unique ;
- d'avoir des pratiques sexuelles sécuritaires.

Interventions cliniques

Promotion de la santé

De nombreuses approches visant la réduction de la propagation des ITS ont été tentées avec plus ou moins de succès. L'infirmière devrait être prête à discuter de pratiques sexuelles sécuritaires avec toutes les personnes, pas seulement avec celles soupçonnées d'être à risque **ENCADRÉ 64.7**. Ces pratiques sont notamment l'abstinence, la monogamie avec un partenaire non infecté, l'évitement de certaines pratiques sexuelles à risque élevé ainsi que l'utilisation de condoms et d'autres méthodes barrières pour

limiter les contacts avec des lésions ou des liquides corporels potentiellement infectieux. L'abstinence sexuelle représente une méthode sûre permettant d'éviter toutes les ITS, mais peu d'adultes pensent qu'elle constitue une solution acceptable. Le fait de limiter les relations sexuelles extraconjugales diminue le risque de contracter une ITS, en particulier s'il s'agit de relations sexuelles non protégées ou de pratiques à risque. Un guide d'enseignement pour une personne vivant avec une ITS est présenté dans l'**ENCADRÉ 64.8**.

Toutes les femmes sexuellement actives devraient subir un dépistage du cancer du col de l'utérus. Celles qui ont des antécédents d'ITS sont plus à risque que les autres de contracter ce type de cancer ▶ .

| **Mesures visant à prévenir l'infection** | La présence d'écoulements, de douleur, de cloques ou de démangeaisons chez le partenaire sexuel devrait être considérée comme préoccupante. Une personne informée de ces signes et symptômes peut décider consciemment de continuer à avoir des rapports sexuels en se protégeant et en protégeant ses partenaires ou de pratiquer

Le chapitre 65, *Interventions cliniques – Troubles du système reproducteur de la femme*, aborde les tests Pap.

l'abstinence. Elle devrait se rappeler que le fait d'avoir un rapport sexuel non sécuritaire l'expose potentiellement aux infections de tous les partenaires avec lesquels son partenaire a eu des rapports sexuels. L'infirmière devra informer ses clients (hommes et femmes) que le fait d'uriner immédiatement après un rapport sexuel et de se laver les organes génitaux et les zones adjacentes à l'eau et au savon fournit une certaine protection. Cependant, il ne faut pas croire que ceci suffise pour une protection adéquate contre les ITS en cas d'exposition à une infection.

Rien ne prouve que les gels et les crèmes spermicides réduisent le risque de contracter des ITS. Ces substances peuvent toutefois servir de lubrifiant supplémentaire, réduisant ainsi l'irritation et la friction. Elles diminuent le risque de lacération mineure servant de point d'entrée à un organisme infectieux. L'utilisation adéquate d'un condom en latex constitue une barrière mécanique très efficace contre l'infection pour autant qu'il soit intact et reste en place pendant toutes les phases du rapport sexuel. Les condoms sont en général faits en latex, mais il en existe d'autres en membrane animale ; ces derniers ne préviennent cependant que la grossesse, pas les ITSS. La consommation d'alcool et de drogue a un effet négatif sur le port du condom en diminuant à la fois la motivation et la planification nécessaires à l'utilisation des méthodes de prévention. L'infirmière devrait fournir des instructions verbales et écrites pour l'emploi adéquat de condoms en abordant les objections que les partenaires pourraient soulever, tels le manque de spontanéité et la présence d'une barrière. De la même façon, donner de l'information sur les mécanismes de l'excitation sexuelle et l'utilisation du condom dans l'acte sexuel peuvent aider à surmonter la résistance du client ou du partenaire.

Les contacts sexuels non protégés avec des personnes vivant avec le VIH ou susceptibles d'avoir ce type d'infection présentent des risques élevés de contracter ces maladies ▶ 15. Chez les couples dont l'un des partenaires est infecté, l'utilisation constante et scrupuleuse du condom ou les pratiques sexuelles sécuritaires peuvent diminuer les risques de transmission au partenaire non infecté. Toute personne sexuellement active, y compris les hommes ayant des relations avec d'autres hommes, devrait éviter les relations sexuelles à risque : les partenaires multiples, les rapports sexuels sous l'emprise de l'alcool ou d'une substance, les pénétrations anales non protégées. Elle devrait aussi utiliser des condoms masculins ou féminins de façon adéquate.

L'infirmière devra discuter avec le client pour évaluer ses risques de contracter une ITS. La recherche d'informations doit se faire dans une approche ouverte et sans jugement. Les questions à poser portent sur le nombre de partenaires, le type de méthode contraceptive utilisé, le recours aux condoms, les antécédents d'ITS, la consommation de substances psychoactives, les antécédents psychosociaux, la relation actuelle de la personne et les préférences quant aux pratiques sexuelles. Au lieu de demander à une personne si elle est homosexuelle, il vaut mieux être plus précis et demander : « Avez-vous des relations sexuelles avec des hommes, des femmes ou les deux ? » Cette approche permet de recueillir davantage d'informations. Certains hommes ont des rapports sexuels avec des hommes sans toutefois se considérer comme homosexuels ou bisexuels. Cette pratique sexuelle contribue de façon majeure à l'infection des conjointes et des partenaires féminines ou masculins. De la même façon, les questions portant sur les pratiques sexuelles doivent être ouvertes, car les relations anales et l'utilisation de jouets sexuels existent aussi bien dans les couples hétérosexuels que dans les couples homosexuels.

L'infirmière planifiera l'enseignement au client en se basant sur ses réponses. Les compétences interpersonnelles nécessaires pour mener ces entrevues sont le respect, l'empathie et une attitude exempte de jugement. Il faut adapter le counseling à chaque personne et garder en tête que les personnes âgées peuvent aussi être à risque. En effet, de plus en plus d'entre elles sont infectées.

| Programmes de dépistage | Les programmes de dépistage contribuent à la prévention de certaines ITS. En effet, plusieurs programmes ont été mis en place au cours des années pour dépister les cas de syphilis. De nombreux établissements offrent des tests prénataux facultatifs de dépistage du VIH et de la syphilis ainsi que du counseling aux femmes enceintes.

Le gouvernement a aussi implanté des programmes de dépistage de la gonorrhée et de la chlamydiose. Ces programmes ciblent les femmes parce qu'elles sont plus susceptibles de contracter une gonorrhée asymptomatique et donc d'être une source d'infection. Les tests de routine de la gonorrhée et de la chlamydia administrés pendant les examens pelviens et les visites prénatales représentent une partie importante de ces programmes. L'introduction de tests rapides et économiques a d'ailleurs permis l'application massive de programmes de dépistage de la chlamydiose génitale, de l'herpès génital et des infections à VPH (verrues).

La stratégie québécoise de lutte contre l'infection par le VIH et le sida, l'infection par le VHC et les ITS a prévu dans ses orientations 2003-2009 toute une série de mesures, renforcées par d'autres mesures fédérales ou provinciales comme le *Programme national de santé publique 2003-2012* (Direction générale de la santé publique du MSSS, 2003). Le quatrième rapport national sur l'état de santé de la population au Québec (MSSS, 2010) révèle l'ampleur du problème des ITSS en termes de santé publique, et décrit les politiques élaborées en termes de prévention, de dépistage et de traitement ainsi que les orientations à prendre pour l'avenir.

| Recherche de cas | Les entrevues et la recherche de cas sont les autres moyens utilisés pour lutter contre les ITS. Ces activités visent à localiser et à examiner tous les partenaires de chaque personne infectée le plus rapidement possible après son exposition sexuelle afin de commencer un traitement efficace. Les interviewers formés peuvent souvent trouver les personnes concernées même s'ils ne disposent que de très peu d'informations. Les intervenants chargés du cas, souvent des infirmières, connaissent les conséquences sociales de ces infections et comprennent la nécessité d'être discrètes. Les partenaires sexuels contactés ne sont pas informés du nom de la personne qui a déclaré avoir eu des rapports sexuels avec eux pour assurer une meilleure collaboration et pour protéger la vie privée **ENCADRÉ 64.9**.

Le *Programme québécois d'intervention préventive auprès des personnes atteintes d'une infection transmissible sexuellement et auprès de leurs partenaires* définit un cadre d'intervention pour les professionnels de la santé (MSSS, 2004b).

| Programmes éducatifs et de recherche | L'infirmière devrait encourager la communauté à mieux informer ses citoyens sur les ITS. Les adolescents qui sont souvent atteints de ces infections devraient être la cible principale de ces programmes éducatifs. Il ne faut pas oublier que la fréquence des ITS augmente également chez les personnes âgées qui sont moins susceptibles d'utiliser des condoms et ont généralement plus de difficultés à discuter de problèmes de santé sexuelle que les plus jeunes (Bodley-Tickelle *et al.*, 2008). La connaissance des différentes infections et la compréhension de leurs modes de transmission peuvent freiner

15

Les méthodes de prévention du VIH sont abordées dans le chapitre 15, *Infections et infection par le virus de l'immunodéficience humaine.*

ENCADRÉ 64.9   Confidentialité

Situation

Une infirmière révèle à sa cliente les résultats positifs de son test pour la chlamydiose, et lui conseille d'avertir ses partenaires sexuels. La cliente refuse de le dire à son petit ami parce qu'il saura ainsi qu'elle a eu des relations sexuelles avec un autre partenaire. L'infirmière doit-elle communiquer avec le petit ami ?

Considérations importantes

- Le Québec a des exigences en matière de déclaration des infections transmissibles et d'autres données connexes. L'infirmière en informe la personne.

- Les infirmières et les autres professionnels de la santé ont une obligation déontologique et éthique de garder les informations confidentielles. Cependant, dans les situations qui concernent la santé publique, la déclaration obligatoire des infections transmissibles prévaut. Cette déclaration peut toutefois se faire en respectant la confidentialité.

- La principale obligation de l'infirmière concerne la personne qui désire être soignée. L'enseignement est

une façon d'établir un partenariat avec le client. Il faut parler des effets de l'infection si elle n'est pas traitée, des conséquences de la réinfection et des résultats éventuels chez ceux qui ne savent peut-être pas qu'ils sont infectés. Il faut ensuite inciter le client à informer ses partenaires du diagnostic pour le bien de tous, ou à avoir recours à un service de recherche de cas qui se chargera d'avertir les partenaires sans que son nom ne soit révélé.

Questions de jugement clinique

- Quelles sont les exigences du Québec en ce qui concerne les maladies à déclaration obligatoire ?

- Quelles informations l'infirmière devrait-elle fournir à cette personne sur la transmission de la chlamydiose pour qu'elle soit mieux disposée à discuter des résultats avec son petit ami ?

- À votre avis, quelle serait la meilleure façon de trouver un équilibre entre les besoins de la personne et ceux du public ?

---

l'épidémie d'ITS. L'infirmière devrait aussi inciter les jeunes filles à se faire vacciner contre le VPH avant de commencer à avoir des relations sexuelles. Ce vaccin extrêmement efficace protège contre le cancer du col de l'utérus et les verrues génitales (Thomas, 2008). Des connaissances exactes et à jour contribuent à diminuer les craintes et les doutes parentaux envers le vaccin. L'infirmière devrait souligner l'aspect préventif du vaccin contre le cancer, ce qui sera plus productif et moins controversé que de parler de l'activité sexuelle de l'enfant, et rendra le parent plus réceptif. Des chercheurs s'efforcent actuellement de créer des vaccins contre la syphilis, la gonorrhée, l'herpès génital et le VIH. Pour de nombreux cliniciens, l'élaboration de vaccins efficaces est une condition préalable à l'éradication des ITS.

Phase aiguë

| **Soutien psychologique** | La personne qui reçoit un diagnostic d'ITS peut ressentir plusieurs émotions : honte, culpabilité, colère et désir de vengeance. L'infirmière l'aidera à verbaliser ses émotions dans un contexte de counseling **FIGURE 64.11**. Les couples mariés ou ayant une relation stable sont confrontés à un problème supplémentaire lorsqu'il y a diagnostic d'ITS : ils doivent faire face aux conséquences de l'activité sexuelle extraconjugale d'un des partenaires. Ils ont aussi souvent d'autres préoccupations concernant leur relation, mais le problème grave qu'ils vivent peut être l'occasion de résoudre d'autres difficultés. Le couple a besoin de soutien et de counseling. Il peut être indiqué de l'orienter vers un professionnel pour obtenir des conseils sur les conséquences d'une ITS sur leur relation.

Une personne atteinte d'herpès génital est confrontée au fait que l'infection est récurrente et non guérissable, ce qui peut être frustrant et perturber sa santé physique, émotive, sociale et sexuelle. L'infirmière peut l'aider à reconnaître et à éviter tout facteur favorisant la récidive et lui dire que la fréquence et la sévérité des récurrences diminuent souvent avec le temps.

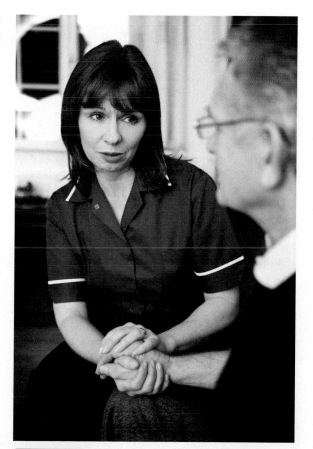

FIGURE 64.11

L'infirmière doit aider un client qui reçoit un diagnostic d'ITS à verbaliser ses émotions dans un contexte de counseling.

Les infections par le VPH supposent un traitement prolongé. La personne peut se sentir frustrée et bouleversée à cause des fréquentes consultations, des coûts associés, des éventuels effets secondaires désagréables du traitement et des conséquences de l'infection sur sa santé et ses relations sexuelles futures. L'infirmière devra lui fournir énormément de soutien et être à l'écoute de ses préoccupations. Des groupes de soutien sont également disponibles.

| Adhésion au traitement et suivi | Les infirmières qui travaillent en santé publique, dans des cliniques ou dans d'autres milieux qui offrent des services ambulatoires sont plus susceptibles de s'occuper d'une personne ayant une ITS que celles qui œuvrent en milieu hospitalier. Quel que soit le milieu, l'infirmière peut expliquer et interpréter les modalités de traitement comme l'objectif et les effets secondaires éventuels des médicaments prescrits ainsi que la nécessité du suivi.

Il arrive fréquemment qu'un traitement à dose unique contre la gonorrhée, la chlamydia et la syphilis aide à prévenir les problèmes liés au non-respect de la pharmacothérapie. L'infirmière donnera des instructions particulières à la personne qui a besoin d'un traitement comportant plusieurs doses afin de compléter le schéma posologique prescrit. Elle l'informera également des problèmes éventuels en cas de non-adhésion au traitement. Toutes les personnes devraient retourner au centre de traitement pour refaire une culture des sites infectés ou pour passer un test sérologique à des moments indiqués afin de déterminer l'efficacité du traitement. Le fait d'expliquer à la personne que le premier traitement n'entraîne pas nécessairement la guérison permet d'insister sur l'importance d'une visite de suivi. Il faut aussi conseiller à la personne d'informer ses partenaires sexuels afin qu'ils passent eux-mêmes des tests et suivent un traitement, et ce, même s'ils n'ont pas de symptômes.

| Mesures d'hygiène | L'infirmière insistera sur certaines mesures d'hygiène auprès de la personne atteinte d'ITS. Une composante importante est le lavage des mains et les bains fréquents. Le fait de baigner et de nettoyer les zones impliquées peut apporter un confort local et prévenir les infections secondaires. La douche vaginale peut propager l'infection ou affaiblir les réponses immunitaires locales ; elle est donc contre-indiquée. Les tissus synthétiques de la plupart des sous-vêtements augmentent fréquemment les irritations locales ou les aggravent parce qu'ils retiennent l'humidité. Les sous-vêtements de coton offrent une meilleure absorption et sont plus frais et plus confortables pour la personne atteinte.

| Activité sexuelle | L'abstinence sexuelle est recommandée pendant la phase de transmission de l'infection. Si la personne a des relations sexuelles avant la fin du traitement, l'infirmière insistera sur l'importance d'utiliser un condom pour éviter une réinfection ou la propagation de l'infection. La personne peut aussi choisir d'avoir des relations intimes en évitant la pénétration et les contacts oraux-génitaux. Il faut souligner que même les traitements à dose unique peuvent prendre jusqu'à une semaine avant de faire effet, et que la personne est contagieuse pendant cette période **ENCADRÉ 64.10**.

Pratique fondée sur des résultats probants

ENCADRÉ 64.10 — **Le counseling permet-il de freiner la propagation des infections transmissibles sexuellement ?**

Question clinique

Chez les personnes qui ont un comportement sexuel à risque (P), une intervention soutenue en counseling comportemental (I) permettrait-elle de réduire la fréquence des infections transmissibles sexuellement (ITS) (O) sur une période d'au moins trois mois (T) ?

Résultats probants

- Revue systématique des essais cliniques aléatoires

Synthèse des données

- Les études portaient sur des interventions en counseling comportemental.
- Les résultats biologiques et comportementaux ont été évalués au moins trois mois après l'intervention.
- Chez les adolescents qui ne sont pas sexuellement actifs, les résultats ne permettent pas de conclure que le counseling comportemental en matière de prévention des ITS entraîne des conséquences défavorables, comme de précipiter le moment des premières relations sexuelles.

Conclusions

- Un counseling devrait être offert à tous les adolescents sexuellement actifs.

- Les adultes qui ont contracté une ITS au cours de l'année ainsi que ceux qui ont plus d'un partenaire sexuel sont considérés à risque.
- Un programme efficace de prévention des ITS comporte plusieurs séances d'intervention, le plus souvent sous forme de groupe de discussion, et dure de trois à neuf heures.
- Peu de résultats concluants permettent de démontrer l'efficacité d'une seule séance en consultation ou de plusieurs séances de moins de 30 minutes.

Recommandation pour la pratique infirmière

- Recommander une intervention soutenue en counseling comportemental pour tous les adolescents sexuellement actifs ainsi que pour les adultes à risque de contracter une ITS.

Référence

Lin, J.S., Whitlock, E., O'Connor, E., & Bauer, V. (2008). Behavioral counseling to prevent sexually transmitted infections : US Preventive Services Task Force recommendation statement. *Ann Intern Med, 149*, 491.

P : population visée ; I : intervention ; O : (*outcome*) résultat ; T : (*time period*) période visée.

Soins ambulatoires et soins à domicile

Comme de nombreuses ITS guérissent grâce à un traitement à dose unique ou une antibiothérapie de courte durée, de nombreuses personnes ont tendance à ne pas prendre ces infections au sérieux. Cette attitude a pour conséquence de retarder le traitement, de ne pas respecter les instructions et de souffrir de complications. Ces dernières sont graves et coûteuses. Elles peuvent altérer ou même détruire des tissus et des organes.

La chirurgie et un traitement prolongé sont indiqués pour de nombreuses personnes qui souffrent de complications liées à certaines ITS. Des procédures chirurgicales majeures comme la résection d'un anévrisme ou le remplacement de la valvule aortique peuvent s'avérer nécessaires pour traiter les problèmes cardiovasculaires causés par la syphilis. La chirurgie pelvienne et les procédures visant à corriger les problèmes de fertilité secondaires à une ITS incluent la résection d'adhérences, la dilatation des sténoses, la plastie tubaire reconstructive et la fécondation *in vitro*.

Évaluation des résultats et suivi clinique

Pour le client atteint d'une ITS, les résultats escomptés à la suite des soins et des interventions cliniques sont :

- de pouvoir décrire les modes de transmission ;
- de prendre les mesures d'hygiène appropriées ;
- d'éviter la réinfection ;
- d'adhérer au protocole de suivi.

Analyse d'une situation de santé | Jugement clinique

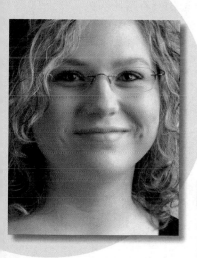

Violaine est infirmière en santé scolaire. Elle rencontre les jeunes filles de 4ᵉ année du primaire afin de procéder à la vaccination contre le virus du papillome humain (VPH). Elle remet le formulaire de consentement aux fillettes pour qu'elles le fassent signer par leurs parents.

Les parents de Valérie, 10 ans, refusent de signer le formulaire. Ils désirent rencontrer l'infirmière, car, étant croyants et pratiquants, ils craignent qu'un tel vaccin n'incite leur fille à avoir des rapports sexuels très tôt. « Avec l'hypersexualisation des jeunes maintenant, ils commencent jeunes à avoir des rapports intimes. C'est une incitation de plus, selon nous », disent-ils. Par ailleurs, ils sont plutôt évasifs lorsque Violaine leur demande ce qu'ils connaissent du VPH.

MISE EN ŒUVRE DE LA DÉMARCHE DE SOINS

SOLUTIONNAIRE

www.cheneliere.ca/lewis

Collecte des données – Évaluation initiale – Analyse et interprétation

1. Nommez au moins quatre données que Violaine devrait recueillir pour évaluer les connaissances des parents de Valérie concernant le VPH.
2. Violaine devrait-elle également vérifier les connaissances de Valérie sur le VPH ? Justifiez votre réponse.
3. En vous basant sur les données de la mise en contexte, qu'est-ce qui pourrait expliquer le refus de vaccination de la part des parents de Valérie ?

Planification des interventions – Décisions infirmières

4. L'enseignement sur le VPH représente l'intervention à prioriser dans ce cas-ci. Énumérez au moins quatre points à aborder avec les parents de Valérie et justifiez-les.
5. Violaine explique qu'elle peut décider d'administrer le vaccin Gardasil^MD pour protéger Valérie contre le VPH. A-t-elle le droit de prendre cette décision sans une ordonnance médicale ? Justifiez votre réponse.

Évaluation des résultats – Évaluation en cours d'évolution

6. Comment Violaine peut-elle vérifier que les parents de Valérie ont bien compris son enseignement ?

Application de la pensée critique

Dans l'application de la démarche de soins auprès de Valérie, l'infirmière a recours aux éléments du modèle de la pensée critique pour analyser la situation de santé de la jeune cliente et en comprendre les enjeux. La **FIGURE 64.12** résume les caractéristiques de ce modèle en fonction des données de cette cliente et de ses parents, mais elle n'est pas exhaustive.

Vers un jugement **clinique**

Connaissances
- Principales ITSS
- Clientèles à risque de contracter une ITSS
- Moyens de transmission
- Moyens de prévention et de protection (vaccins existants)
- Vaccination
- Complications selon l'évolution des infections
- Traitements

Expériences
- Soins aux personnes ayant contracté une ITSS
- Soins aux clients vivant avec le VIH
- Interventions auprès de clientèles de différents groupes d'âge
- Expériences personnelles d'ITSS
- Vaccination

ÉVALUATION
- Connaissances que Valérie et ses parents ont du VPH
- Raisons invoquées par les parents pour refuser la vaccination
- État de réceptivité des parents à recevoir de l'information sur le VPH

Normes
- Protocole d'immunisation du Québec (pour l'administration du vaccin Gardasil^(MD))
- Activités réservées à l'infirmière concernant la vaccination
- Clientèles aptes à consentir

Attitudes
- Ne pas porter de jugement sur la décision des parents
- Demeurer ouverte face au refus de vaccination
- Considérer également le point de vue de Valérie

FIGURE 64.12

Application de la pensée critique à la situation de santé de Valérie

---

■ ■ ■ À **retenir**

VERSION REPRODUCTIBLE

www.cheneliere.ca/lewis

- Puisque les statistiques québécoises ont montré une augmentation significative des ITS et des ITSS, la prévention est considérée comme une priorité.

- Les hommes cherchent souvent à se faire traiter dès le début d'une ITSS alors que les femmes asymptomatiques ne le font pas, ce qui fait qu'elles présentent des complications plus couramment.

- Il est difficile d'établir un diagnostic de gonorrhée chez la femme en se basant sur les symptômes parce que la plupart d'entre elles sont asymptomatiques ou se plaignent de symptômes qui peuvent être confondus avec d'autres problèmes de santé.

- Il existe une relation entre la syphilis et l'infection par le VIH.

- Les personnes à risques élevés de contracter la syphilis courent aussi plus de risques que les autres de contracter une infection par le VIH.

- La fréquence de la chlamydiose est trois fois plus élevée chez les femmes que chez les hommes, probablement parce que celles-ci sont plus nombreuses à subir un dépistage.

- La chlamydiose est une maladie silencieuse parce que les symptômes peuvent être absents ou mineurs chez la plupart des femmes infectées et chez de nombreux hommes.

- L'infection par le VPH est une ITS très contagieuse souvent observée chez les jeunes adultes sexuellement actifs.

- Toutes les femmes sexuellement actives devraient subir un dépistage du cancer du col de l'utérus lors de l'examen gynécologique annuel.

- Le fait d'uriner immédiatement après un rapport sexuel, de se laver les organes génitaux et les zones adjacentes à l'eau et au savon fournit une certaine protection.

- La connaissance des différentes infections et la compréhension de leurs modes de transmission peuvent freiner l'épidémie d'ITS.

Pour en **savoir** plus

VERSION COMPLÈTE ET DÉTAILLÉE

www.cheneliere.ca/lewis

 Références Internet

Organismes et associations

Clinique médicale l'Actuel > Infections (ITSS)
http://cliniquelactuel.com

Fédération canadienne pour la santé sexuelle
www.cfsh.ca

Organismes gouvernementaux

Agence de santé publique du Canada > Maladies infectieuses > Infections transmissibles sexuellement (ITS)
www.phac-aspc.gc.ca

Guide Santé > Prévention > Liste alphabétique
www.guidesante.gouv.qc.ca

Santé et services sociaux Québec > Sujets > Problèmes de santé > ITS / VIH / Hépatite C
www.msss.gouv.qc.ca

Santé Canada > Votre santé et vous > Maladies
www.hc-sc.gc.ca

Références générales

PasseportSanté.net > Maladies > Index des maladies de A à Z
www.passeportsante.net

 Monographies

Shor, A. (2007). *Chlamydia atherosclerosis lesion, diagnosis and treatment*. London : Springer.

 Articles, rapports et autres

Anctil, H. (2010). *L'épidémie silencieuse : les infections transmissibles sexuellement et par le sang : quatrième rapport national sur l'état de santé de la population du Québec*. Québec, Qc : Direction du développement des individus et de l'environnement social du ministère de la Santé et des Services sociaux et Institut national de santé publique du Québec.

Fortin, C., Serhir, B., & Fleury, E. (2009). *Rapport du sous-comité. Épreuves de détection de la syphilis [ressource électronique] : faits saillants*. Montréal : Institut national de santé publique du Québec.

Lambert, G., & Minzunza, S. (2010). *Portrait des infections transmissibles sexuellement et par le sang (ITSS) au Québec - Année 2009 (et projections 2010) - Faits saillants*. Québec, Qc : Direction des communications du ministère de la Santé et des Services sociaux du Québec.

Otis, J., & Beaulieu, M. (2009). *Appréciation de l'implantation d'un service régional de soutien à l'intervention préventive auprès des personnes atteintes d'une infection transmissible sexuellement et auprès de leurs partenaires*. Longueuil, Qc : Agence de la santé et des services sociaux de la Montérégie, Direction de santé publique.

Table de concertation nationale en maladies infectieuses. Groupe de travail pour le contrôle de l'infection gonococcique (2007). *Augmentation du nombre de souches de Neisseria gonorrhoeae résistantes aux fluoroquinolones au Québec : avis*. Québec, Qc : Ministère de la Santé et des Services sociaux.

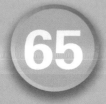

CHAPITRE

65

Écrit par:
Nancy J. MacMullen, PhD,
RNC-HROB, APN/CNS, CNE
Laura Dulski, MSN, CNE,
RNC-HROB

Adapté par:
Suzanne Provencher inf., B. Sc.

INTERVENTIONS CLINIQUES

Troubles du système reproducteur de la femme

Objectifs

Après avoir lu ce chapitre, vous devriez être en mesure:

- de faire la synthèse des étiologies de l'infertilité, des moyens d'en établir le diagnostic et des possibilités de traitement des femmes qui en sont atteintes;

- de décrire l'étiologie et les manifestations cliniques des problèmes menstruels et des saignements vaginaux anormaux, ainsi que les soins et traitements en interdisciplinarité qui s'y appliquent;

- de décrire les facteurs de risque et les manifestations cliniques de la grossesse ectopique ainsi que les soins et traitements en interdisciplinarité qui s'y appliquent;

- de décrire les changements découlant de la ménopause, ainsi que les soins et traitements en interdisciplinarité

- prodigués à la cliente qui en présente les symptômes;

- de décrire les problèmes les plus courants affectant la vulve, le vagin et le col de l'utérus, ainsi que les soins et traitements en interdisciplinarité qui s'y appliquent;

- de décrire le processus d'évaluation des femmes souffrant d'une maladie inflammatoire pelvienne ou d'endométriose, ainsi que les soins et traitements en interdisciplinarité qui s'y appliquent;

- d'expliquer les manifestations cliniques des cancers du col de l'utérus, de l'endomètre, de l'ovaire et de la vulve, ainsi que les examens paracliniques, les soins et traitements en interdisciplinarité qui s'y appliquent;

- de résumer les soins et traitements infirmiers préopératoires et postopératoires prodigués à une cliente nécessitant une intervention chirurgicale de l'appareil génital;

- d'expliquer les problèmes les plus courants associés à la cystocèle, à la rectocèle et aux fistules, et les soins et traitements en interdisciplinarité qui s'y appliquent;

- de détailler les manifestations cliniques de l'agression sexuelle, ainsi que les soins et traitements en interdisciplinarité prodigués à la cliente concernée.

■ ■ ■ **Concepts clés**

Cette carte conceptuelle illustre schématiquement les principaux concepts décrits dans le présent chapitre. Sa lecture vous permettra d'avoir une vue d'ensemble des notions qui y sont présentées.

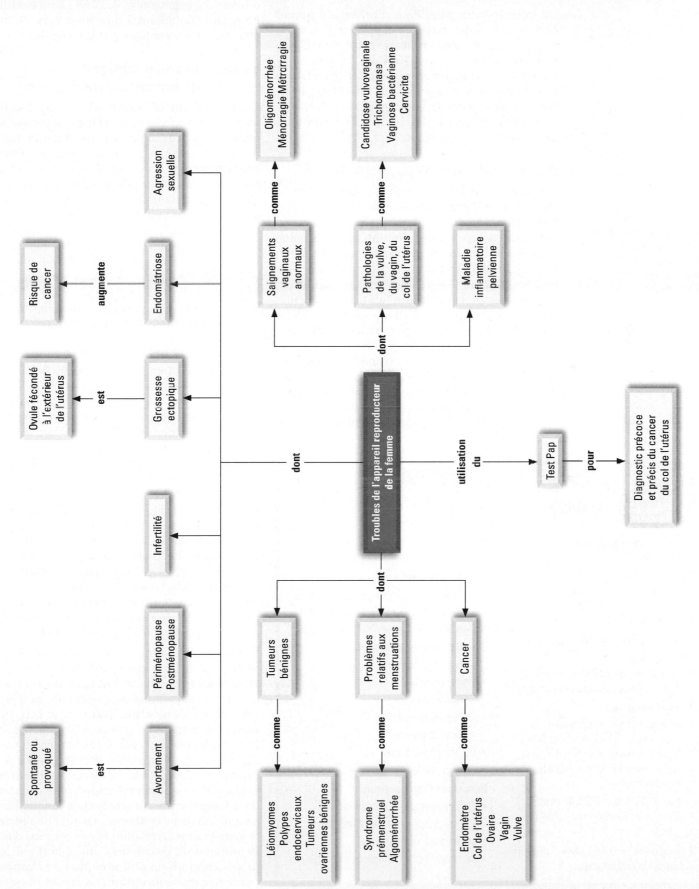

65.1 | Infertilité

Un couple a un problème d'infertilité quand aucune conception ne survient au bout d'un an de rapports sexuels réguliers et sans protection (Quaas & Dokras, 2008). Environ 15 % des couples nord-américains ont un problème d'infertilité. L'évaluation et le traitement de l'infertilité constituent un processus parfois long et invasif, et souvent très exigeant sur les plans physique, psychologique et financier.

65.1.1 Étiologie et physiopathologie

L'infertilité trouve son origine tantôt chez la femme, tantôt chez l'homme ▶ 66. Mais elle résulte aussi parfois de facteurs combinés. Chez près de 30 % des couples infertiles ayant participé à une étude, la cause du problème n'a pu être déterminée (Quaas & Dokras, 2008). Chez la femme, des facteurs ovariens (anovulation ou corps jaune inadéquat), des facteurs tubaires (obstruction ou altération des trompes de Fallope résultant d'une maladie inflammatoire pelvienne ou de l'endométriose) et des problèmes utérins ou du col de l'utérus (tumeurs fibreuses ou anomalies structurelles) comptent parmi les causes d'infertilité les plus courantes. Certains facteurs accroissent le risque d'infertilité : tabagisme, consommation de drogues illicites, indice de masse corporelle (IMC) anormal,

66

L'infertilité masculine est abordée plus en détail dans le chapitre 66, *Interventions cliniques – Troubles du système reproducteur de l'homme.*

indiquant un poids insuffisant (inférieur à 18.5) ou l'obésité (supérieur à 30). Chez la femme, le risque d'infertilité augmente avec l'âge. La probabilité de grossesse commence à diminuer vers 35 ans, et cette baisse s'accentue à partir de 40 ans.

65.1.2 Examen clinique et examens paracliniques

L'étude des antécédents médicaux du couple de même qu'un examen physiologique général de la femme et de son conjoint permettent de déterminer les examens paracliniques à effectuer **ENCADRÉ 65.1**. Les probabilités de maladies de toute origine, y compris génétique et gynécologique, sont d'abord explorées avant que des tests soient entrepris pour établir si la cliente souffre de problèmes touchant non seulement sa fécondité, mais aussi sa santé globale. Les examens paracliniques comprennent notamment l'évaluation de la réserve ovarienne par un dosage hormonal et une échographie pelvienne ainsi qu'un test de perméabilité tubaire qui permet d'évaluer l'état des trompes de Fallope et de la cavité utérine.

Évaluation de la réserve ovarienne

L'hormone de stimulation folliculaire (FSH) est une hormone qui permet le développement du follicule ovarien. Son taux varie au cours du cycle menstruel. Le dosage sérique de la FSH fait partie du bilan de première intention dans l'étude de la réserve ovarienne. Dès le début de la ménopause, les taux de FSH deviennent très élevés. L'estradiol est un marqueur dont le dosage est souvent mesuré en même temps que la FSH, car il permet de juger de la valeur réelle du taux de FSH. D'autres marqueurs sériques existent tel que l'inhibine B (INHB) et l'hormone antimüllerienne (AMH), considérée de façon plus récente, dont le dosage sérique est encore peu utilisé. L'échographie pelvienne ou endovaginale permet, quant à elle, faire une numération des follicules antraux au jour 3 du cycle. Leur nombre fait partie du bilan de la réserve ovarienne car elle en est un marqueur prédictif (Cohen-Bacrie, 2007).

Afin de déterminer si l'ovulation est régulière, un registre de la température basale peut être tenu **FIGURE 65.1**. La cliente doit apprendre à mesurer et à noter, sous forme de graphique, sa température basale au réveil et avant toute activité. La mesure doit toujours être prise au même endroit (bouche ou rectum). Toute cause d'écart, comme l'insomnie ou une maladie, doit être notée. À l'approche de l'ovulation, la sécrétion d'œstrogène augmente, ce qui peut entraîner une diminution de la température. Au moment de l'ovulation, il y a sécrétion de progestérone, ce qui fait augmenter la température. Le graphique permet ainsi d'établir le moment de l'ovulation, indiquant par le fait même celui où un coït a le plus de chances de permettre une conception. La stricte observance

---

Processus diagnostique et thérapeutique

| ENCADRÉ 65.1 | Infertilité |

Examen clinique et examens paracliniques

- Évaluation des antécédents et examen clinique des conjoints, en tenant compte de leur fonctionnement psychosocial
- Consultation exploratoire
- Revue des antécédents menstruels et gynécologiques
- Évaluation des possibilités d'infections transmises sexuellement ou par le sang
- Niveaux hormonaux :
  - Niveaux hormonaux sériques (p. ex., l'hormone de stimulation folliculaire [FSH], l'estradiol, la thyréostimuline [TSH], l'hormone lutéinisante [LH], la prolactine)
  - Niveau d'inhibine B (INHB) et de l'hormone antimüllérienne (AMH)
- Test PAP
- Évaluation de la réserve ovarienne par une échographie endovaginale

- Évaluation de l'ovulation :
  - Suivi de la température basale
  - Tests de prédiction de l'ovulation
  - Biopsie de l'endomètre, frottis cervical, dosage de progestérone plasmatique
- Évaluation de la perméabilité tubaire :
  - Hystérosalpingogramme
  - Hystérosonographie
- Tests postcoïtaux :
  - Glaire cervicale
  - Test de fécondité
  - Spermogramme
- Dépistage génétique
- Échographie pelvienne

Processus thérapeutique

- Hormonothérapie substitutive
- Pharmacothérapie **TABLEAU 65.1**
- Insémination intra-utérine
- Technologies de reproduction assistée

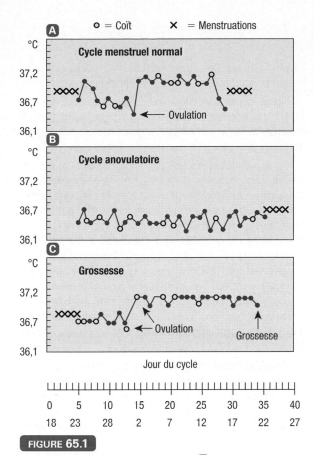

°C — o = Coït   ✕ = Menstruations

Cycle menstruel normal

37,2
36,7
36,1

← Ovulation

Cycle anovulatoire

37,2
36,7
36,1

Grossesse

37,2
36,7
36,1

← Ovulation

Grossesse

Jour du cycle

0   5   10   15   20   25   30   35   40
18 23 28   2   7   12   17   22   27

FIGURE 65.1

Diagramme de température basale – **A** Courbe de température biphasique typique indiquant l'ovulation et les effets normaux de la progestérone. **B** Courbe de température monophasique irrégulière caractéristique des cycles anovulatoires. **C** Courbe de température ovulatoire montrant une élévation soutenue de la température suivant la conception et la première période où les menstruations n'ont pas lieu.

d'un tel calendrier des rapports sexuels peut toutefois engendrer une pression psychologique inhibitrice.

Des tests d'ovulation que les femmes peuvent utiliser à la maison, quotidiennement, pour mesurer leur niveau d'hormone lutéinisante (LH) à l'aide d'échantillons d'urine sont maintenant sur le marché. L'ovulation survient dans les 28 à 36 heures suivant la première hausse du niveau de cette hormone, ce qui permet de prévoir le moment optimal du coït. Il existe d'autres types de tests d'ovulation qui recourent au frottis cervical ou vaginal, à la biopsie de l'endomètre ou à la mesure du niveau de progestérone plasmatique, mais ils sont très rarement utilisés.

Tests de perméabilité tubaire

Pour évaluer la perméabilité des trompes (obturation ou difformité) et de la cavité utérine, l'**hystérosalpingographie** est le plus souvent utilisée. Cette technique radiologique permet d'obtenir une représentation visuelle de l'utérus et des trompes, grâce à l'injection d'une substance de contraste dans le col suivie de plusieurs clichés consécutifs permettant de voir l'itinéraire du produit. Ce test renseigne sur la perméabilité, la forme et la position des trompes, et permet de détecter toute distorsion de la cavité utérine (utérus bicorne, utérus en T, polypes). lorsqu'une hystérosalpingographie est contre-indiquée ou qu'une autre pathologie pelvienne est suspectée, il est possible de recourir à la **laparoscopie**.

L'**hystérosonographie** est un examen échographique permettant d'examiner la muqueuse utérine (endomètre) ainsi que les trompes de Fallope, au besoin. Au cours de cette échographie, le médecin injecte une petite quantité d'une solution saline par un minuscule cathéter introduit dans le col, de manière à remplir l'utérus, afin de déceler les polypes ou les fibromes se trouvant à l'intérieur de l'utérus. Après l'examen de l'endomètre, des micro- bulles sont injectées dans l'utérus, pour permettre de visualiser les trompes de Fallope et déterminer si elles sont obstruées. L'hystérosalpingographie et l'hystérosonographie sont effectuées entre le 5e et le 12e jour après le début du cycle.

Tests postcoïtaux

Un examen de la glaire cervicale permet de savoir si celle-ci présente des caractéristiques adéquates au moment de l'ovulation, c'est-à-dire si elle peut permettre la pénétration, la survie et la motilité normale des spermatozoïdes. Un test postcoïtal peut donc indiquer si le milieu est favorable aux spermatozoïdes. Le couple doit pratiquer un coït dans la période où l'ovulation est prévue, et de 2 à 12 heures avant leur visite au cabinet médical. La femme doit éviter de prendre une douche ou un bain avant le test. Les sécrétions cervicovaginales pourront ainsi être aspirées afin d'examiner le nombre de spermatozoïdes qui s'y trouvent et d'évaluer leur motilité. L'intérêt du test post-coïtal ou de Huhner est plutôt controversé (Bélaisch-Allart, Grefenstete, & Mayenga, 2007 ; Zorn, 2006) : en France, il reste un examen de première intention pour l'exploration de la stérilité ; la littérature anglo-saxonne n'en recommande pas l'usage. Au Québec, il est utilisé essentiellement pour des raisons religieuses, lorsque le recours à la masturbation est proscrit.

Chez l'homme, les tests comportent une analyse de sperme. Le sperme est recueilli par masturbation après 2 à 5 jours d'abstinence. Le spermogramme permet d'apprécier le nombre de spermatozoïdes dans l'éjaculat, mais aussi la mobilité et la morphologie des spermatozoïdes. Des problèmes anatomiques ou endocriniens sont habituellement à l'origine de l'infertilité masculine.

Laparoscopie : Examen endoscopique de la cavité abdominale et de son contenu.

65

CLIENTE INFERTILE

Le traitement de l'infertilité varie selon la cause du problème. Si celle-ci résulte d'une modification de la fonction ovarienne, il est possible de recourir à l'hormonothérapie pour tenter de rétablir et maintenir l'ovulation (Kendall, 2008). Le **TABLEAU 65.1** présente diverses pharmacothérapies destinées à traiter l'infertilité.

Quand aucune conception ne survient malgré le traitement de l'infertilité, le couple peut opter pour l'insémination intra-utérine du sperme du conjoint ou d'un donneur. Si cette technique ne fonctionne pas, le couple peut recourir aux technologies de reproduction assistée telles que la fécondation in vitro (FIV) et l'injection intra-cytoplasmique de sperme (ICSI). La **FIV** implique une prise d'hormones injectables par la femme, afin de stimuler les ovaires de façon qu'ils produisent plusieurs follicules, et donc plusieurs ovules. Ensuite, sous anesthésie locale ou générale, le médecin prélève les ovules par voie vaginale, sous guidage échographique, dans le follicule ovarien de la femme. Puis, la fécondation se fait en laboratoire. Finalement, 3 à 5 jours plus tard, les embryons sont transférés dans l'utérus. Avec la FIV classique, il arrive qu'aucun embryon ne soit obtenu. C'est pourquoi, lorsque la quantité ou la qualité du sperme est faible ou que le médecin est amené à croire qu'il existe un risque pour que les ovules ne soient pas fécondés (petite quantité d'ovules, infertilité inexpliquée), la technique de l'ICSI est plutôt privilégiée. L'**ICSI** est une technique qui consiste à injecter un spermatozoïde directement à l'intérieur du cytoplasme de l'ovocyte. Le recours à la FIV ou à l'ICSI représente un investissement physique, psychologique et financier considérable de la part des couples. Pour augmenter les chances de réussite de la fécondation in vitro, plusieurs embryons sont transférés en même temps, ce qui donne souvent lieu à des grossesses multiples. Les technologies de reproduction sont de plus en plus sophistiquées et constituent aujourd'hui des méthodes éprouvées et reconnues dans le traitement des couples infertiles. Cependant, leur utilisation soulève de nombreuses préoccupations d'ordre éthique, juridique et social.

L'infirmière peut aider la femme aux prises avec un problème d'infertilité en lui procurant de l'information sur la physiologie de la reproduction et l'évaluation de l'infertilité, et en abordant avec elle l'état de détresse psychologique et sociale pouvant découler de ce problème.

L'enseignement et le soutien psychologique sont des aspects très importants du travail de l'infirmière affectée à l'évaluation et au traitement de l'infertilité. D'un examen paraclinique à l'autre, le couple peut éprouver des sentiments croissants de colère, de frustration, de tristesse et de vulnérabilité. La pression financière et psychologique découlant du traitement peut être source de grandes tensions dans le couple. La reconnaissance et la prise en charge des aspects psychologiques de la démarche peuvent aider l'homme et la femme à mieux composer avec la situation. Il faut donc les encourager à discuter entre eux et à participer à un groupe de soutien mis en place pour les couples infertiles. De nombreux forums existent également sur Internet. De plus, certains couples peuvent envisager des thérapies individuelles.

Par ailleurs, depuis le 5 août 2010, le Québec est devenu la première province canadienne à couvrir les frais relatifs aux activités médicales de procréation assistée. Toutes les femmes en âge de procréer ont désormais accès aux services et médicaments liés à la stimulation ovarienne, à l'insémination artificielle et à trois cycles stimulés de fécondation in vitro ou six cycles naturels ou naturels modifiés (Ministère de la Santé et des Services sociaux, 2010). Au cours de la FIV, le transfert d'un seul embryon est privilégié, dans le but d'éviter les grossesses multiples. L'encadrement de cette pratique au Québec vise à diminuer de 30 à 5 % le nombre des grossesses multiples issues de la FIV parce que ces grossesses sont à l'origine de naissances prématurées et comportent des risques de complications et de séquelles pour l'enfant dont certaines sont permanentes.

Pharmacothérapie

TABLEAU 65.1	Infertilité
MÉDICAMENT	**MÉCANISME D'ACTION**
Modulateur sélectif des récepteurs œstrogéniques	
• Clomiphène (Clomid^MD, Serophene^MD)	Stimule l'hypothalamus à ↑ la production de GnRH, ce qui ↑ la sécrétion de LH et de FSH ; le résultat final consiste en une stimulation de l'ovulation
Ménotropines (gonadotrophines ménopausiques humaines)	
• Ménotropines (Repronex^MD, Menopur^MD, Humegon^MD)	Produits faits de parts égales de FSH et de LH stimulant la croissance et la maturation des follicules dans les ovaires
• Lutropine (Luveris^MD)	Produit dont la LH est recombinante, qui stimule la sécrétion d'androgènes par les cellules thécales et joue un rôle important dans le développement folliculaire induit par la FSH

| TABLEAU 65.1 | Infertilité *(suite)* |

MÉDICAMENT	MÉCANISME D'ACTION
Antagonistes de l'hormone de stimulation folliculaire (FSH)	
• Urofollitropine (Bravelle^(MD)) • Follitropine (Gonal-f^(MD), Puregon^(MD))	Stimule la croissance et la maturation des follicules en imitant les effets de la FSH naturellement produite par le corps
Antagonistes de la gonadolibérine (GnRH)	
• Cétrorélix (Cetrotide^(MD)) • Ganirélix (Orgalutran^(MD))	Prévient les pics de LH prématurés (et donc l'ovulation prématurée) chez les femmes subissant une stimulation des ovaires
Agonistes de la gonadolibérine (GnRH)	
• Leuprolide (Lupron^(MD)) • Nafaréline (Synarel^(MD)) • Buséréline (Suprefact^(MD))	Supprime la sécrétion de LH et de FSH lorsque pris de manière continue. Peut aussi servir au traitement de l'endométriose
Gonadotrophine chorionique humaine (HCG)	
• Ovidrel^(MD)	Provoque l'ovulation en stimulant l'expulsion d'ovocytes par les follicules

65.2 | Avortement

L'avortement consiste en une interruption, naturelle ou déclenchée, d'une grossesse avant que le fœtus soit viable. Un avortement peut donc être soit spontané (de cause naturelle), soit provoqué (résultat d'une intervention mécanique ou médicale). L'interruption involontaire d'une grossesse est communément désignée sous le nom de fausse couche. Il y a avortement ou fausse couche à répétition lorsqu'une femme a connu au moins trois interruptions de grossesse (qu'il y ait eu ou non une grossesse menée à terme dans l'intervalle).

65.2.1 Avortement spontané

L'**avortement spontané** consiste en une interruption naturelle de grossesse avant 20 semaines de gestation. Environ 15 à 20 % des grossesses se soldent par un avortement spontané (Hôpital Maisonneuve-Rosemont & Association des médecins d'urgence, 2006). Des aberrations chromosomiques chez le fœtus sont à l'origine de 50 % des fausses couches survenant avant 8 semaines de gestation. Il y a ensuite les causes dues aux anomalies anatomiques acquises de l'utérus (p. ex., les fibromes utérins, l'endométriose, les synéchies utérines). Parmi les autres causes d'avortement spontané se trouvent les anomalies endocriniennes (p. ex., certaines affections de la glande thyroïde, le diabète), les

causes infectieuses (p. ex., le chlamydia, le mycoplasma, le rubéole, le toxoplasmose), ainsi que des facteurs immunologiques (p. ex., les maladies auto-immunes) et environnementaux.

Des crampes utérines associées à des saignements vaginaux assez abondants, avec présence de caillots sanguins, sont souvent un signe d'avortement spontané. Les crampes sont généralement absentes lorsque le saignement est attribuable à d'autres causes, tels des polypes. La présence de petits saignements intermittents sans douleur abdominale n'est pas nécessairement signe d'une fausse couche, mais peut résulter d'un petit décollement placentaire. Une grossesse peut être surveillée par la mesure du taux de ß-HCG (ce taux doit doubler toutes les 48 heures) et par l'échographie pelvienne. Ce sont les indicateurs les plus fiables de la viabilité d'une grossesse à ses débuts. L'échographie permet de voir le sac gestationnel dès la sixième semaine de grossesse.

Lorsqu'une femme a fait trois fausses couches, elle doit être considérée à risque de récidive. Des examens paracliniques doivent être effectués pour tenter de trouver la cause pour permettre, par la suite, d'envisager un traitement. Ces examens consistent en :

• un **caryotype parental** afin de rechercher des anomalies de chromosomes chez les parents ;

• une **hystéroscopie** pour déterminer si des anomalies de la cavité utérines empêchent la nidation de l'embryon ;

Caryotype parental : Analyse des chromosomes des deux parents.

Hystéroscopie : Désigne la visualisation directe et l'exploration de l'utérus par un appareil muni d'un système optique : l'hystéroscope.

65

- une recherche de maladies infectieuses chez la femme et son conjoint;
- une recherche d'anomalies de la coagulation (protéine C réactive et facteur V de Leiden) pouvant favoriser la formation de caillots susceptibles d'entraver la circulation placentaire;
- un dosage hormonal afin d'analyser l'activité du corps jaune en deuxième phase du cycle.

Les traitements préventifs de l'avortement spontané sont assez limités et leur efficacité n'est pas démontrée, même s'il est souvent recommandé à la femme de rester au lit ou d'éviter un rapport vaginal. Quand, en dépit des mesures préventives, la femme constate un saignement vaginal, elle doit en aviser son médecin. Lorsque survient un avortement spontané, une échographie pelvienne sera recommandée pour s'assurer que tous les produits de conception sont bien expulsés. Le dosage de ß-HCG peut aussi être mesuré jusqu'à l'obtention d'un taux négatif. Si les produits de la conception ne sont pas complètement éliminés ou que le saignement devient excessif, un traitement par dilatation et curetage est habituellement entrepris, qui consiste à dilater le col et à gratter l'endomètre pour nettoyer l'utérus.

Il peut être nécessaire d'hospitaliser une femme enceinte qui souffre de saignements et de crampes afin de surveiller ses signes vitaux et évaluer l'ampleur de ses pertes de sang. Il importe d'examiner attentivement tout caillot et tout tissu pouvant contenir des produits de la conception. Cette situation peut être très angoissante pour la femme, qui éprouve une douleur à la fois physique et psychologique. L'infirmière doit donc lui fournir le confort susceptible de lui procurer le soulagement approprié sur ces deux plans. Il est important de veiller à la présence aux côtés de la cliente d'une personne en mesure de lui apporter une aide émotionnelle. L'infirmière doit aussi être sensibilisée au deuil résultant d'une interruption de grossesse (Gerber-Epstein, Leichtentritt, & Benyamini, 2009). Le soutien apporté à la cliente et à sa famille est essentiel.

65.2.2 Avortement provoqué

L'**avortement provoqué** consiste en l'interruption volontaire d'une grossesse. Il peut être pratiqué pour des raisons personnelles (à la demande de la femme) ou médicales **ENCADRÉ 65.2**. Il existe plusieurs techniques pour provoquer un avortement : dilation, aspiration, curetage et procédé médicamenteux. Le choix de la technique dépend de l'âge gestationnel (degré d'avancement de la grossesse) et de l'état de santé de la femme. L'avortement par aspiration est possible pour une grossesse n'excédant pas 14 semaines et 6 jours. Cette technique est employée dans plus de 90 % des cas. Le **TABLEAU 65.2** énumère les techniques d'avortement actuelles.

L'interruption médicamenteuse est une autre méthode utilisée pour déclencher un avortement en début de grossesse. Les médicaments doivent être administrés durant les 6 à 7 premières semaines de la grossesse (le jour 1 correspondant au premier jour des dernières règles). Administrés en combinaison, le misoprostol et le méthotrexate constituent une option pour l'avortement médicamenteux. La méthotrexate est efficace en raison de sa toxicité pour le trophoblaste, tandis que le misoprostol provoque des contractions utérines.

Lorsque la décision de recourir à l'avortement est prise, la femme qui doit subir l'intervention et ses proches ont besoin de soutien et d'approbation, car l'arrêt d'une grossesse est une épreuve difficile. La cliente a besoin de soins attentifs et de compréhension de la part de l'infirmière. Elle doit être préparée à ce qui l'attend, tant sur le plan physique que psychologique. À la suite de l'avortement, il est normal d'éprouver une profonde tristesse et un sentiment de deuil. La cliente doit bien comprendre l'ensemble

Dilemmes éthiques

ENCADRÉ 65.2   **Avortement**

Situation

Une femme enceinte de 39 ans, mariée depuis peu, est informée des résultats de son amniocentèse, qui indique que le fœtus présente des anomalies chromosomiques majeures pouvant entraîner de graves handicaps physiques et mentaux. La cliente n'a jamais eu d'enfant, mais son conjoint en a trois, issus d'un mariage précédent. Elle vous demande ce qu'elle devrait faire. Que lui répondez-vous?

Considérations importantes

- Mener à terme ou non une grossesse dans laquelle le fœtus présente de lourds handicaps est un choix très personnel mettant en jeu de très fortes émotions. La femme et son conjoint ont besoin de soutien et d'information afin d'évaluer les options possibles en fonction de leurs valeurs.

- Les conseils sur des sujets concernant la grossesse doivent prendre en compte les choix de la femme, ses sentiments à propos de la grossesse, sa volonté d'avoir un enfant avec son conjoint, ses inquiétudes relatives au fait d'avoir à élever un enfant lourdement handicapé, son opinion sur l'avortement et ses craintes quant à de futures grossesses.

- L'autonomie de la cliente est un fait reconnu : c'est à la femme elle-même que revient le droit de décider s'il faut ou non poursuivre sa grossesse.

- En 1988, la Cour suprême du Canada a légalisé l'avortement au Canada. Au Québec, il est possible d'obtenir une interruption volontaire de grossesse (IVG) dans un délai n'excédant pas 22 semaines et 6 jours de grossesse. De plus, toute grossesse peut être interrompue pour des raisons médicales ayant trait au fœtus ou à la femme elle-même. Ainsi, dans les cas où des malformations majeures ont été révélées à l'échographie, et à la suite de discussions avec différents intervenants de la santé, il peut être convenu d'arrêter la grossesse. Il s'agit alors d'une interruption médicale ou thérapeutique de grossesse (IMG). Dans de telles situations, le rôle des professionnels de la santé consiste à fournir l'information et le soutien nécessaires tout en demeurant neutres, et à aider la cliente à prendre une décision conforme à ses valeurs.

Questions de jugement clinique

- En quoi votre opinion sur l'avortement pourrait-elle avoir un effet sur votre capacité à prodiguer des soins à la cliente?

- Quelles sont les consultations et dépistages génétiques pouvant être proposés aux clients afin de les aider à déceler des anomalies génétiques?

TABLEAU 65.2	Méthodes d'avortement provoqué			
MÉTHODE	**SEMAINES D'AMÉNORRHÉE**	**PROCÉDURE**	**AVANTAGES**	**INCONVÉNIENTS**
Avortement précoce				
IVG pharmacologique : méthotrexate avec misoprostol	Jusqu'à 8 semaines	Administration du méthotrexate *per os* suivie de l'administration intravaginale du misoprostol 5 à 7 jours plus tard	Procédure efficace et sans danger ne requérant aucune intervention chirurgicale	Possibilité de saignements prolongés et de douleurs abdominales
Dilatation, aspiration et curetage (DAC)	Jusqu'à 14 semaines et 6 jours de grossesse	Dilatation du col, introduction d'un aspirateur utérin, puis aspiration du tissu endométrial et des produits de la conception, suivie d'un curetage	Absence d'hospitalisation, anesthésie locale fréquente, reprise des activités dès le lendemain	Possibilité d'infection, d'hémorragie, de perforation de l'utérus
Avortement tardif				
Induction	Après 15 semaines et jusqu'à 22 semaines et 6 jours de grossesse	Injection dans l'utérus d'une solution saline ou dans les veines de prostaglandine provoquant des contractions et l'expulsion		Possibilité d'infection, d'hémorragie et de plus grand traumatisme psychique en raison du temps nécessaire à la procédure
Dilatation, évacuation et curetage (DEC)	De 15 semaines à 22 semaines et 6 jours de grossesse	Dilatation du col et retrait des produits de la conception à l'aide d'une canule sous vide et d'autres instruments au besoin (forceps)	Procédure efficace et sans danger en cas de grossesse avancée, absence d'hospitalisation, sédation consciente, rétablissement au bout de deux jours	Possibilité de plus grand traumatisme psychique, procédure plus invasive, risques accrus en cas d'anesthésie générale

de la procédure, y compris les soins précédant l'intervention et ceux qui la suivent. L'attitude bienveillante de l'infirmière peut être un facteur positif pour l'aider à traverser cette difficile expérience.

Après l'intervention, l'infirmière doit apprendre à la cliente à reconnaître les signes et symptômes de potentielles complications : saignements vaginaux anormaux, crampes abdominales sévères, fièvre et écoulements nauséabonds. Elle doit aussi lui recommander avec insistance d'éviter tout coït et toute insertion vaginale jusqu'à l'examen suivant, qu'il faut programmer deux semaines plus tard. La cliente peut commencer à prendre des contraceptifs le jour même de l'intervention ou à partir de la visite suivante, selon ses besoins ou sa préférence.

65.3 | Problèmes relatifs aux menstruations

Divers changements hormonaux sont associés au cycle menstruel ▶ 62 . Les menstruations peuvent être irrégulières dans les premières années suivant la **ménarche** et au cours de celles qui précèdent la ménopause. Une fois bien établi, le cycle menstruel d'une femme se déroule généralement de manière prévisible. Des différences notables, mais normales, d'une femme à l'autre quant à la longueur du cycle et à sa durée, ou relativement à l'importance et au caractère du flux menstruel peuvent être constatées.

65.3.1 Syndrome prémenstruel

Le **syndrome prémenstruel (SPM)** est un ensemble complexe de symptômes associés à la phase lutéale du cycle menstruel (Davidson, London, & Ladewig, 2008). La femme affectée par ce syndrome peut présenter des symptômes assez perturbateurs pour envenimer ses relations interpersonnelles ou perturber ses activités habituelles. Un grand nombre de symptômes sont associés au SPM, ce qui fait qu'il est difficile de le définir de façon concise. Cependant, ces symptômes apparaissent toujours de manière cyclique, au cours de la phase lutéale, juste avant les règles, et ne se manifestent pas à d'autres moments.

Ménarche : Première période de menstruations ; première fois où, dans le cycle ovulatoire, une fille a ses règles.

65

62

Le cycle menstruel normal est décrit dans le chapitre 62, *Évaluation clinique – Système reproducteur.*

Étiologie et physiopathologie

L'étiologie et la physiopathologie du SPM sont encore assez mal comprises. Des fluctuations hormonales associées à des facteurs psychosociaux (tabac, alcool, carence en vitamines, manque d'exercice) pourraient être en cause; des neurotransmetteurs comme la sérotonine pourraient aussi y jouer un rôle. Il semble que certaines femmes auraient de plus grandes prédispositions génétiques au SPM. Le trouble dysphorique prémenstruel est un type de SPM qui, en plus des symptômes habituels, comporte une grande perturbation affective chez celles qui en sont atteintes.

Manifestations cliniques

Les manifestations cliniques du SPM varient énormément d'une femme à l'autre et, chez une même femme, d'un cycle à l'autre. Les symptômes physiques les plus courants sont les suivants: malaises au niveau des seins (mastodynie, mastalgie), œdème périphérique, météorisme abdominal, impression de prendre du poids, épisodes de frénésie alimentaire et maux de tête. Le météorisme abdominal et le gonflement des seins seraient surtout dûs à des déplacements aqueux, car le poids total de la femme ne change généralement pas. Des femmes atteintes du SPM ont rapporté des symptômes aussi importants que des palpitations cardiaques et des étourdissements. Anxiété, dépression, irritabilité et sautes d'humeur font partie des symptômes d'ordre émotionnel ressentis par certaines femmes.

Examen clinique et processus thérapeutique en interdisciplinarité

Le SPM ne peut être diagnostiqué qu'une fois exclues les autres causes possibles des symptômes en présence. Une analyse sélective des antécédents de santé et un examen physiologique de la cliente sont effectués pour vérifier si un état pathologique sous-jacent, tels un dysfonctionnement de la thyroïde, des fibromes utérins ou une dépression, explique les symptômes. Il n'existe aucun examen paraclinique pour le SPM. Si un diagnostic de SPM ou de trouble dysphorique prémenstruel s'avère probable, la cliente reçoit un journal dans lequel elle doit noter ses symptômes de manière prospective pendant deux ou trois cycles menstruels. Le diagnostic est fondé sur l'analyse longitudinale des symptômes.

Des thérapies, médicamenteuses ou non, peuvent soulager certains symptômes du SPM **ENCADRÉ 65.3**. Il n'existe cependant pas de traitement unique. Une association de traitements peut contribuer à atténuer la gravité des symptômes pour que la femme jouisse d'une plus grande maîtrise de soi et d'une meilleure qualité de vie.

Pour composer avec les symptômes du SPM, plusieurs méthodes classiques sont considérées comme efficaces. L'infirmière peut prodiguer des conseils à la cliente et lui enseigner les bases de ces techniques. La relaxation s'appuie sur le yoga, la méditation, l'imagerie mentale et la rétroaction biologique (*biofeedback*). Afin d'atténuer la stimulation du système nerveux autonome, la femme devrait éviter la caféine, diminuer sa consommation de glucides raffinés, faire de l'exercice sur une base régulière et pratiquer des techniques de relaxation. Les aliments contenant des sucres complexes et à haute teneur en fibres, les aliments riches en vitamine B_6 ou ceux à base de tryptophane (produits laitiers et volaille) sont réputés stimuler la sécrétion de sérotonine, une hormone soulageant les symptômes du SPM. La vitamine B_6 est présente dans des aliments comme le porc, le lait, le jaune d'œuf et les légumineuses. Bien qu'aucune donnée probante ne soit disponible, il semble qu'une limitation de la consommation de sel et l'augmentation de l'apport en calcium avant les menstruations auraient pour effet d'atténuer la rétention d'eau, le gain de poids, le météorisme abdominal, le gonflement et l'endolorissement des seins.

L'exercice provoque une augmentation de la sécrétion d'endorphines, ce qui améliore l'humeur et peut aussi avoir un effet relaxant. Comme la fatigue exacerbe les symptômes du SPM, se reposer adéquatement pendant la période prémenstruelle s'avère d'une grande importance.

Par ses explications, l'infirmière aide sa cliente à mieux comprendre ce trouble et sa complexité, et à améliorer sa maîtrise de soi. Elle peut la rassurer en reconnaissant la réalité de ses symptômes et du SPM, ce qui pourra contribuer à réduire son anxiété. Le seul fait de voir son syndrome reconnu peut, en soi, avoir un effet thérapeutique et inciter la femme à acquérir des stratégies d'adaptation. En éduquant aussi le conjoint à propos du SPM, l'infirmière l'aide à mieux comprendre la situation et à soutenir la femme dans les changements qu'elle doit apporter à son style de vie pour atténuer ses symptômes.

Processus diagnostique et thérapeutique

| ENCADRÉ 65.3 | **Syndrome prémenstruel** |

Examen clinique et examens paracliniques

- Antécédents de santé et examen physique
- Journal des symptômes

Processus thérapeutique

- Gestion du stress et techniques de relaxation
- Thérapie nutritionnelle

- Exercices aérobiques
- Pharmacothérapie
  - Diurétiques
  - Inhibiteurs de la prostaglandine (p. ex., l'ibuprofène [Advil^MD, Motrin IB^MD])
  - Inhibiteurs sélectifs du recaptage de la sérotonine (Zoloft^MD)
  - Contraceptifs oraux combinés

Pharmacothérapie

Une pharmacothérapie est envisagée lorsque les symptômes sont persistants ou qu'ils perturbent la vie quotidienne. De nombreux traitements peuvent s'appliquer à un symptôme particulier. Pour soigner la rétention hydrique, des diurétiques comme la spironolactone (Aldactone^MD) sont prescrits. Pour atténuer la douleur due aux crampes, les maux de dos et les céphalées, des inhibiteurs de prostaglandine comme l'ibuprofène (Motrin IB^MD, Advil^MD) sont utiles. Des suppléments de vitamine B_6 (50 mg par jour) sont prescrits pour améliorer l'humeur. Des suppléments de calcium et de magnésium peuvent aussi être efficaces pour soulager des symptômes d'ordre psychique et physiologique. Certaines femmes ont pu apaiser leur anxiété grâce à la buspirone (BuSpar^MD). Les troubles dysphoriques prémenstruels peuvent être atténués grâce aux antidépresseurs, dont la fluoxétine (Prozac^MD), et les tricycliques (p. ex., l'amitriptyline).

D'autres traitements médicamenteux s'appliquent au SPM en général. Des inhibiteurs sélectifs du recaptage de la sérotonine (p. ex., la sertraline [Zoloft^MD]) ont grandement soulagé des femmes dont le SPM était très prononcé (Brown, O'Brien, Marjoribanks, & Wyatt, 2009). Il existe aussi des traitements généraux, dont les contraceptifs oraux, qui contiennent des œstrogènes et de la progestérone. L'huile d'onagre aurait aussi des effets bénéfiques sur certaines femmes.

65.3.2   Algoménorrhée

L'**algoménorrhée** se manifeste par des crampes abdominales douloureuses ou incommodantes associées au flux menstruel. L'ampleur de la douleur ou du malaise varie d'une femme à l'autre. L'algoménorrhée existe sous deux formes : primaire (sans pathologie sous-jacente) et secondaire (découlant d'une pathologie pelvienne). Ce trouble, qui affecte entre 50 et 80 % des femmes, selon leur groupe d'âge, constitue l'un des problèmes gynécologiques les plus courants (Rapkin & Gambone, 2010). Cependant si l'on ne retient que les cas où la douleur menstruelle impose l'arrêt des activités, la fréquence se situe entre 5 et à 15 % (Mantha, 2010).

Étiologie et physiopathologie

L'**algoménorrhée primaire** n'est pas une maladie. Elle est causée par un excès de prostaglandine $F_{2\alpha}$ ($PGF_{2\alpha}$) ou par une sensibilité accrue à cette hormone. Au début des menstruations, la dégénérescence de l'endomètre libère la prostaglandine. Cette dernière agit localement en augmentant les contractions myométriales et la sténose des petits vaisseaux sanguins de l'endomètre, ce qui entraîne une ischémie des tissus et un accroissement de la sensibilité des nocicepteurs, occasionnant les douleurs menstruelles. L'algoménorrhée primaire

apparaît dans les années suivant la ménarche, généralement au moment où le cycle ovarien devient régulier.

L'**algoménorrhée secondaire** survient quant à elle bien après l'adolescence, le plus souvent entre 30 et 40 ans. Elle résulte de certaines pathologies pelviennes communes : endométriose, sténose organique du col, maladie inflammatoire pelvienne et fibromes utérins. La diversité de ces pathologies explique que les symptômes de cette algoménorrhée soient variés, bien que la douleur est chaque fois présente.

Manifestations cliniques

L'algoménorrhée primaire commence entre 12 et 24 heures avant le début des menstruations. La douleur atteint son paroxysme au premier jour des règles et dure rarement plus de deux jours. Elle se manifeste typiquement par une douleur abdominale basse, de nature coliqueuse, irradiant fréquemment vers le bas du dos et le haut des cuisses. Cette douleur s'accompagne souvent de nausées, diarrhée, fatigue, céphalées et étourdissements.

L'algoménorrhée secondaire survient généralement après une longue période durant laquelle les règles se déroulaient sans problème. La douleur ressentie est souvent unilatérale, et habituellement plus constante et tenace que dans les cas d'algoménorrhée primaire. Selon la pathologie en cause, certains symptômes comme la dyspareunie (coït douloureux), une défécation douloureuse ou des saignements irréguliers peuvent survenir à des moments autres que la période des règles.

Processus thérapeutique en interdisciplinarité

L'évaluation clinique doit d'abord permettre de déterminer si la cliente souffre d'une algoménorrhée primaire ou secondaire. Cela suppose une analyse complète de ses antécédents, qui accorde une attention particulière aux aspects menstruel et gynécologique. Un professionnel de la santé pratique ensuite un examen pelvien. Si cet examen indique un état normal et que les antécédents révèlent que les symptômes sont apparus peu de temps après la ménarche et ne surviennent qu'au moment des menstruations, le diagnostic le plus probable sera l'algoménorrhée primaire. Par contre, lorsqu'il apparaît de façon évidente que le trouble provient d'une cause particulière, le diagnostic conclura à l'algoménorrhée secondaire.

Le traitement de l'algoménorrhée primaire comprend la thermothérapie, l'exercice et une pharmacothérapie. La thermothérapie consiste à appliquer de la chaleur au bas de l'abdomen et du dos. La pratique régulière de l'exercice est aussi bénéfique, car elle peut atténuer l'hyperplasie endométriale et, par la suite, la sécrétion de prostaglandine. La pharmacothérapie fait principalement appel aux

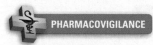

PHARMACOVIGILANCE

Contraceptifs oraux

Œstrogène et progestérone

- Peuvent augmenter les risques de cancer du col de l'utérus et du foie, et peut-être aussi du cancer du sein.

- Peuvent provoquer une hausse de la pression artérielle et du cholestérol (œstrogène).

- Augmentent les risques de maladies cardiaques chez les fumeuses.

- Peuvent diminuer l'efficacité des antibiotiques employés simultanément.

- Contre-indiqués chez les clientes souffrant de migraine ou de dépression.

65

7

Les applications thérapeutiques de l'acupuncture sont présentées dans le chapitre 7, *Approches complémentaires et parallèles en santé*.

anti-inflammatoires non stéroïdiens (AINS) comme le naproxène (Naprosyn^MD), un inhibiteur de la prostaglandine. Les AINS doivent être pris dès les premiers signes d'apparition des menstruations. La dose doit ensuite être répétée aux quatre à huit heures pendant toute la durée habituelle du malaise, de façon que l'organisme conserve un niveau de médicament suffisant pour inhiber la synthèse de prostaglandine. Les contraceptifs oraux peuvent aussi être utilisés : ils soulagent l'algoménorrhée en atténuant l'hyperplasie endométriale.

L'acupuncture et la neurostimulation transcutanée procurent aussi un soulagement à des degrés divers ▶ **7**. Ces méthodes sont indiquées pour les femmes que les médicaments soulagent mal ou qui préfèrent éviter la pharmacothérapie. Les clientes pour qui ces traitements s'avèrent inefficaces devraient être examinées pour des douleurs pelviennes chroniques.

Le traitement de l'algoménorrhée secondaire varie selon la cause. Certaines femmes peuvent en être soulagées grâce à des thérapies prévues pour l'algoménorrhée primaire. Selon la cause sous-jacente de l'algoménorrhée secondaire, il faudra éventuellement avoir recours à d'autres médicaments ou à des interventions chirurgicales.

Soins et traitements infirmiers

CLIENTE ATTEINTE D'ALGOMÉNORRHÉE

L'enseignement est l'une des plus importantes responsabilités de l'infirmière. En informant les femmes sur les causes et les traitements de l'algoménorrhée, elle leur donne les bases nécessaires pour faire face à ce problème courant ; elle les aide aussi à accroître leur maîtrise de soi et leur autonomie.

Les femmes demandent souvent comment elles peuvent soulager les légers malaises associés aux menstruations. L'infirmière doit les aviser du soulagement que peut leur procurer l'application de chaleur sur l'abdomen ou le bas du dos, ainsi que de l'effet analgésique des AINS, en cas de douleur intense (Smith, 2008).

La pratique régulière de l'exercice et de saines habitudes alimentaires contribuent à atténuer les malaises associés à l'algoménorrhée. Éviter la constipation, se maintenir en bonne forme corporelle, éliminer le stress et la fatigue, en particulier durant la période qui précède les règles, tend à réduire l'inconfort. La poursuite de ses activités avec un intérêt soutenu peut aussi aider.

65.3.3 Saignements vaginaux anormaux

Les saignements vaginaux ou utérins anormaux sont une préoccupation gynécologique courante. Ces anomalies comprennent l'**oligoménorrhée** (longs intervalles entre les menstruations, en général de plus de 35 jours), l'**aménorrhée** (absence de menstruations), la **ménorragie** (saignement menstruel excessif ou de longue durée) et la **métrorragie** (saignements irréguliers, survenant parfois entre les règles). Ces saignements anormaux ont des causes variées, allant d'un cycle menstruel anovulatoire jusqu'à des problèmes beaucoup plus graves comme une grossesse ectopique ou un cancer de l'endomètre. L'âge de la cliente oriente la recherche sur l'origine des saignements. Par exemple, chez une femme postménopausée présentant des saignements anormaux, la possibilité d'un cancer de l'endomètre doit toujours être vérifiée, mais un test de grossesse sera inutile. Par contre, chez une cliente âgée de 20 ans présentant le même trouble, la possibilité qu'elle soit enceinte doit toujours être envisagée, alors qu'un cancer de l'endomètre est peu probable. Le saignement dû à une perturbation du cycle menstruel (p. ex., une anovulation, un fibrome utérin), est désigné sous le nom de **ménométrorragie**.

Les saignements anormaux peuvent avoir pour origine un dysfonctionnement de l'axe hypothalamo-hypophyso-ovarien, comme l'adénome pituitaire. Ils peuvent aussi être causés par une infection. Des changements au mode de vie, comme un mariage, un déménagement récent, un décès dans la famille, des difficultés financières ou d'autres bouleversements émotifs peuvent aussi les provoquer. Il faut tenir compte des facteurs psychologiques pouvant affecter la fonction endocrinienne, au moment de l'évaluation de la cliente.

Types de saignements irréguliers

Oligoménorrhée et aménorrhée secondaire

Lorsque la possibilité d'une grossesse a été écartée, l'anovulation apparaît comme la cause la plus fréquente d'absence de menstruations. L'**ENCADRÉ 65.4** énumère d'autres causes d'aménorrhée. Une femme qui n'a pas encore eu ses premières règles à 16 ans (ou à 14 ans, dans le cas où les caractères sexuels secondaires sont apparus) souffre d'**aménorrhée primaire**. Lorsque les cycles menstruels d'une femme s'interrompent après avoir été normaux, il s'agit plutôt d'une **aménorrhée secondaire**.

Durant quelques années suivant les premières règles, et au cours de celles précédant la ménopause, le cycle ovarien est souvent irrégulier. C'est pourquoi l'oligoménorrhée due à l'anovulation est fréquente chez les femmes de ces groupes d'âge (Ayers & Montgomery, 2009). Au cours d'un cycle anovulatoire, le corps jaune responsable de la production de progestérone ne se forme pas. Il peut en résulter une situation connue sous le nom d'œstrogène non compensé. Quand il n'est pas compensé par la progestérone, l'œstrogène peut provoquer un épaississement excessif de l'endomètre. Lorsque cet accroissement de la membrane persiste d'un cycle à l'autre, le risque de cancer de l'endomètre augmente. Afin d'atténuer ce risque, de la progestérone ou des contraceptifs oraux sont prescrits de façon que l'endomètre se désagrège au moins de quatre à six fois par an.

Ménorragie

Les saignements excessifs caractéristiques de la ménorragie se distinguent par leur longue durée (plus de 7 jours) ou par leur abondance (plus de 80 ml). Le saignement utérin dysfonctionnel anovulatoire en est la cause la plus courante. Une situation d'œstrogène non compensé épaissit l'endomètre de manière continue jusqu'à ce que ce dernier devienne instable et déclenche une ménorragie. Chez une jeune femme présentant des saignements excessifs, il faut envisager la possibilité de troubles de la coagulation. Chez les femmes de 30 à 50 ans, les fibromes utérins (aussi nommés léiomyomes) sont des causes fréquentes de ménorragie.

Métrorragie

La métrorragie est un saignement survenant entre les règles. Chez toutes les femmes en âge de procréer, des complications de la grossesse telles qu'un avortement spontané ou une grossesse ectopique doivent être suspectées comme des causes possibles. Ce saignement peut aussi être dû à des polypes endométriaux ou cervicaux, à une infection ou à un cancer. La métrorragie est courante pendant les trois premiers cycles de la prise de contraceptifs oraux. Si elle se poursuit au-delà de cette période et que les autres causes possibles ont été exclues, un contraceptif différent peut être prescrit. La métrorragie est aussi commune chez la femme qui prend un progestatif à action prolongée (p. ex., le dispositif intra-utérin Mirena[MD]) ou en pilules (17-Acetate médroxyprogestérone – Depo-Provera[MD]). Chez la femme postménopausée, il faut considérer la possibilité d'un cancer de l'endomètre, mais c'est souvent l'œstrogène ingéré dans le cadre d'une hormonothérapie substitutive qui est à l'origine de la métrorragie. La ménométrorragie consiste quant à elle en des saignements excessifs à intervalles irréguliers. Elle peut être causée par un cancer de l'endomètre ou par des fibromes utérins.

Examen clinique et processus thérapeutique en interdisciplinarité

Pour les saignements vaginaux anormaux ayant des causes multiples, les examens cliniques et le processus thérapeutique en interdisciplinarité qui s'y rapportent sont eux aussi variés. La première étape combine l'analyse des antécédents de santé et l'examen physiologique de la cliente, en tenant compte de son groupe d'âge et en se concentrant sur

---

ENCADRÉ 65.4 — **Causes de l'aménorrhée**

Axe hypothalamo-hypophysaire
- Causes réversibles liées au système nerveux central (p. ex., un stress émotionnel, une anorexie mentale ou un régime amaigrissant drastique, un entraînement intensif, une maladie chronique ou aiguë)
- Prolactinome et autres causes d'hyperprolactinémie (p. ex., des médicaments tels que benzodiazépines, psychotropes, œstrogènes, cimétidine)
- Tumeur du tronc cérébral ou de l'hypophyse
- Maladie vasculaire (p. ex., l'angéite de l'hypothalamus)

Ovaires
- Maladie auto-immune (où la thyroïde, les surrénales et les îlots de Langerhans jouent souvent un rôle)

- Ménopause précoce
- Syndrome des ovaires polykystiques (SOPK)
- Problèmes congénitaux (p. ex., le syndrome de Turner)[a]
- Infection (p. ex., l'ovarite ourlienne)
- Toxines (en particulier les alcoylants chimiothérapiques)
- Radiations
- Tumeurs

Synthèse et action hormonales
- Pseudohermaphrodisme masculin (p. ex., la féminisation testiculaire)[a]

[a] Se manifeste généralement par une aménorrhée primaire.

---

les causes les plus probables du saignement. Les résultats servent de base au choix des analyses de laboratoire et pour établir les procédures de diagnostic. Le traitement retenu dépend de l'étiologie du problème (p. ex., une ménorragie, une aménorrhée), du degré de menace que le trouble fait peser sur la santé de la cliente, ainsi que sur la volonté de celle-ci d'avoir ou non des enfants dans l'avenir.

Un contraceptif oral combiné peut être prescrit à une femme souffrant d'aménorrhée qui souhaite aussi recourir à la contraception, afin que l'endomètre puisse se désagréger régulièrement. Si elle souhaite se retrouver enceinte, un inducteur d'ovulation peut être prescrit. Si elle n'a pas besoin de contraception, la progestérone peut lui être prescrite, de façon que l'endomètre se désagrège de quatre à six fois par an.

L'objectif du traitement de la ménorragie est de minimiser les saignements. Si la pathologie résulte de cycles anovulatoires, il importe de stabiliser l'endomètre à l'aide d'une combinaison d'œstrogènes et de progestérone.

La thermothérapie par ballon est une technique de traitement de la ménorragie au cours de laquelle on introduit un ballon souple dans l'utérus (sonde UBT), que l'on gonfle ensuite à l'aide d'un fluide stérile afin qu'il épouse la forme de la paroi utérine **FIGURE 65.2**. Le fluide contenu dans le ballon est chauffé et maintenu en place pendant huit minutes, ce qui provoque la thermo-ablation de l'endomètre (Sociétés canadiennes de technologies médicales, 2010). Le fluide est ensuite retiré du ballon, puis le ballon de l'utérus. La paroi utérine s'évacue au bout de 7 à 10 jours. Ce traitement est contre-indiqué chez les femmes qui désirent rester fertiles, chez

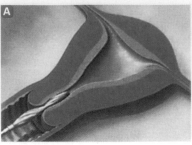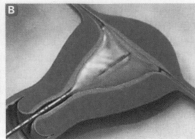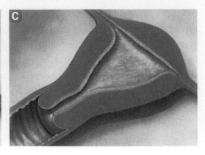

FIGURE 65.2

Traitement de la ménorragie à l'aide de la thermothérapie par ballon – **A** Un cathéter à ballonnet est inséré dans l'utérus par le vagin et le col. **B** Le ballon est gonflé à l'aide d'un liquide stérile, et prend ainsi la taille et la forme de l'utérus. Le liquide est chauffé à 87 °C et maintenu en place pendant 8 minutes afin d'agir sur l'endomètre. **C** Le liquide est retiré du ballon, puis le cathéter est retiré de l'utérus.

celles qui présentent une quelconque anomalie utérine (comme des fibromes), celles chez qui un cancer de l'endomètre est suspecté, celles ayant accouché par césarienne ou subi une myomectomie. Lorsqu'un saignement abondant se produit, l'hospitalisation est indiquée. Toutes les clientes souffrant d'une ménorragie devraient être examinées à la recherche d'anémie et traitées au besoin.

Chirurgie

Selon la cause sous-jacente des saignements vaginaux anormaux, le recours à une intervention chirurgicale pourrait être indiqué. Le traitement par dilatation et curetage a longtemps été employé pour les femmes périménopausées, mais il n'est utilisé aujourd'hui que dans des cas de saignements extrêmes ou pour des femmes âgées dont la biopsie de l'endomètre ou

l'échographie n'ont pas donné suffisamment de renseignements cliniques pour établir un diagnostic. L'ablation de l'endomètre d'une cliente souffrant de ménorragie et qui ne veut pas d'enfant peut être effectuée à l'aide d'un laser, d'un ballon thermique, de la cryothérapie, de micro-ondes ou d'une technique électrochirurgicale. Quand la ménorragie est causée par des fibromes utérins, une **hystérectomie** (ablation chirurgicale de l'utérus) peut être pratiquée. Lorsque la cliente souhaite préserver son utérus, une **myomectomie** (ablation des fibromes sans retrait de l'utérus) peut être effectuée. Cette intervention s'accomplit par laparotomie, laparoscopie ou hystéroscopie. Les traitements hormonaux et l'embolisation des vaisseaux sanguins irriguant les fibromes constituent d'autres traitements possibles.

Soins et traitements infirmiers

CLIENTE ATTEINTE DE SAIGNEMENTS VAGINAUX ANORMAUX

Une femme dont les menstruations sont peu fréquentes ou inexistantes peut considérer cet état comme étant souhaitable ou non. En informant les femmes sur les caractéristiques du cycle menstruel, l'infirmière les aide à en reconnaître les variations normales ▶ **62**.

Grâce à ces connaissances, la femme peut être moins inquiète et être amenée à abandonner ses fausses idées à propos du cycle menstruel. Si les particularités du cycle de la cliente semblent anormales, il faut lui recommander de consulter son médecin. Il existe de nombreux mythes entourant ce qu'il est possible ou non de faire pendant les règles. L'infirmière doit être prête à mettre les choses au clair. Elle doit confirmer à la cliente que prendre un bain ne comporte aucun danger. En fait, prendre un bain tiède par jour peut aider à soulager les malaises pelviens. La femme peut se baigner, faire de l'exercice, accomplir un coït et poursuivre l'essentiel de ses activités habituelles.

Changer fréquemment de tampon ou de serviette hygiénique répond aux besoins de confort et d'hygiène de la

période des menstruations. Le choix d'une protection interne ou externe est une question de préférence personnelle. Les tampons sont pratiques et facilitent l'hygiène menstruelle, tandis que les serviettes hygiéniques peuvent procurer une meilleure protection. Combiner les deux, en évitant les tampons superabsorbants, peut réduire le risque de choc toxique staphylococcique, affection causée par la bactérie *Staphylococcus aureus*, qui met en danger la vie de celle qui en est atteinte. Le choc toxique staphylococcique provoque une forte fièvre, des vomissements, de la diarrhée, un affaiblissement, une myalgie et une éruption cutanée semblable à celle provoquée par un coup de soleil (Centers for Disease Control and Prevention, 2009).

Lorsque le saignement est excessif, son débit doit être mesuré avec la plus grande précision possible. L'information donnée par la cliente sur le nombre et la taille des serviettes hygiéniques ou des tampons utilisés doit être consignée par l'infirmière. Le degré de fatigue de la cliente ainsi que les variations de sa pression artérielle et de son pouls doivent être surveillés au cas où elle souffrirait d'anémie ou d'hypovolémie. Dans le cas où elle devrait subir une intervention chirurgicale, l'infirmière doit lui prodiguer les soins préopératoires et postopératoires appropriés.

62

L'enseignement à la cliente en ce qui concerne le cycle menstruel est abordé dans le chapitre 62, *Évaluation clinique – Système reproducteur*.

Jugement clinique

Capsule

Madame Nicole Boucher, âgée de 38 ans, est enseignante. Elle souffre de métrorragies depuis plusieurs mois. Ces derniers temps, ces saignements se sont encore intensifiés et deviennent même un handicap, car elle craint maintenant d'avoir des saignements n'importe quand pendant ses cours.

Quelle pourrait être la cause de ses métrorragies ?

65.3.4 Grossesse ectopique

Ce phénomène survient dans environ 2 % des grossesses, mais sa fréquence varie selon les parties du monde (1 pour 28 naissances en Jamaïque, 1 pour 65 aux États-Unis, 1 pour 60 au Canada, 1 pour 38 à 72 en France, selon les études). La fréquence a triplé en 10 ans et les grossesses extra-utérines représentent encore de 4 à 10 % des causes de décès chez les femmes enceintes. Une **grossesse ectopique** consiste en l'implantation d'un ovule fécondé à l'extérieur de l'utérus. Il s'agit d'une condition potentiellement mortelle. Des diagnostics de plus en plus précoces ont contribué à en abaisser le taux de mortalité. Il n'en demeure pas moins que les grossesses ectopiques représentent près de 2 % des grossesses (Casanova, Sammel, Chittams, Timbers, Kulp, & Barnhart, 2009 ; Desaulniers, 2004). Environ 98 % des grossesses ectopiques ont lieu dans une trompe de Fallope **FIGURE 65.3**, les 2 ou 3 % restants survenant dans un ovaire, dans l'abdomen ou dans le col de l'utérus.

Étiologie et physiopathologie

Tout blocage d'une trompe ou toute réduction du péristaltisme tubaire empêchant ou ralentissant le passage du zygote dans l'utérus peut se solder par l'implantation de celui-ci dans la trompe. Après l'implantation, la croissance du sac gestationnel fait gonfler la paroi tubaire. La trompe finit par se rompre, causant des symptômes péritonéaux aigus. Des symptômes moins aigus commencent à se manifester dans les six à huit semaines suivant les dernières règles, bien avant la rupture de la trompe.

Les facteurs de risque de grossesse ectopique comprennent un épisode antérieur de maladie inflammatoire pelvienne, une grossesse ectopique antérieure, la présence d'un dispositif intra-utérin (stérilet), l'usage de contraceptifs avec progestatifs seuls (Depo-Provera^MD) et le vécu antérieur d'une chirurgie tubaire ou pelvienne. S'ajoutent à ces facteurs certaines interventions visant à traiter l'infertilité incluant la fécondation in vitro, les transferts d'embryon et l'induction de l'ovulation.

Manifestations cliniques

La grossesse ectopique a habituellement pour symptômes des saignements vaginaux irréguliers accompagnés de crampes abdominales ou pelviennes. Les autres symptômes possibles comprennent l'aménorrhée, les nausées, les douleurs aux seins, les dérangements gastro-intestinaux, les malaises et la syncope. La douleur est presque toujours présente en raison de la distension de la trompe de Fallope. Elle débute parfois de façon unilatérale pour se propager ensuite et devenir bilatérale. La nature de la douleur varie d'une femme à l'autre, et peut être coliqueuse ou vague. Si une rupture de la trompe se produit, la douleur devient intense et peut irradier vers l'épaule à cause de l'irritation du diaphragme provoquée par le sang qui se répand dans la cavité abdominale. La gravité des symptômes ne correspond pas nécessairement à l'ampleur du saignement. La rupture entraîne un risque d'hémorragie et de choc hémodynamique. Toute rupture présumée doit être traitée comme une urgence.

Le saignement vaginal qui peut accompagner la grossesse ectopique est habituellement décrit comme une petite perte de sang. Cependant, il peut aussi être plus abondant et confondu avec les menstruations. La femme expérimente parfois un saignement qu'elle peut juger anormal.

Examen clinique et examens paracliniques

La grossesse ectopique pouvant être mortelle, il faut en envisager la possibilité dès que la probabilité d'une grossesse est envisagée chez une cliente. Son diagnostic constitue en soi un défi clinique, compte tenu de la similarité de ses symptômes avec ceux d'autres troubles pelviens ou abdominaux comme la salpingite, l'avortement spontané, la rupture d'un kyste de l'ovaire, l'appendicite et la péritonite. Il faut procéder à un diagnostic sérique de la grossesse (radioimmunoessai). Si le test est négatif, une grossesse ectopique est peu probable. S'il ne permet pas d'en exclure la possibilité, il faut mener une évaluation plus approfondie.

Lorsque la cliente se trouve dans un état stable, des évaluations sériées du niveau de β-HCG sont combinées à une échographie endovaginale afin d'établir un diagnostic précoce de la grossesse ectopique. Au cours d'une grossesse normale, la quantité de β-HCG double environ toutes les 48 heures. Lorsque cette progression n'est pas observée, il est possible que la cliente présente une grossesse ectopique. Une échographie endovaginale peut être pratiquée pour confirmer une grossesse intra-utérine dès que le niveau de β-HCG atteint de 1 500 à 2 000 mUI/ml (Shamonki, Nelson, & Gambone, 2010).

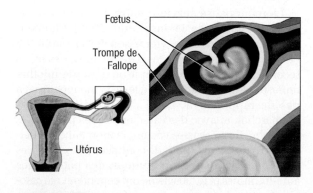

FIGURE 65.3

Grossesse ectopique logée dans une trompe de Fallope

65

L'absence de grossesse intra-utérine normale conduit à la probabilité d'un diagnostic d'avortement spontané ou de grossesse ectopique. Dans le cas d'un avortement spontané, le niveau de β-HCG diminue avec le temps. Il faut procéder à un hémogramme complet si la quantité de sang perdue est le moindrement préoccupante ou qu'une intervention chirurgicale est envisagée. Un taux d'hématocrite qui diminue graduellement peut être un indice d'hémorragie interne.

Soins et traitements en interdisciplinarité

CLIENTE ATTEINTE D'UNE GROSSESSE ECTOPIQUE

La chirurgie demeure le principal mode de traitement de la grossesse ectopique. L'intervention doit être pratiquée sans délai. Cependant, une pharmacothérapie à base de méthotrexate donne des résultats de plus en plus satisfaisants dans le cas d'un diagnostic précoce de grossesse ectopique (Mol, Mol, Ankum, van der Veen, & Hajenius, 2008). Ce traitement peut être employé chez les clientes qui sont stables sur le plan hémodynamique et qui présentent un embryon dont la taille mesure moins de trois centimètres. La cliente doit s'abstenir de consommer des multivitamines contenant de l'acide folique.

Une salpingostomie linéaire, une intervention chirurgicale conservatrice, qui favorise l'extraction du contenu plutôt que la section du tube lui-même, limitera autant que possible les dommages à l'appareil génital. Cette technique consiste à inciser la trompe dans le sens de la longueur et à retirer les produits de la conception de la trompe. La laparoscopie est préférable à la laparotomie, car elle atténue l'hémorragie et réduit la durée de l'hospitalisation **FIGURE 65.4**. En cas de rupture de la trompe, une intervention chirurgicale de ce type peut s'avérer impossible. La cliente doit alors subir une salpingectomie. Cette technique chirurgicale consiste à enlever la totalité de la trompe utérine. Il est possible que, avant la chirurgie, la cliente ait besoin d'un remplacement liquidien (p. ex., une transfusion sanguine, des solutés isotoniques) pour éviter l'état de choc hypovolémique durant l'anesthésie et l'intervention. Le recours à des techniques de microchirurgie a permis de limiter le nombre de grossesses ectopiques à répétition et d'augmenter le taux de grossesses normales menées à terme.

Les soins infirmiers à prodiguer varient selon l'état de santé de la cliente. Avant la confirmation du diagnostic, l'infirmière doit

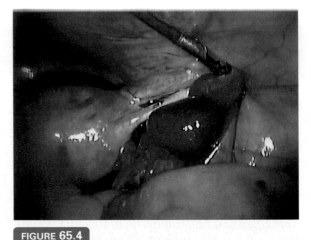

FIGURE 65.4
Traitement d'une grossesse ectopique dans la trompe de Fallope droite par laparoscopie

être attentive aux signes d'augmentation de la douleur et du saignement vaginal, ceux-ci pouvant indiquer qu'une rupture de la trompe est survenue. Les signes vitaux doivent être étroitement surveillés, tout comme les signes d'état de choc. Au besoin, l'infirmière doit donner des explications à la cliente et la préparer à la procédure de diagnostic ainsi qu'à la chirurgie abdominale qui pourrait s'avérer nécessaire, dans des délais très courts. Elle doit évaluer son état psychologique et lui offrir, tout comme à sa famille, réconfort et soutien face à cette intervention. En phase postopératoire, la cliente pourrait exprimer sa crainte de vivre une autre grossesse ectopique et poser des questions sur l'impact futur de cette épreuve sur sa fertilité.

65.3.5 Périménopause et postménopause

La **périménopause** est un passage normal de la vie qui s'amorce dès les premiers signes de changement du cycle menstruel et qui prend fin après l'arrêt des menstruations. La **ménopause** désigne la cessation physiologique des règles causée par le déclin de la fonction ovarienne. Elle est considérée comme accomplie au bout d'un an d'aménorrhée. Elle commence graduellement, se manifestant d'abord généralement par un flux menstruel accru, réduit ou irrégulier, pour aboutir à l'arrêt des menstruations. Dans la vie d'une femme, la période qui suit la ménopause est nommée **postménopause**.

La ménopause survient entre 44 et 55 ans, en moyenne à l'âge de 51 ans (Lund, 2008). Elle peut survenir de façon précoce en raison de la maladie, de l'ablation de l'utérus ou des deux ovaires, des effets secondaires d'une radiothérapie ou d'une chimiothérapie, ou de médicaments. L'âge de la ménopause n'a pas de rapport avec celui des premières règles (ménarche), ni avec des caractéristiques physiques, le nombre de grossesses vécues, le moment de la dernière grossesse ou l'usage de contraceptifs oraux. Des facteurs génétiques ou ethniques, des pathologies auto-immunes et le tabagisme ont cependant été associés à une ménopause précoce (Cooper, 2009).

Certains changements qui se produisent au sein des ovaires sont à l'origine de la série de phénomènes qui aboutissent à la ménopause. La diminution progressive du nombre de follicules ovariens commence dès l'adolescence et s'accélère à partir de 35 ans. Avec l'âge, de moins en moins de follicules réagissent à l'hormone de stimulation folliculaire (FSH). En temps normal, la FSH stimule le follicule dominant pour l'amener à sécréter des œstrogènes. Quand les follicules ne peuvent plus réagir à la FSH, la sécrétion d'œstrogènes et de progestérone par les ovaires diminue. Une femme en périménopause peut cependant devenir enceinte, et ce, jusqu'à ce que la ménopause soit accomplie. Cela s'explique par la présence de longs cycles anovulatoires entrecoupés de cycles ovariens plus courts.

Par rétroaction négative, la diminution du niveau d'œstrogène associée au déclin de la fonction ovarienne provoque une hausse graduelle des niveaux de FSH et de LH. Au moment de la ménopause, le niveau de FSH est multiplié par 10, voire par 20, et peut demander plusieurs années avant de revenir à ce qu'il était avant la périménopause. La diminution du taux d'œstrogènes entraîne une baisse de la fréquence d'ovulation, ce qui provoque des modifications dans les organes et tissus de l'appareil génital (p. ex., une atrophie du tissu vaginal).

Manifestations cliniques

Le **TABLEAU 65.3** résume les manifestations cliniques de la périménopause et de la postménopause. La périménopause est une période de fluctuations hormonales imprévisibles. Les saignements vaginaux irréguliers y sont communs. La diminution du taux d'œstrogènes marque le début des bouffées de chaleurs et d'autres signes et symptômes **ENCADRÉ 65.5**. Cette diminution joue un rôle important dans les changements associés au vieillissement. Les effets les plus critiques pour le bien-être de la femme sont l'augmentation du risque de maladie coronarienne et d'ostéoporose (diminution de la densité osseuse). Les autres changements comprennent une redistribution du gras corporel, une tendance à prendre du poids plus facilement, des douleurs musculaires et articulaires, une perte d'élasticité de la peau, une diminution de la quantité de cheveux et une atrophie des organes génitaux externes et du tissu mammaire.

La périménopause se caractérise notamment par l'instabilité vasomotrice (bouffées de chaleur) et l'irrégularité des règles. Les bouffées de chaleur sont des sensations soudaines de chaleur intense accompagnées de transpiration et de rougeurs (Alraek & Malterud, 2009). Elles peuvent durer de quelques secondes à cinq minutes, et ont le plus souvent lieu la nuit, perturbant ainsi le sommeil. Leur cause n'a pas été clairement établie. Une théorie stipule que, dans le cerveau, le centre de régulation de la température est situé à proximité de l'endroit où la gonadolibérine (GnRH) est sécrétée. Le faible taux d'œstrogènes est en corrélation avec la dilatation des vaisseaux sanguins cutanés, à

TABLEAU 65.3	Manifestations cliniques de la périménopause et de la postménopause
PÉRIMÉNOPAUSE	**POSTMÉNOPAUSE**
• Menstruations irrégulières • Instabilité vasomotrice (bouffées de chaleur et sueurs nocturnes) • Atrophie des tissus génito-urinaires • Incontinence à l'effort et urgence urinaire • Endolorissement des seins • Sautes d'humeur	• Arrêt définitif des menstruations • Symptômes vasomoteurs occasionnels • Atrophie des tissus génito-urinaires • Incontinence à l'effort et urgence urinaire • Ostéoporose

---

ENCADRÉ 65.5 — Signes et symptômes de carence œstrogénique

Vasomoteurs
- Bouffées de chaleur
- Sueurs nocturnes

Génito-urinaires
- Vaginite atrophique
- Dyspareunie résultant d'une mauvaise lubrification
- Incontinence

Psychologiques
- Labilité de l'humeur
- Modification des habitudes de sommeil
- ↓ du sommeil paradoxal

Squelettiques
- ↑ du risque de fracture, en particulier du corps vertébral, mais aussi de l'humérus, du radius distal et de la partie supérieure du fémur

Cardiovasculaires
- ↓ des lipoprotéines de haute densité (HDL)
- ↑ des lipoprotéines de basse densité (LDL)

Autres
- ↓ du taux de collagène de la peau
- Modification des tissus mammaires

---

l'origine des bouffées de chaleur et des sueurs accrues. Plus la chute du taux d'œstrogènes est subite (p. ex., en cas d'ablation des ovaires), plus les symptômes risquent d'être aigus en l'absence d'une hormonothérapie substitutive. Avec ou sans hormonothérapie, ces symptômes diminuent avec le temps. Les bouffées de chaleur peuvent être déclenchées par le stress ou d'autres situations modifiant la température corporelle, comme l'ingestion d'aliments chauds, l'alcool, la canicule ou le fait d'être chaudement vêtue.

L'atrophie vaginale découlant de la réduction du taux d'œstrogènes se manifeste notamment par un amincissement de la muqueuse vaginale et la disparition des replis muqueux. Les sécrétions vaginales diminuent elles aussi et deviennent plus alcalines. Ces changements rendent le vagin plus sensible aux traumas et aux infections, ce qui entraîne un risque plus élevé de contracter le virus de l'immunodéficience humaine (VIH) en cas d'exposition à ce dernier. L'atrophie vaginale peut aussi provoquer une dyspareunie (coïts douloureux) pouvant amener la femme à renoncer prématurément à son activité sexuelle. La sécheresse vaginale est un problème auquel il est facile de remédier en employant un lubrifiant hydrosoluble ou, au besoin, une crème hormonale ou une hormonothérapie substitutive.

La baisse du taux d'œstrogènes peut aussi entraîner l'atrophie du tractus urinaire. La capacité de la vessie diminue tandis que les tissus de la vessie et de l'urètre perdent du tonus. Ces changements peuvent causer des symptômes semblables à ceux d'une infection de la vessie (p. ex., la dysurie, l'urgence urinaire, la pollakiurie) sans que la femme en soit atteinte.

Il n'a pas encore été démontré de façon probante que la diminution du taux d'œstrogènes soit responsable des changements psychologiques associés à la périménopause. Les symptômes de dépression et d'irritabilité ainsi que les problèmes cognitifs qu'on lui attribue pourraient être dus à des facteurs de stress ou au manque de sommeil découlant des bouffées de chaleur. Dès que les taux hormonaux se stabilisent, les symptômes de dépression s'atténuent (Accortt, Freeman, & Allen, 2008).

Processus thérapeutique en interdisciplinarité

Un diagnostic de périménopause ne peut être établi qu'après un examen attentif de toutes les autres causes possibles des symptômes éprouvés par la femme car des symptômes similaires pourraient être dus à la dépression, au dysfonctionnement de la thyroïde, à l'anémie ou à l'anxiété. L'analyse détaillée des antécédents relatifs aux menstruations doit faire partie de la procédure de diagnostic (Currie, 2008). En raison des fluctuations hormonales qui surviennent avant la ménopause, il n'est pas indiqué de procéder à l'examen systématique du taux sérique de FSH.

Pharmacothérapie

L'hormonothérapie substitutive a longtemps constitué le traitement d'usage des symptômes de la ménopause aux États-Unis et au Canada. Elle comprend l'administration d'œstrogènes aux femmes qui n'ont plus d'utérus, ou d'une combinaison d'œstrogènes et de progestérone à celles qui en ont toujours un (Société des obstétriciens et gynécologues du Canada, 2006).

À partir de 2002, les résultats des essais cliniques du Women's Health Initiative (WHI) ont freiné le recours systématique à l'hormonothérapie. Selon ces données, les femmes prenant une combinaison d'œstrogènes voyaient augmenter leurs risques de cancer du sein, d'accident vasculaire cérébral, de cardiopathie et d'embolie ENCADRÉ 65.6. Ces femmes avaient cependant moins de fractures de la hanche et couraient moins le risque de souffrir d'un cancer colorectal. Les femmes prenant uniquement des œstrogènes (Premarin[MD]) risquaient davantage de subir un accident vasculaire cérébral ou une embolie (WHI, 2010). Elles couraient toutefois moins de risques de fractures, et leurs risques de cardiopathie, de cancer du sein et de cancer colorectal n'augmentaient pas. Ni l'œstrogène combiné à un progestatif ni l'œstrogène pris seul n'avaient d'incidence sur le risque de décès (WHI, 2010).

La femme qui souhaite recourir à l'hormonothérapie substitutive pour le traitement à court terme

---

Pratique fondée sur des résultats probants

| ENCADRÉ 65.6 | L'hormonothérapie substitutive peut-elle améliorer la fonction cognitive ? |

Question clinique

Chez les femmes postménopausées (P), est-ce que l'hormonothérapie substitutive (I) ou son absence (C) améliore la fonction cognitive (O) ou contribue à son maintien au bout d'une période de cinq ans (T) ?

Résultats probants

- Revue systématique des essais cliniques aléatoires

Analyse critique et synthèse des données

- Seize essais à double insu (n = 10,114) auprès de femmes postménopausées en bonne santé âgées de 29 à plus de 75 ans
- Femmes non atteintes de démence traitées par hormonothérapie substitutive (œstrogène seul ou combiné à la progestérone) pendant une période allant de deux semaines (à court terme) à cinq ans (à long terme)
- Fonctions cognitives mesurées à l'aide de tests globaux et spécifiques, y compris la mémoire verbale et visuelle, l'attention et le raisonnement

Conclusion

- Aucun type d'hormonothérapie substitutive n'a contribué au maintien de la fonction cognitive ou n'a amélioré cette fonction à court ou à long terme.

Recommandations pour la pratique infirmière

- Les clientes doivent être informées que l'hormonothérapie substitutive peut servir au traitement à court terme des symptômes de la ménopause, y compris les bouffées de chaleur et sueurs nocturnes insupportables.
- Les clientes doivent être avisées que, si les données actuellement disponibles ne démontrent pas que l'hormonothérapie substitutive prévient le déclin de la fonction cognitive, il se pourrait, par contre, qu'elle augmente les risques d'accident vasculaire cérébral et de cancer du sein.

Référence

Lethaby, A., Hogervorst, E., Richards, M., *et al.* (2008). Hormone replacement therapy for cognitive function in postmenopausal women. *Cochrane Database Syst Rev. 3*, CD003122.

P : population visée ; I : intervention ; C : comparaison ; O : (*outcome*) résultat ; T : (*time period*) période visée.

(de 4 à 5 ans) des symptômes de sa ménopause doit en soupeser les risques et les avantages (p. ex., une diminution de la perte osseuse, des bouffées de chaleur et de l'atrophie vaginale) (Kaye, 2010). La décision de recourir à l'hormonothérapie substitutive et le choix du type d'hormonothérapie doivent faire l'objet d'une discussion en profondeur entre la femme et son médecin. Si elle opte pour l'hormonothérapie, la dose efficace au plus faible taux possible devrait lui être prescrite (Birkhauser *et al.*, 2008 ; North American Menopause Society, 2008). L'âge auquel une femme entame le traitement peut avoir une incidence sur le risque de cardiopathie. Il semble que ce dernier augmente à mesure que la femme s'éloigne du moment de la ménopause.

Les effets secondaires de la prise d'œstrogènes comprennent les nausées, la rétention hydrique, les céphalées et l'augmentation de la taille des seins. La prise de progestérone entraîne une augmentation de l'appétit, un gain de poids, l'irritabilité, la dépression, la métrorragie et des douleurs aux seins. Il est courant de prescrire un dosage de 0,625 mg d'œstrogènes conjugués (Premarin^{MD}) par jour pour la prévention de certaines maladies, par exemple. Le soulagement des symptômes peut demander une dose plus ou moins élevée. Pour profiter de l'effet protecteur de la progestérone, il est indiqué de prendre de 5 à 10 mg par jour de médroxyprogestérone (Depo-Provera^{MD}, Provera^{MD}) 12 jours par mois lorsque le régime posologique est cyclique, ou encore 2,5 mg par jour s'il est continu. Si l'on augmente le dosage d'œstrogènes afin de soulager les symptômes, il faut faire de même avec la progestérone. La progestérone est aussi offerte sous forme de crème à base de progestérone micronisée (Prometrium^{MD}), de timbres transdermiques, de gel (Crinone^{MD}), de lotion, d'anneau à placer autour du col et de pellets sous-cutanés. Les crèmes vaginales sont particulièrement utiles pour traiter les symptômes urogénitaux (p. ex., la sécheresse). L'administration par voie transdermique (timbre transdermique) a comme avantage d'éviter que les œstrogènes passent par le foie, mais peut cependant provoquer une irritation cutanée.

Pour atténuer les bouffées de chaleur, les antidépresseurs de la catégorie des inhibiteurs sélectifs du recaptage de la sérotonine, y compris la paroxétine (Paxil^{MD}), la fluoxétine (Prozac^{MD}) et la venlafaxine (Effexor XR^{MD}), constituent une solution de remplacement à l'hormonothérapie de substitution. Leur efficacité a été constatée, même chez les utilisatrices qui ne sont pas déprimées (Birkhauser *et al.*, 2008). Leur mécanisme d'action demeure cependant inconnu. La clonidine (Catapres^{MD}), médicament contre l'hypertension, et la gabapentine (Neurontin^{MD}), un anticonvulsivant, se sont aussi avérées efficaces contre les bouffées de chaleur (Allain, 2007).

Le traitement des troubles associés à la ménopause peut aussi faire appel à des modulateurs sélectifs des récepteurs œstrogéniques (SERM), comme le raloxifène (Evista^{MD}). Ces médicaments produisent certains des effets bénéfiques de l'œstrogène, telle la prévention de la perte osseuse, mais n'ont pas ses effets négatifs, telle l'hyperplasie endométriale. Le raloxifène fait concurrence à l'œstrogène pour l'accès aux sites récepteurs de cette hormone. Il diminue la perte osseuse et le cholestérol sérique avec un minimum d'effets sur les tissus mammaires et utérins.

Les bisphosphonates comme l'alendronate (Fosamax^{MD}) et le risédronate (Actonel^{MD}) sont aussi utilisés pour réduire le risque d'ostéoporose chez les femmes postménopausées. Ces médicaments augmentent la densité minérale des os en stoppant la résorption osseuse ▶ **26** .

Traitements non hormonaux

Compte tenu des risques propres à l'hormonothérapie de substitution, de nombreuses femmes cherchent un soulagement du côté des médecines douces. Des mesures favorisant la diminution de la production de chaleur et l'augmentation de la déperdition de chaleur par le corps peuvent atténuer la gravité et la fréquence des bouffées de chaleur. Un milieu où il fait frais et une limitation de la consommation de caféine et d'alcool atténuent la production de chaleur. L'adoption de nouveaux comportements, comme le recours à des techniques de relaxation, peut aussi aider. La nuit est un moment où les bouffées de chaleur peuvent perturber le sommeil. Une meilleure circulation de l'air dans la chambre et l'abandon d'une literie trop isolante (p. ex., des couvertures lourdes) contribueront à une perte de chaleur. Les vêtements amples ne retiennent pas la chaleur corporelle, contrairement à ceux aux manches ou col étroits. En cas de rougeurs, l'application de compresses froides favorise la perte de chaleur, de même que, chez certaines femmes, la prise quotidienne d'un supplément de 800 UI de vitamine E.

Une saine alimentation, une quantité raisonnable d'exercice et un sommeil adéquat peuvent contribuer à limiter l'anxiété et la dépression. La qualité du sommeil peut être améliorée en évitant l'alcool, en maîtrisant ses bouffées de chaleur et en réduisant l'anxiété grâce à des techniques antistress. La pratique régulière d'exercices peut ralentir le processus de perte osseuse et le gain de poids. L'exercice est important pour les femmes ménopausées en raison de son effet sur les facteurs de risque de maladie coronarienne tels que le stress, l'obésité, l'inactivité physique et l'hypertension.

Thérapie nutritionnelle

En plus d'atténuer les symptômes vasomoteurs, une saine alimentation peut réduire le risque de maladie coronarienne et d'ostéoporose. Un apport énergétique quotidien d'environ 30 kilocalories par kilogramme de masse corporelle est généralement recommandé. Un ralentissement du métabolisme et de mauvaises habitudes alimentaires favorisent le gain de poids et la fatigue souvent attribués à la ménopause. Un apport adéquat en calcium et en vitamine D contribue à la santé des os et empêche

26

Le chapitre 26, *Interventions cliniques – Troubles musculosquelettiques*, aborde plus en détail l'emploi des SERM et des bisphosphonates dans le traitement de l'ostéoporose.

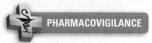

PHARMACOVIGILANCE

Médroxyprogestérone (Depo-Provera^{MD}, Provera^{MD})

Lorsqu'une cliente éprouve une perte subite de la vue, une céphalée importante, une douleur à la poitrine, une hémoptysie, une douleur aux mollets (particulièrement quand elle s'accompagne de sueurs et de rougeurs), un engourdissement à un bras ou à une jambe, une douleur ou sensibilité abdominale, elle doit le signaler immédiatement.

65

la diminution de la densité osseuse. Les femmes ménopausées qui ne prennent pas de supplément d'œstrogènes ont besoin d'au moins 1 500 mg de calcium par jour, tandis que celles qui prennent des œstrogènes devraient en ingérer au moins 1 000 mg. L'absorption du calcium sera meilleure s'il est ingéré avec les repas. Le calcium peut être consommé soit sous forme alimentaire, soit en suppléments.

Un régime alimentaire idéal devrait être riche en glucides lents et en vitamines du complexe B, et plus particulièrement en vitamine B_6. Les phytoestrogènes d'origine végétale pourraient atténuer les symptômes de la ménopause. Le soya, le tofu, les pois chiches et les graines de tournesol font partie des aliments qui en contiennent. Certaines plantes médicinales telles que l'actée à grappes noires sont aussi de plus en plus populaires pour traiter les symptômes de la ménopause TABLEAU 65.4. Avant d'entreprendre un tel traitement, il est cependant recommandé de consulter un phytothérapeute d'expérience, car de nombreuses plantes ont de graves effets indésirables.

Approches complémentaires et parallèles en santé

TABLEAU 65.4 Traitement des symptômes de la ménopause par les plantes

PLANTE	PREUVES SCIENTIFIQUES	RECOMMANDATIONS POUR LA PRATIQUE INFIRMIÈRE
Actée à grappes noires	Résultats probants relativement au traitement des symptômes de la ménopause[a]; les recherches doivent être poursuivies	• Bien tolérée lorsque prise selon les doses recommandées sur une période allant jusqu'à six mois. • Peut abaisser la pression artérielle.
Soya	Résultats probants relativement au traitement des symptômes de la ménopause[a]; les recherches doivent être poursuivies	• Les femmes qui ont des antécédents de cancer du sein, de l'ovaire ou de l'utérus, ou encore d'endométriose, doivent consulter leur médecin avant de consommer du soya ou d'autres produits à base de soya. • Le soya peut interagir avec la warfarine. Les clientes qui prennent de la warfarine doivent consulter leur médecin avant de consommer du soya ou d'autres produits à base de soya.
Valériane	Résultats probants relativement à l'amélioration de la qualité du sommeil et à la réduction du temps nécessaire à l'endormissement[a]	• Généralement sans danger et bien tolérée lorsque prise selon les doses recommandées sur une période allant de quatre à six semaines. • L'usage prolongé (période excédant deux à quatre mois) peut provoquer l'insomnie. • Une légère diminution de la concentration peut survenir dans les quelques heures suivant la consommation.

[a] Résultats basés sur un examen systématique de la littérature scientifique.

Source : Natural Standard (2011). [En ligne]. www.naturalstandard.com (page consultée le 22 février 2011).

Soins infirmiers transculturels

MÉNOPAUSE

La ménopause est un phénomène universel, mais la perception de cet événement varie d'une culture à l'autre. Chaque groupe ethnique conçoit ses propres traditions et croyances à son égard. L'infirmière doit être au fait de cette diversité culturelle. Dans de nombreuses cultures, la ménopause est considérée comme une dimension normale du vieillissement, et peu d'importance est accordée aux symptômes physiques et psychiques qui accompagnent la fin de la période de fertilité. Une étude a révélé que les femmes hindoues se réjouissent à la perspective de la ménopause (Rani, 2009). Chez les peuples où l'on vénère les aînés, la ménopause est vue comme une transition libératrice vers un état de sagesse (Brocki, 2008).

En général, la culture américaine adopte une attitude négative à l'égard du vieillissement et accorde une grande valeur à la jeunesse. La ménopause est souvent considérée comme un trouble qu'il faut soigner. Ses symptômes peuvent être vécus péniblement, ce qui se reflète par un besoin pressant de traiter les bouffées de chaleur et les sautes d'humeur. C'est pourquoi ces symptômes font l'objet d'une grande variété de traitements, allant de l'hormonothérapie substitutive à la phytothérapie.

Toutes les femmes finissent par faire l'expérience de la ménopause, mais il demeure que sa signification et ses symptômes varient sensiblement. Cette étape importante de la vie d'une femme est bien ancrée dans sa propre personnalité et dans sa culture. L'infirmière qui souhaite prodiguer des soins adaptés devra être sensible à ces différences et avoir bien saisi l'importance de la dimension culturelle.

Capsule Jugement clinique

Madame Lucienne Bontemps, âgée de 48 ans, se plaint de bouffées de chaleur qui surviennent surtout la nuit. Ses règles sont devenues très irrégulières et sont même absentes depuis quatre mois. Elle est très inquiète, car elle ne pense pas qu'il s'agisse déjà de la ménopause, qu'elle appréhende d'ailleurs terriblement, persuadée que cette étape va marquer la fin de sa vie de femme.

Quelle est la stratégie d'adaptation à laquelle madame Bontemps semble recourir ? La croyez-vous efficace ?

CLIENTE EN PÉRIODE DE PÉRIMÉNOPAUSE ET DE POSTMÉNOPAUSE

L'infirmière joue un rôle clé auprès des femmes en les aidant à comprendre les changements propres à la périménopause et à connaître les différentes avenues permettant d'en minimiser les symptômes gênants. Elle doit donner une image positive de la périménopause, en la présentant comme une période où les femmes sont attirantes et débordantes de vitalité, et comme une occasion pour elles de renforcer leur autonomie et d'améliorer leur bien-être.

L'infirmière doit renseigner les femmes en périménopause qui peinent à traiter leurs symptômes et les rassurer. Elle doit leur expliquer que ces symptômes sont normaux et souvent temporaires, et les informer sur les traitements non médicamenteux. Afin de les aider à être moins anxieuses, elle doit aussi dissiper leurs fausses idées sur la ménopause.

La peau sèche peut être traitée à l'aide de savons et de lotions corporelles hydratants. Les exercices de Kegel peuvent contribuer à réduire l'incontinence à l'effort ▶ **68**.

Chez la majorité des femmes en postménopause, la fonction sexuelle peut se poursuivre sans grands changements. L'arrêt définitif des menstruations et la fin de la période de fertilité ne doivent pas être assimilés à une perte d'aptitude à la sexualité. Cette nouvelle situation peut en fait s'avérer libératrice. La ménopause ne supprime ni la féminité ni la libido. L'atrophie de l'épithélium vaginal associée à la diminution du taux d'œstrogènes peut causer une dyspareunie, mais l'usage d'un lubrifiant hydrosoluble est souvent efficace pour résoudre ce problème. Une sexualité active contribue à l'amélioration de la lubrification et maintient la flexibilité des tissus vaginaux. L'infirmière doit fournir à la cliente l'occasion de discuter avec franchise de ses préoccupations relatives à la fonction sexuelle.

68

Les exercices de Kegel sont présentés dans le chapitre 68, *Interventions cliniques – Troubles rénaux et urologiques.*

65.3.6 Pathologies de la vulve, du vagin et du col de l'utérus

Étiologie et physiopathologie

Des infections ou des inflammations du vagin, du col de l'utérus ou de la vulve surviennent couramment lorsque les sécrétions acides du vagin, qui agissent comme défense naturelle (et qui sont maintenues grâce à un taux d'œstrogènes suffisant), sont interrompues en même temps que disparaissent les lactobacilles. Le degré de résistance de la femme peut aussi être affecté par le vieillissement, une mauvaise alimentation ou la consommation de médicaments (contraceptifs oraux, antibiotiques) dont l'effet se fait sentir sur la flore bactérienne ou les muqueuses. Les microorganismes pathogènes accèdent à cette partie du corps par l'entremise des mains, de vêtements, d'objets (p. ex., des embouts pour douche vaginale contaminés), ou encore à l'occasion d'un coït, d'une intervention chirurgicale ou d'un accouchement. Le **TABLEAU 65.5** présente les facteurs étiologiques, les manifestations cliniques, les examens paracliniques et les pharmacothérapies propres aux infections et inflammations communes.

La plupart des infections de la partie inférieure du tractus génital se rapportent au coït. Un coït peut entraîner la transmission de microorganismes pathogènes, des lésions des tissus ou la modification de l'équilibre acido-basique du vagin. Les infections virales de la vulve comme l'herpès et les condylomes acuminés peuvent être sexuellement transmises sans lésions apparentes. Les contraceptifs oraux, les antibiotiques et les corticostéroïdes de synthèse peuvent modifier le pH du vagin et susciter la prolifération des microorganismes qui s'y trouvent. Par exemple,

une petite quantité de levures *Candida albicans* peuvent normalement se trouver dans le vagin. Leur prolifération provoque cependant une vulvovaginite.

Manifestations cliniques

Des leucorrhées ou des lésions rougeâtres à la vulve comptent parmi les manifestations cliniques courantes. Outre des pertes blanches, épaisses et grumeleuses, la candidose vulvovaginale provoque souvent d'intenses démangeaisons et une dysurie, qui résulte du contact de l'urine avec les fissures et les zones irritées de la vulve. Les écoulements dus à la vaginose bactérienne se distinguent par leur odeur de poisson. À la suite d'un coït, une femme atteinte de cervicite peut présenter de légers saignements.

Parmi les lésions de la vulve les plus communes se trouvent l'herpès et les condylomes acuminés. L'herpès se caractérise par une primo-infection pouvant être extrêmement douloureuse. Il se manifeste d'abord par de petites vésicules, puis par un ulcère rougeâtre et superficiel. La plupart des lésions sont douloureuses, et la dysurie, fréquente, est due à leur contact avec l'urine. Les condylomes acuminés, dus au virus du papillome humain (VPH), n'ont pas tous la même apparence. Ces lésions ont souvent une forme irrégulière de chou-fleur et sont indolores à moins qu'un trauma s'y ajoute ▶ **64**.

Les femmes ménopausées plus âgées peuvent connaître des problèmes gynécologiques comme le lichen scléro-atrophique (Ramos-Valdivielso, Bueno, & Hernanz, 2008). Cette pathologie inflammatoire chronique provoque d'intenses démangeaisons cutanées dans la zone génitale (p. ex., les petites lèvres, le clitoris). Les lésions sont blanches,

64

Le chapitre 64, *Interventions cliniques – Infections transmissibles sexuellement,* traite de manière plus approfondie de l'herpès et des autres infections.

65

TABLEAU 65.5 Infections et inflammations de la partie inférieure du tractus génital

INFECTION/ÉTIOLOGIE	MANIFESTATIONS CLINIQUES ET EXAMENS PARACLINIQUES	PHARMACOTHÉRAPIE
Candidose vulvovaginale		
• *Candida albicans* (champignon)	Communément présent dans la bouche, dans le tractus gastro-intestinal et dans le vagin; prurit, pertes blanches, épaisses et grumeleuses; brûlure à la miction, absence d'odeur; examen au microscope dans l'hydroxyde de potassium (KOH): filaments pseudomycéliens; pH entre 4,0 et 4,7	Fongicides (p. ex., Monistat^{MD}, Canesten^{MD} [en vente libre]) offerts en crème ou en comprimés; fluconazole (Diflucan^{MD}) 150 mg en dose unique prise oralement
Trichomonase		
• *Trichomonas vaginalis* (protozoaire)	Infections transmissibles sexuellement et par le sang (ITSS); prurit; pertes spumeuses verdâtres ou grises; taches hémorragiques sur le col ou la paroi vaginale; examen au microscope en solution saline: trichomonas qui nagent; pH > 4,5; changement dans l'odeur des sécrétions	Métronidazole (Flagyl^{MD}) 2 g en dose unique, ou 500 mg oralement, deux fois par jour pendant 7 jours, pour la cliente et son partenaire
Vaginose bactérienne		
• *Gardnerella vaginalis* • *Corynebacterium vaginale*	Mode de transmission incertain; pertes aqueuses à odeur de poisson; autres symptômes présents ou non; examen au microscope en solution saline: cellules épithéliales; pH > 4,5	Métronidazole (Flagyl^{MD}) 500 mg oralement, ou clindamycine 300 mg oralement, deux fois par jour pendant 7 jours, ou clindamycine en crème vaginale en dose unique (le partenaire doit être examiné et traité)
Cervicite		
• *Chlamydia trachomatis*	ITSS; pertes mucopurulentes avec pertes postcoïtales dues à l'inflammation du col; cultures pour la chlamydia et la gonorrhée	Azithromycine (Zithromax^{MD}) 1 g en dose unique prise oralement, ou doxycycline 100 mg oralement, deux fois par jour pendant 7 jours (traiter le partenaire avec les mêmes médicaments)
Vaginite récurrente grave		
• *Candida albicans* (le plus souvent)	Indication possible d'une infection au VIH; importance de proposer aux femmes qui ne réagissent pas au traitement de première intention de subir un test VIH	Médicament selon le pathogène déterminé; traitement par antifongiques oraux sur une période prolongée, si *Candida albicans* en cause

et prennent, dans un premier temps, l'apparence d'un mouchoir de papier, mais cet aspect change si elles sont grattées. La cause de cette pathologie est inconnue. Un corticostéroïde topique à dosage élevé comme le clobétasol aide à soulager la démangeaison.

Processus thérapeutique en interdisciplinarité

Les pathologies des organes génitaux sont évaluées en s'informant des antécédents de santé, en procédant à un examen clinique et en prenant connaissance des examens paracliniques et des analyses de laboratoire appropriées. Plusieurs problèmes étant liés à l'activité sexuelle, il est essentiel de connaître les antécédents de la cliente en la matière. La nature du problème oriente certains aspects de l'évaluation. Les lésions ulcéreuses doivent être mises en culture pour vérifier s'il ne s'agit pas d'un cas d'herpès. Des lésions de ce type peuvent aussi indiquer une syphilis, ce qui pourra être confirmé par une analyse de sang. Les condylomes acuminés sont souvent identifiés par leur apparence. Une colposcopie permet d'examiner les dystrophies vulvaires; une biopsie est alors pratiquée pour établir le diagnostic.

Les problèmes donnant lieu à un écoulement vaginal sont évalués à l'aide de la microscopie et de la mise en culture. Les pathologies vaginales les plus courantes (p. ex., la vaginose bactérienne, la candidose vulvovaginale et la trichomonase) sont diagnostiquées en procédant à ce qui est appelé « une préparation à l'état frais ». Le **TABLEAU 65.5** présente les caractéristiques des diverses infections de la partie inférieure du tractus génital. Pour déterminer s'il s'agit d'un cas de cervicite, il faut vérifier si les cultures endocervicales révèlent la présence de chlamydia ou de gonorrhée. Si l'écoulement est purulent et qu'il provient du col, un échantillon de cellules endocervicales peut être prélevé en vue d'effectuer une coloration de Gram. La lame est examinée au microscope afin d'identifier les leucocytes et les diplocoques Gram négatifs qui signent la gonorrhée.

La pharmacothérapie est fondée sur le diagnostic. Utilisés de façon appropriée, les antibiotiques soignent les infections bactériennes. Les antifongiques (oraux ou topiques) sont indiqués pour traiter la candidose vulvovaginale. Les femmes qui souffrent d'une pathologie vaginale ou cervicale devraient éviter tout coït pendant au moins une semaine. Un lien ayant été établi entre l'utilisation de douches vaginales et les maladies inflammatoires pelviennes, les infections transmissibles sexuellement et par le sang (ITSS) et les grossesses ectopiques, il serait souhaitable d'inciter la cliente à les éviter (Cottrell Hansen & Close, 2008). Dans les cas où un diagnostic de trichomonase, de chlamydia, de gonorrhée, de syphilis ou de VIH a été établi, les partenaires sexuels doivent être examinés et traités.

Il n'existe aucun traitement curatif contre les dystrophies vulvaires. Le traitement est donc symptomatique et vise à atténuer les démangeaisons et, par le fait même, le grattage. L'interruption du cycle « démangeaison-grattage » prévient des lésions ultérieures à la peau.

CLIENTE ATTEINTE DE PATHOLOGIES DE LA VULVE, DU VAGIN ET DU COL DE L'UTÉRUS

L'infirmière a la possibilité de renseigner les femmes sur les pathologies génitales les plus courantes et sur les moyens de minimiser le risque d'y être exposées. Elle doit pouvoir en reconnaître les symptômes et inciter les femmes à se faire soigner au bon moment. Discuter avec une cliente de problèmes touchant ses organes génitaux ou ses relations sexuelles n'est pas toujours facile. En adoptant une attitude exempte de tout jugement, l'infirmière l'aidera à se sentir à l'aise et lui inspirera la confiance nécessaire pour poser des questions.

Lorsqu'une femme reçoit un diagnostic de pathologie génitale, l'infirmière doit s'assurer que celle-ci comprend bien les exigences du traitement. Afin de minimiser les risques de rechute, il est particulièrement important que la cliente emploie la totalité des médicaments qui lui ont été prescrits. Les soins aux organes génitaux comportant un aspect très intime, le recours à des illustrations et à des modèles est particulièrement utile pour transmettre l'information. Quand une cliente utilise pour la première fois un médicament vaginal, l'infirmière doit lui montrer l'applicateur et lui apprendre à le remplir. Il faut aussi lui montrer à quel endroit et comment l'insérer à l'aide de supports visuels ou de modèles. La crème vaginale doit être introduite avant d'aller au lit afin que le médicament demeure à l'intérieur du vagin le plus longtemps possible. Les femmes utilisant une crème ou des suppositoires vaginaux pourraient souhaiter porter des serviettes hygiéniques pendant la journée, de façon à se protéger de l'écoulement résiduel du médicament.

65.3.7 Maladie inflammatoire pelvienne

La **maladie inflammatoire pelvienne** est une pathologie infectieuse de la cavité pelvienne pouvant affecter les trompes de Fallope (salpingite), les ovaires (ovarite) et le péritoine (péritonite). Un abcès ovario-tubaire peut aussi se former **FIGURE 65.5**. Chaque année, environ 100 000 femmes souffrent d'une atteinte inflammatoire pelvienne au Canada et de 10 à 15 % des Canadiennes en âge de procréer ont déjà souffert de ce trouble (Agence de la santé publique du Canada, 2007). Cette infection est considérée comme étant « silencieuse » lorsque la personne atteinte n'en perçoit aucun symptôme. D'autres femmes ressentiront plutôt une souffrance aiguë. La douleur pelvienne peut aussi être de nature chronique.

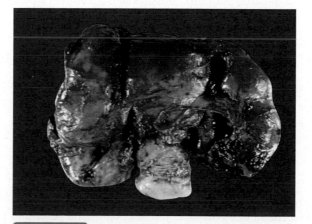

FIGURE 65.5

Migration habituelle de la maladie inflammatoire pelvienne. Infection aiguë des trompes de Fallope et des ovaires. Les trompes et les ovaires sont devenus une masse enflammée rattachée à l'utérus, avec présence d'un abcès ovario-tubaire.

65

Étiologie et physiopathologie

La maladie inflammatoire pelvienne résulte souvent d'une cervicite non traitée. Les microorganismes ayant infecté le col ont progressé vers l'utérus, les trompes de Fallope, les ovaires et la cavité péritonéale. *Chlamydia trachomatis* et *Neisseria gonorrhoeae* sont les bactéries responsables de la majorité des maladies inflammatoires pelviennes. Tout comme les anaérobies, les mycoplasmes, les streptocoques et les bacilles entériques Gram négatifs, ces microorganismes s'introduisent dans l'organisme à l'occasion d'un rapport sexuel, d'un avortement, d'une chirurgie pelvienne ou d'un accouchement. Il est important de ne pas oublier que les maladies inflammatoires pelviennes ne résultent pas toujours d'une ITSS.

Les femmes à risque élevé d'infection à chlamydia (femmes de moins de 24 ans ayant plusieurs partenaires sexuels ou un nouveau partenaire sexuel) devraient passer régulièrement des tests de dépistage. Une telle infection pouvant être asymptomatique, elle peut être transmise à l'insu des partenaires au moment d'un coït. La maladie inflammatoire pelvienne silencieuse est une cause majeure de stérilité chez la femme.

La douleur pelvienne est dite chronique lorsqu'elle persiste durant six mois ou plus ; elle est localisée sous le nombril, entre les hanches. Environ un tiers des femmes ayant souffert d'une maladie inflammatoire pelvienne éprouvent ensuite ce type de douleur. D'autres facteurs sont associés à la douleur pelvienne chronique, incluant la cystopathie interstitielle sous-muqueuse, le syndrome du côlon irritable, les adhérences, l'endométriose et l'algoménorrhée (Ortiz, 2008).

Manifestations cliniques

Les femmes atteintes d'une maladie inflammatoire pelvienne consultent généralement un professionnel de la santé pour des douleurs au bas-ventre. Le plus souvent, la douleur commence graduellement, puis devient constante. Son intensité peut varier de légère à intense et augmenter sous l'effet de mouvements comme la marche. La douleur se manifeste souvent pendant un coït. À la suite du coït, des pertes sont possibles, ainsi que des écoulements cervicaux ou vaginaux purulents auxquels peuvent s'ajouter de la fièvre et des frissons. Les femmes dont les symptômes sont moins aigus éprouvent souvent des crampes menstruelles plus douloureuses et des saignements irréguliers, et ressentent une certaine douleur pendant un coït. Il arrive que ces femmes ne soient pas traitées, soit parce qu'elles n'ont pas consulté un professionnel de la santé, soit parce que ce dernier a mal diagnostiqué leur affection.

Le diagnostic clinique de maladie inflammatoire pelvienne est basé sur les signes et symptômes de la cliente, ainsi que sur les données obtenues à l'étape de palpation bimanuelle de l'examen pelvien. Les femmes atteintes ressentent des douleurs à la pression au bas-ventre, aux annexes cutanées et durant la mobilisation du col. La fièvre et des écoulements anormaux (vaginaux ou cervicaux) comptent parmi les données complémentaires pouvant être utiles au diagnostic. Il faut aussi procéder à des cultures permettant de détecter la chlamydia et la gonorrhée, et faire passer un test de grossesse à la cliente de façon à exclure la possibilité d'une grossesse ectopique. Pour éviter que l'attente des résultats des cultures ne retarde le début du traitement, la pharmacothérapie peut commencer dès qu'un minimum de critères sont réunis pour établir le diagnostic. Lorsque la douleur ou l'obésité de la cliente nuisent à l'examen pelvien, ou que la présence d'un abcès ovariotubaire est suspectée, il est recommandé de procéder par échographie vaginale.

Complications

Parmi les complications immédiates de la maladie inflammatoire pelvienne, mentionnons le choc septique et le syndrome de Fitz-Hugh-Curtis, qui survient lorsque l'infection progresse jusqu'au foie et provoque une périhépatite aiguë. Les symptômes décrits par la cliente consistent en des douleurs ressenties dans le quadrant supérieur droit, mais les examens de la fonction hépatique montrent des résultats normaux. Un abcès ovariotubaire peut laisser échapper des écoulements ou se rompre, provoquant une pelvipéritonite ou une péritonite généralisée. Les tissus et liquides environnants sont alors envahis d'endotoxines bactériennes provenant des tissus infectés ; il y a risque de choc septique. Une thrombophlébite des veines pelviennes peut alors provoquer des embolies.

La maladie inflammatoire pelvienne peut entraîner la formation d'adhérences et de sténoses dans les trompes de Fallope. Une trompe partiellement obstruée peut donner lieu à une grossesse ectopique, car, si les spermatozoïdes peuvent se frayer un chemin en dépit d'une sténose, ce n'est pas le cas de l'ovule fécondé, qui ne peut atteindre l'utérus. Une femme qui a connu un épisode de maladie inflammatoire pelvienne voit ses risques de grossesse ectopique multipliés par 10. Des dommages subséquents peuvent entraîner l'obstruction des trompes et causer la stérilité.

Processus thérapeutique en interdisciplinarité

La maladie inflammatoire pelvienne est généralement soignée sans hospitalisation. La cliente est traitée à l'aide d'une combinaison d'antibiotiques, comme la céfoxitine et la doxycycline (Vibramycin[MD]), afin de combattre un large spectre de micro-organismes. Si l'antibiothérapie s'avère efficace, la douleur devrait diminuer. La cliente ne doit pratiquer aucun coït pendant trois semaines. Son ou ses partenaires doivent se faire examiner et traiter. Le traitement exige de bien se reposer et de boire beaucoup. Il essentiel de procéder à une réévaluation en clinique ambulatoire au bout de 48 à 72 heures, et ce, même lorsque les symptômes semblent se résorber.

Lorsque les soins en externe ne donnent pas les résultats escomptés, ou que la cliente est gravement malade ou éprouve une douleur intense, l'hospitalisation est indiquée. En cas d'abcès ovario-tubaire, l'hospitalisation est aussi indiquée. À l'hôpital, des doses massives d'antibiotiques lui seront administrées par voies parentérales. Des corticostéroïdes peuvent s'ajouter au traitement antibiotique pour réduire l'inflammation et accélérer la guérison, favorisant ainsi le maintien de la fertilité subséquente. L'application de chaleur sur le bas-ventre ou des bains de siège peuvent améliorer la circulation et atténuer la douleur. Au lit, le repos en position semi-Fowler favorise le drainage de la cavité pelvienne par gravité et peut prévenir l'apparition d'abcès dans le haut de l'abdomen. Des analgésiques peuvent être administrés pour calmer la douleur, ainsi que des solutions intraveineuses pour empêcher la déshydratation.

Si les abcès ne se résorbent pas en dépit des injections d'antibiotiques, il convient de procéder à une intervention chirurgicale. L'abcès peut être drainé par laparoscopie ou laparotomie. Dans les cas d'infection extrême ou de douleur intense et chronique, l'hystérectomie peut être indiquée. Lorsqu'une chirurgie devient nécessaire, la capacité à procréer doit être préservée autant qu'il est possible.

Le traitement d'une douleur pelvienne chronique doit cibler le trouble sous-jacent (Ortiz, 2008). Lorsque la cause de la douleur demeure inconnue, le traitement doit viser le soulagement des symptômes.

Soins et traitements infirmiers

CLIENTE ATTEINTE D'UNE MALADIE INFLAMMATOIRE PELVIENNE

L'**ENCADRÉ 65.7** présente les données subjectives et objectives à recueillir auprès des femmes atteintes d'une maladie inflammatoire pelvienne. La prévention, le dépistage précoce et le traitement rapide des infections vaginales et cervicales peuvent aider à prévenir la maladie inflammatoire pelvienne et ses graves complications. L'infirmière doit fournir des informations précises sur les facteurs de risque de cette maladie et doit inciter les femmes à consulter leur professionnel de la santé pour toute perte vaginale inhabituelle ou dès que la possibilité d'une infection aux organes génitaux existe. Elle doit leur expliquer que toutes les pertes ne sont pas signes d'infection, mais qu'un diagnostic et un traitement précoces peuvent empêcher l'apparition de graves complications. Elle doit renseigner les clientes sur les méthodes de prévention des ITSS et leur apprendre à reconnaître les signes d'infection chez un partenaire.

La cliente peut se sentir coupable d'avoir une infection pelvienne, surtout quand elle est associée à une ITSS. Elle peut aussi être préoccupée par les possibles complications, telles que les adhérences et les sténoses dans les trompes de Fallope, la stérilité et le risque accru d'une grossesse ectopique. L'infirmière doit l'inviter à exprimer ses sentiments et ses inquiétudes afin de l'aider à mieux les surmonter.

L'infirmière joue un rôle clé auprès de la cliente qui requiert une hospitalisation : elle applique la pharmacothérapie, surveille son état de santé, soulage ses symptômes et lui procure de l'information. Elle doit consigner les signes vitaux de la cliente ainsi que la nature, la quantité, la couleur et l'odeur des écoulements vaginaux. Elle doit lui faire comprendre la nécessité de limiter son activité, de se reposer en position semi-Fowler et d'augmenter la quantité de liquide absorbée. Elle doit être attentive au degré d'intensité de la douleur abdominale pour fournir une information permettant de mesurer l'efficacité de la pharmacothérapie.

Collecte des données

ENCADRÉ 65.7	Maladie inflammatoire pelvienne

Données subjectives
- Renseignements importants concernant la santé :
  - Antécédents de santé : usage d'un dispositif intra-utérin ; maladies pelviennes inflammatoires antérieures, gonorrhée ou chlamydia ; partenaires sexuels multiples ; contact avec un partenaire atteint d'urétrite ; stérilité
  - Médicaments : usage antérieur d'antibiotiques, allergies connues à certains antibiotiques
  - Interventions chirurgicales et autres traitements : avortement récent ou chirurgie pelvienne récente
- Modes fonctionnels de santé :
  - Perception et gestion de la santé : malaise
  - Nutrition et métabolisme : nausées, vomissements ; frissons, fièvre
  - Élimination : pollakiurie, urgence urinaire
  - Cognition et perception : douleurs abdominales basses et douleurs pelviennes ; douleurs au bas du dos ; apparition de la douleur immédiatement après un cycle menstruel ; dysménorrhée, dyspareunie, dysurie et prurit vulvaire
  - Sexualité et reproduction : saignements vaginaux anormaux et menstruations irrégulières ; pertes vaginales

Données objectives
- Appareil génital : cervicite mucopurulente, macération vulvaire, pertes vaginales (allant d'épaisses et purulentes à fluides et mucoïdes), douleur au mouvement du col et de l'utérus ; masses inflammatoires décelées par palpation
- Résultats possibles aux examens paracliniques : hyperleucocytose ; augmentation de la vitesse de sédimentation des hématies ; culture positive des sécrétions ou du fluide endocervical ; inflammation pelvienne et biopsie de l'endomètre positive constatée par examen laparoscopique ; abcès ou inflammation constatés par échographie

65

65.3.8 Endométriose

L'**endométriose** consiste en la présence de tissus endométriaux à l'extérieur de la cavité utérine. Les sites les plus courants sont l'intérieur des ovaires ou leur proximité, les ligaments utéro utérosacraux et le cul-de-sac vésico-utérin **FIGURE 65.6**, mais des tissus endométriaux peuvent également se former à de nombreux autres endroits, comme l'estomac, les poumons, les intestins et la rate. Ces tissus réagissent aux hormones sécrétées pendant le cycle ovarien et subissent un «minicycle menstruel» comparable à celui que connaît l'endomètre utérin.

La prévalence de l'endométriose est la même chez les femmes d'origine caucasienne et africaine, mais cette affection est un peu plus répandue chez les femmes d'origine asiatique. Elle survient chez 7 à 10 % de la population féminine en général et touche jusqu'à 50 % de clientes atteignant la pré-ménopause. La présence d'une endométriose est observée chez 38 % des clientes infertiles et chez 70 à 87 % des femmes souffrant de douleurs chroniques au niveau du petit bassin (Desaulniers, 2009). La cliente typique qui en est atteinte est âgée d'environ 30 ans, est d'origine caucasienne et n'a jamais mené de grossesse à terme. Bien que cette affection ne mette pas en jeu la vie de la personne atteinte, elle peut s'avérer très douloureuse ; elle augmente aussi le risque d'un cancer de l'ovaire. L'endométriose est l'un des problèmes gynécologiques les plus répandus, qui touche plus de 5,5 millions de femmes en Amérique du Nord (Cleveland Clinic, 2009).

Étiologie et physiopathologie

L'étiologie de l'endométriose est mal comprise, et de nombreuses théories circulent à son sujet. L'explication, selon l'une des théories les plus répandues, serait qu'un reflux menstruel rétrograde traverse les trompes de Fallope, entraînant avec lui des tissus de l'endomètre dans la cavité pelvienne. La **FIGURE 65.6** montre divers endroits où ces tissus peuvent se retrouver. Une autre théorie suppose que des cellules embryonnaires indifférenciées de la cavité péritonéale restent en latence dans le tissu pelvien jusqu'à ce que les ovaires sécrètent assez d'hormones pour stimuler leur croissance. D'autres hypothèses suggèrent une prédisposition génétique et une altération de la fonction immunitaire.

Manifestations cliniques

L'endométriose comporte un large éventail de manifestations cliniques et divers degrés de gravité. L'intensité des symptômes ressentis par une cliente ne reflète pas nécessairement l'importance clinique de son endométriose. Les manifestations cliniques les plus courantes sont une algoménorrhée secondaire (succédant à des années de menstruations indolores), l'infertilité, des douleurs pelviennes, la dyspareunie et des saignements irréguliers. L'algoménorrhée tardive et l'infertilité peuvent servir d'indices suggérant une endométriose. Certains symptômes sont moins courants : maux de dos, défécation douloureuse et dysurie. Les symptômes peuvent correspondre ou non au cycle menstruel. À la ménopause, l'arrêt définitif de la production d'œstrogènes par les ovaires peut entraîner la disparition des symptômes.

Lorsque les tissus endométriaux ectopiques se comportent comme l'endomètre au moment des menstruations, le sang s'accumule dans ce qui ressemble à des nodules kystiques qui se distinguent par leur teinte noire bleutée. Les nodules qui se trouvent dans les ovaires sont parfois qualifiés de « kystes chocolat » à cause de la matière épaisse, de couleur chocolat, qu'ils contiennent. Lorsqu'un kyste (endométriome) se rompt, la douleur peut être intense, et l'irritation péritonéale qui en résulte est propice à la formation d'adhérences, c'est-à-dire à la fixation de la zone affectée à une autre structure du bassin. L'endométriose peut s'aggraver suffisamment pour provoquer une occlusion intestinale ou une miction douloureuse.

Processus thérapeutique en interdisciplinarité

L'endométriose peut être suspectée à partir des symptômes caractéristiques relatés par la cliente et la palpation de masses nodulaires dans les

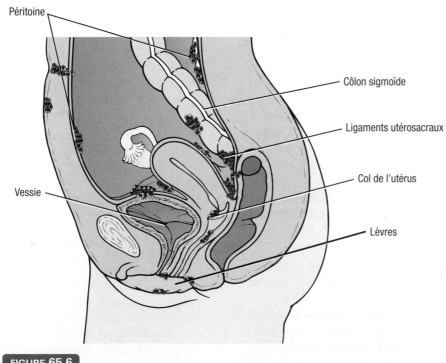

Péritoine
Côlon sigmoïde
Ligaments utérosacraux
Vessie
Col de l'utérus
Lèvres

FIGURE 65.6
Foyers courants de l'endométriose

annexes utérines, au cours d'un examen bimanuel effectué par un professionnel de la santé. Un diagnostic précis nécessite cependant une laparoscopie. Le traitement de l'endométriose varie selon l'âge de la cliente, son désir de grossesse et l'intensité de ses symptômes, et selon le degré d'extension et le site de la maladie. Quand les symptômes ne sont pas invalidants, il est préférable de privilégier un traitement conservateur **ENCADRÉ 65.8**. Mais lorsque l'endométriose est considérée comme une cause probable de l'infertilité, il faut procéder au traitement plus rapidement.

Pharmacothérapie

La pharmacothérapie est employée dans le but d'atténuer les symptômes. La douleur peut être soulagée à l'aide d'AINS comme l'ibuprofène (Advil^MD, Motrin IB^MD) et le diclofenac (Voltaren^MD). Des médicaments inhibant la sécrétion d'œstrogènes par les ovaires sont souvent administrés pour réduire l'importance des tissus endométriaux. Sous leur effet, ces tissus imitent un état de grossesse ou de ménopause. L'usage continu (pendant neuf mois) d'un contraceptif oral combiné provoque aussi la régression des tissus endométriaux. Un progestatif comme la médroxyprogestérone (Depo-Provera^MD) suspend l'ovulation et simule une grossesse (aménorrhée hyperhormonale). Un autre traitement hormonal est basé sur le danazol, androgène synthétique qui, en inhibant le lobe antérieur de l'hypophyse, déclenche une pseudoménopause (inhibition de l'activité ovarienne) avec atrophie des tissus endométriaux ectopiques. Le danazol procure le soulagement subjectif des symptômes en moins de six semaines, mais comporte des effets secondaires, qui incluent le gain de poids, l'acné, les bouffées de chaleur et l'hirsutisme. Ces effets, ainsi que son coût élevé, restreignent l'usage de ce médicament.

Une autre catégorie de médicaments, les agonistes de la gonadolibérine (p. ex., le leuprolide [Lupron^MD], la nafaréline [Synarel^MD]), provoquent un état hypo-œstrogénique qui conduit à une aménorrhée. Les effets secondaires sont comparables à ceux de la ménopause (bouffées de chaleur, sécheresse vaginale, labilité de l'humeur). Certaines clientes ayant reçu ce traitement pendant plus de six mois constatent avoir subi des pertes osseuses. L'hormonothérapie enraye la progression de l'endométriose, mais ne la guérit pas. Une fois le cycle menstruel rétabli, les lésions persistantes sont sujettes à des récurrences subséquentes.

Chirurgie

La seule façon de venir à bout de l'endométriose est de procéder à la résection chirurgicale des tissus endométriaux. L'intervention chirurgicale peut être conservatrice ou définitive. L'intervention conservatrice vise l'extraction des tissus qui se sont implantés, alors que l'intervention définitive considère l'ablation de certains organes affectés par l'endométriose. L'intervention conservatrice est employée pour confirmer le diagnostic ou procéder d'une manière qui préserve autant que possible les organes. Il s'agit d'enlever ou de détruire les tissus endométriaux, et de lyser ou exciser les adhérences au laser par laparoscopie, ou par laparotomie. Pendant les quatre à six mois précédant l'opération, des agonistes de la gonadolibérine (p. ex., le leuprolide [Lupron^MD]) peuvent être administrés de manière à diminuer la taille des lésions. La médication préopératoire contribue à réduire l'étendue de la zone à opérer tout en aidant à freiner la formation d'adhérences pouvant ultérieurement menacer la fertilité.

Chez une femme qui souhaite pouvoir être enceinte, l'intervention chirurgicale conservatrice sera utilisée pour enlever les tissus endométriaux qui bloquent les trompes de Fallope. Les adhérences sont aussi retirées des trompes, des ovaires et des structures pelviennes. Un effort important doit être fait pour conserver intacts tous les tissus nécessaires au maintien de la fertilité.

La femme doit s'investir en connaissance de cause dans la décision de conserver ou non ses ovaires, en tout ou en partie, lorsque l'intervention chirurgicale comporte un choix possible. L'infirmière doit s'informer de ses sentiments à propos du maintien de son cycle ovarien. Le médecin doit évaluer quels sont les risques d'un cancer de l'ovaire et en faire part à sa cliente pour l'aider à prendre une décision.

Processus diagnostique et thérapeutique

ENCADRÉ 65.8 — **Endométriose**

Examen clinique et examens paracliniques
- Antécédents de santé et examen physique
- Examen pelvien
- Laparoscopie
- Échographie pelvienne
- Imagerie par résonance magnétique

Processus thérapeutique
- Traitement conservateur : mettre sous surveillance

- Pharmacothérapie :
  - Anti-inflammatoires non stéroïdiens
  - Contraceptifs oraux
  - Danazol (Cyclomen^MD)
  - Agonistes de la gonadolibérine (p. ex., le leuprolide [Lupron^MD])
- Traitement chirurgical :
  - Laparotomie pour retirer les tissus endométriaux et les adhérences
  - Hystérectomie abdominale totale avec salpingo-ovariectomie

---

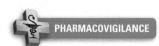

PHARMACOVIGILANCE

Leuprolide (Lupron^MD)

- Effectuer un test de grossesse avant d'entreprendre le traitement.
- Surveiller les arythmies et les palpitations.
- Informer la cliente qu'elle doit utiliser des moyens de contraception non hormonaux pendant la durée du traitement.

CLIENTE ATTEINTE D'ENDOMÉTRIOSE

L'infirmière doit rassurer la cliente en l'informant que sa vie n'est pas en danger, ce qui peut l'aider à accepter un traitement conservateur et progressif. Lorsque les symptômes sont bénins, il peut être utile de la renseigner sur les moyens lui permettant d'améliorer son confort sans recourir à des médicaments. L'infirmière doit lui expliquer l'action de chaque médicament prescrit, de même que ses potentiels effets secondaires. Un soutien psychologique pourrait être utile à la cliente qui souffre d'une douleur intense et invalidante, qui éprouve des difficultés d'ordre sexuel résultant d'une dyspareunie, ou qui est devenue infertile.

Lorsque le traitement retenu est une intervention chirurgicale conservatrice, les soins préopératoires et postopératoires à prodiguer sont les mêmes que dans le cas d'une laparotomie. Quand une chirurgie plus extensive devient nécessaire, les soins à dispenser sont similaires à ceux que requiert une hystérectomie abdominale **PSTI 65.1**. L'infirmière doit connaître l'importance de l'intervention de manière à pouvoir fournir à la cliente les renseignements préopératoires appropriés.

65.4 | Tumeurs bénignes de l'appareil génital féminin

65.4.1 Léiomyomes
Étiologie et physiopathologie

Les **léiomyomes** (ou fibromes utérins) sont des tumeurs bénignes, constituées de cellules musculaires lisses, qui se forment dans l'utérus. Il s'agit des tumeurs bénignes (hormono-sensibles) du tractus génital féminin les plus courantes **FIGURE 65.7** (Ellenson & Pirog, 2010). De 20 à 25 % des femmes présentent des fibromes utérins. Cette proportion atteint 40 % chez les femmes de plus de 40 ans. Les femmes d'origine africaine seraient deux fois plus touchées que celles de type caucasien. (Agence française de sécurité sanitaire des produits de santé, 2004).

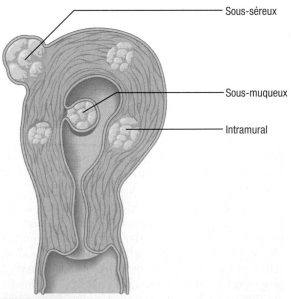

FIGURE 65.7

Coupe transversale de l'utérus montrant les différents sites des léiomyomes (sous-séreux, sous-muqueux ou intramural).

La cause de ces léiomyomes demeure inconnue, mais il semble que leur croissance soit associée aux hormones ovariennes, car leur taille augmente lentement durant les années où la femme est fertile, mais ils semblent s'atrophier après la ménopause.

Manifestations cliniques

La majorité des femmes chez qui des léiomyomes se forment ne présentent aucun symptôme. Lorsqu'ils sont présents, les symptômes les plus courants sont des saignements utérins anormaux, des douleurs ainsi que d'autres malaises associés à la pression pelvienne. L'augmentation des saignements correspond à une augmentation de la surface de l'endomètre touchée par les léiomyomes. La douleur résulte d'une infection ou de la torsion du pédicule reliant la tumeur à l'utérus, mais la dévascularisation et la compression des vaisseaux sanguins peuvent aussi y contribuer. La pression qu'exercent les léiomyomes sur les organes environnants peut entraîner des sensations d'inconfort dans la région du rectum, de la vessie ou du bas-ventre. Des tumeurs volumineuses peuvent provoquer une augmentation de la taille au niveau du bas-ventre. Ces tumeurs sont parfois associées à des fausses couches ou à l'infertilité.

Processus thérapeutique en interdisciplinarité

Le diagnostic clinique est basé sur la constatation d'un agrandissement et d'une déformation caractéristiques de l'utérus par des masses nodulaires. Le traitement peut varier selon l'âge de la cliente et son désir de grossesse, et selon la dimension des tumeurs ou leur localisation. Lorsque les symptômes sont bénins, le professionnel de la santé peut décider d'exercer une surveillance attentive de la cliente durant un certain temps.

Quand les saignements menstruels très abondants et persistants provoquent une anémie ou qu'une croissance rapide des léiomyomes est observée, une intervention chirurgicale devient nécessaire. Les tumeurs sont alors retirées par hystérectomie ou myomectomie. La myomectomie permet de retirer les léiomyomes tandis que l'utérus est préservé: cette intervention est donc choisie de préférence chez les femmes qui souhaitent pouvoir enfanter. L'ablation des petites tumeurs peut être effectuée à l'aide d'un hystéroscope ou d'un instrument permettant une exérèse au laser. L'embolisation de l'artère utérine est une technique de plus en plus utilisée pour le traitement des léiomyomes. Cette méthode alternative à l'hystérectomie consiste, au cours d'une artériographie, à occlure une artère nourricière dont dépend le fibrome, provoquant ainsi la destruction de ce dernier par infarctus utérin (McCluggage, Ellis, McClure, Walker, Jackson, & Manek, 2000). La cryochirurgie constitue une autre option.

Lorsque les léiomyomes sont volumineux, un agoniste de la gonadolibérine (p. ex., le leuprolide [Lupron^MD]) peut être administré en phase préopératoire afin de réduire leur taille. Il convient cependant de discuter avec la cliente des avantages et inconvénients liés à l'emploi de ce médicament, qui comporte notamment un risque potentiel de perte osseuse irréversible. Ce traitement ne devrait pas être utilisé pour des femmes qui désirent avoir des enfants.

65.4.2 Polypes endocervicaux

Les **polypes endocervicaux** (ou polypes du col de l'utérus) sont des lésions pédiculées bénignes qui surgissent généralement sur la muqueuse endocervicale et que l'on aperçoit comme une protubérance dans l'orifice cervical au cours d'un examen à l'aide d'un spéculum. Ils se caractérisent par leur couleur rouge vif, et une consistance molle et fragile. De petite taille, le plus souvent, ils mesurent moins de 3 cm de long. Une femme peut n'avoir qu'un seul polype ou en présenter une multitude. Leur cause est inconnue. Dans la plupart des cas, leur présence n'engendre aucun symptôme, mais il arrive qu'ils se manifestent par une métrorragie ou un saignement à la suite d'un coït ou d'une défécation ayant nécessité un effort. Les polypes sont propices à l'infection. Un petit polype peut être excisé sans hospitalisation. Quand le point d'attache du polype est impossible à déceler et qu'il n'est pas accessible pour une cautérisation, une **polypectomie** est alors réalisée en salle d'opération. Tous les tissus retirés doivent faire l'objet d'une analyse pathologique, car les polypes peuvent parfois dégénérer en tumeur maligne.

65.4.3 Tumeurs ovariennes bénignes

Il existe de nombreux types de tumeurs bénignes; dans la plupart des cas, leur cause est inconnue. Ils sont généralement répartis en deux catégories: les kystes et les néoplasmes. En général, les kystes sont mous et entourés d'une mince membrane, et peuvent être détectés durant les années de fertilité.

Les kystes ovariens les plus fréquents sont ceux qui affectent les follicules et le corps jaune **FIGURE 65.8**. Le syndrome des ovaires polykystiques (SOPK) se présente comme une multitude de petits follicules ovariens. Les néoplasmes ovariens épithéliaux peuvent être kystiques ou solides, petits ou extrêmement gros. Les tératomes kystiques, ou kystes dermoïdes, proviennent de cellules germinales et peuvent contenir des fragments de n'importe quel type de tissu cellulaire, comme des cheveux ou des dents.

Les masses ovariennes ne donnent souvent lieu à aucun symptôme, jusqu'à ce qu'elles soient assez volumineuses pour provoquer une pression pelvienne. Selon sa taille et son emplacement, la tumeur peut entraîner la constipation, des menstruations irrégulières, une pollakiurie, une sensation d'avoir l'abdomen plein, l'anorexie ou un œdème périphérique. Elle peut aussi accroître la dimension de l'abdomen. Si la tumeur grossit rapidement, elle peut susciter une douleur pelvienne. La douleur peut être intense lorsque le pédicule du kyste subit une torsion (torsion ovarienne).

L'examen pelvien révèle une masse ou l'hypertrophie d'un ovaire qui nécessite une exploration plus approfondie. Lorsque la masse est kystique et qu'elle mesure moins de 8 cm, la cliente est invitée à subir un nouvel examen quatre à six semaines plus tard. Dans le cas où la masse est kystique et qu'elle mesure plus de 8 cm, ou si elle est solide, il faut alors procéder à une laparoscopie ou à une laparotomie. Lorsqu'une torsion ovarienne se produit, faisant pivoter l'ovaire et bloquant la circulation, l'opération doit être immédiate. Les techniques chirurgicales permettent de préserver la plus grande partie possible de l'ovaire.

Syndrome des ovaires polykystiques

Le **syndrome des ovaires polykystiques (SOPK)** ou syndrome de Stein-Leventhal est un trouble chronique se caractérisant par la présence de nombreux

Polypectomie: Ablation chirurgicale d'un polype.

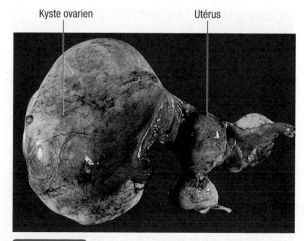

Kyste ovarien   Utérus

FIGURE 65.8

Volumineux kyste de l'ovaire

petits follicules ovariens. La présence de ces kystes est observée chez environ 6 à 10 % des femmes en âge de procréer (Réseau canadien pour la santé des femmes [RCSF], 2007a ; Radosh, 2009). Le syndrome des ovaires polykystiques est causé par une augmentation inhabituelle d'androgènes, la testostérone en particulier, ce qui nuit à la maturation des ovules. À l'examen échographique, les ovaires apparaissent hypertrophiés et comportant une multitude de petits kystes. Ces kystes sont en fait des follicules immatures. La croissance de ces follicules est arrêtée à un stade précoce à cause du débalancement de la fonction ovarienne qui empêche les ovaires de libérer un ovule à chaque mois. (RCSF, 2007a) **FIGURE 65.9**.

Les manifestations cliniques du SOPK incluent des menstruations irrégulières (avec des cycles particulièrement longs), l'aménorrhée ou l'oligoménorrhée, la ménométrorragie (saignement utérin dysfonctionnel), l'infertilité, l'hirsutisme, l'obésité et l'acné. De nombreuses femmes ont d'abord des menstruations normales qui deviennent ensuite, au bout d'un an ou deux, irrégulières, puis épisodiques. Ce syndrome peut entraîner des maladies cardiovasculaires et une résistance anormale à l'insuline accompagnant un diabète de type 2, ainsi qu'un cancer des ovaires ou de l'endomètre. Pour que les soins soient efficaces, le diagnostic et le traitement doivent être précoces ; il s'agit d'améliorer la qualité de vie de la cliente et de réduire les risques de complications. Les contraceptifs oraux sont utiles pour régulariser le cycle menstruel. L'hirsutisme est traité à l'aide de spironolactone (Aldactone^MD). L'hyperandrogénie peut être traitée au flutamide et au zoladex ou à l'aide d'un agoniste de la gonadolibérine comme le leuprolide (Lupron^MD). La metformine (Glucophage^MD) atténue l'hyperinsulinisme et a montré qu'elle pouvait aussi réduire l'hyperandrogénie et rétablir l'ovulation. Il est possible de prescrire un médicament contre la stérilité (p. ex., le clomifène [Clomid^MD]) pour déclencher l'ovulation chez les femmes qui souhaitent être enceintes.

Test de Papanicolaou (test Pap) : Examen microscopique de cellules prélevées par frottis sur le col utérin.

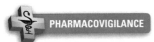

Clomifène (Clomid^MD)

La cliente devrait consulter immédiatement son médecin si :
- elle ressent des douleurs abdominales ;
- elle croit être enceinte.

L'infirmière doit faire comprendre à la cliente l'importance de bien gérer son poids et de faire de l'exercice pour diminuer sa résistance à l'insuline. L'obésité aggrave les problèmes associés au SOPK. L'infirmière doit surveiller le profil lipidique et la glycémie à jeun de la cliente. Elle doit faire ressortir l'importance du suivi, car il est nécessaire à l'évaluation de l'efficacité du traitement et au dépistage de toute complication.

65.5 | Cancers de l'appareil génital féminin

65.5.1 Cancer du col de l'utérus

Environ 1 450 Canadiennes reçoivent annuellement un diagnostic de cancer du col de l'utérus envahissant et environ 420 femmes décéderont de cette maladie (Santé Canada, 2005). Le cancer non invasif (*in situ*) du col est quatre fois plus fréquent que sa variante invasive. Le risque d'un cancer du col de l'utérus est accru lorsque les femmes présentent les caractéristiques suivantes : un statut socioéconomique peu élevé, une activité sexuelle ayant commencé tôt (avant l'âge de 17 ans), des partenaires sexuels multiples, une infection par le virus du papillome humain (VPH), une immunodéficience, ou lorsqu'elles sont fumeuses. Au Canada, le nombre de décès par cancer du col de l'utérus a décru de façon remarquable au cours des 25 dernières années (Santé Canada, 2005). Il a en effet diminué de près de 50 %, des diagnostics plus précis et plus précoces étant rendus possibles grâce au **test de Papanicolaou (test Pap)**. Le test Pap permet aussi de dépister des lésions précancéreuses, dont le traitement peut prévenir l'évolution vers un cancer du col de l'utérus (Société canadienne du cancer, 2009a).

Étiologie et physiopathologie

L'évolution de tissus sains vers une dysplasie puis vers un cancer invasif pourrait être associée à des lésions répétées au col de l'utérus. La progression se fait lentement, sur quelques années plutôt que sur quelques mois. Il existe un lien étroit entre la dysplasie et les infections par le VPH. La majorité des cancers du col sont associés à une infection par le VPH de type 16 ou 18 (Société canadienne du cancer, 2010a).

Manifestations cliniques

Les lésions précancéreuses sont asymptomatiques, ce qui fait ressortir l'importance du dépistage systématique. Le groupe où l'on constate la plus grande incidence de cancer non invasif du col de l'utérus est celui des femmes dans la jeune trentaine. Les femmes atteintes d'un cancer cervical de type invasif ont en moyenne 50 ans **FIGURE 65.10**. À son stade précoce, le cancer du

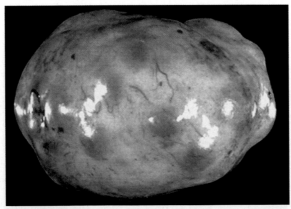

FIGURE 65.9

Syndrome des ovaires polykystiques (SOPK). Multitude de petits follicules ovariens remplis de liquide.

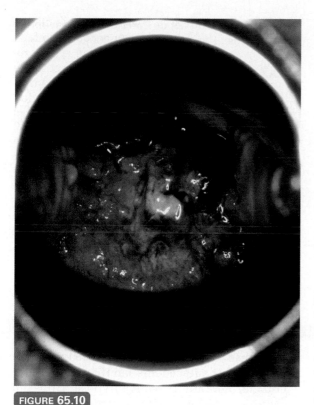

FIGURE 65.10

Cancer du col de l'utérus observé à travers un spéculum inséré dans le vagin

col est généralement asymptomatique, mais une leucorrhée ou des saignements intermenstruels peuvent survenir. Les pertes vaginales sont habituellement légères et aqueuses, mais elles deviennent foncées et d'odeur fétide à mesure que la maladie progresse, suggérant la présence d'une infection. Les saignements vaginaux consistent d'abord en pertes légères ; ils deviennent ensuite plus abondants et plus fréquents à mesure que la taille de la tumeur augmente. La douleur apparaît tardivement ; elle est suivie d'une perte de poids, d'anémie et de cachexie.

Examen clinique et examens paracliniques

La Société canadienne du cancer (2010b) recommande aux femmes de passer un test Pap, tous les 1 à 3 ans, lorsqu'elles deviennent sexuellement actives. Même dans le cas où elles cessent d'avoir des relations sexuelles, il est important qu'elles continuent de se soumettre à ces tests régulièrement. Les femmes âgées de 70 ans et plus et qui n'ont obtenu aucun résultat anormal au cours des 10 dernières années peuvent, en accord avec leur médecin, décider d'arrêter de passer le test Pap (Smith, Cokkinides, & Brawley, 2008). Les femmes qui ont subi une hystérectomie totale (ablation de l'utérus et du col) n'ont pas besoin de faire l'objet d'un dépistage du cancer du col de l'utérus, à moins que l'opération n'ait eu pour but de traiter une lésion précancéreuse ou un cancer du col.

L'analyse de l'ADN permet aujourd'hui de déceler la présence des deux types de VPH associés à la plupart des cas de cancer du col (les types 16 et 18). Elle aide à déterminer si les femmes ayant obtenu des résultats anormaux au test Pap ont besoin d'un suivi. Selon une récente étude, l'analyse d'ADN de VPH serait plus efficace que le test Pap pour dépister le cancer du col de l'utérus (Sankaranarayanan *et al.*, 2009).

Le test Pap n'est pas précis à 100 % en ce qui a trait au dépistage d'anomalies des cellules cervicales. Les résultats sont parfois problématiques et comportent des faux positifs ainsi que des faux négatifs. Le frottis ThinPrep, une nouvelle technique de réalisation du test Pap en milieu liquide, a permis de réduire la fréquence des résultats inexacts.

Un résultat anormal au test Pap indique la nécessité d'un suivi. Le type de suivi varie selon l'anomalie constatée. Les femmes chez qui des changements mineurs sont observés devraient subir un test Pap tous les six mois pendant deux ans. Jusqu'à 80 % d'entre elles pourront voir leur état revenir à la normale spontanément (RCSF, 2007b). Celles chez qui des changements plus importants sont remarqués devront se soumettre à des examens supplémentaires, tels une colposcopie et une biopsie, avant qu'un diagnostic précis puisse être établi. La **colposcopie** consiste en l'examen du col à l'aide d'un microscope binoculaire à faible grandissement (de × 10 à × 40). Cette procédure aide à déceler d'éventuelles anomalies épithéliales et permet de déterminer des zones où des prélèvements pourront être faits en vue d'une biopsie. Les échantillons prélevés sont ensuite envoyés au département de pathologie pour analyse. La colposcopie et la biopsie ont amélioré la précision des diagnostics, permettant ainsi des traitements mieux ciblés.

Le type de biopsie et la dimension du prélèvement varient selon l'anomalie constatée. Une biopsie à l'emporte-pièce peut être effectuée sans hospitalisation à l'aide d'une pince conçue à cet effet. L'excision d'une section du col en forme de cône peut servir à la fois au diagnostic et au traitement. Cette conisation peut être accomplie selon diverses techniques, dont le choix dépend de l'expérience du professionnel de la santé et de la disponibilité de l'équipement. La cryothérapie (congélation) et la chirurgie au laser détruisent les tissus. L'excision du cône au laser et la technique d'excision électrochirurgicale à l'anse (LEEP) retirent le tissu sélectionné et rendent possible un examen histologique permettant de s'assurer que tout tissu micro-invasif a été enlevé. Ces procédures peuvent être accomplies sans hospitalisation, en administrant à la cliente un analgésique léger ou un sédatif. Ces interventions peuvent entraîner certaines complications, comme un saignement excessif et une sténose cervicale ultérieure à la guérison.

65

Processus thérapeutique en interdisciplinarité

La vaccination contre le VPH (p. ex., Gardasil[MD]) réduit à la fois l'incidence de la néoplasie d'origine intracervicale et celle résultant d'une infection par le VPH de type 16 et 18. Cette vaccination est recommandée pour les jeunes filles et les femmes de 9 à 26 ans.

Le traitement du cancer du col de l'utérus est déterminé en fonction du stade de la tumeur, de l'âge de la cliente et de son état général de santé **TABLEAU 65.6**. Parmi les procédures utilisées, il en existe quatre qui permettent de maintenir la fertilité. Lorsque l'analyse des tissus excisés fait apparaître qu'ils sont entourés par une vaste zone de tissus normaux, la conisation peut s'avérer une technique suffisante pour traiter un cancer non invasif du col. Le traitement peut se faire au laser : un rayonnement infrarouge directionnel détruit les tissus malades. La cautérisation et la cryochirurgie sont d'autres options possibles.

Le cancer invasif du col est traité par chirurgie, radiothérapie ou chimiothérapie, pratiquées seules ou en combinaison. Les interventions chirurgicales possibles comprennent l'hystérectomie, l'hystérectomie radicale (touchant les structures adjacentes) et, rarement, la pelvectomie. La radiothérapie peut être externe (p. ex., le cobalt 60) ou interne (curiethérapie) (p. ex., des implants de césium ou de radium). Le traitement usuel consiste en quatre à six semaines de radiothérapie externe, suivies d'une ou deux séances de curiethérapie ▶ **16** . La chimiothérapie à base de cisplatine s'est avérée bénéfique pour les clientes dont le cancer s'était

16

Les soins relatifs aux traitements de radiothérapie sont présentés dans le chapitre 16, *Cancer*.

propagé au-delà du col de l'utérus (U.S. Preventive Services Task Force [USPSTF], 2009).

65.5.2 Cancer de l'endomètre

Le cancer de l'endomètre, ou cancer de l'utérus, est la lésion maligne de l'appareil génital féminin la plus répandue. Chaque année au Canada, environ 4 400 nouveaux cas sont diagnostiqués. La plupart des femmes touchées par le cancer de l'utérus sont ménopausées et ont entre 45 et 70 ans (Société canadienne du cancer, 2009b). Ce cancer présente un taux de mortalité relativement bas, car la plupart des cas font l'objet d'un diagnostic précoce. Si, au moment du diagnostic, la maladie n'est pas encore disséminée, le taux de survie est de 95 % (PasseportSanté.net, 2010).

Étiologie et physiopathologie

Le plus important facteur de risque de cancer de l'endomètre est l'œstrogène, en particulier l'œstrogène non compensé. Les autres facteurs de risque comprennent le vieillissement, la nulliparité, une ménopause tardive, l'obésité, le tabagisme, le diabète et des antécédents familiaux de cancer colorectal héréditaire sans polypose. L'obésité constitue un facteur de risque parce que les cellules adipeuses emmagasinent l'œstrogène, ce qui augmente la quantité d'œstrogènes endogènes. La grossesse et les contraceptifs oraux constituent des facteurs de protection.

Le cancer de l'endomètre se forme à partir de la paroi de la muqueuse. La plupart des tumeurs sont des adénocarcinomes. Le précurseur peut être un état hyperplasique, qui dégénère en carcinome invasif. L'hyperplasie apparaît quand l'œstrogène n'est

TABLEAU 65.6	Stadification et traitement du cancer du col de l'utérus	
STADE	**EXTENSION**	**TRAITEMENT**
Stade 0	*In situ*	Conisation cervicale, hystérectomie, cryochirurgie, chirurgie au laser
Stade I	Carcinome limité au col	Radiothérapie, hystérectomie radicale
Stade II	Extension au-delà du col n'atteignant ni la paroi pelvienne ni le tiers inférieur du vagin	Radiothérapie, chimiothérapie au cisplatine, hystérectomie radicale
Stade III	Extension à la paroi pelvienne ; examen rectal ne révélant aucun espace libre de cancer entre la tumeur et la paroi pelvienne ; extension au tiers inférieur du vagin, hydronéphrose ou rein non fonctionnel	Radiothérapie, chimiothérapie au cisplatine
Stade IV	Extension au-delà du petit bassin et atteinte des muqueuses de la vessie ou du rectum	Radiothérapie, chirurgie (p. ex., une exentération pelvienne), chimiothérapie au cisplatine

pas compensé par la progestérone. Le cancer se propage directement vers le col et à travers la séreuse utérine. Lorsque l'invasion du myomètre se produit, les ganglions lymphatiques régionaux, incluant les ganglions paravaginaux et para-aortiques, participent à la propagation. Des métastases hématogènes apparaissent simultanément ; leurs sites d'apparition habituels sont les poumons, les os et le foie, et, finalement, le cerveau. Des cellules cancéreuses sont aussi trouvées dans la cavité péritonéale probablement transportées par les trompes de Fallope.

Les éléments du pronostic comprennent la stadification (stade) et le grade histologique. La stadification du cancer consiste à définir la taille de la tumeur et le degré d'extension de son envahissement au-delà du site où elle a pris naissance. L'examen au microscope de l'échantillon prélevé au cours de la biopsie permet de procéder à la classification histologique (grade) du cancer (Société canadienne du cancer, 2009c). Le cancer de l'endomètre évolue lentement et ses métastases apparaissent tardivement. Il est curable lorsque son diagnostic est précoce.

Manifestations cliniques

Le cancer de l'endomètre a pour premier signe un saignement utérin anormal, généralement chez la femme postménopausée. Comme les femmes en périménopause ont des menstruations sporadiques pendant un certain temps, il est important qu'elles n'ignorent pas ce signe lorsqu'il se présente, et qu'elles ne l'attribuent pas à la ménopause. La douleur apparaît tardivement dans le processus de la maladie. Les autres manifestations pouvant survenir sont dues aux métastases qui ont pu apparaître sur d'autres organes.

Processus thérapeutique en interdisciplinarité

La biopsie de l'endomètre constitue le principal examen paraclinique pour le cancer de cette muqueuse. Elle est pratiquée sans hospitalisation et consiste à prélever un échantillon de tissu endométrial dans l'utérus. Tout saignement anormal ou inattendu chez une femme postménopausée devrait donner lieu à une biopsie afin d'exclure la possibilité d'un cancer de l'endomètre. Le test Pap n'est pas fiable pour diagnostiquer ce cancer, mais il permet d'écarter l'hypothèse d'un cancer du col de l'utérus.

Le traitement du cancer de l'endomètre exige une hystérectomie totale ainsi qu'une salpingo-ovariectomie bilatérale avec biopsie des ganglions lymphatiques. La plupart des cancers de l'endomètre sont diagnostiqués à un stade assez précoce pour pouvoir être guéris grâce à une intervention chirurgicale. Cette intervention peut être suivie d'une radiothérapie externe ou intravaginale du bassin ou de l'abdomen, afin de minimiser les risques de récidive locale (USPSTF, 2009).

À un stade avancé, ou en cas de récidive, le cancer de l'endomètre est plus difficile à traiter. L'hormonothérapie à base de progestatif (p. ex., le mégestrol [Megace OS^MD]) constitue un traitement de choix lorsque le test des récepteurs de la progestérone est positif et que la tumeur est bien différenciée. Le tamoxifène (Nolvadex-D^MD), seul ou en combinaison avec un progestatif, est aussi efficace chez les femmes dont le cancer est à un stade avancé ou en récidive. Quand l'hormonothérapie s'avère inefficace, la chimiothérapie peut être envisagée. Les substances couramment utilisées comprennent la doxorubicine (Adriamycin PFS^MD), le cisplatine, le 5-fluorouracile (Fluorouracile Injection^MD), le carboplatine et le paclitaxel (Taxol^MD).

65.5.3 Cancer de l'ovaire

Le cancer de l'ovaire est une tumeur maligne de l'ovaire. Au Canada, environ 2 600 nouveaux cas sont diagnostiqués chaque année, et environ 1 750 femmes en meurent (Jemal, Siegel, Ward, Hao, Xu, & Thun, 2009). Il s'agit de la cinquième cause de décès par cancer chez les femmes canadiennes.

Dans la plupart des cas, le diagnostic se fait à un stade avancé de la maladie. C'est chez les femmes âgées de 60 à 75 ans que ce cancer est le plus fréquent (Cancer de l'ovaire Canada, 2010b). Les femmes de type caucasien sont plus à risque que les Afro-Américaines (Sims Roth, 2004).

Étiologie et physiopathologie

La cause du cancer de l'ovaire est inconnue. Les femmes porteuses de mutations du gène BRCA sont plus susceptibles d'en être atteintes (American Cancer Society, 2009). Ces gènes appartiennent à la classe des gènes suppresseurs de tumeur ; ils inhibent la croissance des tumeurs lorsqu'ils fonctionnent normalement. Quand ils sont mutés, ils perdent cette capacité. Il existe alors un risque accru de souffrir d'un cancer du sein ou de l'ovaire **ENCADRÉ 65.9**.

Le plus important facteur de risque de cancer de l'ovaire provient des antécédents familiaux (une ou plusieurs personnes ayant un lien parental du premier degré). Des antécédents familiaux ou personnels de cancer du sein ou du côlon ainsi que de cancer colorectal héréditaire sans polypose constituent aussi un facteur de risque. Les femmes qui n'ont jamais été enceintes (nullipares) sont aussi plus à risque d'avoir un cancer de l'ovaire. Il existe aussi d'autres facteurs potentiels : le vieillissement, une alimentation riche en gras, un nombre accru de cycles ovariens (phénomène généralement lié à une ménarche précoce et à une ménopause tardive), l'hormonothérapie substitutive et, possiblement, l'usage de médicaments contre l'infertilité.

ENCADRÉ 65.9   Cancer de l'ovaire

Fondements génétiques

- Mutation des gènes BRCA1 ou BRCA2
- Mode de transmission autosomique dominant
- Mutations transmises par la mère ou par le père

Incidence

- Environ 10 % des cas de cancer de l'ovaire sont associés à des facteurs héréditaires.
- Les femmes présentant une mutation du gène BRCA1 ont un risque à vie de 25 à 40 % de souffrir d'un cancer de l'ovaire.
- Les femmes présentant une mutation du gène BRCA2 ont un risque à vie de 10 à 20 % de souffrir d'un cancer de l'ovaire.
- Des antécédents familiaux comportant à la fois un cancer du sein et de l'ovaire augmentent le risque d'une mutation du gène BRCA.
- Des mutations des gènes BRCA sont constatées chez 10 à 20 % des clientes atteintes de cancer de l'ovaire qui n'ont aucun antécédent familial de cancer du sein ou de l'ovaire.
- La famille de gènes associée au cancer colorectal héréditaire sans polypose est présente dans 10 % des cancers de l'ovaire.

Tests génétiques

- L'analyse d'ADN permet de déceler les mutations des gènes BRCA1 et BRCA2.

Conséquences cliniques

- L'ovariectomie bilatérale réduit le risque de cancer de l'ovaire chez les femmes qui présentent des mutations des gènes BRCA1 et BRCA2.
- Un conseil génétique et un dépistage des mutations des gènes BRCA doivent être envisagés pour les femmes dont les antécédents personnels et familiaux laissent entrevoir un risque élevé de prédisposition génétique au cancer de l'ovaire.

L'allaitement maternel, les grossesses multiples, l'usage de contraceptifs oraux (pendant plus de cinq ans) et le fait d'avoir donné naissance à un premier enfant à un jeune âge semblent diminuer le risque de cancer de l'ovaire. Il est possible que cet effet protecteur vienne de ce que ces facteurs réduisent le nombre de cycles ovariens, limitant ainsi l'exposition à l'œstrogène.

Environ 90 % des cancers de l'ovaire sont des épithéliomas résultant de la transformation maligne des cellules épithéliales superficielles (Dauplat & Le Bouëdec, 2006). Les 10 % restants dérivent de cellules germinales tumorales. Le diagnostic histologique, établi à partir de l'analyse microscopique des tissus et des cellules, est une composante importante pour le pronostic. Les cellules tumorales sont classées selon leur degré de différenciation : le degré 1 désigne les cellules nettement différenciées, le degré 2, les cellules modérément différenciées et le degré 3, les cellules peu différenciées. Les tumeurs de degré 3 présentent un moins bon pronostic.

Le cancer de l'ovaire se métastase en disséminant les cellules malignes, qui s'implantent fréquemment dans l'utérus, la vessie, l'intestin et l'épiploon. Il se propage également par voie lymphatique.

Manifestations cliniques

Les symptômes initiaux du cancer de l'ovaire sont vagues. Dans un premier temps, une accumulation de liquide péritonéal provoque l'augmentation de la taille de l'abdomen. Certains autres symptômes non spécifiques ont été mis en évidence, qui pourraient justifier que l'on procède à des examens supplémentaires s'ils se manifestent presque quotidiennement pendant au moins trois semaines : 1) douleur pelvienne ou abdominale ; 2) météorisme ; 3) urgence urinaire ou pollakiurie ; 4) difficulté à manger ou satiété précoce (American Cancer Society, 2009). Les femmes qui présentent au moins un de ces symptômes, particulièrement s'il est inédit ou persistant ou qu'il s'aggrave, devraient consulter leur médecin. Les saignements vaginaux se produisent rarement et la douleur n'est pas un symptôme précoce. Les signes plus tardifs sont une augmentation de la taille de l'abdomen, des pertes ou gains de poids inexpliqués et des règles irrégulières.

Examen clinique et examens paracliniques

Il n'existe aucun test de dépistage du cancer de l'ovaire. Comme les premiers symptômes sont vagues, un examen bimanuel annuel pourrait permettre de détecter la présence d'une masse ovarienne **ENCADRÉ 65.10**. Chez les femmes postménopausées, les ovaires ne sont normalement pas palpables, ce qui fait que toute masse perceptible, quelle que soit sa taille, devrait être considérée comme potentiellement cancéreuse. Les masses ovariennes peuvent être repérées par échographie abdominale ou transvaginale. Une laparotomie exploratrice peut être effectuée pour établir le diagnostic et évaluer le stade de la maladie.

Capsule

Jugement clinique

Madame Lise Torino, âgée de 58 ans, consulte pour des douleurs abdominales assez vagues. Elle n'a pas de symptômes aigus, mais présente un certain météorisme abdominal. Son inquiétude vient surtout du fait que sa mère est morte d'un cancer de l'ovaire au même âge et que sa sœur vient de recevoir un diagnostic de cancer du sein.

Son inquiétude est-elle légitime ? Que devriez-vous vérifier dans les antécédents de santé de la cliente ?

Le test OVA1 peut aider à déterminer si une masse pelvienne est bénigne ou maligne. Il consiste à évaluer, à partir d'un échantillon de sang, la teneur en cinq protéines (apoliprotéine A1, Béta 2 microglobuline, CA-125, préalbumine et transferrine), dont le taux change en présence d'un cancer de l'ovaire. Ce test n'est pas conçu pour le dépistage du cancer de l'ovaire ni pour établir un diagnostic définitif.

Chez les femmes qui présentent un risque élevé de cancer de l'ovaire, un dépistage combinant le marqueur tumoral (CA-125) et une échographie est recommandé, en plus de l'examen pelvien annuel. Le CA-125 est positif chez 80 % des femmes atteintes d'un cancer épithélial de l'ovaire, et il est utilisé pour surveiller l'évolution de la maladie (Sims Roth, 2004). Les niveaux de CA-125 peuvent cependant être élevés en présence d'autres types de tumeurs malignes et de pathologies bénignes comme les léiomyomes ou l'endométriose. Des études cliniques sont en cours pour mettre au point des biomarqueurs sériques à même de détecter le cancer de l'ovaire à un stade précoce (Visintin *et al.*, 2008). Actuellement, seuls 20 % des cas sont dépistés à un stade primaire.

Processus thérapeutique en interdisciplinarité

Les femmes qui, au vu de leurs antécédents personnels et familiaux, sont considérées comme à risque élevé peuvent avoir besoin d'un conseil sur des options telles que le recours prophylactique à l'ovariectomie et aux contraceptifs oraux. Il est important de noter que, bien que l'ovariectomie réduise considérablement le risque de cancer de l'ovaire, elle n'élimine pas complètement cette possibilité.

La stadification du cancer de l'ovaire est essentielle à l'examen des options en matière de traitement. Le stade I désigne un cancer limité à l'ovaire ; le stade II, un cancer limité au petit bassin ; le stade III, un cancer limité à la cavité abdominale ; et le stade IV, la présence de métastases à distance. Le taux général de survie se situe à 89 % pour la maladie traitée à un stade précoce, à 36 % en cas de propagation locale et à 17 % quand il existe des métastases à distance (Wingo, Tong, & Bolden, 1995).

Au stade I, le cancer de l'ovaire est traité par hystérectomie abdominale totale avec salpingo-ovariectomie bilatérale, au cours de laquelle la plus grande partie possible de la tumeur est retirée (chirurgie de réduction tumorale). Au stade I, quand les cellules tumorales sont peu différenciées, il est souvent recommandé d'ajouter à cette intervention une chimiothérapie ou l'instillation de radio-isotopes intrapéritonéaux. Au stade II, la réduction tumorale peut être suivie d'une radiothérapie pelvienne ou abdominale externe, d'une curiethérapie intrapéritonéale ou d'une chimiothérapie combinée

---

Processus diagnostique et thérapeutique

ENCADRÉ 65.10 | **Cancer de l'ovaire**

Examen clinique et examens paracliniques

- Antécédents de santé et examen physique
- Examen pelvien
- Échographie pelvienne et abdominale
- Taux de CA-125
- Stadification par laparotomie

Processus thérapeutique

- Chirurgie
  - Hystérectomie abdominale avec salpingo-ovariectomie bilatérale et biopsie des ganglions lymphatiques pelviens
  - Réduction tumorale en cas de maladie au stade avancé
- Chimiothérapie
  - Adjuvant et palliatif
- Radiothérapie
  - Adjuvant et palliatif

---

et systémique. Aux stades III et IV, le cancer de l'ovaire est traité par chimiothérapie (p. ex., le cisplatine, le carboplatine). Le paclitaxel (Taxol[MD]) et la topotécan (Hycamtin[MD]) sont utilisés pour les cancers métastatiques. Dans les cas où la maladie est avancée, la réduction tumorale se fait souvent en conjonction avec la chimiothérapie. La chimiothérapie intrapéritonéale est employée dans les cas où, après l'intervention chirurgicale pour un cancer ovarien de stade avancé, la cliente présente une tumeur résiduelle de taille minimale (Anderson & Hacker, 2008). La gemcitabine (Gemzar[MD]) est utilisée en combinaison avec le carboplatine pour le traitement des cancers récidivants.

En présence de métastases, un épanchement pleural récurrent qui provoque un essoufflement nécessitant de fréquentes paracentèses est souvent observé. Il est possible de recourir à la radiothérapie et à la chimiothérapie palliatives pour réduire la taille de la tumeur afin d'atténuer la pression et la douleur.

65.5.4 Cancer du vagin

Le cancer primitif du vagin est une maladie rare qui représente environ 2 % de tous les cancers gynécologiques (Blanc, Boulanger, Cravello, Agostini, & Roger, 2002). Il touche généralement des femmes âgées de plus de 65 ans, mais certaines formes plus rares de ce cancer apparaissent chez des femmes âgées de moins de 20 ans (Cancer de l'ovaire Canada, 2010a). Les tumeurs au vagin sont habituellement des sites secondaires ou des métastases d'autres cancers, comme les cancers du col de l'utérus ou de l'endomètre. Le carcinome à cellules squameuses constitue le type de cancer du vagin le plus répandu. Les femmes ayant été exposées au diéthylstilbestrol (DES) au cours de leur vie intra-utérine présentent un risque de souffrir d'un adénocarcinome à cellules claires du vagin.

Le traitement du cancer vaginal varie selon le type de cellules impliquées, son stade d'évolution, la taille de la tumeur et son emplacement. Le carcinome à cellules squameuses du vagin peut être traité à la fois par la chirurgie et la radiothérapie.

65.5.5 Cancer de la vulve

Le cancer de la vulve est relativement rare : en 2008, 454 nouveaux cas ont été rapportés au Canada (Women's College Hospital, & Femmes en santé, 2009). À l'instar du cancer du col de l'utérus, le cancer invasif de la vulve est précédé par des lésions préinvasives, la néoplasie intraépithéliale vulvaire. Il frappe principalement les femmes âgées de plus de 00 ans, l'incidence la plus forte étant constatée chez les plus de 70 ans. La néoplasie vulvaire se manifeste par des démangeaisons, une irritation, une douleur, des saignements ou des pertes. Les femmes immunosupprimées ou atteintes de diabète, d'hypertension ou de dystrophie vulvaire chronique risquent davantage de souffrir d'un cancer de la vulve. Plusieurs sous-types de VPH ont été associés à certains cancers de la vulve, mais pas à tous. Les femmes peuvent s'en protéger par un vaccin (Gardasil^MD) ▶ **64**.

64

La vaccination contre le VPH est abordée dans le chapitre 64, *Interventions cliniques – Infections transmissibles sexuellement.*

Le diagnostic de cancer de la vulve est établi par une biopsie de la lésion suspecte. La néoplasie intraépithéliale vulvaire est traitée en supprimant la lésion à l'aide de 5-fluorouracil (Fluorouracil Injection^MD) ou en recourant à une excision chirurgicale. Une radiothérapie peut s'avérer nécessaire. Des lésions de grande taille peuvent nécessiter une chirurgie extensive avec greffe de peau. Le cancer de la vulve a longtemps été traité par vulvectomie radicale. Cette technique entraîne cependant des complications de cicatrisation. C'est pour cette raison qu'on a plutôt recours à des techniques chirurgicales plus conservatrices comme l'hémivulvectomie radicale. Les taux de guérison attribuables aux deux techniques sont comparables, mais la seconde a permis une diminution considérable des complications et de la perte de fonction.

65.5.6 Interventions chirurgicales : appareil génital de la femme

Diverses interventions chirurgicales permettent de traiter les tumeurs bénignes ou malignes du tractus génital féminin **TABLEAU 65.7**. L'hystérectomie (ablation de l'utérus) est le type d'opération

TABLEAU 65.7	Interventions chirurgicales de l'appareil génital féminin	
TYPE D'INTERVENTION		**DESCRIPTION**
Hystérectomie	Hystérectomie subtotale	Ablation de l'utérus sans le col (rarement pratiquée de nos jours)
	Hystérectomie totale	Ablation de l'utérus et du col
	Hystérectomie totale abdominale avec salpingo-ovariectomie bilatérale	Ablation de l'utérus, du col, des trompes de Fallope et des ovaires
	Hystérectomie radicale	Hystérectomie totale, vaginectomie partielle et curage des ganglions lymphatiques pelviens
	Hystérectomie vaginale assistée par laparoscopie	Ablation de l'utérus par voie vaginale assistée par laparoscopie
Vulvectomie	Vulvectomie simple	Excision de la vulve et d'une large surface de peau environnante
	Vulvectomie radicale	Excision de tissus allant de l'anus à quelques centimètres au-dessus de la symphyse pubienne (peau, grandes et petites lèvres et clitoris) avec curage ganglionnaire superficiel et profond
Vaginectomie		Ablation du vagin
Exentération pelvienne		Hystérectomie radicale, vaginectomie totale, ablation de la vessie avec détournement de l'appareil urinaire et résection de l'intestin par colostomie
	Exentération pelvienne antérieure	Exentération pelvienne sans résection de l'intestin
	Exentération pelvienne postérieure	Exentération pelvienne sans ablation de la vessie

employé pour l'excision des tumeurs cancéreuses. L'hystérectomie peut être vaginale ou abdominale. La voie vaginale est souvent choisie quand, en plus de l'ablation de l'utérus, une réparation des tissus vaginaux est nécessaire. La voie abdominale est privilégiée lorsque les tumeurs sont volumineuses et que la cavité pelvienne doit être explorée, ou quand il faut procéder en même temps à l'ablation des trompes et des ovaires **FIGURE 65.11**. Le recours à la voie abdominale peut causer davantage de problèmes postopératoires, car il implique l'ouverture de la cavité abdominale par incision.

Qu'il s'agisse d'une hystérectomie vaginale ou abdominale, les ligaments qui soutiennent l'utérus doivent chaque fois être attachés au dôme vaginal afin que le vagin conserve sa profondeur. Le col peut être enlevé ou non, selon les résultats de l'exploration.

L'hystérectomie vaginale assistée par laparoscopie constitue une variante de l'hystérectomie vaginale. Une autre variante, l'hystérectomie subtotale laparoscopique, permet la conservation du col. Les laparochirurgies offrent l'avantage d'une guérison plus rapide entraînant moins de complications (Candiani, Izzo, Bulfoni, Riparini, Ronzoni, & Marconi, 2009).

65.5.7 Radiothérapie : cancers de l'appareil génital de la femme

Seule ou en combinaison avec d'autres traitements, la radiothérapie est utilisée pour soigner les cancers de l'appareil génital de la femme ou en freiner la propagation ; elle peut aussi constituer une mesure palliative. Elle consiste à exposer la tumeur à une quantité spécifique de radiations à haute énergie (ou rayonnement ionisant) tout en infligeant un minimum de dommages aux tissus sains environnants. Elle peut être externe ou interne (curiethérapie) ▶ **16**.

Radiothérapie externe

La radiothérapie externe emploie des ondes électromagnétiques à haute énergie à partir d'une source externe, sous forme de vagues successives.

Curiethérapie

La curiethérapie utilise plutôt une source de radiations placée dans la tumeur même ou à proximité de celle-ci. Cette méthode permet de concentrer une forte dose de radiations directement dans la tumeur. La dose de radiation décroît rapidement en s'éloignant de la source ; les tissus sains environnants reçoivent donc une dose beaucoup plus faible et subissent ainsi moins de dommages. Les sources radioactives implantées peuvent l'être sous diverses formes : fils, capsules, aiguilles, tubes ou grains. La curiethérapie est utilisée pour le traitement des cancers du col et de l'endomètre en raison de leur accessibilité et des bons résultats qui y sont obtenus par cette méthode. Le radium et le césium sont deux isotopes fréquemment utilisés. Avant le traitement, la cliente doit subir un lavement

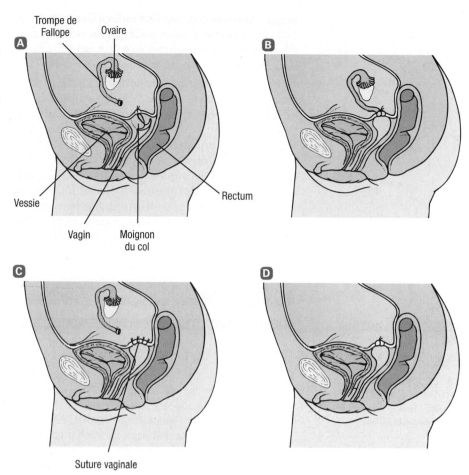

FIGURE 65.11

Divers types d'hystérectomie – **A** Coupe transversale d'une hystérectomie subtotale. Le col, les trompes et les ovaires ont été laissés en place. **B** Coupe transversale d'une hystérectomie totale. Les trompes et les ovaires ont été laissés en place. **C** Coupe transversale d'une hystérectomie vaginale. Les trompes et les ovaires ont été laissés en place. **D** Hystérectomie totale avec salpingectomie et ovariectomie. L'utérus, les trompes et les ovaires ont été complètement retirés.

afin de prévenir l'effort à la défécation, qui pourrait provoquer le déplacement de l'isotope. Une sonde à demeure doit aussi être insérée pour empêcher la vessie de la cliente de se remplir et d'entrer ainsi en contact avec la source de radiations.

Il existe une variété d'applicateurs de curiethérapie intra-utérine. Ils sont insérés dans le vagin et la cavité endométriale de la cliente sous anesthésie, en salle d'opération. L'applicateur est préchargé lorsqu'il contient déjà la substance radioactive. L'applicateur à chargement différé est lui aussi implanté en salle d'opération, mais il n'est chargé qu'après que son positionnement a été vérifié et que la cliente est de retour dans sa chambre. La dose de radiations auxquelles la cliente est exposée est ajustée avec précision. L'utilisation d'un applicateur à chargement différé permet de réduire l'exposition aux radiations des professionnels de la santé participant à l'implantation. Fixé à l'aide d'un tampon vaginal, l'applicateur est laissé en place pour une période de 28 à 72 heures. Le radio-oncologue détermine

16

La radiothérapie interne et externe est étudiée en détail dans le chapitre 16, *Cancer*.

65

la quantité exacte de matière radioactive et la durée de l'insertion nécessaire pour que les cellules cancéreuses soient détruites avec un minimum de dommages aux cellules saines.

Pendant le traitement, la cliente est installée dans une chambre privée blindée au plomb, où elle doit observer, alitée, un repos absolu. Sa position peut être changée de temps à autre. La présence d'un applicateur intra-utérin provoque des contractions utérines pouvant nécessiter l'administration d'analgésiques. La destruction des cellules entraînant des pertes vaginales fétides, un désodorisant peut aussi être utile. Nausées, vomissements, diarrhée et malaises peuvent se manifester comme réactions systémiques aux radiations

Au terme de la période de radiations prescrite, la substance radioactive et la sonde sont retirées. La cliente n'est plus tenue au repos absolu et peut quitter l'hôpital dès que son état est stabilisé. L'irradiation de l'utérus peut entraîner des complications, notamment des fistules (vésicovaginales ou utérovaginales), des cystites, des phlébites, des hémorragies et des fibroses. La fibrose provoque un rétrécissement du diamètre et de la longueur de la paroi vaginale. Une dilatation du vagin grâce à des rapports sexuels ou à des dilatateurs de tailles séquentielles peut être indiquée. La cliente devrait absolument rapporter tout symptôme inhabituel ou malaise à son médecin.

Soins et traitements infirmiers

62

ÉVALUATION CLINIQUE

L'étape d'évaluation de l'appareil reproducteur féminin est décrite en détail dans le chapitre 62, *Système reproducteur*.

CLIENTE ATTEINTE D'UN CANCER DE L'APPAREIL GÉNITAL

Collecte des données

Les tumeurs malignes de l'appareil génital féminin peuvent être localisées dans le col de l'utérus, l'endomètre, les ovaires, le vagin et la vulve. Quelle que soit cette tumeur, la cliente peut ressentir des manifestations cliniques variées : leucorrhée, saignements vaginaux irréguliers, pertes vaginales, augmentation de la douleur et de la pression abdominale, dysfonctionnement de l'intestin et de la vessie ou démangeaison et irritation de la vulve. L'évaluation de ces signes et symptômes constitue une importante responsabilité qui incombe à l'infirmière.

Analyse et interprétation des données

Les constats d'évaluation qui se rapportent aux clientes atteintes d'un cancer de l'appareil reproducteur comportent entre autres :

- la douleur aiguë liée à la pression exercée par l'augmentation de la taille d'une tumeur ;
- l'anxiété liée à la peur de la malignité et au manque de connaissances à propos du processus et du pronostic de la maladie ;
- la perturbation de l'image corporelle liée à la perte d'une partie de son corps et de sa santé ;
- le dysfonctionnement sexuel lié à des limitations physiques et à la fatigue ;
- le mode de respiration inefficace lié à la présence d'ascites et d'épanchements ;
- le deuil lié à un sombre pronostic en phase avancée de la maladie.

Planification des soins

Les objectifs généraux pour la cliente qui souffre d'un cancer de l'appareil génital sont :

- de participer activement aux décisions de traitement ;
- d'obtenir un soulagement satisfaisant de sa douleur et de ses symptômes ;
- de détenir l'information nécessaire pour être en mesure de reconnaître et de signaler un problème rapidement ;

- de conserver son style de vie aussi longtemps que possible ;
- de poursuivre sa coopération à des stratégies de dépistage du cancer.

Interventions cliniques

Promotion de la santé

L'infirmière est appelée à travailler auprès de femmes dans divers contextes. Elle doit profiter de ces occasions pour les sensibiliser à l'importance du dépistage systématique des cancers de l'appareil génital. Le cancer peut être évité quand un dépistage révèle des lésions précancéreuses à la vulve, au col de l'utérus, à l'endomètre ou, plus rarement, aux ovaires. De plus, le dépistage systématique augmente les chances de détection du cancer à un stade précoce ; le traitement peut alors être plus conservateur et le pronostic, meilleur. Un examen pelvien et un test Pap annuels permettent au professionnel de la santé de déceler des lésions à la vulve ou des anomalies aux ovaires, ou de dépister un cancer du col. L'infirmière doit faire comprendre aux femmes que le dépistage systématique est une partie importante des soins personnels, et recommander aux femmes à risque élevé de se faire vacciner contre le cancer du col.

Renseigner les femmes sur les facteurs de risque de cancer de l'appareil reproducteur est aussi une dimension importante du travail de l'infirmière. Une pratique limitée de l'activité sexuelle durant l'adolescence, l'usage de condoms, un nombre restreint de partenaires sexuels et ne pas fumer sont des facteurs qui diminuent le risque de cancer du col. Une alimentation riche en gras augmente le risque de cancer de l'ovaire. Lorsque l'infirmière constate des comportements à risque chez une cliente, elle doit l'aider à modifier son style de vie.

Phase aiguë en contexte chirurgical

La perspective d'une intervention chirurgicale suscite généralement une certaine anxiété chez tous les clients, mais l'inquiétude ressentie par la femme qui doit subir une opération de l'appareil génital peut être encore plus grande. Certaines craindront une perte de leur féminité et de possibles changements affectant des caractéristiques sexuelles secondaires. D'autres ressentiront culpabilité, colère ou embarras. D'autres encore se soucieront surtout des effets de l'opération sur leurs fonctions sexuelles et reproductives. Quelques femmes vivront l'ensemble du processus comme un épisode fâcheux, alors que d'autres seront soulagées à l'idée de ne plus avoir de règles et de ne plus risquer d'être enceintes. Chaque cliente doit être comprise à la lumière de ses propres craintes et préoccupations, et traitée comme personne unique. En étant à son écoute et en lui témoignant son intérêt, l'infirmière lui fournit un soutien psychologique considérable.

En phase préopératoire, la cliente est soumise à la préparation usuelle prévue pour une intervention périnéale ou abdominale. À la demande du chirurgien, une douche vaginale et un lavement peuvent être administrés. La vessie doit être vidée avant que la cliente n'entre en salle d'opération et une sonde à demeure est généralement insérée au moment de la préparation préopératoire ▶ 46 .

| Hystérectomie | En période postopératoire, la cliente qui a subi une hystérectomie porte un pansement abdominal (hystérectomie abdominale) ou un pansement périnéal stérile (hystérectomie vaginale). Le **PSTI 65.1** présente les soins consécutifs à une hystérectomie abdominale totale. Au cours des huit heures qui suivent l'opération, le pansement doit être vérifié régulièrement pour déceler tout saignement. Après une hystérectomie vaginale, il faut s'attendre à des pertes sérosanguines en quantité modérée sur le pansement périnéal.

En période postopératoire, la cliente peut souffrir de rétention urinaire due à l'atonie temporaire de la vessie qui peut résulter d'un œdème ou du trauma subi par un nerf. Ce problème peut être plus important lorsqu'elle a subi une hystérectomie radicale. Une sonde à demeure est parfois installée pendant un jour ou deux afin d'assurer le drainage constant de la vessie et prévenir la contamination de la suture. En l'absence de sonde, un cathétérisme peut être nécessaire si, huit heures après l'opération, la cliente n'a pas encore uriné. Quand la présence d'urine résiduelle est suspectée après le retrait de la sonde à demeure, un cathétérisme est effectué afin de prévenir toute infection de la vessie. La ligature accidentelle de l'uretère est une grave complication chirurgicale. Le chirurgien doit être mis au courant de toute lombalgie ou d'une réduction de la diurèse.

Une distension abdominale peut apparaître à la suite du relâchement soudain de la pression sur l'intestin découlant de l'ablation d'une grosse tumeur, ou comme conséquence à un iléus paralytique résultant de l'anesthésie et de la pression sur l'intestin. L'ingestion d'aliments et de liquides peut être réduite si la cliente éprouve des nausées. Une sonde rectale peut être prescrite pour soulager des flatuosités, et la marche doit être encouragée.

Des soins particuliers sont nécessaires pour prévenir la thrombose veineuse profonde. Afin de minimiser la stase veineuse ou toute accumulation de sang, un changement fréquent de la position de la cliente est nécessaire ; il faut aussi éviter la position Fowler et toute pression sous les genoux. L'infirmière doit porter une attention particulière aux clientes présentant des varicosités. Elle doit les encourager à faire des exercices mobilisant les jambes afin de favoriser une bonne circulation.

La perte de son utérus peut plonger la cliente dans un état de deuil semblable à celui qui résulte de toute perte importante. La capacité à porter un enfant est un élément central de l'image sociale

46

Les soins et traitements infirmiers avant une opération sont présentés dans le chapitre 46, *Interventions cliniques – Soins préopératoires.*

Plan de soins et de traitements infirmiers

PSTI 65.1	**Hystérectomie abdominale**

PROBLÈME DÉCOULANT DE LA SITUATION DE SANTÉ	**Perturbation de l'image corporelle** liée à une impression d'avoir perdu sa féminité en plus de sa capacité à avoir des enfants, comme en témoignent les pleurs et les sanglots de la cliente, des signes de dépression ou des propos exprimant une impression de perte de féminité ou une tristesse à l'idée de ne pas pouvoir avoir d'enfant.
OBJECTIFS	• La cliente exprimera verbalement une certaine confiance en sa capacité de s'adapter aux changements issus de la chirurgie. • La cliente exprimera une acceptation de soi et des changements issus de la chirurgie.

RÉSULTATS ESCOMPTÉS	INTERVENTIONS INFIRMIÈRES ET JUSTIFICATIONS
Identité sexuelle • Capacité de ressentir de l'estime de soi • Capacité de discuter de ses problèmes d'identité sexuelle d'une manière saine • Capacité de se sentir en mesure de vivre une intimité satisfaisante	**Amélioration de l'image corporelle** • Évaluer les attentes de la cliente relatives à son image corporelle, en vue d'établir ses besoins ainsi qu'un plan d'intervention. • Discuter avec la cliente et les membres de sa famille afin de comparer leur perception des changements qui se sont opérés à la réalité, en vue de rétablir les faits ; les rassurer sur les conséquences de l'hystérectomie. • Évaluer si les changements corporels qu'a connus la cliente ont causé un isolement social accru, en vue de déterminer s'il y a lieu d'intervenir. • Renseigner la cliente sur les groupes de soutien à qui elle peut faire appel en vue de réduire les conséquences émotionnelles de l'hystérectomie par une discussion ouverte. • Aider la cliente à s'exprimer sur les agents stressants qui affectent son image corporelle et qui sont consécutifs à la chirurgie (p. ex., une ménopause précoce) afin qu'elle connaisse les traitements qui s'offrent à elle (p. ex., une hormonothérapie substitutive).

65

de la femme. Bien que toutes les femmes ne l'éprouvent pas, ce deuil est tout à fait normal. L'infirmière doit connaître les sentiments et préoccupations de la cliente à propos de l'opération afin de pouvoir s'occuper d'elle avec toute la sollicitude nécessaire. Lorsque l'intervention comprend l'ablation des ovaires, une ménopause chirurgicale s'ensuit. Les ovaires n'étant plus là pour sécréter l'œstrogène, des symptômes de carence œstrogénique apparaissent. Pour contrer ce mécanisme, une hormonothérapie de substitution peut être mise en place dès le début de la période postopératoire.

L'infirmière doit renseigner la cliente de façon qu'elle sache à quoi s'attendre à la suite de la chirurgie (p. ex., elle n'aura plus de menstruations). Elle doit l'informer des activités particulières à éviter. Aucun coït ne devrait être pratiqué avant que la cicatrisation soit avancée (de quatre à six semaines environ). Par la suite, les coïts ne sont pas contre-indiqués. La cliente qui a subi une hystérectomie vaginale doit être informée de la possibilité d'une perte temporaire de sensibilité vaginale. L'infirmière doit la rassurer en lui expliquant que la sensibilité reviendra au bout de quelques mois.

L'opération est suivie d'une courte période de restrictions physiques. Pendant deux mois, la cliente doit éviter de manipuler des objets lourds. Durant plusieurs mois, elle doit s'interdire toute activité pouvant augmenter la congestion pelvienne, comme la danse et la marche rapide. Elle peut cependant s'adonner à la nage, qui peut s'avérer bénéfique tant sur le plan physique que mental. Le port d'une gaine est autorisé et peut procurer un certain confort. L'infirmière doit assurer la cliente qu'elle pourra reprendre toutes ses activités antérieures une fois la guérison complète.

| Salpingectomie et ovariectomie | Les soins postopératoires consécutifs à l'ablation d'une trompe de Fallope (salpingectomie) ou d'un ovaire (ovariectomie) sont similaires à ceux que l'on dispense à tout client ayant subi une chirurgie abdominale. Cependant, quand un gros kyste est retiré de l'ovaire, le relâchement soudain de la pression sur l'intestin peut occasionner une distension abdominale. Un bandage abdominal pourra alors procurer un soulagement jusqu'à ce que la distension se résorbe.

Lorsque les deux ovaires sont retirés (ovariectomie bilatérale), il en résulte une ménopause chirurgicale. Les symptômes sont semblables à ceux de la ménopause naturelle, mais ils peuvent être plus accentués à cause du caractère soudain de l'arrêt de la sécrétion des hormones. Lorsque la chose est possible, le chirurgien tentera de laisser en place au moins une partie d'un ovaire.

| Vulvectomie | Bien que le cancer de la vulve soit relativement rare, il est essentiel que l'infirmière saisisse l'importance de la vulvectomie et l'effet considérable que cette intervention peut avoir sur la vie d'une femme. Une attitude honnête et ouverte auprès de la cliente et de son conjoint en période préopératoire peut se révéler fort utile pour aborder la période postopératoire.

Après la vulvectomie **TABLEAU 65.7,** la cliente revient à son unité de soin avec une plaie qui s'étend de la région périnéale jusqu'à l'aine. La plaie peut être pansée ou non, et être munie de drains fixés à un appareil d'aspiration portatif (p. ex., Hemovac^MD, Jackson-Pratt^MD). Un lourd coussin hémostatique peut aussi être mis en place pour les 24 ou 48 premières heures. La plaie doit être nettoyée deux fois par jour avec une solution saline usuelle ou un antiseptique. Ces solutions peuvent être appliquées à l'aide d'un injecteur à poire aseptisé ou d'un appareil Water Pik^MD. La plaie doit ensuite être asséchée à l'aide d'une lampe à infrarouge ou d'un séchoir à cheveux. Le soin des plaies doit être méticuleux pour prévenir une infection qui retarderait la guérison.

Une attention particulière doit être portée aux soins intestinaux et vésicaux. Un régime pauvre en résidus et la prise d'émollients fécaux préviennent l'effort à la défécation et la contamination de la plaie. Le drainage urinaire est assuré par une sonde à demeure. Il faut faire attention à ne pas déloger la sonde, car l'importance de l'œdème local rendrait sa réinsertion difficile. Les plaies sont souvent refermées par des sutures épaisses et raides qui causent un grand inconfort à la cliente. Dans d'autres cas, la blessure guérit par granulation. Le soulagement de la douleur peut exiger l'administration fréquente d'analgésiques. L'infirmière doit positionner la cliente avec soin, en plaçant les coussins à des endroits stratégiques afin de lui procurer un maximum de confort. La mobilisation commence généralement dès le deuxième jour de la période postopératoire, mais cela peut varier selon les préférences du chirurgien. Les anticoagulants sont souvent prescrits pour prévenir une thrombose veineuse profonde.

Parce que l'opération entraîne la mutilation de la région périnéale et que le processus de guérison est lent, il est probable que la cliente soit portée au découragement. L'infirmière doit lui l'encourager à exprimer ses sentiments et préoccupations à ce propos. Avant sa sortie, elle doit lui donner des instructions précises concernant les soins personnels et l'inciter à rapporter toute odeur inhabituelle, tout nouveau saignement, toute rupture de suture et toute douleur au périnée. Pendant la période d'ajustement, la cliente pourrait avoir besoin de soins à domicile. La fonction sexuelle est souvent perturbée. La sensibilité diminuée du clitoris peut poser problème à certaines femmes, surtout à celles pour qui il constituait la principale source de satisfaction orgasmique. Une discussion sur d'autres moyens d'arriver à la satisfaction sexuelle est parfois indiquée.

| Exentération pelvienne | Lorsque les autres traitements thérapeutiques n'ont pu endiguer la propagation d'un cancer, mais qu'aucune métastase n'a été décelée à l'extérieur du bassin, une exentération pelvienne peut être pratiquée. Cette chirurgie radicale peut prendre diverses formes, mais elle comprend généralement l'ablation de l'utérus, des ovaires, des trompes de Fallope, du vagin, de la vessie, de l'urètre et des ganglions lymphatiques pelviens **FIGURE 65.12**. Dans certains cas, le côlon descendant, le rectum et le canal anal sont aussi retirés. Cette intervention n'est proposée qu'aux clientes qui présentent des chances de survivre à la chirurgie, et au regard de leur capacité à s'ajuster et à accepter les limites qui en résultent.

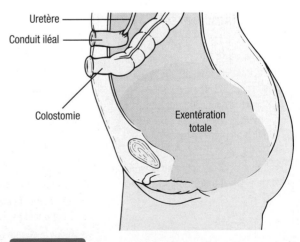

FIGURE 65.12

Exentération totale : ablation de tous les organes pelviens avec création d'un conduit iléal et colostomie

Les soins postopératoires sont similaires à ceux qui s'appliquent pour une hystérectomie radicale, une résection abdominopérinéale et une iléostomie ou une colostomie. Une telle intervention suppose des ajustements physiques, émotifs et sociaux considérables de la part de la cliente et de sa famille. L'intervention comporte le détournement de l'urine et des matières fécales vers la paroi abdominale (stomies) ainsi que la reconstruction du vagin; elle entraîne aussi l'apparition des symptômes de la ménopause.

La réadaptation de la cliente est influencée par son processus d'acceptation de la situation. Elle aura grandement besoin de la compréhension et du soutien du personnel infirmier au cours du lent processus de guérison. Avec tact, l'infirmière doit l'encourager à regagner son autonomie. La cliente doit pouvoir verbaliser ce qu'elle ressent à propos de la profonde transformation de son corps. Il est très important d'intégrer sa famille dans la planification des soins.

La cliente devra revoir son médecin à intervalles déterminés. Une récidive précoce de son cancer pourra ainsi être détectée et traitée. L'infirmière doit profiter de ces occasions pour évaluer son degré d'adaptation physique et psychologique aux changements apportés à son image de soi par l'opération ainsi que sa capacité à affronter tout nouveau traitement. Elle peut lui fournir des renseignements et des conseils supplémentaires.

Phase aiguë en contexte de radiothérapie

En cours de curiethérapie, les soins et traitements infirmiers exigent des précautions particulières. L'infirmière ne doit pas demeurer dans les environs immédiats plus longtemps qu'il ne le faut pour les soins et l'attention nécessaires. La même personne ne devrait jamais s'occuper d'une cliente plus de 30 minutes par jour. Pour minimiser son exposition aux radiations, l'infirmière doit se tenir au pied du lit ou dans l'entrée de la chambre. Les visiteurs doivent être avisés de ne pas s'approcher à moins de 1,8 mètre du lit et de la nécessité de limiter leur présence à trois heures par jour. Une bonne organisation des soins est essentielle afin que l'infirmière ne se trouve pas à proximité de la cliente plus longtemps que nécessaire. Les raisons de ces précautions doivent être clairement expliquées à la cliente et à ses visiteurs.

L'infirmière doit aviser la cliente qui subit une radiothérapie externe d'uriner avant le traitement afin de minimiser l'exposition de sa vessie aux radiations. L'infirmière doit aussi la renseigner sur les effets secondaires du rayonnement ionisant, comprenant notamment l'entérite et la cystite. Ces dernières constituent des réactions normales à la radiothérapie et ne sont pas des signes de surdose. La cliente doit être informée des mesures permettant d'en réduire l'impact.

Évaluation des résultats

Pour la cliente souffrant d'un cancer de l'appareil génital, les résultats escomptés à la suite des soins et des interventions cliniques sont:

- de participer activement aux décisions de traitement;
- de soulager sa douleur et ses symptômes de manière satisfaisante;
- d'être en mesure de reconnaître et de signaler un problème rapidement;
- de faire les efforts nécessaires pour maintenir son style de vie aussi longtemps que possible;
- de demeurer attentive aux signes précoces de la maladie.

65.6 | Dysfonctionnements du plancher pelvien

Les dysfonctionnements du plancher pelvien les plus courants sont le prolapsus utérin, la cystocèle et la rectocèle. Bien que l'accouchement vaginal en augmente le risque, ces pathologies peuvent affecter des femmes n'ayant jamais enfanté. L'obésité, la toux chronique et l'effort à la défécation peuvent aussi en accroître la probabilité. La diminution du taux d'œstrogènes qui accompagne la périménopause diminue la fermeté du support de certains tissus conjonctifs.

65.6.1 Prolapsus utérin

Le **prolapsus utérin** consiste en une descente de l'utérus dans le vagin (Ferri's Clinical Advisor, 2009) **FIGURE 65.13**. Les cas sont classés selon leur degré de gravité. Dans un prolapsus de premier degré, le col atteint la partie inférieure du vagin. Au deuxième degré, le col descend jusqu'à l'ouverture du vagin. Au troisième degré, l'utérus déborde de l'orifice vulvaire. Les symptômes varient selon le degré du prolapsus. La cliente peut avoir l'impression que «quelque chose descend», souffrir de dyspareunie, avoir une sensation de glissement ou de lourdeur au bassin, avoir des maux de dos ou, si elle est aussi

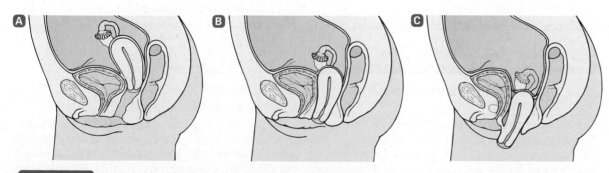

FIGURE 65.13
Prolapsus utérin – **A** Premier degré. **B** Deuxième degré. **C** Troisième degré.

atteinte d'une cystocèle ou d'une rectocèle, avoir des problèmes intestinaux ou vésicaux. L'incontinence à l'effort est un symptôme commun qui dérange. Dans un prolapsus utérin de troisième degré, le col et les parois vaginales qui débordent sont sujets à une constante irritation et des modifications tissulaires peuvent en découler.

Le choix du traitement dépend du degré du prolapsus et de l'ampleur de la gêne qu'il occasionne à la cliente dans sa vie quotidienne. Chez certaines femmes, des exercices de renforcement des muscles du plancher pelvien (exercices de Kegel) peuvent être efficaces. La rééducation du plancher pelvien peut également se faire à l'aide de cônes vaginaux. Il s'agit de cônes de dimensions identiques mais de

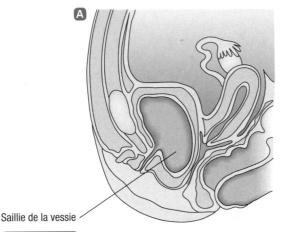
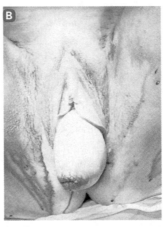

Saillie de la vessie

FIGURE 65.14

A Cystocèle. **B** Hernie de la vessie causant un prolapsus utérin.

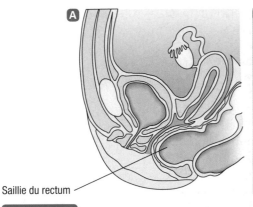
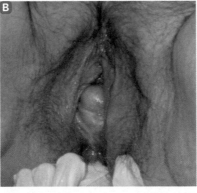

Saillie du rectum

FIGURE 65.15

A Rectocèle. **B** Prolapsus rectal causé par le relâchement de la paroi vaginale postérieure.

poids différents qui, utilisés graduellement, servent à renforcer le plancher pelvien ou à prévenir son affaiblissement (Duchesnay, 2010).

Un pessaire peut aussi être utilisé. Il s'agit d'un dispositif qui est introduit dans le vagin pour aider au support de l'utérus (Herbruck, 2008). Une grande variété de formes de formes existe : anneau, arche, balle. La plupart des pessaires sont faits de plastique ou d'un fil métallique enduit de plastique. La femme à qui l'on prescrit un premier pessaire a besoin d'information sur son nettoyage et sur le suivi médical. Les pessaires laissés en place sur des périodes trop longues ont été associés à une érosion, à la présence de fistules et à une incidence accrue du carcinome vaginal. Lorsque les traitements conservateurs s'avèrent inefficaces, une intervention chirurgicale peut être indiquée. Elle consiste généralement en une hystérectomie vaginale avec réparation des parois antérieure et postérieure du vagin et du fascia sous-jacent.

65.6.2 Cystocèle et rectocèle

Une **cystocèle** survient quand les parois séparant le vagin et la vessie sont affaiblies **FIGURE 65.14**. De façon similaire, une **rectocèle** résulte de l'affaiblissement des tissus situés entre le vagin et le rectum **FIGURE 65.15**. Il s'agit de problèmes communs, asymptomatiques dans la plupart des cas. Une cystocèle de grande taille rend difficile l'évacuation complète de la vessie, créant ainsi une situation propice à l'infection. Au moment de déféquer, une femme ayant une rectocèle de grande taille peut être incapable de vider complètement son rectum sans pousser ses selles à l'aide de ses doigts placés dans le vagin.

À l'instar des femmes qui présentent un prolapsus utérin, la cliente dont la cystocèle ou la rectocèle n'est pas trop prononcée peut pratiquer des exercices de Kegel afin de renforcer les muscles de son plancher pelvien. En cas de cystocèle, un pessaire peut être utile. La colporraphie, intervention chirurgicale visant à resserrer la paroi vaginale, est courante : la cystocèle est traitée par colporraphie antérieure, tandis que la rectocèle l'est par colporraphie postérieure. Pour traiter l'incontinence à l'effort, une opération supplémentaire visant à supporter l'urètre et à rétablir l'angle formé entre ce canal et la paroi postérieure de la vessie sera pratiquée.

Soins et traitements infirmiers

CLIENTE ATTEINTE D'UN DYSFONCTIONNEMENT DU PLANCHER PELVIEN

L'infirmière peut aider les femmes de tout âge à éviter ou à minimiser les dysfonctionnements du plancher pelvien en les initiant aux exercices de Kegel. Ces exercices sont particulièrement appropriés à la suite d'un accouchement ou en cas d'incontinence. La cliente doit contracter ses muscles comme pour arrêter d'uriner, puis maintenir cette contraction pendant plusieurs secondes avant

de les relâcher. Il est recommandé de faire des séries de 5 à 10 contractions plusieurs fois par jour.

Lorsqu'une chirurgie vaginale est nécessaire, les soins préopératoires incluent généralement une douche vaginale le matin de l'opération. Un cathartique et un lavement évacuateur sont communément administrés quand la réparation d'une rectocèle est planifiée. Le rasage du périnée peut être effectué.

Au cours de la période postopératoire, les soins visent à prévenir l'infection des plaies et toute pression sur la suture vaginale. Ceci nécessite des soins périnéaux qui doivent être prodigués au moins deux fois par jour et après chaque miction ou défécation. L'application locale d'une vessie de glace aide à soulager l'inconfort initialement ressenti au périnée ainsi que l'enflure. Un gant jetable rempli de glace et recouvert d'un linge convient tout aussi bien. Des bains de siège peuvent être prescrits ultérieurement.

À la suite d'une colporraphie antérieure, une sonde est généralement laissée à demeure dans la vessie pendant quatre jours, le temps nécessaire à la régression de l'œdème local. La sonde permet à la vessie de rester vide, ce qui prévient la pression sur les sutures. La sonde est habituellement nettoyée à l'aide d'un antiseptique deux fois par jour. Après une colporraphie postérieure, l'effort à la défécation est évité grâce à un régime pauvre en fibres et par la prévention de la constipation. Un émollient fécal est administré chaque soir.

L'infirmière doit passer en revue les consignes de sortie avant que la cliente quitte l'hôpital. Parmi celles-ci, mentionnons l'usage de douches vaginales et de laxatifs au besoin, ainsi que les restrictions relatives à la manipulation d'objets lourds et au fait de rester debout, de marcher ou de s'asseoir pour de longues périodes. La cliente doit éviter tout coït avant d'avoir reçu l'accord de son médecin. Il se peut qu'elle constate une perte de sensibilité vaginale, qui peut persister durant plusieurs mois. L'infirmière doit la rassurer en lui expliquant qu'il s'agit d'un problème temporaire.

65.6.3 Fistules

Une **fistule** est un conduit anormal reliant deux organes internes ou un organe et l'extérieur du corps **FIGURE 65.16**. La majorité des fistules du tractus urinaire résultent de traitements gynécologiques. Elles peuvent aussi être dues à des blessures survenues durant un accouchement ou à l'évolution d'une maladie, comme un carcinome. Elles peuvent relier le vagin et la vessie, l'urètre, l'uretère ou le rectum. Quand des fistules vésico-vaginales se forment (entre la vessie et le vagin), un peu d'urine s'écoule dans le vagin. En cas de fistules rectovaginales (entre le rectum et le vagin), des flatuosités et des selles s'échappent dans le vagin. Dans les deux cas, il y a excoriation et irritation des tissus du vagin et de la vulve, ce qui peut provoquer de graves infections. En plus de l'humidité produite, des odeurs incommodantes peuvent apparaître, suscitant l'embarras et perturbant la vie sociale de manière importante.

Les petites fistules peuvent guérir spontanément en quelques mois et il n'est pas toujours nécessaire de les traiter (McGee & Delancy, 2008). Quand elles ne disparaissent pas, une excision chirurgicale devient nécessaire. Elle doit être précédée de l'élimination de l'inflammation et de l'œdème local, ce qui peut demander jusqu'à six mois. La fistulectomie peut nécessiter la mise en place d'un conduit iléal ou une colostomie temporaire.

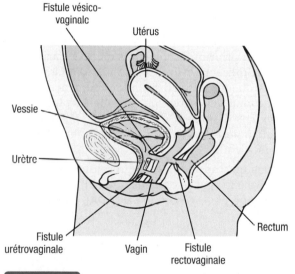

FIGURE 65.16
Fistules vaginales communes

Labels: Fistule vésico-vaginale, Utérus, Vessie, Urètre, Fistule urétrovaginale, Vagin, Fistule rectovaginale, Rectum

Jugement clinique

Madame Kimia Simba, originaire du Congo, est âgée de 28 ans. Elle a eu quatre accouchements dans des conditions difficiles ; deux enfants ont survécu. Elle est arrivée comme réfugiée au Québec il y a quelques mois. Au cours d'une rencontre à son domicile, elle finit par vous révéler (en ses propres mots) qu'elle a des pertes fécales au niveau du vagin. Elle pense que c'est une punition parce qu'elle n'a pas pu amener ses enfants avec elle, et elle ne veut rien faire pour améliorer cette situation.

De quoi souffre-t-elle sur le plan physique ? Sur le plan psychologique ?

Soins et traitements infirmiers

CLIENTE ATTEINTE DE FISTULES

Tant en période préopératoire que postopératoire, une bonne hygiène périnéale est essentielle. Le périnée doit être lavé toutes les quatre heures. La cliente doit prendre un bain de siège tiède trois fois par jour si possible. Les pansements périnéaux doivent être changés fréquemment. L'infirmière doit encourager la cliente à maintenir un apport liquidien adéquat. Pour faire face aux problèmes qu'elle doit surmonter, la cliente aura besoin d'encouragement et de réconfort.

En phase postopératoire, l'infirmière doit souligner l'importance d'éviter toute pression sur la région opérée et d'agir de façon à prévenir l'infection. Elle doit s'assurer que la sonde à demeure, qui doit rester en place de 7 à 10 jours, est fonctionnelle en tout temps, et insister pour que la cliente s'hydrate suffisamment pour garantir l'irrigation interne de la sonde. Si l'infirmière est appelée à intervenir pour irriguer la sonde, elle doit observer une stricte asepsie et minimiser la pression exercée ▶ **68** . Afin de prévenir la contamination de la plaie, les premières selles suivant une opération à l'intestin doivent être délibérément retardées. Ultérieurement, un émollient fécal ou un laxatif doux pourront être prescrits. Même dans les meilleures conditions, le traitement chirurgical de fistules ne donne pas toujours les résultats escomptés. C'est pourquoi les soins de soutien à la cliente et à ses proches revêtent une importance particulière.

68

Le chapitre 68, *Interventions cliniques – Troubles rénaux et urologiques*, aborde les soins aux clients chez qui un conduit iléal a été mis en place.

65.7 | Agression sexuelle

Une agression sexuelle consiste en une relation sexuelle imposée par la force, sans le consentement de la personne qui la subit. Elle peut comprendre les actes suivants, imposés par une personne du même sexe ou de sexe opposé : sodomie, coït vaginal forcé, pénétration orale, pénétration à l'aide d'un objet et violences répétées. Une agression sexuelle peut perturber de manière dramatique la vie d'une femme. Les victimes connaissent leur agresseur dans 81 % des cas et, dans 69 % des cas, elles ont été agressées dans une résidence privée (Ministère de la Sécurité publique, 2009).

65.7.1 Manifestations cliniques
Dimension physique

Parmi les femmes qui demandent de l'aide immédiatement après une agression sexuelle, entre la moitié et les deux tiers d'entre elles ne présentent aucun signe apparent de trauma. Cela s'explique par le fait que les femmes offrent peu de résistance à leur agresseur, par crainte de sévices physiques. Lorsque des blessures ont été infligées, il peut s'agir de contusions ou de déchirures au périnée, à l'hymen, à la vulve, au vagin, au col ou à l'anus. Fractures, hématomes sous-duraux, commotion cérébrale et blessures intra-abdominales peuvent nécessiter une hospitalisation. La femme qui a subi une agression sexuelle risque aussi d'avoir contracté une ITSS ou d'être enceinte.

Dimension psychologique

Immédiatement après l'agression, la femme peut être en état de choc ou de torpeur, et montrer des signes de déni ou demeurer en retrait. Certaines femmes semblent d'un calme alarmant, tandis que d'autres pleurent ou manifestent leur colère. Des sentiments d'humiliation, d'avilissement, d'embarras, de colère et de culpabilité sont communs, tout comme la crainte de subir une nouvelle agression. Au bout de deux semaines, ces symptômes s'atténuent, laissant croire que la victime a pu surmonter cet épisode et s'adapter. Pourtant, deux ou trois semaines après l'agression ou des mois, voire des années plus tard, les symptômes peuvent réapparaître sous une forme beaucoup plus sévère. Le syndrome consécutif au traumatisme causé par le viol est une forme de stress post-traumatique. Les premiers symptômes se manifestent souvent par des souvenirs envahissants, des troubles du sommeil, des symptômes gastro-intestinaux et l'engourdissement des sentiments. Les femmes se sentent embarrassées, coupables et impuissantes. Les symptômes ultérieurs sont des sautes d'humeur, l'irritabilité et la colère, cette colère étant souvent provoquée par la honte et le désespoir. Il arrive que ces sentiments soient intériorisés et qu'ils se manifestent alors par une dépression ou des idées suicidaires.

65.7.2 Processus thérapeutique en interdisciplinarité

Les soins actifs à une victime d'agression sexuelle ont pour priorité absolue d'assurer sa sécurité psychologique et physique. Le **TABLEAU 65.8** résume la marche à suivre en situation d'urgence auprès d'une victime d'agression sexuelle. La plupart des urgences disposent de personnel spécialement formé pour intervenir auprès des femmes qui ont subi un viol.

Dès qu'une victime d'agression sexuelle est admise à l'urgence ou dans une clinique, un processus précis est entamé **ENCADRÉ 65.11**. Toute

---

Évaluation et interventions en situation d'urgence

TABLEAU 65.8	Agression sexuelle	
CAUSES	**OBSERVATIONS**	**INTERVENTIONS**
• Atteinte à la pudeur • Sodomie • Agression à caractère génital (homme ou femme)	• Hyperventilation • Manifestation émotive ou physique d'un état de choc • Hystérie • État de conscience altéré • Pleurs • Colère • Silence • Diminution de l'affect • Blessures à la bouche, au vagin et au rectum	**Initiales** • Traiter le choc et les autres problèmes urgents (p. ex., une blessure à la tête, une hémorragie, des plaies, des fractures) • Évaluer l'état psychologique • Contacter une personne de confiance (p. ex., un travailleur social, un avocat spécialisé dans les causes de viol, une infirmière spécialisée dans l'examen des victimes d'agression sexuelle) • Ne pas laver la cliente avant que tous les éléments de preuve aient été rassemblés ; s'assurer que la cliente ne se lave pas, ne recourt pas à une douche vaginale, n'urine pas, ne se brosse pas les dents et ne se gargarise pas • Disposer un drap sur le sol, puis demander à la cliente de s'y placer pour enlever ses vêtements ; mettre le drap contenant les vêtements dans un sac de papier

TABLEAU 65.8	**Agression sexuelle** *(suite)*	
CAUSES	**OBSERVATIONS**	**INTERVENTIONS**
	• Blessures extragénitales • Douleur à la zone génitale et aux zones non génitales	• S'assurer de conserver l'intégrité des preuves pour tous les échantillons légaux (p. ex., les poils, les rognures d'ongles, les tissus, le sperme séché, les résidus vaginaux, les échantillons de sang) • Respecter la chaîne de possession pour tous les échantillons légaux ; étiqueter lisiblement tous les éléments de preuve et les disposer dans une armoire verrouillée jusqu'à ce qu'ils soient remis aux autorités • Effectuer les tests initiaux de dépistage du VIH, de la syphilis et d'autres ITSS • S'informer du moyen de contraception utilisé par la cliente, de la date de ses dernières règles et du moment de sa dernière vaccination contre le tétanos • Envisager une prophylaxie contre le tétanos si les lacérations contiennent de la terre ou des saletés • Vacciner la cliente contre l'hépatite B si ce n'est déjà fait **Surveillance continue** • Surveiller les signes vitaux et l'état psychologique • Fournir des vêtements au besoin • Informer la cliente du caractère confidentiel du dépistage du VIH et des ITSS

ENCADRÉ 65.11	**Évaluation en cas d'agression sexuelle présumée**

Aspect médicolégal

- Consentement écrit et valable nécessaire pour l'examen, la prise de photos, les analyses de laboratoire, la divulgation d'information et la prise d'échantillons pour laboratoire
- Documentation appropriée de la chaîne de possession

Récit de l'événement

- Récit de l'agression (qui, quoi, quand, où)
- Pénétration, éjaculation, actes extragénitaux
- Activités depuis l'agression (p. ex., un changement de vêtements, un bain, une douche vaginale)
- Sécurité de la cliente
- Antécédents en matière de menstruations et de contraception
- Antécédents médicaux
- État psychologique
- Symptômes actuels

Examen clinique général

- Signes vitaux et apparence générale
- Traumas extragénitaux (bouche, seins, cou)
- Coupures, ecchymoses, égratignures (à prendre en photo)

Examen pelvien

- Trauma vulvaire, érythème ; état de l'hymen, de l'anus et du rectum
- Cheveux emmêlés ou détachés
- Examen vaginal à l'aide d'un spéculum non lubrifié pour évaluer la présence de sperme, de sang et de lacérations

- Mesure de la taille de l'utérus
- Examen des annexes de l'utérus, avec attention particulière aux hématomes

Échantillons pour laboratoire

- Échantillons du contenu du dôme vaginal
- Frottis vaginaux (examen au microscope : trichomonas et sperme)
- Frottis et écouvillons oraux et rectaux si nécessaire
- Échantillons de sang (test VDRL [Laboratoire de recherche sur les maladies vénériennes], test de grossesse ; tests sérologiques : VIH et hépatite B)
- Congélation d'un échantillon sérique pour tests ultérieurs
- Cultures (col et autres régions, au besoin : gonorrhée et chlamydia)
- Raclures d'ongles
- Échantillons de poils pubiens
- Tonte des poils pubiens emmêlés

Traitement

- Soins des blessures et du traumatisme psychologique
- Prophylaxie contre les ITSS, le tétanos et l'hépatite B
- Suivi du test de grossesse deux ou trois semaines plus tard (au besoin)
- Tests de détection du VIH, de la syphilis et de l'hépatite B six à huit semaines plus tard
- Défense des droits de la cliente
- Recommandations de suivi et de consultation dans un centre d'aide aux victimes d'agression sexuelle

collecte de données requiert le consentement éclairé et écrit de la femme. Tout objet recueilli doit être enregistré, étiqueté et remis à la personne concernée, comme le pathologiste ou un policier. Ce matériel doit être manipulé par le moins de personnes possible, et toutes les personnes responsables de son entreposage et de sa manutention doivent signer un registre. Si la victime décide de porter plainte contre son agresseur, bon nombre de ces éléments pourront faire partie de la preuve. Le maintien de leur intégrité est donc essentiel. La participation de l'infirmière au processus médico-légal peut varier d'un établissement à l'autre.

Les antécédents gynécologiques et sexuels de la victime, le récit de l'agression (qui, quoi, quand et où) et un examen clinique général et pelvien

permettent d'ajouter de l'information sur l'incident. Des analyses de laboratoire sont effectuées dans le but d'établir la présence de sperme dans le vagin et déterminer l'existence d'une ITSS ou d'une grossesse.

Le suivi physiologique et psychologique est essentiel. Pendant le premier mois suivant l'agression, la femme devrait être revue chaque semaine. C'est la période durant laquelle les réactions psychologiques les plus graves sont à craindre. Les professionnels de la santé devraient toujours avoir en main les coordonnées et les noms des responsables des ressources locales pour victimes d'agression sexuelle, y compris les centres d'aide, les autorités judiciaires et policières et les services sociaux.

Soins et traitements infirmiers

CLIENTE VICTIME D'UNE AGRESSION SEXUELLE

L'infirmière doit inciter les femmes à se familiariser avec les techniques de prévention **ENCADRÉ 65.12**. Elle doit aussi les encourager à apprendre les bases de l'autodéfense, en s'inscrivant, par exemple, aux cours offerts par le YWCA ou dans certaines écoles secondaires. En s'exerçant aux diverses techniques avec un ami, elles renforceront leur confiance en leur capacité à se défendre. La pratique de l'autodéfense rend la femme moins vulnérable et plus autonome.

Quand une victime d'agression sexuelle est admise à l'urgence ou dans une clinique, un endroit offrant du calme et de l'intimité devrait être choisi pour effectuer l'évaluation initiale et les examens subséquents. La cliente ne doit pas être laissée seule. Lorsque c'est possible, la même infirmière devrait s'occuper d'elle pendant toute la durée de son séjour pour lui procurer tout le soutien psychologique nécessaire. Il est possible que les gestes et paroles de la cliente soient incohérents, confus ou inconvenants au moment où elle relate l'incident. L'infirmière doit se garder de la juger.

En général, des sentiments et pensées très divers se bousculent dans l'esprit de la victime, qui éprouve un grand besoin de trouver une oreille attentive. Le fait de parler peut l'aider à se sentir mieux et à comprendre ses réactions face à l'événement. Si l'infirmière l'écoute attentivement, la cliente sentira qu'elle n'est pas seule ; cela l'aidera à mieux maîtriser la situation.

Il convient d'évaluer le degré de stress de la cliente avant de la préparer aux diverses étapes qui suivent. L'infirmière doit l'aider à faire appel à ses mécanismes d'adaptation. Elle doit lui expliquer ce à quoi elle doit

s'attendre et ce qui est attendu d'elle, en précisant le pourquoi des différentes étapes de la procédure. Comme l'examen pelvien risque de déclencher un douloureux retour en arrière sur l'agression, l'infirmière doit d'abord répondre à toutes ses questions, puis lui proposer sa présence rassurante au cours de la procédure.

Une fois les examens terminés, l'infirmière doit veiller au confort physique de la cliente. Elle devra peut-être changer de vêtements, car ceux qu'elle portait en arrivant peuvent être tachés ou souillés, ou avoir été conservés en tant qu'éléments de preuve. La plupart des victimes d'agression sexuelle se sentent sales et ont besoin d'un endoit pour se laver, ainsi que d'un rince-bouche, en particulier si elles ont été contraintes de pratiquer une fellation. Le fait de boire et de manger peut aussi contribuer à la réconforter. L'infirmière doit s'entretenir avec elle de la possibilité d'une grossesse et peut lui offrir une « pilule du lendemain » (Plan B[MD]) comme contraceptif d'urgence.

Au moment où la cliente quitte l'hôpital, l'infirmière doit s'assurer qu'elle dispose d'un moyen de transport pour rentrer chez elle. Si aucun ami ou membre de sa famille n'est disponible, l'hôpital ou la clinique doit faire appel à un organisme communautaire *ad hoc*. Il ne faut surtout pas la laisser rentrer seule. Le conjoint et la famille de la cliente peuvent avoir une influence tant positive que négative sur la cliente.

De nombreuses localités sont pourvues d'un centre d'aide aux victimes d'agression sexuelle. Ces organismes de service public font appel à des bénévoles, professionnels ou non, qui sont spécialement formés pour offrir un soutien psychologique. Ils défendent les intérêts des victimes en veillant à ce qu'elles soient traitées avec dignité tout au long des procédures médicales et policières. Ils offrent divers types d'assistance : service de consultation à court terme aux victimes et à leur famille, assistance judiciaire, éducation populaire sur les enjeux soulevés par le viol.

Capsule Jugement clinique

Marine est âgée de 16 ans. Elle arrive chez vous en demandant à voir votre fille, qui est son amie. Vous la trouvez bizarre : elle a l'air d'avoir pleuré, mais elle est complètement renfermée sur elle-même. Comme elle habite assez loin, elle veut prendre une douche, car elle dit avoir eu trop chaud. Grâce à votre fille, vous arrivez à savoir qu'elle a subi une agression sexuelle.

Pourquoi ne doit-elle pas se laver et se changer avant d'aller à l'urgence ?

ENCADRÉ 65.12 — Prévention des agressions sexuelles

Les instructions suivantes doivent faire partie de la formation sur la prévention des agressions sexuelles.

- Éclairez en permanence toutes les entrées de la maison.
- Laissez les portes verrouillées et n'ouvrez pas aux inconnus ; demandez à tout employé de service public qui se présente de s'identifier.
- Ne rendez pas public le fait que vous vivez seule ; dans l'annuaire ou sur votre boîte aux lettres, n'indiquez que l'initiale de votre prénom et votre nom de famille ; au téléphone, ne dites jamais à un inconnu que vous êtes seule à la maison.
- Évitez de marcher seule dans les endroits déserts ; gagnez le stationnement avec un ami ; assurez-vous que vous vous voyez tous deux quitter les lieux.

- Ayez vos clés en main à l'approche de votre voiture ou de votre maison.
- Quand vous conduisez, verrouillez toutes les portes et fermez toutes les fenêtres de votre auto.
- N'entrez pas dans un ascenseur avec une personne suspecte ; prétendez avoir oublié quelque chose et sortez.
- En société, assurez-vous que ce que vous dites correspond bien à ce que vous pensez, et que votre langage corporel et le ton de votre voix traduisent bien vos réponses.
- Faites preuve de prudence dans vos communications en ligne.
- Munissez-vous d'un sifflet au son strident et utilisez-le si vous croyez être en danger.
- Criez « Au feu ! » si on vous attaque et courez jusqu'à un endroit éclairé.

Analyse d'une situation de santé — Jugement clinique

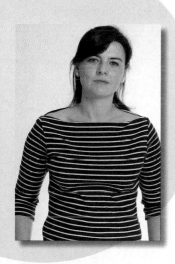

Martine Lesourd, âgée de 34 ans, est mère de 2 enfants de 10 et 12 ans. Après un divorce difficile il y a plusieurs années, elle a un nouveau conjoint et ils ont décidé d'avoir un enfant. Elle est hospitalisée pour suspicion de grossesse ectopique.

Enceinte de quelques semaines, elle souffre depuis quelques jours surtout de crampes abdominales douloureuses ; elle a aussi quelques saignements vaginaux irréguliers.

Elle ne comprend pas très bien ce qui se passe car ses autres grossesses s'étaient bien passées. Elle se demande ce qui a pu favoriser la grossesse ectopique et est inquiète des conséquences que cela pourrait avoir sur des grossesses ultérieures.

MISE EN ŒUVRE DE LA DÉMARCHE DE SOINS

Collecte des données – Évaluation initiale – Analyse et interprétation

1. Relevez trois données précises permettant d'étayer le diagnostic de grossesse ectopique de madame Lesourd.
2. Quelles questions (3) l'infirmière peut-elle poser pour évaluer les sources de l'inquiétude de madame Lesourd ?
3. Madame Lesourd pourrait éprouver d'autres symptômes en lien avec la grossesse ectopique. Citez-en au moins deux.
4. En analysant les données du deuxième paragraphe de la mise en contexte, quel problème prioritaire nécessitant un suivi clinique identifiez-vous chez la cliente ?

SOLUTIONNAIRE

www.cheneliere.ca/lewis

Extrait

CONSTATS DE L'ÉVALUATION									
Date	Heure	N°	Problème ou besoin prioritaire		Initiales	RÉSOLU/SATISFAIT			Professionnels/ Services concernés
						Date	Heure	Initiales	
2011-04-28	13:45	2							

Signature de l'infirmière	Initiales	Programme/Service	Signature de l'infirmière	Initiales	Programme/Service
		3e CD – Gynécologie			

5. L'infirmière constate que madame Lesourd manifeste de l'anxiété par rapport à son état de santé actuel. Quelles données l'amènent à cette conclusion ?

Planification des interventions – Décisions infirmières

6. Que manque-t-il à cette intervention pour qu'elle soit plus facilement applicable : *évaluer la douleur abdominale fréquemment* ?

7. Comment les saignements vaginaux peuvent-ils être évalués objectivement ?

Évaluation des résultats – Évaluation en cours d'évolution

8. Dans l'évaluation de l'évolution du problème prioritaire de la cliente (inscrit comme bonne réponse dans l'extrait du plan thérapeutique infirmier), quel résultat observez-vous ?

9. Quelles observations (3) indiqueraient que madame Lesourd est moins anxieuse ?

Application du modèle de pensée critique

Dans l'application de la démarche de soins auprès de madame Lesourd, l'infirmière a recours aux éléments du modèle de la pensée critique pour analyser la situation de santé de la cliente et en comprendre les enjeux. La **FIGURE 65.17** résume les caractéristiques de ce modèle en fonction des données de cette cliente, mais elle n'est pas exhaustive.

Vers un jugement clinique

Connaissances

- Physiopathologie de la grossesse ectopique
- Facteurs favorisants
- Manifestations cliniques
- Traitement non chirurgicaux et chirurgicaux d'une grossesse ectopique
- Évolution et complications possibles
- Réactions psychologiques d'une femme qui doit faire le deuil d'une grossesse

Expériences

- Soins aux clientes présentant une grossesse ectopique
- Soins à des femmes qui subissent une interruption de leur grossesse
- Expérience personnelle de grossesse interrompue de façon involontaire

ÉVALUATION

- Caractéristiques symptomatologiques de l'évolution d'une grossesse ectopique chez madame Lesourd (douleur abdominale, saignements)
- Perception que la cliente a de la situation (niveau de connaissances et de compréhension des symptômes)
- Prédispositions de la cliente à comprendre l'information (ouverture, volonté)
- Motivation à gérer ce problème de façon constructive (expérience de vie)
- Réactions du conjoint (soutien, rejet, anxiété)
- Indices du niveau d'anxiété de madame Lesourd

Norme

- Respect du suivi clinique standard local d'une grossesse ectopique

Attitudes

- Ne pas banaliser l'expérience vécue par madame Lesourd (p. ex., lui dire : « Vous avez déjà deux enfants »)
- Aider madame Lesourd à avoir une vision claire de la situation et à accepter de faire son deuil de la grossesse interrompue
- Rassurer sur l'impact quant aux grossesses futures
- Encourager le conjoint à apporter son soutien à madame Lesourd

FIGURE 65.17

Application de la pensée critique à la situation de santé de madame Lesourd

■ ■ ■ À retenir

VERSION REPRODUCTIBLE

www.cheneliere.ca/lewis

- Un couple est considéré comme ayant un problème d'infertilité quand aucune conception ne survient au bout d'un an de rapports sexuels réguliers et sans protection.

- L'infertilité peut provenir de l'un ou l'autre ou des deux membres du couple.

- Un avortement spontané consiste en l'interruption naturelle d'une grossesse avant 20 semaines de gestation.

- Un avortement provoqué consiste en l'interruption volontaire d'une grossesse ; il peut être pratiqué pour des raisons personnelles ou médicales.

- Le syndrome prémenstruel est un ensemble complexe de symptômes associé à la phase lutéale du cycle menstruel.

- L'algoménorrhée se manifeste par des crampes abdominales douloureuses ou incommodantes associées au flux menstruel.

- Une grossesse ectopique consiste en l'implantation d'un ovule fécondé à l'extérieur de l'utérus.

- La chirurgie demeure le principal mode de traitement de la grossesse ectopique.

- La périménopause est un passage normal dans la vie d'une femme, qui s'amorce dès les premiers signes de changement du cycle menstruel et qui prend fin après l'arrêt des menstruations.

- L'endométriose consiste en la présence de tissus endométriaux à l'extérieur de la cavité utérine.

- La seule façon de venir à bout de l'endométriose est de procéder à la résection chirurgicale des tissus endométriaux.

- La majorité des femmes chez qui des léiomyomes apparaissent ne présentent aucun symptôme.

- Le test de Papanicolaou (test Pap) permet de diagnostiquer de façon précise et précoce le cancer du col de l'utérus, et de dépister des lésions précancéreuses, dont le traitement peut prévenir l'évolution vers un cancer du col de l'utérus.

- Le cancer de l'endomètre est la lésion maligne de l'appareil génital féminin la plus répandue.

- Le cancer de l'endomètre présente un taux de mortalité relativement bas, car la plupart des cas font l'objet d'un diagnostic précoce.

- Le plus important facteur de risque du cancer de l'ovaire provient des antécédents familiaux (une ou plusieurs personnes ayant un lien parental du premier degré) ou personnels de cancer du sein ou du côlon ainsi que de cancer colorectal héréditaire sans polypose.

- Les soins actifs à une victime d'agression sexuelle ont pour priorité absolue d'assurer sa sécurité psychologique et physique.

Pour en **savoir** plus

VERSION COMPLÈTE ET DÉTAILLÉE

www.cheneliere.ca/lewis

 Références Internet

Organismes et associations

Association des obstétriciens et gynécologues du Québec
www.gynecoquebec.com

Cancer de l'ovaire Canada
www.ovariancanada.org

Réseau canadien pour la santé des femmes
www.cwhn.ca

Société canadienne du cancer
www.cancer.ca

Société des obstétriciens et gynécologues du Canada
www.sogc.org

Organismes gouvernementaux

MSSS > Problèmes sociaux > Agressions sexuelles
www.msss.gouv.qc.ca

Références générales

mamenopause.ca
www.menopauseandu.ca

PasseportSanté.net
Le site contient des fiches détaillées sur l'aménorrhée, le cancer de l'endomètre, le cancer du col de l'utérus, l'endométriose et la ménopause.
www.passeportsante.net

Infiressources > Banques et recherche > Pathologies > Gynécologie
www.infiressources.ca

 Monographies

Organisation mondiale de la santé (2007). *La lutte contre le cancer du col de l'utérus : Guide des pratiques essentielles.* **Genève : OMS.**

65

CHAPITRE

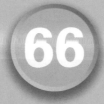

66

Écrit par :
Shannon Ruff Dirksen, RN, PhD

Adapté par :
Suzanne Provencher, inf., B. Sc.

INTERVENTIONS CLINIQUES

Troubles du système reproducteur de l'homme

Objectifs

Après avoir lu ce chapitre, vous devriez être en mesure :

- de décrire la physiopathologie de l'hyperplasie bénigne de la prostate, ses manifestations cliniques et le processus thérapeutique en interdisciplinarité ;

- de décrire les soins et traitements infirmiers de l'hyperplasie bénigne de la prostate ;

- de décrire la physiopathologie du cancer de la prostate, ses manifestations cliniques et le processus thérapeutique en interdisciplinarité ;

- d'expliquer les soins et traitements infirmiers du cancer de la prostate ;

- de préciser la physiopathologie, les manifestations cliniques, le processus thérapeutique en interdisciplinarité de la prostatite ainsi que des problèmes du pénis et du scrotum ;

- d'expliquer les manifestations cliniques et le processus thérapeutique en interdisciplinarité du cancer testiculaire ;

- de décrire la physiopathologie, les manifestations cliniques et le processus thérapeutique en interdisciplinarité des problèmes liés au fonctionnement sexuel de l'homme ;

- de résumer les conséquences psychologiques et émotionnelles liées aux problèmes reproducteurs de l'homme.

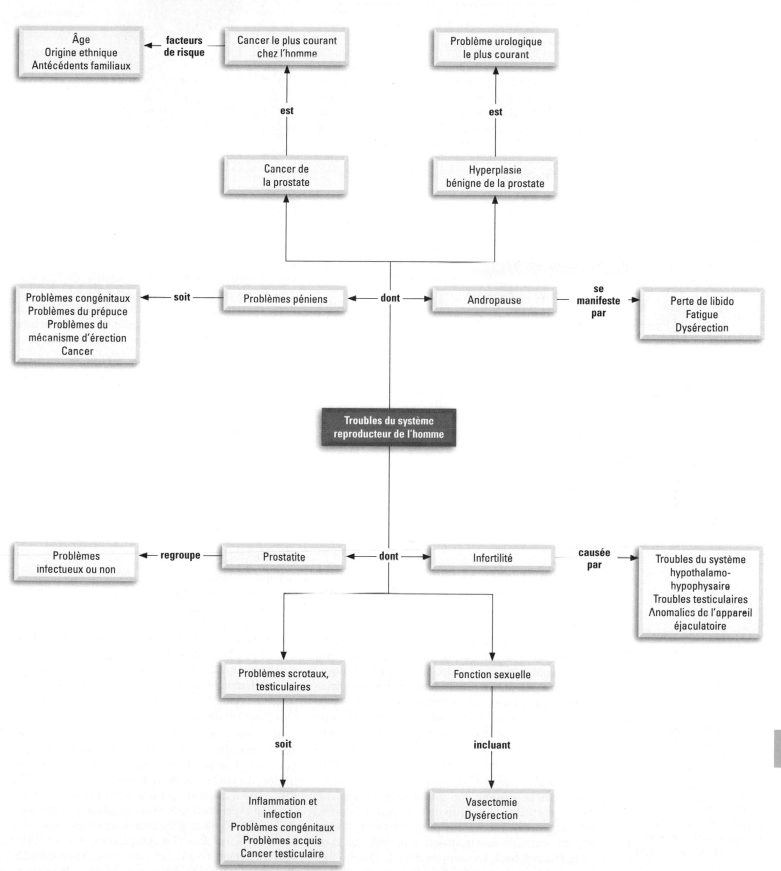

■ ■ ■ Concepts **clés**

Cette carte conceptuelle illustre schématiquement les principaux concepts décrits dans le présent chapitre. Sa lecture vous permettra d'avoir une vue d'ensemble des notions qui y sont présentées.

Âge
Origine ethnique
Antécédents familiaux

facteurs de risque

Cancer le plus courant chez l'homme

Problème urologique le plus courant

est

est

Cancer de la prostate

Hyperplasie bénigne de la prostate

Problèmes congénitaux
Problèmes du prépuce
Problèmes du mécanisme d'érection
Cancer

soit

Problèmes péniens

dont

Andropause

se manifeste par

Perte de libido
Fatigue
Dysérection

Troubles du système reproducteur de l'homme

Problèmes infectueux ou non

regroupe

Prostatite

dont

Infertilité

causée par

Troubles du système hypothalamo-hypophysaire
Troubles testiculaires
Anomalies de l'appareil éjaculatoire

Problèmes scrotaux, testiculaires

Fonction sexuelle

soit

incluant

Inflammation et infection
Problèmes congénitaux
Problèmes acquis
Cancer testiculaire

Vasectomie
Dysérection

66

66.1 | Problèmes de la glande prostatique

66.1.1 Hyperplasie bénigne de la prostate

L'**hyperplasie bénigne de la prostate (HBP)** est un élargissement bénin de la prostate **FIGURE 66.1**. Il s'agit du problème urologique le plus courant chez l'homme adulte. L'HBP affecte environ 50 % des hommes âgés de plus de 50 ans et plus de 90 % des hommes âgés de plus de 80 ans. Environ 25 % des hommes ont besoin d'être traités lorsqu'ils atteignent l'âge de 80 ans (Weinstein, 2008).

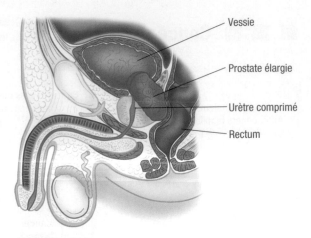

FIGURE 66.2

Hyperplasie bénigne de la prostate – La prostate élargie comprime l'urètre.

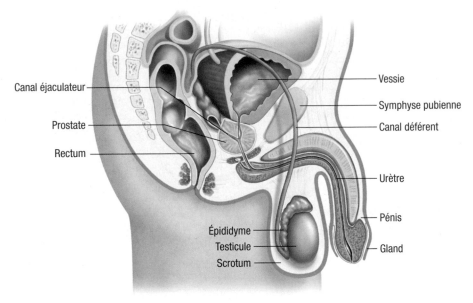

FIGURE 66.1

Zones de l'appareil reproducteur masculin où les problèmes sont susceptibles d'apparaître

Étiologie et physiopathologie

Bien que les causes de l'HBP ne soient pas entièrement connues, elle est présumée résulter de changements endocriniens liés au processus du vieillissement (Edwards, 2008). Les causes possibles incluent l'accumulation excessive de dihydrotestostérone (principal androgène intraprostatique) qui stimule la prolifération des cellules de la prostate. La diminution de la testostérone qui se produit avec le vieillissement se traduit par une proportion plus élevée d'œstrogènes dans le sang. Selon cette hypothèse, ce déséquilibre pourrait entraîner la croissance des cellules prostatiques.

Généralement, l'HBP apparaît dans la partie interne de la prostate. (Le cancer de la prostate est plus susceptible de croître dans la partie externe.) Cet élargissement comprime progressivement l'urètre et peut entraîner une obstruction partielle ou complète **FIGURE 66.2**. La compression de l'urètre finit par provoquer des symptômes cliniques. Il n'y a pas

de relation directe entre la taille de la prostate et le degré d'obstruction. C'est la localisation de l'élargissement qui est le plus important dans l'apparition des symptômes d'obstruction. Par exemple, il se peut qu'une hyperplasie légère entraîne une obstruction grave tout comme une hyperplasie importante peut causer peu de symptômes d'obstruction.

Les facteurs de risque de l'HBP autres que le vieillissement n'ont pas été clairement établis. Les facteurs de risque modifiables qui peuvent augmenter le risque d'HBP sont l'obésité (surtout un tour de taille important), l'inactivité physique, la consommation d'alcool et de tabac, ainsi que le diabète (National Kidney and Urologic Diseases Information Clearinghouse [NKUDIC], 2009b). Les antécédents familiaux d'HBP chez des membres de la famille du premier degré peuvent aussi être un facteur de risque (Parsons & Kashefi, 2008).

Manifestations cliniques

Les manifestations cliniques résultent de l'obstruction urinaire. Les symptômes du client apparaissent généralement progressivement, et l'élargissement prostatique peut être présent depuis un certain temps avant que le client ne le remarque. Les premiers symptômes sont généralement minimes parce que la vessie peut compenser une petite résistance à l'écoulement de l'urine. Les symptômes empirent progressivement au fur et à mesure que le degré de l'obstruction urétrale augmente.

Il existe deux groupes de symptômes : obstructifs et irritatifs. Les symptômes obstructifs causés par l'élargissement de la prostate sont une diminution du calibre et de la force du jet urinaire, la difficulté à commencer à uriner, l'intermittence (arrêt et reprise du flux urinaire plusieurs fois lors de la miction) et la persistance de l'égouttement à la fin de la miction. Ces symptômes sont attribuables à la rétention urinaire. Les symptômes irritatifs comprennent la fréquence de la miction, la miction impérieuse, la dysurie, les douleurs de la vessie, la nycturie et l'incontinence, et sont associés à une inflammation ou à une infection. L'index des symptômes de l'American Urological Association (AUA) est un outil largement utilisé pour évaluer les symptômes relatifs à la miction liés à l'obstruction **TABLEAU 66.1**. Cet outil no permct pas de poser un diagnostic, mais il est utile pour déterminer l'étendue des symptômes (Barry *et al.*, 1992). Plus les résultats obtenus sont élevés, plus les symptômes sont sévères.

Complications

Les complications causées par l'obstruction urinaire sont relativement rares dans le cas de l'HBP. La rétention urinaire aiguë est une complication qui se manifeste par l'incapacité soudaine d'uriner et par la douleur à la miction. Le traitement consiste à insérer un cathéter pour vider la vessie. La chirurgie peut aussi être indiquée.

L'autre complication est l'infection des voies urinaires. L'évacuation incomplète de la vessie (liée à l'obstruction partielle) entraîne la présence d'urine résiduelle, ce qui crée un environnement favorable à la croissance des bactéries. Des calculs peuvent aussi se former dans la vessie à cause de l'alcalinisation de l'urine résiduelle. Les calculs vésicaux sont plus courants chez les hommes souffrant d'HBP même si le risque n'augmente pas de façon significative. Les autres complications possibles sont l'insuffisance rénale causée par l'**hydronéphrose**, la **pyélonéphrite** et les dommages à la vessie si le traitement de la rétention aiguë de l'urine est retardé.

Hydronéphrose : Distension du pelvis et des calices rénaux causée par l'incapacité de l'urine à s'écouler par l'uretère jusqu'à la vessie.

Pyélonéphrite : Affection inflammatoire d'origine bactérienne intéressant le bassinet et le parenchyme rénal.

TABLEAU 66.1	Index des symptômes de l'American Urological Association (AUA) pour déterminer la gravité des problèmes prostatiques					
QUESTIONS	**RÉSULTAT DE L'INDEX DES SYMPTÔMES DE L'AUA[a] (encercler un chiffre sur chaque ligne)**					
Au cours du mois dernier :	**Pas du tout**	**Moins de 1 fois sur 5**	**Moins de la moitié du temps**	**Environ la moitié du temps**	**Plus de la moitié du temps**	**Presqc toujours**
1. À quelle fréquence avez vous cu l'impression de ne pas vider entièrement votre vessie après avoir terminé d'uriner ?	0	1	2	3	4	5
2. Combien dc fois avez-vous eu besoin d'uriner de nouveau moins de deux heures après avoir fini dc lc faire ?	0	1	2	3	4	5
3. Combien de fois vous êtes-vous arrêté d'uriner et avez-vous recommencé plusieurs fois ?	0	1	2	3	4	5
4. Combien de fois avez-vous eu de la difficultć à retarder la miction ?	0	1	2	3	4	5
5. Combien de fois avez-vous eu un faible débit urinaire ?	0	1	2	3	4	5
6. Combien de fois avez-vous dû pousser ou faire un effort pour uriner ?	0	1	2	3	4	5
7. Combien de fois vous êtes-vous générale-ment levé pour uriner entre le coucher le soir et le lever le matin ?	0 (Aucune)	1 (1 fois)	2 (2 fois)	3 (3 fois)	4 (4 fois)	5 (5 fois ou plus)
Somme des chiffres encerclés (résultat de l'index des symptômes de l'AUA) :						

[a] Le résultat est interprété comme suit : 0-7, léger ; 8-19, modéré ; 20-35, grave.

Source : Barry *et al.* (1992). Utilisé avec l'autorisation de l'AUA.

Examen clinique et examens paracliniques

Les principales méthodes de diagnostic de l'HBP sont l'anamnèse et l'examen physique. (Les examens paracliniques sont décrits dans l'**ENCADRÉ 66.1**. La prostate peut être palpée au cours d'un examen rectal digital (ERD), ce qui permet d'estimer la taille, la symétrie et la consistance de la glande prostatique. En cas d'HBP, la prostate est symétriquement élargie, ferme et lisse.

D'autres examens paracliniques peuvent être indiqués selon le type et la gravité des symptômes et des résultats cliniques. Une analyse des urines avec culture est couramment effectuée pour déterminer la présence d'infection. La présence de bactéries, de globules blancs ou d'hématurie microscopique indique une infection ou une inflammation. Le taux sanguin d'antigène prostatique spécifique (APS) est généralement mesuré pour exclure l'hypothèse de cancer de la prostate (Ferri, 2009). Cependant, le taux d'APS peut être légèrement élevé chez les clients atteints d'HBP. Un examen du taux sérique de créatinine peut être effectué pour éliminer l'hypothèse d'insuffisance rénale.

Chez les clients dont l'ERD est anormal et le taux d'APS est élevé, il est généralement indiqué de pratiquer une échographie transrectale. Cet examen permet une évaluation précise de la taille de la prostate et aide à différencier l'HBP du cancer de la prostate. Une biopsie peut être effectuée pendant l'échographie. La débimétrie urinaire, une étude qui mesure le volume d'urine évacué de la vessie par seconde, aide à déterminer l'étendue du blocage urétral et donc le type de traitement nécessaire. Le volume de l'urine résiduelle postmictionnelle est souvent mesuré pour déterminer le degré d'obstruction du flux urinaire. La cystoscopie, une intervention qui permet la visualisation interne de l'urètre et de la vessie, est effectuée lorsque le diagnostic est incertain et chez les clients pour lesquels une prostatectomie est prévue.

Processus thérapeutique en interdisciplinarité

Les objectifs du processus thérapeutique en interdisciplinarité sont : 1) rétablir le drainage de la vessie ; 2) soulager les symptômes du client ; 3) prévenir ou traiter les complications de l'HBP. En général, le traitement dépend davantage de la présence de symptômes dérangeants pour le client ou de complications, plutôt que de la taille de la prostate. Le traitement de l'HBP a connu des changements majeurs au cours des dernières années. Pour certains clients, la pharmacothérapie et les interventions à effraction minimale représentent des options thérapeutiques envisageables à la place de l'intervention chirurgicale.

Le traitement initial le plus conservateur est appelé observation vigilante. Lorsqu'il n'y a pas de symptômes ou que ceux-ci sont légers (résultats à l'index des symptômes de l'AUA allant de 0 à 7), une approche attentiste est adoptée (Rakel & Bope, 2008). Comme certains clients ont des symptômes qui apparaissent et qui disparaissent, l'approche conservatrice a son utilité. Les changements de régime (diminution de la consommation de caféine et des édulcorants de synthèse, limitation des aliments épicés ou acides), l'évitement de

---

Processus diagnostique et thérapeutique

| ENCADRÉ 66.1 | **Hyperplasie bénigne de la prostate** |

Examen clinique et examens paracliniques

- Anamnèse et examen physique
- Examen rectal digital
- Analyse d'urine avec culture
- Antigène prostatique spécifique
- Taux sérique de créatinine
- Urine résiduelle postmictionnelle
- Échographie transrectale
- Débimétrie urinaire
- Cystoscopie

Processus thérapeutique

- Traitement classique (observation vigilante)
- Pharmacothérapie
  - Inhibiteurs de l'enzyme 5-α-réductase (p. ex., le finastéride [Proscar[MD]], le dutastéride [Avodart[MD]])

- Bloqueurs des récepteurs α-adrénergiques (p. ex., l'alfuzosine [Xatral[MD]], la doxazosine [Cardura[MD]], la prazosine [Apo-Prazo[MD]], la térazosine [Hytrin[MD]], la tamsulosine [Flomax[MD]])
- Traitement à effraction minimale
  - Thermothérapie transurétrale à microondes
  - Thermoablation transurétrale
  - Prostatectomie au laser
  - Électrovaporisation transurétrale de la prostate
  - Endoprothèses urétrales intraprostatiques
- Traitement chirurgical
  - Prostatectomie transurétrale
  - Incision transurétrale de la prostate
  - Prostatectomie ouverte

médicaments comme les décongestionnants et les anticholinergiques ainsi que la restriction de la consommation de fluides le soir peuvent améliorer les symptômes. Le fait d'uriner à intervalles réguliers peut réduire ou éliminer les symptômes, ce qui écarte la nécessité de pratiquer une intervention. Si le client commence à manifester des signes ou des symptômes qui indiquent une progression de l'obstruction, d'autres traitements sont indiqués.

Pharmacothérapie

Les médicaments utilisés pour traiter l'HBP, avec un degré d'efficacité variable, sont les inhibiteurs de l'enzyme 5-α-réductase et les bloqueurs des récepteurs α-adrénergiques. Les chercheurs ont démontré que les thérapies combinées qui utilisent ces deux types de médicaments étaient plus efficaces pour réduire les symptômes que le recours à un seul médicament (National Institute of Diabetes and Digestive and Kidney Diseases [NIDDK], 2009).

| Inhibiteurs de l'enzyme 5-α-réductase | Ces médicaments réduisent la taille de la glande prostatique. Le finastéride (Proscar^{MD}) inhibe l'enzyme 5-α-réductase qui est nécessaire pour convertir la testostérone en dihydroxytestostérone, le principal androgène intraprostatique. Ce médicament a pour effet de faire régresser le tissu hyperplasique en supprimant les androgènes locaux. Le finastéride constitue un choix de traitement approprié pour les personnes dont les symptômes sont modérés à graves selon le résultat à l'index des symptômes de l'AUA **TABLEAU 66.1**. Plus de 50 % des hommes traités avec ce médicament connaissent une amélioration de leurs symptômes; cependant, ce dernier n'est efficace qu'au bout de 6 mois environ. De plus, le médicament doit être pris continuellement pour maintenir les résultats thérapeutiques. Les taux sériques d'APS diminuent de presque 50 % lors de la prise de finastéride. Ce médicament peut aussi réduire le risque de cancer de la prostate lorsqu'il est utilisé pour soulager les symptômes de l'HBP (National Cancer Institute, 2009a). Le dutastéride (Avodart^{MD}) a le même effet que le finastéride sur le tissu prostatique et est un double inhibiteur des isoenzymes 5-α-réductase de types 1 et 2, alors que le finastéride inhibe uniquement l'isoenzyme de type 2. Les effets secondaires des inhibiteurs de l'enzyme 5-α-réductase sont la diminution de la libido, la diminution du volume de l'éjaculat et la dysérection.

| Bloqueurs des récepteurs α-adrénergiques | L'autre possibilité de traitement de l'HBP est l'utilisation d'agents qui bloquent les récepteurs α1-adrénergiques de façon sélective. Ces récepteurs sont abondants dans la prostate et augmentent dans le tissu prostatique hyperplasique. Bien que ces bloqueurs soient plus couramment utilisés dans le traitement de l'hypertension, ces médicaments favorisent la relaxation du muscle lisse dans la prostate. La relaxation du muscle finit par faciliter le flux urinaire via l'urètre. Actuellement, les bloqueurs des récepteurs α-adrénergiques sont les médicaments les plus largement prescrits aux hommes atteints d'HBP qui ont des symptômes modérés et qui n'ont pas d'autres complications. Ces agents démontrent une efficacité de 50 à 60 % en matière d'amélioration des symptômes. Les symptômes s'améliorent au bout de deux à trois semaines.

Plusieurs bloqueurs des récepteurs α-adrénergiques sont utilisés actuellement, notamment l'alfuzosine (Xatral^{MD}), la doxazosine (Cardura^{MD}), la prazosine (Apo-Prazo^{MD}, Novo-Prazin^{MD}, Nu-Prazo^{MD}), la térazosine (Hytrin^{MD}) et la tamsulosine (Flomax^{MD}). Les effets secondaires sont l'hypotension orthostatique, les vertiges, l'éjaculation rétrograde et la congestion nasale. Il faut souligner que même si ces médicaments procurent un soulagement symptomatique de l'HBP, ils ne traitent pas l'hyperplasie.

| Phytothérapie | Des extraits de plantes ont été utilisés pour soulager l'HBP. Certains clients prennent des extraits de plantes comme le chou palmiste nain (*Serenoa repens*) **ENCADRÉ 66.2**. Une recension des données probantes indique que le chou palmiste nain n'est pas plus bénéfique qu'un placébo (Tacklind, MacDonald, Rutks, & Wilt, 2009).

Jugement clinique

Monsieur Réal Veilleux, qui est âgé de 57 ans, prend du finastéride (Proscar^{MD}) 1 mg die. Pourtant, il ne présente pas d'hypertrophie bénigne de la prostate.

Pour quelle raison prend-il ce médicament alors?

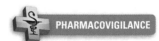

PHARMACOVIGILANCE

Finastéride (Proscar^{MD})

Inhibiteur de l'enzyme 5-α-réductase de type II

- Le client devrait être conscient du risque accru d'hypotension orthostatique avec l'utilisation concomitante de médicaments pour la dysérection.

- Les femmes qui sont enceintes ou qui pourraient l'être ne devraient pas manipuler les comprimés.

Approches complémentaires et parallèles en santé

ENCADRÉ 66.2 **Chou palmiste nain**

Résultats probants

- Certaines études suggèrent que le chou palmiste nain améliore les symptômes de l'HBP.

- Une étude complète et une recension systématique suggèrent que le chou palmiste nain n'est pas plus bénéfique que le placébo.

Recommandations pour la pratique infirmière

- Le chou palmiste nain ne réduit pas la taille de la prostate.

- Les effets secondaires les plus courants sont les nausées, les vomissements, la constipation, la diarrhée. Le fait de le prendre en mangeant peut diminuer ces effets.

- Les hommes devraient être encouragés à consulter un professionnel de la santé pour obtenir un diagnostic exact de l'HBP et un traitement approprié.

Références

Basé sur la littérature scientifique. Disponible sur le site www.naturalstandard.com.

Bent, D., Kane, C., Shinohara, K., Neuhaus, J., Hudes, E.S., Goldberg, H., *et al.* (2006). Saw palmetto for benign prostatic hyperplasia. *New Engl J Med*, *354*(6), 557.

Tacklind, J., MacDonald, R., Rutks, I., & Wilt, T.J. (2009). Serenoa repens for benign prostatic hyperplasia. *Cochrane Database System Rev*, 3.

66

Traitements à effraction minimale

Les traitements à effraction minimale constituent une autre option thérapeutique possible à la place de l'observation vigilante et des traitements effractifs **TABLEAU 66.2**. L'hospitalisation ou le cathétérisme ne sont généralement pas nécessaires et ces traitements entraînent moins d'effets indésirables. Cependant, comparés aux techniques effractives, plusieurs traitements à effraction minimale sont moins efficaces en ce qui a trait à l'amélioration du flux urinaire et des symptômes qui peuvent nécessiter un nouveau traitement (Lourenco *et al.*, 2008).

| **Thermothérapie par microondes transurétrales** | La thermothérapie par microondes transurétrales (TMTU) est une intervention pratiquée en consultation externe qui consiste à envoyer des microondes directement dans la prostate par une sonde transurétrale, afin d'élever la température du tissu prostatique à environ 45 °C. La chaleur tue le tissu et soulage l'obstruction. Une sonde de température rectale est utilisée pour s'assurer qu'elle reste inférieure à 43,5 °C, afin de prévenir les lésions du tissu rectal.

La rétention urinaire postopératoire est une complication courante. En conséquence, le client rentre généralement chez lui avec une sonde à demeure et la garde pendant deux à sept jours pour maintenir le débit urinaire et pour faciliter le passage de petits caillots ou de tissu nécrotique. Les antibiotiques, les analgésiques et les antispasmodiques pour la vessie sont utilisés pour traiter et prévenir les problèmes postopératoires. L'intervention ne convient pas aux hommes ayant des problèmes rectaux. Le

TABLEAU 66.2	Traitements à effraction minimale et traitements effractifs de l'hyperplasie bénigne de la prostate		
TRAITEMENT	**DESCRIPTION**	**AVANTAGES**	**INCONVÉNIENTS**
Traitements à effraction minimale			
Thermothérapie par microondes transurétrales	Utilisation de la chaleur rayonnante par microondes pour produire une nécrose de coagulation de la prostate	• Intervention pratiquée en consultation externe • Rareté de la dysérection et de l'éjaculation rétrograde	• Possibilité d'atteinte aux tissus environnants • Sonde urinaire nécessaire après l'intervention • Nécessité éventuelle de répéter le traitement
Ablation transurétrale par aiguille	Radiofréquence de basse amplitude utilisée pour chauffer la prostate, ce qui entraîne une nécrose	• Intervention pratiquée en consultation externe • Rareté de la dysérection et de l'éjaculation rétrograde • Application précise de la chaleur à la zone désirée • Très peu douloureux	• Rétention urinaire courante • Symptômes mictionnels irritants • Hématurie • Nécessité éventuelle de répéter le traitement dans les deux ans suivant la procédure
Prostatectomie au laser	Intervention par rayon laser pour couper ou détruire une partie de la prostate. Différentes techniques sont employées : – résection laser de la prostate sous contrôle visuel ; – technique par contact laser ; – photovaporisation de la prostate ; – coagulation interstitielle au laser.	• Intervention courte • Résultats comparables à ceux de la prostatectomie transurétrale • Saignement minimal • Rétablissement rapide • Amélioration rapide des symptômes • Grande efficacité	• Cathéter (jusqu'à sept jours) nécessaire après l'intervention à cause de l'œdème et de la rétention urinaire • Décollement du tissu nécrosé retardé • Plusieurs semaines nécessaires pour atteindre un effet optimal • Éjaculation rétrograde
Électrovaporisation transurétrale de la prostate	Vaporisation électrochirurgicale et dessiccation simultanées visant à détruire le tissu prostatique	• Risques minimes • Escarres et saignements minimes	• Éjaculation rétrograde • Hématurie intermittente

TABLEAU 66.2	Traitements à effraction minimale et traitements effractifs de l'hyperplasie bénigne de la prostate *(suite)*		
TRAITEMENT	**DESCRIPTION**	**AVANTAGES**	**INCONVÉNIENTS**
Endoprothèse urétrale intraprostatique	Insertion d'une prothèse métallique auto-extensible dans l'urètre où se trouve la région élargie de la prostate	• Sécuritaire et efficace • Faible risque	• Déplacement possible des prothèses • Effets à long terme inconnus
Traitements effractifs			
Prostatectomie transurétrale	Excision et cautérisation pour enlever le tissu prostatique par cystoscopie ; considérée comme le traitement le plus efficace de l'HBP	• Meilleur soulagement à long terme de l'obstruction prostatique • Dysérection improbable	• Saignement • Éjaculation rétrograde
Incision transurétrale de la prostate	Incision transurétrale dans le tissu prostatique pour soulager l'obstruction ; efficace pour les hommes chez qui l'élargissement prostatique est relativement faible	• Intervention pratiquée en consultation externe • Complications minimes • Faible occurrence de dysérection ou d'éjaculation rétrograde	• Sonde urinaire nécessaire après l'intervention • Nécessité éventuelle de répéter le traitement
Prostatectomie ouverte	Chirurgie de choix pour les hommes dont la prostate est grosse ou qui présentent des risques de complication ; incision externe avec deux approches possibles **FIGURE 66.5**	• Visualisation complète de la prostate et des tissus environnants • Généralement indiquée que pour une glande prostatique très grosse	• Dysérection • Saignement • Douleur postopératoire • Risque d'infection

client devrait cesser de prendre des anticoagulants 10 jours avant le traitement. Les effets indésirables légers sont des spasmes occasionnels de la vessie, l'**hématurie**, la dysurie et la rétention.

| Ablation transurétrale par aiguille | L'ablation transurétrale par aiguille (système TUNA) est une autre intervention qui consiste à augmenter la température du tissu prostatique, ce qui entraîne une nécrose localisée. Cette intervention est différente de la TMTU puisque la radiofréquence utilisée pour élever la température de la prostate est basse. Seul le tissu prostatique qui se trouve en contact direct avec l'aiguille est affecté, ce qui permet une plus grande précision au cours de l'ablation du tissu ciblé. L'étendue du tissu enlevé grâce à cette intervention dépend de la surface de contact (longueur de l'aiguille), de la quantité d'énergie appliquée et de la durée du traitement. La majorité des clients qui subissent cette intervention connaissent une amélioration de leurs symptômes, ce qui rend ce traitement attirant pour les hommes souffrant d'HBP.

Cette intervention, qui dure environ 30 minutes, est effectuée dans une unité de soins en consultation externe ou dans le cabinet d'un médecin sous anesthésie locale et sous sédation intraveineuse ou orale. Le client ressent généralement une petite douleur et peut reprendre rapidement ses activités régulières. Les complications sont la rétention urinaire, l'infection des voies urinaires et des symptômes irritants au moment de la miction (p. ex., la fréquence, la miction impérieuse, la dysurie). Certains clients ont besoin d'une sonde urinaire pour une courte durée. Ils souffrent souvent d'hématurie pendant presque une semaine.

| Prostatectomie au laser | Le recours à la thérapie au laser par guidage visuel ou par échographie est une option efficace qui peut être envisagée au lieu de la résection transurétrale de la prostate (RTUP) pour traiter l'HBP. Le faisceau laser est dirigé à travers l'urètre grâce à une fibre qui est aussi utilisée pour couper, coaguler et vaporiser le tissu prostatique. Il existe diverses procédures au laser qui utilisent différentes sources, longueurs d'onde et méthodes d'administration. L'intervention courante est la résection endoscopique laser de la prostate (système VLAP). Celle-ci utilise le rayon du laser pour produire des nécroses par coagulation de la prostate. Le tissu prostatique affecté passe progressivement dans l'écoulement urinaire. Cela prend plusieurs semaines avant d'obtenir des résultats optimaux à la suite de ce type de thérapie au laser. Après l'intervention, une sonde urinaire est insérée pour permettre le drainage.

Les techniques de contact avec laser supposent un contact direct entre le laser et le tissu prostatique. Ceci produit une vaporisation immédiate du tissu. Les vaisseaux sanguins situés près de l'extrémité du

Hématurie : Présence de sang dans l'urine.

66

laser sont cautérisés, aussi est-il rare que des saignements se produisent pendant l'intervention. Un cathéter à trois voies avec une irrigation lente par goutte-à-goutte est installé immédiatement après l'intervention pendant une courte période. Généralement, il est enlevé six à huit heures plus tard. Les avantages par rapport à la RTUP sont un saignement minimal pendant et après l'intervention, un rétablissement plus rapide et la capacité de pratiquer la chirurgie chez des clients qui prennent des anticoagulants.

La photovaporisation de la prostate (PVP) est une technique plus récente qui utilise un faisceau laser de couleur verte à forte puissance pour vaporiser le tissu prostatique (Murtagh & Foerster, 2006). L'amélioration du débit urinaire et des symptômes est presque immédiate après l'intervention. Le saignement est minime et une sonde est généralement introduite pendant 24 à 48 heures par la suite. La PVP fonctionne bien pour les glandes prostatiques plus grosses.

Une autre méthode de prostatectomie au laser est la coagulation interstitielle au laser. La prostate est visualisée grâce à un cystoscope. Le laser est utilisé pour traiter rapidement des zones précises de la prostate élargie avec des guides de rayons directement à l'intérieur du tissu prostatique.

| Endoprothèses urétrales intraprostatiques | Il est possible de soulager les symptômes d'obstruction chez les clients qui ne sont pas de bons candidats à la chirurgie en utilisant des endoprothèses urétrales intraprostatiques. Les endoprothèses sont placées directement dans le tissu prostatique. Les complications sont la douleur chronique, l'infection et l'incrustation. Les effets à long terme ne sont pas connus.

Traitements effractifs

Le traitement effractif de l'HBP symptomatique comprend principalement la résection ou l'ablation de la prostate. Le choix du traitement dépend de la taille et du lieu de l'élargissement prostatique ainsi que de facteurs personnels comme l'âge et le risque chirurgical. Les traitements effractifs sont résumés dans le **TABLEAU 66.2**.

Le traitement effractif est indiqué en cas d'une diminution du débit urinaire suffisante pour provoquer un inconfort, de la présence d'urine résiduelle persistante, d'une rétention urinaire aiguë due à l'obstruction sans cause précipitante réversible ou encore d'hydronéphrose. Le cathétérisme intermittent ou l'insertion d'une sonde à demeure peut temporairement réduire les symptômes et

permet de contourner l'obstruction. Cependant, il faudrait éviter d'utiliser un cathéter à long terme à cause du risque accru d'infection.

| Résection transurétrale de la prostate | La résection transurétrale de la prostate (RTUP) est une intervention chirurgicale visant à retirer le tissu prostatique à l'aide d'un résectoscope inséré dans l'urètre (De la Rosette, Graves, & Fitzpatrick, 2008). La RTUP a longtemps été considérée comme le traitement chirurgical idéal pour l'HBP avec obstruction. Bien que cette intervention soit la plus courante, son utilisation a diminué au cours des récentes années grâce au développement de technologies moins effractives (Steels, 2008).

La RTUP est pratiquée sous anesthésie rachidienne ou générale et nécessite une hospitalisation de un à deux jours. Aucune incision chirurgicale externe n'est pratiquée. L'intervention consiste à insérer un résectoscope dans l'urètre pour exciser et cautériser le tissu prostatique obstruant **FIGURE 66.3**. Un grand cathéter à trois voies avec ballonnet est inséré dans la vessie après l'intervention pour favoriser l'hémostase et pour faciliter le drainage urinaire. La vessie est irriguée soit continuellement, soit de façon intermittente, généralement pendant les premières 24 heures pour prévenir l'obstruction provoquée par les mucosités et les caillots sanguins.

Les résultats sont excellents dans 80 à 90 % des cas. Une amélioration marquée des symptômes et du rythme du débit urinaire est observée. La qualité de vie s'améliore également (Mishriki, Grimsley, Nabi, Martindale, & Cohen, 2008). La RTUP est une intervention chirurgicale relativement peu risquée. Les complications postopératoires possibles sont les saignements, la rétention de caillots et l'hyponatrémie de dilution associée à l'irrigation. Comme les saignements sont des complications courantes, les clients qui prennent de l'aspirine ou de la warfarine (Coumadin^{MD}) doivent interrompre la médication plusieurs jours avant l'intervention.

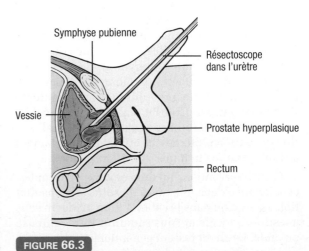

FIGURE 66.3

Résection transurétrale de la prostate

Incision transurétrale de la prostate L'incision transurétrale de la prostate (ITUP) est une intervention chirurgicale pratiquée sous anesthésie locale. Elle est indiquée pour les hommes qui ont des symptômes modérés à graves, dont la prostate est petite et qui ne sont pas de bons candidats pour une chirurgie. L'ITUP est aussi efficace que la RTUP pour soulager les symptômes.

CLIENT ATTEINT D'HYPERPLASIE BÉNIGNE DE LA PROSTATE

Étant donné que le personnel infirmier s'occupera d'une façon plus particulière des clients atteints d'HBP qui subissent un traitement effractif, la description des soins infirmiers dans cette section est axée sur les soins préopératoires et postopératoires.

Collecte des données

Les données subjectives et objectives à recueillir chez le client atteint d'HBP sont présentées dans l'**ENCADRÉ 66.3**.

Analyse et interprétation des données

L'analyse et l'interprétation des données pour le client atteint d'HBP peuvent inclure les éléments suivants sans toutefois s'y limiter :

- douleur aiguë liée au globe vésical consécutif à l'élargissement de la prostate ;
- risque d'infection lié à la sonde à demeure, à la stase urinaire ou aux pathogènes environnementaux.

Les problèmes prioritaires pour un client qui a subi une thérapie effractive (chirurgie) peuvent inclure les éléments présentés dans le **PSTI 66.1** sans toutefois s'y limiter.

Planification des soins

Les objectifs préopératoires généraux pour le client qui subit une intervention effractive sont :

- restaurer le drainage urinaire ;
- traiter toute infection des voies urinaires ;
- faire comprendre au client les conséquences sur le fonctionnement sexuel et le contrôle urinaire de l'intervention à venir.

Les objectifs postopératoires généraux sont :

- éviter les complications ;
- restaurer le contrôle urinaire ;
- vider complètement la vessie ;
- permettre au client de parvenir à une expression satisfaisante de sa sexualité.

Interventions cliniques

Promotion de la santé

L'HBP est en grande partie attribuable au processus de vieillissement. La promotion de la santé est centrée sur son dépistage précoce et sur le traitement. La Société américaine du cancer ainsi que l'AUA recommandent une anamnèse annuelle ainsi qu'un ERD pour les hommes âgés de plus de 50 ans afin de dépister rapidement les problèmes de prostate. Lorsque les symptômes de l'hyperplasie prostatique deviennent évidents, d'autres dépistages diagnostiques peuvent être nécessaires **ENCADRÉ 66.1**.

Chez certains hommes, la consommation d'alcool et de caféine a tendance à accroître les symptômes prostatiques à cause des

62

ÉVALUATION CLINIQUE

L'étape d'évaluation du système reproducteur de l'homme est décrite en détail dans le chapitre 62, *Système reproducteur*.

ENCADRÉ 66.3	Hyperplasie bénigne de la prostate

Données subjectives
- Renseignements importants concernant la santé :
  - Médicaments : suppléments d'œstrogènes ou de testostérone
  - Interventions chirurgicales et autres traitements : traitement antérieur de l'HBP
- Modes fonctionnels de santé :
  - Perception et gestion de la santé : connaissance de l'état de santé
  - Nutrition et métabolisme : restriction volontaire des fluides
  - Élimination : miction impérieuse, diminution du débit et de la force du débit urinaire, hésitation à commencer la miction ; égouttement postmictionnel ; rétention urinaire ; incontinence.
  - Sommeil et repos : nycturie (émission d'urine plus importante la nuit que le jour)

- Cognition et perception : dysurie, sensation de miction incomplète ; inconfort vésical
- Sexualité et reproduction : anxiété concernant la dysérection

Données objectives
- Observations générales : homme adulte âgé
- Système urinaire : globe vésical à la palpation ; élargissement élastique de la prostate ; prostate lisse et ferme à l'examen rectal
- Résultats possibles aux examens paracliniques : prostate élargie à l'échographie ; obstruction du col vésical à la cystoscopie ; urine résiduelle au cours du cathétérisme postmictionnel ; présence de leucocytes, de bactéries ou d'hématurie microscopique avec infection ; ↑ du taux sérique de créatinine avec lésion rénale

66

PSTI 66.1 **Chirurgie de la prostate**

PROBLÈME DÉCOULANT DE LA SITUATION DE SANTÉ	**Douleur aiguë** liée à l'irritabilité, aux irrigations et à la distension vésicales ainsi qu'au traumatisme chirurgical, comme en témoignent les signalements de douleur et les signes non verbaux de douleur tels que des gémissements, des pleurs et les jambes repliées sur l'abdomen.
OBJECTIF	Le client exprimera une gestion satisfaisante de la douleur.

RÉSULTATS ESCOMPTÉS	INTERVENTIONS INFIRMIÈRES ET JUSTIFICATIONS
Gestion de la douleur • Prise des analgésiques selon les recommandations • Utilisation des moyens non pharmacologiques de soulagement • Capacité de signaler les symptômes non maîtrisés au professionnel de la santé • Soulagement de la douleur	**Aide à l'analgésie contrôlée par le patient** • Enseigner au client et au proche aidant à surveiller l'intensité, la qualité et la durée de la douleur. • Évaluer la capacité du client à comprendre et à utiliser la pompe d'analgésie contrôlée par le patient (ACP). • Enseigner au client et au proche aidant le fonctionnement de la pompe ACP. • Enseigner au client et au proche aidant l'action et les effets secondaires des analgésiques. **Traitement de la douleur** • Enseigner l'utilisation de techniques non pharmacologiques (p. ex., la relaxation, l'imagerie mentale, la distraction et les exercices de respiration) avant, après et, si possible, pendant les activités douloureuses parallèlement à d'autres méthodes analgésiques. • Encourager le client à prendre les analgésiques appropriés pour obtenir une gestion optimale de la douleur. • Fournir au client un soulagement optimal au moyen des analgésiques prescrits sans attendre que la douleur ne devienne insupportable. • Évaluer l'efficacité des moyens utilisés pour gérer la douleur grâce à une évaluation continue de la douleur ressentie. • Instaurer des moyens de gérer la douleur et les modifier en fonction de la réponse du client. **Soins de la sonde urinaire** • Maintenir la lumière de la sonde urinaire dégagée, car la présence de caillots provoque une obstruction du flux urinaire qui peut causer des spasmes douloureux de la vessie.

PROBLÈME DÉCOULANT DE LA SITUATION DE SANTÉ	**Altération de l'élimination urinaire** liée à une irritation vésicale postopératoire, à une obstruction urinaire inflammatoire et à une altération sensorimotrice, comme en témoignent la dysurie, la rétention, le besoin impérieux d'uriner et l'incontinence.
OBJECTIF	Le client rapportera une amélioration du fonctionnement urinaire, sans douleur ni incontinence.

RÉSULTATS ESCOMPTÉS	INTERVENTIONS INFIRMIÈRES ET JUSTIFICATIONS
Élimination urinaire • Absence de douleur à la miction • Absence de rétention urinaire • Absence d'incontinence	**Prise en charge de l'élimination urinaire** • Surveiller l'élimination urinaire, y compris la fréquence, la consistance, l'odeur, le volume et la couleur pour évaluer le fonctionnement de l'élimination urinaire. • Surveiller les signes et les symptômes de rétention urinaire pour planifier les interventions appropriées. • Déceler les facteurs qui contribuent aux épisodes d'incontinence pour planifier les interventions appropriées. • Donner comme directive au client ou au proche aidant de noter le débit urinaire pour déceler une rétention urinaire. • Recommander au client de boire 250 ml de liquide aux repas et en début de soirée pour produire une urine diluée et non irritante. • Donner comme directive au client de réagir immédiatement à l'envie d'uriner pour éviter les fuites involontaires d'urine. **Soins de l'incontinence urinaire** • Limiter la consommation de substances qui irritent la vessie (p. ex., les colas, le café, le thé, le chocolat) pour diminuer le besoin impérieux d'uriner. • Limiter la prise de liquides de deux à trois heures avant le coucher pour éviter d'uriner la nuit. • Aider le client à choisir le type de protection pour incontinence qui convient le mieux pour la prise en charge de courte durée en attendant l'instauration d'un traitement plus permanent.

PROBLÈME DÉCOULANT DE LA SITUATION DE SANTÉ	**Manque de connaissances** lié à une méconnaissance des sources d'information, à une interprétation erronée de l'information et à une réticence à poser des questions au sujet des effets de la prostatectomie, comme en témoignent les commentaires erronés et le comportement concernant les activités postopératoires.
OBJECTIF	Le client se dira confiant dans la prise en charge de son suivi postopératoire.

RÉSULTATS ESCOMPTÉS	**INTERVENTIONS INFIRMIÈRES ET JUSTIFICATIONS**
Connaissances liées au régime de traitement • Capacité du client et de ses proches de décrire les étapes du suivi posthospitalier • Énumération des ressources à consulter au besoin • Description des restrictions liées aux activités	**Planification de la sortie** • Formuler un plan de soutien pour le suivi après la sortie de l'hôpital. • Coordonner les orientations qui demandent une interdépendance entre les professionnels de la santé. • Aider le client, la famille ou la personne significative à organiser le suivi clinique posthospitalier du client. **Enseignement :** • Discuter des changements à apporter au mode de vie qui peuvent s'avérer nécessaires pour prévenir les complications, les augmentations de pression intraabdominale et les risques de saignement (p. ex., éviter de soulever des objets lourds, de forcer pendant la défécation, de se déplacer pendant de longues périodes, de monter les escaliers, de conduire et d'avoir des activités sexuelles, tant que le chirurgien ne l'aura pas autorisé).

PROBLÈME DÉCOULANT DE LA SITUATION DE SANTÉ	**Dysfonctionnement sexuel** lié aux altérations chirurgicales de la structure et du fonctionnement corporels, comme en témoignent les commentaires liés à une perte de masculinité, l'incapacité à atteindre une satisfaction sexuelle et la verbalisation d'un problème d'ordre sexuel.
OBJECTIF	Le client signalera une activité sexuelle satisfaisante.

RÉSULTATS ESCOMPTÉS	**INTERVENTIONS INFIRMIÈRES ET JUSTIFICATIONS**
Fonctionnement sexuel • Capacité d'être à l'aise dans son expression sexuelle • Capacité d'être à l'aise avec son corps • Capacité d'exprimer sa capacité d'avoir des relations sexuelles	**Counseling sexuel** • Établir une relation thérapeutique, préserver l'intimité et assurer la confidentialité pour instaurer la confiance. • Faire précéder les questions relatives à la sexualité par un énoncé qui explique au client que bon nombre de personnes ont des difficultés d'ordre sexuel, ceci pour conforter le caractère normal des problèmes. • Discuter des effets de la maladie ou de la situation de santé sur la sexualité pour que le client connaisse l'ampleur du problème. • Encourager le client à exprimer ses peurs et à poser des questions pour cerner ses préoccupations précises. • Discuter d'autres formes d'expression sexuelle qui sont acceptables pour le client pour l'aider à maintenir ses rapports intimes et son rôle sexuel. • Faire participer le plus possible la conjointe ou le partenaire sexuel au counseling pour favoriser une compréhension mutuelle des problèmes. • Utiliser l'humour et encourager le client à faire de même pour soulager l'anxiété ou la gêne. • Orienter le client vers un sexologue au besoin pour approfondir la question.

effets diurétiques de ces produits qui augmentent donc la distension de la vessie. Certains composés qui se trouvent dans les remèdes courants pour la toux et le rhume comme la pseudoéphédrine (dans le Sudafed[MD]) et la phényléphrine (dans le Coricidin[MD]) empirent souvent les symptômes de l'HBP. Ces médicaments sont des agonistes α-adrénergiques qui causent une contraction du muscle lisse. Dans ce cas, le client devrait éviter de les consommer.

Le personnel infirmier devrait conseiller au client qui ressent des symptômes obstructifs d'uriner toutes les deux ou trois heures et dès qu'il en ressent une forte envie. Cela minimisera la stase urinaire et la rétention urinaire aiguë. Le niveau de consommation de liquides devrait demeurer normal pour éviter la déshydratation ou la surcharge liquidienne. Le client peut penser que s'il diminue sa consommation de liquides, les symptômes seront moins graves, mais cela ne fait qu'augmenter le risque d'infection. Cependant, si le client augmente sa consommation de liquides trop rapidement, l'obstruction prostatique peut provoquer une distension de la vessie.

66

Phase aiguë

Les sections suivantes portent sur les soins préopératoires et postopératoires du client qui a subi une RTUP.

I Soins préopératoires I Le drainage urinaire doit être rétabli avant la chirurgie. L'obstruction prostatique peut provoquer une rétention aiguë ou une incapacité mictionnelle. Une sonde urétrale comme un cathéter coudé (extrémité courbée) peut être nécessaire pour rétablir le drainage. Dans plusieurs milieux de soins, 10 ml de lidocaïne sous forme de gel sont injectés dans l'urètre avant l'insertion du cathéter. Ce gel agit à la fois comme lubrifiant et comme anesthésiant local en plus d'aider à ouvrir la lumière urétrale. Si le rétrécissement est important, l'urologue peut insérer un cathéter filiforme suffisamment rigide pour passer à travers l'obstruction. La technique aseptique est importante en tout temps pour éviter d'introduire des bactéries dans la vessie ▶ **68**

Des antibiotiques sont généralement administrés avant toute intervention effractive. Toute infection des voies urinaires doit être traitée avant la chirurgie. Le rétablissement du drainage urinaire et l'incitation à consommer beaucoup de liquides (2 à 3 L par jour à moins de contre-indications) aident aussi à gérer l'infection.

Les clients sont souvent préoccupés par l'impact de la chirurgie imminente sur le fonctionnement sexuel. Les données recueillies sur les antécédents de santé ayant rapport aux activités sexuelles permettent de cerner les problèmes possibles. Le personnel infirmier devra fournir au client et à son ou sa partenaire une occasion d'exprimer leurs inquiétudes et prévenir le client que la chirurgie peut affecter son fonctionnement sexuel. La plupart des types de chirurgies prostatiques entraînent un certain degré d'éjaculation rétrograde. Le personnel infirmier devra expliquer au client qu'une diminution de l'éjaculat est possible ou qu'il peut être totalement absent. Les sensations orgasmiques ressenties pendant l'éjaculation peuvent diminuer. L'éjaculation rétrograde n'est pas nocive parce que le sperme est éliminé lors de la miction suivante.

I Soins postopératoires I Les principales complications postopératoires sont l'hémorragie, les spasmes de la vessie, l'incontinence urinaire et l'infection. Le plan de soins et de traitements infirmiers devra être adapté au type de chirurgie, aux raisons pour lesquelles elle a eu lieu et aux réactions du client à la chirurgie.

Après la chirurgie, le client aura un cathéter standard ou un cathéter à trois voies. L'irrigation de la vessie est généralement effectuée dans le but d'éliminer les caillots de sang de la vessie et d'assurer le drainage de l'urine **ENCADRÉ 66.4**. La vessie est irriguée manuellement de façon intermittente ou, plus couramment, de façon continue avec une solution saline normale ou une autre solution prescrite. Si la vessie est irriguée manuellement (si demandé), il s'agit d'instiller 50 ml de solution irrigante, puis de la retirer avec une seringue pour enlever les caillots qui peuvent se trouver dans la vessie et dans le cathéter. L'irrigation manuelle entraîne souvent des spasmes douloureux de la vessie. Avec l'irrigation continue de la vessie, la solution irrigante est perfusée continuellement et drainée de la vessie. La vitesse de perfusion est basée sur la couleur du drainage. Idéalement, le drainage devrait être rose pâle sans caillot. Il faut continuellement surveiller le débit entrant et sortant de la

solution irrigante. Si le débit sortant est inférieur au débit entrant, il faut vérifier la perméabilité du cathéter pour voir s'il est entortillé ou s'il contient des caillots. Si le débit sortant est bloqué et si la perméabilité ne peut être rétablie par l'irrigation manuelle, il faut cesser l'irrigation continue de la vessie et prévenir le médecin.

Il faut s'assurer d'utiliser une technique aseptique pour irriguer la vessie, parce que les bactéries peuvent facilement s'introduire dans les voies urinaires. Il est important de bien entretenir le cathéter. Afin de prévenir l'irritation urétrale et de minimiser le risque d'infection de la vessie, le cathéter est attaché à la jambe avec du sparadrap ou une sangle à cathéter. Le cathéter devrait être relié à un système de drainage situé à proximité et demeurer branché sauf lors de son retrait, de son changement ou de son irrigation. Il faut nettoyer quotidiennement les sécrétions qui s'accumulent autour du méat avec de l'eau et du savon.

Il est possible que le client qui a subi une chirurgie de la prostate ait des caillots de sang pendant les 24 à 36 heures qui suivent l'intervention. Cependant, de grandes quantités de sang rouge vif dans l'urine peuvent être un signe d'hémorragie. L'hémorragie postopératoire peut être provoquée par le déplacement du cathéter, le délogement d'un gros caillot ou l'augmentation de la pression abdominale. Le dégagement ou le déplacement du cathéter déplace le ballonnet qui peut appliquer une contrepression sur le champ opératoire. Une traction sur le cathéter peut être effectuée pour appliquer une contrepression (tamponnade) sur le lieu du saignement dans la prostate, ce qui diminue le saignement. Cependant, cette traction peut causer une nécrose locale si la pression dure trop longtemps. C'est un personnel qualifié qui devra donc réduire la pression à intervalles définis. Le client devrait éviter les activités qui augmentent la pression abdominale comme la position assise ou la marche pendant des périodes prolongées et les efforts pour aller à la selle (manœuvre de Valsalva) pendant la période de récupération postopératoire.

Les spasmes de la vessie sont une complication douloureuse pour le client après une intervention transurétrale. Ils résultent de l'irritation de la muqueuse vésicale après l'insertion du résectoscope, de la présence d'un cathéter ou de l'obstruction de ce dernier par des caillots. Si des spasmes apparaissent, il faut vérifier qu'il n'y a pas de caillots dans le cathéter. Si c'est le cas, il faut les enlever par irrigation pour que l'urine puisse circuler facilement. Les suppositoires à la belladone ou à base d'opium ou d'autres antispasmodiques (p. ex., l'oxybutynine [Ditropan^MD]) ainsi que les techniques de relaxation sont utilisés pour soulager la douleur et diminuer les spasmes. Souvent, le cathéter est retiré deux à quatre jours après la chirurgie. Le client devrait uriner dans les six heures qui suivent le retrait du cathéter. S'il n'y parvient pas, il faut réinsérer le cathéter et le laisser en place pendant un jour ou deux. Si le problème persiste, il est important de montrer au client à pratiquer l'auto-cathétérisme intermittent en respectant de bonnes conditions d'hygiène.

Le tonus du sphincter peut être faible immédiatement après le retrait du cathéter, ce qui provoque de l'incontinence urinaire ou des égouttements. Il s'agit d'une situation courante, mais pénible pour le client. Le client peut renforcer le tonus de son sphincter en pratiquant des exercices de Kegel (technique visant le muscle du plancher pelvien) 10 à 20 fois par heure pendant les périodes d'éveil. Il faut encourager le client à commencer à uriner et à s'interrompre plusieurs fois pendant la miction. Ceci facilite

68

Les soins et traitements infirmiers auprès des clients atteints de rétention urinaire sont abordés dans le chapitre 68, *Interventions cliniques – Troubles rénaux et urologiques.*

Jugement clinique

Capsule

Monsieur Catellier est revenu à sa chambre vers 13 h 30. À la fin du quart de soir, le préposé aux bénéficiaires qui a vidé le sac collecteur d'urine du client avise l'infirmière qu'il y avait quelques caillots de sang et que l'urine était rosée.

Est-ce un signe d'hémorragie postopératoire ?

l'apprentissage des exercices du plancher pelvien. Plusieurs semaines sont généralement nécessaires avant de retrouver la continence vésicale. Il arrive que le client ne retrouve jamais totalement le contrôle de sa miction. La continence peut mettre près de 12 mois à s'améliorer. S'il n'y a pas d'amélioration au bout de un an, il faut orienter le client vers une clinique de continence. Diverses méthodes, y compris la rétroaction biologique, ont permis d'obtenir des résultats positifs. L'infirmière peut aussi montrer au client à utiliser une pince d'incontinence, un condom collecteur, des serviettes ou des culottes pour incontinent pour éviter d'être gêné par les écoulements. Dans les cas graves, une manchette occlusive qui sert de sphincter artificiel peut être implantée chirurgicalement pour rétablir la continence. Il est important d'aider le client à trouver des façons de gérer le problème afin qu'il puisse continuer à avoir des contacts sociaux et à interagir avec les autres.

L'infirmière doit observer le client pour vérifier s'il manifeste des signes d'infection postopératoire. En cas d'incision externe (à cause d'une prostatectomie ouverte), elle évalue la zone pour déceler une rougeur, de la chaleur, de l'enflure et un drainage purulent. Des soins particuliers sont requis en cas d'incision périnéale, à cause de la proximité de l'anus. Les interventions rectales comme la prise de température et les lavements doivent être évitées. L'insertion de suppositoires bien lubrifiés de belladone et d'opium est acceptable.

L'intervention diététique et les laxatifs émollients sont importants pendant la période postopératoire pour éviter au client de forcer lorsqu'il fait une selle. Le fait de forcer augmente la pression intraabdominale, ce qui peut entraîner un saignement du champ opératoire. Un régime à haute teneur en fibres facilite le passage des selles.

Soins ambulatoires et soins à domicile

La planification du congé et les questions de soins à domicile sont des aspects importants des soins après une chirurgie de la prostate. L'enseignement au client doit comprendre les points suivants :

- les soins de la sonde à demeure (si le client en a une) ;
- les soins de l'incontinence urinaire ;
- l'importance de consommer de 2 à 3 L de liquides par voie orale par jour ;
- l'observation des signes et des symptômes d'infections des voies urinaires et de la plaie ;
- la prévention de la constipation ;
- l'importance d'éviter de lever des objets lourds (plus de 4,5 kg) ;
- le respect des directives du médecin relatives à la conduite automobile et aux rapports sexuels après la chirurgie.

Le client peut vivre des changements en matière de fonctionnement sexuel après la chirurgie. De nombreux hommes souffrent d'**éjaculation rétrograde** à cause du traumatisme subi par le sphincter urétral interne. Le sperme est déversé dans la vessie pendant l'orgasme et peut produire une urine trouble lorsqu'il y a miction après l'orgasme. Le client peut souffrir de dysérection physiologique (DP) si des nerfs sont coupés ou endommagés pendant la chirurgie. Il peut ressentir de l'anxiété face au changement parce qu'il perçoit une perte relativement à son rôle sexuel, à son estime de soi ou à la qualité de son interaction sexuelle avec sa ou son partenaire. Le personnel infirmier devra parler de ces changements avec lui et avec sa ou son partenaire et leur permettre de poser des questions et d'exprimer leurs préoccupations. Le counseling sexuel et les choix de traitement peuvent devenir nécessaires si la DP devient chronique ou permanente. Il faut signaler que même si certains clients sont préoccupés par les changements relatifs à la fonction sexuelle, il ne s'agit pas d'une inquiétude partagée par tous. Le rétablissement dépend du type de chirurgie effectuée et de l'intervalle de temps entre l'apparition des symptômes et la date de la chirurgie. La fonction sexuelle peut prendre jusqu'à un an pour se rétablir.

Il peut s'écouler deux mois avant que la vessie retrouve sa capacité normale. Il faut inciter le client à boire au moins 2 L de liquides par jour et à uriner toutes les 2 ou 3 heures pour vider les voies urinaires. Il devrait éviter les irritants de la vessie comme la caféine, les jus d'agrumes et l'alcool ou en consommer en quantité limitée. Comme il peut avoir de l'incontinence ou des égouttements, il peut penser à tort qu'en limitant sa consommation de liquides, il soulagera son problème. Le rétrécissement de l'urètre peut être provoqué par l'exploration instrumentale ou le cathétérisme. Le traitement peut consister à enseigner au client l'auto-cathétérisme intermittent dans de bonnes conditions d'hygiène ou à procéder à une dilatation urétrale.

Il faut conseiller au client de continuer à passer un ERD annuel s'il a subi une intervention autre que l'ablation totale de la prostate. L'hyperplasie ou le cancer peuvent se produire dans les tissus prostatiques restants.

Évaluation des résultats

Pour le client atteint d'HBP qui a subi une chirurgie, les résultats escomptés sont présentés dans le **PSTI 66.1**.

66.1.2 Cancer de la prostate

Le cancer de la prostate est une tumeur maligne de la glande prostatique. Au Canada, environ 25 000 nouveaux cas de cancer de la prostate sont diagnostiqués chaque année et 4 400 hommes en meurent (Agence d'évaluation des technologies et des modes d'intervention en santé [AETMIS], 2008). Un homme sur sept aura un cancer de la prostate à un moment donné dans sa vie. C'est le cancer le plus courant chez l'homme. Il s'agit de la troisième cause de décès par cancer chez l'homme (1 homme sur 28 en mourra). La majorité des cas (plus de 75 %) se produisent chez des hommes âgés de plus de 60 ans. Cependant, certains hommes plus jeunes peuvent aussi en être atteints. L'incidence du cancer de la prostate connaît une augmentation depuis 1980, probablement en raison d'une intensification du dépistage précoce à l'aide du test sanguin de l'APS. Les taux de mortalité ont augmenté beaucoup plus lentement au cours de la même période et ont commencé à fléchir dans le milieu des années 1990 (Société canadienne du cancer, 2010b).

Étiologie et physiopathologie

Le cancer de la prostate est un adénocarcinome androgéno-dépendant qui évolue généralement lentement. Il peut se disséminer par trois voies : extension directe, métastases par le système lymphatique ou métastases par la circulation sanguine. La propagation directe implique les vésicules séminales, la muqueuse urétrale, la paroi de la vessie et le sphincter externe. Le cancer se répand ensuite par la circulation lymphatique aux ganglions lymphatiques. La circulation veineuse de la prostate semble être le mode de transmission vers les os pelviens, la tête fémorale, le rachis lombaire bas, le foie et les poumons.

L'âge, l'origine ethnique et les antécédents familiaux sont des facteurs de risque connus du cancer de la prostate. L'incidence du cancer de la prostate est plus élevée chez les hommes qui sont d'origine africaine. Les raisons de ce taux plus élevé sont inconnues (American Cancer Society, 2009). De plus, ces derniers sont susceptibles d'avoir une tumeur plus agressive au moment du diagnostic et leur taux de mortalité spécifique à ce cancer est aussi plus élevé que celui des autres (Robbins,

Koppie, Gomez, Parikh-Patel, & Mills, 2007). Une histoire familiale de cancer de la prostate, surtout concernant les parents de premier degré (père, frère), est associée à un risque accru. Certaines mutations génétiques peuvent contribuer au risque de cancer de la prostate chez les hommes prédisposés.

La chimioprévention du cancer de la prostate constitue un domaine de recherche actif. Les résultats récents d'un important essai auprès de 18 000 hommes indiquent que le finastéride (Proscar^MD) réduit de près de 25 % le risque de cancer de la prostate (National Cancer Institute, 2009a). Un grand nombre de tumeurs avec un degré de différenciation élevé ont aussi été découvertes plus tôt parce que les hommes qui prennent du finastéride ont un volume prostatique moins élevé. Le finastéride est un inhibiteur de l'enzyme 5-α-réductase utilisé pour traiter l'HBP. Son action spécifique consiste à bloquer l'enzyme 5-α-réductase qui sert à convertir la testostérone en dihydroxytestostérone. Les hommes qui craignent le cancer de la prostate devraient discuter des risques et des bienfaits éventuels du finastéride avec leur médecin. Des antécédents d'HBP ne constituent pas un facteur de risque de cancer de la prostate.

Des facteurs diététiques peuvent être liés au cancer de la prostate (Zell & Meyskens, 2008). Une diète riche en viande rouge et en produits laitiers à haute teneur en graisses ainsi qu'une faible consommation de légumes et de fruits peuvent augmenter le risque de cancer de la prostate. Les chercheurs étudient le rôle des caroténoïdes (p. ex., le lycopène) et des antioxydants (p. ex., les vitamines E et D, le sélénium) sur la réduction du risque de ce type de cancer (Molokhia & Perkins, 2008).

Manifestations cliniques et complications

Le cancer de la prostate est généralement asymptomatique dans les premiers stades. Le client finit par avoir des symptômes similaires à ceux de l'HBP, y compris la dysurie, le retard à la miction, les égouttements, la fréquence, la miction impérieuse, l'hématurie, la nycturie, la rétention, l'interruption du débit urinaire et l'incapacité d'uriner. Une douleur dans la région lombo-sacrée qui irradie dans les hanches ou les jambes associée à des symptômes urinaires peut indiquer la présence de métastases.

La reconnaissance et le traitement précoces sont importants pour contrôler l'évolution de la tumeur, prévenir les métastases et préserver la qualité de vie du client. La tumeur peut se propager aux ganglions lymphatiques pelviens, aux os, à la vessie, aux poumons et au foie. Lorsque la tumeur est propagée dans des foyers distants, le problème majeur est la gestion de la douleur. Au fur et à mesure que le cancer se dissémine aux os (foyer courant des métastases), la douleur peut devenir sévère, surtout dans le dos et dans les jambes à cause de la compression de la moelle épinière et de la destruction de l'os **FIGURE 66.4**.

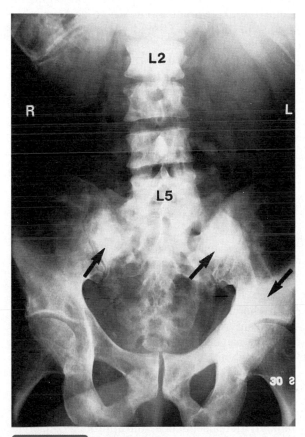

Métastase du cancer de la prostate au pelvis et au rachis lombaire

Examen clinique et examens paracliniques

Les hommes devraient discuter avec leur médecin des avantages et des limites des examens de dépistage précoce du cancer de la prostate (Smith, Cokkinides, & Brawley, 2009). Aucune donnée probante n'indique si le dépistage systématique du cancer de la prostate réduit la mortalité chez les

hommes âgés de moins de 75 ans (National Cancer Institute, 2009b). La Société canadienne du cancer recommande aux hommes âgés de plus de 50 ans et à ceux qui courent un risque plus élevé de cancer de la prostate en raison de leurs antécédents familiaux de passer un ERD annuel et un examen sanguin du taux d'APS (Société canadienne du cancer, 2010a).

Les taux élevés d'APS (niveau normal 0 à 4 µg/L) n'indiquent pas nécessairement un cancer de la prostate. En effet, une légère augmentation du taux d'APS peut se produire avec le vieillissement, en cas d'HBP, après une éjaculation, à la suite de longues promenades en bicyclette et aussi lorsqu'il y a prostatite aiguë ou chronique. De plus, la cystoscopie, les sondes urétrales à demeure et la biopsie de la prostate peuvent aussi entraîner une augmentation du taux. Une diminution du taux d'APS peut se produire avec les médicaments comme le finastéride (Proscar^MD) et le dutastéride (Avodart^MD).

La controverse sur l'utilité de recommander un dépistage systématique vient du fait que de nombreuses personnes atteintes du cancer de la prostate meurent en réalité d'autre chose et que le diagnostic est alors éventuellement fait lors de l'autopsie. La généralisation du dépistage a permis de découvrir de petits cancers chez les hommes âgés. Dans la plupart des cas, les cancers à évolution lente n'ont probablement pas besoin d'être traités. Cependant, le dépistage précoce de cancers agressifs grâce aux tests du taux d'APS a sauvé des vies. Les essais cliniques importants qui sont en cours devraient fournir des informations sur l'utilité de ce type de dépistage pour réduire la mortalité (National Cancer Institute, 2009b).

Le test de l'APS ne sert pas uniquement à détecter le cancer de la prostate, mais surtout à vérifier la réussite du traitement. Lorsque le traitement a réussi à éliminer le cancer, les taux d'APS devraient descendre à un niveau indétectable. La mesure régulière des taux d'APS après le traitement est donc importante pour évaluer son efficacité et la récurrence possible du cancer.

Un niveau élevé d'isoenzyme de phosphatase acide prostatique (PAP) dans le sang est un autre indicateur du cancer de la prostate, surtout s'il y a une propagation extracapsulaire. Dans le cas d'un cancer de la prostate avancé, la phosphatase alcaline augmente à cause de l'ostéolyse des métastases osseuses. Des recherches sont en cours pour trouver un biomarqueur du cancer de la prostate similaire à l'antigène CA 125, qui est un marqueur utile du cancer des ovaires ▶ **65**.

Ni le test de l'APS ni l'ERD ne constituent des examens paracliniques définitifs du cancer de la prostate. Si les taux d'APS sont continuellement

65

Le cancer des ovaires est abordé dans le chapitre 65, *Interventions cliniques – Troubles du système reproducteur de la femme.*

élevés ou si l'ERD est anormal, il est généralement indiqué de procéder à une biopsie du tissu prostatique. Cette biopsie est nécessaire pour confirmer le diagnostic de cancer de la prostate. Elle est généralement effectuée à l'aide d'une échographie transrectale qui permet au médecin de visualiser la prostate et de localiser avec précision les anomalies. Lorsqu'il localise une zone suspecte, il insère une aiguille à biopsie dans la prostate pour prélever un échantillon de tissu. Un examen pathologique du spécimen est ensuite effectué pour évaluer les modifications malignes. Les autres examens utilisés pour déterminer le lieu et l'étendue de la propagation du cancer peuvent être une scintigraphie osseuse, une tomodensitométrie (TDM) et une imagerie par résonance magnétique (IRM) à l'aide d'une sonde endorectale.

Processus thérapeutique en interdisciplinarité

Le cancer de la prostate à un stade précoce est une maladie curable chez la majorité des hommes. Le stade et le degré du cancer de la prostate sont déterminés sur la base des résultats des examens paracliniques. Il existe deux systèmes courants de classification utilisés pour la stadification, la classification Whitmore-Jewett et le système TNM, soit tumeur, nodosité et métastase. Les deux sont basés sur la taille (volume) de la tumeur et sa propagation **TABLEAU 66.3**. La majorité des clients atteints d'un cancer de la prostate reçoivent un premier diagnostic lorsque le cancer est à un stade local ou régional. Le taux de survie après cinq ans avec un diagnostic initial à ce stade est de 95 % (Société canadienne du cancer, 2010b).

L'échelle de Gleason est le système de classification du cancer de la prostate en fonction de la différenciation de ses cellules observée à l'examen des échantillons de la tumeur au microscope. L'échelle de Gleason comporte cinq grades de cancer prostatique, depuis le grade 1 bien différencié jusqu'au grade 5 indifférencié. Le grade 1 représente des cellules bien différenciées, c'est-à-dire que les cellules cancéreuses sont similaires aux cellules saines. Ce type de cancer est dit de bas grade et est donc moins agressif. Le grade 5 représente des cellules indifférenciées, c'est-à-dire que les cellules cancéreuses n'ont aucune ressemblance avec les cellules saines. Ce type de cancer est dit de haut grade et a tendance à être plus agressif, car les cellules croissent rapidement. Le score de Gleason est un nombre entre 2 et 10, qui est attribué à partir de deux échantillons de cellules prostatiques. Cette échelle offre une indication de la vitesse à laquelle le cancer se propage.

Le processus thérapeutique en interdisciplinarité auprès d'un client atteint du cancer de la prostate dépend du stade de son cancer et de sa santé globale. Il existe plusieurs traitements possibles pour chaque stade. La décision relative au traitement à suivre devrait être prise conjointement par le client, son ou sa partenaire et l'équipe soignante (Saca-Hazboun, 2008). L'**ENCADRÉ 66.5** résume les divers choix de traitement.

Traitement conservateur

Le cancer de la prostate évolue relativement lentement. En conséquence, une approche conservatrice consiste d'abord en une observation vigilante (suivi attentif). La décision d'adopter cette approche est appropriée 1) lorsque l'espérance de vie est inférieure à 10 ans (faible risque que le client meure de la maladie) ou 2) en présence d'une tumeur peu avancée et de faible degré de malignité. Ces clients sont généralement suivis grâce à des mesures fréquentes du taux d'APS et à un ERD pour surveiller l'évolution de la maladie. Des changements importants du taux d'APS, ceux constatés au cours de l'ERD ou l'apparition de symptômes justifient une réévaluation du choix de traitement.

TABLEAU 66.3	Classification du stade du cancer de la prostate de Whitmore-Jewett
Stade A : non cliniquement reconnu	
A1	Moins de 5 % de tissu prostatique néoplasique
A2	Plus de 5 % de tissu prostatique néoplasique, toutes tumeurs de grade élevé
Stade B : cliniquement intracapsulaire	
B1	Nodule plus petit que 2 cm entouré de tissu manifestement normal
B2	Nodule plus grand que 2 cm ou nodules multiples
Stade C : cliniquement extracapsulaire	
C1	Extension extracapsulaire minime
C2	Larges tumeurs comprenant des vésicules séminales, des structures adjacentes ou les deux
Stade D : maladie métastatique	
D1	Métastases des ganglions lymphatiques pelviens ou hydronéphrose causée par une obstruction urétérale
D2	Métastases distantes aux os, aux viscères ou aux autres structures des tissus mous

Source : Adapté de Schroeder, Hermanek, Denis, Fair, Gospodarowicz, & Pavone-Macaluso (1992) et American Joint Committee on Cancer (2010).

Traitement chirurgical

| Prostatectomie radicale | Avec la prostatectomie radicale, la glande prostatique, les vésicules séminales et une partie du col vésical sont retirées. Une ablation totale de la prostate est pratiquée parce que le cancer a tendance à se trouver dans divers endroits de la glande. De plus, une dissection des ganglions lymphatiques rétropéritonéaux est généralement effectuée (Strief, 2008). La prostatectomie radicale est le traitement considéré comme le plus efficace pour la survie du client. C'est donc le traitement de choix pour les hommes âgés de moins de 70 ans, en bonne santé et avec un cancer localisé à la prostate. Dans le cas d'un cancer de stade D, une chirurgie n'est habituellement pas envisagée (sauf pour soulager les symptômes liés à l'obstruction) parce que des métastases sont déjà formées.

Les approches chirurgicales classiques pour une prostatectomie radicale comprennent les résections rétropubienne et périnéale **FIGURE 66.5**. Avec l'approche rétropubienne, une incision médiane du bas-ventre est pratiquée pour accéder à la glande prostatique de sorte que les ganglions lymphatiques pelviens peuvent être disséqués. Dans le cas de la résection périnéale, une incision est pratiquée entre le scrotum et l'anus. Cette intervention ne permet pas de retirer les ganglions lymphatiques. Dans certains endroits, une prostatectomie est effectuée par laparoscopie. Cela implique d'effectuer quatre incisions de l'abdomen, ce qui entraîne moins de saignements, moins de douleur et un rétablissement plus rapide qu'avec les autres approches. La prostatectomie assistée par robot (p. ex., le système da Vinci) est un nouveau type de laparoscopie. Le chirurgien est alors devant une console informatique et manipule des caméras à haute résolution ainsi que des instruments microchirurgicaux. La robotique permet d'accroître la précision, la visualisation et la dextérité du chirurgien lorsqu'il retire la glande prostatique. Comparée aux approches classiques, la prostatectomie par laparoscopie et la prostatectomie assistée par un robot entraînent des résultats similaires sur le plan chirurgical tout en améliorant le temps de rétablissement (AETMIS, 2008 ; Parsons & Bennett, 2008).

Après la chirurgie, le client a une sonde à demeure avec ballonnet de 30 ml placé dans la vessie par l'urètre. Un drain reste dans le champ opératoire pour faciliter le drainage. Il est généralement enlevé après quelques jours. Comme l'approche périnéale comporte des risques plus élevés d'infection postopératoire (à cause de l'emplacement de l'incision dans la région de l'anus), des changements de pansement et des soins périnéaux rigoureux après chaque selle sont importants pour le confort du client et pour la prévention de l'infection. Selon le type de chirurgie, la durée du séjour hospitalier postopératoire va de un à trois jours.

Processus diagnostique et thérapeutique

ENCADRÉ 66.5 — **Cancer de la prostate**

Examen clinique et examens paracliniques
- Anamnèse et examen physique
- Examen rectal digital (ERD)
- Antigène prostatique spécifique (APS)
- Phosphatase acide prostatique
- Échographie transrectale
- Biopsie de la prostate et des ganglions lymphatiques
- TDM, IRM, scintigraphie osseuse (pour évaluer la maladie métastatique)

Processus thérapeutique
- Stade A
  - Observation vigilante plus test de l'APS et ERD annuels
  - Prostatectomie radicale
  - Radiothérapie
    › Faisceau externe
    › Brachythérapie
- Stade B
  - Prostatectomie radicale
  - Radiothérapie
- Stade C
  - Prostatectomie radicale
  - Radiothérapie
  - Hormonothérapie **TABLEAU 66.4**
  - Orchidectomie
- Stade D
  - Hormonothérapie **TABLEAU 66.4**
  - Orchidectomie
  - Chimiothérapie
  - Radiothérapie des zones osseuses métastatiques

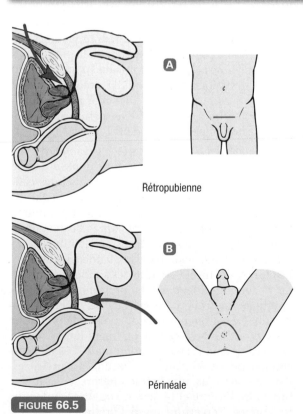

Rétropubienne

Périnéale

FIGURE 66.5

Méthodes courantes utilisées pour pratiquer une prostatectomie – **A** La méthode rétropubienne comprend une incision médiane du bas-ventre. **B** La méthode périnéale comprend une incision entre le scrotum et l'anus.

Les deux complications majeures à la suite d'une prostatectomie radicale sont la dysérection et l'incontinence urinaire. L'incidence de dysérection dépend de l'âge du client, du fonctionnement sexuel préopératoire, du fait d'avoir pu épargner les nerfs lors de la chirurgie et de l'expertise du chirurgien. Le rétablissement progressif du fonctionnement sexuel postopératoire peut prendre au moins 24 mois. Les médicaments comme le sildénafil (Viagra[MD]) peuvent améliorer le fonctionnement sexuel. Les problèmes de contrôle urinaire peuvent se produire pendant les premiers mois qui suivent la chirurgie parce que la vessie doit être rattachée à l'urètre après l'ablation de la prostate. Avec le temps, la vessie s'adapte et les hommes récupèrent davantage de contrôle (Yu Ko & Sawatzky, 2008). Les exercices de Kegel renforcent le sphincter urinaire et peuvent aider à améliorer l'incontinence. Les autres complications associées à la chirurgie sont l'hémorragie, la rétention urinaire, l'infection, la déhiscence de la plaie, la thrombose veineuse profonde et l'embolie pulmonaire.

| Intervention permettant d'épargner les nerfs | Les paquets vasculonerveux qui maintiennent le fonctionnement érectile se trouvent très près de la glande prostatique. Il est possible de les préserver pendant une prostatectomie tout en enlevant tout le cancer. La prostatectomie permettant d'épargner les nerfs n'est pas indiquée chez les clients atteints de cancer à l'extérieur de la glande prostatique. Bien que cette intervention réduise considérablement le risque de dysérection, rien ne garantit que la virilité sera préservée. Cependant, la plupart des hommes jeunes (âgés de moins de 50 ans) qui ont un bon fonctionnement érectile préopératoire et un cancer de la prostate à un stade précoce peuvent s'attendre à retrouver leur virilité après une prostatectomie permettant d'épargner les nerfs.

| Cryothérapie | La cryothérapie (cryoablation) est une technique chirurgicale utilisée dans les cas de cancer de la prostate, qui détruit les cellules cancéreuses par congélation des tissus. Elle est utilisée à la fois comme traitement initial et comme traitement de deuxième ligne après l'échec de la radiothérapie. Une sonde transrectale ultrasonore est insérée pour visualiser la glande prostatique. Le chirurgien insère ensuite des sondes contenant de l'azote liquide dans la prostate. Ce liquide applique un froid extrême sur les tissus et les détruit. Ce traitement prend environ deux heures sous anesthésie générale ou rachidienne et ne nécessite pas d'incision abdominale. Les complications possibles sont les lésions à l'urètre et, dans de rares cas, une fistule urétrorectale (ouverture entre l'urètre et le rectum) ou une fistule urétrocutanée (ouverture entre l'urètre et la peau). Des cas de formation d'escarres, de dysérection, d'incontinence urinaire, de prostatite et d'hémorragie ont également été signalés.

Radiothérapie

La radiothérapie est un autre traitement courant du cancer de la prostate, surtout pour les hommes âgés de plus de 70 ans. Elle peut constituer le seul traitement ou être offerte en combinaison avec la chirurgie ou avec l'hormonothérapie. La radiothérapie de sauvetage administrée pour la récurrence du cancer après une prostatectomie radicale est prometteuse en ce qui a trait à l'amélioration de la survie chez certains hommes (Trock et al., 2008).

| Radiothérapie externe | La radiothérapie externe est la méthode la plus largement employée pour traiter le cancer de la prostate. Ce traitement peut être utilisé chez les clients dont le cancer est confiné à la prostate ou aux tissus environnants (stades A, B et C). Les clients sont généralement traités en externe cinq jours par semaine pendant six à huit semaines. Chaque traitement dure quelques minutes. Les effets secondaires de la radiation peuvent être aigus (ils se produisent pendant le traitement ou dans les 90 jours qui suivent) ou retardés (des mois ou des années après le traitement). Ils affectent les tissus normaux y compris la peau (sécheresse, rougeur, irritation, douleur), les voies gastro-intestinales (diarrhée, crampes abdominales, saignements) et les voies urinaires (dysurie, fréquence, retard à la miction, miction impérieuse, nycturie). Les autres effets secondaires ont trait au fonctionnement sexuel (dysérection), à la fatigue et à la myélosuppression. Ces problèmes se résolvent généralement deux ou trois semaines après la radiothérapie. Chez les clients dont le cancer de la prostate est localisé, les taux de guérison par radiothérapie externe sont comparables à ceux de la prostatectomie radicale.

| Brachythérapie | La brachythérapie consiste à implanter des grains radioactifs dans la glande prostatique, ce qui permet de diffuser des doses de radiation plus élevées tout en épargnant les tissus environnants (rectum et vessie). Les grains radioactifs sont introduits dans la glande par une aiguille à l'aide d'une grille modèle guidée par une échographie transrectale **FIGURE 66.6**. La grille et l'échographie permettent d'assurer le placement exact des grains. Comme la brachythérapie est une intervention pratiquée en une fois à l'externe, de nombreux clients la trouvent plus pratique que la radiothérapie externe. La brachythérapie convient mieux aux clients qui ont un cancer de la prostate de stade A ou B. L'effet secondaire le plus courant est l'apparition de problèmes urinaires irritants ou obstruants (Strief, 2008). Certains hommes peuvent aussi être atteints de dysérection. L'index des symptômes de l'AUA peut être utilisé pour mesurer la fonction urinaire des clients qui subissent la brachythérapie et peut être intégré à la gestion des soins infirmiers postopératoires **TABLEAU 66.1**. Ceux

dont la tumeur est plus avancée peuvent se voir offrir la brachythérapie en combinaison avec la radiothérapie externe ▶ **16** .

Pharmacothérapie

Les formes de pharmacothérapie offertes pour le traitement du cancer de la prostate sont l'hormonothérapie, la chimiothérapie ou une combinaison des deux.

| Hormonothérapie | L'évolution du cancer de la prostate dépend en grande partie de la présence des androgènes. En conséquence, la privation d'androgènes est la principale approche thérapeutique pour certains hommes atteints de ce type de cancer. L'hormonothérapie est aussi appelée traitement par privation androgénique (TPA) et vise à réduire les taux d'androgènes en circulation afin de diminuer la croissance de la tumeur. Le TPA peut aussi être utilisé comme traitement complémentaire avant la chirurgie ou avec la radiothérapie pour réduire la taille de la tumeur, et chez les hommes dont la maladie est localement avancée (stade C). Une des plus grandes difficultés avec le TPA est que presque toutes les tumeurs traitées deviendront résistantes à cette thérapie (hormonorésistantes) au bout de quelques années. Un niveau élevé d'APS est souvent le premier signe indiquant que cette thérapie n'est plus efficace. La suppression de l'effet androgénique peut être produite par interférence avec la production d'androgènes (p. ex., les agonistes de l'hormone de libération de l'hormone lutéinisante, l'orchidectomie) ou des bloqueurs de récepteurs d'androgènes **TABLEAU 66.4**. Les clients atteints du cancer de la prostate qui reçoivent le TPA peuvent souffrir d'ostéoporose et de fractures. Les médicaments à base de bisphosphonate (p. ex., l'acide zolédronique [Aclasta^MD]) sont le traitement actuellement recommandé pour réduire la perte de minéralisation osseuse chez ces clients (Greenspan, 2008).

L'hormone de libération de l'hormone lutéinisante (LHRH) est sécrétée par l'hypothalamus pour stimuler l'hypophyse antérieure afin de produire l'hormone lutéinisante (LH) et l'hormone folliculostimulante (FSH). La LH stimule les cellules de Leydig dans les testicules qui produisent la testostérone. Les agonistes de la LHRH surstimulent l'hypophyse. Ceci se traduit par une régulation négative des récepteurs de la LHRH, amenant une condition réfractaire faisant en sorte que l'hypophyse antérieure ne réagit plus à la LHRH. Ces médicaments provoquent une augmentation initiale provisoire de la LH et de la testostérone appelée poussée. Les symptômes peuvent empirer pendant cette période. Cependant, avec une administration continue, les taux de LH et de testostérone diminuent.

Les thérapies anti-androgènes actuelles comprennent le leuprolide (Lupron^MD, Eligard^MD), la goséréline (Zoladex^MD), la triptoréline (Trelstar^MD)

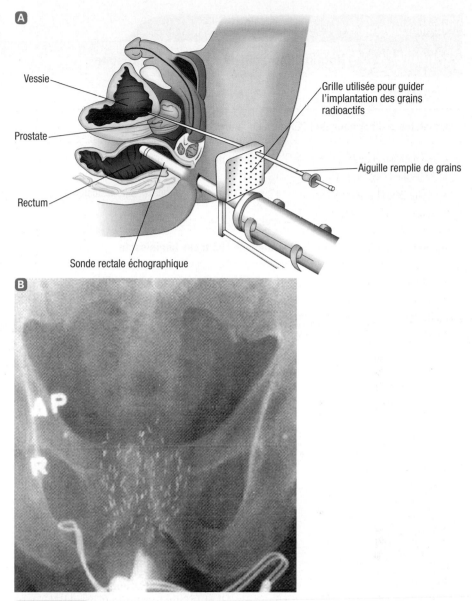

FIGURE 66.6

Brachythérapie prostatique – **A** Implantation de grains radioactifs dans la glande prostatique, avec une aiguille sous guidage échographique, à l'aide d'une grille modèle. **B** Grains radioactifs.

et la buséréline (Suprefact^MD). Essentiellement, cette thérapie produit une castration chimique semblable aux effets de l'orchidectomie. Les médicaments anti-androgènes sont administrés par injection sous-cutanée ou intramusculaire de façon régulière et doivent être pris à vie. Le cetrorélix (Cetrotide^MD) et le ganirelix (Orgalutran^MD) sont des antagonistes de la LHRH qui diminuent les taux de testostérone. Ils sont utilisés chez les clients atteints d'un cancer avancé de la prostate. Contrairement aux agonistes de la LHRH, les antagonistes ne causent pas de poussée parce qu'ils agissent directement et bloquent les récepteurs de la LHRH. Ils sont administrés sous forme d'injection sous-cutanée.

L'autre classe d'anti-androgènes est celle des médicaments qui entrent en compétition avec la

La brachythérapie est abordée plus longuement dans le chapitre 16, *Cancer*.

66

TABLEAU 66.4	Hormonothérapie du cancer de la prostate	
TRAITEMENT	**MÉCANISME D'ACTION**	**EFFETS SECONDAIRES**
Agonistes de l'hormone de libération de l'hormone lutéinisante		
• Leuprolide (Lupron^{MD}, Eligard^{MD}) • Goséréline (Zoladex^{MD}) • Triptoréline (Trelstar^{MD}) • Buséréline (Suprefact^{MD})	• Diminution de la sécrétion de l'hormone lutéinisante (LH) et de l'hormone folliculostimulante • Diminution de la production de testostérone	• Bouffées de chaleur, gynécomastie, diminution de la libido, dysérection • Dépression et changements d'humeur
Antagonistes de l'hormone de libération de l'hormone lutéinisante		
• Cetrorélix (Cetrotide^{MD}) • Ganirelix (Orgalutran^{MD})	• Blocage des récepteurs de la LHRH • Suppression immédiate de la testostérone	• Douleur, rougeur et gonflement à l'endroit de l'injection • Enzymes hépatiques élevées
Bloqueurs des récepteurs d'androgènes		
• Bicalutamide (Casodex^{MD}) • Flutamide (Euflex^{MD}) • Nilutamide (Anandron^{MD})	• Blocage de l'action de la testostérone en entrant en compétition avec les sites récepteurs	• Perte de libido, dysérection et bouffées de chaleur • Parfois, douleurs à la poitrine et gynécomastie
Orchidectomie		
• Ablation chirurgicale des testicules	• Suppression de 95 % de la source de testostérone	• Bouffées de chaleur, dysérection, perte de pulsion sexuelle et irritabilité • Gain de poids, perte de masse musculaire, ostéoporose

fixation des androgènes en circulation sur les sites récepteurs. Le flutamide (Euflex^{MD}), le nilutamide (Anandron^{MD}) et le bicalutamide (Casodex^{MD}) sont des bloqueurs de récepteurs d'androgènes non stéroïdiens. Le client les prend quotidiennement par voie orale et peut les combiner avec la goséréline ou le leuprolide. Il a été démontré que la combinaison était sécuritaire, bien tolérée et qu'il s'agissait d'un traitement de castration androgène qui épargnait la virilité. Le recours à une combinaison d'un bloqueur des récepteurs d'androgènes et d'un agoniste de la LHRH est souvent privilégié, ce qui se traduit par un blocage combiné d'androgènes.

| Orchidectomie | La testostérone, produite par les testicules, stimule l'évolution du cancer de la prostate. L'orchidectomie bilatérale est l'ablation des testicules qui peut être effectuée seule ou en combinaison avec la prostatectomie. Pour les stades avancés de cancer de la prostate (stade D), l'orchidectomie est l'un des traitements permettant de contrôler le cancer. L'autre avantage possible de cette intervention est le soulagement rapide de l'ostéoalgie associée aux tumeurs avancées. L'orchidectomie peut aussi entraîner un rétrécissement suffisant de la prostate pour soulager l'obstruction urinaire dans les stades ultérieurs de la maladie lorsque la chirurgie n'est pas possible.

Le gain de poids et la perte de la masse musculaire peuvent modifier l'apparence physique de l'homme. Ces changements physiques peuvent affecter l'estime de soi et provoquer de la souffrance voire une dépression. Même si cette intervention est économique (comparée à la manipulation d'hormones à l'aide d'agonistes de la LHRH), elle est aussi permanente. En conséquence, de nombreux hommes disent préférer la pharmacothérapie à l'orchidectomie.

| Chimiothérapie | L'utilisation des agents chimiothérapeutiques a d'abord été limitée au traitement des clients atteints d'un cancer de la prostate hormono-résistant (CPHR) et qui en étaient au dernier stade de la maladie. Dans le cas du CPHR, le cancer progresse malgré le traitement. Cela se produit chez les clients qui ont pris des anti-androgènes pendant un certain temps. Historiquement, le cancer de la prostate a mal répondu à la chimiothérapie et il n'a pas été démontré que ce traitement améliorait la survie.

En conséquence, la chimiothérapie est un traitement palliatif. Certains des médicaments les plus utilisés sont le paclitaxel (Abraxane^MD), la mitoxantrone, la vinblastine, le cyclophosphamide et l'estramustine (Emcyt^MD).

Récemment, il a été démontré que le docetaxel (Taxotere^MD) améliorait les taux de survie chez les hommes atteints de CPHR avancé avec métastases. Le docetaxel, administré en combinaison avec la prednisone, l'estramustine ou la mitoxantrone, est le traitement standard du CPHR. Les effets secondaires du docetaxel sont les nausées, l'alopécie, la réduction du temps d'éjection ventriculaire gauche et la myélosuppression.

Des essais cliniques continus étudient l'effet d'un vaccin (Provenge^MD) sur l'amélioration de la survie des clients atteints de CPHR. Ce vaccin vise à stimuler le système pour lutter contre le cancer. Le sipuleucel-T (Provenge^MD) ne jouit pas encore de l'autorisation réglementaire de Santé Canada, préalable à sa commercialisation au pays (Murtagh & Foerster, 2006).

Soins infirmiers transculturels

CANCER DE LA PROSTATE

Il faut tenir compte des caractéristiques démographiques lors de la transmission d'information sur le risque de cancer de la prostate et les recommandations relatives au dépistage. Il est important de connaître non seulement les différences épidémiologiques relatives au cancer de la prostate, mais aussi celles qui ont trait aux pratiques de promotion de la santé.

Même si l'exposition aux médias électroniques et imprimés permet d'informer certains hommes sur le cancer de la prostate, le degré d'efficacité de ces moyens d'information varie sensiblement en fonction des données démographiques comme l'ethnicité, l'âge, le niveau de scolarité et le niveau socioéconomique. Idéalement, tous les hommes devraient connaître les risques liés au cancer de la prostate et les méthodes de dépistage disponibles. Le personnel infirmier devra envisager les meilleures méthodes à utiliser pour communiquer cette information aux hommes de toutes les cultures et de toutes les origines ethniques afin de permettre une meilleure compréhension du dépistage du cancer de la prostate et une meilleure participation au processus.

Soins et traitements infirmiers

CLIENT ATTEINT D'UN CANCER DE LA PROSTATE

Collecte des données

Les données subjectives et objectives à recueillir chez le client atteint du cancer de la prostate sont présentées dans l'**ENCADRÉ 66.6**.

Analyse et interprétation des données

Les problèmes prioritaires du client atteint d'un cancer de la prostate dépendent du stade de son cancer. Les problèmes prioritaires, qui peuvent s'appliquer ou non à chaque client atteint de ce cancer, peuvent inclure les éléments suivants sans toutefois s'y limiter :

- conflit décisionnel lié aux nombreux autres choix de traitement ;
- douleur aiguë liée à la chirurgie, à l'élargissement de la prostate, aux métastases osseuses et aux spasmes de la vessie ;
- rétention urinaire liée à l'obstruction de l'urètre ou au col vésical près de la prostate, aux caillots de sang et à la perte de tonus vésical ;
- perturbation de l'élimination urinaire liée aux lésions du sphincter du col vésical ;
- constipation ou diarrhée liée aux interventions thérapeutiques ;
- dysfonctionnement sexuel lié aux effets du traitement ;
- anxiété liée à l'incertitude quant à l'impact du processus pathologique sur l'espérance de vie et sur le mode de vie, de même qu'à l'effet du traitement sur le fonctionnement sexuel.

Planification des soins

Les objectifs généraux pour le client atteint d'un cancer de la prostate sont :

- participer activement au plan de traitement ;
- gérer sa douleur de façon satisfaisante ;
- suivre le plan de traitement ;
- comprendre les effets du plan de traitement sur le fonctionnement sexuel ;
- trouver une façon satisfaisante de gérer l'impact sur le fonctionnement de la vessie et l'évacuation des selles.

Interventions cliniques

Promotion de la santé

Un des rôles les plus importants du personnel infirmier concernant le cancer de la prostate est d'encourager les clients, en accord avec leur médecin, à se soumettre à un dépistage annuel de la prostate (taux d'APS et ERD) dès l'âge de 50 ans (ou plus tôt quand ils présentent des facteurs de risque). À cause de leur risque accru de cancer de la prostate, les hommes qui ont une histoire familiale de ce type de cancer devraient passer un test de l'APS et un ERD dès l'âge de 45 ans (American Cancer Society, 2009 ; Société canadienne du cancer, 2010a).

Phase aiguë

Les phases préopératoires et postopératoires de la prostatectomie radicale sont similaires aux procédures chirurgicales de l'HBP. De plus, il faut se préoccuper de la réaction psychologique du client au diagnostic de cancer et donner à ce dernier et à sa famille un soutien attentionné pour les aider à faire face au diagnostic. Des

66

ENCADRÉ 66.6 | **Cancer de la prostate**

Données subjectives

- Renseignements importants concernant la santé :
  - Médicaments : suppléments de testostérone ; utilisation de tout médicament affectant les voies urinaires comme la morphine, les anticholinergiques, les inhibiteurs de la monoamine-oxydase et les antidépresseurs tricycliques
- Modes fonctionnels de santé :
  - Perception et gestion de la santé : histoire familiale positive ; fatigue et malaise accrus
  - Nutrition et métabolisme : régime à haute teneur en graisses ; anorexie, perte de poids (indicateurs possibles de métastases)
  - Élimination : hésitation ou effort pour commencer à uriner, fréquence, miction impérieuse, rétention et égouttement, faible débit ou hématurie
  - Sommeil et repos : nycturie

- Cognition et perception : dysurie ; douleur du rachis lombaire qui irradie dans les jambes ou le pelvis, ostéalgie (indicateurs possibles de métastases)
- Perception et concept de soi : anxiété relative au concept de soi

Données objectives

- Observations générales : homme adulte âgé ; adénopathie pelvienne (signe tardif)
- Système urinaire : globe vésical à la palpation ; élargissement unilatéral de la prostate ; prostate dure et fixe à l'examen rectal
- Système musculosquelettique : fractures pathologiques (métastases)
- Résultats possibles aux examens paracliniques : APS sérique ; ↑ de la PAP sérique (métastases) ; prostate nodulaire et irrégulière à l'échographie ; résultats positifs de la biopsie ; anémie

Les soins et traitements infirmiers auprès des personnes mourantes sont décrits dans le chapitre 11, *Soins palliatifs et soins de fin de vie*.

Les méthodes pharmacologiques et non pharmacologiques de soulagement de la douleur sont décrites dans le chapitre 10, *Douleur*.

groupes de soutien sont accessibles aux hommes atteints d'un cancer de la prostate et à leur famille afin de les encourager à demeurer actifs, à s'informer et à participer à leurs propres soins.

Soins ambulatoires et soins à domicile

L'infirmière doit donner au client les instructions et enseignements nécessaires pour qu'il assure lui-même les soins requis après son congé : entretenir le cathéter s'il quitte l'hôpital avec une sonde à demeure ; nettoyer le méat urétral avec du savon et de l'eau une fois par jour ; boire beaucoup de liquides ; garder le sac collecteur plus bas que la vessie en tout temps ; conserver le cathéter attaché de façon sécuritaire contre la cuisse interne ou l'abdomen ; et signaler tout signe d'infection de la vessie comme des spasmes, de la fièvre ou une hématurie. Si l'incontinence urinaire est problématique, il faut encourager le client à pratiquer des exercices du muscle du plancher pelvien (exercice de Kegel) à chaque miction et tout au long de la journée **FIGURE 66.7**. La pratique continue pendant les quatre à six semaines que dure le processus de guérison améliore le taux de réussite. Les produits utilisés pour

l'incontinence sont en vente dans des catalogues de soins à domicile et dans de nombreux magasins de vente au détail.

Bien que le taux de guérison du cancer de la prostate soit élevé s'il est détecté et traité tôt, le pronostic du cancer de la prostate de stade D n'est pas favorable. Les soins palliatifs et de fin de vie sont alors souvent appropriés et bénéfiques pour le client et sa famille ▶ **11**. Les problèmes courants vécus par le client atteint du cancer avancé de la prostate sont la fatigue, l'obturation de l'orifice de sortie de la vessie et de l'urètre (causée par la compression de l'urètre ou des uretères par la masse tumorale ou les métastases dans les ganglions lymphatiques), l'ostéalgie et les fractures graves (causées par les métastases osseuses), la compression de la moelle épinière (à cause des métastases rachidiennes) et l'œdème à la jambe (causé par le lymphœdème, la thrombose veineuse profonde et d'autres problèmes médicaux). Les interventions infirmières doivent toucher tous ces problèmes. La gestion de la douleur est l'un des aspects les plus importants des soins ▶ **10**. Elle peut être favorisée par l'évaluation continue, l'administration des médicaments prescrits (agents opioïdes et non opioïdes) et l'utilisation de méthodes non pharmacologiques de soulagement de la douleur.

Évaluation des résultats

Pour le client atteint d'un cancer de la prostate, les résultats escomptés à la suite des soins et interventions cliniques sont :

- participer activement au plan de traitement ;
- gérer sa douleur de façon satisfaisante ;
- suivre le plan de traitement ;
- comprendre l'effet du traitement sur le fonctionnement sexuel ;
- trouver une façon satisfaisante de gérer l'impact sur la vessie et sur les selles.

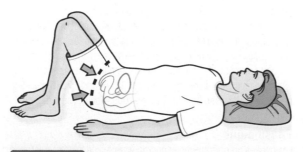

FIGURE 66.7

Exercices de Kegel : contraction et décontraction du plancher pelvien

66.1.3 Prostatite
Étiologie et physiopathologie

La **prostatite** est un terme général décrivant un groupe de problèmes inflammatoires d'origine infectieuse ou non qui touchent la glande prostatique. C'est l'un des troubles urologiques les plus courants. Environ 10 % de tous les hommes souffriront de prostatite au cours de leur vie (NKUDIC, 2009a ; O'Brien, 2010). Les quatre catégories de syndromes sont : 1) la prostatite bactérienne aiguë, 2) la prostatite bactérienne chronique, 3) la prostatite chronique ou syndrome de douleur pelvienne chronique et 4) la prostatite inflammatoire asymptomatique (NKUDIC, 2009a).

Les prostatites bactériennes aiguë et chronique sont généralement causées par des organismes qui atteignent la glande prostatique par une des voies suivantes : montée de l'urètre, descente de la vessie, invasion par la circulation sanguine ou par les canaux lymphatiques. Les organismes responsables habituels sont *Escherichia coli, Klebsiella, Pseudomonas, Enterobacter, Proteus, Chlamydia trachomatis, Neisseria gonorrhoeae* et les streptocoques du groupe D. La prostatite bactérienne chronique diffère de la prostatite bactérienne aiguë parce qu'elle comporte des épisodes infectieux récurrents.

La prostatite chronique ou syndrome de douleur pelvienne chronique décrit un syndrome de douleur prostatique et urinaire en l'absence d'un processus infectieux évident. L'étiologie de ce syndrome n'est pas connue. Il peut se produire après une maladie virale ou être associé aux infections transmissibles sexuellement (ITS), surtout chez les jeunes adultes. Une culture ne révèle pas la présence d'organismes responsables. Cependant, des leucocytes peuvent être découverts dans les sécrétions prostatiques.

La prostatite inflammatoire asymptomatique est généralement diagnostiquée chez des personnes qui n'ont pas de symptômes, mais chez qui existe un processus inflammatoire de la prostate. Ces clients reçoivent généralement le diagnostic à l'occasion de l'évaluation d'autres problèmes de l'appareil génito-urinaire. Les leucocytes sont présents dans le liquide séminal de la prostate, mais les causes de ce processus pathologique ne sont pas claires.

Manifestations cliniques et complications

Les manifestations courantes de la prostatite bactérienne aiguë sont la fièvre, les frissons, les douleurs dorsales et périnéales ainsi que les symptômes urinaires aigus comme la dysurie, la fréquence urinaire, la miction impérieuse et l'urine trouble. Le client peut aussi souffrir de rétention urinaire causée par le gonflement prostatique. Lors de l'ERD, la prostate est extrêmement gonflée, très sensible et ferme. Les complications de la prostatite sont l'épididymite et la cystite. Le fonctionnement sexuel peut être affecté comme l'indiquent la douleur postéjaculatoire, les problèmes de libido et la dysérection. L'abcès prostatique est aussi une complication possible, mais rare.

La prostatite bactérienne chronique et le syndrome de douleur pelvienne chronique se manifestent par des symptômes similaires qui sont généralement plus légers que ceux associés à la prostatite bactérienne aiguë. Il s'agit d'irritation lors de la miction (fréquence, miction impérieuse, dysurie) et de douleurs dorsales, périnéales, pelviennes et éjaculatoires. Les symptômes obstructifs sont peu courants à moins que le client ne souffre d'HBP coexistante. À l'ERD, la prostate semble élargie et ferme (souvent décrite comme œdémateuse) et est légèrement sensible à la palpation. La prostatite chronique peut prédisposer le client à des infections récurrentes des voies urinaires.

Capsule Jugement clinique

Monsieur Howard Cromwell, qui est âgé de 56 ans, se plaint de dysurie, de douleurs dorsales et pelviennes. Sa température est de 38,9 °C. Le médecin croit que ces signes et symptômes sont plus révélateurs d'une prostatite que d'une cystite.

Qu'est-ce qui lui fait croire cela ?

Les caractéristiques cliniques de la prostatite peuvent ressembler à celles de l'infection des voies urinaires. Cependant, il est important de se souvenir que la cystite aiguë n'est pas courante chez l'homme.

Examen clinique et examens paracliniques

Comme les clients souffrant de prostatite manifestent des symptômes urinaires, une analyse et une culture d'urine sont indiquées. Souvent, il y a présence de globules blancs et de bactéries. Si le client a de la fièvre, il est recommandé de faire une leucocytémie et une hémoculture. Le test de l'APS peut être effectué pour éliminer le diagnostic de cancer de la prostate. Cependant, les taux d'APS sont souvent élevés en cas d'inflammation prostatique (Benway & Moon, 2008), et ce test ne permet pas à lui seul de poser un diagnostic concluant.

L'examen microscopique et la culture de sécrétions évacuées de la prostate se révèlent utiles dans le diagnostic de la prostatite. L'évacuation de sécrétions de la prostate peut être obtenue à l'aide d'un test prémassage et postmassage. Le client doit uriner dans un godet à échantillon juste avant et juste après un massage vigoureux de la prostate. Le massage prostatique (pour les sécrétions évacuées de la prostate) devrait être évité si une prostatite bactérienne aiguë est soupçonnée, parce que la compression est extrêmement douloureuse et peut augmenter le risque de propagation bactérienne. L'échographie transrectale de la prostate n'est pas particulièrement utile pour le diagnostic de la prostatite. Cependant, une échographie transabdominale ou une IRM peut être pratiquée pour exclure un abcès de la prostate.

CLIENT ATTEINT DE PROSTATITE

Les antibiotiques couramment utilisés pour traiter la prostatite bactérienne aiguë ou chronique sont le triméthoprime/sulfaméthoxazole, la ciprofloxacine (Cipro^MD) et l'ofloxacine. La doxycycline (Vibramycin^MD) ou la tétracycline peuvent être prescrites aux clients qui ont des partenaires sexuels multiples. Les antibiotiques sont généralement administrés par voie orale jusqu'à quatre semaines pour la prostatite bactérienne aiguë. Cependant, si le client fait beaucoup de fièvre ou présente d'autres signes de sepsie imminente, il doit être hospitalisé et des antibiotiques par voie intraveineuse doivent être administrés. Les clients souffrant de prostatite bactérienne chronique peuvent recevoir des antibiotiques pendant 4 à 12 semaines par voie orale. S'ils sont immunodéficients, ils peuvent même recevoir des antibiotiques à vie. Des antibiotiques sont généralement prescrits pendant une courte durée aux clients souffrant de prostatite chronique ou syndrome de douleur pelvienne chronique. Cependant, le traitement aux antibiotiques est inefficace pour les clients souffrant de prostatite non bactérienne.

Même si les clients souffrant de prostatite bactérienne aiguë ou chronique ont tendance à ressentir beaucoup d'inconfort, la douleur disparaît quand l'infection est traitée. La gestion de la douleur chez les clients souffrant de prostatite chronique ou syndrome de douleur pelvienne chronique est plus difficile parce qu'elle persiste pendant des semaines voire des mois. Aucune approche n'a démontré qu'elle pouvait soulager tous les clients atteints de ce problème. Les agents anti-inflammatoires sont ceux qui sont le plus couramment utilisés pour gérer la douleur en cas de prostatite, mais ils n'offrent qu'un soulagement modéré. Des analgésiques opioïdes peuvent être administrés, mais comme la douleur est de nature chronique, il faut être prudent avec l'utilisation de ces médicaments. La physiothérapie et les bains chauds peuvent aussi aider. Il a été démontré que la relaxation des tissus musculaires dans la prostate induite par les bloqueurs des récepteurs α-adrénergiques (p. ex., la tamsulosine [Flomax^MD], l'alfuzosine [Xatral^MD]) réussissait à réduire l'inconfort chez certains hommes (Pontari, 2008).

La rétention urinaire aiguë peut se transformer en prostatite aiguë et nécessiter un drainage de la vessie par cathétérisme sus-pubien.

Le passage d'un cathéter dans l'urètre enflammé est contre-indiqué en cas de prostatite aiguë. Le massage répétitif de la prostate est considéré comme thérapeutique pour la plupart des types de prostatite, mais ce n'est pas une mesure appropriée pour la prostatite bactérienne aiguë. Le massage prostatique consiste à exercer une pression pour faire sortir l'excès de sécrétions prostatiques afin de diminuer la congestion de la prostate, ce qui soulage la douleur. Il s'agit d'appuyer sur la prostate avec l'index de la main gantée en couvrant la surface totale de la glande par des mouvements longitudinaux. Ce massage est effectué 2 ou 3 fois par semaine pendant 6 à 12 semaines (Mishra, Browne, & Emberton, 2008). Les mesures visant à stimuler l'éjaculation (masturbation et rapport sexuel) aident aussi à drainer la prostate et sont encouragées.

Comme la prostate peut être une source de bactéries, la consommation de liquides devrait être élevée pour tous les clients souffrant de prostatite. Le client doit être encouragé à boire beaucoup **FIGURE 66.8**. C'est particulièrement important pour ceux qui souffrent de prostatite bactérienne aiguë en raison des besoins accrus en liquides associés à la fièvre et à l'infection. La gestion de la fièvre est aussi une intervention infirmière importante.

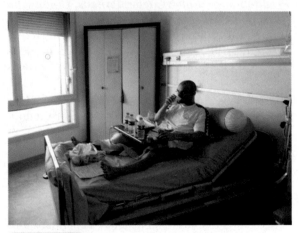

FIGURE 66.8

Les clients souffrant de prostatite doivent boire suffisamment de liquide pour éviter la prolifération bactérienne dans la prostate.

66.2 | Problèmes péniens

64

Les ITS occasionnant des problèmes péniens sont décrites dans le chapitre 64, *Interventions cliniques – Infections transmissibles sexuellement.*

À l'exclusion des ITS, les problèmes de santé du pénis sont rares ▶ **64** . Ces problèmes peuvent être classés ainsi : congénitaux, problèmes du prépuce, problème de mécanisme érectile et cancer.

66.2.1 Problèmes congénitaux

L'**hypospadias** est une anomalie urologique. Le méat urinaire est situé sur la surface ventrale du pénis n'importe où entre la couronne et le périnée. Les influences hormonales *in utero* ainsi que les facteurs environnementaux et génétiques sont des causes possibles. La réparation chirurgicale de l'hypospadias peut être nécessaire si celle-ci est associée à la chordée (une déviation douloureuse du pénis vers le bas pendant l'érection) ou si elle empêche les rapports sexuels ou la miction normale. La chirurgie peut aussi être pratiquée pour des raisons esthétiques ou pour favoriser le bien-être émotionnel.

L'**épispadias**, ou l'ouverture de l'urètre sur la surface dorsale du pénis, est une anomalie congénitale complexe généralement associée à des déficiences de l'appareil génito-urinaire. La chirurgie correctrice visant à placer l'urètre en position normale dans le pénis est généralement pratiquée pendant la petite enfance.

66.2.2 Problèmes du prépuce

La circoncision, ablation chirurgicale du prépuce, est une intervention effectuée sur les enfants mâles pour des raisons culturelles ou religieuses. Au Canada, la pratique de la circoncision a connu une baisse marquée depuis les années 1970. Le taux de circoncision était de 51 à 67 % dans les années 1970, alors qu'en 2009, l'Agence de la santé publique du Canada a rapporté un taux de circoncision des bébés garçons de 31,9 % (Morris, 2010). Elle préviendrait les problèmes comme le phimosis, le paraphimosis et le cancer du pénis. Cette tendance récente voulant que de moins en moins de parents fassent circoncire leur enfant pourrait entraîner une augmentation de ces problèmes à l'avenir.

Le **phimosis** est l'étroitesse ou la constriction du prépuce autour du gland du pénis qui rend la rétractation difficile **FIGURE 66.9A**. Il est causé par l'œdème ou l'inflammation du prépuce, généralement associé à des mauvaises habitudes d'hygiène qui permettent aux bactéries et aux levures de se retrouver coincées sous le prépuce.

Le **paraphimosis** est l'étroitesse du prépuce qui entraîne une incapacité de revenir à sa position normale sur le gland. Un ulcère peut se former si le prépuce reste contracté **FIGURE 66.9B**. Ceci peut se produire lorsque le prépuce est tiré vers l'arrière pendant le bain, quand une sonde urinaire est utilisée ou pendant le rapport sexuel et lorsqu'il n'est pas replacé vers l'avant. Les antibiotiques, un trempage dans l'eau chaude et parfois la circoncision ou la fente dorsale du prépuce peuvent être nécessaires. Un nettoyage rigoureux suivi du replacement du prépuce prévient généralement ces problèmes.

66.2.3 Problèmes du mécanisme de l'érection

Le **priapisme** est une érection douloureuse qui dure plus de six heures. Elle est causée par une obstruction de l'évacuation veineuse du pénis. Cet état peut constituer une urgence médicale. Les causes du priapisme sont la thrombose du corps caverneux, la leucémie, la drépanocytose, le diabète, les lésions dégénératives de la colonne, les néoplasmes du cerveau ou de la moelle épinière, les médicaments vasoactifs injectés dans le corps caverneux et certains médicaments (p. ex., le sildénafil, la cocaïne, la trazodone). Le traitement peut comprendre des sédatifs, une injection de décontractants du muscle lisse directement dans le pénis, l'aspiration et l'irrigation du corps caverneux avec une aiguille de gros calibre ou la

création chirurgicale d'une dérivation pour drainer le corps caverneux. Les complications sont la nécrose des tissus péniens causée par l'absence de circulation sanguine ou l'hydronéphrose causée par la distension de la vessie. Après un épisode de priapisme, le client peut être incapable d'obtenir une érection normale.

La **maladie de La Peyronie**, parfois appelée pénis courbé ou plié, est causée par la formation de plaque dans un des corps caverneux du pénis. La formation d'une plaque dure, palpable, non sensible se produit généralement sur la surface postérieure. Elle peut résulter d'un traumatisme du corps pénien ou se produire spontanément. La plaque empêche la circulation sanguine adéquate dans le tissu spongieux, ce qui provoque une déviation pendant l'érection. Cet état n'est pas dangereux, mais peut entraîner des érections douloureuses, une dysérection ou une gêne. Si des mesures conservatrices ne corrigent pas le problème, une chirurgie peut être nécessaire.

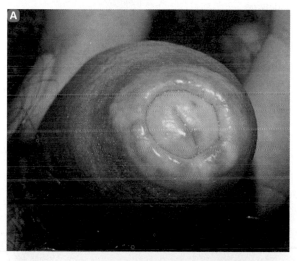

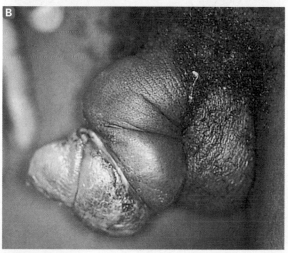

FIGURE 66.9

A Phimosis – Incapacité de rétracter le prépuce à cause de lésions secondaires. **B** Paraphimosis – Ulcère avec œdème du prépuce parce qu'il reste contracté sur le gland.

L'étiologie, les manifestations cliniques ainsi que les soins et traitements infirmiers des troubles dermatologiques sont abordés dans le chapitre 31, *Interventions cliniques – Troubles tégumentaires.*

66.2.4 Cancer du pénis

Le cancer du pénis est rare. Il se produit généralement chez les hommes qui ont un cancer lié au papillomavirus et chez ceux qui n'ont pas été circoncis en bas âge (Leibowitz, Desmond, & Belin, 2009). La tumeur peut apparaître et ressembler à une ulcération superficielle ou à un nodule semblable à un bouton. Les lésions verruqueuses non sensibles peuvent être prises pour un condylome acuminé. La majorité des tumeurs malignes (95 %) sont des carcinomes à cellules squameuses bien différenciées. Le traitement des premiers stades est l'ablation de la tumeur par laser. Une résection radicale du pénis peut être effectuée si le cancer est répandu. La chirurgie, la radiation ou la chimiothérapie peuvent être tentées en fonction de l'étendue de la maladie si les ganglions lymphatiques sont touchés ou s'il y a des métastases.

66.3 | Problèmes scrotaux ou testiculaires

66.3.1 Problèmes inflammatoires et infectieux

Problèmes de peau

La peau du scrotum est sensible à plusieurs maladies de peau courantes. Les problèmes les plus communs de la peau scrotale sont les infections fongiques, les dermatites (neurodermatite, dermatite de contact, dermatite séborrhéique) et les infections parasitaires (gale sarcoptique humaine, poux). Ces problèmes occasionnent un inconfort pour le client, mais entraînent peu de complications graves ▶ **31**.

Épididymite

L'**épididymite** est un processus inflammatoire aigu et douloureux de l'épididyme **FIGURE 66.10**, qui est souvent dû à un processus infectieux (transmis sexuellement ou non), à un traumatisme ou à un reflux urinaire vers le canal déférent. Elle est généralement unilatérale. Le gonflement peut être tel que l'épididyme et les testicules sont parfois impossibles à distinguer. Chez les hommes âgés de moins de 35 ans, la cause la plus courante est la transmission sexuelle de la gonorrhée ou de la chlamydia. Il est important de traiter les deux partenaires avec des antibiotiques s'il s'agit d'une transmission par contact sexuel. Les clients devraient être encouragés à éviter les rapports sexuels pendant la phase aiguë. S'ils en ont, ils devraient utiliser un condom. Le traitement conservateur consiste à rester alité en élevant le scrotum, en utilisant des sacs de glace et en prenant des analgésiques. La déambulation place le scrotum dans une position pendante et augmente la douleur. La plus grande partie de la sensibilité décroît en une semaine, bien que le gonflement puisse durer des semaines ou des mois.

Orchite

L'**orchite** signifie une inflammation aiguë des testicules qui sont douloureux, sensibles et gonflés. Cela se produit généralement après un épisode

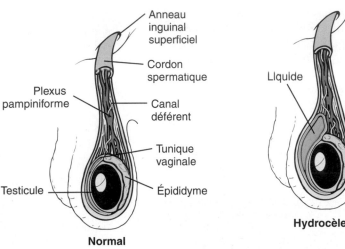

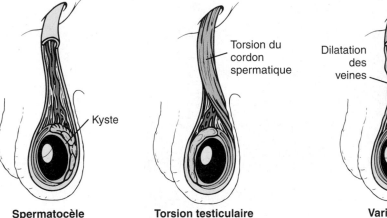

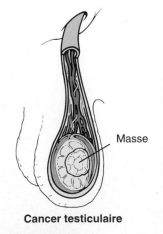

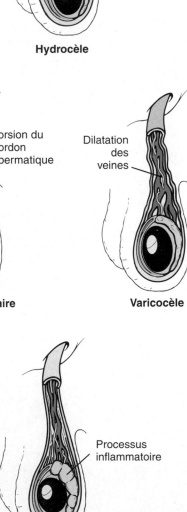

FIGURE 66.10

Masses scrotales

d'infection bactérienne ou virale comme les oreillons, la pneumonie, la tuberculose ou la syphilis. Elle peut aussi être un effet secondaire de l'épididymite, de la prostatectomie, de traumatismes, de la mononucléose infectieuse, de l'influenza, du cathétérisme ou de l'infection des voies urinaires avec complications. L'orchite ourlienne est un problème qui contribue à l'infertilité masculine et qui pourrait facilement être évité par la vaccination contre les oreillons pendant l'enfance. Le traitement consiste à prendre des antibiotiques (si l'organisme est connu), des analgésiques ou à rester alité avec le scrotum élevé reposant sur un sac de glace.

66.3.2 Problèmes congénitaux

Le cryptorchidisme (testicules non descendus) survient lorsque les testicules ne sont pas normalement descendus dans le sac scrotal avant la naissance. C'est le problème testiculaire congénital le plus courant. Il peut se produire des deux côtés ou d'un seul et peut entraîner l'infertilité si une chirurgie correctrice n'est pas pratiquée avant l'âge de deux ans. L'incidence du cancer des testicules est aussi plus élevée si le problème n'est pas corrigé avant la puberté. Une chirurgie est pratiquée pour localiser et suturer le ou les testicules dans le scrotum.

66.3.3 Problèmes acquis

Hydrocèle

Une hydrocèle est une masse sensible, remplie de liquide qui résulte de la conjonction d'un drainage lymphatique du scrotum insuffisant et d'un œdème de la tunique vaginale qui entoure les testicules **FIGURE 66.10** et **FIGURE 66.11**. Le diagnostic est assez simple à poser parce que la masse peut être vue par transparence ou transillumination (consistant à éclairer le scrotum à l'aide d'une lampe électrique). Aucun traitement n'est indiqué à moins que le gonflement empire et devienne inconfortable, auquel cas une aspiration ou un drainage chirurgical de la masse liquidienne sont effectués.

Spermatocèle

Une spermatocèle est un kyste de l'épididyme ferme et indolore contenant du sperme et visible par transillumination **FIGURE 66.10**. La cause en est inconnue. Le traitement consiste en une ablation chirurgicale. Il est important que le client consulte un professionnel de la santé s'il palpe des bosses scrotales. Il serait incapable de distinguer ce kyste d'un cancer lors de l'auto-examen.

Varicocèle

La varicocèle est une dilatation des veines qui drainent les testicules **FIGURE 66.10**. Le scrotum semble vermiculaire à la palpation. La cause de ce

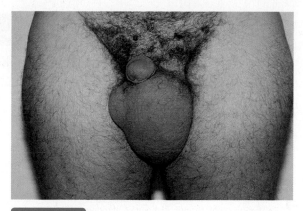

FIGURE 66.11

Hydrocèle

problème est inconnue. La varicocèle est généralement située du côté gauche du scrotum. Les veines contiennent des valves unidirectionnelles qui permettent l'afflux du sang des testicules et du scrotum vers le cœur. Lorsqu'elles ne fonctionnent pas correctement, le sang s'accumule et distend les veines autour du testicule dans le scrotum, causant l'apparition d'une varicocèle. Environ 10 % des hommes ont des varicocèles (Centre d'urologie et d'andrologie de Paris, 2010). La chirurgie est indiquée si le client est infertile parce que 40 à 50 % des cas d'infertilité sont associés aux varicocèles persistantes **ENCADRÉ 66.7**. La réparation d'une varicocèle peut se faire par injection d'un agent sclérosant ou par ligature chirurgicale de la veine spermatique.

Torsion testiculaire

La torsion testiculaire est une torsion du cordon spermatique qui amène le sang vers les testicules et vers l'épididyme **FIGURE 66.10**. Cette torsion est plus souvent observée chez les hommes âgés de moins de 20 ans. Le client souffre de douleurs scrotales graves, d'hypersensibilité, de gonflement, de nausées et de vomissements. Il n'y a pas de symptômes urinaires, de fièvre ni de leucocytes et de bactéries dans l'urine. La douleur ne décroît généralement pas avec le repos ou l'élévation du scrotum. Le réflexe crémastérien est obtenu par un effleurage (avec un marteau à réflexes ou un abaisse-langue) de la face interne de la cuisse vers le bas. La réaction normale est une contraction du muscle crémastérien qui élève le scrotum et le testicule du côté effleuré. En cas de torsion du testicule, ce réflexe est absent du côté œdémateux.

Un balayage par rayonnement nucléaire ou une échographie doppler sont généralement effectués pour évaluer la circulation sanguine dans le testicule. La diminution ou l'absence de circulation confirme le diagnostic. À moins que tout ne revienne dans l'ordre spontanément, il faut immédiatement procéder à une chirurgie pour détordre le cordon et restaurer

ENCADRÉ 66.7 | La fertilité masculine s'améliore-t-elle à la suite d'un traitement de la varicocèle ?

Question clinique

Chez les hommes présentant une varicocèle scrotale (P), l'intervention chirurgicale, l'embolisation (I) ou une absence de traitement (C) augmente-t-elle les chances d'un couple de procréer (O) ?

Résultats probants

- Revue systématique des essais cliniques aléatoires

Analyse critique et synthèse des données

- Il a été réalisé 8 essais cliniques aléatoires (n = 607) menés auprès de clients qui ont subi une ligature chirurgicale ou une embolisation radiologique de la veine spermatique interne.

- Le résultat mesuré était le taux de grossesse de la partenaire.

Conclusion

- Rien n'indique que le traitement de la varicocèle chez l'homme présentant par ailleurs une hypofertilité inexpliquée améliore les chances du couple de procréer.

Recommandation pour la pratique infirmière

- Informer le client que le traitement de la varicocèle n'améliore pas les chances de procréer et que le fait de présenter une varicocèle n'empêche pas la procréation.

Référence

Evers, J.H.L., Collins, J., & Clarke, J. (2009). Surgery or embolisation for varicoceles in subfertile men. *Cochrane Database System Rev, 1*.

P : population visée ; I : intervention ; C : comparaison ; O : (*outcome*) résultat(s)

---

l'approvisionnement en sang. La torsion constitue une urgence médicale parce que l'absence de rétablissement de l'approvisionnement sanguin du testicule affecté dans les quatre à six heures entraînera une ischémie du testicule suivie d'une nécrose et éventuellement la nécessité de procéder à une ablation.

66.3.4 Cancer testiculaire

Étiologie et physiopathologie

Le cancer du testicule est rare et représente 1,1 % de tous les néoplasmes malins chez les hommes canadiens. Cependant, ce cancer est le type le plus courant chez les jeunes hommes âgés de 25 à 34 ans. L'incidence du cancer du testicule varie toutefois considérablement en fonction de l'origine ethnique, les taux étant environ trois fois plus élevés chez les hommes d'origine caucasienne que chez les Afro-Américains (Centre McLaughlin, 2010). Le cancer atteint plus souvent le testicule droit que le gauche. Les tumeurs du testicule sont aussi plus courantes chez les hommes dont les testicules ne sont pas descendus (cryptorchidisme) ou qui ont des antécédents familiaux de cancer ou d'anomalie du testicule. Les autres facteurs prédisposants sont l'orchite, l'infection par le virus de l'immunodéficience humaine, l'exposition maternelle au diéthylstilbestrol et le cancer du testicule dans le testicule controlatéral.

Plus de 90 % des cancers du testicule se forment à partir de cellules germinales primitives dont les deux types sont les séminomes et les non-séminomes (Encyclopédie nationale du cancer, 2011). Bien que les séminomes soient les plus courants, ils sont les moins agressifs. Les tumeurs testiculaires non séminomateuses sont rares, mais très agressives. Les tumeurs à cellules non germinales proviennent d'autres tissus testiculaires incluant les cellules de Leydig et de Sertoli.

Manifestations cliniques et complications

Le cancer du testicule peut avoir un délai d'apparition court ou long selon le type de tumeur. Le client peut remarquer une masse indolore dans le scrotum ainsi qu'un gonflement scrotal et ressentir une sensation de lourdeur. La masse scrotale est généralement sensible et très ferme. Certains clients se plaignent d'une douleur sourde ou d'une sensation de lourdeur dans le bas-ventre, la région périanale ou le scrotum. Environ 10 % des clients présentent une douleur aiguë. Les manifestations associées aux métastases aux autres systèmes sont variées et comprennent les douleurs dorsales, la toux, la dyspnée, l'hémoptysie, la dysphagie (difficulté à avaler), des altérations de la vision ou de l'état mental, l'œdème papillaire et les crises épileptiques.

Examen clinique et examens paracliniques

La palpation du contenu scrotal est la première étape du diagnostic du cancer du testicule. La masse cancéreuse est ferme et n'est pas transparente à la transillumination. L'échographie des testicules est indiquée chaque fois qu'un cancer est soupçonné (p. ex., une masse palpable) ou en cas de tuméfaction testiculaire persistante ou douloureuse. Le dosage des marqueurs tumoraux, dont l'α-fœtoprotéine (AFP) et la gonadotropine chorionique humaine (hCG), est intéressant pour la surveillance des cancer non séminomateux, mais il n'est d'aucune utilité pour la détection précoce ou le dépistage (Elford, 2010). Une radiographie pulmonaire et une TDM de l'abdomen et du pelvis sont indiquées pour détecter les métastases. Le client peut souffrir d'anémie et la fonction hépatique peut être affectée en cas de métastases.

Soins et traitements en interdisciplinarité

CLIENT ATTEINT D'UN CANCER TESTICULAIRE

Auto-examen des testicules

Comme pour de nombreuses formes de cancer, la survie du client est étroitement liée au diagnostic précoce de la tumeur. Le scrotum est facile à examiner et les tumeurs naissantes sont généralement palpables. Le personnel infirmier montrera au client comment procéder à l'auto-examen mensuel des testicules afin de détecter des tumeurs ou d'autres anomalies scrotales comme les varicocèles. Tous les hommes ont intérêt à pratiquer l'auto-examen, particulièrement ceux qui ont des antécédents de testicules non descendus ou de tumeur testiculaire.

L'auto-examen n'est pas difficile. L'homme peut manifester une certaine résistance à l'idée d'examiner ses propres organes génitaux, mais grâce à l'encouragement du personnel infirmier, il peut apprendre cette procédure simple. Il faut l'encourager à s'auto-examiner fréquemment jusqu'à ce qu'il se sente à l'aise avec la technique. Le scrotum devrait ensuite être examiné une fois par mois. Il existe du matériel didactique comme des vidéos et des illustrations à accrocher dans les douches et qui peuvent être présentés aux étudiants pendant les cours d'éducation physique à l'école secondaire ou au collège. Les lignes directrices concernant l'auto-examen du scrotum sont présentées dans l'**ENCADRÉ 66.8** et à la **FIGURE 66.12**.

Processus thérapeutique en interdisciplinarité

Le processus thérapeutique en interdisciplinarité pour le client atteint du cancer des testicules comprend généralement une orchidectomie ou une orchidectomie radicale (ablation chirurgicale du testicule, du cordon spermatique et des ganglions lymphatiques régionaux atteints). La dissection et l'ablation des ganglions rétropéritonéaux servent aussi à gérer la maladie dans les premiers stades. Ces ganglions sont la principale voie qu'empruntent les métastases. La dissection des ganglions lymphatiques rétropéritonéaux peut aussi être effectuée après la chimiothérapie comme traitement auxiliaire chez des clients atteints d'un cancer testiculaire de stade avancé (National Cancer Institute, 2009c). Le traitement postorchidectomie comprend la surveillance, la radiothérapie ou la chimiothérapie selon le stade du cancer. Les protocoles de chimiothérapie utilisent une combinaison de divers agents, y compris la bléomycine (Blenoxane[MD]), l'étoposide (Vepesid[MD]), l'ifosfamide (Ifex[MD]) et la cisplatine. Les tumeurs testiculaires à cellules germinales sont plus sensibles à la chimiothérapie systémique que toute autre tumeur solide chez l'adulte.

Le pronostic pour les clients atteints de cancer testiculaire s'est nettement amélioré au cours des dernières années, et 95 % obtiennent une rémission complète si la maladie est détectée dans les premiers stades. En raison de la réussite du traitement, la majorité des hommes atteints de cancer testiculaire sont des survivants à long terme, et la toxicité liée au traitement est alors un problème important (Gospodarowicz, 2008). Tous les clients atteints du cancer testiculaire, quels que soient leur pathologie ou leur stade, ont besoin d'un suivi rigoureux et d'examens physiques réguliers, de radiographies pulmonaires, de TDM et d'évaluation de l'hCG et

> **RAPPELEZ-VOUS…**
>
> Tous les hommes âgés de plus de 15 ans devraient procéder mensuellement à un auto-examen des testicules.

Enseignement au client et à ses proches

ENCADRÉ 66.8   Auto-examen des testicules

Voici les indications à donner à un client sur la façon de procéder pour effectuer un auto-examen des testicules :

1. Le meilleur moment pour examiner les testicules est pendant la douche ou le bain, car la chaleur fait en sorte que les testicules descendent plus bas dans le scrotum **FIGURE 66.12**.

2. Utiliser les deux mains pour toucher chaque testicule. Faire rouler le testicule entre le pouce et les trois premiers doigts jusqu'à ce que toute la surface soit couverte. Palper chaque testicule séparément.

3. Identifier les structures. Le testicule devrait être rond et lisse, comme un œuf dur. Différencier le testicule de l'épididyme. L'épididyme n'est pas aussi lisse que le testicule ni en forme d'œuf. Il se peut qu'un testicule soit plus grand que l'autre. La taille n'est pas aussi importante que la texture. Chercher à déceler la présence de bosses ou d'irrégularités, une douleur testiculaire ou une sensation de résistance. Trouver le cordon spermatique, qui est généralement ferme et lisse et qui remonte vers l'aine.

4. Choisir un jour dans le mois (toujours le même et facile à retenir) où l'auto-examen des testicules sera effectué. Procéder à l'examen plus fréquemment si désiré.

5. Prévenir immédiatement un professionnel de la santé en cas de découverte d'une anomalie.

66

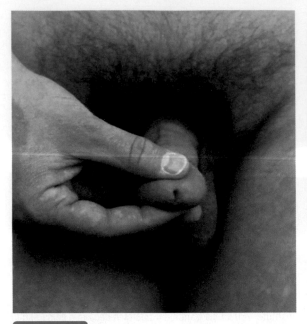

16

Les tumeurs secondaires qui apparaissent après la chimiothérapie et la radiothérapie sont décrites dans le chapitre 16, *Cancer*.

FIGURE 66.12

Auto-examen des testicules

de l'AFP. L'objectif est de détecter la rechute lorsque la charge tumorale est minimale ▶ **16** .

Une infertilité ou une fertilité déficiente sont souvent préexistantes au moment du diagnostic. En traitant le cancer testiculaire, la chimiothérapie avec cisplatine ou l'irradiation pelvienne endommagent souvent les cellules germinales testiculaires (Sabanegh & Ragheb, 2009). La spermatogenèse peut toutefois se rétablir chez certains clients. À cause du risque élevé d'infertilité, il

convient de discuter de la cryoconservation du sperme dans une banque de sperme avant le début du traitement et de la recommander aux hommes atteints de cancer du testicule. Une dysfonction éjaculatoire peut résulter de la dissection des ganglions lymphatiques rétropéritonéaux. Il peut être difficile d'aborder ces problèmes avec le client qui vient d'apprendre son diagnostic. Il peut penser que la maladie représente une menace pour sa virilité et sa confiance en soi.

66.4 | Fonctionnement sexuel

66.4.1 Vasectomie

Vasovasostomie:
Opération chirurgicale qui consiste, après avoir enlevé les segments rétrécis ou obstrués des deux canaux déférents, à réaboucher les extrémités saines de ces conduits, qui assurent le passage du sperme des testicules jusqu'aux canaux éjaculateurs.

La vasectomie est la ligature chirurgicale bilatérale ou la résection du canal déférent effectuée aux fins de stérilisation **FIGURE 66.13**. L'intervention consiste en une chirurgie ambulatoire qui ne dure que 15 à 30 minutes et qui est généralement pratiquée sous anesthésie locale. La vasectomie est considérée comme une forme permanente de stérilisation, bien que certains clients aient eu recours à une **vasovasostomie** avec succès.

Après la vasectomie, le client ne devrait pas remarquer de différence en ce qui a trait à l'apparence ou à la sensation de l'éjaculat parce que sa composante majeure est le fluide séminal et prostatique. Le client devra utiliser une autre forme de contraception jusqu'à ce que l'examen de la semence révèle l'absence de sperme. Habituellement, le sperme dans la portion distale du canal sectionné n'est évacué qu'après au

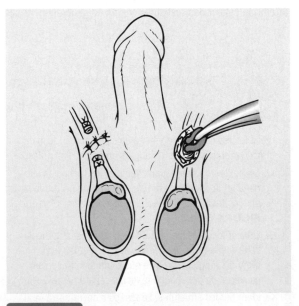

FIGURE 66.13

Vasectomie – Le canal déférent est ligaturé ou réséqué aux fins de stérilisation.

moins 10 éjaculations ou 6 semaines. Les testicules continuent à produire des spermatozoïdes, mais ces derniers sont absorbés par l'organisme au lieu de passer par le canal déférent. Occasionnellement, il se produit un hématome et un gonflement du scrotum.

La vasectomie n'affecte pas la production d'hormones, la capacité d'éjaculer ni les mécanismes physiologiques reliés à l'érection ou à l'orgasme. L'adaptation psychologique peut être problématique après la chirurgie. Le client peut avoir de la difficulté à distinguer la vasectomie de la castration au niveau subconscient. Certains hommes sont atteints de dysérection ou peuvent avoir besoin d'être plus actifs qu'avant sur le plan sexuel pour prouver leur masculinité. Une discussion détaillée sur l'intervention et ses résultats avant la chirurgie peut aider à détecter les clients qui pourraient avoir des problèmes d'adaptation psychologique. Dans ce cas, la chirurgie devrait être retardée.

66.4.2   Dysérection

La **dysérection** est l'incapacité à atteindre l'érection ou à la maintenir afin d'avoir un fonctionnement sexuel satisfaisant (Ellsworth & Kirshenbaum, 2008). Bien que de nombreuses personnes soient mal à l'aise de discuter de la fonction sexuelle, les professionnels de la santé doivent être aptes et disposés à aborder cette question.

Les effets de la dysérection peuvent interférer avec l'estime de soi, la confiance, les relations interpersonnelles et le sentiment global de bien-être de l'homme. La dysérection est un problème important à cause de sa prévalence ; au Canada, environ deux à trois millions d'hommes en souffrent (Fazio & Brock, 2004). Elle peut se produire à n'importe quel âge, bien que son incidence augmente avec l'âge. En réalité, environ 50 % de tous les hommes âgés de 40 à 70 ans souffrent de dysérection au moins à un certain degré. Le problème augmente dans tous les segments de la population masculine sexuellement active et affecte à la fois l'homme et sa ou son partenaire. Chez les jeunes hommes, l'augmentation est attribuée à l'abus de substances, comme les drogues récréatives et l'alcool. Chez les hommes d'âge moyen, les problèmes de santé comme le diabète, l'hypertension, les maladies rénales, les transplantations d'organes, les pontages coronariens et le cancer ou encore le traitement éventuel de ces pathologies sont souvent en cause. Les hommes vivent plus longtemps et s'attendent à rester actifs sur le plan sexuel, peu importe leurs problèmes médicaux existants.

Étiologie et physiopathologie

La dysérection peut être attribuable à un grand nombre de facteurs étiologiques **ENCADRÉ 66.9**.

Les causes courantes sont le diabète, les maladies vasculaires, les effets secondaires des médicaments, le résultat de la chirurgie (comme la prostatectomie), les traumatismes, les maladies chroniques, la diminution de la sécrétion des hormones sexuelles, le stress, les difficultés relationnelles ou la dépression. La cause la plus courante de dysérection est vasculaire (Rakel & Bope, 2008).

Les changements physiologiques normaux liés à l'âge sont associés à des changements de la fonction érectile et peuvent être la cause sous-jacente de dysérection chez certains hommes. Si nécessaire, le personnel infirmier peut expliquer ces changements afin de rassurer les hommes plus âgés qui sont anxieux par rapport aux modifications normales de leur capacité sexuelle.

Récemment, la recherche a montré que la dysérection peut être un symptôme de maladie cardiovasculaire non diagnostiquée chez de nombreux clients (Thompson, Tangen, Goodman, Probstfield, Moinpour, & Coltman, 2005). La réduction de la circulation sanguine est un facteur majeur de dysérection et de maladie cardiovasculaire, et ces deux pathologies ont de nombreux facteurs de risque communs. Il peut aussi y avoir un lien entre l'inactivité physique et la dysérection.

Manifestations cliniques et complications

Le symptôme typique de dysérection est l'auto-évaluation que fait le client de ses problèmes liés à son fonctionnement sexuel. Le client décrit généralement son incapacité à atteindre ou à maintenir une érection. Les symptômes peuvent être occasionnels ou continus après une apparition progressive, ou peuvent apparaître soudainement. L'apparition progressive est généralement associée à des facteurs physiologiques, alors que l'apparition soudaine ou rapide des symptômes peut être associée à des problèmes psychologiques.

L'incapacité de l'homme à fonctionner sexuellement peut causer une grande détresse en regard des relations interpersonnelles et peut interférer avec le concept de soi en tant qu'homme. Les problèmes de dysérection peuvent entraîner plusieurs problèmes personnels comme la colère et la dépression.

Examen clinique et examens paracliniques

La première étape du diagnostic et de la gestion de la dysérection commence par une anamnèse complète de la santé, de la sexualité et de l'histoire psycho-sociale de l'individu. Des questionnaires auto-administrés concernant l'évaluation de l'état de santé et les traitements suivis s'avèrent être des outils de dépistage primaire utiles. Par exemple, l'Index international de la fonction

ENCADRÉ 66.9   **Facteurs de risque de dysérection**

Système vasculaire
- Athérosclérose
- Hypertension
- Maladie vasculaire périphérique

Causes attribuables aux drogues et aux médicaments
- Alcool
- Antiandrogènes
- Agents hypolipémiants
- Antihypertenseurs
- Diurétiques (chlorothiazide, spironolactone [Aldactone^MD])
- Principaux tranquillisants (diazépam [Valium^MD], alprazolam [Xanax^MD])
- Marijuana, cocaïne
- Nicotine
- Antidépresseurs imipraminiques (amitriptyline)

Système endocrinien
- Diabète

- Obésité
- Déficience de testostérone

Système génito-urinaire
- Prostatectomie radicale
- Prostatite
- Insuffisance rénale

Système neurologique
- Maladie de Parkinson
- Maladie vasculaire cérébrale
- Traumatisme de la moelle épinière
- Tumeurs ou section de la moelle épinière

État psychologique
- Stress
- Dépression
- Anxiété
- Peur d'être incapable d'accomplir l'acte sexuel

Autre cause
- Vieillissement

érectile (IIFE) examine la réponse de l'homme dans quatre domaines clés de la fonction sexuelle masculine : fonction érectile, fonction orgasmique, désir sexuel, satisfaction lors de l'acte sexuel et satisfaction globale (Rosen, Riley, Wagner, Osterloh, Kirkpatrick, & Mishra, 1997). Un examen physique devrait être effectué et porter sur les caractéristiques sexuelles secondaires comme la taille et l'apparence du pénis et du scrotum. Un ERD devrait être pratiqué pour évaluer la taille de la prostate, sa consistance et la présence de nodules. Il faut aussi procéder à l'évaluation de la pression sanguine avec palpation et auscultation des artères fémorales et prendre les pouls périphériques.

Les examens paracliniques plus poussés sont généralement basés sur les résultats de l'anamnèse et de l'examen physique. Une glycémie à jeun et un profil lipidique sont recommandés pour écarter le diabète. Les taux de testostérone, de prolactine, de LH et d'hormones thyroïdiennes pourraient aider à détecter les problèmes d'ordre endocrinien. La chimie sanguine (p. ex., le taux de l'APS) et une numération globulaire complète aident à découvrir les maladies systémiques.

D'autres examens paracliniques permettent de diagnostiquer la dysérection. Le test de la tumescence et de la rigidité péniennes nocturnes est une méthode non effractive qui consiste à mesurer continuellement la circonférence et la rigidité axiale du pénis pendant le sommeil. Ces mesures servent à différencier les causes physiologiques ou psychogéniques de la dysérection et à évaluer l'efficacité de la pharmacothérapie. Les examens vasculaires, y compris l'artériographie pénienne, la mesure de la circulation sanguine pénienne et l'échographie à l'aide du système doppler duplex, servent à évaluer les flux sanguins d'entrée et de sortie. Ils sont utiles pour évaluer les problèmes vasculaires qui interfèrent avec l'érection.

Processus thérapeutique en interdisciplinarité

L'objectif du traitement de la dysérection est que le client et sa ou son partenaire aient une relation sexuelle satisfaisante. Le traitement se base sur la cause sous-jacente.

Il existe diverses possibilités de traitement **ENCADRÉ 66.10**. Les clients devraient savoir qu'aucun ne rétablira les sensations tactiles ni l'éjaculation s'ils étaient absents auparavant. Les résultats de ces interventions sont généralement plus satisfaisants lorsque les deux partenaires participent à la décision et ont des attentes réalistes envers le traitement.

Il est important de déterminer si la dysérection est réversible avant d'entreprendre le traitement. Par exemple, si elle semble être un effet secondaire de médicaments prescrits, d'autres agents ou traitements devraient être envisagés. En cas de diagnostic établi de déficience testiculaire (hypogonadisme), la thérapie de remplacement androgénique réussit parfois à améliorer la fonction érectile. Chez les personnes dont la dysérection est de nature psychologique, le counseling auprès du client (et probablement de la ou du partenaire) est recommandé (Dean *et al.*, 2008). Il devrait être effectué par un thérapeute qualifié.

Pharmacothérapie orale

Le sildénafil (Viagra^MD), le tadalafil (Cialis^MD) et le vardénafil (Levitra^MD) sont des médicaments érectogènes. Ces médicaments provoquent le relâchement du muscle lisse et l'augmentation de l'entrée de sang dans le corps caverneux, ce qui favorise l'érection pénienne. Ces médicaments doivent être consommés par voie orale environ une heure avant l'activité sexuelle, mais pas plus d'une fois par jour. Les études indiquent qu'ils sont généralement sans danger et efficaces pour traiter la plupart des types de dysérection. Les effets secondaires sont les céphalées, la dyspepsie, les bouffées vasomotrices et la congestion nasale. Les effets secondaires rares sont les perturbations visuelles (perception altérée du spectre bleu-vert, vision brouillée) et la déficience

RAPPELEZ-VOUS...

Le sildénafil (Viagra^MD) est contre-indiqué pour les hommes présentant des antécédents d'hypotension artérielle et de maladies cardiovasculaires en raison du risque élevé d'hypotension grave.

auditive soudaine. Comme ces médicaments peuvent potentialiser l'effet hypotenseur des nitrates, ils sont contre-indiqués pour les personnes qui consomment des nitrates (comme la nitroglycérine).

Pompes à vide

Les pompes à vide sont des appareils à succion qui peuvent être appliqués sur le pénis flaccide pour produire une érection en pompant le sang dans les corps caverneux. Un anneau pénien ou de constriction est placé sur la base du pénis pour retenir le sang veineux, ce qui empêche l'érection de décroître .

Interventions intra-urétrales

Ces interventions comprennent l'utilisation de médicaments vasoactifs administrés sous forme de gel, une injection dans le pénis (auto-injection intracaverneuse) ou l'insertion d'une pastille de médicament (alprostadil) dans l'urètre (intra-urétral) en utilisant un dispositif pour administrer des médicaments dans le pénis à travers l'urètre (le système MUSE^MD). Ces médicaments vasoconstricteurs améliorent le flux sanguin dans les artères péniennes. Les médicaments vasoactifs actuels sont la papavérine (gel topique ou injection) et l'alprostadil (Caverject^MD) (gel topique, pastille transurétrale ou injection) **FIGURE 66.14**.

Implants péniens

Les interventions chirurgicales pour la pose d'implants chirurgicaux ou de prothèses semi-rigides ou gonflables sont très effractives et sont associées à des complications potentielles. Ainsi, elles sont généralement indiquées pour les hommes souffrant de dysérection grave et chez lesquels les autres interventions sont inefficaces **FIGURE 66.15**.

Processus diagnostique et thérapeutique

ENCADRÉ 66.10 **Dysérection**

Examen clinique et examens paracliniques
- Anamnèse et examen physique
- Histoire sexuelle
- Glycémie à jeun et profil lipidique
- Taux de testostérone, de prolactine et d'hormones thyroïdiennes
- Test de la tumescence et de la rigidité péniennes nocturnes
- Examens vasculaires

Processus thérapeutique
- Modification des causes réversibles
- Pharmacothérapie
  - Sildénafil (Viagra^MD)
  - Vardénafil (Levitra^MD)
  - Tadalafil (Cialis^MD)
- Pompes à vide
- Pastilles médicamenteuses intra-urétrales
- Auto-injection intracaverneuse
- Implants péniens
- Counseling sexuel

Ces dispositifs sont implantés dans les corps caverneux et doivent procurer une érection suffisamment ferme pour permettre la pénétration. L'implant gonflable consiste en l'insertion de cylindres dans le pénis, d'une petite pompe dans le scrotum et d'un réservoir dans le bas-ventre. Les principaux problèmes associés aux prothèses péniennes sont les bris mécaniques, l'infection et les érosions.

Counseling sexuel

Le counseling sexuel est recommandé avant et après le traitement. La capacité de satisfaire les deux partenaires améliore les taux de satisfaction. Le counseling devrait porter sur les facteurs

PHARMACOVIGILANCE

Sildénafil (Viagra^MD)

- Ne pas utiliser avec des nitrates (nitroglycérine) sous toutes ses formes.
- Peut potentialiser les effets hypotenseurs des nitrates.

Une illustration montrant une pompe à vide est présentée à la figure 66.1W, au www.cheneliere.ca/lewis.

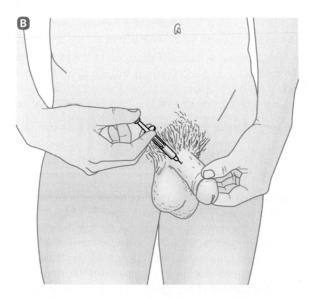

Pastille

FIGURE 66.14

A Système MUSE^MD (acronyme anglais pour « medicated urethral system for erection ») – Insertion intra-urétrale d'une pastille médicamenteuse (alprostadil) au moyen d'un applicateur. **B** Auto-injection intracaverneuse. Le traitement par auto-injection consiste à injecter un médicament directement dans le pénis. Ce traitement augmente l'afflux de sang au pénis et entraîne une érection.

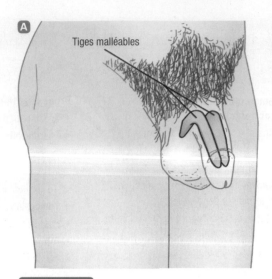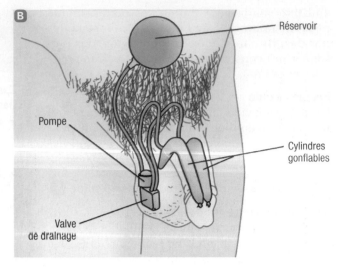

Tiges malléables

Réservoir

Pompe

Cylindres
gonflables

Valve
de drainage

FIGURE 66.15

Implants péniens – **A** L'implant malléable est toujours dressé, mais il est possible de le dissimuler en le pliant contre le corps. **B** L'implant gonflable consiste en l'insertion de cylindres dans le pénis, d'une petite pompe dans le scrotum et d'un réservoir dans le bas-ventre. Lorsque l'implant est activé, la pompe remplit les cylindres de liquide provenant du réservoir. Une petite valve de drainage permet au liquide de retourner vers le réservoir après les rapports sexuels.

psychologiques ou interpersonnels qui peuvent améliorer l'expression de la sexualité ainsi que sur les autres facteurs préoccupants. Il peut être efficace pour le client seul, mais il est généralement préférable d'inclure la ou le partenaire, surtout s'il s'agit d'une relation à long terme (Dean *et al.*, 2008). Le counseling devrait commencer avant le début du traitement médical de la dysérection.

Soins et traitements infirmiers

CLIENT ATTEINT DE DYSÉRECTION

L'homme qui vit une dysérection et sa ou son partenaire ont besoin d'énormément de soutien émotionnel. Dans notre société valorisant les performances sexuelles masculines, les hommes sont souvent mal à l'aise de discuter de leurs problèmes avec les autres. L'homme peut se sentir isolé et être effectivement dénué de ressources de soutien, et il peut aussi perdre son estime de soi.

Il est essentiel de rassurer le client quant à la confidentialité des entretiens. Il est souvent nécessaire d'offrir du counseling et de la thérapie de couple en plus du traitement médical afin d'établir des attentes réalistes et de présenter des modèles de communication signifiants. La majorité des hommes retardent le recours à l'aide médicale. Ils s'attendent alors à trouver une solution immédiate à leurs problèmes. L'équipe soignante devrait fournir du soutien et des renseignements exacts le plus tôt possible.

Le fait de procéder à des évaluations de santé de routine auprès des hommes qui cherchent une forme de traitement médical permet au personnel infirmier de s'informer tant de la santé générale que sexuelle des clients. Quand ils en ont l'occasion, les hommes hésitent moins à répondre à ces questions s'ils savent que quelqu'un se soucie d'eux et peut leur apporter des réponses.

66.4.3 Andropause

L'**andropause** est le déclin progressif de la sécrétion d'androgènes qui se produit chez la plupart des hommes au cours du processus de vieillissement (Kronenberg, Melmed, Polonsky, & Larsen, 2008). Elle peut commencer dès l'âge de 40 ans. Les facteurs qui déterminent la vitesse du déclin ne sont pas bien connus. Les signes et les symptômes associés à la diminution du taux de testostérone sont la perte de libido, la fatigue et la dysérection **ENCADRÉ 66.11**. Les symptômes sont souvent attribués au vieillissement normal et le client ne les mentionne pas facilement. Les effets à long terme peuvent comprendre l'ostéoporose et la diminution de la masse et de la force musculaires.

Le diagnostic de l'andropause est posé après un examen physique complet et après l'obtention des taux sériques de testostérone complets. Les taux normaux vont de 15,2 à 24,2 nmol/L (Rosen *et al.*, 1997). La thérapie de remplacement de la testostérone (TRT) ne devrait pas commencer avant que le client ait consulté son médecin et ait évalué les risques ainsi que les avantages de ce traitement. Les symptômes peuvent s'améliorer avec la TRT, mais les risques potentiels comprennent la diminution des taux de cholestérol – lipoprotéine de haute densité (HDL) –, l'augmentation de l'hématocrite et l'aggravation de l'apnée du sommeil. À cause des effets des androgènes sur les tissus prostatiques, ce traitement est contre-indiqué chez les clients souffrant d'HBP ou du cancer de la prostate. Avant de commencer le traitement, il faut faire un ERD et un test de l'APS. Lorsque la TRT commence, les clients devraient être étroitement suivis par leur professionnel de la santé.

Il existe différentes formes de thérapies de remplacement. Les comprimés sont rarement employés. L'undécanoate de testostérone (Andriol^MD) a le défaut de procurer un taux variable de testotérone. Les autres formes de testostérone en comprimés peuvent causer une toxicité au foie. Les injections intramusculaires comme le cypionate (Depo-Testostérone^MD) et l'énanthate (Delatestryl^MD) peuvent être administrées à des doses diverses. Cependant, elles créent une augmentation et une diminution cycliques des taux de testostérone. Les effets secondaires sont les changements d'humeur qui suivent ces fluctuations. Les préparations transdermiques y compris les timbres et les gels (p. ex., Androderm^MD, Testim^MD) sont plus pratiques. Elles sont généralement quotidiennement appliquées sur la peau à divers endroits, y compris le dos, le bras et l'abdomen. L'irritation de la peau est l'effet secondaire le plus courant. Les crèmes à base de triamcinolone (diacétate, acétonide [Kenalog^MD]) à faire pénétrer dans la peau avant l'application du timbre peuvent diminuer et prévenir l'irritation.

66.4.4   Infertilité

Dans un couple, l'infertilité est définie comme l'incapacité de concevoir malgré un an de rapports sexuels non protégés. L'infertilité est un problème de santé du couple, non de l'individu. Pour cette raison, les deux partenaires doivent participer à la recherche de la cause. La cause principale est attribuable à des facteurs concernant l'homme dans 33 % des cas. L'infertilité masculine peut être causée par des troubles du système hypothalamo-hypophysaire, des troubles testiculaires et des anomalies de l'appareil éjaculatoire.

Les causes physiques sont généralement réparties en trois catégories : prétesticulaires, testiculaires et posttesticulaires. Les causes prétesticulaires ou endocrines représentent environ 3 % des cas et peuvent généralement être traitées avec des médicaments ou par chirurgie. Les problèmes testiculaires représentent 50 % des cas. Les autres facteurs qui affectent les testicules sont les infections (p. ex., le virus des oreillons, les IST, les infections bactériennes), les anomalies congénitales, les médicaments, la radiothérapie, l'abus de substances (alcool, nicotine, drogue) et les dangers environnementaux. Les causes posttesticulaires représentent environ 5 à 7 % des cas, l'obstruction, l'infection ou le résultat d'une intervention chirurgicale étant alors les causes principales. Les 40 % restants sont

ENCADRÉ 66.11   **Manifestations cliniques de l'andropause**

- Diminution de la libido
- Fatigue et léthargie
- Dysérection
- Perte de mémoire
- Dépression et changements d'humeur
- Perturbation du sommeil et irritabilité
- Augmentation des réserves lipidiques
- Infertilité
- Diminution de la fonction cognitive
- Diminution de la densité osseuse
- Perte de la masse musculaire et de la force

classés comme étant de causes idiopathiques ou inconnues.

Une anamnèse et un examen rigoureux peuvent révéler la cause de l'infertilité d'un client. Ainsi, l'histoire du client est un point de départ incontournable pour déterminer la cause et le traitement. Elle devrait comprendre l'âge, la profession, les blessures, les chirurgies ou les infections antérieures de l'appareil génital, et comporter des questions concernant le mode de vie comme les bains chauds, l'entraînement avec des poids, le port de sous-vêtements serrés, ainsi que les pratiques sexuelles, la fréquence des rapports sexuels et les facteurs émotionnels comme le niveau de stress et le désir d'enfant. La consommation de médicaments, comme les agents chimiothérapeutiques, les stéroïdes anabolisants (testostérone), la sulfasalazine (Salazopyrin^MD) et la cimétidine, ou de drogues à usage récréatif devrait être documentée parce qu'elle peut diminuer le nombre de spermatozoïdes. L'examen physique peut révéler une varicocèle, la maladie de La Peyronie ou d'autres anomalies physiques.

Le premier examen d'une exploration d'infertilité est l'analyse du sperme. L'examen détermine la concentration du sperme, la mobilité et la morphologie des spermatozoïdes. D'autres examens peuvent aider à déterminer l'étiologie, notamment la mesure de la testostérone plasmatique, de la LH et de la FSH. Un examen des capacités de pénétration du sperme peut aussi être effectué. Souvent, les causes spécifiques de l'infertilité ne sont pas déterminées.

Le personnel infirmier se montrera intéressé et délicat lorsqu'il interagira avec le client qui subit des examens pour infertilité. Pour la plupart des hommes, la fertilité équivaut à la masculinité. Il faudra être sensible au problème de l'identité sexuelle chez l'homme infertile.

Les possibilités de traitement de l'homme comprennent les médicaments, l'adoption d'un mode de vie adéquat (p. ex., éviter la chaleur scrotale, l'abus de substances, le stress élevé), les techniques de fertilisation *in vitro* et la chirurgie correctrice. L'infertilité peut mettre la relation maritale à rude épreuve et le couple peut avoir besoin de counseling et de discuter des options envisageables s'il ne parvient pas à concevoir 65.

65

L'infertilité féminine est abordée dans le chapitre 65, *Interventions cliniques – Troubles du système reproducteur de la femme.*

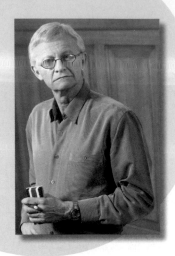

Monsieur Hubert Lemire, âgé de 65 ans, a subi une prostatectomie radicale par laparoscopie en raison d'un adénocarcinome de stade B2. Il est revenu de la salle de réveil il y a une heure. Une perfusion de lactate Ringer est en cours à 80 ml/h, et des irrigations vésicales de NaCl 0,9 % sont administrées de façon continue. Le client est réveillé et coopératif. Le pansement abdominal est propre.

La sonde vésicale draine du liquide rosé et il y a peu de caillots sanguins dans le sac collecteur. Le client se plaint de douleur au site opératoire, douleur qu'il qualifie de tolérable et qu'il évalue à 4 sur 10.

L'anamnèse du client renseigne sur ses habitudes de vie et ses antécédents familiaux : il a fait un infarctus il y a 10 ans, a un surplus de poids, fume depuis l'âge de 16 ans, ne boit pas d'alcool et consomme de la viande rouge chaque jour et de la charcuterie au moins 2 fois par semaine ; son père et un de ses oncles sont décédés d'un accident vasculaire cérébral. La lecture du dossier révèle également les résultats suivants aux examens paracliniques : le taux d'antigène prostatique spécifique (APS) est inférieur à 4 μg/L et une masse prostatique anormale a été détectée à l'examen rectal digital. ▶

MISE EN ŒUVRE DE LA DÉMARCHE DE SOINS

Collecte des données – Évaluation initiale – Analyse et interprétation

1. Quels sont les facteurs de risque du cancer de la prostate à considérer chez monsieur Lemire ? Nommez-en quatre.

2. Outre les examens paracliniques mentionnés dans la mise en contexte, nommez celui qui a très probablement permis de confirmer l'adénocarcinome de monsieur Lemire, et dont le résultat devrait se retrouver dans son dossier.

3. Voici un extrait du plan thérapeutique infirmier de monsieur Lemire. Qu'est-ce qui justifie l'inscription du problème prioritaire *Prostatectomie radicale par laparoscopie* dans la section Constats de l'évaluation ?

Extrait

CONSTATS DE L'ÉVALUATION									
Date	Heure	N°	Problème ou besoin prioritaire	Initiales	RÉSOLU / SATISFAIT			Professionnels / Services concernés	
					Date	Heure	Initiales		
2011-05-03	12:30	2	Prostatectomie radicale par laparoscopie	A.M.					

Signature de l'infirmière	Initiales	Programme / Service	Signature de l'infirmière	Initiales	Programme / Service
Angela Marconi	A.M.	3ᵉ AB - urologie			

Planification des interventions – Décisions infirmières

4. Comme la surveillance postopératoire ne révèle aucune anormalité, quelle directive infirmière formuleriez-vous concernant le problème prioritaire numéro 2 ?

Extrait

CONSTATS DE L'ÉVALUATION									
Date	Heure	N°	Problème ou besoin prioritaire	Initiales	RÉSOLU / SATISFAIT			Professionnels / Services concernés	
					Date	Heure	Initiales		
2011-05-03	12:30	2	Prostatectomie radicale par laparoscopie	A.M.					

SUIVI CLINIQUE							
Date	Heure	N°	Directive infirmière	Initiales	CESSÉE / RÉALISÉE		
					Date	Heure	Initiales
2011-05-03	12:30	2					

Signature de l'infirmière	Initiales	Programme / Service	Signature de l'infirmière	Initiales	Programme / Service
Angela Marconi	A.M.	3ᵉ AB - urologie			3ᵉ AB - urologie

▶ L'urologue a demandé que la sonde vésicale soit enlevée 48 heures après la chirurgie s'il n'y avait pas de caillots et que l'urine était redevenue claire. Monsieur Lemire a réussi à uriner trois heures après le retrait de la sonde. Cependant, il dit avoir également eu un épisode de légère incontinence une heure après la première miction. L'infirmière a ajouté le problème prioritaire *Incontinence urinaire postretrait de sonde vésicale* au PTI de monsieur Lemire afin qu'un suivi clinique spécifique soit assuré. ▶

Collecte des données – Évaluation en cours d'évolution

5. Nommez deux points à vérifier au sujet des mictions du client après le retrait de la sonde vésicale.

Planification des interventions – Décisions infirmières

6. Émettez une directive infirmière destinée à monsieur Lemire, qui viserait la réduction, voire l'élimination, de son incontinence urinaire.

Extrait

			CONSTATS DE L'ÉVALUATION					
Date	Heure	N°	Problème ou besoin prioritaire	Initiales	RÉSOLU / SATISFAIT			Professionnels / Services concernés
					Date	Heure	Initiales	
2011-05-05	13:30	3	Incontinence urinaire postretrait de la sonde vésicale	P.B.				

			SUIVI CLINIQUE					
Date	Heure	N°	Directive infirmière	Initiales	CESSÉE / RÉALISÉE			
					Date	Heure	Initiales	
2011-05-05	13:30	3						

Signature de l'infirmière	Initiales	Programme / Service	Signature de l'infirmière	Initiales	Programme / Service
Angela Marconi	A.M.	3e AB – urologie			3e AB – urologie
Patrice Bernier	P.B.	3e AB – urologie			

▶ Monsieur Lemire doit quitter l'hôpital aujourd'hui.

Évaluation des résultats – Évaluation en cours d'évolution

7. Si la directive émise pour le problème d'incontinence urinaire est appliquée correctement par le client, quel résultat devrait être observé durant la convalescence ?

Application de la pensée critique

Dans l'application de la démarche de soins auprès de monsieur Lemire, l'infirmière a recours aux éléments du modèle de la pensée critique pour analyser la situation de santé du client et en comprendre les enjeux. La **FIGURE 66.16** résume les caractéristiques de ce modèle en fonction des données de ce client, mais elle n'est pas exhaustive.

66

Vers un jugement clinique

Connaissances
- Facteurs de risque et physiopathologie du cancer de la prostate
- Différences entre adénocarcinome de la prostate et hyperplasie bénigne de la prostate (symptomatologie, traitements)
- Éléments de surveillance postprostatectomie
- Complications possibles après une prostatectomie
- Exercices de Kegel
- Conséquences de la prostatectomie radicale sur la sexualité de l'homme

Expériences
- Soins aux clients présentant un problème urologique
- Expérience en chirurgie
- Expérience en enseignement à la clientèle

ÉVALUATION
- Facteurs ayant contribué à l'apparition d'un cancer de la prostate chez monsieur Lemire (âge, surplus de poids, tabagisme, alimentation riche en viande et charcuterie)
- Éléments de surveillance spécifique après la prostatectomie radicale par laparoscopie (pansement abdominal, qualité de l'urine, signes d'hémorragie)
- Éléments de surveillance générale après toute chirurgie
- Caractéristiques des mictions après le retrait de la sonde urinaire (fréquence, qualité et quantité d'urine)
- Nombre d'épisodes d'incontinence urinaire
- Capacité de monsieur Lemire à exécuter correctement les exercices de Kegel
- Motivation du client à changer certaines habitudes de vie qui représentent des facteurs de risque du cancer de la prostate (arrêt du tabagisme, modification de l'alimentation, perte de poids)

Norme
- Protocole local de suivi standard après une prostatectomie radicale

Attitude
- Être attentive aux préoccupations d'ordre sexuel que monsieur Lemire pourrait avoir et à la perception qu'il a de ses incontinences urinaires

FIGURE 66.16

Application de la pensée critique à la situation de santé de monsieur Lemire

■ ■ ■ À retenir

- L'hyperplasie bénigne de la prostate (HBP) est le problème urologique le plus courant chez l'homme adulte, mais elle ne prédispose pas au cancer de la prostate.
- La résection transurétrale de la prostate est une intervention chirurgicale pratiquée sous anesthésie rachidienne ou générale visant à retirer le tissu prostatique à l'aide d'un résectoscope inséré dans l'urètre, sans incision chirurgicale externe.
- Les principales complications postopératoires à la suite d'une résection transurétrale de la prostate sont l'hémorragie, les spasmes de la vessie, l'incontinence urinaire et l'infection.
- Le cancer de la prostate, une tumeur maligne de la glande prostatique, est le cancer le plus courant chez l'homme et plus de 75 % des cas se produisent chez des hommes âgés de plus de 60 ans.
- L'adénocarcinome de la prostate évolue généralement lentement.
- La prostatectomie radicale est le traitement considéré comme le plus efficace pour la survie du client.
- Les deux complications majeures à la suite d'une prostatectomie radicale sont la dysérection et l'incontinence urinaire.
- Les autres mesures thérapeutiques pour le cancer de la prostate comprennent la radiothérapie, l'hormonothérapie, l'orchidectomie et la chimiothérapie.
- La prostatite, l'un des troubles urologiques les plus courants, décrit un groupe de problèmes de cause infectueuse ou non infectueuse qui touchent la glande prostatique.
- L'hypospadias est une anomalie urologique où le méat urinaire est situé sur la surface ventrale du pénis n'importe où entre la couronne et le périnée.

- L'épispadias est l'ouverture de l'urètre sur la surface dorsale du pénis.
- Le phimosis est l'étroitesse ou la constriction du prépuce autour du gland du pénis qui rend la rétraction difficile.
- Le paraphimosis est l'étroitesse du prépuce qui entraîne une incapacité de revenir à sa position normale sur le gland.
- Le priapisme est une érection douloureuse qui dure plus de six heures, causée par une obstruction de l'évacuation veineuse du pénis et qui peut constituer une urgence médicale.
- L'épididymite est un processus inflammatoire aigu et douloureux de l'épididyme souvent dû à un processus infectieux (transmis sexuellement ou non), à un traumatisme ou à un reflux urinaire vers le canal déférent.
- L'orchite est une inflammation aiguë des testicules qui sont douloureux, sensibles et gonflés, se produisant généralement après un épisode d'infection bactérienne ou virale comme les oreillons, la pneumonie, la tuberculose ou la syphilis.
- Le cancer du testicule est rare, mais c'est le type le plus courant chez les jeunes hommes âgés de 25 à 34 ans, et il atteint plus souvent le testicule droit que le gauche.

Pour en **savoir** plus

VERSION COMPLÈTE ET DÉTAILLÉE

www.cheneliere.ca/lewis

 Références Internet

Organismes et associations

Canadian Urological Association
www.cua.org

Prostate Cancer Canada
www.prostatecancer.ca

Service d'information en contraception et sexualité de Québec > Andropause
www.sicsq.org

Société canadienne du cancer > À propos du cancer > Types de cancer > Prostate > Testicule
www.cancer.ca

Organismes gouvernementaux

Agence de la santé publique du Canada > Maladies chroniques > Cancer > Cancer de la prostate
www.phac-aspc.gc.ca

Guide Santé > Maladies > Cancer de la prostate
www.guidesante.gouv.qc.ca

National Cancer Institute
www.cancer.gov

Références générales

Clinique l'Actuel > Infections ITSS > Prostatite
www. cliniquelactuel.com

Les urologues du CHUM > Documentation > Hypertrophie bénigne de la prostate
Documentation > Vasectomie
Documentation > Le dysfonctionnement érectile
http://web.me.com/urologie/Accueil.html

MaCirculation.com > Divers > Dyserections
www.macirculation.com

PasseportSanté.net > Maladies > Index des maladies de A à Z > Cancer de la prostate > Cancer du testicule > Dysfonction érectile > Hypertrophie bénigne de la prostate
www.passeportsante.net

 Monographies

Chaby, L. (2008). *L'andropause : une vérité qui dérange ?* Paris : Ellipses.

Ellsworth, P., & Gill, C. (2009). *100 questions-réponses, le cancer de la prostate*. Les Ulis : EDP sciences.

 Articles, rapports et autres

Holdstock, R. (2010). Testicular cancer. *Practice Nurse, 40*(1), 26.

Lagiou, A., Samoli, E., Georgila, C., Minaki, P., Barbouni, A., Tzonou, A., *et al.* (2008). Occupational physical activity in relation with prostate cancer and benign prostatic hyperplasia. *European Journal of Cancer Prevention, 17*(4), 336-339.

Moyad, M.A., & Lowe, F.C. (2008). Educating patients about lifestyle modifications for prostate health. *American Journal of Medicine, 121*(8, Suppl. 2), S34-42.

Parsons, J.K., & Kashefi, C. (2008). Physical activity, benign prostatic hyperplasia, and lower urinary tract symptoms. *European Urology, 53*(6), 1228-1235.

 Multimédia

Notre Temps.Com > Atlas > Bassin et appareil génito-urinaire > Cancer de la prostate > Vasectomie > Hyperplasie bénigne de la prostate > Prostatectomie
www.atlasducorpshumain.fr

66

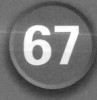

CHAPITRE 67

Écrit par :
Vicki Y. Johnson, PhD, RN, CUCNS

Adapté par :
Marie-Chantal Loiselle, inf., M. Sc.

ÉVALUATION CLINIQUE

Système urinaire

 Guide d'études – SA14, SA23

Après avoir lu ce chapitre, vous devriez être en mesure :

- de décrire la localisation anatomique et les fonctions des reins, des uretères, de la vessie et de l'urètre ;

- d'expliquer les mécanismes physiologiques à l'œuvre dans la formation de l'urine et son parcours, depuis la filtration glomérulaire jusqu'à la miction ;

- d'établir les données subjectives et objectives les plus significatives à recueillir auprès du client en ce qui a trait au système urinaire ;

- d'établir la relation entre les transformations du système urinaire liées à l'âge et les différences observées ;

- de choisir les techniques appropriées pour procéder à l'évaluation physique du système urinaire ;

- de distinguer les résultats normaux de l'évaluation physique du système urinaire des anomalies couramment observées ;

- de décrire, pour chacun des examens paracliniques du système urinaire, le but, la signification des résultats et les responsabilités infirmières qui en découlent ;

- de distinguer les résultats normaux des résultats anormaux de l'analyse d'urine.

■ ■ ■ **Concepts clés**

Cette carte conceptuelle illustre schématiquement les principaux concepts décrits dans le présent chapitre. Sa lecture vous permettra d'avoir une vue d'ensemble des notions qui y sont présentées.

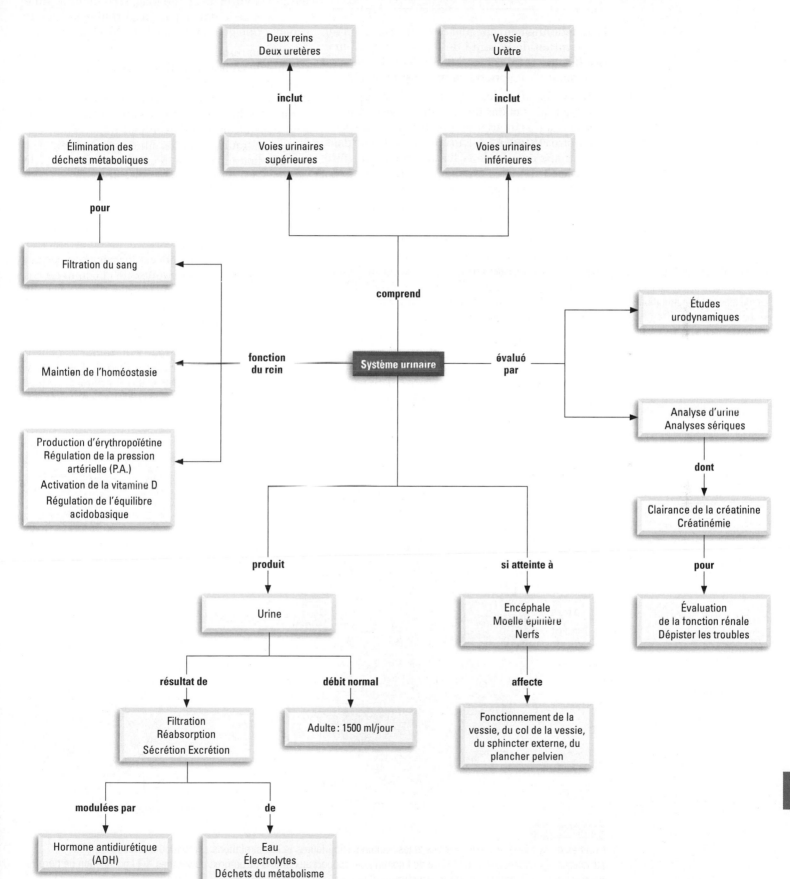

67.1 | Anatomie et physiologie du système urinaire

Le fonctionnement adéquat des reins est essentiel au maintien de la santé de l'organisme. Si une insuffisance rénale complète survient et qu'aucun traitement n'est apporté, la mort est inévitable.

Les voies urinaires supérieures se composent des deux reins et des deux uretères, alors que les voies urinaires inférieures comprennent la vessie et l'urètre **FIGURE 67.1**. L'urine, qui se forme dans les reins, s'écoule dans les uretères pour être emmagasinée dans la vessie ; de là, elle est évacuée de l'organisme en passant par l'urètre.

Les reins sont les organes les plus importants du système urinaire. Leurs principales fonctions sont : 1) de réguler le volume et la composition du liquide extracellulaire ; 2) d'excréter les produits de déchet de l'organisme. Les reins contribuent aussi à la régulation de la pression artérielle (P.A.), produisent l'**érythropoïétine**, activent la vitamine D et régulent l'équilibre acidobasique.

67.1.1 Structure du rein

Les reins sont des organes géminés en forme de haricot. Se situant derrière le péritoine (rétropéritonéaux), de part et d'autre de la colonne vertébrale, ils s'étendent approximativement de la douzième vertèbre thoracique (T^{12}) à la troisième vertèbre lombaire (L^3). Chaque rein pèse de 115 à 175 g et mesure environ 12 cm de long. Le rein droit, situé au niveau de la douzième côte, est plus bas que le gauche. Une glande surrénale coiffe chaque rein.

Chaque rein est entouré d'une quantité considérable de graisse et de tissu conjonctif qui le soutient et le maintient en place. Une membrane fibreuse, mince et lisse appelée capsule couvre la surface de chaque rein. Cette structure protège l'organe et sert à amortir d'éventuels impacts pouvant causer un trauma. Le hile, situé sur le bord interne du rein, marque le point d'entrée de l'artère rénale et des nerfs, et la sortie de la veine rénale et de l'uretère.

On peut observer le parenchyme rénal (tissu fonctionnel) sur une coupe frontale du rein **FIGURE 67.2**. La couche externe est le cortex et la couche interne, la médulla. Cette dernière est formée d'un certain nombre de pyramides. L'apex de chacune de ces pyramides porte le nom de papille ; c'est par là que passe l'urine pour entrer dans les calices. Les calices mineurs s'élargissent et se rejoignent pour constituer les calices majeurs, qui, eux, s'unissent en un sac en forme d'entonnoir, le bassinet du rein. Les calices mineurs et majeurs conduisent l'urine dans le bassinet du rein ; de là, elle s'écoule dans l'uretère jusqu'à la vessie. Le bassinet du rein peut emmagasiner une petite quantité d'urine (de 3 à 5 ml).

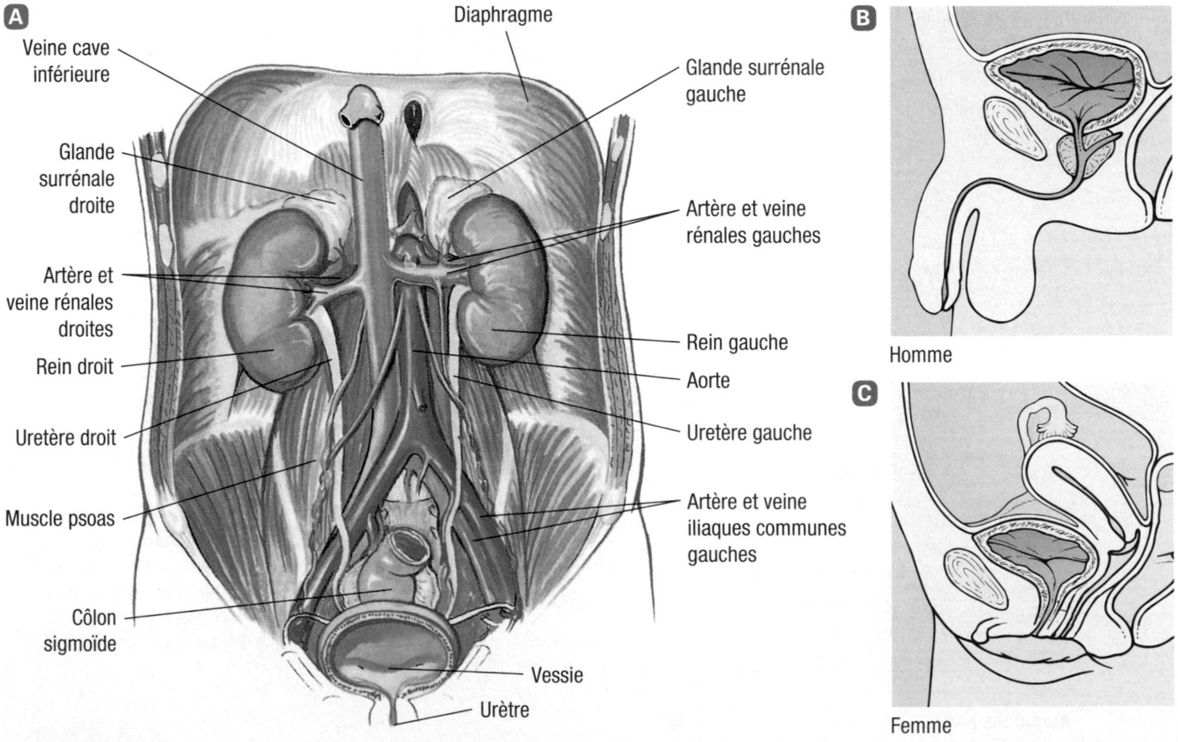

Érythropoïétine : Hormone qui agit à l'intérieur de la moelle osseuse et qui stimule la production et la maturation des hématies.

FIGURE 67.1

Organes du système urinaire – **A** Les voies urinaires supérieures et leurs relations anatomiques avec les autres structures. **B** Localisation de l'urètre de l'homme par rapport aux autres structures pelviennes. **C** Localisation de l'urètre de la femme par rapport aux autres structures pelviennes.

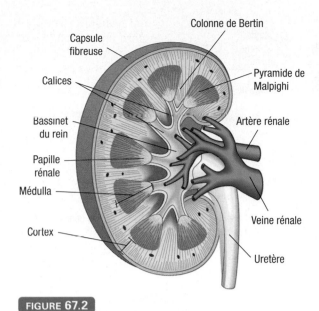

FIGURE 67.2

Coupe longitudinale du rein

Structure du néphron

Le **néphron** est l'unité fonctionnelle du rein. Chaque rein en compte environ un million (Quaggin & Kreidberg, 2008). Chaque néphron se compose d'un glomérule, d'une capsule glomérulaire (capsule de Bowman) et d'un système de tubules. Ce dernier comprend le tubule contourné proximal, l'anse du néphron (anse de Henlé), le tubule contourné distal et les tubes collecteurs **FIGURE 67.3** et **FIGURE 67.4**. Le glomérule, la capsule glomérulaire et les tubules contournés proximal et distal sont situés dans le cortex rénal. L'anse du néphron et les tubes collecteurs se trouvent dans la médulla. Plusieurs tubes collecteurs se rejoignent pour former un conduit papillaire. Les conduits papillaires confluent finalement vers l'apex de la pyramide et se déversent par la papille dans un calice mineur. Ces segments du néphron occupent des positions déterminées dans la topographie rénale :

- le cortex rénal comprend l'ensemble des glomérules et des tubules contournés proximaux et distaux ;

- la médulla externe est constituée des tubules droits proximaux et distaux et des tubes collecteurs ;

- la médulla interne correspond aux anses de Henlé et aux tubes collecteurs.

67.1.2 Structure des voies urinaires
Uretères

Les **uretères** sont des tubes qui conduisent l'urine du bassinet du rein jusqu'à la vessie **FIGURE 67.1**. Ils sont constitués de trois couches : la muqueuse, la musculeuse et l'adventice (Marieb, 2010). La muqueuse est tapissée d'un tissu conjonctif riche

en fibres élastiques. La couche externe, l'adventice, est faite de tissu conjonctif, et la musculeuse comprend des fibres musculaires lisses circulaires et longitudinales, qui se contractent pour produire le déplacement péristaltique à sens unique de l'urine dans les uretères. Ces contractions musculaires peuvent être influencées par la distension, par des facteurs nerveux et hormonaux, ainsi que par des médicaments. Chaque uretère mesure de 25 à 35 cm de long et a un diamètre de 2 à 8 mm. La zone étroite où chaque uretère s'unit au bassinet du rein porte le nom de jonction pyélo-urétérale. Chaque uretère se dirige ensuite vers le bas, le long du muscle psoas, passe par-dessus le bord pelvien et l'artère iliaque, puis s'insère en formant un angle oblique du côté latéral de la base de la vessie, à la jonction urétérovésicale. C'est à cet endroit que la lumière de l'uretère (son diamètre interne) est la plus étroite. Les jonctions pyélo-urétérale et

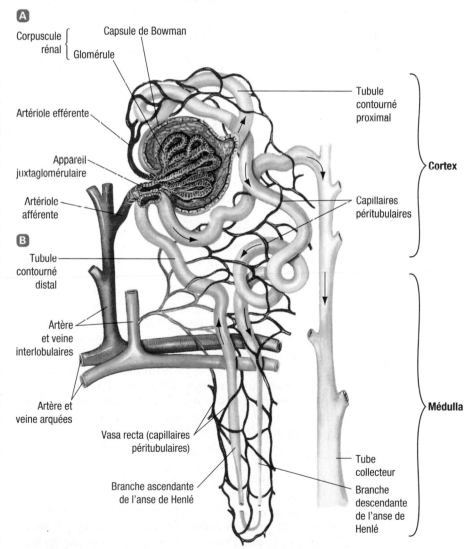

FIGURE 67.3

Le néphron est l'unité fonctionnelle du rein – **A** Cortex. **B** Médulla. Cette illustration d'un néphron isolé montre aussi les vaisseaux sanguins qui l'entourent.

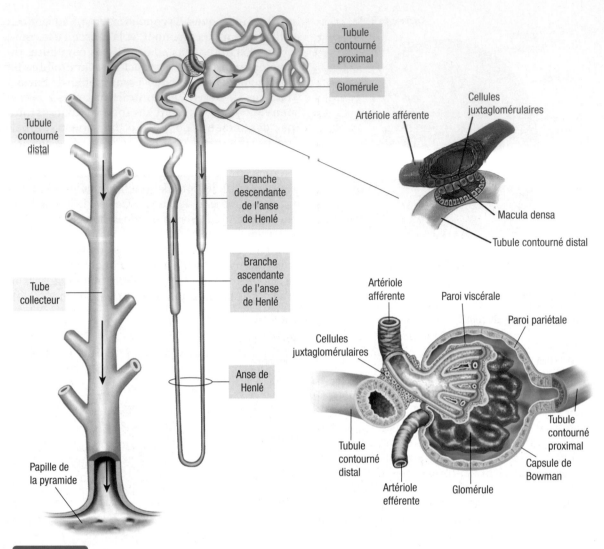

FIGURE 67.4

Anatomie du néphron

urétérovésicale sont souvent le site d'obstructions. L'étroite lumière urétérale peut facilement être obstruée de l'intérieur (p. ex., par des calculs urinaires) ou de l'extérieur (p. ex., par des tumeurs, des adhérences, de l'inflammation). Des nerfs sympathiques et parasympathiques, accompagnés de vaisseaux sanguins, entourent la muqueuse des uretères. La stimulation de ces nerfs par le passage d'un calcul ou d'un caillot peut causer une intense douleur nommée **colique néphritique**.

Étant donné que le bassinet du rein ne peut contenir que de 3 à 5 ml d'urine, le reflux d'une quantité d'urine supérieure à ce volume peut causer une lésion rénale. Le reflux d'urine et la progression ascendante d'une infection sont prévenus à la jonction urétérovésicale par l'angle de pénétration de l'uretère dans la vessie et par les attaches des fibres musculaires. En effet, la portion distale de l'uretère pénètre latéralement dans la base de la vessie, se dirige obliquement à travers la paroi vésicale sur environ 1,5 cm et s'entremêle avec les fibres musculaires de la base de la vessie. Les fibres musculaires circulaires et longitudinales de la vessie, adjacentes à l'uretère là où il traverse la paroi, aident à le maintenir fermé. Si la pression vésicale augmente (p. ex., pendant une miction ou en cas de toux), les fibres musculaires que l'uretère partage avec la base de la vessie se contractent d'abord, contribuant à la fermeture de la lumière urétérale. La vessie se contracte ensuite contre sa base, assurant la fermeture de la jonction et empêchant ainsi le reflux d'urine dans les uretères.

Vessie

La vessie est un organe capable de se distendre et donc de se remplir à des pressions relativement faibles. Elle est située derrière la symphyse pubienne et devant le vagin et le rectum **FIGURE 67.5**. Ses principales fonctions sont de servir de réservoir pour l'urine et d'évacuer les produits de déchet de l'organisme. Le débit urinaire normal d'un adulte est d'environ 1500 ml/jour et varie selon l'apport alimentaire et hydrique. Le volume d'urine produit pendant la nuit est plus de deux fois moindre que celui qui est produit pendant la journée, en raison d'influences hormonales (p. ex., l'hormone antidiurétique ou vasopressine [ADH]). Ces variations de la production d'urine sont normales. En général, une personne urine cinq ou six fois pendant la journée et occasionnellement la nuit.

La région triangulaire délimitée par les deux ouvertures urétérales et le col de la vessie à sa base est le trigone vésical. Celui-ci est fixé au bassin par plusieurs ligaments et ne change pas de forme quand la vessie se remplit ou se vide. Le muscle de la vessie (détrusor) se compose de couches de fibres musculaires lisses entremêlées, capables d'un degré considérable de distension durant le remplissage de la vessie et de contraction au cours de sa vidange. Il se rattache à la paroi abdominale par un ligament relié à l'ombilic, l'ouraque. Cette fixation fait en sorte que la vessie s'élève vers l'ombilic en se remplissant. Le dôme de la vessie et ses portions antérieure et latérales correspondent à la partie distendue par l'urine et se contractent pour expulser l'urine au moment de la miction. Quand la vessie est vide, elle forme plusieurs replis dans le bassin.

L'accumulation de 250 à 350 ml d'urine en moyenne dans la vessie correspond à une distension modérée et provoque l'envie d'uriner. Si cette quantité atteint de 400 à 600 ml, la personne se sent inconfortable. La capacité de la vessie varie d'un individu à l'autre, mais elle est normalement de 600 à 1000 ml. L'évacuation de l'urine porte le nom de miction.

La muqueuse de la vessie est la même que celle du bassinet du rein, des uretères et du col vésical. Il s'agit d'un tissu exclusif aux voies urinaires, l'épithélium transitionnel (aussi nommé urothélium), dont les cellules n'absorbent pas l'urine. Ainsi, après avoir quitté les reins, les déchets urinaires ne peuvent pas s'échapper de l'appareil urinaire. Histologiquement, l'épithélium transitionnel est formé de plusieurs couches de cellules. Mais à mesure que la vessie se remplit, ces cellules ne forment plus que quelques couches; c'est cet amincissement qui permet le remplissage. Quand la vessie se vide, l'urothélium reprend sa forme stratifiée.

Les tumeurs des cellules de l'épithélium transitionnel qui touchent une zone des voies urinaires peuvent facilement se répandre par métastase à d'autres zones, étant donné que la muqueuse est la même dans tout ce système. Les cellules malignes peuvent descendre des voies urinaires supérieures et s'ancrer dans la vessie, ou de grosses tumeurs vésicales peuvent envahir l'uretère. La récurrence des tumeurs vésicales est fréquente. L'urothélium intact possède aussi des propriétés phagocytaires, bien qu'on en connaisse mal le mécanisme exact.

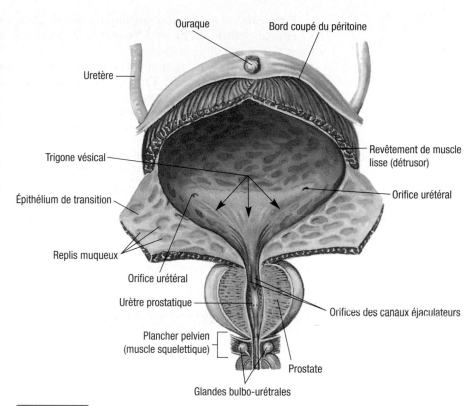

FIGURE 67.5

Vessie de l'homme

Urètre

L'urètre est un petit tube musculaire qui va du col de la vessie jusqu'au méat externe. Sa principale fonction est de conduire l'urine de la vessie jusqu'à l'extérieur de l'organisme pendant la miction.

L'urothélium et la couche sous-muqueuse y sont les mêmes que dans la vessie. Les fibres musculaires lisses descendant du col vésical jusque dans l'urètre reçoivent un soutien supplémentaire des fibres musculaires lisses circulaires qui l'entourent. Le rhabdosphincter (ou sphincter externe), muscle en forme de C aux fibres musculaires striées, entoure une portion de l'urètre et se contracte de façon volontaire pour prévenir la fuite d'urine quand la pression vésicale augmente.

L'urètre de la femme mesure de 3 à 5 cm et se trouve derrière la symphyse pubienne, devant le vagin **FIGURE 67.1C**. Le sphincter externe entoure le tiers moyen de l'urètre. La faible longueur de l'urètre est l'un des facteurs contribuant à l'incidence supérieure d'infections urinaires chez la femme.

L'urètre de l'homme, qui mesure de 20 à 25 cm, prend naissance dans le col de la vessie et s'étend sur toute la longueur du pénis **FIGURE 67.1B**. On le divise fréquemment en trois portions. L'urètre prostatique part du col de la vessie et traverse la prostate pour atteindre le diaphragme urogénital. L'urètre membraneux traverse le diaphragme urogénital et est entouré par le sphincter externe.

RAPPELEZ-VOUS...

Une distension de la vessie s'observe en présence de globe vésical, indice de rétention urinaire.

67

En raison de ce soutien musculaire dense, cette courte portion de l'urètre est moins extensible, et la formation de sténoses y est fréquente après une manœuvre instrumentale. Au-delà du diaphragme urogénital, l'urètre spongieux continue dans le corps spongieux, l'un des tissus érectiles du pénis, jusqu'à sa portion distale dilatée, la fossette naviculaire, avant de se terminer au méat urinaire.

Unité urétrovésicale

La vessie, l'urètre et les muscles du plancher pelvien forment ensemble ce qu'on appelle l'unité urétrovésicale. On définit la **continence** comme étant la maîtrise volontaire de cette unité. Des influx stimulateurs et inhibiteurs proviennent de l'encéphale et empruntent les régions thoracolombaire (T^{10} à L^2) et sacrée (S^2 à S^4) de la moelle épinière pour réguler la miction. La distension de la vessie stimule les récepteurs de l'étirement situés dans sa paroi. Des influx sont alors transmis à la moelle sacrée, puis à l'encéphale, où ils provoquent l'envie d'uriner. Si le moment n'est pas approprié, des influx inhibiteurs naissent dans l'encéphale et sont envoyés vers les nerfs thoracolombaires et sacrés qui innervent la vessie. Dans une réaction coordonnée, le détrusor s'adapte à la pression vésicale (ne se contracte pas), tandis que le sphincter et les muscles du plancher pelvien se resserrent (se contractent) pour résister à la pression vésicale. Si le moment est approprié pour uriner, l'inhibition cérébrale est volontairement supprimée et des influx transmis par l'intermédiaire de la moelle épinière provoquent le relâchement du col de la vessie (sphincter interne), du sphincter externe et des muscles du plancher pelvien, de même que la contraction de la vessie. Le sphincter externe se referme et le muscle détrusor se relâche quand la vessie est vide.

Toute maladie ou tout trauma affectant le fonctionnement de l'encéphale, de la moelle épinière ou des nerfs qui innervent directement la vessie, le col de la vessie, le sphincter externe ou le plancher pelvien peut altérer le fonctionnement de la vessie. Parmi ces conditions se trouvent le diabète, la sclérose en plaques, la paraplégie et la tétraplégie (quadriplégie). Les médicaments qui agissent sur la transmission nerveuse peuvent aussi toucher le fonctionnement vésical.

67.1.3 Vascularisation et circulation rénale

Le débit sanguin des reins, qui est d'environ 1200 ml/min, représente de 20 à 25 % du débit cardiaque. Le sang atteint le rein par l'artère rénale, qui naît de l'aorte et entre dans le rein par le hile. L'artère rénale se ramifie en branches secondaires, puis en branches de plus en plus petites, pour donner finalement les artérioles afférentes. Chacune de celles-ci se ramifie pour former un réseau enchevêtré de capillaires, qui constitue le glomérule. Ce réseau en forme de bouquet comprend jusqu'à 50 capillaires **FIGURE 67.3**. Les capillaires glomérulaires convergent vers l'artériole efférente. Cette dernière se ramifie en un réseau de capillaires, les capillaires péritubulaires, qui entourent le système de tubules. Tous les capillaires péritubulaires se jettent dans le système veineux ; la veine rénale se déverse dans la veine cave inférieure.

Système d'autorégulation de la circulation rénale

Le système d'autorégulation de la circulation rénale permet au rein de garder un débit de filtration glomérulaire constant, malgré des variations de la P.A. Ce système est actif presque en permanence puisque la P.A. varie régulièrement. Il résulte de l'interaction d'une autorégulation des **facteurs intrinsèques** impliquant les artérioles rénales afférentes et la rétroaction tubulaire et de facteurs extrinsèques hormonaux (substances vasoactives) et neurogéniques (système nerveux sympathique) (Gougoux, 2004 ; Gougoux, 2009).

Facteurs intrinsèques

Deux mécanismes différents contribuent à l'autorégulation par contraction ou relaxation du muscle lisse des artérioles afférentes : des facteurs myogéniques intrinsèques aux artérioles rénales et la rétroaction tubulaire. La théorie intrinsèque ou myogénique suppose qu'une augmentation de la P.A. étire la paroi de l'artériole afférente, ce qui entraîne une contraction de son muscle lisse. À l'inverse, une diminution de la P.A. provoque une relaxation artériolaire. En cas d'hypertension, la vasoconstriction des artérioles afférentes prévient la hausse du débit sanguin rénal et l'hypertension glomérulaire, prévenant ainsi l'endommagement des capillaires glomérulaires. Dans le cas d'une baisse de P.A., la vasodilatation des artérioles afférentes empêche la chute du débit sanguin rénal et l'hypotension glomérulaire, ce qui assure le maintien du débit de filtration glomérulaire. On note aussi une adaptation du tonus musculaire de l'artériole efférente en réaction aux variations de la vascularisation rénale. Sensible aux effets de l'angiotensine II (hormone à effet vasoconstricteur), l'artériole efférente se contracte en cas de baisse de pression afin de maintenir une pression capillaire glomérulaire efficace et, à l'inverse, se dilate pour éviter l'hypertension capillaire glomérulaire (Gougoux, 2009 ; Guyton & Hall, 2010).

La rétroaction tubuloglomérulaire est probablement le principal mécanisme à l'œuvre dans l'autorégulation du débit sanguin rénal et de la filtration glomérulaire (Guyton & Hall, 2010). Ce mécanisme fait intervenir les cellules de la macula densa de l'appareil juxtaglomérulaire et le système rénine-angiotensine. Les cellules de la macula

Facteurs intrinsèques :
Famille de facteurs de transcription spécifiques au muscle squelettique et contrôlant la myogénèse.

densa agissent comme des récepteurs capables de détecter l'augmentation ou la diminution du débit de liquide tubulaire ou de chlorure de sodium (NaCl), et y réagissent en stimulant ou en inhibant la production et la libération de **rénine**. Ainsi, en présence d'une pression hydrostatique plus élevée dans les capillaires glomérulaires, les cellules de la macula densa stimulent la production et la libération de rénine. Une fois dans le sang, cette rénine induit la production d'angiotensine II. Cette hormone entraîne la contraction de l'artériole afférente, ce qui permet d'abaisser la hausse du débit sanguin rénal et la filtration glomérulaire et donc de corriger le changement ayant déclenché le mécanisme de régulation tubuloglomérulaire (Gougoux, 2009).

Facteurs extrinsèques

Diverses substances vasoactives peuvent influer sur la circulation rénale en agissant sur les muscles lisses des deux artérioles, avec une prédominance pour l'afférente. On compte parmi les agents vasoconstricteurs principaux l'angiotensine II, l'adrénaline, la noradrénaline et les endothélines. Ces agents ont pour effet de diminuer le débit sanguin rénal. Pour ce qui est des agents vasodilatateurs, on note la bradykinine, les prostaglandines, la dopamine et le monoxyde d'azote. Ils ont pour effet d'augmenter le débit sanguin rénal (Gougoux, 2004).

Le système sympathique joue un rôle important dans le maintien de la circulation rénale. La stimulation des fibres sympathiques adrénergiques induit une importante vasoconstriction artériolaire et, par conséquent, une chute importante du débit sanguin rénal. On constate souvent cette situation en cas de baisse de pression dans l'artère rénale, comme durant une hémorragie grave (Gougoux, 2004).

67.1.4 Physiologie rénale et rôles du rein

Les reins remplissent plusieurs fonctions indispensables à la survie de l'organisme. Les principales fonctions comprennent (Guyton et Hall, 2010):

- l'excrétion des produits de dégradation métabolique;
- la régulation du volume liquidien et de l'osmolarité;
- la régulation de l'équilibre acidobasique;
- la régulation de l'équilibre phosphocalcique;
- les fonctions endocrines.

Excrétion des produits de dégradation métabolique

La fonction première des reins est de filtrer le sang pour le débarrasser des déchets métaboliques et de maintenir l'homéostasie interne de l'organisme (Stevens & Levey, 2007). Chaque jour, environ 180 L de filtrat traversent la barrière glomérulaire, ce qui signifie qu'une grande quantité d'eau et de solutés traversent le rein (Gougoux, 2004). La formation de l'urine comporte plusieurs étapes; elle consiste d'une part en une filtration glomérulaire et d'autre part en une réabsorption et une sécrétion dans les différents segments du néphron. Le **TABLEAU 67.1** résume les fonctions accomplies par les différents segments du néphron.

Filtration glomérulaire

La filtration glomérulaire s'amorce dans le glomérule. La paroi des capillaires glomérulaires est une membrane semi-perméable permettant la filtration **FIGURE 67.3**. Étant donné que la membrane glomérulaire est sélective et effectue une filtration essentiellement en fonction de la taille des molécules et de leur charge électrostatique

TABLEAU 67.1	Fonction des segments du néphron
SEGMENT	**FONCTION**
Glomérule	Filtration sélective
Tubule contourné proximal	Réabsorption de 80 % des électrolytes et de l'eau; réabsorption de tout le glucose et des acides aminés; réabsorption de bicarbonate (HCO_3^-); sécrétion d'hydrogène (H^+) et de créatinine
Anse de Henlé	Réabsorption du sodium (Na^+) et du chlorure dans la portion ascendante; réabsorption de l'eau dans la portion descendante; concentration du filtrat
Tubule contourné distal	Sécrétion de potassium (K^+), de H^+ et d'ammoniac; réabsorption de l'eau (régulée par l'ADH); réabsorption de HCO_3^-; régulation du calcium et du phosphate par la parathormone (PTH); régulation du Na^+ et du K^+ par l'aldostérone
Tube collecteur	Réabsorption de l'eau (ADH requise)

(Marieb, 2010), il est nécessaire de réabsorber les substances essentielles et d'excréter celles qui ne le sont pas. La pression hydrostatique du sang à l'intérieur des capillaires glomérulaires provoque la filtration d'une portion de celui-ci à travers cette membrane vers la capsule glomérulaire, à partir de laquelle la portion filtrée du sang, appelée **filtrat glomérulaire**, commence à s'écouler dans le tubule. La filtration est plus rapide dans le glomérule que dans les capillaires ordinaires des autres tissus, car la membrane glomérulaire est poreuse. La composition du filtrat glomérulaire est semblable à celle du sang, sauf qu'il ne contient pas de cellules sanguines, de plaquettes et de grosses protéines plasmatiques. Dans des conditions normales, les pores des capillaires sont trop petits pour permettre le passage de ces gros constituants du sang. Dans beaucoup de maladies rénales, toutefois, la perméabilité des capillaires est accrue, ce qui permet aux protéines plasmatiques et aux cellules sanguines de s'échapper dans l'urine.

Le taux de filtration glomérulaire (TFG) est la quantité de sang filtré chaque minute par les glomérules. Sa valeur normale est d'environ 125 ml/min. Le réseau de capillaires péritubulaires réabsorbe la plus grande partie du filtrat glomérulaire avant qu'il n'atteigne l'extrémité des tubules collecteurs. Par conséquent, seulement 1 ml/min (en moyenne) est éliminé dans l'urine.

Réabsorption et sécrétion tubulaire

Dès que le glomérule a filtré le sang, les tubules départagent les composants utiles des composants indésirables du liquide tubulaire par réabsorption et sécrétion tubulaire. La **réabsorption** est le passage d'une substance de la lumière des tubules vers les capillaires. Ce processus fait intervenir des mécanismes de transport actif et de transport passif. La **sécrétion tubulaire** est le mouvement d'une substance des capillaires vers la lumière des tubules. La réabsorption et la sécrétion modifient considérablement la composition du filtrat glomérulaire à mesure que ce dernier progresse sur toute la longueur du tubule.

| **Tubule contourné proximal** | Dans le tubule contourné proximal, environ 80 % des électrolytes sont réabsorbés et, normalement, tout le glucose, les acides aminés et les petites protéines. La plus grande partie de la réabsorption a lieu par transport actif. Il y a aussi sécrétion d'ions hydrogène (H^+), de créatinine et de certains médicaments comme la pénicilline, le phénobarbital et l'hydrochlorothiazide.

| **Anse de Henlé** | L'anse de Henlé joue un rôle important dans la concentration et la dilution de l'urine. À mesure que la réabsorption se poursuit dans l'anse du néphron, l'eau est récupérée, ce qui est important pour concentrer le filtrat. La portion descendante de l'anse est perméable à l'eau et modérément perméable au sodium, à l'urée et à d'autres solutés. Dans la portion ascendante, les ions chlorure (Cl^-) sont réabsorbés activement, suivis par la réabsorption passive des ions sodium (Na^+). Environ 25 % du sodium filtré est réabsorbé dans la portion ascendante de l'anse. Par ailleurs, ce segment sécrète le potassium dans l'anse descendante, l'urée dans les branches descendante et ascendante et les ions H^+ dans la branche ascendante (portion large).

| **Tubule contourné distal** | La première portion du tubule distal forme la partie de l'appareil juxtaglomérulaire qui contrôle la rétroaction du débit sanguin rénal et du TFG dans le néphron. Le segment du milieu du tubule distal absorbe les ions Na^+, K^+ et Cl^-, mais ne laisse pas l'urée pénétrer. La dernière portion du tubule distal est constituée de deux différentes cellules : les cellules principales, qui réabsorbent l'eau et le sodium, et les cellules intercalées, qui participent à la régulation de l'équilibre acidobasique.

| **Tube collecteur** | Le tube collecteur contribue à la réabsorption des ions Na^+ et à la sécrétion des ions K^+, à un taux variant selon la présence de certaines hormones comme l'aldostérone. L'ADH influe également sur le degré de perméabilité à l'eau à l'intérieur des tubes collecteurs, ce qui a un effet sur la concentration de l'urine.

Régulation du volume liquidien et de l'osmolarité

Une grande partie de la régulation du volume liquidien a lieu dans les tubules contournés distaux, sous l'influence de l'ADH. Cette hormone est nécessaire à la réabsorption de l'eau par le rein et est très importante pour l'équilibre hydrique. Elle rend les tubules contournés distaux et les tubes collecteurs perméables à l'eau, ce qui permet sa réabsorption dans les capillaires péritubulaires et son retour dans la circulation. En l'absence d'ADH, les tubules sont pratiquement imperméables à l'eau, de sorte que toute l'eau qui y circule quitte l'organisme dans l'urine. Une diminution de l'osmolalité du plasma est perçue dans la portion antérieure de l'hypothalamus par des osmorécepteurs. Ceux-ci envoient alors un influx nerveux à d'autres cellules hypothalamiques, les cellules des noyaux supraoptiques, dont les extensions axonales se prolongent dans la neurohypophyse pour y inhiber la sécrétion d'ADH. Cela favorise l'excrétion de l'eau dans l'urine et permet de concentrer le plasma (en augmentant l'osmolalité). Au contraire, la baisse de la P.A. (toujours perçue comme une diminution du volume plasmatique) et l'augmentation de l'osmolalité plasmatique provoquent la diminution de la décharge des barorécepteurs, ce qui stimule la sécrétion de l'ADH. Ce phénomène se traduit par une diurèse faible en cas d'hypovolémie ou de déshydratation.

L'aldostérone (libérée par le cortex surrénal) agit sur le tubule distal pour augmenter la réabsorption du sodium et de l'eau. Des ions K$^+$ sont excrétés en échange des ions Na$^+$. La sécrétion d'aldostérone est influencée par le volume sanguin et par les concentrations plasmatiques de Na$^+$ et de K$^+$.

Mécanisme de concentration

La faculté du rein de concentrer l'urine est liée à la présence des anses de Henlé dans la zone médullaire. Deux mécanismes entrent en jeu dans ce processus : le mécanisme multiplicateur à contre-courant et le mécanisme échangeur à contre-courant. Le mécanisme multiplicateur à contre-courant intervient dans les longues anses de Henlé pour créer le gradient osmotique médullaire. Le mécanisme échangeur à contre-courant contribue au maintien du gradient osmotique tout en éliminant l'eau et les solutés réabsorbés grâce aux petits capillaires qui entourent les anses de Henlé, les vasa recta ●. La **FIGURE 67.6** résume les mécanismes de concentration de l'urine par le rein.

Régulation de l'équilibre acidobasique

En cas d'accumulation de déchets métaboliques comme le gaz carbonique, l'hydrogène et les composés acides, les reins et les poumons protègent les cellules du corps à l'aide d'un système de tamponnage et d'excrétion. Bien que les reins réagissent plus lentement à une agression acide que les poumons, leurs mécanismes de tamponnage permettent de réabsorber et de conserver la plus grande partie des ions bicarbonate (HCO$_3^-$) et de sécréter des ions H$^+$ excédentaires.

Ces mécanismes interviennent principalement dans le tubule distal et contribuent à maintenir le pH du liquide extracellulaire entre 7,35 et 7,45 ▶ **17** . Les reins régularisent la concentration d'hydrogène dans le liquide extracellulaire en sécrétant des ions hydrogène, en réabsorbant des ions HCO$_3^-$ et en en produisant de nouveaux. Le rôle de tampon des ions phosphate (PO$_4^{3-}$) consiste à transporter l'excédent des ions H$^+$ vers l'urine et à produire de nouveaux ions HCO$_3^-$. Notons que, dans le filtrat, les ions PO$_4^{3-}$ se lient avec les ions d'hydrogène libre pour former des ions hydrogénophosphate (HPO$_4^{2-}$). Enfin, le système de tamponnage ammoniac-ammonium génère de nouveaux ions HCO$_3^-$ en utilisant l'ammoniac (NH$_3$) et les ions ammonium (NH$_4^+$).

Régulation de l'équilibre phosphocalcique

Les reins participent au maintien de l'équilibre des ions calcium (Ca^{2+}), phosphate (PO$_4^{3-}$) et magnésium (Mg^{2+}) au moyen de la filtration, de la réabsorption tubulaire et de l'excrétion dans

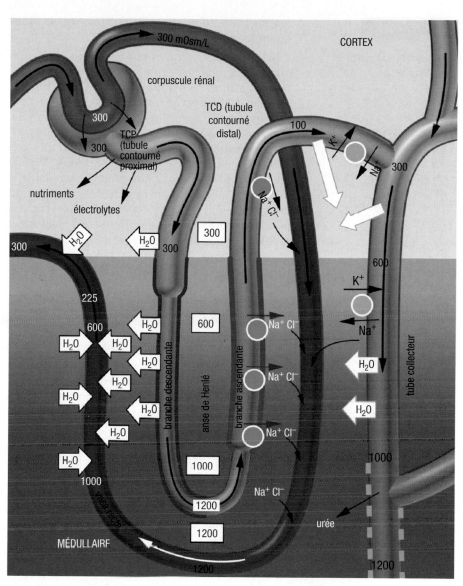

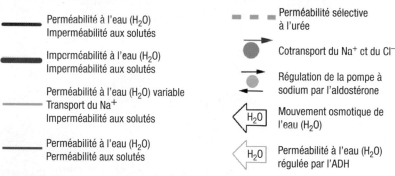

FIGURE 67.6

Mécanismes de concentration de l'urine

l'urine en quantité égale à celle de l'absorption digestive (Gougoux, 2004). La parathormone (PTH), la vitamine D et les diurétiques thiazidiques augmentent la réabsorption du calcium.

En réaction à un faible taux sérique de calcium, les glandes parathyroïdes libèrent la PTH qui agira sur le rein en provoquant une augmentation de la

17

Les mouvements liquidiens entre l'espace extracellulaire et l'espace intracellulaire sont traités dans le chapitre 17, *Déséquilibres hydroélectrolytiques et acidobasiques.*

Les parathyroïdes sont de petites glandes qui sont rattachées à la glande thyroïde et ne sont pas contrôlées par l'hypophyse. Elles sécrètent la PTH favorisant la régulation des taux de calcium et de phosphore dans le sang.

69

Le désordre du métabolisme minéral et osseux lié à l'insuffisance rénale chronique est étudié dans le chapitre 69, *Interventions cliniques – Insuffisance rénale aiguë et insuffisance rénale chronique.*

réabsorption tubulaire des ions Ca^{2+} et en diminuant la réabsorption des ions PO_4^{3-}.

Le taux sérique de calcium s'en trouvera augmenté. Les ions PO_4^{3-}, quant à eux, sont majoritairement réabsorbés dans le tubule proximal, et environ 10 % d'entre eux sont excrétés. La PTH diminue la réabsorption tubulaire du phosphate. Dans une maladie rénale, les effets de la PTH peuvent avoir une influence majeure sur le métabolisme osseux. Enfin, tout comme les ions PO_4^{3-}, le magnésium est presque complètement réabsorbé dans le tubule contourné proximal. Le magnésium est important dans le processus de minéralisation osseuse. Il influe sur la circulation du calcium et régule la sécrétion de la PTH et du calcitriol (vitamine D active). En cas de maladie rénale chronique, une accumulation de magnésium (hypermagnésémie) peut entraîner une hypercalcémie et avoir un impact sur l'équilibre phosphocalcique (Berns, 2009).

Fonctions endocrines du rein

Les reins accomplissent des fonctions essentielles en participant à la production des globules rouges, à la réduction de la résistance vasculaire systémique et à la régulation de la P.A.

Érythropoïétine

L'érythropoïétine est une hormone que les reins produisent et sécrètent en réaction à l'hypoxie et à une diminution du débit sanguin rénal. L'érythropoïétine stimule la production des globules rouges par la moelle osseuse rouge. L'insuffisance rénale chronique entraîne un déficit en érythropoïétine et conduit à l'anémie.

1,25-dihydroxy-vitamine D_3

Le rein joue un rôle important dans le processus de la transformation de la vitamine D en un métabolite actif en vue de maintenir l'équilibre phosphocalcique et la santé osseuse. La vitamine D peut provenir de l'alimentation ou être synthétisée grâce à l'action des rayons ultraviolets sur le cholestérol présent dans la peau (vitamine D_3 ou cholécalciférol). Ces formes de vitamine D sont inactives et nécessitent deux étapes d'activation pour jouer leur rôle dans le métabolisme. La première étape de l'activation se déroule dans le foie, tandis que les reins sont responsables de la deuxième étape. Ces derniers contribuent à la production d'une enzyme (1-alpha-hydroxylase) permettant la transformation de la vitamine D_3 en sa forme active, le calcitriol (ou 1,25-dihydroxy-vitamine D_3, ou encore 1,25-dihydroxycholécalciférol) (Gougoux, 2004). Ce dernier est essentiel à l'augmentation de l'absorption intestinale du calcium et du phosphore, et favorise la minéralisation osseuse. Le client atteint d'insuffisance rénale chronique présente un déficit du métabolite actif de la vitamine D et manifeste les symptômes d'un déséquilibre calcium-phosphate ▶ **69**.

Système rénine-angiotensine

La rénine est une substance importante pour la régulation de la P.A. Elle est produite et sécrétée par les cellules de l'appareil juxtaglomérulaire du rein **FIGURE 67.7**, puis libérée dans le sang en réaction à une réduction du débit sanguin rénal, à une baisse de la P.A., à une diminution de volume du liquide extracellulaire (LEC), à une baisse de la concentration

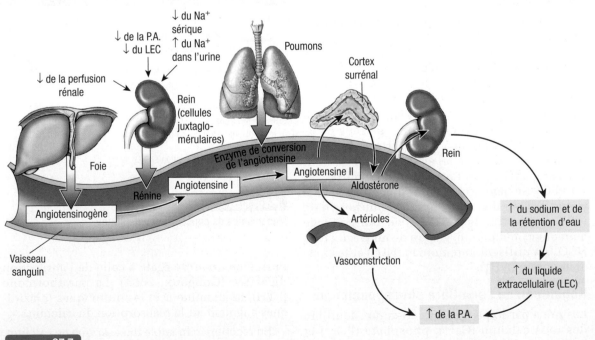

FIGURE 67.7

Système rénine-angiotensine-aldostérone (SRAA)

sérique en ions Na⁺ et à une élévation de la concentration urinaire en ions Na⁺. La rénine active l'angiotensinogène, protéine plasmatique fabriquée par le foie, en la transformant en angiotensine I. Cette dernière est ensuite convertie en angiotensine II par l'enzyme de conversion de l'angiotensine, qui se trouve sur la surface interne des vaisseaux sanguins, en concentration particulièrement importante dans les vaisseaux pulmonaires.

L'angiotensine II stimule la libération de l'aldostérone par le cortex surrénal ; cette hormone entraîne une rétention des ions Na⁺ et de l'eau, causant ainsi une augmentation de volume du liquide extracellulaire. L'angiotensine II provoque également un accroissement de la vasoconstriction périphérique. La libération de rénine est inhibée par une élévation de la P.A. due à une augmentation de volume du liquide extracellulaire ou par la vasoconstriction, et par l'augmentation de la quantité de sodium plasmatique. La production excessive de rénine, attribuable à une mauvaise irrigation rénale chronique, peut constituer un facteur de l'étiologie de l'hypertension ▶ **40** .

Hormones vasoactives et pression artérielle

Le rein intervient également dans le métabolisme d'agents vasoactifs (prostaglandines, kinines, facteur natriurétique auriculaire [ANF], etc.). La plupart des tissus de l'organisme synthétisent des prostaglandines à partir d'un précurseur, l'acide arachidonique, en réaction à une stimulation appropriée.

Les prostaglandines exercent d'abord leur action sur les cellules et les tissus situés près du site de leur synthèse, et contribuent à la régulation du fonctionnement cellulaire et aux défenses de l'hôte. Dans le rein, la synthèse de prostaglandines (principalement PGE2 et PGI2) se déroule surtout dans la médulla. Ces prostaglandines ont une action vasodilatatrice, augmentant ainsi le débit sanguin rénal, et favorisent l'excrétion du Na⁺. Elles s'opposent à l'effet vasoconstricteur de substances comme l'angiotensine et la noradrénaline. Les prostaglandines rénales exercent aussi une action systémique sur la diminution de la P.A. en abaissant la résistance vasculaire systémique (Kiela et Ghishan, 2009). L'importance des prostaglandines rénales est liée au rôle que jouent les reins dans l'hypertension. En cas d'insuffisance rénale, la perte de tissus fonctionnels fait en sorte que ces vasodilatateurs rénaux sont aussi perdus, ce qui pourrait être l'un des facteurs contribuant à l'hypertension associée à l'insuffisance rénale.

En réaction à la distension auriculaire provoquée par l'augmentation du volume plasmatique, les myocytes de l'oreillette droite sécrètent une hormone, l'ANF. L'ANF agit sur les reins en inhibant la réabsorption du sodium, favorisant ainsi l'élimination d'eau. De plus, ce facteur inhibe la sécrétion de rénine et d'ADH ainsi que l'action de l'angiotensine II sur les glandes surrénales, supprimant du même coup la sécrétion d'aldostérone. En outre, la sécrétion de l'ANF provoque le relâchement de l'artériole afférente et augmente ainsi le TFG (Stevens & Levey, 2007). Ces effets combinés de l'ANF ont pour résultat la production d'un grand volume d'urine diluée.

Le système rénine-angiotensine-aldostérone (SRAA) et ses liens avec l'hypertension sont expliqués dans le chapitre 40, *Interventions cliniques – Hypertension*.

Considérations gérontologiques

EFFETS DU VIEILLISSEMENT SUR LE SYSTÈME URINAIRE

Parmi les transformations anatomiques que l'âge impose aux reins, on observe une diminution de 20 à 30 % de leur taille et de leur poids entre 30 et 90 ans. Dans la soixantaine, de 30 à 50 % des glomérules ne fonctionnent plus. L'athérosclérose accélère la diminution de la taille des reins avec l'âge. Les personnes âgées maintiennent l'homéostasie de leurs liquides organiques en dépit de ces transformations, à moins de faire face à des maladies ou à d'autres facteurs de stress physiologiques (Cheung, Ponnusamy, & Anderton, 2008).

Les modifications physiologiques du rein vieillissant comprennent la réduction du débit sanguin rénal, attribuable en partie à l'athérosclérose, qui a pour conséquence une diminution du TFG. La diminution du taux de certaines hormones, dont l'ADH, l'aldostérone et l'ANF, entraîne une réduction de la capacité rénale de concentrer l'urine et des modifications dans l'excrétion de l'eau, des ions Na⁺, des ions K⁺, des ions H⁺ et des acides. Dans des conditions normales, le rein vieillissant reste capable de maintenir l'homéostasie. Toutefois, après un changement brusque du volume sanguin, de la charge acide ou d'autres agressions, le rein peut devenir incapable de fonctionner de façon efficace parce qu'il a perdu la plus grande partie de sa réserve (Liamis & Milionis, 2008).

Avec l'âge, la vessie et l'urètre sont aussi touchés par des transformations physiologiques. L'urètre de la femme, sa vessie, le vagin et le plancher pelvien subissent une perte d'élasticité, de vascularisation et de structure. Les fibres musculaires striées périurétrales et les muscles soutenant la vessie se relâchent. En conséquence, les femmes âgées sont plus susceptibles de souffrir d'irritation urétrale et d'infections de l'urètre et de la vessie (Baum, 2006). Bien qu'on ait longtemps associé l'incontinence urinaire chez les femmes âgées à une diminution du taux d'œstrogène, l'incidence de l'incontinence est plus élevée chez les femmes ménopausées qui ont recours à l'hormonothérapie substitutive. Cette découverte pourrait favoriser des modifications du traitement de l'incontinence urinaire postménopausique (Palmer & Newman, 2007).

Chez l'homme, la prostate entoure la portion proximale de l'urètre. À mesure que l'homme vieillit, sa prostate s'hypertrophie et peut modifier ses modes urinaires en causant le retard mictionnel, la rétention, la lenteur du jet ou des infections vésicales.

RAPPELEZ-VOUS...

Le plancher pelvien peut être renforcé par les exercices de Kegel, ce qui contribue à lutter contre l'incontinence urinaire.

67

La constipation, désagrément souvent rapporté par les personnes âgées, peut aussi influencer la miction. En effet, elle peut provoquer une obstruction partielle de l'urètre en raison de la grande proximité du rectum et de l'urètre.

Le **TABLEAU 67.2** présente les transformations du système urinaire liées à l'âge et les différences dans les observations au cours de l'évaluation.

Changements liés à l'âge

TABLEAU 67.2	Système urinaire
CHANGEMENTS	**OBSERVATIONS AU COURS DE L'ÉVALUATION**
Reins	
↓ de la quantité de tissu rénal	Moins palpable
↓ du nombre de néphrons et de vaisseaux sanguins rénaux ; épaississement de la membrane basale de la capsule glomérulaire (de Bowman) et des capillaires glomérulaires	↓ de la clairance de la créatinine, ↑ de l'urée sérique, ↑ de la créatinine sérique
↓ du fonctionnement de l'anse du néphron (de Henlé) et du tube collecteur	Modification de l'excrétion des médicaments ; nycturie ; perte du mode excrétoire diurne normal en raison de la moindre capacité de concentration de l'urine ; urine moins concentrée
Uretères, vessie et urètre	
↓ de l'élasticité et du tonus musculaire	Vessie palpable après la miction à cause de la rétention
Affaiblissement du sphincter urinaire	Incontinence à l'effort (en particulier en effectuant la manœuvre de Valsalva), fuites postmictionnelles
↓ de la capacité vésicale et des récepteurs sensoriels	Fréquence des mictions accrue, besoin impérieux d'uriner, nycturie, incontinence par regorgement
Déficit en œstrogène entraînant un raccourcissement de l'urètre	Incontinence à l'effort ou vessie hyperactive, dysurie
↑ de la prévalence des contractions instables de la vessie	Vessie hyperactive
Hypertrophie de la prostate	Retard mictionnel, mictions fréquentes, besoin impérieux d'uriner, nycturie, efforts mictionnels intenses, rétention, fuites postmictionnelles

67.2 | Examen clinique du système urinaire

67.2.1 Données subjectives

Renseignements importants concernant l'évaluation d'un symptôme (PQRSTU)

Les informations fournies par le client durant de l'entrevue sont importantes dans l'évaluation de celui-ci. Ces informations permettent à l'infirmière d'identifier le ou les symptômes associés à une affection du système urinaire et de tracer un portrait global de l'état du client. La méthode PQRSTU permet à l'infirmière de se rappeler les questions et éléments à explorer pendant l'évaluation (Ordre des infirmières et infirmiers du Québec [OIIQ], 2010). Voici l'exemple d'une cliente qui présente un problème d'urgence mictionnelle.

 Provoquer / pallier / aggraver

L'infirmière cherche à connaître les éléments qui provoquent l'urgence d'uriner et comment la cliente parvient à la pallier. L'infirmière demandera à la cliente : Qu'est-ce qui semble provoquer cette urgence ? Qu'est-ce qui l'aggrave ? Qu'est-ce qui l'atténue ?

Qualité / quantité

Par la suite, il s'agit d'obtenir une description de cette urgence en demandant à la cliente : Que ressentez-vous juste avant d'uriner ? Avez-vous le temps de vous rendre à la salle de bain ? En présence d'une infection urinaire, une sensation de brûlure, une douleur ou un inconfort accompagnent souvent le besoin d'uriner.

Un symptôme est souvent difficile à quantifier en raison des différences de perception d'une personne à l'autre. Une échelle d'intensité peut aider la cliente à mieux évaluer le symptôme. Il importe de lui apprendre à l'utiliser. Prenons par exemple l'échelle numérique, qui va de 0 à 10, 10 désignant le symptôme le plus intense (p. ex., l'urgence mictionnelle) ressenti dans sa vie et 0 l'absence de symptôme ▶ 10.

 ### Région / irradiation

L'infirmière demande à la cliente de lui montrer avec précision la région où l'urgence mictionnelle est ressentie (p. ex., la région sus-pubienne). Si la cliente ressent en plus une douleur, elle peut lui demander si celle-ci irradie à un endroit particulier. À titre d'exemple, l'infirmière pourrait lui demander : À quel endroit ressentez-vous la douleur ? Est-ce que cette douleur s'étend à un autre endroit ?

 ### Symptômes et signes associés / sévérité

Le symptôme primaire à l'origine de la consultation est souvent accompagné d'autres symptômes ou signes cliniques qui doivent être évalués en même temps et permettent de préciser l'origine du problème. Par exemple, une urgence mictionnelle peut être accompagnée d'une sensation de brûlement pendant la miction, d'une odeur nauséabonde, d'un changement de coloration de l'urine, de sang dans les urines. Elle peut demander à la cliente si elle ressent d'autres malaises en plus de l'inconfort à la miction.

 ### Temps / durée

L'infirmière doit déterminer le moment précis de l'apparition du symptôme, sa rapidité d'installation, sa durée et sa fréquence. Des exemples de questions pertinentes liées à l'urgence mictionnelle seraient : Depuis quand ressentez-vous ces urgences d'uriner ? Est-ce que celles-ci sont constantes ?

 ### (*Understanding*) Compréhension et signification pour le client

L'infirmière tente d'évaluer la compréhension de la cliente et de connaître ce que le problème évalué signifie pour elle. Une question simple comme « Comment expliquez-vous votre problème d'urgence mictionnelle » peut permettre d'évaluer la compréhension que la cliente a de son problème, et de déterminer l'enseignement à prévoir.

Histoire de santé (AMPLE)

L'histoire de santé donne un aperçu des problèmes et des traitements médicaux passés et actuels. Les allergies et réactions associées, les médicaments et autres produits consommés, les antécédents médicaux et chirurgicaux ou tout autre traitement font partie du passé médical d'une personne. Ces informations permettent à l'infirmière d'évaluer la façon dont le client réagit à la maladie et de mieux comprendre la signification qu'il accorde à ses symptômes. L'OIIQ recommande l'utilisation de la méthode AMPLE pour recueillir l'information auprès du client (OIIQ, 2010).

 ### Allergies / réactions

L'infirmière s'informe auprès du client de ses allergies connues (médicamenteuses, alimentaires et environnementales) de même que des réactions qu'elles produisent. Au moment de l'évaluation, il importe de déterminer avec le client s'il s'agit d'une véritable réaction allergique ou d'une intolérance, et de préciser les effets secondaires attribuables à la médication. Si l'infirmière suspecte une infection urinaire, elle doit demander au client s'il est allergique à certains antibiotiques (p. ex., le triméthoprime-sulfaméthoxazole et les fluoroquinolones).

 ### Médicaments

Il est important de procéder à une revue de l'utilisation passée et présente de médicaments par le client. Cette vérification devrait comprendre les médicaments d'ordonnance aussi bien que les médicaments en vente libre, les suppléments vitaminés et les produits de santé naturels. L'évaluation doit être attentive, car le client pourrait omettre de citer les suppléments vitaminés. Ceux-ci sont souvent considérés comme une partie de l'apport nutritionnel. Pour ce qui est des produits de santé naturels, plusieurs clients omettent d'en faire mention, car ils craignent la réaction des professionnels de la santé.

Les médicaments agissent sur le système urinaire de plusieurs façons. Beaucoup sont connus pour être néphrotoxiques **TABLEAU 67.3**. Par exemple, les produits amaigrissants à base de plantes contenant de l'acide aristolochique peuvent causer des dommages rénaux (Collège des médecins du Québec & Ordre des pharmaciens du Québec, 2004 ; Santé Canada, 2007).

Le chapitre 10, *Douleur*, propose plusieurs échelles d'évaluation de la douleur.

67

TABLEAU 67.3	Agents potentiellement néphrotoxiques	
ANTIBIOTIQUES ET ANTIVIRAUX	**AUTRES MÉDICAMENTS**	**AUTRES AGENTS**
Antibiotiques • Amikacine • Amphotéricine B • Bacitracine • Céphalosporines • Gentamicine • Kanamycine • Néomycine • Polymyxine B • Streptomycine • Sulfamidés • Tobramycine • Vancomycine **Antiviraux** • Acyclovir • Ganciclovir • Indinavir • Foscarnet • Pentamidine	• Captopril • Cimétidine • Cisplatine • Cocaïne • Cyclosporine • Éthylène glycol • Héroïne • Lithium • Méthotrexate • Nitrosourées • Anti-inflammatoires non stéroïdiens • Phénacétine • Quinine • Rifampicine • Salicylates (grandes quantités)	• Sels d'or • Produits de contraste iodés utilisés en radiologie • Produits de santé naturels • Produits à base d'acide aristolochique

Hématurie : Présence de sang dans l'urine.

Notons que les personnes âgées sont plus vulnérables à la néphrotoxicité en raison d'une diminution de la fonction rénale (Lord & Ménard, 2002). Certains médicaments étant éliminés à 90 % par les reins, un ajustement de la dose selon la fonction rénale (clairance de la créatinine) est à prévoir. Il en est ainsi de certains agents antiinfectieux (p.ex., les aminosides), le lithium et les antiviraux. La prise d'anti-inflammatoires non stéroïdiens (AINS) est à surveiller chez les clients qui présenteraient un état de santé précaire, comme une insuffisance rénale sévère ou un déséquilibre électrolytique, car une néphrotoxicité très grave pourrait se manifester après la prise de doses thérapeutiques (Lord & Ménard, 2002). L'utilisation de produits de contraste dans de nombreuses épreuves d'imagerie radiologique demande une investigation préalable de la fonction rénale du client en raison du risque accru de néphrotoxicité de ces substances. La N-acétylcystéine (Mucomyst^MD), vasodilatateur rénal et antioxydant, est parfois administrée pour réduire l'incidence de néphropathie induite par le produit de contraste ; elle peut être administrée par voie orale ou intraveineuse (I.V.) (Kohtz, 2007).

Par ailleurs, certains médicaments peuvent modifier le volume et les caractéristiques de la diurèse (p. ex., les diurétiques). Certains médicaments, comme la nitrofurantoïne (MacroBID^MD)

changent la couleur de l'urine. Les anticoagulants peuvent provoquer l'**hématurie**. Beaucoup d'antidépresseurs, d'inhibiteurs calciques, d'antihistaminiques ou de médicaments utilisés pour les troubles neurologiques et musculo-squelettiques modifient la capacité normale de contraction et de relâchement de la vessie ou du sphincter externe.

L'infirmière doit aussi recueillir de l'information sur les suppléments de vitamines et de minéraux. Le client pourrait omettre de citer ces produits en énumérant les médicaments en vente libre qu'il consomme, car on considère souvent qu'ils font partie de l'apport nutritionnel.

 Passé

L'infirmière interroge le client sur ses maladies, actuelles ou passées, reliées à des problèmes urologiques ou rénaux. Parmi les troubles urologiques, figurent ceux d'origine infectieuse (bactéries, virus, parasites), inflammatoire (cystite interstitielle, cystite hémorragique), néoplasique (cancer de la vessie, cancer de la prostate, cancer du col de l'utérus), neurogène (lésions de la moelle épinière et myélopathies, neuropathies périphériques), cérébrale (accident vasculaire cérébral, paralysie cérébrale), obstructive (voies excrétrices sténosées, hyperplasie bénigne de la prostate, cancers, calculs) ainsi que psychogénique et comportementale (Quérin & Valiquette, 2004). Parmi les maladies systémiques qui touchent le rein, mentionnons l'hypertension, le diabète, la goutte et d'autres problèmes métaboliques, des troubles du tissu conjonctif (p. ex., le lupus érythémateux aigu disséminé, la sclérose systémique [sclérodermie généralisée]), les infections de la peau ou des voies respiratoires supérieures d'origine streptococcique, la tuberculose, l'hépatite virale et des troubles congénitaux. Obtenir de l'information sur ces points permet à l'infirmière d'orienter sa démarche de soins.

Les renseignements sur les antécédents chirurgicaux sont aussi à considérer. L'infirmière s'informera auprès du client sur ses hospitalisations passées, en particulier celles ayant découlé de maladies rénales ou urologiques, et, s'il s'agit d'une femme, sur tous les problèmes urinaires rencontrés durant ses grossesses. Elle s'informera de la durée et de la gravité de toute affection, de son traitement, ainsi que de la perception qu'en a eue le client. Elle consignera les interventions chirurgicales passées, en particulier les chirurgies pelviennes ou les manœuvres instrumentales sur les voies urinaires. Enfin, elle recueillera l'information sur tout traitement anticancéreux de radiothérapie ou de chimiothérapie qu'aurait reçu le client.

Enfin, l'infirmière doit recueillir des renseignements sur les membres de la famille du client ayant souffert de troubles de la fonction urinaire. La prévalence de certains troubles rénaux ou urologiques au sein de sa famille augmente la probabilité d'apparition de problèmes semblables chez un client. Parmi les maladies héréditaires qui touchent le rein, on compte la polykystose rénale et le syndrome d'Alport (néphropathies par anomalie du collagène), et parmi les anomalies congénitales du système urinaire figure le syndrome de la jonction pyélo-urétérale.

 ## (*Last meal*) Dernier repas

Les habitudes alimentaires et hydriques du client sont importantes à évaluer. Les aliments et liquides ingérés dans les dernières heures sont aussi utiles à connaître dans le cas d'un œdème soudain ou d'une inflammation des voies urinaires. Toute condition entraînant une diminution de l'apport alimentaire ou liquidien (p. ex., l'anorexie ou les vomissements) doit être évaluée.

L'infirmière doit aussi recueillir les antécédents de tabagisme, car la fumée du tabac est un facteur de risque majeur du cancer de la vessie. Ces tumeurs apparaissent plus fréquemment chez les fumeurs que chez les non-fumeurs. Par ailleurs, le tabagisme est aussi un facteur de risque d'apparition et d'aggravation de la néphropathie dans la population en général et, en particulier, chez les diabétiques. Il a aussi pour effet d'endommager les petits vaisseaux sanguins en provoquant des changements hémodynamiques et structurels.

 ## Événements / environnement

Les comportements de santé du client sont importants à évaluer étant donné leur influence sur la santé rénale et le système urinaire. Les principales questions à poser à un client présentant un problème lié au système urinaire sont présentées dans le **TABLEAU 67.4**.

Il est important de s'enquérir des antécédents professionnels du client, car l'exposition à certains produits chimiques peut avoir un effet sur les reins et le système urinaire. Le phénol et l'éthylène glycol sont des exemples de produits néphrotoxiques. Les amines aromatiques couramment utilisées en industrie et certains composés organiques peuvent accroître les risques de cancer de la vessie. Les travailleurs du textile, les peintres, les coiffeurs et les travailleurs de l'industrie présentent une incidence élevée de tumeurs vésicales.

Il peut être important de savoir à quels endroits un client a vécu. Par exemple, une personne vivant au Moyen-Orient ou en Afrique risque d'attraper certains parasites pouvant causer des cystites ou le cancer de la vessie.

| Perception et gestion de la santé | L'infirmière doit s'enquérir de la santé générale du client, surtout si une maladie touchant les reins est suspectée. Des symptômes comme une sensation constante de fatigue, une diminution de l'appétit, une soif excessive, et des plaintes au sujet de céphalées, de prurit ou de vision trouble, ou des signes comme des modifications du poids et une rétention liquidienne (œdème) peuvent être liés à un fonctionnement anormal des reins. Les clients âgés peuvent rapporter un malaise ou un inconfort abdominal non localisé comme seul symptôme d'une infection urinaire (Liang & Mackowiak, 2007).

| Élimination | Les questions concernant l'élimination urinaire sont la pierre angulaire de l'histoire de santé du client présentant un trouble des voies urinaires inférieures. La majorité des personnes évacuent l'urine par miction spontanée. Par conséquent, il est important de s'informer de la fréquence des mictions diurnes et de la nycturie. Le **prolapsus** d'un organe pelvien, en particulier un prolapsus vaginal antérieur avancé, peut causer une pression sus-pubienne entraînant une augmentation de la fréquence des mictions, du besoin impérieux d'uriner et de l'incontinence secondaire à la rétention urinaire (Johnson, 2008). Il est

Prolapsus : Chute d'un organe, d'une partie d'organe ou d'un tissu par suite du relâchement de ses moyens de fixation.

67

TABLEAU 67.4 **Modes fonctionnels de santé – Éléments complémentaires : système urinaire**

MODES FONCTIONNELS DE SANTÉ	QUESTIONS À POSER
Perception et gestion de la santé	• Quel est votre niveau d'énergie comparativement à l'an dernier ? • Avez-vous remarqué des changements visibles [a] ? • Avez-vous déjà fumé ? Si oui, combien de paquets par jour ? • Y a-t-il des antécédents de troubles urinaires dans votre famille ?
Nutrition et métabolisme	• Comment va votre appétit ? • Votre poids a-t-il changé au cours de la dernière année [a] ? • Prenez-vous des vitamines, des remèdes à base de plantes ou d'autres suppléments [a] ? • Quelle quantité de liquide buvez-vous chaque jour ? De quels types de liquides s'agit-il ? • Quelle quantité de produits laitiers et de viande consommez-vous quotidiennement ? • Buvez-vous du café ? Du cola ? Du thé ? • Mangez-vous du chocolat ? • Mangez-vous des aliments très épicés [a] ?
Élimination	• Pouvez-vous rester assis sans uriner pendant une réunion de deux heures ou en conduisant votre voiture pendant le même intervalle de temps ? • Avez-vous déjà constaté la présence de sang dans votre urine [a] ? Si oui, à quel moment de la miction cela se produit-il ? • Trouvez-vous difficile de vous retenir d'uriner quand l'envie s'en manifeste [a] ? • Avez-vous parfois des fuites d'urine ? Si oui, qu'est-ce qui cause ces fuites ? Se produisent-elles quand vous toussez, marchez, courez ou levez un objet lourd ? • Avez-vous des pertes d'urine si vous ne pouvez atteindre la toilette immédiatement ? Avez-vous déjà constaté que vous aviez eu des pertes d'urine sans vous en apercevoir ? • Utilisez-vous des dispositifs spéciaux pour l'élimination de l'urine ou le contrôle des mictions [a] ? • À quelle fréquence allez-vous à la selle ? • Avez-vous déjà souffert de constipation (selles dures et difficiles à expulser, ou sensation d'être incapable de vider complètement son intestin) [a] ? • Souffrez-vous souvent de diarrhées (selles abondantes, trop liquides) ? Avez-vous déjà eu des problèmes à maîtriser vos intestins ? Si oui, avez-vous des problèmes à contenir l'évacuation de gaz ? De selles aqueuses ou liquides ? De selles solides ?
Activités et exercices	• Avez-vous remarqué des changements dans votre capacité d'accomplir les activités de la vie quotidienne [a] ? • Certaines activités aggravent-elles votre problème urinaire [a] ? • Votre problème urinaire vous a-t-il amené à modifier ou à cesser une activité ou un exercice [a] ? • Avez-vous besoin d'aide pour vous déplacer ou pour vous rendre à la toilette [a] ?
Sommeil et repos	• Vous réveillez-vous la nuit avec l'envie d'uriner ? Si oui, combien de fois cela se produit-il par nuit en moyenne ? • Vous arrive-t-il de vous réveiller la nuit à cause de la douleur ou d'autres problèmes et d'aller uriner par habitude avant de vous rendormir [a] ? • Ressentez-vous de la somnolence diurne et de la fatigue en conséquence de vos mictions nocturnes [a] ?
Cognition et perception	• Ressentez-vous parfois de la douleur en urinant ? Si oui, à quel endroit se situe la douleur ?

▼

TABLEAU 67.4	Modes fonctionnels de santé – Éléments complémentaires : système urinaire *(suite)*

MODES FONCTIONNELS DE SANTÉ	QUESTIONS À POSER
Perception et concept de soi	• Comment votre problème urinaire affecte-t-il la perception que vous avez de vous-même ? • Percevez-vous votre corps différemment depuis que vous avez un problème urinaire ?
Relations et rôles	• Votre problème urinaire a-t-il une influence sur vos relations avec votre famille ou vos amis [a] ? • Votre problème urinaire a-t-il provoqué une modification de votre statut au travail ou altéré votre capacité d'assumer les responsabilités reliées à votre emploi [a] ?
Sexualité et reproduction	• Votre problème urinaire a-t-il entraîné des modifications relatives à votre plaisir sexuel ou à vos performances sexuelles [a] ? • Des problèmes d'hygiène liés aux activités sexuelles vous préoccupent-ils [a] ?
Adaptation et tolérance au stress	• Vous sentez-vous capable de gérer les problèmes liés à votre affection urinaire ? • À quelles stratégies avez-vous recours pour faire face à votre problème urinaire ?
Valeurs et croyances	• Votre maladie actuelle a-t-elle eu un effet sur votre système de croyances [a] ? • Les décisions relatives au traitement de votre problème urinaire entrent-elles en conflit avec vos valeurs culturelles [a] ?

[a] Si la réponse est affirmative, demandez au client d'expliciter.

tout aussi important de rechercher auprès du client la présence de symptômes affectant les voies urinaires inférieures, comme le besoin impérieux d'uriner, l'incontinence ou la rétention urinaire. Le **TABLEAU 67.5** énumère certaines des manifestations cliniques courantes des troubles du système urinaire.

Les changements de couleur et d'apparence de l'urine sont souvent significatifs et doivent être évalués. En cas de présence de sang dans l'urine, il faut déterminer si le problème survient au début ou à la fin de la miction, ou encore pendant toute la miction.

Il importe tout autant de procéder à l'évaluation de l'élimination intestinale. Un problème d'incontinence fécale peut révéler la cause neurologique d'un problème de la vessie, en raison des voies nerveuses partagées. La constipation ou un fécalome peuvent obstruer partiellement l'urètre et entraîner la vidange incomplète de la vessie, l'incontinence par regorgement et l'infection.

L'infirmière doit aussi s'enquérir de la façon dont le client gère son problème urinaire. Le client utilise peut-être déjà une sonde ou un sac collecteur d'urine. Un client doit parfois adopter une position particulière pour uriner, ou pratiquer certaines manœuvres, comme exercer une pression sur le bas-ventre (**méthode de Credé**) ou faire un effort (**manœuvre de Valsalva**).

| **Nutrition et métabolisme** | La quantité habituelle et le type de liquides et d'aliments ingérés par le client représentent une information importante en ce qui concerne les maladies urinaires. La déshydratation peut favoriser les infections urinaires, la formation de calculs et l'insuffisance rénale. L'ingestion abondante de certains aliments, comme les produits laitiers et les aliments riches en protéines, peut aussi conduire à la formation de calculs. Les asperges peuvent donner une odeur de moisi à l'urine, et l'ingestion de betteraves peut la colorer en rouge et laisser croire à la présence de sang dans l'urine. La caféine, l'alcool, les boissons gazeuses et les aliments épicés aggravent souvent les maladies inflammatoires du système urinaire. Beaucoup de tisanes sont aussi diurétiques. Un gain de poids inexpliqué peut résulter d'une rétention aqueuse ayant comme origine un problème rénal. L'anorexie, les nausées et les vomissements peuvent influencer de façon spectaculaire l'équilibre hydrique et exiger une évaluation approfondie.

Activités et exercices Le niveau d'activité du client doit être évalué. Une personne sédentaire

Capsule Jugement clinique

Monsieur Mario Martini est un retraité âgé de 69 ans. Il a travaillé pendant 40 ans dans une manufacture de fabrication de peintures. Il mène une vie calme ; à part l'entretien de son petit jardin, il pratique peu d'activités physiques. Il aime bien recevoir sa famille autour d'un repas traditionnel italien. Il mesure 1,70 m et pèse 90 kg. Il fume environ 20 cigarettes par jour, et ce, depuis l'âge de 18 ans. Depuis quelque temps, il lui arrive de présenter de l'hématurie, et cela l'inquiète un peu, car il y a déjà eu des cas de cancers dans sa famille.

Quels sont les facteurs de risque de cancer de la vessie pour monsieur Marini ? (Nommez quatre facteurs.)

67

TABLEAU 67.5 — Manifestations cliniques des troubles du système urinaire

MANIFESTATIONS GÉNÉRALES	MANIFESTATIONS RELIÉES AU SYSTÈME URINAIRE				
	Œdème	Douleur	Modes mictionnels	Débit urinaire	Aspect de l'urine
• Fatigue • Céphalées • Vision trouble • P.A. élevée • Anorexie • Nausées et vomissements • Frissons • Démangeaisons • Soif excessive • Changement de poids • Altération de l'état mental	• Facial (périorbital) • Cheville • Ascite • Anasarque • Sacré	• Dysurie • Flanc ou angle costovertébral • Aine • Région sus-pubienne	• Mictions fréquentes • Besoin impérieux d'uriner • Retard mictionnel • Changements du jet • Rétention • Dysurie • Nycturie • Vessie hyperactive • Incontinence • Incontinence à l'effort • Fuites postmictionnelles	• Anurie • Oligurie • Polyurie	• Concentrée • Diluée • Hématurie • Pyurie • Couleur (rouge, brun, vert jaunâtre)

Jugement clinique

Capsule

Madame Marie-Christine Plessis, âgée de 45 ans, est en bonne forme physique, mais trouve qu'elle a quelques kilos en trop et souhaite les perdre avant l'été. Elle décide donc de se mettre au régime et, sur Internet, elle en trouve un qui lui plaît: il s'agit d'un régime hyperprotéiné. Elle prend connaissance de nombreuses mises en garde sur ses dangers, mais cela ne l'inquiète pas. Pour être encore plus efficace, elle décide de diminuer sa consommation de boissons et de ne garder que le café. Au bout de quelques jours, elle se plaint d'une violente douleur au rein gauche, qui irradie dans la région pelvienne.

Quelle hypothèse pouvez-vous faire sur la cause de cette douleur?

Épididymite: Infection de l'appareil génital masculin se manifestant par une douleur scrotale unilatérale, un gonflement, de la sensibilité et de la fièvre.

risque davantage d'avoir une stase urinaire qu'une personne active, stase qui peut prédisposer à une infection ou à la formation de calculs. La déminéralisation des os chez une personne dont l'activité physique est limitée peut provoquer une augmentation de la précipitation du calcium urinaire.

Une personne active peut constater qu'une augmentation de son activité physique aggrave un problème urinaire. Le client qui a subi une chirurgie de la prostate ou dont les muscles du plancher pelvien sont affaiblis peut avoir des fuites d'urine lorsqu'il pratique certaines activités, comme la course. Certains hommes peuvent contracter une prostatite inflammatoire chronique ou une **épididymite** après avoir levé des charges lourdes ou conduit sur une longue distance.

| Sommeil et repos | Les problèmes de sommeil liés à un trouble urinaire doivent être consignés. La **nycturie** est un symptôme urinaire courant et particulièrement gênant qui conduit souvent au manque de sommeil, à la somnolence diurne et à la fatigue. Elle se manifeste dans de multiples troubles touchant les voies urinaires inférieures, dont l'incontinence urinaire, la rétention urinaire et la cystite interstitielle. La nycturie peut aussi

être liée à une polyurie secondaire à une maladie rénale, à un diabète, à l'alcoolisme, à l'ingestion excessive de liquide ou à l'apnée du sommeil d'origine obstructive. En se renseignant sur la nycturie, il est utile de déterminer si le réveil est provoqué par le besoin d'uriner ou plutôt par la douleur ou quelque autre symptôme interrompant le sommeil. Un épisode de nycturie par nuit est considéré comme normal chez les jeunes adultes, et jusqu'à deux épisodes sont acceptables chez les adultes de 65 ans ou plus. Les personnes âgées peuvent se réveiller plusieurs fois pendant la nuit pour uriner et peuvent avoir besoin d'être rassurées, de savoir que cela peut être normal. Il faut toutefois faire une évaluation complète pour écarter tout problème.

| **Cognition et perception** | La mobilité, l'acuité visuelle et la dextérité sont des facteurs importants à évaluer chez un client présentant des problèmes urologiques quand vient le temps d'organiser les soins à domicile, en particulier si la rétention urinaire ou l'incontinence font partie des données à considérer. Il faut déterminer si le client est alerte, capable de comprendre les directives et de se les rappeler au moment opportun.

Si le client est incontinent, il convient d'obtenir un historique approfondi du problème afin de déterminer le type d'incontinence et de consigner ce que le client a déjà tenté pour résoudre ce problème. L'incontinence est un problème pénible; le personnel soignant doit faire preuve d'une grande sensibilité s'il souhaite obtenir des renseignements précis.

La douleur est un symptôme fréquent des maladies urinaires. Parmi les types de douleurs associées à des problèmes rénaux et urologiques, mentionnons la **dysurie** ainsi que des douleurs inguinales, costovertébrales et sus-pubiennes. Les caractéristiques des douleurs dont se plaint le client doivent être notées (selon la méthode PQRSTU). L'absence de douleur en présence d'autres symptômes urinaires est aussi significative. Beaucoup de tumeurs des voies urinaires sont indolores à leurs stades précoces.

| Perception et image de soi | Les problèmes associés au système urinaire, comme l'incontinence, les procédures de dérivation urinaire et la fatigue chronique (pouvant indiquer une anémie), peuvent provoquer une baisse de l'estime de soi et donner au client une image négative de son corps. Des questions pertinentes, posées avec délicatesse, fourniront des indices quant à d'éventuels problèmes en ce domaine.

| Relations et rôles | Les problèmes urinaires peuvent toucher plusieurs aspects de la vie d'une personne, y compris sa capacité de travailler et ses relations avec les autres. Ces facteurs auront des conséquences importantes sur le traitement futur et la gestion de l'état du client. Il faut rester attentif aux signaux émis par le client.

Les troubles urinaires peuvent être suffisamment sérieux pour entraîner des problèmes d'ordre professionnel et social. La thérapie par dialyse continue rend souvent difficile la poursuite d'un travail régulier, l'accomplissement de tâches ménagères ou les activités sociales. La mauvaise santé associée à une image du corps négative peut sérieusement modifier les rôles existants. L'infirmière doit évaluer ce domaine pour prévoir les interventions appropriées.

| Sexualité et reproduction | Il est important d'évaluer si la présence d'un problème rénal ou urologique a un impact sur la sexualité et la satisfaction sexuelle du client. Les problèmes liés à l'hygiène personnelle et la fatigue peuvent avoir de sérieuses conséquences sur une relation sexuelle. Bien que l'incontinence urinaire ne soit pas directement associée à un dysfonctionnement sexuel, elle a souvent un effet dévastateur sur l'estime de soi ainsi que sur les relations sociales et intimes. Une aide psychosociale pourrait être indiquée pour le client et son partenaire.

67.2.2 Données objectives

Examen physique

Inspection

L'infirmière doit observer la présence des modifications suivantes :

- Peau : pâleur, teint jaune grisâtre, excoriations, modification de la fermeté, ecchymoses, texture (p. ex., la peau rugueuse, sèche)

- Bouche : stomatite, haleine sentant l'ammoniac

- Visage et membres : œdème généralisé, œdème périphérique

- Abdomen : modifications cutanées décrites ci-dessus, vergetures, contour abdominal présentant une masse médiane dans le bas-ventre (pouvant indiquer la rétention urinaire) ou une masse unilatérale (parfois observée chez l'adulte et indiquant l'hypertrophie d'un rein ou des deux reins, attribuable à une grosse tumeur ou à la maladie polykystique des reins)

- Poids : gain de poids attribuable à l'œdème ; perte pondérale et musculaire en cas d'insuffisance rénale

- État général de santé : fatigue, léthargie et diminution de la vigilance

Palpation

Les reins sont des organes postérieurs protégés par les organes abdominaux, les côtes et les muscles du dos. L'angle costovertébral, formé par la cage thoracique et la colonne vertébrale, constitue un point de repère utile pour localiser les reins. Le rein gauche normal est rarement palpable, car la rate se trouve directement au-dessus de lui. Le pôle inférieur du rein droit est occasionnellement palpable.

Pour palper le rein droit, l'infirmière place la paume de la main gauche derrière le client et soutient son côté droit entre la cage thoracique et la crête iliaque **FIGURE 67.8**. Elle soulève le flanc droit avec la main gauche et palpe en profondeur avec la main

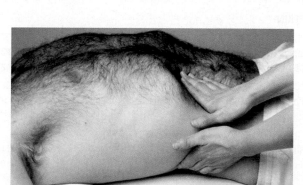

FIGURE 67.8

Palpation du rein droit

Percussion

Une sensibilité dans la région du flanc peut être détectée par percussion, à l'aide du « *punch rénal* ». Cette technique consiste à placer la paume de la main gauche sur l'angle costovertébral gauche, puis à taper dessus de la main droite à l'aide du bord cubital du poignet **FIGURE 67.9**. Normalement, un coup ferme dans la région du flanc ne devrait pas provoquer de douleur. Une sensibilité de l'angle costovertébral accompagnée de douleur pourrait indiquer une infection rénale ou une maladie polykystique des reins.

Normalement, il n'est pas possible d'effectuer une percussion de la vessie, à moins qu'elle contienne au moins 150 ml d'urine. Si elle est pleine, un son mat est perçu au-dessus de la symphyse pubienne. La percussion d'une vessie distendue peut se faire aussi haut que l'ombilic.

Les constats normaux de l'évaluation physique du système urinaire se présentent donc ainsi :

- absence de sensibilité de l'angle costovertébral ;
- impossibilité de palper les reins et la vessie ;
- absence de masses palpables.

Auscultation

La cloche du stéthoscope peut être utilisée pour ausculter les deux angles costovertébraux et les quadrants abdominaux supérieurs. Cette technique permet d'ausculter l'aorte abdominale et les artères rénales à la recherche d'un bruit (souffle anormal) indiquant une altération du débit sanguin vers les reins.

Le **TABLEAU 67.6** présente les anomalies courantes observées au cours de l'évaluation du

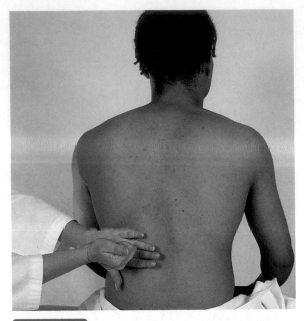

FIGURE 67.9

Percussion indirecte de l'angle costovertébral à l'aide du poing. Pour évaluer le rein, placer une main sur la 12e côte, à l'angle costovertébral dans le dos. Frapper cette main avec le bord cubital de l'autre poing.

droite pour sentir le rein droit. Le pôle inférieur du rein droit est perçu comme une masse lisse et ronde qui s'abaisse à l'inspiration. Si le rein est palpable, il importe de, noter sa taille, son contour et sa sensibilité. L'hypertrophie du rein suggère une tumeur ou d'autres affections pathologiques sérieuses du rein.

Normalement, il n'est pas possible de palper la vessie, à moins qu'elle soit distendue par l'urine. Si elle est pleine, elle est perçue comme un organe lisse, rond, ferme et sensible à la palpation.

Anomalies courantes

TABLEAU 67.6	Système urinaire	
OBSERVATIONS	**DESCRIPTION**	**ÉTIOLOGIE POSSIBLE ET SIGNIFICATION**
Oligurie	Diminution de la diurèse pendant une période donnée (p. ex., de 100 à 400 ml en 24 heures)	Déshydratation sévère, choc, réaction transfusionnelle, maladie rénale, maladie rénale chronique en phase terminale
Anurie	Absence presque complète d'élimination urinaire (moins de 100 ml en 24 heures)	Insuffisance rénale aiguë, maladie rénale en phase terminale, obstruction bilatérale des uretères
Polyurie	Grande quantité d'urine formée en un temps donné	Diabète (de type 1 ou 2), diabète insipide, maladie rénale chronique, diurétiques, absorption excessive de liquides
Brûlures mictionnelles	Douleur cuisante dans la région de l'urètre	Irritation de l'urètre, infection urinaire

TABLEAU 67.6

TABLEAU 67.6	Système urinaire *(suite)*	
OBSERVATIONS	DESCRIPTION	ÉTIOLOGIE POSSIBLE ET SIGNIFICATION
Cystite chimique	Miction douloureuse ou difficile	Utilisation de spermicides (en particulier avec le diaphragme), recours excessif aux douches vaginales
Dysurie	Miction douloureuse ou difficile	Signe d'infection urinaire, de cystite interstitielle et d'une grande variété de conditions pathologiques
Douleur	Douleur dans la région sus-pubienne (reliée à la vessie), douleur urétrale (irritation du col de la vessie), douleur au flanc (angle costovertébral)	Infection, rétention urinaire, corps étranger dans les voies urinaires, urétrite, pyélonéphrite, colique rénale ou calculs
Énurésie	Miction nocturne involontaire	Symptomatique d'un trouble des voies urinaires inférieures
Nycturie	Mictions nocturnes fréquentes	Maladie rénale avec détérioration de la capacité de concentrer l'urine, obstruction vésicale, insuffisance cardiaque, diabète, conséquence d'une greffe rénale
Mictions fréquentes	Incidence accrue des mictions	Inflammation aiguë de la vessie, rétention avec regorgement, ingestion excessive de liquides
Retard mictionnel	Retard ou difficulté à amorcer la miction	Obstruction partielle de l'urètre
Incontinence	Incapacité de contrôler volontairement l'émission d'urine	Vessie neurogène, infection de la vessie, lésion du sphincter externe
Incontinence à l'effort	Émission involontaire d'urine si la pression augmente (éternuement ou toux)	Faible maîtrise du sphincter
Rétention	Incapacité d'uriner même si la vessie contient une quantité excessive d'urine	Observée après une chirurgie pelvienne, une anesthésie, un accouchement et le retrait d'une sonde ; rétrécissement ou obstruction de l'urètre ; vessie neurogène
Hématurie	Présence de sang dans l'urine	Cancer des voies génito-urinaires, dyscrasies sanguines, maladie rénale, infection urinaire, présence de calculs dans le rein ou l'uretère, médicaments (anticoagulants)
Pneumaturie	Émission d'urine contenant du gaz	Connexions par fistule entre l'intestin et la vessie, infections urinaires produisant des gaz

système urinaire par l'infirmière. Normalement, les observations peuvent être différentes chez les personnes âgées. Le **TABLEAU 67.2** présente les transformations du système urinaire liées à l'âge. Une évaluation ciblée est réalisée pour vérifier l'évolution de problèmes du système urinaire précédemment décelés et pour surveiller les signes de nouveaux problèmes. Une évaluation ciblée du système urinaire est présentée dans le **TABLEAU 67.7**.

67.3 | Examens paracliniques du système urinaire

De nombreux examens paracliniques permettent la localisation et l'évaluation des problèmes du système urinaire. Les **TABLEAUX 67.8** et **67.9** décrivent ceux qui sont les plus fréquemment utilisés, et certains d'entre eux sont décrits plus en détail ci-dessous.

TABLEAU 67.7	Évaluation ciblée du système urinaire		

Cette liste de contrôle permet de vérifier que les étapes clés de l'évaluation ont été réalisées.

Données subjectives

Interroger le client sur les éléments suivants :

Miction douloureuse		Oui	Non
Changement de couleur de l'urine (sanglante, brouillée)		Oui	Non
Changement des caractéristiques de la diurèse (faible, excessive)		Oui	Non
Problèmes occasionnés par des mictions nocturnes fréquentes (nycturie)		Oui	Non

Données objectives – Examen physique

Inspecter :

Abdomen	☐
Méat urinaire : inflammation ou écoulement	☐

Palper :

Abdomen : distension de la vessie, masses ou sensibilité	☐

Percuter :

Angle costovertébral : sensibilité	☐

Ausculter :

Artères rénales : bruits	☐

Données objectives – Examens paracliniques

Vérifier les résultats des examens suivants :

Urée sérique	☐
Créatinine sérique	☐
Analyse d'urine	☐
Culture d'urine et antibiogramme	☐
Clairance de créatinine	☐

TABLEAU 67.8	Système urinaire	
EXAMEN	**DESCRIPTION ET BUT / VALEURS NORMALES**	**RESPONSABILITÉS INFIRMIÈRES**
Examens de l'urine		
Analyse d'urine	• Examen général de l'urine. Permet d'établir des informations de référence ou de fournir des données afin de poser un diagnostic provisoire et de déterminer si des épreuves supplémentaires sont nécessaires **TABLEAU 67.9**.	• Tenter de prélever la première urine du matin. Nettoyer la région périnéale si elle est souillée par l'écoulement menstruel ou des matières fécales. S'assurer que l'échantillon sera analysé dans l'heure qui suit la miction. • La principale cause d'hématurie est souvent la contamination du spécimen en raison de menstruation (Pagana & Pagana, 2006). Chez une femme ayant ses menstruations, le recours au cathétérisme vésical pourrait s'avérer utile si une analyse d'urine est requise.
Clairance de la créatinine	• La créatinine est un produit de déchet de la dégradation des protéines (provenant essentiellement de la masse musculaire de l'organisme). La clairance de la créatinine par les reins donne une approximation du TFG. • Valeurs normales : 85-125 ml/min/1,73 m^2 (femmes) ; 95-135 ml/min/1,73 m^2 (hommes)	• Procéder à la collecte des urines de 24 heures (voir ci-dessous).
Collecte d'urine de 24 heures	• Dose des composants spécifiques, comme les électrolytes, le glucose, les protéines, les 17-cétostéroïdes, les catécholamines, la créatinine et les minéraux. Une collecte d'urine peut s'étaler sur une période allant de 2 à 24 heures.	**Information au client** • Le matin au réveil, le client doit vider complètement sa vessie et ne pas conserver cette urine, puis noter l'heure. Durant la journée et la nuit qui suivent, il doit prélever la totalité de l'urine émise et la collecter dans un contenant prévu à cet effet. L'infirmière doit préciser au client que la première miction du lendemain matin doit être ajoutée à la collecte. Il ne doit pas oublier d'uriner avant d'aller à la selle pour ne pas perdre ces mictions et contaminer l'échantillon. Comme il doit apporter la totalité de l'urine au laboratoire dans les meilleurs délais, il ne doit amorcer la collecte que la veille d'un jour où le laboratoire est ouvert (ne pas commencer la collecte un samedi, par exemple). Les échantillons peuvent être réfrigérés, ou un agent de conservation peut avoir été ajouté dans le contenant utilisé pour prélever l'urine. **Prise de sang** • L'infirmière procède au dosage de la créatinine sérique pendant la période de collecte de 24 heures.
Culture d'urine (mi-jet)	• Permet de confirmer une infection urinaire soupçonnée et d'identifier les agents pathogènes. Normalement, la vessie est stérile, mais l'urètre contient des bactéries et une certaine quantité de globules blancs. Si l'échantillon est prélevé de manière appropriée et qu'il est entreposé et manipulé correctement : — moins de 10 000 organismes/ml = négatif	• Utiliser un contenant stérile pour le prélèvement de l'urine. Ne toucher que l'extérieur du contenant. Pour une femme, séparer les lèvres d'une main et nettoyer le méat à l'aide de l'autre main en utilisant au moins trois lingettes (saturées de solution nettoyante) et en allant de l'avant vers l'arrière. Pour un homme, rétracter le prépuce (si présent) et nettoyer le gland en utilisant au moins trois lingettes nettoyantes. Après ce nettoyage,

67

TABLEAU 67.8   **Système urinaire** *(suite)*

EXAMEN		DESCRIPTION ET BUT / VALEURS NORMALES	RESPONSABILITÉS INFIRMIÈRES
		— entre 10 000 et 100 000 organismes/ml = ne constitue pas un diagnostic, test à refaire — plus de 100 000 organismes/ml = positif	demander au client de commencer à uriner dans la toilette, puis de continuer dans le contenant stérile. (Le premier jet d'urine évacue la plupart des contaminants de l'urètre et de la région périnéale.) • Il peut être nécessaire de faire un cathétérisme si le client est incapable de collaborer à la procédure.
Épreuve de la concentration (densité urinaire)		• Évalue la capacité de concentration des reins. Mesurée par des lectures de la densité. • Valeurs normales : de 1,003 à 1,030	• Aviser le client de rester à jeun à partir d'un certain moment dans la soirée (selon la procédure habituelle). Le matin suivant, prélever trois échantillons d'urine à des intervalles d'une heure.
Résidu vésical (urine résiduelle, résidu postmictionnel)		• Détermine la quantité d'urine qui reste dans la vessie après la miction. Les résultats peuvent être anormaux en cas de problème d'innervation de la vessie, de déficience du sphincter, d'hypertrophie bénigne de la prostate ou de rétrécissement de l'urètre. • Valeurs normales : jusqu'à 50 ml d'urine (augmente avec l'âge)	• Si une mesure de l'urine résiduelle est demandée, faire un cathétérisme au client immédiatement après une miction, ou utiliser un appareil d'échographie de la vessie (BladderScan^MD). Si une grande quantité d'urine résiduelle est prélevée, il peut être recommandé d'installer une sonde à demeure.
Détection et quantification de la protéinurie	• Bandelette réactive (Albustix^MD, Combistix^MD)	• Détecte les protéines (essentiellement l'albumine) dans l'urine. • Valeurs normales : de 0 à traces	• Tremper l'extrémité de la bandelette dans l'urine et en faire la lecture en la comparant avec la charte de couleurs de l'étiquette. La classification va de 0 à 4+. Interpréter avec prudence. Un résultat positif peut ne pas indiquer une protéinurie importante ; certains médicaments peuvent entraîner des résultats faussement positifs.
	• Collecte des urines de 24 heures	• Donne une indication plus précise de la quantité de protéines dans l'urine. — Normoalbuminurie : moins de 6 à 20 mg/jour — Microalbuminurie : de 30 à 300 mg/jour — Macroalbuminurie : plus de 300 mg/ jour	• Effectuer une collecte des urines de 24 heures tel que décrit ci-dessus.
	• Ratio protéine urinaire/ créatinine urinaire	• < 0,2 (mg/mg)	• Effectuer une analyse d'urine tel que décrit ci-dessus. Précaution : ne pas utiliser la première urine matinale.
	• Ratio albumine/ créatinine	• Quantifie la présence de protéines dans l'urine de manière simple et précise. — Normoalbuminurie homme : moins de 2 mg/ mmol ; femme : moins de 2,8 mg/mmol — Microalbuminurie homme : de 2 à 20 mg/mmol ; femme : de 2,8 à 28 mg/mmol — Microalbuminurie homme : plus de 20 mg/mmol femme : plus de 28 mg/mmol	

TABLEAU 67.8   **Système urinaire** *(suite)*

EXAMEN	DESCRIPTION ET BUT / VALEURS NORMALES	RESPONSABILITÉS INFIRMIÈRES
Cytologie urinaire	• Détecte les structures cellulaires anormales propres au cancer de la vessie et permet de suivre l'évolution du cancer de la prostate.	• Les échantillons peuvent être prélevés à partir d'une miction, par cathétérisme ou par irrigation vésicale. Il ne faut pas utiliser la première urine du matin, car l'apparence des cellules épithéliales peut changer dans l'urine qui a passé la nuit dans la vessie. Comme pour l'analyse d'urine, l'échantillon doit être frais ou apporté au laboratoire en moins d'une heure. Un agent fixateur à base d'alcool est alors ajouté pour préserver les structures cellulaires.
Examens sanguins		
Urée	• Établit la présence de problèmes rénaux. La concentration de l'urée sérique dépend de la vitesse à laquelle le rein excrète l'urée. • Valeurs normales : de 2,1 à 7,1 mmol/L (de 6 à 20 mg/dl)	• En interprétant le résultat, l'infirmière doit être consciente que des facteurs non rénaux peuvent entraîner une augmentation de l'urée sérique (p. ex., la destruction cellulaire rapide due à une infection, de la fièvre, un saignement gastro-intestinal, un trauma, la déshydratation, un traitement aux corticostéroïdes).
Créatinine	• Est plus fiable que l'urée sérique pour l'évaluation de la fonction rénale. Produit final du métabolisme musculaire des protéines, la créatinine est libérée à un taux constant. • Valeurs normales : de 53 à 115 µmol/L (de 0,6 à 1,3 mg/dl)	• Expliquer le test et effectuer la surveillance habituelle après la ponction veineuse.
Acide urique	• Sert principalement au test de dépistage des troubles du métabolisme des purines, mais peut aussi indiquer une maladie rénale. Les valeurs dépendent de la fonction rénale et du taux du métabolisme des purines, ainsi que de l'ingestion d'aliments riches en purines. Femme : de 137 à 393 µmol/L (de 2,3 à 6,6 mg/dl) Homme : de 262 à 452 µmol/L (de 4,4 à 7,6 mg/dl)	
Sodium	• Est le principal électrolyte extracellulaire déterminant le volume sanguin. Les valeurs restent normalement à l'intérieur des limites normales jusqu'aux derniers stades d'insuffisance rénale. • Valeurs normales : de 135 à 145 mmol/L (de 135 à 145 mEq/L)	
Potassium	• Les reins sont responsables de l'excrétion de la plus grande partie du potassium de l'organisme. Dans la maladie rénale, le dosage du K^+ est critique, car il constitue l'un des premiers électrolytes à présenter des valeurs anormales. Un taux élevé de K^+ (plus de 6 mEq/L) peut conduire à l'arythmie cardiaque. • Valeurs normales : de 3,5 à 5,0 mmol/L (de 3,5 à 5,0 mEq/L)	

67

TABLEAU 67.8   Système urinaire *(suite)*

EXAMEN	DESCRIPTION ET BUT / VALEURS NORMALES	RESPONSABILITÉS INFIRMIÈRES
Calcium (total)	• Principal minéral des os, il contribue à la contraction musculaire, à la neurotransmission et à la coagulation. Le niveau de calcium sanguin se mesure par la somme du calcium lié à l'albumine et aux anions (bicarbonate, sulfate, etc.) et des ions Ca^{2+}. Ainsi, la quantité de calcium total change avec le niveau d'albuminémie. Les ions Ca^{2+} n'étant pas influencés par le niveau d'albumine, la mesure de leur niveau peut être utile en présence d'une valeur anormale d'albumine dans le sang ou si un trouble lié au calcium est suspecté en dépit d'un niveau total normal de calcium. Le calcium corrigé donne une indication pour évaluer les ions Ca^{2+}. Il est évalué à l'aide d'une formule mathématique (voir ci-dessous). Dans la maladie rénale chronique, la diminution de la réabsorption du Ca^{2+} entraîne une hypocalcémie qui, à long terme, a des effets sur le métabolisme osseux. • Valeurs normales : Calcium total = de 2,15 à 2,55 mmol/L (de 8,6 à 10,2 mg/dl) Ions calcium = de 1,15 à 1,35 mmol/L Calcium corrigé pour albumine = TCa (mmol/L) + 0,02 [40 (g/L) — albumine (g/L)]	• Expliquer le test et effectuer la surveillance habituelle après la ponction veineuse.
Phosphore	• L'équilibre phosphorique est inversement proportionnel à celui du Ca^{2+}. En cas de maladie rénale, les taux de phosphore sont élevés parce que le rein en est le principal organe excréteur. • Valeurs normales : de 0,78 à 1,42 mmol/L (de 2,4 à 4,4 mg/dl)	
Bicarbonates	• La plupart des clients en insuffisance rénale présentent une acidose métabolique et des taux sériques faibles de HCO_3^-. • Valeurs normales : de 22 à 26 mmol/L (de 22 à 26 mEq/L)	
Examens radiologiques		
Examen radiologique des reins, des uretères et de la vessie	• Examen radiographique de l'abdomen et du bassin pour définir la taille, la forme et la position des reins. Permet d'examiner rapidement l'abdomen des personnes souffrant de douleur abdominale ou d'un traumatisme, ou de déterminer une pathologie de l'appareil urinaire ou du tube digestif.	• Aucune préparation intestinale n'est habituellement nécessaire, sauf si la personne a subi, dans les jours précédents, un examen radiologique nécessitant l'ingestion d'une préparation au baryum (repas baryté).
Pyélographie (urographie) I.V.	• Visualisation des voies urinaires supérieures après injection I.V. d'un produit de contraste. Permet d'évaluer la présence, la position, la	**Veille de l'examen** • Le soir précédant l'examen, le client doit respecter la consigne de ne rien prendre par la bouche. Une

TABLEAU 67.8 | **Système urinaire** *(suite)*

EXAMEN	DESCRIPTION ET BUT / VALEURS NORMALES	RESPONSABILITÉS INFIRMIÈRES
	taille et la forme des reins, des uretères et de la vessie. Les kystes, les tumeurs, les lésions et les obstructions causent une distorsion de l'apparence normale de ces structures. • Cet examen exige une forme d'anesthésie ou de sédation. • Les clients dont la fonction rénale est gravement compromise ne peuvent subir cet examen parce que les produits de contraste peuvent être néphrotoxiques et aggraver le dysfonctionnement rénal[a].	préparation intestinale peut être prescrite, mais son utilité est remise en question (Tanagho & McAninch, 2004). Il est important de s'assurer que le client n'a pas subi, dans les jours ayant précédé la pyélographie I.V., un examen radiologique nécessitant l'ingestion d'une préparation au baryum (repas baryté). Enfin, ne pas recourir au lavement, car cette technique introduit de l'air pouvant compromettre la visualisation de l'appareil urinaire. **Avant l'examen** • Il est important de vérifier le statut des allergies afin de s'assurer que le client ne présente pas une sensibilité à l'iode, ce qui pourrait entraîner une réaction anaphylactique. Mentionner au client d'aller uriner avant le test afin d'éviter la dilution du produit de contraste dans la vessie. Informer le client que l'examen demande de rester allongé sur une table pendant qu'une série de radiographies sont prises. L'aviser qu'il pourra ressentir une sensation de chaleur, une congestion faciale et un goût salé pendant l'injection du produit de contraste. **Après l'examen** • Après l'examen, encourager la prise de liquides (s'ils sont permis) pour faciliter l'élimination du produit de contraste.
Pyélographie rétrograde	• Visualisation des voies urinaires supérieures (uretères et cavités rénales). Est indiquée si une pyélographie I.V. ne permet pas de visualiser la voie urinaire supérieure en toute sécurité, ou en présence d'une insuffisance rénale où il est contre-indiqué d'injecter un produit de contraste par voie systémique. Le mode d'administration rétrograde réduit l'incidence des réactions allergiques au colorant, car il est moins absorbé (Wilson, 2010). • Au cours de la procédure, un produit de contraste est introduit de façon rétrograde depuis la vessie jusqu'aux reins. Cela est réalisé au moyen d'une cystoscopie (voir ci-dessous) et de petits cathéters introduits dans les deux uretères. Cet examen peut exiger une forme d'anesthésie ou de sédation (McCormack, Pharand, & Valiquette, 2004).	• Préparer le client comme pour une pyélographie I.V. L'aviser qu'il pourra ressentir de la douleur à cause de la distension du bassinet du rein, et un inconfort dû au cystoscope. Informer le client qu'il est possible d'administrer un anesthésique pour cette intervention. • Les complications sont semblables à celles de la cystoscopie (voir ci-dessous).
Pyélographie antégrade (néphrostographie)	• Visualisation des voies urinaires supérieures après l'injection d'un produit de contraste. Est indiquée en présence d'une insuffisance rénale ou si une anomalie des voies urinaires supérieures empêche le passage d'un cathéter urétéral[a].	• Expliquer la procédure au client et le préparer comme pour une pyélographie I.V. Surveiller les signes de complication (p. ex., une hématurie, une infection, un hématome).

67

| TABLEAU 67.8 | Système urinaire *(suite)* |

EXAMEN	DESCRIPTION ET BUT / VALEURS NORMALES	RESPONSABILITÉS INFIRMIÈRES
	• La procédure consiste à ponctionner les systèmes collecteurs (calices et bassinet) du rein à l'aide d'une aiguille introduite à travers la peau en direction du rein, et à y injecter directement le produit de contraste. Ce produit peut être injecté par voie percutanée dans le bassinet du rein ou par un tube de néphrostomie déjà en place pour évaluer la fonction des systèmes collecteurs ou l'intégrité de l'uretère après un trauma ou une chirurgie (McCormack *et al.*, 2004)	
Artériographie rénale (angiographie)	• Visualisation des vaisseaux sanguins du rein. Permet l'évaluation de l'anatomie artérielle du rein à la recherche d'une sténose de l'artère rénale **FIGURE 67.10**, d'une anomalie vasculaire comme dans le cas d'une fistule artérioveineuse ou d'une hypertension rénovasculaire (McCormack *et al.*, 2004). Peut aider à faire la distinction entre un kyste rénal et une tumeur rénale. Fait partie du bilan que subit un donneur de rein potentiel. Cet examen peut aussi être indiqué dans le cadre d'une évaluation de la vascularisation du rein avant une chirurgie pour une tumeur rénale, et ce, surtout pour le porteur d'un rein unique (McCormack *et al.*, 2004). Un cathéter est inséré dans l'artère fémorale et remonté par l'aorte jusqu'aux artères rénales **FIGURE 67.11**. Un produit de contraste est ensuite injecté pour mettre en évidence la vascularisation rénale[a].	**Veille de l'examen** • Préparer le client en lui administrant un purgatif ou un lavement. Vérifier sa sensibilité à l'iode avant l'injection du produit de contraste. Le client peut éprouver une sensation passagère de chaleur le long du vaisseau sanguin quand le produit de contraste est injecté. **Après l'examen** • Appliquer un pansement compressif sur le site d'injection de l'artère fémorale. Surveiller le saignement à cet endroit. Garder le client au repos, au lit, la jambe touchée étendue. Surveiller tous les signes neurovasculaires dont les pouls périphériques dans la jambe (fémoral, poplité et pédieux) toutes les 30 à 60 minutes afin de déceler une occlusion éventuelle de la circulation sanguine causée par un thrombus. Comparer les pouls périphériques avec ceux de l'autre membre inférieur. Surveiller les complications, comme la thrombose, l'embolie, l'inflammation locale et la formation d'un hématome.

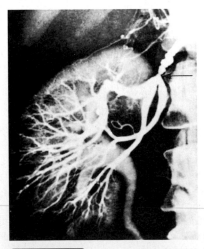

FIGURE 67.10

Artériographie rénale montrant une sténose de l'artère rénale droite.

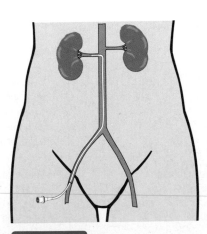

FIGURE 67.11

Insertion du cathéter pour une artériographie rénale.

| TABLEAU 67.8 | Système urinaire *(suite)* |

EXAMEN	DESCRIPTION ET BUT / VALEURS NORMALES	RESPONSABILITÉS INFIRMIÈRES
Échographie rénale	• Est utilisée pour déceler des masses rénales ou périrénales, pour le diagnostic différentiel des kystes rénaux et des masses solides et pour l'identification d'obstructions. Une petite sonde ultrasonique externe est placée sur la peau du client après y avoir appliqué un gel conducteur. Cette procédure non effractive consiste à faire passer des ondes sonores dans les structures de l'organisme et à enregistrer les ondes qui sont réfléchies en écho. L'ordinateur se fonde sur cet enregistrement pour interpréter la densité des tissus et en former une image. Cette technique est sans danger pour les clients atteints d'insuffisance rénale.	• Le client ne doit pas nécessairement être à jeun, et doit boire de 250 à 280 ml d'eau quelques heures avant l'examen. Aucune préparation de l'intestin n'est requise. • Expliquer la procédure au client. Étant donné que l'exposition aux radiations est évitée, un grand nombre d'images peuvent être prises pendant une courte période de temps et l'examen peut être répété sans danger. Les images peuvent être prises en position de décubitus ventral ou dorsal.
Tomodensitométrie (TDM)	• Fournit une excellente visualisation des reins. Permet d'évaluer la taille des reins et de détecter des tumeurs, des abcès, des masses suprarénales (p. ex., les tumeurs surrénales, les phéochromocytomes) et des obstructions. L'avantage de la TDM par rapport à l'échographie est sa capacité de percevoir des différences subtiles de densité. L'utilisation d'un produit de contraste administré par voie I.V. pendant la TDM accentue la densité du tissu rénal et aide à différencier les masses[a].	• Garder le client à jeun quatre heures avant le test s'il y a injection d'un produit de contraste. Expliquer la procédure au client. Lui demander s'il a une sensibilité à l'iode. Lui demander de rester parfaitement immobile pendant l'examen, alors que l'appareil prend des images transaxiales précises. Une sédation peut être nécessaire si le client est incapable de collaborer.
Imagerie par résonance magnétique (IRM)	• Visualisation des reins. Cet examen n'apporte pas beaucoup plus d'information que la TDM. Est surtout indiqué pour l'évaluation des masses surrénaliennes et de la perméabilité de la veine cave inférieure (McCormack *et al.*, 2004). Les images générées par ordinateur reposent sur des ondes de radiofréquence et des modifications du champ magnétique.	• Expliquer la procédure au client. Lui demander de retirer tout objet métallique. Les clients ayant des antécédents de claustrophobie pourraient avoir besoin d'une sédation. Contre-indications : présence d'agrafes magnétiques implantées, de prothèses ou de stimulateur cardiaque.
Angiographie par résonance magnétique	• Permet la visualisation du réseau vasculaire rénal. Les épreuves au contraste amélioré par le gadolinium permettent la visualisation de l'artère rénale.	• Comme ci-dessus. Nécessite une ponction de l'artère fémorale et une surveillance semblable à l'artériographie. Contre-indications : les mêmes que ci-dessus.
Cystographie	• Visualisation de la vessie et évaluation du reflux vésico-urétéral. Est également utilisée pour évaluer des clients ayant une vessie neurogène ou des infections urinaires récurrentes. Peut aussi mettre en évidence des anomalies de la vessie (p. ex., des diverticules, des calculs et des tumeurs). Le produit de contraste est instillé dans la vessie à l'aide d'un cystoscope ou d'un cathéter[a].	• Expliquer la procédure au client. Si elle est réalisée à l'aide d'un cystoscope, dispenser les soins infirmiers reliés à la cystoscopie. Indiquer au client qu'il pourrait éprouver un certain inconfort lorsqu'on lui demandera d'uriner. Encourager le client à boire après l'examen pour évacuer le produit de contraste et prévenir l'accumulation de bactéries.
Urétrographie	• Semblable à la cystographie. Le produit de contraste[a] est injecté de façon rétrograde dans l'urètre pour repérer des rétrécissements, des diverticules ou d'autres conditions pathologiques. Si un trauma urétral est soupçonné, cet examen est pratiqué avant un cathétérisme.	• Expliquer la procédure au client et le préparer comme pour une cystographie.

TABLEAU 67.8 | Système urinaire *(suite)*

EXAMEN	DESCRIPTION ET BUT / VALEURS NORMALES	RESPONSABILITÉS INFIRMIÈRES
Cysto-urétrographie mictionnelle (CUM)	• Étude de l'évacuation de l'urine par l'ouverture de la vessie (col de la vessie) et l'urètre. La vessie est remplie d'un produit de contraste[a]. Des radiographies sont prises pour visualiser la vessie et l'urètre. Après la miction, une autre radiographie est prise pour évaluer le résidu vésical. Peut permettre de déceler des anomalies des voies urinaires inférieures, un rétrécissement de l'urètre, une obstruction du col de la vessie et une hypertrophie de la prostate.	• Expliquer la procédure au client et le préparer comme pour une cystographie.
Ansographie	• Est utilisée pour déceler des obstructions, des fuites anastomotiques, des calculs, le reflux et d'autres caractéristiques uropathologiques si le client a un sac d'urétérostomie ou un conduit iléal. Étant donné qu'une dérivation urinaire est créée avec l'intestin, il existe un risque d'absorption du produit de contraste[a].	• Expliquer la procédure au client. Surveiller attentivement ses réactions au produit de contraste.
Scintigraphie rénale	• Évalue les structures anatomiques, l'irrigation sanguine et le fonctionnement des reins. Des isotopes radioactifs sont injectés par voie I.V. Des sondes détectant les radiations sont placées au-dessus du rein, et un compteur à scintillation enregistre et cartographie la distribution du radio-isotope dans le rein. Cette technique montre la localisation, la taille et la forme du rein et, en général, évalue le débit sanguin, la filtration glomérulaire, la fonction tubulaire et l'excrétion urinaire. Les abcès, les kystes et les tumeurs peuvent apparaître comme des points froids en raison de la présence de tissu non fonctionnel. Est également utilisée pour vérifier le fonctionnement d'un rein greffé.	• N'exige aucune restriction de l'alimentation ou de l'activité. Informer le client qu'il ne devrait ressentir ni douleur ni inconfort durant l'examen.
Biopsie rénale	• Intervention chirurgicale qui consiste à prélever des tissus rénaux en vue de déterminer le type de maladie rénale ou de suivre la progression d'une maladie rénale. La technique est généralement réalisée par biopsie percutanée, en insérant une aiguille dans le lobe inférieur du rein. Elle peut aussi être effectuée par guidage, fourni par la TDM ou l'échographie. Les troubles hémostatiques, la présence d'un seul rein et l'hypertension non maîtrisée représentent des contre-indications absolues. Les contre-indications relatives comprennent une infection rénale soupçonnée, l'hydronéphrose et des lésions vasculaires possibles.	• Déterminer le groupe sanguin du client et faire une épreuve de compatibilité croisée. S'assurer qu'il signe un formulaire de consentement éclairé. **Avant l'examen** • Vérifier le statut hémostatique en recueillant les antécédents de santé et de médication du client, un hémogramme, un hématocrite, le temps de prothrombine, le temps de saignement et le temps de coagulation. Le client doit cesser la prise d'aspirine ou de warfarine (Coumadin[MD]) quelques jours avant la procédure ou selon les indications médicales. **Après l'examen** • Mettre un pansement compressif sur le site opératoire et l'y laisser de 30 à 60 minutes. Le client doit se reposer au lit pendant 24 heures. Prendre les signes vitaux toutes les 15 minutes pendant la première heure et surveiller le site de ponction. Rechercher les signes et symptômes d'hémorragie : pâleur, accélération du pouls, baisse de P.A. (étourdissements et douleur

TABLEAU 67.8 — Système urinaire *(suite)*

EXAMEN	DESCRIPTION ET BUT / VALEURS NORMALES	RESPONSABILITÉS INFIRMIÈRES
		lombaire ou aux épaules). Rechercher les signes de perforation intestinale ou hépatique : douleur abdominale spontanée ou à la palpation, défense et rigidité des muscles abdominaux et diminution des bruits intestinaux. • Vérifier l'évolution de l'hématurie probable au retour de l'examen. Une bandelette réactive peut être utilisée pour vérifier la présence de sang dans l'urine. • Demeurer vigilant en présence d'une température élevée ou de frissons. • Aviser le client d'éviter de lever des objets lourds pendant cinq à sept jours, et de ne pas prendre de médicaments anticoagulants avant d'obtenir l'accord du médecin.

Endoscopie

EXAMEN	DESCRIPTION ET BUT / VALEURS NORMALES	RESPONSABILITÉS INFIRMIÈRES
Cystoscopie	• Inspection de l'intérieur de la vessie à l'aide d'un endoscope (cystoscope) **FIGURE 67.12**. Peut servir à insérer des cathéters urétéraux, à retirer des calculs, à pratiquer une biopsie des lésions vésicales et à traiter des lésions qui saignent. Le client est placé en position gynécologique. Selon ses besoins et son état, une anesthésie locale ou une anesthésie générale peut être utilisée pour pratiquer l'examen. Les complications comprennent la rétention urinaire, l'hémorragie des voies urinaires, l'infection de la vessie et la perforation de la vessie.	**Avant l'examen** • Encourager la prise de liquides ou administrer des liquides par voie I.V. si l'on a recours à une anesthésie générale. S'assurer que le client signe un formulaire de consentement éclairé. Expliquer la procédure au client. Administrer la prémédication. **Après l'examen** • Expliquer que des brûlures à la miction, une urine teintée de rose et des mictions fréquentes (pollakiurie) font partie des effets attendus. Surveiller l'apparition d'un saignement rouge vif, qui ne serait pas normal. Ne pas laisser le client marcher seul immédiatement après l'intervention en raison du danger d'hypotension orthostatique. Proposer des bains de siège tièdes, de la chaleur et des analgésiques légers pour soulager l'inconfort.

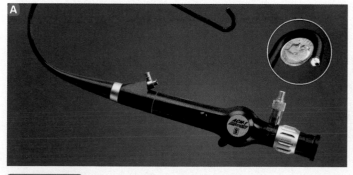
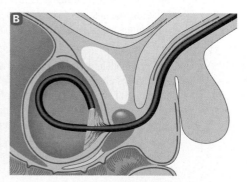

FIGURE 67.12

Examen cystoscopique de la vessie chez l'homme – **A** Cysto-néphroscope flexible. **B** Endoscope inséré dans la vessie.

| TABLEAU 67.8 | Système urinaire *(suite)* | |

EXAMEN	DESCRIPTION ET BUT / VALEURS NORMALES	RESPONSABILITÉS INFIRMIÈRES
Évaluation urodynamique		
Mesure du débit urinaire (urodébitmétrie)	• Mesure le volume d'urine évacué par unité de temps en une seule miction. Ce test est utilisé pour : 1) évaluer le degré d'obstruction à l'écoulement causée par des conditions comme l'hypertrophie bénigne de la prostate ou un rétrécissement ; 2) évaluer l'effet d'un dysfonctionnement de la vessie ou du sphincter sur la miction ; 3) évaluer les effets d'un traitement de problèmes des voies urinaires inférieures. Des représentations graphiques peuvent illustrer des modes d'évacuation difficile ou intermittente ou d'autres troubles de la miction. • Débit maximum normal : homme : de 20 à 25 ml/s ; femme : de 25 à 30 ml/s • Le volume d'urine évacué et l'âge du client peuvent influencer le débit.	• Expliquer la procédure au client. Au début du test, la vessie du client doit être pleine, mais sans inconfort. Demander au client d'uriner dans un contenant prévu à cette fin et de tenter de vider complètement sa vessie. Mesurer le résidu vésical immédiatement après la mesure du débit urinaire, car cela aide à déterminer l'importance de la rétention urinaire chronique, souvent associée à des modes d'évacuation anormaux.
Cystométrie (cystomanométrie)	• Permet d'étudier la vessie durant ses phases de remplissage et de vidange en enregistrant les pressions vésicales pendant le cycle mictionnel. À l'aide d'une sonde qu'on introduit dans la vessie, de l'eau ou une solution saline est instillée. Les mesures de la pression qui s'exerce contre la paroi vésicale sont enregistrées. Le tonus de la vessie, les sensations de remplissage et la stabilité du muscle détrusor peuvent ainsi être évalués.	• Expliquer la procédure au client. Pendant l'instillation, interroger le client sur ce qu'il ressent pendant le remplissage de sa vessie, en incluant généralement le moment de la première envie d'uriner, d'une forte envie d'uriner et de la sensation que sa vessie est pleine. Après l'examen, surveiller chez le client les manifestations d'infection urinaire.
Électromyographie (EMG) sphinctérienne	• Consiste en l'enregistrement de l'activité électrique créée quand le système nerveux stimule les unités motrices d'un muscle. En plaçant des aiguilles, des fils percutanés ou des timbres près de l'urètre, l'activité musculaire du plancher pelvien est évaluée. Au cours d'une cystométrie de remplissage, l'EMG sphinctérienne est utilisée pour observer les contractions volontaires des muscles du plancher pelvien et la réaction de ces muscles au remplissage de la vessie, à la toux et à d'autres manœuvres de provocation.	• Expliquer la procédure au client.
Étude de la pression mictionnelle	• Combine l'urodébitmétrie, la cystométrie (mesure des pressions intravésicale, abdominale et du détrusor) et l'EMG sphinctérienne pour faire une évaluation détaillée de la miction. Pour réaliser cette étude, le client est installé sur une toilette spéciale et il doit uriner pendant que l'appareil d'EMG et divers tubes mesurant la pression restent en place.	

TABLEAU 67.8 | Système urinaire

EXAMEN	DESCRIPTION ET BUT / VALEURS NORMALES	RESPONSABILITÉS INFIRMIÈRES
Vidéo-urodynamique	• Combinaison de la cystométrie de remplissage, de l'EMG sphinctérienne ou de l'urodébitmétrie avec l'imagerie anatomique des voies urinaires inférieures, habituellement par radiographie. Est utilisée dans des cas particuliers pour repérer une lésion obstructive et pour caractériser les modifications anatomiques de la vessie et des voies urinaires inférieures.	• Expliquer la procédure au client.
Cystographie radio-isotopique	• Visualisation de l'urètre, de la vessie et la partie basse des uretères. Est indiquée pour déceler et évaluer le reflux vésico-urétéral ou s'il y a présence d'hématurie. Procédure semblable à la cysto-urétrographie mictionnelle (CUM). Une instillation d'une petite dose de marqueurs radio-isotopiques est faite dans la vessie à l'aide d'un cathéter urétral. Est plus sensible que la CUM, tout en utilisant des doses de radiation 1000 fois moins grandes (Goldfarb, Srivastava, Grotas, Onseng, & Nagler, 2006).	• Expliquer la procédure au client comme pour une CUM.
Test de Whitaker	• Est utilisé pour mesurer la différence de pression entre le bassinet du rein et la vessie. Permet d'évaluer une obstruction urétérale. Un accès percutané au bassinet du rein est aménagé pour y placer un cathéter. Un cathéter est aussi placé dans la vessie. Le liquide est perfusé par le tube percutané ou une aiguille à un rythme de 10ml/min. Les données sur la pression sont alors recueillies. Les mesures de pression sont combinées avec les images radiographiques pour déterminer le degré d'obstruction. • Ce test est effectué en même temps que la pyélographie antégrade afin d'évaluer la résistance pyélourétérale.	• Expliquer la procédure au client.

[a] La N-acétylcystéine (Mucomyst[MD]), vasodilatateur rénal et antioxydant, est parfois administrée pour réduire l'incidence de néphropathie induite par le produit de contraste ; elle peut être administrée par voie orale ou I.V. (Kulitz, 2007).

La précision de ces examens est influencée par 1) le respect de la technique appropriée, et 2) la collaboration du client en ce qui concerne les restrictions liquidiennes, le prélèvement des échantillons d'urine, les procédures préparatoires à l'examen et la capacité de rester immobile sur la table d'examen ou de suivre d'autres directives.

Nombre d'examens radiologiques exigent une préparation de l'intestin dans la soirée précédant l'examen, afin de dégager la dernière portion du tube digestif des selles et des gaz qui s'y trouvent. Étant donné que le rein est situé en position rétropéritonéale, le contenu du côlon peut nuire à la visualisation des voies urinaires. Il est possible que l'examen doive être reporté si la préparation intestinale ne parvient pas à évacuer efficacement la portion inférieure du tube digestif. Les préparations intestinales qu'on utilise couramment sont les lavements, l'huile de ricin, le citrate de magnésium ainsi que les comprimés ou les suppositoires de bisacodyl (Dulcolax[MD]). Certaines préparations intestinales, comme le citrate de magnésium et le lavement Fleet[MD], sont contre-indiquées chez les clients atteints d'insuffisance rénale, car elles contiennent du magnésium, que ceux-ci ne peuvent excréter.

TABLEAU 67.9	Analyse d'urine		
EXAMEN	**OBSERVATIONS NORMALES**	**OBSERVATIONS ANORMALES**	**ÉTIOLOGIE POSSIBLE ET SIGNIFICATION**
Couleur	Jaune ambré	Couleur foncée, cendrée	Hématurie
		Jaune brun à vert olive	Quantité excessive de bilirubine
		Rouge-orange ou brun-orange	Phénazopyridine (pyridium)
		Urine trouble sur une miction fraîche	Infection
		Urine incolore	Ingestion excessive de liquides, maladie rénale ou diabète insipide
Odeur	Aromatique	Odeur d'ammoniac	Urine qu'on a laissé reposer
		Odeur désagréable	Infection urinaire
Protéines	Prélèvement ponctuel (bandelette réactive): de 0 à traces; protéines de 24 heures (quantitatif): moins de 150 mg/jour	Protéinurie persistante	Caractéristique d'une maladie rénale aiguë ou chronique, mettant plus particulièrement en cause les glomérules; insuffisance cardiaque; en l'absence de maladie: régime riche en protéines, exercice intense, déshydratation, fièvre, stress affectif, contamination par des sécrétions vaginales
Glucose	Négatif	Glycosurie	Diabète, faible seuil rénal de réabsorption du glucose (si le glucose sanguin est normal), troubles hypophysaires
Corps cétoniques	Négatif	Présence	Modification du métabolisme des glucides et des graisses associée au diabète et à l'inanition; déshydratation, vomissements, diarrhée sévère
Bilirubine	Négatif	Présence	Troubles hépatiques; détection possible avant que l'ictère apparaisse
Densité	De 1,003 à 1,030; capacité maximale de concentration du rein dans l'urine du matin (de 1,025 à 1,030)	Faible	Urine diluée; diurèse excessive, diabète insipide
		Élevée	Déshydratation, albuminurie, glycosurie
		Constante, à environ 1,010	Incapacité rénale de concentrer l'urine; maladie rénale en phase terminale
Osmolalité	De 300 à 1300 mOsm/kg (de 300 à 1300 mmol/kg)	Moins de 300 mOsm/kg; plus de 1300 mOsm/kg	Dysfonctionnement tubulaire. Perte de la capacité du rein de concentrer ou de diluer l'urine (ne fait pas partie de l'analyse d'urine de routine)

TABLEAU 67.9	Analyse d'urine *(suite)*		
EXAMEN	**OBSERVATIONS NORMALES**	**OBSERVATIONS ANORMALES**	**ÉTIOLOGIE POSSIBLE ET SIGNIFICATION**
pH	De 4,0 à 8,0 (moyenne : 6,0)	Supérieur à 8,0	Infection urinaire ; urine demeurée à la température de la pièce (les bactéries décomposent l'urée en ammoniac)
		Inférieur à 4,0	Acidose respiratoire ou métabolique
Globules rouges	De 0 à 4 par champ à fort grossissement	Plus de 4 par champ à fort grossissement	Calculs, cystite, néoplasme, glomérulonéphrite, tuberculose, biopsie rénale, trauma
Globules blancs	De 0 à 5 par champ à fort grossissement	Plus de 5 par champ à fort grossissement	Infection urinaire ou inflammation
Cylindres urinaires (p. ex., l'épithélium des tubules)	Aucun ; occasionnellement des cylindres hyalins	Présents	Épithélium des tubules rénaux pouvant contenir des protéines, des globules blancs, des globules rouges ou des bactéries ; cylindres non cellulaires (hyalins) pouvant être observés occasionnellement dans l'urine normale
Culture d'organismes	Pas d'organismes dans la vessie ; moins de 10^4 organismes/ml : proviennent de la flore urétrale normale	Numération des bactéries : plus de 10^5 organismes/ml	Infection urinaire ; organismes les plus courants : *Escherichia coli*, entérocoques *Klebsiella* et *Proteus*, et streptocoques

Si un client doit subir des examens paracliniques pendant plusieurs journées consécutives, il est important de prévenir la déshydratation. En effet, il n'est pas rare qu'un client ne doive rien absorber par la bouche (consigne *nil per os*, N.P.O.) après minuit, qu'il passe la matinée suivante au service de radiologie, qu'il soit trop fatigué pour manger et dorme tout l'après-midi et qu'il soit à nouveau contraint de ne rien prendre par la bouche à partir de minuit en préparation pour les examens du lendemain. La déshydratation sévère peut conduire à l'insuffisance rénale aiguë, en particulier chez un client diabétique, affaibli ou âgé. Si des examens paracliniques sont planifiés pour un client, l'infirmière est responsable de s'assurer qu'il soit convenablement hydraté et qu'il puisse s'alimenter correctement entre les examens. Pour les clients diabétiques qui doivent respecter la consigne de ne rien prendre par la bouche, l'infirmière doit également contrôler la glycémie et modifier le dosage d'insuline en accord avec le médecin.

67.3.1 Examens de l'urine
Analyse d'urine

L'analyse d'urine est l'un des premiers examens réalisés pour évaluer les troubles du système urinaire **TABLEAUX 67.8** et **67.9**. Les résultats de cette analyse peuvent indiquer des anomalies éventuelles, suggérer la nécessité d'études plus poussées ou montrer la progression d'un trouble précédemment diagnostiqué.

Bien que l'échantillon puisse être prélevé à n'importe quel moment de la journée pour une analyse d'urine de routine, il est préférable de le prélever à partir de la première urine du matin. Si des constituants anormaux sont présents dans l'urine, c'est dans cet échantillon concentré qu'il est le plus probable qu'ils se trouvent. Il faut procéder à l'examen du spécimen dans l'heure qui suit son prélèvement. Sinon, les bactéries s'y multiplient rapidement, les globules rouges s'hémolysent, les **cylindres urinaires** (p. ex., des débris de cellules épithéliales des tubules rénaux) se désintègrent, et l'urine devient alcaline par l'activité des bactéries qui dégradent l'urée. S'il n'est pas possible d'envoyer l'échantillon au laboratoire immédiatement, il faut le réfrigérer. Pour obtenir les meilleurs résultats, il est toutefois préférable de coordonner le prélèvement du spécimen avec les heures d'ouverture du laboratoire.

Capsule Jugement clinique

Madame Jessica Dubé, qui est âgée de 26 ans, a subi un choc important au flanc gauche au cours d'un accident de voiture. Le médecin soupçonne que ses reins sont atteints. Un échantillon d'urine est demandé, mais la cliente a ses menstruations.

Pourquoi est-il important de mentionner ce détail sur le formulaire du laboratoire pour l'analyse d'urine ?

67

Clairance de la créatinine

La **clairance de la créatinine** est l'un des indicateurs les plus couramment utilisés pour évaluer la fonction rénale et dépister les troubles du système urinaire. La créatinine est un produit de déchet venant de la dégradation des cellules musculaires. La quantité de créatinine excrétée indique la quantité de tissu musculaire actif dans l'organisme. Ainsi, les valeurs sont plus élevées chez les personnes dont la masse musculaire est plus grande. Étant donné que la quasi-totalité de la créatinine du sang est normalement excrétée par les reins, la clairance de la créatinine constitue l'indicateur le plus précis de la fonction rénale. Le résultat d'un test de clairance de la créatinine donne une bonne approximation du TFG (Stevens & Levey, 2007). Il faut prélever un échantillon sanguin pendant la période de collecte de l'urine afin de mesurer la créatinine sérique. La clairance de la créatinine se calcule comme suit :

> clairance de la créatinine = créatinine urinaire (en µmol/L) x débit urinaire (ml/min) ÷ créatinine plasmatique (en µmol/L)

Les taux de créatinine demeurent remarquablement constants chez une personne, car ils ne sont pas influencés de manière importante par l'ingestion de protéines, l'exercice musculaire, les entrées d'eau ou le taux de production d'urine. Les valeurs normales de clairance de la créatinine vont de 85 à 125 ml/min pour les femmes et de 95 à 135 ml/min pour les hommes (Briggs, Kriz, & Schnermann, 2009) **TABLEAU 67.8**. Après l'âge de 40 ans, la clairance de la créatinine diminue à un rythme d'environ 1 ml/min/an.

D'autres formules mathématiques donnent une estimation de la clairance de la créatinine sans prélèvement d'urine ; les cliniciens y ont souvent recours pour évaluer rapidement la fonction rénale en vue d'orienter le régime thérapeutique. Par ailleurs, plusieurs laboratoires de biologie médicale québécois la calculent systématiquement dès qu'une demande de créatinine sanguine est faite, et inscrivent le résultat sur les formulaires. Parmi celles-ci, il y a la formule de Cockcroft et Gault ainsi que la formule MDRD (*Modification of the Diet in Renal Disease*).

La formule de Cockcroft et Gault, proposée en 1976 par D.W. Cockcroft et M.H. Gault, tient compte de la créatinine plasmatique, de l'âge et du poids. Un facteur de correction doit être apporté en fonction du sexe. Cette formule s'avère relativement précise, sauf chez les clients

âgés (notamment au-delà de 65 ans), pour lesquels elle sous-estime la fonction rénale. On peut ainsi être induit à traiter des insuffisances rénales qui n'en sont pas. En cas de surpoids, il faut tenir compte du poids corporel maigre ou du poids idéal. La formule de Cockcroft et Gault se calcule comme suit :

> Chez l'homme : 1,25 × poids (kg) × (140 − âge) ÷ créatinine (µmol/L)

> Chez la femme : 1,04 × poids (kg) × (140 − âge) ÷ créatinine (µmol/L)

La formule MDRD, proposée en 1999 par A.S. Levey, J.P. Bosch, J.B. Lewis, T. Greene, N. Rogers et D. Roth, tient compte de la créatinine plasmatique, de l'âge et de l'origine ethnique. Il est préférable d'utiliser cette formule chez le client âgé. Cette formule a par ailleurs l'avantage de ne pas prendre en compte le poids du client. La formule MDRD se calcule comme suit :

> Formule de base : 186 × (créatinine [µmol/L] × 0,0113) − 1,154 × âge − 0,203

> Hommes : utiliser le résultat tel quel

> Femmes : multiplier le résultat par 0,742

> Personnes d'origine africaine : multiplier le résultat par 1,21

Détection et quantification de la protéinurie

Bandelette urinaire

La détection de la protéinurie est effectuée à l'aide de bandelettes réactives et donne une appréciation semi-quantitative de la protéinurie (résultats possibles : −, + et ++). Elle permet de détecter la présence de protéines (surtout l'albumine) si leur taux se situe autour de 200 mg/L, d'où la possibilité de faux positifs si l'urine est très concentrée. Les résultats « douteux » doivent conduire à répéter l'examen. Cependant, cette méthode ne permet pas de déceler de petites quantités anormales de protéines (microalbuminurie), qui témoigneraient tout de même d'un problème de santé important, comme le diabète ou le myélome multiple. Le dosage des protéines en laboratoire est alors requis.

Toutefois, la méthode de détection de la protéinurie par bandelette urinaire donne une estimation trompeuse de la protéinurie, car elle est mal corrélée avec la protéinurie exacte, par défaut de correction pour la concentration urinaire. C'est pourquoi, en présence d'une protéinurie persistante à la bandelette, une mesure quantitative doit être réalisée.

Prélèvement des urines de 24 heures

Il s'agit de prélever les urines sur une période de 24 heures. La mesure de la concentration de la créatinine urinaire doit également être réalisée pour pouvoir juger de la qualité de la récolte. La créatinine est excrétée dans l'urine proportionnellement à la masse musculaire et de façon relativement constante tout au long de la journée. La protéinurie physiologique normale est comprise entre 50 et 100 mg/jour, et comprend de 20 à 55 % d'albumine (de 10 à 30 mg/jour). La protéinurie franche est supérieure à 300 mg/jour. Une macroalbuminurie de l'ordre de 1 g/jour se solde souvent par un grave problème de santé, le syndrome néphrotique, qui nécessite dans la plupart des cas une prise en charge médicale (Jennette & Falk, 2009).

Ratio protéine urinaire/créatinine urinaire

Au lieu de procéder au prélèvement des urines sur 24 heures, il est possible de mesurer le ratio protéine urinaire/créatinine urinaire (Uprot/créat) sur une miction libre (à l'exception de la première urine matinale). Quand la mesure de créatinine est effectuée sur une miction isolée, ce ratio offre une évaluation de la protéinurie dont l'exactitude est proche de celle de la protéinurie sur 24 heures (Bourquin & Giovannini, 2007).

Quantification de la microalbuminurie

Enfin, le test de la microalbuminurie peut être utilisé pour quantifier la protéinurie. Ce terme désigne la présence d'une petite quantité anormale d'albumine dans l'urine, se situant entre les valeurs physiologiques et la protéinurie franche (macroalbuminurie), soit entre 30 et 300 mg/jour. Depuis bientôt 20 ans, la microalbuminurie est un marqueur important pour la détection de la néphropathie au stade le plus précoce possible (Robitaille & Gougoux, 2004). En effet, certains problèmes de santé, comme le diabète et l'hypertension, fragilisent la membrane de filtration des reins en la rendant perméable à différentes substances. Dans la plupart des cas, c'est l'albumine qui est détectée en premier, du fait de sa petite taille et de sa concentration importante dans le sang. Toutefois, si les lésions rénales s'aggravent, la quantité de protéines passant dans l'urine augmente, et d'autres protéines, comme les globulines, apparaissent et, de ce fait, passent dans l'urine. La microalbuminurie peut être présente pendant plusieurs années avant que les dommages aux reins ne soient importants.

Microalbuminurie

La microalbuminurie peut être effectuée à partir d'une collecte d'urine des 24 heures. Seul un test de laboratoire comme le radio-immunodosage est en mesure de détecter une petite quantité anormale de protéines.

Ratio albumine/créatinine

La détermination du ratio albumine/créatinine dans un échantillon aléatoire d'urine est désormais reconnue comme une méthode simple de dosage des protéines, permettant d'obtenir des données fiables et précises, comparativement à la collecte des urines de 24 heures, qui donne des résultats moins fiables vu le risque d'erreur propre à un échantillonnage incomplet (Comité d'experts des lignes directrices de pratique clinique de l'Association canadienne du diabète, 2008).

L'excrétion urinaire de la créatinine étant constante pendant 24 heures, le dosage de cette substance dans un échantillon aléatoire reflète fidèlement sa concentration dans l'urine. Par ailleurs, son excrétion varie beaucoup d'une journée à l'autre, ce qui rend nécessaire la répétition du test à plusieurs reprises pour pouvoir affirmer le caractère permanent d'une microalbuminurie. Les valeurs de référence varient selon le sexe ; elles sont présentées dans le **TABLEAU 67.8**.

En 2008, le Comité d'experts des lignes directrices de pratique clinique de l'Association canadienne du diabète, voué à la prévention et au traitement du diabète au Canada, recommandait pour les clients atteints du diabète de type 1 de procéder au dépistage de la microalbuminurie cinq ans après le diagnostic du diabète, puis une fois par année en l'absence d'une néphropathie chronique. Pour ce qui est des clients atteints du diabète de type 2, le dépistage de la microalbuminurie devrait être effectué au moment du diagnostic, puis répété annuellement en l'absence d'une néphropathie chronique. Enfin, en présence d'une néphropathie chronique, la microalbuminurie devrait être vérifiée tous les six mois. Deux résultats positifs pendant une période de trois à six mois laissent présager une néphropathie naissante (Comité d'experts des lignes directrices de pratique clinique de l'Association canadienne du diabète, 2008) ▶ **60**.

67.3.2 Évaluations urodynamiques

Les **évaluations urodynamiques** sont un ensemble de tests visant à mesurer le fonctionnement des voies urinaires. Ces tests évaluent le stockage de l'urine dans la vessie et son écoulement à l'extérieur du corps. Le recours à une combinaison de techniques permet d'obtenir une évaluation détaillée de la fonction urinaire (Digesu, *et al.*, 2006) **TABLEAU 67.8**.

60

La néphropathie diabétique est expliquée plus en détail dans le chapitre 60, *Interventions cliniques – Diabète.*

67

■ ■ ■ À retenir

VERSION REPRODUCTIBLE

www.cheneliere.ca/lewis

- La fonction première des reins est de filtrer le sang et de maintenir l'homéostasie interne de l'organisme.

- La fonction fondamentale des néphrons est de débarrasser le plasma sanguin des substances inutiles.

- La formation de l'urine est un processus complexe qui comporte de multiples étapes : filtration, réabsorption, sécrétion et excrétion d'eau, d'électrolytes et de produits de déchet du métabolisme.

- Le débit urinaire normal d'un adulte est d'environ 1500 ml/jour et varie selon l'apport alimentaire et hydrique.

- Le volume d'urine produit pendant la nuit est plus de deux fois moindre que celui qui est produit pendant la journée, en raison d'influences hormonales.

- L'hormone antidiurétique est nécessaire à la réabsorption de l'eau par le rein et est très importante pour l'équilibre hydrique.

- Les reins accomplissent des fonctions essentielles en participant à la production des globules rouges, à la réduction de la résistance vasculaire systémique et à la régulation de la pression artérielle.

- La faible longueur de l'urètre est l'un des facteurs contribuant à l'incidence supérieure d'infections urinaires chez la femme.

- Les personnes âgées sont plus vulnérables à la néphrotoxicité en raison d'une diminution de la fonction rénale.

- Toute maladie ou tout trauma affectant le fonctionnement de l'encéphale, de la moelle épinière ou des nerfs innervant directement la vessie, le col de la vessie, le sphincter externe ou le plancher pelvien peut altérer le fonctionnement de la vessie.

- L'analyse d'urine est l'un des premiers examens effectués pour évaluer les troubles du système urinaire.

- La clairance de la créatinine est l'un des indicateurs les plus couramment utilisés pour évaluer la fonction rénale et dépister les troubles du système urinaire.

- Les examens urodynamiques sont un ensemble de tests conçus pour mesurer le fonctionnement des voies urinaires en évaluant le stockage de l'urine dans la vessie et son écoulement à l'extérieur du corps.

Pour en **savoir** plus

VERSION COMPLÈTE ET DÉTAILLÉE

www.cheneliere.ca/lewis

 Références Internet

Organismes et associations

Association de la cystite interstitielle du Québec
www.cystiteinterstitielle.org

Association française d'urologie
www.urofrance.org

Association pour la Recherche sur les tumeurs du rein
www.artur-rein.org

National Kidney Foundation
www.kidney.org

Organismes gouvernementaux

Gouvernement du Québec > Guide Santé > Problèmes de santé courants > Problèmes urinaires
www.guidesante.gouv.qc.ca

Medline plus > Health Topics > Kidneys and Urinary System
www.nlm.nih.gov/medlineplus

Références générales

Association médicale canadienne > Public > Info maladies > Infections du tractus urinaire
www.amc.ca

Mayo Clinic > Diseases and Conditions
www.mayoclinic.com

PasseportSanté.net > Maladies > Infection urinaire
www.passeportsante.net

 Monographies

Chabannes, E., & Chalopin, J.M. (2010). *Urologie, néphrologie.* Rueil-Malmaison, France : Lamarre.

Deshmukh, S.R., & Wong, N.W.K. (2009). *The renal system explained : An illustrated core text.* Nottingham, UK : Nottingham University Press.

Dugardin, F., Grise, P., & Petit, J. (2009). *Lexique urologique.* Montrouge, France : Libbey Eurotext.

Field, J.M., Harris, D.C., & Pollock, C.A. (2010). *The renal system : Basic science and clinical conditions.* New York : Churchill Livingstone/ Elsevier.

Lobel, B., & Soussy, J.C. (2007). *Les infections urinaires.* Paris ; Berlin : Springer.

Morcos, K.S., & Thomsen, H.K. (2009). *Urogenital imaging : A problem-oriented approach.* Chichester, UK ; Hoboken, NJ : Wiley-Blackwell.

Prudhomme, C. (2008). *Mémento urologie, néphrologie.* Paris : Maloine.

 Articles, rapports et autres

Canning, D.A. (2011). Pediatric Urology. *The Journal of Urology, 185*(1), 275-277.

Carignan, A. (2009). Les infections urinaires basses. *Le Clinicien, 24*(3), 47-49.

Drach, G.W., & Guzzo, T.J. (2011). Major urologic problems in geriatrics : Assessment and management. *Med Clin North Am, 95*(1), 253-264.

Dumoulin, C. (2009). *L'incontinence. Brisons le silence : trucs et astuces pour les aînés.* Québec, Qc : Famille et aînés Québec.

Fournier, C. (2008). Insuffisance rénale chronique. *Le Clinicien, 23*(9), 16-18.

Lapierre, M., & Messier, K. (2010). Comment traiter l'incontinence urinaire sans se mouiller ! *Médecin du Québec, 45*(7), 61-65.

 Multimédia

McGill > Medicine > Whole Person Care > Living with Kidney Failure
Beitel, G. (2009). *Vivre avec l'insuffisance rénale.* [En ligne].
www.mcgill.ca/wholepersoncare/3partfilm

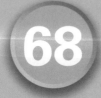
Écrit par :
Vicki Y. Johnson, PhD, RN, CUCNS

Adapté par :
Marie-Chantal Loiselle, inf., M. Sc.,
Josée Dagenais, inf., M. Sc.

INTERVENTIONS CLINIQUES

Troubles rénaux et urologiques

Objectifs

 Guide d'études – SA14

Après avoir lu ce chapitre, vous devriez être en mesure :

- de déterminer la physiopathologie, les manifestations cliniques, le processus thérapeutique en interdisciplinarité et la pharmacothérapie de la cystite, de l'urétrite et de la pyélonéphrite ;

- d'expliquer les soins et traitements infirmiers des infections urinaires ;

- de décrire les mécanismes immunologiques en jeu dans les glomérulopathies ;

- de décrire les causes et les manifestations cliniques du syndrome néphrotique ainsi que le processus thérapeutique en interdisciplinarité et les soins et traitements infirmiers qui s'y appliquent ;

- de déterminer les manifestations cliniques de la glomérulonéphrite poststreptococcique, de la glomérulonéphrite rapidement

progressive, de la glomérulonéphrite chronique, de la néphropathie à IgA, du syndrome de Goodpasture et du syndrome d'Alport, ainsi que les soins et traitements infirmiers et le processus thérapeutique en interdisciplinarité propres à ces maladies ;

- de comparer l'étiologie, les manifestations cliniques de divers types de calculs urinaires (lithiase urinaire), ainsi que les soins et traitements infirmiers et le processus thérapeutique en interdisciplinarité qui s'y appliquent ;

- de différencier les causes courantes et le traitement des traumatismes rénaux, des troubles rénovasculaires et des troubles rénaux héréditaires ;

- de décrire le rôle du rein dans les maladies métaboliques et du tissu conjonctif ;

- de décrire les manifestations cliniques des cancers du rein et de la vessie ainsi que le processus thérapeutique en interdisciplinarité qui s'y applique ;

- de décrire les causes et le traitement des troubles de la vessie, en particulier de l'incontinence urinaire et de la rétention urinaire ;

- de différencier les cathéters urétéraux, sus-pubiens, de néphrostomie, urétraux et externes quant à leurs indications thérapeutiques et aux soins infirmiers qui leur sont spécifiques ;

- d'expliquer les soins et traitements infirmiers pour le client qui subit une néphrectomie ou une dérivation urinaire.

■ ■ ■ **Concepts** clés

Cette carte conceptuelle illustre schématiquement les principaux concepts décrits dans le présent chapitre.
Sa lecture vous permettra d'avoir une vue d'ensemble des notions qui y sont présentées.

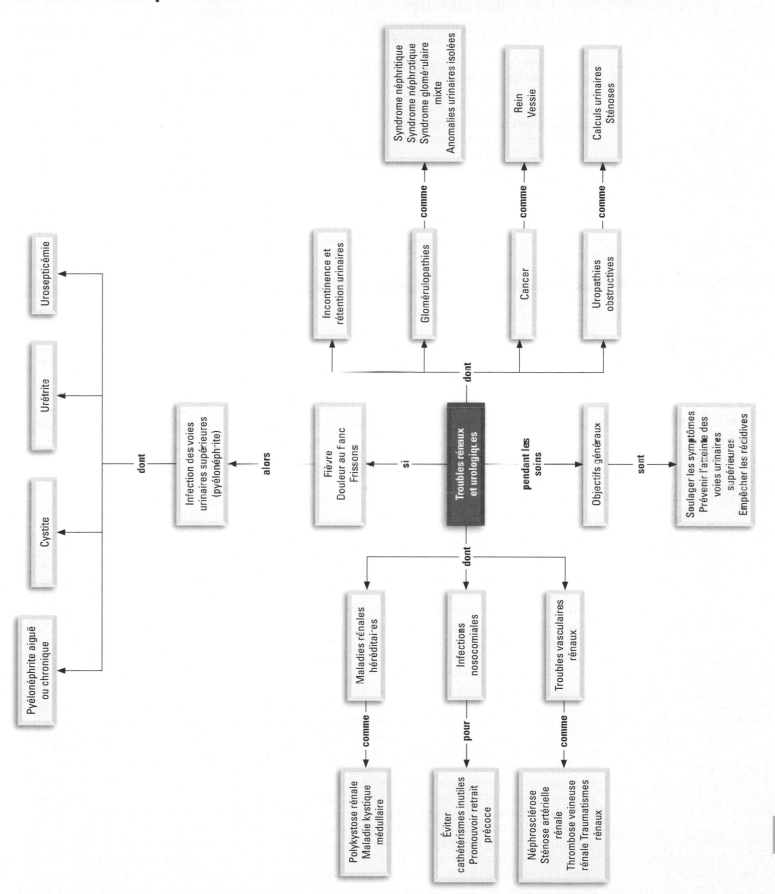

68.1 | Troubles infectieux et inflammatoires de l'appareil urinaire

Les troubles rénaux et urologiques englobent un vaste éventail de problèmes cliniques. Leurs causes peuvent être diverses, soit de nature infectieuse, immunologique, obstructive, métabolique, collagéno-vasculaire, traumatique, congénitale, néoplasique ou neurologique. Ce chapitre aborde les atteintes des voies urinaires supérieures (reins et uretère) et inférieures (vessie et urètre).

68.1.1 Infections des voies urinaires

Les infections des voies urinaires (IVU) représentent la deuxième cause en fréquence de maladies bactériennes et la cause la plus courante d'infections bactériennes chez la femme. En effet, au moins un tiers des femmes contractent une infection des voies urinaires avant l'âge de 24 ans. Plus de la moitié sont atteintes d'une infection des voies urinaires au cours de leur vie, et jusqu'à 50 % d'entre elles connaissent une récidive dans la même année (Griebling, 2007). Les femmes enceintes sont particulièrement sujettes aux infections des voies urinaires (Norrby, 2007). Ces infections sont la cause de plus de 8 millions de consultations par année et entraînent des coûts directs de 1,8 milliard de dollars. Chaque année, plus de 100 000 personnes sont hospitalisées en raison d'une infection des voies urinaires. Plus de 15 % des clients qui développent une bactériémie à Gram négatif en meurent, et un tiers de ces cas sont causés par des infections bactériennes d'origine urinaire (Griebling, 2007 ; Lin & Fajardo, 2008). Au Canada, une étude réalisée dans un hôpital régional de l'Alberta entre 2004 et 2005 démontre l'importance de la fréquence des IVU contractées autant dans la communauté qu'en milieu hospitalier. En effet, 40 618 épisodes d'IVU ont été enregistrés parmi 30 851 résidents, ce qui revient à une incidence annuelle de 17,5 épisodes par 1 000 habitants (Foxman, 2010).

L'inflammation des voies urinaires peut être attribuable à diverses affections, dont l'infection bactérienne est de loin la plus fréquente (Griebling, 2007). Chez la majorité des gens en bonne santé, la vessie et son contenu sont dépourvus de bactéries. Néanmoins, chez certaines de ces personnes, notamment de nombreuses jeunes femmes ainsi que des hommes et femmes d'âge mûr sexuellement actifs, des bactéries colonisent la vessie. Cela s'appelle une **bactériurie asymptomatique**, condition qui ne nécessite ni dépistage ni traitement, sauf chez les femmes enceintes (Lin & Fajardo, 2008). La présence de bactéries dans l'urine permet de diagnostiquer une infection des voies urinaires.

L'*Escherichia coli* est l'agent pathogène le plus souvent incriminé dans ces infections, surtout chez la femme **ENCADRÉ 68.1**.

Un nombre de bactéries égal ou supérieur à 10^5 bactéries souches (ou unités formant colonies [UFC]) par millilitre témoigne en général d'une infection des voies urinaires importante sur le plan clinique. Cependant, il faut envisager la possibilité d'une infection des voies urinaires chez une personne présentant les signes et symptômes même si la numération bactérienne est aussi basse que 10^2 à 10^3 UFC/ml. Bien que les infections fongiques et parasitiques puissent également causer une infection des voies urinaires, elles sont plutôt rares. Les infections des voies urinaires provoquées par ces organismes sont plus souvent observées chez les personnes immunodéprimées, diabétiques et chez celles qui ont reçu plusieurs antibiothérapies. Les personnes habitant ou visitant certains pays en voie de développement peuvent aussi contracter ce type d'infections.

Classification

Plusieurs systèmes peuvent être utilisés pour classer les infections des voies urinaires (Griebling, 2007 ; Lin & Fajardo, 2008). Généralement, les infections urinaires touchent les voies urinaires supérieures ou les voies urinaires inférieures **FIGURE 68.1**. Les infections des voies urinaires supérieures (calices, bassinet et uretère) provoquent habituellement de la fièvre, des frissons et de la douleur au flanc, alors que les infections des voies urinaires inférieures (vessie et urètre) n'entraînent pas couramment de manifestations systémiques. Des termes spécifiques sont en outre utilisés pour délimiter le siège d'une infection des voies urinaires ou de l'inflammation. La **pyélonéphrite** désigne une inflammation (habituellement due à une infection) du parenchyme rénal et du système collecteur, la **cystite** indique une inflammation de la paroi vésicale, et l'**urétrite** signifie une inflammation de l'urètre. L'**urosepticémie** est une infection des voies urinaires ayant gagné la circulation générale et qui nécessite un traitement d'urgence, car elle peut menacer la vie.

Les infections des voies urinaires peuvent être compliquées ou non compliquées (Griebling, 2007 ; Lin & Fajardo, 2008). Les infections non compliquées sont celles qui touchent l'appareil urinaire sans autre particularité. Elles ne touchent en général que la vessie (Norrby, 2007). Il est à noter que l'appareil urinaire des femmes les prédispose aux infections urinaires. L'urètre de la femme a en effet la particularité d'être très court. Les germes présents dans la région anale peuvent donc facilement migrer jusqu'au méat urinaire et remonter vers la vessie, car ils ont peu de chemin à parcourir (Valiquette, Ouimet, & Maufette, 2004). Les infections compliquées incluent celles qui touchent les personnes présentant une obstruction ou des calculs, ayant subi un cathétérisme vésical ou munies d'une sonde à demeure. Les autres groupes à risque d'infections compliquées sont les clients atteints de diabète ou d'une affection neurologique, les femmes enceintes et les personnes connaissant des infections à répétition. L'appareil urinaire de l'homme n'étant pas prédisposé à l'infection à cause de la plus grande longueur de l'urètre, il faut, si celle-ci survient, présumer qu'elle est compliquée tant que l'investigation n'est pas complétée (Valiquette *et al.*, 2004). Ces personnes seront vulnérables à la pyélonéphrite, à l'urosepticémie et aux lésions rénales.

Les infections des voies urinaires peuvent également être distinguées par leur évolution naturelle. Une infection initiale (parfois appelée primo-infection ou infection isolée) désigne une infection des voies urinaires non compliquée chez une personne n'en ayant jamais eu, ou une infection des voies urinaires non liée à un épisode antérieur, plusieurs années s'étant généralement écoulées entre chaque épisode. En revanche, l'infection des voies urinaires récidivante est une réinfection causée par un second agent pathogène chez une personne ayant connu une infection antérieure, laquelle a été complètement éradiquée. Si une récidive d'infection des voies urinaires se produit parce que la primo-infection n'a pas été adéquatement enrayée, il s'agit alors de bactériurie non résolue ou de persistance bactérienne (ou rechute bactérienne). La bactériurie non résolue survient

[a] Microorganisme responsable de 80 % des infections urinaires en l'absence de calculs associés à des anomalies structurelles des voies urinaires.

[b] Habituellement reconnu comme le microorganisme responsable de l'infection urinaire associée à une antibiothérapie à large spectre ou aux porteurs de sonde à demeure.

si les bactéries sont initialement résistantes à l'antibiotique utilisé pour traiter une infection, si l'antibiotique n'atteint pas une concentration suffisante dans l'urine ou la circulation sanguine pour éliminer les bactéries, ou si le médicament est interrompu avant que la bactériurie ne soit complètement éradiquée. La persistance bactérienne peut également se manifester si les bactéries développent une résistance à l'antibiothérapie ou qu'un corps étranger, logé dans l'appareil urinaire, sert de refuge ou d'ancre, permettant aux bactéries de survivre malgré un traitement approprié (Lin & Fajardo, 2008 ; Norrby, 2007).

Étiologie et physiopathologie

Les voies urinaires sont normalement stériles au-dessus de l'urètre. Plusieurs mécanismes structurels et physiologiques aident à maintenir la stérilité et à prévenir les infections des voies urinaires. Ces barrières incluent la miction normale avec vidange complète de la vessie, la compétence de la jonction urétérovésicale (JUV) et l'activité péristaltique propulsant l'urine vers la vessie. Les caractéristiques antibactériennes de l'urine sont maintenues par un milieu acide (pH inférieur 7,0), un taux d'urée élevé et une abondance de glycoprotéines inhibant la croissance des bactéries. L'altération d'un de ces mécanismes de défense accroît le risque de contracter une infection des voies urinaires. L'**ENCADRÉ 68.2** présente les facteurs prédisposant aux infections des voies urinaires.

La ménopause semble également jouer un rôle dans l'incidence des infections des voies urinaires chez les femmes. Avant la ménopause, les cellules épithéliales riches en glycogène et la flore bactérienne normale à prédominance de *Lactobacillus* maintiennent le milieu acide du vagin (pH de 3,5 à 4,5), qui inhibe la prolifération des microorganismes se reproduisant généralement en présence d'un pH supérieur à 4,5. Chez les femmes ménopausées, la baisse des taux d'œstrogènes entraîne une atrophie du vagin, une diminution des lactobacilles et une

RAPPELEZ-VOUS...

Chez la femme, l'urètre mesure de 4 à 6,5 cm de long environ.

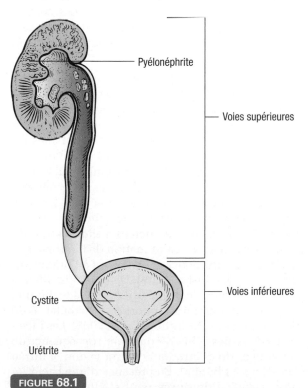

FIGURE 68.1

Sites de processus infectieux dans l'appareil urinaire supérieur et inférieur

Facteurs augmentant la stase urinaire

- Obstruction intrinsèque (calcul, tumeur dans les voies urinaires, rétrécissement urétral, hypertrophie bénigne de la prostate)
- Obstruction extrinsèque (tumeur, fibrose comprimant le tractus urinaire)
- Rétention urinaire (y compris vessie neurogène et faible conformité de la paroi vésicale)
- Insuffisance rénale

Corps étrangers

- Calculs urinaires
- Sondes (à demeure, sonde externe avec condom, endoprothèse urétérale, sonde de néphrostomie, cathétérisme intermittent)
- Instrumentation utilisée pour l'investigation du tractus urinaire (cystoscopie, évaluation urodynamique)

Facteurs anatomiques

- Anomalies congénitales entraînant une obstruction ou une stase urinaires
- Fistule exposant l'écoulement d'urine à la peau, au vagin, ou au rectum

- Urètre plus court chez la femme que chez l'homme et contamination par la flore vaginale normale
- Obésité

Facteurs compromettant la réponse immunitaire

- Vieillissement
- Infection causée par le virus de l'immunodéficience humaine
- Diabète

Troubles fonctionnels

- Constipation
- Dysfonction mictionnelle avec dyssynergie du détrusor du sphincter urétral

Autres facteurs

- Grossesse
- État hypoœstrogénique
- Partenaires sexuels multiples (femmes)
- Utilisation de spermicide ou de diaphragme contraceptif (femmes)
- Piètre hygiène personnelle

hausse du pH vaginal. Ces phénomènes conduisent à une prolifération d'autres microorganismes, en particulier *E. coli*, et augmentent la prédisposition aux infections des voies urinaires. L'œstrogénothérapie intravaginale à faibles doses acidifie le vagin et peut être efficace pour traiter les infections des voies urinaires récidivantes (Nicolle, 2008).

Les microorganismes qui provoquent habituellement les infections des voies urinaires empruntent la voie ascendante de l'urètre à partir du périnée. La circulation sanguine et le système lymphatique sont d'autres voies d'entrée, moins courantes, des bactéries. La plupart des infections sont dues à des souches de bacilles à Gram négatif communément trouvées dans l'appareil gastro-intestinal (GI), bien que des microorganismes à Gram positif, comme le *Streptococcus*, l'*Enterococcus* et le *Staphylococcus saprophyticus*, puissent également causer des infections urinaires. L'exploration instrumentale des voies urinaires (p. ex., par cathétérisme ou cystoscopie) peut souvent occasionner des infections ascendantes. L'exploration urologique permet aux bactéries normalement présentes à l'entrée de l'urètre de pénétrer dans celui-ci ou dans la vessie. Les relations sexuelles favorisent la migration des bactéries du vagin et du périnée, et peuvent causer des lésions urétrales mineures, rendant les femmes plus susceptibles aux infections des voies urinaires.

Dans de rares cas, les infections des voies urinaires sont produites par diffusion hématogène, où les bactéries disséminées par le sang envahissent dans un deuxième temps les reins, les uretères ou la vessie à partir de leur point d'origine. Pour qu'une diffusion hématogène se produise, l'appareil urinaire doit avoir subi des lésions antérieures, comme une obstruction de l'uretère, les séquelles de calculs rénaux ou la présence de tissu cicatriciel dans le parenchyme rénal découlant d'une infection rénale.

Les infections acquises en milieu hospitalier, aussi appelées infections nosocomiales, sont une cause importante des infections des voies urinaires. Le germe *E. coli* est plus souvent en cause dans ces infections que les microorganismes du groupe *Pseudomonas* (Graves *et al.*, 2007). En 2005, un rapport du comité d'examen sur la prévention et le contrôle des infections nosocomiales du Québec rapportait que les infections les plus fréquentes sont les infections urinaires (33 %), dont 70 à 80 % sont associées à l'utilisation de cathéters urinaires. La formation de biofilms bactériens à la surface des cathéters est à l'origine du problème (Robinson, 2009). De plus, l'incidence dépend du type de sonde utilisé, de la technique d'insertion, des soins apportés au cathéter et de la durée de cathétérisation (Carle, 2005). Les infections des voies urinaires ont pour conséquence de prolonger de quatre jours en moyenne la durée de séjour à l'hôpital. En présence d'une bactériémie associée, la durée peut s'allonger jusqu'à 16 jours. La mortalité attribuable aux infections urinaires varie de 0,5 à 4 %. Ce taux peut atteindre

12 % en présence d'une bactériémie associée (Ministère de la Santé et des Services sociaux, 2005).

Manifestations cliniques

Les symptômes qui touchent les voies urinaires inférieures se manifestent chez les clients qui sont atteints d'une infection des voies urinaires supérieures, ainsi que chez ceux qui sont atteints d'une infection des voies urinaires inférieures (Bradway, Coyne, Irwin, & Kopp, 2008). Ces symptômes sont associés à la rétention ou à la vidange vésicale. Ils sont présentés dans le **TABLEAU 68.1**.

La dysurie, la fréquence mictionnelle (toutes les deux heures ou moins), l'urgence mictionnelle, et la pression ou l'inconfort sus-pubien sont des exemples de symptômes. Il peut y avoir une hématurie macroscopique, ou la présence de sédiments dans l'urine, lui donnant une apparence trouble. Une douleur au flanc, des frissons et de la fièvre témoignent d'une infection touchant les voies urinaires supérieures (pyélonéphrite). Les personnes atteintes d'une bactériurie importante peuvent être asymptomatiques ou présenter des symptômes non spécifiques comme la fatigue ou l'anorexie.

Il importe de ne pas oublier que ces symptômes caractéristiques de l'infection des voies urinaires sont souvent absents chez les personnes âgées. En effet, ces dernières tendent à connaître un

TABLEAU 68.1	Symptômes des infections des voies urinaires inférieures
SYMPTÔME	**DESCRIPTION**
Symptômes relatifs à la vidange vésicale	
Hésitation	• Difficulté à déclencher la miction • Intervalle de temps entre le relâchement du sphincter urétral (le déclenchement de la miction) et l'amorce du flux urinaire • Réduction du jet urinaire
Intermittence	• Interruption du jet urinaire durant la miction
Fuite postmictionnelle	• Fuite d'urine après la fin de la miction
Rétention urinaire ou vidange incomplète	• Incapacité de vider le contenu de la vessie • Rétention pouvant être causée par l'atonie vésicale ou une obstruction de l'urètre • Rétention pouvant être aiguë ou chronique
Dysurie	• Difficulté à uriner
Douleur à la miction	• Caractéristiques de la douleur variables • Douleur ressentie à toute phase de la miction
Symptômes relatifs au remplissage	
Fréquence mictionnelle	• Plus de 8 fois en 24 heures • Petite quantité (souvent inférieure à 200 ml)
Urgence ou besoin impérieux d'uriner	• Désir soudain, fort ou intense d'uriner immédiatement • Urgence habituellement associée avec une hausse de la fréquence urinaire
Incontinence	• Fuite ou égouttement involontaire ou accidentel d'urine
Nycturie	• Réveil dû à l'envie d'uriner au moins deux fois durant les heures de sommeil • Nycturie diurne ou nocturne selon l'horaire de sommeil
Énurésie nocturne	• Adulte : fuite d'urine durant le sommeil • Enfant : incontinence nocturne (mouille son lit)

Jugement clinique

Madame Marie-Ève Bossé, âgée de 32 ans, a récemment fait une vaginite à *Trichomonas vaginalis*. Elle a consulté son médecin de famille parce qu'elle était fiévreuse et ressentait des brûlures à la miction. Elle avait constaté que son urine était trouble et avait une odeur plutôt forte. L'analyse d'un échantillon d'urine a montré une bactériurie.

Ce résultat est-il assez fiable pour diagnostiquer une infection des voies urinaires chez madame Bossé ? Justifiez votre réponse.

malaise abdominal diffus plutôt qu'une dysurie et une douleur sus-pubienne (Krause, Mowasse, & Auerhahn, 2008). Par ailleurs, elles peuvent présenter des troubles cognitifs ou une détérioration clinique généralisée. Parce que les gens âgés sont moins susceptibles d'avoir de la fièvre en cas d'infection des voies urinaires, la température corporelle n'est pas un indicateur fiable chez cette clientèle. Les personnes âgées de plus de 80 ans peuvent même présenter une légère baisse de température. De nombreux facteurs peuvent produire des symptômes à l'appareil urinaire inférieur s'apparentant à ceux des infections des voies urinaires. Par exemple, les clients atteints d'une tumeur à la vessie et ceux qui suivent une chimiothérapie intravésicale ou une radiothérapie pelvienne ont généralement des mictions fréquentes (pollakiurie), une urgence mictionnelle et une dysurie. La cystite interstitielle (CI), affection inflammatoire chronique dont l'étiologie est inconnue, engendre également des symptômes pouvant parfois se confondre avec ceux des infections des voies urinaires (pour plus de détails, voir la section 68.6 de ce chapitre).

Examen clinique et examens paracliniques

L'analyse macroscopique de l'urine au moyen d'une bandelette réactive doit être réalisée dans un premier temps pour déterminer la présence de nitrites (dénotant une bactériurie), la formule leucocytaire et le dosage des estérases leucocytaires (enzyme indiquant une pyurie si elle est présente dans la formule leucocytaire). Ces résultats peuvent être confirmés par analyse microscopique de l'urine en laboratoire (Higgins, 2008). Après avoir confirmé la présence d'une bactériurie ou d'une **pyurie** (présence de pus dans l'urine), il est possible d'effectuer une culture d'urine. Une culture d'urine est indiquée en cas d'infection des voies urinaires compliquée ou nosocomiale, en cas de bactériurie persistante ou d'infection des voies urinaires à récidives fréquentes (plus de deux ou trois épisodes par année). Il est également possible d'effectuer une culture d'urine si l'infection est réfractaire au traitement empirique ou que le diagnostic est difficile à établir. Dans la plupart des cas, la méthode privilégiée pour récupérer de manière aseptique une culture d'urine est la technique de prélèvement en milieu de jet. Dans la majorité des cas, le client peut effectuer lui-même le prélèvement après avoir reçu les informations nécessaires. L'infirmière explique aux femmes d'écarter les grandes et petites lèvres, puis de nettoyer le méat urinaire de l'avant vers l'arrière au moyen d'un tampon de coton propre et imbibé d'eau (ne pas utiliser d'antiseptique, car il pourrait contaminer l'échantillon et donner des résultats faussement positifs). Elle leur précise de tenir les lèvres bien séparées et de recueillir leur échantillon d'urine une ou deux secondes après avoir commencé à uriner. Aux hommes, elle indique de nettoyer le gland autour de l'urètre. Tout comme chez la femme, l'échantillon doit être recueilli une ou deux secondes après le début de la miction.

Tout prélèvement d'urine doit être immédiatement réfrigéré. La culture d'urine doit être effectuée dans les 24 heures. Les échantillons d'urine obtenus par cathétérisme ou par aspiration sus-pubienne procurent des résultats plus précis et peuvent être nécessaires si un prélèvement aseptique ne peut être facilement réalisé.

La culture d'urine s'accompagne d'un test de sensibilité visant à déterminer la susceptibilité du germe causal à divers antibiotiques. Les résultats de ce test guident le clinicien dans son choix d'un antibiotique capable de détruire la souche bactérienne à l'origine de l'infection des voies urinaires du client.

Des examens d'imagerie de l'appareil urinaire sont indiqués dans certains cas. Une pyélographie intraveineuse (PIV) ou une tomodensitométrie (TDM) intraveineuse (I.V.) peuvent être réalisées si l'on soupçonne qu'une obstruction urinaire est à l'origine d'une infection des voies urinaires. Chez les personnes ayant des infections des voies urinaires à répétition, l'exploration des reins par échographie est la technique d'imagerie privilégiée parce qu'elle est non effractive, facile à réaliser et relativement peu coûteuse. Néanmoins, des études ont démontré que les personnes ayant des symptômes peuvent diagnostiquer eux-mêmes leur infection des voies urinaires et amorcer leur propre traitement avec le même taux de succès que les médecins (Grielbing, 2007 ; Norrby, 2007).

Processus thérapeutique en interdisciplinarité

Une fois l'infection des voies urinaires diagnostiquée, il faut mettre en œuvre une antibiothérapie appropriée. Le médecin peut exercer son jugement clinique (traitement empirique) ou se fonder sur les résultats du test de sensibilité pour sélectionner l'antibiotique. Les examens paracliniques et le processus thérapeutique de la cystite sont présentés dans l'**ENCADRÉ 68.3**.

La cystite non compliquée peut être traitée par une antibiothérapie de courte durée, habituellement de un à trois jours. Par contre, les infections des voies urinaires compliquées nécessitent un traitement plus long, d'une durée de 7 à 14 jours, voire davantage (Norrby, 2007). Dans les centres de soins de longue durée, un grand nombre de personnes (de 30 à 50 %), en particulier des femmes, présentent une bactériurie asymptomatique chronique ;

ENCADRÉ 68.3 **Infection urinaire**

Examen clinique et examens paracliniques

- Anamnèse et examen physique
- Analyse d'urine (échantillon d'urine recueilli à mi-jet)
- Culture d'urine et antibiogramme (si indiqué)
- Examens d'imagerie du tractus urinaire (si indiqué)
  - Pyélographie intraveineuse (PIV)
  - Cystoscopie
  - Échographie

Processus thérapeutique

- Infection urinaire sans complication
  - Antibiotiques : triméthoprime-sulfaméthoxazole (Bactrim^MD, Septra^MD) ; triméthoprime seul dans les cas d'allergie aux sulfamides ; fluoroquinolones (Ciprofloxacine [Cipro^MD]) ; nitrofurantoïne (MacroBID^MD)
  - Enseignement au client
  - Apport liquidien adéquat (6 verres de 250 ml par jour)
  - Analgésiques urinaires : phénazopyridine (Pyridium^MD)

- Infection urinaire récidivante sans complication
  - Nouvelle analyse d'urine
  - Culture d'urine et antibiogramme
  - Examen d'imagerie du tractus urinaire (si indiqué)
  - Antibiotiques : triméthoprime-sulfaméthoxazole ; ciprofloxacine, nitrofurantoïne
  - Antibiothérapie ajustée selon les résultats de l'antibiogramme
  - Analgésiques urinaires (voir ci-dessus)
  - Essai d'une antibiothérapie suppressive ou prophylactique à envisager pour une période de trois à six mois
  - Prophylaxie antibiotique postcoïtale à envisager : triméthoprime-sulfaméthoxazole ; nitrofurantoïne ; céphalexine
  - Apport liquidien adéquat (6 verres de 250 ml par jour)
  - Révision de l'enseignement au client

---

or, la documentation médicale recommande de traiter uniquement les infections des voies urinaires symptomatiques. Par conséquent, une bactériurie chronique sans symptômes cliniques ne justifie pas d'antibiothérapie à répétition ou prolongée (Graves *et al.*, 2007).

Le triméthoprime-sulfaméthoxazole (TMP/SMX) (Bactrim^MD, Septra^MD), la nitrofurantoïne (MacroBID^MD) ou la ciprofloxacine (Cipro^MD) sont souvent utilisés dans le traitement empirique des infections des voies urinaires non compliquées ou initiales. Seuls le triméthoprime-sulfaméthoxazole et la ciprofloxacine peuvent être prescrits pour trois jours (Conseil du médicament du Québec, 2009). Le TMP/SMX comporte l'avantage d'être relativement peu coûteux et de pouvoir être administré deux fois par jour. Cependant, *E. coli* y est de plus en plus résistant, tout comme environ 15 % des entérobactéries, selon une étude effectuée au Québec (Conseil du médicament du Québec, 2009). La nitrofurantoïne (Macrodantin^MD) est normalement administrée trois ou quatre fois par jour, mais une préparation à longue durée d'action (MacroBID^MD) est administrée deux fois par jour. Cependant, l'emploi à long terme de la nitrofurantoïne peut entraîner une fibrose pulmonaire et des neuropathies (Lin & Fajardo, 2008). L'ampicilline et l'amoxicilline ne sont pas souvent administrées pour le traitement empirique des infections des voies urinaires non compliquées, car elles doivent être administrées trois ou quatre fois par jour. Les

infections des voies urinaires non compliquées peuvent aussi être traitées par la lévofloxacine (Levaquin^MD), la norfloxacine, l'ofloxacine et la gatifloxacine. Chez les personnes atteintes d'une infection des voies urinaires mycosique, l'amphotéricine et le fluconazole (Diflucan^MD) sont les traitements de choix.

Pour soulager l'inconfort associé à une infection des voies urinaires, certains médicaments en vente libre ou d'ordonnance peuvent être administrés en association avec des antibiotiques. La phénazopyridine (Pyridium^MD) est un médicament en vente libre qui apaise la muqueuse des voies urinaires. Il colore l'urine en rouge orangé, ce qui peut être confondu avec du sang dans l'urine ; les vêtements mis en contact avec cette urine peuvent être tachés de façon permanente. Bien que ce médicament soit généralement efficace pour soulager l'inconfort aigu passager associé à une infection des voies urinaires, il faut avertir les personnes de ne pas en prendre à long terme, car il peut provoquer une anémie hémolytique.

Des antibiotiques prophylactiques sont parfois administrés aux clients souffrant d'infections des voies urinaires à répétition. De faibles doses de TMP/SMX, de nitrofurantoïne ou d'un autre antibiotique peuvent être administrées tous les jours afin de prévenir les récidives. Il est également possible d'administrer une dose unique avant un événement susceptible de provoquer une infection des voies urinaires, par

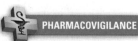
PHARMACOVIGILANCE

Nitrofurantoïne (Furadantin^MD, Macrodantin^MD)

- Le client doit éviter de s'exposer aux rayons du soleil, ou il doit utiliser un écran solaire et porter des vêtements protecteurs.
- Il faut aviser le médecin en cas de fièvre, de frissons, de toux, de douleur thoracique, de dyspnée, d'érythème, d'engourdissement ou de picotements dans les doigts ou les orteils.

68

exemple avant des relations sexuelles. Bien que le traitement prophylactique se révèle souvent efficace à court terme, cette stratégie est limitée en raison du risque de résistance aux antibiotiques, laquelle peut mener à de nouvelles infections causées par des agents pathogènes de plus en plus virulents (Griebling, 2007 ; Lin & Fajardo, 2008).

67

ÉVALUATION CLINIQUE

L'étape d'évaluation du système urinaire est décrite en détail dans le chapitre 67, *Système urinaire*.

Soins et traitements infirmiers

CLIENT ATTEINT D'UNE INFECTION DES VOIES URINAIRES

Collecte des données

Les données subjectives et objectives devant être obtenues du client présentant une infection des voies urinaires sont présentées dans l'**ENCADRÉ 68.4**.

Analyse et interprétation des données

L'analyse et l'interprétation des données pour les personnes atteintes d'une infection des voies urinaires peuvent intégrer, sans s'y limiter, les éléments présentés dans le **PSTI 68.1**.

Planification des soins

Les objectifs généraux des soins de l'infection des voies urinaires visent : 1) à soulager les symptômes incommodants des voies urinaires inférieures ; 2) à prévenir l'atteinte des voies urinaires supérieures ; 3) à empêcher les récidives.

Interventions cliniques

Promotion de la santé

La promotion de la santé est axée sur le dépistage des infections des voies urinaires auprès des clients susceptibles d'en contracter, notamment les personnes affaiblies, les personnes âgées, les blessés médullaires et les personnes immunodéprimées en raison de comorbidités (p. ex., le cancer, le virus de l'immunodéficience humaine [VIH] ou le diabète) ou de la prise d'immunosuppresseurs ou de corticostéroïdes. Les mesures de promotion de la santé, spécialement chez ces personnes, peuvent aider à réduire la fréquence des infections et à promouvoir leur dépistage précoce. Ces mesures peuvent notamment inclure l'enseignement des techniques préventives suivantes : 1) vider la vessie régulièrement et complètement ; 2) aller à la selle régulièrement ; 3) nettoyer la région périnéale d'avant en arrière après avoir uriné ou déféqué ; 4) boire suffisamment de liquide tous les jours. Un adulte devrait avoir un apport liquidien de quelque 33 ml par kg de poids corporel tous les jours. Ainsi, une personne pesant 68 kg nécessiterait 2 250 ml par jour, dont environ 20 % provenant de la nourriture et 1 800 ml pris sous forme liquide, soit un peu plus de 7 verres de 250 ml de liquide. La revue systématique de Jepson, Mihaljevic et Craig (2009) a permis de démontrer que l'apport quotidien de jus ou de capsules d'essence de canneberges s'avère efficace pour réduire l'incidence des infections des voies urinaires chez les femmes qui en souffrent à répétition. Il semble que les enzymes se trouvant dans les canneberges inhibent l'adhérence des agents pathogènes urinaires (surtout *E. coli*) à la paroi de l'épithélium vésical.

Le rôle du personnel infirmier dans la prévention des infections acquises en milieu hospitalier est primordial. Le moyen le plus efficace pour diminuer l'incidence des infections des voies

Collecte des données

ENCADRÉ 68.4   Infection urinaire

Données subjectives

- Renseignements importants concernant la santé :
  - Antécédents de santé : infections urinaires antérieures ; calculs urinaires, stase, reflux, rétrécissements, rétention ; vessie neurogène ; grossesse ; hypertrophie bénigne de la prostate, infections transmises sexuellement et par le sang ; cancer de la vessie
  - Médicaments : prise d'antibiotiques, d'anticholinergiques, d'antispasmodiques
  - Interventions chirurgicales et autres traitements : examens urologiques récents (cathétérisme, cystoscopie, chirurgie)
- Modes fonctionnels de santé :
  - Perception et gestion de la santé : soins d'hygiène urinaire ; frissons, lassitude, malaise
  - Nutrition et métabolisme : nausées, vomissements, anorexie
  - Élimination : fréquence, urgence ou hésitation mictionnelles ; dysurie, nycturie

- Cognition et perception : douleur sus-pubienne ou au bas du dos, sensibilité costovertébrale ; spasmes vésicaux, dysurie, sensation de brûlure à la miction.
- Sexualité et reproduction : partenaires sexuels multiples (femmes), utilisation de spermicide ou d'un diaphragme contraceptif (femmes)

Données objectives

- Observations générales : fièvre, frissons, dysurie (les personnes âgées présentent souvent des signes atypiques : afébrilité, absence de dysurie, perte d'appétit, altération de l'état mental)
- Système génito-urinaire : hématurie ; urine brouillée et malodorante ; rein hypertrophié et sensible
- Résultats possibles aux examens paracliniques : leucocytose ; analyse d'urine démontrant la présence de bactéries, de pyurie, de globules rouges et de globules blancs ; culture d'urine positive ; PIV, TDM, échographie, cysto-urétrogramme mictionnel et cystoscopie mettant en évidence des anomalies de l'appareil urinaire

PSTI 68.1 Infection urinaire

PROBLÈME DÉCOULANT DE LA SITUATION DE SANTÉ	**Altération de l'élimination urinaire** liée aux effets de l'infection urinaire, comme le démontrent la douleur et la sensation de brûlure à la miction, la douleur au flanc, dans la région sus-pubienne ou au bas du dos, l'urgence et la fréquence mictionnelles, la nycturie ou l'hématurie.
OBJECTIFS	• Le client retrouvera des modes d'élimination urinaire normaux. • Le client obtiendra un sulagement des symptômes urinaires incommodants.

RÉSULTATS ESCOMPTÉS	INTERVENTIONS INFIRMIÈRES ET JUSTIFICATIONS
Élimination urinaire • Absence de douleur ou de brûlure à la miction • Fréquence mictionelle satisfaisante • Absence d'urgence mictionelle • Absence de nycturie • Absence de sang visible dans l'urine	**Prise en charge de l'élimination urinaire** • Surveiller l'élimination urinaire : fréquence, consistance, odeur, volume et couleur de l'urine pour évaluer l'élimination urinaire. • Obtenir une urine à mi-jet pour analyse d'urine (si approprié), afin de déterminer le microorganisme pathogène responsable de l'infection urinaire ou de surveiller l'efficacité du traitement. • Montrer au client les étapes à suivre pour obtenir un échantillon d'urine à mi-jet dès le premier signe d'une récidive d'infection ou l'apparition des symptômes, en vue d'un traitement précoce de la récidive. • Inciter le client à boire 250 ml de liquide pendant les repas, entre les repas et en début de soirée pour prévenir la déshydratation, soulager l'irritabilité vésicale et réduire la prolifération bactérienne. **Prise en charge de la douleur** • Réaliser une évaluation complète de la douleur selon la méthode PQRSTU pour établir un historique et le degré initial de la douleur. • Procurer au client un soulagement optimal de la douleur à l'aide des analgésiques prescrits (comme la phénazopyridine [Pyridium^MD]) pour promouvoir le bien-être. • Expliquer l'utilisation des mesures non pharmacologiques (p. ex., un coussin chauffant appliqué sur la région sus-pubienne ou au bas du dos, des douches chaudes) de soulager la douleur comme compléments aux analgésiques.

PROBLÈME DÉCOULANT DE LA SITUATION DE SANTÉ	**Besoin de connaissances** sur le processus de la maladie, tel que démontré par le questionnement sur la maladie et la médication.
OBJECTIFS	• Le client expliquera verbalement sa compréhension du régime thérapeutique. • Le client comprendra et gérera adéquatement sa médication.

RÉSULTATS ESCOMPTÉS	INTERVENTIONS INFIRMIÈRES ET JUSTIFICATIONS
Connaissance du régime thérapeutique • Description par le client du processus particulier de sa maladie • Explication par le client des bénéfices découlant du régime thérapeutique recommandé • Prise en charge de l'administration de ses médicaments • Confiance dans la prise en charge de ses autosoins	**Enseignement : processus pathophysiologique de l'infection urinaire** • Évaluer le degré actuel des connaissances du processus particulier de la maladie pour connaître les besoins d'information et individualiser l'enseignement. • Expliquer la physiopathologie de la maladie et sa relation avec l'anatomie et la physiologie. • Décrire les raisons qui ont motivé les recommandations relatives à la prise en charge et au traitement pour encourager une gestion adéquate de la médication. • Décrire les complications chroniques pouvant découler d'une prise incomplète de l'antibiothérapie. **Enseignement : médicaments prescrits** • Expliquer au client le but et l'action de chaque médicament. • Expliquer au client les effets indésirables possibles de chaque médicament afin qu'il puisse reconnaître les réactions défavorables, le cas échéant. • Expliquer au client les mesures appropriées à prendre s'il éprouve des effets secondaires, afin de prévenir des troubles sérieux.

68

PROBLÈME DÉCOULANT DE LA SITUATION DE SANTÉ	Risque d'urosepsie (bactériurie et bactériémie) lié à la propagation de l'infection urinaire à tout l'organisme.

SOINS ET TRAITEMENTS EN INTERDISCIPLINARITÉ

OBJECTIFS INFIRMIERS	INTERVENTIONS INFIRMIÈRES ET JUSTIFICATIONS
• Prévention de l'urosepsie chez le client à risque • Signalement des écarts qui s'éloignent des paramètres acceptables	• Surveiller les signes vitaux et être à l'affût des changements de l'état mental des clients à risque (clients immunodéprimés, personnes âgées, porteurs d'appareils urinaires ou clients présentant des anomalies anatomiques) pour détecter une irrigation tissulaire inadéquate. • Signaler les anomalies comme l'hyperthermie ou l'hypothermie, une baisse de la pression artérielle (P.A.), un pouls et une respiration rapides ou des bouffées congestives, signes précurseurs de choc septique dû à l'urosepsie. • Surveiller le niveau de plaquettes et les facteurs de coagulation car une modification indique une tendance au saignement.

urinaires nosocomiales est d'éviter tout cathétérisme inutile et de promouvoir le retrait précoce des cathéters à demeure. Toutes les personnes subissant une exploration instrumentale des voies urinaires sont susceptibles de contracter une infection nosocomiale des voies urinaires. Il faut s'assurer d'utiliser des techniques aseptiques durant ces interventions. L'infirmière doit se laver les mains avant et après chaque contact avec un client. Il est également très important de porter des gants pour les soins de l'appareil urinaire.

Après une selle, une hygiène quotidienne et rigoureuse de la région périnéale est importante pour toutes les personnes hospitalisées ou souffrant d'incontinence fécale, surtout si elles utilisent un bassin hygiénique. Le personnel infirmier doit répondre promptement à toutes les sonneries d'appel et offrir à intervalles réguliers un bassin hygiénique ou un urinoir aux personnes alitées. Ces mesures peuvent prévenir l'incontinence ou en diminuer le nombre d'épisodes.

Phase aiguë

L'intervention en phase aiguë chez un client atteint d'une infection des voies urinaires vise à assurer un apport liquidien adéquat en l'absence de contre-indication. Il est parfois difficile de convaincre la personne de maintenir un apport de liquide adéquat, car elle peut croire que cette mesure aggravera l'inconfort et la fréquence des symptômes associés à l'infection des voies urinaires. Il faut avertir les clients que la consommation de liquide augmentera initialement la fréquence des mictions, mais qu'elle diluera l'urine, ce qui atténuera l'irritabilité de la vessie. Les liquides aideront à évacuer les bactéries avant qu'elles ne puissent coloniser la vessie. La caféine, l'alcool, les jus d'agrumes, le chocolat et les aliments ou boissons très épicés doivent être évités, car ils peuvent irriter la vessie.

L'application locale de chaleur à la région sus-pubienne ou au bas du dos peut soulager l'inconfort dû aux infections des voies urinaires. L'infirmière peut suggérer aux clients d'appliquer un coussin chauffant (au réglage le plus bas) sur le dos ou la région sus-pubienne. Une douche chaude ou un bain chaud rempli au-dessus de la taille peuvent également procurer un soulagement temporaire.

L'infirmière renseigne le client sur son traitement pharmacologique, y compris les effets indésirables. Elle souligne également l'importance de poursuivre l'antibiothérapie jusqu'à la fin. Il arrive souvent que les personnes cessent de prendre leurs antibiotiques dès la disparition de leurs symptômes. Or, cette pratique peut entraîner un traitement inadéquat et une récidive infectieuse, ou encore une résistance des bactéries aux antibiotiques. À l'occasion, après l'antibiothérapie initiale, un second antibiotique ou une dose réduite du premier sont prescrits afin d'inhiber la prolifération bactérienne chez les clients prédisposés aux infections des voies urinaires à répétition. L'infirmière avise le client de noter tout changement de couleur ou de consistance de l'urine, ainsi que la diminution ou la disparition des symptômes, ce qui dénoterait l'efficacité du traitement. Elle explique aux clients qu'ils doivent informer un professionnel de la santé sur-le-champ en présence des manifestations suivantes : 1) persistance des symptômes au terme de l'antibiothérapie ; 2) apparition d'une douleur au flanc ; 3) fièvre.

Soins ambulatoires et soins à domicile

Les soins ambulatoires et les soins à domicile au client atteint d'une infection des voies urinaires devraient mettre l'accent sur sa compréhension du traitement médicamenteux, en vue de faciliter la gestion de la médication. L'infirmière a la responsabilité d'enseigner au client et au proche aidant la nécessité de suivre à la lettre les soins recommandés, c'est-à-dire de prendre les antibiotiques selon les directives, de maintenir un apport quotidien adéquat en liquides, d'uriner régulièrement (toutes les trois ou quatre heures environ), d'uriner avant et après les relations sexuelles et de cesser temporairement l'usage du diaphragme **ENCADRÉ 68.5**.

L'infirmière aidera le client à saisir l'importance des soins de suivi si les symptômes ne disparaissent pas, s'ils s'aggravent ou s'ils réapparaissent après la fin du traitement. Les symptômes peuvent réapparaître en raison d'une persistance bactérienne ou d'un traitement inadéquat de une à deux semaines après la fin du traitement. Si le client a fait preuve d'assiduité, une rechute indique la nécessité de procéder à une évaluation plus approfondie.

Évaluation des résultats

Pour un client souffrant d'une infection des voies urinaires, les résultats escomptés à la suite des soins et des traitements cliniques sont décrits dans le **PSTI 68.1**.

ENCADRÉ 68.5 | Infection urinaire

L'enseignement au client et à ses proches visant à prévenir la récidive d'infection des voies urinaires devrait porter sur les aspects suivants.

- Expliquer au client l'importance de prendre tous les antibiotiques tels qu'ils ont été prescrits. Les symptômes peuvent diminuer après un ou deux jours de traitement, mais les microorganismes sont probablement toujours présents.

- Demander au client de signaler tout signe ou symptôme d'infection urinaire récurrente (p. ex., de la fièvre, une urine trouble, de la douleur à la miction, une urgence et une fréquence mictionnelles).

- Expliquer au client l'importance de vider la vessie avant et après une relation sexuelle.

- Conseiller au client d'uriner régulièrement, environ toutes les trois ou quatre heures durant la journée.

- Recommander au client de prendre une quantité suffisante de liquide.

- Recommander à la cliente d'éviter les douches vaginales ou les savons irritants, les produits moussants pour le bain, les poudres et les produits en aérosol dans la région périnéale.

- Enseigner à la cliente les mesures d'hygiène appropriées, notamment :
  - bien nettoyer la région périnéale en séparant bien les lèvres ;
  - s'essuyer de l'avant vers l'arrière après avoir uriné ;
  - se laver avec une eau savonneuse tiède après chaque selle.

- Recommander aux clientes souffrant d'infections des voies urinaires à répétition de boire 250 ml de jus de canneberges non sucré 3 fois par jour ou des extraits de canneberge en comprimés à raison de 300 à 400 mg/jour pour prévenir ces infections.

68.1.2 Pyélonéphrite aiguë
Étiologie et physiopathologie

La pyélonéphrite est une inflammation du parenchyme rénal et du système collecteur (y compris le bassinet du rein). Des bactéries sont le plus souvent à l'origine de la pyélonéphrite, mais des champignons, des protozoaires et des virus peuvent parfois provoquer des infections rénales (Czaja, Scholes, Hooton, & Stamm, 2007) **FIGURE 68.2**.

L'urosepticémie est une infection systémique dont l'origine est urinaire. Un diagnostic rapide et un traitement efficace sont primordiaux, car, en l'absence d'une éradication précoce de l'agent causal, l'urosepticémie entraîne un choc septique et le décès dans 15 % des cas. Le choc septique est dû à une bactériémie non traitée impliquant une bactérie à Gram négatif (Wagenlehner, Pilatz, Naber, & Weidner, 2008) ▶ **50**.

La pyélonéphrite résulte d'une colonisation et d'une infection des voies urinaires inférieures par des bactéries qui remontent la voie urétrale ascendante. Les bactéries qui peuplent naturellement le système digestif, notamment *E. coli*, *Proteus*, *Klebsiella* et des souches d'*Enterobacter*, sont souvent responsables de la pyélonéphrite. Dans de nombreux cas, un facteur préexistant est présent : il peut s'agir d'un **reflux vésico-urétéral** (mouvement rétrograde ou retour de l'urine des voies urinaires inférieures aux voies urinaires supérieures) ou d'une anomalie de la fonction des voies urinaires inférieures, comme une obstruction occasionnée par une hyperplasie bénigne de la prostate,

une sténose de la jonction pyélo-urétérale (JPU) ou des calculs urinaires. Chez les résidents des centres d'hébergement et de soins de longue durée (CHSLD), le cathétérisme des voies urinaires et les cathéters à demeure sont couramment responsables des cas de pyélonéphrite et d'urosepticémie.

En général, la pyélonéphrite aiguë touche d'abord la médullaire rénale, puis se propage au

50

Le choc septique est abordé dans le chapitre 50, *Interventions cliniques – État de choc, syndrome de réaction inflammatoire systémique et syndrome de défaillance multiorganique.*

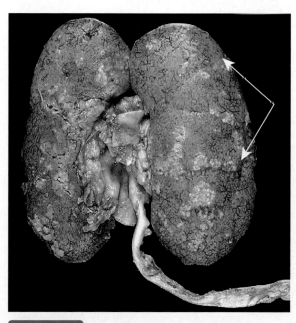

FIGURE 68.2

Pyélonéphrite aiguë – La surface corticale montre des zones d'inflammation et de formation d'abcès (flèche).

cortex adjacent. Les changements physiologiques de l'appareil urinaire qui accompagnent la grossesse sont l'un des facteurs de risque les plus importants dans la pyélonéphrite aiguë (Czaja *et al.*, 2007 ; Wagenlehner *et al.*, 2008). Les récidives de pyélonéphrite, particulièrement en présence d'anomalies obstructives, peuvent entraîner la formation de cicatrices et le dysfonctionnement d'un ou des deux reins, qui se traduit par une affection appelée pyélonéphrite chronique.

Manifestations cliniques

La pyélonéphrite aiguë se manifeste notamment par une fatigue légère, l'apparition soudaine de frissons, de fièvre, de vomissements, de malaises, d'une douleur au flanc et de symptômes aux voies urinaires inférieures caractéristiques d'une cystite, y compris une dysurie, ainsi qu'une urgence mictionnelle et des mictions fréquentes. Une sensibilité de l'angle costovertébral est habituellement présente du côté atteint. Les manifestations cliniques disparaissent normalement en l'espace de quelques jours, même en l'absence de traitement spécifique, mais la bactériurie et la pyurie persistent généralement.

Examen clinique et examens paracliniques

L'analyse d'urine met en évidence une pyurie, une bactériurie et divers degrés d'hématurie. Il est également possible de trouver des cylindres leucocytaires dans l'urine, témoignant de l'atteinte du parenchyme rénal. Une formule sanguine complète révélera une leucocytose avec augmentation des neutrophiles immatures. Dès qu'une pyélonéphrite est soupçonnée, une culture d'urine est effectuée. Chez les clients hospitalisés dont l'affection est grave, une hémoculture est parfois pratiquée.

Les techniques d'imagerie, comme la PIV ou la TDM, qui requièrent une injection I.V. de produits de contraste, ne sont pas pratiquées aux stades précoces de la pyélonéphrite afin de prévenir la propagation de l'infection. En revanche, l'échographie de l'appareil urinaire peut déceler des anomalies anatomiques, une **hydronéphrose**, des abcès rénaux ou la présence d'une obstruction par des calculs urinaires. Les techniques d'imagerie sont également utilisées pour évaluer les complications de la pyélonéphrite, dont l'insuffisance rénale, la cicatrisation, la pyélonéphrite chronique et les abcès.

Processus thérapeutique en interdisciplinarité

Les examens paracliniques et le processus thérapeutique de la pyélonéphrite aiguë sont résumés dans l'**ENCADRÉ 68.6**. L'hospitalisation est nécessaire pour les personnes qui présentent une infection grave ou

---

Processus diagnostique et thérapeutique

ENCADRÉ 68.6   **Pyélonéphrite aiguë**

Examen clinique et examens paracliniques

- Anamnèse et examen physique
- Analyse d'urine
- Culture d'urine et antibiogramme
- Examens d'imagerie : Échographie (initialement) ; PIV ; cysto-urétrogramme mictionnel ; scintigraphie ; TDM
- Formule sanguine complète et formule leucocytaire différentielle
- Hémoculture (si l'on soupçonne une bactériémie)
- Palpation à la recherche de douleur au flanc (angle costovertébral)

Processus thérapeutique

- Symptômes légers (infection sans complications)
  - Traitement en externe ou courte hospitalisation :
    › Antibiothérapie empirique à large spectre : ampicilline, vancomycine (Vancocin^MD) en association à un aminoglucoside (p. ex., la tobramycine, la gentamicine [Garamycin^MD])
    › Antibiothérapie ajustée selon les résultats de l'antibiogramme (culture d'urine et hémoculture)
  - Fluoroquinolone : ciprofloxacine (Cipro^MD), ofloxacine, norfloxacine, gatifloxacine
  - Apport adéquat de liquide

  - Anti-inflammatoires non stéroïdiens (AINS) ou antipyrétiques
  - Analgésiques urinaires : phénazopyridine (Pyridium^MD)
  - Suivi : culture d'urine postantibiothérapie et examens d'imagerie
- Symptômes graves
  - Hospitalisation
  - Antibiothérapie par voie orale si l'absorption orale est tolérée
  - Antibiothérapie par voie parentérale :
    › Antibiothérapie empirique à large spectre : ampicilline, vancomycine (Vancocin^MD) en association à un aminoglucoside (p. ex., la tobramycine, la gentamicine [Garamycin^MD])
    › Antibiothérapie ajustée selon les résultats de l'antibiogramme (culture d'urine et hémoculture)
  - Apport adéquat de liquide (par voie parentérale au départ ; puis par voie orale lorsque les nausées, les vomissements et la déshydratation diminuent)
  - AINS ou antipyrétiques
  - Analgésiques urinaires (comme ci-dessus)
  - Suivi : culture d'urine postantibiothérapie et examens d'imagerie

---

des complications comme des nausées et des vomissements accompagnés de déshydratation.

Les personnes dont les symptômes sont légers peuvent recevoir un traitement ambulatoire au moyen d'une antibiothérapie de 14 à 21 jours. L'antibiothérapie est souvent amorcée à l'hôpital, par voie parentérale, afin d'atteindre rapidement des concentrations sériques et urinaires élevées du médicament. Si le traitement initial soigne les symptômes aigus et que le client est en mesure de tolérer la prise orale de liquides et de médicaments, celui-ci peut recevoir son congé de l'hôpital et suivre une antibiothérapie orale de 14 à 21 jours supplémentaires. Les signes et symptômes s'atténuent ou disparaissent généralement dans les 48 à 72 premières heures suivant l'instauration du traitement (Peterson, Kaul, Khashab, Fisher, & Kahn, 2008).

Les récidives peuvent être traitées à l'aide d'un traitement antibiotique de six semaines. Les réinfections sont traitées comme des épisodes individuels ou à l'aide d'une antibiothérapie à long terme. L'antibiothérapie prophylactique peut également être employée pour traiter les infections à répétition. L'efficacité du traitement est évaluée en fonction de la présence ou de l'absence de croissance bactérienne dans la culture d'urine.

L'uroseptiémie se caractérise par une bactériurie et une bactériémie (présence de bactéries dans le sang). Si l'on soupçonne une bactériémie, il faut observer attentivement le client et surveiller étroitement ses signes vitaux. La reconnaissance des symptômes et le traitement rapide du choc septique peuvent prévenir des lésions irréversibles et le décès.

Soins et traitements infirmiers

CLIENT ATTEINT DE PYÉLONÉPHRITE AIGUË

Collecte des données

Les données subjectives et objectives qui doivent être obtenues chez un client atteint de pyélonéphrite sont similaires à celles obtenues chez les clients atteints d'une infection des voies urinaires **ENCADRÉ 68.4**.

Analyse et interprétation des données

L'analyse et l'interprétation des données pour les personnes atteintes d'une pyélonéphrite peuvent intégrer, sans s'y limiter, les éléments présentés dans le **PSTI 68.1**.

Planification des soins

Les objectifs généraux des soins visent à ce que le client atteint de pyélonéphrite puisse : 1) retrouver une fonction rénale normale ; 2) avoir une température corporelle normale ; 3) n'éprouver aucune complication ; 4) être soulagé de la douleur ; 5) ne pas subir de récidive de symptômes.

Interventions cliniques

Promotion de la santé

Les mesures de promotion et de maintien de la santé sont similaires à celles prescrites pour la cystite (section 68.1.6). Par ailleurs, il est important que le client reçoive un traitement précoce contre la cystite afin de prévenir les infections ascendantes. Étant donné que les personnes présentant des anomalies anatomiques des voies urinaires sont plus susceptibles aux infections, il faut insister sur la nécessité d'un suivi médical régulier.

Soins aigus, en soins ambulatoires et à domicile

Les interventions infirmières varient selon la gravité des symptômes. L'infirmière doit notamment informer le client : 1) de la nécessité de poursuivre le traitement médicamenteux selon les directives ; 2) de la nécessité d'effectuer une culture d'urine de suivi pour assurer une prise en charge adéquate ; 3) du risque de récidive ou de rechute. Outre l'antibiothérapie, le client doit boire au moins huit verres de liquide par jour, et ce, même une fois l'infection guérie. Le repos est souvent indiqué pour accroître le confort du client. La personne qui subit de fréquentes rechutes ou réinfections peut être traitée par antibiothérapie prophylactique à faible dose et à long terme. Il est important que le client comprenne la raison d'être du traitement pour favoriser son observance thérapeutique.

Évaluation

Les résultats attendus pour le client atteint de pyélonéphrite sont les mêmes que dans les cas d'infections des voies urinaires présentés dans le **PSTI 68.1**.

68.1.3 Pyélonéphrite chronique

Dans la **pyélonéphrite chronique**, le rein apparaît plus petit, atrophié et rétréci, et perd sa capacité fonctionnelle en raison de la formation de tissu cicatriciel ou de fibrose (Tolkoff-Rubin, Cotran, & Rubin, 2008). Cette affection est habituellement due à des récidives d'infections des voies urinaires supérieures. Cependant, elle peut également se produire en l'absence d'une infection, ou en raison d'une infection récente ou d'antécédents d'infection des voies urinaires. La pyélonéphrite chronique est également appelée néphrite interstitielle, pyélonéphrite atrophique chronique ou néphropathie de reflux (si du tissu cicatriciel se forme en présence d'un reflux vésico-urétéral).

Les examens d'imagerie et la biopsie, plutôt que les manifestations cliniques, servent à confirmer le diagnostic de pyélonéphrite chronique. Ceux-ci peuvent révéler un rein atrophique témoignant d'un amincissement du parenchyme. Le système collecteur peut être atrophié ou hydronéphrotique. L'analyse pathologique révèle une perte de fonction des néphrons, une infiltration du parenchyme par des cellules inflammatoires et une fibrose.

Le niveau de fonction rénale dans la pyélonéphrite chronique dépend de l'atteinte d'un ou des deux reins, de l'étendue de la cicatrisation et de la présence d'une co-infection. La pyélonéphrite chronique évolue souvent vers une insuffisance rénale terminale lorsque les deux reins sont atteints, même si l'infection sous-jacente est totalement éradiquée.

68.1.4 Urétrite

64

L'urétrite gonococcique est traitée dans le chapitre 64, *Interventions cliniques – Infections transmissibles sexuellement*.

L'urétrite, ou inflammation de l'urètre, peut avoir plusieurs origines: infection bactérienne ou virale, infection à *Trichomonas*, candidose (surtout chez les femmes), chlamydiose et gonorrhée (en particulier chez les hommes). Chez l'homme, l'urétrite est le plus souvent transmise sexuellement. Un écoulement purulent indique l'urétrite gonococcique, alors qu'un écoulement clair indique plutôt une urétrite non gonococcique (Workowski & Berman, 2006) ▶ **64**.

L'urétrite se manifeste aussi par des symptômes aux voies urinaires inférieures, notamment une dysurie, une urgence mictionnelle et des mictions fréquentes, similaires aux symptômes observés dans la cystite.

L'urétrite est difficile à diagnostiquer chez la femme. Elle entraîne des symptômes incommodants, comme ceux décrits précédemment, mais l'écoulement urétral n'est pas toujours présent. Des prélèvements d'urine fractionnés (effectués au début et au milieu de la miction) ou la présence d'un écoulement urétral peuvent confirmer un diagnostic d'infection de l'urètre.

Le médecin doit déterminer et traiter la cause de l'infection, et en soulager les symptômes. Les médicaments utilisés pour traiter les infections bactériennes incluent le TMP/SMX et la nitrofurantoïne (MacroBID^MD). Le métronidazole (Flagyl^MD) et le clotrimazole peuvent être employés pour traiter les infections à *Trichomonas*. Les médicaments comme la nystatine (Mycostatin^MD) et le fluconazole (Diflucan^MD) peuvent être prescrits pour les candidoses. Pour traiter les infections dues à Chlamydia, la doxycycline (Vibramycin^MD) peut convenir. Les femmes dont les cultures d'urine se révèlent négatives et qui ne présentent pas de pyurie ne répondent généralement pas aux antibiotiques. Des bains de siège tièdes peuvent procurer un soulagement temporaire des symptômes incommodants. L'infirmière informe la cliente de la nécessité d'éviter tout produit d'hygiène féminin (p. ex., les vaporisateurs vaginaux et le parfum), de nettoyer adéquatement la région périnéale après être allée à la selle et avoir uriné,

Jugement clinique

Capsule

Madame Élodie Murphy, âgée de 26 ans, a eu des relations sexuelles avec plus d'un partenaire. Elle a recours aux douches vaginales après des rapports intimes.

Expliquez pourquoi ces deux facteurs contribuent à la formation d'une urétrite.

et d'éviter les rapports sexuels jusqu'à ce que les symptômes disparaissent. Elle s'assure de mentionner aux clients présentant une urétrite transmise sexuellement de dire à leurs partenaires sexuels de subir un test de dépistage s'ils ont eu des contacts sexuels avec eux dans les 60 jours précédant l'apparition des symptômes ou le diagnostic.

68.1.5 Diverticules urétraux

Les **diverticules urétraux** sont causés par l'obstruction et la rupture subséquente des canaux glandulaires périurétraux communiquant avec la lumière urétrale, et se caractérisent par une épithélialisation (reprise de croissance des tissus) à l'orifice de la cavité périurétrale résultante (Dmochowski, 2007). Les diverticules urétraux sont plus fréquents chez la femme que chez l'homme, avec une incidence de 1 à 5 %. Les rares cas signalés chez l'homme sont généralement associés à des anomalies congénitales des voies urinaires inférieures ou à des traumatismes chirurgicaux. Les glandes périurétrales se situent tout le long de l'urètre et se vident en grande partie dans le tiers distal de l'urètre. Les glandes de Skene, glandes périurétrales les plus volumineuses et les plus distales, sont les plus souvent touchées par les diverticules urétraux. Dans de nombreux cas, une personne peut avoir plus d'un diverticule. Parmi les causes, mentionnons les traumatismes urétraux liés à l'accouchement, l'instrumentation urétrale, la dilatation et l'infection gonococcique. Le diagnostic des diverticules urétraux et la reconstruction urétrale comptent parmi les tâches les plus difficiles de l'urologie.

Les symptômes incluent la dysurie, les fuites postmictionnelles, les mictions fréquentes (à moins de deux heures d'intervalle), l'urgence mictionnelle, la pression ou l'inconfort sus-pubien, la dyspareunie et une sensation de vidange incomplète de la vessie. L'incontinence urinaire est souvent présente. Toutefois, une femme sur quatre ne présente aucun symptôme.

Il peut y avoir présence macroscopique de sang (hématurie) ou de sédiments dans l'urine, ce qui lui confère une apparence trouble. Une masse sur la paroi antérieure du vagin peut être constatée à l'examen physique. À la palpation, cette masse peut être très douloureuse et provoquer un écoulement de pus par l'urètre. Des examens radiographiques, telle la cysto-urétrographie mictionnelle (CUM), devraient être effectués pour confirmer le diagnostic. D'autres examens paracliniques, comme l'échographie et l'imagerie par résonance magnétique (IRM), peuvent déterminer la taille du diverticule par rapport à la lumière urétrale.

Les options chirurgicales comprennent l'incision transurétrale du collet diverticulaire, la **marsupialisation** (création d'une ouverture permanente) du sac diverticulaire dans le vagin (souvent appelée intervention de Spence) et l'excision chirurgicale. L'excision chirurgicale d'un diverticule urétral doit être effectuée avec précaution, car le sac diverticulaire peut adhérer à la lumière urétrale adjacente et le manque de diligence dans l'excision du sac diverticulaire peut entraîner une lésion urétrale importante nécessitant la construction d'un néo-urètre. D'autres points importants à prendre en considération durant la chirurgie incluent l'identification et la fermeture du collet diverticulaire, l'ablation totale de la muqueuse du sac diverticulaire afin de prévenir les récidives, et la suture multicouches visant à prévenir la formation de fistules urétrovaginales postopératoires. Une incontinence à l'effort peut survenir à la suite de la chirurgie.

68.1.6 Cystite interstitielle et syndrome douloureux de la vessie

Étiologie et physiopathologie

La **cystite interstitielle (CI)** est une maladie inflammatoire chronique et douloureuse de la vessie, caractérisée par des symptômes d'urgence mictionnelle, de mictions fréquentes et de douleur à la vessie ou à la région pelvienne, ou aux deux. Le **syndrome douloureux de la vessie (SDV)** est une douleur sus-pubienne se manifestant au moment du remplissage vésical. Le client atteint de ce syndrome présente d'autres symptômes, comme des mictions fréquentes, mais ne souffre ni d'infection des voies urinaires ni d'autres pathologies apparentes (Dell, 2007).

La CI et le SDV touchent jusqu'à 150 000 Canadiens (Pélissier-Simard, 2008). L'âge moyen à l'apparition de l'affection est de 40 ans. De 10 à 12 fois plus de femmes que d'hommes sont atteintes de CI ou de SDV. Bien que l'étiologie de ces affections demeure inconnue, un facteur de contribution est l'inflammation chronique avec invasion par les mastocytes de la paroi vésicale, possiblement provoquée par une infection ou une maladie auto-immune. D'autres facteurs peuvent être en cause, dont les anomalies de la couche de glycosaminoglycane protégeant la muqueuse vésicale des effets irritants de l'urine, des composants anormaux de l'urine, du dysfonctionnement de l'innervation sympathique de l'appareil urinaire inférieur et de l'**algoneurodystrophie**.

Manifestations cliniques

Les deux principales manifestations cliniques de la CI et du SDV sont la douleur et les symptômes incommodants de l'appareil urinaire inférieur (mictions fréquentes, urgence mictionnelle). La douleur associée à la CI et au SDV se fait habituellement ressentir dans la région sus-pubienne, mais peut aussi atteindre le vagin, les lèvres ou toute la région périnéale. La douleur peut être modérée ou intense, et est exacerbée par divers facteurs : remplissage vésical, retard de la vidange vésicale, effort physique, pression exercée sur la région sus-pubienne, consommation de certains aliments et stress émotionnel.

La douleur peut être soulagée temporairement par la miction. Les symptômes incommodants des voies urinaires inférieures étant très similaires à ceux notés dans l'infection des voies urinaires, la maladie fait souvent l'objet d'un diagnostic erroné d'infection des voies urinaires récidivante ou chronique, ou, chez l'homme, de prostatite chronique. La douleur et les symptômes urinaires incommodants associés à la CI et au SDV rétrocèdent et s'exacerbent avec le temps. Les femmes peuvent rapporter que la douleur apparaît avant les menstruations et s'aggrave avec les rapports sexuels et le stress émotionnel. Certaines femmes éprouvent des symptômes qui disparaissent après quelques semaines ou quelques mois, alors que d'autres ont des symptômes qui persistent durant des mois, voire des années.

Examen clinique et examens paracliniques

Le diagnostic de la CI et du SDV implique l'exclusion d'autres affections. Il faut soupçonner l'existence de la maladie si une personne présente des symptômes d'infection des voies urinaires malgré l'absence de bactériurie ou de pyurie, ou si la culture d'urine est positive **ENCADRÉ 68.7**. Une anamnèse détaillée et un examen physique sont nécessaires pour écarter diverses affections pouvant produire des symptômes similaires, comme l'infection des voies urinaires et l'endométriose. L'évaluation doit inclure au moins une culture d'urine négative durant une période symptomatique active. En cas de CI, un examen cystoscopique peut révéler une capacité vésicale réduite et des ulcères superficiels au remplissage vésical, nommés **glomérulations**. Par contre, ces résultats sont souvent absents en cas de SDV.

Processus thérapeutique en interdisciplinarité

Comme les causes de la CI et du SDV sont inconnues, aucun traitement ne s'est révélé efficace dans tous les cas pour traiter ou soulager les symptômes.

Algoneurodystrophie :
Affection fréquente de l'appareil locomoteur et du système nerveux périphérique, de symptomatologie polymorphe, associant des manifestations douloureuses, vasomotrices et trophiques aux membres.

ENCADRÉ 68.7 | **Critères diagnostiques de la cystite interstitielle, ou syndrome de la vessie douloureuse**

Critères d'inclusion

- Douleur durant le remplissage de la vessie, soulagée par la miction
- Urgence et fréquence mictionnelles incommodantes
- Faible capacité vésicale d'après l'évaluation urodynamique
- Présence d'ulcérations ou de glomérulations à la cystoscopie (non spécifique à la CI)

Critères d'exclusion

- Capacité vésicale supérieure à 350 ml à l'évaluation urodynamique

- Contractions de la vessie hyperactive à l'évaluation urodynamique
- Fréquence mictionnelle diurne inférieure à huit fois par jour
- Herpès génital actif
- Chimiothérapie antérieure, particulièrement avec le cyclophosphamide (Cytoxan^{MD})
- Cystite tuberculaire
- Radiothérapie pelvienne antérieure
- Tumeur vésicale

68

Cependant, divers traitements permettent d'atténuer les symptômes incommodants chez la plupart des personnes ; ceux-ci peuvent être pharmacologiques, non pharmacologiques ou chirurgicaux.

L'approche pharmacologique fait appel à plusieurs médicaments. Deux antidépresseurs tricycliques, l'amitriptyline (Elavil[MD]) et la nortriptyline (Aventyl[MD]), sont utilisés pour diminuer la sensation de brûlure à la miction et les mictions fréquentes. Le pentosan (Elmiron[MD]) est le seul médicament oral approuvé pour le traitement des symptômes de la cystitite interstitielle. Il accroît les effets protecteurs de la couche vésicale de glycosaminoglycane et soulagerait la douleur associée à la CI et au SDV en réduisant les effets irritants de l'urine sur la paroi vésicale (Panzera, 2007). Ces médicaments n'agissent qu'au bout de quelques semaines ou de quelques mois) : ils ne soulagent donc pas immédiatement les symptômes aigus. Dans l'intervalle, un traitement avec des analgésiques opiacés à courte durée d'action peut procurer un soulagement immédiat.

Les approches non pharmacologiques sont aussi diverses. Des changements au régime alimentaire et au mode de vie peuvent soulager la douleur et diminuer la fréquence des mictions et la nycturie (Shorter, 2006). La modification de l'alimentation inclut l'élimination des aliments et boissons susceptibles d'exacerber des symptômes. Éviter les aliments acides et les boissons comme le café, le thé et les boissons gazeuses et alcooliques peut réduire les symptômes liés à la CI et au SDV. L'infirmière peut aussi conseiller aux clients de boire un verre d'eau dans lequel 5 ml de bicarbonate de sodium auront été dilués pour alcaliniser l'urine et contrer les effets irritants de certains médicaments. Cependant, les clients qui éprouvent des problèmes cardiaques ou qui souffrent d'hypertension artérielle doivent consulter leur professionnel de la santé avant de consommer cette substance, car, comme son nom l'indique, celle-ci a une teneur élevée en sodium (Pélissier-Simard, 2008).

Certaines thérapies non invasives peuvent s'avérer utiles pour soulager l'inconfort ou la douleur dus aux dysfonctions du plancher pelvien, souvent présentes chez les clients atteints de CI (Kaufman, 2006 ; Moldwin, 2005). Ces thérapies sont le biofeedback, l'application locale de chaleur ou de froid, les relaxants musculaires ainsi que le massage ou la stimulation électrique (Warren, 2007).

Puisque le stress peut aggraver ou provoquer des poussées de symptômes de CI et de SDV, il peut être utile de recourir à des techniques de relaxation. Enfin, la lubrification et le changement de position peuvent atténuer la douleur au cours des rapports sexuels.

Plusieurs types d'interventions chirurgicales peuvent être pratiqués dans le but de soulager la douleur intense et invalidante (Panzera, 2007). Une dérivation urinaire chirurgicale (p. ex., un conduit iléal) peut être effectuée si les autres interventions ont échoué. Malheureusement, certains clients se plaignent de douleur à l'endroit de la dérivation urinaire, ce qui peut indiquer que des composants de l'urine contribuent à la CI et au SDV dans certains cas. La distension de la vessie durant l'examen endoscopique soulage la douleur due à la CI ou au SDV et atténue l'urgence mictionnelle et la fréquence des mictions, probablement en perturbant les nerfs sensoriels de la paroi vésicale.

Jugement clinique

Capsule

Monsieur Jean-Raymond Goulet est âgé de 40 ans et présente des manifestations évidentes de cystite. Il boit beaucoup de lait, est friand de charcuteries et de fruits de mer et mange plus de fruits et légumes que ce que recommande le *Guide alimentaire canadien*.

Quels aliments monsieur Goulet peut-il continuer à consommer pour ne pas aggraver son problème de cystite ?

Soins et traitements infirmiers

CLIENT ATTEINT DE CYSTITE INTERSTITIELLE OU DU SYNDROME DOULOUREUX DE LA VESSIE

L'évaluation est axée sur la description de la douleur associée à la CI et au SDV. L'infirmière doit interroger le client sur ses habitudes alimentaires ou son mode de vie, qui pourraient exacerber ou soulager la douleur, et sur l'intensité de la douleur (Panzera, 2007). La collecte des données objectives doit se faire, entre autres, au moyen d'un journal des mictions tenu pendant au moins trois jours afin de déterminer la fréquence de celles-ci et le profil de nycturie. L'intensité de la douleur peut être consignée dans un autre journal prévu à cette fin. L'utilisation d'une échelle comme l'échelle visuelle analogue (EVA) peut être un outil de suivi intéressant à enseigner au client ▶ 10.

10

Le chapitre 10, *Douleur*, présente plusieurs exemples d'échelles de la douleur.

L'infirmière peut rassurer le client en lui expliquant que la CI et le SDV sont des maladies dont les symptômes incommodants, par exemple l'anxiété, la colère, le sentiment de culpabilité et la frustration, dus à la douleur chronique et au dysfonctionnement mictionnel, peuvent être soulagés par divers traitements en l'absence d'un diagnostic et d'un plan thérapeutique définitifs. Par contre, le traitement de la CI et du SDV peut entraîner une infection des voies urinaires en raison des instruments diagnostiques et des instillations vésicales fréquentes. L'apparition d'une infection des voies urinaires est susceptible de provoquer une poussée de symptômes : inconfort à l'appareil urinaire inférieur, mictions fréquentes, dysurie (qui n'est généralement pas associée à la CI et au SDV) ou urine malodorante pouvant être accompagnée d'hématurie.

Compte tenu des importantes restrictions diététiques nécessaires pour maîtriser la douleur associée à la CI, il faut donner au client des directives relatives à l'exigence d'une bonne alimentation. L'infirmière doit lui recommander d'éviter les doses élevées de vitamines, car elles peuvent irriter la vessie.

L'élimination de divers aliments et boissons susceptibles d'irriter la vessie peut soulager de façon légère ou importante les symptômes de CI. Le café, l'alcool, les agrumes, les fromages vieillis, les noix et les aliments renfermant du vinaigre, du cari ou des piments forts, ainsi que les aliments et les boissons qui peuvent abaisser le pH urinaire sont autant de substances irritantes pour la vessie. Par ailleurs, l'infirmière peut conseiller au client d'éviter les vêtements qui exercent une pression sus-pubienne, comme les pantalons avec ceinture ou à taille serrée (Shorter, 2006).

L'Association de la cystite interstitielle de Québec fournit du matériel éducatif sur l'alimentation, l'adaptation aux mictions fréquentes et les stratégies pour faire face au fardeau émotionnel lié à la CI et au SDV. Elle fournit également des recettes et des menus équilibrés excluant les aliments et boissons irritant la vessie. La remise de ce matériel offre une excellente occasion à l'infirmière de faire connaître au client l'existence de ce groupe défendant les intérêts des personnes atteintes de cystite et offrant la possibilité de participer à des groupes de soutien locaux.

68.2 | Néphropathies glomérulaires ou glomérulopathies

Les néphropathies glomérulaires, ou **gloméru-lopathies**, constituent un groupe d'affections touchant les glomérules rénaux. Ce terme est beaucoup plus général que les termes de glomérulo-néphrite ou de glomérulosclérose parfois employés pour désigner une atteinte glomérulaire d'origine exclusivement inflammatoire ou métabolique (Jennette & Falk, 2009). Les glomérulopathies comptent parmi les causes les plus fréquentes d'anomalies urinaires isolées (protéinurie ou hématurie) et d'insuffisance rénale chronique (IRC) (Valiquette, Ouimet, & Maufotto, 2004). Selon un rapport publié en 2010 par l'Institut canadien d'information sur la santé (ICIS), la glomérulopa-thie est la cause de 10 % des nouveaux cas traités pour insuffisance rénale terminale (ICIS, 2010).

68.2.1 Glomérulopathies
Étiologie et physiopathologie

À ce jour, la pathogenèse de la glomérulopathie n'est pas encore bien comprise. Cependant, le système immunitaire semble jouer un rôle majeur dans le développement de l'atteinte glomérulaire. Deux types de lésions attribuables à des anticorps peuvent entraîner des dommages glomérulaires. Dans le premier type, les anticorps possèdent une spécificité à l'égard des antigènes dans la membrane basale glomérulaire (MBG), d'où leur appellation d'anticorps anti-MBG. Il se forme des dépôts d'immunoglobuline et de complément (protéines de réaction du système immunitaire) le long de la membrane basale. Le mécanisme par lequel une personne développe des anticorps dirigés contre sa membrane basale n'est pas connu. La production d'autoanticorps (anticorps dirigés contre l'organisme) peut être stimulée par une altération anatomique de la MBG ou par une réaction de la MBG à un agent exogène (p. ex., un hydrocarbure ou un virus) (Kanjanabuch, Kittikowit, & Ejam-Ong, 2009).

Dans le second type de lésion, les anticorps réagissent avec les antigènes non glomérulaires circulants et sont déposés au hasard comme complexes immunitaires le long de la MBG. La microscopie électronique de sections de tissu rénal révèle des dépôts d'apparence irrégulière. Dans ce processus impliquant les complexes immunitaires, les antigènes ne proviennent pas des glomérules, mais plutôt de l'acide désoxyribonucléique (ADN) endogène circulant ou de sources exogènes (p. ex., des bactéries, des virus, des médicaments ou d'autres substances chimiques). Les produits bactériens semblent jouer un rôle important dans la glomérulonéphrite post-streptococcique. Des agents viraux, comme les virus de l'hépatite B et C et de la rubéole, ont été mis en évidence dans de rares cas de glomérulonéphrite.

Toutes les formes de maladies des complexes immuns se caractérisent par une accumulation d'antigènes, d'anticorps et de **complément** dans les glomérules, ce qui peut entraîner des lésions tissulaires. Les complexes immuns activent le complément, ce qui entraîne la libération de facteurs chimiotactiques qui attirent les leucocytes polymorphonucléaires, l'histamine et d'autres médiateurs inflammatoires, provoquant des lésions glomérulaires et le passage accru des protéines plasmatiques à travers le filtre glomérulaire ▶ **14**.

14

Le système du complément est expliqué dans le chapitre 14, *Génétique, réaction immunitaire et transplantation.*

Manifestations cliniques

Les maladies glomérulaires peuvent se présenter cliniquement de quatre façons : syndrome néphrotique, syndrome néphritique, syndrome glomérulaire mixte ou anomalies urinaires isolées. Comme la pathophysiologie du syndrome néphritique est encore peu élucidée (Quérin, Russo, Robitaille, & Marion, 2004), la description du syndrome néphrotique sera abordée plus spécifiquement.

Syndrome néphrotique

Le syndrome néphrotique survient lorsque le glomérule est excessivement perméable aux protéines plasmatiques, provoquant une protéinurie qui entraîne de faibles taux d'albumine plasmatique et un œdème tissulaire systémique. Quelques-unes des causes les plus fréquentes du syndrome néphrotique sont présentées dans l'**ENCADRÉ 68.8**. Environ le tiers des adultes atteints du syndrome néphrotique présentent une maladie systémique comme le diabète ou le lupus érythémateux disséminé. Les autres souffrent d'un syndrome néphrotique dit idiopathique (Ferri, 2008).

68

ENCADRÉ 68.8   Causes du syndrome néphrotique

Maladie glomérulaire primitive
- Glomérulonéphrite proliférative membraneuse
- Syndrome néphrotique primitif
- Glomérulonéphrite focale
- Maladie néphrotique héréditaire

Causes extrarénales
- Maladie multisystémique
  - Lupus érythémateux disséminé
  - Diabète
  - Amylose
- Infections
  - Virales (hépatite, virus de l'immunodéficience humaine [VIH])
  - Bactériennes (*Streptococcus,* syphilis)
  - Protozoaires (malaria)
- Néoplasmes
  - Lymphome de Hodgkin
  - Tumeurs solides du poumon, du côlon, de l'estomac ou du sein
  - Leucémies
- Allergènes
  - Piqûres d'abeilles, pollen, etc.
- Médicaments
  - Pénicillamine (Cuprimine^MD)
  - AINS
  - Captopril (Capoten^MD)
  - Héroïne

Ascite : Épanchement liquidien intra-abdominal ou accumulation de liquide dans la cavité péritonéale.

Le syndrome néphrotique se manifeste, entre autres, par de l'œdème, une protéinurie importante (plus 3g/jour), de l'hypertension, de l'hyperlipidémie et de l'hypoalbuminémie (moins de 30 g/L). Ses caractéristiques chimiques comprennent une diminution de l'albumine sérique et de la protidémie, ainsi qu'une élévation du cholestérol sanguin. L'augmentation de la perméabilité de la membrane glomérulaire observée dans le syndrome néphrotique est responsable de l'excrétion massive de protéines dans l'urine. Cela entraîne une diminution de la protidémie et l'apparition subséquente d'un œdème systémique. Il peut se former des **ascites** et une **anasarque** (œdème généralisé massif) en présence d'une hypoalbuminémie importante.

La baisse de pression oncotique plasmatique précipitée par la diminution de la protidémie stimule la synthèse hépatique des lipoprotéines, ce qui provoque une hyperlipidémie. Au départ, le cholestérol et les lipoprotéines de basse densité (LDL) sont élevés. Par la suite, le taux de triglycérides grimpe aussi. Des corps gras (cylindres graisseux) apparaissent couramment dans l'urine (lipidurie).

En cas de syndrome néphrotique, les réponses immunitaires, tant humorales que cellulaires, sont altérées. Par conséquent, l'infection est la principale cause de morbidité et de mortalité. Des anomalies calciques et squelettiques peuvent survenir, notamment l'hypocalcémie, la réponse calcémique atténuée à la parathormone, l'hyperparathyroïdie et l'ostéomalacie.

En présence d'une protéinurie néphrotique, la perte des facteurs de coagulation peut entraîner un état d'hypercoagulabilité relatif. L'hypercoagulabilité associée à une thromboembolie est une complication grave du syndrome néphrotique. La veine rénale est le site le plus fréquent de formation d'un thrombus. Les embolies pulmonaires surviennent chez environ 40 % des personnes néphrotiques présentant une thrombose.

Soins et traitements en interdisciplinarité

CLIENT ATTEINT DU SYNDROME NÉPHROTIQUE

Le traitement du syndrome néphrotique est fondé sur la prise en charge des symptômes (Ferri, 2008). L'objectif vise à soulager l'œdème, à soigner ou maîtriser la maladie primaire et à maintenir le plus possible la pression artérielle (P.A.) dans des valeurs normales (Cattran, 2009). Le traitement de l'œdème comprend l'emploi prudent d'inhibiteurs de l'enzyme de conversion de l'angiotensine et d'anti-inflammatoires non stéroïdiens (AINS), et un régime à faible teneur en sodium (de 2 à 3 g/jour) et à teneur faible ou modérée en protéines (de 0,5 à 0,6 g/kg/jour). La restriction de la consommation de sodium est l'élément clé pour traiter l'œdème. Chez certaines personnes, il peut être nécessaire d'administrer des diurétiques thiazidiques ou des diurétiques de l'anse. Si la perte de protéines dans l'urine excède 10 g/jour, un apport additionnel de protéines alimentaires peut s'avérer nécessaire.

Le traitement de l'hyperlipidémie est souvent un échec. Cependant, les hypolipidémiants, comme le colestipol (Colestid^MD) et la lovastatine (Mevacor^MD), peuvent entraîner une diminution modérée des taux de cholestérol.

Si une thrombose est détectée, un traitement anticoagulant peut être nécessaire pendant une période allant jusqu'à six mois.

Les corticostéroïdes et le cyclophosphamide (Cytoxan^MD) peuvent être employés pour traiter les cas graves de syndrome néphrotique. La prednisone (Winpred^MD) s'est révélée efficace à divers degrés chez les personnes atteintes de néphrose au stade précoce, de glomérulonéphrite membraneuse, de glomérulonéphrite rapidement progressive et de néphropathie lupique. La prise en charge du diabète et de l'œdème sont les seules mesures utilisées dans le syndrome néphrotique associé au diabète.

Le traitement de l'œdème compte parmi les soins les plus importants à prodiguer au client atteint d'un syndrome néphrotique. Il est important d'évaluer l'œdème en pesant le client tous les jours, en mesurant minutieusement les quantités de liquide administré et excrété et en mesurant le tour de taille et le diamètre des extrémités. Les données quotidiennes sont comparées pour une évaluation de l'efficacité du traitement. Il faut par ailleurs nettoyer soigneusement la peau œdémateuse. Le client doit éviter les traumas, et l'équipe médicale doit évaluer l'efficacité du traitement diurétique.

La personne atteinte d'un syndrome néphrotique est susceptible de souffrir de malnutrition en raison de la perte excessive de protéines dans l'urine. Il n'est pas toujours facile de suivre un régime à teneur faible ou modérée en protéines et à faible teneur en

RAPPELEZ-VOUS…

Pour apprécier l'importance de l'œdème à godet, l'infirmière appuie fermement un doigt sur la région œdémateuse pendant cinq secondes, puis relâche la pression. La profondeur du godet, mesurée en millimètres, détermine le degré de l'œdème.

sodium. Le client est habituellement anorexique. De petits repas fréquents pris dans une ambiance agréable peuvent l'encourager à adopter le régime alimentaire recommandé.

Le client atteint du syndrome néphrotique étant susceptible aux infections, il doit prendre les mesures nécessaires pour éviter le contact avec des personnes présentant des infections. Il est essentiel d'offrir du soutien au client afin de l'aider à accepter une image corporelle altérée en raison de l'œdème. Les manifestations cliniques de la glomérulonéphrite comprennent divers degrés d'hématurie (microscopique ou macroscopique) et l'excrétion urinaire de divers éléments figurés du sang, y compris les hématies, les leucocytes et les cylindres. Une protéinurie et une élévation de l'urée et de la créatinine sérique peuvent être observées. Dans la plupart des cas, la guérison de la maladie aiguë ne laisse pas de séquelles. Cependant, si l'atteinte est progressive, il en résulte une destruction du tissu rénal et une insuffisance rénale importante.

La collecte de données auprès du client fournit des renseignements importants sur la glomérulonéphrite. Il est nécessaire de vérifier s'il a pris des médicaments, s'il a été vacciné récemment et s'il a été exposé à des infections microbiennes ou virales comme l'hépatite. Il est également important de dépister la présence d'affections généralisées du système immunitaire, comme le lupus érythémateux disséminé et la sclérose systémique.

68.2.2 Principales variantes de la glomérulopathie

Dans certaines classifications de la glomérulopathie, cette maladie est abordée sous le point de vue de l'image histopathologique, dans d'autres, elle est abordée sous l'angle clinique, évolutif ou étiologique. En effet, la glomérulopathie peut être classée en fonction : 1) de l'étendue des lésions (diffuse ou focale) ; 2) de sa cause initiale (idiopathique ou secondaire) ; 3) de l'étendue des changements (minime ou généralisée) ; 4) de son évolution, qui peut être aiguë, chronique irréversible ou prolongée ; 5) de son apparition à la suite d'une séquence d'événements immunologiques ou non. Bien que le glomérule soit le site primaire de l'inflammation, des changements tubulaires, interstitiels et vasculaires peuvent également être observés.

Quelques variantes de la maladie glomérulaire en fonction de leur cause initiale, qui peut être primaire ou secondaire, sont étudiées dans cette section. Le **TABLEAU 68.2** présente les différentes glomérulopathies selon la classification proposée.

68.2.3 Glomérulonéphrite poststreptococcique aiguë
Étiologie et physiopathologie

La **glomérulonéphrite poststreptococcique aiguë (GNPSA)** est plus fréquente chez les enfants et les jeunes adultes, mais tous les groupes d'âge peuvent en être atteints. Elle apparaît de 5 à 21 jours après une infection des amygdales, du pharynx ou de la peau (p. ex., un mal de gorge d'origine streptococcique ou un impétigo) attribuables à des souches néphrotoxiques du streptocoque β-hémolytique du groupe A. Dans ce cas, la personne produit des anticorps dirigés contre l'antigène streptococcique. Bien que le mécanisme spécifique ne soit pas élucidé, les lésions tissulaires se produisent lorsque les complexes antigène-anticorps sont déposés dans les glomérules et que le complément est activé. L'activation du complément provoque une réaction inflammatoire en réponse aux lésions. Cette réponse est également due à une diminution de la filtration sanguine des déchets métaboliques et à une augmentation de la perméabilité des larges molécules protéiniques.

Manifestations cliniques

Les manifestations cliniques de la GNPSA se traduisent par divers signes et symptômes systémiques, dont un œdème généralisé et de l'hypertension artérielle, et des symptômes rénaux, dont une oligurie, une hématurie d'apparence noirâtre ou rouillée et une protéinurie. La rétention liquidienne intravasculaire puis interstitielle découle d'une diminution de la filtration glomérulaire. L'œdème apparaît initialement dans les tissus soumis à une faible pression, comme ceux qui entourent les yeux (œdème périorbital), puis affecte le corps en entier sous forme d'ascites ou d'œdème périphérique aux jambes. Une urine trouble dénote des saignements dans les voies urinaires supérieures. Le degré de protéinurie varie selon la gravité de la glomérulonéphropathie. L'hypertension artérielle (HTA) résulte principalement d'une augmentation du volume du liquide intravasculaire. La personne atteinte de GNPSA peut souffrir de douleur abdominale ou au flanc. À l'occasion, la maladie est asymptomatique et n'est dépistée que dans le cadre d'une analyse d'urine de routine.

TABLEAU 68.2	Classification des principales glomérulopathies
PRIMAIRES	**SECONDAIRES**
• Glomérulonéphrite poststreptococcique aiguë (GNPSA) • Glomérulonéphrite d'évolution rapide • Glomérulonéphrite chronique • Néphropathie à IgA	• Syndrome de Goodpasture • Syndrome d'Alport

68

ENCADRÉ 68.9 Glomérulonéphrite aiguë

Examen clinique et examens paracliniques

- Anamnèse et examen physique
- Analyse d'urine
- Formule sanguine complète et formule leucocytaire différentielle
- Taux sériques d'urée, de créatinine et d'albumine
- Taux de complément et concentration de l'ASO
- Dosage d'immunoglobulines (IgM, IgA, etc.)

- Dosage ANCA (*Anti-Neutrophil-Cytoplasmic Antibodies*)
- Biopsie rénale (si indiquée)

Processus thérapeutique

- Repos
- Restriction de sodium et de liquide
- Diurétiques
- Traitement antihypertensif
- Ajustement de l'apport protéique dans l'alimentation selon la protéinurie et l'urémie

Plus de 95 % des personnes atteintes de GNPSA en guérissent complètement ou voient leur état s'améliorer rapidement grâce à un traitement conservateur. Il est crucial de dépister et d'évaluer avec exactitude la GNPSA étant donné que de 5 à 15 % des personnes touchées développent une glomérulonéphrite chronique et qu'une insuffisance rénale irréversible survient dans 1 % des cas.

Examen clinique et examens paracliniques

Le diagnostic de GNPSA est fondé sur une anamnèse détaillée, un examen physique complet et des épreuves de laboratoire visant à mettre en évidence la présence actuelle ou antérieure de streptocoques β-hémolytique du groupe A dans une lésion de la gorge ou de la peau **ENCADRÉ 68.9**. Une réponse immunitaire au streptocoque est souvent révélée par l'évaluation des titres d'antistreptolysine-O (ASO). Une diminution des composants du complément (en particulier le C3 et le CH50) indique une réponse immunitaire. Une biopsie rénale peut être effectuée pour confirmer le diagnostic.

L'analyse macroscopique d'urine au moyen d'une bandelette réactive et l'examen microscopique des sédiments urinaires mettront en évidence un grand nombre d'érythrocytes. Les cylindres d'érythrocytes sont hautement évocateurs d'une GNPSA. La protéinurie peut varier de légère à grave. Les analyses sanguines, y compris la mesure de l'urée et de la créatinine sérique, peuvent évaluer le degré d'insuffisance rénale.

CLIENT ATTEINT DE GLOMÉRULONÉPHRITE POSTSTREPTOCOCCIQUE AIGUË

La prise en charge de la GNPSA vise à soulager les symptômes du client **ENCADRÉ 68.9**. Le repos est recommandé jusqu'à ce que les signes d'inflammation glomérulaire (protéinurie, hématurie) et d'hypertension se dissipent. L'œdème est traité en limitant l'apport en sodium et en liquide, et en administrant des diurétiques. L'hypertension grave est traitée par des antihypertenseurs. Il est possible de restreindre l'apport en protéines en présence de signes d'augmentation des déchets azotés (p. ex., une élévation de l'urée sérique). La restriction des protéines varie selon le degré de protéinurie.

Les antibiotiques ne devraient être prescrits que si l'infection streptococcique est encore présente. Les corticostéroïdes et les médicaments cytotoxiques ne se sont pas révélés efficaces dans le traitement de la GNPSA.

L'un des moyens les plus pertinents pour prévenir la GNPSA est la sensibilisation des clients au dépistage et au traitement précoces des maux de gorge et des lésions de la peau. Si la culture révèle des streptocoques, il est essentiel d'instaurer une antibiothérapie appropriée (la pénicilline, habituellement). L'infirmière doit souligner au client qu'il est impératif de prendre la série complète d'antibiotiques pour éradiquer les bactéries. Une bonne hygiène personnelle est un important facteur de prévention des infections streptococciques cutanées.

68.2.4 Glomérulonéphrite d'évolution rapide

La **glomérulonéphrite d'évolution rapide (GNER)**, ou glomérulonéphrite rapidement progressive, est une maladie glomérulaire associée à l'insuffisance rénale aiguë se manifestant par un déclin progressif et rapide de la fonction rénale en l'espace de quelques jours ou de quelques semaines. L'insuffisance rénale peut se produire en quelques semaines ou en quelques mois, à la différence de la glomérulonéphrite chronique, qui apparaît de façon insidieuse et évolue pendant des années. La GNER se manifeste par divers signes et symptômes: hypertension, œdème, protéinurie, hématurie et cylindres hématiques.

La GNER peut survenir dans diverses circonstances: 1) à la suite d'une maladie inflammatoire ou infectieuse (p. ex., la GNPSA); 2) à la suite d'une maladie multisystémique (p. ex., le lupus érythémateux disséminé ou le syndrome de Goodpasture); 3) comme maladie idiopathique; 4) à la suite de la prise de certains médicaments (p. ex., la pénicillamine [Cuprimine^MD]).

Le médecin doit rapidement établir le diagnostic et diriger le traitement en vue de corriger la surcharge liquidienne, l'hypertension, l'urémie et les lésions inflammatoires aux reins. Le traitement comprend les corticostéroïdes, les médicaments cytotoxiques et la plasmaphérèse en l'absence de réponse des traitements médicamenteux. Chez les personnes atteintes de GNER, la dialyse et la transplantation sont des options de traitement possibles. La GNER peut réapparaître après une transplantation rénale.

68.2.5 Glomérulonéphrite chronique

La glomérulonéphrite chronique est le syndrome représentant le stade final de la maladie inflammatoire glomérulaire. La plupart des types de glomérulonéphrite et de syndrome néphrotique peuvent évoluer vers une glomérulonéphrite chronique.

La glomérulonéphrite chronique est caractérisée par une protéinurie, une hématurie et l'apparition progressive d'une urémie, lesquelles résultent d'une diminution de la fonction rénale. La glomérulonéphrite chronique évolue sournoisement vers une insuffisance rénale en quelques années à peine ou au bout d'une période pouvant aller jusqu'à 30 ans.

La glomérulonéphrite chronique est souvent dépistée de manière fortuite par des résultats anormaux à l'analyse d'urine ou par une P.A. élevée. Il arrive souvent que la personne ne se rappelle pas si elle a déjà souffert d'une néphrite aiguë ou de troubles rénaux. Une biopsie rénale peut être pratiquée pour déterminer la cause exacte et la nature de la glomérulonéphrite. Néanmoins, l'échographie et la TDM sont les méthodes diagnostiques généralement privilégiées.

Le traitement vise à soulager les symptômes et doit comporter des mesures de soutien. L'hypertension artérielle et les infections des voies urinaires doivent être traitées énergiquement. La restriction de l'apport de protéines et de phosphate peut ralentir l'évolution de la maladie rénale.

68.2.6 Néphropathie à IgA

La néphropathie à IgA, ou maladie de Berger, compte parmi les glomérulopathies primaires les plus courantes (Quérin, Russo, Robitaille, & Marion, 2004). Elle frappe surtout de jeunes adultes, le plus souvent des hommes. De très nombreux cas ont été rapportés en Europe, mais c'est en Asie qu'on la rencontre le plus. Elle est constatée chez 40 % des clients ayant subi une biopsie du rein (Hogg, 2009).

La néphropathie à IgA se caractérise par des dépôts d'immunoglobulines A (IgA) dans le rein. Ces IgA se déposent au centre des glomérules, dans le mésangium. La maladie est souvent diagnostiquée tardivement, après plusieurs années d'évolution, quand des complications comme l'hypertension artérielle et l'insuffisance rénale surviennent. Une biopsie rénale permet de confirmer le diagnostic, comme c'est malheureusement le cas pour de nombreuses maladies rénales. Cette néphropathie peut aussi se manifester par des épisodes d'hématuries macroscopiques survenant environ deux semaines après une infection virale des voies respiratoires supérieures (Hogg, 2009).

La néphropathie à IgA évolue de manière assez hétérogène et imprévisible (Hogg, 2009). De 25 à 30 % des clients diagnostiqués voient leur état dégénérer en insuffisance rénale terminale. Par ailleurs, des causes de mauvais pronostic ont été déterminées : persistance de la protéinurie, hypertension et diminution du taux de filtration glomérulaire. L'état de santé des clients présentant ces conditions risque de se détériorer davantage (Hogg, 2009).

Il n'existe à ce jour aucun traitement spécifique de la néphropathie à IgA, hormis les moyens thérapeutiques utilisés contre les différentes formes de glomérulopathies. Ainsi, des médicaments immunosuppresseurs comme les corticostéroïdes et les cyclophosphamides seront utilisés pour gérer le syndrome néphrotique (Hogg, 2009).

68.2.7 Syndrome de Goodpasture

Le **syndrome de Goodpasture** est un exemple d'affection auto-immune cytotoxique de type II avec syndrome hémorragique alvéolaire. C'est une maladie rare qui frappe essentiellement de jeunes hommes caucasiens, surtout dans les pays nordiques et anglo-saxons. Dans des conditions qui y prédisposent, le tabagisme semble favoriser la survenue d'hémorragies alvéolaires. Le syndrome de Goodpasture se caractérise par la présence d'anticorps circulants dirigés contre la membrane basale glomérulaire et alvéolaire (Goligher & Detsky, 2009). Bien que l'organe cible principal soit le rein, les poumons peuvent également être atteints. Les lésions rénales et pulmonaires ont lieu quand ces anticorps se lient aux cellules de la membrane, provoquant une réaction inflammatoire due à la fixation et à l'activation du complément. Les facteurs responsables de la production d'autoanticorps ne sont pas connus, quoique les virus grippaux de type A, les hydrocarbures, la pénicillamine et des facteurs génétiques inconnus puissent intervenir.

Cette affection se manifeste entre autres par un syndrome pseudogrippal accompagné de symptômes pulmonaires, dont la toux, l'essoufflement, l'hémoptysie, le râle crépitant, les ronchis et l'insuffisance pulmonaire. L'atteinte rénale se traduit par une hématurie et une protéinurie avec insuffisance rénale rapidement évolutive (Salama & Pusey, 2009). Dans la majorité des cas, le client présente une hémorragie pulmonaire accompagnée de faiblesse, de pâleur et d'anémie. L'hémorragie pulmonaire est courante et peut survenir des semaines, voire des mois avant les anomalies glomérulaires. Les résultats diagnostiques anormaux incluent de faibles taux d'hématocrite et d'hémoglobine, une élévation des taux d'urée et de créatinine sérique, une hématurie et une protéinurie. La présence d'anticorps anti-MBG circulants correspond à l'activité de la maladie rénale et permet de poser un diagnostic de ce syndrome.

14

La plasmaphérèse est traitée en détail dans le chapitre 14, *Génétique, réaction immunitaire et transplantation.*

51

Les soins et traitements infirmiers aux personnes atteintes d'insuffisance respiratoire sont abordés dans le chapitre 51, *Interventions cliniques – Insuffisance respiratoire et syndrome de détresse respiratoire aiguë.*

Soins et traitements en interdisciplinarité

CLIENT ATTEINT DU SYNDROME DE GOODPASTURE

Jusqu'à récemment, le pronostic des personnes atteintes du syndrome de Goodpasture était médiocre, avec une survie moyenne de moins de quatre mois. Le traitement actuel, qui fait appel, dans l'ordre, à la **plasmaphérèse** et à la dialyse, aux immunosuppresseurs (p. ex., le cyclophosphamide [Cytoxan^{MD}], l'azathioprine [Imuran^{MD}]) et aux corticostéroïdes, a réduit le taux de mortalité à moins de 20 % (Goligher & Detsky, 2009) ▶ **14**.

La plasmaphérèse débarrasse la circulation des anticorps anti-MBG, et la thérapie immunosuppressive inhibe la production d'anticorps. Une fois le taux d'anticorps anti-MBG réduit, il est possible de procéder à une transplantation rénale. Bien que des récidives soient possibles, la maladie ne constitue pas une contre-indication à la transplantation rénale. Chez certaines personnes présentant une hémorragie pulmonaire grave, la néphrectomie bilatérale s'est avérée utile. Par contre, le mécanisme exact à l'origine de l'amélioration n'a pas été établi.

Il convient de prodiguer les soins d'urgence appropriés au client dont l'état est critique et qui souffre de symptômes d'insuffisance rénale aiguë et de détresse respiratoire. Le décès résulte couramment de l'hémorragie pulmonaire et de l'insuffisance respiratoire ▶ **51**.

Étant donné que ce syndrome est rare et qu'il touche principalement de jeunes adultes auparavant en bonne santé, il est très important d'offrir appui et compréhension au client et à ses proches. L'infirmière doit leur fournir des directives concernant le traitement, les médicaments et les complications de la maladie.

68.2.8   Syndrome d'Alport

Le **syndrome d'Alport**, aussi appelé néphrite héréditaire chronique, existe sous deux formes : 1) le syndrome d'Alport classique, affection héréditaire liée au sexe avec hématurie, surdité sensorineurale et difformités de la face antérieure du cristallin ; 2) le syndrome d'Alport non classique, où un trait autosomique héréditaire cause l'hématurie, mais non la surdité et les difformités du cristallin. La maladie touche les hommes plus tôt et plus gravement que les femmes. Elle est souvent diagnostiquée dans la première décennie de la vie. Le défaut chromosomique est une mutation dans un gène ayant trait au collagène et entraînant une altération de la synthèse de la membrane basale glomérulaire. La présence d'hématurie et d'urémie évolutive est le plus souvent observée. La prise en charge consiste en un traitement de soutien. Comme dans toute maladie rénale chronique, la gestion serrée de l'HTA est de mise (Foxman, 2010). La corticothérapie et l'administration de médicaments cytotoxiques ne sont pas efficaces. La maladie ne réapparaît pas à la suite de la greffe du rein. Le recours à des dispositifs de protection pour les oreilles en présence de bruits forts est conseillé pour limiter les dommages auditifs (Foxman, 2010).

Dans tous les cas de glomérulopathies, des moyens thérapeutiques visant à ralentir la progression de la maladie rénale chronique doivent aussi être mis en place.

La figure 14.2W présente le tableau généalogique de la polykystose rénale autosomique dominante. Elle peut être consultée au www.cheneliere.ca/lewis.

68.3 | Maladies rénales héréditaires

Les maladies rénales héréditaires englobent les anomalies de développement du parenchyme rénal. Ces anomalies peuvent être isolées ou faire partie de syndromes de malformation plus complexes. La majorité des anomalies structurelles héréditaires sont kystiques. Toutefois, les kystes peuvent également apparaître à la suite d'uropathies obstructives, de troubles métaboliques ou de maladies neurologiques. L'analyse histologique du parenchyme rénal permet de s'assurer que les kystes ne contiennent pas de tumeurs.

68.3.1   Polykystose rénale

La **polykystose rénale** est la maladie héréditaire la plus répandue à l'échelle mondiale. Au Canada, en 2008, la polykystose rénale représentait 3,9 % des causes de nouveaux traitements pour insuffisance rénale terminale (ICIS, 2010). Elle représente de 10 à 15 % des maladies rénales chroniques. Il existe deux formes de polykystose rénale héréditaire, celle qui se manifeste dans l'enfance et celle qui survient à l'âge adulte. La forme infantile est une maladie autosomique récessive qui évolue souvent rapidement **TABLEAU 68.3**.

La polykystose rénale de l'adulte est une maladie autosomique dominante. Si un parent est atteint de la maladie, l'enfant court un risque de 50 % d'hériter de la maladie 🖱. Elle demeure à l'état latent durant de nombreuses années et se manifeste autour de l'âge de 30 ans. Cependant, la polykystose rénale a aussi été décelée chez le nouveau-né. Elle touche les deux reins et survient autant chez l'homme que chez la femme. Le cortex rénal et la médullaire rénale sont remplis de kystes volumineux à paroi mince dont le diamètre peut être de plusieurs millimètres, voire de plusieurs centimètres **FIGURE 68.3**. En grossissant, les kystes détruisent le tissu environnant par compression. Remplis de liquide, ils peuvent contenir du sang ou du pus. À l'autopsie, les reins des personnes atteintes de la polykystose rénale semblent pleins de balles de golf.

TABLEAU 68.3 | **Polykystose rénale**

CARACTÉRISTIQUES	ENFANT	ADULTE
Fondement génétique	• Autosomique récessif	• Autosomique dominant
Incidence	• De 1 sur 10 000 à 1 sur 20 000	• De 1 sur 400 à 1 sur 1 000
Site du gène	• Le gène PKHD1 est sur le chromosome 6.	• Le gène PKD1 est sur le chromosome 16 (environ 85 %) et le gène ADPKD2, sur le chromosome 4 (environ 15 %). Le site du gène PKD2 n'a pas été déterminé.
Test génétique	• Test d'ADN[a]	• Test d'ADN
Âge d'apparition	• Petite enfance et enfance	• Vingtaine ou trentaine
Conséquences cliniques	• De 30 à 50 % des nouveau-nés atteints meurent peu après la naissance. • Si l'enfant survit à la période néonatale, sa probabilité de survie est bonne, mais environ un tiers des enfants auront besoin de dialyse ou d'une greffe avant d'avoir atteint l'âge de 10 ans.	• L'atteinte est multisystémique. • Entre 60 à 80 % des clients souffrent d'hypertension artérielle. • Il y a augmentation du risque d'anévrisme cérébral. • Un dépistage se fait auprès des familles à risque.

[a] Le test génétique est aussi offert pour des embryons fécondés et avant l'insémination, ce qui permet d'implanter dans l'utérus des embryons exempts de l'affection. Si le test est positif, les embryons peuvent être détruits.

Au stade précoce, la maladie est en général asymptomatique. Les symptômes apparaissent quand les kystes se mettent à grossir. Les premières manifestations de la polykystose rénale sont souvent l'hypertension, l'hématurie (à la suite de la rupture des kystes) ou une sensation de pesanteur dans le dos, le flanc ou l'abdomen. Cependant, elles peuvent aussi prendre la forme d'une infection urinaire ou de calculs urinaires. La personne atteinte de polykystose rénale souffre le plus souvent de douleur chronique. La douleur peut être constante et très intense. À l'examen physique, les deux reins apparaissent volumineux et souvent palpables. Chez de nombreuses personnes, la maladie est asymptomatique et donc non diagnostiquée.

Le diagnostic est fondé sur les manifestations cliniques, les antécédents familiaux, la PIV, l'échographie (meilleur outil de dépistage) ou la TDM. La maladie progresse habituellement par une perte de la fonction rénale évoluant jusqu'à l'insuffisance rénale au stade terminal, qui survient à l'âge de 60 ans dans 50 % des cas (Chapman, 2009). La polykystose rénale peut aussi toucher le foie (kystes hépatiques), le cœur (anomalie valvulaire), les vaisseaux sanguins (anévrismes) et les intestins (diverticulose). La complication la plus sérieuse est l'anévrisme cérébral, qui peut se rompre.

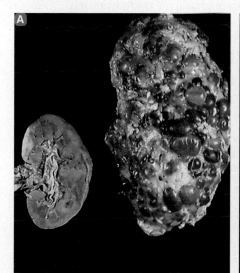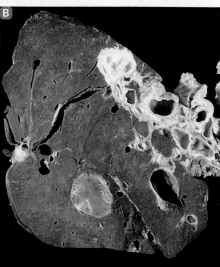

FIGURE 68.3

A Comparaison d'un rein polykystique et d'un rein normal. **B** Kystes rénaux.

CLIENT ATTEINT DE POLYKYSTOSE RÉNALE

Il n'existe aucun traitement propre à la polykystose rénale. Il s'agit principalement de prévenir les infections urinaires ou de les traiter au moyen d'antibiotiques appropriés, le cas échéant. Il vise aussi à gérer l'HTA en maintenant la P.A. dans des valeurs cibles inférieures à 130/80 mmHg (Chapman, 2009). La néphrectomie peut s'avérer nécessaire si la douleur, les saignements ou les infections évoluent en trouble chronique grave. Dans les cas d'insuffisance rénale au stade terminal, la dialyse et la greffe rénale peuvent s'imposer.

Dans les cas où l'insuffisance rénale progresse, les interventions sont déterminées selon la fonction résiduelle. Les responsabilités de l'infirmière sont les mêmes que dans le traitement de l'insuffisance rénale au stade terminal. Elles consistent à encourager des modifications au régime alimentaire et des restrictions à l'apport liquidien, à administrer des médicaments (p. ex., des antihypertenseurs), à aider le client et sa famille à vivre avec la maladie et à accéder aux ressources, et à composer avec les enjeux liés à la nature héréditaire de la maladie. Le client atteint de la forme adulte de la polykystose rénale a souvent des enfants au moment du diagnostic de la maladie. Il aura alors besoin de conseils concernant la perspective d'avoir d'autres enfants. De plus, des ressources de consultation sur les maladies héréditaires doivent être fournies aux enfants. Le site internet Orphanet est une source d'information intéressante pour les personnes atteintes d'une maladie héréditaire rare.

68.3.2 Maladie kystique médullaire

La **maladie kystique médullaire** est un trouble héréditaire pouvant prendre deux formes. La forme récessive autosomique est associée à une insuffisance rénale qui survient avant l'âge de 20 ans ; la forme dominante autosomique est associée à une insuffisance rénale qui survient après l'âge de 20 ans. La plupart des kystes siègent dans la médullaire rénale. Les reins ont une forme symétrique et comportent beaucoup de tissu cicatriciel. La capacité de concentration urinaire du rein diminue. La polyurie, l'insuffisance rénale évolutive, l'anémie grave, l'acidose métabolique et une réduction de la réabsorption du sodium sont fréquentes. L'hypertension peut être une manifestation terminale. La consultation de spécialistes en génétique peut être utile sur le plan de la planification familiale. Le traitement rappelle les mesures prises dans le traitement de l'insuffisance rénale au stade terminal.

60

La néphropathie diabétique est également abordée dans le chapitre 60, *Interventions cliniques – Diabète*.

68.4 | Rôle du rein dans les maladies du métabolisme et du tissu conjonctif

Divers processus pathologiques du métabolisme et du tissu conjonctif risquent d'avoir une incidence sur la fonction rénale. Les effets physiopathologiques sur le parenchyme rénal ne sont pas toujours spécifiques. L'évolution clinique de l'atteinte rénale est celle d'une néphropathie évolutive chronique qui peut entraîner l'urémie et la mort. La prise en charge consiste à traiter le trouble primaire et à soulager les symptômes de l'atteinte rénale. Si le trouble rénal dégénère en insuffisance rénale au stade terminal, le traitement comprend la dialyse ou la greffe. Les responsabilités de l'infirmière consistent à renseigner le client sur le processus pathologique primaire, l'atteinte rénale et la nécessité d'un régime avec restrictions alimentaires et liquidiennes et d'un traitement pharmacologique.

Aux États-Unis et au Canada, la **néphropathie diabétique** est la principale cause d'insuffisance rénale au stade terminal. En 2008, le diabète représentait 34,5 % des causes de nouveaux traitements de l'IRC terminale (ICIS, 2010). Le diabète peut altérer les reins de plusieurs manières. Les modifications microangiopathiques observées dans le diabète consistent en une glomérulosclérose diffuse, se traduisant par un épaississement de la membrane basale glomérulaire, et en une glomérulosclérose nodulaire (syndrome de Kimmelstiel-Wilson), se caractérisant par des lésions nodulaires. Dans une certaine mesure, la glomérulosclérose nodulaire est propre au diabète de type I. Dans le cas d'un diabétique enclin à la glomérulonéphropathie (p. ex., en présence de traces de protéinurie ou d'une rétinopathie), il faut surveiller étroitement la glycémie et les besoins en insuline ▶ **60**

La **goutte** est un syndrome qui se manifeste par des crises aiguës d'arthrite causées par une hyperuricémie. Le syndrome est causé par une accumulation de cristaux d'urate monosodique dans les articulations. Les dépôts interstitiels et tubulaires de cristaux d'acide urique risquent d'entraîner une néphropathie.

L'**amylose** est un groupe d'affections se manifestant par une altération de la fonction des organes imputable à l'infiltration tissulaire d'une substance amyloïde. Les corps hyalins sont constitués en grande partie de protéines. L'atteinte rénale est fréquente dans les cas d'amylose. La protéinurie en est souvent la première manifestation clinique.

Le **lupus érythémateux disséminé** est un trouble du tissu conjonctif caractérisé par l'atteinte de plusieurs tissus et organes, en particulier des articulations, de la peau et des reins. Les manifestations cliniques de la maladie sont semblables à celles des autres formes de glomérulonéphrite. L'insuffisance rénale est souvent associée au lupus érythémateux disséminé et son pronostic est sombre.

La **sclérose généralisée (sclérodermie)** est une affection d'étiologie indéterminée qui se caractérise par des altérations étendues du tissu conjonctif et par des lésions vasculaires de nombreux organes. Dans le rein, les lésions vasculaires sont associées à la fibrose. Un mécanisme du complexe immun pourrait être un facteur étiologique possible. La gravité de l'atteinte rénale varie. En présence de lésions rénales sévères, le pronostic est grave ▶ **27**.

Tuberculose rénale

La tuberculose rénale est rarement une lésion primaire ; elle est habituellement secondaire à une tuberculose pulmonaire. Chez un faible pourcentage de personnes atteintes de tuberculose pulmonaire, le bacille tuberculeux gagne les reins par la circulation sanguine. La maladie survient de cinq à huit ans après l'infection primaire. Dans ces cas, la maladie est souvent asymptomatique. Parfois, la personne se plaint de fatigue et a une fièvre légère. À mesure que les lésions s'ulcèrent, l'infection descend dans la vessie et les autres organes génito-urinaires et provoque une cystite, des mictions fréquentes, une sensation de brûlure à la miction et, chez l'homme, une épididymite.

Dans la plupart des cas, la tuberculose rénale se manifeste d'abord par des symptômes d'infection des voies urinaires. Les lésions rénales peuvent se calcifier en guérissant. Quelquefois, des coliques néphrétiques, une douleur lombaire et iliaque et une hématurie peuvent être présentes. Le diagnostic repose sur l'isolement du bacille tuberculeux dans l'urine et sur les résultats de la PIV.

Les complications à long terme de la tuberculose rénale dépendent du temps écoulé depuis le début de la maladie jusqu'à l'instauration du traitement. Les complications comprennent une cicatrisation du parenchyme rénal et des sténoses urétérales. Par contre, plus le traitement est amorcé tôt, plus la probabilité d'insuffisance rénale est réduite. Au stade avancé de la maladie, la diminution du volume de la vessie peut être irréversible.

68.5 | Troubles vasculaires rénaux

Les troubles vasculaires touchant le rein englobent : 1) la néphrosclérose ; 2) la sténose de l'artère rénale ; 3) la thrombose veineuse rénale.

68.5.1 Néphrosclérose

La **néphrosclérose** consiste en la sclérose des petites artères et des artérioles rénales. Il y a une réduction du débit sanguin rénal, laquelle se traduit par une nécrose localisée du parenchyme rénal. Il y a également une nécrose ischémique, la destruction des glomérules et une fibrose subséquente.

La néphrosclérose bénigne survient généralement chez l'adulte âgé de 30 à 50 ans. Elle est causée par des altérations vasculaires dues à l'HTA et au processus de l'athérosclérose. Les modifications vasculaires athéroscléreuses sont les principales responsables de la perte de la fonction rénale associée au vieillissement. Il existe un lien direct entre le degré de néphrosclérose et la gravité de l'HTA. Le client atteint de néphrosclérose bénigne peut présenter une fonction rénale normale aux stades précoces. Il est possible que la seule anomalie décelée soit l'HTA.

La néphrosclérose d'évolution rapide, ou néphrosclérose maligne, est associée à l'HTA maligne, complication de l'HTA où la P.A. diastolique est supérieure à 130 mm Hg. Une HTA maligne se caractérise par une hausse soudaine et marquée de la P.A. La néphrosclérose d'évolution rapide touche habituellement de jeunes adultes, et deux fois plus d'hommes que de femmes. L'insuffisance rénale progresse rapidement dans ces cas.

Le traitement de la néphrosclérose est le même que celui de l'hypertension primaire ▶ **40**.

La néphrosclérose maligne nécessite un traitement antihypertensif énergique. La disponibilité de plus en plus grande des antihypertenseurs a permis d'améliorer le pronostic de la néphrosclérose bénigne ou maligne. La dysfonction rénale et l'insuffisance rénale constituent deux des principales complications de l'HTA. En l'absence de traitement ou dans les cas réfractaires au traitement, le pronostic est sombre, la principale cause de décès étant liée à l'insuffisance rénale.

68.5.2 Sténose artérielle rénale

La **sténose artérielle rénale** consiste en l'occlusion partielle de l'une ou des deux artères rénales et de leurs principales branches. Elle peut être causée par un rétrécissement athéroscléreux ou une hyperplasie fibromusculaire. Elle représente de 1 à 2 % de tous les cas d'HTA.

La sténose artérielle rénale peut être une cause d'évolution rapide de l'HTA, en particulier chez les personnes de moins de 30 ans et de plus de 50 ans ainsi que chez celles qui n'ont pas d'antécédents familiaux d'HTA. Cette distribution de l'âge est différente de celle observée chez les personnes atteintes d'hypertension essentielle, âgées de 30 et 50 ans. L'angiographie rénale est le meilleur examen diagnostique de la sténose artérielle rénale.

Le traitement vise à normaliser la P.A. et à rétablir la perfusion rénale. L'angioplastie transluminale percutanée est l'intervention de prédilection, en particulier chez la personne âgée, vu les risques liés à la chirurgie. La revascularisation chirurgicale du rein est indiquée dans les cas où

27

La goutte, le lupus érythémateux disséminé et la sclérodermie sont étudiés plus en détail dans le chapitre 27, *Interventions cliniques – Arthrite et maladies des tissus conjonctifs*.

40

Le processus thérapeutique en interdisciplinarité pour un client souffrant d'hypertension primaire est expliqué dans le chapitre 40, *Interventions cliniques – Hypertension*.

Claude-Michel est un adepte de la planche à roulettes. Il est âgé de 16 ans. Au cours d'une manœuvre acrobatique, il a fait une mauvaise chute et est tombé sur le côté gauche, s'infligeant une fracture au bassin et au coude.

Une atteinte rénale traumatique est-elle possible dans son cas ? Justifiez votre réponse.

le débit sanguin est si faible qu'il entraîne une ischémie rénale, ou si tout porte à croire qu'il s'agit d'une hypertension rénovasculaire et que l'intervention chirurgicale peut normaliser la P.A. systémique. La chirurgie comprend habituellement des anastomoses entre le rein et les grosses artères, en général l'artère splénique ou l'aorte. Dans des cas précis d'atteinte rénale unilatérale associée à une production élevée de rénine, la néphrectomie unilatérale peut être indiquée.

68.5.3 Thrombose veineuse rénale

La **thrombose veineuse rénale** peut être unilatérale ou bilatérale. Elle survient dans diverses circonstances : traumatismes, compression extrinsèque (p. ex., une tumeur ou un anévrisme de l'aorte), carcinome à cellules rénales, grossesse, utilisation de contraceptifs et syndrome néphrotique.

Les symptômes comprennent des douleurs au flanc, une hématurie ou une fièvre, ou encore un syndrome néphrotique. L'administration d'anticoagulant (p. ex., l'héparine, la warfarine [Coumadin^MD]) est un élément important de la prise en charge en raison d'une fréquence élevée d'embolie pulmonaire. La corticothérapie peut s'avérer utile chez le client atteint du syndrome néphrotique. Il est possible de réaliser une thrombectomie chirurgicale au lieu de l'anticoagulothérapie ou en association avec ce traitement.

68.5.4 Traumatismes rénaux

Une augmentation continue de la fréquence des lésions rénales dues à des traumatismes est liée à des blessures associées à la violence ainsi qu'à la généralisation du transport par véhicules motorisés et rapides. Les principales victimes de traumatismes rénaux sont des hommes âgés de moins de 30 ans. Le traumatisme pénétrant en est le type le plus fréquent. Il faut soupçonner un traumatisme rénal en cas de blessures multiples, de blessure sportive, d'accident de la route et de chute. La probabilité d'un tel traumatisme augmente si le client est blessé à l'abdomen, au flanc ou au dos, car le rein, organe le plus vulnérable de l'appareil génito-urinaire, est touché dans 5 % des cas de traumatisme abdominal (Malcolm *et al.*, 2008). Les blessures par pénétration peuvent résulter d'altercations violentes (p. ex., une blessure par balle ou une agression à coups de couteau) ou de **lésions iatrogènes**.

Les données à recueillir comprennent notamment les antécédents de traumatisme dans la région rénale. Une hématurie macroscopique ou

Lésions iatrogènes : Se dit des troubles ou lésions provoqués par un traitement médical ou un médicament.

microscopique peut être présente. Les examens diagnostiques comprennent une analyse d'urine, une PIV avec cystographie et une évaluation par échographie, TDM ou IRM. Il est aussi possible de procéder à une artériographie rénale. L'évaluation doit porter sur les deux reins, celui qui a subi une lésion et celui qui n'a pas été touché ; l'information ainsi recueillie pourrait être utile pour la prise en charge. La gravité du traumatisme rénal dépend de l'étendue de la lésion. La prise en charge comprend une vaste gamme d'interventions : repos au lit, administration de liquides et d'analgésiques, exploration chirurgicale avec réparation ou néphrectomie.

Les interventions de l'infirmière varient selon le type de traumatisme rénal et l'étendue des lésions concomitantes. Elles comportent les mesures suivantes :

- évaluation de l'état cardiovasculaire ;
- surveillance des signes de choc (p. ex., une blessure avec pénétration) ;
- augmentation de l'apport liquidien, sauf s'il y a contre-indication ;
- bilan des ingesta et des excreta ;
- mesures visant à assurer le confort du client ;
- recherche de signes d'hématurie ;
- détermination de la présence de myoglobinurie ;
- surveillance de la fonction rénale s'il y a administration d'antibiotiques potentiellement néphrotoxiques.

68.6 | Uropathies obstructives

L'**obstruction urinaire** désigne tout état anatomique ou fonctionnel qui bloque ou entrave l'écoulement de l'urine **FIGURE 68.4**. Elle peut être congénitale ou acquise.

Les effets délétères de l'obstruction des voies urinaires se font sentir au-dessus du lieu de l'obstruction. Leur gravité dépend du siège et de la durée de l'obstruction, de la quantité de pression ou de dilatation, ainsi que de la présence ou non d'une stase urinaire et d'une infection. L'infection accroît le risque de lésions irréversibles.

Bien qu'une obstruction qui soit distale à la prostate chez l'homme et distale au col vésical chez la femme entraîne une cicatrisation de la muqueuse et un jet urinaire plus lent, elle engendre rarement une uropathie obstructive majeure, car la pression de la paroi urétrale est inférieure à celle du col vésical et de la vessie. L'obstruction urétrale peut contribuer à la résistance vésicale et causer des lésions aux voies urinaires inférieures et supérieures en présence d'autres facteurs d'obstruction et de dysfonction. Par exemple, il y a risque accru d'atteinte de la fonction rénale chez le client présentant un traumatisme de la moelle épinière avec **dyssynergie vésicosphinctérienne**.

Une obstruction du col vésical ou de la prostate entraîne d'importants changements vésicaux. Les fibres musculaires du détrusor s'hypertrophient pour se contracter avec plus de force afin d'expulser l'urine hors d'un conduit devenu plus étroit. Après un certain temps, le détrusor perd sa capacité à surmonter cette résistance. Les faisceaux musculaires finissent par se séparer et deviennent plus rigides. Cette séparation, nommée **trabéculation**, est causée par le dépôt de collagène sur la paroi vésicale, ce qui sépare les faisceaux musculaires lisses. La trabéculation peut accélérer l'affaiblissement du détrusor. Les zones entre les faisceaux musculaires s'appellent cellules. Ces zones ne bénéficiant pas de soutien musculaire, une herniation de la muqueuse vésicale peut se produire entre les faisceaux musculaires du détrusor, formant des diverticules, petites poches qui s'écoulent mal. Le volume d'urine résiduel peut être très élevé dans une vessie dont le détrusor est ainsi affaibli.

La pression s'accroît durant le remplissage et le stockage vésical et peut être transmise aux uretères en présence d'une obstruction vésicale. Cette pression dépasse la pression péristaltique normale et entraîne un **reflux vésico-urétéral**, une dilatation ou une déformation urétérale, une dilatation urétérale et du bassinet du rein), une hydronéphrose **FIGURE 68.5**, une pyélonéphrite chronique et une atrophie rénale. Si un seul rein est obstrué, l'autre peut tenter de compenser par hypertrophie, mais son uretère ne sera pas dilaté.

Une obstruction partielle de l'uretère ou de la jonction pyélo-urétérale (JPU) (point où l'uretère croise les vaisseaux iliaques) peut avoir lieu. Si la pression demeure faible ou modérée, le rein peut continuer de se dilater sans perte apparente de fonction. Il y a risque accru de pyélonéphrite en raison de la stase et du reflux urinaire. Si un seul rein est atteint et que l'autre fonctionne normalement, la personne peut être asymptomatique. Si les deux reins sont touchés ou que le seul rein fonctionnel est atteint (p. ex., si la personne n'a qu'un rein), des altérations de la fonction rénale (p. ex., une élévation de l'urée ou de la créatinine sérique) peuvent être observées. Une obstruction progressive peut mener au développement d'une oligurie ou d'une anurie. Souvent, les épisodes d'oligurie sont suivis de polyurie si l'obstruction est due à un calcul qui s'est délogé. Le traitement vise à localiser et à éliminer le blocage par l'insertion d'un tube (p. ex., dans l'urètre ou l'uretère), la correction chirurgicale de la maladie ou la dérivation urinaire en amont de l'obstruction.

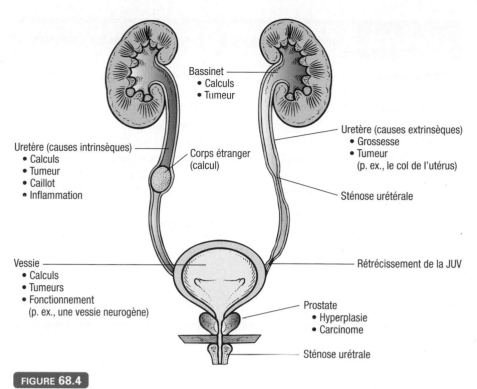

FIGURE 68.4

Sites et causes de l'obstruction de l'appareil urinaire supérieur et inférieur

68.6.1   Calculs urinaires

La **lithiase urinaire**, c'est-à-dire la formation et la présence de calculs dans les voies urinaires, constitue un problème de santé fréquent. Au Canada, l'incidence globale annuelle des épisodes lithiasiques est de l'ordre de 1 % (Ouimet & Ponsot, 2004). À l'exception des calculs de struvite (calculs de phosphate ammoniaco-magnésiens) associés aux infections des voies urinaires, les lithiases sont plus fréquentes chez les hommes que chez les femmes. La majorité des personnes atteintes sont âgées de 20 à 55 ans. La formation de calculs est plus courante chez les personnes de type caucasien que chez celles de type afro-américain. L'incidence est également plus élevée chez les gens ayant des antécédents familiaux de calculs urinaires. Jusqu'à 50 % des clients atteints souffriront à nouveau de calculs urinaires (Sakhaee, 2009). La formation de calculs se produit plus volontiers durant l'été, ce qui semble appuyer l'hypothèse voulant que la déshydratation joue un rôle dans ce processus. L'incidence des calculs rénaux semble être plus forte dans les pays les plus industrialisés, où l'incidence des calculs urinaires diminue.

Étiologie et physiopathologie

De nombreux facteurs jouent un rôle dans l'incidence et le type des calculs, notamment des facteurs métaboliques, diététiques et climatiques, ainsi que des facteurs liés au mode de vie et à la vie professionnelle **ENCADRÉ 68.10**. De nombreuses théories ont été proposées pour expliquer la formation de calculs dans l'appareil urinaire, mais aucune d'elles

Dyssynergie vésicosphinctérienne : Contraction involontaire (continue ou intermittente) du sphincter strié de l'urètre pendant la contraction du muscle détrusor.

Reflux vésico-urétéral : Retour ou mouvement rétrograde de l'urine des voies urinaires inférieures aux voies urinaires supérieures.

68

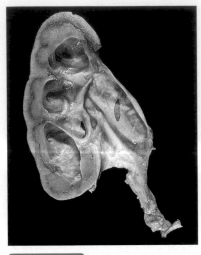

FIGURE 68.5

Hydronéphrose du rein – Il y a une dilatation importante du bassinet et des calices, ainsi qu'un amincissement du parenchyme rénal.

Jugement clinique

Monsieur Darly Mazile, qui est âgé de 55 ans, a déjà été traité pour des calculs urinaires formés d'oxalate de calcium. Il ne sait trop quels aliments pauvres en oxalates il doit privilégier.

Nommez deux fruits et deux légumes contenant peu d'oxalates que monsieur Mazile peut consommer sans danger de récidive.

n'explique tous les cas. Si la concentration des cristaux devient importante, ceux-ci peuvent précipiter et s'unir pour former des calculs. Le maintien de la dilution et du flux urinaires réduit le risque de réapparition des calculs chez de nombreuses personnes. Un pH urinaire alcalin favorise la cristallisation des phosphates de calcium. Par ailleurs, un pH urinaire acide fait en sorte que l'acide urique et la cystine sont moins solubles.

D'autres facteurs importants contribuent à la formation de calculs, notamment une obstruction associée à une stase urinaire et une infection des voies urinaires causée par une bactérie uréasique (p. ex., *Proteus, Klebsielle pneumoniae*, et certaines souches de staphylocoques). Ces bactéries alcalinisent l'urine et contribuent à la formation de calculs de struvite (Carpentier *et al.*, 2009). Les calculs infectés, emprisonnés dans le rein, prennent l'aspect de branches de corail à mesure que la lithiase s'étend pour occuper une vaste portion du système collecteur **FIGURE 68.6**. Ces calculs peuvent engendrer une infection, une hydronéphrose et une perte de la fonction rénale (Singla *et al.*, 2008). Les calculs infectés sont fréquents chez les personnes présentant une dérivation urinaire

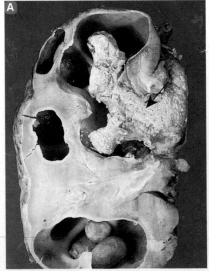
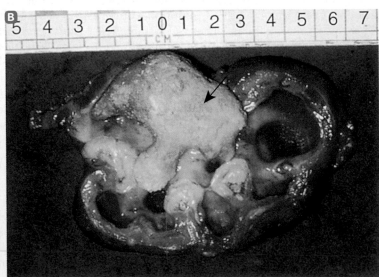

FIGURE 68.6

Ⓐ Calcul rénal coralliforme. Le bassinet rénal est rempli d'un volumineux calcul prenant la forme d'un corail (flèche noire). Ⓑ Calcul coralliforme incrusté (flèche noire) dans un rein hydronéphrotique, infecté et non fonctionnel.

externe, un cathéter à demeure, une vessie neurogène ou une rétention urinaire. Certains facteurs génétiques peuvent également contribuer à la formation de calculs urinaires, dont la cystinurie.

Types

Le terme calcul se rapporte au calcul comme tel, alors que la lithiase désigne la formation de calculs.

Les cinq principales catégories de calculs sont les suivantes : 1) d'oxalate de calcium ; 2) de phosphate de calcium ; 3) de struvite (phosphate de magnésium et d'ammonium) ; 4) d'acide urique ; 5) de cystine **TABLEAU 68.4**. Les calculs calciques sont les plus fréquents. Des calculs peuvent se former dans diverses parties de l'appareil urinaire **FIGURES 68.4** et **68.6**.

TABLEAU 68.4	Types de calculs urinaires		
FORMATION DU CALCUL URINAIRE	**CARACTÉRISTIQUES ET INCIDENCE**	**FACTEURS PRÉDISPOSANTS**	**TRAITEMENTS**
Oxalate de calcium	• Petit calcul, possibilité de rester coincé dans l'uretère, plus fréquent chez l'homme que chez la femme • Incidence : de 35 à 40 %	• Hypercalciurie idiopathique • Hyperoxalurie • Antécédents familiaux • Indépendant du pH urinaire	• Augmenter l'hydratation. • Réduire l'oxalate alimentaire. • Réduire l'apport quotidien de sodium. • Administrer un diurétique thiazidique. • Administrer du phosphate de cellulose pour réaliser la chélation du calcium et prévenir l'absorption par le tractus GI. • Administrer du citrate de potassium pour maintenir l'alcalinité de l'urine. • Administrer de la cholestyramine qui se fixera à l'oxalate. • Administrer du lactate de calcium qui formera un précipité avec l'oxalate dans le tractus GI.
Phosphate de calcium	• Calculs mixtes (habituellement), avec des calculs de struvite ou d'oxalate • Incidence : de 8 à 10 %	• Urine alcaline • Hyperparathyroïdie primitive	• Traiter les causes sous-jacentes et les autres calculs.
Struvite (phosphate de magnésium et d'ammonium, $MgNH_4PO_4$)	• De 3 à 4 fois plus fréquent chez la femme que chez l'homme • Toujours associé à des infections urinaires • Gros calculs de type coralliformes (habituellement) **FIGURE 68.6** • Incidence : de 10 à 15 %	• Infection urinaire (habituellement causée par *Proteus*)	• Administrer des agents antimicrobiens, de l'acide acétohydroxamique. • Procéder à une intervention chirurgicale pour extraire le calcul • Prendre des mesures pour acidifier l'urine.
Acide urique	• Prédominant chez l'homme, incidence élevée chez les hommes juifs • Incidence : de 5 à 8 %	• Goutte • Urine acide • Antécédents familiaux • Facteurs génétiques	• Réduire la concentration urinaire d'acide urique. • Alcaliniser l'urine avec du citrate de potassium. • Administrer de l'allopurinol. • Réduire les purines diététiques **ENCADRÉ 68.11**.
Cystine	• Défaut génétique transmis sur le mode récessif autosomique • Altération de l'absorption de la cystine dans le tractus GI et le rein, concentration excessive causant la formation de calcul • Incidence : de 1 à 2 %	• Urine acide	• Augmenter l'hydratation. • Administrer de l'α-pénicillamine et de la tiopronine pour prévenir la cristallisation de la cystine. • Administrer du citrate de potassium pour maintenir l'alcalinité urinaire.

Manifestations cliniques

Les calculs urinaires entraînent des manifestations cliniques quand ils obstruent le flux urinaire. La JPU et la JUV sont des sites fréquents d'obstruction complète. Les symptômes incluent une douleur à l'abdomen ou au flanc (généralement intense et commençant de manière brutale), une hématurie et des coliques néphrétiques. Les coliques néphrétiques sont dues à la distension brutale de la capsule rénale et des voies excrétrices (bassinet et uretère) en amont de l'obstacle, et s'accompagnent d'une augmentation de la pression intraluminale ou interne. La douleur est véhiculée par des fibres nerveuses afférentes des voies sympathiques qui empruntent les racines spinales postérieures de D11 à L2. Une symptomatologie digestive accompagne souvent le tableau clinique à cause d'une innervation autonome commune : nausées, vomissements et iléus (Valiquette *et al.*, 2004). Le type de douleur est déterminé par le siège du calcul. Si le calcul est non obstructif, la douleur peut être absente. Si l'obstruction est logée au calice, à la JPU ou dans le haut de l'uretère, le client peut ressentir une douleur costovertébrale sourde avec des irradiations antérieures. La douleur est liée au passage du calcul dans l'uretère. Le client peut présenter des manifestations de la stimulation du système sympathique (p. ex., une peau froide et moite), souvent associées à des signes précoces de choc. Plus le calcul s'approche de la JUV, plus la douleur se fait sentir au flanc latéral. Les hommes peuvent ressentir une douleur aux testicules, alors que les femmes peuvent rapporter une douleur labiale ; autant les hommes que les femmes éprouvent une douleur à l'aine. Des manifestations concomitantes d'infection urinaire comme la fièvre et les frissons peuvent également être présentes.

Examen clinique et examens paracliniques

Certains examens cliniques et paracliniques sont utiles dans l'évaluation et la prise en charge de la lithiase rénale, dont l'analyse d'urine, la culture d'urine, la TDM, la PIV, l'échographie et la cystoscopie (Singla *et al.*, 2008). Une radiographie standard de l'abdomen et une échographie rénale permettent de déceler les calculs radioopaques volumineux. Une TDM peut servir à différencier un calcul non opaque d'une tumeur. Une PIV ou une pyélographie rétrograde peuvent déterminer le degré et le siège de l'obstruction et confirmer la présence d'un calcul transparent aux rayons X, comme un calcul d'acide urique (calcul de cystine) ou un calcul coralliforme **FIGURE 68.6**. L'échographie peut déceler les calculs radioopaques ou transparents dans le bassinet, le calice ou l'uretère proximal.

L'extraction et l'analyse des calculs sont importantes pour diagnostiquer le problème sous-jacent

à la lithiase. Il faut également mesurer les taux sériques de calcium, de phosphore, de sodium, de potassium, de bicarbonate, d'acide urique, d'azote uréique et de créatinine. Une anamnèse détaillée est utile et doit comprendre les antécédents de lithiase, la prise de médicaments d'ordonnance ou en vente libre, la prise de suppléments diététiques et les antécédents familiaux de calculs urinaires. La mesure du pH urinaire aide au diagnostic des calculs de struvite, de l'acidose tubulaire rénale (tendance à un pH alcalin ou élevé) et des calculs d'acide urique (tendance à un pH acide ou faible). Les clients qui souffrent de calculs à répétition devraient faire une collecte d'urine de 24 heures visant à mesurer le calcium, le phosphore, le magnésium, le sodium, l'oxalate, le citrate, le sulfate, le potassium, l'acide urique et le volume total (Koff, Paquette, Cullen, Gancarczyk, Tucciarone, & Schenkman, 2007).

Processus thérapeutique en interdisciplinarité

L'évaluation et le traitement d'un client atteint de lithiase rénale combinent deux approches (Koff *et al.*, 2007). La première consiste à prendre en charge la crise aiguë, c'est-à-dire à traiter les symptômes, l'infection ou l'obstruction selon l'état du client. Il est habituellement nécessaire d'administrer des opiacés à intervalles rapprochés pour soulager les coliques néphrétiques. Dans bien des cas, les calculs sont expulsés spontanément. Cependant, les calculs de plus de 4 mm peuvent rarement passer par l'uretère, et le client peut nécessiter l'insertion d'une endoprothèse urétérale pour prévenir une obstruction causée par des fragments de calculs empruntant l'uretère.

La deuxième approche consiste à évaluer la cause de la lithiase en vue de prévenir la formation de nouveaux calculs. L'information à recueillir auprès du client comprend ses antécédents familiaux de lithiase, son lieu de résidence (car la fréquence relative des différents types de calculs varie d'un pays à l'autre, notamment selon le climat et les habitudes alimentaires), son état nutritionnel, y compris son apport en vitamines A et D, son profil d'activités physiques (actif ou sédentaire), ses antécédents de maladie prolongée avec immobilisation ou déshydratation et ses antécédents médicaux et chirurgicaux ayant trait aux systèmes GI ou génito-urinaire.

Le traitement des personnes présentant des antécédents de calculs requiert une gestion thérapeutique concertée, mettant un accent particulier sur l'enseignement au client et sur la mise en œuvre d'un plan thérapeutique que celui-ci puisse suivre. Une hydratation adéquate, une restriction du sodium, des modifications alimentaires et un traitement médicamenteux sont autant de mesures permettant de réduire le risque de lithiase urinaire **TABLEAU 68.4**. Divers médicaments peuvent être

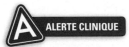

ALERTE CLINIQUE

La PIV ne doit pas être pratiquée sur des clients atteints d'insuffisance rénale en raison de l'utilisation de produits de contraste. Si l'examen est absolument nécessaire, une prémédication doit être administrée pour protéger la fonction rénale.

prescrits selon la cause de la lithiase. Ces médicaments préviennent la formation de calculs de diverses façons, notamment en modifiant le pH urinaire, en empêchant l'excrétion urinaire excessive d'une substance ou en corrigeant la maladie primaire (p. ex., l'hyperparathyroïdie).

Le traitement des calculs de struvite nécessite de maîtriser l'infection. Cela peut être difficile si le calcul demeure en place. Outre les antibiotiques, l'acide acétohydroxamique peut être employé dans le traitement des infections rénales entraînant la formation continue de calculs de struvite. Inhibant l'action chimique des bactéries persistantes, il peut être utilisé afin de retarder efficacement la formation de calculs de struvite (Pietrow & Karellas, 2006). Le calcul peut être chirurgicalement retiré si l'infection ne peut être contrôlée.

L'extraction endo-urologique, la lithotritie ou l'extraction chirurgicale des calculs sont indiquées si :

- les calculs sont trop volumineux pour le passage spontané ;
- les calculs sont dus à une bactériurie ou une infection symptomatique ;
- les calculs entraînent une altération de la fonction rénale ;
- les calculs provoquent de la douleur persistante, des nausées ou une occlusion intestinale ;
- le client est incapable de recevoir un traitement médical ou pharmacologique ;
- le client n'a qu'un seul rein.

Interventions endo-urologiques

Si les calculs sont situés dans la vessie, une cystoscopie est pratiquée pour retirer les plus petits d'entre eux. Les plus volumineux sont extraits par cystolitholapaxie **FIGURE 68.7**. Cette intervention permet de les broyer à l'aide d'un instrument appelé lithotriteur. La vessie est ensuite irriguée, et les calculs broyés sont évacués. Une autre intervention, la lithotritie cystoscopique, permet de pulvériser, à l'aide d'un lithotriteur à ultrasons,

les calculs vésicaux. Les complications associées à ces interventions incluent les hémorragies, la rétention de fragments de calculs et l'infection.

Un urétéroscope flexible, inséré au moyen d'un cystoscope, peut être employé pour extraire les calculs du bassinet rénal et des voies urinaires supérieures. La lithotritie aux ultrasons, au laser ou électrohydraulique peut être combinée à l'urétéroscopie pour fragmenter les calculs.

En cas de néphrolithotomie percutanée, un néphroscope est introduit dans un sinus cutané jusque dans le bassinet du rein. Les calculs peuvent être désagrégés par lithotritie aux ultrasons, électrohydrauliques ou au laser. Les fragments de calculs sont retirés et le bassinet est irrigué. Une sonde de néphrostomie percutanée est habituellement laissée en place pour s'assurer que l'uretère ne s'obstrue pas. Les complications les plus courantes sont notamment les hémorragies, les lésions aux structures adjacentes et les infections.

Lithotritie

La **lithotritie** est une intervention utilisée pour éliminer les calculs des voies urinaires. Les résultats de la lithotritie dépendent de la taille, du siège et de la composition des calculs. Par exemple, ce type d'intervention n'est pas recommandé chez les clients ayant des calculs coralliformes ou des calculs de cystine partiellement coralliformes (Perlmutter, Talug, Tarry, Zaslau, Mohseni, & Kandzari, 2008). Les techniques de lithotritie comprennent la lithotritie percutanée aux ultrasons, la lithotritie électrohydraulique, la lithotritie au laser et la lithotritie extracorporelle par ondes de choc, les deux dernières étant les plus souvent utilisées.

La lithotritie percutanée aux ultrasons consiste à insérer une sonde échographique jusqu'au bassinet rénal au moyen d'un néphroscope introduit dans

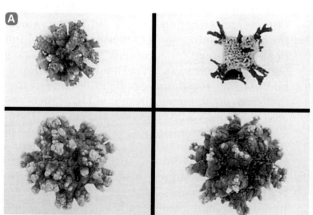

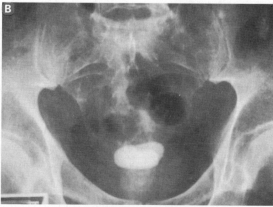

FIGURE 68.7

A Calculs d'oxalate de calcium. B Radiographie abdominale montrant de gros calculs vésicaux.

une petite incision au flanc, puis à positionner la sonde contre le calcul. La sonde produit des ondes ultrasonores qui désagrègent le calcul en fragments de la taille d'un grain de sable. Cette intervention nécessite une anesthésie générale ou épidurale. La lithotritie percutanée n'est pas aussi pratiquée que les autres types de lithotritie pour traiter les calculs rénaux et les calculs urétéraux supérieurs, à moins que le calcul ne soit volumineux et que les autres méthodes de lithotritie n'aient échoué.

La sonde de lithotritie électrohydraulique est également placée directement sur le calcul, mais les petits fragments sont extraits à l'aide de pinces ou par succion. Une irrigation saline continue permet d'évacuer les fragments de calculs, puis toute l'urine est filtrée pour qu'on puisse analyser les particules. Les calculs peuvent aussi être retirés en effectuant une manipulation par panier. Les complications sont rares, mais peuvent inclure des hémorragies, une septicémie et la formation d'un abcès. Après l'opération, la personne se plaint habituellement de coliques modérées ou intenses. Les premières mictions sont de couleur rouge vif. À mesure que les saignements se dissipent, l'urine devient rouge foncé ou d'apparence trouble. Des antibiotiques sont généralement prescrits pendant deux semaines afin de réduire le risque d'infection.

Les sondes de lithotritie au laser sont utilisés pour désagréger les calculs urétéraux inférieurs et les calculs vésicaux volumineux. Le laser à holmium est privilégié parce qu'il fragmente efficacement les calculs sans toutefois provoquer de lésions aux tissus voisins.

Dans la lithotritie extracorporelle par ondes de choc, intervention non effractive, le client est mis sous anesthésie épidurale ou générale et placé dans une cuve d'immersion. L'anesthésie est nécessaire pour s'assurer que le client garde la même position durant toute la procédure. La fluoroscopie ou l'échographie est utilisée pour diriger le lithotriteur sur le rein, et un générateur à décharge à haute tension produit des ondes de choc acoustiques à fréquence élevée, qui désagrègent le calcul sans causer de lésions aux tissus avoisinants. Le calcul est pulvérisé et excrété dans l'urine.

Les progrès technologiques appliqués à la nouvelle génération de lithotriteurs ont éliminé la nécessité de cuves d'immersion en faisant appel à d'autres moyens pour générer les ondes de choc. Il existe aussi des lithotriteurs électrohydrauliques, électromagnétiques et piézoélectriques. Les lithotriteurs de deuxième génération demandent moins d'énergie pour fragmenter les calculs, ce qui réduit la douleur postopératoire. Néanmoins, il est nécessaire de recourir à la sédation ou à l'analgésie même si l'énergie transmise est faible.

L'hématurie est fréquente après une lithotritie. Une sonde urétérale autostatique est souvent mise en place après l'intervention, afin de faciliter le passage des fragments de calcul pulvérisé et de prévenir l'accumulation de ces fragments dans l'uretère, ce qui pourrait entraîner son obstruction. La sonde est généralement retirée deux semaines après la lithotritie. En plus d'être pratiquée en consultation externe, la lithotritie réduit le nombre d'hospitalisations et leur durée, et permet aux clients de reprendre plus rapidement leurs activités quotidiennes. Si le calcul est gros ou situé dans l'uretère iliaque ou pelvien, un traitement additionnel, comme la chirurgie, peut être nécessaire.

Traitement chirurgical

Un faible pourcentage de clients nécessitent une chirurgie ouverte; c'est le cas, notamment, des personnes obèses et de celles qui présentent des anomalies complexes des calices ou de la JPU. Le type de chirurgie ouverte dépend de la localisation du calcul. La néphrolithotomie consiste à inciser le rein pour en extraire le calcul. Dans la pyélolithotomie, l'incision est pratiquée dans le bassinet rénal. Si le calcul est logé dans l'uretère, il faut effectuer une urétérolithotomie. La cystotomie peut être indiquée pour les calculs vésicaux. Pour les chirurgies ouvertes au rein ou à l'uretère, l'approche chirurgicale privilégiée est l'incision ipsilatérale pratiquée directement sous le diaphragme. Les hémorragies sont les complications les plus courantes causées par l'extraction chirurgicale des calculs.

Thérapie nutritionnelle

Pour traiter un calcul obstructif, il faut inciter la personne à maintenir un apport liquidien qui prévienne la déshydratation. La consommation de quantités excessives de liquides n'est pas recommandée, car cette stratégie ne s'est pas révélée efficace pour faciliter le passage spontané des calculs dans l'urine. Par ailleurs, elle peut accroître la douleur ou déclencher des coliques néphrétiques.

À la suite d'un épisode d'urolithiase, un apport liquidien élevé est recommandé (environ 3 000 ml/jour) pour produire un volume urinaire d'au moins 2 L/jour. Un volume urinaire élevé dilue la concentration d'urine, empêche la sursaturation des minéraux et favorise leur excrétion dans l'urine, ce qui prévient les lithiases. Un apport liquidien accru est particulièrement important pour les personnes prédisposées à la déshydratation, notamment celles: 1) qui pratiquent des sports; 2) qui vivent dans un climat sec; 3) qui s'entraînent physiquement; 4) qui ont des antécédents familiaux de lithiases; 5) qui travaillent à l'extérieur ou qui ont un emploi qui exige beaucoup d'effort physique. L'eau doit être privilégiée. Les boissons gazeuses, le café et le thé doivent être limités, car leur consommation importante a tendance à faire augmenter le risque de récidives des lithiases plutôt que de le faire diminuer (Traver, Passman, LeRoy, Passmore, & Assimos, 2009).

Les recommandations nutritionnelles peuvent jouer un rôle important dans la prise en charge de l'urolithiase. Par le passé, la restriction du calcium était couramment prescrite aux personnes présentant des calculs rénaux. Cependant, des données récentes semblent indiquer qu'un apport alimentaire élevé en calcium, que l'on croyait contribuer aux calculs rénaux, en diminuerait le risque en réduisant l'excrétion urinaire d'oxalate, facteur courant dans la formation de nombreux calculs (Traver et al., 2009). Un régime hyposodé est recommandé, car un apport élevé en sodium augmente l'excrétion du calcium dans l'urine. Les recommandations alimentaires initiales devraient inclure la restriction des aliments riches en oxalate dans le but de réduire l'excrétion de cette substance. Les aliments riches en calcium, en oxalate et en purine sont présentés dans l'**ENCADRÉ 68.11**.

Thérapie nutritionnelle

ENCADRÉ 68.11 | Calculs urinaires

Selon le type de calculs, il convient de modifier le régime alimentaire afin de réduire la consommation d'aliments à haute teneur en substances provoquant des calculs. Les aliments à teneur modérée ou élevée en purine, en calcium et en oxalate sont énumérés ci-dessous.

Purine[a]

- Teneur élevée : sardines, hareng, moules, foie, rognons, oie, venaison, soupes à base de viande, ris ou autres abats
- Teneur modérée : poulet, saumon, crabe, veau, mouton, bacon, porc, bœuf, jambon

Calcium

- Teneur élevée : lait, fromage, crème glacée, yogourt, sauces à base de lait, légumineuses et fèves (sauf les haricots verts), lentilles, poissons avec arêtes comestibles (p. ex., la sardine, le kipper, le hareng, le saumon); fruits secs, noix; Ovaltine[MD], chocolat, cacao

Oxalate

- Teneur élevée : laitues foncées, épinard, rhubarbe, asperge, chou, tomate, betterave, noix, céleri, persil, haricots d'Espagne, chocolat, café soluble, Ovaltine[MD], thé; sauce Worcestershire

[a] L'acide urique est un produit de déchet de la purine alimentaire.

Soins et traitements infirmiers

CLIENT ATTEINT DE CALCULS URINAIRES

Collecte des données

Les données subjectives et objectives qui doivent être obtenues d'un client souffrant d'urolithiase sont présentées dans l'**ENCADRÉ 68.12**.

Analyse et interprétation des données

L'analyse et l'interprétation des données pour les personnes atteintes de calculs urinaires peuvent intégrer, sans s'y limiter, les éléments indiqués dans le **PSTI 68.2**.

Planification des soins

Les objectifs généraux pour le client souffrant de calculs urinaires sont :

- le soulagement de la douleur;
- l'absence d'obstruction des voies urinaires;
- la compréhension des mesures permettant de prévenir les récidives de lithiases.

Interventions cliniques

Jusqu'à 85 % des personnes présentant des calculs rénaux pourraient voir leur risque de récidive diminuer s'ils modifiaient leur mode de vie et leurs habitudes alimentaires (Traver et al., 2009). Un programme visant à prévenir les récidives de lithiases inclut toujours un apport liquidien adéquat pour produire un volume urinaire d'environ 2 L/jour, et peut inclure des mesures de réduction des facteurs de risque métaboliques ou secondaires. L'infirmière doit consulter le médecin traitant en ce qui a trait à l'apport liquidien recommandé. Chez un client ambulatoire et modérément actif, l'apport liquidien doit être de 2 000 à 2 200 ml/jour, avec un apport supplémentaire de 20 à 30 % de liquides provenant des aliments. Le volume de liquides sera plus élevé chez le client très actif qui travaille à l'extérieur ou qui pratique régulièrement des sports exigeants. En revanche, une personne très sédentaire ou immobile nécessitera un apport liquidien inférieur. Les mesures préventives s'appliquant à un client alité ou relativement immobile pendant une longue période visent à maximiser l'écoulement urinaire et la vidange complète de la vessie : il faut notamment maintenir un apport liquidien adéquat, tourner le client toutes les deux heures et l'aider à s'asseoir ou, si possible, à se lever.

Des mesures préventives additionnelles visent à réduire les facteurs de risque métaboliques ou secondaires; par exemple, une restriction de la consommation de purines peut être utile chez le client susceptible d'avoir des calculs d'acide urique. Un apport réduit en oxalates peut être indiqué chez la personne qui souffre de calculs d'oxalate de calcium à répétition. Afin de prévenir de nouveaux épisodes, l'infirmière doit renseigner le client sur la posologie, l'horaire de prise des médicaments et leurs effets secondaires possibles. Elle peut montrer à certains clients à surveiller leur pH urinaire ou leur demander de mesurer leur volume urinaire.

Le soulagement de la douleur et le confort sont les principales responsabilités du personnel infirmier dans la prise en charge du

RAPPELEZ-VOUS...

En cas d'immobilité prolongée, l'apport liquidien risque de diminuer. Par conséquent, l'élimination urinaire diminue et l'urine produite est généralement très concentrée, ce qui augmente non seulement le risque de formation de calculs rénaux, mais aussi celui d'infection.

68

client souffrant d'un calcul obstructif et de coliques néphrétiques **PSTI 68.2**. Il importe de recueillir tout calcul évacué spontanément. Toutes les mictions doivent être filtrées à l'aide d'une compresse de gaze ou d'un tamis, afin de déceler le calcul. La consommation de liquide doit être adéquate pour répondre aux besoins quotidiens et éviter la déshydratation. L'ambulation est généralement encouragée pour promouvoir le mouvement des calculs des voies urinaires supérieures vers les voies inférieures. L'infirmière doit également évaluer le risque de chute du client souffrant de coliques néphrétiques aiguës, en particulier si celui-ci prend des analgésiques narcotiques à courte durée d'action.

Évaluation des résultats

Les résultats escomptés des soins et des interventions cliniques prodigués au client souffrant de calculs urinaires sont décrits dans le **PSTI 68.2**.

Collecte des données

ENCADRÉ 68.12 | Calculs urinaires

Données subjectives

- Renseignements importants concernant la santé :
  - Antécédents de santé : infection urinaire chronique ou récente ; repos au lit ; immobilisation ; calculs urinaires antérieurs, obstruction ou maladie rénale accompagnée de stase ; goutte, hypertrophie bénigne de la prostate ; hyperparathyroïdie ; diarrhée chronique
  - Médicaments : prise de médicaments antérieure pour la prévention de calculs ou le traitement d'infections urinaires ; allopurinol, analgésiques, diurétiques de l'anse
  - Interventions chirurgicales et autres traitements : dérivation urinaire externe, cathétérisme à long terme avec sonde à demeure
- Modes fonctionnels de santé :
  - Perception et gestion de la santé : antécédents familiaux de calculs rénaux ; mode de vie sédentaire
  - Nutrition et métabolisme : nausées, vomissements ; apport alimentaire élevé en purines, consommation excessive de calcium, de sel, d'oxalates ou de phosphates ; apport liquidien faible
  - Élimination : réduction de l'excrétion urinaire, urgence mictionnelle, mictions fréquentes, sensation de plénitude vésicale

  - Cognition et perception : douleur colique intense et aiguë au flanc, au dos, à l'abdomen, à l'aine ou aux organes génitaux ; sensation de brûlure à la miction, dysurie, anxiété, frissons

Données objectives

- Observations générales : défense musculaire abdominale, douleur au dos, fièvre, déshydratation
- Système tégumentaire : peau rougeaude et chaude ou peau pâle, froide et humide (symptômes similaires à ceux de l'état de choc)
- Système digestif : distension abdominale, absence de bruits intestinaux
- Système génito-urinaire : oligurie, hématurie, sensibilité à la palpation de la région rénale, passage ou présence de calculs
- Résultats possibles aux examens paracliniques : ↑ du taux d'urée et de créatinine sériques ; globules rouges, leucocytes, pyurie, cristaux, cylindres, minéraux et bactéries à l'analyse d'urine ; ↑ de la concentration d'acide urique, de calcium, de phosphore, d'oxalate ou de cystine dans la collecte des urines de 24 heures ; calculs ou altérations anatomiques constatés à la PIV ou à l'échographie des reins, des uretères et de la vessie ; visualisation directe de l'obstruction à la cysto-urétéroscopie

---

Plan de soins et de traitements infirmiers

PSTI 68.2 | Lithiase rénale aiguë

PROBLÈME DÉCOULANT DE LA SITUATION DE SANTÉ	**Altération de l'élimination urinaire** liée à un traumatisme ou à une obstruction des uretères ou de l'urètre, comme le démontrent la réduction du débit urinaire et l'hématurie.
OBJECTIFS	• Le client obtiendra un soulagement optimal de la douleur. • Le client maintiendra un écoulement urinaire libre avec hématurie minimale.

RÉSULTATS ESCOMPTÉS	INTERVENTIONS INFIRMIÈRES ET JUSTIFICATIONS
Élimination • Diurèse supérieure à 30 ml/h	**Prise en charge de l'élimination urinaire** • Surveiller l'élimination urinaire (fréquence, consistance, odeur, volume et couleur de l'urine) pour évaluer la perméabilité du système urinaire et le degré d'hématurie.

RÉSULTATS ESCOMPTÉS	INTERVENTIONS INFIRMIÈRES ET JUSTIFICATIONS
• Urine jaune clair, sans odeur nauséabonde • Soulagement de la douleur	• Aviser le client de boire 250 ml de liquide au moment des repas, entre les repas et au début de la soirée pour fournir les liquides nécessaires à l'hydratation, mais sans excès, ce qui risquerait d'augmenter la colique rénale. • Enseigner au client les signes et symptômes de l'infection rénale, car des calculs rénaux peuvent causer l'infection.

PROBLÈME DÉCOULANT DE LA SITUATION DE SANTÉ	**Douleur aiguë** liée aux effets du calcul rénal et à la maîtrise inadéquate de la douleur, ou à des mesures inappropriées visant le bien-être du client, comme le démontrent les plaintes de douleur intense, la diaphorèse, les gestes de protection et une défense abdominale.
OBJECTIF	Le client obtiendra un soulagement de la douleur satisfaisant.

RÉSULTATS ESCOMPTÉS	INTERVENTIONS INFIRMIÈRES ET JUSTIFICATIONS
Maîtrise de la douleur • Capacité à décrire les liens entre le soulagement de la douleur et la bonne utilisation des méthodes pharmacologiques et non pharmacologiques • Bonne utilisation des mesures de soulagement de la douleur non pharmacologiques • Prise en charge de la maîtrise de la douleur avec l'analgésie prescrite • Signalement au professionnel de la santé si la douleur n'est pas maîtrisée • Signalement du soulagement de la douleur	**Prise en charge de la douleur** • Réaliser une évaluation complète de la douleur (selon la méthode PQRSTU) pour planifier des interventions appropriées. • Procurer au client un soulagement optimal de la douleur à l'aide des analgésiques prescrits, car la colique néphrétique est une douleur intense. • Mettre en œuvre l'analgésie contrôlée par le client pour lui permettre de doser la quantité d'analgésique. • Utiliser les mesures de maîtrise de la douleur avant que celle-ci ne s'intensifie afin de prévenir les exacerbations de la douleur, difficiles à maîtriser. • Expliquer l'utilisation des techniques non pharmacologiques en association avec d'autres mesures de soulagement de la douleur avant que celle-ci ne survienne ou n'augmente, pour optimiser le soulagement de celle-ci avec une gamme de mesures. • Instituer ou modifier les mesures visant la maîtrise de la douleur selon la réponse du client pour individualiser les interventions.

PROBLÈME DÉCOULANT DE LA SITUATION DE SANTÉ	**Besoin d'information** sur la maladie et le risque de récidive, démontrée par les craintes et les questionnements du client sur les risques et les moyens de réduire les récidives.
OBJECTIF	Le client démontrera sa compréhension du processus de la maladie et des mesures à prendre pour prévenir la récidive.

RÉSULTATS ESCOMPTÉS	INTERVENTIONS INFIRMIÈRES ET JUSTIFICATIONS
Connaissance : prise en charge de la maladie • Capacité à décrire le processus particulier de la maladie • Capacité à expliquer les bénéfices reliés au régime thérapeutique recommandé • Confiance dans la prise en charge des autosoins • Utilisation des ressources pertinentes selon la situation	**Enseignement : processus de la maladie** • Évaluer le degré de connaissances actuel du client à propos du processus spécifique de la maladie, pour évaluer ses besoins d'information et planifier un enseignement approprié. • Expliquer le processus de la maladie. • Décrire les causes possibles pour réduire ou éviter la récidive. • Décrire les raisons qui ont motivé les recommandations visant la prise en charge ou le traitement, pour encourager l'observance du traitement. • Explorer les ressources de soutien pouvant offrir plus de renseignements sur les calculs rénaux. **Enseignement : régime recommandé** • Expliquer le but et les avantages du régime pour accroître l'observance du régime. • Discuter avec le client de ses préférences alimentaires et tenter de les intégrer dans le cadre du régime prescrit pour accroître l'observance du régime.

68.6.2 Sténoses

Une **sténose** est un rétrécissement de la lumière de l'uretère ou de l'urètre.

Sténoses urétérales

Les sténoses urétérales peuvent affecter l'uretère sur toute sa longueur, de la JPU à la JUV. Elles sont habituellement provoquées accidentellement par l'insertion d'instruments chirurgicaux, et généralement secondaires à la formation d'adhérences ou de tissu cicatriciel. Selon sa gravité, l'obstruction urétérale peut nuire à la fonction rénale. La sténose urétérale peut occasionner des coliques légères ou modérées. La douleur peut être modérée ou intense si le client consomme une grande quantité de liquide ou d'alcool pendant un court laps de temps. L'infection est plutôt rare, à moins qu'un calcul ou un objet étranger, comme une endoprothèse urétérale ou une sonde de néphrostomie, ne soient présents.

L'inconfort et l'obstruction provoqués par la sténose urétérale peuvent être temporairement soulagés en mettant en place une sonde sous contrôle endoscopique ou en dérivant le flux urinaire par une sonde de néphrostomie introduite dans le bassinet du rein atteint. Une correction définitive nécessite la dilatation de l'uretère au moyen d'un ballonnet ou d'un cathéter. Si la sténose est grave ou réapparaît après dilatation par ballonnet ou cathéter, elle peut être traitée par résection endoscopique (endo-urétérotomie). Dans certains cas, une chirurgie ouverte peut être requise pour exciser la zone sténotique et réanastomoser l'uretère restant à l'uretère controlatéral (urétéro-urétérostomie) ou au bassinet rénal. Par ailleurs, les sténoses urétérales distales peuvent être traitées par **urétéronéocystostomie** (réimplantation de l'uretère dans la paroi vésicale).

Sténoses urétrales

Une **sténose urétrale** résulte d'une fibrose ou d'une inflammation de la lumière urétrale. Les sténoses urétrales peuvent être dues à un trauma, à une urétrite (en particulier à la suite d'une infection gonococcique), à des facteurs iatrogéniques (découlant d'une intervention chirurgicale ou de cathétérismes répétés) ou à une anomalie congénitale de la canalisation de l'urètre. Une fois le processus d'inflammation et de fibrose amorcé, la lumière de l'urètre se rétrécit, ce qui compromet sa compliance. La sténose du méat, ou rétrécissement de l'ouverture de l'urètre, est également fréquente. Une sténose urétrale provoque des symptômes si elle entraîne un dysfonctionnement urinaire ou une obstruction vésicale (Lauritzen, Greis, Sandberg, Wedren, Ojdeby, & Henningsohn, 2009).

Les manifestations cliniques associées à la sténose urétrale comprennent entre autres une faiblesse du jet urinaire, un effort à la miction, un jet urinaire en arrosoir, des gouttes postmictionnelles et un **jet bifide**. Le client peut éprouver une sensation de vidange incomplète de la vessie, un accroissement de la fréquence urinaire et une nycturie. L'obstruction vésicale modérée ou grave peut engendrer une rétention urinaire aiguë. Le client peut avoir des antécédents d'urétrite, de difficultés d'insertion d'un cathéter urinaire ou de traumas au pénis ou au périnée. Cependant, nombreux sont ceux qui n'arrivent pas à se souvenir de tels événements, ce qui mène à un diagnostic de sténose idiopathique. Des antécédents d'infection des voies urinaires ne sont pas rares, en particulier si la sténose touche l'urètre distal. Une urétrographie rétrograde et une CUM permettent de déterminer la longueur, la localisation et le calibre de la sténose.

Le traitement initial d'une sténose peut être axé sur la dilatation. Un dilatateur urétral métallique peut être mis en place, ou des endoprothèses vasculaires de calibre de plus en plus gros (capillaires et prolongateurs) peuvent être insérées dans l'urètre pour en élargir la lumière par paliers successifs. Même si l'intervention est réussie, il est fréquent que la sténose urétrale réapparaisse. Les récidives peuvent être gérées en montrant au client à dilater l'urètre à répétition, tous les deux ou trois jours, au moyen d'un cathéter mou. Par ailleurs, il est possible de pratiquer une chirurgie endoscopique ou ouverte (**urétroplastie**) pour apporter une solution plus durable à la sténose urétrale obstructive. Les sténoses plus courtes peuvent être traitées par résection de la zone fibrotique avec réanastomose primaire. Les sténoses plus longues peuvent nécessiter une allogreffe au moyen d'un segment substitutif, comme un greffon de peau.

68.7 | Tumeurs de l'appareil urinaire

68.7.1 Cancer du rein
Étiologie et physiopathologie

Au Canada, en 2010, environ 4 800 nouveaux cas de cancer du rein seront dénombrés, et 1 650 décès lui seront attribuables. Celui-ci occupe le dixième rang parmi les cancers nouvellement diagnostiqués les plus courants, et se situe au treizième rang des causes principales de décès dus au cancer (Société canadienne du cancer [SCC], 2010). Le cancer du rein prend naissance dans le cortex ou le bassinet (et les calices). Les tumeurs émergeant de ces régions peuvent être bénignes ou malignes, mais ces dernières sont plus fréquentes. Le carcinome à cellules rénales (adénocarcinome) est le plus fréquent **FIGURE 68.8**. Deux fois plus d'hommes que de femmes en sont atteints, et,

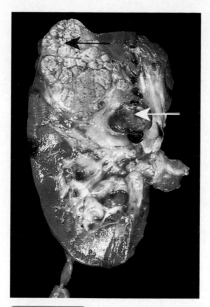

FIGURE 68.8

Coupe transversale d'un adénocarcinome rénal – Le carcinome (flèche noire) se trouve sur le pôle du rein. À noter que la veine rénale est envahie et thrombosée (flèche blanche).

Manifestations cliniques et examens paracliniques

Au départ, le cancer du rein ne se manifeste par aucun symptôme caractéristique. C'est pourquoi, dans bien des cas, le diagnostic n'est posé que lorsque la maladie a grandement progressé. Les tumeurs au rein peuvent devenir symptomatiques lorsqu'elles compriment, déforment ou envahissent les structures situées dans le rein ou à proximité. Les signes cliniques les plus courants sont l'hématurie (macroscopique ou microscopique), les douleurs au flanc (à la fosse lombaire) et une masse palpable dans le flanc ou l'abdomen. Les autres manifestations cliniques comprennent la perte de poids, la fièvre, l'hypertension et l'anémie.

Dans environ 30 % des cas, des métastases sont présentes au moment du diagnostic. Il est fréquent que le cancer du rein s'étende à la veine rénale et à la veine cave **FIGURE 68.8**. Les métastases se trouvent le plus souvent dans les poumons, le foie et les os longs. De nombreux cancers du rein sont découverts de façon fortuite, le diagnostic étant établi à partir d'examens d'imagerie médicale demandés dans le cadre d'une évaluation des symptômes de troubles non reliés au cancer.

La TDM est utilisée couramment dans le diagnostic du cancer du rein. L'échographie permet de mieux distinguer une masse tumorale solide d'un kyste. Cet examen a son importance, car la majorité (90 %) des masses décelées à l'imagerie sont des kystes. Le diagnostic des tumeurs rénales repose également sur l'angiographie, l'aspiration par ponction percutanée à l'aiguille, l'IRM et la PIV. Grâce à l'utilisation plus répandue de la TDM et de l'IRM, les petites tumeurs rénales sont détectées plus tôt. La scintigraphie permet quant à elle de détecter les métastases à l'aide d'isotopes.

habituellement, il est décelé chez des personnes âgées de 50 à 70 ans. Le tabagisme constitue le facteur de risque le plus important. De plus, la prévalence est plus élevée chez les parents de premier degré. Parmi les autres facteurs de risque, mentionnons l'obésité, l'hypertension, l'exposition à l'amiante, au cadmium et à l'essence (Moldawer & Figlin, 2008). Le risque de cancer du rein augmente également en cas de maladie kystique (forme acquise) du rein, associée à l'insuffisance rénale au stade terminal.

Soins et traitements en interdisciplinarité

CLIENT ATTEINT D'UN CANCER DU REIN

La classification de Robson est utilisée pour établir le stade du carcinome rénal et servir de base à la détermination des options thérapeutiques **TABLEAU 68.5**. Le traitement de choix du cancer du rein est la néphrectomie radicale pour tumeurs de stade I ou II et certaines tumeurs de stade III. La néphrectomie est réalisée par chirurgie ouverte standard ou par laparoscopie. La néphrectomie radicale consiste en l'ablation du rein, de la glande surrénale, de l'enveloppe fibreuse du rein, d'une partie de l'uretère et des ganglions lymphatiques avoisinants (Gerbershagen et al., 2009). La radiothérapie est un traitement palliatif utilisé dans les cas inopérables et en présence de métastases dans les os et les poumons.

Les autres options thérapeutiques comprennent la cryoablation et l'ablation par radiofréquence (destruction de la tumeur par la chaleur obtenue par radiofréquence). Ces interventions sont souvent utilisées si la chirurgie n'est pas une option (p. ex., si le client présente des facteurs de comorbidité).

La chimiothérapie utilisée dans le traitement d'une affection métastatique comprend les médicaments suivants : le 5-fluorouracil (5-FU) et la gemcitabine. Le carcinome à cellules rénales est toutefois réfractaire à la plupart des agents administrés en chimiothérapie. Le traitement biologique, y compris à l'α-interféron et à l'interleukine-2 (IL-2), est aussi utilisé pour traiter la maladie métastatique (Gerbershagen et al., 2009).

Le traitement ciblé au moyen d'inhibiteurs de la tyrosine kinase est aussi utilisé dans le traitement du cancer du rein accompagné de métastases, et comporte le sunitinib (Sutent^MD), le sorafenib (Nexavar^MD), le temsirolimus (Torisel^MD), l'évérolimus (Afinitor^MD), le bevacizumab (Avastin^MD) et le pazopanib (Votrient^MD). Bien que le taux de survie soit très peu élevé, les clients atteints d'une affection métastatique demeurent stables pendant une période prolongée ▶ 16.

16

Le traitement biologique et le traitement ciblé au moyen d'inhibiteurs de la tyrosine kinase sont expliqués dans le chapitre 16, *Cancer*.

TABLEAU 68.5	Classification de Robson – Stade du carcinome rénal
STADE	**DESCRIPTION**
I	• Limité au rein • Petite tumeur de moins de 7 cm • Grande tumeur de plus de 7 cm avec capsule rénale intacte
II	• Capsule du rein envahie, mais pas les fascias de Gerota (invasion périrénale ou hilaire)
III-A	• Infiltration de la veine rénale et de la veine cave, des ganglions lymphatiques rénaux, ou des deux
III-B	• Infiltration de la veine cave ou des ganglions lymphatiques rénaux, ou des deux
IV	• Infiltration des organes voisins ou présence de métastases

68.7.2 Cancer de la vessie
Étiologie et physiopathologie

Au Canada, en 2010, 7 100 personnes (5 300 hommes et 1 800 femmes) ont été atteintes d'un cancer de la vessie et 1 850 décès ont été attribuables à ce type de cancer (SCC, 2010). La tumeur maligne la plus fréquente des voies urinaires est le carcinome à cellules transitionnelles de la vessie. La majorité de ces tumeurs de la vessie sont des formations papillomateuses apparaissant à l'intérieur de la vessie **FIGURE 68.9**. Ce cancer atteint plus souvent les personnes de 60 à 70 ans, et il est 3 fois plus répandu chez l'homme que chez la femme. Les facteurs de risque du cancer de la vessie comprennent le tabagisme, l'exposition à des colorants utilisés dans les industries de caoutchouc et du câble ainsi que l'abus chronique d'analgésiques à base de phénacétine. Le risque de cancer de la vessie est plus élevé chez les femmes atteintes de cancer du col de l'utérus qui sont traitées par radiothérapie, et chez les personnes recevant du cyclophosphamide (Cytoxan[MD]), mais la raison n'en est pas connue (Anderson & Naish, 2008a).

L'irritation chronique de la vessie accroît le risque de cancer. L'inflammation des tissus en cas d'infection ou de trauma peut donc en être la cause. Ainsi, les personnes qui souffrent de calculs rénaux (présents, souvent, dans la vessie) sous forme chronique et récidivante et d'infections des voies urinaires inférieures courent un risque accru de cancer à cellules squameuses de la vessie. Les clients porteurs d'une sonde à demeure pendant de longues périodes peuvent aussi développer un cancer de la vessie.

Manifestations cliniques et examens paracliniques

L'hématurie indolore microscopique ou macroscopique (chronique ou intermittente) est le constat clinique le plus commun. Une irritabilité de la vessie accompagnée de dysurie et de mictions fréquentes et urgentes est parfois observée. Si le professionnel de la santé soupçonne un cancer de la vessie, un examen cytologique des échantillons d'urine s'impose afin de déceler la présence de cellules néoplasiques ou atypiques. Les cellules exfoliées de l'épithélium à la surface de la vessie peuvent être facilement

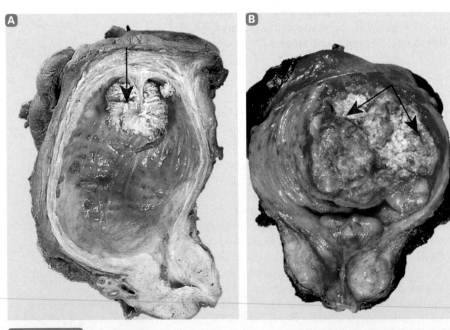

FIGURE 68.9

A Carcinome papillaire transitionnel sur le dôme vésical ; les lésions prennent une forme de chou-fleur (flèche noire). **B** Vessie ouverte révélant un cancer de la vessie à un stade avancé. Les zones jaunes représentent les ulcérations et la nécrose (flèches noires).

décelées dans l'urine. D'autres analyses d'urine déterminent des facteurs spécifiques associés au cancer de la vessie, tels les antigènes sécrétés par la tumeur. Le cancer de la vessie peut être décelé par TDM, échographie ou IRM. La présence du cancer de la vessie est toutefois confirmée par cystoscopie et biopsie. La cystoscopie est l'examen le plus fiable pour déceler la présence de tumeurs dans la vessie (Kivrak, Kiresi, Emlik, Odev, & Kilinc, 2009).

La gradation clinique du carcinome de la vessie est déterminée par la profondeur de l'envahissement de la paroi vésicale et du tissu adjacent. La classification de Jewett-Strong-Marshall répartit d'une manière générale le cancer de la vessie comme étant superficiel (carcinome *in situ* [CIS], O, A), invasif (B1, B2, C) ou métastatique (D1 à D4). Les systèmes de gradation de la pathologie permettent également de classifier le potentiel malin des cellules tumorales, avec une échelle allant de cellules bien différenciées à cellules anaplasiques. Environ 80 % des tumeurs de la vessie sont superficielles, c'est-à-dire qu'elles n'envahissent pas la paroi vésicale.

À des stades de développement ou à des grades inférieurs, les cancers de la vessie répondent mieux au traitement. Ce dernier consiste en l'instillation intravésicale d'agents chimiothérapiques et en la résection transurétrale de la tumeur vésicale. Bien que les clients qui présentent des tumeurs superficielles répondent bien au traitement, une surveillance périodique s'impose puisque les deux tiers d'entre eux sont victimes d'une récidive en moins de cinq ans, et près de 95 %, en moins de 15 ans (Colombel *et al.*, 2008).

CLIENT ATTEINT D'UN CANCER DE LA VESSIE

Les examens paracliniques et le processus thérapeutique s'appliquant aux clients atteints du cancer de la vessie sont décrits dans l'**ENCADRÉ 68.13**.

Traitement chirurgical

Le traitement chirurgical du cancer de la vessie peut prendre diverses formes. La résection transurétrale avec fulguration (électrocautérisation) est utilisée pour diagnostiquer et traiter les lésions superficielles, et le taux de récidive est faible. Cette intervention permet également de maîtriser les saignements chez la personne qui présente un risque opératoire élevé ou dont les tumeurs sont à un stade avancé. Elle permet d'exciser la masse tumorale à l'aide d'une lame insérée par le cystoscope, le reste de la tumeur étant ensuite cautérisé.

Une deuxième forme d'intervention, la photocoagulation au laser, est également utilisée dans le traitement des cancers de la vessie superficiels. Cette intervention peut être pratiquée nombre de fois en cas de récidive. Les avantages du laser résident dans la destruction de la lésion sans perte de sang, un risque minime de perforation et l'absence de recours à une sonde urinaire. Le principal désavantage vient de la destruction de la tumeur, ce qui rend impossible son évaluation pathologique en vue d'établir sa gradation et son stade.

Un troisième type d'intervention consiste en la résection des lésions prenant la forme de polypes à l'aide d'une petite anse électrique avec fulguration. Elle est pratiquée pour maîtriser les saignements, exciser de grosses tumeurs superficielles ou traiter de multiples lésions. Le traitement de lésions importantes comporte la résection partielle ou segmentaire de la vessie (cystectomie partielle).

Après n'importe laquelle de ces interventions, les directives suivantes doivent être transmises au client : boire de grandes quantités de liquide chaque jour pendant la première semaine qui suit l'intervention, éviter de prendre des boissons alcooliques et surveiller l'apparence de l'urine. Normalement, l'urine est rosâtre pendant plusieurs jours après l'opération, mais elle ne doit pas être rouge clair ou contenir des caillots de sang. De 7 à 10 jours après la résection ou l'ablation de la tumeur, il se peut que l'urine devienne rouge foncé ou parsemée de taches de couleur rouille. Il s'agit des débris de la croûte formée dans la zone de résection de la tumeur.

L'administration d'analgésiques opiacés et d'un émollient fécal peut s'imposer pendant une brève période postopératoire. Il faut encourager le client à prendre des bains de siège pendant 15 à 20 minutes, 2 ou 3 fois par jour, pour favoriser le relâchement musculaire et réduire le risque de rétention urinaire. L'infirmière doit aider le client et ses proches à affronter leurs peurs liées au cancer, à la chirurgie et à la sexualité, et doit insister sur l'importance d'un suivi régulier. En effet, des cystoscopies de suivi s'imposent tous les trois ou six mois pendant trois ans, et, par la suite, une fois par année (Anderson & Naish, 2008b).

Si la tumeur est envahissante ou qu'elle s'étend au trigone vésical (zone où les uretères pénètrent dans la vessie) et, en l'absence de métastases, au-delà de la région pelvienne, une

---

Processus diagnostique et thérapeutique

ENCADRÉ 68.13	Cancer de la vessie

Examen clinique et examens paracliniques
- Anamnèse et examen physique
- Analyse d'urine
- Examen cytologique de l'urine
- Pyélographie intraveineuse (PIV)
- Cystoscopie avec biopsie
- Échographie
- TDM

Processus thérapeutique
- Traitement chirurgical
  - Résection transurétrale avec fulguration
  - Photocoagulation au laser
  - Résection à l'anse avec fulguration
  - Cystectomie (segmentaire, partielle ou radicale)
- Radiothérapie
  - Immunothérapie intravésicale :
    › Bacille de Calmette-Guérin (BCG)
    › α-interféron (Roferon-A, Intron A)
- Chimiothérapie intravésicale
  - Valrubicine (Valtaxin^MD)
- Chimiothérapie systémique

cystectomie partielle ou totale avec dérivation urinaire est le traitement de choix (voir la section 68.9). Une cystectomie partielle consiste en la résection d'une portion de la paroi vésicale où siège la tumeur et d'une lisière du tissu normal adjacent. Une cystectomie totale consiste en l'ablation de la vessie, de la prostate et des vésicules séminales chez l'homme, et de la vessie, de l'utérus, du col, de l'urètre et des ovaires chez la femme.

Radiothérapie et chimiothérapie

La radiothérapie est utilisée en association avec la cystectomie ou comme traitement principal si le cancer est inopérable ou que le client refuse la chirurgie (Wright, Redpath, Høyer, Grau, & Muren, 2008). De plus en plus, la radiothérapie est associée à la chimiothérapie systémique. Il arrive parfois que la chimiothérapie combinée soit utilisée pour traiter le cancer de la vessie ; elle est habituellement administrée avant l'intervention ou avant la radiothérapie, ou encore utilisée dans le traitement de métastases éloignées de la vessie. La chimiothérapie du cancer envahissant de la vessie comprend le cisplatine, la vinblastine, la doxorubicine (Adriamycin^MD) et le méthotrexate.

Thérapie intravésicale

La chimiothérapie avec instillation locale d'agents chimiothérapiques ou immunostimulants peut être administrée directement dans la vessie à l'aide d'une sonde urétrale (Walz, Shariat, Suardi, Perrotte, Lotan, & Palapattu, 2008). Les protocoles varient, mais le traitement intravésical est habituellement instauré sur une base hebdomadaire pour une période de 6 à 12 semaines. Les agents chimiothérapiques sont instillés directement dans la vessie pour y demeurer pendant environ deux heures. Il faut s'assurer que la vessie est vide avant de procéder. La position du client peut être changée toutes les 15 minutes afin que les agents chimiothérapiques viennent en contact avec toutes les portions de la vessie, en particulier si la tumeur siège dans le dôme de la vessie. Un traitement d'entretien peut être bénéfique à la suite du régime thérapeutique initial.

Le bacille de Calmette-Guérin (BCG), souche atténuée de *Mycobacterium bovis*, est le traitement de prédilection du carcinome *in situ*. Le BCG stimule le système immunitaire plutôt que d'agir directement sur les cellules cancéreuses de la vessie. Si ce traitement échoue, il est possible d'y ajouter de l'α-interféron. En cas d'échec au traitement au moyen du BCG, il est possible d'utiliser la valrubicine (Valtaxin^MD), un agent antinéoplasique (Takenaka, Yamaha, Miyake, Hara, & Fujisawa, 2008).

La plupart des clients présentent des symptômes d'irritation mictionnelle et de cystite hémorragique à la suite du traitement intravésical. Le BCG peut causer des symptômes qui s'apparentent à la grippe, une augmentation de la fréquence mictionnelle, l'hématurie ou une infection générale. La chimiothérapie intravésicale ne s'accompagne pas des autres réactions indésirables habituellement associées à la chimiothérapie, comme les nausées, les vomissements et la perte de cheveux.

L'infirmière doit encourager le client à accroître son apport quotidien de liquide et à arrêter de fumer. Elle doit aussi évaluer son état pour déceler les infections urinaires secondaires, et insister sur la nécessité d'un suivi urologique systématique. Elle doit aussi discuter des peurs et des inquiétudes du client concernant les activités sexuelles ou la fonction vésicale.

68.8 | Incontinence et rétention urinaires

L'incontinence urinaire consiste en la fuite involontaire d'urine (Martin, Williams, Sutton, Abrams, & Assassa, 2006). Au Canada, sa prévalence est d'environ 3 % et touche deux fois plus de femmes que d'hommes **TABLEAU 68.6**. À partir de 45 ans, sa prévalence par tranche d'âge augmente : 60 % des femmes âgées de plus de 60 ans doivent composer avec ce problème (Fondation d'aide aux personnes incontinentes, 2007). Bien que l'incontinence urinaire ait été traditionnellement perçue comme un problème d'hygiène personnelle ayant un impact social, il est maintenant établi qu'elle compromet aussi la qualité de vie et contribue à de graves troubles de santé chez les personnes âgées (Johnson, 2008).

Tout ce qui interfère avec le contrôle de la vessie ou du sphincter urétral peut entraîner l'incontinence urinaire. Ses causes comprennent notamment l'altération de l'état de conscience ou de l'état cognitif, la dépression, l'infection, la vaginite atrophique, la rétention urinaire, la mobilité restreinte, le fécalome ou l'usage de médicaments **TABLEAU 68.7**. Il existe plus d'une forme d'incontinence urinaire (Johnson, 2008) **TABLEAU 68.8**.

Différences hommes-femmes

TABLEAU 68.6	Incontinence urinaire
HOMMES	**FEMMES**
• L'incontinence urinaire est une manifestation fréquente de l'hypertrophie bénigne ou maligne de la prostate. • Chez l'homme, l'incontinence urinaire est le plus souvent une incontinence par regorgement.	• L'incontinence urinaire est plus fréquente chez la femme que chez l'homme. • La femme est atteinte plus souvent d'incontinence à l'effort et d'incontinence par impériosité que l'homme.

TABLEAU 68.7	Médicaments ayant un effet sur la fonction des voies urinaires inférieures
CLASSE DE MÉDICAMENTS	**EFFETS**
Alcool	Polyurie, fréquence, urgence, incontinence (en raison de l'effet dépresseur du SNC, de la sédation et du delirium)
Agonistes des récepteurs α-adrénergiques (pseudoéphédrine [Sudafed^{MD}], éphédrine)	Constriction urétrale et rétention urinaire (homme)
Antagonistes des récepteurs α-adrénergiques (prazosine [Apo-Prazo^{MD}], térazosine [Hytrin^{MD}], doxazosine [Cardura^{MD}])	Relâchement urétral et incontinence urinaire à l'effort (femme)
Inhibiteurs de l'enzyme de conversion de l'angiotensine (captopril [Capoten^{MD}], lisinopril [Zestril^{MD}], énalapril [Vasotec^{MD}])	Incontinence urinaire à l'effort déclenchée par la toux
Anticholinergiques (antihistaminiques H$_1$, agents antiparkinsoniens)	Rétention urinaire ; incontinence par reflux ou si fécalome
Antidépresseurs tricycliques	Effet anticholinergique, effet antagoniste sur les récepteurs α-adrénergiques
Antagonistes des récepteurs β-adrénergiques (propranolol [Inderal^{MD}], métoprolol [Toprol, Lopresor^{MD}], aténolol [Tenormin^{MD}])	Rétention urinaire
Inhibiteurs des canaux calciques (vérapamil, diltiazem [Cardizem^{MD}], nifédipine)	Rétention urinaire ; incontinence urinaire (si fécalome)
Opioïdes	Rétention urinaire, fécalome, sédation, delirium
Sédatifs hypnotiques	Sédation, delirium, relâchement musculaire
Diurétiques (diurétiques de l'anse, tel le furosémide [Lasix^{MD}])	Polyurie, fréquence, urgence
Méthylxanthines (caféine, théophylline)	Polyurie, irritation vésicale
Anticonvulsivants (thioridazine, chlorpromazine)	Rétention ou incontinence urinaire (en raison des effets anticholinergiques) ; incontinence (en raison de l'effet dépresseur du SNC, sédation)

La **rétention urinaire** consiste en l'incapacité de vider la vessie malgré la miction, ou encore en l'accumulation d'urine dans la vessie en raison de l'incapacité d'uriner (Khullar, Rovner, Dmochowskis, Nitti, Wang, & Guan, 2008). Dans certains cas, elle est associée à la fuite d'urine ou à un égouttement postmictionnel, aussi appelée rétention urinaire avec incontinence urinaire par regorgement. La rétention urinaire aiguë est l'incapacité totale d'uriner : il s'agit d'une urgence médicale. La rétention urinaire chronique se définit comme une vidange incomplète de la vessie malgré la miction. Le volume du résidu postmictionnel (VRPM) varie grandement chez les clients atteints de rétention urinaire chronique. Un VRPM normal se situe entre 50 et 75 ml. Si la mesure indique un VRPM supérieur à 100 ml, il faut reprendre celle-ci. Obtenu à deux reprises, un VRPM anormal d'au moins 200 ml chez la personne âgée exige une évaluation plus poussée (Khullar *et al.*, 2008). Cependant, un plus petit volume peut aussi justifier une évaluation si le client présente des symptômes laissant supposer une infection urinaire ou si ce petit volume est associé à une infection urinaire récurrente.

| TABLEAU 68.8 | Types d'incontinence urinaire |

TYPE ET DESCRIPTION	CAUSES	TRAITEMENTS
Incontinence urinaire à l'effort[a]		
• Augmentation soudaine de la pression intraabdominale entraînant une perte involontaire d'urine • Trouble pouvant survenir lorsque la personne tousse, rit, éternue ou fait des activités physiques, comme soulever des poids lourds • Fuite habituellement en petites quantités et pouvant ne pas se produire tous les jours	• Relâchement des muscles du plancher pelvien chez la femme (causé par l'utilisation d'instruments au cours d'un accouchement vaginal ou par des grossesses multiples) • Rétrécissements dus à l'atrophie de l'urètre de la femme en présence d'une diminution de l'œstrogène • Chirurgie de la prostate chez l'homme (hypertrophie bénigne de la prostate ou cancer)	• Exercices des muscles du plancher pelvien (p. ex., les exercices de Kegel), perte de poids en cas d'obésité, abandon du tabagisme, prise d'œstrogène topique, sonde externe avec condom (homme) ou étui pénien, chirurgie • Endoprothèse urétrale, timbres ou dispositifs de soutien du col vésical (p. ex., un pessaire de continence) pour corriger le problème sous-jacent
Incontinence urinaire par impériosité[a]		
• Trouble survenant de façon aléatoire quand la miction involontaire est précédée d'un désir soudain, impérieux et souvent irrépressible d'uriner • Associée aux symptômes d'une vessie hyperactive : urgence et fréquences urinaires • Fuite périodique, mais fréquente et habituellement en grandes quantités • Fréquence mictionnelle et incontinence nocturnes courantes	• Contraction involontaire ou hyperactivité du détrusor • Vessie échappant à l'inhibition centrale et se contractant par réflexe • Troubles du système nerveux central (p. ex., une maladie vasculaire cérébrale, la maladie d'Alzheimer, un tumeur au cerveau, la maladie de Parkinson), affections de la vessie (p. ex., un carcinome *in situ*, les effets de la radiothérapie, la cystite interstitielle [CI]), interférence avec les voies d'inhibition médullaire (p. ex., une tumeur maligne sur la moelle épinière, la spondylose), obstruction du col vésical, troubles d'étiologie indéterminée	• Traitement de la cause sous-jacente • Interventions comportementales, y compris la rééducation vésicale pour supprimer l'urgence mictionnelle, la diminution d'irritants diététiques, la promotion de la régularité intestinale et les exercices des muscles du plancher pelvien • Médicaments anticholinergiques (p. ex., l'oxybutynine [Ditropan IR[MD], Ditropan XL[MD], Oxytrol[MD]], la toltérodine [Detrol[MD], Detrol LA[MD]], le chlorure de trospium [Trosec[MD]], la solifénacine [Vesicare[MD]] et la darifénacine [Enablex[MD]]) ; imipramine (Tofranil[MD]) au coucher, inhibiteurs des canaux calciques • Dispositifs de collecte (p. ex., une sonde externe avec condom), culotte d'incontinence, produits d'absorption • Crème vaginale à base d'œstrogène
Incontinence par regorgement		
• Trouble survenant quand la pression de l'urine dans une vessie remplie au-delà de sa capacité maximale supprime le contrôle du sphincter • Fuites fréquentes de petites quantités d'urine tout au long de la journée et de la nuit • Mictions fréquentes et en petites quantités • Vessie distendue et habituellement palpable	• Obstruction de la vessie ou de l'urètre (p. ex., une obstruction du col vésical, un rétrécissement urétral, un prolapsus des organes pelviens) ou affaiblissement du détrusor en raison de facteurs myogènes ou neurogènes (p. ex., une hernie discale, une neuropathie diabétique) • Trouble pouvant aussi survenir à la suite d'une anesthésie et d'une chirurgie (en particulier à la suite d'interventions comme une hémorroïdectomie, une herniographie ou une cystoscopie) • Vessie neurogène (de type flasque)	• Décompression vésicale par cathétérisme urinaire (intermittent ou sonde à demeure) • Utilisation de la manœuvre de Credé ou de Valsalva • Bloqueurs α-adrénergique (p. ex., la doxazosine [Cardura[MD]], la térazosine [Hytrin[MD]], la tamsulosine [Flomax[MD]], l'alfuzosine [Xatral[MD]]) • Inhibiteurs de la 5α-réductase (p. ex., la finastéride [Proscar[MD]]) pour diminuer la résistance du col vésical • Béthanéchol (Duvoid[MD]) pour amplifier les contractions vésicales • Dispositif intravaginal tel un pessaire pour soutenir le prolapsus • Chirurgie pour corriger le trouble sous-jacent
Incontinence réflexe		
• Trouble survenant en l'absence d'avertissement ou d'effort précédant la perte d'urine involontaire périodique	• Lésion de la moelle épinière au-dessus de S2 interférant avec l'inhibition du système nerveux central	• Traitement de la cause sous-jacente • Décompression de la vessie pour prévenir le reflux urétéral et l'hydronéphrose

TABLEAU 68.8	Types d'incontinence urinaire *(suite)*	
TYPE ET DESCRIPTION	**CAUSES**	**TRAITEMENTS**
• Pertes urinaires fréquentes dont le volume est modéré se produisant autant le jour que la nuit	• Trouble provoquant une hyperréflexie du détrusor et interférant avec les voies coordonnant la contraction du détrusor et le relâchement du sphincter	• Autocathétérisme intermittent • Diazépam (Valium^MD) ou baclofen (Lioresal^MD) pour le relâchement du sphincter externe • Antibiothérapie prophylactique • Sphinctérotomie chirurgicale
Incontinence à la suite d'un traumatisme ou d'une chirurgie		
• Chez la femme, fistule vésicovaginale ou urétrovaginale • Chez l'homme, trouble impliquant des altérations du sphincter urétral proximal (col vésical et urètre prostatique) et du sphincter urétral distal (muscle strié externe)	• Fistules apparaissant pendant la grossesse, après l'accouchement ou à la suite d'une hystérectomie ou d'un cancer du col envahissant ou après la radiothérapie • Complication d'une prostatectomie transuré-trale, périnéale ou rétropubienne	• Correction chirurgicale de la fistule • Dérivation urinaire chirurgicale pour contourner l'urètre et la vessie • Sonde externe avec condom • Création d'un sphincter artificiel
Incontinence fonctionnelle		
• Perte d'urine en raison de facteurs cognitifs, fonctionnels ou environnementaux	• Trouble touchant souvent les personnes âgées et affectant leur équilibre ainsi que leur mobilité	• Modifications de l'environnement ou du plan de soins en vue d'assurer un accès facile et régulier à la toilette et des déplacements en toute sécurité (p. ex., un meilleur éclairage, un appareil d'aide technique à la marche, des modifications des vêtements, un horaire de mictions, le remplacement de l'équipement sanitaire)

[a] Une combinaison d'incontinence urinaire à l'effort et par impériosité est dite incontinence mixte.

La rétention urinaire est causée par deux dysfonctions distinctes de l'appareil urinaire : l'obstruction au col de la vessie et la défaillance de la force de contraction du détrusor. L'obstruction peut entraîner la rétention urinaire si le blocage est suffisamment prononcé pour empêcher la vessie de se vider malgré la contraction du détrusor. Chez l'homme, l'hypertrophie de la prostate est souvent responsable de l'obstruction. La faiblesse de contraction du détrusor se traduit par la rétention urinaire si le muscle n'est plus en mesure de se contracter avec assez de force ou suffisamment longtemps pour vider complètement la vessie.

La défaillance de la force de contraction du détrusor est causée par des maladies neurologiques qui touchent les segments sacrés 2, 3 et 4, le diabète, une distension vésicale exagérée, l'alcoolisme chronique et certains médicaments (p. ex., les anticholinergiques).

Examen clinique et examens paracliniques

L'évaluation de base de l'incontinence et de la rétention urinaires comprend l'anamnèse, l'évaluation physique et, si possible, le journal des mictions (Johnson, 2008). Il faut obtenir des renseignements sur les circonstances de l'apparition de l'incontinence urinaire, les facteurs provoquant les fuites urinaires et les troubles associés. Il importe d'accorder une attention particulière aux facteurs connus qui peuvent provoquer une incontinence urinaire transitoire, surtout si l'apparition de la perte urinaire est relativement soudaine. L'examen physique commence par une évaluation de l'état général et des troubles fonctionnels associés à la fonction urinaire, y compris la mobilité, la dextérité et la fonction cognitive. Un examen pelvien comprend une inspection rigoureuse de la peau périnéale visant à déceler des signes d'érosion ou d'éruptions cutanées liées à l'incontinence urinaire et à la présence d'un prolapsus d'organes pelviens. Il faut également évaluer l'innervation locale et la force de contraction des muscles du plancher pelvien, en procédant notamment à un toucher pelvien ou rectal en vue de déterminer la faiblesse ou la tension des muscles. Le client doit si possible consigner dans un journal le moment des mictions, les épisodes de fuite urinaire et la fréquence de nycturie pendant une

RAPPELEZ-VOUS...

Le globe vésical, signe de rétention urinaire aiguë, est perceptible à la palpation de l'abdomen par un gonflement au-dessus de la symphyse pubienne.

68

période de un à sept jours (Johnson, 2008). Ce rapport peut être effectué par le personnel infirmier si le client est hospitalisé ou se trouve dans un établissement de soins de longue durée.

Une analyse d'urine permet de reconnaître les facteurs possibles de l'incontinence urinaire transitoire ou de la rétention urinaire (p. ex., l'infection urinaire, le diabète). La mesure du VRPM fait partie de l'évaluation du client qui présente une rétention ou une incontinence urinaire. Pour ce faire, le client doit d'abord uriner, puis un sondage vésical est effectué, idéalement dans les 20 minutes qui suivent. Une autre méthode consiste à estimer le volume résiduel à l'échographie (p.ex., BladderScan^MD).

L'évaluation urodynamique est indiquée dans des cas sélectionnés d'incontinence ou de rétention urinaires. Il faut procéder à des examens d'imagerie médicale des voies urinaires supérieures (p. ex., une échographie) si la rétention ou l'incontinence urinaire est associée à des infections urinaires ou si les voies urinaires supérieures sont atteintes.

68.8.1 Incontinence urinaire
Processus thérapeutique en interdisciplinarité

Dans 80 % des cas, l'incontinence peut être guérie ou considérablement atténuée. Dans un premier temps, il faut procéder à la correction des facteurs réversibles transitoires, suivie par la prise en charge de l'incontinence urinaire selon son type

TABLEAU 68.8. En général, les traitements les moins effractifs sont privilégiés avant d'opter pour des méthodes plus effractives (p. ex., la chirurgie). Le choix du traitement initial est très personnalisé : il est fondé sur la préférence du client, le type et la gravité de l'incontinence urinaire et tient compte des anomalies anatomiques.

Plusieurs thérapies comportementales peuvent contribuer au traitement de l'incontinence urinaire (Johnson, 2008). Ces interventions sont décrites dans le TABLEAU 68.9. L'entraînement des muscles du plancher pelvien (exercices de Kegel) est utile contre l'incontinence à l'effort, d'urgence ou mixte ENCADRÉS 68.14 et 68.15. La rétroaction biologique, ou biofeedback, qui permet au client de reconnaître, d'isoler, de contracter et de relâcher les muscles pelviens, est également efficace.

Pharmacothérapie

La pharmacothérapie varie selon le type d'incontinence urinaire TABLEAU 68.10.

Les médicaments jouent un rôle très restreint dans la prise en charge de l'incontinence à l'effort. Les agonistes α-adrénergiques augmentent le tonus du sphincter vésical et la résistance urétrale. Malheureusement, ils ont des effets bénéfiques limités et sont associés à des réactions indésirables, dont la tachycardie et l'exacerbation de l'hypertension. Les médicaments jouent un rôle plus marqué dans la prise en charge de l'incontinence d'urgence. Les anticholinergiques et les médicaments plus récents et plus spécifiques que sont

TABLEAU 68.9	Interventions contre l'incontinence urinaire[a]
INTERVENTION	**DESCRIPTION**
Modifications du mode de vie	Des stratégies d'autogestion sont mises en place pour réduire ou éliminer les facteurs de risque (p. ex., la cessation tabagique, la perte de poids, la régularité intestinale, la réduction des produits irritants pour la vessie comme la caféine, des modifications de la consommation de liquide en cas d'incontinence d'urgence ou par impériosité).
Horaire mictionnel	
Miction à intervalles déterminés	Un horaire fixe de miction est établi (en général toutes les 2 à 3 heures durant les périodes d'éveil).
Acquisition d'habitudes régulières (ou rééducation vésicale)	Un horaire fixe de miction est établi avec ajustement des intervalles de miction (plus longs ou plus courts) en fonction du régime mictionnel individuel.
Miction sur incitation	Un horaire fixe de miction est établi (en général toutes les trois heures) qui exige l'incitation par un tiers ou par une sonnerie programmée ; méthode utilisée conjointement avec une rétroaction positive (encouragements, récompense pour maintien de la continence et mictions appropriées).
Entraînement de la vessie et stratégies de suppression de l'urgence mictionnelle	Un horaire fixe de miction est établi avec augmentation progressive des intervalles de miction ; méthode incluant l'enseignement de stratégies de contrôle de l'urgence mictionnelle à l'aide de techniques de relaxation et de distraction, l'autosurveillance, l'utilisation de techniques de renforcement et d'autres stratégies comme la contraction consciente des muscles du plancher pelvien.

TABLEAU 68.9	Interventions contre l'incontinence urinaire[a] *(suite)*
INTERVENTION	**DESCRIPTION**
Réadaptation des muscles du plancher pelvien	
Exercices de Kegel	Est décrit dans l'**ENCADRÉ 68.14**.
Rétroaction biologique (biofeedback)	Méthode permettant à une personne de recevoir de l'information visuelle ou auditive sur les fonctions physiologiques autonomes de son corps, et d'apprendre à les maîtriser.
Stimulation électrique	Application d'un courant électrique de faible intensité sur les fibres afférentes sacrées et pudendales à l'aide d'électrodes vaginales, anales ou de surface ; permet d'inhiber l'hyperactivité de la vessie et d'améliorer la prise de conscience, la contractilité et l'efficience de la contraction des muscles pelviens ; selon l'ACU (2005), il manque à ce jour de résultats probants pour soutenir les bienfaits de l'électrostimulation.
Dispositifs anti-incontinence	
Dispositif de soutien intravaginal (pessaires et prothèses supportant le col de la vessie)	Dispositifs visant à soutenir le col vésical, à corriger un léger prolapsus des organes pelviens et à modifier la transmission de la pression à urètre ; selon l'ACU (2005), ces dispositifs, bien que répandus, sont mal tolérés à cause des irritations, voire des ulcérations, et de la rétention qu'ils entraînent ; ils sont réservés aux clientes âgées non candidates à la chirurgie ; aucun des dispositifs plus adaptés au soutien du col vésical n'a fait l'objet d'une évaluation suffisamment prolongée.
Dispositif occlusif intraurétral (bouchon urétral)	Dispositif à usage unique mis dans l'urètre pour fournir une obstruction mécanique et prévenir la fuite urinaire ; doit être enlevé pour uriner.
Dispositif de compression pénienne	Dispositif de compression mécanique fixe apposé sur le pénis pour prévenir la fuite ou le flux urinaires par l'urètre ; doit être enlevé toutes les heures pour uriner ; selon l'ACU (2005), peu de données prouvent l'efficacité de ces dispositifs, dont la tolérance est faible à moyen ou long terme ; ils sont la plupart du temps abandonnés par les clients.
Dispositifs de prélèvement	
Dispositifs de prélèvement externe	Système collecteur externe (condom) dirigeant l'urine dans le sac de drainage ; est utilisé le plus souvent par des hommes.
Produits absorbants	Gamme de serviettes hygiéniques et de sous-vêtements réutilisables ou non.

[a] Ces interventions présupposent que la capacité cognitive du client est suffisante.

les antagonistes des récepteurs muscariniques entraînent un relâchement du muscle vésical et inhibent les contractions exagérées du détrusor (Johnson, 2008). Il existe plusieurs formes de ces médicaments, dont la toltérodine à libération immédiate et prolongée (Detrol^MD, Detrol LA^MD) et l'oxybutynine à libération immédiate et prolongée et sous forme transdermique (Ditropan XL^MD, dispositif transdermique Oxytrol^MD), le chlorure de trospium à posologie biquotidienne (Trosec^MD), la solifénacine à libération prolongée (Vesicare^MD) et la darifénacine (Enablex^MD). Chacun de ces médicaments a une efficacité comparable, et leurs réactions défavorables comprennent la sécheresse buccale et oculaire, la constipation, la vision brouillée et la somnolence.

Traitement chirurgical

Les techniques chirurgicales diffèrent également selon le type d'incontinence urinaire (Hinoul, Roover, Ombelet, & Vanspauwen, 2009). La correction chirurgicale de l'incontinence à l'effort peut consister à repositionner l'urètre, à créer un support en forme de hamac ou encore à stabiliser l'urètre et le col de la vessie afin que ces organes soient plus sensibles aux changements de pression intraabdominale. Une autre technique utilisée dans le traitement de l'incontinence à l'effort vise à augmenter la résistance urétrale de l'unité sphinctérienne intrinsèque à l'aide d'une bandelette ou par des injections périurétrales (Sakamoto, Sharma, & Wheeler, 2007). Il n'existe pas de consensus sur l'intervention chirurgicale idéale.

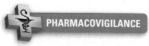
PHARMACOVIGILANCE

Toltérodine (Detrol^MD, Detrol LA^MD)

- Le surdosage peut se traduire en effets anticholinergiques graves.
- Ces effets comprennent les crampes GI, la diaphorèse, la vision brouillée et l'urgence urinaire.

68

ENCADRÉ 68.14	**Exercices des muscles du plancher pelvien, ou exercices de Kegel**

Les éléments suivants doivent faire partie de l'enseignement des exercices de Kegel.

Rôle des muscles du plancher pelvien

- Les muscles du plancher pelvien servent de support à la vessie et au rectum et, chez la femme, au vagin et à l'utérus.
- S'ils sont déficients ou endommagés, ils ne peuvent supporter ces organes, et la position de ces derniers peut en être modifiée.
- Il en résulte une altération de la fonction normale de la vessie et du rectum.
- Si les muscles du plancher pelvien sont faibles, des exercices particuliers peuvent les renforcer, prévenant ainsi les fuites d'urine et diminuant l'urgence urinaire.

Exercices permettant au client de localiser ses muscles du plancher pelvien

- Sans contracter les muscles des jambes, des fesses ou de l'abdomen, tenter de contrôler le passage d'un gaz ou des selles.
- Imaginer de se trouver dans un ascenseur bondé et de sentir le besoin de lâcher un gaz. Que faire pour se retenir?
- Serrer les muscles qui enserrent le rectum, soit les muscles du plancher pelvien.
- La contraction de ces muscles se traduit par une sensation de soulèvement de la région entourant le vagin ou un mouvement du rectum vers l'intérieur.

Exécution des exercices

Il existe deux sortes d'exercices : les contractions brèves et les contractions prolongées.

- Pour exécuter les contractions brèves : 1) serrer les muscles du plancher pelvien, les contracter avec force pendant deux secondes, puis les relâcher ; 2) au moment où se fait sentir une forte envie d'uriner, tenter de contracter les muscles du plancher pelvien rapidement et fortement à plusieurs reprises, jusqu'à ce que l'envie disparaisse. Cet exercice entraîne progressivement les muscles à retenir l'urine sur commande.
- Pour exécuter les contractions prolongées, contracter les muscles pendant 5 à 10 secondes avant de les relâcher.

Il convient de faire ces deux types d'exercices de 40 à 50 fois par jour.

Moment propice pour ces exercices

- Ces exercices peuvent être exécutés en tout temps et n'importe où.
- Ils peuvent être faits dans toutes les positions, les positions assise ou couchée étant les plus propices.

Délai avant de noter un changement

Il faut faire ces exercices pendant une période de quatre à six semaines avant que des changements n'apparaissent et que la fréquence des fuites et des urgences ne diminue.

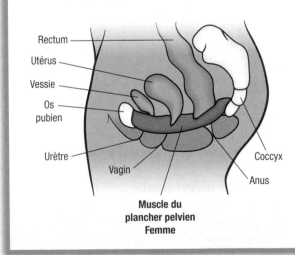

Muscle du plancher pelvien Femme

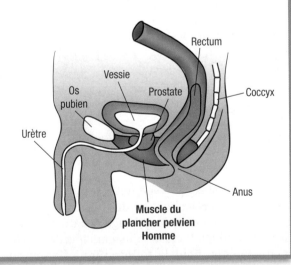

Muscle du plancher pelvien Homme

Source : Adapté de Newman (2002).

Colposuspension rétropubienne : Connue également sous le nom de colposuspension de Burch, cette technique chirurgicale relativement invasive soulève l'urètre et le col de la vessie pour leur donner une position anatomique supérieure et soulager les symptômes de l'incontinence urinaire à l'effort.

Il y a peu de renseignements sur les complications et leur traitement ou sur la fréquence ou l'efficacité des traitements additionnels. La **colposuspension rétropubienne** et la mise en place d'une bandelette pubovaginale, avec un taux de guérison de 80 à 90 %, semblent être les traitements les plus efficaces dans l'ensemble. Les deux interventions sont pratiquées par incision transversale basse. Les complications liées à la suspension rétropubienne comprennent une dysfonction mictionnelle postopératoire, l'urgence mictionnelle et le prolapsus vaginal.

La mise en place d'une bandelette sous-urétrale, à l'aide d'un fascia autologue, d'un fascia cadavérique ou d'un matériau synthétique, permet de corriger l'incontinence à l'effort chez la femme. Les complications comprennent les lésions intestinale et vasculaire, la rétention urinaire, l'érosion de la

ENCADRÉ 68.15 | **L'entraînement des muscles du plancher pelvien est-il utile dans le traitement de l'incontinence urinaire ?**

Question clinique

Pour la femme atteinte d'incontinence urinaire (P), l'entraînement des muscles du plancher pelvien (I) permet-il de réduire efficacement les épisodes d'incontinence urinaire (O) ?

Résultats probants

- Revue systématique d'essais cliniques aléatoires et multicentriques.

Analyse critique et synthèse des données

- Les facteurs de risque de l'incontinence ont été examinés chez des femmes (n = 1 007 études).
- Les facteurs de risque liés au mode de vie, dont l'obésité, une activité physique limitée, une mauvaise alimentation et le tabagisme, ont été associés à l'incontinence.
- L'entraînement des muscles pelviens s'est révélé efficace pour corriger l'incontinence chez la femme dans l'année suivant un accouchement, et assez efficace à court terme chez la femme âgée.
- La rétroaction biologique peut être utile dans le traitement de l'incontinence urinaire

Conclusion

- En association avec des modifications du mode de vie, les exercices des muscles du plancher pelvien et la rétroaction biologique peuvent contribuer à prévenir ou à corriger l'incontinence urinaire.

Recommandations pour la pratique infirmière

- Dépister l'incontinence urinaire à l'aide de questions simples (p. ex., « À quelle fréquence avez-vous des fuites d'urine ? »).
- Conseiller les clients sur les changements à apporter à leur mode de vie afin de prévenir ou de traiter l'incontinence.
- Informer les clients que l'incontinence urinaire peut être corrigée par l'entraînement des muscles du plancher pelvien, la rétroaction biologique et les traitements chirurgicaux.

Références

Landefeld, C.S., Bowers, B.J., Feld, A.D., Hartmann, K.E., Hoffman, E., Ingber, M.J., King, J.T., *et al.* (2008). National Institutes of Health state-of-the-science conference statement : Prevention of fecal and urinary incontinence in adults. *Ann Intern Med 148*(6), 449.

Shamliyan, T., Wyman, J., Bliss, D.Z., Kane, R.L., Wilt, T.J. (2007). *Prevention of fecal and urinary incontinence in adults.* Rockville, Md.: Agency for Healthcare Research and Quality (AHRQ), n° 08-E003.

P : population visée ; I : intervention ; O : (*outcome*) résultat.

TABLEAU 68.10 | **Dysfonction mictionnelle[a]**

CLASSE DE MÉDICAMENTS ET MODE D'ACTION	MÉDICAMENTS
Anticholinergiques et antagonistes des récepteurs muscariniques	
Réduction des contractions de la vessie dans les cas d'incontinence par impériosité et de vessie hyperactive	Oxybutynine (Ditropan IR[MD], Ditropan XL[MD], dispositif transdermique Oxytrol[MD]) ; toltérodine (Detrol[MD], Detrol LA[MD]) ; chlorure de trospium (Trosec[MD]) ; solifénacine (Vesicare[MD]) ; darifénacine (Enablex[MD]) ; dicyclomine (Bentylol[MD])
Antagonistes des récepteurs α-adrénergiques	
Réduction de la résistance du sphincter urétral à l'excrétion urinaire	Doxazosine (Cardura[MD]) ; térazosine (Hytrin[MD]) ; tamsulosine (Flomax[MD]) ; alfuzosine (Xatra[MD])
Inhibiteurs de la 5α-réductase	
Suppression des androgènes se traduisant par une atrophie épithéliale et une diminution du volume prostatique total	Finastéride (Proscar[MD]) ; dutastéride (Avodart[MD])

TABLEAU 68.10	Dysfonction mictionnelle[a] *(suite)*
CLASSE DE MÉDICAMENTS ET MODE D'ACTION	**MÉDICAMENTS**
Agonistes α-adrénergiques	
Augmentation de la résistance urétrale	Phénylpropanolamine
Antidépresseurs tricycliques	
Réduction de l'urgence sensorielle et de la sensation de brûlure à la miction causées par la CI ; réduction des contractions de la vessie hyperactive	Imipramine (Tofranil[MD]) ; amitriptyline (Elavil[MD])
Inhibiteurs des canaux calciques	
Réduction de la force de contraction des muscles lisses	Nifédipine (Adalat[MD])
Atténuation possible de la douleur cuisante causée par la CI	Diltiazem (Cardizem[MD]) ; vérapamil (Isoptin SR[MD])
Hormonothérapie de substitution	
En application locale, réduction de l'irritation urétrale et augmentation de la résistance de l'hôte à l'infection urinaire	Œstrogène en crème (Premarin[MD], Estrace[MD]) ; œstrogène sous forme d'anneau vaginal (Estring[MD]) ; œstrogène en comprimés vaginaux (Vagifem[MD])

[a] Le type de pharmacothérapie dépend du type d'incontinence.

bandelette, l'infection, l'urgence mictionnelle et la perforation de la vessie. La mise en place d'une bandelette sous-urétrale est une intervention peu invasive qui peut être réalisée en consultation externe ; son taux de succès est comparable à celui de la colposuspension par bandelette et permet un retour plus rapide aux activités habituelles. Chez l'homme qui souffre d'une déficience sphinctérienne intrinsèque ou d'incontinence à l'effort sévère, la pose d'un sphincter urétral artificiel peut être la solution.

Un autre traitement consiste à injecter sous la muqueuse un agent de gonflement afin de corriger l'incontinence à l'effort chez la femme et chez l'homme. Les agents de gonflement comprennent le collagène glutaraldéhyde bovin (GAX-collagène), les petites billes de silicone (Durasphere[MD]) ou le polytétrafluoroéthylène (Teflon[MD]). Vu le risque de migration des particules de Teflon[MD], les produits faits de GAX-collagène ou les billes Durasphere[MD] en injection sont les plus couramment utilisés de nos jours. Bien que le traitement au moyen de composés sous-urétraux permette d'éviter le risque lié à la chirurgie ouverte, il faudra répéter l'injection après plusieurs années.

Un nouveau traitement de l'incontinence à l'effort chez la femme consiste à injecter des cellules souches autologues dans le rhabdosphincter et la sous-muqueuse urétrale. Cette technique augmente la pression de fermeture urétrale et l'activité électromyographique périurétrale. L'injection est administrée sous contrôle échographique trans-urétral pour assurer la transplantation des cellules souches à l'endroit approprié (Mitterberg *et al.*, 2008).

Soins et traitements en interdisciplinarité

CLIENT ATTEINT D'INCONTINENCE URINAIRE

L'infirmière doit savoir reconnaître les troubles tant émotionnels que physiques qui sont associés à l'incontinence urinaire ENCADRÉ 68.16. Il importe de maintenir ou d'accroître la dignité et la confiance en soi du client tout en respectant son intimité. La démarche comporte souvent deux volets : l'utilisation de dispositifs pour corriger les fuites urinaires existantes et un plan défini de prise en charge conçu pour réduire ou résoudre les troubles à l'origine de l'incontinence urinaire.

Les options thérapeutiques sont indiquées dans le TABLEAU 68.9. Elles comprennent les interventions relatives au mode de vie, comme l'enseignement au client sur une hydratation appropriée et la réduction ou l'élimination de la consommation de produits irritants pour la vessie (en particulier la caféine et l'alcool). L'infirmière doit conseiller au client d'observer un horaire de mictions régulier, quoique souple (habituellement toutes les deux ou trois heures lorsque le client est éveillé). Elle doit aussi lui recommander de ne pas fumer, car cette habitude augmente le risque d'incontinence à l'effort. Elle doit également lui expliquer le rapport entre constipation, incontinence urinaire et rétention urinaire. Le traitement de la constipation consiste à consommer une quantité suffisante de liquide, à augmenter l'apport de fibres dans l'alimentation, à faire de l'exercice régulièrement et à utiliser judicieusement des laxatifs émollients ▶ 57.

Les traitements comportementaux comprennent des mictions conformément à un horaire établi (mictions à heures fixes, acquisition d'habitudes régulières, mictions sur demande), une rééducation de la vessie et un entraînement des muscles du plancher pelvien. L'infirmière évalue les stratégies adoptées par le client pour remédier à l'incontinence urinaire et offre au besoin des conseils concernant d'autres dispositifs. Pour tenter de résoudre leur problème de fuites, nombre de femmes atteintes d'incontinence urinaire se servent de serviettes hygiéniques, et bien des hommes et des femmes utilisent des produits domes-

tiques comme des chiffons, des essuie-tout ou du papier hygiénique replié. Malheureusement, aucun de ces produits n'est conçu adéquatement pour éviter le contact de l'urine avec la peau, pour empêcher que les vêtements ne soient souillés et pour réduire ou éliminer les odeurs. Il incombe à l'infirmière de renseigner les clients sur les produits spécialement conçus pour retenir l'urine. Par exemple, pour les cas d'incontinence urinaire légère ou modérée, il existe des tampons faits de polymères superabsorbants pouvant absorber jusqu'à plusieurs centaines de fois leur poids en eau. Pour les cas de fuites urinaires importantes ou d'incontinence à la fois urinaire et fécale, il convient d'utiliser des culottes d'incontinence à usage unique ou lavables.

Dans les centres de soins de longue durée, la démarche de soins de l'incontinence urinaire comprend l'optimisation de l'accès aux toilettes, ce qui implique d'offrir l'urinal ou la bassine ou encore d'aider la personne à se rendre aux toilettes toutes les deux ou trois heures ou à intervalles déterminés. Il faut s'assurer que les toilettes soient accessibles aux clients et faire en sorte que ces derniers jouissent de suffisamment d'intimité pour permettre une élimination efficace de l'urine.

57

Le traitement de la constipation est vu dans le chapitre 57, *Interventions cliniques – Troubles du tractus gastro-intestinal inférieur.*

ENCADRÉ 68.16 | **Délégation des tâches : incontinence urinaire**

Tous les membres de l'équipe des soins de santé ont la responsabilité de diminuer le risque d'incontinence et de prévenir les complications comme l'érosion cutanée chez le client incontinent.

Rôle de l'infirmière

- Évaluer les facteurs de risque d'incontinence ou de rétention urinaires.
- Déterminer le type d'incontinence dont souffre le client.
- Établir un plan de soins et de traitements infirmiers visant à réduire l'incontinence.
- Évaluer la peau du client et établir un plan de soins et de traitements infirmiers pour réduire les risques de plaies associées à l'incontinence.
- Établir avec le client un plan de rééducation vésicale.
- Enseigner au client les moyens de diminuer l'incontinence, tels les exercices des muscles du plancher pelvien (exercices de Kegel).
- Aider le client incontinent à choisir les produits d'incontinence appropriés.

Rôle de l'infirmière auxiliaire

- Procéder à une échographie de la vessie (BladderScan^MD) pour estimer le volume résiduel postmictionnel.
- Mesurer le volume résiduel postmictionnel par cathétérisme dans certaines situations (éviter tout cathétérisme si le client est dans un état instable ou postopératoire récent, s'il ressent de la douleur à l'urètre ou s'il y a résistance ou obstruction).
- Administrer les médicaments prescrits de façon régulière afin de diminuer l'incontinence ou la rétention urinaires.

Rôle du préposé aux bénéficiaires

- Aider le client incontinent à se rendre à la chaise d'aisance ou lui apporter la bassine ou l'urinal à intervalles réguliers ou selon le plan de rééducation vésicale.
- Laver le client en privilégiant les soins de la peau selon les directives infirmières.
- Aviser l'infirmière de toute apparition d'incontinence chez un client continent au préalable.
- Aviser l'infirmière de toute apparition de rougeurs ou de plaies.

68.8.2 Rétention urinaire
Processus thérapeutique en interdisciplinarité

Les traitements comportementaux sont aussi utiles pour prendre en charge la rétention urinaire. Les mictions à horaire déterminé et la miction double peuvent être efficaces dans les cas de rétention urinaire chronique avec volumes de résidu postmictionnel modérés. La miction double est une tentative de maximiser l'évacuation de la vessie. L'infirmière demande au client d'uriner, puis de rester assis sur la toilette pendant trois ou quatre minutes et d'uriner de nouveau avant de se lever. Dans les cas de rétention urinaire chronique ou aiguë, il peut être nécessaire de recourir à un cathétérisme, idéalement de façon intermittente. La sonde à demeure et le risque d'infections urinaires et d'irritation urétrale qui s'y rattachent sont ainsi évités. Malgré ces avantages potentiels, la sonde à demeure peut s'avérer préférable dans certains cas (p. ex., si le client ne veut pas ou ne peut pas subir de cathétérisme intermittent). Elle est aussi privilégiée si l'obstruction urétrale rend le cathétérisme intermittent désagréable ou impossible à utiliser.

Pharmacothérapie

Plusieurs médicaments favorisent l'évacuation de la vessie. Si l'obstruction se situe au col de la vessie, un antagoniste des récepteurs α-adrénergiques peut être prescrit. Ce type de médicament relâche les muscles lisses du col de la vessie et de l'urètre prostatique et, possiblement, le rhabdosphincter (dont l'innervation est parasympathique et sympathique), diminuant ainsi la résistance urétrale. Des antagonistes des récepteurs α-adrénergiques sont indiqués dans les cas d'hypertrophie bénigne de la prostate, de dyssynergie du col vésical ou du sphincter détrusor. Ils sont énumérés dans le **TABLEAU 68.10**.

Traitement chirurgical

Il est souvent utile de recourir à la chirurgie si la rétention urinaire est causée par une obstruction. La chirurgie ouverte ou par voie transurétrale est pratiquée dans des cas particuliers d'hypertrophie bénigne ou maligne de la prostate, de contraction du col vésical, de rétrécissement de l'urètre ou de dyssynergie du col vésical. La reconstruction pelvienne par voie abdominale ou transvaginale permet de corriger une obstruction du col vésical chez la femme qui présente un prolapsus pelvien sévère.

Malheureusement, la chirurgie joue un rôle minime dans le traitement de la rétention urinaire causée par un manque de force de contraction du détrusor. Les tentatives de créer un stimulateur vésical (implantation d'un dispositif de stimulation mictionnelle) se sont avérées très inefficaces en raison de la difficulté de coordonner la contraction du détrusor et le relâchement du muscle pelvien et du sphincter strié.

Soins et traitements en interdisciplinarité

CLIENT ATTEINT DE RÉTENTION URINAIRE

La rétention urinaire aiguë est une urgence médicale qu'il faut reconnaître rapidement afin de procéder à la vidange de la vessie (Steggal, 2007). Après consultation avec le médecin, l'infirmière doit insérer une sonde urinaire, à moins que ce ne soit contre-indiqué. La sonde à ballonnet est utilisée en prévision d'un usage à court ou à moyen terme.

Il faut apprendre au client atteint de rétention urinaire aiguë (ou prédisposé à une telle affection) des stratégies visant à en minimiser le risque. Celui-ci doit éviter de boire de grandes quantités de liquide en une courte période de temps. Il devrait plutôt en boire de petites quantités tout au long de la journée. S'il a froid, il doit essayer de se réchauffer avant de tenter d'uriner. Il doit aussi éviter de prendre de grandes quantités d'alcool, car cela peut entraîner une polyurie et la diminution de la sensation du besoin d'uriner lorsque la vessie est distendue. L'infirmière conseillera au client incapable d'uriner de boire une tasse de café ou de thé caféiné afin de créer ou de maximiser l'urgence mictionnelle, ou l'incitera à prendre un bain chaud ou une douche chaude avant de tenter d'uriner. Si ces mesures n'ont pas permis au client d'uriner, une consultation immédiate s'impose.

La prise en charge de la rétention urinaire chronique peut comporter diverses mesures : des méthodes comportementales, le port d'une sonde urétrale, un cathétérisme vésical intermittent, une chirurgie ou un traitement pharmacologique (Pellatt, 2007). Les principales interventions comportementales sont l'adoption d'un horaire mictionnel et le recours à la miction double. L'horaire mictionnel vise à réduire la capacité vésicale plutôt qu'à l'augmenter. L'infirmière demandera au client d'uriner toutes les trois ou quatre heures, qu'il en ait envie ou non. Cette intervention est particulièrement utile chez le client atteint de surdistension chronique, de diabète ou d'alcoolisme chronique, qui se caractérisent par une grande capacité vésicale et une diminution ou un retard des sensations de plénitude vésicale ou d'urgence mictionnelle.

68.9 | Instrumentation

Les raisons qui motivent un cathétérisme urinaire à court terme sont énumérées dans l'**ENCADRÉ 68.17**. En raison de risques d'infections nosocomiales trop élevés, un cathétérisme n'est pas indiqué pour l'obtention d'un échantillon d'urine pour analyse, ni pour accommoder le personnel infirmier ou la famille du client. Par contre, il est parfois souhaitable de prélever l'urine par cathétérisme chez les clients ayant des antécédents d'infections urinaires avec complications. Les échantillons doivent alors être exempts de tout contaminant. Une sonde doit être le dernier moyen à envisager pour procurer au client un milieu sec en vue de protéger ses pansements ou de prévenir la dégradation et les lésions de la peau. L'utilisation prolongée d'une sonde (plus de 30 jours) peut se traduire par une augmentation des complications comme les spasmes vésicaux, l'abcès périurétral, la douleur, l'urosepsie, les infections urinaires, l'érosion ou le traumatisme urétraux, la formation d'une fistule ou le rétrécissement et les calculs (Niel-Weise & van den Broek, 2006).

Le cathétérisme urinaire est habituellement pratiqué dans la prise en charge des clients

Indications du cathétérisme urinaire

Cathétérisme intermittent ou sonde à demeure

- Soulagement de la rétention urinaire causée par une obstruction des voies urinaires inférieures, par la paralysie ou l'incapacité d'uriner
- Décompression vésicale préopératoire et opératoire dans le cas d'une chirurgie pelvienne ou abdominale basse
- Moyen de faciliter la réfection chirurgicale de l'urètre et des structures adjacentes
- Soutien des uretères ou de l'urètre pour faciliter la cicatrisation après une chirurgie ou un autre traumatisme touchant la région
- Mesure précise de l'excrétion urinaire chez un client dont l'état est critique
- Mesure de l'urine résiduelle après la miction si l'on ne dispose pas d'un appareil portatif d'échographie

- Contamination d'ulcères de pression de stade III ou IV par l'urine qui a freiné la guérison malgré des soins personnels appropriés associés à l'incontinence (sonde à demeure)
- Maladie terminale ou trouble grave qui rend désagréables ou difficiles les changements de position ou les soins d'hygiène, ou qui est associée à une douleur intenable (sonde à demeure)

Instrumentation urétrale ponctuelle

- Examen des structures anatomiques de l'appareil urinaire
- Évaluation urodynamique
- Prélèvement d'un échantillon d'urine stérile dans des circonstances particulières
- Instillation de médicaments dans la vessie

---

hospitalisés. Cependant, il n'est pas sans risques. L'infection urinaire est l'infection nosocomiale la plus répandue, et le cathétérisme urinaire en est la principale cause (Niel-Weise & van den Broek, 2006). Il est impératif de recourir à une technique d'asepsie rigoureuse pour insérer la sonde. Par la suite, le maintien et la protection du système de drainage fermé sont sous la responsabilité du personnel infirmier. L'irrigation de la sonde ne doit pas être effectuée systématiquement et requiert une ordonnance médicale (Gotelli, Merryman, Carr, McElveen, Epperson, & Bynum, 2008).

Une fois la sonde en place, l'infirmière doit s'assurer de sa perméabilité, veiller à l'hydratation, au bien-être et à la confiance du client et prévenir l'infection **ENCADRÉ 68.18**. Elle doit porter attention aux conséquences psychologiques du cathétérisme

urinaire. Parmi les préoccupations du client, il y a la pudeur liée au fait d'exposer les parties intimes de son corps, une altération de son image corporelle et une inquiétude relative à la dépendance accrue découlant de la maintenance de la sonde.

Les sondes sont composées de latex recouvert de polytétrafluoroéthylène (PTFE, ou téflon), d'élastomère de silicone à 100 % et de silicone recouvert d'hydrogel. L'utilisation à court terme de sondes recouvertes d'argent ou d'agents antimicrobiens peut se traduire par une réduction des infections urinaires (Estores, Olsen, & Gómez-Marin, 2008).

Les sondes varient quant au matériau dont elles sont faites, à la forme de leur extrémité et à leur calibre **FIGURE 68.10**. Une sonde à extrémité recourbée est généralement utilisée chez l'homme.

RAPPELEZ-VOUS...

Chez le client porteur d'une sonde vésicale à demeure, les endroits qui présentent le plus grand risque d'infection sont le point d'insertion de la sonde, le sac collecteur, le robinet de vidange et les jonctions de raccordement.

Délégation des tâches : cathétérisme urinaire

Rôle de l'infirmière

- Évaluer le besoin de cathétérisme.
- Choisir le type et le calibre de la sonde.
- Insérer la sonde chez le client en situation postopératoire ou présentant un traumatisme urétral, de la douleur, une obstruction, ou une instabilité clinique.
- Irriguer la sonde (sous prescription médicale ou selon l'ordonnance collective).
- Planifier les soins pour diminuer le risque d'infection chez un client porteur d'une sonde à demeure.

Rôle de l'infirmière auxiliaire

- Dans les cas non compliqués, insérer la sonde à demeure ou la sonde pour un cathétérisme intermittent (éviter tout

cathétérisme si l'état du client est instable, s'il est en situation postopératoire depuis peu, s'il souffre de douleur à l'urètre ou s'il présente une résistance ou une obstruction).

Rôle du préposé aux bénéficiaires

- Laver la région périnéale ou du méat urinaire autour de la sonde avec de l'eau et du savon et bien assécher.
- Fixer la sonde en place solidement (au haut de la cuisse chez la femme et chez l'homme).
- Aviser l'infirmière s'il y a écoulement de sang ou d'un autre liquide au méat, ou en présence d'incontinence malgré la sonde (fuites, spasmes vésicaux).

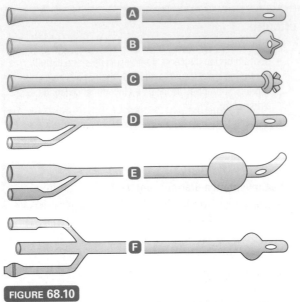

FIGURE 68.10

Types de cathéters urinaires – **A** Cathéter urétral simple. **B** Cathéter champignon de Pezzer (peut être utilisé dans le cathétérisme sus-pubien). **C** Cathéter ailé de Malecot. **D** Cathéter urétral à demeure avec ballonnet gonflable. **E** Cathéter à demeure Tiemann avec pointe coudée – ballonnet gonflable. **F** Cathéter à demeure à trois voies (la troisième voie peut être utilisée pour l'irrigation).

Le calibre des sondes correspond à l'échelle de diamètre French (F), dont chaque unité équivaut à 0,33 mm de diamètre interne. Le calibre utilisé varie selon la taille du pénis et le but du cathétérisme. Chez la femme, les sondes urétrales de calibre 14 F à 16 F sont le plus souvent utilisées, alors que, chez l'homme, ce sont celles de calibre 14 F à 18 F. Les ballonnets sont de deux tailles : 5 ml (utilisation de 5 ml d'eau stérile) ou 30 ml (utilisation de 30 ml d'eau stérile) (Gotelli *et al.*, 2008). Si l'on insère un cathéter de trop gros calibre, il en résulte une érosion tissulaire secondaire à une pression excessive sur le méat ou l'urètre. Le cathétérisme urinaire est effectué par voie urétrale, urétérale, sus-pubienne et à l'aide d'une sonde de néphrostomie.

68.9.1 Cathétérisme urétral

Le cathétérisme le plus souvent pratiqué consiste à insérer la sonde dans l'urètre par le méat externe pour franchir ensuite le sphincter interne et pénétrer dans la vessie. Il faut considérer les principes suivants dans les soins à un client porteur d'une sonde urétrale à demeure (Gotelli *et al.*, 2008 ; Niel-Weise & van den Broek, 2006).

- Le porteur d'une sonde à domicile doit recevoir des directives appropriées concernant les soins à apporter à la sonde.
- Pour un cathétérisme à court terme, il faut toujours utiliser un système de drainage fermé et stérile. La sonde distale et le tube de drainage

proximal ne doivent pas être déconnectés, sauf au besoin pour l'irrigation de la sonde. Il faut maintenir le flux descendant libre de toute obstruction. Le sac de collecte doit être maintenu à un niveau inférieur à celui de la vessie. Il doit être vidé régulièrement (lorsque l'urine drainée atteint 400 ml). Il convient de remplacer la sonde en cas de mauvais fonctionnement. Un sac de collecte porté à la jambe ne convient pas dans les cas d'une hospitalisation de courte durée en raison du risque élevé d'infection bactérienne au moment de la déconnexion de la sonde et du remplacement du sac de collecte.

- Les soins de la région périnéale (prodigués une ou deux fois par jour au besoin) doivent comprendre le lavage à l'eau et au savon de la jonction entre le méat et la sonde. Il faut éviter l'utilisation de lotion ou de poudre à proximité de la sonde.
- Toutes les sondes doivent être solidement fixées à l'aide d'un certain type d'ancrage. Il est recommandé que la sonde soit fixée au haut de la cuisse chez la femme et chez l'homme pour l'empêcher de bouger et d'exercer une tension sur l'urètre.
- Il faut utiliser une technique stérile si le système de prélèvement est ouvert. Il ne faut procéder à l'irrigation de la sonde (sous prescription médicale ou ordonnance collective) que si l'on soupçonne la présence de caillots de sang. Si des irrigations fréquentes s'avèrent nécessaires pour assurer l'écoulement de l'urine avec les cathétérismes à court terme, il peut être préférable d'utiliser une sonde à triple lumière, qui permet l'irrigation continue à l'intérieur du système en circuit fermé.
- Il faut aspirer de petites quantités d'urine en vue d'une culture par la bague de prélèvement à l'aide d'une seringue et d'une aiguille de calibre 21 stériles. Le point de ponction doit être désinfecté au préalable pendant une minute avec une solution d'alcool à 70 % (Association québécoise d'établissements de santé et de services sociaux, 2005).
- Si la sonde doit être portée pour moins de deux semaines, son changement systématique n'est pas nécessaire. Dans le cas d'un port prolongé, le remplacement de la sonde doit être fondé sur l'évaluation de l'état du client plutôt que selon un horaire prévu.
- Un sac porté à la jambe peut être utile dans le cas d'une sonde à demeure. Si le sac est réutilisé, il doit être lavé à l'eau et au savon, puis bien rincé. S'il n'est pas réutilisé immédiatement, il doit être rempli de 125 ml de vinaigre puis égoutté. En plus d'éliminer les odeurs, le

vinaigre est efficace contre *Pseudomonas* et d'autres microorganismes pathogènes.

- Il faut laisser la sonde en place le moins longtemps possible. Le cathétérisme intermittent ou les sondes externes (condom urinaire) sont des solutions de rechange qui peuvent être associées à une fréquence moindre de bactériurie et d'infections urinaires que les sondes urétrales à demeure.

68.9.2   Sonde urétérale

La sonde urétérale passe par l'uretère pour atteindre le bassinet du rein. L'insertion consiste soit à remonter l'urètre et la vessie jusqu'aux uretères en observation cytoscopique, soit à procéder chirurgicalement en traversant la paroi abdominale pour parvenir aux uretères. La sonde urétérale est utilisée après une intervention chirurgicale pour prévenir l'obstruction des uretères par l'œdème. Il faut consigner la quantité d'urine émanant de la sonde urétérale séparément de celle qui provient des autres sondes. Le client doit demeurer alité pendant que la sonde urétérale est en place, jusqu'à ce que des directives précises l'autorisent à se lever et à marcher. Une sonde urétérale est souvent insérée à la suite d'une lithotritie ou si l'obstruction urétérale de tumeurs ou de fibrose adjacentes compromet la fonction rénale. La sonde urétérale en double J permet au client de marcher. Une extrémité en spirale repose dans le bassinet du rein, et l'autre extrémité en spirale se trouve dans la vessie.

Il faut vérifier fréquemment le positionnement de la sonde urétérale. La sonde draine l'urine du bassinet, qui a une capacité de 3 à 5 ml. Si le volume d'urine dans le bassinet augmente en raison de l'obstruction du cathéter, il en résultera une lésion tissulaire de celui-ci, due à la pression. Par conséquent, il faut éviter de clamper la sonde urétérale. Si le médecin ordonne son irrigation, il faut procéder dans la plus stricte asepsie. Si la quantité d'urine excrétée diminue, il faut aviser le médecin immédiatement. Il convient de vérifier le drainage souvent, à une ou deux heures d'intervalle au moins. Il est normal qu'un peu d'urine s'échappe autour de la sonde urétérale dans la vessie. Il est essentiel de consigner précisément la quantité totale d'urine des sondes urétrale et urétérale. La sonde urétérale sert parfois d'endoprothèse et ne fait pas fonction de drain. Il importe de vérifier avec le médecin le type de sonde à privilégier et l'objectif de son installation.

Si le client éprouve des spasmes vésicaux qui s'avèrent difficiles à maîtriser, il peut en résulter des fuites urinaires. Pour réduire ces spasmes, le médecin peut prescrire de l'oxybutynine (timbres transdermiques de Ditropan^MD ou d'Oxytrol^MD), des antispasmodiques par voie orale, ou des suppositoires de belladone et d'opium.

68.9.3   Sonde sus-pubienne

Le cathétérisme sus-pubien est la méthode de dérivation urinaire la plus simple et la plus ancienne. La sonde sus-pubienne peut être insérée selon deux méthodes : 1) à travers une petite incision de la paroi abdominale ; 2) à l'aide d'un trocart. La sonde sus-pubienne est mise en place en salle d'opération lorsque le client est sous anesthésie générale pour une autre intervention chirurgicale, ou au chevet du client sous anesthésie locale. La sonde peut être retenue à l'aide d'une suture. L'infirmière a la responsabilité de fixer la sonde à l'aide de diachylon pour éviter qu'elle ne se déplace. Les soins à apporter au tube et à la sonde ressemblent à ceux qu'on apporte à une sonde urétérale. Une barrière cutanée à base de pectine (p. ex., Stomahesive^MD) permet de protéger efficacement la peau de l'érosion autour du point d'insertion.

La sonde sus-pubienne est utilisée dans des situations temporaires, comme à l'occasion d'interventions chirurgicales à la vessie, à la prostate et à l'urètre. Elle convient également à un usage prolongé dans des cas précis (p. ex., un homme tétraplégique enclin à la formation de fistules pénoscrotales).

Le drainage d'une sonde sus-pubienne peut laisser à désirer en raison de l'obstruction mécanique de l'extrémité de la sonde contre la paroi vésicale, de la présence de sédiments ou de caillots. L'infirmière doit s'assurer de la perméabilité de la sonde : 1) en empêchant le tube de se plier, en enroulant le surplus et en assurant le drainage par gravité ; 2) en demandant au client de se mobiliser d'un côté à l'autre ; 3) en drainant manuellement le tube (Gotelli *et al.*, 2008). Si ces mesures ne sont pas efficaces, il faut irriguer la sonde à l'aide d'une méthode stérile après avoir obtenu la prescription du médecin.

68.9.4   Sonde de néphrostomie

La sonde de néphrostomie est insérée de façon temporaire pour préserver la fonction rénale en cas d'obstruction totale d'un uretère. Elle est insérée directement dans le bassinet du rein et fixée à un tube de raccordement pour un drainage en circuit fermé. À l'instar de la sonde urétérale, la sonde de néphrostomie ne doit jamais être pliée, comprimée ou clampée. Si le client se plaint d'une douleur intense dans la région de la sonde ou en présence d'un liquide de drainage excessif autour de celle-ci, il faut en vérifier la perméabilité. Si le médecin demande une irrigation, celle-ci exige une asepsie rigoureuse. Il ne faut pas instiller plus de 5 ml de solution salée stérile à la fois, afin de prévenir la distension exagérée du bassinet et une lésion rénale. L'infection et la formation secondaire de calculs sont les complications liées à l'insertion d'une sonde de néphrostomie ▶ MS 3.7 et ▶ MS 3.8 .

MS 3.7

Méthodes liées aux soins de stomie : *Soins de néphrostomie, de cystostomie et d'urétérostomie.*

MS 3.8   Vidéo

Méthodes liées aux soins de stomie : *Irrigation d'un cathéter de néphrostomie.*

68

68.9.5 Cathétérisme intermittent

Le **cathétérisme intermittent** est une solution de rechange à la sonde à demeure mise en place pendant une période prolongée (Gotelli *et al.*, 2008 ; Niel-Weise & van den Broek, 2006). Il est de plus en plus souvent utilisé en présence de troubles caractérisés par une vessie neurogène (p. ex., des lésions à la moelle épinière ou des maladies neurologiques chroniques) ou d'obstruction vésicale chez l'homme. Cette méthode de cathétérisme est utile dans les phases oligurique et anurique de l'insuffisance rénale aiguë, afin de réduire le risque d'infection associée à la sonde à demeure. Le cathétérisme intermittent est aussi utilisé à la suite d'une intervention chirurgicale pour corriger l'incontinence chez la femme ou à la suite de l'implantation de grains radioactifs dans la prostate comme traitement anticancéreux. Le cathétérisme intermittent vise principalement à prévenir la rétention et la stase urinaires, et à maintenir l'apport sanguin à la vessie qui serait compromis par une pression prolongée.

La technique consiste à insérer une sonde urétrale dans la vessie toutes les trois à cinq heures. Certains clients n'exécutent un cathétérisme intermittent qu'une ou deux fois par jour pour mesurer l'urine résiduelle et assurer la vidange complète de la vessie entre les mictions. Deux principaux types de sonde sont offerts : les sondes dotées d'un revêtement hydrophile, qui deviennent glissantes au contact de l'eau, ce qui facilite leur insertion, et celles qui sont dépourvues de revêtement, faites de chlorure de polyvinyle (PVC). Mise en marché aux États-Unis au cours de la dernière décennie, la sonde hydrophile est indiquée pour un usage unique (Mistry, Goldfarb, & Roth, 2007). Certaines sondes ont une propension marquée à adhérer à la paroi urétrale à cause de leur revêtement limitant le glissement. Il existe des dispositifs à usage unique, autolubrifiants et enduits de silicone, qui conviennent aux clients atteints d'infections urinaires récurrentes ou devant procéder à un cathétérisme alors qu'ils sont au travail ou en déplacement. Il faut avertir le client de laver et de rincer la sonde et ses mains à l'eau et au savon avant et après le cathétérisme. L'usage d'un lubrifiant est nécessaire chez l'homme et peut rendre le cathétérisme moins inconfortable chez la femme. La sonde peut être insérée par le client lui-même, une infirmière ou toute autre personne formée à cette fin. Une fois la vessie vidée, il faut retirer la sonde, qui, après avoir été nettoyée correctement, peut être asséchée et rangée dans un étui ou un essuie-tout. En général, la sonde doit être remplacée tous les sept jours (Newman, 2009).

À l'hôpital ou dans un établissement de soins de longue durée, le cathétérisme est pratiqué à l'aide d'une technique stérile. À domicile, la méthode propre convient ; elle consiste en un bon lavage des mains et de la sonde avec de l'eau et du savon. Aucune différence importante en matière d'infection n'a été constatée lorsqu'une comparaison a été faite entre la technique stérile et la méthode propre appropriée chez les clients qui utilisent le cathétérisme intermittent à long terme. Il faut apprendre au client à déceler les signes d'infection urinaire afin que leur traitement puisse débuter rapidement le cas échéant. Dans certains cas, une antibiothérapie prophylactique peut être indiquée. Les lésions urétrales causées par le cathétérisme intermittent chez l'homme sont comparables aux troubles associés au cathétérisme à demeure. Elles comprennent l'urétrite, des lésions au sphincter urétral (particulièrement si la sonde a été forcée contre un sphincter fermé), le rétrécissement urétral et la création d'un faux passage (Head, 2006).

68.10 | Chirurgie rénale et urétérale

Les indications les plus communes de la néphrectomie sont une tumeur rénale, des reins polykystiques qui présentent des saignements ou une infection grave, un traumatisme grave infligé au rein et l'ablation élective du rein d'un donneur. Les interventions chirurgicales portant sur les uretères et les reins sont le plus souvent pratiquées pour enlever des calculs obstructifs, corriger des anomalies et dévier l'urine, au besoin.

68.10.1 Soins préopératoires

Les besoins élémentaires au client devant subir une chirurgie rénale et urétérale sont comparables à ceux qui sont prodigués à tout client devant être opéré. De plus, avant l'intervention, il est particulièrement important de s'assurer que l'hydratation est appropriée et que l'équilibre électrolytique est normal. L'infirmière expliquera au client qu'une incision sera probablement pratiquée dans le flanc, du côté touché, et que durant l'intervention il devra être positionné en décubitus latéral avec extension. Cette position cause souvent des douleurs musculaires après la chirurgie. Si l'on prévoit procéder à une néphrectomie, il est important veiller au bon fonctionnement de l'autre rein par la suite.

68.10.2 Soins postopératoires

Les soins postopératoires portent en particulier sur l'excrétion urinaire, l'état respiratoire et la distension abdominale.

Excrétion urinaire

Durant la période postopératoire immédiate, il faut mesurer et noter la quantité d'urine excrétée au minimum toutes les heures ou deux. Il faut aussi mesurer les liquides de drainage des divers cathéters ou sondes et enregistrer chaque mesure séparément. Il ne faut ni clamper ni irriguer la sonde ou le tube, à moins d'une indication ou d'une ordonnance précises. L'excrétion urinaire totale doit être d'au moins 0,5 ml/kg/h. Il est important d'observer l'exsudat sur le pansement afin d'évaluer s'il y a écoulement d'urine et, si tel est le cas, d'en estimer la quantité. Il faut également observer et surveiller la couleur et la consistance de l'urine. Une urine qui contient une quantité accrue de mucus, de sang ou de sédiments risque d'obstruer la sonde ou le dispositif de drainage.

Il faut peser le client tous les jours, idéalement à la même heure et sur le même pèse-personne, en s'assurant qu'il porte chaque fois des vêtements similaires. Une variation considérable de poids d'un jour à l'autre peut indiquer une rétention liquidienne, laquelle expose le client à un risque d'insuffisance cardiaque. Les reins assument diverses fonctions : la régulation du volume et de la composition du liquide extracellulaire, l'excrétion des déchets produits par l'organisme, le contrôle de la P.A., la production d'érythropoïétine, l'activation de la vitamine D et la régulation de l'équilibre acidobasique. La rétention de liquide peut augmenter la charge de travail du rein restant, organe essentiel au maintien de ces fonctions.

État respiratoire

La chirurgie rénale consiste souvent à pratiquer une incision au flanc, juste sous le diaphragme, et à enlever la douzième côte. Après l'intervention, il importe d'assurer une ventilation optimale. Le client est souvent réticent à se tourner, à tousser et à respirer profondément en raison de la douleur à l'incision. Il faut administrer des antidouleurs de façon appropriée afin d'assurer le bien-être du client et de lui permettre d'exécuter les exercices respiratoires qui consistent à inspirer profondément et à tousser. Lorsque le client est éveillé, l'infirmière lui montre et l'encourage à utiliser toutes les deux heures des appareils respiratoires additionnels, tel un spiromètre d'incitation. De plus, l'ambulation précoce et fréquente contribue au maintien d'une fonction respiratoire adéquate.

Distension abdominale

Chez la plupart des personnes ayant subi une intervention chirurgicale aux reins ou aux uretères, une certaine distension abdominale s'observe. Elle est le plus souvent due à un iléus paralytique causé par la manipulation et la compression de l'intestin pendant la chirurgie. Le client ne devra rien prendre par la bouche jusqu'à ce que les bruits intestinaux réapparaissent (habituellement de 24 à 48 heures après la chirurgie). Des liquides lui seront administrés par voie I.V. jusqu'à ce qu'il puisse boire et progressivement s'alimenter.

68.10.3 Néphrectomie laparoscopique

La **néphrectomie laparoscopique** permet dans certains cas précis de procéder à l'ablation d'un rein malade ou encore de prélever le rein d'un donneur vivant en vue d'une transplantation à une personne atteinte d'insuffisance rénale au stade terminal. À l'opposé de la néphrectomie classique, qui exige une incision d'environ 18 cm, la néphrectomie laparoscopique est une opération qui consiste à pratiquer cinq petites incisions permettant de voir le rein et de le disséquer. Le laparoscope est muni d'une caméra miniature afin que le chirurgien puisse voir ce qu'il fait sur un moniteur vidéo. Une fois disséqué, le rein est inséré dans un sac imperméable en nylon, et le tout est retiré en toute sécurité de la cavité abdominale. Comparativement à la néphrectomie classique, la méthode laparoscopique est moins douloureuse et n'exige aucune suture ou agrafe ; de plus, la durée de l'hospitalisation est moins longue et la convalescence est beaucoup plus courte.

68.11 | Dérivation urinaire

La **dérivation urinaire** peut être pratiquée avec ou sans cystectomie. Elle est utile dans les cas de cancer de la vessie, de vessie neurogène, d'anomalies congénitales, de rétrécissement, de traumatisme vésical et d'infections chroniques avec détérioration de la fonction rénale. Il existe de nombreuses méthodes de dérivation urinaire et de substitutions vésicales, y compris une dérivation non continente, une dérivation continente avec cathétérisme par le client ou une vessie orthotopique avec miction par l'urètre. Les différents types de dérivation urinaire sont présentés dans le **TABLEAU 68.11** et la **FIGURE 68.11**.

68.11.1 Dérivation urinaire non continente

La dérivation urinaire non continente consiste en une dérivation par la peau (stomie) exigeant la pose d'un dispositif de prélèvement de l'urine. La forme la plus simple est une urétérostomie cutanée, mais la cicatrisation et les sténoses de l'urètre qu'elle provoque font en sorte qu'on utilise plutôt le conduit iléal ou colonique. La dérivation urinaire non continente la plus courante est celle du conduit iléal (anse iléale). Dans cette intervention, un segment de l'iléon ou du côlon de 15 à 20 cm est prélevé et transformé en conduit de drainage urinaire. Une anastomose relie les uretères à une extrémité du conduit et l'autre extrémité de l'intestin est amenée à travers la paroi abdominale pour former une stomie **FIGURE 68.12**. Bien que ce segment de l'intestin demeure supporté par le mésentère, il est complètement isolé du tractus

68

TYPE	DESCRIPTION	AVANTAGES	DÉSAVANTAGES	CONSIDÉRATIONS PARTICULIÈRES
Conduit iléal	Les uretères sont fixés dans un segment de l'iléon ou du côlon ayant été séparé du tractus intestinal par une dissection. Une stomie abdominale est créée.	Flux urinaire relativement bon avec quelques altérations physiologiques attendues (présence de mucus)	Appareil collecteur externe requis pour recueillir continuellement l'urine	• Intervention chirurgicale complexe ; risque de complications postopératoires • Réabsorption de l'urée par l'iléon ; nécessité de porter une attention méticuleuse aux soins de la stomie et au dispositif de prélèvement.
Urétérostomie par voie cutanée	Les uretères sont excisés de la vessie et amenés à travers la paroi abdominale. Ils peuvent aboutir à deux stomies ou être réunis et aboutir à une seule stomie.	Absence de nécessité de procéder à une chirurgie majeure comme c'est le cas pour le conduit iléal	Appareil collecteur externe requis pour recueillir continuellement l'urine ; possibilité de rétrécissement, ou sténose, de la stomie en raison de la petitesse de sa lumière	• Nécessité probable de cathétérismes périodiques pour la dilatation de la ou des stomies et pour le maintien de leur perméabilité
Néphrostomie	Le cathéter est inséré dans le bassinet du rein. L'intervention peut être pratiquée sur un ou deux reins. Elle peut être une mesure temporaire ou permanente. Le plus souvent, il s'agit d'une mesure palliative, la maladie ayant atteint un stade avancé.	Absence de nécessité de recourir à une chirurgie majeure	Risque élevé d'infection rénale ; prédisposition à la formation de calculs en raison du cathéter	• Nécessité probable de remplacer le cathéter de néphrostomie tous les mois ; il ne faut jamais le clamper

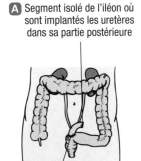

A Segment isolé de l'iléon où sont implantés les uretères dans sa partie postérieure

Segment de l'iléon anastomosé au côlon sigmoïde

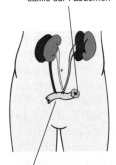

B Stomie faisant saillie sur l'abdomen

Segment isolé de l'iléon où sont implantés les uretères dans sa partie postérieure

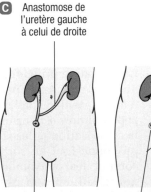

C Anastomose de l'uretère gauche à celui de droite

Urétérostomie cutanée sur l'abdomen

Urétérostomie cutanée sur l'abdomen

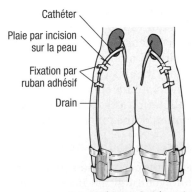

D

Cathéter

Plaie par incision sur la peau

Fixation par ruban adhésif

Drain

Vue postérieure—Cathéters de la néphrostomie bilatérale insérés dans les bassinets ; sortie de ces derniers par une incision pratiquée sur chaque flanc, ou sur un seul, si néphrostomie unirénale

FIGURE 68.11

Méthodes de dérivation urinaire – **A** Urétéro-iléosigmoïdostomie. **B** Anse iléale (conduit iléal). **C** Urétérostomie (urétérostomie transcutanée et urétérostomies cutanées bilatérales). **D** Néphrostomie.

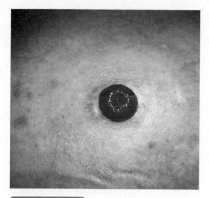

FIGURE 68.12

Stomie urinaire. Symétrique, aucune dégénérescence cutanée, fait une saillie d'environ 1,5 cm; la muqueuse est d'un rouge normal. Cette configuration est plate si le client est en position assise ou couchée.

intestinal. La **réanastomose** de l'intestin lui permet de continuer à fonctionner normalement.

Comme il n'existe ni valve ni contrôle volontaire sur cette stomie, des gouttes d'urine s'écoulent toutes les quelques secondes, ce qui exige l'utilisation d'un dispositif externe permanent pour recueillir l'urine. La visibilité de la stomie et le besoin d'un dispositif de prélèvement externe sont des désavantages évidents de cette intervention. Le client pourra trouver difficile sur le plan psychologique de devoir s'occuper des soins inhérents à la stomie et aux dispositifs de prélèvement pour le reste de sa vie. Ces problèmes ont fait en sorte qu'on a de plus en plus recours à des déviations continentes et à des vessies orthotopiques de substitution.

68.11.2 Dérivation urinaire continente

Une dérivation urinaire continente est un réservoir urinaire intraabdominal cathétérisable ou doté d'un orifice contrôlé par le sphincter anal (Chen, Lu, Li, *et al.*, 2009). Les dérivations consistent en des poches créées de la même façon que la confection du conduit iléal. Les réservoirs sont faits à partir de l'iléon, du segment iléocæcal ou du côlon. Les segments de l'intestin doivent être altérés afin de prévenir l'action péristaltique. Un mécanisme de continence est formé entre ce grand réservoir à basse pression et la stomie par invagination d'une portion de l'intestin. Cela permet de prévenir la fuite involontaire d'urine. Le client doté d'un réservoir continent doit procéder lui-même au cathétérisme toutes les quatre à six heures, mais il n'a pas besoin de porter de dispositif externe. Il peut mettre un petit bandage sur la stomie pour recueillir tout écoulement muqueux ou tout excès de drainage. Les poches de Kock, de Mainz, d'Indiana et de Floride sont des exemples de dérivations continentes **FIGURE 68.13**. Une différence importante entre ces diverses dérivations est le segment de l'intestin utilisé. Ainsi, la poche d'Indiana, qui a gagné en popularité, utilise le côlon droit comme réservoir.

68.11.3 Reconstruction de la vessie orthotopique

La reconstruction d'une **vessie orthotopique** (ou néovessie orthotopique) consiste en la confection d'une nouvelle vessie à la position anatomique normale de la vessie, permettant à l'urine d'être évacuée par l'urètre. Pour ce faire, divers segments intestinaux sont utilisés pour créer un réservoir à basse pression, dont le segment isolé de l'iléon distal qui est souvent employé. Parmi les divers types de vessie orthotopique, mentionnons l'hémipoche de Kock, la poche de Studer et la néovessie iléale avec configuration en W. Au cours de ces interventions, une portion de l'intestin est façonnée chirurgicalement pour former une néovessie (Chen *et al.*, 2009). Les uretères et l'urètre sont suturés à la néovessie. La reconstruction de la vessie orthotopique est devenue une option viable tant pour l'homme que pour la femme si le cancer ne s'est pas répandu au col de la vessie ou à l'urètre. Cette intervention convient particulièrement bien aux personnes qui présentent les caractéristiques suivantes : fonctions rénale et hépatique normales, espérance de vie supérieure à un ou deux ans, aptitudes motrices adéquates, absence d'antécédents de maladie intestinale inflammatoire et de cancer du côlon. Les personnes obèses ou atteintes d'une maladie intestinale inflammatoire ne sont pas de bons candidats pour cette intervention. L'avantage de la néovessie orthotopique est qu'elle permet la miction par voie naturelle. L'incontinence est cependant un risque avec cette méthode, et il peut être nécessaire de recourir à des cathétérismes intermittents.

Réanastomose :
Recollement du canal déférent sectionné.

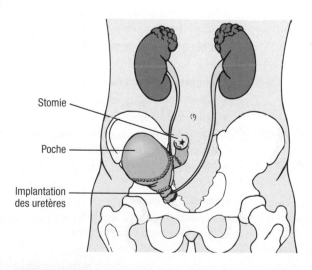

FIGURE 68.13

Création d'une poche de Kock avec implantation d'uretères dans la portion invaginée de la poche et création d'une stomie avec une autre portion invaginée.

CLIENT AVEC UNE DÉRIVATION URINAIRE

Soins préopératoires

Le client en attente d'une cystectomie et d'une dérivation urinaire doit assimiler beaucoup d'information. L'infirmière doit évaluer ses aptitudes et son désir d'apprendre avant d'entreprendre un programme d'enseignement. Si le client ne montre pas d'intérêt, il faut modifier le programme. L'enseignement peut contribuer à diminuer son anxiété et ses craintes, mais ces dernières peuvent aussi nuire à son apprentissage. La famille du client doit participer au programme. Une discussion sur les aspects sociaux du fait de vivre avec une stomie (y compris l'habillement, les changements à l'image corporelle et à la sexualité, l'exercice et l'odeur) informera le client de manière à dissiper certaines de ses inquiétudes. Il faut montrer au client muni d'une dérivation continente à exécuter un cathétérisme urinaire (toutes les six heures) et une irrigation de la poche (une fois par jour) ▶ MS 3.8.

Il importe aussi de lui expliquer qu'il doit respecter assidûment son horaire de cathétérisme. Le porteur d'une néovessie orthotopique peut éprouver des problèmes d'incontinence. La discussion doit également porter sur ses craintes relatives aux activités sexuelles. Une consultation avec une infirmière stomothérapeute, spécialisée en la matière, est souhaitable autant en phase préopératoire que pendant les soins postopératoires.

Des interventions additionnelles sont présentées dans le **PSTI 68.3**.

Soins postopératoires

Il importe de planifier les interventions infirmières pendant la période postopératoire afin de prévenir les complications chirurgicales comme l'**atélectasie** et le choc postopératoire ▶ 48.

À la suite d'une intervention pelvienne, une fréquence accrue de thrombophlébite, d'obstruction de l'intestin grêle et d'infection urinaire est notée. L'ablation d'une portion de l'intestin entraîne une augmentation de la fréquence d'iléus paralytique et d'obstruction de l'intestin grêle. Le client est maintenu à jeun, et une sonde nasogastrique est nécessaire pendant quelques jours.

L'infirmière prêtera une attention particulière à la prévention des lésions à la stomie et au maintien de l'évacuation de l'urine ▶ MS 3.5.

L'infirmière doit informer le client du caractère normal de la présence de mucus dans l'urine. Le mucus est sécrété par la muqueuse intestinale ayant servi à la création du conduit iléal. La production de mucus est une réaction à l'effet irritant de l'urine. Il faut inciter le client à bien s'hydrater afin d'assurer une bonne irrigation du conduit iléal ou de la dérivation continente.

48

La prévention des complications chirurgicales est traitée dans le chapitre 48, *Interventions cliniques – Soins postopératoires*.

MS 3.8 │ Vidéo

Méthodes liées aux soins de stomie : *Irrigation d'un cathéter de néphrostomie.*

MS 3.5

Méthodes liées aux soins de stomie : *Vidange d'un sac de colostomie ou d'iléostomie.*

Plan de soins et de traitements infirmiers

PSTI 68.3 **Conduit iléal**

PROBLÈME DÉCOULANT DE LA SITUATION DE SANTÉ	**Anxiété** liée aux effets du conduit iléal sur le mode de vie et les relations, comme le démontrent les questions posées fréquemment sur l'intervention chirurgicale, l'agitation, l'inattention et la difficulté de concentration.
OBJECTIFS	• Le client maîtrisera son anxiété à propos des effets de la chirurgie sur son mode de vie. • Le client comprendra l'intervention chirurgicale et les attentes postopératoires.

RÉSULTATS ESCOMPTÉS	INTERVENTIONS INFIRMIÈRES ET JUSTIFICATIONS
Acceptation des interventions préopératoires • Capacité à expliquer les interventions prévues (préopératoires et postopératoires) • Capacité à exprimer ses inquiétudes	**Enseignement : avant l'intervention** • Évaluer l'anxiété du client à propos de la chirurgie, afin de planifier l'enseignement au moment approprié. • Déterminer les attentes du client envers la chirurgie, afin de dissiper les malentendus, au besoin. • Allouer du temps au client, afin qu'il puisse poser des questions et parler de ses appréhensions et pour lui communiquer une attitude d'empathie. • Décrire les interventions préopératoires et postopératoires habituelles, afin d'atténuer la peur de l'inconnu.
Maîtrise de l'anxiété • Mise en application de stratégies d'adaptation efficaces	**Réduction de l'anxiété** • Apprendre au client à utiliser des techniques lui permettant de maîtriser des aspects particuliers de l'expérience (p. ex., la relaxation, la projection), au besoin, afin que le client ait le sentiment de mieux maîtriser la situation.
• Recherche d'information dans le but de réduire l'anxiété	• Fournir des renseignements selon les préoccupations du client concernant le diagnostic, le traitement et le pronostic, afin qu'il ait une meilleure compréhension de l'intervention. • Aider le client à formuler une description réaliste d'une situation à venir, afin de réduire l'anxiété et promouvoir la prise de décision.

PROBLÈME DÉCOULANT DE LA SITUATION DE SANTÉ	**Altération de l'image corporelle** liée au port d'une stomie, comme le démontrent la faible estime de soi, le refus de regarder la stomie ou d'y toucher, le refus de participer aux soins d'hygiène personnelle, et l'expression d'inquiétudes à propos de l'impact de la stomie sur la famille et le mode de vie.
OBJECTIFS	• Le client s'adaptera aux changements de l'apparence corporelle et de la fonction organique. • Le client participera aux soins à apporter au conduit iléal.

RÉSULTATS ESCOMPTÉS	INTERVENTIONS INFIRMIÈRES ET JUSTIFICATIONS
Image corporelle • Bonne compréhension des informations données sur sa condition et capacité à les expliquer • Verbalisation des inquiétudes à l'égard des changements corporels subis • Attitude positive à l'égard de la partie atteinte (changements relatifs à l'apparence et à la fonction de la partie atteinte) • Énonciation de stratégies d'adaptation cohérentes avec la réalité de sa condition • Acceptation de l'idée de participer à ses autosoins	**Amélioration de l'image corporelle** • Aider le client à comprendre l'étendue des changements corporels, afin de trouver des solutions aux problèmes, de rétablir les faits face aux idées préconçues et de planifier des interventions appropriées. • Observer la réaction du client en ce qui a trait à la partie de son corps qui a été modifiée, afin d'évaluer sa capacité à participer aux soins personnels. • Discuter avec le client de l'importance qu'il accorde à son apparence physique et au sentiment qu'il a de sa valeur personnelle, afin de le soutenir et de lui transmettre un sentiment de valeur. • Faciliter les échanges avec des personnes ayant subi des changements similaires de leur image corporelle, afin de fournir au client des expériences vécues concernant les soins à apporter à la stomie. • Proposer des groupes de soutien qui peuvent convenir au client, car ces ressources peuvent fournir de nouveaux enseignements ou proposer des suggestions originales sur les façons de modifier le mode de vie.

PROBLÈME DÉCOULANT DE LA SITUATION DE SANTÉ	**Risque d'altération à l'intégrité de la peau** lié à la nécessité de porter un appareil externe sur la peau pendant une longue période.
OBJECTIF	Le client maintiendra une peau intacte et saine autour de la stomie

RÉSULTATS ESCOMPTÉS	INTERVENTIONS INFIRMIÈRES ET JUSTIFICATIONS
Intégrité tissulaire : peau et muqueuse • Absence d'érythème, de lésions cutanées ou de squames au pourtour de la stomie	**Soins : ostomie** • Mettre en place un appareil d'ostomie bien ajusté, afin de protéger la peau de l'exposition à l'urine. • Surveiller la stomie et la cicatrisation du tissu adjacent ainsi que le réglage du dispositif d'ostomie, afin de déceler rapidement les problèmes. • Remplacer au besoin et vider régulièrement le sac de collecte, afin de prévenir la fuite d'urine sur la peau. **Soins de la peau : traitements topiques** • Éviter d'utiliser un savon alcalin sur la peau qui entoure la stomie, afin de prévenir l'accumulation de résidu alcalin sur la peau.

PROBLÈME DÉCOULANT DE LA SITUATION DE SANTÉ	**Inefficacité de la prise en charge de ses propres soins** liée au manque de connaissances sur la stomie et la maintenance de l'appareil, comme le démontrent l'inquiétude du client sur la façon de s'occuper du conduit iléal, ses questions fréquentes ou ses réponses erronées quant aux soins à apporter à la stomie.
OBJECTIFS	• Le client décrira tous les facteurs inhérents aux soins du conduit iléal. • Le client saura effectuer la pose ou le remplacement de l'appareil d'ostomie selon une méthode appropriée ainsi que la maintenance du sac collecteur d'ostomie.

RÉSULTATS ESCOMPTÉS	INTERVENTIONS INFIRMIÈRES ET JUSTIFICATIONS
Connaissance : soins de l'ostomie • Capacité à exécuter avec discernement les étapes propres aux soins de l'ostomie	**Soins de l'ostomie** • Expliquer au client ou au proche aidant l'utilisation de l'appareillage de l'ostomie et les soins visant à favoriser la prise en charge de ses propres soins.

68

RÉSULTATS ESCOMPTÉS	INTERVENTIONS INFIRMIÈRES ET JUSTIFICATIONS
• Utilisation adéquate du matériel • Expression de sa confiance dans la prise en charge des autosoins reliés à l'ostomie • Bonne utilisation des mesures pour réduire les odeurs • Description des complications propres au port de l'ostomie	• Demander au client ou au proche aidant de faire une démonstration de la façon d'utiliser l'appareillage pour évaluer l'exécution et corriger les lacunes au besoin. • Fournir soutien et assistance au moment où le client développe ses aptitudes à prendre soin de la stomie et du tissu adjacent, afin de le soutenir et de l'aider à s'adapter à l'altération de la fonction organique. • Expliquer au client les mesures à prendre pour réduire les odeurs. • Apprendre au client à déceler les complications (p. ex., les bris mécaniques, la dégradation chimique, l'éruption cutanée, les fuites, la déshydratation, l'infection) afin d'y remédier rapidement. **Enseignement : aptitudes psychomotrices** • Remettre au client des renseignements ou des diagrammes par écrit, afin de favoriser l'apprentissage et de fournir des documents de référence pour usage ultérieur. • Faire part fréquemment au client d'observations sur sa façon de procéder (bonne ou mauvaise), afin de l'encourager ou d'éviter qu'il ne prenne de mauvaises habitudes.
PROBLÈME DÉCOULANT DE LA SITUATION DE SANTÉ	**Perception défavorable de la sexualité** liée aux effets réels ou perçus de la chirurgie sur les activités sexuelles, comme le démontrent les inquiétudes exprimées par le client sur la sexualité et sa réticence à aborder les questions d'ordre sexuel avec son ou sa partenaire.
OBJECTIF	Le client s'efforcera d'améliorer sa vie sexuelle.
RÉSULTATS ESCOMPTÉS	INTERVENTIONS INFIRMIÈRES ET JUSTIFICATION
Fonction sexuelle • Capacité à s'exprimer avec aisance à propos de sa sexualité • Bonne estime de soi • Bonne communication avec le ou la partenaire	**Conseils sur la sexualité** • Discuter de l'effet de la maladie ou de l'état de santé sur la sexualité afin que le client connaisse l'effet de l'intervention chirurgicale sur ses activités sexuelles. • Fournir des renseignements factuels afin de corriger les mythes et les notions erronées que le client pourrait formuler. • Présenter au client des personnes qui ont résolu avec succès un problème similaire afin de le rassurer et de diminuer ses perceptions négatives.

En présence d'un conduit iléal, il faut apporter des soins méticuleux à la peau péristomale. En effet, au contact de l'urine, des croûtes alcalines peuvent se former sur la peau et causer une dermatite **FIGURE 68.14**. D'autres troubles cutanés peuvent aussi se manifester dans la région entourant la stomie, notamment des infections à levure, des allergies aux matériaux utilisés et des excoriations aux effets tranchants (Salvadalena, 2006). Le remplacement des dispositifs de prélèvement d'urine est décrit dans l'**ENCADRÉ 68.19**. Il est essentiel de bien ajuster le dispositif pour éviter les troubles cutanés. Celui-ci doit mesurer environ 0,2 cm de plus que la stomie. Il est normal d'observer un rétrécissement de la stomie au cours des premières semaines suivant l'opération : celui-ci est dû à la résorption de l'œdème au site opératoire. Un réajustement du dispositif est alors nécessaire. L'urine doit demeurer acide pour prévenir la formation de croûtes alcalines. Boire du jus de canneberges peut aider en ce sens.

Les clients porteurs d'une néovessie peuvent souffrir de rétention urinaire après l'intervention, et il peut être nécessaire de procéder à des cathétérismes (Chen *et al.*, 2009)

FIGURE 68.15. Regagner le contrôle vésical diurne peut demander jusqu'à 6 mois, et 25 % des clients font de l'énurésie nocturne. La vidange de la néovessie est obtenue par le relâche-

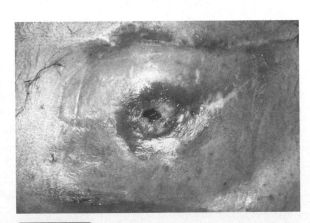

FIGURE 68.14
Incrustation de sel ammoniac secondaire à une urine alcaline

ENCADRÉ 68.19 Appareils du conduit iléal

l'enseignement au client et à ses proches sur le remplacement de l'appareil du conduit iléal devrait porter sur les aspects suivants.

Appareil temporaire

- Découper un trou dans la collerette pour permettre au client de s'adapter à la stomie (faire un trou plus grand de 3,2 mm que la stomie).
- Enlever le sac de collecte en place et le jeter.
- Nettoyer doucement la région et enlever les traces d'adhésif.
- Laver la région à l'eau tiède.
- Former un tampon avec une compresse et le placer sur la stomie pour que celle-ci demeure sèche pendant le reste de l'intervention.
- Essuyer la peau autour de la stomie.
- Appliquer de la teinture de benzoïne ou un autre agent protecteur cutané autour de la stomie à l'endroit où sera placée la poche.
- Poser la nouvelle collerette en lissant le pourtour de la poche sur la peau située au bas de la stomie et puis en remontant vers les côtés.
- Enlever le tampon et terminer la pose de la collerette.
- Si le client est alité, positionner le sac de façon qu'il repose sur le côté du corps.
- Si le client est ambulatoire, positionner le sac de façon qu'il soit à la verticale.

- Raccorder le sac de drainage à la poche.
- Le sac de drainage doit être sur le même côté du lit que la stomie. S'assurer qu'il est placé à un niveau inférieur à la stomie et qu'il permet l'écoulement sans obstacle.

Appareil à port prolongé[a]

- L'appareil peut être laissé en place de 2 à 14 jours.
- Remplacer l'appareil si l'apport liquidien a été restreint pendant plusieurs heures.
- Demander au client de s'asseoir ou de se tenir debout devant un miroir.
- Humecter le bord de la plaque avec un solvant pour adhésif et enlever l'appareil doucement.
- Nettoyer la peau avec le solvant pour adhésif.
- Laver la peau à l'eau tiède (ce qui peut être fait au moment de la douche).
- Essuyer la peau et l'inspecter.
- Former un tampon avec une compresse et le placer sur la stomie pour que celle-ci demeure sèche pendant le reste de l'intervention.
- Appliquer l'adhésif sur la plaque et sur la peau.
- Poser l'appareil sur la stomie et enlever le tampon.
- Laver l'appareil qui a été enlevé avec de l'eau tiède et du savon, puis le rincer; le faire tremper dans du vinaigre distillé, puis le rincer à l'eau tiède et le laisser sécher à l'air.

[a] De nombreux modèles d'appareils à usage unique munis d'adhésif sont utilisés comme dispositifs de prélèvement permanents.

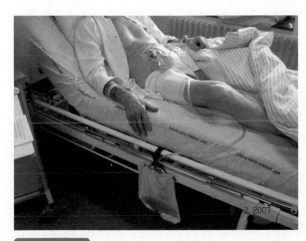

FIGURE 68.15

Client porteur d'une dérivation urinaire

ment des muscles sphinctériens de l'orifice et par une poussée des muscles abdominaux vers le bas. Étant donné qu'il n'existe plus de rétroaction neurologique entre le réservoir et le cerveau, le client ne doit pas s'attendre à éprouver une envie d'uriner.

Pour éviter une distension exagérée de la vessie, le client doit prendre l'habitude d'uriner toutes les deux ou quatre heures en position assise et en relâchant les muscles du plancher pelvien pour faciliter la miction. Le suivi comprend une radiographie de la néovessie trois ou quatre semaines après la chirurgie afin d'évaluer les extravasations. La présence d'épanchements indique que les lignes de suture du réservoir ne sont pas encore cicatrisées.

L'adaptation du client dépend de son acceptation de la chirurgie et des altérations de son image corporelle. Rencontrer d'autres personnes qui ont subi un traitement similaire et partager avec elles ses impressions peut permettre au client de mieux s'adapter à la dérivation urinaire. Ses inquiétudes comprennent la peur que la stomie répugne aux autres et nuisent à ses activités sexuelles, personnelles, professionnelles et récréatives.

Il faut avertir le client qu'il devra s'abstenir de certaines activités en raison de la dérivation urinaire. Avant de quitter l'hôpital après une chirurgie de dérivation iléale, il doit être informé des symptômes d'obstruction ou d'infection et connaître les soins à apporter à la stomie. Si le client est porteur d'un conduit iléal, il peut être nécessaire de procéder à des ajustements du dispositif, selon l'importance du rétrécissement de la stomie. Les dispositifs sont composés de divers matériaux : caoutchouc naturel ou synthétique, plastique ou métaux. La majorité des dispositifs sont dotés d'une plaque qui adhère à la peau, d'un sac de collecte et d'un orifice pour la vidange du sac. La plaque peut être fixée à la peau au moyen de colle, d'un autre adhésif ou d'une pellicule synthétique adhésive. Certains dispositifs ne nécessitent pas d'adhésif, car ils sont conçus de façon que la pression maintienne le sac en place. Si la plaque est mal ajustée ou mal appliquée, elle peut causer des problèmes cutanés (Salvadalena, 2006) **FIGURE 68.16**. Il faut donner divers renseignements au client, notamment les endroits où se procurer le matériel, les numéros de téléphone d'urgence, l'emplacement des associations d'ostomisés et le calendrier des visites de suivi par un stomathérapeute. Le suivi médical est impératif afin de surveiller et de corriger les anomalies homéostatiques et de prévenir les complications et la détérioration de la fonction rénale.

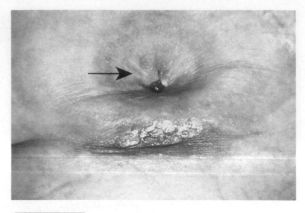

FIGURE 68.16

Stomie urinaire rétractée avec eczema due à la plaque de recouvrement au-dessus de la stomie (flèche).

Analyse d'une situation de santé | Jugement **clinique**

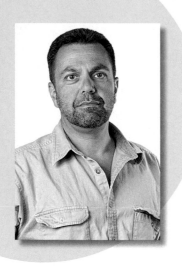

Monsieur Basilio Moralès est un coureur de marathon âgé de 38 ans. Il participe à plusieurs courses par année, même sous des températures élevées, et son alimentation est riche en protéines et en produits laitiers. Alors qu'il se rendait à une séance d'entraînement, il a subitement ressenti une douleur vive et intolérable à 10 sur 10 au flanc droit, s'étendant même jusqu'aux testicules. C'était la première fois que ça lui arrivait.

Un ami l'a conduit à l'urgence, et le médecin a tout de suite envisagé la possibilité d'une lithiase urinaire causant une colique néphrétique. Une pyélographie I.V. a confirmé la présence d'un calcul à la jonction urétérovésicale droite. Monsieur Moralès craint fortement de devoir suspendre son activité sportive pour quelques mois, et même d'annuler sa participation à un marathon à l'étranger.

Monsieur Moralès est sous observation pour quelques heures. Il a reçu une dose de sulfate de morphine sous-cutanée. L'analyse sommaire de son urine indique que le pH est à 4,3, la densité à 1,031 et l'aspect est légèrement trouble.

MISE EN ŒUVRE DE LA DÉMARCHE DE SOINS

Collecte des données – Évaluation initiale – Analyse et interprétation

1. En plus des données connues sur la douleur, quelles autres données l'infirmière affectée au triage à l'urgence doit-elle recueillir auprès de monsieur Moralès en relation avec la lithiase urinaire ?

2. Quels sont les deux facteurs qui ont prédisposé le client au développement d'un calcul urinaire ?

3. Que signifient les résultats de l'analyse sommaire d'urine ?

4. Une collecte des urines des 24 heures serait-elle justifiée pour ce client ?

5. Quel problème peut être mis en évidence par l'analyse de la dernière phrase du deuxième paragraphe de la mise en contexte ci-dessus ?

Planification des interventions – Décisions infirmières

6. Quel est le but premier des mesures thérapeutiques déployées pour monsieur Moralès ?

7. L'infirmière avise le client que ses urines seront filtrées. Pourquoi ?

8. Monsieur Moralès doit diminuer son apport alimentaire de sodium. Qu'est-ce qui justifie une telle mesure ?

9. Pour quelle raison le client doit-il également éviter de consommer des boissons gazeuses sucrées ?

10. Quelle intervention contribuerait à rendre l'urine de monsieur Moralès moins concentrée ?

Évaluation des résultats – Évaluation en cours d'évolution

11. Nommez deux éléments à évaluer pour suivre l'évolution de la condition de santé actuelle du client.

Application de la pensée critique

Dans l'application de la démarche de soins auprès de monsieur Moralès, l'infirmière a recours aux éléments du modèle de la pensée critique pour analyser la situation de santé du client et en comprendre les enjeux. La **FIGURE 68.17** résume les caractéristiques de ce modèle en fonction des données de ce client, mais elle n'est pas exhaustive.

Vers un jugement clinique

Connaissances

- Physiopathologie et facteurs favorisant la formation de calculs urinaires
- Types de calculs
- Caractéristiques de la colique néphrétique
- Aliments en cause dans la formation de calculs urinaires
- Moyens de diagnostic et mesures thérapeutiques de la lithiase urinaire

Expériences

- Soins aux clients présentant un problème urinaire
- Expérience en triage à l'urgence
- Enseignement à la clientèle

ÉVALUATION

- Caractéristiques de la douleur ressentie par monsieur Moralès, évaluées à l'aide de la méthode PQRSTU
- Caractéristiques de l'urine
- Efficacité des mesures analgésiques
- Résultats de l'analyse sommaire de l'urine
- Préoccupations de monsieur Moralès quant à ses activités sportives

Normes

- Normes de triage à l'urgence
- Normes de surveillance du client recevant des opioïdes

Attitude

- Être attentive aux préoccupations du client quant à la poursuite de ses activités sportives

FIGURE 68.17

Application de la pensée critique à la situation de santé de monsieur Moralès

■ ■ ■ À retenir

VERSION REPRODUCTIBLE

www.cheneliere.ca/lewis

- De la fièvre, des frissons et de la douleur au flanc témoignent d'une infection touchant les voies urinaires supérieures (pyélonéphrite).

- Les objectifs généraux des soins relatifs à une infection des voies urinaires sont de soulager les symptômes incommodants des voies urinaires inférieures, de prévenir l'atteinte des voies urinaires supérieures et d'empêcher les récidives.

- Le moyen le plus efficace pour diminuer l'incidence des infections des voies urinaires nosocomiales est d'éviter les cathétérismes inutiles et de promouvoir le retrait précoce des cathéters à demeure.

- La pyélonéphrite chronique évolue souvent vers une insuffisance rénale terminale si les deux reins sont atteints.

- La cystite interstitielle (CI) est une maladie inflammatoire chronique et douloureuse de la vessie, caractérisée par des symptômes d'urgence mictionnelle, de mictions fréquentes et de douleur à la vessie ou à la région pelvienne.

- Les glomérulopathies comptent parmi les causes les plus fréquentes d'anomalies urinaires isolées (protéinurie ou hématurie) et d'IRC.

- Le syndrome néphrotique survient si le glomérule est excessivement perméable aux protéines plasmatiques, provoquant une protéinurie entraînant de faibles taux d'albumine plasmatique et un œdème tissulaire systémique.

- La glomérulonéphrite d'évolution rapide est une maladie glomérulaire associée à l'insuffisance rénale aiguë, dans laquelle s'observe un déclin progressif et rapide de la fonction rénale en l'espace de quelques jours ou de quelques semaines.

- Dans la polykystose rénale de l'adulte, le cortex rénal et la médullaire rénale sont remplis de kystes volumineux à paroi mince qui, en grossissant, détruisent le tissu environnant par compression.

- La néphropathie diabétique est la principale cause d'insuffisance rénale au stade terminal.

- Les symptômes d'un calcul urinaire incluent une douleur à l'abdomen ou au flanc (généralement intense, avec un début brutal), une hématurie et des coliques néphrétiques.

- Les principaux objectifs des soins au client souffrant de calculs urinaires visent à soulager la douleur et à prévenir l'obstruction des voies urinaires.

- Le cancer du rein ne se manifeste par aucun symptôme caractéristique ; il peut devenir symptomatique lorsque la tumeur comprime, déforme ou envahit les structures situées dans le rein ou à proximité.

- La cystoscopie est l'examen le plus fiable pour déceler la présence de tumeurs dans la vessie.

- La rétention urinaire est causée par l'obstruction du col de la vessie ou par une défaillance de la force de contraction du détrusor.

- L'infection urinaire est l'infection nosocomiale la plus répandue, et le cathétérisme urinaire en est la principale cause.

- Le cathétérisme intermittent, une solution de rechange à la sonde à demeure, est de plus en plus souvent utilisé en présence de troubles caractérisés par une vessie neurogène ou à la suite d'une intervention chirurgicale.

Pour en **savoir** plus

VERSION COMPLÈTE ET DÉTAILLÉE

www.cheneliere.ca/lewis

 Références Internet

Organismes et associations

Association canadienne du cancer du rein
www.kidneycancercanada.org

Association de la cystite interstitielle du Québec
www.cystiteinterstitielle.org

Association française de la cystite interstitielle
www.asso.orpha.net/AFCI

Fondation canadienne du rein
www.rein.ca

Fondation d'aide aux personnes incontinentes
www.canadiancontinence.ca

National Kidney Foundation
www.kidney.org

Société canadienne de néphrologie
www.csnscn.ca

Société canadienne du cancer
www.cancer.ca

Organismes gouvernementaux

Gouvernement du Québec > Guide Santé > Problèmes de santé courant > Problèmes urinaires
www.guidesante.gouv.qc.ca

Medline plus > Health Topics > Kidneys and Urinary System
www.nlm.nih.gov/medlineplus

Références générales

Association médicale canadienne > Public > Info maladies > Infections du tractus urinaire
www.amc.ca

Mayo Clinic > Diseases and Conditions
www.mayoclinic.com

Naître et grandir > De A à Z > Infection urinaire
www.naitreetgrandir.net

PasseportSanté.net > Maladies
> Infection urinaire
> Incontinence urinaire
www.passeportsante.net

 Monographies

Cardozo, L., & Hobson, T.B. (2008). *Comprendre l'incontinence.* Montréal : Modus vivendi.

Coulange, C., & Rixe, O. (2010). *Cancer du rein : Guide à l'usage des patients et de leur entourage.* Montreuil, Fr. : Bash.

Culine, S., & Patard, J.J. (2008). *Le cancer du rein.* Paris ; New York : Springer.

Lobel, B., & Soussy, J.C. (2007). *Les infections urinaires.* Paris ; Berlin : Springer.

 Articles, rapports et autres

Carignan, A. (2009). Les infections urinaires basses. *Le Clinicien, 24*(3), 47-49.

Dielubanza, E.J., & Schaeffer, A.J. (2011). Urinary tract infections in women. *The Medical Clinics of North America, 95*(1), 27-41.

Dumoulin, C. (2009). *L'incontinence, brisons le silence : trucs et astuces pour les aînés.* Québec, Qc : Publications du Québec.

Lapierre, M., & Messier, K. (2010). Comment traiter l'incontinence urinaire sans se mouiller ! *Médecin du Québec, 45*(7), 61-65.

Melançon, F. (2010). Un inconfort à la miction. *Le Clinicien, 25*(8), 1-4.

 Multimédia

Leriche, A. (2007). *Vécu de la dérivation urinaire* (documentaire vidéo). [En ligne].
www.canal-u.tv

Télé Québec (2009). *Une pilule une petite granule : l'incontinence urinaire.* [En ligne].
http://video.telequebec.tv

68

CHAPITRE 69

Écrit par :
Carol M. Headley, RN, DNSc, CNN

Adapté par :
Marie-Chantal Loiselle,
inf. M. Sc., Ph. D. (c)

INTERVENTIONS CLINIQUES

Insuffisance rénale aiguë et insuffisance rénale chronique

Objectifs Guide d'études - SA23, RE01

Après avoir lu ce chapitre, vous devriez être en mesure :

- de faire la distinction entre l'insuffisance rénale aiguë et l'insuffisance rénale chronique ;

- de définir les critères utilisés dans la classification de l'insuffisance rénale aiguë en utilisant l'acronyme RIFLE ;

- de décrire l'évolution clinique de l'insuffisance rénale aiguë ;

- d'expliquer les soins en interdisciplinarité et les interventions infirmières pour le client atteint d'insuffisance rénale aiguë ;

- de décrire les cinq stades de l'insuffisance rénale chronique en fonction du débit de filtration glomérulaire ;

- de déterminer les facteurs de risque qui contribuent à l'apparition de l'insuffisance rénale chronique ;

- d'expliquer les répercussions de la maladie cardiovasculaire chez les personnes atteintes d'insuffisance rénale chronique ;

- d'énoncer les recommandations de suivi au client atteint d'insuffisance rénale chronique de stade 1 à 4 et les soins infirmiers qui s'y rattachent ;

- de distinguer les différentes thérapies de suppléance rénale pour les personnes atteintes d'insuffisance rénale terminale ;

- de comparer les interventions infirmières destinées aux clients en dialyse péritonéale et à ceux qui sont en hémodialyse ;

- de discuter du rôle de l'infirmière dans le traitement des clients qui subissent une transplantation rénale.

■ ■ ■ **Concepts clés**

Cette carte conceptuelle illustre schématiquement les principaux concepts décrits dans le présent chapitre. Sa lecture vous permettra d'avoir une vue d'ensemble des notions qui y sont présentées.

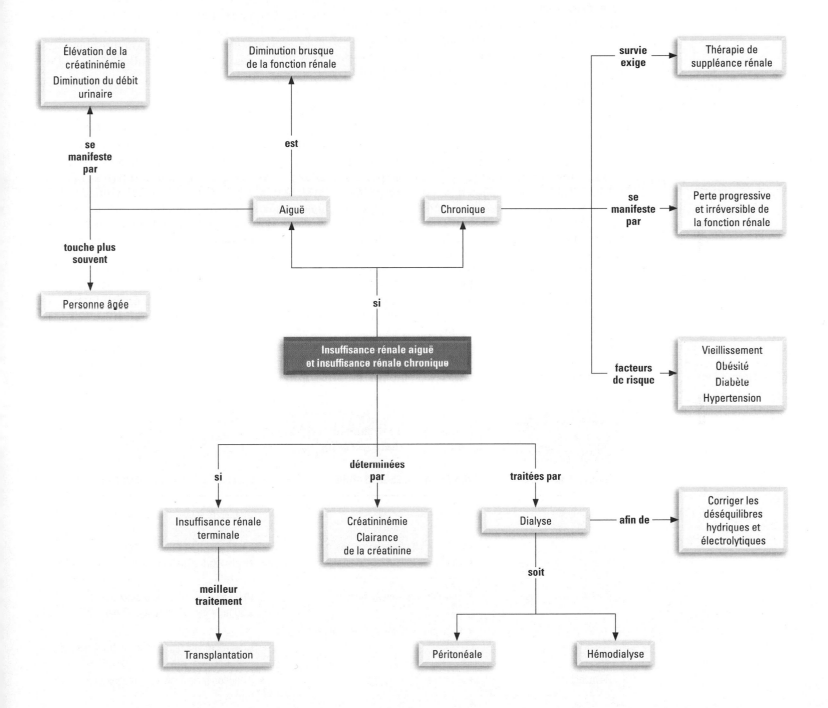

69.1 | Insuffisance rénale aiguë

L'insuffisance rénale se caractérise par la détérioration partielle ou complète de la fonction rénale. Elle entraîne une incapacité d'éliminer les déchets métaboliques et l'eau, ainsi que des perturbations dans tous les systèmes de l'organisme. L'insuffisance rénale peut être aiguë ou chronique **TABLEAU 69.1**. L'insuffisance rénale aiguë (IRA) survient rapidement, tandis que l'insuffisance rénale chronique (IRC) apparaît en général lentement, sur une période de plusieurs mois ou années, et une thérapie de suppléance rénale (TSR) (dialyse ou transplantation) est nécessaire pour prolonger la survie de la personne atteinte.

69.1.1 Définition

L'insuffisance rénale aiguë (IRA) peut être décrite comme une diminution brusque (sur une période de un à sept jours) de la fonction rénale avec rétention des produits azotés (urée, créatinine). Selon la durée et la gravité de l'atteinte, une acidose métabolique, une hyperkaliémie ou une **rétention hydrosodée** avec diminution de la diurèse, voire une **anurie**, peuvent compléter le tableau clinique. L'atteinte peut se manifester par une légère augmentation de la créatininémie ou nécessiter d'emblée l'instauration d'une thérapie de suppléance rénale. Elle peut se former autant en l'absence d'affection rénale préexistante qu'en présence d'une insuffisance rénale chronique. Même si l'IRA est potentiellement réversible, elle présente un taux de mortalité élevé (Kellum, Bellomo, & Ronco, 2008). En général, l'IRA touche les personnes qui présentent d'autres affections mettant leur vie en danger (Kellum, Ronco, Mehta, & Bellomo, 2005) **TABLEAU 69.2**. Le plus souvent, l'IRA est consécutive à une hypovolémie ou à une hypotension prolongée importante, ou encore à une exposition à un **agent néphrotoxique** (Crowley & Peixoto, 2009). L'IRA grave survient chez plus de 60 % des clients admis aux soins intensifs (Ali *et al.*, 2007 ; Bagshaw, Dinu, & Bellomo, 2007). L'apparition de l'IRA est associée à des taux de mortalité atteignant 70 à 80 % chez ces clients (Kolhe *et al.*, 2008 ; Peacock & Sinert, 2008).

69.1.2 Classification

Plus de 30 définitions différentes de l'IRA ont été utilisées dans la littérature. Dans un but de standardisation, un groupe d'experts s'est réuni en 2002 et a créé la classification RIFLE (*Risk of renal dysfonction*, *Injury to the kidney*, *Failure of kidney fonction*, *Loss of kidney function*, *End-stage kidney disease* [risque de dysfonction rénale, lésion rénale, insuffisance de la fonction rénale, perte de la fonction rénale, insuffisance rénale terminale]) (Mehta *et al.*, 2007) **TABLEAU 69.3**. Celle-ci définit l'IRA par l'augmentation de la créatininémie (≥ 26,4 μmol/L) en rapport à la créatininémie de base et par la diminution de la **diurèse horaire**, selon trois stades principaux : risque, lésion et insuffisance ; deux stades supplémentaires, perte de la fonction rénale et insuffisance rénale terminale (IRT), servent surtout à décrire la

---

Agent néphrotoxique : Agent toxique pour le rein, qui détruit les cellules rénales.

Rétention hydrosodée : Augmentation de la quantité de sel et d'eau retenue par l'organisme.

Diurèse horaire : Volume urinaire excrété sur une période d'une heure.

TABLEAU 69.1	Comparaison entre l'insuffisance rénale aiguë et l'insuffisance rénale chronique	
CARACTÉRISTIQUE	**INSUFFISANCE RÉNALE AIGUË**	**INSUFFISANCE RÉNALE CHRONIQUE**
Apparition	• Soudaine	• Graduelle, souvent sur de nombreuses années
Cause la plus fréquente	• Nécrose tubulaire aiguë (NTA)	• Néphropathie diabétique
Critères de diagnostic	• Élévation de la créatininémie ou • Réduction rapide du débit urinaire	• DFG (débit de filtration glomérulaire) < 60 ml/min/1,73 m² pendant plus de 3 mois ou • Atteinte rénale depuis plus de trois mois
Réversibilité	• Possible	• Affection progressive et irréversible
Mortalité	• Élevée (environ 60 %)	• De 19 à 24 % (clients sous dialyse)
Principale cause de mortalité	• Infection	• Maladie cardiovasculaire

Sources : Adapté de Kellum, Bellomo, & Ronco (2008) ; United States Renal Data System (2008).

TABLEAU 69.2	Causes fréquentes de l'insuffisance rénale aiguë	
PRÉRÉNALES	**INTRARÉNALES**	**POSTRÉNALES**

• Hypovolémie
  – Déshydratation
  – Hémorragie
  – Pertes gastro-intestinales (diarrhées, vomissements)
  – Diurèse excessive
  – Hypoalbuminémie
  – Brûlures
• Diminution du débit cardiaque (D.C.)
  – Arythmies cardiaques
  – Choc cardiogénique
  – Insuffisance cardiaque (IC)
  – Infarctus du myocarde (IM)
  – Diminution de la résistance vasculaire périphérique
  – Anaphylaxie
  – Lésion neurologique
  – Choc septique
• Diminution du débit sanguin rénovasculaire
  – Thrombose bilatérale des veines rénales
  – Embolie
  – Syndrome hépatorénal
  – Thrombose d'une artère rénale
	• Lésion néphrotoxique
	  – Médicaments (aminosides [gentamicine, amikacine], amphotéricine B)
	  – Produits de contraste
	  – Maladie hémolytique par incompatibilité sanguine
	  – Lésion par écrasement grave
	  – Exposition chimique (éthylène glycol, plomb, arsenic, tétrachlorure de carbone)
	• Néphrite interstitielle
	  – Allergies (antibiotiques [sulfamides, rifampicine], anti-inflammatoires non stéroïdiens [AINS], inhibiteurs de l'enzyme de conversion de l'angiotensine [IECA])
	  – Infections (bactériennes [pyélonéphrite aiguë], virales [cytomégalovirus [CMV]], fongiques [candidose])
	• Autres causes
	  – Ischémie prérénale prolongée
	  – Glomérulonéphrite aiguë
	  – Troubles thrombotiques
	  – Toxémie gravidique
	  – Hypertension maligne
	  – Lupus érythémateux disséminé
		• Hyperplasie bénigne de la prostate
		• Cancer de la vessie
		• Formation de calculs
		• Troubles neuromusculaires
		• Cancer de la prostate
		• Affection de la moelle épinière
		• Sténoses
		• Trauma (dos, bassin, périnée)

TABLEAU 69.3	Classification RIFLE des stades de l'insuffisance rénale aiguë	
STADE	**CRITÈRES LIÉS AU DÉBIT DE FILTRATION GLOMÉRULAIRE**	**CRITÈRES LIÉS AU DÉBIT URINAIRE**
***R**isk* (risque de dysfonction rénale)	• Créatininémie 1,5 fois plus élevée ou • Diminution du DFG de 25 %	• Débit urinaire < 0,5 ml/kg/h pendant 6 heures
***I**njury* (lésion rénale)	• Créatininémie 2 fois plus élevée ou • Diminution du DFG de 50 %	• Débit urinaire < 0,5 ml/kg/h pendant 12 heures
***F**ailure* (insuffisance rénale)	• Créatininémie 3 fois plus élevée ou • Diminution du DFG de 75 % ou • Créatininémie > 352 μmol/L et élévation aiguë ≥ 44 μmol/L	• Débit urinaire < 0,3 ml/kg/h pendant 24 heures (oligurie) ou • Anurie pendant 12 heures
***L**oss* (perte de la fonction rénale)	• Insuffisance rénale aiguë persistante ; perte complète de la fonction rénale depuis plus de quatre semaines	
***E**nd-stage kidney disease* (insuffisance rénale terminale)	• Perte complète de la fonction rénale depuis plus de trois mois	

Glomérulonéphrite aiguë : Réponse immunologique à une infection, habituellement streptococcique, entraînant des lésions glomérulaires rénales. D'autres germes peuvent également en être responsables.

dépendance à la dialyse. Cette classification a été appliquée et validée dans différentes situations (p. ex., aux soins intensifs, en milieu hospitalier général). La capacité de prédire la mortalité hospitalière en fonction de cette classification a aussi été étudiée. Une augmentation de la mortalité a été observée pour élévation minime de la créatininémie (dès 26,4 µmol/L) (Uchino, Bellomo, Goldsmith, Bates, & Ronco, 2006). Une autre classification a vu le jour récemment. Il s'agit de la classification AKIN (*Acute Kidney Injury*), qui tient compte de ces modifications mineures de la créatininémie et qui pourrait remplacer la classification RIFLE (Mehta *et al.*, 2007). Elle n'a cependant pas encore été validée.

69.1.3 Étiologie et physiopathologie

Les causes de l'IRA sont multiples et complexes. Elles se divisent selon les trois états physiopathologiques de l'**azotémie**, à savoir les causes prérénales, intrarénales (ou intrinsèques) et postrénales **TABLEAU 69.2**.

Causes prérénales

Les causes prérénales de l'IRA sont attribuables à des facteurs qui ne touchent pas aux reins. Ces facteurs diminuent la circulation sanguine systémique, ce qui entraîne une baisse du débit sanguin rénal et, par conséquent, une réduction de la perfusion rénale et de la filtration glomérulaire. Bien que la fonction rénale tubulaire et glomérulaire soit préservée, la filtration glomérulaire sera réduite par suite d'une diminution de la perfusion. Il est important de distinguer l'oligurie de cause prérénale de l'oligurie causée par une IRA intrarénale. Dans le cas d'une oligurie prérénale, aucune atteinte du tissu rénal (parenchyme) ne s'observe. Elle est causée par une diminution du volume sanguin circulant (p. ex., par suite d'une déshydratation grave, d'une diminution du D.C., de brûlures) et est généralement réversible. En présence d'une diminution du volume sanguin circulant, des mécanismes d'autorégulation tentent de préserver le débit sanguin vers les organes vitaux en augmentant la production d'angiotensine II, d'aldostérone, de noradrénaline et de vasopressine. L'azotémie de cause prérénale se traduit par une réduction de l'élimination du sodium (inférieure à 20 mEq/L), une augmentation de la rétention d'eau et de sel, et une diminution du débit urinaire.

Les affections prérénales peuvent mener à une maladie intrarénale si l'ischémie rénale se

prolonge. Elles sont à l'origine de nombreux cas d'IRA intrarénales (Peacock & Sinert, 2008). Si la baisse de la perfusion persiste, les reins perdent leur capacité de la compenser, et des lésions du tissu rénal apparaissent.

Causes intrarénales

Les causes intrarénales de l'IRA comprennent les troubles qui provoquent des lésions directes au tissu rénal, ce qui entraîne une atteinte du fonctionnement des **néphrons**. Les dommages découlent généralement de la présence d'une ischémie prolongée, de **néphrolysines** (p. ex., par des aminosides, des produits de contraste), d'hémoglobine libérée par l'hémolyse accrue des globules rouges ou de myoglobine libérée par la nécrose des cellules musculaires. Les néphrolysines peuvent provoquer une obstruction des structures intrarénales par la cristallisation ou produire des lésions aux cellules épithéliales des tubules. L'hémoglobine et la myoglobine bloquent les tubules et provoquent une vasoconstriction rénale. Des néphropathies primaires comme la **glomérulonéphrite aiguë** et le lupus érythémateux disséminé peuvent également causer une IRA.

La **nécrose tubulaire aiguë** (NTA) est la cause la plus fréquente d'IRA intrarénale et résulte principalement de la présence d'une ischémie, de néphrolysines ou d'une septicémie **FIGURE 69.1**. Les NTA d'origine ischémique et néphrotoxique sont responsables de 90 % des cas d'IRA intrarénales (Kellum, 2008 ; Peacock & Sinert, 2008). L'ischémie rénale grave provoque une rupture de la membrane basale et une dégradation parcellaire de l'épithélium tubulaire. Les agents néphrotoxiques provoquent une nécrose des cellules épithéliales tubulaires, qui se détachent et obstruent les tubules. La NTA est

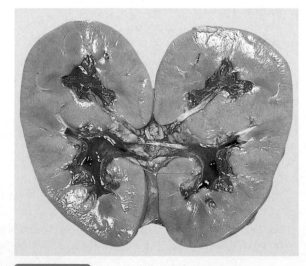

FIGURE 69.1

Nécrose tubulaire aiguë – En présence de cette affection, les reins sont gonflés et pâles.

potentiellement réversible si la membrane basale est restée intacte et que l'épithélium tubulaire se régénère.

La NTA est la cause la plus fréquente d'IRA chez les clients hospitalisés. Les risques liés à l'apparition d'une NTA au cours de l'hospitalisation sont l'intervention chirurgicale majeure, l'état de choc, la septicémie, la réaction transfusionnelle, la lésion musculaire causée par un trauma, l'hypotension prolongée et les agents néphrotoxiques ⬤.

Causes postrénales

Les causes postrénales entraînent l'obstruction mécanique de l'élimination de l'urine. Comme elle ne peut s'écouler, celle-ci remonte vers le bassinet du rein, ce qui altère la fonction rénale. Les principales causes sont l'hyperplasie bénigne de la prostate, le cancer de la prostate, les calculs rénaux, les traumas et les tumeurs périrénales. L'obstruction urétérale bilatérale conduit à une **hydronéphrose** (dilatation des bassinets), à une augmentation de la pression hydrostatique et à un blocage tubulaire, entraînant un déclin progressif de la fonction rénale. L'obstruction unilatérale génère rarement une azotémie ; si l'obstruction bilatérale disparaît dans les 48 heures qui suivent son apparition, un rétablissement complet du débit de filtration glomérulaire (DFG) est probable ; toutefois, après 12 semaines d'obstruction bilatérale, la guérison devient improbable. L'obstruction bilatérale ainsi prolongée peut mener à une atrophie tubulaire et à une fibrose rénale irréversible. Les causes postrénales représentent moins de 10 % des cas d'IRA (Kellum, 2008 ; Peacock & Sinert, 2008).

69.1.4 Évolution de l'insuffisance rénale aiguë

L'IRA prérénale ou postrénale qui n'a provoqué aucune lésion intrarénale disparaît généralement de façon rapide une fois que la cause est éliminée. Toutefois, si la cause prérénale ou postrénale a entraîné une atteinte du parenchyme, ou si cette atteinte est liée directement à une cause intrarénale, l'IRA évolue. Dans certains cas, il arrive qu'une insuffisance rénale chronique s'installe si le client ne parvient pas à se rétablir de l'IRA. Cette situation peut même évoluer vers la dialyse ou une greffe de rein. L'évolution clinique de l'IRA comporte les phases suivantes : initiation, maintien et rétablissement (Leblanc & Gagné, 2004 ; McCance & Huether, 2010).

La phase d'initiation est marquée par la constitution de l'agression rénale où l'état clinique est dominé par l'affection causale (chirurgie cardiaque, choc septique, intoxication, réaction à un produit de contraste). Il se produit une diminution de la perfusion rénale ou une toxicité qui entraîne graduellement un dommage rénal. Une intervention médicale à cette phase peut encore prévenir le dommage. À la phase de maintien, ce dommage est établi, et l'état clinique est dominé par les déséquilibres électrolytiques et acidobasiques, les complications et les manifestations cliniques. Le débit urinaire est souvent à son plus bas avec une augmentation de la créatininémie et de l'urée sérique (BUN). La phase de rétablissement représente l'intervalle au cours duquel le dommage rénal est réparé et où la fonction rénale se trouve rétablie. La diurèse reprend, et le DFG augmente, ce qui entraîne d'abord une stabilisation puis une diminution du taux d'urée sanguin et de la créatininémie ; de même, les valeurs liées à l'équilibre acidobasique et aux électrolytes commencent à se normaliser. Bien que des améliorations importantes se produisent au cours des 2 premières semaines de cette phase, la fonction rénale peut prendre jusqu'à 12 mois avant de se stabiliser.

L'oligurie, c'est-à-dire un débit urinaire qui diminue pour atteindre moins de 400 ml par jour, peut se manifester dès le premier jour suivant l'événement qui a causé une hypoperfusion, et elle dure de 1 à 2 semaines. Si elle est attribuable à une ischémie, elle se manifestera dans les 24 premières heures. Une IRA non oligurique préserve un débit urinaire supérieur à 400 ml par jour. En revanche, si des médicaments néphrotoxiques sont en cause, le délai d'apparition de l'oligurie peut atteindre une semaine. La durée moyenne de la période oligurique varie entre 10 et 14 jours, mais elle peut persister plusieurs mois dans certains cas. Elle commence par une augmentation graduelle du débit urinaire quotidien de un à trois litres par jour, mais elle peut atteindre de trois à cinq litres ou plus quotidiennement. Toutefois, même si le débit urinaire augmente, les néphrons ne sont pas encore entièrement fonctionnels. Ce volume élevé d'urine est attribuable à une diurèse osmotique consécutive à une forte concentration d'urée dans le filtrat glomérulaire et à l'incapacité des tubules à concentrer l'urine. Les reins ont retrouvé leur capacité d'éliminer les déchets sans toutefois pouvoir concentrer l'urine. L'hypovolémie et l'hypotension peuvent se produire à cause des pertes liquidiennes massives. En raison des pertes hydroélectrolytiques importantes, l'infirmière jouera un rôle majeur dans la surveillance de tout signe d'hyponatrémie, d'hypokaliémie et de déshydratation chez le client. La diurèse sera plus importante chez la personne qui a présenté de l'oligurie que chez celle qui n'en a pas manifesté.

Plus cette période d'oligurie est longue, plus le pronostic de rétablissement complet de la fonction rénale est mauvais (Kellum et al., 2005). Environ 50 % des clients ne présenteront aucune oligurie, ce qui rend plus difficile l'établissement du diagnostic initial (Kolhe et al., 2008). Ainsi, le débit urinaire ne donne pas une bonne idée du DFG du

Le tableau 69.1W présente une étude de cas illustrant une IRA de causes intrarénales à la suite d'une chirurgie. Il peut être consulté au www.cheneliere.ca/lewis.

RAPPELEZ-VOUS...

La diurèse normale pour un adulte sur une période de 24 heures se situe à peu près entre 1 500 et 1 600 ml.

69

client. Toutefois, les changements observés dans le débit urinaire contribuent souvent à différencier l'étiologie de l'IRA. Par exemple, il y a une anurie dans les cas d'obstruction des voies urinaires, une oligurie dans les atteintes prérénales et une IRA non oligurique dans les cas de néphrite interstitielle aiguë ou de NTA (McCance & Huether, 2010).

69.1.5   Manifestations cliniques

Le tableau 69.2W présente les manifestations cliniques de l'IRA. Il peut être consulté au www.cheneliere.ca/lewis.

Nombreuses sont les manifestations cliniques d'une IRA, et elles seront tributaires du degré de gravité du catabolisme tissulaire et de la diurèse (Leblanc & Gagné, 2004). C'est souvent au cours de la phase de maintien que les manifestations cliniques graves sont observées. La présente partie aborde les manifestations les plus courantes de l'IRA .

Changements urinaires

Une analyse des urines peut montrer la présence de **cylindres urinaires**, de globules rouges et de leucocytes, une densité d'environ 1,010 et une osmolalité d'environ 300 mOsm/kgH$_2$O. Les cylindres urinaires se composent de mucoprotéines provenant des cellules épithéliales tubulaires rénales nécrosées qui se détachent et se retrouvent dans les tubules. Les valeurs de densité et d'osmolalité sont identiques à celles du plasma, ce qui reflète une atteinte tubulaire et une perte de la capacité des reins à concentrer l'urine. Une protéinurie peut se manifester si l'insuffisance rénale est liée à un dysfonctionnement des membranes glomérulaires.

Volume liquidien

L'hypovolémie (déplétion plasmatique) a le potentiel d'exacerber toutes les formes d'IRA. La correction de l'hypovolémie par un remplacement liquidien suffit souvent pour traiter de nombreuses formes d'IRA, surtout celles dont la cause est prérénale.

Lorsque la diurèse diminue, il se produit une rétention d'eau. La gravité des symptômes que cela entraîne dépend de l'importance de la surcharge liquidienne. Le pouls est bondissant, et les veines du cou peuvent devenir distendues. Un œdème et de l'hypertension peuvent se manifester. La surcharge liquidienne peut provoquer à la longue de l'IC, de l'œdème pulmonaire et des épanchements péricardiques et pleuraux.

Acidose métabolique

Lorsqu'il y a insuffisance rénale, les reins sont incapables de synthétiser de l'ammoniac (nécessaire à l'élimination des ions hydrogène) ni d'éliminer les métabolites acides, ce qui se traduit par une acidose métabolique. Le taux de bicarbonate sérique diminue, car une partie du bicarbonate se lie aux ions hydrogène (effet tampon). De plus, il

se produit une perturbation de la réabsorption et de la régénération du bicarbonate. Dans les cas graves d'acidose, il est possible que le client présente une **dyspnée de Kussmaul** (une inspiration profonde suivie d'une pause à laquelle succèdent une expiration longue, puis une nouvelle pause. La respiration est profonde et souvent rapide) pour tenter de compenser l'acidose en augmentant l'expiration de dioxyde de carbone.

Équilibre sodique

Les tubules endommagés sont incapables de retenir le sodium. Par conséquent, l'élimination urinaire du sodium peut augmenter, entraînant des taux de sodium sérique normaux ou inférieurs à la normale. Il faut toutefois éviter un apport excessif en sodium, car cela pourrait entraîner une expansion volumique, de l'hypertension et de l'IC. Une hyponatrémie non maîtrisée ou une surcharge liquidienne peut entraîner un œdème cérébral.

Hyperkaliémie

Normalement, les reins éliminent de 80 à 90 % du potassium présent dans l'organisme. En présence d'IRA, le taux de potassium sérique augmente, car la capacité des reins à l'éliminer est perturbée. Une exacerbation de l'hyperkaliémie est observée si l'IRA s'accompagne d'un trauma tissulaire massif, car les cellules endommagées libèrent du potassium dans le liquide extracellulaire. De plus, les hémorragies et les transfusions sanguines peuvent provoquer une destruction cellulaire, ce qui libère une quantité supplémentaire de potassium dans le liquide extracellulaire. Enfin, l'acidose aggrave l'hyperkaliémie en favorisant l'entrée des ions hydrogène dans les cellules, ce qui force un déplacement du potassium intracellulaire vers le liquide extracellulaire.

Généralement, les clients qui présentent une hyperkaliémie légère sont asymptomatiques. Par contre l'hyperkaliémie grave provoque des dysrythmies qui peuvent être fatales. Les signes cliniques d'une hyperkaliémie sont visibles par l'électrocardiogramme (ECG) et se traduisent par une onde T pointue, un élargissement du complexe QRS et un abaissement du segment ST. Comme le muscle cardiaque est très intolérant aux augmentations rapides de potassium, il s'avère essentiel de traiter l'hyperkaliémie dès son apparition.

Troubles hématologiques

Le client atteint d'IRA présente plusieurs troubles hématologiques. Une IRA acquise à l'hôpital survient souvent à l'unité des soins intensifs, et la plupart des clients touchés présentent également une défaillance multisystémique. Par conséquent, les troubles hématologiques sont multifactoriels, étant donné que l'IRA se manifeste plus fréquemment chez ce type de clients. La présence d'une

leucocytose s'observe souvent dans les cas d'IRA. L'infection est la principale cause de décès chez le client atteint d'insuffisance rénale aiguë. Les principaux foyers d'infection sont les systèmes urinaire et respiratoire. La **leucopénie** et la **thrombocytopénie** laissent présager le purpura thrombocytopénique thrombotique et le lupus érythémateux disséminé comme étiologies possibles de l'IRA. Une formule sanguine qui montre une **éosinophilie** fait suspecter la présence d'une réaction allergique et la possibilité d'une néphrite interstitielle, d'une périartérite noueuse ou d'une athéroembolie (Hall et Esser, 2008 ; Kellum *et al.*, 2008).

Accumulation des déchets métaboliques

Les reins constituent les principaux organes excréteurs de l'urée (produit final du métabolisme des protéines) et de la créatinine (produit final du métabolisme des muscles). En présence d'insuffisance rénale, les taux de BUN et la créatininémie sont élevés. Il faut interpréter une élévation du taux de BUN avec prudence, car la déshydratation, les corticostéroïdes et le catabolisme découlant d'une infection, d'une fièvre, d'une lésion grave ou d'un saignement gastro-intestinal peuvent également augmenter le BUN. Par conséquent, le meilleur indicateur sérique de l'IRA est la créatininémie, car elle est peu modifiée par d'autres facteurs, contrairement au BUN.

Troubles neurologiques

Des changements neurologiques peuvent survenir à mesure que des déchets azotés s'accumulent dans le cerveau et les tissus nerveux. Des symptômes aussi légers que de la fatigue et une difficulté à se concentrer peuvent s'intensifier et mener à des convulsions, à de la stupeur et au coma. Le plus souvent, un **astérixis** (secousses musculaires des mains lorsque le poignet est en extension) s'observe dans les cas d'insuffisance hépatique, mais à l'occasion, il se manifeste également dans les cas graves de dysfonctionnement rénal. Les secousses évoquent le battement des ailes d'un oiseau lorsque les poignets et les mains sont étendus, les paumes tournées vers le haut. La cause est incertaine, mais elle serait liée à un métabolisme anormal de l'ammoniac et à une accumulation des déchets azotés.

La santé générale du client, la gravité de l'insuffisance rénale et le nombre et le type de complications influencent l'issue de l'IRA. Certains clients ne se rétablissent jamais, et l'affection évolue vers l'IRT. La personne âgée est moins susceptible de recouvrer entièrement son activité fonctionnelle rénale que le jeune client. Parmi les clients qui se rétablissent complètement, la plupart parviennent à retrouver une fonction rénale normale sur le plan clinique sans présenter de complications. Il y a du tissu cicatriciel, mais la perte d'activité fonctionnelle n'est pas cliniquement importante.

69.1.6 Examen clinique et examens paracliniques

L'obtention d'une anamnèse détaillée est essentielle pour déterminer l'étiologie de l'IRA. Il faut soupçonner des causes prérénales lorsque le client présente des antécédents de déshydratation, de perte sanguine ou de cardiopathie grave. Des causes intrarénales seront suspectées si le client a pris des médicaments potentiellement néphrotoxiques ou s'il a subi récemment une transfusion sanguine ou des examens radiologiques qui ont fait appel à des produits de contraste. Des antécédents de calculs rénaux, de changements dans le débit urinaire, d'hyperplasie bénigne de la prostate ou de cancer de la vessie ou de la prostate laissent présager des causes postrénales.

Bien que les changements dans le débit urinaire et dans la créatininémie surviennent relativement tard au cours de l'IRA, il n'existe pas de meilleurs critères pour la diagnostiquer. Il se peut qu'une augmentation notable de la créatininémie ne soit observée qu'au moment où la perte de la fonction rénale atteint plus de 50 %. La progression de l'augmentation de la créatininémie est également à surveiller, car elle constitue un critère diagnostique essentiel et elle permet de déterminer la gravité de l'atteinte.

L'analyse d'urine est un examen paraclinique important. Un sédiment urinaire qui contient beaucoup de cellules, de cylindres urinaires ou de protéines révèle des problèmes intrarénaux. L'osmolalité, le contenu en sodium et la densité de l'urine contribuent à différencier les causes de l'IRA. Il est possible que le sédiment urinaire soit normal dans les causes prérénales et postrénales. Une hématurie, une pyurie et des cristaux peuvent être observés dans les causes intrarénales.

Pour établir un diagnostic d'IRA, d'autres examens peuvent s'avérer nécessaires. Souvent, une échographie est d'abord réalisée, car elle permet d'obtenir une image des reins sans avoir recours à des produits de contraste potentiellement néphrotoxiques. Elle permet d'évaluer la présence possible d'une néphropathie ou d'une obstruction du système urinaire. Ensuite, la scintigraphie rénale permet d'évaluer les anomalies dans le débit sanguin rénal, le fonctionnement tubulaire et l'appareil collecteur. La tomodensitométrie (TDM) permet de détecter aussi bien des lésions et des masses que des obstructions et des anomalies vasculaires. Enfin, une biopsie rénale peut s'avérer

Éosinophilie :
Augmentation anormale des éosinophiles dans le sang.

Capsule Jugement clinique

Quelle analyse de laboratoire est la plus fiable pour diagnostiquer une IRA chez monsieur Landry ?

Capsule Jugement clinique

L'analyse d'urine de monsieur Landry montre la présence de sédiments, dont des cylindres urinaires.

Qu'est-ce que cela signifie ?

très utile pour établir le diagnostic des causes intrarénales de l'IRA (Hall & Esser, 2008).

Il n'est pas recommandé de procéder à un examen d'imagerie par résonance magnétique (IRM) ou à une angiographie par résonance magnétique (ARM) à moins que l'indication soit suffisante ou que l'échographie ou la TDM n'ait pas permis d'obtenir les renseignements voulus. Chez les clients atteints d'insuffisance rénale, l'administration du produit de contraste gadolinium (utilisé surtout en ARM) a été associée à l'apparition d'un trouble dévastateur appelé fibrose systémique néphrogénique. Cette affection se caractérise par une hyperpigmentation cutanée, une induration et des contractures, ainsi que par une fibrose pouvant se manifester dans d'autres organes.

69.1.7 Processus thérapeutique en interdisciplinarité

Comme l'IRA peut être réversible, les principaux objectifs du traitement consistent à éliminer la cause, à soulager les signes et les symptômes et à prévenir les complications pendant que les reins se rétablissent **ENCADRÉ 69.1**. La première étape consiste à vérifier si le volume intravasculaire et le D.C. du client sont suffisants pour assurer une bonne irrigation des reins.

À l'apparition des premières manifestations, un traitement diurétique est souvent administré, en évitant toutefois les fortes doses. Ce traitement comprend généralement la prise d'un diurétique de l'anse (p. ex., le furosémide [Lasix^MD]) ou d'un diurétique osmotique (p. ex., le mannitol). Si l'IRA

Iléus paralytique : Arrêt provisoire du péristaltisme.

est déjà installée, la prise de liquides et de diurétiques sera inefficace, voire néfaste.

Au cours de la période d'oligurie, il faut surveiller de près l'apport liquidien. La règle générale pour calculer le remplacement liquidien consiste à additionner toutes les pertes liquidiennes survenues depuis les 24 dernières heures (p. ex., l'urine, la diarrhée, des vomissements, du sang) et à ajouter 600 ml pour les pertes inconscientes (p. ex., la respiration, la diaphorèse). Par exemple, si un client élimine 300 ml d'urine le mardi sans aucune autre perte liquidienne, l'apport liquidien permis sera de 900 ml le mercredi.

L'hyperkaliémie est l'une des complications les plus graves de l'IRA, car elle peut entraîner des arythmies cardiaques pouvant mettre la vie du client en danger. L'**ENCADRÉ 69.2** présente les différents traitements utilisés pour abaisser le taux de potassium. L'insuline et le bicarbonate de sodium font pénétrer temporairement le potassium dans les cellules, mais il finit par retourner dans le milieu extracellulaire. Le gluconate de calcium diminue l'effet du potassium sur la conduction cardiaque, ce qui permet de stabiliser temporairement le myocarde et de prévenir des arythmies. Il n'y a que le sulfonate de polystyrène sodique (Kayexalate^MD) et la dialyse qui permettent d'éliminer le potassium de l'organisme. L'infirmière doit utiliser le sulfonate de polystyrène sodique avec prudence et ne jamais l'administrer à un client qui présente un **iléus paralytique**, car une nécrose de l'intestin peut survenir.

Il se peut qu'un traitement classique soit la seule intervention nécessaire jusqu'à ce qu'une amélioration de la fonction rénale soit constatée. Tous ne s'entendent pas sur le moment où il faut avoir recours à une TSR (Pannu *et al.*, 2008).

Les principales indications pour l'utilisation d'une thérapie de suppléance rénale en présence d'IRA sont : 1) la surcharge volumique qui entraîne une atteinte de l'état cardiaque ou pulmonaire ; 2) un taux élevé de potassium sérique ; 3) une acidose métabolique (taux de bicarbonates sériques inférieur à 15 mmol/L [SI]) ; 4) un BUN supérieur à 43 mmol/L (SI) ; 5) une altération importante de l'état mental qui témoigne de l'accumulation de déchets azotés ; 6) une péricardite, un épanchement péricardique ou une tamponnade cardiaque. Même si les valeurs de laboratoire fournissent de bons paramètres, l'évaluation clinique reste le meilleur guide de traitement.

Si le recours à une TSR s'avère nécessaire, de nombreuses options sont possibles, mais aucune méthode ne fait l'unanimité. Même si la **dialyse péritonéale** est considérée comme étant une option pratique de TSR, elle est la moins souvent utilisée en raison de la mise en dialyse qui ne peut se faire qu'environ un mois après l'installation du cathéter

---

Processus diagnostique et thérapeutique

ENCADRÉ 69.1   **Insuffisance rénale aiguë**

Examen clinique et examens paracliniques

- Anamnèse et examen physique
- Détermination de la cause
- Taux de la créatininémie et d'urée sérique
- Électrolytes sériques
- Analyse d'urine
- Échographie rénale
- Scintigraphie rénale
- TDM

Processus thérapeutique

- Traitement de la cause
- Restriction liquidienne (600 ml plus perte liquidienne des 24 dernières heures)

- Recommandations nutritionnelles :
  - Apport suffisant en protéines (0,6-2 g/kg/jour) selon le degré de catabolisme
  - Restriction du potassium
  - Restriction du phosphate
  - Restriction du sodium
- Mesures pour abaisser le potassium (si élevé) **ENCADRÉ 69.2**
- Suppléments de calcium ou chélateurs des phosphates
- Alimentation entérale
- Alimentation parentérale
- Amorce de la dialyse (s'il y a lieu)
- Thérapies continues de suppléance rénale (s'il y a lieu)

Traitements pour abaisser les taux élevés de potassium

Insuline ordinaire et glucose par voie intraveineuse (I.V.)

- L'administration de l'insuline fait pénétrer le potassium dans les cellules.
- L'administration du glucose par voie I.V. au même moment prévient l'hypoglycémie.
- Lorsque les effets de l'insuline diminuent, le potassium retourne dans le milieu extracellulaire.

Bicarbonate de sodium

- Ce traitement peut corriger l'acidose et faire pénétrer le potassium dans les cellules.

Gluconate de calcium par voie intraveineuse

- Ce traitement est généralement utilisé dans les cas de toxicité cardiaque avancée (signes d'hyperkaliémie démontrés par les changements observés sur l'ECG).
- Le calcium élève le seuil d'excitation qui permet de prévenir les arythmies.

Dialyse

- L'hémodialyse constitue le traitement le plus efficace pour éliminer le potassium.

- Elle fonctionne efficacement et peut être entreprise rapidement dès l'installation d'un accès vasculaire central temporaire.

Sulfonate de polystyrène sodique (Kayexalate^MD)

- La résine échangeuse de cations est administrée par voie orale (P.O.) ou rectale (lavement de rétention).
- Lorsque la résine atteint l'intestin, le potassium se fixe à la résine en échange du sodium.
- Ce traitement élimine 1 mEq de potassium par gramme de médicament.
- La résine est diluée dans de l'eau contenant du sorbitol pour provoquer une diarrhée osmotique, ce qui permet l'évacuation des selles riches en potassium.

Restriction alimentaire

- L'apport en potassium est limité à 40 mEq par jour.
- Elle est utilisée surtout pour prévenir l'élévation récurrente de potassium ; elle n'est pas suffisante dans les cas d'élévation aiguë.

---

abdominal. L'hémodialyse traditionnelle intermittente (p. ex., à des intervalles de quatre heures tous les jours, ou tous les deux jours, ou trois ou quatre fois par semaine) et la thérapie continue de suppléance rénale (TCSR) sont des méthodes utilisées avec succès dans le cas d'une IRA. La TCSR s'effectue sans interruption sur une période de 24 heures à quelques jours. Par rapport à l'hémodialyse intermittente, elle permet une dialyse plus lente et procure une meilleure stabilité hémodynamique (moins d'impact sur le plan cardiovasculaire).

Par contre, l'hémodialyse intermittente est la méthode de choix lorsque des changements doivent être apportés rapidement. Techniquement, cette méthode est plus compliquée, car elle nécessite du personnel qualifié, de l'équipement spécialisé et la création d'un accès vasculaire. L'hémodialyse intermittente et la TCSR requièrent une anticoagulation du circuit extracorporel et dans le rein artificiel (filtre) pour prévenir la formation de caillots. Par ailleurs, diverses complications peuvent survenir au cours du traitement, dont l'une des plus fréquentes est l'hypotension associée à un déplacement rapide des liquides pendant l'hémodialyse.

Recommandations nutritionnelles

Le défi de la prise en charge nutritionnelle du client insuffisant rénal consiste à fournir suffisamment de calories pour empêcher le catabolisme en dépit des restrictions nécessaires pour prévenir les troubles hydroélectrolytiques et l'azotémie (Cotton, 2007). L'un des principaux objectifs nutritionnels en présence d'IRA est de maintenir un apport calorique suffisant (fournir de 30 à 35 kcal/kg et de 0,8 à 1,0 g de protéines/kg) pour prévenir une utilisation encore plus importante des protéines corporelles à des fins énergétiques. Les sources d'énergie doivent provenir principalement des glucides et des lipides pour prévenir la **cétose** issue de la dégradation des lipides endogènes et la **gluconéogenèse** issue de la dégradation des protéines musculaires. Il est possible d'administrer un supplément d'acides aminés pour en assurer une disponibilité constante sans utilisation des protéines intrinsèques.

La régulation du potassium et du sodium s'effectue en fonction de leurs taux plasmatiques. Il faut restreindre l'apport en sodium au besoin pour prévenir l'œdème, l'hypertension et l'IC. L'apport alimentaire en matières grasses du client est augmenté pour qu'au moins 30 à 40 % des calories totales proviennent des lipides. Il est également possible d'administrer des perfusions I.V. d'émulsions lipidiques comme supplément nutritif et ainsi fournir une bonne source de calories non protéiques. Si le client est incapable d'ingérer un apport calorique suffisant par voie P.O., l'alimentation entérale constitue le meilleur moyen

Cétose : État pathologique causé par l'accumulation dans l'organisme de corps cétoniques, substances résultant de la dégradation incomplète des graisses.

Gluconéogenèse : Synthèse du glucose à partir de lactate, acides aminés et glycérol.

Jugement clinique

Capsule

Comme monsieur Landry présente de l'oligurie, il faut calculer le remplacement liquidien qu'il pourra recevoir.

Si le client a uriné 150 ml au cours des 24 dernières heures, à combien de millilitres de liquide aura-t-il droit aujourd'hui ?

54

Le chapitre 54, *Interventions cliniques – Troubles nutritionnels*, approfondit le sujet de la nutrition et de ses problématiques.

67

ÉVALUATION CLINIQUE

L'étape d'évaluation du système urinaire est décrite dans le chapitre 67, *Système urinaire*.

d'assurer un soutien nutritionnel (Cotton, 2007). Par contre, si les voies gastro-intestinales ne fonctionnent pas, l'alimentation parentérale est nécessaire pour fournir les nutriments essentiels. Il est possible que le client qui se nourrit par voie parentérale ait besoin d'une hémodialyse ou d'une TCSR tous les jours pour éliminer l'excès de liquide. Cependant, il existe des préparations concentrées qui visent à limiter cette augmentation de volume liquidien ▶ **54**.

Soins et traitements infirmiers

CLIENT ATTEINT D'INSUFFISANCE RÉNALE AIGUË

Collecte des données

Il est important de surveiller les signes vitaux, les ingesta et les excreta (I/E). Il faut également observer quotidiennement le débit urinaire du client, car ces renseignements ont des répercussions sur le pronostic et sont essentiels pour déterminer le traitement et l'apport liquidien quotidien. L'infirmière doit observer la couleur de l'urine, évaluer sa densité et noter la présence de glucose, de protéines, de sang ou de sédiments au moyen d'une épreuve par bandelette réactive. Elle évalue l'apparence générale du client, notamment la coloration de sa peau et la présence d'œdème, d'une distension des veines du cou et d'ecchymoses.

Si le client est traité par dialyse, il faut surveiller tout signe d'inflammation et d'exsudat au site de l'accès vasculaire. L'infirmière évalue également l'état mental du client et son état de conscience. Elle examine la muqueuse buccale pour déceler des signes de sécheresse et d'inflammation. Elle ausculte les poumons pour vérifier la présence de crépitants, de râles ronflants et d'une baisse des bruits respiratoires normaux. Il faut surveiller les bruits cardiaques pour toute présence de galop (B3), de souffle ou de frottement péricardique. Il faut lire les tracés de l'ECG pour déceler la présence ou l'apparition d'arythmies. L'infirmière doit passer en revue les résultats des analyses de laboratoire et des examens paracliniques. Toutes les données précédentes sont essentielles pour établir un plan de soins et de traitements infirmiers (Kellum *et al.*, 2008).

Analyse et interprétation des données

L'analyse et l'interprétation des données ainsi que les complications possibles relatives au client atteint d'IRA comprennent, sans y être limitées :

- la fatigue liée à l'acidose métabolique et aux toxines urémiques ;
- la surcharge liquidienne liée à la diminution du DFG et à la rétention d'eau ;
- les besoins nutritionnels de l'organisme non comblés liés à une altération de l'état métabolique et aux restrictions alimentaires ;
- l'anxiété liée au processus de la maladie, aux interventions thérapeutiques et à l'incertitude du pronostic ;
- le risque d'arythmies lié aux déséquilibres électrolytiques ;
- le risque d'infection lié aux cathéters I.V. centraux et périphériques, aux toxines urémiques et à l'altération de la réponse immunitaire consécutive à l'insuffisance rénale.

Planification des soins

Les objectifs généraux pour le client atteint d'IRA sont de :

- se rétablir complètement sans perte de la fonction rénale ;
- maintenir un équilibre hydroélectrolytique normal ;

- présenter moins d'anxiété ;
- mieux comprendre le besoin de soins de suivi consciencieux.

Interventions cliniques
Promotion de la santé

La prévention de l'IRA est essentielle en raison du taux de mortalité élevé. Elle vise à déceler et à surveiller les populations à risque élevé, à limiter l'exposition aux médicaments néphrotoxiques et aux produits chimiques industriels et à prévenir les épisodes prolongés d'hypotension et d'hypovolémie, qui diminuent la perfusion rénale. Un traitement diurétique énergique chez le client qui présente une surcharge liquidienne (peu importe la cause) peut aussi mener à une réduction du débit sanguin rénal (Crowley & Peixoto, 2009). En milieu hospitalier, les facteurs qui augmentent le risque d'apparition d'une IRA sont l'IRC préexistante, l'âge avancé, les polytraumas, l'intervention chirurgicale majeure, les brûlures étendues, l'IC, la septicémie ou les complications obstétricales. Il est essentiel de surveiller étroitement les I/E et l'équilibre hydroélectrolytique. L'infirmière doit évaluer et noter les pertes liquidiennes extrarénales provenant des vomissements, de la diarrhée, des hémorragies et des pertes inconscientes. Un remplacement rapide des pertes liquidiennes importantes liées aux traumas, aux brûlures et aux interventions chirurgicales majeures contribuera à prévenir les lésions tubulaires ischémiques. Les mesures des I/E et le poids du client fournissent des données importantes sur l'état du volume liquidien.

Une néphropathie liée aux produits de contraste survient lorsque ceux-ci, utilisés au cours d'examens paracliniques, causent une lésion néphrotoxique. Le facteur de risque le plus important lié à son apparition est une néphropathie préexistante. Le meilleur moyen de prévenir la néphropathie liée aux produits de contraste consiste à éviter l'exposition à ces derniers. Si l'administration d'un tel produit à un client à risque élevé est inévitable, il faut s'assurer de lui fournir une hydratation optimale et d'administrer une faible dose du produit. Le traitement préventif de la néphropathie liée aux produits de contraste ne fait pas l'unanimité. Le plus souvent, il comprend une hydratation optimale obtenue au moyen d'une solution de bicarbonate ou de chlorure de sodium avec ou sans l'administration prophylactique d'acétylcystéine (Mucomyst[MD]). Chez le client dont la fonction rénale est normale, l'administration de produits de contraste présente peu de risque (Ho & Morgan, 2008).

Plusieurs médicaments sont potentiellement néphrotoxiques. La fonction rénale du client qui prend ces médicaments doit faire l'objet d'une surveillance étroite. Chez le client à risque élevé, l'administration des médicaments néphrotoxiques doit s'effectuer de manière restreinte. En effet, lorsqu'ils sont indispensables, il faut administrer les doses efficaces les plus faibles, et sur de très courtes périodes. L'infirmière doit également mettre en garde le client contre l'utilisation abusive d'analgésiques offerts en vente libre (surtout les AINS), car certains d'entre eux peuvent aggraver la fonction rénale dans les cas d'IRC légère.

Les IECA peuvent diminuer la pression de perfusion rénale. Ils peuvent aussi provoquer une hyperkaliémie. Si d'autres mesures comme des modifications au régime alimentaire et la prise de diurétiques ou de bicarbonate de sodium ne parviennent pas à maîtriser l'hyperkaliémie, il faudra peut-être diminuer la dose de l'IECA ou reconsidérer son administration. Toutefois, les IECA sont souvent utilisés pour prévenir la protéinurie et l'évolution de la néphropathie. En présence de protéinurie chez le client diabétique, les antagonistes des récepteurs de l'angiotensine (ARA) seront privilégiés (James, Hemmelgarn, & Tonelli, 2010).

Phase aiguë

Le client atteint d'IRA est gravement malade et peut souffrir non seulement des effets de l'insuffisance rénale, mais également de ceux de maladies ou de problèmes concomitants (p. ex., le diabète, une maladie cardiovasculaire). L'infirmière doit se préoccuper du client dans son ensemble, car de nombreux besoins physiques et affectifs sont à combler. En général, les changements causés par l'IRA apparaissent soudainement. L'infirmière doit renseigner le client et sa famille pour qu'ils comprennent que l'insuffisance rénale peut bouleverser le fonctionnement de l'organisme en entier.

L'infirmière joue un rôle important dans le maintien de l'équilibre hydroélectrolytique au cours des phases oligurique et diurétique. L'observation et l'enregistrement précis des I/E sont extrêmement importants. Elle doit peser le client tous les jours sur le même pèse-personne et au même moment pour permettre d'évaluer les pertes ou les gains excessifs de liquide organique (1 kg équivaut à 1 000 ml de liquide). L'infirmière doit être en mesure de reconnaître les signes et les symptômes d'hypervolémie (au cours de la phase oligurique), d'hypovolémie (au cours de la phase diurétique), de perturbations liées au potassium et au sodium, ainsi que ceux d'autres déséquilibres électrolytiques qui peuvent survenir en présence d'IRA ▶ 17 .

Puisque l'infection constitue la principale cause de décès dans les cas d'IRA, il est crucial de pratiquer une technique d'asepsie rigoureuse pour toute intervention auprès du client. L'infirmière doit le protéger des personnes atteintes de maladies infectieuses. Elle doit être à l'affût des manifestations infectieuses aussi bien locales (p. ex., une tuméfaction, une rougeur, une douleur) que systémiques (p. ex., de la fièvre, un malaise, une leucocytose), tout en sachant qu'en présence d'une infection (p. ex., une pneumonie) chez le client atteint d'IRA, une élévation de la température ne sera pas toujours observée. Lorsqu'il faut administrer des antibiotiques pour traiter une infection, il importe de considérer attentivement le type de médicament, car les reins sont la principale voie d'élimination de beaucoup d'entre eux, et plusieurs sont néphrotoxiques. Il faut considérer la posologie et les intervalles entre deux doses successives à la lumière du degré de fonction rénale restante si l'élimination du médicament s'effectue principalement par les reins. L'administration des médicaments néphrotoxiques doit s'effectuer judicieusement (Crowley & Peixoto, 2009).

L'infirmière doit veiller aux soins de la peau et prendre des mesures pour prévenir les lésions de pression, car le client manifeste généralement de l'œdème et une diminution du tonus musculaire. Les soins buccaux sont importants pour prévenir la stomatite qui se manifeste lorsque l'ammoniac (produit par la dégradation bactérienne de l'urée) présent dans la salive irrite les muqueuses buccales (Kellum *et al.*, 2008 ; Peacock & Sinert, 2008).

Soins ambulatoires et soins à domicile

Le degré de rétablissement d'une personne atteinte d'IRA varie énormément et dépend de la présence d'autres défaillances viscérales, de l'état général et de l'âge du client, de la durée de la phase oligurique et de la gravité de l'atteinte des néphrons. La régulation de l'ingestion des protéines et du potassium doit s'effectuer en tenant compte de la fonction rénale. Il est indispensable d'assurer des soins de suivi et d'évaluer régulièrement cette fonction. L'infirmière doit enseigner au client à reconnaître les signes et les symptômes liés à une réapparition de l'insuffisance rénale. Elle doit également insister sur les mesures à prendre pour la prévenir.

Certains clients devront continuer les traitements de dialyse en soins ambulatoires pendant une période indéterminée. La longue convalescence qui suit (de 3 à 12 mois) peut entraîner des difficultés psychosociales et financières tant pour le client que pour sa famille. L'infirmière doit être en mesure de diriger le client vers des services de consultation appropriés, s'il y a lieu. Si les reins ne parviennent pas à se rétablir, le client devra se tourner vers la dialyse chronique à vie ou envisager une transplantation rénale.

Évaluation des résultats

Pour le client atteint d'IRA, les résultats escomptés à la suite des soins et des interventions cliniques sont de :

- retrouver et maintenir un équilibre hydroélectrolytique normal ;
- comprendre et suivre le régime de traitement ;
- ne présenter aucune complication ;
- se rétablir complètement.

RAPPELEZ-VOUS...

Les médicaments sont également éliminés par le foie, les intestins, les poumons et les glandes exocrines.

Le chapitre 17, *Déséquilibres hydroélectrolytiques et acidobasiques*, présente les manifestations cliniques des divers déséquilibres.

Considérations gérontologiques

INSUFFISANCE RÉNALE AIGUË

La personne âgée est plus susceptible de souffrir d'IRA que le jeune adulte, car le nombre de néphrons fonctionnels diminue avec l'âge. Le dysfonctionnement d'autres systèmes organiques, comme une maladie cardiovasculaire ou le diabète, peut accroître le risque de présenter une IRA. Le rein vieillissant a plus de difficulté à compenser les variations du volume liquidien, des concentrations électrolytiques sériques et du D.C. Les causes les plus fréquentes d'IRA chez la personne âgée sont la déshydratation, l'hypotension, le traitement diurétique, le traitement par aminosides, les troubles obstructifs (p. ex., l'hyperplasie de la prostate), l'intervention chirurgicale, l'infection et l'exposition à des produits de contraste.

Les taux de mortalité liés à l'IRA des clients âgés sont similaires à ceux des jeunes clients. L'âge du client ne doit pas constituer un facteur qui détermine son admissibilité aux TSR (Ricci, Cruz, & Ronco, 2008).

69.2 | Insuffisance rénale chronique

L'insuffisance rénale chronique se caractérise par une perte progressive et irréversible de la fonction rénale. La Kidney Disease Outcomes Quality Initiative (K/DOQI) de la National Kidney Foundation définit l'IRC comme étant soit la présence de lésions rénales, soit un DFG inférieur à 60 ml/min/1,73 m² pendant plus de 3 mois. Le **TABLEAU 69.4** présente la classification de l'IRC. Le client atteint le dernier stade de l'insuffisance rénale (celui de l'IRT) lorsque le DFG est inférieur à 15 ml/min. À ce moment, le client doit avoir recours à la dialyse ou à la transplantation pour survivre.

L'IRC est beaucoup plus fréquente que l'IRA **TABLEAU 69.1**. La prévalence grandissante de l'IRC est attribuable en partie à l'augmentation observée des facteurs de risque, comme la population vieillissante, la hausse des taux d'obésité et l'incidence accrue du diabète et de l'hypertension (Mitka, 2008 ; United States Renal Data System, 2008) ▶ **68**. Au Canada, le rapport du Registre canadien des insuffisances et des transplantations d'organes (RCITO) de 2010 met en évidence les trois principales causes suivantes d'IRC : le diabète (35 %), les problèmes rénovasculaires (y compris l'hypertension) (18 %) et la glomérulonéphrite

68

Il est question des maladies du système urinaire qui touchent le rein dans le chapitre 68, *Interventions cliniques – Troubles rénaux et urologiques.*

(11 %) (Institut canadien d'information sur la santé [ICIS], 2010).

Plus de deux millions de Canadiens adultes seraient atteints de néphropathie chronique ou présentent des risques de l'être (Fondation canadienne du rein, 2010b). Selon le RCITO, 36 640 Canadiens bénéficieraient d'une TSR (dialyse et transplantation), et il est prévu que ce nombre doublera au cours des 10 prochaines années. Chaque jour, 14 Canadiens en moyenne apprennent qu'ils sont atteints d'IRT (ICIS, 2010). Malgré tous les progrès technologiques réalisés et la pratique de la dialyse comme traitement de survie, les clients atteints d'IRT présentent un taux de mortalité élevé. À mesure que la néphropathie évolue au fil des stades, le taux de mortalité augmente également. Il atteint 19 à 24 % chez les personnes sous dialyse présentant une IRC de stade 5. Selon Statistique Canada (2008), il y avait en 2004 un taux de mortalité normalisé pour les décès des suites de l'insuffisance rénale de 8 pour 100 000 habitants. Environ 90 000 personnes en meurent chaque année aux États-Unis (Foley *et al.*, 2005 ; Ryan *et al.* 2007). Par ailleurs, les clients atteints d'une maladie rénale chronique risquent beaucoup plus de mourir d'une manifestation cardiovasculaire, et ce, avant même qu'ils atteignent le stade terminal de la maladie (Fondation canadienne du rein, 2010b).

Comme les reins possèdent une grande capacité d'adaptation, l'insuffisance rénale est souvent détectée seulement après qu'ils ont subi une perte considérable de néphrons. Étant donné que les clients atteints d'IRC sont asymptomatiques, cette affection est sous-diagnostiquée et sous-traitée. Environ 70 % des gens atteints d'IRC ignorent qu'ils ont la maladie (Foley *et al.*, 2005). Le pronostic et l'évolution de l'IRC sont très variables selon l'étiologie, l'état et l'âge du client et le suivi des traitements et des recommandations. Certains clients vivent une vie normale et active même s'ils sont atteints d'insuffisance rénale, alors que d'autres verront leur maladie évoluer rapidement vers l'IRT (stade 5).

Les coûts liés à la dialyse ont un impact tant sur le plan humain que sociétal. En effet, la forte augmentation du nombre de personnes nécessitant des traitements de thérapie de suppléance rénale pour survivre aura un impact important sur le budget des soins de santé (McFarlane, 2004). L'une des seules études réalisées au Québec portant sur les coûts de la dialyse avait mis en évidence qu'en 1994 le coût moyen annuel d'un traitement de dialyse était de 85 000 $ pour l'hémodialyse et de 55 000 $ pour la dialyse péritonéale (Conseil d'évaluation des technologies de la santé du Québec [CETS], 1998). Depuis ce temps, les coûts n'ont cessé d'augmenter étant donné l'amélioration de la technologie et la complexité des soins et de l'état de santé des clients.

TABLEAU 69.4	Stades de l'insuffisance rénale chronique		
STADE	DESCRIPTION	DÉBIT DE FILTRATION GLOMÉRULAIRE (ml/min/1,73 m²)	PLANS D'ACTION CLINIQUE
1	Lésion rénale avec DFG normal ou ↑ du DFG	≥ 90	• Diagnostic et traitement • Réduction des risques de maladie cardiovasculaire • Évolution lente
2	Lésion rénale avec ↓ faible du DFG	60-89	• Estimation de l'évolution
3	↓ modérée du DFG	30-59	• Évaluation et traitement des complications
4	↓ importante du DFG	15-29	• Préparation en vue d'une TSR
5	Insuffisance rénale	< 15 (ou dialyse)	• TSR (si présence d'urémie et si le client désire le traitement)

Source : Adapté de National Kidney Foundation (2002).

69.2.1 Manifestations cliniques

À mesure que la fonction rénale se détériore, tous les systèmes de l'organisme finissent par être touchés. Les manifestations cliniques sont attribuables à la rétention de nombreuses substances dans l'organisme comme, entre autres, l'urée, la créatinine, les phénols, les hormones, les électrolytes et l'eau, et elles évolueront selon les stades de la maladie rénale (Schieppati, Pisoni, & Remuzzi, 2009). Aux stades 1 et 2, les clients sont asymptomatiques, et les paramètres tels que l'azotémie, les acides-bases, les liquides et la balance des électrolytes sont maintenus dans les limites de la normale grâce à un mécanisme de compensation des néphrons restants (hyperfiltration). Au stade 3, le client demeure asymptomatique. Cependant, une élévation de la créatininémie et de l'azotémie est notée de même que les concentrations d'hormones sanguines telles que la **parathormone (PTH)**. À ce stade, la présence de la fatigue pourrait être une des premières manifestations cliniques chez le client anémique. Lorsque la maladie évolue vers le stade 4, une détérioration importante du DFG s'effectue, et le client présente les conditions suivantes de façon modérée : anémie, acidose, hypocalcémie, hyperphosphatémie et hyperkaliémie. Finalement, le stade 5 est caractérisé par une aggravation importante des manifestations énoncées précédemment. En l'absence d'une prise en charge médicale, le client évoluera vers le syndrome urémique (ou urémie).

L'**urémie** est un syndrome où la fonction rénale se détériore au point où des symptômes apparaissent dans plusieurs systèmes de l'organisme **FIGURE 69.2**. Elle survient souvent lorsque le DFG est égal ou inférieur à 10 ml/min. L'urémie est une condition grave. Il est important de savoir que les manifestations de l'urémie varient d'un client à l'autre selon la cause de l'insuffisance rénale, les troubles concomitants, l'âge et le degré d'observance

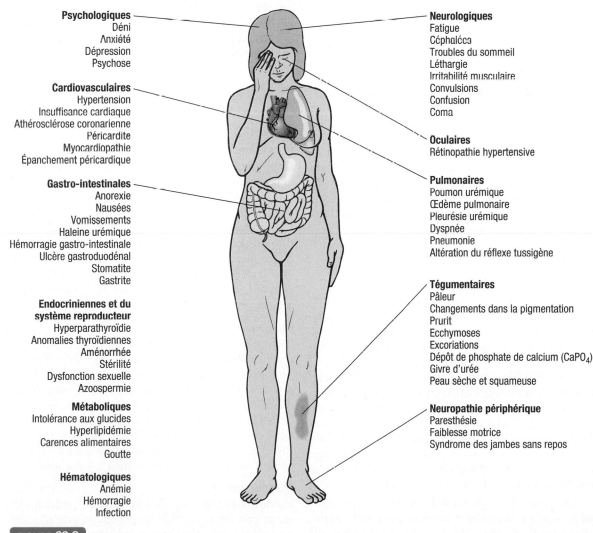

Psychologiques
Déni
Anxiété
Dépression
Psychose

Cardiovasculaires
Hypertension
Insuffisance cardiaque
Athérosclérose coronarienne
Péricardite
Myocardiopathie
Épanchement péricardique

Gastro-intestinales
Anorexie
Nausées
Vomissements
Haleine urémique
Hémorragie gastro-intestinale
Ulcère gastroduodénal
Stomatite
Gastrite

Endocriniennes et du système reproducteur
Hyperparathyroïdie
Anomalies thyroïdiennes
Aménorrhée
Stérilité
Dysfonction sexuelle
Azoospermie

Métaboliques
Intolérance aux glucides
Hyperlipidémie
Carences alimentaires
Goutte

Hématologiques
Anémie
Hémorragie
Infection

Neurologiques
Fatigue
Céphalées
Troubles du sommeil
Léthargie
Irritabilité musculaire
Convulsions
Confusion
Coma

Oculaires
Rétinopathie hypertensive

Pulmonaires
Poumon urémique
Œdème pulmonaire
Pleurésie urémique
Dyspnée
Pneumonie
Altération du réflexe tussigène

Tégumentaires
Pâleur
Changements dans la pigmentation
Prurit
Ecchymoses
Excoriations
Dépôt de phosphate de calcium (CaPO$_4$)
Givre d'urée
Peau sèche et squameuse

Neuropathie périphérique
Paresthésie
Faiblesse motrice
Syndrome des jambes sans repos

FIGURE 69.2

Manifestations cliniques de l'insuffisance rénale chronique

du traitement médical prescrit. De nombreux clients sont très tolérants aux changements qui surviennent, car ces derniers se manifestent graduellement (Raff, Meyer, & Hostetter, 2008).

Système urinaire

Aux stades précoces de l'IRC, le client n'observe généralement pas de changement dans le débit urinaire. Puisque le diabète constitue la principale cause d'IRC, la présence d'une polyurie peut être notée, mais il ne s'agit pas nécessairement d'une conséquence de l'insuffisance rénale. Comme la plupart des gens continuent de présenter un débit urinaire normal, il est souvent difficile de les persuader qu'ils sont atteints d'insuffisance rénale. À mesure que l'IRC évolue, le client éprouve de plus en plus de problèmes liés à la rétention d'eau, qui nécessiteront un traitement diurétique. Une fois sous dialyse et, quelque temps après, les clients présentent fréquemment une anurie.

Troubles métaboliques

Accumulation de déchets

À mesure que le DFG diminue, le BUN et la créatininémie augmentent. L'insuffisance rénale n'est pas la seule cause d'une élévation du taux d'urée. L'apport en protéines, la fièvre, les corticostéroïdes et le catabolisme en sont aussi d'autres. Pour cette raison, il est reconnu que la créatininémie et la clairance de la créatinine (DFG calculé) sont des indicateurs plus précis de la fonction rénale que l'urée ou la créatinine présente dans l'urine. À mesure que le taux d'urée augmente, le client se plaint davantage de nausées, de vomissements, de léthargie, de fatigue, d'altération de la pensée et de céphalées à cause des effets des déchets azotés sur le système nerveux central (SNC) et le système digestif. Des efforts sont déployés pour amorcer une TSR avant que le client ne présente des manifestations symptomatiques graves.

Altération du métabolisme des glucides

La déficience du métabolisme des glucides est attribuable à une perturbation de l'utilisation du glucose qui résulte d'une insensibilité cellulaire à l'action normale de l'insuline. La nature exacte de cette résistance à l'insuline est mal connue, mais elle serait liée aux antagonistes de l'insuline circulante, à des modifications des récepteurs hormonaux ou à des anomalies des mécanismes de transport de l'insuline. Une hyperglycémie et une hyperinsulinémie modérées sont notées. Une fois la dialyse amorcée, il est possible d'observer une amélioration du métabolisme du glucose et de l'insuline (sans toutefois revenir à la normale).

Le client diabétique qui devient urémique peut avoir besoin de moins d'insuline qu'avant l'apparition de l'IRC, car l'insuline, dont l'élimination dépend des reins, demeure plus longtemps dans la circulation. Par conséquent, un certain nombre de clients qui sont maintenant sous dialyse et qui devaient prendre de l'insuline auparavant sont en mesure de cesser le traitement à l'insuline étant donné l'évolution de l'insuffisance rénale. La posologie de l'insuline doit être individualisée, et il faut surveiller étroitement la glycémie (Bell, 2008).

Élévation des triglycérides

L'hyperinsulinémie stimule la production hépatique de triglycérides. Presque tous les clients atteints d'urémie présentent une dyslipidémie, où sont observées une élévation des lipoprotéines de très basse densité, une baisse possible des lipoprotéines de basse densité (LDL) et une baisse des lipoprotéines de haute densité (HDL). L'altération du métabolisme des lipides est liée à une diminution des taux de l'enzyme lipoprotéine lipase qui joue un rôle important dans la dégradation des lipoprotéines. En général, le taux sérique des triglycérides ne diminue pas après le début de la dialyse. Chez le client traité par dialyse péritonéale chronique, ce taux s'élève souvent par suite de l'augmentation de la quantité de glucose absorbée à partir du dialysat péritonéal. Donc, une glycémie élevée entraîne une élévation des taux d'insuline, et l'insuline stimule la production hépatique de triglycérides. La plupart des clients atteints d'IRC décèdent des suites d'une maladie cardiovasculaire (Harper & Jacobson, 2008).

Déséquilibres électrolytique et acidobasique

Potassium

L'hyperkaliémie est la perturbation électrolytique la plus grave liée à l'insuffisance rénale. Une arythmie mortelle peut se produire lorsque le taux de potassium sérique se situe entre 7 et 8 mEq/L. L'hyperkaliémie résulte d'une baisse de l'élimination du potassium par les reins, de la dégradation des protéines cellulaires, de saignements et de l'acidose métabolique. Le potassium peut également provenir de l'alimentation, des suppléments alimentaires, des médicaments et des perfusions I.V.

Sodium

En présence d'insuffisance rénale, le taux de sodium sérique peut être normal ou faible. À cause de l'altération de l'élimination du sodium, il est retenu avec l'eau dans l'organisme. Si de grandes quantités d'eau sont retenues, une hyponatrémie par dilution se produit. La rétention de sodium peut causer de l'œdème, de l'hypertension et de l'IC. L'apport en sodium doit être individualisé, mais il est généralement limité à 2 g par jour.

Magnésium

L'élimination du magnésium s'effectue principalement par les reins. L'hypermagnésémie n'occasionne généralement aucun problème à moins que le client soit en surdose par la prise de suppléments de magnésium (p. ex., du lait de magnésie, du citrate de magnésium, des antiacides contenant du magnésium). Les manifestations cliniques de l'hypermagnésémie peuvent être l'absence de réflexes, l'altération de l'état mental, l'arythmie cardiaque, l'hypotension ou l'insuffisance respiratoire.

Acidose métabolique

L'acidose métabolique est attribuable à l'altération de la capacité des reins à éliminer la charge acide (principalement l'ammoniac) et à la déficience de la réabsorption et de la régénération du bicarbonate. L'adulte moyen produit entre 80 et 90 mmol/L d'acide par jour. Normalement, cet acide est tamponné par le bicarbonate. En présence d'insuffisance rénale, le bicarbonate plasmatique, qui constitue une mesure indirecte de l'acidose, chute en raison de son utilisation dans le **tamponnage** des acides métaboliques. Une baisse des taux de bicarbonate sérique est alors attendue (de 16 à 20 mmol/L [SI]) chez le client atteint d'une insuffisance rénale, et il ne sera pas corrigé à moins de problèmes particuliers. En général, ce taux ne chute pas plus bas, car la production d'ions hydrogène est habituellement équilibrée par le tamponnage provenant de la déminéralisation osseuse (système tampon phosphate). Bien que la dyspnée de Kussmaul soit rare dans les cas d'IRC, ce mode de respiration peut diminuer la gravité de l'acidose en augmentant l'élimination du dioxyde de carbone.

Système hématologique

Anémie

L'anémie associée à l'IRC est **normochrome** et **normocytaire**. Elle est causée par une diminution de la production rénale de l'hormone érythropoïétine. Celle-ci stimule les cellules souches hématopoïétiques de la moelle osseuse à produire des globules rouges (érythropoïèse). D'autres facteurs contribuent à l'apparition de l'anémie, notamment les carences nutritionnelles, la durée de vie écourtée des globules rouges, l'hémolyse accrue de ceux-ci, les prélèvements sanguins répétitifs et les saignements gastro-intestinaux. Dans le cas d'un client traité par hémodialyse d'entretien, la perte sanguine par le rein artificiel (filtre) peut également favoriser un état anémique. Des taux élevés de PTH (produite pour compenser le faible taux de calcium sérique) peuvent inhiber l'érythropoïèse, écourter la durée de vie des globules rouges et causer une fibrose de la moelle osseuse, ce qui peut entraîner une diminution du nombre de cellules hématopoïétiques.

Pour que l'érythropoïèse ait lieu, il faut des réserves suffisantes de fer. De nombreux clients atteints d'insuffisance rénale présentent une déficience en fer et doivent prendre des suppléments par voie P.O. ou I.V. En raison de sa solubilité dans l'eau, l'acide folique, essentiel à la maturation des globules rouges, est épuré du sang au cours de la dialyse. Il faut donc le remplacer à l'aide de suppléments alimentaires (1 mg d'acide folique par jour).

Tendance au saignement

Une anomalie qualitative de la fonction plaquettaire est la cause la plus fréquente de saignement dans les cas d'urémie. Ce dysfonctionnement est attribuable à une perturbation de l'agrégation plaquettaire et de la sécrétion du facteur 3 plaquettaire. De plus, des modifications dans le système de coagulation sont mises en évidence par la présence de concentrations sériques élevées de facteur VIII et de fibrinogène chez ces clients. Il est généralement possible de corriger l'altération de la fonction plaquettaire, les tendances hémorragiques et la prédisposition aux saignements gastro-intestinaux en procédant régulièrement à une hémodialyse ou à une dialyse péritonéale.

Infection

Les clients atteints d'IRC de stade 4 ou 5 présentent une sensibilité accrue aux infections. Les complications liées à l'infection sont attribuables à des changements dans la fonction leucocytaire et à l'altération de la réponse et de la fonction immunitaires. Une suppression des réponses immunitaires à médiation humorale et cellulaire est observée. D'autres facteurs peuvent accroître le risque d'infection, notamment l'hyperglycémie et les lésions traumatiques externes (p. ex., l'installation d'un cathéter, l'insertion d'une aiguille dans le site d'accès vasculaire).

Système cardiovasculaire

La maladie cardiovasculaire constitue la principale cause de décès chez les clients atteints d'IRC. Une légère diminution du DFG a même été associée à un risque accru de coronaropathie (Ryan *et al.*, 2009 ; Snyder & Collins, 2009). Les liens entre la maladie cardiovasculaire et l'IRC sont tellement étroits qu'une évaluation de la fonction rénale est recommandée chez tout client qui présente un événement cardiaque (p. ex., un IM, une IC).

Les facteurs de risque cardiovasculaire comme l'hypertension et l'hyperlipidémie sont fréquemment présents chez le client atteint d'IRC. Toutefois, une bonne partie de la maladie cardiovasculaire peut être liée à des facteurs de risque cardiovasculaire moins courants comme la calcification vasculaire et la rigidité artérielle, qui jouent un rôle important dans l'IRC. Les dépôts de calcium sur la paroi interne des vaisseaux sanguins sont associés au raidissement de ces derniers. Les mécanismes en cause sont multifactoriels et mal connus. Ils comprennent : 1) la transformation des cellules musculaires lisses en chondrocytes ou en cellules semblables aux ostéoblastes ; 2) une

Normochrome : Signifie de couleur normale. Il est utilisé dans les résultats d'analyse sanguine pour traduire une diminution du taux d'hémoglobine dans le sang. À cela s'ajoute une diminution, dans les mêmes proportions, du nombre de globules rouges.

Normocytaire : (Anémie) Se caractérise par la présence de globules rouges dont le volume moyen est normal, c'est-à-dire situé entre 85 et 100 microcubes.

quantité totale élevée de calcium et de phosphate dans l'organisme, attribuable à un métabolisme osseux anormal ; 3) une altération de l'élimination rénale ; 4) des traitements médicamenteux pour traiter la maladie des os (p. ex., des chélateurs des phosphates contenant du calcium).

L'hypertension a une forte prévalence chez les clients atteints d'IRC, car elle en est à la fois la cause et la conséquence. La rétention du sodium et l'augmentation du volume de liquide extracellulaire aggravent l'hypertension (Palmer, 2008). Chez certaines personnes atteintes d'IRC, une production accrue de rénine contribue à élever la pression artérielle (P.A.).

L'hypertension et le diabète sont des facteurs de risque liés à l'apparition des complications vasculaires. Les changements vasculaires causés par l'hypertension de longue date et l'athérosclérose accélérée causée par les taux élevés de triglycérides contribuent au taux élevé de maladie cardiovasculaire chez les clients atteints d'IRC. L'IM, la cardiopathie ischémique, l'artériopathie périphérique, l'IC, la cardiomyopathie et l'accident vasculaire cérébral (AVC) sont les principales causes de décès chez les clients en insuffisance rénale chronique (traités par la dialyse chronique). Une hypertrophie ventriculaire gauche est présente chez environ 75 % des clients dialysés. L'hypertension de longue date, la surcharge de volume de liquide extracellulaire et l'anémie contribuent à l'apparition de l'hypertrophie ventriculaire gauche, laquelle peut mener à une cardiomyopathie et à une IC.

Le client atteint d'IRC est prédisposé aux arythmies cardiaques attribuables à l'hyperkaliémie et à une diminution de la perfusion des artères coronaires. Une péricardite urémique peut se produire et parfois évoluer vers l'épanchement péricardique et la tamponnade cardiaque. La péricardite se manifeste par un frottement péricardique, une douleur thoracique et une température subfébrile.

En plus des effets cardiovasculaires directs, l'hypertension peut provoquer une rétinopathie, une encéphalopathie ou une néphropathie. Étant donné les nombreux effets de l'hypertension, la maîtrise de la P.A. est l'un des objectifs thérapeutiques les plus importants à atteindre dans la prise en charge de l'IRC.

Système respiratoire

Les changements respiratoires comprennent la dyspnée de Kussmaul (pour compenser l'acidose métabolique), la dyspnée causée par la surcharge liquidienne, l'œdème pulmonaire, la pleurésie urémique, l'épanchement pleural et la prédisposition aux infections respiratoires qui peut être liée à une diminution de l'activité des macrophages pulmonaires.

Système digestif

Parmi les manifestations digestives fréquentes figurent la stomatite avec ulcères et exsudats, le goût métallique dans la bouche et l'haleine urémique (haleine qui sent l'urine). Une anorexie, des nausées et des vomissements peuvent se manifester si l'IRC évolue vers l'IRT sans être traitée par dialyse. Une perte de poids et une malnutrition peuvent également se produire. Une gastroparésie (vidange gastrique retardée) diabétique peut exacerber les effets de la malnutrition chez le client diabétique. Les saignements gastro-intestinaux constituent également un risque en raison de l'irritation des muqueuses et des anomalies plaquettaires. La constipation peut être causée par l'ingestion de sels de fer ou de chélateurs des phosphates contenant du calcium. Elle peut s'aggraver par le manque d'apport liquidien et d'activité physique.

Système neurologique

Des changements neurologiques sont observés à mesure qu'évolue l'insuffisance rénale. Ils sont attribuables à l'augmentation des déchets azotés, aux déséquilibres électrolytiques, à l'acidose métabolique, ainsi qu'à l'atrophie axonale et la démyélinisation des fibres nerveuses. Les lésions axonales sont associées aux taux élevés de déchets azotés (Raff *et al.*, 2008).

La dépression du SNC se traduit par de la léthargie, de l'apathie, de la difficulté à se concentrer, de la fatigue, de l'irritabilité et une perturbation des facultés mentales. Des convulsions et un coma peuvent résulter d'une augmentation rapide du taux d'urée sérique et d'une encéphalopathie hypertensive.

Une neuropathie périphérique se manifeste au départ par un ralentissement de la conduction nerveuse vers les membres. Le client peut se plaindre d'une sensation qu'il décrit comme « des fourmis dans les jambes » et qui correspond au syndrome des jambes sans repos ▶ 21 . La paresthésie se manifeste le plus souvent dans les pieds et les jambes, et le client la décrit comme une sensation de brûlure. Plus tard, une atteinte motrice peut entraîner des pieds tombants, une faiblesse et une atrophie musculaires et une perte des réflexes ostéotendineux. Des contractions musculaires, des mouvements saccadés, un astérixis (battement des mains) et des crampes nocturnes dans les jambes s'observent également. Chez le client diabétique, la neuropathie liée au diabète exacerbe la neuropathie urémique.

En présence d'une IRT, l'altération de l'état mental est souvent le signe qu'il faut amorcer la dialyse. Le seul traitement des problèmes neurologiques demeure la dialyse ou la transplantation. En principe, la dialyse devrait atténuer les symptômes généraux liés au SNC et ralentir ou freiner l'évolution des neuropathies. Toutefois, il se peut que la neuropathie motrice soit irréversible.

21

Le syndrome des jambes sans repos est décrit dans le chapitre 21, *Interventions cliniques – Troubles neurologiques chroniques.*

Système locomoteur

Le désordre du métabolisme minéral et osseux lié à l'IRC (DMO-IRC) se manifeste comme un désordre systémique du métabolisme minéral et osseux attribuable à la détérioration progressive de la fonction rénale **FIGURE 69.3**. À mesure que la fonction rénale se détériore, moins de vitamine D se transforme en sa forme active, ce qui entraîne une diminution des taux sériques de vitamine D active. La forme active de la vitamine D est nécessaire pour assurer l'absorption du calcium par le tractus gastro-intestinal. Une diminution des taux de vitamine D active entraîne donc moins d'absorption intestinale de calcium et, par conséquent, de faibles taux de calcium sérique sont observés.

Lorsqu'une hypocalcémie se produit, les glandes parathyroïdes sécrètent la PTH qui stimule la déminéralisation osseuse, entraînant ainsi une libération de calcium provenant des os. Il y a également une libération de phosphate, ce qui entraîne une élévation du taux de phosphate sérique. L'hyperphosphatémie résulte également d'une baisse de l'élimination du phosphate par les reins. Il a été établi que l'hyperphosphatémie a une action directe sur la diminution du taux de calcium sérique et réduit davantage la capacité des reins à activer la vitamine D.

Un taux faible de calcium sérique, un taux élevé de phosphate et une baisse de vitamine D contribuent à la stimulation des parathyroïdes à sécréter la PTH. Celle-ci agit sur les os pour augmenter le remodelage osseux et les taux de calcium sérique. Cette accélération du remodelage osseux entraîne un affaiblissement de la matrice osseuse et augmente le risque de fractures.

Normalement, le calcium plasmatique se trouve sous forme ionisée ou libre (forme physiologiquement active) ou lié à une protéine. Chez le client atteint d'insuffisance rénale, l'hypocalcémie est rarement symptomatique, car en présence de l'état acidosique associé à l'insuffisance rénale, il y a davantage de calcium ionisé que lié aux protéines. La mesure du taux de calcium ionisé sérique est donc une meilleure mesure de suivi que la calcémie. Un taux faible de calcium ionisé peut entraîner une tétanie.

Le DMO-IRC est une complication fréquente de l'IRC qui entraîne des problèmes à la fois squelettiques et extrasquelettiques (complications vasculaires et des tissus mous). Les complications squelettiques sont l'**ostéomalacie**, qui résulte de la déminéralisation osseuse issue d'un ralentissement du renouvellement des cellules osseuses et d'une minéralisation déficiente des os nouvellement formés, et l'**ostéite fibreuse**, caractérisée par une décalcification des os et un remplacement du tissu osseux par du tissu fibreux.

Les complications extrasquelettiques résultent de la calcification vasculaire (Vassalotti, Stevens, & Levey, 2007). Le phosphate sérique, présent en excès, se lie au calcium, entraînant la formation de sels insolubles qui se déposent sur les parois vasculaires et les tissus mous. Comme il a été mentionné précédemment, la calcification vasculaire constitue un facteur qui contribue grandement à la maladie cardiovasculaire. Des dépôts dans les yeux peuvent causer de l'irritation (yeux rouges urémiques). Les calcifications intracardiaques peuvent perturber le système de conduction du cœur et provoquer un arrêt cardiaque. Le DMO-IRC est une complication qui accroît grandement le risque de morbidité et de mortalité du client (McCarley & Arjomand, 2008).

Système tégumentaire

La prévalence du prurit est élevée chez les clients atteints d'IRC, et les effets de cette affection peuvent s'avérer dévastateurs dans les cas graves. Le prurit est causé par de nombreux facteurs attribuables à une peau sèche, à des dépôts de phosphate de calcium dans la peau et à une neuropathie sensorielle. Les démangeaisons peuvent devenir tellement intenses que le grattage risque de provoquer des saignements ou de l'infection. Le givre d'urée est une affection rare où l'urée se cristallise sur la peau. Il est généralement observé en présence de taux d'urée extrêmement élevés.

Système reproducteur

Tant les hommes que les femmes peuvent devenir stériles et éprouver une baisse de la libido. Les femmes présentent généralement des taux faibles d'œstrogène, de progestérone et d'hormone lutéinisante, ce qui entraîne l'anovulation et des

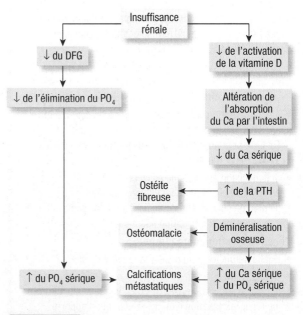

FIGURE 69.3

Mécanismes du désordre du métabolisme minéral et osseux lié à l'insuffisance rénale chronique

perturbations du cycle menstruel (généralement une aménorrhée). Une fois que les traitements de dialyse ont commencé, un retour de l'ovulation et des règles est possible. Les hommes éprouvent une perte de consistance testiculaire, une diminution des taux de testostérone et une faible numération de spermatozoïdes. Le dysfonctionnement sexuel peut également être attribuable à l'anémie, qui cause de la fatigue et une baisse de la libido. De plus, la neuropathie périphérique peut entraîner de l'impuissance chez l'homme et une anorgasmie chez la femme. D'autres facteurs peuvent perturber la fonction sexuelle, notamment les problèmes psychologiques (p. ex., l'anxiété, la dépression), le stress physique et les effets secondaires des médicaments.

La fonction sexuelle peut s'améliorer grâce à la dialyse et revenir à la normale grâce à une transplantation réussie. Les clientes sous dialyse pendant la grossesse peuvent mener un enfant à terme ; toutefois, le risque est élevé pour la mère et le fœtus. Bien que les cas de grossesse chez les clientes transplantées soient plus fréquents, ils comportent également des risques pour la mère et le fœtus.

Changements psychologiques

Des changements dans la personnalité et le comportement, la labilité émotionnelle, le repli sur soi et la dépression sont des observations fréquentes.

La fatigue et la léthargie contribuent à la sensation de malaise du client. Les changements de l'image corporelle causés par l'œdème, les problèmes tégumentaires et la présence d'accès vasculaire (p. ex., une fistule artérioveineuse, un cathéter) peuvent accentuer l'anxiété et la dépression. La difficulté à se concentrer et le ralentissement de l'activité cognitive peuvent donner l'impression que le client est abattu et désintéressé par tout ce qui l'entoure. Le client doit également faire face à des changements importants qui concernent ses habitudes de vie, son travail, ses responsabilités familiales et sa situation financière. La survie à long terme dépend des médicaments, des restrictions alimentaires, de la dialyse et de la transplantation, s'il y a lieu. Le client devra également faire le deuil de la perte de sa fonction rénale et trouver un sens à ce qu'il vit. Ce processus est différent pour chaque personne. Il peut aussi arriver que, pour un client, la dialyse n'apporte pas la qualité de vie escomptée et qu'il envisage une cessation de traitement **ENCADRÉ 69.3**.

69.2.2 Examen clinique et examens paracliniques

Beaucoup de professionnels considèrent la créatininémie comme étant le meilleur indicateur de la fonction rénale, mais dans les faits, elle ne la reflète pas exactement à elle seule. Le débit de filtration

---

Dilemmes éthiques

ENCADRÉ 69.3	Cessation de traitement

Situation

Un client âgé de de 70 ans, atteint de diabète et d'insuffisance rénale chronique, est sous dialyse depuis 10 ans. Il vous dit qu'il désire mettre fin à ses dialyses. Sa qualité de vie a diminué au cours des deux dernières années, depuis que sa femme est décédée. Il n'est pas un candidat potentiel pour une transplantation.

Considérations importantes

• L'autonomie du client et son droit à l'autodétermination pour les décisions qui concernent son traitement s'appliquent aussi bien à la mise en place d'un traitement qu'à sa cessation.

• La qualité de vie est une considération importante pour les clients quand ils doivent décider d'entreprendre un traitement ou d'y mettre fin.

• Les décisions en lien avec la qualité de vie mettent souvent en balance les bénéfices du traitement et le fardeau qu'il impose. Quand un traitement devient trop accablant, le client (s'il a la capacité de décision) peut demander qu'il soit interrompu.

• La capacité d'une personne à prendre des décisions liées aux soins de santé est importante à évaluer, surtout

celles qui se rapportent aux questions concernant la fin de la vie. C'est un processus complexe qui met en jeu des facteurs physiques, psychologiques, sociaux et spirituels liés à la qualité de vie.

• La détermination d'un autre problème qu'il serait possible de traiter est à considérer, comme la dépression, qui obscurcit le jugement du client.

• Des interventions de soutien à la décision sont à mettre en place afin que la personne prenne une décision éclairée et en harmonie avec ses valeurs personnelles **TABLEAU 69.9**.

• Si la décision est prise de cesser le traitement, l'équipe de soins, le client et sa famille doivent mettre au point un plan de suivi adéquat qui comprend des soins adaptés à la fin de vie et un soutien hospitalier.

Questions de jugement clinique

• Quelle serait votre réponse à la requête du client ?

• Quelle est la position de l'Association canadienne des infirmières et infirmiers et des technologues en néphrologie sur la cessation d'un traitement qui n'apporte plus de bénéfices au client ou qui lui cause des souffrances ?

---

glomérulaire (DFG) est la mesure de choix utilisée pour évaluer cette fonction. Il existe plusieurs façons de calculer le DFG. Les deux équations employées le plus souvent sont la formule de Cockcroft-Gault et la formule issue de l'étude MDRD (*Modification of Diet in Renal Disease*) **TABLEAU 69.5**. Les lignes directrices de la Kidney Disease Outcomes Quality Initiative de la National Kidney Foundation recommandent d'utiliser la formule de l'étude MDRD pour estimer le DFG (Komaba, Tanaka, & Fukagawa, 2008).

Pour évaluer le dommage rénal, la recherche de protéinurie est la méthode appropriée. Étant donné que la protéinurie persistante est généralement la première indication d'un dommage rénal, le dépistage de l'IRC comprend la détection des protéines dans l'urine à l'aide d'une bandelette réactive ou d'un dosage quantitatif des protéines (microalbuminurie) à partir d'une collecte d'urines de 24 heures ou du rapport albumine/créatinine (RAC) sur une miction libre. Chez le client atteint d'une protéinurie persistante, il faut évaluer les facteurs de risque et contribuer à l'élaboration du diagnostic au moyen d'analyses sanguines et des urines. L'analyse d'urine visant la mesure du RAC fournit une estimation précise du taux d'élimination des protéines et de l'albumine. Un rapport supérieur à 300 mg d'albumine par gramme de créatinine indique la présence d'une IRC (Snyder & Collins, 2009). Le RAC est l'analyse recommandée chez le client diabétique dont l'analyse d'urine habituelle ne permet pas de détecter la présence d'une protéinurie.

L'analyse d'urine permet aussi de détecter la présence de globules rouges, de leucocytes, de protéines, de cylindres urinaires et de glucose. L'échographie est généralement utilisée pour visualiser les reins dans le but d'exclure la possibilité d'une obstruction et de noter leur taille. D'autres examens paracliniques contribuent à établir le diagnostic et à déterminer les causes de l'IRC.

69.2.3 Processus thérapeutique en interdisciplinarité

En ce qui concerne l'IRC, l'accent est mis sur la prévention et le dépistage précoce pour empêcher son évolution (Levin *et al.*, 2008). La fréquence des complications cardiovasculaires est élevée chez les clients atteints d'IRC. De nombreux clients décéderont d'une maladie cardiovasculaire avant même d'avoir atteint le stade de la dialyse. Lorsqu'un client reçoit un diagnostic d'IRC, le traitement vise aussi bien à traiter la maladie cardiovasculaire qu'à ralentir l'évolution de l'insuffisance rénale **ENCADRÉ 69.4**. Tout est mis en œuvre pour repérer et traiter les causes potentiellement réversibles de l'insuffisance rénale (p. ex., l'IC, la déshydratation, les infections, les néphrolysines, l'obstruction des voies urinaires, la glomérulonéphrite, la sténose

TABLEAU 69.5	Estimation du débit de filtration glomérulaire selon le client	
ESTIMATION DU DFG[a]	**TYPE DE CLIENT**	
	Femme âgée de 76 ans (poids : 56 kg)	**Homme âgé de 28 ans (poids : 74 kg)**
Créatininémie	1,4 mg/dl	1,4 mg/dl
DFG – estimé selon la formule de Cockcroft-Gault[b]	30,2 ml/min	82,2 ml/min
DFG – estimé selon la formule de l'étude MDRD[c]	47 ml/min/1,73 m^2	64 ml/min/1,73 m^2

[a] Le calcul du DFG est considéré comme étant le meilleur indicateur pour estimer la fonction rénale, comme le montre l'exemple ci-dessus.

[b] DFG selon Cockcroft-Gault = (140 − âge) × (poids en kg) × (0,85 si femme) / (72 × créatininémie).

[c] Le calcul du DFG d'après la formule de l'étude MDRD est présenté à l'adresse suivante : www.mdrd.com.

d'une artère rénale). Il se peut qu'une biopsie rénale soit nécessaire pour établir un diagnostic formel. Ainsi, grâce à un dépistage, à un diagnostic et à un traitement adéquat précoces, il est possible de ralentir l'évolution de l'insuffisance rénale, de maintenir la qualité de vie et d'améliorer l'issue de ces personnes. Il est important d'assurer au client atteint d'IRC un suivi adéquat et de le diriger vers un néphrologue dès l'apparition des premiers signes de la maladie. Le **TABLEAU 69.6** résume les recommandations de suivi pour les clients atteints d'IRC aux stades 1 à 3 (James *et al.*, 2010).

Les objectifs généraux du traitement de l'IRC de stade 4 visent à préserver la fonction rénale existante, à traiter la maladie cardiovasculaire, à prévenir les complications et à assurer le confort du client. Au cours des stades 1 à 4 **TABLEAU 69.4**, avant le recours à la dialyse (stade 5), les efforts sont concentrés sur la maîtrise de l'hypertension, de l'anémie, de l'hyperparathyroïdie, de l'hyperglycémie et de la dyslipidémie (Snyder & Collins, 2009).

La plupart des clients reçoivent des traitements de dialyse plutôt qu'une transplantation pour les raisons suivantes : 1) le manque de donneurs d'organes ; 2) certains clients ne sont pas prêts physiquement ni mentalement à subir une transplantation rénale ; 3) certains clients ne veulent pas avoir recours à la transplantation. Un nombre croissant de clients reçoivent un traitement d'entretien par dialyse, notamment les personnes âgées et celles qui présentent des problèmes médicaux complexes. L'âge d'un client ne constitue pas un facteur déterminant de l'admissibilité à la dialyse. Ce qui compte, c'est la capacité d'adaptation de la personne à la situation et la présence d'un réseau de soutien.

ENCADRÉ 69.4 — Insuffisance rénale chronique

Examen clinique et examens paracliniques

- Anamnèse et examen physique
- Détermination de la réversibilité de l'insuffisance rénale
- Échographie rénale
- Scintigraphie rénale
- TDM
- Biopsie rénale
- Taux d'urée sérique, de la créatininémie et de clairance de la créatinine
- Électrolytes sériques
- Profil lipidique
- Rapport protéines / créatinine provenant de la première urine du matin
- Analyse d'urine
- Taux d'hématocrite et d'hémoglobine

Processus thérapeutique

- Correction de la surcharge ou du déficit volumique de liquide extracellulaire
- Recommandations nutritionnelles **TABLEAUX 69.7** et **69.8**
- Traitement par érythropoïétine
- Suppléments de calcium ou chélateurs des phosphates ou les deux
- Traitement antihypertenseur
- IECA ou ARA
- Mesures pour traiter l'hyperlipidémie
- Mesures pour abaisser le potassium **ENCADRÉ 69.2**
- Ajustement des doses de médicaments selon le degré de la fonction rénale
- TSR (dialyse ou transplantation rénale)

TABLEAU 69.6	Recommandations pour le suivi des clients aux stades précoces de l'IRC
Modification des habitudes de vie	
Tabagisme	• Cessation de l'usage du tabac
Diète	• Consommation de sodium < 100 mmol (2 300 mg/jour) • Considérer la prise de supplément de bicarbonate de sodium en présence d'acidose
Poids	• Indice de masse corporelle (IMC) visé < 25 kg/m² et tour de taille < 102 cm chez l'homme et < 88 cm chez la femme
Activité physique	• Si possible, de 30 à 60 minutes par jour d'activité physique d'intensité modérée (marche, course à pied, bicyclette ou natation) de 4 à 7 fois par semaine
Hypertension	
Cible de traitement	• P.A. systolique <125-130 mm Hg et P.A. diastolique < 75-80 mm Hg

Pharmacothérapie	• IRC avec présence de protéinurie (RAC > 30 mg/mmol)
	  – Devrait comprendre un IECA ou un ARA
	• IRC avec absence de protéinurie
	  – Pourrait comprendre un IECA ou un ARA de même qu'un diurétique thiazidique, un bêtabloquant (si client âgé > 60 ans ou antécédent d'une maladie cardiaque ischémique) ou un bloqueur des canaux calciques à longue action

TABLEAU 69.6	Recommandations pour le suivi des clients aux stades précoces de l'IRC *(suite)*
Diabète	
Cible du traitement	• Hémoglobine glycosylée < 7,0 %, glycémie à jeun entre 4-7 mmol/L
Pharmacothérapie	• Chlorhydrate de metformine (p. ex., le Glucophage^{MD}) acceptable pour l'IRC de stades 1-2 et l'IRC de stade 3 stable • Repaglinide (GlucoNorm^{MD}) acceptable sans dose d'ajustement • Gliclazide (p. ex., le Diamicron^{MD}) comme sulfonylurée à courte action préférable aux antidiabétiques oraux de longue action • Nécessité d'ajuster la dose des sulfonylurées et de l'insuline
Dyslipidémie	
Cible de traitement	• Cible du LDL-cholestérol pour les clients atteints d'IRC de stades 3 et 4 devrait suivre les mêmes recommandations que celles pour la population en général
Pharmacothérapie	• Statines (p. ex., le Lipitor^{MD}) sont préférées • Fénofibrates (p. ex., le Lipidil^{MD}) nécessitent un ajustement de dose • Acides de bile séquestrant, statines, niacines (Niacine^{MD}), ézimetibe (p. ex., l'Ezetrol^{MD}) n'ont pas besoin d'un ajustement de dose
Antiplaquettaires	
Pharmacothérapie	• Aspirin^{MD} 81 mg par jour en présence d'un risque élevé de maladie cardiovasculaire et en l'absence de contre-indication

Source : Adapté de James *et al.* (2010).

La section qui suit examine plus particulièrement les aspects médicamenteux et nutritionnels des soins.

Pharmacothérapie

Hyperkaliémie

La prise en charge de l'hyperkaliémie fait appel à des stratégies multiples **ENCADRÉ 69.2**. Tout est mis en œuvre pour traiter l'hyperkaliémie, tout en limitant la prise d'aliments et de médicaments à haute teneur en potassium. L'hyperkaliémie aiguë peut nécessiter l'administration par voie I.V. de glucose et d'insuline ou d'une solution de gluconate de calcium 10 %. Le sulfonate de polystyrène sodique (Kayexalate^{MD}), une résine échangeuse de cations, est utilisé couramment pour abaisser le taux de potassium dans les cas d'insuffisance de stade 4, et il est possible de l'administrer en consultation externe. L'infirmière doit aviser le client qu'il risque d'avoir de la diarrhée, car cette préparation contient du sorbitol, un polysaccharide dont l'action laxative osmotique permet d'assurer l'élimination du potassium par les intestins. Il ne faut jamais donner le Kayexalate^{MD} à un client dont le péristaltisme intestinal est lent (iléus paralytique), car les déplacements hydriques pourraient entraîner une nécrose intestinale. Puisque le sulfonate de polystyrène sodique échange ses ions sodium contre des ions potassium, il est important de surveiller la rétention d'eau et de sodium chez le client. Si des changements sur l'électrocardiogramme sont observés, comme une onde T pointue et un élargissement du complexe QRS (signes d'hyperkaliémie importante), un traitement par dialyse peut s'avérer nécessaire pour éliminer le potassium en excès.

Hypertension

Il est possible de retarder l'évolution de l'IRC en maîtrisant l'hypertension ▶ **40**. La P.A. cible devrait être inférieure à 130/80 mm Hg chez le client atteint d'IRC et inférieure à 125/75 mm Hg si le client présente une protéinurie importante (Bell, 2008). Le traitement contre l'hypertension comprend : 1) une perte de poids (si le client est obèse) ; 2) des changements dans les habitudes de vie (c'est-à-dire faire de l'exercice, éviter l'alcool, cesser de fumer) ; 3) des recommandations nutritionnelles ; 4) l'administration d'antihypertenseurs.

Les médicaments antihypertenseurs administrés le plus souvent sont les diurétiques, les inhibiteurs calciques, les IECA et les ARA. Les médicaments prescrits dépendent de l'état du client, à savoir s'il est diabétique ou non. Les IECA sont administrés

40

La maîtrise et le traitement de l'hypertension sont traités dans le chapitre 40, *Interventions cliniques – Hypertension*.

aux clients qui présentent une protéinurie qui n'est pas causée par le diabète, car ils abaissent la protéinurie et retardent l'évolution de l'IRC (Palmer, 2008). Toutefois, il faut les administrer avec prudence en présence d'une IRT, car ils peuvent accentuer la diminution du DFG et augmenter le taux de potassium sérique. Les ARA sont prescrits plus spécifiquement aux diabétiques (James *et al.*, 2010).

Il faut prendre la P.A. régulièrement en position couchée, assise et debout pour surveiller l'efficacité de l'effet des antihypertenseurs. L'infirmière montre au client et au proche aidant comment prendre la P.A. à domicile et leur précise les valeurs qui exigent une intervention immédiate. Il est essentiel de maîtriser la P.A. pour ralentir les changements athéroscléreux qui pourraient détériorer davantage la fonction rénale.

Désordre du métabolisme minéral et osseux lié à l'insuffisance rénale chronique

Les interventions en présence d'un DMO-IRC sont l'apport restreint de phosphore dans l'alimentation, l'administration de chélateurs des phosphates, la prise de suppléments de vitamine D et la maîtrise de l'hyperparathyroïdie (Vassalotti *et al.*, 2007). En général, l'apport en phosphate est limité à environ un gramme par jour, mais à elle seule, la restriction alimentaire ne suffit généralement pas.

Parmi les chélateurs des phosphates, figurent ceux qui contiennent du calcium, à savoir l'acétate de calcium (PhosLo^MD) et le carbonate de calcium (Caltrate^MD). Ils fixent le phosphate dans l'intestin et sont par la suite éliminés dans les selles. Toutefois, l'administration de calcium peut augmenter la charge calcique et accroître le risque de calcification vasculaire chez le client. Par conséquent, des chélateurs de phosphates qui ne contiennent pas de calcium sont administrés lorsque le taux de calcium sérique est normal ou élevé pour réduire le risque de calcification vasculaire. Les chélateurs des phosphates sans calcium sont le carbonate de lanthane (Fosrenol^MD) et le chlorhydrate de sevelamer (Renagel^MD).

Pour que le traitement soit efficace, il faut administrer les chélateurs des phosphates au repas, car la majeure partie du phosphate est absorbée dans l'heure qui suit celui-ci. Étant donné que la constipation est un effet secondaire fréquent des chélateurs des phosphates, il peut s'avérer nécessaire d'administrer un laxatif émollient.

Comme la démence et la maladie osseuse (ostéomalacie) sont associées à une absorption excessive d'aluminium (intoxication à l'aluminium), il faut administrer les préparations qui en contiennent avec prudence chez les clients atteints d'insuffisance rénale. Pour empêcher l'hypermagnésémie, il faut éviter d'administrer des antiacides contenant du magnésium (p. ex., le Maalox^MD, le Mylanta^MD), car celui-ci est éliminé par les reins.

L'hypocalcémie est un problème courant en raison de l'incapacité du tractus gastro-intestinal à absorber le calcium en absence de vitamine D. Si l'hypocalcémie persiste malgré un rétablissement des taux de phosphate sérique et l'administration de suppléments de calcium, il faut donner de la vitamine D. Il est important d'évaluer les concentrations sériques de vitamine D. Si elles sont faibles (valeurs inférieures à 75 nmol/L), il est alors recommandé d'administrer des suppléments de vitamine D sous forme de cholécalciférol.

Le traitement de l'hyperparathyroïdie chez le client atteint d'IRT nécessite l'administration de la forme active de la vitamine D, car les reins n'ont plus la capacité de l'activer. Parmi les types de vitamine D active sur le marché, figurent le calcitriol (Rocaltrol^MD, Calcijex^MD), administré par voie P.O. ou I.V., le paricalcitol (Zemplar^MD), administré par voie I.V., et le doxercalciférol (Hectorol^MD), administré par voie P.O. ou I.V. La vitamine D active peut diminuer les taux élevés de PTH.

La prise de suppléments de calcium et de vitamine D peut entraîner une hypercalcémie. Si c'est le cas, il faut réduire les doses de vitamine D et de chélateurs des phosphates contenant du calcium et limiter l'apport alimentaire de calcium. Il est possible de remplacer le chélateur des phosphates contenant du calcium par un chélateur sans calcium.

Le chlorhydrate de cinacalcet (Sensipar^MD), un agent calcimimétique, est administré pour maîtriser l'hyperparathyroïdie secondaire. Les agents calcimimétiques miment le calcium et augmentent la sensibilité des récepteurs calciques des parathyroïdes. Par conséquent, celles-ci détectent le calcium à des taux sériques plus faibles et diminuent ainsi la sécrétion de PTH.

Si l'hyperparathyroïdie s'aggrave malgré le traitement classique, il est possible de pratiquer une parathyroïdectomie totale ou partielle pour diminuer la synthèse et la sécrétion de PTH. Dans la plupart des cas, une parathyroïdectomie totale est pratiquée, et du tissu parathyroïdien est greffé dans l'avant-bras. Les cellules greffées produisent la quantité de PTH nécessaire. Si cette production devient excessive, il est possible de retirer des cellules du tissu greffé dans l'avant-bras sous anesthésie locale.

Les méthodes les plus courantes pour évaluer l'état de la maladie osseuse sont les mesures régulières des taux sériques de calcium, de phosphore, de PTH et de phosphatase alcaline. Une élévation de la phosphatase alcaline se manifeste lorsqu'il y a une déminéralisation de l'os, mais cette élévation peut également s'observer en présence d'une hépatopathie.

Anémie

La principale cause d'anémie est la diminution de la production d'érythropoïétine (EPO). Le traitement consiste à administrer de l'EPO exogène. Elle se trouve sous forme d'époétine alfa (Eprex^MD) qui s'administre par voie I.V. ou sous-cutanée (S.C.), généralement deux ou trois fois par semaine. Il y a également la darbépoétine alfa (Aranesp^MD), dont la durée d'action est plus longue et qui s'administre une fois par semaine ou toutes les deux semaines.

En général, une augmentation importante de l'hématocrite et de l'hémoglobine n'est observée qu'après deux ou trois semaines. Le client qui prend de l'EPO voit sa performance cardiaque, sa tolérance à l'exercice et sa qualité de vie s'améliorer.

Des taux élevés d'hémoglobine (supérieurs à 120 g/L [SI]) sont associés à une fréquence plus élevée d'événements thromboemboliques et à un risque accru de décès des suites d'un événement cardiovasculaire grave (IM, IC, AVC). Par conséquent, un traitement par EPO qui permet d'atteindre un taux d'hémoglobine cible se situant entre 100 et 120 g/L (SI) est recommandé (Levin, 2007). Il importe donc de surveiller le taux d'hémoglobine du client qui prend de l'EPO. Si ce taux dépasse 120 g/L (SI), il faut en réduire la dose.

L'apparition ou l'aggravation de l'hypertension est un effet indésirable fréquent de l'érythropoïétine exogène. Le mécanisme sous-jacent est lié aux changements hémodynamiques (p. ex., l'augmentation de la viscosité du sang total) qui se produisent à mesure que l'anémie du client est traitée. Il ne faut donc pas administrer d'EPO au client qui présente une P.A. très élevée.

Un autre effet secondaire du traitement par EPO est l'apparition d'une carence en fer qui résulte de la demande accrue de fer pour soutenir l'érythropoïèse. L'administration de suppléments de fer est recommandée si la concentration plasmatique de ferritine chute en deçà de 100 ng/ml. La plupart des clients atteints d'IRC prennent des suppléments de fer, mais ses effets secondaires gastrointestinaux, comme l'irritation gastrique et la constipation, les incitent à les délaisser. Il ne faut pas administrer de fer par voie P.O. en même temps qu'un chélateur des phosphates, car le calcium se lie au fer, ce qui empêche l'absorption de ce dernier. L'infirmière doit aviser le client que le fer peut rendre les selles foncées.

La plupart des clients hémodialysés reçoivent par voie I.V. du fer-saccharose injectable (Venofer^MD) ou un complexe gluconate ferrique de sodium dans une solution injectable de saccharose (Ferrlecit^MD). Généralement, un supplément d'acide folique (1 mg par jour) est aussi administré, car cette vitamine nécessaire à la formation des globules rouges est rapidement éliminée par la dialyse.

Il faut éviter les transfusions sanguines pendant le traitement de l'anémie à moins que le client subisse une perte sanguine importante ou qu'il présente une anémie symptomatique (c'est-à-dire de la dyspnée, une fatigue excessive, une tachycardie, des palpitations, une douleur thoracique). Les effets indésirables de la transfusion sont la suppression de l'érythropoïèse par suite d'une diminution du stimulus hypoxique et la possibilité d'une surcharge ferrique parce que chaque culot de sang contient environ 250 mg de fer.

Dyslipidémie

La dyslipidémie, facteur de risque connu de la maladie cardiovasculaire, constitue un problème courant en présence d'IRC. Des statines (inhibiteurs de l'HMG-CoA réductase) comme l'atorvastatine calcique (Lipitor^MD) sont administrées pour abaisser le taux de cholestérol LDL ▶ 41 . De plus en plus de résultats probants appuient l'administration des statines chez le client atteint d'IRC (surtout le diabétique) qui n'a pas encore recours à la dialyse (James *et al.*, 2010). L'efficacité des statines chez le client sous dialyse est encore à l'étude. Des fibrates (dérivés de l'acide fibrique) comme le fénofibrate (Lipidil^MD) sont administrés pour abaisser le taux de triglycérides, et ils peuvent également augmenter les HDL. Le choix d'un médicament par rapport à un autre, dans ces classes de produits, dépend de la réaction du client et de l'évaluation médicale.

Complications liées à la pharmacothérapie

De nombreux médicaments sont éliminés en totalité ou en partie par les reins. Par conséquent, une élimination réduite ou retardée entraîne une accumulation de médicaments dans l'organisme qui peut mener à une intoxication médicamenteuse. Il faut donc ajuster leur posologie selon le degré d'insuffisance rénale. Une sensibilité accrue aux médicaments peut se produire à mesure que leurs concentrations augmentent dans le sang et les tissus. Les médicaments particulièrement préoccupants sont la digoxine, les agents antidiabétiques oraux (metformine, glyburide), les antibiotiques (p. ex., la vancomycine, la gentamicine) et les analgésiques opioïdes.

Recommandations nutritionnelles

Restriction protéique

Les restrictions alimentaires actuelles sont conçues pour être aussi normales que possible afin de maintenir une bonne alimentation **TABLEAU 69.7**. La malnutrition protéinocalorique est un problème potentiel grave qui résulte d'une altération du métabolisme, de l'anémie, de la protéinurie, de l'anorexie et des nausées. D'autres facteurs qui entraînent la malnutrition sont la dépression et les régimes complexes qui limitent l'apport en protéines, en phosphore, en potassium et en sodium. Pour évaluer l'état

41

Le traitement de la maladie cardiovasculaire est abordé dans le chapitre 41, *Interventions cliniques – Coronaropathie et syndrome coronarien aigu.*

TABLEAU 69.7	Recommandations quotidiennes pour le client atteint d'insuffisance rénale chronique[a]		
	INSUFFISANCE RÉNALE STADES 1-2-3	**HÉMODIALYSE**	**DIALYSE PÉRITONÉALE**
Liquides	À volonté ou selon la diurèse	Selon la diurèse, plus 600 à 1 000 ml	Sans restriction si poids et P.A. maîtrisés et présence d'une fonction rénale résiduelle
Calories	30-35 kcal/kg/jour	30-35 kcal/kg/jour	25-35 kcal/kg/jour (comprend les kcal provenant de l'absorption du glucose du dialysat)
Protéines	Individualisé ou 0,6-1,0 g/kg/jour (pauvre en protéines)	1,2 g/kg/jour	1,2-1,3 g/kg/jour
Sodium	Individualisé ou 1-3 g/jour	Individualisé ou 2-3 g/jour	Individualisé ou 2-4 g/jour
Potassium	Individualisé en fonction des valeurs de laboratoire	Individualisé ou 2-4 g/jour	Généralement sans restriction
Phosphore	Individualisé ou 1,0-1,8 g/jour	Individualisé ou 0,6-1,2 g/jour	Individualisé ou 0,6-1,2 g/jour
Calcium	1 000-1 500 mg/jour	1 000-1 500 mg/jour	1 000-1 500 mg/jour
Fer	Supplément recommandé si prise d'EPO	Supplément recommandé si prise d'EPO	Supplément recommandé si prise d'EPO

[a] Il faut personnaliser les régimes en fonction des besoins du client.

nutritionnel du client, il faut surveiller fréquemment les paramètres biologiques, surtout l'albumine et la ferritine sériques, et les mesures anthropométriques (poids). L'infirmière doit adresser tous les clients atteints d'IRC à une nutritionniste afin qu'ils reçoivent des enseignements et des conseils en matière de nutrition (Eyre et Attman, 2008).

Chez le client dialysé, l'apport en protéines n'est pas systématiquement limité. En ce qui concerne l'IRC des stades 1 à 4, les avantages d'une restriction protéique comme moyen de réduire la détérioration de la fonction rénale sont encore à l'étude **ENCADRÉ 69.5**. Auparavant, les conseils en matière de nutrition prônaient souvent une alimentation à faible teneur en protéines chez les personnes atteintes d'IRC. Bien qu'il existe des résultats probants selon lesquels une restriction protéique présente des avantages, beaucoup de clients trouvent ces régimes difficiles à suivre. Dans les cas d'IRC des stades 1 à 4, de nombreux cliniciens favorisent une alimentation dont l'apport en protéines est normal. Toutefois, l'infirmière doit indiquer au client d'éviter les régimes hyperprotidiques et les suppléments protéiniques, car ils peuvent surcharger des reins malades.

Les directives relatives aux protéines provenant de l'alimentation dans les cas de dialyse péritonéale diffèrent de celles pour l'hémodialyse en raison de la perte protéique dans le dialysat. Au cours de la dialyse péritonéale, l'apport en protéines doit être suffisant pour compenser les pertes afin de maintenir le bilan azoté. Un apport protéique d'au moins 1,2 g/kg de poids corporel idéal par jour est recommandé, qu'il est possible d'augmenter selon les besoins du client (Ikizler, 2009).

Pour les clients souffrant de malnutrition ou dont l'apport calorique ou protéique est insuffisant, il existe des préparations commerciales à teneur élevée en protéines et pauvres en sodium et en potassium (p. ex., le NeproMD). Les préparations de boissons pour petit déjeuner liquides ou en poudre vendues dans les épiceries constituent une autre option.

Restriction hydrique

Dans les stades d'insuffisance rénale préterminale, il n'y a aucune restriction systématique de la consommation d'eau et d'autres liquides. Pour tenter de diminuer la rétention d'eau, des diurétiques sont souvent administrés. La restriction hydrique est plus sévère chez le client hémodialysé que chez celui traité par dialyse péritonéale en raison de la diminution de la diurèse observée chez le client hémodialysé. L'apport liquidien dépend du débit urinaire quotidien et de la fréquence des traitements. En général, pour le client hémodialysé, un volume de 600 ml (correspondant à la perte inconsciente) est permis, auquel est ajouté le volume correspondant au débit urinaire de la veille. Les aliments qui deviennent liquides à la température ambiante (p. ex., la gélatine, la crème glacée) font partie de l'apport liquidien. L'administration de la quantité totale permise de liquides doit être répartie tout au long de la journée pour que le client ne soit pas incommodé par la soif. L'infirmière doit lui recommander de limiter son apport liquidien de manière que la prise de poids entre les séances de dialyse (prise de poids interdialytique) ne dépasse pas trois kilogrammes (Eyre & Attman, 2008).

Restriction sodique et potassique

Il faut recommander aux clients atteints d'IRC des stades 2 à 5, et même à ceux traités par dialyse, de

ENCADRÉ 69.5 Un régime alimentaire hypoprotéique peut-il retarder la néphropathie chronique ?

Question clinique

Chez les clients non diabétiques atteints d'une néphropathie chronique (P), l'insuffisance rénale terminale peut-elle être retardée (O) s'ils optent pour un régime alimentaire hypoprotéique (T) au lieu d'un régime dont l'apport protéique est normal (C) ?

Résultats probants

• Examen systématique d'essais cliniques à répartition aléatoire

Analyse critique et synthèse des données

• Dix essais cliniques à répartition aléatoire (n = 2 000) ont été menés chez des adultes atteints d'une néphropathie chronique modérée à grave, soit une glomérulopathie, une maladie polykystique des reins ou une néphrite interstitielle. Les sujets du groupe soumis à un apport protéique restreint ont suivi un régime pendant un an.

• Éléments évalués au cours de la rencontre de suivi : décès (toutes causes confondues), nécessité d'une greffe de rein, d'une hémodialyse ou d'une dialyse péritonéale.

• Le nombre de décès dus à la néphropathie chronique était significativement inférieur dans le groupe de sujets dont l'alimentation était hypoprotéique.

• L'apport réel en protéines des sujets était systématiquement plus élevé que l'apport recommandé.

Conclusion

• Les régimes alimentaires qui proposent un apport protéique de 0,6 g/kg/jour peuvent retarder l'insuffisance rénale terminale chez le client non diabétique atteint d'une néphropathie chronique.

Recommandations pour la pratique infirmière

• Informer les clients des avantages d'un apport restreint en protéines en vue de retarder la dialyse et la greffe rénale.

• Recommander au client de consulter une nutritionniste afin que le régime alimentaire hypoprotéique prescrit soit établi en fonction de ses préférences culturelles et personnelles.

• Rappeler souvent au client les recommandations relatives à son régime alimentaire, même s'il a pris son traitement en charge depuis longtemps.

Référence

Fouque, D., & Laville, M. (2009). Low protein diets for chronic kidney disease in nondiabetic adults. *Cochrane Database of Syst Rev, 3*, CD 001892.

P : population visée ; O : (*outcome*) résultat ; T : (*time period*) période visée ; C : comparaison.

---

limiter leur apport en sodium. Dans les régimes hyposodiques, celui-ci varie de deux à quatre grammes par jour. Santé Canada recommande aux adultes de limiter leur consommation de sel à 2 300 mg par jour. Il ne faut pas confondre le sodium et le sel (NaCl), car 1 g de chlorure de sodium équivaut à 400 mg de sodium. L'infirmière doit informer le client d'éviter les aliments riches en sodium comme les viandes salaisonnées, les aliments marinés, les soupes et les ragoûts en conserve, les saucisses fumées, les viandes froides, la sauce soya et les sauces pour salade ▶ 42. La restriction potassique dépend de la capacité rénale du client à éliminer le potassium. S'il doit limiter sa consommation de potassium, le client doit éviter la plupart des substituts de sel, car ils contiennent du chlorure de potassium.

L'apport alimentaire en potassium recommandé varie entre 1,5 g à 2,7 g (40 à 70 mEq) (39 mg = 1 mEq) par jour. Le client traité par hémodialyse doit bien connaître les aliments riches en potassium, car cette restriction alimentaire est la plus importante, et il doit en comprendre les raisons pour favoriser son intégration dans le régime alimentaire. Parmi les aliments riches en potassium à éviter figurent l'orange, la banane, le melon, la tomate, les pruneaux, les raisins, les légumes vert foncé et jaunes, les haricots et les légumineuses TABLEAU 69.8.

La plupart des clients traités par dialyse péritonéale n'ont pas besoin de restreindre leur apport en potassium. Au contraire, il se peut qu'ils doivent prendre des suppléments de potassium par voie P.O. en raison de la perte de potassium occasionnée par les échanges qui se produisent au cours de la dialyse (Stall, 2008).

Restriction du phosphate

À mesure que se détériore la fonction rénale, l'élimination du phosphate par les reins diminue, et une hyperphosphatémie s'installe. Lorsque le client atteint le stade de l'IRT, l'apport en phosphate doit se limiter à environ un gramme par jour. Les aliments riches en phosphate sont les produits laitiers (p. ex., le lait, la crème glacée, le fromage, le yogourt), les aliments qui en contiennent (crème-dessert) et les viandes. Bon nombre des aliments riches en phosphate sont également riches en protéines. Comme les clients sous dialyse sont encouragés à suivre un régime protéiné, la prise d'un chélateur des phosphates est nécessaire pour maîtriser le phosphate.

Jugement clinique

Capsule

Madame Ludivine Lumumba, Congolaise d'origine âgée de 68 ans, est atteinte d'IRC de stade 4 traitée par la dialyse péritonéale. La cliente pèse 65 kg et mesure 1,70 m.

Calculez l'apport protéique qui serait suffisant dans son cas.

42

Les recommandations nutritionnelles pour un client atteint d'IRC sont présentées dans le chapitre 42, *Interventions cliniques – Insuffisance cardiaque.*

Thérapie nutritionnelle

TABLEAU 69.8 — Aliments riches en potassium[a]

FRUITS	LÉGUMES ET LÉGUMINEUSES	AUTRES ALIMENTS
• Abricot cru (moyen)	• Fèves au lard	• Son ou produits de son
• Avocat (¼)	• Courge musquée	• Chocolat (43-57 g)
• Banane (½)	• Haricots frits	• Muesli
• Cantaloup	• Haricots noirs	• Lait, peu importe le type (250 ml)
• Fruits séchés	• Brocoli cuit	• Suppléments nutritifs : ne les
• Jus de pamplemousse	• Carotte crue	prendre que sous la supervision
• Melon miel	• Légumes verts sauf chou frisé	du médecin ou de la nutritionniste
• Orange (moyenne)	• Champignons en conserve	• Noix et graines (28 g)
• Jus d'orange	• Pomme de terre et patate douce	• Beurre d'arachide (30 ml)
• Pruneaux	• Épinards cuits	• Substituts du sel
• Raisins	• Tomate ou produits de tomates	• Bouillon sans sel
	• Jus de légumes	• Yogourt

[a] Ces aliments contiennent au moins 200 mg de potassium par portion ; une portion = 125 ml, sauf indication contraire.

Source : Adapté de National Kidney Foundation (2010).

Soins et traitements infirmiers

CLIENT ATTEINT D'INSUFFISANCE RÉNALE CHRONIQUE

Collecte des données

L'infirmière doit recueillir tous les antécédents personnels et familiaux de troubles rénaux, car certaines affections rénales sont héréditaires, comme le **syndrome d'Alport** et la **polykystose rénale**. Le diabète, l'hypertension et le lupus érythémateux disséminé sont d'autres affections qui peuvent entraîner une IRC. Puisque de nombreux médicaments sont potentiellement néphrotoxiques, l'infirmière doit interroger le client pour connaître les médicaments sous ordonnance et offerts en vente libre ainsi que les produits de santé naturels qu'il a déjà pris et prend actuellement.

Le client atteint d'insuffisance rénale doit éviter de prendre des antiacides qui contiennent du magnésium et de l'aluminium, car il n'est plus en mesure d'éliminer ces substances de son organisme. Certains antiacides contiennent des taux élevés de sel, ce qui contribue à aggraver l'hypertension. De plus, ils peuvent nuire à l'absorption de certains médicaments.

Les AINS (Aspirin[MD], acétaminophène, ibuprofène, naproxène) peuvent contribuer à l'apparition de l'IRA et à l'évolution de l'IRC, surtout s'ils sont pris à des doses plus élevées que celles recommandées. Les combinaisons d'analgésiques et leur administration en grande quantité ont été associées à l'apparition de l'insuffisance rénale. En général, ces analgésiques sont sûrs si le client respecte la posologie et s'il les prend pendant de courtes périodes.

Les décongestionnants et les antihistaminiques qui contiennent de la pseudoéphédrine peuvent contribuer à aggraver l'hypertension. La phényléphrine et la pseudoéphédrine provoquent une vasoconstriction, ce qui entraîne une élévation de la P.A.

L'infirmière évalue les habitudes alimentaires du client et examine avec lui les problèmes concernant les apports nutritionnels.

Elle doit également noter la taille et le poids du client et évaluer toute variation récente de celui-ci.

L'infirmière doit être consciente du fait que l'IRC est une maladie qui dure toute la vie. La chronicité de l'insuffisance rénale et le traitement de longue durée influent sur presque tous les aspects de la vie d'une personne, y compris sur les relations familiales, les activités sociales et professionnelles, l'image de soi et l'état émotionnel. L'infirmière doit évaluer le réseau de soutien du client. Le choix du mode de traitement peut être lié au réseau dont il dispose.

Analyse et interprétation des données

L'analyse et l'interprétation des données relatives au client atteint d'IRC à un stade avancé (stade 4 ou 5) peuvent comprendre, sans y être limitées, les éléments présentés dans le **PSTI 69.1**.

Planification des soins

Les objectifs généraux concernant le client atteint d'IRC sont :

- de démontrer qu'il connaît le régime thérapeutique et qu'il est capable de l'intégrer dans sa vie ;

- de participer à la prise de décision concernant le plan de soins et les modes futurs de traitement ;

- d'appliquer des stratégies efficaces d'adaptation ;

- de poursuivre ses activités de la vie quotidienne en fonction de ses limites physiques.

Interventions cliniques

Promotion de la santé

L'infirmière doit être en mesure de repérer les clients à risque d'IRC, notamment les personnes diabétiques ou souffrant d'hypertension et celles qui présentent des antécédents personnels ou familiaux d'insuffisance rénale ou des infections urinaires à répétition. Ces

---

Syndrome d'Alport :
Forme héréditaire de maladie rénale touchant les glomérules, le plus souvent associée à une surdité et à une atteinte oculaire. Sa prévalence est évaluée à environ 1 cas sur 50 000 naissances d'enfants vivants. Il est à l'origine de 1 à 2 % des insuffisances rénales terminales dans les pays occidentaux.

Polykystose rénale :
Maladie caractérisée par la présence dans les deux reins de nombreux kystes, c'est-à-dire de cavités limitées par une couche de cellules constituant la paroi du kyste.

PSTI 69.1	**Insuffisance rénale chronique (stade 4 ou 5)**

PROBLÈME DÉCOULANT DE LA SITUATION DE SANTÉ	**Excès de volume liquidien** lié à l'incapacité des reins à éliminer les liquides et à l'apport liquidien excessif, se manifestant par l'œdème, l'hypertension, le pouls bondissant, la prise de poids, l'essoufflement et l'œdème pulmonaire.
OBJECTIF	Le client ne présentera pas de manifestations d'hypervolémie entre les traitements de dialyse.

RÉSULTATS ESCOMPTÉS	**INTERVENTIONS INFIRMIÈRES ET JUSTIFICATIONS**
Fonction rénale • Absence de difficulté respiratoire • Paramètres hémodynamiques dans les valeurs normales attendues • Équilibre des I/E (sur 24 heures) • Description correcte par le client des signes et symptômes à signaler aux professionnels de la santé • Maintien d'un poids stable • Résultats d'analyses sanguines (BUN, créatininémie, électrolytes, gazométrie du sang artériel [GSA]) dans les normales attendues • Modification des habitudes de vie du client en vue d'une meilleure maîtrise de ses symptômes • Prise de mesures de la part du client pour éviter les complications	**Prise en charge de l'hypervolémie (surcharge liquidienne)** • Surveiller le mode de respiration (p. ex., la dyspnée, la tachypnée, l'essoufflement) et la P.A. pour déceler les signes d'un excès de volume liquidien. • Enseigner au client les signes de surcharge pour permettre un traitement précoce. • Peser le client tous les jours et surveiller les variations de poids pour évaluer les interventions. • Surveiller les I/E pour vérifier l'effet du traitement sur la fonction rénale. • Enseigner les recommandations alimentaires appropriées pour aider à maîtriser l'œdème et l'hypertension. • Renseigner le client et le proche aidant sur les mesures établies afin de surveiller et de traiter l'hypervolémie (p. ex., la pesée quotidienne, les restrictions hydriques), pour aider à maîtriser la surcharge liquidienne et l'hypertension qui en découle. • Évaluer la compréhension de la médication par le client pour déterminer les besoins d'information et faciliter l'observance. **Traitement par hémodialyse et dialyse péritonéale** • Prélever un échantillon de sang et examiner sa composition (p. ex., le BUN, la créatininémie, les taux de sodium, de potassium, de phosphate) avant le traitement pour adapter celui-ci. • Noter le poids et les signes vitaux de départ (température, pouls, fréquence respiratoire et P.A.) pour évaluer la réaction au traitement. • Entreprendre et cesser la dialyse selon le protocole. • Régler la pression de filtration pour retirer la quantité appropriée de liquide.

PROBLÈME DÉCOULANT DE LA SITUATION DE SANTÉ	**Risque de blessure** lié à des modifications de la structure osseuse attribuables à une diminution de l'absorption du calcium, à la rétention du phosphate et à l'altération du métabolisme de la vitamine D.
OBJECTIFS	• Le client ne présentera aucune blessure. • Le client décrira les interventions pour réduire le risque de fractures.

RÉSULTATS ESCOMPTÉS	**INTERVENTIONS INFIRMIÈRES ET JUSTIFICATIONS**
Gravité de la blessure physique • Absence d'écorchures ou d'ecchymoses • Absence de fractures • Mobilité optimale des membres	**Prise en charge des électrolytes : hypocalcémie** • Surveiller les tendances des taux de calcium sérique (p. ex., le calcium ionisé) pour effectuer une intervention précoce au besoin. • Surveiller les déséquilibres électrolytiques liés à l'hypocalcémie (p. ex., l'hyperphosphatémie, l'hypomagnésémie, l'alcalose) pour déterminer le degré de déminéralisation osseuse et le risque potentiel de fracture. • Administrer le sel de calcium prescrit approprié (p. ex., le carbonate de calcium, le chlorure de calcium, le gluconate de calcium). • Fournir un apport suffisant en vitamine D (p. ex., un supplément vitaminique, des abats) pour faciliter l'absorption gastro-intestinale du calcium afin de prévenir et de traiter la déminéralisation osseuse. • Enseigner la gestion des signes et symptômes de la maladie. • Renseigner le client sur les mesures à prendre pour maîtriser ou minimiser les symptômes (p. ex., prendre des suppléments de calcium et de vitamine D). • Discuter des changements aux habitudes de vie qui peuvent s'avérer nécessaires pour prévenir les complications (p. ex., la réduction du risque de chute), et encourager les déplacements sécuritaires pour réduire le risque de pratiques qui pourraient entraîner une fracture pathologique ou par trauma.

PROBLÈME DÉCOULANT DE LA SITUATION DE SANTÉ	**Déséquilibre alimentaire (besoins de l'organisme non comblés)** lié à l'apport restreint de nutriments (surtout les protéines), aux nausées, aux vomissements, à l'anorexie et à la stomatite se manifestant par une perte d'appétit et de poids.
OBJECTIFS	• Le client maintiendra un poids acceptable sans perdre plus de 10 % de sa masse corporelle. • Le client maintiendra des taux d'albumine sérique, de créatinine, d'hémoglobine et d'hématocrite dans les limites normales.

RÉSULTATS ESCOMPTÉS	INTERVENTIONS INFIRMIÈRES ET JUSTIFICATIONS
État nutritionnel • Consommation de liquides et d'aliments répondant aux besoins évalués • Maintien d'un poids idéal • Résultats d'analyses biochimiques sanguines dans les normales attendues • Énergie suffisante pour manger • Désir de manger	**Surveillance nutritionnelle** • Surveiller la présence de nausées et de vomissements pour intervenir au besoin. • Surveiller les tendances à la perte et au gain de poids pour détecter les variations de l'état nutritionnel. • Surveiller les taux de préalbumine, d'albumine, de protéines totales et d'hémoglobine comme indicateurs de l'état nutritionnel et de la réaction aux traitements. • Surveiller l'apport calorique et de nutriments pour détecter les changements. **Thérapie nutritionnelle** • Prodiguer des soins buccaux avant les repas pour prévenir la stomatite, éliminer le mauvais goût et accroître l'appétit du client. • Adresser le client à une nutritionniste pour une meilleure planification nutritionnelle afin d'assurer une alimentation suffisante en suivant le régime alimentaire recommandé. • S'assurer d'un apport alimentaire suffisant, dans les limites du régime recommandé pour assurer une alimentation adéquate.

PROBLÈME DÉCOULANT DE LA SITUATION DE SANTÉ	**Deuil** lié à la perte de la fonction rénale se manifestant par l'expression de sentiments de tristesse, de colère, d'impuissance et de désespoir.
OBJECTIF	Le client démontrera des stratégies d'adaptation efficaces.

RÉSULTATS ESCOMPTÉS	INTERVENTIONS INFIRMIÈRES ET JUSTIFICATIONS
Acceptation : état de santé • Réalité de son état de santé reconnue • Volonté d'obtenir de l'information sur la santé • Adaptation aux changements de son état de santé • Prise de décisions concernant sa santé • Affirmation que la vie vaut la peine d'être vécue	**Facilitation du processus de deuil** • Écouter le client exprimer son chagrin pour faire preuve d'empathie et favoriser les liens, et pour cerner la façon dont il s'adapte à la situation. • Proposer des sources de soutien dans la collectivité pour faciliter le processus de deuil. **Amélioration de la capacité d'adaptation** • Aider le client à résoudre des problèmes de manière constructive pour aider à faciliter le processus de deuil. • Encourager la participation des membres de sa famille pour leur permettre d'assister le client et pour favoriser le soutien et la compréhension. • Amener le client à parler franchement de son deuil et des pertes entraînées par la maladie chronique et l'invalidité.

PSTI 69.1	Insuffisance rénale chronique (stade 4 ou 5) *(suite)*
PROBLÈME DÉCOULANT DE LA SITUATION DE SANTÉ	**Risque d'infection** lié à une suppression du système immunitaire, aux sites d'accès et à la malnutrition secondaire à la dialyse et à l'urémie.
OBJECTIFS	• Le client ne présentera aucune infection. • Le client décrira les pratiques d'autosoins pour diminuer les risques d'infection.
RÉSULTATS ESCOMPTÉS	**INTERVENTIONS INFIRMIÈRES ET JUSTIFICATIONS**

Gravité de l'infection
Absence de :
• Fièvre
• Douleur et sensibilité au toucher
  – Pyurie
  – Drainage purulent
  – Malaise
  – Frissons
• Élévation de la leucocytémie
	Protection contre l'infection
	• Surveiller les signes et les symptômes systémiques et localisés d'infection (p. ex. une douleur à la miction, une hématurie, une urine trouble, des frissons, de la fièvre) pour assurer un dépistage et un traitement précoces.
	• Dépister les maladies contagieuses chez tous les visiteurs pour limiter les contacts du client avec des personnes à risque d'infection.
	• Limiter le nombre de visiteurs pour réduire les risques d'infection.
	Prévention des infections
	• Assurer une manipulation aseptique de tous les cathéters I.V. pour prévenir l'infiltration de microorganismes pathogènes dans l'organisme.
	• Se laver les mains avant et après l'administration de soins à chaque client pour prévenir la transmission de microorganismes pathogènes.
	• Enseigner au client et à sa famille les signes et les symptômes d'infection et le moment où il faut les signaler aux professionnels de la santé pour obtenir un traitement précoce.

clients doivent se soumettre régulièrement à un bilan de santé qui comprend notamment l'estimation du DFG et une analyse d'urine **ENCADRÉ 69.6**. Le client diabétique doit effectuer un examen des urines pour dépister la microalbuminurie si l'analyse d'urine habituelle montre une absence de protéines. L'infirmière doit recommander au client d'aviser le professionnel de la santé s'il remarque tout changement dans l'apparence de l'urine (couleur, odeur), la fréquence ou la quantité des mictions. Si le client doit prendre un médicament potentiellement néphrotoxique, il est important de surveiller sa fonction rénale en analysant le BUN et la créatininémie pour ensuite estimer la clairance à la créatinine.

Le client considéré à risque doit prendre des mesures pour prévenir l'IRC ou retarder son évolution, mais par dessus tout, il doit réduire les risques de maladies cardiovasculaires. Ces mesures comprennent la maîtrise optimale de la P.A. et de la glycémie pour le client diabétique et les changements aux habitudes de vie, y compris l'abandon du tabac.

Phase aiguë

Des soins en milieu hospitalier par des infirmières formées en dialyse rénale sont nécessaires dans les cas de prise en charge des complications ou de transplantation rénale (si elle a été réalisée). Le **PSTI 69.1** décrit de façon détaillée la démarche des soins à prodiguer au client atteint d'IRC à un stade avancé (4 ou 5).

Évaluation des résultats

Pour le client atteint d'IRC à un stade avancé (4 ou 5), les résultats escomptés à la suite des soins et des interventions cliniques sont présentés dans le **PSTI 69.1**.

Soins ambulatoires et soins à domicile

La plupart des soins à prodiguer au client atteint d'IRC de stades 1 à 4 s'effectuent en consultation externe. L'infirmière doit enseigner

au client et au proche aidant des notions relatives aux bonnes habitudes de vie, aux médicaments et au suivi médical. Elle favorise l'autogestion de la médication en enseignant au client le mode d'action des médicaments et leurs principaux effets secondaires. Elle s'assure qu'il connaît la posologie et la fréquence de la prise de ses médicaments et leurs recommandations d'administration (avec de la nourriture ou entre les repas). Il peut s'avérer utile de dresser une liste de ses médicaments avec l'heure à laquelle il doit les prendre, de la placer bien en vue pour le client à la maison en plus d'utiliser un système d'organisation des médicaments (p. ex., une dosette) (Loiselle, Dupuis, & Michaud, 2004). La participation du proche aidant est aussi privilégiée, car elle contribue à l'autogestion de la médication (Loiselle *et al.*, 2004). L'infirmière renseigne le client et le proche aidant sur les médicaments et les produits de santé naturels qui sont potentiellement néphrotoxiques. Elle les

---

Promotion et prévention

ENCADRÉ 69.6   **Prévention et diagnostic de la néphropathie chronique**

• Le diagnostic et le traitement précoces constituent les principales façons de réduire le nombre de cas de néphropathie chronique.

• Il est recommandé de surveiller attentivement la P.A. afin d'en traiter immédiatement toute élévation.

• Le diagnostic et le traitement du diabète sont primordiaux, car il s'agit de la principale cause de néphropathie chronique.

• L'hypertension doit être traitée de façon adéquate et énergique, car il s'agit de la seconde cause la plus fréquente de néphropathie chronique.

2

L'importance de tenir compte des différences culturelles dans la planification des soins est abordée dans le chapitre 2, *Compétences culturelles et inégalités en santé*.

informe que certains médicaments offerts en vente libre sont à éviter, comme les AINS, les laxatifs et les antiacides qui contiennent du magnésium.

L'infirmière enseigne au client comment mesurer sa P.A. quotidiennement et reconnaître les signes et symptômes d'une décompensation rénale : fatigue, œdème des membres inférieurs, difficulté respiratoire, prurit, difficulté de concentration. Aux stades 3 et 4 de la maladie, le recours à une nutritionniste est recommandé pour aider le client et le proche aidant à planifier un régime alimentaire qui soit adapté au besoin du client afin de prévenir la dénutrition et l'accentuation des désordres acidobasiques (Levin *et al.*, 2008). Connaître les habitudes alimentaires du client et prendre en compte les différences culturelles faciliteront la planification et le suivi de la diète ▶ **2** .

Il est essentiel de motiver le client à tenir le rôle principal dans le traitement de sa maladie. La durée du maintien du traitement classique varie énormément et dépend de la vitesse à laquelle évolue l'insuffisance rénale et de la présence d'autres comorbidités. De préférence, si le client est admissible à une transplantation rénale, l'évaluation peut être faite avant qu'il commence la dialyse. Dans le meilleur des cas, le client peut recevoir une transplantation avant même de devoir amorcer la dialyse, ce qui lui évite de devoir passer par cette étape. Même si la transplantation constitue le meilleur traitement des clients atteints d'insuffisance rénale, le manque criant de donneurs d'organes limite cette option.

La plupart des clients qui atteignent le stade 4 de la maladie rénale ont recours à la dialyse, que ce soit la dialyse péritonéale ou l'hémodialyse. Choisir entre ces deux thérapies de suppléance rénale comporte des défis (Harwood, Locking-Cusolito, Spittal, Wilson, & White, 2005 ; Michaud & Loiselle, 2003) et, en l'absence de résultats probants démontrant la supériorité d'une option par rapport à l'autre, la décision repose sur les préférences du client (Farrington & Warwick, 2009). Ainsi, pour que le client et le proche aidant soient en mesure de prendre une décision, ils auront besoin d'explications claires et précises concernant la dialyse, la transplantation et même l'option concernant les soins traditionnels (absence de traitement de suppléance rénale) et les soins de fin de vie.

En recourant à des interventions de soutien à la décision, l'infirmière sera en mesure de mieux préparer les clients à la délibération afin qu'ils puissent juger de l'option qui s'harmonise le mieux à leurs valeurs (O'Connor & Jacobsen, 2007). Ces interventions de soutien sont reconnues comme une pratique fondée sur des résultats probants et comprennent l'utilisation d'un outil d'aide à la décision et du *coaching* décisionnel (O'Connor *et al.*, 2009). Plus spécifiquement, ces interventions visent à évaluer l'inconfort décisionnel et les besoins liés à la décision, à fournir l'information sur les options tout en communiquant les bénéfices et les risques de chacune des options, à clarifier les valeurs et à faciliter la délibération, ainsi qu'à dépister les obstacles à l'implantation de la décision (Stacey, Murray, Légaré, Dunn, Menard, & O'Connor, 2008). Le **TABLEAU 69.9** résume les stratégies de *coaching* décisionnel que peuvent utiliser les infirmières pour soutenir le client dans la prise de décision.

Par ailleurs, il faut discuter de la possibilité de pratiquer l'hémodialyse à domicile ou selon un horaire particulier (nuit, soir) si ces options sont offertes par le centre de dialyse. Le fait d'offrir des interventions de soutien à la décision permettra au client de participer activement au processus décisionnel et lui donnera le sentiment d'avoir la maîtrise sur sa vie et sur les décisions cruciales qui la touchent. Le client doit être avisé que même s'il choisit la dialyse, l'option de la transplantation reste toujours possible. Il doit aussi savoir que si la transplantation échoue, il peut choisir de retourner à la dialyse. De plus, il peut même être admissible à une deuxième et à une troisième transplantation.

Il est important de respecter le choix du client de refuser le traitement. Bien souvent, ce dernier aborde lui-même la question des soins traditionnels ou de fin de vie, selon le contexte palliatif. La discussion doit porter surtout sur le passage d'une démarche de soins actifs à la promotion de soins de confort et à la considération des soins de fin de vie. L'infirmière doit prêter une oreille attentive au client et au proche aidant en les invitant à s'exprimer et être particulièrement attentive à leurs espoirs et à leurs craintes (Haras, 2008).

TABLEAU 69.9	Étapes du *coaching* pour les décisions ayant un impact sur les valeurs personnelles du client	
CONCEPT	**ACTIONS DE *COACHING***	
Situation clinique	**Évaluer le motif clinique de l'urgence liée à la prise de décision**	

Besoins décisionnels	Décision / problème	• Évaluer la perception de la décision à prendre chez le client.
		  — Pouvez-vous me parler des choix auxquels vous faites face ?
		• Évaluer le stade de la prise de décision.
		  — Quand devez-vous faire votre choix ?
		  — Quand la décision doit-elle être prise ?
		  — Diriez-vous que vous êtes prêt à faire un choix ?
		  — Tendez-vous vers une option ?

	Inconfort décisionnel	• Évaluer l'incertitude du client quant à la décision. — Vous sentez-vous confiant de pouvoir prendre la meilleure décision ?

▼

CONCEPT	ACTIONS DE *COACHING*	

	Connaissances et attentes réalistes	• Évaluer les faits, les options, les probabilités de bénéfices, de risques ou d'effets secondaires, l'état actuel des connaissances scientifiques.
		• Évaluer les attentes : estimation des probabilités en lien avec les résultats.
		  – Savez-vous quelles options s'offrent à vous ?
		  – Connaissez-vous les avantages et les risques de chaque option ?
		• Donner les faits (ou clarifier ou renforcer). Recadrer les attentes.
		  – Vous avez raison.
		  – Vous avez bien compris.
		  – Avez-vous pensé à … ?
		  – Savez-vous que … ?

Implantation de la décision	Valeurs / priorités / buts	• Évaluer les valeurs et l'importance accordée par le client à chaque résultat (bénéfices et risques). – Quels sont les avantages et les risques qui sont les plus importants pour vous ? • Clarifier et faciliter la communication des valeurs (l'infirmière peut proposer d'utiliser une échelle des pour et des contre ou explorer les expériences antérieures vécues par le client qui pourraient l'aider).

	Soutien social et compétences en matière de prise de décision	• Évaluer le rôle habituel du client dans la prise de décision.
		• Évaluer les autres personnes qui sont concernées par la décision (opinions, soutien et pression).
		  – Quel rôle préférez-vous jouer lorsqu'il s'agira de prendre une décision ?
		  – Qui d'autre voudriez-vous voir participer à la prise de décision ?
		  Avez-vous reçu assez de soutien et de conseils pour faire un choix ?
		  – Choisissez-vous sans pression exercée par d'autres personnes ?
		• Acquérir des habiletés et une confiance pour s'engager dans les étapes de la prise de décision partagée.
		• L'infirmière aide le client à communiquer ses besoins, à faire connaître son rôle dans la prise de décision, à solliciter du soutien, à recourir à des ressources et à mieux gérer la pression.

	Engagement	• Évaluer l'engagement du client à poursuivre dans les étapes de la prise de décision. – Selon vous, quelles sont les prochaines étapes et comment les entrevoyez-vous ? • L'infirmière encourage le client à parler de la décision en l'amenant à reconnaître lui-même les prochaines étapes et son engagement dans celles-ci.
	Motivation	• Évaluer la motivation du client à passer à l'étape suivante de la prise de décision. – Jusqu'à quel point vous sentez-vous confiant pour aborder cela ? • L'infirmière augmente le degré de motivation au moyen d'une entrevue motivationnelle, elle fait remarquer au client que ses valeurs sont en harmonie avec son choix.
	Auto-efficacité, habiletés et barrières	• Évaluer l'auto-efficacité, les habiletés et les barrières du client à aller de l'avant dans le processus de prise de décision. – Y a-t-il quelque chose qui fait obstacle à la prise de décision ou ou qui vous empêche de la prendre ? • L'infirmière renforce le sentiment d'auto-efficacité en croyant au potentiel du client, elle fait ressortir les succès antérieurs et utilise le jeu de rôle. • Elle reconnaît et canalise la résistance à l'implantation de la décision sans toutefois la défier ou la remettre en question. • Elle accompagne le client de façon qu'il gère mieux les obstacles à l'implantation de la décision.

	Révision de l'engagement	• À la fin de la rencontre, revoir avec le client quelles sont les prochaines étapes à accomplir et l'échéancier prévu.
		  – Quelles sont les prochaines étapes à accomplir dans votre démarche de prise de décision ?
		  – Quand prévoyez-vous les accomplir ?

Source : Adapté de Stacey *et al.* (2008).

69

Tout au cours de la trajectoire de la maladie rénale chronique, le client et sa famille auront à prendre des décisions en vue d'autogérer leur santé (Association des infirmières et infirmiers autorisés de l'Ontario [RNAO], 2006). Leur participation à la prise de décision est au cœur d'une approche centrée sur le client qui reconnaît l'autodétermination et le potentiel du client et de sa famille. Dans ce contexte, le soutien à la décision est considéré comme une pratique exemplaire en soins infirmiers et doit être mis de l'avant (RNAO, 2009). À cet effet, des lignes directrices pour le soutien à la décision ont été émises pour augmenter les habiletés des infirmières à soutenir les clients et leur famille aux prises avec une maladie rénale chronique afin de favoriser leur bien-être et d'améliorer la qualité de leur décision de santé (RNAO, 2009).

69.3 | Dialyse

La **dialyse** est le mouvement de liquide et de solutés qui se déplacent d'un compartiment vers un autre à travers une membrane semi-perméable. En clinique, la dialyse est une technique au cours de laquelle des substances quittent le sang et traversent une membrane semi-perméable pour se rendre dans une solution de dialyse (dialysat). La dialyse permet de corriger les déséquilibres hydriques (maintien de la volémie) et électrolytiques et de retirer les produits de déchet du sang en cas de défaillance rénale. Elle permet aussi de traiter les surdoses de drogues. Les deux méthodes de dialyse offertes sont la dialyse péritonéale (dont la technique peut varier) et l'**hémodialyse TABLEAU 69.10**. Dans la dialyse péritonéale, c'est le péritoine qui sert de membrane semi-perméable. Dans l'hémodialyse, un rein artificiel (filtre externe constitué d'une membrane artificielle habituellement faite d'un matériau synthétique ou à base de cellulose) vient en contact avec le sang du client et sert de membrane semi-perméable.

La dialyse est utilisée quand un traitement médical classique ne parvient plus à traiter adéquatement l'urémie du client. La dialyse est généralement entreprise quand le DFG est inférieur à

TABLEAU 69.10	Comparaison entre la dialyse péritonéale et l'hémodialyse	
AVANTAGES	**INCONVÉNIENTS**
Dialyse péritonéale	
• Mise en place immédiate dans la plupart des hôpitaux • Moins complexe que l'hémodialyse • Unité portative pour la dialyse péritonéale continue ambulatoire • Moins de restrictions alimentaires • Temps de formation relativement court • Privilégiée chez les clients ayant des problèmes d'accès vasculaire • Moins de stress cardiovasculaire • Dialyse à domicile possible • Préférable pour le client diabétique	• Péritonite bactérienne ou chimique • Déperdition protéique dans le dialysat • Infections du point de sortie du cathéter et du tunnel sous-cutané • Problèmes d'image de soi dus à la présence du cathéter • Hyperglycémie • Aggravation de la dyslipidémie • Intervention chirurgicale pour la mise en place du cathéter • Contre-indiquée pour le client ayant eu de multiples chirurgies abdominales, des traumas, des hernies non réparées • Nécessité de suivre un programme de formation • Déplacement possible du cathéter • Mise en place facilitée par le soutien d'un proche aidant
Hémodialyse	
• Retrait rapide de liquide • Épuration rapide de l'urée et de la créatinine • Épuration efficace du potassium • Déperdition protéique réduite • Diminution des triglycérides sériques • Dialyse à domicile possible • Possibilité d'installer un accès temporaire au chevet du client	• Problèmes d'accès vasculaires • Restrictions alimentaires et liquidiennes • Héparinisation possiblement nécessaire • Nécessité d'un équipement complexe • Hypotension pendant la dialyse • Perte additionnelle de sang contribuant à l'anémie • Nécessité d'un personnel spécialement formé • Intervention chirurgicale pour la mise en place d'un accès permanent • Problèmes d'image de soi dus à la présence d'un accès permanent

15 ml/min/1,73 m². Ce critère peut varier grandement selon les diverses situations cliniques, et le néphrologue se basera sur l'état de santé du client pour décider à quel moment commencer la dialyse. Certaines complications urémiques, comprenant l'encéphalopathie (altération de l'état cognitif), les neuropathies, l'hyperkaliémie non maîtrisée, la péricardite et la crise hypertensive, signalent le besoin d'une dialyse immédiate.

69.3.1 Principes généraux de la dialyse

Les solutés et l'eau traversent la membrane semi-perméable du filtre à partir du sang vers le dialysat, ou du dialysat vers le sang, selon les gradients de concentration de ces substances. La dialyse met en jeu des processus de diffusion, d'osmose et d'ultrafiltration **FIGURE 69.4**. La diffusion est le mouvement d'un soluté d'une région de forte concentration vers une région de concentration moindre. En cas d'insuffisance rénale, l'urée, la créatinine, l'acide urique et les électrolytes (potassium, phosphate) se déplacent du sang vers le dialysat, ce qui a pour résultat de diminuer leur concentration dans le sang. Les globules rouges, les globules blancs et les protéines plasmatiques sont des molécules trop volumineuses pour diffuser à travers les pores de la membrane, et elles restent dans le sang du client. Le sang des clients traités par hémodialyse entre en contact avec 120 à 130 litres d'eau à chaque séance de dialyse. Étant donné que les substances de faible poids moléculaire peuvent passer du dialysat au sang du client, la pureté de l'eau utilisée pour la dialyse est surveillée et gérée.

L'osmose est le mouvement d'un liquide d'une région faiblement concentrée en solutés vers une zone de plus forte concentration. Par exemple, du glucose est ajouté au dialysat péritonéal pour créer un gradient osmotique à travers la membrane et attirer l'eau qui se trouve en excès dans le sang.

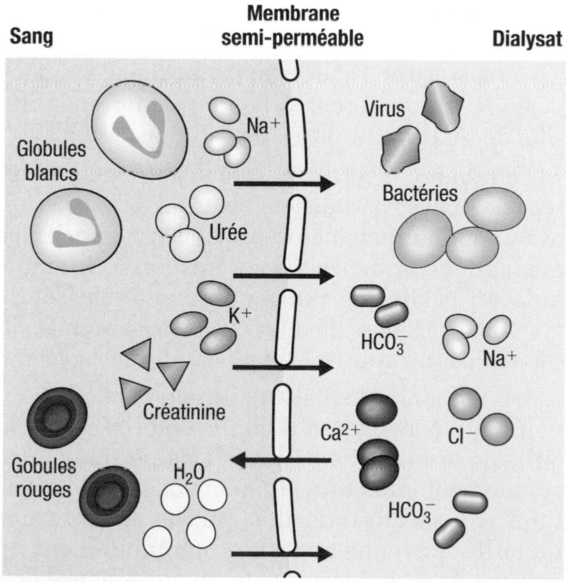

L'ultrafiltration permet d'éliminer l'eau en excès chez le client grâce à la différence de pression hydrostatique appliquée de part et d'autre de la membrane du dialyseur. Il y a retrait d'eau quand il existe un gradient osmotique ou un gradient de pression à travers la membrane. Dans la dialyse péritonéale, le liquide en excès est retiré en augmentant l'osmolalité du dialysat (gradient osmotique) par l'ajout de glucose. Dans l'hémodialyse, le gradient est créé en augmentant la pression dans le compartiment sanguin (pression positive) ou en diminuant la pression dans le bain de dialyse (pression négative). Le liquide extracellulaire se déplace vers le dialysat à cause de ce gradient de pression.

69.3.2 Dialyse péritonéale

Bien que la dialyse péritonéale ait été pratiquée pour la première fois en 1923, son usage pour des traitements en continu ne s'est répandu que dans les années 1970, avec la mise au point de sacs souples et flexibles d'une solution péritonéale et l'introduction du concept de dialyse péritonéale continue. Au Canada, environ 18 % des clients dialysés reçoivent des traitements de dialyse péritonéale (ICIS, 2010).

Mise en place du cathéter et soins quotidiens

L'accès péritonéal est assuré par l'insertion d'un cathéter à travers la paroi abdominale antérieure **FIGURE 69.5**. Le cathéter utilisé, dont le prototype a été mis au point par Tenckhoff en 1968, est fait d'un tube de caoutchouc en silicone. Le cathéter mesure environ 60 cm de long; un ou deux manchons de dacron dans ses portions sous-cutanée et péritonéale servent à l'ancrer et empêchent la migration de microorganismes le long du tube à partir de la peau. En quelques semaines, le tissu fibreux qui se forme dans les manchons de dacron tient le cathéter en place et empêche la pénétration de bactéries dans la cavité péritonéale. L'extrémité du cathéter qui repose dans la cavité péritonéale est munie de nombreuses perforations qui permettent la circulation du liquide.

La technique d'insertion du cathéter est variable. Bien qu'il soit possible d'installer un cathéter permanent dans la cavité péritonéale au chevet du client à l'aide d'un trocart, il est habituellement posé au cours d'une intervention chirurgicale, de façon à visualiser directement sa mise en place et à réduire au minimum les complications possibles. Il faut préparer le client avant l'insertion du cathéter: lui dire de vider sa vessie et ses intestins, le peser et lui faire signer un formulaire de consentement éclairé. Après la mise en place du cathéter, il est préférable de commencer la dialyse péritonéale dans les deux à quatre semaines suivantes afin de permettre la cicatrisation

FIGURE 69.4

Osmose et diffusion à travers une membrane semi-perméable

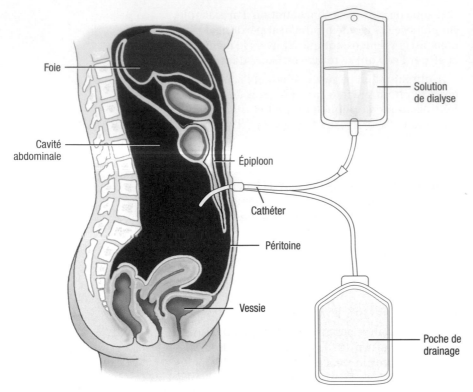

Foie

Cavité
abdominale

Épiploon

Cathéter

Péritoine

Vessie

Solution
de dialyse

Poche de
drainage

Cathéter de Tenckhoff utilisé pour la dialyse péritonéale

du site de sortie du cathéter **FIGURE 69.6**. De faibles volumes d'échanges sont alors utilisés. Cependant, dans des conditions particulières, la dialyse péritonéale peut commencer immédiatement. Une fois que le site de sortie est cicatrisé, le client peut prendre des douches et assécher le cathéter et son site de point de sortie en les épongeant. Les soins quotidiens à apporter au cathéter varient selon les personnes et les protocoles en vigueur dans les différentes cliniques de dialyse péritonéale, et elles suivent les lignes directrices de l'International Society of Peritoneal Dialysis (ISPD) (Piraino *et al.*, 2005). L'une des recommandations importantes de l'ISPD est d'enseigner au client le maintien d'une asepsie rigoureuse

pendant les connexions et les déconnexions des sacs de dialysat au cathéter et lors d'injections de médicaments dans le dialysat. Il est aussi capital d'enseigner au client la technique du lavage des mains et de l'appliquer avant les soins du cathéter et du site de sortie. Ces mesures sont essentielles pour prévenir le plus possible les complications en dialyse péritonéale (infections du site de sortie, tunnelite et péritonite) (Piraino *et al.*, 2005). Il est important de mentionner aux clients de surveiller les signes d'infection au site du cathéter. Les douches sont préférables aux bains, car le site de sortie du cathéter ne doit pas être immergé dans l'eau stagnante.

Mode de fonctionnement de la dialyse péritonéale et solutions de dialyse

La dialyse péritonéale se réalise par l'introduction d'une solution de dialyse (le dialysat) dans la cavité péritonéale. Trois étapes sont nécessaires à la réalisation de ce type de dialyse. La première étape est l'infusion (introduction du dialysat), la deuxième est la stase (équilibration des gradients de concentration), et la dernière est le drainage. Ensemble, ces trois étapes constituent un échange. Pendant l'infusion, qui dure une dizaine de minutes, une quantité prescrite d'une solution de dialyse péritonéale (habituellement deux litres) est introduite par le cathéter déjà en place. Le débit peut être réduit si le client ressent de la douleur. Une fois la solution introduite, il faut fermer le clamp d'entrée pour éviter que l'air pénètre dans la tubulure. La partie suivante du cycle est la stase, ou équilibration, pendant laquelle la diffusion et l'osmose ont lieu entre le sang du client et la cavité péritonéale. Ce processus est appelé dialyse. Le temps de stase peut aller de 20 à 30 minutes jusqu'à 8 heures ou plus, selon la méthode de dialyse péritonéale. Le drainage, dernière étape, permet au dialysat effluent d'être évacué de l'abdomen ; cela dure de 15 à 30 minutes. Il peut être facilité par un léger massage de l'abdomen ou un changement de position. Le cycle reprend à nouveau avec l'infusion de deux autres litres de solution.

Le nombre d'échanges à réaliser dépendra du type de dialyse péritonéale. Avec la dialyse péritonéale continue ambulatoire, le dialysat est échangé manuellement de trois à six fois par jour tandis qu'avec la dialyse péritonéale automatisée le nombre d'échanges du dialysat est mesuré soigneusement par un appareil automatisé appelé cycleur.

Les solutions de dialyse varient, et le choix du volume d'échange est d'abord déterminé par la taille de la cavité péritonéale. Une personne plus grande peut tolérer un volume d'échange de trois litres sans aucune difficulté, alors qu'une personne de taille moyenne supporte habituellement un volume de deux litres. Le volume d'échange doit être plus faible pour les clients plus petits, pour ceux dont la fonction pulmonaire est affaiblie (la

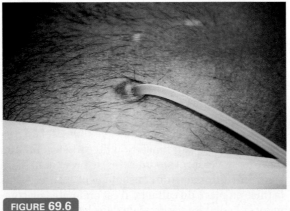

Site de sortie du cathéter péritonéal

pression ajoutée par un grand volume pourrait provoquer des difficultés respiratoires) ou pour ceux qui ont une hernie inguinale (le volume augmente la pression intraabdominale et peut engendrer de la douleur).

L'ultrafiltration (retrait du liquide en excès) pendant la dialyse péritonéale repose sur des forces osmotiques. Le glucose est l'agent osmotique facilement disponible qui est le plus efficace; c'est pourquoi le dextrose est la molécule utilisée le plus couramment dans les solutions de dialyse péritonéale. Il est assez sécuritaire et peu coûteux, mais il a été associé à des taux élevés d'absorption péritonéale de glucose conduisant à des problèmes d'hypertriglycéridémie, d'hyperglycémie et, à long terme, de dysfonctionnement de la membrane péritonéale. Les solutions d'icodextrine et d'acides aminés représentent des options à la solution de dialyse péritonéale de dextrose. L'icodextrine est une préparation offerte dans le commerce; c'est une **solution isoosmolaire** qui induit l'ultrafiltration par son effet oncotique. Des solutions de dialyse péritonéale d'acides aminés sont aussi offertes; elles sont surtout utilisées chez des clients qui ont besoin d'un supplément nutritif.

Types de dialyse péritonéale

Les types les plus répandus de dialyse péritonéale sont la **dialyse péritonéale automatisée (DPA)** et la **dialyse péritonéale continue ambulatoire (DPCA)**. Le principal avantage de la dialyse péritonéale réside dans sa simplicité et dans le fait qu'elle se déroule à domicile, ce qui permet au client d'en garder la maîtrise et d'organiser son horaire de traitement en fonction de ses activités. Il n'est pas nécessaire d'avoir des systèmes spéciaux pour l'eau, et l'installation de l'équipement est relativement simple. Un programme de formation de deux semaines environ permet en général au client et au proche aidant d'apprendre les techniques d'autosoins nécessaires pour la dialyse péritonéale. Cette technique est particulièrement indiquée pour les personnes qui ont des problèmes d'accès vasculaire ou qui réagissent mal aux stress hémodynamiques de l'hémodialyse.

Dialyse péritonéale automatisée
La DPA est la forme la plus populaire de dialyse péritonéale, car elle permet au client de recevoir sa dialyse pendant son sommeil. Un appareil automatisé appelé cycleur permet d'injecter le dialysat, puis il minute et gère les phases d'infusion, de stase et de drainage **FIGURE 69.7**. L'appareil programme quatre échanges ou plus par nuit, chacun d'une durée de une à deux heures. L'appareil est muni d'alarmes et de moniteurs qui rendent la dialyse nocturne sécuritaire pour le client. Celui-ci se débranche de l'appareil le matin et laisse habituellement le liquide dans son abdomen pendant la journée. Il est aussi possible qu'un ou deux

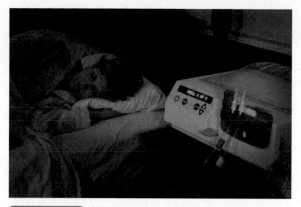

FIGURE 69.7

La dialyse péritonéale peut être réalisée de nuit grâce à une machine appelée cycleur.

échanges manuels soient prescrits pendant la journée pour s'assurer d'une dialyse adéquate. En effet, il est difficile d'atteindre un taux suffisant d'épuration des solutés et de l'eau avec la DPA nocturne seulement. Les cycleurs ont maintenant la taille approximative d'un lecteur de DVD, et leur tubulure plus longue permet une mobilité accrue.

Dialyse péritonéale continue ambulatoire
La DPCA est plus laborieuse et se fait pendant la journée, quand le client est éveillé. Les échanges s'effectuent manuellement, en remplaçant de 1,5 à 3 L de dialysat péritonéal au moins 4 fois par jour, avec des temps de stase de 4 heures en moyenne. Un horaire pourrait par exemple fixer le début des échanges à 7 h, à midi, à 17 h et à 22 h. Dans cette technique, la personne injecte dans sa cavité péritonéale de deux à trois litres de dialysat provenant d'un sac de plastique compressible à l'aide d'un tube de plastique jetable. Les progrès techniques des appareils de DPCA permettent de déconnecter le sac et le tube après l'injection du liquide, ce qui diminue les risques de péritonite. Après la période d'équilibration, le tube est relié de nouveau au cathéter, le dialysat (effluent) est drainé de la cavité péritonéale, puis un nouveau sac de deux à trois litres de solution de dialyse est perfusé. Il est capital de respecter la technique aseptique pendant la dialyse péritonéale afin d'éviter la péritonite. Plusieurs raccords et dispositifs de tubulure sont offerts dans le commerce pour aider à maintenir l'asepsie du système.

Complications de la dialyse péritonéale
Infection au site de sortie
L'infection au site de sortie du cathéter péritonéal est le plus souvent causée par *Staphylococcus aureus* ou *Staphylococcus epidermidis* (provenant

Capsule Jugement clinique

Lorsque vous procédez au traitement de dialyse péritonéale de madame Lumumba, vous fermez la porte de la chambre, vous vous lavez soigneusement les mains, vous nettoyez la table de chevet avec une solution désinfectante et vous portez un masque. Vous interdisez à d'autres personnes d'entrer dans la chambre tant que le sac de dialyse n'est pas branché au cathéter intraabdominal.

Pourquoi devez-vous prendre autant de précautions?

Solution isoosmolaire: Solution de dialyse ayant la même osmolarité en entrée et en sortie.

de la flore cutanée). Les infections superficielles au site de sortie causées par ces organismes se traitent généralement par une antibiothérapie. Les manifestations cliniques d'une infection au site de sortie comprennent la rougeur du site, la sensibilité et un écoulement. Si elles ne sont pas traitées immédiatement, les infections du tunnel sous-cutané (tunnelite) entraînent habituellement la formation d'un abcès et peuvent causer une péritonite qui nécessiterait le retrait du cathéter.

Péritonite

La péritonite résulte d'une contamination ou de la progression d'une infection au site de sortie du cathéter ou du tunnel sous-cutané. Le plus souvent, la péritonite apparaît en raison d'une technique inappropriée au moment de l'établissement ou du détachement des connexions nécessaires pour les échanges. Il arrive moins fréquemment qu'elle soit due au passage de bactéries intestinales dans la cavité péritonéale. La péritonite est habituellement causée par *S. aureus* ou *S. epidermidis*.

La manifestation clinique initiale de la péritonite est l'aspect trouble du dialysat (liquide péritonéal), associé à une numération des leucocytes supérieure à 100 cellules/µl (plus de 50 % de neutrophiles), ou la présence de bactéries dans le dialysat démontrée par une coloration de Gram ou une culture. La péritonite s'accompagne classiquement de douleur abdominale, mais la présence de symptômes gastro-intestinaux peut aussi la faire soupçonner. Ces symptômes peuvent comprendre la diarrhée, des vomissements, une distension abdominale et des bruits intestinaux abondants. La fièvre peut se manifester ou non.

Pour confirmer le diagnostic de péritonite, il est possible de faire une culture du dialysat, une coloration de Gram et une formule leucocytaire. Des antibiotiques peuvent être administrés par voie P.O., I.V. ou intrapéritonéale. Dans la plupart des cas, le client peut être traité en consultation externe. Des infections répétées peuvent nécessiter le retrait du cathéter et l'arrêt de la dialyse péritonéale. En effet, les infections à répétition peuvent entraîner la formation d'adhérences et compromettre la capacité du péritoine de servir de membrane de dialyse (Farina, 2008).

Hernies

En raison de l'accroissement de la pression intraabdominale attribuable à la perfusion de dialysat, des hernies peuvent se former chez les personnes prédisposées, comme les femmes multipares ou les hommes âgés. Après la réparation de la hernie, il est toutefois possible dans la plupart des cas de reprendre la dialyse péritonéale en utilisant de faibles volumes de dialysat et en recommandant au client de rester allongé durant les échanges.

Problèmes lombaires

L'augmentation de la pression intraabdominale peut provoquer ou aggraver une douleur lombaire. La perfusion intrapéritonéale de dialysat accentue la courbure lombosacrée. Le port d'une ceinture orthopédique et un programme d'exercices réguliers visant à renforcer les muscles du dos ont été bénéfiques pour certains clients.

Saignements

À la suite de la mise en place d'un cathéter de Tenckhoff, il n'est pas rare que le dialysat drainé après les quelques premiers échanges soit rosé ou légèrement sanglant, à cause du trauma associé à l'insertion du cathéter. Toutefois, la présence d'un dialysat qui reste sanglant pendant plusieurs jours ou l'apparition nouvelle de sang dans le dialysat peuvent révéler un saignement intrapéritonéal actif. Dans ce cas, il faut vérifier la P.A. et l'hématocrite. Il peut aussi y avoir du sang dans le dialysat d'une femme au moment de ses règles ou de son ovulation, situation qui ne demande aucune intervention.

Complications pulmonaires

Les déplacements répétés du diaphragme vers le haut, qui occasionnent une diminution de l'expansion pulmonaire, peuvent entraîner de l'**atélectasie**, une pneumonie ou une bronchite. Plus le temps de stase est long, plus il y a de risques de problèmes pulmonaires. Des changements de position fréquents et des exercices de respiration profonde pourront être utiles. Lorsque le client est couché, élever la tête du lit peut prévenir ces problèmes.

Déperdition protéique

Le péritoine étant perméable aux protéines plasmatiques, aux acides aminés et aux polypeptides, ces substances se perdent dans le dialysat. Les pertes protéiques propres à la dialyse péritonéale sont de l'ordre de six grammes par jour et peuvent être doublées en cas de péritonite, car la membrane devient plus perméable (Lobbedez, Pujo, Haggan, Hurault de Ligny, Levaltier, & Ryckenlynck, 2003). La perte exagérée de protéines associée à une péritonite non réglée pourrait conduire à la malnutrition et indiquer la nécessité de mettre fin temporairement à la dialyse péritonéale et, dans certains cas, de façon définitive.

Efficacité de la dialyse péritonéale continue

Pour évaluer l'efficacité de la dialyse péritonéale, des épreuves fonctionnelles du péritoine sont réalisées afin de mesurer le taux d'épuration à chaque échange pendant une période de 24 heures. Une modélisation cinétique uréique est aussi effectuée pour calculer la clairance totale de l'urée à partir du dialysat et de l'urine.

Les taux de mortalité pour les deux premières années sont sensiblement les mêmes chez les clients traités par hémodialyse en milieu hospitalier que chez ceux qui sont sous dialyse péritonéale, et ils sont peut-être même un peu plus faibles pour ces derniers. Toutefois, les taux de mortalité des clients sous dialyse péritonéale sont plus élevés après environ un an, en particulier pour les clients âgés atteints de diabète ou les personnes ayant des antécédents de maladie cardiovasculaire (McDonald, Marshall, Johnson, & Polkinghorne, 2009).

69.3.3 Hémodialyse

Au Canada, la majorité des clients choisissent l'hémodialyse (ICIS, 2010). Cela est particulièrement vrai pour les personnes âgées de plus de 75 ans. En 2008, 48 % des clients qui recevaient des traitements de dialyse au Québec étaient en hémodialyse traditionnelle en milieu hospitalier (ICIS, 2010).

Types d'accès vasculaire

L'établissement d'un accès vasculaire est l'un des principaux problèmes liés à l'hémodialyse. Il est essentiel d'avoir accès à un gros vaisseau sanguin parce que l'hémodialyse nécessite un débit sanguin très rapide. Les types d'accès vasculaire comprennent les fistules artérioveineuses (FAV) naturelle et synthétique et les cathéters veineux centraux temporaire ou permanent. De tous les accès vasculaires, ce sont les FAV naturelles qui sont à privilégier en raison de leurs meilleurs taux de perméabilité et de leur risque moindre de complications (p. ex., les thromboses, une infection) (Vascular Access Work Group, 2006). La mise en place d'un cathéter de dialyse est associée à plus de complications infectieuses et à une mortalité accrue. La planification de la voie vasculaire doit donc se faire rapidement, en collaboration avec le néphrologue et le chirurgien vasculaire (Vascular Access Work Group, 2006).

Fistules artérioveineuses naturelle et synthétique

La création chirurgicale d'une FAV naturelle en sous-cutanée dans l'avant-bras consiste à anastomoser une artère et une veine, habituellement la veine céphalique **FIGURES 69.8A** et **69.9**. Elle permet ainsi au flux sanguin artériel de s'écouler dans la veine. Le flux artériel est essentiel pour assurer le débit rapide nécessaire pour l'hémodialyse. La pression accrue qu'apporte le sang artériel dans la veine cause la dilatation de celle-ci et l'entraîne à développer la résistance nécessaire pour subir des ponctions répétées (environ trois ou quatre fois par semaine) avec deux aiguilles de fort calibre. Il est recommandé de créer la **fistule artérioveineuse (FAV) naturelle** au moins 3 mois avant de commencer l'hémodialyse, car de 8 à 12 semaines sont nécessaires pour qu'elle atteigne une maturité,

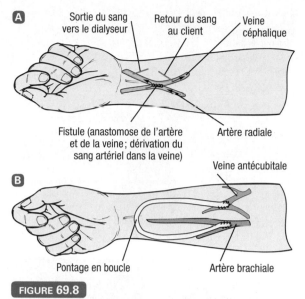

FIGURE 69.8

Accès vasculaire pour l'hémodialyse – **A** Fistule artérioveineuse. **B** Prothèse artérioveineuse.

c'est-à-dire que la veine soit suffisamment dilatée et résistante. Les FAV naturelles sont plus difficiles à créer chez les clients qui ont des antécédents de maladie vasculaire périphérique grave, chez ceux qui ont fait un usage prolongé de drogues I.V. et chez les femmes obèses. La FAV naturelle constitue le choix à privilégier par rapport à la FAV synthétique, car elle entraîne moins de complications (thrombose et infection).

La **fistule artérioveineuse (FAV) synthétique** (ou prothèse) est créée à partir de matériaux synthétiques (p. ex, le polytétrafluoroéthylène [téflon]) et forme un pont entre l'apport sanguin artériel et l'apport veineux (pontage artérioveineux). La greffe est placée sous la peau et anastomosée chirurgicalement entre une artère (habituellement l'artère brachiale) et une veine (habituellement, l'antécubitale) **FIGURE 69.10B**. Une période de deux à quatre semaines est en général nécessaire pour la guérison de la

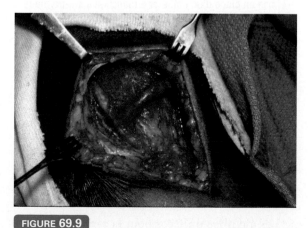

FIGURE 69.9

Fistule artérioveineuse créée par l'anastomose d'une artère et d'une veine

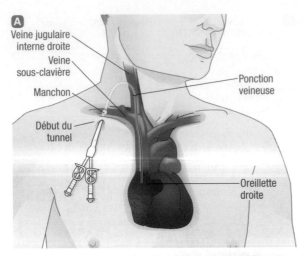

Veine jugulaire
interne droite
Veine
sous-clavière
Manchon
Ponction
veineuse
Début du
tunnel
Oreillette
droite

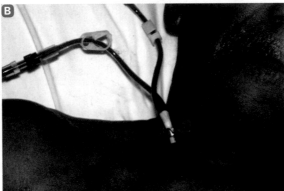

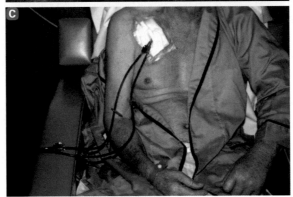

FIGURE 69.10

Ⓐ Mise en place d'un cathéter à manchon semi-permanent tunnelisé dans la veine jugulaire interne droite. Ⓑ Un client porte un cathéter d'hémodialyse temporaire. Ⓒ Un client porte un cathéter d'hémodialyse à manchon permanent.

greffe, mais certains centres de dialyse peuvent l'utiliser plus tôt. Étant donné qu'elles sont faites de matériaux artificiels, les FAV synthétiques risquent davantage de s'infecter et ont tendance à devenir thrombogènes. Le recours à une FAV synthétique est considéré lorsqu'il est impossible de créer une FAV naturelle, comme pour des clients dont le réseau veineux est pauvre (client diabétique).

Les aiguilles utilisées pour la canulation d'une FAV naturelle ou synthétique sont de fort calibre, habituellement de calibre 14 à 16. Elles sont insérées deux centimètres au-dessus de la FAV pour fournir l'accès vasculaire. Une aiguille permet d'apporter le sang de la circulation vers le rein artificiel (filtre) et l'autre, de ramener le sang dialysé au client. Des tubes relient les aiguilles aux tubes du rein artificiel. Normalement, il est possible de sentir un frémissement vibratoire (*thrill*) en palpant la région de l'anastomose et d'entendre un bruit à l'aide du stéthoscope. Le bruit et le frémissement sont créés par le sang artériel qui fait de la turbulence dans la veine.

Il ne faut jamais utiliser le membre porteur d'un accès vasculaire pour prendre la P.A. ou pour faire une injection ou une ponction I.V. Ces précautions spéciales ont pour objectif de préserver le capital veineux, d'éviter l'infection et la coagulation de l'accès vasculaire. Des thromboses s'observent couramment dans les FAV synthétiques, mais elles peuvent souvent être corrigées par des techniques de radiologie interventionnelle ou par une intervention chirurgicale. La création chirurgicale d'un accès artérioveineux pour l'hémodialyse présente plusieurs risques, dont la douleur et l'apparition d'ischémie distale (appelé syndrome du vol artériel), si une trop grande partie du sang artériel est dévié ou « détourné » de l'extrémité distale du membre. Les manifestations classiques du syndrome de vol artériel sont une douleur distale au site d'accès, l'engourdissement ou le picotement des doigts, qui peut empirer durant la dialyse, et un mauvais remplissage capillaire. Ce syndrome s'observe habituellement assez tôt après l'intervention, et il peut exiger une correction chirurgicale. Il est aussi possible qu'un anévrisme se forme en aval de l'anastomose et qu'il se rompe en l'absence de traitement. Les infections des prothèses artérioveineuses ne sont pas rares, et il peut alors être nécessaire de retirer chirurgicalement la prothèse, car il est difficile de chasser complètement l'infection du matériau synthétique.

Accès vasculaire central temporaire

Un cathéter de dialyse temporaire est souvent utilisé dans les cas d'insuffisances rénales aiguës et devrait être relayé par la mise en place d'un cathéter central permanent si la nécessité des séances d'épuration extrarénale persiste à long terme (Vascular Access Work Group, 2006). Le cathéter temporaire peut rester en place pour une période maximale de une à trois semaines **FIGURES 69.10A** et **69.10B**. Son installation nécessite une canulation percutanée de la veine jugulaire interne ou de la veine fémorale. Par le passé, la veine sous-clavière était fréquemment canulée, mais la sténose centrale qui peut survenir avec cette approche en a fait une option de dernier recours. Au chevet du client, un cathéter flexible de téflon, de caoutchouc silicone ou de polyuréthane est inséré dans l'une de ces grosses veines afin de fournir un accès à la circulation sans intervention chirurgicale **FIGURE 69.11**. Les

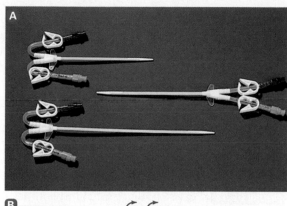

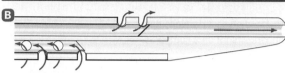

FIGURE 69.11

Accès vasculaire temporaire par cathéter à double lumière pour une hémodialyse d'urgence — **A** Un tube souple et flexible à double lumière est attaché à un raccord en Y. **B** La distance entre la lumière d'entrée artérielle et celle du retour veineux fournit normalement des taux de recirculation de 5 % ou moins.

cathéters temporaires sont aussi munis d'une double lumière externe, dont l'une à la sortie du sang et l'autre à son retour. Si un cathéter temporaire est placé dans la veine fémorale, il peut rester en place jusqu'à une semaine, mais il demande une surveillance accrue en raison des risques plus grands de complications (infection et thromboses).

Une planification précoce est essentielle dans le traitement du client atteint d'insuffisance rénale qui s'approche du stade terminal de la maladie et de la dialyse. Les clients qui sont dirigés tardivement vers une équipe de néphrologie présentent un taux de mortalité plus élevé que ceux qui y sont adressés précocement. L'orientation opportune du client permet de gérer des facteurs de risques ciblés ainsi que d'évaluer et de considérer le meilleur accès artérioveineux possible pour l'hémodialyse, ou de préparer la dialyse péritonéale (Khan & Amedia, 2008).

Accès vasculaire central à long terme

L'accès vasculaire central à long terme est utilisé pour fournir un accès en attendant la mise en place et le développement d'une fistule, ou un accès à long terme lorsque les autres formes d'accès ont échoué (Vascular Access Work Group, 2006). Dans ce contexte, les indications d'insérer un accès central de longue durée seraient appropriées dans les cas suivants : chez les clients dont l'espérance de vie est limitée en raison d'une pathologie engageant le pronostic vital à court terme (p. ex., un myélome, un cancer évolutif, le sida) ; si la création d'une FAV est impossible du fait de l'absence de capital vasculaire artériel ou veineux ; en présence

d'une contre-indication médicale à la création d'une FAV du fait d'une IC grave (stades 3-4). Ce type de cathéter muni d'un manchon est introduit par tunnellisation sous-cutanée en radiologie. Ce cathéter est généralement inséré dans une veine jugulaire interne. Le cathéter est ensuite acheminé sous la peau du site de ponction le long de la cage thoracique (tunnel), le faisant émerger à travers la peau à une distance d'environ six pouces par rapport au site d'entrée dans la veine **FIGURE 69.10C**. Le manchon en dacron, localisé dans la partie sous-cutanée du cathéter (tunnel), empêche l'infection de progresser le long du cathéter et ancre celui-ci, éliminant ainsi la nécessité de faire des points de suture. Les cathéters ont habituellement une double lumière externe, grâce à une cloison séparant les deux compartiments internes. L'une des lumières sert à la sortie du sang et l'autre, à son retour.

Rein artificiel ou dialyseur

Le rein artificiel (ou dialyseur) est un filtre constitué d'une longue cartouche de plastique qui renferme des milliers de tubes ou de fibres creuses parallèles. Les fibres constituent la membrane semi-perméable faite d'un matériau à base de cellulose ou d'une substance synthétique. Le sang est pompé dans la partie supérieure du filtre et se disperse dans l'ensemble des fibres. Le liquide de dialyse (dialysat) est pompé à la base du filtre et baigne l'extérieur des fibres. L'ultrafiltration, la diffusion et l'osmose ont lieu à travers les pores de cette membrane semi-perméable. Quand le sang dialysé atteint l'extrémité des milliers de fibres semi-perméables, il est dirigé vers un tube unique qui le ramène au client. Les dialyseurs diffèrent les uns des autres par leur surface d'échange, la composition et l'épaisseur de leur membrane, leur taux d'épuration des produits de déchet et la quantité de liquide qu'ils sont en mesure de retirer. Par exemple, un dialyseur de plus grande surface et de meilleure perméabilité sera nécessaire pour un client en surcharge avec une plus grande quantité de déchets à filtrer (écarts dans la diète rénale).

Technique d'hémodialyse

Pour amorcer une dialyse chez un client muni d'une FAV naturelle ou synthétique, deux aiguilles de fort calibre sont insérées à plus de 2 cm de la cicatrice de l'anastomose. Si le client a un cathéter temporaire, les deux lignes sanguines du filtre sont attachées aux deux lumières (rouge et bleue) du cathéter. L'aiguille la plus proche de la fistule, ou la lumière rouge du cathéter temporaire, sert à tirer le sang du client et à l'acheminer au dialyseur à l'aide d'une pompe à sang. De l'héparine est ajoutée au sang à mesure qu'il s'écoule dans le dialyseur, parce que le sang a tendance à coaguler dès qu'il entre en contact avec une surface étrangère. Le sang retourne du dialyseur au client par la deuxième aiguille ou par la lumière bleue du cathéter.

En plus du dialyseur, un système de distribution du dialysat et de surveillance pompe le dialysat dans le dialyseur, à contre-courant de l'écoulement du sang **FIGURE 69.12**. Le dialyseur est purgé avec une solution saline à la fin de la dialyse afin de retourner tout le sang par l'accès vasculaire. Les aiguilles sont alors retirés du client, et une pression ferme est appliquée sur les sites de ponction veineuse jusqu'à ce que le saignement s'arrête.

Avant de commencer le traitement, il faut effectuer une vérification touchant le bilan liquidien (poids, P.A., œdème périphérique, bruits cardiaques et pulmonaires), l'état de l'accès vasculaire, la température et l'état général de la peau. La différence de poids entre la fin de la dialyse précédente et le début de la présente dialyse détermine l'ultrafiltration nécessaire ou la quantité de liquide à retirer pour atteindre ce ce qui est appelé un poids sec. Pendant que le client se trouve en dialyse, il est important de prendre ses signes vitaux toutes les 30 à 60 minutes en raison des changements rapides de P.A. qui peuvent survenir.

La majorité des unités de dialyse de maintien utilisent des chaises inclinables qui permettent

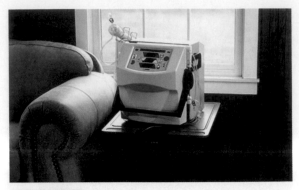

L'hémodialyse à domicile gagne en popularité, et les appareils sont plus compacts.

d'élever les pieds du client en cas d'hypotension. La plupart des gens peuvent dormir, lire, parler ou regarder la télévision pendant leur dialyse.

Cadre et horaire de l'hémodialyse

La majorité des clients sous hémodialyse reçoivent un traitement de trois à quatre heures, trois fois par semaine, dans un centre hospitalier ou, dans une moins grande proportion, dans un centre externe. En plus de la dialyse en établissement, l'hémodialyse à domicile est aussi possible **FIGURE 69.13**. Le choix de cette option dépend souvent du réseau de soutien dont bénéficie le client et de l'accès à de l'eau de qualité. L'un des principaux avantages de la dialyse à domicile est qu'elle permet plus de liberté dans le choix de l'horaire de traitement. En 2008, seulement 1,1 % des clients sous dialyse recevaient leur traitement à domicile au Québec, parmi les 6 centres de dialyse sur 33 qui offrent la formation et le suivi à domicile (ICIS, 2010).

L'hémodialyse quotidienne courte et l'hémodialyse nocturne longue représentent d'autres options offertes au Canada, aux États-Unis et en Europe. Le traitement par hémodialyse quotidienne courte consiste en dialyses de deux à trois heures, cinq ou six jours par semaine. Le client qui bénéficie de dialyses nocturnes longues a l'avantage de pouvoir dormir pendant le traitement. Chacune dure de six à huit heures, et le client subit jusqu'à six dialyses par semaine. Les dialyses quotidiennes ou nocturnes se justifient par le meilleur état de santé des clients. Ils se sentent mieux, ont besoin de moins de médicaments et présentent moins d'effets secondaires en lien avec la dialyse, comme l'hypotension et les crampes (Lockridge & Moran, 2008).

Complications de l'hémodialyse

Hypotension

L'hypotension qui survient pendant l'hémodialyse résulte surtout de la baisse rapide du volume vasculaire (hypovolémie), de la diminution du D.C. et de la réduction de la résistance vasculaire systémique. La chute de P.A. pendant la dialyse peut

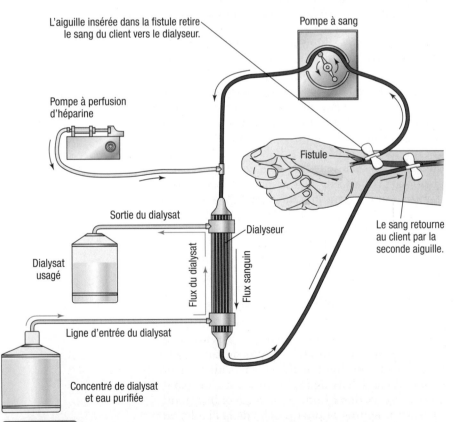

L'aiguille insérée dans la fistule retire le sang du client vers le dialyseur.

Pompe à sang

Pompe à perfusion d'héparine

Fistule

Le sang retourne au client par la seconde aiguille.

Sortie du dialysat

Dialyseur

Dialysat usagé

Flux du dialysat

Flux sanguin

Ligne d'entrée du dialysat

Concentré de dialysat et eau purifiée

Composantes d'un appareil d'hémodialyse – Le sang est retiré par l'intermédiaire d'une aiguille insérée à 2 cm de la FAV ou par la lumière d'un cathéter. Il est propulsé jusqu'au filtre par une pompe à sang. L'héparine est administrée soit sous forme de bolus en prédialyse, soit de façon continue à l'aide d'un perfuseur à héparine afin de prévenir la coagulation. Le dialysat est pompé à l'intérieur de l'unité et circule dans la direction opposée à celle du sang. Le sang dialysé retourne au client par une deuxième aiguille ou par l'autre lumière du cathéter. Le dialysat usagé et l'ultrafiltrat sont drainés et jetés.

provoquer des étourdissements, des nausées, des vomissements, des convulsions, des altérations de la vision ainsi qu'une douleur thoracique attribuable à l'ischémie cardiaque. Le traitement habituel de l'hypotension consiste à diminuer la quantité de liquide retiré et à administrer une solution saline 0,9 % en plus de mettre le client en position déclive.

Crampes musculaires

La pathogenèse des crampes musculaires dans l'hémodialyse est mal comprise. Les facteurs associés à leur apparition comprennent l'hypotension, l'hypovolémie, un taux d'ultrafiltration élevé secondaire à une prise de poids interdialytique importante et l'utilisation d'une solution de dialyse contenant peu de sodium. Les crampes sont plus fréquentes pendant le premier mois qui suit le début de la dialyse que dans les périodes subséquentes. Le traitement consiste à réduire le taux d'ultrafiltration et à administrer des liquides (solution saline isotonique, glucose). Il n'est pas recommandé d'administrer une solution saline hypertonique, car la charge en sodium pourrait représenter un problème ; il est préférable de donner du glucose hypertonique.

Perte de sang

La perte de sang peut être attribuable au fait que le sang n'a pas été complètement purgé du filtre, au détachement accidentel des tubes le transportant, à la rupture de la membrane du filtre ou à la suite du retrait des aiguilles à la fin de la dialyse. Si le client a reçu trop d'héparine ou s'il éprouve des problèmes hémostatiques, le saignement postdialytique peut être important. Il est essentiel de bien retourner tout le sang, de surveiller attentivement l'héparinisation afin d'éviter un effet anticoagulant excessif et de maintenir une pression ferme, mais non occlusive, sur les sites d'accès jusqu'à ce que le risque de saignement soit passé.

Hépatite

Il fut un temps où la prévalence de l'hépatite B était inhabituellement élevée chez les clients dialysés, mais aujourd'hui, son incidence est assez basse. Elle a été réduite grâce à la diminution des besoins de transfusion, au dépistage et aux recommandations de vaccination. Même si son incidence et sa prévalence sont considérablement plus faibles, des flambées d'hépatite B se produisent encore, car sa transmission est attribuable à des failles dans les pratiques de prévention des infections. Pour en prévenir la transmission, le *Protocole d'immunisation du Québec* a émis la recommandation de vacciner tous les clients et le personnel des services de dialyse contre l'hépatite B (Ministère de la Santé et des Services sociaux [MSSS], 2009).

Actuellement, l'hépatite C est responsable de la majorité des cas d'hépatite chez les clients dialysés, et la prévalence des anticorps contre le virus de l'hépatite C (anti-VHC) est plus élevée chez ces clients que dans la population en général ▶ 58 . Aux États-Unis, environ 8 à 10 % des clients sous dialyse sont positifs pour l'anti-VHC, ce qui révèle une infection passée. Au Canada, seulement quelques clients en hémodialyse seraient infectés de façon chronique par le virus de l'hépatite C. L'établissement exact de l'incidence de clients dialysés positifs pour l'anti-VHC est difficile à obtenir au Canada, car aucune étude de séroprévalence n'est effectuée au sein de la population (Société canadienne de pédiatrie, 2008). Les soins aux clients atteints d'hépatite C doivent s'accompagner de mesures anti-infectieuses afin de protéger le client lui-même ainsi que le personnel. Pour l'instant, il n'existe pas de vaccin contre l'hépatite C (Molino *et al.*, 2008).

Bactériémies nosocomiales associées aux cathéters veineux centraux

Les bactériémies associées à la dialyse représentent une complication importante de cette modalité de traitement et font partie des éléments à surveiller chez les clients dialysés (Frenette, 2009). Les données d'un premier rapport de surveillance des bactériémies nosocomiales associées aux accès veineux en dialyse au Québec indiquent sommairement qu'une bactériémie serait attendue tous les 2 mois dans une unité d'hémodialyse de 100 clients, que ces bactériémieses entraînent une hospitalisation dans plus de la moitié des cas et qu'elles sont associées à de graves complications telles des infections métastatiques et des endocardites (Frenette, 2009). Le risque infectieux potentiel sur les cathéters veineux centraux d'hémodialyse justifie une asepsie rigoureuse et des manipulations réduites. Pour diminuer le risque de complications, il est impératif d'apporter un soin rigoureux à ce type de cathéter (Vascular Access Work Group, 2006). Les éléments de surveillance suivants doivent être assurés en tout temps :

- Respect scrupuleux des règles d'asepsie pendant la manipulation du cathéter ;
- Maintien de la perméabilité du cathéter veineux central selon les procédures en vigueur dans l'établissement ;
- Maintien de l'intégrité du site de sortie du cathéter et du tunnel (pansement avec pellicule transparente) ;
- Surveillance des signes et symptômes d'une infection (aspect inflammatoire du site de sortie du cathéter et apparition de fièvre) ;
- Enseignement au client sur l'importance de l'hygiène corporelle (maintien de l'intégrité du pansement de cathéter).

Efficacité de l'hémodialyse

L'hémodialyse constitue toujours une thérapie imparfaite et palliative pour le traitement de l'IRT.

58

Le chapitre 58, *Interventions cliniques – Troubles du foie, du pancréas et des voies biliaires,* traite de l'hépatite de manière approfondie.

69

En effet, elle équivaut à seulement 15 % d'une fonction rénale normale. Elle ne peut remplacer complètement les fonctions métaboliques et hormonales normales du rein. L'hémodialyse peut toutefois soulager plusieurs des symptômes des néphropathies chroniques et, si elle est entreprise précocement, prévenir certaines complications. Cependant, elle ne modifie pas le rythme accéléré de développement de maladie cardiovasculaire et le taux de mortalité élevé qui y est associé. Le taux de mortalité annuel des personnes qui reçoivent une dialyse d'entretien aux États-Unis demeure élevé (entre 19 et 24 %), et le Canada suit les mêmes tendances (ICIS, 2010 ; U.S. Departement for Health and Human Resources, 2006). La majorité des décès sont attribuables à une maladie cardiovasculaire (AVC ou IM). Les complications infectieuses sont la deuxième cause de mortalité.

L'adaptation à une dialyse d'entretien varie considérablement selon les personnes. Au début, beaucoup de clients ont une attitude positive à son égard, parce qu'elle leur permet de se sentir mieux et qu'elle les garde en vie ; mais il existe souvent une grande ambivalence quant à savoir si cela en vaut la peine. La dépendance à l'appareil constitue une réalité. En réaction à leur maladie, les clients dialysés peuvent manifester un manque de collaboration, de la dépression ou des tendances suicidaires. Le premier objectif des soins infirmiers est d'aider le client à maintenir une image de soi saine et, si possible, de faciliter son adaptation avec la perspective d'un retour au travail. Dans ce contexte, l'infirmière qui travaille en hémodialyse mettra de l'avant des interventions pour favoriser l'autogestion en s'engageant sur une base égalitaire et en reconnaissant le potentiel du client. Elle invitera celui-ci à réfléchir sur les expériences antérieures et actuelles d'autogestion. Elle favorisera un échange sur le climat de maîtrise associé au contexte de la dialyse afin de découvrir des façons plus créatives d'intervenir (Loiselle & Michaud, 2008). Elle verra à acquérir les habiletés d'autogestion de la santé des clients en prodiguant de l'enseignement pour qu'ils puissent être en mesure de mieux gérer leur état de santé. L'**ENCADRÉ 69.7** résume les activités d'enseignement de l'infirmière auprès du client dialysé et de ses proches.

69.3.4 Thérapie continue de suppléance rénale

La thérapie continue de suppléance rénale (TCSR) est une méthode alternative ou d'appoint pour traiter l'IRA (Frenette & Williamson, 2004). Elle regroupe l'ensemble des méthodes de suppléance rénale qui sont utilisées en continu et offre de nombreux avantages par rapport à l'hémodialyse traditionnelle. La TCSR fournit un moyen d'éliminer les toxines urémiques et les liquides, tout en ajustant l'équilibre acidobasique et électrolytique de façon lente et continue chez un client dont l'état hémodynamique est instable. En général, les clients qui en bénéficient sont ceux qui présentent une IRA avec instabilité hémodynamique grave, un risque important d'œdème cérébral ou une surcharge volémique importante (Vinsonneau & Benyamina, 2009). Par ailleurs, elle est aussi indiquée dans le cas d'une hyperkaliémie réfractaire au traitement médicamenteux classique (résines échangeuses d'ions, combinaison insuline/glucose, gluconate de calcium), d'une hypervolémie non résolue malgré un traitement médical et, enfin, en présence d'une intoxication (Frenette & Williamson, 2004). Le principe de la TCSR est de dialyser les clients d'une façon plus physiologique en continu sur une période de 24 heures, tout comme le font les reins.

La TCSR comporte ses limites ou ses inconvénients. Elle est beaucoup moins efficace sur le plan de l'épuration métabolique (clairance de l'ordre de 35 ml/min) et offre moins d'avantages que l'hémodialyse traditionnelle (clairance de l'ordre de 300 ml/min) pour le traitement en urgence des désordres électrolytiques (hyperkaliémie, hypercalcémie) qui exigent une résolution rapide (Vinsonneau & Benyamina, 2009). De plus, les TCSR ne permettent pas de pertes rapides de volume, car le taux de filtration est équivalent à 5 à 60 ml/min. La thrombose du filtre peut être fréquente et ainsi causer un arrêt complet du système, ce qui représente un désavantage de la thérapie. La TCSR peut se faire en combinaison avec l'hémodialyse (Frenette & Williamson, 2004).

Il existe divers types de TCSR qui se distinguent par le genre d'accès requis (artériel ou veineux) et par le fait qu'une pompe à sang soit nécessaire ou non **TABLEAU 69.11**. En raison de l'amélioration technique de l'équipement automatisé et volumétrique comprenant une pompe à sang, la TCSR utilise le plus souvent les approches veinoveineuses de l'hémofiltration veinoveineuse continue (CVVH) et de l'hémodiafiltration veinoveineuse continue (CVVHDF). Pour ces deux techniques, l'accès vasculaire temporaire est établi par un cathéter à double lumière **FIGURE 69.11** placé dans la veine fémorale, la veine jugulaire ou la sous-clavière. Un accès exclusivement veineux nécessite toujours l'utilisation d'une pompe pour propulser le sang à travers le circuit.

Sous l'effet de la pression hydrostatique et de la pression osmotique, un hémofiltre à fibres creuses, très perméable, retire l'eau et les solutés non protéiques du plasma pour former l'ultrafiltrat, qui s'écoule par un orifice dans un dispositif récepteur (poche de drainage) **FIGURE 69.14**. Le taux d'ultrafiltration

ENCADRÉ 69.7　　**Insuffisance rénale chronique**

L'enseignement au client et à ses proches sur la prise en charge de l'insuffisance rénale chronique devrait porter sur les aspects suivants :

- Importance de la diète rénale (restrictions alimentaires et liquidiennes) pour prévenir les complications et assurer une meilleure qualité de vie.
- Soutien dans le changement des habitudes alimentaires et liquidiennes.
- Surveillance des signes et des symptômes d'un déséquilibre électrolytique, surtout d'un excès de potassium, et enseignement du plan d'action en présence de signes de décompensation.
- Importance de signaler à l'infirmière ou au médecin les manifestations suivantes :
  - prise de poids supérieure à 2 kg ;
  - élévation de la P.A. ;
  - essoufflement ;
  - œdème ;
  - augmentation de la fatigue ou de la faiblesse ;
  - confusion ou léthargie.
- Différents moyens de soulager la soif comme sucer des cubes de glace, du citron ou des bonbons durs.
- Autogestion de la médication qui comprend l'enseignement du mode d'action des médicaments, des principaux effets secondaires et de l'horaire d'administration. Par exemple :
  - les chélateurs des phosphates (y compris les suppléments de calcium administrés comme barrière au phosphate) doivent être pris à l'heure des repas ;
  - les suppléments de calcium prescrits pour traiter précisément l'hypocalcémie doivent être pris à jeun (mais pas en même temps que les suppléments de fer) ;
  - les suppléments de fer doivent être pris entre les repas.
- Besoin de soutien et d'encouragement : le client doit aborder les questions relatives aux changements à apporter à ses habitudes de vie, au fait de vivre avec une maladie chronique et aux décisions à prendre quant au type de dialyse ou de greffe.

TABLEAU 69.11	Types de thérapies continues de suppléance rénale	
TRAITEMENT	**ABRÉVIATION**	**OBJECTIFS**
Traitement avec accès veineux (veinoveineux [VV])		
Ultrafiltration veinoveineuse en continu	CVVU	• Perte de solutés par convection
Hémofiltration veinoveineuse en continu[a]	CVVH	• Perte de solutés par convection • Hémodilution à l'aide d'une solution de remplacement
Hémodiafiltration veinoveineuse en continu[a]	CVVHDF	• Perte de solutés par convection et diffusion
Traitement avec accès artériel (artérioveineux [AV])		
Ultrafiltration lente en continu[a]	SCUF	• Retrait de liquide par ultrafiltration
Hémofiltration artérioveineuse en continu[a]	CAVH	• Ultrafiltration et pertes par convection • Utilisation d'une solution de remplacement
Hémodialyse artérioveineuse en continu[a]	CAVHD	• Retrait de liquide par ultrafiltration et osmose
Dialyse prolongée à faible efficacité	SLED	• Dialyse lente de faible efficacité utilisant un faible débit sanguin

[a] Traitements les plus couramment utilisés au Québec.

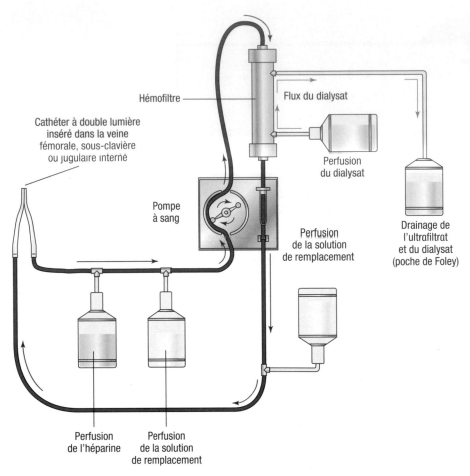

Cathéter à double lumière inséré dans la veine fémorale, sous-clavière ou jugulaire interne

Hémofiltre

Flux du dialysat

Pompe à sang

Perfusion du dialysat

Perfusion de la solution de remplacement

Drainage de l'ultrafiltrat et du dialysat (poche de Foley)

Perfusion de l'héparine

Perfusion de la solution de remplacement

FIGURE 69.14

Schéma de base des traitements veinoveineux continus – Une pompe est nécessaire pour pomper le sang à travers le circuit. Une solution de remplacement, introduite avant ou après le filtre, n'est utilisée que dans l'hémofiltration et l'hémodialyse veinoveineuses continues. Seule l'hémodiafiltration veinoveineuse continue utilise un dialysat. Peu importe la modalité utilisée, l'ultrafiltrat s'écoule par un orifice de drainage.

Il est nécessaire d'utiliser un anticoagulant pour prévenir la coagulation du sang pendant la TCSR. L'héparine peut être administrée sous forme de bolus au début de la TCSR ou par l'orifice de perfusion d'héparine située avant l'hémofiltre.

Plusieurs caractéristiques permettent de distinguer la TCSR de l'hémodialyse :

- Elle est continue plutôt qu'intermittente. De grandes quantités de liquide peuvent être retirées sur une période de plusieurs jours (de 24 heures à plus de 2 semaines) plutôt que de quelques heures (3 ou 4).

- L'épuration des solutés peut se faire par convection (pas de dialysat requis) et non seulement par osmose et diffusion.

- Elle entraîne moins d'instabilité hémodynamique (p. ex., l'hypotension).

- Elle n'exige pas la surveillance constante d'une infirmière spécialisée en hémodialyse, mais nécessite une infirmière expérimentée en soins intensifs.

- L'appareillage est moins complexe, mais un système de pompe à sang extracorporel est tout de même nécessaire.

Que ce soit en mode artérioveineux ou veinoveineux, les diverses approches peuvent être adaptées aux besoins du client et donner des résultats équivalents. Les traitements d'ultrafiltration (ultrafiltration continue lente [SCUF] et ultrafiltration veinoveineuse continue [CVVU]) sont strictement limités à l'ultrafiltration et au retrait de liquide. Il y a une certaine perte de solutés par convection, mais pas de diffusion ni d'osmose. Les traitements d'hémofiltration (hémofiltration artérioveineuse continue [CAVH] et hémofiltration veinoveineuse continue [CVVH]) nécessitent l'introduction de solutions de remplacement. De grandes quantités de liquide peuvent être retirées chaque heure (de 200 à 800 ml), puis une portion du liquide est remplacée. Le type de solution de remplacement dépend de la stabilité du client et de ses besoins particuliers. Il y a ultrafiltration et pertes par convection, et la solution de remplacement dilue les solutés dans le sang. Les traitements d'hémodialyse (hémodialyse artérioveineuse continue [CAVHD] et hémodiafiltration veinoveineuse continue [CVVHDF]) utilisent un dialysat. Des sacs de dialysat péritonéal sont attachés à l'extrémité distale de l'hémofiltre, et le liquide est pompé à contre-courant du flux sanguin **FIGURE 69.14**. Comme dans la dialyse, il y a diffusion des solutés et ultrafiltration sous l'effet des pressions hydrostatique et osmotique. Il s'agit du traitement idéal pour les clients qui ont besoin d'une régulation des liquides et des solutés, mais qui ne peuvent tolérer les variations hydriques rapides associées à l'hémodialyse.

peut aller de 0 à 500 ml/h. Le liquide restant continue son chemin dans le filtre et retourne dans le sang du client par la lumière de retour du cathéter.

Pendant que l'ultrafiltrat s'écoule de l'hémofiltre, du liquide et des électrolytes de remplacement peuvent être introduits par l'orifice de perfusion situé après le filtre alors que le sang retourne au client. Ce liquide est destiné à reconstituer le volume sanguin et à remplacer les solutés, comme le sodium, le chlorure, le bicarbonate et le glucose. De plus, il va diminuer la concentration de solutés indésirables, comme l'urée, la créatinine et le potassium, en diluant le liquide intravasculaire. La vitesse de perfusion de la solution de remplacement est déterminée par l'importance du déséquilibre hydroélectrolytique. La solution de remplacement peut aussi être perfusée par un orifice situé avant l'hémofiltre. Cette méthode permet un meilleur taux d'épuration de l'urée et peut réduire la coagulation dans le filtre.

La TCSR peut se prolonger jusqu'à 30 ou 40 jours, mais l'hémofiltre doit être changé toutes les 24 à 48 heures en raison de la perte d'efficacité de filtration ou du danger de coagulation. L'ultrafiltrat devrait être jaune clair, et des échantillons peuvent être prélevés pour en étudier la composition biochimique. Si l'ultrafiltrat devient sanglant ou teinté de sang, il faut soupçonner une rupture possible de la membrane du filtre et suspendre le traitement immédiatement afin d'éviter une perte de sang ou une infection.

L'infirmière responsable des soins d'un client atteint d'une IRA et qui subit une TCSR peut être une infirmière en soins intensifs formée à cet effet ou une infirmière de l'hémodialyse. Elle travaille en collaboration avec le reste du personnel soignant. Parmi ses tâches précises, elle doit s'occuper de prendre le poids du client et de surveiller et consigner quotidiennement les résultats des analyses de laboratoire afin de suivre l'évolution du maintien de son équilibre hydroélectrolytique. Il est essentiel de relever les I/E toutes les heures, de prendre les signes vitaux et de vérifier l'état hémodynamique à l'aide de paramètres complémentaires, soit la pression veineuse centrale et la pression artérielle pulmonaire. Bien qu'une réduction de ces pressions soit attendue, il ne devrait pas y avoir beaucoup de changement de la P.A. moyenne ou du D.C. Il faut surveiller et assurer la perméabilité de l'appareil de TCSR et entretenir le site d'accès vasculaire du client pour éviter l'infection. Le traitement est interrompu et les aiguilles sont retirées une fois que l'IRA est résolue ou qu'il est décidé de cesser le traitement en raison de la détérioration de l'état du client.

69.4 | Transplantation rénale

Des progrès majeurs ont été réalisés dans les transplantations d'organes depuis la première transplantation de rein réalisée en 1954 à Boston entre deux vrais jumeaux. Les progrès accomplis en ce qui concerne l'acquisition et la conservation des organes, les techniques chirurgicales, le typage et l'appariement des tissus, la compréhension du système immunitaire, les thérapies immunosuppressives, ainsi que la prévention et le traitement des rejets du greffon ont augmenté de façon spectaculaire le succès des transplantations d'organes ▶ **14**. Le Québec compte cinq centres de transplantation rénale pour adultes et deux pour enfants (ICIS, 2010) **FIGURE 69.15**.

Même si la transplantation rénale est de loin le meilleur traitement de suppléance rénale offert aux clients atteints d'IRT, moins de 4 % d'entre eux finissent par recevoir une transplantation. Cela

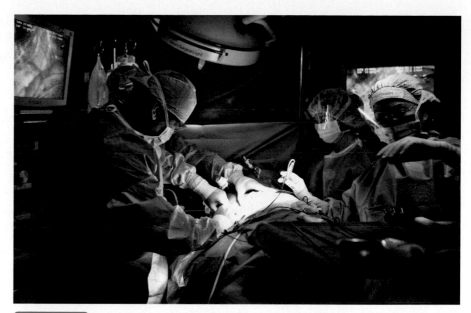

FIGURE 69.15

La greffe d'un rein peut augmenter de 50 % la durée de vie du transplanté.

est attribuable à la grande disparité qui existe entre la disponibilité des organes et les besoins réels. Dans le rapport du RCITO de 2010, l'ICIS mentionne un écart croissant entre l'offre et la demande en ce qui concerne les transplantations rénales. Au cours des 10 dernières années, le nombre de transplantations rénales au Canada a diminué par rapport au nombre de clients atteints d'insuffisance rénale. De 1999 à 2008 inclusivement, 10 425 transplantations rénales figuraient au RCITO, dont 11 % étaient des retransplantations. Parmi les 9 182 adultes qui ont eu une transplantation pour la première fois durant cette période, uniquement 61 % ont reçu des reins provenant de donneurs décédés. Il est à noter que l'Ontario et le Québec ont enregistré le plus grand nombre de transplantations de reins provenant de donneurs décédés entre 1999 et 2008 (2 159 et 2 001 respectivement) (ICIS, 2010).

Bien qu'il y ait eu une hausse du nombre de dons de reins au cours de la dernière décennie, cela ne permet pas de satisfaire à la demande étant donné l'augmentation de l'incidence de l'insuffisance rénale liée au diabète au Canada. Les problèmes d'obésité touchant plus de personnes au pays, le nombre de nouveaux clients atteints d'IRT associé au diabète a presque doublé au cours de la dernière décennie, passant d'environ 1 000 nouveaux cas en 1996 à près de 1 900 en 2008 (ICIS, 2010). Toujours selon le rapport du RCITO de 2010, le nombre de donneurs vivants, qui excède celui de donneurs décédés depuis 8 ans, représente 69 % de l'augmentation du nombre de donneurs d'organes au cours des 10 dernières années. L'an dernier, environ 215 Canadiens sont décédés alors qu'ils étaient en attente d'une

La transplantation d'organes est présentée dans le chapitre 14, *Génétique, réaction immunitaire et transplantation.*

transplantation d'organe. Selon l'organisme Québec-Transplant, à la fin de décembre 2009, il y avait 1 202 personnes en attente d'une transplantation, dont 921 attendaient un rein et 20 étaient en attente d'un rein et d'un pancréas (Québec-Transplant, 2009a).

Une transplantation à partir d'un donneur décédé demande généralement une période d'attente prolongée qui varie selon l'âge et le sexe du client, et elle dépend de la disponibilité des organes d'un groupe sanguin compatible. Les groupes sanguins B et O sont ceux qui entraînent la plus longue période d'attente (United Network for Organ Sharing, 2008). Le taux de succès des transplantations rénales est extrêmement élevé, la survie 1 an après la greffe atteignant 90 % dans le cas d'une transplantation à partir d'un donneur décédé et 95 % si le donneur est vivant (Fondation canadienne du rein, 2010a ; Saidi *et al.*, 2008). La transplantation rénale présente un avantage par rapport à la dialyse, car lorsque la fonction rénale normale est restaurée, une bonne partie des transformations physiopathologiques associées à l'insuffisance rénale s'inversent. Elle élimine le recours à la dialyse ainsi que les restrictions touchant le régime alimentaire et le mode de vie qui l'accompagnent. Après la première année, les soins liés au suivi d'un client qui a reçu une transplantation rénale sont moins onéreux que ceux liés à la dialyse. Au Canada, le coût moyen d'une transplantation rénale est de 27 700 $, l'hospitalisation en représentant la plus grande partie. L'année suivant la transplantation, les coûts sont surtout liés à la médication anti-rejet et représentent environ les deux tiers du coût moyen (Levy *et al.*, 2009). Bien que le coût de la transplantation rénale soit important, il demeure inférieur à celui de la dialyse (Klarenbach & Mann, 2009), celui-ci s'élevant annuellement à environ 85 000 $ pour l'hémodialyse en milieu hospitalier et à 50 000 $ pour les modes de dialyses à domicile (CETS, 1998).

L'organisme Québec-Transplant est mandaté par le MSSS pour coordonner le don d'organes au Québec. Sa mission est multiple allant de la coordination et de la mise en place d'activités liées à la reconnaissance des donneurs potentiels, aux prélèvements et à l'attribution des organes humains en vue de contribuer à l'amélioration continue de la qualité des services offerts aux personnes nécessitant une transplantation d'organes. Plus précisément, Québec-Transplant gère la liste d'attente, coordonne le processus de prélèvement des organes (sélection et évaluation des donneurs) attribue et distribue les organes selon des protocoles et des normes reconnues sur les plans médical et éthique, voit au transport des organes et au transfert des donneurs vers les centres de prélèvement, assure le suivi auprès des familles de donneurs et fait la promotion et la sensibilisation du don d'organes auprès du grand public (Québec-Transplant, 2010a).

69.4.1 Sélection du receveur

L'admissibilité à la transplantation est déterminée par une variété de facteurs médicaux et psychosociaux. Il est important que le receveur respecte les critères de sélection pour que l'intervention soit couronnée de succès. Une évaluation approfondie est réalisée pour tenter de déterminer et de réduire les complications pouvant survenir après la transplantation. Certains clients, en particulier ceux qui sont atteints d'une maladie cardiovasculaire ou de diabète, y sont très exposés et ils doivent être évalués attentivement puis surveillés de près après la transplantation. Une transplantation préventive est possible pour un petit nombre de clients qui se rapprochent de l'IRT, s'ils ont un donneur vivant. Cette mesure est plus profitable pour les diabétiques, car le taux de mortalité est beaucoup plus élevé chez eux que chez les non-diabétiques.

Les tumeurs malignes disséminées, une maladie cardiaque réfractaire ou non traitée, l'insuffisance respiratoire chronique, une pathologie vasculaire importante, une infection chronique, ainsi que des troubles psychosociaux non résolus (alcoolisme, pharmacodépendance) ou la non-observance aux traitements peuvent constituer des contre-indications à la transplantation. Il fut un temps où l'accès à une transplantation rénale était refusé aux clients porteurs du virus de l'immunodéficience humaine (VIH). Les centres qui ont accepté ces clients ont démontré que leur taux de survie et celui de leur greffon sont comparables à ceux de la population séronégative. La présence d'hépatite B ou C n'est pas une contre-indication pour une transplantation (Charbonneau & Quérin, 2004 ; United Network for Organ Sharing, 2008).

Selon les résultats de l'évaluation du receveur, il est possible que certaines interventions chirurgicales soient nécessaires avant la transplantation. Dans le cas d'une maladie coronarienne à un stade avancé, il peut être indiqué de faire un pontage coronarien ou une angioplastie coronaire. La cholécystectomie peut s'avérer nécessaire pour des clients ayant des antécédents de lithiase biliaire, d'obstruction biliaire ou de cholécystite. En de rares occasions, une néphrectomie bilatérale peut être réalisée chez des clients présentant de l'hypertension réfractaire, des infections urinaires à répétition ou des reins nettement hypertrophiés en raison d'une polykystose rénale. En général, il n'est pas nécessaire d'enlever les reins du receveur avant qu'il reçoive la greffe. La néphrectomie se fait en même temps que la transplantation pour diminuer le nombre de chirurgies subies par le client.

69.4.2 Épreuves d'histocompatibilité

Le chapitre 14 traite des épreuves d'histocompatibilité, dont le typage tissulaire (HLA) et les épreuves de compatibilité croisée.

69.4.3 Provenance des donneurs

Les reins destinés à la transplantation peuvent provenir de donneurs décédés de groupe sanguin compatible ou de tout donneur vivant volontaire et compatible. Ces derniers peuvent être des parents directs du receveur, des proches qui ont un lien affectif avec lui (p. ex., un conjoint, des cousins éloignés) ou des donneurs vivants altruistes connus (amis) ou non du receveur.

Le don d'organes par échange représente une autre option; dans ce cas, une paire formée d'un donneur et d'un receveur incompatibles ou imparfaitement assortis trouve une autre paire donneur-receveur avec qui faire un échange de reins (de Klerk *et al.*, 2008). Ainsi, une paire formée par un homme (personne A) qui désire donner un rein à son épouse (personne B), mais qui est incompatible avec elle, est apparié à une autre paire donneur-receveur formée par un homme atteint d'IRT (personne C) et sa mère (personne D). Dans cet exemple, la personne A donnerait son rein à la personne C, et la personne D donnerait le sien à la personne B. La donation d'organes par échanges est une pratique qui apparie biologiquement des paires donneur-receveur incompatibles afin de permettre aux deux candidats de recevoir un organe compatible. L'agrandissement du groupe des donneurs vivants est l'une des meilleures façons de diminuer la longueur de la liste d'attente et de réduire le délai pour les gens qui doivent avoir recours à un donneur décédé. Au Québec, un comité de travail a été mandaté pour évaluer les enjeux éthiques entourant cette pratique du don d'organe et pour voir comment celle-ci pourrait s'appliquer dans la province (Commission de l'éthique de la science et de la technologie du Québec, 2006).

Donneurs vivants

Parce qu'ils devront vivre avec un seul rein, les donneurs vivants doivent subir une évaluation pluridisciplinaire poussée afin de s'assurer qu'ils sont en bonne santé et qu'ils n'ont pas d'antécédents médicaux qui augmenteraient leurs risques d'être atteints d'une insuffisance rénale ou des complications opératoires. Une évaluation psychosociale et financière est aussi réalisée en raison des impacts de la chirurgie sur le contexte familial et le milieu de travail, par exemple.

Des épreuves de compatibilité croisée sont aussi faites au moment de l'évaluation et environ une semaine avant la transplantation pour s'assurer qu'il n'y a pas d'anticorps contre le donneur ou que le titre des anticorps est inférieur au niveau accepté. Avoir un donneur vivant présente de nombreux avantages : meilleurs taux de survie du client et du greffon (indépendamment de la compatibilité histologique), disponibilité immédiate de l'organe, fonctionnement immédiat en raison d'une période d'ischémie froide minimale (temps pendant lequel le rein, retiré du corps, ne reçoit plus d'irrigation sanguine) et possibilité de prévoir la chirurgie en tenant compte de la condition médicale optimale du receveur puisque la chirurgie est élective, contrairement à la situation des receveurs d'organes provenant de donneurs décédés.

Le donneur vivant rencontre un néphrologue pour une anamnèse complète, une évaluation physique et des examens paracliniques. Les analyses de laboratoire comprennent habituellement une mesure des protéines totales et de la clairance de la créatinine dans les urines de 24 heures, un hémogramme complet ainsi que l'établissement du profil biochimique et électrolytique. Il faut procéder à une recherche de l'hépatite B, de l'hépatite C, du VIH et du cytomégalovirus pour vérifier la présence de maladies transmissibles. Un ECG et une radiographie pulmonaire sont également effectués. Une échographie rénale et une artériographie rénale ou une TDM tridimensionnelle sont aussi réalisées pour s'assurer que les vaisseaux sanguins irriguant chaque rein sont en bon état et qu'il n'y a pas d'anomalie, ainsi que pour décider quel rein sera prélevé. Un intervenant spécialisé (psychologue ou autre) déterminera si la personne est stable sur le plan affectif et capable de faire face aux problèmes liés au don d'organe. Tous les donneurs doivent être informés des risques et des bénéfices du don, des complications à court terme et à long terme et de ce à quoi ils doivent s'attendre pendant les phases d'hospitalisation et de rétablissement. Le don d'un rein est sécuritaire et ne présente pas de conséquences à long terme sur la santé (Ibrahim *et al.*, 2009).

Dans un nombre restreint de centres de transplantation, la plasmaphérèse (séparation du plasma et des globules sanguins) est utilisée pour retirer les anticorps du receveur quand il y a une incompatibilité ABO entre le donneur et le receveur ou que l'épreuve de compatibilité croisée est positive. Cette mesure permet aux candidats à la transplantation de recevoir le rein d'un donneur vivant ayant un groupe sanguin traditionnellement considéré incompatible. Après la transplantation, le client subit des traitements supplémentaires de plasmaphérèse.

Donneurs décédés

Les donneurs décédés (cadavériques) sont des personnes qui ont subi une atteinte cérébrale irréversible et qui ont été déclarées en décès neurologique. Les causes les plus fréquentes de décès neurologique sont une hémorragie intracérébrale ou sous-arachnoïdienne, les traumas crâniens causés par un accident de la route ou une lésion cérébrale anoxique causée par un arrêt cardiaque. En attente de la transplantation, les organes du donneur en décès neurologique doivent être préservés par le maintien d'une ventilation assistée et par diverses mesures de soutien de la fonction intrinsèque cardiaque. Le donneur doit être l'objet d'une évaluation poussée concernant ses antécédents d'utilisation de drogues injectables, d'hypertension grave, de diabète, de tumeurs malignes, de septicémie, d'infections transmissibles sexuellement et par le sang, et de tuberculose. L'âge du donneur décédé est moins important que la qualité de sa fonction rénale.

La plupart des hôpitaux du Québec ont des politiques et procédures pour le don d'organes et de tissus. Aucune transplantation n'est possible si la démarche du don d'organes n'est pas entreprise. Dans certains centres hospitaliers québécois, des infirmières-ressources en don d'organes et de tissus collaborent au processus du consentement tout en accompagnant les familles de donneurs décédés. Elles interviendront après que les médecins auront procédé à la détermination d'un décès neurologique et qu'ils auront expliqué à la famille le pronostic fatal de même que le diagnostic du décès neurologique. Dès qu'un accord verbal est exprimé par la famille, les démarches peuvent alors se poursuivre (Québec-Transplant, 2010b).

Les reins sont prélevés en salle opératoire et préservés dans des solutions de maintien. Ils peuvent se conserver jusqu'à 72 heures, mais la plupart des chirurgiens transplanteurs préfèrent réaliser l'intervention avant que la période d'ischémie froide (temps de séjour à l'extérieur du corps, au cours du transport entre le donneur cadavérique et le receveur) atteigne 24 heures. La prolongation du temps d'ischémie froide augmente la probabilité que le rein ne fonctionne pas immédiatement et que le receveur de la greffe ait besoin de dialyse, le temps que la NTA qu'elle provoque se résorbe.

Les données sur le groupe ABO, le typage HLA, le taux d'anticorps et la durée du temps d'attente sont entrées dans les bases de données de Québec-Transplant pour chaque candidat qui accède à la liste. Quand un donneur devient disponible, son type HLA, son groupe ABO et d'autres renseignements clés sont comparés avec les données de tous les clients qui attendent une transplantation au Québec, puis au Canada et enfin à l'échelle internationale. Des points sont accordés en fonction de la proximité des types HLA, de la durée de l'attente du client, si son taux d'anticorps est inhabituellement élevé et si le receveur est âgé de moins de 19 ans. Les taux élevés d'anticorps méritent des points supplémentaires parce qu'ils

peuvent limiter de façon importante le nombre de donneurs compatibles. Le rein est offert au receveur qui cumule le plus de points au Québec. Si aucun receveur ne répond aux critères, l'organe est offert au Canada, puis aux États-Unis et parfois en Europe. Quand un rein arrive au centre de transplantation du receveur, une épreuve finale de compatibilité croisée est réalisée ; elle doit être négative pour que la transplantation puisse avoir lieu.

La seule exception au déroulement exposé ci-dessus se produit si le client a besoin d'une transplantation d'urgence ou si un donneur et un receveur sont compatibles pour les six antigènes HLA (aucune incompatibilité antigénique). Le receveur qui remplit l'un ou l'autre de ces critères monte alors en tête de liste. La priorité est donnée aux transplantations d'urgence dans le cas où le client est en danger de mort imminente (survie estimée à moins de 24 heures) s'il n'obtient pas de transplantation (p. ex., un client à qui il ne reste plus de sites d'accès vasculaire et qui aurait besoin d'une dialyse immédiate). La priorité est aussi accordée quand il n'y a aucune incompatibilité antigénique entre un donneur et un receveur parce que statistiquement ces greffes ont un meilleur taux de survie.

69.4.4 Intervention chirurgicale
Donneur vivant

Au Québec en 2009, plus de 900 personnes étaient en attente d'une greffe rénale. Depuis 2010, des efforts ont été accomplis afin d'encourager le don vivant et en faire une meilleure promotion, notamment pour le rein. Alors que seulement 4 ou 5 % des greffes rénales réalisées au Québec se font à partir d'un donneur vivant, ce taux peut atteindre 50 % dans certains pays (Québec-Transplant, 2009b). Par exemple, le donneur vivant compte pour environ 27 % de toutes les transplantations rénales aux États-Unis **ENCADRÉ 69.8**.

La néphrectomie du donneur est effectuée par un urologue ou par un chirurgien transplanteur. Cette intervention commence une heure ou deux avant le début de la chirurgie du receveur, dont la préparation chirurgicale se déroule dans une salle d'opération située à proximité. L'approche la plus couramment utilisée pour prélever le rein d'un donneur vivant est la néphrectomie laparoscopique ▶ **68**. Après son ablation, le rein est rincé avec une solution électrolytique stérile réfrigérée et préparé pour sa transplantation immédiate au receveur. Cette technique chirurgicale est aussi peu invasive que possible et présente moins de risques qu'une néphrectomie classique tout en offrant un temps de guérison plus court. L'approche laparoscopique diminue notablement

68

Le chapitre 68, *Interventions cliniques – Troubles rénaux et urologiques,* aborde le sujet de la néphrectomie laparoscopique.

Situation

Vous vous occupez de madame Rosie Morin, une femme âgée de 45 ans qui est sous dialyse depuis presque 10 ans. Elle vous dit que son nom figure sur une liste d'attente pour une transplantation rénale, mais qu'elle ne peut plus supporter cette longue attente. Un ami lui a récemment parlé de la possibilité d'acheter un rein et de se le faire greffer en Inde. Madame Morin vous demande ce que vous pensez de cette option et ce que vous lui conseilleriez de faire.

Considérations importantes

- Actuellement, il est illégal au Canada et dans plusieurs autres pays d'être impliqué, directement ou indirectement, dans l'achat ou la vente d'organes. Le Code criminel du Canada a été modifié pour y inclure la criminalisation du trafic d'êtres humains et d'organes humains, tandis qu'à l'échelle internationale, le Conseil de l'Europe a mis en œuvre une réglementation stricte pour combattre ce problème.

- Depuis 2002, une dizaine de personnes en attente d'un rein sont décédées chaque année au Québec (Québec-Transplant, 2009c).

- L'important marché noir de reins non réglementé dans les pays en développement expose les gens à des risques accrus de morbidité et de mortalité. Alors que les personnes bien nanties peuvent acheter des organes sur le marché noir, les plus pauvres sont désavantagées d'une manière qui peut augmenter les risques pour leur santé. Un système de compensation soigneusement réglementé pourrait supprimer l'avantage des nantis et ajouter des protections importantes pour les gens pauvres, améliorant ainsi le consentement éclairé.

Questions de jugement clinique

- Comment pourriez-vous fournir de l'information qui permettrait à la cliente de prendre une décision véritablement éclairée?

- Comment pourriez-vous participer à la mise au point ou au changement de politiques en matière de santé qui pourraient être profitables pour la population?

- Quelles ressources vous aideraient à réduire chez la cliente le sentiment qu'il n'existe pas d'autre option valable?

---

le temps de séjour à l'hôpital, la douleur, la perte de sang pendant l'intervention, l'affaiblissement et le temps de convalescence. C'est pour ces raisons que le nombre de personnes qui acceptent de donner un rein a augmenté de façon importante (Danovitch, 2005).

Pour une néphrectomie classique, le donneur est placé en position de décubitus latéral sur la table d'opération, de façon à présenter son flanc de côté. Le chirurgien pratique une incision au niveau de la onzième côte. Il est possible que la côte doive être retirée pour permettre une bonne visualisation du rein.

Receveur de la greffe rénale

Habituellement, le rein transplanté est placé dans la fosse iliaque, en position extrapéritonéale. La fosse iliaque droite est privilégiée, car cela facilite les anastomoses et réduit au minimum le risque d'iléus.

Avant de commencer l'intervention, un cathéter urinaire est introduit dans la vessie, et une solution antibiotique est instillée pour distendre celle-ci et réduire les risques d'infection. Une incision en forme de croissant est pratiquée de la crête iliaque jusqu'à la symphyse pubienne **FIGURE 69.16**.

Une revascularisation rapide est essentielle pour prévenir une lésion ischémique du rein. L'artère du donneur est anastomosée avec l'artère iliaque interne (hypogastrique) ou l'artère iliaque externe du receveur. La veine du donneur est anastomosée avec la veine iliaque externe du receveur. Les transplantations rénales avec donneur vivant peuvent être techniquement plus difficiles parce que les vaisseaux sanguins risquent d'être plus courts que s'il s'agit d'un donneur décédé.

Une fois les anastomoses complétées, les clamps sont libérés, et l'écoulement sanguin vers le rein est rétabli. Le rein devrait alors devenir ferme et rose. Il est possible que de l'urine commence à couler de l'uretère immédiatement.

Dans la plupart des cas, l'uretère du donneur est alors inséré à travers la sous-muqueuse de la vessie jusqu'à la cavité vésicale et est suturé en place. Cette approche porte le nom d'urétéronéocystostomie. Elle permet à la paroi vésicale de comprimer l'uretère quand elle se contracte pour la miction et empêche ainsi le reflux d'urine par l'uretère jusque dans le rein greffé. L'intervention chirurgicale pour la transplantation chez le receveur nécessite environ trois ou quatre heures.

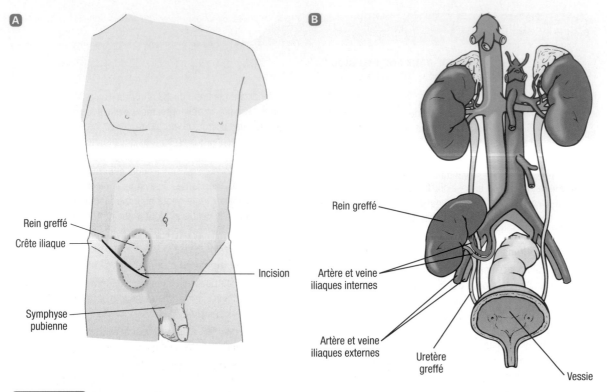

FIGURE 69.16

A Incision chirurgicale pour une transplantation rénale. **B** Mise en place chirurgicale du rein greffé.

Soins et traitements infirmiers

CLIENT RECEVANT UNE GREFFE RÉNALE

Le rétablissement et la réadaptation du receveur dépendent en grande partie du travail attentif de l'infirmière dans la collecte des données, leur analyse et leur interprétation, des interventions infirmières et de l'évaluation rigoureuse de tous les systèmes de l'organisme. Il faut déterminer les besoins d'information et entreprendre l'enseignement dès le début de l'hospitalisation en vue de la planification du congé. La durée de séjour à l'hôpital est de quatre à cinq jours en moyenne pour le receveur.

Soins préopératoires

Les soins infirmiers prodigués au client en phase préopératoire comprennent sa préparation psychologique et physique à la chirurgie. Étant donné que le client et le proche aidant peuvent avoir attendu la greffe de rein pendant des années, il est nécessaire de passer en revue les modalités de l'intervention chirurgicale et ce à quoi il faut s'attendre pendant la période de rétablissement qui suivra immédiatement celle-ci. Il est important d'insister sur la possibilité que le rein ne fonctionne pas immédiatement et qu'il faille recourir à la dialyse pour quelques jours ou quelques semaines. Il faut rappeler le besoin d'une médication immunosuppressive et revoir les mesures pour prévenir l'infection.

Un ECG, une radiographie pulmonaire et des tests de laboratoire sont souvent prescrits pour s'assurer que le client est dans une condition physique optimale pour sa chirurgie. S'il se présente une anomalie importante, comme une surcharge hydrique ou de l'hyperkaliémie, il peut être nécessaire de faire une dialyse avant l'intervention. Un client qui est sous dialyse péritonéale doit retirer toute la solution de dialysat de son abdomen avant la chirurgie. Étant donné qu'il peut être nécessaire de continuer les dialyses après la transplantation, il faut s'assurer de maintenir la perméabilité de l'accès vasculaire. Il est essentiel d'identifier le membre portant l'accès vasculaire à l'aide d'une étiquette mentionnant « Accès pour dialyse, pas d'interventions », pour éviter qu'il soit utilisé pour prendre la P.A., prélever du sang ou faire des perfusions I.V.

Soins postopératoires

Donneur vivant

Les soins postopératoires habituels à donner au donneur sont similaires à ceux qui suivent une néphrectomie classique ou laparoscopique. Il faut surveiller de près la fonction rénale pour déceler une dégradation et vérifier l'hématocrite pour voir s'il y a une hémorragie. Le donneur qui a subi une néphrectomie classique ressent plus de douleur que celui qui a eu une néphrectomie laparoscopique. En général, tous les donneurs éprouvent plus de douleur que leurs receveurs. Les donneurs par néphrectomie classique reçoivent leur congé de l'hôpital après quatre ou cinq jours et peuvent généralement retourner au travail après six à huit semaines. Les donneurs par approche laparoscopique peuvent quitter l'hôpital après deux à quatre jours et retourner au travail après quatre à six semaines. Le chirurgien revoit le donneur une semaine ou deux après son congé.

Les infirmières qui prennent soin du donneur vivant doivent reconnaître le précieux cadeau que cette personne a fait. Le donneur a pris des risques physiques, affectifs et financiers pour aider le receveur. Il est essentiel qu'il ne soit pas oublié après l'intervention. Le donneur aura même besoin d'un soutien plus important si l'organe qu'il a donné ne fonctionne pas immédiatement ou est défaillant pour quelque raison. La Colombie-Britannique et l'Ontario offrent un soutien pécuniaire aux donneurs vivants pour contrebalancer une partie du fardeau financier qu'ils subissent lors d'un don de rein (Programme Compagnons de la transplantation).

Receveur de la greffe rénale

La priorité durant cette période est le maintien de l'équilibre hydroélectrolytique. Dans plusieurs centres, les receveurs de greffe rénale passent les 12 à 24 premières heures à l'unité de soins intensifs en raison du monitorage étroit qui est nécessaire (Neyhart, 2008). Il est possible que de très grandes quantités d'urine soient produites peu après le rétablissement de l'irrigation sanguine dans le rein greffé. Cette diurèse importante est due : 1) à la capacité du nouveau rein de filtrer l'urée du sang, qui agit comme un diurétique osmotique ; 2) à l'abondance de liquides administrés durant l'intervention ; 3) à un dérèglement initial des tubules rénaux qui empêche les reins de concentrer l'urine normalement. Le débit urinaire durant cette phase peut s'élever jusqu'à un litre à l'heure et diminuer graduellement à mesure que les taux d'urée sérique et de créatininémie sérique reviennent à la normale. L'urine évacuée est remplacée millilitre par millilitre par des liquides administrés toutes les heures pendant les 12 à 24 premières heures. Des mesures de la pression veineuse centrale sont essentielles pour la surveillance de l'état hydrique postopératoire. Il faut éviter la déshydratation pour prévenir l'hypoperfusion rénale et des lésions des tubules rénaux.

Il est essentiel de surveiller les électrolytes pour déceler l'hyponatrémie et l'hypokaliémie souvent associées à une diurèse rapide. Un traitement par des suppléments de potassium ou la perfusion d'une solution saline normale 0,9 % peuvent être indiqués. Il peut aussi être nécessaire d'administrer du bicarbonate par voie I.V. si le client tombe en acidose métabolique à cause du retard dans la reprise du fonctionnement de son rein. Il existe aussi un risque de NTA en raison de la période d'ischémie froide et du recours à des donneurs cadavériques marginaux (ceux qui sont médicalement sous-optimaux). Les dommages attribuables à une période d'ischémie froide prolongée sont responsables de la NTA. Quand le client en est atteint, la dialyse s'avère nécessaire pour maintenir son équilibre hydroélectrolytique. Certains clients ont une NTA à débit élevé et peuvent excréter de l'eau, mais pas les déchets métaboliques ou les électrolytes. D'autres clients ont une **NTA oligurique** ou une **NTA anurique**. Ces clients risquent une surcharge hydrique au début de la période postopératoire, et il faut évaluer de près le besoin de dialyse chez eux. La période de NTA peut s'étendre sur des jours ou des semaines, accompagnée d'une amélioration du fonctionnement rénal. La plupart des clients qui font une NTA resteront sous dialyse après avoir obtenu leur congé de l'hôpital. Cette situation est très décourageante pour eux, et il importe de les rassurer en leur disant que le fonctionnement rénal s'améliore habituellement. La dialyse est cessée quand le débit urinaire augmente et que la créatininémie sérique et l'urée sérique commencent à revenir à la normale.

Une diminution subite du débit urinaire au début de la période postopératoire doit être prise en considération. Elle peut être due à la déshydratation, au rejet, à une fuite d'urine ou à une obstruction. Cette dernière situation est souvent attribuable à la présence d'un caillot sanguin dans la sonde vésicale. Il faut maintenir la perméabilité de celle-ci pendant les trois à cinq jours qu'elle séjourne dans la vessie pour permettre la guérison de l'anastomose urétérovésicale. Si la présence de caillots sanguins est soupçonnée, une irrigation en douceur de la sonde, prescrite par le médecin, pourra rétablir sa perméabilité.

L'enseignement postopératoire devrait porter sur la prévention et le traitement du rejet et de l'infection, sur les complications de la chirurgie, ainsi que sur l'objectif et les effets secondaires de l'immunosuppression. Des analyses sanguines fréquentes et des visites en consultation externe aident à détecter précocement un rejet. L'éducation du client pour assurer une transition en douceur de l'hôpital à la maison est une partie intégrante des soins infirmiers, de même que la poursuite de bonnes habitudes de vie.

Thérapie immunosuppressive

L'objectif de l'immunosuppression est d'inhiber adéquatement la réaction immunitaire afin d'éviter le rejet du rein greffé tout en maintenant une immunité suffisante pour prévenir une infection irrépressible.

Complications de la transplantation

Le **TABLEAU 69.12** compare les complications des thérapies de suppléance rénale, soit la dialyse péritonéale et l'hémodialyse, ainsi que de la transplantation rénale.

| Rejet | Le rejet du greffon est l'un des risques majeurs à la suite d'une transplantation rénale. Le rejet peut être suraigu, aigu ou chronique. Les clients chez qui le rejet est chronique devraient être placés sur la liste d'attente pour une transplantation dans l'espoir qu'ils puissent recevoir un autre rein avant que la dialyse soit nécessaire.

| Infection | L'infection demeure une cause importante de morbidité et de mortalité après une transplantation. Le receveur d'une greffe est vulnérable aux infections à cause de la suppression des mécanismes normaux de défense de son organisme due à la chirurgie, aux médicaments immunosuppresseurs et aux conséquences de l'IRT. Une maladie systémique sous-jacente, comme le diabète ou le lupus érythémateux aigu disséminé, la malnutrition et l'âge peuvent en outre aggraver les effets négatifs sur la réponse immunitaire. Il arrive que les signes et les symptômes d'infection soient subtils. L'infirmière doit faire preuve de rigueur dans l'observation et l'évaluation des receveurs de greffe rénale parce que le diagnostic précoce et le traitement rapide des infections amélioreront l'évolution de l'état du client.

Les infections observées le plus couramment dans le premier mois qui suit la transplantation sont semblables à celles que risque tout client en phase postopératoire, soit la pneumonie, l'infection de la plaie opératoire, des sites d'accès I.V. ou du drain, ainsi que les infections urinaires. Les infections fongiques et virales ne sont pas rares en raison de l'état d'immunosuppression du client. Les infections fongiques comprennent les infections à *Candida, Cryptococcus, Aspergillus* et *Pneumocystis jiroveci*. Ces infections sont difficiles à traiter, exigent de longues périodes de traitement et demandent souvent l'administration de médicaments néphrotoxiques. Les clients greffés reçoivent habituellement des médicaments antifongiques prophylactiques pour prévenir ces infections, comme le clotrimazole (Canestan^MD), le

TABLEAU 69.12	Complications liées aux thérapies de suppléance rénale et à la transplantation		
DIALYSE PÉRITONÉALE	**HÉMODIALYSE**	**TRANSPLANTATION RÉNALE**	

• Problèmes avec cathéter abdominal :
  – Infection du site de sortie du cathéter
  – Infection du tunnel sous-cutané
  – Péritonite
  – Occlusion du cathéter
  – Douleur abdominale
  – Écoulement par le cathéter
  – Hernies
  – Douleur lombaire
  – Maladie cadiovasculaire
• Problèmes respiratoires :
  – Atélectasie
  – Pneumonie
  – Bronchite
• Déperdition protéique
• Anomalies glucidiques
• Anomalies lipidiques
• Péritonite sclérosante encapsulante
	• Problèmes d'accès vasculaire :
	  – Fistule
	    › Infection du site de ponction
	    › Septicémie
	    › Sténose ou thrombose
	  – Cathéter veineux central
	    › Infection du site de sortie du cathéter et du tunnel sous-cutané
	    › Septicémie
	    › Sténose ou thrombose
	• Hypotension
	• Crampes musculaires
	• Exsanguination
	• Hépatite
	• Infection, septicémie
	• Syndrome de déséquilibre osmotique
	• Maladie cardiovasculaire
		• Rejet du greffon :
		  – suraigu
		  – aigu
		  – chronique
		• Vulnérabilité à l'infection
		• Maladie cardiovasculaire
		• Tumeurs malignes
		• Récurrence de la maladie rénale
		• Complications liées aux corticostéroïdes	

fluconazole (Diflucan ^{MD}) et une association triméthoprime-sulfaméthoxazole. Les infections virales, dont celles causées par le CMV, le virus Epstein-Barr, le virus *herpes simplex* (VHS), le virus varicelle-zona et le virus du polyome (p. ex., le virus BK), peuvent être des infections primaires ou une réactivation d'une maladie existante. Les infections primaires sont des néo-infections se produisant après la transplantation à partir d'une source exogène, comme l'organe greffé ou du sang transfusé. La réactivation se produit quand un virus est déjà présent chez le client et qu'il se réactive après la transplantation en raison de l'immunosuppression.

L'infection par le CMV est l'une des infections virales les plus communes. Si le receveur n'a jamais eu ce virus et qu'il reçoit un organe d'un donneur ayant déjà été infecté par le CMV, une prophylaxie antivirale lui sera administrée (p. ex., le ganciclovir sodique [Cytovene^{MD}], le chlorhydrate de valganciclovir [Valcyte^{MD}]). Si une infection primaire active par le CMV est diagnostiquée ou qu'il y a une réactivation symptomatique de ce virus, du ganciclovir sodique I.V. sera administré en même temps qu'une immunoglobuline contenant des anticorps anti-CMV. Pour prévenir les infections par le VHS, de l'acyclovir (Zovirax^{MD}) sera donné par voie P.O. pendant plusieurs mois après la transplantation.

| Maladie cardiovasculaire | La fréquence de l'athérosclérose est plus élevée chez les clients greffés. Les maladies cardiovasculaires sont la principale cause de décès après une transplantation rénale. L'hypertension, la dyslipidémie, le diabète, le tabagisme, le rejet du greffon, les infections et les taux élevés d'homocystéine sont tous des facteurs qui contribuent aux maladies cardiovasculaires. Les immunosuppresseurs peuvent aggraver l'hypertension et la dyslipidémie. L'infirmière doit enseigner au client à gérer les facteurs de risques comme les taux élevés de cholestérol, de triglycérides et de glucose sanguin, ainsi que son poids. La compréhension et le suivi du traitement antihypertenseur sont essentiels non seulement pour prévenir des accidents cardiovasculaires, mais aussi pour éviter d'endommager le nouveau rein.

| Tumeurs malignes | L'incidence globale des tumeurs malignes chez les receveurs de greffe rénale est d'environ 6 %, ce qui est 100 fois plus élevé que dans la population en général. La thérapie immunosuppressive est la principale cause de cette situation. Non seulement les immunosuppresseurs inhibent-ils le système immunitaire, mais ils suppriment également sa capacité à combattre la production de cellules anormales comme les cellules cancéreuses. Les tumeurs malignes comprennent le cancer de la peau, des lèvres, du rein, du système hépatobiliaire, de la vulve et du périnée, les lymphomes, le sarcome de Kaposi et d'autres sarcomes. Les deux types de cancers post-transplantation les plus communs sont le carcinome basocellulaire de la peau et le lymphome (syndrome lymphoprolifératif post-transplantation).

Le dépistage régulier du cancer est une part importante des soins préventifs du client greffé. Il faut l'aviser d'éviter les effets du soleil en portant des vêtements protecteurs et des écrans solaires pour réduire au minimum l'incidence des cancers de la peau.

| Récurrence de la maladie rénale initiale | La maladie initiale qui a détruit les reins récidive parfois chez certains clients qui ont reçu une greffe rénale. La situation est plus courante avec certains types de glomérulonéphrite et avec la néphropathie à dépôts mésangiaux d'IgA, la néphropathie diabétique et la sclérose segmentaire focale. La récurrence de la maladie peut entraîner la perte d'un transplant rénal fonctionnel. Les clients qui ont une maladie connue pour sa récurrence doivent en être prévenus avant la transplantation.

| Complications liées aux corticostéroïdes | La nécrose aseptique des hanches, des genoux et d'autres articulations peut résulter d'une thérapie prolongée aux corticostéroïdes et de l'ostéodystrophie rénale. L'ulcère gastroduodénal, l'intolérance au glucose et le diabète, les cataractes, la dyslipidémie et une fréquence élevée d'infections et de tumeurs malignes sont d'autres problèmes importants liés aux corticostéroïdes. Pendant l'année qui suit la transplantation, la dose de corticostéroïdes est habituellement diminuée de 5 à 10 mg par jour. L'utilisation de tacrolimus et de ciclosporine a permis de réduire considérablement les doses de corticostéroïdes.

En raison des problèmes liés à l'usage à long terme de ces médicaments, plusieurs programmes de transplantation ont mis au point des régimes médicamenteux sans corticostéroïdes. D'autres centres suppriment les corticostéroïdes pour une courte période après la transplantation. Pour les clients qui continuent à prendre ces médicaments, il est essentiel de maintenir une surveillance vigilante des effets secondaires pour amorcer un traitement précoce.

Considérations gérontologiques

INSUFFISANCE RÉNALE CHRONIQUE

Au Canada, l'incidence de l'IRC augmente plus rapidement chez les clients âgés (ICIS, 2010). Les principales maladies qui entraînent l'insuffisance rénale chez les personnes âgées sont le diabète et l'hypertension.

Les soins à prodiguer à cette population âgée comportent des difficultés particulières non seulement à cause des changements physiologiques normaux qu'apporte le vieillissement, mais aussi en raison des incapacités, des maladies chroniques et du nombre d'affections comorbides qui apparaissent **FIGURE 69.17**. Les changements physiologiques importants sur le plan clinique chez le client âgé atteint d'IRC sont la diminution de la fonction cardiorespiratoire, la perte osseuse, l'immunodéficience, la baisse des capacités cognitives et l'altération de la synthèse protéique et du métabolisme des médicaments. La malnutrition est fréquente chez les clients âgés atteints d'IRC pour diverses raisons, dont la perte de mobilité, le manque de compréhension des recommandations en matière d'alimentation, l'isolement social, l'incapacité physique, l'altération de la fonction cognitive et les problèmes de malabsorption.

Lorsque le traitement classique de l'IRC n'est plus efficace, le client âgé doit envisager le meilleur mode de traitement en fonction de sa santé physique et émotionnelle, de ses préférences personnelles et de la présence d'un réseau de soutien. La dialyse (surtout péritonéale) s'administre avec succès chez les personnes âgées. La qualité de vie est bonne pour un grand nombre de clients âgés atteints d'IRT traités par dialyse. La dialyse péritonéale permet au client d'être plus mobile et de jouir d'un sentiment accru de maîtrise sur sa maladie. La dialyse péritonéale entraîne moins d'instabilité sur le plan hémodynamique que l'hémodialyse, mais elle nécessite que le client puisse s'administrer lui-même des soins ou compter sur l'aide d'une autre personne, ce qui n'est peut-être pas toujours possible.

La plupart des personnes âgées de 65 ans et plus choisissent l'hémodialyse, plus particulièrement en milieu hospitalier, en raison du manque d'aide à domicile et d'une réticence à prendre en charge l'aspect technique de la dialyse. La création d'un accès vasculaire pour l'hémodialyse peut être quelque peu préoccupante dans le cas du client âgé en raison des changements athéroscléreux. Bien que la transplantation soit une option, le client âgé doit faire l'objet d'une évaluation rigoureuse pour s'assurer que les avantages l'emportent sur les risques. Il est préférable alors d'avoir recours à un donneur vivant pour éviter l'attente prolongée.

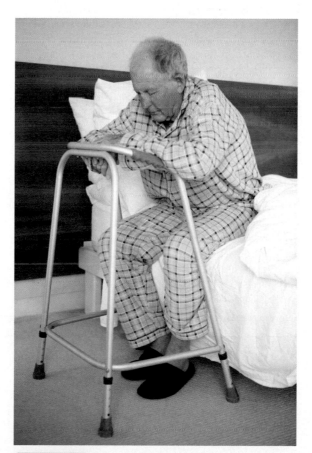

FIGURE 69.17

Les changements physiologiques dus à l'âge rendent plus difficiles les soins aux personnes atteintes d'IRC.

La principale cause de décès chez le client âgé atteint d'IRT est la maladie cardiovasculaire (IM, AVC), suivie de la cessation des traitements de dialyse. Si un client lucide décide de cesser la dialyse, il est essentiel de lui apporter du soutien ainsi qu'à sa famille. Les questions d'éthique à envisager dans cette situation sont la lucidité du client, l'avantage comparativement au fardeau du traitement et la pertinence de celui-ci. La cessation du traitement ne constitue pas un échec si le client est bien informé et se sent à l'aise avec la décision **ENCADRÉ 69.9**.

Dilemmes éthiques

ENCADRÉ 69.9 | Allocation des ressources

Situation

Une coordonnatrice en soins infirmiers en transplantation réfléchit aux sentiments qu'elle éprouve à propos de deux clients qui sont en évaluation en vue de leur inscription sur une liste d'attente pour la greffe d'un rein provenant d'une personne décédée (cadavérique). La première personne est une enseignante âgée de 40 ans, mariée et mère de 2 enfants. L'autre est un homme sans emploi âgé de 22 ans qui fait un usage actif de cocaïne. Il manque trois ou quatre traitements de dialyse chaque mois et ne prend pas toujours ses médicaments antihypertenseurs.

Considérations importantes

- Il est tentant de croire à la neutralité des infirmières ou à l'abstraction qu'elles font de leur jugement de valeur quant à l'allocation d'une ressource rare comme un organe destiné à la transplantation. Toutefois, il est parfois difficile d'éviter de porter des jugements de valeur sur l'attribution d'une telle ressource en fonction du besoin plutôt que du mérite. La principale responsabilité d'une infirmière s'exerce d'abord envers le client, peu importe qu'il s'agisse d'un individu, d'une famille, d'un groupe ou d'une communauté.

- Des facteurs psychologiques, physiologiques et l'adhésion au traitement font partie des éléments considérés dans le processus d'évaluation permettant de déterminer l'admissibilité à une transplantation d'organe. Pour une transplantation rénale, l'organe est greffé au client qui a obtenu le plus de points selon un système bien précis de notation, indépendamment de l'opinion que pourrait avoir le personnel soignant quant à son mérite. Si la candidature d'un client est refusée sur cette base, il faut lui donner une chance de modifier son comportement ou de résoudre le problème ou la situation en une période de temps donnée.

- Le système québécois et canadien d'approvisionnement en organes est conçu pour préserver de façon optimale l'impartialité à l'égard du client. Une fois inscrit sur une liste d'attente pour une transplantation, le client n'est pas comparé aux autres pour ce qui est de son mérite.

- Le don d'organes étant volontaire et bénévole au Canada, toute situation mettant en cause l'équité du système d'approvisionnement et de transplantation serait susceptible d'avoir un effet négatif sur le don d'organes et donc, sur la disponibilité des organes pour la transplantation.

Questions de jugement clinique

- Que dit le code d'éthique des infirmières sur la façon dont elles devraient considérer les clients? Voir le Code de déontologie de l'Ordre des infirmières et infirmiers du Québec (OIIQ) au www.oiiq.org.

- Que dit le code d'éthique de 2001 de l'Association canadienne des infirmières et infirmiers et des technologues en néphrologie (ACINT) sur la façon dont les infirmières devraient considérer les clients? Voir sur le site Internet de l'Association au www.cannt.ca/en/files/CANNT_Nursing_Standards_2008.pdf.

- Selon vous, lequel des deux clients devrait recevoir le prochain organe disponible?

Le nombre croissant de clients atteints d'IRT, âgés et affaiblis qui sont traités par dialyse soulève un certain nombre de questions éthiques quant au bien-fondé de l'utilisation de ressources déjà limitées, auprès d'une population dont l'espérance de vie est réduite. Par contre, rien ne semble justifier l'exclusion des personnes âgées des programmes de dialyse. Selon les données actuelles à l'égard des résultats et de la qualité de vie des clients, il est inacceptable de rationner le nombre de cas de dialyse uniquement selon l'âge.

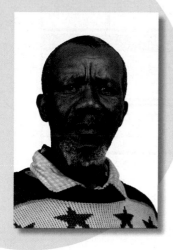

Monsieur Richard Valérian est âgé de 65 ans. Il a fait des glomérulonéphrites dans le passé. Étant diabétique de type 1 et hypertendu, il est malheureusement atteint d'une IRC de stade 5. Il est maintenant hospitalisé pour son diabète non maîtrisé. La nutritionniste assure un suivi serré auprès du client.

Le client prenait de l'hydroxyde de magnésium (lait de Magnésie^MD) pour un problème de constipation et du Maalox^MD pour des brûlures d'estomac, mais le médecin lui a dit d'arrêter d'en prendre. Il reçoit maintenant du sulfate ferreux

P.O. 325 mg b.i.d., et des injections S.C. d'époétine alpha (Éprex^MD) 5 000 unités 3 fois/semaine.

Les résultats des analyses de laboratoire montrent les valeurs suivantes : fer sérique 7 μmol/L (SI) ; kaliémie 7 mEq/L ; créatininémie 2,8 mg/dl ; azotémie 23 mg/dl ; érythrocytes 4,2 × 10^{12}/L ; hémoglobine 114 g/dl ; calcémie 1,90 mmol/L.

Monsieur Valérian se plaint de céphalées, et il devient facilement somnolent. Il dit qu'il n'a pas les idées claires : « J'ai de la difficulté à me concentrer sur mes mots croisés. » Ses propos sont même parfois incohérents. ▶

MISE EN ŒUVRE DE LA DÉMARCHE DE SOINS

Collecte des données – Évaluation initiale – Analyse et interprétation

1. Quel résultat d'un autre examen paraclinique l'infirmière doit-elle penser à vérifier en lien avec celui de la kaliémie ?

2. Quelle autre analyse de laboratoire pourrait être anormale compte tenu de l'insuffisance rénale chronique de monsieur Valérian ?

3. Deux signes sont à vérifier en lien avec le résultat de la calcémie. Lesquels ?

4. Pourquoi monsieur Valérian devrait-il cesser de prendre du lait de Magnésie^MD et du Maalox^MD ?

5. Le sulfonate de polystyrène sodique (Kayexalate^MD) est-il indiqué chez ce client ? Justifiez votre réponse.

6. Pourquoi monsieur Valérian reçoit-il des injections d'époétine alpha (Éprex^MD) S.C. ?

7. Outre les résultats des examens paracliniques, quel problème prioritaire ressort de l'analyse des signes et des symptômes que le client présente ? Inscrivez votre réponse dans l'extrait du plan thérapeutique infirmier (PTI) ci-dessous.

Extrait

CONSTATS DE L'ÉVALUATION								
Date	Heure	N°	Problème ou besoin prioritaire	Initiales	RÉSOLU / SATISFAIT			Professionnels / Services concernés
					Date	Heure	Initiales	
2011-04-12	09:45	2						

Signature de l'infirmière	Initiales	Programme / Service	Signature de l'infirmière	Initiales	Programme / Service
		3e Centre - Néphrologie			

8. Pour que la collecte des données soit plus complète, trouvez trois autres signes et symptômes qui confirmeraient la bonne réponse à la question précédente.

9. Qu'est-ce qui explique l'apparition des signes et symptômes d'urémie ?

10. Quel résultat de test de laboratoire faudra-t-il alors suivre de près ?

▶ L'infirmière a ajouté le problème *Hyperkaliémie* dans l'extrait du PTI de monsieur Valérian. ▶

Extrait

CONSTATS DE L'ÉVALUATION									
Date	Heure	N°	Problème ou besoin prioritaire	Initiales	RÉSOLU / SATISFAIT			Professionnels / Services concernés
					Date	Heure	Initiales	
2011-04-12	10:30	3	Hyperkaliémie	G.D.				

SUIVI CLINIQUE							
Date	Heure	N°	Directive infirmière	Initiales	CESSÉE / RÉALISÉE		
					Date	Heure	Initiales
2011-04-12	10:30	3					

Signature de l'infirmière	Initiales	Programme / Service	Signature de l'infirmière	Initiales	Programme / Service
		3e Centre - Néphrologie			
Gaëlle Descoeurs	G.D.	3e Centre - Néphrologie			

Planification des interventions – Décisions infirmières

11. Émettez une directive infirmière s'adressant à monsieur Valérian pour le problème prioritaire No 3, et nommez la professionnelle déjà impliquée dans la situation dans la section *Professionnels / Services concernés*.

▶ Monsieur Valérian est maintenant hémodialysé. Il porte un cathéter temporaire dans la veine jugulaire droite. ▶

Collecte des données – Évaluation en cours d'évolution – Analyse et interprétation

12. Quels signes d'infection (quatre) faut-il vérifier au site d'insertion du cathéter?

13. Le risque d'infection au site d'insertion du cathéter à la jugulaire droite devrait-il apparaître dans l'extrait du PTI de monsieur Valérian? Justifiez votre réponse.

▶ Le lendemain, en faisant sa toilette vers 8 h 30, monsieur Valérian a observé qu'il saignait des gencives au brossage des dents, ce qui ne lui arrivait pas auparavant.

Depuis son admission, le client doit limiter son ingestion de liquide selon un calcul fait quotidiennement. Par ailleurs, le médecin a diminué les doses d'insuline, car le client a présenté des épisodes d'hypoglycémie. ▶

Collecte des données – Évaluation en cours d'évolution – Analyse et interprétation

14. En plus des gencives, nommez au moins deux endroits où il est important de vérifier la présence de sang.

15. Qu'est-ce qui expliquerait l'apparition des saignements?

16. Pourquoi le médecin a-t-il raison de diminuer la dose d'insuline de monsieur Valérian?

Planification des interventions – Décisions infirmières

17. Pour assurer le suivi clinique des saignements aux gencives, l'infirmière tient à être avisée de tout autre saignement que le client pourrait présenter. Comment formuleriez-vous une telle directive?

Extrait

			CONSTATS DE L'ÉVALUATION						
						RÉSOLU / SATISFAIT			Professionnels / Services concernés
Date	Heure	N°	Problème ou besoin prioritaire	Initiales		Date	Heure	Initiales	
2011-04-13	08:30	4	Saignement des gencives	G.D.					

			SUIVI CLINIQUE						
						CESSÉE / RÉALISÉE			
Date	Heure	N°	Directive infirmière	Initiales		Date	Heure	Initiales	
2011-04-13	08:30	4							

Signature de l'infirmière	Initiales	Programme / Service	Signature de l'infirmière	Initiales	Programme / Service
Gaëlle Descoeurs	G.D.	3ᵉ Centre - Néphrologie			
		3ᵉ Centre - Néphrologie			

▶ Une autre infirmière a ajouté un besoin prioritaire et une directive dans l'extrait du PTI de monsieur Valérian ci-après.

Extrait

			CONSTATS DE L'ÉVALUATION						
						RÉSOLU / SATISFAIT			Professionnels / Services concernés
Date	Heure	N°	Problème ou besoin prioritaire	Initiales		Date	Heure	Initiales	
2011-04-13	10:00	5	Limite liquidienne calculée quotidiennement	B.W.					

			SUIVI CLINIQUE						
						CESSÉE / RÉALISÉE			
Date	Heure	N°	Directive infirmière	Initiales		Date	Heure	Initiales	
2011-04-13	10:00	5	Prendre le ¼ des liquides permis aux repas et le reste p.r.n.						
			(+ dir. p. trav. PAB et dir. verb. client)	B.W.					

Signature de l'infirmière	Initiales	Programme / Service	Signature de l'infirmière	Initiales	Programme / Service
Bérangère Walelu	B.W.	3ᵉ Centre - Néphrologie			

18. Quel est le but de la directive infirmière concernant le problème prioritaire Nᵒ 5?

Application de la pensée critique

Dans l'application de la démarche de soins auprès de monsieur Valérian, l'infirmière a recours aux éléments du modèle de la pensée critique pour analyser la situation de santé du client et en comprendre les enjeux. La **FIGURE 69.18** résume les caractéristiques de ce modèle en fonction des données de ce client, mais elle n'est pas exhaustive.

Vers un jugement **clinique**

Connaissances
- Différences entre l'IRA et l'IRC
- Physiopathologie et stades de l'IRC
- Facteurs contribuant à l'apparition de l'IRC
- Manifestations cliniques de l'IRC
- Valeurs normales des analyses sanguines : créatininémie, azotémie (BUN), kaliémie, natrémie, calcémie, glycémie
- Particularités de l'hémodialyse et de la dialyse péritonéale
- Signes et symptômes d'urémie
- Médicaments administrés pour corriger les déséquilibres électrolytiques et maîtriser le diabète

Expériences
- Soins aux clients atteints de maladie chronique
- Expérience en hémodialyse et en dialyse péritonéale

ÉVALUATION
- Facteurs contribuant à l'apparition de l'IRC chez monsieur Valérian (diabète, hypertension, glomérulonéphrites antérieures)
- Signes et symptômes d'urémie présentés par le client : nausées, vomissements, fatigue, altération de la pensée, troubles de concentration, somnolence
- Résultats des tests de laboratoire en lien avec l'IRC
- Signes et symptômes d'anémie (fatigue, ↓ hémoglobine, ↓ érythrocytes et ↓ fer sérique)
- Saignements des gencives, sang dans les selles et les urines
- Diurèse
- Dosage des liquides ingérés et excrétés

Norme
- Protocoles locaux d'hémodialyse et de suivi glycémique

Attitude
- Être empathique à l'égard des sentiments que peut vivre monsieur Valérian en raison d'un traitement à long terme comme l'hémodialyse

FIGURE 69.18
Application de la pensée critique à la situation de santé de monsieur Valérian

■ ■ ■ À **retenir**

VERSION REPRODUCTIBLE

www.cheneliere.ca/lewis

- L'insuffisance rénale peut être aiguë (IRA) ou chronique (IRC). L'IRA survient rapidement, tandis que l'IRC apparaît en général lentement, et une thérapie de suppléance rénale (dialyse ou transplantation) est nécessaire pour prolonger la survie.

- L'IRA se caractérise par une perte rapide de la fonction rénale, démontrée par une élévation de la créatininémie ou une diminution du débit urinaire ou par les deux à la fois.

- La personne âgée est plus susceptible d'être atteinte d'IRA que le jeune adulte, car le nombre de néphrons fonctionnels diminue avec l'âge.

- L'âge du client ne doit pas constituer un facteur qui détermine son admissibilité à une transplantation rénale.

- L'IRC est attribuable en partie à l'augmentation des facteurs de risque comme le vieillissement de la population, l'augmentation des taux d'obésité et l'incidence accrue du diabète et de l'hypertension.

- La créatininémie et la clairance de la créatinine sont des indicateurs plus précis de la fonction rénale que l'azotémie ou que la créatinine présente dans l'urine.

- La maladie cardiovasculaire constitue la principale cause de décès chez les clients atteints d'IRC.

- Une évaluation de la fonction rénale chez tout client qui présente un événement cardiaque (p. ex., un infarctus du myocarde) est recommandée.

- La dialyse permet de corriger les déséquilibres hydriques et électrolytiques et de retirer les produits de déchet du sang en cas de défaillance rénale, soit par la

- dialyse péritonéale ou par l'hémodialyse.
- La dialyse péritonéale automatisée permet au client de recevoir sa dialyse pendant son sommeil.
- La dialyse péritonéale continue ambulatoire se fait pendant la journée, quand le client est éveillé.
- Les types d'accès vasculaire pour les traitements d'hémodialyse

comprennent les fistules artérioveineuses naturelle et synthétique et les cathéters veineux centraux temporaire ou permanent.

- L'hémodialyse équivaut à seulement 15 % d'une fonction rénale normale.
- La hémodialyse ne peut remplacer complètement les fonctions métaboliques et hormonales normales du rein.

- La transplantation rénale est de loin le meilleur traitement offert aux clients atteints d'insuffisance rénale terminale.
- L'admissibilité à la transplantation est déterminée par une variété de facteurs médicaux et psychosociaux.
- L'objectif de l'immunosuppression est d'inhiber adéquatement la réaction immunitaire afin d'éviter

le rejet du rein greffé tout en maintenant une immunité suffisante pour prévenir une infection irrépressible.

Pour en savoir plus

VERSION COMPLÈTE ET DÉTAILLÉE

www.cheneliere.ca/lewis

 Références Internet

Organismes et associations

Association canadienne des infirmières et infirmiers et des technologues de néphrologie (ACINT) > Normes pratique infirmières
www.cannt.ca

Association générale des insuffisants rénaux
www.agir.qc.ca

Fondation canadienne du rein
www.rein.ca

National Kidney Foundation
www.kidney.org

Renaloo
www.renaloo.com

Société canadienne de néphrologie
www.csnscn.ca

Organismes gouvernementaux

Centre hospitalier universitaire de Québec > Les soins > Néphrologie
> Dialyse
> Greffe rénale
www.chuq.qc.ca

Diabète Québec > Complications > Diabète et dialyse rénale > Le diabète, la néphropathie diabétique et la clinique prédialyse
www.diabete.qc.ca

PasseportSanté.net > Maladies > Index des maladies de A à Z > Insuffisance rénale
www.passeportsante.net

Soins infirmiers.com > Modules Cours > Urologie Néphrologie
> L'insuffisance rénale aiguë
> L'insuffisance rénale chronique
> La dialyse péritonéale
> L'hémodialyse
www.soins-infirmiers.com

 Monographies

Association française des infirmier(e)s de Dyalise, Transplantation et Néphrologie (2009). *L'abord vasculaire pour hémodialyse* (2e éd.). **Issy-les-Moulineaux, Fr.: Elsevier-Masson.**

Association française des infirmier(e)s de Dyalise, Transplantation et Néphrologie (2009). *L'infirmier(e) en néphrologie* (3e éd.) **Issy-les-Moulineaux, Fr.: Elsevier-Masson.**

Counts, C. (2008). *Core curriculum for nephrology nursing* (5th ed.). **Pitman, N.J.: American Nephrology Nurses Association.**

Jacob, L. (2007). *L'insuffisance rénale aiguë.* **Paris: Springer.**

Macias Nunez Juan, F., Cameron, J.S., & Oreopoulos, D. (2007). *The aging kidney in health and disease.* **New York; London: Springer.**

 Articles, rapports et autres

CSSS Drummond - Hôpital Sainte-Croix (2010) *Programme d'enseignement CIRC (clinique d'insuffisance rénale chronique).* **Drummond-ville, Qc.: CSSS Drummond - Hôpital Sainte-Croix.**

Ministère de la Santé et des Services sociaux du Québec (MSSS) (2008). *Accès aux services pour les personnes atteintes de maladies chroniques: l'organisation des services de néphrologie et de suppléance rénale par des traitements de dialyse: synthèse du document d'orientation.* **Québec: MSSS**

 Multimédia

Notre temps.com > Abdomen
> Dyalise rénale
> Transplantation rénale
www.atlasducorpshumain.fr

69

GLOSSAIRE

A

Abcès: Amas de pus dans une cavité naturelle ou accidentelle du corps.[1]

Abouchement: Établissement d'une jonction bout à bout entre deux organes creux, ou entre un organe creux et un orifice cutané.[2]

Absorption: Passage des molécules d'un aliment ou d'un médicament de son site d'administration au sang.

Acanthosis nigricans: Dermatose (maladie de peau) rare se caractérisant par la présence de plaques hyperkératosiques (peau épaisse), grises ou noirâtres, généralement au niveau des plis du cou, des aines et des aisselles.[3]

Achalasie: Trouble de la motricité du tube digestif.[3]

Acidocétose diabétique: Élévation excessive de l'acidité du sang due à une accumulation d'éléments appelés corps cétoniques.[3]

Acromégalie: Affection non congénitale d'origine hypophysaire, caractérisée par une hypertrophie des extrémités et de la tête, ainsi que par diverses déformations morphologiques.[1]

Acropachie: Affection de l'os qui se caractérise par une périostite ossifiante surtout localisée aux membres, s'accompagnant le plus souvent de lésions pulmonaires tuberculeuses ou néoplasiques.[4]

Adénohypophyse: Partie de l'hypophyse située en dessous de l'hypothalamus, au centre du cerveau (forme glandulaire).

Adénome pituitaire: Tumeur le plus souvent bénigne qui se développe dans l'hypophyse, glande située sous le cerveau. Cette tumeur peut perturber la sécrétion d'hormones par cette glande.[5]

Adénopathie: Inflammation d'un ou plusieurs ganglions lymphatiques, quelle qu'en soit la cause.[6]

Adhérence chirurgicale: Accolement pathologique, par du tissu conjonctif, de 2 tissus ou organes voisins habituellement séparés, dû à une intervention chirurgicale.[3]

Adipokine (ou adipocytokine): Capacité du tissu adipeux (graisse) de sécréter de nombreuses substances hormonales ainsi que des peptides (morceaux de protéines).[3]

Adjuvant: Médicament ajouté aux anesthésiques introduits par inhalation (qui ne sont pas les agents d'induction intraveineuse).

Agent chélateur: Substance qui se lie à une autre substance présente dans une solution et la rend insoluble.[5]

Agent néphrotoxique: Agent toxique pour le rein, qui détruit les cellules rénales.[6]

Agitation au réveil: Modification neurologique pouvant se manifester, 15 à 30 minutes après la chirurgie, par des comportements tels que la nervosité, l'agitation, la désorientation, la combativité et des cris.[7]

Alcalose respiratoire: Alcalose caractérisée par la perte excessive d'acide carbonique par voie pulmonaire (hypocapnie), en raison d'une hyperventilation alvéolaire, avec abaissement des bicarbonates plasmatiques et élévation du pH.

Aldostérone: Hormone minéralocorticoïde sécrétée par les glandes corticosurrénales qui a un rôle crucial dans le maintien de la volémie plasmatique et de la tension artérielle, ainsi que de la kaliémie.[8]

Algoménorrhée: Se manifeste par des crampes abdominales douloureuses ou incommodantes associées au flux menstruel. Ce trouble, qui affecte entre 50 et 80% des femmes, selon leur groupe d'âge, constitue l'un des problèmes gynécologiques les plus courants.

Algoménorrhée primaire: Touche les femmes de tout âge mais disparaît souvent après le premier accouchement. On ne lui connaît pas de cause sous-jacente certaine, bien que des experts pensent qu'elle pourrait être liée à des taux élevés de prostaglandines, substances apparentées aux hormones qui provoquent les contractions utérines. La douleur commence généralement lors du déclenchement des menstruations et est habituellement plus prononcée le premier jour.[9]

Algoménorrhée secondaire: Douleur menstruelle qui touche surtout les femmes plus âgées. Elle pourrait être causée par divers troubles physiques sous-jacents, par exemple un fibromyome, un polype, l'endométriose, l'adénomyose ou le syndrome inflammatoire pelvien. A l'occasion, elle résulte d'un rétrécissement de l'ouverture située entre le col de l'utérus et le vagin.[9]

Algoneurodystrophie: Affection fréquente de l'appareil locomoteur et du système nerveux périphérique, de symptomatologie polymorphe, associant des manifestations douloureuses, vasomotrices et trophiques aux membres.[10]

Aménorrhée: Absence (aménorrhée primaire), suspension ou cessation (aménorrhée secondaire) du flux menstruel chez une femme en âge d'être réglée.[1]

Aménorrhée primaire: Absence d'apparition des premières règles à partir de l'âge de 17 (16) ans.[11]

Aménorrhée secondaire: Est un arrêt des règles depuis plus de 3 mois chez une femme antérieurement réglée.[11]

Amylase: Molécule qui provient du pancréas et des glandes salivaires.[3]

Amylose: Groupe d'affections se manifestant par une altération de la fonction des organes imputable à l'infiltration tissulaire d'une substance amyloïde.

Anabolique: Relatif à l'anabolisme; première phase du métabolisme au cours de laquelle les matériaux nutritifs sont transformés, par voie de synthèse, en tissu vivant.[1]

Analgésie contrôlée par le patient (ACP): Mode d'administration d'analgésie utilisé pour le soulagement de la douleur postopératoire, traumatique et liée au cancer. L'ACP permet au client de s'auto-administrer les médicaments contre la douleur, sans risque de surdose.

Analgésie épidurale: Méthode de soulagement de la douleur désignant la perfusion d'analgésiques opioïdes à l'aide d'un cathéter placé dans l'espace épidural qui entoure la moelle épinière. Elle peut être administrée en bolus intermittent, en perfusion continue ou contrôlée par le client.

Anamnèse: Ensemble des renseignements fournis au médecin par le client ou par son entourage concernant l'histoire d'une maladie ou les circonstances qui l'ont précédée.[12]

Anaphylaxie: Réaction allergique grave accompagnée de difficultés respiratoires et circulatoires mettant en danger la vie de la personne.

Anasarque: Hydropsie du tissu cellulaire, principalement du tissu sous-cutané, caractérisée par un gonflement général du corps et des membres.[1]

Anastomose: Technique utilisée pour contourner un obstacle sur la voie digestive.

Androgène: Hormone mâle (de nature stéroïde) sécrétée par les testicules, les ovaires et les glandes surrénales (situées au-dessus de chaque rein) à l'origine de la fabrication du cortisol, qui est la cortisone naturelle.[3]

Andropause: État qui se manifeste chez l'homme vers la fin de la quarantaine ou au début de la cinquantaine, causé par une diminution du taux d'androgènes.

Anémie pernicieuse: Complication à long terme de la gastrectomie totale; carence en vitamine B_{12}.

Anesthésie dissociative: Anesthésie qui permet de bloquer des voies nerveuses associatives et des voies sensorielles.

Anesthésie épidurale: Technique d'anesthésie régionale consistant à introduire un cathéter dans l'espace épidural (espace anatomique entourant la dure-mère) permettant la diffusion d'un produit actif (p. ex., un analgésique, un anesthésique, un glucocorticoïde).[8]

Anesthésie par bloc nerveux: Technique applicable à la plupart des racines et des troncs nerveux qui consiste à les infiltrer en amont des branches innervant la région opératoire.[4]

Anesthésie rachidienne: Méthode d'anesthésie partielle consistant à injecter dans le canal rachidien (le plus souvent dans la colonne lombaire) une substance qui provoque l'anesthésie des régions innervées par les nerfs sous-jacents.[13]

Aneuploïdie: État d'une cellule ou d'un individu comportant un lot de chromosomes se caractérisant par la présence ou la perte d'un ou de plusieurs chromosomes entiers par rapport au lot normal de chromosomes de l'organisme.[3]

Angiogénèse: Croissance de nouveaux vaisseaux sanguins.[14]

Angiome stellaire: Dilatation permanente et visible, en forme d'étoile, des petits vaisseaux de la peau du visage, apparaissant généralement entre 30 et 50 ans.[3]

Angiopathie: Le terme désigne toutes les maladies, les pathologies des vaisseaux sanguins (artères et veines) ou des vaisseaux lymphatiques.[3]

Anisme: Contraction paradoxale de l'anus lors de la défécation. L'excès de tonus sphinctérien, dont la décontraction n'est pas obtenue au cours de la défécation, empêche l'évacuation des selles.

Anneau de Schatzki: Rétrécissement de l'œsophage se situant à environ 5 cm du diaphragme, associé à une petite hernie hiatale (l'estomac remonte à travers l'orifice, laissant passer l'œsophage).[3]

Anomalie de la glycémie à jeun (AGJ): Glycémie (concentration sanguine du glucose) supérieure aux valeurs considérées comme normales mais inférieure à la valeur seuil qui sert de base au diagnostic du diabète dans les épreuves standard au test de mesure de la glycémie à jeun).[15]

Anorexie: Perte d'appétit.

Anorexie mentale: Syndrome clinique comportant des composantes physiques et psychosociales et se traduisant par une peur maladive de prendre du poids et le refus de se conformer à la masse corporelle appropriée à son âge et à sa taille.

Anosmie: Perte de l'odorat.

Antiémétique: Toute substance, le plus souvent un médicament, utilisé pour traiter les nausées et les vomissements.[3]

Anurie: Absence de production d'urine.

Aphasie: Difficulté ou incapacité de s'exprimer (aphasie motrice) ou de comprendre le langage (aphasie sensorielle).

Appendice xiphoïde: Partie inférieure libre du sternum, qui est l'os situé à l'avant du thorax et sur lequel les côtes viennent s'articuler par l'intermédiaire des cartilages costosternaux.[3]

Appendicite: Inflammation de l'appendice.

Arthralgie: Douleur située dans les articulations sans modification de l'apparence extérieure de la jointure. Cette douleur est intensifiée quand le client mobilise l'articulation concernée.[3]

Arthrite réactionnelle: Affection systémique accompagnée de lésions cutanées, d'une conjonctivite et d'une urétrite.[110]

Arthropathie neuropathique (ou pied de Charcot): Complication qui induit des déformations du pied et de la cheville menant finalement à un dysfonctionnement des articulations et à un pied tombant.

Ascite : Épanchement liquidien intra-abdominal ou accumulation de liquide dans la cavité péritonéale.

Asepsie : Ensemble de mesures prises pour éviter l'introduction de microorganismes exogènes dans le champ opératoire.

Astérixis : Succession d'interruptions brusques et brèves du tonus musculaire des mains lorsque le poignet est en extension.[4]

Asynergie oculopalpébrale : Signe de von Graefe ; retard observé dans la réaction d'abaissement de la paupière supérieure lorsque le regard se porte vers le bas.[12]

Atélectasie : État caractérisé par un affaissement des alvéoles qui empêche l'échange respiratoire normal d'oxygène et de gaz carbonique. Lorsque les alvéoles s'affaissent, le poumon se ventile moins bien et l'hypoventilation se produit, ce qui diminue le taux d'oxygène sanguin.

Atrésie : Absence congénitale ou occlusion complète ou développement incomplet d'un orifice ou d'un conduit naturel.[1]

Atteinte inflammatoire pelvienne (AIP) : Une atteinte inflammatoire pelvienne (AIP) est un syndrome grave, consécutif à une infection de l'appareil reproducteur de la femme, qui se propage du vagin et de l'endocol aux voies génitales supérieures.[15]

Autosurveillance de la glycémie (ASG) : Autoévaluation du taux de glucose dans le sang, sans avoir recours à un laboratoire. Elle est largement utilisée chez les diabétiques insulinodépendants instables à des fins de contrôle.[5]

Avortement provoqué : Interruption volontaire d'une grossesse. L'avortement peut être pratiqué pour des raisons personnelles (à la demande de la femme) ou pour des raisons médicales.

Avortement spontané (ou fausse-couche) : Avortement survenant de façon naturelle au début de la grossesse, avant que le fœtus soit viable.

Axe phlébostatique : Pour situer l'axe phlébostatique, l'infirmière trace deux lignes imaginaires lorsque le client est en décubitus dorsal. Elle trace la première ligne, à l'horizontale, de manière à ce qu'elle traverse le milieu du thorax, à mi-chemin entre ses faces externes antérieure et postérieure. Elle trace la seconde ligne, à la verticale, vis-à-vis du quatrième espace intercostal, au niveau du sternum. L'axe phlébostatique se trouve à l'intersection de ces deux lignes imaginaires.

Azotémie : Teneur du sang en azote non protéique.[1]

B

Bactériurie asymptomatique : Présence de germes dans les urines en l'absence de signes de cystite.[6]

Barotraumatisme : Ensemble des troubles graves dus à une variation trop intense et trop rapide de la pression.[3]

Bartholinite : Infection de la glande de Bartholin qui survient sur le mode aigu et qui est particulièrement caractéristique.[3]

Biopsie hépatique transjugulaire : Prélèvement de foie effectué à travers la peau destiné à un examen anatomopathologique.[16]

Borborygme : Gargouillement fort qui indique une motilité gastro-intestinale amplifiée, traduisant la présence de gaz intestinaux.

Botulisme : Intoxication alimentaire due à un microbe anaérobie, le *Clostridium botulinum*, qui se développe dans les conserves mal stérilisées, les viandes ou charcuteries avariées.[1]

Bouffée vasomotrice : Apparition de rougeur subite.[3]

Boulimie : Maladie biopsychosociale caractérisée par des frénésies alimentaires suivies de comportements visant à empêcher la prise de poids (p. ex., se faire vomir).

Bronchospasme : Diminution du calibre des bronches correspondant à chacun des conduits aériens nés de la division de la trachée en deux, et chacune de leurs ramifications.[3]

Brossage chirurgical des mains : Désinfection préopératoire des mains qui détruit la flore transitoire, réduit la flore résidante et en freine le développement.[17]

Bruit : Souffle anormal.

C

Cachexie : Dégradation profonde de l'état général, accompagnée d'une maigreur importante.[3]

Calcitonine : Hormone produite par les cellules C (cellules parafolliculaires) de la thyroïde en réponse à un taux élevé de calcium dans le sang.

Calcul rénal : Concrétion solide habituellement constituée de calcium chez les clients alités, qui se loge dans le bassinet et qui obstrue les uretères.

Candida : Levure, commensale habituelle des muqueuses et de la peau, comportant de nombreuses variétés, se présentant sous forme de petites cellules de 2 à 4 µ, ovales, bourgeonnantes, à parois minces, accompagnées ou non de filaments mycéliens.[4]

Capacité ventilatoire : Ventilation maximale minute à la fréquence respiratoire.[5]

Capnogramme : Trace indiquant les variations de la pression partielle de CO_2 au cours du cycle respiratoire.[4]

Carcinome : Type de cancer le plus courant. Il peut se déclarer dans les cellules qui tapissent les poumons, les intestins, la vessie, les seins, l'utérus, les reins et la prostate, ou dans les cellules de la peau.[14]

Carcinome canalaire *in situ* (CCIS) : Aussi appelé carcinome intracanalaire, lésion maligne développée à partir des cellules des canaux galactophores. Le terme *in situ* indique qu'il n'y a pas eu d'infiltration des cellules cancéreuses à travers la paroi canalaire ni effraction des membranes basales entourant les galactophores.[18]

Carcinome épidermoïde : Cancer qui commence dans les cellules squameuses qui sont des cellules plates et minces qui ressemble à des écailles de poisson. Les cellules squameuses se trouvent dans le tissu qui compose la surface de la peau, l'intérieur des organes creux du corps, et le parcours des voies respiratoires et digestives.[19]

Carcinome gastrique : Tumeur maligne du tissu gastrique (estomac).[3]

Carcinome hépatocellulaire : Tumeur maligne primaire du foie qui survient le plus souvent sur un foie cirrhotique ou sur un terrain d'hépatite chronique.[20]

Carcinome inflammatoire du sein : Type de cancer du sein relativement rare : il ne constitue qu'entre 1 et 4 % des cas de cancer du sein. Les symptômes associés à ce type de cancer du sein comprennent, entre autres, des rougeurs et un gonflement des seins, une peau qui semble chaude au toucher, une texture de peau similaire à une peau d'orange, un changement dans l'apparence du mamelon et des douleurs au sein.[21]

Carcinome lobulaire *in situ* (CLIS) : Lésion caractérisée par la présence d'acini distendus, comblés par une prolifération de petites cellules arrondies, relativement régulières et peu cohésives. Il s'agit d'une lésion préménopausique, de découverte fortuite, sans traduction clinique ou radiologique, souvent multicentrique (de 50 à 70 %) et bilatérale (30 %). Cette lésion est plus considérée comme un facteur de risque de cancer ultérieur que comme une lésion cancéreuse authentique.[22]

Cartographie lymphatique : Injection au site de la tumeur d'un radio-isotope ou d'un colorant bleu qui permet, pendant la chirurgie, de localiser le ou les ganglions sentinelles qui sont les premiers radiomarqués ou colorés.

Caryotype parental : Analyse des chromosomes des deux parents.[22]

Catécholamines : Composés organiques synthétisés à partir de la tyrosine et jouant le rôle d'hormone ou de neurotransmetteur.[8]

Cathétérisme intermittent : Le cathétérisme intermittent vise principalement à prévenir la rétention et la stase urinaires, et à maintenir l'apport sanguin à la vessie qui serait compromis par une pression prolongée. La technique consiste à insérer une sonde urétrale dans la vessie toutes les trois à cinq heures. Certains clients n'exécutent un cathétérisme intermittent qu'une ou deux fois par jour pour mesurer l'urine résiduelle et assurer la vidange complète de la vessie entre les mictions.

Cellule parenchymateuse : Cellule du foie ayant notamment des fonctions de sécrétion.[1]

Cellule thécale : Cellule aplatie du stroma formant une gaine (thèque) autour du follicule ovarien.[5]

Cervicite : Lésion inflammatoire d'origine infectieuse, localisée au col de l'utérus. Elle peut atteindre la partie externe du museau de tanche (exocervicite), ou la partie interne (endocervicite).[4]

Cétone : Dérivé acide du métabolisme des lipides.

Cétonurie : Présence anormale de corps cétoniques dans les urines.[3]

Cétose : État pathologique causé par l'accumulation dans l'organisme de corps cétoniques, substances résultant de la dégradation incomplète des graisses.[12]

Champ non stérile : Espace qui n'est plus exempt de tout germe microbien.[4]

Champ opératoire : Partie du corps sur laquelle porte une intervention chirurgicale et, plus particulièrement, ensemble des régions et organes découverts après l'incision chirurgicale de la paroi et au niveau desquels porte l'intervention.[23]

Champ stérile : Espace exempt de microorganismes et pouvant recevoir des objets stériles.

Changement fibrokystique du sein (maladie fibrokystique du sein, aussi appelée mastite sclérokystique) : Affection courante et non cancéreuse. Elle peut être légèrement inconfortable ou très douloureuse, particulièrement quand les seins sont enflés.[24]

Chimio-cerveau : Modifications cognitives chez les personnes cancéreuses en traitement et par la suite, en particulier chez celles qui ont reçu de la chimiothérapie. Ces changements incluent des difficultés de concentration, de mémoire et d'attention.

Chirurgie bariatrique : Chirurgie qui regroupe actuellement un ensemble de techniques qui peuvent être classées en deux types principaux d'interventions. Les premières visent à réduire la capacité gastrique, c'est-à-dire le volume utile de l'estomac. Les secondes, dites mixtes, associent à cette restriction gastrique la création d'un système de dérivation dans le tube digestif afin de diminuer l'absorption des éléments nutritifs par l'intestin.[25]

Chlamydiose : Infection bactérienne transmise sexuellement la plus fréquemment signalée. On l'appelle une infection « silencieuse » parce qu'environ 70 % des femmes infectées et 50 % des hommes infectés ne présentent aucun symptôme. Si des symptômes se présentent, ils apparaissent habituellement deux à six semaines après l'exposition à la bactérie.[26]

Choc anaphylactique: Réaction allergique extrêmement violente provoquant une forte perturbation de la circulation sanguine qui entraîne un état de choc avec une chute très brutale de la pression artérielle mettant en danger les organes vitaux, notamment le cœur et le cerveau.[3]

Choc cardiogénique: Choc résultant de la diminution du débit cardiaque dans les maladies du cœur.[5]

Choc hypovolémique: Diminution de la masse sanguine circulante dont la conséquence principale est une baisse du retour veineux et du débit cardiaque.[16]

Choc neurogénique: Est causé par la baisse du tonus vasomoteur attribuable à la blessure et se caractérise par de l'hypotension et de la bradycardie, qui constituent des indices cliniques très importants.

Choc obstructif: Obstacle à l'éjection cardiaque du sang provoquant une diminution de la quantité de sang distribué aux tissus.[27]

Choc septique: Défaillance circulatoire aiguë, entraînant des désordres hémodynamiques, métaboliques et viscéraux, déclenchée par un agent infectieux.[8]

Cholangiome: Tumeur bénigne du foie due à la prolifération des cellules des petits canaux du foie dans lesquels circule la bile.

Cholangiopancréatographie rétrograde endoscopique (CPRE): Intervention qui permet d'examiner la vésicule biliaire, le pancréas, le foie et les canaux (tubes) qui drainent ces organes. On insère un endoscope dans l'œsophage qu'on fait glisser jusqu'à l'estomac puis à l'intestin grêle. On injecte un colorant dans les canaux pour qu'ils apparaissent clairement à la radiographie.[14]

Cholangite sclérosante: Affection inflammatoire et fibrosante des voies biliaires intra ou extra hépatiques.[28]

Cholangite sclérosante primitive: Maladie rare survenant chez l'homme après 30 ans et s'accompagnant du durcissement et de la fermeture des voies biliaires (canaux transportant la bile) associés à une inflammation. De cause pour l'instant inconnue, cette affection est souvent associée à une maladie de Crohn (pathologie des intestins) et à un cholangiocarcinome (tumeur cancéreuse se développant dans les voies biliaires à l'intérieur du foie).[3]

Cholécystectomie: Ablation chirurgicale de la vésicule biliaire. Elle peut se faire par laparotomie ou par laparoscopie.[4]

Cholécystite: Inflammation de la vésicule biliaire.[1]

Cholélithiase: Formation de calculs, concrétions de cristaux dont la composition varie selon l'excès de la substance en cause (calcium, oxalates, urates, etc.).[6]

Cholestase: Diminution et parfois arrêt total de l'écoulement du liquide biliaire, dont les constituants peuvent éventuellement refluer dans le sang.[3]

Chronotrope: Caractérise l'effet d'un médiateur ou d'un médicament sur le rythme cardiaque: augmentation (chronotrope positif, comme l'adrénaline), ou diminution (chronotrope négatif, comme l'acétylcholine).[29]

Chyme: Substance semi-liquide qui résulte de la transformation des aliments dans l'estomac avant leur entrée dans le duodénum.

Cirrhose: Maladie chronique au cours de laquelle le foie se couvre de tissu fibreux, ce qui provoque la décomposition progressive du tissu hépatique, qui se remplit de tissu graisseux.[6]

Clairance de la créatinine: Dosage qui établit un rapport entre la créatinine sanguine et la créatinine urinaire. Il permet d'évaluer la fonction rénale, en particulier la capacité de filtration des reins et l'excrétion de la créatinine.[6]

Clapping (ou drainage postural avec percussion): Technique de physiothérapie respiratoire qui vise à faire décoller les sécrétions bronchiques par une série de percussions du tronc avec la main placée en forme de cuillère, le client étant positionné de façon que le déplacement des sécrétions soit assisté par la force gravitationnelle.[4]

Coagulation infrarouge: Méthode non chirurgicale pour traiter des hémorroïdes internes saignantes par un rayon infrarouge ou un courant électrique qui produit une inflammation locale.

Coagulopathie: Maladie due à un dysfonctionnement de la coagulation sanguine.[3]

Colique néphritique: Douleur violente d'origine rénale qui siège au flanc ou à la région lombaire, occasionnée par la distension du bassinet ou de l'uretère ou par de fortes ondes péristaltiques cherchant à déloger un obstacle obstruant un uretère et à le déplacer vers la vessie pour qu'il soit expulsé avec l'urine.

Colite ulcéreuse: Inflammation qui affecte le côlon et débute habituellement au rectum pour s'étendre ensuite jusqu'au cæcum.[30]

Collapsus circulatoire (ou choc cardiogénique): Diminution du débit cardiaque causée par une perturbation systolique ou diastolique de la contractilité myocardique.

Colposcopie: Examen visuel du vagin et du col de l'utérus au moyen du colposcope.[1]

Colposuspension rétropubienne: Connue également sous le nom de colposuspension de Burch, cette technique chirurgicale relativement invasive soulève l'urètre et le col de la vessie pour leur donner une position anatomique supérieure et soulager les symptômes de l'incontinence urinaire à l'effort.[31]

Complément: Appelé à l'origine alexine cytase, le complément est un système constitué d'enzymes fabriqué à partir de protéines (globulines) et présent dans le tissu sanguin (et plus particulièrement dans le plasma, qui est la fraction liquide du sang).[3]

Compliance: Mesure de la souplesse et des possibilités de distension d'un réservoir élastique (p. ex., de la vessie ou des poumons), qui est exprimée par le rapport entre le volume du réservoir et la pression du liquide ou de l'air qu'il contient.[4]

Complication macrovasculaire: Affection des vaisseaux sanguins de gros et de moyen calibres qui, chez le diabétique, survient plus fréquemment et à un stade plus précoce que dans la population en général. Les maladies macrovasculaires comprennent les maladies vasculaire cérébrale, cardiovasculaire et périphérique.

Complication microvasculaire: Résulte d'un épaississement des membranes vasculaires dans les capillaires et les artérioles en réaction aux troubles associés à l'hyperglycémie chronique.

Configuration cushingoïde (ou syndrome cushingoïde): Syndrome dû à l'administration de glucocorticoïdes, le plus souvent pendant assez longtemps. Le client présente des signes de la maladie de Cushing. Son faciès est bouffi, un certain hirsutisme peut se manifester ainsi qu'une acné.[32]

Consentement éclairé: Le consentement du client aux soins est une obligation consécutive au caractère contractuel de la relation médecin-client. Le consentement doit être libre, sans aucune contrainte, et éclairé, c'est-à-dire précédé par une information.[8]

Constipation: Diminution du péristaltisme intestinal avec passage prolongé ou difficile de selles dures et sèches se traduisant souvent par un effort durant la défécation.

Constipation opiniâtre: Constipation grave sans expulsion de gaz ou de selles.

Continence: Situation où le choix du moment de la miction (évacuation de l'urine) est sous le contrôle de la volonté.[3]

Contrepulsion par ballon intraaortique (BCPA): Dispositif temporaire d'assistance cardiaque conçu pour augmenter la perfusion coronaire et diminuer la consommation d'oxygène du myocarde. Le ballon de contrepulsion en silicone de 40 ml le plus souvent, gonflé à l'hélium, est mis en place par voie fémorale dans l'aorte thoracique descendante.[33]

Corticostéroïde: Hormone sécrétée par les glandes surrénales à partir du cholestérol, et essentiellement utilisée en thérapeutique comme anti-inflammatoire ou comme immunosuppresseur.[3]

Corticosurrénalome malin: Tumeur primitive de la surrénale développée à partir de la couche externe de la glande (cortex). Elle peut donc être responsable, dans près de la moitié des cas, d'hypersécrétion d'hormones corticostéroïdes. Ce type de tumeur est également caractérisé par son potentiel malin.[34]

Cortisol: Hormone sécrétée par la glande corticosurrénale à partir du cholestérol, et partageant les propriétés générales des corticostéroïdes dont il est le chef de file.[3]

Coup de chaleur: Affection critique et dangereuse causée par une exposition au soleil ou à la chaleur pendant une longue période. Elle se traduit par un dérèglement des processus de perte de chaleur et se caractérise par une peau chaude et sèche et des températures rectales qui dépassent 38,5 °C.

Crampe de chaleur: Spasme douloureux qui affecte certains groupes de grands muscles lorsqu'ils sont fatigués en raison d'un travail intense dans un environnement chaud.

Crétinisme: État pathologique, caractérisé par une diminution ou une absence totale des facultés intellectuelles, une dégénérescence physique (nanisme, arrêt du développement des organes génitaux, ralentissement de diverses fonctions), et lié à une insuffisance thyroïdienne se révélant le plus souvent par la présence d'un goitre.[1]

Cricothyrotomie: Consiste à insérer une canule en plastique de 4 mm sans ballonnet à travers la membrane cricothyroïdienne.

Crise thyréotoxique: Urgence médicale caractérisée par une élévation de la température (fièvre élevée), une tachycardie extrême (accélération du rythme cardiaque très importante) et un coma.[3]

Cryptorchidie: Absence du testicule dans sa bourse, d'un côté ou des deux côtés à la fois.[3]

Culot globulaire: Amas d'érythrocytes tassés au fond du récipient de conservation après centrifugation du plasma sanguin.[1]

Curariser: Administrer une substance naturelle ou de synthèse dont l'effet est semblable à celui du curare et qui est employée au cours des anesthésies pour relâcher les muscles.[12]

Curiethérapie: Forme de radiothérapie concentrée et localisée qui permet de placer une substance radioactive dans la tumeur ou à proximité de celle-ci.

Cycle anovulatoire: Cycle au cours duquel l'ovulation ne se produit pas.

Cycle menstruel: Période caractérisée par des modifications physiologiques (hormonales et anatomiques) de l'appareil génital de la femme, se reproduisant par durée de 28 jours (variable selon les femmes – de 21 à 45 jours) et portant également le nom de règles.)[3]

Cylindre urinaire: Agglutination de protéines de différentes origines (anciens globules rouges, anciens globules blancs et autres protéines) qui vont se rassembler sous la forme de petits cylindres microscopiques. Ils apparaissent dans les tubules rénaux ou le tube urinifère (conduisant l'urine du glomérule de Malpighi, organe de filtration, jusqu'à l'extrémité de la papille rénale) dont ils gardent la forme.[3]

Cyphose: Exagération de la courbure postérieure de la colonne vertébrale thoracique.

Cystite: Inflammation de la muqueuse de la vessie qui se manifeste par des mictions fréquentes et douloureuses et par la présence de pus dans les urines.[1]

Cystite interstitielle (CI): Maladie chronique inflammatoire de la vessie, avec des symptômes très douloureux et affligeants. Elle peut ressembler de prime abord à une infection bactérienne, mais les antibiotiques n'ont aucun effet sur elle; les tests d'urine sont stériles. Les symptômes caractéristiques sont la douleur, l'urgence et la fréquence urinaires (accompagnés d'une difficulté de plus en plus grande à uriner à mesure que la maladie évolue).[35]

Cystocèle: Prolapsus ou chute d'une partie de la paroi vaginale et de la vessie dans la partie antérieure de l'orifice vaginal.

Cytologie exfoliatrice: Étude au microscope du prélèvement de cellules suspectes de développer un cancer.

D

Décompte (ou compte) chirurgical: Action par laquelle on compte avant (compte initial), pendant et à la fin de l'intervention chirurgicale (compte final) les compresses, les instruments, le matériel pointu, tranchant ou coupant (PTC) et tout autre article.[36]

Décortication: Atteinte du cortex cérébral entraînant cliniquement une extension du tronc et des membres inférieurs ainsi qu'une flexion associée des membres supérieurs appelée rigidité de décortication.[29]

Décubitus dorsal: Position couchée sur le dos.[5]

Décubitus ventral: Position d'un individu couché sur le ventre.[3]

Défécation: Expulsion des matières fécales hors du corps par la voie naturelle.[37]

Déficience en lactase: Affection causée par le manque ou l'absence de lactase, une enzyme qui dégrade le lactose en deux sucres simples, le glucose et le galactose.

Déficit cognitif postopératoire (DCPO): Déclin de la fonction cognitive (p. ex., la mémoire, la capacité de se concentrer) pendant des semaines et des mois après la chirurgie.[38]

Déglutition: Fait de faire passer le bol alimentaire et la salive de la bouche à l'estomac, par le canal de l'œsophage.[1]

Déhiscence: Ouverture de la ligne de suture d'une plaie.

Délirium postopératoire: Perturbation cognitive de début brutal, survenant habituellement dans les 24 à 48 heures postopératoires.[39]

Delirium tremens: Épisode aigu de l'alcoolisme chronique, caractérisé par un état confusionnel, une agitation et une angoisse extrêmes, des tremblements généralisés, des sueurs profuses.[1]

Demande ventilatoire: Quantité de ventilation nécessaire pour maintenir une $PaCO_2$ normale.

Dérivation urinaire: Intervention chirurgicale consistant à dévier le flux urinaire provenant de la vessie vers un autre sac créé artificiellement. On peut avoir recours à cette technique lorsqu'une partie de la vessie a été enlevée ou qu'une tumeur nuit au passage normal de l'urine par la vessie.[14]

Dermatite herpétiforme: Maladie rare, chronique, papulovésiculaire caractérisée par une éruption intensément prurigineuse se composant de diverses combinaisons de lésions symétriques, érythémateuses, papulaires, vésiculaires, ou bulleuses.[5]

Désamination enzymatique: Dégradation d'un acide aminé, caractérisée par la perte du radical amine (NH_2) avec formation d'un acide cétonique et d'ammoniaque.[40]

Diabète: Maladie caractérisée par une élévation du taux de glucose dans le sang, et par sa présence dans les urines.[1]

Diabète de type 1: Résulte surtout de la destruction des cellules bêta du pancréas et prédispose à l'acidocétose. Cette forme de diabète comprend les cas attribuables à un processus auto-immun et les cas dont la cause de la destruction des cellules bêta est inconnue.[41]

Diabète de type 2: Peut être surtout attribuable à une insulinorésistance accompagnée d'une carence insulinique relative ou à une anomalie de la sécrétion accompagnée d'une insulinorésistance.[41]

Diabète gestationnel: Intolérance au glucose qui se manifeste ou qu'on dépiste pour la première fois pendant la grossesse.[41]

Diabète idiopathique: Forme de diabète de type 1 qui, tout en n'étant pas liée à l'auto-immunité, comporte un caractère fortement héréditaire. Cette forme de diabète se manifeste uniquement chez un petit nombre de personnes atteintes de diabète de type 1, particulièrement les personnes de descendance africaine et asiatique.

Diabète insipide (DI): Type de diabète dû à un déficit en hormone antidiurétique, la vasopressine, qui maintient constante la quantité d'eau contenue dans le corps. Cette hormone est sécrétée par l'hypophyse. Ce déficit peut être dû à un traumatisme crânien, à une infection, à une tumeur ou à une maladie héréditaire exceptionnelle touchant le rein.[5]

Dialyse: Processus de diffusion sélective à travers une membrane. Elle est habituellement employée pour séparer les corps dissous de faible poids moléculaire qui diffusent à travers la membrane, des corps colloïdaux dissous à poids moléculaire élevé qui ne passent pas.[5]

Dialyse péritonéale: Méthode indirecte d'épuration du sang par l'utilisation des procédés de l'osmose et de la diffusion.

Dialyse péritonéale automatisée (DPA): Technique en pleine croissance qui repose sur l'emploi d'une machine, le cycleur. Le changement de poches n'est donc plus effectué manuellement, c'est la machine – le cycleur – qui le gère. La machine calcule les quantités de solution injectées puis de dialysat drainé, synchronise les échanges et contrôle la durée et le déroulement du traitement. Le client se connecte le soir avant de se coucher puis se déconnecte le matin venu.[42]

Dialyse péritonéale continue ambulatoire (DPCA): Méthode de dialyse péritonéale la plus répandue. C'est une technique continue au cours de laquelle la solution de dialyse reste en contact avec le péritoine au moins jusqu'à ce qu'il soit saturé en molécules de petite taille (urée, créatinine), soit environ quatre heures. Au-delà, seuls les échanges de substances de gros poids moléculaire se poursuivent. Cela autorise le client à renouveler le liquide de trois à quatre fois par jour avec des temps de contact (stase) compris entre quatre et huit heures.[42]

Diarrhée: Augmentation du nombre de selles avec évacuation de matières fécales liquides et d'aliments non digérés.

Diarrhée sécrétoire: Diarrhée chronique due à une sécrétion pathologique de l'épithélium de l'intestin.[12]

Diffusion passive: Processus de passage des molécules se faisant dans le sens de la plus forte concentration vers la plus faible, jusqu'à ce que l'équilibre s'établisse de part et d'autre de la paroi membranaire. Ce passage ne nécessite aucune dépense d'énergie.[4]

Digestion: Processus de dégradation physique et chimique des aliments qui les transforme en substances absorbables.

Digestion chimique: Dégradation des grosses molécules alimentaires en unités de base, rendue possible grâce à l'excrétion dans le tube digestif d'enzymes sécrétées par des glandes.[43]

Digestion mécanique: Mastication (bouche, salive), pétrissage (estomac, acide gastrique) et segmentation (intestin, sucs digestifs) pour la préparation physique des aliments à la digestion chimique.[43]

Digitopuncture: Technique de massothérapie qui dérive de la médecine traditionnelle chinoise, consistant à stimuler les points d'acupuncture par la pression des doigts dans le but d'aider à diminuer le stress et la fatigue.[4]

Diploïde: Désigne une cellule appelée de ce fait cellule somatique dont le noyau contient une ou plusieurs paires de chromosomes (double jeu de chromosomes).[3]

Dispositif d'assistance circulatoire (DAC): Ces dispositifs mécaniques, comme la contrepulsion par ballon intraaortique (BIA) et les dispositifs d'assistance ventriculaire (DAV) gauche ou droite, réduisent le travail du cœur et améliorent la perfusion des organes chez les clients atteints d'insuffisance cardiaque lorsque le traitement pharmacologique classique ne suffit plus.

Dispositif d'assistance ventriculaire (DAV): Pompe cardiaque artificielle utilisée en cas d'insuffisance cardiaque grave. Ce dispositif remplace la fonction de pompage du cœur jusqu'à ce qu'un greffon soit disponible pour réaliser une transplantation cardiaque.[44]

Distal: Partie la plus éloignée du centre d'un tissu ou organe. Contraire de proximal.[43]

Diurèse horaire: Volume urinaire excrété sur une période d'une heure.

Diurèse osmotique: Augmentation du volume urinaire éliminé secondaire à l'élévation de la pression osmotique du plasma sanguin (hyperosmolarité plasmatique).[6]

Diverticule: Dilatation ou hernie sacciforme de la muqueuse qui se forme dans le côlon aux endroits où les artères intestinales (vasa recta) pénètrent la couche de muscles circulaires.

Diverticule de l'œsophage: Hernie de la muqueuse de l'œsophage à travers la paroi musculaire de l'œsophage.[3]

Diverticule urétral: Les diverticules de l'urètre, encore appelés poches sous-urétrales ou kystes sous-urétraux, sont des culs de sac bordés de muqueuse sans couche musculaire coordonnée fonctionnelle, et, de ce fait, sont des zones de stase urinaire et d'infection.[45]

Diverticulite: Inflammation des diverticules.

Diverticulose: Présence de nombreux diverticules non enflammés.

Dorsalgie: Douleur située au niveau du rachis dorsal.[3]

Douleur abdominale chronique: Douleur du ventre s'étalant sur une longue période, récidivantes.[3]

Douleur de rebond: Douleur provoquée à la détente brusque de la paroi abdominale après palpation.

Dyscrasie: Perturbation des phénomènes de coagulation sanguine.[29]

Dysérection: Impossibilité pour l'homme d'obtenir ou de maintenir une érection pour permettre un rapport sexuel satisfaisant.[2]

Dysfonctionnement systolique: Anomalie de la fonction cardiaque qui empêche le cœur de pomper une quantité de sang suffisante pour répondre aux besoins métaboliques des tissus corporels.

Dysménorrhée: Menstruation difficile et douloureuse.[2]

Dyspareunie: Douleur éprouvée par certaines femmes (ou, parfois, par les hommes) au cours d'un rapport sexuel.[13]

Dyspepsie: Digestion douloureuse et difficile, survenant sans lésion organique après les repas.[3]

Dysphagie: Difficulté à avaler, sensation de gêne, manifestation plus ou moins douloureuse se produisant au moment de la déglutition ou du transit œsophagien des aliments.[1]

Dyspnée: Difficulté à respirer, s'accompagnant d'une sensation de gêne ou d'oppression; essoufflement.

Dyspnée de Kussmaul: Hyperpnée caractérisée par son rythme régulier, plus ou moins rapide, l'absence apparente d'effort ventilatoire, une fréquence respiratoire normale ou augmentée.[16]

Dyssynergie vésicosphinctérienne: Contraction involontaire (continue ou intermittente) du sphincter strié de l'urètre pendant la contraction du muscle détrusor.[47]

Dystonie: Altération de la tonicité des tissus ou du système nerveux.[1]

Dysurie: Douleur ou sensation de brûlure pendant la miction.

E

Ectasie canalaire: Dilatation des canaux galactophores avec impaction de sécrétions mammaires qui peut conduire à une réaction inflammatoire péricanalaire (mastite péricanalaire), à des abcès ou à des fistules périmamelonnaires.[48]

Effet chronotrope négatif: Diminution de la fréquence d'un rythme, et tout particulièrement du rythme cardiaque.[4]

Effet inotrope négatif: Diminution de la contractilité de la fibre musculaire.[4]

Effet Somogyi: Correspond à une réponse physiologique de rebond à un surdosage en insuline qui entraîne une hypoglycémie. Survenant habituellement durant le sommeil, l'effet Somogyi produit une baisse de la glycémie en réponse à une dose trop élevée d'insuline.

Effet tératogène: Effet provoqué par certaines substances qui, en cours de grossesse, sont responsables de malformations de l'embryon pendant son développement intra-utérin.[6]

Éjaculation rétrograde: Éjaculation de sperme vers l'intérieur de la vessie.[3]

Embolie gazeuse: Migration de bulles de gaz dans les vaisseaux sanguins, qui les transportent le plus souvent jusqu'au cerveau.[12]

Endocardite: Inflammation de l'endocarde.[3]

Endocardite infectieuse: Inflammation de l'endocarde et des valvules cardiaques.[3]

Endométriose: Présence de fragments de l'intérieur de l'utérus (endomètre), en dehors de leur localisation normale: des parcelles de cet organe vont coloniser d'autres organes, entraînant des «petites sphères», lésions bien délimitées et qui saignent.[3]

Endoprothèse: Objet étranger, de métal ou de matière plastique, mis en place à l'intérieur du corps et ayant pour but de remplacer en permanence une articulation, un os, une valve du cœur, etc.[3]

Endoprothèse œsophagienne: Technique palliative qui consiste en l'insertion d'une prothèse dans l'œsophage afin de contrer l'obstruction causée par une tumeur.

Enseignement thérapeutique: Approche centrée sur le client, sur ses besoins, ses ressources, ses valeurs et ses stratégies. Elle permet d'augmenter les connaissances et les compétences des clients non seulement sur leur maladie, mais aussi sur les traitements.

Éosinophilie: Augmentation anormale des éosinophiles dans le sang.[5]

Épididymite: Inflammation de l'appareil génital masculin se manifestant par une douleur scrotale unilatérale, un gonflement, de la sensibilité et de la fièvre.

Épispadias: Anomalie congénitale caractérisée par une ouverture de l'urètre sur la surface dorsale du pénis.

Épistaxis: Hémorragie extériorisée par les fosses nasales, communément appelée saignement de nez.[8]

Érythème calorique: Éruption irrégulière rouge avec démangeaison sévère.[49]

Érythroplasie: Affection précancéreuse des muqueuses concernant la bouche, mais aussi les lèvres, la langue, le prépuce, le gland et la vulve qui se présente sous la forme d'une surface rouge et brillante bien limitée.[3]

Érythropoïétine: Hormone qui agit à l'intérieur de la moelle osseuse et qui stimule la production et la maturation des hématies.

Espace mort: Zones antérieures de l'appareil respiratoire ne servant qu'à la conduction de l'air.

Esthiomène: Ulcère (plaie relativement profonde) de la vulve avec un durcissement et une augmentation de volume de la peau de cette région.

État de choc: On parle d'état de choc quand l'organisme d'un individu ne parvient plus à assurer une circulation sanguine normale, ce qui provoque un effondrement de la pression artérielle et met en danger les organes vitaux (cœur, cerveau, reins, etc.).[3]

Évaluation urodynamique: Ensemble de tests conçus pour mesurer le fonctionnement des voies urinaires. Ces tests évaluent le stockage de l'urine dans la vessie et son écoulement à l'extérieur du corps. Le recours à une combinaison de techniques permet d'obtenir une évaluation détaillée de la fonction urinaire.

Éventration: Protrusion des intestins due à un relâchement (spontané, postopératoire ou traumatique) de la musculature.[1]

Examen bimanuel: Introduction de un ou deux doigts de la même main dans le vagin, l'utérus étant positionné au-dessus des doigts et pressé vers le haut. L'autre main est placée sur l'abdomen et appuie en direction de l'utérus. Le professionnel qualifié peut ainsi palper l'utérus, et déplacer les ovaires et l'utérus dans une position permettant de les examiner.[50]

Examen primaire (ABCDE): Cette évaluation doit se faire rapidement, dans la minute ou les deux minutes qui suivent l'arrivée du client. Rien ne doit l'interrompre sauf la libération des voies respiratoires ou le traitement de l'arrêt cardiaque. **A** désigne le dégagement des voies respiratoires et la maîtrise de la colonne cervicale. **B** désigne la respiration. **C** désigne la circulation et la maîtrise des hémorragies. **D** désigne un déficit neurologique (perte de conscience). **E** désigne l'exposition.[51]

Examen secondaire: Processus rapide et systématique qui a pour buts de découvrir et de traiter toutes les blessures possibles.

Exérèse: Ablation chirurgicale d'une structure (tumeur, organe, kyste, etc.).

Exophtalmie: Protubérance des globes oculaires.

Extubation non planifiée: Expulsion du tube et de la trachée.

F

Facteur de nécrose tumorale (TNF): Cytokine pro-inflammatoire qui est libérée pendant l'inflammation.

Facteurs intrinsèques: Famille de facteurs de transcription spécifiques au muscle squelettique et contrôlant la myogenèse.

Fasciculation: Tressautements localisés, non coordonnés et incontrôlables d'un seul groupe musculaire.

Fécalome: Accumulation dans le rectum ou le côlon sigmoïde d'excréments durcis qui ne peuvent être expulsés.

Fibroadénome: Appelé par certain tumeur de la fiancée, polyadénomatose mammaire, est une multiplication des cellules de la glande mammaire (le sein), plus précisément une prolifération survenant essentiellement chez la femme jeune. Il s'agit de tuméfactions de nature bénigne.[3]

Fibrose kystique (FK) ou mucoviscidose: Maladie qui altère la fonction des glandes exocrines (à sécrétion externe) dans l'organisme.[52]

Filtrat glomérulaire (ou filtration glomérulaire): Première étape de la formation de l'urine. Le plasma est filtré par le corpuscule rénal et s'écoule dans les tubules.[53]

Fissure anale: Ulcère cutané ou fente de la muqueuse anale causé par un trauma, une infection locale ou une inflammation.

Fistule: Canal étroit d'origine congénitale ou accidentelle (traumatique, pathologique ou chirurgicale) donnant passage de façon continue à un produit physiologique (urine, matière fécale, bile, etc.) ou purulent qui s'écoule à la surface du corps (fistule externe) ou dans une cavité interne (fistule interne).[1]

Fistule artérioveineuse (FAV) naturelle: Accès vasculaire pratiqué par l'anastomose d'une artère et d'une veine, habituellement la veine céphalique. Elle permet ainsi au flux sanguin artériel de s'écouler dans la veine. Le flux artériel est essentiel pour assurer le débit rapide nécessaire pour l'hémodialyse.

Fistule artérioveineuse (FAV) synthétique (ou prothèse): Accès vasculaire créé à partir de matériaux synthétiques (p. ex., le polytétrafluoroéthylène téflon) et qui forme un pont entre l'apport sanguin artériel et l'apport veineux (pontage artérioveineux). La greffe est placée sous la peau et anastomosée chirurgicalement entre une artère (habituellement l'artère brachiale) et une veine (habituellement, l'antécubitale).

Fistule entérocutanée: Passage anatomique anormal entre l'intestin et un autre segment de l'intestin ou d'autres organes.[5]

Fistulectomie: Traitement chirurgical d'une fissure anale qui consiste à exciser la fistule entière.

Fistulotomie: Traitement chirurgical d'une fissure anale qui consiste à ouvrir la fistule et à laisser le tissu sain granuler.

FIV: Technique de procréation artificielle permettant de remédier à certains cas de stérilité. Elle s'effectue à l'extérieur du corps, dans une éprouvette à l'intérieur de laquelle les gamètes ou cellules sexuelles (spermatozoïdes et ovules) sont mises en présence, afin de faire naître un embryon qui sera implanté par la suite dans l'utérus de la mère ou dans celui d'une mère porteuse.[54]

Fonction gonadique: Glande génitale qui produit les gamètes et sécrète des hormones sexuelles.[1]

Fraction d'éjection (F.E.): Pourcentage du volume de sang en fin de diastole éjecté pendant la systole.

Frénésie alimentaire: Consommation importante d'aliments accompagnée d'une sensation de satiété, mais non suivie de comportements compensatoires tels que les vomissements, l'usage de laxatifs, les efforts physiques intenses, etc.

Fuite anastomotique: Fuite du contenu intestinal par les drainages, la cicatrice ou un orifice anormal.[55]

Fundus: Partie d'un organe opposée à son orifice. En ce qui concerne l'estomac, c'est le pôle supérieur appelé également grosse tubérosité de l'estomac.[3]

G

Galactorrhée: Écoulement de lait par le mamelon en dehors de l'allaitement normal de l'enfant.[3]

Galvanocautérisation: Application indirecte de courant électrique par chauffage d'un élément conducteur qui brûle les tissus. À ne pas confondre avec l'électrochirurgie qui implique l'application directe d'un courant électrique sur les tissus.[56]

Gamète: Cellule reproductrice humaine; spermatozoïde chez l'homme et ovocyte chez la femme.

Ganglion sentinelle: Ganglion situé dans l'aisselle.[57]

Gastrite: Inflammation de la muqueuse de l'estomac.[3]

Gastrite atrophique chronique: Modification de la paroi interne de l'estomac pouvant débuter par une inflammation et entraîner la perte des cellules de type glandulaire qui constituent la majeure partie de cette paroi. À long terme, ce problème peut prédisposer à un cancer de l'estomac.[14]

Gastroentérite: Inflammation de la muqueuse de l'estomac et de l'intestin grêle.

Gastroparésie: Ralentissement des mouvements de l'estomac associé à une baisse de leur amplitude.[3]

Gastrostomie: Intervention chirurgicale qui consiste à créer une ouverture faisant communiquer en permanence l'estomac et la paroi de l'abdomen. La gastrostomie permet donc, en utilisant une sonde, de faire pénétrer les aliments dans le tube digestif quand celui-ci est obstrué.[3]

Gelure: Lésion cutanée grave provoquée par un froid intense et pouvant aller jusqu'à la congélation des tissus.[1]

Génotypage: Procédé par lequel des profils à plusieurs bandes sont produits par la digestion de l'ADN avec des enzymes de restriction suivie d'une électrophorèse, ces profils sont visualisés par hybridation avec des sondes spécifiques de séquences répétées. En médecine légale les sondes utilisées sont des séquences «core» spécifiques de séquences répétées en tandem simples (Séquences répétition motif base [minisatellites] ou VNTRs). Les profils de migration à plusieurs bandes connus sous le nom d'empreintes digitales d'ADN, sont évalués pour leurs similitudes avec l'ADN d'un individu.[5]

Glande endocrine: Glande dont la sécrétion va dans le sang.[3]

Glande exocrine: Glande dont les sécrétions s'écoulent en dehors du sang. Cette sécrétion se fait soit dans les téguments (peau, poils, cheveux), soit dans une muqueuse (couche de cellules recouvrant l'intérieur des organes creux en contact avec l'air).[3]

Glomérulation: Ulcères superficiels au remplissage vésical.

Glomérulonéphrite: Toute maladie rénale caractérisée par une atteinte des glomérules (unités de filtration du rein).[12]

Glomérulonéphrite aiguë: Réponse immunologique à une infection, habituellement streptococcique, entraînant des lésions glomérulaires rénales. D'autres germes peuvent également en être responsables.[10]

Glomérulonéphrite d'évolution rapide (GNER) ou rapidement progressive: Maladie glomérulaire associée à l'insuffisance rénale aiguë, dans laquelle on observe un déclin progressif et rapide de la fonction rénale en l'espace de quelques jours ou de quelques semaines.

Glomérulonéphrite poststreptococcique aiguë (GNPSA): Maladie des reins qui entraîne une inflammation du glomérule (la partie du rein qui filtre le sang).[58]

Glomérulopathie: Terme désignant toutes les affections du rein dues à une atteinte des glomérules (pelotons de petits vaisseaux artériels entourés d'une capsule et constituant l'élément initial du néphron, unité anatomique du rein où a lieu la filtration du sang).[6]

Glossectomie: Excision de la langue.

Glucagon: Hormone sécrétée par le pancréas permettant d'augmenter la glycémie (quantité de sucre dans le sang) et favorisant la lipolyse (destruction des corps gras).[3]

Gluconéogenèse: Synthèse du glucose à partir de lactate, acides aminés et glycérol.[59]

Glycogénolyse: Dégradation du glycogène pour donner du glucose utilisable ; permet de maintenir la glycémie normale durant 8 à 10 heures.[3]

Glycosurie: Présence en excès de glucose dans l'urine (p. ext., taux de glucose dans l'urine).[3]

Goitre: Appelé également strume ou presque plus du tout thyréocèle, désigne l'augmentation de volume de la glande thyroïde (hypertrophie thyroïdienne) de nature diffuse et bénigne. Ce terme est également utilisé quelquefois pour désigner les tuméfactions de la glande thyroïde indépendamment de leur nature.[3]

Gonade: Glande génitale qui produit les gamètes et sécrète des hormones sexuelles.[1]

Gonococcie: Infection due au gonocoque, se traduisant généralement par des écoulements purulents ou une inflammation des muqueuses: urétrocervicite chez la femme, urétrite ou balanite chez l'homme, conjonctivite.

Gonorrhée: Infection mucopurulente des organes génitaux due au gonocoque.[1]

Goutte: Forme d'arthrite qui se caractérise par un taux trop élevé d'acide urique dans l'organisme, qui n'est pas éliminé adéquatement par les reins. Le plus souvent, la goutte touche le gros orteil, mais elle atteint aussi la cheville, le genou, le pied, la main, le poignet ou le coude. Elle est souvent caractérisée par des attaques douloureuses qui durent des jours ou des semaines suivies de longues périodes asymptomatiques.[15]

Granulocytopénie: Diminution des granulocytes dans le sang.[3]

Granulome annulaire: Dermatose (maladie de peau) se caractérisant par la présence de nodules (petit renflement faisant saillie en forme de nœud) superficiels, palpables, de consistance ferme, ayant la couleur de la peau normale, roses pâles, ou livides, indolores, regroupés en forme d'anneau de 1 à 5 cm de diamètre ou en arc de cercle.[3]

Grossesse ectopique: Développement de l'ovule hors de la cavité utérine, soit dans une des trompes de Fallope (grossesse tubaire), soit dans l'ovaire (grossesse ovarienne), soit dans la cavité péritonéale (grossesse abdominale).[60]

Gynécomastie: Développement des seins chez l'homme.

Gynécomastie liée à l'âge: Apparaît chez les hommes plus âgés, touchant de 25 à 65 % de ceux-ci. Les facteurs causaux sont multiples et sont principalement reliés aux changements qui surgissent durant le processus de vieillissement.[61]

H

Halitose: Mauvaise haleine.

Hématémèse: Vomissement de sang.

Hématochézie: Émission de sang rouge non digéré à l'intérieur des excréments.[3]

Hématurie: Présence de sang dans l'urine.[1]

Hémiglossectomie: Résection de la moitié de la langue.

Hémiparésie: Déficit incomplet de la force musculaire touchant la moitié droite ou gauche du corps.[12]

Hémochromatose: Forme la plus commune de maladie liée à une surcharge en fer. L'organisme des personnes atteintes absorbe et accumule plus de fer qu'il en a besoin. Cet excès de fer peut causer une insuffisance hépatique, cardiaque ou pancréatique.[51]

Hémodialyse: Technique permettant d'épurer le sang avec un filtre (rein artificiel) éliminant les déchets toxiques chez des sujets ayant une insuffisance rénale grave.

Hémoglobine A1c (HbA1c): Fraction de l'hémoglobine ayant fixé le glucose. Reflète la glycémie moyenne des 2 mois précédant le prélèvement.[62]

Hémoptysie: Présence de sang dans les expectorations.

Hémorragie franche: Écoulement de sang rouge de débit ou quantité notable.

Hémorroïde: Veine hémorroïdale dilatée. Elle peut être interne ou externe.

Hémorroïdectomie: Excision chirurgicale des hémorroïdes.

Hépatite: Affection inflammatoire du foie qui détermine une destruction des cellules hépatiques (cytolyse), dont l'origine peut être virale, toxique ou auto-immune.[6]

Hépatomégalie: Augmentation anormale du volume du foie.[12]

Hépatopathie chronique: Terme générique qui désigne toute affection du foie.[4]

Hernie: Protrusion d'un viscère par une ouverture normale ou une partie affaiblie de la paroi de la cavité où il est habituellement contenu.

Hernie crurale: Hernie qui se produit quand une protrusion traverse l'anneau crural jusque dans le canal fémoral. Elle apparaît comme une bosse sous le ligament inguinal.

Hernie directe: Hernie qui traverse la paroi inguinale postérieure.

Hernie étranglée: Hernie qui ne peut pas être retournée dans la cavité abdominale et qui peut nuire au transit intestinal et à la circulation.

Hernie hiatale: Protrusion (sortie) dans le thorax d'une partie de l'estomac à travers le diaphragme, par l'orifice où passe l'œsophage pour rejoindre l'estomac.[3]

Hernie incisionnelle: Hernie qui est due à une faiblesse de la paroi abdominale au site d'une incision passée.

Hernie indirecte: Hernie qui traverse l'anneau inguinal et suit le cordon spermatique ou le ligament rond.

Hernie inguinale: Hernie relativement fréquente se caractérisant par la protrusion d'une partie de l'intestin par le canal inguinal qui, habituellement, laisse passer le cordon spermatique chez l'homme et le ligament rond (suspenseur de l'utérus) chez la femme.[3]

Hernie ombilicale: Hernie qui se produit quand le muscle grand droit de l'abdomen est faible (dans le cas de l'obésité) ou quand l'ouverture ombilicale ne se referme pas après la naissance.

Hernioplastie: Cure radicale de la hernie qui, lorsque la paroi musculaire est fiable, consiste à réséquer le sac et à consolider la paroi au moyen d'une greffe cutanée, aponévrotique ou d'une prothèse.[4]

Herniorraphie: Traitement chirurgical de la hernie de la paroi abdominale. La hernie de la paroi abdominale est une saillie d'une petite partie du contenu de l'abdomen à travers sa paroi.[3]

Herpès génital: Infection transmissible sexuellement (ITS) caractérisée par l'apparition de petites lésions douloureuses sur les organes sexuels.[63]

Homéostasie: État d'équilibre du milieu interne de l'organisme, naturellement maintenu par des réactions adaptatives assurant une bonne santé.

Hormone antidiurétique (ADH): Hormone qui diminue l'élimination de l'eau par les urines.[3]

Hormone corticotrope (ACTH): Hormone pituitaire qui stimule la sécrétion des corticostéroïdes surrénaliens et induit la croissance du cortex surrénalien.[5]

Hormone de croissance (GH): Polypeptide sécrété par l'adénohypophyse. L'hormone de croissance, aussi connue comme somatotrophine, stimule la mitose, la différenciation cellulaire et la croissance cellulaire.[5]

Hormone folliculostimulante (FSH): Gonadotrophine importante sécrétée par l'anthéhypophyse. Cette hormone stimule la gamétogenèse et les cellules de soutien telles que la granulosa ovarienne, les cellules de Sertoli testiculaires et les cellules de Leydig.[5]

Hormone lutéinisante (LH): Gonadotrophine importante sécrétée par l'anthéhypophyse. L'hormone lutéinisante régule la production de stéroïdes par les cellules interstitielles du testicule et de l'ovaire.[5]

Hormonothérapie substitutive: Substitution des hormones naturelles par les œstrogènes associés aux progestatifs (hormones de la famille de la progestérone).[3]

Hydronéphrose: Distension du pelvis et des calices rénaux causée par l'incapacité de l'urine à s'écouler par l'uretère jusqu'à la vessie.[3]

Hyperaldostéronisme: Sécrétion anormalement élevée d'aldostérone, une hormone sécrétée par la glande corticosurrénale qui règle la quantité de sodium et de potassium dans l'organisme et qui contrôle la volémie (volume sanguin circulant).[12]

Hypercalciurie: Excrétion d'une quantité anormale de calcium dans les urines, correspondant à plus de 4 mg/kg/jour.[5]

Hypercapnie: Augmentation de la $PaCO_2$ dans le sang au-dessus de 45 mmHg.

Hypercorticisme (syndrome de Cushing): Syndrome pouvant avoir diverses origines, affectant essentiellement la jeune femme (entre 20 et 40 ans) et se caractérisant par une association de symptômes caractéristiques (obésité du visage et du tronc, hypertension artérielle, ostéoporose douloureuse des côtes et des vertèbres) dus à une sécrétion trop importante d'hormones glucocorticoïdes (cortisone naturelle: cortisol) par les glandes surrénales.[3]

Hypermétabolisme: État d'un organisme dont les dépenses énergétiques s'élèvent de façon importante au-dessus de la dépense énergétique de repos.

Hyperparathyroïdie: Hyperfonctionnement de la glande parathyroïde.[1]

Hyperplasie: Prolifération excessive d'un tissu organique par multiplication de ses cellules qui conservent toutefois une forme et une fonction normales.[1]

Hyperplasie bénigne de la prostate (HBP): Augmentation de volume de la prostate de nature bénigne et due à un adénome de la prostate entraînant des obstructions plus ou moins importantes au moment de la vidange de la vessie.[3]

Hypertension portale: Augmentation de la pression sanguine dans le système veineux portal.[12]

Hyperthermie maligne: Maladie héréditaire où le corps produit de la chaleur de façon incontrôlable lorsqu'on lui administre des anesthésiques.

Hyperthyroïdie: Accroissement anormal des sécrétions de la glande thyroïde et troubles qui en résultent.[1]

Hypertrophie: Augmentation anormale du volume d'un organe ou d'un tissu, due à sa dilatation, à l'augmentation du volume des cellules qui le composent.[1]

Hyperuricémie: Taux d'acide urique sanguin supérieur à 700 mg/L, 0,42 mmol/L ou encore à 420 micromoles.

Hypoglycémie: Diminution ou insuffisance du taux de glucose contenu dans le sang.[1]

Hypokaliémie: Faible taux de potassium sérique dans le sang.

Hypomagnésémie: Faible taux de magnésium sérique dans le sang.

Hypoparathyroïdie : Syndrome résultant de l'absence dans l'organisme d'hormone parathyroïdienne, plus fréquent chez la femme que chez l'homme.[1]

Hypoperfusion : Diminution de la circulation sanguine.

Hypospadias : Malformation de l'urètre de l'homme (conduit amenant l'urine de la vessie à l'extérieur) se caractérisant par la division d'une plus ou moins grande partie associée à la présence d'un orifice urétral (méat urétral) anormalement situé par rapport à l'extrémité du gland, sur la face inférieure de la verge. L'hypospadias est toujours associé avec une malformation du prépuce (repli de peau recouvrant le gland).[3]

Hypotension : Trouble qui se caractérise par une pression artérielle systolique de 90 mm Hg ou moins et qui rend le client symptomatique.

Hypothermie : Perte thermique causée par une longue exposition au froid qui empêche la production de chaleur par l'organisme. L'hypothermie se caractérise par une chute de la température interne du corps à moins de 35 °C.

Hypothermie thérapeutique : Réduction délibérée de la température corporelle permettant de ralentir le métabolisme et de réduire le besoin d'oxygène et d'anesthésique.

Hypothyroïdie : Insuffisance de la sécrétion hormonale thyroïdienne.[1]

Hypoventilation : Manifestation se produisant lorsque la ventilation alvéolaire ne répond pas adéquatement à la demande en oxygène de l'organisme ou n'élimine pas suffisamment de gaz carbonique.

Hypoventilation alvéolaire : Insuffisance de pénétration d'air à l'intérieur des alvéoles pulmonaires dont l'origine est centrale, c'est-à-dire due à une atteinte de certaines zones du système nerveux central correspondant aux centres permettant de réguler la respiration à l'intérieur du bulbe rachidien, à la suite d'une thrombose (formation d'un caillot).[3]

Hypovolémie : Diminution du volume sanguin total.

Hypovolémie absolue : Diminution de la masse sanguine résultant d'une hémorragie ou d'une diminution de la masse plasmatique.[64]

Hypovolémie relative : Diminution du retour veineux au cœur. On rencontre ce tableau dans le choc septique, le choc anaphylactique, l'anesthésie générale, les blocs périmédullaires, l'intoxication par les dépresseurs du système nerveux central, la tamponnade cardiaque.[64]

Hypoxémie : Diminution de la pression partielle de l'oxygène dans le sang artériel (PaO_2) et de la saturation pulsatile en oxygène (SpO_2) dans le sang.

Hypoxie : Diminution de l'apport d'oxygène aux cellules et aux tissus.

Hystérectomie : Ablation de l'utérus, par voie abdominale ou vaginale, pouvant comporter également l'ablation de ses annexes.[1]

Hystérosalpingographie : Consiste en la mise en évidence de la cavité utérine et des lumières tubaires grâce à l'injection d'un produit de contraste par voie cervicale. Son intérêt premier est d'affirmer (ou d'infirmer) le passage dans la cavité péritonéale du liquide de contraste, donc la perméabilité tubaire. L'examen permet aussi la découverte d'altérations ou de déformations de la cavité utérine, et, de manière moins spécifique, d'altérations de la muqueuse tubaire.[11]

Hystéroscopie : Désigne la visualisation directe et l'exploration de l'utérus par un appareil muni d'un système optique : l'hystéroscope.[3]

Hystérosonographie : L'examen consiste en l'injection intra-utérine de quelques cm^3 de sérum physiologique stérile au cours d'une échographie. Le contraste créé permet d'observer le relief de la cavité utérine et l'aspect de la muqueuse. L'hystéosonographie permet de distinguer les polypes des fibromes.[65]

Iatrogénique : Se dit d'un trouble, d'une maladie provoqués par un acte médical ou par des médicaments, même en l'absence d'erreur du médecin.[12]

ICSI : Technique qui consiste à injecter un spermatozoïde directement à l'intérieur du cytoplasme de l'ovocyte.

Ictère : Altération du métabolisme normal de la bilirubine ou de la circulation de bile dans les systèmes hépatique et biliaire qui se manifeste par une coloration jaunâtre des tissus organiques.

Iléus : Occlusion de l'intestin grêle.[1]

Iléus paralytique : Arrêt provisoire du péristaltisme.

Îlots de Langerhans : Amas d'environ 1 000 à 2 000 cellules endocrines, disséminés au sein des lobules acineux et caractérisés par une vascularisation propre.[66]

Impédance : Terme habituellement utilisé en électricité mais aussi en acoustique (étude des vibrations sonores, de leur propagation et de leur réception) et en mécanique (mécanique des fluides) pour étudier la résistance d'un circuit qui est parcouru par un courant alternatif.[3]

Incontinence fécale : Passage involontaire de selles dû à la perturbation des structures normales qui assurent la continence.

Indice de masse corporelle (IMC) : Mesure simple du poids par rapport à la taille couramment utilisée pour estimer le surpoids et l'obésité chez les populations et les individus adultes. Il correspond au poids divisé par le carré de la taille, exprimé en kg/m^2.[67]

Indice de réveil postanesthésique (IRPA) : Système de pointage objectif qui permet de déterminer avec précision le moment où les clients peuvent quitter la salle de réveil après une anesthésie. Aussi appelé indice d'Aldrete, c'est le système de pointage le plus souvent utilisé.

Indice de réveil postanesthésique pour la chirurgie ambulatoire (IRPACA) : Système de pointage objectif qui permet de déterminer avec précision le moment où les clients des soins ambulatoires peuvent quitter le centre hospitalier.

Indice glycémique (IG) : Échelle qui classe les aliments riches en glucides selon l'augmentation de la glycémie par rapport à un aliment de référence, soit le glucose ou le pain blanc.[41]

Infarctus antérolatéral : Infarctus généralement causé par une occlusion de l'artère circonflexe du cœur.

Infarctus antéroseptal : Infarctus généralement causé par une occlusion de l'artère interventriculaire antérieure.

Infarctus de l'intestin : Intestin distendu qui compromet la circulation sanguine, ce qui cause l'ischémie et la gangrène du segment intestinal touché.

Infection subclinique : État dans lequel l'infection a causé une atteinte tissulaire, mais avec absence de signes ou de symptômes cliniques.[4]

Infection transmissible sexuellement (ITS) : Infection susceptible de se transmettre lors des rapports sexuels, quel que soit son mode : génital, oro-génital ou ano-génital.[68]

Infection transmissible sexuellement et par le sang (ITSS) : Maladie infectieuse qui se transmet entre partenaires lors du partage de seringues ou de matériel de consommation de drogues et au cours de différentes formes de rapports sexuels : contacts génitaux ou sanguins, rapports oraux, vaginaux ou anaux (par les muqueuses et les fluides corporels).[8]

Infirmière en service externe : Infirmière ayant une fonction multidimensionnelle et globale, et qui centre ses activités sur la coordination dessoins périopératoires.

Infirmière en service interne : Aussi appelée infirmière instrumentiste, son rôle consiste à créer et à maintenir la zone stérile tout en assurant une aide technique au chirurgien.

Infirmière première assistante en chirurgie : Infirmière qui apporte l'aide clinique et technique dont le chirurgien a besoin pour procéder de façon sécuritaire à l'intervention chirurgicale, dans les meilleurs intérêts de l'usager.[36]

Inflammation périportale : Pendant l'inflammation, les régions périportales deviennent irrégulières, contenant des hépatocytes en nécrose entourés de cellules inflammatoires et de macrophages.[69]

Ingestion : Introduction d'aliments dans l'organisme.

Inotrope : Terme générique désignant en physiologie tout ce qui se rapporte à la contractilité, c'est-à-dire la propriété que présentent certaines cellules et plus spécifiquement les cellules ou fibres musculaires qui consiste à diminuer ou à réduire l'une de leurs dimensions après avoir effectué un travail actif.[3]

Inotrope négatif : Diminution de la contractilité de la fibre musculaire.[4]

Inotrope positif : On parle d'effet inotrope positif quand on constate la modification de la contractilité de façon générale d'un élément. Ainsi l'effet inotrope positif est l'augmentation de cette contractilité.[3]

Insuffisance corticosurrénalienne : Défaut de fonctionnement des glandes surrénales, qui sécrètent essentiellement la cortisone.[5]

Insuffisance hépatique fulminante : Syndrome clinique caractérisé par une altération grave du fonctionnement du foie associée à une encéphalopathie hépatique.

Insuffisance hypophysaire : Maladie rare qui se traduit par un déficit en une ou plusieurs hormones hypophysaires.

Insuffisance respiratoire : Incapacité des poumons à oxygéner correctement le sang et à éliminer le gaz carbonique en excès.[5]

Insuffisance respiratoire hypercapnique : Aussi appelée insuffisance ventilatoire parce qu'elle est principalement due à l'élimination insuffisante de gaz carbonique.

Insuffisance respiratoire hypoxémique : Aussi appelée insuffisance d'oxygénation parce qu'elle est principalement due au transfert insuffisant d'oxygène entre les alvéoles et le lit capillaire pulmonaire.

Insuline : Principal régulateur du métabolisme et du stockage des glucides, des lipides et des protéines ingérés. L'insuline facilite la diffusion du glucose à travers les membranes cellulaires dans la plupart des tissus de l'organisme.

Insuline endogène : Hormone sécrétée par le pancréas ayant pour fonction d'abaisser le taux de glucose dans le sang et de permettre aux cellules d'utiliser le glucose.[70]

Insulinorésistance (ou résistance à l'insuline) : Dans ce syndrome, l'insuline ne peut agir normalement au niveau des muscles et du foie qui sont « résistants » à son action. Ceci oblige le pancréas à produire de plus en plus d'insuline pour compenser et favorise une accumulation de graisse.[71]

Insulinothérapie intensive : Traitement qui consiste en des injections d'insuline multiples de concert avec l'autosurveillance fréquente de la glycémie. Le traitement vise à atteindre une glycémie quasi normale se situant entre 4 à 7 mmol/L (80 et 120 mg/dl) avant les repas.

Intolérance au glucose (IG) : Condition asymptomatique définie par (mais pas diabétique) des niveaux de glycémie élevés deux heures après avoir ingéré 75 g de glucose par voie orale.[72]

Intubation endotrachéale : Placement d'un tube en plastique flexible dans la trachée pour protéger la voie aérienne du client et fournir des moyens de ventilation mécanique.[73]

J

Jet bifide : Jet d'urine se divisant en deux.

L

Laparoscopie : Examen endoscopique de la cavité abdominale et de son contenu.[12]

Léiomyome: Tumeur bénigne constituée de tissu musculaire lisse (muscles autonomes différents des muscles squelettiques permettant les mouvements).[3]

Lésions de Dieulafoy: Présence d'ulcérations (pertes plus ou moins profondes de substance) dans l'estomac, plus précisément dans la muqueuse (couche de cellules recouvrant l'intérieur de cet organe), et la sous-muqueuse (couche de cellules situées au-dessous de la muqueuse).[3]

Lésions discontinues: Présence de segments normaux d'intestin entre les segments malades.

Lésions iatrogènes: Se dit des troubles ou lésions provoqués par un traitement médical ou un médicament.[6]

Leucocytémie totale: Population totale de leucocytes.[3]

Leucocytose: Augmentation du nombre de globules blancs dans le sang résultant généralement d'une attaque de l'organisme par des microorganismes pathogènes.[3]

Leucopénie: Diminution du nombre des globules blancs circulant dans le sang au-dessous d'un certain taux.[1]

Leucoplasie: Accumulation d'épaisses plaques blanches sur les muqueuses.

Leucotriènes: Famille de composés biologiquement actifs dérivés du métabolisme oxydatif de l'acide arachidonique par la voie de la 5-lipooxygénase. Ils participent aux réactions de défense et à divers phénomènes physiopathologiques tels que l'hypersensibilité immédiate et l'inflammation.[6]

Ligature élastique: Méthode non chirurgicale qui consiste à insérer un anoscope afin de trouver les hémorroïdes et de les ligaturer avec un élastique.

Lipectomie: Ablation chirurgicale de dépôts de graisse souscutanés par curetage d'aspiration ou canulisation, pour une correction cosmétique de l'obésité ou de tout autre défaut esthétique.[5]

Lipodystrophie: Redistribution des graisses provoquant un changement de l'allure corporelle.

Lipolyse: Destruction des corps gras (lipides) ou de la graisse de l'organisme.[3]

Lithiase urinaire: Accrétions (cristallines) solides de minéraux dissous dans l'urine et que l'on trouve dans les reins ou les uretères.[8]

Lithotritie: Opération qui consiste à broyer un calcul urinaire à l'aide d'un lithotriteur, de manière à pouvoir extraire les fragments obtenus par l'urètre.[1]

Lupus érythémateux disséminé (LED): Maladie auto-immune dont l'origine précise est inconnue, s'accompagnant d'un trouble sévère de l'immunité (défaut de la fonction de certains globules blancs : les lymphocytes T et B). Elle touche préférentiellement les femmes jeunes, et sa fréquence semble plus élevée chez les Noires américaines et les Asiatiques. Cette maladie, qui se caractérise par la production d'anticorps et plus particulièrement d'antiADN, peut être à l'origine d'une autodestruction de tous les organes.[3]

Lymphadénopathie: Maladie des ganglions lymphatiques.[29]

Lymphœdème: Accumulation de liquide lymphatique dans les espaces interstitiels, essentiellement à l'intérieur des tissus adipeux se trouvant sous la peau (sous-cutanée).[3]

Lymphogranulomatose vénérienne (LGV): Infection bactérienne qui provoque des plaies sur le pénis, le vagin et la vulve, et parfois dans le col de l'utérus et l'anus.[74]

Lymphome non hodgkinien: Désigne un groupe de cancers qui prennent naissance dans les cellules du système lymphatique.[75]

Lysosome: Organites intracellulaires qui, renfermant des enzymes hydrolytiques, sont responsables de la lyse cellulaire, interviennent dans la digestion des bactéries phagocytées par les leucocytes et dans les phénomènes de pinocytose, de même peut-être que dans les réactions inflammatoires et les processus immunitaires.[1]

M

Macroalbuminurie: Quantité élevée (pathologique) d'albumine dans les urines (qui habituellement ne contiennent pas d'albumine).[3]

Maladie cœliaque: Maladie auto-immune caractérisée par des dommages à la muqueuse de l'intestin grêle causés par l'ingestion de blé, d'orge et de seigle chez des personnes génétiquement prédisposées.[76]

Maladie d'Addison: Destruction progressive des deux glandes surrénales qui ne sont plus en mesure d'assurer la synthèse habituelle d'hormones.[3]

Maladie de Crohn: Inflammation, de cause inconnue, touchant la partie terminale de l'iléon (dernière partie de l'intestin grêle).[3]

Maladie de Graves-Basedow: Maladie auto-immune qui provoque une stimulation excessive de la glande thyroïde. Le système immunitaire attaque la glande thyroïde par erreur, ce qui entraîne une production exagérée d'une hormone appelée thyroxine.[77]

Maladie de La Peyronie: Perte d'élasticité des constituants de la verge, et particulièrement des corps caverneux. La présence de plusieurs nodules de consistance fibreuse dans les corps caverneux du pénis entraîne une déformation de la verge.[3]

Maladie de Ménétrier: Variété d'inflammation de la paroi de l'estomac se caractérisant par une augmentation très importante des plis de la muqueuse de l'estomac s'accompagnant d'une hypertrophie des glandes prenant l'aspect, quelquefois, des glandes ressemblant à celles du côlon.[3]

Maladie de Paget du mamelon: Type de cancer du sein moins courant; elle ne représente que 1 % des cas de cancer du sein. Les symptômes incluent, entre autres, une démangeaison persistante, une desquamation du mamelon qui s'aggrave au fil du temps entraînant un écoulement et un encroûtement, et une douleur au mamelon.[21]

Maladie de Wilson: Affection génétique rare du métabolisme du cuivre à l'origine d'une accumulation de ce métal dans l'organisme, principalement dans le foie, le système nerveux central et la cornée de l'œil.[78]

Maladie inflammatoire chronique de l'intestin (MICI): Inflammation chronique du tractus gastro-intestinal qui se caractérise par des périodes de rémission entrecoupées d'épisodes d'aggravation (forme poussées-rémissions).

Maladie inflammatoire pelvienne (MIP): Infection des organes reproducteurs internes de la femme qui concerne l'utérus, les trompes de Fallope, les ovaires et les tissus pelviens environnants. Ces tissus deviennent enflammés, irrités et enflés. Les causes les plus courantes de la MIP sont la chlamydiose et la gonorrhée, bien que d'autres types de bactéries jouent également un rôle. La MIP est l'une des principales causes de stérilité chez la femme.[68]

Maladie kystique médullaire (néphronophtise): Maladie concernant le parenchyme rénal, c'est-à-dire la partie active du rein, survenant essentiellement chez l'adolescent ou l'adulte jeune et se caractérisant par une diminution de l'élasticité (autrement dit par une sclérose tubulo-interstitielle des tubules rénaux) entraînant l'apparition d'une insuffisance de la filtration rénale (insuffisance rénale).[3]

Malnutrition: Nutrition inadéquate résultant d'une sous-alimentation, d'une suralimentation, d'une alimentation mal équilibrée ou d'une assimilation incomplète ou imparfaite.[1]

Malnutrition protéinocalorique: Malnutrition due principalement à un déficit alimentaire en protéines, qui se rencontre en général dans les premières années de la vie.[79]

Mammographie: Examen radiologique permettant le dépistage des lésions précancéreuses et cancéreuses du sein et le diagnostic des symptômes se rapportant aux pathologies de la glande mammaire (écoulements mamelonnaires, douleurs, tumeurs, etc.).[3]

Mammoplastie: Correction du volume des seins et de leur forme. Ce type d'intervention chirurgicale est le plus souvent nécessaire après l'ablation du sein pour néoplasie, par exemple (cancer du sein).[3]

Manœuvre de Valsalva: Manœuvre qui consiste à exercer une contraction volontaire des muscles abdominaux pendant l'expiration forcée, en gardant la glotte fermée (en retenant sa respiration et en poussant).

Marsupialisation: Opération consistant à insérer un cathéter flexible à l'intérieur de la glande et à permettre ainsi la construction d'un nouveau canal autour de ce cathéter.[3]

Mastalgie: Douleur localisée à la glande mammaire.[1]

Mastectomie: Ablation de la glande mammaire et, au besoin, des muscles pectoraux, des ganglions lymphatiques axillaires ainsi que des tissus adipeux et adjacents.

Mastite: Inflammation de la glande mammaire qui survient le plus souvent pendant l'allaitement.

Matité: Diminution de la sonorité par excès de gaz.[3]

Mécanisme de régulation par rétroactivation: La diminution ou l'augmentation de la quantité d'une hormone va agir en retour sur la fabrication par l'hypophyse de la stimuline qui correspond à l'organe intéressé.[3]

Mécanisme de rétro-inhibition: Mécanisme qui inhibe l'activité enzymatique de la première enzyme d'une voie métabolique par le produit final de cette voie.[37]

Médicament émétique: Substance provoquant le vomissement.[3]

Mégacôlon toxique: Perte du tonusmusculaire du côlon dont la taille augmente (dilatation) progressivement (de plus de 5 cm).[3]

Méléna: Émission de sang noir, digéré, à l'intérieur des excréments.[3]

Menarche: Première période de menstruations; première fois où, dans le cycle ovulatoire, une fille a ses règles.[2]

Ménométrorragie: Saignements excessifs à intervalles irréguliers. Elle peut être causée par un cancer de l'endomètre ou par des fibromes utérins.

Ménopause: État physiologique propre à la femme, consistant dans la cessation définitive de l'activité ovarienne et des règles.[1]

Ménorragie: Exagération de l'écoulement de sang durant les règles (les menstrues), tant en quantité qu'en durée (saignements anormalement abondants et prolongés).[3]

Métaplasie: Transformation d'un tissu sous l'influence d'un stimulus anormal quelconque.

Méthode au gaïac: Test de recherche du sang dans les selles constitué d'un papier réactif imprégné de gaïac situé dans une petite plaquette de carton.[80]

Méthode de Credé: Manœuvre consistant à exercer une pression sur le bas-ventre.

Méthode de l'assiette: Aide la personne à visualiser la quantité de légumes, de féculents et de viande qu'elle doit inclure dans une assiette de 22 cm de diamètre. Pour chaque repas, la moitié de l'assiette doit comporter des légumes non féculents, un quart est réservé aux féculents et l'autre quart, aux protéines. Un verre de lait écrémé et un fruit de petite taille complètent le repas.

Méthode équilibrée: Effet réalisé en technique anesthésique essentiellement par l'association d'un analgésique puissant et d'un neuroleptique, parfois aussi par la ventilation artificielle et la perfusion glucidique, et caractérisé par l'abolition de la perception douloureuse et un état de calme et d'indifférence psychique intermédiaire entre la veille et le sommeil, avec repos moteur parfait.[4]

Métrorragie: Saignement du vagin en dehors des règles.[3]

Microalbuminurie: Augmentation très faible par rapport à la normale, mais néanmoins pathologique (anormale), de la quantité d'albumine éliminée dans les urines (excrétion urinaire de l'albumine).[3]

Môle hydatiforme: Dégénérescence prenant la forme d'un kyste, survenant rarement, et intéressant les villosités choriales de l'œuf.[3]

Moniliase: Synonyme de candidose; infection mycosique due à un champignon du genre *Candida*, atteignant surtout la peau ou les muqueuses buccales (muguet) ou génitales (vaginite).[12]

Monocaténaire: Se dit d'un acide nucléique formé d'une seule chaîne.[12]

Monofilament: Méthode fiable et rentable de tester la présence ou l'absence de sensation protectrice, pour ainsi identifier les clients qui sont à risque de développer des ulcères aux pieds.[81]

Myalgie: Douleurs des muscles striés squelettiques.[3]

Myélosuppression: Suppression de l'activité de la moelle osseuse entraînant une diminution du nombre de globules et de plaquettes dans le sang.[4]

Myomectomie: Ablation des fibromes sans retrait de l'utérus.

Myotonie: Terme désignant un trouble du tonus musculaire (force musculaire) se caractérisant par une lenteur et une difficulté à la décontraction au cours des mouvements effectués volontairement.[3]

Myxœdème: Affection due à l'insuffisance ou à l'atrophie du corps thyroïde et caractérisée par un œdème et une coloration blanchâtre de la peau, par le ralentissement des fonctions physiologiques, par des troubles génitaux et psychiques, par une diminution du métabolisme de base.[1]

N

Natrémie: Taux de sodium contenu dans le sang.[1]

Nausée: Sensation de malaise épigastrique qui s'accompagne de l'envie de vomir.

Nécrobiose lipoïdique: Dermatose (maladie de peau) rare, s'observant généralement chez les diabétiques et se caractérisant anatomiquement par des dépôts graisseux (lipoïdiques constitués de phospholipides et de cholestérol) à l'extérieur des cellules et situés au centre de zones de dégénérescence fibrinoïde à l'intérieur des couches sous-papillaires du derme.[3]

Nécrose tubulaire aiguë: Affection qui résulte le plus souvent de l'ischémie rénale, mais qui peut également être provoquée par les toxines rénales directes comprenant des drogues telles que les aminoglycosides, le lithium et les dérivés de platine.[82]

Néoadjuvante: Se dit d'une chimiothérapie utilisée pour réduire la taille d'une tumeur cancéreuse (maligne) avant une intervention chirurgicale.[9]

Néovascularisation: Formation de nouveaux vaisseaux sanguins dans des tissus où ils ne sont pas présents normalement ou dans des tissus anormaux.[4]

Néphrectomie laparoscopique: Opération qui consiste à pratiquer cinq petites incisions permettant de voir le rein et de le disséquer. Le laparoscope est muni d'une caméra miniature afin que le chirurgien puisse voir ce qu'il fait sur un moniteur vidéo.

Néphrolithiase: La néphrolithiase est la présence, dans les cavités rénales, d'un ou plusieurs calculs ou néphrolithes.[83]

Néphrolysine: Toxine agissant spécifiquement sur le parenchyme rénal.[79]

Néphron: Unité fonctionnelle du rein, responsable de la formation de l'urine. Il est composé, entre autres, du glomérule, de la capsule de Bowman, du tube contourné proximal, de l'anse de Henle, du tube contourné distal et du tube collecteur.

Néphropathie diabétique: Atteinte du rein par le diabète. Le premier signe facilement authentifiable est l'apparition d'une microalbuminurie anormale. La créatininémie s'élève ensuite. La néphropathie s'accompagne souvent d'hypertension artérielle, et l'hypertension artérielle aggrave la néphropathie.[84]

Néphrosclérose: Sclérose du rein par constriction de ses artérioles associée à l'hypertension, bénigne ou grave, et à l'artériosclérose du vieillard.[4]

Neuropathie autonome: Système nerveux autonome ou système neurovégétatif: ensemble des éléments nerveux qui régulent le fonctionnement des viscères (intestins...) et assurent les fonctions vitales telles que la respiration, la circulation sanguine, la digestion, les excrétions, l'homéothermie.[6]

Neuropathie diabétique: Dommage aux nerfs périphériques, somatiques ou autonomes qui sont attribuables exclusivement au diabète sucré.[85]

Neuropathie sensorielle: Affection nerveuse qui limite la perception de la douleur et de la température, aux mains et aux pieds surtout. Cette maladie fragilise aussi les os. Certains doivent même faire face à l'amputation pour contrer les infections fréquentes.[86]

Non-perception hypoglycémique: État dans lequel une personne n'éprouve pas les symptômes et les signes d'alarme de l'hypoglycémie, jusqu'à ce que la glycémie atteigne un point critique.

Normochrome: Signifie de couleur normale. Il est utilisé dans les résultats d'analyse sanguine pour traduire une diminution du taux d'hémoglobine dans le sang. À cela s'ajoute une diminution, dans les mêmes proportions, du nombre de globules rouges.[3]

Normocytaire: (Anémie) Se caractérise par la présence de globules rouges dont le volume moyen est normal, c'est-à-dire situé entre 85 et 100 microcubes.[3]

NTA anurique: Relatif à l'anurie; atteint d'anurie.[12]

NTA oligurique: Qui réduit la diurèse.[1]

Nullipare: En parlant d'une femme, qui n'a pas eu d'enfant.

Nulliparité: État d'une femme n'ayant jamais accouché.

Nycturie: Mictions fréquentes pendant la nuit.

O

Obésité: Hypertrophie générale du tissu adipeux engendrant un excès de poids corporel, provoquée par une suralimentation énergétique (obésité exogène) ou par des dysfonctionnements hormonaux (obésité endogène).[1]

Obésité androïde: État d'une personne dont la graisse est répartie au-dessus de l'abdomen et sur le haut du corps (cou, bras, épaules).

Obésité gynoïde: Obésité essentiellement localisée sur la partie inférieure du corps, au niveau de l'abdomen, des cuisses et des fesses. Ce type d'obésité s'accompagne de problèmes artériels et, plus rarement, de diabète.[3]

Obésité morbide: État d'une personne dont l'IMC est supérieur à 40 kg/m².

Obésité primaire: Obésité découlant de l'ingestion par une personne de plus de calories que ce dont son métabolisme a besoin.

Obésité secondaire: Obésité découlant de diverses anomalies congénitales ou chromosomiques, et se manifestant par des problèmes métaboliques ou des lésions et des troubles du système nerveux central.

Obstruction intestinale: Phénomène qui se produit quand les matières fécales ne peuvent plus progresser dans les intestins.

Obstruction urinaire: Tout état anatomique ou fonctionnel qui bloque ou entrave l'écoulement de l'urine. Elle peut être congénitale ou acquise.

Ocytocine: Hormone sécrétée par le lobe postérieur de l'hypophyse, qui excite la contraction de l'utérus au moment de l'accouchement et qui agit par ailleurs sur la contraction des alvéoles et des canaux lactifères de la glande mammaire, entraînant la sécrétion du lait.[1]

Odynophagie: Douleur cuisante et oppressante à la déglutition.

Œdème de chaleur: Gonflement des tissus qui survient généralement chez les sujets non acclimatés à la chaleur. Il se manifeste surtout au niveau des chevilles. L'œdème disparaît après un ou deux jours dans une ambiance thermique confortable.[87]

Œdème de Quincke: Réaction allergique qui se caractérise par une éruption s'accompagnant d'un œdème apparaissant sous la peau.[3]

Œdème pulmonaire: Accumulation de liquide dans les poumons qui nuit à la ventilation et à l'oxygénation.[51]

Œdème scrotal: Sorte d'œdème des bourses constitué par l'infiltration (la pénétration) de liquide du tissu du scrotum (enveloppe cutanée des testicules).[3]

Œsophagite: Inflammation de l'œsophage s'étalant sur une courte période (aiguë) ou chronique (s'étalant sur une longue période).[3]

Œstrogènes: Constituent un groupe de stéroïdes, dont la fonction, à l'état naturel, est d'être une hormone sexuelle femelle primaire.[8]

Oligoménorrhée: Diminution de la fréquence et/ou de l'abondance des menstruations.[1]

Oligurie: Diminution de la production d'urine (moins de 30 ml/h).[88]

Orchite: Inflammation testiculaire, d'origine infectieuse ou traumatique.[1]

Orthopnée: État anormal dans lequel une personne qui présente de la dyspnée en position horizontale doit utiliser plusieurs oreillers lorsqu'elle est couchée ou doit s'asseoir en maintenant les bras surélevés pour mieux respirer.

Osmolalité plasmatique: Mesure de la concentration des solutés dans le sang.

Osmolalité sérique: Mesure de la concentration du plasma.

Osmolarité: Différence de concentration entre l'intérieur des vaisseaux contenant le sang et l'extérieur.[3]

Ostéite fibreuse: Affection caractérisée par une décalcification des os et un remplacement du tissu osseux par du tissu fibreux.

Ostéomalacie: Défaut de minéralisation de la matrice protéique de l'os.[1]

Otalgie: Douleur à l'oreille.

Ovulation: Rupture folliculaire et libération de l'ovule parvenu à maturité.[1]

P

Palliation: Fait d'atténuer ou de supprimer les symptômes d'une maladie sans en traiter les causes.[37]

Palpation bimanuelle: Technique de palpation consistant en une pression exercée en appliquant une main sur l'autre posée sur l'abdomen.

Palpation profonde (ou appuyée): Technique de palpation qui permet de tracer le contour des organes et des masses abdominales.

Palpation superficielle (ou douce): Technique de palpation qui permet de déceler une sensibilité ou l'hypersensibilité cutanée, la résistance musculaire, les masses et l'enflure.

Pancréatite aiguë: Atteinte inflammatoire du pancréas pouvant aller jusqu'à la destruction de celui-ci (nécrose). Le mécanisme de cette nécrose est une autodigestion de la glande par ses propres enzymes très puissantes.[6]

Pancréatite récidivante (ou chronique): Inflammation du pancréas survenant sur un mode chronique (s'étalant dans le temps) récidivant et susceptible d'aboutir à l'insuffisance de fonctionnement du pancréas exocrine.[3]

Papanicolaou (test Pap): Examen microscopique de cellules prélevées par frottis sur le col utérin. Conçu par le docteur George Papanicolaou, ce test s'avère efficace pour détecter le cancer et les altérations précancéreuses du col utérin.[14]

Papillectomie: Résection (retrait) du repli duodénal, c'est-à-dire la papille à l'endroit où s'abouche (se jette) le canal cholédoque et le canal de Wirsung.[3]

Papillome intracanalaire: Lésion se retrouvant dans un des canaux galactophores principaux ou un sinus. Dans 3 à 5 % des cas, la maladie est multicanalaire. Il s'agit d'une prolifération de cellules épithéliales bordant les canaux galactophores. Un écoulement habituellement verdâtre unilatéral, pouvant être sérosanguin à l'occasion, sera fréquemment rapporté.[48]

Paracentèse: Ponction ou ouverture d'une cavité pour évacuer le liquide anormal qui s'y trouve.[1]

Paraphimosis: Étranglement de la base du gland par une constriction (resserrement) due à la diminution du diamètre du prépuce apparaissant sous la forme d'un anneau trop étroit.[3]

Parathormone (PTH): Hormone sécrétée par les glandes parathyroïdes. Elle agit sur le métabolisme phosphocalcique.

Paresthésie: Trouble de la sensibilité, désagréable et non douloureux, donnant l'impression de palper du coton, et pouvant s'accompagner d'une anesthésie (disparition plus ou moins importante de la sensibilité).[3]

Parotidite: Inflammation de la glande parotide, accompagnant une infection ou une intoxication.[1]

Pégylation: La pégylation a pour but d'augmenter la durée d'efficacité en diminuant la cinétique d'élimination d'une molécule par augmentation de son poids moléculaire. Pour cela, on la lie au polyéthylène glycol (peg), soluble dans l'eau, rapidement éliminé de l'organisme. Cette pégylation diminue la clairance rénale du médicament, prolonge sa demi-vie et augmente la concentration plasmatique.[89]

Périhépatite: Inflammation des tissus et des organes au voisinage du foie (péri hépatite) se traduisant par une douleur vivre de l'hypochondre droit (zone située sous les côtes à droite), chez les personnes ayant des antécédents d'infections génitales dues à certains germes.[3]

Périménopause: Englobe la période précédant la ménopause, pendant laquelle apparaissent les signes cliniques (irrégularités menstruelles et/ou symptômes climatériques) annonçant l'approche de la ménopause et l'année qui suit les dernières règles.[11]

Péristaltisme: Succession de contractions de l'intestin grêle et du côlon faisant progresser le chyme vers le côlon descendant et l'anus.

Péritoine: Membrane séreuse qui tapisse les parois de la cavité abdomino-pelvienne (péritoine pariétal) et les surfaces extérieures des organes qui y sont contenus (péritoine viscéral).[1]

Péritonite: Inflammation localisée ou généralisée du péritoine.

Peropératoire: Soin qui survient ou doit se faire au cours d'une intervention chirurgicale (soins annexes, anesthésie, etc.).[3]

Perturbation de la diffusion: Se produit quand les échanges gazeux à travers la membrane alvéolocapillaire sont compromis par un processus qui épaissit, endommage ou détruit la membrane.

Phénomène de l'aube: Ce phénomène témoigne de l'augmentation du taux de sucre sanguin à la fin de la nuit et au début du jour. On l'explique par une production et une libération accrues d'hormones de croissance et d'autres hormones hyperglycémiantes avant et durant les petites heures du matin.[75]

Phénomène de Raynaud: Trouble causé par l'exposition au froid ou au stress qui se caractérise par des crises d'ischémie aux extrémités du corps.

Phéochromocytome: Tumeur très rare des glandes surrénales, se manifestant principalement par des crises d'hypertension artérielle.[5]

Phimosis: Étroitesse de l'orifice du prépuce empêchant de découvrir le gland.[1]

Plaque érythémateuse: Petite plaque d'allure rouge ou rose, légèrement surélevée.[3]

Plasmaphérèse: Technique qui permet de prélever du plasma sanguin chez un donneur de sang ou chez un client.[3]

Pneumomédiastin: Présence d'un épanchement gazeux dans les espaces du médiastin, et plus particulièrement entre les cellules graisseuses et conjonctives (variété de protéines permettant le soutien des tissus en général).[3]

Pneumothorax: Présence d'air dans la cavité pleurale.

Poche de Kock: Sac ou réservoir créé pour fonctionner à la place du côlon et/ou du rectum chez les clients ayant subi une coloprotectomie totale.[5]

Poïkilothermie: Consiste en l'ajustement pathologique de la température corporelle à celle de l'environnement.

Polydipsie: Soif excessive.

Polyglobulie: Augmentation du nombre de globules rouges dans le sang.

Polykystose rénale: Maladie caractérisée par la présence dans les deux reins de nombreux kystes, c'est-à-dire de cavités limitées par une couche de cellules constituant la paroi du kyste.[90]

Polyneuropathie symétrique distale: Elle est sensitive et s'accompagne souvent de troubles végétatifs plus ou moins sévères. Les troubles sensitifs peuvent rester limités aux pieds, en « chaussettes », ou s'étendre vers la partie proximale des membres, selon une distribution dite longueur-dépendante. Cette polyneuropathie peut s'accompagner de douleurs distales ou rester parfaitement latente, ignorée des clients.[91]

Polype: Excroissance en forme de chou-fleur qui se développe aux dépens de la membrane qui tapisse le côlon, la vessie, l'utérus, les cordes vocales ou les voies nasales.[14]

Polype adénomateux: Polype néoplasique étroitement lié à l'adénocarcinome colorectal.

Polype endocervical: Également appelé polype cervical, est une croissance de tissu dans le cervix.[82]

Polype hyperplasique: Polype non néoplasique qui mesure rarement plus de 5 mm et qui ne provoque jamais de symptômes cliniques.

Polypectomie: Ablation chirurgicale d'un polype.[12]

Polyphagie: Anomalie du comportement alimentaire caractérisée par le besoin de manger trop fréquemment des quantités excessives de nourriture.[1]

Polypnée: Accélération de la fréquence respiratoire avec diminution du volume courant. La ventilation est donc rapide et superficielle.[29]

Polyurie: Élimination excessive d'urine.

Pompe à insuline: Forme d'insulinothérapie intensive ayant pour but d'améliorer le contrôle glycémique. La personne a recours à une pompe externe à piles, de la taille d'un téléavertisseur, qui libère continuellement de l'insuline à action rapide à l'aide d'une sonde.[70]

Position de Sims: Sujet couché sur la poitrine et le côté gauche, cuisses et jambes fléchies, jambe droite croisée en avant de la gauche, bras gauche restant en arrière.[4]

Position de Trendelenburg inverse: Fait de relever la partie supérieure du corps à 30 ou 45°.[92]

Postménopause (ou ménopause confirmée): La période qui fait suite à la périménopause et qui se poursuit jusqu'à la fin de l'existence.[11]

Prédiabétique: Glycémie élevée, mais sous le seuil du diagnostic de diabète.[41]

Priapisme: État pathologique caractérisé par l'érection prolongée et douloureuse de la verge sans aucun désir qui l'occasionne et n'aboutissant à aucune éjaculation.[1]

Progestérone: Hormone sexuelle femelle, sécrétée par le corps jaune de l'ovaire des mammifères, après l'ovulation pendant la seconde moitié du cycle menstruel et pendant la grossesse, ou par le placenta, et qui modifie la muqueuse utérine afin de la rendre apte à la nidation de l'œuf fécondé, et conditionne la gestation.[1]

Prokinétique: Substance qui accélère la vidange gastrique.

Prolactine: Hormone sécrétée par l'hypophyse, qui provoque la montée de lait après l'accouchement. Sa sécrétion anormale en dehors de cette période peut entraîner chez la femme : des troubles des règles, un écoulement pathologique de lait par le mamelon ou la stérilité. Chez l'homme, un excès de prolactine provoque une augmentation du volume des seins ou une impuissance.[5]

Prolactinome: Adénome sécrétant la prolactine. Ce sont les tumeurs hypophysaires les plus fréquentes.

Prolapsus: Chute d'un organe, d'une partie d'organe ou d'un tissu par suite du relâchement de ses moyens de fixation.[12]

Prolapsus utérin: Il s'agit d'une descente de l'utérus dans le vagin.[93]

Prostatite: Inflammation chronique ou aiguë de la prostate.[1]

Protéolytique: Possédant la capacité de lyser, de détruire une protéine.[3]

Prurit: Trouble de fonctionnement des nerfs cutanés, provoquant des démangeaisons, causé par une affection de la peau ou par une pathologie générale. On distingue plusieurs variétés de prurit selon la zone anatomique concernée.[3]

Pseudokyste: Cavité ressemblant à un kyste mais dépourvue de paroi propre et se développant à l'intérieur du tissu, généralement à la suite d'une nécrose localisée.[1]

Pseudoobstruction: Condition qui présente les signes et les symptômes d'une obstruction mécanique de l'intestin malgré des examens radiologiques négatifs.

Pseudopolype: Réaction inflammatoire souvent allergique qui provoque une réaction œdémateuse considérable (de la voussure jusqu'à l'obstruction).[2]

Psychose des USI: Le client développe des signes de désorientation, de confusion, d'anxiété, des hallucinations et une apathie.[94]

Ptyalisme: Sécrétion excessive de salive.[1]

Punch rénal: On réalise cette technique en plaçant la paume de la main gauche sur l'angle costo-vertébral gauche et en tapant dessus de la main droite avec le bord cubital du poignet. Normalement, un coup ferme dans la région du flanc ne devrait pas provoquer de douleur.

Purpura: Syndrome caractérisé par une éruption cutanée de taches rouges ou bleues, ne s'effaçant pas à la pression, et consécutives à des hémorragies provoquées notamment par des altérations de la paroi capillaire, de la crase sanguine, en rapport avec des maladies d'origine infectieuse, toxique, etc.[1]

Purpura thrombopénique: Saignement anormal de la peau ou des muqueuses; celles-ci sont parsemées de petites taches rouge vif ou bleuâtres.

Pyélonéphrite: Affection inflammatoire d'origine bactérienne intéressant le bassinet et le parenchyme rénal.

Pyélonéphrite chronique: Susceptible d'atteindre les deux reins, ce type d'infection urinaire est le résultat d'infections urinaires qui récidivent le plus souvent à la suite d'anomalies congénitales ou acquises des voies excrétrices. En effet, la gêne à l'écoulement de l'urine favorise la survenue de telles affections urologiques. Quand la pyélonéphrite chronique est bilatérale, c'est-à-dire qu'elle concerne les deux reins, elle est susceptible d'engendrer une insuffisance rénale, c'est-à-dire une insuffisance de fonctionnement de la filtration rénale ayant pour conséquence l'accumulation de toxines délétères pour l'organisme, et nécessite alors une dialyse rénale (élimination artificielle des substances nocives contenues dans le sang).[3]

Pylorospasme: Affection qui se caractérise par des spasmes du pylore s'observant essentiellement chez le nourrisson et entraînant chez lui des vomissements avec état cachectique grave.[3]

Pyrosis: Aussi appelée brûlure d'estomac; sensation d'oppression cuisante intermittente qui prend naissance au creux de l'estomac et se propage jusqu'à la gorge ou à la mâchoire.

Pyurie : Présence de pus dans les urines, qui s'observe dans les affections des voies urinaires.[1]

R

Rachianesthésie : Anesthésie locorégionale consistant à injecter dans le canal rachidien (canal où passe la moelle épinière) un anesthésique local qui va permettre d'anesthésier la partie inférieure de l'abdomen et les membres inférieurs (anesthésie caudale) grâce au liquide qui va se noyer dans le liquide céphalo-rachidien.[3]

Ratio taille-hanches : Ratio décrivant la répartition des tissus adipeux sous-cutanés et viscéraux, établi en divisant la mesure de la taille par celle des hanches. Un RTH inférieur à 0,8 est optimal.

Raucité : Caractère rude et âpre d'une voix.[3]

Réabsorption : Mécanisme au cours duquel la majeure partie des constituants de l'urine brute arrivés en passant par le glomérule, est réabsorbée par le sang.[3]

Réaction anaphylactique : Réaction aiguë caractérisée par une constriction subite des muscles bronchiques, ainsi qu'un œdème du pharynx et du larynx, avec respiration sifflante et essoufflement, habituellement causée par un allergène.

Réaction idiosyncrasique : Réaction imprévisible, parfois grave, qu'un médicament peut provoquer chez un individu.[95]

Réaction médicamenteuse idiosyncrasique : Réaction médicamenteuse spécifique grave et idiosyncrasique, c'est-à-dire imprévisible. Ce syndrome est caractérisé par une éruption cutanée généralisée, un état fébrile, des polyadénopathies et une atteinte uni- ou multiviscérale (hépatique, rénale, pulmonaire, cardiaque). Une hyperéosinophilie, des lymphocytes circulants atypiques, une cytolyse hépatique et une cholestase ainsi qu'une protéinurie sont le plus souvent rencontrés.[96]

Réanastomose : Recollement du canal déférent sectionné.[4]

Réchauffement passif : Cette méthode implique que la personne soit placée dans une température ambiante neutre afin qu'elle ne perde pas de chaleur et qu'elle cesse de refroidir. Cette stratégie permet un réchauffement progressif sans risque, mais elle ne convient que dans les situations d'hypothermie légère.

Rectite : Inflammation du rectum.[1]

Rectocèle : Prolapsus du rectum dans le vagin.

Rectocolite hémorragique (RCH) : Affection inflammatoire de la muqueuse, de cause inconnue. Elle atteint constamment le rectum et s'étend de manière continue plus ou moins haut vers le cæcum, respectant le grêle. Elle évolue par poussées.[97]

Reflux gastro-œsophagien (RGO) : Ensemble de symptômes chroniques ou de lésions de la muqueuse secondaires au reflux du contenu gastrique dans la partie inférieure de l'œsophage.

Reflux gastro-œsophagien pathologique (GERD) : Caractérisé par des symptômes et/ou des lésions désignées sous le terme d'œsophagite. Le reflux du contenu gastrique est alors dans la majorité des cas anormalement fréquent et/ou prolongé. Il résulte d'une anomalie presque toujours idiopathique de la motricité œsophagienne.[97]

Reflux vésico-urétéral : Relatif au retour ou mouvement rétrograde de l'urine des voies urinaires inférieures aux voies urinaires supérieures.

Régurgitation : Retour lent, sans effort de vomissement, de l'estomac jusqu'à la bouche, d'aliments partiellement digérés.

Rénine : Hormone (enzyme protéolytique) produite par les reins. Son rôle principal est la régulation du débit sanguin et, conséquemment, de la pression artérielle en présence d'une diminution du volume sanguin, comme dans les cas de déshydratation ou d'hémorragie.[88]

Réplétion volémique : Augmentation de la quantité de liquide et en particulier de sang, contenu dans l'organisme ou accumulé dans un viscère.[83]

Réservoir iléoanal : Réservoir interne, habituellement situé là où se trouve normalement le rectum et dont la fonction est de remplacer ce dernier.[8]

Respiration de Kussmaul : Respiration profonde et rapide.

Respiration paradoxale : État pathologique au cours duquel un poumon, ou un segment de poumon, a tendance à augmenter de volume lors de l'expiration et à se vider lors de l'inspiration.[4]

Rétention hydrosodée : Augmentation de la quantité de sel et d'eau retenue par l'organisme.[3]

Rétention urinaire : Incapacité de vidanger une partie ou la totalité de la vessie. Les individus affectés par la rétention d'urine sont appelés rétentionnistes.[3]

Rétinopathie diabétique : Rétinopathie associée au diabète et caractérisée par des petites hémorragies rétiniennes arrondies appendues aux vaisseaux et des exsudats blanchâtres ou jaunâtres.[4]

Rétinopathie non proliférante : Se caractérise par une augmentation de la perméabilité des minuscules vaisseaux (capillaires). À cela s'associent des hémorragies, des microanévrismes, des exsudats et un œdème.[3]

Rétinopathie proliférante : Se caractérise par la présence de petits vaisseaux nouvellement constitués (néovascularisation) apparaissant à la surface du corps vitré (substance transparente visqueuse située entre la rétine et le cristallin).[3]

Rétrocontrôle : Mécanisme grâce auquel les hormones qui circulent dans le sang agissent sur des organes et plus spécifiquement sur leurs tissus qui élaborent les hormones ou qui stimulent leur production.[3]

Rétrocontrôle complexe : Mécanisme par lequel les glandes communiquant entre elles par voie hormonale pour provoquer ou arrêter la sécrétion hormonale par les organes cibles.

Rétrocontrôle négatif : Processus physiologique par lequel, en endocrinologie, la variation de la sécrétion d'une glande endocrine cible est capable d'inhiber celle de sa stimuline hypophysaire.[4]

Rétrocontrôle positif : Mécanisme de régulation de la sécrétion hormonale qui, lorsqu'il est positif, accroît l'action de l'organe cible au-delà de la normale.

Rhabdomyolyse : Destruction du tissu des muscles striés, entraînant la libération dans le sang d'un pigment musculaire toxique, la myoglobine.[12]

Rythme basal : Taux auquel une pompe à insuline infuse des doses d'insuline à action courte. Au cours d'une période de 24 heures, le débit basal d'insuline compte pour environ 50 % du besoin total en insuline d'une personne. Toutefois, cela peut varier en fonction de l'apport calorique global ou du niveau d'activité.[98]

S

Saignement occulte : Désigne la présence de sang dans les selles qui n'est pas visible à l'œil nu.[8]

Saignement post coïtal : Correspond aux émissions de sang par l'urètre ou dans le sperme chez l'homme, émission vaginale de sang chez la femme après un rapport sexuel.[99]

Salpingite : Inflammation d'une ou des deux trompes de Fallope.[1]

Saturométrie (ou oxymétrie de pouls) : Méthode de surveillance non effractive continue qui permet de déterminer le taux de saturation pulsatile en oxygène (SpO_2).

Sclérose généralisée (ou sclérodermie) : Affection d'étiologie indéterminée qui se caractérise par des altérations étendues du tissu conjonctif et par des lésions vasculaires de nombreux organes. Dans le rein, les lésions vasculaires sont associées à la fibrose.

Sécrétion tubulaire : Transport de substances du liquide péritubulaire vers la lumière tubulaire.[100]

Sepsie : Propagation de microorganismes pathogènes dans la circulation sanguine.

Sepsie sévère : Lorsque la sepsie est associée au dysfonctionnement d'un organe éloigné de l'emplacement de l'infection, elle est appelée sepsie sévère.[5]

Septicémie : Propagation de microorganismes pathogènes dans la circulation sanguine et les reins.

Sérome : Accumulation de liquide séreux sous la peau.

Shunt : Communication pathologique entre le cœur droit et le cœur gauche qui permet le mélange du sang oxygéné et du sang non oxygéné.

Shunt anatomique : Se produit quand le sang traverse un canal anatomique dans le cœur (p. ex., une communication interventriculaire) sans passer par les poumons.

Shunt intrapulmonaire : Se produit quand le sang traverse les capillaires pulmonaires sans participer aux échanges gazeux. Ce shunt est observé quand les alvéoles se remplissent de liquide (p. ex., le syndrome de détresse respiratoire aiguë [SDRA], la pneumonie, l'œdème pulmonaire).

Sialorrhée : Écoulement de salive hors de la bouche, consécutif à un ptyalisme ou à une affection de l'appareil digestif.[1]

Signe de Chvostek : Contraction de la joue et de la partie médiane de la lèvre supérieure, en réponse à la percussion par le marteau à réflexes.[8]

Signe de Cullen : Coloration ecchymotique bleuâtre ou jaune de l'ombilic due à un épanchement sanguin intrapéritonéal.

Signe de Trousseau : Spasmes carpiens causés par le gonflement du brassard d'un tensiomètre sur le bras du client.

Signe de Turner : Taches ressemblant à des ecchymoses apparaissant tardivement dans les pancréatites aiguës hémorragiques.

Sinus pilonidal : Petite cavité située sous la peau entre les fesses dans la région sacro-coccygienne.

Solution isoosmolaire : Solution de dialyse ayant la même osmolarité en entrée et en sortie.[37]

Spasme laryngé : Contracture de la musculature du larynx.

Spermatogenèse : Ensemble des phénomènes d'évolution cellulaire qui aboutissent à la formation des spermatozoïdes.[1]

Splanchnique : Qui appartient ou qui se rapporte aux viscères.[1]

Splénique : En rapport avec la rate.[3]

Splénomégalie : Hypertrophie de la rate.

Sprue tropicale : Trouble chronique contracté en région tropicale qui se caractérise par le dérèglement progressif des tissus jéjunaux et iléaux entraînant des difficultés nutritionnelles.

Stase : Ralentissement prononcé ou arrêt de la circulation d'un liquide dans l'organisme.[12]

Stase veineuse : Arrêt, stagnation du sang circulant dans les veines.[12]

Stéatohépatite non alcoolique (NASH) : Atteinte hépatique (du foie) se caractérisant par la présence d'un infiltrat (pénétration) de nature inflammatoire et une fibrose hépatique (perte d'élasticité des tissus constituant le foie).[3]

Stéatorrhée : Condition qui est caractérisée par des diarrhées graisseuses chroniques, résultat d'une digestion anormale et/ou de l'absorption intestinale des graisses.[5]

Stéatose hépatique : Infiltration, c'est-à-dire la pénétration, de manière diffuse à l'intérieur de la glande hépatique, de gouttelettes de lipides (corps gras) constituées surtout de triglycérides.

Stéatose hépatique non alcoolique (NAFLD) : Accumulation de lipides au sein des hépatocytes avec ou sans inflammation, nécrose ou fibrose.[101]

Sténose : Rétrécissement de la lumière d'un canal ou d'un orifice.

Sténose artérielle rénale : Diminution du calibre d'une artère irriguant le rein.[3]

Sténose urétrale : Résulte d'une fibrose ou d'une inflammation de la lumière urétrale. Les sténoses urétrales peuvent être dues à un trauma, à une urétrite (en particulier à la suite d'une infection gonococcique), à des facteurs iatrogéniques (découlant d'une intervention chirurgicale ou de cathétérismes répétés) ou à une anomalie congénitale de la canalisation de l'urètre.

Stéroïde: Hormone synthétisée par le cortex surrénal et les glandes sexuelles.

Stimuline: Hormone sécrétée par le lobe antérieur de l'hypophyse, tenant sous sa dépendance le développement ou le fonctionnement d'une autre glande endocrine.[1]

Stomie: Intervention chirurgicale qui permet l'élimination du contenu intestinal ou vésical par un abouchement pratiqué entre l'organe et la peau de l'abdomen.

Surpoids: État d'une personne ayant un IMC de 25 à 29,9 kg/m².

Surveillance hémodynamique: Surveillance des caractéristiques physiques de la circulation normale et pathologique du sang dans le système cardiovasculaire. Ces principales caractéristiques physiques sont le débit, la pression et la vitesse.[4]

Syncope: Perte de connaissance brutale et complète, généralement brève, avec état de mort apparente, causée par la cessation momentanée des fonctions cérébrales en raison de l'interruption de l'arrivée du sang artériel au cerveau.[1]

Syncope de chaleur: Malaise qui se manifeste par une sensation de vertige et une perte de conscience, attribuables à une diminution temporaire du débit sanguin cérébral alors que le sujet est debout. Ce malaise est causé par la perte de liquides organiques à la suite d'une sudation abondante et par une chute de tension artérielle attribuable à un afflux de sang dans les membres inférieurs. La syncope de chaleur survient surtout chez les sujets non acclimatés. Les symptômes disparaissent rapidement lorsque la victime est soustraite aux conditions éprouvantes et mise au repos dans une ambiance confortable.[87]

Syndrome: Ensemble de symptômes (signes) sans cause spécifique, que le malade est susceptible d'avoir en même temps lors de certaines maladies.[3]

Syndrome d'Alport: Forme héréditaire de maladie rénale touchant les glomérules, le plus souvent associée à une surdité et à une atteinte oculaire. Sa prévalence est évaluée à environ 1 cas sur 50 000 naissances d'enfants vivants. Il est à l'origine de 1 à 2 % des insuffisances rénales terminales dans les pays occidentaux.[90]

Syndrome de Barrett: Modification des cellules recouvrant normalement l'intérieur de l'estomac dans le bas de l'œsophage, juste au-dessus de la jonction normalement située entre l'estomac et l'œsophage. Peut se développer en cancer.[3]

Syndrome de chasse: Résultat d'une évacuation trop rapide d'une partie de l'estomac appelée moignon gastrique vers la première partie du jéjunum.[3]

Syndrome de compartiment: Ensemble de symptômes qui apparaissent quand la pression (interstitielle) à l'intérieur d'une loge musculaire est plus importante que la pression capillaire (à l'intérieur des minuscules vaisseaux).[3]

Syndrome de Cushing: Syndrome pouvant avoir diverses origines, affectant essentiellement la jeune femme (entre 20 et 40 ans) et se caractérisant par une association de symptômes caractéristiques (obésité du visage et du tronc, hypertension artérielle, ostéoporose douloureuse des côtes et des vertèbres) dus à une sécrétion trop importante d'hormones glucocorticoïdes (cortisone naturelle: cortisol) par les glandes surrénales.[3]

Syndrome de défaillance multiorganique (SDMO): Ce syndrome est causé par un dysfonctionnement des organes d'un système qui s'aggrave progressivement et finit par causer une défaillance multiorganique.

Syndrome de détresse respiratoire aiguë (SDRA): Forme d'insuffisance respiratoire aiguë soudaine et progressive dans laquelle la membrane alvéolocapillaire subit des dommages et devient davantage perméable au liquide intravasculaire.

Syndrome de Goodpasture: Affection très rare caractérisée par l'association d'une hémorragie pulmonaire, d'une glomérulonéphrite extracapillaire et de la présence d'anticorps dirigés contre le domaine *NC1* de la chaîne alpha 3 du collagène IV, constituant principal des membranes basales glomérulaires rénales et alvéolaires pulmonaires. C'est une affection auto-immune survenant essentiellement chez les sujets caucasiens jeunes.[34]

Syndrome de l'intestin court: Syndrome de malabsorption résultant d'une résection étendue de l'intestin grêle, région du tractus gastro-intestinal responsable de l'absorption.[5]

Syndrome de Lynch: Cancer touchant le rectum et le côlon mais à la différence des autres cancers de ce type, n'est pas précédé de polypose (nombre de polypes supérieur à 100).[5]

Syndrome de malabsorption: Se définit par un trouble de l'absorption intestinale des nutriments, à savoir les glucides, les lipides et les protéines, mais les vitamines, les minéraux, etc. sont également concernés.[3]

Syndrome de Mallory-Weiss: Déchirure superficielle de la muqueuse (couche de cellules recouvrant l'intérieur d'un organe creux) à la jonction entre l'œsophage et l'estomac. Elle est provoquée par des vomissements répétés et prolongés, ce qui aboutit à une hémorragie digestive haute (hématémèse) pouvant être massive et mortelle.[3]

Syndrome de Marfan: Dégénérescence prématurée du tissu élastique des vaisseaux.

Syndrome de Pickwick: Apparition chez un sujet obèse d'apnées obstructives du sommeil, d'une somnolence la journée, d'une augmentation de la concentration de gaz carbonique dans le sang avec baisse de la concentration en oxygène.[6]

Syndrome de réponse inflammatoire systémique (SRIS): Ensemble de symptômes qui s'observent au cours des infections (choc septique) et dans d'autres affections telles qu'un trauma grave, des brûlures étendues ou encore une pancréatite aiguë.[3]

Syndrome de sécrétion inappropriée d'hormone antidiurétique (SIADH): Ensemble de symptômes se caractérisant par une diminution importante du sodium dans le sang et une diminution de la quantité des urines.[3]

Syndrome de Sheehan: Nécrose de l'hypophyse secondaire à une hémorragie du post-partum. Le premier symptôme classiquement décrit est l'absence de montée laiteuse dans le post-partum. Il y a ensuite une insuffisance anté-hypophysaire.[29]

Syndrome de Sjögren: Le système immunitaire de l'organisme attaque les glandes qui sécrètent des liquides. Les lymphocytes (un type de globule blanc) attaquent et détruisent ensuite ces glandes, ce qui provoque une sécheresse douloureuse des yeux et de la bouche. Le syndrome de Sjögren peut aussi entraîner une sécheresse de la peau, des narines et du vagin. Il peut affecter les organes, notamment les reins, le système digestif, les vaisseaux sanguins, les poumons, le foie, le pancréas et le système nerveux central.[102]

Syndrome des ovaires polykystiques (SOPK): Aussi appelé syndrome de Stein-Leventhal, est un désordre hormonal qui touche entre 6 et 10 % des femmes. Le SOPK se caractérise par une augmentation inhabituelle des androgènes (hormones mâles) dans les ovaires, ce qui nuit à la maturation des ovules. Au lieu d'être libérés au moment de l'ovulation, les ovules se transforment en kystes, de petites poches remplies de liquide. Ces kystes s'accumulent dans les ovaires et augmentent parfois de volume.[103]

Syndrome de Zollinger-Ellison: Affection rare caractérisée par l'ulcération peptique grave, l'hypersécrétion d'acide gastrique, l'élévation du taux sérique de gastrine, et un gastrinome du pancréas ou du duodénum.

Syndrome douloureux de la vessie (SDV): Douleur suspubienne survenant lors du remplissage vésical. Le client atteint de ce syndrome présente d'autres symptômes, comme des mictions fréquentes, mais ne souffre ni d'infection des voies urinaires ni d'autres pathologies apparentes.

Syndrome du côlon cathartique: Condition où le côlon devient dilaté et atonique.

Syndrome du côlon irritable: Résultat d'une perturbation de la motricité de l'estomac et des intestins se caractérisant par un ballonnement associé à des douleurs abdominales au cours desquelles le client, le plus souvent, présente des diarrhées ou au contraire une constipation.[3]

Syndrome du compartiment: Résultat d'une augmentation de la pression dans le compartiment (fascia) secondaire à l'augmentation du contenu (p. ex., à cause d'une hémorragie, d'un oedème) ou à une limitation de l'expansion du fascia (p. ex., à cause d'un pansement, d'un plâtre), pouvant mener à une lésion nerveuse ou musculaire.

Syndrome du compartiment abdominal: Résultat d'une compression directe des viscères dont le volume dépasse le volume intra-abdominal.[3]

Syndrome hépatorénal: Affection médicale grave consistant en une détérioration rapide de la fonction rénale chez des individus atteints de cirrhose ou d'une insuffisance hépatique fulminante.

Syndrome hyperglycémique hyperosmolaire: Syndrome qui consiste en une hyperglycémie extrême, une hyperosmolarité sérique et la déshydratation dans l'absence de la cétose et de l'acidose.[5]

Syndrome métabolique: Ensemble de facteurs de risque qui augmentent les possibilités de souffrir de maladie cardiovasculaire et de diabète.

Syndrome prémenstruel (SPM): Ensemble de symptômes physiques et émotionnels qui surviennent de 7 à 10 jours avant les règles, et qui prennent généralement fin avec leur arrivée ou dans les quelques jours qui suivent. Les symptômes les plus courants sont un gonflement du bas-ventre, une grande fatigue, les seins sensibles et gonflés, et des maux de tête.[63]

Syphilis: Maladie vénérienne, contagieuse et inoculable, dont l'agent pathogène est le tréponème pâle.[1]

Système limbique: Ensemble des structures situées à la face interne de chaque hémisphère comprenant l'hippocampe, le fornix, les corps mamillaires, les noyaux septaux, l'amygdale et la bandelette diagonale de Broca.[3]

Système porte hypothalamo-hypophysaire: Réseau primaire dans l'éminence médiane qui vient se résoudre dans le lobe antérieur de l'hypophyse en un réseau secondaire au contact des cellules antéhypophysaires.[4]

T

Tachycardie: Fréquence cardiaque élevée, supérieure à 100 battements par minute.

Tachypnée: Ventilation pulmonaire accélérée.[8]

Tamponnade cardiaque: Compression du cœur qui peut être due à un épanchement péricardique compressif, une bulle parenchymateuse comprimant le cœur droit, associée à l'emphysème.

Tamponnage: Système qui empêche ou limite la variation de pH d'une solution lorsqu'on lui ajoute un acide ou une base forte.[104]

Technique de coloration de Gram: Technique qui permet de classer les bactéries en deux catégories, Gram+ ou Gram-.

Téléchirurgie: Réalisation d'une intervention chirurgicale à distance du champ opératoire en manœuvrant des manettes dont les mouvements sont transmis au bras d'un robot placé à côté de l'opéré.

Temps de Quick (ou de prothrombine): Temps de formation et d'activation de certains facteurs de la coagulation aboutissant à la formation d'un caillot.[6]

Ténosynovite: Inflammation d'un tendon et de la gaine synoviale qui l'entoure.

Test d'Allen: Test utilisé pour évaluer s'il y a oblitération artérielle de l'artère radiale ou de l'artère cubitale.

Test d'Amsler: Grille composée de lignes verticales et horizontales placées à intervalles réguliers. Un petit point est imprimé au centre de la grille.

Test d'immunofluorescence absorbée (FTA-ABS): Test permettant de détecter précocement les anticorps de la syphilis avec une grande précision. Il est généralement réalisé lorsque les résultats du VDRL et du RPR sont douteux.

Test de Papanicolaou (test pap): Examen microscopique de cellules prélevées par frottis sur le col utérin. Conçu par le docteur George Papanicolaou, ce test s'avère efficace pour détecter le cancer et les altérations précancéreuses du col utérin.[14]

Test de réponse dynamique (test de l'onde carrée): Test qui s'effectue par un rinçage rapide des systèmes de surveillance des pressions et par la vérification que le moniteur cardiaque reproduit un signal sans distorsion.

Test rapide de la réagine plasmatique (RPR): Test immunologique non spécifique utilisé pour le dépistage de la syphilis.

Testostérone: Hormone sexuelle mâle sécrétée par les cellules interstitielles du testicule et qui détermine l'apparition des caractères sexuels primaires et secondaires masculins.[1]

Test VDRL: Tests immunologiques non spécifiques utilisés pour dépister la syphilis.

Tétanie: Syndrome caractérisé par un état permanent d'hyperexcitabilité neuromusculaire, se traduisant par des accès de contractures musculaires localisées surtout aux extrémités des membres, généralement dues à une hypocalcémie ou à une alcalose respiratoire.[1]

Thermistance: Capteur de température.

Thermodilution: Méthode de mesure du volume sanguin par l'injection d'un bolus de soluté dans l'oreillette droite, ce qui entraîne des variations rapides de la température du sang intracardiaque et permet de mesurer le débit cardiaque (vitesse d'éjection du sang hors du ventricule).

Thermostress: Phénomène qui se produit lorsque les mécanismes thermorégulateurs, comme la transpiration, la vasodilatation et l'augmentation de la respiration, ne réussissent pas à compenser l'accroissement de la température ambiante.

Thrombocytopénie: Affection caractérisée par une quantité anormalement faible de plaquettes dans le sang. Puisque les plaquettes sont nécessaires à la coagulation, un nombre peu élevé peut engendrer une certaine fragilité à la formation d'ecchymoses ou une tendance aux saignements.[14]

Thromboembolie veineuse (TEV): Obstruction d'une veine (embolie) par un caillot sanguin (thrombose) dans le ruisseau de sang.[5]

Thrombose veineuse rénale: Thromobose pouvant être unilatérale ou bilatérale. Elle survient dans diverses circonstances: traumatismes, compression extrinsèque (p. ex., tumeur, anévrisme de l'aorte), carcinome à cellules rénales, grossesse, utilisation de contraceptifs et syndrome néphrotique.

Thromboxane: Substance dérivée de l'acide arachidonique proche des prostaglandines fabriquées par les plaquettes et par une variété de globules blancs favorisant l'agrégation des plaquettes.[3]

Thyréostimuline (TSH): Hormone du lobe antérieur de l'hypophyse qui stimule l'activité thyroïdienne en favorisant le passage de l'iode du sang dans la thyroïde, sa fixation dans la thyroglobuline et la sécrétion dans le sang d'hormones thyroïdiennes circulantes.[1]

Thyroïdite: Inflammation de la glande thyroïde.[1]

Thyrotoxicose (ou thyréotoxicose): Ensemble de symptômes dus à une hyperthyroïdie (sécrétion excessive d'hormones thyroïdiennes).[12]

Thyroxine (T_4): Principale hormone sécrétée par la glande thyroïde. Elle est aussi appelée T_4 ou hormone thyroïdienne.[14]

Trabéculation: Malformation des vaisseaux situés en dessous de la muqueuse (couche de cellules en contact avec l'urine).[3]

Trachéotomie: Incision chirurgicale pratiquée dans la trachée dans le but de rétablir le passage de l'air.

Tréponémique: Relatif aux tréponèmes, aux bactéries de la classe des spirochètes dont la plus connue est l'agent de la syphilis.[37]

Triiodothyronine (T_3): Hormone thyroïdienne T_3 normalement synthétisée et secrétée par la thyroïde en de plus petites quantités que la thyroxine (T_4).[5]

Trouble dysphorique prémenstruel: Désigne un syndrome prémenstruel dont les manifestations psychologiques sont très prononcées. Il toucherait de 2 à 6 % des femmes.[63]

Tumeur bien différenciée: Le tissu tumoral reproduit de très près la structure du tissu initial. Les cellules ont une morphologie normale et ne présentent aucun caractère de malignité. Il n'y a pas d'envahissement des tissus voisins. Les tumeurs bénignes refoulent sans les détruire les tissus sains de voisinage: elles sont expansives.[105]

Tumorectomie: Ablation chirurgicale d'une masse, ou tumeur, au sein ainsi que d'une très petite marge de tissu sain qui l'entoure. La tumorectomie est un type de chirurgie mammaire de préservation.[14]

Tympanisme: Sonorité dont le timbre est particulièrement aigu et que l'on rencontre dans certaines régions du corps au moment de la percussion de certaines zones du corps et en particulier l'abdomen.[3]

U

Ulcération ou Processus morbide (pathologique): Se caractérise par une perte de substance plus ou moins importante entraînant une plaie dont la profondeur est directement dépendante de cette perte de substance.[3]

Ulcère peptique: Érosion de la muqueuse du tractus gastro-intestinal due à l'action digestive de l'acide chlorhydrique et de la pepsine.

Uréase: Enzyme qui catalyse la réaction de transformation de l'urée en dioxyde de carbone et ammoniac.

Urémie: Syndrome dû à l'intoxication causée par la rétention dans l'organisme, en particulier dans le sang, des produits azotés normalement éliminés par les urines et consécutif à une affection rénale chronique.[1]

Uretère: Canal excréteur qui conduit l'urine du rein à la vessie.[1]

Urétéronéocystostomie: Réimplantation de l'uretère dans la paroi vésicale.

Urétrite: Inflammation de la muqueuse de l'urètre.[1]

Urétrite non gonococcique (UNG): Infection de l'urètre pénien causée par différents virus ou bactéries, dont les infections transmissibles sexuellement (ITS) autres que la gonorrhée.[26]

Urétroplastie: Intervention chirurgicale qui consiste à créer un nouvel urètre, au moyen d'un lambeau cutané, d'un segment d'artère ou de veine, ou d'autres greffons.[1]

Urosepticémie: Infection systémique dont l'origine est urinaire. Un diagnostic rapide et un traitement efficace sont primordiaux, car, en l'absence d'une éradication précoce de l'agent causal, l'urosepticémie peut entraîner un choc septique et le décès dans 15 % des cas. Le choc septique est dû à une bactériémie non traitée impliquant une bactérie à Gram négatif.

V

Vasoplégie: Disparition du tonus des parois vasculaires avec paralysie vasomotrice, s'accompagnant d'une vasodilatation passive.[1]

Vasospasme: Spasme vasculaire; contraction passagère entraînant une diminution de calibre d'un vaisseau.

Vasovasostomie: Opération chirurgicale qui consiste, après avoir enlevé les segments rétrécis ou obstrués des deux canaux déférents, à réaboucher les extrémités saines de ces conduits, qui assurent le passage du sperme des testicules jusqu'aux canaux éjaculateurs.[12]

Ventilation à pression contrôlée: Dans ce type de ventilation, le respirateur applique une pression (consigne déterminée par le clinicien) sans égard au volume que cela fait entrer dans les poumons. Ce volume est par conséquent déterminé par les caractéristiques mécaniques du poumon qui sont la résistance mécanique et la compliance pulmonaire.[107]

Ventilation à volume contrôlé: Un volume courant prédéterminé (VC) est administré à chaque inspiration, et la pression requise pour assurer chaque respiration varie selon les facteurs de compliance et de résistance du système client-respirateur. Par conséquent, le VC est constant d'une respiration à l'autre, mais les pressions ventilatoires varient.

Ventilation en pression négative: L'abaissement du diaphragme et une expansion de la cage thoracique créent une diminution de la pression alvéolaire (pression négative si on la compare à la pression atmosphérique). C'est cette pression négative qui entraîne l'entrée d'air dans les poumons.[107]

Ventilation en pression positive (VPP): L'entrée d'air dans les poumons n'est plus causée par une différence de pression entre l'extérieur et l'intérieur des poumons, mais par une augmentation de la pression au sein des poumons.[107]

Ventilation mécanique: Consiste à suppléer ou à assister la respiration spontanée avec un appareil appelé ventilateur. Elle se pratique le plus fréquemment dans un contexte de soins critiques (médecine d'urgence, soins intensifs ou intermédiaires) et d'anesthésie, mais peut aussi être apportée à domicile à des clients porteurs d'une insuffisance respiratoire chronique.[107]

Vessie orthotopique (ou néovessie orthotopique): Poche constituant un réservoir relié à l'urètre (canal transportant l'urine de la vessie vers l'extérieur). Le client peut ainsi vider c0e réservoir en utilisant certains muscles du bassin, mais également en augmentant la pression interne de l'abdomen, ce qui permet à l'urine de passer presque naturellement à l'intérieur de l'urètre.[3]

Virus du papillome humain (VPH): Groupe de petits virus à ADN qui infectent spécifiquement les épithelia de la peau ou des muqueuses. Ils induisent généralement des lésions hyperprolifératives bénignes telles que verrues, papillomes ou condylomes. Cependant, certains types de VPH (p. ex., le VPH 16 et le VPH 18) sont associés à des tumeurs malignes, notamment le cancer du col de l'utérus.[108]

Vitrectomie: Ablation chirurgicale de l'humeur vitrée.

Volume d'éjection systolique (VES): Quantité de sang éjectée dans l'aorte à chaque contraction ventriculaire.

Volutraumatisme: Lésion pulmonaire diffuse secondaire à la surdistension des parois alvéolaires (pression transalvéolaire élevée).[109]

Volvulus: Torsion d'une anse intestinale aboutissant à une interruption de la vascularisation (apport sanguin), ce qui entraîne l'apparition d'une occlusion ou d'une subocclusion et un risque de nécrose de n'importe quelle partie du tube digestif (anse digestive).[3]

Vomissement: Expulsion buccale soudaine et brutale du contenu de l'estomac, soit des aliments partiellement digérés et des sécrétions.

1. www.cnrtl.fr

2. www.med.univ-rennes1.fr

3. www.vulgaris-medical.com

4. www.granddictionnaire.com

5. www.chu-rouen.fr

6. dictionnaire.doctissimo.fr

7. Lepouse, C., Lautner, C.A., Liu, L., Gomis, P., & Leon, A. (2006). Emergence delirium in adults in the postanesthesia care unit. *Br J Surg, 96*(6), 747.

8. fr.wikipedia.org

9. www.plaisirssante.ca

10. medecine.sante-dz.org

11. www.gfmer.ch

12. www.larousse.fr

13. pr2010.bvdep.com

14. info.cancer.ca

15. www.phac-aspc.gc.ca

16. www.infirmiers.com

17. www.md.ucl.ac.be

18. www.collectionscanada.gc.ca

19. www.arcagy.org

20. www.info-radiologie.ch

21. www.cbcf.org

22. www.cancer-sein.net

23. termium.com

24. www.infonaturel.ca

25. www.aetmis.gouv.qc.ca

26. www.city.ottawa.on.ca

27. www.phytotherapia.eu

28. www.fmcgastro.org

29. www.informationhospitaliere.com

30. www.ccfc.ca

31. www.solutionsforurinaryincontinence.com

32. sante-guerir.notrefamille.com

33. reaannecy.free.fr

34. www.orpha.net

35. www.cystiteinterstitielle.org

36. www.oiiq.org

37. dictionnaire.reverso.net

38. Newman, S., Stygall, J., Hirani, S., Shaefi, S., & Maze, M. (2007). Postoperative cognitive dysfunction after noncardiac surgery: A systematic review. *Anesthesiology, 106*(3), 572.

39. cat.inist.fr

40. Garnier, M., Delamare, V., Delamare, J., & Delamare, T. (2006). *Dictionnaire illustré des termes de médecine* (29e éd.) Paris: Maloine.

41. diabetes.ca

42. france.renalinfo.com

43. www-smbh.univ-paris13.fr

44. www.ottawaheart.ca

45. www.lyon-radiologie.com

46. www.medix.free.fr

47. www.cofemer.fr

48. www.stacommunications.com

49. www.labour.gov.on.ca

50. www.infoscontraception.ch

51. www.hc-sc.gc.ca

52. www.muco.org

53. Tortora, G.J., Fuke, B.R., & Case, C.L. (2003). *Introduction à la microbiologie.* Montréal: Éditions du Renouveau Pédagogique Inc.

54. www.futura-sciences.com

55. www.sfar.org

56. www.anselleurope.com

57. www.docteur-benchimol.com

58. www.dictionnaire-sante.com

59. www-ibmc.u-strasbg.fr

60. www.gynecomedic.com

61. www.gynecomastiemontreal.com

62. www.macirculation.com

63. www.passeportsante.net

64. www.adrenaline112.org

65. www.radiographie-medicale.fr

66. www.univ-lille2.fr

67. www.who.int

68. www.affection.org

69. www.albi-france.org

70. www.diabete.qc.ca

71. www.diabetelaval.qc.ca

72. www.diabetesatlas.org

73. www.worldlingo.com

74. www.cfsh.ca

75. www.servicevie.com

76. Roos, S., Karner, A., & Hallert, C. (2009). Gastrointestinal symptoms and well-being of adults living on a gluten-free diet: A case for nursing in celiac disease. *Gastroenterol Nurs, 32*, 196.

77. healthnews.com

78. www.abpmaladiewilson.fr

79. dictionnaire.sensagent.com

80. www.oncoprof.net

81. www.autocontrol.com

82. www.total-health-care.com

83. www.medicopedia.net

84. www.diabsurf.com

85. www.rnao.org

86. fondationduchum.com

87. www.cchst.ca

88. Tortora, G.J., & Derrickson, B. (2006). *Principes d'anatomie et de physiologie* (2e éd.). Montréal: Éditions du Renouveau Pédagogique Inc.

89. www.actupparis.org

90. www.sfdlal.org

91. www.em-consulte.com

92. www.anesthesie-foch.org

93. www.gynecoquebec.com

94. www.myobase.org

95. bulletins-electroniques.com

96. revue.medhyg.ch

97. www.snfge.asso.fr

98. www.diabetesselfmanagement.com

99. www.urologie-cupl.com

100. www.pharmacorama.com

101. www.esculape.com

102. www.sjogrens.ca

103. www.cwhn.ca

104. Briggs, J.P., Wilhem, K. & Schnermann, J.B. (2009). Structure and function of the kidneys and their clinical assessment. In A. Greenberg & A.K. Cheung et al., *Primer on Kidney Disease* (5e éd.). Philadelphie: Elsevier.

105. medidacte.timone.univ-mrs.fr

106. www.enzyme.wikibis.com

107. www.anesthesie-reanimation.wikibis.com

108. www.caducee.net

109. www.hopital-riviera.ch

110. Anzivino, E., Fioriti, D., Mischitelli, M., Bellizi, A., Barucca, V., Chiarini, F., *et al.* (2009). Herpes simplex virus infection in pregnancy and in neonate: Status of art of epidemiology, diagnosis, therapy and prevention. *Virol J, 6,* 40.

SOURCES ICONOGRAPHIQUES

CHAPITRE 46 – **7**: Yuri Arcurs / Dreamstime.com; **10**: Wavebreakmedia Ltd / Dreamstime.com; **13**: Christine Langer-Püschel / Dreamstime.com; **15**: Phanie / Firslight; **16**: Gracieuseté de Arjohuntleigh, Mississauga, Ontario; **21**: Tony McConnell / Science Photo Library; **27**: Reproduction autorisée par Susan R. Volk, M.Sc., inf. aut., CCRN, CPAN, Spécialiste du perfectionnement du personnel, Christiana Care Health System, Newark, DE.; **28**: Andersen Ross / MaXx Images; **30**: Jupiterimages Corporation.

CHAPITRE 47 – **37 (figure 47.1)**: Reproduction autorisée par Greg McVicar; **37 (figure 47.2)**: Jupiterimages Corporation; **40**: Rick Raymond / Monsoon / Photolibrary / Corbis; **41**: Bernard van Berg / Getty Images; **43 (figure 47.5)**: Monkey Business Images / Dreamstime.com; **43 (figure 47.6)**: Reproduction autorisée par The Methodist Hospital, Houston, Tex. Photographie de Donna Dahms, inf. aut., CNOR; **44**: Radius Images / Jupiterimages Corporation; **53**: Adapté de Rothrock (2007); **55**: Jupiterimages Corporation.

CHAPITRE 48 – **74**: Gabriel Blaj | Dreamstime.com; **81**: Jupiterimages Corporation.

CHAPITRE 49 – **88**: Medicimage / Phototake; **98**: Gardner, P.E. (1994). *Hemodynamic pressure monitoring*. Redmond, Wash.: Spacelabs Medical; **99 (en haut)**: Flynn, J.B.M., & Bruce, N.P. (1993). *Introduction to critical care skills*. St. Louis, Mo.: Mosby; **99 (en bas)**: Adapté de Urden, L.D., Lough, M.E., & Stacy, K.M. (2010). *Critical care nursing: Diagnosis and management* (6th ed.). St. Louis, Mo.: Mosby Elsevier; **101**: Adapté de Urden, L.D., Lough, M.E., & Stacy, K.M. (2010). *Critical care nursing: Diagnosis and management* (6th ed.). St. Louis, Mo.: Mosby Elsevier; **102**: Reproduit avec l'autorisation d'Edwards Critical Care Division, Baxter Healthcare Corporation, Santa Ana, Californie; **103**: Adapté de Urden, L.D., Lough, M.E., & Stacy, K.M. (2010). *Critical care nursing: Diagnosis and management* (6th ed.). St. Louis, Mo.: Mosby Elsevier; **104**: Adapté de Day, M.W. (2011b). Suctioning: Endotracheal or tracheostomy tube. In D.L. Wiegand (Ed.), *AACN Procedure manual for critical care* (6th ed.). St. Louis, Mo.: Elsevier Saunders; **105 (figure 49.9)**: Adapté de Day, M.W. (2011b). Suctioning: Endotracheal or tracheostomy tube. In D.L. Wiegand (Ed.), *AACN Procedure manual for critical care* (6th ed.). St. Louis, Mo.: Elsevier Saunders; **105 (figure 49.10)**: Adapté de Urden, L.D., Lough, M.E., & Stacy, K.M. (2010). *Critical care nursing: Diagnosis and management* (6th ed.). St. Louis, Mo.: Mosby Elsevier; **110**: Reproduit avec l'autorisation de Datascope Corp., Fairfield, N.J.; D'après Datascope Corp., Montvale, New Jersey; **113**: Adapté de Day, M.W. (2011c). Ventilatory management: Volume and pressure modes. In D.L. Wiegand (Ed.), *AACN Procedure manual for critical care* (6th ed.). St. Louis, Mo.: Elsevier Saunders; **115**: Adapté de Beare, P.G., & Myers, J.L. (1998). *Adult health nursing* (3rd ed.). St. Louis, Mo.: Mosby; **117**: Burns (2006). *AACN Protocols for Practice: Care of the Mechanically Ventilated Patient*. Aliso Viejo, CA: AACN; **119**: Urden, L.D., Lough, M.E. (dir.), & Stacy, K.M. *Critical care nursing: diagnosis and management* (6th ed.). St. Louis: Mosby; **121**: Reproduit avec l'autorisation de Nellcor Puritan Bennett Inc., Pleasanton, Californie; **122 (en haut)**: Reproduit avec la permission de Lifecare, Westminster, Colorado; **122 (en bas)**: Reproduit avec l'autorisation de Draeger Medical; **133**: Adapté de Day, M.W. (2011a). Endotracheal tube and oral care. In D.L. Wiegand (Ed.), *AACN Procedure manual for critical care* (6th ed.). St. Louis, Mo.: Elsevier Saunders; **138**: Jupiterimages Corporation.

CHAPITRE 50 – **148**: Adapté de Urden, L.D., Stacy, K.M., & Lough, M.E. (2006). *Thelan's critical care nursing: Diagnosis and management* (5th ed.). St. Louis, Mo.: Mosby; **153 (figure 50.3)**: Adapté de Urden, L.D., Stacy, K.M., & Lough, M.E. (2006). *Thelan's critical care nursing: Diagnosis and management* (5th ed.). St. Louis, Mo.: Mosby; **153 (figure 50.4)**: Adapté de Urden, L.D., Stacy, K.M., & Lough, M.E. (2006). *Thelan's critical care nursing: Diagnosis and management* (5th ed.). St. Louis, Mo.: Mosby.; **155**: Adapté de Urden, L.D., Stacy, K.M., & Lough, M.E. (2006). *Thelan's critical care nursing: Diagnosis and management* (5th ed.). St. Louis, Mo.: Mosby.

CHAPITRE 51 – **200**: Adapté de Richmond (1985); **201**: BSIP A. Benoist; **208**: Adapté de Cohen, J., & Powderly, W.G. (2004). *Infectious diseases* (2nd ed.). St. Louis, Mo.: Mosby; **211**: 2006 Hill-Rom Services, Inc. Reproduction autorisée. Tous droits réservés.; **212**: 2006 Hill-Rom Services, Inc. Reproduction autorisée. Tous droits réservés.; **213**: Neustockimages / iStockphoto.

CHAPITRE 52 – **222**: Goodrich, C., & Carlson, K.K. (2005). Endotracheal intubation (perform). Dans D.L. Wiegand & K.K. Carlson (dir.), *AACN procedure manual for critical care* (5th ed.). St. Louis, Mo.: Elsevier; **233 (figure 52.3)**: Auerbach, P.S., Donner, H.J., & Weiss, E.A. (2003). *Field guide to wilderness medicine* (2nd ed.). St. Louis, Mo.: Mosby. Reproduction autorisée par Cameron Bangs, MD; **233 (figure 52.4)**: Auerbach, P.S., Donner, H.J., & Weiss, E.A. (2003). *Field guide to wilderness medicine* (2nd ed.). St. Louis, Mo.: Mosby. Reproduction autorisée par Cameron Bangs, MD; **239**: Centers for Disease Control, Division of Vector-Borne Infectious Diseases (2007). [En ligne]. www.cdc.gov/ncidod/dvbid/lyme/ld_tickremoval.htm. Reproduction autorisée par Centers for Disease Control, Division of Viral and Rickettsial Diseases; **247**: CP PHOTO / Frank O'Connor.

CHAPITRE 53 – **254**: Adapté de Thibodeau & Patton (2008). (Figure 15.1, p. 393); **255**: Adapté de Thibodeau & Patton (2008). (Figure 15.8, p. 401); **260**: Adapté de Thibodeau & Patton (2008). (Figure 15.12, p. 408); **261 (en bas)**: Adapté de Herlihy (2007). (Figure 23.9, p. 411); **273 (figure 53.9)**: Adapté de Jarvis (2010). (Figures 21.26 et 21.27, p. 578); **280 (figures 53.10 et 53.11)**: Adapté de Drake, Vogl, & Mitchell (2005); **284**: Adapté de Drake, Vogl, & Mitchell (2005); **285**: Given Imaging Inc., Norcross, Ga.

CHAPITRE 54 – **290**: PasseportSanté.net (2010); **299**: Adapté de Morgan & Weinsier (1998); **303**: Adapté, avec l'autorisation de l'American Society for Parenteral and Enteral Nutrition (ASPEN), de ASPEN Board of Directors (2002); **304**: Adapté de Mahan & Escott-Stump (2004); **305 (figure 54.5)**: Adapté de Mahan & Arlin (1992); **305 (figure 54.6)**: Adapté de Mahan & Arlin (1992); **318**: Jupiterimages Corporation.

CHAPITRE 55 – **335**: A. Green / Corbis; **324**: Tiré de Forbes, C.D., & Jackson, W.F. (2003). *Color Atlas and Text of Clinical Medicine* (3rd ed.). London: Mosby; **325**: Marc Tellier; **347**: Jupiterimages Corporation.

CHAPITRE 56 – **354**: McKenry, L., Tessier, E., & Hogan, M. (2006). *Mosby's pharmacology in nursing* (22nd ed.). St. Louis, Mo.: Mosby; **366**: Reproduction autorisée par l'University of Washington, Division of Gastroenterology; **367**: Adapté de Doughty, D.B. & Jackson, D.B. (1993). *Mosby's clinical nursing series: gastrointestinal disorders*. St. Louis, Mo.: Mosby; **368**: Reproduction autorisée par Flook, N., Jones, R., & Vakil, N. (2008). Approach to gastroesophageal reflux disease in primary care. *Can Fam Physician*, 54, 701; **373**: Adapté de Price, S.A., & Wilson, L.M. (2003). *Pathophysiology: Clinical concepts of disease processes* (6th ed.). St. Louis, Mo.: Mosby; **378 (figure 56.8)**: Adapté de Price, S.A., & Wilson, L.M. (2003). *Pathophysiology: Clinical concepts of disease processes* (6th ed.). St. Louis, Mo.: Mosby; **381**: Adapté de Kumar, V., Abbas, A.K., & Fausto, N. (2010). *Robbins and Cotran pathologic basis of disease* (8th ed.). Philadelphia: Saunders; **389 (figure 56.11)**: Adapté de Price, S.A., & Wilson, L.M. (2003). *Pathophysiology: Clinical concepts of disease processes* (6th ed.). St. Louis, Mo.: Mosby; **389 (figure 56.12)**: Adapté de Kumar, V., Abbas, A.K., & Fausto, N. (2010). *Robbins and Cotran pathologic basis of disease* (8th ed.). Philadelphia: Saunders; **393**: Adapté de Price, S.A., & Wilson, L.M. (2003). *Pathophysiology: Clinical concepts of disease processes* (6th ed.). St. Louis, Mo.: Mosby; **406**: Adapté de Kumar, V., Abbas, A.K., & Fausto, N. (2010). *Robbins and Cotran pathologic basis of disease* (8th ed.). Philadelphia: Saunders; **412**: Keith Ferris / iStockphoto.

CHAPITRE 57 – **432**: Adapté de Stevens, A., & Lowe, J. (2000). *Pathology* (2nd ed.). London: Mosby; **445**: Kumar, V., Cotran, R.S., & Robbins, S.L. (2003). *Robbins basic pathology* (7th ed.). St. Louis, Mo.: Mosby; **459**: McCance, K.L., & Huether, S.E. (2006). *Pathophysiology: The biologic basis for disease in adults and children* (5th ed.). St. Louis, Mo.: Mosby. Reproduction autorisée par David Bjorkman, MD, University of Utah School of Medicine, Département de Gastroentérologie; **462 (figure 57.8)**: Kumar, V., Abbas, A.K., & Fausto, N. (2005). *Robbins and Cotran pathologic basis of disease* (7th ed.). Philadelphia: Saunders; **462 (figure 57.9)**: McCance, K.L., & Huether, S.E. (2006). *Pathophysiology: The biologic basis for disease in adults and children* (5th ed.). St. Louis, Mo.: Mosby. Reproduction autorisée par David Bjorkman, MD, University of Utah School of Medicine, Département de Gastroentérologie; **469**: Adapté de Hampton, B.G., & Bryant, R.A. (1992). *Ostomies and continent diversions*. St. Louis, Mo.: Mosby; **470**: Adapté de Meeker, M.H., & Rothrock, J.C. (1991). *Alexander's care of the patient in surgery* (9th ed.). St. Louis, Mo.: Mosby-Year Book; **478 (figure 57.14)**: Adapté de Stevens, A., & Lowe, J. (2000). *Pathology: illustrated review in color* (2nd ed.). London: Mosby; **480:** Swartz, M.H. (2006). *Textbook of physical diagnosis: History and examination* (5th ed.). Philadelphia: Saunders; **487 (figure 57.18):** Townsend, C.M., Beauchamp, R.D., Evers, B.M., et al. (2004). *Sabiston textbook of surgery: The biological basis of modern surgical practice* (17th ed.). Saunders: Philadelphia; **491:** Jupiterimages Corporation.

CHAPITRE 58 – 496: Butcher, G.P. (2004). *Gastroenterology: An illustrated colour text.* London: Churchill Livingston; **499 (figures 58.2 et 58.3):** McCance, K.L., & Huether, S.E. (2006). *Pathophysiology: The biologic basis for disease in adults and children* (5th ed.). St. Louis, Mo.: Mosby; **515:** De Kumar, V., Abbas, A.K., & Fausto, N. (2005). *Robbins and Cotran pathologic basis of disease* (7th ed.). Philadelphia: Saunders; **517:** McCance, K.L., & Huether, S.E. (2006). *Pathophysiology: The biologic basis for disease in adults and children* (5th ed.). St. Louis, Mo.: Mosby; **520:** Adapté de McCance, K.L., & Huether, S.E. (2006). *Pathophysiology: The biologic basis for disease in adults and children* (5th ed.). St. Louis, Mo.: Mosby; **521:** Butcher, G.P. (2004). *Gastroenterology: An illustrated colour text.* London: Churchill Livingston; **525 (figure 58.10):** From LaBerge, J.M., Ring, E.J., Lake, J.R., et al. (1992). Transjugular intrahepatic portosystemic shunts: preliminary results in 25 patients. *J Vasc Surg* 16:258.; **536 (figure 58.12A):** Kumar, V., Abbas, A.K., & Fausto, N. (2005). *Robbins and Cotran pathologic basis of disease* (7th ed.). Philadelphia, Elsevier Saunders; **536 (figure 58.12B):** Kumar, V., Abbas, A.K., Fausto, & Aster, J. (2010). *Robbins and Cotran pathologic basis of disease* (8th ed.). Philadelphia: Elsevier Saunders; **540:** Adapté de Stevens, A., & Lowe, J. (2000). *Pathology: illustrated review in color* (2nd ed.). London: Mosby; **549 (figure 58.16):** Kumar, V., Abbas, A.K., & Fausto, N. (2005). *Robbins and Cotran pathologic basis of disease* (7th ed.). Philadelphia, Elsevier Saunders; **556:** Justin Horrocks / iStockphoto.

CHAPITRE 59 – 567: Adapté de Thibodeau & Patton (2007); **568 (figures 59.3 et 59.4):** Jeff Downing; **569 (figure 59.6):** Redessiné de McCance, K.L., & Huether, S.E. (2010). *Pathophysiology: the biologic basis for disease in adults and children* (6th ed.). St. Louis, Mo.: Mosby; **571 (figure 59.8), 572, 573:** Jeff Downing; **583:** Thompson & Wilson (1996).

CHAPITRE 60 – 614 (en haut): Medtronic Diabetes; **624:** Medtronic Diabetes; **637:** Adapté de Kumar, V., Abbas, A.K., & Fausto, N. (2004). *Robbins and Cotran pathologic basis of disease* (7th ed.). Philadelphia: Saunders; **639:** Kumar, V., Abbas, A.K., & Fausto, N. (2004). *Robbins and Cotran pathologic basis of disease* (7th ed.). Philadelphia: Saunders; **643:** Kumar, V., Abbas, A.K., & Fausto, N. (2004). *Robbins and Cotran pathologic basis of disease* (7th ed.). Philadelphia: Saunders; **648:** Chew, S.L., & Leslie, D. (2006). *Clinical endocrinology and diabetes: An illustrated colour text.* Edinburgh: Churchill Livingstone; **650:** Chew, S.L., & Leslie, D. (2006). *Clinical endocrinology and diabetes: An illustrated colour text.* Edinburgh: Churchill Livingstone; **652:** Kablonk Micro / Fotolia.

CHAPITRE 61 – 659: Reproduit avec la permission de Linda Haas, Seattle, Washington; **664:** Urden, L.D., Stacy, K.M., & Lough, M.E. (2006). *Thelan's critical care nursing: Diagnosis and management* (5th ed.). St. Louis, Mo.: Mosby; **666:** Urden, L.D., Stacy, K.M., & Lough, M.E. (2006). *Thelan's critical care nursing: Diagnosis and management* (5th ed.). St. Louis, Mo.: Mosby; **668:** Forbes, C.D., & Jackson, W.F. (2003). *Color atlas and text of clinical medicine* (3rd ed.). London: Mosby; **669:** Forbes, C.D., & Jackson, W.F. (2003). *Color atlas and text of clinical medicine* (3rd ed.). London: Mosby; **670:** Chew, S.L., & Leslie, D. (2006). *Clinical endocrinology and diabetes: An illustrated colour text.* Edinburgh: Churchill Livingstone; **674:** Chew, S.L., & Leslie, D. (2006). *Clinical endocrinology and diabetes: An illustrated colour text.* Edinburgh: Churchill Livingstone; **681:** Reproduit avec la permission de Paul W. Ladenson, MD, The Johns Hopkins University and Hospital, Baltimore, Md. Adapté de Seidel, Ball, & Dains (2006); **693 (figure 61.11):** Adapté de Seidel, H.M., Ball, J.W., & Dains, J.E. (2006). *Mosby's guide to physical examination* (6th ed.). St. Louis, Mo.: Mosby; **694:** Adapté de Chew, S.L., & Leslie, D. (2006). *Clinical endocrinology and diabetes: An illustrated colour text.* Edinburgh: Churchill Livingstone; **698:** Adapté de Chew, S.L., & Leslie, D. (2006). *Clinical endocrinology and diabetes: An illustrated colour text.* Edinburgh: Churchill Livingstone; **706:** BortN66 / Shutterstock.

CHAPITRE 62 – 712: Adapté de Thibodeau, G.A., & Patton, K.T. (2008). *Structure and Function of the Body* (13th ed.). St. Louis, Mo.: Mosby Elsevier; **713:** Adapté de Thibodeau, G.A., & Patton, K.T. (2007). *Anatomy and Physiology* (6th ed.). St. Louis, Mo.: Mosby Elsevier; **714:** Adapté de McKenry, L., Tessier, E., & Hogan, M. (2006). *Mosby's pharmacology in nursing* (22nd ed.). St. Louis, Mo.: Mosby; **715:** Adapté de Patton, K.T., & Thibodeau, G.A. (2010). *Anatomy and Physiology* (7th ed.). St. Louis, Mo.: Mosby Elsevier; **716:** Adapté de Patton, K.T., & Thibodeau, G.A. (2010). *Anatomy and Physiology* (7th ed.). St. Louis, Mo.: Mosby Elsevier; **719:** Adapté de Thibodeau, G.A., & Patton, K.T. (2007). *Anatomy and Physiology* (6th ed.) St. Louis, Mo.: Mosby Elsevier; **741:** Patton, K.T., & Thibodeau, G.A. (2010). *Anatomy and Physiology* (7th ed.). St. Louis, Mo.: Mosby Elsevier.

CHAPITRE 63 – 747 (en haut): Adapté de American Cancer Society (2009). *Cancer facts and figures 2009.* [En ligne]. www.cancer.org; **747 (en bas):** Adam, A. (2008). *Grainger and Allison's diagnostic radiology* (5th ed.). St. Louis, Mo.: Churchill Livingstone; **751:** Hughes, L.E., Webster, E., et al., editors (2009). *Benign disorders and diseases of the breast* (3rd ed.). Philadelphia: Saunders; **760:** Townsend, C.M. (2009) *Sabiston textbook of surgery* (18th ed.). St. Louis, Mo.: Mosby; **761:** Swartz, M.H. (2010). *Textbook of physical diagnosis: history and examination* (6th ed.). Philadelphia: Saunders; **764:** Avec la permission de Cytyc Corporation and affiliates, Marlborough, Mass.; **774:** Avec la permission de Brian Davies, MD; tiré de Fortunato, N.M. & McCullough, S.M. (1998). *Plastic and reconstructive surgery.* St. Louis, Mo.: Mosby; **775 (figure 63.11A):** Cameron, J. (1995). *Current surgical therapy* (5th ed.). St. Louis, Mo.: Mosby; **775 (figure 63.11B):** Avec la permission de Brian Davies, MD; tiré de Fortunato, N.M. & McCullough, S.M. (1998). *Plastic and reconstructive surgery.* St. Louis, Mo.: Mosby; **776:** Adapté de Beare, P.G., & Myers, J.L. (1998); Fortunato, N.M., & McCullough, S.M. (1998).

CHAPITRE 64 – 786 (figure 64.1): Marx, J., Walls, R., & Hockberger, R. (2006). *Rosen's emergency medicine: Concepts and clinical practice* (6th ed.). St. Louis, Mo.: Mosby Elsevier; **786 (figure 64.2):** Morse, S., Moreland, A., & Holmes, K. (dir.) (1996). *Atlas of sexually transmitted diseases and AIDS.* London: Mosby-Wolfe; **787 (figure 64.3A):** Cohen, J., & Powderly, W. (2004). *Infectious diseases* (2nd ed.). St. Louis, Mo.: Mosby Elsevier; **787 (figure 64.3B):** Mandell, G., Bennett, J., & Dolin, R. (2005). *Principles and practice of infectious diseases* (6th ed.). Philadelphia: Churchill Livingstone Elsevier; **790 (figure 64.4):** Rakel, R. (2007). *Textbook of Family Medicine* (7th ed.). Philadelphia: Saunders Elsevier; **793:** Morse, S., Moreland, A., & Holmes, K. (dir.) (1996). *Atlas of sexually transmitted diseases and AIDS.* London: Mosby-Wolfe; **795 (figure 64.8A):** Des Centers for Disease Control and Prevention. Gracieuseté de Susan Lindsley; **795 (figure 64.8B):** Morse, S., Moreland, A., & Holmes, K. (dir.) (1996). *Atlas of sexually transmitted diseases and AIDS.* London: Mosby-Wolfe; **796:** Centers for Disease Control public image library. [En ligne]. phil.cdc.gov/phil/quicksearch.asp.; **805:** Jupiterimages Corporation.

CHAPITRE 65 – 820: Courtesy Ethicon, Inc, Cornelia, Ga.; **821:** U.S. National Library of Medicine and the National Institutes of Health. Ectopic pregnancy, *Medical encyclopedia.* [En ligne]. www.nlm.nih.gov/medlineplus/ency/imagepages/9288.htm; **822:** Katz, V. (2007). *Comprehensive gynecology* (5th ed.). Philadelphia: Mosby Elsevier; **829:** Kumar, V. et al. (2010). *Robbins and Cotran Pathologic Basis of Disease* (édition professionnelle, 8e éd.). Philadelphia: Elsevier Saunders; **832:** Adapté de Stenchever, M.A., Droegemueller, W., Herbst, A.L., et al. (2001). *Comprehensive gynecology* (4th ed.). St. Louis, Mo.: Mosby; **834:** Tiré de McCance, K.L., & Huether, S.E. (2010). *Pathophysiology: the biologic basis for disease in adults and children* (6th ed.). St. Louis, Mo.: Mosby; **835:** Tiré de Symonds, E.M., & McPherson, M.B.A. (1994). *Colour atlas of obstetrics and gynecology.* London: Mosby; **836:** Patton, K.T., & Thibodeau, G.A. (2010). *Anatomy and Physiology* (7th ed.). St. Louis, Mo.: Mosby; **837:** Tiré de Drake, R.L., Vogl, W., & Mitchell, A.W.M. (2010). *Gray's anatomy for students* (2nd ed.). Edinburgh: Churchill Livingstone; **843:** Tiré de Phipps, W.J., Sands, J.K., & Marek, J.F. (1999). *Medical-surgical: nursing concepts and clinical practice* (6th ed.). St. Louis, Mo.: Mosby; **847:** Adapté de Seidel, H.M., Ball, J.W., Dains, J.E., et al. (2006). *Mosby's guide to physical examination* (6th ed.). St. Louis, Mo.: Mosby; **848 (figure 65.14B):** Tiré de Symonds, E.M., & McPherson, M.B.A. (1994). *Colour atlas of obstetrics and gynecology.* London: Mosby; **848 (figure 65.15):** Townsend, C.M. (2009). *Sabiston Textbook of Surgery* (18th ed.). St. Louis, Mo.: Mosby Elsevier; **853:** Franck Boston / Shutterstock.

CHAPITRE 66 – **858 (figure 66.1):** Thibodeau, G.A., & Patton, K.T. (2010). *Anatomy and physiology* (7th ed.). St. Louis, Mo.: Mosby; **858 (figure 66.2):** Eidel, H. (2006): *Mosby's guide to physical examination* (6th ed.). St. Louis, Mo.: Mosby; **871:** Mettler, F. (2005). *Essentials of radiology* (2nd ed.). Philadelphia: Saunders Elsevier; **875 (figure 66.6B):** Tiré de Abeloff, M., Armitage, J.O., Niederhuber, J.E., Kastan, M.B., & McKenna W.G. (dir.) (2008). *Abeloff's clinical oncology* (4th ed.). Philadelphia: Churchill Livingstone/Elsevier; **878:** Marc Tellier; **880:** BSIP/Raguet H.; **882 (figure 66.9A):** Taylor, P.K. (1994). *Diagnostic picture tests in sexually transmitted diseases*. London: Mosby; **882 (figure 66.9B):** Morse, S., Moreland, A., & Holmes, K. (dir.) (1996). *Atlas of sexually transmitted diseases and AIDS*. London: Mosby-Wolfe; **892:** Jupiterimages Corporation.

CHAPITRE 67 – **900, 901 (figure 67.2):** Illustrations modifiées à partir de Thibodeau, G.A., & Patton, K.T. (2007). *Anatomy and Physiology* (6th ed.). St. Louis, Mo.: Mosby; **901 (figure 67.3):** Illustration modifiée à partir de Thibodeau, G.A. , & Patton, K.T. (2005). *The Human Body in Health and Disease* (4th ed.). St. Louis, Mo.: Mosby; **902:** Adapté de Patton, K.T., & Thibodeau, G.A (2010). *Anatomy & physiology* (7th ed.). St. Louis, Mo.: Mosby; Damjanov, I. (2006). *Pathology for health professions*. St. Louis, Mo.: Mosby; **903:** Illustration modifiée à partir de Thibodeau, G.A., & Patton, K.T. (2007). *Anatomy and Physiology* (6th ed.). St. Louis, Mo.: Mosby; **907:** Avec l'autorisation de Danielle Focosi; illustration refaite par Marc Tellier; **908:** Illustration adaptée à partir de Herlihy, B., & Maebius, N. (2007). *The Human Body in Health and Disease* (3rd ed.). Philadelphia: Saunders; **917:** Brundage, D.J. (1992). *Renal Disorders*. St. Louis, Mo.: Mosby; **918:** Jarvis, C., (2008). *Physical Examination and Health Assessment* (5th ed.). St. Louis, Mo.: Saunders; **926 (figure 67.10):** Brundage, D.J. (1992). *Renal Disorders*. St. Louis, Mo.: Mosby; **929:** Gracieuseté de Circon Corporation, Santa Barbara, Californie.

CHAPITRE 68 – **949:** Tiré de Kumar, V., Abbas, A.K., & Fausto, N. (2005). *Robbins and Cotran Pathologic Basis of Disease* (7th ed.). Philadelphia: Saunders; **961 (figure 68.3A):** Brundage, D.J. (1992). *Renal disorders*. St. Louis, Mo.: Mosby; **961 (figure 68.3B):** Kumar, V., Abbas, A.K., & Fausto, N. (2005). *Robbins and Cotran Pathologic Basis of Disease* (7th ed.). Philadelphia: Saunders; **966 (figure 68.5):** Kumar, V., Abbas, A.K., & Fausto, N. (2005). *Robbins and Cotran Pathologic Basis of Disease* (7th ed.). Philadelphia: Saunders; **966 (figure 68.6):** Stevens, A., Lowe, J. (2000). *Pathology: Illustrated Review in Color* (2nd ed.). London: Mosby; **969:** Adapté de Bullock, N., Doble, A., Turner, W., & Cuckow, P. (2008). *Urology: An illustrated colour text*. London: Churchill Livingstone Elsevier; **975:** Kumar, V., Abbas, A.K., & Fausto, N. (2005). *Robbins and Cotran Pathologic Basis of Disease* (7th ed.). Philadelphia: Saunders; **976 (figure 68.9A):** Stevens, A., & Lowe, J. (2000). *Pathology: Illustrated Review in Color* (2nd ed.). London: Mosby; **976 (figure 68.9B):** Kumar, V., Abbas, A.K., & Fausto, N. (2005). *Robbins and Cotran Pathologic Basis of Disease* (7th ed.). Philadelphia: Saunders; **995 (figure 68.12):** Reproduit avec la permission de Lynda Brubacher, Virginia Mason Hospital, Seattle, Wash.; **998:** Reproduit avec la permission de Lynda Brubacher, Virginia Mason Hospital, Seattle, Wash.; **1000 (figure 68.16):** Reproduit avec la permission de Lynda Brubacher, Virginia Mason Hospital, Seattle, Wash.; **(Jugement clinique):** Jupiterimages Corporation.

CHAPITRE 69 – **1008:** Stevens, A., & Lowe, J. (2000). *Pathology: Illustrated Review in Color* (2nd ed.). London: Mosby; **1038 (figure 69.6):** Gracieuseté de Mary Jo Holechek, Baltimore, Md.; **1039:** Courtesy Baxter Healthcare Corporation, McGaw Park, Ill; **1041 (en haut):** Tiré de NxStage Medical, Inc., Lawrence, Mass.; **1041 (en bas):** Gracieuseté du Dr Stephen Van Voorst; **1042:** Gracieuseté de Quinton Instrument Co., Seattle, Wash.; **1043:** Gracieuseté du Dr Stephen Van Voorst; **1049:** Associated Press.

RÉFÉRENCES

CHAPITRE 46

Références de l'édition originale

Alexander, E.L., Rothrock, J.C., & McEwen, D.R. (2007). *Alexander's care of the patient in surgery* (13ᵉ ed.), St. Louis, Mo.: Mosby.

American Academy of Allergy, Asthma, and Immunology (2007). *Tips to remember: Latex allergy.* [En ligne]. www.aaaai.org/patients/publicedmat/tips/latexallergy.stm (page consultée le 17 décembre 2008).

American College of Surgeons (2000). *Giving your informed consent.* [En ligne]. www.facs.org/public_info/operation/consent.html (page consultée le 17 décembre 2008).

American Hospital Association (2003). *The patient care partnership: Understanding expectations, rights and responsibilities.* [En ligne]. www.aha.org/aha/content/2003/pdf/pcp_english_030730.pdf (page consultée le 13 janvier 2009).

American Society of Anesthesiologists (1999). Practice guidelines for preoperative fasting and the use of pharmacologic agents to reduce the risk of pulmonary aspiration: Application to healthy clients undergoing elective procedure. *Anesthesiology, 90*, 896.

American Society of Anesthesiologists (2003). *What you should know about your patients' use of herbal medicines and other dietary supplements.* [En ligne]. www.asahq.org/patientEducation/herbPhysician.pdf (page consultée le 5 janvier 2009).

American Society of PeriAnesthesia Nurses (2008). *2008-2010 standards of perianesthesia nursing practice.* Cherry Hill, N.J.: American Society of PeriAnesthesia Nurses.

Association of periOperative Registered Nurses (2008). *Perioperative standards and recommended practices.* Denver, Colo.: Association of periOperative Registered Nurses.

Brendle, T.A. (2007). Surgical care improvement project and the perioperative nurse's role. *AORN J, 86*(1), 94.

Campos, A.C., Groth, A.K., & Branco, A.B. (2008). Assessment and nutritional aspects of wound healing. *Curr Opin Clin Nutr Metab Care, 11*(3), 281.

Canadian Anesthesiologists' Society (2006). *Guidelines to the practice of anesthesia* (revised edition). [En ligne]. www.cas.ca (page consultée le 30 avril 2009).

Chan, E. (2008). Quality of efficacy research in complementary and alternative medicine. *JAMA, 299*(22), 2685.

Clayton, J.L. (2008). Special needs of older adults undergoing surgery. *AORN J, 87*(3), 557.

Crenshaw, J., & Winslow, E.H. (2008). Preoperative fasting duration and medication instruction: Are we improving? *AORN J, 88*(6), 963.

Daley, B.J., Taylor, D., & Aycinena, J.F. (2008). *Perioperative anticoagulation management.* [En ligne]. http://emedicine.medscape.com/article/285265-print (page consultée le 26 février 2009).

Ide, P., Farber, E., & Lautz, D. (2008). Perioperative nursing care of the bariatric surgical patient. *AORN J, 88*(1), 30.

Jehovah's Witness Official Website (2006). *You have the right to choose.* [En ligne]. www.watchtower.org/e/hb/article_04.htm (page consultée le 30 décembre 2008).

Johns Hopkins Health Information Library (2008). *Caffeine withdrawal headaches.* [En ligne]. www.hopkinsmedicine.org/health_information_library/index.html?ArticleID=2751 (page consultée le 30 décembre 2008).

Kehlet, H. (2007). *ACS surgery: Principles and practice* (6ᵉ ed.). New York: WebMD Professional.

London, M.J. (2008). Quo Vadis, perioperative beta blockade? Are you "POISE'd" on the brink? *Anesth Analg, 106*(4), 1025.

Neil, J.A. (2007). Perioperative care of the immunocompromised patient. *AORN J, 85*(3), 544.

Neil, J.A. (2008). Perioperative care of the patient with tuberculosis. *AORN J, 88*(6), 942.

Odom-Forren, J. (2007). Postoperative patient care and pain management. In J. Rothrock & D. McEwen (Ed.), *Alexander's care of the patient in surgery* (13ᵉ ed.). St. Louis, Mo.: Mosby.

Phillips, N.F., Berry, E.C., & Kohn, M.L. (2007). *Berry & Kohn's operating room technique* (11ᵉ ed.). St. Louis, Mo.: Mosby.

Sanatani, M., Schreier, G., & Stitt, L. (2008). Level and direction of hope in cancer patients: An exploratory longitudinal study. *Support Care Cancer, 16*(5), 493.

Sandberg, E.H., Sharma, R., Wiklund, R., & Sandberg, W.S. (2008). Clinicians consistently exceed a typical person's short-term memory during preoperative teaching. *Anesth Analg, 107*(3), 972.

Steele, S.M., Nielsen, K.C., & Klein, S.M. (2005). *The ambulatory anesthesia and perioperative analgesia manual.* New York: McGraw-Hill.

Stuart, P.C. (2006). The evidence base behind modern fasting guidelines. *Best Pract Res Clin Anaesthesiol, 20*(3), 457.

The Joint Commission (2008a). *Accreditation program: Hospital national patient safety goals.* [En ligne]. www.jointcommission.org/topics/patient_safety.aspx (page consultée le 20 janvier 2009).

The Joint Commission (2008b). *Speak up initiatives.* [En ligne]. www.jointcommission.org/PatientSafety/SpeakUp (page consultée le 20 janvier 2009).

The Joint Commission (2009). *Record of care, treatment, and services: Dictated H&P for surgery.* [En ligne]. www.jointcommission.org/accreditation/critical_access_hospital.aspx (page consultée le 28 février 2009).

Yalamarthi, S. (2008). *Perioperative steroids in surgical patients.* [En ligne]. www.hmjanaesthesia.jeeran.com/periopsteroid.htm (page consultée le 17 décembre 2008).

Références de l'édition française

Caumo, W., Schmidt, A.P., Schneider, C.N., Bergmann, J., Iwamoto, C.W., Adamatti, L.C., *et al.* (2002). Preoperative predictors of moderate to intense acute postoperative pain in patients undergoing abdominal surgery. *Acta Anaesthesiol Scand, 46*(10), 1265-1271.

Eacsu, A. (2006). Malignant hyperthermia. *Nurs Stand, 20*(28), 51-57.

Gilmartin, J., & Wright, K. (2008). Day surgery: Patients felt abandoned during the preoperative wait. *J Clin Nurs, 17*(18), 2418.

Kehlet, H. (2006). Labat lecture 2005: Surgical stress and postoperative outcome: From here to where? *Reg Anesth Pain Med, 31*(1), 47-52.

Malignant Hyperthermia Association of the United States (2008). *Managing malignant hyperthermia: Clinical update, online brochure.* [En ligne]. www.mhaus.org (page consultée le 10 janvier 2010).

Manias, E., Botti, M., & Bucknall, T. (2006). Patients' decision-making strategies for managing postoperative pain. *J Adv Nurs, 7*(6), 428-437.

Manias, E., Bucknall, T., & Botti, M. (2005). Nurses' strategies for managing pain in the postoperative setting. *Pain Manag Nurs, 6*(1), 18-29.

Merchant, R., Bosenberg, C., Brown, K., Chartrand, D., Dain, S., Dobson, J., *et al.* (2009). Guide d'exercice de l'anesthésie (édition révisée en 2010). *J Can Anesth, S57*(1), 58-87. [En ligne]. www.cas.ca/Francais/Page/Files/218_Standards_2010FR.pdf (page consultée le 18 octobre 2010).

Ordre des infirmières et infirmiers du Québec (2006). *Orientations pour la pratique infirmière: pour le bien-être et la santé des populations.* [En ligne]. www.oiiq.org/uploads/publications/autres_publications/Tabagisme.pdf (page consultée le 25 juin 2010).

Oshodi, T.O. (2007a). The impact of preoperative education on postoperative pain. Part 1. *Br J Nurs, 16*(12), 706-710.

Oshodi, T.O. (2007b). The impact of preoperative education on postoperative pain. Part 2. *Br J Nurs, 16*(13), 790-797.

Pasero, C., & Belden, J. (2006). Evidence-based perianesthesia care: Accelerated postoperative recovery programs. *J PeriAnesth Nurs, 21*(3), 168-176.

Potter, P.A., & Perry, A.G. (2010). *Soins infirmiers: fondements généraux* (3ᵉ éd.). Montréal: Chenelière Éducation.

Roth, M.L., Tripp, D.A., Harrison, M.H., Sullivan, M.J.L., & Carson, P. (2007). Demographic and psychosocial predictors of acute perioperative pain for total knee arthroplasty. *Pain Res Manag, 12*, 185-194.

Sullivan, M., Tanzer, M., Stanish, W., Fallaha, M., Keefe, F.J., Simmonds, M., *et al.* (2009). Psychological determinants of problematic outcomes following total knee arthroplasty. *Pain, 143*(1-2), 123-129.

Vaughn, F., Wichowski, H., & Bosworth, G. (2007). Does operative anxiety level predict postoperative pain? *AORN J, 85*(3), 589-604.

CHAPITRE 47

Références de l'édition originale

About.com (2009). *The meanings behind common tattoo symbols and designs.* [En ligne]. http://tattoo.about.com/cs/tatfaq/a/symbols_ancient.htm (page consultée le 25 mars 2009).

American Association of Nurse Anesthetists (2008). *Considerations for policy guidelines for registered nurses engaging in the administration of sedation and analgesia.* [En ligne]. www.aana.com (page consultée le 27 octobre 2008).

American Association of Nurse Anesthetists (2009). *Qualifications and capabilities of the certified registered nurse anesthetist.* [En ligne]. www.aana.com/BecomingCRNA.aspx?id=108&linkidentifier=id&itemid=108 (page consultée le 25 mars 2009).

American Society of Anesthesiologists (2009b). *About ASA.* [En ligne]. www.asahq.org/aboutASA.htm (page consultée le 5 mai 2009).

American Society of Anesthesiologists (2009c). *Frequently asked questions.* [En ligne]. www.lifelinetomodernmedicine.com/faqs.aspx (page consultée le 21 mai 2009).

Anesthesia Patient Safety Foundation (2008). WHO launches "Safe Surgery Saves Lives". *APSF Newsletter, 23*(2).

Association of periOperative Registered Nurses (2000). *Perioperative nursing data set: The perioperative nursing vocabulary.* Denver, Colo.: Association of periOperative Registered Nurses.

Association of periOperative Registered Nurses (2005a). *AORN position statement on correct site surgery.* [En ligne]. www.aorn.org/PracticeResources/AORNPositionStatements/PositionCorrectSiteSurgery (page consultée le 25 mars 2009).

Association of periOperative Registered Nurses (2005b). *AORN position statement on RN first assistants.* [En ligne]. www.aorn.org/PracticeResources/AORNPositionStatements/Position_RNFA (page consultée le 5 mai 2009).

Association of periOperative Registered Nurses (2008a). *AORN position statement on surgical smoke and bio-aerosols.* [En ligne]. www.aorn.org/PracticeResources/AORNPositionStatements/SurgicalSmokeAndBioAerosols (page consultée le 25 mars 2009).

Association of periOperative Registered Nurses (2009b). AORN standards for RN first assistant education programs. In *Perioperative standards and recommended practices.* Denver, Colo.: Association of periOperative Registered Nurses.

Association of periOperative Registered Nurses (2009b). Latex guideline. In *Perioperative standards and recommended practices.* Denver, Colo.: Association of periOperative Registered Nurses.

Association of periOperative Registered Nurses (2009c). Perioperative patient outcomes. In *Perioperative standards and recommended practices.* Denver, Colo.: Association of periOperative Registered Nurses.

Association of periOperative Registered Nurses (2009d). Recommended practice for counts—sponge, sharp and instrument. In *Perioperative standards and recommended practices.* Denver, Colo.: Association of periOperative Registered Nurses.

Association of periOperative Registered Nurses (2009e). Recommended practice for hand antisepsis—surgical. In *Perioperative standards and recommended practices.* Denver, Colo.: Association of periOperative Registered Nurses.

Association of periOperative Registered Nurses (2009f). Recommended practice for prevention of transmissible infections in the perioperative practice setting. In *Perioperative standards and recommended practices.* Denver, Colo.: Association of periOperative Registered Nurses.

Association of periOperative Registered Nurses (2009g). Recommended practice for electrosurgery. In *Perioperative standards and recommended practices.* Denver, Colo.: Association of periOperative Registered Nurses.

Association of periOperative Registered Nurses (2009h). Recommended practice for positioning the patient in the perioperative practice setting. In *Perioperative standards and recommended practices.* Denver, Colo.: Association of periOperative Registered Nurses.

Association of periOperative Registered Nurses (2009i). Recommended practice for skin preparation of patients. In *Perioperative standards and recommended practices.* Denver, Colo.: Association of periOperative Registered Nurses.

Association of periOperative Registered Nurses (2009j). Recommended practice for sterile field—maintaining. In *Perioperative standards and recommended practices.* Denver, Colo.: Association of periOperative Registered Nurses.

Association of periOperative Registered Nurses (2009k). Recommended practice for traffic patterns in the perioperative practice setting. In *Perioperative standards and recommended practices.* Denver, Colo.: Association of periOperative Registered Nurses.

Association of Surgical Technologists (2008). [En ligne]. www.ast.org (page consultée le 25 mars 2009).

Ballantyne, J.C. (2004). Does epidural analgesia improve surgical outcome? *Br J Anaesth, 92*(1).

Barclay, L. (2009). *World health organization issues guidelines on hand hygiene in healthcare.* [En ligne]. www.medscape.com/viewarticle/702406 (page consultée le 7 mai 2009).

Boyle, H.J. (2005). Patient advocacy in the perioperative setting. *AORN J, 82*(2).

Burkard, J., Olson, R.L., & Vacchiano, C.A. (2005). Regional anesthesia. In J.J. Nagelhout & K.L. Zaglaniczny (Eds), *Nurse Anesthesia* (3rd ed.). St. Louis, Mo.: Saunders Elsevier.

Centers for Disease Control and Prevention (2005). *Guideline for the prevention of surgical site infection.* [En ligne]. www.cdc.gov/ncidod/dhqp/gl_surgicalsite.html (page consultée le 25 mars 2009).

Competency and Credentialing Institute (2006). *CNOR certification.* [En ligne]. www.cc-institute.org/cert_cnor.aspx (page consultée le 5 mai 2009).

Fukuda, K. (2006). *Surgery-clinical sciences for surgical stresses.* [En ligne]. www.med.kyoto-u.ac.jp/E/grad_school/introduction/1403 (page consultée le 6 mai 2009).

Hodgson, B.B., & Kizior, R.J. (2009). *Saunders nursing drug book 2009.* St. Louis, Mo.: Saunders Elsevier.

Jehovah's Witnesses (2008). *Teachings on blood transfusions and related procedures.* [En ligne]. www.religioustolerance.org/witness5.htm (page consultée le 25 mars 2009)

Kossick, M.A. (2005). Inhalation anesthetics. In J.J. Nagelhout & K.L. Zaglaniczny (Eds), *Nurse anesthesia* (3rd ed.). St. Louis, Mo.: Saunders Elsevier.

Malignant Hyperthermia Association of the United States (2008). *Emergency therapy for malignant hyperthermia.* [En ligne]. http://medical.mhaus.org/PubData/PDFs/treatmentposter.pdf (page consultée le 6 mai 2009).

Morrell, R.C. (2007). *Intralipid might save lives as a rescue from bupivacaine toxicity.* [En ligne]. www.apsf.org/newsletters/html/2007/summer/03_intralipid.htm (page consultée le 6 mai 2009).

Phillips, N. (2007). *Berry and Kohn's operating room technique* (11th ed.). St. Louis, Mo.: Mosby.

Reavis, C.W., Sandidge, J., & Bauer, K. (1998). Critical thinking's role in perioperative patient safety outcomes. *AORN J, 68*(5).

Rothrock, J.C. (2007). *Alexander's care of the patient in surgery* (13th ed.). St. Louis, Mo.: Mosby.

Silverstein, J.H., Steinmetz, J., Reichenberg, A., Harvey, P.D., & Rasmussen, L.S. (2007). Postoperative cognitive dysfunction in patients with preoperative cognitive impairment: Which domains are most vulnerable? *Anesthesiology, 106*, 431.

The 30 days Prayer Network (2009). *Customs and behavior: Tips on how to behave in Muslim countries.* [En ligne]. www.30-days.net/reveal/customs/ (page consultée le 25 mars 2009).

The Joint Commission (2008). *Surgical care improvement project.* [En ligne]. www.jointcommission.org/PerformanceMeasurement/PerformanceMeasurement/SCIP+Core+Measure+Set.htm (page consultée le 5 mai 2009).

The Joint Commission (2009). *Universal protocol.* [En ligne]. www.jointcommission.org/PatientSafety/UniversalProtocol/(page consultée le 25 mars 2009).

Références de l'édition française

American Society of Anaesthesiologists (2009a). *Continuum of depth of sedation: Definition of general anesthesia and levels of sedation/analgesia.* [En ligne]. www.asahq.org/For-Members/Standards-Guidelines-and-Statements.aspx (page consultée le 15 décembre 2009).

Association of periOperative Registered Nurses (2008a). *Standards, recommended practices, and guidelines.* Denver, Colo. : Association of periOperative Registered Nurses.

Bringman, H., Giesecke, K., Thörne, A., & Bringman, S. (2009). Relaxing music as pre-medication before surgery: A randomised controlled trial. *Acta Anaesthesiol Scand, 53*, 759-764.

Donatelli, F., Vavassori, A., Bonfanti, S., Parrella, P., Lorini, L., Fumagalli, R., et al. (2007). Epidural anesthesia and analgesia decrease the postoperative incidence of insulin resistance in preoperative insulin-resistant subjects only. *Anesth Analg, 104*(6), 1587-1593.

Fredriksson, A.-C., Hellström, L., & Nilsson, U. (2009). Patients' perception of music versus ordinary sound in a postanesthesia care unit: A randomized crossover trial. *Intensive Crit Care Nurs, 25*, 208-213.

Leardi, S., Pietroletti, R., Angeloni, G., Necozione, S., Ranalletta, G., & Del Gusto, B. (2007). Randomized clinical trial examining the effect of music therapy in stress response to day surgery. *Br J Surg, 94*, 943-947.

Merchant, R., Bosenberg, C., Brown, K., Chartrand, D., Daine, S., Dobson, J., et al. (2009). Guide d'exercice de l'anesthésie – Édition révisée 2010. *J Can Anesth, S57*(1), 58-87.

Ordre des infirmières et infirmiers du Québec (2007). *Évaluation de la situation de la fonction d'infirmière première assistante en chirurgie.* Montréal: Ordre des infirmières et infirmiers du Québec.

Ordre des infirmières et infirmiers du Québec (2008a). *Le domaine des soins infirmiers périopératoires : continuum de soins et fonctions infirmières.* Montréal : Ordre des infirmières et infirmiers du Québec.

Ordre des infirmières et infirmiers du Québec (2008b). *Lignes directrices pour les activités des infirmières auxiliaires en salle d'opération.* Montréal : Ordre des infirmières et infirmiers du Québec.

Organisation mondiale de la Santé (2009). *Manuel d'application de la liste de contrôle de la sécurité chirurgicale.* [En ligne]. http://whqlibdoc.who.int/publications/2009/9789242598599_fre.pdf (page consultée le 25 juin 2010).

Pasero, C., & Belden, J. (2006). Evidence-based perianesthesia care: Accelerated postoperative recovery programs. *J PeriAnesth Nurs, 21*(3), 168-176.

CHAPITRE 18

Références de l'édition originale

Altschuler, V., & Diaz, L. (2006). Bladder ultrasound. *Medsurg Nurs, 15*(5), 317.

American Society of PeriAnesthesia Nurses (2008). *2008-2010 standards of peri-anesthesia nursing practice.* Cherry Hill, N.J.: American Society of PeriAnesthesia Nurses.

Clayton, J.L. (2008). Special needs of older adults undergoing surgery. *AORN J, 87*(3), 557.

Dunwoody, C.J., Krenzischek, D.A., Pasero, C., Rathmell, J.P., & Polomano, R.C. (2008). Assessment, physiologic monitoring, and consequences of inadequately treated acute pain. *J PeriAnesth Nurs, 23*(suppl. 1), S15.

Ead, H.M. (2006). From Aldrete to PADSS: Reviewing discharge criteria after ambulatory surgery. *J PeriAnesth Nurs, 21*(4), 259.

Ead, H.M. (2008). Selective and nonselective nonsteroidal antiinflammatory drugs in perianesthesia pain management. *J PeriAnesth Nurs, 23*(5), 335.

Geerts, W.H., Bergqvist, D., Pineo, G.F., Heit, J.A., Samama, C.M., Lassen, M.R., et al. (2008). Prevention of venous thromboembolism: American College of Chest Physicians evidence-based clinical practice guidelines (8th ed.). *Chest, 133*(suppl. 6), 381S.

Gilmartin, J., & Wright, K. (2007). The nurse's role in day surgery: A literature review. *Int Nurs Rev, 54*(2), 183.

Good, K.K., Verble, J.A., Secrest, J., & Norwood, B.R. (2006). Postoperative hypothermia: The chilling consequences. *AORN J, 83*(5), 1055.

Gundzik, K. (2008). Nausea and vomiting in the ambulatory setting. *Orthop Nurs, 27*(3), 182.

Hasankhani, H., Mohammadi, E., Moazzami, F., Mokhtari, M., & Naghgizadh, M.M. (2007). The effects of intravenous fluids temperature on perioperative hemodynamic situation, postoperative shivering, and recovery in orthopaedic surgery. *Can Oper Room Nurs J, 25*(1), 20.

Hudcova, J., McNicol, E., Quah, C., Lau, J., & Carr, D.B. (2006). Patient controlled opioid analgesia versus conventional opioid analgesia for postoperative pain. *Cochrane Database of Systematic Reviews, 4*.

Hutchinson, R.W. (2007). Challenges in acute postoperative pain management. *Am J Health Syst Pharm, 64*(suppl. 4), S2.

Janssen, K.J., Kalkman, C.J., & Grobbee, D.E. (2008). The risk of severe postoperative pain: Modification and validation of a clinical predictive rule. *Anesth Analg, 107*(4), 1330.

Kehlet, H., & Wilmore, D.W.W. (2008). Evidence-based surgical care and the evolution of fast-track surgery. *Ann Surg, 189*, 248.

Kim, J.T., Ren, C.J., Fielding, G.A., Pitti A., Kasumi T., Wajda M., *et al.* (2007). Treatment with lavender aromatherapy in the post-anesthesia care unit reduces opioid requirements of morbidly obese patients undergoing laparoscopic adjustable gastric banding. *Obes Surg, 17*(7), 920.

Kopka, A., Wallace, E., Reilly, G., & Binning, A. (2007). Observational study of perioperative PtcCO$_2$ and SpO$_2$ in non-ventilated patients receiving epidural infusion or patient-controlled analgesia using a single earlobe monitor. *Br J Anaesth, 99*(4), 567.

Layzell, M. (2008). Current interventions and approaches to postoperative pain management. *Br J Nurs, 17*(7), 414.

Lepouse, C., Lautner, C.A., Liu, L., Gomis, P., & Leon A. (2006). Emergence delirium in adults in the postanesthesia care unit. *Br J Surg, 96*(6), 747.

Mamaril, M.E., Windle, P.E., & Burkard, J.F. (2006). Prevention and management of postoperative postoperative nausea and vomiting: A look at complementary techniques. *J PeriAnesth Nurs, 21*(6), 404.

Murphy, M.J., Hooper, V.D., Sullivan, E., Clifford, T., & Apfel, C.C. (2006). Identification of risk factors for postoperative nausea and vomiting in the perianesthesia adult patient. *J PeriAnesth Nurs, 21*(6), 377.

Newman, S., Stygall, J., Hirani, S., Shaefi, S., & Maze, M. (2007). Postoperative cognitive dysfunction after noncardiac surgery: A systematic review. *Anesthesiology, 106*(3), 572.

Nilsson, U. (2008). The anxiety and pain-reducing effects of music interventions: A systematic review. *AORN J, 87*(4), 780.

Nunley, C., Wakim, J., & Guinn, C. (2008). The effects of stimulation of acupressure point P6 on postoperative nausea and vomiting: A review of literature. *J PeriAnesth Nurs, 23*(4), 247.

Pedersen, T., Hovhannisyan, K., & Møller, A.M. (2009). Pulse oximetry for perioperative monitoring. *Cochrane Database of Systematic Reviews*, 4.

Polomano, R.C., Rathmell, J.P., Krenzischek, D.A., & Dunwoody, C.J. (2008). Emerging trends and new approaches to acute pain management. *J PeriAnesth Nurs, 23* (suppl. 1), S43.

Silverstein, J.H., Timberger, M., Reich, D.L., & Uysal, S. (2007). Central nervous system dysfunction after noncardiac surgery and anesthesia in the elderly. *Anesthesiology, 106*(3), 622.

Williams, B. (2008). Supporting self-care of patients following general abdominal surgery. *J Clin Nurs, 17*(5), 584.

Références de l'édition française

Aldrete, J.A. (1998). Modifications to the post anesthesia score for use in ambulatory surgery. *J PeriAnesth Nurs, 13*(3), 148.

Aldrete, J.A. (2007). Post-anesthetic recovery score. *J Am Coll Surg, 205*(5), e3-e4.

American Psychiatric Association (1994). *Diagnostic and statistical manual* (4th ed) (DSM-IV). Arlington, Va.: American Psychiatric Association.

Association of periOperative Registered Nurses (2007). AORN guideline for prevention of venous stasis. *AORN J, 85*(3), 607-624.

Bédard, D., Purden, M.A., Sauvé-Larose, N., Certosini, C., & Schein C. (2006). The pain experience of post surgical patients following the implementation of an evidence-based approach. *Pain Manag Nurs, 7*(3), 80-92.

Bélanger, L., Coulombe, R., Wanis, L., & Roch, G. (2009). Confusion aiguë: un programme de soins basé sur le *caring*. *Perspective infirmière, 6*(3), 28-32.

Bucknall, T., Manias, E., & Botti, M. (2007). Nurses' reassessment of postoperative pain after analgesic administration. *Clin J Pain, 23*(1), 1-7.

Harding, G., Schein, J.R., Nelson, W.W., Vallow, S., Olson, W.H., Hewitt, D.J., *et al.* (2010). Development and validation of a new instrument to evaluate the ease of use of patient-controlled analgesic modalities for postoperative patients. *J Med Econ, 13*(1), 42-54.

Hudek, K. (2009). Emergence delirium: A nursing perspective. *AORN J, 89*(3), 509-516.

Kohlet, H., Jensen, T.S., & Woolf, C.J. (2006). Persistent postsurgical pain: Risk factors and prevention. *Lancet, 367*(9522), 1618-1625.

Nilsson, U. (2009). Soothing music can increase oxytocin levels during bed rest after open-heart surgery: A randomised control trial. *J Clin Nurs, 18*(15), 2153-2161.

Operating Room Nurses Association of Canada (2009). *Standards, guidelines, and position statements for perioperative registered nursing practice*. Mississauga, Ont.: Operating Room Nurses Association of Canada.

Potter, P.A., & Perry A.G. (2010). *Soins infirmiers: fondements généraux* (3e éd.), Montréal: Chenelière Éducation.

CHAPITRE 49

Références de l'édition originale

Abroug, F., Ouanes-Besbes, L., Elatrous, S., & Brochard, L. (2008). The effect of prone positioning in acute respiratory distress syndrome or acute lung injury: A meta-analysis. Areas of uncertainty and recommendations for research. *Intensive Care Med, 34*(6), 1002-1011.

American Association of Critical-Care Nurses (2008). *AACN practice alert: Ventilator-associated pneumonia*. [En ligne]. www.aacn.org/WD/Practice/Docs/Ventilator_Associated_Pneumonia_1-2008.pdf (page consultée le 20 janvier 2010).

American Association of Critical-Care Nurses (2010). *About critical care nursing*. [En ligne]. www.aacn.org/WD/PressRoom/Content/aboutcriticalcarenursing.pcms?pid=1&&menu (page consultée le 21 janvier 2010).

American Thoracic Society, & Infectious Diseases Society of America (2005). Guidelines for the management of adults with hospital-acquired, ventilator-associated, and healthcare-associated pneumonia. *Am J Respir Crit Care Med, 171*, 388-416.

Arbour, R.B. (2007). Pain management. In N.C. Molter (Ed.), *AACN Protocols for practice: Creating healing environments* (2nd ed.). Sudbury, Mass.: Jones & Bartlett.

Arroyo-Novoa, C.M., Figueroa-Ramos, M.I., Puntillo, K.A., Stanik-Hutt, J., Thompson, C.L., White, C., *et al.* (2008). Pain related to tracheal suctioning in awake acutely and critically ill adults: A descriptive study. *Intensive Crit Care Nurs, 24*(1), 20-27.

Bankhead, R., Boullata, J., Brantley, S., Corkins, M., Guenter, P., Krenitsky, J., *et al.* (2009). Enteral nutrition practice recommendations. *J Parenter Enteral Nutr, 33*(2), 122-167.

Beare, P.G., & Myers, J.L. (1998). *Adult health nursing* (3rd ed.). St. Louis, Mo.: Mosby.

Becker, D.E. (2005). Arterial catheter insertion (perform). In D.L. Wiegand & K.K. Carlson (Eds), *AACN Procedure manual for critical care* (5th ed.). St. Louis, Mo.: Mosby.

Bourgault, A.M., Ipe, L., Weaver, J., Swartz, S., & O'Dea, P.J. (2007). Development of evidence-based guidelines and critical care nurses' knowledge of enteral feeding. *Crit Care Nurse, 27*(4), 17-29.

Burns, K.E., Adhikari, N.K., Keenan, S.P., & Meade, M. (2009). Use of non-invasive ventilation to wean critically ill adults off invasive ventilation: Meta-analysis and systematic review. *BMJ, 338*, b1574.

Burns, S.M. (2008). Pressure modes of mechanical ventilation: The good, the bad, and the ugly. *AACN Adv Crit Care, 19*(4), 399-411.

Chamberlain, B., Donley, K., & Maddison, J. (2009). Patient outcomes using a rapid response team. *Clinical Nurse Specialist, 23*(1), 11-12.

Collective Task Force facilitated by the American College of Chest Physicians, American Association of Respiratory Care, & American College of Critical Care (2001). Evidence-based guidelines for weaning and discontinuing ventilatory support. *Chest, 120*(suppl. 6), 375S-395S.

Cullen, L., Titler, M., & Drahozal, R. (2003). Protocols for practice. Family and pet visitation in the critical care unit. *Critical Care Nurse, 23*, 62-66.

Davidson, J.E. (2009). Family-centered care: Meeting the needs of patients' families and helping families adapt to critical illness. *Crit Care Nurse, 29*(3), 28-34.

Day, M.W. (2011a). Endotracheal tube and oral care. In D.L. Wiegand (Ed.), *AACN Procedure manual for critical care* (6th ed.). St. Louis, Mo.: Elsevier Saunders.

Day, M.W. (2011b). Suctioning: Endotracheal or tracheostomy tube. In D.L. Wiegand (Ed.), *AACN Procedure manual for critical care* (6th ed.). St. Louis, Mo.: Elsevier Saunders.

Day, M.W. (2011c). Ventilatory management: Volume and pressure modes. In D.L. Wiegand (Ed.), *AACN Procedure manual for critical care* (6th ed.). St. Louis, Mo.: Elsevier Saunders.

Day, M.W. (2011d). Weaning process. In D.L. Wiegand (Ed.), *AACN Procedure manual for critical care* (6th ed.). St. Louis, Mo.: Elsevier Saunders.

Devlin, J.W., Fong, J.J., Howard, E.P., Skrobik, Y., McCoy, N., Yasuda, C., *et al.* (2008). Assessment of delirium in the intensive care unit: Nursing practices and perceptions. *Am J Crit Care, 17*(6), 555-565.

Ecklund, M.M. (2006). Beyond the ICU, home-care management of patients receiving mechanical ventilation. In S. Burns (Ed.), *AACN Protocols for practice: Care of mechanically ventilated patient* (2nd ed.). Sudbury, Mass.: Jones & Bartlett.

Ecklund, M.M., & Dambaugh, L.A. (2009). Alternative settings for critical care. In K.K. Carlson (Ed.), *Advanced critical care nursing*. St. Louis, Mo.: Saunders.

Fleck, D.A., & Hargraves, J. (2005). Ventricular assist devices. In D.L. Wiegand & K.K. Carlson (Eds), *AACN Procedure manual for critical care* (5th ed.). St. Louis, Mo.: Mosby.

Flynn, J.B.M., & Bruce, N.P. (1993). *Introduction to critical care skills*. St. Louis, Mo.: Mosby.

Friese, R.S. (2008). Sleep and recovery from critical illness and injury: A review of theory, current practice, and future directions. *Crit Care Med, 36*(3), 697-705.

Gardner, P.E. (1994). *Hemodynamic pressure monitoring*. Redmond, Wash.: Spacelabs Medical.

Henneman, E., Ellstrom, K., & St. John, R.E. (1999). *AACN Protocols for practice: Care of mechanically ventilated client series*. Aliso Viejo, Calif.: American Association of Critical-Care Nurses.

Hosmanek, M., & Sole, M.L. (2009). The critical care experience. In M.L. Sole, D.G. Klein, & M.J. Moseley (Eds), *Introduction to critical care nursing* (5th ed.). St. Louis, Mo.: Saunders.

Hsu, C., Chen, K., Chang, C., Jerng, J., Yu, C., & Yang, P. (2005). Timing of tracheostomy as a determinant of weaning success in critically ill patients: A retrospective study. *Crit Care, 9*(1), R46-R52.

Hutchinson, M.L. (2008). Nutritional support. In M.L. Sole, D.G. Klein, & M.J. Moseley (Eds), *Introduction to critical care nursing* (5th ed.). St. Louis, Mo.: Saunders.

Institute for Healthcare Improvement (2010). *Getting started kit: Preventing ventilator-associated pneumonia*. [En ligne]. www.premierinc.com/safety/topics/bundling/downloads/03-vap-how-to-guide.pdf (page consultée le 22 janvier 2010).

Jacobi, J., Fraser, G.L., Coursin, D.B., Riker, R.R., Fontaine, D., Wittbrodt, E.T., *et al.* (2002). Clinical practice guidelines for the sustained use of sedatives and analgesics in the critically ill adult. *Crit Care Med, 30*(1), 119-141.

Jolley, J., Bendyk, H., Holaday, B., Lombardozzi, K.A.K., & Harmon, C. (2007). Rapid response teams: Do they make a difference? *Dimens Crit Care Nurs, 26*(6), 253-260.

Lehne, R.A. (2010). *Pharmacology for nursing care* (7th ed.). St. Louis, Mo.: Elsevier.

Leske, J.S., & Pasquale, M.A. (2007). Family needs, interventions and presence. In N.C. Molter (Ed.), *AACN Protocols for practice: Creating healing environments* (2nd ed.). Sudbury, Mass.: Jones & Bartlett.

Loeser, J.D., & Treede, R.D. (2008). The Kyoto protocol of IASP basic pain terminology. *Pain*, 137(3), 473-477.

Lusk, B., & Lash, A.A. (2005). The stress response, psychoneuroimmunology, and stress among ICU patients. *Dimens Crit Care Nurs*, 24(1), 25-31.

Mace, S.E. (2008). Challenges and advances in intubation: Rapid sequence intubation. *Emerg Med Clin North Am*, 26(4), 1043.

McClave, S.A., Martindale, R.G., Vanek, V.W., McCarthy, M., Roberts, P., Taylor, B., *et al.* (2009). Guidelines for the provision and assessment of nutrition support therapy in the adult critically ill patient. *J Parenter Enteral Nutr*, 33(3), 277- 316.

Medina, J., & Puntillo, K. (Eds) (2006). *AACN Protocols for practice: Palliative care and end-of-life issues in critical care*. Sudbury, Mass.: Jones & Bartlett.

Nagler, J., & Krauss, B. (2008). Capnography: A valuable tool for airway management. *Emerg Med Clin North Am*, 26(4), 881-897.

Nohrenberg, J.L., Moseley, M.J., & Sole, M.L. (2009). Hemodynamic monitoring. In M.L. Sole, D.G. Klein, & M.J. Moseley (Eds), *Introduction to critical care nursing* (5th ed.). St. Louis, Mo.: Saunders Elsevier.

O'Meara, D., Mireles-Cabodevila, E., Frame, F., Hummell, C.A., Hammel, J., Dweik, R.A., *et al.* (2008). Evaluation of delivery of enteral nutrition in critically ill patients receiving mechanical ventilation. *Am J Crit Care*, 17(1), 53-61.

Oh, H., & Seo, W. (2003). A meta-analysis of the effects of various interventions in preventing endotracheal suction-induced hypoxia. *J Clin Nurs*, 12(6), 912-924.

Ouimet, S., Kavanagh, B.P., Gottfried, S.B., & Skrobik, Y. (2007). Incidence, risk factors and consequences of ICU delirium. *Intensive Care Med*, 33(1), 66-73.

Perme, C., & Chandrashekar, R. (2009). Early mobility and walking program for patients in intensive care units: Creating a standard of care. *Am J Crit Care*, 18(3), 212-221.

Pierce, L.N. (2007). *Management of the mechanically ventilated patient* (2nd ed.). St. Louis, Mo.: Saunders.

Quaal, S. (2005). Intraaortic balloon pump management. In D.L. Wiegand & K.K. Carlson (Eds), *AACN Procedure manual for critical care* (5th ed.). St. Louis, Mo.: Mosby.

Rose, L. (2008). High-frequency oscillatory ventilation in adults. *AACN Adv Crit Care*, 19(4), 412-420.

Rumbak, M.J., Newton, M., Truncale, T., Schwartz, S.W., Adams, J.W., & Hazard, P.B. (2004). A prospective, randomized, study comparing early percutaneous dilational tracheotomy to prolonged translaryngeal intubation (delayed tracheotomy) in critically ill medical patients. *Crit Care Med*, 32(8), 1689-1694.

Sills, J.R. (1991). *Respiratory care certification guide: The complete review resource for the entry level exam* (2nd ed.). St. Louis, Mo.: Mosby.

Sona, C. (2009). Assessing delirium in the intensive care unit. *Crit Care Nurse*, 29(2), 103-105.

St. John, R.E., & Seckel, M.A. (2006). Airway management. In S. Burns (Ed.), *AACN Protocols for practice: Care of mechanically ventilated patient* (2nd ed.). Sudbury, Mass.: Jones & Bartlett.

Stapleton, R.D., Jones, N., & Heyland, D.K. (2007). Feeding critically ill patients: What is the optimal amount of energy? *Crit Care Med*, 35(suppl. 9), S535-S540.

Thomas, L.A. (2003). Clinical management of stressors perceived by patients on mechanical ventilation. *AACN Clin Issues*, 14(1), 73-81.

Unoki, T., Serita, A., & Grap, M.J. (2008). Automatic tube compensation during weaning from mechanical ventilation: Evidence and clinical implications. *Crit Care Nurse*, 28(4), 34-42.

Urden, L.D., Lough, M.E., & Stacy, K.M. (2010). *Critical care nursing: Diagnosis and management* (6th ed.). St. Louis, Mo.: Mosby.

Woods, S. (2007). Spiritual and complementary therapies to promote healing and reduce stress. In N.C. Molter (Ed.), *AACN Protocols for practice: Creating healing environments* (2nd ed.). Sudbury, Mass.: Jones & Bartlett.

Références de l'édition française

Abiomed (2007). *AbioCor FAQs.* [En ligne]. www.abiomed.com/products/faqs.cfm (page consultée le 10 janvier 2011).

Alspach, J. (2006). *Core curriculum for critical care nursing*. AACN. St. Louis, Mo.: Elsevier.

Association canadienne des infirmières et infirmiers en soins intensifs (2005). *Position statements: Family presence during resuscitation*. London, Ont.: Association canadienne des infirmières et infirmiers en soins intensifs.

Association canadienne des infirmières et infirmiers en soins intensifs (2009). *Normes pour la pratique infirmière en soins critiques* (4e éd.). London, Ont.: Association canadienne des infirmières et infirmiers en soins intensifs.

Bergeron, N., Dubois, M.J., Dumont, M., Dial, S., & Skrobik, Y. (2001). Intensive Care Delirium Screening Checklist: Evaluation of a new screening tool. *Intensive Care Med*, 27(5), 859-864.

Brown, J.J., & Sullivan, G. (1989). Effect on ICU mortality of full-time critical care specialist. *Chest*, 96(1), 127-129.

Burn, S.M. (2005). Mechanical ventilation of patients with acute respiratory distress syndrome and patients requiring weaning. The evidence guiding practice. *Critical Care Nurse*, 25, 14-23.

Chanques, G., Jaber, S., Barbotte, E., Verdier, R., Henriette, K., Lefrant, J.-Y., *et al.* (2006). Validation de l'échelle de vigilance – agitation de Richmond traduite en langue française. *Annales françaises d'anesthésie et de réanimation*, 25(7), 696-701

Duran, C.R., Oman, K.S., Abel, J.J., Koziel, V.M., & Szymanski, D. (2007). Attitudes toward and beliefs about family presence: A survey of healthcare providers, patients' families, and patients. *Am J Crit Care*, 16, 270-279.

Ely, E.W., Margolin, R., Francis, J., May, L., Truman, B., Dittus, R., *et al.* (2001). Evaluation of delirium in critically ill patients: Validation of the Confusion Assessment Method for the Intensive Care Unit (CAM-ICU). *Crit Care Med*, 29(7), 1370-1379.

Fondation des maladies du cœur (2008). *Statistiques – Greffe cardiaque.* [En ligne]. www.fmcoeur.com/site/c.ntJXJ8MMIqE/b.3562179/k.9FCD/Statistiques.htm#greffe (page consultée le 10 janvier 2011).

Gélinas, C. (2010). Nurses' evaluations of the feasibility and the clinical utility of the critical-care pain observation tool. *Pain Manag Nurs*, 11(2), 115-125

Hamric, A.B. (2009). A definition of advanced practice nursing. In A.B. Hamric, J.A. Spross, & C.M. Hanson (Eds), *Advanced practice nursing: An integrative approach*. Philadelphia: Saunders Elsevier.

Happ, M.B., Tuite, P., Dobbin, K., DiVirgilio-Thomas, D., & Kitutu, J. (2004). Communication ability, method, and content among nonspeaking nonsurviving patients treated with mechanically ventilation in the intensive care unit. *Am J Crit Care*, 13(3), 210-220.

Herr, K., Coyne, P.J., Key, T., Manworren, R., McCaffery, M., Merkel, S., *et al.* (2006). Pain assessment in the nonverbal patient: Position statement with clinical practice recommendations. *Pain Manag Nurs*, 7(2), 44-52.

Institut canadien d'information sur la santé (2007). *Registre canadien des insuffisances et des transplantations d'organes – Statistiques préliminaires sur les dons d'organes, les transplantations et les listes d'attente.* [En ligne]. http://secure.cihi.ca/cihiweb/dispPage.jsp?cw_page=services_corr_f (page consultée le 10 janvier 2011).

International Association for the Study of Pain (1979). Pain terms: A list with definitions and notes on usage. Recommended by the IASP Subcommittee on Taxonomy. *Pain*, 6(3), 249-252.

Kress, J.P., Pohlman, A.S., O'Connor, M.F., & Hall, J.B. (2000). Daily interruption of sedative infusions in critically ill patients undergoing mechanical ventilation. *N Engl J Med*, 342, 1471-1477.

Kwekkeboom, K.L., & Herr, K. (2001). Assessment of pain in the critically ill. *Crit Care Nurs Clin North Am*, 13(2), 181-194.

Meyers, T.A., Eichhorn, D.J., Guzzetta, C.E., Clark, A., Klein, J., Taliafero, H., *et al.* (2000). Family presence during invasive procedures and resuscitation: The experience of family members, nurses, and physicians. *Am J Nurs*, 100(2), 32-42.

Ordre des infirmières et infirmiers du Québec (2005). *Lignes directrices – Application de techniques invasives par les infirmières et les infirmiers: prélèvement par ponction artérielle et installation d'une canule artérielle*. Montréal: Ordre des infirmières et infirmiers du Québec.

Pandharipande, P., Jackson, J., & Ely, E.W. (2005). Delirium: Acute cognitive dysfunction in the critically ill. *Curr Opin Crit Care*, 11(4), 360-368.

Payen, J.F., Bru, O., Bosson, J.L, Lagrasta, A., Novel, E., Deschaux, I., *et al.* (2001). Assessing pain in the critically ill sedated patients by using a behavioral pain scale. *Crit Care Med*, 29, 2258-2263.

Puntillo, K.A., White, C., Morris, A.B., Perdue, S.T., Stanik-Hutt, J., Thompson, C.L., *et al.* (2001). Patients' perceptions and responses to procedural pain: Results from Thunder Project II. *Am J Crit Care*, 10(4), 238-251.

Restrepo, R.D., Brown, J.M., & Hughes, J.M. (2010). Endotracheal suctioning of mechanically ventilated patients with artificial airways 2010. *Respir Care*, 55(6), 758-764.

Riker, R.R., Picard, J.T., & Fraser, G.L. (1999). Prospective evaluation of the Sedation-Agitation Scale for adult critically ill patients. *Crit Care Med*, 27(7), 1325-1329.

Sessler, C.N., Gosnell, M.S., Grap, M.J., Brophy, G.M., O'Neal, P.V., Keane, K.A., *et al.* (2002). The Richmond Agitation-Sedation Scale: Validity and reliability in adult intensive care unit patients. *Am J Respir Crit Care Med*, 166, 1338-1344.

Schweickert, W.D., Pohlman, M.C., Pohlman, A.S., Nigos, C., Pawlik, A.J., & Esbrook, C.L. (2009). Early physical and occupational therapy in mechanically ventilated, critically ill patients: A randomized controlled trial. *Lancet*, 30, 1874-1882.

Têtu, R. (2006). L'intubation en séquence de rapide. *Pharmactuel*, 39(5), 261-267.

The ARDS Network (2000). Ventilation with lower tidal volumes as compared with traditional tidal volumes for Acute Lung Injury and the Acute Respiratory Distress Syndrome. *New Eng J Med*, 342, 1301-1308.

Wong, D.T., Crofts, S.L., Gomez, M., McGuire, G.P., & Byrick, R.J. (1995). Evaluation of predictive ability of APACHE II system and hospital outcome in Canadian intensive care unit patients. *Crit Care Med*, 23(7), 1177-1183.

CHAPITRE 50

Références de l'édition originale

American Association of Critical-Care Nurses (2004). *AACN Practice alert: Family presence during CPR and invasive procedures.* [En ligne]. www.aacn.org/WD/Practice/Docs/Family_Presence_During_CPR_11-2004.pdf (page consultée le 12 juillet 2009).

American Association of Critical-Care Nurses (2006). *AACN Practice alert: Severe sepsis.* [En ligne]. www.aacn.org/WD/Practice/Docs/Severe_Sepsis_04-2006.pdf (page consultée le 12 janvier 2009).

American Association of Critical-Care Nurses (2007). *AACN Practice alert: Oral care in the critically ill.* [En ligne]. www.aacn.org/WD/Practice/Docs/Oral_Care_in_the_Critically_Ill.pdf (page consultée le 10 janvier 2009).

American College of Cardiology & American Heart Association (2007). ACC/AHA 2007 guidelines for the management of patients with unstable angina/non-ST-elevation myocardial infarction-executive summary. *J Am Coll Cardiol, 50*(7), 652.

Bridges, E.J., & Dukes, S. (2005). Cardiovascular aspects of septic shock: Pathophysiology, monitoring and treatment. *Crit Care Nurse, 25*(2), 14.

Bridges, N., & Jarquin-Valdivia, A.A. (2005). Use of the Trendelenburg position as the resuscitation position: To T or not to T? *Am J Crit Care, 14*(5), 364.

Byrant, H. (2007). Anaphylaxis: Recognition, treatment and education. *Emerg Nurse, 15*(2), 24.

Cheek, D.J., Rodgers, S.C., & Schulman, C.S. (2008). Systemic inflammatory response syndrome and multiple organ dysfunction syndrome. In K.K. Carlson (Ed.), *AACN Adv Crit Care Nurs.* St. Louis, Mo.: Saunders.

Dellinger, R.P., Levy, M.M., Carlet, J.M., Bion, J., Parker, M.M., Jaeschke, R., et al. (2008). Surviving sepsis campaign: International guidelines for management of severe sepsis and septic shock. *Crit Care Med, 36*(8), 296.

Eichhorn, D.J., Meyers, T.A., Guzzetta, C.E., Clark, A.P., Klein, J.D., Taliaferro, E., et al. (2001). Family presence during invasive procedures and resuscitation: Hearing the voice of the patient. *Am J Nurs, 101*(5), 48.

Gallagher, J.J. (2009). Shock and end points of resuscitation. In K.K. Carlson (Ed.), *AACN Adv Crit Care Nurs.* St. Louis, Mo.: Saunders.

Garretson, S., & Malberti, S. (2007). Understanding hypovolemic, cardiogenic and septic shock. *Nurs Stand, 21*(50), 46.

Gowda, R.M., Fox, J.T., & Khan, I.A. (2008). Cardiogenic shock: Basics and considerations. *Int J Cardiol, 123*(3), 221.

Heron, M.P., Hoyert, D.L., Murphy, S.L., Xu, J.Q., Kochanek, K.D., & Tejada-Vera, B. (2009). Deaths: Final data for 2006. *Natl Vital Stat Rep, 57*(14), 1.

Johnson, A.L., & Criddle, L.M. (2004). Pass the salt: Indications for and implications of using hypertonic saline. *Crit Care Nurse, 24*(5), 36.

Johnson, S., & Henderson, S.O. (2004). Myth: The Trendelenburg position improves circulation in cases of shock. *Can J Emerg Med, 6*(1), 48.

Kemp, S.F., & deShazo, R.D. (2008). Prevention and treatment of anaphylaxis. *J Allergy Clin Immunol, 21*, 477.

Kolecki, P., & Menckhoff, C.R. (2009). *Shock, hypovolemic.* [En ligne]. http://emedicine. medscape.com/article/760145-print (page consultée le 10 janvier 2009).

Latto, C. (2008). An overview of sepsis. *Dimens Crit Care Nurs, 27*(5), 195.

Levy, M.M., Fink, M.P., Marshall, J.C., Abraham, E., Angus, D., Cook, D., et al. (2003). 2001 SCCM/ESICM/ACCP/ATS/SIS International Sepsis Definitions Conference. *Crit Care Med, 31*(4), 1250.

McClave, S.A., Martindale, R.G., Vanek, V.W., McCarthy, M., Roberts, P., Taylor, B., et al. (2009). Guidelines for the provision and assessment of nutrition support therapy in the adult critically ill patient: Society of Critical Care Medicine and American Society for Parenteral and Enteral Nutrition. *J Parenter Enteral Nutr, 33*(3), 277.

McLean, B., & Zimmerman, J.L. (2007). Diagnosis and management of shock. In B. McLean & J.L. Zimmerman (Eds), *Guide for fundamental critical care support* (4th ed.). Mount Pleasant, Ill.: Society of Critical Care Medicine.

NICE-SUGAR Study Investigators (2009). Intensive versus conventional glucose control in critically ill patients. *N Engl J Med, 360*(13), 1283.

Powers, J., & Jacobi, J. (2006). Pharmacologic treatment related to severe sepsis. *AACN Adv Crit Care, 17*(4), 423.

Redekopp, M.A., & Leske, J.S. (2007). Family visitation and partnership. In N.C. Molter (Ed.), *Protocols for practice: Creating healing environments* (2nd ed.). Sudbury, Mass.: Jones & Bartlett.

Reynolds, H.R., & Hochman, J.S. (2008). Cardiogenic shock: Current concepts and improving outcomes. *Circulation, 117*(5), 686.

Schlichting, D., & McCollam, J.S. (2007). Recognizing and managing severe sepsis: A common and deadly threat. *Southern Medical Journal, 100*(6), 594.

Tazbir, J. (2004). Sepsis and the role of activated protein C. *Crit Care Nurse, 24*(6), 40.

Townsend, S.R., Schorr, C., Levy, M.M., & Dellinger, R.P. (2008). Reducing mortality in severe sepsis: The surviving sepsis campaign. *Clin Chest Med, 29*(4), 721.

Tuggle, D. (2008). Optimizing hemodynamics: Strategies for fluid and medication titration in shock. In K.K. Carlson (Ed.), *AACN Adv Crit Care Nurs.* St. Louis, Mo.: Saunders.

Van den Berghe, G., Wouters, P., Weekers, F., Verwaest, C., Bruyninckx, F., Schetz, M., et al. (2001). Intensive insulin therapy in critically ill patients. *N Engl J Med, 345*(19), 1359.

Weaver, L.C., Marsh, D.R., Gris, D., Brown, A., & Dekaban, G.A. (2006). Autonomic dysreflexia after spinal cord injury: Central mechanisms and strategies for prevention. *Progr Brain Res, 152*, 245.

Références de l'édition française

Poirier, D., & Jobin, A.A. (2010). Mise à jour sur le sepsis et le choc septique. *Cahier de FC de l'actualité pharmaceutique*, 1-5. [En ligne]. www.professionsante. ca/medecins/formation/medactuel/medactuel-dpc-mise-a-jour-sur-le-sepsis-et-le-choc-septique-866 (page consultée le 27 janvier 2011).

Sevransky, J.E., Levy, M.M., Marini, J.J. (2004). Mechanical ventilation in sepsis-induced acute lung injury/acute respiratory distress syndrome: An evidence-based review. *Crit Care Med, 32*, S548–S553.

Société canadienne de cardiologie (2001). *Résumé de rapport consensuel sur la transplantation cardiaque.* [En ligne]. www.ccs.ca/download/Cardiac_Transplantation_final_fr.pdf (page consultée le 1er décembre 2010).

CHAPITRE 51

Références de l'édition originale

Abroug, F., Ouanes-Besbes, L., Nciri, N., Sellami, N., Addad, F., Ben Hamda, K., et al. (2006). Association of left-heart dysfunction with severe exacerbation of chronic obstructive pulmonary disease. *Am J Respir Crit Care Med, 174*, 990-996.

Arbour, R. (2006). Impact of bispectral index monitoring on sedation and outcomes in critically ill patients: A case series. *Crit Care Nurs Clin North Am, 18*(2), 227-241.

Arbour, R. (2007). Pain management in acute and critical care. In N.C. Molter (Ed.), *Protocols for practice: Creating healing environments* (2nd ed.). Sudbury, Mass.: Jones & Bartlett.

Augustyn, B. (2007). Ventilator-associated pneumonia – Risk factors and prevention. *Crit Care Nurse, 27*(4), 32-39.

Baumgartner, L. (2009). Acute respiratory failure and acute lung injury. In K.K. Carlson (Ed.), *Advanced critical care nursing.* St. Louis, Mo.: Saunders.

Benner, B.E. (2009). Asthma. [En ligne]. http://emedicine.medscape.com/article/806890-print (page consultée le 6 décembre 2009).

Bream-Rouwenhorst, H.R., Beltz, E.A., Ross, M.B., & Moores, K.G. (2008). Recent developments in the management of acute respiratory distress syndrome in adults. *Am J Health Syst Pharm, 65*(1), 29-36.

Canaday, P.G., & Collins, J. (2009). *Imaging in asthma.* [En ligne]. http://emedicine.medscape.com/article/353436-print (page consultée le 20 décembre 2009).

Celli, B.R. (2008). Update on the management of COPD. *Chest, 133*(6), 1451-1462.

Chowdhuri, S., Crook, E.D., Taylor, H.A., & Badr, M.S. (2007). Cardiovascular complications of respiratory diseases. *Am J Med Sci, 334*(5), 361-380.

Curtis, J.R., Cook, D.J., Sinuff, T., White, D.B., Hill, N., Keenan, S.P., et al. (2007). Noninvasive positive pressure ventilation in critical and palliative care settings: Understanding the goals of therapy. *Crit Care Med, 35*(3), 932-939.

Donahoe, M. (2006). Basic ventilator management: Lung protective strategies. *The Surg Clin North Am, 86*(6), 1389-1408.

Fields, L.B. (2008). Oral care intervention to reduce incidence of ventilator-associated pneumonia in the neurologic intensive care unit. *J Neurosci Nurs, 40*(5), 291-298.

Flume, P.A. (2009). Pulmonary complications of cystic fibrosis. *Respir Care, 54*(5), 618-627.

Garpestad, E., Brennan, J., & Hill, N.S. (2007). Noninvasive ventilation for critical care. *Chest, 132*(2), 711-720.

Girard, T.D., & Bernard, G.R. (2007). Mechanical ventilation in ARDS: A state-of-the-art review. *Chest, 131*(3), 921-929.

Halm, M.A., & Armola, R. (2009). Effect of oral care on bacterial colonization and ventilator-associated pneumonia. *Am J Crit Care, 18*(3), 275-278.

Harman, E.M. (2009). *Acute respiratory distress syndrome.* [En ligne]. http://emedicine.medscape.com/article/165139-print (page consultée le 30 décembre 2009).

Hemmila, M.R., & Napolitano, L.M. (2006). Severe respiratory failure: Advanced treatment options. *Crit Care Med, 34* (suppl. 9), S278-S290.

Hill, N.S., Brennan, J., Garpestad, E., & Nava, S. (2007). Noninvasive ventilation in acute respiratory failure. *Crit Care Med, 35*(10), 2402-2407.

Horlander, K.T., & Gruden, J. (2008). *Imaging in acute respiratory distress syndrome.* [En ligne]. http://emedicine.medscape.com/article/362571-overview (page consultée le 20 décembre 2009).

Huang, L.H. (2009). *Acute respiratory distress syndrome.* [En ligne]. http://emedicine.medscape.com/article/906653-overview (page consultée le 31 décembre 2009).

Kaynar, A.M. (2009). *Respiratory failure.* [En ligne]. http://emedicine.medscape.com/article/167981-overview (page consultée le 31 décembre 2009).

Lellouche, F. (2007). *Noninvasive ventilation in patients with hypoxemic acute respiratory failure.* Curr Opin Crit Care, 13*(1), 12-19.

Lunghar, L., & D'Ambrosio, C.M. (2007). Noninvasive ventilation in the older patient who has acute respiratory failure. *Clin Chest Med, 28*(4), 793-800.

Majid, A., & Hill, N.S. (2005). Noninvasive ventilation for acute respiratory failure. *Curr Opin Crit Care, 11*(1), 77-81.

Marasco, S.F., Lukas, G., McDonald, M., McMillan, J., & Ihle, B. (2008). Review of ECMO (extracorporeal membrane oxygenation) support in critically ill adult patients. *Heart Lung Circ, 17*(suppl. 4), S41-S47.

Marik, P.E. (2006). Management of the critically ill geriatric patient. *Crit Care Med, 34*(suppl. 9), S176-S182.

Markou, N.K., Myrianbefs, P.M., & Baltopoulos, G.J. (2004). Respiratory failure: An overview. *Crit Care Nurs Q, 27*(4), 353-379.

Mattison, S., & Christensen, M. (2006). The pathophysiology of emphysema: Considerations for critical care nursing practice. *Intensive Crit Care Nurs, 22*(6), 329-337.

Miller, R.R., & Ely, E.W. (2006). Delirium and cognitive dysfunction in the intensive care unit. *Semin Respir Crit Care Med, 27*(3), 210-220.

Minaoui, W.E., & Byrd, R.P. (2009). *Respiratory acidosis.* [En ligne]. http://emedicine.medscape.com/article/301574-overview (page consultée le 30 décembre 2009).

Mokhlesi, B., & Tulaimat, A. (2007). Recent advances in obesity hypoventilation syndrome. *Chest, 132*(4), 1322-1336.

O'Donnell, D.E., & Laveneziana, P. (2006). The clinical importance of dynamic lung hyperinflation in COPD. *COPD, 3*(4), 219-232.

Ozsancak, A., D'Ambrosio, C., & Hill, N.S. (2008). Nocturnal noninvasive ventilation. *Chest, 133*(5), 1275-1286.

Papi, A., Luppi, F., Franco, F., & Fabbri, L.M. (2006). Pathophysiology of exacerbations of chronic obstructive pulmonary disease. *Proc Am Thorac Soc, 3*, 245-251.

Prendergast, V., Hallberg, I.R., Hagell, P., Jahnke, H., & Kleiman, C. (2009). Oral health, ventilator-associated pneumonia, and intracranial pressure in intubated patients in a neuroscience intensive care unit. *Am J Crit Care, 18*(4), 368-376.

Pun, B.T., & Dunn, J. (2007a). The sedation of critically ill adults : Part 1 : Assessment. *Am J Nurs, 107*(7), 40-48.

Pun, B.T., & Dunn, J. (2007b). The sedation of critically ill adults : Part 2 : Management. *Am J Nurs, 107*(8), 40-49.

Pun, B.T., & Ely, E.W. (2007). The importance of diagnosing and managing ICU delirium. *Chest, 132*(2), 624-636.

Schuerer, D.J., Kolovos, N.S., Boyd, K.V., & Coopersmith, C.M. (2008). Extracorporeal membrane oxygenation : Current clinical practice, coding, and reimbursement. *Chest, 134*(1), 179-184.

Sharma, S., & Hayes, J.A. (2006). *Hypoventilation syndromes.* [En ligne]. http://emedicine.medscape.com/article/304381-overview (page consultée le 20 décembre 2009).

Simons, A.K. (2006). Recent advances in respiratory care for neuromuscular disease. *Chest, 130*(6), 1879-1886.

Sims, J.M. (2007). An overview of asthma. *Dimens Crit Care Nurs, 25*(6), 264-268.

Soo Hoo, G.W. (2009). *Barotrauma and mechanical ventilation.* [En ligne]. http://emedicine.medscape.com/article/296625-overview (page consultée le 31 décembre 2009).

Stenbit, A., & Flume, P.A. (2008). Pulmonary complications in adult patients with cystic fibrosis. *Am J Med Sci, 335*(1), 55-59.

Stolz, D., Christ-Cain, M., Bingisser, R., Leuppi, J., Miedinger, D., Müller, C., *et al.* (2007). Antibiotic treatment of exacerbations of COPD. *Chest, 131*(1), 9-19.

Sud, S., Sud, M., Friedrich, J.O., & Adhikari, N.K.J. (2008). Effect of mechanical ventilation in the prone position on clinical outcomes in patients with acute hypoxemic respiratory failure : A systematic review and meta-analysis. *CMAJ, 178*(9), 1153.

Sutherland, S.F. (2007). *Pulmonary embolism.* [En ligne]. http://emedicine.medscape.com/article/759765-overview (page consultée le 20 décembre 2009).

Tolentino-DelosReyes, A.F., Ruppert, S.D., & Shiao, S.Y.P.K. (2007). Evidence-based practice : Use of the ventilator bundle to prevent ventilator-associated pneumonia. *Am J Crit Care, 16*(1), 20-27.

Varghese, J., Ilias-Basha, H., Dhanasekaran, R., Singh, S., & Venkataraman, J. (2007). Hepatopulmonary syndrome — past to present. *Ann Hepatol, 6*(3), 135-142.

Ward, N.S., & Dushay, K.M. (2008). Clinical concise review : Mechanical ventilation of patients with chronic obstructive pulmonary disease. *Crit Care Med, 36*(5), 1614-1619.

Wedzicha, J.A., & Seemungal, T.A.R. (2007). COPD exacerbations : Defining their cause and prevention. *Lancet, 370*(9589), 786-796.

Wheeler, A.P., & Bernard, G.R. (2007). Acute lung injury and the acute respiratory distress syndrome : A clinical review. *Lancet, 369*(9572), 1553-1564.

Références de l'édition française

ARDS Foundation Canada (2004). [En ligne]. www.ardscanada.org (page consultée le 15 novembre 2010).

Cohen J., & Powderly, W.G. (2004). *Infectious diseases* (2nd ed.). St. Louis, Mo. : Mosby.

Field, J.M. (Ed.) (2006). *Advanced cardiovascular life support – Provider manual.* Dallas, Tex. : American Heart Association.

Gold, P.M. (2009). The 2007 GOLD guidelines : A comprehensive care framework. *Respir Care, 54*(8), 1040-1049. Erratum in *Respir Care*, 2009, *54*(11), 1501.

Institute for Healthcare Improvement (2010). *Implement the ventilator bundle.* [En ligne]. www.ihi.org/IHI/Topics/CriticalCare/IntensiveCare/Changes/ImplementtheVentilatorBundle.htm (page consultée le 15 novembre 2010).

Kazory, A., & Ducloux, D. (2009). Successful management of respiratory failure can improve renal function. *Am J Crit Care, 18*, 10-11.

Martindale, R.G., McClave, S.A., Vanek, V.W., McCarthy, M., Roberts, P., Taylor, B., *et al.* (2009). Guidelines for the provision and assessment of nutrition support therapy in the adult critically ill patient : Society of Critical Care Medicine and Association of Parenteral and Enteral Nutrition : Executive summary. *Crit Care Med, 37*(5), 1757-1761.

Statistique Canada (2006). *Pyramide des âges de la population du Québec, 1956 à 2006* (publication no 97-551-XWF2006001). [En ligne]. www12.statcan.gc.ca/census-recensement/2006/as-sa/97-551/vignettes/qc06pymd_f.swf (page consultée le 15 novembre 2010).

CHAPITRE 52

Références de l'édition originale

Agency for Healthcare Research and Quality (2004). *Evidence report/technology assessment number 95. Training of hospital staff to respond to a mass casualty incident.* [En ligne]. www.ahrq.gov/clinic/epcsums/hospmcisum.pdf (page consultée le 21 janvier 2010).

American College of Emergency Physicians (2008). *Emergency department crowding : High impact solutions.* [En ligne]. www.acep.org/assets/0/16/898/904/1678/4f7df6b1-68e7-45db-862e-6b66c061676c.pdf (page consultée le 14 janvier 2010).

Andress, K. (2010). Nuclear, biologic, and chemical agents of mass destruction. In P.K. Howard & R.A. Steinmann (Eds), *Sheehy's emergency nursing* (6th ed.). St. Louis, Mo. : Mosby.

Bacidore, V. (2010). Abdominal and genitourinary trauma. In P.K. Howard & R.A. Steinmann (Eds), *Sheehy's emergency nursing* (6th ed.). St. Louis, Mo. : Mosby.

Centers for Disease Control and Prevention (2004). *Viral hemorrhagic fevers.* [En ligne]. www.cdc.gov/ncidod/dvrd/spb/mnpages/dispages/vhf.htm (page consultée le 19 janvier 2010).

Centers for Disease Control and Prevention (2006). *Frequently asked questions (FAQs) about dirty bombs.* [En ligne]. www.bt.cdc.gov/radiation/dirtybombs.asp (page consultée le 21 janvier 2010).

Centers for Disease Control and Prevention, Division of Vector-Borne Infectious Disease (2007). *Lyme disease.* [En ligne]. www.cdc.gov/ncidod/dvbid/lyme/ld_tick-removal.htm (page consultée le 19 janvier 2010).

Community Emergency Response Team. *About CERT* [En ligne]. www.citizencorps.gov/cert/about.shtm (page consultée le 21 janvier 2010).

Denke, N.J. (2010). Wound management. In P.K. Howard & R.A. Steinmann (Eds), *Sheehy's emergency nursing* (6th ed.). St. Louis, Mo. : Mosby.

Egging, D. (2010). Ocular emergencies. In P.K. Howard & R.A. Steinmann (Eds), *Sheehy's emergency nursing* (6th ed.). St. Louis, Mo. : Mosby.

Eichhorn, D.J., Meyers, T.A., Guzzetta, C.E., Clark, A.P., Klein, J.D., Taliaferro, E., *et al.* (2001). Family presence during invasive procedures and resuscitation : Hearing the voice of the patient. *Am J Nurs, 101*, 48 (classic).

Emergency Nurses Association. [En ligne]. www.ena.org/BCEN/Pages/default.aspx (page consultée le 14 janvier 2010).

Emergency Nurses Association position statement (2005). *End-of-life care in the emergency department.* [En ligne]. www.ena.org/SiteCollectionDocuments/Position%20Statements/End_of_Life_Care_in_the_Emergency_Department_-_ENA_PS.pdf (page consultée le 18 janvier 2010).

Emergency Nurses Association position statement (2005). *Family presence at the bedside during invasive procedures and cardiopulmonary resuscitation.* [En ligne]. www.ena.org/SiteCollectionDocuments/Position%20Statements/Family_Presence_-_ENA_PS.pdf (page consultée le 17 janvier 2010).

Emergency Nurses Association position statement (2006). *Intimate partner and family violence, maltreatment and neglect.* [En ligne]. www.ena.org/SiteCollectionDocuments/Position%20Statements/Violence_-_Intimate_Partner_and_Family_-_ENA_PS.pdf (page consultée le 19 janvier 2010).

Emergency Nurses Association position statement (2008). *Violence in the emergency setting.* [En ligne]. www.ena.org/SiteCollectionDocuments/Position%20Statements/Violence_in_the_Emergency_Care_Setting_-_ENA_PS.pdf (page consultée le 19 janvier 2010).

Emergency Nurses Association position statement (2009). *Hazardous material exposure.* [En ligne]. www.ena.org/SiteCollectionDocuments/Position%20Statements/Hazardous_Material_Exposure_-_ENA_PS.pdf (page consultée le 19 janvier 2010).

Flarity, K. (2007). Environmental emergencies. In K.S Hoyt & J. Selfridge-Thomas (Eds), *Emergency nursing : Core curriculum* (6th ed.). St. Louis, Mo. : Saunders.

Flarity, K. (2010). Environmental emergencies. In P.K Howard & R.A. Steinmann (Eds), *Sheehy's emergency nursing* (6th ed.). St. Louis, Mo. : Mosby.

Gilboy, N. (2010). Triage. In P.K. Howard & R.A. Steinmann (Eds), *Sheehy's emergency nursing* (6th ed.). St Louis, Mo. : Mosby.

Gilboy, N., Tanabe, P., Travers, D.A., Rosenau, A.M., & Eitel, D.R. (2005). Emergency Severity Index, Version 4 : Implementation handbook (AHRQ Publication no 05-0046-2). Rockville, Md. : Agency for Healthcare Research and Quality. [En ligne]. www.ahrq.gov/research/esi (page consultée le 14 janvier 2010).

Halm, M. (2005). Family presence during resuscitation : A critical review of the literature. *Am J Crit Care, 14*, 494 (classic).

Jagim, M. (2010). Intimate partner violence. In P.K. Howard & R.A. Steinmann (Eds), *Sheehy's emergency nursing* (6th ed.). St. Louis, Mo. : Mosby.

Lehne, R.A. (2007). *Pharmacology for nursing care* (6th ed.). St Louis, Mo. : Mosby.

Lerner, E.B., Schwartz, R.B., Coule, P.L., Weinstein, E.S., Cone, D.C., Hunt, R.C., *et al.* (2008). Mass casualty triage : An evaluation of the data and development of a proposed national guideline. *Disaster Med and Public Health Preparedness, 2*, S25.

Makic, M.B.F. (2010). Trauma and surgical management. In M.L. Sole, D.G. Klein & M.J. Moseley (Eds), *Introduction to critical care nursing* (5th ed.). St. Louis, Mo. : Saunders.

Meyers, T.A., Eichorn, D.J., Guzzetta, C.E., Clark, A.P., Klein, J.D., Taliaferro, E., *et al.* (2000). Family presence during invasive procedures and resuscitation. *Am J Nurs, 100*, 32 (classic).

Military Medical Operations Armed Forces Radiobiology Research Institute (2003). *Medical management of radiological casualties.* [En ligne]. www.afrri.usuhs.mil/outreach/pdf/2edmmrchandbook.pdf (page consultée le 21 janvier 2010).

Motov, S.M., & Khan, A.N. (2009). Problems and barriers of pain management in the emergency department : Are we ever going to get better ? *J Pain Res, 2*, 5.

Neumar, R.W., Nolan, J.P., Adrie, C., Aibiki, M., Berg, R.A., Böttinger, B.W., *et al.* (2008). Post-cardiac arrest syndrome : Epidemiology, pathophysiology, treatment, and prognostication. *Circulation, 118*, 2452.

Occupational Safety and Health Administration (2002). *Occupational injury and illness recording and reporting requirements.* [En ligne]. www.osha.gov/pls/oshaweb/owadisp.show_document?p_table=FEDERAL_REGISTER&p_id=16312 (page consultée le 19 janvier 2010).

Ong, A. (2009). *Pelvic fractures.* [En ligne]. www.atlanticare.org/symposium presentations/Pelvic_Ong.pdf (page consultée le 17 janvier 2010).

Proehl, J.A. (2007). Nursing assessment and resuscitation. In K.S. Hoyt & J. Selfridge-Thomas (Eds), *Emergency nursing : Core curriculum* (6th ed.). St. Louis, Mo. : Saunders.

Robinson, K.S. (2010). Emergency preparedness. In Howard, P.K. & R.A. Steinmann (Eds), *Sheehy's emergency nursing* (6th ed.). St. Louis, Mo.: Mosby.

Rund, D.A., & Rausch, T.S. (1981). *Triage.* St. Louis, Mo.: Mosby (classic).

Schwartz, S.W., Rosenberg, D.M., Wang, C.P., Sanchez-Anguiano, A., & Ahmed, S. (2005). Demographic differences in injuries among the elderly: An analysis of emergency department visits. *J Trauma, 58*, 346.

Scott, J.M. (2005). Endotracheal intubation (assist). In D.L. Wiegand & K.K. Carlson (Eds), *AACN Procedure manual for critical care* (5th ed.). St Louis, Mo.: Mosby.

Standardized ED triage scale and acuity categorization: Joint ENA/ACEP statement. [En ligne]. www.ena.org/SiteCollectionDocuments/Position%20Statements/Standardized_ED_Triage_Scale_and_Acuity_Categorization_-_ENAACEP.pdf (page consultée le 14 janvier 2010).

Sturt, P. (2010). Toxicologic emergencies. In P.K. Howard & R.A. Steinmann (Eds), *Sheehy's emergency nursing* (6th ed.). St. Louis, Mo.: Mosby.

United Network for Organ Sharing. *Professional resources.* [En ligne]. www.unos.org/resources/NOSprofessionalResources.asp (page consultée le 17 janvier 2010).

US Department of Health and Human Services. *Disaster medical assistance teams.* [En ligne]. www.hhs.gov/aspr/opeo/ndms/teams/dmat.html (page consultée le 21 janvier 2010).

Références de l'édition française

Agence de la santé et des services sociaux de Montréal (2008). *État de situation: performance des salles d'urgences.* [En ligne]. www.santemontreal.qc.ca/pdf/ca24_4/etat_urgences.pdf (page consultée le 6 décembre 2010).

Association des infirmières et infirmiers d'urgence du Québec (2005). *Triage à l'urgence (ÉTG).* [En ligne]. www.aiiuq.qc.ca/index.php?module=htmlp&func=display&pid=79&print=1 (page consultée le 22 mai 2010).

Brodeur, S., Durand, S., & Paquet, M.-J. (2005). *Lignes directrices pour les infirmières au triage à l'urgence.* Montréal: Ordre des infirmières et infirmiers du Québec.

Bunn, F., Trivedi, D., & Ashraf, S. (2008). Colloid solutions for fluid réanimation. *Cochrane Database of Systematic Reviews, 1,* CD001319.

Canadian Nurses Association (2002). *Violence. Position statement.* Ottawa: Canadian Nurses Association.

Centre antipoison du Québec (2006). *Statistiques générales du Centre antipoison du Québec, Prévention des intoxications non intentionnelles au domicile des enfants.* [En ligne]. www.inspq.qc.ca/aspx/fr/media_traumatismes_intoxications.aspx?sortcode=1.56.64.74.81 (page consultée le 21 novembre 2010).

Howard, P.K., & Steinmann, R.A. (Eds) (2010). *Sheehy's emergency nursing: Principles and practice* (6th ed.). St. Louis, Mo.: Mosby.

Institut national de santé publique du Québec (2008). *Prévention des noyades et des quasi-noyades.* [En ligne]. www.inspq.qc.ca/aspx/fr/media_traumatismes_noyade.aspx?sortcode=1.56.64.72.78 (page consultée le 23 novembre 2010).

Jarvis, C. (2009). *L'examen clinique et l'évaluation de la santé.* Montréal: Chenelière Éducation.

Larose, D., & Bigaouette, M. (1999). Les agressions dans les urgences générales et psychiatriques. *Objectif Prévention, 22*(1), 19.

Ministère de la Santé et des Services sociaux (2009a). *Protocole d'immunisation du Québec (PIQ)* (5e éd.). Québec, Qc: Ministère de la Santé et des Services sociaux. [En ligne]. http://publications.msss.gouv.qc.ca/acrobat/f/documentation/piq/09-283-02.pdf (page consultée le 22 novembre 2010).

Ministère de la Santé et des Services sociaux (2009b). *Maladie de Lyme: infection par la tique Ixodes Scapularis.* Québec, Qc: Ministère de la Santé et des Services sociaux. [En ligne]. www.formulaire.gouv.qc.ca/cgi/affiche_doc.cgi?dossier=11657&table=0 (page consultée le 23 mai 2010).

Ministère de la Sécurité publique (2010). *Statistiques 2008 sur la criminalité commise dans un contexte conjugal au Québec.* [En ligne]. www.securitepublique.gouv.qc.ca/fileadmin/Documents/statistiques/violence_conjugale/2008/Violence_conjugale_2008.pdf (page consultée le 23 septembre 2010).

Ordre des infirmières et infirmiers du Québec (2007). *Le triage à l'urgence: lignes directrices pour l'infirmière à l'urgence.* [En ligne]. www.oiiq.org/uploads/publications/autres_publications/ETG.pdf (page consultée le 22 août 2010).

Thiffault, J. (2003). Les morsures d'animaux chez l'enfant. *Le Médecin du Québec, 38*(2), 75-81.

Wuerz, R.C., & Eitel, D.R. (1999). *ABCs, Airway, breathing, circulation.*

CHAPITRE 53

Références de l'édition originale

Bhutto, A., & Morley, J.E. (2008). The clinical significance of gastrointestinal changes with aging. *Curr Opin Clin Nutr Metab Care, 11*(5), 651.

Ebersole, P. (2008). *Toward healthy aging.* St. Louis, Mo.: Mosby.

Jarvis, C. (2008). *Physical examination and health assessment* (5th ed.). St. Louis, Mo.: Mosby.

Johnson, C.D. (2009). Computed tomography colonography: A current appraisal. *Gastroenterology, 137*(3), 792.

Lee, J., Anggiansah, A., Anggiansah, R., Young, A., Wong, T., & Fox, M. (2007). Effects of age on the gastroesophageal junction, esophageal motility, and reflux disease. *Clin Gastroenterol Hepatol, 5,* 1392.

Marchiondo, K. (2009). Lactose intolerance: A nursing perspective. *Medsurg Nurs, 18*(1), 9.

Morley, J.E. (2007). The aging gut: Physiology. *Clin Geriatr Med, 23*(4), 757.

National Center for Health Statistics (2007). *Obesity among adults in the United States – no statistically significant change since 2003-2004.* [En ligne]. www.cdc.gov/nchs/data/databriefs/db01.pdf (page consultée le 15 septembre 2010).

Van Gossum, A., Munoz-Navas, M., Fernandez-Urien, I., Carretero, C., Gay, G., Delvaux, M., *et al.* (2009). Capsule endoscopy versus colonoscopy for the detection of polyps and cancer. *N Engl J Med, 361*(12), 264.

Références de l'édition française

Jarvis, C. (2010). *L'examen clinique et l'évaluation de la santé.* Montréal: Chenelière Éducation.

CHAPITRE 54

Références de l'édition originale

Amella, E.J. (2008). Mealtime difficulties. In E. Capezuti, D. Zwicker, M. Mezey, & T. Fulmer (Eds.), *Evidence-based geriatric nursing protocols for best practice.* New York: Springer Publishing Company.

American Dietetic Association (2006a). Position of the American Dietetic Association: Nutrition intervention in the treatment of anorexia nervosa, bulimia nervosa, and other eating disorders. *J Am Diet Assoc, 106*(12), 2073.

American Dietetic Association (2006b). *Evidence-based nutrition practice guidelines on adult weight management.* [En ligne]. www.adaevidencelibrary.com/topic.cfm?cat=3014 (page consultée le 13 octobre 2009).

ASPEN Board of Directors (2002). Guidelines for the use of parenteral and enteral nutrition in adult and pediatric patients. *J Parenter Enteral Nutr, 26*(suppl. 1), 1SA.

ASPEN Board of Directors (2005). Definitions of terms, styles and conventions used in A.S.P.E.N.: Guidelines and standards. *Nutr Clin Pract, 20*(2), 281.

Bankhead, R.R., & Fang, J.C. (2007). Enteral access devices. In M.M. Gotschlich, M.H. DeLegge, T. Mattox, C. Mueller, P. Worthington, & P. Guenter (Eds), *The A.S.P.E.N. nutrition support core curriculum: A case-based approach –The adult patient.* Silver Spring, Md.: American Society for Parenteral and Enteral Nutrition.

Chima, C.S., Dietz-Seher, C., & Kushner-Benson, S. (2008). Nutrition risk screening in acute care: A survey of practice. *Nutr Clin Pract, 23*(4), 417.

Cook, J.T., & Frank, D.A. (2008). Food security, poverty, and human development in the United States. *N Y Acad Sci, 1136,* 193.

Cook, J.T., Frank, D.A., Casey, P.H., Ettinger deCuba, S., Appugliese, D., Coleman, S., *et al.* (2008). A brief indicator of household energy security: Associations with food security, child health, and child development in US infants and toddlers. *Pediatrics, 122*(4), e867.

DiMaria Ghalili, R.A. (2008a). Nutrition. In E. Capezuti, D. Zwicker, M. Mezey, & T. Fulmer (Eds.), *Evidence-based geriatric nursing protocols for best practice.* New York: Springer Publishing Company.

DiMaria-Ghalili, R.A. (2008b). Nutrition risk factors in older coronary artery bypass graft patients. *Nutr Clin Pract, 23*(5), 494.

DiMaria-Ghalili, R.A., & Amelia, E. (2005). Nutrition in older adults. *Am J Nurs, 105*(3), 40.

DiMaria-Ghalili, R.A., & Guenter, P.A. (2008c). The mini-nutritional assessment. *Am J Nurs, 108*(2), 50.

Enteral Nutrition Practice Recommendations Task Force (2009). Enteral nutrition practice recommendations. *J Parenter Enteral Nutr, 33,* 1.

Gilbert, P.A., & Khokhar, S. (2008). Changing dietary habits of ethnic groups in Europe and implications for health. *Nutr Rev, 66*(4), 203.

Gillies, D., Wallen, M.M., Morrison, A.L., Rankin, K., & Nagy, S. (2005). Optimal timing for intravenous administration set replacement. *Cochrane Database System Rev, 19*(4).

Gonzalez, A., Kohn, M.R., & Clarke, S.D. (2007). Eating disorders in adolescents. *Aust Fam Physician, 36*(8), 614.

Guenter, P., Hicks, R.W., Simmons, D., Crowley, J., Joseph, S., Croteau, R., *et al.* (2008). Enteral feeding misconnections: A consortium position statement. *Jt Comm J Q Patient Saf, 34*(5), 285.

Hamwi, G.J. (1964). Changing dietary concepts. In T.S. Danowski (Ed.), *Diabetes mellitus: Diagnosis and treatment* (Vol. 1). New York: American Diabetes Association.

Hoerr, S.L., Tsuei, E., Liu, Y. Franklin, F.A., & Nicklas T.A. (2008). Diet quality varies by race/ethnicity of head start mothers. *J Am Diet Assoc, 108*(4), 651.

Jensen, G.L. (2006). Inflammation as the key interface of the medical and nutrition universes: A provocative examination of the future of clinical nutrition and medicine. *J Parenter Enteral Nutr, 30*(5), 453.

Jensen, G.L. (2008). Nutrition assessment and requirements. In M. Marian, M.K. Russell, & S.A. Shikora, *Clinical nutrition for surgical patients.* Boston: Jones and Bartlett.

Kubrak, C., & Jenson, L. (2007). Malnutrition in acute care patients: A narrative review. *Int J Nurs Stud, 44*(6), 1036.

Latham, M.C. (1997). *Human nutrition in the developing world.* Rome: Food and Agriculture Organizations of the United Nations.

Luft, V.C., Beghetto, M., Castro, S.M.J., & Mello, E.D. (2008). Validation of a new method developed to measure the height of adult patients in bed. *Nutr Clin Pract, 23*(4), 424.

Marian, M., & McGinnis, C. (2007). Overview of enteral nutrition. In M.M. Gotschlich, M.H. DeLegge, T. Mattox, C. Mueller, P. Worthington, & P. Guenter (Eds), *The A.S.P.E.N. nutrition support core curriculum: A case-based approach – The adult patient.* Silver Spring, Md.: American Society for Parenteral and Enteral Nutrition.

Mifflin, M.D., St. Jeor, S.T., Hill, L.A., Scott, B.J., Daugherty, S.A., & Koh, Y.O. (1990). A new predictive equation for resting energy expenditure in healthy individuals. *Am J Clin Nutr, 51*(2), 242.

Milne, A.C., Potter, J., Vivanti, A., & Avenell, A. (2009). Protein and energy supplementation in older people at risk from malnutrition. *Cochrane Database System Rev, 15*(2).

Müller, O., & Krawinkel, M. (2005). Malnutrition and health in developing countries. *CMAJ, 173*(3), 279.

Norman, K., Pichard, C., Lochs, H., & Pirlich M. (2008). Prognostic impact of disease-related malnutrition. *Clin Nutr, 27*(1), 5.

Otten, J.J., Hellwig, J.P., Meyers, L.D. (2006). *Dietary reference intakes. Th essential guide to nutrient requirements*. Washington (DC): National Academies Press.

Palmer, J.L., & Metheny, N.A. (2008). Preventing aspiration in older adults with dysphagia. *Am J Nurs, 108*(2), 40.

Pauly, L., Stehle, P., & Volkert, D. (2007). Nutritional situation of elderly nursing home residents. *Z Gerontol Geriatr, 40*(1), 3.

Pérez-Escamilla, R., & Putnik, P. (2007). The role of acculturation in nutrition, lifestyle, and incidence of Type 2 diabetes among Latinos. *J Nutr, 137*(4), 860.

Russell, M.K., & Mueller, C. (2007). Nutrition screening and assessment. In M.M. Gotschlich, M.H. DeLegge, T. Mattox, C. Mueller, P. Worthington, & P. Guenter (Eds), *The A.S.P.E.N. nutrition support core curriculum: A case-based approach – The adult patient*. Silver Spring, Md.: American Society for Parenteral and Enteral Nutrition.

Sorensen, J., Kondrup, J., Prokopowicz, J., Schiesser, M., Krähenbühl, L., Meier R., *et al.* (2008). EuroOOPS: An international, multicentre study to implement nutritional risk screening and evaluate clinical outcome. *Clin Nutr, 27*(3), 340.

Task Force for the Revision of Safe Practices for Parenteral Nutrition (2004). Safe practices for parenteral nutrition. *J Parenter Enteral Nutr, 28*(6), S38.

Thomas, D.R. (2008). Nutrition assessment in long-term care. *Nutr Clin Pract, 23*(4), 383.

U.S. Department of Health and Human Services and U.S. Department of Agriculture (2005). *Dietary guidelines for Americans* (6ᵗʰ ed.). Washington, D.C.: U.S. Government Printing Office.

Vogelzang, J.L. (2003). Making nutrition sense from OASIS. *Home Healthc Nurse, 21*(9), 592.

Wilmore, D.W. (1977). *The metabolic management of the critically ill*. New York: Plenum Publishing.

Wooley, J.A., & Frankenfield, D. (2007). *Energy Dans M.M. Gotschlich, M.H. DeLegge, T. Mattox et al. The A.S.P.E.N. nutrition support core curriculum: a case-based approach – the adult patient*. Silver Spring, Md: ASPEN .

Yantis, M.A., & Velander, R. (2008). How to recognize and respond to refeeding syndrome. *Nursing, 38*(5), 34.

Zingg, W., Cartier-Fässler, V., & Walder, B. (2008). Central venous catheter-associated infections. *Best Pract Res Clin Anaesthesiol, 22*(3), 407.

Références de l'édition française

American Psychiatric Association (1994). *Diagnostic and statisticals manual of mental disorders*. Washington, D.C.: American Psychiatric Association.

Association canadienne pour la santé mentale (2010). *Les troubles de l'alimentation*. [En ligne]. www.cmha.ca/bins/content_page.asp?cid=3-98&lang=2 (page consultée le 1ᵉʳ novembre 2010).

Lipp, A., & Lusardi, G. (2008). A systematic review of prophylactic antimicrobials in PEG placement. *J Clin Nurs, 18*(7), 938.

Nolin, B., Lamontagne, P., & Tremblay, A. Institut national de santé publique du Québec (2004). *Enquête sur la santé publique des Inuits du Nunavik. Résumé.* Québec, Qc : Institut national de santé publique du Québec et Régie régionale de la santé et des services sociaux du Nunavik. [En ligne]. www.inspq.qc.ca/pdf/publications/resumes_nunavik/francais/ActivitePhysiqueAnthropometrieEt PerceptionDuPoidsCorporel.pdf (page consultée le 1ᵉʳ novembre 2010).

Payette, H. (2003). *Dépistage nutritionnel des aînés.* [En ligne]. www.rqrv.com/fr/instru/nu-i3.pdf (page consultée le 1ᵉʳ novembre 2010).

Potter, P.A., & Perry, A.G. (2010). *Soins infirmiers : fondements généraux* (3ᵉ éd.). Montréal : Chenelière Éducation.

Sabol, V. K., (2004) Nutrition Assessment of the Critically Ill Adult. *AACN Clinical Issues : Advanced Practice in Acute & Critical Care, 15*(4), 595-606

Santé Canada (1999). *Valeur nutritive de quelques aliments usuels.* [En ligne]. www.passeportsante.net/fr/Solutions/PlantesSupplements/Fiche.aspx?doc=fer_ps (page consultée le 1ᵉʳ novembre 2010).

Santé Canada (2006a). *Apports nutritionnels de référence.* [En ligne]. http://www.hc-sc.gc.ca/fn-an/nutrition/reference/table/ref_macronutr_tbl-fra.php.

Santé Canada (2006b). *Apports nutritionnels de référence.* [En ligne]. http://www.hc-sc.gc.ca/fn-an/nutrition/reference/table/index-fra.php.

Santé Canada (2007). *Guide alimentaire canadien.* [En ligne]. www.hc-sc.gc.ca/fn-an/food-guide-aliment/basics-base/1_1_1-fra.php (page consultée le 1ᵉʳ novembre 2010).

Santé Canada (2008). *Étiquetage nutritionnel.* [En ligne]. www.hc-sc.gc.ca/fn-an/label-etiquet/nutrition/index-fra.php (page consultée le 1ᵉʳ novembre 2010).

CHAPITRE 55

Références de l'édition originale

Adams, K.F., Schartzkin A, Harris, T.B., Kipnis, V., Mouw, T., Ballard-Barbarsh, R., *et al.* (2006). Overweight, obesity, and mortality in a large prospective cohort of persons 50 to 71 years old. *N Engl J Med, 355*(8), 763-778.

American Institute for Cancer Research (2009). *New estimate : Excess body fat alone causes over 100,000 cancers in US each year.* [En ligne]. www.aicr.org/site/News2/153571380?abbr=pr_&page=NewsArticle&id=17333&news_iv_ctrl=1102 (page consultée le 7 décembre 2010).

Angulo, P. (2002). Nonalcoholic fatty liver disease. *N Engl J Med, 356*, 1221-1231.

Baugh, N., Zuelzer, H., Meador, J., & Blankenship, J. (2007). Wounds in surgical patients who are obese. *Am J Nurs, 107*(6), 40-50.

Bouchard, C. (2008). How much progress have we made over the last few decades ? *Int J Obes, 32*(suppl. 7), S2-S7.

Budge, H., Sebert, S., Sharkey, D., & Symonds, M.E. (2009). Session on obesity. Adipose tissue development, nutrition in early life and its impact on later obesity. *Proc Nutr Soc, 68*(3), 321-326.

Camden, S. (2009). Obesity : An emerging concern for patients and nurses. *Online J Issues Nurs, 14*(1). [En ligne]. www.nursingworld.org/MainMenuCategories/ANAMarketplace/ANAPeriodicals/OJIN/TableofContents/Vol142009/No1Jan09/Obesity-An-Emerging-Concern.aspx (page consultée le 7 décembre 2010).

Cawley, J., Rizzo, J., & Haas, K. (2007). Occupation – specific absenteeism costs associated with obesity and morbid obesity. *Journal of Occupational and Environmental Medicine, 49*(12), 1317-1324.

Centers for Disease Control and Prevention (2010). *Genomics and health : Obesity and genomics.* [En ligne]. www.cdc.gov/genomics/resources/diseases/obesity (page consultée le 14 décembre 2010).

Centers for Disease Control and Prevention (2010). *National Center for Health statistics.* [En ligne]. www.cdc.gov/nchs (page consultée le 7 décembre 2010).

Centers for Disease Control and Prevention (2010). *Overweight and obesity.* [En ligne]. www.cdc.gov/obesity/index.html (page consultée le 7 décembre 2010).

Daniels, J. (2006). Obesity : America's epidemic. *Am J Nurs, 106*(1), 40-49.

Dansinger, M.L., Gleason, J.A., Griffith, J.L., Selker, H.P., & Schaefer, E.J. (2005). Comparison of the Atkins, Ornish, Weight Watchers, and Zone diets for weight loss and heart disease risk reduction : a randomized trial. *JAMA, 293*(1), 43-53.

Davis, N., Forges, B., & Wylie-Rosett, J. (2009). Role of obesity and lifestyle interventions in the prevention and management of type 2 diabetes. *Minerva Med, 100*(3), 221-228.

De Lemos, H.P., Atallah, A.N., & de Lemos, A.L. (2008). Can sibutramine alter systemic blood pressure in obese patients ? Systematic review and meta-analysis. *São Paulo Med J, 126*(6), 342-346.

Ello-Martin, J.A., Ledikwe, J.H., & Rolls, B.J. (2005). The influence of food portion size and energy density on energy intake : Implications for weight management. *Am J Clin Nutr, 82*(suppl.), 236S-241S.

Food and Drug Administration (2009). *Early communication about an ongoing safety review Orlistat (marketed as Alli and Xenical).* [En ligne]. www.fda.gov/Drugs/DrugSafety/PostmarketDrugSafety InformationforPatientsandProviders/DrugSafetyInformationforHeathcare Professionals/ucm179166.htm (page consultée le 7 décembre 2010).

Frayling, T.M., Timpson, N.J., Weedon, M.N., Zeggini, E., Freathy, R.M., Lindgren, C.M., *et al.* (2009). A common variant in the FTO gene is associated with body mass index and predisposes to childhood and adult obesity. *Science, 316*(5826), 889-894.

Gallagher Camden, S. (2009). Shedding health risks with bariatric weight loss surgery. *Nursing, 39*(1), 34-41.

Grief, S., & Talamayan, K. (2008). Preventing obesity in the primary care setting. *Prim Care, 35*(4), 625-643.

Halberg, N., Wernstedt-Asterholm, I., & Scherer, P. (2008). The adipocyte as an endocrine cell. *Endocrinol Metab Clin North Am, 37*, 753-768.

Kaser, N., & Kukla, A. (2009). Weight-loss surgery. *Online J Issues Nurs, 14*(1).

Lau, D.C. (2009). Metabolic syndrome : Perception or reality ? *Curr Atheroscler Rep, 11*(4), 264-271.

Legro, R.S. (2009). Insulin resistance in women's health : Why it matters and how to identify it. *Curr Opin Obstet Gynecol, 21*(4), 301.

Magkos, F., Yannakoulia, M., Chan, J.L., & Mantzoros, C.S. (2009). Management of the metabolic syndrome and type 2 diabetes through lifestyle modification. *Annu Rev Nutr, 29*, 223-256.

Malis, C., Rasmussen, E.L., Poulsen, P., Petreson, I., Christensen, K., Beck-Nielsen, H., *et al.* (2005). Total and regional fat distribution is strongly influenced by genetic factors in young and elderly twins. *Obes Res, 13*(12), 2139-2145.

National Heart, Lung, and Blood Institute, & North American Association for the Study of Obesity (2000). *The practical guide : Identification, evaluation, and treatment of overweight and obesity in adults.* Washington, D.C.: US Department of Health and Human Services.

Neary, M.T., & Batterham, R.L. (2009). Gut hormones : Implications for the treatment of obesity. *Pharmacol Ther, 124*(1), 44-56.

Newman, A. (2009). Obesity in older adults. *Online J Issues Nurs, 14* (1). [En ligne]. www.nursingworld.org/MainMenuCategories/ANAMarketplace/ANAPeriodicals/OJIN/TableofContents/Vol142009/No1Jan09/Obesity-in-Older-Adults.aspx (page consultée le 7 décembre 2010).

Reedy, S. (2009). An evidence-based review of obesity and bariatric surgery. *J Nurse Pract, 5*(1), 22-29.

Sowers, J.R. (2008). Endocrine functions of adipose tissue : Focus on adiponectin. *Clin Cornerstone, 9*(1), 32-38.

Stunkard, A., Sorensen, T.I., Hanis, C., Teasdale, T.W., Chakraborty, R., Schull, W.J., *et al.* (1986). An adoption study of human obesity. *N Engl J Med, 314*(4), 193-198.

Swinburn, B., & Shelly, A. (2008). Effects of TV time and other sedentary pursuits. *Int J Obes, 32*(suppl. 7), S132-S136.

The National Institute of Diabetes and Digestive and Kidney Diseases (2010). *Longitudinal assessment of bariatric surgery (LABS)*. [En ligne]. win.niddk.gov/publications/labs.htm (page consultée le 7 décembre 2010).

Tozzo, M.A. (2007). Battling obesity: Small steps, big rewards. *Nursing, 37*(3), 68-69.

Références de l'édition française

Agence de la santé publique du Canada (2009). *Obésité au Canada: aperçu.* [En ligne]. www.phac-aspc.gc.ca/publicat/2009/oc/pdf/oc-fra.pdf (page consultée le 7 décembre 2010).

Arden, C.I., Katzmarzyk, P.T., Janssen, I., & Ross, R. (2003). Determination of health risks by combined body mass index and waist circumference. *Obes Res, 11*(1), 135-142.

Béchade, D., Blondon, H., Sekkach, Y., Desramé, J., & Algayres, J.-P. (2008). Données actuelles concernant l'association de l'obésité au reflux gastro-oesophagien et à ses complications. *Gastroenterol Clin Biol, 33*(3), 155-166.

Ben Sahra, I, Le Marchand Brustel, Y., Tanti, J.F., & Bost, F. (2008). Obésité et cancer du côlon et de la prostate: implication des adipokines. *Obésité, 3*(2), 72-77.

Budd, G.M., Mariotti, M., Graff, D., & Falkenstein, K. (2009). Healthcare professionals' attitudes about obesity: An integrative review. *Appl Nurs Res.* [En ligne]. www.appliednursingresearch.org/article/S0897-1897(09)00070-6/abstract (page consultée le 4 mars 2011).

Campbell, N. (2010). *Recommandations de 2010 du PECH pour la prise en charge de l'hypertension.* [En ligne]. http://hypertension.ca/chep/fr/wp-content/uploads/2010/08/FullRec2010_BMSbooklet_FR.pdf (page consultée le 18 janvier 2011).

Colditz, G.A., Willett, W.C., Rotnitzky, A., & Manson, J.E. (1995). Wight gain as a risk factor for clinical diabetes in women. *Ann Intern Med, 122*(7), 481-486.

Comité permanent de la santé de la Chambre des communes du Canada (2007). *Des enfants en santé: une question de poids.* [En ligne]. www.aqairs.ca/public/ab447d76-b462-4d76-aee6-a0d8f30bc8f0/mes_documents/documentation/etat_de_sante_de_nos_jeunes_(rapport).pdf (page consultée le 7 décembre 2010).

Field, A.E., Manson, J.E., Laird, N., Williamson, D.F., Willett, W.C. & Colditz, G.A. (2004). Weight cycling and the risk of developing type 2 diabetes among adult women in the United States. *Obes Res, 12*(2), 267-274.

Institut de recherche en santé (2008). *Sujet de recherche: l'obésité.* [En ligne]. www.cihr-irsc.gc.ca/f/documents/obesity_mpkit_1008_f.pdf (page consultée le 7 décembre 2010).

Lau, D.W., Douketis, J.D., Morrison, K.M., Hramiak, I.M., Sharma, A.M., & Ur, E. (2007). Canadian clinical practical guidelines on the management and prevention of obesity in adults and children. *CMAJ, 176*(suppl. 8), 1-118.

Luo, W., Morrisson, H., de Groh, M., Walters, C., DesMeules, M., Jones McLean, E., *et al.* (2007). Le fardeau de l'obésité chez les adultes au Canada. *Maladies chroniques au Canada, 27*(4), 147-157.

Mather, A.A., Cox, B.J., Enns, M.W., & Sareen, J. (2009). Associations of obesity with psychiatric disorders and suicidal behaviors in a nationally representative sample. *J Psychosom Res, 66,* 277-285.

Mechanick, J.I., Kushner, R.F., Sugerman, H.J., Gonzalez-Campoy, M., Collazo-Clavell, M.L., Guven, S., et al. (2008). Medical guidelines for clinical practice for the perioperative nutritional, metabolic, and nonsurgical support of the bariatric surgery patient. *Endocr Pract, 14*(3), suppl. 1, 1934-2403.

Miller, W.R., & Pollnick, S. (2006). *L'entretien motivationnel: aider la personne à engager le changement.* Paris: InterEditions-Dunod.

Ministère de la Santé et des Services sociaux (2009). *L'organisation de la chirurgie bariatrique au Québec. Plan d'action.* Québec, Qc: Ministère de la Santé et des Services sociaux. [En ligne] http://publications.msss.gouv.qc.ca/acrobat/f/documentation/2009/09-932-01.pdf (page consultée le 7 décembre 2010).

Mongeau, L., Audet, N., Aubin, J., & Baraldi, R. (2005). *L'excès de poids dans la population québécoise de 1987 à 2003.* Québec, Qc: Institut national de la santé publique du Québec. [En ligne]. www.inspq.qc.ca/pdf/publications/420-PoidsQuebecois1987-2003.pdf (page consultée le 7 décembre 2010).

National Heart Lung and Blood Institute (2010). *How is metabolic syndrome diagnosed?* [En ligne]. www.nhlbi.nih.gov/health/dci/Diseases/ms/msdiagnosis.html (page consultée le 7 décembre 2010).

Organisation mondiale de la Santé (2010). *Obésité et surpoids.* [En ligne]. www.who.int/mediacentre/factsheets/fs311/fr/index.html (page consultée le 7 décembre 2010).

Peyrat, J.P., Révillion, F., Grosjean, J., Charlier, M., & Djiane, J. (2008). La leptine: un lien entre obésité et cancer du sein. *Obésité, 3*(2), 66-71.

Poirier, P., Alpert, M.A., Fleisher, L.A., Thompson, P.D., Sugerman, H.J., Burke, L.E, *et al.* (2009). Cardiovascular evaluation and management of severely obese patients undergoing surgery: A science advisory from the American Heart Association. *Circulation, 120,* 86-95.

Rapport du Comité permanent de la santé (2007). *Des enfants en santé: une question de poids,* Chambre des communes Canada. 39e législature, 1re Session. [En ligne] http://cmte.parl.gc.ca/cmte/CommitteePublication.aspx?COM=10481&SourceId=199309&SwitchLanguage=1 (page consultée le 7 décembre 2010).

Santé Canada (2001). *Bulletin canadien sur les effets indésirables des médicaments.* [En ligne]. www.hc-sc.gc.ca/dhp-mps/alt_formats/hpfb-dgpsa/pdf/medeff/carn-bcei_v11n3-fra.pdf (page consultée le 7 décembre 2010).

Santé Canada (2003). *Lignes directrices canadiennes pour la classification du poids chez les adultes au Canada.* [En ligne]. www.hc-sc.gc.ca/fn-an/alt_formats/hpfb-dgpsa/pdf/nutrition/weight_book-livres_des_poids-fra.pdf (page consultée le 7 décembre 2010).

Santé Canada (2004). *Enquête sur la santé dans les collectivités canadiennes, cycle 2.2: nutrition.* Ottawa: Santé Canada. [En ligne]. www.hc-sc.gc.ca/fn-an/surveill/nutrition/commun/cchs_focus-volet_escc-fra.php (page consultée le 7 décembre 2010).

Société canadienne de physiologie de l'exercice (2011). *Directives canadiennes en matière d'activité physique à l'intention des adultes âgée de 18 à 64 ans.* [En ligne] www.csep.ca/CMFiles/directives/CSEP-InfoSheets-adults-FR.pdf (page consultée le 2 février 2011).

Tjepkema, M. (2005). *Obésité mesurée: obésité chez les adultes au Canada.* [En ligne]. www.statcan.gc.ca/pub/82-620-m/2005001/pdf/4241444-fra.pdf (page consultée le 7 décembre 2010).

Tremblay, M.S., Pérez, C.E., Ardem, C.I., Bryan, S.N., & Katzmarzyk, P.T. (2005). Obésité, embonpoint et origine ethnique. *Rapports sur la santé, 10*(4). [En ligne]. www.statcan.gc.ca/bsolc/olc-cel/olc-cel?lang=fra&catno=82-003-X20040048041 (page consultée le 7 décembre 2010).

Villeneuve, J., Poulin, P., & Bertrand G. (2007). Des aménagements adaptés pour la clientèle obèse. *Objectif Prévention, 30*(5), 23-25.

CHAPITRE 56

Références de l'édition originale

Adler, D.G., Fang, J., Wong, R., Wills, J., & Hilden, K. (2009, sous presse). Placement of Polyflex stents in patients with locally advanced esophageal cancer is safe and improves dysphagia during neoadjuvant therapy. *Gastrointest Endosc.*

American Cancer Society (2008). *Cancer facts and figures 2008.* [En ligne]. www.cancer.org (page consultée le 20 octobre 2009).

Benson, A.B. (2008). Advanced gastric cancer: An update and future directions. *Gastrointest Cancer Res, 2,* S47.

Buchanan, F.F., Myles, P.S., & Cicuttini, F. (2009). Patient sex and its influence on general anaesthesia. *Anaesth Intensive Care, 37,* 207.

Centers for Disease Control and Prevention (2009). *Oral health: Preventing cavities, gum disease, and tooth loss.* [En ligne]. www.cdc.gov/nccdphp/publications/aag/doh.htm (page consultée le 1er septembre 2009).

Cooper, G.S., Kou, T.D., & Wong, R.C. (2009). Outpatient management of nonvariceal upper gastrointestinal hemorrhage: Unexpected mortality in Medicare beneficiaries. *Gastroenterology, 136,* 108.

Fedele, S. (2009). Diagnostic aids in the screening of oral cancer. *Head Neck Oncol, 1,* 5.

Fisichella, P.M., & Patti, M.G. (2009, sous presse). Gastroesophageal reflux disease and morbid obesity: Is there a relation? *World J Surg.*

Hawkins, R., & Grunberg, S. (2009). Chemotherapy-induced nausea and vomiting: Challenges and opportunities for improved patient outcomes. *Clin J Oncol Nurs, 13,* 54.

Holbrook, W.P., Furuholm, J., Gudmundsson, K., Theodórs, A., & Meurman, J.H. (2009). Gastric reflux is a significant causative factor of tooth erosion. *J Dent Res, 88,* 422.

Insogna, K.L. (2009). The effect of proton pump-inhibiting drugs on mineral metabolism. *Am J Gastroenterol, 104,* S2.

Kahrilas, P.J., Shaheen, N.J., & Vaezi, M. (2008). American Gastroenterological Association Institute technical review on the management of gastroesophageal reflux disease. *Gastroenterology, 135,* 1392.

Lanza, F.L., Chan, F.K., & Quigley, E.M. (2009). Guidelines for prevention of NSAID-induced ulcer complications. *Am J Gastroenterol, 104,* 728.

Meng, X., & Tomar, S.L. (2008). Attitudes and practices of Florida nurse practitioners on oral cancer prevention and early detection. *J Cancer Educ, 23,* 57.

Nunley, C., Wakim, J., & Guinn, C. (2008). The effects of stimulation of acupressure point p6 on postoperative nausea and vomiting: A review of literature. *J Perianesth Nurs, 23,* 247.

Robertson, L. (2009). A new horizon: Recommendations and treatment guidelines for Barrett's esophagus. *Gastroenterol Nurs, 32,* 211.

Rosati, G., Ferrara, D., & Manzione, L. (2009). New perspectives in the treatment of advanced or metastatic gastric cancer. *World J Gastroenterol, 14,* 2689.

Scarpace, S.L., Brodzik, F.A., Mehdi, S., & Belgam, R. (2009). Treatment of head and neck cancers: Issues for clinical pharmacists. *Pharmacotherapy, 29,* 578.

Singh, H., Houy, T.L., Singh, N., & Sekhon, S. (2008). Gastrointestinal prophylaxis in critically ill patients. *Crit Care Nurs Q, 31,* 291.

Sweed, M.R., Edmonson, D., & Cohen, S.J. (2009). Tumors of the esophagus, gastroesophageal junction, and stomach. *Semin Oncol Nurs, 25,* 61.

Targownik, L.E., Bolton, J.M., Metge, C.J., Leung, S., & Sareen, J. (2009). Selective serotonin reuptake inhibitors are associated with a modest increase in the risk of upper gastrointestinal bleeding. *Am J Gastroenterol, 104,* 1475.

Wang, K.K., & Sampliner, R.E. (2008). Updated guidelines 2008 for the diagnosis, surveillance and therapy of Barrett's esophagus. *Am J Gastroenterol, 103,* 788.

Références de l'édition française

Agence canadienne d'inspection des aliments (2009). *Conseils pour préserver la salubrité des aliments. Prévention des toxi-infections alimentaires.* [En ligne]. www.inspection.gc.ca/francais/fssa/concen/cause/ecolif.shtml (page consultée le 22 octobre 2010).

Agence canadienne d'inspection des aliments (2010). *Causes des toxi-infections alimentaires*. [En ligne]. www.inspection.gc.ca/francais/fssa/concen/causef.shtml (page consultée le 22 octobre 2010).

Arabi, Y., Al Knawy, B., Barkun, A.N., & Bardou, M. (2006). Pro/con debate: Octreotide has an important role in the treatment of gastrointestinal bleeding of unknown origin? *Crit Care, 10*, 218.

Armstrong, D., Marshall, J.K., Chiba, N., Enns, R., Fallone, C.A., Fass, R., et al. (2005). Canadian consensus conference on the management of gastroesophageal reflux disease in adults — update 2004. *Can J Gastroenterol, 19*, 15. [En ligne]. www.ncbi.nlm.nih.gov/pubmed/15685294 (page consultée le 28 octobre 2010).

Bardou, M., & Barkun, A. (2010). Preventing the gastrointestinal adverse effects of nonsteroidal anti-inflammatory drugs: From risk factor identification to risk factor intervention. *Joint Bone Spine, 77*, 6.

Bardou, M., Toubouti, Y., Benhaberou-Brun, D., Rahme, E., & Barkun, A.N. (2005). Meta-analysis: Proton-pump inhibition in high-risk patients with acute peptic ulcer bleeding. *Aliment Pharmacol Ther, 21*, 677.

Barkun, A., Bardou, M., Kulpers, E.J., Sung, J., Hunt, R.H., Martel, M., et al. (2010). International consensus recommendations on the management of patients with non-variceal upper gastrointestinal bleeding. *Ann Intern Med., 152*, 101.

Barkun, A., Bardou, M., & Marshall, J.K. (2003). Consensus recommendations for managing patients with nonvariceal upper gastrointestinal bleeding. *Ann Intern Med, 139*, 843.

Bellack, N.R., Koehoorn, M.W., MacNab, Y.C., & Morshed, M.G. (2006). A conceptual model of water's role as a reservoir in *Helicobacter pylori* transmission: A review of the evidence. *Epidemiol Infect, 134*, 439.

Byrne, M.F., Chiba, N., Singh, H., & Sadowski, D.C. (2008). Propofol use for sedation during endoscopy in adults: A Canadian Association of Gastroenterology position statement. *Can J Gastroenterol, 22*(5), 457.

Coburn, N.G., Swallow, C.J., Kiss, A., & Law, C. (2006). Significant regional variation in adequacy of lymph node assessment and survival in gastric cancer. *Cancer, 107*(9), 2143.

Flook, N., Jones, R., & Vakil, N. (2008). Approach to gastroesophageal reflux disease in primary care. *Can Fam Physician, 54*, 701.

Gralnek, I.A., Barkun, A., & Bardou, M. (2008). Management of acute bleeding from a peptic ulcer. *N Engl J Med, 359*, 928.

Labrecque, E. (2010). *Y a-t-il une augmentation du risque de fractures associée à l'utilisation des inhibiteurs de la pompe à protons?* [En ligne]. www.ciminfo.org/bulletin/Infolettre_IPP_fractures.pdf (page consultée le 22 octobre 2010).

Partenariat canadien pour la salubrité des aliments (2010). *Conseils de salubrité.* [En ligne]. www.canfightbac.org/cpcfse/fr/safety/tip (page consultée le 22 octobre 2010).

Paterson, W.G., Mayrand, S., & Mercer, C.D. (2005). L'oesophage. Dans A.B.R. Thomson & E.A. Shaffer (dir.), *Principes fondamentaux de gastro-entérologie* (pp. 101-156). Toronto: The Medicine Group Ltd.

Pickens, A., & Orringer, M. (2003). Geographical distribution and racial disparity in esophageal cancer. *Ann Thorac Surg, 76*, S1367.

Rafique, M.Z., Ul Haq, T., Ud Din, G.N., Ud Din, M.A., Chisty, I.A., & Usman, M.U. (2005). Transcatheter embolization of acute non-variceal gastrointestinal hemorrhage. *J Coll Physicians Surg Pak, 15*(2), 81.

Romagnuolo, J., Barkun, A.N., Enns, R., Armstrong, D., & Gregor, J. (2007). Simple clinical predictors may obviate urgent endoscopy in selected patients with nonvariceal upper gastrointestinal tract bleeding. *Arch Intern Med., 167*, 265.

Salas, M., Ward, A., & Caro, J. (2002). Are proton pump inhibitors the first choice for acute treatment of gastric ulcers? A meta analysis of randomized clinical trials. *BMC Gastroenterol, 2*, 17. [En ligne]. www.ncbi.nlm.nih.gov/pmc/articles/PMC117603/pdf/1471-230X-2-17.pdf (page consultée le 28 octobre 2010).

Salem, S.B., Kushner, Y., Marcus, V., Mayrand, S., Fallone, C.A., & Barkun, A.N. (2009). The potential impact of contemporary developments in the management of patients with gastroesophageal reflux disease undergoing an initial gastroscopy. *Can J Gastroenterol, 23*(2), 99.

Salena, B.J., & Hunt, R.H. (2005). L'estomac et le duodénum. Dans A.B.R. Thomson & E.A. Shaffer (dir.), *Principes fondamentaux de gastro-entérologie* (pp. 157-198). Toronto: The Medicine Group Ltd.

Santé Canada (1999). *Lignes directrices sur les produits de bœuf haché cru qui contiennent du Escherichia coli O157-H7.* [En ligne]. www.hc-sc.gc.ca/fn-an/legislation/guide-ld/guidelines_raw_ground_beef-directives_boeuf_hache_cru-fra.php (page consultée le 22 octobre 2010).

Santé Canada (2006). *Les bactéries pathogènes d'origine hydrique: microorganismes préoccupants courants et émergents.* [En ligne]. www.hc-sc.gc.ca/ewh-semt/pubs/water-eau/pathogens-pathogenes/helicobacter_pylori-fra.php (page consultée le 2 août 2010).

Santé Canada (2010). *Maladies d'origine alimentaire.* [En ligne]. www.hc-sc.gc.ca/fn-an/securit/ill-intox/index-fra.php (page consultée le 12 novembre 2010).

Société canadienne du cancer (2009a). *Stadification du cancer de la cavité buccale.* [En ligne]. www.cancer.ca/Canada-wide/About%20cancer/Types%20of%20cancer/Staging%20for%20oral%20cancer.aspx?sc_lang=fr-CA (page consultée le 22 octobre 2010).

Société canadienne du cancer (2009b). *Stadification et classification histologique du cancer de l'estomac.* [En ligne]. www.cancer.ca/Quebec/About%20cancer/Types%20of%20cancer/Staging%20and%20grading%20for%20stomach%20

cancer.aspx?sc_lang=fr-CA&r=1 (page consultée le 22 octobre 2010).

Société canadienne du cancer (2010a). *Vue d'ensemble du cancer de la cavité buccale.* [En ligne]. http://info.cancer.ca/cce-ecc/default.aspx?Lang=F&toc=34 (page consultée le 6 août 2010).

Société canadienne du cancer (2010b). *Vue d'ensemble du cancer de l'œsophage.* [En ligne]. http://info.cancer.ca/cce-ecc/default.aspx?Lang=F&toc=14 (page consultée le 6 août 2010).

Société canadienne du cancer (2010c). *Vue d'ensemble du cancer de l'estomac.* [En ligne]. http://info.cancer.ca/cce-ecc/default.aspx?Lang=F&toc=49 (page consultée le 24 janvier 2011).

Winstead, N.S., & Wilcox, C.M. (2007). Erythromycin prior to endoscopy for acute upper gastrointestinal hemorrhage: A cost-effectiveness analysis. *Aliment Pharmacol Ther, 26*(10), 1371.

CHAPITRE 57

Références de l'édition originale

Achkar, J., & Duerr, R. (2008). The expanding universe of inflammatory bowel disease genetics. *Curr Opin Gastroenter, 24*, 429.

Agresta, F., Mazzarolo, G., Ciardo, L.F., & Bedin, N. (2008). The laparoscopic approach in abdominal emergencies: Has the attitude changed? *Surg Endosc, 22*, 1255.

American Cancer Society (2010). *What causes colorectal cancer.* [En ligne]. www.cancer.org/Cancer/ColonandRectumCancer/OverviewGuide/colorectal-cancer-overview-what-causes (page consultée le 31 janvier 2010).

Atreya, I., & Neurath, M.F. (2008). Azathioprine in inflammatory bowel disease: Improved molecular insights and resulting clinical implications. *Expert Rev Gastroenterol Hepatol, 2*, 23.

Bani-Hani, A.H., Cain, M.P., King, S., Rink, R.C., Metcalfe, P., & Bani-Hani, A. (2008). Tap water irrigation and additives to optimize success with the Malone antegrade continence enema. *J Urol, 180*, 1757.

Bartlett, J.G., & Gerding, D.N. (2008). Clinical recognition and diagnosis of Clostridium difficile infection. *Clin Infect Dis, 11*, S12.

Bernstein, C.N., Fried, M., Krabshuis, J.H., Cohen, H., Eliakim, R., Fedail, S., et al. (2010, sous presse). World Gastroenterology Organisation practice guidelines for the diagnosis and management of IBD in 2010. *Inflamm Bowel Dis.*

Bird, J., & Faulkner, M. (2009). Emergency care and management of patients with stab wounds. *Nurs Stand, 23*, 51.

Bols, E.M.J., Berghmans, B.C.M., Hendriks, E.J.M., Baeten, C., & de Bie, R. (2008). Physiotherapy and surgery in fecal incontinence: An overview, *Physical Ther Rev, 13*, 71.

Bordes, J., Goutorbe, P., Asencio, Y., Meaudre, E., & Dantzer, E. (2008). A non-surgical device for faecal diversion in the management of perineal burns. *Burns, 34*, 840.

Brandt, L.J., Chey, W.D., Foxx-Orenstein, A.E., Schiller, L.R., Schoenfeld, P.S., Spiegel, B.M., et al. (2009). An evidence-based position statement on the management of irritable bowel syndrome. *Am J Gastroenterol, 104*, S1.

British Society of Gastroenterology (2007). Guidelines for osteoporosis in inflammatory bowel disease and celiac disease. [En ligne]. www.bsg.org.uk/pdf_word_docs/ost_coe_ibd.pdf (page consultée le 20 janvier 2011).

Brush, K.A. (2007). Abdominal compartment syndrome: The pressure is on. *Nursing, 37*, 42.

Burch, J., & Sica, J. (2008). Common peristomal skin problems and potential treatment options. *Brit J Nurs, 17*, S4.

Cho, J.H. (2008). The genetics and immunopathogenesis of inflammatory bowel disease. *Nat Rev Immunol, 8*, 458.

Clark, C., & DeLegge, M. (2008). Irritable bowel syndrome: A practical approach. *Nutr Clin Pract, 23*, 263.

Collins, E.E., & Lund, J.N. (2007). A review of chronic anal fissure management. *Tech Coloproctol, 11*, 209.

Eoff, J.C., & Lembo, A.J. (2008). Optimal treatment of chronic constipation in managed care: Review and roundtable discussion. *J Manag Care Pharm, 14*, S1.

Fulham, J. (2008a). A guide to caring for patients with a newly formed stoma in the acute hospital setting. *Gastrointest Nurs, 6*, 14.

Fulham, J. (2008b). Providing dietary advice for the individual with a stoma. *Brit J Nurs, 17*, S22.

Griffin, X.I., & Pullinger, R. (2007). Are diagnostic peritoneal lavage or focused abdominal sonography for trauma safe screening investigations for hemodynamically stable patients after blunt abdominal trauma? A review of the literature. *J Trauma, 62*, 779.

Hans, Z.J. (2008). Celiac disease: Its implications for orthopaedic nursing. *Orthop Nurs, 27*, 291.

Hara, A.K., Leighton, J.A., Heigh, R.I., Sharma, V.K., Silva, A.C., De Petris, G., et al. (2006). Crohn's disease of the small bowel: Preliminary comparison among CT enterography, capsule endoscopy, small-bowel follow-through, and ileoscopy. *Radiology, 238*, 128.

Harvard Women's Health Watch (2008).What to do about hemorrhoids. Bulging blood vessels in the backside can be a pain, but you have many options for treating them. *Harv Women's Health Watch, 15*, 4.

Heitkemper, M.M., & Jarrett, M.E. (2008). Update on irritable bowel syndrome and gender differences. *Nutr Clin Pract, 23*, 275.

Henckaerts, L., Figueroa, C., Vermeire, S., & Sans, M. (2008). The role of genetics in inflammatory bowel disease. *Curr Drug Targets, 9*, 361.

Heresbach, D., Alexandre, J.L., Bretagne, J.F., Cruchant, E., Dabadie, A., Dartois-Hoguin, M., et al. (2004). Crohn's disease in the over-60 age group: A population based study. *Eur J Gastroenterol Hepatol, 16*, 657.

Higgins, R. (2009). Abdominal assessment and diagnosis of appendicitis. *Emerg Nurse, 16*, 22.

Kane, S.V. (2008). Evolving treatment strategies in Crohn's disease : Why earlier biologic therapy makes sense. *Gastroenterol Nurs, 31*, 55.

Kelly, C.P., & LaMont, J.T. (2008). *Clostridium difficile*-more difficult than ever. *N Engl J Med, 359*, 1932.

Keshava, A., Renwick, A., Stewart, P., & Pilley, A. (2007). A nonsurgical means of fecal diversion : The Zassi Bowel Management System. *Dis Colon Rect, 50*, 1017.

Koch, S.M.P., Melenhorst, J., Van Gemert, W.G., & Baeten, C.G.M.I. (2008). Prospective study of colonic irrigation for the treatment of defaecation disorders. *Brit J Surg, 95*, 1273.

Koltun, W.A. (2008). The future of surgical management of inflammatory bowel disease. *Dis Colon Rect, 51*, 813.

Kundal, J., & Boegebjerg, C. (2008). Techniques and equipment employed in enterostomal therapy. *Sem Colon Rect Surg, 19*, 179

Levin, B., Lieberman, D.A., McFarland, B., Smith, R.A., Brooks, D., Andrews, K.S., *et al.* (2008). Screening and surveillance for the early detection of colorectal cancer and adenomatous polyps, 2008 : A joint guideline from the American Cancer Society, the US Multi-Society Task Force on colorectal Cancer, and the American College of Radiology. *Gastroenterology, 134*, 1570.

Lewis, S.J., Andersen, H.K., & Thomas, S. (2009). Early enteral nutrition within 24 h of intestinal surgery versus later commencement of feeding : A systematic review and meta-analysis. *J Gastrointest Surg, 3*, 569.

Lindberg, D.A. (2009). Hydrogen breath testing in adults : What is it and why is it performed ? *Gastroenterol Nurs, 32*, 19.

Lucendo, A.J., & De Rezende, L.C. (2009). Importance of nutrition in inflammatory bowel disease. *World J Gastroenterol, 15*, 2081.

Lynch, H.T., Lynch, P.M., Lanspa, S.J., Snyder, C.L., Lynch, J.F., & Boland, C.R. (2009). Review of the Lynch syndrome : History, molecular genetics, screening, differential diagnosis, and medicolegal ramifications. *Clin Genet, 76*, 1.

Marchiondo, K. (2009). Lactose intolerance : A nursing perspective. *Medsurg Nurs, 18*, 9.

Martin, S. (2008). Against the grain : An overview of celiac disease. *J Am Acad Nurse Pract, 20*, 243.

McMullen, C.K., Hornbrook, M.C., Grant, M., Baldwin, C.M., Wendel, C.S., Mohler, J., *et al.* (2008). The greatest challenges reported by long-term colorectal cancer survivors with stomas. *J Support Oncol, 6*, 175.

Meir, Z.B., Garber, A., Rassin, M., & Silner, D. (2008). Familial polyposis : A case study. *Gastroenterol Nurs, 31*, 275.

National Comprehensive Cancer Network (2009). *NCCN Clinical practice guidelines in oncology : Rectal cancer, version 2.*

[En ligne]. www.nccn.org/professionals/physician_gls/f_guidelines.asp (page consultée le 22 juin 2009).

Navaneethan, U., & Giannella, R.A. (2008). Mechanisms of infectious diarrhea. *Nat Clin Pract Gastroenterol Hepatol, 5*, 637.

Ness, W. (2008). Faecal incontinence : What influences care and management options ? *Brit J Nurs, 17*, 1148.

Nikoletti, S., Young, J., Levitt, M., King, M., Chidlow, C., & Hollingsworth, S. (2008). Bowel problems, self-care practices, and information needs of colorectal cancer survivors at 6 to 24 months after sphincter-saving surgery. *Cancer Nurs, 31*, 389.

Noomen, C.G., Hommes, D.W., & Fidder, H.H. (2009). Update on genetics in inflammatory disease. *Best Pract Res Clin Gastroenterol, 23*, 233.

Norton, C. (2009). Building the evidence base – the Zassi Bowel Management System. *Brit J Nurs, 18*, S38.

Panaccione, R., Rutgeerts, P., Sandborn, W.J., Feagan, B., Schreiber, S., & Gosh, S. (2008). Review article : Treatment algorithms to maximize remission and minimize corticosteroid dependence in patients with inflammatory bowel disease. *Aliment Pharmacol Ther, 28*, 674.

Prantera, C., & Scribano, M.L. (2009). Antibiotics and probiotics in inflammatory bowel disease : Why, when and how. *Curr Opin Gastroenterol, 25*, 329.

Rees, J, & Sharpe, A. (2009). The use of bowel management systems in the high-dependency setting. *Brit J Nurs, 18*, S19.

Rex, D.K., Johnson, D.A., Anderson, J.C., Schoenfeld, P.S., Bruke, C.A., & Inadomi, J.M. (2009). American College of Gastroenterology guidelines for colorectal cancer screening. *Am J Gastroenterol, 104*, 739.

Ricker, J.M., & Harrison, S.A. (2008a). Inflammatory bowel disease : Thinking outside of the intestines (Part 1). *J Miss St Med Assoc, 49*, 359.

Ricker, J.M., & Harrison, S.A. (2008b). Inflammatory bowel disease : Thinking outside of the intestines (Part 2). *J Miss St Med Assoc, 49*, 365.

Rodriguez-Bigas, M.A. (2009). *Surgical management of primary colon cancer.* [En ligne]. www.uptodate.com (page consultée le 8 octobre 2009).

Rohde, C.L., Bartolini, V., & Jones, J. (2009). The use of probiotics in the prevention and treatment of antibiotic-associated diarrhea with special interest in *Clostridium difficile*-associated diarrhea. *Nutr Clin Pract, 24*, 33.

Roos, S., Karner, A., & Hallert, C. (2009). Gastrointestinal symptoms and well-being of adults living on a gluten-free diet : A case for nursing in celiac disease. *Gastroenterol Nurs, 32*, 196.

Schottenfeld, D., Beebe-Dimmer, J.L., & Vigneauj, F.D. (2009). The epidemiology and pathogenesis of neoplasia in the small intestine. *Ann Epidemiol, 19*, 58.

Senok, A.C., & Rotimi, V.O. (2008). The management of *Clostridium difficile* infection : Antibiotics, probiotics and other strategies. *J Chemother, 20*, 5.

Sleijfer, S., & Wiemer, E. (2008). Drug insight : Gastrointestinal stromal tumor (GIST) – the solid tumor model for cancer-specific treatment. *Nat Clin Pract Oncol, 5*, 102.

Stefanidis, D., Richardson, W.S., Chang, L., Earle, D.B., & Fanelli, R.D. (2009). The role of diagnostic laparoscopy for acute abdominal conditions : An evidence-based review. *Surg Endosc, 23*, 16.

Stuart, S., Booth, T.C., Cash, C.J., Hameeduddin, A., Goode, J.A., Harvey, C., *et al.* (2009). Complications of continuous ambulatory peritoneal dialysis. *Radiographics, 29*, 441.

Sturtzel, B., & Elmadfa, I. (2008). Intervention with dietary fiber to treat constipation and reduce laxative use in residents of nursing homes. *Ann Nutr Metabol, 52*, 54.

Surawicz, C.M. (2008). Role of probiotics in antibiotic-associated diarrhea, *Clostridium difficile*-associated diarrhea, and recurrent *Clostridium difficile*-associated diarrhea. *J Clin Gastroenterol, 42*, S64.

Thomas, J., Karver, S., Cooney, G.A., Chamberlain, B.H., Watt, C.K., Slatkin, N.E., *et al.* (2008). Methylnaltrexone for opioid-induced constipation in advanced illness. *New Engl J Med, 358*, 2332.

Trinh, C., & Prabhakar, K. (2007). Diarrheal diseases in the elderly. *Clin Geriatr Med, 23*, 833.

Upton, M.P. (2008). "Give us this day our daily bread" – Evolving concepts in celiac sprue. *Arch Pathol Lab Med, 132*, 1594.

Varma, S. (2009). Issues in irrigation for people with a permanent colostomy : A review. *Brit J Nurs, 18*, S15.

Vuksan, V., Jenkins, A.L., Jenkins, D.J.A., Rogovik, A.L., Sievenpiper, J.L., & Jovanovski, E. (2008). Using cereal to increase dietary fiber intake to the recommended level and the effect of fiber on bowel function in healthy persons consuming North American diets. *Am J Clin Nutr, 88*, 1256.

Wald, A. (2007). Fecal incontinence in adults. *New Eng J Med, 356*, 1648.

Wallis, K., Walters, J., & Gabe, S. (2009). Short bowel syndrome : The role of GLP-2 on improving outcome. *Clin Nutr Metab Care, 12*, 526.

Wang, Q., Hu, Z.Q., Wang, W.J., Zhang, J., Wang, Y., & Ruan, C.P. (2009). Laparoscopic management of recurrent adhesive small bowel obstruction : Long-term follow-up. *Surg Today, 39*, 493.

Weisberger, L., & Jamieson, B. (2009). How can you help prevent a recurrence of diverticulitis ? *Fam Med, 58*, 381.

Whitaker, J., Brown, S.B., Vidal, S., & Calcaterra, M. (2007). Designing a protocol that eliminates *Clostridium difficile* : A collaborative venture. *Am J Infect Control, 35*, 310.

Williams, J. (2008). Flatus, odour and the ostomist : Coping strategies and interventions. *Brit J Nurs, 17*, S10.

Wound Ostomy and Continence Nurses Society (2009). *ASCRS and WOCN joint position statement on the value of preoperative stoma marking for patients undergoing fecal ostomy surgery.* [En ligne]. www.wocn.org (page consultée le 24 juin 2009).

Yun, L., & Hanauer, S. (2009). Selecting appropriate anti-TNF agents in inflammatory bowel disease. *Exp Rev Gastroenterol Hepatol, 3*, 235.

Zimmermann, P.G. (2008). Is it appendicitis ? *Am J Nurs, 108*, 27.

Références de l'édition française

Association canadienne du cancer colorectal (2010). *Dépistage.* [En ligne]. www.colorectal-cancer.ca (page consultée le 6 juin 2010).

DuBois, R.N. (2005). Neoplasms of the large and small intestine. In L. Goldman & D. Ausielo (Eds), *Cecil textbook of medicine* (22nd ed.). Philadelphia : Saunders.

Encyclopédie canadienne du cancer (2011). *Stades du cancer colorectal.* [En ligne]. http://info.cancer.ca/cce-ecc/default.aspx?lang=f&lf=classement%2520cancer%2520colorectal&toc=13&cceid=8318 (page consultée le 12 janvier 2011).

Fondation québécoise de la maladie cœliaque (2005). *La maladie coeliaque.* [En ligne]. www.fqmc.org/content/view/43/49 (page consultée le 31 janvier 2010).

Huether, S.E., & McCance, K.L. (2008). *Understanding pathophysiology.* St. Louis, Mo. : Mosby.

Jarvis, C. (2009). *L'examen clinique et l'évaluation de la santé.* Montréal : Chenelière Éducation.

Leddin, D., Hunt, R., Champion, M., Cockeram, A., Flook, N, Gould, M. *et al.* (2004). Canadian Association of Gastroenterology and the Canadian Digestive Health Foundation : Guidelines on colon cancer screening. *Can J Gastroenterol, 18*(2), 93-99.

Santé Canada (2001). Protozoaires entériques : Giardia et Cryptosporidium. [En ligne]. www.hc-sc.gc.ca/ewh-semt/alt_formats/hecs-sesc/pdf/consult/_2010/giardia-cryptosporidium/giardia-cryptosporidium-fra.pdf (page consultée le 24 janvier 2011).

Santé Canada (2008). *La maladie cœliaque – Le lien au gluten.* [En ligne]. www.santé-canada.gc.ca/coeliaque (page consultée le 20 octobre 2009).

Société canadienne du cancer (2010). *Statistiques sur le cancer colorectal.* [En ligne]. www.cancer.ca/canada-wide/about%20 cancer/cancer%20statistics/stats%20at%20a%20glance/colorectal%20cancer.aspx?sc_lang=fr-CA (page consultée le 10 mai 2010).

Talley, N. (2007). Functionnal gastrointestinal disorders in 2007 ans Rome III : Something new, something borrowed, something objective. *Rev Gastroenterol Disord, 7*, 97-105.

World Health Organization (2009). *Guidelines on hand hygiene and health care.* [En ligne]. http://whqlibdoc.who.int/hq/2009/WHO_IER_PSP_2009.07_eng.pdf (page consultée le 12 janvier 2011).

CHAPITRE 58

Références de l'édition originale

Baggio-Zappia, G., & Hernandes, G. (2009). HIV-GB virus C co-infection : An overview. *Clin Chem Lab Med, 47*, 12.

Barve, A., Khan, R., Marsano, L., Ravindra, K.V., & McClain, C. (2008). Treatment of alcoholic liver disease. *Ann Hepatol, 7*, 5.

Berkley, T., & Klamut, K. (2009). Acute pancreatitis. *Nursing, 39*, 75.

Bock, M., Barros, E., & Veronese, F.J. (2009). Hepatitis B vaccination in haemodialysis patients : A randomized clinical trial. *Nephrology, 14*, 267.

Brewer, G.J., Askari, F., Dick, R.B., Sitterly, J., Fink, J.K., Carlson, M., *et al.* (2009). Treatment of Wilson's disease with tetrathiomolybdate V. Control of free copper by tetrathiomolybdate and a comparison with trientine. *Transl Res, 154*, 70.

Centers for Disease Control and Prevention (2009). *Hepatitis C : FAQs for health professionals.* [En ligne]. www.cdc.gov/hepatitis/HCV/HCVfaq (page consultée le 17 novembre 2009).

Centers for Disease Control and Prevention (2009). *Viral hepatitis.* [En ligne]. www.cdc.gov/ncidod/diseases/hepatitis (page consultée le 11 décembre 2009).

Cheung, O., & Sanyal, A.J. (2009). Recent advances in non-alcoholic fatty liver disease. *Curr Opin Gastroenterol, 25*, 230.

Czaja, A.J. (2009). Autoimmune liver disease. *Curr Opin Gastroenterol, 25*, 215.

Dore, G.J., Hellard, M., Matthews, G., Grebely, J., Haber, P.S., Petoumenos, K., *et al.* (2009, sous presse). Effective treatment of injecting drug users with recently acquired hepatitis C virus infection. *Gastroenterology, 23*.

Eroglu, Y., & Byrne, W.J. (2009). Hepatic encephalopathy. *Emerg Med Clin North Am, 27*, 401.

Garcia-Tsao, G. (2007). Preventing the development of varices in cirrhosis. *J Clin Gastroenterol, 41*, S300.

Ghany, M.G., Strader, D.B., Thomas, D.L., & Seeff, L.B. (2009). Diagnosis, management, and treatment of hepatitis C : An update. *Hepatology, 49*, 1335.

Haussinger, D., & Schliess, F. (2008). Pathogenetic mechanisms of hepatic encephalopathy. *Gut, 57*, 1156.

Hou, W., & Sanyal, A.J. (2009). Ascites : Diagnosis and management. *Med Clin North Am, 93*, 801.

Lane, B.P., & Younossi, Z.M. (2009). Treatment regimens for non-alcoholic fatty liver disease. *Ann Hepatol, 8*, S51.

Lee, L., & Grap, M.J. (2008). Care and management of the patient with ascites. *Medsurg Nurs, 17*, 376.

Lefton, H.B., Rosa, A., & Cohen, M. (2009). Diagnosis and epidemiology of cirrhosis. *Med Clin North Am, 83*, 787.

Lindberg, D.A. (2009). Acute pancreatitis and hypertriglyceridemia. *Gastroenterol Nurs, 32*, 75.

Lok, A.S., & McMahon, B.J. (2009). Chronic hepatitis B : Update. *Hepatology, 50*, 661.

Machelaite, L., Alsauskas, Z.C., & Ranganna, K. (2009). Renal failure in patients with cirrhosis. *Med Clin North Am, 93*, 855.

McMahon, B.J. (2009). The influence of hepatitis B virus genotype and subgenotype on the natural history of chronic hepatitis B. *Hepatol Int, 3*, 334.

Moreira, M.T., Smith, L.A., & Foxcroft, D. (2009). Social norms interventions to reduce alcohol misuse in university or college students. *Cochrane Database of Systemic Rev. 3*, CD006748.

Movson, J., Thill, V., Simoens, C., Smets, D., Debergh, N., & Mendes da Costa, P. (2008). Laparoscopic cholecystectomy for acute cholecystitis in the elderly : A retrospective study of 100 patients. *Hepatogastroenterology, 55*, 1975.

National Digestive Disease Information Clearinghouse (2008). *Pancreatitis.* [En ligne]. http://digestive.niddk.nih.gov/ddiseases/pubs/pancreatitis/index.htm#what (page consultée le 2 décembre 2009).

Organ Procurement and Transplantation Network, & Scientific Registry of Transplant Recipients (2009). *Annual report.* [En ligne]. www.ustransplant.org/annual reports/current (page consultée le 1er décembre 2009).

Owyang, C. (2008). Acute pancreatitis. In L. Goldman & D. Ausiello (Eds), *Cecil medicine* (23rd ed.). St. Louis, Mo. : Saunders.

Pillai, J., & Levitsky, J. (2009). Overview of immunosuppression in liver transplantation. *World J Gastroenterol, 14*, 4225.

Premoli, A., Paschetta, E., Hvalryq, M., Spandre, M., Bo, S., & Durazzo, M. (2009). Characteristics of liver diseases in the elderly : A review. *Minerva Gastroenterol Dietol, 55*, 71.

Rochling, F.A., & Zetterman, R.K. (2009). Management of ascites. *Drugs, 69*, 1739.

Schoppmeyer, K., Weis, S., Mossner, J., & Fleig, W.E. (2009). Percutaneous ethanol injection or percutaneous acetic acid injection for early hepatocellular carcinoma. *Cochrane Database Syst Rev, 8*, CD006745.

Tan, H.H., Virmani, S., & Martin, P. (2009). Controversies in the management of alcoholic liver disease. *Mt Sinai J Med, 28*, 484.

Tzovaras, G., Liakou, P., Fafoulakis, F., Baloyiannis, I., Zacharoulis, J., & Hatzitheofilou, C. (2009). Is there a role for drain use in elective laparoscopic cholecsytectomy ? A controlled randomized trial. *Am J Surg, 197*, 759.

Références de l'édition française

Agence de la santé publique du Canada (2002a). *Étude visant à caractériser l'épidémiologie de l'hépatite C au Canada : rapport final.* [En ligne]. www.phac-aspc.gc.ca/hepc/pubs/hepc2002/pdf/hepc2002-fra.pdf (page consultée le 15 août 2010).

Agence de la santé publique du Canada (2002b). *Programme de prévention, de soutien et de recherche concernant l'hépatite C.* [En ligne]. www.phac-aspc.gc.ca/hepc/pubs/psrpserv-ppsrserv/hepatite-virus-fra.php (page consultée le 15 août 2010).

Agence de la santé publique du Canada (2004a). *Feuillet d'information sur l'hépatite D.* [En ligne]. www.phac-aspc.gc.ca/hcai-iamss/bbp-pts/hepatitis/hep_d-fra.php (page consultée le 15 août 2010).

Agence de la santé publique du Canada (2004b). *Feuillet d'information sur l'hépatite G.* [En ligne]. www.phac-aspc.gc.ca/hcai-iamss/bbp-pts/hepatitis/hep_g-fra.php (page consultée le 15 août 2010).

Agence de la santé publique du Canada (2006a). *Guide canadien d'immunisation. Partie 3. Immunisations recommandées* (7e éd.) [En ligne]. www.phac-aspc.gc.ca/publicat/cig-gci/p03-01-fra.php (page consultée le 15 août 2010).

Agence de la santé publique du Canada (2006b). *Guide canadien d'immunisation. Partie 4. Agents d'immunisation active* (7e éd.). [En ligne]. www.phac-aspc.gc.ca/publicat/cig-gci/p04-hepb-fra.php (page consultée le 15 août 2010).

Agence de la santé publique du Canada (2006c). *Hépatite A.* [En ligne]. www.phac-aspc.gc.ca/im/vpd-mev/tables/vpd-hepa-cig2006-lrg_f.gif (page consultée le 15 août 2010).

Agence de santé publique du Canada (2006d). *Hépatite B.* [En ligne]. www.phac-aspc.gc.ca/im/vpd-mev/tables/vpd-hepb-cig2006-lrg_f.gif (page consultée le 15 août 2010).

Agence de la santé publique du Canada (2007a). *Maladies évitables par la vaccination : l'hépatite A.* [En ligne]. www.phac-aspc.gc.ca/im/vpd-mev/hepatitis-a-fra.php (page consultée le 15 août 2010).

Agence de la santé publique du Canada (2007b). *Modélisation de l'incidence et de la prévalence de l'hépatite C et de ses séquelles au Canada : rapport final.* [En ligne]. www.phac-aspc.gc.ca/sti-its-surv-epi/model/pdf/model07-fra.pdf (page consultée le 15 août 2010).

Agence de la santé publique du Canada (2007c). *Rapport sommaire : l'hépatite B au Canada.* [En ligne]. www.phac-aspc.gc.ca/hep/report-rapport-hepb-fra.pdf (page consultée le 15 août 2010).

Agence de la santé publique du Canada (2008). *Actualités en épidémiologie Infection au virus de l'hépatite C (VHC) chez les utilisateurs de drogues injectables (UDI) au Canada : résultats d'I-Track (2003-2005).* [En ligne]. www.phac-aspc.gc.ca/sti-its-surv-epi/epi/itrack-fra.php (page consultée le 26 janvier 2011).

Agence de la santé publique du Canada (2010). *Hépatite B : informez-vous.* [En ligne]. www.phac-aspc.gc.ca/hcai-iamss/bbp-pts/hepatitis/hep_b-fra.php (page consultée le 15 août 2010).

Anciens Combattants Canada (2010). *Lignes directrices sur l'admissibilité au droit à pension : troubles liés à l'utilisation d'alcool.* [En ligne]. www.vac-acc.gc.ca/content/dispen/elguide/pdf/alcohol-use-disorder_f.pdf (page consultée le 2 février 2011).

Association canadienne de santé publique (2010). *Existe-t-il un lien entre le VIH et l'hépatite C ?* [En ligne]. www.cpha.ca/fr/portals/hiv/coinfection/faq02.aspx (page consultée le 26 janvier 2011).

Association canadienne des infirmières et infirmiers du Canada (2010). *Épidémiologie de l'hépatite C au Canada.* [En ligne]. www.cna-nurses.ca/CNA/documents/pdf/publications/Hep_C_epidemiology_f.pdf (page consultée le 26 août 2010).

Association canadienne pour l'étude du foie (2007). *Prise en charge de l'hépatite B chronique : lignes directrices consensuelles.* [En ligne]. www.hepatology.ca/cm/FileLib/FR_consensus_document_hepatitis_b1_reviewedsidebyside.pdf (page consultée le 15 août 2010).

Baran, D., Defoy, & Defoy (2008). Reprendre son souffle. Les bienfaits de la transplantation. *Le Médecin du Québec, 43*(4).

Centre canadien d'hygiène et de sécurité au travail (2007). *Précautions universelles.* [En ligne]. www.cchst.ca/oshanswers/prevention/universa.html (page consultée le 14 août 2010).

Centre canadien d'hygiène et de sécurité au travail (2009). *Hépatite B.* [En ligne]. www.cchst.ca/oshanswers/diseases/hepatitis_b.html#_1_6 (page consultée le 13 décembre 2010).

Direction de la protection de la santé publique du Québec (2008). *Programme de vaccination contre l'hépatite B en milieu scolaire.* [En ligne]. www.santepub-mtl.qc.ca/Mi/vaccination/pdf/FAQ_hepatiteB.pdf (page consultée le 13 décembre 2010).

Équipe de recherche en vaccination (2008). *Hépatites A, B et C.* [En ligne]. www.recherche-vaccination.qc.ca/fichemaladie.php?no=2 (page consultée le 15 août 2010).

Garnier, J., & Delamare, J. (2006). *Dictionnaire illustré des termes de médecine* (29e éd.). Paris : Maloine.

Institut national de la santé publique du Québec (2003). *Bulletin d'information toxicologique.* [En ligne]. www.inspq.qc.ca/pdf/bulletins/toxicologie/InformationToxicologique_19_2.pdf (page consultée le 15 août 2010).

Ministère de la Santé et des Services sociaux (2010). *Plan d'immunisation du Québec. Vaccin contre l'hépatite A.* [En ligne]. http://publications.msss.gouv.qc.ca/acrobat/f/documentation/piq/chap10-4_hepatite-a.pdf (page consultée le 13 décembre 2010).

National Center for Infection Control (2009). *Resource Center Program and the National Hepatitis C Program office, Management and Treatment of Hepatitis C Viral Infection : Recommendations from the Department of Veterans Affairs Hepatitis C.* National Center for Infection Control.

Paré, P. (2005). Le foie. Dans A.B.R. Thomson & E.A. Shaffer, *Principes fondamentaux de gastro-entérologie* (pp. 553-762). Toronto : The Medicine Group Ltd.

Québec-Transplant (2009a). *Le nombre de personne décédées en attente d'une transplantation.* [En ligne]. www.quebec-transplant.qc.ca/QuebecTransplant_fr/stats_deces.htm (page consultée le 12 août 2010).

Québec-Transplant (2009b). *Les dons vivants.* [En ligne]. www.quebec-transplant.qc.ca/QuebecTransplant_fr/don_vivant.htm (page consultée le 12 août 2010).

Québec-Transplant (2009c). *Les personnes en attente d'une transplantation au 31 décembre.* [En ligne]. www.quebec-transplant.qc.ca/QuebecTransplant_fr/stats_attente.htm (page consultée le 12 août 2010).

Santé Canada (2006). *Guide de pratique clinique du personnel infirmier en soins primaires. Affections courantes de l'appareil digestif.* [En ligne]. www.hc-sc.gc.ca/fniah-spnia/pubs/services/_nursing-infirm/2000_clin-guide/chap_05c-fra.php (page consultée le 13 décembre 2010).

Santé Canada (2010). *Risque de neuropathie périphérique chez les patients traités avec de la telbivudine[MD] en association avec de l'interféron.* [En ligne]. www.hc-sc.gc.ca/dhp-mps/medeff/advisories-avis/public/_2008/sebivo_pc-cp-fra.php (page consultée le 13 août 2010).

Sherman, M., Bain, V., Villeneuve, J.-P., Myers, R.P., Cooper, C., Martin, S., *et al.* (2004). The management of chronic viral hepatitis: A Canadian consensus conference 2004. *Can J Infect Dis Microbiol, 15,* 313.

Société canadienne du cancer (2009). *Statistiques canadiennes sur le cancer.* [En ligne]. http://cis.cancer.ca/Canadawide/About%20cancer/Cancer%20statistics/~/media/CCS/Canada%20wide/Files%20List/liste%20de%20fichiers/pdf/stats%202009F%20Cdn%20Cancer.ashx (page consultée le 13 août 2010).

Société canadienne du cancer (2010). *Statistiques sur le cancer du pancréas.* [En ligne]. http://info.cancer.ca/cce-ecc/default.aspx?lang=F&toc=36&cceid=1215 (page consultée le 13 décembre 2010).

Statistique Canada (2008a). *Les dix principales causes de décès, selon certains groupes d'âge et le sexe, Canada – 45 à 54 ans.* [En ligne]. www.statcan.gc.ca/pub/84-215-x/2008000/tbl/t006-fra.pdf (page consultée le 15 août 2010).

Statistique Canada (2008b). *Les dix principales causes de décès, selon certains groupes d'âge et le sexe, Canada – 65 à 74 ans.* [En ligne]. www.statcan.gc.ca/pub/84-215-x/2008000/tbl/t008-fra.htm (page consultée le 15 août 2010).

Statistique Canada (2009). *Les principales causes de décès au Canada 2000-2004.* [En ligne]. www.statcan.gc.ca/pub/84-215-x/2008000/tbl/t006-fra.pdf (page consultée le 13 décembre 2010).

CHAPITRE 59

Références de l'édition originale

Eliopoulos, C. (2010). *Gerontological nursing* (7th ed.). Philadelphia: Lippincott Williams & Wilkins.

Federman, D.D. (2008). The endocrine patient. In H.M. Kronenberg, S. Melmed, K.S. Polonsky, & P.R. Larsen (Eds), *Williams textbook of endocrinology.* Philadelphia: Saunders Elsevier.

Golan-Cohen, A., Horn, O., Sive, P.H., & Vinker, S. (2008). The patient's photograph in the medical record as a diagnostic tool. *Am J Manag Care, 14*(12), 848-850.

Goodman, H.M. (2009). *Basic medical endocrinology* (4th ed.). St. Louis, Mo.: Elsevier.

Herlihy, B., & Maebius, N. (2007). *The human body in health and disease* (3rd ed.). Philadelphia: Saunders.

Kronenberg, H.M., Melmed, S., Polonsky, K.S., & Larsen, P.R. (Eds) (2008). *Principles of endocrinology.* In H.M. Kronenberg, S. Melmed, K.S. Polonsky, & P.R. Larsen (Eds), *Williams textbook of endocrinology.* Philadelphia: Saunders Elsevier.

Lazar, M.A. (2008). Mechanisms of action of hormones that act on nuclear receptors. In H.M. Kronenberg, S. Melmed, K.S. Polonsky, & P.R. Larsen (Eds), *Williams textbook of endocrinology.* Philadelphia: Saunders Elsevier.

Low, M.J. (2008). Neuroendocrinology. In H.M. Kronenberg, S. Melmed, K.S. Polonsky, & P.R. Larsen (Eds), *Williams textbook of endocrinology.* Philadelphia: Saunders Elsevier.

McCance, K.L., & Huether, S.E. (2006). *Pathophysiology: The biologic basis for disease in adults and children* (5th ed.). St. Louis, Mo.: Mosby.

McDermott, M.T. (2009). *Endocrine secrets* (5th ed.). Philadelphia: Mosby.

Pagana, K.D., & Pagana, T.J. (2009). *Mosby's diagnostic and laboratory test reference* (9th ed.). St. Louis, Mo.: Mosby.

Thibodeau, G.A., & Patton, K.T. (2005). *The human body in health and disease* (4th ed.). St. Louis, Mo.: Mosby.

Thibodeau, G.A., & Patton, K.T. (2007). *Anatomy and physiology* (6th ed.). St. Louis, Mo.: Mosby.

Thompson, J.M., & Wilson, S.F. (1996). *Health assessment for nursing practice.* St. Louis, Mo.: Mosby.

Wilson, S.F., & Giddens, J.F. (2009). *Health assessment for nursing practice.* St. Louis, Mo.: Mosby.

Références de l'édition française

Comité d'experts des Lignes directrices de pratique clinique de l'Association canadienne du diabète (2008). Lignes directrices de pratique clinique 2008 de l'Association canadienne du diabète pour la prévention et le traitement du diabète au Canada. *Canadian Journal of Diabetes, 32*(suppl. 1), S1-S225.

Gautier, J.F., & Choukem, S.P. (2008). Les incrétines. *Nutrition clinique et métabolisme, 22*(2), 59-65.

Jarvis, C. (2009). *L'examen clinique et l'évaluation de la santé.* Montréal: Chenelière Éducation.

Ordre des infirmières et infirmiers du Québec (2007). *Le triage à l'urgence – Lignes directrices pour l'infirmière au triage à l'urgence.* Montréal: Ordre des infirmières et infirmiers du Québec.

CHAPITRE 60

Références de l'édition originale

American Diabetes Association (2008). Position statement: Nutrition recommendations and interventions for diabetes. *Diabetes Care, 31*(suppl. 1), 61.

American Diabetes Association (2009a). *Meal planning.* [En ligne]. www.diabetes.org (page consultée le 6 novembre 2009).

American Diabetes Association (2009b). Position statement: Standards of medical care in diabetes 2009. *Diabetes Care, 32*(suppl. 1), 13.

American Diabetes Association (2009c). *Total prevalence of diabetes & pre-diabetes.* [En ligne]. www.diabetes.org (page consultée le 6 novembre 2009).

American Diabetes Association (2010). Position statement: Diagnosis and classification of diabetes mellitus. *Diabetes Care, 33*(suppl. 1), S13.

Bentley, J., & Foster, A. (2008). Management of the diabetic foot ulcer: Exercising control. *Br J Community Nurs, 13* (suppl. 3), S16-S25.

Bleicher, M., & Cohen, D. (2008). Management of hypertension in diabetic patients. *Review of Endocrinology, 2*(3).

Bloomgarden, Z. (2007). Screening for and managing diabetic retinopathy: Current approaches. *Am J Health Syst Pharm, 64*(suppl. 12), S8-S14.

Boucher, J., & Hurrell, D. (2008). Cardiovascular disease and diabetes. *Diabetes Spectr, 21*(3), 154-155.

Bristol-Myers Squibb Company (2008). *Renseignements posologiques de Glucophage[MD] (comprimés de chlorhydrate de metformine).*

Centers for Disease Control and Prevention (2007). *National diabetes fact sheet.* [En ligne]. www.cdc.gov/diabetes (page consultée le 6 novembre 2009).

Choe, H. (2008). Successful team approach to blood pressure management in type 2 diabetes patients. *Rev Endocrinol, 2*(9).

De Beer, K., Michael, S., Thacker, M., Wynne, E., Pattni, C., Gomm, M., *et al.* (2008). Diabetic ketoacidosis and hyperglycaemic hyperosmolar syndrome-clinical guidelines. *Nurs Crit Care, 13*(1), 5-11.

Deshpande, A., Harris-Hayes, M., & Schootman, M. (2008). Epidemiology of diabetes and diabetes-related complications. *Phys Ther, 88*(11), 1254-1264.

Diabetes Control and Complications Trial Research Group (1993). The effect of intensive treatment of diabetes on the development and progression of long-term complications in insulin-dependent diabetes mellitus. *N Engl J Med, 329*(14), 977-986.

Diabetes Health Professional (2009). *Product reference guide: Syringes.* [En ligne]. www.diabeteshealth.com (page consultée le 6 novembre 2009).

Diabetes Prevention Program Research Group (2002). Reduction in the incidence of type 2 diabetes with lifestyle intervention or metformin. *N Engl J Med, 346*(6), 393-403.

Dokken, B. (2008). The pathophysiology of cardiovascular disease and diabetes: Beyond blood pressure and lipids. *Diabetes Spectr, 21*(3), 160-165.

Edmonds, M. (2008). A natural history and framework for managing diabetic foot ulcers. *Br J Nurs, 17*(suppl. 11), S20-S29.

Edwards, M. (2008). Risk reduction and care for the diabetic foot. *Pract Nurse, 36*(4).

Franz, M., Boucher, J., Green-Pastors, J., & Powers, M.A. (2008). Evidence-based nutrition practice guidelines for diabetes and scope and standards of practice. *J Am Diet Assoc, 108*(4), (suppl. 1).

Gaede, P., Lund-Anderson, H., Parving, H., & Pedersen, O. (2008). Effect of a multifactorial intervention on mortality in type 2 diabetes. *N Engl J Med, 358,* 580-591.

Goebel-Fabbri, A. (2008). Identifying and treating eating disorders in women with type 1 diabetes. *Rev Endocrinol, 2*(10).

Goebel-Fabbri, A., Fikkan, J., Franko, D., Pearson, K., Anderson, B.J., & Weigner, K. (2008). Insulin restriction and associated morbidity and mortality in women with type 1 diabetes. *Diabetes Care, 31*(3), 415-419.

Gordon, D., & Brown, F. (2007). The person with type 1 diabetes. In J. McDowell, D. Matthews, & F. Brown (Eds), *Diabetes a handbook for the primary healthcare team.* Philadelphia: Saunders.

Hilty, D., McCarron, R., & Ton, H. (2007). Management of mental illness in patients with diabetes. *Prim Care, 34*(4), 713-730.

Lehne, R.A. (2007). *Pharmacology for nursing care* (7th ed.). St. Louis, Mo.: Mosby.

Levene, S., & Donnelly, R. (2008). *Management of type 2 diabetes mellitus* (2nd ed.). St. Louis, Mo.: Mosby.

Peyrot, M., & Rubin, R. (2008). Insulin pens for type 2 diabetes physicians' and patients' perceptions. *Practical Diabetology, 27,* 3.

Schwartz, A., Vittinghoff, E., Sellmeyer, D., Feingold, K.R., de Rekeneire, N., Strotmeyer, E.S., *et al.* (2008). Diabetes-related complications, glycemic control, and falls in older adults. *Diabetes Care, 31*(3), 391-396.

Shaefer, C. (2007). Patient and physician barriers to instituting insulin therapy: A case-based overview. *Insulin, 2* (suppl. B), S41-S46.

Tomkin, G. (2008). Treatment of dyslipidemia in diabetes, present, and future – can we do better? *Rev Endocrinol, 2*(9).

Unger, J., & Cole, E. (2007). Recognition and management of diabetic neuropathy. *Prim Care, 34*(4), 887-913.

United Kingsom Prospective Diabetes Study Group (1998). Intensive blood-glucose control with sulphonylureas or insulin compared with conventional treatment and risk of complications in patients with type 2 diabetes (UKPDS 33). *Lancet, 352*(9131), 837-853.

White, R. (2007). Insulin pump therapy (continuous subcutaneous insulin infusion). *Prim Care, 34*(4), 845-871.

Références de l'édition française

Association canadienne du diabète (2008). Lignes directrices de pratique clinique 2008 de l'Association canadienne du diabète pour la prévention et le traitement du diabète au Canada. *Canadian Journal of Diabetes, 32*(suppl. 1), S1-S225.

Association canadienne du diabète (2009). *La prévalence et les coûts du diabète.* [En ligne]. www.diabetes.ca/documents/about-diabetes/PrevalanceandCostFR_09.pdf (page consultée le 28 octobre 2010).

Association des infirmières et infirmiers autorisés de l'Ontario (2004). *Administration de l'insuline par voie sous-cutanée chez les adultes qui ont le diabète de type 2.* Toronto : Association des infirmières et infirmiers autorisés de l'Ontario. [En ligne]. www.rnao.org/Storage/66/6082_Administration_de_linsuline_par_voie_sous_cutanee_chez_les_adultes_qui_ont_le_diabete_de_type.pdf (page consultée le 1er novembre 2010).

Association des infirmières et infirmiers autorisés de l'Ontario (2005). *Évaluation et traitement des plaies du pied chez les personnes atteintes de diabète.* Toronto : Association des infirmières et infirmiers autorisés de l'Ontario. [En ligne]. www.rnao.org/Storage/23/1732_%C9valuation_et_traitement_des_plaies_du_pied.pdf (page consultée le 1er novembre 2010).

Booth, G.L., Rothwell, D.M., Fung, K., & Tu, J.V. (2003). Diabetes and cardiac disease. In J. Hux, G.L. Booth, P. Slaughter, & A. Laupacis (Eds), *Diabetes in Ontario : An ICES practice atlas.* Toronto : Institute for Clinical Evaluative Sciences.

Chew, S.L., & Leslie, D. (2006). *Clinical endocrinology and diabetes : An illustrated colour text.* Edinburgh, R.-U. : Churchill Livingstone.

Diabète Québec (2006). *Le diabète de grossesse.* [En ligne]. www.diabete.qc.ca/html/le_diabete/grossesse.html (page consultée le 28 octobre 2010).

Diabète Québec (2009a). *DICE : le contrôle du diabète de type 2. Ce qu'il faut retenir. Table ronde d'experts sur le diabète.* [En ligne]. www.diabete.qc.ca/html/recherche/dice.html et www.diabete.qc.ca/pdf/recherche/DICE_retenir.pdf (pages consultées le 1er novembre 2010).

Diabète Québec (2009b). *Faire de l'activité physique.* [En ligne]. www.diabete.qc.ca/html/activite_physique/fairemain.html (page consultée le 28 octobre 2010).

Diabète Québec (2009c). *L'hypoglycémie chez la personne diabétique.* [En ligne]. www.diabete.qc.ca/pdf/vivre/hypoglycemie_diab.pdf (page consultée le 31 août 2010).

Diabète Québec (2009d). *Portrait du diabète au Québec.* [En ligne]. www.diabete.qc.ca/html/vivre_avec_diabete/portrait.html (page consultée le 28 octobre 2010).

Diabète Québec (2009e). *Qu'est-ce que le diabète ?* [En ligne]. www.diabete.qc.ca/html/le_diabete/questcequedia.html (page consultée le 28 octobre 2010).

Diabète Québec (2010). *Le diabète de type 2.* [En ligne]. www.diabete.qc.ca/html/le_diabete/type2.html (page consultée le 29 octobre 2010).

Golay, A., Lagger, G., Chambouleyron, M., & Lasserre-Moutet, A. (2005). L'enseignement thérapeutique : application au patient diabétique. *Revue médicale de Liège, 60*(5-6), 599-603.

Halimi, S. (2008). *Médecine des maladies métaboliques – Guide pour la prise en charge du diabétique âgé.* Issy-les-Moulineaux, France : Elsevier Masson.

Kino-Québec (1999). *Quantité d'activité physique requise pour en retirer des bénéfices pour la santé – Synthèse de l'avis du comité scientifique de Kino-Québec et applications.* [En ligne]. www.kino-quebec.qc.ca/publications/SynthQteActivitePhysique.pdf (page consultée le 1er novembre 2010).

Kumar, V., Abbas, A.K., & Fausto, N. (2004). *Robbins and Cotran pathologic basis of disease* (7th ed.) Philadelphia : Saunders.

Oldroyd, J., Banerjee, M., Heald, A., & Cruickshank, K. (2005). Diabetes and ethnic minorities. *Postgrad Med J, 81,* 486-490.

Sanofi-Aventis Canada (2009). *Monographie de produit, Glucophage^MD.* [En ligne]. www.sanofi-aventis.ca/products/fr/glucophage.pdf (page consultée le 31 août 2010).

Santé Canada (2007). *Bien manger avec le Guide alimentaire canadien.* Ottawa, Ont. : Direction générale des produits de santé et des aliments, Bureau de la politique et de la promotion de la nutrition. [En ligne]. www.hc-sc.gc.ca/fn-an/food-guide-aliment/index-fra.php (page consultée le 16 avril 2010).

Santé Canada (2008). *Guide canadien d'activité physique pour une vie active saine.* [En ligne]. www.phac-aspc.gc.ca/hp-ps/hl-mvs/pag-gap/downloads-fra.php (page consultée le 2 novembre 2010).

Société canadienne d'endocrinologie et métabolisme (2010). [En ligne]. www.endo-metab.ca (page consultée le 15 juillet 2010).

Sibbald, R.G., Orsted, H.L., Schultz, G.S., Coutts, P., & Keast, D. (2003). Preparing the wound bed 2003 : Focus on infection and inflammation. *Ostomy Wound Manage, 49*(11), 24-51.

Silbernagl, S., & Lang, F. (2003). *Atlas de poche de physiopathologie.* Paris : Flammarion.

Sowers, J.R., Epstein, M., & Frohlich, E.D. (2001). Diabetes, hypertension, and cardiovascular disease : An update. *Hypertension, 37,* 1053-1059.

Unité de jour de diabète de l'Hôtel-Dieu du CHUM de Montréal (2009). *Connaître son diabète pour mieux vivre.* Montréal : Rogers Media.

Wilson, D.D., Lahaye, S., Courchesne, J., & Prégent, E. (2010). *Examens paracliniques.* Montréal : Chenelière McGraw-Hill.

CHAPITRE 61

Références de l'édition originale

AACE/AAES Task Force on Primary Hyperparathyroidism (2005). The American Association of Clinical Endocrinologists and the American Association of Endocrine Surgeons position statement on the diagnosis and management of primary hyperparathyroidism. *Endocr Pract, 11*(1), 49-54.

Bringhurst, F., Demay, M., & Kronenberg, H.M. (2008). Hormones and disorders of mineral metabolism. In H.M. Kronenberg, S. Melmed, K.S. Polonsky, & P.R. Larsen (Eds), *Williams textbook of endocrinology* (11th ed.). Philadelphia : Saunders.

Buckley, L., & Matteucci, R. (2008). *Quick lesson about : Diabetes insipidus.* Glendale, Calif. : CINAHL Information Systems.

Cook, L. (2009). Pheochromocytoma. *Am J Nurs, 109*(2), 50-53.

Davies, T., & Larsen, P. (2008). Thyrotoxicosis. In H.M. Kronenberg, S. Melmed, K.S. Polonsky, & P.R. Larsen (Eds), *Williams textbook of endocrinology* (11th ed.). Philadelphia : Saunders.

Dias, R.P., Chan, L.F., Metherell, L.A., Pearce, S.H.S., & Clark, A.J.L. (2009). Isolated Addison's disease is unlikely to be caused by mutations in MC2R, MRAP or STAR, three genes responsible for familial glucocorticoid deficiency. *Eur J Endocrinol, 162*(2), 357-359.

Dursunoglu, N., Ozkurt, S., & Sarikaya, S. (2009). Is the clinical presentation different between men and women admitting to the sleep laboratory ? *Sleep Breath, 13*(3), 295-298.

Fitzgibbons, S.C., Brams, D.M., & Wei, J.P. (2008). The treatment of thyroid cancer. *The Am Surg, 74*(5), 389-399.

Hossain, B., & Drake, W.M. (2009). Acromegaly. *Medicine, 37*(8), 407-410.

Jett, K. (2007). Chronic diseases in late life. In P. Ebersole, T.A. Touhy, P. Hess, K.F. Jett, & A. Schmidt Luggen (Eds), *Toward healthy aging : Human needs and nursing responses* (7th ed.). Philadelphia : Mosby.

Ladenson, P., & Kim, M. (2008). Thyroid. In L. Goldman, D.A. Ausiello, W. Arend, & J.O. Armitage (Eds), *Cecil textbook of medicine* (23rd ed.). Philadelphia : Saunders.

Larsen, P.R., Davies, T.F., Schlumberger, M.J., & Hay, I.D. (2008). Thyroid physiology and diagnostic evaluation of patients with thyroid disorders. In H.M. Kronenberg, S. Melmed, K.S. Polonsky, & P.R. Larsen (Eds), *Williams textbook of endocrinology* (11th ed.). Philadelphia : Saunders.

Lee, C.H., & Wira, C.R. (2009). Severe angioedema in myxedema coma : A difficult airway in rare endocrine emergency. *Am J Emerg Med, 27*(8), 1021.

Lin, O.S. (2009). Acquired risk factors for colorectal cancer. *Methods Mol Biol, 472,* 361-372.

Lorenzo, J., Canalis, E., & Raisz, L. (2008). Metabolic bone disease. In H.M. Kronenberg, S. Melmed, K.S. Polonsky, & P.R. Larsen (Eds), *Williams textbook of endocrinology* (11th ed.). Philadelphia : Saunders.

McKenzie, T.J., Lillegard, J.B., Young, W.F., & Thompson, G.B. (2009). Aldosteronomas – State of the art. *Surg Clin North Am, 89*(5), 1241-1253.

Melmed, S., & Kleinberg, D. (2008). Anterior pituitary. In H.M. Kronenberg, S. Melmed, K.S. Polonsky, & P.R. Larsen (Eds), *Williams textbook of endocrinology* (11th ed.). Philadelphia : Saunders.

Monk, R., & Bushinsky, D. (2008). Kidney stones. In H.M. Kronenberg, S. Melmed, K.S. Polonsky, & P.R. Larsen (Eds), *Williams textbook of endocrinology* (11th ed.). Philadelphia : Saunders.

National Institute of Diabetes and Digestive and Kidney Diseases (2009). *Adrenal insufficiency and Addison's disease.* [En ligne]. http://endocrine.niddk.nih.gov/pubs/addison/addison.htm#emergency (page consultée le 26 octobre 2009).

Owens, B. (2009). A review of primary hyperparathyroidism. *J Infus Nurs, 32*(2), 87-92.

Pagana, K.D., & Pagana, T.J. (2009). *Mosby's diagnostic and laboratory test reference* (9th ed.). St. Louis, Mo. : Mosby.

Poppe, K., Velkeniers, B., & Glinoer, D. (2008). The role of thyroid autoimmunity in fertility and pregnancy. *Nat Clin Pract Endocrinol Metab, 4,* 394-405.

Robinson, A., & Verbalis, J. (2008). Posterior pituitary. In H.M. Kronenberg, S. Melmed, K.S. Polonsky, & P.R. Larsen (Eds), *Williams textbook of endocrinology* (11th ed.). Philadelphia : Saunders Elsevier.

Skidmore-Roth, L. (2007). *Mosby's drug guide for nurses with 2008 update.* St. Louis, Mo. : Mosby.

Stewart, P. (2008). The adrenal cortex. In H.M. Kronenberg, S. Melmed, K.S. Polonsky, & P.R. Larsen (Eds), *Williams textbook of endocrinology* (11th ed.). Philadelphia : Saunders.

U.S. Preventive Services Task Force (2009). *Screening for thyroid disease : Recommendation statement.* [En ligne]. www.ahrq.gov/clinic (page consultée le 19 novembre 2009).

Yokoyama, T., Toda, R., Kimura, Y., Mikagi, M., & Aizawa, H. (2009). Addison's disease induced by military tuberculosis and the administration of rifampicin. *Intern Med, 48*(15), 1297-1300.

Références de l'édition française

Chew, S.L., & Leslie, D. (2006). *Clinical endocrinology and diabetes : An illustrated colour text.* Edinburgh, R.-U. : Churchill Livingstone.

Deshmukh, S. (2009). *Syndrome of inappropriate secretion of antidiuretic hormone.* [En ligne]. http://emedicine.medscape.com/article/246650-overview (page consultée le 21 septembre 2010).

Ellison, D.H., & Berl, T. (2007). The syndrome of inappropriate antidiuresis. *N Engl J Med, 356*(20), 2064-2072.

Fondation canadienne de la thyroïde (2010). *Health guides on thyroid disease : Hypothyroidism.* [En ligne]. www.thyroid.ca/hypothyroidism.php (page consultée le 5 juin 2010).

Forbes, C.D., & Jackson, W.F. (2003). *Color atlas and text of clinical medicine* (3rd ed.). London : Mosby.

Khandwala, M. (2010). *Acromegaly*. [En ligne]. http://emedicine.medscape.com/article/116366-overview (page consultée le 9 décembre 2010).

Melmed, S., Colao, A., Barkan, A., Molitch, M., Grossman, A.B., Kleinberg, D., et al. (2009). Guidelines for acromegaly management : An update. *J Clin Endocrinol Metab, 94*(5), 1509-1517.

Ministère de la Santé et des Services sociaux (2009). *Protocole d'immunisation du Québec (PIC)*. Québec, Qc : Ministère de la Santé et des Services sociaux.

Olivieri, O., Ciacciarelli, A., Signorelli, D., Pizzolo, F., Guarini, P., Pavan, C., et al. (2004). Aldosterone to renin ratio in a primary care settings : The Bussolengo study. *J Clin Endocrinol Metab, 89*(9), 4221-4226.

Rosen, H.N., & Drezner, M.K. (2008). *Overview of the management of osteoporosis in postmenopausal women*. [En ligne]. www.uptodate.com/patients/content/topic.do?topicKey=~lvDQQ04jNtZrzaD (page consultée le 13 juillet 2010).

Santé Canada (2007). *Information approuvée par Santé Canada sur l'innocuité de SENSIPAR^MD (chlorhydrate de cinacalcet)*. [En ligne]. www.hc-sc.gc.ca/dhp-mps/medeff/advisories-avis/public/_2007/sensipar_pc-cp-fra.php (page consultée le 5 juin 2010).

Seidel, H.M., Ball, J.W., & Dains, J.E. (2006). *Mosby's guide to physical examination* (6th ed.). St. Louis, Mo. : Mosby.

Société canadienne du cancer (2010). *Vue d'ensemble du cancer de la thyroïde*. [En ligne]. http://info.cancer.ca/cce-ecc/default.aspx?Lang=F&toc=52 (page consultée le 5 juin 2010).

Urden, L.D., Stacy, K.M., & Lough, M.E. (2006). *Thelan's critical care nursing : Diagnosis and management* (5th ed.). St. Louis, Mo. : Mosby.

Young, W.F. (2003). Minireview : Primary aldosteronism — Changing concepts in diagnosis and treatment. *Endocrinology, 114*(6), 2208-2213.

CHAPITRE 62

Références de l'édition originale

Chernecky, C., & Berger, B. (2008). *Laboratory tests and diagnostic procedures* (5th ed.). St. Louis, Mo. : Saunders Elsevier.

Farage, M., Neill, S., & MacLean, A. (2009). Physiological changes associated with the menstrual cycle : A review. *Obstet Gynecol Surv, 64*(58).

Gooren, L. (2008). Recent perspectives on the age-related decline of testosterone. *Journal of Men's Health, 5*(87).

Katz, V. (2007). *Comprehensive gynecology* (5th ed.) Philadelphia : Mosby.

Kelly, B. (2008). Possible indicators of fetal abnormalities. In S. Ratliffe (Ed.), *Family medicine obstetrics* (3rd ed.). St. Louis, Mo. : Mosby.

Masters, W.H., & Johnson, E. (1966). *Human sexual response*. Boston : Little, Brown.

McCance, K.L., & Huether, S.E. (2010). *Pathophysiology : The biologic basis for disease in adults and children* (6th ed.). St. Louis, Mo. : Mosby.

Saunder's 2009 drug reference (2009). St. Louis, Mo. : Saunders Elsevier.

Styne, D., & Grumbach, M. (2008). Puberty : Ontogeny, endocrinology, physiology and disorders. In H.M. Kronenberg, S. Melmed, K.S. Polonsky, & Larsen, R. (Eds), *Williams textbook endocrinology* (11th ed.). Philadelphia : Mosby.

Thibodeau, G.A., & Patton, K.T. (2008). *Structure and function of the body* (13th ed.). St. Louis, Mo. : Mosby.

Wallace, M. (2008). Assessment of sexual health in older adults. *Am J Nurs, 108*(52).

Weismiller, D.G. (2009). Menopause. *Prim Care, 36*(199).

Wilson, S.F., & Gidden, J.F. (2009). *Health assessment for nursing practice* (4th ed.). St. Louis, Mo. : Mosby.

Références de l'édition française

Jarvis, C. (2009). *L'examen clinique et l'évaluation de la santé*. Montréal : Chenelière Éducation.

Ministère de la Santé et des Services sociaux (2010). *Protocole d'immunisation du Québec (PIQ)*. Québec, Qc : Gouvernement du Québec. [En ligne]. http://publications.msss.gouv.qc.ca/acrobat/f/documentation/piq/09-283-02.pdf (page consultée le 8 avril 2010).

North American Menopause Society (2010). Estrogen and progestogen use in postmenopausal women : 2010 position statement of The North American Menopause Society. *Menopause*. [En ligne]. www.menopause.org (page consultée le 17 avril 2010).

Ordre des infirmières et infirmiers du Québec (2007). *Lignes directrices pour l'infirmière au triage à l'urgence*.

Société canadienne du cancer (2010). *Test de dépistage du cancer de la prostate*. [En ligne]. www.cancer.ca (page consultée le 8 avril 2010).

Société canadienne du cancer. *Cancer du col de l'utérus*. [En ligne]. www.cancer.ca (page consultée le 9 avril 2010).

Société des obstétriciens et gynécologues du Canada (2009). Mise à jour sur la ménopause et l'ostéoporose. *JOGC, 31*(1), (suppl. 1). [En ligne]. www.sogc.org (page consultée le 17 avril 2010).

CHAPITRE 63

Références de l'édition originale

Alleja-Agius, J., & Brincat, M. (2008). Hormone replacement therapy post Womens Health Initiative study : Where do we stand ? *Curr Opin Obstet Gynecol, 20*, 513.

American Cancer Society (2008). *Breast cancer facts and figures 2007-2008*. Atlanta, Ga. : American Cancer Society.

American Cancer Society (2009). *Cancer facts and figures 2009*. [En ligne]. www.cancer.org (page consultée le 2 janvier 2011).

American Cancer Society (2010). *Breast cancer*. [En ligne]. www.cancer.org/cancer/breastcancer/detailedguide/breast-cancer-detection (page consultée le 25 janvier 2011).

Buzdaar, A. (2009). Role of biologic therapy and chemotherapy in hormone receptor and HER-2 positive breast cancer. *Ann Oncol, 20*, 933.

Cummings, S., Tice, J., & Bauer, S. (2009). Prevention of breast cancer in postmenopausal women : Approaches to estimating and reducing risk. *J National Cancer Inst, 101*, 384.

Damsky, D. (2008). Combating breast cancer in older women. *Nursing, 38*, 20.

Dell, D., Weaver, C., Kozempel, J., & Barsevick, A. (2008). Recovery after transverse rectus abdominis myocutaneous flap breast reconstruction surgery. *Oncol Nurs Forum, 35*, 189.

Fobair, P., & Spiegel, D. (2009). Concerns about sexuality after breast cancer. *Cancer J, 15*, 19.

Food and Drug Administration (2009). *Breast implants*. [En ligne]. www.fda.gov/MedicalDevices/ProductsandMedical Procedures/ImplantsandProsthetics/BreastImplants (page consultée le 2 janvier 2011).

Ford, J., & Kastan, M. (2008). DNA damage response pathways and cancer. In M. Abeloff, E.K. Marshall Jr, J. Armitage, J. Niederhuber, M. Kastan, J. Tepper, et al. (Eds), *Abeloff's clinical oncology* (4th ed.). St. Louis, Mo. : Churchill Livingstone Elsevier.

Hines, S.L., Tan, W., Larson, J.M., Thompson, K.M., Keels, S., J.H., & Files, J.A. (2008). Evaluation of breast masses in older men. *Geriatrics, 63*, 24.

James, J., Wilson, R., & Evans, A. (2008). The breast. In A. Adam, *Grainger & Allison's diagnostic radiology* (5th ed.). St. Louis, Mo. : Churchill Livingstone Elsevier.

Jemal, A., Siegel, R., Ward, E., Hao, Y., Xu, J., & Thun, M.J. (2009). *Cancer statistics, 2009*. [En ligne]. http://caonline.amcancersoc.org/cgi/content/abstract/59/4/225 (page consultée le 26 janvier 2011).

Lawenda, B., Mondry, T., & Johnstone, P. (2009). Lymphedema : A primer on the identification and management of a chronic condition in oncologic treatment, *CA Cancer J Clin, 59*, 8.

Lee, C., Sunu, C., & Pignone, M. (2009). Patient-reported outcomes of breast reconstruction after a mastectomy : A systematic review. *J Am Coll Surg, 209*, 123.

Litsas, G. (2008). Sequential therapy with tamoxifen and aromatase inhibitors in early-stage postmenopausal breast cancer : A review of the evidence. *Oncol Nurs Forum, 35*, 714.

Mackey, J., McLeod, D., Ragaz, J., Gelmon, K., Verma, S., Pritchard, K., et al. (2008). Adjuvant targeted therapy in early breast cancer. *Cancer, 115*, 1154.

Manuel, R., Webster, D., & Sweetland, H. (2009). Breast pain and nodularity. In R.E. Mansel, D. Webster, & H. Sweetland, *Benign disorders and diseases of the breast* (3rd ed.). Philadelphia : Saunders Elsevier.

Manuel, R., Webster, D., & Sweetland, H. (2009). The male breast. In R.E. Mansel, D. Webster, & H. Sweetland, *Benign disorders and diseases of the breast* (3rd ed.). Philadelphia : Saunders Elsevier.

Miltenberg, D.M., & Speights, V. (2008). Benign breast disease. *Obstet Gynecol Clin, 35*, 285.

National Cancer Institute (2007). Decrease in breast cancer rates related to reduction in use of hormone replacement therapy. [En ligne]. www.cancer.gov/newscenter/pressreleases/BreastIncidenceDrop (page consultée le 30 décembre 2010).

National Cancer Institute (2009, 24 mars). *Delving into possible mechanism for chemobrain, NCI Bulletin*. [En ligne]. www.cancer.gov/ncicancerbulletin/032409/page8 (page consultée le 26 janvier 2011).

National Cancer Institute (2010). *Stages of breast cancer*. [En ligne]. www.cancer.gov/cancertopics/pdq/treatment/breast/Patient/page2 (page consultée le 30 décembre 2010).

National Comprehensive Cancer Network. *NCCN clinical practice guidelines in oncology. Breast cancer screening and diagnosis guidelines 2008*. [En ligne]. www.nccn.org (page consultée le 2 janvier 2011).

Palmieri, F., Frye, D., & Mahon, S. (2009). Current clinical issues in systemic therapy for metastatic breast cancer. *Clin J Oncol Nurs, 13*(suppl.), 4.

Recht, A. (2009). Contralateral prophylactic mastectomy : Caveat emptor. *J Clin Oncol, 27*, 1347.

Rodden, A.M. (2009). Common breast concerns. *Prim Care, 36*, 103.

Rugo, H. (2008). The breast cancer continuum in hormone-receptor-positive breast cancer in postmenopausal women : Evolving management options focusing on aromatase inhibitors. *Ann Oncol, 19*, 16.

Simmons, C. (2009). Chemobrain, antiestrogens, and me. *Clin J Oncol Nurs, 13*, 253.

Singer, M. (2009). Lymphedema in breast cancer : Dilemmas and challenges. *Clin J Oncol Nurs, 13*, 350.

Smith, R., Cokkinides, V., & Brawley, O. (2009). Cancer screening in the United States, 2009 : A review of current American Cancer Society guidelines and issues in cancer screening. *Clin J Onc Nur, 11*, 27.

Spencer, J.P. (2008). Management of mastitis in breastfeeding women. *Am Fam Physician, 78*, 727.

Stermer, C. (2008). Helping your patient after breast reconstruction. *Am J Nurs, 38*, 28.

Swenson, K., Nissen, M., Leach, J., & Post-White, J., (2009). Case-control study to evaluate predictors of lymphedema after breast cancer surgery. *Onc Nurs Forum, 36*, 185.

Weaver, C. (2009). Caring for a patient after mastectomy. *Nursing, 39*, 44.

Winklejohn, D. (2008). Triple-negative breast cancer. *Clin J Onc Nurs, 12*, 861.

Références de l'édition française

Association canadienne des cosmétiques, produits de toilette et parfums (2008). *Belle et bien dans sa peau*. [En ligne]. www.lgfb.ca/content/show/content_id/92 (page consultée le 31 décembre 2010).

Fondation canadienne du cancer du sein (2010). *A propos du cancer du sein*. [En ligne]. www.cbcf.org/breastcancer_FR/bc_whatbc_bc.asp (page consultée le 25 janvier 2011).

Goodwin, A., Parker, S., Gherdi, D., *et al.* (2009). Postoperative radiotherapy for ductal carcinoma in situ of the breast. *Cochrane Database of Systematic Reviews, 3*, CD000563.

Lilly and Company (2011). *Nos médicaments*. [En ligne]. www.lilly.ca (page consultée le 26 janvier 2011).

Ministère de la Santé et des Services sociaux (2009). *Bilan 10 ans, 1998-2008. Programme québécois de dépistage du cancer du sein*. [En ligne]. http://publications.msss.gouv.qc.ca/acrobat/f/documentation/2009/09-243-18.pdf (page consultée le 25 janvier 2011).

Ministère de la Santé et des Services sociaux (2010). *Programme québécois de dépistage du cancer du sein (PQDCS)*. [En ligne]. www.msss.gouv.qc.ca/pqdcs (page consultée le 28 décembre 2010).

Natural Standard (2011). [En ligne]. www.naturalstandard.com (page consultée le 4 avril 2011).

Santé Canada (2004a). *Cancer du sein – Contexte*. [En ligne]. www.hc-sc.gc.ca/hl-vs/iyh-vsv/diseases-maladies/breast-sein-fra.php (page consultée le 28 décembre 2010).

Santé Canada (2004b). *Cancer du sein – Mammographie de dépistage*. [En ligne]. www.hc-sc.gc.ca/hl-vs/iyh-vsv/diseases-maladies/breast-sein-fra.php (page consultée le 28 décembre 2010).

Singletary, S.E., Allred, C., Ashley, P., Bassett, L.W., Berry, D., Bland, K.I., *et al.* (2002). Revision of the American Joint Committee on Cancer staging system for breast cancer. *J Clin Oncol, 20*, 3628.

Société canadienne du cancer (2010a). *Vue d'ensemble du cancer du sein*. [En ligne]. http://info.cancer.ca/cce-ecc/default.aspx?toc=10 (page consultée le 28 décembre 2010).

Société canadienne du cancer (2010b). *Statistiques sur le cancer du sein*. [En ligne]. www.cancer.ca/Quebec/About%20cancer/Cancer%20statistics/Stats%20at%20a%20glance/Breast%20cancer.aspx?sc_lang=fr-ca (page consultée le 29 décembre 2010).

Société canadienne du cancer (2010c). *Changements cognitifs causés par la chimiothérapie*. [En ligne]. http://info.cancer.ca/cce-ecc (page consultée le 31 décembre 2010).

Société canadienne du cancer (2010d). *Implants mammaires*. [En ligne]. http://info.cancer.ca/cce-ecc/default.aspx?Lang=F&toc=10&cceid=255 (page consultée le 31 décembre 2010).

Société canadienne du cancer (2011). *Mammographie diagnostique*. [En ligne]. http://info.cancer.ca/cce-ecc/default.aspx?Lang=F&cceid=204&toc=10 (page consultée le 25 janvier 2011).

CHAPITRE 64

Références de l'édition originale

American Cancer Society (2009). *Cancer facts and figures 2009*. Atlanta, Ga.: American Cancer Society.

Anzivino, E., Fioriti, D., Mischitelli, M., Bellizi, A., Barucca, V., Chiarini, F., *et al.* (2009). Herpes simplex virus infection in pregnancy and in neonate: Status of art of epidemiology, diagnosis, therapy and prevention. *Virol J, 6*, 40.

Bodley-Tickell, A., Olowokure, B., Bhaduri, S., White, D.J., Ward, D., Ross, J.D.C., *et al.* (2008). Trends in sexually transmitted infections (other than HIV) in older people: Analysis of data from an enhanced surveillance system. *Sex Transm Infect, 84*, 312.

Centers for Disease Control (2007). *CDC changes recommendations for gonorrhea treatment due to drug resistance*. [En ligne]. www.cdc.gov/media/pressrel/2007/r070412a.htm (page consultée le 11 juin 2009).

Centers for Disease Control and Prevention, Division of STD Prevention (2009). *Sexually transmitted disease surveillance — chlamydia 2007*. [En ligne]. www.cdc.gov/std/stats07/chlamydia.htm (page consultée le 4 février 2011).

Centers for Disease Control and Prevention (2009). *Genital HPV infection-fact sheet*. [En ligne]. www.cdc.gov/std/hpv/stdfact-hpv.htm (page consultée le 4 février 2011).

Centers for Disease Control and Prevention (2010). *Gonorrhea-fact sheet*. [En ligne]. www.cdc.gov/std/Gonorrhea/STDFact-gonorrhea.htm (page consultée le 4 juillet 2009).

Domantay-Apostol, G.P., Handog, E., & Gabriel, T. (2008). Syphilis: The international challenge of the great imitator. *Dermatol Clin, 26*, 191.

Ferrando, S.J., & Freyberg, Z. (2008). Neuropsychiatric aspects of infectious diseases. *Crit Care Clin, 24*, 889.

Frenkel, T., & Potts, J. (2008). Sexually transmitted infections. *Urol Clin North Am, 35*, 33.

Heavey, E. (2008). Start early to prevent genital HPV infection and cervical cancer. *Nursing, 38*, 62.

Hollier, L.M., & Workowski, K. (2008). Treatment of sexually transmitted infections in women. *Infect Dis Clin North Am, 22*, 665.

Lin, K.W., & Ramsey, L. (2008). Screening for chlamydial infection. *Am Fam Physician, 78*, 1349.

Malhotra, S. (2008). Impact of the sexual revolution: Consequences of risky sexual behaviors. *J Am Physicians Surgeons, 13*, 88.

National Prevention Information Network, & Centers for Disease Control and Prevention. *STDs today*. [En ligne]. www.cdcnpin.org/scripts/std (page consultée le 23 juin 2009).

Sarkar, N. (2008). Barriers to condom use. *Eur J Contraception Repro Health Care, 13*, 114.

Thomas, T. (2008). The new human papillomavirus (HPV) vaccine: Pros and cons for pediatric and adolescent health. *Pediatric Nursing, 34*, 429.

Toma, H.S., Murina, A.T., Areaux Jr., R.G., Neumann, D.M., Bhattacharjee, P.S., Foster, T.P., *et al.* (2008). Ocular HSV-1 latency, reactivation and recurrent disease. *Semin Ophthalmol, 23*, 249.

Toro, M. (2008). Combating infection: Closing in on chlamydia. *Nursing 2008, 38*, 61.

Trigg, B. (2008). Sexually transmitted disease and pelvic inflammatory disease in women. *Med Clin North Am, 92*, 1083.

Trojian, T.H., Lishnak, T., & Heiman, D. (2009). Epididymitis and orchitis: An overview. *Am Fam Physician, 79*, 583.

U.S. Food and Drug Administration. *Human papillomavirus quadrivalent (Types 6, 11, 16, 18) vaccine, recombinant*. [En ligne]. www.fda.gov/BiologicsBloodVaccines (page consultée le 23 juin 2009).

Références de l'édition française

Agence de la santé et des services sociaux de Montréal (2009). *Processus d'habilitation de l'infirmière aux activités de dépistage des infections transmises sexuellement et par le sang (ITSS)*. [En ligne]. www.santepub-mtl.qc.ca/Publication/pdfitss/habilitationinfirmiere.pdf (page consultée le 8 janvier 2011).

Agence de la santé publique du Canada (2003). *Le cancer du col utérin au Canada*. [En ligne]. www.phac-aspc.gc.ca/publicat/updates/cervix-98-fra.php (page consultée le 27 janvier 2011).

Agence de la santé publique du Canada (2009a). *Bref rapport sur les infections transmissibles sexuellement au Canada (2007)*. [En ligne]. www.phac-aspc.gc.ca/publicat/2009/sti-its/index-fra.php (page consultée le 8 janvier 2011).

Agence de la santé publique du Canada (2009b). *Cas déclarés et taux de syphilis infectieuse au Canada selon le groupe d'âge et le sexe 1993-2007*. [En ligne]. www.phac-aspc.gc.ca/std-mts/sti-its_tab/syphilis1993-07-fra.php (page consultée le 27 janvier 2011).

Agence de la santé publique du Canada (2010a). *Les faits sur l'innocuité et l'efficacité du vaccin contre le VPH*. [En ligne]. www.phac-aspc.gc.ca/std-mts/hpv-vph/fact-faits-vacc-fra.php (page consultée le 27 janvier 2011).

Agence de la santé publique du Canada (2010b). *Lignes directrices canadiennes sur les infections transmissibles sexuellement*. [En ligne]. www.phac-aspc.gc.ca/std-mts/sti-its/guide-lignesdir-fra.php (page consultée le 27 janvier 2011).

Centers for Disease Control and Prevention (2010). *STD treatment guidelines*. [En ligne]. www.cdc.gov/STD/treatment (page consultée le 8 janvier 2011).

Comité des maladies infectieuses et d'immunisation, & Société canadienne de pédiatrie (2008). *Des recommandations pour prévenir l'ophtalmie néo-natale*. [En ligne]. www.cps.ca/Francais/enonces/ID/ID02-03.htm (page consultée le 27 janvier 2011).

Direction générale de la santé publique du ministère de la Santé et des Services sociaux (2003). *Programme national de santé publique 2003-2012* [En ligne]. www.rrsss12.gouv.qc.ca/documents/Programme_nationale_sante_pub.pdf (page consultée le 27 janvier 2011).

DSP de l'Agence de la santé et des services sociaux de Montréal (2010). Fichier central des MADO. [En ligne]. www.santepub-mtl.qc.ca/Mi/surveillance/Chlamydia/chlamydia07.html (page consultée le 27 décembre 2010).

Institut national de santé publique du Québec (2003). *L'infection au virus du papillome humain (VPH)*. [En ligne]. www.inspq.qc.ca/pdf/publications/179_InfectionVPH.pdf (page consultée le 27 janvier 2011).

Institut national de santé publique du Québec (2006a). *La détection de l'infection gonococcique dans les laboratoires biomédicaux du Québec face à l'émergence de la résistance de N. Gonorrhoeae à la ciprofloxacine*. [En ligne]. www.inspq.qc.ca/pdf/publications/576-DetecInfectGonoLaboBiomedicauxQc.pdf (page consultée le 27 janvier 2011).

Institut national de santé publique du Québec (2006b). *Le dépistage de la syphilis chez la femme enceinte*. [En ligne]. www.inspq.qc.ca/pdf/publications/464-DepistageSyphillisFemmeEnceinte.pdf (page consultée le 27 janvier 2011).

Institut national de santé publique du Québec (2007). *Complément québécois Lignes directrices canadiennes sur les maladies transmises sexuellement*. [En ligne]. www.inspq.qc.ca/pdf/publications/653_complement_lignes_directrices_its_2006.pdf (page consultée le 27 janvier 2011).

Institut national de santé publique du Québec (2009). *Rapport du sous comité Épreuves de détection de la syphilis*. [En ligne]. www.inspq.qc.ca (page consultée le 27 janvier 2011).

Lin, J.S., Whitlock, E., O'Connor, E., & Bauer, V. (2008). Behavioral counseling to prevent sexually transmitted infections: US Preventive Services Task Force recommendation statement. *Ann Intern Med, 149*, 491.

Ministère de la Santé et des Services sociaux (2004a). *Stratégie québécoise de lutte contre l'infection par le VIH et le sida, l'infection par le VHC et les infections transmissibles sexuellement*. [En ligne]. http://publications.msss.gouv.qc.ca/acrobat/f/documentation/2003/03-320-01.pdf (page consultée le 27 janvier 2011).

Ministère de la Santé et des Services sociaux (2004b). *Le programme québécois d'intervention préventive auprès des personnes atteintes d'une infection transmise sexuellement et auprès de leurs partenaires*. [En ligne]. http://publications.

msss.gouv.qc.ca/acrobat/f/documenta-tion/2004/04-325-01.pdf (page consultée le 27 janvier 2011).

Ministère de la Santé et des Services sociaux (2005a). *Énoncé provisoire sur le diagnostic et le traitement de la lymphogranulomatose vénérienne (LVG) au Québec.* [En ligne]. www.msss.gouv.qc.ca/sujets/prob_sante/itss/download.php?f=d 908390d8a7f0d1d7911e149f51a5678 (page consultée le 27 janvier 2011).

Ministère de la Santé et des Services sociaux (2005b). *Maladies à déclaration obligatoire.* [En ligne]. www.msss.gouv.qc.ca/sujets/santepub/mado.php (page consultée le 27 janvier 2011).

Ministère de la Santé et des Services sociaux (2009). *Portrait des infections transmissibles sexuellement et par le sang (ITSS) au Québec. Année 2008 (et projections 2009).* [En ligne]. http://publications.msss.gouv.qc.ca/acrobat/f/documenta-tion/2009/09-329-01.pdf (page consultée le 27 janvier 2011).

Ministère de la Santé et des Services sociaux (2010). *Quatrième rapport national sur l'état de santé de la population au Québec – L'épidémie silencieuse : les infections transmises par le sang et sexuellement.* [En ligne]. http://publications.msss.gouv.qc.ca/acrobat/f/documentation/2010/10-228-02.pdf (page consultée le 14 mars 2011).

Rousseau, L., & Lacombe, M.-C. (2009). *Bulletin régional ITSS – Laurentides (BRIL).* Saint-Jérôme, Qc : Direction de santé publique.

Société des obstétriciens et gynécologues du Canada (2007). Directive clinique canadienne de consensus sur le virus du papillome humain. *Journal d'obstétrique et gynécologie du Canada, 29*(8). [En ligne]. www.sogc.org/guidelines/documents/gui196CPG0704R_000.pdf (page consultée le 22 décembre 2010).

Société des obstétriciens et gynécologues du Canada (2010). [En ligne]. www.hpvinfo.ca (page consultée le 23 mars 2010).

Société canadienne du cancer (2010). *Statistiques canadiennes sur le cancer 2009.* [En ligne]. http://www.cancer.ca/Canada-wide/About%20cancer/Cancer%20statistics.aspx?sc_lang=fr-CA (page consultée le 27 janvier 2011).

CHAPITRE 65

Références de l'édition originale

Accortt, E.E., Freeman, M.P., & Allen, J.B. (2008). Women and major depressive disorder : Clinical perspectives on causal pathways. *J Women's Health, 17*, 1583.

Alraek, T., & Malterud, K. (2009). Acupuncture for menopausal hot flashes : A qualitative study about patient experiences. *J Altern Complement Med, 15*, 153.

American Cancer Society (2009). *Cancer facts and figures 2009.* Atlanta, Ga. : American Cancer Society. [En ligne]. www.cancer.org (page consultée le 5 juin 2010).

Anderson, N., & Hacker, E. (2008). Fatigue in women receiving intraperitoneal chemotherapy for ovarian cancer. *Clin J Oncol Nurs, 12*, 445.

Ayers, D., & Montgomery, M. (2009). Putting a stop to dysfunctional bleeding. *Nursing, 39*, 44.

Birkhauser, M.H., Panay, N., Archer, D.F., Barlow, D., Burger, H., Gambacciani, M., *et al.* (2008). Updated practical recommendations for hormone replacement therapy in the peri- and postmenopause. *Climacteric, 11*, 108.

Brocki, J. (2008). Physiology and effects of the menopause. *Nurse Prescribing, 6*, 5.

Brown, J., O'Brien, P.M.S., Marjoribanks, J., & Wyatt, K. (2009). Selective serotonin reuptake inhibitors for premenstrual syndrome. *Cochrane Database Syst Rev, 2*, CD001396.

Candiani, M., Izzo, S., Bulfoni, A., Riparini, J., Ronzoni, S., & Marconi, A. (2009). Laparoscopic vs. vaginal hysterectomy for benign pathology. *Am J Obstet Gynecol, 200*, 368.

Casanova, B.C., Sammel, M.D., Chittams, J., Timbers, K., Kulp, J.L., & Barnhart, K.T. (2009). Prediction of outcome in women with symptomatic first-trimester pregnancy : Focus on intrauterine rather than ectopic gestation. *J Women's Health, 18*, 2.

Centers for Disease Control and Prevention (2009). *Pelvic inflammatory disease fact sheet.* [En ligne]. www.cdc.gov/std/PID/STDFact-PID.htm (page consultée le 10 septembre 2009).

Centers for Disease Control and Prevention (2009). *Toxic shock syndrome.* [En ligne]. www.cdc.gov/ncidod/dbmd/diseaseinfo/toxicshock_t.htm (page consultée le 6 septembre 2009).

Cleveland Clinic (2009). *Facts about endometriosis.* [En ligne]. http://my.clevelandclinic.org/disorders/Endometriosis/hic_Facts_About_Endometriosis.aspx (page consultée le 11 septembre 2009).

Cooper, M. (2009). How modern women can manage the menopause. *Prim Health Care, 19*(10).

Cottrell Hansen, B., & Close, F.T. (2008). Vaginal douching among university women in the southeastern United States. *J Am College Health, 56*, 4.

Currie, H. (2008). Prescribing HRT. *Pract Nurs, 25*, 4.

Davidson, M.R., London, M.L., & Ladewig, P.A. (2008). *Maternal-newborn nursing and women's health across the lifespan* (8th ed.). Upper Saddle River, N.J. : Pearson Prentice Hall.

Ellenson, L., & Pirog, E. (2010). The female genital tract. In V. Kumar, A. Abbas, et N. Fausto (Eds), *Robbins and Cotran pathologic basis of disease* (professional edition, 8th ed.). Philadelphia : Saunders Elsevier.

Ferri's Clinical Advisor (2009). *Uterine prolapse. Ferri's clinical advisor 2009 : Instant diagnosis and treatment.* Philadelphia : Mosby.

Georgia Network to End Sexual Assault (2009). *Basic SANE training.* [En ligne].

www.gnesa.org (page consultée le 13 septembre 2009).

Gerber-Epstein, P., Leichtentritt, R.D., & Benyamini, Y. (2009). The experience of miscarriage in first pregnancy : Women's voices. *Death Studies, 33*, 1.

Herbruck, L. (2008). Urinary incontinence in the childbearing woman. *Urol Nurs, 28*, 163.

Jemal, A. Siegel, R., Ward, E., Hao, Y., Xu, J., & Thun, M.J. (2009). Cancer statistics 2009. *CA Cancer J Clin, 59*, 225.

Kendall, J. (2008). Women's health : Female infertility 2 : Treatments. *Pract Nurs, 19*, 10.

Lund, K. (2008). Menopause and the menopausal transition. *Med Clin North Am, 92*, 1253.

McGee, M., & Delaney, C. (2008). Stomas and fistulas. In D. Walsh, A. Caraceni, R. Fainsinger, *et al.* (Eds), *Palliative medicine.* Philadelphia : Saunders Elsevier.

National Institutes of Health. *National Cancer Institute : Snapshot of cervical cancer.* [En ligne]. http://planning.cancer.gov/disease/Cervical-Snapshot (page consultée le 11 septembre 2009).

North American Menopause Society (2008). Position Statement : Estrogen and progesterone use in menopausal women : July 2008 position statement of the North American Menopause Society. *Menopause, 15*, 4.

Nurse practitioners' prescribing reference 2008-2009 (2008). New York : Haymarket Media Publication.

Ortiz, D. (2008). Chronic pelvic pain in women. *Am Fam Physician, 77*, 1535.

Quaas, A., & Dokras, A. (2008). Diagnosis and treatment of unexplained infertility. *Rev Obstet Gynecol, 1*, 2.

Radosh, L. (2009). Drug treatments for polycystic ovary syndrome. *Am Fam Physician, 79*, 671.

Ramos-Valdivielso, M., Bueno, C., & Hernanz, J.M. (2008). Significant improvement in extensive lichen sclerosus with tacrolimus ointment and PUVA. *Am J Clin Dermatol, 9*, 3.

Rani, S. (2009). The psychosexual implications of menopause. *Br J Nurs, 18*, 6.

Rapkin, A.J., & Gambone, J.C. (2010). Pelvic pain. In N.F. Hacker, J.C. Gambone, & C.J. Hobel (Eds), *Hacker and Moore's essentials of obstetrics and gynecology* (5th ed.). Philadelphia : Saunders Elsevier.

Sankaranarayanan, R., Nene, B.M., Shastri, S.S., Jayant, K., Muwonge, R., Budukh, A.M., *et al.* (2009). HPV screening for cervical cancer in rural India. *N Engl J Med, 360*, 1385.

Shamonki, M., Nelson, A.L., & Gambone, J.C. (2010). Ectopic pregnancy. In N.F. Hacker, J.C. Gambone, & Hobel, C.J. (Eds), *Essentials of obstetrics and gynecology* (5th ed.). Philadelphia : Saunders Elsevier.

Smith, R.A., Cokkinides, V., & Brawley, O.W. (2008). Cancer screening in the United States, 2008 : A review of current American Cancer Society guidelines and cancer screening issues. *CA Cancer J Clin, 58*, 161.

Smith, R.P. (2008). *Netter's obstetrics and gynecology* (2th ed.). Philadelphia : Saunders Elsevier.

U.S. Preventive Services Task Force (2009). *Screening for cervical cancer : Recommendations and rationale.* [En ligne]. www.uspreventiveservicestask-force.org/uspstf/uspscerv.htm (page consultée le 11 septembre 2009).

Visintin, I., Feng, Z., Longton, G., Ward, D.C., Alvero, A.B., Lai, Y., *et al.* (2008). Diagnostic markers for early detection of ovarian cancer. *Clin Cancer Res, 14*, 1065.

Women's Health Initiative (WHI) Study. *Findings from the WHI post-menopausal hormone therapy trials. Department of Health and Human Services.* [En ligne]. www.nhlbi.nih.gov/whi (page consultée le 10 septembre 2010).

Références de l'édition française

Agence de la santé publique du Canada (2007). *Canadian guidelines on sexually transmitted infections : Pelvic inflammatory disease (PID).* [En ligne]. www.phac-aspc.gc.ca/std-mts/sti_2006/pdf/pid06_e.pdf (page consultée le 2 février 2011).

Agence française de sécurité sanitaire des produits de santé (2004). *Les traitements médicamenteux du fibrome utérin – Argumentaire.* [En ligne]. www.afssaps.fr/var/afssaps_site/storage/original/application/7bb3fd88b5439755c779b65c5375f287.pdf (page consultée le 1er septembre 2010).

Allain, P. (2007). *Traitement des bouffées de chaleur de la ménopause.* [En ligne]. www.pharmacorama.com/ezine/traitement-bouffees-chaleur-menopause.php (page consultée le 31 août 2010).

Bélaisch-Allart, J., Grefenstete, I., & Mayenga, J. (2007). Comment explorer un couple infertile en 2007 : ce qui se fait, ce qui se discute, ce qui ne se fait plus ; point de vue du clinicien. [En ligne]. www.lesjta.com/article.php?ar_id=1074 (page consultée le 2 février 2011).

Blanc, B., Boulanger, J., Cravello, L., Agostini, A., & Roger, V. (2002). *Cancer du vagin.* [En ligne]. www.lesjta.com/article.php?ar_id=65 (page consultée le 2 février 2011).

Cancer de l'ovaire Canada (2010a). *Autres cancers gynécologiques.* [En ligne]. www.ovariancanada.org/Fr/Info (page consultée le 1er septembre 2010).

Cancer de l'ovaire Canada (2010b). *Savoir et sensibilisation : voici ce que toute femme devrait savoir.* [En ligne]. www.ovariancanada.org/Fr/Info (page consultée le 3 février 2011).

Cohen-Bacrie, P. (2007). *Place des marqueurs de la réserve ovarienne dans l'exploration du couple infertile.* [En ligne]. www.gyneweb.fr/Sources/fertilite/reserve_ov07 (page consultée le 31 août 2010).

Dauplat, J., & Le Bouëdec, G. (2006). *Cancer de l'ovaire : signes cliniques, moyens diagnostiques et bilan d'extension, stratégie thérapeutique.* [En ligne]. http://cancero.unice.fr/sitelocal/disciplines/niveaudiscipline/cancerologie/numlecon153/lecon153 (page consultée le 1er septembre 2010).

Desaulniers, G. (2004). *La grossesse ectopique*. [En ligne]. www.gynecomedic.com/php/ectopique.php (page consultée le 31 août 2010).

Desaulniers, G. (2009). *L'endométriose*. [En ligne]. www.gynecomedic.com/php/endo.php (page consultée le 26 juillet 2010).

Duchesnay (2010). *Les avantages de la rééducation du plancher pelvien à l'aide des cônes vaginaux*. [En ligne]. www.ladysystem.ca/francais/index.html (page consultée le 4 janvier 2011).

GyneWeb (2010). *Un cas particulier – Les avortements précoces à répétition*. [En ligne]. www.gyneweb.fr (page consultée le 1er septembre 2010).

Hôpital Maisonneuve-Rosemont, & Association des médecins d'urgence (2006). *Avortement spontané, avortement incomplet, et grossesse arrêtée*. [En ligne]. http://biblio.hmr.qc.ca/Publications_pdf/A/avortement_pre015.pdf (page consultée le 2 février 2011).

Kaye, M. (2010). *Bien gérer la ménopause – L'hormonothérapie de substitution: retour du balancier*. [En ligne]. www.canadian-health.ca/1_3/46_f.html (page consultée le 31 août 2010).

Mantha, M.-M. (2010). *Règles douloureuses (dysménorrhée)*. [En ligne]. www.passeportsante.net/fr/Maux/Problemes/Fiche.aspx?doc=dysmenorrhee_pm (page consultée le 17 mars 2011).

McCluggage, W.G., Ellis, P.K., McClure, N., Walker, W.J., Jackson, P.A., & Manek, S. (2000). *Pathologic features of uterine leiomyomas following uterine artery embolization*. Int J Gynecol Pathol, *19*, 342-347.

Ministère de la Sécurité publique (2009). *Statistiques 2008 sur les agressions sexuelles au Québec*. [En ligne]. www.agressionssexuelles.gouv.qc.ca/fr/mieux-comprendre/statistiques.php (page consultée le 4 janvier 2011).

Mol, F., Mol, B.W., Ankum, W.M., Van der Veen, F., & Hajenius, P.J. (2008). Current evidence on surgery, systemic methotrexate and expectant management in the treatment of tubal ectopic pregnancy: A systematic review and meta-analysis. *Hum Reprod Update, 14*(4), 309-319

PasseportSanté.net (2010). *Cancer de l'endomètre (corps de l'utérus)*. [En ligne]. www.passeportsante.net/fr/Maux/Problemes/Fiche.aspx?doc=cancer_endometre_pm (page consultée le 1er septembre 2010).

Réseau canadien pour la santé des femmes (2007a). *Le syndrome des ovaires polykystiques (SOPK)*. [En ligne]. www.cwhn.ca/node/40863 (page consultée le 31 août 2010).

Réseau canadien pour la santé des femmes (2007b). *Les tests de Pap anormaux*. [En ligne]. www.cwhn.ca/node/40865 (page consultée le 31 août 2010).

Santé Canada (2005). *Dépistage du cancer du col de l'utérus*. [En ligne]. www.hc-sc.gc.ca/hl-vs/iyh-vsv/diseases-maladies/cervical-uterus-fra.php (page consultée le 1er septembre 2010).

Servicevie.com (2010). *Infection vaginale / Vaginite / Vulvite / Vaginose*. [En ligne]. www.servicevie.com/sante/guide-des-maladies/appareils-genitaux/infection-vaginale-vaginite-vulvite-vaginose/a/1757/3 (page consultée le 26 avril 2010).

Sims Roth, D. (2004). *Le cancer de l'ovaire*. [En ligne]. www.cwhn.ca/ressources/kickers/cancer-ovaire2.html (page consultée le 1er septembre 2010).

Société canadienne du cancer (2009a). *Virus et bactéries*. [En ligne]. www.cancer.ca/Quebec/Prevention/Infectious%20agents.aspx?sc_lang=fr-CA (page consultée le 31 août 2010).

Société canadienne du cancer (2009b). *Causes du cancer de l'utérus*. [En ligne]. www.cancer.ca/Quebec/About%20cancer/Types%20of%20cancer/Causes%20of%20uterine%20cancer.aspx?sc_lang=fr-CA&r=1 (page consultée le 31 août 2010).

Société canadienne du cancer (2009c). *Stadification et classification histologique du cancer de l'utérus*. [En ligne]. www.cancer.ca/Quebec/About%20cancer/Types%20of%20cancer/Staging%20and%20grading%20for%20uterine%20cancer.aspx?sc_lang=fr-CA&r=1 (page consultée le 1er septembre 2010).

Société canadienne du cancer (2010a). *Virus du papillome humain (VPH)*. [En ligne]. www.cancer.ca/Quebec/Prevention/Infectious%20agents/Human%20papillomavirus%20HPV.aspx?sc_lang=fr-ca&r=1 (page consultée le 31 août 2010).

Société canadienne du cancer (2010b). *Cancer du col de l'utérus*. [En ligne]. www.cancer.ca/Quebec/Prevention/Get%20screened/Screening%20for%20cervical%20cancer.aspx?sc_lang=fr-CA (page consultée le 31 août 2010).

Sociétés canadiennes de technologies médicales (2010). *Ballonnet intra-utérin (sonde UBT)*. [En ligne]. www.medec.org/fr/content/ballonnet-intra-ut%C3%A9rin-sonde-ubt (page consultée le 31 août 2010).

Société des obstétriciens et gynécologues du Canada (2006). Canadian consensus conference on menopause, 2006 update. *JOGC, 28*(2), S7-S10.

Wingo, P.A., Tong, T., & Bolden, S. (1995). Cancer statistics. *CA Cancer J Clin, 45*, 8-30.

Women's College Hospital, & Femmes en santé (2009). *Cancer de la vulve: une maladie cachée*. [En ligne]. www.femmesensante.ca/resources/show_res.cfm?id=43145 (page consultée le 1er septembre 2010).

Zorn, J.R. (2006). Place actuelle du test de Huhner dans l'exploration de la stérilité conjugale. *Gynecol Obstet Fertil, 34*(2), 142-146. [En ligne]. www.em-consulte.com/article/39465 (page consultée le 2 février 2011).

CHAPITRE 66

Références de l'édition originale

Agency for Healthcare Research and Quality (2008). *Comparative effectiveness of therapies for clinically localized prostate cancer*. [En ligne]. http://effectivehealthcare.ahrq.gov/index.cfm/search-for-guides-reviews-and-reports (page consultée le 5 janvier 2011).

Agency for Healthcare Research and Quality (2008). *Screening for prostate cancer: Summary of recommendations*. [En ligne]. www.uspreventiveservicestaskforce.org/uspstf/uspsprca.htm (page consultée le 5 janvier 2011).

American Cancer Society (2009). *Cancer facts and figures 2009*. [En ligne]. www.cancer.org (page consultée le 2 août 2009).

Barry, M.J., Fowler, F.J. Jr, O'Leary, M.P., Bruskewitz, R.C., Holtgrewe, H.L., Mebust, W.K., *et al.* (1992). The American Urological Association symptom index for benign prostatic hyperplasia. *J Urol, 148*(5), 1547-1549.

Benway, B.M., & Moon, T. (2008). Bacterial prostatitis. *Urol Clin North Am, 35*(1), 23.

Chang, S., & Amin, M. (2008). Utilizing the tumor-node-metastasis staging for prostate cancer: The sixth edition, 2002. *CA Cancer J Clin, 58*(1), 54.

De la Rosette, J., Graves, S., & Fitzpatrick, J. (2008). Minimally invasive treatment of male lower urinary tract symptoms. *Urol Clin North Am, 35*, 505.

Dean, J., Rubio-Aurioles, E., McCabe, M., Eardley, I., Speakman, M., Buvat, J., *et al.* (2008). Integrating partners into erectile dysfunction treatment: Improving the sexual experience for the couple. *Int J Clin Pract, 62*(1), 127.

Edwards, J. (2008). Diagnosis: Management of benign prostatic hyperplasia. *Am Fam Physician, 77*(10), 1403.

Ellsworth, P., & Kirshenbaum, E. (2008). Current concepts in the evaluation and management of erectile dysfunction. *Urol Nurs, 28*(5), 357.

Ferri, F. (2009). *Ferri's clinical advisor 2009*. St. Louis, Mo.: Mosby.

Gospodarowicz, M. (2008). Testicular cancer patients: Considerations in long-term follow-up. *Hematol Oncol Clin North Am, 22*(2), 245.

Greenspan, S. (2008). Approach to the prostate cancer patient with bone disease. *J Clin Endocrinol Metab, 93*(1), 2.

Kronenberg, H., Melmed, S., Polonsky, K., & Larsen, P.R. (Eds) (2008). *Williams textbook of endocrinology* (11th ed.). Philadelphia: Saunders Elsevier.

Leibowitz, A., Desmond, K., & Belin, T. (2009). Determinants and policy implications of male circumcision in the United States. *Am J Public Health, 99*(1), 138.

Lourenco, T., Pickard, R., Vale, L., Grant, A., Fraser, C., MacLennan, G., *et al.* (2008). Minimally invasive treatments for benign prostatic enlargement: Systematic review of randomized controlled trials. *Br Med J, 337*, 966.

Mishra, V., Browne, J., & Emberton, M. (2008). Role of repeated prostatic massage in chronic prostatitis: A systematic review. *Urology, 72*(4), 731.

Mishriki, S.F., Grimsley, S.J., Nabi, G., Martindale, A., & Cohen, N.P. (2008). Improved quality of life and enhanced satisfaction after TURP: Prospective 12-year follow-up study. *Urology, 72*(2), 322.

Molokhia, E.A., & Perkins, A. (2008). Preventing cancer. *Prim Care, 35*(4), 609.

National Cancer Institute (2009a). *Prostate cancer prevention trial*. [En ligne]. www.cancer.gov (page consultée le 3 août 2009).

National Cancer Institute (2009b). *Prostate cancer screening (PDQ): Summary of evidence*. [En ligne]. www.cancer.gov/cancer/cancer/topics/pdq/screening/prostate (page consultée le 26 juin 2009).

National Cancer Institute (2009c). *Testicular cancer factsheet*. [En ligne]. www.nci.nih.gov/cancertopics/factsheet/sites-types/testicular (page consultée le 3 septembre 2009).

National Institute of Diabetes and Digestive and Kidney Diseases (2009). *Medical therapy of prostatic symptoms (MTOPS trial)*. [En ligne]. www2.niddk.nih.gov/News/SearchNews/12_17_2003.htm (page consultée le 5 janvier 2011).

National Kidney and Urologic Diseases Information Clearinghouse (2009a). *Prostatitis: Disorders of the prostate*. [En ligne]. http://kidney.niddk.nih.gov/kudiseases/pubs/prostatitis (page consultée le 5 janvier 2011).

National Kidney and Urologic Diseases Information Clearinghouse (2009b). *Urological diseases research updates, winter 2009*. [En ligne]. http://kidney.niddk.nih.gov/about/Research_Updates/UrologicDiseasesWin09/1.htm (page consultée le 5 janvier 2011).

Parsons, J., & Bennett, J. (2008). Outcomes of retropubic, laparoscopic and robotic-assisted prostatectomy. *Urology, 72*(2), 412.

Pontari, M.A. (2008). Chronic prostatitis/chronic pelvic pain syndrome. *Urol Clin North Am, 35*(1), 81.

Rakel, R., & Bope, E. (2008). *Conn's current therapy 2008* (60th ed.). Philadelphia: Saunders Elsevier.

Robbins, A.S., Koppie, T.M., Gomez, S.L., Parikh-Patel, A., & Mills, P.K. (2007). Differences in prognostic factors and survival among white and Asian men with prostate cancer, California, 1995-2004. *Cancer, 110*(6), 1255.

Rosen, R.C., Riley, A., Wagner, G., Osterloh, I.H., Kirkpatrick, J., & Mishra, A. (1997). The International Index of Erectile Function (IIEF): A multidimensional scale for assessment of erectile dysfunction. *Urology, 49*(6), 822.

Sabanegh, E., & Ragheb, A. (2009). Male fertility after cancer. *Urology, 73*(2), 225.

Saca-Hazboun, H. (2008). Advances in prostate cancer treatment: How do providers help patients choose appropriate treatments? *ONS Connect, 23*(9), 8.

Smith, R., Cokkinides, V., & Brawley, O. (2009). Cancer screening in the United States, 2009: A review of current American Cancer Society guidelines and issues in cancer screening. *Clin J Oncol Nurs, 11*, 27.

Steels, E. (2008). Probing the prostate safe and effective treatments for BPH. *Total Health*, *30*, 34.

Strief, D. (2008). An overview of prostate cancer: Diagnosis and treatment. *Medsurg Nurs*, *17*(4), 258.

Tacklind, J., MacDonald, R., Rutks, I., & Wilt, T.J. (2009). Serenoa repens for benign prostatic hyperplasia. *Cochrane Database System Rev*, *3*.

Thompson, I., Tangen, C.M., Goodman, P.J., Probstfield, J.L., Moinpour, C.M., & Coltman, C.A. (2005). Erectile dysfunction and subsequent cardiovascular disease. *JAMA*, *294*(23), 2996.

Trock, B., Han, M., Freedland, S.J., Humphreys, E.B., DeWeese, T.L., Partin, A.W., *et al.* (2008). Prostate cancer-specific survival following salvage radiotherapy vs observation in men with biochemical recurrence after radical prostatectomy. *JAMA*, *299*(23), 2760.

Weinstein, C. (2008). Benign prostatic hypertrophy: Analysis and homeopathic treatment. *American Journal of Homeopathic Medicine*, *101*, 149.

Yu Ko, W., & Sawatzky, J. (2008). Understanding urinary incontinence after radical prostatectomy: A nursing framework. *Clin J Oncol Nurs*, *12*(4), 647.

Zell, J., & Meyskens, F. (2008). Cancer prevention, detection and screening. In M. Abeloff, J.O. Armitago, J.E. Niederhuber, M.B. Kastan, & W.G. McKenna (Eds), *Abeloff's clinical oncology* (4th ed.). Philadelphia: Churchill Livingstone/Elsevier.

Références de l'édition française

Agence d'évaluation des technologies et des modes d'intervention en santé (2008). *La prostatectomie radicale assistée par robot*. [En ligne]. www.aetmis.gouv.qc.ca/site/phpwcms_filestorage/5804a62716cf6ac65e91aee4751079af.pdf (page consultée le 11 mai 2010).

American Joint Committee on Cancer (2010). *What is cancer staging?* [En ligne]. www.cancerstaging.org/mission/whatis.html (page consultée le 1er février 2011).

Bent, D., Kane, C., Shinohara, K., Neuhaus, J., Hudes, E.S., Goldberg, H., *et al.* (2006). Saw palmetto for benign prostatic hyperplasia. *N Engl J Med*, *354*(6), 557.

Centre d'urologie et d'andrologie de Paris (2010). *Varicocèle*. [En ligne]. www.prostate-paris.fr/index.php?page=57 (page consultée le 2 septembre 2010).

Centre McLaughlin, Institut de recherche sur la santé de la population, & Université d'Ottawa (2010). *Cancer des testicules*. [En ligne]. www.emcom.ca/health/testicularfr.shtml (page consultée le 23 mai 2010).

Elford, W. (2010). Dépistage du cancer des testicules (chapitre 74). [En ligne]. www.phac-aspc.gc.ca/publicat/clinic-clinique/pdf/s10c74f.pdf (page consultée le 23 mai 2010).

Encyclopédie canadienne du cancer (2011). [En ligne]. http://info.cancer.ca/cce-ecc/default.aspx?Lang=F&cceid=4339&toc=50 (page consultée le 5 janvier 2011).

Evers, J.H.L., Collins, J., & Clarke, J. (2009). Surgery or embolisation for varicoceles in subfertile men. *Cochrane Database System Rev*, *1*.

Fazio, L., & Brock, G. (2004). Erectile dysfunction: Management update. *CMAJ*, *170*(9). [En ligne]. www.cmaj.ca/cgi/content/full/170/9/1429 (page consultée le 27 octobre 2010).

Morris, B.J. (2010). *Rate of circumcision in adults and newborns*. [En ligne]. www.circinfo.net/rates_of_circumcision.html (page consultée le 20 mai 2010).

Murtagh, J., & Foerster, V. (2006). *La vaporisation photosélective dans le traitement de l'hypertrophie bénigne de la prostate* [Notes sur les technologies de la santé en émergence, n° 95]. Ottawa, Ont.: Agence canadienne des médicaments et des technologies de la santé. [En ligne]. www.cadth.ca/media/pdf/E0004_pvp_laser_cetap_f.pdf (page consultée le 10 mai 2010).

O'Brien, R. (2010). *Prostatite*. [En ligne]. www.cliniquelactuel.com/fr/infections/prostatite (page consultée le 11 mai 2010).

Parsons, J.K., & Kashefi, C. (2008). Physical activity, benign prostatic hyperplasia, and lower urinary tract symptoms. *Eur Urol*, *53*(6), 1228-1235.

Schroeder, F. Hermanek, P., Denis, L., Fair, W.R., Gospodazowicz, M.K., & Pavone-Macaluso, M. (1992). TNM classification of prostate cancer. *Prostate*, (suppl.), *4*, 129.

Société canadienne du cancer (2010a). *Cancer de la prostate*. [En ligne]. www.cancer.ca/Saskatchewan/Prevention/Get%20screened/Early%20detection%20for%20prostate%20cancer.aspx?sc_lang=fr-CA (page consultée le 31 janvier 2011).

Société canadienne du cancer (2010b). *Statistiques sur le cancer de la prostate*. [En ligne]. www.cancer.ca (page consultée le 11 mai 2010).

CHAPITRE 67

Références de l'édition originale

Baum, N. (2006). Urinary incontinence in the geriatric patient. *Clin Geriatr*, *14*(4), 35.

Cheung, C.M., Ponnusamy, A., & Anderton, J.G. (2008). Management of acute renal failure in the elderly patient: A clinician's guide. *Drugs & Aging*, *25*(6), 455.

Digesu, G.A., Athanasiou, S., Chaliha C., Michalas, S., Salvatore, S., Selvaggi, L., *et al.* (2006). Urethral retro-resistance pressure and urodynamic diagnoses in women with lower urinary tract symptoms. *BJOG*, *11*(1), 34.

Goldfarb, C.R., Srivastava, N.C., Grotas, A.B., Ongseng, F., & Nagler, H.M. (2006). Radionuclide imaging in urology. *Urol Clin North Am*, *33*(3), 319.

Johnson, V.Y. (2008). Urinary incontinence: No one should suffer in silence. *American Nurse Today*, *3*(11), 21.

Kiela, P.R., & Ghishan, F.K. (2009). Recent advances in the renal-skeletal-gut axis that controls phosphate homeostasis. *Laboratory Investigation*, *89*, 7.

Kohtz, C. (2007). Preventing contrast medium-induced nephropathy. *Am J Nurs*, *107*(9), 40.

Liamis, G., & Milionis, M.E. (2008). Blood pressure therapy and electrolyte disturbances. *Int J Clin Pract*, *62*(10), 1572.

Liang, S.Y., & Mackowiak, P.A. (2007). Emergencies in the elderly patient. *Clin Geriatr Med*, *23*(2), 441.

Palmer, M.H., & Newman, D.K. (2007). Urinary incontinence and estrogen: Is hormone replacement therapy an effective treatment? *Am J Nurs*, *107*(3), 35.

Quaggin, S.E., & Kreidberg, J.A. (2008). Development of the renal glomerulus: Good neighbors and good fences. *Development*, *135*(4), 609-620.

Smith, H.W. (1953). *From fish to philosopher*. Boston: Little, Brown and Company.

Stevens, L.A., & Levey, A.S. (2007). *Frequently asked questions about GFR estimates*. [En ligne]. www.kidney.org/professionals/KLS/GFR.cfm (page consultée le 17 novembre 2010).

Références de l'édition française

Berns, J.S. (2009). Disorders of magnesium. In A. Greenberg, A.K. Cheung, et al., Primer on kidney disease (5th ed.). Philadelphia: Elsevier.

Bourquin, V., & Giovannini, M. (2007). Protéinurie. Première partie: Physiopathologie, détection et quantification. *Forum médical suisse*, *7*, 708-712. [En ligne]. www.medicalforum.ch/pdf/pdf_f/2007/2007-35/2007-35-043.PDF (page consultée le 17 janvier 2011).

Briggs, J.P., Kriz, W., & Schnermann, B. (2009). Overview of Kidney Function and Structure. In A. Greenberg, A.K. Cheung, et al., Primer on kidney disease (5th ed.). Philadelphia: Elsevier.

Cockcroft, D.W., & Gault, M.H. (1976). Prediction of creatinine clearance from serum creatinine. *Nephron*, *16*, 31-41.

Collège des médecins du Québec, & Ordre des pharmaciens du Québec (2004). *Les produits de santé naturels. Pour mieux conseiller vos patients*. [En ligne]. www.opq.org/fr/media/docs/guides-normes/ld_psn-professionnels.pdf (page consultée le 17 novembre 2010).

Comité d'experts des lignes directrices de pratique clinique de l'Association canadienne du diabète (2008). Lignes directrices de pratique clinique de l'Association canadienne du diabète pour la prévention et le traitement du diabète au Canada. *Canadian Journal of Diabetes*, *32*(suppl. 2), S1-S225. [En ligne]. www.diabetes.ca/documents/about-diabetes/CPG_FR.pdf (page consultée le 17 novembre 2010).

Gougoux, A. (2004). La physiologie rénale. In S. Quérin & L. Valiquette, *L'essentiel sur la néphrologie et l'urologie* (2e éd.). Saint-Hyacinthe, Qc: Edisem Maloine.

Gougoux, A. (2009). *Physiologie des reins et des liquides corporels* (2e éd.). Québec, Qc: Multimondes.

Guyton, A.C, & Hall, J.E. (2010). *Textbook of medical physiology* (11th ed.). Toronto: Saunders.

Jennette, J.C., & Falk, R.J. (2009). Glomerular clinicopathologic syndromes. In A. Greenberg, A.K. Cheung, *et al.*, *Primer on kidney disease* (5th ed.). Philadelphia: Elsevier.

Levey, A.S., Bosch, J.P., Lewis, J.B., Greene, T., Rogers, N. & Roth, D. (1999). A more accurate method to estimate glomerular filtration rate from serum creatinine: A new prediction equation. Modification of diet in renal disease study group. *Ann Intern Med*, *130*(6), 461-470.

Lord, A., & Ménard, C. (2002). La néphrotoxicité médicamenteuse, comment limiter les dégâts? *Le médecin du Québec*, *3*(6), 55-59.

Marieb, E.N. (2010). *Anatomie et physiologie humaine* (trad. L. Moussakova et R. Lachaîne) (4e éd.). Montréal: Éditions du Renouveau Pédagogique Inc.

McCormack, M., Pharand, D., & Valiquette, L. (2004). Méthodes d'exploration de l'appareil urinaire. In S. Quérin & L. Valiquette, *L'essentiel sur la néphrologie et l'urologie* (2e éd.). Saint-Hyacinthe, Qc: Edisem Maloine.

Ordre des infirmières et infirmiers du Québec (2010). *PRN. Comprendre pour intervenir. Guide d'évaluation, de surveillance clinique et d'interventions infirmières* (2e éd.).. Montréal: Ordre des infirmières et infirmiers du Québec.

Pagana, K.D., & Pagana, T.J. (2006). *Manual of diagnostic and laboratory tests* (3rd ed.). Toronto: Mosby.

Quérin, S., & Valiquette, L. (2004). *L'essentiel sur la néphrologie et l'urologie* (2e éd.). Saint-Hyacinthe, Qc: Edisem Maloine.

Robitaille, P., & Gougoux, A. (2004). Épreuves rénales fonctionnelles et non fonctionnelles. In S. Quérin & L. Valiquette, *L'essentiel sur la néphrologie et l'urologie* (2e éd.). Saint-Hyacinthe, Qc: Edisem Maloine.

Santé Canada (2007). *Guide de conformité concernant les produits de santé naturels*. [En ligne]. http://dsp-psd.tpsgc.gc.ca/Collection/H164-29-2006F.pdf (page consultée le 17 novembre 2010).

Wilson, D.D. (2010). Examens complémentaires. Montréal: Chenelière/McGraw-Hill.

CHAPITRE 68

Références de l'édition originale

Anderson, B., & Naish, W. (2008a). Bladder cancer and smoking. Part 1: Addressing the associated risk factors. *Br J Nurs*, *17*(18), 1182.

Anderson, B., & Naish, W. (2008b). Bladder cancer and smoking. Part 2: Diagnosis and management. *Br J Nurs*, *17*(19), 1240.

Bradway, C., Coyne, K.S., Irwin, D., & Kopp, Z. (2008). Lower urinary tract symptoms in women – a common but neglected problem. *J Am Acad Nurse Pract*, *20*(6), 311.

Carpentier, X., Daudon, M., Traxer, O., Jungers, P., Mazouyes, A., Matzen, G., *et al.* (2009). Relationships between carbonation rate of carbapatite and morphologic characteristics of calcium phosphate stones and etiology. *Urology*, *73*(5), 968.

Chapman, A. (2009). Polycystic kidney disease: The adence of kidney growth in ADPKD. *Nat Rev Nephrol, 5,* 311.

Chen, Z., Lu, G., Li, X., Li, X., Fang, Q., Ji, H., *et al.* (2009). Better compliance contributes to better nocturnal continence with orthotopic ileal neobladder than ileocolonic neobladder after radical cystectomy for bladder cancer. *Urology, 73*(4), 838.

Colombel, M., Soloway, M., Akaza, H., Böhle, A., Palou, J., Buckley, R., *et al.* (2008). Epidemiology, staging, grading, and risk stratification of bladder cancer. *Eur Urol Supplements, 7*(10), 618.

Czaja, C.A., Scholes, D., Hooton, T.M., & Stamm, W.E. (2007). Population-based epidemiologic analysis of acute pyelonephritis. *Clin Infect Dis, 45*(3), 273.

Dell, J.R. (2007). Interstitial cystitis/painful bladder syndrome: Appropriate diagnosis and management. *J Womens Health, 16*(8), 1181.

Dmochowski, R. (2007). Urethral diverticula. In A.J. Wein, L.R. Kavoussi, A.C. Novick, A.W. Partin, & C.A. Peters (Eds), *Campbell-Walsh urology* (9th ed.). Philadelphia: Saunders.

Estores, I.M., Olsen, D., & Gómez-Marin, O. (2008). Silver hydrogel urinary catheters: Evaluation of safety and efficacy in single patient with chronic spinal cord injury. *J Rehabil Res Dev, 45*(1), 135.

Ferri, F.F. (2008). Nephrotic syndrome. In F.F. Ferri (Ed.), *2008 Ferri's clinical advisor. Instant diagnosis and treatment.* Philadelphia: Mosby.

Gerbershagen, H.J., Dagtekin, O., Rothe., T, Heidenreich, A., Gerbershagen, K., Sabatowski, R., *et al.* (2009). Risk factors for acute and chronic postoperative pain in patients with benign and malignant renal disease after nephrectomy. *Eur J Pain, 13*(8), 853.

Goligher, E.C., & Detsky, A.S. (2009). Migratory pulmonary infiltrates. Goodpasture syndrome. *CMAJ, 180*(1), 75.

Gotelli, J.M., Merryman, P., Carr, C., McElveen, L., Epperson, C., & Bynum, D. (2008). A quality improvement project to reduce the complications associated with indwelling urinary catheters. *Urol Nurs, 28*(6), 465.

Graves, N., Tong, E., Morton, A.P., Halton, K., Curtis, M., Lairson, D., *et al.* (2007). Factors associated with health care-acquired urinary tract infection. *Am J Infect Control, 35*(6), 387.

Griebling, T.L. (2007). Urinary tract infection in women. In M.S. Litwin & C.S. Saigal (Eds), *Urologic diseases in America.* Washington, D.C.: US Government Printing Office.

Head, C. (2006). Insertion of a urinary catheter. *Nursing Older People, 18*(10), 33.

Higgins, D. (2008). Patient assessment: Part 6 – urinalysis. *Nurs Times, 104*(12), 22.

Hinoul P., Roovers J.P., Ombelet W., & Vanspauwen, R. (2009). Surgical management of urinary stress incontinence in women: A historical and clinical overview. *Eur J Obstet Gynecol Reprod Biol, 145*(2), 219.

Jepson, R.G., Mihaljevic, L., & Craig, J.C. (2009). Cranberries for treating urinary tract infections. *Cochrane Database System Rev, 4,* CD001322.

Johnson, V.Y. (2008). Urinary incontinence: No one should suffer in silence. *American Nurse Today, 3*(11), 21.

Kanjanabuch, T., Kittikowit, W., & Ejam-Ong, S. (2009). An update on acute postinfectious glomerulonephritis worldwide. *Nat Rev Nephrol, 5,* 259.

Khullar, V., Rovner, E.S, Dmochowski, R., Nitti, V., Wang, J., & Guan, Z. (2008). Fesoterodine dose response in subjects with overactive bladder syndrome. *Urology, 71,* 839.

Kivrak, A.S., Kiresi, D., Emlik, D., Odev, K., & Kilinc, M. (2009). Comparison of CT virtual cystoscopy of the contrast material-filled bladder with conventional cystoscopy in the diagnosis of bladder tumours. *Clin Radiol, 64*(1), 30.

Koff, S.G., Paquette, E.L., Cullen, J., Gancarczyk, K.K., Tucciarone, P.R., & Schenkman, N.S. (2007). Comparison between lemonade and potassium citrate and impact on urine pH and 24-hour urine parameters in patients with kidney stone formation. *Urology, 69*(6), 1013.

Krause, K., Mowassee, M., & Auerhahn, C. (2008). Urinary tract infections in the elderly: Symptomatology and prevention. *Am J Nurse Pract, 12*(9), 57.

Lauritzen, M., Greis, G., Sandberg, A., Wedren, H., Ojdeby, G., & Henningsohn, L. (2009). Intermittent self-dilatation after internal urethrotomy for primary urethral strictures: A case-control study. *Scand J Urol Nephrol, 43*(3), 220.

Lin, K., & Fajardo, K. (2008). Screening for asymptomatic bacteriuria in adults: Evidence for the U.S. Preventive Services Task Force reaffirmation recommendation statement. *Ann Intern Med, 149*(1), W20. [En ligne]. www.ahrq.gov/clinic/uspstf08/asymptbact/asbactart.htm (page consultée le 20 décembre 2010)

Malcolm, J.B., Derweesh, I.H., Mehrazin, R., DiBlasio, C.J., Vance, D.D., Joshi, S., *et al.* (2008). Nonoperative management of blunt renal trauma: is routine early follow-up imaging necessary? *BMC Urol, 8*(11). [En ligne]. www.giomedcentral.com/1471-2490/8/11 (page consultée le 20 décembre 2010).

Martin, J.L., Williams K.S., Sutton A.J., Abrams, K.R., & Assassa, R.P. (2006). Systematic review and meta-analysis of methods of diagnostic assessment for urinary incontinence. *Neurourol Urodyn, 25*(7), 674.

Mistry, S., Goldfarb, D., & Roth, D.R. (2007). Use of hydrophilic-coated urethral catheters in management of acute urinary retention. *Urology, 70*(1), 25.

Mitterberger, M., Pinggera, G.M., Marksteiner, R., Margreiter,E., Fussenegger, M., Frauscher, F., *et al.* (2008). Adult stem cell therapy of female stress urinary incontinence. *Current Medical Literature: Gynecology & Obstetrics, 13*(3), 84.

Moldawer, N.P., & Figlin, R. (2008). Renal cell carcinoma: The translation of molecular biology into new treatments, new patient outcomes, and nursing implications. *Oncol Nurs Forum, 35*(4), 699.

Newman, D.K. (2009). CAUTION: Carefully manage indwelling catheters: Review best practices for reducing catheter-associated urinary tract infections. *Nursing Management, 40,* 20.

Nicolle, L.E. (2008). Uncomplicated urinary tract infection in adults including uncomplicated pyelonephritis. *Urol Clin North Am, 35,* 1-12.

Niel-Weise, B.S., & Van den Broek, P.J. (2006). Urinary catheter policies for short-term bladder drainage in adults. *Cochrane Database System Rev, 3,* CD004203.

Norrby, S.R. (2007). Approach to the patient with urinary tract infection. In L. Goldman, & D. Ausiello (Eds), *Cecil textbook of medicine* (23rd ed.). Philadelphia: Saunders.

Panzera, A.K. (2007). Interstitial cystitis/painful bladder syndrome. *Urol Nurs, 27*(1), 13.

Pellatt, G.C. (2007). Urinary elimination: Part 2 – retention, incontinence and catheterization. *Br J Nurs, 16*(8), 480.

Perlmutter, A.E., Talug, C., Tarry, W.F., Zaslau, S., Mohseni, H., & Kandzari, S.J. (2008). Impact of stone location on success rates of endoscopic lithotripsy for nephrolithiasis. *Urology, 71*(2), 214.

Peterson, J., Kaul, S., Khashab, M., Fisher, A.C., & Kahn, J.B. (2008). A double-blind, randomized comparison of levofloxacin 750 mg once-daily for five days with ciprofloxacin 400/500 mg twice-daily for 10 days for the treatment of complicated urinary tract infections and acute pyelonephritis. *Urology, 71*(1), 17.

Pietrow, P.K., & Karellas, M.E. (2006). Medical management of common urinary calculi. *Am Fam Physician, 74*(1), 86.

Robinson, J. (2009). Urinary catheterization: Assessing the best options for patients. *Nurs Stand, 23*(29), 40.

Sakamoto, K., Sharma, S., & Wheeler, J. (2007). Long-term subjective continence status and use of alternative treatments by women with stress urinary incontinence after collagen injection therapy. *World J Urol, 25*(4), 431.

Sakhaee, K. (2009). Recent advances in the pathophysiology of nephrolithiasis. *Kidney Int, 75*(6), 585.

Salvadalena, G. (2006). Incidence of complications of the stoma and periostomal skin among individuals with colostomy, ileostomy, and urostomy: A systematic review. *J Wound Ostomy Continence Nurs, 35*(6), 596.

Shorter, B. (2006). The potential role of diet in the treatment of interstitial cystitis/painful bladder syndrome. *Top Clin Nutr, 21*(4), 312.

Singla, M., Srivastava, A., Kapoor, R., Gupta, N., Ansari, M.S., Dubey, D., *et al.* (2008). Aggressive approach to staghorn calculi-safety and efficacy of multiple tracts percutaneous nephrolithotomy. *Urology, 71*(6), 1039.

Steggall, M.J. (2007). Acute urinary retention: Causes, clinical features, and patient care. *Nurs Stand, 21*(29), 42.

Takenaka, A., Yamada, Y., Miyake, H., Hara, I., & Fujisawa, M. (2008). Clinical outcomes of bacillus Calmette-Guérin instillation therapy for carcinoma in situ of urinary bladder. *Int J Urol, 15*(4), 309.

Tolkoff-Rubin, N.E., Cotran, R.S., & Rubin, R.H. (2008). Urinary tract infection, pyelonephritis, and reflux nephropathy. Dans B.M. Brenner & S.A. Levine (Eds), *Brenner & Hector's the kidney* (8th ed.). Philadelphia: Saunders.

Traver, M.A., Passman, C.M., LeRoy, T., Passmore, L., & Assimos, D.G. (2009). Is the internet a reliable source for dietary recommendations for stone formers? *J Endourol, 23*(4), 715.

Wagenlehner, F.M.E., Pilatz, A., Naber, K.G., & Weidner, W. (2008). Therapeutic challenges of urosepsis. *Eur J Clin Invest, 38*(suppl. 2), 45.

Walz, J., Shariat, S.F., Suardi, N., Perrotte, P., Lotan, Y., Palapattu, G.S., *et al.* (2008). Adjuvant chemotherapy for bladder cancer does not alter cancer-specific survival after cystectomy in a matched case-control study. *BJU Int, 101*(11), 1356.

Workowski, K.A., & Berman, S.M. (2006). Sexually transmitted diseases treatment guidelines. *MMWR Morb Mortal Wkly Rep, 55*(RR-11), 1-92.

Wright, P., Redpath, A.T., Høyer, M., Grau, C., & Muren, L.P. (2008). The normal tissue sparing potential of adaptive strategies in radiotherapy of bladder cancer. *Acta Oncol, 47*(7), 1382.

Xu, Y.M., Sa, Y.L., Fu, Q., Zhang, J., Xie, H., & Jin, S.-B. (2009). Transpubic access during pedicle tabularized labial urethroplasty for the treatment of female urethral strictures associated with urethrovaginal fistulas secondary to pelvic fracture. *Eur Urol, 56*(1), 193.

Références de l'édition française

Association canadienne d'urologie (2005). *Lignes directrices sur l'incontinence urinaire* [En ligne]. www.cua.org/guidelines/inc_2005_fr.pdf (page consultée le 20 décembre 2010).

Association québécoise d'établissements de santé et de services sociaux [AQESSS] (2005). *Prélèvement d'urine.* Québec: Association québécoise d'établissements de santé et de services sociaux

Carle, S. (2005). Les infections nosocomiales. *L'Actualité médicale, 8,* 1-8.

Carr, L.K., Corcos, J., Nickel, J.C., & Teichman, J. (2008). *Lignes directrices pour le diagnostic de la cystite interstitielle.* [En ligne]. www.cua.org/guidelines/inc_2005_fr.pdf (page consultée le 20 décembre 2010).

Cattran, D.C. (2009). Membranous nephropathy. In A. Greenberg, A.K. Cheung, *et al.*, *Primer on kidney disease.* (5th ed.). Philadelphia: Elsevier.

Chapman, A.B. (2009). Polycystic and other cystic kidney diseases. In A. Greenberg,

A.K. Cheung, *et al.*, *Primer on kidney disease*. (5th ed.). Philadelphia: Elsevier.

Conseil du médicament du Québec (2009). *Infection urinaire chez l'adulte*. [En ligne]. www.cdm.gouv.qc.ca/site/download.php?f=eba5f2be191f5449313d76e9e5935aa6 (page consultée le 20 décembre 2010).

Canadian Urological Association (2009). Management of kidney cancer: Canadian Kidney Cancer Forum consensus update. *Can Urol Assoc J, 3*(3), 200-204. [En ligne]. http://kidneycancercanada.org/dbfiles/81.pdf (page consultée le 20 décembre 2010).

Fondation d'aide aux personnes incontinentes (Canada) (2007). *Incontinence: une perspective canadienne*. [En ligne]. www.canadiancontinence.ca/pdf/Incontinence-Une_Perspective_Canadienne.pdf (page consultée le 20 décembre 2010)

Foxman, B. (2010). The epidemiology of urinary tract infection. *Nat Rev Urol, 7*, 653-660.

Gregory, M.C. (2009). Alport's syndrome and related disorders. In A. Greenberg & A.K. Cheung, *et al.* (Eds), *Primer on kidney disease* (5th ed.). Philadelphia: Elsevier.

Hogg, R.J. (2009). Immunoglobulin and related disorders. In A. Greenberg, A.K. Cheung, *et al.* (Eds), *Primer on kidney disease* (5th ed.). Philadelphia: Elsevier.

Institut canadien d'information en santé (2010). Traitement du stade terminal de l'insuffisance organique au Canada, de 1999 à 2008 – Rapport annuel 2010 du RCITO. [En ligne]. http://secure.cihi.ca/cihiweb/products/corr_annual_report_2010_f.pdf (page consultée le 20 décembre 2010).

Jennette, J.C., & Falk, R.J. (2009). Glomerular clinicopathologic syndromes. In A. Greenberg, A.K. Cheung, *et al.* (Eds), *Primer on kidney disease* (5th ed.). Philadelphia: Elsevier.

Kassouf, W., Kamat, A., Zlotta, A., *et al.* (2009). *Guide pratique canadien pour le cancer de la vessie sans envahissement musculaire*. [En ligne]. www.cua.org/guidelines/inc_2005_fr.pdf (page consultée le 20 décembre 2010).

Kaufman. D. (2006). Doctor's forum. *JCA Update, 15*, 18.

Landefeld, C.S., Bowers, B.J., Feld, A.D., Hartmann, K.E., Hoffman, E., Ingber, M.J., *et al.* (2008). National Institutes of Health State-of-the-science conference statement: Prevention of fecal and urinary incontinence in adults. *Ann Intern Med, 148*, 449.

Ministère de la Santé et des Services sociaux, & Comité d'examen sur la prévention et le contrôle des infections nosocomiales (2005). D'abord, ne pas nuire… les infections nosocomiales au Québec, un problème majeur de santé, une priorité. Rapport du comité d'examen sur la prévention et le contrôle des infections nosocomiales. [En ligne]. http://publications.msss.gouv.qc.ca/acrobat/f/documentation/2005/05-209-01web.pdf (page consultée le 20 décembre 2010).

Moldwin, R. (2005). Pelvic floor dysfunction in the IC/PBS patient. *Int Urogynecol J Pelvic Floor Dysfunct, 16*, S30-S32.

Newman, D.K. (2002). *Patient Kegel exercises & finding your pelvic muscle*. [En ligne]. www.seekwellness.com/kegel/kegel_exercises.pdf (page consultée le 14 décembre 2010).

Ordre des infirmières et infirmiers du Québec (2009). *Surveillance clinique des clients qui reçoivent des médicaments ayant un effet dépressif sur le système nerveux central. Avis* (2e éd.). Montréal: Ordre des infirmières et infirmiers du Québec.

Ouimet, D., & Ponsot, Y. (2004). Physiopathologie de la lithiase urinaire. Dans S. Quérin & L. Valiquette, *L'essentiel sur la néphrologie et l'urologie* (2e éd.). Saint-Hyacinthe, Qc: Edisem Maloine.

Parker, D., Callan, L., Harwood, J., Thompson, D.L., Wilde, M., & Gray, M. (2009). Nursing interventions to reduce the risk of catheter-associated urinary tract infection, part 1: Catheter selection. *J Wound Ostomy Continence Nurs, 36*(1), 23-34.

Pélissier-Simard, L. (2008). Cystite interstitielle. [En ligne]. www.passeportsante.net/fr/Maux/Problemes/Fiche.aspx?doc=cystite_interstitielle_pm (page consultée le 20 décembre 2010).

Quérin, S., Russo, Robitaille, & Marion (2004). Glomérulopathies. Dans S. Quérin & L. Valiquette, *L'essentiel sur la néphrologie et l'urologie* (2e éd.). Saint-Hyacinthe, Qc: Edisem Maloine.

Salama, A.D., & Pusey, C.D. (2009). Goodpasture's syndrome and other anti-glomerular basement membrane disease. In A. Greenberg & A.K. Cheung, *et al.*, *Primer on kidney disease* (5e éd.). Philadelphia: Elsevier.

Shamliyan, T., Wyman, J., Bliss, D.Z., Kane, R.L., & Wilt, T.J. (2007). *Prevention of fecal and urinary incontinence in adults*. Rockville, Md.: Agency for Healthcare Research and Quality.

Société canadienne du cancer (SCC) (2010). *Statistiques canadiennes sur le cancer*. [En ligne]. www.cancer.ca/Quebec/About%20cancer/Cancer%20statistics/Canadian%20Cancer%20Statistics.aspx?sc_lang=fr-ca&r=1 (page consultée le 20 décembre 2010).

Valiquette, L., Ouimet, D., & Maufette, F. (2004). Infection urinaire. Dans S. Quérin & L. Valiquette, *L'essentiel sur la néphrologie et l'urologie* (2e éd.). Saint-Hyacinthe, Qc: Edisem Maloine.

Warren, J.W. (2007). Interstitial cystitis/painful bladder syndrome. *Urol Nurs, 27*(3), 185-190.

CHAPITRE 69

Références de l'édition originale

Ali, T., Khan, I., Simpson, W., Prescott, G., Townend, J., Smith, W., *et al.* (2007). Incidence and outcomes in acute kidney injury: A comprehensive population-based study. *J Am Soc Nephrol, 18*(4),1292.

Bagshaw, S., Dinu, G., & Bellomo, R. (2007). A multi-centre evaluation of the RIFLE criteria for early acute injury in critically ill patients. *Nephrol Dial Transplant, 23*(4).

Bell, D.S. (2008). Hypertension and diabetes: A toxic combination. *Endocr Pract, 14*(8), 1031.

Coresh, J., Selvin, E., Stevens, L., Manzi, J., Kusek, J.W., Eggers, P., *et al.* (2007). Prevalence of chronic kidney disease in the United States. *JAMA, 298*(17), 2038.

Cotton, A. (2007). Medical nutrition therapy in acute kidney injury. *Nephrol Nurs J, 34*(4), 444.

Crowley, S.T., & Peixoto, A. (2009). Acute kidney injury in the intensive care unit. *Clin Chest Med, 30*(1), 29.

Danovitch, G.M. (2005). *Handbook of kidney transplantation* (4th ed.). Philadelphia: Lippincott Williams & Wilkins.

De Klerk, M., Witvliet, M.D., Haase-Kromwijk, B.J., Claas, F.H., & Weimar, W. (2008). Hurdles, barriers, and successes of a national living donor kidney exchange program. *Transplantation, 86*(12), 1749.

Eyre, S., & Attman, P.O. (2008). Protein restriction and body composition in renal disease. *J Ren Nutr, 18*(2), 167.

Farina, J. (2008). Peritoneal dialysis: Strategies to maintain competency for acute and extended care nurses. *Nephrol Nurs J, 35*(3), 271.

Foley, R., Murray, A., Li, S., Herzog, C.A., Mcbean, M.A., Eggers, P.W., *et al.* (2005). Chronic kidney disease and the risk for cardiovascular disease, renal replacement and death in the United States Medicare population, 1998-1999. *J Am Soc Nephrol, 16*(2), 489.

Hall, G., & Esser, E. (2008). Challenges of care for the patient with acute kidney injury. *J Infus Nurs, 31*(3), 150.

Haras, M.S. (2008). Planning for a good death: A neglected but essential part of ESRD care. *Nephrol Nurs J, 35*(5), 451.

Harper, C.R., & Jacobson, T.A. (2008). Managing dyslipidemia in chronic kidney disease. *J Am Coll Cardiol, 51*(25), 2375.

Ho, K., & Morgan, D. (2008). Use of isotonic sodium bicarbonate to prevent radiocontrast nephropathy in patients with mild pre-existing renal impairment: A meta-analysis. *Anesth Intensive Care, 36*(5), 646.

Ibrahim, H.N., Foley, R., Tan, L., Rogers, T., Bailey, R.F., Guo, H., *et al.* (2009). Long-term consequences of kidney donation. *N Engl J Med, 360*(5), 459.

Ikizler, T.A. (2009). Dietary protein restriction in CKD: The debate continues. *Am J Kidney Dis, 53*(2), 208.

Kellum, J. (2008). Acute kidney injury. *Crit Care Med, 36*(suppl. 4), S141.

Kellum, J., Bellomo, R., & Ronco, C. (2008). Definition and classification of acute kidney injury. *Nephron Clin Pract, 109*, c182.

Kellum, J., Ronco, C., Mehta, R., & Bellomo, R. (2005). Consensus development in acute renal failure: the Acute Dialysis Quality Initiative. *Curr Opin Crit Care, 11*, 527.

Khan, S., & Amedia, C.A. (2008). Economic burden of chronic kidney disease. *J Eval Clin Pract, 14*(3), 422.

Kolhe, N.V., Stevens, P., Crowe, A., Lipkin, G.W., & Harrison, D.A. (2008). Case mix, outcome and activity for patients with severe acute kidney injury during the first 24 hours after admission to an adult, general critical care unit: Application of predictive models from a secondary analysis of the ICNARC Case Mix Programme Database. *Crit Care, 12*(suppl. 1), S2.

Komaba, H., Tanaka, M., & Fukagawa, M. (2008). Treatment of chronic kidney disease-mineral and bone disorder (CKD-MBD). *Intern Med, 47*(11), 989.

Levin, A. (2007). Understanding recent hemoglobin trials in CKD: Methods and lesson learned CREATE and CHOIR. *Nephrol Dial Transplant, 22*(2), 309.

Lockridge, R.S., & Moran, J. (2008). Short daily hemodialysis and nocturnal hemodialysis at home: Practical considerations. *Semin Dial, 21*(1), 49.

McCarley, P.B., & Arjomand, M. (2008). Mineral and bone disorders in patients on dialysis: Physiology and clinical consequences. *Nephrol Nurs J, 35*(1), 59.

Mitka, M. (2008). Report notes increase in kidney disease. *JAMA, 300*(21), 2473.

Molino, C., Fabbian, F., Cozzolino, M., & Longhini, C. (2008).The management of viral hepatitis in CKD patients: An unresolved problem. *Int J Artif Organs, 31*(8), 683.

Neyhart, C.D. (2008). Education of patients pre and post-transplant: Improving outcomes by overcoming the barriers. *Nephrol Nurs J, 35*(4), 409.

Palmer, B.P. (2008). Management of hypertension in patients with chronic kidney disease and diabetes mellitus. *Am J Med, 121*(suppl. 8), S16.

Pannu, N., Klarenback, S., Wiebe, N., Manns, B., & Tonelli, M. (2008). Renal replacement therapy in patients with acute kidney failure: A systematic review. *JAMA, 299*(7), 793.

Peacock, P., & Sinert, R. (2008). *Renal failure, Acute*. [En ligne]. http://emedicine.medscape.com/article/777845-overview (page consultée le 22 décembre 2010).

Raff, A.C., Meyer, T.W., & Hostetter, T.H. (2008). New insights into uremic toxicity. *Curr Opin Nephrol Hypertens, 17*(6), 560.

Ricci, A., Cruz, D., & Ronco, C. (2008). The RIFLE criteria and mortality in acute kidney injury: A systematic review. *Kidney Int, 73*(5), 538.

Ryan, T., Sloand, J., Winters, P., Corsetti, J.P., & Fisher, S.G. (2007). Chronic kidney disease prevalence and rate of diagnosis. *Am J Med, 120*(11), 981.

Ryan, T.P., Fisher, S.G., Elder, J.L., Winters, P.C., Beckett, W., Tacci, J., *et al.* (2009). Increased cardiovascular risk associated with reduced kidney function. *Am J Nephrol, 29*(6), 620.

Saidi, R.F., Kennealey, P.T., Elias, N., Kawai, T., Hertl, M., Farrell, M., *et al.* (2008). Deceased donor kidney transplantation in elderly patients: Is there a difference in outcomes? *Transplant Proc, 40*, 10.

Snyder, J.J., & Collins, A.J. (2009). KDOQI Hypertension, dyslipidemia and diabetes care guidelines and current care patterns in the United States CKD population: National Health and Nutrition Examination Survey 1999-2004. *Am J Nephrol, 30*(1), 44.

Stall, S. (2008). Protein recommendations for individuals with CKD stage 1-4. *Nephrol Nurs J, 35*(3), 279.

U.S. Department of Health and Human Resources (2006). *ESRD—general information.* [En ligne]. www.cms.hhs.gov/ESRDGeneralInformation (page consultée le 16 janvier 2011).

United Network for Organ Sharing (2008). Annual report: The US scientific registry of transplant recipients and the organ procurement and transplantation network. Bethesda, Md.: U.S. Department of Health and Human Services.

United States Renal Data System (2008). *USRDS 2008 annual data report: Atlas of end-stage renal disease.* Bethesda, Md.: National Institute of Diabetes and Digestive and Kidney Diseases.

Vassalotti, J.A., Stevens, L.A., & Levey, A.S. (2007). Testing for chronic kidney disease: A position statement from the National Kidney Foundation. *Am J Kidney Dis, 50*(2), 16-17.

Références de l'édition française

Association des infirmières et infirmiers autorisés de l'Ontario (2006). *Soins axés sur les besoins du client. Supplément.* [En ligne]. www.rnao.org/Storage/20/1448_CCC_supplement_FR.pdf (page consultée le 22 décembre 2010).

Association des infirmières et infirmiers autorisés de l'Ontario (2009). *Decision support for adults living with chronic kidney disease.* [En ligne]. www.rnao.org/Storage/61/5545_Decision_Support_for_Adults_Living_with_Chronic_Kidney_Disease-_Revised_Final_Sept_23,_2009.pdf (page consultée le 22 décembre 2010).

Charbonneau, R., & Quérin, S. (2004). Insuffisance rénale chronique. Dans S. Quérin & L. Valiquette, *L'essentiel sur la néphrologie et l'urologie* (2ᵉ éd.). Paris/Saint-Hyacinthe, Qc: Edisem Maloine.

Commission de l'éthique de la science et de la technologie du Québec (2006). Le don et la transplantation d'organes par échanges: considérations éthiques sur une nouvelle option. [En ligne]. www.ethique.gouv.qc.ca/index.php?option=com_docman&Itemid=68 (page consultée le 22 décembre 2010).

Conseil d'évaluation des technologies de la santé du Québec (1998). *Hémodialyse et dialyse péritonéale: analyse comparative des rapports coût-efficacité. Rapport présenté au Ministère de la Santé et des Services sociaux.* Montréal: Conseil d'évaluation des technologies de la santé du Québec.

Farrington, K., & Warwick, G. (2009). *RA Guidelines. Planning, initiating and withdrawal of renal replacement therapy.* [En ligne]. www.renal.org/pages/pages/guidelines/current/rrt.php (page consultée le 22 décembre 2010).

Fondation canadienne du rein (2010a). *Don d'organes.* [En ligne]. www.kidney.ca/

Page.aspx?pid=841 (page consultée le 22 décembre 2010).

Fondation canadienne du rein (2010b). *L'insuffisance rénale d'origine diabétique est une bataille que les Canadiens ont le pouvoir de gagner.* [En ligne]. www.rein.ca/Document.Doc?id=829 (page consultée le 24 janvier 2011).

Fouque, D., & Laville, M. (2009). Low protein diets for chronic kidney disease in nondiabetic adults. *Cochrane Database of Syst Rev, 3*, CD 001892.

Frenette, A.J., & Williamson, D. (2004). *Introduction aux thérapies continues de remplacement rénal et principes d'ajustement des posologies des médicaments.* [En ligne]. www.pharmactuel.com/sommaires/200404pt.pdf (page consultée le 22 décembre 2010).

Frenette, C. (2009). *Surveillance des bactériémies nosocomiales associées aux accès veineux en hémodialyse: avril 2007 - mars 2008.* [En ligne]. www.inspq.qc.ca/pdf/publications/939_SurvBacNosoHemo.pdf (page consultée le 22 décembre 2010).

Harwood, L., Locking-Cusolito, H., Spittal, J., Wilson, B., & White, S. (2005). Preparing for hemodialysis: Patient stressors and responses. *Nephrol Nurs J, 32*(3), 295-303.

Institut canadien d'information sur la santé (2010). *Traitement du stade terminal de l'insuffisance organique au Canada, de 1999 à 2008 – rapport annuel 2010 du RCITO.* [En ligne]. http://secure.cihi.ca/cihiweb/products/corr_annual_report_2010_f.pdf (page consultée le 22 décembre 2010).

James, M.T, Hemmelgarn, B.R., & Tonelli, M. (2010). Early recognition and prevention of chronic kidney disease. *Lancet, 375,* 1296-1308.

Klarenbach, S., & Mann, B. (2009). Economic evaluation of dialysis therapies. *Semin Nephrol, 29*(5), 524-532.

Leblanc, M., & Gagné, E.V. (2004). L'insuffisance rénale aiguë. Dans S. Quérin & L. Valiquette, *L'essentiel sur la néphrologie et l'urologie* (2ᵉ éd.). Paris/Saint-Hyacinthe, Qc: Edisem Maloine.

Levin, A., Hemmelgarn, B., Culleton, B., Tobe, S., McFarlane, P., Ruzicka, M., *et al.* (2008). *Guideline for the management of chronic kidney disease. CMAJ, 179*(11), 1154.

Levy, A.R., Sobolev, B., James, D., Barrable, W., Clarke-Richardson, P., Sullivan, S.D., *et al.* (2009). The costs of change: Direct medical costs of solid organ transplantation in British Columbia, Canada, 1995-2003. *Value Health, 12*(2), 282-292.

Lobbedez, T., Pujo, M., Haggan, W.E., Hurault de Ligny, B., Levaltier, B., & Ryckenlynck, J.P. (2003). *Prévention de la dénutrition chez les patients traités par la dialyse péritonéale.* [En ligne]. www.soc-nephrologie.org/PDF/esociete/journal/2003/7/E2_denutrition.pdf (page consultée le 22 décembre 2010).

Loiselle, M.C., & Michaud, C. (2008). Autogestion de la santé et humanisme en sciences infirmières. *Revue de l'Université de Moncton, 39*(1-2), 41-47.

Loiselle, M.C., Dupuis, C., & Michaud, C. (2004). *Recherche-action et infirmière comme cochercheure.* Communication présentée au congrès de l'Ordre des infirmières et infirmiers du Québec, Montréal, Québec. Montréal: Ordre des infirmières et des infirmiers du Québec.

McCance, K.L., & Huether, S.E. (2010). *Pathophysiology: The biological basis for disease in adults and children* (5ᵗʰ ed.). Toronto: Mosby.

McDonald, S.P., Marshall, M.R., Johnson, D.W., & Polkinghorne, K.R. (2009). Relationship between dialysis modality and mortality. J Am Soc Nephrol, 20, 155-163.

McFarlane, P. (2004). Reducing hemodialysis costs: Conventional and quotidian home hemodialysis in Canada. *Semin Dial, 17*(2), 118-124.

Mehta, R.L., Kellum, J.A., Shah, S.V., Molitoris, B.A., Ronco, C., Warnock, D.G., & Levin, A. (2007). Acute Kidney Injury Network: Report of an initiative to improve outcomes in acute kidney injury. *Crit Care, 11*(2), R31.

Michaud, C., & Loiselle, M.C. (2003). Évaluation d'un programme de prédialyse. *Perspective infirmière, 1*(2), 41-46.

Ministère de la Santé et des Service sociaux (2009). *Protocole d'immunisation du Québec (PIC).* Québec, Qc: Ministère de la Santé et des Service sociaux du Québec

National Kidney Foundation (2002). K/DOQI clinical practice guidelines for chronic kidney disease: Evaluation, classification, stratification. *Am J Kidney Dis*, 39(2) (suppl. 1), S1-S266.

National Kidney Foundation (2010). *Potassium and your CKD diet.* [En ligne]. www.kidney.org/atoz/content/potassium.cfm (page consultée le 21 décembre 2010).

O'Connor, A.M., Bennett, C.L., Stacey, D., Barry, M., Col, N.F., Eden, K.B., *et al.* (2009). Decision aids for people facing health treatment or screening decisions. *Cochrane Database System Rev, 1,* CD001431.

O'Connor, A.M., & Jacobsen, M.J. (2007). *Decisional conflict: Supporting people experiencing uncertainty about options affecting their health.* [En ligne]. https://decisionaid.ohri.ca/ODST/pdfs/DC_Reading.pdf (page consultée le 22 décembre 2010).

Piraino, B., Bailie, G.R., Bernardini, J., Boeschoten, E., Gupta, A., Holmes, C., *et al.* (2005). ISPD guidelines/recommendations. Peritoneal dialysis-related infections recommendations: UPDATE. *Perit Dial Int, 25,* 107-131.

Programme Compagnons de la transplantation. Jusqu'où peut-on aller pour se procurer un rein? *Le Compagnon, 6.* [En

ligne]. www.compagnonsdelatransplantation.ca/3084/newsletter/Newsletter_Issue_6_fr.pdf (page consultée le 17 mars 2011).

Québec-Transplant (2009a). *Les personnes en attente d'une transplantation.* [En ligne]. www.quebec-transplant.qc.ca/QuebecTransplant_fr/stats_attente.htm (page consultée le 22 décembre 2010).

Québec-Transplant (2009b). *Les dons vivants.* [En ligne]. www.quebec-transplant.qc.ca/QuebecTransplant_fr/don_vivant.htm (page consultée le 22 décembre 2010).

Québec-Transplant (2009c). *Le nombre de personnes décédées en attente de transplantation* [En ligne]. www.quebec-transplant.qc.ca/QuebecTransplant_fr/stats_deces.htm (page consultée le 22 décembre 2010).

Québec-Transplant (2010a). *Qui sommes-nous?* [En ligne]. www.quebec-transplant.qc.ca/QuebecTransplant_fr/qui_somme_nous.htm (page consultée le 22 décembre 2010).

Québec-Transplant (2010b). *L'approche à la famille.* [En ligne]. www.quebec-transplant.qc.ca/QuebecTransplant_fr/approche_famille.htm (page consultée le 22 décembre 2010).

Schieppati, A., Pisoni, R., & Remuzzi, G. (2009). Pathophysiology of chronic kidney disease. In A. Greenberg, A.K. Cheung, *et al.*, Primer on kidney disease (5ᵗʰ ed.). Philadelphia: Elsevier.

Société canadienne de pédiatrie (2008). *La transmission verticale du virus de l'hépatite C: les connaissances et les enjeux courants.* [En ligne]. www.ncbi.nlm.nih.gov/pmc/articles/PMC2532898/pdf/pch13536.pdf (page consultée le 22 décembre 2010).

Stacey, D., Murray, M.A., Légaré, F., Dunn, S., Menard, P., & O'Connor, A.M. (2008). Decision coaching to support shared decision making: A framework, evidence, and implications for nursing practice, education and policy. *Worldviews EvidBased Nurs, 5*(1), 25-35.

Statistique Canada (2008). *Coup d'œil sur le Canada 2008.* [En ligne]. www45.statcan.gc.ca/2008/cgco_2008_002-fra.htm (page consultée le 22 décembre 2010).

Uchino, S., Bellomo, R., Goldsmith, D., Bates, S., & Ronco, C. (2006). An assessment of the RIFLE criteria for acute renal failure in hospitalized patients. *Crit Care Med, 34,* 1913-1917.

Vascular Access Work Group (2006). *Clinical practice guidelines for vascular access.* [En ligne]. http://download.journals.elsevierhealth.com/pdfs/journals/0272-6386/PIIS0272638606006469.pdf (page consultée le 22 décembre 2010).

Vinsonneau, C., & Benyamina, M. (2009). Quelles techniques pour le traitement de la défaillance rénale aiguë en réanimation? *Réanimation, 18,* 397-406.

INDEX

www.cheneliere.ca/lewis

SOUTIEN À L'APPRENTISSAGE EN LIGNE

Le site www.cheneliere.ca/lewis vous propose un ensemble d'outils d'apprentissage qui vous aideront à maîtriser les éléments de connaissance présentés dans le manuel.

Vous y trouverez les réponses aux capsules de jugement clinique présentées en marge dans les chapitres, ainsi que le solutionnaire du *Guide d'études*.

Des grilles d'observation vous sont également proposées pour mieux vous guider dans l'application des méthodes décrites dans *Méthodes de soins 2*. De plus, vous pourrez y visionner une série de vidéos qui illustrent l'exécution des principales méthodes présentées.

Vous y trouverez aussi une version numérique des cartes conceptuelles, des sections *À retenir* et *Pour en savoir plus*.

Enfin, le site www.cheneliere.ca/lewis propose des tableaux et des figures qui viennent enrichir l'information présentée dans ce manuel.

Dès votre première visite, vous découvrirez un site facile d'accès et convivial, qui vous permettra de trouver rapidement le document recherché grâce à une navigation intuitive.